CB051892

TRATADO DE GASTROENTEROLOGIA

DA GRADUAÇÃO À PÓS-GRADUAÇÃO

2ª Edição

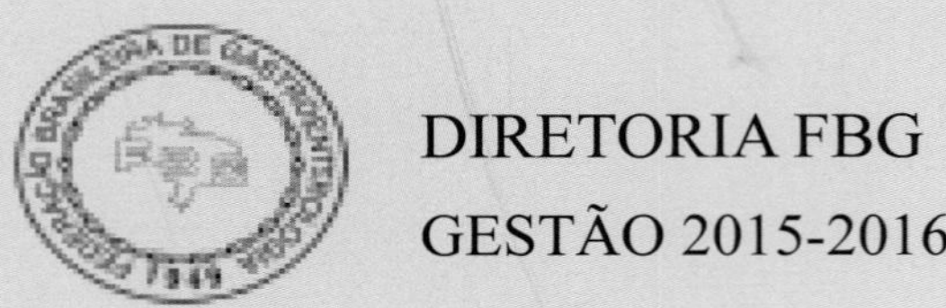

Editores

SCHLIOMA ZATERKA

JAIME NATAN EISIG

TRATADO DE GASTROENTEROLOGIA

DA GRADUAÇÃO À PÓS-GRADUAÇÃO

2ª Edição

Editores-associados

JAMES RAMALHO MARINHO

MARCELO AVERBACH

MARTA MITIKO DEGUTI

TOMÁS NAVARRO RODRIGUEZ

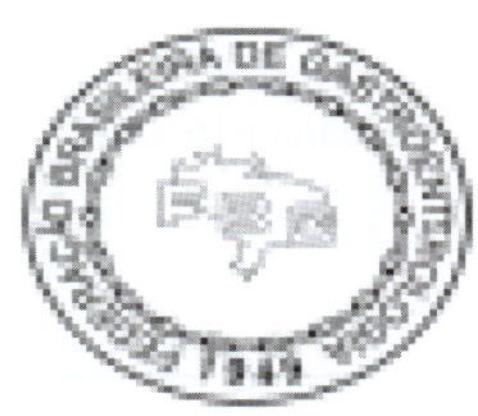

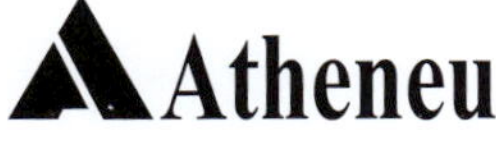

EDITORA ATHENEU

São Paulo	—	*Rua Jesuíno Pascoal, 30* *Tel.: (11) 2858-8750* *Fax: (11) 2858-8766* *E-mail: atheneu@atheneu.com.br*
Rio de Janeiro	—	*Rua Bambina, 74* *Tel.: (21) 3094-1295* *Fax.: (21) 3094-1284* *E-mail: atheneu@atheneu.com.br*
Belo Horizonte	—	*Rua Domingos Vieira, 319 – conj. 1.104*

PRODUÇÃO EDITORIAL: Angélica Cunha
CAPA: Paulo Verardo
PREPARAÇÃO DE TEXTO: Renata Truyts/Marina Takeda
REVISÃO: Rafael Faber
DIAGRAMAÇÃO: Dirceu Ferri

SECRETARIA-EXECUTIVA DA FBG
End.: Brigadeiro Faria Lima, 2.391 – 10° andar
01452-001 – São Paulo, SP – Brasil
Tel./Fax: (55) (11) 3813-1610 – 3813-1690
E-mail: fbg@fbg.org.br
Site: www.fbg.org.br

EQUIPE ADMINISTRATIVA
Jaider Henrique Silva – Gerente
Fátima Lombadi – Coordenadora de Comunicação e Marketing
Martha Sylvio – Coordenadora Administrativa e Financeira
Denise Gimenez – Analista de Eventos
Nívea Dolores Campos – Assistente Administrativa
Neusa Rodrigues - Auxiliar Administrativa

Dados Internacionais de Catalogação na Publicação (CIP)
(Câmara Brasileira do Livro, SP, Brasil)

Tratado de gastroenterologia : da graduação à pós-graduação / editores Schlioma Zaterka, Jaime Natan Eisig. -- 2. ed. -- São Paulo : Editora Atheneu, 2016.

Vários autores
Bibliografia
ISBN 978-85-388-0716-2

1. Gastroenterologia - Diagnóstico
2. Gastroenterologia - Tratamento I. Zaterka, Schlioma. II. Eisig, Jaime Natan.

16-04338 CDD-616.33
NLM-WI 141

Índice para catálogo sistemático:
1. Gastroenterologia : Diagnóstico e tratamento : Medicina 616.33

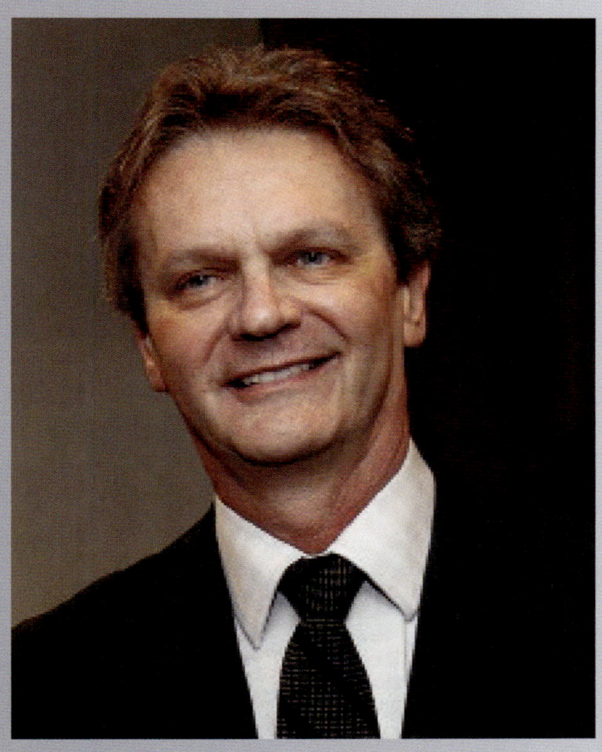

Esta edição do Tratado de Gastroenterologia: da Graduação à Pós-graduação *é uma homenagem ao Professor Doutor Jaime Natan Eisig, incansável colaborador da Federação Brasileira de Gastroenterologia e mestre de todos nós.*

EDITORES

Schlioma Zaterka

Professor Doutor de Gastroenterologia pela Faculdade de Medicina da Universidade de São Paulo (FMUSP). Ex-chefe do Grupo de Estômago e Duodeno e do Laboratório de Provas Funcionais do Departamento de Gastroenterologia do Hospital das Clínicas da FMUSP. Ex-professor Convidado do Gastrocentro da Universidade Estadual de Campinas (Unicamp). Ex-fellow *do Veterans Administration Center de Los Angeles, California. Presidente Honorário do Núcleo Brasileiro para o Estudo do* Helicobacter pylori *e Microbiota.*

Jaime Natan Eisig (*in memoriam*)

Mestre e Doutor em Gastroenterologia pela Faculdade de Medicina da Universidade de São Paulo (FMUSP). Médico-assistente da Disciplina de Gastroenterologia Clínica do Departamento de Gastroenterologia do Hospital das Clínicas da FMUSP. Ex-presidente da Federação Brasileira de Gastroenterologia (FBG) (2008-2010).

EDITORES-ASSOCIADOS

James Ramalho Marinho
Professor-adjunto e Coordenador da Disciplina de Doenças Infecciosas e Parasitárias da Universidade Estadual de Ciências da Saúde de Alagoas (UNCISAL). Sócio Titular da Federação Brasileira de Gastroenterologia (FBG). Sócio Titular da Sociedade Brasileira de Hepatologia (SBH). Vice-presidente da FBG, biênio 2014-2016.

Marcelo Averbach
Doutor em Cirurgia pela Faculdade de Medicina da Universidade de São Paulo (FMUSP). Cirurgião e Colonoscopista do Hospital Sírio-Libanês, São Paulo-SP.

Marta Mitiko Deguti
Título de Gastroenterologista pela Federação Brasileira de Gastroenterologia (FBG). Título de Hepatologista pela Sociedade Brasileira de Hepatologia (SBH). Mestre em Medicina pela Faculdade de Medicina da Universidade de São Paulo (FMUSP). Doutora em Ciências pela FMUSP.

Tomás Navarro Rodriguez
Livre-docente em Gastroenterologia pela Faculdade de Medicina da Universidade de São Paulo (FMUSP).

AUTORES

Adérson Omar Mourão Cintra Damião

Professor-assistente Doutor do Departamento de Gastroenterologia da Faculdade de Medicina da Universidade de São Paulo (FMUSP). Membro do Grupo de Doenças Intestinais e do Laboratório de Pesquisa em Gastroenterologia (LIM-07) da Divisão de Gastroenterologia e Hepatologia do Hospital das Clínicas da FMUSP. Membro Titular da Federação Brasileira de Gastroenterologia (FBG). Presidente do Grupo de Estudos da Doença Inflamatória Intestinal do Brasil (GEDIIB).

Adriana Nogueira da Silva Catapani

Mestre em Gastroenterologia Pediátrica pela Universidade Federal de São Paulo (Unifesp). Membro Titular do Grupo de Estudos da Doença Inflamatória Intestinal no Brasil (GEDIIB). Gastropediatra da Fundação ABC.

Adriana Vaz Safatle-Ribeiro

Professora Livre-docente em Cirurgia do Aparelho Digestivo e Coloproctologia pelo Departamento de Gastroenterologia da Faculdade de Medicina da Universidade de São Paulo (FMUSP). Médica-assistente do Serviço de Endoscopia do Hospital das Clínicas e do Instituto do Câncer da FMUSP. Médica-assistente do Serviço de Endoscopia do Hospital Sírio-Libanês.

Aedra Kapitzky Dias

Médica Gastroenterologista. Preceptora de Gastroenterologia Clínica do Hospital das Clínicas da Faculdade de Medicina da Universidade de São Paulo (HC-FMUSP).

Alberto Queiroz Farias

Professor-associado do Departamento de Gastroenterologia da Faculdade de Medicina da Universidade de São Paulo (FMUSP). Livre-docente em Gastroenterologia e Hepatologia pela USP.

Alex Vianey Callado França
Professor-associado e Livre-docente, Chefe do Serviço de Hepatologia do Departamento de Medicina, da Universidade Federal de Sergipe (UFS).

Alexandre de Sousa Carlos
Médico-assistente do Departamento de Gastroenterologia da Faculdade de Medicina da Universidade de São Paulo (FMUSP). Membro titular da Federação Brasileira de Gastroenterologia (FBG). Membro Titular da Sociedade Brasileira de Endoscopia Digestiva (SOBED).

Alexandre Saraiva Iachan
Médico do Ambulatório de Hepatologia da Policlínica Piquet Carneiro da Universidade do Estado do Rio de Janeiro (UERJ). Mestrando em Ciências Médicas pela UERJ.

Ali Mahmoud
Otorrinolaringologista. Médico responsável pelo Grupo de Estomatologia da Disciplina de Otorrinolaringologia da Faculdade de Medicina da Universidade de São Paulo (FMUSP).

Aline Lopes Chagas
Médica-assistente da Divisão de Gastroenterologia Clínica e Hepatologia do Departamento de Gastroenterologia do Hospital das Clínicas da Faculdade de Medicina da Universidade de São Paulo (HC-FMUSP). Médica Hepatologista do Instituto do Câncer do Estado de São Paulo (ICESP).

Aloísio Carvalhaes
Chefe do Departamento de Gastroenterologia e Endoscopia Digestiva do Hospital Vera Cruz. Ex-Presidente do Núcleo Brasileiro para Estudo do Helicobacter pylori.

Amanda Andrade Mascarenhas
Médica-residente do SED-CHD-IBP/Hospital Geral Roberto Santos, Salvador-BA. Médica Gastroenterologista. Graduada em Medicina pela Escola Bahiana de Medicina e Saúde Pública, Salvador-BA.

Amanda Melo de Paula
Pós-graduanda em Gastroenterologia pela Pontifícia Universidade Católica do Rio de Janeiro (PUC-RJ).

Ana Carolina Pereira de Sousa
Coloproctologista Pós-graduanda em Ciências em Gastroenterologia do Hospital da Beneficência de São Paulo.

Ana Cláudia Oliveira
Professora-adjunta do Departamento de Medicina da Universidade Federal de São Carlos (UFSCar). Mestrado em Gastroenterologia e Doutorado em Medicina pela Escola Paulista de Medicina da Universidade Federal de São Paulo (EPM/Unifesp). Research Fellow *na Yale University School of Medicine na Digestive Disease Section.*

Ana de Lôurdes Candolo Martinelli
Docente-associado do Departamento de Clínica Médica da Divisão de Gastroenterologia da Faculdade de Medicina de Ribeirão Preto da Universidade de São Paulo (FMRP-USP).

Ana Flávia Passos Ramos
Médica-assistente da Clínica de Gastroenterologia da Santa Casa de Belo Horizonte e do Hospital das Clínicas da Universidade Federal de Minas Gerais (HC-UFMG). Mestre em Gastroenterologia.

Ana Luiza Cardoso Pinheiro
Médica-residente do SED-CHD-IBP/Hospital Geral Roberto Santos, Salvador-BA. Médica Gastroenterologista. Graduada em Medicina pela Escola Bahiana de Medicina e Saúde Pública, Salvador-BA.

Ana Luiza Vilar Guedes
Médico preceptor da Disciplina de Gastroenterologia do Hospital das Clínicas da Faculdade de Medicina da Universidade de São Paulo (HC-FMUSP).

Ana Maria Furkim
Fonoaudióloga. Doutora em Distúrbios da Comunicação pela Universidade Federal de São Paulo (Unifesp). Coordenadora do Comitê de Disfagia Orofaríngea Neurogênica da Sociedade Brasileira de Fonoaudiologia (SBFa). Professora do Curso de Fonoaudiologia da Universidade Federal de Santa Catarina (UFSC).

Ana Valéria Santos Pereira de Almeida
Professora de Gastroenterologia do Centro Universitário UNINOVAFAPI, Teresina-PI. Médica de Clínica Médica da Fundação Municipal de Saúde de Teresina-PI. Médica Gastroenterologista da Secretaria de Estado de Saúde do Piauí. Residência Médica em Clínica Médica e Gastroenterologia pela Universidade Federal do Piauí (UFPI). Título de Especialista em Gastroenterologia pela Associação Médica Brasileira/Federação Brasileira de Gastroenterologia (AMB/FBG).

André Castro Lyra
Professor-associado e Livre-docente do Departamento de Medicina da Universidade Federal da Bahia (UFBA). Coordenador do Serviço de Gastro-hepatologia do Hospital São Rafael.

André Zonetti de Arruda Leite
Médico-assistente da Disciplina de Gastroenterologia do Hospital das Clínicas da Faculdade de Medicina da Universidade de São Paulo (HC-FMUSP).

Andréa de Faria Mendes
Especialista em Gastroenterologia pela Federação Brasileira de Gastroenterologia (FBG). Fellow *em Hepatologia no King's College, Londres, Reino Unido. Membro Titular da Sociedade Brasileira de Hepatologia (SBH) e da FBG. Membro das Associações Britânica e Europeia para Estudo das Doenças Hepáticas (BASL e EASL). Professora do Curso de Medicina da Universidade Estácio de Sá e da Faculdade Souza Marques. Médica da Santa Casa da Misericórdia do Rio de Janeiro e do Centro Médico Pró-cardíaco.*

Andrea Vieira
Professora da Faculdade de Ciências Médicas da Santa Casa de São Paulo (FCMSCSP). Doutora pela FCMSCSP. Chefe da Clínica de Gastroenterologia da SCSP.

Andreia Silva Evangelista
Mestre em Ciências em Gastroenterologia pela Faculdade de Medicina da Universidade de São Paulo (FMUSP). Hepatologista da Equipe de Transplante Fígado do Hospital Israelita Albert Einstein. Assistente do Ambulatório de Doenças Autoimunes e Metabólicas do Serviço de Gastroenterologia do Hospital das Clínicas da FMUSP.

Andreza Corrêa Teixeira
Médica-assistente do Departamento de Clínica Médica, Divisão de Gastroenterologia e do Departamento de Cirurgia e Anatomia do Hospital das Clínicas da Faculdade de Medicina de Ribeirão Preto da Universidade de São Paulo (FMRP-USP).

Angela C. M. Falcão
Médica-assistente do Departamento de Gastroenterologia do Hospital das Clínicas da Faculdade de Medicina da Universidade de São Paulo (HC-FMUSP). Médica do Laboratório de Investigação Funcional do Esôfago, do Serviço de Cirurgia do Esôfago do HC-FMUSP.

Angela Cerqueira Alvariz
Mestre em Gastroenterologia pela Faculdade de Medicina da Universidade Federal do Rio de Janeiro (UFRJ).

Angelo Alves de Mattos
Professor Titular da Disciplina de Gastroenterologia e do Curso de Pós-graduação em Hepatologia da Universidade Federal de Ciências da Saúde de Porto Alegre (UFCSPA).

Angelo Paulo Ferrari
Livre-docente da Disciplina de Gastroenterologia da Escola Paulista de Medicina da Universidade Federal de São Paulo (EPM/Unifesp). Médico Endoscopista do Hospital Israelita Albert Einstein.

Ângelo Zambam de Mattos
Professor-adjunto de Gastroenterologia do Departamento de Clínica Médica da Pontifícia Universidade Católica do Rio Grande do Sul (PUC-RS). Médico Gastroenterologista do Serviço de Gastroenterologia Clínica e Cirúrgica da Irmandade Santa Casa de Misericórdia de Porto Alegre. Mestre e Doutor em Hepatologia pela Universidade Federal de Ciências da Saúde de Porto Alegre (UFCSPA).

Antonio Frederico Novaes Magalhães
Professor Titular da Faculdade de Ciências Médicas da Universidade Estadual de Campinas (FCM-Unicamp). Médico do Departamento de Gastroenterologia e Endoscopia Digestiva do Hospital Vera Cruz.

Antônio Ricardo Andrade
Médico Gastro-hepatologista do Serviço de Hepatologia do Hospital Universitário da Universidade Federal da Bahia (UFBA).

Ary Nasi
Médico-assistente Doutor do Departamento de Gastroenterologia do Hospital das Clínicas da Faculdade de Medicina da Universidade de São Paulo (HC-FMUSP). Responsável pelo Laboratório de Investigação Funcional do Esôfago do Serviço de Cirurgia do Esôfago do HC-FMUSP e pelo Setor de Motilidade Digestiva do Fleury Medicina e Saúde.

Aytan Miranda Sipahi

Professor-assistente Doutor do Departamento de Gastroenterologia da Faculdade de Medicina da Universidade de São Paulo (FMUSP). Chefe do Grupo de Doenças Intestinais e do Laboratório de Pesquisa em Gastroenterologia (LIM-07) da Divisão de Gastroenterologia e Hepatologia do Hospital das Clínicas da FMUSP. Membro Titular da Federação Brasileira de Gastroenterologia (FBG). Membro Fundador do Grupo de Estudos da Doença Inflamatória Intestinal do Brasil (GEDIIB).

Bruno Frederico Medrado

Médico Especialista em Gastroenterologia e Endoscopia Digestiva Diagnóstica e Terapêutica pela Faculdade de Medicina da Universidade de São Paulo (FMUSP).

Caio Cesar Furtado Freire

Médico Gastroenterologista ex-residente do Departamento de Gastroenterologia do Hospital das Clínicas da Faculdade de Medicina da Universidade de São Paulo (HC-FMUSP).

Caio Sergio Rizkallah Nahas

Doutor pelo Programa de Pós-Graduação de Cirurgia do Aparelho Digestivo da Faculdade de Medicina da Universidade de São Paulo (FMUSP). Ex-Research Felllow *do Serviço de Coloproctologia do Memorial Sloan-Kettering Cancer Center de Nova Iorque. Médico Cirurgião e Colonoscopista do Hospital das Clínicas e do Instituto do Câncer do Estado de São Paulo (ICESP) da FMUSP. Médico Cirurgião e Colonoscopista do Hospital Sírio-Libanês, São Paulo-SP.*

Carla Manfredi dos Santos

Professora-associada do Departamento de Clínica Médica da Faculdade de Medicina de Ribeirão Preto da Universidade de São Paulo (FMRP-USP).

Carlos Alberto Cappellanes

Membro Titular da Sociedade Brasileira de Endoscopia Digestiva (SOBED). Ex-presidente da SOBED. Professor de Gastroenterologia da Faculdade de Medicina de Taubaté. Médico Endoscopista do Hospital Sírio-Libanês e do Hospital Santa Catarina – São Paulo, SP.

Carlos de Barros Mott

Professor Livre-docente em Gastroenterologia pela Faculdade de Medicina da Universidade de São Paulo (FMUSP).

Carlos Kiyoshi Furuya Júnior

Mestre em Gastroenterologia pela Faculdade de Medicina da Universidade de São Paulo (FMUSP). Médico-assistente do Serviço de Endoscopia Gastrointestinal do Hospital das Clínicas da FMUSP. Médico-assistente do Centro de Endoscopia Gastrointestinal do Hospital Alemão Oswaldo Cruz.

Carlos Terra

Doutor em Medicina pela Universidade de Barcelona, Espanha. Professor-adjunto do Serviço de Gastroenterologia da Universidade do Estado do Rio de Janeiro (UERJ). Hepatologista do Hospital Federal da Lagoa, Rio de Janeiro-RJ.

Carlos Walter Sobrado

Mestre e Doutor em Cirurgia pela Faculdade de Medicina da Universidade de São Paulo (FMUSP). Professor-assistente Doutor da Disciplina de Coloproctologia do Hospital das Clínicas (HC) da FMUSP. Coordenador do Grupo de Doenças Anorretais do HC-FMUSP.

Carmen Australia Paredes Marcondes Ribas

Professora-adjunta de Pediatria da Faculdade Evangélica do Paraná. Docente Permanente do Programa de Pós-graduação em Princípios da Cirurgia da Faculdade Evangélica do Paraná.

Caroline Torres Sampaio

Médica-residente da Disciplina de Gastroenterologia Clínica da Faculdade de Medicina da Universidade de São Paulo (FMUSP).

Celso Mirra de Paula e Silva

Presidente da Sociedade de Gastroenterologia e Nutrição de Minas Gerais (SGNMG), 1998/1999. Membro Titular da Federação Brasileira de Gastroenterologia (FBG). Membro do American College of Gastroenterology. Administração em Saúde pela Escola de Saúde de Minas Gerais (ESMIG), Fundação Ezequiel Dias.

César Amaral de Camargo Penteado

Médico Radiologista. Preceptor da Residência Médica do Instituto de Assistência Médica ao Servidor Público Estadual (IAMSPE).

César Lazzarotto

Mestre pela Universidade Federal de Santa Catarina (UFSC). Professor de Gastroenterologia da Universidade do Sul do Estado de Santa Catarina (UNISUL). Membro Titular da Federação Brasileira de Gastroenterologia (FBG) e da Sociedade Brasileira de Endoscopia Digestiva (SOBED).

Claudia Alves Couto

Professora-associada do Departamento de Clínica Médica da Universidade Federal de Minas Gerais (UFMG). Doutora em Gastroenterologia pela Faculdade de Medicina da Universidade de São Paulo (FMUSP). Coordenadora do Ambulatório de Fígado do Instituto Alfa de Gastroenterologia do Hospital das Clínicas da UFMG.

Claudia Pinto Marques Souza de Oliveira

Doutorado em Gastroenterologia na Faculdade de Medicina da Universidade de São Paulo (FMUSP). Pós-doutorado em Gastroenterologia na FMUSP. Livre-docência em Gastroenterologia na FMUSP. Professora-associada do Departamento de Gastroenterologia da FMUSP. Coordenadora do Grupo de Doenças Gordurosas do Serviço de Hepatologia e Gastroenterologia da FMUSP. Membro da Comissão de Pós-graduação do Programa Ciências em Gastroenterologia do Departamento de Gastroenterologia da FMUSP.

Cláudio L. Hashimoto

Coordenador Médico do Centro de Diagnósticos em Gastroenterologia da Divisão de Gastroenterologia e Hepatologia Clínica do Hospital das Clínicas da Faculdade de Medicina da Universidade de São Paulo (HC-FMUSP). Doutor em Medicina pelo Departamento de Gastroenterologia do HC-FMUSP.

Claudio Saddy Rodrigues Coy

Professor Livre-docente da Disciplina de Moléstias do Aparelho Digestivo do Departamento de Cirurgia da Faculdade de Ciências Médicas da Universidade Estadual de Campinas (FCM-Unicamp).

Daiana Amarante
Nutricionista, Mestre em Ciências pela Faculdade de Medicina da Universidade de São Paulo (FMUSP), Área de Concentração Gastroenterologia.

Dalton Marques Chaves
Médico do Serviço de Endoscopia do Hospital das Clínicas da Faculdade de Medicina da Universidade de São Paulo (HC-FMUSP). Doutor pelo Departamento de Gastroenterologia da FMUSP.

Dan Linetzky Waitzberg
Médico. Professor-associado do Departamento de Gastroenterologia da Faculdade de Medicina da Universidade de São Paulo (FMUSP). Livre-docente, Doutor e Mestre em Cirurgia pela FMUSP. Coordenador do Laboratório de Nutrição e Cirurgia Metabólica do Aparelho Digestivo (Metanutri – LIM-35) e do Grupo de Pesquisa (NAPAN) da USP. Diretor do Ganep Nutrição Humana.

Daniel Fernando Soares e Silva
Médico Gastroenterologista e Endoscopista do Hospital Santa Isabel e Espaço de Saúde do Aparelho Digestivo (ESADI), Blumenau-SC.

Daniel Ferraz de Campos Mazo
Professor-colaborador, Médico Gastroenterologista e Hepatologista do Departamento de Gastroenterologia da Faculdade de Medicina da Universidade de São Paulo (FMUSP).

Daniel Nakagawa
Médico-colaborador da Disciplina de Gastroenterologia Clínica do Departamento de Gastroenterologia da Faculdade de Medicina da Universidade de São Paulo (FMUSP).

Danielle Delfino M. da Nóbrega
Médica-residente do Serviço de Gastroenterologia Clínica do Hospital do Servidor Público Estadual (SP).

Débora Raquel Benedita Terrabuio
Mestre em Gastroenterologia pela Faculdade de Medicina da Universidade de São Paulo (FMUSP). Médica-assistente do Departamento de Gastroenterologia do Hospital das Clínicas da FMUSP. Médica-assistente do Hospital de Transplantes do Estado de São Paulo, Dr. Euryclides de Jesus Zerbini.

Décio Chinzon
Doutor em Medicina pela Faculdade de Medicina da Universidade de São Paulo (FMUSP). Médico-assistente do Serviço de Gastroenterologia Clínica do Hospital das Clínicas da FMUSP.

Denis Szejnfeld
Doutor em Medicina pela Escola Paulista de Medicina da Universidade Federal de São Paulo (EPM/Unifesp). Médico do Setor de Intervenção do Departamento de Diagnóstico por Imagem da EPM-Unifesp. Radiologista Intervencionista do CURA Imagem e Diagnóstico.

Denise Cerqueira Paranaguá-Vezozzo
Doutora em Gastroenterologia pela Faculdade de Medicina da Universidade de São Paulo (FMUSP). Especialista em Ultrassonografia pelo Colégio Brasileiro de Radiologia (CBR). Especialista em Gastroenterologia pela Federação Brasileira de Gastroenterologia (FBG). Ex-fellow *da Universidade de Chiba, Japão, pela Fundação Matsumae. Médica-assistente do Departamento de Gastroenterologia do Hospital das Clínicas da FMUSP. Professora-colaboradora do Departamento de Gastroenterologia da FMUSP.*

Diego Fernandes Maia Soares
Médico-assistente da Cirurgia Oncológica do Aparelho Digestivo do Instituto do Câncer do Estado de São Paulo (ICESP) da Faculdade de Medicina da Universidade de São Paulo (FMUSP).

Dulce Reis Guarita
Professora Livre-docente em Gastroenterologia pela Faculdade de Medicina da Universidade de São Paulo (FMUSP). Membro da American Gastroenterological Association.

Edison Roberto Parise
Professor-associado da Disciplina de Gastroenterologia da Universidade Federal de São Paulo (Unifesp). Research Fellow *do Academic Department of Medicine da Universidade de Londres e do Centro de Investigacione IPN, México. Presidente da Sociedade Brasileira de Hepatologia (SBH).*

Edivaldo Fraga Moreira
Coordenador do Serviço de Endoscopia Digestiva do Hospital Felício Rocho, Belo Horizonte-MG. Membro Titular da Sociedade Brasileira de Endoscopia Digestiva (SOBED). Presidente da Comissão de Diretrizes e Protocolos da SOBED, gestão 2007/2008, 2009/2010. Presidente da Comissão de Avaliação de Centros de Ensino e Treinamento da SOBED, gestão 2011/2012.

Edna Strauss
Médica Hepatologista. Professora Livre-docente em Gastroenterologia pela Faculdade de Medicina de Ribeirão Preto da Universidade de São Paulo (FMRP-USP). Professora de Pós-graduação no Departamento de Patologia da Faculdade de Medicina da Universidade de São Paulo (FMUSP). Ex-presidente e atual Secretária da Sociedade Brasileira de Hepatologia (SBH).

Edson Pedro da Silva
Médico Gastroenterologista e Endoscopista do Hospital Santa Isabel e Espaço de Saúde do Aparelho Digestivo (ESADI), Blumenau-SC.

Eduardo Antunes da Fonseca
Doutor em Gastroenterologia pela Universidade Federal de São Paulo (Unifesp). Atual Diretor do Departamento de Transplante Hepático do A. C. Camargo Cancer Center, São Paulo-SP. Cirurgião-assistente do Departamento de Transplante Hepático do Hospital Sírio-Libanês, São Paulo-SP.

Eduardo Carone Filho (*in memoriam*)
Doutor em Cirurgia pela Faculdade de Medicina da Universidade de São Paulo (FMUSP). Diretor do Departamento de Transplante Hepático do A. C. Camargo Cancer Center São Paulo-SP. Diretor do Departamento de Transplante Hepático do Hospital Sírio-Libanês, São Paulo-SP.

Eduardo Luiz Rachid Cançado
Professor-associado do Departamento de Gastroenterologia da Faculdade de Medicina da Universidade de São Paulo (FMUSP). Chefe dos Ambulatórios de Doenças Hepáticas Autoimunes e Metabólicas e de Colestases do Hospital das Clínicas (HC) da FMUSP. Responsável pela Pesquisa de Autoanticorpos em Doenças Autoimunes do Fígado do Serviço de Gastroenterologia Clínica e Hepatologia do HC-FMUSP.

Elza Cotrim Soares
Professora Titular Aposentada da Disciplina de Gastroenterologia da Universidade Estadual de Campinas (Unicamp).

Enio Chaves de Oliveira
Professor-associado Doutor do Departamento de Cirurgia da Faculdade de Medicina da Universidade Federal de Goiás (UFG). Membro Titular da Federação Brasileira de Gastroenterologia (FBG).

Eponina Maria de Oliveira Lemme
Professora-associada do Departamento de Clínica Médica da Faculdade de Medicina da Universidade Federal do Rio de Janeiro (UFRJ). Chefe da Unidade de Esôfago do Serviço de Gastroenterologia do Hospital Universitário Clementino Fraga Filho da UFRJ. Primeira Secretária da Federação Brasileira de Gastroenterologia (FBG), biênio 2015-2016.

Ethel Zimberg Chehter
Doutor em Medicina pela Faculdade de Medicina da Universidade de São Paulo (FMUSP). Professor-adjunto da Fundação Faculdade de Medicina ABC (FUABC). Fellow *da American Gastroenterology Association.*

Fabiana Cordeiro de Araújo
Mestre em Ciências em Gastroenterologia pela Faculdade de Medicina da Universidade de São Paulo (FMUSP).

Fabiana Maria dos Santos
Mestre em Microbiologia pela Universidade de São Paulo (USP). Bióloga do Laboratório de Investigação Médica em Gastroenterologia Clínica e Experimental (LIM-07) do Hospital das Clínicas da Faculdade de Medicina da Universidade de São Paulo (HC-FMUSP).

Fábio Luiz de Menezes Montenegro
Professor Livre-Docente pelo Departamento de Cirurgia da Faculdade de Medicina da Universidade de São Paulo (FMUSP). Médico do Serviço de Cirurgia de Cabeça e Pescoço do Hospital das Clínicas da FMUSP.

Fábio Pinatel Lopasso
Professor Livre-docente do Hospital das Clínicas da Faculdade de Medicina da Universidade de São Paulo (FMUSP).

Fábio Ramalho Tavares Marinho
Residência em Gastroenterologia pela Universidade Estadual de Campinas (Unicamp). Residência Médica em Clínica Médica pelo Hospital João XXIII – Fundação Hospitalar do Estado de Minas Gerais (FHEMIG). Graduação em Medicina pela Universidade Federal de Alagoas (UFAL). Associado da Federação Brasileira de Gastroenterologia (FBG) – Modalidade Jovem Gastro.

Fábio Yuji Hondo
Doutor em Gastroenterologia pela Faculdade de Medicina da Universidade de São Paulo (FMUSP). Médico Coordenador da Endoscopia do Hospital Amaral Carvalho de Jaú-SP.

Fabiola Rabelo
Mestre em Gastroenterologia pela Faculdade de Medicina da Universidade de São Paulo (FMUSP). Doutoranda em Gastroenterologia pela FMUSP. Médica-assistente do Serviço de Gastroenterologia Clínica da Faculdade de Medicina do ABC.

Fauze Maluf-Filho
Livre-docente do Departamento de Gastroenterologia da Faculdade de Medicina da Universidade de São Paulo (FMUSP). Coordenador do Serviço de Endoscopia do Instituto do Câncer do Estado de São Paulo (ICESP/FMUSP). Editor-associado do periódico Gastrointestinal Endoscopy.

Felipe Maia da Rosa
Médico Pós-graduando da 18ª Enfermaria da Santa Casa da Misericórdia do Rio de Janeiro – Serviço de Gastroenterologia do Professor José Galvão-Alves.

Fernanda Fernandes Souza
Médica-assistente do Departamento de Clínica Médica, Divisão de Gastroenterologia e do Departamento de Cirurgia e Anatomia do Hospital das Clínicas da Faculdade de Medicina de Ribeirão Preto da Universidade de São Paulo (FMRP-USP).

Fernanda Marcondes Ribas
Mestre e Doutoranda em Princípios da Cirurgia do Curso de Pós-graduação da Faculdade Evangélica do Paraná.

Fernanda Prata Martins
Doutora em Medicina pela Escola Paulista de Medicina da Universidade Federal de São Paulo (EPM/Unifesp). Médica Endoscopista do Hospital Israelita Albert Einstein. Médica Endoscopista da Unidade Itaim do Hospital Sírio-Libanês.

Fernando Assed Gonçalves
Médico formado pela Universidade Estácio de Sá, Rio de Janeiro-RJ. Pós-graduando em Gastroenterologia da Universidade Pontifícia Católica (PUC-RJ). Pós-graduando em Gastroenterologia da 18ª Enfermaria da Santa Casa da Misericórdia do Rio de Janeiro, Serviço do Dr. José Galvão-Alves.

Flair José Carrilho
Professor Titular da Disciplina de Gastroenterologia Clínica da Faculdade de Medicina da Universidade de São Paulo (FMUSP).

Flávio Antonio Quilici
Professor Titular de Cirurgia Digestiva e Gastroenterologia da Faculdade de Medicina da Pontifícia Universidade Católica de Campinas (PUC-Campinas). Presidente eleito da Federação Brasileira de Gastroenterologia. Ex-presidente da Sociedade Brasileira de Coloproctologia (SBCP). Ex-presidente da Sociedade Brasileira de Endoscopia Digestiva (SOBED). Ex-presidente da Sociedade de Gastroenterologia de São Paulo (SGSP).

Flávio Feitosa
Médico Gastroenterologista, Mestre em Ciências pela Faculdade de Medicina da Universidade de São Paulo (FMUSP), Área de Concentração Gastroenterologia.

Flavio Roberto Takeda
Médico-assistente do Instituto do Câncer do Estado de São Paulo (ICESP), Serviço de Cirurgia do Esôfago da Divisão de Cirurgia do Aparelho Digestivo e Coloproctologia do Hospital das Clínicas da Faculdade de Medicina da Universidade de São Paulo (HC-FMUSP).

Flavio Steinwurz
Médico do Hospital Israelita Albert Einstein. Fellow *do American College of Gastroenterology. Membro do International Organization for the Study of Inflammatory Bowel Disease (IOIBD). Secretário-geral do Pan American Crohn's and Colitis Organization (PANCCO).*

Flora Maria Lorenzo Fortes
Médica-residente do SED-CHD-IBP/Hospital Geral Roberto Santos, Salvador-BA. Médica Gastroenterologista. Graduada em Medicina pela Faculdade de Tecnologia e Ciências (FTC), Salvador-BA.

Francisco José Salfer do Amaral
Médico graduado na Faculdade de Medicina da Universidade Federal de Santa Catarina (UFSC). Especialista em Gastroenterologia, Endoscopia Digestiva e Halitose.

Gerson Domingues
Professor-adjunto da Faculdade de Ciências Médicas da Universidade do Estado do Rio de Janeiro (UERJ). Responsável pela Unidade de Esôfago do Hospital Universitário Pedro Ernesto da UERJ.

Gilberto de Almeida Silva Junior
Doutorando pela Universidade de Barcelona, Espanha. Laboratório de Hemodinâmica Hepática, Unidade de Fígado, Hospital Clínic, IDIBAPS, Universidade de Barcelona, Espanha. Bolsista da Fundação CAPES do Ministério da Educação do Brasil, Brasília – DF.

Gisele de Fatima Cordeiro Leite
Membro Titular da Sociedade Brasileira de Endoscopia Digestiva (SOBED). Membro Titular da Federação Brasileira de Gastroenterologia (FBG). Médica residente de Ecoendoscopia do Hospital Sírio-Libanês, São Paulo-SP.

Guilherme Eduardo Gonçalves Felga
Gastroenterologista e Hepatologista pela Faculdade de Medicina da Universidade de São Paulo (FMUSP).

Gustavo Pereira Fraga
Professor Livre-docente Associado, Coordenador da Disciplina de Cirurgia do Trauma do Departamento de Cirurgia da Faculdade de Ciências Médicas da Universidade Estadual de Campinas (Unicamp).

Helenice Pankowski Breyer
Mestre em Gastroenterologia pela Universidade Federal do Rio Grande do Sul (UFRGS). Especialista em Gastroenterologia e Endoscopia Digestiva. Médica Contratada do Hospital de Clínicas de Porto Alegre.

Helenita Matos Sipahi
Gastroenterologista, Doutora em Medicina pela Faculdade de Medicina da Universidade de São Paulo (FMUSP). Coordenadora do Programa de Residência Médica do Serviço de Gastroenterologia Clínica do Hospital do Servidor Público Estadual.

Igelmar Barreto Paes
Professor-adjunto de Gastroenterologia da Universidade Federal da Bahia (UFBA). Chefe do SED-CHD-IBP/Hospital Geral Roberto Santos, Salvador-BA. Chefe do Serviço de Endoscopia Digestiva do Hospital Aliança, Salvador-BA.

Ilario Froehner Junior
Coloproctologista, Pós-graduando em Ciências em Gastroenterologia. Mestrado pela Faculdade de Medicina da Universidade de São Paulo (FMUSP). Fellow *do Laboratório de Fisiologia do Cólon, Reto e Ânus do Hospital das Clínicas da FMUSP.*

Isaac José Felippe Corrêa Neto
Médico-assistente de Coloproctologia do Hospital Santa Marcelina, São Paulo. Membro Titular da Sociedade Brasileira de Coloproctologia (SBCP). Pós-graduando do Hospital das Clínicas da Faculdade de Medicina da Universidade de São Paulo (FMUSP).

Ismael Maguilnik
Professor de Medicina Interna da Universidade Federal do Rio Grande do Sul (UFRGS). Chefe da Unidade de Endoscopia Digestiva do Hospital de Clínicas de Porto Alegre. Coordenador Médico do Serviço de Endoscopia do Hospital Moinhos de Vento de Porto Alegre.

Ivan Cecconello
Professor Titular das Disciplinas de Cirurgia do Aparelho Digestivo e Coloproctologia do Departamento de Gastroenterologia da Faculdade de Medicina da Universidade de São Paulo (FMUSP). Diretor da Divisão de Cirurgia do Aparelho Digestivo e Coloproctologia do Hospital das Clínicas da FMUSP.

Ivan Dieb Miziara
Professor Livre-docente da Disciplina de Otorrinolaringologia da Faculdade de Medicina da Universidade de São Paulo (FMUSP). Chefe do Grupo de Estomatologia da Disciplina de Otorrinolaringologia da FMUSP.

Ivanna Beserra Santos
Gastroenterologista pela Federação Brasileira de Gastroenterologia (FBG) e Endoscopista pela Sociedade Brasileira de Endoscopia Digestiva (SOBED).

Jacob Szejnfeld
Professor-associado Livre-docente do Departamento de Diagnóstico por Imagem da Escola Paulista de Medicina da Universidade Federal de São Paulo (EPM/Unifesp). Chefe da Disciplina de Diagnóstico por Imagem da EPM/Unifesp. Diretor Médico do CURA Imagem e Diagnóstico.

Jaime Natan Eisig (*in memoriam*)
Mestre e Doutor em Gastroenterologia pela Faculdade de Medicina da Universidade de São Paulo (FMUSP). Médico-assistente da Disciplina de Gastroenterologia Clínica do Departamento de Gastroenterologia do Hospital das Clínicas da FMUSP. Ex-presidente da Federação Brasileira de Gastroenterologia (FBG) (2008-2010).

James Ramalho Marinho
Professor-adjunto e Coordenador da Disciplina de Doenças Infecciosas e Parasitárias da Universidade Estadual de Ciências da Saúde de Alagoas (UNCISAL). Sócio Titular da Federação Brasileira de Gastroenterologia (FBG). Sócio Titular da Sociedade Brasileira de Hepatologia (SBH). Vice-presidente da FBG, biênio 2014-2016.

Jarbas Faraco M. Loureiro
Doutor pela Faculdade de Medicina da Universidade de São Paulo (FMUSP). Médico do Serviço de Endoscopia Digestiva do Hospital Sírio-Libanês e do Hospital Alemão Oswaldo Cruz, São Paulo-SP. Membro Titular da Sociedade Brasileira de Endoscopia Digestiva (SOBED).

Jazon Romilson de Souza Almeida
Professor-assistente Doutor da Disciplina de Gastroenterologia do Departamento de Clínica Médica da Faculdade de Ciências Médicas da Universidade Estadual de Campinas (FCM-Unicamp).

Jerusa Reis
Médica Gastroenterologista, Especialista pela Federação Brasileira de Gastroenterologia (FBG) e pela Sociedade Brasileira de Endoscopia Digestiva (SOBED).

João Seda Neto
Doutor em Gastroenterologia pela Universidade Federal de São Paulo (Unifesp). Cirurgião de Transplante de Fígado do A. C. Camargo Cancer Center e do Hospital Sírio-Libanês.

Joaquim Prado P. Moraes Filho
Professor Livre-docente de Gastroenterologia da Faculdade de Medicina da Universidade de São Paulo (FMUSP). Presidente da Sociedade Brasileira de Motilidade Digestiva (SBMD), 2015-2016.

Joffre Rezende Filho
Professor-adjunto Doutor do Departamento de Clínica Médica da Faculdade de Medicina da Universidade Federal de Goiás (UFG). Chefe do Serviço de Gastroenterologia e Hepatologia do Hospital das Clínicas da UFG.

José Celso Ardengh
Livre-docente do Departamento de Cirurgia e Anatomia da Faculdade de Medicina de Ribeirão Preto da Universidade de São Paulo (FMRP-USP). Médico-assistente do Setor de Endoscopia e Ecoendoscopia do Hospital 9 de Julho.

José Eduardo Monteiro da Cunha
Professor-associado Sênior do Departamento de Gastroenterologia da Faculdade de Medicina da Universidade de São Paulo (FMUSP).

José Galvão-Alves
Chefe da 18ª Enfermaria do Hospital Geral da Santa Casa da Misericórdia do Rio de Janeiro, Serviço de Clínica Médica. Professor Titular de Clínica Médica da Faculdade de Medicina da Fundação Técnico-Educacional Souza Marques. Professor Titular de Pós-graduação em Gastroenterologia da Pontifícia Universidade Católica do Rio de Janeiro (PUC-RJ). Professor de Clínica Médica do Curso de Medicina do Centro Universitário de Volta Redonda (UniFOA). Docente do Curso de Medicina da Universidade Estácio de Sá, Responsável pelas Disciplinas de Propedêutica Médica e Gastroenterologia. Membro Titular da Academia Nacional de Medicina (ANM).

José Jukemura

Professor Livre-docente do Departamento de Gastroenterologia da Faculdade de Medicina da Universidade de São Paulo (FMUSP).

José Marcio Neves Jorge

Professor-associado da Disciplina de Coloproctologia da Faculdade de Medicina da Universidade de São Paulo (FMUSP). Ex-Fellow *do Departamento de Cirurgia Colorretal da Cleveland Clinic Florida.*

José Miguel Luz Parente

Professor-adjunto de Gastroenterologia, Centro de Ciências da Saúde da Universidade Federal do Piauí (UFPI). Doutor em Ciências Médicas pela Faculdade de Ciências Médicas da Universidade de Campinas (Unicamp). Título de Especialista em Gastroenterologia pela AMB/FBG. Título de Especialista em Endoscopia Digestiva pela AMB/SOBED.

José Murilo Robilotta Zeitune (*in memoriam*)

Professor Doutor da Faculdade de Ciências Médicas da Universidade Estadual de Campinas (FCM-Unicamp), Departamento de Clínica Médica.

José Tadeu Stefano

Mestre em Ciências pela Escola Paulista de Medicina da Universidade Federal de São Paulo (EPM/Unifesp). Doutor em Ciências pela Faculdade de Medicina da Universidade de São Paulo (FMUSP). Pós-doutorado no Departamento de Gastroenterologia da FMUSP. Pesquisador do Laboratório de Gastroenterologia Clínica e Experimental da FMUSP.

Jurandir Marcondes Ribas Filho

Professor Titular de Cirurgia da Faculdade Evangélica do Paraná. Docente Permanente do Programa de Pós-graduação em Princípios da Cirurgia da Faculdade Evangélica do Paraná.

Laercio Tenório Ribeiro

Sócio Titular da Federação Brasileira de Gastroenterologia (FBG). Ex-chefe do Serviço de Endoscopia Digestiva do Hospital Universitário da Universidade Federal de Alagoas (UFAL). Sócio Titular da Sociedade Brasileira de Endoscopia Digestiva (SOBED).

Lenine Garcia Brandão

Professor Titular da Disciplina de Cirurgia de Cabeça e Pescoço do Departamento de Cirurgia da Faculdade de Medicina da Universidade de São Paulo (FMUSP).

Leticia Elizabeth Augustin Czeczko

Mestre e Doutoranda em Princípios da Cirurgia do Curso de Pós-graduação da Faculdade Evangélica do Paraná.

Liana Codes

Mestre e Doutora em Medicina na área de Hepatologia pela Universidade Federal da Bahia (UFBA). Fellowship *em Hepatologia na Université Paris XII, Val de Marne e na Université Claude Bernard Lyon I, França. Preceptora da Residência Médica de Gastroenterologia do Hospital Universitário Professor Edgard Santos da UFBA. Médica da Unidade de Gastroenterologia e Hepatologia do Hospital Português, Salvador-BA.*

Lisandra Carolina Marques Quilici
Especialista da Sociedade Brasileira de Endoscopia Digestiva (SOBED) e da Sociedade Brasileira de Coloproctologia (SBCP). Cirurgiã e Endoscopista da Unigastro, Campinas-SP.

Lorena Sagrilo Auer
Médica-residente do Serviço de Gastroenterologia Clínica do Hospital do Servidor Público Estadual, São Paulo-SP.

Lorete Maria da Silva Kotze
Médica Titular da Escola de Medicina da Pontifícia Universidade Católica do Paraná (PUCPR). Professora do Curso de Pós-graduação em Ciências da Saúde da PUCPR. Professora-adjunta de Gastroenterologia (aposentada) da Universidade Federal do Paraná (UFPR). Fellow do American Journal of Gastroenterology. *Membro Titular da Academia Paranaense de Medicina.*

Lourianne Nascimento Cavalcante
Doutora em Medicina e Saúde pela Universidade Federal da Bahia (UFBA). Médica do Núcleo de Fígado do Serviço de Endoscopia Digestiva e Centro de Hemorragia Digestiva Prof. Dr. Igelmar Barreto Paes/Hospital Geral Roberto Santos, Salvador-BA. Médica-assistente do Serviço de Gastro-Hepatologia do Hospital São Rafael, Salvador-BA. Pesquisadora do Núcleo de Estudos para o Fígado (NEF-Bahia).

Lucas Faraco Sobrado
Aluno de Graduação da Faculdade de Medicina da Universidade de São Paulo (FMUSP).

Lúcia Camara Castro Oliveira
Doutora em Ciências pela Universidade de São Paulo (USP). Titular da Sociedade Brasileira de Coloproctologia (SBCP) e do Colégio Brasileiro de Cirurgiões (CBC). Fellow *pela Cleveland Clinic Florida.*

Luciana Camacho-Lobato
Professora-adjunta e Chefe do Setor de Motilidade Digestiva da Escola Paulista de Medicina da Universidade Federal de São Paulo (EPM/Unifesp).

Luciana Dias Moretzsohn
Professora-associada da Faculdade de Medicina da Universidade Federal de Minas Gerais (UFMG). Coordenadora do Serviço de Motilidade Digestiva do Hospital das Clínicas da Faculdade de Medicina da UFMG.

Luciana Lofego Gonçalves
Professor-adjunta da Universidade Federal do Espírito Santo (UFES). Doutora em Gastroenterologia pela Faculdade de Medicina da Universidade de São Paulo (FMUSP).

Luciana Oba O. Kikuchi
Doutora em Ciências em Gastroenterologia pela Faculdade de Medicina da Universidade de São Paulo (FMUSP). Coordenadora do Grupo de Carcinoma Hepatocelular do Instituto do Câncer do Estado de São Paulo (ICESP).

Luciano Okawa

Especialista em Gastroenterologia pela Federação Brasileira de Gastroenterologia (FBG). Especialista em Cirurgia do Aparelho Digestivo pelo Colégio Brasileiro de Cirurgia Digestiva (CBCD). Especialista em Endoscopia Digestiva pela Sociedade Brasileira de Endoscopia Digestiva (SOBED). Mestrado em Clínica Cirúrgica pela Universidade Federal do Paraná (UFPR). Membro Efetivo do Corpo Clínico e Membro do Conselho Administrativo do Hospital Paraná.

Lúcio G. B. Rossini

Doutor em Cirurgia pela Faculdade de Ciências Médicas da Santa Casa de São Paulo (FCMSCSP). Coordenador do Centro Franco-Brasileiro de Ecoendoscopia da SCSP. Gestor do Serviço de Endoscopia do Hospital Sírio-Libanês.

Luis Cláudio Alfaia Mendes

Médico-assistente da Disciplina de Gastroenterologia Clínica do Departamento de Gastroenterologia da Faculdade de Medicina da Universidade de São Paulo (FMUSP). Fellow *em Hepatologia Clínica do Hospital Clinic i Provincial da Universidad de Barcelona, Espanha.*

Luis Masúo Maruta

Chefe do Serviço de Endoscopia do Hospital Universitário da Universidade de São Paulo (USP). Chefe do Serviço de Endoscopia do Hospital Santa Cruz, São Paulo-SP. Médico Endoscopista do Hospital Israelita Albert Einstein.

Luiz Gonzaga Vaz Coelho

Professor Titular do Departamento de Clínica Médica da Faculdade de Medicina da Universidade Federal de Minas Gerais (UFMG). Subchefe do Instituto Alfa de Gastroenterologia do Hospital das Clínicas da UFMG.

Luiz João Abrahão Junior

Professor-adjunto do Departamento de Clínica Médica da Faculdade de Medicina da Universidade Federal do Rio de Janeiro (UFRJ). Presidente da Associação de Gastroenterologia do Rio de Janeiro. Especialista em Endoscopia Digestiva pela Sociedade Brasileira de Endoscopia Digestiva (SOBED) e em Gastroenterologia pela Federação Brasileira de Gastroenterologia (FBG). Membro do American Society for Gastrointestinal Endoscopy (ASGE).

Luiz Roberto Kotze

Título de Especialista em Patologia pela Sociedade Brasileira de Patologia. Responsável técnico pelo Laboratório Biópsia, Curitiba-PR.

Luiz Roberto Lopes

Professor Livre-docente Associado do Departamento de Cirurgia da Faculdade de Ciências Médicas da Universidade Estadual de Campinas (FCM-Unicamp).

Luiz Ronaldo Alberti

Professor-adjunto da Faculdade de Medicina da Universidade Federal de Minas Gerais (UFMG). Mestre e Doutor em Medicina pela UFMG. Assistente do Serviço de Endoscopia Digestiva do Hospital Felício Rocho, Belo Horizonte-MG. Membro Titular da Sociedade Brasileira de Endoscopia Digestiva (SOBED) e da Federação Brasileira de Gastroenterologia (FBG).

Maíra Andrade Maciel
Médica-residente do SED-CHD-IBP/Hospital Geral Roberto Santos, Salvador-BA. Médica Gastroenterologista. Graduada em Medicina pela Escola Bahiana de Medicina e Saúde Pública, Salvador-Ba.

Maira Andrade Nacimbem Marzinotto
Médica-assistente do Ambulatório de Doenças Pancreáticas da Disciplina de Gastroenterologia Clínica do Hospital das Clínicas da Faculdade de Medicina da Universidade de São Paulo (HC-FMUSP).

Manoel de Souza Rocha
Professor-associado do Departamento de Radiologia e Oncologia da Faculdade de Medicina da Universidade de São Paulo (FMUSP).

Marcel Autran Cesar Machado
Livre-docente da Faculdade de Medicina da Universidade de São Paulo (FMUSP). Médico do Corpo Clínico do Hospital Sírio-Libanês, São Paulo-SP.

Marcel Cerqueira Cesar Machado
Professor Emérito da Faculdade de Medicina da Universidade de São Paulo (FMUSP).

Marcela Paes Rosado Terra
Médica-assistente do Departamento de Gastroenterologia do Hospital das Clínicas da Faculdade de Medicina da Universidade de São Paulo (HC-FMUSP).

Marcello Imbrizi Rabello
Médico Pós-graduando de Gastroenterologia Clínica da Universidade Estadual de Campinas (Unicamp).

Marcelo Averbach
Doutor em Cirurgia pela Faculdade de Medicina da Universidade de São Paulo (FMUSP). Cirurgião e Colonoscopista do Hospital Sírio-Libanês, São Paulo-SP.

Marcelo Souto
Médico-residente do Departamento de Gastroenterologia da Faculdade de Medicina da Universidade de São Paulo (FMUSP).

Marco Aurélio D'Assunção
Médico Estagiário dos Serviços de Endoscopia do Memorial Sloan-Ketering Cancer Center de Nova York (EUA) e Institut Paoli-Calmetes de Marselha (França). Mestre em Medicina, Área de Cirurgia, pela Faculdade de Ciências Médicas da Santa Casa de São Paulo (FCMSCSP). Médico Responsável pelo Serviço de Ecoendoscopia da Clínica Lucano, Curitiba-PR. Médico Endoscopista Assistente do Serviço de Endoscopia Geral do Hospital Sírio-Libanês è Responsável pelo Setor de Ecoendoscopia do Hospital Sírio-Libanês, São Paulo-SP.

Marco Rodrigo Zambrano Nunez
Doutor pela Faculdade de Medicina Universidade de São Paulo (FMUSP). Professor de Gastroenterologia da Universidade do Sul de Santa Catarina (UNISUL). Membro Titular da Sociedade Brasileira de Endoscopia Digestiva (SOBED).

Marcos Antonio Costacurta

Mestre em Radiologia Clínica e Doutor em Medicina pela Escola Paulista de Medicina da Universidade Federal de São Paulo (EPM/Unifesp). Membro Titular do Colégio Brasileiro de Radiologia. Coordenador da Radiologia Convencional do Serviço de Diagnóstico por Imagem do Hospital Sírio-Libanês.

Marcos Clarêncio Batista Silva

Mestre em Medicina e Saúde pela Universidade Federal da Bahia (UFBA). Especialista pela Sociedade Brasileira de Endoscopia Digestiva (SOBED) e Federação Brasileira de Gastroenterologia (FBG). Coordenador do SED-CHD-IBP/Hospital Geral Roberto Santos, Salvador-BA. Médico-assistente do Serviço de Endoscopia Digestiva do Hospital São Rafael, Memorial Itaigara e Hospital Aliança, Salvador-BA.

Maria Aparecida Mesquita

Professora-associada da Disciplina de Gastroenterologia do Departamento de Clínica Médica da Faculdade de Ciências Médicas da Universidade Estadual de Campinas (FCM-Unicamp).

Maria Cristina Elias

Doutora em Ciências Biológicas pela Disciplina de Gastroenterologia da Universidade Federal de São Paulo (Unifesp). Mestre em Ciências Aplicadas à Pediatria pela Unifesp. Especialista em Nutrição em Cardiologia pela Sociedade de Cardiologia do Estado de São Paulo. Especialista em distúrbios Metabólicos e Risco Cardiovascular pelo Centro de Extensão Universitária (CEU).

Maria do Carmo Friche Passos

Professora-associada do Departamento de Clínica Médica da Universidade Federal de Minas Gerais (UFMG). Pós-doutora em Gastroenterologia por Harvard Medical School, EUA. Presidente da Federação Brasileira de Gastroenterologia (FBG).

Maria Lucia Gomes Ferraz

Professora-associada da Disciplina de Gastroenterologia da Universidade Federal de São Paulo (Unifesp). Coordenadora do Programa de Pós-graduação em Gastroenterologia da Unifesp.

Marianges Zadrozny Gouvêa da Costa

Gastroenterologista e Mestre em Ciências pela Faculdade de Medicina da Universidade de São Paulo (FMUSP).

Marilia da Silva Nery

Residência em Gastroenterologia, conferido título de Especialista, Hospital do Servidor Público Estadual Francisco Morato de Oliveira (2013-2015). Residente de Hepatologia do Hospital das Clínicas do Estado de São Paulo (2015-2016).

Marília Pinheiro-César

Nutricionista, Mestre em Ciências pela Faculdade de Medicina da Universidade de São Paulo (FMUSP), Área de Concentração Gastroenterologia.

Mário Guimarães Pessôa

Assistente-doutor da Divisão de Gastroenterologia e Hepatologia do Hospital das Clínicas da Faculdade de Medicina da Universidade de São Paulo (HC-FMUSP). Doutor em Ciências pelo Programa de Patologia da FMUSP. Pós-doutorado Fellowship *no Departamento de Gastroenterologia da Universidade da Califórnia, São Francisco (UCSF). Professor da Pós-graduação da Disciplina de Gastroenterologia Clínica da FMUSP.*

Marlone Cunha da Silva
Médico-assistente da Disciplina de Gastroenterologia do Departamento de Clínica Médica da Faculdade de Ciências Médicas da Universidade Estadual de Campinas (FCM-Unicamp). Pós-graduando do Departamento de Clínica Médica da FCM-Unicamp.

Marta Carvalho Galvão
Professora Coordenadora do Curso de Radiologia da Fundação Técnico-Educacional Souza Marques. Docente do Curso de Medicina da Universidade Estácio de Sá. Radiologista do Hospital da Lagoa, Rio de Janeiro-RJ. Professora de Radiologia do Curso de Medicina do Centro Universitário de Volta Redonda (UniFOA). Titular do Colégio Brasileiro de Radiologia (CBR).

Marta Mitiko Deguti
Título de Gastroenterologista pela Federação Brasileira de Gastroenterologia (FBG). Título de Hepatologista pela Sociedade Brasileira de Hepatologia (SBH). Mestre em Medicina pela Faculdade de Medicina da Universidade de São Paulo (FMUSP). Doutora em Ciências pela FMUSP.

Martha Regina Arcon Pedroso
Doutora em Medicina pela Faculdade de Medicina da Universidade de São Paulo (FMUSP). Membro do Grupo de Pâncreas do Serviço de Gastroenterologia da Divisão de Clínica Médica II do Hospital das Clínicas da Faculdade de Medicina da Universidade de São Paulo (HC-FMUSP).

Mateus Pontes Fiuza
Médico Gastroenterologista. Professor da Escola Bahiana de Medicina. Coordenador do Programa de Residência de Clínica Médica do Hospital Geral Ernesto Simões Filho (HGESF).

Mauro Bafutto
Professor-assistente Doutor do Departamento de Clínica Médica, Disciplina de Gastroenterologia da Faculdade de Medicina da Universidade Federal de Goiás (UFG). Membro Titular da Federação Brasileira de Gastroenterologia (FBG).

Michele Soares Gomes Gouvêa
Doutora em Ciências pelo Programa de Ciências em Gastroenterologia da Faculdade de Medicina da Universidade de São Paulo (FMUSP). Pesquisadora do Laboratório de Gastroenterologia e Hepatologia Tropical do Departamento de Gastroenterologia da FMUSP.

Michelle Carvalho Harriz
Especialista em Gastroenterologia pelo Hospital do Servidor Público Estadual. Hepatologista do Hospital de Transplantes Dr. Euryclides de Jesus Zerbini. Médica-colaboradora do Ambulatório de Doenças Colestáticas do Hospital das Clínicas da Faculdade de Medicina da Universidade de São Paulo (HC-FMUSP).

Milton M. Barbosa da Costa
Professor Titular de Anatomia, Doutor em Medicina pela Universidade Federal do Rio de Janeiro (UFRJ) e Responsável pelo Laboratório de Motilidade Digestiva/Imagem do ICB/UFRJ.

Mírian Perpétua Palha Dias Parente
Professora-adjunta de Epidemiologia da Faculdade de Ciências Médicas, Centro de Ciências da Saúde da Universidade Estadual do Piauí (UESPI). Doutora em Medicina Tropical e Saúde Pública, Área de Concentração em Epidemiologia pela Universidade Federal de Goiás (UFG).

Natalia Sousa Freitas Queiroz
Doutoranda em Gastroenterologia pela Faculdade de Medicina da Universidade de São Paulo (FMUSP). Médica-assistente do Centro Diagnóstico em Gastroenterologia (CDG) do Hospital das Clínicas da FMUSP.

Nelson Adami Andreollo
Professor Titular de Cirurgia do Departamento de Cirurgia, Coordenador do Centro de Diagnóstico das Doenças do Aparelho Digestivo (Gastrocentro) da Faculdade de Ciências Médicas da Universidade Estadual de Campinas (FCM-Unicamp).

Nelson H. M. Michelsohn
Ex-clinical Fellow *em Gastroenterologia do Medical College of Wisconsin, EUA. Médico do Setor de Motilidade Digestiva do Fleury Medicina e Saúde.*

Nicolau Gregori Czeczko
Professor-adjunto de Cirurgia da Faculdade Evangélica do Paraná. Docente Permanente do Programa de Pós-graduação em Princípios da Cirurgia da Faculdade Evangélica do Paraná.

Osvaldo de Domenicis Jr.
Membro Titular do Colégio Brasileiro de Radiologia (CBR). Médico Radiologista do Hospital Sírio-Libanês, São Paulo-SP.

Osvaldo Malafaia
Professor Titular de Cirurgia da Universidade Federal do Paraná (UFPR). Docente Permanente e Coordenador do Programa de Pós-graduação em Princípios da Cirurgia da Faculdade Evangélica do Paraná.

Oswaldo William Marques Jr.
Titular do Colégio Brasileiro de Cirurgia Digestiva (CBCD). Especialista pela Sociedade Brasileira de Coloproctologia (SBCP). Coloproctologista do Corpo Clínico do Hospital Sírio-Libanês. Colonoscopista do Hospital A. C. Camargo. Mestre em Ciência, Área de Oncologia da Fundação Antônio Prudente.

Pablo Rodrigo de Siqueira
Doutorado pela Faculdade de Medicina da Universidade de São Paulo (FMUSP) na Disciplina de Clínica Cirúrgica. Membro Titular da Sociedade Brasileira de Endoscopia (SOBED). Membro Titular do Colégio Brasileiro de Cirurgiões (CBC). Médico-assistente do Serviço de Endoscopia do Hospital Sírio-Libanês, São Paulo-SP.

Patrícia Coelho Fraga Moreira
Assistente do Serviço de Endoscopia Digestiva do Hospital Felício Rocho, Belo Horizonte-MG. Membro Titular da Sociedade Brasileira de Endoscopia Digestiva (SOBED).

Paulo Afonso Nunes Nassif
Professor-adjunto de Cirurgia da Faculdade Evangélica do Paraná. Docente Permanente do Programa de Pós-graduação em Princípios da Cirurgia da Faculdade Evangélica do Paraná.

Paulo Chachap
Doutor em Cirurgia pela Faculdade de Medicina da Universidade de São Paulo (FMUSP). Coordenador do Grupo de Transplantes de Fígado do Hospital Sírio-Libanês.

Paulo Corrêa
Cirurgião e Colonoscopista do Hospital Sírio-Libanês.

Paulo Fernando Souto Bittencourt
Mestre e Doutor em Medicina pela Universidade Federal de Minas Gerais (UFMG). Coordenador do Serviço de Endoscopia do Hospital Infantil João Paulo II da Fundação Hospitalar do Estado de Minas Gerais (FHEMIG). Endoscopista do Instituto Alfa de Gastroenterologia do Hospital das Clínicas da UFMG. Endoscopista do Hospital Felício Rocho, Belo Horizonte-MG. Membro Titular da Sociedade Brasileira de Endoscopia Digestiva (SOBED).

Paulo Lisboa Bittencourt
Doutor em Gastroenterologia pela Faculdade de Medicina da Universidade de São Paulo (FMUSP). Coordenador da Unidade de Gastroenterologia e Hepatologia do Hospital Português, Salvador-BA.

Paulo Roberto Savassi-Rocha
Professor Titular do Departamento de Cirurgia da Faculdade de Medicina da Universidade Federal de Minas Gerais (UFMG). Chefe do Instituto Alfa de Gastroenterologia do Hospital das Clínicas da UFMG.

Paulo Sakai
Professor-associado do Departamento de Gastroenterologia da Faculdade de Medicina da Universidade de São Paulo (FMUSP). Coordenador do Serviço de Endoscopia Gastrointestinal do Hospital das Clínicas da FMUSP. Coordenador da Pós-graduação em Endoscopia Gastrointestinal do Instituto de Educação e Ciências em Saúde do Hospital Alemão Oswaldo Cruz, São Paulo-SP.

Pedro Averbach
Acadêmico da Faculdade de Medicina da Universidade de São Paulo (FMUSP).

Pedro Eduardo Soares e Silva
Residência Médica em Clínica Médica pelo Hospital Santa Isabel, Blumenau-SC. Residência Médica em Gastroenterologia pela Universidade Federal de Santa Catarina (UFSC). Mestre Profissional em Cuidados Paliativos e Intensivos pela UFSC. Atualmente Residente de Endoscopia Digestiva pelo Hospital Universitário da Universidade de São Paulo (USP).

Pedro Michaluart Júnior (in memoriam)
Professor Livre-docente pelo Departamento de Cirurgia da Faculdade de Medicina da Universidade de São Paulo (FMUSP). Médico do Serviço de Cirurgia de Cabeça e Pescoço do Hospital das Clínicas da FMUSP.

Pedro Popoutchi
Titular da Sociedade Brasileira de Coloproctologia (SBCP). Especialista e Membro-adjunto do Colégio Brasileiro de Cirurgiões (CBC). Cirurgião e Colonoscopista do Hospital Sírio-Libanês e do Hospital Alemão Oswaldo Cruz, São Paulo-SP.

Peng Yong Sheng
Membro Titular do Colégio Brasileiro de Radiologia (CBR). Médico Radiologista do Hospital Sírio-Libanês, São Paulo-SP.

Priscila Berbert de Vasconcellos Castro Lima

Médica endoscopista.

Priscila Garla

Nutricionista. Mestranda do Departamento de Gastroenterologia da Faculdade de Medicina de São Paulo (FMUSP). Pesquisadora do Laboratório de Nutrição e Cirurgia Metabólica do Aparelho Digestivo (Metanutri – LIM-35) da FMUSP. Pós-graduada em Nutrição Clínica pelo GANEP e Terapia Nutricional no Doente Crítico pela Faculdade de Medicina de Marília (FAMEMA).

Rachel de Aguiar Cassiani

Fonoaudióloga do Centro Integrado de Reabilitação do Hospital Estadual de Ribeirão Preto – Hospital das Clínicas da Faculdade de Medicina de Ribeirão Preto da Universidade de São Paulo (FMRP-USP). Doutora em Ciências.

Rafael Bandeira Lages

Médico-residente do Departamento de Gastroenterologia Clínica da Faculdade de Medicina da Universidade de São Paulo (FMUSP).

Raymundo Paraná

Professor Titular de Gastro-hepatologia Clínica do Departamento de Medicina da Universidade Federal da Bahia (UFBA). Professor Livre-docente em Hepatologia Clínica da UFBA.

Regiane Saraiva S. M. Alencar

Clínica Médica/Gastroenterologia/Hepatologia. Mestrado pela Universidade de São Paulo (USP) em Ciências da Saúde. São Paulo Clínicas Liver Cancer Group/Instituto do Câncer do Estado de São Paulo (ICESP) do Departamento de Gastroenterologia do Hospital das Clínicas da Universidade de São Paulo (HC-FMUSP).

Renata da Silva Moutinho

Doutora em Gastroenterologia pela Escola Paulista de Medicina da Universidade Federal de São Paulo (EPM/Unifesp). Médica e Preceptora do Serviço de Gastroenterologia do Hospital do Servidor Público Estadual. Médica e Preceptora do Serviço de Gastroenterologia do Hospital do Servidor Público Municipal.

Renato Mitsunori Nisihara

PhD em Medicina Interna da Universidade Federal do Paraná (UFPR). Professor Titular de Imunologia da Universidade Positivo e Faculdade Evangélica do Paraná. Professor da Pós-graduação em Tocoginecologia da UFPR.

Ricardo Alexandre Garib

Médico Cirurgião. Assistente do Serviço de Cirurgia do Aparelho Digestivo da Real Benemérita Associação de Beneficência Portuguesa de São Paulo – Clínica Pró-Gastro. Pesquisador do Laboratório de Nutrição e Cirurgia Metabólica do Aparelho Digestivo (Metanutri – LIM-35) da Faculdade de Medicina da Universidade de São Paulo (FMUSP).

Ricardo Anuar Dib

Membro do Serviço de Endoscopia Digestiva do Hospital 9 de Julho e do Hospital Ipiranga. Coordenador do Serviço de Endoscopia Gastrointestinal da DASA. Mestre em Medicina pela Faculdade de Medicina da Universidade de São Paulo (FMUSP).

Ricardo Correa Barbuti
Médico do Departamento de Gastroenterologia do Hospital das Clínicas da Faculdade de Medicina da Universidade de São Paulo (HC-FMUSP).

Ricardo P. B. Ferreira
Gastroenterologista pelo Hospital das Clínicas da Faculdade de Medicina da Universidade de São Paulo (HC-FMUSP). Titular da Federação Brasileira de Gastroenterologia (FBG). Titular da Sociedade Brasileira de Endoscopia Digestiva (SOBED). Professor de Gastroenterologia da Universidade do Estado do Amazonas.

Ricardo Sato Uemura
Médico-assistente do Serviço de Endoscopia Gastrointestinal do Instituto do Câncer do Estado de São Paulo (ICESP). Médico-assistente do Centro de Endoscopia Gastrointestinal do Hospital Alemão Oswaldo Cruz, São Paulo-SP.

Rimon Sobhi Azzam
Ex-presidente da Sociedade Brasileira de Motilidade Digestiva (SBMD). Médico-assistente da Divisão de Gastroenterologia e Hepatologia Clínica do Hospital das Clínicas da Faculdade de Medicina da Universidade de São Paulo (HC-FMUSP).

Robert Genta
Professor de Patologia da University of Texas Southwestern Medical Center at Dallas, Texas, EUA.

Roberto Oliveira Dantas
Professor-associado do Departamento de Clínica Médica da Faculdade de Medicina de Ribeirão Preto da Universidade de São Paulo (FMRP-USP).

Robson Kiyoshi Ishida
Médico-assistente do Serviço de Endoscopia Gastrointestinal do Hospital das Clínicas da Faculdade de Medicina da Universidade de São Paulo (HC-FMUSP). Mestre em Ciências pelo Departamento de Gastroenterologia do HC-FMUSP.

Rogério Antunes Pereira Filho
Professor-associado de Clínica Médica, Área de Gastroenterologia da Universidade Estadual de Campinas (Unicamp). Membro do Gastrocentro da Unicamp.

Rogério Kuga
Médico-assistente do Serviço de Endoscopia Gastrointestinal do Hospital das Clínicas da Faculdade de Medicina da Universidade de São Paulo (HC-FMUSP). Mestre em Ciências pelo Departamento de Gastroenterologia do HC-FMUSP.

Roque Gabriel Rezende de Lima
Médico-assistente da Divisão de Gastroenterologia e Hepatologia Clínica da Faculdade de Medicina da Universidade de São Paulo (FMUSP).

Rubens Antonio Aissar Sallum
Livre-docente da Faculdade de Medicina da Universidade de São Paulo (FMUSP). Diretor do Grupo de Esôfago da Disciplina de Cirurgia Aparelho Digestivo do Hospital das Clínicas da FMUSP.

Sânzio Santos Amaral

Mestre em Cirurgia pela Faculdade de Medicina da Universidade de São Paulo (FMUSP). Médico do Ambulatório de Fisiologia Colorretoanal do Hospital das Clínicas da FMUSP. Ex-presidente da Sociedade Brasileira de Motilidade Digestiva (SBMD). Médico do Setor de Motilidade Digestiva Baixa do Centro de Diagnóstico Fleury.

Schlioma Zaterka

Professor Doutor de Gastroenterologia pela Faculdade de Medicina da Universidade de São Paulo (FMUSP). Ex-chefe do Grupo de Estômago e Duodeno e do Laboratório de Provas Funcionais do Departamento de Gastroenterologia do Hospital das Clínicas da FMUSP. Ex-professor Convidado do Gastrocentro da Universidade Estadual de Campinas (Unicamp). Ex-fellow *do Veterans Administration Center de Los Angeles, California. Presidente Honorário do Núcleo Brasileiro para o Estudo do Helicobacter pylori e Microbiota.*

Sender Jankiel Miszputen

Professor-associado de Gastroenterologia do Departamento de Medicina da Escola Paulista de Medicina da Universidade Federal de São Paulo (EPM/Unifesp). Responsável pelo Ambulatório de Doenças Intestinais da Disciplina de Gastroenterologia da EPM/Unifesp. Honorário Nacional da Academia Nacional de Medicina (ANM).

Sérgio Carlos Nahas

Pós-graduação em Coloproctologia no St. Mark's Hospital and Academic Institute of London. Professor Livre-docente da Disciplina de Coloproctologia da Faculdade de Medicina da Universidade de São Paulo (FMUSP). Diretor do Serviço de Cirurgia do Cólon e Reto do Hospital das Clínicas (HC) e do Instituto do Câncer do Estado de São Paulo (ICESP) da FMUSP. Chefe do Serviço da Residência Médica da Disciplina de Coloproctologia da FMUSP. Médico Cirurgião do Hospital Sírio-Libanês, São Paulo-SP.

Sérgio Szachnowicz

Mestre em Cirurgia do Aparelho Digestivo pela Faculdade de Medicina da Universidade de São Paulo (FMUSP). Membro Titular do Colégio Brasileiro de Cirurgia Digestiva (CBCD). Médico-assistente do Hospital das Clínicas da FMUSP.

Shirley Ramos da Rosa Utiyama

Professora-associada IV da Universidade Federal do Paraná (UFPR). Professora da Pós-graduação em Ciências Farmacêuticas da UFPR. Professora da Disciplina de Imunologia Clínica do Curso de Farmácia da UFPR.

Silvana Trilo Duarte

Fonoaudióloga, formada pela Pontifícia Universidade Católica de São Paulo (PUC-SP). Especialista em Motricidade Orofacial/Disfagia. Mestre em Distúrbios da Comunicação pela Universidade Tuiuti do Paraná (UTP). Fonoaudióloga do Hospital Universitário do Oeste do Paraná da Universidade Estadual do Oeste do Paraná (Unioeste).

Silvia Mansur Reimão

Assistente Voluntária do Centro Franco-Brasileiro de Ecoendoscopia da Santa Casa de São Paulo (SCSP). Médica Endoscopista do Serviço de Endoscopia do Hospital Sírio-Libanês. Médica Endoscopista do Serviço de Endoscopia do Hospital Albert Einstein.

Sonia Penteado
Assistente-doutor do Serviço de Cirurgia de Vias Biliares e Pâncreas do Hospital das Clínicas da Faculdade de Medicina da Universidade de São Paulo (HC-FMUSP).

Suzan Menasce Goldman
Livre-docente do Departamento de Diagnóstico por Imagem da Universidade Federal de São Paulo (DDI-Unifesp).

Suzane Kioko Ono
Professora-associada da Disciplina de Gastroenterologia Clínica do Departamento de Gastroenterologia da Faculdade de Medicina da Universidade de São Paulo (FMUSP) e Chefe do Grupo de Fígado e do Ambulatório de Hepatologia Clínica da Divisão de Gastroenterologia Clínica do Hospital das Clínicas da FMUSP.

Tereza Virgínia Nascimento
Professora-adjunta do Departamento de Medicina da Universidade Federal de Sergipe (UFS).

Thiago Nogueira Costa
Médico-assistente do Serviço de Cirurgia das Vias Biliares e Pâncreas do Hospital das Clínicas da Faculdade de Medicina da Universidade de São Paulo (HC-FMUSP). Membro Titular do Colégio Brasileiro de Cirurgia Digestiva (CBCD). Especialista em Cirurgia do Aparelho Digestivo.

Tiago Sevá-Pereira
Mestre em Gastroenterologia pela Universidade Estadual de Campinas (Unicamp). Médico-assistente do Hospital das Clínicas da Unicamp. Médico do Gastrocentro da Unicamp.

Tomás Navarro Rodriguez
Livre-docente em Gastroenterologia pela Faculdade de Medicina da Universidade de São Paulo (FMUSP).

Ulysses Garzella Meneghelli
Professor Titular do Departamento de Clínica Médica, Divisão de Gastroenterologia, da Faculdade de Medicina de Ribeirão Preto da Universidade de São Paulo (FMRP-USP).

Viviane Fittipaldi
Mestranda da Disciplina de Gastroenterologia do Departamento de Medicina Interna da Faculdade de Ciências Médicas da Universidade do Estado do Rio de Janeiro (FCM-UERJ).

Walton Albuquerque
Doutor em Gastroenterologia. Coordenador do Setor de Endoscopia Digestiva do Instituto Alfa de Gastroenterologia do Hospital das Clínicas da Universidade Federal de Minas Gerais (UFMG).

Wanda Regina Caly
Doutora em Gastroenterologia pela Faculdade de Medicina da Universidade de São Paulo (FMUSP). Responsável pelo Ambulatório de Ascite Refratária do Hospital das Clínicas da FMUSP. Chefe da Clínica de Gastroenterologia do Hospital Heliópolis, São Paulo-SP. Médica-assistente do Serviço de Gastroenterologia Clínica da Faculdade de Medicina do ABC.

Wilson Roberto Catapani
Titular de Gastroenterologia da Faculdade de Medicina do ABC. Fellow *do American College of Gastroenterology. Membro Titular do Grupo de Estudos da Doença Inflamatória Intestinal no Brasil (GEDIIB).*

PREFÁCIO

É um grande prazer e enorme privilégio prefaciar este livro, editado com dedicação e esmero pelos professores Schlioma Zaterka e Jaime Natan Eisig e que conta com o apoio da Federação Brasileira de Gastroenterologia (FBG).

Estamos na era da rápida propagação dos conhecimentos científicos, e é necessário que o médico seja capaz de integrar os avanços tecnológicos e os novos aprendizados à sua prática diária. Desde a publicação da primeira edição do *Tratado de Gastroenterologia: da graduação à pós-graduação*, ocorreram importantes avanços, especialmente aqueles relacionados ao diagnóstico e terapêutica das doenças digestivas, tornando mandatória a sua atualização.

Os conhecimentos adquiridos nos últimos anos fizeram com que outros capítulos fossem incorporados a essa nova edição. Novos conceitos em relação a abordagem das doenças funcionais, intolerâncias alimentares, doenças inflamatórias, hepatites virais, neoplasias digestivas e microbiota intestinal são amplamente discutidos. O conteúdo deste livro demonstra o elegante desenvolvimento de nossa especialidade e, de maneira abrangente e cuidadosa, traz uma completa revisão da gastroenterologia, apresentando o que temos de mais moderno aos nossos olhos. Dessa forma, o livro mantém sua meta original de prover os profissionais com informações fundamentais e práticas para o exercício da medicina.

Os autores desta obra nos brindam com uma extraordinária oportunidade de atualização, que é de fundamental importância para todos – acadêmicos de medicina, residentes, clínicos gerais e gastroenterologistas. Os diversos capítulos foram escritos por profissionais experientes e dedicados, que procuraram transmitir seus conhecimentos de uma forma didática, objetiva e atualizada.

A FBG cumprimenta os editores, os editores-associados e todos os colaboradores por esta admirável contribuição à nossa especialidade. E eu, particularmente, parabenizo e agradeço aos professores Schlioma e Jaime, modelos de mestres, pesquisadores e profissionais desde o início da minha carreira, pelos valiosos ensinamentos e pelo entusiasmo contagiante pela gastroenterologia.

Maria do Carmo Friche Passos

Presidente da FBG, biênio 2015/2016

APRESENTAÇÃO

O *Tratado de Gastroenterologia: da graduação à pós-graduação* chega à sua segunda edição, revisada e atualizada, precisa e completa – e principalmente, consolidada como obra indispensável aos estudantes de Medicina e a todos os interessados na especialidade.

Tive a oportunidade e a honra de acompanhar e testemunhar desde o início o meticuloso trabalho desta publicação, que começou a tomar forma durante o período de minha gestão (2006-2008) como presidente da Federação Brasileira de Gastroenterologia (FBG), tendo à frente os talentosos editores Dr. Schlioma Zaterka e Dr. Jaime Natan Eisig, que merecidamente tiveram a obra laureada com o Prêmio Jabuti na categoria Ciência da Saúde em 2012.

É com iniciativas assim, incansáveis, é com mentes assim, tão brilhantes, que elevamos nossa especialidade aos respeitados patamares da ciência e da excelência na prática médica.

Parabéns aos autores. O melhor proveito aos leitores.

Legar é perpetuar e fomentar conhecimento.

Antonio Frederico Magalhães

Professor Titular de Gastroenterologia da FCM-Unicamp

Ex-diretor da FCM-Unicamp, 1984

Ex-presidente da FBG, 2008

SUMÁRIO

SEÇÃO III – FISIOLOGIA

SEÇÃO IV – PRINCIPAIS SÍNDROMES E SEUS DIAGNÓSTICOS

SEÇÃO V – DOENÇAS ORAIS

SEÇÃO VI – DOENÇAS DO ESÔFAGO

SEÇÃO VII – DOENÇAS DO ESTÔMAGO

SEÇÃO VIII – DOENÇAS DO INTESTINO DELGADO

SEÇÃO IX – DOENÇA INFLAMATÓRIA INTESTINAL

SEÇÃO X – DOENÇAS COLORRETAIS

SEÇÃO XI – DOENÇAS DO PÂNCREAS E VIAS BILIARES

SEÇÃO XV – MICROBIOTA, PROBIÓTICOS, PRÉ-BIÓTICOS E PÓS-BIÓTICOS

SEÇÃO XVI – NUTRIÇÃO EM GASTROENTEROLOGIA

SEÇÃO XVII – TÓPICOS ENVOLVENDO MÚLTIPLOS ÓRGÃOS

SEÇÃO I

GENERALIDADES

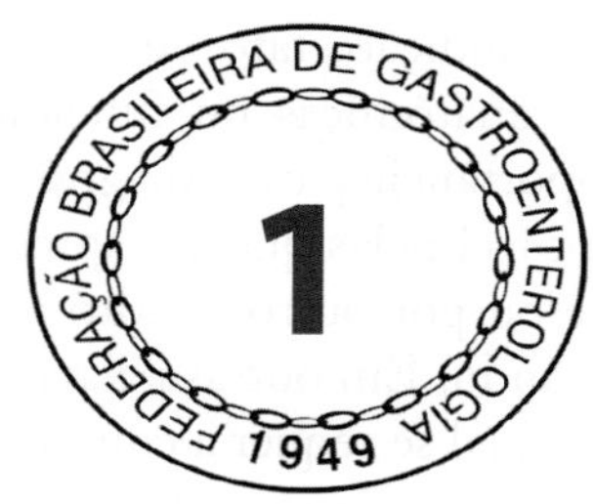

A CONSULTA MÉDICA

Ulysses Garzella Meneghelli
Schlioma Zaterka

INTRODUÇÃO

A abordagem inicial do paciente é fundamental para a obtenção de dados relativos ao diagnóstico e, consequentemente, a adoção das medidas terapêuticas adequadas para cada caso em particular. Este capítulo apresenta as normas para que o estudante, bem como o médico, possa abordar de modo eficiente o seu paciente.

CONSULTA MÉDICA

A consulta médica consiste no ato de uma pessoa (habitualmente designada por cliente ou paciente) apresentar a um médico queixas a respeito de alguma alteração em seu organismo (sintoma ou sinal) que a tem feito sofrer ou a preocupa. O paciente responde a questões formuladas pelo médico e submete seu corpo para a realização do exame físico. A motivação do paciente é, obviamente, obter do médico a explicação e a solução para seu sofrimento e/ou preocupações. Considerando que o sintoma ou sinal que apresenta é, no escopo deste capítulo, claramente, da esfera digestiva (p. ex., vômitos, diarreia, icterícia), é natural que o cliente procure diretamente um gastroenterologista. Se, porém, ele não reconhece nitidamente a origem digestiva de seus sofrimentos ou preocupações (p. ex., uma mulher com dores no hemiabdome inferior), procura um clínico geral ou um especialista da área em que julga ser a mais provável origem de suas queixas.

O objetivo do médico é estabelecer o correto diagnóstico da causa dos sofrimentos e preocupações de seu paciente, uma vez que a eficácia do tratamento é diretamente proporcional à precisão do diagnóstico.

O primeiro e mais importante instrumento médico para busca do objetivo é o método clínico, o qual é executado por meio da chamada observação clínica (anamnese e exame físico) e fornecerá as bases para a aplicação do raciocínio clínico que conduzirá a um diagnóstico principal (o de mais alta probabilidade) ou a um elenco de possíveis diagnósticos. Frequentemente, são necessários recursos subsidiários, sempre solicitados com base no raciocínio clínico. Os resultados dos exames complementares devem ser confrontados com os achados clínicos a fim de verificar sua coerência com uma ou mais das hipóteses diagnósticas levantadas. Se apenas com os dados de anamnese e exame físico o médico chegar a um diagnóstico definitivo ou de alta probabilidade, pode, na dependência de certas características do caso em questão, indicar as medidas terapêuticas apropriadas para seu paciente (p. ex., paciente de 20 anos de idade com dor epigástrica iniciada após uso de anti-inflamatório). Nesses casos, entretanto, o diagnóstico definitivo só será confirmado se o quadro clínico for totalmente revertido com as medidas terapêuticas específicas adotadas.

Deve-se considerar a possibilidade de haver vários tipos de diagnóstico nas diferentes etapas da investigação até que se chegue ao diagnóstico definitivo: anatômico, funcional, bioquímico, imunológico, etiológico, radiológico, anatomopatológico, terapêutico etc. O diagnóstico definitivo é comprovado objetivamente e define e explica, racionalmente, as queixas e os demais dados clínicos do paciente. Todas as etapas do processo de diagnóstico devem ser presididas pelo raciocínio clínico que, por definição, deve ser lógico, seguro e competente, não se admitindo adivinhações e conclusões infundadas. Deve-se ter em mente que um diagnóstico errado pode significar maiores sofrimentos para o paciente, despesas desnecessárias e, o mais importante, a diferença entre a vida e a morte.

MÉTODO CLÍNICO DE DIAGNÓSTICO

O método clínico de diagnóstico, como já dito, é constituído pela observação clínica, que, por sua vez, é a base para o raciocínio clínico que conduzirá ao diagnóstico final ou de certeza.

A observação clínica consiste na coleta das informações consideradas de interesse para o diagnóstico e é realizada, única e exclusivamente, pelo próprio médico e que se completa em duas ações técnicas: a anamnese e o exame físico. Ambas devem ser bem descritas na ficha clínica ou prontuário do paciente, de forma absolutamente legível. É preciso lembrar que a ficha ou o prontuário dos pacientes é um documento que tem força jurídica, pois pode ser requisitado em processos judiciais. A gravação da conversa com o paciente deve ser evitada, por haver a possibilidade de constrangê-lo, e caso se utilize computador, não se deve prestar mais atenção à máquina do que ao paciente.

As principais finalidades da observação clínica são:

- Identificar e caracterizar cada um dos sintomas apresentados, hierarquizá-los de acordo com sua relevância clínica, descrever todo o transcurso da doença, suas melhoras e seus agravamentos até o momento da consulta. Obter informações sobre as condições gerais de vida do paciente, suas relações familiares e no trabalho; sobre o tipo de trabalhos que realiza e em que condições, seus hábitos, a possibilidade de ter contraído doenças infecciosas ou parasitárias, se procede de zona endêmica de alguma doença, seus antecedentes pessoais e familiares mórbidos.
- Perceber pela visão, audição, tato ou até pelo olfato as alterações anatômicas ou funcionais que poderão ter importância para o diagnóstico da condição responsável pelas queixas apresentadas pelo paciente ou por outro quadro mórbido que o está afetando. Em outras palavras, o exame físico, para o qual se requer a competência do médico nas técnicas de semiologia.
- Encontrar elementos objetivos e subjetivos que permitam o conhecimento global do paciente, tanto do ponto de vista somático quanto do psíquico.
- Ser um poderoso instrumento no sentido de estabelecer a indispensável boa relação entre o médico e seu paciente. É preciso lembrar que a boa relação médico-paciente não se dá apenas pelo tratamento afável obrigatório, mas, principalmente, pela percepção por parte do paciente da competência de seu médico e de sua sincera intenção de ajudá-lo.

O raciocínio clínico consiste na elaboração mental do diagnóstico clínico, que analisa e integra, com razão e lógica, todo o conjunto dos dados obtidos pela anamnese e pelo exame físico do paciente.

O diagnóstico final é a definição inequívoca ou de elevada probabilidade da principal entidade clínica ou síndrome, bem como de outras afecções secundárias responsáveis pelos padecimentos do paciente.

OBSERVAÇÃO CLÍNICA

Anamnese

Aspectos gerais

Na maioria das doenças do aparelho digestivo, o raciocínio diagnóstico depende dos dados obtidos na história clínica, que deve ser bastante cuidadosa e a mais completa possível. A abordagem inicial requer um cuidado muito especial, pois dela dependerá a obtenção da confiança do paciente, fundamental não só para que dados importantes de caráter íntimo possam ser revelados, mas também para o sucesso do tratamento, sempre dependente da colaboração do paciente, aquilo que chamamos de empatia, ou seja, o bom relacionamento médico-paciente baseado na confiança. Essa confiança é a base do sucesso na adesão aos esquemas terapêuticos que serão propostos.

Este capítulo descreve como a história clínica e o exame físico devem ser conduzidos no paciente que procura o serviço médico com queixa digestiva. Nunca é demais lembrar que o paciente deve ser sempre visto como um todo, ou seja, não se deve separar a emoção da parte orgânica propriamente dita. Portanto, é importante sempre verificar como o paciente manipula as situações do dia a dia e como elas interferem em seus sintomas. Embora a razão da consulta sejam queixas digestivas, o exame físico não deve se restringir ao abdome; deve abranger os demais órgãos também. Não queremos com isso dizer que, por exemplo, o exame neurológico seja semelhante ao realizado pelo especialista, mas alguns itens, como a pesquisa de reflexos, não poderão faltar.

Como conduzir a anamnese

A anamnese inicia-se com a simples anotação da queixa principal do paciente e de seu início (a queixa e sua duração – QD). Em seguida, por meio da exposição verbal que o paciente faz acerca de sua doença, auxiliado por criteriosas perguntas, o médico deve, sem induzir qualquer tipo de resposta, caracterizar cada um dos sintomas apresentados, hierarquizá-los de acordo com sua importância clínica, questionar há quanto tempo eles se instalaram, descrever todo o transcurso da doença, suas melhoras, seus agravamentos, a intervenção de tratamentos havidos, clínicos ou cirúrgicos, além de resultados de exames subsidiários, até o momento da consulta. Descreve-se, com essas informações, a história da moléstia atual (HMA). Dentro da HMA, deve-se ainda verificar se as manifestações da doença estão relacionadas temporalmente com algum acontecimento vivido pelo paciente (p. ex., traumas emocionais por problemas na vida afetiva ou nas relações dentro da família ou no trabalho; mudanças nos hábitos de vida, incluindo mudanças no tipo de alimentação; introdução de algum medicamento etc.). A HMA deve ser caracterizada pelas minúcias e o detalhamento das informações.

Recomenda-se permitir que o paciente exponha livremente seus padecimentos, facilitando seus relatos pelo silêncio, atitude corporal e olhar. O médico deve intervir apenas para esclarecer os pontos que lhe pareçam obscuros ou para complementar os detalhes importantes não relatados.[1]

Na descrição dos diferentes sintomas relacionados ao aparelho digestivo que faremos adiante, são indicados, além da definição, as respectivas características que devem ser investigadas, uma vez que somente com elas cada sintoma adquire força para o diagnóstico da causa que o está provocando.

Algumas características comuns a todos os sintomas, como duração, intensidade, fatores que melhoram e fatores que pioram devem ser investigadas; outras, entretanto, são bem particulares, como poderá ser observado nas descrições de cada um dos sintomas. Ressaltamos que é de muito interesse para o diagnóstico o relacionamento dos sintomas com fenômenos fisiológicos digestivos (deglutição, refeições, evacuação), extradigestivos (movimentos do corpo, fenômenos urogenitais, respiração, sono, estado emocional e situações estressantes) e com tipos específicos de alimento (p. ex., leite, alimentos gordurosos) ou de drogas (p. ex., anti-inflamatórios, medicamentos que interferem na atividade motora do tubo digestivo). Também é de suma importância para o raciocínio diagnóstico a análise da associação entre os diferentes sintomas digestivos entre si e com anormalidades subjetivas e objetivas extradigestivas.

PRINCIPAIS SINTOMAS DO APARELHO DIGESTIVO

Didaticamente, as queixas do paciente podem ser consideradas como do aparelho digestivo alto ou do aparelho digestivo baixo. A queixa digestiva é considerada alta quando se refere a sintomas provavelmente decorrentes de alteração esofagogastroduodenal. Como já foi ressaltado, a anamnese deve ser a mais detalhada possível. Assim, se a queixa principal referir-se ao aparelho digestivo alto, também é necessário obter dados quanto ao funcionamento intestinal; por outro lado, se a queixa principal for baixa, deve-se perguntar sobre possíveis sintomas altos.

Queixas digestivas altas

Os sintomas digestivos altos são denominados dispépticos. A palavra dispepsia se origina do grego e significa alteração (*dis*) da digestão (*pepsis*). O termo dispepsia, ao longo do tempo, tem causado muita confusão entre os médicos e, por outro lado, poucos pacientes dirigem-se ao médico dizendo serem portadores desse sintoma. Há muito tempo, considera-se a dispepsia um conjunto de sintomas induzidos pela ingestão de alimentos e que são expressos em regiões que correspondem ao epigástrio expandido até, aproximadamente, o umbigo. Dois são os tipos de sintomas dispépticos: a dor e os pós-prandiais.

O sintoma dor será discutido amplamente mais à frente. Os sintomas pós-prandiais incluem plenitude pós-prandial (sensação desagradável de prolongada permanência do alimento no estômago), saciedade precoce (sensação de que o estômago é preenchido rapidamente, em desproporção ao volume de alimento ingerido, com o desaparecimento do apetite), sensação de que o estômago está inchado, empanturrado ou distendido na ausência de uma distensão visível, náuseas, vômitos e eructações.[2] A dispepsia pode estar associada a doenças orgânicas (úlceras pépticas, doença do refluxo, câncer gástrico, doenças biliopancreáticas) ou como quadro isolado sem que se identifique uma causa determinante (dispepsia funcional). A dispepsia configura-se, portanto, como uma síndrome, com uma particularidade: os pacientes, em geral, não apresentam todo o conjunto de sintomas mencionados anteriormente, apenas alguns deles. É muito importante que se faça o diagnóstico diferencial entre dispepsia orgânica e funcional para o que deve ser considerado: tempo de doença, idade do paciente, antecedentes de câncer gástrico na família, presença de sintoma ou sinais de alarme (perdas de sangue, anemia, inexplicável perda de peso, hipertrofias ganglionares, massas palpáveis e outras evidências de doença orgânica); frequentemente, recorre-se a investigações complementares.

Os sintomas relacionados com a deglutição e o transporte do alimento até o estômago serão considerados separadamente. Dois deles são particularmente importantes: a disfagia (dificuldade de deglutição do alimento) e a odinofagia (dor retroesternal ao se alimentar).

Dor

São comentadas separadamente a dor de localização torácica e a de localização abdominal.

Dor torácica

Doenças que afetam o esôfago são capazes de produzir dores referidas no tórax, particularmente em sua face anterior. Podem assumir forte intensidade e ser do tipo constritivo ou em queimação (pirose). São indicativos de origem esofágica se acompanhadas de disfagia ou de regurgitação ácida ou, ainda, se melhoram ou pioram com a deglutição.

- **Pirose/azia:** é definida como uma sensação de queimação ou ardência. A origem da palavra é grega (*piros* = fogo). Segundo o dicionário *Aurélio*, trata-se da sensação de queimação de localização retroesternal que se propaga até a laringe. No entanto, do ponto de vista médico, devemos também considerar como pirose a sensação de queimação de localização epigástrica. O termo "azia", muito utilizado por leigos e médicos, é considerado um sinônimo de pirose e tem o mesmo significado clínico. Constitui a manifestação mais comum da doença do refluxo gastroesofágico (DRGE), com ou sem esofagite. Pode ter seu início no epigástrio, irradiando-se para a região retroesternal, ou ter somente localização retroesternal. A pirose de localização unicamente epigástrica é sugestiva de origem gástrica ou gastroduodenal. Surge comumente em tempos variáveis após as refeições e desperta o paciente de seu sono, mas não ocorre sistematicamente durante a deglutição. A melhora obtida com a ingestão de antiácidos ou de antissecretores (bloqueadores dos receptores da histamina ou inibidores de bomba de prótons) indica a ácido-dependência desse tipo de sintoma.

Doenças digestivas abdominais, como úlcera péptica, colecistite e pancreatite, também podem provocar dores torácicas. Se, entretanto, ela estiver relacionada com movimentos respiratórios, deve ter origem em pulmões ou pleura; se for agravada ou melhorada com mudanças de posição do corpo, a probabilidade maior é de que seja decorrente de processos patológicos na parede osteomuscular do tórax, incluindo a coluna; se for bem relacionada a esforços físicos ou irradiada para a região do pescoço e/ou membro superior esquerdo, é forte a indicação de que seja o resultado de uma isquemia miocárdica; essa probabilidade, por razões óbvias, deve ser a primeira a ser investigada.

- **Odinofagia:** é a dor que é percebida em região retroesternal durante a ingestão dos alimentos, portanto, induzida pelo fenômeno da deglutição. Deve-se a processos inflamatórios orofaríngeos ou esofágicos ou a doenças motoras do esôfago.
- **Disfagia:** é a designação que se dá à dificuldade para a deglutição dos alimentos sólidos ou líquidos. A sensação é a de que o alimento para em sua descida ao estômago, estacionando em algum ponto entre a boca e o apêndice xifoide. Em geral, o local de sensação de interrupção da descida do alimento corresponde ao ponto onde o trânsito esofágico está comprometido. Quando a dificuldade é sentida ao nível da boca ou da faringe, denomina-se disfagia orofaríngea ou alta; ela ocorre principalmente com líquidos, associando-se frequentemente a engasgos em razão da passagem do material ingerido para as vias aéreas superiores e inferiores. A disfagia baixa ou esofágica costuma ser referida sobre o esterno e estar relacionada com processos obstrutivos (estenoses esofágicas) ou com alterações na atividade motora que executa o ato da deglutição (p. ex., megaesôfago chagásico, acalasia idiopática, afecções neuromusculares que afetam a fase esofágica da deglutição).

- **Regurgitação:** consiste no retorno à boca de material contido no esôfago ou no estômago, facilitado pela posição supina, sem a violência do vômito e sem ser precedido por náuseas. É perceptível pelo retorno de um volume líquido ou sólido de sabor, em geral, ácido ou amargo. Constitui-se em forte indicativo de doença do refluxo gastroesofágico quando associada à pirose, e de megaesôfago, se acompanhada de disfagia.

Dor abdominal

É uma queixa frequente que leva o paciente a consultar um gastroenterologista. Pode ser produzida por processos patológicos agudos e crônicos. Uma dor abdominal pode ter sua origem em órgãos situados na cavidade abdominal, no retroperitônio, no tórax, nas paredes musculoesqueléticas do abdome e, ainda, pode ser produzida por doenças sistêmicas (Quadros 1.1 e 1.2).

As características clínicas que devem ser investigadas são apresentadas e comentadas a seguir:

- localização;
- cronologia, periodicidade;
- intensidade e tipo;
- ritmo ou horário;
- fatores que melhoram ou pioram;
- duração;
- irradiação;
- náuseas e vômitos;
- eructação e aerofagia.

Localização

O local da dor sempre deverá ser mencionado nos termos da divisão topográfica anatômica do abdome e de outras regiões do corpo, por exemplo, hipocôndrio direito, fossa ilíaca direita, epigástrio, região lombar direita etc. (Figura 1.1).

Quadro 1.1 – Algumas doenças que provocam dores abdominais agudas e crônicas

Agudas	Crônicas*
Apendicite aguda	Úlcera péptica gástrica e duodenal
Colecistite aguda	Colecistite crônica calculosa
Cálculo em vias biliares	Pancreatite crônica
Gastrite aguda	Obstrução intestinal parcial
Úlcera péptica gástrica e duodenal	Isquemia mesentérica
Úlcera péptica perfurada	Cálculo de vias urinárias
Cálculo de vias urinárias	Dispepsia funcional
Gastroenterocolite aguda	Síndrome do intestino irritável
Pancreatite aguda	Dor abdominal funcional
Diverticulite aguda	Endometriose
Obstrução do intestino delgado	Parasitose
Doença inflamatória intestinal	Doença inflamatória intestinal
Isquemia/infarto mesentérico	Inflamação ou distensão do fígado
Peritonite espontânea	Neoplasia primária e metastática
Inflamação ou distensão do fígado	Psicopatias (somatização)
Ruptura de aneurisma da aorta	Disfunções das vias biliares
Ruptura do esôfago	Disfunção do esfíncter de Oddi
Doenças funcionais	
Infecção urinária	
Doença inflamatória pélvica	
Gravidez tubária	

** Podem apresentar surtos de piora.*
Fonte: adaptado de Glasgow et al., 2006.[3]

Quadro 1.2 – Algumas doenças extra-abdominais e da parede abdominal que provocam dores abdominais

Extra-abdominais	Parede abdominal
Isquemia e infarto do miocárdio	Hérnia
Pericardite	Hematoma
Insuficiência cardíaca congestiva	Tumor desmoide
Pneumonia	Herpes-zóster
Pleurite	Pinçamento de nervo
Embolismo e infarto pulmonar	Esgarçamento de músculo
Pneumotórax	Radiculopatia diabética
Empiema	Irritação de nervo espinal
Esofagite	Luxação de costela
Espasmo do esôfago	Fibromialgia idiopática
Anemia falciforme	Osteomielite
Uremia	
Porfiria	

Fonte: adaptado de Glasgow et al., 2006.[3]

A dor visceral, tanto das afecções agudas como crônicas, tende a se localizar na linha mediana do abdome e suas vizinhanças, em áreas que se localizam tanto mais para baixo da linha que vai do apêndice xifoide ao púbis, quanto mais distalmente no tubo digestivo se situar a lesão que a causou.

Na área correspondente ao epigástrio e suas imediações, localizam-se as dores consequentes a úlceras gástricas e duodenais, dispepsias funcionais e orgânicas, gastrites agudas (as gastrites crônicas não são consideradas causadoras de dor), tumores gástricos, colecistites, pancreatites, obstruções no intestino delgado proximal, apendicites (em fase inicial), hepatites e congestão aguda do fígado, abscessos subfrênicos, pneumonias, angina e infarto do miocárdio.

Na área correspondente ao mesogástrio e suas imediações, situam-se as dores produzidas por infecções, inflamações, obstrução, isquemia e distensões do intestino delgado, apendicite (em fase inicial), pancreatites e tumores do pâncreas.

Na área correspondente ao hipogástrio e todo o baixo ventre, são apontadas as dores produzidas pelas seguintes doenças: inflamações, obstrução, isquemia, diverticulite e tumores do intestino distal, apendicite, salpingites, gravidez ectópica, afecções do ovário e cistites. A Figura 1.2 mostra os pontos vesicular e apendicular. A dor da colecistite, em geral aguda, é inicialmente referida no ponto vesicular (corresponde aproximadamente à junção dos 2/3 laterais com o terço medial da borda costal direita). Na apendicite aguda clássica, a dor é referida no ponto apendicular.

Dores na região dorsal podem ser decorrentes de úlceras pépticas penetrantes da face posterior do duodeno ou do estômago. As dores produzidas por doenças da vesícula ou das vias biliares podem ser referidas na região inferior da omoplata direita. As pancreatites provocam dores epi e mesogástricas que tendem, em cerca de 50% dos casos, a também afetar a área em faixa até o dorso, à direita e/ou à esquerda. Processos infecciosos subfrênicos provocam dor supraclavicular e na face lateral do pescoço, territórios dos nervos frênicos. As dores das afecções do cólon esquerdo e reto podem ser percebidas na fossa ilíaca esquerda e até na região sacral. As dores dos cálculos ureterais costumam se manifestar nas faces laterais do abdome, obliquamente, até a genitália.

A dor da variedade somática ocorrerá quando o peritônio parietal for atingido por inflamação, infiltração ou isquemia. Sua característica é localizar-se exatamente na região superficial correspondente à lesão. Quando um processo inflamatório evolui, atingindo o peritônio parietal (p. ex., na apendicite aguda), a dor, inicialmente do tipo visceral, epi ou mesogástrica, muda de localização para a fossa ilíaca direita, no ponto apendicular ou em suas imediações, às vezes em poucas horas.

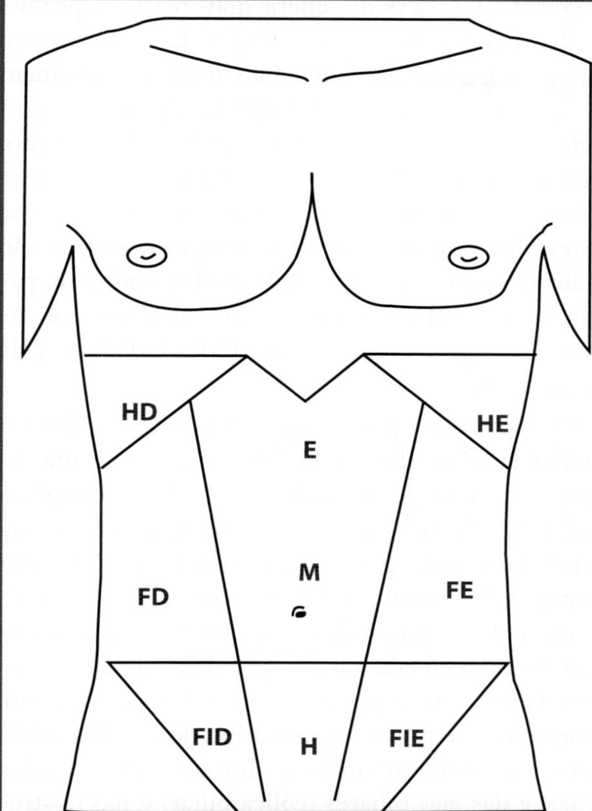

Figura 1.1 – As linhas verticais partem das extremidades laterais do púbis em direção às extremidades das décimas costelas. A linha horizontal superior passa pela parte inferior do corpo do esterno e imediatamente abaixo da parte inferior da borda costal D em direção à borda inferior da costal E; finalmente, a linha horizontal inferior une as partes superiores da crista ilíaca. O abdome fica dividido nas seguintes regiões: hipocôndrio direito (HD) limitado inferiormente pela borda costal e superiormente pela linha que passa na parte inferior do corpo esternal, epigástrio (E) limitado pela linha que une as extremidades inferiores das bordas costais e lateralmente pelos flancos, hipocôndrio esquerdo (HE) com os mesmos limites que o HD, porém do lado esquerdo, flanco direito (FD) limitado superiormente pela borda costal direita e inferiormente pela linha que une as cristas ilíacas superiores, mesogástrio (M) limitado lateralmente pelos flancos, superiormente pelo epigástrio e inferiormente pela linha que une as partes superiores das cristas ilíacas flanco esquerdo (FE) limites semelhante aos do FD, porém à esquerda, fossa ilíaca direita (FID) limitada superiormente pelo FD e inferiormente pela crista ilíaca direita, hipogástrio (H) limitado lateralmente pelas linhas que unem as faces laterais do púbis com as extremidades das décimas costelas, superiormente pela linha que une as extremidades superiores das cristas ilíacas e inferiormente pelo púbis. Finalmente, a fossa ilíaca esquerda (FIE) tem limites semelhantes aos da FID, porém à esquerda.

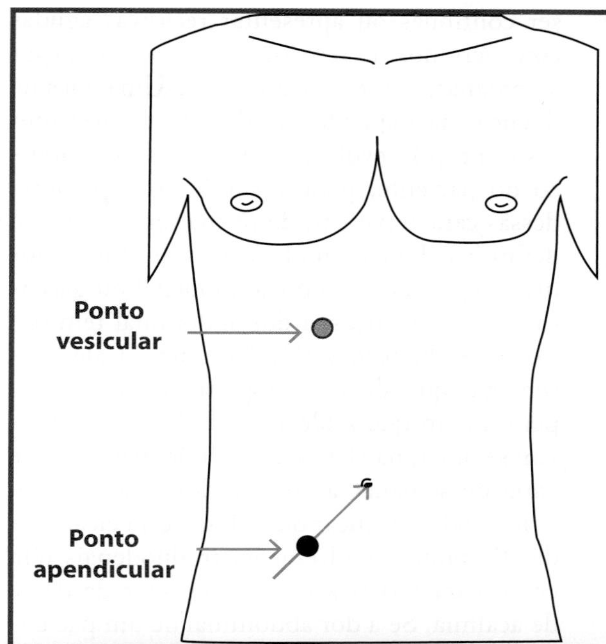

Figura 1.2 – Em cinza, o ponto vesicular e, em preto, o ponto apendicular, locais onde, com frequência, o paciente refere, respectivamente, a dor consequente à colecistite aguda e à apendicite aguda.

Cronologia

Além de saber desde quando está presente, deve-se conhecer o curso das dores abdominais ao longo do tempo, desde sua instalação. Elas podem se instalar de forma aguda ou serem crônicas, intermitentes ou contínuas (ver Quadro 1.1).

- A dor abdominal aguda e intensa acompanhada de manifestações locais e gerais e iniciada dentro de 1 a 72 horas (para alguns, 24 horas) caracteriza o que é conhecido como abdome agudo e pode prenunciar grave doença aguda, que exige cuidados imediatos. Algumas dessas dores abdominais agudas tendem a desaparecer espontaneamente, como nas gastroenterites agudas. Outras vezes, as dores agudas são caracterizadas por sucessivas intensificações e alívios definindo o tipo de dor "em cólica" da obstrução de víscera oca (intestinal, biliar, ou ureteral). A dor das apendicites e diverticulites agudas tem intensidade continuamente progressiva. Em afecções arteriais abdominais agudas, como no infarto mesentérico e na ruptura de aneurisma da aorta, a dor pode alcançar intensidade elevada muito rapidamente.
- As dores abdominais crônicas são provocadas por doenças orgânicas ou funcionais e podem

ser contínuas ou apresentar recidivas agudas com períodos de remissão que podem chegar a semanas, meses ou até anos. Uma mesma doença, na dependência de fatores inerentes à sua própria evolução ou ao quadro psíquico do paciente, pode assumir uma ou outra dessas características, de forma temporária ou definitiva. Um exemplo típico de dor periódica é o da úlcera péptica duodenal ou gástrica. Nessas doenças, a dor abdominal tem período de duração variável de uma a algumas semanas quando cessa espontaneamente: é o período em que a úlcera está aberta ou ativa. Em seguida, na chamada acalmia, período que varia de semanas a anos, a dor está ausente, o que pode significar que a lesão está cicatrizada. Portanto, as úlceras gastroduodenais têm como característica longos períodos de dor e de acalmia. Se a dor abdominal de um paciente com úlcera péptica se tornar constante ou se agravar, mudando suas características habituais, deve-se suspeitar de aprofundamento da úlcera na parede do órgão comprometido (úlcera terebrante ou perfurante). Outro exemplo de dor intermitente é o que acontece na evolução da doença calculosa da vesícula biliar: se os cálculos migram para o ducto cístico e o colédoco, ocorrem dores que duram de poucas horas a poucos dias. Passado o quadro agudo, há períodos oligo ou assintomáticos mais ou menos prolongados, que podem persistir por anos. Assim, a dor biliar tem como característica períodos dolorosos curtos (horas, poucos dias) e períodos de acalmia longos. Outra doença que evolui por crises de dores, frequentemente intensas, intercaladas por períodos de acalmia, é a pancreatite crônica calcificante, produzida pelo alcoolismo crônico. A identificação da coincidência cronológica entre a dor abdominal e o período da menstruação ou do meio do ciclo menstrual deve lembrar a possibilidade de endometriose e da dor da ovulação, respectivamente.

Intensidade e tipo

A intensidade da dor depende do grau de sensibilidade do paciente, por sua vez, influenciada por experiências dolorosas prévias e fatores relacionados ao psiquismo, a fatores culturais, à personalidade e à etnia. Por isso, a intensidade da dor nem sempre guarda relação com o tipo e a gravidade da doença subjacente, tendo, consequentemente, limitado valor diagnóstico, pois pode refletir mais o estado psíquico do paciente do que a natureza da doença que a está provocando. As dores mais intensas costumam ser as que expressam o abdome agudo por afecções inflamatórias, obstrutivas e isquêmicas. Entretanto, afecções funcionais, como a síndrome do intestino irritável, eventualmente, podem produzir atrozes dores abdominais. Alguns sintomas associados são indicativos da real intensidade da dor: sudorese, palidez, bradicardia, hipotensão arterial, náuseas e vômitos, ou seja, os sintomas deletérios induzidos pela própria dor.

O tipo da dor pode sugerir sua causa. A dor em "queimação" ou dor "funda" no epigástrio é importante indicador da possibilidade de doença péptica. A dor tipo "peso" sugere distensão de víscera oca ou parenquimatosa e pode ser a queixa do paciente com dispepsia funcional. A dor em "cólica" ou "torcida", revelada por sensação de constrição da víscera durante curto intervalo de tempo, quando assume forte intensidade, seguida por considerável abrandamento, é sugestiva de processo obstrutivo dos órgãos tubulares e encontra exemplos nas litíases ureteral (cólica renal) e das vias biliares (cólica biliar) e nas obstruções intestinais de qualquer etiologia. Pode, entretanto, ocorrer em portadores de doenças funcionais, como síndrome do intestino irritável e doenças inflamatórias (doença de Crohn e retocolite ulcerativa inespecífica) e infecciosas (gastroenterites agudas). A dor "contínua", definida pela sua permanência prolongada que mantém a mesma intensidade, é observada, por exemplo, nas neoplasias. Deve-se lembrar que, frequentemente, os cálculos biliares, ao atravessarem as vias biliares, podem não provocar a chamada "cólica" biliar, mas manifestar-se por dor contínua (dor biliar). A dor em "pontada" ou "facada" apresenta-se em processos inflamatórios agudos que envolvem o peritônio.*

Por vezes, o paciente não identifica sua queixa como dor, mas como um "desconforto" em uma determinada região do abdome; essa sensação pode ser considerada como um equivalente da dor.

* As palavras que aparecem entre aspas neste parágrafo são comumente pronunciadas pelos pacientes como designativas do caráter de sua dor. Muitas outras podem ser ditas, quase sempre do tipo comparativo. Quando a palavra do paciente não pode ser bem traduzida por um termo médico que a identifique e, por vezes, por ser muito expressiva para a descrição do que o paciente está sentindo, o médico pode referi-la na observação clínica entre aspas e seguida do termo *sic* (advérbio latino = textualmente).

Ritmo ou horário

São dados acerca das variações do sintoma no decorrer das 24 horas do dia e, particularmente, com as atividades funcionais do aparelho digestivo. A dor da úlcera duodenal costuma ocorrer cerca de 2 a 4 horas após as refeições, mantendo certo paralelismo com os níveis de acidez do estômago. A alimentação, em geral, determina o alívio da dor. Esse tipo de ritmo é chamado a três tempos: dói-come-passa. Quando a acidez noturna é grande, o paciente pode ser despertado de seu sono pela dor. Essa queixa é denominada *clocking* (do inglês *clock* = despertador). Em geral, ao despertar pela manhã, em jejum, o ulceroso não apresenta dor, pois está longe do período digestivo, dado pelas refeições. Nos portadores de úlceras gástricas, a dor costuma acontecer logo após as refeições, em consequência da distensão do órgão acometido por processo inflamatório em suas paredes. O mesmo pode ocorrer nas gastrites agudas provocadas por agentes infecciosos ou por excessiva ingestão de bebidas alcoólicas. Nas colecistites e pancreatites agudas, a solicitação funcional desses órgãos também provocará dores pós-prandiais precoces. A angina mesentérica, causada por isquemia das alças do intestino delgado em decorrência da obstrução da artéria mesentérica superior, caracteriza-se pela dor, frequentemente intensa, aproximadamente cerca de 15 a 30 minutos após uma refeição, quando há maior demanda de sangue arterial para o processo de digestão e absorção. Por razões desconhecidas, a dor biliar tende a ocorrer durante a noite, despertando o paciente. Na diferenciação entre doença orgânica e doença funcional, deve ser considerado excepcional que uma dor que desperta o paciente de seu sono tenha causa funcional.

Fatores que agravam e fatores que aliviam

O conhecimento de fatores que agravam e de fatores que aliviam a dor abdominal é de muita importância para o diagnóstico. Os anti-inflamatórios, em geral, agravam as dores por afecções gástricas e duodenais. Por sua vez, a ingestão de alimentos piora a dor de processos inflamatórios gástricos (gastrite aguda, úlcera gástrica, neoplasias do estômago). Por vezes, o desconforto determinado pela ingestão de alimentos é tão grande que o paciente interrompe a refeição, preferindo passar um pouco de fome a sentir dor (sitio ou sitofobia). Correlatamente, os vômitos e as eructações melhoram a dor ou o desconforto causado por essas mesmas doenças. A ingestão de alimentos pode provocar o agravamento das doenças biliares e pancreáticas e, também, desperta a dor da obstrução mesentérica (angina abdominal). Quando a evacuação ou a eliminação de flatos alivia temporariamente uma dor abdominal, a indicação é de que ela está sendo produzida no intestino grosso por afecções funcionais ou orgânicas.

Nos processos patológicos que afetam o retroperitônio, como nas pancreatites, apendicites agudas ou úlceras penetrantes, o paciente tende a manter a flexão do tronco sobre os membros inferiores, em típicas atitudes ou decúbitos antálgicos (que melhoram a dor). Quando o peritônio parietal for comprometido por um processo patológico, particularmente nos agudos, a deambulação e a trepidação (no carro ou ambulância em direção ao pronto-socorro) tendem a piorar a dor abdominal (popularmente chamada "sinal do solavanco").

A informação sobre medicamentos que melhoraram a dor pode trazer elementos para o diagnóstico, como já referido acerca dos antiácidos e inibidores de bombas de prótons. A melhora com analgésicos indica que a dor, provavelmente, é decorrente de lesões inflamatórias ou de neoplasias; a melhora com antiespasmódicos indica o comprometimento de vísceras ocas; os anti-inflamatórios podem melhorar dores de origem neoplásica, cólicas renais, afecções musculares e esqueléticas, mas com frequência induzem ou agravam dor decorrente da úlcera ou inflamação do estômago.

Traumas emocionais (ameaça ou perda real de bens ou de entes queridos, desilusões amorosas, abusos físicos e sexuais, distúrbios familiares etc.), além de serem fatores que favorecem a instalação de dores abdominais (somatização), são também seus agravantes.

Duração

É importante lembrar que as dores decorrentes da úlcera gastroduodenal duram horas, e em geral são aliviadas por alimentação ou alcalinos. As dores biliares apresentam curta duração (minutos) e são, em geral, recorrentes (repetitivas). As dores pancreáticas apresentam horas de duração e apresentam alívio em determinadas posições (flexão do tronco em direção dos membros inferiores = posição de prece maometana).

Irradiação

A irradiação da dor deve ser sempre pesquisada, pois fornece subsídios importantes para diagnosticar o provável órgão comprometido e possíveis complicações. A dor decorrente de doença gastroduodenal localiza-se no epigástrio. A irradiação para as costas, com caráter transfixante, é indício de complicação grave, sinal de que a úlcera perfurou e está bloqueada no pâncreas, o órgão adjacente. Quando a dor passa a apresentar irradiação difusa, com sensibilidade aumentada do abdome à pressão manual, e dor aguda quando a pressão manual é bruscamente cessada (descompressão brusca), trata-se de provável perfuração em abdome livre com comprometimento peritoneal.

A dor de origem vesicular costuma apresentar irradiação para a região dorsal direita e, às vezes, para a região escapular direita.

A irradiação da dor em faixa (do HD para o HE) é sugestiva de comprometimento pancreático.

Náusea e vômitos

Náusea é uma sensação desagradável percebida no epigástrio e na garganta, também definida como enjoo ou sensação de vômito iminente, acompanhada de aversão à ingestão de alimento, mal-estar geral, sudorese e alterações do ritmo cardíaco. Em casos específicos, associa-se à cefaleia em um dos hemicrânios (enxaqueca) ou à sensação de vertigem (afecções do labirinto). Como sintoma isolado, acontece por repugnância a algum alimento, a um odor desagradável ou à visão de uma cena chocante e, também, como efeito colateral de medicamento. Vômito é a expulsão abrupta do conteúdo gástrico para o exterior, geralmente precedido por náuseas, e pode ocorrer de forma espontânea ou induzida voluntariamente. Muitas causas estão relacionadas à presença de náuseas e vômitos, incluindo doenças orgânicas e funcionais do aparelho digestivo, uso de medicamentos, ação de tóxicos, além de várias doenças endócrinas, infecciosas, neurológicas e psiquiátricas. Uma extensa relação de causas de náuseas e vômitos está descrita em Tack et al.[4]

Esses dois sintomas podem ocorrer, conjuntamente, em doenças agudas (p. ex., gastrites e gastroenterites, por ação de medicamentos ou de tóxicos, presença de sangue na luz gástrica) ou incidirem cronicamente de forma frequente ou episódica (p. ex., enxaqueca, cinetoses, doenças crônicas do trato digestivo alto, inclusive das vias biliares e do pâncreas). Vômitos abruptos, em jato, não precedidos por náuseas, são provocados por hipertensão intracraniana.

A informação sobre o material expelido pelo vômito é de importância para o diagnóstico, destacando-se três condições especiais:

- Presença de sangue em pequena (síndrome de Mallory-Weiss em decorrência de lacerações na junção esofagogástrica, por vômitos repetidos) ou em grande quantidade (decorrente de sangramentos abundantes por úlcera, erosões ou neoplasias no estômago ou duodeno ou por ruptura de varizes esofágicas) caracteriza a hematêmese.
- Presença de restos alimentares ingeridos, pelo menos três ou mais horas antes, em geral volumosos, indica dificuldade do esvaziamento gástrico (estenose em região pilórica).
- Odor e aspecto fecaloide indicam obstrução em porções proximais do intestino delgado.

Na maioria das causas determinantes do vômito, ele é constituído só de líquido claro, hialino ou levemente tinto de bile. Deve ser ressaltado que a presença de bile no material vomitado não tem significado especial, pois resulta de refluxo duodenogástrico que, em geral, ocorre durante o próprio episódio de náuseas e vômitos, independentemente de sua causa. Entretanto, se a presença de bile no material vomitado for muito expressiva, deve ser lembrada a possibilidade de obstrução duodenal a jusante da desembocadura do colédoco.

Em pelo menos duas eventualidades, o vômito é provocado pelo próprio paciente: durante gastrites agudas, quando o esvaziamento do estômago alivia o mal-estar gástrico (alcoolismo agudo), e em casos de bulimia, com o intuito de o paciente não engordar ou de perder peso.

Eructação/aerofagia

A eructação é um fenômeno considerado normal, uma vez que, a cada vez que se ingere uma refeição ou líquido, uma pequena quantidade de ar penetra também no estômago. Contudo, torna-se um sintoma quando é excessiva ou quando causa desconforto ou sensação de distensão epigástrica. A associação entre causa e efeito é estabelecida pela verificação de que a eructação alivia, temporariamente, os sintomas. A anormalidade pode estar associada à salivação excessiva (sialorreia) como pode ocorrer na doença do refluxo gastroesofágico, ou reduzida (sialoquiese) ocasionada por pequena produção das glândulas salivares. Desordens na esfera psíquica (ansiedade, depressão) que causam taquifagia com excessiva ingestão de ar podem ocasionar aerofagia e eructações. Por vezes, entretanto, não se consegue estabelecer uma explicação plausível para as excessivas eructações.

Queixas digestivas baixas

Entre as queixas do aparelho digestivo baixo as principais são:

- diarreia/esteatorreia/tenesmo;
- prisão de ventre;
- meteorismo/flatulência.

Diarreia/esteatorreia/tenesmo

A diarreia é definida pelo aumento do teor hídrico das fezes, que as torna amolecidas. Frequentemente é acompanhada do aumento no número de evacuações diárias. Assim, uma evacuação diária, desde que seja líquida, pode ser considerada diarreia, ao passo que, se forem formadas, mesmo duas ou mais evacuações por dia não caracterizam diarreia. O aumento do teor de gorduras nas fezes define a esteatorreia. As diarreias agudas (até quatro semanas de duração, no mais das vezes, menos de uma semana), em geral, têm causas diferentes das diarreias crônicas. Na determinação da causa de uma diarreia, devem ser procurados elementos para identificá-la como aquosa, inflamatória ou esteatorreia (Quadro 1.3). Quando a parte comprometida é o intestino delgado e/ou hemicólon direito, a tendência é o paciente apresentar evacuações volumosas, pois a maior parte da absorção de água foi comprometida ou ativamente secretada (o intestino delgado absorve cerca de 9 a 10 litros de água por dia, incluindo a ingerida e a das secreções). Normalmente, não excedem dez evacuações por dia. Quando a parte afetada for o segmento retossigmoide (que atua como órgão de armazenamento), as evacuações tendem a ter pequenos volumes. Em geral, o número de evacuações diárias supera dez. Também é interessante verificar se a diarreia aquosa é osmótica ou secretora (Quadro 1.3). A diarreia osmótica resulta da presença aumentada de solutos não eletrolíticos ingeridos (p. ex., lactose, sais de magnésio) que, por osmose, retêm água em excesso na luz intestinal; tendem a cessar quando a ingestão é interrompida. A diarreia secretora é devida à secreção de eletrólitos e água pelo intestino delgado (p. ex., por bactéria) ou cólon proximal (p. ex., sais biliares não absorvidos no íleo); tendem a não cessar quando a ingestão é interrompida.

A diarreia inflamatória pode reunir elementos dos tipos osmóticos e secretor, além de sangue e pus nas fezes, particularmente quando a agressão ocorre na mucosa das porções distais do intestino.

A esteatorreia caracteriza-se por evacuações volumosas e brilhantes, que podem deixar aparentes pequenas gotas oleosas na superfície da água do vaso sanitário. A simples flutuação de fezes não indica esteatorreia, mas, simplesmente, fezes de baixa densidade pelo seu alto teor em gases.

Quando o processo de digestão e absorção no intestino delgado está alterado (p. ex., na insuficiência pancreática e na doença celíaca, respectivamente), o volume de cada uma das evacuações, bem como o total diário, pode estar muito aumentado e o paciente pode observar que as fezes emitidas deixam gotículas de gorduras sobrenadando na água do vaso sanitário. Quando ocorre aumento da secreção intestinal (diarreias secretoras), como acontece, por exemplo, na má absorção de sais biliares pelo íleo terminal (diarreia colerreica) ou, principalmente, no cólera, também os volumes evacuados são muito grandes. Evacuações em pequenos volumes ocorrem quando o reto é afetado por um comprometimento inflamatório (retocolite ulcerativa inespecífica, retites bacterianas, amebianas e outras, câncer de reto). Nesses casos, a diminuição do limiar retal para o desencadeamento do reflexo da evacuação, provocada pela inflamação, faz que os pequenos volumes que adentram o reto, exacerbem os reflexos normais, provocando fortes movimentos para que sejam expelidos; a sensação experimentada é a de uma desagradável e violenta expulsão do conteúdo retal – e isso é denominado tenesmo ou puxo. Frequentemente, o material eliminado contém sangue, muco ou pus, alterações que, associadas à presença do tenesmo, definem a síndrome disentérica.

É de interesse saber o horário preferencial em que as evacuações diarreicas acontecem: depois das refeições, na síndrome do intestino irritável; se noturnas, na neuropatia visceral diabética; as diarreias funcionais não costumam despertar o paciente de seu sono.

É de grande valor diagnóstico identificar outros sintomas e sinais acompanhantes das diarreias.

Constipação, obstipação intestinal ou prisão de ventre

Nomeiam o quadro clínico caracterizado por evacuações dificultosas, seja por eliminação fecal infrequente (menos de três vezes por semana ou a intervalos superiores a 48 horas) ou incompleta, geralmente acompanhadas de sensação de desconforto e distensão abdominal. É importante que se faça o diagnóstico diferencial entre as duas modalidades básicas de constipação intestinal: a secundária, determinada por diferentes causas de cunho orgânico (Quadro 1.4), e a funcional, na qual não se conse-

Quadro 1.3 – Causas e diarreias agudas e crônicas

Agudas

- Infecções (bactérias, vírus, parasitos)
- Intoxicações alimentares
- Alergia a alimentos
- Medicamentos
- Início de diarreia crônica

Crônicas

- Secretoras
  - cloridrorreia congênita
- Diarreias aquosas
- Osmóticas
  - laxativos à base de magnésio e fosfato
  - má absorção de lactose ou de outros carboidratos
- Secretoras
  - cloridrorreia congênita
  - toxinas bacterianas
  - má absorção de sais biliares (diarreia colérica)
  - doenças inflamatórias intestinais (retocolite ulcerativa, doença de Crohn, colites linfocítica e colagenosa)
  - diverticulites
  - vasculites
  - medicamentos e tóxicos (antiácidos e laxativos à base de magnésio, antibióticos, colchicina, agentes antirretrovirais, arsênico etc.)
  - doenças da motilidade (diarreia pós-vagotomia, diarreia pós-simpatectomia, neuropatia visceral diabética, síndrome do intestino irritável)
  - endocrinopatias (hipertireoidismo, doença de Addison, gastrinoma, VIPoma, carcinoide, feocromocitoma)
  - neoplasias (carcinoma de cólon, linfoma, adenoma viloso)
  - idiopática (epidêmica, esporádica)
- Inflamatórias
  - doença intestinal inflamatória (retocolite ulcerativa, doença de Crohn, jejunoileíte ulcerativa)
  - diverticulite
  - infecções (pseudocolite membranosa, tuberculose, yersiniose, citomegalovírus, herpes simples)
  - parasitas (amebíase, estrongiloidíase, balantidíase)
  - colite isquêmica
  - colite actínica
- Esteatorreia
  - síndrome de má absorção (doença celíaca, doença de Whipple, síndrome do intestino curto, supercrescimento bacteriano no intestino delgado, isquemia mesentérica crônica)
  - síndrome de má digestão (insuficiência pancreática exócrina, concentração inadequada de sais biliares na luz intestinal)

Fonte: adaptado de Schiller e Sellin, 2006.[5]

gue reconhecer uma causa orgânica e que se associa a anormalidades no trânsito pelos cólons (lento ou normal, às provas de investigação), à dissinergia nos mecanismos de evacuação (constipação dissinérgica ou de saída) ou à hipossensibilidade retal no desencadeamento dos reflexos para a evacuação.[6] O diagnóstico de constipação funcional pode ser feito apenas com os dados clínicos ou pode exigir investigação complementar.

Pela anamnese, deve-se verificar se a alteração no funcionamento intestinal ocorreu recentemente (semanas, meses) ou se já existe há anos. Deve-se obter informações sobre o grau de esforço para evacuar e se o paciente tenta a remoção digital das fezes

Quadro 1.4 – Algumas causas de constipação secundária

Obstrução mecânica
▪ Câncer de cólon
▪ Retocele ou sigmoidocele
▪ Estenose
▪ Compressão extrínseca
▪ Intussuscepção retal
Doenças endócrinas e metabólicas
▪ Diabete melito
▪ Hipotireoidismo
▪ Hipertireoidismo
▪ Hipopotassemia
▪ Hipercalcemia
▪ Gravidez
▪ Feocromocitoma
▪ Pan-hipopituitarismo
▪ Porfiria
Medicamentos
▪ Bloqueadores de canais de cálcio
▪ µ-agonistas opioides (loperamida, morfina, fentanila)
▪ Agentes de ação anticolinérgica (antiespasmódicos, antipsicóticos, antidepressores tricíclicos, antiparkinsonianos etc.)
▪ Anticonvulsivantes (fenobarbital, carbamazepina, fenitoína)
▪ Antiácidos
▪ Antagonistas da 5-hidroxitriptamina (alosetrona)
▪ Sais de ferro
▪ Anti-inflamatórios não esteroidais
▪ Diuréticos
▪ Agentes antineoplásicos (derivados da vinca)
Tóxicos
▪ Metais pesados (chumbo, mercúrio, arsênico)
Neuro e miopatias
▪ Megacólon chagásico
▪ Esclerose sistêmica progressiva
▪ Dermatomiosite
▪ Amiloidose
▪ Esclerose múltipla
▪ Doença de Parkinson
▪ Lesão em medula espinhal
▪ Neuropatia autonômica
▪ Pseudo-obstrução intestinal
▪ Derrame cerebral
▪ Síndrome de Shy-Drager

Fonte: adaptado de Patel e Lembo, 2006.[7]

endurecidas. É indispensável inquirir se há ou não obediência sistemática ao chamado fisiológico para a evacuação, se existem erros alimentares (uso excessivo de alimentos constipantes ou baixa ingestão de fibras vegetais e de água) ou sedentarismo excessivo. Também se deve verificar se há sangramento ou dor à evacuação, indicativos da possibilidade de doença no intestino terminal. A associação de constipação intestinal com dor abdominal, aliviada pela evacuação, é um dos critérios para o diagnóstico da síndrome do intestino irritável,[2] e indica, tão somente, que ela é de origem cólica, não afastando doença orgânica.

Meteorismo/flatulência

Meteorismo é a distensão abdominal decorrente do acúmulo de gases no interior das alças intestinais. Flatulência designa o quadro de meteorismo acompanhado de desconforto e/ou dor abdominal e excessiva eliminação de gases através do ânus, que aliviará temporariamente os sintomas; se o acúmulo de gás (ar) estiver predominantemente no estômago (aerofagia), o alívio se dará pela eructação. O acúmulo se dá por excessiva produção de gases por ação bacteriana no intestino grosso (p. ex., na deficiência de lactase) ou de ar deglutido (aerofagia) e, ainda, por redução de sua eliminação, quando se associa à constipação intestinal. É importante assinalar que o meteorismo com forte redução da eliminação de flatos integra o quadro clínico da obstrução intestinal.

Outros sintomas

Outros sintomas e sinais que devem ser avaliados na história clínica e exame físico incluem a icterícia e o sangramento digestivo.

Icterícia

É a coloração amarela que adquirem pele e mucosa, mais perceptível nas escleróticas, quando impregnadas pela bilirrubina, em consequência do acúmulo desse pigmento no sangue. O acúmulo resulta de uma ou mais anormalidades no metabolismo da bilirrubina que determina, em condições agudas ou crônicas, uma produção excessiva do pigmento ou uma incapacidade do fígado em eliminá-lo. Dependendo de vários fatores, é detectada somente quando a concentração de bilirrubinas plasmáticas supera 1,5 a 3,0 mg/dL. A deposição de caroteno nos tecidos (hipercarotenemia) produz coloração amarelo-alaranjada na pele, principalmente na palma das mãos, e pode induzir um falso diagnóstico de icterícia, da qual se diferencia por não mudar a cor das escleróticas. Uma classificação concisa das icterícias, que considera o tipo de bilirrubina predominantemente aumentado no plasma e os locais e causas da anormalidade, está descrita na Tabela 1.1.

Na anamnese de um paciente com icterícia, sempre é preciso verificar se esta foi precedida por outros sintomas (p. ex., dores, febre, inapetência, adinamia). É necessário investigar se houve alteração na cor da urina (comparável a chá forte ou Coca-Cola®) em virtude da presença de bilirrubina conjugada em excesso (colúria), que pode preceder o amarelamento das escleróticas. Também se deve investigar se as fezes tornaram-se claras ou esbranquiçadas, indicando que o pigmento biliar não chegou ao intestino (colestase), o que pode ocasionar prurido cutâneo. É importante estabelecer a sequência com que se instalou a icterícia e os sintomas que lhe são associados (p. ex., a febre a precede nas hepatites, mas surge no paciente já ictérico nas colangites), se é contínua e progressiva (como no câncer de pâncreas) ou intermitente (como nas coledocolitíases).

É importante considerar a faixa etária do paciente, pois muitas das doenças que produzem icterícia restringem-se ao período neonatal (p. ex., hiper-hemólise, hiperbilirrubinemias congênitas), outras são mais frequentes na infância ou adolescência (hepatite A), ou na meia-idade (litíase biliar) e, ainda, outras afetam, predominantemente, pessoas com mais de 40 anos de idade (p. ex., neoplasias malignas). Nos antecedentes pessoais deve-se investigar se o paciente foi exposto a condições que transmitem as hepatites B e C (p. ex., transfusões de sangue) ou a leptospirose (águas de enchentes). Deve-se, também, verificar o uso atual ou recente de medicamentos, pois, em princípio, todos são potencialmente capazes de produzir dano hepático, embora alguns o façam com maior frequência do que outros; a prova da retirada da droga nem sempre produz reversão imediata da icterícia. Outra importante informação relaciona-se ao consumo excessivo de bebidas alcoólicas pelo paciente, causa frequente de hepatopatias crônicas e agudas.

Sangramento digestivo

Há muitas causas que provocam hemorragia no tubo digestivo. A expressão clínica da hemorragia digestiva depende do volume de sangue extravasado, do tempo durante o qual ocorre a perda de sangue, do tempo em que o sangue extravasado permanece no interior do tubo digestivo e do local do sangramento. Pequenas, mas constantes, perdas de sangue (p. ex., casos de câncer de estômago ou de cólon) exteriorizam-se por anemia crônica; a perda de sangue pode ser inaparente, detectável somente por meios laboratoriais. Grandes hemorragias costumam ser agudas e se manifestam por vômitos sanguinolentos (hematêmese) ou por evacuações de fezes enegrecidas, com aspecto de borra de café (melena), de cheiro pútrido, ou pela emissão de fezes com sangue vivo ou constituídas inteiramente por sangue vivo (enterorragia). O sangue vertido para o interior do tubo intestinal torna-se enegrecido pela ação das secreções digestivas, particularmente do ácido clorídrico, o que exige um certo tempo de contato. A hematêmese indica que o local do sangramento situa-se em área proximal ao ângulo duodeno-jejunal (ângulo de Treitz). Sangramentos que ocorrem em locais situados oral ou aboralmente a essa referência anatômica podem provocar melena ou enterorragia, dependendo do tempo em que atravessam o tubo digestivo. Hematêmese com sangue enegrecido é comum nos sangramentos por ruptura de varizes esofágicas, uma

Tabela 1.1 – Classificação das icterícias

Hiperbilirrubina predominante	Local e causa
Não conjugada (indireta)	Produção aumentada (hemólise, hematoma, infarto) Alteração no transporte e na captação (pós-hepatite, síndromes de Gilbert e Crigler-Najjar, reações a drogas)
Conjugada (direta)	Síndromes colestáticas hereditárias (síndromes de Dubin-Johnson e Rotor) Disfunção hepatocelular: dano no epitélio biliar (hepatite, cirrose), colestase intra-hepática (drogas, cirrose biliar, sepse, icterícia pós-operatória) Dano hepatocelular ou colestase intra-hepática resultante de causas variadas (leptospirose, mononucleose, colangite, sarcoidose, linfomas, tóxicos industriais) Obstrução biliar (coledocolitíase, atresia biliar, carcinoma do ducto biliar, colangite esclerosante, cisto de colédoco, compressão externa do ducto comum, pancreatite, neoplasia do pâncreas)

Fonte: adaptada de Silva, 2004.[8]

vez que o sangue vai ao estômago antes de ser vomitado. A mais grave consequência das grandes hemorragias digestivas é o desequilíbrio hemodinâmico (hipotensão arterial, choque), que se manifesta por tonturas, sede intensa, desmaio, taquicardia e sinais de lesão de órgãos nobres, em consequência do sofrimento isquêmico. É particularmente grave no idoso.

Ao realizar a anamnese de um paciente com hemorragia digestiva deve-se ter em mente as principais causas de hemorragias digestivas altas e baixas (Quadro 1.5).

EXAME FÍSICO

Quando o médico utiliza seus órgãos dos sentidos para perceber manifestações da doença que afeta seu paciente, ele está realizando o exame físico, tão importante para o diagnóstico como a anamnese. Informalmente, o exame físico começa quando o médico lança seu primeiro olhar para o paciente. Formalmente, segue-se à anamnese, empregam-se os sentidos da visão, tato e audição para realizar a inspeção, palpação, percussão e ausculta, dentro de regras e técnicas especiais para ser realizado. Para que ganhe força diagnóstica, todos os sinais observados devem ser individualizados para cada paciente, isto é, devem ser conhecidos em todas as suas características particulares para que sejam discutidos e criticados dentro da lógica clínica, a fim de fornecer elementos significativos para a elaboração das hipóteses diagnósticas.

O gastroenterologista deve proceder ao exame completo do paciente e não se restringir ao exame do abdome. Os pacientes não podem ser estudados nem compreendidos corretamente se o *todo orgânico* não for considerado. O médico não pode se esquecer de que o ser humano é um conjunto harmônico, e não um grupamento de órgãos isolados entre si. Por essas razões, desde quando a especialidade foi se consolidando, insiste-se que é preciso que o gastroenterologista tenha boa base de conhecimentos gerais de medicina.[10]

Escapa aos propósitos deste livro a inclusão de semiotécnica médica, que pode ser encontrada em livros especializados;[11] um sumário relativo à área restrita do abdome está indicado por Meneghelli e Martinelli.[12] Ressalta-se que o exame do períneo e o toque retal se constituem em procedimentos importantes para o diagnóstico de várias afecções que atingem o tubo digestivo, particularmente as de sua parte terminal.

Muitas vezes, achados físicos em terreno extra-abdominal constituem poderoso auxiliar no diagnóstico de doenças digestivas. Nas Tabelas 1.2 e 1.3 são apresentados, respectivamente, alguns exemplos

Quadro 1.5 – Principais causas de hemorragias digestivas

Altas	Baixas
▪ Úlcera péptica duodenal ▪ Lesão aguda da mucosa gástrica ▪ Úlcera gástrica ▪ Varizes esofagianas ▪ Síndrome de Mallory-Weiss ▪ Câncer gástrico	▪ Hemorroidas ▪ Fissura anal ▪ Traumatismo anorretal ▪ Retocolite ulcerativa crônica idiopática ▪ Colite isquêmica ▪ Colite actínica ▪ Colite infecciosa ou parasitária – bacilar – amebiana – esquistossomótica – outras ▪ Doença diverticular dos cólons ▪ Pólipos cólicos ▪ Tumores benignos e malignos ▪ Angiodisplasia cólica ▪ Doença de Crohn ▪ Tuberculose intestinal ▪ Divertículo de Meckel ▪ Varizes ectópicas (hipertensão portal) ▪ Doenças hemorrágicas

Fonte: adaptado de Coelho, 1993.[9]

Tabela 1.2 – Alguns exemplos de achados do exame físico extra-abdominal que podem indicar causas de dor abdominal

Achado físico	Sugestão do diagnóstico
Icterícia	Coledocolitíase, pancreatite por cálculo biliar, processos expansivos da cabeça do pâncreas, inflamação ou congestão do fígado
Estase jugular	Congestão hepática
Fibrilação atrial	Embolia mesentérica
Doença vascular generalizada	Isquemia mesentérica, colite isquêmica
Dor precordial	Angina ou infarto
Sinais de doença pulmonar	Tuberculose intestinal, deficiência de alfa-1 antitripsina
Sinais neurológicos focais	Compressão de raízes nervosas
Hematúria	Litíase urinária
Urina escura ("vinho do Porto")	Doença hepatobiliar, porfiria
Linfadenopatia	Doença do sistema linfo-hematopoiético, carcinoma, doenças infecciosas
Eritema nodoso/pioderma gangrenoso	Doença inflamatória intestinal

Fonte: adaptada de Glasgow et al., 2006.[3]

Tabela 1.3 – Achados físicos extra-abdominais ou sistêmicos relacionados com algumas doenças digestivas

Pioderma gangrenoso	Retocolite ulcerativa inespecífica
Eritema nodoso	Doença de Crohn
Fístulas perineais	Doença de Crohn
Poliartropatia	Doença inflamatória intestinal, doença celíaca, doença de Whipple
Telangiectasias aracniformes	Cirrose hepática
Eritema palmar	Cirrose hepática
Ginecomastia	Cirrose hepática
Edemas	Cirrose hepática
Asterixis ou *flapping*	Encefalopatia hepática
Letargia, apatia	Encefalopatia hepática
Manchas hemorrágicas	Hepatopatias, pancreatite aguda
Hipertrofia ganglionar	Neoplasias, infecções
Anormalidades respiratórias	Doença do refluxo gastroesofágico
Crises de vermelhidão na face e pescoço	Tumor carcinoide
Manchas pigmentadas na pele e boca	Doença de Peutz-Jeghers
Sinais de deficiência de nutrientes	Síndrome de má absorção, doença inflamatória intestinal, neoplasia
Palidez	Hemorragia digestiva, síndrome de má absorção
Icterícia e/ou colúria	Doença hepatobiliar
Estase jugular	Hepatomegalia congestiva
Doença aterosclerótica	Angina abdominal, colite isquêmica

Fonte: adaptada de Glasgow et al., 2006.[3]

de achados do exame físico extra-abdominal que podem indicar a causa de dor abdominal e de achados físicos extra-abdominais ou sistêmicos relacionados a algumas doenças digestivas.

RACIOCÍNIO DIAGNÓSTICO

A elaboração do diagnóstico é feita por meio de um processo mental que é chamado de raciocínio diagnóstico, em que são considerados e analisados os dados obtidos na anamnese e no exame físico, tendo por base o conhecimento que o médico (gastroenterologista, neste contexto) tem das doenças que podem apresentar manifestações digestivas; além disso, os conhecimentos de anatomia, anatomia patológica, fisiologia e fisiopatologia são de grande utilidade. Salientando a importância dos conhecimentos anatômicos básicos, Fritz Koeberle, primeiro professor de patologia da Faculdade de Medicina de Ribeirão Preto, dizia que, muitas vezes, basta ao médico pensar, tão somente, como um encanador (deve conhecer a anatomia dos "encanamentos" do corpo humano) para chegar a um diagnóstico. A fim de ilustrar o fato de que o raciocínio diagnóstico deve ser baseado em dados concretos obtidos no próprio paciente que se está examinando, e não em suposições e imaginações, evidencia-se neste capítulo a pintura *A Visita Médica*, que une medicina e arte, feita pelo holandês Frans van Mieris (1635-1681), na qual o médico palpa o pulso de uma paciente, enquanto, com a outra mão, aponta para a própria cabeça (Figura 1.3). Pode-se interpretar que nessa tela o artista quis expressar que o médico deve desenvolver o processo mental do raciocínio clínico a partir de dados encontrados objetiva e especificamente naquela paciente (o grande clínico Thomas Sydenhan, contemporâneo do artista e considerado o Hipócrates inglês, ensinava que a doença era uma entidade dinâmica e, por isso, suas expressões podiam variar de uma pessoa para outra) e que ele deve ser elaborado mesmo durante o exame do doente.

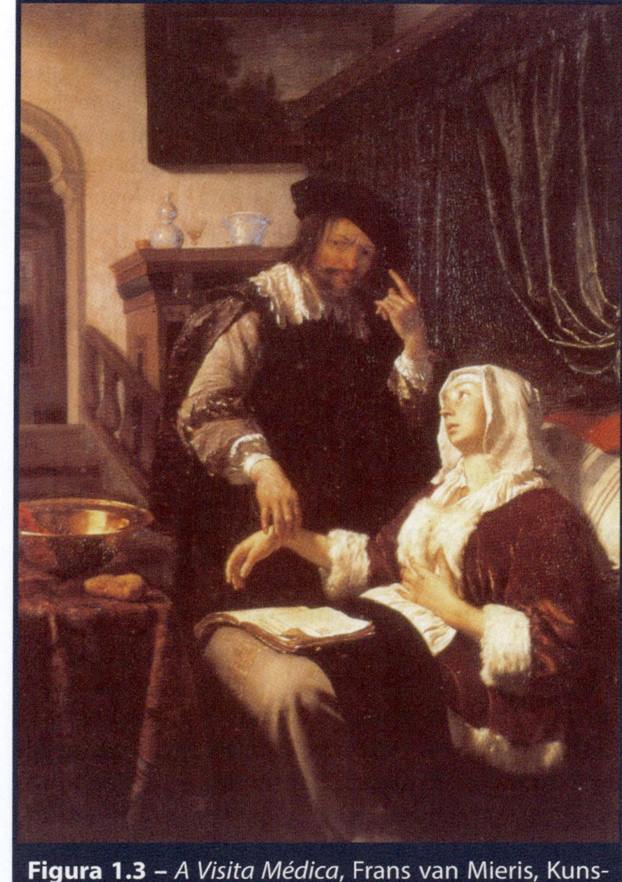

Figura 1.3 – *A Visita Médica*, Frans van Mieris, Kunsthistorisches Museum, Viena.
Fonte: Lyons e Petrucelli, 1987.[13]

O desenvolvimento do raciocínio clínico só é feito por meio de estudos persistentes, realização de boas observações clínicas, exercícios de diagnóstico diferencial e pela experiência pessoal prática que o médico vai adquirindo ao longo do tempo. É importante que esse desenvolvimento seja iniciado ainda nos bancos acadêmicos pelo exemplo dos bons mestres e pela dedicação dos alunos. Deve ser lembrado, entretanto, que a prática médica não se conquista simplesmente com o número e a banalidade das experiências vividas, mas por relembrar, meditar e estudar os casos observados. Sem essa prática, a tendência é para o relaxamento no exercício profissional e, cada vez mais, a perda da capacidade de realizar diagnósticos clínicos, deixando os clientes à mercê das máquinas e dos relatórios de exames.

Em uma primeira etapa de sua formação, quando ainda não conhece bem as doenças, o estudante (ou o médico) faz toda a coleta dos achados clínicos para depois analisá-los com vistas ao diagnóstico. Com o avançar de seus conhecimentos, pelo estudo e pela experiência, o processo de diagnóstico corre passo a passo com a obtenção dos dados clínicos. As hipóteses diagnósticas vão surgindo desde o início da consulta e se fortalecem ou enfraquecem na mente, na medida em que se conhece melhor o quadro clínico do paciente.[1] Bernard Lown, professor emérito de cardiologia da Universidade de Harvard, diz que:

> Com o passar dos anos, vai-se transformando a maneira pelo qual o médico escuta. Os fatos e dados fluem mais rapidamente, fazendo-me indagar por que se dedica tanto tempo à aquisição de informações irrelevantes. No entanto, as perdas são compensadas pelas vantagens. Focalizo mais minha atenção nos interstícios entre as palavras, nos significados embutidos nas pausas,

nas inflexões, nos termos vacilantes. Comumente, o silêncio comunica a essência. A gente aprende a decifrar um assunto de que não se falou. A intuição se aguça, permitindo-nos captar uma nova ordem de complexidade, absorver o subliminal, e integrá-lo quase instantaneamente num conjunto que enfeixa outras verdades. Pena que se leva uma vida toda para se adquirir a sabedoria clínica que possibilita captar o essencial com grande economia de palavras.[14]

Adverte-se que é sempre necessário o cuidado para que não se elabore uma hipótese diagnóstica sem solidez, de modo a se entusiasmar excessivamente com ela e forçar as ideias em sua direção, desembocando em diagnósticos errôneos.[1]

DIAGNÓSTICO DEFINITIVO

Ao fim de uma consulta, chega-se ao diagnóstico final ao definir qual a doença ou síndrome que, com certeza ou com maior probabilidade, é a responsável pelos sofrimentos do paciente e que deve ser o alvo das medidas terapêuticas. Muitas vezes, entretanto, chega-se a indicar várias doenças, algumas com maiores, outras com menores chances de serem incriminadas como responsável pelo quadro clínico apresentado pelo paciente. Sempre que possível, é interessante saber a hierarquia das probabilidades e procurar confirmá-las ou afastá-las dentro do melhor juízo clínico, levando-se em conta a gravidade e a frequência das doenças consideradas. Não raro, são necessárias várias consultas e investigações laboratoriais e de imagem até chegar ao diagnóstico definitivo.

Como receita para obterem sucesso, relembra-se aos gastroenterologistas, formados ou em formação, uma frase de Pedro Pezzuti, médico italiano que atuou durante muitos anos no interior de Minas Gerais (Araxá) em meados do século passado: "O sustentáculo de toda prática médica é o diagnóstico preciso; o que pode acontecer depois é a consequência lógica de uma premissa."[15]

REFERÊNCIAS

1. Porto CC, Zicker F. Princípios e bases para a prática médica. In: Porto CC, Porto AL (eds.). Semiologia médica. 6.ed. Rio de Janeiro: Guanabara-Koogan, 2009. p.3-22.
2. Tack J, Talley NJ, Camilleri M, Holtmann G, Hu P, Malagelad J-R et al. Functional Dyspepsia. In: Drossman DA (ed.). Rome III – The functional gastrointestinal disorders. 3.ed. Virginia: Degnon, McLean, 2006. p.420-50.
3. Glasgow RE, Mulvihill SJ. Acute abdominal pain. In: Feldman M, Friedman LS, Brandt LJ (ed.). Gastrointestinal and liver disease. 8.ed. v.1. Philadelphia: Saunders Elsevier, 2006. p.87-98.
4. Tack J, Talley NJ, Camilleri M, Holtmann G, Hu P, Malagelad J-R et al. Nausea and vomiting disorders. In: Drossman DA (ed.). Rome III – The functional gastrointestinal disorders. 3.ed. Virginia: Degnon, McLean, 2006. p.455-62.
5. Feldman M, Friedman LS, Brandt LJ. Sleisenger and Fordtran's gastrointestinal and liver diseases. 8.ed. Philadelphia: Saunders Elsevier, 2006. p.159-86.
6. Meneghelli UG, Duarte Joviliano OF. Constipação intestinal funcional. In: Moraes-Filho JPP. Tratado de enfermidades gastrointestinais e pancreáticas. São Paulo: Roca, 2008. p.1257-70.
7. Patel SM, Lembo AJ. Constipation. In: Feldman M, Friedman LS, Brandt L. Sleisenger and Fordtran's gastrointestinal and liver diseases. 8.ed. Philadelphia: Saunders Elsevier, 2006. p.221-53.
8. Silva LC. Icterícia. In: Castro LP, Coelho LGV. Gastroenterologia. v.1. Rio de Janeiro: Medsi, 2004. p.233-45.
9. Coelho LGV. Hemorragia digestiva. In: Dani R, Castro LP. Gastroenterologia Clínica. v.1. Rio de Janeiro: Guanabara-Koogan, 1993. p.630-41.
10. Paula e Silva GS. Gastroenterologia clínica. Rio de Janeiro: A Casa do Livro, 1943. p.16.
11. Porto CC. Exame clínico. 5.ed. Rio de Janeiro: Guanabara-Koogan, 2004. p.318-46.
12. Meneghelli UG, Martinelli ALC. Princípios de semiotécnica e de interpretação do exame clínico do abdome. Medicina (Ribeirão Preto) 2004; 37:267-85.
13. Lyons AS, Petrucelli RJ. Medicine: an illustrated history. New York: Abradale Press/Harry N. Abrams, 1987. p.442.
14. Lown B. A arte perdida de curar. 2.ed. São Paulo: JSN/Fundação Peirópolis, 1997. p.37-8.
15. Pezzuti P. Pontos nos ii. Jornal dos Livros, s/d. p.43.

SEÇÃO II

MÉTODOS DIAGNÓSTICOS

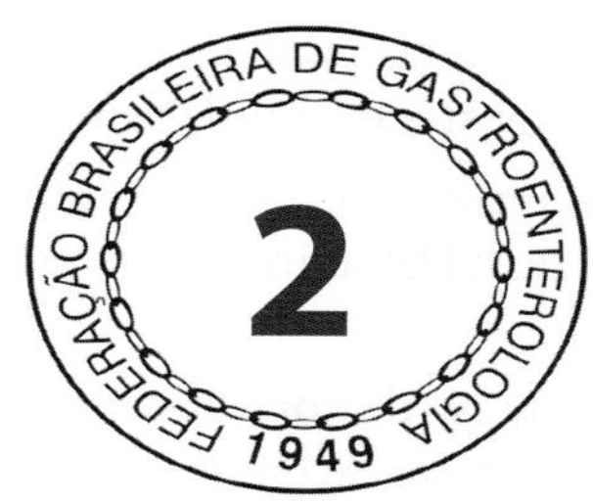

ENDOSCOPIA DIGESTIVA ALTA

Marco Aurélio D'Assunção
Ricardo Anuar Dib
Jerusa Reis

INTRODUÇÃO

A endoscopia digestiva alta (EDA) é um dos procedimentos diagnósticos mais utilizados em gastroenterologia. A curiosidade por conhecer o corpo humano tem registro desde a época de Hipócrates. A primeira gastroscopia foi realizada em 1868, pelo médico alemão Adolf Kussmaul. A ideia surgiu após Kussmaul observar uma exibição de um engolidor de espadas.[1,2] O tubo utilizado para exame era metálico, tinha 46 cm de extensão, 13 mm de diâmetro, visão lateral e iluminação externa. Com esse método, o médico e alguns assistentes conseguiram mostrar a possibilidade de visibilizar lesões esofagogástricas. Porém, como apresentava inúmeras dificuldades para sua realização, por exemplo, a iluminação precária e o risco ao paciente, o procedimento não foi visto com "bons olhos" pelo meio científico. Desde então, observou-se lenta evolução dos aparelhos e exames endoscópicos, como a criação do endoscópio semiflexível e da gastrocâmera. A retomada ocorreu principalmente com o surgimento, em 1957, do tubo flexível de fibras ópticas,[3-5] que ainda apresentava visão lateral, mas causou muito entusiasmo aos cientistas da época.

A era moderna da endoscopia efetivamente começou com o gastroscópio flexível de menor diâmetro, com visão frontal, canais de aspiração e insuflação, além da possibilidade de realizar biópsias.[6] Na última década, tornaram-se disponíveis os videoendoscópios,[7,8] que proporcionam ao operador e ao observador mais conforto, observação das imagens em um monitor, além da possibilidade de armazenamento para comparações futuras, entre outros. Atualmente, dispõe-se de uma infinidade de melhorias nesse âmbito, possibilitando, assim, diagnósticos precoces e terapêuticas precisas.

PACIENTE E PROCEDIMENTO

Os pacientes que serão submetidos à EDA devem estar cientes do procedimento e de suas complicações, por meio de consentimento livre e esclarecido.

Jejum

Os pacientes devem manter jejum de 6 a 8 horas antes do exame para adequada visualização da mucosa e prevenção do risco de broncoaspiração.[9,10] Já no caso dos pacientes sabidamente com distúrbios motores do esôfago e estase gástrica, por exemplo, os diabéticos, o jejum poderá ser mais prolongado, com dieta líquida nas 48 a 72 horas precedentes ao exame. A dose matinal de medicamento oral de uso regular não deve ser feita, e os diabéticos em uso de insulina deverão realizar a aplicação apenas após o exame. Antiácidos devem ser suspensos 24 horas antes do exame. E, ainda, se as circunstâncias não permitirem o jejum suficiente, um lavado gástrico com uso de sonda de grosso calibre poderá remover os resíduos gástricos.[11]

Sedação

Em geral, os pacientes são submetidos à anestesia tópica da orofaringe e à sedação consciente por via intravenosa. O objetivo é reduzir a ansiedade, promover analgesia e, assim, permitir um exame com conforto para o paciente e tranquilidade para o médico examinador.

A anestesia tópica é realizada com xilocaína *spray* 10% na dose máxima de 3 a 4 mg/kg (6 a 10 nebulizações), tomando-se cuidado com a toxicidade, principalmente em crianças e idosos.

Para a sedação intravenosa, são utilizados medicamentos hipnóticos e ansiolíticos (midazolam, diazepam, propofol) e opioides (morfina, meperidina e fentanil).[12] O propofol é uma droga recente, utilizada com mais frequência em ambiente hospitalar para procedimentos endoscópicos, sendo administrado, segundo a lei vigente, por dois médicos que participam diretamente do procedimento.[13,14] Os benzodiazepínicos têm como antagonista o flumazenil, os opioides e a naloxona. O propofol não apresenta agente antagonista, porém, tem alta degradação de primeira passagem hepática. O fornecimento de oxigênio por cateter nasal minimiza as complicações decorrentes da depressão respiratória.

Técnica

O exame é realizado com o paciente em decúbito lateral esquerdo, sob O_2 suplementar por cateter nasal e, pelo menos, monitoração por oximetria de pulso.

A EDA consiste na introdução de endoscópios, sob visão direta axial, através das cavidades bucal ou nasal, progredindo-se pela faringe, pelo esôfago, pelo estômago até a segunda porção do duodeno, com finalidade diagnóstica e/ou terapêutica. O exame deve ser realizado com habilidade e delicadeza para não traumatizar os tratos respiratório e gastrointestinal, avaliando-se atenciosamente todos os segmentos desde a região faringolaríngea até o duodeno, em busca de alterações, como divertículos, abaulamentos, erosões, úlceras, enantemas, atrofias, neoplasias etc.

Os aparelhos empregados atualmente são flexíveis e têm menor diâmetro, o que oferece ao paciente mais conforto e adesão.

INDICAÇÕES

As indicações para realização de EDA envolvem uma ampla variedade de sintomas relacionados, não apenas ao aparelho digestivo, mas também ao sistema respiratório e àqueles decorrentes de outras patologias.

Segundo a American Society for Gastrointestinal Endoscopy (ASGE),[15,16] a EDA é indicada nos seguintes casos:

- Dispepsia, que consiste no desconforto em abdome superior e persiste apesar de um teste terapêutico apropriado, ou que está acompanhada de sintomas ou sinais que sugiram doença orgânica. Está presente em 25 a 30% das indicações. A indicação para o exame está no fato de a apresentação do sintoma não diferenciar doença orgânica de funcional. Talley et al. estudaram 2.253 dispépticos por EDA, diagnosticaram doença ulcerosa péptica em 43%, e refluxo gastroesofágico, em 38%.[17] Em outro estudo, dos 1.386 dispépticos que realizaram EDA, foram encontrados 2% de doença maligna e 30% de doença ulcerosa péptica.[18]
- Disfagia e/ou odinofagia.
- Sintomas de refluxo gastroesofágico (RGE) persistentes e/ou recidivantes apesar do tratamento. Afeta aproximadamente 40% da população. A sensibilidade do exame endoscópico é de 60 a 70%, com especificidade de 100%.[19]
- Sintomas e/ou sinais de alerta, como emagrecimento, sangramento, anorexia etc.
- Sangramento de origem obscura. O foco hemorrágico encontra-se no trato gastrointestinal em 10 a 15%.
- Vômitos persistentes de causa desconhecida;
- Síndrome de má absorção intestinal. Pode-se fazer o diagnóstico de doença celíaca, pela redução do pregueamento da segunda porção duodenal. Avaliam-se, ainda, as duodenites inespecíficas por meio de focos de enantema, erosões etc.
- Outras doenças sistêmicas, nas quais a presença de patologia gastrointestinal poderia modificar o tratamento planejado.
- Polipose adenomatosa familiar.
- Confirmação e diagnóstico de lesões evidenciadas por outro método.
- Sintomas respiratórios que possam ser consequência do RGE.
- Hemorragias digestivas.
- Seguimento periódico de lesões pré-malignas: esôfago de Barret, tilose, ingestão de cáusticos, polipose.
- Seguimento periódico pós-gastrectomia por lesão maligna.

Minoli et al.,[16] em um estudo multicêntrico, avaliaram, na prática, as indicações para EDA, de acordo com a ASGE. Os resultados mostraram que 23% dos exames não tinham indicação – destes 32% foram solicitados pelo médico da família, 17% por residentes, 19% por cirurgiões e 14% por gastroenterologistas. Outro estudo[20] mostrou as principais indicações dos exames de EDA e concluiu que: 42% por sangramento digestivo, 40,5% por história de úlcera péptica, 34% por disfagia, 34% por anorexia e perda de peso e 32% por dispepsia.

ENDOSCOPIA TERAPÊUTICA

Para realização de terapêutica durante o exame de EDA são necessários acessórios específicos, de acordo com o procedimento a ser feito, por exemplo: pinças de biópsias, agulhas de esclerose, alças de polipectomia, *kits* de ligadura elástica, *clip* metálico, sondas de dilatação, balão de dilatação, *kits* de gastrostomia etc.[21]

Procedimentos endoscópicos

- Esclerose endoscópica de varizes de esôfago, úlceras sangrantes, lesões vasculares;
- ligadura elástica de varizes de esôfago;
- clipagem de cotos vasculares ou riscos de perfuração;
- mucosectomia de, por exemplo, câncer precoce de esôfago e estômago;
- dilatações de lesões benignas e malignas;
- locação de sondas para alimentação;
- gastrostomia endoscópica;
- retirada de corpos estranhos;
- colocação e retirada de balões intragástricos para obesidade;
- tratamento endoscópico do divertículo de Zenker.

CONTRAINDICAÇÕES

As contraindicações absolutas são poucas: intolerância do paciente e suspeita ou confirmação de perfuração da víscera. Outras situações, como cardiopatias descompensadas ou doenças pulmonares graves, são de alto risco para o procedimento, e deve-se analisar o risco-benefício. Outra situação especial é a gestação, principalmente no primeiro trimestre, em virtude do risco de abortamento e da não segurança das drogas para sedação.[22]

COMPLICAÇÕES

São situações raras que ocorrem em 0,1% dos exames, acontecendo principalmente nos procedimentos terapêuticos:

- Odinofagia cervical: pode durar de 24 a 48 horas, ocorre provavelmente pela passagem intempestiva pelo cricofaríngeo.
- Dor retroesternal ou epigástrica: ocorre principalmente após manobras terapêuticas.
- Relacionadas com o uso de anestésico tópico – hipersensibilidade e tontura. Pode ocorrer, ainda, meta-hemoglobinemia decorrente da oxidação do íon ferro da hemoglobina, o que o torna incapaz de se ligar ao oxigênio, que geralmente ocorre pelo uso excessivo do medicamento. Nesses casos, os pacientes ficam cianóticos, sem mudança do padrão respiratório, e o tratamento é feito com a administração de azul de metileno na dose de 1 a 2 mg/kg.[23]
- Relacionadas com a sedação: complicações cardiorrespiratórias ocorrem em até 70% dos casos,[24] variando de alterações discretas até depressão respiratória e choque. A maioria fica na dessaturação leve ou moderada.
- Perfurações: são raras. Os locais mais prováveis são os seios piriformes, o divertículo de Zencker e o terço distal do esôfago.[25]
- Hemorragias: podem acontecer após biópsias. São raras, geralmente discretas, e se resolvem espontaneamente ou por meio de terapêuticas endoscópicas.
- Infecções: bacteremia transitória é de ocorrência rara na EDA diagnóstica. Endocardite é extremamente rara, 1 em cada 10 milhões de exames.[26] Pode-se observar pneumonia por aspiração, mais comum em idosos e naqueles que são submetidos ao exame de urgência sem jejum adequado.

RECUPERAÇÃO PÓS-EXAME

Após o exame, os pacientes devem permanecer na recuperação pós-anestésica, sob vigilância de enfermagem e monitoração da oximetria. Quando bem acordados, são liberados sempre com um acompanhante capaz de conduzi-los, sendo orientados a não ingerir bebidas alcoólicas, não dirigir e não realizar atividades que demandem atenção, por pelo menos 24 horas.

DESINFECÇÃO DOS APARELHOS

A possibilidade de infecção por meio de endoscópios é pouco frequente, entretanto, já foi documentada. Então, é imprescindível a lavagem mecânica para retirar toda a matéria orgânica (saliva, sangue e outros) e a sujidade dos aparelhos. A desinfecção propriamente dita é feita pela imersão do aparelho, com todos os seus canais abertos, em soluções desinfetantes (glutaraldeído, peróxido de hidrogênio ou ácido peracético), e o tempo depende de cada substância. No Brasil, a Anvisa exige o mínimo de 30 minutos. Sendo assim, após os devidos cuidados, o aparelho pode novamente ser utilizado para exame.[27]

REFERÊNCIAS

1. William S, Haubrich MD. Kussmaul who pioneered gastroscopy. Gastroenterology. 2001; 121(5):1038.
2. Goerke H. Gastroscopy from Kussmaul to present times. Z Klin Med. 1951 Aug 15;2(15-16):355-8.
3. Hirschowitz BI, Curtiss LE, Peters CW, Pollard HM. Demonstration of a new gastroscope, the "Fiberscope". Gastroenterology. 1958; 35(1):50-3; discussion 51-3.
4. Hirschowitz BI. A personal history of the fiberscope. Gastroenterology. 1979; 76(4):864-9.
5. Hopkins HH, Kapany NS. A flexible fiberscope using static scanning. Nature. 1954; 173:39-41.
6. Haubrich WS. The centennial year: the development of important ideas during the last 100 years. The advent and evolution of endoscopy. Gastroenterology. 1997; 112(2):591-3.
7. Knyrim K, Seidlitz HK, Hagenmüller F, Classen M. Videoendoscopes in comparison with fiberscopes: quantitative measurement of optical resolution. Endoscopy. 1987; 19(4):156-9.
8. Sivak MV. Video endoscopy. Clin Gastroenterology. 1986; 15(2):205-34.
9. Gabel A, Müller S. Aspiration: a possible severe complication in colonoscopy preparation of elderly people by orthograde intestine lavage. Digestion. 1999; 60(3):284-5.
10. American Society of Anesthesiologists. Pratice guidelines for sedation and analgesia by non-anesthesiologists: a report by the American Society of Anesthesiologists Task Force on Sedation and Analgesia by Non-Anesthesiologists. Anesthesiology. 1996; 84(2):459-71.
11. The American Society For Gastrointestinal Endoscopy. Preparation of patients for gastrointestinal endoscopy. Gastrointest Endosc. 1993; 39:559-61.
12. Barawi M, Gress F. Conscious sedation: is there a need for improvement? Gastrointest Endosc. 2000; 51(3):365-8.
13. Koshy G, Nair S, Norkus EP, Hertan HI, Pitchumoni CS. Propofol versus midazolam and meperidine for conscious sedation in GI endoscopy. Am J Gastroenterol. 2000; 95(6):1476-9.
14. Elitsur Y, Blankenship P, Lawrence Z. Propofol sedation for endoscopic procedures in children. Endoscopy. 2000; 32(10):788-91.
15. American Society for Gastrointestinal Endoscopy (ASGE). Appropriate use of gastrointestinal endoscopy: a consensus statement from the American Society for Gastrointestinal Endoscopy, revised Aug. 1992. Manchester, MA: American Society for Gastrointestinal Endoscopy, 1992. p. 1128-31.
16. Minoli G, Prada A, Gambetta G, Formenti A, Schalling R, Lai L et al. The ASGE guidelines for the appropriate use of upper gastrointestinal endoscopy in an open access system. Gastrointest Endosc. 1995; 42(5):387-9.
17. Talley NJ, Shuter B, McCrudden G, Jones M, Hoschl R, Piper DW. Lack of association between gastric emptying of solids and symptoms in nonulcer dyspepsia. J Clin Gastroenterol. 1989; 11(6):625-30.
18. Williams B, Luckas M, Ellingham JH, Dain A, Wicks AC. Do young patients with dyspepsia need investigation? Lancet. 1988; 2(8624):1349-51.
19. Block R, Jankowski J, Johnston D, Colvin JR, Wormsley KG. The administration of supplementary oxygen to prevent hypoxia during upper alimentary endoscopy. Endoscopy. 1993; 25(4):269-73.
20. Adang RP, Vismans JF, Talmon JL, Hasman A, Ambergen AW, Stockbrügger RW. Appropriateness of indications for diagnostic upper gastrointestinal endoscopy: association with relevant endoscopic disease. Gastrointest Endosc. 1995; 42(5):390-7.
21. Sociedade Brasileira de Endoscopia Digestiva (Sobed). Endoscopia gastrointestinal terapêutica. São Paulo: Tecmedd, 2006.
22. Capell MS. The fetal safety and clinical efficacy of gastrointestinal endoscopy during pregnancy. Gastroenterol Clin North Am. 2003; 32(1):123-79.
23. Marcovitz PA, Williamson BD, Armstrong WF. Toxic methemoglobinemia caused by topical anesthetic given before transesophageal echocardiography. J Am Soc Echocardiogr. 1991; 4(6):615-8.
24. Barkin JS, Krieger B, Blinder M, Bosch-Blinder L, Goldberg RI, Phillips RS. Oxygen desaturation and changes in breathing pattern in patients undergoing colonoscopy and gastroscopy. Gastrointest Endosc. 1989; 35(6):526-30.
25. Berry BE, Ochsner JL. Perforation of the esophagus. A 30-year review. J Thorac Cardiovasc Surg. 1973; 65(1):1-7.
26. Mogadam M, Malhotra SK, Jackson RA. Pre-endoscopic antibiotics for the prevention of bacterial endocarditis: do we use them appropriately? Am J Gastroenterol. 1994; 89(6):832-4.
27. Sociedade Brasileira de Enfermagem em Endoscopia Gastrointestinal (Sobeeg). Manual de Reprocessamento de Limpeza e Desinfecção de Aparelhos e Acessórios Endoscópicos. Salvador: P&A, 2000. p.6-18.

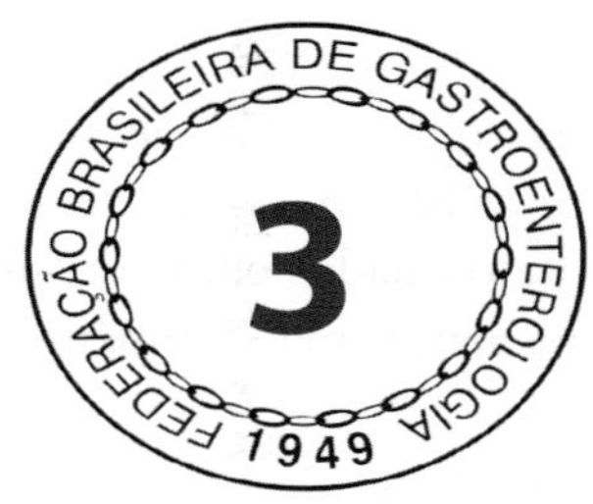

ENDOSCOPIA DIGESTIVA BAIXA

Lúcio G. B. Rossini
Silvia Mansur Reimão

INTRODUÇÃO

O principal exame endoscópico, utilizado para diagnóstico e para terapêutica de lesões localizadas no reto, no cólon e na porção distal do íleo é a colonoscopia. Nos Estados Unidos e na Europa, trata-se do método mais indicado para rastreamento de câncer colorretal (CCR), reduzindo sua incidência e mortalidade.[1] Para um exame eficaz, além de habilidades técnicas e cognitivas do médico que realizará o procedimento, cuidados e orientações pré, intra e pós-procedimento são necessários.

CUIDADOS PRÉ-PROCEDIMENTO

Pode-se dividir esta fase em duas etapas: solicitação do exame e agendamento e avaliação clínica pré-exame e consentimento informado.

Solicitação do exame e agendamento

Apesar do baixo índice de complicações, os exames endoscópicos são procedimentos invasivos. Além dos riscos do procedimento endoscópico (sangramento, perfuração e infecção), há riscos relacionados ao preparo intestinal (desidratação, hipotensão e distúrbios hidroeletrolíticos), à sedação (hipotensão, depressão respiratória e parada cardiorrespiratória) e ao estado da coagulação do paciente (hemorragia após procedimentos como biópsias, polipectomias etc.).

Para garantir um agendamento adequado, no pedido do exame devem constar a indicação do exame e eventuais restrições clínicas do paciente. Ainda no pedido médico, o contato do médico solicitante também é essencial para garantir o melhor cuidado ao paciente.

Avaliação clínica pré-exame e consentimento informado

Para a realização do procedimento, a equipe que atenderá o paciente deve ter conhecimento de informações detalhadas sobre o seu estado clínico e a indicação do exame. Os dados colhidos devem possibilitar o planejamento adequado do procedimento, (extensão intestinal a ser examinada, procedimentos complementares, duração do exame e o tempo de permanência no hospital), definir a sedação e analgesia necessárias, prever riscos e complicações, estratificar o risco de sangramento, indicar a antibioticoprofilaxia e a suspensão de medicações. Para auxiliar esse planejamento, o paciente deve ser orientado a levar o resultado dos seus exames radiológicos, endoscópicos e hematológicos no dia da colonoscopia.

Ainda antes do exame, o paciente deve receber informações sobre a colonoscopia, eventuais procedimentos complementares que poderão ser necessários, seus benefícios e riscos. Por último, um termo de consentimento deve ser assinado pelo paciente e pelo médico executor antes da realização do exame.[2]

INDICAÇÕES

De acordo com a última diretriz publicada pela American Society for Gastrointestinal Endoscopy, as indicações da colonoscopia estão listadas no Quadro 3.1.[3,4]

Uma das principais indicações da colonoscopia é o rastreamento de câncer colorretal. A seguir, são apresentados o algoritmo para o rastreamento de CCR e a vigilância em populações com risco médio e alto (Figura 3.1).[1,2]

CONTRAINDICAÇÕES

As contraindicações da colonoscopia, acontecem quando os riscos superam os benefícios. Deve-se levar em conta não somente o quadro clínico relativo à doença intestinal do paciente, mas também suas condições gerais.

As contraindicações absolutas estão listadas no Quadro 3.2.

PREPARO DO CÓLON

O preparo do cólon para uma colonoscopia eletiva deve se iniciar pelo menos 24 horas antes do exame, com uma dieta composta por líquidos claros e sem resíduos (baixo teor de fibras).[5]

Quadro 3.1 – Indicações de colonoscopia
Avaliação de anormalidades diagnosticadas em algum método de imagem
Investigação de hemorragia digestiva
Hematoquezia
Investigação de melena após a exclusão de hemorragia digestiva alta
Positividade na pesquisa de sangramento oculto nas fezes
Anemia ferropriva de causa desconhecida
Rastreamento e seguimento de neoplasia de cólon
Rastreamento para pacientes assintomáticos e com risco moderado
Avaliação de todo o cólon à procura de lesões sincrônicas em pacientes com câncer ou pólipo neoplásico
Colonoscopia terapêutica para a remoção de lesões sincrônicas neoplásicas no momento ou na primeira colonoscopia de seguimento após a ressecção curativa do câncer
Seguimento de pacientes com pólipos neoplásicos
Seguimento de pacientes com história familiar de câncer colorretal (CCR)
Acompanhamento de pacientes com retocolite ulcerativa e doença de Crohn
Suspeita de doença inflamatória intestinal
Diarreia crônica de origem indeterminada
Colonoscopia intraoperatória para auxílio na identificação de lesões
Tratamento de hemorragia digestiva baixa
Avaliação intraoperatória de reconstruções colorretais
Auxílio nas cirurgias colorretais minimamente invasivas
Avaliação e tratamento de complicações cirúrgicas
Remoção de corpo estranho
Ressecção de lesões
Descompressão de megacólon, volvo de sigmoide ou pseudo-obstrução aguda do cólon (síndrome de Ogilvie)
Dilatação de estenoses
Tratamento paliativo de estenose ou sangramento neoplásico
Marcação de neoplasias para facilitar a localização

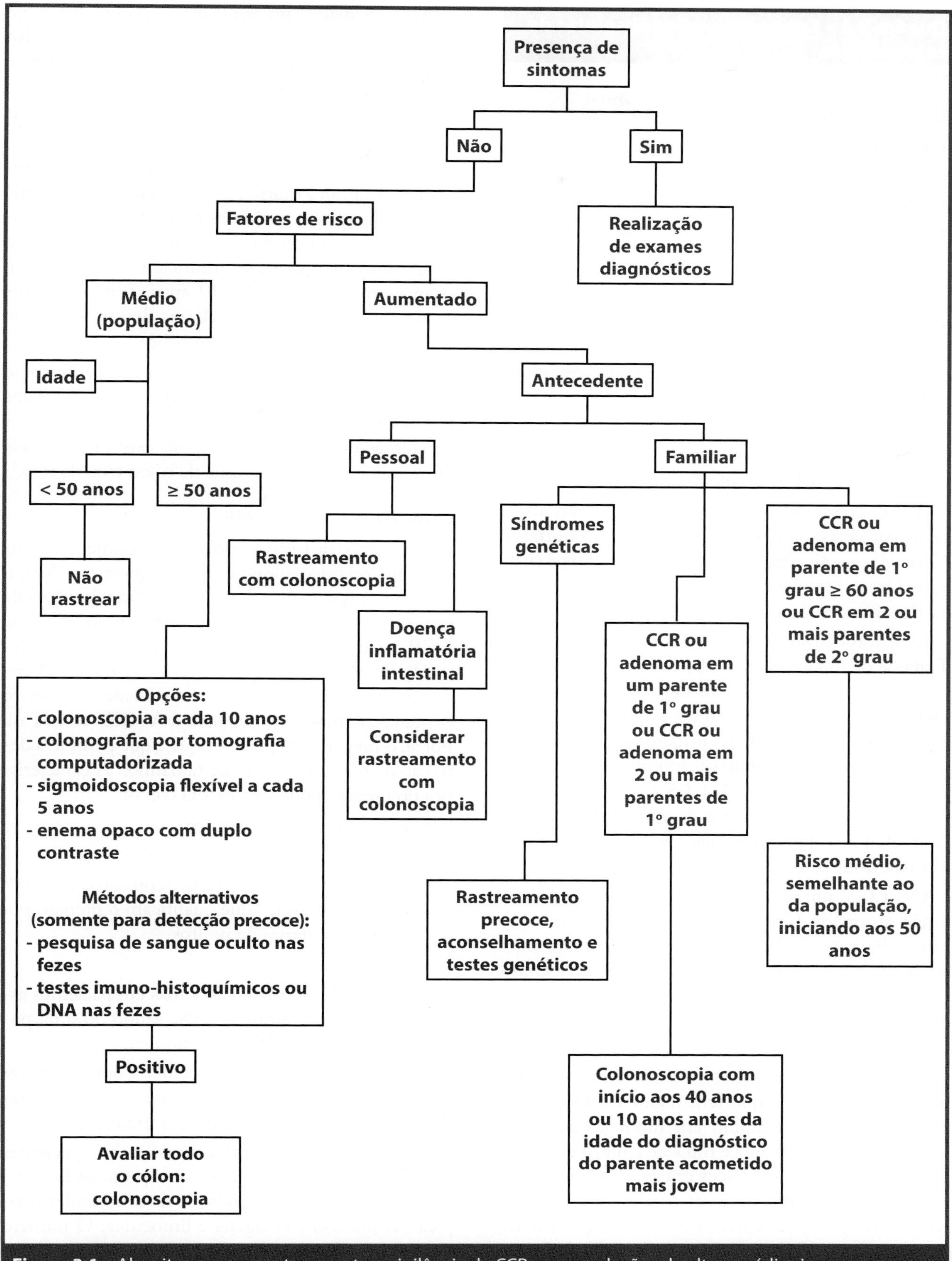

Figura 3.1 – Algoritmo para o rastreamento e vigilância de CCR em populações de alto e médio risco.

Quadro 3.2 – Contraindicações absolutas de colonoscopia
Diverticulite aguda
Diagnóstico ou suspeita de perfuração
Colite fulminante
O consentimento não foi obtido para um procedimento não urgente

Fonte: Lee e Saltzman, 2015.[2]

Ainda na véspera do exame, utilizam-se laxativos orais para iniciar a limpeza do cólon. Tais medicações ajudam a diminuir o tempo de preparo e a dose do medicamento (solução principal) que será administrado no dia do exame.[6]

As vias de administração das soluções para o preparo do cólon podem ser: anterógrada (via oral), retrograda (enteroclismas) ou combinada.

A via anterógrada é a mais utilizada e mais aceita pelos pacientes, por ser mais prática e confortável. Nessa via, as soluções utilizadas são de rápida e curta ação. Os agentes mais utilizados são o manitol, o polietilenoglicol (PEG) e o fosfato de sódio.

O manitol 10% é o agente mais utilizado no Brasil. Trata-se de um açúcar não absorvível pelo trato gastrointestinal que causa uma diarreia osmótica por mobilização do líquido intravascular e do terceiro espaço para a luz cólica. As principais vantagens são o seu baixo custo, a ampla disponibilidade e o uso de pequeno volume (de 1 a 1,5 L) para uma limpeza eficaz do cólon. Como desvantagens podemos citar efeitos colaterais relacionados aos distúrbios hidroeletrolíticos.[7]

O PEG é um agente osmoticamente balanceado e não absorvido (laxante de passagem). Como não causa alterações hidroeletrolíticas, é o preparo mais seguro para pacientes de maior risco clínico e crianças. Entretanto, necessita de volumes maiores para que se obtenha um preparo adequado (volume recomendado é de 4 L).[8]

O fosfato de sódio aquoso é um laxativo osmótico de maior potência e que tem maior efeito de contração vascular, resultando em hipovolemia. Pode induzir a hiperfosfatemia e hipocalcemia, o que pode provocar distúrbios cardíacos graves, como isquemia e arritmia. Portanto, deve ser usado com cautela e em adultos jovens e saudáveis, sem doença cardíaca ou renal prévia. O uso em crianças a partir de 5 anos de idade mostrou-se seguro e bem aceito.

As principais vantagens desse agente estão no baixo custo e na alta tolerabilidade devida ao baixo volume administrado, cerca de 90 mL.[9] Entretanto, o fostato de sódio pode provocar lesões aftoides na mucosa intestinal, mimetizando a doença inflamatória intestinal.[10]

Na via retrógrada, o preparo é realizado com enteroclismas de soro morno, associado ou não a glicerina. É utilizada em pacientes muito idosos e/ou acamados, com contraindicação ao preparo anterógrado (doença cardíaca grave ou insuficiência renal grave), crianças menores de 10 a 12 anos, hemorragia digestiva baixa e na suspeita clínica de suboclusão ou obstrução intestinal de origem cólica.

A via combinada é indicada principalmente como complemeto do preparo anterógrado, em pacientes que não responderam adequadamente ao preparo, e nos portadores de colostomias quando existe necessidade de examinar o segmento distal do cólon e/ou do reto.[11]

QUALIDADE DO EXAME

A detecção de lesões neoplasias é o primeiro objetivo da maioria das colonoscopias diagnósticas. Assim, o exame completo do cólon e a inspeção minuciosa da mucosa são essenciais para uma prevenção eficaz de CCR e redução da mortalidade. Um preparo inadequado do cólon dificulta a detecção de lesões. O endoscopista deve documentar a qualidade do preparo em cada colonoscopia. Segundo a ASGE/ACG Task Force, o preparo adequado é aquele que permite a detecção de pólipos > 5 mm de tamanho.[1] A característica do preparo pode ser descrita como:

- adequado ou inadequado;
- excelente, bom, razoável ou ruim;
- utilizando escalas de preparo como a de Boston[12] ou a de Ottawa,[13] que qualificam o preparo por meio de sistemas de pontos.

A taxa de detecção de adenomas em pacientes assintomáticos deve alcançar 25%, sendo 30% na população masculina e 20% na feminina.

O tempo de retirada do colonoscópio deve ser medido em todos os exames, e o mínimo preconizado é de seis minutos em exames normais.

A realização de biópsias seriadas em pacientes com diarreia crônica e mucosa de aspecto endoscópico normal permite o diagnóstico de colites microscópicas, como colite colágena e linfocítica. O número e o local das biópsias não é bem estabelecido, mas o mínimo de oito biópsias é recomendado. A inclusão de amostras do cólon proximal melhora a sensibilidade para o diagnóstico de colite colágena.

Nos pacientes com doença inflamatória intestinal sugere-se realizar cromoscopias com biópsias dirigidas para alterações da mucosa ou quatro biópsias a cada 10 cm de cólon afetado (ou cerca de 32 biópsias em casos de pancolite).[3]

PÓS-PROCEDIMENTO

Um laudo completo com fotos deve ser realizado após o procedimento, com descrição dos achados e dos procedimentos realizados.

Complicações e eventos adversos tardios devem ser raros, e os serviços de endoscopia devem desenvolver métodos para identificá-los.

A perfuração do cólon é a complicação mais temida, com mortalidade de até 5%. A incidência de perfuração de uma colonoscopia em geral é < 1:500, e para rastreamento, < 1:1.000. Índices maiores devem ser considerados sinais de alerta para que a técnica utilizada pelo examinador seja revista.

O sangramento é a complicação mais comum após polipectomias. Pode ser imediato (durante o procedimento) ou tardio. Em geral, o uso de corrente de corte ou mista está relacionado com o sangramento imediato, ao passo que o uso de corrente de coagulação está associado a um risco maior de sangramento tardio. A incidência geral de hemorragia pós-polipectomia é < 1%. O risco de sangramento aumenta com o tamanho do pólipo, com a localização mais proximal no cólon e com o uso de anticoagulantes e/ou agentes antiplaquetários. Nos pólipos maiores que 2 cm e localizados no cólon proximal, esse risco pode chegar a 10%.[3]

Algumas técnicas podem ajudar a minimizar a taxa de hemorragia pós-polipectomia, como a injeção de adrenalina na base dos pólipos sésseis ou pediculados, uso de *endoloops* nos pólipos pediculados (redução de sangramento imediato).[14,15] Ressecções a frio não estão associadas à hemorragia tardia em pólipos de até 9 mm.

O tratamento da hemorragia pós-polipectomia é conservador em 90% dos casos. O sangramento tardio em geral é autolimitado. Caso necessário, deve-se dar preferência à abordagem terapêutica por via endoscópica.[3]

A frequência com que o paciente deve repetir o exame depende dos achados do exame e da clínica do paciente. Especificamente para a prevenção do CCR, o exame deve ser repetido conforme a Tabela 3.1.

A indicação excessiva de colonoscopias para rastreamento e seguimento é de pouco custo efetivo e expõe o paciente a riscos excessivos.[16]

Tabela 3.1 – Repetição da colonoscopia visando à prevenção do CCR

Tipo de paciente/população	Periodicidade
População geral maior que 50 anos	10 anos
Pacientes com 1 ou 2 pólipos menores que 10 mm com diagnóstico de adenoma tubular	5 a 10 anos
História de adenomas avançados em colonoscopias prévias	5 anos
Pacientes com 3 ou mais adenomas, um adenoma viloso ou com alto grau de displasia ou um adenoma maior que 10 mm	3 anos

Fonte: Rex et al., 2015.[3]

COLONOSCOPIA TERAPÊUTICA APLICADA A RESSECÇÃO DE LESÕES COLORRETAIS

As lesões visualizadas durante o exame de colonoscopia podem ser biopsiadas, removidas (por meio de polipectomia, mucosectomia ou dissecção endoscópica da submucosa) e/ou tatuadas, a fim de facilitar sua localização durante seguimento colonoscópico ou a ressecção cirúrgica. A colonoscopia terapêutica abrange também outras indicações como o tratamento de hemorragias e estenoses.

O principal procedimento terapêutico realizado por colonoscopia é a polipectomia. Pequenos pólipos, que cabem inteiramente dentro da concha da pinça de biópsia, permitindo a retirada da lesão em um único fragmento, podem ser ressecados com as pinças de biópsia convencionais, sem uso de corrente ou com pinças de biópsia que podem ser conectadas ao eletrocautério (*hot biopsy*).[11,17]

Pólipos de até 10 mm podem ser ressecados com alças de polipectomia a frio. Para lesões maiores que 10 mm, a técnica de polipectomia com passagem de corrente elétrica (alça a quente) é a mais indicada (Figura 3.2 A-D).

Alguns pólipos sésseis, maiores que 20 mm, podem requerer que a ressecção seja feita em fragmentos (*piecemeal resection*). Nessa modalidade, o primeiro fragmento a ser removido deve conter a área onde há a maior suspeita endoscópica de neoplasia ou displasia de alto grau.

A mucosectomia é uma técnica indicada para o tratamento de lesões sésseis e planas neoplásicas: pré-malignas ou malignas precoces, recidivadas ou residuais. Através dela também é possível a realização de biópsias excisionais para aquisição de

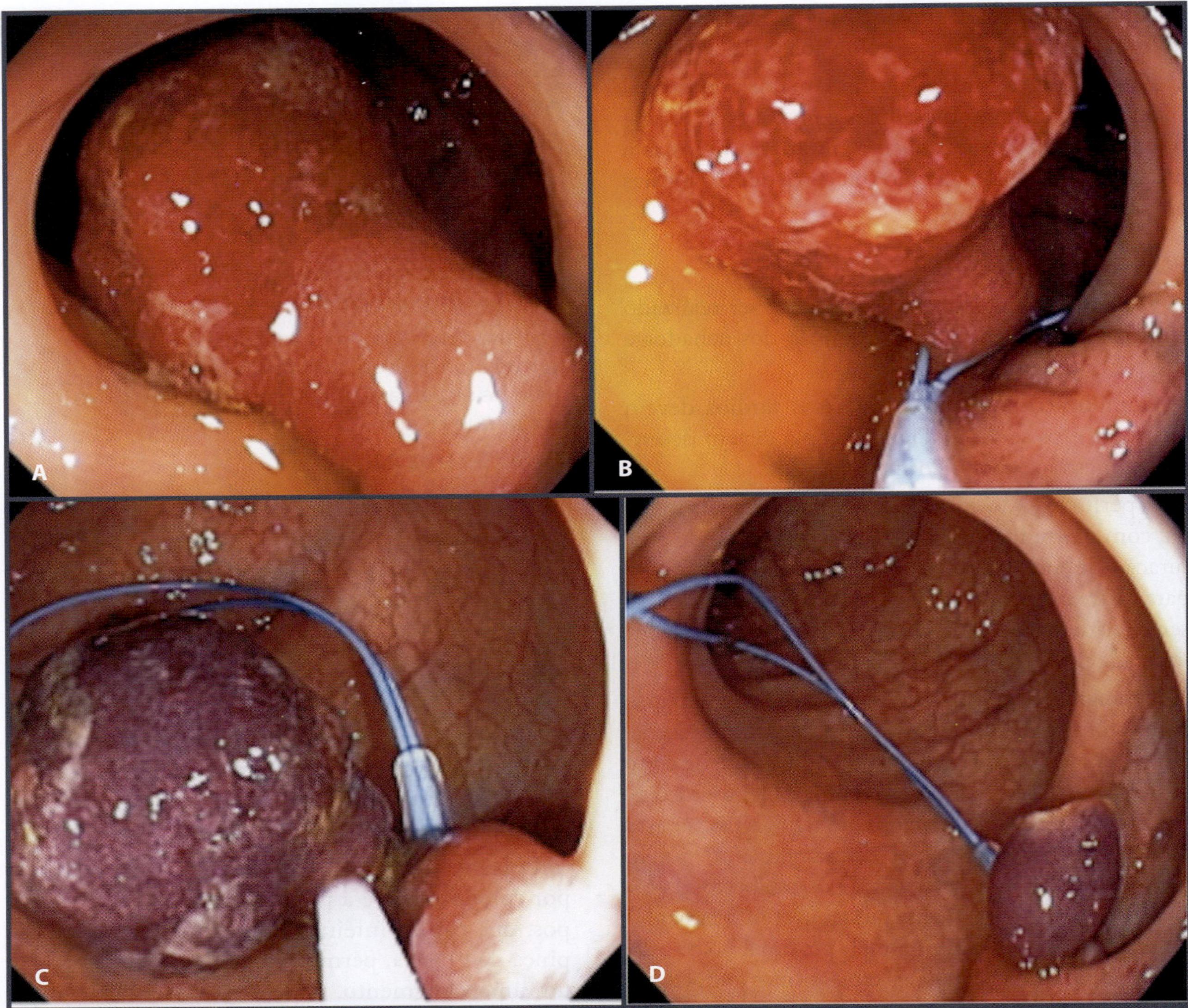

Figura 3.2 – Polipectomia no cólon sigmoide. (A) Pólipo pediculado. (B) Aplicação de *endoloop* na base do pedículo para prevenção de sangramento. (C) Ressecção com alça de polipectomia. (D) Aspecto final pós-polipectomia com o *endoloop*.

fragmentos maiores de tecido e, ainda, ressecção de lesões subepiteliais, de origem na camada muscular da mucosa, mucosa profunda e submucosa superficial. A técnica consiste na injeção submucosa de uma solução (a mais utilizada é a fisiológica), seguida de secção da lesão com a utilização de uma alça de polipectomia a quente. A elevação da lesão pela técnica de injeção da submucosa tem por objetivo facilitar a apreensão e distanciar as outras camadas intestinais da lesão, minimizando o risco de apreensão inadvertida da muscular própria e da transmissão de corrente para as camadas mais profundas, proporcionando ressecções com maior segurança, de modo a minimizar o risco de perfuração (Figura 3.3 A-E).

As técnicas de polipectomia e de mucosectomia geralmente não permitem que lesões maiores que 20 ou 30 mm sejam ressecadas em monobloco. Para superar essa barreira, a técnica de dissecção endoscópica da submucosa pode ser utilizada com resultados terapêuticos similares ao tratamento cirúrgico para as neoplasias precoces. Nessa técnica, após a infiltração submucosa, segue-se a ressecção da lesão através da dissecção do tecido conjuntivo submucoso com o desprendimento de toda a lesão, sem o uso de alças (Figura 3.4 A-E).

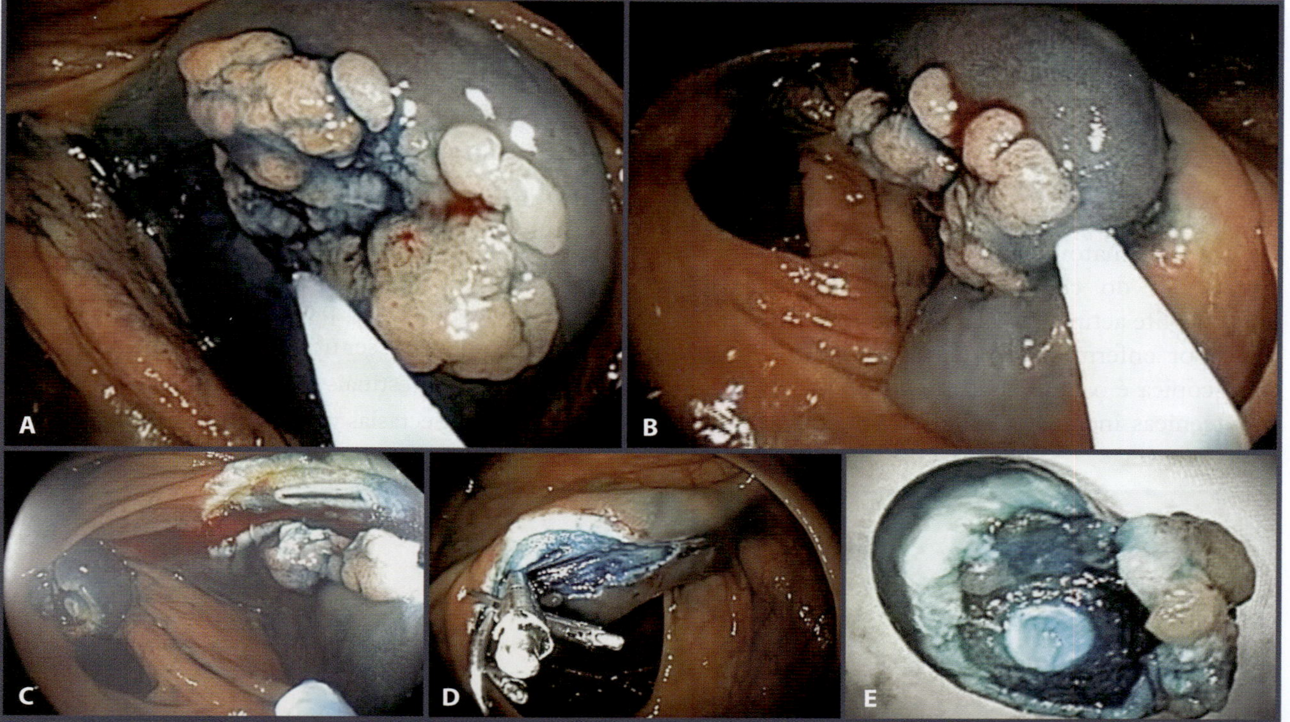

Figura 3.3 – Mucosectomia de lesão no cólon ascendente. (A) Elevação com solução fisiológica e azul de metileno. (B) Ressecção da lesão com alça de polipectomia. (C) Após a remoção da lesão, nota-se uma perfuração. (D) Fechamento da perfuração com clips. (E) Peça endoscópica evidenciando sinal do alvo, compatível com perfuração.

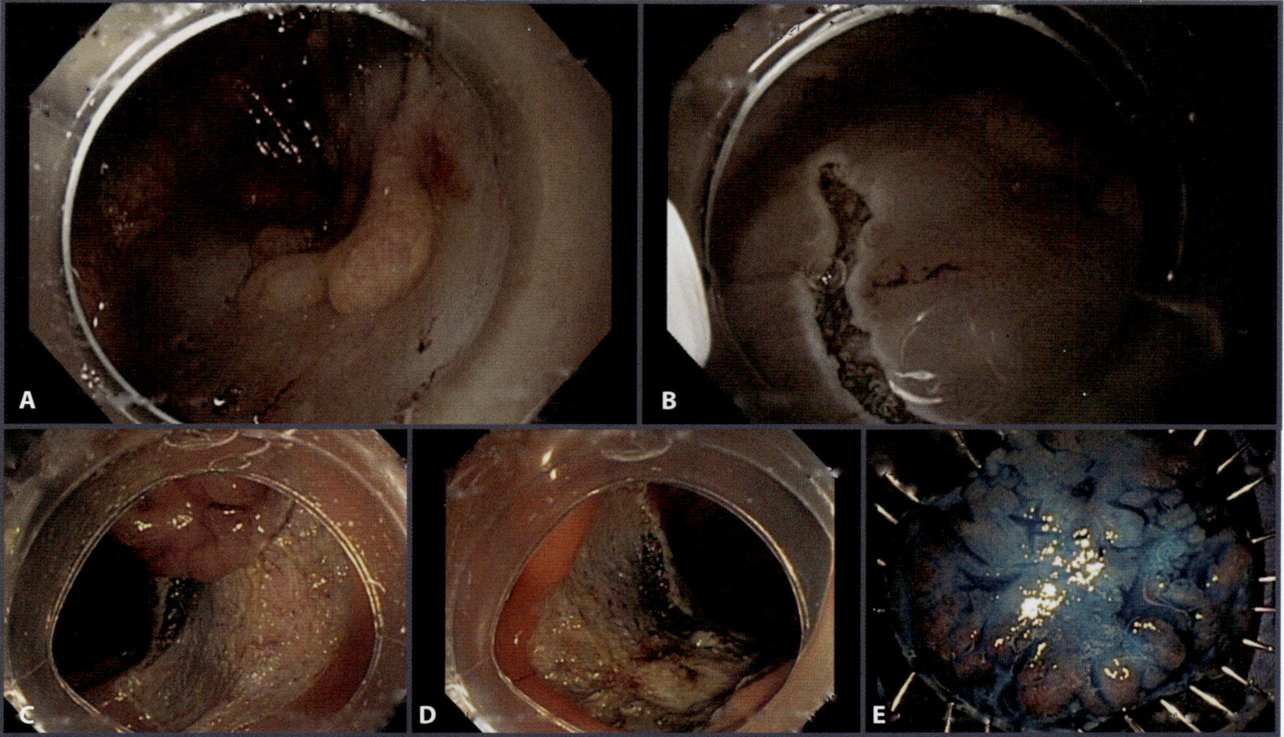

Figura 3.4 – Dissecção endoscópica da submucosa de lesão no reto. (A) Lesão identificada à colonoscopia. (B) Incisão da mucosa e submucosa. (C) Descolamento progressivo da lesão. (D) Aspecto final da base de ressecção. (E) Peça obtida com a ressecção.

É considerada uma técnica de difícil execução e com longa curva de aprendizado.[11]

OUTRAS APLICAÇÕES TERAPÊUTICAS DA COLONOSCOPIA

As estenoses benignas do cólon e do reto geralmente estão relacionadas a complicações cirúrgicas, doença inflamatória intestinal, isquemia, doença diverticular do cólon complicada, pós-irradiação (proctocolite actínica) ou compressões extrínsecas da pelve por enfermidades ginecológicas. A dilatação endoscópica é o tratamento de escolha, e as principais técnicas incluem a dilatação manual por meio de toque retal e a dilatação com balões dilatadores hidrostáticos ou dilatadores rígidos, como as sondas termoplásticas de Savary-Gilliard. Quando o resultado não é satisfatório, outros métodos podem ser aplicados, como injeção intralesional de corticosteroides e/ou estenotomia (Figura 3.5 A-B), e mais raramente a introdução de próteses autoexpansíveis.[18,19]

O plasma de argônio também pode ser considerado uma terapia alternativa para o tratamento de estenoses. O método pode ser utilizado para a hemostasia de sangramentos intestinais e no tratamento da proctopatia actínica e ectasias vasculares (Figura 3.6 A-B).

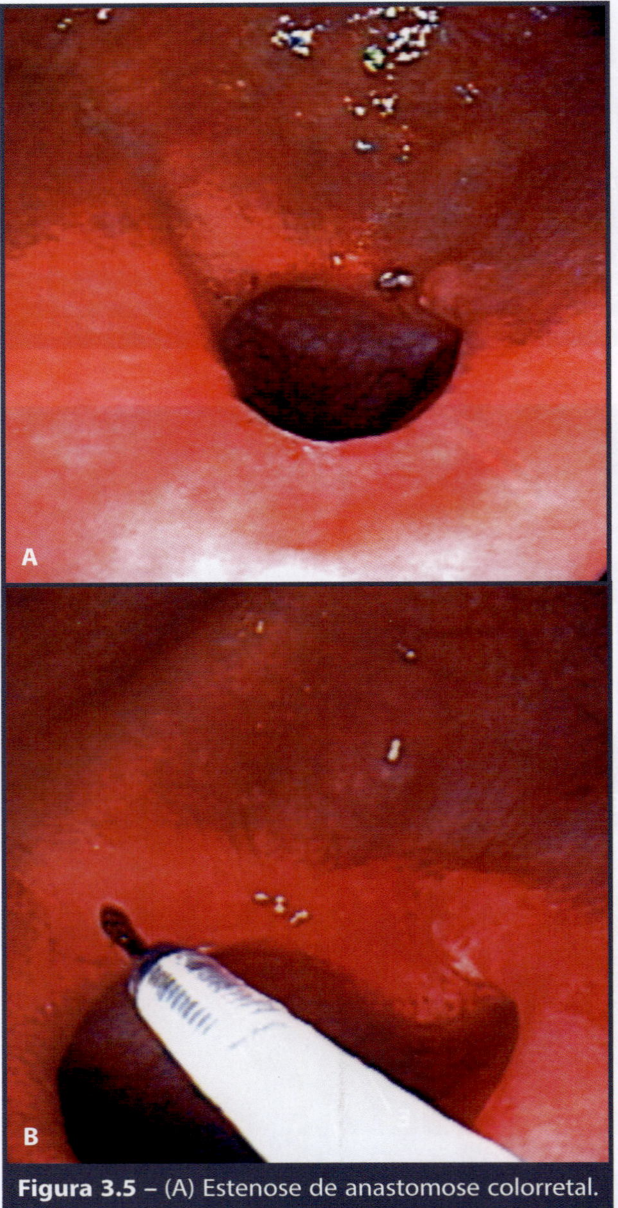

Figura 3.5 – (A) Estenose de anastomose colorretal. (B) Realização de estenotomia.

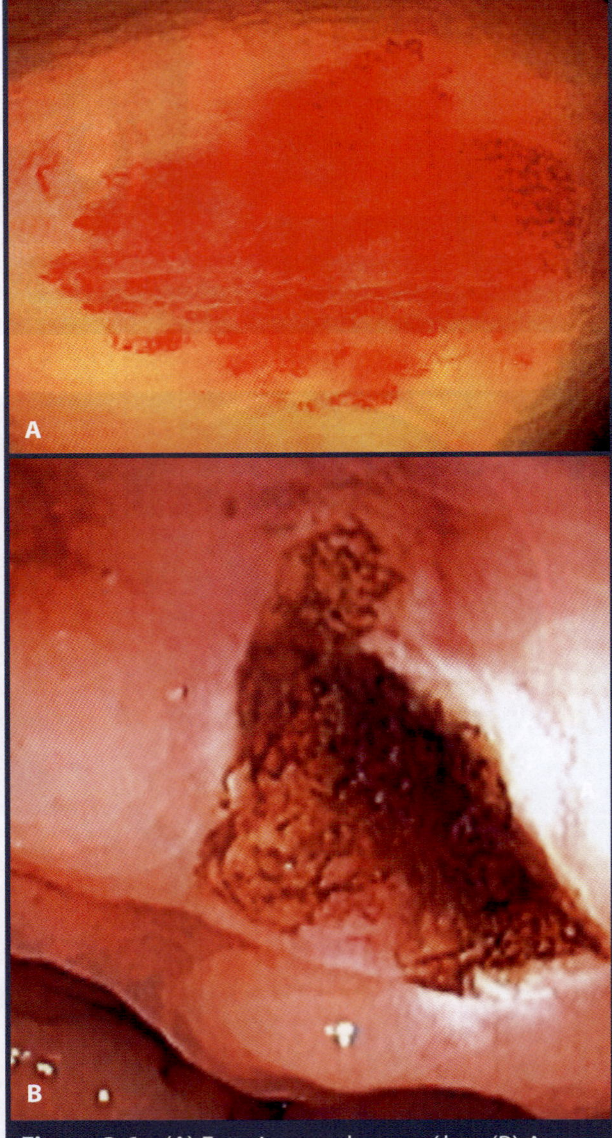

Figura 3.6 – (A) Ectasia vascular no cólon. (B) Aspecto final após a coagulação com plasma de argônio. Observa-se a formação de crosta sobre a lesão.

A colocação de prótese autoexpansível tem sua principal indicação nos casos de obstrução intestinal por neoplasias do cólon, e é considerada um procedimento endoscópico de urgência.[11]

CONSIDERAÇÕES FINAIS

Em populações que apresentam índices elevados de CCR, a colonoscopia exerce papel fundamental como método de rastreamento e tratamento. Para que seja eficaz, os critérios para sua indicação e de qualidade do exame devem ser seguidos rigorosamente, de modo a possibilitar a obtenção de uma relação custo-benefício ótima, tanto do ponto de vista populacional como do ponto de vista individual. Além de suas aplicações no CCR, as diversas possibilidades terapêuticas da colonoscopia fazem desse procedimento uma ferramenta imprescindível no manejo atual das enfermidades colorretais.

REFERÊNCIAS

1. Lieberman DA, Rex DK, Winawer SJ, Giardiello FM, Johnson DA, Levin TR et al. Guidelines for colonoscopy surveillance after screening and polypectomy: a consensus update by the US Multi-Society Task Force on Colorectal Cancer. Gastroenterology. 2012; 143:844-57.
2. Lee L, Saltzman JR. Overview of colonoscopy in adults. Up to date: May 2015.
3. Rex DK, Schoenfeld PS, Cohen J, Pike IM, Adler DG, Fennerty MB et al. Quality indicators for colonoscopy. Gastrointest Endosc. 2015; 81(1):31-53.
4. ASGE Standards of Practice Committee, Early DS, Ben-Menachem T, Decker GA, Evans JA, Fanelli RD et al. Appropriate use of GI endoscopy. Gastrointest Endosc. 2012; 75:1127-31.
5. Reilly T, Walker G. Reasons for poor colonic preparation for inpatients. Gastroenterol Nurs. 2004; 27:115-17.
6. Sharma VK, Chockalingham SK, Ugheoke EA, Kapur A, Ling PH, Vasudeva R et al. Prospective, randomized, controlled comparison of the use of polyethyleneglycol electrolyte lavage solution in four-liter versus two-liter volumes and pretreatment with either magnesium citrate or bisacodyl for colonoscopy preparation. Gastrointest Endosc. 1998; 47:167-71.
7. Averbach M, Sozumi T, Bataglia MP, Cutait R. Preparo de cólon para colonoscopia com manitol. Rev Bras Coloproct. 1987; 7:142-44.
8. Thomas G, Brozisky S, Isenberg JI. Patient acceptance and effectiveness of a balanced lavage solution versus the standard preparation for colonoscopy. Gastroenterology. 1982; 82:435-37.
9. Curran MP, Plosker GL. Oral sodium phosphate solution: a review of its use as a colonic cleanser. Drugs. 2004; 64:1697-714.
10. Rejchrt S, Bures S, Siroky M, Kopácová M, Slezák L, Langr F. A prospective, observational study of colonic mucosal abnormalities associated with orally administered sodium phosphate for colon cleansing before colonoscopy. Gastrointest Endosc. 2004; 59:651-54.
11. Averbach M, Correa P. Colonoscopia. 2.ed. Rio de Janeiro: Revinter, 2014. p.157-66.
12. Lai EJ, Calderwood AH, Doros G, Fix OK, Jacobson BC. The Boston Bowel Preparation Scale: a valid and reliable instrument for colonoscopy-oriented research. Gastrointest Endosc. 2009; 69(3):620-25.
13. Rostom A, Jolicoeur E. Validation of a new scale for the assessment of bowel preparation quality. Gastrointest Endosc. 2004; 59(4):482-6.
14. Di Giorgio P, De Luca L, Calcagno G, Rivellini G, Mandato M, De Luca B. Detachable snare versus epinephrine injection in the prevention of postpolypectomy bleeding: a randomized and controlled study. Endoscopy 2004; 36:860-3.
15. Iishi H, Tatsuta M, Narahara H, Iseki K, Sakai N. Endoscopic resection of large pedunculated colorectal polyps using a detachable snare. Gastrointest Endosc. 1996; 44:594-7.
16. Goodwin JS, Singh A, Reddy N, Riall TS, Kuo YF. Overuse of screening colonoscopy in the Medicare population. Arch Intern Med. 2011; 171:1335-43.
17. Carpenter S, Petersen BT, Chuttani R, Croffie J, DiSario J, Liu J et al. Polypectomy devices. Gastrointest Endosc. 2007; 65(6):741-9.
18. ASGE Standards of Practice Committee, Harrison ME, Anderson MA, Appalaneni V, Banerjee S, Ben-Menachem T. The role of endoscopy in the management of patients with known and suspected colonic obstruction and pseudo-obstruction. Gastrointest Endosc. 2010; 71(4):669-79.
19. Werre A, Mulder C, Van Heteten C, Bilgen ES. Dilation of benign strictures following low anterior resection using Savary-Gilliard bougies. Endoscopy. 2000; 32:385-88.

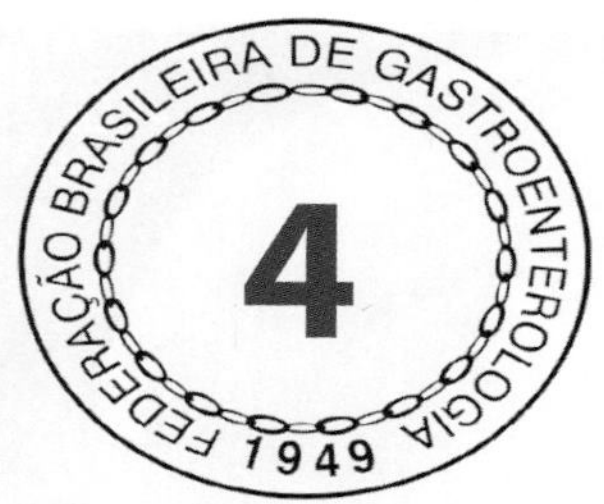

ENTEROSCOPIA

Adriana Vaz Safatle-Ribeiro

INTRODUÇÃO

A enteroscopia representa a avaliação endoscópica do duodeno, jejuno e íleo. As formas atuais de enteroscopia incluem: *push*-enteroscopia, cápsula endoscópica, enteroscopia assistida por *overtube*, seja por balões (duplo-balão ou balão único) ou por espiral.[1-6] A partir do ano 2000, com o grande avanço tecnológico nessa área de intestino delgado, os métodos de enteroscopia proporcionaram o acesso a toda a mucosa do trato digestório, objetivo este não alcançado pelos procedimentos disponíveis até então.

O comprimento do intestino delgado é de aproximadamente 5 a 7 metros, fato que deve ser considerado durante a escolha do método a ser empregado. Esquematicamente, os $^{2}/_{5}$ proximais do intestino delgado correspondem ao jejuno, e os $^{3}/_{5}$ distais, ao íleo. Quanto à avaliação endoscópica, no jejuno proximal, assim como no duodeno, as pregas circulares (válvulas de Kerckring) são proeminentes e numerosas e diminuem gradualmente em número e tamanho ao longo do jejuno, e estão ausentes no íleo distal.

INDICAÇÕES E CONTRAINDICAÇÕES

A principal indicação da enteroscopia corresponde ao sangramento gastrointestinal obscuro (40 a 60% dos casos).[7]

Sangramento gastrointestinal obscuro (SGIO) corresponde a 5% dos casos de hemorragia e é definido quando não se identifica a fonte de sangramento após endoscopia digestiva alta e colonoscopia. Esse sangramento pode ser obscuro evidente, quando visível, ou obscuro oculto, quando há anemia e/ou sangue oculto nas fezes. O modo de apresentação clínica da hemorragia parece influenciar na taxa diagnóstica, ou seja, pacientes com sangramento evidente e ativo apresentam maior taxa diagnóstica do que aqueles com um único episódio de sangue positivo nas fezes ou anemia.

As lesões vasculares representam a principal causa de SGIO e foram classificadas em quatro tipos: tipo 1 – angioectasia (venosa); tipo 2 – Dieulafoy (arterial); tipo 3 – malformação arteriovenosa (componente arterial e venoso); e tipo 4 – outra (quando não é possível classificá-las). Tal classificação tem grande impacto na terapêutica endoscópica dessas lesões, pois lesões venosas (tipo 1) podem ser tratadas com cauterização (Figura 4.1), porém, as lesões com componente arterial (tipos 2 e 3) devem ser submetidas a tratamento com clipe hemostático ou até laparotomia.[7]

Doença inflamatória intestinal, diarreia crônica, poliposes, tumores e anormalidades radiológicas diagnosticadas no intestino delgado também representam frequentes indicações da enteroscopia (Figuras 4.2 a 4.9).[8-13]

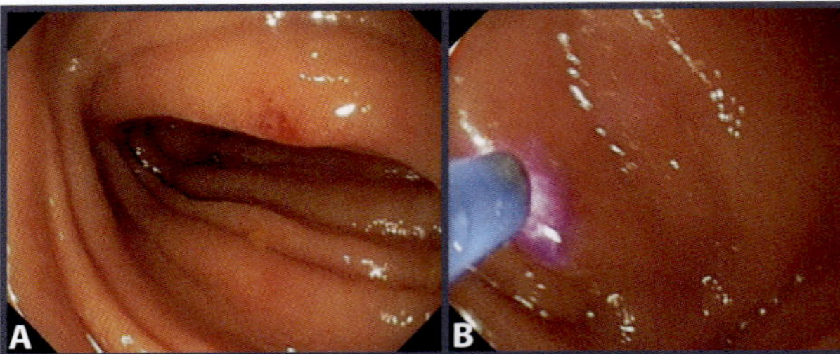

Figura 4.1 – A e B. Imagem endoscópica de angioectasia de jejuno (tipo 1b segundo a classificação de Yano[7]) submetida a tratamento com coagulação com plasma de argônio em paciente com sangramento gastrointestinal obscuro oculto.

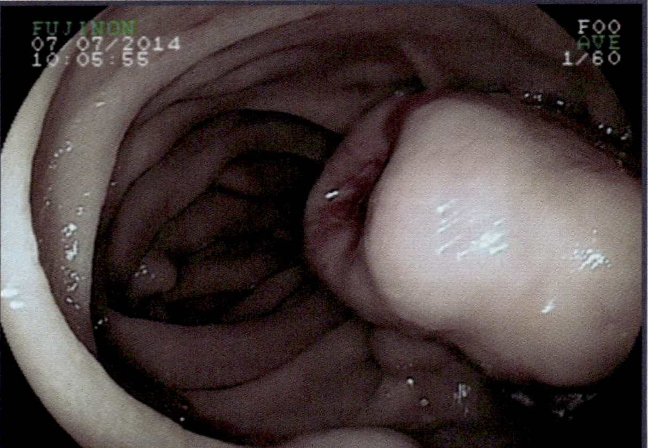

Figura 4.2 – Imagem endoscópica de GIST de jejuno em paciente com história de sangramento gastrointestinal obscuro evidente (melena), o qual foi submetido a enterectomia segmentar.

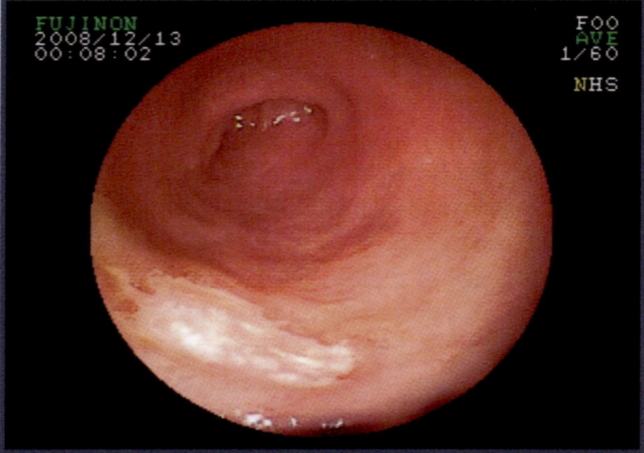

Figura 4.3 – Úlcera de íleo em paciente com queixa de diarreia e colonoscopia normal, cuja doença de Crohn foi diagnosticada por enteroscopia via retrógrada.

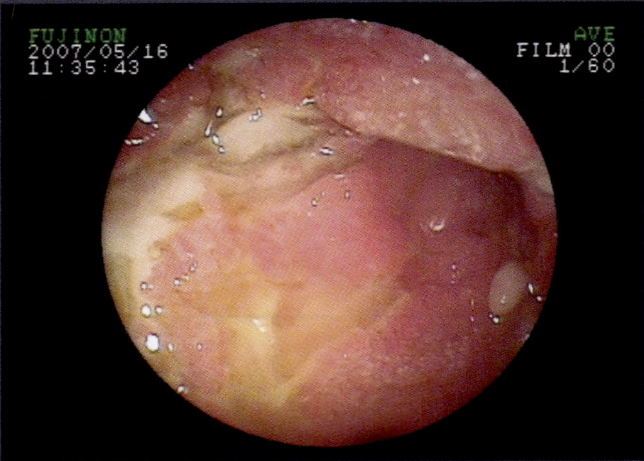

Figura 4.4 – Úlceras e subestenose de jejuno em paciente com doença de Crohn, observadas por enteroscopia via anterógrada.

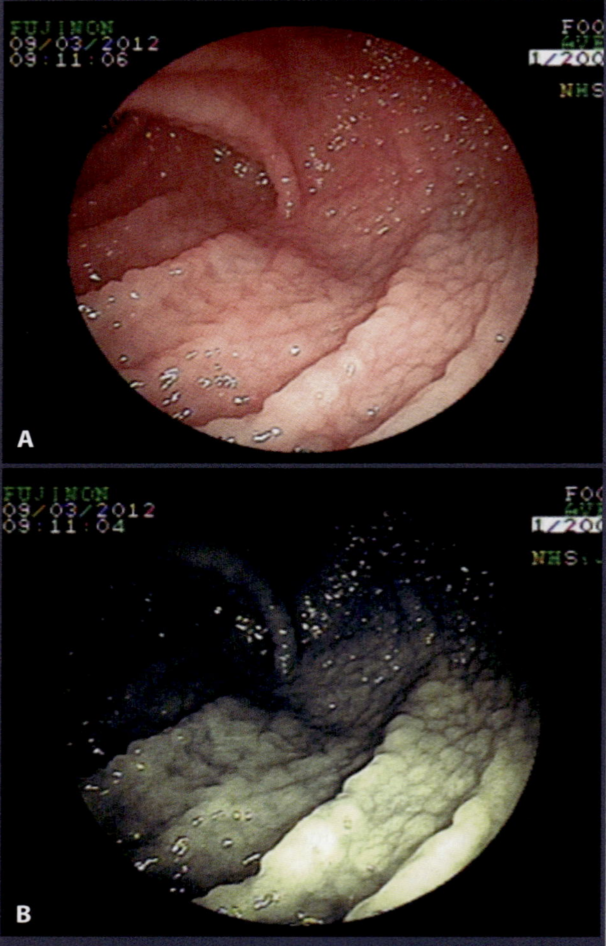

Figura 4.5 – Imagens endoscópicas de jejuno em paciente com doença celíaca refratária (A e B – realce com FICE).

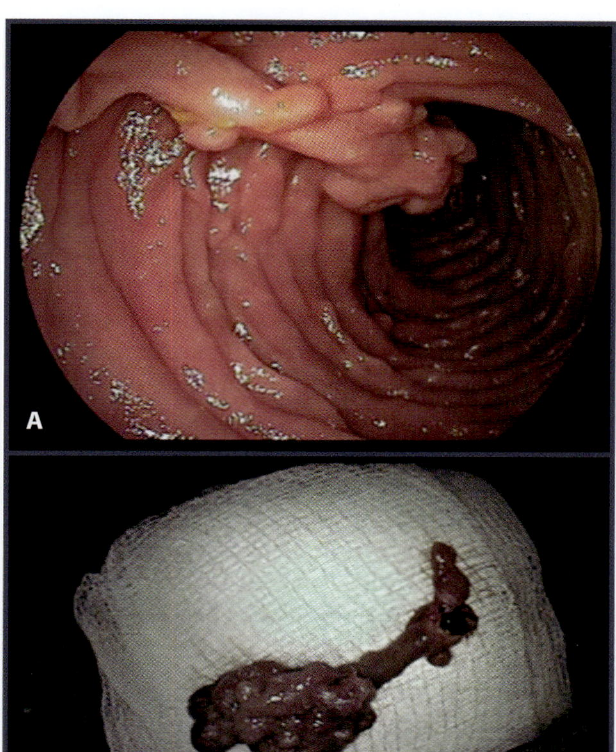

Figura 4.6 – Polipectomia de pólipo hamartomatoso de jejuno em paciente com síndrome de Peutz-Jeghers.

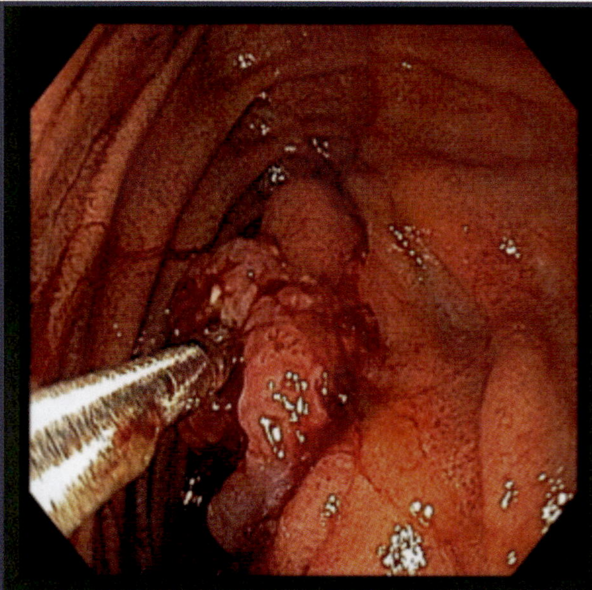

Figura 4.7 – Adenocarcinoma moderadamente diferenciado de jejuno diagnosticado pela enteroscopia: lesão ulcerada, infiltrativa e circunferencial.

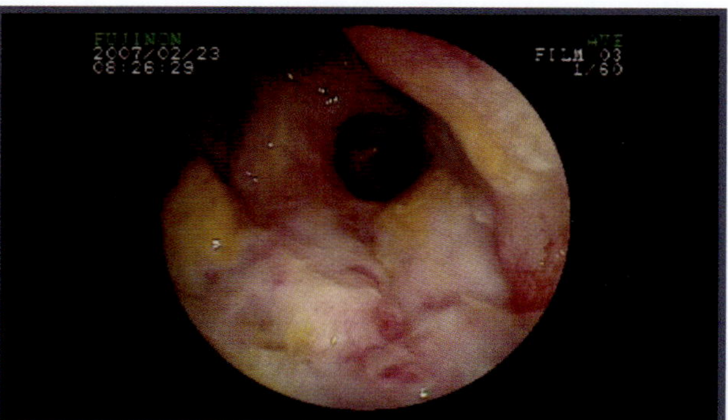

Figura 4.8 – Lesão ulcerada e estenosante de jejuno em paciente com espessamento de alça de delgado à tomografia computadorizada, cujo exame anatomopatológico revelou linfoma.

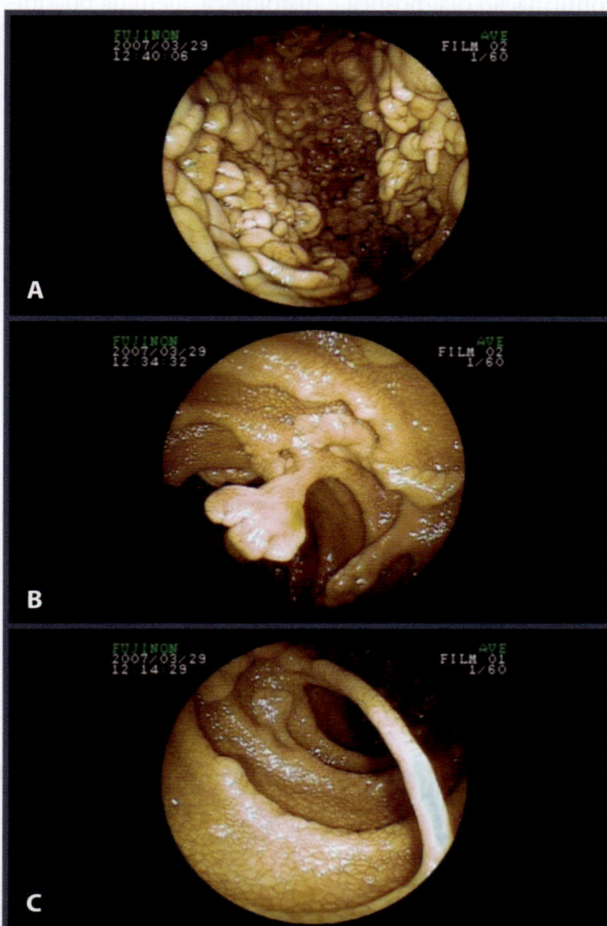

Figura 4.9 – Imagens endoscópicas de duodeno e jejuno demonstrando intensa alteração subepitelial, com formação de lesões polipoides e de "pontes", cujo exame anatomopatológico da biópsia revelou histiocitose azul-marinho (histiócitos na parede do intestino delgado em decorrência de alteração enzimática) em paciente com história de anemia e dor abdominal.

Em pacientes com suspeita de doença de Crohn, a enteroscopia está indicada para diagnóstico histológico, e na doença de Crohn estabelecida, a enteroscopia está indicada em casos de estenose. Dilatação, retirada de corpo estranho, como a cápsula endoscópica impactada, e tratamento de lesões hemorrágicas são indicações terapêuticas da enteroscopia nesta afecção.[9-10]

Em pacientes com síndrome de Peutz-Jeghers, o diagnóstico deve ser feito na infância e, com o desenvolvimento dos pólipos, estes devem ser retirados por enteroscopia, para evitar sangramento ou intussuscepção.[11-12]

Pacientes com suspeita de tumor do intestino delgado, tanto pelo exame radiológico como pela cápsula endoscópica, devem ser submetidos à enteroscopia para confirmação diagnóstica e histológica, além da possibilidade terapêutica hemostática ou paliativa por meio da colocação de próteses metálicas autoexpansivas.[13]

Outras indicações da enteroscopia constituem:[14-20]

- exame endoscópico após técnicas de gastrectomias e cirurgia bariátrica (Figuras 4.10 e 4.11);[14-15]
- colangiopancreatografia retrógrada endoscópica em pacientes com gastrectomias e pancreatectomias (Figura 4.12);
- exame do intestino delgado após transplante do mesmo;
- retirada de corpo estranho (Figura 4.13);[19]
- jejunostomia endoscópica percutânea;[20]
- ileocolonoscopia em pacientes com cólon difícil.

As contraindicações do método são semelhantes às da endoscopia e da colonoscopia convencionais, especialmente quando há risco de perfuração pela friabilidade da parede intestinal.[3,16]

TÉCNICAS DE ENTEROSCOPIA

Push-enteroscopia

Com a *push*-enteroscopia,[1] método por meio do qual se empurra o enteroscópio progressivamente, também não é possível alcançar todas as porções do jejuno ou mesmo o íleo. O *push*-enteroscópio é um instrumento longo (200 a 250 cm), com diâmetro de 10,5 mm, comandos direcionais e canal para procedimento terapêutico. Embora a *push*-enteroscopia possa ser feita intraoperatoriamente,[1] apresenta o inconveniente de necessitar de laparotomia, na qual o endoscópio é introduzido pela ação combinada do endoscopista e do cirurgião. Por se tratar de método invasivo, possui complicações relacionadas à lapatoromia, à enterotomia e ao íleo prolongado.

Cápsula endoscópica (ver Capítulo 7)

A cápsula endoscópica (CE)[2] foi introduzida na prática clínica em 2000. Apesar de ser um método não invasivo e de permitir o estudo total da mucosa do intestino delgado pela análise das imagens gravadas e de ser superior à *push*-enteroscopia e ao estudo contrastado do intestino delgado na avaliação diagnóstica, não possibilita realização de biópsias ou terapêutica endoscópica.

Enteroscopia de duplo-balão

A técnica de enteroscopia de duplo-balão, também conhecida como *pull and push*-enteroscopia, foi descrita e desenvolvida por Yamamoto et al. em 2003[3] e baseia-se na técnica da retificação das alças de intestino delgado, encurtando-se o trajeto a ser examinado. Tal método permite a visualização de todo o intestino delgado, podendo-se fazer a introdução tanto por via oral como anal, além de possibilitar a realização de biópsias e procedimentos terapêuticos, como polipectomia, dilatação, coagulação com plasma de argônio, retirada de corpo estranho e mucosectomias, entre outros.

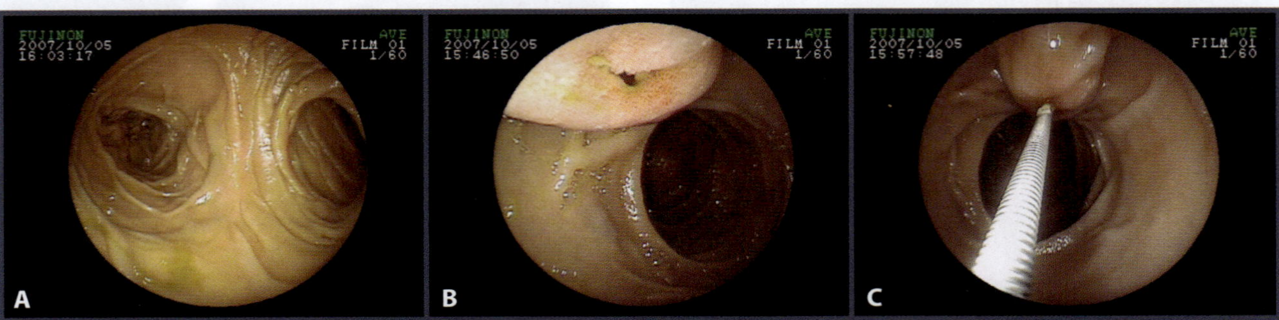

Figura 4.10 – Paciente submetido à gastrectomia total com reconstrução em Y-de-Roux e tumoração de papila observada por meio de tomografia computadorizada. A. Anastomose jejunojejunal terminolateral. B. Papila abaulada visualizada por meio do exame endoscópico da alça biliopancreática. C. Biópsia endoscópica da papila.

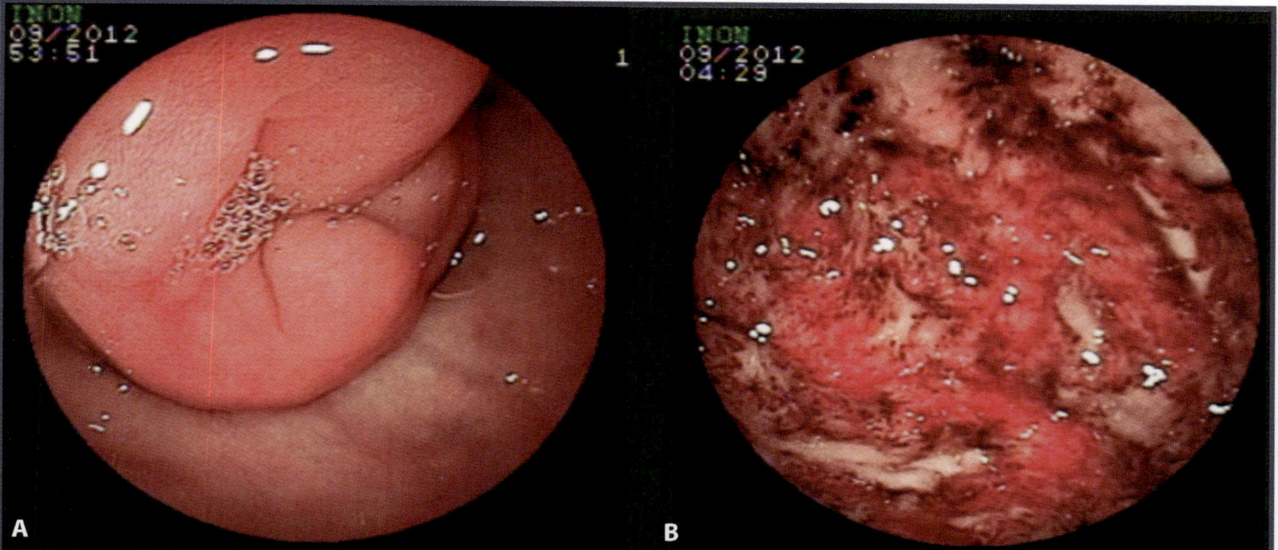

Figura 4.11 – Imagens endoscópicas de paciente submetido à cirurgia de Fobi-Capella. A. Bulbo duodenal com visão invertida do piloro. B. Gastrite erosiva hemorrágica do estômago excluso.

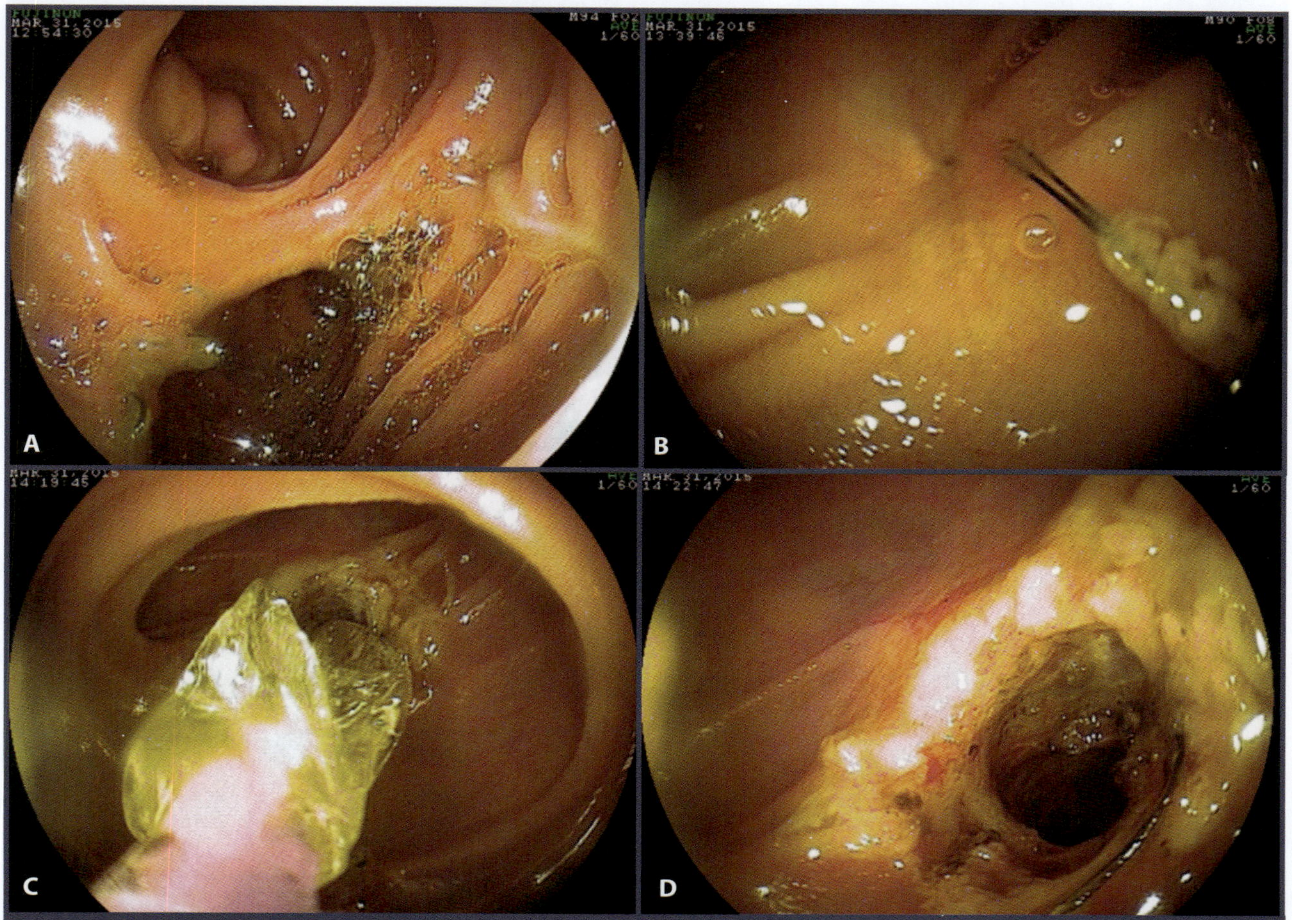

Figura 4.12 – A a D. Imagens endoscópicas de paciente com estenose puntiforme da anastomose biliodigestiva. Realizada colangiopancreatografia retrógrada endoscópica assistida por enteroscopia de duplo-balão com dilatação da hepaticojejunoanastomose.

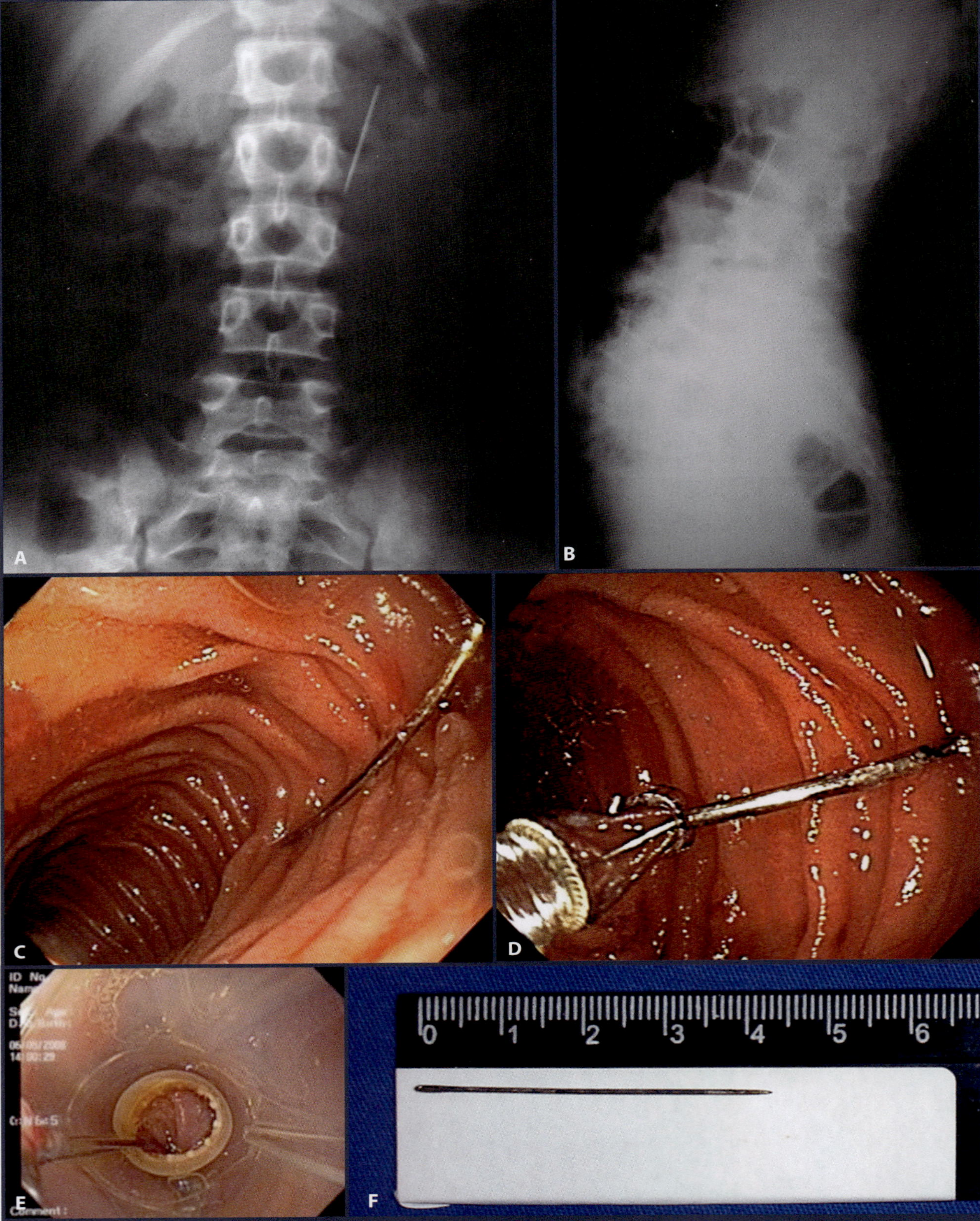

Figura 4.13 – A e B. Radiografia de abdome demonstrando corpo estranho (agulha) no ângulo de Treitz em menina de 12 anos de idade. C. Visão endoscópica da agulha no intestino delgado (ângulo de Treitz). D. Visão endoscópica da apreensão da agulha com pinça de biópsia por meio do enteroscópio de balão único. E. Retirada da agulha por dentro do *overtube*. F. Corpo estranho medindo 4,5 cm.

Equipamento

O sistema inclui um endoscópio com balão, o *overtube* e a bomba de ar (Figura 4.14 A e B).

São quatro os modelos, ou seja, com tamanho e calibres diferentes: o de diâmetro 8,5 mm tem canal de biópsia de 2,2 mm (P5), sendo muito útil em crianças e na maioria dos exames com intenção diagnóstica. Tanto o enteroscópio longo de 9,4 mm (T5) como o curto apresentam canal de 2,8 mm, permitindo a introdução da maioria dos acessórios endoscópicos disponíveis (Tabela 4.1). O endoscópio de menor comprimento é utilizado para colonoscopia em pacientes com cólon difícil ou mesmo em pacientes com anatomia alterada no intuito de examinar a alça exclusa ou de realizar colangiopancreatografia endoscópica. Mais recentemente, utilizou-se o aparelho de 9,4 mm, contudo, com canal de trabalho de 3,2 mm, permitindo maior facilidade de introdução dos acessórios endoscópicos. Nos modelos P5, T5, e 580T, a porção de inserção de trabalho do endoscópio mede 200 cm.

Existem três modelos de *overtube*. O TS-12140, utilizado para o endoscópio de menor calibre, tem 12,2 mm de diâmetro externo e comprimento de 145 cm. O TS-13140, para o modelo terapêutico, tem 13,2 mm de diâmetro externo e igual comprimento de 145 cm. O TS-13101 tem 13,2 mm de diâmetro externo e 105 mm de comprimento. Os *overtubes* são constituídos de material flexível e já contam com um balão de látex acoplado nas suas extremidades; quando inflados, têm diâmetro de 4 cm.

O revestimento interno do *overtube* é constituído de material hidrofílico, de modo que, ao ser lubrificado com água, permite que endoscópio deslize facilmente dentro dele. O *overtube* apresenta duas conexões: uma branca, que se adapta à bomba de ar que vai insuflar e desinflar o seu balão da extremidade, e outra azul, que permite a infusão de água diretamente no espaço entre o *overtube* e o endoscópio quando houver necessidade de lubrificação para diminuição do atrito entre ambos durante o procedimento. Outra característica do *overtube* é a marca metálica radiopaca na sua extremidade, a qual permite sua visualização durante a fluoroscopia, caso esta seja necessária.

Não é possível fazer uma desinfecção adequada do *overtube*, que, portanto, deve ser descartado após cada procedimento.

A insufladora dos balões (PB-20) permite o controle de insuflação e desinflação dos balões por meio de um controle (Figura 4.14). Ela tem dois tubos,

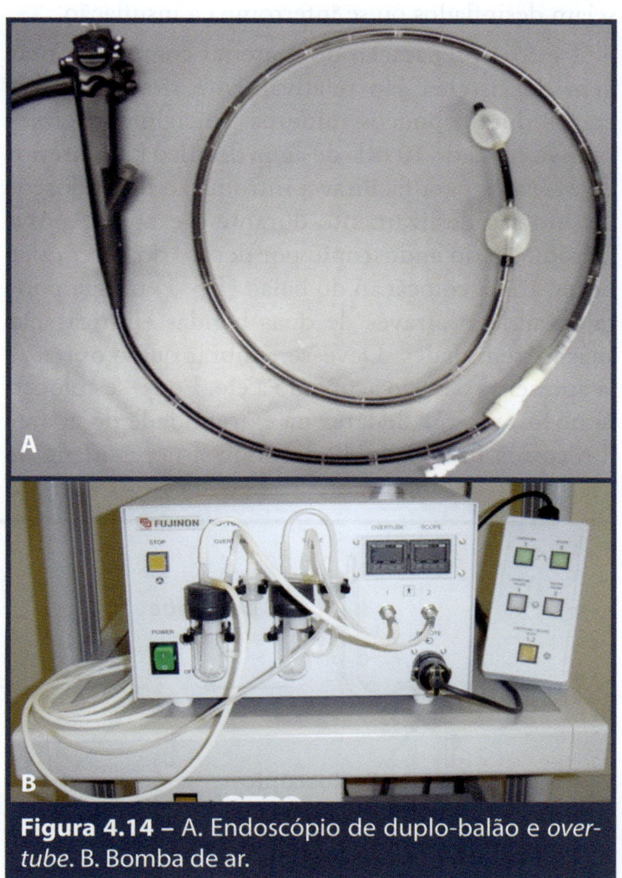

Figura 4.14 – A. Endoscópio de duplo-balão e *overtube*. B. Bomba de ar.

Tabela 4.1 – Modelos de endoscópio de duplo-balão				
	EN-450P5	**EN-450T5**	**EC-450B15**	**EN-580T**
Diâmetro	8,5 mm	9,4 mm	9,4 mm	9,4 mm
Comprimento	200 cm	200 cm	152 cm	200 cm
Canal de biópsia	2,2 mm	2,8 mm	2,8 mm	3,2 mm
Overtube				
Diâmetro	12,2 mm	13,2 mm	13,2 mm	13,2 mm
Bomba de ar	PB-20	PB-20	PB-20	PB-20

um que se acopla próximo às manoplas de comando do endoscópio e outro que se conecta ao *overtube*. O fluxo de insuflação de ar é de 170 mL/10 segundos, e a pressão interna dos balões é mantida constante em aproximadamente 5,6 kpa (42 mmHg). Tal pressão é a mínima necessária para se ancorar na parede do intestino delgado sem causar lesão ou desconforto para o paciente. Para garantir a segurança do procedimento, se houver aumento da pressão dos balões até 8,2 kpa por 5 segundos, seja pelo movimento peristáltico ou em decorrência das manobras de tração do conjunto endoscópio-*overtube* com os balões inflados, um alarme sonoro é disparado para que estes sejam desinflados ou se interrompa a insuflação.

Tanto a preparação do material como a montagem do sistema são relativamente simples. Essas etapas duram poucos minutos. Inicialmente, injetam-se cerca de 10 mL de água destilada no interior do *overtube* para facilitar a introdução do endoscópio e o seu deslizamento durante o exame. Após a introdução do endoscópio por dentro do *overtube*, é necessária a colocação do balão (BS-1) na sua ponta, fixando-o através de duas bandas elásticas nas suas extremidades. Deve-se lembrar que o *overtube* já apresenta o balão acoplado a ele. Pode-se colocar, também, um *cap* de látex na extremidade do aparelho com a finalidade de diminuir a necessidade de distensão do órgão e de facilitar os procedimentos terapêuticos. Para finalizar, devem-se conectar os cabos de insuflação dos balões (endoscópio e *overtube*) e testar se ambos os balões estão inflando e desinflando adequadamente.

Técnica de inserção

A técnica de inserção é feita de maneira engenhosa e ao mesmo tempo muito simples, baseando-se na retificação e no encurtamento das alças.

Inicialmente, tanto o endoscópio como o *overtube* são introduzidos com os balões vazios. A introdução progressiva do endoscópio é feita o mais distal possível, mantendo-se o *overtube* sobre o endoscópio apoiado pelas mãos de um auxiliar. Inflando-se o balão do *overtube* o suficiente para a adesão à parede intestinal, o endoscópio pode ser introduzido sem formar alças no intestino delgado. Posteriormente, o *overtube* desinflado pode, por sua vez, ser inserido enquanto o balão do endoscópio está inflado. Sobre controle endoscópico e/ou radiológico, com ambos os balões inflados, o endoscópio e o *overtube* são retirados conjuntamente para se retificar todo o conjunto. Esta técnica de introdução, insuflação dos balões e retificação do aparelho repetidamente permite a progressão do endoscópio (Figura 4.15).

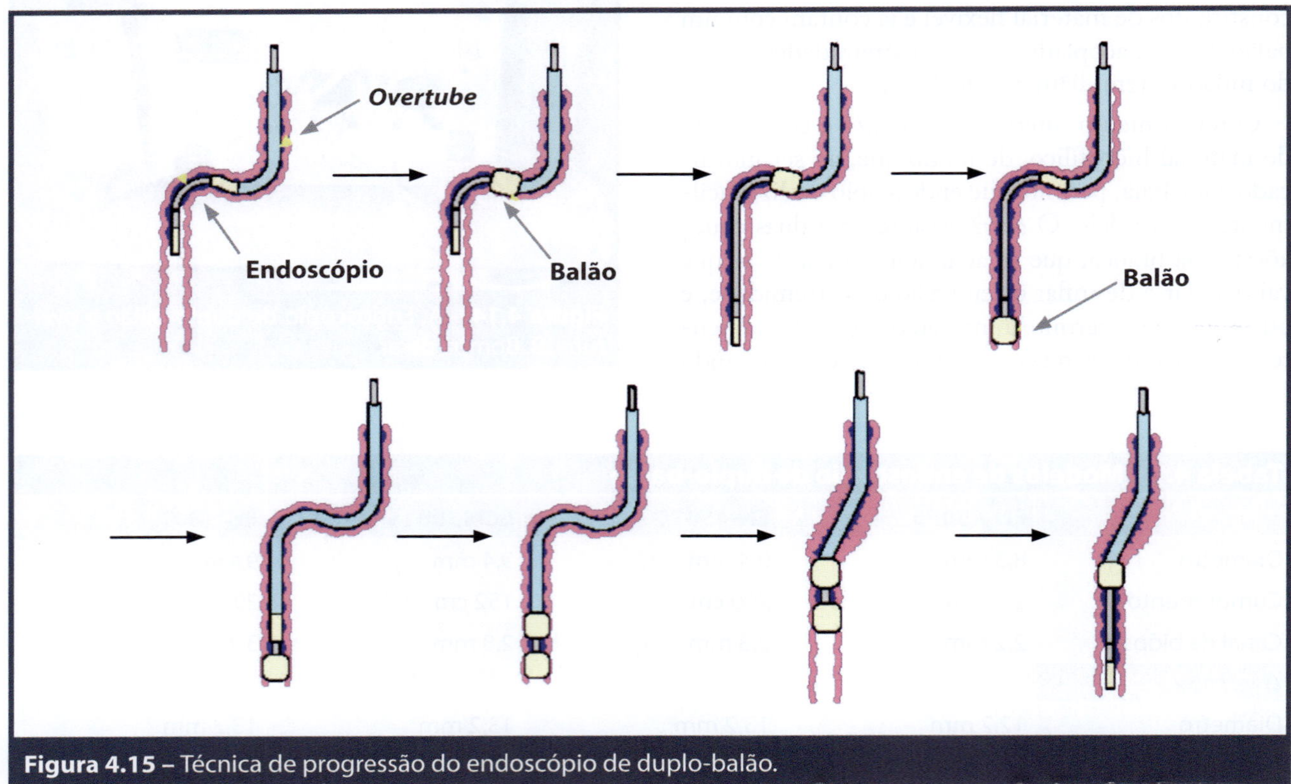

Figura 4.15 – Técnica de progressão do endoscópio de duplo-balão.

Dois profissionais, geralmente dois médicos, são necessários para o procedimento, pois um controla o endoscópio, e o outro, o *overtube*. Em países desenvolvidos, como a Alemanha e os Estados Unidos, uma enfermeira é treinada para o manuseio e controle do *overtube*, e pode, inclusive, substituir um dos médicos.

Experiências do Japão e de países da Europa, especialmente da Alemanha, demonstraram que o procedimento de enteroscopia de duplo-balão é diagnóstico em 70 a 80% dos casos. Destaca-se, também, a possibilidade de tratamento endoscópico, como cauterização de lesões hemorrágicas, retirada de pólipos, dilatações de estenoses, ressecções de tumores pequenos etc.[21,22] As complicações do método diagnóstico, tais como sangramento, perfuração e pancreatite, são raras, e giram em torno de 0,8% (13 de 1.728 casos). Quando o método é empregado para terapêutica, as complicações são maiores, em torno de 4,3% (27 de 634 casos).[23]

Enteroscopia de balão único

A técnica de enteroscopia de balão único foi desenvolvida com intuito de simplificar o exame de enteroscopia de duplo-balão, pelo uso de um único balão de modo a proporcionar ao mesmo tempo todas as vantagens da enteroscopia de duplo-balão, como a visualização de todo o intestino delgado e a possibilidade terapêutica ou de biópsias.[4] Como na enteroscopia de duplo-balão, são necessários dois profissionais para a realização do procedimento, já que tanto o endoscópio quanto o *overtube* precisam ser manipulados.

Equipamento

O sistema também inclui um endoscópio com balão, o *overtube* e a bomba de ar (Figuras 4.16 A e B).

O enteroscópio de balão único (*Olympus SIF-Q180*) tem diâmetro de 9,2 mm, canal de trabalho de 2,8 mm e comprimento de 200 cm, e o *overtube* flexível de silicone (*Olympus ST-SB0*) tem diâmetro de 13,2 mm. O canal interno do *overtube* também tem uma película hidrofílica que, com a colocação de 10 a 20 ml de água, reduz o atrito e permite o fácil deslizamento do endoscópio por dentro do *overtube*. Para insuflação do balão do *overtube*, o equipamento dispõe de bomba de ar, cuja pressão varia de –6 até +6 mmHg.

Como não há balão acoplado ao endoscópio, a preparação do material é feita somente com a introdução de cerca de água destilada no interior do *overtube*, para facilitar a introdução do endoscópio e seu deslizamento durante o exame, e conexão do canal de insuflação do balão do *overtube* com a bomba de ar.

Técnica de inserção

Esse método também consiste na retificação das alças. Entretanto, em razão da ausência de balão na ponta do endoscópio, realiza-se a flexão da sua ponta, a fim de se manter a posição estável, quando se deseja desinflar o balão do *overtube* e avançá-lo. Dessa maneira, após a introdução do endoscópio o mais distal possível, tanto pela via oral quanto pela via anal, sua ponta é angulada em 180 graus, na posição máxima *up* ou *down* (Figuras 4.17 A e B).

Assim, mantendo-se essa posição da ponta em forma de um gancho, após se desinflar o balão do *overtube*, este é introduzido até a marca de 50 cm no endoscópio. Durante a retirada ou retificação do conjunto endoscópio-*overtube*, não é necessária a manutenção da flexão da ponta do endoscópio, mas somente a insuflação do balão do *overtube*, para que não haja risco de complicações, como perfuração da alça (Figura 4.17 C).

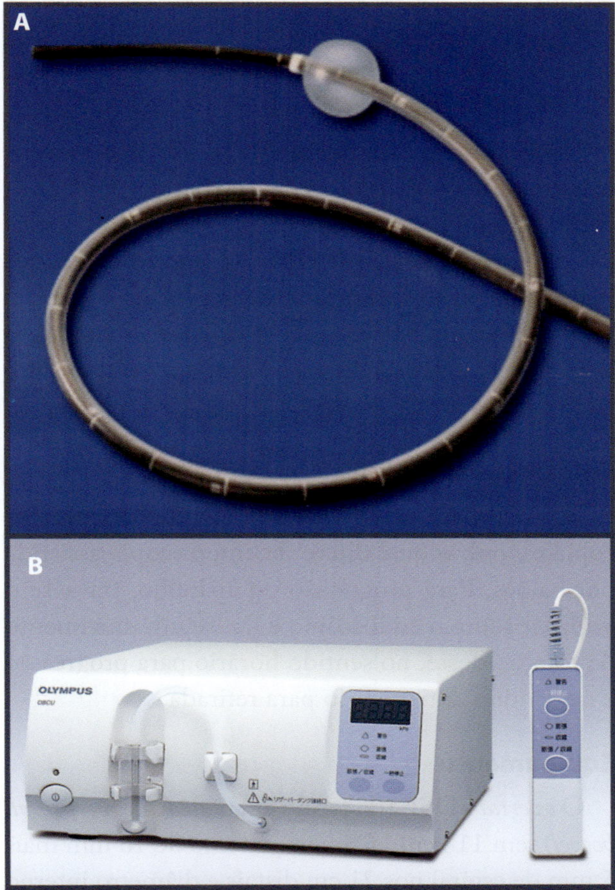

Figura 4.16 – A. Enteroscópio de balão único. B. Bomba de ar do endoscópio de balão único.

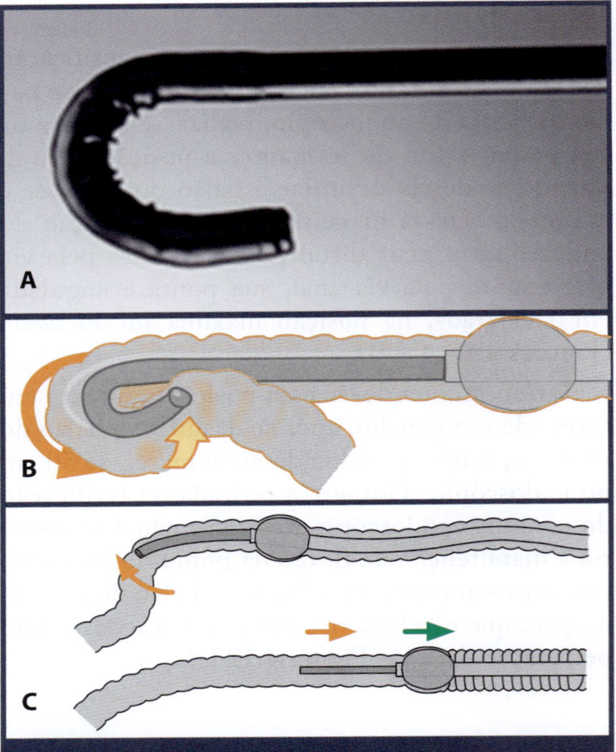

Figura 4.17 – A e B. Flexão da ponta do endoscópio de balão único. C. Técnica de retirada do endoscópio de balão único.

No Japão, em estudo envolvendo 29.068 pacientes submetidos à enteroscopia assistida por balão, seja duplo ou balão único, demonstrou-se ocorrência de perfuração em 0,11% (32 pacientes), e por meio de análise univariada de regressão logística, mostrou-se que pacientes com doença inflamatória intestinal e em uso de esteroides apresentam alto risco de perfuração.[24]

Enteroscopia espiral

Em 2006, foi desenvolvido o método de enteroscopia espiral, o qual difere da enteroscopia assistida por balões. Para progressão do aparelho, trava-se o *overtube* sobre o endoscópio e faz-se um movimento de rotação deste, no sentido horário para progressão e no sentido anti-horário para retirada.

Equipamento

O *overtube* DSB (do termo em inglês *discovery small bowel*) tem 118 cm, diâmetro externo de 16 mm mais 5 mm de espiral nos 21 cm distais e diâmetro interno de 9,8 mm, podendo ser usado com ambos os enteroscópios – da Fujinon (9,4 mm) e Olympus (9,2 mm).[5]

O *overtube* de 130 cm, por sua vez, tem diâmetro externo de 17,5 mm mais 5 mm de espiral nos 21 cm distais e diâmetro interno de 12,7 mm. Foi feito para ser usado com o colonoscópio pediátrico (Figura 4.18). Tal equipamento conta com duas hastes verdes para rotação manual, um dispositivo para travamento na sua porção proximal, que permite o acoplamento do endoscópio com a rotação livre do *overtube*, um canal para injeção de lubrificante e outro dispositivo na porção distal para limitar a saída de ar e líquido.

Técnica de inserção

Após a colocação de lubrificante, introduz-se o endoscópio por dentro do *overtube*. A porção distal do *overtube* é posicionada a 25 cm da ponta do endoscópio e travada nesta posição. O conjunto *overtube*/endoscópio é introduzido gentilmente com movimento de empurrar e rodar até o ângulo

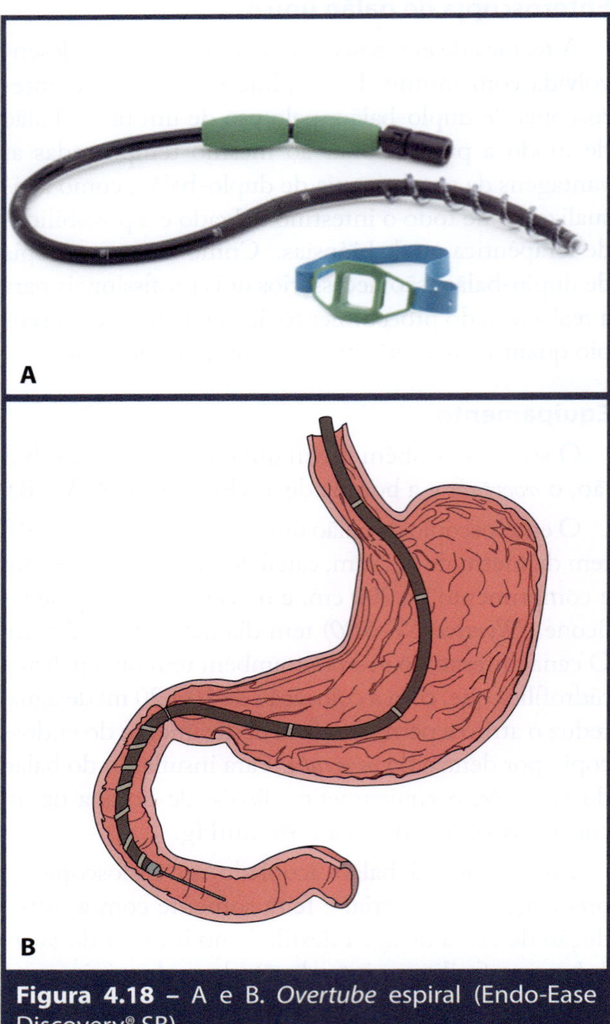

Figura 4.18 – A e B. *Overtube* espiral (Endo-Ease Discovery® SB).

de Treitz. O *overtube* é então destravado, e o endoscópio é introduzido através dele, ultrapassando o ângulo de Treitz. O *overtube* é avançado por meio de movimento de rotação horária até 12 cm da ponta do endoscópio e travado novamente. Rodando-se o *overtube* no sentido horário, observa-se a progressão rápida, como se o intestino delgado deslizasse sobre o endoscópio e o *overtube*. Tal movimento é realizado mesmo quando não é mais efetivo, ou seja, quando não é mais possível avançar progressivamente o endoscópio pelo intestino delgado ou quando a rotação se torna difícil. Para a progressão sucessiva, a técnica de introdução do endoscópio e rotação do *overtube* é feita repetidamente. Para a retirada gradativa do *overtube*, faz-se um movimento de rotação no sentido anti-horário, possibilitando o exame da mucosa.

Apesar do grosso calibre, dados da literatura indicam fácil e rápida progressão, além de profunda inserção no intestino delgado.[7,24] Novo dispositivo sem *overtube*, no qual o endoscópio tem acoplado pequeno segmento espiral e um pedal para controle rotacional, está em uso somente para protocolos de estudo. Esse método parece ser promissor quanto ao rápido controle do procedimento e à possibilidade de exame completo do intestino delgado.

ROTA DE ACESSO DA ENTEROSCOPIA

A rota de acesso inicial deve ser orientada pelo quadro clínico do paciente, pelo resultado da cápsula endoscópica ou de outros exames de imagem, como a tomografia computadorizada (TC). Caso não haja nenhuma evidência do local da afecção, a via preferencial para início da enteroscopia não parece ter um consenso – no Hospital das Clínicas da Faculdade de Medicina da Universidade de São Paulo (HC-FMUSP), e de acordo com outros autores,[6,17] opta-se pela via oral; Yamamoto et al., porém, preferem a via anal.[3]

O procedimento é finalizado após o diagnóstico da lesão por meio de uma única via, evitando-se a segunda via em muitos casos. Caso haja necessidade de abordagem por ambas as vias, recomenda-se a realização em dias diferentes, em virtude da distensão gasosa e sobrecarga do paciente.[21] Nessa situação, independentemente da via inicial escolhida, orienta-se a injeção submucosa de tinta nanquim no local mais distal alcançado, para que tal marcação seja encontrada no exame subsequente. Atualmente, com o uso de CO_2, que é mais facilmente absorvido, causando menor distensão e desconforto abdominal, podem ser realizadas as duas rotas de inserção no mesmo dia com intenção de exame completo do intestino delgado.[25]

PREPARO INTESTINAL

Para a via anterógrada, somente o jejum oral por cerca de 8 a 12 horas é suficiente. Para a via retrógrada, o preparo intestinal com solução de manitol ou polietilenoglicol deve ser realizado. Assim como na colonoscopia, o sucesso do exame dependerá da qualidade do preparo intestinal.[21]

SEDAÇÃO DURANTE ENTEROSCOPIA

A sedação intravenosa consciente pode ser feita com uso de benzodiazepínico e opioide e aplica-se em procedimentos curtos e sem intenção terapêutica. Nos casos com intenção terapêutica, deve-se utilizar a sedação profunda com propofol, pois traz melhor conforto ao paciente e segurança ao exame. A anestesia geral está indicada em crianças, idosos ou em pacientes com condições neurológicas (Quadro 4.1).[21]

Escopolamina pode ser utilizada durante procedimentos terapêuticos, para diminuir a peristalse.

CONSIDERAÇÕES FINAIS

A enteroscopia permite não apenas o exame de todo o intestino delgado, mas também a realização de cromoscopia e biópsias para análise de marcadores biológicos, infecciosos, inflamatórios, secretórios e neoplásicos. Assim, pacientes que necessitam de acompanhamento endoscópico desse órgão, bem como de terapêutica endoscópica, podem se beneficiar, evitando, muitas vezes, o tratamento cirúrgico.

Quadro 4.1 – Orientação quanto à sedação de acordo com o Consenso de Endoscopia de Duplo-balão
Sedação consciente
Rota anal, procedimento curto, sem intenção terapêutica
Sedação profunda (propofol)
Rota oral, enteroscopia total ou terapêutica
Anestesia geral
Crianças, condições neurológicas ou difícil sedação

Fonte: Pohl et al., 2008.[21]

REFERÊNCIAS

1. Kopácová M, Burex J, Vykouril L, Hladík P, Simkovic D, Jon B et al. Intraoperative enteroscopy: ten years' experience at a single tertiary center. Surg Endosc. 2007; 21:1111-6.
2. Iddan G, Meron G, Glukhovsky A, Swain P. Wireless capsule endoscopy. Nature. 2000; 405:17.
3. Yamamoto H, Kita H, Sunada K, Hayashi Y, Sato H, Yano T et al. Clinical outcomes of double-balloon endoscopy for the diagnosis and treatment of small intestinal diseases. Clin Gastroenterol Hepatol. 2004; 2:1010-6.
4. Tsujikawa T, Saito Y, Andoh A, Imaeda H, Hata K, Minematsu H et al. A novel single-balloon enteroscopy for diagnosis and treatment of the small intestine: preliminary experiences. Endoscopy. 2008; 40:11-5.
5. Akerman PA, Agrawal D, Cantero D, Pangtay J. Spiral enteroscopy with the new DSB overtube: a novel technique for deep peroral small-bowel intubation. Endoscopy. 2008; 40(12):974-8.
6. Mönkemüller K, Fry LC, Belluii M, Malfertheiner P. Balloon-assisted enteroscopy: unifying double-balloon and single-balloon enteroscopy. Endoscopy. 2008; 40:537.
7. Yano T, Yamamoto H, Sunada K, Miyata T, Iwamoto M, Hayashi Y et al. Endoscopic classification of vascular lesions of the small intestine (with videos). Gastrointest Endosc. 2008; 67(1):169-72.
8. Safatle-Ribeiro AV, Kuga R, Ishida RK, Furuya C, Ribeiro Jr. U, Cecconello I et al. Is double-balloon enteroscopy an accurate method to diagnose small bowel disorders? Surg Endosc. 2007; 21:2231-6.
9. Bourielle A, Ignjatovic A, Aabakken L, Loftus EV Jr, Eliakim R, Pennazio M, Bouhnik Y et al. Role of small-bowel endoscopy in the management of patients with inflammatory bowel disease: an international OMED-ECCO consensus. Endoscopy. 2009; 41:618-37.
10. Pennazio M, Spada C, Eliakim R, Keuchel M, May A, Mulder CJ et al. Small-bowel capsule endoscopy and device-assisted enteroscopy for diagnosis and treatment of small-bowel disorders: European Society of Gastrointestinal Endoscopy (ESGE) Clinical Guideline. Endoscopy. 2015; 47:352-86.
11. Sakamoto H, Yamamoto H, Hayashi Y, Yano T, Miyata T, Nishimura N et al. Nonsurgical management of small-bowel polyps in Peutz-Jeghers syndrome with extensive polypectomy by using double-balloon endoscopy. Gastrointest Endosc. 2011 Aug; 74(2):328-33.
12. Torroni F, Romeo E, Rea F, Angelis PD, Foschia F, Faraci S et al. Conservative approach in Peutz-Jeghers syndrome: single-balloon enteroscopy and small bowel polypectomy. World J Gastrointest Endosc. 2014 Jul 16; 6(7):318-23.
13. Dye CE, Gaffney RR, Dykes TM, Moyer MT. Endoscopic and radiographic evaluation of the small bowel in 2012. Am J Med. 2012 Dec; 125(12):1228.e1-12.
14. Safatle-Ribeiro AV, Villela EL, de Moura EG, Sakai P, Mönkemüller K. Hemorrhagic gastritis at the excluded stomach after Roux-en-Y gastric bypass. Endoscopy. 2014; 46(Suppl 1)UCTN:E630.
15. Sakai P, Kuga R, Safatle-Ribeiro AV, Faintuch J, Gama-Rodrigues JJ, Ishida RK et al. Is it feasible to reach the bypassed stomach after Roux-en-Y gastric bypass for morbid obesity? The use of the double-balloon enteroscope. Endoscopy. 2005; 37:566-9.
16. Gerson LB. Double-balloon enteroscopy: the new gold standard for small-bowel imagig? Gastrointest Endosc. 2005; 62:71-5.
17. Ell C, May A, Nachbar L, Cellier C, Landi B, di Caro S, Gasbarrini A. Push-and-pull enteroscopy in the small bowel using the double-balloon technique: results of a prospective European multicenter study. Endoscopy. 2005; 37:613-6.
18. Safatle-Ribeiro AV, Kuga R, Iriya K, Ribeiro Jr. U, Faintuch J, Ishida RK et al. What to expect in the excluded stomach mucosa after vertical banded Roux-en-Y gastric bypass for morbid obesity. J Gastrointest Surg. 2007; 11(2):133-7.
19. Safatle-Ribeiro AV, Couto Jr DS, Ferreira de Souza T, Lorenzi F, Hourneaux de Moura EG, Sakai P. Single-balloon endoscopy for removing a foreign body in the small bowel (with video). Gastrointest Endosc. 2009; 70(4):781-2.
20. Velázquez-Aviña J, Beyer R, Díaz-Tobar CP, Peter S, Kyanam Kabir Baig KR, Wilcox CM et al. New method of direct percutaneous endoscopic jejunostomy tube placement using balloon-assisted enteroscopy with fluoroscopy. Dig Endosc. 2015 Mar; 27(3):317-22.
21. Pohl J, Blancas JM, Cave D, Cave D, Choi KY, Delvaux M et al. Consensus report of the 2nd International Conference on double balloon endoscopy. Endoscopy. 2008; 40(2):156-60.
22. Yamamoto H, Ell C, Binmoeller KF. Double-balloon endoscopy. Endoscopy. 2008; 40:779-83.
23. Mensink PB, Haringsma J, Kucharzik T, Cellier C, Pérez-Cuadrado E, Mönkemüller K et al. Complications of double-balloon enteroscopy: a multicenter survey. Endoscopy. 2007; 39:613-5.
24. Odagiri H, Matsui H, Fushimi K, Kaise M, Yasunaga H. Factors associated with perforation related to diagnostic balloon-assisted enteroscopy: analysis of a national inpatient database in Japan. Endoscopy. 2015 Feb; 47(2):143-6.
25. Domagk D, Bretthauer M, Lenz P, Aabakken L, Ullerich H, Maaser C et al. Carbon dioxide insufflation improves intubation depth in double-balloon enteroscopy: a randomized, controlled, double-blind trial. Endoscopy. 2007 Dec; 39(12):1064-7.

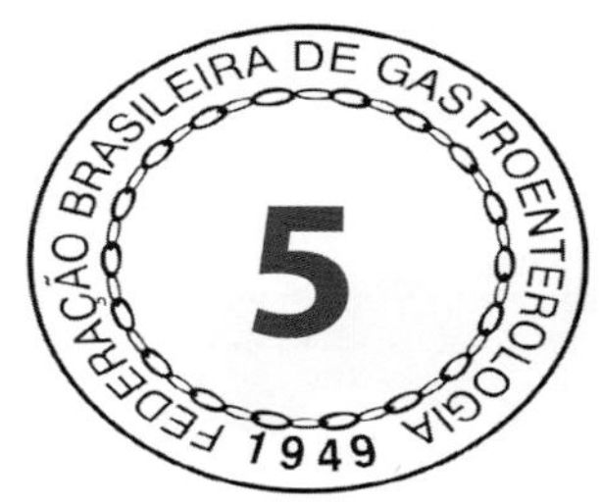

ULTRASSONOGRAFIA ENDOSCÓPICA

Dalton Marques Chaves
Luciano Okawa
Fauze Maluf-Filho

INTRODUÇÃO

A ultrassonografia endoscópica (USE), ou ecoendoscopia, é a associação da endoscopia com a ultrassonografia convencional, em que um transdutor ultrassonográfico é acoplado na ponta do endoscópio. Assim, guiado pela visão endoscópica, um exame ecográfico pode ser realizado junto a órgãos e estruturas internas do trato digestório. A associação de transdutores modernos, que atingem frequência de até 30 MHz, como no caso de alguns miniprobes, com a proximidade dos órgãos estudados, possibilita a obtenção de imagens ecográficas de alta resolução, definindo com precisão as camadas da parede do trato digestório, o que permite uma análise detalhada de órgãos e estruturas adjacentes.

TIPOS DE APARELHOS

Existem dois tipos básicos de aparelhos ecoendoscópios: com transdutor setorial e com transdutor radial.

O ecoendoscópio setorial é aquele em que a imagem ultrassonográfica é longitudinal ao tubo de inserção do aparelho (Figura 5.1), com campo de visão de 100 graus, para os aparelhos de última geração, e com frequências de 5, 7,5 e 10 MHz. Essa orientação do feixe de imagem permite a realização de punções ecoguiadas por meio da introdução de agulha pelo canal de trabalho do endoscópio.

O ecoendoscópio radial (Figura 5.2) é aquele em que o feixe de imagem é perpendicular ao tubo de inserção do aparelho, produzindo uma imagem em 360 graus. Tem como desvantagem não permitir a realização da punção ecoguiada. Suas frequências também são de 5, 7,5 e 10 MHz.

Para avaliação de pequenas lesões superficiais da parede gastrointestinal, utiliza-se, ainda, a sonda miniprobe de ultrassonografia endoscópica (Figura 5.3). Trata-se de uma fina sonda dotada de um pequeno transdutor na sua extremidade, com a vantagem de poder ser introduzida pelo canal de trabalho do endoscópio, apresentando diâmetro de até 2,8 mm. Seu sistema radial permite uma imagem em 360 graus, disponíveis nas frequências de 12, 20 ou 30 MHz. Sua alta frequência possibilita imagem detalhada de todas as camadas da parede do trato digestório (Figura 5.4).

INDICAÇÕES

As indicações de ecoendoscopia são várias:

- estadiamento de neoplasias intraluminais gastrointestinais;
- avaliação de lesões submucosas, de doenças pancreatobiliares, de afecções mediastinais, de lesões perianais, de lesões extraluminais, identificadas por outros métodos de imagem;
- aplicações terapêuticas diversas.

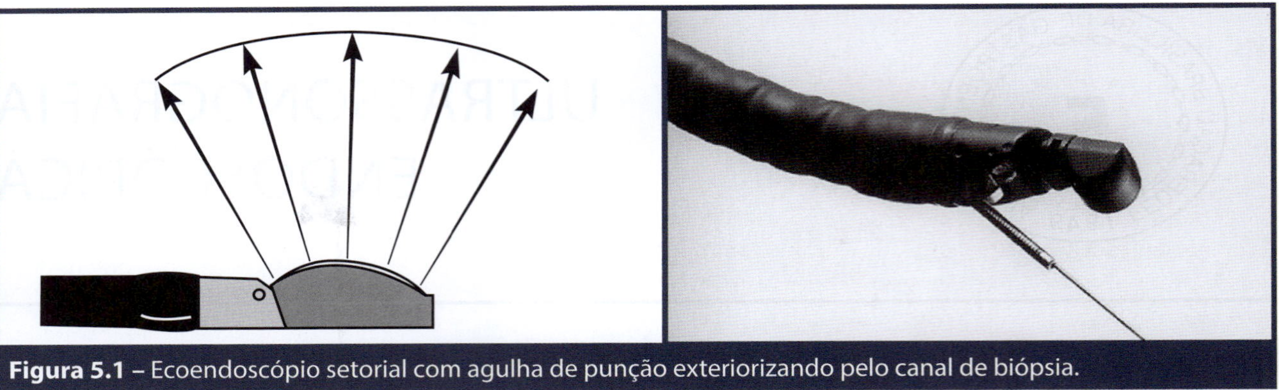

Figura 5.1 – Ecoendoscópio setorial com agulha de punção exteriorizando pelo canal de biópsia.

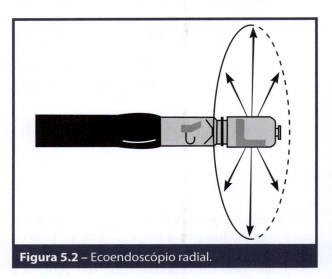

Figura 5.2 – Ecoendoscópio radial.

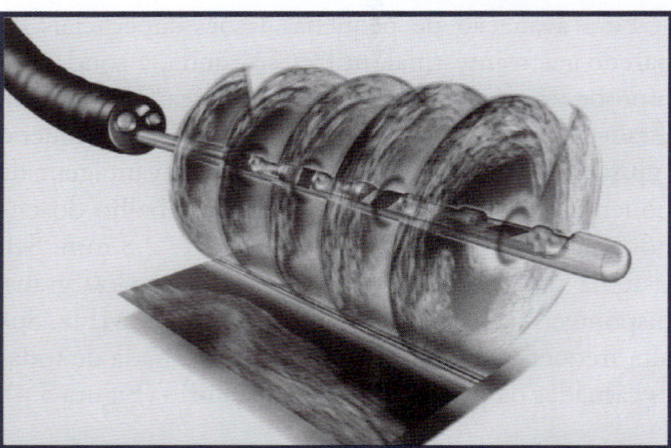

Figura 5.3 – Sonda miniprobe exteriorizada pelo canal de biópsia do endoscópio.

A possibilidade de realização da punção ecoguiada tem sido de extrema importância para selar o diagnóstico de variadas patologias, especialmente nos cânceres, evitando cirurgias em diversas situações.

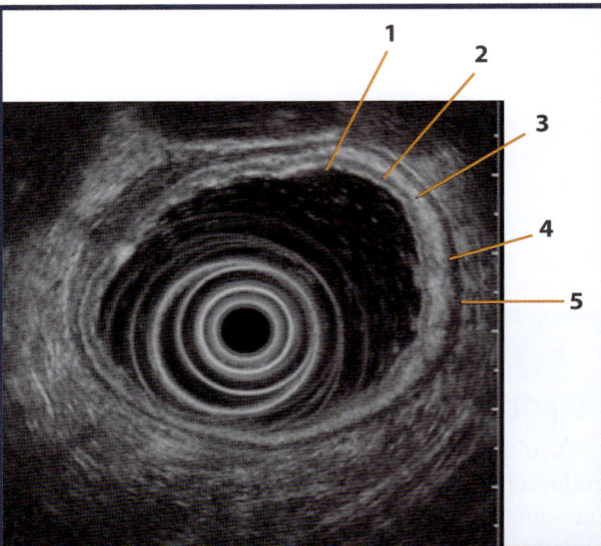

Figura 5.4 – Imagem das camadas da parede do tubo digestório. Miniprobe 12 MHz. 1ª camada: mucosa superficial (hiperecoica). 2ª camada: mucosa profunda (hipoecoica). 3ª camada: submucosa (hiperecoica). 4ª camada: muscular própria (hipoecoica). 5ª camada: serosa – adventícia (hiperecoica).

Câncer de esôfago

A ecoendoscopia é o método de maior acurácia para o estádio T e N das neoplasias intraluminais do trato digestório, em especial para o esôfago, o estômago e o reto.[1] A conduta diante de um paciente com neoplasia gastrointestinal intraluminal pode ser alterada de forma significativa após a realização da ecoendoscopia.[2-4]

Para o estádio M, o método apresenta restrições, uma vez que seu campo de visibilidade é limitado. Entretanto, a presença de ascite, derrame pleural, metástases hepáticas, mediastinais e do tronco celíaco é facilmente detectável, com a vantagem de poder obter amostras pela punção ecoguiada.

No câncer de esôfago, um estadiamento acurado é fundamental para definir a sobrevida e o tipo de tratamento (endoscópico, cirúrgico curativo ou paliativo, com ou sem terapia neoadjuvante). Entre os métodos de imagem, a ecoendoscopia é o de melhor acurácia, porém, seus resultados estão diretamente relacionados à experiência do endoscopista, ao uso de minissondas para lesões superficiais e à realização de dilatação seguida de ecoendoscopia, no caso de tumores estenosantes. Sua acurácia para o estádio T é em torno de 85%;[4] para o estádio N, de 75 a 80%. Os resultados costumam ser melhores para os estádios T3 e T4 (> 90%) do que para os estádios T1 e T2 (Figura 5.5). Todavia, o uso de miniprobe melhora de forma significativa os resultados para os estádios T1 e T2.[5]

A suspeita de metástase em linfonodo ocorre quando este mede acima de 1 cm, tem formato arredondado, é hipoecoico e de bordas definidas. Quando esses quatro critérios estão presentes, tem-se uma sensibilidade em torno de 80%. Entretanto, isso ocorre em uma minoria dos casos, sendo a punção ecoguiada importante para confirmar malignidade.

Câncer de estômago

No adenocarcinoma gástrico (Figura 5.6), a acurácia da USE para os estádios T e N, também é superior à tomografia computadorizada (TC), variando de 71 a 88% para o estádio T e de 77 a 80% para o estádio N.[6,7] Subestadiamento em virtude de invasões microscópicas e superestadiamento consequente à fibrose ou às reações inflamatórias são mais frequentes no estádio T2.

Apesar de apresentar elevada acurácia para o estadiamento TNM do câncer gástrico, a ecoendoscopia não tem impacto substancial no manejo de pacientes com câncer gástrico avançado. A ecoendoscopia pode auxiliar no acompanhamento de pacientes que foram submetidos ao tratamento cirúrgico, e também pode identificar o subgrupo com estadiamento T3 e T4, que se beneficiaria do tratamento neoadjuvante.[4] A ecoendoscopia é frequentemente utilizada para a seleção de lesões para o tratamento endoscópico por meio da dissecção endoscópica da submucosa. Estima-se que a acurácia da imagem endoscópica de alta resolução associada à imagem ecoendoscópica seja superior a 90%, para diferenciar o adenocarcinoma intramucoso daquele que já invadiu a submucosa. Na prática, a ecoendoscopia é útil para surpreender lesões com invasão maciça da submucosa (sm3) ou além, quando a imagem endoscópica não sugeria tais achados.

No linfoma gástrico, a USE tem importante papel no estadiamento locorregional, pois influencia de maneira decisiva na conduta terapêutica, com acurácia para o estádio T de 91 a 95%, e para o estádio N, de 77 a 83%.[8,9] A punção ecoguiada de linfonodos pode aumentar significativamente a acurácia no estádio N. Além do estadiamento, a USE, com auxílio da punção ecoguiada, é importante para seguimento e controle de tratamento.[4]

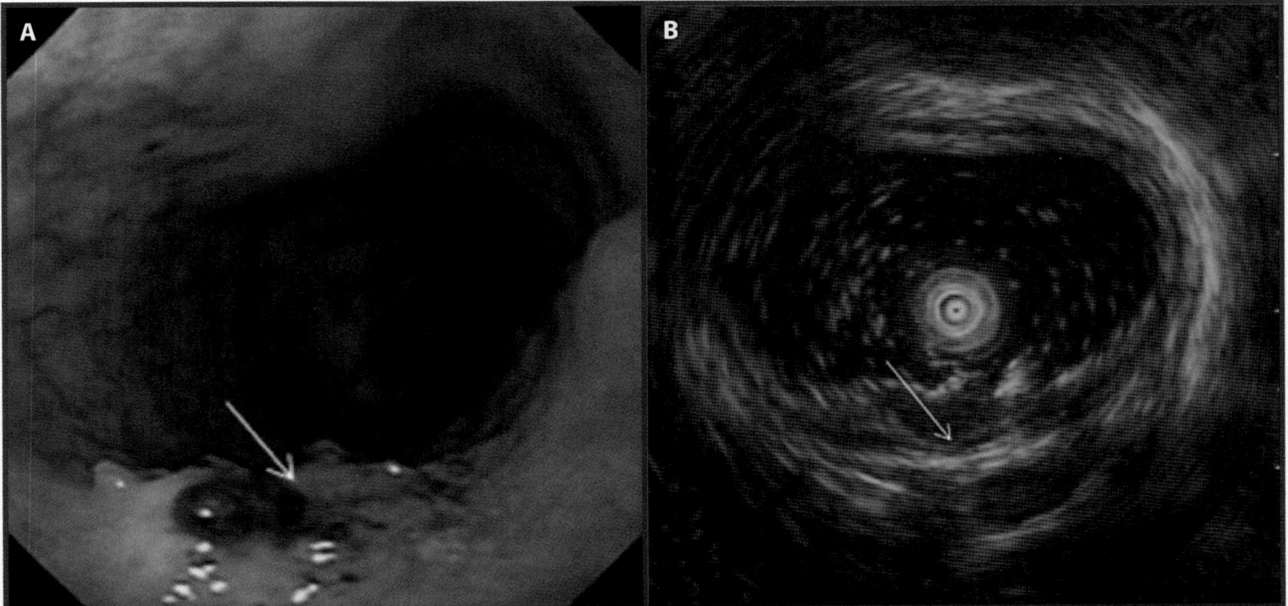

Figura 5.5 – Câncer de esôfago com invasão da submucosa (T1N0). A. Imagem endoscópica de lesão elevada, infiltrativa, com depressão central. B. Imagem ecoendoscópica demonstrando a lesão hipoecoica, invadindo superficialmente a submucosa, que se apresenta afilada e irregular.

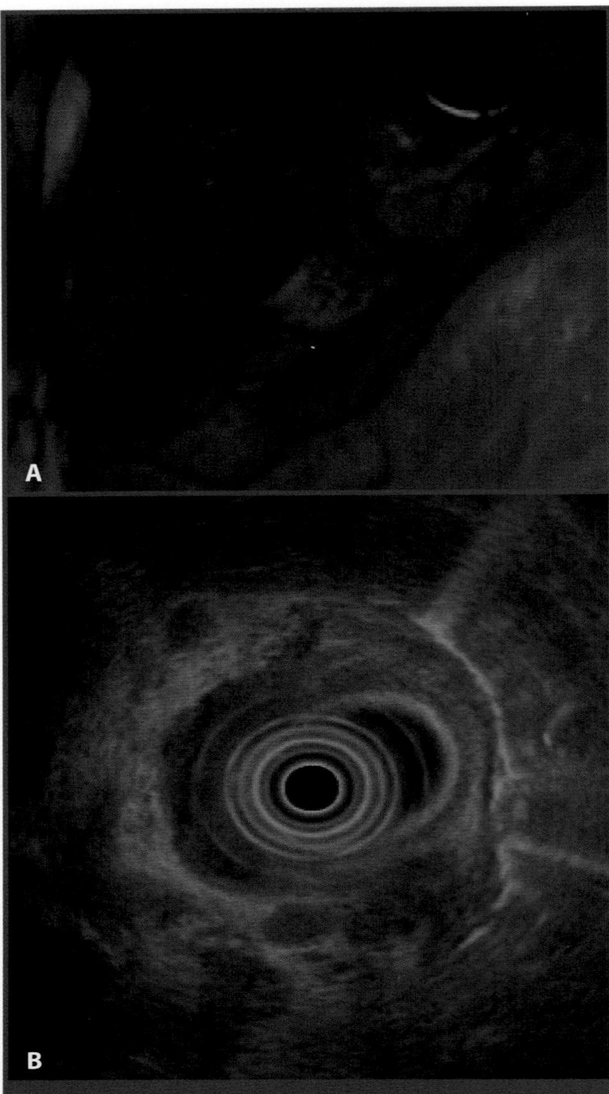

Figura 5.6 – Câncer avançado da cárdia. (A) Visão endoscópica: tumor infiltrativo da cárdia. (B) USE: lesão circunferencial levando à fusão das camadas, invadindo até a serosa.

Câncer de reto

No câncer de reto, dependendo do estádio, o tratamento pode ser realizado por ressecção transanal, por cirurgia via abdominal ou por quimio e radioterapia adjuvante. Portanto, um estadiamento preciso é de fundamental importância para definir a melhor terapêutica.

Em pacientes com adenocarcinoma de reto, a USE auxilia na identificação do subgrupo com maiores benefícios com o tratamento neoadjuvante por meio de quimio e radioterapia (N1 ou T3-T4). A USE facilita a acurada identificação do câncer de reto passível de tratamento com ressecção local transanal (T1sm1).[4] Os tumores mais profundos ou com metástase regional são ressecados por via transabdominal.

A USE tem sido considerada o melhor método de estadiamento, superior à TC.[10] Sua acurácia para o estádio T varia de 80 a 95%, e para o estádio N, de 70 a 75%,[4] com resultados inferiores, especialmente para os linfonodos menores que 5 mm.[11] Mais uma vez, o papel da punção ecoguiada é de grande importância para diferenciar linfonodos metastáticos dos inflamatórios. Assim como no câncer esofágico, a presença de estenose pode contribuir para um subestadiamento.

Lesões submucosas esofagogástricas

Uma vez identificada uma lesão submucosa, a ecoendoscopia é o principal exame para o esclarecimento diagnóstico, pois permite acurada diferenciação de lesões intramurais com compressões extrínsecas,[4] além de medir com precisão a extensão e visibilizar a relação com vasos e estruturas adjacentes. Além disso, muitas vezes, é possível definir com precisão a camada de origem e o tipo de lesão, baseando-se nas características ecográficas e, principalmente, na citologia adquirida por punção ecoguiada.

A lesão submucosa mais comum do trato digestório é o GIST (tumor estromal gastrointestinal) gástrico (Figura 5.7), que geralmente se origina da muscular própria, e é hipoecogênica. Lesões maiores que 4 cm, com áreas císticas ou hiperecoicas e limites imprecisos, podem sugerir malignidade. A presença de infiltração local e/ou linfonodomegalia regional é fortemente sugestiva de malignidade, porém, pouco frequente. Ando et al., comparando características endoscópicas, ecográficas e citológicas, verificaram que os únicos fatores favoráveis à malignidade, com significância estatística, foram a presença de mais de cinco mitoses no campo de maior aumento e um índice de proliferação celular médio de 3,4 para lesões malignas, e de 1,1 para benignas.[12]

No esôfago, a lesão submucosa mais comum é o leiomioma, que também se origina da camada muscular própria (quarta camada), cujas características ecográficas são de difícil diferenciação com a do GIST, com tendência de serem mais hipoecoicas e homogêneas. É importante observar que o GIST é raro no esôfago.

Algumas lesões apresentam características ecográficas típicas, como no caso do lipoma (Figura 5.8), que é hiperecogênico e origina-se da submucosa (terceira camada).

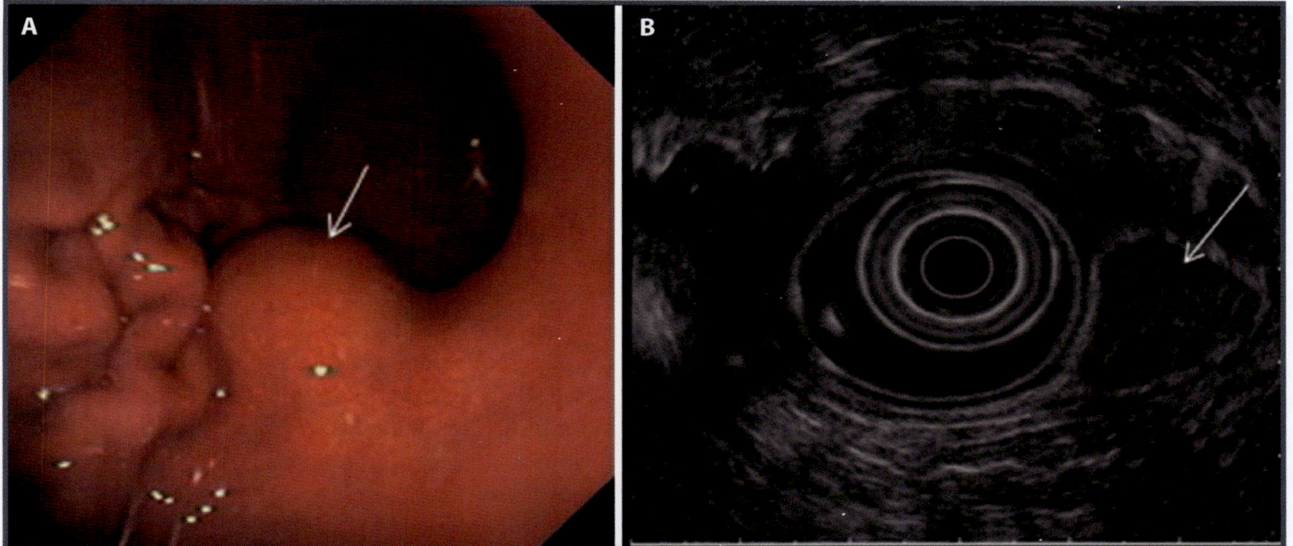

Figura 5.7 – GIST gástrico. (A) Visão endoscópica. (B) Aspecto ecográfico demonstrando lesão hipoecoica, circunscrita entre a submucosa e a camada muscular própria.

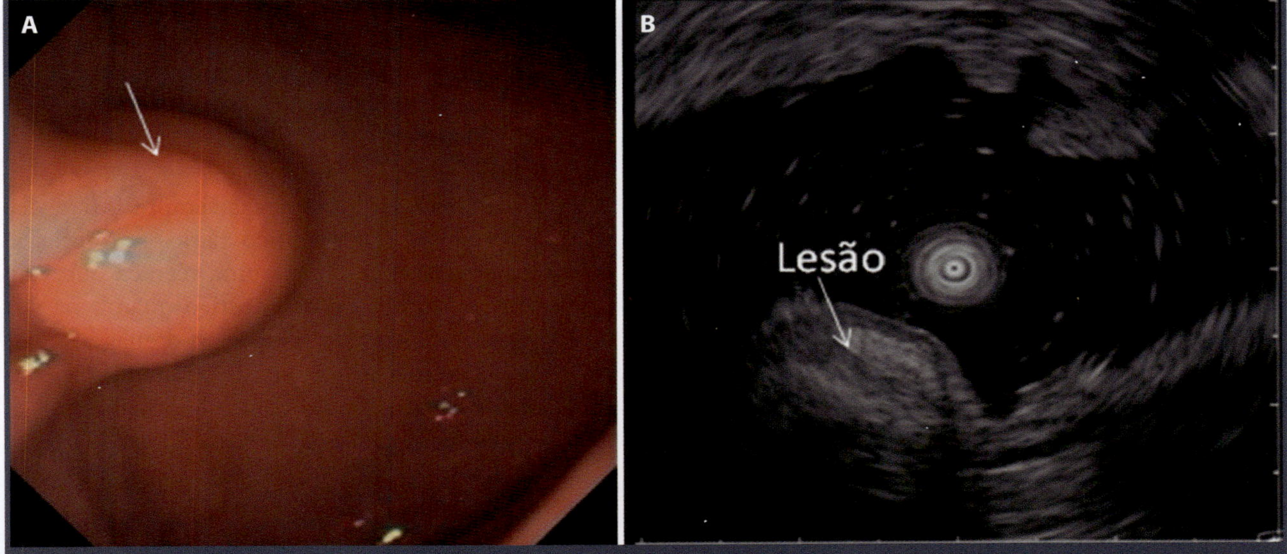

Figura 5.8 – Lipoma gástrico. (A) Visão endoscópica. (B) Imagem ecoendoscópica: lesão hiperecoica circunscrita na submucosa.

Duplicações císticas de esôfago e de estômago aparecem como estruturas anecoicas, porém, sua ecogenicidade pode variar de acordo com seu conteúdo, o qual, quando muito espesso, faz que essas estruturas se apresentem hiperecogênicas, podendo ser confundidas com lesões sólidas. A duplicidade de suas paredes é descrita como um dado importante, porém, na prática, é de difícil identificação.

Em indivíduos assintomáticos, com lesões subepiteliais maiores que 20 mm no esôfago, estômago ou duodeno, com características de malignidade na ecoendoscopia (contornos irregulares, focos ecogênicos maiores que 3 mm, áreas císticas maiores que 4 mm, tamanho maior que 4 cm), a punção ecoguiada tem seu valor.[4] Mais recentemente, a ecoendoscopia com meio de contraste à base de microbolhas tem apresentado resultados promissores no diagnóstico diferencial do GIST gástrico e na caracterização das lesões de comportamento invasivo.[13]

Afecções biliopancreáticas benignas

Pancreatite crônica

A pancreatite crônica é uma doença conhecida de longa data, e grandes avanços ocorreram no conhecimento de sua fisiopatologia e história natural. Entretanto, desafios existem no seu diagnóstico, especialmente das formas leves. Por ser uma doença geralmente progressiva, seu diagnóstico precoce pode contribuir para diminuir suas morbidade e mortalidade.

Tradicionalmente, a colangiopancreatografia endoscópica retrógrada (CPRE) e as provas secretórias são os métodos de escolha para os diagnósticos funcional e morfológico da pancreatite crônica. Entretanto, a ecoendoscopia tem demonstrado alterações mais precoces que as diagnosticadas na CPRE.

As alterações ecográficas na pancreatite crônica ocorrem tanto no parênquima quanto no ducto pancreático.

No parênquima, as seguintes alterações ecográficas podem ser encontradas: alterações de seus contornos; heterogeneidade; presença de pontos e estrias hiperecoicas; perda da distinção entre as porções ventral e dorsal; e atrofia.

As alterações ductais podem ser: hiperecogenicidade e irregularidade de suas paredes; dilatações de ductos secundários; dilatação do ducto de Wirsung, acima de 3 mm na porção cefálica, de 2 mm no corpo e de 1 mm na cauda; presença de estenose, cistos e calcificações intraductais.

Entre as alterações ecográficas citadas, as mais frequentemente encontradas são a perda da homogeneidade do parênquima, pontos e estrias hiperecoicos, e hiperecogenicidade da parede do ducto pancreático.[14]

Correlacionar as alterações ecográficas da USE com os graus de pancreatite crônica tem sido de grande dificuldade, em decorrência de fatores como variabilidade de interpretação entre diferentes observadores, especialmente para as pequenas alterações, ausência de um padrão de referência, especialmente para doenças precoces, e dificuldade de obtenção de amostras teciduais *in vivo*. Esses fatores têm refletido na dificuldade de firmar o diagnóstico das pancreatites crônicas leves. Os resultados são expressivos, com alto nível de acurácia, quando existem mais de cinco alterações ecográficas (critérios) para confirmar diagnóstico e menos de dois critérios para excluí-lo.[14] Destaca-se o elevado valor preditivo negativo da ecoendoscopia no diagnóstico da pancreatite crônica. Assim, o achado de menos de dois critérios ecoendoscópicos de pancreatite crônica praticamente descartam essa possibilidade diagnóstica.

Pancreatite aguda

Na pancreatite aguda, a ecoendoscopia tem sido importante não para confirmar seu diagnóstico, mas, sim, para pesquisar sua etiologia. Tem-se mostrado ser de grande benefício, especialmente nos casos de pancreatite aguda recorrente, de etiologia indeterminada.[15]

Cerca de 30 a 80% dos casos de pacientes submetidos à ecoendoscopia pós-pancreatite aguda têm sua etiologia esclarecida. Diversas são as causas de pancreatite aguda, que podem ser diagnosticadas pela ecoendoscopia: colelitíase e coledocolitíase; minilitíase; pâncreas *divisum*; tumor intraductal produtor de mucina; neoplasias pancreáticas e pancreatite crônica.

Comparada à colangiografia endoscópica, a USE tem as grandes vantagens de apresentar menor morbidade e de possibilitar a avaliação do parênquima pancreático.

Nos casos de pancreatite aguda, com piora da evolução clínica, e suspeita de cálculo impactado no colédoco distal, a USE pode ser de grande benefício, para confirmar o diagnóstico e indicar tratamento endoscópico pela colangiopancreatografia.

Lesões císticas de pâncreas

As lesões císticas do pâncreas sempre foram desafio diagnóstico e terapêutico para os especialistas. A ecoendoscopia é mais uma técnica que veio contribuir, tanto no seu diagnóstico quanto na sua terapêutica, por meio de punções e drenagem ecoguiadas. As avaliações citológica e bioquímica do conteúdo cístico em muito contribuem para o diagnóstico diferencial entre os diversos tipos de cistos.

A maioria dessas lesões tem sido diagnosticada incidentalmente por outros métodos de imagem. Os sinais e sintomas mais frequentes relacionados às lesões císticas pancreáticas são dor abdominal ou dorsal, icterícia, massa palpável e pancreatite aguda. Mesmo nos pacientes assintomáticos, cerca de 17% cursam com carcinoma *in situ* ou invasivo, e 42%, com lesões de potencial maligno.[16]

Diversos são os tipos de cistos pancreáticos: pseudocistos pós-pancreatite; cistos congênitos; cistos neoplásicos, que incluem o cistoadenoma seroso, cistoadenoma mucinoso, cistoadenocarcinoma e o tumor intraductal produtor de mucina. Outros tumores como o pseudopapilar sólido, os neuroendócrinos, e até o adenocarcinoma, também podem cursar com lesões císticas. As características ecográficas das lesões císticas do pâncreas estão na Tabela 5.1.[17,18]

Tabela 5.1 – Características ecográficas das lesões císticas do pâncreas	
Tipo de lesão	**Características**
Pseudocisto ou cisto inflamatório	Lesão cística, geralmente, sem septação ou componente sólido, muitas vezes associada a alterações parenquimatosas sugestivas de pancreatite crônica, ou a sequelas de pancreatite aguda. Conteúdo com debris é mais frequente nos pseudocistos inflamatórios (65%), ao passo que nos cistos neoplásicos é pouco frequente (4%)
Cistoadenoma seroso	Aparecem como lesão multicística (mais de seis cistos menores que 2 cm cada), com aspecto em favo de mel. Os grandes cistoadenomas serosos podem apresentar hiperecogenicidade central, e também macrocistos ou compartimentos grandes
Cistoadenoma mucinoso	É uma lesão macrocística, geralmente uniloculada, de paredes finas, ocasionalmente com finos septos. Localiza-se, geralmente, no corpo ou na cauda do pâncreas. A presença de calcificações periféricas, componente sólido, e linfonodomegalia regional fala a favor de malignidade
Cistoadenocarcinoma	Lesão de natureza mista, sólido-cística. No exame ecográfico, o achado de massa hipoecoica com componente cístico apresenta sensibilidade de 83% e especificidade de 95% para lesões malignas. Porém, os tumores mais precoces podem surgir como pequenos nódulos ou espessamento da parede do cisto
Tumor intraductal produtor de mucina	Lesão cística comunicante com o ducto de Wirsung ou com ducto secundário, que geralmente se encontram dilatados. A presença dessas características cursa com sensibilidade de 47% e especificidade de 78%. Podem se apresentar como lesão cística septada ou como cisto com componente sólido. A presença de dilatação do Wirsung (> 5 mm) e de cistos (> 4 cm), e massas murais (> 10 mm) falam a favor de lesão maligna
Neoplasia endócrina cística	Geralmente, surge como uma lesão predominantemente cística, uniloculada, ocupando a maior parte da neoplasia.
Tumor pseudopapilar sólido	Neoplasia também conhecida como tumor de Frantz. Ecograficamente, aparece como lesão sólido-cística, geralmente localizada na cabeça, ou processo uncinado do pâncreas, com incidência em mulheres jovens
Adenocarcinoma intraductal com degeneração cística	Massa sólida primária com espaços císticos, geralmente associada a quadro de icterícia e/ou dor abdominal

Fonte: adapatado de Song et al., 2003;[17] Brandwein et al., 2001.[18]

Punção ecoguiada de lesões císticas do pâncreas

A punção ecoguiada de lesões císticas do pâncreas está indicada, principalmente, nos casos em que existe dúvida diagnóstica e, em especial, quando a conduta terapêutica pode ser mudada. A propedêutica mínima do líquido aspirado é sua análise citológica, dosagens da amilase, do CEA e do CA19-9.

No Consenso Brasileiro de Ecoendoscopia, realizado em 2006, adotou-se a seguinte interpretação dos resultados:

- CEA acima de 192 praticamente afasta lesão serosa;
- CEA abaixo de 5 praticamente afasta adenoma mucinoso e adenocarcinoma;
- CA19-9 abaixo de 37 praticamente afasta adenoma mucinoso e adenocarcinoma;
- amilase abaixo de 250 praticamente afasta pseudocisto;
- a sensibilidade do estudo citológico para o diagnóstico diferencial dos cistos é de 48 a 59%.[19,20]

Mais recentemente, o aspirado tem sido enviado para dosagem da concentração de glicose.[21] A dosagem de glicose inferior a 50mg% e o CEA acima de 192 tiveram sensibilidade de 100% para o diagnóstico de lesões mucinosas, com especificidade de 33%. Os estudos moleculares como detecção de mutação de k-ras ou painéis genômico e proteômicos são úteis, porém, apresentam utilização limitada, em razão do custo e da disponibilidade.

A incidência de pancreatite após punção ecoguiada de lesões císticas do pâncreas é de 2 a 3%, sendo mais frequente em lesões da cabeça pancreática ou do processo uncinado.[4]

Litíase biliar

É de conhecimento geral a alta acurácia da ultrassonografia convencional para o diagnóstico da litíase biliar. Porém, essa acurácia fica comprometida quando se trata de microlitíase, ou seja, cálculos ≤ 3 mm, sem sombra acústica, que é uma importante causa de pancreatite aguda e cólica biliar. Pequenos cálculos localizados no infundíbulo da vesícula também podem passar despercebidos pelo examinador. Diante dessas observações, a ecoendoscopia estaria indicada nos pacientes com suspeita clínica de litíase, não confirmada por outros métodos de imagem, especialmente nos casos de cólica biliar ou pancreatite aguda de etiologia indefinida.

Em estudo realizado com 35 pacientes, que apresentavam crises compatíveis com cólicas biliares e exames de ecografia convencional negativos para colelitíase, a USE identificou cálculos em 18 deles; 17 foram operados logo após o diagnóstico e o achado cirúrgico confirmou a hipótese ecoendoscópica em 15. Resultados semelhantes foram relatados em outros estudos.[22,23]

Em relação à coledocolitíase, quando suspeitada, a ecoendoscopia apresenta sensibilidade acima de 90%, o que é superior à ultrassonografia convencional e equivalente à colangiopancreatografia endoscópica, com a vantagem de apresentar menor morbidade, em relação a esse último método.[24,25] Estudos controlados comparando a ecoendoscopia à colangiorressonância demonstram que os dois métodos se equivalem no diagnóstico da icterícia obstrutiva e da coledocolitíase.[26]

Pólipos de vesícula

O advento da ultrassonografia abdominal aumentou de forma significativa o diagnóstico de pólipos de vesícula biliar, em indivíduos saudáveis. Entretanto, sua diferenciação tem sido limitada, especialmente nos pequenos pólipos.

Considerando-se a definição ecográfica de pólipos de vesícula biliar como estruturas sólidas, fixas à parede interna, geralmente sem sombra acústica, podemos classificá-los em dois grupos: os neoplásicos e os não neoplásicos.

Os não neoplásicos incluem: pólipos inflamatórios (geralmente aparecem como pequeninas estruturas ecogênicas), que correspondem a tecido de granulação; os fibrosos, semelhantes aos anteriores, porém, usualmente maiores, e muitas vezes associados à colecistopatia crônica calculosa; os de colesterol, que aparecem como estruturas hiperecogênicas, sem sombra acústica, com reverberação sonora (artefato em cauda de cometa) e que correspondem a uma massa de histiócitos repletos de colesterol.

Alguns autores incluem, ainda, no grupo dos não neoplásicos, a adenomiomatose localizada, que corresponde à hiperplasia localizada da mucosa vesicular, com proliferação dos seios de Rokitansky-Aschoff, a qual frequentemente está associada a focos de colesterolose ou cálculos. Os neoplásicos incluem os adenomas (Figura 5.9) e os adenocarcinomas.

O diagnóstico diferencial pré-cirúrgico entre os pólipos neoplásicos e não neoplásicos é importante para definir melhor a conduta a ser tomada. A USE tem sido o método de melhor acurácia para o diagnóstico diferencial dos diferentes pólipos de vesícula.

Comparando a ultrassonografia abdominal à USE na diferenciação de pólipos neoplásicos e de não neoplásicos, Sugiyama et al.[27] verificaram acurácia de 97% para a ecoendoscopia e de 76% para a ultrassonografia abdominal. Entretanto, em sua casuística, não foram mencionados os pólipos fibrosos e os inflamatórios.

Os aspectos ecográficos adotados para diferenciar as lesões se encontram na Tabela 5.2.

Em um estudo mais detalhado, Choi et al.[28] avaliaram vários aspectos da ecoendoscopia para diferenciar os pólipos neoplásicos (n = 45) dos não neoplásicos (n = 34). Cem por cento dos pólipos ≤ 5 mm eram pólipos de colesterol e 94% dos > de 15 mm eram neoplásicos.

A incidência de neoplasia entre os pólipos de 5 a 10 mm e de 10 a 15 mm foi de 28,9 e 54,8%, respectivamente. Entre os pólipos que cursaram com perda das estruturas das camadas da vesícula, com pontos hiperecoicos, com borda lobulada e únicos, a incidência de pólipos neoplásicos foi de 89,5; 8,3; 92,7 e 75,5%, respectivamente.

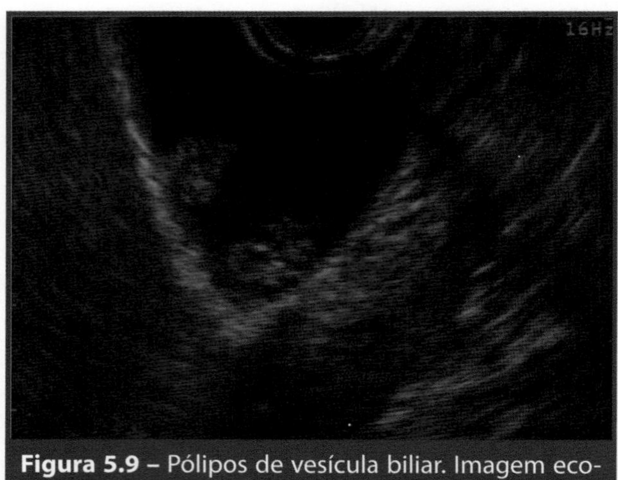

Figura 5.9 – Pólipos de vesícula biliar. Imagem ecográfica típica de pólipos adenomatosos.

Tabela 5.2 – Aspectos ecográficos dos diferentes pólipos de vesícula biliar	
Pólipo de colesterol	Lesão única de 1 a 5 mm, hiperecogênica e homogênea, ou como um conglomerado de múltiplos pontos ecogênicos de 1 a 3 mm, sem sombra acústica, com reverberação posterior (artefato em cauda de cometa)
Adenomiomatose localizada	Lesão ecogênica séssil, contendo microcistos associados com artefato em cauda de cometa
Pólipos neoplásicos	Ausência de pontos hiperecogênicos, de microcistos e de artefato em cauda de cometa Lesão séssil, única, hipoecogênica e de rápido crescimento é favorável ao adenocarcinoma

Neoplasias biliopancreáticas

Adenocarcinoma de pâncreas

Sabe-se que a sobrevida nos casos de câncer de pâncreas é baixa, e a indicação de tratamento cirúrgico curativo acontece em pouco mais de 14% dos pacientes.[29] O estadiamento preciso é de fundamental importância para uma correta indicação de tratamento cirúrgico ou paliativo.

A USE pode, muitas vezes, identificar pequenas lesões, difíceis de serem visualizadas até nos exames de TC e RM.[30] Falso-negativos podem ocorrer na presença de pancreatopatias crônicas, pancreatites agudas recentes e carcinoma infiltrante difuso.[31]

Para os estádios T e N a USE apresenta sensibilidade maior que 90%.[32,33] Em estudo recente, de casuística expressiva, com mais de 400 casos de adenocarcinoma pancreático, a acurácia do método para detectar lesões de até 2 cm, de 2 a 3 cm e maiores de 3 cm foi de 92, 86 e 86%, respectivamente.[34] Entretanto, a ecoendoscopia não se mostra sensível para o câncer de pâncreas na presença de pancreatite ou quando o tumor é infiltrativo. A ecotextura marcadamente heterogênea pode levar a achados diagnósticos falso-negativos.[4]

Tanto a USE radial quanto a setorial apresentam sensibilidade de aproximadamente 80% para a detecção de invasão tumoral da veia mesentérica superior e porta, sendo inferiores à tomografia com contraste.[4] Uma recente metanálise sobre o valor da ecoendoscopia na detecção de invasão vascular, nos tumores pancreático e periampular, revelou uma sensibilidade e especificidade de 73 e 90,2%, respectivamente. Recentemente, a ecoendoscopia tem sido estudada para detecção do adenocarcinoma pancreático por meio da vigilância em grupos de risco com o paciente com histórico familiar ou outras síndromes genéticas (p. ex., Peutz-Jeghers). Destaca-se o baixo rendimento para detecção de adenocarcinoma nestes estudos, em contraposição ao achado de tumor intraductal produtor de mucina e tumores neuroendócrinos em quase 15% desses pacientes. O significado desses achados ainda não está claro.[35]

Para avaliar a ressecabilidade de um nódulo pancreático sólido, a USE apresenta alto valor preditivo positivo, mas baixo valor preditivo negativo.[4] A USE e a TC são considerados métodos complementares para essa avaliação.[36]

A punção ecoguiada (Figura 5.10) possibilita o diagnóstico citológico com diferenciação entre os diversos tipos de tumores e a confirmação de possíveis linfonodos malignos. Nos casos de irressecabilidade do tumor, a punção é de fundamental importância para confirmar o tipo de tumor e instituir o tratamento paliativo (QT e RT). São consideradas vantagens desse método, em relação à punção guiada pela tomografia, a possibilidade de obter amostras de tecido de pequenas lesões, pequenos linfonodos, e a menor possibilidade de disseminação peritoneal.[37]

A neurólise do plexo celíaco, guiada por ecoendoscopia, para a paliação da dor relacionada ao câncer pancreático é segura e efetiva. Entretanto, esse tratamento é menos efetivo para a dor crônica da pancreatite crônica.[4]

Tumores neuroendócrinos de pâncreas

Tumores neuroendócrinos funcionantes ou não funcionantes são raros. Sua suspeita, muitas vezes, ocorre com base nos sintomas clínicos e exames laboratoriais; entretanto, não raramente, são achados incidentais nos exames de imagem abdominal. A única opção para tratamento curativo desse tumor é sua ressecção cirúrgica. Portanto, a localização precisa da lesão e a certeza diagnóstica são fundamentais para o cirurgião. A ecoendoscopia é considerada o método de melhor acurácia diagnóstica, identificando tumores menores que 1 cm, com alto grau de precisão, com a vantagem de permitir o diagnóstico citológico pela punção ecoguiada.

Seu aspecto ecográfico característico é de nódulo sólido, com ecogenicidade variável, e bem delimitado (Figura 5.11). Entretanto, lesões mistas ou predominantemente císticas podem ocorrer.

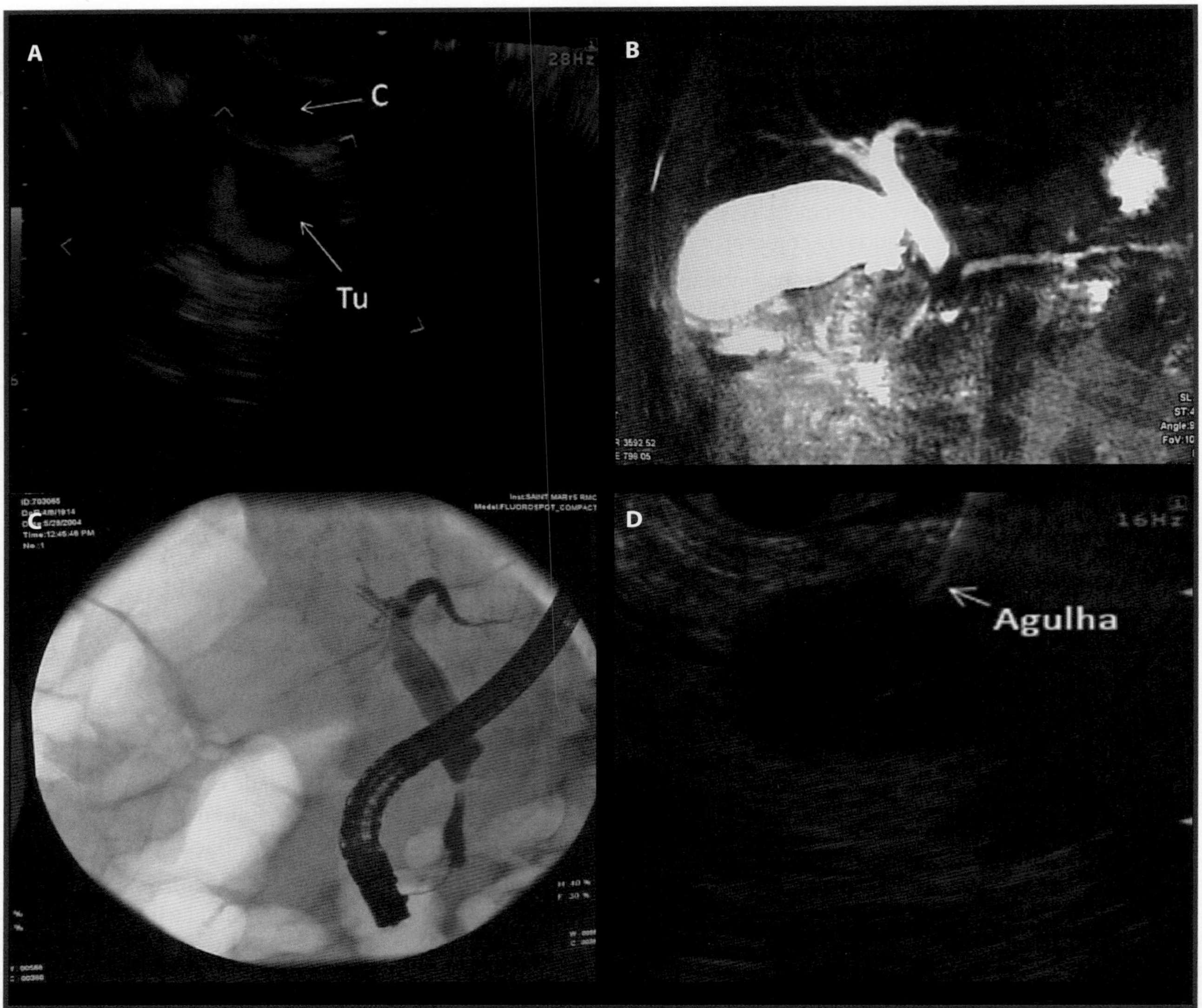

Figura 5.10 – A. Tumor de pâncreas invadindo a veia porta. B. Colangiorressonância: estenose do colédoco e Wirsung. C. Colangiografia endoscópica: estenose do colédoco distal. D. Punção ecoguiada do tumor.

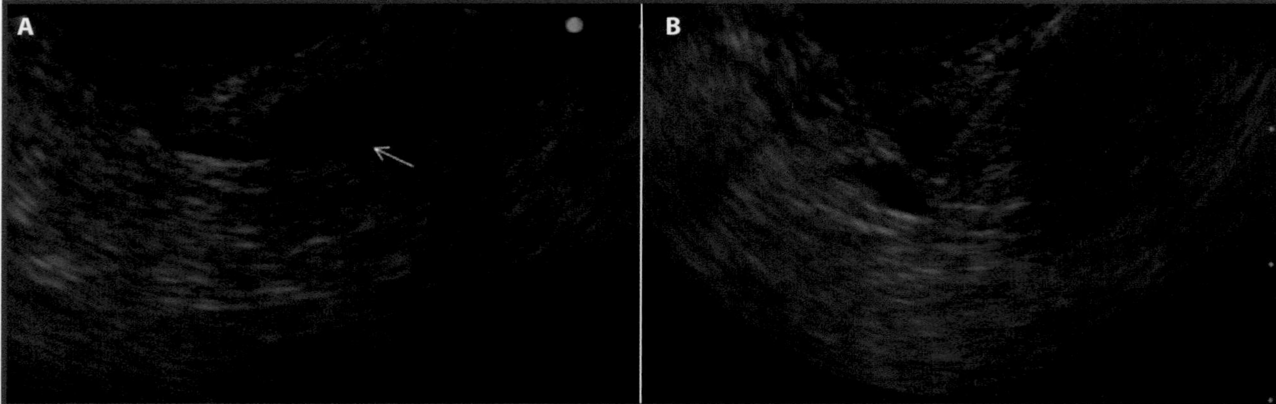

Figura 5.11 – A. Carcinoide: nódulo hipoecoico de 7 mm no corpo pancreático. B. Punção ecoguiada da mesma lesão.

Estudos prospectivos demonstram uma sensibilidade da ecoendoscopia para o diagnóstico dessas lesões de 82 a 93%.[38,39]

Tumores da papila de Vater

Os principais tumores que acometem a papila duodenal são: adenoma, adenocarcinoma, linfoma, neuroendócrinos, lipoma, fibroma, leiomioma, e hamartoma. O adenoma é o mais comum, porém, de acometimento esporádico na população. Entretanto, nos portadores de polipose colônica familiar, sua incidência é alta, na qual 50 a 100% desses desenvolvem adenoma na papila duodenal ou periampular.[40] Em virtude da alta incidência de adenocarcinoma presente nos adenomas (30 a 50%), seu tratamento de escolha é a ressecção cirúrgica ou endoscópica.[41]

A ecoendoscopia foi mais um avanço para o estadiamento do adenocarcinoma de papila duodenal. Esse método permite demonstrar, com boa definição, a presença de invasão tumoral na parede duodenal, no colédoco distal, e peripancreática, com a vantagem, ainda, de permitir a realização de punções.

Estudo comparativo entre tomografia computadorizada, ressonância magnética e ultrassonografia endoscópica, para estadiamento de adenocarcinoma de papila, demonstrou o resultado exibido na Tabela 5.3.[42]

Neoplasias biliares

O colangiocarcinoma é a segunda causa de neoplasia maligna no fígado, porém, de difícil confirmação diagnóstica pré-operatória.

Entre os métodos diagnósticos, há os radiológicos (US convencional, TC, colangiorressonância magnética) e os endoscópicos (colangiopancreatografia endoscópica retrógada - CPRE, USE e a colangioscopia).

A grande vantagem dos métodos endoscópicos é a possibilidade de obter amostras teciduais para diagnóstico citológico e tratamento da estenose biliar, com a colocação de próteses. A ecoendoscopia, quando comparada à CPRE, tem como vantagens a menor morbidade e a possibilidade de avaliar estruturas adjacentes à estenose, como a presença de massa ou linfonodomegalias regionais.

Tabela 5.3 – Acurácia para os estádios T e N do adenocarcinoma de papila duodenal

Métodos	T	N
USE	78%	68%
TC	24%	59%
RM	46%	77%

O advento da ecoendoscopia diminuiu de forma significativa a realização de CPRE diagnóstica, ficando esta mais restrita às indicações terapêuticas.

Comparando a acurácia da USE para os segmentos distal, médio e superior do colédoco, alguns autores afirmam piores resultados na porção superior (hepatocolédoco), em função de sua maior distância do probe. Entretanto, estudos recentes têm demonstrado bons resultados, mesmo nas lesões proximais, com sensibilidade de até 80%.[43,44]

A sensibilidade da punção ecoguiada, para o diagnóstico das causas de estenoses do colédoco varia de 43 a 86%. Nos pacientes com colangite esclerosante e escovado biliar negativo, a sensibilidade varia de 25 a 83%.[43]

Para os tumores de vesícula biliar, o diagnóstico baseia-se na ultrassonografia convencional, na TC e na RM, ocorrendo geralmente em fases tardias. A ecoendoscopia, além de possibilitar a punção ecoguiada, permite uma análise detalhada da lesão e de linfonodomegalias adjacentes, especialmente junto à porta e ao pâncreas.

Em uma série de 89 pacientes, com pólipos de vesícula biliar, submetidos à US convencional e à ecoendoscopia, observaram-se sensibilidade e especificidade para o diagnóstico de câncer da vesícula de 54 e 54% para a US convencional e de 92 e 88% para a ecoendoscopia, respectivamente.[45]

Mediastino

A proximidade do esôfago com o mediastino e sua facilidade de acesso fizeram com que a USE fosse rapidamente reconhecida como um importante método de investigação desse segmento.

A mediastinoscopia é considerada o melhor método para a avaliação do mediastino no estadiamento do câncer de pulmão. Entretanto, no mediastino superior, é limitada apenas à parte anterior. Cerca de 10 a 15% dos pacientes com câncer de pulmão, submetidos à mediastinoscopia cursam com metástases não diagnosticadas.[46] A ecoendoscopia com biópsia aspirativa, que avalia muito bem o mediastino posterior, foi um grande avanço e veio complementar a mediastinoscopia, que avalia melhor o mediastino anterior.

As principais indicações da USE, geralmente associada à biópsia aspirativa, são: estadiamento do câncer de pulmão não de pequenas células; diagnóstico de linfonodomegalias e massas de etiologia indefinida; estadiamento de diversas neoplasias, que podem cursar com metástases linfonodais mediastinais, especialmente na presença de imagens tomográficas suspeitas.

Vários estudos têm demonstrado uma variedade de patologias diagnosticadas pela punção ecoguiada, como tuberculose, linfoma, sarcoidose, histoplasmose e metástase de outros tumores primários, como câncer renal, de mama, ginecológico, esofágico, gástrico e pancreático.

Alguns estudos têm demonstrado um importante impacto clínico da ecoendoscopia com punção, na avaliação de lesões do mediastino, em decorrência da significativa redução do número de cirurgias.[47,48]

Vale a pena ressaltar o estudo de Annema et al.,[49] em que foram avaliados 242 pacientes com linfonodomegalia mediastinal superior a 1 cm de diâmetro pela TC, com suspeita (n = 142) ou com câncer de pulmão confirmado. Após a ecoendoscopia com punção, foram obtidos os seguintes diagnósticos: metástase linfonodal de câncer de pulmão não de pequenas células (52%), tumor de pulmão com invasão T4 (4%), tumor com invasão e metástase linfonodal (5%), câncer de pulmão de pequenas células (8%) e lesão benigna (1%). Diante desses diagnósticos, 70% dos procedimentos cirúrgicos foram evitados.

Mesmo nos pacientes sem imagem tomográfica sugestiva de linfonodomegalia mediastinal, alguns estudos preliminares têm demonstrado que a ecoendoscopia com punção é capaz de diagnosticar metástase em um número significativo de pacientes, e sugerem que o método deve entrar como rotina no estadiamento do câncer de pulmão.[50]

REFERÊNCIAS

1. Savides TJ, Master SS. EUS in rectal cancer. Gastrointest Endosc. 2002; 56:S12-8.
2. Nickl NJ, Bhutani MS, Catalano M, Hoffman B, Hawes R, Chak A et al. Clinical implications of endoscopic ultrasound: the American Endosonography Club Study. Gastrointest Endosc. 1996; 44:371-7.
3. Harewood GC, Wiersema MJ, Nelson H, Maccarty RL, Olson JE, Clain JE et al. A prospective, blinded assessment of the impact of preoperative staging on the management of rectal cancer. Gastroenterol. 2002; 123:24-32.
4. Maluf-Filho F, Dotti CM, Halwan B, Queiros AF, Kupski C, Chaves DM et al. An evidence-based consensus statement on the role and application of endosonography in clinical practice. Endoscopy. 2009; 41:979-87.
5. Jacobson BC, Hirota W, Baron TH, Leighton JA, Faigel DO; Standards of Practice Committee et al. The role of endoscopy in the assessment and treatment of esophageal cancer. Gastrointest Endosc. 2003; 57:817-22.
6. Habermann CR, Weiss F, Riecken R, Honarpisheh H, Bohnacker S, Staedtler C et al. Preoperative staging of gastric adenocarcinoma: comparison of helical CT and endoscopic US. Radiol. 2004; 230:465-71.
7. Shimoyama S, Yasuda H, Hashimoto M, Tatsutomi Y, Aoki F, Mafune K et al. Accuracy of linear-array EUS for preoperative staging of gastric cardia cancer. Gastrointest Endosc. 2004; 60:50-5.
8. Palazzo L, Roseau G, Ruskone-Fourmestraux A, Rougier P, Chaussade S, Rambaud JC et al. Endoscopic ultrasonography in the local staging of primary gastric lymphoma. Endoscopy. 1993; 25:502-8.
9. Caletti G, Fusaroli P, Togliani T. EUS in MALT lymphoma. Gastrointest Endosc. 2002; 56:S21-6.
10. Beynon J, Mortesen NJ, Foy DM, Channer JL, Virjee J, Goddard P. Preoperative assessment of local invasion in rectal cancer: digital examination,endoluminal sonography or computed tomography. Br J Surg. 1986; 73:1015-7.
11. Wiersema MJ, Harewood GC. Endoscopic ultrasound for rectal cancer. Gastroenterol Clinics N Am. 2002; 31:1093-105.
12. Ando N, Goto H, Niwa Y, Hirooka Y, Ohmiya N, Nagasaka T et al. The diagnosis of GI stromal tumors with EUS-guided fine needle aspiration with immunohistochemical analysis. Gastrointest Endosc. 2002; 55:37-43.
13. Kannengiesser K, Mahlke R, Petersen F, Peters A, Ross M, Kucharzik et al. Contrast-enhanced harmonic endoscopic ultrasound is able to discriminate benign submucosal lesions from gastrointestinal stromal tumors. Scandinavian J Gastroenterol. 2012; 47:1515-20.
14. Sahai AV. EUS and chronic pancreatitis. Gastrointest Endosc. 2002; 56:S76-81.
15. Yusoff IF, Raymond G, Sahai AV. A prospective comparison of the yield of EUS in primary vs. recurrent idiopathic acute pancreatitis. Gastrointest Endosc. 2004; 60:673-8.
16. Fernandez-del Castillo C, Targarona J, Thayer SP, Rattner DW, Brugge WR, Warshaw AL. Incidental pancreatic cysts: clinicopathologic characteristics and comparison with symptomatic patients. Arch Surg. 2003; 138:427-34.
17. Song MH, Lee SK, Kim MH, Lee HJ, Kim KP, Kim HJ et al. EUS in the evaluation of pancreatic cystic lesions. Gastrointest Endosc. 2003; 57:891-6.
18. Brandwein SL, Farrell JJ, Centeno BA, Brugge WR. Detection and tumor stagind of malignancy in cystic, intraductal, and solid tumors of the pancreas by EUS. Gastroint Endosc. 2001; 53:722-7.
19. Brugge WR, Lewandrowski K, Lee-Lewandrowski E, Centeno BA, Szydlo T, Regan S et al. Diagnosis of pancreatic cystic neoplasms: a report of the cooperative pancreatic cyst study. Gastroenterol. 2004; 126(5):1330-6.
20. Van der Waaij LA, Van Dullemen HM, Porte RJ. Cyst fluid analysis in the differential diagnosis of pancreatic cystic lesions: a pooled analysis. Gastrointest Endosc. 2005; 62(3):383-9.
21. Zikos T, Pham K, Bowen R, Chen AM, Banerjee S, Friedland S et al. Cyst Fluid Glucose is Rapidly Feasible and Accurate in Diagnosing Mucinous Pancreatic Cysts. Am J Gastroenterol. 2015; 110(6):909-14.
22. Thorboll J, Vilmann P, Jacobsen B, Hassan H. Endoscopic ultrasonography in detection of cholelithiasis in patients

with biliary pain and negative transabdominal ultrasonography. Scand J Gastroenterol. 2004; 39(3):267-9.

23. Mibagheri SA, Mohamadnejad M, Nasiri J, Vahid AA, Ghadimi R, Malekzadeh R. Prospective evaluation of endoscopic ultrasonography in the diagnosis of biliary microlithiasis in patients with normal transabdominal ultrasonography. J Gastrointest Surg. 2005; 9(7):961-4.
24. Buscarini E, Tansini P, Vallisa D, Zambelli A, Buscarini L. EUS for suspected choledocholithiasis: do benefits outweigh costs? A prospective, controlled study. Gastrointest Endosc. 2003; 57:510-8.
25. Kohut M, Nowakowska-Dulawa E, Marek T, Kaczor R, Nowak A. Accuracy of linear endoscopic ultrasonography in the evaluation of patients with suspected common bile duct stones. Endoscopy. 2002; 34:299-303.
26. Aube C, Delorme B, Yzet T, Burtin P, Lebigot J, Pessaux P et al. MR cholangiopancreatography versus endoscopic sonography in suspected common bile duct lithiasis a prospective, comparative study. Am J Roentgenol. 2005; 184:55-62.
27. Sugiyama M, Atomi Y, Yamato T. Endoscopic ultrasonography for differential diagnosis of polypoid gall bladder lesions: analysis in surgical and follow up series. Gut. 2000; 46:250-4.
28. Choi W-B, Lee S-K, Kim M-W, Seo D-W, Kim H-J, Kim D-I et al. A new strategy to predict the neoplastic polyps of the gallbladder based on a scoring system using EUS. Gastrointest Endosc. 2000; 52:372-9.
29. Niederhuber JE, Brennan MF, Menck HR. The National Cancer Data Base report on pancreatic cancer. Cancer. 1995; 76:1671-7.
30. Howard TJ, Chin AC, Streib EW, Kopecky KK, Wiebke EA. Value of helical computed tomography, angiography, and endoscopic ultrasound in determining resectability of periampullary carcinoma. Am J Surg. 1997; 174:237-41.
31. Bhutani MS, Gress FG, Giovannini M, Erickson RA, Catalano MF, Chak A et al. The No Endosonographic Detection of Tumor (NEST) Study: a case series of pancreatic cancers missed on endoscopic ultrasonography. Endoscopy. 2004; 36:385-9.
32. Tierney WM, Kochman ML, Scheiman JM. Computed tomography versus endoscopic ultrasonography for staging of pancreatic cancer. Ann Intern Med. 2005; 142:590-1.
33. DeWitt J, Devereaux B, Chriswell M, McGreevy K, Howard T, Imperiale TF et al. Comparison of endoscopic ultrasonography and multidetector computed tomography for detecting and staging pancreatic cancer. Ann Intern Med. 2004; 141:753-63.
34. Volmar KE, Vollmer RT, Jowell PS, Nelson RC, Xie HB. Pancreatic FNA in 1000 cases: a comparison of imaging modalities. Gastrointest Endosc. 2005; 61(7):854-61.
35. Canto MI, Harinck F, Hruban RH, Offerhaus GJ, Poley JW, Kamel I et al. International Cancer of the Pancreas Screening (CAPS) Consortium summit on the management of patients with increased risk for familial pancreatic cancer. Gut. 2013; 62(3):339-47.
36. Puli SR, Singh S, Hagedorn CH, Reddy J, Olyaee M. Diagnostic accuracy of EUS for vascular invasion in pancreatic and periampullary cancers: a meta-analysis and systematic review. Gastrointest Endosc. 2007; 65(6):788-97.
37. Micames C, Jowell PS, White R, Paulson E, Nelson R, Morse M et al. Lower frequency of peritoneal carcinomatosis in patients with pancreatic cancer diagnosed by EUS-guided FNA vs. percutaneous FNA. Gastrointest Endosc. 2003; 58:690-5.
38. Anderson MA, Carpenter S, Thompson NW, Nostrant TT, Elta GH, Scheiman JM. Endoscopic ultrasound is highly accurate and directs management in patients with neuroendocrine tumors of the pancreas. Am J Gastroenterol. 2000; 95:2271-7.
39. Ardengh JC, de Paulo GA, Ferrari AP. EUS-guided FNA in the diagnosis of pancreatic neuroendocrine tumors before surgery. Gastrointest Endosc. 2004; 60:378-84.
40. Wong RF, DiSario JA. Approaches to endoscopic ampullectomy. Curr Opin Gastroenterol. 2004; 20:460-7.
41. American Society for Gastrointestinal Endoscopy. The role of endoscopy in ampullary and duodenal adenomas. Gastrointest Endosc. 2006; 64:849-54.
42. Cannon ME, Carpenter SL, Elta GH, Nostrant TT, Nostrant TT, Kochman ML et al. EUS compared with CT, magnetic resonance imaging, and angiography and the influence of biliary stenting on staging accuracy of ampullary neoplasms. Gastrointest Endosc. 1999; 50(1):27-33.
43. DeWitt J, Misra VL, Leblanc JK, McHenry L, Sherman S. EUS-guided FNA of proximal biliary strictures after negative ERCP brush cytology results. Gastrointest Endosc. 2006; 64(3):325-33.
44. Fritscher-Ravens A, Broering DC, Sriram PV, Topalidis T, Jaeckle S, Thonke F et al. EUS-guided fine-needle aspiration cytodiagnosis of hilar cholangiocarcinoma: a case series. Gastrointest Endosc. 2000; 52(4):534-40.
45. Azuma T, Yoshikawa T, Araida T, Takasaki K. Differential diagnosis of polypoid lesions of the gallbladder by endoscopic ultrasonography. Am J Surg. 2001; 181:65-70.
46. Toloza EM, Harpole L, McCrory DC. Noninvasive staging of non-small cell lung câncer: a review of the current evidence. Chest. 2003; 123:137-46.
47. Larsen SS, Krasnik M, Vilmann P, Jacobsen GK, Pedersen JH, Faurschou P et al. Endoscopic ultrasound guided fine needle biopsy of mediastinal lesions has a major impact on patient management in lung cancer disease. Thorax. 2002; 57:98-103.
48. Larsen SS, Vilmann P, Krasnik M, Dirksen A, Clementsen P, Jacobsen GK. Endoscopic ultrasound guided biopsy performed routinely in lung cancer staging spares futile thoracotomies: preliminary results from a randomised trail. Lung Cancer. 2005; 49:377-85.
49. Annema J, Versteegh Mi, Veselic M, Voigt P, Rabe KF. Endoscopic ultra-sound-guided fine-needle aspiration in the diagnostic and staging of lung cancer and its impact on surgical staging. J Clin Oncol. 2005; 23:8357-861.
50. Vilmann P, Herth F, Krasnik M. State of the art lecture: Mediastinal EUS. Endoscopy. 2006; 38(S1):S84-S87.

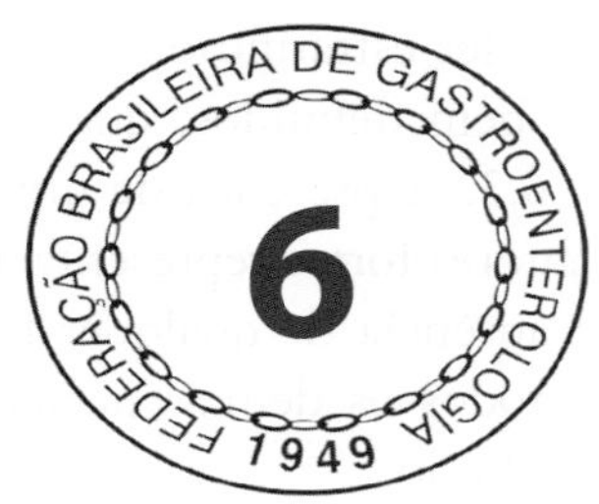

ENDOSCOPIA NO ACESSO DAS VIAS BILIARES E PANCREÁTICAS

Fernanda Prata Martins
Angelo Paulo Ferrari

INTRODUÇÃO

A colangiopancreatografia retrógrada endoscópica (CPRE) é um procedimento híbrido, endoscópico e radiológico. Um endoscópio de visão lateral é introduzido até o duodeno para identificar as papilas duodenais (maior e menor). Com uso de acessórios variados, as vias biliar e pancreática podem ser cateterizadas, permitindo sua visibilidade radiológica, bem como a realização de grande variedade de procedimentos terapêuticos.

Trata-se de um exame complexo, que requer um profissional experiente e material adequado, e sua realização deve ser restrita a procedimentos terapêuticos em centros especializados.

A indicação da CPRE como procedimento puramente diagnóstico foi substituída pela colangiopancreatografia por ressonância magnética, capaz de gerar as mesmas informações, mas com a vantagem de ser método não invasivo e apresentar mínimo risco de complicações. As principais indicações e contraindicações estão relacionadas nos Quadros 6.1 e 6.2, respectivamente.[1]

Quadro 6.1 – Indicações da CPRE

- Icterícia, com diagnóstico ou suspeita de obstrução biliar
- Forte suspeita de doença pancreática ou biliar (história clínica, exames laboratoriais ou imagem)
- Indicação de esfincterotomia endoscópica: coledocolitíase, estenose papilar ou disfunção do esfíncter de Oddi, síndrome de Sump, coledococele, carcinoma de papila em pacientes sem condições cirúrgicas, facilitar acesso ao ducto pancreático
- Dilatação de estenoses biliopancreática
- Colocação de próteses através de estenoses benignas ou malignas, fístulas, pacientes de alto risco com cálculos grandes não removidos
- Avaliação do esfíncter de Oddi por manometria biliar
- Avaliação de pancreatite de etiologia desconhecida, para definição da anatomia ductal, além de possível realização de manometria, esfincterotomia, cateterização da papila menor ou drenagem do ducto pancreático
- Aquisição de amostras de tecidos ou fluidos dos ductos biliar ou pancreático
- Tratamento de doenças do ducto pancreático
- Drenagem de pseudocisto pancreático
- Coledocoscopia ou pancreatoscopia para visibilização direta de lesões
- Tratamento dos adenomas de papila

COLEDOCOLITÍASE

A coledocolitíase ocorre em 15 a 20% dos pacientes com litíase biliar, e é provavelmente a indicação mais

Quadro 6.2 – Contraindicações da CPRE

- Falha em obter o consentimento do paciente
- Avaliação de dor abdominal de origem obscura, na ausência de achados objetivos sugestivos de doença biliar ou pancreática
- Avaliação da vesícula biliar na ausência de evidência de doença no ducto biliar
- Avaliação diagnóstica da neoplasia pancreática, a menos que o tratamento possa ser alterado
- Suspeita de perfuração de víscera oca

comum de CPRE. A maioria dos cálculos tem origem na vesícula biliar e chega ao colédoco através do ducto cístico. Cálculos primários de colédoco (Figura 6.1 A e B) respondem por 10% dos casos, e aproximadamente 5% dos pacientes colecistectomizados apresentam cálculos residuais (Figura 6.2) ou recorrentes.[2]

A sensibilidade da CPRE para detecção de cálculos é superior a 95%, porém, cálculos pequenos podem passar despercebidos.[2] O exame pode ser indicado na fase pré-operatória da colecistectomia, quando houver icterícia vigente, elevação de enzimas canaliculares, pancreatite aguda biliar com sinais de piora clínica ou colangite.[1] A chance de encontrar cálculos na via biliar pode ser estratificada segundo alguns fatores preditores bem definidos, que estão sumarizados no Quadro 6.3. A presença de um fator muito forte ou dois fatores fortes representa alto risco de coledocolitíase; ausência de qualquer fator representa baixo risco e todos os demais pacientes representam risco intermediário.[3]

Quadro 6.3 – Fatores preditores de coledocolitíase

Muito fortes
Coledocolitíase identificada à USG
Colangite bacteriana ascendente
Bilirrubinas > 4 mg/dL
Fortes
Colédoco > 6 mm à USG com vesícula *in situ*
Bilirrubinas 1,8 a 4,0 mg/dL
Moderado
Alteração enzimas hepáticas (não BT)
Idade > 55 anos
Antecedente de pancreatite aguda biliar

BT: bilirrubinas totais.

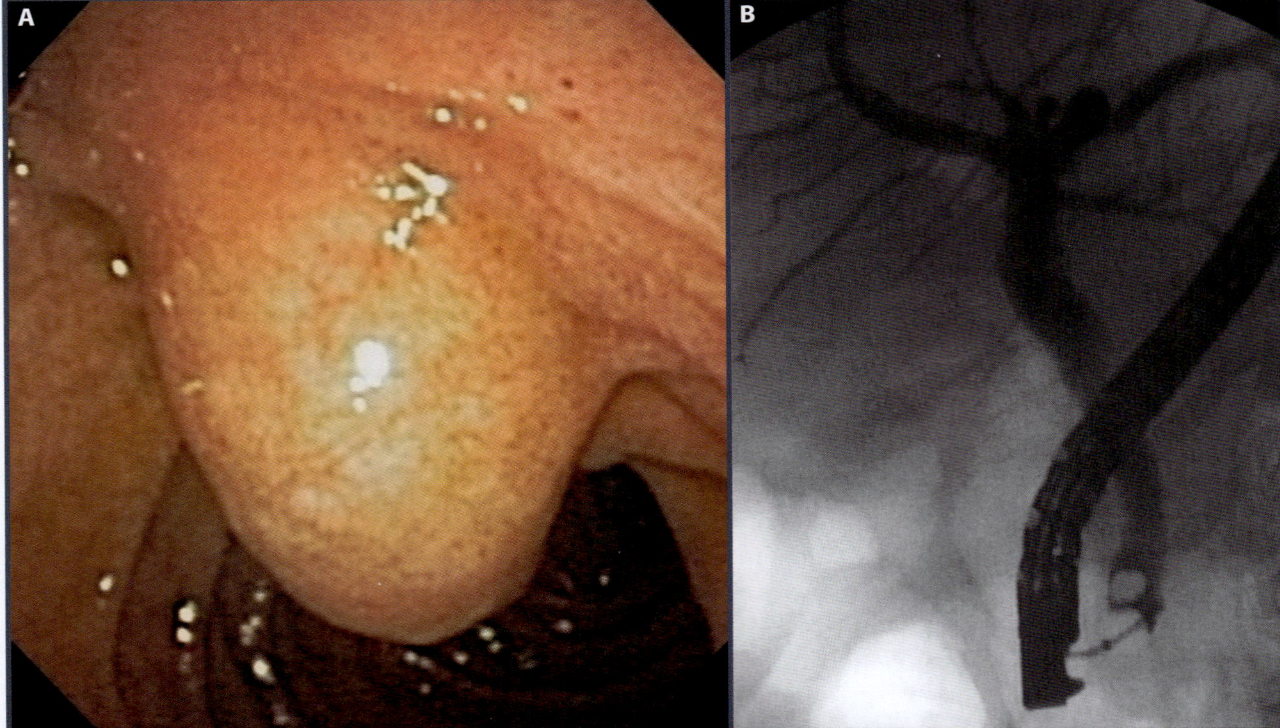

Figura 6.1 – A. Imagem endoscópica mostrando abaulamento da papila duodenal, sugerindo presença de cálculo no colédoco distal. B. Imagem radioscópica do mesmo paciente confirma a presença do cálculo.

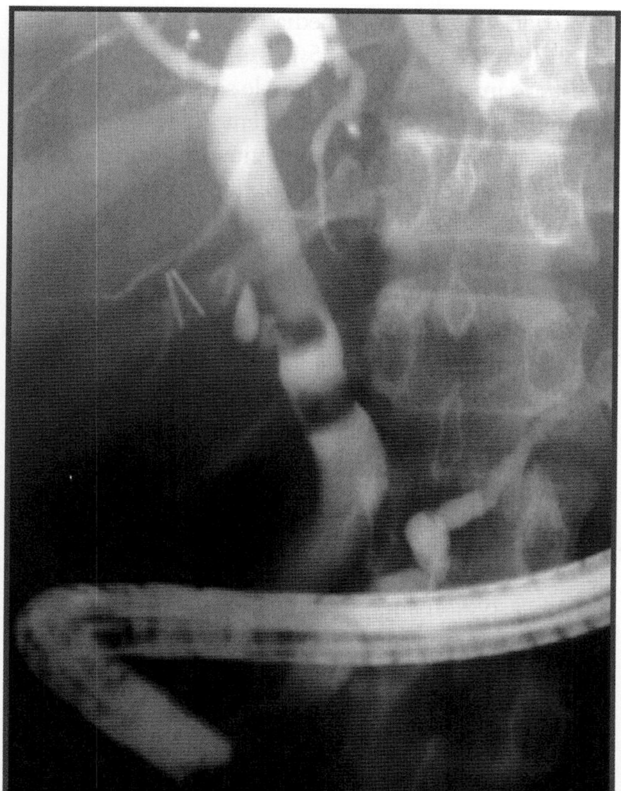

Figura 6.2 – CPRE em paciente colecistectomizado evidencia duas imagens de falhas de enchimento no colédoco médio, compatíveis com cálculos residuais.

A esfincterotomia é o passo inicial para a remoção dos cálculos, e é realizada com sucesso em 90 a 95% dos casos.[2] O objetivo é a secção do esfíncter biliar, eliminando a principal barreira anatômica que impede a passagem do cálculo, facilitando, assim, sua extração. A dilatação da papila após esfincterotomia deve ser considerada para os cálculos maiores que 2 cm, situações nas quais a combinação dos procedimentos pode facilitar a extração, reduzindo a necessidade de litotripsia mecânica.[4]

Uma vez realizada a esfincterotomia, diferentes cestas (*baskets*) ou balões extratores estão disponíveis para remoção dos cálculos do ducto biliar. A maior parte dos cálculos com tamanho inferior a 10 mm será facilmente removida. Alguns princípios devem ser seguidos: cálculos distais devem ser retirados primeiramente, grande número de cálculos não deve ser retirado de uma única vez, o tamanho dos cálculos deve ser avaliado em relação à esfincterotomia, e o uso de litotripsia mecânica deve ser considerado em cálculos maiores que 2 cm. Cálculos quadrados (em "pistão"), aderidos à parede do ducto biliar, intra-hepáticos ou proximais a áreas de estenoses podem representar uma situação de maior dificuldade.

No caso de cálculos grandes, técnicas complementares para fragmentação, como a litotripsia mecânica e outras, podem se fazer necessárias. Uma vez capturado pelo *basket*, o cálculo é quebrado e seus fragmentos removidos pelas técnicas habituais. A taxa de sucesso da litotripsia mecânica varia de 80 a 90%, contudo, 20 a 30% dos pacientes necessitarão de mais de uma sessão.[2]

Uma opção pouco disponível para os casos refratários é a litotripsia intraductal (eletro-hidráulica ou por *laser*, ambas com melhor desempenho se realizadas sob visão endoscópica direta por colangioscopia peroral). A taxa de sucesso global excede 90%[2] quando utilizada por diversas rotas de acesso da via biliar (retrógrada, percutânea ou cirúrgica) e quando associada a outros métodos, tais como a litotripsia extracorpórea.

Se não for possível a limpeza completa da via biliar, deve-se proceder a drenagem com prótese plástica até tratamento definitivo.

A recorrência dos cálculos pode ocorrer em 6 a 24% dos pacientes e em geral podem ser tratadas endoscopicamente.[5]

COMPLICAÇÕES BILIARES PÓS-CIRÚRGICAS

As complicações biliares pós-cirúrgicas (fístulas, estenoses e cálculos residuais) podem ocorrer após a colecistectomia laparoscópica ou convencional, ressecções hepáticas, outras cirurgias de derivação biliar e transplante hepático.

Estenose biliar pós-colecistectomia

A estenose pós-colecistectomia (Figura 6.3), que ocorre entre 0,2 e 0,7% dos pacientes, pode ser decorrente de lesão térmica direta, colocação inadequada de clipes metálicos, ou, ainda, secundárias a isquemia, inflamação ou fibrose.[5]

O tratamento endoscópico é atualmente a primeira opção para o tratamento das estenoses biliares pós-colecistectomia, associadas ou não à fístula biliar. A terapia endoscópica engloba a dilatação da estenose e a colocação de próteses plásticas, atualmente com taxa de sucesso (71 a 94%) semelhante à do tratamento cirúrgico (76 a 93%), porém, com menores índices de morbimortalidade (9% *versus* 3,2 a 27%) e menor taxa de reestenose (17% *versus* 26%).[5] A esfincterotomia endoscópica pode ou não ser realizada antes da colocação da prótese, e certamente está indicada para a colocação de mais de uma prótese.

A dilatação endoscópica pode ser realizada com o auxílio de balão hidrostático, dilatador do tipo vela ou

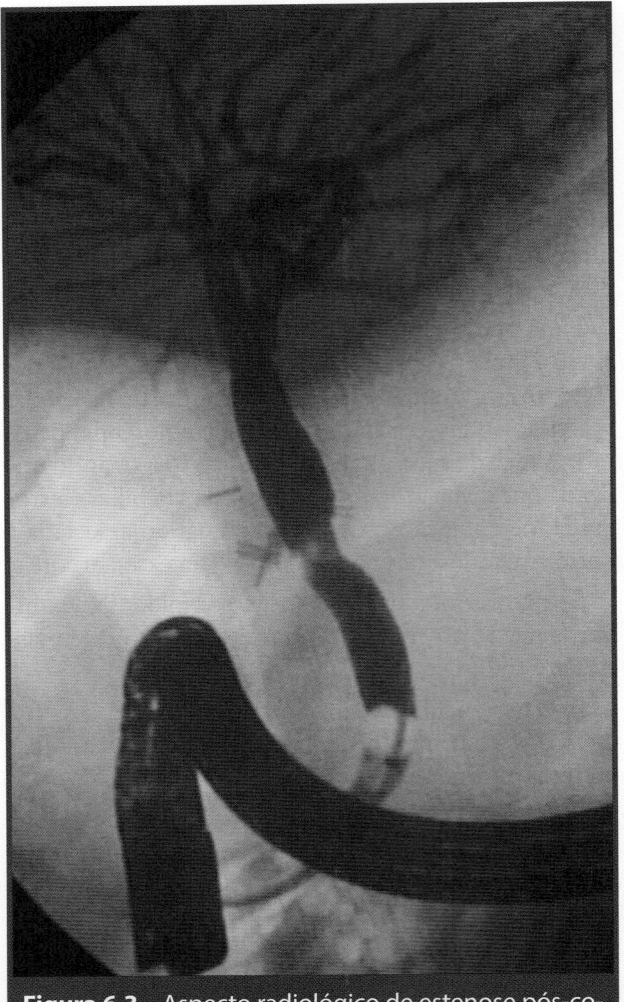

Figura 6.3 – Aspecto radiológico de estenose pós-colecistectomia na altura da inserção do ducto cístico.

extrator de Soehendra, e não deve ser utilizada como monoterapia, pois apresenta efeito transitório e insuficiente em longo prazo. Em seguida à dilatação, uma ou mais próteses plásticas, preferencialmente de 10 French, devem ser posicionadas de forma a transpor a estenose.

As próteses devem ser trocadas eletivamente a cada 3 meses até resolução da estenose, durante período de 12 meses. A cada troca o número de próteses colocadas deve ser o maior permitido pelo diâmetro da estenose.[6] Não havendo resolução da estenose em um período aproximado de 12 meses, o tratamento cirúrgico deve ser considerado, pois não há benefício comprovado com a continuidade da terapêutica endoscópica.

Em consagrado estudo publicado em 2001, Costamagna et al. demonstraram que a utilização de próteses plásticas múltiplas eleva o sucesso da terapia endoscópica, alcançando 97,5% de resposta clínica sustentada.[6] Em 2010, o mesmo grupo publicou o seguimento de longo prazo (média de 13,7 anos, variação de 11,7 a 19,8 anos) de 35 dos 41 pacientes tratados no estudo inicial. A recorrência de sintomas obstrutivos (colangite aguda) foi observada em 7 pacientes (20%), porém, apenas 4 (11,4%) apresentaram recidiva da estenose biliar, ao passo que 3 (8,6%) apresentaram cálculos. Todos esses pacientes foram novamente tratados por via endoscópica e permaneceram livres de sintomas após um período médio de 7,1 anos (2,5 a 12,1 anos).[7]

As próteses metálicas autoexpansíveis (PMAE) totalmente cobertas têm sido utilizadas com frequência crescente também nas estenoses biliares benignas. Os resultados iniciais, provenientes de relatos de casos sobre seu uso na estenose pós-colecistectomia, são bastante encorajadores, porém, estudos ainda são necessários para avaliação de eficácia e segurança dessa opção terapêutica.[8]

Em caso de insucesso da abordagem endoscópica, antibioticoterapia deve ser iniciada, pelo elevado risco de colangite, e a drenagem da via biliar, efetuada por via percutânea ou cirúrgica.

As taxas de complicações podem ultrapassar 30% em algumas publicações; entretanto, as complicações maiores (colangite, pancreatite, sangramento e migração da prótese) ocorrem entre 10 e 15% e são mais frequentes nos pacientes que não aderem ao protocolo de troca periódica das próteses. O índice de mortalidade é de 2 a 3%.[5]

Fístulas pós-colecistectomia

As fístulas biliares pós-colecistectomia ocorrem em 1,1 a 5% dos casos,[9] por clipagem incompleta do ducto cístico (78%) ou lesão térmica ocasionada pelo bisturi elétrico. Mais raramente (13%) podem ser consequência da secção de pequenos canalículos hepáticos aberrantes – ductos de Luschka (Figura 6.4). A associação da fístula com lesão obstrutiva da via biliar está descrita em 31 a 34% dos casos, muitas vezes com a presença de cálculos (20 a 25%).[9]

A CPRE é atualmente o procedimento terapêutico de escolha para a maioria dos casos, exceto na presença de secção completa do ducto biliar comum e/ou coleções extra-hepáticas infectadas. Os procedimentos endoscópicos disponíveis incluem esfincterotomia, colocação de prótese biliar plástica ou dreno nasobiliar. O objetivo da terapia é neutralizar o gradiente de pressão existente entre a via biliar e o duodeno, permitindo livre fluxo da bile para a luz duodenal através da papila.[9]

A colocação de prótese plástica biliar sem esfincterotomia é considerada por alguns autores a melhor opção em fístulas de baixo débito, pois apresenta os

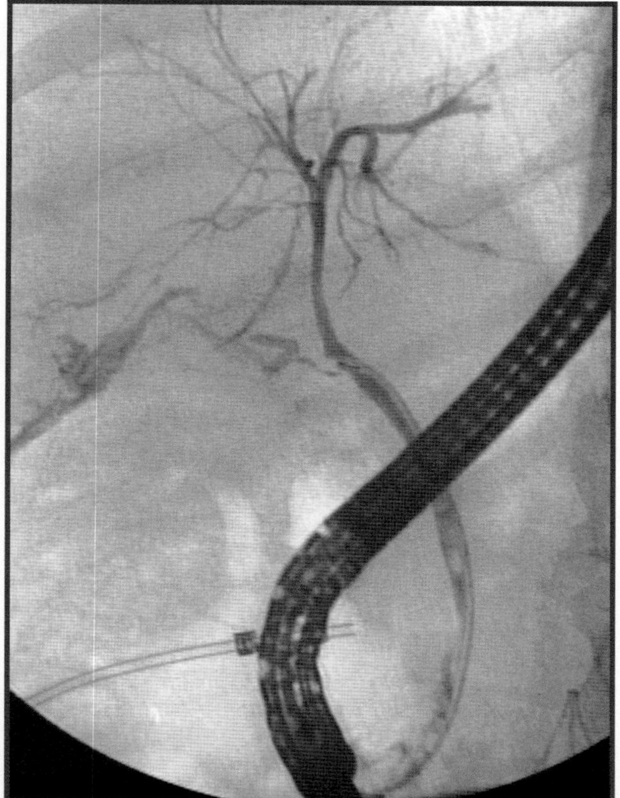

Figura 6.4 – Imagem radioscópica revelando extravasamento de contraste no leito da vesícula, caracterizando fístula biliar. Nota-se ainda a presença de dreno percutâneo utilizado na drenagem da coleção identificada na tomografia.

menores índices de complicações com o mesmo benefício. De maneira geral, o fechamento da fístula ocorre em 90 a 100% dos casos, em cerca de 7 a 21 dias, e a prótese deve ser retirada após 3 a 6 semanas. No momento da retirada da prótese deve-se sempre repetir a colangiografia com oclusão distal da via biliar para confirmar o seu fechamento. Havendo indícios de persistência da fístula, nova prótese deve ser posicionada até o fechamento completo.[9]

O uso de próteses metálicas autoexpansíveis (PMAE) cobertas foi descrito como terapia de resgate em casos de fístulas biliares complexas refratárias à terapia com esfincterotomia e/ou prótese plástica, alcançando taxa de sucesso de 87 a 100%.[10]

O dreno nasobiliar é outra alternativa para o manejo das fístulas biliares, tendo como vantagens a possibilidade de injeção de contraste e retirada sem necessidade de novo exame endoscópico. Entretanto, em razão dos inconvenientes de difícil manutenção, desconforto ao paciente e potencial deslocamento, não é utilizado rotineiramente.

Cálculos residuais pós-colecistectomia

Cálculos residuais podem ser observados isoladamente ou associados a fístula ou estenose biliar. Na presença da estenose, na maioria das vezes os cálculos são proximais e devem ser retirados após dilatação.[11]

Fístulas biliares pós-ressecção hepática

A incidência de fístulas biliares após a ressecção hepática é estimada em aproximadamente 11%. Na maior parte das vezes, o extravasamento ocorre por canalículos biliares secundários na superfície cruenta do fígado (Figura 6.5) ou na superfície submetida à ablação. As opções da terapia endoscópica são as mesmas descritas para as fístulas pós-colecistectomia, e os resultados são satisfatórios.

COMPLICAÇÕES BILIARES PÓS-TRANSPLANTE HEPÁTICO

O transplante hepático é atualmente o terceiro mais realizado no Brasil. As complicações biliares podem ocorrer em 6 a 39,5% dos pacientes submetidos a transplante hepático, sendo mais frequentes após o transplante intervivos, haja vista a complexidade ana-

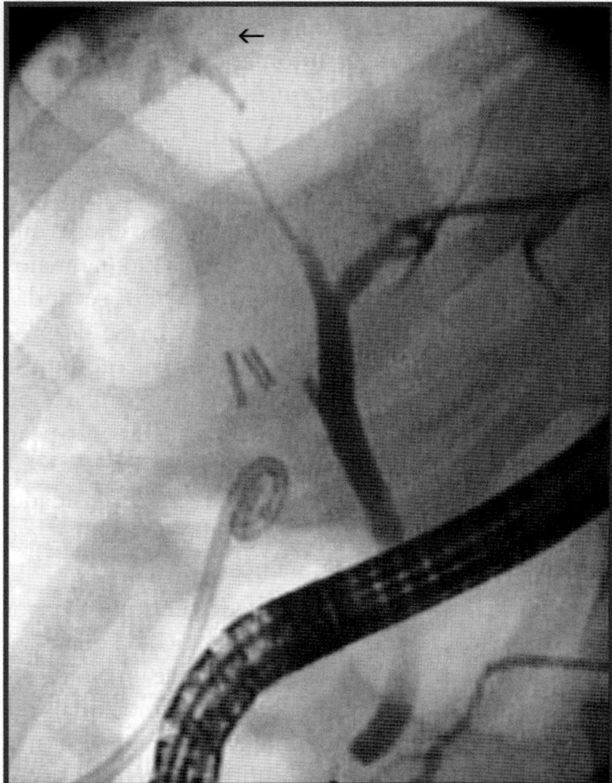

Figura 6.5 – CPRE em paciente submetido à hepatectomia mostrou extravasamento de contraste, compatível com fístula na superfície cruenta do fígado (seta).

tômica da via biliar do enxerto e são causas importantes de morbimortalidade no pós-operatório.[12,13]

As complicações biliares precoces são aquelas que ocorrem nos primeiros 4 a 6 semanas após o transplante e dentre elas destacam-se: fístulas, bilomas, estenose da anastomose (primária ou secundária à desproporção do calibre dos ductos biliares), torção ou sangramento do segmento do Y de *Roux*, deiscência por necrose da anastomose biliar.[12]

As complicações tardias incluem: fístulas, estenoses (anastomótica, não anastomótica ou intra-hepática difusa), colangite, coledocolitíase, acotovelamento do ducto biliar, disfunção esfíncter Oddi, mucocele, doença biliar recidivante (p. ex., a colangite esclerosante primária).[12]

A escolha do método terapêutico dependerá da sua disponibilidade, experiência do profissional e, principalmente, do tipo de reconstrução cirúrgica. Nos pacientes com anastomose ducto-ducto a CPRE é a opção inicial. Entretanto, naqueles com anastomose hepático-jejunal a colangiografia percutânea deve ser a primeira escolha. As taxas de sucesso alcançadas por ambos os métodos hoje são bastante satisfatórias, o que tornou a necessidade de reintervenção cirúrgica uma exceção, reservada para os casos de insucesso. O uso rotineiro da CPRE na avaliação das alterações de enzimas hepáticas assintomáticas não é útil, com taxa de 96% de exames normais.[12]

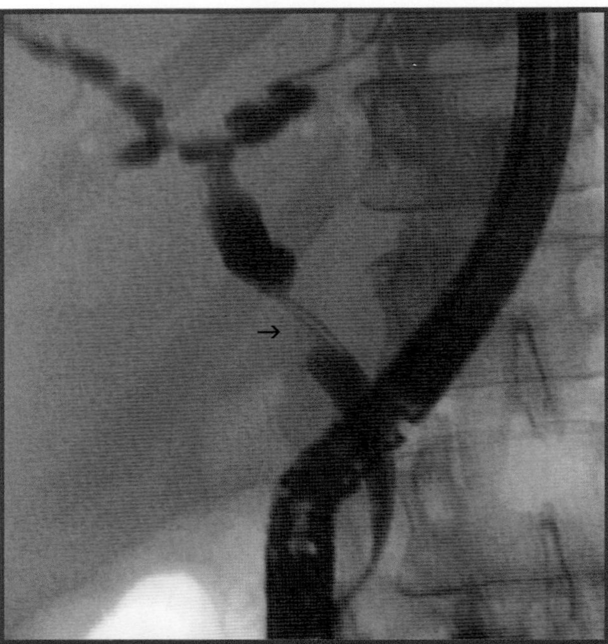

Figura 6.6 – CPRE em paciente pós-transplante hepático revela estenose da anastomose terminoterminal do colédoco (seta), com mínima ectasia das vias biliares intra-hepáticas.

Estenoses biliares pós-transplante hepático

As estenoses pós-transplante hepático estão descritas em 12 a 39,5% do pacientes.[12] As estenoses que se desenvolvem nas primeiras semanas são, na maioria das vezes, anastomóticas (Figura 6.6), secundárias a problemas com a técnica cirúrgica ou desproporção do calibre biliar entre doador e receptor. As estenoses não anastomóticas (Figura 6.7), hilares ou intra-hepáticas podem ser secundárias à obstrução arterial, tempo prolongado de isquemia fria, utilização de soluções de preservação de alta viscosidade, infecção, reação imunológica ou rejeição crônica, e o tratamento endoscópico é menos eficaz.[12]

A terapêutica endoscópica pode ser realizada por meio da dilatação com balão hidrostático ou dilatadores de passagem, seguida da colocação de uma ou mais próteses plásticas, dreno nasobiliar ou, ainda, mais recentemente, da PMAE totalmente coberta. Lesões da artéria hepática associadas (insuficiência ou obstrução) devem ser abordadas durante o tratamento.

A dilatação hidrostática sem a colocação subsequente de próteses mostrou-se ineficaz, com alto ín-

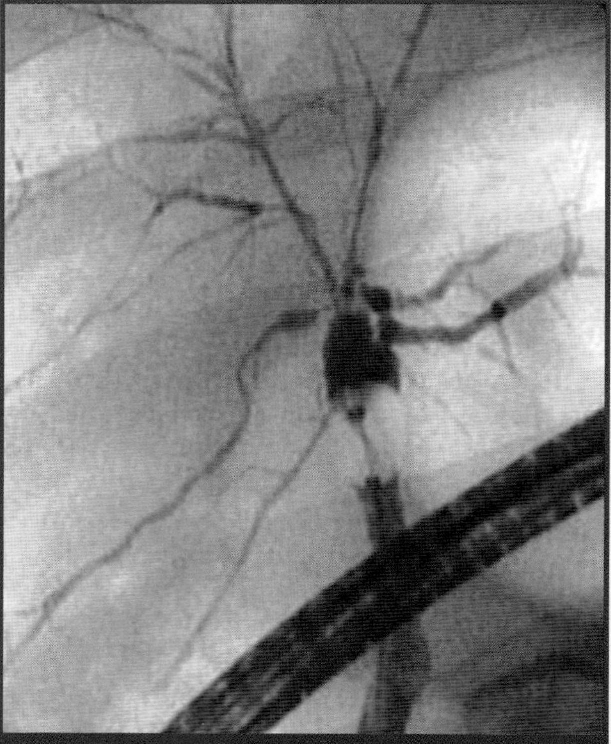

Figura 6.7 – Aspecto radiológico de estenose não anastomótica complexa em paciente pós-transplante de doador cadáver. Observa-se envolvimento de alguns ductos no hilo hepático, além de irregularidade difusa da via biliar intra-hepática.

dice de recorrência da estenose. Zoepf et al. demonstraram resposta clínica sustentada em seis meses de apenas 38%, apesar do sucesso inicial de 89% com a dilatação isolada.[14]

No tratamento da estenose anastomótica, a dilatação hidrostática, seguida da colocação de prótese plástica única, alcança sucesso em média em 75% dos casos (55 a 87%). Assim como na estenose pós-colecistectomia, a utilização de múltiplas próteses plásticas eleva a taxa de sucesso, atingindo resultados superiores (81,8 e 93%).[15]

Após o procedimento inicial, os pacientes devem ser submetidos a nova sessão de terapêutica endoscópica no prazo médio de três meses, com troca das próteses para prevenção da oclusão, colangite e formação de cálculos.[15] Número progressivamente maior de próteses deve ser utilizado a cada troca, com o objetivo de alcançar o maior diâmetro possível (Figura 6.8 A e B). O tratamento é completado em um ano, e a maioria dos pacientes deve precisar em média de 3 a 5 procedimentos nesse período.[15]

Quando a obstrução biliar ocorre muito precocemente, até 14 dias depois do transplante, a terapia endoscópica preferencial consiste na colocação de uma prótese plástica sem a dilatação hidrostática, por causa do risco de ruptura da anastomose nessa fase. Os pacientes que apresentam estenose anastomótica nas primeiras 4 a 8 semanas, geralmente evoluem com boa resposta à terapia com uma única sessão.[12]

As estenoses não anastomóticas são de tratamento mais difícil e, quando secundárias à trombose precoce da artéria hepática, geralmente requerem revascularização ou retransplante. Nos pacientes com estenoses não anastomóticas, a passagem do fio guia pela área da estenose é o ponto crítico do tratamento. A dilatação com balão de todas as estenoses nem sempre é possível, haja vista a localização e a distribuição multifocal, com o acometimento de ductos de pequeno calibre. A colocação de próteses plásticas está indicada, seguindo o mesmo protocolo de trocas periódicas descrito anteriormente para estenose anastomótica.[16]

A avaliação do tratamento endoscópico das estenoses biliares não anastomóticas pós-transplante hepático mostra resultados inferiores, com taxas de sucesso entre 50 e 75%, além de alto índice de recorrência. O número de intervenções endoscópicas e o tempo necessários para resolução são mais prolongados, bem como a resposta clínica sustentada é inferior. A falha do tratamento da estenose pode provocar episódios repetidos de colangite, cirrose biliar secundária e atrofia

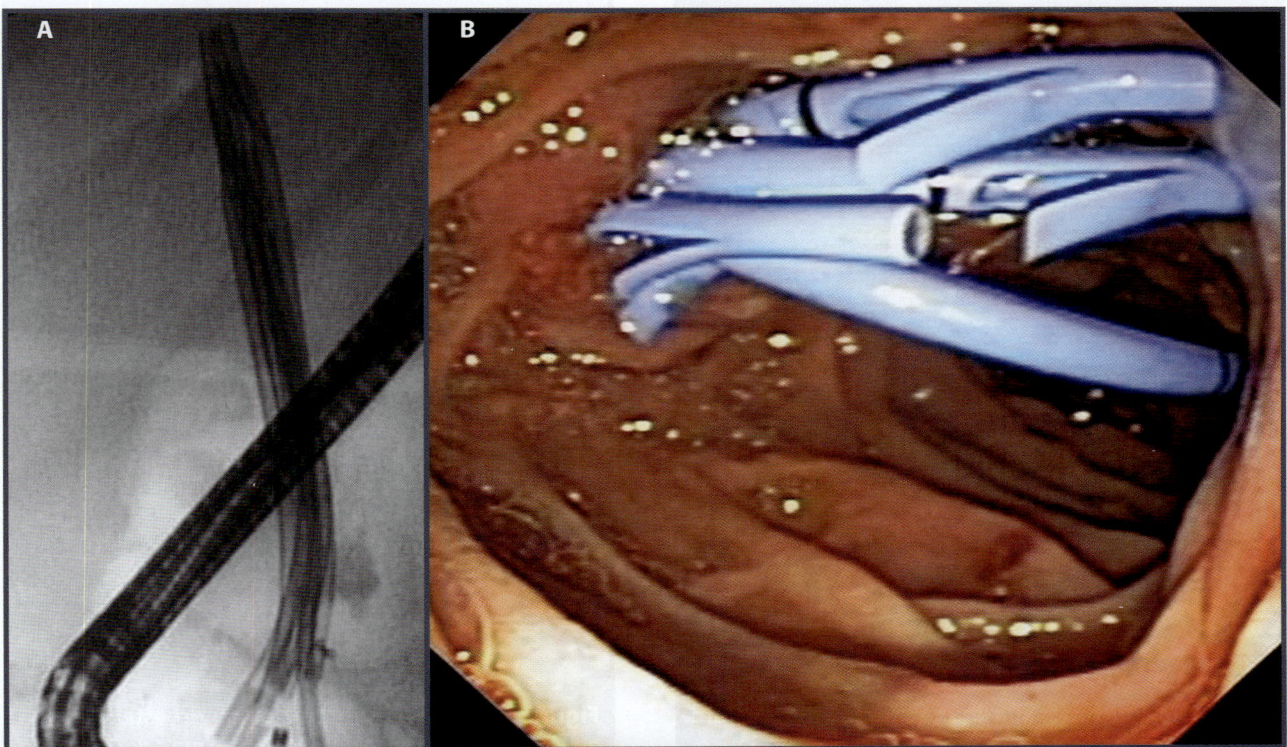

Figura 6.8 – A. Aspecto colangiográfico de múltiplas próteses plásticas posicionadas em paciente com estenose anastomótica pós-transplante hepático. B. Imagem endoscópica das próteses na papila maior.

do lobo hepático envolvido. Por fim, os eventos isquêmicos associados à estenose intra-hepática difusa estão relacionados a menor tempo de sobrevida do enxerto, e até cerca de 30 a 50% dos pacientes vão necessitar de retransplante a despeito da terapia endoscópica.[16]

Os resultados do tratamento endoscópico das estenoses biliares em pacientes submetidos a transplante hepático de doador-vivo são ainda mais desanimadores, com taxa de sucesso de 60 a 75% para estenoses anastomóticas e 25 a 33% para as não anastomóticas.[12]

O uso de PMAE cobertas também foi descrito como terapia de resgate em estenoses anastomóticas (Figura 6.9) pós-transplante hepático refratárias à terapia convencional com próteses plásticas múltiplas, alcançando taxa de sucesso de 80 a 94%.[17] O maior inconveniente tem sido a migração, observada em até 40% dos casos, que, apesar de muitas vezes não implicar maiores consequências clínicas, pode estar associada a menor taxa de resolução da estenose.[8] Os resultados de segurança e eficácia em longo prazo ainda precisam ser avaliados em estudos randomizados controlados.

Fístulas biliares pós-transplante hepático

As fístulas ocorrem em 8 a 20% dos pacientes após o transplante hepático, sendo em geral complicações precoces (70%). Podem estar localizadas na anastomose (Figura 6.10), coto cístico, no ponto de inserção do dreno biliar ou na superfície cruenta do fígado dos transplantes intervivos.[12]

O tratamento endoscópico tem eficácia comprovada e atualmente é a terapêutica de primeira escolha, deixando a cirurgia restrita aos casos refratários, aqueles com lesão arterial grave associada, necrose do ducto biliar, desconexão da anastomose, fístulas de alto débito ou peritonite franca. O princípio para o tratamento endoscópico é o mesmo aplicado às outras fístulas pós-cirúrgicas, alcançando sucesso em 67 a 100% dos pacientes. O sucesso do tratamento é superior com o uso de próteses plásticas (com ou sem esfincterotomia) em comparação à realização da esfincterotomia isolada. As PMAE totalmente cobertas têm sido aplicadas como medida de resgate em pacientes

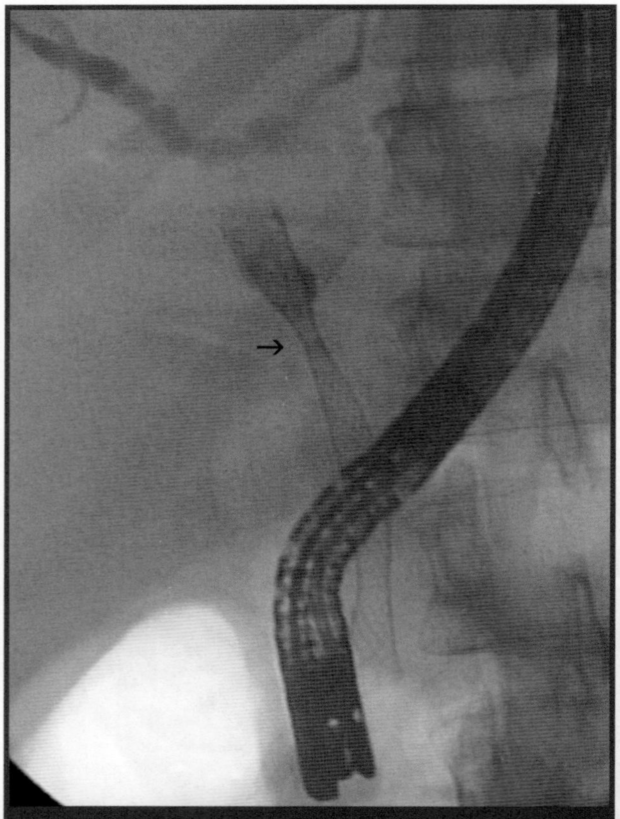

Figura 6.9 – Aspecto radiológico da PMAE totalmente coberta, logo após sua liberação em paciente com estenose anastomótica pós-transplante hepático. Nota-se que ainda há discreta compressão na prótese (seta), correspondendo ao ponto da estenose.

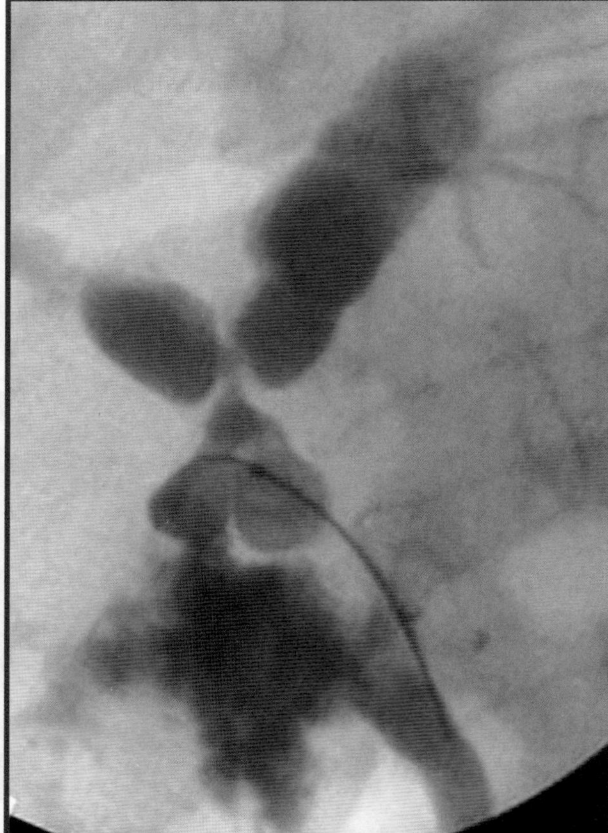

Figura 6.10 – Aspecto radiológico de estenose não anastomótica complexa, envolvendo mais de um ducto no hilo hepático, associada à fístula anastomótica após transplante hepático de doador cadáver.

refratários ao tratamento convencional com próteses plásticas ou naqueles com fístulas biliares complexas, apresentando resultados satisfatórios. Contudo, ainda não há recomendação formal para o seu uso.[18]

ADENOMA DE PAPILA

Adenomas da região da papila duodenal podem ser identificados (Figura 6.11 A) e tratados durante CPRE, por meio da realização de papilectomia endoscópica (Figura 6.11 B). O procedimento é feito com alça de polipectomia e, combinado à esfincterotomia biliar e/ou pancreática, permite a remoção completa das lesões em 80 a 90% dos casos nos quais não haja comprometimento intraductal. O índice de complicações desse procedimento gira em torno de 14% e inclui pancreatite aguda, hemorragia e perfuração. A utilização de prótese pancreática para prevenção de pancreatite aguda é mandatória nesses casos. O seguimento endoscópico é necessário para avaliar a extensão da ressecção e recidiva, que é mais frequente nos pacientes com polipose adenomatosa familiar.[19]

COLANGITE ESCLEROSANTE PRIMÁRIA

A colangite esclerosante primária (CEP) é uma doença colestática crônica caracterizada por fibrose difusa dos ductos intra e extra-hepáticos. A CPRE deve ser reservada para terapêutica de casos selecionados, em especial nas estenoses dominantes (Figura 6.12), complicadas por colangite, icterícia ou colestase crônica progressiva. O tratamento endoscópico (dilatação, com ou sem colocação de próteses) pode proporcionar melhora sintomática e laboratorial, entretanto, não influencia a doença de base, de modo que o impacto na história natural da CEP é desconhecido. A utilização de próteses após dilatação endoscópica na CEP é tema controverso, uma vez que o risco de colangite após o procedimento endoscópico é aumentado nesse grupo e está associado à obstrução da prótese. As estenoses intra-hepáticas da CEP geralmente são difusas e, portanto, a terapia endoscópica tem benefício limitado nesses casos. Não há benefício no tratamento das estenoses dominantes assintomáticas.[20]

A CPRE pode, ainda, ser útil no diagnóstico diferencial de malignidade associada à estenose, uma vez que a incidência de colangiocarcinoma nesse grupo de pacientes é de 7 a 9%. A citologia por escovado e/ou a colangioscopia fazem parte do arsenal diagnóstico complementar à CPRE disponível para esses casos.

PANCREATITE CRÔNICA

As estenoses associadas à pancreatite crônica (Figura 6.13) geralmente são secundárias à inflamação e à fibrose ao redor dos ductos. A obstrução da via biliar ocorre em até 30% dos portadores de pancreatite crônica e pode ocasionar icterícia e colestase, ao passo que a obstrução do ducto pancreático pode provocar dor crônica ou ataques recorrentes de pancreatite aguda.

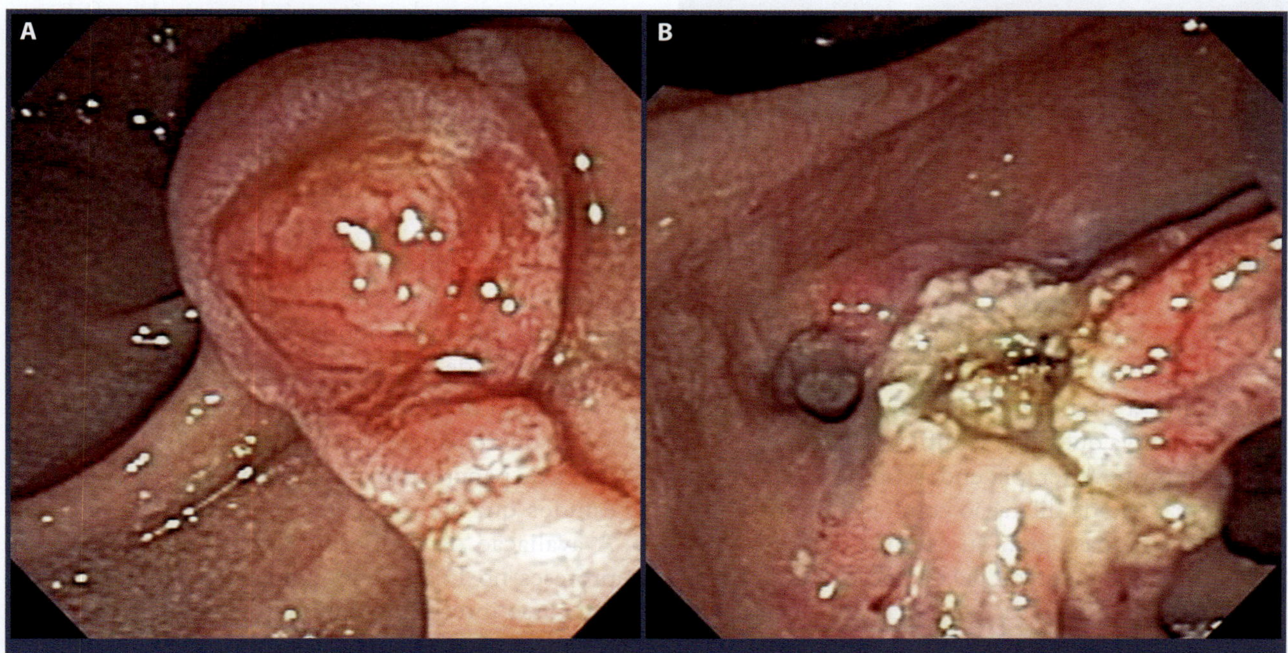

Figura 6.11 – A. Adenoma da papila maior. B. Aspecto endoscópico final após a papilectomia.

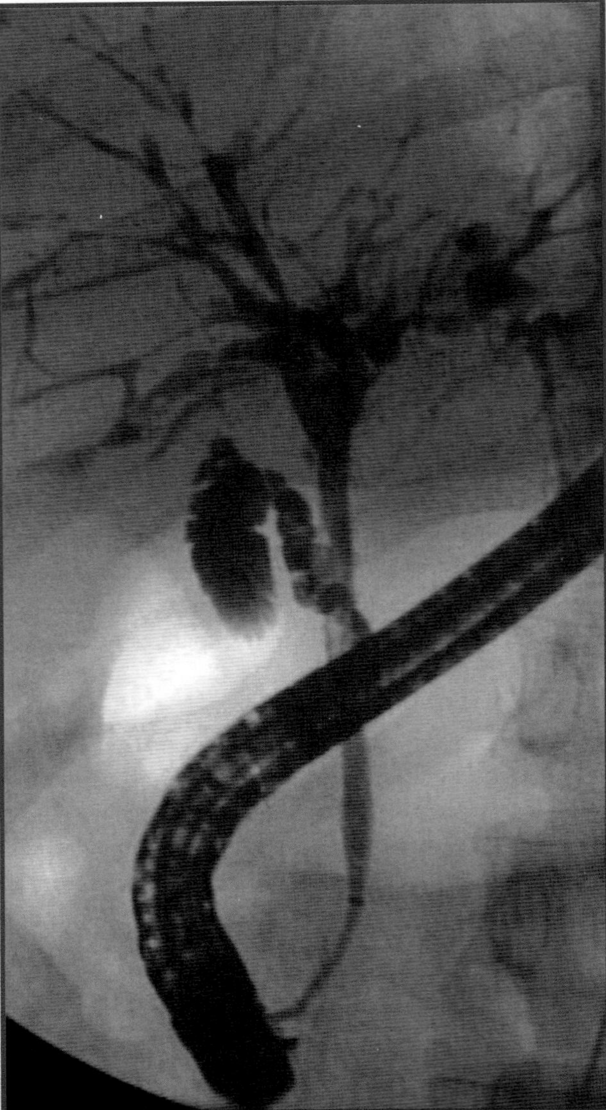

Figura 6.12 – Imagem radioscópica exibe imagem de múltiplas estenoses e dilatações da árvore biliar intra-hepática, compatíveis com o diagnóstico de colangite esclerosante primária. Notam-se, ainda, duas estenoses dominantes, uma delas no ducto hepático comum, e outra, no colédoco distal.

O tratamento cirúrgico foi durante muito tempo a opção de escolha para desobstrução biliar. Entretanto, a drenagem endoscópica é atualmente uma alternativa que pode ser útil também no preparo pré-operatório. A terapia endoscópica pode ser realizada por meio da dilatação com balão hidrostático, dilatadores de passagem ou extrator de Sohendra e deve ser complementada pela colocação de próteses plásticas. Apesar de o sucesso inicial no alívio da dor e da icterícia alcançar níveis de 75 a 94%, observa-se pobre resposta sustentada (10 a 32%), provavelmente

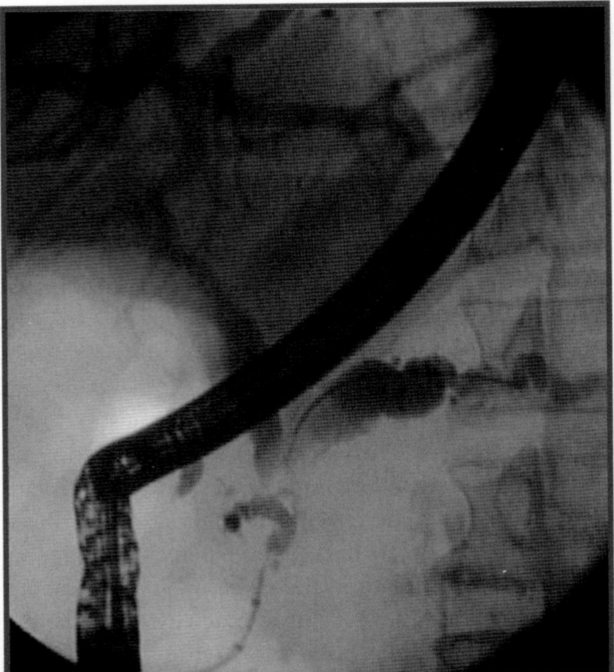

Figura 6.13 – CPRE em portador de pancreatite crônica revela estenose do ducto pancreático principal (DPP) e do ducto biliar em suas porções distais, com dilatação a montante e tortuosidade do DPP.

em decorrência da fibrose pancreática e da calcificação do parênquima. Não há consenso a respeito do calibre do balão do dilatador, número de próteses e tempo de permanência ideal. Entretanto, sabe-se que a utilização de próteses plásticas múltiplas é superior ao uso de prótese única, com benefício em longo prazo, elevando a resposta clínica sustentada.[21]

Assim como nas estenoses biliares benignas pós-operatórias descritas anteriormente, a PMAE totalmente coberta tem ganhado espaço, mostrando resultados bastante equivalentes também na pancreatite crônica.[8]

Esses pacientes apresentam risco aumentado de adenocarcinoma e, por isso, amostras teciduais por escovado devem ser obtidas sempre que houver alguma suspeita de malignidade.

O papel do tratamento endoscópico nas estenoses do ducto pancreático principal (DPP) em portadores de pancreatite crônica são inconsistentes, e os estudos que abordam esse tema são heterogêneos. A avaliação da melhora da dor após colocação de próteses no DPP pode, ainda, ser confundida por seu curso intermitente ou outras terapias realizadas durante a CPRE, tais como esfincterotomia pancreática e retirada de cálculos.

Alguns autores relatam taxas de sucesso entre 75 e 94%,[21] porém, esses resultados não foram consolidados em outros estudos. Em um estudo prospectivo randomizado controlado, o sucesso em longo prazo do alívio da dor obtido com a cirurgia foi superior ao alcançado com o tratamento endoscópico (37 *versus* 14%, respectivamente).[22]

A taxa de complicações associada à drenagem endoscópica do DPP relatada na literatura é em torno de 17% e está relacionada a esfincterotomia, oclusão e migração da prótese.[21]

Recentemente, o uso das PMAE em estenoses biliares benignas foi expandido também para as estenoses do DPP. Apesar de os trabalhos publicados serem pequenas séries casos, observa-se alívio da dor crônica na maioria dos pacientes após colocação temporária (2 a 3 meses) de PMAE totalmente coberta no DPP. Entretanto, cabe ressaltar que o seguimento desses pacientes é ainda de curto prazo, e os índices de migração, inclusive proximal, chegam a 39%, com recidiva da estenose em até 60% dos casos.[23]

Cálculos pancreáticos

Os cálculos pancreáticos (Figura 6.14 A e B) são encontrados em 22 a 60% dos casos de pancreatite crônica e podem provocar obstrução, dor crônica e surtos de pancreatite aguda.[24]

Sua extração durante a CPRE depende do tamanho e localização, podendo, ainda, ser dificultada pela presença frequente das estenoses no DPP. Assim, a fragmentação dos cálculos deve ser considerada previamente à terapia endoscópica. A litotripsia extracorpórea (LECO) é tida como a primeira linha de tratamento dos pacientes com pancreatite crônica obstrutiva associada a cálculos (calcificados ou radiolucentes), independentemente da etiologia. O procedimento endoscópico segue a técnica habitual com esfincterotomia pancreática, extração dos cálculos fragmentados com auxílio de balões e *baskets*. Tal como ocorre no tratamento da estenose, os resultados em curto prazo são mais satisfatórios (77 a 100%) que a resposta sustentada (54 a 86%).[24]

Pseudocistos pancreáticos

As indicações para drenagem do pseudocistos pancreáticos incluem: lesões sintomáticas maiores que 4 a 6 cm, complicações (obstrução do trato digestivo alto ou biliar, infecção) e aumento progressivo da lesão. O tamanho do pseudocisto, isoladamente, sem nenhum sintoma ou complicação associados, não é indicação para a drenagem. A CPRE deve ser reservada apenas para o tratamento do pseudocisto pancreático, não estando indicada no diagnóstico, em função do risco de complicações com o procedimento.

A drenagem do pseudocisto pancreático, quando indicada, pode ser realizada por via endoscópica, radiológica (percutânea) ou cirúrgica. Até o momento, não existem estudos prospectivos e randomizados comparando eficácia, taxa de complicações e recorrência das três modalidades. A escolha do tipo de tratamento deve ser individualizada para cada caso, considerando também a disponibilidade dos métodos e a experiência do serviço envolvido.

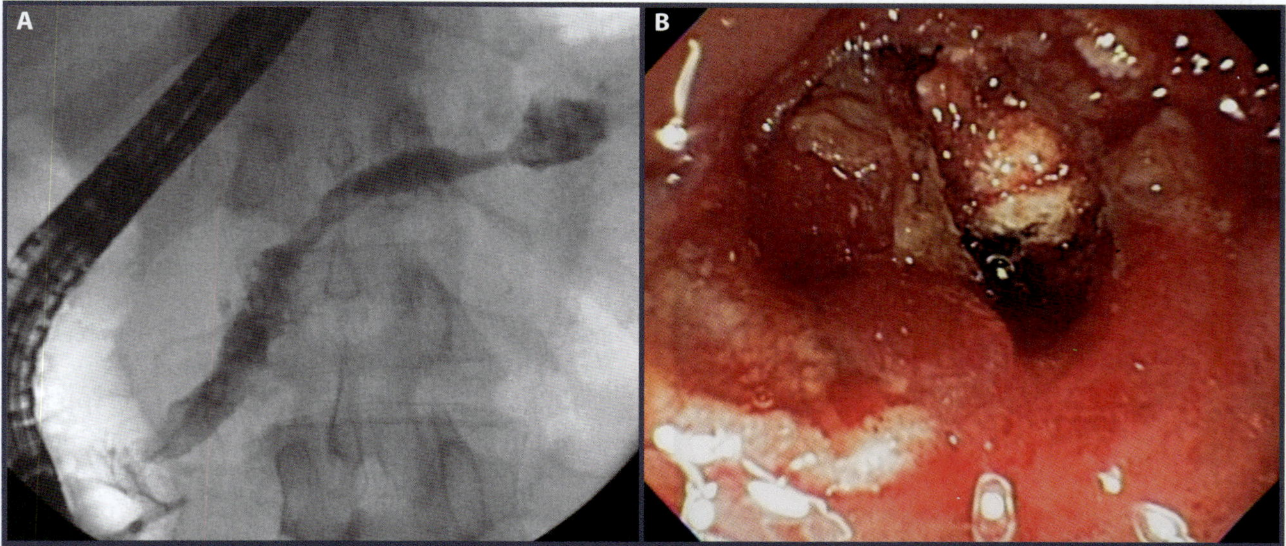

Figura 6.14 – A. Pancreatografia revela dilatação em toda a extensão do ducto, com estenose na porção proximal da cabeça e cálculos – um deles pôde inclusive ser visualizado após a esfincterotomia (B).

A drenagem endoscópica pode ser realizada por via transpapilar, transmural (cistogastrostomia e cistoduodenostomia) ou pela combinação das duas técnicas. A escolha do procedimento deve ser baseada nas características do pseudocisto (tamanho e localização) e em sua relação com o estômago ou duodeno, além da presença ou não de comunicação do DPP.

A drenagem transpapilar requer a existência de comunicação do DPP (Figura 6.15) com o pseudocisto. Prótese plástica é colocada através da papila, sem obrigatoriedade da realização de esfincterotomia. Se houver obstrução ductal por estenose ou cálculo, esta deve ser abordada antes da inserção da prótese. A drenagem transpapilar apresenta menor risco de complicação em comparação à drenagem transmural. Por outro lado, não é muito efetiva em pseudocistos grandes, especialmente aqueles localizados na cauda do pâncreas.

Os fatores necessários para o sucesso da drenagem endoscópica transmural incluem a presença de nítido abaulamento da parede gástrica ou duodenal, visualizado na endoscopia, com distância entre o cisto e a parede da víscera de no máximo 1 cm. A drenagem deve ser efetivada com a colocação de uma ou mais próteses plásticas. A ecoendoscopia pode aumentar a segurança do procedimento quando o abaulamento da parede não estiver evidente e identificando o ponto de menor vascularização do cisto, reduzindo o risco de sangramento.

As taxas de sucesso do tratamento endoscópico variam de 82 a 94%.[25] As duas vias tratamento endoscópico (transmural e transpapilar) podem ser realizadas de forma combinada, desde que existam critérios e condições adequadas.

Pseudocistos com grande quantidade de necrose no seu interior e a necrose pancreática organizada não são condições favoráveis para a drenagem endoscópica, já que as próteses não são capazes de drenar o conteúdo espesso da necrose, elevando o risco de infecção secundária. Em centros especializados pode ser realizada a necrosectomia (tratamento mais agressivo, que consiste na dilatação do trajeto com balão de 20 mm, inserção do endoscópio na cavidade para lavagem, aspiração e retirada de necrose). Trata-se de procedimento que ainda deve ser considerado com cautela e realizada em casos muito bem discutidos.

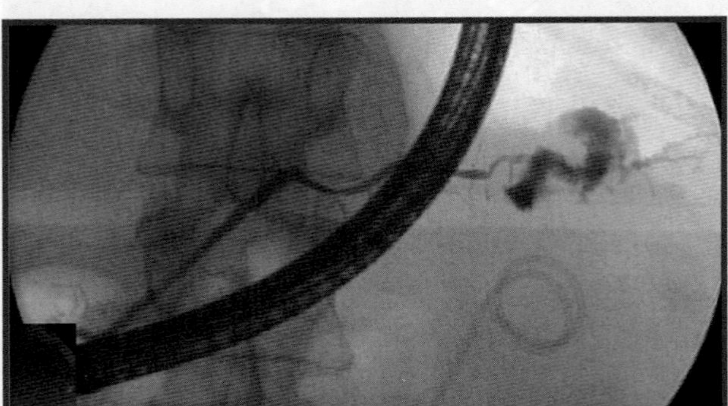
Figura 6.15 – CPRE realizada após surto de pancreatite aguda evidencia extravasamento de contraste na cauda do pâncreas, que se acumula em uma coleção cística.

A terapia endoscópica não deve ser realizada nos pacientes com coagulopatia ou pseudocistos multiloculados.

As complicações ocorrem em 11 a 24% dos pacientes, e incluem: hemorragia, infecção, pancreatite, perfuração, pneumoperitônio, oclusão e migração da prótese.[25] A recorrência dos cistos após drenagem endoscópica está descrita em 14 a 24% e está relacionada com a obstrução do ducto pancreático principal.[25]

Fístulas pancreáticas

A ruptura do ducto pancreático e fístulas (Figura 6.16) podem ser resultantes da tensão gerada pela obstrução ao fluxo pancreático, podendo resultar em ascite, derrame pleural, pseudocistos ou fístulas externas. Nos pacientes com pancreatite aguda necrotizante, a incidência de ruptura do DPP é de aproximadamente 30 a 44%. O sucesso do tratamento endoscópico, por meio da colocação de próteses transpapilares, é de aproximadamente 60%.[26]

As fístulas pancreáticas pós-operatórias podem ocorrer em 4 a 52% dos pacientes e são a principal causa de morbidade e estadia hospitalar prolongada nesse grupo. A reintervenção cirúrgica apresenta alto índice de mortalidade (23 a 68%) e, por isso, a importância do uso de métodos minimamente invasivos no manejo dessas fístulas.[26] A colocação endoscópica de próteses transpapilares no DPP tem sido utilizada como primeira linha de tratamento, com taxas de sucesso variando entre 55 e 98%. Nos casos de ruptura do DPP, o posicionamento da prótese ultrapassando o ponto da ruptura demonstrou aumentar a eficácia da terapia endoscópica (*bridging stent*).[27] Outros fatores preditivos de sucesso do tratamento endoscópico da fístula pancreática incluem a permanência da prótese por pelo menos duas semanas e a localização da fístula no corpo pancreático.[27]

A presença de desconexão completa do DPP (antigamente conhecida com síndrome do ducto desconectado) é descrita em cerca de 16% dos pacientes com fístula pancreática e está associada a maior probabilidade de falha do tratamento endoscópico. A reintervenção cirúrgica pode chegar a ser necessária em até 60% dos pacientes em algum momento da evolução.[27]

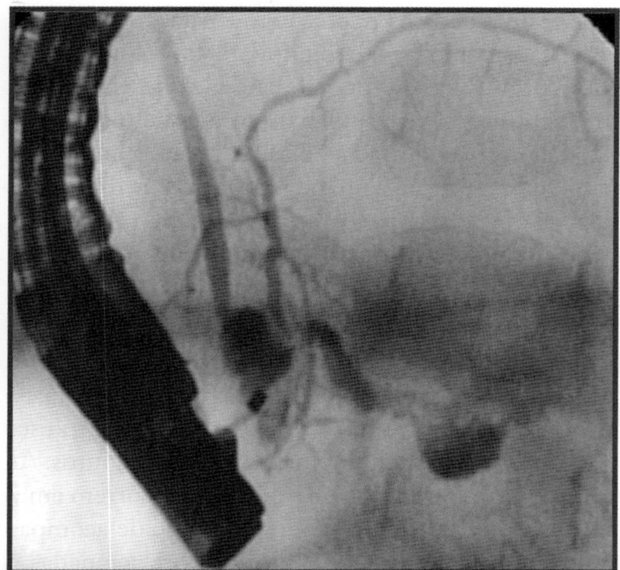

Figura 6.16 – CPRE evidencia a irregularidade do ducto pancreático, com áreas de estenose e extravasamento de contraste (fístula) na região da cabeça.

As complicações do tratamento endoscópico das fístulas pancreáticas são bem definidas e incluem a pancreatite aguda, oclusão e/ou migração da prótese, erosão duodenal e infecção. Existe grande preocupação a respeito do aparecimento de alterações morfológicas no DPP (72 a 80%), porém, a maioria delas é transitória e se resolve espontaneamente, sem deixar sequelas, após a retirada das próteses.[27]

PÂNCREAS *DIVISUM*

O pâncreas *divisum* é anomalia congênita resultante da falha da fusão dos ductos ventral e dorsal durante a sétima semana da gestação, estando presente em 7% (1 a 14%) da população. Pode ser sintomático em uma parcela dos pacientes, por obstrução da drenagem do suco pancreático pela papila menor, ocasionando episódios de pancreatite aguda recorrente que, se persistentes, podem resultar em pancreatite crônica.

O tratamento endoscópico do pâncreas *divisum* é procedimento de alta complexidade que deve ser realizado apenas por profissionais capacitados e experientes. Pode ser efetuado por meio da dilatação da papila menor (dilatadores de passagem ou balão hidrostático de pequeno calibre) e colocação de prótese ou esfincterotomia, combinada ou não à colocação de prótese. As próteses plásticas devem ser de pequeno calibre, e sua permanência não deve ser prolongada.[28]

Vários estudos descreveram melhora da dor e recorrência dos ataques de pancreatite aguda após a terapia endoscópica (60 a 100%); entretanto, a resposta sustentada está aquém do sucesso inicial. Os pacientes com pancreatite crônica (27 a 60%) estabelecida ou dor crônica (26 a 44%) apresentam resposta inferior a qualquer das modalidades terapêuticas.[28]

As complicações do tratamento endoscópico com colocação de próteses no ducto pancreático são descritas em até 44% dos casos, e incluem: oclusão, migração, pancreatite aguda e alterações estruturais no ducto pancreático, que é a preocupação mais temida. Apesar de na maioria dos casos elas serem leves e reversíveis após a retirada da prótese, sua permanência por tempo prolongado deve ser evitada.[28]

Não há estudos prospectivos comparando a terapêutica endoscópica e cirúrgica. O procedimento endoscópico apresenta vantagens em relação ao cirúrgico, tais como, o custo inferior, menor tempo de hospitalização e possibilidade de realização ambulatorial.

DISFUNÇÃO DO ESFÍNCTER DE ODDI

A disfunção do esfíncter de Oddi (DEO) pode apresentar-se com sinais de sintomas de doença biliar e/ou pancreática. Pacientes com dor biliar típica, alterações de enzimas hepáticas e dilatação do ducto biliar (Tipo 1) são aqueles com indicação de esfincterotomia endoscópica. Nestes, mais de 90% vão evoluir com resolução da dor. Pacientes com DEO do Tipo 2 (dor biliar/pancreática, com alteração enzimática ou dos exames de imagem) devem se submeter a manometria do esfíncter de Oddi e, em caso de alteração na pressão do esfíncter, a esfincterotomia deve ser realizada, com melhora na maioria dos pacientes. Para os pacientes com DEO do Tipo 3 (dor sem alteração de enzimas e sem dilatação ductal) não há benefício na realização da esfincterotomia.[29]

OBSTRUÇÃO BILIOPANCREÁTICA MALIGNA

O papel da CPRE no diagnóstico da neoplasia biliopancreática está restrito à coleta de material para confirmação histológica. Apesar de a citologia por escovado ter baixa sensibilidade (30 a 60%), sua especificidade pode chegar a 100%.

Nas obstruções malignas, o objetivo principal da drenagem endoscópica é a paliação dos sintomas clínicos. O sucesso terapêutico e a taxa de complicações variam de acordo com a localização da obstrução. Tumores periampulares e do colédoco distal apresentam maiores taxas de sucesso da drenagem endoscópica (95 a 100%) em comparação aos tumores de localização proximal e àqueles que acometem a bifurcação dos ductos hepáticos (70 a 75%).[30]

A escolha do tipo de prótese biliar (plástica ou metálica) a ser utilizada deve ser baseada no prognóstico e na estimativa de sobrevida dos pacientes. O tempo médio para oclusão da prótese plástica é de aproximadamente 3 a 4 meses, portanto, quando a expectativa de sobrevida for superior a esse período, a PMAE oferece uma paliação mais prolongada, reduzindo a necessidade de reintervenção.

Carcinoma da papila

A CPRE permite identificação direta da lesão e coleta de material para biópsia. Na impossibilidade de cirurgia curativa, o tratamento endoscópico paliativo com colocação de próteses deve ser considerado.

Neoplasia de cabeça do pâncreas

Nos portadores de neoplasia da cabeça do pâncreas, o achado colangiográfico característico é a estenose de ambos os ductos com dilatação proximal, conhecida como "sinal do duplo ducto" (Figura 6.17 A). Contudo, as outras modalidades de exames de imagem disponíveis suplantaram o papel da CPRE no diagnóstico dessa neoplasia. A única indicação para sua realização antes da cirurgia é a drenagem biliar na presença de colangite aguda ou prurido intenso, quando a cirurgia não será imediata.[31]

Nos pacientes com doença avançada, a drenagem endoscópica paliativa é a opção terapêutica de escolha, podendo ser efetuada pela inserção de próteses plásticas ou metálicas autoexpansíveis (Figura 6.17 B), com sucesso variando de 75 a 90%. As próteses metálicas apresentam resultados mais duradouros. As complicações tardias do procedimento ocorrem em 7 a 21% dos casos, dependendo do tempo de acompanhamento, na maior parte das vezes relacionadas à obstrução da prótese. Nos pacientes com obstrução

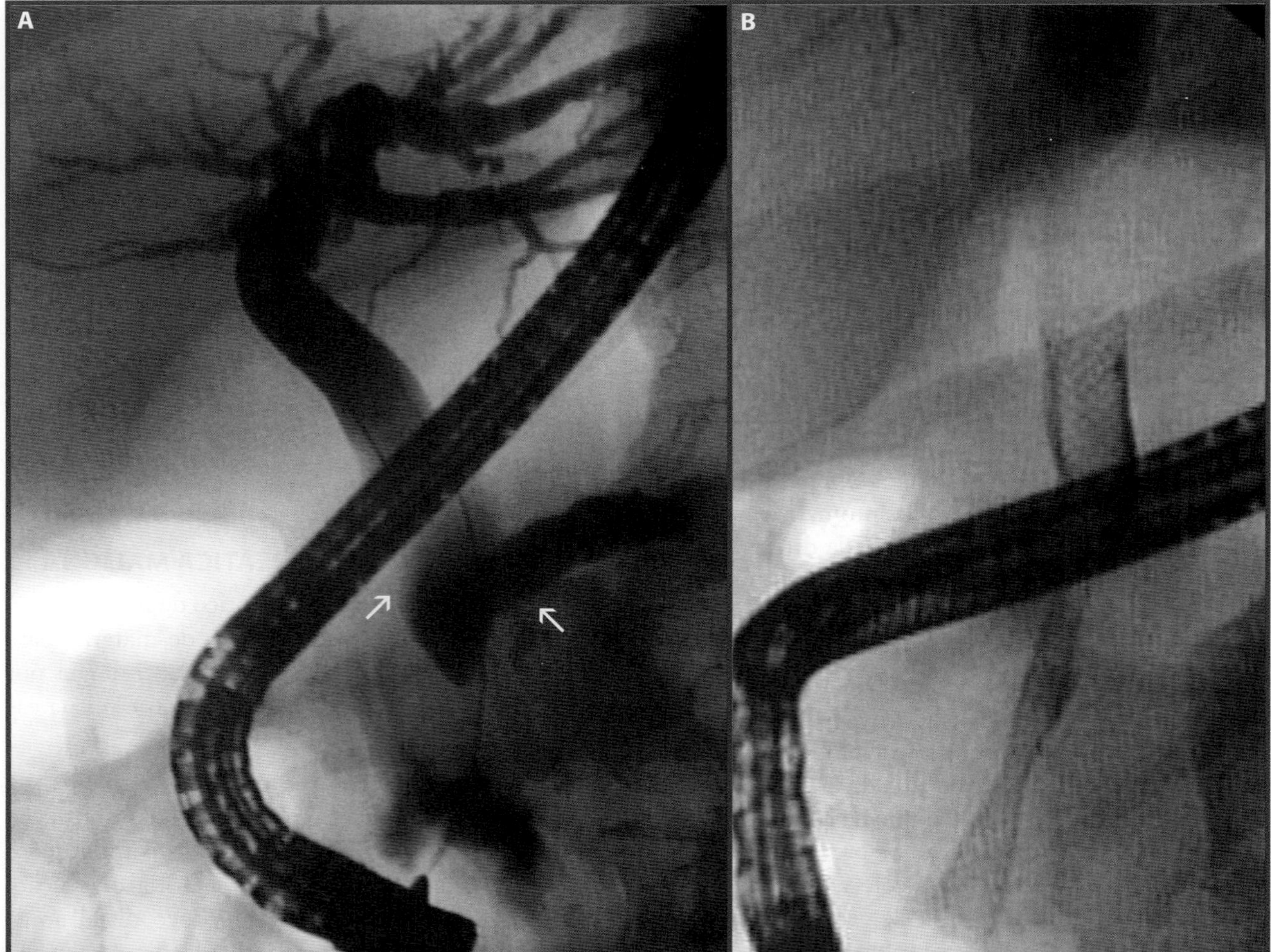

Figura 6.17 – A. CPRE delineia acentuada dilatação das vias biliares e ducto pancreático principal, caracterizando o sinal do duplo ducto (setas) em paciente com neoplasia avançada da cabeça do pâncreas. B. PMAE utilizada como terapia paliativa para drenagem da via biliar.

gastroduodenal associada, deve-se complementar a terapia paliativa com a colocação de uma prótese enteral metálica autoexpansível.[31]

Colangiocarcinoma

Os pacientes com doença metastática e sem condições clínicas para a cirurgia serão encaminhados para terapêutica endoscópica definitiva. Nesses casos, a paliação endoscópica também é realizada por meio da colocação de próteses biliares plásticas ou metálicas autoexpansíveis.

As taxas de sucesso são maiores quando a lesão não acomete o hilo hepático, uma vez que tumores da bifurcação dos ductos hepáticos (tumores de Klatskin) são de tratamento difícil, tanto por via cirúrgica quanto endoscópica.

Quando houver comprometimento do hilo hepático (Figura 6.18 A) pela lesão, a colangiografia por ressonância magnética terá grande valor para planejamento da drenagem endoscópica. Há, ainda, discussão a respeito da necessidade da drenagem de ambos os lados da via biliar (Figura 6.18 B) ou se a drenagem de um deles seria suficiente. A drenagem de apenas um dos lados da via biliar é suficiente para alívio dos sintomas de obstrução em até 80% dos casos em pacientes com tumores tipo II e III, sem diferença entre drenagem preferencial da via biliar esquerda ou direita.

COMPLICAÇÕES

As complicações da CPRE estão descritas em até 8% dos casos e podem ser divididas em dois grupos: gerais (comuns a todos os procedimentos endoscópicos, sendo depressão cardiorrespiratória a principal) e específicas (relacionadas à instrumentação, incluindo perfuração, pancreatite, sepse, sangramento). As complicações cardiorrespiratórias ocorrem em menos de 1% dos casos, decorrentes de sedação ou doença de base.[32]

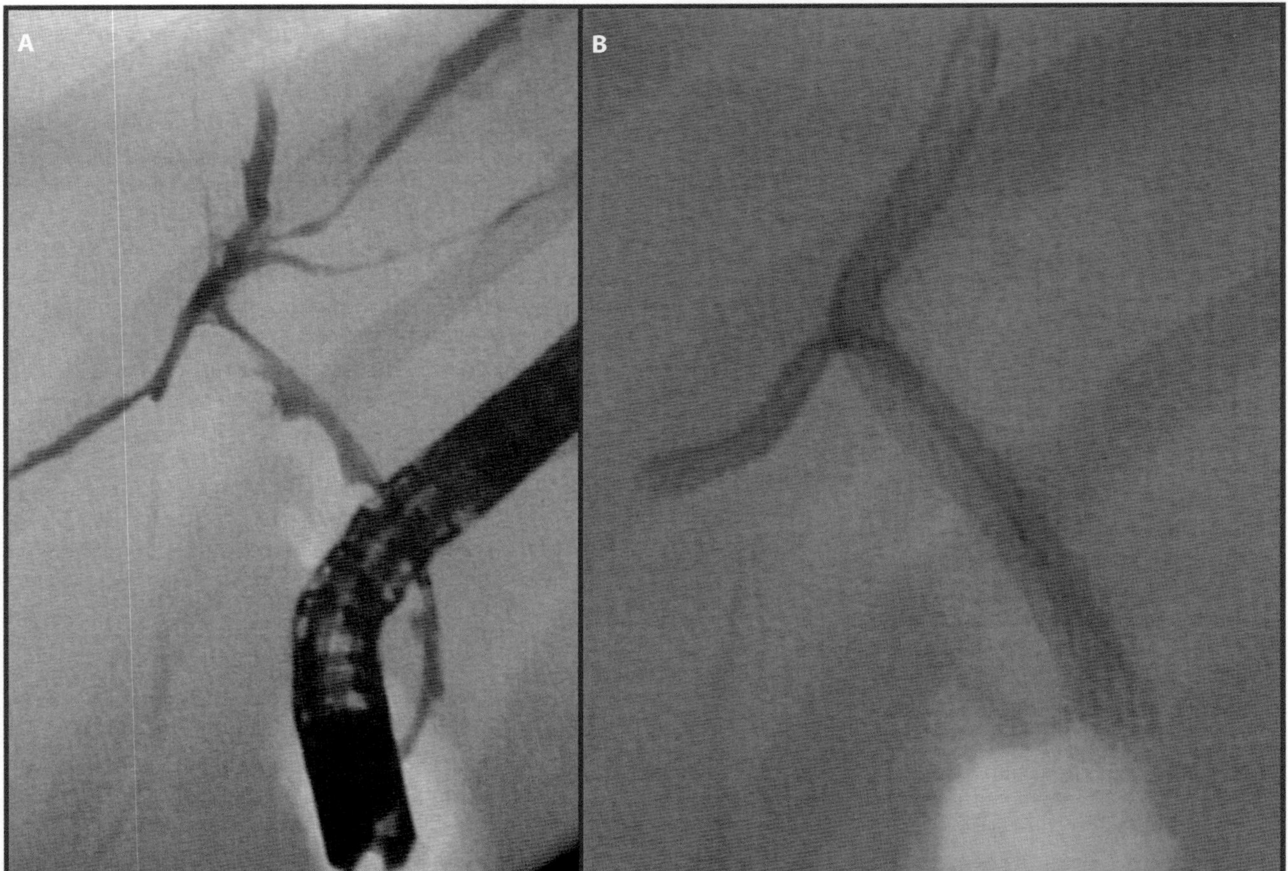

Figura 6.18 – A. CPRE ilustra o aspecto irregular da árvore biliar intra-hepática, com "pobreza" ductal, em paciente com colangite esclerosante primária. Observa-se a presença de estenose hilar, envolvendo os ductos hepáticos direito e esquerdo (colangiocarcinoma Bismuth IV). B. Aspecto final após colocação de duas próteses metálicas autoexpansíveis não cobertas nos ductos hepáticos direito e esquerdo para tratamento paliativo da obstrução.

A pancreatite é a complicação específica mais frequente (1 a 7%), seguida pela hemorragia (0,8 a 2,5% – Figura 6.19), colangite e perfuração em até 1%. Dor ou febre após o procedimento também podem ocorrer.[32]

A CPRE pode ser realizada com segurança em caráter ambulatorial. A maioria dos estudos referentes à realização de CPRE terapêutica ambulatorial sugere um período de observação de 2 a 3 horas após o exame, com base no fato de que a maior parte das complicações se manifesta nesse intervalo.[32]

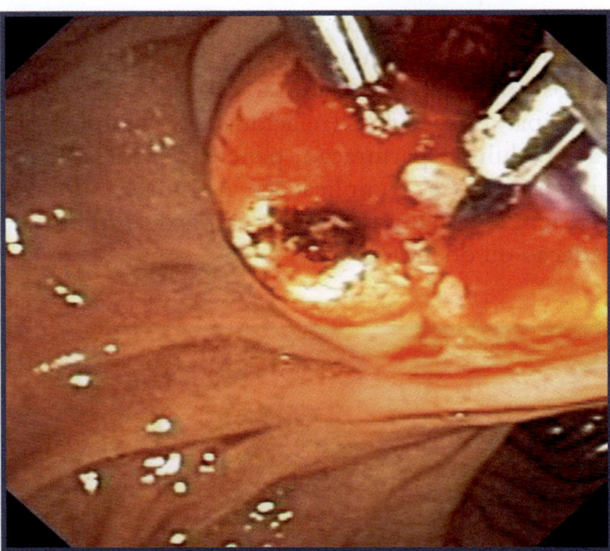

Figura 6.19 – Hemorragia após realização de esfincterotomia biliar. Nota-se a presença de dois clipes metálicos, uma das formas de conseguir hemostasia.

REFERÊNCIAS

1. Cohen S, Bacon BR, Berlin JA et al. National Institutes of Health State-of-the-Science Conference Statement: ERCP for diagnosis and therapy, January 14-16, 2002. Gastrointest Endosc. 2002; 56:803-9.
2. Raijman I. Endoscopic management of bile duct stones: Standard techniques and mechanical lithotripsy. In: Howell DA (ed.). Waltham, MA: UpToDate, 2015.
3. ASGE SOPC, Maple JT, Ben-Menachem T et al. The role of endoscopy in the evaluation of suspected choledocholithiasis. Gastrointest Endosc. 2010; 71:1-9.
4. Minami A, Hirose S, Nomoto T, Hayakawa S. Small sphincterotomy combined with papillary dilation with large balloon permits retrieval of large stones without mechanical lithotripsy. World J Gastroenterol. 2007; 13:2179-82.
5. Judah JR, Draganov PV. Endoscopic therapy of benign biliary strictures. World J Gastroenterol. 2007; 13:3531-9.
6. Costamagna G, Pandolfi M, Mutignani M, Spada C, Perri V. Long-term results of endoscopic management of postoperative bile duct strictures with increasing numbers of stents. Gastrointest Endosc. 2001; 54:162-8.
7. Costamagna G, Tringali A, Mutignani M et al. Endotherapy of postoperative biliary strictures with multiple stents: results after more than 10 years of follow-up. Gastrointest Endosc. 2010; 72:551-7.
8. Deviere J, Nageshwar Reddy D, Puspok A et al. Successful management of benign biliary strictures with fully covered self-expanding metal stents. Gastroenterology. 2014; 147:385-95; quiz e15.
9. Tewani SK, Turner BG, Chuttani R, Pleskow DK, Sawhney MS. Location of bile leak predicts the success of ERCP performed for postoperative bile leaks. Gastrointest Endosc. 2013; 77:601-8.
10. Wang AY, Ellen K, Berg CL, Schmitt TM, Kahaleh M. Fully covered self-expandable metallic stents in the management of complex biliary leaks: preliminary data – a case series. Endoscopy. 2009; 41:781-6.
11. Agarwal N, Sharma BC, Garg S, Kumar R, Sarin SK. Endoscopic management of postoperative bile leaks. Hepatobiliary Pancreat Dis Int. 2006; 5:273-7.
12. Akamatsu N, Sugawara Y, Hashimoto D. Biliary reconstruction, its complications and management of biliary complications after adult liver transplantation: a systematic review of the incidence, risk factors and outcome. Transpl Int. 2011; 24:379-92.
13. Williams ED, Draganov PV. Endoscopic management of biliary strictures after liver transplantation. World J Gastroenterol. 2009;15:3725-33.
14. Zoepf T, Maldonado-Lopez EJ, Hilgard P et al. Balloon dilatation vs. balloon dilatation plus bile duct endoprostheses for treatment of anastomotic biliary strictures after liver transplantation. Liver Transpl. 2006; 12:88-94.
15. Albert JG, Filmann N, Elsner J et al. Long-term follow-up of endoscopic therapy for stenosis of the biliobiliary anastomosis associated with orthotopic liver transplantation. Liver Transpl. 2013; 19:586-93.
16. Verdonk RC, Buis CI, van der Jagt EJ et al. Nonanastomotic biliary strictures after liver transplantation, part 2: management, outcome, and risk factors for disease progression. Liver Transpl. 2007; 13:725-32.
17. Martins FP, Di Sena VO, De Paulo GA, Contini M, Ferrari AP. Phase III Randomized Controlled Trial of Fully Covered Metal Stent Versus Multiple Plastic Stents in Anastomotic Biliary Strictures Following Orthotopic Liver Transplantation: Midterm Evaluation [abstract]. Gastrointest Endosc. 2013; 77:AB318.
18. Martins FP, Phillips M, Gaidhane MR, Schmitt T, Kahaleh M. Biliary leak in post-liver-transplant patients: is there any place for metal stent? HPB Surg. 2012; 2012:684172.
19. Catalano MF, Linder JD, Chak A et al. Endoscopic management of adenoma of the major duodenal papilla. Gastrointest Endosc. 2004; 59:225-32.
20. Björnsson E, Olsson R. Dominant strictures in patients with primary sclerosing cholangitis-revisited. Am J Gastroenterol. 2004; 99:2281.
21. Adler DG, Lichtenstein D, Baron TH et al. The role of endoscopy in patients with chronic pancreatitis. Gastrointest Endosc. 2006; 63:933-937.

22. Díte P, Ruzicka M, Zboril V, Novotný I. A prospective, randomized trial comparing endoscopic and surgical therapy for chronic pancreatitis. Endoscopy. 2003; 35:553-8.

23. Moon SH, Kim MH, Park DH et al. Modified fully covered self-expandable metal stents with antimigration features for benign pancreatic-duct strictures in advanced chronic pancreatitis, with a focus on the safety profile and reducing migration. Gastrointest Endosc. 2010; 72:86-91.

24. Delhaye M, Vandermeeren A, Baize M, Cremer M. Extracorporeal shock wave lithotripsy for pancreatic stones. In: Whitcomb DC (ed.). Waltham, MA: UpToDate, 2015.

25. Baillie J. Pancreatic pseudocysts (Part II). Gastrointest Endosc. 2004; 60:105-13.

26. Romano A, Spaggiari M, Masetti M et al. A new endoscopic treatment for pancreatic fistula after distal pancreatectomy: case report and review of the literature. Gastrointest Endosc. 2008; 68:798-801.

27. Varadarajulu S, Noone TC, Tutuian R, Hawes RH, Cotton PB. Predictors of outcome in pancreatic duct disruption managed by endoscopic transpapillary stent placement. Gastrointest Endosc. 2005; 61:568-75.

28. Heyries L, Barthet M, Delvasto C, Zamora C, Bernard JP, Sahel J. Long-term results of endoscopic management of pancreas divisum with recurrent acute pancreatitis. Gastrointest Endosc. 2002; 55:376-81.

29. Petersen BT. Sphincter of Oddi dysfunction, part 2: Evidence-based review of the presentations, with "objective" pancreatic findings (types I and II) and of presumptive type III. Gastrointest Endosc. 2004; 59:670-87.

30. Telford JJ, Carr-Locke DL, Baron TH et al. A randomized trial comparing uncovered and partially covered self--expandable metal stents in the palliation of distal malignant biliary obstruction. Gastrointest Endosc. 2010; 72:907-14.

31. Baron TH, Mallery JS, Hirota WK et al. The role of endoscopy in the evaluation and treatment of patients with pancreaticobiliary malignancy. Gastrointest Endosc. 2003; 58:643-9.

32. Freeman ML, DiSario JA, Nelson DB et al. Risk factors for post-ERCP pancreatitis: a prospective, multicenter study. Gastrointest Endosc 2001; 54:425-34.

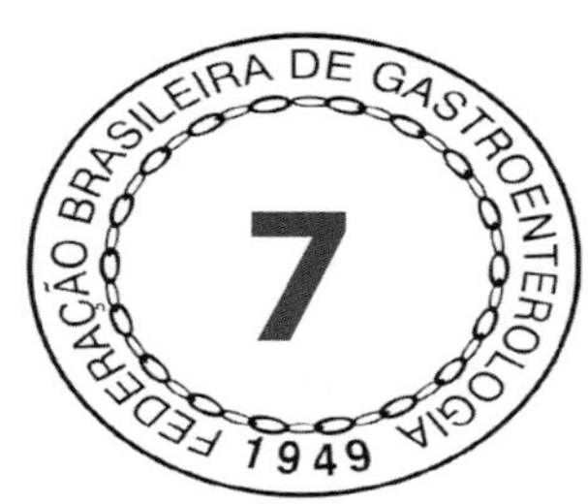

CÁPSULA ENDOSCÓPICA

Carlos Alberto Cappellanes
Gisele de Fatima Cordeiro Leite
Pablo Rodrigo de Siqueira
Priscila Berbert de Vasconcellos Castro Lima

INTRODUÇÃO E HISTÓRICO

Na década de 1980, Gavriel Iddan, o inventor da cápsula endoscópica (CE), idealizava miniaturizar uma câmera sem fio para obter imagens de todo o trato gastrointestinal (TGI) e, em particular, do intestino delgado (ID), durante a sua passagem naturalmente propulsionada pelo peristaltismo dos segmentos. Em virtude das limitações tecnológicas da época, não foi possível criar uma cápsula de tamanho reduzido, com todos os componentes necessários no seu interior, capaz de ser engolida por seres humanos.[1] Em meados de 1990, Paul Swain, gastroenterologista e pesquisador inglês, independentemente e sem o conhecimento do trabalho de Gavriel Iddan, realizava experimentos com protótipos de cápsula, mas ainda de tamanho impróprio para utilização. Em 1994, durante o Congresso Mundial de Gastroenterologia, Paul Swain apresentou pela primeira vez a possibilidade da endoscopia sem utilização de endoscópio. Enquanto o grupo de Paul Swain tinha o conhecimento sobre fisiologia humana e se concentrava no desafio em transmitir imagens de dentro do corpo humano, o grupo de Gavriel Iddan dominava o assunto sobre o desenvolvimento de acessórios para captura digital de imagens. Em 1998 os dois grupos se unificaram e passaram a trabalhar juntos no desenvolvimento da cápsula endoscópica para a empresa Given Imaging Ltd (Yokneam, Israel).[2] Desde aquela ideia original, passaram-se cerca de 20 anos para que o primeiro protótipo de tamanho reduzido fosse produzido, graças à disponibilidade de sensores de imagem mais baratos e de menor consumo energético, além de circuitos integrados e miniaturas de fontes de luz.[1] Em 1999, Paul Swain conseguiu a aprovação do comitê de ética do Royal Hospital, em Londres, para testar a CE nele mesmo, e em 2000 o primeiro estudo com pacientes foi conduzido.[2] A CE foi aprovada pelo Food and Drug Administration (FDA) em 2001. Desde então, tem sido amplamente utilizada na prática clínica, e mais de dois milhões de pessoas já foram examinadas com esse dispositivo. Desde a primeira publicação na revista *Nature* no ano de 2000, há mais de 1.900 trabalhos publicados sobre o assunto.[2] Disponível para uso clínico há 14 anos, a CE revolucionou a avaliação diagnóstica do ID, que até então era avaliado de forma incompleta, por exames de imagem radiológica, de medicina nuclear, *push* enteroscopia ou de forma completa, porém mais invasiva por enteroscopia intraoperatória.[3,4] Inicialmente desenvolvida para o exame do ID, tem sido aplicada a outros segmentos do TGI, como esôfago e cólon. Atualmente, existem três tipos diferentes de CE para regiões anatômicas específicas (esôfago, intestino delgado e cólon) e cinco empresas que as comercializam no mundo: a Given Imaging (Israel) produz a PillCam; a Olympus Medical Systems Corporation (Japão) produz a EndoCapsule; a Chongqing Jinshan Science and Technology (China) produz a OMOM; a IntroMedic (Coreia do Sul) produz a MiroCam; e a Capso Vision (Estados Unidos) é responsável pela CapsoCam SV.[5]

Em virtude da grande quantidade de publicações referentes às cápsulas produzidas pela Given Imaging, a maioria das informações relatadas neste capítulo serão referentes a esse produto. A CapsoCam SV-1 apresenta um sistema completamente diferente das outras cápsulas e, portanto, as informações sobre essa cápsula serão apresentadas em um tópico especialmente destinado a ela.

O sistema da CE apresenta quatro componentes básicos:

- a videocápsula propriamente dita, para ser deglutida e capturar as imagens;
- o gravador, para receber e armazenar essas imagens;
- a estação de trabalho;
- o *software* para leitura e laudo do exame.

A cápsula ingerida é de uso único e não pode ser recuperada após o exame. Nos casos da PillCam e EndoCapsule as imagens capturadas pelo dispositivo são transmitidas para o gravador através de radiofrequência e a MiroCam transmite por fluidos corporais, através de eletrodos aderidos à pele do paciente. O gravador de imagens é compacto e o paciente o carrega durante todo o procedimento. As imagens recebidas e armazenadas pelo gravador são transferidas, ao final do exame, para a estação de trabalho, e depois serão interpretadas pelo médico.[6,7]

CÁPSULA

A Tabela 7.1 traz as cinco marcas existentes de CE disponíveis no mercado mundial e suas principais características. No Brasil, são comercializadas a PillCam, a EndoCapsule e a MiroCam.[7]

A PillCam SB da Given Imaging (Figura 7.1) apresenta 26 mm de comprimento e 11 mm de largura, pesa aproximadamente 3,4 g, apresenta campo visual de 156° na sua nova versão (SB3), utiliza seis *light-emitting diode* (LEDs) de luz branca, tem uma bateria com duração de 11 horas e utiliza a tecnologia *complementary metal-oxide semiconductor* (CMOS) para captura das imagens. Cada videocápsula contém um par de baterias, um transmissor de circuitos integrados com aplicação específica (ASIC) com antena, LEDs, o CMOS e a câmera de vídeo. Todo esse material é encapsulado por uma cobertura plástica biocompatível e resistente a fluidos digestivos.[5,7,8]

A segunda geração de cápsula da Olympus EndoCapsule10 (Figura 7.1) para o ID utiliza a tecnologia *charge-coupled device* (CCD) para captura das imagens, a mesma utilizada nos seus videoendoscópios. Apresenta as dimensões de 26 mm × 11 mm, pesa 3,3 g, tem um campo visual de 160°, apresenta

Tabela 7.1 – Marcas de CE e suas principais características

Especificação	MiroCam Intromedic	PillCam SB 3 Given Imaging	EndoCapsule 10 Olympus	OMOM Chongqing Jinshan	CapsoCAM SV CapsoVision
País de origem	Coreia do Sul	Israel	Japão	China	Estados Unidos
Dimensões	10,8 × 24,5 mm	11 × 26 mm	11 × 26 mm	13 × 27,9 mm	11 × 31 mm
Peso	3,4 g	3,4 g	3,3 g	≤ 6 g	–
Captura de imagem	CMOS	CMOS	CCD	CCD	–
Fotos por segundo	3	2	2	0,5-2 (ajustável)	12-20
Tempo de operação	9-11 horas	11 horas	12 horas	7-9 horas	15 horas
Transmissão	HBC	RF	RF	RF	USB
Campo visual	170°	156°	160°	140°	360°
Real time	Sim – *Software*	Sim – Receptor	Sim – Receptor	Sim – *Software*	–

CCD: *charge-coupled device*; CMOS: *complementary metal oxide semiconductor*; HBC: *human body communication*; RF: radiofrequência; USB: *universal serial bus.*

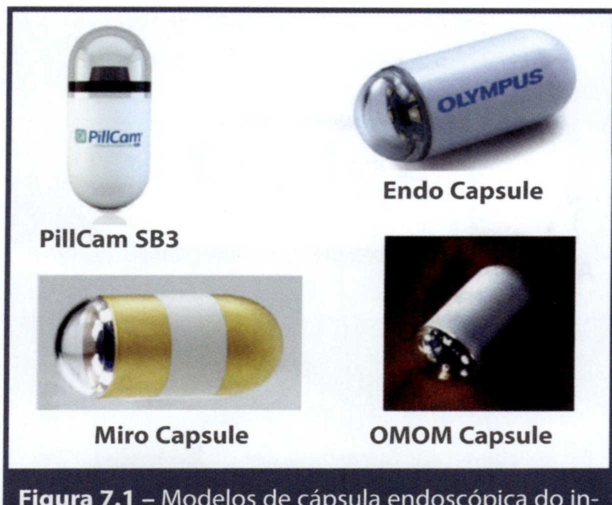

Figura 7.1 – Modelos de cápsula endoscópica do intestino delgado.

seis LEDs para iluminação e uma bateria com 12 horas de duração.[8,9]

A MiroCam (IntroMedic) (Figura 7.1), diferentemente das outras, transmite as imagens pelos fluidos corporais (HBC) apresenta dimensões ligeiramente menores (24,5 mm × 10,8 mm), campo de visão de 170°, seis LEDs de iluminação e uma bateria com tempo de operação aproximado de 11 horas.[10-12] A cápsula OMOM (Figura 7.1) captura as imagens por meio da tecnologia CCD, apresenta dimensões maiores se comparadas às demais (27,9 mm × 13 mm), assim como o peso, cerca de 6 g. O campo visual do dispositivo é de aproximadamente 140°, apresenta seis LEDs de iluminação e uma bateria que permite um tempo de gravação de 8 a 16 horas.[13,14]

Em 2004 a Given Imaging desenvolveu a cápsula de vídeo esofágica (PillCam ESO) e em 2007 a segunda geração (PillCam ESO2) foi aprovada pelo FDA para comercialização. A PillCam ESO2 é uma cápsula de 26 × 11 mm que difere da CE do intestino delgado em alguns parâmetros: tem cúpulas ópticas de ambos os lados, a frequência de captura de imagem é muito mais rápida (9 *versus* 2 para cada cúpula), um ângulo de visão mais amplo (169° *versus* 156°), ótica mais avançada (três lentes), e uma vida mais curta da bateria (30 min), com o objetivo de corrigir o curto espaço de tempo (< 2 seg) de trânsito esofágico e a necessidade de se demonstrar a junção esofagogástrica, onde se localizam a maioria das patologias esofágicas. A cápsula funciona durante aproximadamente 30 minutos e depois se desliga. É naturalmente excretada através do peristaltismo.[7]

A nova cápsula de cólon (CCE-2) tem 11,6 mm × 31,5 mm, um pouco maior que o modelo anterior. Conta com duas videocâmeras com um ângulo de visão de 172°, para cada sensor, permitindo quase 360° de cobertura do cólon. Além disso, a cápsula está equipada com uma taxa de captura de imagem variável, a fim de melhorar a visibilização do cólon e para poupar energia da bateria. Esse é o principal progresso em relação à versão anterior. A CCE-2 captura 35 imagens por segundo, quando em movimento e 4 imagens por segundo quando está praticamente parada. Esse sistema avançado de controle de captura de imagem da cápsula é o resultado de uma comunicação bidirecional entre a CCE-2 e o novo gravador de dados que, além de armazenar as imagens transmitidas a partir da cápsula, também controla a velocidade da imagem em tempo real, analisando-as. Tanto para economizar ainda mais energia da bateria como para permitir a identificação automática do ID, a CCE-2, em vez de ir para o modo *sleep*, continua a funcionar com uma taxa de captura de 14 imagens por minuto até que as imagens do ID sejam detectadas. Em seguida, ele muda para a taxa de quadros adaptável. O novo gravador de dados auxilia e orienta o médico e o paciente durante o procedimento. Na verdade, ele vibra e exibe as instruções em sua tela de cristal líquido (LCD) para alertar o paciente a continuar o protocolo de preparação. O programa (*software* Rápido) para processamento e visibilização de vídeos também foi revisado e apresenta melhorias.[7]

Tanto o CCD quanto o CMOS são duas diferentes tecnologias de captura digital de imagem. A tecnologia CMOS é mais apropriada para dispositivos pequenos em decorrência de sua alta capacidade de integração e baixo consumo energético. Entretanto, do ponto de vista clínico, ambas as tecnologias fornecem excelentes imagens do TGI.

Após a ingestão, a cápsula desloca-se no TGI, através do peristaltismo, capturando as imagens. Diferente do endoscópio que insufla ar, distendendo os segmentos, a cápsula viaja através de um meio turvo e pode frequentemente encontrar partículas alimentares não digeridas. Todavia, o domo ótico transparente, situado à frente da câmera de vídeo, permanece limpo, pois, enquanto a peristalse faz a cápsula progredir distalmente, ela é limpa na mucosa intestinal. As cápsulas são projetadas para capturar imagens em uma frequência predeterminada de dois quadros por segundo, do inglês, *frames per second* (fps). A frequência de captura de imagens foi determinada para otimizar a coleta de dados e maximizar o diagnóstico. Uma vez ativado, o chip ASIC da cápsula controla a taxa na qual as imagens são capturadas e as transmite para um gravador acoplado no cinturão adaptado ao paciente. Durante a aquisição de cada imagem, os LEDs são acesos e o cenário é exposto à luz que é refletida de volta para dentro do domo da cápsula. A imagem é capturada pelas lentes e focalizada sobre o sensor (CMOS ou CCD). Na PillCam, o sensor constrói um sinal suficiente para exibição por meio do chamado controle automático de luz, que ajusta, em tempo real, o tempo de exposição necessário. Essa é uma função do brilho do cenário em frente ao domo ótico transparente da cápsula. Na prática, isso ilumina regiões distantes e fornece uma visão através de uma grande profundidade do TGI. Para a maioria das cápsulas disponíveis, depois de a imagem ser adquirida, o chip ASIC transmite a matriz de dados de imagem, através de sua antena de radiofrequência, para um dispositivo de gravação acoplado ao paciente. Esse processo é repetido a uma frequência específica para cada tipo de cápsula. Para as cápsulas com duas câmeras, as imagens são adquiridas alternadamente de cada uma delas. Há a possibilidade de o médico observar as imagens capturadas pela cápsula, em tempo real, com um dispositivo opcional conectado ao gravador de imagens ou pelo próprio programa do sistema, podendo adotar medidas com o objetivo de abreviar o tempo de passagem da cápsula pelo estômago (que deve ser o mais curto possível) ou finalizar o processo de captura de imagens, quando a cápsula já estiver no cólon ou, no caso da cápsula esofágica, quando passar para o estômago. As cápsulas PillCam SB3, EndoCapsule 10, MiroCam e a OMOM disponibilizam esse dispositivo para os seus clientes.[6]

A cápsula pode levar horas e até dias para ser eliminada com as fezes. Existem relatos de casos em que a cápsula ficou retida, em pacientes assintomáticos, durante anos.[15,16] Caso haja ruptura da cápsula, os seus componentes individuais não são tóxicos e não causam risco à saúde do paciente. Até mesmo as baterias de óxido de prata que estão encapsuladas hermeticamente por um lacre especial.[17] A Given Imaging também produz uma cápsula dissolvível (Figura 7.2), sem dispositivos eletrônicos ou câmera, para provar a patência do TGI nos pacientes com suspeita de estenose intestinal (*Agile Patency System*). Ela tem as mesmas dimensões da PillCam SB3 e contém um corpo à base de lactose e bário, além de um marcador de radiofrequência no seu interior, facilitando a sua identificação por radiografia ou por um escâner (Figura 7.2) fornecido pela empresa. Nas duas extremidades dessa cápsula há um tampão que se dissolve quando em contato

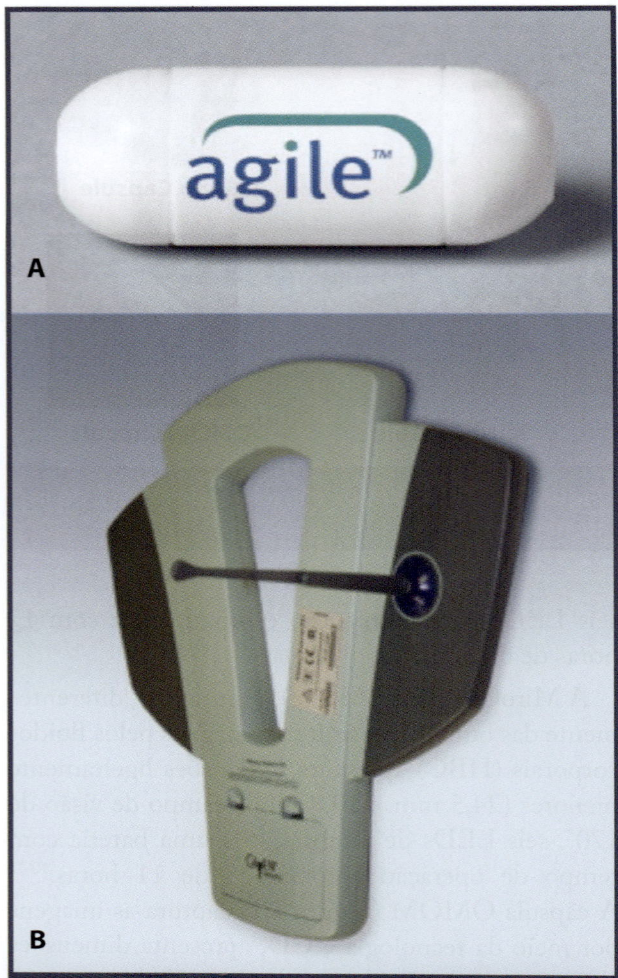

Figura 7.2 – Cápsula para avaliação da patência do intestino delgado (A) e o escâner para a sua detecção (B).

com os fluidos gastrointestinais. Mesmo se a cápsula permanecer retida por um tempo maior, ela vai se dissolver inteiramente e se fragmentar em pequenos pedaços (a parte insolúvel), que poderão passar facilmente por obstruções do TGI. Se a cápsula for eliminada intacta ou com discretas deformidades, significa que a PillCam SB3 também vai progredir sem maiores dificuldades.[18,19]

O avanço tecnológico proporcionará novas funções nas cápsulas endoscópicas. Pesquisadores especulam que, com a tecnologia do futuro, será possível a integração de biossensores, acessórios para biópsia, liberadores de drogas e outros conceitos interessantes de imagem.[20,21]

DISPOSITIVO DE GRAVAÇÃO

O gravador externo (Figura 7.3) é responsável pelo armazenamento dos dados transmitidos pela cápsula.

É portátil, operado por uma bateria que está acoplada ao dispositivo. Para a realização do exame do ID e do cólon, um conjunto de oito pequenos sensores de radiofrequência (Figura 7.3) é posicionado e fixado sobre o abdome do paciente, para receber as imagens transmitidas pela cápsula e para localizá-la nos quadrantes abdominais quando os dados são interpretados pelo programa da estação de trabalho (*workstation*). São necessários somente três sensores para o exame do esôfago.[7,22,23]

O gravador estará pronto para a operação assim que estiver com a bateria completamente carregada e com os sensores posicionados no paciente e conectados ao dispositivo, para ser inicializado pela *workstation* com os dados do paciente. Ele gravará assim que o primeiro sinal da cápsula endoscópica for recebido, sendo indicado pelo aparecimento de uma luz intermitente no LED do gravador. O LED não piscará se o sinal da cápsula estiver muito fraco.[7,22,23]

Os gravadores têm evoluído nos últimos anos para se adequarem ao aparecimento de um número crescente de diferentes cápsulas. Sua capacidade de armazenamento, durabilidade da bateria e eficácia têm sido incrementadas com avanços na tecnologia referentes a diferentes tipos de memória, baterias e sistema de radiofrequência. A Given Imaging lançou um cinto já contendo, no seu interior, os sensores (SensorBelt), tornando dispensável a colagem dos adesivos com os sensores na pele da parede abdominal do paciente (Figura 7.3).[7,22,23]

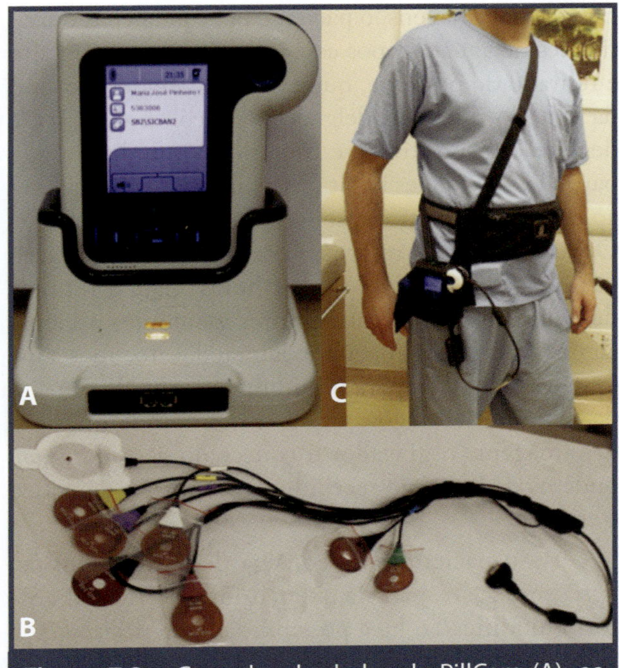

Figura 7.3 – Gravador de dados da PillCam (A); os sensores (B); cinto sensor (SensorBelt) da PillCam (C).

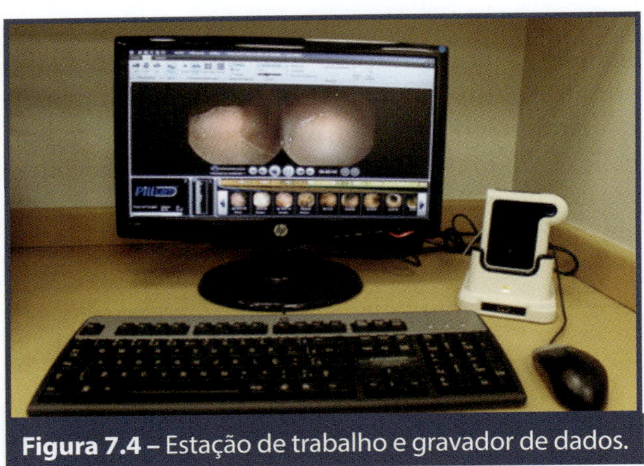
Figura 7.4 – Estação de trabalho e gravador de dados.

ESTAÇÃO DE TRABALHO COM O *SOFTWARE*

A estação de trabalho (Figura 7.4) é composta por um programa específico designado para a transferência, o processamento e o armazenamento das imagens captadas pela cápsula, que gera um vídeo construído quadro a quadro. O tempo de compilação varia de 10 minutos até 3 horas, dependendo do tipo de cápsula usada e da capacidade da plataforma da *workstation*. O médico pode rever o vídeo finalizado usando todas as funções e aplicativos fornecidos pelo programa, por exemplo, destacar as imagens de interesse, que podem ser utilizadas para o laudo final ou exportadas como um pequeno videoclipe para demonstração.[24]

PROCEDIMENTO

O paciente que realizará o exame de CE do ID necessita de jejum aproximado de 10 a 12 horas. Para o estudo do esôfago são necessárias quatro horas de jejum antes do exame e, para a CE de cólon é feito o mesmo preparo, com 24 horas de antecedência de um exame habitual de colonoscopia. O fator mais desafiador na implementação da cápsula de cólon é o preparo intestinal. Em contraste com a endoscopia convencional, o preparo intestinal é também necessário para promover a propulsão da cápsula, já que o cólon tem apenas algumas contrações espontâneas longitudinais por dia.[25,26]

Antes de tomar a cápsula, os acessórios (gravador, cinto e sensores) são posicionados no paciente. Para o exame do esôfago, a CE é ingerida com água, em decúbito lateral direito e, durante os 20 minutos de captura das imagens, o paciente bebe pequenas quantidades de água.[25] Após esse período, o equipamento é retirado do paciente, que é então liberado. No caso da CE do intestino delgado e do cólon o paciente deglute o dispositivo e é posteriormente dispensado para suas atividades habituais, com orientação quanto ao esquema dietético a ser seguido durante o exame. O paciente deverá retornar após o tempo de gravação das imagens (cerca de 8 a 11 horas) para a retirada do equipamento. Alguns autores mantêm o paciente alguns minutos em decúbito lateral direito, após a ingestão da cápsula, para diminuir o tempo de trânsito da CE no estômago.[27] Após o período de gravação das imagens, o gravador é conectado à *workstation*, onde os dados serão recebidos, compilados e o vídeo é criado.

Caso o paciente não consiga deglutir a cápsula, apresente gastroparesia ou anatomia do trato digestório modificada, há a possibilidade de posicionar a CE no intestino delgado por endoscopia. Existem diferentes acessórios endoscópicos para essa função, como: a alça de polipectomia; a cesta tipo Dormia, para retirada de cálculos da via biliar; o cateter com rede, para retirada de pólipos ressecados ou corpos estranhos; ou mesmo um dispositivo especial, denominado AdvanCE™ (Figura 7.5) produzido pela US Endoscopy (Mentor, Ohio) com essa única finalidade.[28] Trata-se de um cateter introduzido através do endoscópio, que contém em sua extremidade um suporte para a CE.[29]

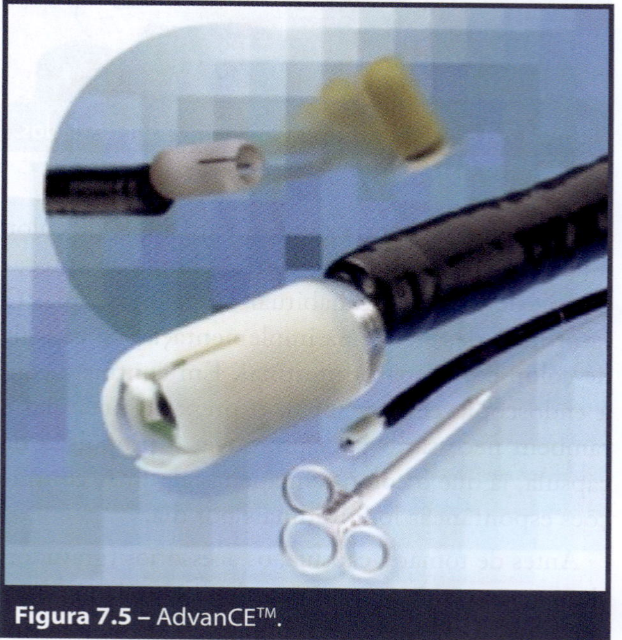

Figura 7.5 – AdvanCE™.

CAPSOCAM

Produzida pela empresa americana CapsoVision, a CapsoCAM SV (Figura 7.6) apresenta características singulares. Utiliza tecnologia *wire-free* (sem fio) para a transmissão de dados, portanto, o paciente não precisa carregar nenhum dispositivo nem utilizar cinto ou sensores. O paciente precisa recuperar a cápsula ao final do exame, pois as imagens captadas são armazenadas lá. Este parece ser o maior inconveniente do exame. A CapsoCam conta com quatro câmeras laterais, possibilitando um ângulo de visão de 360°. São registradas 20 fotos por segundo nas primeiras duas horas e 12 fotos por segundo nas horas seguintes. A bateria dura 15 horas, pois o sensor de movimento permite que as câmeras sejam desativadas quando a CE estiver parada.[7]

INDICAÇÕES

A PillCam SB foi aprovada pelo Food and Drug Administration (FDA) nos Estados Unidos em 2001, para avaliação da mucosa do ID em adultos e crianças com idade igual ou superior a 10 anos.[30,31] Em 2009, o FDA expandiu o papel da cápsula para utilização em crianças com idade a partir de dois anos e aprovou também o uso da cápsula de patência.[32]

As principais indicações clínicas para o uso do método são:

- sangramento gastrointestinal de origem indeterminada, incluindo a anemia ferropriva;
- suspeita de doença de Crohn;
- suspeita de doença celíaca ou quando esta é refratária ao tratamento aplicado;
- suspeita de tumores no intestino delgado;
- vigilância nas síndromes polipoides, especialmente Peutz-Jegher.

A seguir, discutiremos alguns aspectos relacionados à eficácia da cápsula endoscópica nas suas principais indicações.

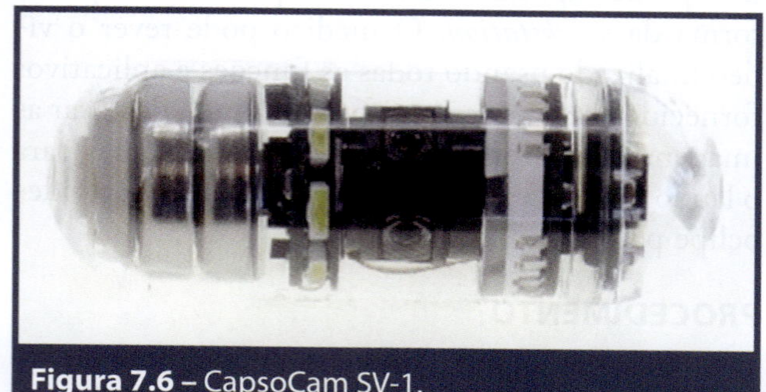

Figura 7.6 – CapsoCam SV-1.

Sangramento gastrointestinal de origem indeterminada

O sangramento gastrointestinal de origem indeterminada (SGOI) é definido como sangramento de origem desconhecida persistente ou recorrente após endoscopia digestiva alta (EDA) e colonoscopia inconclusivas. Aproximadamente 5% dos pacientes com SGOI agudo ou crônico têm sua origem no ID, e a maioria é resultante de lesões vasculares do tipo angioectasia.[33,34]

A CE é recomendada como exame de primeira linha para investigação de SGOI, antes da consideração de outras modalidades diagnósticas. Quando a EDA e a colonoscopia são inconclusivas, a avaliação do ID é indicada.[35]

Um total de 227 estudos, envolvendo 22.840 procedimentos de CE, foram avaliados em uma revisão bibliográfica realizada na base de dados Pubmed/Medline (National Library of Medicine-US). Nesse estudo, SGOI foi a indicação mais comum para a realização do exame, correspondendo a 66% dos casos. Angioectasias e úlceras inflamatórias foram os principais achados nos pacientes que se submeteram ao exame, por causa do SGOI.[36]

Quanto mais próximo do episódio de sangramento a CE é realizada, maiores são as chances diagnósticas. A sensibilidade varia de 89 a 92%, e a especificidade é de aproximadamente 95%.[34]

Em uma metanálise publicada em 2011, o rendimento diagnóstico relatado para CE foi de 61,7% (95% IC 47,3-76,1%). Da mesma forma, uma revisão sistemática relatou uma taxa de detecção para CE em SGOI de 60,5% (95% IC 57,2-63,9%). Metanálises anteriores relataram rendimentos diagnósticos globais semelhantes.[35]

Outros estudos apoiam a importância da CE no SGOI. Triester et al.[37] executaram uma metanálise, em 20 estudos consecutivos, comparando a CE com uma ou mais modalidades diagnósticas para analisar o ID em pacientes com SGOI. Os rendimentos para a cápsula endoscópica e a *push* enteroscopia foram respectivamente de 63 e 28% ($p < 0,00001$; rendimento maior de 35%; IC 26 a 43%). Para achados considerados clinicamente relevantes, os rendimentos diagnósticos foram 56 e 26% ($p < 0,00001$; rendimento maior de 30 a 95%; IC 21 a 38%). Essas diferenças pareceram ser mais expressivas nos diagnósticos de lesões vasculares e alterações inflamatórias da mucosa.[37]

Com base nesses resultados, o algoritmo para investigação de SGOI sugere a CE como primeira escolha após EDA e colonoscopia. Apesar dessa recomendação, 20% dos pacientes classificados com SGOI apresentam lesões que estão dentro do alcance da EDA e colonoscopia e que são encontradas em exames subsequentes.[34]

Ocorre anemia ferropriva em 2 a 5% das mulheres na pós-menopausa e dos homens adultos em países desenvolvidos e é um motivo comum para encaminhamento a gastroenterologistas. A ESGE recomenda que, antes da avaliação do ID, uma anamnese completa seja realizada (uso de medicamentos, comorbidades, história ginecológica), EDA com biópsias duodenais e ileocolonoscopia. EDA e colonoscopia são fundamentais para investigação da anemia, identificando a causa em 70 a 80% dos pacientes. Quando os achados são negativos, o ID é frequentemente alvo de uma avaliação mais aprofundada.[35]

Apostolopoulos et al.[38] relataram que 51 pacientes com anemia ferropriva foram selecionados para realizar o exame de CE. A provável causa da anemia foi identificada em 29/51 (57%) dos pacientes, enquanto o trânsito intestinal revelou achados anormais da anemia em apenas 6/51 (11,8%) dos pacientes ($p < 0,0001$ *versus* cápsula endoscópica). Outros estudos recentes relataram um rendimento diagnóstico mais baixo, variando de 25 a 48%. Analisando diversos estudos, o rendimento diagnóstico global da CE em pacientes com anemia ferropriva é de 53% (95% IC 41-65%).[35]

Na Figura 7.7, são observadas algumas das diferentes causas de sangramento gastrointestinal de origem indeterminada.

Doença de Crohn

A doença de Crohn (DC) é uma doença inflamatória crônica na qual todo o TGI pode ser acometido. O ID geralmente é afetado em mais de 70% dos pacientes, e em 30% dos casos somente o íleo terminal é envolvido. O diagnóstico da DC requer uma combinação de sinais e sintomas, exames bioquímicos, endoscópicos, achados imunológicos e radiológicos. A CE está indicada em pacientes com DC estabelecida para avaliação da extensão da doença e complicações, auxiliando na orientação terapêutica. É indicada também para pacientes com sinais e sintomas gastrointestinais sugestivos de DC, com tempo superior a três meses, sem diagnóstico confirmado por outros métodos. Recentemente, dois escores de avaliação por meio da CE para monitorar atividade da doença e cicatrização da mucosa foram propostos e validados. São eles: *Capsule Endoscopy Crohn's Disease Activity Index* (CECDAI) e *Lewis Score*. Sua utilidade em estudos clínicos e na prática clínica continua a ser estudada.[19,39,40]

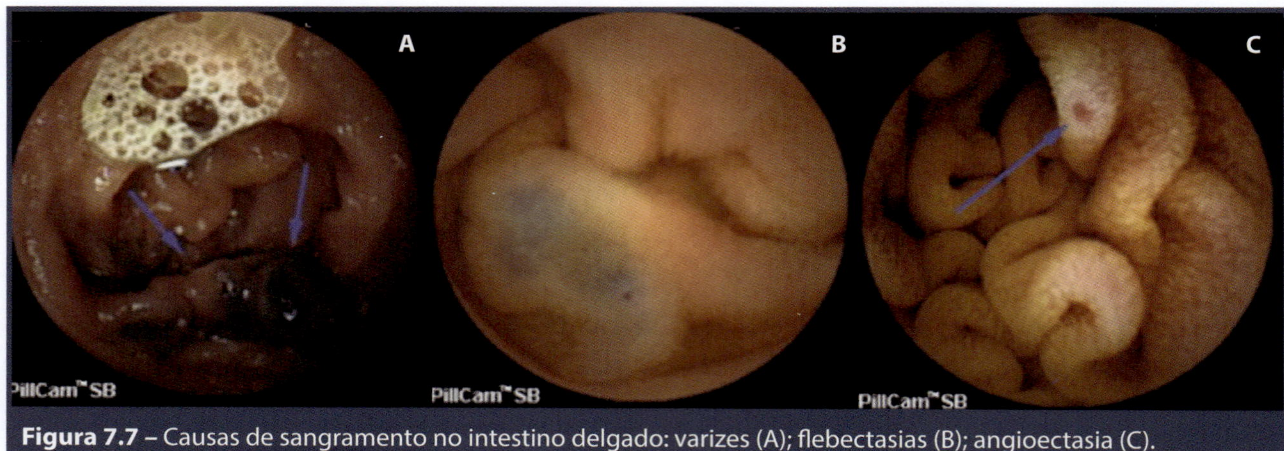

Figura 7.7 – Causas de sangramento no intestino delgado: varizes (A); flebectasias (B); angioectasia (C).

Estudos controlados demonstram que o uso da CE na suspeita de DC detecta lesões inflamatórias precoces no ID, com um rendimento maior, quando comparado a outras técnicas. Dois estudos, comparando a CE com a enterografia computadorizada,[41,42] demonstraram que os achados positivos são mais comumente encontrados no ID proximal e médio pela CE do que pela enterografia computadorizada (33% *versus* 12%), ao passo que os achados diagnósticos dos dois exames são similares na porção distal do segmento (30% *versus* 27%, respectivamente).

Na Figura 7.8, podem ser vistos exames de CE representativos de pacientes com DC.

Síndrome de má absorção – doença celíaca

A doença celíaca (intolerância ao glúten) tem uma prevalência de cerca de 1% em populações ocidentais. O padrão-ouro para o diagnóstico da doença é feito por meio de EDA com biópsias duodenais demonstrando achados histológicos de atrofia parcial ou total das vilosidades (*Marsh* 3a - 3c). O diagnóstico da doença depende da combinação de achados clínicos, testes sorológicos (positividade para anticorpos, antiendomísio e/ou antitransglutaminase), além da resposta do paciente a uma dieta livre de glúten. A CE fornece imagens de alta resolução da mucosa do ID e identifica as alterações da mucosa que são correlacionadas aos achados histológicos, como fissuras, padrão em mosaico, perda da arquitetura das vilosidades e nódulos (Figura 7.9). Portanto, a CE auxilia nos casos de pacientes com doença complicada e/ou refratária ao tratamento e deve ser considerada em pacientes com positividade para anticorpos, que são impossibilitados de serem submetidos à EDA, e pode ser empregada para o diagnóstico da doença celíaca em pacientes sem diagnóstico histopatológico. Em comparação com a biópsia duodenal,[19,39,43] a CE tem uma boa sensibilidade e especificidade em pacientes com doença celíaca sintomática e sorologia positiva.

Tumores do intestino delgado

O advento da CE resultou em uma grande mudança no diagnóstico de tumores do ID, que até então, eram encontrados durante a investigação de SGOI, dor abdominal persistente ou quando sintomas obstrutivos apareciam.[19]

A utilização da CE aumentou as taxas de diagnóstico de tumores do ID (Figura 7.10) de aproximadamente 3% para 6 a 9%.[11] Estatisticamente, 60% dos tumores apresentam malignidade.[44,45] Os adenocarcinomas são os mais comuns, seguidos pelos tumores carcinoide, linfoma, sarcoma e hamartoma. Os tumores benignos mais frequentes são os estromais (32%). São mais comumente encontrados no jejuno (40 a 60 %), seguidos pelo íleo (25 a 40%) e duodeno (15 a 20 %). Tumores do ID podem passar despercebidos em virtude, principalmente, de sua localização submucosa ou extraluminal. Foram desenvolvidos índices e escalas para melhorar a taxa de detecção desses tumores.[7]

Em uma série de 260 pacientes submetidos ao exame de CE por sangramento, tumores foram detectados em 10% dos casos.[44]

Síndromes polipoides

Em pacientes com síndromes polipoides como a polipose adenomatosa familiar (PAF), Síndrome de Peutz-Jegher (SPJ) e polipose juvenil o risco de câncer envolvendo o ID é aumentado.[19]

A complicação mais importante da PAF é o câncer colorretal, presente em 100% dos enfermos não

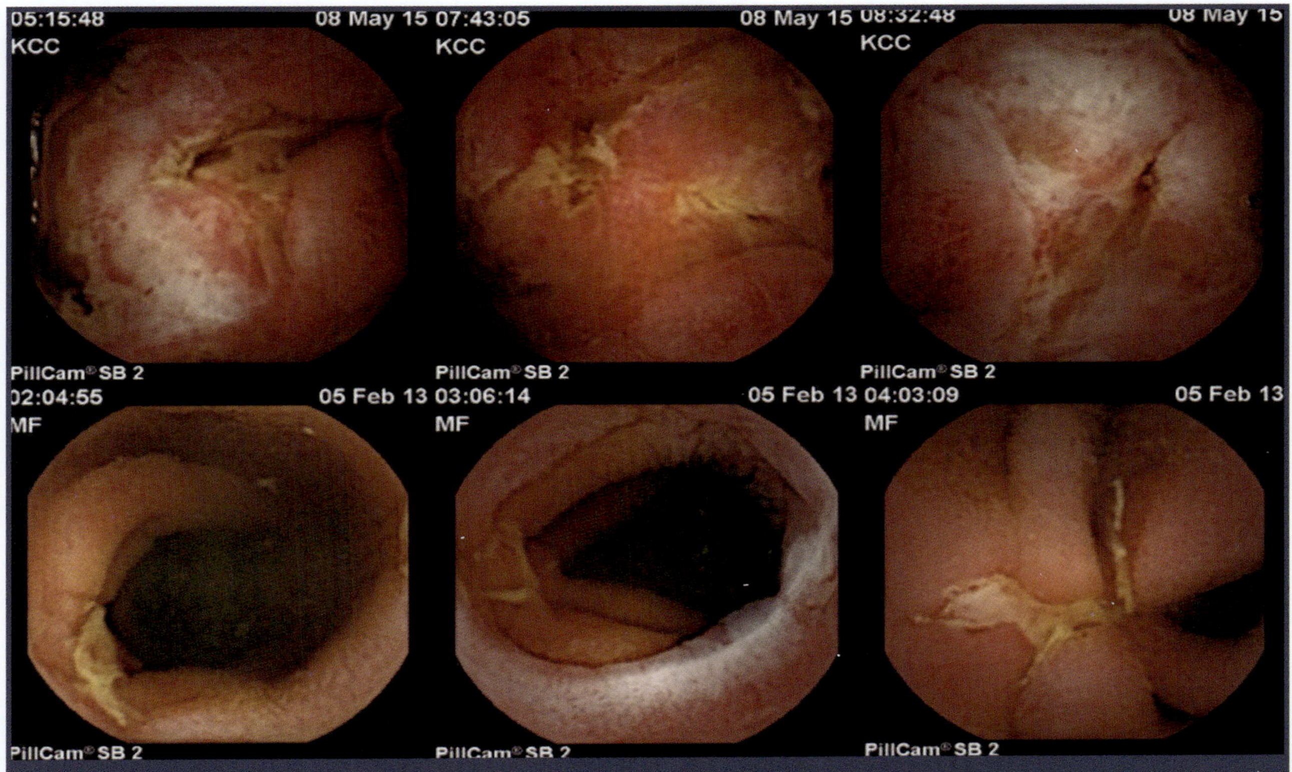

Figura 7.8 – Casos clínicos de pacientes com diagnóstico de DC apresentando processo inflamatório na mucosa do ID, caracterizado pela presença de erosões, úlceras, enantema e cicatrizes.

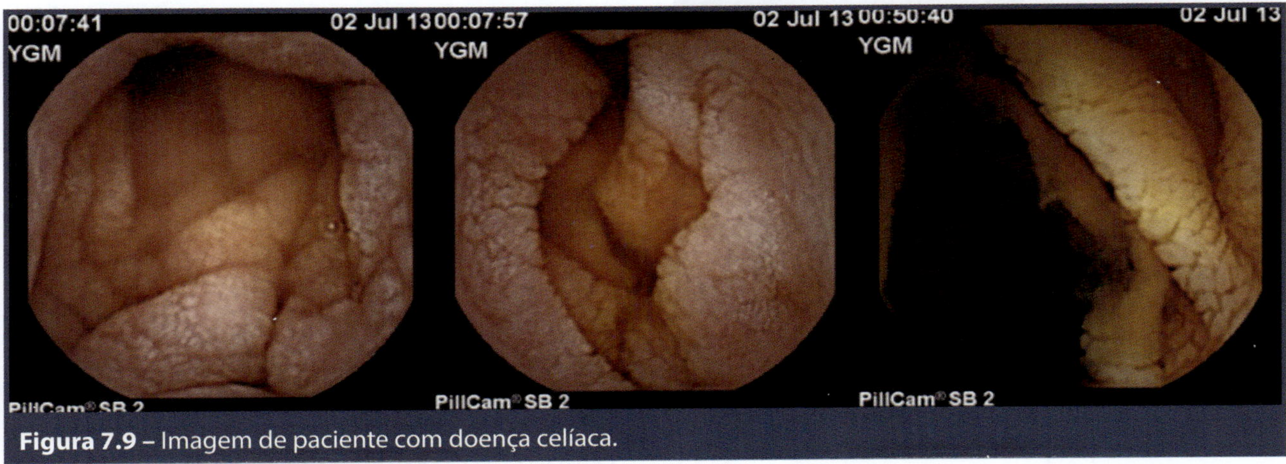

Figura 7.9 – Imagem de paciente com doença celíaca.

tratados, seguido do adenocarcinoma periampular em até 12% e duodenal em 4% deles. O *guideline* da Sociedade de Endoscopia Gastrointestinal Europeia (ESGE) recomenda que a vigilância do ID proximal desses pacientes seja realizada com endoscópio convencional de visão frontal e lateral, pois a CE tem papel limitado na avaliação desta região. A prevalência de pólipos distais ao duodeno em pacientes com PAF não é claramente conhecida.[35,46]

Na SPJ, além de diagnosticar precocemente lesões pré-cancerígenas ou até mesmo o câncer, o principal objetivo da vigilância nesses pacientes é diminuir o número de complicações relacionadas aos pólipos, particularmente a intussuscepção. Os pólipos hamartomatosos podem crescer em qualquer segmento do TGI, mas são mais comuns no ID (78%). Aproximadamente 1/3 desses pacientes apresentam obstrução intestinal durante a primeira década de vida e 50% deles necessitam de cirurgia.[35,46]

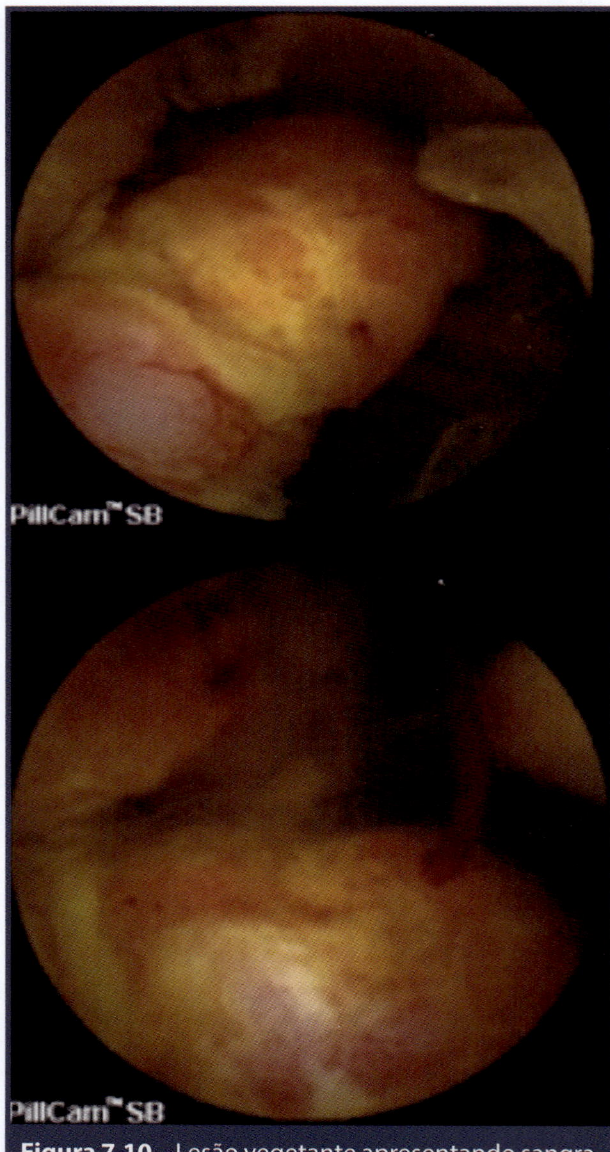

Figura 7.10 – Lesão vegetante apresentando sangramento ativo durante a passagem da cápsula.

Vários estudos compararam o rendimento da CE com outras modalidades de imagem em pacientes com síndromes polipoides. Na maioria desses estudos a sensibilidade da CE foi superior a 90%.

A CE tem sido utilizada como método de vigilância para pacientes com SPJ, já que apresenta maior capacidade em identificar pólipos quando comparada a outros exames. Porém, seu papel em pacientes com PAF não é bem estabelecido.[23,47]

Nos últimos anos muitas indicações têm sido consideradas para utilização da CE. O exame pode ser realizado em regime ambulatorial e vem acompanhando a tendência da medicina moderna em substituir testes invasivos por metodologia menos agressiva.[48,49,50]

Entre as queixas mais comuns referidas aos gastroenterologistas, a dor abdominal é uma das mais frequentes. A possibilidade da aplicação da CE para investigação desse sintoma levou vários pesquisadores a estudarem sua eficácia neste contexto.[51] Uma revisão sistemática, publicada em 2014, com dados do período de janeiro de 2001 a junho de 2013, selecionou 21 trabalhos que foram analisados quanto ao uso da CE para dor abdominal. Um total de 1.520 pacientes foram estudados. Essa revisão concluiu que a indicação da CE tem valor limitado para pacientes com dor abdominal crônica inexplicável. A capacidade diagnóstica foi de 20,9% e lesões inflamatórias ocorreram com maior frequência entre os resultados positivos.[52] Embora na literatura o papel da CE na avaliação da dor abdominal seja controverso, é crescente o número de exames de CE realizados com tal finalidade.

A CE também é utilizada como ferramenta para avaliar os efeitos dos medicamentos na mucosa intestinal (Figura 7.11), acompanhar os pacientes transplantados de ID com suspeita da doença enxerto *versus* hospedeiro e a resposta à terapia imunossupressora.[19,23]

A cápsula esofágica aprovada pelo FDA em novembro de 2004 tem como principais indicações a avaliação do esôfago, no caso de suspeita de esôfago de Barrett, esofagite e varizes esofágicas.[53] As contraindicações são as mesmas apresentadas para CE.

A cápsula de cólon é recomendada, em primeiro lugar, para pacientes que não estão dispostos, sob risco de serem submetidos a colonoscopia ou naqueles com colonoscopia incompleta.[54]

CONTRAINDICAÇÕES

A fim de minimizar possíveis complicações, a CE é contraindicada em pacientes com fístula e obstrução do TGI, seja ela suspeitada ou confirmada. A segurança do exame durante a gravidez ainda não está estabelecida, portanto deve ser evitado nessas pacientes. Inicialmente, a presença de marca-passo cardíaco (MP), cardiodesfibrilador (CDI) ou outros dispositivos médicos implantáveis, contraindicavam a realização do exame. Em uma revisão publicada em 2014, utilizando a base de dados do MedLine, foram analisados 27 estudos indexados até 2013 sobre esse assunto. Concluiu-se que a realização do exame em pacientes com MP, CDI e coração artificial parece ser segura; entretanto, a captação das imagens da CE pode ser prejudicada.[6,55,56]

A CE é relativamente contraindicada nos pacientes com distúrbios da deglutição. Nesses casos ela poderá ser introduzida no duodeno por EDA,

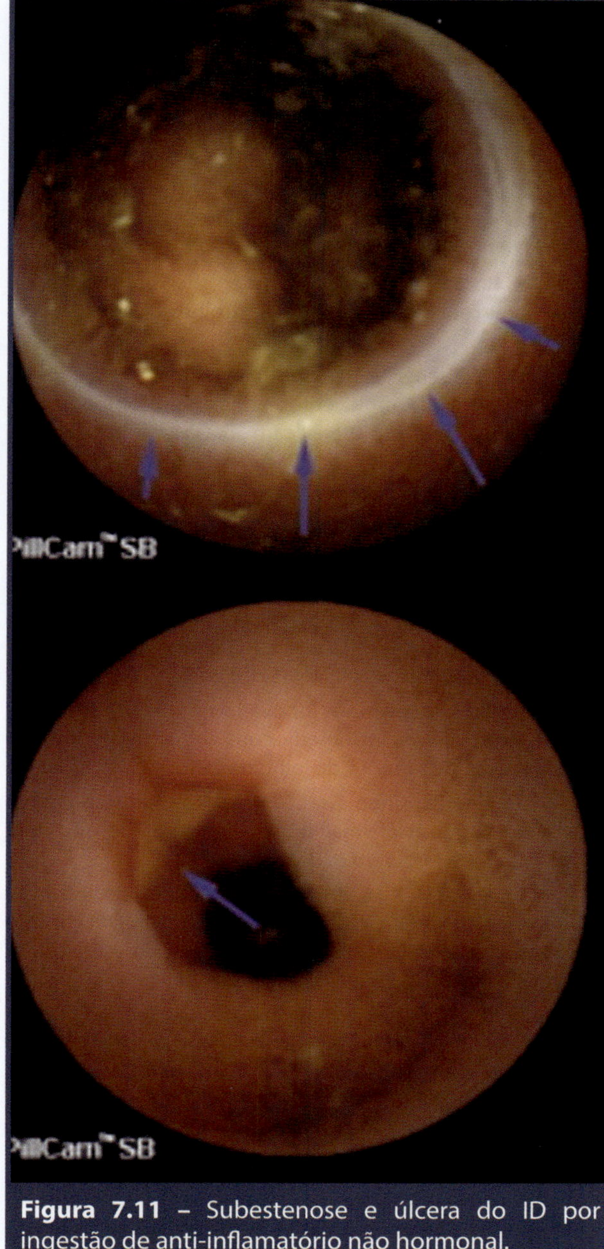

Figura 7.11 – Subestenose e úlcera do ID por ingestão de anti-inflamatório não hormonal.

o que torna o procedimento mais invasivo. Em um estudo publicado em 2005, por Rondonotti et al.,[57] os autores descobriram que 1,5% dos pacientes são incapazes de ingerir a cápsula.

Além disso, crianças que apresentam dificuldade para engolir a CE e pacientes com anatomia alterada também têm indicação de introdução do dispositivo por via endoscópica (Figura 7.12).[6]

COMPLICAÇÕES

Apesar de ser considerado um procedimento seguro e bem tolerado pelo paciente, a CE pode

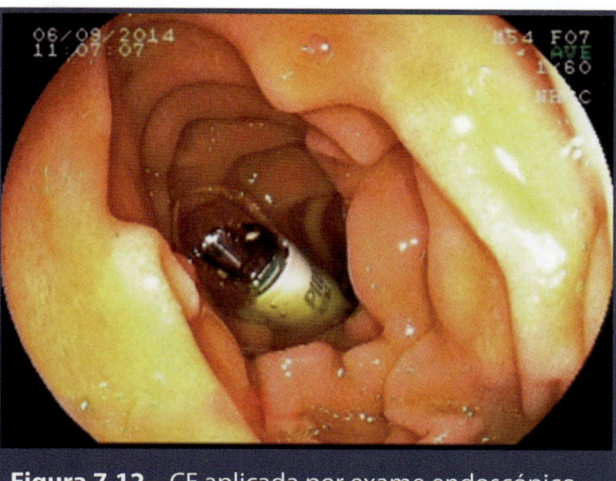

Figura 7.12 – CE aplicada por exame endoscópico.

apresentar complicações, com incidência variável de 1 a 3%, sendo a mais comum sua retenção no ID (taxa de 1,5 a 2%), que está diretamente relacionada à indicação do exame. A retenção é definida como a presença da CE no trato digestório a partir de duas semanas após a sua ingestão ou quando a cápsula é retida na luz intestinal indefinidamente, apesar de tratamento clínico, endoscópico ou quando se inicia intervenção para sua remoção.[4,36,58] Pacientes com alto risco de retenção da cápsula deveriam ser identificados com uma boa anamnese, uma vez que um exame radiológico normal do ID não impede a ocorrência dessa complicação.[6,55]

Perfuração, aspiração e obstrução intestinal são outras complicações descritas. Embora alguns casos de perfuração e obstrução tenham sido relatados, atualmente são considerados raros. A retenção, na maioria das vezes assintomática, pode causar sintomas de obstrução parcial ou completa.[4,36,58]

A aspiração da CE tem sido relatada com maior frequência, provavelmente relacionada ao aumento da idade média dos pacientes que são submetidos ao exame (Figura 7.13). A aspiração da cápsula ocorre em 1 para cada 1.000 procedimentos, geralmente em homens idosos com comorbidades e/ou distúrbios de deglutição. Na maioria dos casos a resolução é rápida e espontânea, com o paciente expectorando a cápsula. Contudo, algumas vezes, a broncoscopia é necessária para removê-la.[29,58]

CONSIDERAÇÕES FINAIS

Além do seu papel estabelecido em outras patologias que acometem o ID, a cápsula endoscópica se tornou essencial para a investigação de pacientes com SGOI. Cada vez mais surgem novas indicações para

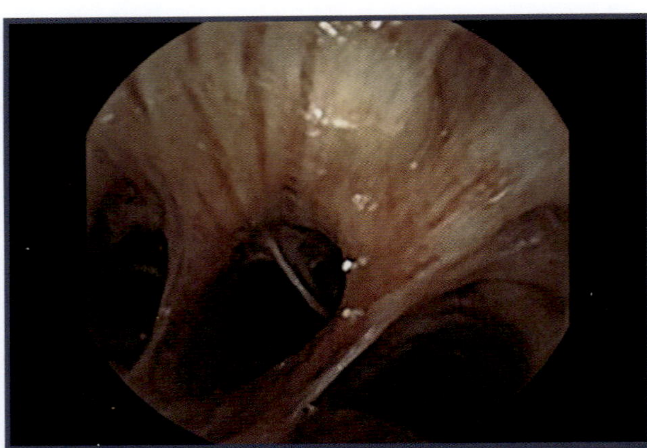

Figura 7.13 – Imagem de vias aéreas captada por CE aspirada por paciente.

realização do exame devido à sua alta capacidade em avaliar de modo direto e não invasivo a mucosa enteral, com baixo número de complicações.

A cápsula tem assumido um importante papel na avaliação intestinal da população pediátrica, pelo fato de não requerer anestesia geral, sedação e radiação ionizante, geralmente necessárias em outros métodos diagnósticos. A utilização da CE de cólon tem vantagens potenciais sobre a endoscopia tradicional, mais notadamente o fato de não requerer sedação. CE é uma alternativa para indivíduos com alto risco de colonoscopia convencional por causa da idade, enfermidade ou o risco cardiovascular da sedação. Dada a natureza menos invasiva da cápsula, o procedimento pode aumentar a participação no rastreio do câncer colorretal. O preparo intestinal é o fator mais desafiador para sua implementação.

O avanço tecnológico determinará novas funções às cápsulas endoscópicas, que provavelmente atuarão como um novo instrumento terapêutico.

REFERÊNCIAS

1. Swain CO, Gong F, Mills TN. Wireless transmission of a color television moving image from the stomach using a miniature CCD camera, light source and microwave transmitter [abstract]. Gut. 1996; 39:A26.
2. Iddan GJ, Swain CP. History and development of capsule endoscopy. Gastrointest Endosc Clin N Am. 2004; 14(1):1-9.
3. Sandrasegaran K, Maglinte DD, Jennings SG, Chiorean MV. Capsule endoscopy and imaging tests in the elective investigation of small bowel disease. Clin Radiol. 2008; 63(6):712-23.
4. Rondonotti E, Villa F, Mulder CJJ, Jacobs MAJM, de Franchis R. Small bowel capsule endoscopy in 2007: Indications, risks and limitations. World J Gastroenterol. 2007; 13(46):6140-9.
5. Gerber J, Berqwerk A, Fleischer D. A capsule endoscopy guide for the practicing clinician: technology and troubleshooting. Gastrointest Endosc. 2007; 66(6):1188-95.
6. Delvaux M, Gay G. Capsule endoscopy: technique and indications. Best Pract Res Clin Gastroenterol. 2008; 22(5):813-37.
7. Li Z, Liao Z, McAlindon M, Eliakim R. The current main types of capsule endoscopy. Handbook of Capsule Endoscopy. 2014; 2:5-45.
8. Lin OS. Breaching the final frontier: the future of small-intestinal capsule endoscopy. Gastrointest Endosc. 2008; 68(3):495-8.
9. Cave DR, Fleischer DE, Leighton JA, Faigel DO, Heigh RI, Sharma VK et al. A multicenter randomized comparison of the Endocapsule and the Pillcam SB. Gastrointest Endosc. 2008; 68(3):487-94.
10. Ban S, Park JY, Jeong S, Kim YH, Shim HB, Kim TS et al. First clinical Trial of the "MiRo" capsule endoscopy by a novel transmission technology: electric-field propagation. Gastrointest Endosc. 2009; 69(2):253-9.
11. Park JY, Kim HM, Choi YA, Jeon TJ, Oh T, Kim CH et al. Multicenter clinical experience of the MiRo capsule endoscope. Gastrointest Endosc. 2009; 69(5):AB194.
12. Intromedic. Discovering Innovations. 2013. Disponível em: <http://www.Intromedic.com/eng/sub_products_2.html>; acessado em: 14 de julho de 2015.
13. Li CY, Zhang BL, Chen CX, Li YM. OMOM capsule endoscopy in diagnosis of small bowel disease. J Zhejiang Univ Sci B. 2008; 9(11):857-62.
14. Liao Z, Gao R, Li F, Xu C, Zhou Y, Wang J et al. Fields of applications, diagnostic yields and findings of OMOM capsule endoscopy in 2400 Chinese patients. World J Gastroenterol. 2010; 16(21):2669-76.
15. Rondonotti E, Herrerias JM, Pennazio M, Ceunedo A, Saraiva MM, de Franchis R. Complications, limitations and failures of capsule endoscopy: a review of 733 cases. Gastrointest Endosc. 2005; 62(5):712-6.
16. Cave D, Legnani P, de Franchis R, Lewis BS. ICCE consensus for capsule retention. Endoscopy. 2005; 37:1065-7.
17. Fry LC, De Petris G, Swain JM, Fleischer DE. Impaction and fracture of a video capsule in the small bowel requiring laparotomy for removal of the capsule fragments. Endoscopy. 2005; 37:674-6.
18. Koornstra JJ, Weersma RK. Agile patency system. Gastrointest Endosc. 2009; 69(3):602-3.
19. Waterman M, Eliakim R. Capsule enteroscopy of the small intestine. Abdom Imaging. 2009; 34:452-8.
20. Swain P. The future of wireless capsule endoscopy. World J Gastroenterol. 2008; 14:4142-5.
21. Swain P, Toor A, Volke F, Keller J, Gerber J, Rabinovitz E et al. Remote magnetic manipulation of a wireless capsule endoscope in the esophagus and stomach of humans. Gastrointest Endosc. 2010; 71(7):1290-3.
22. Parada AA, Poletti PB, Sechi TF, Tung YS. Cápsula endoscópica. In: Averbach M et al. (eds). Endoscopia digestiva: diagnóstico e tratamento. Rio de Janeiro: Revinter, 2011. p. 87-100.

23. Eliakim R. Video capsule endoscopy of the small bowel. Curr Opion Gastroenterol. 2010; 26:129-33.
24. Beejay NU, Marcos D. Should we use the suspected blood indicator in wireless capsule endoscopy? A prospective analysis of 17689 frames from the Royal London Hospital. Gastrointest Endosc. 2009; 69(5):AB199.
25. Gralnek IM, Rabinowitz R, Afik D, Eliakim R. A simplified ingestion procedure for esophageal capsule endoscopy: initial evaluation in healthy volunteers. Endosc. 2006; 38:913-8.
26. Spada C, Costamagna G, Zurita A. Accuracy and safety of second-generation PillCam COLON capsule for colorectal polyp detection. Therap Adv Gastroenterol. 2012 May; 5(3):173-8.
27. Liao Z, Li F, Li ZS. Right lateral position improves complete examination rate of capsule endoscope: a prospective randomized, controlled trial. Endosc. 2008; 40:483-7.
28. Holden JP, Dureja P, Pfau PR, Schwartz DC, Reichelderfer M, Judd RH et al. Endoscopic placement of the small-bowel video capsule by using a capsule endoscope delivery device. Gastrointest Endosc. 2007; 65(6):842-7.
29. Sussman FS, Kulkarni K. Risks of capsule endoscopy. Techniques in Gastrointest Endosc. 2008; 10:25-30.
30. ASGE technology status evaluation report: wireless capsule endoscopy. Gastrointest Endosc. 2006; 63(4):539-45.
31. Rey JF, Ladas S, Alhassani A, Kuznetsov K, European Society of Gastrointestinal Endoscopy (ESGE). Video capsule endoscopy: update to guidelines. Endosc. 2006; 38(10):1047-53.
32. Cohen SA. Pediatric capsule endoscopy. Tech Gastrointest Endosc. 2013; 15:32-5.
33. ASGE Technology Committee, Wang A, Banerjee S, Barth BA, Bhat YM, Chauhan S et al. Wireless capsule endoscopy. Gastrointest Endosc. 2013; 78(6):805-15.
34. Gerson LB. Capsule endoscopy and deep enteroscopy: Indications for the practicing clinician. Gastroenterology. 2009; 137:1197-201.
35. Pennazio M, Spada C, Eliakim R, Keuchel M, May A, Mulder CJ et al. Small-bowel capsule endoscopy and device-assisted enteroscopy for diagnosis and treatment of small bowel disorders: European Society of Gastrointestinal Endoscopy (ESGE) Clinical Guideline. Endoscopy. 2015; 47:352-76.
36. Liao Z, Gao R, Xu C, Li ZS. Indications and detection, completion and retention rates of small bowel capsule endoscopy: a systematic review. Gastrointest m evaluation of the upper and lower gastrointestinal tract. Endoscopy. 2006; 38:1127-32.
37. Triester SL, Leighton JÁ, Leontiadis GI et al. A meta-analysis of capsule endoscopy (CE) compared to the other modalities in patients with non-stricturing small bowell Crohn's disease. Am J Gastroenterol. 2006; 101:954-64.
38. Apostolopoulos P, Liatsos C, Gralnek IM, Giannakoulopoulou E, Alexandrakis G, Kalantzis C et al. The role of wireless capsule endoscopy is investigating unexplained iron deficiency anemia after negative endoscopic evaluation of the upper and lower gastrointestinal tract. Endoscopy. 2006; 38:1127-32.
39. Sociedade Brasileira de Endoscopia Digestiva. Cápsula endoscópica: intestino delgado. São Paulo; 2011. (Diretrizes Clínicas na Saúde Suplementar). Disponível em: <http://www.projetodiretrizes.org.br/ans/diretrizes/capsula_endoscopica-intestino_delgado.pdf>; acessado em 20 de fevereiro de 2015.
40. D'Incà R, Caccaro R. Measuring disease activity in Crohn's disease: what is currently available to the clinician. Clin Exp Gastroenterol. 2014; 7:151-61.
41. Voderholzer WA, Beinhoelzl J, Rogalla P, Murrer S, Schachschal G, Lochs H et al. Small bowel involvement in Crohn's disease: a prospective comparation of wireless capsule endoscopy and computed tomografy enteroclysis. Gut. 2005; 54:369-73.
42. Hara AK, Leighton JA, Heigh RI, Sharma VK, Silva AC, De Petris G et al. Crohn's disease of the small bowel: preliminary comparation among CT enterography, capsule endoscopy, small bowel follow-through, and ileoscopy. Radiology. 2006; 238:128-34.
43. Ianiro G, Gasbarrini A, Cammarota G. Endoscopic tools for the diagnosis and evaluation of celiac disease. World J Gastroenterol. 2013; 19(46):8562-70.
44. Carey EJ, Leighton JA, Heigh RI, Shiff AD, Sharma VK, Post JK et al. A single center experience of 260 consecutive patients undergoing capsule endoscopy for obscure gastrointestinal bleeding. Am J Gastroenterol. 2007; 102:89-95.
45. Cobrin GM, Pittman RH, Lewis BS. Increased diagnostic yield of small bowel tumors with capsule endoscopy. Cancer. 2006; 107:22-7.
46. Lynch H, Burke C. Video capsule endoscopy: what is the role in surveillance of hereditary colon cancer syndromes? Tech Gastrointest Endosc. 2006; 8:126-32.
47. Mergener K, Ponchon T, Gralnek I, Pennazio M, Gay G, Selby W et al. Literature review and recommendations for clinical application of small-bowel capsule endoscopy, based on a panel discussion by international experts. Consensus statements for small-bowel capsule endoscopy, 2006/2007. Endoscopy. 2007; 39(10):895-909.
48. Adler SN, Bjarnason I. What we have learned and what to expect from capsule endoscopy. World J Gastrointest Endosc. 2012; 4(10):448-52.
49. Romero-Vázquez J, Argüelles-Arias F, García-Montes JM, Caunedo-Álvarez A, Pellicer-Bautista FJ, Herrerías-Gutiérrez JM. Capsule endoscopy in patients refusing conventional endoscopy. World J Gastroenterol. 2014; 20(23):7424-33.
50. O'Loughlin C, Barkin JS. Wireless capsule endoscopy: summary. Gastrointest Endosc Clin N Am. 2004; 14(1):229-37.
51. Melmed GY, Lo SK. Capsule endoscopy: practical applications. Clin Gastroenterol Hepatol. 2005; 3:411-22.
52. Xue M, Chen X, Shi L, Si J, Wang L, Chen S. Small bowel capsule endoscopy in patients with unexplained chronic abdominal pain: a systematic review. Gastrointest Endosc. 2015 Jan; 81(1):186-93.
53. Eliakim R, Sharma VK, Yassin K, Adler SN, Jacob H, Cave DR et al. A prospective study of the diagnostic accuracy of PillCam ESO esophageal capsule endoscopy *versus* conventional upper endoscopy in patients with chronic gastroesophageal reflux diseases. J Clin Gastroenterol. 2005; 39:572-8.
54. Spada C, Hassan C, Sturniolo GC, Marmo R, Riccioni ME, de Franchis R et al. Literature review and recommendations for clinical application of Colon Capsule Endoscopy. Dig Liver Dis. 2011; 43:251-8.

55. Hale MF, Sidhu R, McAlindon ME. Capsule endoscopy: current practice and future directions. World J Gastroenterol. 2014; 20(24):7752-59.
56. Bandorski D, Höltgen R, Stunder D, Keuche M. Capsule endoscopy in patients with cardiac pacemakers, implantable cardioverter defibrillators and left heart assist devices. Ann Gastroenterol. 2014; 27(1):3-8.
57. Rondonotti E, Herrerias JM, Pennazio M, Caunedo A, Mascarenhas-Saraiva M, de Franchis R. Complications, limitations, and failures of capsule endoscopy: a review of 733 cases. Gastrointest Endosc. 2005; 62(5):712-6.
58. Koulaouzidis A, Rondonotti E, Karargyris A. Small bowel capsule endoscopy: A ten-point contemporary review. Word J Gastroenterol. 2013; 19(24):3726-46.

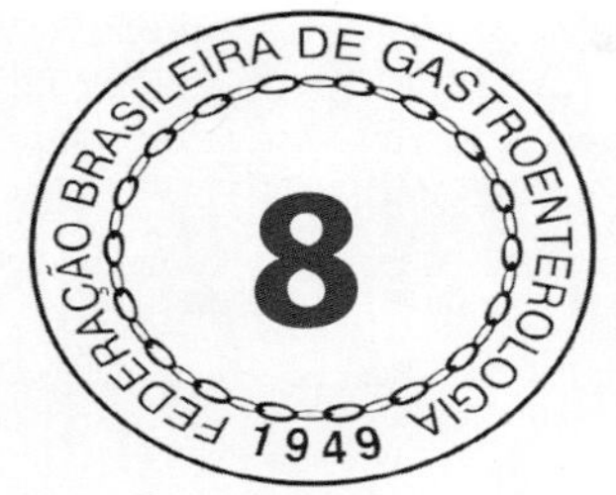

RADIOLOGIA

Marcos Antonio Costacurta
Osvaldo de Domenicis Jr.
Peng Yong Sheng

INTRODUÇÃO

Apesar da evolução tecnológica e do surgimento de outros métodos de diagnóstico por imagem, a radiologia convencional, pela sua grande capacidade de definição morfológica, continua a ser de grande valia no diagnóstico das doenças que acometem o tubo digestivo.

Além da possibilidade de avaliação direta do calibre, contornos, extensão e aspecto do pregueado mucoso do sistema digestório, credita-se à radiologia convencional a faculdade, por meio de sinais indiretos, de estudo das suas paredes e das estruturas adjacentes. Destaca-se, ainda, sua propriedade singular – e talvez única – de estimar as alterações funcionais do tubo digestivo.

Neste capítulo, o tema será abordado com base nos vários procedimentos utilizados no método.

VIDEODEGLUTOGRAMA

O ato da deglutição é dividido didaticamente em fases preparatória, oral, faríngea e esofagogástrica.[1] Na fase preparatória, a visão e o cheiro do alimento induzem à salivação, preparando a boca para recebê-lo. Durante a fase oral, que é voluntária, o alimento é mastigado e preparado para posterior progressão para a faringe por meio da ejeção oral. Na fase faríngea, involuntária, ocorre o fechamento da glote, com proteção das vias aéreas superiores, evitando que o alimento passe para a laringe/traqueia. Finalmente, na fase esofagogástrica, também involuntária, ocorre progressão do alimento pelo esôfago até o estômago e bloqueio do refluxo gastroesofágico por mecanismos apropriados.

A deglutição pode ser alterada por distúrbios de várias etiologias, dentre as quais se destacam as neurológicas e os procedimentos médico-cirúrgicos, como radioterapia e traqueostomia.

O videodeglutograma, também conhecido como estudo videofluoroscópico da deglutição, é considerado, atualmente, o exame-padrão de referência para avaliação dos estudos da deglutição em todas as suas fases.[2,3]

Para a realização do exame, são necessários o aparelho de radioscopia e um sistema de registro de imagens (atualmente utiliza-se o gravador de DVD) com arquivamento digital dos dados.

O tipo de contraste a ser utilizado no estudo deve ser relacionado ao tipo de doença a ser pesquisada. Por exemplo: podemos realizar o estudo com contraste iodado hidrossolúvel líquido, que é reabsorvível, quando existe suspeita de trajetos fistulosos associados.

O contraste baritado possibilita a realização de testes de diversas consistências, permitindo selecionar as que sejam menos nocivas para o paciente. As consistências testadas durante o exame são: líquida, líquida engrossada, pastosa e sólida.

A presença do fonoaudiólogo é sempre importante, porque ele pode modificar as consistências testadas de modo a mimetizar a alimentação cotidiana de cada paciente em questão e realizar manobras facilitadoras da deglutição.

A avaliação videofluoroscópica geralmente se inicia com o paciente sentado na posição em perfil. Nessa posição, pode-se estudar a interação dos contrastes e suas várias consistências com as estruturas anatômicas, detectando, por exemplo, dificuldades na preensão labial, distúrbios de coordenação, tônus e mobilidade da língua/palato mole, refluxo nasofaríngeo e retardo no disparo do reflexo da deglutição.

A análise dinâmica da movimentação laríngea é muito importante na posição em perfil, pois é possível detectar redução no tempo e na amplitude da elevação do órgão, bem como presença de resíduos dos contrastes nas valéculas glossoepiglóticas e nos seios piriformes.

Considera-se penetração a entrada dos contrastes pela laringe até a região glótica. Quando esses contrastes atingem a região subglótica da laringe e da traqueia, o termo "aspiração" deve ser utilizado.

A qualificação e a quantificação dos processos de penetração/aspiração são de suma importância para o diagnóstico e o controle evolutivo do tratamento do paciente. Existem, inclusive, escalas com avaliação videofluoroscópica para o auxílio dessa tarefa.[4,5]

Na segunda fase do videodeglutograma, estuda-se o paciente em posição anteroposterior, a qual permite avaliação morfofuncional de boca, hipofaringe e esôfago.

Os processos de penetração laríngea (Figura 8.1) e de aspiração traqueobrônquica (Figura 8.2) representam a principal causa de morbidade em pacientes com disfagia secundária a desordens neurológicas, e a pneumonia aspirativa apresenta taxas de mortalidade que variam de 20 a 62%.[6]

Até 40% dos pacientes que aspiram durante a deglutição o fazem de maneira silente, sem sinais e sintomas evidentes, aumentando a importância da avaliação pelo videodeglutograma.[6]

Finalmente, outra grande vantagem do videodeglutograma é a possibilidade de visualização das imagens armazenadas tantas vezes quantas forem necessárias.

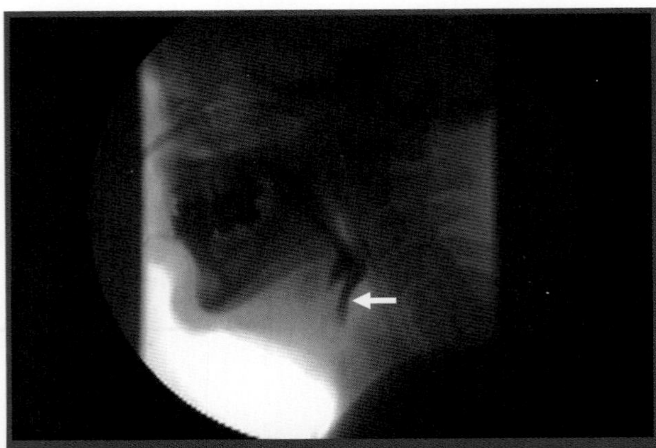

Figura 8.1 – Imagem de videofluoroscopia durante a deglutição demonstra a penetração laríngea de contraste baritado na consistência líquida (seta) em paciente portador de sonda nasoenteral.

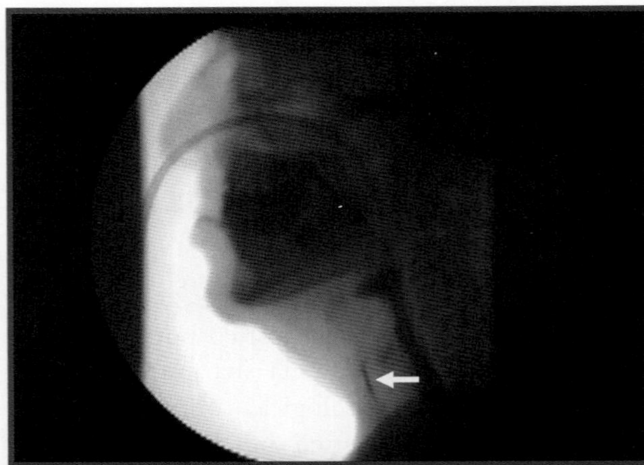

Figura 8.2 – Imagem de videofluoroscopia do mesmo paciente da figura anterior, em que se observa presença de contraste baritado na traqueia (seta), caracterizando aspiração.

ESTUDO DO TRATO DIGESTÓRIO ALTO – EED

A avaliação radiológica do trato digestório alto (esôfago, estômago e duodeno – EED) é realizada pelo exame contrastado, utilizando-se equipamentos de radioscopia que podem ser telecomandados ou seriógrafos. A introdução da técnica digital permitiu reduzir as doses de exposição à radiação nos pacientes em até 45%.[7]

Além da radioscopia e das radiografias, assim como no deglutograma, podemos registrar as imagens em aparelho de DVD com arquivamento das imagens e posterior avaliação dos aspectos dinâmicos (peristaltismo e esvaziamento) dos órgãos avaliados, o que é de fundamental importância para o diagnóstico.

O exame que identificamos pela sigla EED apresenta várias vantagens. Trata-se de exame de baixo custo, não invasivo, que permite análise morfológica e, principalmente, funcional dos órgãos avaliados. Suas principais indicações são:

- quadros de disfagia/odinofagia;
- doença do refluxo gastroesofágico;
- quadros dispépticos;
- suspeitas de neoplasias;
- pós-operatórios.

Na realização do exame, utilizamos, fundamentalmente, dois tipos de contraste: sulfato de bário e contraste iodado hidrossolúvel.

O sulfato de bário geralmente é utilizado em concentrações que variam de 80 a 250% peso/volume. É de baixo custo e permite a avaliação dos contornos, relevo mucoso e esvaziamento/peristalse dos órgãos. Deve ser evitado em quadros de suspeita de aspiração, uma vez que pode ocasionar sintomas respiratórios. Nos casos de perfuração ou fístulas, pode causar reação fibrótica a corpos estranhos, com presença de granulomas.[8,9]

O contraste iodado hidrossolúvel deve ser utilizado nos casos com suspeita de aspiração ou perfuração de víscera oca, pois, por ser hidrossolúvel, é reabsorvido pelo organismo.[8,9]

No estudo do trato digestório alto pelo exame de EED, podemos utilizar três métodos radiológicos principais:[8-12]

- **Contrastação simples:** nesse método, utiliza-se contraste baritado com densidade de 80% peso/volume, administrado por via oral. Os órgãos são examinados em várias posições, com compressão e palpação específica de estômago e duodeno, melhorando a detecção de lesões mucosas em certas regiões (Figura 8.3).

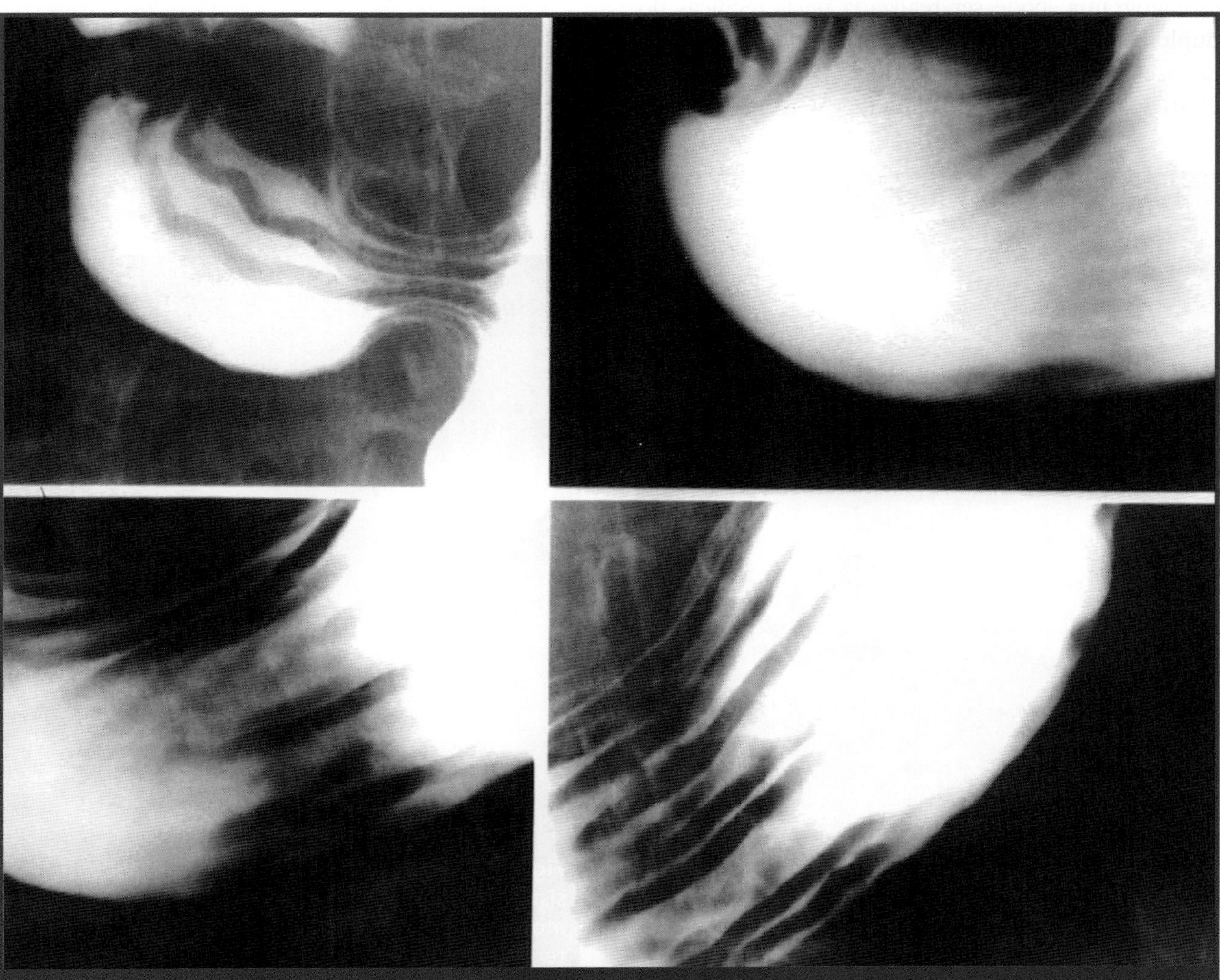

Figura 8.3 – EED: técnica de contrastação simples do estômago pelo bário, demonstrando pregueado mucoso normal durante compressão do órgão.

- **Duplo contraste:** utiliza-se contraste baritado com alta densidade (cerca de 200% peso/volume), associado à distensão gasosa das vísceras ocas com bicarbonato de sódio efervescente. Permite melhor avaliação da mucosa e dos contornos dos órgãos (Figura 8.4). Pequenas erosões mucosas e carcinoma gástrico precoce podem ser detectados mais facilmente com essa técnica.
- **Exame bifásico:** é o mais utilizado atualmente, como combinação de ambos os métodos citados anteriormente. Inicia-se com a técnica de contrastação simples, e depois se complementa com o duplo contraste, aumentando a sensibilidade e a especificidade do EED.

ANÁLISE RADIOLÓGICA DO ESÔFAGO

A avaliação radiológica contrastada desse segmento do trato digestório alto, também denominada esofagograma, pode ser realizada pelas técnicas do duplo contraste ou pelo contraste simples, permitindo o estudo de seu pregueado mucoso, contornos, elasticidade, calibre e motilidade.

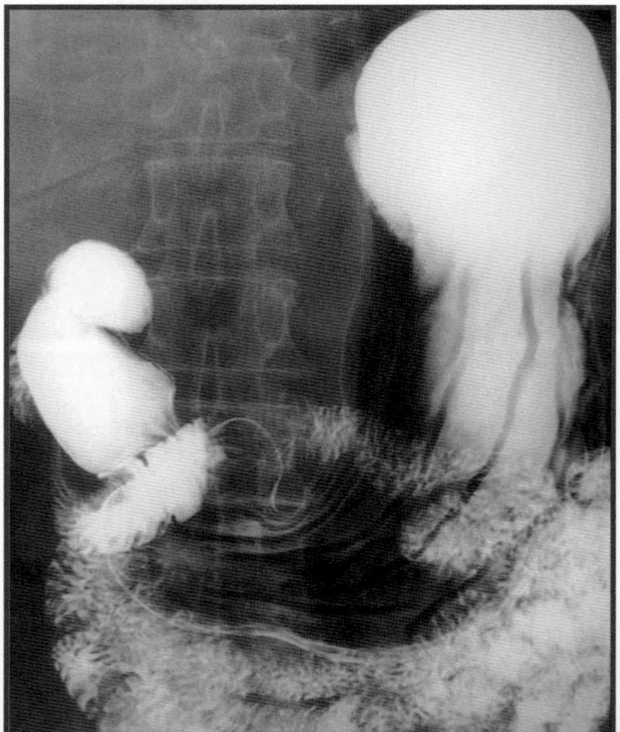

Figura 8.4 – EED: técnica de contrastação do estômago pelo bário por duplo contraste, evidenciando os contornos do órgão e relevo mucoso normais.

Os distúrbios da motilidade esofágica são muito comuns, por exemplo, na acalasia da cárdia, em que ocorre redução significativa e persistente do esôfago distal. Nota-se, ainda, intensa hipotonia dos segmentos esofágicos a montante, facilmente demonstrada ao exame baritado (Figura 8.5).

Dentre as afecções que podem ser diagnosticadas pelo exame contrastado do esôfago, podemos relacionar as varizes esofágicas, os divertículos – destacando-se entre eles o divertículo de Zenker –, as lesões infecciosas e inflamatórias, tais como a tuberculose e as virais, a esofagite cáustica e os tumores.

Como manifestação mais frequente das doenças inflamatórias/infecciosas do esôfago, observa-se o espessamento do pregueado mucoso, que pode ou não ser acompanhado de ulcerações (Figura 8.6).

Os tumores podem ser benignos e malignos primários ou metastáticos. Os benignos manifestam-se, muitas vezes, como falhas de enchimento ou lesões elevadas e bem delimitadas na luz esofagiana. É o que ocorre, por exemplo, com os leiomiomas e lipomas.[13]

Nos malignos primários ou metastáticos, nota-se a presença de lesões infiltrativas, vegetantes, ulceradas ou mistas. É o que ocorre com o carcinoma espinocelular, principal representante dos tumores malignos do esôfago[9] (Figura 8.7).

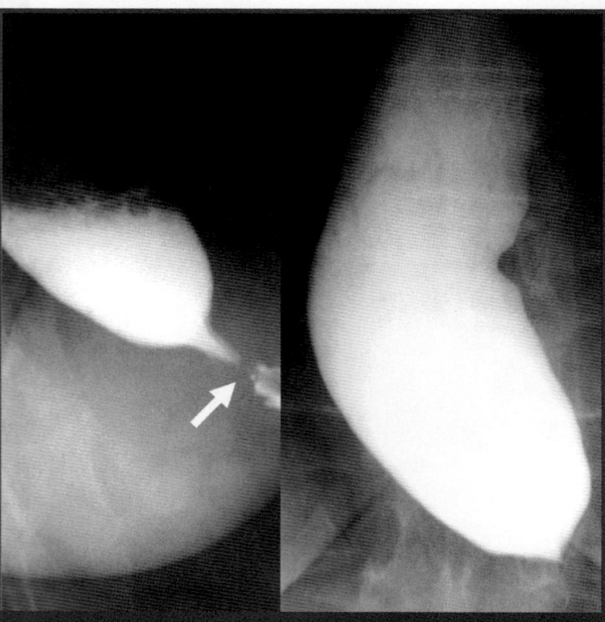

Figura 8.5 – Acalasia com redução significativa e persistente do calibre do esôfago distal e dilatação com atonia dos segmentos esofágicos a montante, caracterizando o megaesôfago.

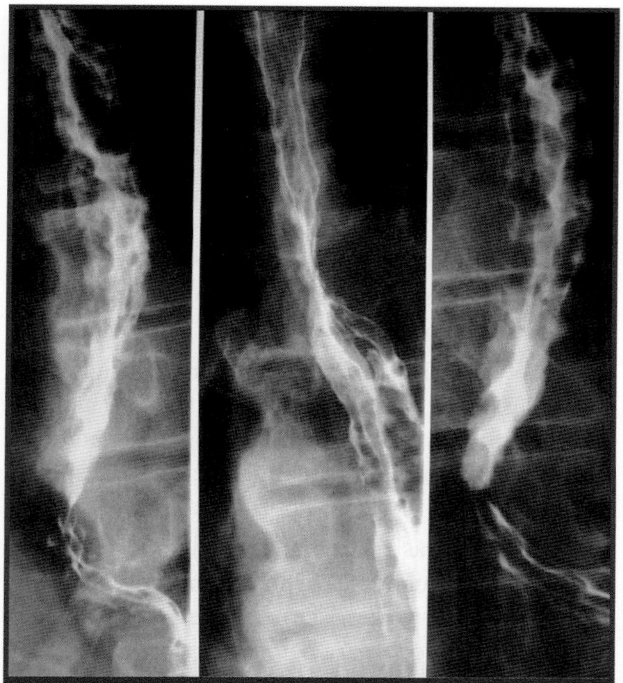

Figura 8.6 – Esôfago contrastado apresentando importante espessamento de seu pregueado mucoso por esofagite.

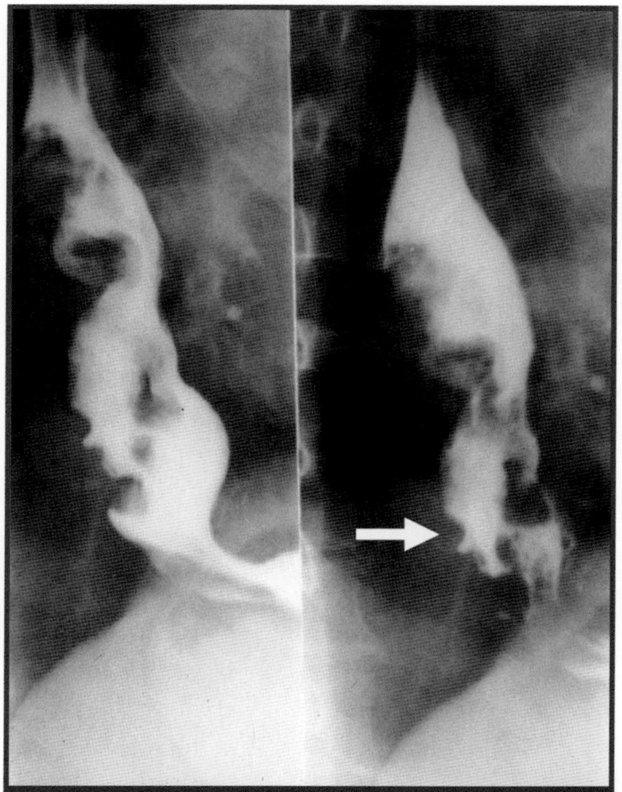

Figura 8.7 – Lesão neoplásica esofágica maligna infiltrativa e vegetante contendo ulceração associada (seta).

ANÁLISE RADIOLÓGICA DO ESTÔMAGO

Geralmente, utiliza-se a técnica de contrastação bifásica, a qual permite a análise tanto da morfologia quanto da motilidade gástrica.[9,13]

As gastrites são, em geral, representadas por edema e espessamento da mucosa gástrica, podendo ou não apresentar erosões associadas (Figura 8.8).

Na fase crônica, as gastrites podem apresentar quadro atrófico, com apagamento de seu relevo mucoso.[14]

As úlceras pépticas geralmente se manifestam na região da pequena curvatura gástrica ou na parede posterior do antro/corpo gástrico. A maioria é benigna (95% dos casos) e é representada por imagem de depósito com espessamento radial concêntrico da mucosa gástrica adjacente (Figura 8.9).

As lesões ulceradas malignas podem ser excêntricas, apresentando maior distorção da arquitetura da mucosa regional, com pregueado mucoso irregular e nodular, e bordas geralmente sobre-elevadas[13,14] (Figura 8.10).

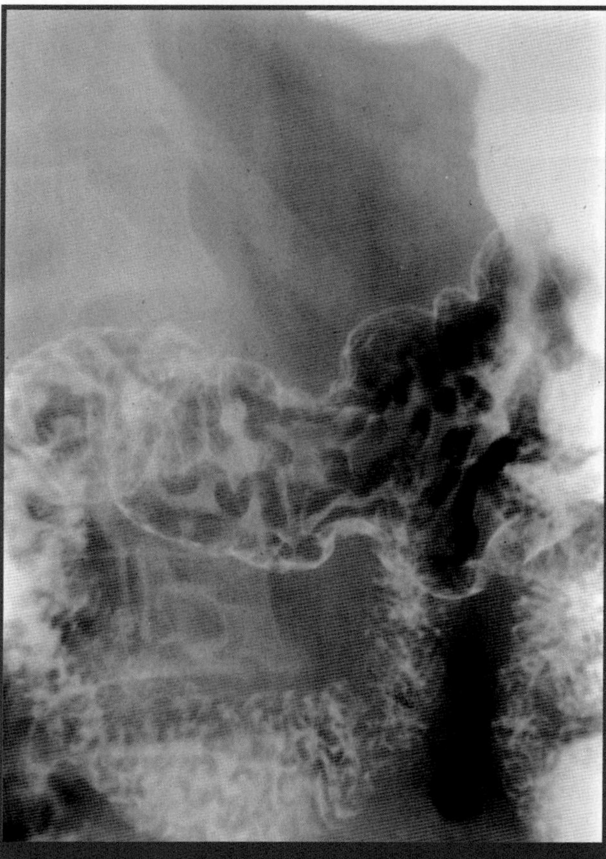

Figura 8.8 – Gastrite antral. Notar pregueado mucoso gástrico espessado e irregular.

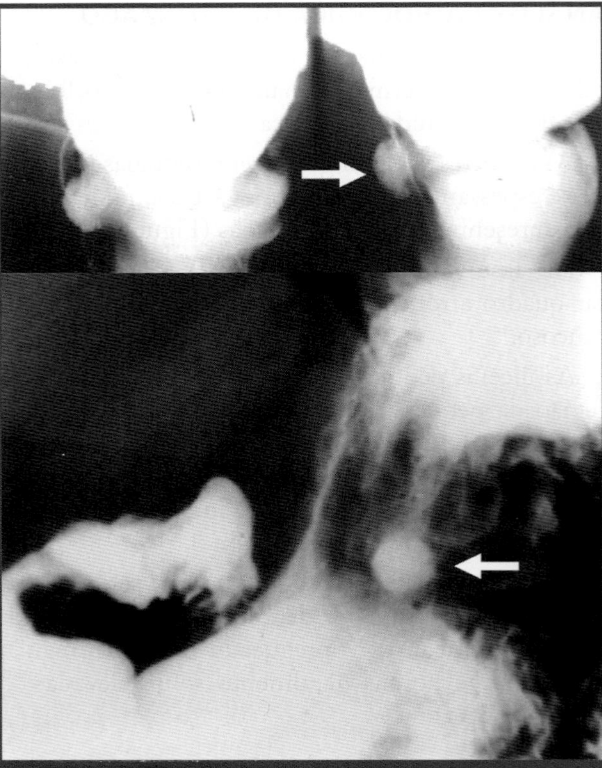

Figura 8.9 – Lesão ulcerada gástrica benigna. Imagem de depósito do contraste na pequena curvatura (seta).

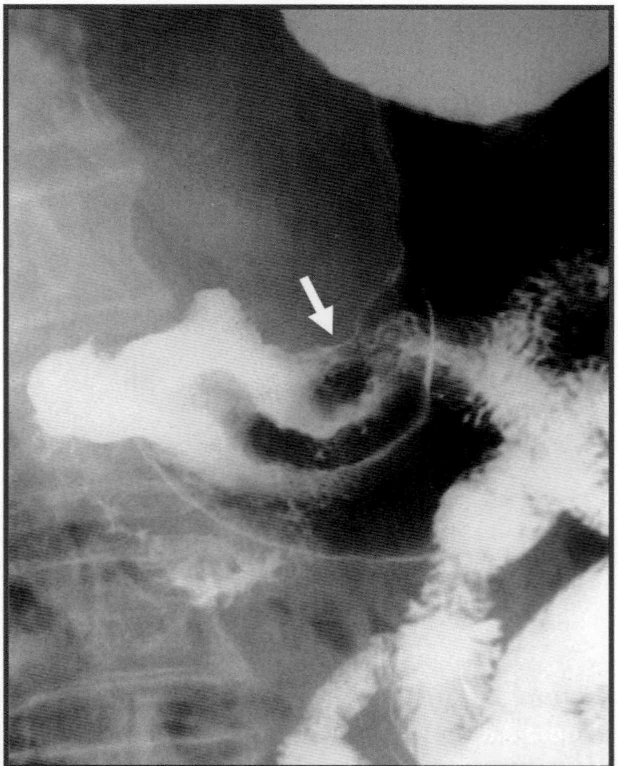

Figura 8.10 – Lesão ulcerada gástrica maligna. Notar imagem de depósito do contraste (seta) com bordas sobre-elevadas e irregulares.

As neoplasias gástricas benignas podem se originar na mucosa ou na parede do estômago. Manifestam-se, com frequência, como falhas regulares de enchimento.

Os tumores gástricos malignos são pleomórficos ao estudo contrastado e apresentam-se como lesões polipoides, infiltrativas, vegetantes, ulceradas ou mistas. Nas lesões do tipo linite plástica do estômago, há infiltração da submucosa pelo tumor, uma vez que o pregueado mucoso pode estar preservado.[9,13,14]

Como exemplos de lesões neoplásicas intramurais, temos, ainda, os tumores estromais (GIST), neurofibromas, lipomas e leiomiomas. Linfomas e metástases também afetam a parede do órgão, levando a espessamento parietal e distorção arquitetural mucosa.

As hérnias gástricas hiatais podem ocorrer por deslizamento (quando a cárdia se apresenta em posição intratorácica), por rolamento (quando apenas o fundo gástrico sobe para o tórax, com a cárdia permanecendo em topografia intra-abdominal) ou pode ser mista (Figura 8.11).

A estenose hipertrófica do piloro caracteriza-se por redução do calibre da região antro-piloro-duodenal em recém-nascido que regurgita e não ganha peso.

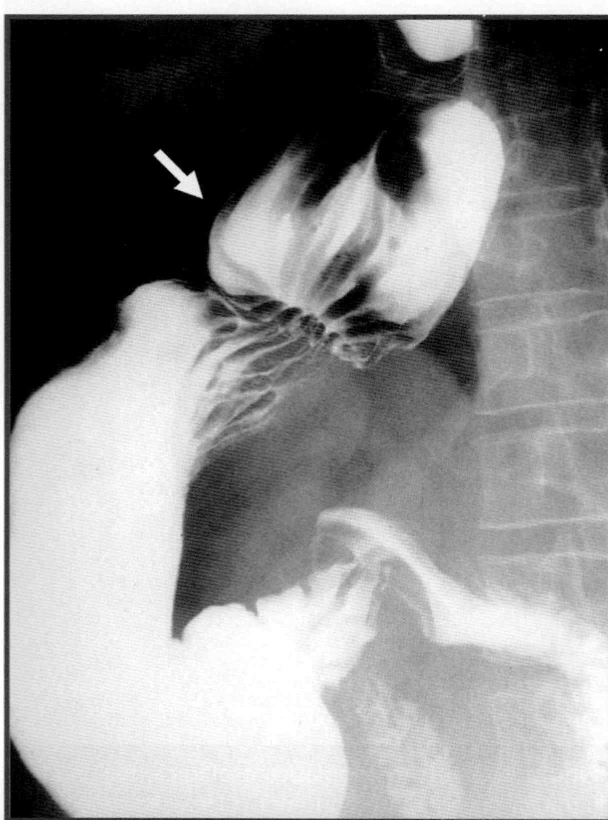

Figura 8.11 – Hérnia gástrica hiatal por deslizamento. Presença do fundo gástrico em projeção intratorácica (seta).

A avaliação radiológica contrastada pós-operatória é de fundamental importância na suspeita de trajetos fistulosos, dismotilidade ou de estenoses/quadros obstrutivos gástricos. Com o advento das cirurgias bariátricas, os estudos contrastados ganharam importância ainda maior, como na avaliação e calibração das bandas gástricas e nas complicações dessas cirurgias (Figura 8.12).

AVALIAÇÃO RADIOLÓGICA DO DUODENO

A melhor técnica de contrastação para avaliação duodenal é a bifásica. Em casos específicos, pode-se realizar uma hipotonia transitória do duodeno com utilização de antiespasmódicos.

As úlceras duodenais geralmente são bulbares, aparecendo como imagem de depósito de contraste associada a espessamento concêntrico do pregueado mucoso e à distorção arquitetural do bulbo duodenal (Figura 8.13).

As duodenites manifestam-se como espessamento do pregueado mucoso, podendo ter origem péptica ou infecciosa. A doença de Crohn, raramente, pode acometer o duodeno.[9]

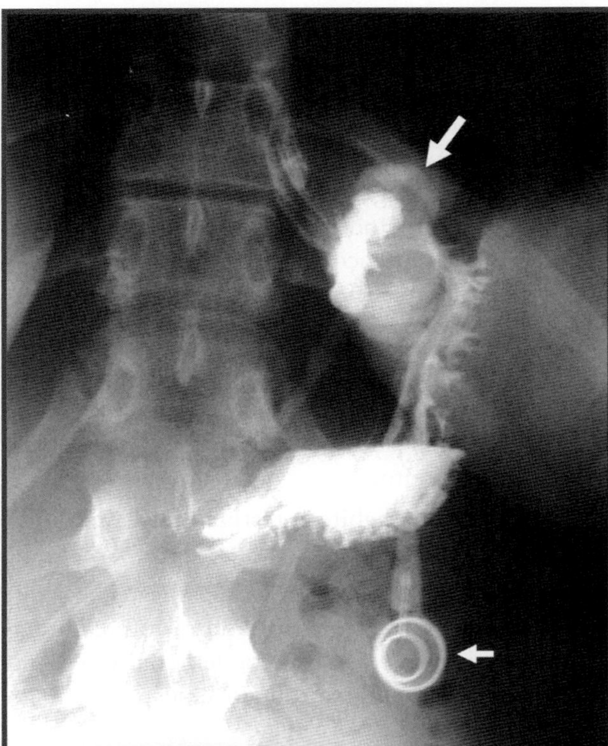

Figura 8.12 – Controle evolutivo de banda gástrica, localizada na região fúndica (seta maior). Notar o seu reservatório em localização mais inferior (seta menor), no tecido celular subcutâneo da parede abdominal anterior.

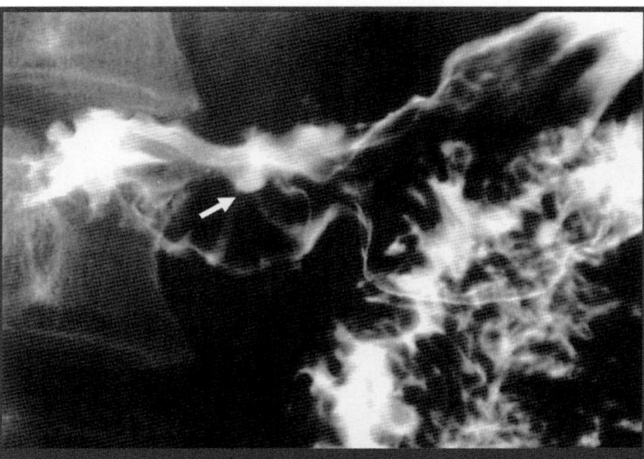

Figura 8.13 – Lesão ulcerada duodenal bulbar. Imagem de depósito do contraste (seta), com convergência de pregas mucosas espessadas e deformidade de contornos do bulbo.

Os divertículos duodenais, que aparecem em até 5% dos exames contrastados, manifestam-se como imagem de adição nos contornos do duodeno.

Tumores duodenais primários em geral são benignos, e o seu representante mais frequente é o adenoma. As lesões malignas são, na maior parte das vezes, representadas pelos adenocarcinomas, cujo aspecto radiológico mais frequente e característico é o de lesões estenosantes segmentares curtas[9,13,14] (Figura 8.14).

Lesões metastáticas duodenais podem ocorrer por via hematogênica (por exemplo, melanoma e linfoma) ou por contiguidade, neste caso, relacionadas a tumores do cólon e pâncreas.

Na síndrome obstrutiva por pinçamento da artéria mesentérica superior, ocorre compressão extrínseca da 3ª porção do arco duodenal, cujo relevo mucoso apresenta-se regionalmente preservado.

RADIOGRAFIA SIMPLES DO ABDOME

O exame radiológico do abdome sem administração do meio de contraste, com radiografias realizadas em decúbito dorsal e em posição ortostática, incluindo as cúpulas diafragmáticas, constitui um método rápido e de baixo custo de avaliação de enfermidades abdominais, sobretudo na investigação do abdome agudo. As alterações mais frequentes são aquelas relacionadas à distribuição gasosa, dentro e fora das alças intestinais.

Em um quadro obstrutivo ou suboclusivo de alças delgadas ou cólicas, podemos observar distensão das alças, com presença de níveis hidroaéreos intraluminares em posição ortostática e relativa pobreza de gases nos segmentos intestinais a jusante (Figura 8.15).

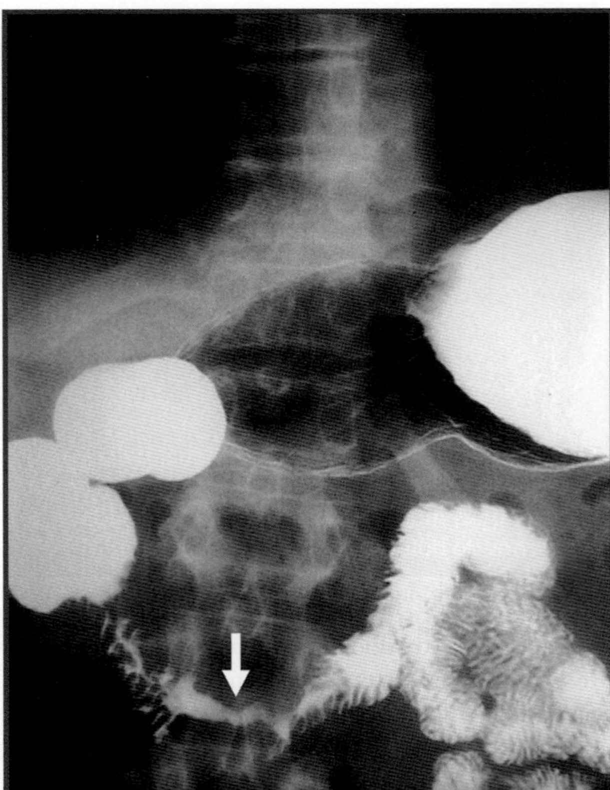

Figura 8.14 – Neoplasia duodenal maligna estenosante (seta), com redução segmentar do calibre da 3ª porção do arco duodenal e comprometimento regional do relevo mucoso.

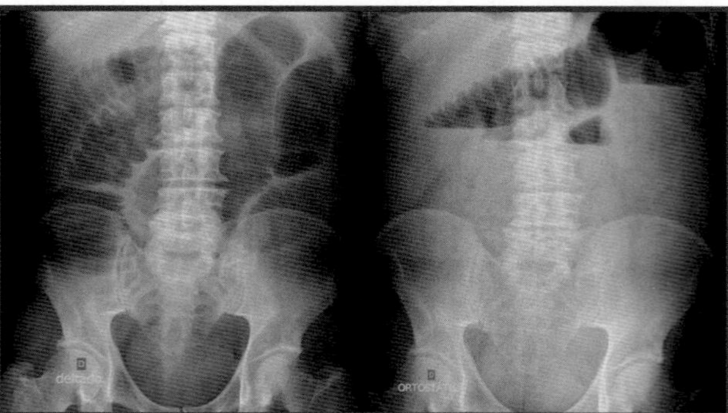

Figura 8.15 – Obstrução de delgado: alças delgadas proximais distendidas, com presença de níveis hidroaéreos intraluminares em posição ortostática. Nota-se ausência de gases nos cólons.

No abdome agudo perfurativo, o pneumoperitônio geralmente é visualizado nas regiões subfrênicas em posição ortostática (Figura 8.16).

Grandes quantidades de líquido peritoneal e massas volumosas podem ser diagnosticadas com facilidade, manifestando-se respectivamente por deslocamento centrípeto das alças intestinais, no caso da ascite, e com sinais de compressão extrínseca e deslocamento lateral destas alças, no caso de massas que podem ser calcificadas ou não, exibindo então, nesse caso, densidade de partes moles.

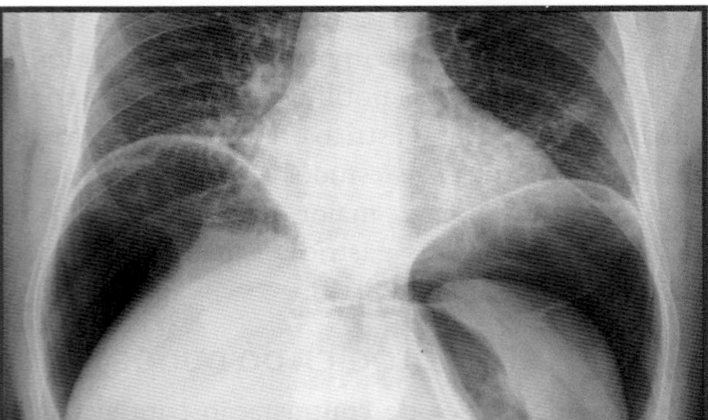

Figura 8.16 – Pneumoperitônio: grande quantidade de ar fora das alças intestinais nas regiões subfrênicas.

Na radiografia simples, é possível identificar corpos estranhos radiopacos e calcificações patológicas. Muitas vezes, indicam a causa do abdome agudo como cálculos urinários ou biliares.

TRÂNSITO INTESTINAL

Para o estudo do intestino delgado, o trânsito intestinal constitui um excelente método de avaliação e oferece várias vantagens sobre outros métodos investigativos. É um método não invasivo e fornece visão panorâmica das alterações anatômicas e informações funcionais. Suas principais indicações incluem:[15]

- enterorragia ou melena, cuja causa não foi localizada em esôfago, estômago, duodeno ou cólon;
- dor abdominal inexplicada, particularmente se for de localização periumbilical ou no abdome inferior direito;
- alterações de hábito intestinal, tais como diarreia e esteatorreia;
- outras indicações: anemia inexplicada, suspeita de anomalia de rotação, atraso de crescimento em jovens com suspeita de enterite regional sintomática ou assintomática, suspeita da síndrome de má absorção etc.

O exame deve ser iniciado com o paciente em jejum, precedido de uma radiografia simples do abdome. Em seguida, administra-se via oral ou via sonda nasogástrica uma suspensão de sulfato de bário, realizando-se radiografias do abdome a intervalos variados, intercaladas com explorações detalhadas de cada segmento de alça delgada sob radioscopia. Se necessário, termina com uma radiografia de 24 horas.

De modo geral, dá-se maior atenção à avaliação do íleo distal, por ser este o sítio mais frequente de doenças. Para estudar melhor esses sítios, além de compressões localizadas sob radioscopia, pode-se realizar pneumocólon complementar, que consiste em insuflar ar via retal e distender retrogradamente os cólons até a região ileocecal, quando o meio de contraste ingerido houver atingido o cólon direito.

Nos quadros abdominais suspeitos de perfuração intestinal, utiliza-se o meio de contraste hidrossolúvel que é absorvido pelo peritônio. A substância baritada pode, nesses casos, provocar peritonite química e granulomas abdominais, que eventualmente levam a quadros obstrutivos e sépticos.

As alterações mais relevantes a serem observadas no trânsito intestinal são aquelas relacionadas ao calibre das alças, ao aspecto da mucosa e à espessura das suas paredes. As patologias que afetam o intestino delgado apresentam, geralmente, uma ou mais dessas alterações e incluem:

- **Malformações:**
  - **Atresias:** estreitamento de calibre da alça intestinal, com dilatação das alças a montante. Pode afetar tanto o jejuno quanto o íleo.
  - **Divertículos:** saculações nos contornos das alças, mais frequentes no jejuno. Dentre os divertículos, destaca-se o divertículo congênito de Meckel no íleo distal, que incide em 2 a 3% da população e que apresenta como complicações hemorragias, inflamações e quadros obstrutivos por invaginação[16,17] (Figura 8.17).
- **Intussuscepção:** mais frequente em crianças de até dois anos e em geral sem causa aparente. Quando há patologia de base, geralmente ocorre por divertículo de Meckel, pólipo, duplicação, hiperplasia linfoide, linfomas, carcinomas, lipoma e outros tumores[18,19] (Figura 8.18).
- **Úlceras:** depósitos de contraste na mucosa intestinal podem ocorrer no jejuno ou no íleo. Quando múltiplas no jejuno, deve-se suspeitar de síndrome de Zollinger-Ellison.[20]
- **Enteropatias:** doenças que causam má absorção ou perdas de proteína, tais como espru não tropical, doença de Whipple, linfangiectasia e gastroenteropatia alérgica. Os achados radiológicos incluem dilatação de alças, sinais de hipersecreção com diluição do meio de contraste e segmentação da coluna baritada.

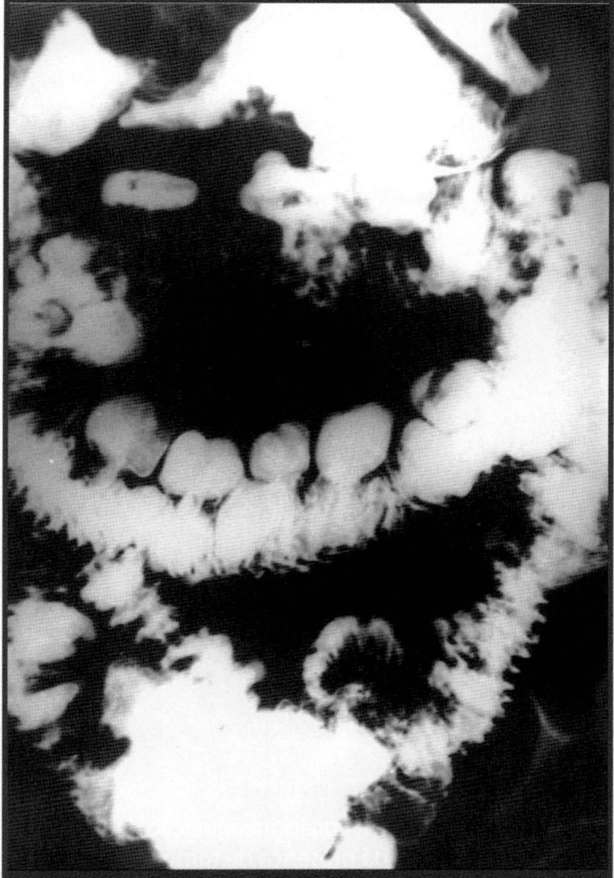

Figura 8.17 – Divertículos jejunais: múltiplas formações saculiformes nas alças jejunais proximais.

- **Enterites:** enterite regional ou doença de Crohn – é uma doença inflamatória crônica com períodos de exacerbação aguda. Embora todo o trato gastrointestinal possa ser acometido, afeta principalmente o íleo. As alças afetadas apresentam-se deformadas por espessamento e rigidez de suas paredes, com irregularidade de seu pregueado mucoso, por vezes com aspecto nodular e ulcerações, conferindo à superfície mucosa o aspecto de "pedra de calçamento". As lesões segmentares podem ser intercaladas por segmentos normais. Quando desenvolve estenoses segmentares, pode apresentar dilatações alternadas com segmentos estenóticos (Figura 8.19). O mesentério apresenta-se infiltrado, com aumento do espaço entre as alças intestinais. Podem aparecer fístulas entre as alças, com a parede abdominal ou órgãos vizinhos.

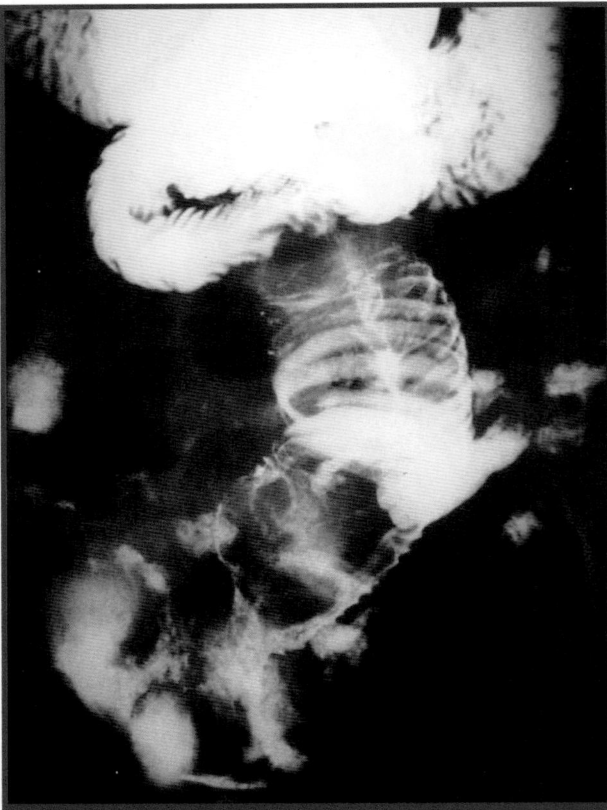

Figura 8.18 – Intussuscepção: invaginação de alça jejunal em decorrência da presença de tumor metastático.

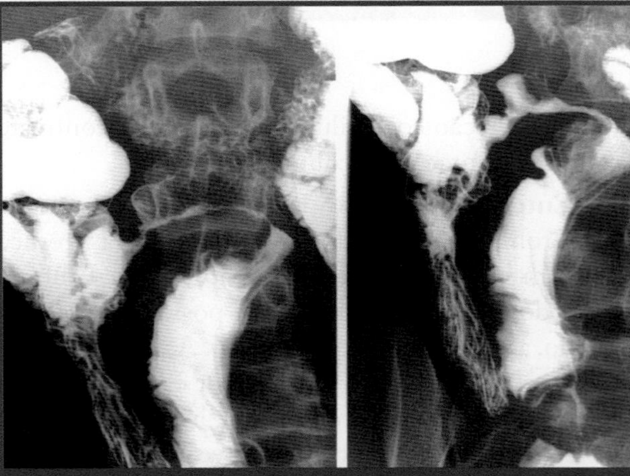

Figura 8.19 – Doença de Crohn: estenoses segmentares intercaladas com segmentos dilatados de alças delgadas. Nota-se retificação da borda mesenterial das alças por fibrose.

A tuberculose, a gastroenterite eosinofílica e a enterite necrosante também podem ser estudadas e diagnosticadas por meio do trânsito intestinal.

Algumas parasitoses como a ascaridíase e a teníase são frequentemente identificadas por meio de falhas de enchimento cordoniformes no interior das alças.

- **Tumores benignos:** leiomiomas, lipomas, hamartomas ou adenomas e tumores neurogênicos são alguns exemplos e manifestam-se, via de regra, como falhas de enchimento de contornos lisos na luz intestinal ou como lesões intramurais endoexofíticas[21,22] (Figura 8.20).
- **Tumores malignos:** carcinoide, adenocarcinoma, linfoma, tumores estromais e metástases são os mais frequentes. Podem ter características radiológicas semelhantes às lesões benignas, mas, via de regra, exibem seu caráter agressivo como nos linfomas e adenocarcinomas, que apresentam lesões infiltrantes e estenosantes envolvendo circunferencialmente as alças. Os linfomas são pleomórficos e, além das lesões de caráter infiltrativo, manifestam-se como lesões expansivas, polipoides ou com crescimento exofítico ulcerado[23] (Figuras 8.21 e 8.22).
- **Doenças do mesentério:** tumores benignos e malignos do mesentério, tais como carcinomas, lipomas, lipossarcomas, fibromatoses, xantogranulomas, mesenquimomas e tumores musculares lisos, formam massas que podem comprimir ou infiltrar alças delgadas. A pani-

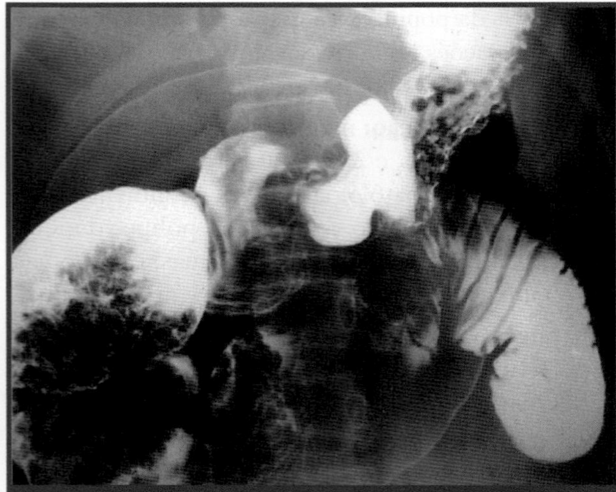

Figura 8.20 – Pólipos múltiplos: síndrome de Peutz-Jeghers, em que se observa a presença de múltiplos hamartomas no interior das alças delgadas.

culite mesentérica, um processo inflamatório crônico do tecido adiposo do mesentério, pode espessar paredes intestinais e formar massa que comprime alças intestinais e causar obstruções[24] (Figura 8.23).

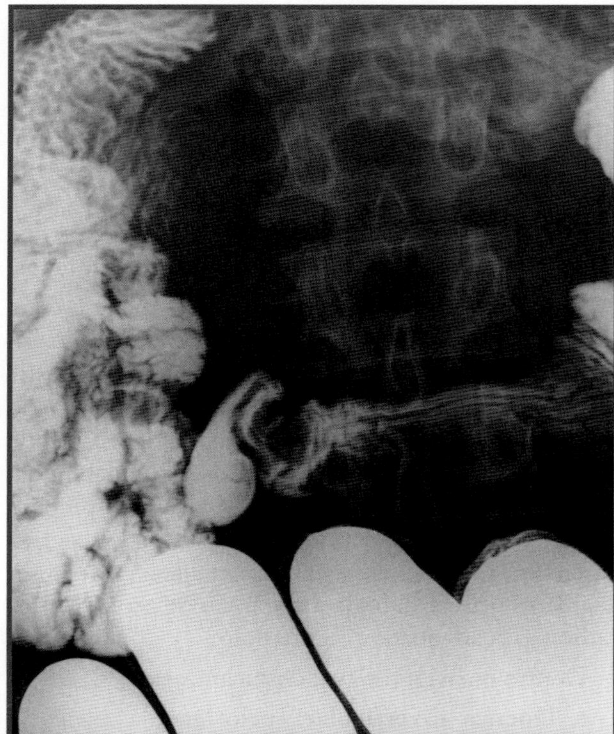

Figura 8.21 – Tumor carcinoide: imagem nodular submucosa de contornos lisos com preservação do pregueado mucoso.

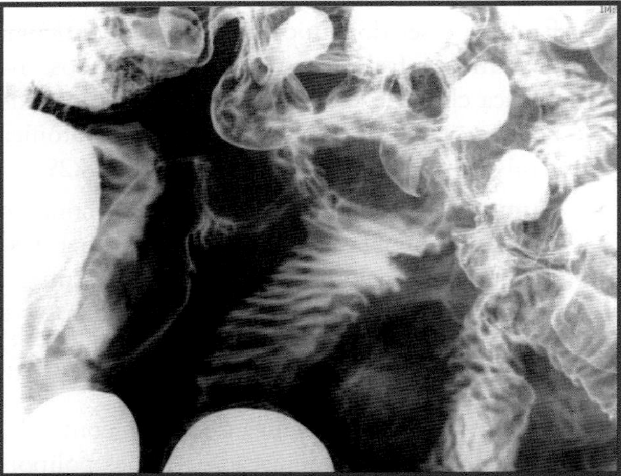

Figura 8.22 – Adenocarcinoma de delgado: lesão infiltrativa estenosante com destruição do pregueado mucoso.

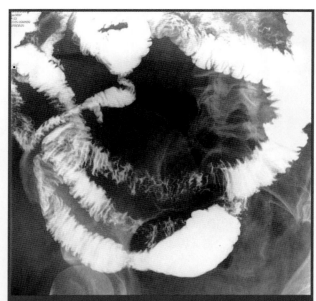

Figura 8.23 – Paniculite mesentérica: espessamento das paredes intestinais com aumento dos espaços entre as alças.

ENTERÓCLISE

É um exame que emprega a técnica de duplo contraste para estudar alças delgadas. Através de uma sonda com balão na sua extremidade, alojada próximo ao ângulo de Treitz, injeta-se, sob radioscopia, uma suspensão concentrada de bário. Em seguida, uma solução contendo metilcelulose, obtendo-se distensão das alças delgadas e uma visão detalhada da sua mucosa, conforme a progressão do duplo contraste pelos segmentos intestinais (Figura 8.24).

Em relação ao trânsito intestinal convencional, a enteróclise oferece a vantagem de ser menos demorada, por injetar os meios de contraste diretamente no início de alças delgadas, sem depender do esvaziamento gástrico. Por distender as alças por meio da pressão da injeção do duplo contraste, pequenas lesões são mais facilmente detectadas nesse exame.

Embora invasivo, é um exame de alta acurácia e que deve ser utilizado quando, após um cuidadoso trânsito convencional, não se chegou ao diagnóstico, sabendo-se que há fortes indícios de lesão no delgado ou quando se deseja melhor definição anatômica das lesões[25] (Figura 8.25).

ENEMA OPACO

O enema opaco é um procedimento para estudo dos cólons utilizado tanto nas situações emergenciais quanto nas eletivas.[26]

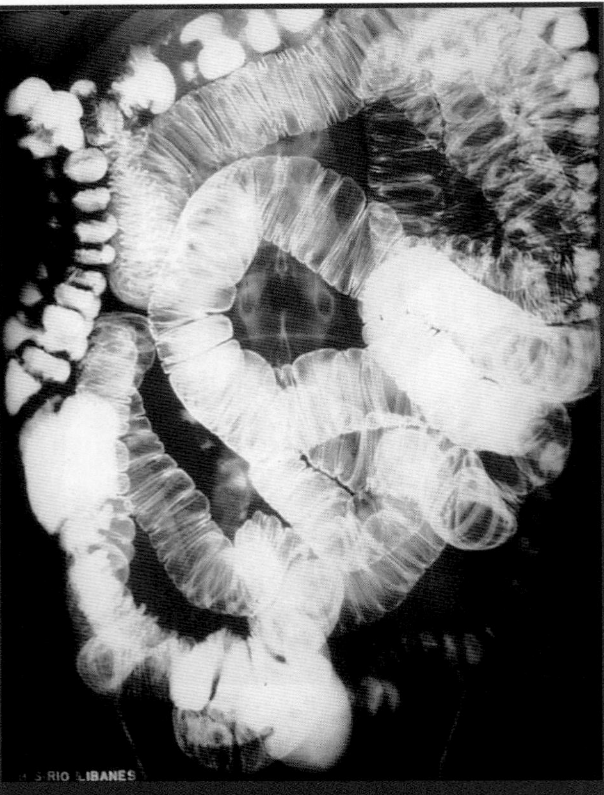

Figura 8.24 – Enteróclise: duplo contraste com distensão das alças, permitindo visualização detalhada da mucosa.

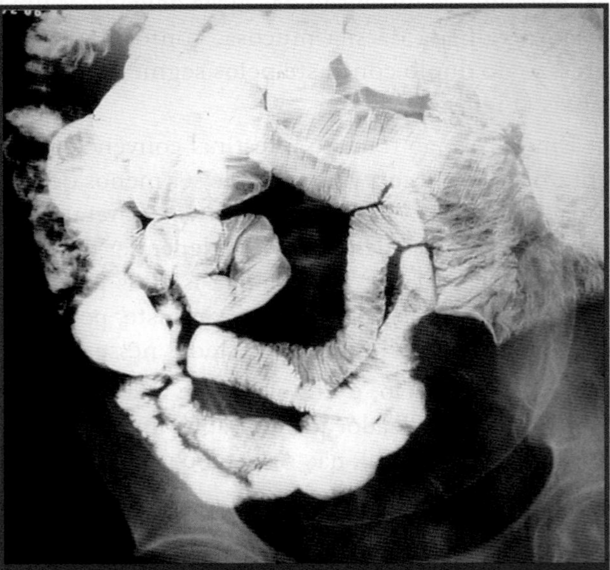

Figura 8.25 – Leiomiossarcoma: lesão extramural exofítica exercendo compressão extrínseca em alças de delgado adjacente, na fossa ilíaca esquerda.

Na suspeita de abdome agudo obstrutivo ou perfurativo dos cólons, o enema opaco, sem preparo intestinal prévio com contraste hidrossolúvel, é uma ferramenta segura e eficaz.

Todavia, eletivamente, o enema pela técnica do duplo contraste de Wellin, com preparo intestinal prévio e sulfato de bário, é o procedimento técnico de escolha.

Além de outros objetivos, o enema opaco baritado pela técnica do duplo contraste está inserido no protocolo de prevenção do câncer colorretal por meio do rastreamento populacional, pela Associação Americana de Câncer.[27]

Por meio das técnicas de contraste simples e do duplo contraste, inúmeros diagnósticos podem ser feitos.

Nas emergências, utilizando-se a técnica do contraste simples e, de preferência, do contraste iodado hidrossolúvel, não há necessidade de preparo intestinal prévio.[28] Porém, no exame eletivo pela técnica do duplo contraste, é necessário preparo rigoroso, que pode ser realizado administrando-se dieta líquida, laxante e lavagens, de forma a alcançar um preparo ótimo, como demonstrado em trabalho prospectivo recente.[29] Os cólons assim preparados podem ser avaliados pelo radiologista por meio de propedêutica radiológica adequada (Figura 8.26).

Dentre os diagnósticos, destacam-se:

- **Doença diverticular:** pelo enema opaco é possível não só identificar a presença de divertículos, mas também seu número, forma, distribuição e extensão segmentar,[30] de maneira a possibilitar a classificação da moléstia diverticular em hipertônica, hipotônica ou mista[31] (Figuras 8.27 e 8.28).

  Embora esses dois tipos de doença diverticular possam ser frequentemente identificados, na prática clínica e radiológica as formas que exibem as características hipertônica e hipotônica – mistas – são as mais comuns (Figura 8.29).
- **Tumores:** os adenocarcinomas correspondem a 75% das neoplasias gastrointestinais e a 95% dos tumores malignos do cólon. Originam-se, em regra, de pólipos epiteliais adenomatosos e evoluem para as formas avançadas do tumor.[32]

O enema opaco, pela técnica do duplo contraste, tem acurácia de 90% na detecção de lesões polipoides, sobretudo com 1 cm ou mais. Os pólipos assim diagnosticados são polimórficos (Figura 8.30).

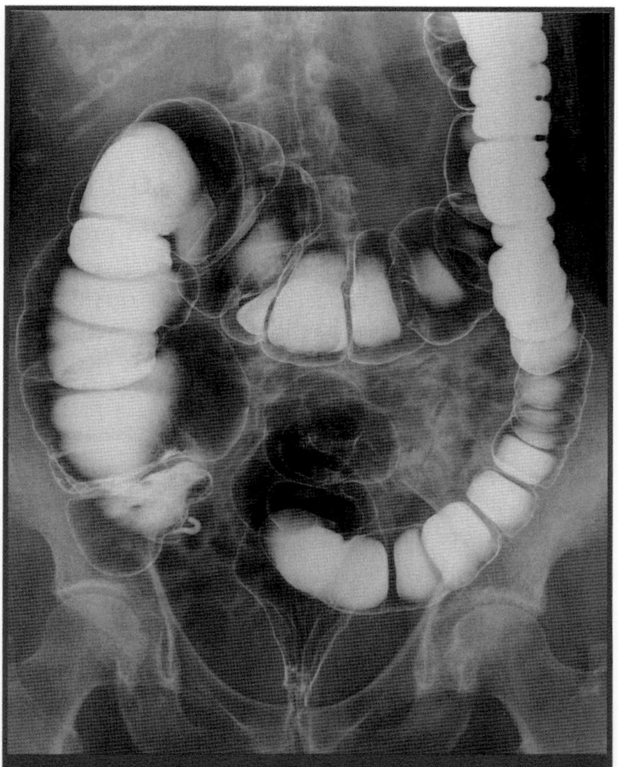

Figura 8.26 – Cólons normais com preparo prévio e técnica do duplo contraste.

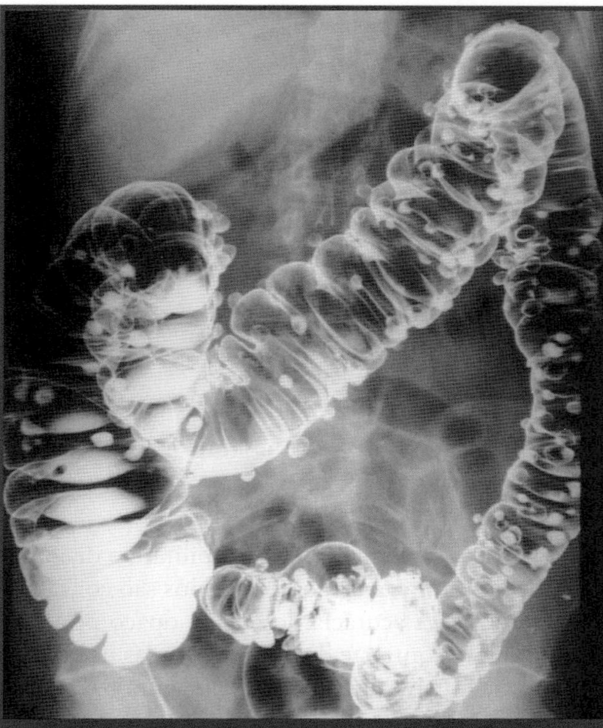

Figura 8.28 – Doença diverticular hipotônica. Cólons de calibre e haustrações normais, que exibem divertículos monomórficos, globosos, de colo curto e boca larga, distribuídos por todo o cólon.

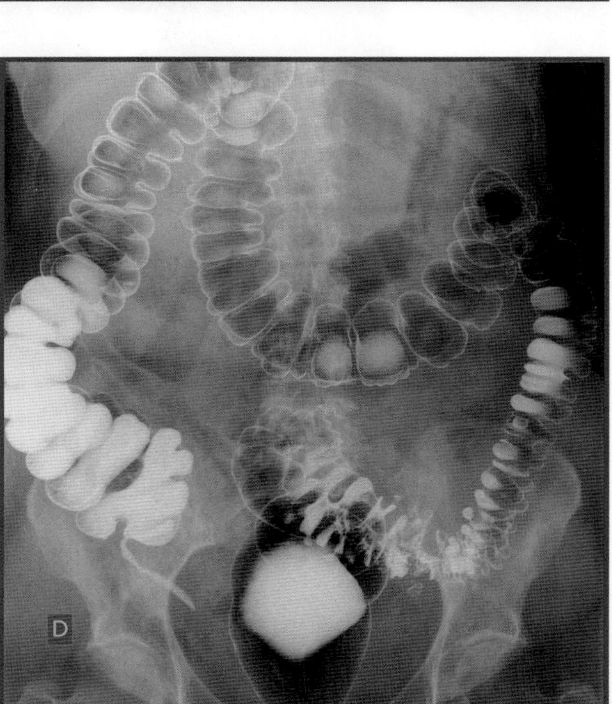

Figura 8.27 – Doença diverticular hipertônica. Hipertonia da musculatura circular dos cólons sigmoide e descendente que exibem nos seus contornos divertículos de colo longo e boca estreita.

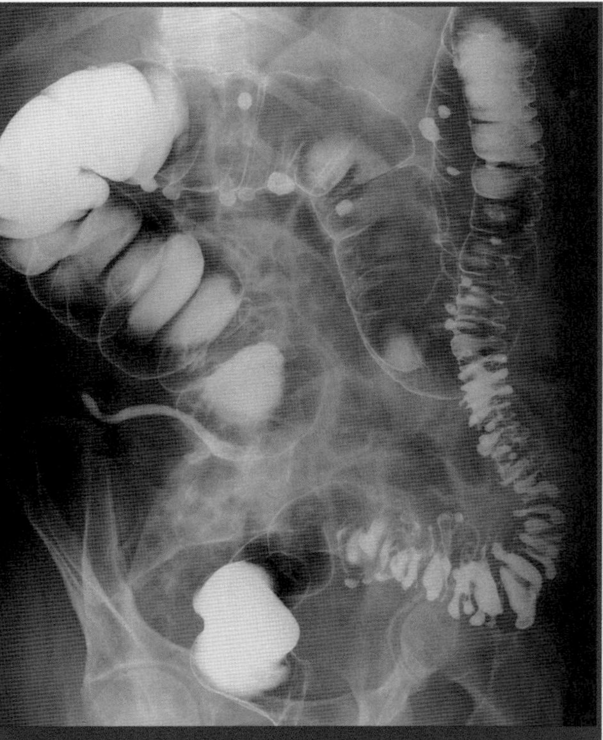

Figura 8.29 – Moléstia diverticular dos cólons do tipo misto hipotônica e hipertônica.

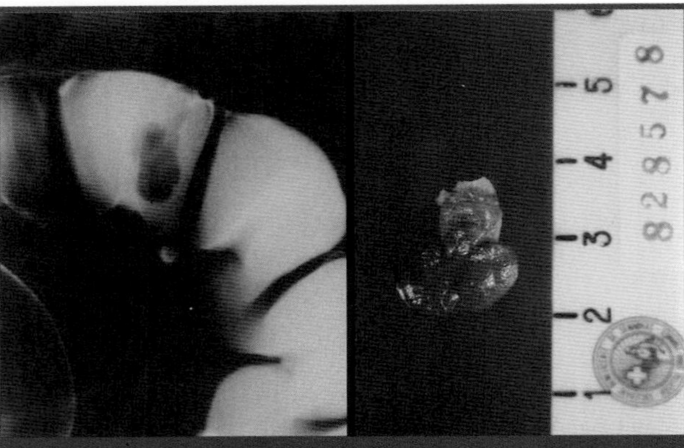

Figura 8.30 – Pólipo adenomatoso pediculado de contornos lobulados no cólon sigmoide.

Os sinais radiológicos que possibilitam o diagnóstico dos tumores avançados dos cólons são consagrados e seguros. A acurácia do enema opaco pela técnica do duplo contraste de Wellin, para as neoplasias avançadas, situa-se acima de 90% (Figura 8.31).

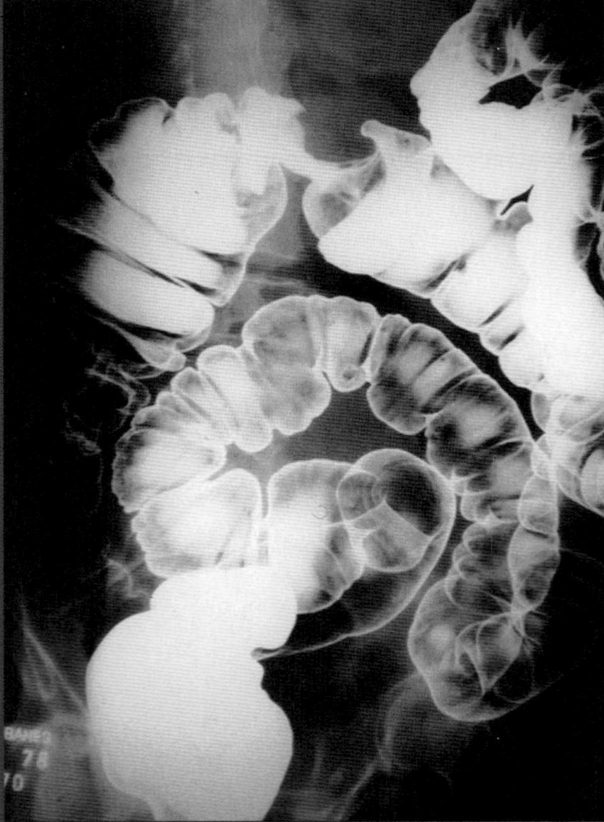

Figura 8.31 – Tumor avançado: lesão infiltrativa estenosante segmentar curta, de limites bem definidos, que envolve toda a circunferência cólica na flexura hepática do cólon.

- **Outros diagnósticos:** lesões inflamatórias do tipo colite de Crohn e retocolite ulcerativa apresentam, ao enema opaco, padrões definidos e há muito conhecidos (Figura 8.32).

O enema opaco, ao lado do tempo de trânsito cólico e da videodefecografia, faz parte do protocolo para estudo da constipação severa, pois é o melhor procedimento para avaliação anatômica dos cólons, particularmente do seu calibre e da sua extensão[33] (Figura 8.33).

TEMPO DE TRÂNSITO COLÔNICO

É um procedimento da radiologia convencional para avaliação da motilidade cólica.[34] Sua indicação precípua ocorre na constipação severa, assim denominada quando as terapias simples, como a instituição de dieta com fibras e laxativos leves, não surtiram efeito.

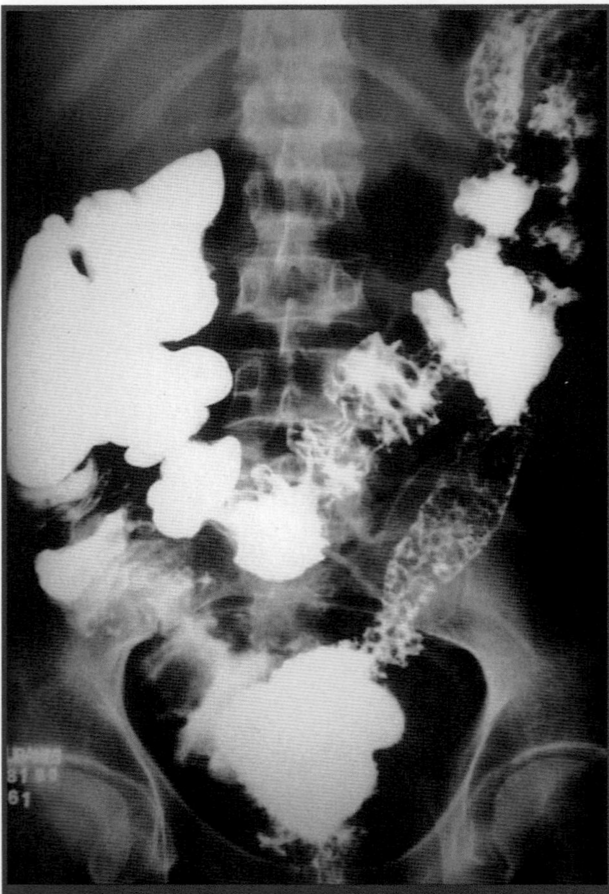

Figura 8.32 – Retocolite ulcerativa: comprometimento universal dos cólons, que exibem perda das haustrações, aspecto tubuliforme, espasmos segmentares e pequenos depósitos de contraste na mucosa dos cólons, caracterizando ulcerações.

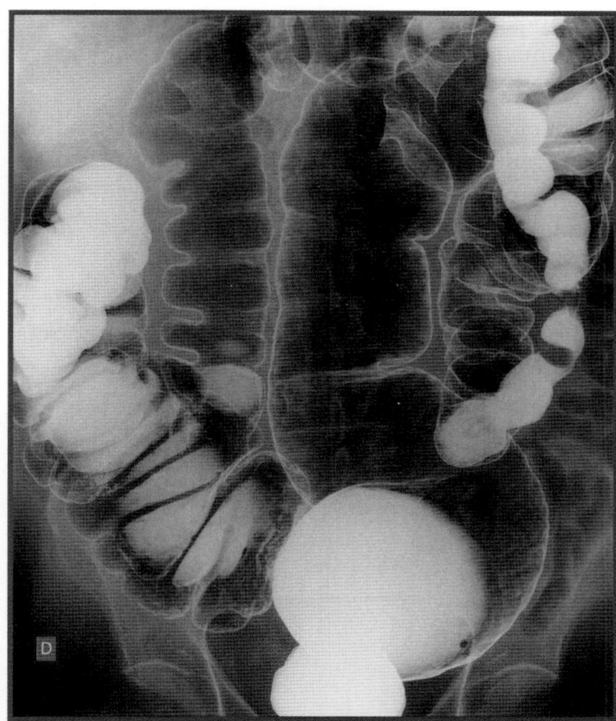

Figura 8.33 – Megadolicocólon: dilatação do cólon sigmoide. Cólons alongados e redundantes.

Após a realização da radiografia simples do abdome, o paciente ingere uma cápsula contendo 24 marcadores radiopacos. Solicita-se, então, que retorne para a realização de outras radiografias com 24 horas (1° dia); 72 horas (3° dia) e 120 horas (5° dia) (Figura 8.34).

Nesses cinco dias, o paciente não muda em nada o seu hábito alimentar, para não alterar seu ritmo intestinal.

Os diagnósticos possíveis são:

- **Normal:** quando o paciente houver eliminado 80% dos marcadores radiopacos.
- **Inércia cólica:** quando se observa mais que cinco marcadores distribuídos por todos os segmentos cólicos.
- **Hipomotilidade cólica:** quando mais de cinco marcadores radiopacos estiverem situados no cólon esquerdo.
- **Obstrução de saída:** se os marcadores radiopacos em número maior que cinco estiverem no reto e sigmoide distal (Figura 8.35).

Este último diagnóstico é indicação formal para a videodefecografia.

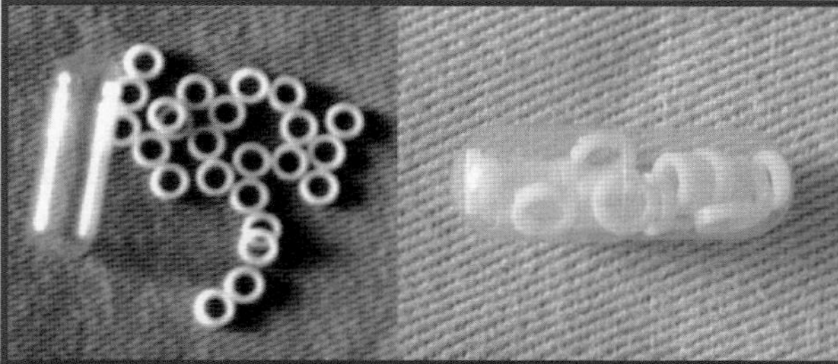

Figura 8.34 – Cápsula contendo 24 marcadores radiopacos.

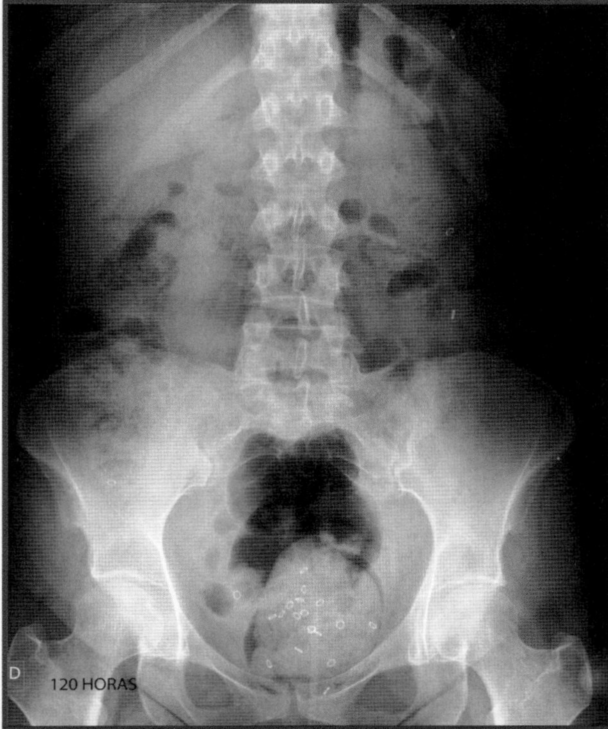

Figura 8.35 – Observa-se a presença de marcadores radiopacos em número maior que cinco na ampola retal, caracterizando obstrução de saída.

VIDEODEFECOGRAFIA

A defecografia ou proctografia evacuatória é um procedimento radiológico para estudo da defecação e que fornece imagens das alterações morfofuncionais do segmento anorretal e também da pelve.[35]

É indicada nos distúrbios anorretais como constipação, incontinência, proctalgia, tenesmo e outros. Acrescenta-se a essa relação, por força da contiguidade e interação das estruturas adjacentes, a indicação para estudo da fisiologia da dinâmica pélvica e dos prolapsos dos órgãos pélvicos no sexo feminino.[36]

Técnica de exame

Aparelhos e insumos

Utiliza-se aparelho de raio X com radioscopia, de preferência aparelho telecomandado que possibilita uma maior distância entre o foco da radiação ionizante (ampola) e o paciente, no sentido de minimizar seus efeitos.

O registro das imagens é feito em radiografias e aparelhos de DVD, visto que o estudo é dinâmico e poderá, dessa forma, ser reproduzido em avaliações posteriores.

Dentre os materiais, utilizam-se sondas, seringas, contraste e espessante para aumentar a consistência do contraste injetado e posteriormente eliminado, aproximando-o da consistência da matéria fecal.

O assento sanitário é um acessório importante porque possibilita colocar o paciente sentado, criando-se condições para que o ato da defecação seja o mais fisiológico possível (Figura 8.36).

Protocolo do exame

No protocolo do exame, o paciente ingere, inicialmente, 150 mL de contraste baritado por via oral, 1 hora e 30 minutos antes do início do exame para contrastação do delgado ileal situado no fundo de saco de Douglas.

Procede-se também a marcação do canal vaginal e, eventualmente, da bexiga. Finalmente, introduzimos na ampola retal o contraste espessado na quantidade aproximada de 200 a 250 mL, conforme a tolerância do paciente.

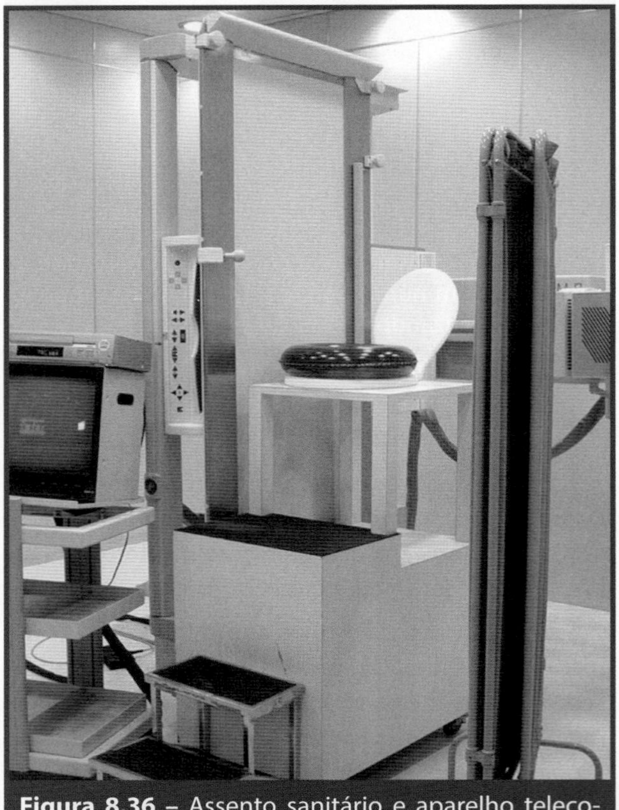

Figura 8.36 – Assento sanitário e aparelho telecomandado com sua mesa na vertical.

Na propedêutica radiológica com o paciente em perfil, sentado no assento sanitário, realizam-se manobras. Inicialmente, registra-se o paciente em repouso e, posteriormente, realizando manobras de contração, esforço evacuatório e evacuação.

Na avaliação das imagens assim obtidas, poderemos medir o descenso perineal e o ângulo anorretal posterior, nas várias fases do exame.

Dentre as várias possibilidades diagnósticas, pode-se citar a retocele retencionista, a enterocele, sigmoidocele, prolapsos externo e interno (intussuscepção) e anismo (Figuras 8.37 e 8.38).

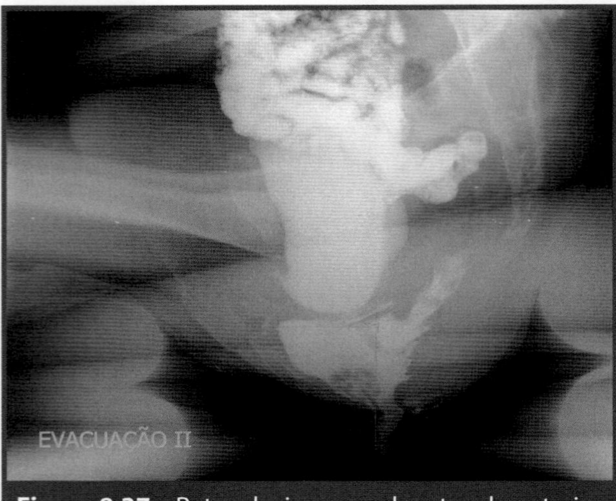

Figura 8.37 – Retocele: imagem de retocele anterior volumosa.

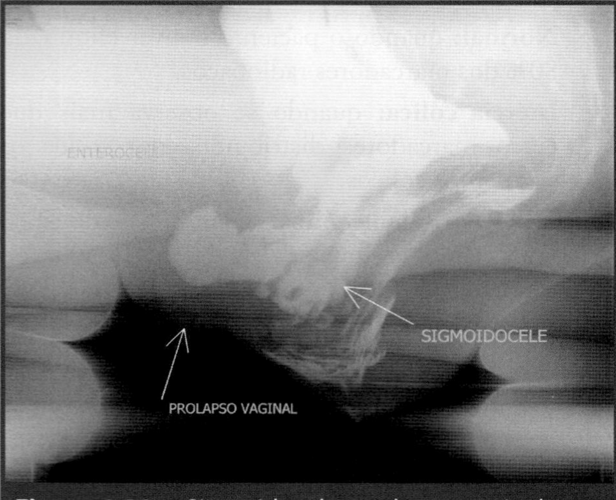

Figura 8.38 – Sigmoidocele: prolapso vaginal contendo em seu interior o sigmoide e o delgado.

REFERÊNCIAS

1. Furlow BAB. Bariumswallow. Radiologic Technology. 2004; 76(1):49-88.
2. Costa MMB, Almeida JT, Santana E, Pinheiro G. Viscosities reproductive patterns for use in videofluoroscopy and rehabilitation therapy of dysphagic patients. Arq Gastroenterol. 2007; 44(4):297-303.
3. Singh V, Sandeep B, Brockbank MJ, Frost RA, Tyler SE, Owens D. Investigation of aspiration: milk nasoendoscopy versus videofluoroscopy. Eur Arch of Otorrinolaringol. 2009; 266:543-5.
4. O'Niel KH, Purdy M, Falk J, Gallo L. The dysphagia outcome and severity scale. Dysphagia. 1999; 14:139-45.
5. Rosenbek JC, Robbins JA, Roecker EB, Coyle JL, Wood JR. A penetration-aspiration scale. Dysphagia. 1996; 11:93-8.
6. Pikus L, Lenine MS, Yang YX, Rubesin SE, Katzka DA, Laufer I et al. Videofluoroscopic studies of swallowing dysfunction and the relative risk of pneumonia. AJR. 2003; 180:1613-6.
7. Geleijns J, Broerse JJ, Shaw MPC, Schultz FW, Teelwisse W, Van Unnik JG et al. A comparison of patient dose for examinations of the upper gastrointestinal tract at 11 conventional and digital X-ray units in The Netherlands. Brit J Radiol. 1998; 71:745-53.
8. Juhl JH, Crummy AB. Interpretação radiológica. 7.ed. Rio de Janeiro: Guanabara Koogan, 2000. p.469-87.
9. Putman CE, Ravin CE. Textbook of diagnostic imaging. 2.ed. Philadelphia: Saunders, 1994. p.649-777.
10. Kelvin FM. Double contrast examination of upper gastrointestinal tract. Southern Med J. 1979; 72(6):661-6.
11. Op den Orth JO. Use of barium in evaluation of disorders of the upper gastrointestinal tract: current status. Radiology. 1978; 173:601-8.
12. Trenker SW, Laufer I. Double-contrast examination. Clinics in gastroenterology. 1984; 13(1):41-73.
13. Gore RM, Levine MS, Laufer I. Textbook of Gastrointestinal Radiology. Philadelphia: Saunders, 1994. p.202-759.
14. Sutton D. A textbook of radiology and imaging. 4.ed. London: Churchill Livingstone, 1987. p.780-862.
15. Golden R. Radiologic examination of the small intestine. 2.ed. Springfield: Charles C. Thomas, 1959.
16. Aubrey DA. Meckel's diverticulum: a review of the sixty-six emergency Meckel's diverticulectomies. Arch Surg. 1970; 100:144-6.
17. Johns TN, Wheeler JR, Johns FS. Meckel's diverticulum and Meckel's diverticulum disease. Ann Surg. 1959; 150:241-56.
18. Bond MR, Roberts JB. Intussusception in the adult. Brit J Surg. 1964; 51:818-25.
19. Ponka JL. Intussusception in infants and adults. Surg Gynec Obstet. 1967; 124:99-105.
20. Zollinger RM, Grant GN. Ulcerogenic tumor of the pancreas. Jama. 1964; 190:181-4.
21. Braasch JW, Denbo HE. Tumors of the small intestine. Surg Clin N Amer. 1964; 44:791-809.
22. Ebert PA, Zuidema GD. Primary tumors of the small intestine. Arch Surg. 1965; 91:452-5.
23. Irvine WT, Johnstone JM. Lymphosarcoma of the small intestine. Brit J Surg. 1955; 42:611-8.
24. Ogden WW, Bradburn DM, Rivers JD. Mesenteric panniculitis. Ann Surg. 1965; 161:864-75.
25. Pygott F, Street DF, Shellshear MF, Rhodes CJ. Radiological investigation of small intestine by small bowel enema technique. Gut. 1960; 1:366-70.
26. Gore RM, Levine MS, Laufer I. Colon. In: Textbook of gastrointestinal radiology. v.1. Philadelphia: WB Saunders, 1994. p.1028-351.
27. Gillespie JS, Kelly BE. Double contrast barium enema and colorectal carcinoma: sensitivity and potencial role in screening. Ulster Med J. 2001; 70:15-8.
28. Gottesman L, Zevon SI, Brabbee GW, Dayley T, Wichern NA Jr. The use of water-soluble contrast enemas in the diagnosis of acute lower left quadrant peritonitis. Dis Colon Rect. 1984; 27:84-8.
29. Costacurta MA, Barone B, Clemente FAS. Estudo comparativo entre três métodos de preparo dos cólons para o enema opaco pela técnica do duplo contraste: avaliação concomitante do uso do simethicone. Rev Imagem. 1993; 15(1):1-10.
30. Schnyder P, Duvoisin B. Diverticular disease of the colon: conventional radiology. In: Margulis AR, Burhenne HJ (eds.). Alimentary tract radiology. St. Louis: Mosby, 1994. p.730-47.
31. Quilici FA. Moléstia diverticular dos cólons. In: Mincis M (ed.). Gastroenterologia e hepatologia: diagnóstico e tratamento. São Paulo: Lemos, 1997. p.407-22.
32. Stewart TE, Dodds JN. Neoplastic colonic lesions. In: Margulis AR, Burhenne HJ (eds.). Alimentary tract radiology. St. Louis: Mosby, 1994. p.762-800.
33. Shorvon PJ, Henry M. Investigation of constipation and incontinence. In: Margulis AR, Burhenne HJ (eds.). Alimentary tract radiology. St. Louis: Mosby, 1994. p.857-72.
34. Hilton JM, Lennard-Jones JE, Young C. A new method for studying gut transit times using radioopaque markers. Gut. 1978; 10:842-7.
35. Harvey CJ, Halligan S, Bartram CI, Hollings N, Sahdev A, Kingston K. Evacuation proctography: a prospective study of diagnostic and therapeuthic effects. Radiology. 1999; 211:223-7.
36. Bartram C. Dynamic evaluation of the anorectum. Radiol Clin N Am. 2003 Mar; 41(2):425-41

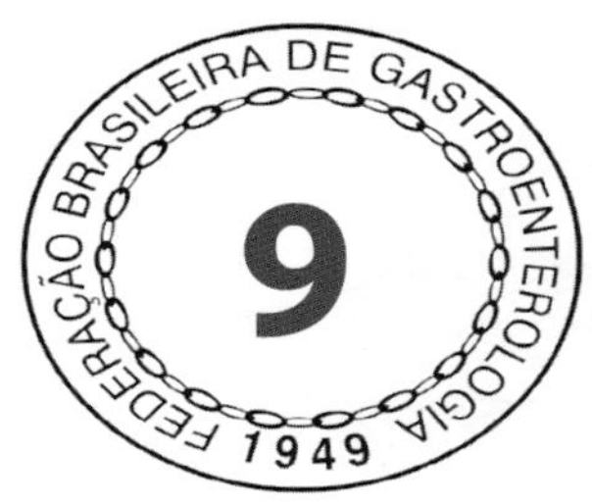

ULTRASSONOGRAFIA DO ABDOME SUPERIOR

Denise Cerqueira Paranaguá-Vezozzo
Renata da Silva Moutinho
Marilia da Silva Nery

INTRODUÇÃO

A ultrassonografia (US) de abdome é o exame inicial na avaliação de pacientes com sintomas e sinais clínicos não específicos, em gastroenterologia e em hepatologia, com suspeita de doença hepatobiliar e pancreática.[1]

As indicações específicas incluem:

- monitoração de pacientes cirróticos, especialmente com risco para carcinoma hepatocelular (orientação de algoritmos das sociedades europeia e americana de fígado, EASL e AASLD);[2,3]
- pré e pós-operatório das doenças hepatobiliares e pancreáticas;
- estadiamento tumoral e invasão vascular;
- análise da perviedade vascular pelo Doppler;
- avaliação de pacientes em lista de transplante hepático.

Além da utilização em diagnóstico, a US é útil para auxiliar processos terapêuticos, como na orientação de agulha na biópsia hepática ou nos procedimentos percutâneos ablativos ou posicionamento de drenos ou cateteres em vasos, vias biliares ou coleções.[4]

A ultrassonografia é isenta de efeitos colaterais, reprodutível, acessível e de baixo custo. Não é invasiva e não apresenta radiação ionizante. Atualmente, existem poucas limitações relativas, embora seja um método operador-dependente. Isso significa que um bom exame é o resultado de um tripé ajustado entre habilidade do examinador (conhecimento clínico em hepatologia e gastroenterologia e técnica de exame com sistematização dos cortes), características do paciente (p. ex., imagem sonográfica prejudicada por obesidade, fígado pequeno ou granularidade do parênquima) e o tipo do equipamento (melhor imagem sonográfica em aparelhos com tecnologia avançada ou *high end machines,* que apresentam programas pós-processamento de imagem ou compensações de ajustes em camadas profundas, como a tecnologia harmônica).

A cooperação do paciente auxilia e potencializa os achados. Para diagnóstico médico, o princípio do exame baseia-se na emissão de onda mecânica em frequência acima de 2,0 MHz e reflexão de ecos. As graduações da imagem sonográfica, em escala de cinza, variam pela amplitude dos ecos refletidos desde hiperecoides ou de alta amplitude, hipoecoicos ou mesmo isoecoicos, sempre considerando a região adjacente, de tecido normal.[4]

Atualmente, os transdutores de tempo real que geram a imagem sonográfica do abdome apresentam-se com formato convexo e, preferencialmente, em frequências de 3,5 a 5,0 MHz. Eles permitem acesso por via intercostal ou subcostal e é convenientemente orientado em todos os sentidos – cranial, caudal, longitudinal, transversal e oblíquo –, dependendo de cada corte a ser examinado, de acordo com os diagramas a seguir, adaptados do manual sonográfico da Universidade de Chiba, Japão (Figuras 9.1 a 9.6).[5] Assim, temos a sistematização de todo o abdome superior, passo a passo, destacando imagens sonográficas de dez cortes no fígado (entre longitudinal, intercostal e subcostal), dois cortes no pâncreas, dois cortes no baço e dois cortes na vesícula biliar, ilustrados a seguir (Figuras 9.1 a 9.6).

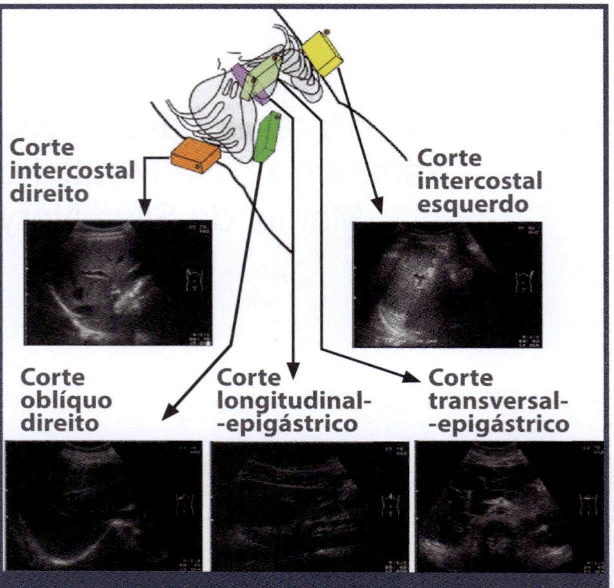

Figura 9.1 – Esquema geral com cinco cortes clássicos sonográficos. Observar o posicionamento do transdutor, tendo uma das extremidades sinalizada com marcador circular em negrito, que corresponde à posição da área marcada na imagem sonográfica formada na tela.
Fonte: adaptada de Ebara, 1991.[5]

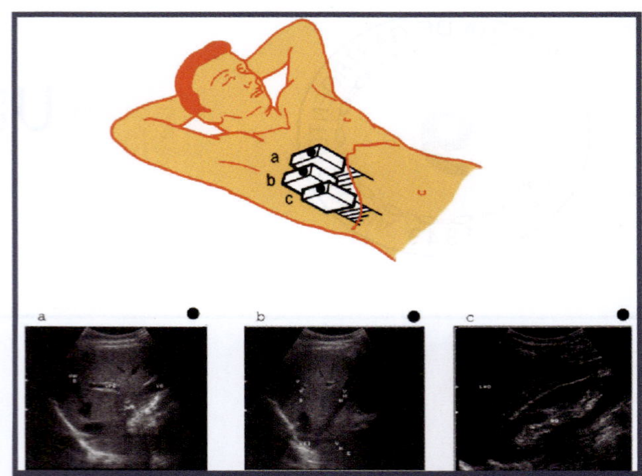

Figura 9.3 – Esquema de paciente em posição dorsal, com análise sonográfica em três espaços inferiores da região intercostal direita.
Fonte: adaptada de Ebara, 1991.[5]

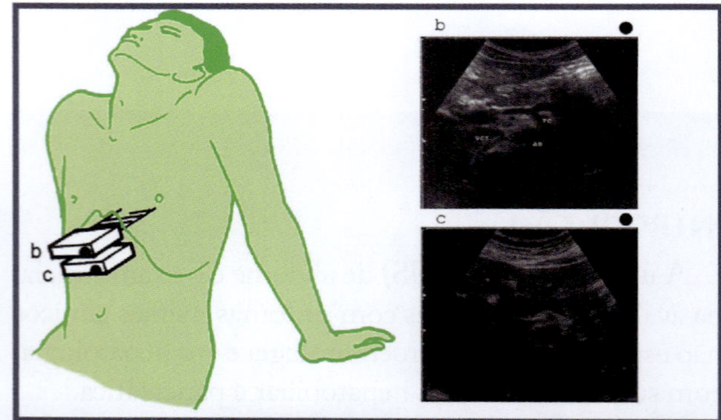

Figura 9.4 – Esquema de paciente em posição ortostática (sentado com apoio das mãos), com dois planos em epigástrio.
Fonte: adaptada de Ebara, 1991.[5]

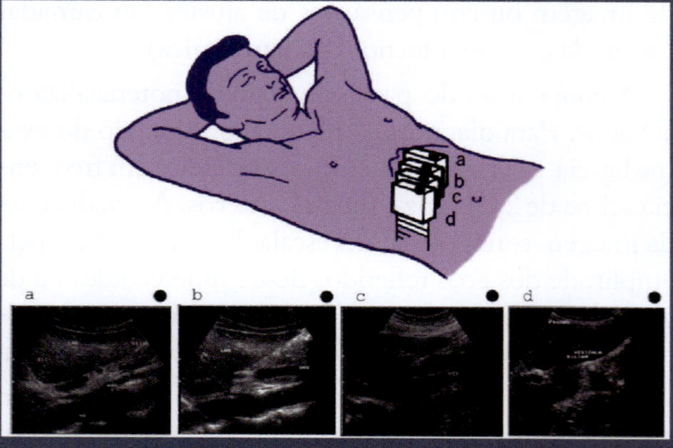

Figura 9.2 – Esquema de paciente em posição dorsal, com análise sonográfica em quatro planos do corte longitudinal sagital.
Fonte: adaptada de Ebara, 1991.[5]

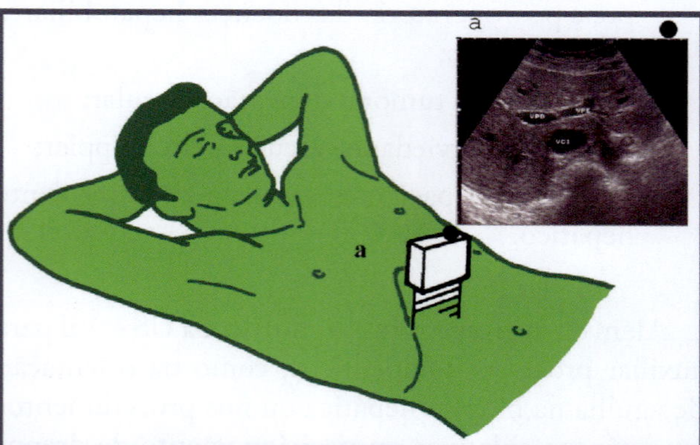

Figura 9.5 – Esquema de paciente em posição dorsal, com transdutor posicionado em leve oblíquo transversal, que demonstra corte de ramificação portal principal.
Fonte: adaptada de Ebara, 1991.[5]

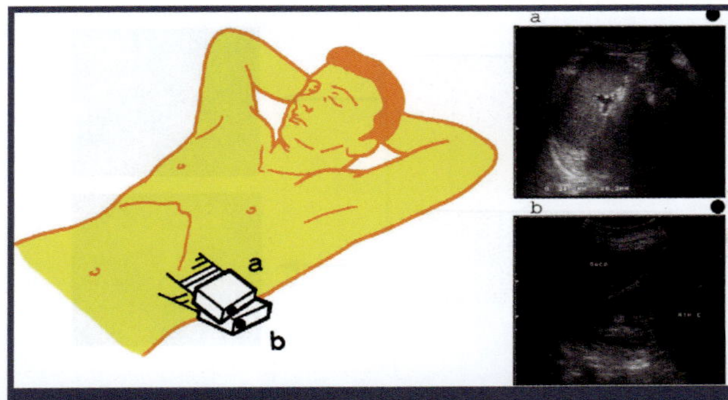

Figura 9.6 – Esquema de paciente em posição dorsal, com transdutor nos dois últimos espaços de região intercostal inferior esquerda.
Fonte: adaptada de Ebara, 1991.[5]

FÍGADO: ESTUDO DE SONOANATOMIA HEPÁTICA E DOENÇAS DIFUSAS MAIS COMUNS

O fígado apresenta grande área de contato com a parede abdominal, o que implica um fácil acesso pelo transdutor e faz com que essa modalidade diagnóstica seja o método eleito na investigação das hepatopatias. A ultrassonografia normal demonstra o fígado com parênquima de ecogenicidade homogênea, superfície lisa e bordas finas. As estruturas líquidas observadas em seu interior correspondem à vesícula biliar, aos vasos representados pelas veias e às artérias hepáticas, ramos portais e os ductos biliares.[6]

A artéria hepática e os ductos biliares são geralmente visualizados próximos ao hilo hepático. Na vigência de quadros que promovam a dilatação da árvore biliar ou aumento da rede arterial hepática – como na cirrose alcoólica –, essas estruturas podem ser identificadas na intimidade do órgão ou até mais perifericamente.

As veias hepáticas não têm paredes ecogênicas demonstráveis, exceto quando o ângulo de incidência do feixe de ultrassom for transversal. A drenagem venosa apresenta maior variação que a ramificação portal. As três veias hepáticas principais (direita, média e esquerda) situam-se adjacentes aos ramos segmentares da veia porta e demarcam planos interlobares e intersegmentares no parênquima hepático. Essas veias subdiafragmáticas estão em um plano axial e, de forma radiada, desembocam na veia cava inferior. Salienta-se que os ramos frequentemente são distintos, embora, às vezes, o ramo médio se una ao esquerdo. Os vasos do sistema portal têm paredes refringentes e seus ramos cursam paralelamente aos da artéria hepática e dos ductos biliares. O tronco da veia porta origina-se à direita da linha média, pela junção da veia mesentérica superior e da veia esplênica, e considera-se calibre normal o de 12 mm. Dirige-se ao fígado anteriormente à veia cava inferior, em trajeto oblíquo e, ao atingir o hilo, divide-se em ramos direito (curto e de maior calibre) e esquerdo. O ramo direito tem extensão de 3 cm aproximadamente e divide-se em dois ramos: anterior e posterior. O ramo esquerdo tem um trajeto cranial e apresenta dois ramos: uma porção transversal e outra chamada umbilical. O segmento transversal inicia-se na *porta hepatis,* mede até 4 cm e curva-se ventralmente, penetrando na fossa umbilical, onde se situa a segunda porção desse ramo. Na junção dos segmentos transversal e umbilical emergem três ou quatro ramos que suprem o segmento medial, enquanto outros dois ramos direcionam da porção umbilical para o segmento lateral do lobo esquerdo.

A precisa localização das lesões hepáticas é imperativa para o sucesso das intervenções, como nas ressecções cirúrgicas que, cada vez mais, exigem um conhecimento de anatomia segmentar. A disposição do trajeto das veias hepáticas é intersegmentar. Assim, de acordo com Couinaud, há oito segmentos anatômicos com suprimento e drenagem vascular e biliar independentes.[7] O lobo direito é separado do esquerdo por meio da veia hepática média. Por meio da veia hepática direita, o lobo direito é dividido nos grupos dos segmentos anteriores e posteriores. Os anteriores são V e VIII, respectivamente, anteroinferior e anterossuperior. Os posteriores são VI e VII, posteroinferior e posterossuperior. Os segmentos IV e I localizam-se entre a veia hepática média e a esquerda. O segmento II (superomedial) e o segmento III (inferomedial) situam-se à esquerda da veia hepática esquerda (Figura 9.7).

As hepatopatias difusas como esteatose, hepatites e cirroses, dependendo do tipo do equipamento ou por inexperiência do operador, produzem tênues modificações estruturais não valorizadas pelo examinador ou não detectadas pela ultrassonografia convencional.[6] Atualmente, com equipamentos tipo *high end ultrasound machines*, observou-se considerável ganho de definição e de resolução de imagem, com consequente aumento da precisão do diagnóstico de cirrose.[8,9] Destaca-se uma maior expansão do ultrassom, em termos quantitativos, com a técnica de elastografia, que possibilita o estadiamento da fibrose hepática, com alta acurácia na discriminação de fibrose significativa ou avançada,[10] posteriormente discutida. No entanto, ainda é muito importante reconhecer alguns importantes parâmetros sonograficos[5,11] que definem o comprometimento e a extensão da inflamação, assim como da hipertensão portal. Em nossa experiência, adotamos os mesmos critérios da escola japonesa, tais como ecotextura, bordas, superfície e dimensões, como exemplos nas Figuras 9.8 a 9.10.

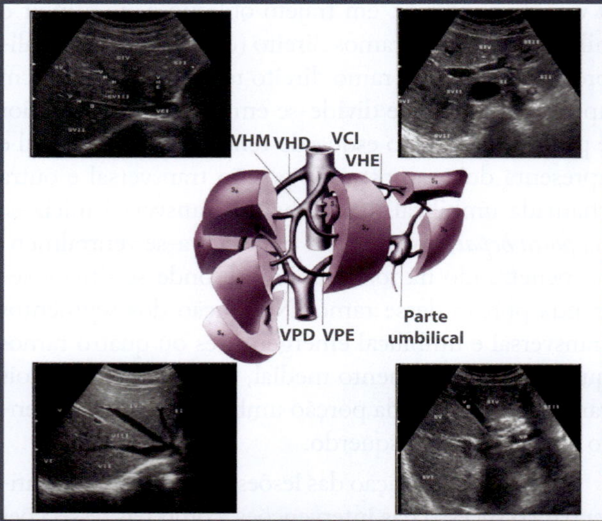

Figura 9.7 – Figuras dos cantos superior e inferior esquerdos evidenciam cortes em plano de veias hepáticas que são intersegmentares. Figura do canto superior direito em plano da ramificação principal da veia porta com trajeto intrassegmentar no parênquima. Figura do canto inferior direito em plano de vesícula biliar, que delimita divisão dos lobos.
Fonte: adaptada de Ebara, 1991.[5]

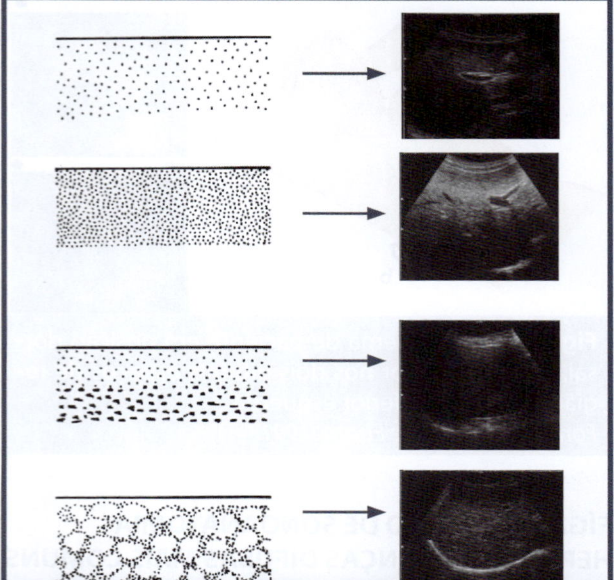

Figura 9.9 – Enfoque para a mudança de brilho e ecogenicidade e variação da granulação do parênquima hepático. São quatro padrões de textura: homogênea, grosseiro + com aumento do brilho, grosseiro ++, grosseiro +++.
Fonte: adaptada de Ebara, 1991.[5]

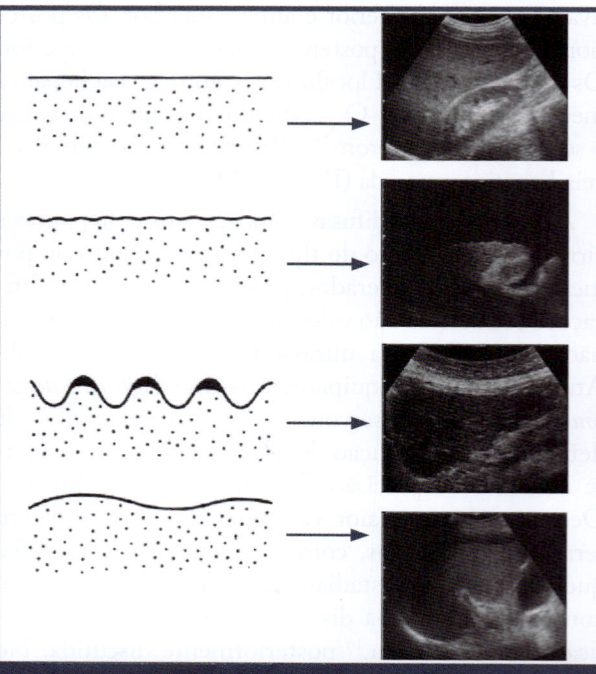

Figura 9.8 – Enfoque para definição da superfície hepática, linha ecogênica que corresponde à cápsula de Glisson. Temos quatro tipos básicos de superfície: lisa, irregular serrilhada, irregular ondulada e ondulada. Observar presença de ascite, ou seja, imagem anecoide circundando o fígado, demonstrada na 2ª e 4ª imagem.
Fonte: adaptada de Ebara, 1991.[5]

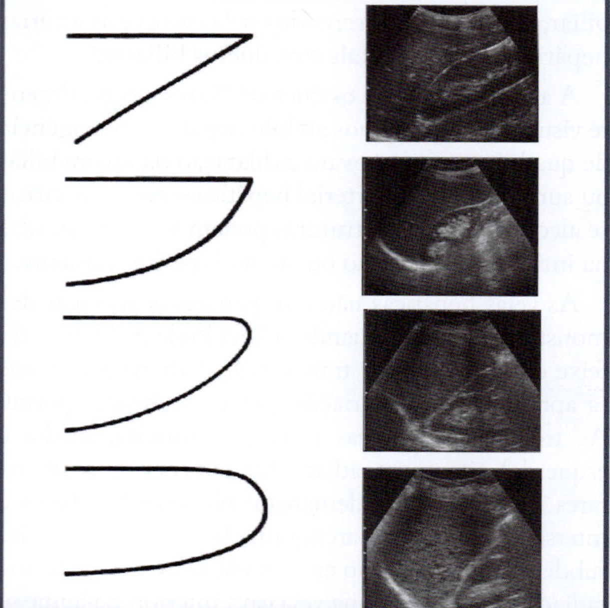

Figura 9.10 – Enfoque para bordas hepáticas, direita ou esquerda. Nesses exemplos, a borda direita é demonstrada a partir da confluência das superfícies anterior e posterior do lobo direito, altura da linha axilar anterior, formando ângulos maiores ou menores que 45°. Assim, há quatro tipos básicos de bordas: fina, variante normal, semirromba e romba.
Fonte: adaptada de Ebara, 1991.[5]

A esteatose hepática apresenta-se ao ultrassom de forma focal ou difusa (mais frequentemente encontrada). As camadas superficiais têm aspecto ecorrefringente (hiperecoide), com atenuação sonora nas camadas posteriores. Três graus são definidos: leve, moderado e avançado. Muito provavelmente, pode haver hepatomegalia[6] com componente de fibrose associado (Figuras 9.11 a 9.13).

A esteatose focal, por sua vez, consiste em área ecogênica localizada que tende a respeitar vasos e limites de superfície e, frequentemente, apresenta uma forma poligonal. Apesar da progressão da infiltração, esta raramente é suficiente para produzir edema do segmento acometido e, portanto, não existe efeito de massa, tal como elevação nodular ou distorção vascular. As regiões hepáticas que se situam próximo à fossa da vesícula biliar são as mais frequentemente afetadas, ou seja, segmentos IV e V, quadrado e porção ínfero-medial do lobo direito (Figuras 9.14 e 9.15).[6] Essa predileção pode ser resultado de um suprimento portal não usual nessas regiões, algumas vezes com a irrigação do sangue de veias císticas, que por sua vez não contém as toxinas do intestino ou, nos casos de colecistite, com toxinas que não são distribuídas para outras partes. A esteatose focal pode se alterar, no decorrer do tempo, assim que cessar sua causa de base.

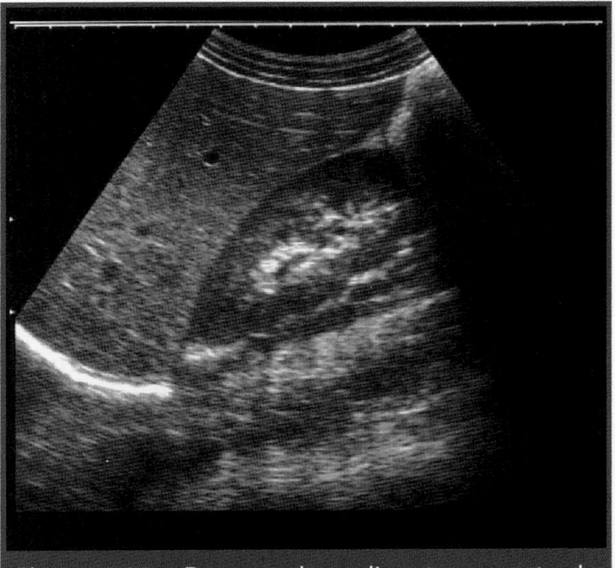
Figura 9.11 – Esteatose leve: discreto aumento da ecogenicidade e/ou do brilho.

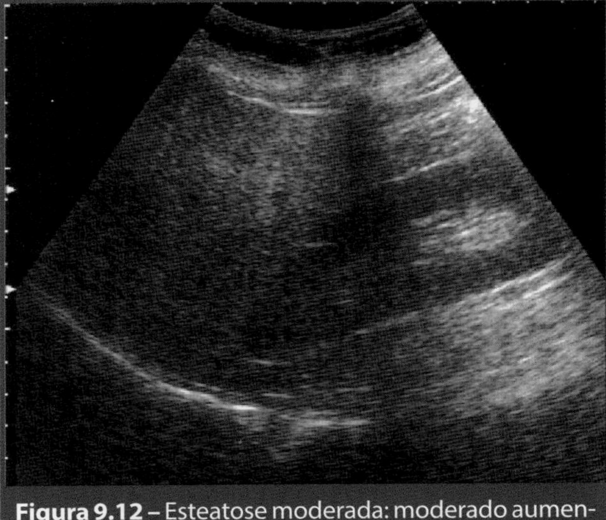
Figura 9.12 – Esteatose moderada: moderado aumento da ecogenicidade, com atenuação sonora posterior.

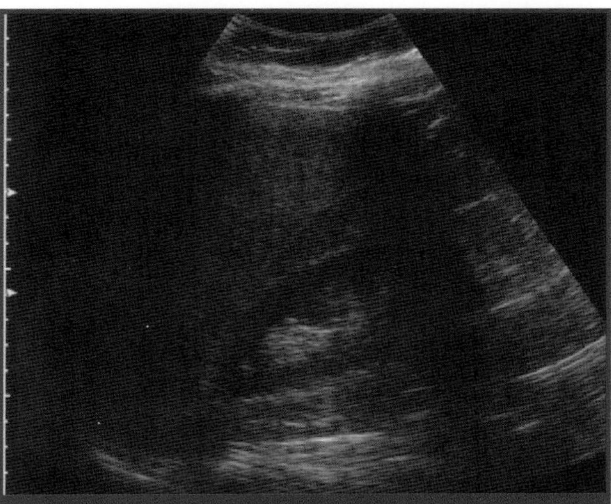
Figura 9.13 – Esteatose avançada: significativo aumento da ecogenicidade, com perda da definição das camadas posteriores pela atenuação sonora posterior.

A hepatite é uma resposta inflamatória do fígado a uma ampla variação de agentes que causam dano hepatocelular, e a maior responsável é a infecção viral. Outras causas resultam de infecções bacterianas ou fúngicas, reações autoimunes, abuso de álcool, lesão por droga ou medicamento, exposição a agente do meio ambiente ou tratamento radioterápico. Hepatites podem ser autolimitadas ou mais progressivas e crônicas por natureza, resultando em estádios de disfunção celular, necrose, fibrose ou cirrose. As características de imagem da hepatite aguda são inespecíficas e, usualmente, o diagnóstico se baseia em achados de exames séricos, virológicos e clínicos. O papel mais importante da imagem nesses casos consiste em excluir outras doenças que produzam alterações clínicas e bioquímicas semelhantes às hepatites, como colestase extra-hepática, doença

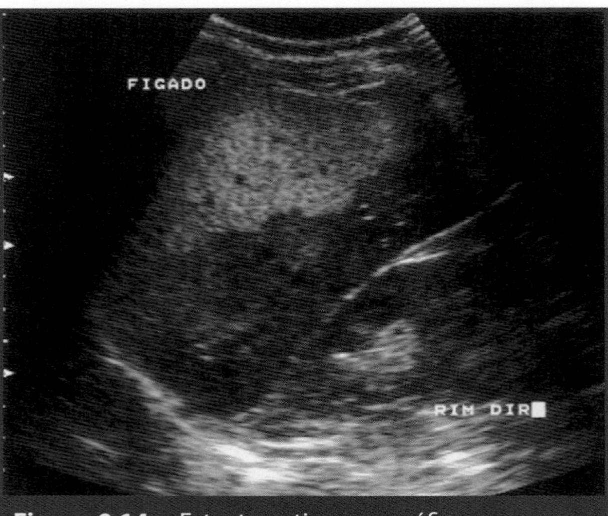

Figura 9.14 – Esteatose tipo geográfico, com comprometimento focal e irregular mais abrangente, em geral segmentar.

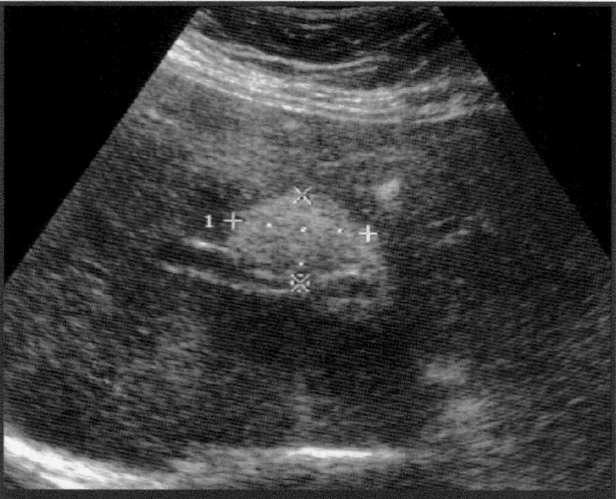

Figura 9.15 – Lesão ecogênica focal, ovalada, anterior ao ramo direito da veia porta, projeção de vírus da imunodeficiência símia (SIV). A biópsia dirigida pela ultrassonografia comprovou amostra com padrão de esteatose focal.

metastática difusa e cirrose.[6] Hepatoesplenomegalia e edema periportal são os dois achados mais consistentes nos pacientes com hepatite aguda grave. Na ultrassonografia, pode-se ainda encontrar redução da ecogenicidade causada pelo edema dos hepatócitos. Nesses pacientes, há um nítido contraste entre o tecido periportal ecogênico e o parênquima hipoecoide, um achado conhecido como "fígado estrelado".[6] Outros achados extra-hepáticos incluem espessamento perivesicular decorrente do edema, linfonodos sentinelas, espessamento periportal (presente também em fase crônica) e, raramente, ascite (Figura 9.16).

As principais variações encontradas pela ultrassonografia na cirrose são as alterações dos contornos, da ecotextura do parênquima, das bordas e das dimensões. Os contornos delineados pela cápsula de Glisson perdem o aspecto liso, com surgimento de irregularidade da superfície hepática, que varia do padrão ondulado ao serrilhado, decorrente de nódulos protundentes de regeneração.[9] A estrutura do parênquima apresenta-se com amplo espectro, desde homogênea a grosseira, pelo aumento progressivo de grossos ecos, regulares ou irregulares, de acordo com a classificação da escola japonesa.[5] As bordas hepáticas estão alteradas, perdendo a forma convencional angulada das superfícies ventral e dorsal do fígado nas extremidades dos lobos direito e esquerdo, tornando-se bordas rombas. Pode-se encontrar uma desproporção dos lobos, com aumento relativo do esquerdo ou aumento do lobo caudado. A ultrassonografia avalia a hipertensão portal, demonstrando os seus principais sinais, que não só envolvem o fígado, mas também as alterações em todo sistema portal e sistêmico: o baço, as veias hepáticas e, finalmente, o achado de líquido livre peritoneal e pleural. A análise desses sinais pode melhor caracterizar a provável etiologia da hipertensão portal, como por exemplo, alterações que demonstrem maior componente pré-sinusoidal na esquistossomose hepatoesplênica e trombose portal, sinusoidal nas cirroses ou mesmo pós-sinusoidal na síndrome de Budd-Chiari e nas cardiopatias congestivas (Figuras 9.17 e 9.18).

A esquistossomose acomete enorme contingente da população mundial, principalmente na América Latina e no norte da África, sendo a segunda prioridade de política sanitária junto à Organização Mundial da Saúde (OMS). Em nosso meio, o *Schistosoma mansoni* é a espécie envolvida na doença e os ovos do verme são carreados e embolizados para os ramos da veia porta, causando periflebite, fibrose e hipertensão portal pré-sinusoidal. O quadro sonográfico é bem detalhado em publicações resultantes de empenhos de órgãos de política de saúde pública, com elaboração de duas importantes graduações, quantitativa e qualitativa – respectivamente, classificações de Cairo ou Niamey.[12] Basicamente, há aumento da ecogenicidade periportal,[13] com bandas ecogênicas do tecido fibrótico que envolve os ramos da veia porta, do *porta hepatis*, centralmente, para a periferia (Figuras 9.19 e 9.20).

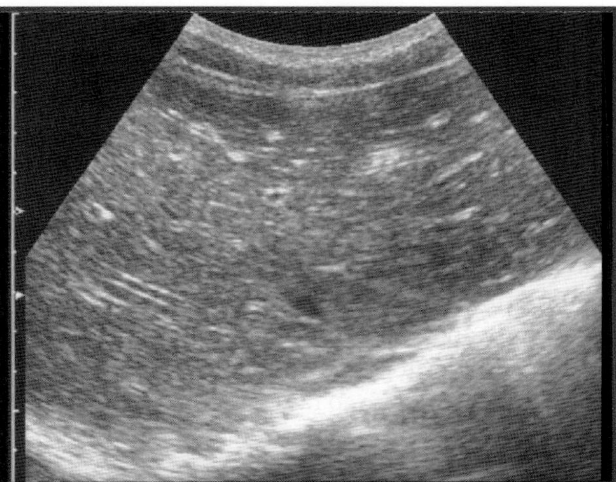

Figura 9.16 – Hepatite aguda à ultrassom, traduzida por aumento da refringência vascular intra-hepática.

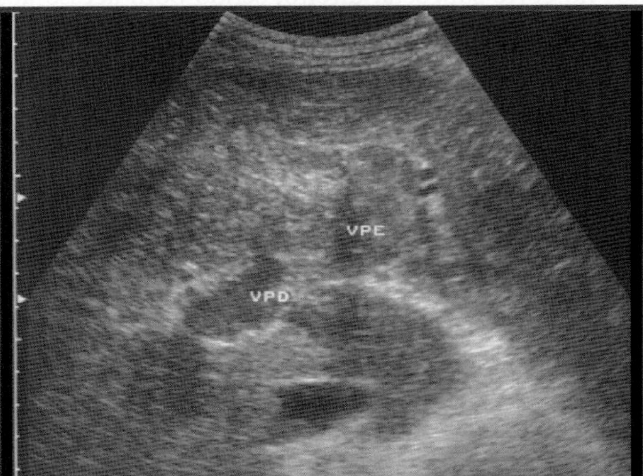

Figura 9.17 – Trombose completa de ramos portais secundários intra-hepático direito e esquerdo, observando-se finos ecos luminais.

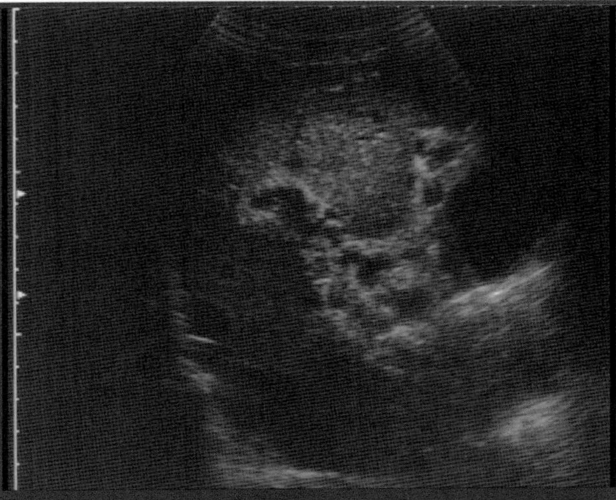

Figura 9.18 – Transformação cavernomatosa. Neovascularização em hilo portal com aglomerado de finos vasos.

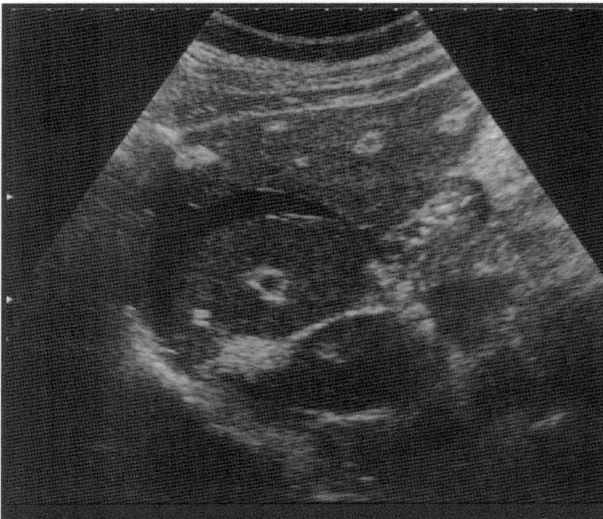

Figura 9.19 – Paciente com esquistossomose. Corte longitudinal em epigástrio evidenciando lobo esquerdo hipertrofiado, com destaque para o espessamento parietal de seções transversais de ramo portal de quarta ordem, do segmento III, em "olho de boi".

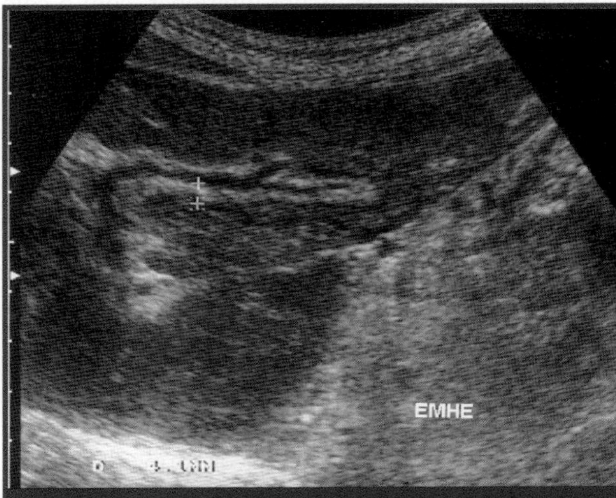

Figura 9.20 – Corte transversal em epigástrio, evidenciando espessamento periportal na esquistossomose.

VESÍCULA BILIAR E VIAS BILIARES: ANATOMIA POR ULTRASSOM E PRINCIPAIS ALTERAÇÕES

A ultrassonografia deve ser realizada após jejum de 4 a 6 horas. Assim, a vesícula biliar estará repleta, e o estômago e o duodeno, vazios. A vesícula biliar normal tem formato piriforme e apresenta no lúmen líquido anecoide. Os parâmetros a serem avaliados são: forma, tamanho, motilidade e parede. Os principais cortes de estudo são o sagital, subcostal e o intercostal direito (Figura 9.21).

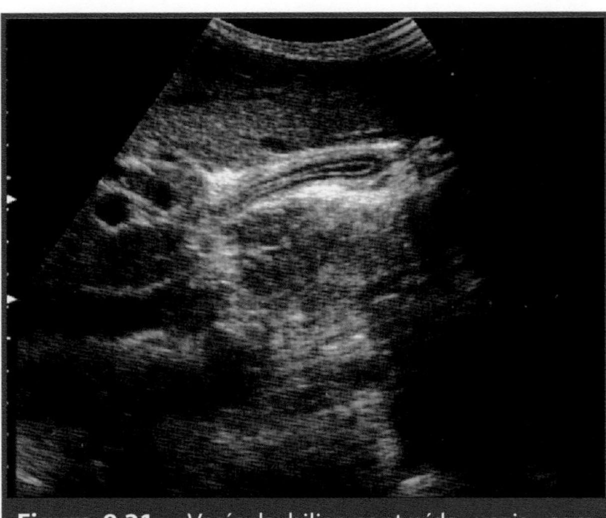

Figura 9.21 – Vesícula biliar contraída, vazia, com mínimo conteúdo líquido no fundo; notam-se paredes anterior e posterior colabadas.

A vesícula biliar situa-se, normalmente, no quadrante superior direito, adjacente à superfície inferior do fígado, no plano da fissura interlobar, com o colo da vesícula mantendo uma constante relação com a veia porta. O maior eixo da vesícula é obtido por meio do corte subcostal direito.[12, 14]

A vesícula biliar pode exibir uma ampla variedade de anormalidades quanto à localização, ao número e à forma. A localização pode variar em qualquer parte do abdome. As posições anômalas mais frequentes são posteriores ao lobo esquerdo, intra-hepático, transverso e retro-hepático ou retroperitoneal.[14]

Agenesia e duplicação da vesícula biliar são raras. As imagens de duplicação de vesícula são de difícil detecção ultrassonográfica, por cintilografia e colecistograma oral. Dentre as variações da forma da vesícula destacam-se as pregas juncionais, o formato em barrete frígio e septos parciais ou completos. A primeira é uma torção ou uma prega que ocorre usualmente na parede posterior da vesícula. O barrete frígio é uma prega localizada no fundo vesicular. Os septos estão relacionados à estase e à formação de cálculos. Além disso, a vesícula pode se dobrar sobre si, anteriormente ou posteriormente, na área de transição entre o colo e o corpo.[14,15]

Os ductos biliares intra-hepáticos normais são finos e raramente visualizados. Os ramos portais são usados como referência para a demonstração do ducto biliar esquerdo, visto como uma estrutura tubular delgada, posicionada anteriormente e paralelamente à porção transversal da veia porta esquerda. No corte transversal do epigástrio, pode-se demonstrar a emergência dos ramos biliares e portais de quarta ordem, a partir da porção umbilical do ramo esquerdo principal. Detecta-se o ramo biliar do segmento lateral superior anteriormente ao ramo portal. E o ramo biliar do segmento lateral inferior localiza-se posterior ao ramo portal correspondente. Salienta-se que a artéria hepática média eventualmente pode ser visualizada nessa mesma área, porém, mais calibrosa e com trajeto distinto do canal biliar.[14,16]

O ducto hepático direito pode ser reconhecido como uma estrutura fina, tubular, posicionada paralela e anteriormente à veia porta direita. E, quando cruza o seu ramo anterior, observa-se pequena redução do seu calibre – trajeto de ramo anterossuperior –, o qual é visto posteriormente ao ramo portal correspondente. Na icterícia obstrutiva, com o ducto biliar direito dilatado e por se posicionar anatomicamente anterior ao ramo portal direito, configura-se o melhor local para a drenagem biliar percutânea trans-hepática. Os ductos biliares intra-hepáticos direitos podem ser visualizados no corte subcostal direito, sendo bom acesso aos ramos anteroinferior e posterior.[16]

A partir da junção dos ductos hepáticos direito e esquerdo, forma-se o ducto hepático comum, com extensão de 3,0 cm, bem visualizado em corte intercostal. Relaciona-se anteriormente com a veia porta principal e, quando se funde ao ducto cístico, apresenta-se como ducto biliar comum, com cerca de 7,0 cm de extensão, cursando posteriormente ao duodeno em direção à face posterolateral da cabeça do pâncreas, finalizando na papila de Vater. O ducto cístico normalmente não é demonstrado na ultrassonografia. Eventualmente visualiza-se uma sombra acústica posterior nesta região e, em caso de obstrução à jusante, pode-se surpreender como estrutura tubular pregueada de 2,0 a 3,0 cm. Em razão da interferência de gás e da mudança de curso (de medial inferior a lateral inferior) da borda cranial pancreática, o ducto biliar distal não é facilmente demonstrado, tornando-se necessárias manobras com o transdutor. Seu calibre distal é usualmente menor do que a porção proximal.[16]

Os calibres dos ductos hepáticos direito e esquerdo variam de 0,5 a 3,5 mm, e o principal de 2,0 a 5,5 mm. Os valores são maiores em pacientes colecistectomizados. A maioria dos estudos concorda que o diâmetro para os ductos biliares extra-hepáticos normais, em nível de tronco de veia porta, é de 6 mm (4 a 8 mm). Wu et al.[17] verificaram o aumento do ducto biliar com a idade, de tal forma considerando valor de normalidade o diâmetro de 10 mm em idosos. Uma regra simples de normalidade é ajustar o aumento de 1 mm a cada década, ou seja, diâmetro de 4 mm para a idade de 40 anos e de 5 mm para a idade de 50 anos.[18] A ultrassonografia é o método diagnóstico inicial dos quadros de colestase. É um exame não invasivo, de baixo custo e de especificidade em torno de 95%. Nos casos de microlitíase (menor que 3 mm) e/ou barro biliar, a sensibilidade diagnóstica é menor. Outra limitação do método relaciona-se ao diagnóstico de cálculos e tumores das vias biliares extra-hepáticas, sendo, atualmente, complementada pela ultrassonografia endoscópica, que ampliou o seu campo de ação. A análise ultrassonográfica dos cálculos adota os seguintes critérios: número, dimensão, aspecto de superfície, ecogenicidade e intensidade da sombra acústica posterior.[19] As características do padrão de ecogenicidade dos cálculos[20] são em função das propriedades dos feixes de ultrassom relacionadas ao tipo de corte seccional ou mesmo pelo tipo de composição química, tal como colesterol, bilirrubinato de cálcio e água (Figuras 9.22 e 9.23).

A ultrassonografia é o método de confirmação da suspeita clínica de colecistite aguda.[19,21] O sinal de Murphy ecográfico, provocado pela pressão do transdutor exercida sobre o ponto vesicular, associado à presença de cálculo, aumenta a especificidade para 92%.[21] Adotamos diagnóstico de colecistite aguda, de acordo com as diretrizes de Tóquio,[22] baseado em três grandes pilares: sintomas e sinais (Murphy, dor/massa em hipocôndrio direito); sinais sistêmicos (febre, leucocitose, elevação da proteína C-reativa) e achados de imagem (ultrassonografia e/ou cintilografia) (Figuras 9.24 e 9.25).

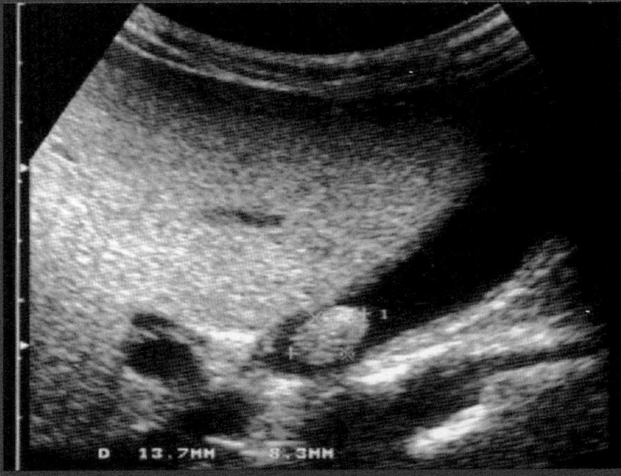

Figura 9.22 – Cálculo de colesterol, caracterizado por ser único, móvel, grande, totalmente ecogênico, com definição completa de seus limites, sem sombra acústica posterior.

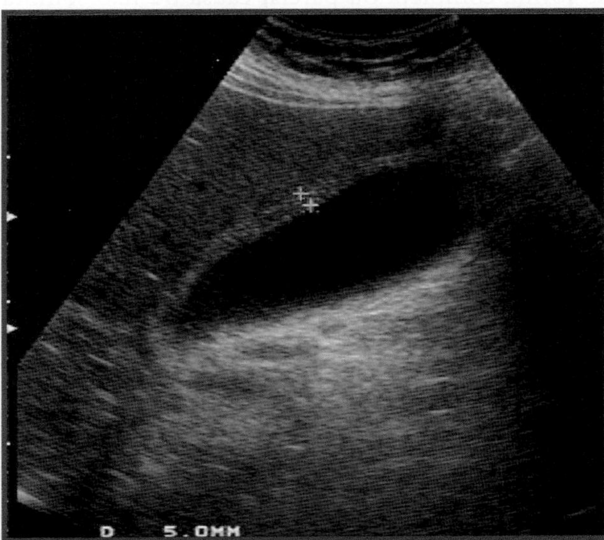

Figura 9.24 – Paciente com quadro de colecistite aguda e espessamento de parede da vesícula biliar.

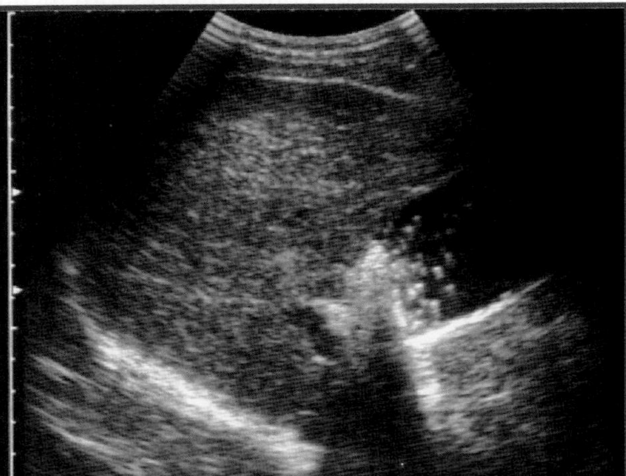

Figura 9.23 – Microcálculos. Paciente com cirrose hepática e vesícula biliar apresentando inúmeros microcálculos aglomerados em infundíbulo, alguns flutuantes, demarcando nível sob a bile.

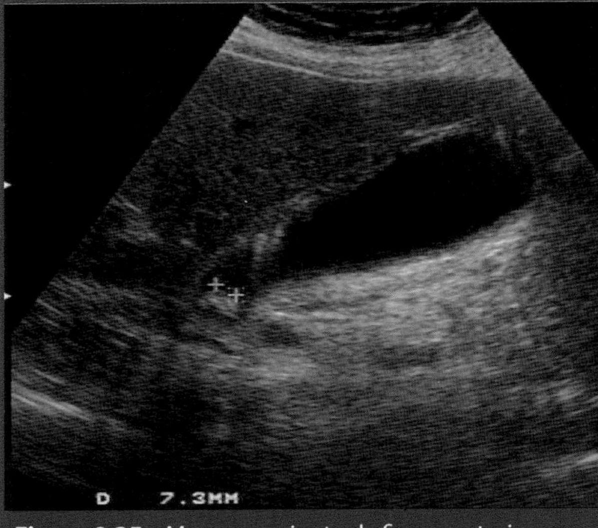

Figura 9.25 – Mesmo paciente da figura anterior, com evidência de cálculo em infundíbulo, medindo 7 mm.

O espessamento da parede vesicular também pode ser encontrado em pacientes com hipoalbuminemia, ascite, aids, hepatites, adenomiomatose, tumor, isquemia vesicular, dissolução de cálculos, varizes perivesiculares e de jejum inadequado.

No empiema vesicular pode haver formação de aderências parietais com o fígado, pois as paredes estão mal definidas. O material ecogênico intraluminar – às vezes sem revelar cálculos – pode corresponder à bile purulenta, bile espessa ou hemobilia. A presença de gás na vesícula biliar, geralmente em pacientes diabéticos, caracteriza a colecistite enfisematosa ou gangrenosa. A calcificação da parede vesicular de forma completa ou parcial causa ou não sombra acústica posterior e configura o padrão de vesícula em porcelana (Figuras 9.26 e 9.27).

A coledocolitíase geralmente está associada a cálculos da vesícula biliar. Seu diagnóstico é simples quando existem cálculos produtores de sombra acústica e o colédoco podendo estar dilatado. As principais causas de falsos diagnósticos incluem: microcálculos (não detectados), mínima dilatação das vias biliares, múltiplos cálculos preenchendo totalmente a luz do colédoco, cálculos não produtores de sombra acústica, gás em vias biliares e interposição de gases intestinais.

A baixa sensibilidade observada para avaliar a coledocolitíase induziu ao aperfeiçoamento da abordagem da via biliar, adicionando, p. ex., a ingestão de água, de gordura ou de drogas que modificam o fluxo biliar assim como a mudança do decúbito. Outras modalidades (como ultrassom endoscópico intraductal, intraoperatório por laparoscopia ou por colangiopancreatografia por ressonância magnética) vieram aumentar a exatidão diagnóstica.[19]

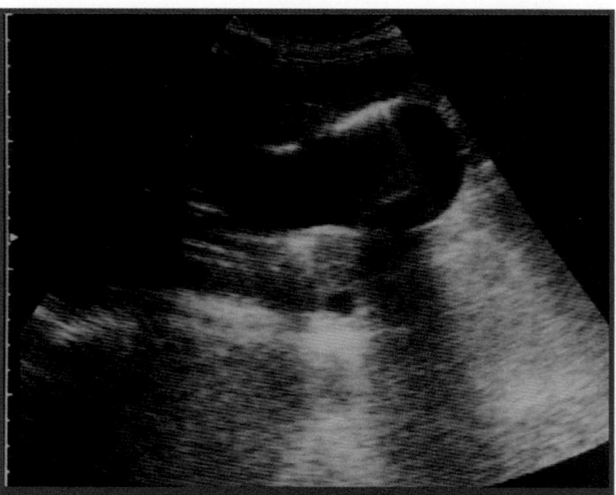

Figura 9.26 – Primeiro dia pós-operatório de papilotomia com presença de gás no interior da vesícula (linha hiperecogênica móvel junto à parede anterior, com sombra acústica suja posterior).

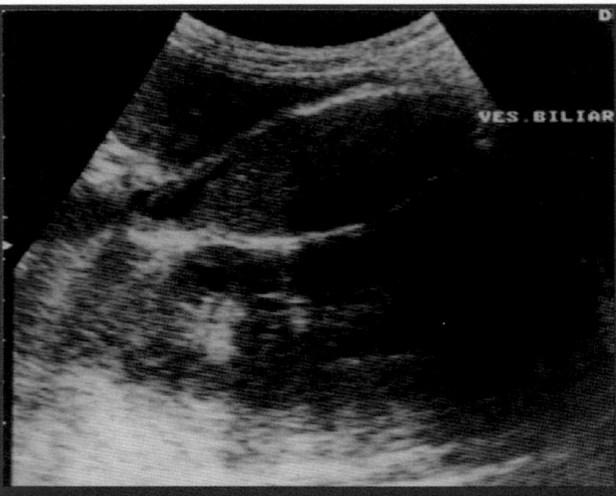

Figura 9.27 – Vesícula em porcelana: corte sobre o eixo maior longitudinal da vesícula, com conteúdo ecogênico (provável lama espessa). As paredes evidenciam aumento da ecogenicidade por provável componente cálcico, confirmado pela tomografia computadorizada.

A hepatolitíase primária tem, na ultrassonografia, sua modalidade diagnóstica de rastreamento de 85 a 100% dos ductos extra-hepáticos dilatados, ao passo que os intra-hepáticos, em torno de 66 a 79% dos casos.[23] Pode-se visualizar assimetria da distribuição e da forma da dilatação dos ductos, frequentemente comprometendo o lobo esquerdo, identificando-se cálculos ou não.

A diferenciação de imagem sonográfica na aerobilia dos cálculos biliares[23] baseia-se no desenho da árvore biliar por traços ou pontos lineares fortemente reflexivos, que provocam leve reverberação sem sombra acústica e se movimentam com a mudança de decúbito (Figuras 9.25 a 9.29).

ULTRASSONOGRAFIA DE PÂNCREAS: ANATOMIA E DOENÇAS MAIS COMUNS

O pâncreas possui textura uniforme semelhante ou levemente maior que a do fígado, e pode haver aumento da ecogenicidade pela deposição gordurosa, comum na obesidade, no diabete melito ou na senilidade.[1,24] Os vasos do mediastino abdominal limitam o pâncreas: nas imagens transversais, seu corpo é visto anteriormente à veia esplênica e posteriormente à artéria e veia mesentérica superior, com a veia renal esquerda em posição transversal, cursando entre a veia mesentérica superior e a aorta. No corte sagital, o pâncreas limita-se com a veia cava inferior. Os vasos peripancreáticos são facilmente demonstrados pelo Doppler

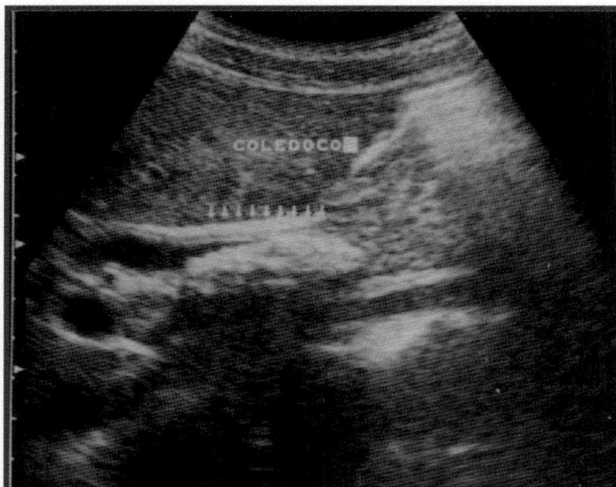

Figura 9.28 – Coledocolitíase com colangite. Microcálculos alinhados em terço médio do colédoco, com fraca sombra acústica posterior. Enfoque sobre o eixo longitudinal do ducto hepatocolédoco.

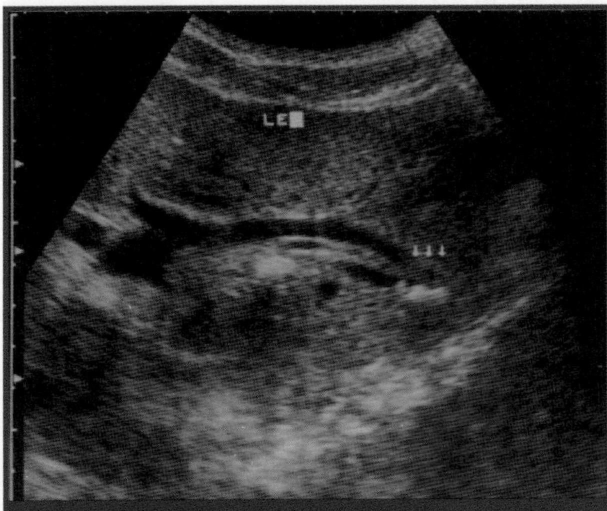

Figura 9.29 – Cálculos em via biliar intra-hepática. Corte epigástrico oblíquo que evidencia lobo hepático esquerdo. Nota-se ramo de 4ª ordem portal de SIII (lateral inferior) com via biliar cursando paralela e posterior, dilatada e com cálculo ecogênico intraductal bem-definido.

colorido. O ducto pancreático principal é mais bem avaliado transversalmente, medindo 2,0 mm de diâmetro no corpo e 3,0 mm na cabeça. A visualização é limitada, principalmente da cauda do pâncreas, em virtude da interposição gasosa. Entretanto, estudos recentes destacam uma melhor acurácia, explicada pelo aperfeiçoamento dos equipamentos e por melhor técnica do examinador. Pode-se usar contraste oral, substituindo o ar do estômago por líquido (água, metilcelulose), associado ou não à dimeticona.[25]

O ultrassom harmônico é outra técnica que melhora a resolução, reduzindo os artefatos, pois os sinais somente são gerados na intimidade tecidual seguindo os princípios dos harmônicos oriundos dos instrumentos musicais. Atualmente, temos a aplicação de meio de contraste de ultrassom, como o SonoVue® da Bracco, que potencializa a avaliação da microvasculatura pancreática, no transplante pancreático e estudo das lesões focais do pâncreas.[26,27]

O uso da ultrassonografia intraoperatória tem sido rotina em grandes centros, com aumento significativo da resolução da imagem. Transdutores lineares se ajustam em pequenas incisões, com tamanhos que se equiparam à ponta de um dedo (*fingertip*) e permitem localizar lesões diminutas.

O diagnóstico pela ultrassonografia da pancreatite aguda tem um papel limitado em decorrência da presença de íleo com distensão gasosa das alças, além de fornecer imagens aparentemente normais nas fases precoces da inflamação. Entretanto, vale ressaltar que ainda é o melhor método no início de investigação do paciente com dor abdominal. Na fase inicial da pancreatite, o órgão apresenta mínimas alterações com relação ao tamanho e à ecotextura. Porém, algumas vezes é um pouco mais heterogêneo ou hipoecoico que a glândula normal. Na evolução, torna-se aumentado, com contornos irregulares e com margens indistintas por alterações inflamatórias peripancreáticas, podendo ser observada dilatação do ducto pancreático principal. Vale lembrar que a tomografia e/ou ressonância detalham melhor os limites de parênquima em relação ao tecido necrótico. Por outro lado, o ultrassom adiciona informações importantes do comprometimento clínico, ou seja, complicações do processo, como avaliação de pseudocistos e de obstrução biliar.

O Doppler colorido identifica complicações vasculares como trombose venosa de todo o sistema portal e pseudoaneurismas (Figura 9.30). Quanto à pancreatite crônica, a ultrassonografia baseia-se nos seguintes parâmetros:[28] tamanho, superfície, contornos, ecotextura, presença de calcificações, dilatações dos ductos biliares e pancreáticos, identificações de coleções e obstrução do sistema venoso portal.

- **Tamanho:** correlaciona-se com a atividade e a cronicidade do processo inflamatório. A glândula torna-se aumentada durante a fase de exacerbação e por um período após sua resolução. À medida que a doença progride, o órgão se torna atrofiado – o que dificulta sua visualização sonográfica –, podendo ser observado ape-

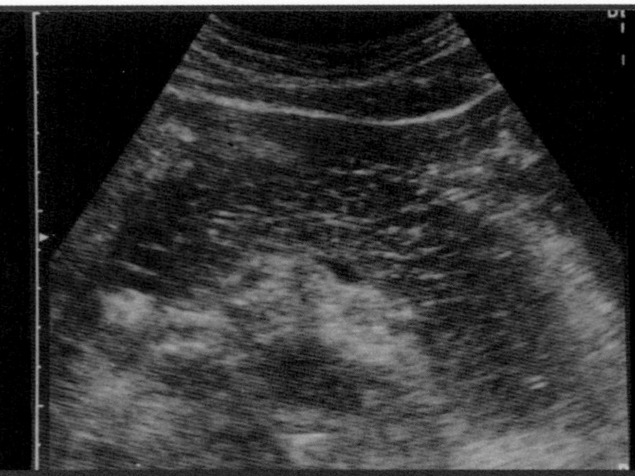

Figura 9.30 – Paciente com quadro de pancreatite aguda por azatioprina para tratamento de doença de Crohn. Ao ultrassom, discreto aumento difuso da glândula, hipoecogênica e levemente heterogênea.

nas um ducto pancreático dilatado, sem qualquer estrutura parenquimatosa residual.

- **Superfície e contorno:** em fase avançada, geralmente há uma alteração na superfície do órgão, apresentando limites pouco definidos. Demonstram-se contornos irregulares ou nodulares; porém, com a ecogenicidade aumentada do pâncreas, há dificuldade de distingui-lo do tecido retroperitoneal.
- **Ecotextura:** nota-se a presença de focos hiperecogênicos e áreas anecoicas. Na fibrose acentuada, apresenta-se difusa e irregularmente hiperecoica. Na fase de exacerbação, o órgão torna-se hiperecogênico em decorrência do edema e da formação de líquido. As alterações estão associadas a calcificações e distorções dos ductos pancreáticos.
- **Calcificações:** há um papel limitado em sua identificação. Apenas cálculos grandes têm sombra acústica, o que torna difícil sua diferenciação com área focal ecogênica em virtude da fibrose. As pequenas calcificações não são detectadas, tendo a tomografia computadorizada um papel mais relevante em seu diagnóstico.
- **Dilatação do ducto de Wirsung:** constitui o principal sinal sonográfico de pancreatopatia. Na pancreatite crônica, o ducto apresenta paredes irregulares, o que constitui um diferencial importante com a dilatação vista no câncer pancreático. Todavia, em casos precoces, o ducto pancreático principal pode ser completamente normal (Figuras 9.31 e 9.32).

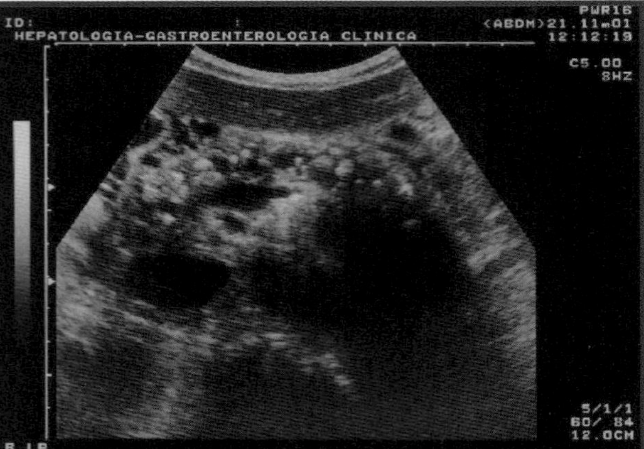

Figura 9.31 – Pancreatite crônica calcificante. Corte ao longo do pâncreas, demonstrando múltiplos pequenos cálculos ao longo do trajeto do Wirsung.

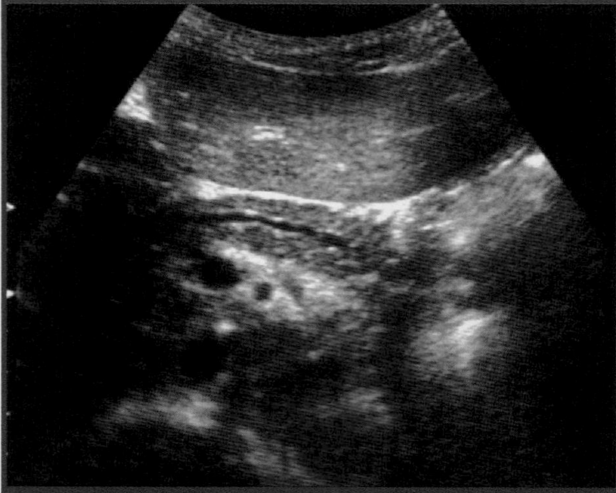

Figura 9.32 – Corte epigástrico ao longo do maior eixo do corpo e parte da cauda pancreática, visualizando ducto principal ectasiado, irregular, com paredes levemente serrilhadas.

- **Coleções líquidas:** podemos identificar a presença de cistos intraparenquimatosos ou pseudocistos. Os cistos ocorrem como uma dilatação de um ramo do ducto de Wirsung e geralmente têm contornos regulares. Os pseudocistos, por sua vez, apresentam margens irregulares, e frequentemente são encontrados na região do pâncreas; porém, há relatos de localizações extrapancreáticas, como espaço perirrenal, omentos, psoas e parênquima hepático. Sua ecotextura é quase sempre anecoica. A presença de ecos representa *debris* necróticos e, em alguns casos, sugere a formação de abscesso. Além disso, tem sido enfatizado que alguns pseudocistos atípicos podem mostrar um padrão completamente ecogênico e, assim, mimetizar tumores sólidos. Os cistos hemorrágicos aparecem como uma massa homogênea que, após uma semana do sangramento, passa a ser formada por elementos sólidos, císticos e septos. Em sua evolução, torna-se totalmente anecoica, sendo rara a calcificação de suas paredes. O diagnóstico diferencial dos cistos e pseudocistos pancreáticos inclui: abscessos, neoplasias císticas, cistos esplênicos, aneurisma da artéria esplênica e cistos simples (doença policística) (Figuras 9.33 e 9.34).

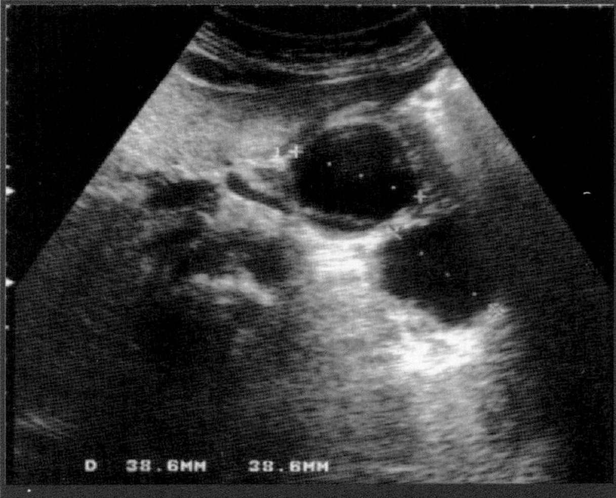

Figura 9.33 – Paciente com pâncreas *divisum* e quadros recorrentes de pancreatite aguda, sendo submetida a tratamento cirúrgico e evoluindo com pseudocistos em transição de cabeça/corpo e cauda.

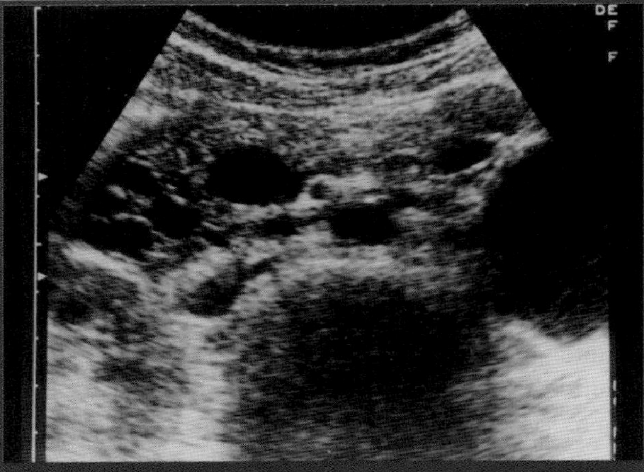

Figura 9.34 – Caso ilustrativo de múltiplos cistos pancreáticos de dimensões médias variadas, o maior em cauda em paciente com doença de von Hipple-Lindau.

- **Dilatação da árvore biliar:** a ultrassonografia não constitui um bom método para a avaliação do ducto colédoco distal, sendo este mais bem analisado por meio da colangiografia retrógrada endoscópica ou por RNM.
- **Obstrução do sistema venoso portal:** os achados sonográficos compreendem a presença de um trombo ecogênico dentro de uma veia dilatada do sistema portal extra-hepático ou uma transformação cavernomatosa da veia porta, com o desenvolvimento de vasos colaterais irregulares e tortuosos na região da *porta hepatis*. Um trombo recente (que pode ser hipoecoico), ou a compressão de uma veia do sistema portal por uma massa pancreática, podem ser difíceis de serem reconhecidos ao ultrassom, necessitando-se do estudo com Doppler colorido, assim como por meio de contraste por ultrassom.

ATUALIZAÇÃO NO CAMPO DIAGNÓSTICO EM ULTRASSONOGRAFIA, NOVAS FERRAMENTAS, NOVOS FOCOS, NOVAS PESQUISAS

Esvaziamento gástrico: importância e perspectivas[29]

O ultrassom gástrico tem sido utilizado para avaliar a motilidade e o esvaziamento do estômago. A avaliação do antro gástrico é bem reprodutível, constituindo um método simples e confiável, que reduz o risco de aspiração durante a indução anestésica e colabora com o manejo anestésico. Alguns estudos têm demonstrado o seu uso antes da realização de endoscopia digestiva alta em crianças, colonoscopia, diagnóstico de dispepsia funcional, assim como em situações clínicas em que o risco de aspiração não está totalmente estabelecido (exames na urgência, pacientes com esvaziamento gástrico lentificado e pacientes com dificuldade na comunicação verbal).

O estômago pode ser visualizado com o paciente em pé, decúbito lateral direito ou sentado. A região do antro parece ser a de mais fácil acesso, sendo identificado entre o lobo hepático esquerdo, anteriormente, e o pâncreas, posteriormente, no corte sagital no epigástrio. O estudo dessa região reflete com acurácia o conteúdo de todo o órgão.

Dois métodos são utilizados para avaliar a região antral: um é baseado no diâmetro craniocaudal, e o outro, no diâmetro anteroposterior. No jejum, ele aparece pequeno, sem nenhum conteúdo visível, com suas paredes anterior e posterior colabadas. Quando contém fluidos, aparece hipoecoide ou anecoide. Com o aumento do seu volume, torna-se arredondado e distendido, com paredes finas. Após uma refeição sólida, um padrão de vidro fosco tem sido descrito e, em seguida, aparece com ecogenicidade mista.

Elastografia-elastometria: aplicação na assistência e na pesquisa

Elasticidade ou rigidez são propriedades mecânicas e biológicas do tecido, que dependem de componentes moleculares e estruturais internos.[30] Nas doenças crônicas do fígado, essa alteração representa um importante fator prognóstico em relação ao desenvolvimento de cirrose e suas complicações. O padrão-ouro para o diagnóstico de fibrose hepática é a biopsia hepática. No entanto, esse método é um procedimento invasivo e não é isento de riscos como sangramentos, infecções e, raramente, morte. Além disso, representa apenas uma fração do fígado, e não a total dinâmica do processo de fibrogênese hepática que, na maioria das vazes, é heterogêneo e depende da interpretação do patologista. Por conta disso, há uma necessidade de novas técnicas não invasivas para averiguar a fibrose hepática. Dentre essas técnicas, a elastografia é o método diagnóstico não invasivo de escolha.[31]

As metodologias elastográficas podem ser classificadas em: elastografia transitória (Fibroscan®), *acoustic radiation force impulse* (ARFI), *supersonic shear wave* (SSI), *shear wave dispertion ultrasonic vibrometry* (SDUV) e ressonância magnética.[30,31] Este capítulo foca a elastometria transitória e o ARFI.

O mecanismo de aferição da elasticidade hepática (EH) ocorre por meio de medição da velocidade das ondas de cisalhamento (*shearwaves*). Estas são geradas e propagadas pelo tecido após estímulo mecânico.[30] Fibroscan® consegue medir a EH através de um ultrassom unidimensional que afere a velocidade da propagação da onda *shearwave*. Quanto mais rígido o tecido, maior a velocidade da onda *shearwave*.[31] O aparelho apresenta dois tipos de transdutores: M e XL, este último utilizado em pacientes obesos. O paciente deve ser colocado em posição supina, com o braço direito sob a cabeça, para facilitar o acesso ao lobo direito do fígado. O transdutor deve ser posicionado em contato com a pele, entre o nono e o décimo primeiro espaço intercostal, local este onde a biópsia hepática é normalmente realizada. O operador deve localizar uma região livre de vasos e com pelo menos 6 cm de profundidade. Neste momento, os disparos são realizados pelo transdutor, e a seguir, após o registro das medidas, analisam-se os valores das medianas e do intervalo interquartil (IQR), a partir de gráficos *bloxplot*. Considera-se um exame válido quando a taxa de sucesso for maior ou igual a 60% dos 10 disparos, e com IQR menor que 30%. Os resultados são expressos em kilopascals (kPa) e variam de 1,5 a 75 kPa. O exame deve ser realizado com pelo menos duas horas de jejum.[31,32] As vantagens consistem no fato de ser um exame não invasivo, de curta duração (em torno de 10 minutos), que pode ser realizado à beira do leito ou ambulatorial. Porém, existem limitações como obesidade, presença de ascite e experiência do operador. Outros fatores que podem influenciar a medida são alterações das enzimas hepáticas, consumo excessivo de álcool, colestase extra-hepática e insuficiência cardíaca.[31] Os valores para definição dos graus de fibrose variam de acordo com a doença hepática de base. O Fibroscan® tem validação comprovada principalmente para afecções como hepatite C crônica, coinfecção HCV-HIV, recidiva de HCV pós-transplante hepático, hepatite B crônica, doença alcoólica do fígado e NASH. Apresenta boa acurácia intraobservador e com bom desempenho em curvas ROC acima de 80% para a definição de pacientes em estadiamento pela escala METAVIR F0/F1 e F3/F4.[31-33] Atualmente, essa técnica tem sido estudada para melhor subestadiar o grau de cirrose hepática e complicações referentes à hipertensão portal (HP). Estudos sugerem boa correlação entre o Fibroscan® com gradiente de hipertensão portal.[32] O objetivo é prever a ocorrência de eventos relacionados à HP e, assim, evitar exames invasivos como endoscopia digestiva alta, por exemplo.[32] O ARFI é outra variação de elastografia baseada na ultrassonografia de modo B – bidimensional, ou seja, com tempo real e definição de alta resolução da imagem anatômica do órgão em análise, ao mesmo tempo que se mensura a velocidade de propagação da onda *shearwave* em metros por segundo. É possível selecionar a menor área do foco de estudo, através de uma pequena caixa denominada região do objeto de interesse (ROI), alvo dos disparos de "microcurtas ondas de som" a partir do teclado do equipamento, acionando o transdutor.[33] Assim como acontece com a elastografia transitória, a metodologia do exame é importante para obter resultados confiáveis. Como demonstrado em estudos recentes, o segmento hepático, a fase respiratória e o gênero são fatores que influenciam a aferição da elastografia.[30] Pessoas do sexo masculino têm tendência a um fígado mais rígido. Na hora da realização do exame, devemos dar preferência aos segmentos V e VIII de Couinaud, regiões hepáticas onde há menor variabilidade na medida. O mesmo ocorre na fase respiratória. A fase escolhida para realização do exame é durante o final da inspiração.[30] O número de disparos no ARFI é semelhante ao Fibroscan®. São necessárias dez medidas, com o IQR abaixo de 30% do valor da mediana, de acordo com as recentes recomendações do Guideline da WFUMB.[34] A reprodutibilidade intraoperador e interoperador para o ARFI apresentou interpretação de coeficiente de correlação igual a 0,90 e 0,81, respectivamente, com IC 95%: 0,80 – 0,95, demonstrando que não há uma variação da medida do ARFI significativa pelo operador.[35]

A maioria dos estudos publicados mostra que os melhores valores de *cut-off* para o diagnóstico de cirrose estão entre 1,8 m/s e 2 m/s.[36,37] As grandes vantagens desse método consistem na ausência de compressão externa, na possibilidade de realização do exame em pacientes com ascite, e o fato de não ser necessário outro equipamento além da US para a execução do exame.[30,34]

Contraste de ultrassom: aplicação nas lesões focais hepáticas

O ultrassom deve ser o primeiro exame a ser realizado para avaliação do fígado, pois consiste em um exame de fácil acesso, barato e não invasivo. Esse método diagnóstico apresenta uma boa acurácia para diferenciação de lesões sólidas e císticas. No entanto, mesmo ao uso do Doppler, o exame apenas consegue caracterizar as lesões focais hepáticas de forma limitada, sendo necessários exames adicionais como tomografia computadorizada (TC) e ressonância magnética (RNM) para melhor definição da lesão. O ultrassom com contraste (CEUS) aparece neste contexto como uma forma de superar as limitações do método, pois tem a habilidade de detectar a hemodinâmica intranodular e diferenciar as lesões malignas das benignas, em tempo real.[38,39]

O CEUS utiliza como agente de contraste microbolhas preenchidas de gás, administrado de forma endovenosa. Esse tipo de contraste não tem um efeito farmacológico e sim um efeito físico, que permite a caracterização da lesão. Sua presença na corrente sanguínea interage com as ondas de US e permite a definição, em imagens de alta resolução, do nódulo do tecido de vascularização. Além disso, é um contraste exclusivo de vasos sanguíneos, pois não há penetração no tecido intersticial. Para utilizar esse método, o aparelho de US precisa de um *software* específico, com baixo índice mecânico. Qualquer investigação deve ser iniciada com US convencional *B-mode* para identificação das lesões. Posteriormente, o modo deve ser trocado para o *software* específico do CEUS e administrado o contraste com microbolhas. As fases vasculares devem ser observadas sem interrupção e por 5 minutos, no mínimo, para garantir o diagnóstico correto da lesão focal. A injeção do contraste pode ser repetida, caso a lesão só seja evidenciada na fase portal ou tardia.[38] As indicações para o exame são: achados incidentais no US; lesões suspeitas em pacientes com malignidade, como alternativa para TC e RNM; necessidade de exame de contraste, quando TC e RNM estão contraindicados; TC ou RNM inconclusivas; resultados citológicos ou histológicos inconclusivos. Quando há presença de lesões pequenas (3 a 5 mm), subdiafragmáticas (SVIII), profundas (em regiões abaixo de 8 cm), existem limitações ao método. Além disso, deve-se ter atenção em relação à presença do ligamento falciforme e esteatose, situações que podem ocasionar defeitos de preenchimento, simular uma lesão focal e provocar um erro de diagnóstico.[38]

Dentre os tipos de contraste disponíveis, constam: SonoVue® (Hexafluoreto de enxofre) Definity®/ Luminity® (Octafluorpropano) e Sonazoid® (perfluorbutano). Todos os agentes de contraste são revestidos por uma camada de fosfolípide que permite estabilidade da membrana e impede a destruição da microbolha pela corrente sanguínea. O contraste permanece no corpo por no máximo 15 minutos, e sua excreção é via pulmonar. Em relação à segurança dessas substâncias, até o momento, não apresentaram risco de toxidade cardíaca, hepática ou renal. Seu uso é permitido durante a gravidez, e o risco de reação anafilática está em torno de 0,001%. Reações de hipersensibilidade, apesar de raras, são possíveis.[38] A hemodinâmica do nódulo é possível, em decorrência do comportamento do nódulo em relação às fases vasculares do contraste. Podem-se definir três fases de ação do contraste:

1. **arterial:** tem início em torno de 10 segundos após a injeção do contraste e permanece por até 30 segundos;
2. **portal:** duração de 30 a 120 segundos;
3. **tardia:** a partir de 120 segundos até o desaparecimento das microbolhas.

O Sonazoide® apresenta ainda mais uma fase chamada de pós-vascular. Nesse momento, o contraste se difunde pelas células de Kupffer e ocorre realce do fígado. Esse evento é importante para caracterização do carcinoma hepatocelular (HCC), descrito previamente. A partir de cada fase, é possível caracterizar o nódulo por meio do grau de vascularização (hiper/iso/hipoecogênica); homogenicidade (homogêneo/heterogêneo); arquitetura vascular, ou seja, a direção que o contraste vai seguir (centrípeto/centrífugo/global/cesta/nodular periférica); dinâmica temporal (rápida/lenta/precoce/tardia).[40] Foi realizado um estudo multicêntrico denominado DEGUM, com a participação de 1.349 pacientes, no intuito de avaliar a segurança do contraste (SonuVeu®) no diagnóstico correto dos nódulos hepáticos. Demonstraram-se: sensibilidade de 95,8%; especificidade de 83,1%; valor preditivo positivo (VVP) de 95,4%; valor preditivo negativo (VPN) de 96%.[39] Esses valores permitem que o CEUS seja instituído como método diagnóstico auxiliar (Guideline – APASL – Asian Pacific Association for the Study of the Liver) ou até mesmo como primeira escolha, como recomendado no Guideline – JSH (Japonese Society Hepatology).[41] O objetivo do CEUS é discriminar nódulos benignos de malignos pelo US e evitar investigações adicionais desnecessárias. A AASLD (American Association Study of Liver Disease) não considera ainda, em seu Guideline, o CEUS para rastreio do HCC. Em primeiro lugar porque, até o momento, os contrastes com microbolhas ainda não foram aprovados pela FDA. E, em segundo lugar, em virtude do risco de 2% de erro diagnóstico entre HCC e colangiocarcinoma. Outras sociedades acreditam que, se o exame for executado por pessoas treinadas e especializadas, essa chance de erro é insignificante.[38,41] A técnica de CEUS é simples e requer alguns minutos para ser executada, é portátil, carece de radiação ionizante e, acima de tudo, é uma modalidade eficaz em termos de custos, quando comparada com a RNM e TC.[42] Essas vantagens tornaram CEUS uma modalidade estabelecida para lesão focal hepática, porque permite a detecção e caracterização do nódulo em tempo real. Aplicações clínicas mais recentes do CEUS, com resultados promissores, estão sendo desvendadas.

REFERÊNCIAS

1. Weill FS. Ultrasonography of digestive diseases. Saint Louis: Mosby Company, 1978.
2. European Association for the Study of the Liver, European Organisation for Research and Treatment of Cancer. EASL-EORTC clinical practice guidelines: management of hepatocellular carcinoma. J Hepatol. 2012 Apr; 56(4):908-43.
3. Sherman M, Bruix J, Porayko M, Tran T, Committee APG. Screening for hepatocellular carcinoma: the rationale for the American Association for the Study of Liver Diseases recommendations. Hepatology. 2012 Sep; 56(3):793-6.
4. Bruguera CAB. Ecografia abdominal. 2.ed. Barcelona: Salvat, 1985.
5. Ebara M. Sistematização do Ultrassom hepático. In: Yassuaki TO. ABC da ultrassonografia de abdome. Tóquio: Igaku Shoin, 1991. p.137-208.
6. Mortele KJ, Ros PR. Imaging of diffuse liver disease. Semin Liver Dis. 2001; 21(2):195-212.
7. Lafortune M, Madore F, Patriquin H, Breton G. Segmental anatomy of the liver: a sonographic approach to the Couinaud nomenclature. Radiology. 1991 Nov; 181(2):443-8.
8. Bonekamp S, Kamel I, Solga S, Clark J. Can imaging modalities diagnose and stage hepatic fibrosis and cirrhosis accurately? J Hepatol. 2009 Jan; 50(1):17-35.
9. Bosch J. Towards the non-invasive diagnosis of cirrhosis: the nuts-cirrhosis connection. J Hepatol. 2009 Jan; 50(1):4-6.
10. Rizzo L, Calvaruso V, Cacopardo B, Alessi N, Attanasio M, Petta S et al. Comparison of transient elastography and acoustic radiation force impulse for non-invasive staging of liver fibrosis in patients with chronic hepatitis C. Am J Gastroenterol. 2011 Dec; 106(12):2112-20.
11. Berzigotti A, Ashkenazi E, Reverter E, Abraldes JG, Bosch J. Non-invasive diagnostic and prognostic evaluation of liver cirrhosis and portal hypertension. Dis Markers. 2011; 31(3):129-38.
12. el Scheich T, Holtfreter MC, Ekamp H, Singh DD, Mota R, Hatz C et al. The WHO ultrasonography protocol for assessing hepatic morbidity due to Schistosoma mansoni. Acceptance and evolution over 12 years. Parasitol Res. 2014 Nov; 113(11):3915-25.
13. Vezozzo DC, Farias AQ, Cerri GG, Da Silva LC, Carrilho FJ. Assessment of portal hemodynamics by Doppler ultrasound and of liver morphology in the hepatosplenic and hepatointestinal forms of schistosomiasis mansoni. Dig Dis Sci. 2006 Aug; 51(8):1413-9.
14. Meilstrup JW, Hopper KD, Thieme GA. Imaging of gallbladder variants. AJR Am J Roentgenol. 1991 Dec; 157(6):1205-8.
15. Håkansson K, Ekberg O, Håkansson HO, Leander P. MR and ultrasound in screening of patients with suspected biliary tract disease. Acta Radiol. 2002 Jan; 43(1):80-6.
16. Okuda K. Advances in hepatobiliary ultrasonography. Hepatology. 1981 Nov-Dec; 1(6):662-72.
17. Wu CC, Ho YH, Chen CY. Effect of aging on common bile duct diameter: a real-time ultrasonographic study. J Clin Ultrasound. 1984 Oct; 12(8):473-8.
18. Horrow MM, Horrow JC, Niakosari A, Kirby CL, Rosenberg HK. Is age associated with size of adult extrahepatic bile duct: sonographic study. Radiology. 2001 Nov; 221(2):411-4.
19. Ralls PW, Colletti PM, Lapin SA, Chandrasoma P, Boswell WD, Ngo C et al. Real-time sonography in suspected acute cholecystitis. Prospective evaluation of primary and secondary signs. Radiology. 1985 Jun; 155(3):767-71.
20. Marton KI, Doubilet P. How to image the gallbladder in suspected cholecystitis. Ann Intern Med. 1988 Nov; 109(9):722-9.

21. Yarmenitis SD. Ultrasound of the gallbladder and the biliary tree. Eur Radiol. 2002 Feb; 12(2):270-82.
22. Takada T, Kawarada Y, Nimura Y, Yoshida M, Mayumi T, Sekimoto M et al. Background: Tokyo Guidelines for the management of acute cholangitis and cholecystitis. J Hepatobiliary Pancreat Surg. 2007; 14(1):1-10.
23. Chan FL, Chan JK, Leong LL. Modern imaging in the evaluation of hepatolithiasis. Hepatogastroenterology. 1997 Mar-Apr; 44(14):358-69.
24. Silva M, Vezozzo D, Ursich M, Rocha D, Cerri G, Wajchenberg B. Ultrasonographic abnormalities of the pancreas in iddm and niddm patients. Diabetes Care. 1993 Sep; 16(9):1296-7.
25. Lev-Toaff AS, Langer JE, Rubin DL, Zelch JV, Chong WK, Barone AE et al. Safety and efficacy of a new oral contrast agent for sonography: a phase II trial. AJR Am J Roentgenol. 1999 Aug; 173(2):431-6.
26. Kaspar M, Partovi S, Aschwanden M, Imfeld S, Baldi T, Uthoff H et al. Assessment of microcirculation by contrast-enhanced ultrasound: a new approach in vascular medicine. Swiss Medical Weekly. 2015 Jan 14; 145.
27. Kersting S, Ludwig S, Ehehalt F, Volk A, Bunk A. Contrast-Enhanced Ultrasonography in Pancreas Transplantation. Transplantation. 2013 Jan 15; 95(1):209-14.
28. Bolondi L, Li Bassi S, Gaiani S, Barbara L. Sonography of chronic pancreatitis. Radiol Clin North Am. 1989 Jul; 27(4):815-33.
29. van de Putte P, Perlas A. Ultrasound assessment of gastric content and volume. British Journal of Anaesthesia. 2014 Jul; 113(1):12-22.
30. Ling W, Lu Q, Quan J, Ma L, Luo Y. Assessment of impact factors on shear wave based liver stiffness measurement. Eur J Radiol. 2013 Feb; 82(2):335-41.
31. European Association for Study of Liver; Asociacion Latinoamericana para el Estudio del Higado. EASL-ALEH Clinical Practice Guidelines. Non-invasive tests for evaluation of liver disease severity and prognosis. J Hepatol. 2015 Jul; 63(1):237-64.
32. Llop E, Berzigotti A, Reig M, Erice E, Reverter E, Seijo S et al. Assessment of portal hypertension by transient elastography in patients with compensated cirrhosis and potentially resectable liver tumors. J Hepatol. 2012 Jan; 56(1):103-8.
33. Fraquelli M, Giunta M, Pozzi R, Rigamonti C, Della Valle S, Massironi S et al. Feasibility and reproducibility of spleen transient elastography and its role in combination with liver transient elastography for predicting the severity of chronic viral hepatitis. J Viral Hepat. 2014 Feb; 21(2):90-8.
34. Ferraioli G, Filice C, Castera L, Choi BI, Sporea I, Wilson SR et al. WFUMB guidelines and recommendations for clinical use of ultrasound elastography: Part 3: liver. Ultrasound Med Biol. 2015 May; 41(5):1161-79.
35. Bota S, Sporea I, Sirli R, Popescu A, Danila M, Costachescu D. Intra- and interoperator reproducibility of acoustic radiation force impulse (ARFI) elastography – preliminary results. Ultrasound Med Biol. 2012 Jul; 38(7):1103-8.
36. Friedrich-Rust M, Nierhoff J, Lupsor M, Sporea I, Fierbinteanu-Braticevici C, Strobel D et al. Performance of acoustic radiation force impulse imaging for the staging of liver fibrosis: a pooled meta-analysis. J Viral Hepat. 2012 Feb; 19(2):e212-9.
37. Lupsor M, Badea R, Stefanescu H, Sparchez Z, Branda H, Serban A et al. Performance of a new elastographic method (ARFI technology) compared to unidimensional transient elastography in the noninvasive assessment of chronic hepatitis C. Preliminary results. J Gastrointestin Liver Dis. 2009 Sep; 18(3):303-10.
38. Claudon M, Dietrich CF, Choi BI, Cosgrove DO, Kudo M, Nolsoe CP et al. Guidelines and Good Clinical Practice Recommendations for Contrast Enhanced Ultrasound (CEUS) in the Liver – Update 2012 A WFUMB-EFSUMB Initiative in Cooperation With Representatives of AFSUMB, AIUM, ASUM, FLAUS and ICUS. Ultraschall in Der Medizin. 2013 Feb; 34(1):11-29.
39. Strobel D, Seitz K, Blank W, Schuler A, Dietrich C, von Herbay A et al. Contrast-enhanced ultrasound for the characterization of focal liver lesions – diagnostic accuracy in clinical practice (DEGUM multicenter trial). Ultraschall Med. 2008 Oct; 29(5):499-505.
40. Kong WT, Wang WP, Huang BJ, Ding H, Mao F, Si Q. Contrast-enhanced ultrasound in combination with color Doppler ultrasound can improve the diagnostic performance of focal nodular hyperplasia and hepatocellular adenoma. Ultrasound Med Biol. 2015 Apr; 41(4):944-51.
41. Bota S, Piscaglia F, Marinelli S, Pecorelli A, Terzi E, Bolondi L. Comparison of international guidelines for noninvasive diagnosis of hepatocellular carcinoma. Liver Cancer. 2012 Nov; 1(3-4):190-200.
42. Lorusso A, Quaia E, Poillucci G, Stacul F, Grisi G, Cova MA. Activity-based cost analysis of contrast-enhanced ultrasonography (CEUS) related to the diagnostic impact in focal liver lesion characterisation. Insights Imaging. 2015 Aug; 6(4):499-508.

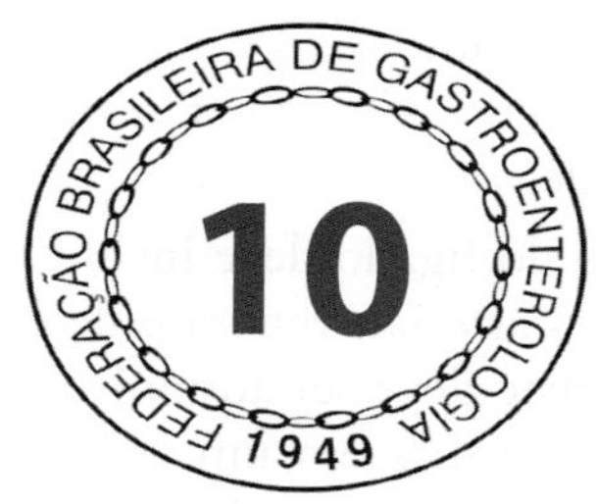

TOMOGRAFIA COMPUTADORIZADA

Manoel de Souza Rocha

INTRODUÇÃO

A tomografia computadorizada (TC) é um método de diagnóstico por imagem com grande atuação na área da gastroenterologia já há algumas décadas. Mais recentemente, novos avanços tecnológicos foram incorporados, particularmente com o desenvolvimento dos tomógrafos de múltiplas camadas de detectores (*multislice*), a ponto de tornar a TC um dos exames mais utilizados na avaliação de pacientes com doenças do aparelho digestivo.

A formação das imagens de um exame de TC se baseia na diferença de atenuação ao feixe de raios X que existe entre estruturas com densidades diferentes. Porém, ao contrário do que ocorre com a radiografia convencional, pequenas diferenças de atenuação já podem ser percebidas pelos detectores de radiação existentes nos equipamentos de TC. Esses detectores quantificam a radiação que os atinge, gerando dados computadorizados que são processados para gerar imagens dentro de uma escala de cinza.

Além da avaliação visual de uma imagem, a TC contém informações numéricas objetivas relativas aos valores de atenuação apresentados dentro de uma escala denominada escala de Hounsfield, em homenagem a Godfrey Newbold Hounsfield, o engenheiro que desenvolveu o primeiro equipamento de TC e que, por esse feito, recebeu o prêmio Nobel de Fisiologia/Medicina em 1979.

Os equipamentos de TC são calibrados para que a atenuação dos raios X provocada pela água tenha um valor equivalente a 0 unidades Hounsfield (UH). Os tecidos mais densos que a água terão atenuação positiva (> 0), como as vísceras parenquimatosas e os ossos. Por outro lado, tecidos com gordura e gás terão valores de atenuação negativos (< 0).

Atualmente, os equipamentos de TC *multislice* permitem a aquisição de imagens com espessura fina (entre 1 e 3 mm) e com grande rapidez, permitindo a avaliação de estruturas vasculares. O desenvolvimento chegou ao ponto de serem geradas imagens isotrópicas que podem ser apresentadas com a mesma resolução em diferentes planos.

Ainda mais recentemente, foram desenvolvidos tomógrafos de dupla energia, abrindo perspectivas de melhor caracterização tecidual, por permitir reconhecer diferenças ainda menores de densidade.

APLICAÇÕES DA TC EM GASTROENTEROLOGIA

Fígado

A TC é um método amplamente utilizado no estudo de hepatopatias difusas e na pesquisa e caracterização de lesões hepáticas focais. A primeira característica a ser avaliada por TC em uma hepatopatia difusa é a atenuação do fígado. A deposição de gordura gera uma diminuição da atenuação que o parênquima hepático provoca no feixe de raios X. O parênquima hepático normal tem uma atenuação de cerca de 60 UH na fase sem o uso de meio de contraste intravenoso. Essa atenuação pode se aproximar de 0 UH, de acordo com o montante de gordura depositado no parênquima hepático (Figura 10.1). Outras hepatopatias provocam aumento da atenuação do fígado, como as cirroses de diversas naturezas e, particularmente, a hemocromatose. As hepatopatias crônicas podem provocar alteração nos contornos do fígado, redução do volume e hipertensão portal.

O fígado cirrótico mostra-se com contornos irregulares, geralmente com aumento dos lobos esquerdo e caudado, e redução volumétrica do lobo direito. A hipertensão portal que pode se estabelecer é reconhecida pelo aumento do calibre da veia porta, pelo aparecimento de varizes nos diversos territórios e por esplenomegalia.

Embora não seja o objetivo primordial da TC, ao estudar uma hepatopatia difusa, o aspecto tomográfico, por vezes, permite identificar características muito peculiares de determinadas doenças: a hemocromatose mostra um aumento acentuado da atenuação hepática, a esquistossomose mostra aumento dos espaços nas fissuras hepáticas e ao redor da vesícula biliar, ao passo que a síndrome de Budd-Chiari se caracteriza por distúrbios perfusionais e por não contrastação da veia cava inferior ou de veias hepáticas. Ao estudar um fígado cirrótico, deve-se ter muita atenção à técnica do exame, sendo fundamental o estudo do parênquima em diferentes fases após a administração de meio de contraste intravenoso.

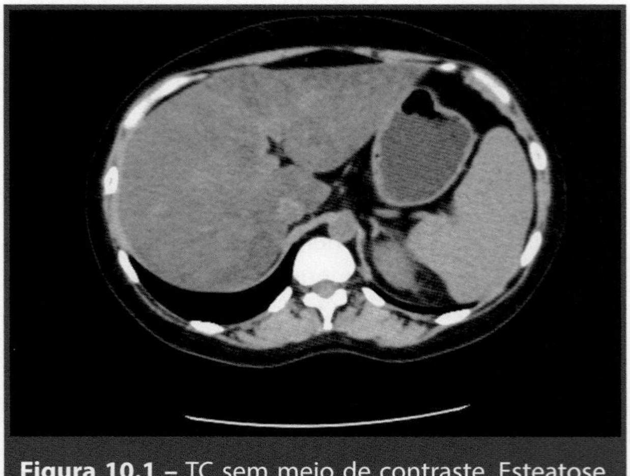

Figura 10.1 – TC sem meio de contraste. Esteatose. Diminuição difusa da atenuação hepática, indicando deposição de gordura no parênquima.

Um estudo adequado do fígado deve incluir uma fase pré-contraste e fases arterial, venosa e de equilíbrio. O meio de contraste deve ser administrado a uma velocidade de 3 a 4 mL/s em um volume de aproximadamente 1,5 mL/kg de peso do paciente. A fase arterial é obtida entre 20 e 30 segundos, a fase portal entre 60 e 70 segundos, e a fase de equilíbrio, em cerca de 180 segundos, sempre considerando-se o tempo 0 como o do início da administração intravenosa do meio de contraste.

A caracterização de uma lesão focal hepática por meio da TC se baseia na atenuação da lesão (padrão textural) e na sua vascularização. Uma primeira caracterização permite separar as lesões císticas das lesões vascularizadas. Uma lesão cística se apresenta com baixo valor de atenuação e ausência de realce após a administração intravenosa do meio de contraste.

Quando uma lesão apresenta realce, o radiologista deve avaliar quais são as características do fluxo na lesão. Assim, uma lesão pode ser vascularizada com fluxo rápido, ou seja, o meio de contraste opacifica a lesão mas, na sequência, não permanece nela. Ou, então, a lesão pode ser vascularizada como fluxo lento, quando o meio de contraste opacifica a lesão e permanece nela, ainda que em fases tardias do exame (portal e de equilíbrio).

Diferentes lesões focais podem ter padrões diferentes de vascularização, sendo usual que os hemangiomas sejam lesões hipervascularizadas de fluxo lento, enquanto os carcinomas hepatocelulares são hipervascularizados de fluxo rápido (Figura 10.2).

Vias biliares

A TC é um método de grande valia nos pacientes com doenças das vias biliares que se apresentam com icterícia. A primeira informação fornecida pelo exame é se existe dilatação das vias biliares (icterícia obstrutiva). Identificada a dilatação, o exame de TC permite reconhecer o ponto de interrupção e, muito frequentemente, reconhece a causa da dilatação biliar.

A TC é o método que melhor avalia a extensão extrabiliar, sendo fundamental, por exemplo, no estadiamento de neoplasias das vias biliares, pois permite a sua adequada avaliação. Ainda mais relevante é o método que melhor estuda o eventual comprometimento de estruturas vasculares (Figura 10.3).

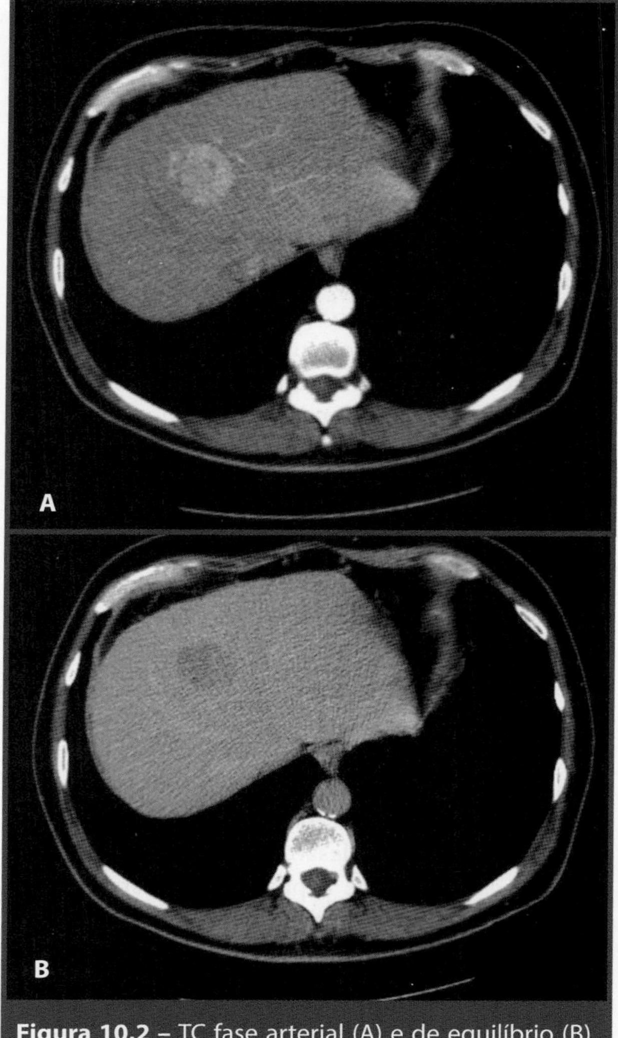

Figura 10.2 – TC fase arterial (A) e de equilíbrio (B). Carcinoma hepatocelular. A fase arterial mostra hipervascularização, enquanto a fase de equilíbrio mostra uma perda do realce comparativamente ao parênquima adjacente.

Figura 10.3 – TC fase arterial (A) e portal (B). Colangiocarcinoma central. Lesão sólida na junção dos ductos hepáticos, provocando dilatação das vias biliares a montante. A fase arterial mostra infiltração da artéria hepática direita.

Embora não seja o método mais efetivo, a TC também tem razoável eficácia no diagnóstico de coledocolitíase, desde que o exame seja feito com metodologia adequada, o que inclui a realização de uma fase sem meio de contraste oral ou intravenoso.

Pâncreas

A TC é reconhecida como o método mais eficaz para avaliação por imagens das doenças do pâncreas. Na pancreatite aguda, a TC é utilizada, por vezes, na confirmação da hipótese diagnóstica, porém, mais frequentemente, no estadiamento da gravidade do processo inflamatório.

As pancreatites agudas leves/moderadas apresentam-se com aumento volumétrico e má definição dos contornos do pâncreas, ocasionalmente acompanhados de densificação dos planos gordurosos adjacentes.

Na pancreatite aguda grave, percebe-se necrose parenquimatosa e/ou esteatonecrose peripancreática. A necrose do parênquima é percebida pela presença de áreas hipovascularizadas, após a administração intravenosa de meio de contraste iodado (Figura 10.4), que podem evoluir para necrose. A pancreatite crônica caracteriza-se pela diminuição volumétrica do órgão, por dilatação ductal e por cálculos (Figura 10.5).

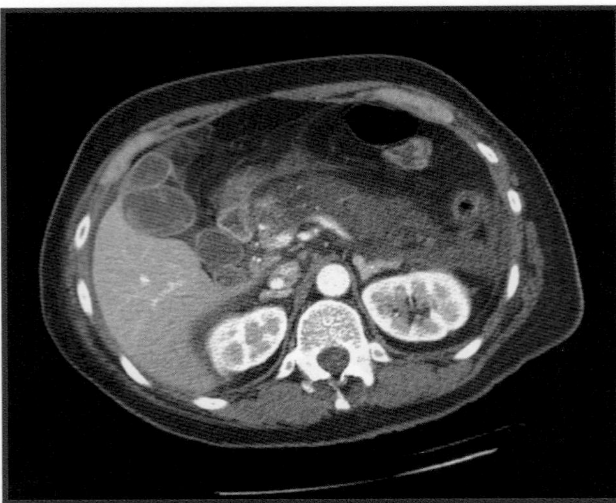

Figura 10.4 – TC com meio de contraste intravenoso. Pancreatite aguda. Hipoatenuação do corpo e da cauda do pâncreas, com tênue densificação dos planos gordurosos adjacentes.

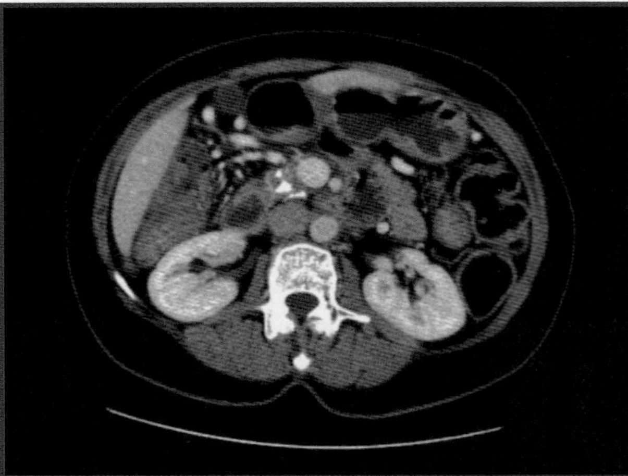

Figura 10.5 – TC com meio de contraste intravenoso. Pancreatite crônica. Redução volumétrica da cabeça do pâncreas e cálculos ductais.

A TC é amplamente utilizada na procura e no estadiamento de tumores pancreáticos. No caso dos tumores sólidos, os dois tipos mais relevantes são o adenocarcinoma e os tumores neuroendócrinos.

O adenocarcinoma do pâncreas é visto na TC como uma área de menor atenuação, geralmente de limites imprecisos e frequentemente com extensão extrapancreática. Além de identificar a lesão, cabe à TC o papel de estadiamento da neoplasia. No tocante ao estadiamento, a técnica de exame é fundamental, sendo necessária a realização de diferentes fases para a pesquisa de comprometimento das veias porta, esplênica e mesentérica superior e das artérias mesentérica superior, esplênica e do tronco celíaco e de seus ramos (Figura 10.6).

Os tumores neuroendócrinos caracterizam-se por hipervascularização na fase arterial dos exames de TC. Geralmente, os tumores neuroendócrinos hiperfuncionantes são reconhecidos ainda com pequenas dimensões, enquanto os tumores não hiperfuncionantes comumente são diagnosticados sob a forma de grandes massas, não raramente com metástases hepáticas. Os tumores císticos do pâncreas têm sido diagnosticados com mais frequência, em grande parte em virtude do maior uso e da melhor resolução dos métodos de diagnóstico por imagem.

A caracterização, por meio de um exame de TC, de lesão cística pancreática como sugestiva de uma determinada neoplasia passa pela análise de diversas características, como o sexo e a idade do paciente, o histórico de pancreatite aguda ou crônica, a localização da lesão, a presença e o local de eventual calcificação e o padrão dos cistos (único, múltiplo, septado, com ou sem vegetações - Figura 10.7).

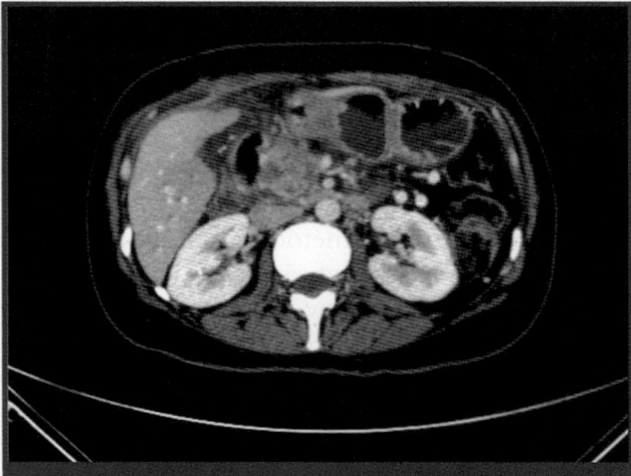

Figura 10.6 – TC com meio de contraste intravenoso. Adenocarcinoma de pâncreas. Lesão sólida mal delimitada na cabeça do pâncreas, sem plano de clivagem com a veia mesentérica superior.

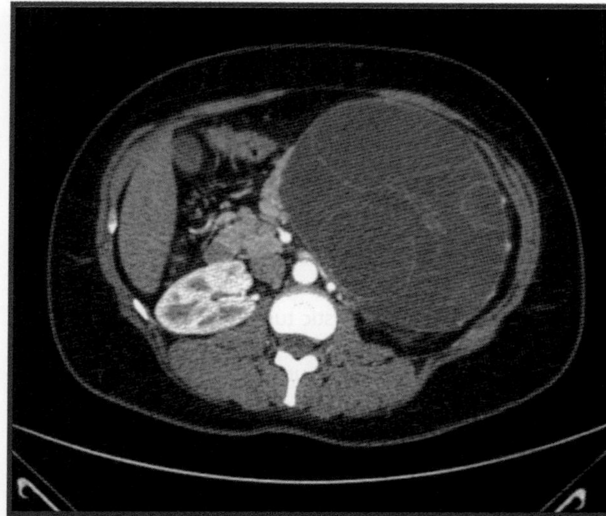

Figura 10.7 – TC com meio de contraste intravenoso. Neoplasia cística mucinosa (cistoadenoma). Lesão cística volumosa na cauda do pâncreas, com múltiplas septações.

Vísceras ocas

A TC é amplamente utilizada no estadiamento de neoplasias do trato digestivo, desde o esôfago até o reto, pois permite o estadiamento local e a distância em um único exame.

Além das neoplasias, a TC também vem sendo utilizada no estudo das doenças inflamatórias intestinais. Mais recentemente, foram desenvolvidas formas de TC-enterografia, em que se consegue adequada distensão do intestino delgado, permitindo identificar espessamentos parietais e realce do plano mucoso, encontrados nessas doenças.

Em comparação aos demais métodos de diagnóstico por imagem, a TC é particularmente útil na pesquisa de complicações das doenças inflamatórias, como abscessos e fístulas.

Cavidade peritoneal

Por não sofrer interferências negativas de estruturas ósseas ou gasosas, a TC permite avaliar a cavidade peritoneal, identificando espessamentos focais ou difusos do peritônio.

A investigação de um paciente com ascite pode se beneficiar da realização de uma TC, pois esse exame pode avaliar diferentes estruturas que podem estar envolvidas na gênese da ascite, como o fígado, o pâncreas, os rins e toda a superfície peritoneal.

Quando um exame de TC identifica espessamento peritoneal, deve-se compreender que, embora significativo, esse achado não é específico, ou seja, doenças tanto inflamatórias quanto neoplásicas podem se manifestar com a mesma forma de apresentação tomográfica. Geralmente, é a correlação dos achados tomográficos com os dados clínicos que possibilitará um melhor diagnóstico.

As massas da cavidade abdominal frequentemente também são avaliadas por TC, que permite defini-las como císticas ou sólidas e realizar um adequado estadiamento no que se refere ao envolvimento das estruturas vasculares, o que é fundamental para determinar a ressecabilidade da lesão.

Punções e biópsias

Atualmente, a TC e a ultrassonografia são os métodos de diagnóstico por imagem mais utilizados na orientação de punções e biópsias. A viabilidade desses procedimentos sempre deve ser discutida em conjunto com o clínico e o radiologista intervencionista, tanto no que se refere à indicação quanto no tocante à escolha do método que vai guiar o procedimento.

Uma vez realizado um procedimento de drenagem, é necessário que o acompanhamento do paciente seja feito em conjunto com o médico que solicitou e o médico que realizou o procedimento, para que se ofereça o melhor atendimento possível e se evitem complicações decorrentes, por exemplo, da retirada precoce de drenos.

CONSIDERAÇÕES FINAIS

Como mencionado no início do capítulo, a TC tem ampla aplicação em gastroenterologia. O clínico deve conhecer o potencial diagnóstico e também as limitações de cada um dos métodos para que os utilize de maneira racional, sempre procurando uma maior efetividade diagnóstica.

Em uma época em que novas técnicas surgem rapidamente, é preciso ter experiência para não ceder ao imediatismo de adotar metodologias ainda não totalmente comprovadas, embora de grande apelo, dado o seu ineditismo.

A convivência entre médicos de diferentes especialidades é a melhor forma para a troca de conhecimentos e para que atuem em conjunto, buscando eficácia no atendimento aos seus pacientes.

REFERÊNCIAS CONSULTADAS

Dalrymple NC, Leyendecker JR, Oliphant M. Problem solving in abdominal imaging. Philadelphia: Mosby, 2009.

Federle MP, Jeffrey RB, Woodward PJ, Borhani AA. Diagnostic imaging abdomen. 2.ed. Manitoba: Amirsys, 2010.

Gore R, Levine MS. Textbook of gastrointestinal radiology. 3.ed. Philadelphia: Saunders, 2008.

Hamer OW, Aguirre DA, Casola G, Lavine JE, Woenckhaus M, Sirlin CB. Fatty liver: imaging patterns and pitfalls. Radiographics. 2006, 26(6):1637-53.

Jang HJ, Yu H, Kim TK. Imaging of focal liver lesions. Semin Roentgenol. 2009; 44(4):266-82.

Kamaya A, Maturen KE, Tye GA, Liu YI, Parti NN, Desser TS. Hypervascular liver lesions. Semin Ultrasoudn CT MR. 2009; 30:387-407.

Kim HJ, Lee DH, Lim JW, Ko YT. Multidetector computed tomography in the preoperative workup of hilar cholangiocarcinoma. Acta Radiol. 2009; 50(8):845-53.

Kim DH, Pickhardt PJ. Radiologic assessment of acute and chronic pancreatitis. Surg Clin North Am. 2007; 87:1341-58.

Mortelé KJ, Peters HE. Multimodality imaging of common and uncommon cystic focal liver lesions. Semin Ultrasoudn CT MR. 2009; 30(5):368-86.

Rocha MS. Tomografia computadorizada e ressonância magnética em Gastroenterologia. São Paulo: Sarvier, 1997.

Scaglione M, Casciani E, Pinto A et al. Imaging assessment of acute pancreatitis: a review. Semin Ultrasound CT MR. 2008; 29:322-40.

Sidden CR, Mortelé KJ. Cystic tumors of the pancreas: ultrasound, computed tomography, and magnetic resonance imaging features. Semin Ultrasound CT MR. 2007; 28(5):339-56.

Tamm EP, Bhosale PR, Lee JH. Pancreatic ductal adenocarcinoma: ultrasound, computed tomography, and magnetic resonance imaging features. Semin Ultrasound CT MR. 2007; 28(5):330-8.

Zech CJ, Reiser MF, Herrmann KA. Imaging of hepatocellular carcinoma by computed tomography and magnetic resonance imaging: state of the art. Dig Dis. 2009; 27(2):114-24.

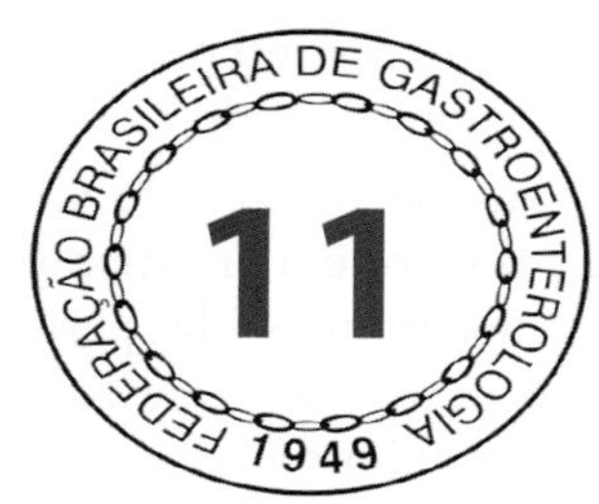

RESSONÂNCIA MAGNÉTICA NA AVALIAÇÃO DAS ALÇAS INTESTINAIS

Jacob Szejnfeld
Denis Szejnfeld
César Amaral de Camargo Penteado

É crescente a utilização da ressonância magnética (RM) no diagnóstico das afecções que acometem a cavidade abdominal e o retroperitônio. O uso da RM expandiu-se em virtude da evolução da resolução temporal e espacial do método. A disponibilidade de equipamentos com maior campo magnético, como os de alto campo (1,5 T) e os de ultra-alto campo (3,0 T), permite a obtenção de imagens com menor espessura e em tempo mais curto.

A possibilidade de obtenção de imagens de alta resolução adquiridas em períodos de única apneia (20 a 25 segundos), suportados pela maioria dos pacientes, produz imagens morfológicas diagnósticas mais precisas. A utilização de diferentes e diferenciados protocolos de radiofrequência também possibilita o acesso a informações adicionais sobre a composição dos tecidos. O uso rotineiro obrigatório de sequências ponderadas em T1, T2, de saturação de gordura, de sequências em fase e fora de fase permite caracterizar os tecidos e diferenciar condições específicas, como a presença de sangue fresco ou antigo e gordura intra ou extracelular.

O contraste é utilizado para análise da irrigação tecidual e para avaliação dos fluxos vasculares nos estudos angiográficos. Os contrastes empregados na RM são derivados de gadolínio e permitem contrastação tecidual e vascular com pequenas quantidades de contraste. Representam, ainda, excelente alternativa aos contrastes iodados utilizados na tomografia computadorizada (TC), que apresentam mais desconforto e reações adversas.

A RM também permite acesso a informações adicionais pela aplicação de protocolos funcionais que produzem informações específicas não invasivas de grande valor diagnóstico, entre as quais se destaca a aplicação das técnicas de difusão, que, ao submeterem as áreas de interesse a diferentes gradientes magnéticos, permitem a análise da movimentação dos prótons de água e a distinção das estruturas com maior restrição à difusão, as quais são envolvidas, portanto, com tecidos mais compactos e maior número de ligações. A maior restrição à difusão está presente nas lesões tumorais em maior frequência e é um sinal coadjuvante para esse diagnóstico. A difusão é útil na detecção e na caracterização de lesões focais, sendo assim, tem ampla utilização na detecção de tumores primários e na pesquisa de metástases.

A possibilidade de quantificação não invasiva de metabólitos nos diversos tecidos acontece com o emprego da técnica de espectroscopia (eRM). Essa quantificação tem sido utilizada para alguns tumores, e seu uso já está estabelecido no diagnóstico do câncer prostático e de nódulos de adrenais, entre outros.

A quantificação de avaliação da microcirculação de órgãos e lesões por meio das técnicas de perfusão é possível com a RM e constitui outro foco de interesse, de pesquisa e de informação na avaliação das vísceras ocas. Pode ser utilizada para quantificação de depósito de gordura intra-hepático.

A avaliação das vísceras ocas por RM foi impactada pela utilização de sequências rápidas, pois tornou possível superar os inconvenientes artefatos de movimento causados pelos movimentos peristálticos.

Este capítulo destaca as principais aplicações atuais da RM nas seguintes áreas:

- doença de Crohn e doenças inflamatórias;
- fístulas anorretais;
- câncer de reto.

DOENÇA DE CROHN

A RM vem ganhando espaço como uma ferramenta valiosa na avaliação de pacientes com doença de Crohn, pois permite a avaliação da parede intestinal e a detecção de alterações extraluminares. Pelo fato de a RM não utilizar radiação ionizante, é possível fazer repetidas avaliações em vários períodos da doença, sem os inconvenientes de submeter o paciente a doses excessivas de radiação.

A avaliação desses pacientes tornou-se possível com o desenvolvimento de técnicas rápidas, por exemplo, a HASTE "*single-shot*", ponderadas em T2, que permitem a realização de um corte por segundo com espessura de 3 mm e sequências volumétricas como a FLASH ponderadas em T1. Essas sequências são muito rápidas e produzem melhor avaliação temporal e espacial das vísceras ocas, além de possibilitarem visualização multiplanar das estruturas.[1]

A avaliação do intestino delgado foi amplificada com as técnicas de contraste positivo ou negativo da luz intestinal. O contraste para melhor visualização das alterações intestinais, pode ser administrado por via oral ou por infusão via retal (enteróclise).[2]

A escolha da enterografia por via oral sobre a enteróclise é pragmática. Na enterografia, obtém-se a repleção do delgado com contraste positivo ou negativo de maneira mais rápida para os radiologistas e confortável para o paciente, pois isso evita a colocação do tubo nasojejunal – utilizado para a administração do contraste na enteróclise. Apesar de a distensão do jejuno ser frequentemente ótima, o íleo, local mais comum de envolvimento do intestino delgado na doença de Crohn e da região de maior interesse para os médicos, geralmente é bem demonstrado.[3]

Os sintomas abdominais da doença de Crohn costumam ser inespecíficos e podem originar-se de alterações inflamatórias decorrentes de períodos de atividade inflamatória ou por causa de complicações crônicas como estreitamentos, fibrose cicatricial ou fístulas.

Estudos por imagem têm sido utilizados com a finalidade de detectar atividade inflamatória na doença de Crohn. A maioria dos métodos emprega radiação ionizante como TC, enema baritado e trânsito intestinal (Figuras 11.1 e 11.2). Somente a ultrassonografia (US) e a RM produzem imagens das vísceras ocas sem utilização de radiação ionizante.[4,5]

A enterografia por RM é obtida com a administração de 1.000 a 1.500 mL de líquido para obtenção de ótima contrastação positiva ou negativa das alças intestinais. Os líquidos utilizados para adequada avaliação intestinal são soluções de bário diluídas a 0,1%, simplesmente água ou gadolínio diluído. Nem todos os pacientes com doença aguda toleram a ingestão de grandes volumes de líquido. Mesmo nessa situação, a RM permite avaliar as alças intestinais com bons resultados. Em estudos comparativos, a RM foi superior (85 a 80%) na identificação das alças intestinais anormais em relação à TC (60 a 65%). A atividade inflamatória é identificada pela evidência de aumento da espessura da parede intestinal, mais frequentemente concêntrico, sendo definida como espessamento inflamatório espessuras maiores que 4 mm, com alta especificidade (98%) (Figura 11.3).

A maioria das alças intestinais alteradas em T1 apresenta-se isointensa ou levemente hipointensa em relação ao músculo psoas. Em T2, as alças apresentam-se isointensas ou levemente hiperintensas em relação ao psoas. Outra característica observada é o alto sinal nas camadas musculares e na submucosa. Na fase contrastada, após a injeção intravenosa de gadolínio, o realce do segmento intestinal inflamado é maior que os demais segmentos intestinais, sendo que a opacificação estratificada somente é visualizada em segmentos comprometidos (Figura 11.3).[6]

A RM permite a avaliação das regiões perientéricas, sendo esse diferencial valioso em relação ao estudo radiográfico pelo trânsito intestinal. A visualização da proliferação gordurosa perientérica é comum na doença de Crohn, mas não é específica de atividade inflamatória, apesar de haver evidente aumento do estriamento vascular adjacente às alças intestinais (Figuras 11.1 a 11.3).

A RM pode ser (e foi) utilizada com ótimos resultados também em pacientes pediátricos – resultados ótimos (84,2%) e bons (15%) na maioria dos pacientes.

O diagnóstico de estenoses segmentares, abscessos e fístulas também é possível por meio da RM, com boa tolerância dos pacientes, sem os inconvenientes da radiação ionizante (Figura 11.4). De maneira geral, a aquisição das imagens em plano coronal permite o acompanhamento de todos os segmentos intestinais de forma simples e bem tolerada.

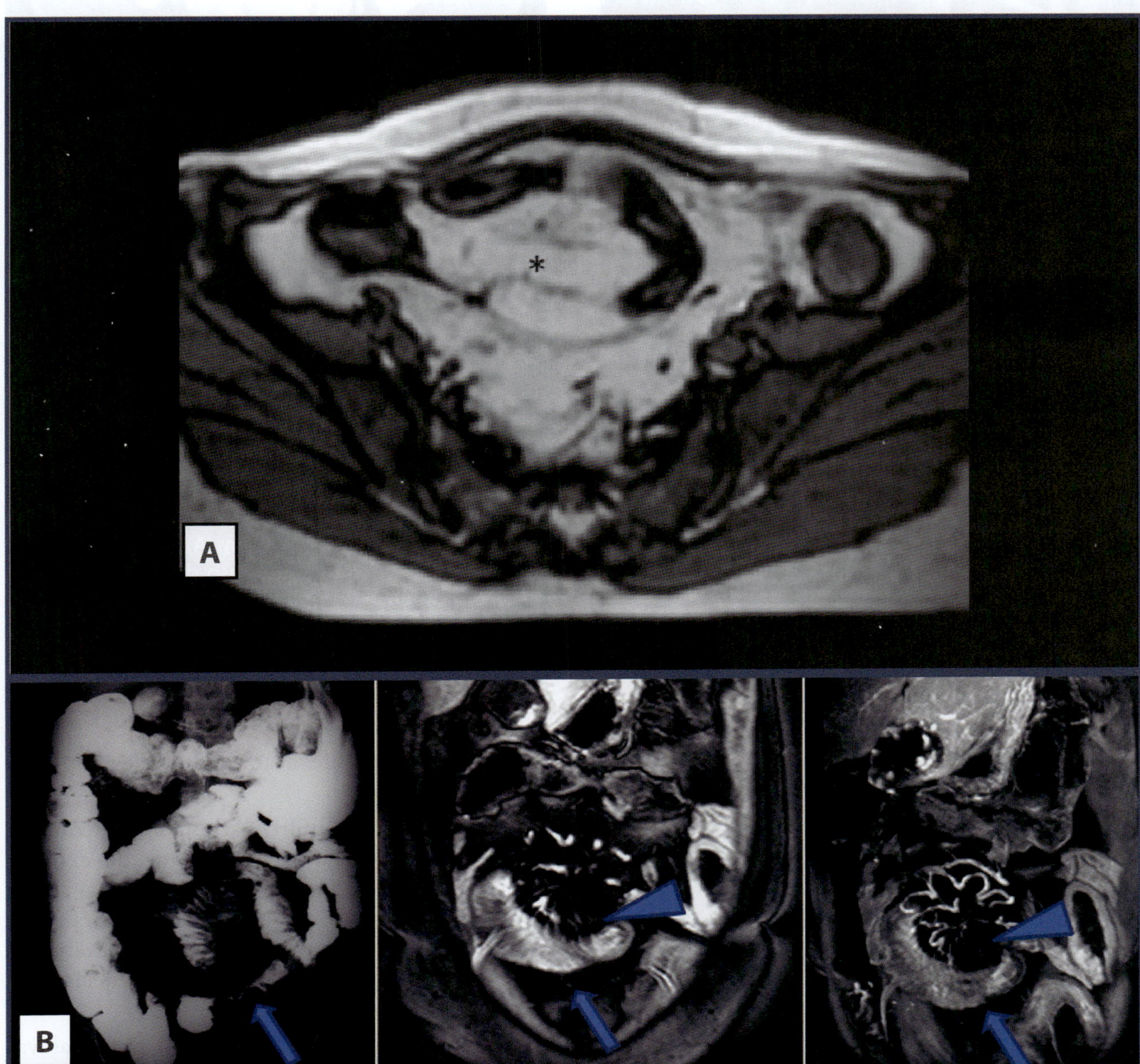

Figura 11.1 – Doença de Crohn – Observar em corte axial de RM ponderado em T1 (A) proliferação lipomatosa da gordura mesentérica afastando as alças do íleo terminal (*). Notar as três imagens com aspectos semelhantes entre o trânsito intestinal (B) e coronais ponderados em T1 após injeção de contraste. Observar o espessamento do íleo terminal (seta) e afastamento das alças por proliferação gordurosa. A RM pôde demonstrar a ectasia vascular da vasa recta, indicando processo inflamatório (cabeça de seta).

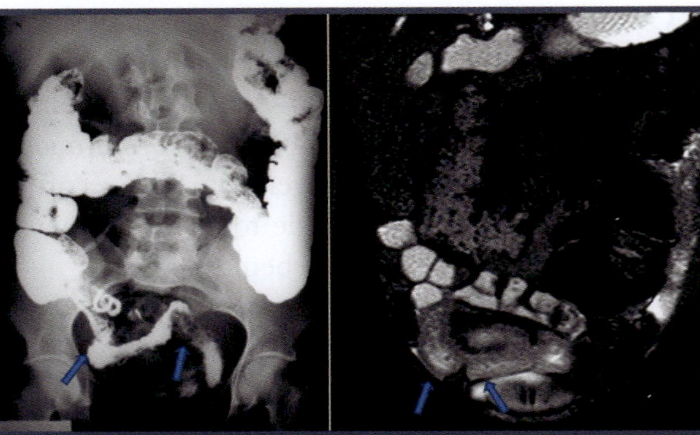

Figura 11.2 – Observar em radiografia tardia de trânsito intestinal o espessamento difuso do íleo terminal com irregularidade do relevo mucoso caracterizado por múltiplas falhas de enchimento determinado o padrão de "pedras em calçamento" (seta). A RM do mesmo paciente, corte coronal, mostrando espessamento difuso do íleo terminal (seta).

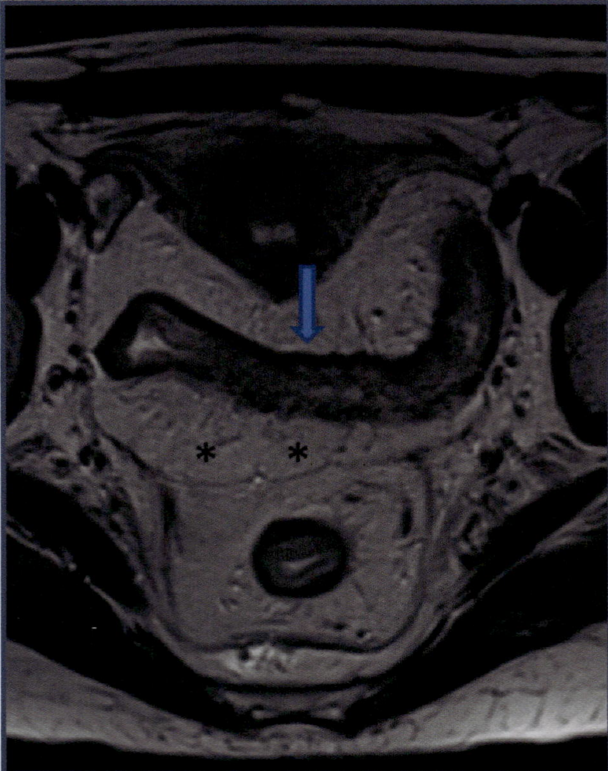

Figura 11.3 – Corte axial ponderado em T2 mostrando espessamento difuso do íleo terminal (seta) e proliferação lipomatosa (*).

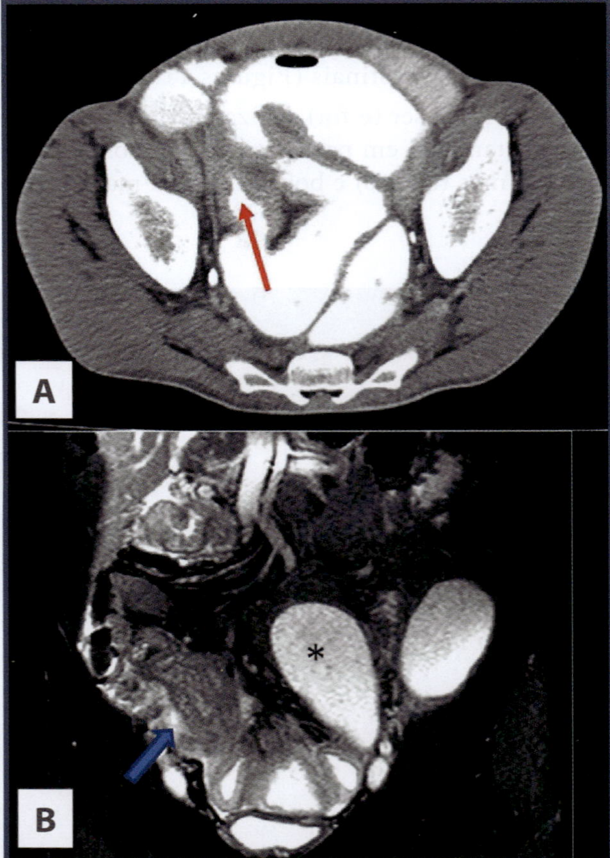

Figura 11.4 – Doença de Crohn. (A) Corte axial de TC mostrando espessamento difuso do íleo terminal e área de estenose (seta) ao nível do íleo terminal. (B) Corte coronal de RM ponderada em T2 mostrando espessamento difuso do íleo e dilatação das alças de delgado a montante (*).

ESTADIAMENTO DO CÂNCER RETAL

Nos últimos anos, vários estudos têm demonstrado a capacidade da RM para estadiar de forma acurada o câncer retal, dada sua capacidade de distinguir claramente a anatomia relevante para essa informação.

Alguns estudos multi-institucionais, como o Mercury, demonstram a capacidade de detectar o envolvimento nas margens cirúrgicas da ordem de 1 mm além da invasão tumoral extramural, com a vantagem de ser um procedimento reprodutível e capaz de compor os fundamentos da decisão de tratamento pré-operatório.[7]

A técnica do estudo de RM tem pequenas variações. Em alguns serviços com larga experiência, como o de Brown et al.,[8] os pacientes não realizam preparo intestinal, enchimento com agentes de contraste ou insuflação com ar. No Hospital das Clínicas da Faculdade de Medicina da Universidade de São Paulo (HC-FMUSP), a distensão do reto é feita com a introdução de gel endorretal, com a finalidade de amplificar o contraste da luz retal. Apesar de não ser obrigatório o uso de antiespasmódicos para avaliação retal, utilizam-se derivados de N-butilescopolamina para melhorar a qualidade das imagens. O estudo é feito sem a realização de realce por contraste intravenoso. A utilização de bobinas de fase e equipamentos de alto campo (superiores a 1,5 T) é mandatória. Na experiência do HC-FMUSP, a avaliação em equipamento de 3,0 T melhora de modo significativo a resolução espacial, permitindo protocolos de cortes contíguos de até 1,3 mm de espessura.[9]

Entre os vários cuidados técnicos a serem seguidos na obtenção das imagens para estadiamento adequado, destaca-se a obtenção das imagens axiais verdadeiras do reto, em T2, obtidas em plano perpendicular ao maior eixo do reto. Devem-se buscar imagens de cortes finos, sendo possíveis imagens com 3 mm de espessura nos equipamentos de 1,5 T e de 1,3 mm nos equipamentos de 3,0 T.

Entre os cuidados que devem ser tomados ao realizar o exame, destaca-se o adequado posicionamento da bobina, para que sejam obtidas imagens que cubram todo o território de drenagem do tumor, ou seja, até 5 cm acima da localização deste. O bordo inferior da área de interesse a ser estudada fica aproximadamente 10 cm abaixo da sínfise púbica. Dor e bexiga hiperdistendida são causas de intolerância à realização do exame e provocam artefatos de movimento, devendo ser minimizadas.

O estadiamento "T" é realizado pela descrição do tumor e sua relação com as camadas retais, que podem ser distinguidas nos planos axiais. Na circunferência interna, a *muscularis mucosae* é identificada como fina linha hipointensa (baixo sinal). Na profundidade, distingue-se a espessa e hiperintensa camada submucosa. Na profundidade, são observadas duas camadas circulares correspondendo a *muscularis mucosae* própria.

A camada interna, com fibras circulares, é mais homogênea, e a externa, com fibras longitudinais, é discretamente irregular, em razão da presença de vasos sanguíneos adentrando a parede retal. Envolvendo a parede retal, nota-se a gordura perirretal hiperintensa cortada por linhas de baixos sinal e correspondendo aos vasos sanguíneos.[7]

Na gordura retal, externamente, observa-se o anel hipointenso (baixo sinal), encapando a gordura perirretal e o reto. Esse anel corresponde à fáscia mesorretal.

Os tumores são identificados como massas com discreto aumento de sinal e estadiados segundo a invasão ou a disrupção das camadas. O envolvimento perirretal (T3) é identificado nos casos sutis como uma fina irregularidade do contorno parietal retal e/ou como massas no envolvimento mais avançado (Figura 11.5).[8]

Nos tumores retais mais avançados, podem-se observar envolvimentos vesical, uterino ou da musculatura do assoalho pélvico e estruturas ósseas (Figuras 11.6 e 11.7).

O envolvimento extramural vascular é reconhecido pela obliteração das imagens vasculares lineares com sinal intermediário adjacente à parede retal, devendo ser anotadas sua extensão e sua distância à fáscia perirretal. Esse sinal representa sinal isolado importante para o prognóstico evolutivo dos pacientes. Pode ser quantificado em escala de 0 a 4, sendo que o envolvimento mais severo, caracterizado por abaulamento e irregularidade do vaso, está associado a pior sobrevida dos pacientes. Nos escores mais baixos, a expectativa de vida é maior (Figuras 11.8 a 11.10).

O envolvimento linfonodal (N) está relacionado à imprecisão dos critérios, das dimensões e do sinal para envolvimento tumoral neoplásico. São considerados suspeitos principalmente os nódulos com contornos irregulares ou intensidade de sinal heterogênea (mista) (Figuras 11.8 e 11.11).

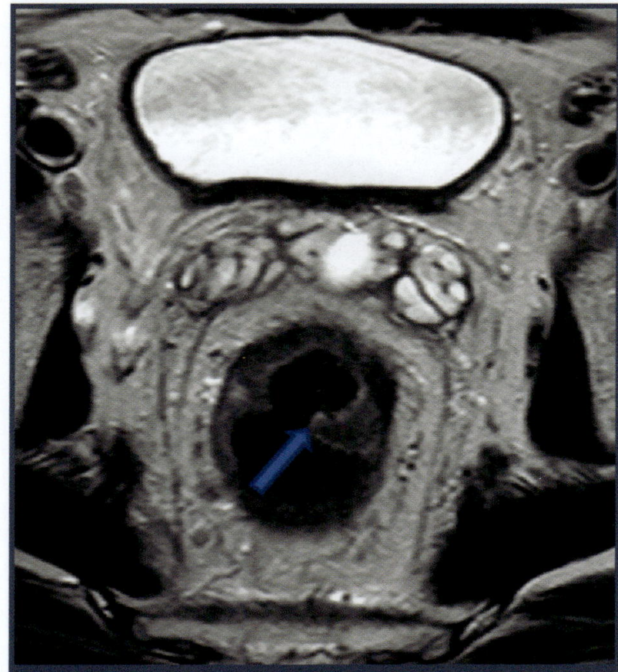

Figura 11.5 – Corte axial de RM ponderado em T2 mostrando neoplasia vegetante na face anterior do reto (seta) sem infiltração da gordura adjacente.

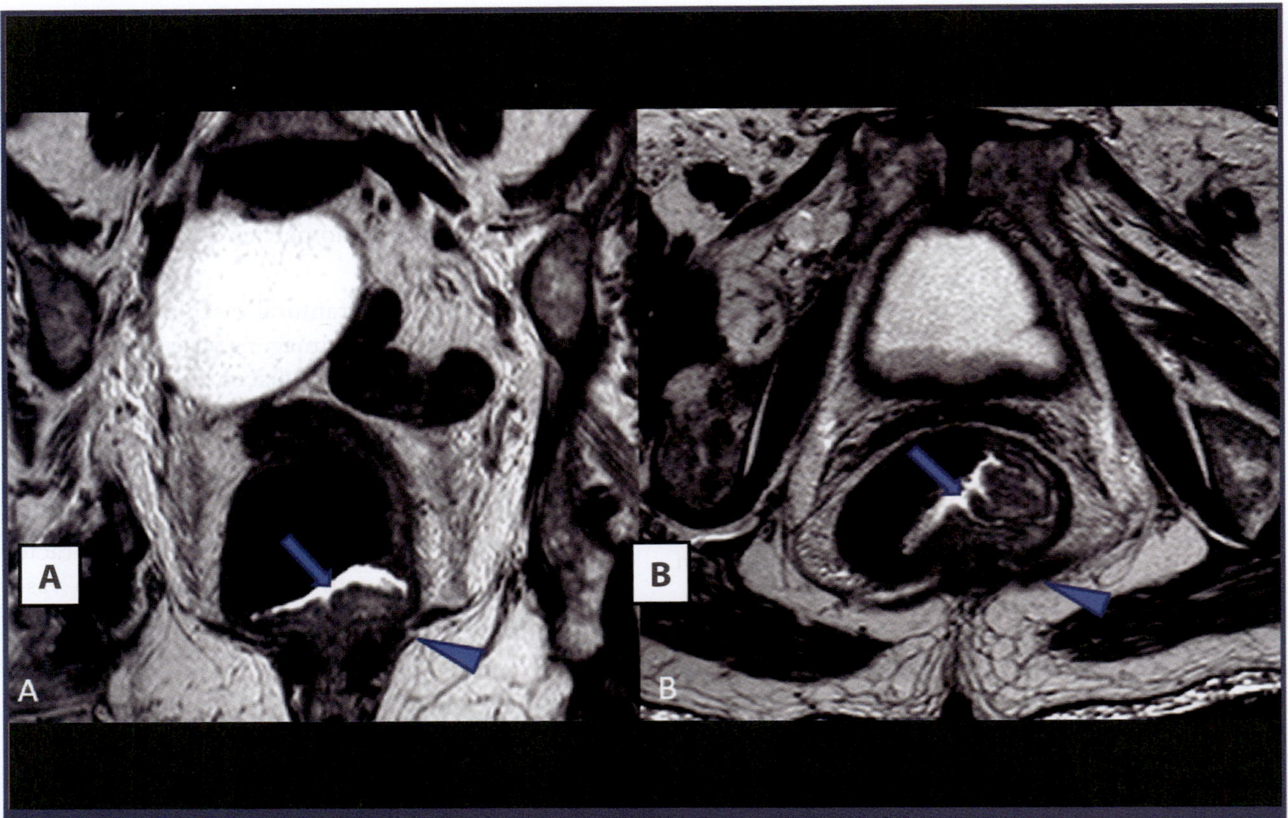

Figura 11.6 – Neoplasia de reto baixo mostrando massa na parede lateral esquerda (seta) com sinais de envolvimento do músculo elevador do ânus (cabeça de seta).

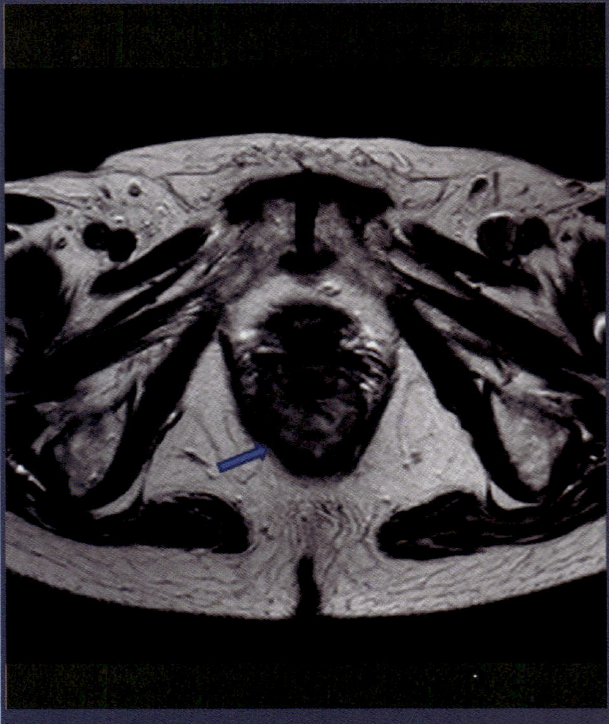

Figura 11.7 – Massa retal com sinais de envolvimento do músculo elevador do ânus (seta).

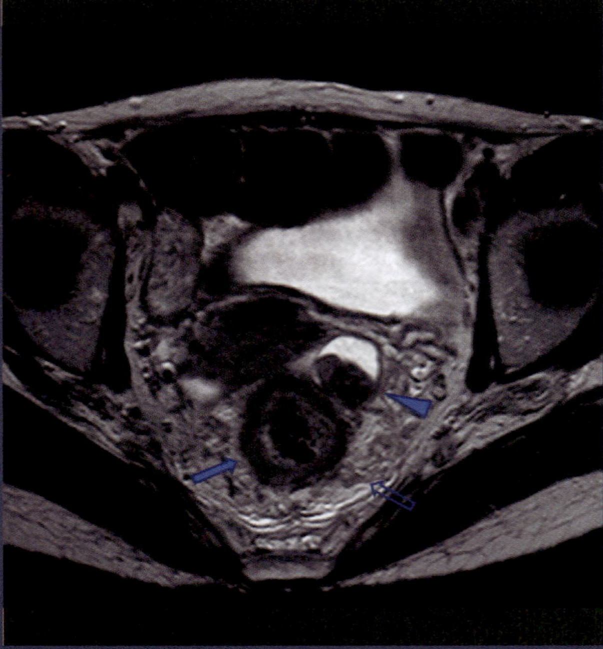

Figura 11.8 – Câncer retal (T3 N2) com crescimento circunferencial (seta) e linfonodomegalia (cabeça de seta) com padrão heterogêneo e área necrótica e invasão vascular (seta vazada).

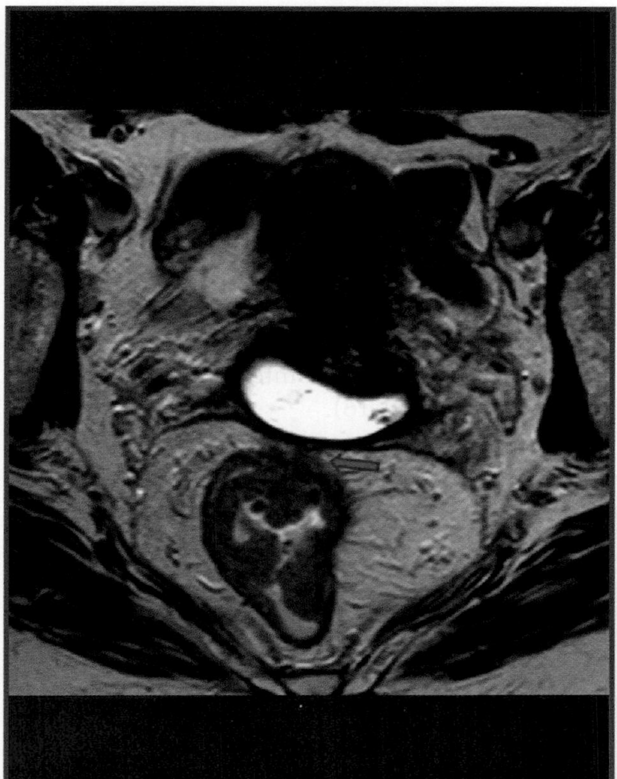

Figura 11.9 – Câncer de reto (T3d) – a invasão é maior que 1,5 cm e atinge a fáscia mesorretal (seta).

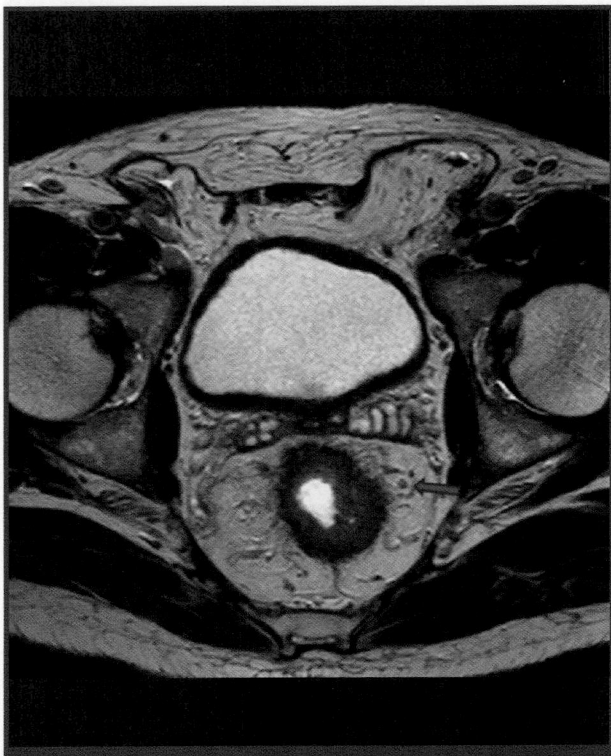

Figura 11.10 – Câncer de reto com extensão além da muscular (T3) com infiltração vascular (seta).

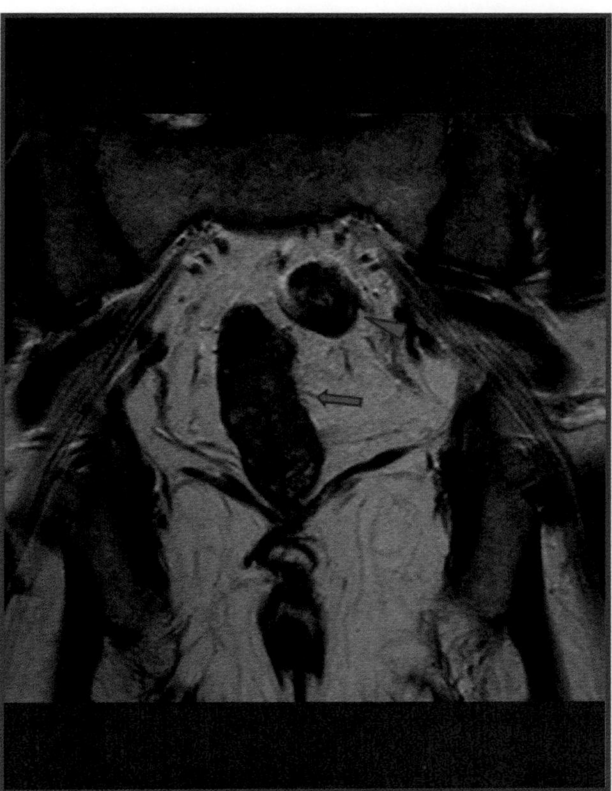

Figura 11.11 – Câncer de reto (T3N2) – notam-se invasão vascular (seta) e linfonodomegalia heterogênea (cabeça de seta).

FÍSTULA ANORRETAL

A fístula anorretal ocorre com maior frequência em homens de meia-idade e é decorrente de obstrução das glândulas anais com formação secundária de abscessos e posterior exteriorização destes.

Em virtude da alta resolução espacial e da capacidade de avaliação multiplanar, a RM apresentou incremento considerável na qualidade e na quantidade de informações anatômicas locorregionais nos pacientes com fístulas anorretais, tornando-se método diagnóstico fundamental no planejamento terapêutico/cirúrgico desses pacientes. As informações fornecidas pela RM anorretal tornaram esse método o principal na avaliação de fístulas anorretais, em substituição às fistulografias por radiografia.[10]

FÍSTULA PERIANAL

Dependendo da localização e da evolução das vias primárias, as fístulas perianais são classificadas em quatro tipos:

1. **Interesfinctérica (incidência de 45%):** a infecção começa a partir de uma glândula anal e desenvol-

ve-se no plano interesfincteriano, encontrando-se entre os esfíncteres internos e externos, sem penetrar no esfíncter externo. Eventualmente, irrompe na pele, criando a fístula.

2. **Transesfinctérica (incidência de 20 a 30%)**: ocorre quando a infecção interesfinctérica penetra o esfíncter externo para alcançar a fossa isquioanal e, eventualmente, a pele perianal (Figuras 11.12 a 11.14).
3. **Supraesfinctérica (20%)**: estendem-se superiormente ao plano interesfinctérico para chegar acima do plano de levantador e, depois, penetrar inferiormente através da fossa isquioanal.
4. **Extraesfincteríca (5%)**: resultam da extensão da doença pélvica primária (p. ex., doença de Crohn, diverticulite, proctite actínica) para baixo, através da placa de levantador (Figura 11.15).

A presença de abscessos com fístula supraelevador do ânus ou transelevador também é detectada e representa uma das complicações das fístulas. Tais complicações podem ser integralmente mapeadas pela RM (Figura 11.16).

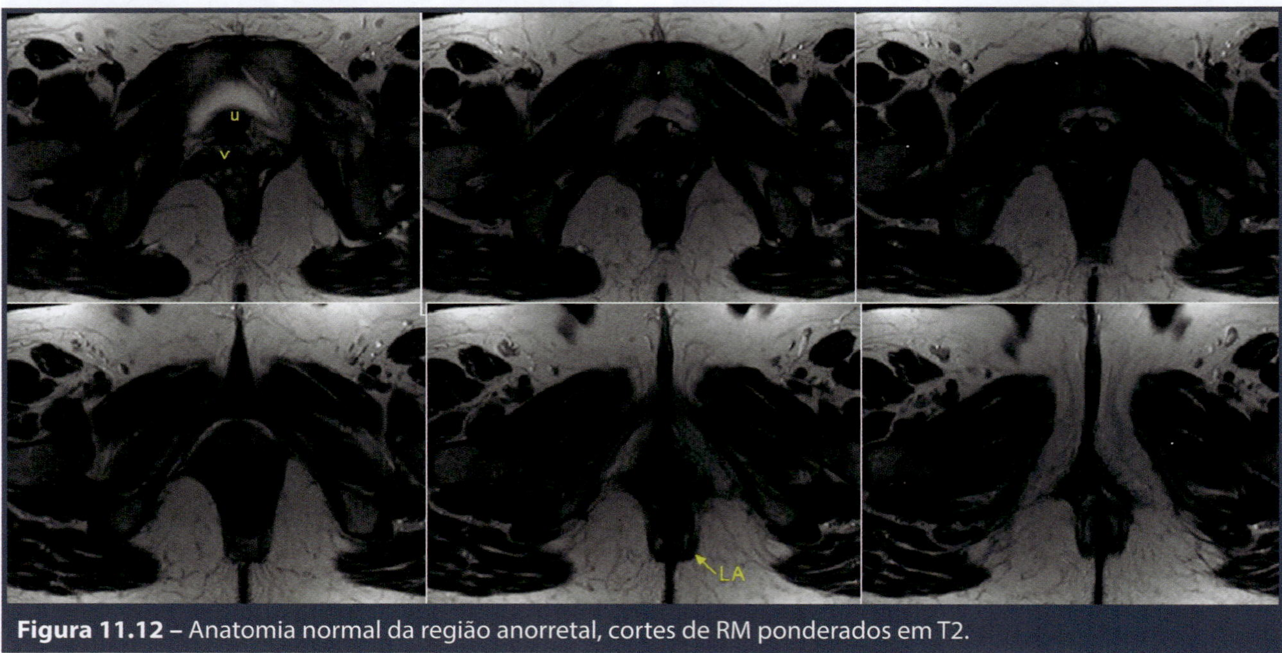

Figura 11.12 – Anatomia normal da região anorretal, cortes de RM ponderados em T2.

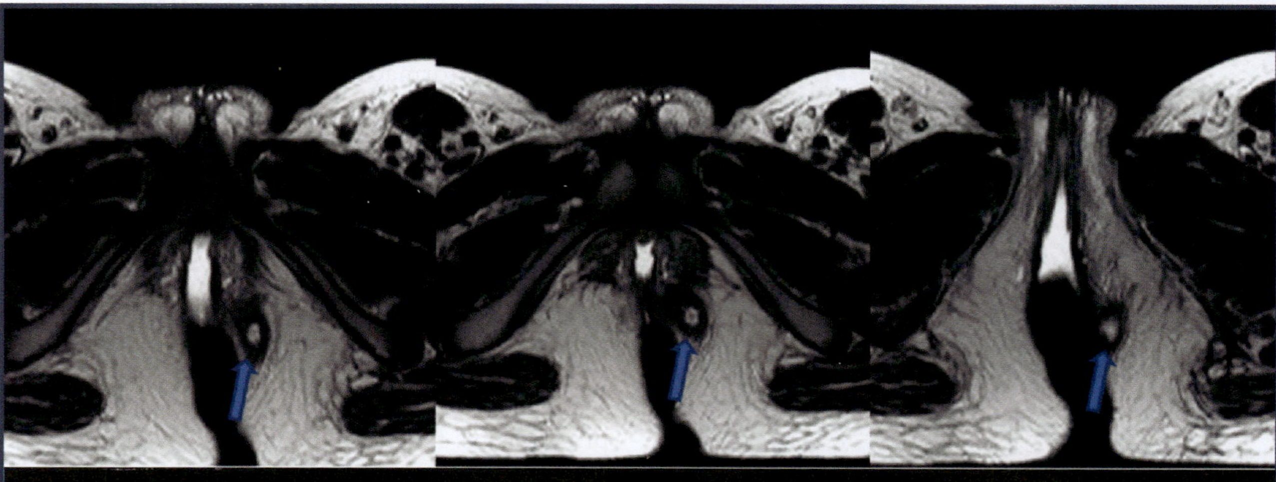

Figura 11.13 – Imagens axiais de RM mostrando fístula transesfinctérica com trajeto não ramificado e sem abscesso.

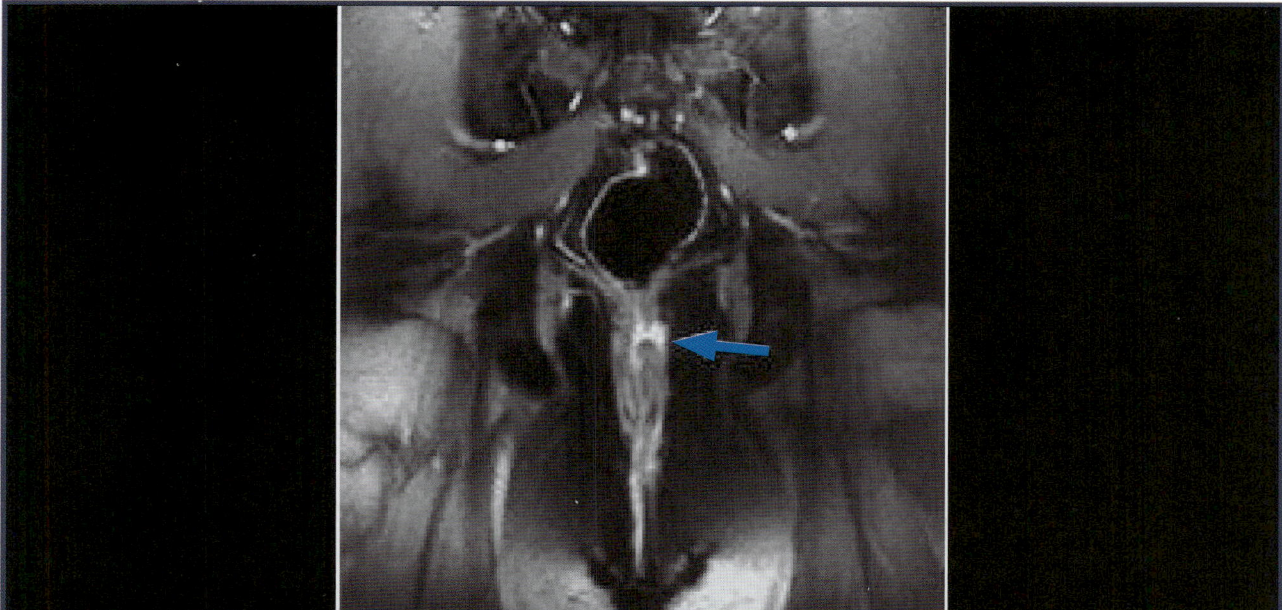

Figura 11.14 – Imagem coronal onde é observada fístula transesfinctérica com trajeto não ramificado e sem abcesso.

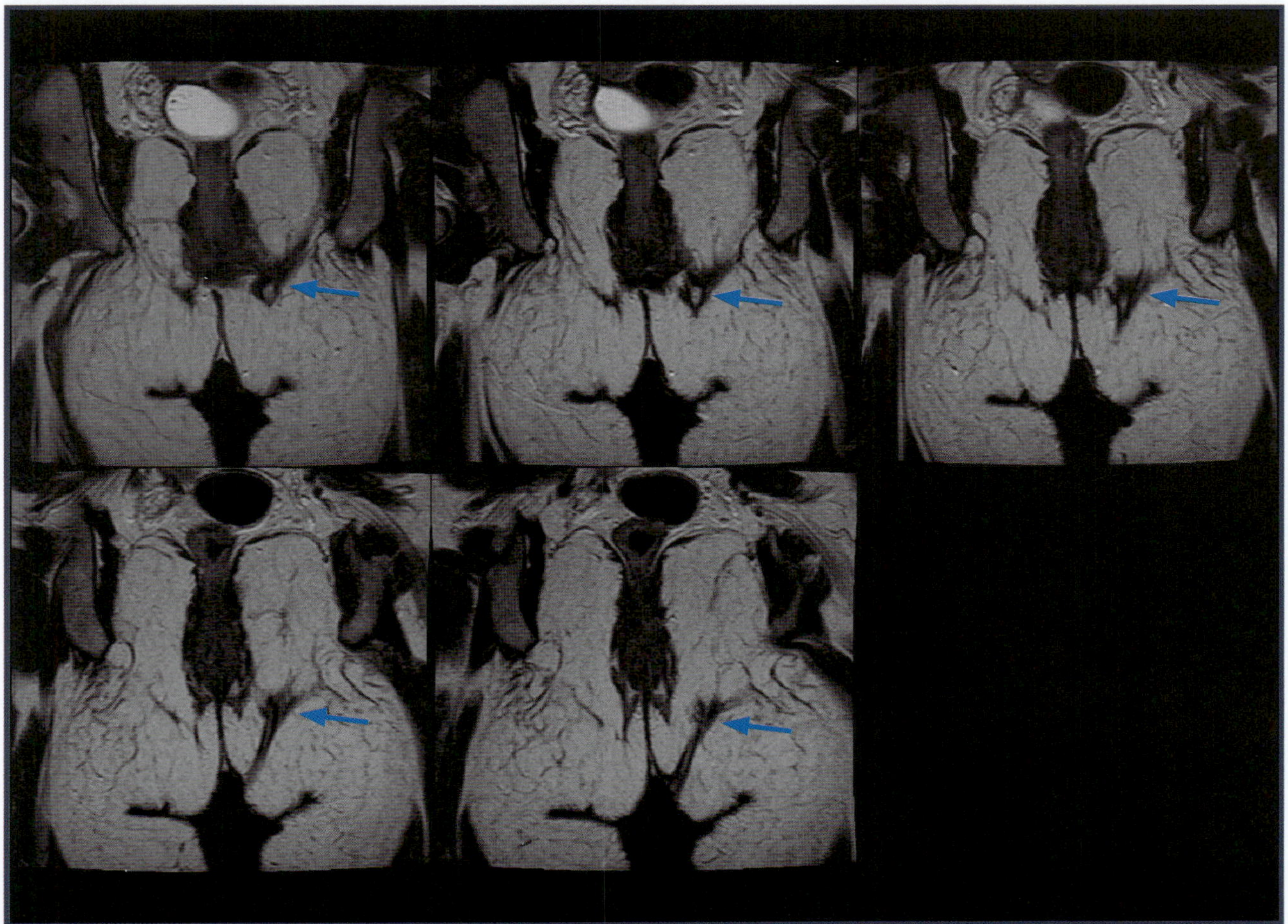

Figura 11.15 – Fistula anorretal extraesfinctérica: identifica-se trajeto fistuloso que se inicia no contorno anal posterior, perfura o músculo levantador do ânus e se exterioriza na região interglútea.

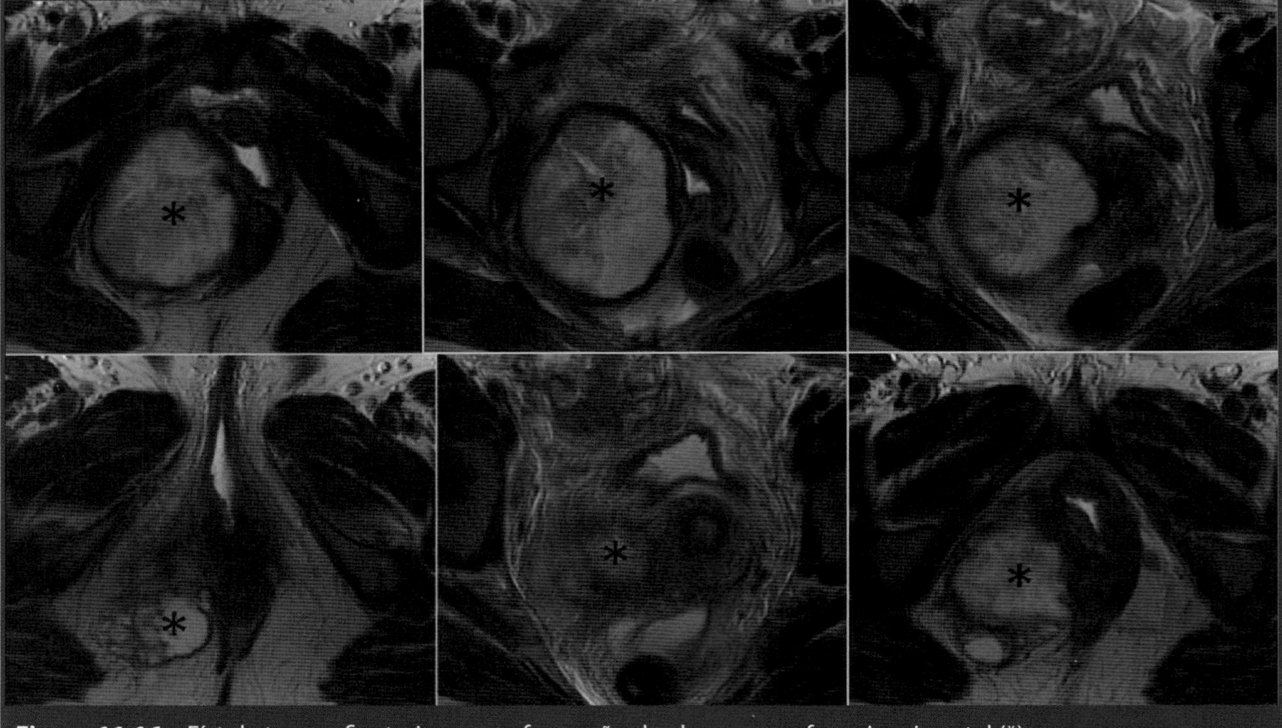

Figura 11.16 – Fístula transesfincteriana com formação de abscesso na fossa isquiorretal (*).

REFERÊNCIAS

1. Martin DR, Yang M, Thomasson D, Acheson C. MR colonography: development of optimized method with ex vivo and in vivo systems. Radiology. 2002; 225(2):597-602.
2. Lauenstein TC, Schneemann H, Vogt FM, Herborn CU, Ruhm SG, Debatin JF. Optimization of oral contrast agents for MR imaging of the small bowel. Radiology. 2003; 228(1):279-83.
3. Maglinte DD, Siegelman ES, Kelvin FM. MR enteroclysis: the future of small-bowel imaging? Radiology. 2000; 215(3):639-41.
4. Horsthuis K, Bipat S, Stokkers PC, Stoker J. Magnetic resonance imaging for evaluation of disease activity in Crohn's disease: a systematic review. Eur Radiol. 2009; 19(6):1450-60.
5. Lee SS, Kim AY, Yang SK, Chung JW, Kim SY, Park SH. Crohn disease of the small bowel: comparison of CT enterography, MR enterography, and small-bowel follow-through as diagnostic techniques. Radiology. 2009; 251(3):751-61.
6. Horsthuis K, Lavini C, Bipat S, Stokkers PC, Stoker J. Perianal Crohn disease: evaluation of dynamic contrast-enhanced MR imaging as an indicator of disease activity. Radiology. 2009; 251(2):380-7.
7. Mercury Study Group. Extramural depth of tumor invasion at thin-section MR in patients with rectal cancer: results of the Mercury study. Radiology. 2007; 243(1):132-9.
8. Taylor FG, Swift RI, Blomqvist L, Brown G. A systematic approach to the interpretation of preoperative staging MRI for rectal cancer. AJR Am J Roentgenol. 2008; 191(6):1827-35.
9. Smith NJ, Shihab O, Arnaout A, Swift RI, Brown G. MRI for detection of extramural vascular invasion in rectal cancer. AJR Am J Roentgenol. 2008; 191(5):1517-22.
10. Halligan S, Stoker J. Imaging of fistula in ano. Radiology. 2006; 239(1):18-33.

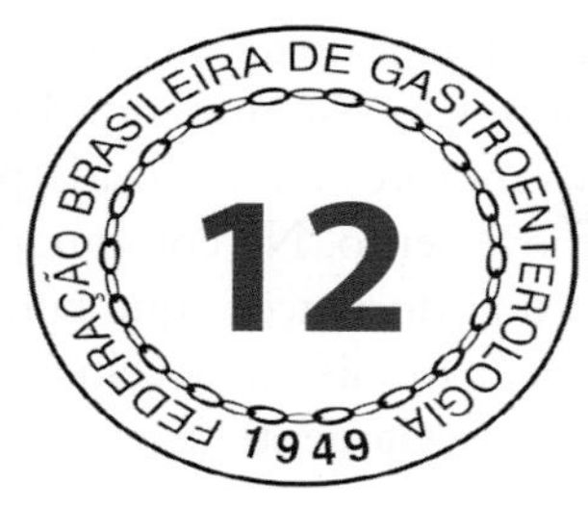

MANOMETRIA ESOFÁGICA

Eponina Maria de Oliveira Lemme
Angela Cerqueira Alvariz

INTRODUÇÃO

O esôfago é um tubo muscular cuja principal função é o transporte de alimentos da boca ao estômago. Apresenta, nas extremidades, segmentos especializados de musculatura circular com tônus diferenciado que compõem os esfíncteres. O esfíncter esofagiano superior (EES) separa o esôfago da faringe e o esfíncter esofagiano inferior (EEI) separa o esôfago do estômago.

O EES é constituído por musculatura estriada, principalmente pelo músculo cricofaríngeo.[1] O corpo do esôfago apresenta uma estrutura muscular (camada circular interna e camada longitudinal externa) na qual a atividade motora pode ser deflagrada pela deglutição (peristalse primária) ou por distensão do lúmen não relacionada a ela (peristalse secundária). Apresenta musculatura lisa nos 50 a 60% distais e músculo estriado nos 10 a 20% proximais. O trecho intermediário contém os dois tipos musculares em proporções variáveis.[2] O EEI corresponde ao espessamento assimétrico da camada muscular circular na porção mais distal do esôfago. Habitualmente, situa-se dentro do hiato diafragmático, tem tônus basal elevado em relação à pressão intragástrica, criando, assim, uma barreira que evita o retorno do conteúdo gástrico.

No ato da deglutição, ocorre abertura do EES, e a onda peristáltica primária percorre o esôfago em sentido aboral, encontrando o EEI relaxado, permitindo a entrada do material deglutido no estômago. Após a deglutição, os esfíncteres assumem seu tônus basal de repouso.[1,3]

O esôfago pode ser sede de doenças orgânicas, funcionais ou ambas. Nas doenças orgânicas, ocorrem alterações anatômicas, frequentemente de caráter obstrutivo, de origem benigna ou maligna e de localização intrínseca ou extrínseca. Nas doenças funcionais, existem distúrbios da motilidade esofagiana, sem evidência de lesão estrutural obstrutiva. Esses distúrbios podem ser primários, quando a alteração motora esofagiana é a própria manifestação da doença, ou secundários – se a doença de base é sistêmica e o comprometimento esofagiano é apenas uma de suas manifestações.

Os principais sintomas relacionados às doenças do esôfago incluem: disfagia, dor torácica, pirose e regurgitação. A anamnese é fundamental para a distinção entre as doenças orgânicas e funcionais do esôfago. Na presença de sintomas, com ou sem sinais de doença sistêmica, deve-se proceder à avaliação com os exames complementares. O estudo radiológico (esofagografia com bário) costuma iniciar a investigação de uma disfagia do tipo funcional, e a endoscopia digestiva alta é o método necessário para exclusão de doença orgânica. Em caso de suspeita de doença funcional ou motora, a manometria esofágica é o método mais empregado para confirmação diagnóstica. Os distúrbios da motilidade esofagiana vêm ocupando lugar de destaque entre as doenças que acometem o esôfago, com crescente reconhecimento de sua importância clínica.

EVOLUÇÃO DA MANOMETRIA ESOFÁGICA

A evolução da manometria esofágica ou esofagomanometria (EMN) como importante instrumento para obtenção de informações acerca da atividade motora do esôfago guardou paralela e estreita relação com a evolução tecnológica ao longo do tempo.

As primeiras medidas de pressão no interior do tubo digestivo foram obtidas há mais de um século, quando se utilizavam balões de borracha preenchidos com ar, montados na extremidade de sondas e conectados a um quimógrafo para o registro das pressões, datando de 1883 o primeiro registro manométrico do esôfago.[4] A partir da década de 1950, foram iniciados os estudos com cateter preenchido com água, utilizando-se infusões intermitentes de ar ou de água. Em seguida, a infusão passou a ser contínua, com seringa propulsionada por motor elétrico, e já se disponibilizavam transdutores e registradores elétricos de pressão. Os transdutores captavam as variações pressóricas e as transformavam em sinal elétrico (voltagem), que era então conduzido a um polígrafo. Este amplificava e registrava em papel o sinal elétrico de cada transdutor. A era da manometria esofágica clínica data do primeiro atlas de manometria publicado em 1958.[5]

Na década de 1970, foi comprovado que, as bombas de infusão que utilizavam seringas admitiam elevada complacência e prejudicavam a fidelidade dos registros. Em 1977, Arndorfer et al.[6] desenvolveram um sistema de bomba de perfusão contínua capaz de gerar elevadas pressões no sistema de perfusão, porém, com fluxo mínimo de água pela sonda de exame (0,5 a 0,6 mL/min). Ao reduzir a complacência, esse sistema representou grande evolução para a manometria de perfusão, permitindo registros mais fidedignos e o diagnóstico de novos distúrbios da motilidade. Ainda na década de 1970, desenvolveram-se pequenos transdutores intraluminares que puderam ser colocados em uma única sonda, etapa decisiva para o desenvolvimento dos cateteres e da manometria esofágica prolongada de forma ambulatorial.[5]

No início da década de 1980, ocorreu a introdução do sistema de registro computadorizado das pressões intraluminares, e logo se observou que a inovação trazia mais versatilidade e acurácia à manometria do esôfago. Consistia no registro em computador, por meio de fibra óptica, do sinal obtido com o cateter introduzido na luz do órgão, depois de ter passado pelo transdutor e pelo polígrafo. Em sistemas anteriores, o registro dos fenômenos motores era realizado pela inscrição em papel em movimento. No computador, além do grande número de informações que podem ser armazenadas, é possível modificar a velocidade do registro manométrico previamente feito, o que facilita muito sua análise. O sistema computadorizado permite, também, o arquivo de dados em espaço infinitamente menor que o exigido pelos exames registrados em papel. Esse versátil sistema deixou para trás os métodos manométricos de inscrição em papel.

Novos e refinados microtransdutores em estado sólido, de alta sensibilidade e de reduzido tamanho, montados em sondas mais flexíveis e de boa durabilidade, permitiram registros pressóricos não afetados pela posição do corpo do paciente. Tais microtransdutores registram variações muito rápidas de pressão e podem captar a pressão circunferencial (360°) da secção de um órgão tubular. Por isso, são muito úteis para o estudo da faringe e de esfíncteres que geram pressões assimétricas em um mesmo plano, como é o caso do EES, e para a manometria esofágica prolongada.

No Brasil, a introdução da manometria para o estudo do esôfago e de suas doenças foi motivada pela necessidade de investigação sobre a fisiopatologia do megaesôfago chagásico. Inúmeros estudos na doença de Chagas foram desenvolvidos, seguindo a linha evolutiva do exame manométrico da época, até as técnicas e equipamentos mais modernos.[5]

A EMN computadorizada com sistema de perfusão foi introduzida em nosso país em 1990.[7] A partir de então, houve difusão progressiva dos equipamentos computadorizados tanto em serviços universitários como em clínicas privadas.

A partir da década de 1990, foi desenvolvida a manometria esofágica de alta resolução (MEAR). Seu emprego na prática clínica foi possível após o aprimoramento da sonda de exame, com aumento progressivo do número de sensores e uso de transdutores em estado sólido, atingindo atualmente 36 transdutores circunferenciais espaçados a cada 1 cm. Tal fato, aliado ao desenvolvimento de programas computadorizados, possibilitou a execução de um mapa por intermédio de contornos isobáricos codificados por cor, além de mostrar traçado convencional em tempo real. O gráfico “espaço-temporal” exibe o sentido e a força da contração esofagiana.[8] Essa tecnologia permite a aquisição simultânea de dados da faringe ao estômago, registrando todas as contrações que impulsionam sólidos e líquidos através do esôfago.

EQUIPAMENTOS (DE MANOMETRIA CONVENCIONAL)

O estudo manométrico deve ser empregado após a exclusão de lesões orgânicas pela endoscopia digestiva alta (EDA) e/ou estudo radiológico contrastado. Ele representa um importante exame complementar na avaliação mais precisa dos distúrbios motores do esôfago.

Na manometria esofágica convencional, dispomos de dois tipos básicos de equipamentos computadorizados. Um deles utiliza o sistema de perfusão por meio de bomba capilar-hidráulica (Figura 12.1) o outro, o cateter com transdutor em estado sólido (CTES) (Figura 12.2).

Sistema de perfusão

Utiliza cateter de polivinil, sendo o mais comumente empregado, com diâmetro de 4,5 mm e oito lúmens de 0,5 mm cada. As quatro aberturas distais têm disposição radial no mesmo nível e as quatro proximais distam 5 cm entre si. As oito aberturas do cateter são ligadas a transdutores externos de pressão e perfundidas durante o estudo por uma bomba elétrica de infusão capilar-hidráulica a um fluxo constante de 0,6 mL/min (Figura 12.1). As pressões captadas pelos transdutores são registradas por um polígrafo, convertidas em informações digitais e transferidas via fibra óptica para um computador, sendo exibidas em tempo real.

Sistema de cateter com transdutor em estado sólido (CTES)

Os CTES disponíveis no mercado têm configuração e número variáveis desses transdutores. Em alguns, os transdutores são unidirecionais, ou seja, registram as pressões em um único ponto; em outros, pelo menos o transdutor distal é multidirecional, registrando pressões em 360 graus, emitindo a média dos valores obtidos nessa leitura. Em geral, tais transdutores são em número de quatro, distantes 5 cm um do outro (Figura 12.2). As pressões captadas pelos transdutores também são convertidas em informações digitais e exibidas em tempo real.

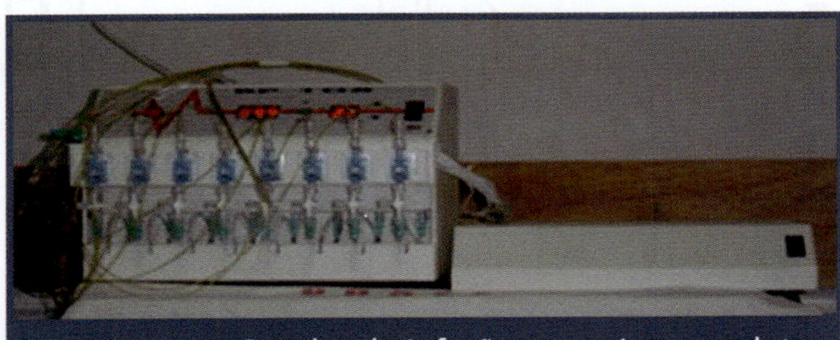

Figura 12.1 – Bomba de infusão com oito transdutores, cateter de oito lúmens e polígrafo (Alacer, SP, Brasil).

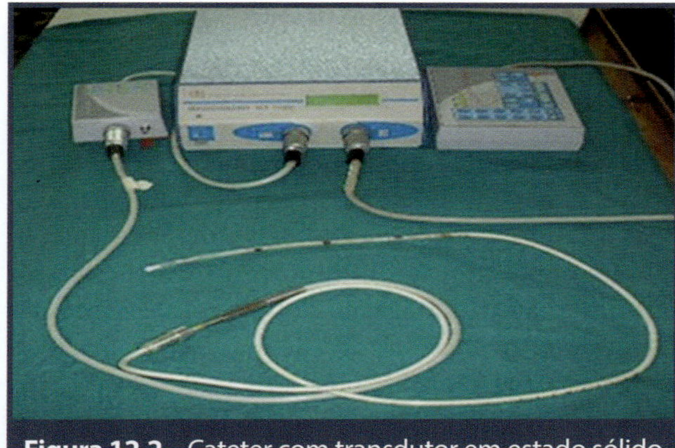

Figura 12.2 – Cateter com transdutor em estado sólido (Sigma, MG, Brasil).

TÉCNICAS DE EXAME

A técnica de exame no sistema de perfusão e no sistema CTES é semelhante, variando apenas em função do direcionamento dos transdutores.

Antes da realização dos exames, os equipamentos são calibrados nos valores de 0 e 50 cm de água (equivalente à pressão atmosférica de 37 mmHg).

Para realização do exame, os pacientes devem estar em jejum mínimo de 4 horas e ser instruídos a respeito do procedimento a ser realizado. Após anestesia tópica de uma das narinas com xilocaína gel a 2% e com o paciente sentado, o cateter de manometria é introduzido por via nasal até a cavidade gástrica, utilizando a deglutição de água para facilitar a passagem pelo EES. A seguir, o paciente é posicionado em decúbito dorsal, com colocação de sensor para o registro de deglutição ao nível da cartilagem cricoide. A localização do cateter no estômago é confirmada com a obtenção do padrão respiratório abdominal (deflexão positiva na inspiração) pelo menos nos quatro canais distais. A pressão intragástrica expiratória é usada como referência para pressão zero.

Após um período de repouso para adaptação e tolerância adequada da sonda, em geral 2 a 5 minutos, inicia-se o exame pelo estudo do EEI, sendo utilizados nessa etapa os quatro canais distais em orientação radial (Figura 12.3). A técnica mais empregada para estudo do EEI é a técnica da "puxada lenta", quando o cateter é tracionado a cada 0,5 a 1,0 cm, com intervalo de 10 a 20 segundos (ou o suficiente para a estabilização do traçado). A identificação do EEI é baseada na elevação da pressão acima da linha de base de pelo menos 2 mmHg. À medida que tracionamos a sonda, identificamos a passagem dos sensores para a cavidade torácica, quando se inverte o padrão respiratório, identificando, assim, o ponto de inversão pressórica (PIP) (Figura 12.4). A redução da pressão em relação à pressão intragástrica traduz o término do EEI e a entrada no corpo do esôfago. O último centímetro do EEI identifica seu limite superior. Para a medida da pressão de repouso, são escolhidas as áreas de maior pressão, após estabilização do traçado, por aproximadamente 20 segundos, com no mínimo três incursões respiratórias estáveis. Para avaliação dos relaxamentos do EEI, são realizadas de 5 a 6 deglutições de 5 mL de água nas áreas de maior pressão.

Para o estudo do corpo esofagiano são empregadas as aberturas proximais, espaçadas 5 cm entre si, posicionadas respectivamente a 3, 8, 13, 18 e 23 cm do limite superior do EEI (Figura 12.3). São feitas dez deglutições de 5 mL de água com intervalo de 20 segundos.

No EES, também são utilizados os quatro canais distais em orientação radial. O cateter é tracionado a cada 1 cm, com intervalo de alguns segundos para estabilização do traçado (técnica da "puxada lenta"). Os relaxamentos do EES, bem como sua coordenação com a faringe, são estudados após seis deglutições de 5 mL de água.

Ao término do exame é feita revisão e avaliação do exame com o auxílio de aplicativos específicos.

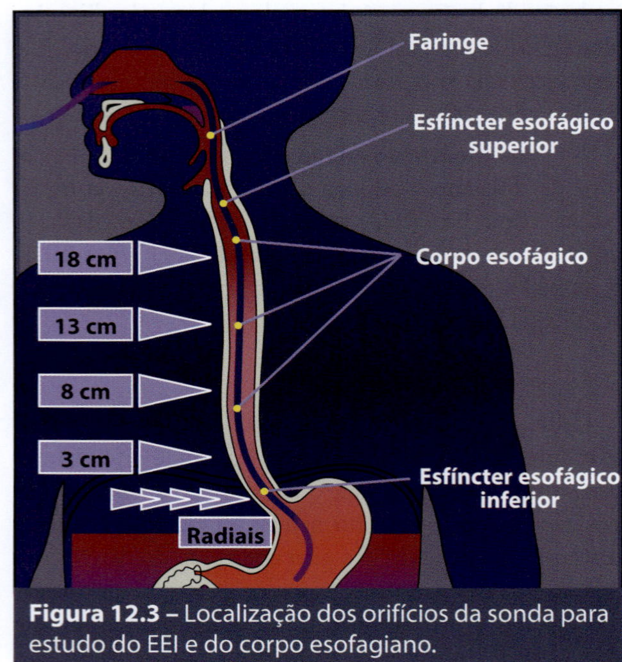

Figura 12.3 – Localização dos orifícios da sonda para estudo do EEI e do corpo esofagiano.

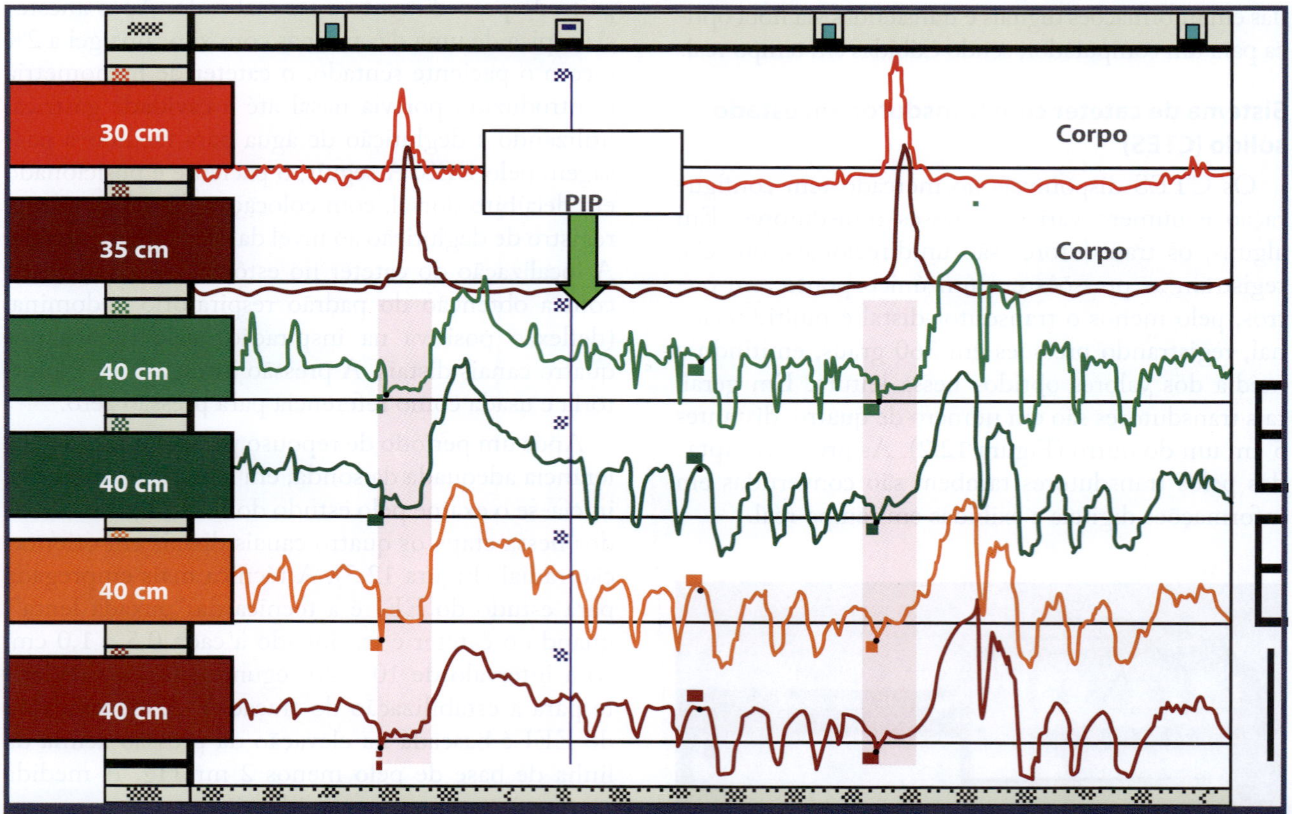

Figura 12.4 – Estudo radial do EEI, sistema de perfusão.
PIP: ponto de inversão pressórica; EEI: esfíncter esofagiano inferior.

DADOS ANALISADOS

EEI

a. **Pressão de repouso (mmHg):** podem ser utilizadas duas variantes técnicas para essa medida, uma no meio do ciclo respiratório (pressão respiratória média – PRM) e outra ao final da expiração (pressão expiratória máxima – PEM) (Figura 12.5).

b. **Comprimento (cm):** avalia-se o comprimento total do esfíncter, bem como suas porções abdominal (valor em cm antes do PIP) e torácica (valor em cm após o PIP).

c. **Relaxamentos às deglutições:** são analisados quanto à duração (valor em segundos entre o início da queda pressórica em direção à linha de base e à sua subida em direção ao ponto de partida) e a pressão residual (diferença em mmHg entre a menor pressão alcançada durante o relaxamento e a linha de base gástrica) (Figura 12.5).

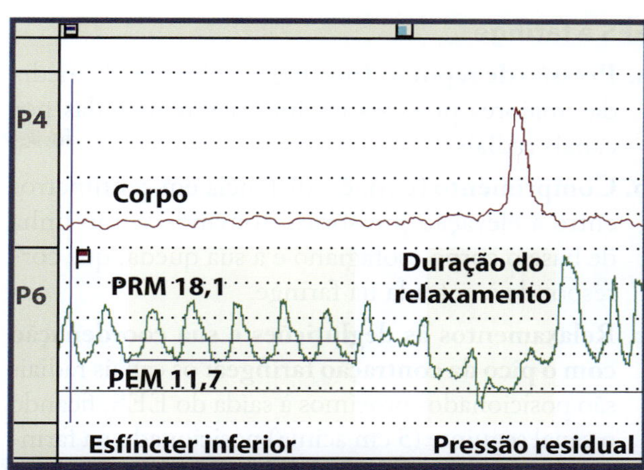

Figura 12.5 – Pressão de repouso e relaxamento do EEI. *PRM: pressão respiratória média; PEM: pressão expiratória máxima.*

Corpo esofagiano

As contrações esofagianas são estudadas quanto a amplitude, duração, velocidade de propagação e atividade peristáltica. Na dependência do comprimento esofagiano, podem ser utilizados de 3 a 5 canais de registro.

a. **Amplitude (mmHg):** é o valor compreendido entre a linha de base do corpo esofagiano até o pico da onda peristáltica.

b. **Duração (seg):** é a medida do tempo entre o início da rápida ascensão até seu retorno à linha de base.

c. **Velocidade de propagação (cm/seg):** é medida dividindo-se a distância em centímetros entre o início de duas ondas pelo tempo gasto em percorrê-las (Figura 12.6).

Esses parâmetros são calculados em toda a extensão do corpo esofagiano e em separado para o esôfago distal, ou seja, nos canais distais (a 3 e 8 cm do EEI).

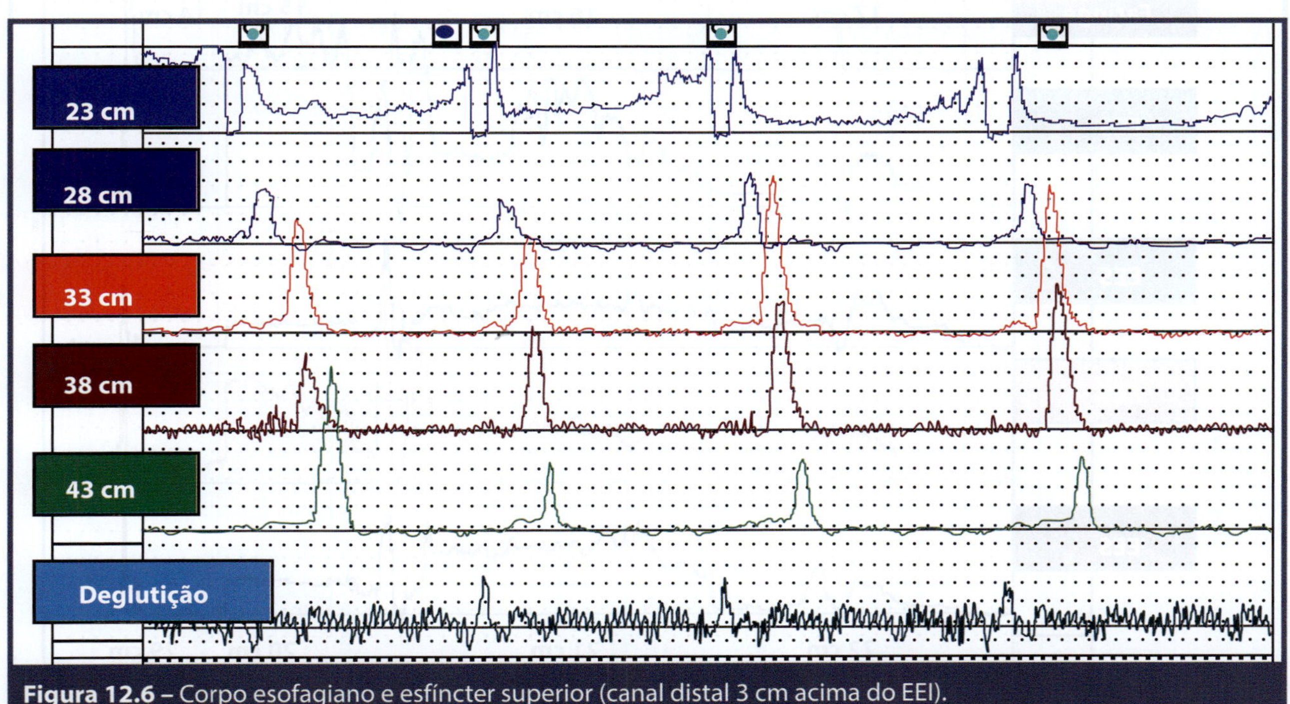

Figura 12.6 – Corpo esofagiano e esfíncter superior (canal distal 3 cm acima do EEI).

EES e faringe

a. **Pressão de repouso (mmHg):** é obtida pela média das maiores pressões expiratórias registradas nos canais radiais.

b. **Comprimento (cm):** é a distância em centímetros entre a elevação pressórica, tomando como linha de base o corpo esofagiano e a sua queda, que corresponde à entrada na faringe.

c. **Relaxamentos às deglutições e sua coordenação com o pico da contração faríngea:** os canais radiais são posicionados próximos à saída do EES, ficando o canal seguinte (5 cm acima) posicionado na faringe. Os relaxamentos do EES nessa posição geram aspecto semelhante à letra "M" (Figura 12.7). São analisados quanto à pressão residual (diferença em mmHg entre a menor pressão alcançada durante o relaxamento e a linha de base esofagiana) e quanto à coordenação do relaxamento do EES com o pico da contração faríngea.

VALORES NORMAIS

Para a utilização da esofagomanometria com objetivos clínicos foi necessária a obtenção de parâmetros de normalidade a partir de indivíduos sadios, para que pudessem servir como base de comparação com relação às possíveis alterações encontradas nos pacientes.

Até meados da década de 1970, havia poucos estudos para a definição dos parâmetros manométricos normais, em sua maioria com pequeno número de voluntários.[9,10]

Em 1987, já com o emprego de moderna tecnologia à época, que incluía a bomba de perfusão capilar-hidráulica e o cateter de silicone de oito lumens, Richter et al.[11] estudaram 95 voluntários saudáveis, estabelecendo os valores de normalidade desse grupo. É o estudo com o maior número de voluntários, abrangendo todas as faixas etárias, tendo sido adotado por muitos centros de motilidade como padrão de normalidade. Em virtude da grande variação individual observada nas diferentes populações, é sempre aconselhável que cada laboratório de esôfago obtenha seus próprios valores de referência. A adoção de valores normais de outros laboratórios é aceitável, desde que o exame seja feito com a mesma técnica e analisado pelo mesmo método.

Em 2001, no Brasil, Lemme et al. realizaram esofagomanometria em 32 voluntários adultos assintomáticos, empregando equipamento computadorizado, publicando os resultados preliminares com o objetivo de determinar o padrão brasileiro de normalidade.[12] O estudo foi feito com a técnica descrita por Richter et al.[11] Nas Tabelas 12.1 e 12.2, estão os valores obtidos em ambos os estudos, para esfíncter inferior e corpo esofagiano.

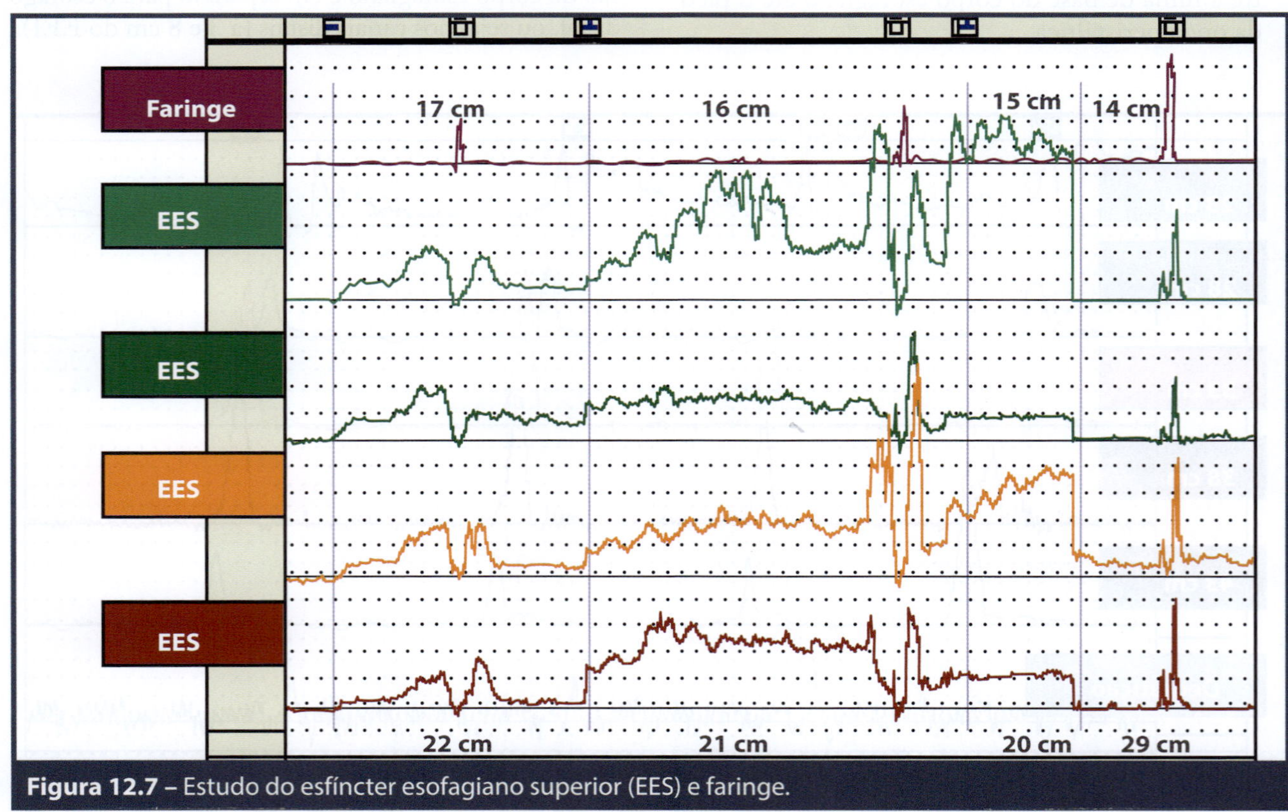

Figura 12.7 – Estudo do esfíncter esofagiano superior (EES) e faringe.

Tabela 12.1 – Valores normais – esfíncter esofagiano inferior		
EEI	Resultados	
	Richter et al., 1987[11]	Lemme et al., 2001[12]
Pressão respiratória média Pressão expiratória máxima	24,2 ± 10,1 mmHg 15,2 ± 10,7 mmHg	17,93 ± 7,04 mmHg
Comprimento total (cm) - abdominal - torácico		2,89 ± 0,64 1,74 ± 0,60 1,16 ± 0,50
Duração do relaxamento (seg)		8,5 ± 2,4

Tabela 12.2 – Valores normais – corpo esofagiano		
Distância do EEI (cm)	Amplitude média ± DP (mmHg)	
	Richter et al., 1987[11]	Lemme et al., 2001[12]
18	62 ± 29	42,56 ± 21,60
13	70 ± 32	53,00 ±19,69
8	90 ± 41	73,25 ± 26,10
3	109 ± 45	95,01 ± 34,45
3/8	99 ± 40	83,82 ± 27,23

O EES e a região da faringe apresentam particularidades que interferem na técnica de realização do exame manométrico. A assimetria, a mobilidade e a rapidez dos eventos no segmento faringoesofágico geram limitações à manometria. Embora essas limitações possam ser contornadas em grande parte pelo emprego do CTES, o estudo manométrico do EES/faringe vem perdendo espaço para métodos de imagem dinâmicos, por exemplo, a videofluoroscopia da deglutição, considerada, nos dias atuais, padrão-ouro para a investigação de pacientes com disfagia orofaríngea.[13] A Tabela 12.3 apresenta valores normais para o EES.

Tabela 12.3 – Valores normais – esfíncter esofagiano superior (n = 32)	
Esfíncter superior	Média com desvio-padrão
Pressão de repouso (mmHg)	52,0 ± 27,4
Comprimento (cm)	3,1 ± 0,8
% do relaxamento	100 ± 4,5
Duração do relaxamento (seg)	0,8 ± 0,2

Fonte: Lemme et al., 2001.[12]

INDICAÇÕES DA MANOMETRIA ESOFÁGICA

Tendo em vista a grande difusão que obteve a manometria para o estudo das disfunções motoras do esôfago, a American Gastroenterological Association (AGA) elaborou, em 1994, importante revisão técnica visando orientar o uso clínico judicioso do método,[14] sendo esta atualizada em 2005.[3]

As recomendações quanto ao uso clínico da manometria esofágica aprovadas pela AGA em 2005[3] são as seguintes:

- **Indicações:**
  - para investigação diagnóstica das disfagias, após exclusão de obstrução orgânica do esôfago;
  - para o adequado posicionamento de dispositivos intraluminais (p. ex., cateter de pHmetria);
  - em pacientes em pré-operatório de DRGE, nos quais exista alguma dúvida diagnóstica, em especial na suspeita de acalasia;
- **Possíveis indicações:**
  - para avaliação da atividade peristáltica do esôfago em pacientes a serem submetidos ao tratamento cirúrgico da DRGE;
  - para avaliação de disfagia após tratamento cirúrgico ou tratamento da acalásia;
- **Sem indicação:**
  - para o diagnóstico de DRGE;
  - para avaliação inicial de dor torácica ou outros sintomas esofagianos.

Alguns pontos do consenso da AGA são contestados ou questionados por alguns laboratórios de motilidade, por exemplo, sua indicação pré-operatória. Para Nasi et al.,[15] pesquisadores brasileiros, os distúrbios motores importantes interferem no resultado cirúrgico, alterando o planejamento terapêutico, e por isso eles indicam o exame de rotina na avaliação pré-operatória da cirurgia antirrefluxo. Além disso, a obtenção de referencial pré-operatório é útil no esclarecimento de eventual disfagia pós-operatória. O grupo considera as seguintes indicações na prática clínica:

- investigação de pacientes com disfagia de origem indeterminada;
- obtenção de detalhes relevantes em pacientes com DRGE;
- posicionamento adequado de eletrodos de pHmetria;
- investigação de pacientes com DTNC;
- análise de acometimento esofágico em algumas doenças sistêmicas.

O último item constava na recomendação da AGA (1994)[14] para casos suspeitos de síndrome CREST, porém, na revisão de 2005 da AGA, essa indicação foi considerada inadequada diante dos novos métodos diagnósticos para tal.

ANORMALIDADES MANOMÉTRICAS

Quando o mecanismo fisiológico da deglutição se altera, seja por anormalidade dos esfíncteres ou da peristalse, surgem os distúrbios motores do esôfago (DME).

Os DME podem ser divididos topograficamente em dois grandes grupos, os distúrbios da musculatura estriada, quando são consequentes a alterações da faringe e/ou EES e aos distúrbios da musculatura lisa, quando o acometimento se situa no corpo esofagiano e/ou no EEI. Ambos podem ser primários, quando a alteração motora esofagiana é a própria manifestação da doença, e secundários, se a doença é sistêmica e o comprometimento esofagiano é apenas uma de suas manifestações.

A maioria das anormalidades da musculatura estriada (esfíncter superior e faringe) são consequentes de doenças neurológicas ou neuromusculares, tais como acidente vascular encefálico (AVE) e doença de Parkinson, miastenia gravis, dermatopolimiosites, sendo em alguns casos de natureza idiopática.

CLASSIFICAÇÃO DOS DISTÚRBIOS MOTORES DE ESÔFAGO

Inicialmente, a acalásia e o espasmo esofagiano difuso (EED) eram os únicos distúrbios motores primários do esôfago reconhecidos.

Em 1979, foram descritas outras desordens da motilidade esofagiana em pacientes com intensa disfagia, sugerindo tipos intermediários da alteração da motilidade esofagiana.[16] Surgiu nessa mesma época a descrição de um distúrbio motor do esôfago (DME) caracterizado por contrações peristálticas de elevada amplitude associadas a dor torácica e disfagia, que posteriormente recebeu o nome de "esôfago em quebra-nozes".[17]

A seguinte classificação foi empregada até alguns anos atrás:[18]

- **Acalásia:** aperistalse de corpo esofagiano, com relaxamento incompleto do EEI, que pode se apresentar com pressão basal elevada.
- **Espasmo esofagiano difuso (EED):** contrações simultâneas (não propulsivas) em mais de 10% das deglutições úmidas, entremeadas com onda peristáltica normal. As contrações simultâneas podem ser repetitivas, com mais de dois picos, de elevada amplitude e/ou duração, podendo também haver contrações espontâneas. O relaxamento do EEI pode ser incompleto.
- **Esôfago em quebra-nozes (EQN):** ondas peristálticas com elevada amplitude no esôfago distal (média ≥ 180 mmHg).
- **Esfíncter inferior hipertenso:** elevada pressão do EEI (> 45 mmHg) com relaxamento e peristalse normais.
- **Distúrbios motores inespecíficos (DMI):** engloba as alterações da motilidade não enquadradas nos critérios diagnósticos dos DME anteriores. São elas: contrações não conduzidas ou de baixa amplitude (< 30 mmHg ou também chamadas de "contrações ineficazes"), ondas com triplo pico, retrógradas ou de duração prolongada (> 6 seg), relaxamento incompleto do EEI (pressão residual > 8 mmHg) em pelo menos 30% das deglutições úmidas.

Em 1997, Leite et al. empregaram o termo "motilidade esofagiana ineficaz" para designar a maioria dos portadores de DMI (no mínimo 30% de contrações ineficazes no esôfago distal), frequentemente associado à DRGE, não sendo possível determinar se seria sua causa ou sua consequência.[19]

Uma nova classificação, proposta por Richter em 2001,[20] procurou relacionar alguns dos distúrbios motores do esôfago à principal alteração funcional por ele apresentada (Quadro 12.1).

Ainda em 2001, Spechler e Castell[21] sugeriram a classificação indicada no Quadro 12.2.

As classificações supracitadas consideram apenas os distúrbios motores primários do esôfago, mas várias doenças podem vir acompanhadas de alteração da motilidade (distúrbios motores secundários), tais como as doenças do colágeno, a doença de Chagas, doenças endócrinas (diabetes e tireopatias) e a pseudo-obstrução crônica idiopática.

Quadro 12.1 – Classificação dos distúrbios motores esofagianos primários por Richter, 2001

Acalásia
Espasmo esofagiano difuso
Esôfago hipercontrátil ▪ Esôfago em quebra-nozes ▪ Esfíncter esofagiano inferior hipertenso (pressão > 45 mmHg)
Esôfago hipocontrátil ▪ Motilidade esofagiana ineficaz ▪ Esfíncter esofagiano inferior hipotenso (pressão < 10 mmHg)

Fonte: Richter, 2001.[20]

Quadro 12.2 – Classificação dos distúrbios motores esofagianos primários por Spechler e Castell, 2001

Relaxamento inadequado do esfíncter inferior ▪ Acalásia e disfunção isolada do EEI
Contrações incoordenadas ▪ Espasmo esofagiano difuso
Hipercontratilidade ▪ Esôfago em quebra-nozes ▪ Esfíncter esofagiano inferior hipertenso
Hipocontratilidade ▪ Motilidade esofagiana ineficaz

Fonte: Spechler e Castell, 2001.[21]

MANOMETRIA ESOFÁGICA DE ALTA RESOLUÇÃO

Considerada a técnica padrão-ouro atual para avaliação da motilidade esofágica, utiliza sensores com intervalo de 1 cm para criar uma representação dinâmica de mudança de pressão ao longo de todo o comprimento do esôfago. A aquisição de dados é mais simples que a da manometria convencional, e a interpretação é facilitada pela pressão topográfica, em que cada cor representa um valor de pressão (Figura 12.8).

Tamanha inovação tecnológica resultou na criação de uma nova classificação das alterações motoras do esôfago, denominada "Classificação de Chicago". Publicada inicialmente em 2009, foi atualizada em 2012 e em 2015.[22]

O exame é de fácil realização, uma vez que todas as etapas são estudadas simultaneamente, permitindo menor número de deglutições. Não há necessidade de mobilização do cateter, o que, além de promover maior conforto para o paciente, não prejudica o estudo dos esfíncteres. Isso significa um exame de rápida duração e, portanto, de melhor tolerabilidade.

O preparo do paciente e a passagem da sonda de exame não diferem dos da manometria convencional. O correto posicionamento do cateter é necessário antes do início do exame, com pelo menos um sensor na faringe e três no estômago. A linha de base é registrada no início do exame (30 segundos em repouso/sem deglutição) e, em seguida, uma série de 10 deglutições de 5 mL de água com intervalo de 20 a 30 segundos.

Medidas utilizadas e sua interpretação[22,23]

- **Pressão integrada de relaxamento (PIR):** consiste em 4 segundos (contínuos ou não) do nadir de pressão após o relaxamento do EEI. É a medida mais importante da manometria de alta resolução, pois define o trânsito anormal por meio do EEI/JEG. Quando anormal, identifica obstrução ao trânsito esofagiano (p. ex., acalásia). Expressa em mmHg.
- **Integral de contração distal (ICD):** mede o vigor da contração da musculatura lisa do corpo esofagiano, levando em consideração comprimento, amplitude e duração da contração. É expressa em mmHg.s.cm.
- **Ponto de desaceleração contrátil (PDC):** representa o ponto de curva em que a contração distal desacelera. Expressa em cm/seg.
- **Latência distal (LD):** intervalo entre o relaxamento do esfíncter superior e o ponto de desaceleração contrátil (PDC). Expressa em segundos.

O Quadro 12.3 demonstra a Classificação de Chicago, versão 3.0.[22]

Quadro 12.3 – Classificação de Chicago, v. 3.0

Acalásia e obstrução ao fluxo pela JEG	Critério
Acalásia tipo I (clássica)	PIR elevada. 100% de falha da peristalse
Acalásia tipo II (com pressurização)	PIR elevada. 100% de falha da peristalse com pelo menos 20% de panpressurização
Acalásia tipo III (espástica)	PIR elevada. Nenhuma peristalse normal com pelo menos 20% de contrações espásticas
Obstrução ao fluxo pela JEG	PIR elevada sem os critérios anteriores em relação à peristalse
Grandes alterações da peristalse	**Critério**
Ausência de contratilidade	Mediana de PIR normal. 100% de falha da peristalse
Espasmo esofagiano distal	Mediana de PIR normal. Pelo menos 20% de contrações prematuras (latência elevada)
Esôfago hipercontrátil (*Jackhammer*)	Mediana de PIR normal. Pelo menos 2 deglutições com ICD > 8.000 mmHg.s.cm
Alterações leves da peristalse	**Critério**
Motilidade esofagiana ineficaz	50% ou mais de contrações ineficazes (falhas ou fracas – ICD < 450 mmHg.s.cm)
Peristalse fragmentada	50% ou mais de contrações fragmentadas com ICD < 450 mmHg.s.cm
Motilidade normal	**Critério**
Sem as alterações acima	

JEG: junção esofagogástrica; PIR: pressão integrada de relaxamento; ICD: integral de contração distal.
Fonte: Kahrilas et al., 2015.[22]

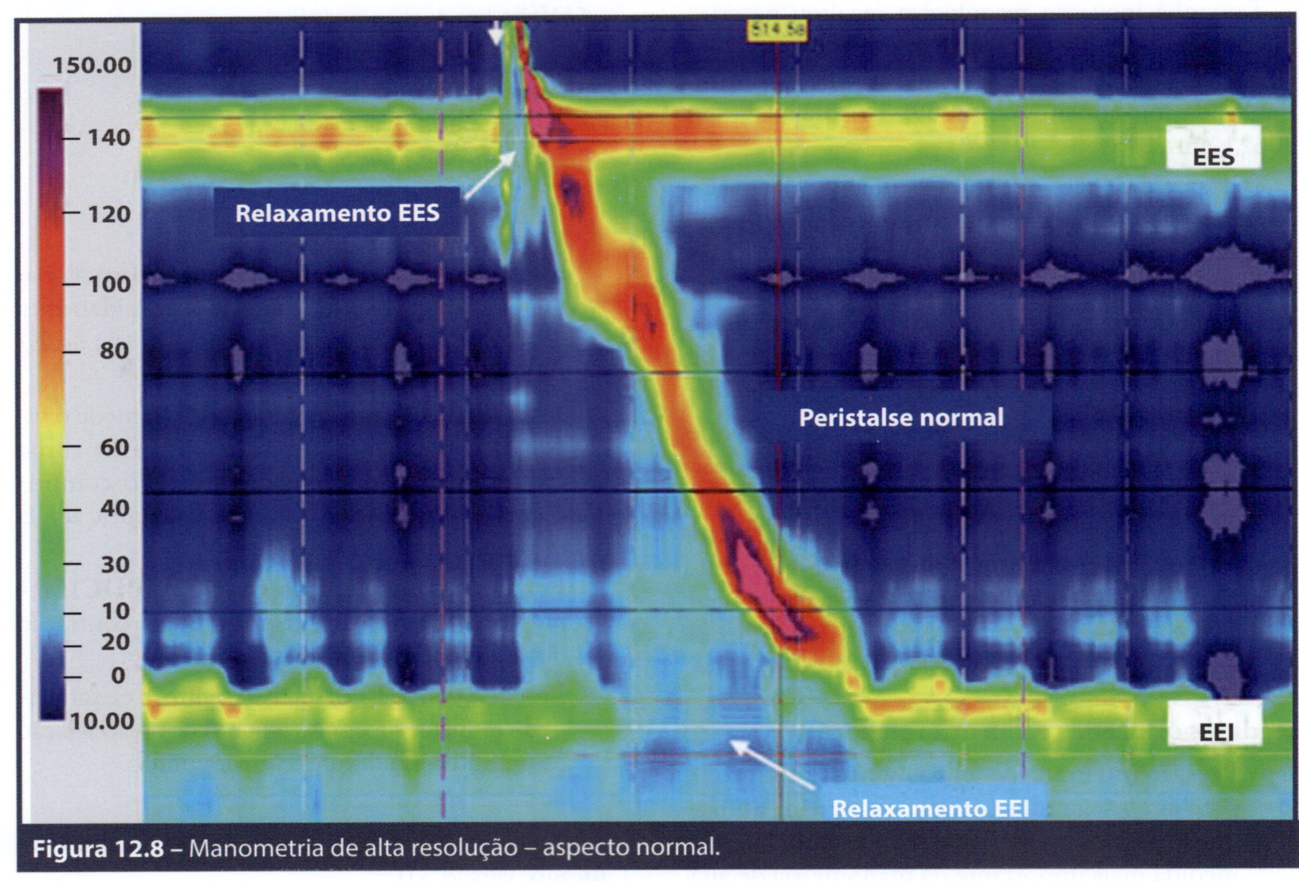

Figura 12.8 – Manometria de alta resolução – aspecto normal.

REFERÊNCIAS

1. Long JD, Orlando RC. Anatomy, histology, embryology, and developmental anomalies of the esophagus. In: Feldman M, Friedman LS, Brandt LJ (eds.). Sleisenger and Fordtran's Gastrointestinal and liver disease. 7.ed. Philadelphia: WB Saunders, 2002. p.551-60.
2. Clouse RE, Diamant NE. Esophageal motor and sensory function and motor disorders of the esophagus. In: Feldman M, Friedman LS, Brandt LJ (eds). Sleisenger and Fordtran's Gastrointestinal and liver disease. 7.ed. Philadelphia: WB Saunders, 2002. p.561-98.
3. Pandolfino JE, Kahrilas PJ. American Gastroenterological Association medical position statement: clinical use of esophageal manometry. Gastroenterology. 2005; 128(1):207-8.
4. Kronecker H, Meltzer S. Der schluckmechanismus, seine erregnung und seine hemmung arch. Anat Physiol Abt. 1883; 328-60.
5. Meneghelli UG, Dantas RO. História e futuro da manometria do esôfago. In: Nasi A, Michelsohn NH (eds.). Avaliação funcional do esôfago. São Paulo: Roca, 2001. p.3-20.
6. Arndorfer RC, Stef JJ, Dodds WJ, Linehan JH, Hogan WJ. Improved infusion system for intraluminal esophageal manometry. Gastroenterology. 1977; 73:23-7.
7. Lemme EM, Vaz OP. Esofagomanometria computadorizada. Comunicação Pessoal. 1990.
8. Fox MR, Bredenoord AJ. Oesophageal high-resolution manometry: moving from research into clinical practice. Gut. 2008; 57(3):405-23.
9. Nagler R, Spiro HM. Serial esophageal motility studies in asymptomatic young subjects. Gastroenterology. 1961; 41:371-9.
10. De Lemme EM, de Andrade SR. Esophageal manometry standards in normal Brazilian adults. Rev Hosp Clin Fac Med Sao Paulo. 1974; 29(5):243-51.
11. Richter JE, Wu WC, Johns DN, Blackwell JN, Nelson JL 3rd, Castell JA et al. Esophageal manometry in 95 healthy adult volunteers. Variability of pressures with age and frequency of "abnormal" contractions. Dig Dis Sci. 1987; 32(6):583-92.
12. Lemme EMO, Domingues GR, Silva LFD, Firman CG, Pantoja JAS. Esofagomanometria computadorizada: resultados preliminares em voluntários adultos saudáveis. Gastroenterol Endosc Dig. 2001; 20(2):29-35.
13. Costa MMB. Uso do bolo contrastado sólido, líquido e pastoso no estudo videofluoroscópico da dinâmica da deglutição. Radiol Bras. 1996; 29:35-9.
14. Kahrilas PJ, Clouse RE, Hogan WJ. American Gastroenterological Association technical review on the clinical use of esophageal manometry. Gastroenterology. 1994; 107(6):1865-84.
15. Nasi A, Michelsohn NH, Salum RAA et al. Aplicabilidade da manometria esofágica. In: Domingues G (ed.). Esôfago. Rio de Janeiro: Rúbio, 2005. p.93-107.
16. Vantrappen G, Janssens J, Hellemans J Coremans J. Achalasia, diffuse esophageal spasm, and related motility disorders. Gastroenterology. 1979; 76(3):450-7.
17. Benjamin SB, Gerhardt DC, Castell DO. High amplitude, peristaltic esophageal contractions associated with chest pain and/or dysphagia. Gastroenterology. 1979; 77(3):478-83.
18. Katz PO, Dalton CB, Richter JE, Wu WC, Castell DO. Esophageal testing of patients with noncardiac chest pain or dysphagia. Results of three years' experience with 1161 patients. Ann Intern Med. 1987; 106(4):593-7.
19. Leite LP, Johnston BT, Barrett J, Castell JA, Castell DO. Ineffective esophageal motility (IEM): the primary finding in patients with nonspecific esophageal motility disorder. Dig Dis Sci. 1997; 42(9):1859-65.
20. Richter JE. Oesophageal motility disorders. Lancet. 2001; 358(9284):823-8.
21. Spechler SJ, Castell DO. Classification of oesophageal motility abnormalities. Gut. 2001; 49(1):145-51.
22. Kahrilas PJ, Bredenoord AJ, Fox M, Gyawali CP, Roman S, Smout AJ et al. The Chicago classification of esophageal motility disorders. v.3.0. Neurogastroenterol Motil. 2015; 27:160-74.
23. Gyawali CP, Patel A. Esophageal motor function: technical aspects of manometry. Gastrointest Endosc Clin N Am. 2014; 24(4):527-43.

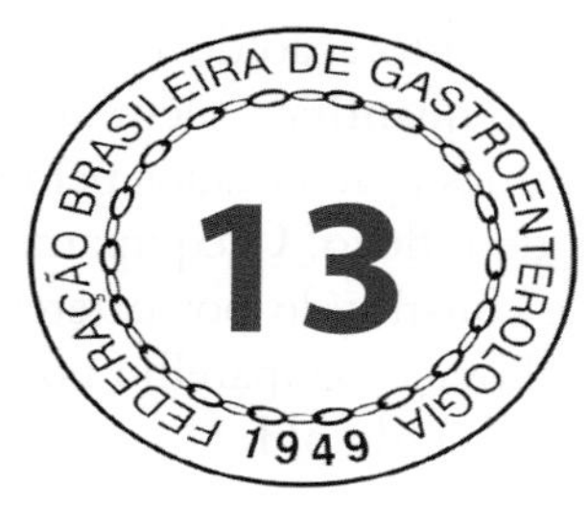

pHMETRIA ESOFÁGICA PROLONGADA

Nelson H. M. Michelsohn
Angela C. M. Falcão
Ary Nasi

INTRODUÇÃO

O grau de acidez de uma solução líquida é dado pela quantidade de hidrogênio livre nela existente. O método para expressar essa quantidade de hidrogênio livre foi desenvolvido em 1909 por Sorensen, que, ao utilizar uma escala logarítmica, criou o conceito de pH.

A constatação de refluxo gastroesofágico (RGE) ácido, mediante o registro de pH por cateter intraesofágico, foi realizada pela primeira vez em 1964, por Miller.[1] Esse autor observou que pacientes com doença do refluxo gastroesofágico (DRGE) tinham episódios prolongados de RGE, enquanto controles assintomáticos raramente tinham refluxo com duração superior a cinco minutos.

Esse conceito foi ampliado por Johnson e DeMeester em 1974, os quais, mediante monitoração prolongada por 24 horas, desenvolveram parâmetros para quantificar o RGE.[2,3] São três parâmetros de frequência (número de episódios de refluxo, número de episódios de refluxo prolongado e tempo do refluxo mais longo) e três parâmetros de tempo (porcentagens de tempo com pH < 4 na posição ortostática, na posição supina e no tempo total de monitoração). Para avaliar conjuntamente todos os parâmetros, criaram um sistema de pontuação, que passou a ser conhecido pelo nome dos seus autores: Johnson e DeMeester, que representa modo simplificado de quantificação de refluxo.

A monitoração por 24 horas permitiu caracterizar RGE em controles assintomáticos, definindo o que se chama de RGE fisiológico. Permitiu também constatar que os pacientes com RGE patológico tinham padrões distintos de refluxo. Notou-se que alguns pacientes tinham refluxo patológico preferencialmente na posição ortostática, outros, na posição supina, e outros, ainda, em ambas posições.

Os avanços tecnológicos e a redução do tamanho dos equipamentos, aliados ao desenvolvimento da informática na década de 1980, permitiram que a monitoração, até então realizada em pacientes internados, pudesse ser ambulatorial. Além da quantificação do refluxo, o exame permite analisar a relação entre os episódios de sintomas e de refluxo.

A ocorrência de RGE passou a ser caracterizada pela chegada ao esôfago de material com pH < 4. Esse valor foi escolhido por dois motivos: é nesse meio que a pepsina permanece ativa e é nessa faixa que pacientes com refluxo sintomático se queixam de pirose. A monitoração prolongada do pH intraesofágico é muito útil na avaliação de pacientes com DRGE e permanece o padrão de referência no diagnóstico do RGE ácido.

A Figura 13.1 demonstra a monitoração do pH em três canais de registro: região supraesofágica, esôfago proximal e esôfago distal. Cerca de 20% do refluxo no esôfago distal alcança o sensor localizado no esôfago proximal. Nenhum deles atinge o sensor supraesofágico. Temos, portanto, diferentes limites de normalidade para cada nível de registro[4] (Tabela 13.1).

Considera-se qualquer refluxo supraesofágico como patológico, pois a laringe não tem mecanismo de defesa eficiente contra o refluxo de material intragástrico. Enquanto a mucosa do esôfago é lavada pela deglutição, a saliva não passa pela laringe. Dessa forma, especialmente em pacientes com sintomas supraesofágicos, a presença de um único contato de ácido na laringe pode ser patogênica.

EQUIPAMENTOS

O desenvolvimento de equipamentos pequenos e portáteis para uso ambulatorial prolongado proporcionou método útil para monitoração do RGE, que demonstra sua presença e o quantifica, além de avaliar a associação dos sintomas apresentados pelo paciente com os episódios de refluxo. O equipamento de pHmetria esofágica é constituído por cateter de pHmetria, soluções de calibração e aparelho portátil para o registro da monitoração do pH.

ELETRODOS

O cateter de pHmetria esofágica contém dois tipos de eletrodos: um para registro do pH e outro de referência. Atualmente, os eletrodos de pH mais comumente empregados são os de antimônio. Os eletrodos de vidro têm vida útil maior que os de antimônio, apesar de serem mais frágeis. Por outro lado, os eletrodos de antimônio podem conter vários canais de registro, ao passo que os de vidro só podem conter um eletrodo. Os eletrodos de ISFET (*ion sensitive field effect transistor*) estão retornando ao

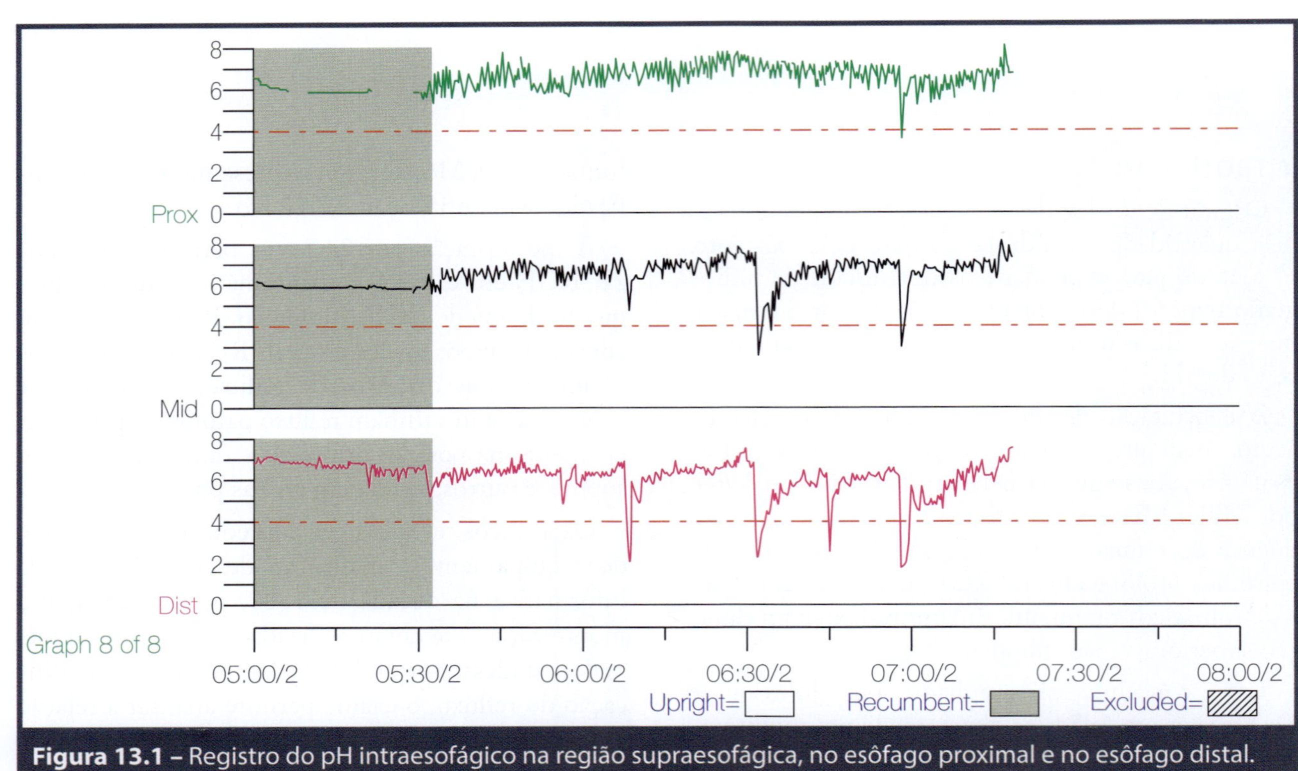

Figura 13.1 – Registro do pH intraesofágico na região supraesofágica, no esôfago proximal e no esôfago distal.

Tabela 13.1 – Valores de normalidade para pHmetria esofágica

% tempo pH < 4	Esôfago distal	Esôfago proximal	ESE/faringe
Ortostático	< 8,4	< 1,7	0
Supino	< 3,5	< 0,6	0
Total	< 4,5	< 1,1	0

mercado, pois apresentam excelente resposta às variações de pH e têm maior durabilidade.[5]

Os eletrodos de referência podem ser de dois tipos: referência interna – localizada no próprio cateter, 5 cm acima do eletrodo de pH – e referência externa, que deve ser recoberto com gel específico e fixado na pele do paciente. Escolhe-se, preferencialmente, a parede anterior do tórax, por ser um local de pouca mobilidade. Isso é importante para não haver deslocamento e eventual desprendimento do eletrodo.

CALIBRAÇÃO

Todo cateter deve ser calibrado imediatamente antes do início da monitoração. Os métodos de calibração, que variam de acordo com os equipamentos usados, consistem em estabilização do valor de pH quando os eletrodos de pH e de referência são mergulhados em soluções-padrão com pH determinados. Quando um cateter for reutilizado, é importante que produtos de oxidação e corrosão do antimônio sejam removidos antes da calibração. Tal procedimento é realizado esfregando levemente o eletrodo com uma borracha ou uma lixa muito fina.

POSICIONAMENTO DO ELETRODO

Na avaliação de RGE no esôfago distal, o eletrodo de pH deve ser posicionado 5 cm acima da borda proximal do esfíncter inferior do esôfago, previamente identificado por manometria esofágica. É importante ressaltar que a borda proximal do esfíncter deve ser identificada por manometria. Métodos alternativos de posicionamento proporcionam erros expressivos, tendendo a posicionar o sensor em local mais distal que o padronizado.[6]

A marcação em centímetros ao longo do cateter, muitas vezes é incorreta; erros de 1 a 1,5 cm são frequentes. A distância entre o eletrodo distal e a posição determinada por manometria esofágica deve ser verificada com uma régua. Além disso, alguns cateteres ficam encurvados quando reutilizados, o que ocasiona seu encurtamento. Este é mais um motivo para que a marcação seja aferida antes do início do exame.

Durante a deglutição ocorre encurtamento esofágico por contração da musculatura longitudinal. Nesse instante, o eletrodo se aproxima da transição esofagogástrica. O local padronizado de monitoração (5 cm acima do esfíncter inferior) foi escolhido para evitar a migração do sensor para câmara gástrica, durante o encurtamento esofágico.

Deve-se ressaltar que existem episódios de refluxo que não ascendem até o local adequado onde está o eletrodo e, assim, passam despercebidos. Sabe-se que erosões esofágicas e epitélio de Barrett são mais frequentes nos 2 a 3 cm distais. Portanto, a posição de 5 cm perde em sensibilidade ao deixar de registrar tais refluxos muito distais; porém, ganha em especificidade ao deixar de registrar acidificações por deslocamento intragástrico.

Após a fase de calibração, o cateter de pH deve ser passado por uma das narinas e introduzido na câmara gástrica. A leitura de um valor baixo de pH atesta a presença de ácido, confirmando sua chegada ao estômago, e mostra que o cateter não ficou dobrado dentro do esôfago. Este deve, então, ser tracionado até a distância previamente estabelecida por manometria esofágica, fixado no rosto do paciente e conectado ao gravador externo portátil, para registro do pH.

As instruções sobre as anotações a serem feitas pelo paciente são entregues por escrito e verbalmente repetidas até serem compreendidas por ele. É especialmente importante que o paciente acione o botão de sintomas tão logo eles sejam percebidos. Em seguida, devem ser anotados no diário fornecido para esse fim. A anotação correta é condição necessária para que o exame alcance seus objetivos. Não é incomum que pacientes utilizem outros relógios para assinalar horários de ingestão alimentar e horários na posição supina. Algumas vezes, o paciente deixa de anotar períodos de ingestão alimentar ácida, que podem ser erroneamente interpretados como refluxo.

PERÍODO DE MONITORAÇÃO

O período de monitoração deve ser de 18 a 24 horas, que assegura avaliação circadiana. Na maioria dos casos, o exame é realizado sem a influência de medicamentos que atuem no RGE. Dessa forma, o paciente deve suspender medicação antissecretora por sete dias, no caso de inibidores da bomba de prótons, e por três dias, no caso de bloqueadores H_2. Procinéticos devem ser suspensos 48 horas antes do exame; antiácidos podem ser ingeridos até a véspera.

O aparelho registra o valor de pH a cada quatro segundos, ou seja, 15 leituras de pH por minuto. Dessa forma, assegura que episódios de curta duração sejam detectados. É importante que o paciente tenha um dia o mais normal possível durante a monitoração. Entretanto, muitos evitam trabalhar nesse dia, e não é incomum que pacientes muito sintomáticos tenham um dia oligossintomático ou até mesmo assintomático, impedindo, desse modo, observar a relação entre sintomas e refluxo.[7-9]

A exposição radial ao ácido no esôfago distal tende a ser assimétrica nos pacientes com DRGE e mais homogênea em indivíduos sadios. Tal fato explica a assimetria da distribuição de erosões mucosas, que predominam na parede posterior.[10] Essa assimetria pode explicar, em alguns casos, o achado de pHmetria normal em pacientes com doença erosiva.

Observou-se também que a composição das refeições, a ingestão de bebidas alcoólicas e o ato de fumar podem alterar a incidência de episódios de refluxo. Questiona-se, entretanto, se tais fatores devem ou não ser controlados durante a monitoração. De Caestecker et al.[11] referem que as alterações decorrentes da composição das refeições seriam muito rápidas e que a pHmetria deve ser realizada sem impor restrições alimentares aos pacientes estudados, objetivando analisá-los mais naturalmente, simulando melhor sua situação usual de vida. Não é raro que, durante a monitoração, os pacientes deitem e adormeçam após o almoço. Nesse período, episódios de refluxos prolongados são mais frequentes que no sono noturno.[12]

Com a introdução de tal metodologia de estudo, pôde-se compreender melhor a fisiopatologia da DRGE, ao analisar o RGE qualitativa e quantitativamente, tanto em indivíduos normais quanto em portadores de esofagite de refluxo (ER). Comprovou-se que ocorre RGE em pessoas normais em certa porcentagem de tempo e que também pode surgir refluxo sintomático na ausência de esofagite endoscópica.

APLICAÇÕES NA PRÁTICA CLÍNICA

As indicações mais importantes da pHmetria esofágica são:

- Pacientes com sintomas sugestivos de RGE que não apresentem esofagite ao estudo endoscópico, para caracterização da forma da DRGE sem esofagite. Essa indicação é especialmente importante nos pacientes que não respondem ao tratamento medicamentoso.
- Caracterização da posição preferencial de refluxo, para auxiliar na orientação terapêutica a ser empregada. Os portadores de refluxo patológico do tipo ortostático são, em geral, mais facilmente controlados com medidas clínicas usuais que os portadores de refluxo dos tipos supino ou combinado.
- Esclarecimento da relação existente entre os sintomas apresentados pelo paciente e a ocorrência de refluxo ácido. Essa avaliação é fundamental, sobretudo em pacientes que apresentam muitos sintomas e poucas alterações endoscópicas, ou manifestações atípicas ou extraesofágicas da DRGE. É especialmente importante realizar pHmetria pré-operatória quando não é observada esofagite erosiva no exame endoscópico, mesmo que haja resposta ao tratamento clínico. Sabe-se que muitos medicamentos podem ter efeito placebo; os inibidores de secreção ácida não são exceção.[9,13] É importante documentar a presença de refluxo patológico e a relação entre refluxo e sintomas nesses pacientes.
- Avaliação da eficiência de tratamento clínico ou cirúrgico do refluxo (principalmente no estudo de recidiva dos sintomas após tratamento cirúrgico). A pHmetria propicia que seja avaliada, de modo mais objetivo, a real eficiência do procedimento terapêutico. Pode haver recidiva dos sintomas em decorrência de eventual distúrbio de percepção visceral a refluxos fisiológicos. Alguns pacientes queixam-se de sensação de refluxo e efetivamente apresentam refluxo gastroesofágico associado com os sintomas; contudo, têm refluxo em níveis fisiológicos. Pacientes em tal situação são caracterizados como portadores de refluxo fisiológico sintomático e requerem abordagem terapêutica diferenciada.

Há uma questão importante a ser mais bem discutida: deve-se realizar pHmetria esofágica rotineiramente em pacientes a serem operados por DRGE?

Nos casos com sintomatologia típica e esofagite erosiva no exame endoscópico, pode-se considerar desnecessária a realização de pHmetria esofágica. Por outro lado, se ainda não houver segurança na indicação do tratamento cirúrgico, por dúvidas quanto ao diagnóstico da DRGE, por questões quanto à relação dos sintomas com o refluxo ou por características pessoais do paciente, é muito conveniente realizar estudo mais detalhado por meio de pHmetria esofágica.

Pacientes muito sintomáticos, mesmo sem esofagite endoscópica, podem ser operados, obtendo grande benefício com a contenção do refluxo. Contudo, é evidente que, em tais situações, é fundamental a realização de pHmetria para documentação do refluxo e sua relação com os sintomas apresentados pelo paciente.

Evidentemente, não se está questionando a utilidade da pHmetria, pois é óbvio que fornece dados que auxiliam na decisão do tratamento. O que se pondera é o uso rotineiro do exame em todos os casos a serem operados.

Um consenso do American College of Surgeons, publicado em 2013[14], assinala que na investigação pré-operatória de cirurgia anti-refluxo, a pHmetria esofágica deve ser feita sempre em pacientes com esofagite erosiva graus A e B, assim como em todos os pacientes com esôfago de Barrett curto. Isso quer dizer que nesses casos a presença de DRGE (refluxo patológico) deve ser confirmada pela pHmetria. Apenas em pacientes com esofagite erosiva graus C e D e em pacientes com Barrett longo, a pHmetria esofágica é desnecessária.

Pacientes com sintomas respiratórios decorrentes de RGE frequentemente não apresentam sintomatologia típica, nem mesmo esofagite endoscópica. É evidente que a decisão de operar um paciente com tal quadro clínico depende da avaliação cuidadosa do refluxo gastroesofágico e de sua relação com as queixas clínicas. Na investigação de pacientes com sintomas respiratórios ou otorrinolaringológicos, é conveniente realizar pHmetria com dois sensores de registro de pH, para monitorar, simultaneamente, o esôfago distal e proximal; ou seja, para caracterização de refluxo gastroesofágico e supraesofágico, respectivamente.

Deve-se ter cuidado na análise da correlação entre refluxo e a presença de sintomas. Isso é especialmente importante na presença de anotações incompletas ou equivocadas. É essencial que o paciente acione o botão para assinalar sintomas, anote em seguida o horário e descreva o sintoma. Aceita-se como sintoma relacionado quando este se manifesta em até dois minutos após o início do episódio de refluxo. Alguns autores têm aceitado até cinco minutos como aceitável para a associação. Esse critério aumenta a sensibilidade; porém, reduz muito a especificidade. Portanto, não é rotineiramente utilizado. Considera-se sintoma relacionado quando 50% ou mais dos episódios de sintoma ocorrem na vigência de refluxo ácido, analisados por meio do índice de sintomas.

Outro método é o cálculo da probabilidade de associação de sintomas. O tempo de monitoração é dividido em intervalos de dois minutos. Em cada intervalo há quatro possibilidades: refluxo, sintoma, refluxo e sintoma, assim como não ocorrer nem refluxo nem sintoma. Aplica-se, então, o teste exato de Fisher, e um valor > 95% indica que a coincidência de sintoma e refluxo tem menos de 5% de probabilidade de ter ocorrido ao acaso.

Descrevem-se, a seguir, alguns detalhes técnicos importantes em relação à análise dos dados fornecidos pela pHmetria.

O profissional que realiza exame de pHmetria tem de estar sempre muito atento ao momento da interpretação dos dados obtidos durante a monitoração para evitar erros de análise. Lembre-se de que o computador é programado para considerar refluxo toda vez que o pH registrado pelo eletrodo cair a níveis inferiores a 4, sem ter capacidade de discriminar refluxo verdadeiro de outros interferentes.

As causas mais comuns de erros de interpretação são:

- Eletrodo posicionado inadequadamente na transição esofagogástrica ou até na câmara gástrica, gerando tempo de pH ácido muito longo (erroneamente interpretado como refluxo).
- Eletrodo posicionado adequadamente em pacientes com grandes hérnias hiatais. Pode haver migração da câmara gástrica para o tórax, levando à monitoração intragástrica temporária (erroneamente interpretada como refluxo).
- pHmetria realizada em pacientes com obstruções orgânicas (estenose) ou funcionais (acalasia, megaesôfago). Tais obstruções esofágicas podem propiciar permanência prolongada de substâncias ácidas ingeridas e/ou fermentação bacteriana da estase alimentar com consequente acidificação do conteúdo intraesofágico, que não deve ser confundida com refluxo gastroesofágico.
- Ressecamento do eletrodo posicionado na faringe pela perda de seu contato com a parede do órgão, durante pHmetria com dois canais. Tal fato pode ser erroneamente interpretado como refluxo. Para eliminar tal fator de erro, tem-se preferido posicionar o eletrodo proximal no esfíncter superior do esôfago, e não na faringe.

O examinador deve avaliar, de modo crítico, o traçado pHmétrico obtido, para eliminar os fatores de erros apontados. A pHmetria com dois canais é mais passível de erros de análise que a de um canal, devendo-se, portanto, analisá-la com cuidado redobrado.

O paciente pode ingerir algo ácido durante a análise, não anotar no diário e levar a registro de pH ácido proximal e distal, erroneamente interpretados como refluxo. Tal fator de erro é minimizado na pHmetria distal (em que normalmente pode haver número considerável de períodos de pH < 4); contudo, na pHmetria proximal, em que a presença de um episódio de pH < 4 pode ser considerada anormal, a análise deve ser extremamente cuidadosa. Deve-se avaliar cada episódio de refluxo distal e proximal individualmente para valorizar ou não os dados obtidos. Pode-se, dessa forma, observar se a queda de pH iniciou-se na parte proximal (sugerindo suspeita de ingestão de substância ácida) ou na distal (sugerindo refluxo). Observar se houve longo período de acidificação proximal (sugerindo ressecamento do eletrodo).

Por outro lado, fazendo-se análise racional e individual de cada período de acidificação, pode-se considerar que houve refluxo mesmo com registros de pH superior a 4. Pôde-se constatar que, após refluxo distal bem identificado, houve queda substancial do pH proximal, que pode ser considerada como refluxo proximal patológico, mesmo que não atinja níveis inferiores a 4. Há tendência atual em considerar como valor de corte discriminatório para refluxo proximal pH 5 e não 4. Entretanto, sempre se deve levar em consideração que quedas de pH com valores acima de 4,5 ou 5 podem significar deglutição de saliva levemente ácida.

Em relação a alguns aspectos da pHmetria esofágica na investigação das manifestações respiratórias da DRGE, vale salientar que:

- Sabe-se que o RGE pode desencadear ou agravar alguns sintomas respiratórios, como tosse e espasmos brônquicos, e que pode determinar afecções pulmonares como pneumonias, asma brônquica e fibrose intersticial.
- É comum que pacientes com sintomas respiratórios decorrentes de RGE não apresentem sintomatologia clássica de refluxo (pirose e/ou regurgitação).
- É comum não haver esofagite endoscópica em pacientes com sintomas respiratórios relacionados com refluxo gastroesofágico.
- Apesar de a pHmetria esofágica prolongada representar o método diagnóstico do RGE mais adequado na investigação de sintomas respiratórios associados com o refluxo, a interpretação de seus dados deve ser feita de maneira muito cuidadosa, pois:
  - O fato de diagnosticar RGE patológico em pacientes com sintomas respiratórios não significa que o refluxo seja a causa dos sintomas. Pacientes com sintomas respiratórios podem apresentar deformidades torácicas e/ou utilizar alguns fármacos que podem favorecer a existência de RGE.
  - A DRGE tem alta prevalência na população geral, podendo ocorrer em pacientes com sintomas respiratórios ou mesmo com doenças pulmonares. Pode, portanto, ser afecção associada, e não causadora dos problemas respiratórios.
- Apesar de reconhecermos que o RGE distal pode, por via reflexa, desencadear sintomas respiratórios, mesmo sem ascender para a parte proximal do esôfago e para a laringe, tem-se preferido realizar pHmetria com dois ou três canais de monitoração de pH em pacientes nos quais se pretende estudar a relação do RGE com os sintomas respiratórios.
- Tem-se encontrado, em algumas situações, RGE distal em níveis fisiológicos – entretanto, com refluxo faringolaríngeo patológico. Tal fato, a nosso ver, justifica a utilização de mais canais de monitoração de pH.
- Tem-se preferido posicionar o eletrodo proximal na borda superior do esfíncter superior do esôfago, no qual, em indivíduos normais, não deve haver refluxo ácido. Tem-se evitado o posicionamento do eletrodo proximal na faringe, pois pode haver perda de contato do eletrodo com a parede do órgão (especialmente nos períodos de sono), com consequente ressecamento do eletrodo e registro de pseudorrefluxo.

OUTROS MÉTODOS DE MONITORAÇÃO

A pHmetria esofágica foi considerada o maior avanço no diagnóstico do refluxo gastroesofágico dos últimos anos, tendo em vista a objetividade em determinar sua presença e intensidade. Entretanto, apesar de apresentar sensibilidade elevada, tem algumas limitações e, dentre elas, destacam-se: incômodo considerável, que pode restringir a alimentação e as atividades cotidianas do paciente (que podem diminuir a ocorrência de refluxo) e incapacidade de detectar refluxo patológico em percentual expressivo (10 a 20%) de pacientes com evidências clínicas e endoscópicas sugestivas de refluxo.

Na tentativa de melhorar a sensibilidade diagnóstica da pHmetria, foram desenvolvidas novas modalidades de mensuração do refluxo: a bilimetria, a impedâncio-pHmetria e a pHmetria faríngea – que avaliam outras formas de agressão do RGE (respectivamente, refluxo biliopancreático, refluxo não ácido e refluxo supraesofágico) não detectadas apropriadamente pela pHmetria convencional – e a pHmetria esofágica sem cateter, que permite monitoração menos incômoda e por tempo mais prolongado.

Impedâncio-pHmetria esofágica

Associando-se a impedanciometria com a pH-metria (impedâncio-pHmetria esofágica), pode-se avaliar se ocorre refluxo (movimento retrógrado do material refluído), caracterizar sua natureza física (líquido, gasoso ou misto) e química (ácido ou não ácido). A impedâncio-pHmetria esofágica tem sido apontada como a grande evolução na monitoração do refluxo gastroesofágico. Contudo, ainda é pouco disponível na prática clínica assistencial.

O termo "refluxo não ácido" não é muito adequado, pois a maior parte desses refluxos tem pH entre 4 e 7. Esse aspecto foi abordado em consenso internacional sobre refluxo (Porto, Portugal, 2004), no qual foi sugerido que o termo refluxo não ácido fosse reservado para aqueles com pH > 7 e que refluxos com pH entre 4 e 7 fossem denominados refluxos levemente ácidos. Entretanto, como o refluxo ácido é tradicionalmente definido como aquele de pH < 4, considera-se aceitável denominar, genericamente, os demais como não ácidos.[15]

Se, por um lado, a impedâncio-pHmetria identifica refluxos não detectados pela pHmetria convencional, ela é capaz de registrar refluxos de pequeno volume, que não são detectados por impedância. O volume de RGE decresce progressivamente com sua extensão proximal, dificultando a identificação de refluxos proximais por impedância.

A pHmetria convencional, apesar de suas limitações, continua a ser muito utilizada e é bastante adequada para o estudo do refluxo ácido, que representa a modalidade mais frequente de refluxo e de maior potencial agressivo à mucosa esofágica. Convém salientar, entretanto, que existem sintomas da DRGE decorrentes de refluxo ácido (que é bem identificado pela pHmetria convencional); porém, há sintomas que são mais dependentes da presença física do refluxo que de sua acidez. Em função disso, entende-se o sucesso variável do tratamento clínico do refluxo, com antissecretores. Os sintomas decorrentes de refluxo ácido costumam melhorar com os antissecretores; contudo, os sintomas dependentes de refluxo não ácido (identificáveis por impedâncio-pHmetria) costumam persistir com o tratamento clínico. A impedâncio-pHmetria será abordada com mais detalhes no capítulo seguinte.

Bilimetria

A bilimetria, método que avalia, por espectrofotometria, a ocorrência de refluxo biliar para o esôfago, contribuiu para o melhor entendimento de algumas questões relacionadas ao refluxo; porém, por apresentar limitações técnicas expressivas, é muito pouco utilizada na prática clínica assistencial.[16]

Kauer et al.[17] analisaram 53 pacientes com RGE patológico à pHmetria, realizando, associadamente, espectrometria para a detecção da presença de bilirrubina no material refluído para o esôfago (bilimetria), para caracterizar a presença de refluxo duodenogástrico. Constataram que em 58% dos pacientes havia exposição esofágica aumentada a suco gástrico e duodenal concomitantemente. Notaram, ainda, relação direta entre o grau de lesão da mucosa esofágica e o tempo de exposição à bilirrubina, diferenciando, em relação à intensidade de exposição à bilirrubina, três grupos de pacientes: com esôfago de Barrett, portadores de esofagite de refluxo (ER) e portadores de DRGE sem ER. Observaram que 87% das exposições esofágicas à bilirrubina ocorriam com pH registrado no local entre 4 e 7, explicando a falha da pHmetria convencional na detecção desse fenômeno. Concluem que o refluxo duodenogástrico é mais comum e importante na gênese da DRGE do que se supunha, baseando-se na pHmetria convencional.

Deve-se ressaltar, entretanto, que cerca de 90% dos refluxos não ácidos não contêm bile; portanto, refluxo não ácido e refluxo biliar são independentes.

Refluxo supraesofágico

A detecção de refluxo supraesofágico pela pHmetria convencional é feita com um segundo eletrodo posicionado no esfíncter superior ou acima dele. O problema é que a localização faríngea é muito sujeita a artefatos pois, para a detecção de pH, é necessário um meio líquido. O ressecamento frequente do eletrodo supraesofágico impede a passagem de corrente elétrica, interrompendo o circuito elétrico. Portanto, no meio gasoso, o pH não pode ser medido.[18]

Uma nova técnica para medir pH nesse ambiente foi recentemente desenvolvida. Baseia-se em um sensor faríngeo, no qual o eletrodo de pH está em contato com quatro eletrodos de referência adjacentes. Essa proximidade permite que a condensação do ar exalado, continuamente, sature o sensor com umidade. Isso permite que refluxo ácido aerossolizado tenha sua concentração de íons de hidrogênio detectada. O método é muito promissor para a investigação das manifestações extraesofágicas da DRGE.[19]

pHmetria sem cateter

A pHmetria esofágica sem cateter (PHSC), disponibilizada para uso clínico no ano 2000, utiliza sensor de pH (cápsula) fixado à mucosa esofágica, que transmite os dados obtidos por sinal de rádio ao aparelho externo de registro de pH, prescindindo, portanto, do cateter nasal. As vantagens de tal técnica consistem na ausência do desconforto do cateter nasal, permitindo monitorar o refluxo por tempo mais prolongado (48 horas). Os pacientes mantêm a alimentação habitual e suas atividades cotidianas com mais facilidade. Porém, também apresenta algumas desvantagens: assim como a pHmetria convencional só permite a análise do refluxo ácido, não permite o estudo do refluxo supraesofágico (faringolaríngeo) e tem custo operacional elevado.[20,21]

O equipamento de PHSC é constituído por: cápsula de pHmetria, aplicador da cápsula, soluções de calibração, bomba a vácuo e registrador portátil de monitoração de pH. A cápsula de pHmetria tem dimensões de 2,6 × 0,6 × 0,6 cm e contém dois eletrodos: um de antimônio, e outro, de referência interna. O sensor de antimônio da cápsula registra amostras de pH a cada seis segundos, ou seja, dez registros de pH por minuto.

Lacy et al. demonstraram que a introdução transoral da cápsula, sem auxílio de endoscopia e sem sedação, é segura e tolerável.[22] A cápsula de pHmetria é utilizada para a realização de apenas um exame e desprende-se espontaneamente da parede esofágica em alguns dias, o que deve ser confirmado por estudo radiológico do tórax.

Quando comparam o incômodo e a interferência nas atividades rotineiras da pHmetria sem cateter com a pHmetria convencional (com cateter), durante a monitoração, Wong et al., Gillies et al. e Azzam observaram melhor tolerabilidade da cápsula.[23-25] Ocorreu significativamente menor incômodo (dor nasal, coriza nasal, dor cervical, desconforto cervical e cefaleia), bem como menor interferência nas atividades diárias (atividades gerais, alimentação, trabalho e sono).[20-22] Entretanto, em revisão de literatura, Maerten et al. enfatizam que ainda não foi comprovado aumento da sensibilidade diagnóstica na DRGE em razão de melhor tolerabilidade ou maior período de monitoração proporcionado pela PHSC; descrevem que seu principal inconveniente é a indução de desconforto torácico, que pode variar desde leve sensação de corpo estranho até dor torácica intensa, decorrente da fixação da cápsula na parede esofágica.[26]

A literatura evidencia dor torácica em 10,5 a 65% dos pacientes submetidos à pHmetria sem cateter.[20,22,24-28] Esse fato inviabiliza a utilização da pHmetria sem cateter para a avaliação de pacientes com dor torácica não cardíaca. Estudando a presença de sintomas relacionados à cápsula, Remes-Troche et al. observaram dor torácica (33%), sensação de corpo estranho (14%), náusea (6%) e mais de um sintoma em 11% dos casos.[28]

Nesse método podem ocorrer falhas técnicas que prejudicam ou inviabilizam a monitoração adequada do refluxo, como queda precoce da cápsula, períodos de interferência prolongados e não captação dos sinais pelo gravador externo. Trabalhos mais recentes apontam falhas em 4 a 5% dos casos.[21,22,25,27] Nota-se melhora desse índice em relação às primeiras publicações, que evidenciaram falhas de 11 a 13,3%,[24,29,30] provavelmente em decorrência de melhorias na fabricação do equipamento.

A PHSC detecta menor número de episódios de refluxo, principalmente os de curta duração, em relação à pHmetria convencional.[31] Estudos que realizaram simultaneamente dois tipos de pHmetria, convencional e sem cateter, demonstraram detecção de menores porcentagens dos tempos de refluxo (total, ortostático e supino) na pHmetria sem cateter.[31-33] Os autores apontam que a pHmetria sem cateter apresenta menor sensibilidade diagnóstica que a pHmetria convencional (com cateter). As duas modalidades de pHmetria, sem e com cateter, têm positividades estatisticamente semelhantes de relacionar as queixas clínicas com o refluxo gastroesofágico.[22,31]

Quanto ao padrão do RGE avaliado pela pHmetria sem cateter, o incremento do diagnóstico de refluxo patológico variou de 8 a 18,2% do primeiro para o segundo dia de monitoração. O incremento de 15,1% não atingiu níveis de significância estatística no estudo de Des Varannes et al.[34]

Avaliando a positividade de associação entre queixa clínica e refluxo, em pacientes submetidos à pHmetria sem cateter, Des Varannes et al. e Azzam observaram que a monitoração do refluxo por tempo mais prolongado (48 horas) não proporciona incremento significativo na capacidade de relacionar as queixas clínicas com o refluxo, em relação à monitoração por tempo usual (24 horas).[25,34]

CONSIDERAÇÕES FINAIS

A pHmetria esofágica propiciou grande aprofundamento no conhecimento da DRGE, inclusive com mudanças conceituais e identificação de sintomas de refluxo que, até então, eram pouco reconhecidos.

Apesar das limitações do método, a pHmetria esofágica ainda representa o recurso diagnóstico mais disponível para a monitoração prolongada do refluxo. Tem-se visto que a associação do método com a impedanciometria esofágica – ou seja, a impedâncio-

-pHmetria esofágica – representa evolução importante que contorna uma das principais limitações da pHmetria convencional: a incapacidade de detecção dos refluxos não ácidos. Entretanto, a correlação entre os dois métodos é muito grande e a pHmetria é suficiente para a elucidação da maioria dos casos.[35]

Em passado recente, os equipamentos de pHmetria esofágica estavam disponíveis apenas em poucos centros de pesquisa. O interesse crescente pelo estudo do refluxo gastroesofágico e a incorporação da informática aos equipamentos de pHmetria propiciaram grande difusão do exame na prática clínica.

Se, por um lado, a informatização dos equipamentos tornou-os mais práticos e acessíveis, por outro, tem transmitido a falsa impressão de que os exames passaram a ser mais dependentes da máquina que do médico operador. É muito importante que se divulgue que a informática apenas auxilia na realização dos exames e cálculos, mas que a interpretação dos eventos só deve ser realizada por profissional preparado para tal função.

REFERÊNCIAS

1. Miller FA. Utilization of inlying pH probe for evaluation of acid peptic diathesis. Arch Surg. 1964; 89:199-203.
2. Johnson LF, DeMeester TR. Twenty-four-hour pH monitoring of the distal esophagus. Am J Gastroenterol. 1974; 62:325-32.
3. DeMeester TR, Wang CI, Wermly JA, Pellegrini CA, Little AG, Klementschitsch P et al. Technique, indications and clinical use of 24 hour esophageal pH monitoring. J Thorac Cardiovasc Surg. 1980; 79:656-70.
4. Jamieson JR, Stein HJ, DeMeester TR, Bonavina L, Schwizer W, Hinder RA et al. Ambulatory 24-h esophageal pH monitoring: normal values, optimal thresholds, specificity, sensibility and reproducibility. Am J Gastroenterol. 1992; 87:1102-11.
5. McLaughlan G, Rawlings JM, Lucas MT, McCloy RF, Crean GP, McColl KE et al. Electrodes for 24h pH monitoring: a comparative study. Gut. 1987; 28:935-8.
6. Nasi A, Frare RC, Brandão JF, Falcão AM, Michelsohn NH, Sifrim D. Estudo prospectivo comparativo de duas modalidades de posicionamento do sensor de pHmetria esofágica prolongada: por manometria esofágica e pela viragem do pH. Arq Gastroenterol. 2008; 45(4):261-67.
7. Mattox HE, Richter JE. Prolonged ambulatory esophageal pH monitoring in the evaluation of gastroesophageal reflux disease. Am J Med. 1990; 89:345-56.
8. Nasi A, Moraes Filho JPP, Zilberstein B, Cecconello I, Gama-Rodrigues JJ, Pinotti HW. Gastroesophageal reflux disease: clinical, endoscopic and intraluminal esophageal pH monitoring evaluation. Dis Esophagus. 2001; 14:41-9.
9. Schindlbeck NE, Heinrich C, Konig A, Dendorfer A, Pace F, Muller-Lissner SA. Optimal thresholds, sensitivity and specificity of long-term pH-metry for the detection of gastroesophageal reflux disease. Gastroenterology. 1987; 93:85-90.
10. Ohara S, Furuta K, Adachi K, Shimura S, Fukazawa K, Aimi M et al. Radially asymetric gastroesophageal acid reflux in the distal esophagus: examinations with novel pH sensor catheter equipped with 8 pH sensors. J Gastroenterol. 2012; 47:1221-7.
11. De Caestecker JS, Blackwell JN, Pryde A. Heading RC. Daytime gastroesophageal reflux is important in oesophagitis. Gut. 1987; 28:519-526.
12. Nasrollah L, Maradey-Romero C, Jha LK, Gadam R, Quan SF, Fass R. Naps are associated more commonly with gastroesophageal reflux, compared with nocturnal sleep. Clin Gastroenterol Heptol. 2015; 13:94-9.
13. Hirano I, Richter JE. ACG practice guidelines: esophageal reflux testing. Am J Gastroenterol. 2007; 102:668-85.
14. Jobe BA, Richter JE, Hoppo T, Peters JH, Bell R, Dengler WC et al. Preoperative diagnostic workup before antireflux surgery: an evidence and experience-based Consensus of the Esophageal Diagnostic Advisory Panel. J Am Coll Surg. 2013; 217:586-97.
15. Sifrim D, Castell DO, Dent J, Kahrilas PJ. Gastro-oesophageal reflux monitoring: review and consensus report on detection and definitions of acid, non-acid and gas reflux. Gut. 2004; 53(7):1024-31.
16. Lazarescu A, Sifrim D. Ambulatory monitoring of GERD: current technology. Gastroenterol Clin N Am. 2008; 37:793-805.
17. Kauer WK, Peters JH, De Meester TR, Ireland AP, Bremner CG, Hagen JA. Mixede reflux of gastric and duodenal juicesis more harmful to the esophagus than gastric juice alone. Ann Surg. 1995; 222:522-33.
18. McCollough M, Jabbar A, Cacchione R, Allen JW, Harrell S, Wo JM. Proximal sensor data from routine dual-sensor esophageal pH monitoring is often inaccurate. Dig Dis Sci. 2004; 49:1607-11.
19. Ayazi S, Lipham JC, Hagen JA, Tang AL, Zehetner J, Leers JM et al. A new technique for measurement of pharyngeal pH: normal values and discriminating pH threshold. J Gastrointest Surg. 2009; 13(8):1422-9.
20. Pandolfino JE. Bravo capsule pH monitoring. Am J Gastroenterol. 2005; 100:8-10.
21. Ayazi S, Lipham JC, Portale G, Peyre CG, Streets CG, Leers JM et al. Bravo catheter-free pH monitoring: normal values, concordance, optimal diagnostic thresholds and accuracy. Clin Gastroenterol Hepatol. 2009; 7:60-7.
22. Lacy BE, O'Shana T, Hynes M, Kelley Jr ML, Weiss JE, Paquette L et al. Safety and tolerability of transoral Bravo capsule placement after transnasal manometry using a validated conversion factor. Am J Gastroenterol. 2007; 102:24-32.
23. Wong WM, Bautista J, Dekel R, Malagon IB, Tuchinsky I, Green C et al. Feasibility and tolerability of transnasal/per oral placement of the wireless pH capsule vs. traditional 24-h oesophageal pH monitoring: a randomized trial. Aliment Pharmacol Ther. 2005; 21:155-63.
24. Gillies RS, Stratford JM, Booth MI, Dehn TCB. Oesophageal pH monitoring using the Bravo catheter-free radio capsule. Eur J Gastroenterol Hepatol. 2007; 19(1):57-63.
25. Azzam RS. Estudo comparativo de duas modalidades de mensuração do refluxo gastroesofágico: pHmetria esofágica convencional e pHmetria sem cateter [dissertação]. São Paulo: Faculdade de Medicina, Universidade de São Paulo, 2009.

26. Maerten P, Ortner M, Michetti P, Dorta G. Wireless capsule pH monitoring: does it fulfil all expectations? Digestion. 2007; 76:235-40.
27. Pandolfino JE, Richter JE, Ours T, Guardino JM, Chapman J, Kahrilas PJ. Ambulatory esophageal pH monitoring using a wireless system. Am J Gastroenterol. 2003; 98:740-9.
28. Remes-Troche JM, Ibarra-Palomino J, Carmona-Sánchez RI, Valdovinos MA. Performance, tolerability, and symptoms related to prolonged pH monitoring using the Bravo system in Mexico. Am J Gastroenterol. 2005; 100(11):2382-6.
29. Ahlawat SK, Novak DJ, Williams DC, Maher KA, Barton F, Benjamin SB. Day-to-day variability in acid reflux patterns using the Bravo pH monitoring system. J Clin Gastroenterol. 2006; 40:20-4.
30. Bhat YM, McGrath KM, Bielefeldt K. Wireless esophageal pH monitoring: new technique means new questions. J Clin Gastroenterol. 2006; 40(2):116-21.
31. Tharavej C, Hagen JA, Portale G, Hsieh CC, Gandamihardja TA, Lipham JC et al. Bravo capsule induction of esophageal hypercontractility and chest pain. Surg Endosc. 2006; 20(5):783-6.
32. Ward EM, Devault KR, Bouras EP, Stark ME, Wolfsen HC, Davis DM et al. Successful oesophageal pH monitoring with a catheter-free system. Aliment Pharmacol Ther. 2004; 19:449-54.
33. Wenner J, Johnsson F, Johansson J, Oberg S. Wireless oesophageal pH monitoring: feasibility, safety and normal values in healthy subjects. Scand J Gastroenterol. 2005; 40:768-74.
34. Des Varannes SB, Mion F, Ducrotte P, Zerbib F, Denis P, Ponchon T et al. Simultaneous recordings of oesophageal acid exposure with conventional pH monitoring and a wireless system (Bravo). Gut. 2005; 54:1682-6.
35. Misra S. Can acid (pH) refluxes predict multichannel intraluminal impedance refluxes? A correlation study. J Gastroenterol Hepatol. 2010; 25:817-22

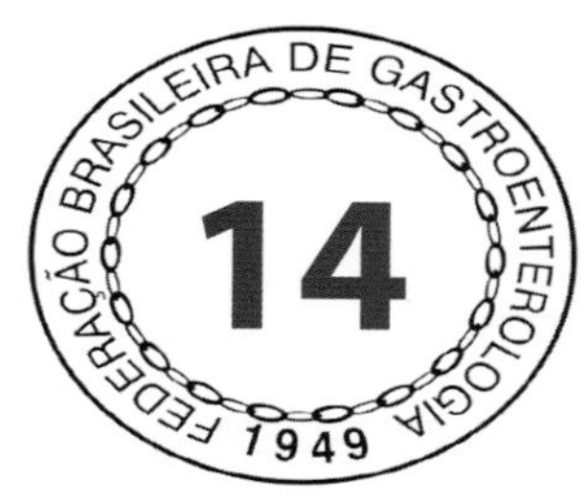

IMPEDÂNCIO-pHMETRIA ESOFÁGICA

Ary Nasi
Angela C. M. Falcão
Nelson H. M. Michelsohn

INTRODUÇÃO

A impedanciometria esofágica é um método que possibilita o acompanhamento do movimento anterógrado (transporte do *bolus*) e retrógrado (refluxo) do conteúdo intraluminar do órgão.[1]

Quando associada à manometria esofágica – impedanciomanometria, permite avaliar o transporte do *bolus* alimentar simultaneamente ao estudo da atividade pressórica intraluminar que o promove. Com isso, pode-se relacionar a atividade pressórica com a real capacidade de transporte do *bolus*.

Associando-se a impedanciometria com a pHmetria – impedâncio-pHmetria esofágica (imp-pHmetria) –, pode-se avaliar o movimento retrógrado do material refluído, caracterizar sua natureza física e química. Dessa forma, pode-se verificar se ocorre refluxo, se é líquido, gasoso ou misto e se é ácido ou não ácido[2,3] e, principalmente, relacionar os sintomas apresentados com várias modalidades de refluxo.

PRINCÍPIOS DA IMPEDANCIOMETRIA

O método baseia-se na medida das alterações da resistência à corrente elétrica alternada (medida em Ohms), que ocorrem entre pares de eletrodos metálicos (espaçados 2 cm entre si), dispostos ao longo de um cateter posicionado, por via nasal, no interior do esôfago.

A condutividade elétrica é diretamente relacionada com a concentração iônica do conteúdo intraluminar. Quando o conteúdo tem alta concentração iônica (alimento, saliva, conteúdo gástrico), a condutividade elétrica é alta e, portanto, a impedância é baixa. Quando o conteúdo tem baixa concentração iônica (ausência de *bolus* ou presença de ar), a condutividade elétrica é baixa e, portanto, a impedância é alta, conforme ilustrado na Figura 14.1.

Observando-se a variação de impedância ao longo do cateter intraesofágico, podemos avaliar se a direção do *bolus* é anterógrada, como ocorre na ingestão alimentar, ou retrógrada, como ocorre no refluxo. Quando, associamos ao cateter um sensor de pH, podemos avaliar a natureza ácida ou não ácida do material refluído. Apresenta-se, na Figura 14.2, esquema ilustrativo do cateter de impedâncio-pHmetria.

IMPEDÂNCIO-pHMETRIA ESOFÁGICA

A pHmetria esofágica avalia bem o refluxo ácido gastroesofágico; contudo, não avalia a ocorrência do refluxo não ácido. Salienta-se que cerca de 30% dos pacientes que continuam apresentando sintomas de refluxo apesar do uso de medicação antissecretora apresentam sintomas decorrentes de refluxo não ácido, que não é detectado pela pHmetria convencional.[4]

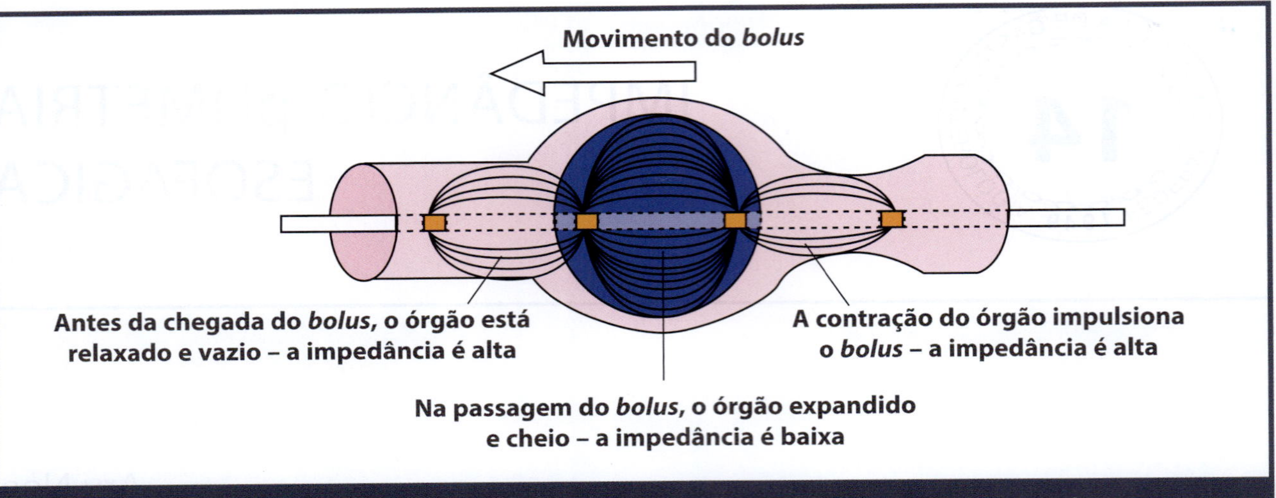

Figura 14.1 – Oscilações da impedanciometria durante passagem de conteúdo intraluminar esofágico.

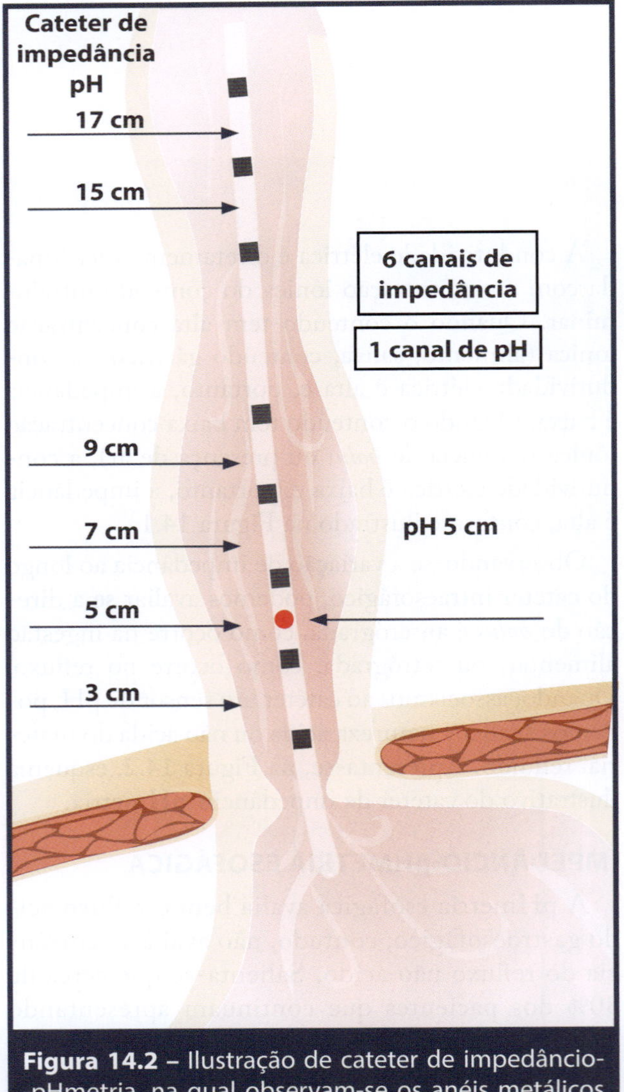

Figura 14.2 – Ilustração de cateter de impedâncio-pHmetria, na qual observam-se os anéis metálicos que avaliam a impedância e o sensor de pH.

A designação de "refluxo não ácido" não é muito adequada, pois a maior parte desses refluxos tem pH entre 4 e 7. Esse aspecto foi abordado em consenso internacional sobre a definição de refluxo, no qual foi sugerido que o termo "refluxo não ácido" seja reservado para aqueles com pH > 7 e que refluxos com pH entre 4 e 7 sejam denominados "refluxo levemente ácidos".[5] Entretanto, como o refluxo ácido (detectável por pHmetria convencional) é tradicionalmente definido como aquele com pH < 4, os demais (não detectáveis por pHmetria convencional), genericamente têm sido denominados "não ácidos". Ilustra-se na Figura 14.3 um episódio de refluxo ácido, e na Figura 14.4, um de refluxo não ácido.

Estudos, em adultos e crianças, sugerem que a impedâncio-pHmetria tem potencial para ser o novo "padrão-ouro" para o diagnóstico do refluxo gastroesofágico. Tutuian e Castell, em revisão sobre o tema,[6] afirmam que a presença e a ascensão proximal dos episódios de refluxo não ácido, que ocorrem predominantemente no período pós-prandial (quando a acidez gástrica pode estar tamponada pelos alimentos ingeridos) e durante o tratamento com drogas antissecretoras, podem agora ser adequadamente analisadas. A possibilidade de estudo da relação existente entre as queixas clínicas e a presença de refluxo não ácido é de grande valor, sobretudo na avaliação dos pacientes que permanecem sintomáticos na vigência de drogas antissecretoras.

Outros métodos disponíveis para a detecção de refluxo não ácido (cintilografia e bilimetria) apresentam muitas limitações. A cintilografia envolve radiação e somente pode ser realizada por curtos períodos, promovendo análise momentânea do refluxo. A bilimetria

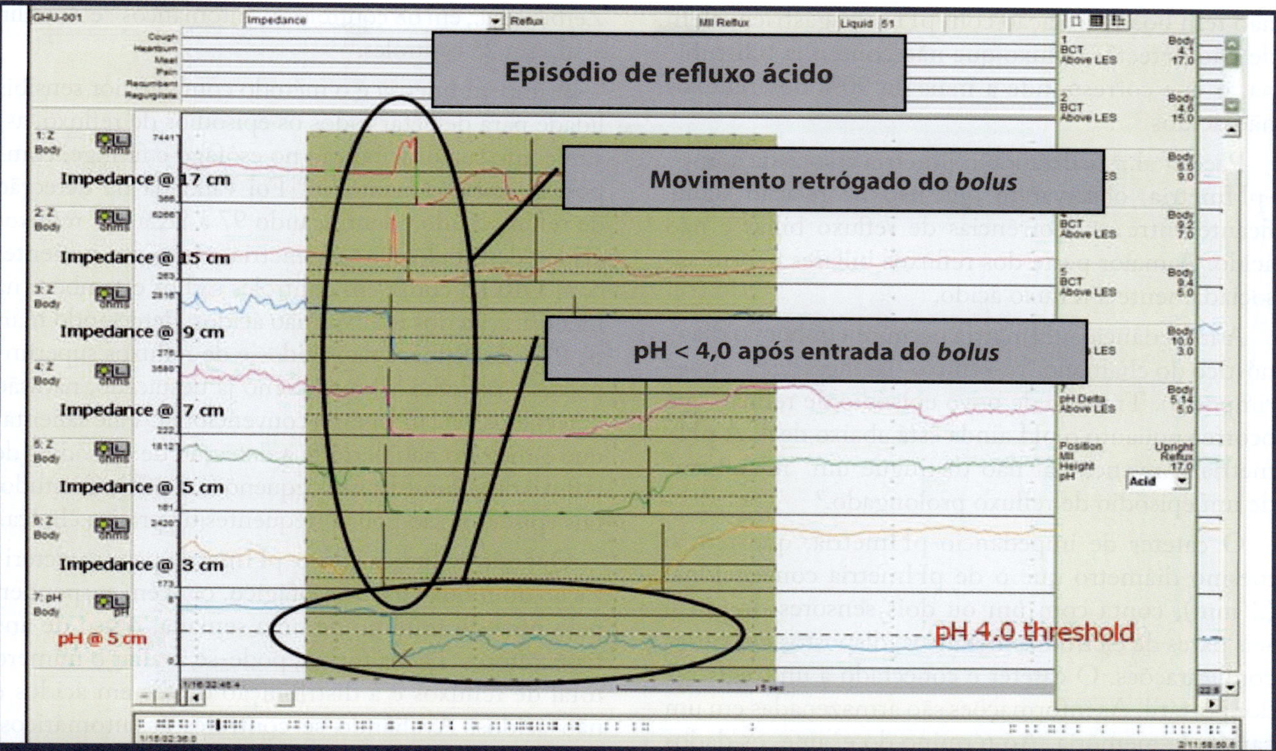

Figura 14.3 – Observa-se, nos canais proximais, de 1 a 7, a curva ascendente de queda de impedância, caracterizando a presença de refluxo gastroesofágico e, no canal 7, a queda de pH abaixo de 4, caracterizando o refluxo como ácido.

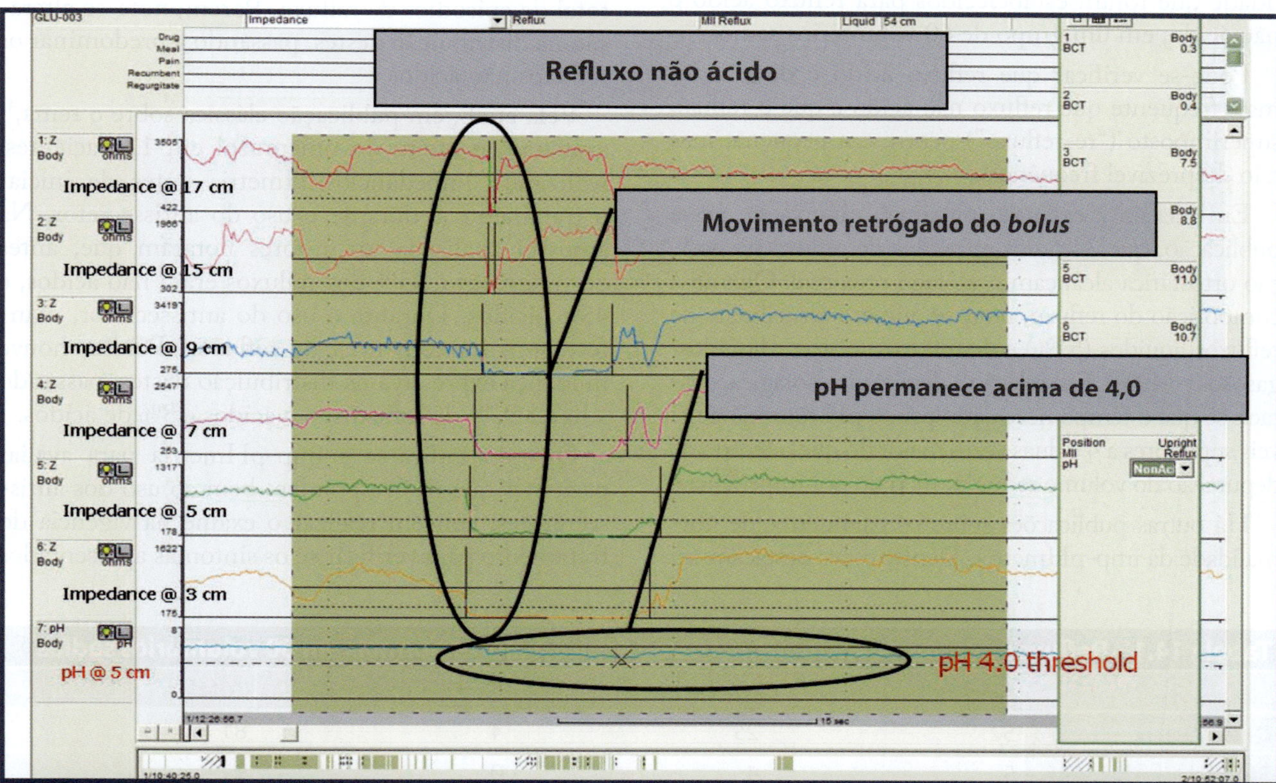

Figura 14.4 – Observa-se nos canais proximais, de 1 a 7, a curva ascendente de queda de impedância, caracterizando a presença de refluxo gastroesofágico e, no canal 7, que o pH não atinge 4, caracterizando o refluxo como não ácido.

não tem boa correlação com pH intragástrico, além de não detectar refluxo que não contenha bilirrubina, o que corresponde a mais de 90% dos refluxos não ácidos.[7]

Pace et al.,[8] realizando bilimetria associada à imp-pHmetria, observaram que não há relação significante entre as ocorrências de refluxo biliar e não ácido. A maior parte dos refluxos biliares ocorre associadamente a refluxo ácido.

A impedâncio-pHmetria permite também o diagnóstico do chamado "re-refluxo" (refluxo ácido superimposto). Trata-se de novo episódio de refluxo que ocorre enquanto o pH ainda está abaixo de 4. A pHmetria convencional não distingue um "re-refluxo" de um episódio de refluxo prolongado.[9]

O cateter de impedâncio-pHmetria, que tem o mesmo diâmetro que o de pHmetria convencional (2 mm), conta com um ou dois sensores de pH e seis pares de eletrodos metálicos, dispostos em várias configurações. O cateter é conectado a um registrador portátil. As informações são armazenadas em um cartão de memória. Ao término do exame, os dados registrados são transferidos para um computador, no qual são analisados por um programa dedicado.

A Tabela 14.1 apresenta os parâmetros de normalidade que foram estabelecidos para refluxo ácido e não ácido, em um grupo de 60 voluntários sadios.[2]

Pode-se verificar que refluxo ácido é duas vezes mais frequente que refluxo não ácido e que o refluxo superimposto ("re-refluxo") ocorre em pequena, mas não desprezível frequência.

Em relação à extensão proximal, observa-se, nessa publicação, que 34% dos episódios de refluxo na posição ortostática alcançam o esôfago proximal. Quanto à composição do refluxo, nota-se número semelhante de refluxos líquidos (51%) e de refluxos mistos – líquidos/gasosos – (49%). Em relação à depuração esofágica, destaca-se que o tempo necessário para o pH retornar a níveis superiores a 4 é duas vezes maior do que o tempo de depuração do volume refluído, medido por impedância.

Há outras publicações sobre os parâmetros de normalidade da imp-pHmetria. Dentre estas, destacam-se: Zerbib et al., em 68 controles assintomáticos[10] e Zentilin et al., em 25 controles.[11]

A imp-pHmetria é o método com a maior sensibilidade para detectar todos os episódios de refluxo, assim como sua distribuição no esôfago e faringe, composição e clareamento.[12-14] Foi validada na detecção de refluxo ácido, identificando 97 a 98% dos refluxos ácidos detectados por pHmetria, tanto em pacientes com DRGE como em controles sadios e também na identificação dos refluxos não ácidos, detectando mais de 93% de refluxos não ácidos e de refluxos superimpostos ("re-refluxo") que, como já destacado, não são detectados pela pHmetria convencional. Vale salientar que o método não permite a detecção de episódios de refluxo de volume muito pequeno (< 1 mL). Contudo, tais episódios são pouco frequentes na prática clínica.

Quando se indica a imp-pHmetria para caracterização do refluxo gastroesofágico, convém suspender, pelo período mínimo de uma semana, o uso de antissecretores. Dessa forma, pode-se avaliar o número total de refluxos e a distribuição destes em ácidos e não ácidos. Avaliando-se controles assintomáticos, sem uso de antissecretores, observa-se que, do número total de refluxos detectados, ⅔ são ácidos e ⅓ é não ácido. Em pacientes na vigência de antissecretores não se observa redução significante do número total de episódios de refluxo. Porém, nota-se alteração na distribuição destes, passando a predominar os refluxos não ácidos.

Vela et al., em publicação clássica sobre o tema,[15] avaliaram o efeito do omeprazol em 12 pacientes, realizando impedâncio-pHmetria antes de iniciar o tratamento e durante o uso do antissecretor. Na amostra analisada, os autores notaram que, antes do tratamento, 55% dos refluxos eram não ácidos, e 45%, ácidos. Durante o uso do antissecretor, manteve-se o número total de refluxos. Porém, houve mudança expressiva na distribuição destes, passando a haver 97% de refluxos não ácidos e 3% de ácidos.

Quando indica-se a imp-pHmetria para avaliar pacientes que não respondem bem ao uso dos antissecretores, convém realizar o exame na vigência do tratamento para verificar se os sintomas apresentados

Tabela 14.1 – Refluxos por impedâncio-pHmetria esofágica; valores normais em 60 voluntários sadios

	Ácido	Não ácido	"Re-refluxo"	Total
Ortostático	52	25	4	81
Supino	5	4	0	9
Total	57	29	4	90

Fonte: adaptada de Shay et al.; 2004.[2]

são decorrentes de refluxo ácido não adequadamente bloqueado, se são decorrentes de refluxo não ácido ou se não são decorrentes de refluxo. Shay et al.,[4] estudando pacientes sintomáticos, por impedâncio-pH-metria observaram que, apesar do uso de antissecretores, 28% deles apresentavam sintomas relacionados com refluxo ácido, não devidamente neutralizado. Tais casos poderiam ser identificados por pHmetria convencional. Contudo, 40% dos pacientes apresentavam sintomas relacionados com refluxo não ácido, que podem ser detectados apenas por impedâncio-pHmetria. Nos 32% restantes, os sintomas não foram relacionados com refluxo (ácido e não ácido).

Mainie et al.,[16] estudando por impedâncio-pHmetria 168 pacientes sintomáticos, na vigência de antissecretores, referem que 144 apresentaram sintomas durante a monitoração, permitindo o estudo da relação destes com o refluxo. Entre tais pacientes, 16 (11%) apresentavam sintomas relacionados com refluxo ácido, e 53 (37%), com refluxo não ácido. Nessa amostra, a capacidade da pHmetria em relacionar sintomas ao refluxo foi de 11%, e a da imp-pHmetria, 48%. Ou seja, a impedâncio-pHmetria representa método bem mais adequado de estudo desses pacientes. Atualmente, essa é principal indicação clínica do método.

Em nossa experiência, com o método, com o qual temos trabalhado desde 2005, avaliamos o trânsito esofágico no início da monitoração, fornecendo-se dez deglutições de 5 mL de soro fisiológico a cada 20 a 30 segundos, na posição supina. No dia seguinte, após retirada do equipamento, verifica-se, por impedância, se há transporte completo do *bolus*. Considera-se normal o transporte adequado de pelo menos oito (80%) das deglutições estudadas.[17] Avaliamos também a impedância basal no início da monitoração. Quando o esôfago está vazio, a impedância intraluminal é a da mucosa esofágica. Na presença de inflamação ativa desta, de esôfago de Barrett e de envolvimento esofágico nas colagenoses, a impedância basal é bastante reduzida. Portanto, pela análise da impedância basal pode-se inferir sobre a integridade da mucosa. Na presença de resíduo líquido-alimentar no esôfago, a impedância basal também é reduzida, impedindo a avaliação adequada do refluxo.

Salienta-se que, nos 770 exames realizados desde 2005, as indicações mais frequentes foram estudo de pacientes sintomáticos na vigência de antissecretores e de queixas atípicas ou extraesofágicas. Outra indicação do método é naqueles pacientes com suspeita clínica de DRGE não confirmada por endoscopia nem por pHmetria convencional. Nesses casos, o exame deve ser feito após interrupção do uso de antissecretores. Kline et al.,[18] avaliando com imp-pHmetria 37 pacientes com queixas típicas de DRGE e com endoscopia e pHmetria normais, observaram que 10 (27%) apresentaram sintomas relacionados a refluxo ácido, e 14 (38%), a refluxo ácido e não ácido, caracterizando, portanto, vantagem diagnóstica da imp-pHmetria em relação à pHmetria convencional.

Destacam-se duas outras situações nas quais a impedâncio-pHmetria é bastante útil: tosse crônica e eructação. De acordo com revisão sistemática de literatura sobre tosse crônica,[19] 21 a 41% das tosses são relacionadas com refluxo gastroesofágico. Sifrim et al.,[20] analisando 22 pacientes com tosse crônica, observaram que 5 (22,7%) deles apresentavam tosse relacionada a refluxo ácido, 3 (13,6%), a refluxo não ácido, e 2, a ambos os tipos de refluxo. Dessa forma, nessa amostra, a capacidade da pHmetria relacionar a tosse ao refluxo foi de 31,5%, e a da imp-pHmetria, 45,5%. Em relação à eructação, a imp-pHmetria pode diferenciar pacientes que apresentam eructação do conteúdo gasoso do estômago por meio do esôfago daqueles que eructam ar deglutido e armazenado no próprio esôfago. Tal diferenciação é importante para orientação terapêutica.

A imp-pHmetria também tem se mostrado útil para auxiliar na indicação cirúrgica de alguns pacientes com doença do refluxo gastroesofágico (DRGE). Torquati et al.[21] avaliaram 13 pacientes com sintomas persistentes apesar do uso de inibidores de bomba de prótons (IBP) em dose dupla. Destes, sete tiveram índice de sintoma positivo – um deles para refluxo ácido, e seis, para refluxo não ácido. Isso significa que a maioria (6/7) dos pacientes tinha sintomas persistentes devido a refluxo não ácido, ou seja, não detectados por pHmetria nem bloqueados adequadamente por IBP. Dez pacientes que foram submetidos à fundoplicatura à Nissen foram reavaliados no pós-operatório, observando-se a eliminação do refluxo ácido e não ácido. Isso indica que, diferentemente do tratamento com antissecretores,[22,23] o tratamento cirúrgico pode abolir também o refluxo não ácido.

O método permite também verificar que medicação dirigida à redução do relaxamento transitório do esfíncter inferior do esôfago reduz tanto o número de episódios de refluxo ácido como o de refluxo não ácido.[24]

Muitas vezes, os sintomas não dependem da composição química (ácida ou não ácida) do refluxo, mas de sua composição física (conteúdo líquido, gasoso ou misto). Neste caso, os sintomas não são devidos ao estímulo de quimiorreceptores, mas sim de mecanoreceptores. A associação de sintomas com distensão gasosa não pode ser detectada pela pHmetria, mas sim pela impedâncio-pHmetria. Vale salientar que o conteúdo gasoso do refluxo é importante fator da ascensão proximal deste e no desenvolvimento de sintomas extraesofágicos.

INDICAÇÕES DA IMPEDÂNCIO-pHMETRIA ESOFÁGICA

- Estudo de pacientes que permanecem sintomáticos durante o tratamento do refluxo com antissecretores. Nesses casos, o exame deve ser realizado na vigência da medicação.
- Pacientes com sintomas sugestivos de DRGE que não apresentem esofagite ao exame endoscópico e que tenham pHmetria normal. Nesses casos, o exame deve ser realizado sem o uso de antissecretores.
- Esclarecimento diagnóstico de pacientes com sintomas atípicos e sintomas supraesofágicos, não explicados por outras causas, principalmente tosse e eructação.
- Auxílio na indicação do tratamento cirúrgico do refluxo.

Grande importância tem sido dada recentemente, à medida da impedância basal durante o sono, como método para avaliar a integridade da mucosa esofágica. Temos adotado valores acima de 2.100 Ohms como indicativos da integridade mucosa.[25]

CONSIDERAÇÕES FINAIS

A impedâncio-pHmetria esofágica modifica o paradigma da investigação do refluxo e passa a ser considerada o padrão-ouro na avaliação do refluxo gastroesofágico.

Para a quantificação de refluxo, os pacientes podem ser estudados sem medicação e ter seus resultados comparados com os valores normais.

O método também modifica o algoritmo de investigação da causa dos sintomas, tornando-se o mais apropriado para a avaliação de refluxo não ácido pós-prandial e durante o uso de antissecretores. Permite, deste modo, identificar refluxo como causa de sintomas nos pacientes com sintomas refratários ao tratamento clínico. Para a qualificação de sintoma nesses casos refratários, os pacientes devem ser estudados na vigência da medicação antissecretora.

Devemos estar atentos ao fato de a análise automática do refluxo pelo programa de informática frequentemente interpretar equivocadamente os traçados de impedância, considerando como refluxo o que na realidade é um fluxo anterógrado (deglutição). Apenas o padrão de propagação retrógrada é indicativo de refluxo, e este deve ser cuidadosamente analisado pelo médico responsável pelo exame. Não podemos deixar essa função por conta do programa de informática.[26]

REFERÊNCIAS

1. Silny, J. Intraluminal multiple electrical impedance procedure for measurement of gastrointestinal motility. J Gastrointest Motil. 1991; 3:151-62.
2. Shay S, Tutuian R, Sifrim D, Vela M, Wise J, Balaji N. Twenty-four hour ambulatory simultaneous impedance and pH monitoring: a multicenter report of normal values from 60 healthy volunteers. Am J Gastroenterol. 2004; 99:1037-43.
3. Sifrim D, Castell DO, Dent J, Kahrilas PJ. Gastro-oesophageal reflux monitoring: review and consensus report on detection and definitions of acid, non-acid, and gas reflux. Gut. 2004; 1024-31.
4. Shay S, Tutuian R, Sifrim D, Vela M, Zhang X, Castell D. Twenty-four hour impedance and pH-monitoring in the evaluation of GERD patients with persistent symptoms despite BID proton pump inhibitors: a multicenter study. DDW. 2004; 126(2):A-324.
5. Sifrim D, Castell DO, Dent J, Kahrilas PJ. Gastro-oesophageal reflux monitoring: review and consensus report on detection and definitions of acid, non-acid, and gas reflux. Gut. 2004; 1024-31.
6. Tutuian R, Castell DO. Use of multichannel intraluminal impedance to document proximal esophageal and pharyngeal nonacid reflux episodes. Am J Med. 2003; 115(3A):119-23.
7. Just RL, Leite LP, Castell DO. Changes in overnight fasting intragastric pH show poor correlation with duodenogastric bile reflux in normal subjects. Am J Gastroenterol. 1996; 91:1567-70.
8. Pace F, Sangaletti O, Pallotta S, Molteni P, Porro GB. Biliary reflux and non-acid reflux are two distinct phenomena: a comparison between 24-hour multichannel intraesophageal impedance and bilirubin monitoring. Scand J Gastroenterol. 2007; 42:1031-9.
9. Shay SS, Johnson LF, Richter JE. Acid Rereflux: a review, emphasizing detection by impedance, manometry, and scintigraphy, and the impact on acid clearing pathophysiology as well as interpreting the pH record. Dig Dis Sci. 2003; 48:1-9.
10. Zerbib F, des Varannes S, Roman S, Pouderoux P, Artigue F, Chaput U et al. Normal values and day-to-day variability of 24-h ambulatory oesophageal impedance-pH monitoring in a Belgian; French cohort of healthy subjects. Aliment Pharmacol Ther. 2005; 22:1011-21.
11. Zentilin P, Iiritano E, Dulbecco P, Bilardi C, Savarino E, De Conca S et al. Normal values of 24-h ambulatory intraluminal impedance combined with pH-metry in subjects eating a Mediterranean diet. Dig Liver Dis. 2006; 38:226-32.
12. Sifrim D, Holloway RH, Silny J, Tack J, Lerut A, Janssens J. Composition of the post-prandial refluxate in patients

with gastroesophageal reflux disease. Am J Gastroenterol. 2001; 96:647-55.

13. Shay SS, Bomeli S, Richter JE. Multichannel intraluminal impedance accurately detects fasting, recumbent reflux events and their clearing. Am J Physiol Gastrointest Liver Physiol. 2002; 283(2):G376-83.
14. Sifrim D, Silny J, Holloway RH, Janssens J. Patterns of gas and liquid reflux during transient lower oesophageal sphincter relaxation: a study using intraluminal electric impedance. Gut. 1999; 44:47-54.
15. Vela MF, Camacho-Lobato L, Srinivasan R, Tutuian R, Katz PO, Castell DO. Simultaneous intraesophageal impedance and pH measurement of acid and nonacid reflux: effect of omeprazole. Gastroenterology. 2001; 120:1599-606.
16. Mainie I, Tutuian R, Shay S, Vela M, Zhang X, Sifrim D et al. Acid and non-acid reflux in patients with persistent symptoms despite acid suppressive therapy: a multicentre study using combined ambulatory impedance-pH monitoring. Gut. 2006; 55:1398-402.
17. Hila A, Chowdhury N, Hajar N, Castell DO. Swallow evaluation during multichannel intraluminal impedance and pH: an alternative method to assess esophageal transit. J Clin Gastroenterol. 2011; 45:862-6.
18. Kline MM, Ewing M, Simpson N, Laine L. The utility of intraluminal impedance in patients with gastroesofageal reflux disease – like symptoms but normal endoscopy and 24-hour pH testing. Hepatol. 2008; 6:880-5.
19. Chang AB, Lasserson TJ, Kiljander TO, Connor FL. Systematic review and meta-analysis of randomised controlled trials of gastro-oesophageal reflux interventions for chronic cough associated with gastro-oesophageal. BMJ. 2006; 332(7532):11-7.
20. Sifrim D, Dupont L, Blondeau K, Zhang X, Tack J, Tack J et al. Weakly acidic reflux in patients with chronic unexplained cough during 24 hour pressure, pH, and impedance monitoring. Gut. 2005; 54:449-54.
21. Torquati A, Lutfi R, Kaiser J, Richards W. Laparoscopic fundoplication: is it worthwhile in patients with persistent GERD symptoms despite PPI therapy? DDW. 2004; 126:(2).
22. Mainie I, Tutuian R, Agraval A, Adams D, Castell DO. Combined multichannel intraluminal impedancepH monitoring to select patients with persistent gastro-oesophageal reflux for laparoscopic Nissen fundoplication. British Journal of Surgery. 2006; 93:1483-7.
23. Tutuian R, Mainie I, Agrawal A, Adams D, Castell DO. Non-acid reflux in patients with chronic cough on acid-suppressive therapy. Chest. 2006; 130:386-91.
24. Vela MF, Tutuian R, Katz PO, Castell DO. Baclofen reduces acid and nonacid post-prandial gastroesophageal reflux measured by combined multichannel intraluminal impedance and pH. Aliment Pharmacol Ther. 2003; 17:243-51.
25. de Bortoli N, Martinucci I, Savarino E, Tutuian R, Frazzoni M, Piaggi P. Association between baseline impedance values and response to proton pump inhibitors in patients with heartburn. Clin Gastroenterol Hepatol. 2015; 13:1082-88.
26. Smits MJ, Loots MP, Van Wijk MP, Bredenoord AJ, Benninga MA, Smout AJ. An expert panel-based study on recognition of gastroesophageal reflux in difficult esophageal pH-impedance tracings. Neurogastroenterol Motil. 2015; 27:637-45.

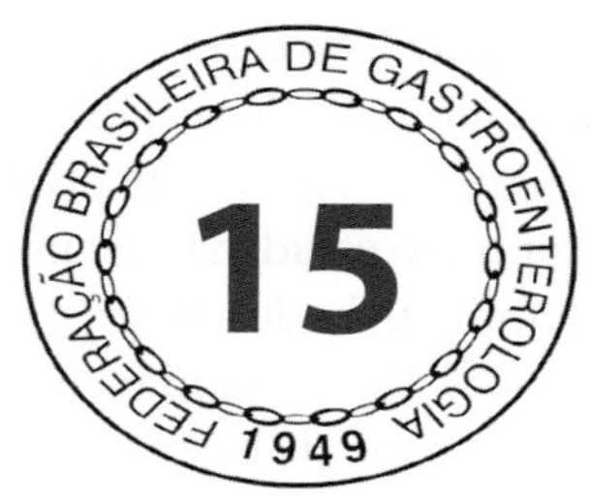

MANOMETRIA ESOFÁGICA DE ALTA RESOLUÇÃO

Gerson Domingues
Viviane Fittipaldi
Joaquim Prado P. Moraes Filho

INTRODUÇÃO

A topografia pressórica esofágica de alta resolução é uma tecnologia evolutiva que incorpora a combinação da manometria de alta resolução e o delineamento topográfico da pressão esofágica como na forma descrita por Clouse et al.[1,2] em 2000, para avaliação clínica da motilidade esofágica. Para efeito de praticidade, neste capítulo, será utilizada a terminologia dessa tecnologia apenas como manometria de alta resolução (MAR).

Foi desenvolvida, pelo grupo da Northwestern University, uma classificação inicial para a descrição dos distúrbios motores esofágicos, que recebeu a denominação de Classificação de Chicago e que vem sendo modificada e atualizada ao longo dos últimos sete anos.[3,4] Com a classificação de Chicago, foram introduzidos novos parâmetros e novas métricas de avaliação da função esofágica que possibilitaram adequação e melhor caracterização dos distúrbios motores esofágicos em categorias distintas, bem como a criação de parâmetros que apresentam valor prognóstico.[5]

Como na manometria convencional, os estudos clínicos com a MAR são realizados com a deglutição de goles de água. Entretanto, a sonda da MAR é composta por sensores de pressão espaçados centímetro a centímetro, permitindo a captura completa da resposta pressórica da musculatura esofágica à deglutição, da faringe ao estômago. Assim, essa tecnologia revolucionária possibilita que o estudo seja realizado em apenas um tempo, sem a necessidade de reposicionamento da sonda para estudo dos esfíncteres e dos corpos esofágicos, aprimorando a acurácia da avaliação e reduzindo de modo significativo o tempo necessário para avaliação da função esofágica.[6]

MÉTODO

O sistema da MAR consiste em uma sonda de manometria contendo ou conectada a uma série de transdutores de pressão que, por seu turno, fazem interface com um circuito de sinais que são captados, digitalizados, transformados em gráficos e armazenados por *software* dedicado.

As pressões no esôfago são convertidas em sinais elétricos pelos transdutores de pressão. Esses sinais são digitalizados e exibidos na tela do computador em tempo real durante o estudo, promovendo o posicionamento adequado da sonda de manometria e possibilitando que problemas técnicos sejam resolvidos no momento da gravação do procedimento.[7] As mensurações a serem analisadas são apresentadas na forma de delineamento topográfico das pressões esofágicas distribuídas espacialmente ao longo do tempo (pressão delineada contra o tempo e distância ao longo do esôfago).[8] Nessa disposição topográfica da pressão, a amplitude pressórica é convertida em espectro colorimétrico no qual os pontos isobáricos têm a mesma cor.[1-3] A criação desse espectro colorimétrico, também conhecido como "contornos isobáricos" ou "*clouse plots*", facilitou a visualização das variações de pressão da contração esofágica, tornando o aprendizado mais intuitivo e prático, quando comparado ao da manometria convencional.[1,2] Assim, esse modelo de apresentação dos dados aumenta a acurácia e a velocidade no reconhecimento dos distúrbios motores esofágicos (Figura 15.1).

Dois tipos de sondas são utilizados nos estudos de MAR: sondas com transdutores em estado sólido, incorporados na própria sonda, e sondas nas quais os transdutores são externos e perfundidos por uma bomba de perfusão hidráulica. Todos os sistemas monitoram continuamente os eventos pressóricos, ocorrendo entre 31 e 35 cm de extensão do esôfago com sensores dispostos a cada 1 cm de distância entre si,[9] sendo utilizados para esse fim 36 sensores de pressão. Na MAR, todas as estruturas são estudadas de uma só vez, pois os sensores contemplam desde a faringe até o esfíncter esofágico inferior (EEI). Dessa maneira, reduz-se consideravelmente o tempo de exame e o desconforto do paciente durante a realização do exame. Os dois sistemas podem estar combinados com canais de impedância que avaliam o transporte do bolo esofágico, permitindo a medida simultânea das pressões e impedância intraesofágicas.

Como já mencionado na introdução, para a organização dos novos parâmetros obtidos pela MAR, foi necessário desenvolver uma nova classificação relativa aos distúrbios motores esofágicos, denominada Classificação de Chicago, a primeira publicada em 2008[3] e atualizada recentemente.[4] Valores norma-

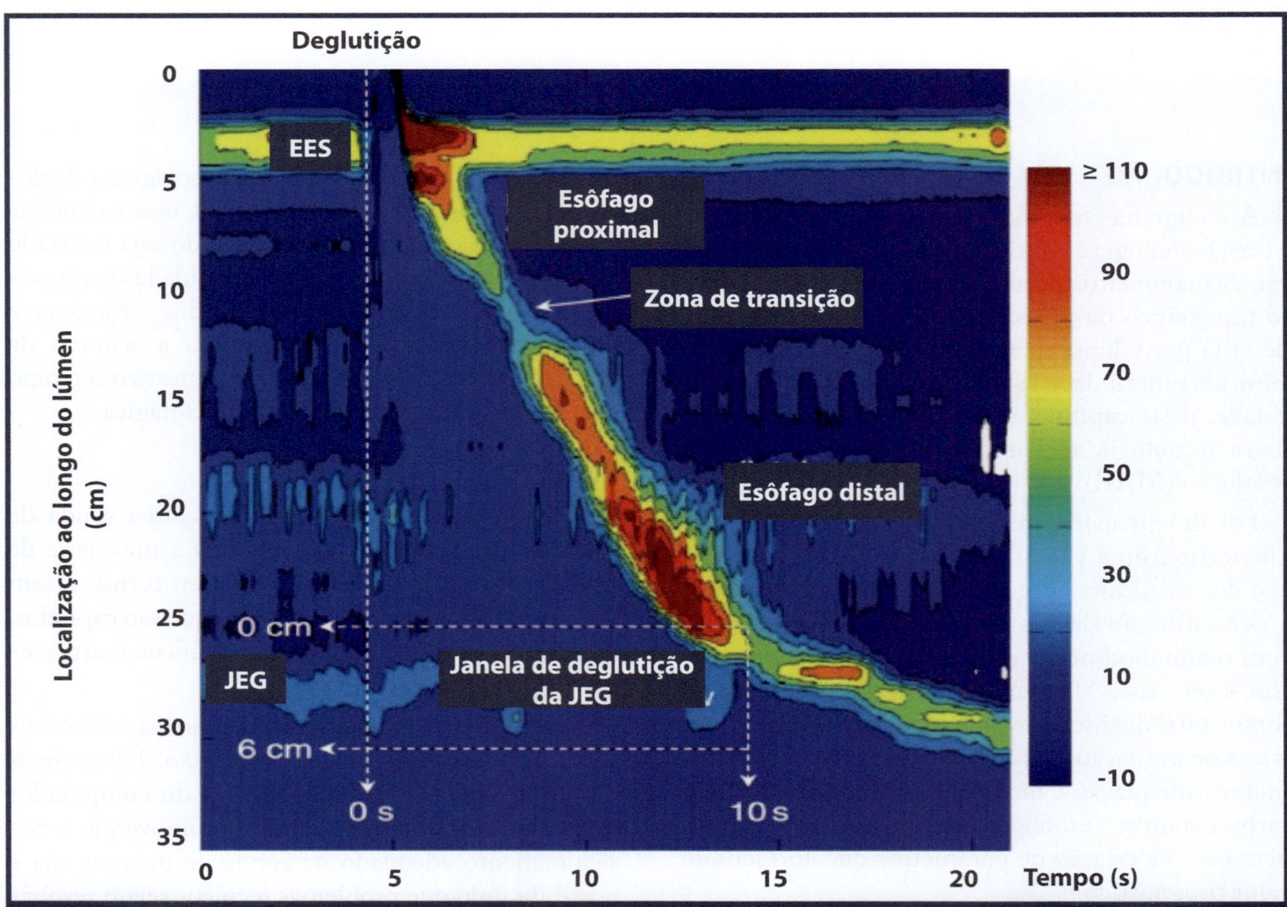

Figura 15.1 – MAR típica de uma deglutição normal englobando todo o esôfago, desde a faringe (situada de 0 a 2 cm) até o estômago (de 32 a 35 cm). Notar que a zona de transição marca a interface entre o esôfago proximal (musculatura estriada) e o distal (musculatura lisa), sendo facilmente identificada com a área de menor pressão entre os esfíncteres. O início da janela deglutiva ocorre com a abertura do EES, e seu fim ocorre 10 segundos depois. *Fonte: Kahrilas et al., 2008.[3]*

tivos foram criados para a MAR e fatores que pudessem influenciá-los, tais como: tipo de sistema da MAR, dados demográficos, diâmetro do cateter e posição corporal em que é realizado o exame.[9]

A Classificação de Chicago contempla as alterações funcionais e/ou motoras observadas na junção esofagogástrica (JEG) e no corpo esofágico, não se manifestando sobre as anormalidades observadas na região da faringe e do esfíncter esofágico superior. A fase faríngea da deglutição é um evento complexo, consistindo em contrações musculares subsequentes com geração de pressão para mover o bolo da boca ao esôfago. Em estudos recentes, MAR foi utilizada na avaliação da disfagia faríngea com a demarcação de marcos anatômicos, por exemplo, velofaringe, base da língua, epiglote, hipofaringe e esfíncter inferior do esôfago (EEI).[10,11] Com a MAR, foi possível determinar dados com relação a pressões e *timing* de cada uma das estruturas anatômicas mencionadas, estabelecendo-se, assim, sua aplicabilidade na prática clínica.[10,11]

O procedimento deve ser claramente explicado ao paciente e, após anestesia tópica de uma das narinas, a sonda da MAR é inserida pela narina que foi anestesiada. Em seguida, é solicitado ao paciente que realize deglutições de pequenos goles d'água por meio de um canudo. O paciente adota a posição supina, quando devem ser aguardados alguns minutos antes do início do teste para que ocorra a acomodação da sonda no paciente. A avaliação-padrão da motilidade esofágica é realizada com a deglutição de 10 goles de 5 mL de água em posição supina. As deglutições devem ser registradas em intervalos de 20 a 30 segundos, com o objetivo de assegurar o término da onda peristáltica e a pressão do EEI tenha retornado à linha de base. Após a gravação das dez deglutições, o procedimento pode ser encerrado, e a sonda, retirada.

O procedimento é em geral seguro, mas existem pequenos riscos e contraindicações que merecem ser comentados. Nos casos suspeitos de obstrução mecânica quase completa ou obstrução completa, por exemplo, a MAR é contraindicada. Coagulopatia grave é contraindicação relativa e pode causar epistaxe, embora sangramento intenso seja muito infrequente. Condições cardíacas nas quais a estimulação vagal é pouco tolerada ou que podem causar arritmias também são contraindicações relativas. Não existem dados disponíveis sobre o risco de sangramento em pacientes portadores de varizes esofágicas, entretanto, nesses pacientes, o procedimento deve ser realizado com cautela.[7]

PARÂMETROS E NORMAS PARA O ESTUDO DA MAR

A MAR é uma adaptação da manometria esofágica convencional que basicamente emprega um número maior de sensores de pressão com espaçamentos entre eles muito curtos (1 cm). O avanço real em termos de manometria está focado nas técnicas de análise que foram desenvolvidas para otimizar a informação derivada da MAR. Essas informações encontram-se discriminadas sob a forma de regiões com contornos isobáricos que assumem um padrão colorimétrico, convertendo a informação manométrica em padrões distintos que ilustram a fisiologia da coordenação da contração e os mecanismos associados ao transporte do bolo[12] (Figura 15.1). Dessa maneira, essa nova tecnologia trouxe o desenvolvimento de novas mensurações que focam, sobretudo, o reconhecimento de padrões de contratilidade e padrões de pressurização do bolo alimentar. A soma desses elementos resultou em desenvolvimento de uma nova classificação dos distúrbios motores, com base nas novas informações métricas obtidas a partir da MAR.

Assim, conclui-se que o transporte do bolo alimentar depende, basicamente, do relaxamento transitório da JEG, da pressão intrabolo gerada e da contração da musculatura esofágica proximal ao bolo alimentar.

Pressão integrada do relaxamento (PIR)

É importante destacar que a avaliação do comportamento da JEG pela MAR, e não apenas do relaxamento do EEI, durante a deglutição representa um novo conceito na avaliação funcional dessa região. A JEG é composta pelo EEI e pela crura diafragmática (CD), esta última não sofrendo a ação dos mecanismos inibitórios da deglutição. A medida das mudanças de pressão por meio da JEG durante a deglutição é muito mais complexa do que previamente entendida. A JEG consiste em uma zona anatômica complexa que se mantém fechada durante o estado basal via delicada interação entre propriedades neurogênicas, miogênicas e mecânicas. Durante a deglutição, o EEI normalmente relaxa para permitir o trânsito do bolo pela JEG. Por outro lado, o canal hiatal é o diâmetro mais estreito da JEG e representa o determinante primário da taxa de fluxo pela JEG. Assim, a pressão através da JEG durante a deglutição pode estar alterada por disfunção do relaxamento do EEI e um reduzido diâmetro de abertura relacionado a uma obstrução mecânica como estenose ou tumor ou a uma anormalidade anatômica como a hérnia hiatal. Esses fenômenos, presentes individual ou conjuntamente, ocasionam elevação da pressão intrabolo.

A pressão integrada do relaxamento é uma medida complexa que envolve a precisa localização das margens da JEG; esta varia com o movimento da crura e é definida como a mediana dos menores valores pressóricos observados na JEG no período de relaxamento pós-deglutição durante 4 segundos, que podem ser contínuos ou não[3,6] (Quadro 15.1). Seu valor normal varia conforme o *hardware* utilizado em cada aparelho de MAR, podendo variar de 15 a 28 mmHg (Figura 15.2).[13]

Quadro 15.1 – Variáveis da pressão topográfica empregadas na Classificação de Chicago versão 3.0 (a não ser quando especificado, todas as medidas têm como referência a pressão atmosférica)

Variáveis da MAR	
PDC (tempo, posição)*	Ponto de deflexão, ao longo do contorno isobárico de 30 mmHg, em que a propagação da velocidade diminui bastante. Representa o fim da peristalse e o início do esvaziamento ampular
ICD (mmHg.s.cm)**	Amplitude *versus* duração *versus* extensão (mmHg.s.cm) da contração no esôfago distal que ultrapassa 20 mmHg e se estende da zona de transição até a margem proximal do EEI (2° e 3° seguimentos contráteis de Clouse)†
LD (segundos)*	Intervalo entre a abertura do EES e o PDC
PIR (mmHg)**	Mediana dos 4 segundos de relaxamento deglutivo máximo, dentro da janela de 10 s iniciada com o relaxamento do EES Os segundos utilizados podem ser contínuos ou não. Nesse caso, a pressão intragástrica é a referência

** Valores normais são independentes do* hardware *usado. ** Valores normais dependem do* hardware *utilizado. † Nos casos de hipercontratilidade envolvendo o EEI ou, até mesmo, exclusiva do EEI, o cálculo da ICD deve incluir o EEI.*
EEI: esfíncter esofágico inferior; EES: esfíncter esofágico superior; ICD: integral da contração distal; LD: latência distal; PDC: ponto de desaceleração da contração; PIR: pressão integrada do relaxamento.

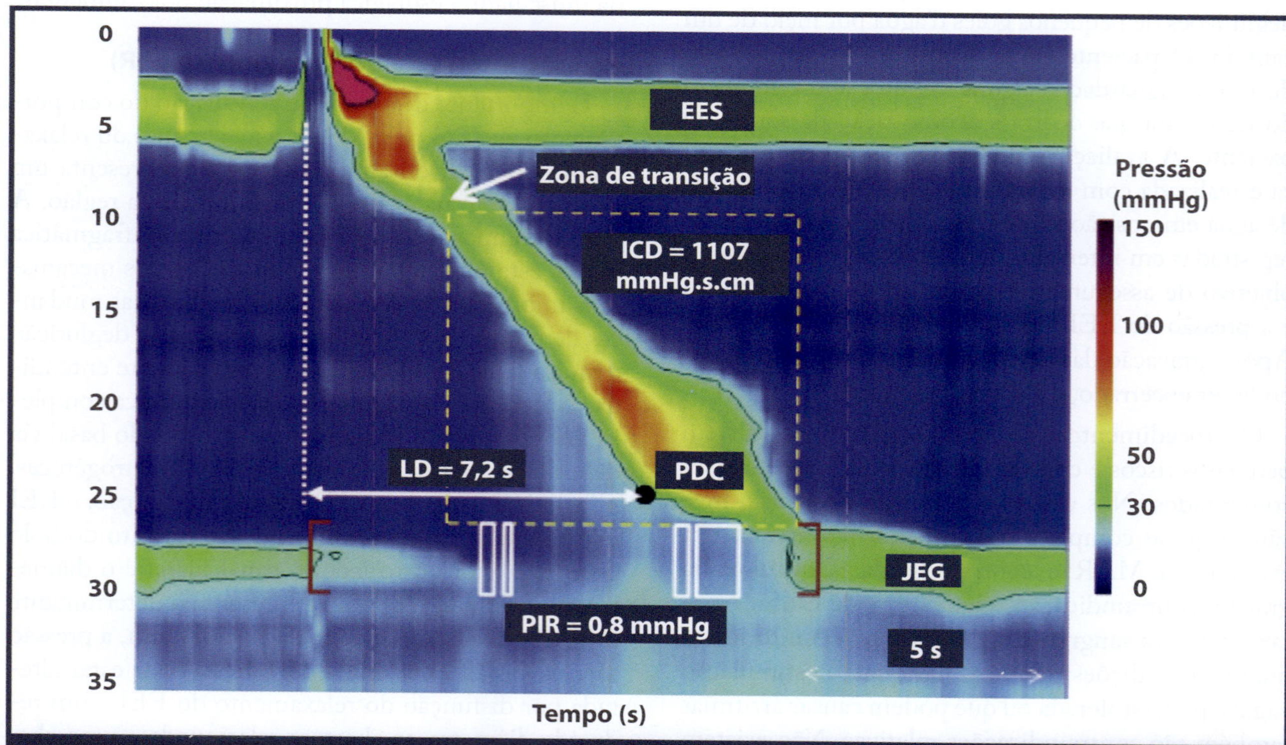

Figura 15.2 – Contração peristáltica normal. A PIR é medida durante a janela da deglutição, demarcada pelos colchetes vermelhos. A PIR é a mediana das menores pressões do EEI por 4 segundos (contíguos ou não), os quais estão identificados em caixas de contorno branco. A ICD é medida da zona de transição à JEG e corresponde à multiplicação da amplitude pelo tempo, pela extensão da contração localizada dentro da caixa pontilhada.
Fonte: Roman et al., 2014.[13]

Outro importante aspecto observado pela MAR é o deslocamento axial no sentido cranial da JEG, que pode variar entre 2 a 9 cm. Isto se deve ao encurtamento do esôfago provocado pela contração da musculatura esofágica longitudinal durante a deglutição. À luz da manometria convencional com sensor único localizado no EEI, o deslocamento proximal do EEI poderia gerar a falsa observação de relaxamento do EEI, quando em verdade se tratava de um pseudorrelaxamento.[14]

Integral da contração distal (ICD)

Mede o vigor da contração distal. Conceitualmente, é uma medida em três dimensões que leva em consideração o tempo de duração da contração no esôfago distal (segundos), a extensão do seguimento distal (centímetros) e a amplitude da onda (mmHg), e é expressa em "mmHg.s.cm" (Quadro 15.1).

Os valores normais variam de 450 a 8.000 mmHg.s.cm (Figura 15.2). Medidas maiores que 8.000 mmHg.s.cm definem a presença de estado hipercontrátil, como o *esôfago em britadeira*. Medidas menores que 100 mmHg.s.cm caracterizam *falência peristáltica*, e entre 100 e 450 mmHg.s.cm, *peristalse fraca*.[4]

No estudo da atividade peristáltica do esôfago pela MAR devem ser considerados a integral da contração distal e o padrão colorimétrico observado quando da contração da musculatura esofágica em toda a sua extensão. Este último é considerado normal quando não há quebras na linha isobárica de 20 mmHg. Uma contração é dita "*fragmentada*" quando ocorrem falhas na peristalse maiores que 5 cm na linha isobárica de 20 mmHg[4] (Figura 15.3).

Latência distal

Na MAR, o esôfago é dividido em quatro seguimentos: esôfago proximal, zona de transição (correspondente à zona de transição entre a musculatura estrida e lisa – menor pressão entre os esfíncteres), esôfago distal e junção esofagogástrica.

O ponto de desaceleração da contração corresponde ao ponto de deflexão na velocidade de propagação da contração no esôfago distal, situado até 3 cm da margem proximal do EEI. Depois desse ponto, a velocidade de propagação diminui consideravelmente, significando o fim da peristalse esofágica e o início do esvaziamento ampular.[4]

A latência distal é um novo e importante parâmetro que corresponde ao intervalo de tempo entre a abertura do esfíncter superior do esôfago (EES) e o ponto de desaceleração da contração (Figura 15.4). Valores menores que 4,5 segundos definem contrações prematuras (Quadro 15.1), cuja identificação é essencial para o diagnóstico de espasmo esofagiano distal.[5,6]

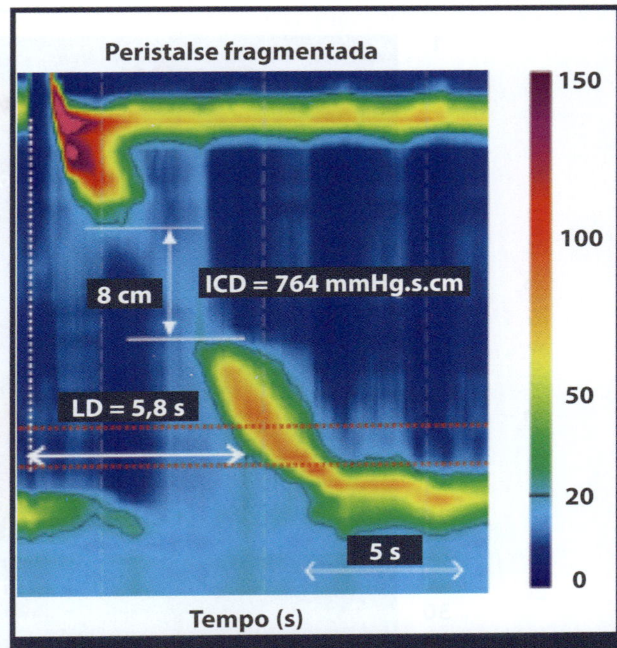

Figura 15.3 – Distúrbio maior do esôfago: fragmentação > 5 cm na sequência peristáltica no contorno isobárico de 20 mmHg.
Fonte: Kahrilas et al., 2015.[4]

CLASSIFICAÇÃO DE CHICAGO

A Classificação de Chicago categoriza os distúrbios motores esofágicos com a utilização da MAR, apresentados com delineamento topográfico colorimétrico das pressões. Seu objetivo primário é a aplicação de métricas padronizadas para a MAR para categorizar distúrbios motores em pacientes com disfagia não obstrutiva e/ou dor torácica, sem cirurgias esofagianas prévias.

Conforme a classificação, após 10 deglutições de 5 mL de água com o paciente na posição supina, o estudo manométrico do paciente pode ser classificado como normal ou ser incluído em algum dos três distúrbios a seguir (Quadro 15.2):[4]

1. **Distúrbios da JEG:**
   a. acalásia (tipos I, II e III);
   b. obstrução ao fluxo de saída da JEG.
2. **Distúrbios maiores da peristalse:**
   a. ausência de contratilidade;
   b. espasmo esofágico distal;
   c. esôfago em britadeira.
3. **Distúrbios menores da peristalse:**
   a. motilidade esofágica ineficaz;
   b. peristalse fragmentada.

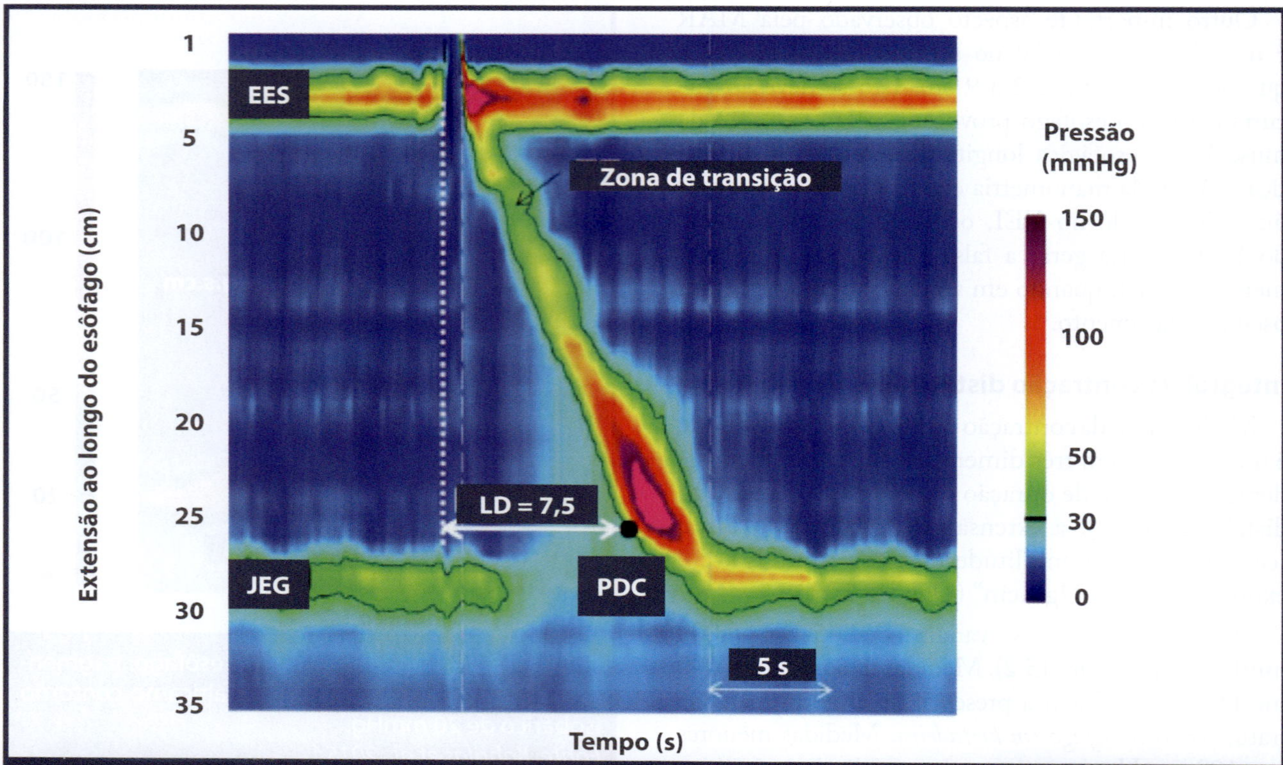

Figura 15.4 – O ponto de desaceleração da contração (PDC) representa o ponto de deflexão na velocidade de propagação da contração no esôfago distal, situado a até 3 cm da margem proximal do EEI. Dependendo da sua localização, a latência distal (LD) pode ser normal (> 4,5 s) ou diminuída.
Fonte: Kahrilas et al., 2015.[4]

Quadro 15.2 – Classificação de Chicago

Alteração da motilidade	Critério
Acalásia tipo I (clássica)	Mediana da PRI elevada (> 15 mmHg)*, 100% falência peristáltica (ICD < 100 mmHg.s.cm) Contrações prematuras com ICD < 450 mmHg.s.cm também preenchem critério para falência peristáltica
Acalásia tipo II (com pressurização esofagina)	Mediana da PRI elevada (> 15 mmHg)*, 100% falência peristáltica, pressurização pan-esofagiana em ≥ 20% das deglutições
Acalásia tipo III (espástica)	Mediana da PRI elevada (> 15 mmHg)*, ausência de peristalse normal, contração prematura (espástica) com DCI > 450 mmHg.s.cm em ≥ 20% das deglutições
Obstrução de saída da JEG	Mediana da PRI elevada (> 15 mmHg)* e evidência de peristalse suficiente para não preencher critério para acalásia
Desordens maiores da peristalse Ausência de contratilidade	(Não encontradas em pacientes normais) Mediana da PRI normal e 100% falha peristáltica Considerar acalásia quando a PRI for próxima ao valor superior da normalidade e quando houver pressurização pan-esofagiana Contrações prematuras com ICD < 450 mmHg.s.cm preenchem critério para falência peristáltica
Espasmo esofagiano distal	Mediana da PRI normal e contrações prematuras com ICD > 450 mmHg.s.cm Alguma peristalse normal pode estar presente
Esôfago hipercontrátil (em "britadeira")	Mediana da PRI normal com ICD > 8.000 mmHg.s.cm** Hipercontratilidade pode envolver ou, até mesmo, acometer exclusivamente o EEI

(Continua)

Quadro 15.2 – Classificação de Chicago (*Continuação*)

Alteração da motilidade	Critério
Desordens menores da peristalse Motilidade esofagiana ineficaz (MEI)	Caracterizadas pelo vigor e padrão da peristalse ≥ 50% de deglutições inefetivas Deglutições inefetivas podem ser fracas (100 < ICD < 450 mmHg.s.cm) ou falhas (ICD < 100 mmHg.s.cm)
Peristalse fragmentada	≥ 50 % de contrações fragmentadas com ICD > 450 mmHg.s.cm

** Valores normais variam de acordo com o* hardware *utilizado. O* cut-off *descrito é o do dispositivo Sierra.*
*** Esôfago hipercontrátil pode ser uma manifestação da obstrução do fluxo de saída da JEG.*

DESORDENS DA JEG

Acalásia

A acalásia é o distúrbio motor do esôfago com a definição mais precisa e que tem o tratamento mais específico. Conforme a manometria convencional, a acalásia é definida pelo déficit de relaxamento do EEI (queda de pressão > 8 mmHg) durante a deglutição e ausência de peristalse (ou contrações sincrônicas de baixa amplitude).[3]

Com a MAR, foi possível a constatação na acalásia de diferentes comportamentos pressóricos do corpo esofágico, que tornam esse grupo heterogêneo no que diz respeito à dinâmica de pressurização esofágica. Desse modo, Pandolfino et al.[5] descreveram três subtipos de acalásia (Figura 15.5):

a. **Tipo I (acalásia clássica):** PIR elevada (> 15 mmHg), 100% de falha da peristalse (ICD < 100 mmHg.s.cm).
b. **Tipo II (pressurização pan-esofagiana):** PIR elevada (15 mmHg), 100% de falha da peristalse, pressurização pan-esofágica em ≥ 20% das deglutições.
c. **Tipo III (acalásia espástica):** PIR elevada (8 mmHg), peristalse anormal, contrações espásticas com ICD > 450 mmHg.s.cm em ≥ 20% das deglutições.

O tipo de acalásia é um preditor da resposta clínica ao tratamento. Estudos recentes têm demonstrado que o tipo com melhor resposta a quaisquer modalidades terapêuticas (dilatação endoscópica pneumática da cárdia, miotomia laparoscópica ou toxina botulíni-

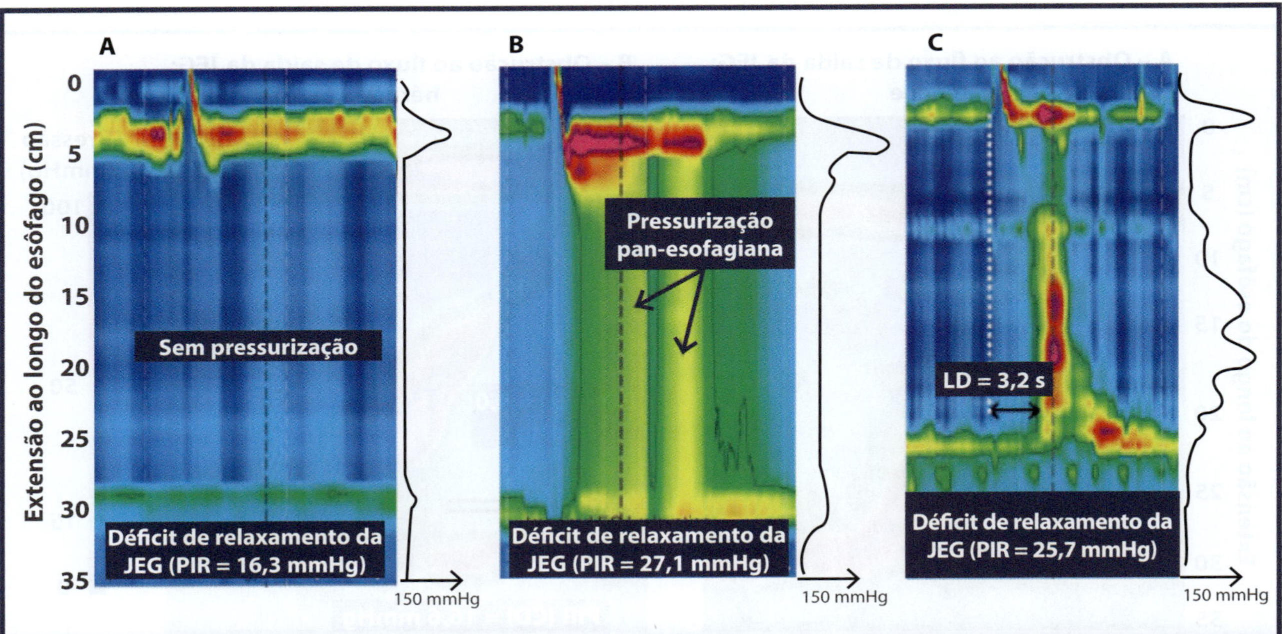

Figura 15.5 – Três subtipos de acalásia, conforme MAR. A – Acalásia tipo I (clássica); não há contração esofagiana (aperistalse). B – Acalásia tipo II; há pressurização pan-esofagiana. C – Acalásia tipo III (espásticas); há pelo menos 20% de contrações prematuras (definidas como latência distal < 4,5 s).
Fonte: Kahrilas et al., 2015.[4]

ca) é o tipo II,[15-18] ao passo que o tipo III seria um preditor de má resposta clínica.[15-18] Os pacientes do tipo II, em algumas séries, responderiam melhor à dilatação pneumática da cárdia que à miotomia cirúrgica.[17]

Obstrução do fluxo de saída da JEG

Essa anormalidade manométrica engloba diferentes entidades clínicas, que resultam em obstrução do fluxo de saída pela JEG, tais como: neoplasia ou doença infiltrativa da JEG, obstrução vascular do esôfago distal, estágio inicial de acalásia, hérnia paraesofágica e esofagite eosinofílica[4] (Figura 15.6). A sua identificação causa prontamente a utilização de outros métodos diagnósticos para elucidar a etiologia, por exemplo, endoscopia digestiva alta, biópsias da JEG, ultrassom endoscópico e tomografia computadorizada.

DISTÚRBIOS MAIORES DA PERISTALSE

São definidos como padrões manométricos que não são encontrados em indivíduos normais e não preenchem critérios para acalásia ou obstrução ao fluxo de saída da JEG (Quadro 15.2). Três distúrbios motores fazem parte desse grupo:

1. **Espasmo esofágico distal:** o espasmo esofágico distal é definido por PIR normal e mais de 20% das deglutições, resultando em contrações prematuras (LD < 4,5 s) e ICD > 450 mmHg.s.cm.[4]
2. **Esôfago hipercontrátil (esôfago em "britadeira"):** apresenta como critério diagnóstico pelo menos duas deglutições com ICD > 8.000 mmHg.s.cm (Figura 15.7). O estado hipercontrátil pode envolver também o EEI ou mesmo estar restrito a este.
3. **Ausência de contratilidade:** relaxamento normal da JEG (PIR normal) e 100% de falência

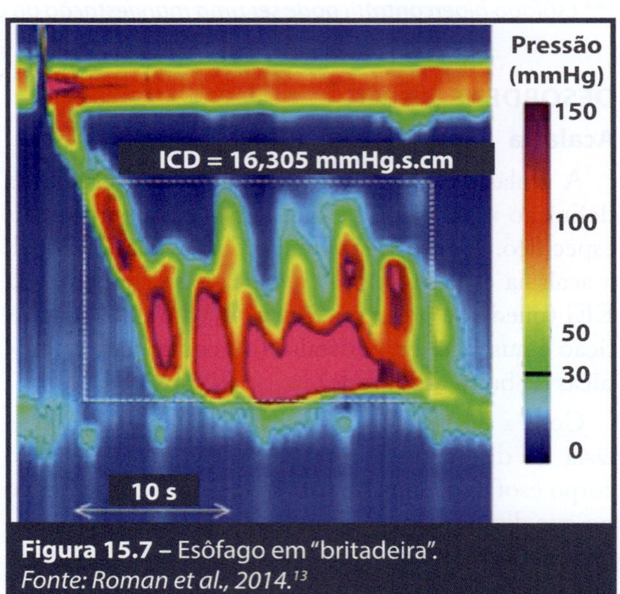

Figura 15.7 – Esôfago em "britadeira".
Fonte: Roman et al., 2014.[13]

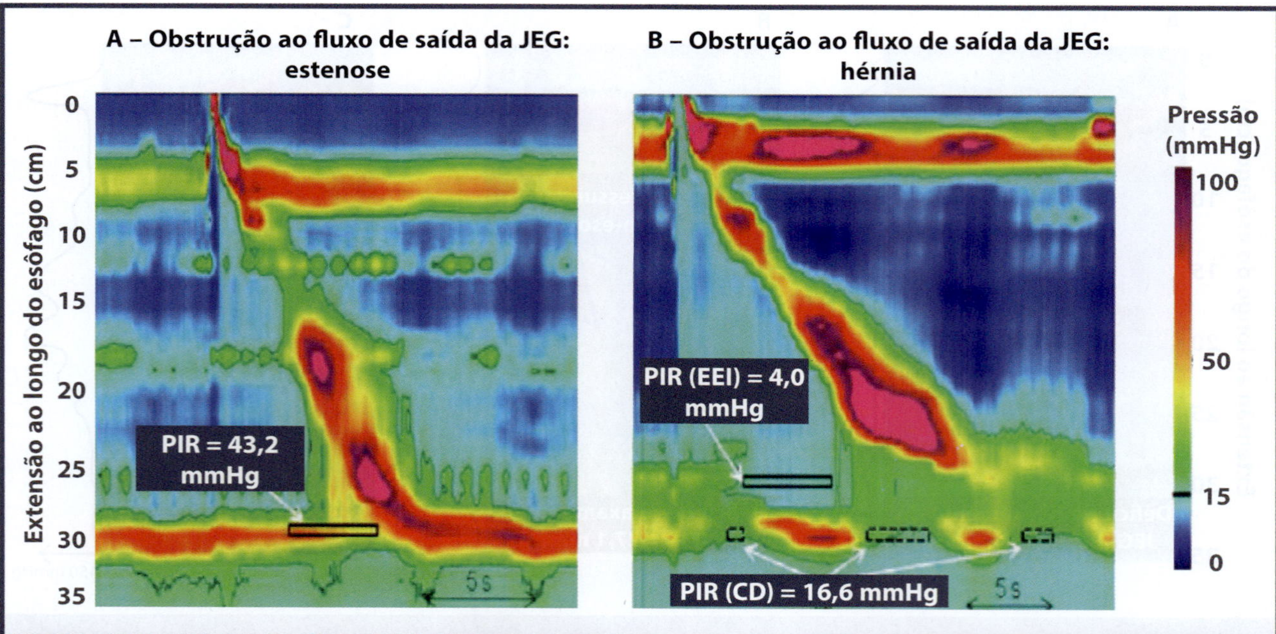

Figura 15.6 – Obstrução ao fluxo de saída: há déficit de relaxamento da JEG, com pressurização distal. Na imagem A, a obstrução ao fluxo de saída ocorre por estenose esofágica. Na imagem B, por hérnia de hiato.
Fonte: Pandolfino e Roman, 2011.[12]

peristáltica, definida por contrações prematuras e ICD < 450 mmHg.s.cm. É importante notar que, algumas vezes, o diagnóstico diferencial com acalásia do tipo I pode ser difícil, especialmente quando a PIR é limítrofe com o valor da normalidade. Nesses casos e nos casos em que há pressurização pan-esofágica, a possibilidade de acalásia é considerada.

DISTÚRBIOS MENORES DA PERISTALSE

A relevância clínica desse grupo ainda é intensamente debatida, uma vez que não está bem estabelecido se as alterações descritas são, de fato, as causadoras dos sintomas relatados pelos pacientes. Isso porque as alterações da peristalse incluídas nos distúrbios menores podem, também, ser observadas em indivíduos controles assintomáticos.[19] Assim, dois distúrbios são incluídos nessa categoria:

1. **Motilidade esofágica ineficaz:** termo definido pela manometria convencional como 50% ou mais das deglutições apresentando contrações com amplitude menor que 30 mmHg em esôfago distal. Foi aprimorado pelas observações obtidas com a MAR. Nesta, a motilidade esofágica ineficaz é diagnosticada quando ≥ 50% das deglutições são ineficazes, ou seja, falhas da peristalse ou peristalse fraca (ICD < 450 mmHg.s.cm).[4]
2. **Peristalse fragmentada:** ocorre quando ≥ 50% das deglutições ocasionam contrações com falhas de pelo menos 5 cm na linha isobárica de 20 mmHg e ICD > 450 mmHg.s.cm[4] (Quadro 15.2).

APLICABILIDADE CLÍNICA

A manometria esofágica é o método primário para avaliação da função motora e diagnóstico dos distúrbios motores do esôfago. Desde a recente introdução da MAR associada à análise topográfica colorimétrica da função motora esofágica, dado seu elevado custo, existem questionamentos com relação ao ganho diagnóstico real oferecido pelos dados fornecidos por essa tecnologia na tomada de decisão terapêutica. Estudo recente comparando a concordância dos resultados obtidos pela manometria convencional e pela MAR entre examinadores experientes e pouco experientes revelou que, nos dois grupos de examinadores, a concordância e a acurácia para os diagnósticos motores do esôfago foram significativamente maiores para a análise pela MAR em relação à manometria convencional.[19] Os autores concluíram, então, que a MAR é o procedimento preferido para a avaliação da motilidade esofágica.[19]

A MAR melhorou a conduta de pacientes com disfagia não obstrutiva. A técnica aumentou a sensibilidade para a detecção da acalásia e definiu três subtipos de acalásia clinicamente relevantes, com diferentes respostas aos tratamentos e, portanto, com potencial de predizer os desfechos clínicos (valor prognóstico).[20] Além disso, demonstrou a existência da obstrução do fluxo de saída da JEG, alteração manométrica desconhecida à luz da manometria convencional, e que aponta para a pesquisa do seu diagnóstico diferencial, tais como: variante da acalásia, infiltração neoplásica da JEG, esofagite eosinofílica e hérnia paraesofágica.[20] Utilizando-se o conceito de latência distal, foi possível a revisão dos critérios diagnósticos para a definição do espasmo do esôfago distal. Consequentemente, a MAR revelou que muitos pacientes rotulados com o diagnóstico de espasmo esofágico baseado na presença de contrações simultâneas pela manometria convencional eram, na verdade, pacientes portadores de acalásia com pan-pressurização esofágica e pseudorrelaxamento ou acalásia espástica.[21,22]

Em determinado estudo, foram observados pacientes com doença do refluxo gastroesofágico (DRGE) que se submeteram ao tratamento cirúrgico com sucesso e no pós-operatório não apresentavam disfagia. O objetivo do estudo foi obter valores de normalidade da MAR pós-fundoplicatura com sucesso terapêutico que pudessem servir de parâmetro na avaliação de pacientes com disfagia pós-fundoplicatura. Após fundoplicatura Nissen, o limite superior da normalidade para a PIR foi maior que aquele após a fundoplicatura Toupet e maior que em indivíduos saudáveis controle, sendo que foi utilizada como parâmetro a Classificação de Chicago.[23] Em adição, a ICD foi significativamente maior, e a extensão da zona de transição entre a musculatura estriada e lisa do corpo esofágico, significativamente menor após a fundoplicatura Nissen em relação à Toupet.[19] Por sua vez, em outro estudo o objetivo foi determinar a relação entre anormalidades na MAR e a DRGE e documentar a que ponto a MAR poderia predizer a presença da DRGE. Foi observado que a presença de hérnia hiatal, a baixa amplitude da onda e a pressão basal baixa do EEI estavam associadas à DRGE, mas não foi possível a predição da doença com acurácia suficiente, e o uso rotineiro da MAR não poderia ser recomendado para a distinção entre pacientes com DRGE e indivíduos saudáveis.[24]

Estudos preliminares têm demonstrado que a MAR também pode ser utilizada na avaliação de pacientes com disfagia orofaríngea pela aquisição temporizada de dados pressóricos das estruturas musculares envolvidas no processo da deglutição.[10,11]

A associação da MAR com a impedância convencional ou com a impedância de alta resolução (Figura 15.8) permite a observação do transporte do bolo ao longo do esôfago associado a um determinado padrão contrátil determinado pela MAR.[24] A aplicação concomitante dessas duas tecnologias gera informações que se completam e representa um refinamento da adequada avaliação funcional do esôfago. Pandolfino e Bulsiewicz[25] utilizaram a impedância-manometria de alta resolução para determinar os limites da pressão topográfica da integridade peristáltica preditiva do *clearance* incompleto do bolo esofágico. Os autores concluíram que, em pacientes com morfologia e relaxamento normais da junção esofagogástrica e sem hérnia hiatal, contrações peristálticas com falhas menores que 2 cm no contorno pressórico de 20 mmHg ou menores que 3 cm no contorno pressórico de 30 mmHg estão associadas a *clearance* completo do bolo, sendo que falhas na sequência peristáltica continuada maiores predizem a presença de *clearance* incompleto do bolo.

CONCLUSÃO

A MAR é o método diagnóstico mais acurado para a compreensão da motilidade do esôfago e sua inter-relação com as estruturas anatômicas. Essa tecnologia representa um real avanço na avaliação clínica dos pacientes com distúrbios motores do esôfago, uma vez que novos parâmetros manométricos foram criados, proporcionando melhor entendimento dos mecanismos fisiopatológicos. A atual Classificação de Chicago dá sustentação para a criação de algoritmos de diagnóstico e para a tomada de decisão terapêutica.

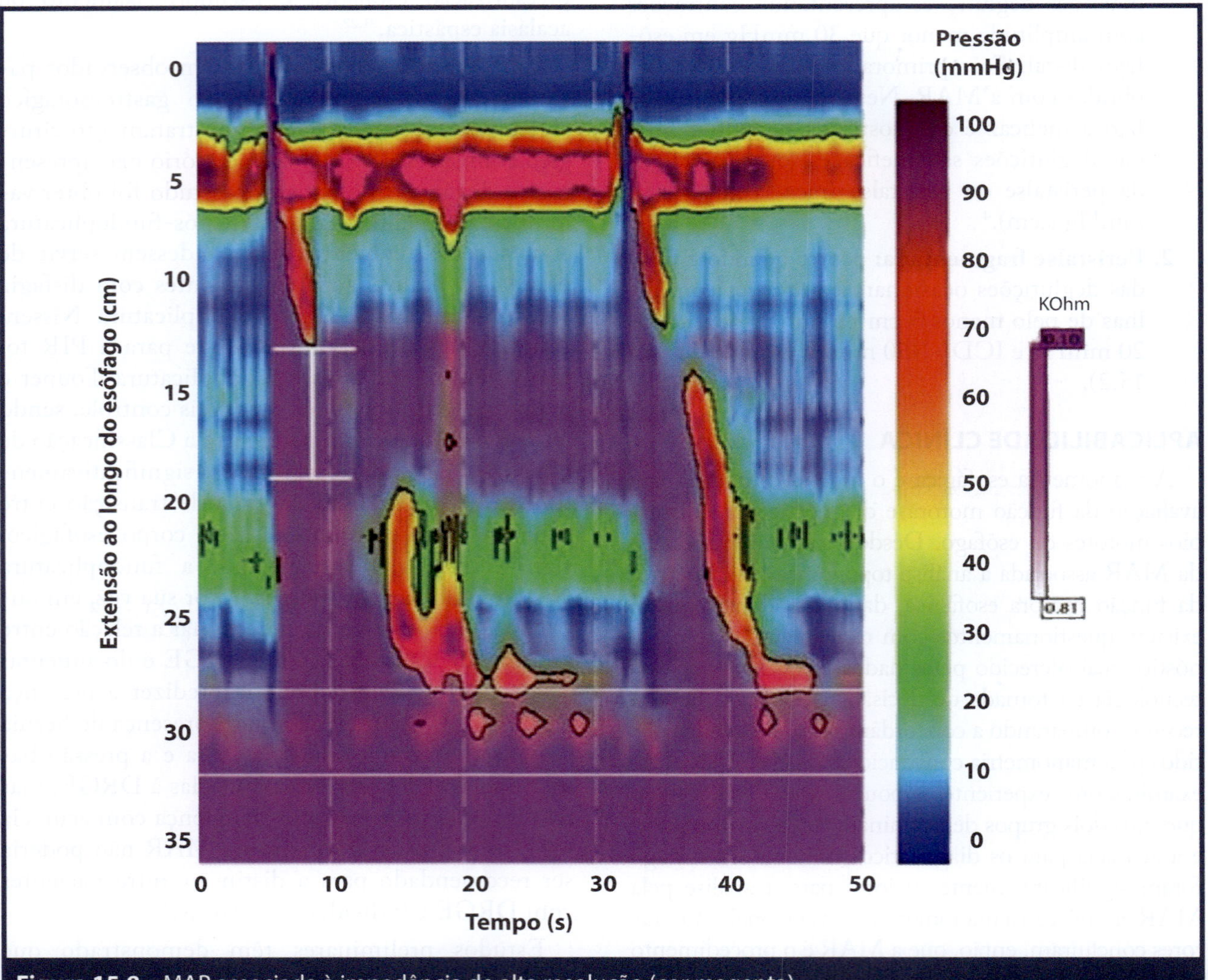

Figura 15.8 – MAR associada à impedância de alta resolução (cor magenta).
Fonte: Pandolfino e Roman, 2011.[12]

REFERÊNCIAS

1. Clouse RE, Staiano A. Topography of the esophageal peristaltic pressure wave. Am J Physiol. 1991; 261(4 Pt 1): G677-84.
2. Clouse RE, Staiano A, Alrakawi A, Haroian L. Application of topographical methods to clinical esophageal manometry. Am J Gastroenterol. 2000; 95(10):2720-30.
3. Kahrilas PJ, Ghosh SK, Pandolfino JE. Esophageal motility disorders in terms of pressure topography: the Chicago Classification. J Clin Gastroenterol. 2008; 42(5):627-35.
4. Kahrilas PJ, Bredenoord AJ, Fox M, Gyawali CP, Roman S, Smout AJPM et al. The Chicago Classification of esophageal motility disorders, v.3.0. Neurogastroenterol Motil. 2015; 27(2):160-74.
5. Pandolfino JE, Kwiatek MA, Nealis T, Bulsiewicz W, Post J, Kahrilas PJ. Achalasia: a new clinically relevant classification by high-resolution manometry. Gastroenterology. 2008; 135(5):1526-33.
6. Bredenoord AJ, Fox M, Kahrilas PJ, Pandolfino JE, Schwizer W, Smout AJ et al. Chicago classification criteria of esophageal motility disorders defined in high resolution esophageal pressure topography. Neurogastroenterol Motil. 2012; 24(Suppl 1):57-65.
7. Bredenoord AJ, Hebbard GS. Technical aspects of clinical high-resolution manometry studies. Neurogastroenterol Motil. 2012;24(Suppl 1):5-10.
8. Grübel C, Hiscock R, Hebbard G. Value of spatiotemporal representation of manometric data. Clin Gastroenterol Hepatol. 2008; 6(5):525-30.
9. Herregods TV, Roman S, Kahrilas PJ, Smout AJ, Bredenoord AJ. Normative values in esophageal high-resolution manometry. Neurogastroenterol Motil. 2015; 27(2):175-87.
10. Lee TH, Lee JS, Park JW, Cho SJ, Hong SJ, Jeon SR et al. High-resolution impedance manometry facilitates assessment of pharyngeal residue and oropharyngeal dysphagic mechanisms. Dis Esophagus. 2014; 27(3):220-9.
11. Ryu JS, Park DH, Kang JY. Application and interpretation of high-resolution manometry for pharyngeal dysphagia. J Neurogastroenterol Motil. 2015; 21(2):283-7.
12. Pandolfino J, Roman S. High resolution manometry: an atlas of esophageal motility disorders and findings of GERD using esophageal pressure topography. Thorac Sur Clin. 2011; 21(4):465-75.
13. Roman S, Gyawali CP, Xiao Y, Pandolfino JE, Kahrilas PJ. The Chicago classification of motility disorders: an update. Gastrointest Endosc Clin N Am. 2014 Oct; 24(4):545-61.
14. Kahrilas PJ. Esophageal motors disorders in terms of high-resolution esophageal pressure topography: what has changed? Am J Gastroenterol. 2010; 105(5):981-7.
15. Salvador R, Constantini M, Zaninotto G, Morbin T, Rizzetto C, Zanatta L et al. The preoperative manometric pattern predicts the outcome of surgical treatment for esophageal achalasia. J Gastrointest Surg. 2010; 14(11):1635-45.
16. Pratap N, Kalapala R, Darisetty S, Joshi N, Ramchandani M, Banerjee R et al. Achalasia cardia subtyping by high-resolution manometry predicts the therapeutic outcome of pneumatic balloon dilatation. J Neurogastroenterol Motil. 2011; 17(1):48-53.
17. Rohof W, Salvador R, Annese V, Des Varannes SB, Chaussade S, Constantini M et al. Outcomes of treatment for achalasia depend on manometric subtype. Gastroenterology. 2013; 144(4):718-25.
18. Lee JY, Kim N, Kim SE, Choi YJ, Kang KK, Oh DH et al. Clinical characteristics and treatment outcomes of 3 subtypes of achalasia according to the Chicago classification in a tertiary institute in Korea. J Neurogastroenterol Motil. 2013; 19(4):485-94.
19. Xiao Y, Kahrilas PJ, Kwasny MJ, Roman S, Lin Z, Nicodème F et al. High-resolution manometry correlates of ineffective esophageal motility. Am J Gastroenterol. 2012; 107(11):1647-54.
20. Carlson DA, Ravi K, Kahrilas PJ, Gyawali CP, Bredenoord AJ, Castell DO et al. Diagnosis of esophageal motility disorders: esophageal pressure topography vs. conventional line tracing. Am J Gastroenterol. 2015; 110(7):967-77.
21. Roman S, Kahrilas PJ. Challenges in the swalloing mechanism: non-obstrutive dysphagia in the era of high resolution manometry and impedance. Gastroenterol Clin North Am. 2011; 40(4):823-35.
22. Bansal A, Kahrilas PJ. Has high-resolution manometry changed the approach to esophageal motility disorders? Curr Opin Gastroenterol. 2010; 26(4):344-51.
23. Weijenborg PW, Savarino E, Kessing BF, Roman S, Costantini M, Oors JM et al. Normal values of esophageal motility after antireflux surgery; a study using high resolution manometry. Neurogastroenterol Motil. 2015; 27(7):929-35.
24. van Hoeij FB, Smout AJ, Bredenoord AJ. Characterization of idiopathic esophagogastric junction outflow obstruction. Neurogastroenterol Motil. 2015; 27(9):1310-6.
25. Pandolfino JE, Bulsiewicz, WJ. Evaluation of esophageal motor disorders in the era of high-resolution manometry and intraluminal impedance. Curr Gastroenterology Rep. 2009; 11(3):182-9.

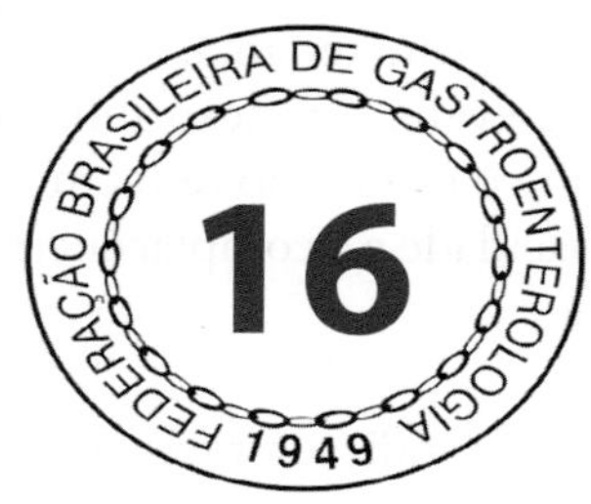

MÉTODOS DIAGNÓSTICOS EM MOTILIDADE DIGESTIVA BAIXA

Rimon Sobhi Azzam
Sânzio Santos Amaral
Lúcia Camara Castro Oliveira

INTRODUÇÃO

Motilidade digestiva baixa, também denominada fisiologia anorretal, é a área da motilidade digestiva que estuda as anormalidades funcionais do cólon, do reto e do ânus.

Os métodos diagnósticos em motilidade digestiva baixa estão citados no Quadro 16.1. Destes, a manometria anorretal, o teste de expulsão do balão, o tempo de trânsito orocecal, o ultrassom endoanal, a eletromiografia anal e o tempo de latência do nervo pudendo podem ser realizados no laboratório de motilidade digestiva ou laboratório de fisiologia anorretal. Os outros métodos diagnósticos necessitam de equipamentos instalados no setor de radiologia.

Sintomas e afecções do cólon, do reto e do ânus são problemas comuns, desagradáveis e podem acometer a população em qualquer faixa etária. Nessas situações, a abordagem clínica deve iniciar com adequada anamnese minuciosa, exame físico geral e exame físico proctológico.

Exames complementares endoscópicos e/ou radiológicos frequentemente são necessários com a finalidade de descartar causas orgânicas, tais como: neoplasias, estenoses e doenças inflamatórias, orificiais ou inflamatórias, entre outras. Na ausência dessas causas e na refratariedade dos sintomas, mesmo com o tratamento clínico, aventa-se a possibilidade de etiologia funcional.

Quadro 16.1 – Métodos diagnósticos em motilidade digestiva baixa

- Manometria anorretal
- Teste de expulsão do balão
- Tempo de trânsito colônico
- Tempo de trânsito orocecal
- Videodefecografia
- Ultrassonografia endoanal
- Ultrassonografia transperineal
- Ecodefecografia
- Defecorressonância magnética
- Eletromiografia anal
- Tempo de latência do nervo pudendo

A adequada avaliação funcional dos distúrbios motores do cólon, do reto e do ânus é realizada por intermédio da utilização de várias opções de métodos diagnósticos em motilidade digestiva baixa.[1-3] Cada exame proporciona avaliação de certas características peculiares da constipação intestinal funcional ou da incontinência anal.[4-6]

Entre os métodos existentes (Quadro 16.1), há de se avaliar a disponibilidade do exame, o custo e a aplicação clínica prática. A manometria anorretal tem sido cada vez mais disponível e utilizada. O teste de expulsão do balão, apesar de simples, tem sido pouco comentado e indicado. O tempo de trânsito colônico, o tempo de trânsito orocecal, a cinedefecografia, o ultrassom endoanal, a eletromiografia anal e o tempo de latência do nervo pudendo apresentam importante papel, entretanto, são pouco disponíveis. Outros testes foram mais recentemente desenvolvidos, tais como: ultrassom transperineal, ecodefecografia e defecorressonância magnética. A manometria colônica mostrou ser de difícil realização, não sendo transposta do âmbito experimental para a prática clínica.

Para essa diversidade de métodos diagnósticos, ainda não foi estabelecido consenso de fluxograma adequado sobre os exames necessários para cada doença específica. Dessa maneira, o médico especialista deve conhecer as técnicas dos exames, com a finalidade de indicá-los com critérios, evitando-se sua subutilização ou a exposição exagerada do paciente.[7] A motilidade digestiva ainda pode contribuir no âmbito terapêutico, tanto em casos de incontinência anal como em constipação intestinal, por meio da técnica de *biofeedback* anorretal.[8]

A seguir, serão descritos os detalhes técnicos dos métodos diagnósticos em motilidade digestiva baixa. As abordagens clínicas e diagnósticas também podem ser consultadas nos Capítulos 26 – *Constipação intestinal* e 75 – *Distúbios da motilidade: constipação funcional.*

MANOMETRIA ANORRETAL

A partir da década de 1980, a manometria anorretal e outros testes foram criados com o objetivo de medir a função motora e sensorial da região anorretal. Entre os exames funcionais, a manometria anorretal é a mais utilizada no estudo das afecções anorretais, sendo método indolor, de fácil aplicação e que permite diagnosticar vários distúrbios anorretais de origem funcional. O método manométrico é composto por testes específicos, que auxiliam basicamente no diagnóstico de pacientes com incontinência anal e constipação intestinal, e sua proposta é delinear a fisiopatologia dos mecanismos desses sintomas.

A manometria anorretal revela informações substanciais da função anorretal. Esse método tem como finalidade avaliar objetivamente o reto e o esfíncter anal. Mensura as pressões de repouso e de contração voluntária dos músculos do esfíncter anal, a extensão do canal anal funcional e avalia o reflexo inibitório retoanal. Também permite o estudo do reto em relação à sensibilidade, à capacidade e à complacência.[9-15]

Indicações

A manometria anorretal é indicada mais frequentemente na avaliação de desordens funcionais, tais como: incontinência anal e constipação intestinal idiopática.[16] É útil, também, nas avaliações pré e pós-operatória de determinadas cirurgias do reto e do ânus (Quadro 16.2).

Na incontinência anal para fezes, líquidos e/ou gases, a manometria anorretal pode demonstrar hipotonia de cada um dos componentes musculares esfincterianos anais (esfíncter anal interno e externo) ou de ambos. Fornece dados relativos à sensibilidade e capacidade retais, fatores relacionados à etiologia da incontinência anal.

Na constipação intestinal, é importante descartar comprometimento anorretal em decorrência de causa orgânica, como nas doenças de Chagas e de Hirschsprung, nas quais ocorre ausência do reflexo inibitório retoanal. O diagnóstico de contração paradoxal do puborretal pode ser sugerido quando ocorre

Quadro 16.2 – Indicações da manometria anorretal	
Incontinência anal	
Incontinência para fezes	
Incontinência para gases	
Constipação intestinal	
Doença de Hirschsprung	
Doença de Chagas	
Contração paradoxal do puborretal (anismo)	
Pré e pós-operatório	
Cirurgia anal	Cirurgia para fissura anal ▪ Fissura anal recidivante após esfincterotomia
	Cirurgia para fístula anorretal ▪ Fístula complexa ▪ Fístula recorrente ▪ Fístula retovaginal ▪ Doença de Crohn com fístula ▪ Aids com fístula
Cirurgia retal	Avaliação esfincteriana para anastomose ▪ Colorretal baixa ▪ Coloanal ▪ Ileoanal

ausência de relaxamento, isto é, contração da musculatura esfincteriana externa anal durante a simulação do ato evacuatório. Tal diagnóstico é mais bem avaliado por outros exames, por exemplo a videodefecografia e a eletromiografia anal.

Na avaliação pré-operatória, estuda a integridade muscular do esfíncter anal, que pode mudar a técnica operatória, evitando-se o surgimento de incontinência anal. No período pós-operatório, avalia e/ou compara com o pré-operatório a função motora anal, apresenta função de controle da cirurgia ou permite o diagnóstico das alterações causais da incontinência, em decorrência de lesões musculares oriundas do procedimento cirúrgico.

Equipamento

O sistema manométrico anorretal consiste em sondas de manometria anorretal, transdutores de pressão, capilares, polígrafo, computador e programa específicos (Figuras 16.1 e 16.2). A existência de diferentes sondas, equipamentos e técnicas de exame infere a necessidade de parâmetros da normalidade individualizados.

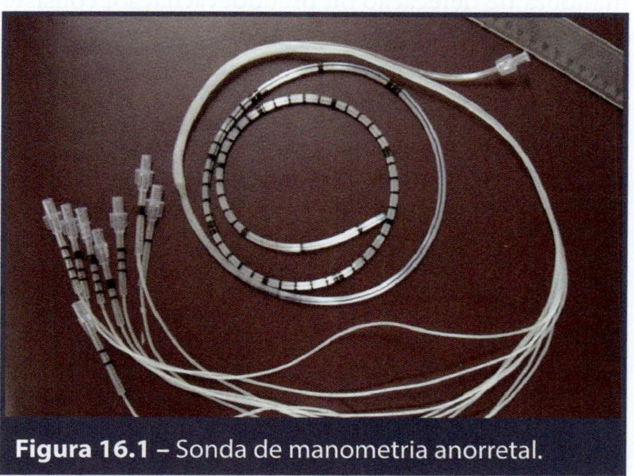

Figura 16.1 – Sonda de manometria anorretal.

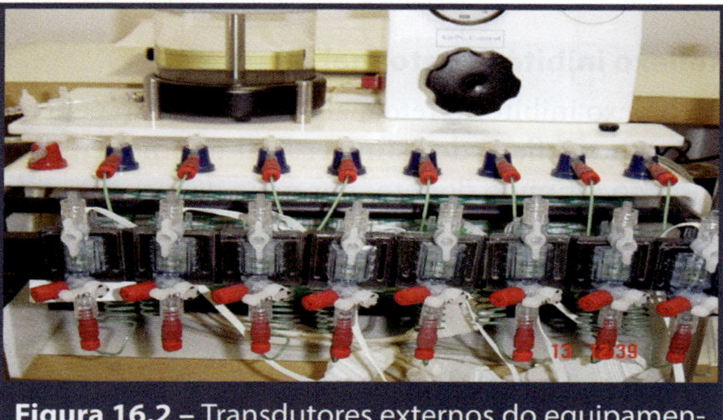

Figura 16.2 – Transdutores externos do equipamento de manometria anorretal.

As sondas mais comumente utilizadas são as de perfusão hídrica. Existem também sondas com balão (para captação da pressão) ou com microtransdutores (sondas de estado sólido).

Sonda com perfusão hídrica

As sondas com perfusão hídrica são as mais utilizadas na realização da manometria anorretal. Apresentam oito canais com respectivos orifícios em sua extremidade distal por onde ocorre a saída de água destilada. A disposição desses orifícios pode variar de acordo com o tipo de sonda: radiais, em espiral ou associação de radiais e longitudinais, sendo que, comumente, se utiliza aquela com oito orifícios radiais. Outras que associam orifícios longitudinais (locados dentro do balão acoplado na extremidade distal) e radiais permitem o estudo da complacência retal.

As extremidades proximais de cada canal da sonda são conectadas a transdutores externos. A pressão, gerada por bomba de nitrogênio ou, atualmente, bomba de compressor elétrico, permite fluxo de água destilada contínuo e lento em cada um dos canais da sonda. As pressões intrarretais e intra-anais promovem resistência à saída da água através desses orifícios. Essa resistência gera pressões, que são captadas pelos transdutores externos de pressão, convertidas em sinal elétrico, amplificadas pelo polígrafo e registradas no computador, possibilitando a posterior análise dos dados armazenados. A sonda tem um canal central que possibilita infundir ar ou água através de seringa pela extremidade proximal, permitindo insuflar o balão de látex acoplado na extremidade distal para avaliação do reto.

Sonda com balão

Em 1965, foi desenvolvido o primeiro cateter com balão preenchido por ar. O balão dessas sondas apresenta finalidade de medir as pressões anorretais. A pressão exercida sobre o balão, acoplado na extremidade distal da sonda, é transmitida e captada pelos transdutores. Entretanto, a compressibilidade do ar não gera boa resposta para as medidas fidedignas de pressões. A sonda com balão não tem sido utilizada em virtude de artefatos, volume do balão e dificuldades de interpretação dos dados.

Sondas com microtransdutores

As sondas de estado sólido contêm microtransdutores de pressão na sua extremidade distal, dispensando o uso de perfusão hídrica e de transdutores externos. Tal mecanismo é o mais sensível para realização de manometria. Contudo, essas sondas apresentam algumas desvantagens, tais como: o alto custo e a fragilidade, que limitam seu uso.

MÉTODOS DE AVALIAÇÃO DAS PRESSÕES ANAIS

Os métodos de avaliação das pressões do canal anal são principalmente dois: retirada lenta passo a passo e retirada progressiva contínua. No primeiro método, a sonda introduzida no reto é retirada, manualmente, a cada 0,5 a 1 cm, até atingir a borda anal; já no segundo método, a retirada contínua é feita mecanicamente e com velocidade constante programada. A retirada lenta é o método mais utilizado.

A técnica contínua induz contração do esfíncter externo do ânus, resultando em falso aumento das pressões de repouso, em razão da estimulação do canal anal pelo cateter em movimento. A seguir, são descritos os testes de função anorretal realizados pela manometria anorretal.

Pressão de repouso

A pressão de repouso reflete a atividade tônica dos esfíncteres interno e externo do ânus. O interno contribui com 75 a 85% da pressão de repouso; o externo, com 15 a 20%; e os plexos hemorroidários também apresentam participação, porém pequena, com cerca de 5%.

A presença de material fecal no reto ou a posição do paciente durante o exame alteram a pressão de repouso. Johnson et al. (1990) demonstraram que, em posição sentado, há aumento de quatro vezes da pressão intrarretal com aumento concomitante nas pressões de repouso do esfíncter anal, para manutenção da continência. Por exemplo, a hipotonia da pressão de repouso é contraindicação para realização de *pouch* ileal em pacientes com colite ulcerativa submetidos à colectomia total.[9]

Pressão de contração

A pressão de contração é produzida, basicamente, pelo músculo esfíncter externo do ânus. Alcança seu valor máximo na porção distal do canal anal, onde a concentração de fibras musculares do esfíncter é maior. Na avaliação dessa pressão é importante que o paciente não aumente simultaneamente a pressão intra-abdominal, para que não sejam disparados reflexos extrínsecos e não alterem os resultados. São analisadas as pressões de contração voluntária total e absoluta em cada centímetro do canal anal.

A contração voluntária prolongada ou mantida também pode ser avaliada. Indivíduo saudável mantém pressão de contração anal por 40 a 50 segundos. Essa sustentação de pressão é muito importante na determinação da continência anal. Alguns indivíduos têm pouco controle de sua contração voluntária e não obedecem ao comando de contrair a musculatura anal.

Hipotonia da pressão de contração pode indicar lesão muscular esfincteriana, danos neurogênicos de via motora ou inabilidade do paciente em contrair o ânus. A realização de ultrassonografia endoanal e eletromiografia pode auxiliar nesse discernimento. Resposta elétrica normal na eletromiografia com baixas pressões de contração sugere fortemente lesão muscular. Importante comentar que a secção bilateral do nervo pudendo não resulta em atrofia do esfíncter externo, como logicamente seria de se esperar. Leroi et al. (1995) observaram que pessoas abusadas sexualmente têm pobre contração do esfíncter anal, sem identificação de qualquer lesão esfincteriana.[17]

Manobra de evacuação

A manobra da evacuação, também denominada manobra de defecação ou pseudoevacuação, consiste em orientar o paciente para simular o movimento do ato evacuatório, para expelir a sonda de manometria anorretal ou o balão intrarretal.

A defecação normal é caracterizada pela expulsão das fezes, em virtude do aumento da pressão retal (consequente ao aumento da pressão intra-abdominal) e diminuição da pressão anal.

Durante a evacuação, em um grupo de pacientes, ocorre aumento patológico da pressão intra-anal, sugestiva de contração paradoxal do músculo puborretal (clinicamente denominada anismo ou dissinergia do assoalho pélvico). Isoladamente, o padrão manométrico não é critério diagnóstico de certeza, porém, sugestivo. Para sua confirmação, utilizam-se outros exames: videodefecografia ou eletroneuromiografia.

Reflexo inibitório retoanal

Reflexo inibitório retoanal é representado pelo relaxamento reflexo do esfíncter anal interno, em resposta ao estímulo do reto, por meio da insuflação do balão retal. Quando o balão é insuflado com maiores volumes progressivos, a redução das pressões, bem como a duração do reflexo, aumentam (Figura 16.3). Nos pacientes com megarreto, é necessário o uso de grandes volumes de insuflação, com o intuito de o balão entrar em contato com a parede retal, para que possa ocorrer esse reflexo. A contração do esfíncter

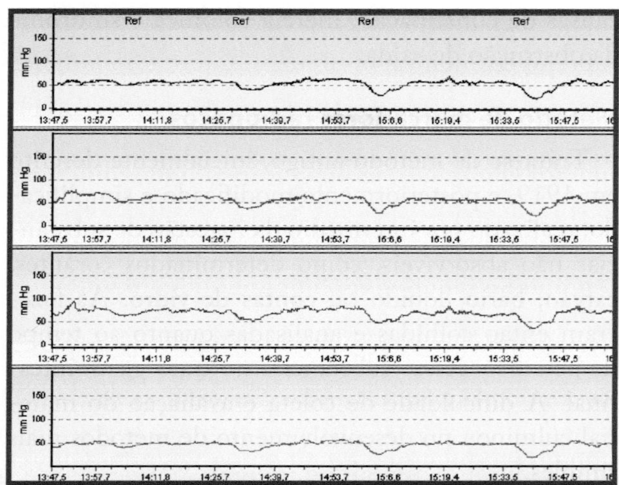

Figura 16.3 – Manometria anorretal demonstrando presença do reflexo inibitório retoanal. Evidencia-se sua característica fisiológica: ocorre maior relaxamento do esfíncter anal, quanto maior o volume insuflado no balão retal.

externo do ânus durante o início do reflexo inibitório é uma resposta automática e não reflexa,[18] que pode ser abolida pedindo para o paciente relaxar.

O reflexo inibitório participa do mecanismo de continência anal. O relaxamento do esfíncter interno permite que o contato do conteúdo retal com receptores da região superior do canal anal proporcione a discriminação entre gases, fezes líquidas ou sólidas.

O reflexo é regulado pelo plexo mioentérico e, portanto, está presente mesmo em indivíduos com transecção de coluna, lesões do plexo hipogástrico ou medula sacral. A ausência do reflexo em repetidas medições pode ser observada em pacientes com doença de Chagas (megacólon), doença de Hirschsprung ou secção retal seguida de anastomose terminoterminal. A doença de Hirschsprung é mais comum na infância. Em casos de adultos com ausência do reflexo e presença de megarreto, o diagnóstico deve ser confirmado com biópsia retal para confirmar a ausência de plexos neuronais. Estudos demonstram que, após certo período de tempo, há reaparecimento de reflexo depois de anastomose terminoterminal, provavelmente como resultado de reinervação. Reflexo inibitório retoanal com resposta incompleta ou irregular está associado a desordens neurológicas, isquemia retal, esclerodermia, mielomeningocele e trauma da cauda equina.

Sensibilidade e capacidade retais

O método com o uso do balão é o mais utilizado para a avaliação da sensibilidade retal, da primeira sensação de evacuação e da capacidade máxima retal. O balão de látex, acoplado à extremidade distal da sonda de manometria anorretal, é posicionado no reto e insuflado de modo intermitente com volumes maiores. Contudo, o tamanho e a forma do balão afetam a medida da sensibilidade do reto.

São avaliadas três sensações: a primeira, referida como mínima "pressão", "vento" ou "desconforto", é chamada de sensibilidade retal; a segunda é o início da sensação de vontade de evacuar e acontece quando o reto atingiu seu limite de acomodação; a terceira, chamada de capacidade retal, é o máximo volume tolerado, ou seja, o paciente sente vontade insuportável de evacuar ou dor.

A sensibilidade retal está reduzida em mais da metade do grupo de pacientes constipados. Nos pacientes com incontinência anal decorrente de distúrbios neurológicos associados ao diabete melito ou à esclerose múltipla, a sensibilidade retal também pode estar diminuída.[19] A capacidade retal reduzida, em reto pouco complacente, ocorre em pacientes com proctites, isquemia retal e após cirurgia de abaixamento abdominoperineal. A capacidade retal está aumentada no megarreto, que pode estar associado ou não ao megacólon.

Complacência retal

A complacência retal reflete a distensibilidade retal, isto é, a capacidade de acomodação do reto com o aumento progressivo do volume intraluminal. Acomodação retal é a capacidade de o reto retornar às pressões pré-distensão após insuflação de volume no interior do mesmo. A complacência retal é o quociente entre o volume injetado no reto e a pressão retal ($\Delta V/\Delta P$) e medida em mL/mmHg. Fatores técnicos afetam a medida da complacência retal, como o tamanho, a forma e o material do balão.

Alterações da complacência podem resultar de aumento (megarreto) ou diminuição da capacidade retal e diminuição da sensibilidade retal. Inflamação, fibrose e ressecções retais causam diminuição da complacência retal. Entretanto, a complacência retal não é avaliada de rotina no exame de manometria anorretal.

Reflexo de tosse

O reflexo de tosse é importante no diagnóstico de lesões neurológicas que acometem os esfíncteres anais. No ato da tosse, a manobra de Valsalva aumenta a pressão intra-abdominal. O aumento dessa pressão induz a contração do esfíncter externo do ânus. É um reflexo via sacral que previne perdas anais durante a compressão abdominal.

Hipotonia da pressão de contração, com reflexo de tosse normal, pode indicar dano neurológico de vias motoras centrais (acima do segmento sacral). Caso o reflexo de tosse seja anormal, sugere dano no arco reflexo sacral (nervo pudendo ou segmentos sacrais). A avaliação do reflexo da tosse, durante o exame de manometria anorretal, atualmente é realizada apenas em casos selecionados, entretanto, é uma avaliação interessante para ser adotada na rotina.

Vetorgrama

Vetorgrafia é a técnica que mede o perfil pressórico radial ao longo do esfíncter anal.[20] O gráfico resultante dessa medição é chamado de vetorgrama, a imagem tridimensional de pressão. A assimetria deste revela defeito esfincteriano. Vários trabalhos revelam que o vetorgrama é instrumento importante na identificação de pacientes com defeito esfincteriano. Entretanto, a reprodutibilidade do vetorgrama não tem sido bem demonstrada. Dessa maneira, não se realiza a avaliação do vetorgrama na rotina do exame de manometria anorretal. O ultrassom endoanal é o teste preferido para averiguar lesão esfincteriana.

TESTE DE EXPULSÃO DO BALÃO

Trata-se de um método simples, tornando-se muito útil em clínicas ou hospitais de recursos escassos. Realiza-se o teste por meio de balão de látex acoplado à extremidade da sonda retal ou da própria sonda de manometria anorretal. O balão é introduzido pelo orifício anal e posicionado na região da ampola retal, sendo então preenchido com 50 mL de água destilada. Nesse momento, é solicitado ao paciente que realize movimentos evacuatórios na tentativa de expelir o balão. Sua principal aplicação na constipação intestinal funcional encontra-se no diagnóstico da síndrome de obstrução de saída, quando o paciente não consegue expulsar esse balão após 60 segundos.

TEMPO DE TRÂNSITO COLÔNICO

O estudo do tempo de trânsito colônico pode ser realizado por meio de marcadores radiopacos ou de cintilografia. Atualmente, o método dos marcadores radiopacos é o mais utilizado, sendo o de menor custo e o de maior simplicidade, devendo ser o primeiro teste funcional indicado nos casos de constipação funcional. O tempo de trânsito colônico é capaz de diagnosticar duas formas distintas de causas de constipação: inércia colônica e síndrome da obstrução de saída.

Método de marcadores radiopacos

Trata-se de método antigo, inicialmente descrito em 1919, e posteriormente modificado e simplificado, realizado por intermédio da ingestão de substâncias não absorvíveis, como determinados corantes, carvão, bário líquido ou contas de vidro. As fezes eram então colhidas e analisadas quanto ao tempo de percurso dessas substâncias no trato gastrointestinal. A dificuldade de coleta e avaliação do material culminou no desenvolvimento de métodos mais simples.

Cápsula com 24 marcadores (Sitzmarks®) é ingerida, e o tempo de chegada ao reto é determinado por meio de radiografias abdominais realizadas no 5° e 7° dias. Em pessoas normais, 80% dos marcadores são eliminados até o 5° dia após a ingestão, e a totalidade deles, até o 7° dia. Esse teste simples permite identificar três importantes situações básicas: pacientes com tempo de trânsito normal; aqueles com retenção das cápsulas em todo o cólon (inércia colônica); e aqueles com retenção das cápsulas na região distal (síndrome da obstrução de saída).

MÉTODO DE CINTILOGRAFIA

A utilização da cintilografia para a realização do tempo de trânsito colônico é associada a maior custo, porém, o paciente é menos exposto à radiação e as imagens são obtidas de maneira não invasiva, possibilitando fácil análise quantitativa. Essa técnica envolve, basicamente, a ingestão de uma refeição composta por um radionuclídeo, que emite radiações gama, permitindo, assim, o seu acompanhamento exterior por meio do uso de uma gama-câmara. Imagens seriadas do cólon são obtidas à medida que o radionuclídeo é transportado no sentido distal e, desse modo, obtém-se a análise do tempo do trânsito colônico. Alguns dos radionuclídeos utilizados para o estudo do trânsito colônico são o indium (*indium-111-labeled polystyrene pellets*) e o gálio.

TEMPO DE TRÂNSITO OROCECAL

O tempo de trânsito orocecal é realizado por meio do teste do hidrogênio expirado. É método de simples realização, auxiliando na diferenciação entre a inércia colônica isolada e a hipomotilidade intestinal generalizada, apesar de apresentar certas limitações.

O paciente é orientado a ingerir de 10 a 20 g de lactulose, que, ao ser metabolizada pelas bactérias intestinais, produz ácidos graxos e gás hidrogênio. O hidrogênio, por se tratar de um gás de fácil difusão, pode ser coletado e analisado por meio de aparelho próprio. São colhidas amostras de ar expirado do paciente, a cada 10 minutos, no intervalo de 2 horas. O paciente exala o ar em bolsas coletoras, que são conectadas ao equipamento analisador de gás pelo método de cromatografia. O indivíduo é considerado produtor quando a concentração de hidrogênio expirado exceder 20 ppm (partes por milhão) acima da linha de base em qualquer fase do teste. Entretanto, 5 a 20% dos indivíduos considerados normais apresentam deficiência de bactérias metabolizadoras de hidrogênio, sendo essa situação considerada limitação do exame.

Deve-se atentar também a certos fatores, como uso de antibióticos, dieta, atividade física e fatores hormonais, que podem alterar os resultados.

VIDEODEFECOGRAFIA

O exame que utiliza a avaliação dinâmica da evacuação é denominado videodefecografia ou cinedefecografia, primeiro método radiográfico capaz de avaliar a dinâmica da evacuação, fornecendo dados importantes, como o grau de abertura do canal anal, descida perineal, durante a fase de expulsão e esvaziamento retal. Permite, ainda, o diagnóstico de alterações anatomofuncionais, por exemplo, a contração paradoxal do músculo puborretal (anismo), retoceles, sigmoidoceles, prolapso retal e intussuscepção ou invaginação retal.

O exame é realizado com o paciente sentado em uma cômoda, especialmente desenhada para simular o assento sanitário, integrada ao aparelho de radioscopia. Após a introdução de contraste baritado pastoso na ampola retal, o paciente é solicitado a evacuar o meio de contraste, enquanto se observa e registra em perfil a movimentação dinâmica de sua evacuação, sob controle fluoroscópico. Realiza-se a gravação digital dinâmica de toda a sequência da evacuação, bem como radiografias com o paciente nas seguintes posições: de repouso, de contração, de evacuação e de pós-evacuação. Constitui método fundamental para a avaliação dos distúrbios anorretais que cursam com dificuldade de evacuação ou obstrução de saída. Sua reprodutibilidade já foi avaliada entre um mesmo examinador e examinadores distintos, provando ser um exame de utilidade prática.

A videodefecografia avalia diversas características funcionais e anatômicas da evacuação, permitindo calcular vários parâmetros: preservação do eixo anorretal em repouso, mobilidade anorretal às manobras, medida do ângulo anorretal (em repouso, contração e evacuação), comprimento e relaxamento do músculo puborretal, comprimento e grau de abertura do canal anal, identificação de alterações anatômicas (retocele, sigmoidocele, enterocele, intussuscepção e descenso perineal), quantificação do tempo de evacuação e do resíduo pós-evacuação.

O ângulo anorretal é o ângulo entre a linha do eixo do canal anal e a linha do bordo inferior do reto distal. Em indivíduos normais, esse ângulo torna-se obtuso durante a evacuação, quando há retificação do reto e do canal anal para facilitar a eliminação de fezes, e torna-se agudo durante a contenção fecal. A medida do ângulo anorretal não apresenta diferença significativa em pacientes nulíparas e multíparas. A retocele pode ser classificada de acordo com seu tamanho e medida por meio desse método.

A necessidade da utilização da radioscopia vem trazendo limitações ao método e, recentemente, novas abordagens da dinâmica da defecação vêm sendo propostas, principalmente por meio da ultrassonografia tridimensional e da ressonância magnética. A gravação digital do exame e a análise das imagens em computador e programa específico, dispensando a realização de radiografias estáticas, possibilitou diminuir a dose de radiação.

ULTRASSONOGRAFIA TRIDIMENSIONAL DINÂMICA OU ECODEFECOGRAFIA

A introdução dos transdutores tridimensionais, permitindo distâncias focais mais elevadas de até 5 cm, tem propiciado a utilização da ultrassonografia para a avaliação dos distúrbios da defecação. Assim, a demonstração de retoceles, enteroceles, cistoceles, invaginações internas e até pacientes com anismo culminou na denominação de ecodefecografia para esse tipo de avaliação.

Os pacientes são avaliados na posição de decúbito lateral esquerdo, e o exame constitui-se de três etapas, descritas a seguir. Na primeira etapa, as imagens são adquiridas com o paciente em repouso, para a documentação da musculatura esfincteriana (Figura 16.4). A espessura dos esfíncteres pode ser medida, e o corte longitudinal tridimensional permite a observação do canal anal e das distâncias entre a margem anal e o comprimento dos esfíncteres. O transdutor é posicionado a 6 cm da margem anal.

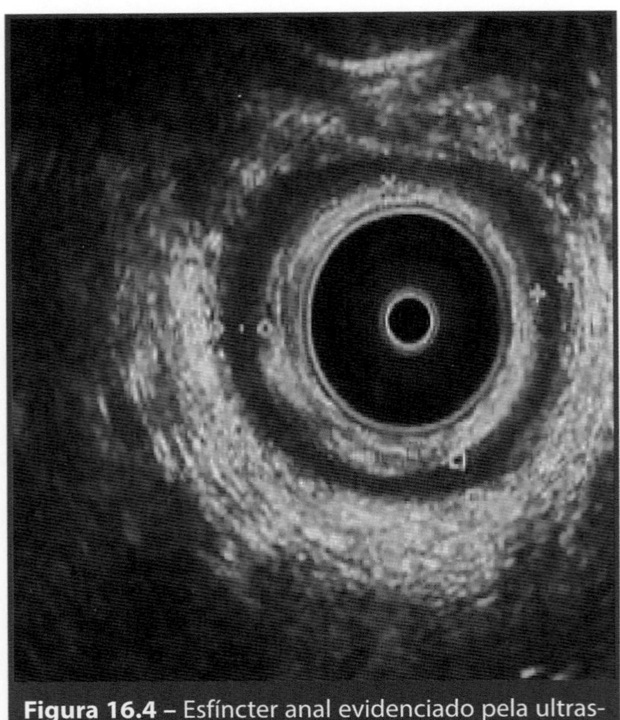

Figura 16.4 – Esfíncter anal evidenciado pela ultrassonografia endoanal.

Na segunda etapa, as imagens são também adquiridas no cubo tridimensional com aquisição de 50 a 60 mm, iniciando-se na posição de repouso, porém, solicitando ao paciente que faça simulação do esforço evacuatório durante 20 segundos, após 20 segundos do início da aquisição, sendo que os 20 segundos finais são também adquiridos na posição de repouso.

Finalmente, a terceira etapa da avaliação é representada pela fase dinâmica, na qual 180 mL de gel de ultrassom são introduzidos na ampola retal, o transdutor é introduzido até 7 a 8 cm da margem anal e as imagens são adquiridas no cubo tridimensional, utilizando-se a mesma sequência da segunda etapa. Desse modo, durante a fase de simulação do esforço evacuatório, pode-se observar a relação e mudança dinâmica das estruturas ao redor do canal anal e do reto.

As vantagens da ecodefecografia são a ausência de radiação e a possibilidade de demonstração dos distúrbios do assoalho pélvico e da musculatura esfincteriana. Além disso, as retoceles podem ser bem demonstradas e classificadas de acordo com seu tamanho.

DEFECORRESSONÂNCIA MAGNÉTICA

A defecorressonância magnética (DRM) é uma nova modalidade de imagem dos órgãos da pelve, que possibilita a avaliação de todo o assoalho pélvico e os compartimentos da pelve, tanto em repouso como de forma dinâmica. Fornece informações essenciais para o planejamento cirúrgico e escolha do melhor método de tratamento para os diferentes distúrbios que afetam o mecanismo da defecação.

A avaliação dinâmica da defecação é claramente demonstrada nas três modalidades, mesmo quando a avaliação é realizada na posição de decúbito. A DRM pode avaliar a abertura do canal anal e do ângulo anorretal durante a contração esfincteriana e o esforço evacuatório, e a eliminação do gel de ultrassom utilizado como contraste pode ser quantificada. A parede retal também pode ser avaliada e alterações tais como retocele, enterocele e intussuscepção podem ser claramente identificadas. A avaliação global do assoalho pélvico torna possível a observação da descida dos compartimentos anterior, médio e posterior, da estrutura do esfíncter anal, principalmente do esfíncter interno do ânus, que podem ser analisados simultaneamente com a adição de uma bobina endoanal.

ELETROMIOGRAFIA ANAL

A eletromiografia anal registra a atividade elétrica das fibras musculares estriadas do esfíncter anal durante as fases de contração voluntária, relaxamento, defecação simulada e sob estímulos anais diversos. O exame é realizado com auxílio de agulhas ou com eletrodos de superfície.

É considerado o exame-padrão de referência para o diagnóstico da contração paradoxal do músculo puborretal e pode ser útil para o tratamento desta condição, por intermédio da técnica de *biofeedback* anorretal. Também é utilizado para avaliação de outras desordens mecânicas da defecação.

Os pacientes constipados crônicos frequentemente apresentam sintomas como tenesmo e sensação de evacuação incompleta; o esforço evacuatório, continuado ao longo do tempo, pode acarretar em aumento do descenso perineal e em lesão do nervo pudendo por mecanismo de estiramento. Por meio da eletromioestimulação, pode-se mensurar a resposta do nervo pudendo ao comando pelo impulso elétrico, que estará aumentada em caso de lesão do mesmo.

COMENTÁRIOS FINAIS

Sintomas e afecções do cólon, do reto e do ânus são comuns, e a abordagem nessas situações deve iniciar com adequada anamnese, exame físico geral e proctológico. Descartadas as causas orgânicas, por meio de exames complementares endoscópicos e/ou radiológicos, aventa-se a possibilidade da etiologia funcional, que é avaliada por intermédio dos métodos diagnósticos de motilidade digestiva baixa. Deve-se considerar disponibilidade, custo e aplicação clínica prática dos métodos existentes, evitando sua subutilização ou exposição exagerada do paciente. A motilidade digestiva ainda pode contribuir no âmbito terapêutico, tanto em casos de incontinência anal como em constipação intestinal, por meio da técnica de *biofeedback* anorretal.

REFERÊNCIAS

1. Azpiroz F, Enck P, Whitehead WE. Anorectal functional testing: review of collective experience. Am J Gastroenterol. 2002; 97(2):232-40.
2. American Gastroenterological Association Medical Position Statement on anorectal testing techniques. Gastroenterology. 1999; 116(3):732-60.
3. Brilliant P, Pemberton JH. Rectal compliance. In: Smith LE (ed.). Practical guide to anorectal testing. 2.ed. New York; Tokyo: Igaku-Shoin, 1995. p.227-34.
4. Wald A. Colonic and anorectal motility testing in clinical practice. Am J Gastroenterol. 1994; 89(12):2109-15.
5. Jorge JM, Habr-Gama A, Wexner SD, Pinotti HW. Practical physiologic evaluation of the colon, rectum and anus. Rev Hosp Clin Fac Med São Paulo. 1994; 49(5):196-8.
6. Tjandra JJ, Sharma BR, Mckirdy HC, Lowndes RH, Mansel RE. Anorectal physiological testing in defecatory disorders: a prospective study. Aust N Z J Surg. 1994; 64(5):322-6.
7. Wexner SD, Jorge JMN. Physiological assessment of colorectal functional disorders: use or abuse of technology? Eur J Surg. 1994; 160:7.
8. Chiaroni G, Scattolini C, Bonfante F, Vantini I. Liquid stool incontinence with severe urgency: anorectal function and effective biofeedback treatment. Gut. 1993; 34(11):1576-80.
9. Johnson GP, Pemberton JH, Ness J, Samson M, Zinsmeister AR. Transducer manometry and the effect of body position on anal canal pressures. Dis Colon Rectum. 1990; 33(6):469-75.
10. Loening-Baucke V, Anuras S. Anorectal manometry in healthy elderly subjects. J Am Geriatr Soc. 1984; 32(9):636-9.
11. McHugh SM, Diamant NE. Effect of age, gender, and parity on anal canal pressures. Contribution of impaired anal sphincter function to fecal incontinence. Dig Dis Sci. 1987; 32(7):726-36.
12. Perry RE, Blatchford GJ, Christensen MA, Thorson AG, Attwood SE. Manometric diagnosis of anal sphincter injuries. Am J Surg. 1990; 159(1):112-6.
13. Rao SS, Hatfield R, Soffer E, Rao S, Beaty J, Conklin JL. Manometric tests of anorectal function in healthy adults. Am J Gastroenterol. 1999; 94(3):773-83.
14. Read NW, Sun WM. Anorectal manometry. In: Henry MM, Swash M. Coloproctology and pelvic floor. 2.ed. London: Butterworths; 1992. p.119-45.
15. Sun WM, Rao SS. Manometric assessment of anorectal function. Gastroenterol Clin N Am. 2001; 30(1):15-32.
16. Jorge JM, Wexner SD. Anorectal manometry: techniques and clinical applications. South Med J. 1993; 86(8):924-31.
17. Leroi AM, Berkelmans I, Denis P, Hémond M, Devroede G. Anismus as a marker of sexual abuse. Consequences of abuse on anorectal manometry motility. Dig Dis Sci. 1995; 40(7):1411-6.
18. Whitehead WE, Orr WC, Engel BT, Schuster MM. External anal sphincter response to rectal distention: learned response or reflex? Psychophysiology. 1982; 19(1):57-62.
19. Caruana BJ, Wald A, Hinds JP, Eidelman BH. Anorectal sensory and motor function in neurogenic fecal incontinence. Comparison between multiple sclerosis and diabetes mellitus. Gastroenterology. 1991; 100(2):465-70.
20. Yang YK, Wexner SD. Anal pressure vectography is of no apparent benefit for sphincter evaluation. Int J Colorectal Dis. 1994; 9(2):92-5.

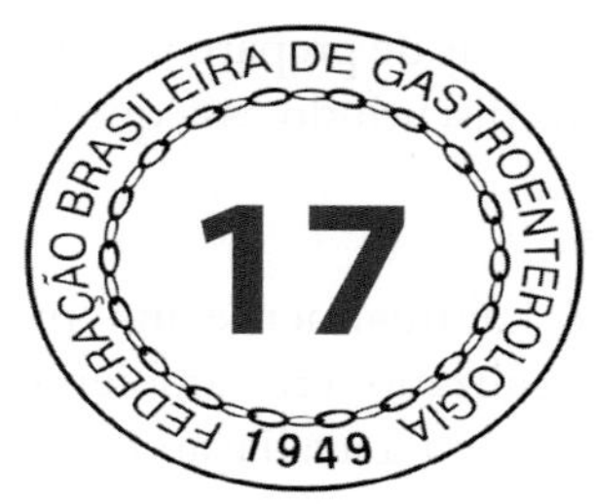

BIÓPSIA HEPÁTICA

Roque Gabriel Rezende de Lima
Caroline Torres Sampaio
Luciana Oba O. Kikuchi
Flair José Carrilho

INTRODUÇÃO

A biópsia hepática frequentemente representa o teste mais específico para a avaliação de natureza e intensidade das doenças hepáticas.[1] Trata-se de uma peça-chave do armamentário do clínico no manejo de pacientes hepatopatas. Pode, ainda, ser utilizada na monitoração de diversos tratamentos. A despeito da variedade de testes não invasivos sensíveis e com boa acurácia que hoje já se tornaram amplamente disponíveis, como imagem e exames de sangue, a biópsia hepática segue sendo uma importante ferramenta. Diversas técnicas podem ser utilizadas para obter o fragmento de tecido hepático: biópsia percutânea guiada por percussão/palpação, biópsia percutânea guiada por imagem, biópsia percutânea guiada por imagem em tempo real, biópsia transvenosa, via laparoscopia ou laparotomia. O fragmento hepático varia de 1 a 3 cm de comprimento, 1,2 a 3 mm de diâmetro e representa 1/50.000 da massa total do fígado. Considera-se uma amostra adequada quando se obtêm 11 ou mais espaços-porta. Amostras com comprimento menor que 2 ou 2,5 cm mostram menor acurácia na avaliação de fibrose e atividade inflamatória em pacientes com hepatite viral.[2]

INDICAÇÕES

Historicamente, a biópsia hepática foi empregada quase exclusivamente como ferramenta de diagnóstico. Contudo, deve-se ter em mente que, com a introdução de variadas terapêuticas para pacientes com doenças hepáticas, a avaliação histológica ganhou importância no manejo clínico. Dessa maneira, a biópsia hepática é indicada pensando-se em seus três papéis principais: diagnóstico, avaliação prognóstica e ajuda nas decisões terapêuticas.

DIAGNÓSTICO

Para algumas doenças hepáticas, a biópsia é desnecessária para fins de diagnóstico, tendo em vista a possibilidade de fazê-lo por meio de exames de sangue (p. ex., hepatite B – VHB, hepatite C – VHC). Contudo, em diversas outras situações, pode se tornar de fundamental importância para o estabelecimento do diagnóstico, sendo, em alguns casos, suficiente para chegar a ele. Todavia, a histologia hepática deve ser considerada, de forma mais apropriada, em uma conjuntura de dados clínicos e laboratoriais, e não como um dado isolado. As indicações para biópsia, nesse tópico, encontram-se nos seguintes dilemas diagnósticos: alteração de aminotransferases de etiologia indeterminada, desordens colestáticas, hepatomegalia, massa hepática, apresentações clínicas atípicas de doenças hepáticas que abrem um leque em relação ao diagnóstico diferencial (p. ex., hepatite autoimune – HAI *versus* doença hepática gordurosa não alcoólica – DHGNA), associação de doenças (p. ex., cirrose biliar primária – CBP e HAI, DHGNA e VHC), confirmação de suspeita diagnóstica e febre de origem indeterminada, com cultura de tecido.

PROGNÓSTICO

Outro dado importante fornecido pela histologia é a intensidade da doença hepática. Sabe-se que, quanto mais intensa a fibrose, maior a associação com complicações da hipertensão portal, assim como morbidade e mortalidade relacionadas. De maneira contrária, pacientes com regressão da fibrose têm, nesta, um fator de proteção para o desenvolvimento de complicações clínicas.

TRATAMENTO

A biópsia hepática é utilizada com frequência no desenvolvimento de estratégias de tratamento. Em pacientes com VHC, a indicação do início do tratamento baseia-se nas informações obtidas por meio da histologia hepática (fibrose moderada ou avançada indicam a terapia). De modo similar, a análise histológica de pacientes com VHB pode ser fundamental na indicação do início da terapêutica. Em pacientes com HAI, a biópsia hepática mostra-se importante no manejo terapêutico em pelo menos dois momentos: no diagnóstico, indicando início do tratamento; e na monitoração (a opção de redução ou suspensão da imunossupressão deve ser posterior à avaliação da histologia, uma vez que a recidiva da doença é significativa na presença de hepatite de interface residual). Pacientes com CBP mostram-se menos responsivos ao tratamento com ácido ursodesoxicólico, quando da presença de fibrose avançada. Em pacientes transplantados de fígado, a histologia fornece informações que podem modificar drasticamente a terapêutica instituída. Rejeição celular, lesão de preservação, lesão induzida por droga, infecção viral e recorrência da doença prévia são algumas das possibilidades diagnósticas nesses pacientes.

AVALIAÇÃO PRÉ-BIÓPSIA E TÉCNICA

Ao longo desses mais de cem anos, desde que o procedimento foi descrito pela primeira vez, em 1883, por Paul Ehrlich, na Alemanha, a técnica vem se modificando de modo a tornar tal procedimento cada vez mais seguro e com menos complicações. Menghini relatou, em 1958, a técnica da aspiração rápida de "um segundo", tornando o procedimento mais popular. Técnicas anteriores descreviam o período intra-hepático com maior tempo. Além da técnica, é importante saber as condições clínicas do paciente e avaliar a necessidade de preparo para o procedimento. Começaremos discutindo essa questão.

Avaliação pré-biópsia

A biópsia hepática é habitualmente um procedimento ambulatorial realizado em ambiente de hospital-dia. Faz-se necessária a avaliação prévia do paciente pelo médico que realizará o procedimento. Nessa avaliação, o médico informará ao paciente sobre a eventual necessidade de sedação consciente para reduzir a ansiedade, sobre a intensidade da dor que o procedimento poderá desencadear, assim como as medidas a serem tomadas para minimizá-la, sobre a possibilidade de outras complicações que não a dor, sobre quando poderá retornar às suas atividades habituais, sobre a necessidade de permanecer nas 24 horas seguintes em uma localização a no máximo 30 minutos do hospital que possa atender a eventuais complicações e quando o resultado estará disponível. Recomenda-se que um termo de consentimento, contendo informações sobre riscos, benefícios e outras opções, seja lido e assinado pelo paciente.

Uma prática clínica comum na avaliação prévia ao procedimento é a solicitação de hemograma completo e tempo de protrombina (TP). Em algumas instituições, o tempo de tromboplastina parcial ativado (TTPA) e o tempo de sangramento (TS) também fazem parte dessa rotina. Contudo, a capacidade desses testes em predizer sangramento em hepatopatas é incerta.[2]

Antiagregantes plaquetários (p. ex., AAS, AINEs, ticlopidina, clopidogrel, antagonistas de receptores IIb/IIIa) devem ser suspensos dez dias antes do procedimento e podem ser reiniciados de 48 a 72 horas depois. Anticoagulantes orais (p. ex., varfarina) devem ser suspensos pelo menos cinco dias antes e podem ser reiniciados no dia seguinte. Heparina e compostos similares devem ser suspensos de 12 a 24 horas antes e reiniciados no dia seguinte. É importante salientar que a avaliação deve ser individualizada, levando-se em consideração os riscos de suspensão dessas medicações e de sangramento, além da indicação clínica da biópsia.

A recomendação de jejum prévio ao procedimento é outro ponto controverso. Alguns especialistas defendem uma ingestão leve de 2 a 4 horas antes, no intuito de evitar resposta vasovagal durante e após o procedimento, além de proporcionar a contração da vesícula biliar, reduzindo, assim, a chance de perfuração. Entretanto, outros especialistas que orientam jejum longo o indicam pensando na hiperemia esplâncnica desencadeada pela ingesta, com aumento do fluxo portal e, consequentemente, aumento no risco de sangramento. Outro benefício se encontra no fato de o paciente já estar preparado para algum procedimento maior na eventualidade de alguma complicação mais grave (p. ex., sangramento com necessidade de intervenção cirúrgica).

Técnica

A biópsia percutânea pode ser realizada em três circunstâncias: guiada por percussão/palpação, guiada por imagem (marcação de ponto de biópsia) e guiada por imagem em tempo real (Figura 17.1). A ultrassonografia (USG) é o método de imagem mais utilizado para guiar a biópsia. Por meio dela é possível apontar a agulha diretamente para o fígado e desviar de estruturas como vesícula biliar, vasculatura de calibre significativo, cólon e pulmão, reduzindo, dessa maneira, o potencial de complicação do procedimento. Estudo prospectivo demonstrou não haver diferença no desfecho da complicação, quando se compara a biópsia guiada por imagem em tempo real à guiada por imagem por marcação de ponto.[3] Os benefícios do método guiado por imagem (em tempo real ou por marcação de ponto), em comparação ao método guiado por palpação/percussão, foram largamente estudados e estatisticamente comprovados. Complicações maiores, com necessidade de hospitalização, e menores (p. ex., dor controlada por analgésico comum) ocorrem com menor frequência em pacientes submetidos ao procedimento guiado por imagem. Uma análise de custo-efetividade sugeriu que a biópsia guiada por imagem pode reduzir os custos do procedimento.[4]

Após a identificação do ponto de biópsia no paciente, já em posição supina e com o membro superior direito sob a cabeça, é realizada a antissepsia local e os campos estéreis são posicionados. O uso de sedativos pode ser indicado para melhorar a ansiedade. Realiza-se a anestesia local visando a pele, o subcutâneo e o peritônio parietal. Em seguida, é realizada uma pequena incisão na pele com bisturi número 11, para permitir a passagem da agulha, que é introduzida até o parên-

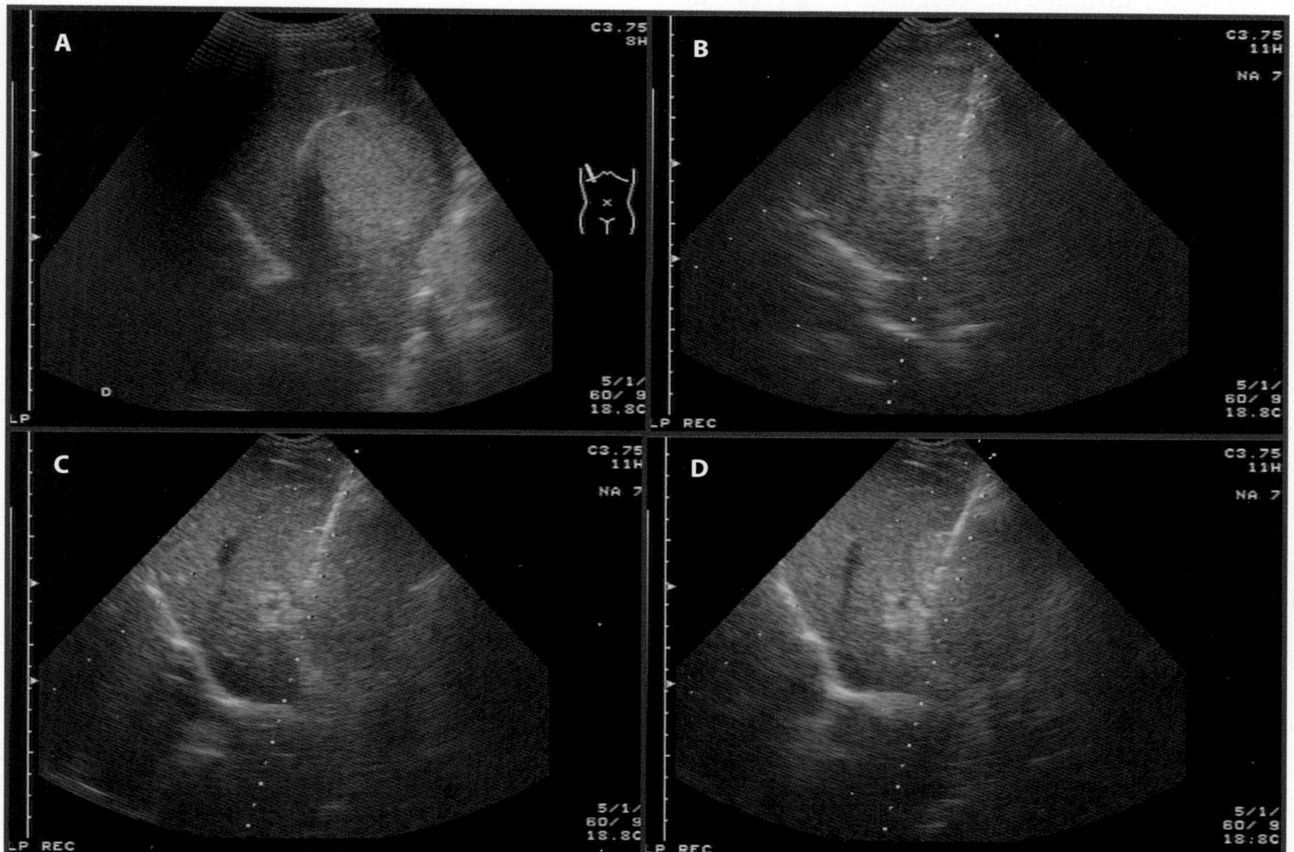

Figura 17.1 – Imagens de biópsia hepática percutânea guiada por ultrassonografia em tempo real. A imagem A mostra a identificação de lesão heterogênea a ser biopsiada. As imagens B, C e D mostram a sequência do procedimento com introdução da agulha Tru-cut®.

quima, e é também realizada a biópsia, por aspiração ou por corte. Orienta-se que a passagem da agulha se dê em região intercostal direita na porção superior da costela, evitando-se, assim, a possibilidade de lesão do feixe vasculonervoso, que passa na porção inferior das costelas. As agulhas mais frequentemente utilizadas são as de aspiração (Menghini, Jamshidi ou Klatskin) e de corte (manual ou automática, estilo Tru-cut®). Estas últimas são mais indicadas para fígado cirrótico, pois proporcionam menor fragmentação do material. Uma vez realizado o procedimento, o paciente deverá permanecer em repouso, sob os cuidados de enfermagem, por 6 horas, tendo os sinais vitais avaliados a cada 15 minutos na primeira hora, uma vez que o risco de sangramento é maior nesse período, e de 30 em 30 minutos depois. Orientação para decúbito lateral direito é pratica clínica usual e recomendada por especialistas, todavia, sem estudos clínicos para apoiar tal recomendação.

CONTRAINDICAÇÕES

Podem ser divididas em absolutas (paciente não cooperativo, distúrbio de coagulação, infecção do leito hepático e obstrução biliar) e relativas (ascite, obesidade mórbida, possibilidade de lesão vascular, hidatidose e amiloidose). A seguir, serão discutidas algumas contraindicações.

- **Paciente não cooperativo:** durante a realização do procedimento, é essencial que o paciente participe e colabore, de forma que o processo transcorra sem intercorrências. Movimentações bruscas e falta de controle dos ciclos respiratórios durante a biópsia podem desencadear laceração hepática, proporcionando sangramento.
- **Ascite:** são poucos os dados de literatura sobre o assunto, todavia, acredita-se que a presença de ascite moderada a intensa possa dificultar a chegada da agulha no parênquima hepático. Contudo, um estudo demonstrou não haver diferença significativa nas complicações de pacientes submetidos à biópsia guiada por USG ou TC, com e sem ascite.[5] Recomenda-se que antes do procedimento seja realizada paracentese total ou que se opte pela biópsia transvenosa ou laparoscópica.
- **Distúrbios de coagulação:** como citado anteriormente, os testes convencionais de avaliação da coagulação (TP-RNI, TTPA, TS) não predizem os riscos de sangramento em pacientes hepatopatas. Acrescenta-se a isso o fato de 10 a 15% dos pacientes com doença hepática crônica apresentarem hiperfibrinólise (que pode ser fator de risco suficiente para sangramento pós-procedimento), que não é detectada pelos testes convencionais.[2] Dessa maneira, não existem valores de corte suficientemente seguros para contraindicar ou não o procedimento, apesar de a prática clínica usual defender um valor de RNI de até 1,5, TS < 10 minutos, para que seja realizado. Contudo, deve ficar claro que a presença de sangramentos espontâneos representa uma contraindicação. Coagulopatias do tipo deficiência de fator VIII ou IX, doença de von Willebrand e outras desordens de sangramento hereditárias representam risco de sangramento e devem ser avaliadas de maneira cautelosa (com a reposição de fatores, a biópsia pode ser realizada). Pacientes com anemia falciforme também estão suscetíveis a sangramento. Trombocitopenia e desordem funcional das plaquetas representam uma contraindicação relativa ao procedimento. Em pacientes com hipertensão portal, o nível sérico das plaquetas se reduz de forma importante, assim como sua funcionalidade pode ser afetada em situações de cirrose avançada. Estudos *in vivo* e *in vitro* sugerem que níveis de plaquetas abaixo de 56 a 60.000/mL podem aumentar o risco de sangramento pós-procedimento.[2] O preparo com transfusão de concentrado de plaquetas pode ser realizado previamente ao procedimento.[6] Pacientes renais crônicos apresentam sabidamente disfunção plaquetária. Contudo, em estudo caso-controle com pacientes dialíticos e não dialíticos, não foi observada diferença estatística na taxa de complicação entre eles.[7] Alguns especialistas defendem o uso da desmopressina (DDAVP 0,3 mcg/kg IV), 15 a 30 minutos antes do procedimento em renais crônicos.[2] Recomenda-se, também, que a biópsia seja realizada após a hemodiálise e que esta tenha uma quantidade mínima ou nula de heparina.

COMPLICAÇÕES

Apesar da rica vascularização hepática, complicações maiores associadas à biópsia percutânea são raras. Cerca de 60% das complicações ocorrem em 2 horas, e 96%, nas primeiras 24 horas seguintes ao procedimento. A complicação mais comumente observada é a dor, que ocorre em até 84% dos pacientes, incluindo aqueles com leve desconforto.[8] Na maioria das vezes, a administração de analgésicos comuns é suficiente para sua resolução. Dor de intensidade moderada a forte levanta a possibilidade de sangramento ou perfuração da vesícula biliar e deve ser avaliada com exames de imagem. O mecanismo da dor permanece incerto, todavia, a possibilidade de que seja desencadeada pelo sangramento ou extravasamento biliar é plausível.

O sangramento é a complicação mais relevante do procedimento, devendo ser definido clinicamente pelas alterações nos sinais vitais e seguido de uma avaliação de imagem. Quando intenso, ocorre, na maioria das vezes, em 2 a 4 horas após o procedimento e requer hospitalização com intervenção clínico-cirúrgica individualizada. Felizmente, esse tipo de sangramento ocorre em uma frequência muito baixa, 1 para 2.500 a 1 para 10.000 biópsias. Sangramentos de moderada intensidade que causam dor ou redução nos níveis pressóricos ou taquicardia ocorrem na proporção de 1 para 500 biópsias. Sangramentos menores passíveis de identificação por USG (intra-hepático e/ou subcapsular), sem grandes manifestações clínicas e necessidade de intervenção, ocorrem em até 20% dos casos. Fatores que podem interferir na ocorrência de sangramento são a experiência do operador e o número de passagens da agulha de biópsia, já que três ou mais passagens aumentam o risco.

A ocorrência de óbito após a biópsia está frequentemente associada a sangramento. Trata-se de um desfecho extremamente incomum, que ocorre em menos de 1 para 10.000 biópsias. A bacteremia transitória é relatada em até 13% dos casos, sem maiores repercussões clínicas.[8]

Cabe citar algumas complicações possíveis que são pouco frequentes, como hemobilia, peritonite biliar, sepse, pneumotórax e/ou derrame pleural, hemotórax, enfisema subcutâneo, reação ao anestésico, biópsia de outros órgãos (pulmão, vesícula biliar, rim, cólon).

BIÓPSIA HEPÁTICA *VERSUS* MÉTODOS NÃO INVASIVOS DE AVALIAÇÃO DA FIBROSE HEPÁTICA

Na última década, têm sido desenvolvidos métodos não invasivos como alternativa à biópsia hepática para estimar o grau de fibrose do órgão, dado este que é fundamental em decisões terapêuticas, no seguimento e na avaliação prognóstica de pacientes portadores de doenças hepáticas crônicas. Esses métodos podem ser divididos de acordo com suas distintas abordagens: a abordagem biológica, baseada na dosagem sérica de biomarcadores de fibrose, como o índice APRI (obtido pelo quociente AST/plaquetas) e a abordagem física, baseada na mensuração da rigidez hepática e representados principalmente pela elastografia transitória (p. ex., Fibroscan®) e pela elastografia ARFI (Acoustic Radiation Force Impulse).[9]

A análise de biomarcadores séricos tem por vantagem ser um método seguro, com boa reprodutibilidade interlaboratorial e amplamente disponível, independente do nível de complexidade do serviço que o utiliza. Entretanto, nenhum dos biomarcadores são específicos para o fígado, e seus resultados podem ser influenciados pelas comorbidades do paciente.[9]

A elastografia transitória (TE) provoca vibrações mecânicas, com ondas de baixa frequência (50 Hz) através do fígado e mede sua velocidade no parênquima hepático em kilopascal (kPa), que é diretamente relacionada à rigidez do tecido hepático. Trata-se de um exame de rápida realização, prático (pode ser realizado à beira do leito ou ambulatorialmente), seguro e de resultado imediato. No entanto, embora a TE tenha uma excelente concordância inter e intraobservador, não tem uma disponibilidade tão grande como a dos biomarcadores e é um exame que apresenta restrição em paciente com espaços intercostais estreitos, obesidade, esteatose, ascite ou limitada experiência do operador. Um novo probe (XL) tem sido utilizado para tentar superar essas limitações em pacientes com sobrepeso e obesidade. Embora o índice de falha tenha se reduzido significativamente com o probe XL, ainda existe uma porcentagem significativa de resultados não confiáveis nesses pacientes. Outra limitação do método se dá pelo fato de o fígado ser um órgão envolto por uma cápsula distensível, porém não elástica, e anormalidades que ocupam espaços adicionais, como edema, inflamação, colestase extra-hepática ou congestão, podem interferir nas medidas da rigidez do tecido hepático, independente da fibrose. Além disso, a ingestão de alimentos tem sido associada ao risco de superestimar os valores de rigidez hepática empregando a TE.[10]

Outro método não invasivo de avaliação de fibrose hepática é o ARFI. O exame é realizado em equipamento convencional de ultrassonografia com um *software* específico acoplado a ele. Através do transdutor convencional do aparelho, ocorre a emissão de ondas cuja velocidade de propagação está diretamente relacionada ao grau de rigidez hepático. As vantagens desse método são a segurança, a possibilidade de ser realizado durante o exame de ultrassom de rotina, a permissão da escolha da área ideal para aferição e o fato de variáveis como esteatose hepática, ascite e obesidade com IMC < 40 não interferirem no resultado do exame. Entretanto, os resultados desse exame podem ser hiperestimados em pacientes com congestão hepática, colestase e IMC acima de 40.[11]

Diante da discussão supracitada, a despeito de na última década as indicações da biópsia hepática terem sido reduzidas pelo surgimento de métodos não invasivos, ainda hoje é considerada o padrão-ouro para o estadiamento de fibrose hepática. Enquanto a análise dos biomarcadores séricos pode carecer de especificidade, os métodos elastográficos, apesar de apresentarem boa correlação com achados histopatológicos, demonstram várias situações em que a acurácia é perdida. Além disso, para elucidação das causas de hepatopatias crônicas e/ou alteração de enzimas hepáticas, quando outros métodos não foram suficientes para o diagnóstico, por exemplo, os métodos não invasivos pouco auxiliaram. Desse modo, mesmo em tempos em que as avaliações não invasivas do fígado se multiplicam em numerosos estudos, a biópsia hepática se mantém como ferramenta investigativa de extrema importância.

REFERÊNCIAS

1. Bravo AA, Sheth SG, Chopra S. Liver biopsy. N Engl J Med. 2001; 344(7):495-500.
2. Rockey DC, Caldwell SH, Goodman ZD, Nelson RC, Smith AD; American Association for the Study of Liver Diseases. Liver biopsy. Hepatology. 2009; 49(3):1017-44.
3. Manolakopoulos S, Triantos C, Bethanis S, Theodoropoulos J, Vlachogiannakos J, Cholongitas E et al. Ultrasound-guided liver biopsy in real life: comparison of same-day prebiopsy versus real-time ultrasound approach. J Gastroenterol Hepatol. 2007; 22(9):1490-3.
4. Pasha T, Gabriel S, Therneau T, Dickson ER, Lindor KD. Cost-effectiveness of ultrasound-guided liver biopsy. Hepatology. 1998; 27(5):1220-6.
5. Little AF, Ferris JV, Dodd GD 3rd, Baron RL. Image-guided percutaneous hepatic biopsy: effect of ascites on the complication rate. Radiology. 1996; 199(1):79-83.
6. Thampanitchawong P, Piratvisuth T. Liver biopsy: complications and risk factors. World J Gastroenterol. 1999; 5(4):301-4.
7. Pawa S, Ehrinpreis M, Mutchnick M, Janisse J, Dhar R, Siddiqui FA. Percutaneous liver biopsy is safe in chronic hepatitis C patients with end-stage renal disease. Clin Gastroenterol Hepatol. 2007; 5(11):1316-20.
8. Campbell MS, Jeffers LJ, Reddy KR. Liver biopsy and laparoscopy. In: Schiff ER, Sorrell MF, Maddrey WC. Schiff's diseases of the liver. 10. ed. Philadelphia: Lippincott Williams & Wilkins, 2007. p.61-83.
9. Castera L. Noninvasive assessment of liver fibrosis. Dig Dis. 2015; 33(4):498-503.
10. Patel K, Bedossa P, Castera L. Diagnosis of liver fibrosis: present and future. Seminar Liver Dis. 2015; 35(2):166-83.
11. Schmillevitch J, Gorski A. Elastografia ARFI na quantificação dos graus de fibrose hepática. GED. 2013; 32(1):16-8.

SEÇÃO III

FISIOLOGIA

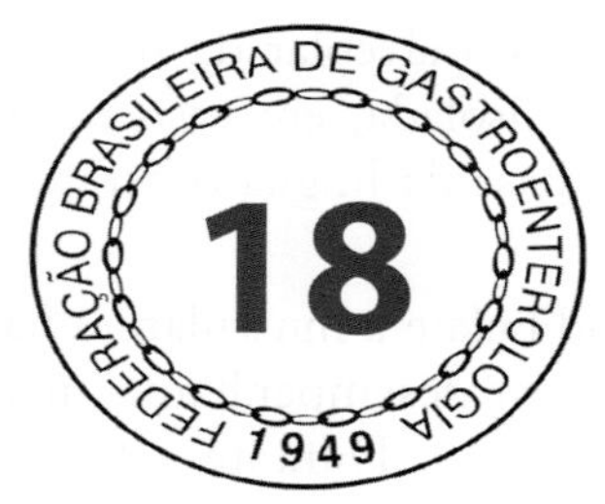

DEGLUTIÇÃO

Roberto Oliveira Dantas
Carla Manfredi dos Santos
Rachel de Aguiar Cassiani

INTRODUÇÃO

A deglutição é resultante de um complexo mecanismo neuromotor que tem como função transportar o alimento da cavidade oral para o estômago. Essa função sofre efeitos das mudanças anatômicas decorrentes do crescimento humano. No recém-nascido, a laringe está aproximadamente em nível de Cl para C4, descendo, em adultos, para C4 a C7. Desse modo, o contato da epiglote com o palato mole é perdido. No ser humano adulto, isso pode aumentar o risco de aspiração de alimento para as vias aéreas, em função da proximidade da entrada do esôfago e da laringe e do caminho em comum (faringe) pelo qual o ar e o bolo deglutido devem passar.[1] Esse arranjo entre as estruturas da via aerodigestiva é único em humanos.

Uma série de eventos sensoriais e motores deve ocorrer para favorecer a passagem segura do bolo da boca para o estômago, sem comprometer o caminho aéreo. Caso essa harmonia não aconteça, poderá ocasionar disfagia orofaríngea, sintoma indicativo de anormalidade de deglutição, aspiração, pneumonia, desnutrição e diminuição da qualidade de vida.

Disfunções de respiração e deglutição estão relacionadas.[2] Elementos geradores do padrão central, que controlam cada atividade, podem ser compartilhados. Estudos experimentais mostraram que há interdependência funcional, estrutural e fisiológica entre o sistema respiratório e o digestório. Ambas as funções consistem em complexa interação entre vários músculos e nervos, incluindo um padrão de controle voluntário e involuntário.[3]

Foi observado que ocorre total incoordenação entre as funções de deglutição e respiração após secção bilateral dos nervos laríngeo superior, recorrente e hipoglosso. O controle envolvido na inibição da respiração durante a deglutição pode ser dependente da interação sináptica dos impulsos na região do núcleo do trato solitário, a qual programa uma resposta motora adequada. Essa interdependência entre as funções indica que a deglutição pode ser iniciada pela estimulação de muitos locais do trato respiratório. A deglutição e a respiração são funções recíprocas – a respiração para quando o reflexo de deglutição é disparado.

Assim, a deglutição deve interagir com a respiração de tal forma que cause mínimo ou nenhum distúrbio na respiração. O controle e a coordenação da respiração durante a deglutição também contribuem para a proteção do caminho aéreo, assegurando uma alimentação eficiente e segura.

A deglutição é um padrão motor que incorpora informação sensorial periférica em direção a uma resposta motora.[4] O impulso sensório dos nervos trigêmeo (V), facial (VII), glossofaríngeo (IX) e vago (X), que desencadeia a deglutição, é conduzido, principalmente, ao núcleo do trato solitário. O impulso aferente do V e do VII também realiza sinapse no núcleo trigeminal primário, e algumas fibras alcançam o núcleo do trato solitário. A área formada pelo núcleo do trato solitário e pela formação reticular ventromedial, com múltiplos neurônios e conexões sinápticas, constitui o centro bilateral da deglutição, a qual recebe adequada informação aferente da periferia ou de outros centros cerebrais superiores e programa uma resposta de deglutição mediada pelos neurônios motores V, VII, IX, X e XII (hipoglosso).

Os músculos orofaciais são simetricamente controlados pelos dois hemisférios cerebrais, enquanto os músculos da faringe e do esôfago recebem controle assimétrico de um hemisfério dominante, independentemente do lado da dominância cerebral. Estudos mais recentes mencionam que a função de deglutição tem representação bilateral, com uma importante contribuição do hemisfério cerebral esquerdo.

O córtex cerebral não é essencial para os estádios faríngeos e esofágicos da deglutição. Embora isso facilite a fase oral e a iniciação da fase faríngea, mesmo depois da remoção total das regiões corticais e subcorticais, a deglutição pode ser disparada por diferentes centros nervosos.

Duas grandes teorias são propostas para descrever os mecanismos de controle neural que executam as fases oral e faríngea da deglutição: a hipótese da corrente reflexa e a do gerador de padrão central. Ambos os tipos de mecanismos podem operar na função de deglutição, de modo que um programa de padrão central é modulado ou reforçado por estímulos sensoriais periféricos, mas não é dependente desses.

O processo biomecânico de deglutição pode ser dividido nas fases preparatória, oral, faríngea e esofágica, sendo duas voluntárias (preparatória e oral) e duas involuntárias (faríngea e esofágica).

FASE ORAL PREPARATÓRIA

A primeira fase a ocorrer durante a função de deglutição é a preparatória, que consiste em preparar o material na boca para ser deglutido. Dois padrões de posicionamento do bolo em relação à língua podem ser observados nessa fase: o padrão *tipper* (a língua mantém o bolo na sua superfície dorsal); e o *dipper* (posição do bolo no sulco sublingual anterior). Os alimentos sólidos ou semissólidos são mastigados, misturados com a saliva e preparados para serem deglutidos, e a ponta da língua é posicionada contra o incisivo superior ou rebordo alveolar da maxila. A cavidade oral posterior é isolada, em caso de bolo maior, pela elevação da base da língua contra o palato mole.

Os músculos da mandíbula e a musculatura facial (orbiculares e bucinadores) desempenham um importante papel na mastigação. Durante a fase oral da deglutição, esses grupos de músculos se contraem levemente para estabilizar a mandíbula, os lábios e as bochechas. A coordenação entre a fase mastigatória e as outras fases da deglutição e respiração é necessária para evitar a aspiração.

A eficiência da mastigação depende do padrão em que o alimento é quebrado na boca, da área de contato entre os dentes, da quantidade de força para o corte do alimento e dos padrões de movimentos da mandíbula, determinando a velocidade e a direção em que as superfícies dos dentes se unem durante cada ciclo. A salivação também tem um importante papel na quebra do alimento, em virtude da sua ação enzimática.

FASE ORAL

Na fase oral da deglutição, a língua eleva primeiro a sua ponta e depois a sua base e, por meio de movimentos ondulatórios e peristálticos, faz contato sequencial com os palatos duro e mole, conduzindo o bolo para a faringe.[5] Os movimentos linguais tornam-se descendentes e anteriores para ampliar as cavidades da orofaringe e hipofaringe e para empurrar o bolo à orofaringe. Ou seja, a língua age como um êmbolo de força que direciona o bolo da orofaringe para o esôfago, e essa propulsão é gerada, principalmente, pela força da língua aplicada sobre a cauda do bolo. Portanto, a língua está envolvida na preparação e condução do alimento, e apresenta músculos extrínsecos que favorecem a protrusão, retrusão e lateralização, e músculos intrínsecos responsáveis por alterar a sua forma e o seu tamanho. Simultaneamente, ocorre o fechamento da nasofaringe, isolando a rinofaringe e ampliando a zona do esfíncter glossofaríngeo, o qual permanece fechado na presença de alimento na cavidade oral, para prevenir o escape prematuro em direção à orofaringe, abrindo durante a deglutição.[6] O fechamento desse esfíncter é gerado por músculos específicos do palato e da língua, de forma que o palato é puxado para baixo em direção à região posterior da língua, sob ação do músculo palatoglosso, enquanto a língua é tracionada para cima e posteriormente contra o palato pelos músculos estiloglosso e palatoglosso.

O controle motor dos lábios, das bochechas e da boca está relacionado ao nervo facial (VII), o da língua, ao nervo hipoglosso (XII), e os movimentos da mandíbula, ao nervo trigêmeo (V). O controle sensorial dessa mesma fase refere-se aos seguintes nervos cranianos: V, relacionado à forma e textura; VII e glossofaríngeo (IX), ao paladar; V, à posição da articulação temporomandibular (ATM).

Estudos com idosos mostraram a importância da oclusão dentária para a eficiência da fase oral e das fases subsequentes da deglutição. Isso pode ocasionar perda prematura do alimento, resíduos orais e faríngeos. A oclusão dentária também é importante para a elevação do osso hioide e da laringe, evitando, dessa forma, a ocorrência de aspirações.

FASE FARÍNGEA

O estádio faríngeo representa relativa sequência de eventos fixos, mas fatores como volume e consistência do bolo podem influenciar nessa dinâmica.

O controle neurológico da fase faríngea referente à faringe, laringe e cricofaríngeo está relacionado aos pares cranianos V, IX, X. Alguns estão relacionados ao impulso sensorial que elicia e guia a deglutição, e outros, relacionados às sensações da parte posterior da língua, úvula e palato mole. Com relação ao controle motor, os seguintes nervos cranianos estão relacionados: V, VII, IX, X, XII. Esse órgão é constituído pela nasofaringe, orofaringe e hipofaringe, e as suas paredes, pelos músculos constritores superior, médio e inferior da faringe. A fase faríngea inicia-se com a entrada do bolo na faringe. Tal fase é coincidente com a elevação do palato mole contra a parede faríngea posterior, permitindo que o bolo deixe a boca, além de isolar a nasofaringe da possibilidade de regurgitação. Essa fase requer a realização bem-sucedida de duas condições: transporte completo do bolo através da faringe para o esfíncter superior do esôfago e proteção do caminho aéreo de aspiração do material deglutido.[7] O encurtamento dos músculos faríngeos também ajuda a elevar a laringe e ampliar o diâmetro transverso do esfíncter superior do esôfago.[5]

O início da peristalse faríngea coincide com o contato entre a base da língua e a parede faríngea posterior, no término do movimento posterior da língua, de modo que o bolo é impulsionado para o esôfago superior.[8] Na fase faríngea, sobre a "calda" do bolo, é aplicada uma força de propulsão em direção à hipofaringe, favorecendo o seu trânsito. O início da fase faríngea está relacionado ao início do movimento do hioide.[5]

O nervo laríngeo superior é o mais importante para disparar o reflexo de deglutição. A sensibilidade da mucosa laríngea até o nível das pregas vocais é dada pelo ramo interno do nervo laríngeo superior. É responsável pela aferência da mucosa de faringe, epiglote, valécula, vestíbulo da laringe, prega ariepiglótica e mucosa do dorso das cartilagens aritenoides, enviando também 1 a 2 ramos ao músculo aritenóideo.

Para o início do reflexo de deglutição, as áreas mais sensíveis são a epiglote e a laringe. Assim, a estimulação da epiglote e a entrada do bolo ejetado na orofaringe podem iniciar deglutição, apneia, adução das cordas vocais e ativação dos músculos expiratórios. O estímulo sensorial necessário para eliciar o reflexo de deglutição pode ser originado das fauces, faringe e laringe posterior.

Durante a fase faríngea da deglutição, a laringe, que desempenha as funções de respiração e fonação, realiza excursão anterossuperior pela contração dos músculos supra-hióideos, tireo-hióideos e elevadores da faringe. Isso favorece a abertura por tração do esfíncter superior do esôfago e a ampliação da faringe para entrada do bolo, protegendo, assim, a laringe contra aspiração. A aspiração ocorre quando o material deglutido passa pela laringe, atingindo os pulmões, geralmente relacionada com uma inspiração. É diferente do que ocorre durante a penetração, em que a entrada do conteúdo orofaríngeo atinge a laringe distal, sem associação com uma inspiração e sem atingir os pulmões. Finalmente, o fluxo pelo esfíncter é completado durante a descida da laringe para a sua posição de repouso.

Quando, durante a deglutição, o fechamento das vias aéreas está atrasado ou incompleto, pode ocorrer aspiração[9] associada a tosse, hipóxia, apneia e pneumonia crônica. Essas ocorrências podem ser, entre outros fatores, em função de dificuldades no disparo da deglutição, de modo que o alimento entra na orofaringe sem que ela tenha ocorrido.

Os padrões de aspiração identificados são:

- Aspiração que ocorre antes da abertura do esfíncter superior do esôfago (ESE), como resultado de atraso na elevação da laringe e fechamento das estruturas supraglóticas.
- Aspiração que ocorre durante a passagem do bolo pelo ESE, geralmente resultado do fechamento incompleto do caminho aéreo superior.

- Após a passagem do bolo pelo ESE, como consequência da dificuldade de depuração faríngea e presença de resíduo.

O fechamento do vestíbulo laríngeo, para proteção do caminho aéreo durante a função de deglutição, ocorre por meio da elevação do complexo hiolaríngeo e pela contração dos músculos intrínsecos da laringe:

- fechamento da epiglote sobre a cartilagem aritenoide;
- fechamento das falsas pregas vocais;
- inclinação das aritenoides anteriormente, para baixo e medialmente;
- fechamento das pregas vocais verdadeiras.[7]

A pausa respiratória é um dos eventos mais precoces durante a função de deglutição. Pode persistir por meio da fase faríngea, podendo haver o envolvimento do sistema cerebral superior ou simplesmente de um reflexo oroglotal.[10] O fechamento do vestíbulo laríngeo é incompleto e não persiste durante toda a realização da função. A máxima adução das pregas vocais precede o aparecimento das ondas peristálticas na orofaringe e é o primeiro evento a ocorrer e permanecer na sequência da deglutição orofaríngea.

Durante o período de apneia, há uma pausa na ação dos músculos respiratórios, associada com o fechamento do istmo velofaríngeo e da laringe.[10] Essa transiente interrupção do fluxo de ar durante a ação de deglutição ocorre não só por fechamento mecânico do caminho aéreo superior, mas também pela inibição da atividade respiratória no sistema nervoso central.

O intervalo de apneia termina antes de completada a deglutição, e a ocorrência da expiração depois do seu término pode ser considerada um mecanismo fisiológico para prevenir aspiração.[2] Esse mecanismo de depuração pós-apneia pode estar exagerado no paciente com disfagia, para adicional proteção do caminho aéreo.

A deglutição, em vários estudos, ocorre durante a fase expiratória do ciclo respiratório. Com a volta da laringe à sua posição inicial, a força expiratória pode expelir materiais restantes da faringe ou supraglote e reduzir a aspiração residual.[2] Quando a deglutição ocorre nessa fase, o gradiente de pressão entre a hipofaringe e o esôfago é maior em comparação com a deglutição, ocorrendo durante a fase inspiratória. Em sujeitos adultos intubados, as deglutições ocorreram igualmente durante as fases inspiratória e expiratória, sugerindo que a preponderante associação da deglutição com a fase expiratória pode estar relacionada à consciência. A postura não tem efeito na coordenação da respiração com a deglutição, pois a maioria das deglutições ocorre durante a expiração nas posturas supina e ereta. A inibição da respiração, geralmente, ocorre durante a expiração em adultos humanos e durante a inspiração em muitas outras espécies. Acima de 80% das deglutições na posição supina, em adultos, ocorrem durante a expiração. E, quando a deglutição ocorre durante a inspiração, é interrompida, seguida de uma curta expiração. A preferência para a deglutição ser seguida pela expiração, em adultos normais, permanece independentemente do volume do bolo líquido. A deglutição seguida pela inspiração aumenta somente diante da administração de líquido pelo canudo. As deglutições que se iniciam durante a inspiração e também são seguidas por inspiração do ar são raras. Podem estar presentes em quadros de alteração respiratória, na doença pulmonar obstrutiva crônica[10] e em quadros de paralisia cerebral. Um estudo recente confirma que a fase respiratória que precede a apneia é a expiração, seguida pela expiração após a apneia de deglutição, em um índice superior a 90%.[1] Em outro estudo, apesar de não ter avaliado o período do ciclo respiratório em que a deglutição ocorreu, os autores concordam que, diante de uma alteração no volume pulmonar, esse ciclo pode ser alterado.[9]

FASE ESOFÁGICA

A transição entre as fases faríngea e esofágica da deglutição é marcada pela passagem da onda de contração peristáltica faríngea pelo cricofaríngeo, encerrando o relaxamento do ESE.[7] A retroalimentação sensorial do bolo alimentar, à medida que ele passa pelo esôfago, é um importante componente na iniciação do peristaltismo esofágico.[11] O peristaltismo no esôfago ocorre, normalmente, como uma suave e ininterrupta onda de contração, que atravessa o esôfago inteiramente.[12,13]

O esfíncter superior do esôfago, ou segmento faringoesofágico, é uma zona de alta pressão. Sua função primária é permitir a passagem de alimentos para o esôfago e prevenir a ingestão de ar. Ele permite o refluxo do material do esôfago para a faringe, durante vômito ou eructação.[14] Durante a deglutição, esses músculos normalmente relaxam, acompanhando a abertura do esfíncter.[5] O cricofaríngeo é o músculo mais importante do ESE, com contribuição do constritor faríngeo inferior e da musculatura proximal do esôfago. O terço proximal do esôfago é composto de musculatura estriada, que progressivamente vai sendo substituída por musculatura lisa, e na metade distal do esôfago, é exclusivamente lisa.[15] A faringe e o esôfago proximal são as únicas regiões do corpo humano onde a musculatura estriada não está sob o controle neurológico voluntário.

O mecanismo de abertura do ESE pode ser dividido em cinco fases:

1. relaxamento;
2. abertura;
3. distensão;
4. colapso;
5. fechamento.

O relaxamento do esfíncter precede a abertura, a qual é um evento que ocorre no curso da elevação laríngea.[5,7]

A ocorrência da excursão superior e anterior da laringe é fundamental para a abertura do ESE. Um vácuo é criado por esse movimento, que, com a gravidade, puxará o bolo para o esfíncter superior. Outros eventos fisiológicos também são importantes para o sucesso da abertura do ESE, como a pressão do bolo, que deve ser suficiente para maximizar a abertura do ESE. A tração anterior do ESE, que ocorre com a coordenação do movimento anterior do osso hioide e do movimento laríngeo, é a força predominante responsável pelo início da abertura do ESE durante a deglutição.[8]

O osso hioide está superiormente ligado à mandíbula pelos músculos supra-hióideos (grupo anterior) e suspenso acima da laringe pela musculatura supra-hióidea e infra-hióidea. O músculo tireóideo é o principal do grupo infra-hióideo, responsável pela junção entre a laringe e o hioide. Essa junção entre as estruturas permite que o hioide e a laringe, com o ESE, funcionem como uma única estrutura durante a deglutição.

A elevação do hioide inicia-se assim que o bolo alcança a valécula.[8] Há pronunciada excursão superior e anterior do hioide durante a deglutição, e o movimento inicial é predominantemente superior, mas ambos ocorrem antes da abertura do esfíncter. O relaxamento do esfíncter superior do esôfago ocorre precocemente, durante o movimento anterior do hioide, e a abertura do esfíncter somente ocorre após a excursão anterior e superior.[8]

Enquanto a modulação da excursão da parede anterior do esfíncter resulta do aumento na pressão do bolo, a abertura do componente posterior do ESE está mais relacionada com a elevação do hióideo e o encurtamento do compartimento infra-hióideo. Possivelmente, isto ocorre em virtude da anatomia das vértebras cervicais, e há mais espaço posteriormente, assim que ocorre a elevação do esfíncter com a laringe. A distensão do esfíncter após a abertura é modulada mais pela pressão do bolo do que pelo movimento do hioide. No período denominado colapso do esfíncter, após a sua distensão, o seu diâmetro diminui e a pressão intrabolo retorna a um valor próximo a zero.[5,16]

Portanto, todas as forças devem agir adequadamente. Ou seja, o osso hioide deve estar no seu deslocamento máximo, a fim de que o músculo cricofaríngeo possa ser puxado para que ocorra a sua abertura máxima, permitindo a passagem do bolo pelo ESE. Se essa coordenação não está sincronizada com o fluxo do bolo, este não entrará completamente no ESE e os resíduos permanecerão nos seios piriformes.[17]

Em pessoas adultas, sem considerar os esfíncteres, o corpo do esôfago tem de 18 a 22 cm de comprimento. Na sua parte proximal, predomina a musculatura estriada, que – poucos centímetros abaixo do ESE – é progressivamente substituída pela musculatura lisa. Na metade inferior do esôfago, a musculatura é lisa. Há diferenças na inervação dessas duas regiões, com coinervação pelo sistema nervoso central e plexo mioentérico na parte proximal do esôfago, e controle pelo sistema nervoso entérico (plexo mioentérico) nas partes média e distal.[15]

Quando o bolo atravessa o ESE e chega à parte proximal do esôfago, é desencadeada uma contração peristáltica que atravessará todo o esôfago, até o fechamento do esfíncter inferior, na transição esofagogástrica.[12,13] As características dessa contração peristáltica, em termos de velocidade, amplitude e duração, dependerão das características do bolo deglutido e da posição do indivíduo no momento da deglutição. Essa contração é o peristaltismo primário. O peristaltismo secundário ocorre quando há presença de material (líquido, sólido ou gasoso) não deglutido dentro do esôfago. Ou seja, quando a contração peristáltica é desencadeada sem que tenha havido deglutição.

O material deglutido chega rapidamente ao esfíncter inferior, mais rápido quando é líquido do que quando é pastoso. O peristaltismo ocorre como uma contração esofágica que oblitera a luz do órgão e se propaga progressivamente da parte proximal para a distal. Essa contração tem amplitude e velocidade de propagação diferentes em cada segmento do esôfago, tendo maior amplitude em partes proximal e distal, comparada com a parte média. Essa diminuição da amplitude em parte média corresponde à transição entre musculatura estriada e lisa do esôfago.[12,13] A velocidade de propagação da contração é maior na parte média do que nas partes proximal e distal.

Quando acontece a deglutição, o esfíncter inferior do esôfago relaxa, permitindo a passagem do material deglutido.[18] Esse esfíncter mantém o seu tônus relativamente constante, evitando o refluxo gastroesofágico (a volta de material do estômago para o esôfago). Esse tônus deve gerar uma pressão acima de 10 mmHg para que a sua função seja eficiente. Seu controle é dado principalmente pela musculatura intrínseca do esfíncter e parcialmente pela inervação colinérgica excitatória do esfíncter. A ação de hormônios tem pouca influência na manutenção do tônus. O esfíncter tem o controle da inervação excitatória – que mantém o seu tônus – e da inervação inibitória, que provoca o seu relaxamento.[18]

Além do período da deglutição, o relaxamento também ocorre ocasionalmente, com a aparente função de liberar gás retido no estômago. Este é o relaxamento transitório do esfíncter inferior, o principal mecanismo associado ao refluxo gastroesofágico. É mais longo do que o consequente à deglutição e é observado com maior frequência depois das refeições.

Simultaneamente à ação intrínseca da musculatura na manutenção do tônus do esfíncter (esfíncter interno), há também a ação do diafragma crural (esfíncter externo), com sobreposição anatômica desses dois esfíncteres. Durante a inspiração, a pressão aumenta, e o refluxo gastroesofágico só ocorre quando a contração do diafragma está temporariamente inibida durante a expiração. Em pessoas com hérnia de hiato, os dois esfíncteres estão em locais diferentes. Assim, o mecanismo protetor contra refluxo gastroesofágico está prejudicado, aumentando a possibilidade de ocorrer a doença.

Quando o esfíncter não relaxa, a passagem do alimento fica dificultada, provocando disfagia, quadro este de acalasia do esfíncter inferior.

REFERÊNCIAS

1. Perlman AL, Etterma SL, Barkmeier J. Respiratory and acoustic signals associated with bolus passage during swallowing. Dysphagia. 2000; 15(2):89-94.
2. Preiksaitis HG, Mayrand S, Robins K, Diamant E. Coordination of respiration and swallowing: effect of bolus volume in normal adults. Am J Physiol. 1992; 263(3 Pt 2):624-30.
3. Kahrilas PJ, Lin S, Chen J, Logeman, JA. Oropharyngeal accommodation to swallow volume. Gastroenterology. 1996; 111(2):297-306.
4. Gross RD, Atwood CW, Grayhack JP, Shaiman S. Lung volume effects on pharyngeal swallowing physiology. J Appl Physiol. 2003; 95(6):2211-7.
5. Cook IJ, Dodds WJ, Dantas RO, Massey B, Kern MK, Lang IM et al. Opening mechanism of the human upper esophageal sphincter. Am J Physiol. 1989; 257(5 Pt 1):G748-59.
6. Dantas RO, Dodds WJ, Massey BT, Shaker R, Cook IJ. Manometric characteristics of glossopalatal sphincter. Dig Dis Sci. 1990; 35(2):161-6.
7. Shaker R, Dodds WJ, Dantas RO, Hogan WJ, Arndorfer RC. Coordination of deglutitive glottic closure with oropharyngeal swallowing. Gastroenterology. 1990; 98(6):1478-84.
8. Kendall KA, McKenzie S, Leonard RJ, Gonçalves MI, Walker A. Timing of events normal swallowing: a videofluoroscopic study. Dysphagia. 2000; 15(2):74-83.
9. Kendall KA, Leonard RJ, Mckenzie S. Airway protection: evaluation with videofluoroscopy. Dysphagia. 2004; 19(2):65-70.
10. Palmer JB, Hiiemae KM. Eating and breathing: interactions between respiration and feeding on solid food. Dysphagia. 2003; 18(3):169-78.
11. Lang IM. Brain stem control of the phases of swallowing. Dysphagia. 2009; 24(3):333-48.
12. Kahrilas PJ. Esophageal motor disorders in terms of high-resolution esophageal pressure topography: what has changed? Am J Gastroenterol. 2010; 105(5):981-7.
13. Pandolfino JE, Fox MR, Bredenoord AJ, Kahrilas PJ. High-resolution manometry in clinical practice: utilizing pressure topography to classify oesophageal motility abnormalities. Neurogastroenterol Motil. 2009; 21(8):796-806.
14. Singh S, Hamdy S. The upper oesophageal sphincter. Neurogastroenterol Motil. 2005; 17(Suppl 1):3-12.
15. Kallmüzer B, Sörensen B, Neuhuber WL, Wörl J. Enteric co-innervation of striated muscle fibres in human oesophagus. Neurogastroenterol Motil. 2008; 20(6):597-610.
16. Jacob P, Kahrilas PJ. Logemann JA, Shah V, Ha T. Upper esophageal sphincter opening and modulation during swallowing. Gastroenterology. 1989; 97(6):1469-78.
17. Kim Y, Mccullough GH, Asp CW. Temporal measurements of pharyngeal swallowing in normal populations. Dysphagia. 2005; 20(4):290-6.
18. Boeckxstaens GE. The lower oesophageal sphincter. Neurogastroenterol Motil. 2005; 17(1):13-21.

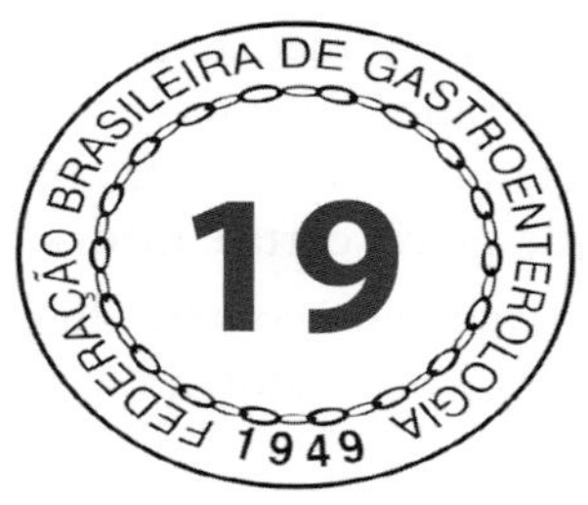

DIGESTÃO

Ricardo Correa Barbuti
Adérson Omar Mourão Cintra Damião
Marcela Paes Rosado Terra

INTRODUÇÃO

O processo da digestão dos alimentos consiste na transformação de alimentos complexos em outros mais simples, de modo que os nutrientes possam então ser absorvidos.

O processo digestivo inicia-se na boca, onde a mastigação tem a importante missão de diminuir o tamanho das partículas, aumentando a superfície de contato dos alimentos com as enzimas digestivas, incrementando, assim, a sua eficácia.[1]

A boca também é importante pela presença da saliva, que umidifica os alimentos, facilitando sua mastigação, além de os lubrificar, tornando o ato da deglutição mais fácil. A parte física da mastigação envolve a integridade dos dentes, músculos da mastigação, articulação temporomandibular e língua. Sua qualidade é avaliada pelo desempenho mastigatório, que pode ser definido como a capacidade de reduzir o tamanho das partículas ingeridas por um período de tempo pré-estipulado.[1] O fluxo salivar também influencia a mastigação de forma direta – quanto maior o fluxo, melhor o desempenho, e vice-versa. Existem poucas evidências de que a dieta possa exercer efeitos sistêmicos no fluxo e na composição da saliva. O processo mastigatório parece ser essencial para a digestão e a absorção de alimentos como carne e vegetais, mas não tão importante para alimentos como pão, queijo, arroz e ovos.[1,2]

CARBOIDRATOS

Os carboidratos representam a principal fonte de energia para os humanos, fazendo que o trato digestório esteja muito bem adaptado à sua digestão e posterior absorção. Os carboidratos digeríveis são representados em sua maioria (85%) pela lactose, pela sacarose e pelo amido, sendo que este último representa sozinho quase 50% do açúcar ingerido.[3] Aproximadamente 20% do amido é amilose; o restante é amilopectina.[3] Para sua absorção, deve ser primeiro digerido, processo que é realizado pelas alfa--amilases salivar e pancreática, principalmente esta última, que o transforma em dissacarídeos e oligossacarídeos; estes, então, são hidrolisados por enzimas localizadas na borda em escova do intestino delgado, dando origem a um monossacarídeo: a glicose.

A alfa-amilase pancreática representa a única glicosidase presente no suco pancreático, sendo essencial para a digestão do amido. Um indivíduo saudável absorve em média 99% do amido ingerido. Pacientes com pancreatite crônica, por sua vez, não conseguem absorver adequadamente 10% da carga de carboidratos.[4]

Diferentemente de outras enzimas pancreáticas, a amilase não apresenta pró-forma inativa. Os produtos secundários à ação dessa enzima sobre o amido são chamados de dextrinas, uma mistura de maltose, maltotriose e oligopolissacarídeos. Maltase e isomaltase, enzimas presentes na borda em escova do intestino delgado, terminam a digestão das dextrinas.[3] Pacientes que apresentam deficiência isolada de alfa-amilase pancreática, quadro muito raro, desenvolvem má absorção de carboidratos, com consequente presença de distensão abdominal, flatulência, diarreia e dificuldade para ganhar peso.[5] A alfa-amilase salivar é rapidamente inativada pelo suco gástrico (HCl), sendo seu pH ótimo de ação o de 6,8. A sequência de aminoácidos dessa enzima difere da pancreática em somente 6%.[6] A atividade da alfa-amilase salivar tende a ser mais importante nos pacientes com insuficiência pancreática adquirida ou em neonatos com atraso de desenvolvimento pancreático.[3]

Os dissacarídeos ingeridos são quebrados por dissacaridases, passando a monossacarídeos, quando podem, então, ser absorvidos. A sacarose é hidrolisada pela sacarase para formar glicose e frutose; a lactose é hidrolisada a glicose e galactose. A síndrome mais comum relacionada à alteração na digestão de carboidratos é a intolerância à lactose. A deficiência congênita de lactase em geral só causa sintomas mais tardiamente, durante a idade adulta. Segundo estimativas, pode acometer quase 70% da população do planeta, havendo variações em prevalência de acordo com os grupos raciais estudados.[7] A deficiência secundária dessa enzima pode ser encontrada após ressecção intestinal, doenças que atingem a mucosa do intestino delgado ou como parte de síndrome pós-infecciosa.[7] As deficiências de sacarase-isomaltase (condição adquirida) e de trealose (açúcar encontrado em vários cogumelos) são bastante raras.[3]

LIPÍDIOS

Habitualmente, em populações ocidentais, a dieta é composta de pelo menos 100 g de lipídios, dos quais triglicerídios representam cerca de 96% do total. Os lipídios das membranas celulares, incluindo fosfolipídios, esfingolipídios, galactolipídios, colesterol e ésteres de colesterol representam as gorduras restantes. Virtualmente, todos esses lipídios necessitam ser digeridos antes de sua absorção. O colesterol não esterificado e as provitaminas são exceção à regra.[3] Os triglicerídios e fosfolipídios da dieta representam um grupo heterogêneo de moléculas com distintas características químicas e estruturais. Outros lipídios, como as vitaminas lipossolúveis e provitaminas, estão presentes em quantidades menores, mas contribuem de maneira importante para a promoção da saúde. Os triglicerídios derivados de vegetais e peixes marinhos contêm mais ácidos graxos mono e poli-insaturados que as gorduras de origem animal. Alguns vegetais contêm triglicerídios de cadeia média, geralmente do tipo insaturado. Triglicerídios do leite de todos os mamíferos apresentam grande variedade de concentrações de ácidos graxos de cadeia curta e média.[3]

Os fosfolipídios invariavelmente contêm dois ácidos graxos de cadeia longa – um saturado, e outro, insaturado.

A absorção de gorduras é um processo muito complexo que requer funcionamento adequado do pâncreas, do fígado, do intestino delgado e do sistema linfático; esta absorção é realizada de maneira eficiente em cerca de 95% das gorduras ingeridas.[8]

A lipólise, no ser humano, inicia-se no estômago, pela lipase gástrica, embora sua contribuição para a digestão seja pequena na maioria das pessoas. A lipase gástrica tem origem nas células principais e libera aproximadamente 10 a 30% dos ácidos graxos antes que as emulsões lipídicas passem para o intestino, onde são misturadas com lipídios da bile e enzimas digestivas do pâncreas.[9]

As enzimas principais nesse grupo alimentar são as lipases pancreáticas. Estas, por sua vez, têm sua atividade enzimática ideal em pH 8, sendo inativadas pelo ácido, explicando-se, assim, a frequente presença de diarreia em quadros de hipersecreção ácida, como na síndrome de Zollinger-Ellison (gastrinoma).

As lipases pancreáticas hidrolisam os triglicerídios ingeridos, dando origem a ácidos graxos de cadeia livre e betamonoglicerol. Esses constituintes unem-se aos sais biliares, formando as chamadas micelas hidrossolúveis, as quais permitem que os nutrientes atinjam o interior dos enterócitos. Indubitavelmente, a enzima mais importante na digestão lipídica é a lipase triglicerídia pancreática (PTL). Embora a PTL seja importante, uma pessoa pode perder até quase 90% de sua produção antes que a digestão de gorduras seja afetada. Diferentemente dos triglicerídios de cadeia longa, que necessitam dos sais biliares para sua digestão e absorção, os triglicerídios de cadeia média não exigem a formação de micelas e podem ser absorvidos diretamente para o sangue portal.

Outra proteína exócrina do pâncreas que participa na digestão lipídica é a colipase. Esta é secretada de forma inativa (procolipase) e, posteriormente, é quebrada no duodeno pela tripsina. Não apresenta atividade enzimática por si só, formando um complexo com a PTL.[10]

Outra enzima presente no suco pancreático que também apresenta atividade lipolítica é a carboxil-ester-lipase (colesterol-esterase ou lípase-sal-biliar-dependente), representando cerca de 4% do conteúdo proteico pancreático e hidrolisando triglicerídios, ésteres de colesterol, fosfolipídios, lisofosfolipídios, ceramidas, ésteres de vitaminas e galactolipídios.[11]

A fosfolipase A2 representa a segunda maior lipase pancreática, sendo importante na digestão de fosfolipídios. Em pacientes com insuficiência pancreática, existe também má absorção de fosfolipídios, embora as quantidades sejam pequenas nos pacientes tratados com extratos pancreáticos. Não existem relatos de deficiência primária em humanos.[12]

PROTEÍNAS

As proteínas representam em torno de 10% da ingesta calórica nas dietas ocidentais, sendo essenciais para o adequado crescimento, bem como para o reparo de tecidos lesados, além do fornecimento de energia e todo o tipo de função orgânica. A variedade e complexidade da digestão proteica e o papel fundamental dos aminoácidos refletem-se no fato de que cerca de 80% das enzimas pancreáticas são proteases.[3] Uma variedade de outras enzimas proteolíticas estão presentes no tubo digestório, especialmente no estômago e no intestino delgado. As proteínas ingeridas são quebradas inicialmente pela pepsina (uma endopeptidase), a qual, por sua vez, é o produto da ativação do pepsinogênio, que somente acontece em pH baixo (1 a 3). Um pH acima de 5 acarreta inativação do pepsinogênio.[13] Essa classe enzimática é especialmente útil na digestão de músculos, tendões e outros componentes da carne com alta concentração de colágeno. Quando o quimo gástrico atinge o intestino delgado, enteroquinases produzidas por enterócitos duodenais ativam a tripsina.[3] Essa enzima transforma proteases intestinais, outrora inativas, em suas formas ativas, clivando, assim, proteínas em vários aminoácidos e peptídios de cadeia curta.[3] Outras oligopeptidases, localizadas na borda em escova, quebram peptídeos pequenos até aminoácidos livres e oligopeptídeos, que são absorvidos.

Os enterócitos do intestino delgado produzem várias aminopeptidases, carboxipeptidases, endopeptidases e gamaglutamiltranspeptidase. Essas enzimas são as mais efetivas na digestão de peptídeos menores após hidrólise inicial por enzimas gástricas e pancreáticas. Provavelmente, essas transpeptidases intestinais não são capazes de digerir proteínas em quantidades suficientes para que as necessidades metabólicas sejam alcançadas.[14]

As proteases devem ser cuidadosamente reguladas, já que sua atividade em ambiente errado pode causar digestão tecidual, ativação de cascatas inflamatórias e quebra de vários sistemas que utilizam enzimas como mediadores-chave. Um exemplo interessante consiste da ativação da tripsina em nível pancreático, desencadeando o início de um quadro de autodigestão pancreática.[15]

O pâncreas é a maior fonte de proteases, sintetizadas com intuito de digerir as proteínas ingeridas. As proteases primárias são sintetizadas como pró-enzimas inativas, incluindo três formas de tripsina, quimiotripsina A e B, proelastase, procarboxipeptidase A1, A2, B1 e B2 e outras proteases, embora a exata natureza das enzimas humanas comparadas às animais não tenha sido esclarecida de maneira completa.[3] As tripsinas, quimiotripsinas e elastase quebram peptídeos até aminoácidos básicos (lisina e arginina). Nesse processo, a quimiotripsina envolve aminoácidos aromáticos (fenilalanina, tirosina, triptofano). A carboxipeptidase-A age sobre o último peptídeo de uma sequência-alvo quando ele é aromático, neutro ou ácido.[3,14] A tripsina, a quimiotripsina e a elastase são enzimas que compartilham diversas características, sendo o tripsinogênio o precursor e constituinte mais importante de todas as enzimas digestivas, já que exerce papel essencial regulando as outras enzimas.

O tripsinogênio representa quase 20% de todo o conteúdo proteico no suco pancreático. Ele é inativo até sua chegada ao duodeno, onde é, então, ativado por uma enteroquinase. Esse processo de ativação é pH-dependente, sendo ótimo entre os pH 7,5 e 8,5 em conjunto, também, com a concentração de cálcio ali presente.[16] O tripsinogênio é expressado por várias formas com estrutura e função praticamente idênticas. A forma mais abundante, representando quase 2/3 da atividade dessas enzimas, é o tripsinogênio catiônico.[17]

A quimiotripsina representa cerca de 9% de todas as proteínas do suco pancreático. Consiste em uma endopeptidase que hidroliza peptídeos em aminoácidos. A ativação do quimiotripsinogênio para quimiotripsina é realizada pela tripsina.[18]

A elastase consiste na terceira maior endopeptidase do suco pancreático, digerindo peptídeos até alanina, glicina e outros resíduos. A designação de uma enzima como elastase depende de sua habilidade de digerir elastina, uma proteína extracelular que fornece elasticidade a vários tecidos.[3]

As carboxipeptidases são metaloproteinases que contêm um átomo de zinco (Zn) no seu lado ativo. Essa classe de enzimas inclui as carboxilases A1, A2, A3, B1 e B2. São sintetizadas como pró-enzimas e ativadas pela tripsina.[3]

REFERÊNCIAS

1. Pedersen A, Bardow A, Jensen SB, Nauntofte B. Saliva and gastrointestinal functions of taste, mastication, swallowing and digestion. Oral Dis. 2002; 8(3):117-29.
2. Farrell, JH. The effect of mastication on the digestion of food. Br Dent J. 1956; 100:149-55.
3. Whitcomb DC, Lowe ME. Human pancreatic digestive enzymes. Dig Dis Sci. 2007; 52(1):1-17.
4. Hiele M, Ghoos Y, Rutgeerts P, Vantrappen G. Starch digestion in normal subjects and patients with pancreatic disease, using a 13CO2 breath test. Gastroenterology. 1989; 96(2 Pt 1):503-9.
5. Mehta DI, Wang HH, Akins RE, Wang L, Proujansky R. Isolated pancreatic amylase deficiency: probable error in maturation. J Pediatr. 2000; 136(6):844-6.
6. Abrams CK, Hamosh M, Dutta SK, Hubbard VS, Hamosh P. Role of nonpancreatic lipolytic activity in exocrine pancreatic insufficiency. Gastroenterology. 1987; 92(1):125-9.
7. Heyman MB, Committee on Nutrition. Lactose intolerance in infants, children, and adolescents. Pediatrics. 2006; 118(3):1279-86.
8. Moreau H, Laugier R, Gargouri Y, Ferrato F, Verger R. Human preduodenal lipase is entirely of gastric fundic origin. Gastroenterology. 1988; 95(5):1221-6.
9. Carriere F, Barrowman JA, Verger R, Laugier R. Secretion and contribution to lipolysis of gastric and pancreatic lipases during a test meal in humans. Gastroenterology. 1993; 105(3):876-88.
10. Sternby B, Borgström B. One-step purification of procolipase from human pancreatic juice by immobilized antibodies against human colipase86. Biochim Biophys Acta. 1984; 786(1-2):109-12.
11. Reue K, Zambaux J, Wong H, Lee G, Leete TH, Ronk M et al. cDNA cloning of carboxyl ester lipase from human pancreas reveals a unique proline-rich repeat unit. J Lipid Res. 1991; 32(2):267-76.
12. Chen A, Innis S. Assessment of phospholipid malabsorption by quantification of fecal phospholipid. J Pediatr Gastroenterol Nutr. 2004; 39(1):85-91.
13. Bohak Z. Purification and characterization of chicken pepsinogen and chicken pepsin. J Biol Chem. 1969; 244(17):4638-48.
14. Talbotec C, Schmitz J. Intestinal malabsorption in the child. Rev Prat. 2001; 51(9):983-7.
15. Whitcomb DC. Early trypsinogen activation in acute pancreatitis. Gastroenterology. 1999; 116(3):770-2.
16. Whitcomb DC. Genetic predispositions to acute and chronic pancreatitis. Med Clin North Am. 2000; 84(3):531-47, vii.
17. Rinderknecht H, Renner IG, Carmack C. Trypsinogen variants in pancreatic juice of healthy volunteers, chronic alcoholics, and patients with pancreatitis and cancer of the pancreas. Gut. 1979; 20(10):886-91.
18. Carrère J, Figarella C, Guy O, Thouvenot JP. Human pancreatic chymotrypsinogen A: a non-competitive enzyme immunoassay, and molecular forms in serum and amniotic fluid. Biochim Biophys Acta. 1986; 883(1):46-53.

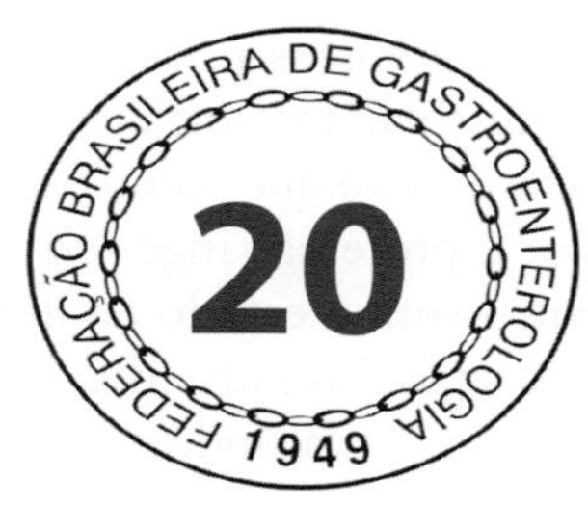

ABSORÇÃO DE NUTRIENTES

Adérson Omar Mourão Cintra Damião
Daiana Amarante
Marília Pinheiro-César
Ricardo Correa Barbuti

INTRODUÇÃO

Em uma dieta normal, equilibrada, o valor calórico total diário é constituído por 45 a 50% de carboidratos, 40 a 45% de gorduras e 10 a 15% de proteínas. Os carboidratos da dieta são representados por amido (amilose e amilopectina), lactose, sacarose, frutose, glicose, galactose, trealose, glicogênio e fibras alimentares. As gorduras, por sua vez, são representadas por triglicérides, colesterol e fosfolípides. As proteínas podem ser de origem animal ou vegetal ou, ainda, endógenas, oriundas de enzimas secretadas no trato gastrointestinal.

Para que os nutrientes sejam devidamente aproveitados, o organismo lança mão de um harmonioso e integrado processo de hidrólise (digestão) e incorporação (absorção) dos alimentos. A rigor, a digestão dos alimentos já é antecipada por meio da fase cerebral da digestão, em que o simples olhar para o alimento, o cheirar ou imaginar já desencadeiam, via vagal, as secreções salivar, gástrica e pancreatobiliar.

A digestão oral, por ação da amilase salivar, e a gástrica, representada pela lipase gástrica (pH ótimo entre 4 e 5,5) e pelo pepsinogênio que, em presença de HCl, transforma-se em pepsina (pH ótimo entre 1 e 3), dão início ao processo de hidrólise de carboidratos, gorduras e proteínas da dieta. Os processos de digestão e absorção dos nutrientes também dependem do esvaziamento gástrico e de um controle neuro-hormonal adequado.

O ritmo de esvaziamento gástrico relaciona-se com consistência dos alimentos, tamanho das partículas alimentares, pH, osmolalidade, conteúdo de gordura e calorias. Por exemplo, o piloro permite a rápida passagem de líquidos, mas não é permeável às partículas alimentares com diâmetro ≥ 2 a 3 mm. Assim, partículas maiores são retidas no estômago e submetidas à "moagem" gástrica ou trituração.

Dessa forma, o esvaziamento gástrico garante que partículas alimentares diminutas alcancem o duodeno, permitindo maior eficiência na digestão. De maneira semelhante, alimentos com alta viscosidade são esvaziados mais lentamente pelo estômago do que alimentos de baixa viscosidade. Receptores na mucosa duodenal para pH, osmolalidade, ácidos graxos, aminoácidos e carboidratos, quando ativados, geram respostas via neuro-humoral, que controlarão o ritmo de esvaziamento gástrico. Isso permite a liberação de substrato para o duodeno em uma velocidade ótima para que a digestão e a absorção ocorram de forma eficiente. Além dos mecanismos anteriormente mencionados, o esvaziamento gástrico também pode ser controlado pela quantidade de nutrientes que eventualmente "escapam" da digestão e absorção

(p. ex., situações de má absorção intestinal) e alcançam íleo e cólon.

A presença excessiva de nutrientes no íleo e cólon deflagra, via hormonal, a inibição da motilidade gastrointestinal e a redução no esvaziamento gástrico, em um processo denominado "freio ileal" (*ileal brake*). Os hormônios envolvidos incluem o peptídeo YY e os peptídeos glucagon-símile GLP-1 e GLP-2. Há de se ressaltar, também, a ação fundamental e sinérgica da secretina e colecistoquinina (CCK), estimulando a secreção pancreática, que otimizará a digestão de carboidratos, gorduras e proteínas. A secretina é sintetizada por células especializadas da mucosa do intestino delgado (células enteroendócrinas tipo S) e é liberada sob vários estímulos, como pH < 4,5, presença de ácidos graxos e bile. Foram descritos receptores para H^+ na mucosa intestinal, assim como canais sensíveis ao H^+.

A estimulação dessas estruturas provoca a produção de um fator liberador de secretina e, finalmente, sua liberação. A secretina, por sua vez, atua no pâncreas promovendo a secreção de bicarbonato, predominantemente via estímulo vagal (vias aferentes vagais), criando um ambiente favorável no duodeno para ação das enzimas pancreáticas (pH neutro). Sua ação é potencializada pela CCK e pela serotonina.

A CCK é produzida por células especializadas da mucosa intestinal (células I). Sua liberação ocorre em presença de aminoácidos e ácidos graxos via um peptídeo liberador de CCK. A CCK é um potente hormônio estimulador da secreção enzimática pancreática, estimulação feita direta (via receptor CCK-1) ou indiretamente, via estimulação vagal (neurônios enteropancreáticos). Além de estimular a secreção enzimática pancreática, a CCK promove contração da vesícula biliar, relaxamento do esfíncter de Oddi e retardo do esvaziamento gástrico. Essas ações simultâneas ensejam a maximização da digestão dos nutrientes.

Outros hormônios e fatores estimuladores da secreção pancreática são insulina, gastrina, bombesina, neurotensina, grelina e óxido nítrico, além de mecanismos neurais. Por exemplo, sistema nervoso simpático e parassimpático, regulação hipotalâmica, reflexos neurais enteropancreáticos etc.

Finalmente, convém salientar que a maior parte dos hormônios liberados durante a alimentação promove a saciedade (p. ex., CCK, peptídeo YY, GLP-1, GLP-2, bombesina, polipeptídeo pancreático – PP, oxintomodulina, leptina etc.). A grelina, no entanto, aumenta o apetite.

Neste capítulo, apresentaremos os principais dados relativos à absorção intestinal dos nutrientes, por sinal extremamente eficiente, visto que menos de 5% dos carboidratos, gordura e proteínas ingeridos são excretados nas fezes. Outrossim, o estudo da digestão (ver Capítulo 19) e absorção dos nutrientes constituem a base para a compreensão da síndrome de má absorção intestinal.

ABSORÇÃO DOS CARBOIDRATOS OU HIDRATOS DE CARBONO

Os carboidratos da dieta são representados, em sua maioria, pelo amido, presente especialmente nos cereais e legumes. Existem duas formas de amido: amilopectina (75% do amido) e amilose (25%). Os demais carboidratos da dieta são representados pela sacarose (frutas e vegetais), lactose (leite e derivados), trealose (cogumelo), monossacarídeos (p. ex., glicose, frutose), polissacarídeos (p. ex., glicogênio) e fibras alimentares.

A amilose corresponde a uma cadeia linear de moléculas de glicose unidas por ligações entre carbonos do tipo alfa 1-4, também chamadas de ligações glicosídicas alfa 1-4, ou seja, ligação entre o carbono 1 de uma molécula e o carbono 4 da outra (Figura 20.1). A amilopectina apresenta ligações alfa 1-4 e ligações ramificadas tipo alfa 1-6, que ocorrem a cada 15 a 25 moléculas de glicose (Figura 20.1). As amilases salivar e pancreática rompem ligações alfa 1-4, mas não as ligações alfa 1-6. Por conseguinte, teremos, no final da hidrólise luminal, os produtos alfadextrina, maltotriose e maltose (Figura 20.1).

As alfadextrinas, maltotrioses e maltoses, frutos da hidrólise da amilose e amilopectina, por ação das amilases salivar e pancreática, ao lado de lactose, sacarose e trealose (abundante no cogumelo, algas e leveduras, presentes nos alimentos), sofrem hidrólise pelas oligossacaridases (ou hidrolases da borda em escova) localizadas na borda em escova (Figura 20.2). A ação das oligossacaridases é altamente relevante, pois os hidratos de carbono, para serem absorvidos, precisam estar na forma de monossacarídeos, ou seja, glicose, galactose ou frutose (Figura 20.2).

As principais oligossacaridases são:

- **Maltase ou glicoamilase:** hidrolisa alfadextrinas, maltotriose e maltose, gerando abundante quantidade de moléculas de glicose. Agem predominantemente sobre as ligações alfa 1-4 das dextrinas.
- **Complexo sacarase-isomaltase:** trata-se de um complexo enzimático bifuncional. O sítio ativo

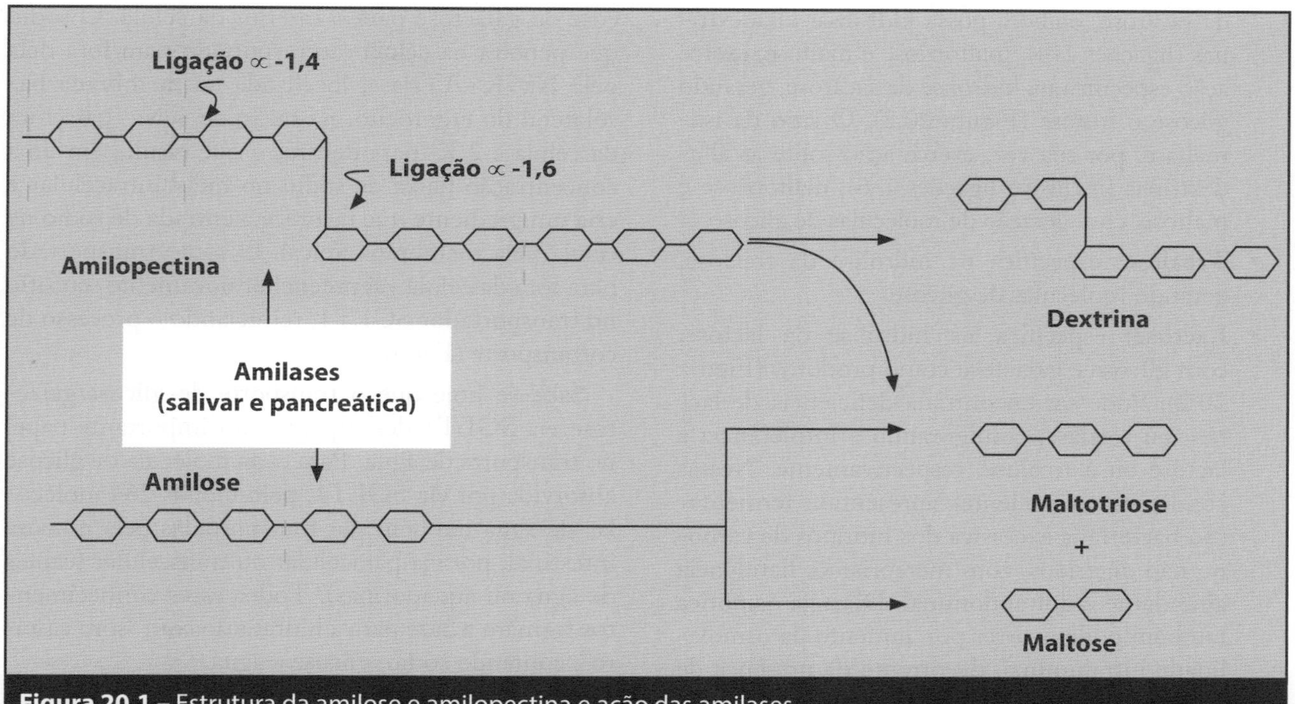

Figura 20.1 – Estrutura da amilose e amilopectina e ação das amilases.

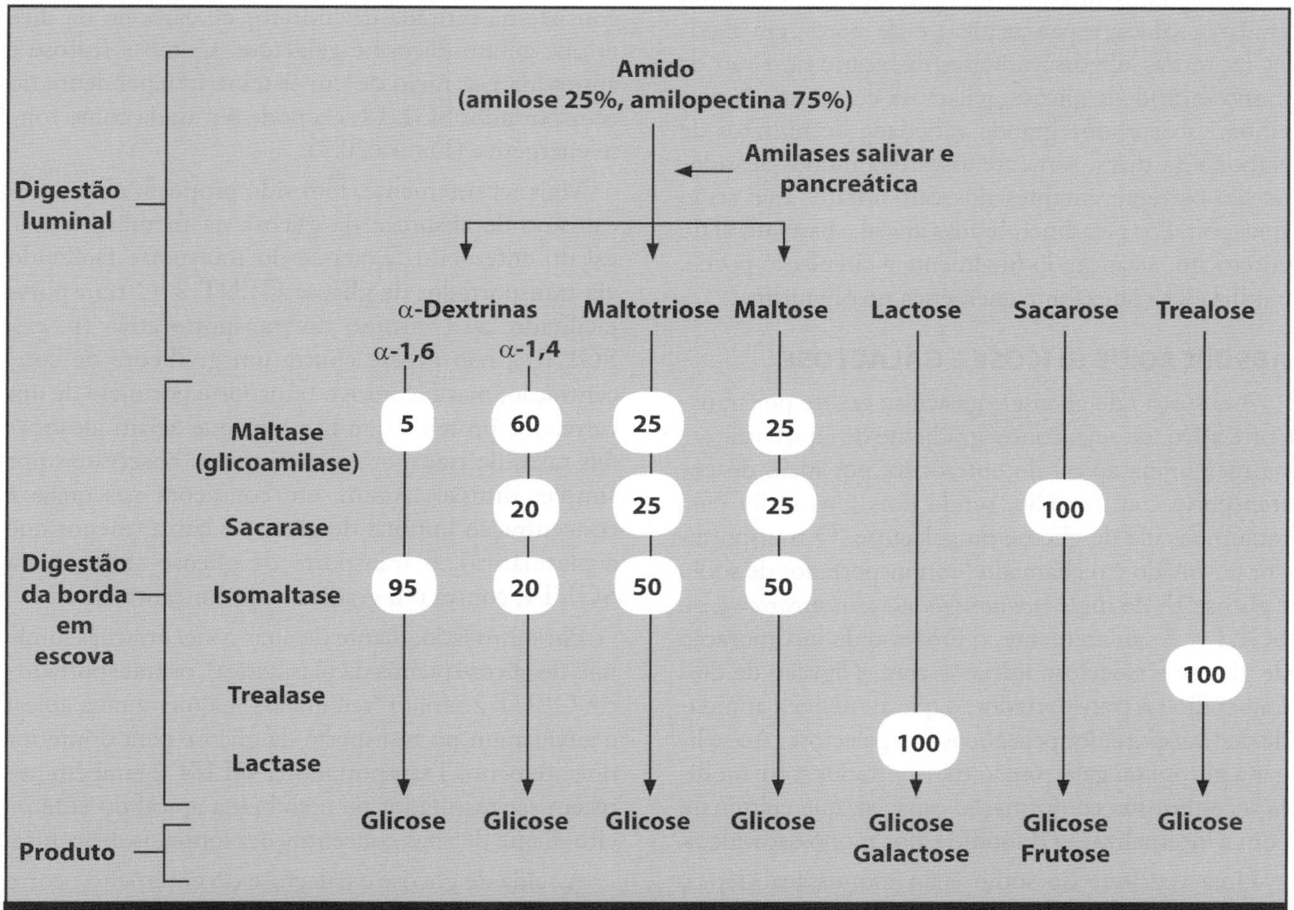

Amido
(amilose 25%, amilopectina 75%)

Amilases salivar e pancreática

Digestão luminal

	α-Dextrinas α-1,6	α-Dextrinas α-1,4	Maltotriose	Maltose	Lactose	Sacarose	Trealose
Digestão da borda em escova							
Maltase (glicoamilase)	5	60	25	25			
Sacarase		20	25	25		100	
Isomaltase	95	20	50	50			
Trealase							100
Lactase					100		
Produto	Glicose	Glicose	Glicose	Glicose	Glicose Galactose	Glicose Frutose	Glicose

Figura 20.2 – Digestão luminal e na borda em escova dos carboidratos (valores nos círculos equivalem a porcentagens).

da sacarose, embora possa hidrolisar alfadextrinas (ligações 1-4), maltotriose e maltose, exerce ação específica na hidrólise da sacarose, gerando glicose e frutose (Figura 20.2). O sítio da isomaltase, por sua vez, exerce ação sobre as alfadextrinas (inclusive ligações 1-6), maltotriose e maltose, com geração de moléculas de glicose.

- **Trealase:** específica na hidrólise da trealose, gerando moléculas de glicose.
- **Lactose:** específica na hidrólise da lactose, com glicose e galactose como produtos (Figura 20.2). Pode ser encontrada deficiência de lactase ou trealase, configurando a intolerância à lactose ou à trealose, respectivamente. Nessas condições, os pacientes apresentam fermentação bacteriana excessiva dos hidratos de carbono não digeridos, com meteorismo, flatulência abundante e dor abdominal. Diarreia osmótica também pode ocorrer por aumento da osmolalidade intraluminal, decorrente da presença de material não digerido na luz intestinal.

Os produtos finais da hidrólise luminal (ação das amilases salivar e pancreática) e da borda em escova (ação das oligossacaridases/dissacaridases) são os monossacarídeos glicose, galactose e frutose. Assim, embora exista uma grande variedade de hidratos de carbono na dieta, somente esses três monossacarídeos são os representantes dos carboidratos que serão transportados pelas membranas apical e basolateral do enterócito, alcançando finalmente a circulação portal, e utilizados como fonte energética no organismo.

ABSORÇÃO DE GLICOSE E GALACTOSE

A absorção de glicose e galactose ocorre por transporte ativo, ou seja, contra gradiente de concentração, na membrana apical do enterócito, por meio do cotransporte com o sódio, sendo dois íons sódio para uma molécula de glicose ou galactose. O transportador envolvido é o chamado "cotransportador de sódio e glicose 1", do inglês *sodium/glucose cotransporter 1*, ou SGLT1. Aparentemente, o processo de incorporação de glicose e galactose inicia-se com a ligação de dois íons sódio no transportador, o que aumenta a afinidade do transportador pela glicose ou galactose. Ao se ligar à glicose ou galactose, o transportador sofre modificações em sua conformação espacial, que culminam com a internalização do sódio e dos monossacarídeos.

Uma vez livre do sódio e do monossacarídeo, o transportador retorna à sua conformação original e reinicia o processo de translocação de sódio e glicose ou galactose para o interior da célula. O sódio que penetra na célula é transportado para fora dela pela Na^+/K^+-ATPase, localizada na membrana basolateral do enterócito, na razão de 3 Na^+ para fora da célula e 2 K^+ para dentro, o que resulta em uma concentração baixa de sódio no meio intracelular e cria um gradiente que favorece a entrada de sódio na célula pela membrana apical. O sódio transportado para fora da célula vai preencher novamente seu sítio no transportador SGLT1, reiniciando o processo de cotransporte (Figura 20.3).

Sabe-se hoje que o transporte de glicose/galactose via SGLT1 desempenha um importante papel no transporte de água. Para cada molécula de glicose absorvida por via SGLT1, pelo menos 264 moléculas de água também são transportadas pela mucosa intestinal, por via paracelular ou transcelular (canais de água ou aquaporinas). Todos esses conhecimentos formam a base para a hidratação com "soro caseiro", contendo sódio, glicose e água.

Deficiência congênita de SGLT1, uma doença autossômica recessiva, é rara e cursa na fase neonatal com diarreia profusa e desidratação. O tratamento consiste na retirada de hidratos de carbono da dieta que geram glicose e galactose. Como a frutose é absorvida por meio de um sistema independente do transportador SGLT1, ela pode ser usada como fonte energética (Figura 20.3).

Mais recentemente, tem sido proposto outro mecanismo de absorção da glicose na membrana apical do enterócito. Trata-se do transporte facilitado via transportador de glicose GLUT 2. O transporte facilitado, ao contrário do transporte ativo (p. ex., SGLT1), não ocorre contra um gradiente de concentração, mas favorece o transporte por meio de um carreador proteico que faz com que sejam alcançadas taxas de transporte superiores às observadas por simples difusão. Assim, em condições nas quais a concentração luminal de glicose é baixa (menor que a plasmática), o transporte de glicose se daria via SGLT1, contra um gradiente de concentração.

Por outro lado, diante de altas concentrações luminais de glicose (acima da plasmática), os transportadores GLUT 2 seriam "recrutados" na membrana apical e auxiliariam no transporte da glicose para o interior do enterócito. Transportadores GLUT 2 também parecem ser recrutados na membrana apical do enterócito diante de altas concentrações luminais de frutose.

A saída de glicose e galactose do enterócito ocorre por meio do transporte facilitado na membrana basolateral via transportador GLUT 2 (Figura 20.3).

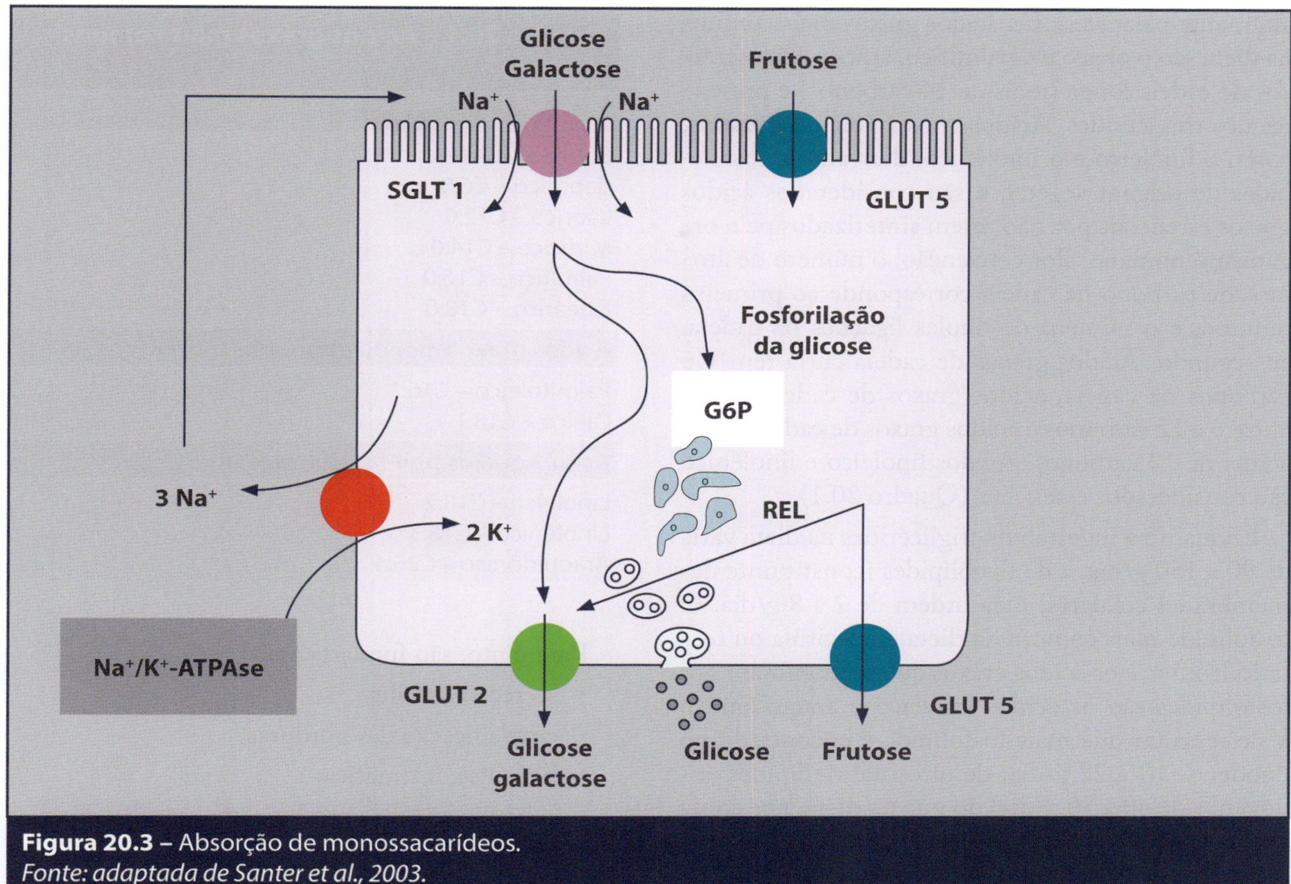

Figura 20.3 – Absorção de monossacarídeos.
Fonte: adaptada de Santer et al., 2003.

Em seguida, glicose e galactose alcançam a circulação portal e servirão de energia para o metabolismo celular. A deficiência congênita de GLUT 2 foi descrita, recebendo o nome de síndrome de Fanconi-Bickel. Como o transportador GLUT 2 normalmente é expresso em vários órgãos – fígado, pâncreas, rins – além do intestino, os sintomas são bastante variáveis e incluem nefropatia tubular, hipoglicemia, hipodesenvolvimento estatural e hepatomegalia por acúmulo de glicogênio.

Uma pequena parte da glicose, após internalização, sofre fosforilação, metabolização no retículo endoplasmático, vesiculação e provável saída por exocitose (Figura 20.3).

ABSORÇÃO DE FRUTOSE

A frutose é absorvida na membrana apical por transporte facilitado por meio do transportador GLUT 5, que é independente de sódio. Assim como no caso da glicose, diante de excesso de frutose na luz intestinal, o GLUT 2 pode ser "recrutado" na membrana apical, auxiliando na absorção da frutose. A saída da frutose da célula ocorre tanto por via GLUT 5 quanto por via GLUT 2, ambas localizadas na membrana basolateral (Figura 20.3).

A frutose não é tão bem absorvida quanto a glicose. Assim, a ingestão excessiva de frutose (p. ex., sucos com alto teor de frutose) pode provocar diarreia osmótica, dor abdominal, distensão e flatulência. De fato, pacientes com síndrome do intestino irritável, pela hipersensibilidade visceral, não costumam tolerar bem a ingestão aumentada de frutose.

ABSORÇÃO DAS GORDURAS

Como já salientado, pelo menos 40% das necessidades energéticas de um indivíduo adulto são preenchidas por meio dos lípides da dieta, e os triglicérides de cadeia longa (três ácidos graxos com pelo menos 12 carbonos cada, unidos ao glicerol por ligações éster) representam a maior parte das gorduras dietéticas. Outros lípides da dieta são as vitaminas lipossolúveis (vitaminas A, D, E, K), fosfolípides e colesterol. As gorduras são superiores às proteínas e aos carboidratos como fonte calórica (1 g de gordura gera aproximadamente 9 kcal, ao passo que 1 g de proteína ou carboidrato gera cerca de 4 kcal) e são altamente palatáveis. Os ácidos graxos mais comuns na dieta são o oleico e o palmítico, ambos ácidos graxos de cadeia longa (mais de 14 carbonos) e presentes nos triglicérides. Ácidos graxos poli-insaturados, como o linoleico e o linolênico, derivam de fosfolípides de origem vegetal, e são considerados ácidos graxos essenciais por não serem sintetizados pelo organismo humano. Por convenção, o número de átomos de carbono na cadeia corresponde ao primeiro número, e o número de duplas ligações na cadeia, ao segundo. Ácidos graxos de cadeia curta têm < 6 carbonos na cadeia, ácidos graxos de cadeia média entre 6 e 12 carbonos e ácidos graxos de cadeia longa acima de 12 carbonos. Ácidos linoleico e linolênico são considerados essenciais (Quadro 20.1).

Enquanto a ingestão de triglicérides na dieta varia de 90 a 150 g/dia, a de fosfolípides (constituinte das membranas celulares) é da ordem de 2 a 8 g/dia. O fosfolípide mais comum da dieta é a lecitina ou fosfatidilcolina, e os ácidos graxos que predominam nos fosfolípides são os ácidos linoleico e araquidônico. Vale ressaltar que mais fosfolípide é encontrado no duodeno (10 a 22 g/dia, de um total de lípides endógenos de 40 a 50 g/dia) do que na dieta, por conta de fonte endógena, em especial da bile. O consumo diário de colesterol (também um constituinte da membrana celular) é bastante variável, oscila entre 200 e 250 mg/dia, além de 1 a 2 g/dia de secreção endógena.

Outros componentes lipídicos da dieta incluem esteróis vegetais, xenobióticos hidrofóbicos e ceras vegetais. As vitaminas lipossolúveis dependem dos mecanismos envolvidos na absorção dos lípides, como a emulsificação e a formação de micelas mistas. As vitaminas lipossolúveis são:

- vitamina A ou ácido retinoico: importante regulador da transcrição de genes;
- vitamina D, reguladora da absorção intestinal de cálcio e de sua homeostase no organismo;
- vitamina E ou tocoferol, um antioxidante;
- vitamina K, utilizada pelo fígado no metabolismo de fatores de coagulação.

As gorduras são substâncias insolúveis em água (hidrofóbicas) e, portanto, o organismo terá de lançar mão de sequências de eventos físico-químicos para promover a digestão e absorção dos lípides. A digestão e absorção das gorduras terá de ser feita em um ambiente aquoso intraluminal e através da camada aquosa que recobre as células epiteliais intestinais.

Quadro 20.1 – Ácidos graxos mais comuns da dieta

Ácidos graxos saturados
Butírico – C4:0 Caproico – C6:0 Láurico – C12:0 Mirístico – C14:0 Palmítico – C16:0 Esteárico – C18:0
Ácidos graxos monoinsaturados (MUFA)
Palmitoleico – C16:1 Oleico – C18:1
Ácidos graxos poli-insaturados (PUFA)
Linoleico – C18:2 Linolênico – C18:3 Araquidônico – C20:4

Para tanto, são fundamentais:

- secreção de bile;
- emulsificação das gorduras;
- hidrólise enzimática;
- solubilização dos produtos da hidrólise lipídica em micelas mistas.

No caso de carboidratos e proteínas, substâncias hidrossolúveis, os produtos de hidrólise atravessam facilmente a barreira aquosa intestinal, porém, necessitam de sistemas especiais de transporte ao longo da membrana apical do enterócito, que é hidrofóbica. No caso das gorduras, o contrário é observado. As gorduras precisam ser devidamente trabalhadas no meio aquoso intestinal e interagir com enzimas lipolíticas, que são essencialmente proteínas solúveis. Além disso, os produtos da lipólise precisam alcançar a superfície apical dos enterócitos, após atravessar a camada aquosa que os recobre.

Para que haja digestão das gorduras, é crucial que ocorra emulsificação. O processo de emulsificação é de suma importância, pois aumenta a área de gordura a ser hidrolisada pelas enzimas lipolíticas. A emulsificação (ação detergente) inicia-se com a mastigação e, no estômago, com o efeito de "moagem", decorrente das contrações gástricas. Assim, o bolo alimentar é dividido em pequenas porções que contêm partículas gordurosas. A emulsão que se forma no estômago geralmente é instável e depende também do conteúdo de fosfolípides da dieta. Quanto maior a quantidade de fosfolípides, tanto maior será a estabilidade da emulsão.

AÇÃO DE LIPASES

Pelo menos três fontes de lipase são conhecidas e agirão sobre as partículas de gorduras sob emulsificação:

1. Lipases presentes nos alimentos (p. ex., lipases ácidas, fosfolipases etc.) podem promover algum grau de hidrólise dos triglicérides, em um processo de autodigestão, já no estômago. Um exemplo típico é a lipase presente no leite materno, denominada carboxil-éster-lipase (CEL). A CEL age sobre os ésteres de colesterol e vitaminas, além de hidrolisar triglicérides. Ao contrário das lipases gástrica e pancreática, que agem seletivamente sobre as ligações de éster que unem o glicerol aos ácidos graxos nos triglicérides, a CEL rompe qualquer uma das três ligações de éster dos triglicérides (Figura 20.4). No recém-nascido a CEL assume importância na digestão de lípides, especialmente se considerarmos que, nessa fase, os recém-nascidos ainda produzem pouca bile e absorvem melhor o glicerol e os ácidos graxos livres do que os monoglicerídeos. A faixa de pH em que a CEL age é bastante ampla, de 3,5 a 9 (pH ótimo = 7) e, como ela é pouco degradada pela pepsina no estômago, uma boa quantidade de CEL atinge o duodeno, onde é ativada por sais biliares. Sua ação, portanto, se dá preferencialmente no duodeno.
2. A atividade lipolítica no estômago humano deve-se primariamente à lipase gástrica. A lipase gástrica é produzida pelas células principais gástricas (maior atividade da enzima detectada no fundo gástrico). Ela é liberada graças a estímulos neuro-humorais, em resposta principalmente à ingestão de alimentos, em conjunto com a secreção de HCl pelas mesmas células. A faixa ideal de pH para a ação da lipase gástrica vai de 3 a 6 (pH ótimo entre 4 e 5,5), um pH tipicamente ácido, e ela atua melhor sobre triglicérides de cadeia média do que sobre os de cadeia longa. A lipase gástrica também é relativamente resistente à degradação pela pepsina. Todas essas características favorecem sua ação no estômago. No entanto, no duodeno, a lipase gástrica é inibida pelo pH mais alcalino. A lipase gástrica é capaz de romper a ligação éster dos triglicérides na posição 1, gerando ácidos graxos livres e diglicerídeos (Figura 20.4). A lipólise gástrica contribui para 10 a 30% da lipólise total. Como a lipase pancreática geralmente é produzida em excesso, a falta de lipólise gástrica não chega a impactar muito a absorção de lípides. Entretanto, a contribuição da lipólise gástrica pode ser relevante em certas condições, como no recém-nascido (o leite materno contém mais triglicérides de cadeia média, imaturidade pancreática); em pacientes com déficit de enzimas pancreáticas (p. ex., pancreatite crônica) ou de ação de enzimas pancreáticas (p. ex., síndrome de Zollinger-Ellison, por acidificação do duodeno e redução da atividade das enzimas pancreáticas, fibrose cística etc.). Assim, ao final da ação da lipase gástrica, teremos incremento na emulsificação das gorduras por conta dos produtos da lipólise, como diglicerídeos, ácidos graxos e os fosfolípides dos alimentos. Tudo isso em paralelo à função de "moagem" ou trituração exercida pelas contrações gástricas.

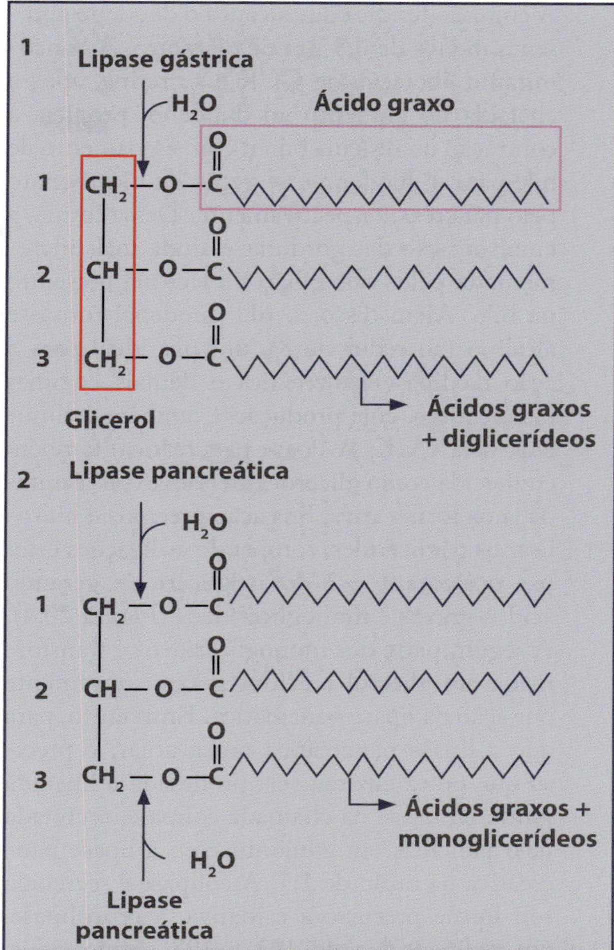

Figura 20.4 – Digestão dos triglicérides. Notar ação da lipase gástrica na posição 1 e do glicerol e da lipase pancreática nas posições 1 e 3.

3. A emulsão lipídica que alcança o duodeno apresenta menos de 0,5 µm de diâmetro. A concomitante liberação de CCK e secretina, após a chegada do alimento ao duodeno, propicia a contração da vesícula biliar, com escoamento de bile para o duodeno e secreção de bicarbonato pelo pâncreas, respectivamente. Dessa forma, a emulsificação das gorduras é ainda mais incrementada pelos sais biliares e lecitina presentes na bile. Além disso, o pH duodenal torna-se alcalino (ao redor de 8), um pH ideal para a ação da lipase pancreática e demais enzimas pancreáticas, cuja produção é também estimulada pela CCK. A lipase pancreática, também conhecida como glicerol-éster-lipase, é secretada já na forma ativa. Sua ação precípua é hidrolisar os triglicérides, rompendo as ligações éster nas posições 1 e 3 dos triglicérides, gerando ácidos graxos e monoglicerídeos (Figura 20.4). A seguir, parte dos monoglicerídeos é transformada em glicerol e ácidos graxos, novamente por ação da lipase pancreática. Entretanto, para que a lipase pancreática possa atuar, é preciso que outra enzima seja produzida e liberada junto. Trata-se da chamada colipase, secretada pelo pâncreas em conjunto com a lipase pancreática na razão de 1:1. A colipase é secretada sob forma precursora e inativa, a procolipase, um polipeptídeo de 102 a 107 aminoácidos. No duodeno, é hidrolisada pela tripsina até um peptídeo de 96 aminoácidos, que corresponde à colipase, a forma ativa da enzima. Os sais biliares inibem a ação da lipase pancreática, pois deslocam a lipase de sua posição na interface gordura-água presente nas partículas emulsificadas de lípides, muito provavelmente porque ambos apresentam cargas negativas e, portanto, se repelem. A colipase, unida à lipase (complexo lipase-colipase), liga-se aos sais biliares e aproxima a lipase pancreática dos triglicérides, com consequente hidrólise. Além disso, a colipase liga-se às micelas, o que permite que os produtos de hidrólise sejam rápida e eficazmente incorporados às micelas, propiciando sua absorção (Figura 20.5).

AÇÃO DA FOSFOLIPASE A2

A fosfolipase A2 é secretada pelo pâncreas pós-estímulo pela CCK, sob formas inativa e precursora. No duodeno, é ativada pela tripsina, por meio da perda de aminoácidos na porção terminal da molécula. A fosfolipase A2 requer sais biliares e cálcio para sua ação, que se caracteriza por hidrólise dos fosfolípides alimentares e provenientes da secreção biliar, gerando ácidos graxos e lisofosfolípides.

AÇÃO DA COLESTEROLESTÉRASE PANCREÁTICA OU ESTERASE NÃO ESPECÍFICA

Assemelha-se à CEL, já descrita. É capaz de hidrolisar ésteres de colesterol, ésteres de vitaminas (A, D, E) e de triglicérides presentes nas partículas de gorduras emulsificadas. Ao contrário das lipases gástrica e pancreática, hidrolisa os ésteres das três posições nos triglicérides (ver Figura 20.4). Sua ação depende de sais biliares.

FASES DE TRANSIÇÃO E FORMAÇÃO DE MICELAS

Os produtos da lipólise que são liberados da superfície das partículas de gordura sob emulsificação formam camadas denominadas lamelas (fase lamelar). Cada uma mede cerca de 4 a 5 nm, espaçadas por camadas aquosas de até 8 nm. A partir daí, formam-se vesículas de aproximadamente 20 a 130 nm de diâmetro e, finalmente, as micelas. A formação das micelas é fundamental para a absorção final dos produtos de lipólise e depende, em grande parte, dos sais biliares. Quando estes alcançam uma determinada concentração no lume intestinal, suficiente para agregar os produtos de lipólise, tem-se a concentração crítica micelar. Sais biliares conjugados têm uma concentração crítica micelar mais baixa do que sais biliares desconjugados, ou seja, os sais biliares conjugados têm maior poder de solubilização que os desconjugados (necessita-se de menos sal biliar conjugado para a formação de micelas). Os sais biliares, por serem substâncias anfipáticas (porção hidrofílica e porção hidrofóbica ou lipofílica), voltam sua parte hidrofílica para a parte aquosa (externa) e mantêm sua parte hidrofóbica (ou lipofílica) em conjunto com os produtos da lipólise na parte interna da micela. A lecitina também participa da formação de micelas mistas – também é uma substância anfipática – e aumenta ainda mais a solubilidade da micela. Enquanto as partículas de gordura em emulsificação medem cerca de 2 mil a 50 mil angstroms de diâmetro, as micelas mistas medem de 30 a 100 angstroms. Isso faz com que as micelas configurem soluções verdadeiras e não suspensões, como no caso das emulsões. De fato, enquanto as emulsões formam soluções turvas, as soluções micelares são claras e transparentes como água. Dessa forma, produtos de natureza lipídica, como monoglicerídeos, ácidos graxos, vitaminas lipossolúveis, colesterol e lisofos-

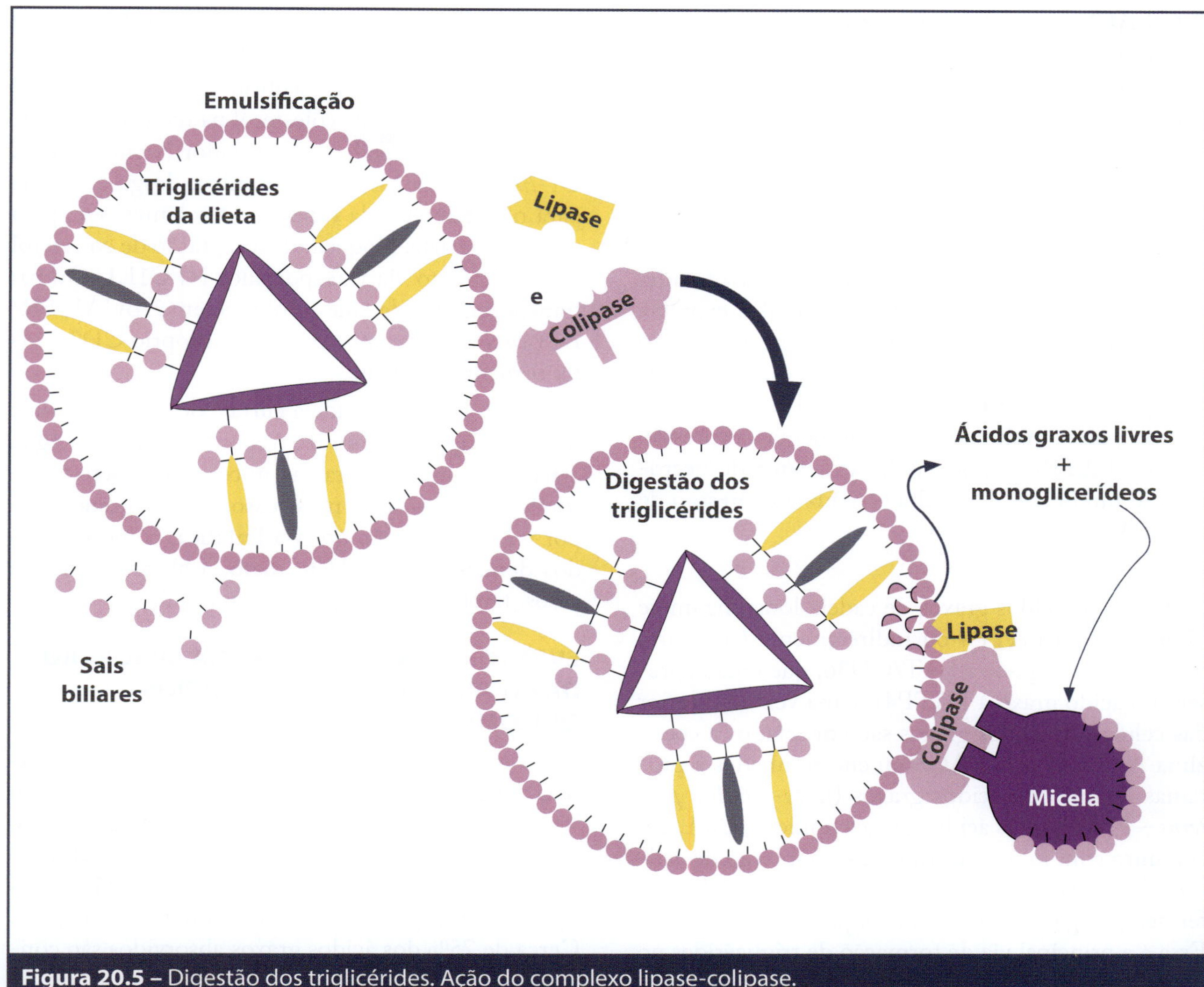

Figura 20.5 – Digestão dos triglicérides. Ação do complexo lipase-colipase.

folípides são transportados em direção ao polo apical do enterócito, passando pela camada aquosa que se estende sobre células epiteliais intestinais.

Convém salientar que ácidos graxos e monoglicerídeos podem ser absorvidos, embora mais lentamente, sem incorporação em micelas, pois apresentam algum grau de solubilidade em água. Por outro lado, colesterol, vitaminas lipossolúveis e esteróis vegetais necessitam das micelas para absorção.

ABSORÇÃO DOS PRODUTOS DE LIPÓLISE

Uma vez atravessada a barreira aquosa, as micelas alcançam a membrana apical dos enterócitos, e os produtos da lipólise são, então, liberados e atravessam a membrana lipídica do enterócito por difusão passiva. Os ácidos biliares conjugados são absorvidos por sistema de transporte ativo no íleo terminal, constituindo a circulação êntero-hepática.

Durante muito tempo, pensou-se que a difusão passiva era a única forma de absorção intestinal dos produtos de lipólise (ácidos graxos, monoglicerídeos, colesterol, lisofosfolípides etc.). Hoje, sabe-se que, pelo menos no caso de alguns lípides, também existem transportadores de membrana que facilitam o transporte pela membrana do enterócito (transporte por difusão facilitada). Estudos com vesículas de membrana da borda em escova sugerem que a absorção do ácido linoleico ocorre por meio de difusão facilitada. No caso da absorção dos ácidos oleico e araquidônico, provavelmente acontece transporte ativo. Vários transportadores de ácidos graxos de cadeia longa têm sido identificados, porém, os transportadores mais estudados são:

- FAT/CD36 (*fat acid transporter* CD36 – proteína transportadora de ácidos graxos CD36).

- LACS (*long-chain fatty acyl-CoA synthetases* – acil-CoA sintetases de ácidos graxos de cadeia longa).
- FATP (*fatty acid transport proteins* – proteínas transportadoras de ácidos graxos). As FATPs são proteínas transmembranas que aumentam a captação de ácidos graxos de cadeia longa e de cadeia "muito" longa (*very-long-chain fatty acids*). No ser humano, as FATPs compreendem uma família de 6 FATPs, e somente a FATP4 é expressa no intestino delgado, precisamente na porção apical das células da borda em escova. A expressão de FATP é regulada por nutrientes (p. ex., dieta muito gordurosa aumenta a expressão de FATP) e citocinas (p. ex., fator de necrose tumoral – TNF-alfa – reduz a expressão de FATP), entre outros.

Assim, os ácidos graxos de cadeia longa ligam-se diretamente à FATP4 ou indiretamente (primeiro, o ácido graxo liga-se à FAT/CD36, que então apresenta o ácido graxo à FATP4). Uma vez no interior das células, os ácidos graxos são conectados à coenzima A (CoA) pela LACS ou encaminhados a proteínas ligantes de ácidos graxos (*fatty-binding proteins* – FABPs). Os ácidos graxos unidos à CoA, em conjunto com monoglicerídeos, sofrem ação de aciltransferases (monoglicerídeo e diglicerídeo aciltransferases), o que resulta na formação de triglicérides. Essa é a principal via de formação de triglicérides no período pós-prandial, conhecida como via da acilação de monoglicerídeos. A partir daí, os triglicérides são encaminhados para compor os quilomícrons, como será visto a seguir.

No caso dos esteróis de plantas (betassitosterol) e do colesterol, este último em menor grau, descobriu-se que há dois transportadores de membrana, ABCG5 e ABCG8 (ATP-*binding cassette transporters*), que extraem o esterol e o colesterol absorvidos e os encaminham para a luz intestinal novamente. Pacientes portadores de betassitosterolemia apresentam altos níveis plasmáticos de esteróis de plantas e colesterol. Os pacientes apresentam xantomatose e aterosclerose precoce. A doença se deve a mutações nos genes ABCG5 e ABCG8, com consequente impedimento da excreção dos esteróis da célula para o lúmen intestinal. Esses defeitos causam aumento da absorção intestinal e redução da excreção biliar de esteróis (esteróis de plantas e colesterol). Quanto maior a quantidade de colesterol na dieta, tanto maior será a expressão de ABCG5 e ABCG8, para limitar a absorção intestinal de colesterol por meio de sua retirada da célula intestinal.

Mais recentemente, descobriu-se que há um transportador específico de colesterol na membrana enterocitária, denominado transportador Niemann-Pick C1-*like* 1 (NPC1L1). A ezetimiba, droga aprovada para o tratamento da hipercolesterolemia, age, pelo menos em parte, bloqueando a captação de colesterol pelo enterócito via transportador NPC1L1. Outros transportadores de colesterol incluem ABCA1, SR-B1 (*scavenger receptor type* B1) e o próprio CD36 anteriormente descrito.

Ácidos graxos de cadeia curta e de cadeia média e o glicerol apresentam razoável solubilidade em água e não precisam integrar as micelas para serem absorvidos. A absorção, nesse caso, ocorre diretamente por via portal, e não por via linfática, como no caso dos demais lípides. Além disso, a absorção, nesses casos, também ocorre por via paracelular.

EVENTOS INTRACELULARES NA ABSORÇÃO DAS GORDURAS E FORMAÇÃO DOS QUILOMÍCRONS

Os monoglicerídeos e ácidos graxos livres de cadeia longa, absorvidos pelos enterócitos, precisam ser reunidos novamente na forma de triglicérides, por meio de um processo de reesterificação. O mesmo acontece com fosfolípides, colesterol e vitaminas lipossolúveis, que serão devidamente reesterificados. Cerca de 75% dos ácidos graxos absorvidos são convertidos em triglicérides. O restante é utilizado no metabolismo celular.

Os ácidos graxos, uma vez absorvidos, em grande parte com o auxílio dos transportadores de membrana anteriormente descritos, alcançam finalmente o interior dos enterócitos e se unem às FABPs, predominantemente encontradas no jejuno e mais nas células dos vilos do que nas células das criptas. Pelo menos três tipos de FABPs foram isolados no intestino delgado:

- tipo hepático (L-FABP);
- tipo intestinal (I-FABP);
- tipo ileal (*ileal lipid-binding protein* – ILBP).

Todas essas proteínas intracelulares têm mais afinidade com ácidos graxos insaturados do que com saturados e pouca ou nenhuma afinidade com ácidos graxos de cadeia curta ou média. A I-FABP está envolvida no transporte intracelular de ácidos graxos, ao passo que a L-FABP está relacionada com o transporte intracelular de monoglicerídeos e lisofosfatidilcolina. As FABPs são fundamentais na transferência e condução dos ácidos graxos e monoglicerídeos para o retículo endoplasmático liso (REL), onde ocorre a ressíntese dos triglicérides. Como já mencionado, durante a alimentação, triglicérides são formados principalmente pela via de acilação do monoglicerídeo, em que monoglicérides se combinam com ácidos graxos ativados pela CoA (acil-CoA). No jejum, triglicérides são formados a partir da formação de ácido fosfatídico (via do ácido fosfatídico). Nesse processo, também são formados fosfolípides, incluindo fosfatidilcolina.

O colesterol, por sua vez, pode ser transportado na célula através da proteína SCP-2 (*sterol carrier protein*-2). A esterificação do colesterol ocorre à custa da colesterolestérase e da acil-CoA colesterol aciltransferase-2 (ACAT-2).

No REL, triglicérides, colesterol livre e esterificado, além de fosfolípides, são então reunidos, formando os quilomícrons (QM) (Figura 20.6). QM são lipoproteínas de 750 a 5 mil angstroms (ou 750 a 6 mil nanômetros) de diâmetro. São muito grandes para atravessar as junções intercelulares das células endoteliais dos capilares sanguíneos e, portanto, a única forma de alcançarem a circulação é por meio da passagem para os capilares linfáticos, cujas junções celulares são maiores. Os QM são constituídos de triglicérides (80 a 90%), fosfolípides (8 a 9%), colesterol (2%), proteína (2%) e traços de carboidratos. A parte central da partícula é representada por triglicérides, colesterol esterificado e vitaminas lipossolúveis e é revestida por apolipoproteína B, fosfolípides e colesterol livre. A apolipoproteína B é provavelmente sintetizada no complexo de Golgi

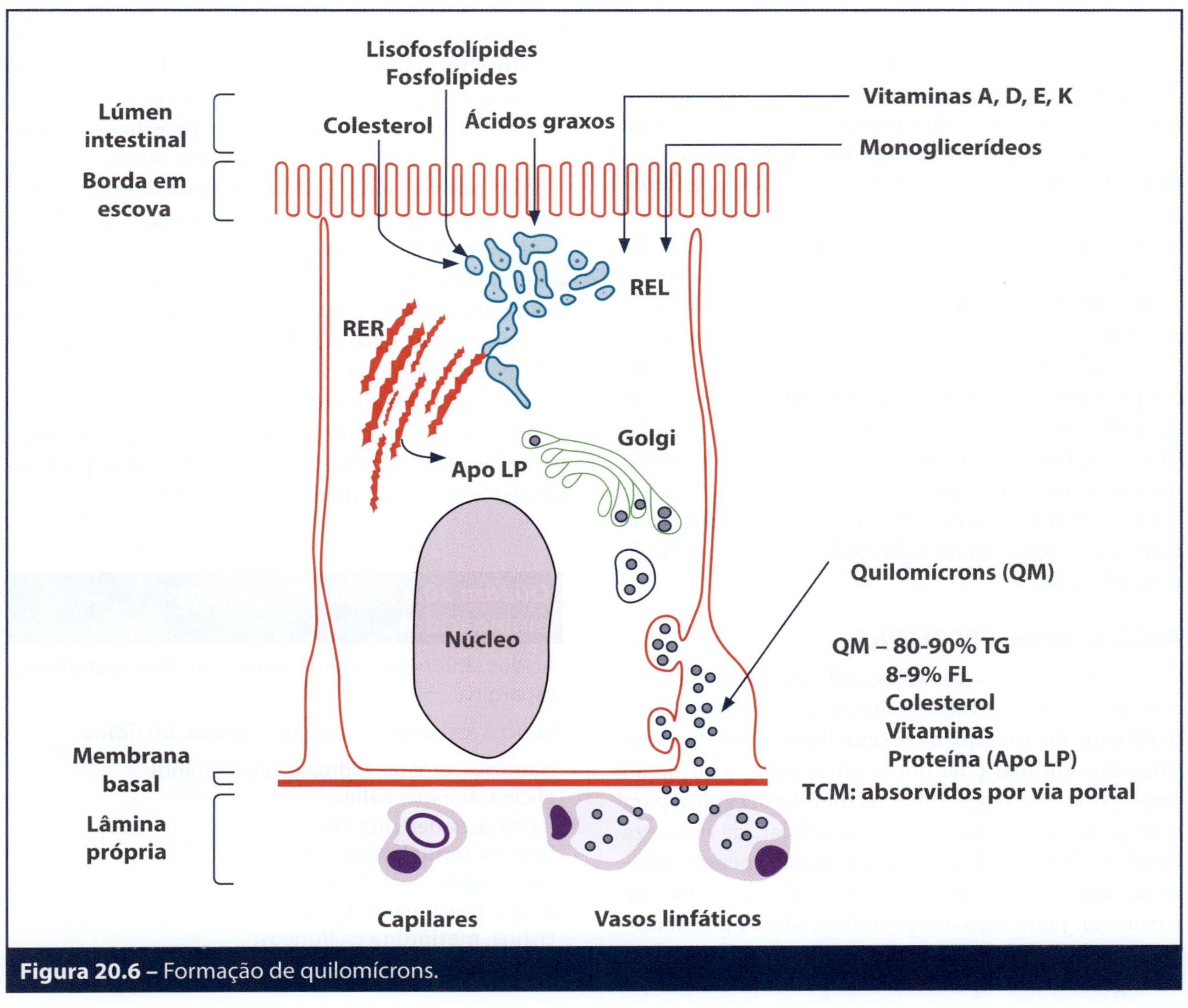

Figura 20.6 – Formação de quilomícrons.

e acumulada no retículo endoplasmático rugoso (REG), unindo-se aos triglicérides e demais lípides no REL. Uma proteína denominada "proteína microssomal de transferência de triglicérides" (MTP) é responsável por adicionar os lípides à apolipoproteína B (Apo B). O QM nascente é, então, transportado para o complexo de Golgi, onde a Apo B é glicosilada e os QM, arranjados sob forma de vesículas que, por exocitose, são liberadas do enterócito, alcançando o espaço intersticial e os linfáticos e, finalmente, via ducto torácico, a circulação sanguínea. Na circulação sanguínea, os triglicérides dos QM sofrem hidrólise por ação da lipase lipoproteica (LLP) presente no endotélio dos capilares dos tecidos adiposo e muscular e os remanescentes de QM, assim formados, são captados pelo fígado por sistema de receptor (receptor BE), que reconhece a apolipoproteína B presente na superfície do remanescente de QM. No jejum, em vez de QM, são formadas partículas de VLDL (*very-low density lipoprotein*).

A ausência de Apo B impede a síntese e secreção dos QM. Consequentemente, há acúmulo de lípides no enterócito. A abetalipoproteinemia é uma doença rara, genética, que resulta em formação inadequada de QM e VLDL, com acúmulo de lípides no enterócito e esteatorreia. Inicialmente, pensou-se que a doença fosse decorrente de falta ou ausência de Apo B. No entanto, hoje se sabe que há um defeito na síntese de MTP, a proteína essencial na formação inicial do QM, ou seja, a fase de transferência de fosfolípides e triglicérides à molécula de Apo B. Na verdade, em pacientes com abetalipoproteinemia, a síntese de Apo B está normal ou reduzida, mas não abolida. O termo, portanto, embora consagrado, é um tanto quanto inadequado. Já na doença de Anderson ou doença de retenção de QM, também há defeito na formação e secreção de QM, todavia, de causa ainda desconhecida.

ABSORÇÃO DE PROTEÍNAS

Ao contrário das gorduras, os hidratos de carbono e as proteínas são hidrossolúveis e, portanto, compartilham de mecanismos semelhantes de digestão (digestão luminal e na borda em escova) e absorção (transportadores específicos na membrana apical para transporte através da membrana celular, de natureza lipídica). No caso dos carboidratos, são apenas 3 monossacarídeos a serem absorvidos (glicose, galactose e frutose). Já no caso das proteínas, são 21 aminoácidos, sendo 9 essenciais (não sintetizados, dependem da ingestão, principalmente, de proteína animal), e várias possibilidades de combinações de di e tripeptídeos, que, como veremos, também são absorvidos pela mucosa intestinal (Quadro 20.2). Assim, no caso da absorção de proteínas, torna-se necessário um maior elenco de peptidases e transportadores.

PROTEÓLISE LUMINAL (ESTÔMAGO E INTESTINO DELGADO)

A digestão das proteínas inicia-se no estômago por ação de pepsinas. As células principais produzem pepsinogênio, que, em presença de ácido, transforma-se em pepsina, a forma ativa da enzima. A transformação do pepsinogênio em pepsina envolve um processo de "clivagem autocatalítica", em que há perda de peptídeo na porção terminal da molécula (peptídeo N-terminal), gerando a pepsina. Três isoenzimas da pepsina foram identificadas, e todas exercem sua atividade em pH ótimo entre 1 e 3. Um pH acima de 5 gera desnaturação da pepsina.

A pepsina é uma endopeptidase, ou seja, rompe ligações internas da proteína. Mais especificamente, pepsinas rompem ligações na altura de aminoácidos neutros, com preferência por grandes cadeias ramificadas alifáticas ou aromáticas. As pepsinas são rapidamente inativadas após entrada no duodeno, onde o pH tende a alcalino (bicarbonato no duodeno é obtido a partir de epitélio duodenal e secreção biliar e pancreática). Esse processo de inativação da pepsina é fundamental, pois a pepsina tem grande atividade proteolítica e, sem a inativação duodenal da pepsina, haveria o sério risco de digestão do epitélio duodenal. A proteólise gástrica não é a mais importante no processo digestivo das proteínas. Pacientes gastrectomizados ou com redução gástrica pós-cirurgia para obesidade ainda apresentam hidrólise proteica satisfatória, à custa da digestão duodenal.

Quadro 20.2 – Classificação dos aminoácidos
Ácidos (aniônicos) – glutamato, aspartato, glutamina, aspargina
Básicos (catiônicos) – arginina, **lisina**, **histidina**
Neutros – prolina, hidroxiprolina (imino), glicina, alanina, **valina**, **leucina**, **isoleucina** (alifáticos) tirosina, **fenilalanina**, **triptofano** (aromáticos) serina, **treonina** (hidroxil) cistina, **metionina** (sulfúricos)
Aminoácidos essenciais

Sem dúvida, é no intestino delgado e, particularmente, no duodeno, que ocorre a maior parte da hidrólise das proteínas. A hidrólise no duodeno depende das enzimas pancreáticas com atividade proteolítica (proteases pancreáticas). Duas grandes famílias de proteases pancreáticas são descritas: as endopeptidases, enzimas que rompem ligações internas das proteínas, e as exopeptidases (ou ectopeptidases), enzimas que rompem ligações terminais (periféricas) das proteínas. Na Tabela 20.1 estão assinaladas as exo e endopeptidases pancreáticas e suas ações.

Em comum, as proteases pancreáticas, tanto exo como endopeptidases, têm o fato de serem estocadas nas células acinares do pâncreas sob forma inativa, o que evita a autodigestão pancreática. A ativação das proenzimas pancreáticas ocorre por ação inicial da enteroquinase, presente na porção apical dos enterócitos duodenais, mais especificamente na borda em escova. Quarenta por cento da enteroquinase é composta por carboidratos, o que lhe confere certa resistência à hidrólise por enzimas proteolíticas. A atividade da enteroquinase é estimulada por ação do tripsinogênio, e sua liberação da borda em escova é promovida pelos sais biliares. Quando o suco pancreático entra em contato com a enteroquinase, esta rompe a ligação entre valina e isoleucina no tripsinogênio, liberando um hexapeptídeo do N-terminal e transformando o tripsinogênio em tripsina, a forma ativa da enzima.

A tripsina, uma vez formada, passa a ativar o tripsinogênio, em paralelo com a enteroquinase, e também as outras proteases pancreáticas (Figura 20.7).

Em suma, a proteólise inicia-se no estômago, e no duodeno, as potentes endopeptidases pancreáticas tripsina, quimotripsina e elastase geram pequenos peptídeos com aminoácidos neutros ou básicos no C-terminal. Em seguida, por ação das exopeptidases pancreáticas carboxipeptidases A e B, serão gerados aminoácidos livres básicos e neutros (cerca de 20 a 40% do total digerido), em conjunto com pequenos peptídeos (geralmente entre 2 e 8 aminoácidos, cerca de 60 a 80%) que não têm aminoácidos neutros ou básicos no C-terminal e, portanto, não são hidrolisados pelas carboxipeptidases (Tabela 20.1).

Como no caso dos hidratos de carbono, a degradação das proteínas no lúmen intestinal é incompleta e requer a participação de peptidases da borda em escova. Pelo menos 13 peptidases já foram descritas na borda em escova (p. ex., amino-oligopeptidases, aminopeptidase A, dipeptidases I e III, dipeptidil-aminopeptidase IV, carboxipeptidase P, gama-glutamiltranspeptidase, folato conjugase etc.) e três peptidases foram descritas no citoplasma (p. ex., dipeptidases, aminotripeptidase, prolina dipeptidase), o que é compatível com a grande variedade de substratos. As peptidases da borda em escova são compostas por exo e endopeptidases que são expressas nos vilos, mas não nas criptas da mucosa intestinal. A ação conjunta das proteases pancreáticas e das peptidases da borda em escova gera aminoácidos livres (20 a 40%) e oligopeptídeos (2 a 8 aminoácidos, 60 a 80%) no lúmen intestinal, mais precisamente na porção apical do enterócito.

Tabela 20.1 – Exo e endopeptidases pancreáticas e suas respectivas ações

Enzimas	Ações
Endopeptidases	Hidrólise interna de proteínas
Pepsina (gástrica)	Rompe ligações internas envolvendo aminoácidos (aa) neutros, com preferência por cadeias ramificadas alifáticas ou aromáticas
Tripsina (pancreática)	Rompe ligações envolvendo aa básicos; gera produtos com aa básicos no C-terminal
Quimotripsina (pancreática)	Rompe ligações envolvendo aa aromáticos, leucina, glutamina e metionina; gera produtos com esses aa no C-terminal
Elastase (pancreática)	Rompe ligações envolvendo aa alifáticos neutros; gera produtos com aa neutros no C-terminal
Exopeptidases (ou ectopeptidases)	Hidrólise de ligações externas das proteínas
Carboxipeptidase A (pancreática)	Rompe ligações envolvendo aa neutros alifáticos e aromáticos no C-terminal
Carboxipeptidase B (pancreática)	Rompe ligações envolvendo aa básicos no C-terminal

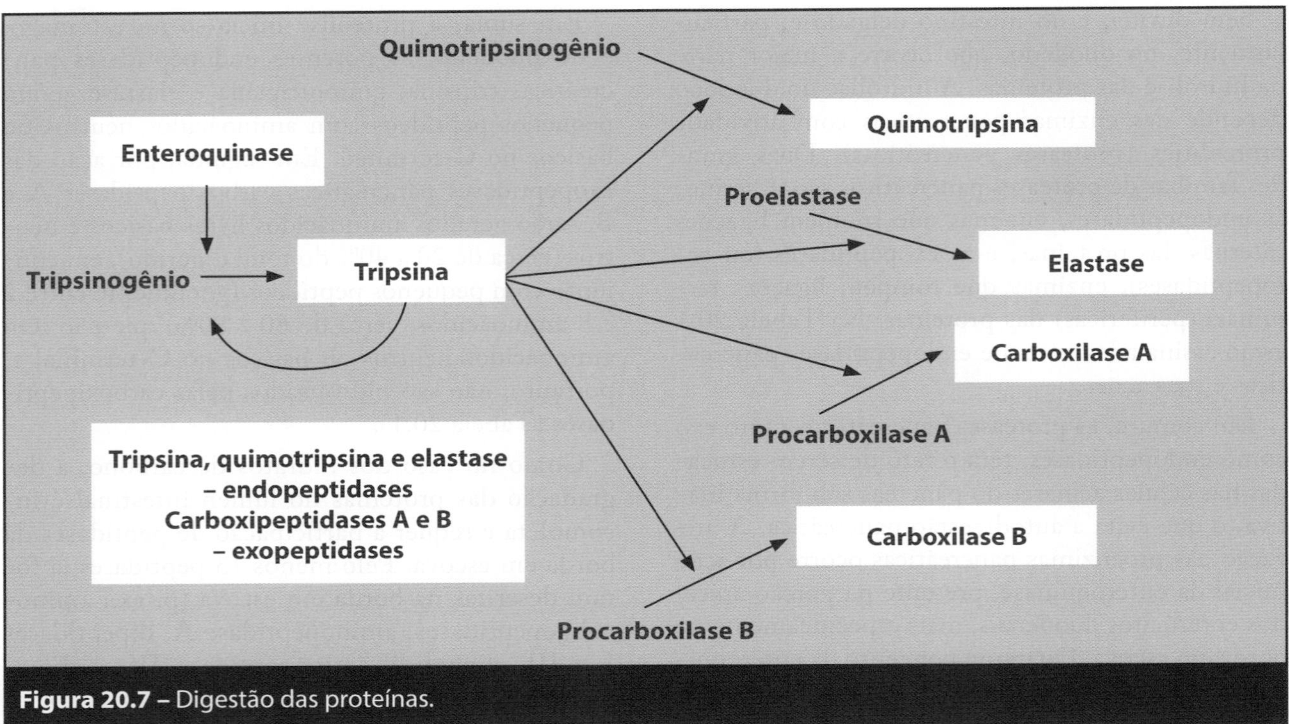

Figura 20.7 – Digestão das proteínas.

ABSORÇÃO DE AMINOÁCIDOS

O transporte de aminoácidos para o interior do enterócito ocorre, em grande parte, por meio de um transporte ativo semelhante ao observado para os monossacarídeos (pequena parte pode ser absorvida por difusão simples ou passiva). Vários transportadores foram descritos para o transporte de aminoácidos, alguns são dependentes de sódio, tal qual o transportador de glicose e galactose (SGLT-1) e o transportador sódio-dependente de ácidos biliares no íleo terminal (Quadro 20.3). Alguns aminoácidos são específicos para um determinado aminoácido (p. ex., glicina, cistina, beta-alanina etc.), outros para um grupo de aminoácidos (p. ex., aminoácidos neutros, básicos etc.), alguns dependentes de hidrogênio, e outros não dependentes de sódio ou hidrogênio.

Há muita superposição de atividades de transporte, o que pode ser vantajoso em algumas situações. Por exemplo, no caso da doença de Hartnup, há mutações no gene localizado no cromossomo 5p15.33, que codifica o transportador de aminoácidos neutros dependente de sódio B^0 AT1 (*the first transport protein responsible for the amino acid transport system* B^0), também conhecido como SLC6A19, localizado no intestino delgado e nos rins. O transportador B^0 AT1 é formado por 634 aminoácidos e pertence à família genética dos "carreadores ligados a soluto" (*soluble-linked carrier* – SLC), denominada SLC6.

Quadro 20.3 – Transportadores de aminoácidos no enterócito, mediadores de transporte ativo ou de difusão facilitada

- **B^0** – transporta aminoácidos (aa) neutros; borda apical do enterócito; dependente de Na.
- **$B^{0,+}$** – aa neutros, catiônicos; dependente de Na; borda apical.
- **IMINO** – iminoácidos; dependente de Na; borda apical.
- **β** – beta-alanina, taurina; dependente de Na; borda apical.
- **X-AG** – aa aniônicos; dependente de Na; borda apical.
- **ASC** – aa neutros; dependente de Na; borda apical.
- **Asc** – aa neutros; não dependente de Na; membrana basolateral.
- **PAT** – aa neutros; dependente de H; borda apical.
- **$b^{0,+}$** – cistina, aa neutros, catiônicos; não dependente de Na; borda apical.
- **y^+** – aa básicos; não dependente de Na; membrana basolateral.
- **GLY** – glicina; não dependente de Na; membrana basolateral.
- **A** – aa neutros, glutamina; dependente de Na; membrana basolateral.
- **L** – aa neutros; não dependente de Na; membrana basolateral.
- **y^+L** – aa básicos e neutros; dependente ou não dependente de Na, de acordo com o substrato; membrana basolateral.

Na doença de Hartnup, o transporte de aminoácidos neutros no intestino e nos rins está prejudicado (via transportador B^0). O quadro clínico é variável, com indivíduos assintomáticos e pacientes com manifestações cutâneas (*rash* cutâneo) e/ou neurológicas, incluindo o retardo mental. Essas manifestações clínicas resultam, em grande parte, da falta de nicotinamida, que é um metabólito do triptofano, um aminoácido neutro. A doença de Hartnup é diagnosticada por meio dos altos níveis de aminoácidos neutros na urina. Em indivíduos assintomáticos ou oligossintomáticos, outros transportadores – incluindo o transportador para di e tripeptídeos –, relacionados à absorção de aminoácidos neutros, suprem a deficiência do transportador B^0.

No caso da cistinúria, o sistema de transporte afetado é o $b^{0,+}$. Assim, há um defeito na absorção intestinal e renal de cistina, além de aminoácidos neutros e catiônicos ou básicos (p. ex., arginina, lisina) (Tabela 20.1 e Quadro 20.3). Trata-se da aminoacidúria primária hereditária mais comum, com incidência de 1:7.000, e é uma doença recessiva. Como no caso da doença de Hartnup, os pacientes portadores de cistinúria geralmente não apresentam evidência de desnutrição, pois os aminoácidos que não são absorvidos pelo sistema $b^{0,+}$ o fazem por meio de outros sistemas em um processo vicariante e, principalmente, sob a forma de di e tripeptídeos. No entanto, os pacientes apresentam uma maior chance de desenvolver cálculos renais, pois a cistina, que é pouco solúvel em água, não é absorvida nos glomérulos renais e acaba precipitando. Quando o nível de cistina aumenta acima de 300 mg/L, em solução aquosa, ela cristaliza e gera cálculos (no plasma, a concentração de cistina é da ordem de 10 a 20 mg/L e, portanto, mantém-se em solução). Em crianças, cerca de 10% dos cálculos renais resultam de cistinúria. A excreção urinária de triptofano é normal. A cistinúria pode se apresentar sob duas formas:

1. **Tipo I:** sem evidência de hiperexcreção urinária de cistina ou aminoácidos básicos ou catiônicos.
2. **Não tipo I:** com excreção aumentada de aminoácidos. A diferenciação entre as duas formas é feita sob o ponto de vista genético. O transportador $b^{0,+}$ exerce sua função por meio de um heterodímero de membrana composto de uma subunidade "pesada", r BAT, e de uma subunidade "leve"; $b^{0,+}$ AT. No caso da cistinúria tipo I, foram observadas mutações no gene que codifica a subunidade r BAT (gene localizado no cromossomo 2p16-p21); já nos pacientes com cistinúria não tipo I, as mutações ocorrem no gene que codifica a subunidade $b^{0,+}$ AT (cromossomo 19q13.1).

ABSORÇÃO DE DI E TRIPEPTÍDEOS

Uma das maiores descobertas dentro da fisiologia da absorção de nutrientes foi, sem dúvida, o fato de que é possível haver absorção de oligopeptídeos – em especial dipeptídeos e tripeptídeos – por meio de um sistema de transporte presente na porção apical dos enterócitos, na borda em escova. Aliás, a absorção de di e tripeptídeos via transportador se faz mais eficientemente do que os correspondentes aminoácidos (Figura 20.8). Tal fato revolucionou a abordagem nutricional em pacientes com lesões na mucosa intestinal. Nessas situações, a absorção de dieta oligomérica ou semielementar (constituída de oligopeptídeos, predominantemente di e tripeptídeos) é melhor que no caso de dieta monomérica ou elementar (à base de aminoácidos – Figura 20.9).

Embora existam 400 diferentes dipeptídeos e, potencialmente, cerca de 8 mil tripeptídeos, há apenas um transportador chamado de transportador de peptídeo (Pept 1) (Figura 20.10) na membrana apical (borda em escova) do enterócito. O transporte de di e

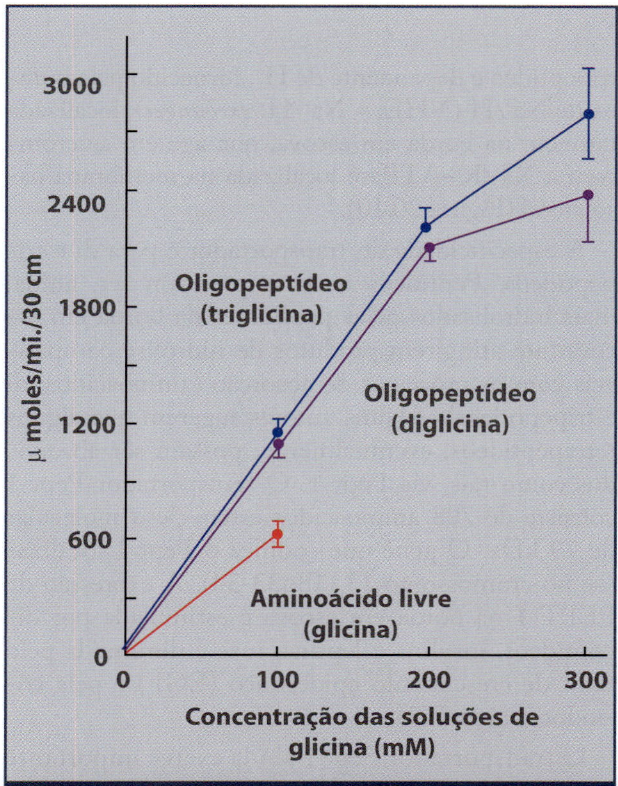

Figura 20.8 – Absorção intestinal de oligopeptídeos e aminoácidos.
Fonte: adaptada de Adibi et al., 1975.

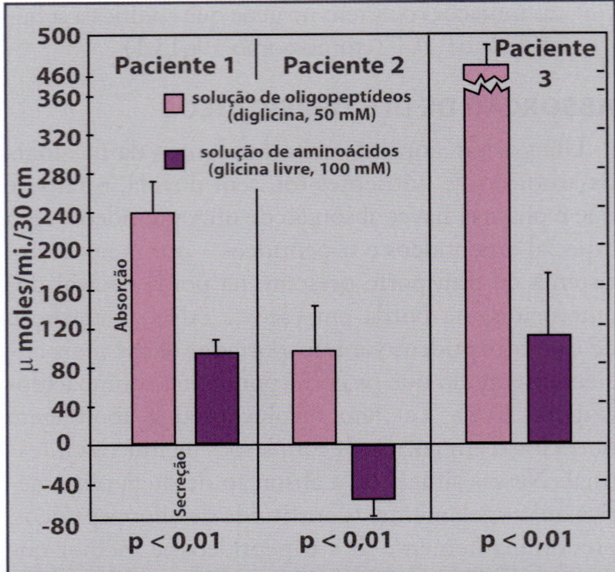

Figura 20.9 – Absorção intestinal de soluções de glicina (aminoácidos *versus* oligopeptídeos) em pacientes com lesão intestinal (doença celíaca). Notar que, no paciente 2, a solução de aminoácidos gerou secreção em vez de absorção, por conta da hiperosmolalidade da solução de aminoácidos.

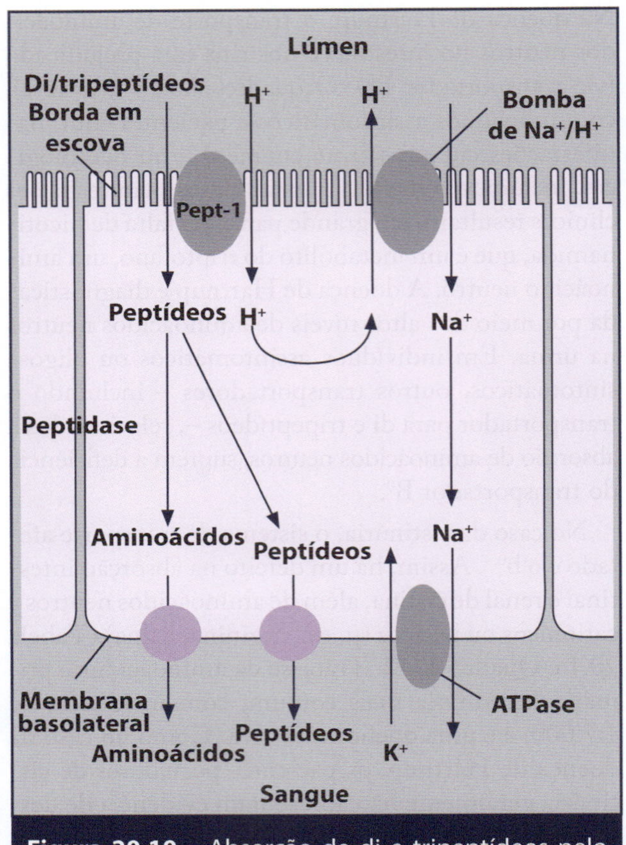

Figura 20.10 – Absorção de di e tripeptídeos pelo transportador de peptídeos (Pept-1).

tripeptídeo é dependente de H^+, fornecido pela bomba de Na^+/H (NHE_3 = Na^+/H^+ *exchanger*), localizada também na borda em escova, que age em sincronia com a Na^+/K^+-ATPase localizada na membrana basolateral (Figura 20.10).

A especificidade do transportador é para di e tripeptídeos. Peptídeos maiores precisam ser, ainda, mais hidrolisados pelas peptidases da borda em escova, até atingirem produtos de hidrólise compatíveis com os processos de absorção (aminoácidos, di e tripeptídeos). Alguns autores sugerem que alguns tetrapeptídeos, eventualmente, possam ser absorvidos como tais, via Pept 1. O transportador Pept 1 consiste de 708 aminoácidos e tem peso molecular de 79 kDa. O gene que codifica o Pept 1 localiza-se no cromossomo 13 (13q33-34). A expressão de PEPT 1 na borda em escova é estimulada por dipeptídeos, insulina e leptina, mas é diminuída pelo fator de crescimento epidérmico (EGF) e pela tri-iodotironina (T3).

O transportador Pept 1 ainda exerce importante papel na absorção de drogas e certas substâncias, em um processo de mimetismo peptídico, como: antibióticos betalactâmicos, inibidores da enzima conversora da angiotensina, drogas antineoplásicas, ácido aminofenilacético, ácidos graxos aminados, ácido delta-aminolevulínico, valaciclovir, valganciclovir etc.

Embora em condições normais a expressão de Pept 1 ocorra tipicamente no intestino delgado, a expressão de Pept 1 no cólon pode acontecer em certas condições patológicas, como na síndrome do intestino curto e na doença inflamatória intestinal (DII). No caso da síndrome do intestino curto, a expressão de Pept 1 no cólon auxilia na absorção de componentes proteicos não absorvidos no intestino delgado. No caso da DII, a expressão de Pept 1 pode contribuir para o processo inflamatório da mucosa, uma vez que o Pept 1 é capaz de transportar o peptídeo derivado de bactérias com atividade quimiotáxica, denominado N-formil-metionil-leucil-fenilalanina.

DESTINO DOS DI E TRIPEPTÍDEOS E AMINOÁCIDOS APÓS INCORPORAÇÃO NO ENTERÓCITO

Os di e tripeptídeos que alcançam o interior da célula são hidrolisados, em grande parte, por peptidases citoplasmáticas (ou intracelulares) e deixam o enterócito como aminoácidos (Figura 20.10). As peptidases intracelulares também hidrolisam proteínas endógenas intracelulares, particularmente no período de jejum. Uma pequena porcentagem dos di e tripeptídeos é resistente à hidrólise pelas peptidases citoplasmáticas (p. ex., peptídeos contendo prolina, hidroxiprolina, glicina) e deixa a célula nessa forma (ver Figura 20.10). De fato, 90 a 95% dos produtos proteicos que alcançam o sangue portal estão sob forma de aminoácidos e 5 a 10%, sob forma de di e tripeptídeos.

Os aminoácidos absorvidos por meio dos vários sistemas transportadores presentes na borda em escova (uma pequena porcentagem deixa a célula por difusão simples) são convertidos em outros aminoácidos, utilizados para síntese de proteínas (p. ex., mucina, apolipoproteínas etc.) ou encaminhados para fora da célula, na circulação sanguínea. Também são aproveitados aminoácidos que alcançam a célula, provenientes do sangue por via basolateral e à custa de transportadores aí localizados (ver Quadro 20.3).

Pelo menos seis transportadores de aminoácidos são descritos na membrana basolateral do enterócito e têm a função de controlar a saída de aminoácidos do enterócito para o sangue portal e a entrada de aminoácidos do sangue para o enterócito, a fim de atender às necessidades metabólicas da célula epitelial intestinal (ver Quadro 20.3). Vale lembrar que as células epiteliais intestinais desempenham papel importante na síntese de proteínas, como visto anteriormente, e apresentam rápida taxa de renovação, situações que requerem aporte de aminoácidos para síntese de peptídeos. Dos seis transportadores de aminoácidos localizados na membrana basolateral do enterócito, dois são sódio-dependentes (sistemas A e GLY ou GLYT 1), três são sódio-independentes (y^+, L, Asc) e um (y^+ L) é sódio-dependente ou independente, de acordo com o substrato (o transporte de aminoácidos neutros é sódio-dependente e o de aminoácidos catiônicos é sódio-independente (Quadro 20.3).

O sistema A, sódio-dependente, ativamente transporta aminoácidos neutros, em especial, glutamina, do sangue para o enterócito. Nesse último caso, trata-se de importante função, pois a glutamina é o combustível dos enterócitos (ácidos graxos de cadeia curta, particularmente butirato, por sua vez, são o combustível do colonócito). A captação de glutamina pelo transportador A assume particular relevância nos períodos interdigestivos, quando há pouca ou nenhuma oferta de nutrientes a partir do lúmen intestinal.

O sistema GLY, também sódio-dependente, transporta glicina do sangue para o enterócito para utilização celular como, por exemplo, síntese de glutationa, um tripeptídeo antioxidante, habitualmente em altas concentrações nas células epiteliais intestinais.

O sistema y^+, sódio-independente, transporta aminoácidos catiônicos (p. ex., lisina, arginina etc.) do sangue para o enterócito.

O sistema L é o principal transportador de aminoácidos neutros, sódio-independente, da membrana basolateral do enterócito. Transporta aminoácidos neutros do enterócito para o sangue e vice-versa.

O sistema y^+ L, como já comentado, é sódio-dependente quando transporta aminoácidos neutros do sangue para o enterócito e é sódio-independente quando transporta aminoácidos catiônicos do enterócito para os capilares sanguíneos. Os dois movimentos ocorrem paralelamente.

O sistema Asc é semelhante ao sistema ASC, presente na membrana apical do enterócito. Porém, ao contrário do que ocorre no ASC, é sódio-independente. Transporta aminoácidos neutros de cadeia curta, como glicina, alanina, serina, cisteína e treonina, do enterócito para o sangue e vice-versa.

Em suma, os aminoácidos internalizados no enterócito pelos transportadores de membrana apical escoam da célula para os capilares sanguíneos por meio de sistemas transportadores da membrana basolateral. Di e tripeptídeos captados por Pept 1 são hidrolisados no interior do enterócito e também deixam a célula via transportadores da membrana basolateral. Uma pequena porcentagem de di e tripeptídeos não sofre hidrólise intracelular e deixa o enterócito por meio de um transportador de peptídeos independente de H^+. Boa parte dos aminoácidos absorvidos, obtidos por absorção na membrana apical, hidrólise intracelular ou provenientes da circulação sanguínea, é utilizada pela própria célula em seu metabolismo. Processos de difusão passiva e, em grande parte, difusão facilitada e transporte ativo, se mesclam, portanto, para fazer com que os produtos da hidrólise das proteínas sejam eficazmente absorvidos.

VITAMINAS HIDROSSOLÚVEIS

As vitaminas hidrossolúveis são encontradas em compartimentos aquosos dos alimentos. Quando absorvidas, elas se deslocam diretamente para o sangue.

Durante anos, acreditou-se que o mecanismo primário para a absorção das vitaminas hidrossolúveis era a difusão simples. No entanto, hoje se sabe que mecanismos mediados por carreadores, semelhantes aos descritos para os carboidratos e aminoácidos, também desempenham papéis importantes na absorção dessas vitaminas.

A vitamina B_1 (tiamina) é absorvida no jejuno por processo de transporte ativo dependente de Na^+. A vitamina B_2 (riboflavina) é absorvida no intestino delgado proximal por transporte facilitado. A absorção é aumentada por sais biliares que podem atuar aumentando a solubilidade da vitamina. O único mecanismo conhecido para a absorção da piridoxina é a difusão simples. A vitamina B_{12} (cobalamina) é necessária para o amadurecimento das células vermelhas do sangue. Sua deficiência resulta na condição conhecida como anemia perniciosa. O fígado armazena B_{12} em quantidades suficientes (2 a 5 mg) para suprir o corpo durante 3 a 6 anos. Assim, a anemia perniciosa desenvolve-se muito depois de o corpo parar de assimilar a B_{12}. No estômago, a digestão com pepsina e ácido libera a cobalamina do alimento. Ela, então, liga-se a glicoproteínas conhecidas como proteínas R, que são secretadas na saliva e no suco gástrico. Dentro do duodeno, as enzimas pancreáticas começam a degradar as proteínas R, de modo que a B_{12} se transfere para o fator intrínseco, que normalmente se liga com menor afinidade que as proteínas R. O fator intrínseco é uma glicoproteína secretada pela célula parietal gástrica, e o complexo fator intrínseco-B_{12} migra até o íleo, onde se liga a receptores altamente específicos na membrana da borda em escova do enterócito. Os receptores nos enterócitos do íleo reconhecem apenas o complexo fator intrínseco – vitamina B_{12}. Assim, na ausência das enzimas pancreáticas, a vitamina B_{12} permanece ligada às proteínas R e não é absorvida. Aproximadamente 1 a 2% da B_{12} oral pode ser absorvida sem se ligar ao fator intrínseco. Assim, na ausência do fator intrínseco, doses maciças (1 mg/dia) de vitamina B_{12} evitam a anemia perniciosa. Esta ocorre mais frequentemente após a atrofia das células parietais gástricas. A maioria das espécies de animais sintetiza o ácido ascórbico (vitamina C) no fígado, a partir da glicose. Essas espécies absorvem a vitamina C lentamente, através de sua mucosa intestinal, por difusão simples. Algumas espécies, incluindo a humana, perderam a capacidade de sintetizar essa vitamina e desenvolveram um mecanismo ativo específico para a incorporação do ácido ascórbico. Nos seres humanos, o processo de transporte ativo está localizado no íleo e é depende do gradiente de Na^+.

A biotina é incorporada por um mecanismo de transporte ativo na porção proximal do intestino delgado. O mecanismo requer Na^+ na luz. O ácido fólico é absorvido no jejuno, por um sistema de transporte mediado por carreador. Esse mecanismo pode ser ativo.

Os detalhes da absorção da niacina não estão claros. Entretanto, a vitamina é absorvida por mecanismo de transporte ativo dependente de Na^+, localizado no jejuno. O precursor da coenzima A (ácido pantotênico) é absorvido por mecanismo de transporte ativo dependente de Na^+ presente no jejuno.

VITAMINAS LIPOSSOLÚVEIS

As vitaminas lipossolúveis A, D, E e K diferem significativamente das vitaminas hidrossolúveis. Por serem insolúveis em água, as vitaminas lipossolúveis dependem da bile para serem absorvidas. Após a absorção, as vitaminas lipossolúveis seguem pelo sistema linfático em quilomícrons (QM), como já descrito.

A maior parte do retinol (vitamina A) é absorvida sob a forma de seu precursor caroteno. A absorção é independente da concentração de sal biliar e aumenta diminuindo-se o pH luminal. O mecanismo de incorporação depende da concentração e é passivo. A absorção da vitamina D é semelhante à da vitamina A. A vitamina E é absorvida no enterócito por mecanismo passivo. A vitamina K é absorvida por processo mediado por carreador requerendo energia. A vitamina K_2, que deriva de fontes bacterianas e apresenta cadeia lateral diferente da vitamina K_1, é absorvida por processo passivo.

MINERAIS

Sódio e cloro

Os íons sódio e cloro são consumidos predominantemente como cloreto de sódio. A absorção de sódio e cloro ocorre principalmente no intestino delgado e corresponde a aproximadamente 98% da quantidade consumida. No indivíduo normal, o cloreto de sódio é excretado pelos rins, com quantidades variáveis perdidas por meio da pele (suor) e das fezes. No caso de vômitos e diarreia, podem ocorrer perdas significativas desses minerais. A maior parte do cloreto de sódio ingerido é excretada na urina, quando o suor não é excessivo. Nos indivíduos que estão em equilíbrio em relação a sódio e fluidos e que têm perdas mínimas pelo suor, a quantidade de sódio excretada na urina é praticamente igual à ingerida.

Diante de redução da ingestão de sódio, de volume sanguíneo reduzido ou de pressão sanguínea reduzida, o sistema renina-angiotensina-aldosterona é estimulado. O peptídeo natriurético atrial (ANP) é liberado em resposta ao volume de sangue elevado e serve como um regulador do sistema renina-angiotensina-aldosterona. O ANP diminui a liberação de renina e, portanto, a liberação de angiotensina II e aldosterona, e aumenta a taxa de filtração glomerular. Essas ações contribuem para reduzir a pressão e o volume sanguíneos.

O sistema nervoso simpático é importante na regulação da excreção de sódio e cloro por três mecanismos:

- alteração no fluxo sanguíneo medular renal;
- liberação de renina;
- efeitos diretos nos túbulos renais.

Semelhante ao sistema renina-angiotensina-aldosterona, o sistema nervoso simpático é ativado durante a depleção de sódio e suprimido durante o excesso de sódio.

Potássio

O potássio proveniente da dieta é excretado principalmente na urina. O restante é excretado pelas fezes, com quantidades muito pequenas perdidas pelo suor. Grande parte do potássio que é filtrado pelo glomérulo renal é reabsorvida no túbulo proximal, de modo que somente uma pequena quantidade de potássio filtrado chega ao túbulo distal. O potássio da urina resulta da secreção de potássio no ducto coletor cortical, secreção que é regulada por alguns fatores, como o hormônio aldosterona. Uma concentração plasmática elevada de potássio estimula o córtex da adrenal a liberar aldosterona, que aumenta a secreção de potássio no ducto coletor cortical e urina.

Cálcio

Os íons de cálcio são ativamente absorvidos por todos os segmentos do intestino. O cálcio forma sais insolúveis com vários ânions presentes em alimentos, como fitato, fosfato e oxalato. No entanto, esses mesmos sais tornam-se solúveis em baixo pH, de modo que o ácido gástrico desempenha um papel importante na absorção de cálcio. O Ca^{2+} é ativamente absorvido por todos os segmentos do intestino delgado; a quantidade absorvida é maior no intestino delgado proximal e menor nas porções distais. A absorção de Ca^{2+} é muito maior do que a de qualquer outro íon divalente, mas é ainda 50 vezes menor do que a absorção de Na^{+}.

A capacidade de absorção de Ca^{2+} pelo intestino é regulada. A absorção intestinal de Ca^{2+} é acentuadamente estimulada pela vitamina D. O hormônio paratireoideano (paratormônio) estimula a absorção intestinal de Ca^{2+} por meio da liberação da forma ativa da vitamina D pelos rins.

A maior parte da absorção de Ca^{2+} se dá pelas células do epitélio intestinal, mas uma absorção significativa também ocorre pelas junções estreitas (*tight junctions*), ou seja, por via paracelular. Essa absorção é movida pelas concentrações elevadas de Ca^{2+} no lúmen intestinal, que resultam da absorção de água, e pela diferença de potencial transmucosa (lúmen negativo).

Ferro

A absorção de ferro é limitada porque o ferro tende a formar sais insolúveis com ânions, como o hidróxido, o fosfato e o bicarbonato, presentes nas secreções intestinais. O ferro também tende a formar complexos insolúveis com outras substâncias comumente presentes nos alimentos, como fitato, taninas e as fibras de certos grãos. Esses complexos de ferro são mais solúveis em pH baixo. Portanto, o ácido clorídrico (HCl) secretado pelo estômago aumenta a absorção de ferro, enquanto a absorção de ferro é comumente baixa em indivíduos com deficiência de secreção de ácido. O ascorbato promove efetivamente a absorção de ferro, formando um complexo solúvel com ele, impedindo, assim, que o metal forme complexos insolúveis. O ascorbato também reduz o Fe^{3+} para Fe^{2+}. A tendência do Fe^{2+} em formar complexos insolúveis é muito menor que no caso do Fe^{3+} e, assim, o Fe^{2+} é mais absorvido do que o Fe^{3+}.

O ferro heme é relativamente bem absorvido, a uma taxa de cerca de 15% do heme ingerido. As enzimas proteolíticas liberam grupos heme das proteínas no lúmen intestinal. O heme provavelmente é captado por transporte facilitado pelas células epiteliais que revestem a parte superior do intestino delgado. Na célula epitelial, o ferro é separado do heme por reações que envolvem a enzima "heme-oxigenase". O heme intacto não é transportado para o sangue portal. A reação da heme-oxigenase é a etapa limitante da taxa de absorção do ferro heme.

A absorção de ferro é regulada de acordo com as necessidades corporais do metal. Nos casos de deficiência crônica de ferro ou após hemorragias, o duodeno e o jejuno aumentam a capacidade de absorção de ferro. O intestino também protege o corpo das consequências da absorção excessiva de ferro. Entretanto, a excreção de ferro é limitada. Assim, a absorção de uma quantidade de ferro superior à necessária leva a uma sobrecarga. Um importante mecanismo para a prevenção da captação excessiva de ferro é a ligação quase irreversível do ferro à ferritina na célula epitelial do intestino. O ferro ligado à ferritina não está disponível para o transporte para o plasma, sendo eliminado para o lúmen intestinal e excretado nas fezes, quando a célula do epitélio intestinal sofre esfoliação.

Magnésio

O magnésio é absorvido, sobretudo, no íleo e no cólon. A ingestão de magnésio está entre 120 e 500 mg/dia, 30 a 50% são absorvidos principalmente por um mecanismo paracelular passivo. A proporção absorvida diminui com o aumento da ingestão. Cerca de 25% do magnésio absorvido é secretado novamente para o lúmen intestinal na forma de secreções digestivas. O balanço de magnésio é mantido pela regulação da excreção urinária. Cerca de 75% do total de magnésio plasmático é filtrado através da membrana glomerular, 15% é reabsorvido no túbulo proximal e o restante, na alça de Henle ascendente. Em condições normais, apenas 3 a 5% do magnésio filtrado é excretado na urina. A ação de hormônios da tireoide, a acidose, a aldosterona e a depleção de fosfato e potássio aumentam a excreção de magnésio. Por outro lado, a calcitonina, o glucagon e o hormônio da paratireoide aumentam a reabsorção do filtrado glomerular. O conteúdo corporal total de magnésio é de cerca de 24 g, e 60 a 65% desse mineral encontra-se no tecido ósseo, 27% no tecido muscular e 6% nos outros tecidos. Cerca de 20 a 30% do magnésio do osso é livremente intercambiável com o magnésio do plasma e, nesse caso, age como tampão, mantendo as concentrações plasmáticas. O magnésio não intercambiável do osso permanece constante, mesmo quando a ingestão de magnésio não é adequada para manter o balanço. Cerca de 1% encontra-se no fluido extracelular.

Zinco

O zinco pode estar presente na dieta, associado a moléculas orgânicas (p. ex., proteínas, fitatos e carboidratos) ou na forma de sais inorgânicos (como em suplementos ou em alimentos fortificados). Durante a digestão, ocorre a degradação das moléculas orgânicas e, provavelmente, dissociação dos sais inorgânicos que liberam zinco do composto original. Apesar de o pH ácido promover a solubilização do zinco, a absorção desse mineral no estômago é mínima. A absorção de zinco ocorre principalmente no intestino delgado, embora os resultados sejam conflitantes em relação ao segmento do intestino delgado com maior capacidade de absorção desse elemento. A presença de glicose no lúmen intestinal auxilia na captação. A absorção parece ser por difusão passiva e por processo mediado por carreadores localizados na borda em escova do enterócito. O zinco livre, por sua vez, pode se ligar novamente a outros compostos resultantes da digestão que estão presentes no lúmen, como peptídeos, aminoácidos, ácidos orgânicos, fosfatos, prostaglandinas E2 e F2, ácido cítrico e ácido picolínico. A função da metalotioneína citoplasmática está na captação do zinco, que pode ser utilizado pelo enterócito ou passar para a circulação portal, onde será transportado pela albumina. Também pode ser perdido nas fezes, com os enterócitos descamados, durante o processo de renovação celular da mucosa. Portanto, a quantidade de zinco absorvida da alimentação constitui a principal forma de seu controle corporal. Não há "estoque" de zinco no sentido convencional. Em condições de diarreia crônica, o déficit de zinco pode ocorrer, levando à acrodermatite (dermatite periorificial).

REFERÊNCIAS CONSULTADAS

Abumrad N, Storch J. Role of membrane and cytosolic fatty acid binding proteins in lipid processing by the small intestine. In: Johnson LR (ed.). Physiology of the gastrointestinal tract. 4.ed. v.2. Burlington: Elsevier Academic Press, 2006. p.1693-709.

Adibi SA, Morse EL, Masilamani SS, Amin PM. Evidence for two different modes of tripeptide disappearance in human intestine. Uptake by peptide carrier systems and hydrolysis by peptide hydrolases. J Clin Invest. 1975 Dec; 56(6):1355-63.

Barrett KE. Carbohydrate, protein and water soluble vitamin assimilation. Gastrointestinal physiology. New York: Lange Medical Books/McGraw-Hill, 2006. p.235-61.

Barrett KE. Lipid assimilation. Gastrointestinal physiology. New York: Lange Medical Books/McGraw-Hill, 2006. p.262-77.

Chung BM, Tappenden KE. Macronutrient digestion, absorption and metabolism. In: Buchman AL (ed.). Clinical nutrition in gastrointestinal disease. Thorofare: Slack Incorporated, 2006. p.77-95.

Damião AOMC. Dieta oligomérica: conceito e aplicações clínicas. Rev Visão Med Oncologia (RVMO). 2008; 6:13-6.

Dudek RW. Physiology: small intestine. In: Dudek RW (ed.). Systems: gastrointestinal tract. Philadelphia: Wolters Kluwer Health/Lippincott Williams & Wilkins, 2010. p.80-8.

Farrell JJ. Digestion and absorption of nutrients and vitamins. In: Feldman M, Friedman LS, Brandt LJ (eds.). Sleisenger and Fordtran's gastrointestinal and liver disease: pathophysiology/diagnosis/management. 9.ed. Philadelphia: Saunders Elsevier, 2010. p.1695-733.

Ganapathy V, Gupta N, Martindale RG. Protein digestion and absorption. In: Johnson LR (ed.). Physiology of the gastrointestinal tract. 4.ed. v.2. Burlington: Elsevier Academic Press, 2006. p.1667-92.

Ganapathy V, Ganapathy ME, Leibach FH. Protein digestion and assimilation. In: Yamada T (ed.). Textbook of gastroenterology. 5.ed. v.1. Chichester: Wiley-Blackwell/John Wiley & Sons, 2009. p.464-77.

Gupta D, Rolandelli R. Macronutrients. In: Rolandelli RH (ed.). Clinical nutrition. 4.ed. Philadelphia: Elsevier Saunders, 2005. p.110-25.

Halsted CH, Levine MA, Lönnerdal BL, Rucker RB. Vitamins and minerals. In: Yamada T (ed.). Textbook of gastroenterology. 5.ed. v.1. Chichester: Wiley-Blackwell/John Wiley & Sons, 2009. p.478-507.

Högenauer C, Hammer HF. Maldigestion and malabsorption. In: Feldman M, Friedman LS, Brandt LJ (eds.). Sleisenger and Fordtran's gastrointestinal and liver disease: pathophysiology/diagnosis/management. 9.ed. Philadelphia: Saunders Elsevier, 2010. p.1735-67.

Johnson LR. Digestion and absorption. In: Johnson LR (ed.). Gastrointestinal physiology. 7.ed. Philadelphia: Mosby Elsevier, 2007. p.107-26.

Johnson LR. Fluid and electrolyte absorption. In: Johnson LR (ed.). Gastrointestinal physiology. 7.ed. Philadelphia: Mosby Elsevier, 2007. p.127-36.

Santer R, Hillebrand G, Steinmann B, Schaub J. Intestinal glucose transport: evidence for a membrane traffic-based pathway in humans. Gastroenterology. 2003 Jan; 124(1):34-9.

Sibley E. Carbohydrate assimilation. In: Yamada T (ed.). Textbook of gastroenterology. 5.ed. v.1. Chichester: Wiley-Blackwell/John Wiley & Sons, 2009. p.429-44.

Sun W, Lo C, Tso P. Intestinal lipid absorption. In: Yamada T (ed.). Textbook of gastroenterology. 5.ed. v.1. Chichester: Wiley-Blackwell/John Wiley & Sons, 2009. p.445-63.

Tso P. Gastrointestinal secretion, digestion and absorption. In: Rhoades RA, Bell DR (eds.). Medical physiology: principles for clinical medicine. 3.ed. Baltimore: Lippincott Williams & Wilkins, 2009. p.497-529.

Venkatasubramanian J, Rao MC, Sellin JH. Intestinal electrolyte absorption and secretion. In: Feldman M, Friedman LS, Brandt LJ (eds.). Sleisenger and Fordtran's gastrointestinal and liver disease: pathophysiology/diagnosis/management. 9.ed. Philadelphia: Saunders Elsevier, 2010. p.1675-94.

Weisbrodt NW. Bile secretion and gallbladder function. In: Johnson LR (ed.). Gastrointestinal physiology. 7.ed. Philadelphia: Mosby Elsevier, 2007. p.97-106.

Wright EM, Loo DDF, Hirayama BA et al. Sugar absorption. In: Johnson LR (ed.). Physiology of the gastrointestinal tract. 4.ed. v.2. Burlington: Elsevier Academic Press, 2006. p.1653-65.

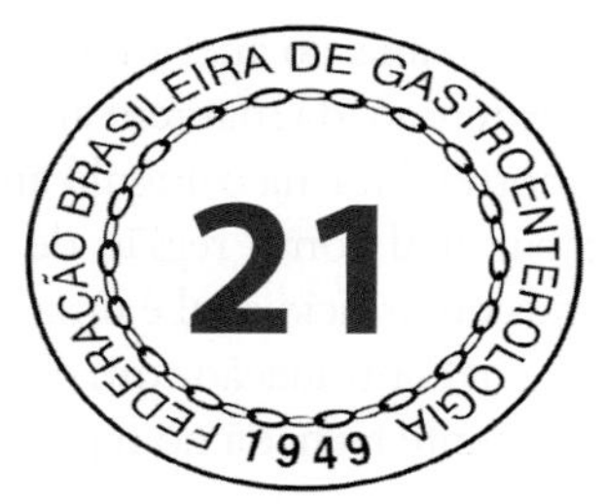

EVACUAÇÃO

José Marcio Neves Jorge
Ilario Froehner Junior
Ana Carolina Pereira de Sousa

INTRODUÇÃO

O conhecimento dos aspectos anatômicos e funcionais relacionados ao mecanismo da evacuação do conteúdo do reto ou defecação é fundamental, uma vez que os distúrbios envolvendo esse mecanismo são de elevada prevalência na população geral e de fisiopatologia complexa e multifatorial. Ainda na atualidade, a constipação intestinal crônica idiopática apresenta desafios no diagnóstico e no tratamento, e a principal razão é a complexa interação de fatores anatômicos e funcionais, além de outros aspectos, como dietéticos, culturais e psicológicos.[1]

A prevalência da constipação intestinal nos Estados Unidos é de 12 a 19%, sendo esse sintoma responsável por mais de 2 milhões de visitas médicas por ano.[2] Sintomas como esforço evacuatório excessivo, fezes endurecidas, sensação de evacuação incompleta e necessidade de manobras (digitação anal, compressão perineal ou da parede da vagina) ou lavagens para auxiliar na evacuação ocorrem em aproximadamente 20% da população norte-americana.[3] No Brasil, existem poucos dados populacionais, porém estima-se que a prevalência seja de 12,1% na população geral.[4]

Os recentes avanços no entendimento do complexo processo de constipação intestinal e evacuação, associados à maior disponibilidade na utilização de estudos de fisiologia anorretal e radiologia, têm permitido obter melhores resultados dos tratamentos adotados.[5,6] Do ponto de vista de investigação funcional, de maneira geral os pacientes podem apresentar resultados normais, alterações de trânsito colônico, alterações no processo de evacuação ou em ambos os mecanismos. Para melhor entendimento desses distúrbios, serão descritos os aspectos anatômicos e funcionais envolvidos no mecanismo da defecação.

ANATOMIA FUNCIONAL E FISIOLOGIA

Cólon

O cólon, formado pelo ceco, cólon ascendente, transverso e sigmoide, é a porção mais dilatada do tubo digestivo. Seu diâmetro médio varia de 7,5 cm no ceco a 2,5 cm no sigmoide. As diferenças anatômicas com o intestino delgado incluem a posição, o calibre, o grau de fixação e a presença de três distintas características: tênias, apêndices epiploicos e haustrações, determinando seus aspectos fisiológicos e funcionais. O cólon recebe do intestino delgado, diariamente, aproximadamente 1,5 L de líquidos, sendo que cerca de 200 a 400 mL são eliminados nas fezes. A função do cólon é absorver fluidos e transportar os resíduos para o reto, que vai expeli-los ou armazená-los até que a defecação seja conveniente.[7]

Reto

Com lúmen amplo e facilmente distensível, diferentemente do cólon, o reto não apresenta tênias, apêndices epiploicos ou haustrações. Tem extensão aproximada de 12 a 15 cm e três curvaturas laterais luminais, as chamadas válvulas de Houston.[8]

Embora o reto seja frequentemente imputado como reservatório e propulsor do esvaziamento das fezes, é provável que os cólons sigmoide e descendente sejam os principais reservatórios do conteúdo fecal. Uma evidência disso é o fato de grande parte das pessoas, cerca de 50 a 60%, apresentarem o reto vazio quando examinadas pelo toque retal.[7] Além disso, os movimentos de retropulsão do reto para o sigmoide são frequentemente observados durante exames como a videodefecografia.[9] Finalmente, acredita-se que a angulação lateral do sigmoide e a presença das válvulas de Houston configurem uma barreira mecânica à eliminação de fezes.[10]

Os limites proximais e distais do reto são controversos: a junção retossigmoideana é considerada pelos anatomistas ao nível da terceira vértebra sacral, e pelos cirurgiões, no promontório sacral. Seu limite distal é considerado pelos cirurgiões o anel muscular anorretal, o qual delimita o ângulo anorretal; pelos anatomistas, é considerado a linha denteada ou pectínea. O reto ocupa a concavidade sacral e termina 2 a 3 cm anteroinferiormente à extremidade distal do cóccix. Nesse ponto, ele se angula para trás, através dos músculos elevadores, e continua como canal anal.[8]

O conteúdo retal precisa ser acomodado caso a defecação necessite ser postergada. O adiamento à vontade de evacuar é possível graças aos mecanismos de capacidade e complacência retais. O reto em condições normais apresenta propriedades elásticas e viscosas, que permitem manter uma baixa pressão intraluminal, mesmo com a chegada de maior volume fecal, preservando, assim, a continência anal. Além disso, estudos têm sugerido que a distensão retal retarda o esvaziamento gástrico e o trânsito duodenocecal. A sensibilidade retal envolve diferentes e complexos mecanismos. Embora ainda seja motivo de controvérsia, atualmente se acredita que os proprioceptores estão concentrados nos elevadores, puborretal e esfíncteres anais.[7]

Canal anal

Ainda que represente uma pequena extensão do tubo digestivo, o canal anal apresenta anatomia peculiar e fisiologia complexa, respondendo por um papel crucial na continência anal, além de sede de inúmeras afecções.[10]

Duas definições são encontradas para descrever o canal anal, o cirúrgico ou funcional, com aproximadamente 4 cm de extensão, da margem anal ao anel anorretal, e o anatômico, com 2 cm de extensão, da margem anal até a linha denteada. O anel anorretal forma o ângulo anorretal, o que delimita o canal anal como região de alta pressão intraluminal. O ânus ou orifício anal é uma fenda cutânea anteroposterior, em continuação com o canal anal, que permanece virtualmente fechada no repouso.[11]

Os músculos da pelve podem ser divididos em três grupos: complexo anal esfincteriano, músculos do assoalho pélvico e músculos laterais da parede pélvica.[7]

O esfíncter interno do ânus (EIA) representa a condensação distal (2,5 a 4 cm) da musculatura circular do reto, é constituído por musculatura lisa e permanece em estado de contração contínua máxima, sendo a principal barreira natural à perda involuntária de gases e fezes. Recebe inervação do sistema nervoso autônomo – simpática e parassimpática. Os nervos parassimpáticos são inibitórios e reduzem o tônus muscular, ao passo que os simpáticos modulam a sua contração.[12]

Na composição do tônus de repouso, a atividade do esfíncter anal interno compreende 50 a 85% do total, e o esfíncter externo do ânus responde por 25 a 30%, e a expansão dos coxins hemorroidários pelo remanescente de 15%.[12] A distensão retal por gases ou fezes induz o relaxamento do esfíncter anal interno, conhecido como reflexo inibitório retoanal.[9]

O esfíncter externo do ânus (EEA) é um cilindro elíptico de musculatura estriada que envolve o comprimento total do musculo liso, terminando distalmente ao EIA. Apresenta tônus de repouso basal e sua contração efetiva ocorre voluntariamente e por via reflexa, através de inervação pelo ramo hemorroidário inferior ou perineal do nervo pudendo. A porção mais profunda do EEA é intimamente relacionada com o músculo puborretal.[10] O esfíncter externo do ânus, ao contrário de outros músculos esqueléticos que usualmente permanecem inativos no repouso, mantém um contínuo e inconsciente tônus de repouso em um arco reflexo ao nível da cauda equina. Em resposta a condições que põem em risco a continência anal, como aumento da pressão intrabdominal e distensão retal, o esfíncter anal externo e o puborretal se contraem.[7]

O músculo levantador do ânus, ou diafragma pélvico, compreende o maior componente do assoalho pélvico, e é formado por três músculos estriados: ileococcígeo, pubococcígeo e puborretal. O pubococcígeo e o ileococcígeo participam da continência aplicando compressão lateral que estreita o hiato elevador, recentemente sendo também denominados de puboviscerais.[13]

O músculo puborretal é uma forte alça em "U" de musculatura estriada que suspende a junção anorretal do aspecto posterior do pube. Trata-se da porção mais distal do músculo elevador do ânus e situa-se cranialmente ao componente profundo do esfíncter externo do ânus. Devido ao fato de a junção entre esses dois músculos ser indistinta e eles terem inervação similar (nervo pudendo), o puborretal tem sido considerado por alguns autores como parte do EEA e não do complexo elevador do ânus.[8]

Os músculos levantadores do ânus delimitam duas condições características da junção do reto ao ânus: o anel e o ângulo anorretais. O anel anorretal, termo inicialmente utilizado por Miligan e Morgan, é um anel muscular facilmente notado ao toque retal que representa o terço proximal do canal anal, formado, principalmente, pela associação entre o músculo puborretal e a porção profunda do EEA. O ângulo anorretal é o resultado da configuração anatômica em "U" do músculo puborretal ao redor da junção anorretal e sua atividade tônica, tracionando-a anterossuperiormente. Assim como os esfíncteres são responsáveis pelo fechamento do canal anal retendo gases e fezes líquidas, o músculo puborretal e o ângulo anorretal são responsáveis pela manutenção da continência de sólidos.[12]

Fisiologia da evacuação

A defecação é um fenômeno complexo e ainda não totalmente compreendido, com vários mecanismos integrados, todos sob influência do sistema nervoso central.[7] Na Figura 21.1 encontram-se representados os mecanismos envolvidos na sequência do ato evacuatório.

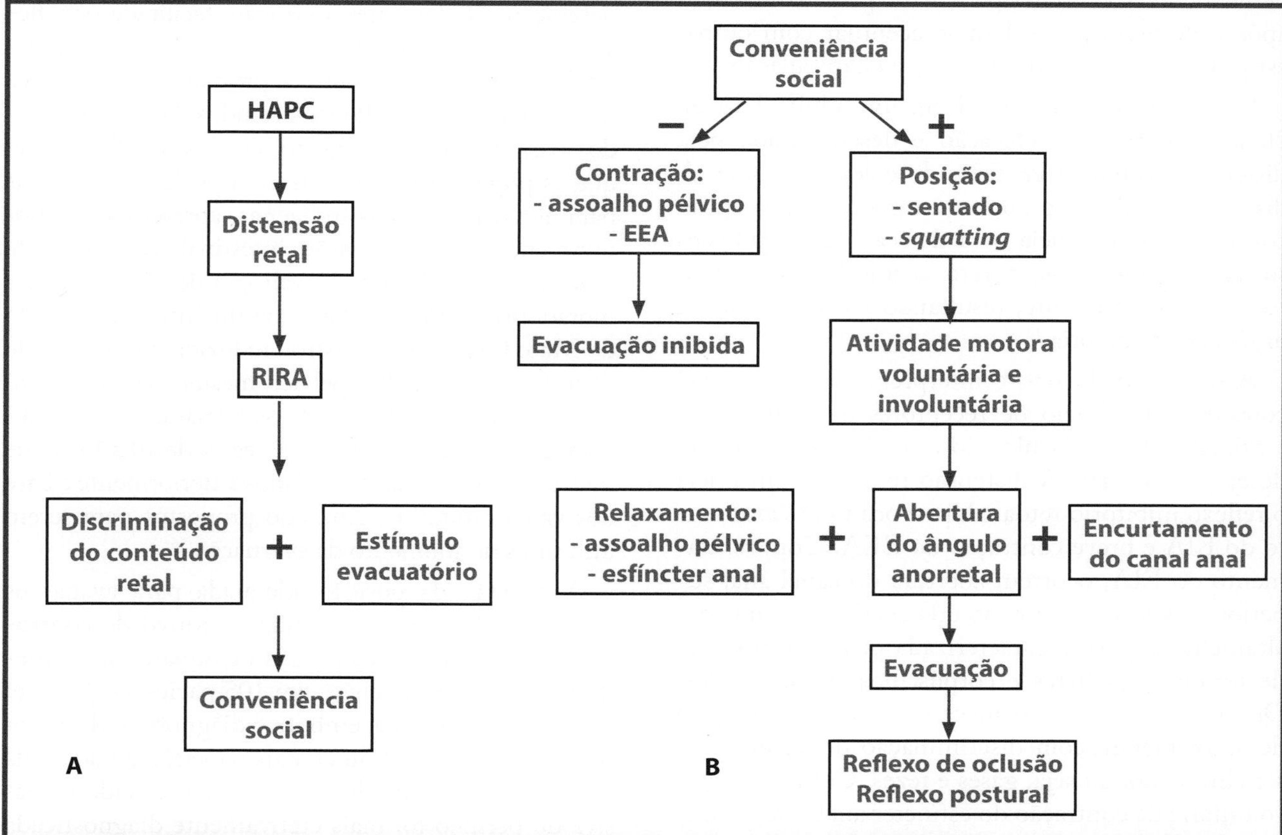

Figura 21.1 – Sequência da evacuação. No esquema A, as ondas de propagação de alta amplitude (HAPC) conduzem o bolo fecal até o reto que progressivamente se distende. O terço superior do ânus se abre, o reflexo inibitório retoanal (RIRA), permitindo o contato das fezes com os terminais nervosos responsáveis pela percepção do conteúdo retal. O paciente percebe o "chamado para evacuar", que será ponderado conforme a conveniência social. Na sequência B, à esquerda, se a evacuação não for conveniente, a contração do assoalho pélvico e do esfíncter externo do ânus (EEA) predispõem à inibição temporária do estímulo evacuatório. À direita, após a opção pela evacuação, há o relaxamento do assoalho pélvico e do esfíncter anal externo, associado ao aumento da pressão retal em relação à pressão anal pela atividade motora involuntária colorretal e da contração voluntária do indivíduo, permitindo a evacuação completa do bolo fecal. Em seguida, os esfíncteres interno e externo do ânus contraem-se bem como o assoalho pélvico, restabelecendo ao gradiente de pressão anorretal de repouso.

Além do sistema nervoso central, da parede abdominal e do assoalho pélvico, o processo da evacuação envolve todo o cólon, o reto e o ânus. Grande parte da atividade cólica, por meio das contrações segmentares, tem como objetivo retardar o trânsito colônico e, com isso, a maior reabsorção de água e eletrólitos.

Periodicamente, a atividade colônica se altera com o objetivo de expulsar as fezes. Dois movimentos característicos no cólon realizam a função de transporte e absorção. As contrações repetitivas e não propulsivas mobilizam as fezes de maneira a auxiliar a absorção e a mistura do conteúdo luminal. As contrações longas e coordenadas conhecidas como *high amplitude propagated contration* (HAPC) – as ondas de propagação de alta amplitude – conduzem as fezes em movimentos de massa do cólon ascendente para o descendente. Ocorrem tipicamente pela manhã, logo após o despertar, e podem se acentuar com outros estímulos, como a alimentação e a deambulação.[9]

O trânsito cólico normal em um adulto leva de 20 a 72 horas. A defecação é desencadeada pela distensão do reto pelas fezes do cólon sigmoide. A distensão retal e sua contração geram a percepção consciente da urgência para defecar. Em condições sociais inapropriadas, o reto acomoda o conteúdo fecal temporariamente, resultando na dissipação da urgência evacuatória.[1]

A distensão do reto é interpretada em um nível consciente por meio de receptores de estiramento localizados nos músculos do assoalho pélvico como desejo de evacuar. A distensão retal também inicia o reflexo inibitório retoanal, provocando relaxamento do EIA e breve contração do EEA. Com relaxamento do EIA, ocorrem abertura do canal anal superior e exposição do conteúdo retal a uma mucosa altamente sensitiva, caracterizada pela rica profusão de terminações livres e corpúsculos especializados. Dessa forma, ocorre o mecanismo de *sampling* ou de amostragem, com discriminação do conteúdo a ser eliminado, ou seja, gases e fezes. Com a inibição voluntária da contração do esfíncter anal externo durante a propulsão da massa peristáltica, a defecação ocorre sem esforço ou, ainda, os gases intestinais são eliminados seletivamente.[7]

Na impossibilidade da evacuação, a contração voluntária do EEA leva ao relaxamento da parede retal e à acomodação do conteúdo fecal, reduzindo a urgência em defecar.[12]

Se o desejo de evacuar for atendido, a posição sentada ou de cócoras é assumida, e, então, o ângulo anorretal torna-se obtuso. O aumento de ambas as pressões, intrarretal e intra-abdominal, resultam no reflexo de relaxamento dos dois esfíncteres anais e do músculo puborretal. Adicionalmente, ocorrem o descenso do assoalho pélvico e o seu afunilamento. Nesse ponto, a defecação pode ocorrer com reduzido esforço.[5]

A consistência das fezes vai determinar, com o movimento peristáltico do cólons esquerdo, o esvaziamento "em massa" ou a eliminação em etapas ou intermitente das fezes.[1]

As contrações transitórias do esfíncter anal externo e do músculo puborretal após a evacuação completa do conteúdo retal (o "reflexo de fechamento") restauram o tônus do esfíncter anal interno e oclui o canal anal.[7]

A posição de cócoras (*squatting position*) tem sido considerada a posição mais fisiológica para o ato da defecação. De fato, nessa posição, facilitada pela flexão do quadril, ocorre maior abertura do ângulo anorretal e, consequentemente, a propulsão mais efetiva do conteúdo fecal.[14] Poucos estudos foram conduzidos para avaliar esse aspecto, entretanto. É possível que as populações que utilizam a posição de cócoras para evacuar, como as indígenas, apresentem menor prevalência de constipação intestinal, distúrbios da evacuação ou pélvicos. A avaliação de 377 indígenas moradoras no Parque Nacional do Xingu, no estado do Mato Grosso, demonstrou reduzida prevalência de distúrbios do assoalho pélvico mesmo naquelas com paridade elevada.[15] Baseando-se nessas características, dispositivos que mantêm os pés cerca de 10 a 15 centímetros acima do chão, acoplados anteriormente à base dos vasos sanitários, têm sido propostos para serem utilizados no momento da evacuação.[16]

A questão da posição adequada para avaliar os distúrbios da evacuação ainda é motivo de controvérsia na literatura. Em estudo comparando as medidas da dinâmica pélvica em 105 pacientes, Jorge et al.[17] constataram que, embora o diagnóstico da maior parte dos distúrbios funcionais não seja afetado pela posição, a presença de síndrome da descida excessiva do períneo foi mais efetivamente diagnosticada com as medidas feitas na posição sentada. Rao et al.[14] compararam a influência da posição e as características das fezes na evacuação em humanos por meio de estudos com manometria anorretal, comparando o decúbito lateral esquerdo e a posição sentada. Os autores concluíram que a posição sentada era mais efetiva no estudo da evacuação e que a posição corporal, a vontade de evacuar e a consistência das fezes podem afetar a habilidade de evacuar em indivíduos sadios. Em outro trabalho, realizado por ecodefecografia (descrição a seguir), verificou-se que a maioria dos distúrbios da defecação pode ocorrer independentemente da posição, desde que o estudo tenha sido realizado a partir do esforço máximo da evacuação.[18] Em pacientes portadores de incontinência anal, a posição sentada pode ocasionar a perda persistente do contraste, resultando na preferência, nesses casos, pelo decúbito lateral esquerdo.[5]

MÉTODOS DE ESTUDO DA EVACUAÇÃO E SEUS DISTÚRBIOS

A avaliação dos distúrbios do assoalho pélvico e da evacuação quando baseada apenas em dados da história clínica e do exame físico é, em geral, insuficiente para o diagnóstico.[19] A expressiva subjetividade das informações e a sobreposição dos sintomas ocasiona a necessidade de realização dos exames complementares específicos para o seu estudo pormenorizado.[5,20]

A avaliação coloproctológica geral do paciente inclui, além de cuidadosa anamnese, o exame físico associado à anuscopia e à retossigmoidoscopia rígida. As avaliações complementares adicionais, como a colonoscopia, a retossigmoidoscopia flexível e o enema opaco, não apresentam boa sensibilidade nos casos que envolvem os distúrbios da evacuação – a incontinência anal e a constipação intestinal –, bem como naqueles do assoalho pélvico.[8]

A melhor compreensão da fisiopatologia multifatorial dos distúrbios da evacuação, bem como da constipação de trânsito lento e da evacuação obstruída, associada à maior disponibilidade clínica dos laboratórios de fisiologia colorretoanal e à crescente valorização de aspectos relacionados à qualidade de vida do paciente, fomentou a utilização de exames destinados à avaliação da evacuação, como a eletromanometria anorretal, o estudo do tempo de trânsito cólico e a videodefecografia.

A seguir, complementando a descrição morfofuncional da evacuação, serão abordados os estudos defecográficos, como a defecografia convencional, a defecorressonância magnética e a ecodefecografia.

Defecografia

Os estudos defecográficos permitem a avaliação morfológica anorretal e do assoalho pélvico durante a evacuação.

Os sintomas relacionados à evacuação obstruída e a necessidade de estudar as alterações das estruturas da pelve durante o esforço evacuatório, como o descenso exacerbado do assoalho pélvico, e as protrusões viscerais, como a retocele, o prolapso mucoso do reto e prolapso retal propriamente dito – descritos em capítulo específico – levaram pesquisadores como Walldén, em 1952, avaliar radiograficamente a evacuação em pacientes portadores de evacuação obstruída.[21] A partir dos estudos de Mahieu et al.[22] e Ekberg et al.,[23] na década de 1980, a defecografia passou a ser incorporada na propedêutica dos distúrbios evacuatórios.

As hérnias do assoalho pélvico, como as que ocorrem no espaço pré-vesical ou de Retzius, no recesso retouterino ou de Douglas e no espaço retrorretal podem ser diagnosticadas, na maior parte das vezes, apenas pelos estudos de imagem dinâmicos – como as hérnias de fundo de saco de Douglas (enterocele e sigmoidocele e a peritoneocele ou omentocele, os quais estão descritos em capítulo específico).[19] Muitas vezes, a defecografia permite avaliar a gravidade do distúrbio, isto é, a sua influência no esvaziamento do conteúdo retal. Especificamente para a sigmoidocele foi estabelecido baseando-se em critérios defecográficos, um sistema de classificação em graus I, II e III, de acordo com o grau de deslocamento distal e a compressão da parede do reto, dificultando o esvaziamento e determinando a sensação de evacuação incompleta.[24] Diversos autores consideram que os prolapsos retais estão associados à intussuscepção retal, também de difícil avaliação pelo exame físico uroginecológico e coloproctológico.[25]

Defecografia convencional

Consiste no registro radiográfico, contínuo por fluoroscopia ou por captações de imagens temporais isoladas das etapas da evacuação – o repouso pré-defecação, o esforço evacuatório, a eliminação do contraste e o repouso pós-defecação. Ainda, a contração do assoalho pélvico e do esfíncter anal e a manobra de Valsalva – o aumento da pressão abdominal intestinal com a glote ocluída, sem a evacuação.[5]

Inicialmente, era realizada apenas com a aplicação de contraste radiográfico via anal, permitindo a análise luminal do ânus, do reto e do sigmoide distal, durante a evacuação do seu conteúdo. Os compartimentos pélvicos anterior e médio não eram visibilizados. Hock et al.[26] passaram a utilizar o contraste vesical e vaginal e Altringer et al.,[27] em 1995, a defecografia de quádruplo contraste – retal, vesical e vaginal, incluindo a administração por via oral de material radiopaco para a delimitação das alças intestinais delgadas. A utilização de contraste intraperitonial foi descrita para a avaliação das herniações peritoniais pelos espaços de Retzius, Douglas e retrorretal. Por sua metodologia invasiva – a punção transperitonial –, é indicada em casos bastante selecionados.[6]

A técnica para a realização da defecografia depende, geralmente, do preparo do retossigmoide com enema de fosfato 30 minutos antes do procedimento, uma vez que resíduos fecais podem impedir a adequada interpretação do exame, além de torná-lo mais confortável para o paciente, para o médico e para a equipe assistente, pela significativa redução do material fecal durante a evacuação.[5] No decúbito lateral esquerdo, 50 mL de suspensão de bário seguida da instilação de ar são aplicados no reto para a delimitação dos contornos de suas paredes. Na sequência, é administrada a pasta de bário que será evacuada, de viscosidade similar às fezes humanas habituais, geralmente até o paciente indicar a urgência defecatória ou a plenitude retal. A retirada do aplicador de contraste ocorre tomando-se o cuidado de delinear, também, o canal anal.[6]

Ao critério da equipe assistente, o quádruplo contraste pode ser utilizado, amplificando a avaliação das estruturas pélvicas. A opacificação das alças de intestino delgado se dá após a ingestão de 150 mL de contraste baritado duas horas antes do exame. Na vagina, a utilização de gel iodado é preferencial aos tampões, evitando limitações da elasticidade desse órgão durante o esforço evacuatório. A bexiga recebe, comumente, 50 mL de contraste iodado.[27]

O paciente permanece, então, sentado em um dispositivo radiolucente similar a um vaso sanitário. O fluoroscópio é adequado ao paciente, delimitando, em visão sagital esquerda, os terços proximais dos fêmures, a sínfise púbica, as tuberosidades isquiádicas, o cóccix e o promontório sacral.[6] A documentação dinâmica do exame (videodefecografia) permite a melhor avaliação desse processo, em detrimento das imagens estáticas, uma vez que algumas alterações, como as enteroceles e as sigmoidoceles, podem ocorrer intermitentemente.[5]

Estudos em voluntários saudáveis revelaram a amplitude dos valores da normalidade e a sua sobreposição em relação a algumas condições patológicas. O valor da defecografia está na comparação, no mesmo paciente, da posição dos órgãos pélvicos no repouso, na contração do assoalho pélvico e durante a evacuação. Mahieu et al.[22] avaliaram 56 pacientes sem queixas evacuatórias e descreveram alguns componentes da defecação normal. Geralmente, o tempo para o esvaziamento retal é inferior a 30 segundos. A importância do exame no diagnóstico causativo dos sintomas deve ser esclarecida ao paciente. No entanto, em condições de esvaziamento retal incompleto ou ausente, se houver suspeita de interferência pelo constrangimento, o paciente deverá evacuar em privacidade, seguido de reavaliação pela fluoroscopia. O ângulo anorretal deve aumentar seu valor absoluto em decorrência do relaxamento do músculo puborretal. O canal anal relaxa significativamente durante a eliminação do conteúdo retal sem esforço intenso e sem o descenso excessivo do assoalho pélvico.[20]

As medidas da dinâmica evacuatória incluem o ângulo anorretal, o descenso perineal e o comprimento do músculo puborretal. O canal anal também pode ser medido. Entretanto, a manometria anorretal é mais bem indicada por obter dados funcionais mais precisos da zona de alta pressão.[5]

O ângulo anorretal representa a atividade tônica do assoalho pélvico, em especial, do músculo puborretal ao nível da junção anorretal. É delimitado pelo eixo longitudinal do canal anal e pela parede posterior do terço distal do reto, embora alguns autores defendam o uso do eixo longitudinal da ampola retal. Durante o repouso, o eixo é de 92 a 114 graus, variando de 110 a 180 durante a evacuação e de 75 a 90 graus durante a contração do assoalho pélvico. Apesar da incongruência desses valores quando aferidos em decúbito lateral esquerdo ou na posição sentada, nesta são maiores a variabilidade no repouso, e o esforço evacuatório é similar nas duas posições.[8]

O descenso perineal é avaliado pela distância da junção anorretal em relação a alguma estrutura óssea. Geralmente, utiliza-se a linha pubococcígea – da borda inferior da sínfise púbica ao extremo distal do cóccix ou da articulação sacrococcígea, como referência à topografia dos elevadores do ânus. Considera-se normal a posição da junção anorretal até 1,8 cm abaixo dessa linha no repouso e até 3 cm durante o esforço evacuatório máximo.[28]

O comprimento do músculo puborretal corresponde à distância entre a junção anorretal e a sínfise púbica. No repouso, é de 14 a 16 cm, variando de 12 a 15 na contração do assoalho pélvico a 15 a 18 cm durante a evacuação, indicando seu relaxamento e consequente aumento do ângulo anorretal, necessário para o ato defecatório (Figura 21.2).[28]

Defecorressonância nuclear magnética

A defecografia convencional é considerada o padrão-ouro na avaliação dos distúrbios do compartimento posterior, embora apresente menor sensibilidade na detecção dos distúrbios uroginecológicos.[29]

A defecorressonância nuclear magnética, descrita em 1991 por Yang et al.,[30] permite a detalhada avaliação morfológica da pelve sem a necessidade de radiação ioni-

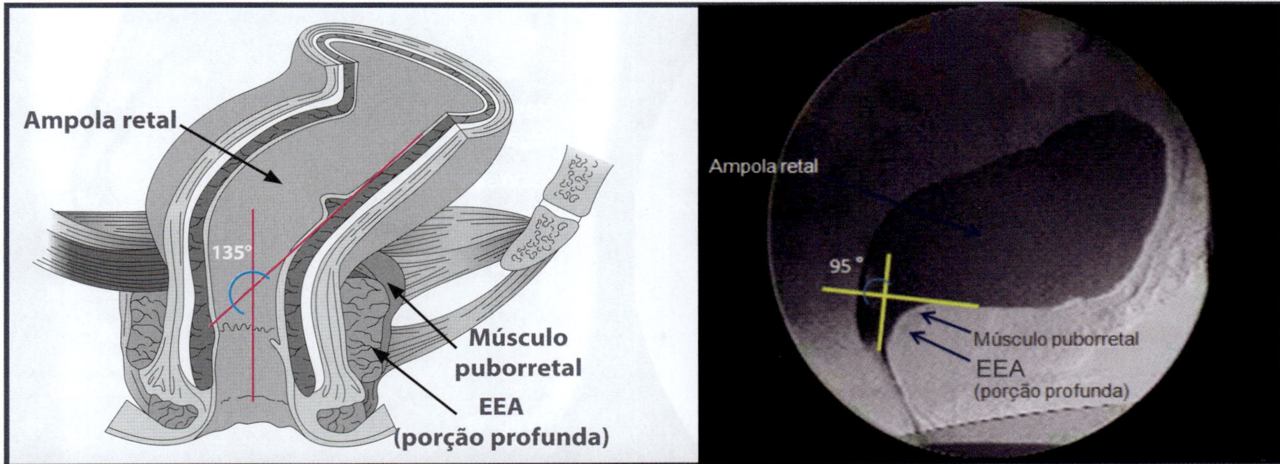

Figura 21.2 – Anatomia anorretal e videodefecografia convencional. À esquerda, ilustração anatômica da região anorretal. O anel anorretal é formado pela porção profunda do esfíncter externo do ânus e do músculo puborretal. O ângulo anorretal ocorre pela presença tônica desses músculos e é delimitado pela parede retal posterior e pelo eixo longitudinal do canal anal. À direita, imagem de videodefecografia de paciente em repouso, corte sagital esquerdo. A imagem contrastada consiste na ampola retal e no terço superior do canal anal. O ângulo anorretal é delimitado como descrito e está normal para o repouso.
Fonte: arquivo pessoal dos autores.

zante. Os marcos anatômicos avaliados são similares aos da defecografia convencional, descritos anteriormente.

A significativa maioria dos exames é realizada com o paciente na posição supina, em equipamento de ressonância nuclear magnética convencional de 1,5 Tesla (T).[19]

Na defecorressonância de campo aberto, o paciente realiza o esforço evacuatório sentado, à custa de imagem de qualidade inferior em aparelho de 0,5 T, apresentando índice de ruído (sinal elevado). Essa modalidade de estudo tem custo elevado e pouca disponibilidade na prática clínica.[24]

Cerca de 30 minutos antes da realização do exame, o paciente deve ingerir 700 a 1.000 mL de água, visando a delimitação das alças de intestino delgado. A bexiga deve estar repleta para o exame. Eventualmente, pode-se utilizar gadolíneo endovenoso para acentuar os limites vesicais. No reto, são administrados 240 mL de gel ultrassonográfico e, na vagina, 30 mL. A sequência seguida é similar ao exame convencional – contração do esfíncter anal e assoalho pélvico, repouso, esforço evacuatório, defecação e repouso pós-evacuatório.[24]

Apesar da melhor resolução de imagem da defecorressonância convencional, a sensibilidade para a detecção dos distúrbios do assoalho pélvico é inferior. Reginelli et al.[19] descreveram uma revisão bibliográfica comparando a defecografia convencional – o padrão-ouro – e a defecorressonância convencional no diagnóstico de hérnias do assoalho pélvico. A sensibilidade obtida no diagnóstico de omentocele, sigmoidocele e enterocele foi, respectivamente, 95, 82 e 65% (Figura 21.3).[19]

Ecodefecografia

A ecodefecografia é realizada com aparelho de ultrassom com transdutor tridimensional de 360°, com o paciente em decúbito lateral esquerdo. O endoprobe fica posicionado dentro do reto a uma distância de 6 a 7 cm da margem anal, e são feitas capturas de imagens ao repouso e ao esforço evacuatório, o que permite avaliar as mudanças anatômicas que ocorrem durante a dinâmica da evacuação.[18]

A ecodefecografia permite a identificação de diferentes posições do complexo muscular anorretal envolvidas na defecação e possibilita o diagnóstico de disfunções anorretais, incluindo retocele, anismo, intussuscepção e enterocele grau III[31] (Figura 21.4). Tem como vantagens ser um método minimamente invasivo e bem tolerado, evitando exposição à radiação.[18,31]

Em um estudo prospectivo realizado na França, Vitton et al.[32] compararam a acurácia do ultrassom endoanal dinâmico e da defecorressonância com a defecografia convencional no diagnóstico de disfunções do assoalho pélvico. Como resultado, relataram acurácia similar entre os métodos no diagnóstico de retocele, descenso perineal e enterocele. Entretanto,

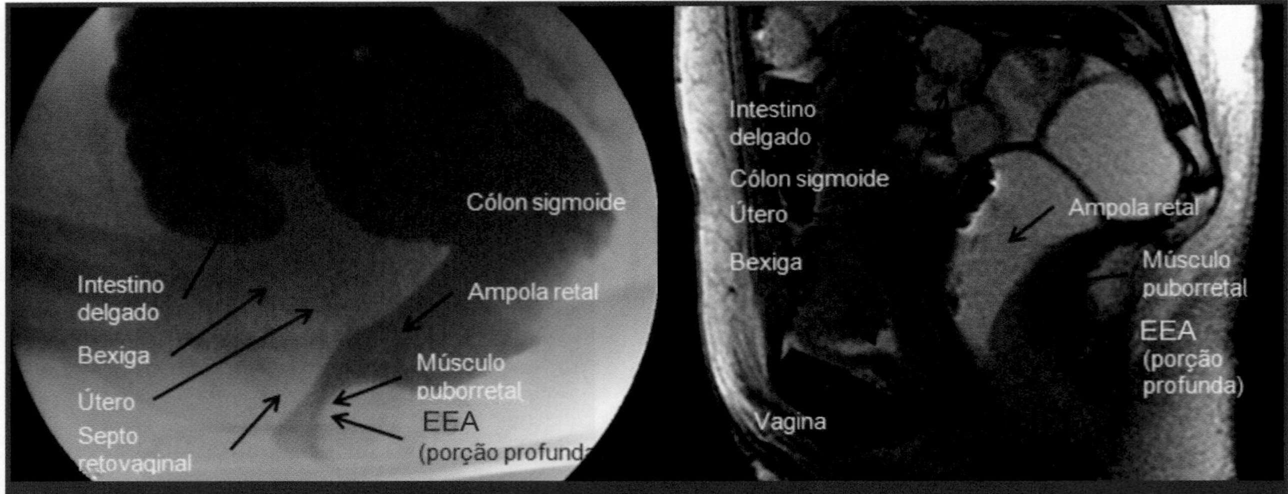

Figura 21.3 – Videodefecografia convencional e defecorressonância nuclear magnética. À esquerda, videodefecografia convencional; à direita, defecorressonância nuclear magnética. As estruturas anatômicas são indicadas pelas setas. *Fonte: arquivo pessoal dos autores.*

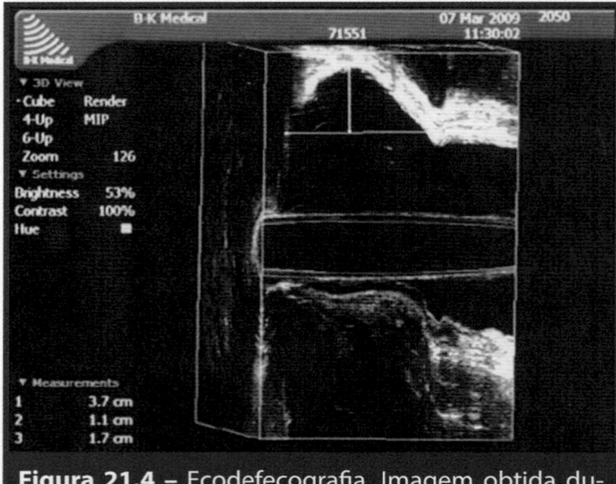

Figura 21.4 – Ecodefecografia. Imagem obtida durante o esforço evacuatório demonstrando o adequado relaxamento do músculo puborretal e a retocele anterior.

para intussuscepção, o número de diagnósticos com a defecografia convencional foi mais elevado do que com a defecorressonância, e a ecodefecografia não detectou intussuscepção em nenhum dos pacientes.[32] Os autores compararam também a ultrassonografia e a ressonância na avaliação do aparelho esfincteriano, que é importante antes de cirurgias de desordens do assoalho pélvico, sendo que a ultrassonografia mostrou-se superior na detecção de defeitos do esfíncter interno. Os pacientes também foram questionados sobre a tolerância e preferência em relação aos exames, as quais foram bem mais elevadas com a ultrassonografia endorretal dinâmica quando comparadas à defecorressonância e à defecografia convencional. Ademais, não encontraram diferenças significativas entre os dois últimos métodos.[32]

Embora a defecografia convencional tenha detectado mais retoceles, enteroceles e descenso perineal que o ultrassom e a ressonância, ambas as técnicas mostraram bom valor preditivo positivo e especificidade. O maior número de diagnósticos pela defecografia foi atribuído à posição fisiológica em que o exame é realizado. O tamanho da retocele diferiu entre os diferentes métodos empregados, sendo as maiores medidas encontradas na defecografia convencional, o que também foi atribuído à posição em que o exame foi realizado.[18]

CONSIDERAÇÕES FINAIS

Neste capítulo, além dos conceitos anatômicos e funcionais relacionados ao processo da evacuação, foram descritos os métodos mais comumente indicados no estudo da dinâmica da evacuação e seus distúrbios. Cabe ressaltar que vários dos distúrbios evacuatórios, incluindo a retocele e o prolapso interno do reto, podem ser encontrados como meros achados durante a realização da defecografia. Entretanto, nessa situação o tempo de evacuação em geral se encontra dentro da normalidade. Portanto, os achados diagnósticos desses estudos devem ser criteriosamente interpretados em associação com o quadro clínico e frequentemente com os achados de outros exames que compõem o laboratório de investigação funcional colorretal, como a manometria anorretal e o estudo do tempo de trânsito colônico.

REFERÊNCIAS

1. Jorge JMN. Initial evaluation of constipation. In: Wexner SD, Duthie GS (eds.). Constipation: etiology, evaluation and management. 2.ed. London: Springer, 2006. p.35-47.
2. Higgins PD, Johanson JF. Epidemiology of constipation in North America: a systematic review. Am J Gastroenterol. 2004; 99:750-9.
3. Everhart JE, Go VL, Johannes RS, Fitzsimmons SC, Roth HP, White LR. A longitudinal survey of self-reported bowel habits in the United States. Dig Dis Sci. 1989; 34:1153-62.
4. Domansky RC. Avaliação do hábito intestinal e fatores de risco para incontinência anal na população geral. [tese de doutorado em Enfermagem]. São Paulo: Escola de Enfermagem da Universidade de São Paulo, 2009.
5. Jorge JMN, Habr-Gama A, Wexner SD. Clinical applications and techniques of cinedefecography. Am J Surg. 2001; 182:93-101.
6. Zhang SC, Wang WL, Liu X. Defecography used as screening entry for identifying evacuatory pelvic floor disorders in childhood constipation. Clin Imaging. 2014; 38:115-121.
7. Jorge JMN, Wexner S. Anatomy and physiology of the rectum and anus. Eur J Surg. 1997; 163:723-31.
8. Jorge JMN, Froehner Jr. I. Anatomia e fisiologia da região anorretal. O que o cirurgião deve saber? In: Sobrado CW, Nadal SR, Sousa Jr AHS (eds.). Manual de doenças anorretais: aspectos práticos. São Paulo: Office, 2013. p.416-41.
9. Palit S, Lunniss PJ, Scott SM. The physiology of human defecation. Dig Dis Sci. 2012; 57:1445-64.
10. Yu WBS, Rao SS. Anorectal physiology and pathophysiology in the Elderly. Clin Geriatr Med. 2014; 30:95-106.
11. Jorge JMN, Wexner SD. Etiology and management of fecal incontinence. Dis Colon Rectum. 1993; 36:77-97.
12. Jorge JMN, Habr-Gama A. Anatomy and embriology. In: Beck DE, Roberts PL, Saclarides TJ (eds.). ASCRS Textbook of Colon and Rectal Surgery. 2.ed. New York: Springer; 2011. p.1-22.
13. Murad-Regadas SM, Fernandes GO, Regadas FS, Rodrigues LV, Pereira JJ, Dealcanfreitas ID et al. Assessment of pubovisceral muscle defects and levator hiatal dimensions in women with faecal incontinence after vaginal delivery: is there a correlation with severity of symptoms? Colorectal Dis. 2014; 16:1010-8.
14. Rao SS, Kavlock R, Rao S. Influence of body position and stool characteristics on defecation in humans. Am J Gastroenterol. 2006; 101:2790-6.
15. Araújo MP. Avaliação clínica e funcional do assoalho pélvico em mulheres índias que residem no Parque Indígena do Xingu, Mato Grosso, Brasil. [tese de doutorado em Ciências]. São Paulo: Programa de Pós-graduação em Ginecologia, Universidade Federal de São Paulo, 2008.
16. Lam TC, Islam N, Lubowski DZ, King DW. Does squatting reduce pelvic floor descent during defaecation? Aust N Z J Surg. 1993; 63:172-4.
17. Jorge JMN, Ger GC, Gonzalez L, Wexner SD. Patient position during cinedefecography. Influence on perineal descent and other measurements. Dis Colon Rectum. 1994; 37:927-31.
18. Regadas FSP, Haas EM, Abbas MA, Jorge JMN, Habr-Gama A, Sands D et al. Prospective multicenter trial comparing echodefecography with defecography in the assesment of anorectal dysfunction in patients with obstructed defecation. Dis Colon Rectum. 2011; 54:686-92.
19. Reginelli A, Di Grezia G, Gatta G, Iacobellis F, Rossi C, Giganti M et al. Role of conventional radiology and MRI defecography of pelvic floor hérnias. BMC Surgery. 2013; 13(Suppl2):S53.
20. Jorge JMN. History, clinical examination and basic physiology. In: Wexner SD, Zbar AP, Pescatori M (eds.). Complex anorectal disorders: investigation and management. London: Springer, 2005. p.18-37.
21. Walldén L. Defecation block in cases of deep rectogenital pouch. A surgical, roentgenological and embryological study with special reference to morphological conditions. Acta Chir Scand. 1952; 165:1-122.
22. Mahieu P, Pringot J, Bodart P. Defecography: I. Description of a new procedure and results in normal patients. Gastrointest Radiol. 1984; 9(3):247-51.
23. Ekberg O, Nylander G, Fork FT. Defecography. Radiology. 1985; 155:45-8.
24. Jorge JMN, Yang Y-K, Wexner SD. Incidence and clinical significance of sigmoidoceles as determined by a new classification system. Dis Colon Rectum. 1994; 37:1112-7.
25. Mortele KJ, Fairhurst J. Dynamic MR defecography of the posterior compartment: indications, techniques and MRI features. Eur J Radiol. 2007; 61:462-72.
26. Hock D, Lombard R, Jehaes C, Markiewicz S, Penders L, Fontaine F et al. Colpocystodefecography. Dis Colon Rectum. 1993; 36:1015-21.
27. Altringer WE, Saclarides TJ, Dominguez JM, Brubacker LT, Smith CS. Four-contrast defecography: pelvic "floor-oscopy". Dis Colon Rectum. 1995; 38:695-9.
28. Annika L, Zetterström J, Mellgren A. Defecography: a Swedish perspective. In: Wexner SD, Zbar AP, Pescatori M (eds.). Complex anorectal disorders: investigation and management. London: Springer, 2005. p.199-216.
29. Ribas Y, Hotouras A, Chan CL, Clavé P. Imaging of pelvic floor disorders: are we underestimating gravity? Dis Colon Rectum. 2014; 57:1242-44.
30. Yang A, Mostwin JL, Rosenheim NB, Zerhouni EA. Pelvic floor descent in women: dynamic evaluation with fast MR imaging and cinematic display. Radiology. 1991; 179:25-33.
31. Murad-Regadas SM, Regadas FSP, Rodrigues LV, Souza MHLP, Lima DMR, Silva FRS et al. A novel procedure to assess anismus using three-dimensional dynamics anal ultrasonography. Colorectal Dis. 2006; 9:159-65.
32. Vitton V, Vignally P, Barthet M, Cohen V, Durieux O, Bouvier M et al. Dynamic anal endosonography and MRI defecography in diagnosis of pelvic floor disorders: comparison with conventional defecography. Dis Colon Rectum. 2011; 54:1398-404.

SEÇÃO IV

PRINCIPAIS SÍNDROMES E SEUS DIAGNÓSTICOS

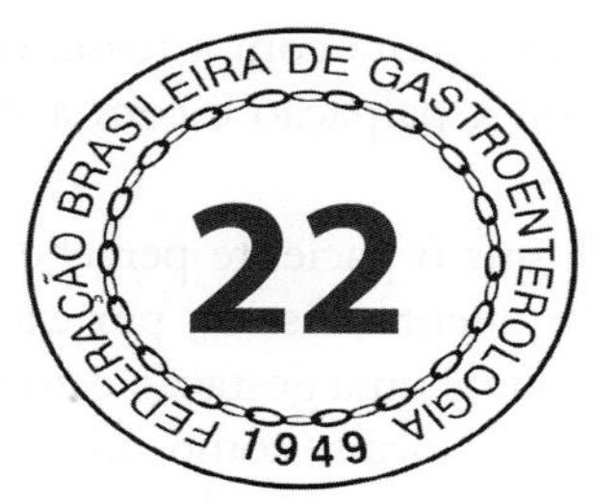

DOR ABDOMINAL

Rogério Antunes Pereira Filho
Tiago Sevá-Pereira

INTRODUÇÃO

A dor abdominal está entre as causas mais comuns de consulta médica ao gastroenterologista e ao clínico geral. Ela é associada a agressões teciduais a um ou mais órgãos contidos dentro dessa cavidade ou à parede do abdome. Pode ser também relacionada aos chamados distúrbios funcionais do aparelho digestivo, que constituem um grupo de alta prevalência em gastroenterologia clínica.

A sensação de dor decorre da interação de fatores objetivos, de ordem fisiopatológica, e fatores subjetivos, de ordem psicossocial. Os determinantes fisiopatológicos da dor abdominal guardam relação com o tipo de órgão atingido, com a intensidade do estímulo, com as vias neurológicas desde o local do estímulo até sua projeção no sistema nervoso central e com a integridade das áreas cerebrais envolvidas na interpretação da mensagem dolorosa. Assim, as sensações dolorosas provenientes da parede abdominal, do peritônio parietal ou das vísceras terão características diferentes. Os determinantes psicossociais da dor estão relacionados às características da personalidade do paciente, à sua particular capacidade de aceitação da doença, ao impacto provocado por ela em sua vida pessoal, à ansiedade em relação à evolução da dor e à possibilidade de enfrentar exames agressivos, cirurgias, ou mesmo a morte.[1]

A transmissão do estímulo doloroso, desde as vísceras abdominais até o córtex cerebral, se dá por meio de três níveis de neurônios. O primeiro nível é o de neurônios aferentes, que vão desde as estruturas abdominais até a sinapse no corno anterior da medula. As fibras envolvidas nessa fase de transmissão têm características diferentes, conforme a área de onde partem. As existentes no peritônio, no mesentério e nas vísceras são de condução lenta e produzem uma sensação insidiosa e não localizada de dor, ao passo que aquelas distribuídas na pele e nos músculos geram uma sensação aguda e mais localizada.

O segundo nível faz o cruzamento até o lado contralateral da medula e sobe, chegando respectivamente ao tálamo e à substância reticular. O terceiro nível é o que leva o estímulo ao córtex, com ramos para o sistema límbico, locais em que a dor é percebida e interpretada. O sistema límbico servirá como um modulador da sensação dolorosa e leva em conta o estado emocional e as experiências anteriores. O córtex está envolvido na identificação do local da dor e no reconhecimento da intensidade do estímulo.

A dor abdominal pode ser visceral quando vinda de órgãos intra-abdominais, parietal quando compromete o peritônio, ou referida, se ocorre em ponto diferente do local acometido. Outras vezes, a dor poderá estar relacionada a distúrbios ainda não totalmente compreendidos, como ocorre nas doenças funcionais do aparelho digestivo, em que estímulos endógenos normais, atuando em estruturas com sensibilidade aumentada, causam sensação de dor. Ocasionalmente, ela poderá decorrer de comprometimento inflamatório ou traumático da parede abdominal. Hormônios e mediadores inflamatórios, como as citocinas, também influenciam no limiar do impulso doloroso. Essa integração entre os vários componentes explica a grande variabilidade na maneira com que diferentes indivíduos se queixam de uma dor de mesma origem.

Os receptores das vísceras abdominais respondem a estímulos mecânicos e químicos. Diferentemente do que ocorre com os somatorreceptores, cortar ou comprimir uma víscera não resulta em dor. A estimulação desses receptores ocorre quando se distende a víscera, por exemplo, nas fortes contrações observadas na obstrução intestinal, biliar ou ureteral. Também ocorre dor na distensão rápida da cápsula de uma víscera maciça, como se dá no fígado, em virtude de uma insuficiência cardíaca direita, ou nas torções de alça que englobam o mesentério.

A interpretação de todas essas variáveis exigirá do médico o exercício de todo o seu conhecimento e de sua arte, para chegar ao melhor diagnóstico sem, indiscriminadamente, submeter o paciente a exames custosos e dolorosos.

TIPOS DE DOR ABDOMINAL

Como dito há pouco, são três os tipos fundamentais de dor abdominal: a visceral, proveniente de agressões a órgãos da cavidade abdominal; a parietal, decorrente de acometimentos do peritônio; e a referida, que aparece em locais distantes do órgão acometido.

A dor visceral tende a ser insidiosa, não tão bem localizada, e apontada como cólica, queimação ou dor persistente. Associa-se frequentemente a fenômenos gerais como sudorese, palidez, náuseas e vômitos.

A dor parietal tende a ser mais aguda, intensa e localizada. Essa melhor definição se deve a uma inervação realizada com outros tipos de fibras e também ao fato de cada região do peritônio parietal ser representada em apenas um lado do sistema nervoso, ao contrário da representação visceral feita de ambos os lados. Um exemplo ilustrativo dessa diferença entre dor parietal e visceral é o que ocorre na apendicite aguda. No início, quando apenas o apêndice está acometido, a dor é pouco precisa na região periumbilical; depois, torna-se bem mais intensa e localizada na fossa ilíaca direita, quando envolve o peritônio parietal. A dor tipo parietal piora com a tosse, com movimentos bruscos, com a palpação e com a descompressão brusca.

Dor referida é aquela que o paciente percebe em locais distantes do órgão doente. Assim, por exemplo, a dor diafragmática ou de uma gestação ectópica pode ser sentida em outros locais, como ombros e costas. Isso ocorre pela convergência de neurônios viscerais e somáticos de locais não vizinhos para o mesmo local na medula ou pelo uso de uma via comum da medula ao cérebro.

ETIOLOGIA

São múltiplas e variadas as causas de dor abdominal. O Quadro 22.1 mostra as principais, agrupando-as pela região em que são mais percebidas.

DIAGNÓSTICO

O diagnóstico da dor abdominal pode exigir recursos mais sofisticados, porém, uma boa história clínica e um cuidadoso exame físico trazem dados fundamentais e frequentemente decisivos para a maioria dos casos. Atualmente, as imagens dispõem de boa qualidade e diversidade, o que constitui grande contribuição. Muitas vezes, essa imagens são indispensáveis.

História clínica

Ouvir o paciente com atenção e estimulá-lo a descrever seus problemas com as próprias palavras é o início mais adequado. Algumas perguntas bem dirigidas, conforme sugerido a seguir, trarão os detalhes necessários:

Quadro 22.1 – Etiologia da dor abdominal

Dor abdominal aguda	Dor abdominal crônica
▪ Apendicite ▪ Úlcera perfurada ▪ Colecistite ▪ Coledocolitíase ▪ Ruptura de baço ▪ Aneurisma dissecante de aorta ▪ Nefrolitíase ▪ Pielonefrite aguda ▪ Gastroenterocolites ▪ Gestação ectópica rota ▪ Pancreatite aguda ▪ Obstrução intestinal ▪ Diverticulite	▪ Obstrução intestinal intermitente ▪ Colecistopatia crônica calculosa ▪ Doença inflamatória intestinal ▪ Pancreatite crônica ▪ Porfiria ▪ Dispepsia não ulcerosa ▪ Síndrome do intestino irritável ▪ Isquemia mesentérica crônica ▪ Úlcera péptica

- Onde começou? Mostre.
- Ela permaneceu somente neste local ou atingiu outros pontos?
- Quando começou?
- Está relacionada com as refeições?
- É cólica, pontada ou dor contínua?
- É a primeira vez?
- Houve alguma mudança no funcionamento intestinal?
- Alguma alteração das fezes ou da urina?
- Eliminou gases? Vomitou?
- Junto com essa dor ocorreu algum outro problema?
- A dor é forte a ponto de mudar sua rotina?

Após elucidar essas questões, que serão detalhadas a seguir, complementa-se com um exame físico cuidadoso, procurando encontrar o local da dor, onde ela é mais intensa, se ela ocorre somente com a palpação, se há descompressão dolorosa ou se é sensível a manobras específicas.

Localização da dor

O local da dor pode limitar bastante o número de hipóteses diagnósticas. O Quadro 22.2 mostra os diagnósticos diferenciais, de acordo com a localização.

Embora esse seja um dado importante, é preciso atentar às variações de local da dor originada do mesmo órgão doente, assim como para a mudança de local em momentos diferentes. O exemplo citado há pouco, da apendicite aguda, é bem ilustrativo. O início da dor é periumbilical e depois, com o envolvimento peritoneal, passa a ser na fossa ilíaca direita. O mesmo pode ocorrer na úlcera perfurada, que tem início no epigástrio e depois em todo o abdome. Outro exemplo é o da diverticulite, em que, durante algum tempo, pode ser do tipo visceral em fossa ilíaca esquerda e, a partir de determinado momento, com a perfuração, amplia-se, por acometer o peritônio local ou de toda a cavidade. Em outros casos, a dor, embora mais intensa em determinado local, poderá apresentar irradiação característica. São exemplos a colecistite aguda que ocorre em quadrante superior direito e que irradia para o ombro, e a pancreatite aguda, em que a dor característica surge no epigástrio, com irradiação para os lados e para as costas.

Quadro 22.2 – Diagnósticos diferenciais da dor abdominal, segundo sua localização

Diagnóstico	Localização
Apendicite aguda	Quadrante inferior direito
Colecistite aguda	Quadrante superior direito
Diverticulite	Quadrante inferior esquerdo
Gastroenterocolites	Periumbilical/difusa
Obstrução intestinal	Periumbilical/difusa
Pancreatite aguda	Epigastro
Pancreatite crônica	Epigastro
Gestação ectópica rota	Hipogastro
Síndrome do intestino irritável	Abdome inferior
Trombose mesentérica	Periumbilical/difusa
Úlcera perfurada	Epigastro

Início, evolução e intensidade

A forma de início tem seu significado no diagnóstico. O início súbito de uma dor muito intensa e persistente está relacionado às perfurações e infartos por trombose mesentérica. Embora de início não tão súbito e nem sempre tão drástico, a dor decorrente de obstrução por cálculo biliar ou renal tem sua instalação bem marcada. Nesses casos, a exemplo da obstrução intestinal, ela é bastante intensa, porém, pode ter momentos de melhora parcial ou ser intermitente. Pancreatite aguda e colecistite aguda também se manifestam com dor intensa, persistente, de instalação rápida, apesar de, em geral, não ser súbita. Em todos esses casos, não há relato de melhora com medicação analgésica oral.

Com relação à evolução, em algumas doenças, como na apendicite aguda e na trombose mesentérica, a dor tende a piora rápida, e em outras, como na pancreatite aguda, permanece tão intensa quanto quando começou e só melhora com uma forte analgesia. Na gastroenterocolite, a dor com características de cólica varia em sua intensidade e tende a melhorar com a evacuação. Dor de longa duração (dias ou semanas), contínua ou intermitente, entra no grupo das doenças crônicas. São exemplos a doença inflamatória pélvica, a pancreatite crônica, a colecistopatia crônica, as dispepsias funcionais, a síndrome do intestino irritável e as doenças inflamatórias intestinais.

A avaliação da intensidade da dor nem sempre é uma tarefa fácil. Embora, na maioria das vezes, haja uniformidade nas informações dos pacientes sobre a dor de mesma origem, pode haver variações de um paciente para outro, em função de características pessoais e do estado emocional naquele momento. Quando há muitas dúvidas sobre a relevância da dor, podem ser procurados alguns indicadores que, com frequência, acrescentarão dados interessantes. Então, pergunta-se ao paciente, por exemplo, se a dor já o fez faltar ao trabalho ou a compromissos importantes, se já foi atendido em caráter de urgência ou se precisou tomar medicação analgésica injetável por causa dela.

Fatores que modificam a dor

O conhecimento de situações que desencadeiam a dor e situações em que há melhora ou piora podem trazer alguma contribuição. Assim, para boa parte dos portadores de úlcera duodenal, há alívio temporário após a alimentação. Também é comum o aparecimento ou a piora da dor quando portadores de colecistite crônica ingerem alimentos gordurosos. Na pancreatite crônica, em fase sintomática, o simples fato de comer leva ao aparecimento ou à piora da dor. Alguns pacientes informam melhora da dor quando usam medicamentos de uso comum, até sem prescrição médica. É o que se observa com os antiácidos na úlcera péptica e os antiespasmódicos nas cólicas viscerais.

Em algumas situações, a dor se altera com a posição ou com o movimento. É bem típica a posição antálgica, procurando se curvar sobre si mesmo – posição adotada pelos portadores de pancreatite crônica, nos episódios de dor aguda. Pacientes com cólica biliar, nefrética ou intestinal, tendem a ficar o tempo todo se movimentando, à procura de uma posição em que a dor melhore, ao passo que outros, com acometimento peritoneal, procuram ficar quietos, porque a movimentação piora a dor.

Sintomas ou sinais associados

Os vômitos são manifestações frequentes nas doenças do estômago, do duodeno e nas obstruções proximais do intestino delgado. Vômitos fecaloides aparecem nas obstruções mais baixas. Dor abdominal com disenteria pode ser decorrente das gastroenterocolites agudas ou da retocolite ulcerativa inespecífica. A presença de fístulas anais ou para a parede abdominal sugere doença de Crohn. Febre, artralgia, perda de peso, suor noturno, histórias anteriores de constipação ou diarreia constituem dados importantes na elucidação de alguns diagnósticos.

Antecedentes pessoais e familiares

A constatação de episódios semelhantes no passado, de antecedentes familiares, de doença sistêmica de base, ou de riscos ocupacionais auxilia no diagnóstico. Doenças confirmadas, como porfiria, anemia falciforme, lúpus, síndrome nefrótica ou doenças vasculares, podem pressupor uma etiologia para a dor. Pacientes que informam cálculo biliar já detectado têm certamente maior chance de colecistite ou coledocolitíase, assim como aqueles que têm outros familiares com cálculo renal terão mais chance de ter cólica nefrética.

EXAME FÍSICO DO PACIENTE COM DOR ABDOMINAL

Exame geral

Mesmo que a doença seja claramente abdominal, o exame físico do paciente não pode prescindir dos dados obtidos no exame geral. Nos casos de dor crônica, são importantes a avaliação nutricional, a presença de edema, de anemia e de emagrecimento. Nos agudos, particularmente, são importantes a atitude no leito, a frequência respiratória, a expressão facial, o humor, o grau de desconforto e de hidratação. Pacientes com doenças mais graves têm todos esses parâmetros alterados e apresentam-se frequentemente com taquicardia mantida, sudorese, lábios secos, respiração rápida e superficial. Hipotensão e baixa perfusão periférica são sinais de alarme.

Exame do abdome

À inspeção, o abdome poderá se apresentar distendido globalmente, como ocorre nas obstruções prolongadas ou no íleo paralítico, nos casos de peritonites. A presença de cicatrizes de cirurgias anteriores pode sugerir brida ou aderência, e o peristaltismo visível, com aumento de ruídos hidroaéreos, sugere oclusão ou suboclusão. A palpação superficial pode revelar dor generalizada ou localizada, com ou sem a contratura muscular associada à peritonite. É preciso ter atenção também para a detecção de eventuais acometimentos da própria parede abdominal. Celulites, hérnias, contraturas musculares, traumas e hematomas podem ser responsáveis por dor abdominal. Com a palpação, procura-se encontrar pontos mais localizados de dor, assim como detectar a descompressão dolorosa presente nas peritonites. É interessante nunca começar a palpação pelo ponto mais doloroso, e, sim, por áreas próximas, aparentemente menos acometidas. Isso facilita o exame e traz maior confiança para o paciente.

Fígado doloroso e aumentado pode ser encontrado em abscessos hepáticos e, nesse caso, é acompanhado de sinais e sintomas infecciosos. Massas palpáveis podem ser encontradas nos tumores, na doença de

Crohn ou em infecções bloqueadas na cavidade abdominal. Toque retal ou exame ginecológico também podem ser úteis.

Nos casos agudos, é necessário acompanhar de perto a evolução do quadro. Piora da dor, aumento da área dolorosa, distensão abdominal crescente, diminuição de ruídos hidroaéreos e reação peritoneal são sinais de piora.

A ausculta do abdome pode ser feita posteriormente. Nas gastroenterocolites, os ruídos hidroaéreos estão aumentados. Nas oclusões e suboclusões, além de aumentados, podem mostrar alteração de timbre com os ruídos metálicos, característicos da luta contra a obstrução. Quando o peritônio está comprometido ou nas fases mais avançadas de doenças obstrutivas e vasculares, os ruídos intestinais diminuem ou desaparecem.

Completados a anamnese e o exame físico, vêm na sequência os exames laboratoriais e de imagem. Estes serão abordados nas situações específicas.

DOR ABDOMINAL AGUDA – CAUSAS MAIS FREQUENTES

São muitas as causas de dor abdominal aguda. Por essa razão, um grande número de pacientes procura os consultórios e, principalmente, o pronto-socorro. O estabelecimento do diagnóstico pode ser simples, se os pacientes apresentarem os sintomas clássicos, mas pode, em algumas situações, exigir todo o arsenal de recursos laboratoriais e de imagem, assim como pode, ocasionalmente, chegar à laparotomia. Decidir sobre a necessidade ou não de cirurgia e acerca da sua urgência pode ser um problema desde o início da abordagem. As causas mais comuns que levam ao quadro de dor abdominal estão mais detalhadas a seguir.

Apendicite aguda

A inflamação do apêndice constitui uma das causas mais comuns de dor aguda na fossa ilíaca direita (FID) entre os pacientes que procuram o hospital com urgência. Os fenômenos inflamatórios iniciais produzem, a princípio, dor periumbilical não muito intensa, acompanhada de náusea, anorexia e febre não muito alta.[2] Após 6 a 8 horas de evolução, a tendência da dor é deslocar-se para a FID no chamado ponto de McBurney e mostrar sinais de comprometimento peritoneal. Em outras ocasiões, ela tem início já na FID. Embora com o tempo a náusea possa diminuir, permanece a falta de apetite. Vômitos esporádicos podem aparecer no início, mas não são comuns os vômitos repetidos. Febre mais alta está associada a complicações da apendicite. A diarreia não é frequente, embora possa aparecer durante o episódio. Na fase de comprometimento peritoneal, é comum sentir dor aos movimentos bruscos e com o ato de tossir ou espirrar e apresentar dor à descompressão. Certa rigidez da musculatura local e hipersensibilidade da pele são comuns. Uma contaminação por contiguidade do músculo psoas pode fazer que o paciente fique com o quadril e o membro inferior direito ligeiramente fletidos, buscando obter alívio da dor.

No exame laboratorial ocorre, na grande maioria dos casos, uma leucocitose não muito grande (10.000 a 16.000), com aumento de neutrófilos e desvio à esquerda. Contagem normal de leucócitos em determinado momento não exclui o diagnóstico.

Na maioria das vezes, o uso de métodos de imagem na apendicite aguda é dispensável, porém, a ultrassonografia pode ser útil em alguns casos, não só porque pode confirmar a apendicite, mas também para o diagnóstico diferencial em relação a doenças ginecológicas pélvicas ou mesmo doença de Crohn. O método de imagem que mais pode auxiliar no diagnóstico da apendicite aguda é a tomografia computadorizada. Em um estudo publicado em 1998, em que 100 pacientes tinham suspeita de apendicite, em 50% deles foram detectadas alterações compatíveis com a doença, e em 13 pacientes foi evitada uma apendicectomia desnecessária.[3]

Apesar dos diversos recursos disponíveis, uma alta porcentagem de pacientes com diagnóstico pré-operatório de apendicite aguda não a apresentava na laparotomia (6 a 30%). As maiores vítimas desse erro de avaliação são as mulheres jovens, em que a apendicite é confundida com doenças ginecológicas. Assim também, na fase inicial de uma gastroenterocolite pode ocorrer esse erro diagnóstico. Nos idosos, com certa frequência, encontram-se outros diagnósticos, como diverticulite, tumores ou obstrução.[4,5]

Cólica biliar

A chamada cólica biliar é o sintoma básico da colelitíase. Manifesta-se como cólica localizada em quadrante superior direito e/ou epigástrio e é consequência da migração de pequenos cálculos, com obstrução temporária ou intermitente do cístico. Ela pode ocorrer espontaneamente ou ser desencadeada por refeição rica em gordura. Sua frequência é maior em períodos de emagrecimento ou de repouso prolongado e incide mais em mulheres, na proporção aproximada de 3 para 1.[6] Obesidade, gravidez, multiparidade e hipertrigliceridemia aumentam a possibilidade de cálculos biliares e, consequentemente, de manifestações clínicas e complicações.[7]

Embora o epigástrio e o quadrante superior direito sejam os locais mais frequentes de dor, ela pode aparecer mais à esquerda ou em pontos mais baixos do abdome. Ocasionalmente, ocorre irradiação para as costas e o ombro direito. O início da dor, na maioria das vezes, não é súbito. Em geral, vai aumentando gradativamente, atingindo sua plenitude dentro de 15 minutos a 1 hora após o evento. Dura cerca de 1 hora ou poucas horas e, se for contínua por mais de 6 horas, sugere fase inicial de quadros mais graves, como colecistite aguda ou coledocolitíase. Náuseas e vômitos são manifestações frequentes, embora não predominantes no quadro. O exame físico revela, com frequência, dor não muito intensa no quadrante superior direito, em área de projeção da vesícula.

A suspeita do diagnóstico de colelitíase leva diretamente à necessidade de confirmação por método de imagem, e o melhor exame é a ultrassonografia (US) do abdome superior, com sensibilidade superior a 95%. Trata-se de um método simples, sem radiação, não invasivo e de resultado imediato. Nos poucos casos em que a US falha, poderão ser usados outros métodos de imagem.

Colecistite aguda

Trata-se da complicação mais frequente da colelitíase. Decorre, na grande maioria dos casos, de obstrução do cístico por cálculo, levando à estase e infecção da vesícula. A colecistite alitiásica se dá em menos de 10% dos pacientes.[8]

O quadro clínico característico mostrará dor constante, em hipocôndrio direito, tanto espontânea quanto à palpação, com febre e leucocitose. Náuseas e vômitos são parte do quadro, sendo possível haver também dor localizada à descompressão. Em cerca de ⅔ das situações, o paciente terá apresentado episódios anteriores de cólica biliar. Como a causa habitual da doença é a presença dos cálculos biliares, a colecistite aguda tem epidemiologia semelhante à da colelitíase.

Poucos pacientes terão a vesícula palpável ao exame físico, porque é de se esperar que a colecistopatia crônica leve a uma vesícula escleroatrófica e, portanto, não distensível quando obstruída. Um sinal clínico interessante e com boa especificidade é o sinal de Murphy, obtido quando se mantém a pressão da palpação sobre a região subcostal direita, e pede-se ao paciente que tome uma respiração profunda. Ele acusará dor e interromperá seu movimento respiratório, refletindo a sensibilidade da vesícula ao ser pressionada pela mão do examinador.

Os exames laboratoriais poderão revelar, além da leucocitose com desvio à esquerda, icterícia pouco expressiva em uma porcentagem pequena de pacientes. A ultrassonografia é o exame complementar mais usado para o diagnóstico da doença aguda. Além de acusar a presença dos cálculos quando existem, pode mostrar alterações da parede da vesícula, assim como a presença de líquido pericólico. A tomografia computadorizada e a ressonância magnética podem ser necessárias e são ferramentas importantes, principalmente nas complicações.

Coledocolitíase

Significa a obstrução do colédoco por cálculo, seja ele originário da vesícula ou do próprio canal biliar. Normalmente, na colelitíase, ocorre trânsito silencioso de cálculos da vesícula para o duodeno através do colédoco e, eventualmente, em uma dessas passagens, poderá haver obstrução, com o quadro clínico característico de dor em cólica, icterícia e colúria. Havendo contaminação bacteriana, o que é bastante comum nesses casos, surgirá a colangite, com febre e calafrios. Diferentemente do que ocorre na cólica biliar, a coledocolitíase sintomática exige diagnóstico imediato e retirada do cálculo, com desobstrução do canal. A dor em cólica apresentada por esses pacientes se assemelha à dos portadores de cólica biliar, porém se diferencia pela icterícia e por provas anormais de agressão ao fígado e às vias biliares. Assim, a dor é acompanhada de icterícia leve a moderada e elevação de fosfatase alcalina. Esta última, na obstrução biliar, com frequência precede a icterícia. Quando a icterícia chega a valores muito altos e persiste, há necessidade de afastar a hipótese de neoplasia obstrutiva. Novamente a ultrassonografia é o exame mais importante para o diagnóstico. A colangiografia endoscópica também poderá ser utilizada e tem alta sensibilidade e especificidade. Esse método permite não apenas o diagnóstico, mas também a medida terapêutica básica, que é a retirada do cálculo. Se, por qualquer razão, esse método for inviável, outra solução é a colangiografia transparieto-hepática, com resultados claros e confiáveis. A colangiorressonância, menos agressiva e com excelente resolução, tem sido o método escolhido, desde que disponível no local.

Pancreatite aguda

Trata-se de um processo inflamatório do pâncreas caracterizado por dor intensa no abdome superior com elevação de, no mínimo, 3 vezes no valor de amilase e lipase séricas. A causa mais frequente da pancreatite aguda e que responde por 40 a 70% dos casos é o cálculo biliar que obstrui o fluxo biliopancreático para o intestino.[9] Mesmo que em muitas ocasiões a demonstração dessa relação seja difícil, tanto porque os cálculos são pequenos quanto porque a obstrução foi temporária, esse é mesmo o maior fator determinante. Exames mais acurados revelam que a maioria dos casos de pancreatite considerada idiopática é provocada por microcálculos. O álcool é tido como outro agente etiológico responsável por até 30% dos casos, embora o mecanismo de sua ação ainda não seja claro. Causas menos comuns são hipertrigliceridemia, hiperparatireoidismo, complicações da pancreatografia endoscópica, anomalias anatômicas da região ampular, do duodeno, do ducto biliar ou de vias excretoras intrapancreáticas. Nos países desenvolvidos, onde se dispõe de todos os recursos, define-se a etiologia em cerca de 80% dos casos.

A dor provocada pela pancreatite aguda é de forte intensidade, mantida, sem flutuações apreciáveis, tem início súbito e pode dar a impressão de uma ocorrência cirúrgica, do tipo úlcera perfurada ou trombose mesentérica. Ocasionalmente se diferencia dessas, porque se apresenta com início mais gradual, porém, após cerca de 15 minutos a 1 hora depois, atinge seu pico e se torna muito intensa. Localiza-se, em geral, no epigástrio, e pode ser irradiada para os lados e ou para as costas. Embora a chamada dor em faixa seja considerada típica, ela só ocorre em aproximadamente metade dos casos. É comum observar o paciente mudando sua posição no leito, em busca de alívio. A posição em que se acomodam um pouco melhor é com o tronco fletido sobre o corpo. Durante algum tempo, nem mesmo a sedação com drogas comuns traz conforto e, em sua pior fase, é necessária potente medicação por via intravenosa. Esse período dura muitas horas, e a melhora rápida leva a pensar em outro diagnóstico menos grave. Náuseas e vômitos estão quase sempre presentes e podem se tornar um problema imediato, já que dificultam a hidratação e contribuem para a hipovolemia.

O exame físico pode ser pouco expressivo na pancreatite aguda leve, com discreta dor e defesa à palpação. Na forma necrosante, porém, as manifestações são muito marcadas. Já no exame inicial, o paciente está em mau estado geral, desidratado, taquicárdico, hipotenso, com dor espontânea e à palpação do epigástrio, com defesa e distensão abdominal. Equimose periumbilical, sinal de Cullen ou nos flancos, sinal de Grey-Turner, vistos em pequena porcentagem dos pacientes revelam necrose e hemorragia no retroperitônio e, assim como a presença de ascite, relacionam-se à maior gravidade do quadro. Em geral, é aceito que o diagnóstico da pancreatite aguda requer ao menos dois dos caracteres seguintes; dor abdominal típica, lipase e amilase com até 3 vezes o limite superior e achados característicos na tomografia computadorizada.

Outras considerações sobre evolução e medidas diagnósticas serão feitas em capítulo específico.

Obstrução intestinal

Entre as doenças agudas abdominais, esta é uma situação bastante frequente. A obstrução do delgado responde pela maioria dos casos, e as principais responsáveis no adulto são as bridas e aderências. Outras causas são as hérnias estranguladas, os tumores e as inflamações. Na criança, são mais comuns as invaginações e os defeitos congênitos.[10,11]

O diagnóstico da obstrução intestinal mecânica será suspeitado sempre que o paciente procurar o médico com dor em cólica de instalação rápida e distensão abdominal. A dor é caracteristicamente em cólica, na região periumbilical ou epigástrica, e é consequente à luta do intestino, que, com contrações mais fortes e frequentes, tenta vencer o obstáculo. No início, a dor é intermitente e acompanhada de ruídos hidroaéreos aumentados, às vezes audíveis. Depois se torna mantida, com piora rapidamente progressiva do estado geral, passando a ser mais intensa à palpação e exacerbada pela tosse ou por movimentos da cama ou do transporte. Esses dados são indicativos do sofrimento das alças e do envolvimento peritoneal. Os vômitos são precoces nas obstruções altas e, após a eliminação dos alimentos, tornam-se líquidos e esverdeados. Nas obstruções mais baixas, os vômitos são tardios e podem se tornar fecaloides. A distensão abdominal está sempre presente e é mais pronunciada nas obstruções mais baixas. No caso dessa suspeita, é comum o relato de sangramento baixo em episódios anteriores ou mudança recente de hábito intestinal, uma vez que a causa mais prevalente é o câncer de cólon. Em certos casos, pode não se caracterizar uma obstrução total, e, sim, uma suboclusão intestinal, e aí as manifestações são menos marcadas. A anamnese poderá, então, revelar episódios anteriores que melhoraram espontaneamente ou após tratamento hospitalar com descompressão por sonda.[12]

Como se pode observar, os dados de anamnese e exame físico são bastante ricos nesse tipo de paciente. Ao que já foi dito, deve-se acrescentar a ausculta abdominal, em que os ruídos hidroaéreos de luta podem mostrar um timbre metálico característico. Ainda ao exame físico, a constatação de cicatrizes na parede abdominal, consequentes de cirurgias anteriores, pode sugerir a possibilidade de bridas e aderências.

É de extrema importância acelerar as medidas diagnósticas e acompanhar muito de perto a evolução do paciente, não permitindo que ele seja privado de uma solução cirúrgica salvadora no momento certo.

Diverticulite aguda

É muito alta a prevalência de divertículos do intestino grosso na população de idade mais avançada. Admite-se que ela é rara em indivíduos com menos de 40 anos de idade, chega a 5% na quinta década de vida e 50% na nona década.[13] Essa herniação de mucosa e submucosa, através da camada muscular do intestino, ocorre em pontos de entrada das artérias na camada muscular, considerados locais mais vulneráveis à pressão. O enfraquecimento da parede do cólon com a idade, a necessidade de mais força para evacuar e a falta de fibras na dieta são fatores que facilitam o aparecimento dos divertículos. O sigmoide é a área mais vulnerável à formação desses divertículos.

A maioria dos pacientes apenas com doença diverticular tem poucos sintomas ou é assintomática. Uma parcela dela apresentará dor abdominal intermitente em fossa ilíaca esquerda sem indícios de inflamação, flatulência ou evacuação irregular. Como complicações, cerca de 15 a 20% poderão apresentar hemorragia intestinal, e 10 a 25% poderão ter diverticulite.

A diverticulite é a inflamação de um divertículo, cujo início se deve à presença de fezes endurecidas em sua extremidade distal, provocando uma infecção crônica na parede fina. Essa inflamação é seguida de microperfuração com peridiverticulite, que envolve gordura pericolônica, o mesentério e, eventualmente, órgãos vizinhos. A partir daí, o processo pode ser curado com tratamento ou evoluir para necrose dos tecidos envolvidos, abscesso, fístula ou perfuração livre. O quadro clínico causado pela peridiverticulite caracteriza-se por dor em fossa ilíaca esquerda (o sigmoide é o mais acometido) moderada ou mais intensa, contínua, tanto espontânea quanto à palpação, e febre não muito alta. Em situações anatômicas especiais do cólon (cólon redundante) a dor mais intensa pode se localizar em região suprapúbica ou até um pouco mais à direita. Alterações do hábito intestinal, mais comumente constipação que diarreia, anorexia e náuseas, são outros sintomas observados. Os vômitos não são comuns.

Ao exame clínico, além da dor já referida em fossa ilíaca esquerda, pode ser detectada à palpação uma massa que traduz a presença de flegmão. Quando há perfuração em cavidade livre, haverá um quadro grave de peritonite, com a sintomatologia característica. Ocasionalmente, haverá fístulas para o canal vaginal ou para a bexiga. Nos exames de laboratório, a leucocitose está presente em 80% dos casos e referenda o diagnóstico. Entre os exames de imagem, a tomografia computadorizada é o mais importante,[14] embora a ultrassonografia também possa acrescentar dados.

Trombose mesentérica

As síndromes isquêmicas do intestino podem ser agudas ou crônicas e decorrem de obstrução total ou parcial da artéria mesentérica ou de trombose da veia mesentérica. A forma aguda é mais frequente que a crônica, e a arterial, mais que a venosa. A isquemia mesentérica aguda é consequência de uma diminuição aguda, trombótica ou embólica, do fluxo de sangue para todo ou parte do intestino delgado e a metade direita do cólon. O quadro clínico caracteriza-se essencialmente por dor abdominal presente em cerca de 90% dos pacientes. No início, a dor é intensa e se localiza no abdome superior ou na região periumbilical, podendo haver, nessa fase, até uma desproporção entre sua intensidade e os poucos sinais observados no exame físico. Com o progredir da isquemia, o quadro torna-se mais grave e surge dor à palpação, descompressão dolorosa, distensão abdominal e sensível piora do estado geral. Sintomas como vômitos, diarreia e sangue nas fezes podem estar presentes. Esse conjunto de sinais e sintomas revela o sofrimento isquêmico progressivo das alças, caminhando para o infarto e a inviabilidade.

A doença ocorre com maior frequência em pacientes com mais de 50 anos e, na anamnese, pode-se detectar história de insuficiência cardíaca, episódio recente de hipotensão prolongada, arritmia cardíaca, principalmente fibrilação atrial, ou infarto do miocárdio recente. Alguns poderão ter antecedentes de doença isquêmica crônica do intestino, que seria então caracterizada por dor abdominal pós-prandial, a qual se repete a cada refeição, em pacientes com doença aterosclerótica avançada e, em geral, fumantes.

O laboratório mostrará desde o início uma leucocitose com mais de 15 mil células e acidose metabólica. Elevação de amilase é comum, embora em níveis mais baixos que na pancreatite aguda. Enzimas envolvidas na destruição tecidual, como CPK e LDH, também se elevam.

A tomografia computadorizada, apesar de ser um bom exame para diagnóstico na fase aguda, mostrará claramente o quadro apenas quando existir sofrimento avançado das alças. Não tão frequente, porém muito sugestiva de trombose mesentérica, é a presença de ar detectada por esse exame, na parede do intestino. A angiografia seletiva é um exame que pode ser usado se a suspeita for bem formulada e houver condições técnicas.[15,16]

Embora sejam conhecidas as sérias consequências da cirurgia de ressecção da parte comprometida do intestino, ela quase sempre é de indicação absoluta.

Úlcera péptica perfurada

Trata-se de uma complicação grave da úlcera péptica. A perfuração é definida para situações em que a lesão ulcerosa atravessa toda a parede do órgão – no caso, estômago ou duodeno –, propiciando contato do material do lúmen com a cavidade peritoneal. Ela poderá perfurar cavidade livre ou penetrar órgão adjacente. As de face anterior, grande e pequena curvatura, em geral perfuram na cavidade, e as de parede posterior penetram no pâncreas. Outros órgãos que podem ser perfurados são o epíplon, o trato biliar, o fígado, o cólon e as estruturas vasculares vizinhas.

O quadro de perfuração livre é muito sintomático e caracteriza-se por dor súbita no epigástrio, de forte intensidade, seguida da instalação de abdome agudo bem caracterizado, com dor em todo o abdome e rigidez de parede. A taquicardia, os distúrbios hidroeletrolíticos e a hipotensão que acompanham o quadro são os sinais da grande agressão a que o paciente foi submetido.

Na perfuração com penetração em outros órgãos, o quadro clínico não é tão manifesto como na perfuração livre. Ocorre, de maneira mais gradual, uma mudança nos sintomas de úlcera não complicada apresentados até então, com perda dos padrões habituais de ritmo, periodicidade, relação com refeições e melhora com antiácidos. A dor ficará mais intensa, com duração mais prolongada e, às vezes, referida na região lombar ou torácica baixa. A dor lombar é comum nas perfurações sobre o pâncreas.

A perfuração pode ocorrer em pacientes sem história prévia de úlcera péptica, mas sempre valerá a pena pesquisar antecedentes pessoais ou familiares dessa enfermidade.

O diagnóstico da perfuração livre será feito acrescentando-se, à história e ao exame físico, um exame radiológico simples do abdome, que deverá mostrar o pneumoperitônio. Para as perfurações com penetração em outros órgãos, a endoscopia será o exame de escolha.

OUTRAS CAUSAS DE DOR ABDOMINAL

As causas de dor abdominal discutidas são as mais graves ou mais encontradas. Muitas outras, porém, podem causá-la, conforme mostra o Quadro 22.1. São importantes as causas de origem ginecológica, como salpingite, torção ou ruptura de cisto ovariano, abscessos tubo-ovarianos e gravidez ectópica. Também podem ser responsáveis pela dor o abscesso hepático, as doenças inflamatórias intestinais, as gastrites ou úlceras agudas ou, ocasionalmente, a distensão aguda do fígado na insuficiência cardíaca.

Outras causas de dor são doenças da parede abdominal, entre elas as hérnias, os hematomas, as distensões musculares, a câimbras, os traumas, o herpes-zóster ou outras neurites.

CAUSAS EXTRA-ABDOMINAIS

Ocasionalmente, a dor relatada como abdominal pode ter origem em outros órgãos fora do abdome. Entre as causas extra-abdominais, estão o infarto do miocárdio em parede diafragmática, a pericardite, o pneumotórax, a hérnia discal e as neoplasias.

DOR ABDOMINAL CRÔNICA

Trata-se de uma queixa muito comum dos pacientes que se dirigem ao consultório do gastroenterologista e do generalista. Algumas delas são desconfortos menores, de difícil diagnóstico, e outras podem ser consequência de enfermidades de maior importância, que, até por essa razão, são mais facilmente diagnosticáveis. O tipo de dor crônica poderá ser contínuo ou intermitente e pode estar relacionado à ingestão de alimentos, à evacuação, a momentos de grande ansiedade ou a doenças gerais. Também pode estar ligado a outros sinais ou sintomas, como febre, emagrecimento, distensão abdominal, aumento dos gases intestinais ou cirurgias anteriores.

O Quadro 22.1 mostra as situações mais frequentes que podem levar à dor crônica. Algumas delas, por sua maior importância, serão abordadas nos itens subsequentes.

Úlcera péptica

O sintoma básico referido pelo doente ulceroso é dor localizada no epigástrio, com característica de queimação. Alguns pacientes descrevem-na como uma sensação dolorosa de estômago vazio, e é comum que melhore com a alimentação. Embora se diga que a dor da úlcera péptica duodenal tem um ritmo característico (dói, come, passa), isso ocorre apenas com pouco mais da metade dos pacientes. Também a clássica periodicidade da dor por algumas semanas, intercalada por períodos de acalmia, não será sempre encontrada. Um dado considerado bastante relevante no diagnóstico é o ato de o paciente acordar à noite com dor. Esse sintoma (*clocking*), que dificilmente ocorre em outras doenças do estômago, reflete, a exemplo da melhora da dor ao comer, a ação do ácido sobre a lesão da mucosa, sem a proteção do poder tampão do alimento. A história relatada pelo paciente não é, na maioria das vezes, suficiente para diferenciar a úlcera duodenal da úlcera gástrica, mesmo porque, com alguma frequência, os sintomas são discretos ou atípicos Antecedentes familiares de úlcera péptica poderão ser detectados em muitos casos (20 a 50%). O exame físico não acrescenta dados relevantes, e a confirmação do diagnóstico será feita por endoscopia.

Pancreatite crônica

Embora sejam muitas as causas de pancreatite crônica, o abuso de álcool é o responsável por mais de 90% dos casos em nosso meio. Etiologias menos comuns são a pancreatite crônica autoimune, a pancreatite crônica hereditária, as de causa metabólica (por hipercalcemia, hiperlipidemia ou pós-transplante renal), as provocadas por radioterapia e as chamadas idiopáticas. As consequências da pancreatite crônica traduzem-se, ao longo de sua evolução, por dor em abdome superior, pela diarreia com clínica de desnutrição, decorrentes da má absorção de gorduras, e pelo diabete melito. Essas manifestações ocorrerão isoladamente ou em associação. O diagnóstico quase sempre ocorre após o aparecimento de um ou mais elementos dessa clássica tríade e, infelizmente, nesse momento, o comprometimento do pâncreas já está avançado.[17,18]

O paciente mais típico é relativamente jovem, com 35 a 45 anos, e consome desde cedo grande quantidade de álcool. A dor é o sintoma mais precoce e mais encontrado. Ela se localiza na região epigástrica, podendo irradiar-se para as laterais e para as costas. É uma dor crônica, de caráter intermitente, por vezes contínua, e francamente piorada com a ingestão de alimentos e álcool, sendo frequentemente acompanhada de náuseas e vômitos. Apenas uma parte dos pacientes terão a chamada "dor em faixa", classicamente associada à pancreatite crônica. Ocasionalmente, ocorrem períodos de exacerbação da doença, e esses episódios são semiologicamente parecidos com os da pancreatite aguda leve. O aparecimento de pseudocistos pode ser causa do agravamento e manutenção da dor.

O exame físico não é muito expressivo ou característico. A dor epigástrica à palpação é leve ou moderada e pode ser mais intensa, até com defesa local, nos surtos de exacerbação. No caso da presença de pseudocisto, será possível palpar massa epigástrica de tamanho variável e, ocasionalmente, por ruptura de um ducto pancreático ou mesmo de um pseudocisto, poderá ser diagnosticada ascite pancreática. Eventualmente, pode ser vista icterícia em caso de obstrução da via biliar pelo pâncreas. Sinais de desnutrição podem estar presentes, embora somente na doença mais avançada.

A tomografia computadorizada é o melhor método para avaliação da pancreatite crônica, apesar de seu valor ser limitado na doença incipiente e não mostrar relação da imagem com a função do pâncreas. Não se trata de um exame invasivo, mas muito sensível às alterações presentes na doença instalada e, diferentemente da ultrassonografia, não é prejudicado pelos gases das alças próximas do pâncreas. Quanto à ressonância magnética, seu grande avanço deu-se com a demonstração não invasiva da árvore biliopancreática, propiciada pela colangiografia por ressonância magnética.

A colangiopancreatografia retrógrada endoscópica tem se mostrado um método capaz de evidenciar alterações iniciais dos canais pancreáticos, como irregularidades em seu contorno, estenose e tortuosidade. Também podem ser localizados cálculos intraductais e, se for o caso, pode ser realizada sua retirada.[19]

Doenças funcionais do aparelho digestivo

Chama-se de doença funcional do aparelho digestivo o grupo de distúrbios crônicos e recorrentes que podem acometer um ou mais de seus segmentos, sem que haja demonstração, pelos métodos atuais, de alterações estruturais ou bioquímicas que os justifiquem. São enfermidades muito comuns e responsáveis por uma alta porcentagem de consultas ambulatoriais (30 a 40%) ao especialista e exigem um alto investimento, não apenas pelas repetidas consultas com diferentes médicos, mas também pela infinidade de exames desnecessários e redundantes que são solicitados.[20]

A falta de uniformidade na definição e classificação dessas doenças, a dificuldade de comunicação entre especialistas a respeito delas e a falta de parâmetros para um melhor atendimento ao paciente fizeram que vários gastroenterologistas se reunissem em torno desse tema e publicassem consensos sobre a definição, a classificação e o quadro clínico das doenças funcionais.

Dentre essas situações clínicas, as que mais podem levar o paciente ao médico por dor abdominal são as dispepsias, a dor abdominal funcional e a síndrome do intestino irritável.

Dispepsias funcionais

Dispepsias são queixas muito comuns e correspondem a cerca de 15 a 20% do total de atendimentos do gastroenterologista. Pacientes com dispepsia funcional apresentarão sintomas típicos do aparelho digestivo alto, caracterizados por dor ou desconforto no epigástrio. A dor poderá ser do tipo queimação ou distensão, com ou sem azia. O desconforto poderá ser definido como uma sensação desagradável, não necessariamente dolorosa, em peso ou empachamento, às vezes com saciedade precoce, digestão difícil e demorada, eructação e náuseas.

O diagnóstico da doença será feito por meio de uma cuidadosa anamnese. Deve-se ter paciência para adquirir a confiança do paciente e obter o máximo de informações. Habitualmente, são pessoas difíceis, que convivem com outras somatizações dolorosas e com distúrbios psicológicos maiores ou menores.[21]

Em pacientes jovens que apresentem sintomas bastante sugestivos, o médico pode iniciar logo o tratamento, fazendo orientações em relação ao estilo de vida, à alimentação e à medicação sintomática. É interessante que o paciente conheça sua enfermidade para que possa colaborar com o tratamento. Os exames serão realizados com o bom senso do médico assistente, procurando afastar causas estruturais. Em alguns casos, esses exames serão feitos apenas com o intuito de mostrar ao paciente que ele não é portador de doenças mais graves, eventualmente temidas. Mais do que nunca, na dispepsia funcional, serão exigidas competência e arte, por parte do médico, para conseguir compreender e ajudar o paciente.

Dor abdominal funcional

A dor abdominal funcional, também chamada de "dor abdominal crônica idiopática" ou "dor abdominal funcional crônica", caracteriza-se por dor crônica recorrente ou contínua, em geral mal localizada no abdome e sem relação aparente com o funcionamento do aparelho digestivo, variando de intensidade, mas ficando quase sempre na sua expressão máxima. A dificuldade na precisão do diagnóstico faz que o paciente seja submetido repetidamente a uma infinidade de testes, por vezes invasivos ou de risco, e estimula o consumo de muitos medicamentos. Embora sejam feitas muitas investigações clínicas, endoscópicas e de imagem, a etiologia da dor abdominal crônica permanece desconhecida. Estudos recentes têm mostrado que esse distúrbio é mais relacionado a influências do sistema nervoso central sobre um intestino normal do que a distúrbios de motilidade. Ou seja, o impulso aferente seria modificado por mecanismos neurais. Na prática, ela é quase sempre rotulada como uma doença psicossomática, e seu acompanhamento, tanto para o médico quanto para o paciente, é fonte contínua de frustração.[22,23]

O exame físico é muito pobre na dor funcional. Não há sinais de comprometimento geral, como taquicardia, sudorese ou alteração de pressão arterial. Também não há dor do tipo parietal com descompressão dolorosa, e pode-se até demonstrar, por manobras palpatórias, que a reação ao toque do médico tem mais a ver com a expectativa da dor do que com um real comprometimento de órgãos. A abordagem do paciente com dor abdominal funcional exige uma história pormenorizada com atitude compreensiva, explorando com detalhe o início da doença, procurando relação dos episódios de dor com eventos traumáticos, cirurgias ou infecções, além de estudar seus antecedentes, principalmente a possibilidade de concomitância com outras situações relacionadas a distúrbios emocionais ou somatizações.

Os exames laboratoriais e de imagem nada acrescentam ao diagnóstico da doença. Eles terão como finalidade básica afastar enfermidades de origem estrutural, como pancreatites, doenças biliares ou tumores infiltrativos.

Síndrome do intestino irritável (SII)

É o mais comum dos distúrbios funcionais do aparelho digestivo. A dor, na SII, em geral é moderada, mas pode ser mais ou menos intensa, de acordo com as características do paciente. O tipo de dor também é variável, podendo ser em cólica, em facada, em queimação ou mesmo insidiosa e mal caracterizada. Localiza-se, preferencialmente, na parte inferior do abdome, e é mais frequente à direita. A chamada síndrome da flexura esplênica é uma dor de que alguns se queixam e que decorre da distensão do cólon nessa região quando o paciente está em pé. Para a maioria dos pacientes, a dor melhora com a evacuação. Dor no canal anal ou tenesmo podem estar presentes.[24]

Novamente, como ocorre em outras doenças funcionais, ajuda muito no diagnóstico diferencial perguntar se o paciente acorda à noite por causa da dor, o que não é comum na SII. O mais comum é a queixa de que, quando o paciente fica acordado à noite, a dor aparece. Vale lembrar que esses pacientes têm, com muita frequência, outras doenças psicossomáticas que podem causar insônia.

Outro sintoma frequente e que, às vezes, incomoda o paciente de uma maneira aparentemente desproporcional, é a presença de gases em excesso, acompanhados de distensão visível ou apenas sensação de distensão e eliminação de arrotos e flatos, a ponto de causar problemas no convívio social. Esses sintomas podem estar relacionados ao aumento real da produção de gases ou à pouca tolerância à distensão das alças.[25]

As alterações do hábito intestinal são frequentes e caracterizam-se por constipação, diarreia ou alternância de ambos. A diarreia, quando presente, consiste de fezes amolecidas em pequena quantidade por vez, o que a diferencia das diarreias por síndrome de má absorção, em que o volume de 24 horas é alto. É frequente um visível aumento de muco com as fezes, sem a presença de sangue e evacuações explosivas pela mistura de fezes e gases. A evacuação é precedida de dor em cólica e urgência que por vezes não pode ser controlada voluntariamente.

Em muitos pacientes, predomina a constipação intestinal, que adquire, para alguns, características muito sérias. Alguns chegam a ficar vários dias sem evacuar, apresentando, entre esses períodos, episódios curtos de diarreia.

São queixas comuns a variação do diâmetro das fezes, as fezes em fita ou os cíbalos, que se assemelham às fezes caprinas. Observa-se que a piora da constipação faz piorar também a dor abdominal.

A SII é mais uma daquelas situações em que o diagnóstico é essencialmente clínico, ficando os vários exames laboratoriais ou de imagem para segundo plano e com frequência apenas para afastar doenças estruturais.

Intolerância à lactose

A deficiência de lactase nos adultos é muito frequente e, nesse caso, a ingestão de lactose levará a sintomas decorrentes da má absorção dessa substância, que se caracterizam por dor abdominal, cólica, diarreia, meteorismo e flatulência. Na prática clínica diária, ela é a responsável por boa parte dos pacientes, com queixa de diarreia crônica e/ou dor abdominal, que se apresentam bem nutridos e que já procuraram muitos médicos.[26]

O fato ocorre pela natural e grande diminuição da lactase em todos os mamíferos a partir da infância. É a deficiência primária, que pode ser mais ou menos pronunciada e depende de regulação genética. Outra forma de intolerância à lactose inclui pacientes com diarreia de outras origens porque a lactase da bordadura em escova acaba sendo perdida nesses processos, uma vez que ela tem inserção frágil e superficial na membrana.

O quadro clínico da intolerância à lactose é determinado pela fermentação desse carboidrato por bactérias intestinais quando, por hipolactasemia, não ocorre a quebra da molécula em glicose e galactose e, consequentemente, não há absorção total da lactose em nível de intestino delgado. A dor abdominal, o meteorismo e a flatulência têm início cerca de 15 minutos após a ingestão de lactose, e a diarreia aquosa e espumante acompanha o quadro após 30 a 120 minutos. Podem ocorrer variações individuais no quadro clínico da má absorção de lactose, talvez porque, em alguns indivíduos, o metabolismo bacteriano da lactose pode alterar a osmolaridade no cólon, resultando em outros sinais e sintomas consequentes.[26]

O diagnóstico da intolerância à lactose pode ser feito clinicamente pela história, que relaciona a ingestão de leite com os sintomas. Deve-se suspeitar dessa condição quando há diarreia, dor e distensão abdominais relacionadas à ingestão de leite ou produtos que contenham lactose. Às vezes, o próprio paciente faz essa associação, porém, uma boa anamnese é sempre necessária. Formulada a suspeita, há que se retirar o leite e todos os alimentos feitos com ele, observando-se, então, melhora do quadro clínico após alguns dias. A dieta exclui, portanto, todas as apresentações do leite de vaca, além de doces, bolachas, sorvetes e bolos feitos com leite ou leite condensado, assim como as coalhadas e iogurtes. Tanto o queijo mais duro quanto a manteiga são permitidos, porque, no processo de fabricação de ambos, é quase totalmente excluído o soro do leite, no qual está a lactose.[27]

Exames laboratoriais específicos, como curva glicêmica após ingestão de lactose ou provas respiratórias, podem oferecer dados importantes para o diagnóstico.

Quadros de distensão abdominal, flatulência e cólicas semelhantes às provocadas pela lactose podem ser observados em consumidores de alimentos dietéticos, como balas de goma e adoçantes contendo sorbitol. Uma vez suspeitado o diagnóstico, indica-se a retirada do sorbitol da dieta, com consequente melhora dos sintomas. Essa medida pode poupar pesquisas diagnósticas exaustivas para constatar a intolerância.

REFERÊNCIAS

1. Glasgow RE, Mulvihil SJ. Abdominal pain, including the acute abdomen. In: Feldman M, Friedman LS, Sleisenger MH (eds.). Sleisenger and Fordtran's gastrointestinal and liver disease: pathophysiology, diagnosis, management 7.ed. Philadelphia: WB Saunders, 1998. p.71-82.
2. Carr NJ. The pathology of acute appendicitis. Ann Diagn Pathol. 2000; 4:46-58.
3. Rao PM, Rhea JT, Novelline RA, Mostafavi AA, McCabe CJ. Effect of computerized tomography of appendix on treatment of patients and use of hospital resources. N Engl J Med. 1998; 338:141.
4. Blair NP, Bugis SP, Turner LJ, MacLeod MM. Review of the pathologic diagnoses of 2216 appendicectomy specimens. Am J Surg 1993; 165:618.
5. Baigrie RJ, Dehn TC, Fowler SM, Dunn DC. Analysis of 8651 appendicectomies in England and Wales during 1992. Br J Surg. 1995; 2:993.
6. Fenster LF, Lonborg R, Thirlby RC, Traverso LW. What symptoms does colecystectomy cure? Insights from an outcomes measurement project and review of literature. Am J Surg. 1995; 169:533.
7. Tsimoyiannis EC, Antoniou NC, Tsaboulas C, Papanikolaou N. Cholelithiasis during pregnancy and lactation: Prospective study. Eur J Surg. 1994; 160:627.
8. Raine PM, Gunn AA. Acute cholecystitis. Br J Surg. 1975; 62:697.
9. Banks PA. Acute and chronic pancreatitis. In: Feldman M, Friedman LS, Sleisenger MH (eds.). Sleisenger and Fordtran's gastrointestinal and liver disease: pathophysiology, diagnosis, management. 7.ed. Philadelphia: WB Saunders, 1998. p.809-62.
10. McEntee P, Pender D, Mulvin D. Current spectrum of intestinal obstruction. Br J Surg. 1987; 74:976.
11. Mucha P Jr. Small intestinal obstruction. Surg Clin North Am. 1987; 67:597.
12. Turnage HR, Bergen PC. Intestinal obstruction and ileus. In: Feldman M, Friedman LS, Sleisenger MH (eds.). Sleisenger and Fordtran's gastrointestinal and liver disease: pathophysiology, diagnosis, management. 7.ed. Philadelphia: WB Saunders, 1998. p.1799-810.
13. Thompson WG, Patel DG. Clinical picture of diverticular diseases of the colon. Clin Gastroenterol. 1986; 15:903.
14. Birnbaum BA, Balthazar EJ. CT of appendicitis and diverticulitis. Radiol Clin North Am. 1994; 32:885.
15. Bartniche BJ, Balfe DM. CT appearance of intestinal ischemia and intramural hemorrhage. Radiol Clin North Am. 1994; 32:845.
16. Kurland B, Brandt LJ, Delany HM. Diagnostic tests for intestinal angina. Surg Clin North Am. 1992; 72:85.
17. Ammann RW, Heitz PU, Kloppel G. Course of alcoholic chronic pancreatitis: a clinicomorphological long term study. Gastroenterology. 1996; 111:224-31.
18. Ammann RW, Muellhaupt B, Group ZPS. The natural history of pain in alcoholic chronic pancreatitis. Gastroenterology. 1999; 116:1132-40.
19. Axon ATR, Classen M, Cotton PB, Cremer M, Freeny PC, Lees WR. Pancreatography in chronic pancreatitis: International definitions. Gut. 1994; 25:1107-12.
20. Drossman DA, Corazziari E, Talley NA, Thompson WG, Whitehead WE. A multinational consensus document on functional gastrointestinal disorders. Gut. 1999; 45(Supl 11):1-71.
21. Magalhães AFN. Dispepsias e gastrites. São Paulo: Lemos, 2002.
22. Drossman DA. Chronic functional abdominal pain. Am J Gastroenterol. 1996; 91:2270-81.
23. Drossman DA. Chronic abdominal pain (with emphasis on functional abdominal pain syndrome). In: Feldman M, Friedman LS, Sleisenger MH (eds.). Sleisenger and Fordtran's gastrointestinal and liver disease: pathophysiology, diagnosis, management. 7.ed. Philadelphia: WB Saunders, 1998. p.84-92.
24. Quilici F, André SB. Síndrome do intestino irritável. São Paulo: Lemos, 2000.
25. Levitt MD, Furne J, Olsson S. The relation of passage of gas and abdominal bloating to colonic gas production. Ann Intern Med. 1996; 124:422.
26. Sevá-Pereira A. Deficiência de dissacaridases. In: Cordeiro FTM, Moraes Filho JP, Magalhães AFN, Dantas W, Habr-Gama A, Matos AA et al. (eds.). Condutas em gastroenterologia (FBG). Rio de Janeiro: Revinter, 2004. p.198-215.
27. Pereira FRA, Sevá-Pereira A. Ainda existe lugar para dieta nas doenças do aparelho digestivo? In: Castro LP, Rocha PRS, Cunha-Melo JR. Tópicos em gastroenterologia. 6.ed. Rio de Janeiro: Medsi, 1996. p.31-59.

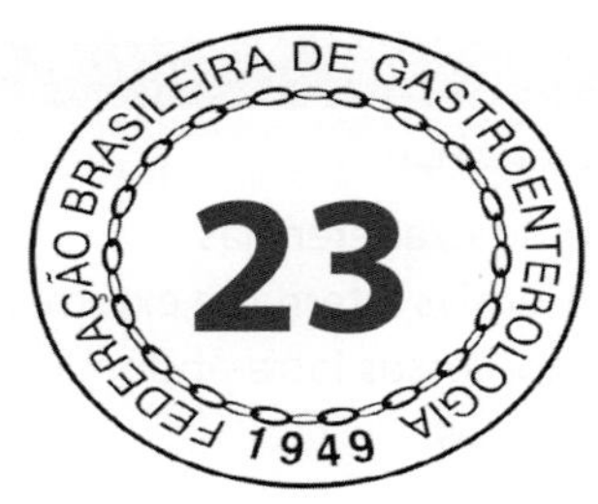

OBSTRUÇÃO INTESTINAL

Jurandir Marcondes Ribas Filho
Osvaldo Malafaia
Nicolau Gregori Czeczko
Paulo Afonso Nunes Nassif
Carmen Australia Paredes Marcondes Ribas
Fernanda Marcondes Ribas
Leticia Elizabeth Augustin Czeczko

CONCEITO

A obstrução intestinal é uma síndrome na qual o conteúdo do intestino, tanto delgado quanto grosso, não consegue progredir até o reto, impossibilitando sua eliminação do organismo.

A descrição dos pacientes que se apresentam com obstrução intestinal data do século III ou IV a.C., quando Praxágoras de Cós criou uma fístula enterocutânea para aliviar a obstrução intestinal. Apesar desse sucesso com a terapia cirúrgica, o tratamento não cirúrgico desses pacientes com tentativas de redução de hérnias, laxativos, ingestão de metais (p. ex., chumbo ou mercúrio) e sanguessugas para remover os agentes tóxicos do sangue era a regra até o final do século XVIII, quando a antissepsia e as técnicas operatórias assépticas tornaram a intervenção cirúrgica mais segura e mais aceitável.[1]

A obstrução pode ser funcional, secundária a uma fisiologia intestinal anormal, ou por uma obstrução mecânica do interior ou exterior do intestino. Esse bloqueio pode ser completo ou parcial, no intestino delgado ou no grosso, apresentar sofrimento vascular ou não, e ainda é possível encontrar obstrução em alça fechada, quando existem dois níveis de obstrução e o conteúdo entérico não vai nem para frente nem para trás.[2]

Apesar da melhor compreensão da fisiopatologia, assim como a obtenção de mais recursos terapêuticos para o tratamento da obstrução intestinal nos dias atuais, ela ainda representa alguns dos problemas mais difíceis enfrentados pelos cirurgiões para o diagnóstico correto, o melhor momento da terapia e o tratamento apropriado.

ETIOLOGIA

Podem-se classificar as obstruções intestinais em dois tipos: obstrução mecânica e obstrução funcional.

As obstruções mecânicas podem ser classificadas de acordo com a localização do processo oclusivo, em: intraluminal, da parede intestinal ou extraintestinal[3] (Quadro 23.1).

As obstruções do intestino delgado são aproximadamente 80% dos casos de obstrução intestinal mecânica, sendo a incidência igual entre homens e mulheres. Estudo polonês de 2012 mostrou que a média de idade entre pacientes com obstrução intestinal aguda foi de 64 anos, sendo 60% de mulheres e o intestino delgado foi o afetado em 76%.[4]

Assim sendo, os principais fatores de risco para obstrução intestinal são:

- cirurgia abdominal ou pélvica prévia;
- hérnia inguinal ou abdominal;
- doença inflamatória intestinal;

Quadro 23.1 – Causas das obstruções mecânicas

Intraluminais	Da parede intestinal	Extrínsecas
▪ Íleo biliar ▪ Enterólito ▪ Bezoares ▪ *Ascaris lumbricoides* ▪ Íleo meconial ▪ Pólipos ▪ Corpos estranhos	▪ Traumas ▪ Neoplasias ▪ Endometriose ▪ Lesões actínicas ▪ Intussuscepção ▪ Lesões congênitas (atresias e estenoses) ▪ Lesões inflamatórias (doença de Crohn, diverticulite)	▪ Bridas/aderências ▪ Hérnias internas e externas ▪ Abscessos intra-abdominais ▪ Volvos ▪ Neoplasias

- história ou risco aumentado para neoplasia;
- radioterapia prévia;
- história de ingestão de corpo estranho.

Nas lesões intraluminais, as neoplasias são causas clássicas desse tipo de obstrução, sendo o adenocarcinoma de cólon (Figura 23.1) a principal causa no intestino grosso, responsável por mais de 50% dos casos.[5]

Com relação às lesões da parede intestinal, a intussuscepção é mais comum em crianças, porém pode também ocorrer em adultos. Nesse caso, tumores, pólipos e doença inflamatória, assim como divertículo de Meckel, estão com frequência presentes.[6-8]

Nas lesões extraintestinais, as bridas são a principal causa de obstrução intestinal do adulto e ocorrem mais comumente em operações do andar inferior do abdome.[9] As hérnias externas (Figura 23.2) podem causar obstrução, e seu reparo tem o objetivo principal de prevenir esse mal. As obstruções completas são frequentemente causadas por hérnias, sendo comuns também em crianças. Vale lembrar que as hérnias tais como de Spiegel, hérnia obturadora etc., embora raras, representam grande desafio dignóstico.[10,11] Dentre todos os tipos de hérnia, aquelas que mais frequentemente estrangulam são as hérnias femorais em função da inextensibilidade do seu anel.

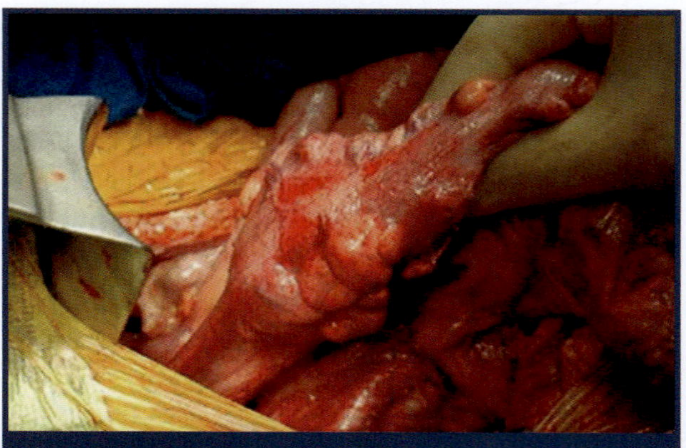

Figura 23.1 – Tumor de cólon responsável pela obstrução intestinal.

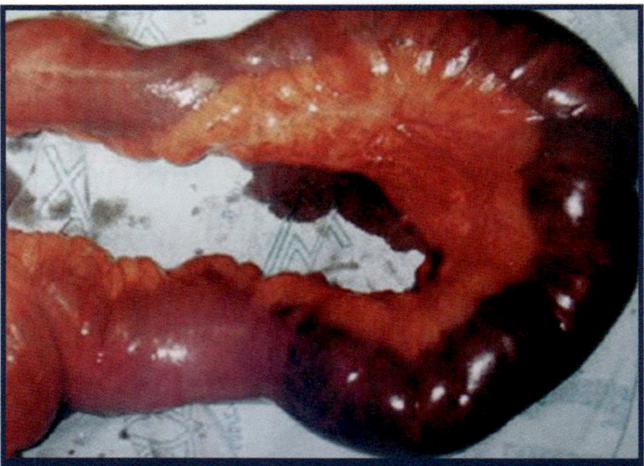

Figura 23.2 – Hérnia inguinoscrotal provocando obstrução com necrose da alça.

A obstrução funcional tem no íleo paralítico uma condição muito comum na prática clínica. Caracteriza-se pela parada da eliminação de gases e de fezes na ausência de oclusão. Podem se associar ao quadro náuseas, vômitos, distensão abdominal, dor imprecisa e não tipo cólica como na obstrução mecânica, peristalse e ruídos abdominais diminuídos ou ausentes.

Entre suas principais causas, tem-se pós-laparotomias, distúrbios eletrolíticos, drogas, processos inflamatórios intra-abdominais, hemorragias retroperitoneais, isquemia intestinal e sepse.

FISIOPATOLOGIA

A fisiologia normal do intestino é digerir e absorver nutrientes. Para isso, há microvilosidades, vilosidades e dobras circulares aumentando a área de absorção disponível. Essas dobras circulares podem ser vistas pelo estudo radiológico. O intestino delgado é relativamente livre de micróbios, ao passo que o intestino grosso contém bactérias comensais que auxiliam na digestão, sintetizam várias vitaminas e fazem a quebra da bilirrubina.[12]

Fisiologia obstrutiva

Na obstrução intestinal mecânica ocorre a distensão proximal da alça, resultante do acúmulo de secreções gastrointestinais e de gás, ao passo que a região distal ao bloqueio descomprime assim que o conteúdo luminal passa. O ar engolido e o gás proveniente da fermentação bacteriana podem acumular, adicionando-se à distensão da alça. Com a continuidade do processo, o intestino torna-se edematoso, a função de absorção normal é perdida e o fluido é sequestrado para dentro do lúmen.[13] Inicialmente, essa distensão estimula a peristalse reflexa abaixo do ponto de oclusão, a qual diminui progressivamente até a completa estagnação do movimento intestinal.

Conforme a distensão se torna mais grave, a pressão hidrostática interna aumenta até o ponto de comprimir ductos linfáticos e vênulas da mucosa, diminuindo a perfusão para a parede intestinal. Se a perfusão a um segmento de intestino é insuficiente para satisfazer as necessidades metabólicas, ocorre isquemia, resultando, eventualmente, em necrose e perfuração, a menos que o processo seja interrompido.[14] Há, pelo quadro edematoso, perda de líquido para o terceiro espaço, gerando quadro de desidratação e hipovolemia. Se a obstrução é proximal, a desidratação pode estar acompanhada de hipocloremia, hipocalemia e alcalose metabólica secundários a vômitos contendo suco gástrico.

Com a evolução do processo, um quadro sistêmico instaura-se, podendo a desidratação prolongada evoluir com oligúria, azotemia, hemoconcentração e até choque hipovolêmico. O aumento da distensão abdominal eleva a pressão intra-abdominal, gerando dificuldade respiratória pela elevação do diafragma e reduzindo o retorno venoso das extremidades inferiores pela compressão da veia cava, potencializando os efeitos da hipovolemia.

Caso o processo não seja interrompido, a barreira intestinal contra translocação bacteriana intraluminal é quebrada, a isquemia progressiva gera necrose da alça, que evolui com perfuração e, por último, ocorre o devastador evento de peritonite e morte por sepse. A obstrução intestinal simples pode estar associada a aumento da translocação bacteriana para linfonodos mesentéricos mesmo em pacientes sem infecção intra-abdominal. Estudo[15] demonstra que 59% dos pacientes submetidos à laparotomia por obstrução intestinal simples tinham cultura com bactérias nos linfonodos mesentéricos, ao passo que apenas 4% apresentavam culturas positivas quando operados por outras razões. *E. coli* foi a bactéria mais comumente encontrada. Todavia, não está comprovado se o uso de antibióticos tem papel definitivo no manejo pré-operatório da obstrução intestinal simples.

QUADRO CLÍNICO

História e exame clínico meticulosos são essenciais para estabelecimento do diagnóstico do paciente com obstrução intestinal.

Os sintomas cardiais incluem dor abdominal em cólica, esses sintomas podem variar com o local e a duração da obstrução (proximal ou distal) e com o grau da obstrução (parcial ou completa). A típica dor abdominal em cólica associada à obstrução intestinal de delgado é frequentemente descrita como periumbilical com cólicas, ocorrendo em paroxismos de dor em intervalos de 4 a 5 minutos. Progressão de dor para mais localizada e constante pode indicar irritação peritoneal secundária a complicações como a necrose. Dor abdominal severa pode sugerir perfuração intestinal aguda. Náuseas e vômitos são mais comuns em quadros de obstrução mais alta (duodeno, jejuno proximal) e, muitas vezes, podem ser os únicos sintomas. Obstruções mais distais estão associadas a menor quantidade de vômitos e o sintoma inicial mais proeminente é dor abdominal em cólica.[1]

O Quadro 23.2 mostra as manifestações clínicas mais comuns das obstruções mecânicas conforme o local.[3]

Quadro 23.2 – Manifestações clínicas das obstruções mecânicas

Obstrução do delgado	Obstrução do cólon
▪ Dor paroxística tipo cólica em andar médio do abdome ▪ Peristaltismo aumentado ▪ Vômitos mais precoces quanto mais alta a obstrução ▪ Obstrução ileal alta – vômitos biliosos ▪ Obstrução ileal baixa – vômitos fecaloides ▪ Soluços ▪ Obstrução completa – constipação e dificuldade de eliminação de gases ▪ Obstrução parcial – diarreia paradoxal ▪ Sangue mais comum em casos de intussuscepção ou carcinoma	▪ Dor abdominal e distensão ▪ Mesmos sintomas da obstrução de delgado, porém, com intensidade variável ▪ Idosos podem cursar sem dor ▪ Sintomas mais arrastados, ou seja, fase aguda longa ▪ Raros episódios de vômitos ▪ Sintomas sugestivos de carcinoma – perda de peso, hiporexia, sangramento retal, constipação progressiva, fezes em fita, tenesmo ▪ Volvo apresenta-se de forma mais aguda, com dor e distensão

Do ponto de vista do exame físico, o paciente com obstrução intestinal pode se apresentar com taquicardia e hipotensão, demonstrando importante desidratação existente. Febre sugere possibilidade de estrangulamento. Exame demonstra abdome distendido (Figura 23.3), com grau de distensão dependente do nível de obstrução. Cicatrizes cirúrgicas prévias devem ser observadas.

Pode estar presente no exame físico dor abdominal leve, com ou sem massa palpável; no entanto, dor localizada ou defesa sugere peritonite e probabilidade de estrangulamento.[16]

A obstrução intestinal aguda é caracterizada por ruídos hidroaéreos de alta frequência, conhecidos como sons "metálicos". Com a evolução da distensão intestinal, as alças tornam-se hipoativas e os ruídos intestinais diminuem progressivamente até completa parada do peristaltismo.

Exame cuidadoso deve ser realizado para descartar hérnias encarceradas, assim como toque retal para avaliação de massas intraluminais e exame das fezes quanto à presença de sangue oculto, que pode ser indicador de doença maligna.

DIAGNÓSTICO

Diagnóstico diferencial da obstrução intestinal, apesar de complexo e multidisciplinar, é relativamente fácil para um médico experiente em cirurgia de urgência. Em alguns casos, ele é evidente após história e exame físico meticulosos.[16]

Exame clínico é imperativo. Assim, os exames complementares apenas confirmam o diagnóstico, podendo-se utilizar análises clínicas, exames radiológicos, endoscópicos e tomográficos.

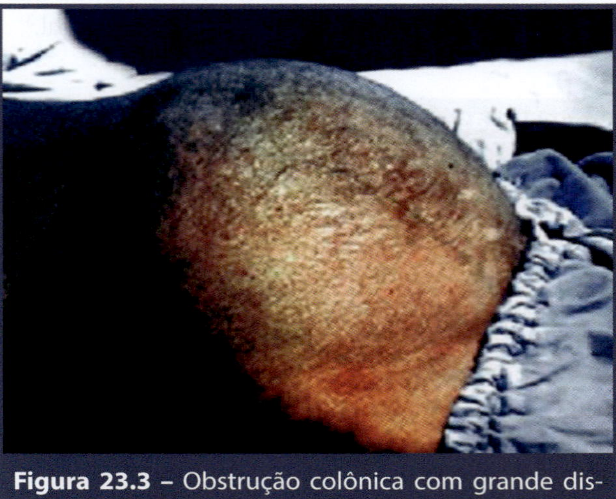

Figura 23.3 – Obstrução colônica com grande distensão abdominal.

EXAMES LABORATORIAIS

A avaliação laboratorial típica para pacientes que apresentam dor abdominal significativa inclui um hemograma completo e eletrólitos, incluindo ureia e creatinina. Embora os resultados não sejam específicos para o diagnóstico de obstrução do intestino delgado, esses estudos ajudam a avaliar a presença e a gravidade de hipovolemia, leucocitose e anormalidades metabólicas (hiponatremia, hipocalemia). Leucocitose com desvio à esquerda pode indicar presença de complicações. Anemia pode apontar para etiologia específica (p. ex., tumor, divertículo de Meckel e doença de Crohn).

Nas fases iniciais, os achados laboratoriais podem ser normais; com a progressão da doença, há hemoconcentração, leucocitose e anormalidades eletrolíticas que dependem do nível de obstrução e da desidratação. Amilase sérica, muitas vezes, encontra-se elevada. Leucocitose acentuada que não possa ser unicamente atribuída à hemoconcentração deve sugerir estrangulamento.

ESTUDO RADIOLÓGICO

Radiografias simples do abdome (Figura 23.4), com o paciente em pé e deitado, evidenciam padrão em escala das alças de intestino delgado dilatadas com níveis hidroaéreos. Tais aspectos podem ser pouco

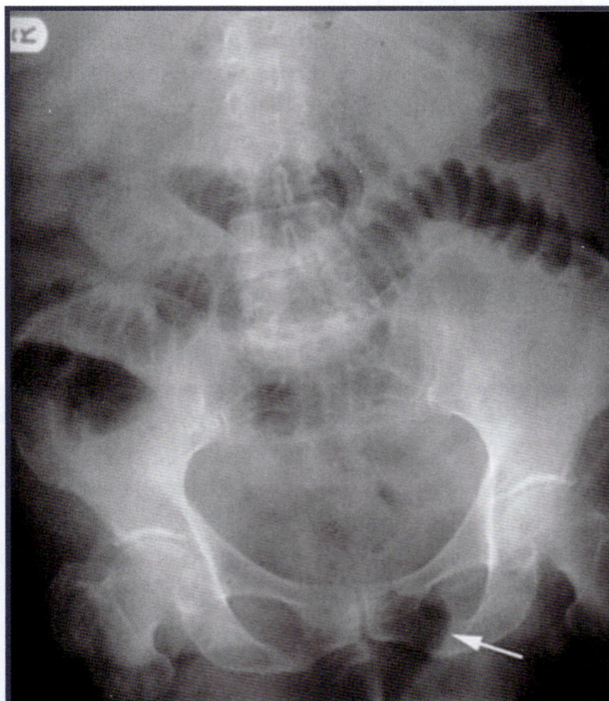

Figura 23.4 – Radiografia simples de abdome (em pé e deitado) evidenciando alças intestinais dilatadas e níveis hidroaéreos.

perceptíveis ou estar ausentes em alguns casos, quando as alças repletas de líquido contiverem pouco gás. O cólon, muitas vezes, não apresenta gás em seu interior, a menos que o paciente tenha sido submetido a clister, sigmoidoscopia ou apresente obstrução parcial. Pode ser necessária administração de contraste por via oral ou por cateter nasogástrico para o diagnóstico, principalmente em casos de obstrução proximal.[17]

Outro dado radiológico importante é que, em quadro de obstrução total, haverá ausência de ar no cólon e no reto.

As radiografias também podem demonstrar a causa da obstrução (p. ex., corpos estranhos[18] ou cálculos biliares[19]) (Figuras 23.5 e 23.6).

Em casos incertos, ou quando se é incapaz de diferenciar entre obstrução parcial e completa, podem ser necessárias avaliações diagnósticas adicionais.

O estudo radiológico com o uso de contraste baritado, além de produzir resultados discutíveis, atrapalha a interpretação dos níveis hidroaéreos, e o paciente, principalmente aquele com obstrução alta, vomita o conteúdo e, na obstrução baixa de intestino delgado, o contraste demora a chegar ao local.[20]

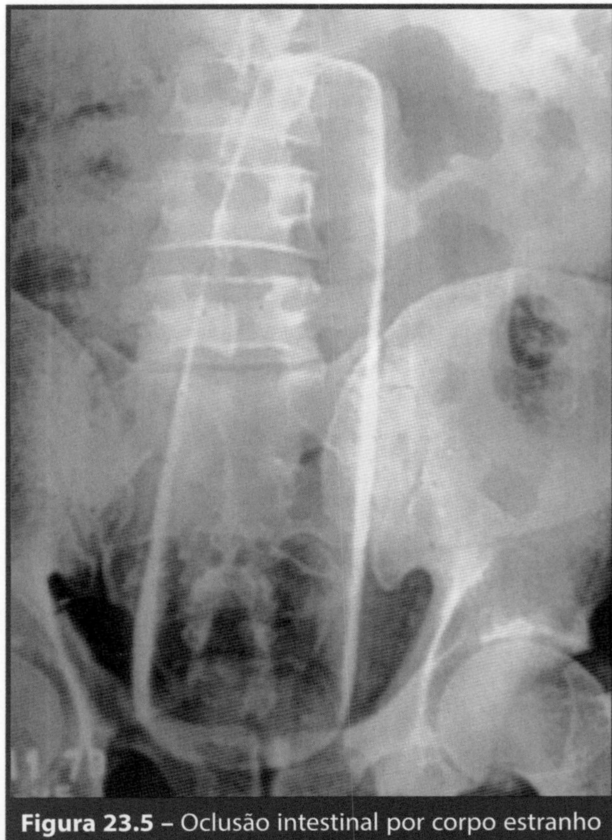

Figura 23.5 – Oclusão intestinal por corpo estranho (empalamento).

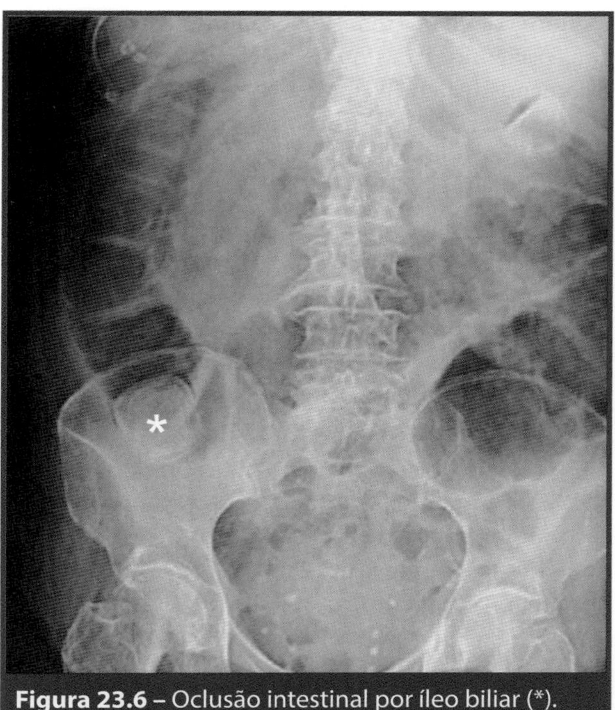

Figura 23.6 – Oclusão intestinal por íleo biliar (*).

Entretanto, na dificuldade de localizar o processo obstrutivo, pode-se optar pelo exame radiológico contrastado, obtendo, nos casos de volvo, por exemplo, imagem clássica em "bico de pássaro" (Figura 23.7).

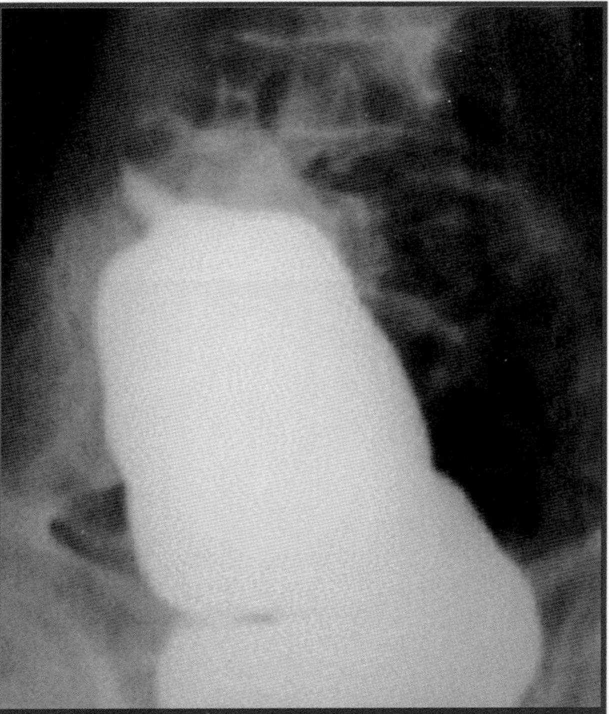

Figura 23.7 – Enema opaco mostrando "bico de pássaro" em oclusão por volvo de sigmoide.

Estudos com bário têm sido coadjuvantes úteis em alguns pacientes. Em síntese, pode-se dizer que eles são recomendados em pacientes com história de obstrução recorrente, ou obstrução mecânica de baixo grau, para definir com precisão o segmento obstruído e o grau de obstrução.[1,20]

ESTUDO ENDOSCÓPICO

A retossigmoidoscopia pode diagnosticar tumores baixos ou presença de volvo de sigmoide (imagem em espiral da mucosa, confluindo para uma zona de estenose). Permite, ainda, avaliar condições de viabilidade da mucosa colônica.

A colonoscopia na obstrução não tem sido de muita valia (Figura 23.8). Contudo, nos casos de volvo de ceco ou de sigmoide alto, assim como na presença de corpos estranhos, pode permitir, além do diagnóstico, o tratamento.[21]

ESTUDO ULTRASSONOGRÁFICO

O recente aumento do uso da ultrassonografia em pacientes com dor abdominal tem sido ferramenta valiosa para diagnóstico da obstrução intestinal. Ela é um recurso diagnóstico barato, seguro e eficiente na obstrução intestinal mecânica (Figura 23.9).

ESTUDO TOMOGRÁFICO

De modo geral, a tomografia computadorizada é útil em 20% dos casos em que os exames radiológicos não esclarecem a origem da obstrução ou não auxiliam no plano de tratamento.[17,22]

A tomografia computadorizada nas obstruções colônicas pode identificar massas, assim como permitir estadiar as lesões com grande precisão, e é mais eficaz que o enema opaco na visualização dos segmentos colônicos à montante da lesão obstrutiva, podendo, ainda, determinar o nível da obstrução[23] (Figura 23.10).

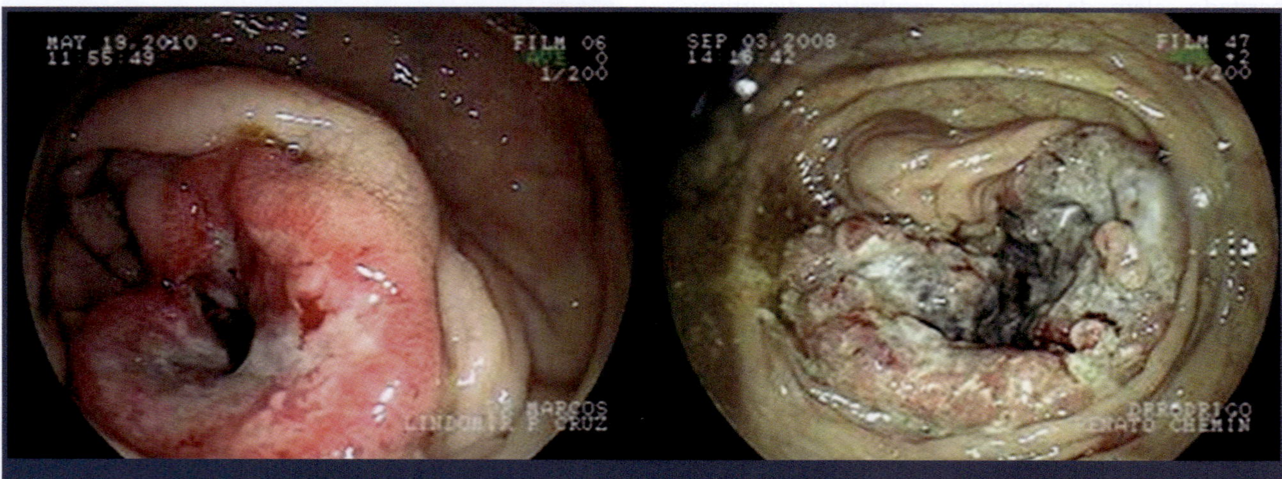

Figura 23.8 – Imagens colonoscópicas mostrando tumores com obstrução intestinal.

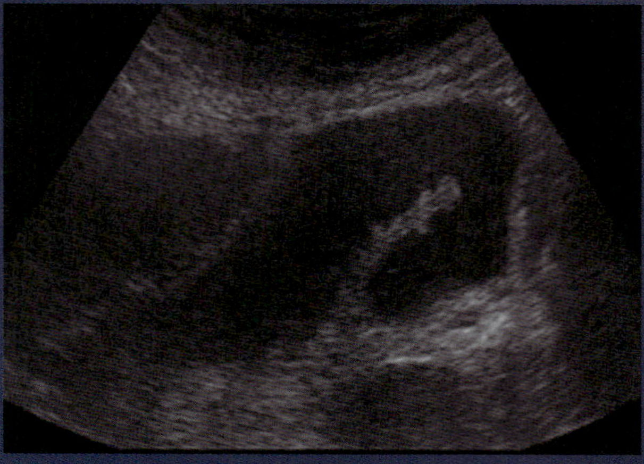

Figura 23.9 – Ultrassom em paciente com obstrução intestinal secundária à hérnia incisional.

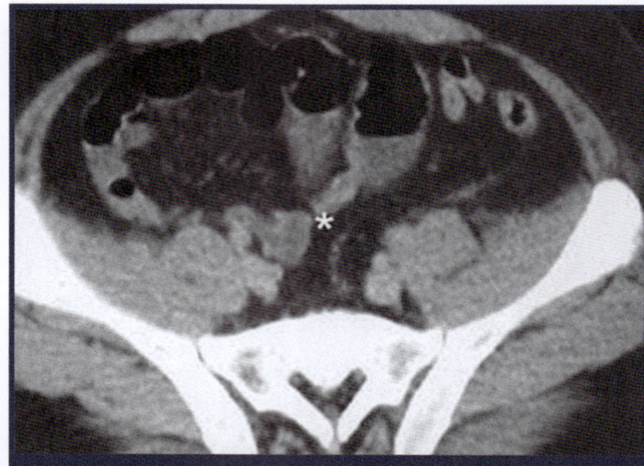

Figura 23.10 – Tomografia mostrando oclusão por íleo biliar (*).

TRATAMENTO

O tratamento da obstrução intestinal é, em sua maioria, cirúrgico. No entanto, a obstrução parcial do intestino delgado pode ser objeto de conduta expectante, contanto que seja mantida a eliminação de fezes e gases. O tratamento conservador deve ser associado às medidas iniciais, que consistem em hidratação, sondagem vesical de demora para monitorar o débito urinário e colocação de sonda nasogástrica, que proporciona conforto ao paciente e evita aspiração pulmonar. Antibióticos de largo espectro devem ser utilizados profilaticamente.[24]

Entretanto, se não houver melhora em poucos dias com o tratamento clínico ou se a obstrução for completa, ou ainda se houver suspeita de obstrução com sofrimento vascular, deve-se indicar tratamento cirúrgico imediato.

Os procedimentos cirúrgicos, independentemente se por via laparoscópica (Figura 23.11) ou laparotômica, devem seguir uma das orientações discriminadas no Quadro 23.3, iniciados apenas quando o paciente estiver hemodinamicamente estável e com seus órgãos vitais funcionando de modo satisfatório.[25]

Com relação às alças intestinais necrosadas e gangrenadas, elas devem ser ressecadas, mas, muitas vezes, é difícil definir se o intestino obstruído é ou não viável. A alça deve ser envolta em uma compressa banhada em solução salina morna e inspecionada quanto a cor, presença de pulso mesentérico e peristalse após vários minutos. O emprego intraoperatório da ultrassonografia com Doppler foi sugerido como método para determinação da viabilidade do intestino obstruído, mas não é muito confiável. O teste qualitativo da fluoresceína pode ter utilidade. Quando a alça tem

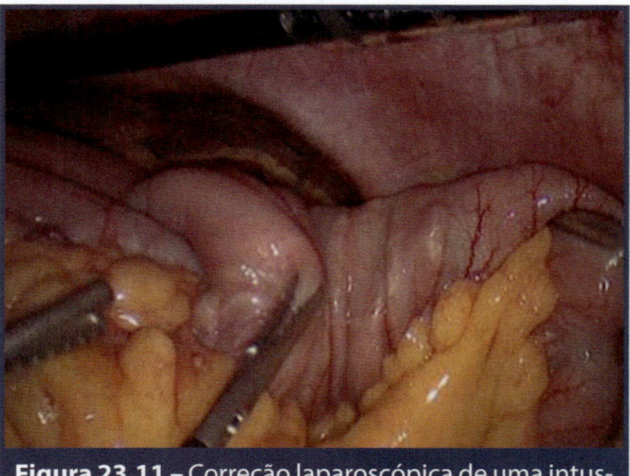

Figura 23.11 – Correção laparoscópica de uma intussuscepção jejunojejunal.

Quadro 23.3 – Procedimentos sugeridos para tratamento da obstrução intestinal

- Procedimento que não necessita de abertura de alças: lise de aderências/bridas, manipulação e redução da intussuscepção e redução da hérnia encarcerada
- Enterotomia para remoção do corpo estranho da obstrução: bezoar, cálculo biliar e corpos estranhos (Figura 23.12)
- Ressecção da lesão obstrutiva ou intestino estrangulado com anastomose primária
- Anastomose de curto-circuito para desviar da zona de obstrução
- Formação de estoma cutâneo proximal à obstrução: colostomia

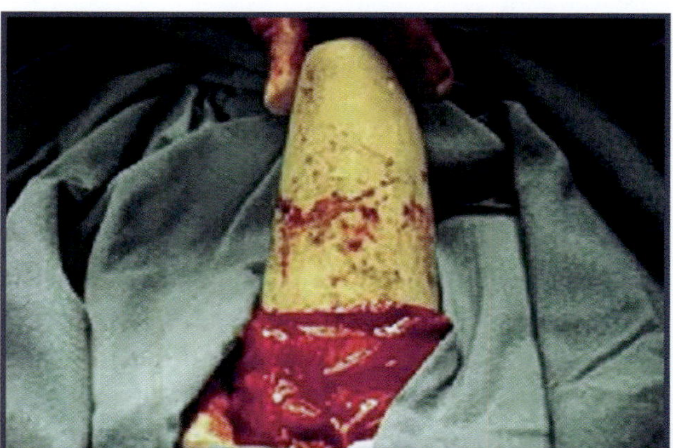

Figura 23.12 – Enterotomia para remoção do corpo estranho.

aspecto inviável, a ressecção com anastomose terminoterminal é a conduta mais segura.

Na obstrução colônica, que tem no adenocarcinoma sua principal causa, o tratamento cirúrgico vem se tornando cada vez mais agressivo e radical, com cirurgiões experientes realizando procedimentos em um só tempo. Enquanto as afecções do cólon direito são, na maioria das vezes, tratadas por ressecção primária e anastomose ileocólica, a resolução das obstruções malignas no cólon esquerdo deve levar em consideração muitos fatores para a melhor decisão terapêutica em cada caso. Além do câncer, mais duas afecções merecem comentários específicos: o fecaloma e o volvo de sigmoide.

Quanto ao fecaloma, enemas repetidos ou esvaziamento manual sob anestesia são geralmente efetivos. No caso de fecalomas mais altos, manobra alguma de esvaziamento manual deverá ser tentada. A solução glicerinada com soro morno, injetada no reto gota a gota através de sonda, pode ser útil. No caso de insucesso com a lavagem, a melhor conduta é o tratamento cirúrgico, com ressecção do sigmoide com o fecaloma nele contido, com ou sem anastomose primária.

Em relação ao volvo de sigmoide, o tratamento depende da presença ou não de necrose na alça. Quando da ausência de necrose, a retossigmoidoscopia descompressiva resolve o problema obstrutivo sem maiores complicações. Já na presença de necrose, a melhor opção é o tratamento cirúrgico com ressecção da alça necrosada, fechamento da ampola retal logo acima da reflexão peritoneal e colostomia proximal terminal.

Finalizando, é importante ter em mente que, sempre que o estado clínico do paciente permitir, deve-se tentar tornar eletivos os casos de obstrução. Isso é particularmente viável nos casos de obstrução parcial do delgado.[7] Pode-se sintetizar, conforme observado, que a conduta operatória depende da causa, da localização da obstrução e da gravidade do quadro obstrutivo.

PROGNÓSTICO

A obstrução não associada a estrangulamento apresenta baixa letalidade. A maioria dos óbitos ocorre entre pacientes idosos. A obstrução por estrangulamento tem taxa de mortalidade de aproximadamente 10% quando a operação é realizada nas primeiras 36 horas após a instalação dos sintomas, e é bem superior quando a cirurgia é adiada.

REFERÊNCIAS

1. Evers BM, Intestino delgado. In: Towsend CM. Sabiston, tratado de cirurgia: a base biológica da moderna prática cirúrgica. 17.ed. Rio de Janeiro: Elsevier, 2005. p.1323-80.
2. Faria RB. Obstrução intestinal. Disponível em: http://www.arazao.net/obstrucao-intestinal.html; acessado em: 15 de março de 2010.
3. Monteiro B. Obstrução intestinal. Disponível em: http://www.medstudents.com.br/content/resumos/resumo_obstrucao_intestinal.doc; acessado em: 15 de março de 2010.
4. Drożdż W, Budzyński P. Change in mechanical bowel obstruction demographic and etiological patterns during the past century: observations from one health care institution. Arch Surg. 2012; 147(2):175-80.
5. Hsu TC. Comparison of one-stage resection and anastomosis of acute complete obstruction of left and right colon. Am J Surg. 2005; 189(4):384-7.
6. Marinis A, Yiallourou A, Samanides L, Dafnios N, Anastasopoulos G, Vassiliou I et al. Intussusception of the bowel in adults: a review. World J Gastroenterol. 2009; 15(4):407-11.
7. Yakan S, Caliskan C, Makay O, Denecli AG, Korkut MA. Intussusception in adults: clinical characteristics, diagnosis and operative strategies. World J Gastroenterol. 2009; 15(16):1985-9.
8. Theodoropoulos GE, Linardoutsos D, Tsamis D, Stamopoulos P, Giannopoulos D, Zagouri F et al. Gastrointestinal stromal tumor causing small bowel intussusception in a patient with Crohn's disease. World J Gastroenterol. 2009; 15(41):5224-7.
9. Correa-Rovelo JM, Villanueva-López GC, Medina-Santillan R, Carrillo-Esper R, Díaz-Girón-Gidi A. Intestinal obstruction secondary to postoperative adhesion formation in abdominal surgery. Review. Cir Cir. 2015. 83(4):345-51.
10. Antoniou Z, Volakaki E, Giannakos E, Kostopoulos DC, Chalazonitis A. Intestinal obstruction due to an obturator hernia: a case report with a review of the literature. OA Case Reports. 2013; 2(1):5.
11. Omor Y, Alard S. The spiegelian hernia: a rare cause of acute intestinal obstruction. Pan Afr Med J. 2015; 20:113
12. Bordeianou L, Yeh DD. Epidemiology, clinical features, and diagnosis of mechanical small bowel obstruction in adults. Disponível em: http://www.uptodate.com/contents/epidemiology-clinical-features-and-diagnosis-of-mechanical-small-bowel-obstruction-in-adults; acessado em: 20 de julho de 2015.
13. Wright HK, O'Brien JJ, Tilson MD. Water absorption in experimental closed segment obstruction of the ileum in man. Am J Surg. 1971; 121(1):96-9.
14. Markogiannakis H, Messaris E, Dardamanis D, Pararas N, Tzertzemelis D, Giannopoulos P et al. Acute mechanical bowel obstruction: clinical presentation, etiology, management and outcome. World J Gastroenterol. 2007; 13(3):432-7.
15. Deitch EA. Simple intestinal obstruction causes bacterial translocation in man. Arch Surg. 1989; 124(6):699-701.
16. Janes SE, Meagher A, Frizelle FA. Management of diverticulitis. BMJ. 2006; 332(7536):271-5.
17. Silva AC, Pimenta M, Guimarães LS. Small bowel obstruction: what to look for. Radiographics. 2009; 29(2):423-39.
18. Ball CG, Wyrzykowski AD, Sullivan P, Feliciano DV. Intussuscepted intestine through a rectal foreign body. Can J Surg. 2009; 52(5):E191-2.
19. Zahid FE, Benjelloun EB, Ousadden A, Mazaz K, Taleb KA. Uncommon cause of small bowel obstruction – gallstone ileus: a case report. Cases J. 2009; 2:9321.
20. Zelmanowicz RU. Obstrução intestinal no adulto, 2001. Disponível em: http://www.abcdasaude.com.br/artigo.php?486; acessado em: 15 de março de 2010.
21. De Palma GD, Mastrobuoni G, Benassai G. Gallstone ileus. Endoscopic removal of a gallstone obstructing the lower ileum. Dig Liv Dis. 2009; 41(6):446.
22. Smyth R, McCallion WA, Paterson A. Total jejunoileal intussusception: a case report and literature review. Ulster Med J. 2009; 78(1):10-2.
23. Reis-Neto JA, Reis Jr JA. Obstrução do intestino grosso. In: Coelho JCU. Manual de clínica cirúrgica: cirurgia geral e especialidades. São Paulo: Atheneu, 2008. p.1095-103.
24. Williams SB, Greenspon J, Young HA, Orkin BA. Small bowel obstruction: conservative vs. surgical management. Dis Colon Rectum. 2005; 48(6):1140-6.
25. Kruel CDP, Kruel CRP. Obstrução do intestino delgado. In: Coelho JCU. Manual de clínica cirúrgica: cirurgia geral e especialidades. São Paulo: Atheneu, 2008. p.1026-30.

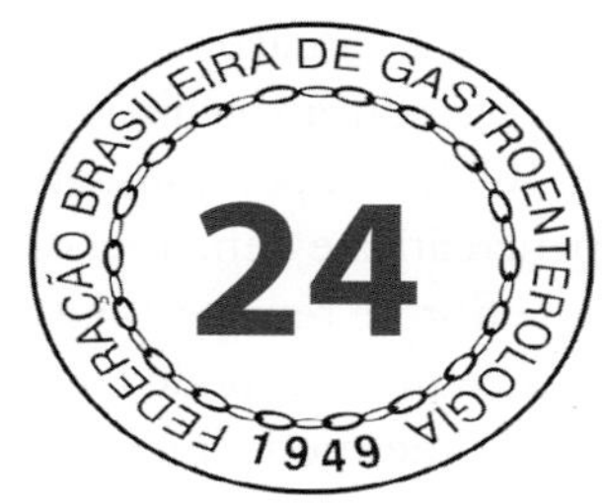

SÍNDROME DE MÁ ABSORÇÃO

Adérson Omar Mourão Cintra Damião
Flávio Feitosa
Aytan Miranda Sipahi

INTRODUÇÃO

Síndrome de má absorção intestinal é uma terminologia comumente empregada para descrever o resultado, tanto de hidrólise ineficiente de nutrientes (má digestão) quanto de defeitos na absorção intestinal pela mucosa (má absorção propriamente dita) e no transporte de nutrientes para a circulação sanguínea (no caso dos carboidratos e proteínas) e linfática (no caso das gorduras).[1-4] A designação "síndrome de má absorção intestinal", no entanto, pode dar a falsa ideia de que somente problemas na absorção intestinal propriamente dita causam síndrome de má absorção. Contudo, problemas na digestão e no transporte de nutrientes também causam má absorção destes, com consequente comprometimento do estado nutricional do paciente. Um exemplo típico é a má absorção que acompanha a pancreatite crônica, em que há sério comprometimento da digestão dos hidratos de carbono, proteínas e gorduras, provocando grave esteatorreia e desnutrição.

Na síndrome de má absorção intestinal, o quadro clínico pode variar consideravelmente, desde manifestações clássicas, como diarreia, esteatorreia, emagrecimento e desnutrição, até apresentações mais discretas, como distensão abdominal e flatulência, ou mesmo manifestações extraintestinais, como anemia ferropriva, perda óssea, hipodesenvolvimento ponderoestatural e distúrbios da menstruação.[2,3]

Atualmente, a abordagem da má absorção intestinal está mais simplificada e individualizada, em virtude dos avanços nos métodos diagnósticos (p. ex., marcadores sorológicos da doença celíaca) e de imagem (p. ex., enteroscopia, cápsula endoscópica etc.). Assim, o tradicional algoritmo de investigação da má absorção intestinal deu lugar a uma abordagem mais racional, individualizada, em que etapas são antecipadas, reduzindo, assim, o tempo para o diagnóstico e o custo da investigação diagnóstica. Além disso, classicamente, a suspeita de má absorção intestinal em geral surgia apenas diante de diarreia/esteatorreia. Nos dias atuais, o conceito de má absorção engloba a absorção deficiente de um ou mais nutrientes da dieta, independentemente de haver diarreia ou esteatorreia.[5-10]

ETIOLOGIA E CLASSIFICAÇÃO FISIOPATOLÓGICA

Basicamente, a digestão e a absorção dos nutrientes envolvem três fases:

1. **Fase luminal:** em que acontecem os processos de digestão intraluminal dos nutrientes (ver Capítulos 19 e 20).

2. **Fase mucosa:** em que são observadas, tanto digestão complementar (hidrólise executada pelas oligossacaridases e peptidases da borda em escova) quanto absorção pela mucosa.
3. **Fase de transporte:** relacionada à passagem dos nutrientes para a circulação sanguínea e linfática. Assim, didaticamente, a má absorção intestinal pode, do ponto de vista fisiopatológico, ser classificada em condições que afetam as fases luminal (ou pré-entérica), mucosa (entérica) e de transporte (pós-entérica).

Tal divisão é muito mais didática que um reflexo do que ocorre na prática, pois uma doença pode provocar má absorção por mais de um mecanismo. Por exemplo, na doença celíaca, a má absorção ocorre primariamente por lesão da mucosa. No entanto, a lesão da mucosa – e isso vale para todas as situações com lesão da mucosa intestinal – provoca redução na liberação de secretina e colecistocinina (CCK) e, por conseguinte, redução na estimulação pancreática e déficit na digestão.[7] Ademais, há relatos de fibrose retroperitoneal na doença celíaca, o que, potencialmente, pode comprometer a circulação linfática. O mesmo raciocínio pode ser feito para doença de Crohn, doença de Whipple e linfoma, entre outras situações.[2,3,11]

A absorção de nutrientes, vitaminas e sais minerais pelo trato gastrointestinal depende de várias etapas, e qualquer uma delas pode estar comprometida na síndrome de má absorção: solubilização, liberação do substrato ou ligação a fatores, alteração química, digestão de macromoléculas, funcionamento motor e sensitivo do intestino, funções hormonais e neuro-humorais, absorção e transporte pós-mucosa (Tabela 24.1).[7]

Tabela 24.1 – Principais situações patológicas que podem cursar com má absorção intestinal, seus respectivos mecanismos fisiopatológicos e os substratos mais comumente mal absorvidos

Mecanismo fisiopatológico Má digestão de nutrientes	Substrato mal absorvido	Principais etiologias
Deficiência de síntese ou secreção biliar, de conjugação de ácidos biliares, de desconjugação precoce de sais biliares	Gorduras Vitaminas lipossolúveis Cálcio Magnésio	Doença do parênquima hepático Doença obstrutiva biliar Supercrescimento bacteriano no intestino delgado com desconjugação Deficiência de CCK
Insuficiência pancreática	Gorduras Proteínas Carboidratos Vitaminas lipossolúveis Vitamina B12	Doenças congênitas, fibrose cística Pancreatite crônica (álcool) Tumores pancreáticos Inativação de enzimas pancreáticas (síndrome de Zollinger-Ellison)
Digestão mucosa (borda em escova) reduzida	Carboidratos Proteínas	Doenças congênitas (Hartnup, cistinúria) Deficiência de lactase congênita ou adquirida Doenças generalizadas da mucosa (p. ex., doença celíaca, doença de Crohn etc.)
Consumo intraluminal de nutrientes	Vitamina B12 Gorduras	Supercrescimento bacteriano Infecção por helmintos, giárdia
Má absorção de nutrientes	**Substrato mal absorvido**	**Principais etiologias**
Redução na capacidade absortiva da mucosa	Gorduras Proteínas Carboidratos Vitaminas Minerais	Defeitos de transporte congênitos Doenças generalizadas da mucosa (p. ex., doença celíaca, doença de Crohn, DIPID, isquemia etc.) Ressecção ou *bypass* intestinal Cirurgia de obesidade Síndrome do intestino curto Infecções (p. ex., estrongiloidíase, doença de Whipple etc.) Linfoma intestinal

(Continua)

Tabela 24.1 – Principais situações patológicas que podem cursar com má absorção intestinal, seus respectivos mecanismos fisiopatológicos e os substratos mais comumente mal absorvidos (*Continuação*)

Mecanismo fisiopatológico Má absorção de nutrientes	Substrato mal absorvido	Principais etiologias
Diminuição do transporte (linfático ou sanguíneo)	Gorduras Proteínas	Linfangiectasia intestinal primária Linfangiectasia intestinal secundária – obstrução por tumores sólidos, blastomicose, tuberculose, doença de Whipple, colagenoses linfomas etc. Estase venosa (p. ex., insuficiência cardíaca congestiva) Vasculite visceral (p. ex., lúpus, doença mista do tecido conjuntivo etc.)
Outros mecanismos	**Substrato mal absorvido**	**Principais etiologias**
Diminuição da acidez gástrica e/ou secreção de fator intrínseco	Vitamina B12 Ferro	Anemia perniciosa Gastrite atrófica Ressecções gástricas
Alteração na motilidade gástrica e intestinal	Gorduras Cálcio Proteínas	Ressecções gástricas Neuropatia autonômica Diabete
Trânsito intestinal rápido	Gorduras	Hipertireoidismo Neuropatia autonômica

CCK: colescistoquinina; DIPID: doença imunoproliferativa do intestino delgado.

Para fins didáticos, as causas de má absorção intestinal podem, ainda, ser divididas de acordo com as diversas fases dos processos de digestão e absorção normais:

- distúrbios na mistura;
- distúrbios na hidrólise luminal dos nutrientes, em especial a lipólise;
- distúrbios na formação de micelas;
- distúrbios na hidrólise da borda em escova;
- distúrbios na absorção pela mucosa;
- distúrbios no transporte de nutrientes;
- mecanismos não totalmente esclarecidos.

Distúrbios na mistura

Os pacientes submetidos à gastrectomia parcial com reconstrução a Billroth II (gastrojejunoanastomose) podem desenvolver síndrome de má absorção resultante da liberação de secreções biliares e pancreáticas distante de onde o quimo chega ao jejuno. Os pacientes também apresentam uma tendência ao supercrescimento bacteriano, pelas anastomoses criadas pelo procedimento.[6-8]

Distúrbios na hidrólise luminal dos nutrientes, em especial a lipólise

Como já ressaltado, as situações de lesão da mucosa, em geral, acabam provocando déficit na digestão luminal dos nutrientes por falta de estímulo pancreático pela secretina e CCK.[7] A *lipase pancreática* é a enzima responsável pela degradação dos lipídios ingeridos na dieta, particularmente os triglicerídios. Uma série de condições pode prejudicar sua síntese ou ativação, entre as quais: deficiência congênita de lipase pancreática, hipersecreção ácida gástrica, como no caso da síndrome de Zollinger-Ellison ou gastrinoma, e destruição da glândula pancreática, por fibrose cística (mucoviscidose), inflamação crônica (pancreatite crônica) ou neoplasia.[7,12]

Distúrbios na formação de micelas

Após a lipólise, o produto resultante (ácidos graxos e glicerol) interage com sais biliares e fosfolipídios para a formação de micelas, e sob essa forma ocorre a maior parte da absorção desses nutrientes (ver Capítulos 19 e 20). As micelas também incorporam colesterol e vitaminas lipossolúveis (A, D, E, K) em seus centros hidrofóbicos. Existe uma concentração mínima de sais biliares necessária para a formação de micelas. Portanto, condições em que sua síntese (p. ex., cirrose hepática), transporte (p. ex., obstrução das vias biliares) ou reabsorção (p. ex., lesão do íleo terminal como na doença de Crohn ou ressecção ileal) estejam prejudicados, ou, ainda, em casos de remoção ou inativação luminal dos sais biliares (p.

ex., uso de colestiramina, quelando os sais biliares, desconjugação precoce dos sais biliares no supercrescimento bacteriano de delgado etc.) ocorre má absorção, a qual se caracteriza principalmente pela deficiência de vitaminas lipossolúveis, uma vez que a absorção de ácidos graxos e glicerol pode se dar de outras formas, em menor grau (ver Capítulo 20).[3,13]

Diminuição na síntese ou transporte/secreção de sais biliares

Doenças hepáticas, colestáticas ou não, e obstrução dos ductos biliares podem causar má absorção. Uma das doenças mais importantes nesse grupo é a cirrose biliar primária, pelo seu caráter prolongado e colestático. A manifestação mais comum é a doença óssea, como osteoporose e osteomalacia.[1]

Supercrescimento bacteriano

As principais causas de supercrescimento bacteriano no intestino delgado estão relacionadas à diminuição da secreção ácida pelo estômago, como gastrite atrófica, uso de antiácidos ou cirurgias gástricas que diminuem a secreção cloridropéptica, e à diminuição da motilidade intestinal, como diabete melito ou esclerodermia. Condições anatômicas ou pós-cirúrgicas que causam estase ou recirculação das bactérias, habitualmente restritas ao cólon, também provocam o supercrescimento bacteriano. As bactérias anaeróbias desconjugam precocemente os ácidos biliares, que são, assim, mais facilmente absorvidos no delgado superior, diminuindo, portanto, a concentração luminal e prejudicando a formação de micelas. Além disso, os ácidos biliares desconjugados perdem bastante seu poder de solubilizar as gorduras.[14,15]

Ademais, as bactérias utilizam a vitamina B12 para a produção de folato e liberam proteases que degradam dissacaridases presentes na borda em escova do intestino delgado, ocasionando deficiência na hidrólise complementar da mucosa intestinal e de vitamina B12. O quadro clínico inclui diarreia aquosa ou esteatorreia, dor abdominal, emagrecimento e flatulência, além de manifestações causadas por deficiência de vitaminas lipossolúveis (A, D, E, K). O diagnóstico é feito por cultura de aspirado duodenal ou jejunal ou por testes respiratórios. O tratamento envolve a correção dos fatores predisponentes, quando possível, o uso de pró-cinéticos e antibioticoterapia por 7 a 14 dias, em sistema cíclico e de rodízio (p. ex., uma semana por mês, alternando o antibiótico a cada ciclo), sendo tetraciclina, ciprofloxacina, amoxicilina/clavulanato, cefalexina e metronidazol as drogas habituais de escolha.[14,15]

Ressecção ileal ou doença ileal

A perda de sais biliares por deficiência na reabsorção no íleo terminal (prejuízo na circulação entero-hepática) é também importante causa de má absorção, seja em pós-operatório de enterectomia ou na ocorrência de doenças que comprometam a região ileal, como doença de Crohn, tuberculose, blastomicose, histoplasmose, linfoma, enterite actínica, infecção por *Yersinia* sp., espru tropical etc. Na doença de Crohn também contribuem para a má absorção a presença de fístulas enterais e estenoses, que favorecem o supercrescimento bacteriano, além de hipomotilidade vesicular.[16]

As manifestações clínicas variam de acordo com o comprometimento ileal. Se o comprometimento for menor que 100 cm, o quadro predominante é de diarreia aquosa, por estimulação da secreção colônica em resposta à presença de sais biliares no intestino grosso. Em geral, não há esteatorreia importante, pois há aumento na produção de sais biliares pelo fígado de maneira compensatória, mas que se torna insatisfatória se a extensão do comprometimento da mucosa for superior a 100 cm. Em longo prazo, pode haver formação de litíase biliar e renal, além de doença óssea. O tratamento é geralmente feito com colestiramina, 2 a 4 g, junto às refeições. Antidiarreicos, como loperamida, e reposição de vitamina B12 por via parenteral (a vitamina B12 é absorvida no íleo) podem ser prescritos. Nos casos de esteatorreia, recomendam-se dieta pobre em gorduras e reposição de cálcio e vitaminas lipossolúveis.[1,17]

Distúrbios na hidrólise da borda em escova

Intolerância à lactose

A deficiência adquirida de lactase é a causa mais comum de má absorção seletiva de carboidratos; ocorre principalmente por uma diminuição em sua síntese, mas também por deficiência no transporte intracelular e na glicosilação da lactose. A prevalência da deficiência é extremamente elevada em negros e asiáticos, bem como em pacientes com aids. Os pacientes apresentam-se, tipicamente, com dor abdominal em cólica, flatulência e eructações após ingestão de leite e derivados. Secundariamente, pode ocorrer diarreia osmótica por dificuldade na reabsorção de grande quantidade de ácidos graxos de cadeia curta produzidos pela metabolização da lactose por bactérias colônicas. Algumas doenças podem causar deficiência de lactose secundária e reversível, como gastroenterite aguda (viral ou bacteriana), giardíase, doença celíaca e supercrescimento bacteriano. O diagnóstico é feito pelo teste do hidrogênio expirado após sobrecarga de lactose, e o tratamento compreende dieta pobre em alimentos que contenham lactose e uso da própria enzima sob forma de comprimidos.[10]

Intolerância à trealose também é descrita, por deficiência de trealose (presente principalmente em cogumelos). Os sintomas são semelhantes aos observados na intolerância à lactose.[7,18]

Distúrbios na absorção pela mucosa

Infecções: *Giardia intestinalis*

Uma importante causa de má absorção intestinal, principalmente nos países em desenvolvimento, é a infecção por *Giardia intestinalis*, anteriormente chamada de *Giardia lamblia*. O quadro de infecção por esse protozoário pode variar de assintomático até o de diarreia crônica, esteatorreia, desnutrição e retardo de crescimento. Os fatores que provocam desenvolvimento de quadros mais graves são hipogamaglobulinemia, alta densidade de parasitas e fatores relacionados à própria virulência do protozoário. Nos casos de má absorção, o quadro histológico é de atrofia subtotal de vilos, com hiperplasia de criptas e infiltração intraepitelial de linfócitos. Além da enteropatia produzida, outros fatores contribuem para o quadro clínico, como supercrescimento bacteriano, desconjugação de sais biliares e inibição de enzimas.[1,7]

Doença de Whipple

A doença causada pelo *Tropheryma whippelii* é multissistêmica e envolve, além do trato gastrointestinal, o sistema nervoso central (SNC), o coração e as articulações, bem como outros órgãos. Seu diagnóstico costuma ser dado por biópsia da terceira porção duodenal ou mais distal. O tratamento costuma ser feito com antibióticos simples como sulfametoxazol e trimetoprima por longo período – habitualmente um ano. A doença pode recorrer após sua interrupção.[7,18]

Espru tropical

O espru tropical consiste em uma síndrome de etiologia indeterminada (provavelmente, não relacionada a uma entidade única) que acomete habitantes ou visitantes de regiões tropicais e subtropicais. Os pacientes desenvolvem diarreia e má absorção de pelo menos duas substâncias não correlatas, xilose e vitamina B12, por exemplo. Existem evidências de colonização de bactérias provenientes do intestino grosso e protozoários, como *Cryptosporidium* sp., *Isospora* sp. e *Cyclospora* sp.[1,7,18]

Enterite actínica

Os pacientes submetidos à radioterapia por tumores pélvicos podem desenvolver quadros de diarreia até 20 anos após as sessões, por má absorção de sais biliares, vitamina B12 e lactose. Histologicamente, o quadro típico é o de uma endarterite obliterativa de pequenos vasos. Alguns estudos demonstram melhora da sintomatologia com terapia com câmara hiperbárica de oxigênio.[1,7]

Distúrbios no transporte de nutrientes

Distúrbios na drenagem linfática

O aumento na pressão do sistema linfático causa perda e até ruptura dos vasos linfáticos, com extravasamento para o lúmen intestinal de lipídios, gamaglobulina, albumina e linfócitos, acarretando um quadro de diarreia e edema, por hipoalbuminemia. Dentre as principais causas, destacam-se: linfangiectasia intestinal congênita primária (descrita em outro capítulo) e linfangiectasias secundárias ao linfoma, à tuberculose, à blastomicose, ao lúpus, à doença de Crohn, ao sarcoma de Kaposi, à fibrose retroperitoneal, à pericardite constritiva e à insuficiência cardíaca congestiva em graus avançados.[19]

Enteropatia perdedora de proteínas

Muitas das condições supracitadas podem causar enteropatia perdedora de proteínas, sejam elas com dano da mucosa, como nos casos de linfoma, doença celíaca, espru tropical, doença de Whipple, lúpus eritematoso sistêmico (LES) e supercrescimento bacteriano, ou somente com lesão linfática.[7,19]

Mecanismos não totalmente esclarecidos

Existem certas condições que são causadoras de síndrome de má absorção, porém, o mecanismo causador permanece desconhecido. Entre elas, citam-se: hipoparatireoidismo, insuficiência de suprarrenal, hipertireoidismo e síndrome carcinoide.[7,8,4,18]

SÍNDROME DE MÁ ABSORÇÃO INTESTINAL NO IDOSO

Um estudo revelou que alterações na arquitetura dos vilos do intestino superior em idosos resultam de um processo de doença que afeta o trato digestivo, e não apenas do processo de envelhecimento *per se*.[7,20]

Qualquer doença que, eventualmente, acometa os jovens, pode também ocorrer nos idosos. Entretanto, existe uma prevalência aumentada de certas afecções com o aumento da idade, como a pancreatite crônica e o supercrescimento bacteriano, este último pela hipo ou acloridria e/ou diminuição da motilidade intestinal. Mais raramente, pode haver má absorção por isquemia intestinal crônica.[19,20]

ABORDAGEM DIAGNÓSTICA NA SÍNDROME DE MÁ ABSORÇÃO

Como já salientado, a abordagem do paciente com má absorção intestinal deve ser individualizada, levando-se em consideração os pormenores da história clínica. Por exemplo, se um paciente tem história de alcoolismo importante, diarreia, diabete e dor abdominal em faixa, sob forma de crises, com irradiação para as costas, não faz sentido submetê-lo a algoritmo. Pode-se antecipar etapas, solicitando, nesse caso, uma investigação dirigida para o diagnóstico mais provável, ou seja, pancreatite crônica. Isso implicará em menor custo da investigação e ganho de tempo para o diagnóstico.

Atualmente, nos casos em que uma investigação individualizada e direcionada para determinado diagnóstico, como no exemplo citado, não é possível, recomenda-se uma *investigação em etapas* (Figura 24.1).[7]

Na primeira etapa, são solicitados exames gerais, como hemograma, provas de atividade inflamatória (velocidade de hemossedimentação – VHS, proteína C-reativa, alfa-1-glicoproteína ácida), eletrólitos, função renal, função hepática, ferro sérico, dosagem de vitamina B12, folato, hormônios tireoidianos, marcadores sorológicos para doença celíaca (antiendomísio, antitransglutaminase), parasitológico de fezes etc. Quando são disponíveis, testes respiratórios para avaliação de intolerância à lactose e de supercrescimento bacteriano também são recomendados nessa fase. Se houver necessidade, testes iniciais simples para distinguir diarreias aquosas, gordurosas (esteatorreia) ou inflamatórias podem ser realizados nas fezes, como concentração fecal de sódio e potássio, leucócitos fecais (ou como alternativa à dosagem de calprotectina ou lactoferrina nas fezes – indicam atividade inflamatória) e teste de gordura fecal quantitativo (coleta por 72 horas para obtenção de informações sobre peso das fezes e quantidade fecal de gordura), qualitativo (teste de Sudan) ou semiquantitativo (esteatócrito).[11,18,21] O teste quantitativo de gordura fecal (ou balanço de gordura fecal) é atualmente pouco realizado em virtude de dificuldades técnicas (p. ex., lidar com volume excessivo de fezes) e do risco de contaminação do técnico que executa a dosagem.

Se necessário, uma segunda etapa de investigação é iniciada, com aprofundamento da investigação laboratorial (p. ex., dosagens hormonais como gastrina, calcitonina, polipeptídio intestinal vasoativo (VIP), dosagem do ácido 5-hidroxi-indolacético na urina de 24 horas (tumor carcinoide etc.). Se os testes respiratórios não tiverem sido feitos ainda, poderão ser realizados nessa etapa. Exames de imagem, como trânsito intestinal de delgado, tomografia computadorizada (TC) – incluindo enterografia por TC – e exames endoscópicos – como endoscopia (com biópsias duodenais) e colonoscopia – também podem ser solicitados.

A terceira etapa geralmente é executada em centros de referência e inclui exames endoscópicos mais

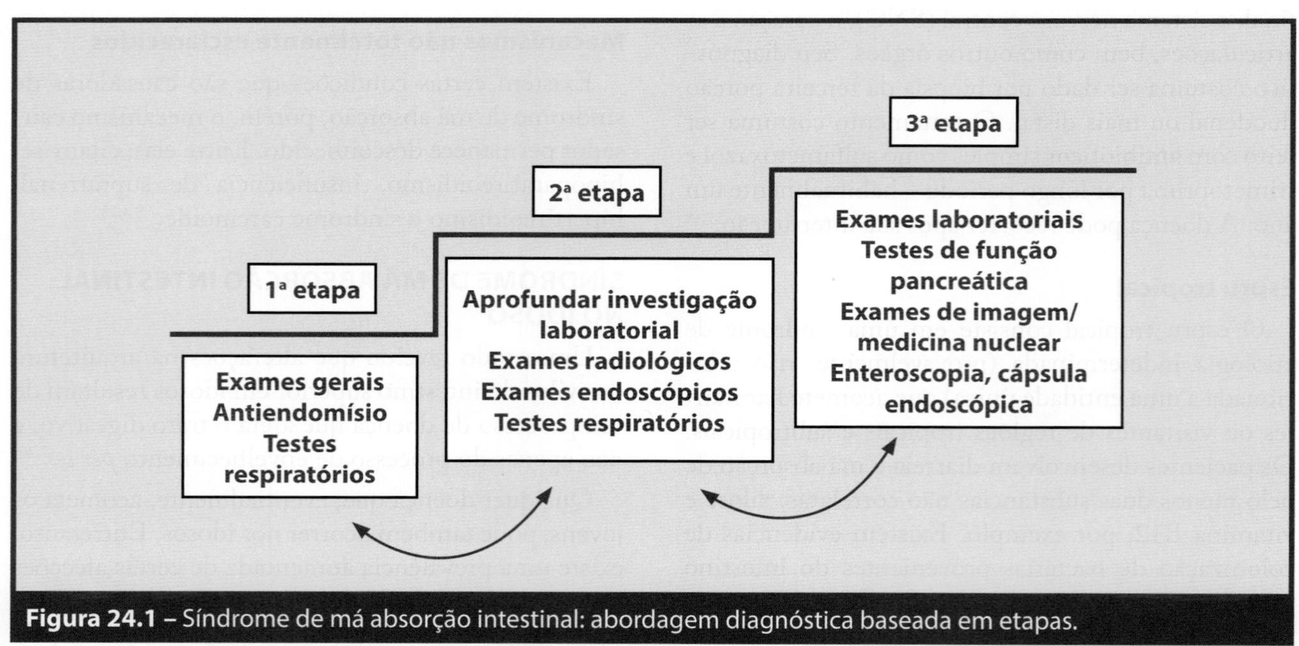

Figura 24.1 – Síndrome de má absorção intestinal: abordagem diagnóstica baseada em etapas.

refinados, como enteroscopia e cápsula endoscópica. Exames laboratoriais, até então não solicitados, também podem ser pedidos, junto com testes de medicina nuclear como PET-*scan*, entre outros.

Adiante, são descritos os principais dados da investigação e são tecidos comentários sobre os exames que podem ser solicitados nas três etapas de exploração diagnóstica da má absorção.

HISTÓRIA E EXAME FÍSICO

A história clínica detalhada é essencial na avaliação de pacientes com diarreia crônica, sendo necessário diferenciar se a natureza dos sintomas é orgânica ou funcional, se a diarreia é alta (tipo delgada, com ou sem esteatorreia) ou baixa (tipo colônica, inflamatória) e verificar se há fatores de piora e/ou melhora da diarreia (p. ex., consumo de leite e derivados, alimentos contendo glúten etc.).[21,22]

Os sintomas sugestivos de doença orgânica incluem perda de peso, diarreia com duração menor que três meses, anemia e sangramento, entre outros. O paciente é acordado à noite pela diarreia. Se, por outro lado, o paciente preencher os critérios de Roma para síndrome do intestino irritável, com exame físico normal e não apresentar os sintomas sugestivos de doença orgânica, presume-se que a alteração seja mais funcional.[22,23]

A diarreia de origem colônica ou inflamatória, tipicamente, apresenta-se com fezes líquidas ou pastosas, com muco, sangue ou pus (disenteria) e, frequentemente, é acompanhada de tenesmo e puxo. Já o quadro de má absorção pode ser acompanhado de esteatorreia – fezes de coloração pálida, em grandes volumes, espumosas, brilhantes e com tendência a flutuar. Nas formas mais leves de má absorção (p. ex., pacientes com doença celíaca sem importantes manifestações clínicas, mas com sorologia e biópsias duodenais positivas), contudo, pode não haver alteração das fezes ou no número de evacuações.[8,24,25] Distensão abdominal e flatulência são comuns e geralmente resultam da fermentação excessiva pela microbiota colônica dos carboidratos não absorvidos. A perda de peso é evidente nos casos de doença grave, mas pode não ocorrer nos casos mais leves de má absorção.[7,21,22,24]

Fatores de risco específicos devem ser investigados, já que fortalecem a possibilidade de doença orgânica. Assim, deve-se avaliar história de cirurgias prévias com ressecções extensas do intestino, doença pancreática prévia, uso crônico de álcool, viagens recentes, doenças sistêmicas como diabete melito, hipertireoidismo e colagenoses, bem como história familiar de neoplasia, doença inflamatória intestinal e doença celíaca.[7,22]

EXAMES LABORATORIAIS

Exames básicos na avaliação de má absorção intestinal incluem: hemograma completo, função hepática, função tireoidiana, dosagem de folato e vitamina B12, zinco, provas de atividade inflamatória, ureia e creatinina, eletrólitos, ferro, ferritina e parasitológico de fezes.[7,21,22,24]

Marcadores sorológicos para a doença celíaca são importantes para "*screening*" de doença celíaca, como no caso dos testes antiendomísio (IgA) e antitransglutaminase (IgA), os quais apresentam altas sensibilidade e especificidade.[6,24-30] Os resultados positivos devem ser confirmados por meio de análise histopatológica dos fragmentos de segunda e terceira porções duodenais, obtidos durante endoscopia digestiva alta. Nos casos em que haja forte suspeita de doença celíaca, mesmo quando os exames sorológicos forem negativos, deve-se proceder à endoscopia digestiva alta e biópsias duodenais.[29] Em pacientes com deficiência de IgA, os testes sorológicos são falsamente negativos. Os pacientes com doença celíaca são, em cerca de 100% dos casos, HLA-DQ2 e/ou DQ8.[24,25]

Quanto ao exame das fezes, a medida da osmolalidade e o cálculo do *gap* osmótico não são rotineiramente realizados na prática clínica, além de não serem específicos, tendo excelente valor preditivo negativo, apesar da sua pouca disponibilidade em nosso país. Entretanto, nos casos mais complicados, principalmente na suspeita de diarreia factícia, essas análises podem oferecer auxílio, com a osmolalidade fecal baixa (< 290 mOsmol/kg) sugerindo contaminação das fezes com urina, água ou ingestão excessiva de líquido hipotônico.[7,22,23] O *gap* osmótico fecal é calculado pela fórmula 290 – 2 × (sódio + potássio), que avalia a contribuição de eletrólitos e não eletrólitos na retenção de água no lúmen intestinal. Na diarreia secretora, são os eletrólitos não absorvidos que retêm água no lúmen, ao passo que na diarreia osmótica são os não eletrólitos. Assim, o *gap* osmótico fecal deve ser maior (> 125 mOsmol/kg) na diarreia osmótica e menor (< 50 mOsmol/kg) na diarreia secretora. Ainda no contexto da diferenciação entre diarreia secretora e osmótica, o jejum gera a suspensão da diarreia no caso da diarreia osmótica, mas não interfere na diarreia secretora nem na factícia.[7,22]

Na avaliação da diarreia inflamatória, a excreção de calprotectina ou lactoferrina fecal – constituintes dos leucócitos –, pode ser utilizada como índice quantitativo da perda de leucócitos nas fezes e indicativo de atividade inflamatória. No entanto, tais exames não estão disponíveis em todos os centros.[14]

Valores elevados de calprotectina fecal indicam processo patológico, reduzindo a chance de um processo funcional como origem da diarreia.

Na suspeita de infecção por ameba ou giárdia, o exame a fresco de pelo menos três amostras de fezes é de particular importância no diagnóstico, com sensibilidade variando de 60 a 90% para detecção desses parasitas.[9,18,22,31] Vale lembrar ainda que, no Brasil, estrongiloidíase pode ocorrer e provocar grave má absorção intestinal, por diferentes mecanismos, com intensa perda entérica de proteína e anasarca.[32-34]

TESTES NÃO INVASIVOS

Como comentado anteriormente, o quadro de má absorção intestinal pode ocorrer por defeito na digestão luminal e da borda em escova, por falha na absorção decorrente de alterações na mucosa ou por problemas no transporte dos nutrientes. Na maioria das vezes, ocorre deficiência combinada de gordura, carboidratos, proteínas, vitaminas e minerais (ver Tabela 24.1). Todavia, em alguns casos, pode ocorrer a predominância de uma dessas classes de nutrientes. Na insuficiência pancreática exócrina, exemplo típico de esteatorreia, ocorre predominantemente excreção fecal de gordura, que pode exceder em muito o valor normal de 7 g/dia.[12,22,31]

Avaliação da absorção de gordura

O teste mais simples para detectar a presença de má absorção de gordura é o exame qualitativo das fezes.[7,22,23] A coloração Sudan III é simples na detecção de gorduras, de fácil realização e de baixo custo; além disso, mais recentemente, esse método foi adaptado para avaliação também quantitativa.[22] O teste do esteatócrito é um método semiquantitativo, simples e rápido, mas sua vantagem em relação à visualização da gordura nas fezes é questionada.[7,22]

Uma melhor avaliação pode ser obtida pela medida da excreção da gordura não absorvida, com coleta de fezes por 72 horas. Nesse caso, é necessário o acompanhamento nutricional para garantir a ingestão adequada de gordura na dieta (100 g/dia), por cinco dias, incluindo os três últimos dias de coleta.[22] A excreção normal de gordura baseada na dieta de 100 g/dia é em geral menor que 7 g/dia.[7,18,22,23] Como já dito, essa avaliação sofre sérias limitações na realização, o que dificulta a sua adoção rotineira.

O teste respiratório para avaliação da má absorção de gorduras é uma alternativa na investigação. A absorção da C^{14}-trioleína tem sido empregada na avaliação da lipólise e absorção de gordura, mas apresenta baixa sensibilidade nos casos de gordura fecal entre 7 e 14 g/dia e é inapropriada para pacientes com obesidade, diabete e doença hepática.[7,22]

Avaliação da perda proteica

Pode-se investigar a suspeita de enteropatia perdedora de proteína pela medida do *clearance* da alfa-1-antitripsina, que funciona como um marcador de perda proteica intestinal. A alfa-1-antitripsina tem o mesmo tamanho da albumina e é relativamente resistente à hidrólise pelas enzimas intestinais, com provável liberação intestinal nas mesmas proporções da albumina. Valores maiores que 25 mL/dia estão associados a hipoalbuminemia. A perda entérica de albumina também pode ser investigada por meio de *clearance* de albumina marcada ("cromalbin").[7,18,22]

Avaliação de absorção de carboidratos

A análise química das fezes pode contribuir para a investigação da má absorção de carboidratos. Como os açúcares são fermentados no cólon, uma queda no pH fecal para nível menor que 5,5 sugere má absorção de carboidratos.[7]

No teste respiratório com hidrogênio são utilizados diferentes carboidratos para avaliar se há realmente déficit de absorção desses açúcares. Os substratos como lactose ou sacarose são ingeridos e, caso não sejam absorvidos no intestino delgado, passam para o cólon, sofrendo fermentação pelas bactérias e tendo como subproduto o hidrogênio. É importante salientar que uma minoria de pacientes não excreta hidrogênio, apresentando teste falso-negativo em virtude do desvio do metabolismo bacteriano que gera metano em vez de hidrogênio.[7] Os aparelhos mais modernos já incorporam também a medida do metano. Teste falso-positivo pode ocorrer nos casos de supercrescimento bacteriano.[7,18,22]

EXAMES DE IMAGEM

O exame radiológico simples do abdome é importante na identificação de alterações, como fístulas, tumores e condições que facilitem a hiperproliferação bacteriana, como divertículos ou alças com hipomotilidade ou dilatação. Pode, ainda, revelar calcificações pancreáticas, como no caso da pancreatite crônica alcoólica.[7,18,22,23]

O trânsito intestinal de delgado (tradicional ou digital) é útil na identificação de estenoses e fístulas (p. ex., doença de Crohn), além de padrões de má absorção (p. ex., floculação do contraste, espessamento de pregas). Nos últimos anos, as técnicas de enterotomografia e enterorressonância vêm substituindo esse exame, especialmente na avaliação das doenças inflamatórias intestinais.

A TC é útil na detecção de lesões focais intestinais, como espessamento da parede do delgado, fístulas e dilatação de alças intestinais. É bastante sensível na avaliação do aumento dos linfonodos abdominais, vistos em doença de Whipple, linfoma, tuberculose, blastomicose e doença de Crohn.[7,18]

A colangiopancreatografia endoscópica retrógrada (CPRE), mais usada no passado, pode ser útil na diferenciação entre pancreatite crônica, tumores pancreáticos e cálculos. No entanto, tem sido atualmente substituída pela ecoendoscopia ou pela colangiopancreatorressonância (ressonância nuclear magnética – RNM).[7]

EXAMES ENDOSCÓPICOS

A avaliação da mucosa duodenal pode oferecer pistas na investigação da má absorção. O achado de úlceras aftoides sugere doença de Crohn; pontos esbranquiçados podem ser vistos na linfangiectasia primária e secundária e em casos de redução do número de pregas, com mucosa nodular ou com padrão em mosaico, sugestivos de doença celíaca.[7,24,25]

O exame colonoscópico é importante na investigação da diarreia crônica. É particularmente útil no diagnóstico da doença inflamatória intestinal, do câncer colorretal e na obtenção de biópsias para o diagnóstico da colite microscópica.[35]

A colonoscopia pode, ainda, revelar a presença de *melanosis coli* secundária ao uso crônico de laxativos do tipo antraquinonas (p. ex., derivados do sene).[7]

Mais recentemente, a enteroscopia, nas suas várias modalidades, e a cápsula endoscópica propiciaram maior alcance do intestino delgado, um segmento outrora considerado inalcançável.[36]

AVALIAÇÃO DA MÁ ABSORÇÃO POR INSUFICIÊNCIA PANCREÁTICA

Diante de esteatorreia importante (> 20 a 30 g/dia), deve-se considerar o diagnóstico de insuficiência pancreática exócrina. Esta insuficiência pode ser resultado de doença pancreática, como na pancreatite crônica alcoólica, ou de estimulação pancreática ineficiente, como nas cirurgias gástricas com *Bypass* duodenal, ou, ainda, por inativação das enzimas pancreáticas, como na síndrome de Zollinger-Ellison.[18]

A pancreatite crônica é acompanhada de destruição progressiva das células das ilhotas e do tecido acinar, com perda da função exócrina ocorrendo em geral tardiamente. É estimado que cerca de 90% do tecido acinar precisa ser destruído para que ocorra o aparecimento dos sintomas de má absorção, como a esteatorreia.[22]

As enzimas pancreáticas e a concentração de bicarbonato podem ser quantificadas após estimulação com secretina e/ou CCK e aspiração do suco pancreático após intubação duodenal. Concentração de bicarbonato menor que 90 mM sugere o diagnóstico de pancreatite crônica. Contudo, esse teste não é realizado rotineiramente em razão de sua complexidade.[7,18,22]

Um dos mais simples exames para *screening* de insuficiência pancreática exócrina é a medida da concentração da quimotripsina ou elastase nas fezes, com a elastase apresentado maior sensibilidade.[7] A elastase fecal não é degradada no transporte intestinal, sendo um bom marcador de insuficiência pancreática e, desse modo, diferencia a diarreia pancreática da não pancreática.[7,18,22]

Como a insuficiência pancreática grave com má absorção é geralmente acompanhada de anormalidades no ducto pancreático, o exame de imagem pode ser útil na investigação. A CPRE apresenta ótima sensibilidade, podendo ser substituída pela colangiorressonância haja vista a segurança desse último método. A ultrassonografia (US) e a TC apresentam sensibilidade de 50 a 60% e 74 a 94%, respectivamente, na detecção de anormalidades pancreáticas.[22]

TRATAMENTO

O tratamento da má absorção deve ser direcionado para a condição subjacente sempre que possível, sendo importante, ainda, a correção dos déficits eletrolíticos e nutricionais. Em pacientes desnutridos, com lesão intestinal, a terapia enteral deve ser realizada com dieta oligomérica, à base de di e tripeptídios, pois estes são mais bem absorvidos que os aminoácidos (ver capítulo sobre absorção de nutrientes).[37]

O tratamento da diarreia crônica depende da etiologia específica e pode ser curativo, "supressivo" ou empírico. Se a causa puder ser erradicada, o tratamento é considerado curativo, como no caso da administração de antibiótico na doença de Whipple. Em outras condições crônicas, a diarreia pode ser controlada pela supressão do mecanismo subjacente, como no caso da doença celíaca, tratada com a retirada do glúten da dieta, e da intolerância à lactose, tratada com a supressão do leite e derivados da dieta (a enzima lactase, neste caso, pode ser também ofertada). Quando a causa específica ou o mecanismo não são elucidados, a terapêutica empírica pode ser benéfica. Nos casos de diarreia aquosa leve a moderada, opioides fracos, como a loperamida ou o difenoxilato, podem ser úteis. Para os casos mais graves, pode-se usar a tintura de ópio ou mesmo a codeína. Para todos os pacientes com diarreia crônica é importante proceder à reposição de eletrólitos e fluidos, minerais (p. ex., zinco, magnésio) e vitaminas, com especial atenção para as vitaminas lipossolúveis no caso de esteatorreia.[7,18]

Em casos de doença pancreática grave, distúrbios linfáticos (p. ex., linfangiectasia intestinal) e na síndrome de intestino curto, entre outras condições de má absorção, os triglicerídios de cadeia média (TCM) podem ser utilizados como fonte de energia. A absorção dos TCMs dá-se por via sanguínea, e não linfática, o que reduz a sobrecarga do sistema linfático. Além disso, os TCMs são satisfatoriamente absorvidos em situações de déficit de secreção biliar e pancreática (ver Capítulo 20). Em pacientes com síndrome de intestino curto, porém com cólon (qualquer extensão) em continuidade com o delgado remanescente, os carboidratos oferecidos na dieta podem consistir em importante fonte de energia, pela transformação desses em ácidos graxos de cadeia curta.[11] Entretanto, esses mesmos pacientes com intestino curto devem receber dieta hipogordurosa, pois as gorduras não absorvidas no intestino delgado alcançam o cólon e formam sabões com o cálcio, liberando o oxalato para absorção. O oxalato, por sua vez, é excretado pelos rins, onde podem precipitar como cálculos de oxalato. O risco de cálculos de oxalato aumenta com a depleção de volume observada nesses pacientes.[17,38,39]

Deve-se ter cuidado especial com a reposição de vitaminas, ferro, cálcio, magnésio e zinco, entre outros elementos, para evitar a ocorrência de síndromes por deficiências.[7]

REFERÊNCIAS

1. Bai JC. Malabsorption syndromes. Digestion. 1998; 59(5):530-46.
2. Farrell JJ. Overview and diagnosis of malabsorption syndrome. Semin Gastrointest Dis. 2002; 13(4):182-90.
3. Farrell JJ. Digestion and absorption of nutrients and vitamins. In: Feldman M, Friedman LS, Brandt LJ (eds.). Sleisenger and Fordtran's gastrointestinal and liver disease. 9.ed. Philadelphia: Elsevier Saunders, 2010. p.1695-733.
4. Montalto M, Santoro L, D'Onofrio F, Curigliano V, Visca D, Gallo A et al. Classification of malabsorption syndromes. Dig Dis. 2008; 26(2):104-11.
5. Avunduk C. Malabsorption. In: Avunduk C. Manual of gastroenterology: diagnosis and therapy. 4.ed. Philadelphia: Wolters Kluwer Health, Lippincott Williams & Wilkins, 2008. p.209-21.
6. Grehan M. Malabsorptive disorders and celiac disease. In: Talley NJ, Segal I, Weltman MD (eds.). Gastroenterology and hepatology: a clinical handbook. Marrickville: Elsevier Australia, 2007. p.115-24.
7. Högenauer C, Hammer HF. Maldigestion and malabsorption. In: Feldman M, Friedman LS, Brandt LJ (eds.). Sleisenger and Fordtran's gastrointestinal and liver disease: pathophysiology/diagnosis/management. 9.ed. Philadelphia: Saunders Elsevier, 2010. p.1735-67.
8. Leite AZA. Diarreia crônica e má absorção. In: Martins MA, Carrilho FJ, Alves VAF, Castilho EA, Cerri GG, Wen CL. Clínica médica. v.4. Barueri: Manole, 2009. p.150-9.
9. Teitelman M, Deren JL. Evaluation of malabsorption and maldigestion. In: Lichtenstein GR, Wu GD (eds.). The requisites in gastroenterology. v.2. Small and large intestine. St. Louis: Mosby, Elsevier, 2004. p.111-25.
10. Walker-Smith J, Barnard J, Bhutta Z, Heubi J, Reeves Z, Schmitz J. Chronic diarrhea and malabsorption (including short gut syndrome): Working Group Report of the First World Congress of Pediatric Gastroenterology, Hepatology, and Nutrition. J Pediatr Gastroenterol Nutr. 2002; 35(Suppl 2):S98-105.
11. Ding LA, Li JS. Intestinal failure: pathophysiological elements and clinical diseases. World J Gastroenterol. 2004; 10(7):930-3.
12. Leong R, Apte M, Wilson J. Chronic pancreatitis. In: Talley NJ, Segal I, Weltman MD (eds.). Gastroenterology and hepatology: a clinical handbook. Marrickville: Elsevier Australia, 2007. p.125-36.
13. Dudek RW. Physiology: Small Intestine. In: Dudek RW (ed.). High-yield systems: gastrointestinal tract. Philadelphia: Wolters Kluwer Health, Lippincott Williams & Wilkins; 2010. p.80-8.
14. Montalto M, Santoro L, Dalvai S, Curigliano V, D'Onofrio F, Scarpellini E et al. Fecal calprotectin concentrations in patients with small intestinal bacterial overgrowth. Dig Dis. 2008; 26(2):183-6.
15. O'Mahony S, Shanahan F. Enteric microbiota and small intestinal bacterial overgrowth. In: Feldman M, Friedman LS, Brandt LJ (eds.). Sleisenger and Fordtran's gastrointestinal and liver disease: pathophysiology/diagnosis/management. 9.ed. Philadelphia: Saunders Elsevier, 2010. p.1769-78.
16. Damião AO, Sipahi AM, Vezozzo DP, Gonçalves PL, Fukui P, Laudanna AA. Gallbladder hypokinesia in Crohn's disease. Digestion. 1997; 58(5):458-63.
17. Buchman AL. Short Bowel syndrome. In: Feldman M, Friedman LS, Brandt LJ (eds.). Sleisenger and Fordtran's gastrointestinal and liver disease: pathophysiology/diagnosis/management. 9.ed. Philadelphia: Saunders Elsevier, 2010. p.1779-95.
18. Trier JS. Intestinal Malabsorption. In: Greenberger NJ, Blumberg RS, Burakoff R (eds.). Current diagnosis and treatment: gastroenterology, hepatology, and endoscopy. New York: McGraw Hill Medical, 2009. p.223-42.
19. Tanaka T, Damião AO, Gabriel Jr A, Missi SM, Rodrigues CJ, Nobre MR et al. Protein-losing enteropathy in systemic

lupus erythematosus. Rev Hosp Clin Fac Med São Paulo. 1991; 46:34-7.

20. Holt PR. Diarrhea and malabsorption in the elderly. Gastroenterol Clin North Am. 2001; 30(2):427-44.
21. Camilleri M. Chronic diarrhea: a review on pathophysiology and management for the clinical gastroenterologist. Clin Gastroenterol Hepatol. 2004; 2(3):198-206.
22. Thomas AF, Forbes A, Green J, Howdle P, Long R, Playford R et al. Guidelines for the investigation of chronic diarrhea. 2.ed. Gut. 2003; 52(Suppl 5):v1-15.
23. Donowitz M, Kokke FT, Saidi R. Evaluation of patients with chronic diarrhea. N Engl J Med. 1995; 332(11):725-9.
24. de Freitas IN, Sipahi AM, Damião AO, de Brito T, Cançado EL, Leser PG et al. Celiac disease in Brazilian adults. J Clin Gastroenterol. 2002; 34(4):430-4.
25. Pereira MA, Ortiz-Agostinho CL, Nishitokukado I, Sato MN, Damião AO, Alencar ML et al. Prevalence of celiac disease in an urban area of Brazil with predominantly European ancestry. World J Gastroenterol. 2006; 12:6546-50.
26. Abrantes-Lemos CP, Nakhle MC, Damião AO, Sipahi AM, Carrilho FJ, Cançado EL. Performance of two commercial ELISAs for detecting IgA anti-human and anti-guinea pig tissue transglutaminase antibodies. Clin Lab. 2010; 56(1-2):29-35.
27. Corrao G, Corazza GR, Andreani ML, Torchio P, Valentini RA, Galatola G et al. Serological screening of coeliac disease: choosing the optimal procedure according to various prevalence values. Gut. 1994; 35(6):771-5.
28. Dieterich W, Laag E, Schöpper H, Volta U, Ferguson A, Gillet H et al. Autoantibodies to tissue transglutaminase as predictors of celiac disease. Gastroenterology. 1998; 115(6):1317-21.
29. Green PH, Jabri B. Coeliac disease. Lancet. 2003; 362 (9381):383-91.
30. Moodie S, Ciclitira P. Recent developments in celiac disease. Curr Opin Gastroenterol. 2002; 18(2):182-6.
31. Schiller LR. Chronic diarrhea. Gastroenterology. 2004; 127(1):287-93.
32. Sipahi AM, Damião AO, Simionato CS, Bonini N, Santos MA, de Moraes-Filho JP et al. Small bowel bacterial overgrowth in strongyloidiasis. Digestion. 1991; 49(2):120-4.
33. Werneck-Silva AL, Sipahi AM, Damião AO, Buchpigue CA, Iriya K, Laudanna AA et al. Intestinal permeability in strongyloidiasis. Braz J Med Biol Res. 2001; 34(3):353-7.
34. Werneck-Silva AL, Alvares EP, Gama P, Damião AO, Osaki LH, Ogias D et al. Intestinal damage in strongyloidiasis: the imbalance between cell death and proliferation. Dig Dis Sci. 2006; 51(6):1063-9.
35. Corazza GR, Frazzoni M, Gatto MR, Gasbarrini G. Aging and small-bowel mucosa: a morphometric study. Gerontorology. 1986; 32(1):60-5.
36. da Silva JG, de Brito T, Cintra Damião AOM, Laudanna AA, Sipahi AM et al. Histologic study of colonic mucosa in patients with chronic diarrhea and normal colonoscopic findings. J Clin Gastroenterol. 2006; 40(1):44-8.
37. Fry LC, Bellutti M, Neumann H, Malfertheiner P, Monkemuller K. Utility of double-balloon enteroscopy for the evaluation of malabsorption. Dig Dis. 2008; 26(2):134-9.
38. Cintra Damião AOM. Dieta oligomérica: conceito e aplicações clínicas. Rev Visão Med Oncologia (RVMO). 2008; 6:13-6.
39. Cintra Damião AOM. Síndrome do intestino curto. In: Nóbrega FJ (org.). Nutrição. Barueri: Manole, 2008. p.429-32.

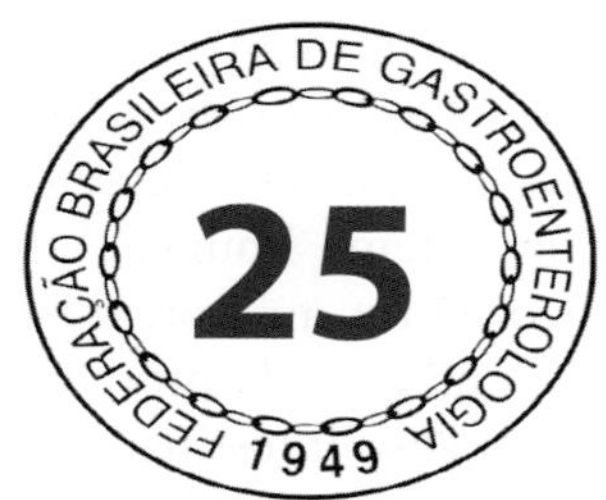

DIARREIA

Laercio Tenório Ribeiro

INTRODUÇÃO

O assunto a ser abordado neste capítulo refere-se a uma forma de apresentação (sintoma/sinal) de inúmeras doenças diferentes, extremamente polimorfa, podendo ser grave o suficiente para colocar em risco a vida do paciente.

A diarreia ainda é uma das manifestações patológicas mais prevalentes em todo o mundo, constituindo a segunda causa de morte em crianças menores que 5 anos. Nessa faixa etária morrem, a cada ano, 760 mil crianças. Calcula-se que, nos países em desenvolvimento, cada criança de até 3 anos de idade apresente três episódios de diarreia por ano. Globalmente, calcula-se que ocorram 1,7 bilhão de casos de doenças diarreicas a cada ano.[1]

A mucosa intestinal, à semelhança das demais mucosas e da pele, funciona como uma das interfaces entre os meios externo e interno. Sua finalidade funcional, no entanto, exige grande permeabilidade, ativa e passiva, propiciando o trânsito bidirecional de nutrientes, água e eletrólitos, o que expõe o meio interno e ela própria à invasão de microrganismos e de substâncias tóxicas. É revestida, na sua face intraluminal, por um número incontável de microrganismos, patogênicos ou não, que exigem um equilíbrio permanente para impedir seu supercrescimento ou sua penetração na mucosa, o que poderia acarretar transtornos à fisiologia do intestino.

O conhecimento dos vários mecanismos fisiopatológicos relacionados com etiologias específicas deve nortear seu diagnóstico e servirá como base na conduta terapêutica a ser adotada. Serão descritos, a seguir, os principais eventos da fisiologia do intestino que poderão estar alterados em um paciente com diarreia.

FISIOLOGIA DO INTESTINO

- **Absorção de líquidos:** o aporte de líquidos para o intestino corresponde a aproximadamente 10 L/dia, provenientes de fontes variadas, como: ingesta, saliva, suco gástrico, secreções biliopancreáticas e o próprio suco entérico. A maior parte é absorvida no jejuno, junto com os nutrientes, de forma que apenas cerca de 1 a 1,5 L de líquidos chega ao cólon. Destes, 10%, ou 100 a 150 mL, serão eliminados com as fezes. Uma redução de apenas 1% na capacidade de absorção será suficiente para causar diarreia.[2]
- **Osmolaridade da luz intestinal:** a direção do fluxo passivo de um líquido entre compartimentos contíguos que se comunicam é determinada pela osmolaridade dos conteúdos desses compartimentos, e acontece sempre daquele de menor osmolaridade para o de maior osmolaridade, de

forma a manter o equilíbrio entre os dois ambientes. Caso se saia das experiências da física, em que são utilizados ambientes inertes, para a fisiologia dos seres vivos, essa dinâmica pode sofrer interferências de fatores fisiológicos que complementam a transferência passiva, transferindo líquidos ou sólidos de forma ativa, mantendo, no entanto, a finalidade de equilíbrio entre os meios. Esse mecanismo fica evidente nos casos de diarreia provocados pela ingestão de açúcares não absorvíveis, como manitol, lactulose etc.

- **Mucosa intestinal:** desde o esfíncter inferior do esôfago até o ânus, o trato gastrointestinal é revestido por uma única camada contínua de células que servem como limite entre os meios externo e interno do corpo humano. Sua função de barreira é imprescindível para a manutenção da saúde, uma vez que está em contato permanente com microrganismos próprios da microbiota intestinal e com inúmeros agentes ambientais ingeridos. Sua integridade funcional é fundamental para evitar que esses agentes atravessem a barreira epitelial, evitando o início ou a perpetuação de processos inflamatórios mucosos. Características físicas, como a exiguidade do espaço intercelular, e funcionais, como a secreção de imunoglobulinas, muco, defensinas, e outros produtos antimicrobianos, mantêm o equilíbrio dessa relação.[3] A diarreia poderá decorrer da alteração dessa estrutura por processos inflamatórios agudos ou crônicos.
- **Sistema nervoso entérico:** esta quase autônoma porção do sistema nervoso é composta pelo plexo mientérico e pelas camadas neuronais da mucosa e submucosa. Sua função é mediada por neurotransmissores como peptídio intestinal vasoativo (VIP), somatostatina, norepinefrina, neuropeptídio Y, serotonina, acetilcolina e outros, regulando a função do músculo liso, o transporte de íons através da mucosa e os processos absortivo e secretor, além de funções endócrinas, da modulação do sistema imune e do controle do fluxo sanguíneo local.[4] Portanto, alterações na sua estrutura anatômica, assim como deficiência ou hipersecreção de substâncias exócrinas ou endócrinas, inibidoras ou estimuladoras de suas funções, poderão provocar sintomas diarreicos.
- **Flora intestinal:** o intestino humano é o habitat de uma variada flora bacteriana, composta por mais de 500 espécies. O número de células bacterianas na luz intestinal corresponde a aproximadamente 10 vezes o total de células eucarióticas presentes no corpo humano.[5] Habitualmente, há uma relação de simbiose, importante tanto para a saúde da mucosa como para a modulação do sistema imune. A troca de material genético entre microrganismos, assim como alterações na camada protetora de muco que reveste a mucosa intestinal, podem transformar bactérias comensais em patógenos, desencadeando quadros de enterites de intensidade variável. O uso de antibióticos pode afetar bactérias comensais e poupar possíveis bactérias patogênicas resistentes, também causando grandes transtornos. É possível, ainda, que modificações nos mecanismos de defesa do trato alimentar proximal ao intestino possam propiciar sua colonização por bactérias patogênicas, alterando a flora intestinal de forma desfavorável ao organismo humano. Exemplo disso é a elevação do pH gástrico, tanto por atrofia da mucosa gástrica como pelo uso de medicamentos que bloqueiam a secreção ácida, notadamente os inibidores da bomba de prótons. Essa modificação no microambiente gástrico, considerado fator importante na eliminação de grande parte dos inúmeros microrganismos que ingerimos, favorecerá a colonização da cavidade gástrica e o supercrescimento bacteriano no intestino, desde o duodeno.[6] Observação conduzida por Dial et al.[7] sugere aumento substancial no risco de infecção adquirida na comunidade pelo *Clostridium difficile* em usuários desses medicamentos ácido-supressores.
- **Motilidade intestinal:** apesar da crença disseminada de que os episódios de diarreia são consequência da aceleração do trânsito intestinal, isso não é comprovado cientificamente na maioria dos quadros diarreicos. Apenas em algumas situações específicas, como na diarreia funcional, nas diarreias causadas por doenças endócrinas (hipertiroidismo, síndrome carcinoide, vipoma) e na síndrome do intestino irritável com diarreia,[8] a aceleração do peristaltismo intestinal tem papel proeminente na fisiopatologia dos quadros diarreicos.

Pode-se deduzir, das informações acima, que o adequado funcionamento do intestino dependerá do equilíbrio da função dos diferentes tipos de células epiteliais de sua mucosa, da microbiota presente em sua luz, da integridade da mucosa, do conteúdo intraluminal, das células imunocompetentes e da sua neuromusculatura.

DEFINIÇÃO E CLASSIFICAÇÃO DAS DIARREIAS

A diarreia é um sintoma/sinal caracterizado por dois componentes principais: aumento no número de evacuações (mais de três vezes ao dia) e diminuição da consistência. Um terceiro componente, o peso (mais de 200 g/dia), pode ser considerado, porém, é de difícil avaliação na clínica diária.

As diarreias podem ser classificadas, basicamente, de duas maneiras: quanto ao tempo de evolução, em agudas e crônicas, e quanto à etiologia, em infecciosas e não infecciosas. A classificação quanto ao tempo é definida pela duração do sintoma, sendo consideradas diarreias agudas aquelas com duração de até 15 dias, e diarreias crônicas quando os sintomas duram mais de 30 dias. O intervalo entre 15 e 30 dias é considerado, por alguns, diarreia persistente, enquanto outros preferem classificar a diarreia que dura mais de 15 dias como crônica.

Uma vez que o tempo é fator determinante das diarreias agudas e crônicas, toda diarreia crônica começa como um quadro de diarreia aguda, insidiosa ou exuberante, e, dependendo da regressão espontânea ou da resposta a medidas terapêuticas utilizadas, poderá se prolongar até caracterizar uma diarreia crônica. O agente/fator etiológico será indicativo da maior ou menor probabilidade de evolução crônica.

Outra forma de classificação das diarreias, baseada no mecanismo fisiopatológico mais importante, separa-as em quatro tipos: osmóticas, secretoras, exsudativas e motoras. O Quadro 25.1 apresenta um resumo das classificações das diarreias.

ETIOLOGIA

A etiologia das diarreias infecciosas e não infecciosas é extremamente variável, tendo, cada uma, características fisiopatogênicas e clínicas específicas. A seguir, são descritas as características epidemiológicas, fisiopatológicas e clínicas das diarreias infecciosas:

- **Vírus**: inúmeros agentes virais podem desencadear quadros diarreicos. Há, no entanto, um grupo que tem predileção pelo tubo digestivo. São transmitidos por água contaminada ou de uma pessoa para outra, estando associados a surtos epidêmicos. Os mais prevalentes são o rotavírus e o norovírus. A fisiopatologia das alterações intestinais ainda é mal compreendida, porém, sugere-se um possível efeito de proteína viral como enterotoxina. Outro agente viral, o citomegalovírus, consiste também em uma infecção prevalente em todo o mundo, a qual é usualmente sintomática apenas em indivíduos imunocomprometidos. As diarreias virais manifestam-se em um contexto de gastroenterite aguda, com fezes aquosas, tendo como característica importante a presença de vômitos, com duração habitualmente curta (máximo de 72 horas). A infecção pelo citomegalovírus pode se apresentar, no entanto, como forma persistente (entre 15 e 30 dias) e disentérica.
- **Bactérias:** são a segunda causa mais frequente das diarreias agudas, após os vírus. As características individuais das mais prevalentes são:
  - *Campylobacter*: bactéria Gram-negativa, em espiral, que pode se apresentar sob a forma cocoide quando em ambiente hostil. A espécie mais frequentemente associada a gastroenterites é o *Campylobacter jejuni*, seguida pelo *Campylobacter coli*. Os fatores de risco mais importantes são a ingestão de água e alimentos (aves domésticas) contaminados. Nos países em desenvolvimento, o contato com animais é outro fator de risco importante. A enterite secundária à infecção pelo *Campylobacter* tem período de incubação de 2 a 5 dias e é, quase sempre, autolimitada, raramente exigindo abordagem terapêutica específica. Manifesta-se por febre, dores abdominais em cólica e diarreia, com duração habitual do quadro diarreico de 2 a 3 dias. A dor abdominal pode se prolongar por mais alguns dias. O aspecto das fezes varia de aquoso a sanguinolento, dependendo da intensidade da infecção e do tempo de enfermidade. Uma

Quadro 25.1 – Classificações das diarreias

Quanto ao tempo de evolução	Quanto à etiologia	Quanto ao mecanismo fisiopatológico principal
▪ Agudas – até 15 dias de duração ▪ Persistentes – de 16 a 30 dias de duração ▪ Crônicas – mais de 30 dias de duração	▪ Infecciosas ▪ Não infecciosas	▪ Osmóticas ▪ Secretoras ▪ Exsudativas ▪ Motoras

característica importante é a possibilidade de desencadear a síndrome de Guillain-Barré, o que acontece em 1 de cada 1.000 indivíduos infectados.[9]

- *Clostridium difficile*: bactéria Gram-positiva, responsável por 15 a 20% dos casos de diarreia secundária ao uso de antibióticos e de praticamente todos os casos de colite pseudomembranosa. Inicialmente considerado microrganismo habitualmente presente no intestino de indivíduos saudáveis. Em estudo sobre sua prevalência nessa população, entretanto, foi demonstrado em menos de 3% desses indivíduos.[10] É ingerida na forma de esporos e, se encontra microbiota alterada pelo uso de antibióticos ou outros fatores, converte-se na forma vegetativa. Produz toxinas (A e B) que provocam aumento da permeabilidade intestinal e destruição das células epiteliais colônicas. Manifesta-se sob a forma de diarreia aquosa em indivíduos com história de uso recente de antibióticos (3 ou mais dias). Pode ser grave o suficiente para por em risco a vida do paciente.
- *Clostridium perfringens:* bactéria Gram-positiva, anaeróbica, geralmente em forma de esporos. É abundante no meio ambiente, ocorrendo com frequência no intestino humano. Transmitida, geralmente, por alimentos contaminados, como carnes e maioneses. Bloqueia a absorção de água através de enterotoxinas, provocando diarreia aquosa.
- *Escherichia coli*: bastonete Gram-negativo, não formador de esporos, flagelado. Em relação às manifestações abordadas neste capítulo, interessa a *E. coli* diarreiogênica, que inclui cinco diferentes sorotipos com características patogênicas individuais: enteroinvasiva (EIEC), enterotoxigênica (ETEC), enteroagregante (EAEC), enteropatogênica (EPEC) e entero-hemorrágica (EHEC). É transmitida por alimentos e água contaminados com fezes humanas ou de animais, raramente podendo ocorrer transmissão pessoa a pessoa. Atuam por meio da produção de enterotoxinas, que estimulam a secreção de cloro e reduzem a absorção de sódio, e de citotoxinas, que agridem o epitélio intestinal, alterando sua estrutura. As características da diarreia dependem do sorotipo. A diarreia aquosa está associada à infecção pelos sorotipos EPEC, ETEC e EAEC, ao passo que os sorotipos EIEC e EHEC causam disenteria. A EHEC produz a toxina Shiga, que pode causar complicações sistêmicas graves, incluindo síndrome hemolítico-urêmica.
- *Salmonella*: bastonete Gram-negativo, transmitido por ovos, aves domésticas, leite e outros alimentos contaminados. A *S. typhimurium* está intimamente relacionada com gastroenterites, enquanto a *S. typhi* está mais relacionada a efeitos sistêmicos tóxicos (febre tifoide). Produz enterotoxinas que estimulam secreção de cloro, e invadem a mucosa, ativando eventos inflamatórios. Manifesta-se inicialmente por diarreia aquosa, seguida de diarreia sanguinolenta. Na infecção pela *S. typhi*, a diarreia é o evento menos importante, uma vez que os eventos sistêmicos são proeminentes e podem ser graves.
- *Shigella*: bastonete Gram-negativo, transmitido por via fecal-oral e por meio de alimentos e água contaminados. Produz enterotoxina potente, além de penetrar nas células colônicas, provocando degeneração do epitélio e inflamação da lâmina própria, o que resulta em descamação e ulceração. Os sintomas surgem após um período de incubação de um a dois dias. A fase inicial, de enterite, manifesta-se por diarreia aquosa, seguida por colite, com diarreia mucossanguinolenta.
- *Staphylococcus*: coco Gram-positivo. A diarreia causada por esse microrganismo está relacionada à contaminação de alimentos e produção de toxina termoestável, cuja ingestão causa diarreia e vômitos. Os sintomas surgem 2 a 8 horas após a ingestão e tendem a regredir espontaneamente em até 48 horas. As fezes apresentam aspecto aquoso.
- *Vibrio cholerae*: bacilo Gram-negativo, com flagelo polar, transmitido principalmente por água contaminada. Provoca diarreia por meio de uma potente toxina que estimula o AMP cíclico, ocasionando a redução da absorção de sódio e a secreção de cloreto. A diarreia secundária a essa infecção é aquosa, extremamente volumosa e coloca a vida do paciente em risco por desidratação.
- *Yersinia enterocolitica*: bacilo Gram-negativo. Responsável por quadros de diar-

reia aguda, linfadenite mesentérica, ileíte terminal e pseudoapendicite. Transmitido por leite cru, água e alimentos contaminados, vegetais crus e de animais para pessoas. A diarreia é usualmente aquosa, porém, pode ser sanguinolenta nos casos severos. Os vômitos podem estar presentes em 10% a 40% dos casos.

- **Fungos:**
  - *Candida albicans:* fungo comensal, presente habitualmente no trato gastrointestinal. Torna-se patogênico em situações específicas que envolvem imunodepressão, uso de corticosteroides e uso de antibióticos. Possivelmente causa diarreia por inibição da lactase. Produz enzima proteolítica que degrada a mucina. A diarreia secundária a essa infecção é aquosa e, às vezes, explosiva.
- **Protozoários:**
  - *Cryptosporidium*: transmitido por meio da ingestão de oocistos presentes em água e alimentos contaminados, podendo ser transmitido também de uma pessoa para outra e de um animal para uma pessoa. Tem ação predominantemente secretora, mas pode se associar a atrofia vilositária e infiltrado inflamatório da lâmina própria. Desencadeia diarreia aquosa, que pode ser prolongada.
  - *Giardia lamblia*: protozoário flagelado, binucleado, é um dos parasitas intestinais mais comuns em todo o mundo. Sua transmissão ocorre a partir da ingestão de cistos em água contaminada, podendo ser transmitido de uma pessoa para outra em lugares com más condições de higiene. A patogênese ainda não é completamente entendida, mas sabe-se que pode provocar destruição da borda em escova das células epiteliais, assim como induzir resposta imune do hospedeiro. Infestações maciças podem resultar em má absorção, tanto pelas lesões da mucosa como, em algumas situações, pelo impedimento mecânico da absorção de nutrientes provocada pelo revestimento da mucosa em decorrência da enorme quantidade do protozoário. A apresentação clínica varia de ausência de sintomas a diarreia aquosa. Pode se tornar crônica, causando má absorção e perda de peso.
  - *Entamoeba histolytica*: espécie patogênica do gênero *Entamoeba*, é transmitida por meio da ingestão de cistos maduros a partir de água, alimentos ou mãos contaminadas. Produz enzimas proteolíticas que provocam ulcerações, hemorragia e, até mesmo, perfuração. A infestação por esse protozoário pode não ter qualquer manifestação clínica aparente, mas pode se manifestar como quadro de amebíase invasiva intestinal, com colite disentérica, apendicite, megacólon tóxico e ameboma, e extraintestinal (peritonite, abscesso hepático e outras).
- **Nematoide:**
  - *Strongyloides stercoralis*: a infestação por esse helminto acontece por meio da penetração de larvas filariformes através da pele. Em situações especiais, como constipação intestinal, alterações da motilidade intestinal e moléstia diverticular dos cólons, a permanência da larva rabditiforme por tempo prolongado no intestino pode favorecer sua evolução para larvas filariformes, iniciando um ciclo de infestação interna, a autoinfecção. Essa condição pode estar exacerbada em indivíduos imunocomprometidos, o que pode ocasionar hiperinfecção, quadro clínico grave, frequentemente fatal.

As diarreias não infecciosas são também secundárias a um sem número de etiologias diferentes. Parte delas está descrita nas Tabelas 25.1 e 25.2.

A lista das diarreias não infecciosas de origem intestinal (Tabela 25.1) é encabeçada por dois distúrbios classificados como funcionais. É evidente que essa classificação está vinculada à momentânea incapacidade dos meios diagnósticos de identificar as alterações orgânicas responsáveis por suas manifestações fisiopatológicas, seja em nível bioquímico ou estrutural. Com certeza, dentro de alguns anos essas doenças terão sua fisiopatologia decifrada, de forma que poderão ser inseridas em outros grupos de doenças orgânicas.

DIAGNÓSTICO

Diarreia aguda

O pleomorfismo etiológico, fisiopatológico e clínico da diarreia exige do médico que atende aos pacientes portadores dessa manifestação clínica um conhecimento profundo da epidemiologia e da fisiopatologia de seus agentes desencadeantes, de forma a poder fazer um diagnóstico clinico com maiores chances de acerto. Antes disso, no entanto, faz-se

Tabela 25.1 – Agentes etiológicos das diarreias não infecciosas de origem intestinal

Enfermidade	Fisiopatologia	Características clássicas
Síndrome do intestino irritável	Ativação e aumento do número dos mastócitos na mucosa intestinal, alterando a motilidade e sensibilidade intestinais. Pode ser secundária a algumas das infecções bacterianas ou parasitária dos intestinos já listadas.	Distensão e dor abdominal Evacuações de fezes amolecidas, com frequência aumentada em relação ao normal e com urgência. Muco nas fezes.
Diarreia funcional	Diarreia sem achados orgânicos que a justifiquem. Possível hiper-reatividade colinérgica que causa o aumento da secreção de muco. Aumento da motilidade.	Diarreia aquosa ou com muco, sem dor abdominal. Quando este último sintoma está presente, é mais provável o diagnóstico de síndrome do intestino irritável.
Retocolite ulcerativa inespecífica	Doença Th-2-imunomediada (IL-4, IL-13), decorrente de alteração da relação sistema imune/microbiota intestinal.[11]	Dores abdominais em cólica, diarreia mucossanguinolenta, tenesmo. Podem ocorrer manifestações extraintestinais (artrites, colangite esclerosante, eritema nodoso, pioderma gangrenoso, uveíte, irite).
Doença de Crohn	Doença Th1-imunomediada (IL-12, interferon alfa, TNF), decorrente de alteração da relação sistema imune/microbiota intestinal.[11] Infiltrado inflamatório transmural, ulceração.	Diarreia mucossanguinolenta. Manifestações oculares (prurido, hiperemia, fotofobia, lacrimejamento, dor etc.), mucocutâneas (eritema nodoso, pioderma gangrenoso, ulcerações aftoides), musculoesqueléticas (artrites, osteoporose), pulmonares (bronquiolite, bronquiectasia, asma).
Doença celíaca	Aumento da permeabilidade intestinal – transporte da gliadina através da mucosa – ativação imune tipo Th1, com consequente dano da mucosa, evoluindo para atrofia.	Pode ser assintomática. Distensão abdominal, anemia, perda de peso. Dermatite herpetiforme. Outras doenças autoimunes. Esteatorreia.
Gastroenterite eosinofílica	Parasitas, antígenos alimentares e outros fatores que provocam reação alérgica, uma reação imune tipo Th2.	Dor abdominal, diarreia aquosa, náuseas e vômitos.
Colite isquêmica	Obstrução do fluxo arterial dos intestinos provocada por embolia, trombose, trauma, medicamentos, obstrução mecânica (tumores, aderências, vólvulo etc.).	Variável, de acordo com o agente etiológico. Dores abdominais, diarreia, urgência para evacuar, seguidos por sangramento retal.
Medicamentos	Diarreia osmótica – alimentação enteral, antiácidos com magnésio, laxativos osmóticos, antibióticos. Diarreia secretora – 5-aminossalicilatos, antibióticos, anticolinérgicos, colchicina, carbamazepina, cimetidina, digoxina, sinvastatina, anti-inflamatórios não esteroides (AINEs), laxativos estimulantes (bisacodil, oxifenisatina etc.), Diarreia motora – colinérgicos, antibióticos macrolídeos, procinéticos, hormônios tiroidianos. Diarreia inflamatória – AINEs, inibidores da bomba de prótons, albendazol, cimetidina, cloranfenicol, clorpropamida, eritromicina, ranitidina, sulfametoxazol etc. Diarreia gordurosa – orlistate, antirretrovirais etc.[12]	Diarreia aquosa ou gordurosa, dependendo da droga utilizada.
Colite microscópica	Possível papel de desregulação do sistema imune. Eventual má absorção de sais biliares na colite colagenosa. Secundária ao uso de medicamentos como AINEs e lansoprazol.[13]	Pode se manifestar como colite colagenosa ou colite linfocítica. Diarreia aquosa.

(Continua)

Tabela 25.1 – Agentes etiológicos das diarreias não infecciosas de origem intestinal (*Continuação*)		
Enfermidade	**Fisiopatologia**	**Características clássicas**
Síndrome de Behçet	Vasculite crônica.	Lesões ulceradas na mucosa do tubo digestivo, da cavidade oral ao cólon. Podem ocorrer, também, ulcerações genitais, além de lesões cutâneas (eritema nodoso) e oculares (ceratoconjuntivite). A diarreia pode vir acompanhada de sangue e muco, simulando doença intestinal inflamatória.[14]
Fístulas gastro e enterocólicas Anastomoses gastro e enteroentéricas	Superfície de absorção reduzida e aceleração do trânsito, não por hiperperistaltismo mas por encurtamento do tubo digestivo, causando má absorção. Supercrescimento bacteriano.	O tipo de diarreia depende do segmento intestinal afetado, se mais delgado ou cólon, e das comorbidades, que são, em algumas situações, causa das fístulas ou ressecções, podendo ser aquosa, esteatorreica ou sanguinolenta.
Enterite actínica	Inflamação da lâmina própria, erosões por inibição da mitose.	Diarreia aquosa ou mucossanguinolenta, dependendo da porção do tubo intestinal acometida.
Doença de Whipple	Infecção pela bactéria *Tropheryma whipplei*. Intenso infiltrado da mucosa por macrófagos, causando má absorção.	Doença de progressão lenta, passando por fase de sintomas atípicos, evoluindo em até 6 anos, até apresentar diarreia e perda de peso. Pode ter evolução rápida e agressiva durante utilização de imunossupressores. Associada a manifestações extraintestinais, como artrite, hepatoesplenomegalia, artralgia e endocardite.

Tabela 25.2 – Agentes etiológicos das diarreias não infecciosas de origem extraintestinal		
Enfermidade	**Fisiopatologia**	**Características clássicas**
Diabete melito	Hipoglicemiantes orais reduzindo a atividade de dissacaridades. Neuromiopatia entérica diabética, com aceleração do trânsito. Doença celíaca presente em 5% de pacientes com diabetes tipo 1. Uso excessivo de adoçantes à base de manitol, sorbitol e xilitol, que são açúcares não absorvíveis.	Diarreia aquosa. Esteatorreia se secundária a insuficiência pancreática.
Vipoma	Hipersecreção ectópica do peptídio intestinal vasoativo (VIP).	Diarreia aquosa severa (100% >1 L/dia; 70 a 80% > 3 L/dia). Hipocalemia (70 a 100%), desidratação (45 a 95%), hiperglicemia (20 a 50%), hipercalcemia (25 a 50%), *flushing* (15 a 30%).[13]
Gastrinoma	Hipersecreção ectópica de gastrina.	Dor abdominal, diarreia, sintomas esofagianos (pirose). Múltiplas úlceras gastroduodenais[13].
Somatostatinoma	Hipersecreção ectópica de somatostatina.	Diarreia, esteatorreia, perda de peso, diabete melito, anemia.[11]
Insuficiência pancreática	Deficiência de enzimas pancreáticas na luz intestinal, determinando absorção ineficiente.	Esteatorreia.
Hipertiroidismo	Hiperperistaltismo.	Pouco comum no hipertiroidismo, ocorrendo geralmente em casos muito avançados, descompensados.

necessário classificar a diarreia em aguda ou crônica, o que definirá a abordagem inicial.

A grande maioria das diarreias agudas é autolimitada, com tendência à regressão espontânea, exigindo apenas tratamento sintomático. A tentativa de definição etiológica deve ser limitada à interpretação dos dados epidemiológicos e clínicos, que permitirão hipóteses diagnósticas acuradas o bastante para servirem de guia às medidas terapêuticas.

Como em todo exercício diagnóstico em medicina, os primeiros passos serão uma boa história clínica e o exame físico. Na avaliação de um paciente com diarreia algumas questões são importantes na coleta dos dados da história:

- **Tempo de evolução:** como enfatizado anteriormente, uma evolução maior que 15 ou 30 dias, caracterizando quadros persistentes ou crônicos, mudará a abordagem diagnóstica, uma vez que esses casos necessitam de uma investigação complementar mais ampla, diferentemente dos quadros de diarreia aguda.
  - Diarreias tóxicas: surgem entre 4 e 24 horas após a ingestão do alimento contaminado por toxinas de bactérias como *Staphylococcus aureus, Clostridium perfringens e Bacillus cereus*, e tendem a regredir logo após a eliminação da toxina, entre 1 e 2 dias após seu início.
  - Diarreia infecciosas: ocorrem 48 horas ou mais após a contaminação. São mais frequentemente secundárias a infecções virais, porém, podem ser causadas por bactérias ou protozoários. A duração das diarreias virais não costuma ser maior que 3 a 4 dias, ao passo que as bacterianas podem evoluir por até 7 dias. Quadros diarreicos que duram mais de 1 semana devem levantar a suspeita de infecção por protozoários.
  - Diarreias funcionais: ao contrário das diarreias orgânicas, as funcionais apresentam características como duração maior que três meses (Roma III), ausência de sintomas ou sinais de alarme como perda de peso significativa, são intermitentes e não costumam acontecer durante a noite.
- **Características físicas das evacuações:** consistência, presença de sangue ou muco, volume, número, presença de gordura – diarreias secundárias a doenças do delgado costumam sem aquosas e volumosas, apresentando risco maior de desidratação. Ao contrário, nas diarreias secundárias a colites as fezes são de pequeno volume e podem apresentar muco ou sangue, o que será sugestivo de infecção por microrganismo com potencial invasivo (*Campylobacter*, *E. coli*, *Shigella* e *V. parahemolyticus*). Presença de gordura nas fezes sugere doença disabsortiva.
- **Presença de outros sintomas:** febre, náusea, vômitos, dor abdominal – a febre é sugestiva de doença infecciosa, mais frequentemente viral. Já a presença de vômitos deve servir de alerta para a maior probabilidade de desidratação, uma vez que aumenta a perda de líquidos, ao mesmo tempo que prejudica a reposição oral. Além disso, vômitos sem diarreia ou com diarreia mínima são sugestivos de etiologia viral. A presença de dor abdominal torna pouco provável o diagnóstico de diarreia funcional.
- **Dados epidemiológicos:** contatos, viagens, uso de medicamentos, refeições em ambientes que não o domicílio, ingestão de alimentos crus, principalmente frutos do mar (ostras):
  - História de contato com indivíduo portador de sintomas semelhantes há mais de 48 horas sugere doença infecciosa. Relatos de epidemias na região de domicílio do paciente podem direcionar o diagnóstico.
  - A intensa mobilização propiciada pelos meios de transporte tem submetido cerca de 50 milhões de indivíduos de países desenvolvidos aos riscos inerentes à falta de saneamento básico dos países em desenvolvimento. O consumo de água e alimentos contaminados com bactérias, vírus e parasitas geram mudanças de planos de viagem por 40% deles, 20% ficam acamados por 1 a 2 dias, e cerca de 1% são hospitalizados.[14] O consumo aumentado de bebidas alcoólicas durante o passeio pode adicionar mais fatores de risco, principalmente nos indivíduos do sexo masculino, uma vez que pode causar "desinibição" dos hábitos alimentares ou a alteração da mucosa intestinal.[13] Os agentes etiológicos mais frequentes da diarreia do viajante, como grupo, são as *E. coli* diarreiogênicas (*E. coli* enterotoxigênica, *E. coli* enteropatogênica, *E. coli* êntero-hemorrágica, *E. coli* enteroagregante e *E. coli* enteroinvasiva). Viagens a países tropicais tornam os indivíduos mais suscetíveis de adquirir patologias específicas dessas regiões, como esquistossomose, ame-

bíase, giardíase e outras helmintíases intestinais. A diarreia do viajante não exige, no entanto, o contato com agentes infecciosos ou toxinas para ser desencadeada. A ingestão de alimentos exóticos, totalmente fora dos padrões de alimentação do indivíduo, pode ter como consequência um quadro diarreico que tem como característica a curta duração (24 a 48 horas), com resolução espontânea.

- O hábito dos indivíduos de ambientes urbanos de frequentar restaurantes é fator importante no aumento dos casos de diarreia, seja pela "libação" alimentar no restaurante, seja pela má conservação, pelo aproveitamento de restos de alimentos, pelas más condições de higiene do ambiente ou, ainda, pelo excesso de temperos.
- Inúmeros medicamentos são associados a quadros diarreicos, com fisiopatologia que varia desde inibição da absorção de gorduras até o desencadeamento de colites microscópica e pseudomembranosa (Quadro 25.2). Alguns medicamentos estão relacionados a diarreia em mais de 10 a 20% dos pacientes que os utilizam, outros o fazem ocasionalmente, conforme discriminado no Quadro 25.3.

Quadro 25.2 – Mecanismos das diarreias causadas por medicamentos

Diarreia osmótica	Diarreia por distúrbio da motilidade
Inibidores da alfa-glicosidase Antibióticos Nutrição enteral Antiácidos à base de magnésio Laxativos osmóticos Carboidratos mal absorvíveis ou não absorvíveis Pré-bióticos	Inibidores da acetilcolinesterase Drogas colinérgicas Irinotecano Agonistas da motilina (antibióticos macrolídios) Procinéticos (metoclopramida) Tacrina Hormônios tiroidianos Ticlopidina
Diarreia secretora	**Diarreia inflamatória**
5-aminosalicilatos Antibióticos Anticolinérgicos Antineoplásicos Auronafina (sais de ouro) Biguanidas Glicosídios cardíacos Calcitonina Carbamazepina Ácido quenodesoxicólico Inibidores da colinesterase Colchicina Cimetidina Cafeína Diacereína Digoxina Agentes venotônicos flavonoides Preparações de sulfato ferroso (raro) Levodopa-benserazida Anti-inflamatórios não esteroides Olsalazina Prostaglandinas Sinvastatina Estimulantes laxativos (antraquinonas, bisacodil, ácido ricinoleico, picosulfato de sódio, docusato) Teofilina Ticlopidina	Antibióticos Carbamazepina (colite linfocítica e eosinofílica) Sais de ouro Inibidores da HMG-Coa redutase (estatinas) Imunossupressores Metildopa Anti-inflamatórios não esteroides Isotretinoina Penicilamina Inibidores da bomba de prótons Inibidores seletivos da recaptação da serotonina Estimulantes laxativos Ticlopidina Inibidores da tirosina cinase **Drogas relacionadas com colite pseudomembranosa** Albendazol; Aztreonam; Cloranfenicol; Clorpropamida; Cimetidina; Clindamicina; Cocaína; Cotrimoxazol; Citabarina; Diclofenaco; Eritromicina; Etidronato; Flutamida; Fluoroquinolonas; Gentamicina; Imipenem/cilastatina; Itraconazol; Penicilina e derivados; IBPs; Ranitidina; Rifampicina; Sulfametoxazol

Quadro 25.3 – Frequência de diarreia relacionada a medicamentos	
Drogas que causam diarreia em ≥ 20% dos pacientes	**Drogas que causam diarreia ocasionalmente**
Inibidores da alfa-glicosidase (acarbose) Biguanidas Auranofina (sais de ouro) Colchicina Diacereina Tratamento antiviral altamente ativo (HAART) Prostaglandinas Inibidores da tirosina cinase **Drogas que causam diarreia em ≥ 10% dos pacientes** Antibióticos Quimioterápicos Colinérgicos Digoxina Imunossupressores Metoclopramida Orlistate (inibidor da lípase) Laxativos osmóticos Carboidratos não absorvíveis ou mal absorvíveis Inibidores seletivos da recaptação da serotonina Ticlopidina	5-aminosalicilatos (especialmente olsalazina) Inibidores da acetilcolinesterase Anticolinérgicos Cafeína Calcitonina Carbamazepina Ácido quenodesoxicólico Colestiramina Inibidores da colinesterase Cimetidina Preparações à base de sulfato ferroso (raro) Agentes venotônicos relacionados a flavonoides Inibidores da HMG-CoA redutase (estatinas) Irinotecano Isotretinoina Levodopa-benserazida Antiácidos à base de magnésio Metildopa Agonistas da motilina Anti-inflamatórios não esteroides Octreotide Penicilamina Pré-bióticos Inibidores da bomba de prótons Tacrina Teofilina Hormônios tiroidianos

- **Antecedentes patológicos pessoais:** alergias (gastroenterites eosinofílicas), diabete melito (neuropatia diabética), doenças pancreáticas (má absorção), intolerância à lactose (diarreia osmótica), hipertiroidismo (hiperperistaltismo), infecção pelo HIV (imunodepressão), cirurgias digestivas mutilantes, como colectomias, gastrectomias e ressecções do intestino delgado (diminuição da superfície absortiva).
- **Antecedentes patológicos familiares:** história de doenças neoplásicas, doença intestinal inflamatória ou doença celíaca na família devem servir de alerta para a possibilidade desses diagnósticos, dependendo dos demais dados clínicos apresentados.

A análise dessas características permitirá uma hipótese diagnóstica com grau de acurácia adequado. Estes dados servirão, inicialmente, apenas para prover o paciente de algumas informações sobre a possível etiologia de seu quadro clínico, uma vez que, salvo em raras exceções, a diarreia aguda exige apenas tratamento de suporte, enquanto se aguarda sua resolução espontânea. Como exemplo, podem-se utilizar os dados epidemiológicos e clínicos para sugerir que a etiologia de um quadro de diarreia é secundário à infecção viral. Assim, se os sintomas são de uma gastroenterite aguda, em que as manifestações digestivas altas, como náuseas e vômitos, estão presentes e são proeminentes, quando há um período de incubação de mais de 14 horas, quando o quadro clínico dura apenas até 72 horas, quando não há sinais sugestivos de infecção bacteriana, como fezes sanguinolentas, dor abdominal severa, e quando estão ausentes evidências epidemiológicas como viagens e uso de antibióticos, pode-se sugerir infecção viral como agente etiológico. É evidente que essa forma de apresentação não é exclusiva das infecções virais, porém, está associada a vírus em 75% dos casos.[15]

O exame físico do paciente com diarreia é útil, principalmente para avaliar a severidade dos sintomas. A avaliação do nível de desidratação através do turgor da pele, da frequência cardíaca e da mensuração da pressão arterial em decúbito e sentado é o mais importante dado a ser colhido, uma vez que ditará a necessidade, ou não, da hidratação venosa. O exame do abdome avaliará distensão e sensibilidade abdominais. Vale lembrar, ainda, que patologias inflamatórias do tubo digestivo apresentam manifestações extraintestinais que poderão ser identificadas durante o exame físico. Fazem parte dessas manifestações as lesões oculares como irites, iridociclites e ceratoconjuntivites, eritema nodoso, pioderma gangrenoso, artrites e ulcerações aftoides, associadas à síndrome de Behçet[16] e às doenças intestinais inflamatórias (retocolite ulcerativa inespecífica e doença de Crohn). Achados inflamatórios articulares são também associados a infecções por *Y. enterocolitica e C. jejuni*, como parte da síndrome de Reiter.

O paciente com diarreia aguda deve, portanto, ser abordado inicialmente com tratamento sintomático e seguimento cuidadoso da evolução dos sintomas. Poderão ser solicitados alguns exames complementares no caso de manifestações mais severas, do agravamento progressivo, apesar das medidas adotadas, ou naqueles com mais de 48 horas de duração dos sintomas, sem sinais de arrefecimento, para avaliar o quadro hematológico: hemograma, níveis do sódio e potássio séricos, ureia e creatinina. Podem-se considerar exceção os casos de diarreia sanguinolenta, que poderão merecer investigação etiológica precoce.

Quando for necessária a definição do agente etiológico da diarreia aguda, os exames recomendados serão direcionados para a(s) hipótese(s) levantadas com os dados clínicos, conforme discriminados na Tabela 25.3. A abordagem diagnóstica da diarreia aguda aos agentes infecciosos será limitada, deixando a investigação das demais etiologias quando da abordagem do diagnóstico das diarreias crônicas.

Tabela 25.3 – Investigação complementar das diarreias infecciosas

Agente etiológico	Exames complementares
Rotavírus, norovírus, astrovírus, citomegalovírus	Rotavírus, norovírus: ▪ Fezes = PCR (preferência) ou microscopia eletrônica. ▪ Soro = ELISA para anticorpo específico.
Campylobacter	▪ Microscopia direta com coloração pelo Gram e coprocultura. ▪ Pesquisa da bactéria por PCR nas fezes.
Salmonella	▪ Gastroenterite: coprocultura. ▪ Infecção sistêmica: hemocultura, diagnóstico sorológico (Reação de Widal). ▪ Diagnóstico sorológico por ELISA ou PCR.
Shigella	▪ Coprocultura. PCR nas fezes.
E. coli entero-hemorrágica	▪ Coprocultura. PCR nas fezes.
E. coli enteropatogênica	▪ Coprocultura. PCR nas fezes.
Vibrio cholerae	▪ Coprocultura. PCR nas fezes. ▪ *Loop-mediated isothermal amplification* (LAMP) de *swab* anal.
Clostridium difficile	▪ Detecção de toxinas A e/ou B nas fezes – ELISA. Resultado em 2 a 6 horas. ▪ Pesquisa de citotoxina nas fezes – resultado tardio – 24 a 48 horas). ▪ Coprocultura – não específico para cepas produtoras de toxina, difícil, demorada e cara. ▪ Retossigmoidoscopia – aspecto característico de pseudomembranas.
Yersinia enterocolitica	▪ Pesquisa de leucócitos fecais. ▪ Difícil de ser diferenciada de outros patógenos nas fezes. ▪ Coprocultura específica: difícil devido à interferência da microbiota intestinal. ▪ Diagnóstico histológico a partir de gânglios, quando presente, é mais viável. ▪ Diagnóstico sorológico: interpretação dependente de cultura, devido a reação cruzada com outros microrganismos. ▪ US ou TC quando suspeita em quadro compatível com apendicite.
Clostridium perfringens	▪ Coprocultura, ELISA e/ou PCR nas fezes.

(Continua)

Tabela 25.3 – Investigação complementar das diarreias infecciosas (*Continuação*)

Agente etiológico	Exames complementares
Candida albicans	▪ Coprocultura para *Candida* – se contagem >10^5 CFU/mL = supercrescimento. A simples presença de *Candida* nas fezes não é suficiente para o diagnóstico. Obs.: CFU = *Colony forming units.*
Cryptosporidium	▪ Pesquisa do protozoário em fezes preservadas em formalina a 10%. ▪ Teste ELISA para antígenos do protozoário nas fezes.
Giardia lamblia	▪ Pesquisa do protozoário em fezes frescas ou imediatamente preservadas em formol 10%. ▪ Aspirado duodenal, biópsia do duodeno e anticorpos anti-Giardia.
E. histolytica	▪ Fezes frescas: pesquisa de cistos ou trofozoitas. Diferenciação com *E. dispar* (não patogênica) difícil, exigindo análise isoenzimática ou imunológica. ▪ Anticorpos séricos anti-*E. histolytica* para casos extraintestinais.
Strongyloides stercoralis (síndrome de Loeffler)	▪ Raio X de tórax. ▪ Fezes: método de Baermann para identificação de larvas ou ovos. Preferencialmente 3 exames de fezes frescas em 3 dias consecutivos (sensibilidade aumenta de 30% para 80%). ▪ Sangue: sorologia (ensaio imunoenzimático ou fluorescência indireta) – 88 a 95% de sensibilidade. ▪ Endoscopia: biópsia do duodeno. De normal a duodenite acentuada. ▪ Aspirado duodenal: pesquisa de larvas. ▪ Hemograma: eosinofilia.
Tropheryma whipple (doença de Whipple)	▪ PCR em biópsias do duodeno. ▪ Endoscopia: mucosa duodenal pálida, com áreas de hiperemia e friabilidade. Colher fragmentos para exame histopatológico. ▪ Histologia: coloração PAS revela inclusões de cor vermelha no interior de macrófagos. ▪ Imuno-histoquímica específica.

Probert et al.[17] sugerem um novo método de diagnosticar diarreia infecciosa a partir da análise dos flatos por cromatografia gasosa e espectrografia de massa, de forma a agilizar a identificação do agente etiológico. Segundo seus achados, a presença de furanos sem indóis sugeriu infecção por *Clostridium difficile*, etil dodecanoato indicou presença de rotavírus, amônia sem etildodecanoato indicou infecção por outros vírus entéricos, e a ausência de hidrocarbonos e terpenos indicou infecção pelo *Campylobacter*.

Nos indivíduos com imunodepressão, deve-se procurar identificar o agente etiológico já na primeira abordagem, uma vez que há riscos de evolução atípica dos quadros infecciosos neste grupo específico.

Diarreia crônica

A persistência de quadro de diarreia por mais de 4 semanas, ou por mais de 2 semanas para alguns, caracteriza a diarreia crônica. Ao contrário da diarreia aguda, a permanência dos sintomas por tanto tempo poderá exigir investigação cuidadosa de forma a identificar o agente etiológico, permitindo, assim, abordagem terapêutica específica. Diretrizes da British Society of Gastroenterology sugerem o algoritmo, reproduzido na Figura 25.1, para o diagnóstico da diarreia crônica.[18]

A coleta dos dados da história e o exame físico, como descritos para a diarreia aguda, são essenciais. Poderão ser suficientes para orientar abordagem terapêutica empírica, sem a necessidade de qualquer exame complementar. O aspecto das fezes, por exemplo, poderá servir como guia na formulação das hipóteses diagnósticas:

- **Diarreia crônica sanguinolenta:** apesar de poder ser secundária a infecções bacterianas por *Shigella*, *Salmonella*, *C. difficile*, *E. coli* e outras, essa forma de apresentação está, mais provavelmente, relacionada à doença intestinal inflamatória.
- **Diarreia crônica não sanguinolenta:** pequena probabilidade de infecções bacterianas mais comuns. A investigação deve ser direcionada para *G. lamblia* e *C. difficile*.

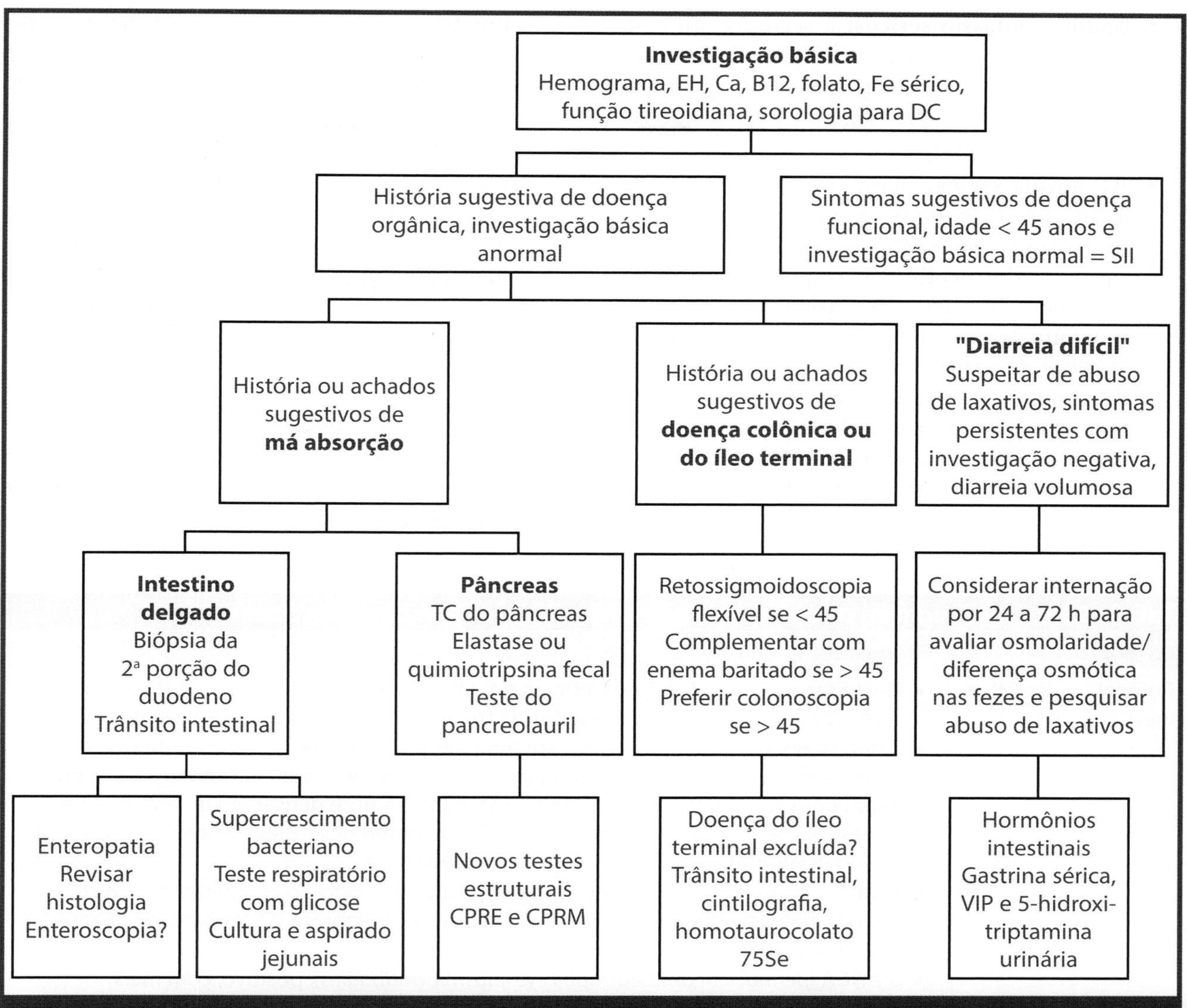

Figura 25.1 – Algoritmo para investigação da diarreia crônica.
EH: enzimas hepáticas; DC: doença celíaca; SII: síndrome do intestino irritável; TC: tomografia computadorizada; CPRE: colangiopancreatografia retrógrada endoscópica; CPRM: colangiopancreato-ressonância; VIP: peptídio intestinal vasoativo. Fonte: tradução de diretrizes da BSG. Thomas et al., 2003.[18]

Os exames complementares utilizados na investigação da diarreia podem ser separados em dois grupos, os inespecíficos e os específicos. Os primeiros têm como finalidade avaliar as alterações gerais decorrentes da diarreia, sugerir a possibilidade de doença infecciosa ou direcionar o diagnóstico para doença orgânica ou funcional:

- **Hemograma:** poderá sugerir infecção bacteriana, quando há desvios à esquerda. Infecções crônicas podem cursar, no entanto, apenas com neutrofilia, sem o desvio à esquerda. Algumas infecções podem se apresentar com neutropenia, como a salmonelose (febre tifoide), assim como as infecções por *E. coli*, *Yersinia* e *Campylobacter*. A eosinofilia pode estar associada a enterites eosinofílicas e a parasitoses como a estrongiloidíase. Anemia poderá sugerir processo crônico ou sangramento oculto. Trombocitose em portadores de doença intestinal inflamatória (doença de Crohn e RCUI) serve de alerta para doença ativa e risco de complicações tromboembólicas.
- **Ureia e creatinina:** a avaliação da função renal no paciente com quadros de diarreia intensos é imprescindível, uma vez que a desidratação poderá causar insuficiência renal de intensidade variável e, se não tratada a tempo, irreversível.

- **Sódio e potássio séricos:** a secreção ativa ou passiva de líquidos para a luz intestinal determinada pela diarreia provoca desequilíbrios hidroeletrolíticos que exigem correção por via oral ou infusão venosa.
- **Albumina sérica:** diarreia crônica associada à má absorção pode provocar a queda dos níveis séricos dessa proteína calprotectina fecal – a calprotectina corresponde a 60% do conteúdo protéico citoplasmático dos polimorfonucleares neutrófilos. Seus níveis plasmáticos aumentam 5 a 40 vezes na presença de processos infecciosos ou inflamatórios,[19] com níveis ainda mais elevados nas fezes (6 vezes os níveis plasmáticos). Seus níveis fecais são determinados pela ELISA, com valor superior da normalidade de 50 mcg/g. É importante na distinção entre processos funcionais e processos inflamatórios, sugerindo a presença destes últimos quando acima de 100 mcg/g. Valores elevados indicam fortemente a presença de doença orgânica, porém, valores dentro da normalidade não determinam a presença de doença funcional, uma vez que doenças orgânicas nas quais não há ativação dos polimorfonucleares neutrófilos, como a doença celíaca e o carcinoma do cólon, podem ter resultados negativos.

Os exames específicos são direcionados pelas hipóteses diagnósticas aventadas durante a coleta dos dados da história e do exame físico, e encontram-se relacionados na Tabela 25.4.

Tabela 25.4 – Investigação complementar das diarreias crônicas não infecciosas

Enfermidade	Exames complementares
Retocolite ulcerativa inespecífica	▪ Pesquisar agentes infecciosos, principalmente bactérias e parasitas (*E. histolytica*): útil como diagnóstico diferencial e antes de tratamentos com imunossupressores. ▪ Colonoscopia com biópsias: processo inflamatório uniforme, sempre contínuo, quase sempre afetando o reto, progredindo em sentido proximal, limitado ao cólon (raramente íleo distal), raramente com estenose (sempre pensar em doença maligna), úlceras planas e extensas e com inflamação circunferencial. Biópsias devem ser colhidas, preferencialmente, de todos os segmentos afetados.[20] ▪ Histopatologia: frequentemente não é diagnóstica. Infiltrado inflamatório crônico, predominantemente neutrofílico, restrito à mucosa. Pobreza de células caliciformes, criptite ou abscessos de criptas. ▪ p-ANCA (*perinuclear antineutrophil cytoplasmic antibodies*): positivo, com mais intensidade na presença de colangite esclerosante. Sensibilidade de 55% e especificidade de 89%.
Doença de Crohn	▪ Pesquisar agentes infecciosos, principalmente bactérias e parasitas (*E. histolytica*): útil como diagnóstico diferencial e antes de tratamentos com imunossupressores. ▪ Colonoscopia com biópsias: afeta qualquer porção do trato gastrointestinal, com envolvimento frequente do intestino delgado. Raramente afeta segmentos contínuos. Envolvimento retal em 30 a 50% dos casos. Úlceras em saca-bocado e profundas. Aspecto de "pedra de calçamento". Áreas normais no interior de regiões afetadas. Estenoses ocasionais.[20] ▪ Histopatologia: frequentemente não é diagnóstica, uma vez que achados característicos como granuloma são raros. Infiltrado inflamatório crônico envolve toda a espessura da mucosa, o que não pode ser caracterizado em biópsias endoscópicas. ▪ ASCA (*anti-Saccharomyces cerevisiae antibodies*): positivo em 30 a 50% dos casos. Especificidade de 89 a 97%.
Colite microscópica	▪ Colonoscopia: aspecto da mucosa geralmente normal. O exame histológico definirá o diagnóstico. ▪ Histologia: colite linfocítica – infiltrado intraepitelial mononuclear intenso. ▪ Colite colagenosa: infiltrado intraepitelial mononuclear intenso + espessamento da camada de colágeno subepitelial.

(Continua)

Tabela 25.4 – Investigação complementar das diarreias crônicas não infecciosas (*Continuação*)	
Enfermidade	**Exames complementares**
Síndrome de Behçet[21]	▪ Achados clínicos compatíveis com Behçet (lesões aftoides orais ou genitais, lesões cutâneas, lesões oftalmológicas) + achados colonoscópicos sugestivos (úlceras grandes, ovaladas, no íleo terminal ou ulcerações ou inflamação nos intestinos delgado ou grosso). ▪ Excluir outras enfermidades que podem simular Behçet (tuberculose intestinal, doença de Crohn, colite inespecífica ou associada a drogas). ▪ Endoscopia digestiva alta e trânsito intestinal para determinar a extensão da lesão.
Vipoma	▪ Diarreia secretora de grande volume + hipocalemia + acloridria + níveis séricos de VIP elevados durante a diarreia (2 a 10 vezes o limite superior da normalidade) + tumor das ilhotas pancreáticas (ultrassonografia, tomografia computadorizada, ressonância magnética).
Gastrinoma	▪ Níveis séricos de gastrina em jejum elevados associados a pH gástrico baixo. Diagnóstico pode ser firmado quando níveis de gastrina sérica > 1.000 pg/mL. ▪ Teste da secretina: útil quando os níveis de gastrina estão entre 200 pg e 1.000 pg/mL.
Somatostatinoma	▪ Níveis séricos elevados de somatostatina + síndrome clínica que pode incluir diabete melito, colelitíase e esteatorreia. ▪ Ultrassonografia, tomografia computadorizada ou ressonância magnética: tumores no pâncreas ou duodeno.
Insuficiência pancreática	▪ Dosagem da elastase fecal: diminuída (como no intestino curto e supercrescimento bacteriano). ▪ Dosagem da gordura fecal (fezes de 3 dias): aumentada > 7 g/dia. ▪ Esteatócrito. ▪ Teste da secretina ou colecistocinina.
Hipertiroidismo	▪ TSH sérico baixo e T4 livre sérico elevado. OBS: Os níveis de TSH poderão estar elevados se origem for hipófise (raro).

Fica evidente nas tabelas a grande variedade de exames que podem ser utilizados na investigação da diarreia crônica. Hipóteses bem fundamentadas nos dados clínicos nortearão sua utilização, uma vez que não se deve solicitar os exames complementares de forma aleatória, tentando definir a etiologia sem o apoio de um alto índice de suspeição clínica.

REFERÊNCIAS

1. Walker CLF, Rudan I, Liu L, Nair H, Theodoratou E, Bhutta ZA et al. Global burden of childhood pneumonia and diarrhoea. Lancet. 2013; 381:1405-16.
2. Schiller LR. Diarrheal diseases. ACP Medicine Gastroenterol. 2006; 4(III):1-14.
3. Arrieta MC, Bistritz L, Meddings JB. Alterations in intestinal permeability. Gut. 2006; 55:1512-20.
4. Costa M, Brookes SJH, Hennig G W. Anatomy and physiology of the enteric nervous system. Gut. 2000; 47:15-19.
5. Farthing MJG. Bugs and the gut: an unstable marriage. Best Pract & Research Clin Gastroenterol. 2004; 18(2):233-9.
6. Fried M, Siegrist H, Frei R, Froehlich F, Duroux P, Thorens J et al. Duodenal bacterial overgrowth during treatment in outpatients with omeprazole. Gut. 1994; 35:23-26.
7. Dial S, Delaney JAC, Barkun AN, Suissa S. Use of gastric acid-suppressive agents and the risk of community-acquired Clostridium difficile-associated disease. JAMA. 2005; 294:2989-95.
8. Schiller LR. Diarrheal diseases. ACP Medicine Gastroenterol III. 2006; 1-14.
9. Butzler J-P. Campylobacter: from obscurity to celebrity. Clin Microbiol Infect. 2004; 10:868-76.
10. Hurley BW, Nguyen CC. The spectrum of pseudomembranous enterocolitis and antibiotic-associated diarrhea. Arch Intern Med. 2002; 162:2177-84.
11. Bamias G, Cominelli F. Immunopathogenesis of inflammatory bowel disease: current conceps. Current Opin Gastroenterol. 2007; 23(4):365-9.
12. Abraham B, Sellin JG. Drug-induced diarrhea. Current Gastroenterol Reports. 2007; 9:365-72.
13. Metz DC, Jensen RT. Gastrointestinal neuroendocrine tumors: pancreatic endocrine tumors. Gastroenterology. 2008; 135(5):1469-92.
14. Okhuysen PC. Traveler's diarrhea: new insights. J Clin Gastroenterol. 2007; 41:S20-S23.
15. Goodgame RW. Viral causes of diarrhea. Gastroenterol Clin North Am. 2001; 30(3):779-95.
16. Terrin G, Borrelli O, Di Nardo G, Pacchiarotti G, Cucchiara S. A child with aphtae and diarrhea. Lancet. 2002; 359(26):316.

17. Probert CSJ, Jones PRH, Ratcliffe NM. A novel method for rapidly diagnosing the causes of diarrhea. Gut. 2002; 53:58-61.
18. Thomas PD, Forbes A, Green J, Howdle P, Long R, Playford R et al. Guidelines for the investigation of chronic diarrhea. 2.ed. Gut. 2003; 52:1-15.
19. Rodrigo L. Calprotectina fecal. Rev Esp Enf Dig. 2007; 99(12):683-8.
20. Nikolaus S, Schreiber S. Diagnostics on inflammatory bowel disease. Gastroenterol. 2007; 133:1670-89.
21. Kobayashi K, Ueno F, Bito S, Iwao Y, Fukishima T, Hiwatashi N et al. Development of consensus statement for the diagnosis and management of intestinal Behçet's disease using a modified Delphi approach. J Gastroenterol. 2007; 42:737-45.

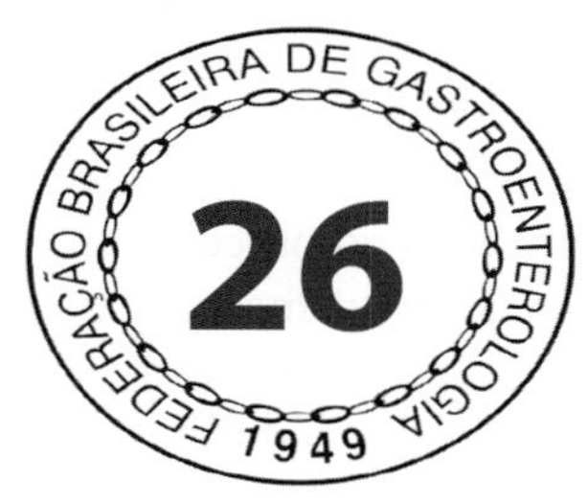

CONSTIPAÇÃO INTESTINAL

Maria Aparecida Mesquita
Cláudio Saddy Rodrigues Coy

INTRODUÇÃO

A abordagem da constipação intestinal, ainda hoje, apresenta inúmeros desafios para o médico:

- os conceitos, nomenclaturas e classificações ainda não estão sedimentados;
- os métodos diagnósticos ainda têm de ser aperfeiçoados;
- em muitos casos as manifestações clínicas e a resposta ao tratamento podem ser influenciadas por fatores psicossociais;
- as opções terapêuticas disponíveis ainda são insatisfatórias para um número significativo de pacientes.

CONCEITO E CLASSIFICAÇÃO

A definição mais recente de constipação é baseada nos critérios de Roma III, publicados em 2006.[1] (Quadro 26.1). Essa definição é baseada apenas em critérios clínicos, que incluem evacuações infrequentes e/ou dificultosas e/ou alterações na consistência das fezes (endurecidas ou em cíbalos). Além disso, de acordo com esses critérios, a constipação deve ser diferenciada da síndrome do intestino irritável com constipação. Essa diferenciação, embora nem sempre fácil, se faz principalmente pelos sintomas de dor ou

Quadro 26.1 – Critérios de Roma III para o diagnóstico de constipação funcional
1. Deve incluir dois ou mais dos seguintes itens*
Esforço em pelo menos 25% das evacuações
Fezes endurecidas ou em cíbalos em pelo menos 25% das evacuações
Sensação de evacuação incompleta em pelo menos 25% das evacuações
Sensação de obstrução ou bloqueio anorretal em pelo menos 25% das evacuações
Manobras manuais para facilitar a defecação em pelo menos 25% das evacuações
Menos de três evacuações por semana
2. Fezes amolecidas raramente presentes sem o uso de laxantes
3. Critérios insuficientes para a síndrome do intestino irritável

** Sintomas presentes nos últimos três meses, com início há pelo menos seis meses.*

Fonte: Longstreth et al., 2006.[1]

desconforto no abdome que caracterizam a síndrome do intestino irritável.[2]

A constipação intestinal pode ser classificada como secundária, quando se apresenta como um sintoma associado a vários fatores etiológicos, ou como funcional, quando não se encontra uma etiologia estrutural, metabólica ou farmacológica para explicar o quadro clínico.

PREVALÊNCIA

A prevalência da constipação em estudos de populações ocidentais varia entre 2 e 28%.[3,4] Essa grande variação deve-se provavelmente às diferentes definições de constipação nos inquéritos epidemiológicos. Nos estudos em que os pacientes se autodefinem constipados, a prevalência é maior do que naqueles em que se utilizam critérios clínicos mais restritivos, como a frequência de evacuações. Muitos indivíduos que se consideram constipados podem não preencher os critérios médicos aceitos para constipação, provavelmente por terem interpretações e expectativas diferentes quanto à função intestinal normal. Para alguns, isso significa uma evacuação por dia. Caso isso não ocorra, mesmo que não apresentem qualquer sintoma de fezes endurecidas ou de esforço para evacuar, fazem uso de laxantes ou até procuram médicos para a prescrição de medicamentos. Para outros, os sintomas mais valorizados são o esforço evacuatório e a presença de fezes endurecidas, a despeito da frequência normal das evacuações.

No Brasil, um estudo populacional recente realizado na cidade de Pelotas (RS) demonstrou prevalência de 26,9% de constipação intestinal, definida de acordo com os critérios de Roma III, em um grupo de 2.946 indivíduos.[5] A constipação foi mais frequente nas mulheres (37%) e entre as pessoas de nível socioeconômico mais baixo.

FATORES DE RISCO PARA A CONSTIPAÇÃO INTESTINAL

Idade

A prevalência da constipação aumenta com a idade, estimando-se que pode afetar até 20% das pessoas com mais de 65 anos.[6] Estudos realizados nos Estados Unidos e no Reino Unido mostraram que essa proporção é ainda maior quando se consideram os pacientes hospitalizados, podendo chegar a 41% dos idosos internados. O principal sintoma no idoso parece ser o esforço evacuatório. A alta prevalência nessa faixa etária, assim como as complicações de impactação fecal e incontinência fecal, fazem que a constipação seja um problema de saúde significativo, com impacto negativo na qualidade de vida dos portadores dessa condição. A constipação no idoso não parece ser consequência de alterações intestinais secundárias ao processo de envelhecimento, mas, sim, da maior frequência de fatores de risco para a constipação nessa faixa etária, como o baixo nível de atividade física, o uso de medicamentos com efeitos constipantes e a doença de Parkinson.

Sexo feminino

Estudos populacionais mostram que a constipação é mais frequente no sexo feminino, com um predomínio de 1,5 a 3 vezes em relação ao sexo masculino.[3,4]

Nível socioeconômico e educacional

Os indivíduos de menor nível socioeconômico e com menor nível educacional parecem ser mais acometidos pela constipação intestinal.[3,5] Esses dados são mais evidentes nas investigações em que os pacientes se autodefinem constipados.

Fatores ligados ao estilo de vida

A real importância dos fatores ligados ao estilo de vida na etiologia da constipação ainda não está bem definida, já que nem sempre a correção desses fatores resulta na melhora desse sintoma.[7]

Ingestão inadequada de fibras

O papel das fibras da dieta na etiologia da constipação intestinal ainda não está bem estabelecido. Poucos estudos avaliaram o consumo de fibras pelos constipados. A maior parte deles não demonstrou diferenças em relação ao grupo-controle. Um estudo epidemiológico norte-americano demonstrou que mulheres que ingeriam menores quantidades de fibras (em média 7 g/dia) apresentavam um risco maior de constipação quando comparadas com aquelas que ingeriam uma média de 20 g de fibras/dia.[8] O consumo de farelo de trigo (25 g/dia) associou-se à diminuição do tempo de trânsito colônico e ao aumento do peso fecal em voluntários não constipados e em pacientes constipados, embora os efeitos nos constipados tenham sido menores que os observados no grupo-controle.[9] Outro estudo demonstrou que 85% dos constipados com trânsito colônico normal e sem alterações da motilidade anorretal melhoraram ou se curaram da constipação após a suplementação de fibras na dieta por pelo menos seis semanas.[10] Em uma revisão recente da literatura, os autores concluíram que a baixa ingestão de fibras contribui para a constipação, mas não é necessariamente o único fator etiológico. Além disso, o aumento de fibras na dieta parece ser benéfico para um subgrupo de pacientes constipados.[7]

Ingestão inadequada de líquidos

Os estudos clínicos que investigaram o papel da ingestão de líquidos na constipação apresentam resultados conflitantes.[7,11] A avaliação de um grupo de idosos demonstrou correlação entre menor ingestão hídrica e constipação, mas outros autores não comprovaram essa associação. Os resultados também são contraditórios quanto aos efeitos do aumento da ingestão hídrica em pacientes constipados que fazem uso de suplemento de fibras. Segundo a opinião de vários autores, não existem evidências de que a constipação possa ser tratada com aumento da ingestão de líquidos, a menos que o paciente esteja desidratado.[7]

Baixo nível de atividade física

As revisões da literatura sobre a relação do sedentarismo com a presença de constipação intestinal consideram que ainda faltam estudos com metodologia adequada nesse tema.[7,11] Sabe-se que a atividade física afeta a motilidade colônica. Além disso, estudos populacionais indicam uma menor frequência de constipação entre aqueles que praticam atividade física, embora uma relação causal direta entre os dois fatores não tenha sido estabelecida. Em idosos, a constipação parece estar relacionada com a diminuição da atividade física, porém, não como único agente causal, já que frequentemente existe a participação de outros fatores, como dieta inadequada, uso de medicamentos e depressão. Nesse grupo, programas de tratamento usando uma abordagem multifatorial, que inclui o aumento da atividade física, parecem ser benéficos para o tratamento da constipação. Em adultos jovens, o aumento da atividade física parece trazer benefícios aos quadros de constipação leve, mas não existem evidências de efeitos naqueles pacientes com constipação grave.

Gravidez

Estima-se que 11 a 38% das mulheres grávidas apresentem constipação intestinal. Essa alteração parece estar relacionada com vários fatores, inclusive o aumento dos níveis de progesterona na gravidez, diminuição da atividade física e uso de suplementos com efeitos constipantes (exemplos: sulfato ferroso, cálcio).[12]

CONSTIPAÇÃO INTESTINAL SECUNDÁRIA

A constipação intestinal pode ser secundária a distúrbios intestinais e extraintestinais, inclusive lesões estruturais dos cólons e da região anorretal, uso de medicamentos com efeitos constipantes, fatores psicológicos e várias doenças metabólicas e sistêmicas[11] (Quadro 26.2).

Lesões estruturais dos cólons e da região anorretal

A constipação pode ser secundária a lesões estenosantes e a tumores obstrutivos dos cólons. Com relação à região anorretal, as principais alterações estruturais que levam aos distúrbios da defecação são o prolapso retal, a retocele, a invaginação retorretal ou colorretal e a enterocele.[13] Na maioria dos casos, o tratamento dessas condições baseia-se na correção cirúrgica específica.

A retocele é a condição de mais fácil diagnóstico e é confirmada pela defecografia. A paciente refere abaulamento anterior acompanhado por necessidade de manobra digital na parede vaginal para proporcionar anteparo à parede do reto. Deve-se ter em mente

Quadro 26.2 – Causas de constipação intestinal

Lesões estruturais dos cólons e da região anorretal	Tumores obstrutivos, estenoses, doenças anorretais, retoceles, prolapso retal
Medicamentos	Analgésicos opioides, antidepressivos tricíclicos, antipsicóticos (p. ex., clorpromazina), anticolinérgicos, antiparkinsonianos, antiácidos à base de alumínio, anticonvulsivantes, betabloqueadores, furosemida
Fatores psicológicos	Depressão, abuso físico e sexual
Distúrbios endócrinos e metabólicos	Diabete melito, hipotireoidismo, hipoparatireoidismo, porfiria, hipopotassemia, hipomagnesemia, hipercalcemia
Causas neurológicas	Lesões da medula espinhal, esclerose múltipla, doença de Parkinson, acidente vascular cerebral (AVC), doença de Chagas, doença de Hirschsprung
Causas miopáticas	Esclerose sistêmica, amiloidose

que o diagnóstico de retocele por si só não é sinônimo de constipação, pois essa alteração pode ser encontrada em pacientes assintomáticos. A retocele pode ainda estar associada à discinesia do assoalho pélvico, invaginação retorretal ou trânsito cólico lento.

A invaginação retorretal ou colorretal é de difícil diagnóstico e deve ser suspeitada na presença de esforço para evacuar, dor pélvica e, ocasionalmente, na presença de úlcera solitária do reto constatada por exame endoscópico. O diagnóstico de invaginação é realizado por defecografia.

A enterocele caracteriza-se pela descida de alça intestinal pelo fundo de saco anterior comprimindo o reto, normalmente ao término da evacuação, ou seja, após a eliminação do conteúdo retal. Assim, ocorre sensação de evacuação incompleta, porém, com o reto vazio. O papel da enterocele como causa de constipação é motivo de controvérsia.

Medicamentos

A constipação é um efeito colateral de uma série de medicamentos (ver Quadro 26.2). É importante que o clínico esteja atento ao uso de drogas com efeitos constipantes, pois este parece ser um dos fatores mais associados à constipação nos serviços de atendimento primário.[11,14] Dentre esses medicamentos, merecem destaque os analgésicos opioides (muito utilizados nos cuidados paliativos de pacientes com neoplasias), que são uma causa importante de constipação nesse grupo.

Fatores psicológicos

Os pacientes com constipação podem apresentar mais distúrbios psicológicos que a população geral, especialmente ansiedade, depressão, síndromes de dor crônica e distúrbios alimentares.[15] Esses fatores são mais frequentes nos constipados com trânsito colônico normal que, na maior parte das vezes, preenchem os critérios para a síndrome do intestino irritável com constipação.

Pacientes com distúrbios intestinais funcionais (aqui incluindo a constipação funcional e a síndrome do intestino irritável) relatam história de abuso físico ou sexual com uma maior frequência do que a relatada pela população geral. Alguns desses pacientes parecem apresentar alterações da motilidade dos cólons ou da coordenação anorretal, por mecanismos ainda não esclarecidos. A presença frequente de depressão nesse grupo e o consequente uso de medicação antidepressiva são outros fatores que podem influenciar a motilidade colônica, causando constipação.

Doenças neurológicas e miopatias

As principais causas neurológicas relacionadas com a constipação intestinal são as lesões da medula espinhal, esclerose sistêmica, doença de Parkinson, acidente vascular cerebral e as neuropatias que afetam os cólons, como a doença de Chagas e a doença de Hirschsprung.[16]

Lesões da medula espinhal

Estima-se que entre 42 e 95% dos indivíduos com lesões da medula espinhal sofram de constipação intestinal.[16,17] Como grande parte dos pacientes acometidos são jovens, esse é um distúrbio que os acompanhará por muitos anos, já que a expectativa de vida está crescendo para esse grupo. Estudos empregando questionários mostram que o tempo gasto para a evacuação entre esses pacientes varia entre 30 e 60 minutos e pode chegar a mais de uma hora. A gravidade da constipação intestinal é maior na lesão completa, e existem evidências da literatura mostrando que o quadro progride com o tempo de lesão. Um estudo espanhol com 54 pacientes com lesão completa de medula mostrou que 67% apresentavam constipação, e 85%, algum grau de incontinência fecal.[17] Os autores dividiram os pacientes em três grupos:

1. Aqueles com lesão acima de T7, em que a constipação está relacionada principalmente com a incapacidade de aumentar a pressão intra-abdominal e com a ausência de relaxamento anal durante a defecação.
2. Aqueles com lesão abaixo de T7 e reflexos sacrais preservados, que apresentam distúrbio de defecação, com evacuação obstruída.
3. Pacientes com lesões abaixo de T7 sem reflexos sacrais, que apresentaram trânsito colônico lentificado.

A incontinência fecal depende da perda do controle voluntário do esfíncter em todos os grupos, mas é mais grave naqueles com lesão abaixo de T7 sem reflexos sacrais. O tratamento pode ser direcionado de acordo com as alterações encontradas. Por exemplo, toxina botulínica para diminuir a resistência anal ou terapias para acelerar o trânsito intestinal naqueles com trânsito lento.

Esclerose múltipla

A constipação está presente em 36 a 43% dos pacientes com esclerose múltipla, sendo que uma proporção desses indivíduos também apresenta incontinência fecal.[18] O quadro piora com o tempo de doença. A fisiopatologia da constipação na esclerose múltipla ainda não foi completamente estabelecida, e os possíveis mecanismos propostos são lesões do sistema nervoso central e/ou disfunção autonômica. Alguns pacientes podem apresentar trânsito colônico lento; outros, dificuldades para a evacuação decorrente da impossibilidade de relaxar os músculos do assoalho pélvico. A falta de atividade física, perda do tônus muscular e medicações com efeitos constipantes também podem contribuir para a constipação nesses pacientes.

Doença de Parkinson

A constipação ocorre em cerca de ⅔ dos pacientes com doença de Parkinson.[16] A alteração mais frequente é a evacuação obstruída, caracterizada pelos sintomas de dificuldade para evacuar e sensação de evacuação incompleta. Essas alterações parecem estar relacionadas com alterações distônicas da musculatura estriada, incluindo o esfíncter anal externo. Outra alteração presente nesses pacientes é o aumento do tempo de trânsito colônico, associado à diminuição de células produtoras de dopamina nos cólons, além de inclusões hialinas nas células dos gânglios nervosos.

Colopatia chagásica

A colopatia chagásica é a única neuropatia dos cólons de etiologia conhecida. A desnervação colônica leva ao aparecimento do megacólon e à sua principal complicação, que é o fecaloma. A constipação intestinal geralmente é de evolução lenta e progressiva.

Esclerose sistêmica

Cerca de ⅓ dos pacientes com esclerose sistêmica apresentam constipação e/ou incontinência fecal.[18] As alterações mais frequentes são o acometimento do esfíncter anal interno, resultando em incontinência fecal e o trânsito lento, secundário à diminuição da motilidade dos cólons. Além disso, podem apresentar quadro compatível com pseudo-obstrução intestinal. Essas alterações estão relacionadas com a substituição da musculatura lisa por tecido fibroso e com alterações do controle nervoso da motilidade colônica.

Distúrbios endócrinos e metabólicos

A constipação intestinal pode estar associada a diversos distúrbios metabólicos e doenças endócrinas, incluindo o diabete melito e o hipotireoidismo.

Diabete melito

A constipação é uma complicação frequente em pacientes diabéticos atendidos em serviços terciários. Provavelmente ocorre em decorrência de alterações neurológicas nos cólons, que levam ao aumento do tempo de trânsito colônico e à ausência do reflexo gastrocólico.[19] Outros achados incluem a diminuição do tônus do esfíncter anal e o aumento do limiar de percepção para a sensação retal, que podem contribuir para a constipação intestinal e para a presença de incontinência fecal. Entretanto, nos estudos populacionais, a associação entre diabete melito e constipação parece ser mais fraca, embora significativa, já que a doença pode ser considerada a etiologia da constipação em uma proporção relativamente pequena dos casos.[14] Os autores salientam a importância de investigar outras possíveis causas de constipação nos diabéticos, principalmente o uso de medicamentos com efeitos constipantes.

Hipotireoidismo

A constipação é um sintoma presente em pacientes com hipotireoidismo não tratado. Provavelmente está relacionada com alterações da motilidade colônica secundárias à infiltração da parede por tecido mixedematoso.[20] Entretanto, nos estudos populacionais que avaliaram mulheres jovens e de meia-idade, com constipação intestinal, foi encontrada uma baixa prevalência de hipotireoidismo, o que torna bastante discutível a conduta rotineira de solicitar exames de função da tireoide para todos os pacientes constipados.[7]

CONSTIPAÇÃO INTESTINAL FUNCIONAL

A maior parte dos casos de constipação intestinal enquadra-se no diagnóstico de constipação funcional. Os autores participantes do consenso de Roma III classificaram a constipação funcional nos seguintes subgrupos, caracterizados não apenas pelos sintomas, mas também por critérios fisiológicos baseados em testes funcionais: trânsito normal, trânsito lento e evacuação obstruída.[1] Deve ser observado que uma parcela dos pacientes com constipação funcional pode apresentar uma combinação dessas alterações (trânsito lento associado à evacuação obstruída).

Constipação com trânsito colônico normal

Em um estudo com 1.009 pacientes constipados submetidos a testes funcionais, 59% apresentaram trânsito colônico normal, sem evidência de evacuação obstruída.[21] Por outro lado, em pacientes com constipação refratária atendidos em serviços terciários a proporção de pacientes com trânsito colônico normal foi de aproximadamente 24%.[22] Os pacientes com trânsito colônico normal costumam melhorar com o aumento de fibras na dieta ou com laxantes osmóticos.

De acordo com vários autores, grande parte dos pacientes com constipação com trânsito colônico normal preenche os critérios diagnósticos para a síndrome do intestino irritável.[13] Nesses casos, a constipação é acompanhada pelos sintomas de dor ou desconforto no abdome e pode se alternar com períodos de diarreia. Também é frequente a presença de distensão abdominal.[1]

Constipação com trânsito lento

A constipação com trânsito lento é caracterizada pela lentificação do trânsito colônico relacionada com alterações da atividade motora dos cólons ainda não identificadas em sua totalidade.[23] O termo inércia colônica aplica-se aos casos mais graves, em que não se observa aumento na atividade motora intestinal depois das refeições ou da administração de estimulantes farmacológicos como bisacodil e neostigmina.[11,13]

A inércia colônica caracteriza-se pela constipação crônica e grave, em que os pacientes relatam que permanecem mais de 10 dias sem evacuar e só o fazem com uso de laxantes. Essa condição é de difícil manejo e apresenta-se como um grande desafio. São pacientes, em sua maioria do sexo feminino, com início da constipação na infância ou adolescência, cuja orientação dietética não surtiu efeito. Ao longo dos anos procuraram diversos médicos, tornando-se conhecedores de vários medicamentos laxativos que se mostraram ineficazes. Assim, costumam ser acompanhados com maior frequência em hospitais terciários ou serviços de referência. A inércia colônica caracteriza-se pelo grande prolongamento do tempo de trânsito colônico, que pode ser explicado pelos achados de diminuição dos plexos mioentéricos e das células de Cajal nos cólons desses pacientes. Essas alterações são similares às observadas no megacólon,[24] o que leva ao questionamento se esse distúrbio deve ainda ser considerado funcional ou se deveria ser incluído no grupo das neuropatias associadas com constipação.

Evacuação obstruída funcional

A evacuação obstruída caracteriza-se pela evacuação retal prejudicada, com trânsito colônico normal ou lento. A evacuação retal incompleta pode ser consequência de alterações nas forças propulsoras do reto e/ou aumento da resistência à evacuação.[11] Estima-se que até 50% dos pacientes encaminhados a serviços terciários para o tratamento da constipação recebem o diagnóstico de evacuação obstruída, que pode ser secundária a alterações estruturais ou ser um distúrbio funcional.

A evacuação obstruída funcional recebe várias denominações, como anismo, contração paradoxal do músculo puborretal, discinesia ou dissinergia do assoalho pélvico. Caracteriza-se por contração da musculatura pélvica no momento da evacuação, causando oclusão do canal anal, o que impossibilita a exoneração fecal. Os fatores desencadeantes não foram esclarecidos em sua totalidade, mas foram identificados alguns fatores associados, como a dor à evacuação, trauma, dano obstétrico e abuso sexual.

INVESTIGAÇÃO DIAGNÓSTICA

Avaliação clínica

Uma história clínica minuciosa e o exame físico completo, incluindo o toque retal, constituem os elementos mais importantes na abordagem inicial dos pacientes com constipação. Na anamnese é importante avaliar os sintomas específicos da constipação, a forma das fezes, a frequência das evacuações e a época da vida em que esses sintomas se iniciaram. Vários autores recomendam o uso de representações gráficas da forma das fezes (Escala de Bristol para a forma das fezes) e de diários para uma avaliação mais apurada do hábito intestinal.[1] O médico deve estar atento ao uso de medicamentos com efeitos constipantes, assim como à presença de doenças sistêmicas associadas à constipação. Não se pode esquecer de investigar a epidemiologia para doença de Chagas. Também devem ser buscados os sinais e sintomas de alarme, que podem indicar neoplasia: emagrecimento maior que 10% do peso corporal em menos de seis meses, história familiar de câncer de cólon, febre, hematoquezia, anemia ou início recente de constipação depois dos 50 anos de idade. Dor ou desconforto no abdome, que melhoram com a evacuação, além de flatulência e distensão abdominal, sugerem o diagnóstico de síndrome do intestino irritável com constipação. Esforço evacuatório intenso e prolongado, necessidade de pressão perineal ou vaginal ou de manobras digitais para facilitar a evacuação sugerem evacuação obstruída. Essas questões são importantes porque os distúrbios da evacuação não respondem bem ao tratamento com laxativos e podem ser a causa de falha terapêutica. É importante ainda obter uma boa história alimentar, com o conteúdo de fibras da dieta, além de investigar mudanças recentes no estilo de vida, como a diminuição da atividade física e manifestações de depressão.

O exame físico do abdome pode revelar distensão, cólon palpável com fezes endurecidas ou massas sugestivas de neoplasia. O toque retal pode revelar lesões da região anorretal e permite avaliar o tônus do esfíncter anal.

Exames laboratoriais e de imagem

É consenso que, para a maior parte dos pacientes constipados, não é necessário solicitar uma bateria de exames laboratoriais e de imagem antes de iniciar o tratamento empírico. De acordo com as recomendações da Sociedade Americana de Gastroenterologia (AGA) publicadas em 2013, na ausência de outros sinais e sintomas acompanhando a constipação, deve ser solicitado apenas um hemograma completo para esses pacientes.[25] Os autores não recomendam a realização rotineira de outros exames laboratoriais, como provas de função tireoidiana, dosagem de cálcio sérico e glicemia, a não ser quando a avaliação clínica for sugestiva de doenças orgânicas.

A colonoscopia deve ser solicitada para os pacientes com os sinais de alarme já descritos anteriormente; para aqueles com mais de 50 anos que não foram submetidos a exames para rastreamento do câncer colorretal após o início da constipação e para pacientes com constipação refratária ao tratamento clínico.

O enema opaco pode ser solicitado para os pacientes chagásicos com o objetivo de identificar o megacólon. Esse exame também pode ser solicitado nos casos de constipação intestinal refratária, pois fornece informações sobre as medidas e alterações anatômicas dos cólons que não são obtidas com a colonoscopia.

Testes funcionais para o estudo do trânsito colônico e da função anorretal

Considera-se que os testes funcionais devem ser solicitados nos casos de constipação refratária ao tratamento clínico convencional (fibras e laxantes).[25,26] O raciocínio clínico baseia-se na identificação de duas condições principais: a evacuação obstruída ou a inércia colônica. Os principais testes funcionais são:

- estudo do tempo de trânsito colônico;
- defecografia;
- manometria anorretal;
- teste de expulsão do balão.

Estudo do tempo de trânsito colônico

O método mais utilizado para a determinação do tempo de trânsito colônico é a ingestão de cápsulas contendo marcadores radiopacos. Existem variações da técnica. A mais simples consiste na realização de uma radiografia simples do abdome após cinco dias da ingestão dos marcadores. Se houver retenção de mais que 20% dos marcadores, considera-se que o paciente apresenta trânsito lento. Além disso, dependendo do local de acúmulo dos marcadores radiopacos nos cólons, o estudo pode diferenciar pacientes com trânsito lento envolvendo todo o cólon (inércia colônica) e aqueles com trânsito lento segmentar. A retenção dos marcadores no reto e no sigmoide sugere evacuação obstruída.

A Figura 26.1 mostra o estudo do tempo de trânsito colônico de uma paciente com inércia colônica.

Manometria anorretal, teste de expulsão do balão e defecografia

A defecografia, a manometria anorretal e o teste de expulsão do balão são utilizados para o diagnóstico da evacuação obstruída.[11,13]

O teste de expulsão do balão consiste na introdução de um balão no reto, e a seguir solicita-se ao paciente para expeli-lo. A manometria anorretal permite a medida das pressões de repouso e contração voluntária do canal anal. Fornece informações sobre os padrões manométricos durante a tentativa de expulsão do balão e também sobre a sensibilidade e complacência retal.

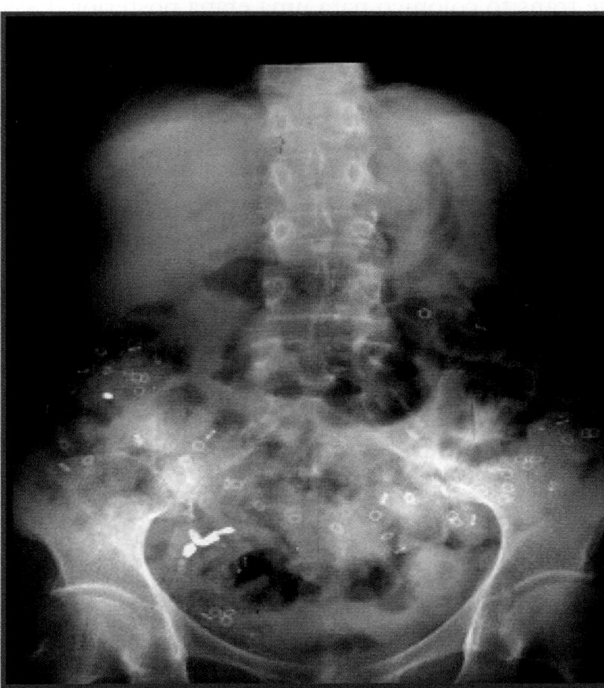

Figura 26.1 – Estudo do tempo de trânsito colônico, mostrando o padrão de inércia colônica, com retenção dos marcadores radiopacos em todos os segmentos cólicos.

A defecografia é o estudo da dinâmica da evacuação. Na técnica utilizando raio X, o contraste baritado de consistência semelhante à das fezes é introduzido no reto. O paciente permanece sentado em uma cadeira apropriada e é solicitado que evacue o contraste, quando são realizadas radiografias da pelve. Por esse exame, é possível identificar várias alterações que podem contribuir para o quadro de constipação, como a retocele, a enterocele e a contração paradoxal do músculo puborretal. A defecografia por ressonância magnética tem a desvantagem de ser realizada em posição não fisiológica, com o paciente deitado, mas permite avaliar não apenas a região anorretal, mas também as disfunções do aparelho genitourinário e o assoalho pélvico, tornando-se vantajosa nos casos de alterações afetando vários compartimentos.[27]

Qual deve ser a sequência de realização dos testes funcionais?

A sequência de realização dos exames vai depender de sua disponibilidade em cada serviço. De acordo com a Sociedade Americana de Gastroenterologia,[25] inicialmente devem ser solicitados os testes para investigar a presença de evacuação obstruída, deixando-se o estudo do tempo de trânsito colônico para uma etapa posterior. Essa conduta baseia-se no fato de que até 50% dos pacientes com evacuação obstruída também apresentam trânsito colônico lento. Em grande parte dos casos a alteração do trânsito colônico se normaliza após o tratamento efetivo do distúrbio da defecação. Segundo as recomendações propostas, os primeiros exames a serem realizados devem ser o teste de expulsão do balão e a manometria anorretal, que podem confirmar o diagnóstico de evacuação obstruída. Caso os resultados desses exames sejam inconclusivos, deve ser solicitada a defecografia. Caso a defecografia exclua o diagnóstico de evacuação obstruída, solicita-se o estudo do tempo de trânsito colônico, para diferenciar pacientes com trânsito normal e trânsito lento. Os autores salientam que, nos serviços em que apenas o estudo do tempo de trânsito colônico está disponível, deve-se considerar que a presença de trânsito lento não exclui um distúrbio da defecação associado.

TRATAMENTO

A seleção do melhor tratamento individualizado para cada paciente vai depender da avaliação clínica e da própria percepção do paciente sobre a gravidade de seus sintomas. Apesar da variedade de opções terapêuticas para a constipação intestinal, uma parcela significativa dos pacientes manifesta insatisfação com os resultados de seu tratamento.[28] Na Tabela 26.1 estão descritos os principais medicamentos utilizados no tratamento da constipação intestinal.

Tabela 26.1 – Medicações usadas para o tratamento da constipação intestinal

Tipos	Tempo para início da ação	Mecanismos de ação
Fibras Farelo de trigo *Psyllium* Policarbofila cálcica	 12 a 72 horas 12 a 72 horas 24 a 48 horas	Aumento do volume fecal e do trânsito colônico
Laxantes osmóticos Lactulose PEG Hidróxido de magnésio	 24 a 48 horas 24 a 48 horas 1 a 3 horas	Aumento osmótico dos fluidos na luz
Laxantes estimulantes Bisacodil Picossulfato sódico Sene	 6 a 10 horas 6 a 10 horas 6 a 12 horas	Estimulação dos plexos mioentéricos, aumento da motilidade, alteração do transporte de eletrólitos
Prucaloprida	2 a 3 horas	Estimula o trânsito colônico
Lubrificantes Óleo mineral	 6 a 8 horas	Lubrificante das fezes
Supositórios de glicerina	15 a 60 minutos	Estimulação local do reto
Enemas	2 a 15 minutos	Distensão dos cólons, lavagem mecânica

Medidas gerais

Embora na abordagem terapêutica dos pacientes constipados tradicionalmente se recomendem mudanças no estilo de vida, faltam estudos de qualidade avaliando a eficácia dessas medidas no tratamento da constipação.

A atividade física regular deve ser estimulada, de acordo com os estudos que mostraram melhora do hábito intestinal e do trânsito colônico associados a essa prática.[29] Por outro lado, não existem evidências na literatura que comprovem que o aumento da ingestão hídrica melhore a constipação intestinal.[7,25] Também não existem evidências comprovando os efeitos benéficos da reeducação para o reflexo da evacuação – em que o paciente reserva um tempo regular, preferivelmente após o café da manhã – para tentar a evacuação espontânea. Essa conduta baseia-se na observação de que muitos indivíduos com função intestinal normal evacuam no mesmo horário todos os dias.

Fibras

Existe um consenso de que a primeira etapa do tratamento da constipação intestinal deve ser o aumento das fibras da dieta.[25,26,30] Caso necessário, podem ser adicionados suplementos de fibras, com o objetivo de alcançar o consumo de 25 a 30 gramas de fibras ao dia. As fibras insolúveis, como o farelo de trigo, têm como efeito colateral o aumento da flatulência e da distensão abdominal. Esse efeito é menos pronunciado com o uso de fibras solúveis, como o *psyllium* da planta *plantago ovata* e a policarbofila cálcica, que é uma fibra sintética. De acordo com as revisões da literatura, as fibras solúveis, particularmente o *psyllium*, são eficazes para o tratamento da constipação intestinal. São uma opção terapêutica melhor que as fibras insolúveis.

O consumo de ameixas secas (12 unidades ao dia) foi recentemente associado à melhora na frequência das evacuações e na consistência das fezes em um estudo com pacientes com constipação leve a moderada.[31]

Laxantes osmóticos

Nos casos sem resposta às medidas descritas acima está indicado o uso de laxantes osmóticos. Dentre eles, existe recomendação para o uso do polietilenoglicol (PEG) e da lactulose.[25,30] O uso do PEG no tratamento da constipação intestinal está baseado em evidências científicas de alta qualidade. Um dado importante é que a eficácia dessa medicação parece manter-se mesmo após longos períodos de uso. Uma revisão recente da literatura mostrou efeitos superiores do PEG em comparação com a lactulose na melhora da frequência das evacuações, consistência das fezes e da dor abdominal.[32]

Laxantes estimulantes

A maior parte dos laxantes estimulantes disponíveis no Brasil – e que são largamente utilizados em nosso meio – tem como princípio ativo o sene, o picossulfato de sódio e o bisacodil. Os prováveis mecanismos de ação para os efeitos laxativos dessas substâncias são o estímulo da motilidade colônica e a inibição da reabsorção de água, sódio e cloro.

Os consensos recentes e o Colégio Americano de Gastroenterologia recomendam o uso do picossulfato de sódio e do bisacodil no tratamento da constipação intestinal com base em evidências de qualidade moderada.[11,26,30] A falta de estudos bem elaborados com outros laxantes, como o sene, impossibilita a recomendação do seu uso com base em evidências científicas.

Com relação aos efeitos colaterais, os laxantes estimulantes podem causar hipopotassemia, principalmente quando em altas doses, além de dor abdominal e diarreia. Outra possível complicação associada ao uso crônico de laxantes estimulantes é o cólon catártico, secundário à lesão dos plexos mioentéricos dos cólons. Entretanto, investigações mais recentes, com estudos bem controlados, sugerem que é improvável que o uso de laxantes estimulantes nas doses habituais provoque lesões neurológicas nos cólons, indicando que o uso dessas drogas é seguro, mesmo em longo prazo.

Laxantes lubrificantes

Os resultados dos poucos estudos que avaliaram os efeitos benéficos dos laxantes lubrificantes (óleo mineral, parafina) e dos laxantes que diminuem a consistência fecal (docusato) no tratamento da constipação intestinal foram contraditórios, não havendo evidências científicas para a sua recomendação.[26] O uso crônico do óleo mineral pode levar à má absorção de vitaminas lipossolúveis, e a sua aspiração pode causar pneumonia lipídica.

Supositórios e enemas

Não existem estudos controlados na literatura sobre o uso crônico de supositórios e enemas no tratamento da constipação.[26] Os supositórios de glicerina parecem diminuir a consistência das fezes, além de estimular o reflexo da defecação. Os enemas induzem a evacuação pela distensão dos cólons e pela lavagem mecânica. A Sociedade Americana de Gastroenterologia indica o uso de supositórios ou enemas nos casos de disfunção do assoalho pélvico refratária ao tratamento.[25]

Agonistas dos receptores 5-HT_4

A prucaloprida é um agonista seletivo dos receptores 5-HT_4 que estimula o trânsito gastrointestinal e o trânsito colônico. Esse medicamento está disponível no Brasil e seu uso no tratamento da constipação intestinal é recomendado com base em evidências científicas de qualidade moderada.[11,25,30,33] Até o momento não foram descritos eventos cardiovasculares relacionados ao uso dessa medicação.

Agentes pró-secretores: lubiprostona e linaclotida

A lubiprostona age ativando os canais de cloro presentes na membrana apical do epitélio gastrointestinal, aumentando o fluido intraluminal. A linaclotida age como agonista da guanil-ciclase. Diversos estudos têm demonstrado que ambas são mais eficazes que o placebo no tratamento da constipação intestinal, melhorando a frequência das evacuações e a consistência das fezes.[34,35] A diarreia pode ser um efeito colateral dessas medicações. Os dois medicamentos ainda não estão disponíveis no Brasil, mas já são utilizados nos Estados Unidos. O Colégio Americano de Gastroenterologia recomenda o seu uso no tratamento da constipação, considerando sua eficácia em relação ao placebo, demonstrada em estudos com alta qualidade científica.[30] Entretanto, os autores salientam que não existem estudos comparativos com outras terapêuticas utilizadas no tratamento da constipação.

Probióticos

Apesar do uso crescente de probióticos no tratamento da constipação intestinal, os dados da literatura ainda são insuficientes para recomendar essa terapêutica.[30] Uma revisão mostrou que os seguintes probióticos apresentaram efeitos favoráveis no tratamento da constipação intestinal funcional do adulto: *Bifidobacterium lactis* DN-173010, *Lactobacillus casei* Shirota e *Escherichia coli* Nissle 1917.[36] Considerando o conjunto dos estudos, os probióticos foram bem tolerados, e não houve referências a efeitos colaterais associados com a utilização desses suplementos.

Novas opções de tratamento farmacológico

Existem vários agonistas de receptores 5-HT em estudo atualmente, com o objetivo de evitar os efeitos colaterais observados com o uso do tegaserode. Nesse grupo, incluem-se o velusetrag, a renzaprida e a mosaprida, que são agonistas de receptores 5-HT_4.[26]

O Elobixibat (A3309) é um inibidor do transportador de ácidos biliares ileais que age diminuindo a reabsorção de ácidos biliares no íleo, aumentando assim a entrada de sais biliares nos cólons.[37] Os estudos iniciais mostraram efeitos promissores na melhora dos sintomas de constipação.

Biofeedback

O *biofeedback* baseia-se em técnicas de fisioterapia do assoalho pélvico. Atualmente é recomendado como tratamento de escolha para a dissinergia do assoalho pélvico, quando não houver melhora com o tratamento clínico, devido às boas respostas observadas em cerca de 70% dos casos.[25,26,38] A motivação do paciente e a qualidade da relação com o terapeuta especializado serão fundamentais para a obtenção de bons resultados com essa terapêutica.

Toxina botulínica

A toxina botulínica pode ser uma alternativa para o tratamento do anismo.[39] Entretanto, tem como inconveniente a curta duração de seus efeitos (3 a 6 meses), o que obriga a injeções repetidas para manter os resultados satisfatórios.

Neuroestimulação sacral

Uma nova modalidade de tratamento para a constipação refratária é a neuroestimulação sacral. Os primeiros relatos de colocação de implantes em pacientes constipados foram publicados em 2002, e desde então pequenas casuísticas têm sido apresentadas com resultados promissores.[40]

TRATAMENTO CIRÚRGICO

Inércia colônica

A opção do tratamento cirúrgico pode ser oferecida para aqueles pacientes que não responderam ao tratamento clínico e cujos sintomas comprometem as atividades diárias.[11,25] Os pacientes devem ser criteriosamente selecionados e informados dos resultados pós-operatórios, com relação à persistência de dor abdominal, diarreia e episódios de suboclusão intestinal.[21] A cirurgia mais empregada é a colectomia total com ileorreto anastomose, em que bons resultados são relatados entre 67 e 94% dos casos.[41,42]

Retocele

O tratamento cirúrgico mais empregado para a retocele é a colpoperineoplastia posterior associada à levatorplastia. Porém, esse método tem sido associado à dispareunia[43] e considerado incorreto sob o ponto de vista anatômico, pois aproxima os ramos musculares do músculo puborretal, que são naturalmente afastados, e não reconstrói a fáscia do septo retovaginal. Regadas et al.,[44] utilizando ultrassonografia endorretal tridimensional, identificaram alterações anatômicas no comprimento do esfíncter anal externo na parede anterior e porção proximal do canal anal, favorecendo o desenvolvimento da retocele. Assim, com base em novos conceitos anatômicos da junção anorretal identificados por métodos de imagem, têm sido propostas técnicas de correção por via transanal com bons resultados.[45,46]

CONCLUSÃO

Na maior parte dos casos de constipação, a história clínica e o exame físico são suficientes para iniciar o tratamento empírico do paciente com menos de 50 anos e que não apresenta sinais de alarme. Inicialmente, além das medidas gerais, deve-se aumentar o consumo de fibras na dieta e, se necessário, introduzir suplementos de fibra. Caso não haja resposta satisfatória, deve-se recomendar o uso de laxantes osmóticos e, na falha destes, passar para os laxantes estimulantes. A prucaloprida é uma nova opção para o tratamento da constipação refratária a essa abordagem inicial. Os testes diagnósticos funcionais devem ser reservados para os pacientes que não respondem às medidas terapêuticas. Estes incluem o teste de expulsão do balão, a manometria anorretal, a defecografia e o estudo do tempo de trânsito colônico, que identificarão a evacuação obstruída e a inércia colônica. A evacuação obstruída tem boas taxas de resposta ao *biofeedback*. A indicação do tratamento cirúrgico deve ser criteriosa e baseada nos testes funcionais.

REFERÊNCIAS

1. Longstreth GF, Thompson WG, Chey WD, Houghton LA, Mearin F, Spiller RC. Functional bowel disorders. Gastroenterology. 2006; 130:1480-91.
2. Rey E, Balboa A, Mearin F. Chronic constipation, irritable bowel syndrome with constipation and constipation with pain/discomfort: similarities and differences. Am J Gastroenterol. 2014; 109:876-84.
3. Higgins PDR, Johanson JF. Epidemiology of constipation in North America: a systematic review. Am J Gastroenterol. 2004; 99:750-9.
4. Chatoor D, Emmnauel A. Constipation and evacuation disorders. Best Pract Res Clin Gastroenterol. 2009; 23:517-30.
5. Collete VL, Araújo CL, Madruga SW. Prevalence of intestinal constipation and associated factors: a population-based study in Pelotas, Rio Grande do Sul State, Brazil, 2007. Cad Saude Publica. 2010; 26:1391-402.
6. Hall KE, Proctor DD, Fisher L, Rose S. American Gastroenterological Association future trends committee report: effects of aging of the population on gastroenterology practice, education and research. Gastroenterology. 2005; 129:1305-38.
7. Müller-Lissner SA, Kamm MA, Scarpignato C, Wald A. Myths and misconceptions about chronic constipation. Am J Gastroenterol. 2005; 100:232-42.
8. Dukas L, Willett WC, Giovannucci EL. Association between physical activity, fiber intake, and other lifestyle variables and constipation in a study of women. Am J Gastroenterol. 2003; 98(8):1790-6.
9. Müller-Lissner SA. Effect of wheat bran on weight of stool and gastrointestinal transit time: a meta analysis. Br Med J. 1988; 296:615-7.
10. Voderholzer WA, Schatke W, Mühldorfer BE, Klauser AG, Birkner B, Müller-Lissner SA. Clinical response to dietary fiber treatment of chronic constipation. Am J Gastroenterol. 1997; 92(1):95-8.
11. Bharucha AE, Pemberton JH, Locke GR 3rd. American Gastroenterological Association technical review on constipation. Gastroenterology. 2013; 144:218-38.
12. Trottier M, Erebara A, Bozzo P. Treating constipation during pregnancy. Can Fam Physician. 2012; 58:836-8.
13. Andromanakos NP, Pinis SI, Kostakis AI. Chronic severe constipation: current pathophysiological aspects, new diagnostic approaches, and therapeutic options. Eur J Gastroenterol Hepatol. 2015; 27(3):204-14.
14. Talley NJ, Jones M, Nuyyts G, Dubois D. Risk factors for chronic constipation based on a general practice sample. Am J Gastroenterol. 2003; 98:1107-11.
15. Whitehead WE, Di Lorenzo C, Leroi AM, Porrett T, Rao SS. Conservative and behavioural management of constipation. Neurogastroenterol Motil. 2009; 21(2):55-61.
16. Krogh K, Christensen P. Neurogenic colorectal and pelvic floor dysfunction. Best Pract Res Clin Gastroenterol. 2009; 23:531-43.
17. Vallès M, Vidal J, Clavé P, Mearin F. Bowel dysfunction in patients with motor complete spinal cord injury: clinical, neurological, and pathophysiological associations. Am J Gastroenterol. 2006; 101:2290-9.
18. Domsic R, Fasanella K, Bielefeldt K. Gastrointestinal manifestations of systemic sclerosis. Dig Dis Sci. 2008; 53:1163-74.

19. Shakil A, Church RJ, Rao SS. Gastrointestinal complications of diabetes. Am Fam Physician. 2008; 77:1697-702.
20. Ebert EC. The thyroid and the gut. J Clin Gastroenterol. 2010 Jul; 44(6):402-6.
21. Nyam DC, Pemberton JH, Ilstrup DM, Rath DM. Long term results of surgery for chronic constipation. Dis Colon Rectum. 1997; 40:273-9.
22. Wald A. Chronic constipation: advances in management. Neurogastroenterol Motil. 2007; 19:4-10.
23. El-Salhy, M. Chronic idiopathic slow transit constipation: pathophysiology and management. Colorectal Dis. 2003; 5:288-96.
24. Wedel T, Spiegler J, Soellner S, Roblick UJ, Schiedeck THK, Bruch H-P. Enteric nerves and intersticial cells of Cajal are altered in patients with slow-transit constipation and megacolon. Gastroenterology. 2002; 123:1459-67.
25. American Gastroenterological Association, Bharucha AE, Dorn SD, Lembo A, Pressman A. American Gastroenterological Association medical position statement on constipation. Gastroenterology. 2013; 144:211-7.
26. Bove A, Pucciani F, Bellini M, Battaglia E, Bocchini R, Altomare DF et al. Consensus statement AIGO/SICCR: diagnosis and treatment of chronic constipation and obstructed defecation (part I: diagnosis). World J Gastroenterol. 2012; 18:1555-64.
27. Li M, Jiang T, Peng P, Yang XQ, Wang WC. Association of compartment defects in anorectal and pelvic floor dysfunction with female outlet obstruction constipation (OOC) by dynamic MR defecography. Eur Rev Med Pharmacol Sci. 2015; 19:1407-15.
28. Johanson JF, Kralstein J. Chronic constipation: a survey of the patient perspective. Aliment Pharmacol Ther. 2007; 25:599-608.
29. De Schryver AM, Keulemans YC, Peters HP, Akkermans LM, Smout AJ, De Vries WR et al. Effects of regular physical activity on defecation pattern in middle-aged patients complaining of chronic constipation. Scand J Gastroenterol. 2005; 40: 422-9.
30. Ford AC, Moayyedi P, Lacy BE, Lembo AJ, Saito YA, Schiller LR et al. Task Force on the Management of Functional Bowel Disorders. American College of Gastroenterology monograph on the management of irritable bowel syndrome and chronic idiopathic constipation. Am J Gastroenterol. 2014; 109(1):2-26.
31. Attaluri A, Donahoe R, Valestin J, Brown K, Rao SS. Randomised clinical trial: dried plums (prunes) vs. psyllium for constipation. Aliment Pharmacol Ther. 2011; 33:822-8.
32. Lee-Robichaud H, Thomas K, Morgan J, Nelson RL. Lactulose versus Polyethylene Glycol for chronic constipation. Cochrane Database Syst Rev. 2010; (7):CD007570.
33. Tack J, Stanghellini V, Dubois D, Joseph A, Vandeplassche L, Kerstens R. Effect of prucalopride on symptoms of chronic constipation. Neurogastroenterol Motil. 2014; 26:21-7.
34. Lembo AJ, Schneier HA, Shiff SJ, Kurtz CB, MacDougall JE, Jia XD et al. Two randomized trials of linaclotide for chronic constipation. N Engl J Med. 2011; 365:527-36.
35. Wilson N, Schey R. Lubiprostone in constipation: clinical evidence and place in therapy. Ther Adv Chronic Dis. 2015; 6:40-50.
36. Chmielewska A, Szajewska H. Systematic review of randomised controlled trials: probiotics for functional constipation. World J Gastroenterol. 2010; 16:69-75.
37. Acosta A, Camilleri M. Elobixibat and its potential role in chronic idiopathic constipation. Ther Adv Gastroenterol. 2014; 7:167-75.
38. Chiarioni G, Salandini L, Whitehead WE. Biofeedback benefits only patients with outlet dysfunction, not patients with isolated slow transit constipation. Gastroenterology. 2005; 129:86-97.
39. Maria G, Cadeddu F, Brandara F, Marniga G, Brisinda G. Experience with type A botulinum toxin for treatment of outlet-type constipation. Am J Gastroenterol. 2006; 101:2570-5.
40. Thomas GP, Dudding TC, Rahbour G, Nicholls RJ, Vaizey CJ. Sacral nerve stimulation for constipation. Br J Surg. 2013; 100:174-81.
41. Webster C, Dayton M. Results after colectomy for colonic inertia: a sixteen year experience. Am J Surg. 2001; 182:639-44.
42. Hassan I, Pemberton JH, Young-Fadok TM, You YN, Drelichman ER, Rath-Harvey D et al. Ileorectal anastomosis for slow transit constipation: long-term functional and quality of life results. J Gastrointest Surg. 2006; 10:1330-6.
43. Ayabaca SM, Zbar AP, Pescatori M. Anal continence after rectocele repair. Dis Colon Rectum. 2002; 45:63-69.
44. Regadas FS, Murad-Regadas SM, Wexner SD, Rodrigues LV, Souza MH, Silva FR et al. Anorectal three-dimensional endosonography and anal manometry in assesing anterior rectocele in women: a new pathogenesis concept and the basic surgical principle. Colorectal Dis. 2007; 9:80-5.
45. Regadas FS, Regadas SM, Rodrigues LV, Misici R, Tramujas I, Barreto JB et al. Transanal repair of rectocele and full rectal mucosectomy with one circular stapler: a novel surgical technique. Tech Coloproctol. 2005; 9:63-6.
46. Harris MA, Ferrara A, Gallagher J, DeJesus S, Williamson P, Larach S. Stapled transanal rectal resection vs. transvaginal rectocele repair for treatment of obstructive defecation syndrome. Dis Colon Rectum. 2009; 52:592-7.

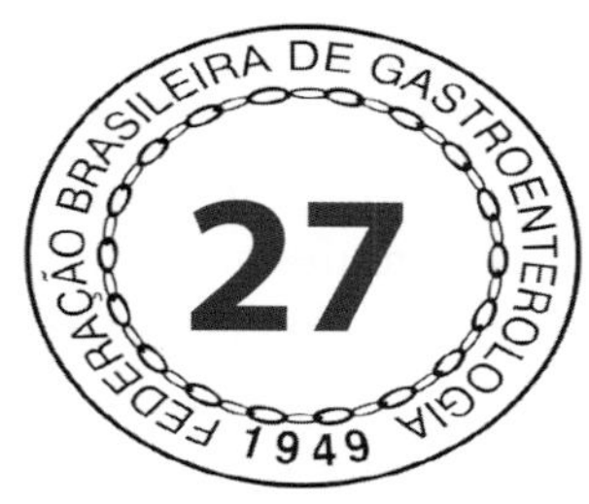

27 HEMORRAGIAS DIGESTIVAS

Edson Pedro da Silva
Daniel Fernando Soares e Silva
Pedro Eduardo Soares e Silva

INTRODUÇÃO

A hemorragia digestiva é uma ocorrência frequente nos atendimentos das emergências hospitalares. Trata-se de uma manifestação particularmente grave associada à mortalidade de 15 a 20% dos pacientes. A fonte da maioria das hemorragias digestivas pode ser suspeitada pelos sintomas clínicos e exame físico e confirmadas pela endoscopia digestiva alta (EDA) e/ou colonoscopia.

Clinicamente, podem se manifestar por hematêmese e/ou melena quando a fonte do sangramento é proximal ao ângulo de Treitz (esôfago, estômago ou duodeno). Nesses casos, são denominadas hemorragias digestivas altas (HDA) e divididas em varicosas e não varicosas. Também podem se manifestar por hematoquezia que sugere sangramento do intestino delgado, do cólon ou anorretal, e são denominadas hemorragias digestivas baixas (HDB). A hematoquezia, menos frequente, pode ser uma manifestação de sangramento digestivo alto, ativo, de grande volume.

As hemorragias digestivas constituem, pela sua frequência e eventual gravidade, uma das emergências mais importantes em patologia digestiva. Mesmo reconhecendo que a maioria dos sangramentos do trato digestivo é facilmente controlada e que muitas vezes o episódio hemorrágico é autolimitado, cessando espontaneamente, é preciso considerar cada caso como potencialmente grave.

A abordagem inicial deve focar a melhora do quadro hemodinâmico do paciente, seguida pelo diagnóstico endoscópico e intervenções cuja finalidade é interromper o sangramento agudo e prevenir sua recidiva.

O tratamento farmacológico cada vez ocupa mais espaço na abordagem da HDA ocasionada por úlcera péptica e varizes.

O sucesso do desfecho clínico depende de uma estabilização hemodinâmica eficiente, do diagnóstico endoscópico preciso e do uso da terapia endoscópica apropriada.[1]

AVALIAÇÃO INICIAL

A avaliação rápida e a ressuscitação devem preceder os procedimentos diagnósticos em pacientes instáveis com hemorragia aguda grave.

Assegurada a estabilidade hemodinâmica, os pacientes devem ser avaliados para o risco imediato de recidiva hemorrágica e complicações, bem como estabelecer a fonte do sangramento e, se indicada, realizar a terapêutica hemostática adequada.[2]

Entretanto, muitas vezes a avaliação inicial é difícil, uma vez que a apresentação dos pacientes é variável, a estratificação de risco é imperfeita e as ferramentas para interromper o sangramento antes do exame endoscópico são limitadas.[3]

Como qualquer paciente em emergência, a avaliação inicial começa com o A, B e C: vias aéreas, respiração e circulação.

Na hemorragia digestiva alta a proteção das vias aéreas é importante, pela possibilidade de aspiração do sangue vomitado ou regurgitado, o que está associado a significativas morbidade e mortalidade. A intubação endotraqueal está indicada em casos de vômitos acentuados ou paciente com estado mental alterado.

A respiração é avaliada por critérios clínicos, como os movimentos respiratórios, ausência de cianose e níveis de saturação de oxigênio por oximetria de pulso.

A avaliação do estado hemodinâmico é realizada por meio dos níveis de pressão sanguínea, batimentos cardíacos e sinais de hipoperfusão de órgãos, como estado mental alterado, enchimento capilar aumentado, diminuição do débito urinário e aumento do lactato. Pacientes idosos e pacientes sob medicação hipertensiva podem não se tornar taquicárdicos em resposta à perda de volume. Alterações anormais dos sinais vitais medidas com o paciente deitado, sentado ou em pé confirmam a presença de perda de volume.

A perda de volume deve ser reposta pela introdução de ao menos um cateter intravenoso, em veia de grosso calibre, para permitir a estabilização hemodinâmica por meio da administração de líquidos e da quantidade necessária de transfusão sanguínea. Pode ser colocado outro cateter intravenoso se o paciente continua a sangrar. A reposição líquida inicial pode ser de cristaloides enquanto é realizada a avaliação laboratorial (hemograma, avaliação metabólica e da coagulação, tipagem sanguínea). Uma vez alcançada a estabilidade hemodinâmica, inicia-se a história clínica do paciente.[3]

O endoscopista deve ser avisado o mais cedo possível para avaliar o paciente e determinar o melhor momento para realizar o procedimento.

ANAMNESE

O estudo clínico, com anamnese bem orientada e exame físico realizado com a observância de todos os preceitos técnicos, impõe-se prioritariamente todas as vezes que se quiser estabelecer o diagnóstico de qualquer afecção gastroenterológica e, em particular, nas que se manifestam por hemorragia. Entretanto, nessa última situação muitas vezes – principalmente na emergência – a anamnese é prejudicada pelas condições do paciente, que geralmente está incapaz de se comunicar. A história clínica deve ser bem-feita, às vezes com a ajuda de familiares ou acompanhantes.

Dependendo do grau da perda sanguínea, a hemorragia digestiva pode se manifestar de diversas formas e pode ser classificada em evidente (aguda), oculta (crônica) ou obscura.

Na hemorragia digestiva evidente ou aguda, o sangramento é visível, podendo se apresentar na forma de hematêmese, vômitos em "borra de café", melena ou hematoquezia.

A hemorragia digestiva oculta ou crônica é o resultado de um sangramento microscópico que pode se manifestar inicialmente como uma pesquisa de sangue oculto nas fezes positivo e/ou anemia por deficiência de ferro, sem evidência visível de perda sanguínea pelo paciente ou médico.

A hemorragia digestiva obscura refere-se ao sangramento recorrente cuja fonte não é identificada pela endoscopia digestiva alta e pela colonoscopia. Ela pode ser evidente (aguda) ou oculta (crônica).[2] A perda de sangue pelo trato gastrointestinal manifesta-se, então, de cinco maneiras:

1. **Hematêmese:** vômito sanguinolento, seja fresco, vermelho vivo, rutilante ou mais velho, com a aparência de borra de café, resultante da sua conversão para hematina no estômago na presença do ácido clorídrico.
2. **Melena:** caracterizada como fezes contendo sangue, que saem pretas, brilhantes, grudentas, com mau cheiro e consistência que lembra o alcatrão. Ela é o resultado da degradação de sangue e não pode ser confundida com os efeitos de substâncias exógenas, como o bismuto e o ferro, que escurecem as fezes. Ocasionalmente, a ingestão de beterrabas fará o paciente procurar o médico pela passagem de fezes avermelhadas. Em sua passagem através do intestino, o sangue torna-se mais escuro e, eventualmente, preto. Essa alteração de cor é iniciada pela ação do ácido e da pepsina do estômago, nos casos de sangramento gástrico; já a cor preta acredita-se ser devida à presença de pigmentos porfirínicos. A alteração para fezes pretas dependerá de vários fatores, incluindo o local, a quantidade e rapidez do sangramento e o tempo de trânsito intestinal. As fezes podem permanecer pretas por vários dias após o sangramento maciço, mesmo que ele já tenha cessado. Se o trânsito intestinal for rápido, como pode ocorrer em alguns sangramentos maciços por úlcera duodenal (o sangue pode estimular o peristaltismo

intestinal, ocasionando cólicas e diarreia), as fezes podem sair com sangramento vermelho (enterorragia).

3. **Hematoquezia (enterorragia):** é a passagem de sangue vivo rutilante ou sangue marrom do reto na forma de sangue puro, sangue misturado com fezes formadas, coágulos sanguíneos ou diarreia sanguinolenta.
4. **Sangue oculto:** a perda de sangue no trato gastrointestinal frequentemente é oculta, isto é, somente detectada testando as fezes com um reagente químico.
5. **Sintomas de perda sanguínea:** os pacientes podem se apresentar sem qualquer sinal objetivo de sangramento digestivo a não ser sintomas de perda sanguínea, tais como pré-síncope, dispneia, angina ou mesmo choque.[1]

Alguns cuidados devem ser tomados quanto ao diagnóstico diferencial da hematêmese:

- **Falsa hematêmese:** ocorre quando o paciente com sangramento de vias aéreas superiores ou de boca, que é ingerido e acumulado no estômago, apresenta náuseas e vômitos com sangue vivo ou digerido.
- **Hemoptise:** ocorre quando o sangue eliminado pela boca é proveniente do aparelho respiratório. A hematêmese é precedida de náuseas, o que não acontece com a hemoptise, que, geralmente, é precedida por tosse. O sangue eliminado pela hematêmese está acompanhado de suco gástrico e/ou duodenal, e/ou alimentos. A cor do sangue na hematêmese é bastante escura, e na hemoptise é vermelho-vivo (às vezes, espumoso, rutilante). Frequentemente o sangue eliminado com a hematêmese é coagulado, apresentando-se como um líquido marrom-escuro, quase preto, pesado, maciço e que se deposita em grumos no fundo do vaso. Se for acrescentada água a essa substância, observar-se-á que ela assumirá a coloração avermelhada própria do sangue. Na hemoptise, se houver coágulos, estes são leves, cheios de bolhas de ar e amolecidos.

HEMORRAGIA DIGESTIVA AGUDA (VISÍVEL)

A forma mais comum de apresentação da HDA aguda é a hematêmese, vômito em borra de café ou melena, ao passo que na HDB é o sangramento vermelho vivo pelo reto.

As causas mais comuns de HDA aguda são a doença ulcerosa péptica, incluindo aquelas causadas por uso de salicilatos (AAS) ou drogas anti-inflamatórias não esteroides (AINEs), a hemorragia varicosa, a síndrome de Mallory-Weiss e neoplasias (câncer gástrico).

Na HDB aguda, o sangramento pode se originar no intestino delgado, cólon ou reto. As causas mais comuns são a doença diverticular, angiodisplasia, neoplasias (câncer de cólon e reto), colite isquêmica, doenças inflamatórias (doença de Crohn, retocolite ulcerativa inespecífica) e lesões anorretais benignas como as hemorroidas, fissura anal e úlceras de reto.

Quando o paciente com HDA aguda apresenta história de aneurisma de aorta ou de cirurgia com enxerto aórtico, deve-se considerar a possibilidade de a mesma ser devida a uma fístula aortoentérica até prova em contrário.[2]

É importante iniciar a história clínica observando os dados de identificação, em que, no Brasil, sobressaia a procedência. A prevalência de esquistossomose em certas regiões do país alerta para a possibilidade de hemorragia por ruptura de varizes esofagianas.

A Figura 27.1 ilustra a etiologia da hemorragia digestiva alta nos pacientes do Hospital Santa Isabel, em Blumenau, Santa Catarina.

História do sangramento

Nem sempre a quantidade de sangue perdido pode ser avaliada pela história clínica. Torna-se importante, então, certificar-se sobre a aparência do sangue e de onde ele provém. A hematêmese indica que o local de sangramento é alto e não mais distal que o duodeno; se o sangue é vivo, significa hemorragia importante. A presença de hematêmese, sangue vivo pelo ânus e cólicas abdominais faz supor que a fonte da hemorragia é alta e a intensidade acentuada. Por outro lado, o vômito de pequenas quantidades de sangue alterado (borra de café), escuro, indica sangramento pequeno e que já deve ter cessado.[4,5]

Na HDA, observar antecedentes que sugiram úlcera péptica, como dor epigástrica com ritmo e periodicidade, principalmente se a dor cessou com o sangramento e/ou se já tem diagnóstico estabelecido.

A ingestão de álcool nos dias ou horas imediatos ao episódio hemorrágico acompanhada de vômitos acentuados faz pensar síndrome de Mallory-Weiss; o uso habitual de bebida alcoólica faz cogitar hepatopatia crônica com hipertensão portal.

A ingestão de medicamentos à base de aspirina e anti-inflamatórios está frequentemente associada a

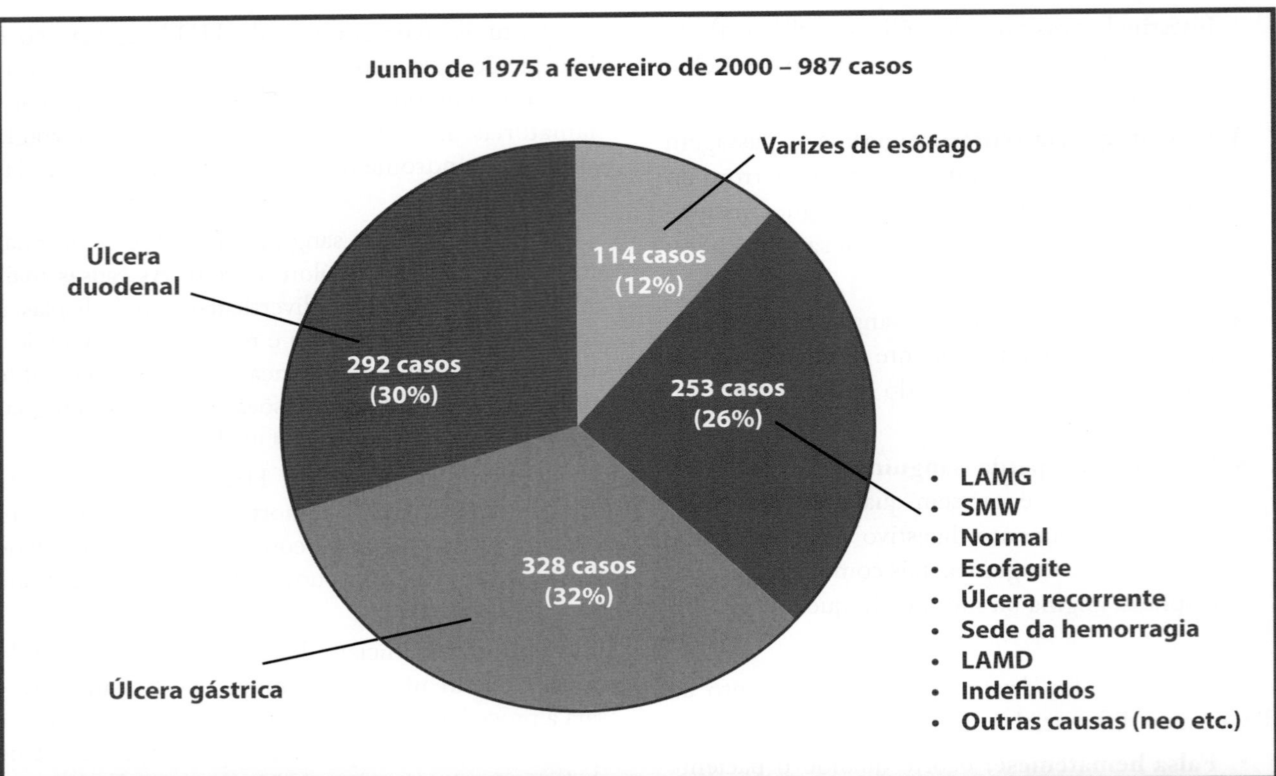

Figura 27.1 – Etiologia da hemorragia digestiva alta no Hospital Santa Isabel, Blumenau, SC.
LAMD: lesões agudas da mucosa duodenal; LAMG: lesões agudas da mucosa gástrica; SMW: síndrome de Mallory-Weiss.

sangramentos por lesões agudas da mucosa gastroduodenal (LAMGD) ou úlcera péptica.

Avaliar a existência de comorbidades como insuficiência cardíaca congestiva, doença renal, hepática ou vascular, as quais aumentam o risco de mortalidade.

Alcoolismo, uso crônico de sonda nasogástrica ou enteral e história anterior de doença do refluxo esofagogástrico apresentam maior probabilidade de sangramento por esofagite erosiva. Devem ser pesquisados antecedentes cirúrgicos ou história de aneurisma de aorta abdominal, pois estes podem apresentar fístula do enxerto para o duodeno. Observar, ainda, perda de peso (malignidade), uso de anticoagulantes, radioterapia prévia (enterite por radiação), dor abdominal (doença inflamatória intestinal, malignidade, colite isquêmica).

Dor torácica ou síncope sugere complicações cardiovasculares relacionadas à perda de sangue.[1]

Várias condições podem mimetizar hemorragia digestiva: epistaxes, sangramentos dentários e de amigdalas, bebidas ou alimentos vermelhos (p. ex., beterraba), medicamentos contendo bismuto ou ferro. Sangramento vaginal e hematúria intensa podem confundir com sangramento vermelho vivo pelo reto.

História de episódios hemorrágicos anteriores, com número e características, são importantes na avaliação diagnóstica, principalmente se forem submetidos à propedêutica adequada. Muitas vezes, os pacientes apresentam diagnósticos de lesões firmados anteriormente, das quais se espera novo sangramento.

Entretanto, em 30% de pacientes com úlcera péptica e em 50% de todos os pacientes, não são encontrados sintomas relevantes que apontem a causa do sangramento. Somente a investigação vai identificar o local preciso.

Na HDB, visando estabelecer uma correlação prática das causas com suas formas de manifestação clínica, é importante avaliar se a manifestação hemorrágica é acompanhada ou não de diarreia.

Aquelas não associadas à diarreia geralmente não apresentam dor, e a hematoquezia é o sintoma único ou predominante. Fazem parte desse grupo aquelas entidades que não apresentam processo inflamatório concomitante: doença diverticular, angiodisplasia, colopatia isquêmica (em fase inicial), lesões tumorais, lesões orificiais, pós-polipectomia e lesões do intestino delgado.[6]

Do grupo das doenças que se expressam por diarreias fazem parte as manifestações de doenças inflamatórias, infecciosas ou idiopáticas: colites infecciosas, retocolite ulcerativa inespecífica, colite granulomatosa (Crohn) e colite pseudomembranosa.[6]

Exame físico

O rápido e imediato exame do paciente é a melhor maneira de calcular rapidamente a perda sanguínea.[1] Inicialmente, deve focar os sinais vitais, especialmente os sinais de hipovolemia, como taquicardia, hipotensão e hipotensão postural. Eles permitem prever a evolução da hemorragia digestiva, havendo recorrência do sangramento em cerca de 2% dos pacientes com sinais vitais normais, 18% dos pacientes com taquicardia e 48% em pacientes em choque.

Como regra geral, a pressão sanguínea menor que 100 mmHg ou uma frequência de pulso acima de 100 bpm, em um paciente anteriormente normotenso, indica uma depleção sanguínea de cerca de 20%. A palidez e a hipotensão postural associada permitem confirmar essa afirmativa. A perda da coloração rósea nas dobras palmares com a mão estendida é significativa. Um aumento da frequência de pulso de 20 bpm ou uma diminuição da pressão sanguínea maior que 10 mmHg em resposta à mudança postural (p. ex., sentar o paciente) sugere uma perda aguda de sangue acima de 1.000 mL. Essas medidas deveriam ser realizadas a intervalos frequentes, e as alterações, anotadas sequencialmente.

A hipotensão (pressão sistólica abaixo de 100 mmHg) não somente indica um sangramento importante, mas também um prognóstico reservado com respeito ao ressangramento e à necessidade de cirurgia.[4] A hipotensão em paciente idoso que não responde à terapia com fluidos EV deve alertar para um possível evento isquêmico do miocárdio, principalmente se o paciente tem história anterior ou alto risco de doença isquêmica cardíaca. As complicações mais comuns da hemorragia digestiva alta envolvem os eventos isquêmicos do miocárdio (angina, infarto, arritmias) e aspiração pulmonar.[4]

O exame físico raramente é útil em identificar o local do sangramento, mas há pacientes dos quais se pode obter informações importantes.

A inspeção atenta de sinais ectoscópicos de hepatopatia crônica (circulação colateral superficial visível, icterícia, aranhas vasculares, *flapping*) e um exame físico cuidadoso (hepatomegalia, esplenomegalia, ascite) sugerem a possibilidade de sangramento por varizes de esôfago.

No carcinoma, uma massa epigástrica palpável e sinais de doença metastática (linfonodo supraclavicular esquerdo aumentado) podem indicar o diagnóstico.

Nos pacientes com coagulopatia, pode ocorrer púrpura cutânea e sangramento em outros locais. Linfadenopatia ou esplenomegalia podem ser encontradas em várias doenças hematológicas.

Podem ser necessários inspeção e toque retal para diagnosticar hemorroidas, fissuras ou lesão neoplásica. Esses achados são fundamentais para a suspeita clínica inicial do agente etiológico e a instituição precoce das medidas terapêuticas apropriadas.

Eventualmente, deve ser realizada a observação das fezes, uma vez que a descrição subjetiva da sua cor varia muito entre pacientes e médicos.

As principais causas que dificultam o diagnóstico são: anamnese imperfeita, propedêutica incompleta ou executada extemporaneamente, além da coexistência de duas lesões hemorragíparas no mesmo paciente.

Exames laboratoriais

A avaliação da concentração de hemoglobina é importante no início e, depois, de maneira seriada para avaliar a resposta à transfusão. Uma anemia profunda (hemoglobina abaixo de 7,5 g/dL) compromete a capacidade de transporte de oxigênio e diminui potencialmente a oxigenação dos órgãos e tecidos nobres.[4] Deve ser monitorada a cada 2 a 8 horas, dependendo da gravidade da hemorragia.[7]

O hematócrito tem pouco valor na avaliação da perda aguda de sangue. Por não se alterar imediatamente em virtude das reduções proporcionais que ocorrem nos volumes de plasma e hemácias, ele reflete a magnitude do sangramento somente após certo tempo. Durante esse período em que se encontra normal é preciso ter cautela para não subestimar a gravidade da hemorragia. Somente quando o líquido extravascular entra para o espaço intravascular para restabelecer o volume é que o hematócrito cai. Esse processo começa logo após o sangramento, mas não está completo até que o volume vascular total seja restabelecido, frequentemente 24 a 72 horas mais tarde. Nesse ponto, o volume plasmático é maior que o normal, e o hematócrito está no seu ponto mais baixo. Essa sequência é modificada por anormalidades preexistentes no volume vascular ou pela administração de fluidos exógenos e sangue.[1]

A neutrofilia e trombocitose são achados frequentes após um grande sangramento.

A ureia sanguínea também aumenta dentro de poucas horas em virtude da hipoperfusão renal e da carga de proteínas provenientes do sangue no trato gastrointestinal que é absorvida pelo intestino delgado. Uma concentração alta de ureia à admissão em paciente com função renal anteriormente normal pode ser valorizada como evidência de sangramento grave.[4] Ocorre um aumento da razão entre a ureia e a creatinina (> 100:1) e, quanto maior for essa relação, maior a possibilidade de se tratar de HDA.[7]

Deve-se avaliar a possibilidade de doença hematológica em todos os pacientes além de se realizar a contagem de plaquetas e leucócitos. Testes de coagulação de rotina devem ser providenciados (tempo de protrombina – TP – e tempo de tromboplastina parcial ativada – TTPA).

É necessário dosar os eletrólitos (sódio e potássio), bem como realizar a tipagem sanguínea, haja vista a possibilidade de transfusão.

Pacientes com risco ou sintomas de infarto agudo do miocárdio (idosos, antecedentes coronarianos, dor torácica ou dispneia) devem ser avaliados com eletrocardiograma e marcadores laboratoriais de necrose miocárdica.[7]

Estratificação de risco

A análise da evolução (p. ex., média de transfusões necessárias, necessidade de cirurgia e mortalidade) possibilita observar dois extremos nas hemorragias digestivas. Em um deles estão os pacientes cujo sangramento cessa rapidamente sem necessidade de transfusão ou cirurgia e podem ser tratados ambulatoriamente; no outro, pacientes cujo sangramento persiste ou recorre e necessitam transfusão de grandes volumes de sangue e/ou cirurgia urgente, com maior frequência de morte.

O desafio na avaliação inicial é distinguir precocemente se a hemorragia é grave ou não.

Como não é possível visualizar diretamente a fonte do sangramento, lança-se mão de técnicas diagnósticas alternativas, tais como as regras de decisões clínicas e aspiração nasogástrica no caso da HDA.

Para a HDA aguda, foram desenvolvidos e validados escores de risco como o escore clínico Rockall[8] (ECR – Tabelas 27.1 e 27.2) e o escore Glasgow-Blatchford[9] (EGB – Tabela 27.3), que incorporam

Tabela 27.1 – Escore clínico Rockall

	Escore			
Variável	**0**	**1**	**2**	**3**
Idade (anos)	< 60	60 a 79	≥ 80	
Choque	Pulso < 100 PAS ≥ 100	Pulso > 100 Pas ≥ 100	PAS < 100	
Comorbidades	Nenhuma maior		ICC, DAC, outras maiores	IR, IH, neoplasia disseminada
Diagnóstico	Mallory-Weiss, sem lesão identificável	Outros diagnósticos	Neoplasia do TGI alto	
Estigmas de sangramento recente	Nenhum ou pontos planos escuros		Sangue no TGI, coágulos aderentes, vaso visível ou sangrante	

DAC: doença arterial coronariana; ICC: insuficiência cardíaca congestiva; IH: insuficiência hepática; IR: insuficiência renal; PAS: pressão arterial sistólica; TGI: trato gastrointestinal.
Fonte: Rockall et al., 1996.[8]

Tabela 27.2 – Escore clínico Rockall e risco de mortalidade correspondente

Escore	Mortalidade	Mortalidade com recidiva hemorrágica
1	Nenhuma	Nenhuma
2	Nenhuma	Nenhuma
3	5%	5 a 10%
4	5 a 10%	15 a 25%
5	5 a 10%	15 a 25%
6	5 a 10%	15 a 25%
7+	10 a 35%	25 a 50%

Tabela 27.3 - Escore Glasgow-Blatchford

Fatores de risco	Achados	Pontuação
Ureia (mg/dL)	< 39	0
	≥ 39 e < 48	2
	≥ 48 e < 60	3
	≥ 60 e < 150	4
	< 150	6
Hemoglobina	Homem	
	≥ 13	0
	≥ 12 e < 13	1
	≥ 10 e < 12	3
	< 10	6
	Mulher	
	≥ 12	0
	≥ 10 e < 12	1
	< 10	6
Pressão arterial sistólica	≥ 110	0
	100 a 109	1
	90 a 99	2
	< 90	3
Pulso (BPM)	< 100	0
	> 100	1
Melena	Sim	1
Síncope	Sim	2
Hepatopatia	Sim	2
Insuficiência cardíaca	Sim	2

Escore = 0:
- baixo risco de intervenção;
- pode ser tratado como paciente externo.
Escore > 0:
- risco aumentado de intervenção;
- aconselha-se internação hospitalar;
- a maioria dos casos com escore < 5 responde sem intervenção significativa (≤ 3 a maioria não necessita intervenção).
Escore > 5:
- alto risco de intervenção.
Fonte: Blatchford et al., 2000.[9]

sinais vitais, exames laboratoriais e comorbidades. Elas ajudam a prever o risco de recidiva hemorrágica e mortalidade. Pacientes com sangramento mínimo ou intermitente, estratificados como de baixo risco, podem ser avaliados em um cenário de não internação hospitalar.[2]

O EGB mostrou-se útil para a alta hospitalar de pacientes com risco muito baixo, os quais podem ser seguidos ambulatoriamente, bem como para prever o risco de ressangramento, necessidade de transfusão e de cirurgia. Em um estudo prospectivo,[10] nenhum dos pacientes com pontuação zero necessitou de intervenções endoscópicas ou morreu no seguimento ambulatorial. O EGB parece ser superior ao ECR para prever ressangramento, e ambos são eficientes para prever o risco de morte. No entanto, sua limitação na prática clínica é a baixa especificidade e o fato de uma visão endoscópica ainda ser aparentemente o desejado por médicos e pacientes, não importando a pontuação de risco.

Recentemente, foi desenvolvido um novo escore clínico denominado AIMS65[11] (Quadro 27.1), o qual se mostrou preciso para prever a mortalidade intra-hospitalar, duração de internação e custos de admissão.

Quadro 27.1 - Escore AIMS65

A	Albumina < 3 g%
I	INR > 1,5
M	Estado mental alterado
S	Pressão sistólica < 90 mmHg
65	Idade maior que 65 anos

Um fator presente: escore de baixo risco.
Dois ou mais fatores presentes: escore de alto risco.
Fonte: Saltzman et al., 2011.[11]

Sonda nasogástrica

O uso da sonda nasogástrica (SNG) é controverso, pois trata-se da ferramenta considerada de uso mais desagradável em pacientes com HDA. É utilizada frequentemente para prever a presença de lesões de alto risco e que requerem terapia endoscópica. Podem ocorrer falso-positivos devidos a epistaxes causadas pela inserção da sonda e falsos-negativos quando a lesão está no duodeno ou quando houver uma lesão com vaso visível não sangrante. Na maioria das vezes, a presença de sangue na SNG é um bom indicador de HDA, porém, sua ausência é insuficiente para afastar sangramento agudo. Não tem qualquer efeito no desfecho clínico quanto a mortalidade, cirurgia, tempo de internação hospitalar e quantidade de transfusão sanguínea necessária. Sua utilidade está em diminuir o tempo para realizar endoscopia, com base na crença de que um aspirado positivo indica a necessidade de cuidado mais imediato. Não existem evidências que a introdução da SNG possa originar sangramento por varizes de esôfago.[3]

Tratamento farmacológico

Pacientes com sinais de hemorragia acentuada devem ser hospitalizados. Os idosos, com doenças associadas, suspeita de etiologia varicosa, apresentação inicial com sangramento ativo e/ou instabilidade hemodinâmica devem ser manejados em unidade de terapia intensiva.[7]

O tratamento definitivo de uma lesão hemorrágica pode, em algumas ocasiões, exigir intervenção endoscópica ou cirúrgica. No entanto, antes da realização da endoscopia, o tratamento farmacológico pode ajudar a controlar a hemorragia e obter a hemostasia.

Os inibidores da bomba de prótons (IBP), ao reduzir a secreção de ácido gástrico, podem estabilizar a HDA originada por uma lesão péptica e melhorar o desfecho clínico, embora não reduzam a mortalidade, a necessidade de transfusão sanguínea, de cirurgia ou índice de recidiva. O uso dos IBP não deve substituir a endoscopia de urgência, mas pode melhorar o resultado final quando iniciada precocemente.[3]

O uso de drogas vasoativas, como a somatostatina, a vasopressina e seus análogos, antes de realizar a EDA de urgência está bem estabelecido para hemorragias varicosas, embora haja controvérsias quanto à não varicosa ou de origem desconhecida. Elas causam vasoconstrição esplâncnica, com consequente redução do fluxo sanguíneo para as vísceras e diminuição da pressão portal. São utilizadas como terapia adjunta ao tratamento endoscópico da HDA varicosa. Estão associadas a uma redução do número de transfusões sanguíneas e um menor risco de todas as causas de mortalidade. Como tratamento de primeira linha, os análogos da somatostatina são tão eficientes quanto a escleroterapia de urgência no sangramento varicoso. As drogas vasoativas não substituem a EDA de urgência, mas o seu uso deve ser considerado antes de sua realização em pacientes com hemorragia varicosa e não varicosa.[3]

O uso de profilaxia antibiótica em pacientes com HDA varicosa causada por cirrose hepática diminui a incidência de infecções bacterianas e toda a causa de mortalidade. Esse benefício é mais evidente em pacientes com doença hepática acentuada. As quinolonas via oral e as cefalosporinas de terceira geração endovenosas têm se mostrado eficientes.

A transfusão sanguínea está formalmente indicada em pacientes em choque ou com doença arterial coronariana ativa. Entretanto, existem evidências recentes[12] de que uma estratégia transfusional menos agressiva proporciona melhor benefício nos índices de mortalidade em muitos pacientes com sangramento agudo. A explicação fisiológica é que a transfusão sanguínea agressiva conduz ao aumento da hipertensão portal, com subsequente aumento da hemorragia. Um estudo randomizado controlado mostrou que no grupo em que houve abordagem restritiva, no qual a transfusão ocorreu se a hemoglobina estivesse entre 7 a 9 g/dL, requereu menos transfusões (51% *versus* 14%; $P < 0,05$), houve menor recidiva hemorrágica (16% *versus* 10%; $P = 0,01$), menos eventos adversos (48% *versus* 40%; $P = 0,02$), maior probabilidade de sobrevivência na sexta semana (95% *versus* 91%; $P = 0,02$) e teve menor mortalidade (5% *versus* 9%; $P < 0,05$) que o grupo de transfusão liberal, na qual a transfusão foi iniciada se a hemoglobina estivesse entre 9 a 11 g/dL. A probabilidade de sobrevivência foi discretamente maior com a estratégia restritiva que com a estratégia liberal no subgrupo de pacientes que haviam sangrado por úlcera péptica, foi significativamente maior nos pacientes com cirrose classificados como Child-Pugh A ou B mas não foi maior naqueles com cirrose classificados como Child-Pugh C.

Pacientes anticoagulados e com HDA necessitam de reversão urgente para interromper o sangramento. Entretanto, a reversão com o uso parenteral da vitamina K demora de 4 a 6 horas para ocorrer. O uso de plasma fresco congelado reverte o efeito da coumadina quase imediatamente, mas é limitado porque precisa ser descongelado antes de sua administração, e também pelo risco de transmissão de doenças, reações alérgicas ou sobrecarga de volume em pacientes com insuficiência cardíaca congestiva. O concentrado do complexo protrombina (CCP) é uma alternativa. Ele contém os fatores de coagulação dependentes da vitamina K (fatores II, VII, IX e X), os quais estão deficientes em pacientes tratados com varfarina. O CCP pode ser a escolha preferida para pacientes com sangramento ativo que têm um INR maior que 2,0 e são candidatos a cirurgia de urgência. Seu efeito adverso mais sério é um evento tromboembólico.[3]

Os anticoagulantes mais novos têm ganhado popularidade em virtude de sua farmacocinética mais estável comparada com a varfarina. O dabigatran (inibidor direto da trombina) e o rivaroxaban (inibidor direto do fator Xa) podem ser utilizados no caso de doença tromboembólica e podem ser dosados sem a monitoração sanguínea regular. No entanto, no caso de uma HDA, ainda não há um agente estabelecido para reverter suas ações. O CCP mostrou resultados promissores em um único estudo.[3]

Investigação

As opções para investigação da hemorragia digestiva aguda são:

- endoscopia digestiva alta (EDA) e/ou colonoscopia;
- cintilografia;
- angiotomografia computadorizada;
- angiografia.

A investigação de escolha deve ser dirigida pela suspeita da localização do sangramento (alta ou baixa) baseada na apresentação clínica. Na maioria das vezes, o exame padrão para avaliação da hemorragia digestiva aguda é a endoscopia digestiva alta de urgência e/ou colonoscopia.

Endoscopia digestiva alta

Trata-se do exame que se impõe na vigência da hemorragia digestiva alta,[13,14] pois:

- Propicia um diagnóstico preciso, influenciando diretamente na conduta terapêutica em curto e em longo prazos, podendo prevenir ressangramentos e a recorrência de úlceras após a alta hospitalar.
- Prevê o ressangramento com base na identificação precisa dos sinais endoscópicos de hemorragia recente.
- Possibilitar a terapia hemostática, segura e eficaz, quando necessária.

Ademais, a endoscopia digestiva alta permite a tomada de decisões importantes, como:

- internar ou não um paciente em regime hospitalar;
- colocar ou não o paciente em UTI;
- indicar ou não cirurgia.[4]

Então, no paciente com sangramento persistente ou de magnitude suficiente para produzir alterações dos sinais vitais, a endoscopia de urgência é o procedimento de escolha. Deve ser realizada assim que o paciente estiver hemodinamicamente estável, de preferência dentro das primeiras 24 horas do acidente hemorrágico ou após o início dos sintomas em hospitalizados.

Trata-se de um procedimento rápido, bem tolerado na presença de hemorragia e que permite o diagnóstico de certeza e de alta presunção em uma elevada porcentagem de casos (acima de 95%). Além disso, pode ser realizada na sala de UTI e no próprio leito do paciente.

Outra vantagem é poder diferenciar lesões hemorrágicas de outras potencialmente sangrantes. A frequência de duplicidade de lesões alcança 30%.[14] É fato demonstrado que cerca de 25 a 50% de pacientes com varizes de esôfago sangram em outro local que não das varizes (erosões, úlcera péptica, gastropatia hipertensiva portal).

A maior parte dos pacientes tem um sangramento autolimitado, de pequena ou moderada intensidade, e ao serem internados mantêm-se hemodinamicamente estáveis. Esse grupo pode seguramente esperar com calma pela endoscopia digestiva.[4,14]

A individualização de cada paciente prevalece sobre as regras gerais. Assim, mesmo estando estáveis, os seguintes casos também devem ser endoscopados em caráter de urgência: hepatopatas, ressangramentos, pacientes de alto risco, portadores de tipo raro de sangue e suspeita de fístula aortoduodenal.[14] O exame está desaconselhado na fase terminal de doenças graves, já julgadas fora de possibilidades terapêuticas.

Cabe ao endoscopista não só estabelecer o diagnóstico como também o prognóstico, ou seja, o risco de ressangramento. A capacidade de estabelecer um prognóstico no curto prazo depende do esforço em excluir um vaso visível complicando uma lesão da mucosa (p. ex., úlcera, Dieulafoy, Mallory-Weiss),[4] que são mais passíveis de ressangrar.

Nos ulcerosos o estado de *H. pylori* deve ser testado para instituir a terapia específica, visando prevenir a recorrência da úlcera e a possibilidade de nova hemorragia. Podem ser coletados fragmentos de biópsia das margens da úlcera gástrica de maneira segura, sem exacerbar a hemorragia, com a finalidade de excluir malignidade.[4]

Colonoscopia

Em pacientes com hematoquezia grave e/ou suspeita de sangramento ativo do colo, a colonoscopia de urgência é o procedimento de escolha na investigação inicial, após a estabilização hemodinâmica. Vale lembrar que alguns pacientes podem ter sangramento maciço de origem alta, devendo realizar a EDA antes da colonoscopia, principalmente se tiver histórico de uso de anti-inflamatórios, corticosteroides ou história pregressa de úlcera péptica.[15]

Em cerca de 80% dos casos o sangramento tende a ser autolimitado e cessar espontaneamente. Portanto, a colonoscopia pode ser realizada eletivamente, sempre que possível, na mesma internação.[15]

Tal qual a endoscopia digestiva alta, ela pode ser realizada na UTI (no próprio leito do paciente), propiciando não apenas o diagnóstico da lesão hemorrágica, como também a terapia hemostática.

A colonoscopia é utilizada como procedimento inicial em pacientes estáveis hemodinamicamente (permitindo a preparação adequada do intestino) e a angiografia para aqueles hemodinamicamente instáveis com HDB maciça.

É importante lembrar que a colonoscopia também está indicada em pacientes que apresentem melena cuja EDA foi negativa, para excluir uma fonte hemorrágica localizada no cólon direito.

Nos casos em que a fonte do sangramento não foi identificada pela EDA e/ou colonoscopia, utilizam-se as outras modalidades diagnósticas que deverão ser guiadas pela apresentação clínica, estabilidade hemodinâmica, disponibilidade e experiência local com o procedimento.[2]

Angiotomografia computadorizada (AngioTC)

Deve ser realizada em pacientes estáveis hemodinamicamente. A angioTC requer uma taxa de sangramento arterial de ao menos 0,5 mL/min para poder mostrar extravasamento de contraste para a luz intestinal e identificar o local do sangramento. As suas vantagens para o diagnóstico da hemorragia digestiva aguda são a sua natureza minimamente invasiva e a maior disponibilidade em comparação com a angiografia por cateter. Ela também pode demonstrar neoplasias ou malformações vasculares e proporciona evidências de hemorragia recente, tais como sangue hiperdenso na luz intestinal.

Ao demonstrar o local preciso do sangramento e a etiologia subjacente, a angioTC é útil para planejar e direcionar o seu tratamento definitivo: endoscópico, por angiografia ou cirúrgico.

Se a hemorragia digestiva aguda é intermitente e a angioTC inicial negativa, pode ser realizado um segundo exame quando ocorre a recidiva hemorrágica.

Como desvantagens, apontam-se:

- falta de capacidade terapêutica;
- possibilidade de induzir nefropatia em pacientes com disfunção renal e alergia ao contraste.[2]

Angiografia por cateter

Utilizar em pacientes nos quais a endoscopia é impossível em razão da intensidade da hemorragia com instabilidade hemodinâmica ou naqueles apresentando hemorragia digestiva persistente ou recorrente com EDA e/ou colonoscopia não diagnósticas.

Pode detectar sangramento com taxas de 0,5 a 1,5 mL/min. É utilizada frequentemente na suspeita de HDB aguda por causa da disponibilidade anatômica das artérias terminais e é mais desafiadora na HDA aguda por causa da presença de múltiplos vasos colaterais. Tem a vantagem de ser diagnóstica e terapêutica, permitindo a infusão de drogas vasoconstritoras e/ou embolização. Não requer preparação intestinal.

Suas complicações são:

- hematoma ou pseudoaneurisma no local de acesso;
- dissecção ou espasmo arterial;
- isquemia intestinal;
- nefropatia induzida pelo contraste ou reação alérgica.[2]

Cintilografia

A taxa-limite de sangramento para localização com cintilografia é 0,1 mL/min, sendo a modalidade por imagem mais sensível para hemorragia digestiva.

A desvantagem desse exame é a fraca localização do local do sangramento, o que fornece somente dados funcionais e impossibilita diagnóstico da etiologia da hemorragia digestiva. Embora seja advogada como um guia para a ressecção cirúrgica, seu planejamento não deve ser baseado apenas em uma cintilografia positiva.

Todos os estudos por imagem têm a vantagem de permitir ao clínico identificar a localização da hemorragia através de todo o trato digestório, especialmente aqueles originados no intestino delgado. Entretanto, seu uso é frequentemente limitado pela necessidade de sangramento ativo no momento da investigação. Outras modalidades diagnósticas, como *push* enteroscopia, enteroscopia profunda do intestino delgado e cápsula endoscópica, podem úteis quando as investigações descritas não foram diagnósticas e quando os pacientes estão hemodinamicamente estáveis, com pequeno volume de sangramento.[2]

HEMORRAGIA DIGESTIVA OCULTA (CRÔNICA)

A hemorragia digestiva oculta ocorre em um cenário em que ocorre pesquisa de sangue oculto nas fezes (PSOF) positivo e/ou anemia por deficiência de ferro.

Pode ocorrer em qualquer local do trato gastrointestinal, desde a cavidade oral até a região anorretal. Em uma revisão sistemática de cinco estudos prospectivos, 29 a 56% dos pacientes tinham uma fonte alta da hemorragia digestiva, e 20 a 30% tinham uma fonte em cólon ou reto, diagnosticados por meio da EDA ou colonoscopia.[2] Estes estudos foram incapazes de identificar uma fonte em 29 a 52% dos pacientes. As causas mais comuns de hemorragia digestiva oculta são câncer colorretal (especialmente os do lado direito do cólon), esofagite acentuada, úlceras pépticas (incluindo as causadas por aspirina ou AINE), doença inflamatória intestinal, câncer gástrico, doença celíaca, ectasias vasculares (em qualquer local), divertículo e gastropatia hipertensiva portal. Fontes de perda sanguínea não localizadas no trato digestivo, como hemoptise e sangramento orofaríngeo, também podem cursar com um PSOF positivo. A maioria delas está localizada no intestino delgado.[1,2]

Investigações

- Pacientes com anemia por deficiência de ferro podem ou não apresentar sintomas. A escolha da sequência de procedimentos dependerá da suspeita clínica e, se for o caso, dos sintomas.
- Na ausência de sintomas, particularmente em pacientes sem anemia ferropriva e/ou em idosos, a investigação deve ser iniciada pelo cólon e, se negativo, seguida da EDA.
- Pacientes com anemia por deficiência de ferro devem fazer a EDA e colonoscopia.
- Pacientes sem anemia e com EDA e colonoscopia negativos não requerem nenhuma outra investigação, mas aqueles com anemia devem ser referidos para investigação do intestino delgado.[2]

Cápsula endoscópica

Trata-se do exame de escolha inicial, quando disponível, para o intestino delgado. É menos útil na avaliação de fontes de hemorragia no cólon, por causa do campo de visão ruim devido ao seu maior diâmetro, às fezes retidas em sua luz e ao tempo de vida útil da bateria.

As complicações relacionadas ao procedimento são raras, como a retenção da cápsula e a obstrução.[2]

Push enteroscopia e enteroscopia profunda

A *push* enteroscopia pode avaliar o trato gastrointestinal até 60 a 80 cm do jejuno proximal. Com a disponibilidade da enteroscopia profunda (sistemas endoscópicos com duplo balão, balão único ou espiral), que pode atingir até o intestino delgado distal, seu uso diminuiu. Pode ser utilizado via oral ou retal.

A vantagem da enteroscopia profunda sobre a cápsula endoscópica é propiciar não somente o diagnóstico, mas também a terapêutica.[2]

Exames por imagens

A enterografia por TC ou a enterografia por ressonância magnética (RM) seria o próximo passo na investigação.

A enterografia por TC é realizada com a ingestão de um contraste neutro para distender o intestino delgado, permitindo uma melhor avaliação da parede do intestino delgado.

A enterografia por RM tem a vantagem de não utilizar radiação ionizante, permitindo imagens seriadas do intestino delgado.

Comparada com a cápsula endoscópica, a enterografia por TC tem uma visualização melhorada de toda a parede do intestino delgado e mostra complicações extraentéricas da doença, enquanto a cápsula somente permite a visualização direta da mucosa do intestino delgado e tem maior sensibilidade para processos de mucosa.[2]

HEMORRAGIA DIGESTIVA OBSCURA

A hemorragia digestiva obscura concorre com 5% dos pacientes de todas as causas de sangramento gastrointestinal (aguda ou crônica).

É definida como recorrente quando a fonte permanece não identificada após procedimentos endoscópicos, sendo causada mais frequentemente por sangramento do intestino delgado.

Em pacientes com hemorragia digestiva obscura, as seguintes possibilidades existem:

- A lesão estava dentro dos limites atingidos pelo endoscópio e/ou colonoscópio convencional mas não foi reconhecida como local do sangramento (p. ex., lesões de Cameron, angiectasias ou hemorroidas internas).
- A lesão estava dentro dos limites atingidos pelo endoscópio e/ou colonoscópio convencional, mas foi difícil de visualizar (p. ex., recoberta por coágulos sanguíneos, varizes que se tornaram inaparentes em paciente hipovolêmico ou uma lesão escondida atrás de uma prega) ou presente intermitentemente (p. ex., lesão de Dieulafoy, angiectasias).
- A lesão estava no intestino delgado além do limite atingido pelos endoscópios convencionais (p. ex., neoplasia, angiectasias, divertículo).[1]

As causas mais comuns de hemorragia digestiva obscura são mostradas no Quadro 27.2. Deve-se considerar repetir a EDA e a colonoscopia uma vez que, ao utilizar a enteroscopia profunda, foi demonstrado que 24,3% das hemorragias digestivas obscuras não tinham como origem o intestino delgado e estavam dentro dos limites atingidos pela EDA e colonoscopia convencionais.

Quadro 27.2 – Causas de hemorragia digestiva obscura
Trato digestório alto
Lesões de Cameron
Lesões de Dieulafoy
Ectasia vascular de antro gástrico
Intestino delgado
Angiectasias
Fístula aortoentérica
Lesão de Dieulafoy
Diverticulose
Divertículo de Meckel
Neoplasia
Doença biliar ou pancreática
Ulceração
Cólon
Angiectasias
Diverticulose
Hemorroidas
Varizes

Fonte: Savides e Jensen, 2010.[1]

Deve-se enfatizar o intestino delgado na investigação da hemorragia digestiva obscura, por meio da cápsula endoscópica ou enteroscopia profunda, conforme já descrito, o que possibilita o diagnóstico de muitos mais casos. A escolha entre um ou outro procedimento deve ser individualizada para cada paciente.

A enterografia por TC ou RM pode ser considerada o próximo passo diagnóstico quando os outros procedimentos realizados foram incapazes de diagnosticar a causa da hemorragia.

Em pacientes com sinais de hemorragia ativa, a cintilografia, angiografia por TC (angiotomografia) e angiografia por cateter devem ser consideradas no sentido de localizar a lesão, antes de qualquer intervenção.[2]

REFERÊNCIAS

1. Savides TJ, Jensen DM. Gastrointestinal bleeding. In: Feldman M, Friedman LS, Brandt LJ. Sleisenger & Fordtran's gastrointestinal and liver disease: pathophysiology/diagnosis/management. 9.ed. Philadelphia: WB Saunders, 2010. p.285-322.
2. Kim BSM, Li BT, Engel A, Samra JS, Clarke S, Norton ID et al. Diagnosis of gastrointestinal bleeding: A practical guide for clinicians. World J Gastrointest Pathophysiol. 2014; 5:467-78.
3. Meltzer AC, Klein JC. Upper gastrointestinal bleeding Patient presentation, risk stratification, and early management. Gastroenterol Clin N Am. 2014; 43:665-75.
4. Gostout CJ. Upper gastrointestinal hemorrhage: evaluation and management. American College of Gastroenterology. 1995. Annual Postgraduate Course.
5. Steele RJC. The preprocedural care of the patient with gastrointestinal bleeding. Gastrointest Endosc Clin N Am. 1997; 7(4):551-8.
6. Giovani AB, Harlacher L, Paula Soares LF. Hemorragia digestiva baixa: epidemiologia, etiologia e apresentação clínica. In: Luna LL, Vargas C, Pelosi AD. Atualização em endoscopia digestiva. Hemorragia digestiva. Rio de Janeiro: Revinter, 2014. p.217-31.
7. Paulo GA. Endoscopia digestiva alta emergencial no diagnóstico da hemorragia digestiva não varicosa. In: Luna LL, Vargas C, Pelosi AD. Atualização em endoscopia digestiva. Hemorragia digestiva. Rio de Janeiro: Revinter, 2014. p.51-75.
8. Rockall T, Logan R, Devlin H, Northfield TC. Risk assessment after acute upper gastrointestinal haemorrhage. Gut. 1996; 38:316-21.
9. Blatchford O, Murray WR, Blatchford M. A risk score to predict need for treatment for upper gastrointestinal haemorrhage. Lancet. 2000; 356:1318-21.
10. Khamaysi I, Gralnek IM. Acute upper gastrointestinal bleeding (UGIB): initial evaluation and management. Best Pract Res Clin Gastroenterol. 2013; 27:633-8.
11. Saltzman JR, Tabak YP, Hyett BH, Sun X, Travis AC, Johannes RS et al. A simple risk score accurately predicts in-hospital mortality, length of stay, and cost in acute upper GI bleeding. Gastrointest Endosc. 2011; 74:1215-24.
12. Villanueva C, Colomo A, Bosch A, Concepción M, Hernandez-Gea V, Aracil C et al. Transfusion strategies for acute upper gastrointestinal bleeding. N Engl J Med. 2013; 368:11-21.
13. Luna LL, Vargas C, Salles GM, Valido CRS. Hemorragia digestiva alta (HDA): alguns fatos de relevância endoscópica. In: SOBED – Endoscopia digestiva. Fundação SmithKline, 1984. p.347-55.
14. Luna LL. Úlcera péptica hemorrágica: conduta terapêutica. In Gastroenterologia: condutas terapêuticas. FAPEGE. Federação Brasileira de Gastroenterologia, 1992. p.23-48.
15. Averbach M, Correa P. Colonoscopia na hemorragia digestiva baixa. In: Luna LL, Vargas C, Pelosi AD. Atualização em endoscopia digestiva. Hemorragia digestiva. Rio de Janeiro: Revinter, 2014. p.233-51.

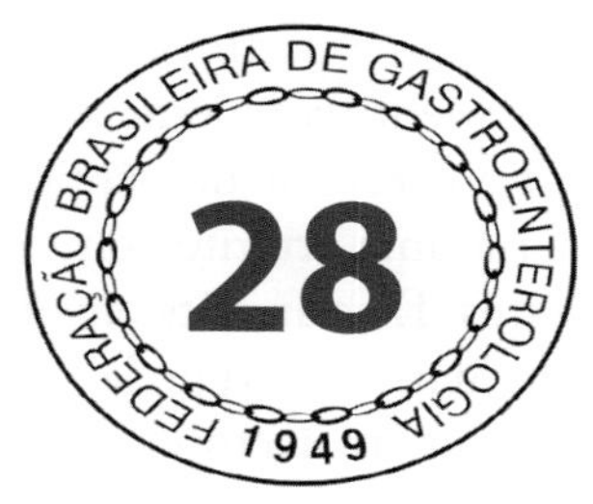

HEMORRAGIA DIGESTIVA ALTA

Lourianne Nascimento Cavalcante
Amanda Andrade Mascarenhas
Ana Luiza Cardoso Pinheiro
Flora Maria Lorenzo Fortes
Maíra Andrade Maciel
Marcos Clarêncio Batista Silva
Igelmar Barreto Paes

INTRODUÇÃO

A hemorragia digestiva (HD), de qualquer etiologia, é uma entidade frequente nas unidades de emergência, sendo responsável por cerca de 1 milhão de internações por ano nos Estados Unidos, com taxa de mortalidade em torno de 10 a 14%.[1]

Aproximadamente 80% dos episódios de sangramento digestivo ocorrem no trato gastrointestinal alto.[2] Definia-se como hemorragia digestiva alta (HDA) o sangramento cuja origem se localizava desde o esôfago até o ângulo de Treitz. Entretanto, após o surgimento de novos testes diagnósticos, como a cápsula endoscópica e a enteroscopia de duplo balão, foram redefinidos os parâmetros para classificação da HDA, considerando os limites do local de origem do sangramento desde o esôfago até a segunda porção duodenal, na altura da papila.[3]

A hemorragia ocasionada por doença ulcerosa péptica (DUP), seguida da síndrome de hipertensão portal com ruptura de varizes esofágicas ou gástricas, são as causas mais frequentes de sangramento digestivo alto.[2] A incidência global de HDA causada por úlceras pépticas vem diminuindo, possivelmente graças ao aumento da prescrição de inibidores de bomba de prótons, além dos esforços direcionados para erradicação do *Helicobacter pylori*.[4] Contudo, o risco de HDA tem aumentado em determinados grupos de pacientes, como idosos com comorbidades e em pacientes cirróticos com história de varizes esofagogástricas.[5]

Em um serviço de referência em Salvador, Bahia, são internados, em média, 700 pacientes por ano e, entre os pacientes com HDA, aproximadamente 54% apresentam ruptura de varizes esofagogástricas e 35,5% correspondem a HDA por doença ulcerosa péptica.[6]

HEMORRAGIA DIGESTIVA ALTA NÃO VARICOSA

A doença ulcerosa péptica é a etiologia mais frequente da hemorragia digestiva alta não varicosa. Entretanto, existem outras etiologias, como lesões agudas de mucosa gástrica, lesão de Mallory-Weiss, neoplasias, esofagites, úlceras de boca anastomótica, ectasias vasculares, lesões de Dieulafoy, entre outras. A etiologia da HDA pode variar conforme a região em estudo. As frequências das etiologias mais comuns de HDA não varicosa estão descritas na Tabela 28.1.[7,8]

DOENÇA ULCEROSA PÉPTICA GASTRODUODENAL

Epidemiologia

A causa mais comum de HDA não varicosa é a úlcera péptica gastroduodenal, com incidência entre 31 a 67% dos casos. Nos últimos anos, reporta-se

Tabela 28.1 – Descrição das frequências e etiologias mais comuns de hemorragia digestiva alta não varicosa

Etiologia	Prevalência
Úlcera péptica	31 a 67%
Esofagite	7 a 31%
Malformações vasculares	5 a 10%
Laceração de Mallory-Weiss	4 a 8 %
Neoplasias	2 a 4 %
Lesão de Dieulafoy	1%
Outras causas/lesões não encontradas	3 a 19%

Fonte: adaptada de Rotondano, 2014[7]; Gibson e Odze, 2011.[8]

diminuição global na incidência de HDA relacionadas com a úlcera péptica, pelo menos em indivíduos mais jovens, ao passo que sua incidência é estável ou até mesmo maior entre os pacientes mais idosos.[7] A mortalidade da HDA por doença ulcerosa pode variar entre 3 e 14%, sendo que a mortalidade aumenta com a idade, entre os pacientes que estão hospitalizados e apresentam comorbidades.[5] Em cerca de 80% dos pacientes com HDA não varicosa secundária à doença ulcerosa péptica, o sangramento cessa espontaneamente.

Com o surgimento dos inibidores de bomba de prótons e novos métodos terapêuticos endoscópicos, a terapia na HDA não varicosa secundária à úlcera péptica é eficaz em 90% dos casos. Contudo, cerca de 6 a 10% dos pacientes podem ressangrar. Os principais fatores clínicos considerados preditores de recidiva hemorrágica incluem idade > 60 anos, história de úlcera péptica, choque, comorbidades, baixo nível de hemoglobina com necessidade de hemotransfusão, sangramento ativo como hematêmese ou visualizado na endoscopia.[9]

Patogenia

As úlceras pépticas são soluções de continuidade da mucosa do trato gastrointestinal que podem se estender através da camada muscular da mucosa, atingindo a submucosa e até mesmo a muscular própria. Geralmente, ocorre aumento dos fatores agressivos e diminuição dos fatores de defesa e reparação, ocasionando, consequentemente, a lesão mucosa. As causas mais comuns de úlceras no trato gastrointestinal incluem lesão péptica devida à infecção por *Helicobacter pylori* e o uso de anti-inflamatórios não esteroides. As outras etiologias são menos frequentes.[8]

Usualmente, úlceras sangram a partir de um vaso em sua base, mais frequentemente com lesão arterial, a qual sofre erosão por um processo ácido péptico. A secreção ácida péptica causa uma arterite com infiltração de polimorfonucleares. Essa arterite envolve o perímetro da artéria, sendo mais intensa no lado próximo à base da úlcera, onde ocorre necrose da parede vascular, causando a ferida sangrante.[8]

Diagnóstico clínico

A anamnese é útil na investigação inicial de HDA, sendo o relato de hematêmese ou melena habitualmente relacionado com a origem topográfica da hemorragia, localizada até a segunda porção duodenal. Com menor frequência, os casos de hemorragia significativa podem se apresentar como enterorragia, muitas vezes associados à instabilidade hemodinâmica. Deve-se questionar sobre a presença de sintomas como epigastralgia, uso de medicações como anti-inflamatórios não esteroides, do tipo salicilatos, anticoagulantes, história conhecida de infecção pelo *Helicobacter pylori,* alcoolismo e tabagismo, histórico de cirurgias e comorbidades.[10] Ao exame físico, deve-se checar sinais vitais, além de avaliar a palidez cutânea e o nível de consciência. Esses dados determinarão o *status* hemodinâmico dos indivíduos para classificação do grau do choque hipovolêmico, com o objetivo de identificar precocemente pacientes de alto risco, permitindo a intervenção apropriada.[11]

Diagnóstico endoscópico

A endoscopia digestiva alta (EDA) é o método diagnóstico de escolha na hemorragia digestiva alta por doença ulcerosa péptica, pois revela acurácia de, aproximadamente, 94% dos casos. A precocidade da realização do exame endoscópico, preferencialmente, nas primeiras 12 a 24 horas do episódio hemorrágico, aumenta a chance de localizar a lesão, permitindo terapêutica endoscópica mais eficaz e imediata. O diagnóstico e o tratamento precoces reduzem também as taxas de recidiva do sangramento, a necessidade de transfusão de hemoderivados e o tempo de internação, consequentemente, promovendo menor gasto dos recursos médicos e impacto econômico para os gestores de saúde pública ou privada.[12]

A classificação de Forrest é a mais utilizada na prática clínica para avaliar características do sangramento digestivo alto não varicoso e pode estimar a probabilidade de ressangramento, sendo também utilizada, junto com outros parâmetros, para indicar a terapêutica endoscópica (Figura 28.1).[7] Na Tabela 28.2 estão

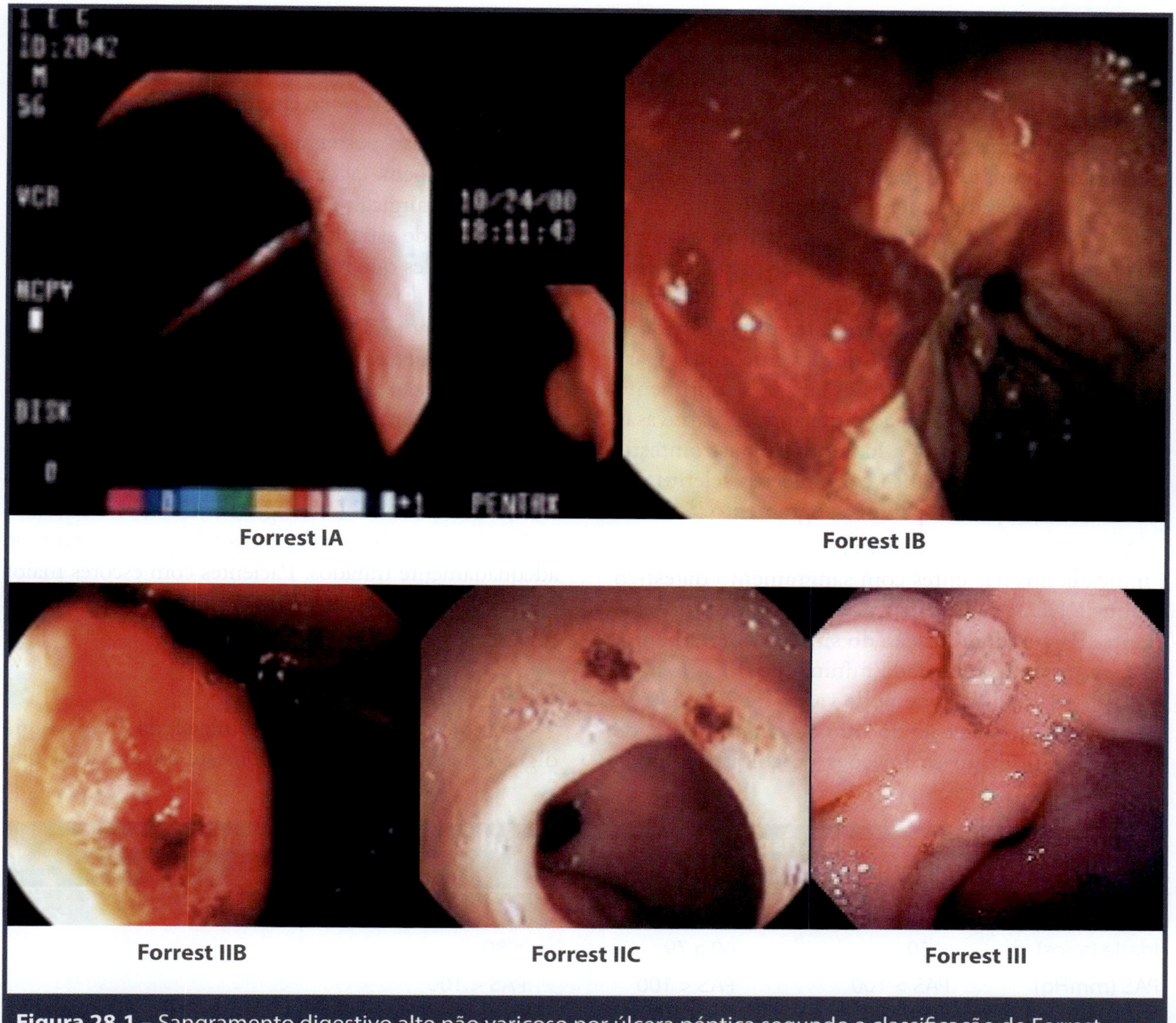

Figura 28.1 – Sangramento digestivo alto não varicoso por úlcera péptica segundo a classificação de Forrest.
Fonte: arquivo pessoal dos autores.

Tabela 28.2 – Achados endoscópicos e estimativa de ressangramento conforme classificação de Forrest

Classificação	Descrição	Frequência (%)	Risco de ressangramento sem tratamento endoscópico (%)	Risco de ressangramento com tratamento endoscópico (%)
IA	Sangramento ativo em jato	12	90	15 a 30
IB	Sangramento ativo em porejamento	22	50	15 a 30
IIA	Coto vascular visível	10	33	5
IIB	Coágulo aderido	14	10	Não avaliado
IIC	Fundo com pontos hematina	10	7	Não avaliado
III	Fundo limpo	32	3	Não avaliado

Fonte: adaptada de Wilkins T et al., 2012.[11]

resumidas as principais características das lesões ulcerosas pépticas, conforme a classificação de Forrest.

Outros métodos diagnósticos

A arteriografia está indicada nos pacientes com hemorragia volumosa em que a EDA não tenha identificado o sítio de sangramento e quando a terapêutica endoscópica não foi eficaz. Também deve ser considerada quando não há condições clínicas para a realização de procedimentos cirúrgicos. Para a identificação do sítio do sangramento, deve-se ter uma velocidade mínima de perda sanguínea de 0,5 mL/min. A arteriografia, além de permitir visualizar o suprimento arterial da área estudada, identificando o extravasamento do contraste para a luz do trato gastrointestinal, possibilita a terapêutica com injeções seletivas de substâncias que podem parar o sangramento.[12]

A cintilografia de hemácias marcadas, por sua vez, é indicada nos pacientes com sangramento digestivo em que a EDA não é capaz de identificar o sítio sangrante. Para a identificação do sítio de sangramento, deve-se ter uma velocidade mínima de 0,1 mL/min. A positividade do exame pode variar de 25 a 64%, e a precisão na localização do sítio de sangramento, de 41 a 95%. Utilizam-se injeções de coloide sulfurado de Tc-99 ou, principalmente, hemácias marcadas com Tc-99 na realização do exame.[13]

Estratificação do risco de ressangramento

Buscando não postergar a terapêutica em pacientes graves e, também, evitar abordagens agressivas endoscópicas ou cirúrgicas, por vezes desnecessárias, existe a preocupação de estratificar o risco de pacientes, identificando aqueles que realmente se beneficiariam com o tratamento.[11] Em 1996, Rockall et al. elaboraram um escore de estratificação de risco (varia de 0 a 11) baseado em parâmetros clínicos: idade, situação da volemia (choque, pressão arterial e pulso), presença de comorbidades e presença de características endoscópicas.[14,15] Pacientes com escores menores ou iguais a 2 são considerados de baixo risco para o desenvolvimento de desfechos desfavoráveis (ressangramento < 5% e mortalidade < 1 %), recebendo alta hospitalar precocemente se adequadamente tratados. Pacientes com escores maior ou igual a 8 têm índice de ressangramento de 53,1% e mortalidade de 41,1%[11,12] (Tabela 28.3).

Tratamento clínico

A abordagem terapêutica inicial da hemorragia digestiva alta não varicosa consiste em medidas que

Tabela 28.3 – Estratificação de risco de hemorragia digestiva alta secundária a úlceras pépticas utilizando o escore de Rockall

Variáveis	0	1	2	3
Idade (anos)	< 60	60 a 79	> 80	
PAS (mmHg) FC (bpm)	PAS > 100 FC < 100	PAS < 100 FC > 100	PAS < 100 FC > 100	
Comorbidades	Nenhuma		▪ Insuficiência cardíaca ▪ Doença coronariana cardíaca ▪ Outras doenças graves	▪ Insuficiência renal ▪ Insuficiência hepática ▪ Câncer metastático
EDA	▪ Laceração de Mallory-Weiss ▪ Sem lesões ▪ Sem estigmas de hemorragia recente	▪ Todos os outros diagnósticos	▪ Malignidade de trato GI ▪ Base ulcerosa com coágulo aderente, vaso visível ou sangramento ativo	
Estigma de sangramento	Úlcera de base limpa ou pigmento hemático	Ausente	Sangue na luz Sangramento ativo Vaso visível Coágulo aderido	

EDA: endoscopia digestiva alta; FC: frequência cardíaca; PAS: pressão arterial sistólica.
Nota: A pontuação total é calculada pela simples adição. Uma pontuação ≤ 2 implica bom prognóstico, mas pontuação total ≥ 8 está associada a alto risco de mortalidade.
Fonte: adaptada de Wilkins et al., 2012.[11]

garantam a proteção de vias aéreas e o pronto restabelecimento hemodinâmico dos indivíduos. Oferta de oxigênio suplementar é necessária nos pacientes com saturação de oxigênio inferior a 90%. Em pacientes com hematêmese grave e/ou rebaixamento de nível de consciência, deve-se considerar intubação orotraqueal para proteção de via aérea e prevenção de broncoaspiração, com o auxílio de equipe de anestesistas, sempre que possível. A garantia de via aérea é condição essencial para o sucesso da terapêutica endoscópica sem aumento da morbidade.[16]

O *status* hemodinâmico pode ser obtido pela classificação do grau de choque hipovolêmico, utilizando parâmetros clínicos. Essa análise ajudará no manejo de ressuscitação volêmica, definindo o uso de cristaloides ou hemoderivados. A ressuscitação volêmica deve ser iniciada com o uso de acessos venosos calibrosos (punção venosa periférica, jelco 16 a 18, ou acesso venoso central em situações especiais). Estudos que avaliam fatores de risco associados a mal prognóstico, em pacientes com HDA demonstram que a instabilidade hemodinâmica é diretamente proporcional ao prognóstico do paciente, ou seja, quanto mais instável hemodinamicamente, pior o prognóstico do paciente; logo, a restauração precoce e intensiva das condições hemodinâmicas modifica a história natural e reduz significativamente a mortalidade.[17]

O suporte transfusional deve ser oferecido a cada paciente de forma individualizada, baseando-se em sua condição clínica, *status* hemodinâmico e marcadores de hipóxia tecidual na fase aguda. Em pacientes com estabilidade hemodinâmica, estudos evidenciaram que a estratégia restritiva, transfusão em caso de taxa de hemoglobina (Hb) inferior a 7 mg/dL, está associada a menor mortalidade em 45 dias, menor risco de reações transfusionais, complicações cardíacas e menor tempo de internação, comparada à estratégia liberal (transfusão se Hb < 9 mg/dL).[18,19] Em relação à contagem plaquetária e à razão normalizada internacional (RNI), há escassez de estudos para demonstrar o nível terapêutico ideal. Com base em opiniões de especialistas e poucos estudos, pode ser considerado seguro nível plaquetário acima de 50 mil plaquetas.[20] Nível de RNI superior a 1,5 está associado a pior prognóstico, porém, não há estudos que demonstrem o benefício na correção sistemática de coagulopatia no contexto de HDA não varicosa. A coagulopatia poderá ser corrigida, desde que não atrase a terapêutica.[21,22]

O uso de inibidor de bomba de prótons (IBP) antes da endoscopia é recomendado para pacientes com suspeita de hemorragia gastrointestinal de origem ulcerosa. Evidências apontam que o omeprazol na dose de 80 mg em *bolus* intravenoso, seguido da infusão contínua de 8 mg/h, reduz a proporção de pacientes com estigmas de alto risco de ressangramento, promove estabilização do coágulo e a necessidade de terapêutica endoscópica na HDA não varicosa em razão de úlceras pépticas, apesar de não diminuir os índices de mortalidade, ressangramento e necessidade de cirurgia.[23] Metanálise evidenciou que a dose intermitente de IBP intravenoso (40 ou 80 mg, duas vezes ao dia), tem eficácia semelhante à infusão contínua.[24] Se confirmada a origem ulcerosa da hemorragia gastrointestinal após endoscopia digestiva alta, o IBP deverá ser mantido em dose contínua ou intermitente intravenosa por 72 horas após a terapêutica endoscópica e, em seguida, poderá ser modificada para dose 40 mg/dia, por via oral.[22] Dados da literatura apontam ação similar de outros inibidores de bomba de prótons.[25]

A presença de coágulos no estômago dificulta a identificação do foco de sangramento e, consequentemente, o sucesso da terapêutica endoscópica. Agentes procinéticos podem aumentar a contratilidade gastrointestinal e facilitar o esvaziamento gástrico do sangue retido antes da endoscopia. A eritromicina, na dose de 250 mg ou 3 mg/kg, administrada por via intravenosa, 20 a 120 minutos antes da endoscopia, pode ser utilizada com o objetivo de melhorar a visualização da mucosa, diminuindo o número de pacientes que precisam de outra endoscopia.[26]

A infusão de somatostatina e seu análogo, octreotida, diminuem o fluxo venoso no sistema porta e o fluxo arterial para estômago e duodeno, enquanto preserva o fluxo arterial renal, podendo, assim, reduzir o sangramento; entretanto, essas drogas não são recomendadas de rotina nos pacientes com sangramento por úlcera péptica. Estudos recentes demonstram pequena ou nenhuma vantagem do uso desses medicamentos, não sendo recomendados como terapia adjuvante rotineiramente.[27]

A infecção pelo *Helicobacter pylori* é a principal etiologia da doença ulcerosa péptica, e a sua erradicação reduz substancialmente as taxas de recorrência da doença. Por conseguinte, justifica-se a investigação e a erradicação da bactéria nos pacientes com HDA por úlcera péptica, com o objetivo de reduzir a chance de ressangramento.[28,29]

Tratamento endoscópico

A terapia endoscópica está associada à redução da mortalidade, da necessidade de hemotransfusões e do tempo de hospitalização ou internação em unidade de terapia intensiva. O tratamento endoscópico deve ser realizado após obter sucesso das medidas de estabilização hemodinâmica. Quando a intervenção por endoscopia é realizada em menos de 24 horas do início do sangramento, associa-se a menor tempo de internação hospitalar, menor necessidade de transfusão sanguínea e de abordagem cirúrgica. Estudos randomizados evidenciaram que a realização da endoscopia muito precocemente (< 12 h), quando comparada à endoscopia precoce (entre 12 e 24 h), não apresentou benefícios adicionais em termos de novo sangramento, necessidade de cirurgia ou mortalidade em pacientes não selecionados com HDA não varicosa.[30,31] Entretanto, Lim et al.,[32] recentemente, sugeriram que a realização de endoscopia dentro das primeiras 13 horas da apresentação da HDA está associada a menor mortalidade em pacientes de alto risco, definidos como escore de Blatchford superior a 12 (Tabela 28.4).[32,33]

Tabela 28.4 – Escore de Blatchford: preditor de mortalidade e risco de intervenção

Variáveis	Pontuação
Ureia (mmol/dL)	
6,5 a 8	2
8 a 10	3
10 a 25	4
> 25	6
Hemoglobina em homens (g/dL)	
12 a 13	1
10 a 12	3
< 10	6
Hemoglobina em mulheres (g/dL)	
10 a 12	1
< 12	6
Pressão arterial sistólica (mmHg)	
100 a 109	1
90 a 99	2
< 90	3
Outros	
Pulso > 100	1
Presença de melena	1
Presença de síncope	2
Doença hepática	2
Insuficiência cardíaca	2

Fonte: Blatchford et al., 2000.[33]

O sucesso da abordagem endoscópica baseia-se em três pontos cruciais: acurácia diagnóstica, realização de endoscopia e método terapêutico utilizado. Nos casos de hemorragia por DUP, a definição quanto à classificação de Forrest pode ser decisiva para a aplicação da terapêutica endoscópica. Pacientes com úlcera péptica Forrest Ia, Ib e IIa apresentam maior chance de ressangramento nas primeiras 48 a 72 horas do início da hemorragia. Portanto, devem realizar a terapêutica endoscópica no sentido de diminuir o ressangramento, a necessidade de transfusão de hemoderivados, a indicação de cirurgias e a mortalidade. A terapêutica endoscópica na úlcera péptica Forrest IIB é controversa, sendo recomendada a irrigação da lesão, na tentativa de deslocamento do coágulo, com posterior tratamento adequado da lesão subjacente, se indicado – embora a terapia farmacológica com inibidor de bomba de prótons isoladamente possa ser suficiente.[22,34]

As principais modalidades de terapêutica hemostáticas endoscópica para hemorragia digestiva alta não varicosa são injeção de substâncias, métodos térmicos, métodos mecânicos e a terapêutica tópica, conforme descrito no Quadro 28.1. O endoscopista deverá optar dentre as opções disponíveis, considerando a *expertise* e a disponibilidade de materiais.

Métodos de injeção

A praticidade e o baixo custo de utilizar um cateter de injeção tornaram esse método muito popular. A injeção local do agente promove a hemostasia por ação mecânica inicial, seguida do efeito farmacológico da substância. A substância mais utilizada é a adrenalina, a qual apresenta, além do efeito mecânico, ação vasoconstritora sem causar dano tissular, estimulando a agregação plaquetária. Altas doses de adrenalina injetadas são mais propensas a causar efeitos cardiovasculares secundários, em particular, quando injetadas em torno da transição esofagogástrica. Estudos clínicos randomizados têm evidenciado que a adrenalina é eficaz para promover uma hemostasia inicial, entretanto, seu efeito é fugaz, com alto risco de ressangramento. Portanto, não deve ser utilizada em monoterapia; é indicada a associação com outros métodos endoscópicos (térmicos ou mecânicos).[35]

Os agentes esclerosantes (álcool, polidocanol, etanolamina) promovem, além do efeito mecânico e da lesão tecidual direta, trombose vascular. Devem ser utilizados em alíquotas de 0,1 a 0,3 mL, em razão do risco de perfuração, necrose de parede e embolização. Por esse motivo, são pouco utilizados em HDA não varicosa.[36]

Quadro 28.1 – Modalidades de hemostasia endoscópica para tratamento de sangramento digestivo agudo por doença ulcerosa péptica

Injeção	Térmica	Mecânica	Tópica
▪ Adrenalina ▪ Álcool ▪ Etanolamina ▪ Polidocanol ▪ Cianoacrilato ▪ Cola de fibrina ▪ Hialuronato de sódio	▪ Eletrocoagulação mono e bipolar ▪ *Heater probe* ▪ Plasma de argônio	▪ Hemoclipe ▪ Ligadura elástica ▪ *Endoloop* ▪ Suturas ▪ Balão compressivo	▪ *Hemospray* ▪ ABS (*ankaferd blood stopped*) ▪ *Endoclot*

Fontes: Marmo et al., 2007[35]; Bucci et al., 2015.[36]

Cianoacrilato, cola de fibrina e hialuronato de sódio também são opções terapêuticas, porém, com indicações limitadas, em razão de questões técnicas e de eventos adversos. Em estudo comparando cianoacrilato com adrenalina, foram avaliados 126 pacientes com úlceras pépticas de alto risco de sangramento, mas não se observou diferença nos resultados entre os grupos, somente dois casos de embolização arterial ocorreram no grupo do cianoacrilato – um deles, fatal. Essa complicação também foi relatada em outras séries de casos, com relatos de embolização tanto arterial como da veia porta.[37-39]

A cola de fibrina é um sistema de dois componentes em que o fibrinogênio concentrado e o fator XIII são combinados com trombina e cálcio para simular a fase final da cascata de coagulação. Estudos não mostraram superioridade da cola de fibrina em relação à adrenalina, e seu papel continua indefinido.[40] O hialuronato de sódio é um polissacarídeo natural com características viscoelásticas peculiares que fazem dele um excelente candidato para hemostasia endoscópica em úlceras hemorrágicas. Entretanto, ensaios clínicos são necessários.[41,42]

Métodos térmicos

A produção de calor nos tecidos visa a desnaturação proteica, a contração colágena e, por conseguinte, a obstrução do vaso favorecida por contração perivascular. Os métodos térmicos podem ser classificados em métodos de contato (*heater probe* e eletrocoagulação monopolar, bipolar e multipolar) e métodos de não contato (plasma de argônio, *laser* de argônio).

Eletrocoagulação monopolar, bipolar e multipolar

O efeito térmico ocorre pelo contato do eletrodo com a lesão. A eletrocoagulação monopolar pode produzir excesso de calor, resultando em penetração tecidual com um risco maior de perfuração e mais aderência no tecido carbonizado ao eletrodo. Na eletrocoagulação bipolar e multipolar, os eletrodos positivos e negativos estão localizados na extremidade distal da sonda e penetram poucos milímetros, o que diminui a chance de complicações. Os tipos de eletrodos utilizados são *bicap*, *gold probe* e *silver probe*.[36]

O *heater probe* consiste em uma central que controla a saída de energia térmica e irrigação da água. A extremidade distal cilíndrica é feita de alumínio teflonado para diminuir a aderência com o tecido e reduzir a possibilidade de perfuração. Em ensaio clínico randomizado, o *heater probe* realizou hemostasia primária em 97% dos casos, com taxa de 15% de ressangramento em pacientes com úlceras pépticas sangrantes.[43]

Coagulação com plasma de argônio (CPA)

Trata-se da corrente elétrica monopolar através de um jato de gás de argônio ionizado. Na prática clínica, é um método bastante eficaz para hemostasia de sangramento agudo digestivo por doença ulcerosa péptica e também para o tratamento de lesões vasculares superficiais, como as angiectasias. O fluxo do gás deve ser aplicado 2 a 8 mm da lesão sangrante, em fluxo de 1,5 a 2 L/min e potência de 40 a 60 watts. Deve ser ressaltado que o gás se dissipa para áreas de menor impedância; logo, quando existe um coágulo sobre a lesão, o gás tende a se dirigir para outra área. É importante, portanto, que a área-alvo esteja bem preparada e limpa quando possível.[44]

Métodos mecânicos

Os métodos de hemostasia mecânicos ganharam popularidade ao longo do tempo graças à segurança, à eficácia, à facilidade de aplicação e à ampla disponibilidade. A base da hemostasia mecânica envolve a colocação de hemoclipes, modalidades como o *over-the-scope-clip* e outras opções alternativas, como o *endoloop*.[45]

Hemoclipes são dispositivos metálicos que podem ser aplicados diretamente a um vaso sanguíneo ou em ambos os lados de uma lesão sangrante, resultando em tamponamento direto do vaso. A hemostasia inicial das lesões não varicosas é obtida em 85 a 98% dos pacientes, com taxas de ressangramento de 10 a 20%.[46] A falha terapêutica com hemoclipe deve-se a razão técnica, erro do operador ou a fatores relacionados ao paciente, como idade avançada e desnutrição.[47]

O *over-the-scope-clip* (OTSC) é montado sobre um *cap* que é ajustado à extremidade do endoscópio de forma semelhante a um dispositivo de ligadura elástica. Embora o OTSC venha sendo predominantemente utilizado no fechamento de perfurações e fístulas, também é eficaz no tratamento de hemorragia gastrointestinal não varicosa (Figura 28.2). Ele é particularmente eficaz em casos de hemorragia refratária à terapêutica endoscópica convencional e para lesões em locais difíceis para colocação do hemoclipe convencional, além de úlceras de bases grandes ou fibróticas.[45] Alguns estudos têm mostrado que os *endoloops* são úteis no tratamento da hemorragia gastrointestinal por úlcera péptica, refratária a outros métodos, porém, ainda se trata de um método pouco utilizado.[45,48]

Métodos tópicos

Agentes hemostáticos endoscópicos tópicos representam terapêuticas promissoras e, embora sejam mais novos na endoscopia digestiva, apresentam ampla aplicabilidade médica. Dentre os métodos tópicos, podem-se citar o TC-325 (*hemospray*), o *anfored blood stopper* (ABS) e o *endoclot* (AMP).

O *hemospray* é um pó inorgânico que, em contato com a umidade tecidual, absorve as moléculas de água, causando desidratação no tecido e expansão da "cola".[49] Além disso, proporciona agregação plaquetária e ativação dos fatores de coagulação. O pó é eliminado em torno de 24 horas, por isso, deve ser utilizado em associação com outras terapêuticas endoscópicas.[50] Em um total de 86 hemorragias por úlcera duodenal tratadas com *hemospray* relatadas em literatura, observaram-se hemostasia imediata, taxa de 89,5% e taxa de ressangramento até o sétimo dia de 22,1% (Figura 28.3).[51,52]

O *anfored blood stopper* (ABS) é um extrato vegetal derivado de cinco plantas diferentes aprovadas na Turquia para aplicação. Cada 100 mL de ABS

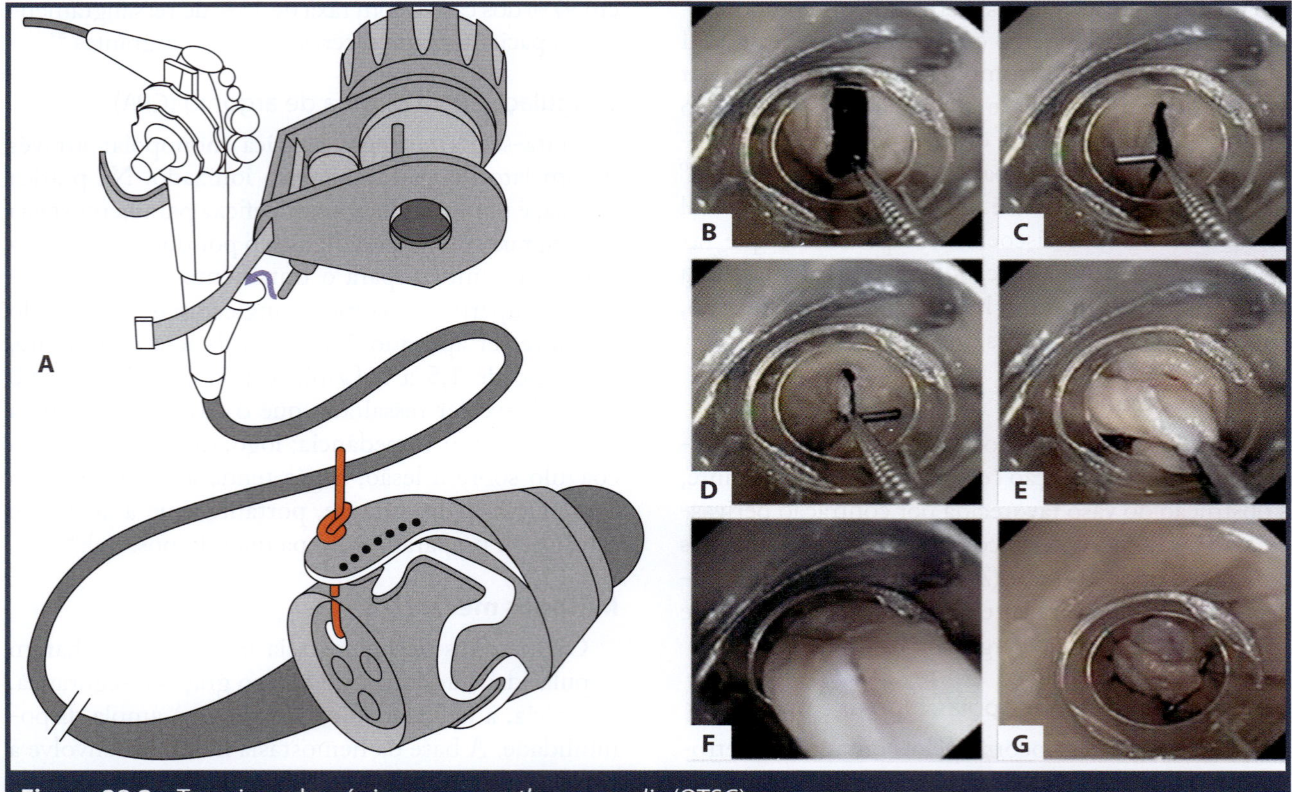

Figura 28.2 – Terapia endoscópica com *over-the-scope-clip* (OTSC).
Fonte: Seltenreich et al., 2012.[48]

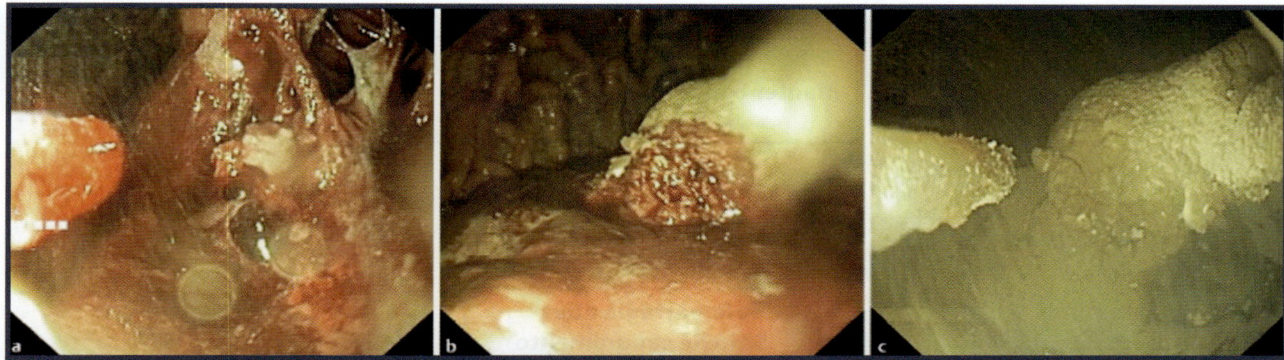

Figura 28.3 – Aplicação de *hemospray* para tratamento de sangramento digestivo por ectasia vascular gastroduodenal. *Fonte: Granata et al., 2015.*[52]

são compostos por 5 mg de *Thymus vulgaris*, 9 mg de *Glycyrrhiza glabra*, 8 mg de *Vitis vinifera*, 7 mg de *Alpinia officinarum* e 6 mg de *Urtica dioica*. Embora o mecanismo exato para hemostasia ainda não esteja claro, é provável que se adquira o controle do sangramento por meio da formação de uma rede proteica, a qual se comporta como uma âncora para a agregação de eritrócitos que, em seguida, integram a cascata de coagulação clássica sem agir diretamente sobre os fatores de coagulação e plaquetas. Curiosamente, o ABS pode ter outros efeitos terapêuticos além da hemostasia, como sua influência sobre a angiogênese, proliferação celular e dinâmica vascular.[49] Em um total de 34 casos relatados de hemorragia digestiva por úlcera péptica tratados com ABS, foram observadas uma taxa de hemostasia imediata de 73,4% e uma taxa de ressangramento de 15,8%. Esses resultados sugerem que o ABS pode não ser suficiente para atingir uma hemostasia bem-sucedida na hemorragia gastrointestinal ulcerosa e que uma segunda modalidade, térmica ou mecânica, é necessária para obliterar o vaso sangrante.[53]

O *endoclot* (AMP) é composto de polissacarídeos hemostáticos. Trata-se de adesivo ultra-hidrofílico que induz à hemostasia pela rápida absorção de água do sangue e, assim, concentra as células vermelhas, plaquetas e fatores de coagulação no local da hemorragia. À semelhança do TC-325, o AMP é utilizado através de um cateter inserido no canal de trabalho do endoscópio e movido por um compressor de ar sobre a lesão de sangramento. Ainda existem poucos estudos para definir a taxa de hemostasia, ressangramento e complicações associadas ao método.[49]

Endoscopia de revisão ou *second-look*

Define-se como *second-look* a realização de uma endoscopia de controle 24 horas após a endoscopia inicial com a intenção de complementação da terapêutica endoscópica. Sua utilização não é recomendada rotineiramente, exceto nos casos em que o tratamento endoscópico foi incompleto, por não haver identificação do sítio de sangramento, nos casos em que a hemostasia foi parcial e naqueles com evidência de ressangramento.[22]

Ressangramento precoce e profilaxia de ressangramento

A despeito da terapia endoscópica inicial adequada, a recorrência de HDA pode ocorrer em até 24% dos pacientes considerados de alto risco. O uso dos inibidores de bomba de prótons intravenoso nas primeiras 48 a 72 horas, associado à terapia endoscópica, pode reduzir a taxa de ressangramento precoce em aproximadamente 10%.[54] Em geral, em caso de ressangramento, há boa resposta a uma nova abordagem endoscópica, e uma segunda hemostasia diminui a necessidade de cirurgia, sem aumentar os riscos de óbito e com menor número de complicações que a cirurgia.[55,56] Em caso de ressangramento após uma segunda endoscopia terapêutica, deve ser considerada a hemostasia por meio de radiologia intervencionista ou o tratamento cirúrgico.[57]

A profilaxia do ressangramento consiste em determinar o que provocou a lesão péptica. A pesquisa do *H. pylori* está indicada graças à sua relação causal com a úlcera péptica. Além da eliminação da bactéria, deve-se evitar o uso de anti-inflamatórios e também recomendar a profilaxia de lesões causadas pelo estresse em pacientes sob risco, especialmente se internados em unidades de terapia intensiva, e nos portadores de coagulopatia.[22]

O algoritmo a seguir apresenta as etapas do tratamento inicial de sangramento agudo não varicoso (Figura 28.4).

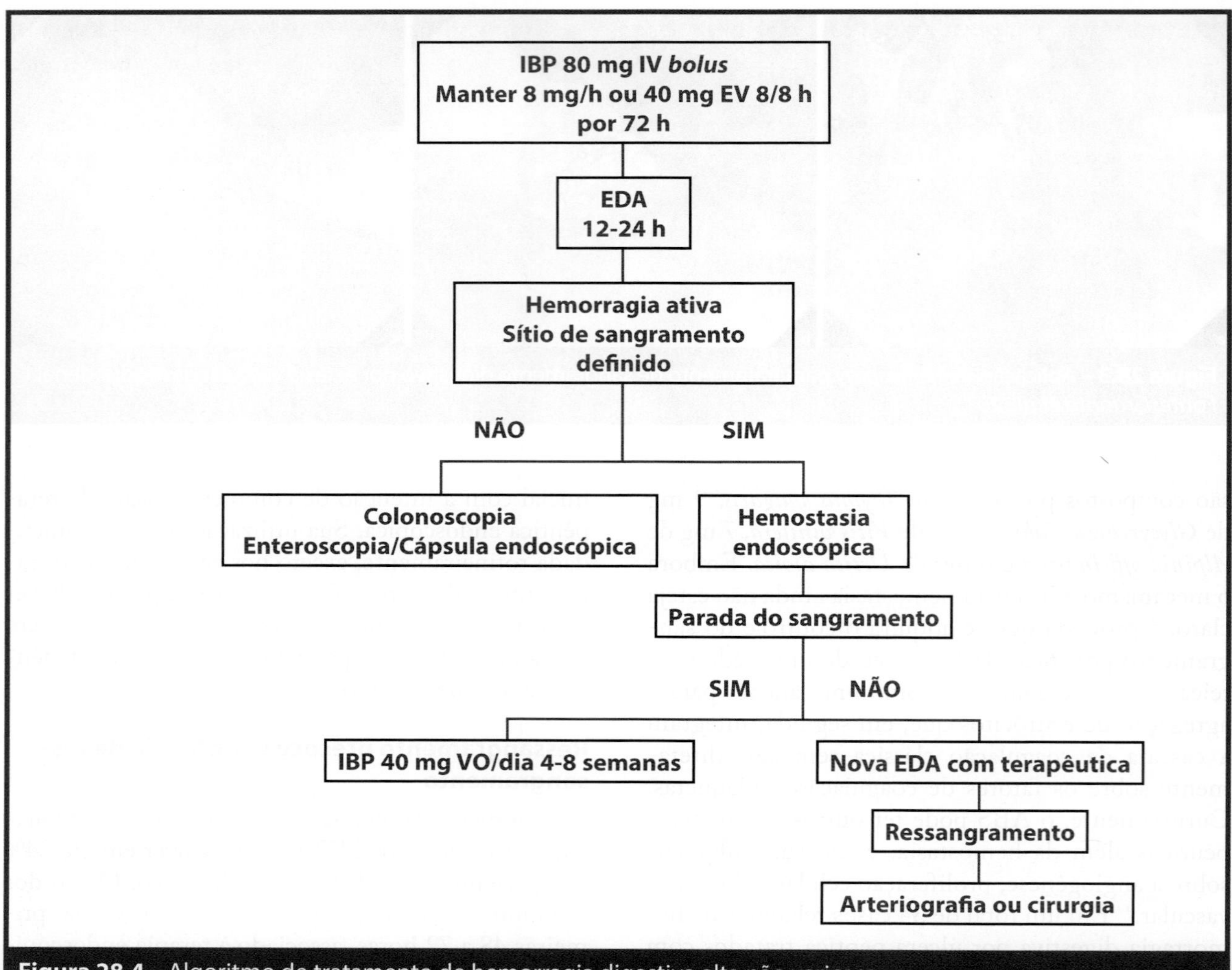

Figura 28.4 – Algoritmo de tratamento de hemorragia digestiva alta não varicosa.
Fonte: algoritmo proposto pelo Serviço de Endoscopia Digestiva do SED-CHD-IBP/Hospital Geral Roberto Santos, Salvador-BA.[54,57]

Outras etiologias de hemorragia digestiva alta não varicosa

- **Esofagite:** doença do refluxo gastroesofágico, que em algumas situações pode ocasionar HDA, porém, a gravidade da hemorragia depende da extensão da lesão esofágica e da presença de complicações como úlceras esofágicas. Além do refluxo gastroesofágico, infecções, por exemplo, provocadas por *Candida albicans*, herpes vírus ou citomegalovírus, lesões químicas ou danos físicos podem originar erosões na mucosa esofágica.[8] O tratamento geralmente é clínico, com base no uso de inibidores de bombas de prótons. A endoscopia digestiva alta é importante para o diagnóstico, mas nem sempre há necessidade da terapêutica endoscópica, exceto em casos de úlcera focal com sangramento ativo ou recente, em que a injeção de epinefrina ou a terapia ablativa possa ser utilizada.[58]
- **Laceração de Mallory-Weiss:** definida como uma ou mais lacerações longitudinais agudas da mucosa na região da transição esofagogástrica, lesando plexos venosos e arteriais. Geralmente, estende-se distalmente a uma hérnia hiatal e, inicialmente, foi descrita em associação com episódios de vômitos após libação alcoólica. A definição da laceração de Mallory-Weiss foi expandida, englobando qualquer evento que cause um aumento súbito da pressão intragástrica e a lesão característica.[59] Via de regra, o sangramento cessa espontaneamente e a conduta é expectante. Contudo, nos casos em que se observa sangramento significativo, indica-se terapêutica endoscópica, sendo a cauteri-

zação com eletrocautério multipolar uma das opções de tratamento mais efetiva. O tratamento hemostático com injeção de epinefrina e aplicação de clipes metálicos e ligadura elástica também pode ser feito. Raramente a terapia endoscópica é ineficaz, gerando a necessidade de abordagem cirúrgica.[58]

- **Lesão de Dieulafoy:** lesão originada de uma dilatação vascular arterial aberrante, medindo entre 1 e 3 mm, localizada na submucosa, com desgaste da mucosa em sua superfície, evoluindo para ruptura do vaso, sem ulceração local. A localização mais frequente é a pequena curvatura do estômago, porém, pode ser encontrada em qualquer local do trato gastrointestinal.[59] A sua etiologia é desconhecida, a despeito da associação já descrita com doenças hepáticas e uso de anti-inflamatórios não esteroides.[58] A HDA secundária à lesão de *Dieulafoy* geralmente se apresenta como sangramento alto intermitente, recorrente e com importante repercussão hemodinâmica. A endoscopia digestiva alta é o exame diagnóstico de escolha, porém, habitualmente, a lesão é de difícil identificação na ausência de sangramento ativo. Para o diagnóstico endoscópico, é necessária a visualização de sangramento arterial ativo, sangramento micropulsátil com fluxo contínuo, vaso saliente ou coágulo aderido em uma mucosa adjacente, aparentemente normal. A ultrassonografia endoscópica é útil para ajudar a identificar a lesão que não foi visualizada à endoscopia.[60] A terapêutica endoscópica hemostática tem melhores resultados quando realizada a ligadura elástica ou clipes metálicos. Entretanto, eletrocauterização, injeção de cianoacrilato, injeção de agentes esclerosantes, injeção de epinefrina, *heater probe* e *laser* são métodos alternativos a serem utilizados.[60]
- **Malformações vasculares:** dentre as alterações vasculares observadas, as angiodisplasias e as ectasias vasculares gástricas de antro devem ser destacadas. Angiodisplasia é definida como lesão vascular bem delimitada dentro da mucosa, com aparência vermelha típica, arboriforme e de superfície plana. Costumam ser múltiplas e frequentes no cólon, mas podem também envolver estômago e intestino delgado, incluindo o duodeno. Acredita-se que o aparecimento dessas lesões sangrantes possa ser adquirido, mas as reais razões ainda são desconhecidas.[61] Atualmente, o método de escolha para terapêutica endoscópica é a coagulação com plasma de argônio. A falha do tratamento endoscópico tem sido atribuída à dificuldade em identificar o ponto de sangramento ou à dificuldade de acesso às lesões, as quais são, habitualmente, de natureza difusa.[62] A ectasia vascular antral gástrica (Gave), também conhecida como "estômago em melancia", é endoscopicamente reconhecido como um padrão de listras vermelhas lineares no antro, separados por mucosa normal. Tem sido associada a diversas condições autoimunes, insuficiência renal, doenças hepáticas e transplante de medula óssea.[61] A Gave requer diagnóstico diferencial com gastropatia hipertensiva portal, pois ambas as entidades estão associadas e relacionadas à hipertensão portal. A hipertensão portal está presente em cerca de 65% dos pacientes com gastropatia portal e em apenas 30% dos pacientes com Gave.[62] Biópsias revelam capilares da mucosa dilatados, tortuosos e obstruídos por trombos de fibrina, assim como veias na submucosa dilatadas e tortuosas. A terapêutica com plasma de argônio é o tratamento endoscópico de escolha, devido à natureza difusa e localização superficial das lesões.[58]

HEMORRAGIA DIGESTIVA ALTA VARICOSA

Hemorragia digestiva alta varicosa é definida como um sangramento originário da ruptura de varizes esofágicas ou gástricas visualizado no momento da endoscopia ou a presença de varizes esofágicas calibrosas em paciente com sangue no estômago sem qualquer outra causa de hemorragia identificada.[63] O sangramento varicoso é uma emergência médica associada à mortalidade de até 20% em seis semanas.[64] Evidências demonstram que apenas 50% dos pacientes com HDA varicosa param o sangramento espontaneamente quando comparados com 80 a 90% dos indivíduos com HDA não varicosa. Após a cessação do sangramento, existe risco elevado de recorrência, principalmente nas primeiras 48 a 72 horas, podendo ocorrer em até 70% dos casos nas primeiras seis semanas após o primeiro episódio hemorrágico.[63,65]

Os principais fatores preditores de mortalidade no sangramento varicoso incluem idade superior a 60 anos, instabilidade hemodinâmica, presença de comorbidades, uso de anticoagulantes e anti-inflamatórios, sangramento volumoso ou persistente, recidiva precoce de HDA e necessidade de hemotransfusão.[66] A seguir, no Quadro 28.2, estão descritas as variáveis preditoras de mortalidade na hemorragia digestiva alta varicosa.

Quadro 28.2 – Critérios clínicos associados a risco de morbimortalidade na hemorragia digestiva alta varicosa
Idade superior a 60 anos
Choque, instabilidade hemodinâmica, hipotensão postural
Comorbidades (cardiorrespiratória, renal, hepática e coagulopatia)
Uso de anticoagulantes ou anti-inflamatórios não hormonais
Hematêmese ou enterorragia volumosa
Ressangramento em pacientes já tratados endoscopicamente
Necessidade de transfusão sanguínea
Aspirado nasogástrico com sangue vivo

Fonte: adaptada de Bittencourt et al., 2010.[66]

A avaliação das comorbidades ajudam a identificar os pacientes de pior prognóstico, e a persistência de fatores etiológicos, como infecção crônica pelo vírus C e alcoolismo, agrava a síndrome de hipertensão portal. A obesidade, por exemplo, é um fator que pode agravar a história natural da cirrose de todas as etiologias. A desnutrição e a sarcopenia têm mostrado associação com a maior incidência de encefalopatia hepática, ascite e infecções, contribuindo para a redução da sobrevida dos pacientes cirróticos.[64]

A prevalência de varizes esofagogástricas varia conforme a gravidade da cirrose, estando presentes no momento da primeira endoscopia em 30 a 40% dos pacientes com cirrose compensada e 60% daqueles com doença descompensada.[67] A avaliação da gravidade da hepatopatia pode ser realizada a partir da classificação de Child-Pugh e do escore de MELD. Sem o tratamento adequado, as varizes tendem a aumentar de fino para médio e grosso calibres, com taxa média de progressão de 12% em 1 ano (5,6 a 18,4%) e 31% em 3 anos (21,2 a 40,8%).[67] A cirrose hepática de etiologia alcoólica classificada como Child-Pugh B ou C e a constatação de sinais da cor vermelha nas varizes no primeiro exame de endoscopia foram os principais preditores de progressão das varizes.[68]

São identificados como preditores de sangramento digestivo por ruptura de varizes esofagogástricas a presença de sinais da cor vermelha e o tamanho das varizes, a gravidade da doença hepática e o gradiente de pressão de veia hepática ≥ 12 mmHg.[69,70] O calibre das varizes está associado ao risco de HDA, apresentando maior risco de sangramento os portadores de varizes de grosso calibre, com chance de ruptura média variando em torno de 15% ao ano nesse grupo; porém, dados apontam que a chance de ruptura em um ano pode variar entre 20% entre pacientes Child-Pugh A sem sinais da cor vermelha nas varizes até mais de 70% entre os pacientes com varizes de grosso calibre com sinais da cor vermelha e cirrose hepática Child-Pugh C.[71,72]

O episódio de sangramento é considerado clinicamente relevante quando há necessidade de transfusão de duas ou mais unidades de sangue dentro de 24 horas, associado à pressão sistólica menor de 100 mmHg ou mudança postural da pressão sanguínea superior a 20 mmHg e/ou frequência cardíaca maior que 100 bpm no momento da admissão hospitalar.[63] Estudos demonstraram que pacientes com escore MELD ≥ 18 e gradiente de pressão da veia hepática ≥ 20 mmHg apresentam maior risco de morte dentro das primeiras seis semanas após o episódio de ressangramento agudo por varizes.[65]

Patogenia

A hipertensão portal (HP) é definida como um aumento do gradiente de pressão venosa hepática (GPVH) acima de 6 mmHg. As varizes esofágicas surgem quando o GPVH atinge 10 mmHg e a ruptura das varizes ocorre com gradientes superiores a 12 mmHg.[70,73] A HP pode ser classificada em pré-hepática, intra-hepática (subdividida em pré-sinusoidal, sinusoidal e pós-sinusoidal) e pós-hepática, sendo associada a diversas etiologias, conforme descrito no Quadro 28.3.[69,74] As principais causas de HDA varicosa no Brasil são a forma hepatoesplênica da esquistossomose e a cirrose hepática de origem alcoólica e por vírus das hepatites B ou C.[66]

O aumento da pressão portal está associado ao desenvolvimento de circulação colateral, o que permite que o sangue da veia porta a seja desviado para a circulação sistêmica. Estas derivações podem ocorrer:

Quadro 28.3 – Classificação da hipertensão portal e principais etiologias associadas	
Obstrução pré-hepática	Trombose da veia esplênica Trombose da veia porta
Obstrução intra-hepática	**Pré-sinusoidal**: esquistossomose, sarcoidose, fibrose hepática congênita, azatioprina, mielofibrose e doenças mieloproliferativas **Sinusoidal**: hepatites virais crônicas, cirrose alcoólica, hipervitaminose A, metotrexate, hiperplasia regenerativa nodular **Pós-sinusoidal**: Síndrome de Budd-Chiari, doença veno-oclusiva hepática
Obstrução pós-hepática	Insuficiência cardíaca direita, pericardite constritiva, regurgitação tricúspide, membrana de veia cava inferior

- no cárdia, através das varizes esofagogástricas;
- no canal anal, com acometimento dos vasos hemorroidais;
- no ligamento falciforme do fígado, através das veias para-umbilicais;
- na parede abdominal e tecidos retroperitoneais;
- no desvio de sangue a partir do diafragma, vasos da topografia do estômago, pâncreas, baço e veia suprarrenal, que podem drenar para a veia renal esquerda.[63]

As varizes gastroesofágicas são as colaterais portossistêmicas mais relevantes, por causa do risco de ruptura com hemorragia varicosa, a complicação letal mais comum da cirrose. As varizes esofágicas são originadas da dilatação e da elevação da pressão das veias periesofágicas e perfurantes, que atravessam a camada muscular do esôfago, dilatando o plexo venoso da submucosa.[75,76] Em pacientes com varizes gástricas, sem varizes de esôfago associadas e/ou com varizes duodenais isoladas, a suspeita de hipertensão portal segmentar deve ser aventada, podendo surgir após patologias da veia esplênica, como trombose ou estenose.[75,76]

Classificação das varizes esofagogástricas

O rastreamento das varizes de esôfago com a endoscopia digestiva deve ser realizado em todo paciente cirrótico no momento do diagnóstico, independentemente do grau de disfunção hepática.[64,66] A descrição detalhada do cordão varicoso no laudo da endoscopia é importante, pois fornece informações sobre risco de sangramento e prognóstico. A classificação de varizes de esôfago de Palmer e Brick, adotada pela Sociedade Brasileira de Hepatologia, utiliza os seguintes critérios:[77]

- **Grau I:** varizes de fino calibre, medindo até 3 mm de diâmetro).
- **Grau II:** varizes de médio calibre, entre (3 e 5 mm).
- **Grau III:** varizes de grosso calibre, medindo acima de 6 mm de diâmetro com tortuosidades.
- **Grau IV:** varizes com mais de 6 mm de diâmetro tortuosas e com sinais da cor vermelha ou com presença de manchas hematocísticas na superfície.

A classificação japonesa de varizes de esôfago combina variáveis como forma, tamanho, coloração e localização da variz, além da caracterização do sinal da cor vermelha, para caracterizar as varizes de esôfago.[78]

As varizes gástricas são classificadas baseando-se na localização e sua relação com as varizes esofágicas. A classificação de Sarin et al.[79] divide as varizes gástricas em dois grupos: varizes gastroesofágicas (GOV) e varizes gástricas isoladas (IGV) (Figura 28.5).[66,79] Segundo essa classificação, as varizes gastroesofágicas (GOV) se prolongam 2 a 5 cm abaixo da transição esofagogástrica e são subdivididas em tipo 1 (GOV1), que se estendem para a pequena curvatura, e tipo 2 (GOV2), que se estendem para o fundo gástrico.[79] As varizes IGV ocorrem na ausência de varizes esofágicas e são subclassificadas em dois tipo 1 (IGV1), localizadas no fundo gástrico; e tipo 2 (IGV2), varizes ectópicas no antro, corpo gástrico ou duodeno (Figura 28.5). As varizes GOV1 são observadas em 70% dos casos e se associam a risco de sangramento (55%), ao passo que as GOV2 são presentes em 21% dos pacientes com hipertensão portal, e exibem menor risco de sangramento (10%). As varizes IGV1 ocorrem em 7% dos casos e apresentam risco de sangramento de 10%, já as varizes IGV2 são mais raramente encontradas.[79]

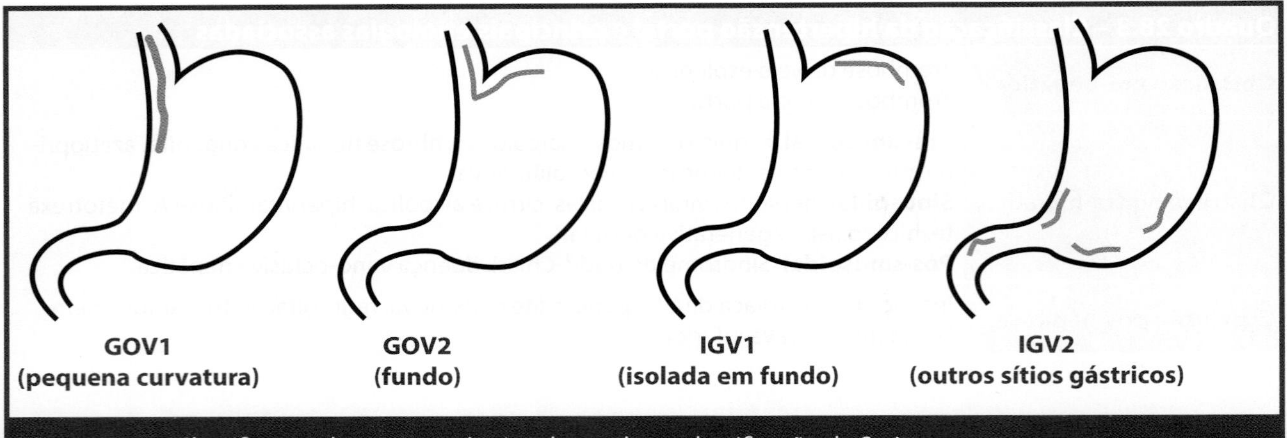

Figura 28.5 – Classificação das varizes gástricas baseado na classificação de Sarin.
Fonte: adaptada de Sarin et al., 1992.[79]

Diagnóstico

A HDA varicosa habitualmente se manifesta por sangramento clinicamente relevante, associando-se à instabilidade hemodinâmica com necessidade de transfusão de hemoderivados. Recomenda-se que seja idealmente manejada em ambiente de terapia intensiva, com uma equipe médica multidisciplinar, incluindo emergencistas, intensivistas, gastroenterologistas e hepatologistas, endoscopistas, radiologistas intervencionistas e cirurgiões.[64,66]

A história clínica, inicialmente, auxiliará a nortear a etiologia do sangramento, e a identificar comorbidades e critérios de gravidade. É possível estimar o volume da perda sanguínea por meio de parâmetros hemodinâmicos, como medidas de frequência cardíaca (FC) e pressão sanguínea (PA), permitindo guiar medidas de ressuscitação volêmica para reversão do choque e correção da hipovolemia provocados pela HDA, porém, visando manter uma hipovolemia relativa (níveis de PA sistólica entre 90 e 100 mmHg) e frequência cardíaca menor que 100 bpm. Considera-se sangramento pequeno, com perda estimada inferior a 20% da volemia, aquele associado à FC e/ou PA sistólica normais ou à elevação postural da FC (superior a 20 bpm) ou redução postural (superior a 20 mmHg) na PA sistólica. O sangramento é dito moderado (20 a 40% da volemia) quando se associa a PA sistólica entre 90 e 100 mmHg e FC de 100 bpm, e é classificado como maciço (acima de 40% da volemia) aquele com PA sistólica inferior a 90 mmHg e FC acima de 100 bpm.[80]

Recomenda-se também, no momento da avaliação inicial, a coleta de exames laboratoriais, incluindo hemograma completo e contagem de plaquetas, tempo de protrombina, classificação sanguínea, função renal e eletrólitos, além dos exames necessários para cálculo dos escores de Child-Pugh e MELD.[66]

Tratamento clínico

Após avaliação clínica e estabilização, os pacientes com hemorragia digestiva alta varicosa devem ser submetidos à endoscopia digestiva alta precocemente. Deve ser garantido acesso periférico calibroso para infusão de cristaloides e hemoderivados antes do procedimento e para estabilização hemodinâmica, no momento da avaliação inicial.[18] Recomenda-se manter níveis de hemoglobina entre 7 e 8 g/dL, a despeito de comorbidades existentes, atentando-se para não proceder a ressuscitação volêmica muito vigorosa com cristaloides e hemoderivados pelo risco do aumento da pressão portal e maior chance de ressangramento associado a hipervolemia.[81] A transfusão de plaquetas e plasma fresco congelado deve ser considerada em pacientes com coagulopatia ou trombocitopenia graves.[64] A intubação orotraqueal, para proteção de vias aéreas, deve ser realizada em casos de rebaixamento do nível de consciência, encefalopatia hepática, risco de broncoaspiração ou em caso de hematêmese volumosa.[81]

Em pacientes cirróticos admitidos com sangramento digestivo deve ser realizada a profilaxia de infecções com antibioticoterapia. O perfil de resistência local precisa ser avaliado, entretanto, as diretrizes atuais ainda recomendam o uso ceftriaxona intravenoso, 1 g/dia, em pacientes com cirrose avançada e para pacientes com história de uso prévio de quinolona ou em centros com alta resistência a quinolona documentada. A duração do tratamento deve ser de sete dias, diminuindo o risco de infecção bacteriana e aumentando a sobrevida. Para os demais, orienta-se uso de quinolona oral ou venosa (p. ex., norfloxacina, 400 mg a cada 12 horas, por sete dias).[82,83] Nesse perfil de pacientes, estudos atuais apontam a eficácia da profilaxia de encefalopatia hepática com uso de lactulose ou rifaximina, durante o período de sangramento digestivo.[64]

Em pacientes com sangramento por varizes esofágicas, recomenda-se o uso de vasoconstritores esplâncnicos associados à terapêutica endoscópica, sendo esta a terapia combinada de maior eficácia para hemostasia. Ao suspeitar de HDA varicosa, recomenda-se iniciar a terapêutica farmacológica no momento da abordagem inicial, procedendo a endoscopia digestiva alta precocemente, após condições clínicas mais favoráveis, sempre que possível. As principais medicações vasoconstritoras utilizadas são terlipressina, somatostatina e octreotide, as quais devem ser introduzidas precocemente, antes mesmo da endoscopia, e mantidas por cinco dias.[64]

Ensaios comparando terlipressina, somatostatina e octreotide não evidenciaram diferença na eficácia entre as drogas.[84] A terlipressina é um análogo sintético da vasopressina com efeito de vasoconstrição esplâncnica, sendo uma droga efetiva no controle do sangramento varicoso agudo com diminuição da mortalidade. Deve ser administrada na dose de 2 mg, via intravenosa, em *bolus* seguido de 1 a 2 mg a cada quatro horas, sendo ajustada pela faixa de peso corporal.[81] A somatostatina e o octreotide (análogo sintético da somatostatina) causam vasoconstrição esplâncnica seletiva, provocando diminuição da pressão do fluxo ao nível portal e colaterais, com consequente redução da pressão portal.[81] A dose habitualmente utilizada do octreotide é de 50 mcg, via intravenosa, em *bolus*, seguida de infusão contínua de 25 a 50 mcg/hora. A dose habitual da somatostatina é de 250 mg, via intravenosa, em *bolus*, seguida de infusão contínua de 250 mg/hora. Em metanálise, essas drogas se mostraram tão efetivas quanto a terlipressina no sangramento varicoso agudo.[63]

Na ausência de contraindicações (prolongamento do intervalo QT), infusão de eritromicina 250 mg, via intravenosa, 30 a 120 minutos antes de endoscopia, também deve ser considerada.[64]

Terapêutica endoscópica

A realização da endoscopia é fundamental para o diagnóstico e o tratamento adequados do sangramento varicoso, devendo ser realizada nas primeiras 12 horas do início do sangramento.[81] Ligadura endoscópica e escleroterapia das varizes de esôfago são ambas utilizadas no tratamento da HDA por ruptura de varizes esofágicas.

Escleroterapia foi mais amplamente utilizada com sucesso no passado, sendo o esteio para controlar o sangramento agudo das varizes de esôfago e diminuir o sangramento recorrente, no entanto, esteve mais associada às complicações sistêmicas e locais quando comparada à ligadura elástica. A ligadura endoscópica elástica das varizes é uma técnica igualmente eficaz à esclerose no controle do sangramento agudo da HDA varicosa, mas consegue obliteração das varizes em menos sessões de tratamento com, presumivelmente, menos custo, resultando em uma taxa de recidiva hemorrágica menor, com menor número de complicações, e está associada à redução da mortalidade. A terapia combinada da ligadura elástica de varizes e escleroterapia parece não ter vantagem sobre a ligadura elástica isoladamente. Na base dos resultados de uma série de ensaios comparando escleroterapia com ligadura elástica, a ligadura das varizes mostrou-se a modalidade preferida para tratamento endoscópico de hemorragia digestiva varicosa.[85] Metanálise comparando a eficácia da ligadura elástica com a escleroterapia no sangramento agudo varicoso concluiu que a ligadura elástica reduz a taxa de ressangramento das varizes esofágicas, reduz a mortalidade e resulta em menos estenose esofágica.[34,86,87] A terapêutica endoscópica deverá ser realizada caso as varizes esofagogástricas sejam identificadas como fonte de sangramento, ou seja, na presença de sangramento ativo, coágulo ou fibrina localizada sobre as varizes ou sangue acumulado na cavidade gástrica, com a não identificação de um outro sítio potencial para sangrar, pois estima-se que apenas 27% dos pacientes apresentem sangramento ativo das varizes esofagogástricas no momento da endoscopia.[64] Na Figura 28.4, observa-se o algoritmo de tratamento de hemorragia digestiva alta varicosa.

- **Ligadura elástica (LE):** tratamento de escolha para o controle da hemorragia por ruptura de varizes esofágicas e para a profilaxia de sangramentos. A LE consiste na colocação de uma banda elástica na variz esofágica aspirada para o interior de um pequeno cilindro adaptado na extremidade distal do endoscópio.[88] As complicações incluem disfagia, odinofagia, dor retroesternal, ulceração e estenose, mas são incomuns.[89] A incidência de sangramento pela úlcera pós-LE em pacientes submetidos ao procedimento durante episódio de sangramento é de 14% (Figura 28.6).[90]
- **Escleroterapia endoscópica:** apresenta sucesso no controle do sangramento de varizes esofágicas

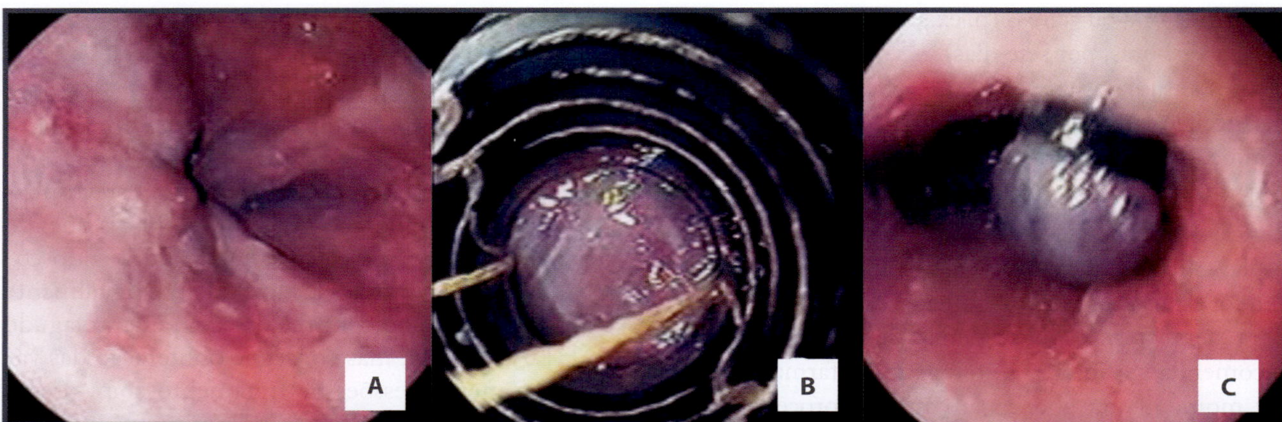

Figura 28.6 – Hemorragia digestiva alta varicosa tratada com ligadura elástica das varizes esofágicas. A. Varizes de esôfago; B. Ligadura elástica de variz esofâgica; C. Ligadura na variz.
Fonte: arquivo pessoal dos autores.

em mais de 90% dos casos, sendo útil na redução da frequência e na gravidade do ressangramento das varizes.[91] Deve ser realizada com injeção do esclerosante diretamente no vaso ou para-vasal (Figura 28.7). Vários agentes são utilizados em concentrações, volumes e intervalos variados, entre eles o álcool absoluto, o tetradecil sódico, o polidocanol e o oleato de etanolamina.[92] Eventos adversos possíveis incluem febre, desconforto ou dor retroesternal, disfagia, sangramento induzido pela injeção, ulceração esofágica com sangramento, estenose esofágica, perfuração esofágica, mediastinite e infecção. A estenose esofágica induzida pela escleroterapia também é uma complicação observada, embora pouco frequente, e responde bem à dilatação esofágica.[93]

Outras terapêuticas podem ser utilizadas no tratamento da hemorragia digestiva alta varicosa, considerando o quadro clínico dos pacientes e indicações específicas. A seguir estão descritas outras possibilidades terapêuticas endoscópicas para HDA-varicosa e algumas de suas características.

- **Adesivo tecidual:** o N-butil-2-cianoacrilato é um adesivo tecidual, aplicado por via endoscópica, que apresenta polimerização em 10 a 60 segundos quando em contato com o sangue, obliterando permanentemente a luz do vaso, e deve ser considerado para o tratamento de escolha para varizes de fundo gástrico.[94] Alcança hemostasia no sangramento ativo em 70 a 100% dos casos, independentemente da coagulação do paciente.[95] Recomenda-se aplicar 1 a 4 mL da solução 1:1 de cianoacrilato e Lipiodol®, contraste iodado a base de papoula, o qual aumenta o tempo de solidificação.[96]
- **Prótese autoexpansível:** relatos de casos e estudos prospectivos demonstram eficácia no uso de prótese metálica autoexpansível no controle da hemorragia digestiva alta varicosa refratária, de difícil controle, sendo um método eficaz e seguro neste contexto.[97,98] O *stent* possui suas extremidades não traumáticas, com marcadores radiopacos em ambas as extremidades no meio, age realizando uma compressão mecânica nas varizes, com bom controle do sangramento. A prótese usada é a mesma utilizada nas estenoses, perfurações e fístulas. O *stent* pode ser mantido por 12 dias, variando entre 5 e 24 dias.[98] Após estabilização clínica, tratamento definitivo deve ser realizado, seja ele endoscópico, cirúrgico ou Tips (*transjugular intrahepatic portasystemic shunt*).
- **Balão de Sengstaken Blakemore (BSB):** o BSB pode ser considerado no sangramento esofágico agudo refratário, como uma ponte para a terapia definitiva e permanecendo insuflado por, no máximo, 24 horas, com monitoramento em unidade de terapia intensiva.[63,64,66] O balão tamponado é efetivo no controle do sangramento em 90% dos pacientes, porém, o risco de ressangramento com a desinflação do balão é de 50%.[63] As complicações estão presentes em 15 a 20% dos pacientes, sendo elas ulceração esofágica, necrose e perfuração esofágica, necrose de asa de nariz e pneumonia aspirativa.[66,99]
- **Anastomose portossistêmica intra-hepática transjugular (Tips, *transjugular intrahepatic portasystemic shunt*):** apesar da terapêutica

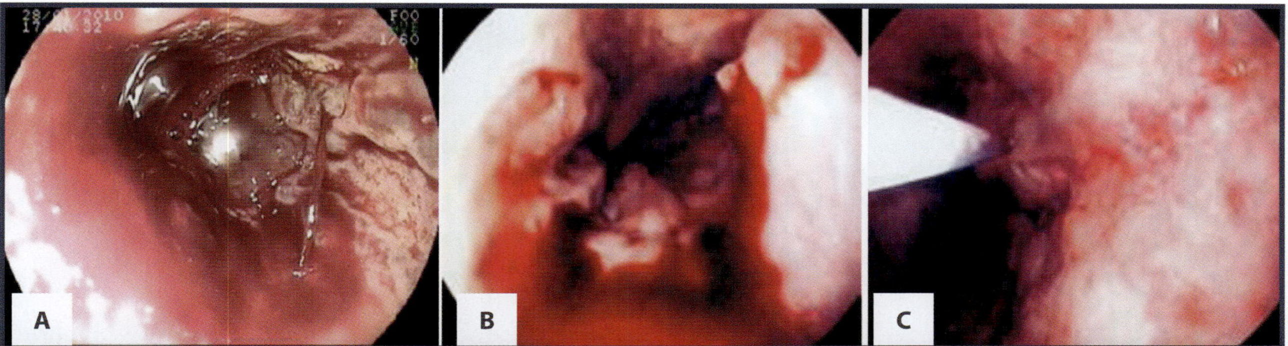

Figura 28.7 – Hemorragia digestiva alta varicosa tratada com esclerose de varizes de esôfago. A e B. Sangramento ativo das varizes de esôfago. C. TE com esclerose da variz de esôfago com solução de etanolamina.
Fonte: arquivo pessoal dos autores.

endoscópica e farmacológica, 10 a 20% dos pacientes podem não apresentar controle do sangramento ou evoluir com ressangramento precoce (Figura 28.8).[81] Pacientes com falha na terapia endoscópica e farmacológica, ou seja, sangramento maciço que impede a visualização do vaso, hemostasia sem sucesso em um vaso com sangramento ativo ou sangramento recorrente após duas tentativas de terapêutica endoscópicas devem ter o Tips considerado precocemente.[100] O Tips precoce, dentro de 72 horas (de preferência menos de 24 horas), revestido com PTFE (politetrafluoroetileno), deve ser considerado em pacientes de sangramento de varizes esofágicas, gástricas GOV1 e GOV2 com alto risco de falha do tratamento (p. ex., Child-Pugh classe C < 14 pontos ou Child-Pugh classe B com sangramento ativo) depois do tratamento farmacológico inicial e endoscópica.[64] O TIPS é uma comunicação intra-hepática entre um ramo da veia porta com um ramo da veia hepática através de uma prótese expansível, criando uma anastomose portossistêmica, com desvio do sangue portal para a circulação geral e consequente queda da pressão portal. (Figura 28.8).[101] Apresenta bom controle no sangramento, porém, não altera a sobrevida. O principal efeito colateral é a encefalopatia hepática, variando a incidência entre 10 e 25%.[81]

- **Obliteração retrógrada transvenosa balão-ocluído (BRTO – *balloon-occluded retrograde transvenous obliteration*):** BRTO é uma terapia não cirúrgica que pode ocluir não apenas as varizes, mas também a alimentação dos vasos aferentes e eferentes. É particularmente útil em pacientes que sangram por HDA-varicosa gástrica, com veia porta que pode estar não patente, candidatos ou não ao Tips. A BRTO tem se mostrado terapêutica adequada para varizes gástricas, com baixas taxas de ressangramento ou recorrência das varizes gástricas.[102] O sucesso da BRTO no tratamento de varizes ectópicas intestino delgado foi relatado, especialmente na literatura japonesa.[103] No entanto, a BRTO pode causar elevação significativa de gradiente de pressão portossistêmica, e a formação de varizes subsequente também foi relatada.[103] É realizada a inserção de um cateter pela femural direita até a saída do *shunt* gastrorrenal. A venografia é realizada para visualizar o local adequado para aplicação do agente esclerosante.[102,104] Ainda não é terapêutica recomendada em diretrizes internacionais, a despeito da eficácia demonstrada, pois mais estudos devem ser realizados.
- **Pó hemostático (*hemospray*):** terapêutica endoscópica utilizada para hemostasia endoscópica imediata no sangramento varicoso agudo.[105] O pó hemostático é granular e aumenta a concentração dos fatores de coagulação, ativando plaquetas e formando uma barreira mecânica no vaso sanguíneo lesionado.[105] O *hemospray* é a ferramenta que promove parada imediata do sangramento, com posterior terapêutica endoscópica definitiva. Ibrahim et al. estudaram a aplicação do *hemospray* em pacientes com sangramento varicoso agudo e evidenciaram controle de 100% no sangramento agudo, porém, mais estudos são necessários para ratificar a eficácia e a aplicabilidade no sangramento varicoso agudo.[105]

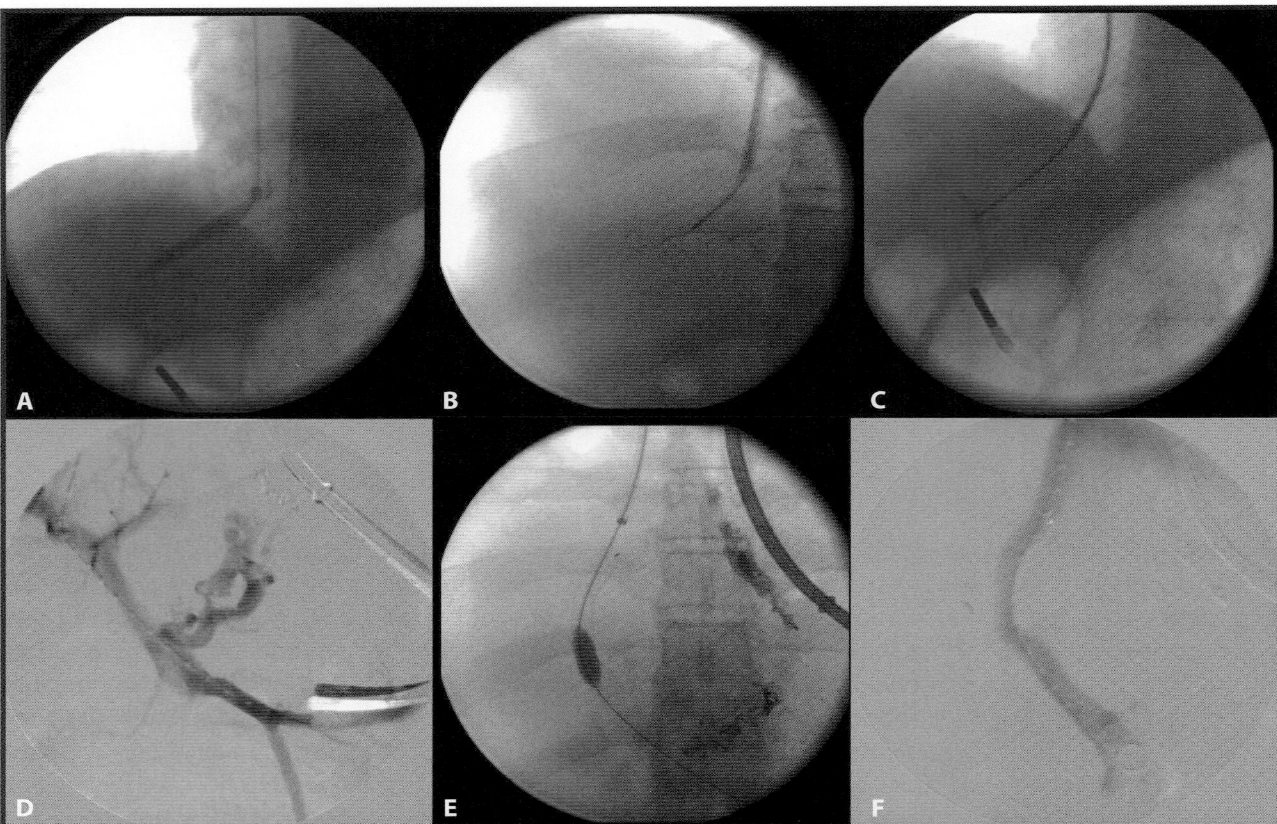

Figura 28.8 – Técnica de inserção de *shunt* transjugular intra-hepático portossistêmico (Tips). A. A partir de abordagem transjugular, demonstra-se a cateterização da veia hepática direita. B e C. Punção do parênquima hepático através da veia hepática direita e acesso ao sistema porta. D. Portografia direta (cateter inserido na veia porta), demostrando calibrosa colateral, pela veia gástrica esquerda. E. Liberação e dilatação da endoprótese ligando a veia hepática direita com o ramo direito da veia porta (repara-se na embolização também da veia gástrica esquerda, com presença de molas). F. Portografia direta de controle final, demonstrando opacificação do tronco da veia porta, ramo direito da porta, *shunt* intra-hepático e veia cava inferior.
Fonte: imagens gentilmente cedidas por Dr. André Goyanna, do seu arquivo pessoal.

A Figura 28.9 apresenta uma proposta de algoritmo de tratamento da hemorragia digestiva alta varicosa à luz das evidências atuais.

Profilaxia primária de sangramento

Os betabloqueadores não seletivos previnem e/ou retardam o primeiro episódio de sangramento varicoso. Devem ser considerados em pacientes com varizes de esôfago de fino, médio ou grosso calibre para prevenir sangramento digestivo; entretanto, os pacientes com varizes de médio e grosso calibres com presença de sinais da cor vermelha e indivíduos com diagnóstico de cirrose hepática Child-Pugh C apresentam maior risco de sangramento.[17,64] Os betabloqueadores utilizados são o propanolol, o nadolol e o carvedilol. O uso de betabloqueadores em pacientes com doença hepática avançada e descompensada (ascite refratária e/ou peritonite bacteriana espontânea) precisa ser empregado com cautela. A ligadura elástica também é uma alternativa para a profilaxia primária, sendo tão eficaz quanto o uso dos betabloqueadores não seletivos na prevenção do sangramento. A escolha da terapêutica deve levar em consideração a expertise do local, a presença de contraindicação à profilaxia medicamentosa e os eventos adversos.[17]

Prevenção de ressangramento

A primeira linha de tratamento para evitar o ressangramento digestivo é o uso do betabloqueador não seletivo (propranolol ou nadolol) em combinação com a terapêutica endoscópica, de preferência, a ligadura elástica. A endoscopia deve ser realizada, em média, a cada duas semanas, até a obliteração das varizes. O carvedilol não é indicado como terapêutica na profilaxia secundária.[17,71]

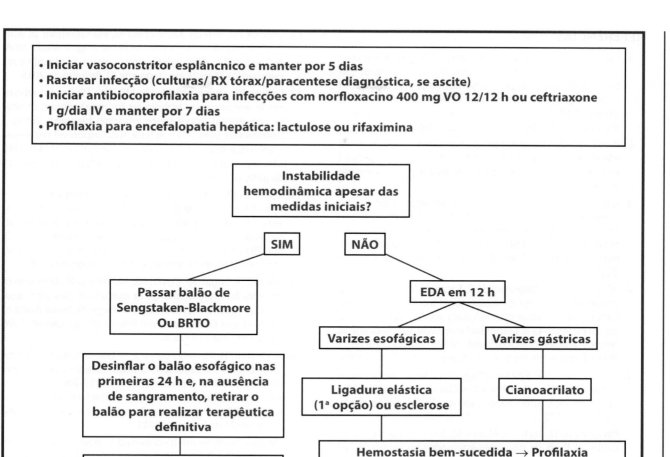

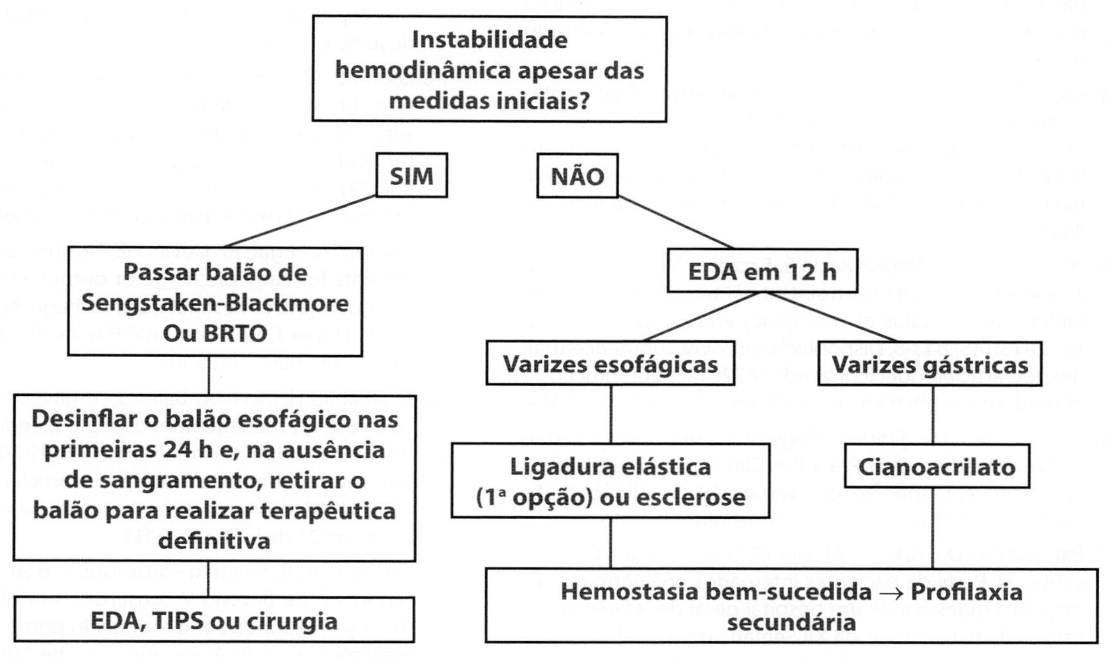

Figura 28.9 – Algoritmo de manejo inicial de hemorragia digestiva alta varicosa.
Fonte: algoritmo proposto pelo Serviço de Endoscopia Digestiva do SED-CHD-IBP/ Hospital Geral Roberto Santos, Salvador-Ba. Adaptada de De Franchis, 2015.[64]

CONSIDERAÇÕES FINAIS

A hemorragia digestiva alta é a emergência mais comum na gastroenterologia e constitui um importante problema de saúde pública, sendo responsável por um grande número de internações e taxa de mortalidade significativa. A etiologia da hemorragia digestiva alta é geralmente associada à doença ulcerosa péptica, seguida da ruptura de varizes gastroesofágicas, contudo, deve-se atentar para as diversas outras etiologias possíveis. Evidências demonstram que a endoscopia precoce em conjunto com tratamento farmacológico, combinando inibidores de bombas de prótons com terapêutica endoscópica hemostática, pode resultar na redução da taxa de ressangramento, menor número de unidades de hemoderivados transfundidas, redução do tempo de internação, necessidade de cirurgia eletiva ou emergencial e custos gerais de hospitalização. Embora a monoterapia seja uma terapêutica possível, indica-se a combinação com o segundo método, pois essa conduta promove trombose vascular e hemostasia definitiva, reduzindo chances de ressangramento, indicação de cirurgia e mortalidade.

A hemorragia digestiva alta varicosa trata-se de emergência associada a taxas significativas de ressangramento e mortalidade, necessitando de manejo multidisciplinar. Durante a avaliação clínica e laboratorial inicial, devem-se identificar os fatores de risco de gravidade e iniciar, prontamente, medidas para estabilização hemodinâmica e uso de drogas vasopressoras, criando, assim, condições clínicas para realização da endoscopia digestiva alta precoce. Deve-se dar preferência à terapêutica com ligadura elástica, por ser um procedimento associado a menores risco de ressangramento e mortalidade e menor frequência de efeitos adversos. O adequado manejo da HDA varicosa, bem como a identificação dos pacientes de risco e com indicação de Tips precoce, associada a medidas de profilaxia de ressangramento, geram um impacto significativo na sobrevida desses pacientes.

REFERÊNCIAS

1. García De Casasola G, Torres Macho J. International consensus on recommendations for the treatment of patients with upper digestive hemorrhage not associated with esophageal varices. Rev Clínica Española. 2010; 210(8):410-1. Disponível em: www.ncbi.nlm.nih.gov/pubmed/20591426; acessado em: 31 de julho de 2015.
2. Wee E. Management of nonvariceal upper gastrointestinal bleeding. J Postgrad Med. 2011; 57(2):161-7. Disponível em: www.ncbi.nlm.nih.gov/pubmed/2165414; acessado em: 31 de julho de 2015.
3. Raju GS, Gerson L, Das A, Lewis B. American Gastroenterological Association (AGA) Institute medical position statement on obscure gastrointestinal bleeding. Gastroenterol. 2007; 133(5):1694-6. Disponível em: www.ncbi.nlm.nih.gov/pubmed/17983811; acessado em: 29 de julho de 2015.
4. Wierzchowski P, Dabrowiecki S, Szczesny W, Szmytkowski J. Nonvariceal upper gastrointestinal tract bleeding – risk factors and the value of emergency endoscopy. Arch Med Sci. 2013; 9(5):843-8. Disponível em: www.pubmedcentral.nih.gov/articlerender.fcgi?artid=3832819&tool=pmcentrez&rendertype=abstract; acessado em: 31 de julho de 2015.
5. Van Leerdam ME. Epidemiology of acute upper gastrointestinal bleeding. Best Pract Res Clin Gastroenterol. 2008; 22(2):209-24. Disponível em: www.ncbi.nlm.nih.gov/pubmed/18346679; acessado em: 31 de julho de 2015
6. Paternostro D, Fortes F, Maciel M, Silva M, Paes I, Cavalcante LN. Perfil de pacientes internados no centro de hemorragia digestiva de um hospital geral de referência do estado da Bahia. Anais da XII Semana do Aparelho Digestivo. Arq Gastroenterol São Paulo. 2013; 50(Suppl 1):601. Disponível em: www.scielo.br/scielo.php?script=sci_issues&pid=0004-2803&lng=en&nrm=iso; acessado em: 31 de julho de 2015.
7. Rotondano G. Epidemiology and diagnosis of acute nonvariceal upper gastrointestinal bleeding. Gastroenterol Clin North Am. 2014; 43(4):643-63. Disponível em: www.ncbi.nlm.nih.gov/pubmed/25440917; acessado em: 31 de julho de 2015.
8. Gibson JA, Odze RD. Pathology of diseases that cause upper gastrointestinal tract bleeding. Gastrointest Endosc Clin N Am. 2011; 21(4):583-96. Disponível em: www.ncbi.nlm.nih.gov/pubmed/21944412; acessado em: 31 de julho de 2015.
9. Sostres C, Lanas A. Epidemiology and demographics of upper gastrointestinal bleeding: prevalence, incidence, and mortality. Gastrointest Endosc Clin N Am. 2011; 21(4):567-81. Disponível em: www.ncbi.nlm.nih.gov/pubmed/21944411; acessado em: 31 de julho de 2015.
10. Simon TG, Travis AC, Saltzman JR. Initial assessment and resuscitation in nonvariceal upper gastrointestinal bleeding. Gastrointest Endosc Clin N Am. 2015; 25(3):429-42. Disponível em: www.ncbi.nlm.nih.gov/pubmed/26142029; acessado em: 31 de julho de 2015.
11. Wilkins T, Khan N, Nabh A, Schade RR. Diagnosis and management of upper gastrointestinal bleeding. Am Fam Physician. 2012; 85(5):469-76. Disponível em: www.ncbi.nlm.nih.gov/pubmed/22534226; acessado em: 21 de julho de 2015.
12. Gralnek IM, Barkun AN, Bardou M. Management of acute bleeding from a peptic ulcer. N Engl J Med. 2008; 359(9):928-37. Disponível em: www.ncbi.nlm.nih.gov/pubmed/18753649; acessado em: 31 de julho de 2015.
13. Loffroy RF, Abualsaud BA, Lin MD, Rao PP. Recent advances in endovascular techniques for management of acute nonvariceal upper gastrointestinal bleeding. World J Gastrointest Surg. 2011; 3(7):89-100. Disponível em: www.pubmedcentral.nih.gov/articlerender.fcgi?artid=3158888&tool=pmcentrez&rendertype=abstract; acessado em: 31 de julho de 2015.
14. Lee M-S, Cheng C-L, Liu N-J, Tsou Y-K, Tang J-H, Lin C-H et al. Comparison of Rockall and Blatchford scores to assess outcome of patients with bleeding peptic ulcers after endoscopic therapy. Hepatogastroenterology. 2013; 60(128):1990-7. Disponível em: www.ncbi.nlm.nih.gov/pubmed/24719939; acessado em: 31 de julho de 2015.
15. Rockall TA, Logan RF, Devlin HB, Northfield TC. Selection of patients for early discharge or outpatient care after acute upper gastrointestinal haemorrhage. National Audit of Acute Upper Gastrointestinal Haemorrhage. Lancet. 1996 Apr 27;347(9009):1138-40.
16. Al Dhahab H, McNabb-Baltar J, Al-Taweel T, Barkun A. State-of-the-art management of acute bleeding peptic ulcer disease. Saudi J Gastroenterol; 9(5):195-204. Disponível em: www.pubmedcentral.nih.gov/articlerender.fcgi?artid=3793470&tool=pmcentrez&rendertype=abstract; acessado em: 21 de junho de 2015.
17. De Franchis R. Revising consensus in portal hypertension: report of the Baveno V consensus workshop on methodology of diagnosis and therapy in portal hypertension. J Hepatol European Association for the Study of the Liver. 2010; 53(4):762-8. Disponível em: www.ncbi.nlm.nih.gov/pubmed/20638742; acessado em: 19 de julho de 2012.
18. Villanueva C, Colomo A, Bosch A, Concepción M, Hernandez-Gea V, Aracil C et al. Transfusion strategies for acute upper gastrointestinal bleeding. N Engl J Med. 2013; 368(1):11-21. Disponível em: www.ncbi.nlm.nih.gov/pubmed/23281973; acessado em: 9 de julho de 2014.
19. Wang J, Bao Y-X, Bai M, Zhang Y-G, Xu W-D, Qi X-S. Restrictive vs liberal transfusion for upper gastrointestinal bleeding: a meta-analysis of randomized controlled trials. World J Gastroenterol. 2013; 19(40):6919-27. Disponível em: www.pubmedcentral.nih.gov/articlerender.fcgi?artid=3812494&tool=pmcentrez&rendertype=abstract; acessado em: 31 de julho de 2015.
20. Razzaghi A, Barkun AN. Platelet transfusion threshold in patients with upper gastrointestinal bleeding: a systematic review. J Clin Gastroenterol. 2012; 46(6):482-6. Disponível em: www.ncbi.nlm.nih.gov/pubmed/22688143; acessado em: 31 de julho de 2015.
21. Shingina A, Barkun AN, Razzaghi A, Martel M, Bardou M, Gralnek I. Systematic review: the presenting international normalised ratio (INR) as a predictor of outcome in patients with upper nonvariceal gastrointestinal bleeding. Aliment Pharmacol Ther. 2011; 33(9):1010-8. Disponível em: www.ncbi.nlm.nih.gov/pubmed/21385193; acessado em: 31 de julho de 2015.
22. Barkun AN, Bardou M, Kuipers EJ, Sung J, Hunt RH, Martel M et al. International consensus recommendations on the

management of patients with nonvariceal upper gastrointestinal bleeding. Ann Intern Med. 2010; 152(2):101-13. Disponível em: www.ncbi.nlm.nih.gov/pubmed/20083829; acessado em: 23 de julho de 2015.

23. Sreedharan A, Martin J, Leontiadis GI, Dorward S, Howden CW, Forman D et al. Proton pump inhibitor treatment initiated prior to endoscopic diagnosis in upper gastrointestinal bleeding. Cochrane database Syst Rev. 2010; (7):CD005415. Disponível em: www.ncbi.nlm.nih.gov/pubmed/20614440; acessado em: 31 de julho de 2015.

24. Sachar H, Vaidya K, Laine L. Intermittent vs continuous proton pump inhibitor therapy for high-risk bleeding ulcers: a systematic review and meta-analysis. JAMA Intern Med. 2014; 174(11):1755-62. Disponível em: www.pubmedcentral.nih.gov/articlerender.fcgi?artid=4415726&tool=pmcentrez&rendertype=abstract; acessado em: 21 de julho de 2015.

25. Neumann I, Letelier LM, Rada G, Claro JC, Martin J, Howden CW et al. Comparison of different regimens of proton pump inhibitors for acute peptic ulcer bleeding. Cochrane database Syst Rev. 2013; 6:CD007999. Disponível em: www.ncbi.nlm.nih.gov/pubmed/23760821; acessado em: 31 de julho de 2015.

26. Javad Ehsani Ardakani M, Zare E, Basiri M, Mohaghegh Shalmani H. Erythromycin decreases the time and improves the quality of EGD in patients with acute upper GI bleeding. Gastroenterol Hepatol from bed to bench. 2013; 6(4):195-201. Disponível em: www.pubmedcentral.nih.gov/articlerender.fcgi?artid=4017518&tool=pmcentrez&rendertype=abstract; acessado em: 31 de julho de 2015.

27. Arabi Y, Al Knawy B, Barkun AN, Bardou M. Pro/con debate: reotide has an important role in the treatment of gastrointestinal bleeding of unknown origin? Crit Care. 2006; 10(4):218. Disponível em: www.pubmedcentral.nih.gov/articlerender.fcgi?artid=1750992&tool=pmcentrez&rendertype=abstract; acessado em: 31 de julho de 2015.

28. Gisbert JP, Khorrami S, Carballo F, Calvet X, Gene E, Dominguez-Muñoz E. Meta-analysis: Helicobacter pylori eradication therapy vs. antisecretory non-eradication therapy for the prevention of recurrent bleeding from peptic ulcer. Aliment Pharmacol Ther. 2004; 19(6):617-29. Disponível em: www.ncbi.nlm.nih.gov/pubmed/15023164; acessado em: 31 de julho de 2015.

29. Malfertheiner P, Megraud F, O'Morain CA, Atherton J, Axon ATR, Bazzoli F et al. Management of Helicobacter pylori infection: the Maastricht IV/ Florence Consensus Report. Gut. 2012; 61(5):646-64. Disponível em: www.ncbi.nlm.nih.gov/pubmed/22491499; acessado em: 22 de julho de 2014.

30. Bjorkman DJ, Zaman A, Fennerty MB, Lieberman D, Disario JA, Guest-Warnick G. Urgent vs. elective endoscopy for acute non-variceal upper-GI bleeding: an effectiveness study. Gastrointest Endosc. 2004; 60(1):1-8. Disponível em: www.ncbi.nlm.nih.gov/pubmed/15229417; acessado em: 31 de julho de 2015.

31. Lee JG, Turnipseed S, Romano PS, Vigil H, Azari R, Melnikoff N et al. Endoscopy-based triage significantly reduces hospitalization rates and costs of treating upper GI bleeding: a randomized controlled trial. Gastrointest Endosc 1999;50(6):755-61. Disponível em: www.ncbi.nlm.nih.gov/pubmed/10570332; acessado em: 31 de julho de 2015.

32. Lim LG, Ho KY, Chan YH, Teoh PL, Khor CJ, Lim LL et al. Urgent endoscopy is associated with lower mortality in high-risk but not low-risk nonvariceal upper gastrointestinal bleeding. Endoscopy. 2011; 43(4):300-6. Disponível em: www.ncbi.nlm.nih.gov/pubmed/21360421; acessado em: 31 de julho de 2015.

33. Blatchford O, Murray WR, Blatchford M. A risk score to predict need for treatment for upper-gastrointestinal haemorrhage. Lancet. 2000; 356(9238):1318-21. Disponível em: www.ncbi.nlm.nih.gov/pubmed/11073021; acessado em: 31 de julho de 2015.

34. Laine L, McQuaid KR. Endoscopic therapy for bleeding ulcers: an evidence-based approach based on meta-analyses of randomized controlled trials. Clin Gastroenterol Hepatol. 2009; 7(1):33-47; quiz 1-2. Disponível em: www.ncbi.nlm.nih.gov/pubmed/18986845; acessado em: 31 de julho de 2015.

35. Marmo R, Rotondano G, Piscopo R, Bianco MA, D'Angella R, Cipolletta L. Dual therapy versus monotherapy in the endoscopic treatment of high-risk bleeding ulcers: a meta-analysis of controlled trials. Am J Gastroenterol. 2007 102(2):279-89; quiz 469. Disponível em: www.ncbi.nlm.nih.gov/pubmed/17311650; acessado em: 31 de julho de 2015.

36. Bucci C, Rotondano G, Marmo R. Injection and cautery methods for nonvariceal bleeding control. Gastrointest Endosc Clin N Am. 2015; 25(3):509-22. Disponível em: www.ncbi.nlm.nih.gov/pubmed/26142035; acessado em: 31 de julho de 2015.

37. Lee KJ, Kim JH, Hahm KB, Cho SW, Park YS. Randomized trial of N-butyl-2-cyanoacrylate compared with injection of hypertonic saline-epinephrine in the endoscopic treatment of bleeding peptic ulcers. Endoscopy. 2000; 32(7):505-11. Disponível em: www.ncbi.nlm.nih.gov/pubmed/10917181; acessado em: 31 de julho de 2015.

38. Kobilica N, Flis V, Sojar V. Major complication after Histoacryl injection for endoscopic treatment of bleeding peptic ulcer. Endoscopy. 2012; 44(Suppl 2):E204-5. Disponível em: www.ncbi.nlm.nih.gov/pubmed/22622746; acessado em: 31 de julho de 2015.

39. Peixoto P, Ministro P, Sadio A, Castanheira A, Cancela E, Araújo R et al. Embolic complications associated with endoscopic injection of cyanoacrylate for bleeding duodenal ulcer. Endoscopy. 2008; 40(Suppl 2):E126. Disponível em: www.ncbi.nlm.nih.gov/pubmed/18633868; acessado em: 23 de julho de 2015.

40. Pescatore P, Jornod P, Borovicka J, Pantoflickova D, Suter W, Meyenberger C et al. Epinephrine versus epinephrine plus fibrin glue injection in peptic ulcer bleeding: a prospective randomized trial. Gastrointest Endosc. 2002; 55(3):348-53. Disponível em: www.ncbi.nlm.nih.gov/pubmed/11868007; acessado em: 31 de julho de 2015.

41. Kim HH, Park SJ, Park MI, Moon W. Hyaluronic acid injection for sustained control of bleeding from a sclerotic ulcer base. Endoscopy. 2012; 44 Suppl 2:E169-70. Disponível em: www.ncbi.nlm.nih.gov/pubmed/22622726; acessado em: 31 de julho de 2015.

42. Cho YK, Kim CS, Kim SY, Park JH, Kim HJ, Park D Il et al. The hemostatic effect of endoscopic sodium hyaluronate injection in peptic ulcer bleeding. Hepatogastroentero-

logy. 2007; 54(76):1276-9. Disponível em: www.ncbi.nlm.nih.gov/pubmed/17629088; acessado em: 31 de julho de 2015.

43. Cipolletta L, Bianco MA, Marmo R, Rotondano G, Piscopo R, Vingiani AM et al. Endoclips versus heater probe in preventing early recurrent bleeding from peptic ulcer: a prospective and randomized trial. Gastrointest Endosc. 2001;53(2):147-51. Disponível em: www.ncbi.nlm.nih.gov/pubmed/11174282; acessado em: 31 de julho de 2015.

44. Karaman A, Baskol M, Gursoy S, Torun E, Yurci A, Ozel BD et al. Epinephrine plus argon plasma or heater probe coagulation in ulcer bleeding. World J Gastroenterol. 2011; 17(36):4109-12. Disponível em: www.pubmedcentral.nih.gov/articlerender.fcgi?artid=3203362&tool=pmcentrez&rendertype=abstract; acessado em: 31 de julho de 2015.

45. Brock AS, Rockey DC. Mechanical hemostasis techniques in nonvariceal upper gastrointestinal bleeding. Gastrointest Endosc Clin N Am. 2015; 25(3):523-33. Disponível em: www.ncbi.nlm.nih.gov/pubmed/26142036; acessado em: 31 de julho de 2015.

46. Raju GS, Gajula L. Endoclips for GI endoscopy. Gastrointest Endosc. 2004; 59(2):267-79. Disponível em: www.ncbi.nlm.nih.gov/pubmed/14745407; acessado em: 31 de julho de 2015.

47. Chuttani R, Barkun A, Carpenter S, Chotiprasidhi P, Ginsberg GG, Hussain N et al. Endoscopic clip application devices. Gastrointest Endosc. 2006; 63(6):746-50. Disponível em: www.ncbi.nlm.nih.gov/pubmed/16650531; acessado em: 31 de julho de 2015.

48. Seltenreich H, Van Den Bogaerde J, Sorrentino D. The race for mainstream gastrointestinal endoscopy: frontrunners. Expert Rev Gastroenterol Hepatol. 2012; 6(4):467-79. Disponível em: www.ncbi.nlm.nih.gov/pubmed/22928899; acessado em: 03 de agosto de 2015.

49. Barkun AN, Moosavi S, Martel M. Topical hemostatic agents: a systematic review with particular emphasis on endoscopic application in GI bleeding. Gastrointest Endosc. 2013; 77(5):692-700. Disponível em: www.ncbi.nlm.nih.gov/pubmed/23582528; acessado em: 31 de julho de 2015.

50. Chen Y-I, Barkun A, Nolan S. Hemostatic powder TC-325 in the management of upper and lower gastrointestinal bleeding: a two-year experience at a single institution. Endoscopy. 2015; 47(2):167-71. Disponível em: www.ncbi.nlm.nih.gov/pubmed/25264762; acessado em: 31 de julho de 2015.

51. Smith LA, Stanley AJ, Bergman JJ, Kiesslich R, Hoffman A, Tjwa ET et al. Hemospray application in nonvariceal upper gastrointestinal bleeding: results of the Survey to Evaluate the Application of Hemospray in the Luminal Tract. J Clin Gastroenterol. 48(10):e89-92. Disponível em: www.ncbi.nlm.nih.gov/pubmed/24326829; acessado em: 31 de julho de 2015.

52. Granata A, Ligresti D, Curcio G, Barresi L, Tarantino I, Orlando R et al. Hemospray rescue treatment of gastroenteric anastomotic bleeding. Endoscopy© Georg Thieme Verlag KG. 2015;47(S 01):E327-8. Disponível em: https://www.thieme-connect.de/products/ejournals/html/10.1055/s-0034-1392322; acessado em: 03 de agosto de 2015.

53. Gungor G, Goktepe MH, Biyik M, Polat I, Tuna T, Ataseven H et al. Efficacy of ankaferd blood stopper application on non-variceal upper gastrointestinal bleeding. World J Gastrointest Endosc. 2012; 4(12):556-60. Disponível em: www.pubmedcentral.nih.gov/articlerender.fcgi?artid=3536852&tool=pmcentrez&rendertype=abstract; acessado em: 31 de julho de 2015.

54. Lau JY, Sung JJ, Lee KK, Yung MY, Wong SK, Wu JC et al. Effect of intravenous omeprazole on recurrent bleeding after endoscopic treatment of bleeding peptic ulcers. N Engl J Med. 2000; 343(5):310-6. Disponível em: www.ncbi.nlm.nih.gov/pubmed/10922420; acessado em: 31 de julho de 2015.

55. Saeed ZA, Cole RA, Ramirez FC, Schneider FE, Hepps KS, Graham DY. Endoscopic retreatment after successful initial hemostasis prevents ulcer rebleeding: a prospective randomized trial. Endoscopy. 1996; 28(3):288-94. Disponível em: www.ncbi.nlm.nih.gov/pubmed/8781792; acessado em: 31 de julho de 2015.

56. Lau JY, Sung JJ, Lam YH, Chan AC, Ng EK, Lee DW et al. Endoscopic retreatment compared with surgery in patients with recurrent bleeding after initial endoscopic control of bleeding ulcers. N Engl J Med. 1999; 340(10):751-6. Disponível em: www.ncbi.nlm.nih.gov/pubmed/10072409; acessado em: 31 de julho de 2015.

57. Adler DG, Leighton JA, Davila RE, Hirota WK, Jacobson BC, Qureshi WA et al. ASGE guideline: The role of endoscopy in acute non-variceal upper-GI hemorrhage. Gastrointest Endosc. 2004; 60(4):497-504. Disponível em: www.ncbi.nlm.nih.gov/pubmed/15472669; acessado em: 31 de julho de 2015.

58. Acosta RD, Wong RKH. Differential diagnosis of upper gastrointestinal bleeding proximal to the ligament of Trietz. Gastrointest Endosc Clin N Am. 2011; 21(4):555-66. Disponível em: www.ncbi.nlm.nih.gov/pubmed/21944410; acessado em: 31 de julho de 2015.

59. Feinman M, Haut ER. Upper gastrointestinal bleeding. Surg Clin North Am. 2014; 94(1):43-53. Disponível em: www.ncbi.nlm.nih.gov/pubmed/24267496; acessado em: 31 de julho de 2015.

60. Chung IK, Kim EJ, Lee MS, Kim HS, Park SH, Lee MH et al. Bleeding Dieulafoy's lesions and the choice of endoscopic method: comparing the hemostatic efficacy of mechanical and injection methods. Gastrointest Endosc. 2000; 52(6):721-4. Disponível em: www.ncbi.nlm.nih.gov/pubmed/11115902; acessado em: 31 de julho de 2015.

61. Tjwa ETTL, Holster IL, Kuipers EJ. Endoscopic management of nonvariceal, nonulcer upper gastrointestinal bleeding. Gastroenterol Clin North Am. 2014; 43(4):707-19. Disponível em: www.ncbi.nlm.nih.gov/pubmed/25440920; acessado em: 31 de julho de 2015.

62. Regula J, Wronska E, Pachlewski J. Vascular lesions of the gastrointestinal tract. Best Pract Res Clin Gastroenterol. 2008; 22(2):313-28. Disponível em: www.ncbi.nlm.nih.gov/pubmed/18346686; acessado em: 17 de julho de 2015.

63. Tripathi D, Stanley AJ, Hayes PC, Patch D, Millson C, Mehrzad H et al. UK guidelines on the management of variceal haemorrhage in cirrhotic patients. Gut. 2015; Disponível em: www.ncbi.nlm.nih.gov/pubmed/25887380; acessado em: 04 de junho de 2015.

64. De Franchis R. Expanding Consensus in Portal Hypertension Report of the Baveno VI Consensus Workshop: stratifying risk and individualizing care for portal hypertension. J Hepatol. 2015. Disponível em: www.ncbi.nlm.nih.gov/pubmed/26047908; acessado em: 08 de junho de 2015.

65. Zhao J-R, Wang G-C, Hu J-H, Zhang C-Q. Risk factors for early rebleeding and mortality in acute variceal hemorrhage. World J Gastroenterol. 2014; 20(47):17941-8. Disponível em: www.pubmedcentral.nih.gov/articlerender.fcgi?artid=4273144&tool=pmcentrez&rendertype=abstract; acessado em: 31 de julho de 2015.

66. Bittencourt PL, Farias AQ, Strauss E, Mattos AA de. Variceal bleeding: consensus meeting report from the Brazilian Society of Hepatology. Arq Gastroenterol IBEPEGE, CBCD e SBMD, FBG, SBH, SOBED. 2010; 47(2):202-16. Disponível em: www.scielo.br/scielo.php?script=sci_arttext&pid=S0004-28032010000200017&lng=en&nrm=iso&tlng=en; acessado em: 29 de dezembro de 2013.

67. D'Amico G, Garcia-Pagan JC, Luca A, Bosch J. Hepatic vein pressure gradient reduction and prevention of variceal bleeding in cirrhosis: a systematic review. Gastroenterology. 2006; 131(5):1611-24. Disponível em: www.ncbi.nlm.nih.gov/pubmed/17101332; acessado em: 19 de dezembro de 2013.

68. Merli M, Nicolini G, Angeloni S, Rinaldi V, De Santis A, Merkel C et al. Incidence and natural history of small esophageal varices in cirrhotic patients. J Hepatol. 2003; 38(3):266-72. Disponível em: www.ncbi.nlm.nih.gov/pubmed/12586291; acessado em: 31 de julho de 2015.

69. Berzigotti A, Seijo S, Reverter E, Bosch J. Assessing portal hypertension in liver diseases. Expert Rev Gastroenterol Hepatol Expert Reviews. 2013; 7(2):141-55. Disponível em: www.expert-reviews.com/doi/abs/10.1586/egh.12.83?url_ver=Z39.88-2003&rfr_id=ori:rid:crossref.org&rfr_dat=cr_pub=www.ncbi.nlm.nih.gov&; acessado em: 29 de dezembro de 2013.

70. Garcia-Tsao G, Bosch J. Management of varices and variceal hemorrhage in cirrhosis. N Engl J Med. 2010; 362(9):823-32. Disponível em: www.ncbi.nlm.nih.gov/pubmed/20200386; acessado em: 21 de abril de 2015.

71. Garcia-Tsao G, Sanyal AJ, Grace ND, Carey WD. Prevention and management of gastroesophageal varices and variceal hemorrhage in cirrhosis. Am J Gastroenterol. 2007; 102(9):2086-102. Disponível em: www.ncbi.nlm.nih.gov/pubmed/17727436; acessado em: 31 de julho de 2015.

72. Prediction of the first variceal hemorrhage in patients with cirrhosis of the liver and esophageal varices. A prospective multicenter study. N Engl J Med. 1988; 319(15):983-9. Disponível em: www.ncbi.nlm.nih.gov/pubmed/3262200; acessado em: 29 de dezembro de 2013.

73. Berzigotti A, Seijo S, Reverter E, Bosch J. Assessing portal hypertension in liver diseases. Expert Rev Gastroenterol Hepatol. 2013; 7(2):141-55. Disponível em: www.ncbi.nlm.nih.gov/pubmed/23363263; acessado em: 31 de julho de 2015.

74. Bosch J, Abraldes JG, Berzigotti A, García-Pagan JC. The clinical use of HVPG measurements in chronic liver disease. Nat Rev Gastroenterol Hepatol. 2009; 6(10):573-82. Disponível em: www.ncbi.nlm.nih.gov/pubmed/19724251; acessado em: 23 de dezembro de 2013.

75. Luigiano C, Iabichino G, Judica A, Virgilio C, Peta V, Abenavoli L. Role of endoscopy in management of gastrointestinal complications of portal hypertension. World J Gastrointest Endosc. 2015; 7(1):1-12. Disponível em: www.pubmedcentral.nih.gov/articlerender.fcgi?artid=4295177&tool=pmcentrez&rendertype=abstract; acessado em: 31 de julho de 2015.

76. La Mura V, Nicolini A, Tosetti G, Primignani M. Cirrhosis and portal hypertension: The importance of risk stratification, the role of hepatic venous pressure gradient measurement. World J Hepatol. 2015; 7(4):688-95. Disponível em: www.pubmedcentral.nih.gov/articlerender.fcgi?artid=4388996&tool=pmcentrez&rendertype=abstract; acessado em: 31 de julho de 2015.

77. Palmer ED, Brick IB. Correlation between the severity of esophageal varices in portal cirrhosis and their propensity toward hemorrhage. Gastroenterology. 1956; 30(1):85-90. Disponível em: www.ncbi.nlm.nih.gov/pubmed/13285677; acessado em: 31 de julho de 2015.

78. Sharara AI, Rockey DC. Gastroesophageal variceal hemorrhage. N Engl J Med. 2001; 345(9):669-81. Disponível em: www.ncbi.nlm.nih.gov/pubmed/11547722; acessado em: 29 de dezembro de 2013.

79. Sarin SK, Lahoti D, Saxena SP, Murthy NS, Makwana UK. Prevalence, classification and natural history of gastric varices: a long-term follow-up study in 568 portal hypertension patients. Hepatology. 1992; 16(6):1343-9. Disponível em: www.ncbi.nlm.nih.gov/pubmed/1446890; acessado em: 31 de julho de 2015.

80. British Society of Gastroenterology Endoscopy Committee. Non-variceal upper gastrointestinal haemorrhage: guidelines. Gut. 2002; 51 Suppl 4:iv1-6. Disponível em: www.pubmedcentral.nih.gov/articlerender.fcgi?artid=1867732&tool=pmcentrez&rendertype=abstract; acessado em: 31 de julho de 2015.

81. Garcia-Tsao G, Sanyal AJ, Grace ND, Carey W. Prevention and management of gastroesophageal varices and variceal hemorrhage in cirrhosis. Hepatology. 2007;46(3):922-38. Disponível em: www.ncbi.nlm.nih.gov/pubmed/17879356; acessado em: 20 de julho de 2012.

82. Fernández J, Ruiz del Arbol L, Gómez C, Durandez R, Serradilla R, Guarner C et al. Norfloxacin vs ceftriaxone in the prophylaxis of infections in patients with advanced cirrhosis and hemorrhage. Gastroenterology. 2006; 131(4):1049-56; quiz 1285. Disponível em: www.ncbi.nlm.nih.gov/pubmed/17030175; acessado em: 19 de dezembro de 2013.

83. Soares-Weiser K, Brezis M, Tur-Kaspa R, Leibovici L. Antibiotic prophylaxis for cirrhotic patients with gastrointestinal bleeding. Cochrane database Syst Ver. 2002; (2):CD002907. Disponível em: www.ncbi.nlm.nih.gov/pubmed/12076458; acessado em: 31 de julho de 2015.

84. Wells M, Chande N, Adams P, Beaton M, Levstik M, Boyce E et al. Meta-analysis: vasoactive medications for the management of acute variceal bleeds. Aliment Pharmacol Ther. 2012; 35(11):1267-78. Disponível em: www.ncbi.nlm.nih.gov/pubmed/22486630; acessado em: 15 de junho de 2015.

85. Slosberg EA, Keeffe EB. Sclerotherapy versus banding in the treatment of variceal bleeding. Clin Liver Dis. 1997; 1(1):77-84, xi. Disponível em: www.ncbi.nlm.nih.gov/pubmed/15562669; acessado em: 31 de julho de 2015.

86. Laine L, Cook D. Endoscopic ligation compared with sclerotherapy for treatment of esophageal variceal bleeding. a meta-analysis. Ann Intern Med. 1995; 123(4):280-7. Disponível em: www.ncbi.nlm.nih.gov/pubmed/7611595; acessado em: 29 de dezembro de 2013.

87. Villanueva C, Piqueras M, Aracil C, Gómez C, López-Balaguer JM, Gonzalez B et al. A randomized controlled trial comparing ligation and sclerotherapy as emergency endoscopic treatment added to somatostatin in acute variceal bleeding. J Hepatol. 2006; 45(4):560-7. Disponível em: www.ncbi.nlm.nih.gov/pubmed/16904224; acessado em: 3 de janeiro de 2014.

88. Liu J, Petersen BT, Tierney WM, Chuttani R, Disario JA, Coffie JMB et al. Endoscopic banding devices. Gastrointest Endosc. 2008; 68(2):217-21. Disponível em: www.ncbi.nlm.nih.gov/pubmed/18656592; acessado em: 31 de julho de 2015.

89. Dinning JP, Jaffe PE. Delayed presentation of esophageal perforation as a result of overtube placement. J Clin Gastroenterol. 1997; 24(4):250-2. Disponível em: www.ncbi.nlm.nih.gov/pubmed/9252851; acessado em: 31 de julho de 2015.

90. De la Peña J, Brullet E, Sanchez-Hernández E, Rivero M, Vergara M, Martin-Lorente JL et al. Variceal ligation plus nadolol compared with ligation for prophylaxis of variceal rebleeding: a multicenter trial. Hepatology. 2005; 41(3):572-8. Disponível em: www.ncbi.nlm.nih.gov/pubmed/15726659; acessado em: 31 de julho de 2015.

91. Karsan HA, Morton SC, Shekelle PG, Spiegel BMR, Suttorp MJ, Edelstein MA et al. Combination endoscopic band ligation and sclerotherapy compared with endoscopic band ligation alone for the secondary prophylaxis of esophageal variceal hemorrhage: a meta-analysis. Dig Dis Sci. 2005; 50(2):399-406. Disponível em: www.ncbi.nlm.nih.gov/pubmed/15745108; acessado em: 31 de julho de 2015.

92. Higashi H, Kitano S, Hashizume M, Yamaga H, Sugimachi K. A prospective randomized trial of schedules for sclerosing esophageal varices. 1-versus 2-week intervals. Hepatogastroenterology. 1989; 36(5):337-40. Disponível em: www.ncbi.nlm.nih.gov/pubmed/2695448; acessado em: 31 de julho de 2015.

93. Truesdale RA, Wong RK. Complications of esophageal variceal sclerotherapy. Gastroenterol Clin North Am. 1991; 20(4):859-70. Disponível em: www.ncbi.nlm.nih.gov/pubmed/1787018; acessado em: 31 de julho de 2015.

94. Soehendra N, Nam VC, Grimm H, Kempeneers I. Endoscopic obliteration of large esophagogastric varices with bucrylate. Endoscopy. 1986; 18(1):25-6. Disponível em: www.ncbi.nlm.nih.gov/pubmed/3512261; acessado em: 31 de julho de 2015.

95. Fry LC, Neumann H, Olano C, Malfertheiner P, Mönkemüller K. Efficacy, complications and clinical outcomes of endoscopic sclerotherapy with N-butyl-2-cyanoacrylate for bleeding gastric varices. Dig Dis. 2008; 26(4):300-3. Disponível em: www.ncbi.nlm.nih.gov/pubmed/19188718; acessado em: 18 de junho de 2015.

96. Sarin SK, Jain AK, Jain M, Gupta R. A randomized controlled trial of cyanoacrylate versus alcohol injection in patients with isolated fundic varices. Am J Gastroenterol. 2002; 97(4):1010-5. Disponível em: www.ncbi.nlm.nih.gov/pubmed/12003381; acessado em: 31 de julho de 2015.

97. Dechêne A, El Fouly AH, Bechmann LP, Jochum C, Saner FH, Gerken G et al. Acute management of refractory variceal bleeding in liver cirrhosis by self-expanding metal stents. Digestion. 2012; 85(3):185-91. Disponível em: www.ncbi.nlm.nih.gov/pubmed/22269340; acessado em: 31 de julho de 2015.

98. Müller M, Seufferlein T, Perkhofer L, Wagner M, Kleger A. Self-expandable metal stents for persisting esophageal variceal bleeding after band ligation or injection-therapy: a retrospective study. PLoS One. 2015; 10(6):e0126525. Disponível em: www.pubmedcentral.nih.gov/articlerender.fcgi?artid=4476696&tool=pmcentrez&rendertype=abstract; acessado em: 31 de julho de 2015.

99. Lin TC, Bilir BM, Powis ME. Endoscopic placement of Sengstaken-Blakemore tube. J Clin Gastroenterol. 2000; 31(1):29-32. Disponível em: www.ncbi.nlm.nih.gov/pubmed/10914772; acessado em: 31 de julho de 2015.

100. Lopera JE. Role of emergency transjugular intrahepatic portosystemic shunts. Semin Intervent Radiol. 2005; 22(4):253-65. Disponível em: www.pubmedcentral.nih.gov/articlerender.fcgi?artid=3036293&tool=pmcentrez&rendertype=abstract; acessado em: 31 de julho de 2015.

101. Sanyal AJ, Freedman AM, Luketic VA, Purdum PP, Shiffman ML, Tisnado J et al. Transjugular intrahepatic portosystemic shunts for patients with active variceal hemorrhage unresponsive to sclerotherapy. Gastroenterology. 1996; 111(1):138-46. Disponível em: www.ncbi.nlm.nih.gov/pubmed/8698192; acessado em: 31 de julho de 2015.

102. Sato W, Kamada K, Goto T, Ohshima S, Miura K, Shibuya T et al. Efficacy of combined balloon-occluded retrograde transvenous obliteration and simultaneous endoscopic injection sclerotherapy. Intern Med. 2015; 54(3):261-5. Disponível em: www.ncbi.nlm.nih.gov/pubmed/25748733; acessado em: 31 de julho de 2015.

103. Ohta M, Yasumori K, Saku M, Saitsu H, Muranaka T, Yoshida K. Successful treatment of bleeding duodenal varices by balloon-occluded retrograde transvenous obliteration: a transjugular venous approach. Surgery. 1999; 126(3):581-3. Disponível em: www.ncbi.nlm.nih.gov/pubmed/10486613; acessado em: 31 de julho de 2015.

104. Kanagawa H, Mima S, Kouyama H, Gotoh K, Uchida T, Okuda K. Treatment of gastric fundal varices by balloon-occluded retrograde transvenous obliteration. J Gastroenterol Hepatol. 1996; 11(1):51-8. Disponível em: www.ncbi.nlm.nih.gov/pubmed/8672742; acessado em: 31 de julho de 2015.

105. Ibrahim M, El-Mikkawy A, Abdalla H, Mostafa I, Devière J. Management of acute variceal bleeding using hemostatic powder. United Eur Gastroenterol J. 2015; 3(3):277-83. Disponível em: www.pubmedcentral.nih.gov/articlerender.fcgi?artid=4480536&tool=pmcentrez&rendertype=abstract; acessado em: 31 de julho de 2015.

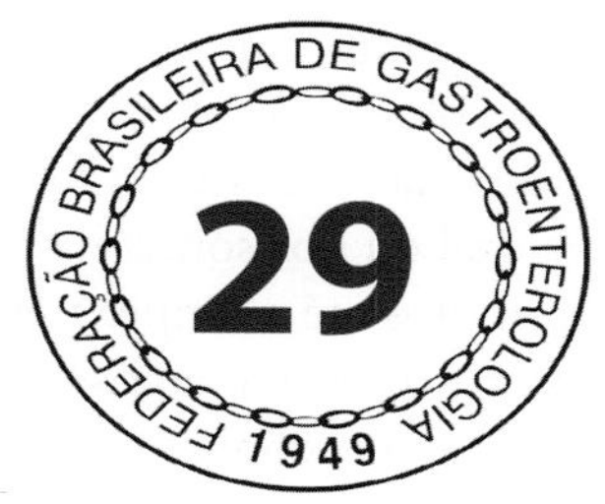

HEMORRAGIA DIGESTIVA BAIXA

Edivaldo Fraga Moreira
Paulo Fernando Souto Bittencourt
Patrícia Coelho Fraga Moreira
Luiz Ronaldo Alberti

INTRODUÇÃO

A hemorragia digestiva baixa (HDB) era historicamente definida por conter o ponto de sangramento localizado distalmente ao ângulo de Treitz. Com a chegada dos métodos endoscópicos de investigação do intestino delgado, uma nova definição tem sido proposta, caracterizando a HDB como um sangramento que ocorre distal à papila ileocecal. A incidência anual da HDB com necessidade de hospitalização é de aproximadamente 21 casos a cada 100.000 adultos nos Estados Unidos e é predominante em idosos com média de idade variando de 63 a 77 anos.[1] O sangramento tende a ser autolimitado e cessa espontaneamente em cerca de 80% dos casos, com mortalidade de 2 a 4% nos principais estudos.[1] A HDB pode ser classificada em aguda e crônica. A aguda é definida como de início recente (arbitrariamente com menos de três dias de duração) e pode resultar em instabilidade clínica, anemia e/ou necessidade de hemotransfusão. Na HDB crônica o sangramento acontece por um período mais prolongado, de forma mais lenta ou intermitente. As principais manifestações clínicas são: a pesquisa de sangue oculto positivo nas fezes (PSOF), episódios de melena ou pequenos sangramentos visíveis pelo reto.[1] Aproximadamente 60% das HDB têm como causa lesões orificiais (hemorroidas e fissuras), seguidas pelo câncer colorretal em 11%, colites, pólipos e doença diverticular.

Já em relação à hemorragia digestiva baixa aguda, as duas principais etiologias são a doença diverticular e as angiectasias. No entanto, estudos recentes têm demonstrado uma menor incidência de angiectasias como causa da HDB. Aoki et al.[2] verificaram como causas de sangramento:

- doença diverticular (30%);
- câncer de cólon e pólipos (18%);
- colites (17%);
- sem diagnóstico (16%);
- angiectasias (7%);
- pós-polipectomia (6%);
- causas anorretais (4%);
- outras causas (8%).

CONDUTA

A abordagem dos pacientes com HDB que se apresentam apenas como PSOF positiva pode ser feita em caráter eletivo, com colonoscopia e endoscopia digestiva alta programadas.[1] Nos casos de melena sem repercussão hemodinâmica a avaliação diagnóstica deve começar pela EDA e, na ausência de fonte de sangramento nessa primeira abordagem, a colonoscopia eletiva deve ser solicitada em seguida.[1]

O manejo dos pacientes com HDB aguda deve iniciar com uma anamnese adequada (verificar uso prévio de anti-inflamatórios, anticoagulantes, antiagregantes plaquetários, polipectomia recente, radioterapia pélvica prévia e outros), exames laboratoriais (índices hematimétricos, coagulograma) e exame clínico completo, incluindo a realização de anuscopia e toque retal, que auxiliam no diagnóstico de afecções anorretais (neoplásicas ou orificiais), além de confirmarem o aspecto do sangramento relatado pelo paciente.[2] Assim como na hemorragia digestiva alta, a principal conduta antes da realização de qualquer método diagnóstico é a reposição volêmica e estabilização do paciente. Como em até 12% dos pacientes com hematoquezia a fonte de sangramento está localizada no trato gastrointestinal alto,[3] a passagem de sonda nasoentérica auxilia na conduta. É importante lembrar que um aspirado negativo não descarta o sangramento do TGI alto, assim como a presença de bile torna improvável que o sítio de sangramento seja próximo ao ângulo de Treitz.[1,3] A retossigmoidoscopia é indicada para pacientes com quadros estáveis e com menos de 40 anos de idade. Esse exame só é considerado diagnóstico se identificado local com sangramento ativo, vaso visível ou coágulo aderido. Portanto, pode não eliminar a necessidade de complementação da investigação.[2] A colonoscopia, além de principal exame diagnóstico na HDB aguda, é também terapêutica. A acurácia diagnóstica varia de 72 a 86%,[1,4,5] podendo atingir o ceco em até 95% dos casos, com morbidade de 0,3%. Em um estudo com 58.296 pacientes,[6] aqueles com mais de 65 anos de idade com duas ou mais comorbidades apresentaram mortalidade de 5%, comparada à mortalidade de 2,6% naqueles com menos comorbidades.

Considera-se a endoscopia digestiva alta (EDA) o primeiro exame diagnóstico nos casos de hematoquezia grave com instabilidade hemodinâmica e, na ausência de identificação do ponto de sangramento, deve ser realizada a colonoscopia. Nos pacientes com hematoquezia grave, porém estáveis, a colonoscopia deve ser o primeiro exame diagnóstico, e a EDA, reservada para os casos de resultado negativo.[1] Apesar de ainda não haver consenso na literatura com base em estudos com forte nível de evidência, há uma tendência para a realização mais precoce da colonoscopia, de 8 a 24 horas.[5] Quando há necessidade do exame endoscópico mais precoce, recomenda-se a limpeza imediata do cólon, ou seja, o preparo rápido, expresso, que pode ser feito com solução de polietilenoglicol (PEG) ou solução de manitol, por via oral ou através de sonda nasoentérica. O PEG pode ser administrado via oral ou por sonda na dose de 1 litro a cada 30 a 45 minutos até a limpeza satisfatória do cólon. Estudos mostram que, após o preparo adequado do cólon, a colonoscopia em caráter de urgência é um exame seguro e eficiente, uma vez que reduz o tempo de internação do paciente e diminui os custos hospitalares. A colonoscopia é realizada dentro de 1 ou 2 horas após o preparo adequado.[1]

A avaliação radiológica de pacientes com HDB inclui a cintilografia com hemácias marcadas e a angiografia mesentérica. A cintilografia detecta sangramentos ativos de 0,1 a 0,5 mL/min e é pouco invasiva, com sensibilidade de 91 a 97%, especificidade de 76 a 95%, porém, com acurácia de 41 a 94%. A maior desvantagem é a localização imprecisa do foco de sangramento. A maioria dos autores recomenda a cintilografia como método inicial para identificar pacientes com sangramento ativo e que se beneficiariam com a arteriografia.[1] A arteriografia é mais invasiva, requer sangramento com débito maior, de no mínimo 0,5 mL/min, com a vantagem da localização precisa e da possibilidade terapêutica. A sensibilidade e a especificidade da angiografia mesentérica são de 47 e 100%, respectivamente.[1] O tratamento angiográfico da HDB é reservado aos pacientes graves, quando não é possível a estabilização clínica, o preparo adequado do cólon para colonoscopia ou nos casos de refratariedade ao tratamento endoscópico. Além de ter melhorado as taxas de sucesso do método, a técnica de embolização superseletiva reduziu os efeitos adversos como isquemia, infarto mesentérico e ressangramento, em comparação à tradicional técnica de infusão de vasopressina.[1]

Nos casos de sangramento digestivo de origem indeterminada, quando a endoscopia digestiva alta e a colonoscopia são inconclusivas, são indicadas a cápsula endoscópica e a enteroscopia. A cápsula endoscópica é um exame menos invasivo e permite a visualização de grande parte da mucosa intestinal. Sua principal desvantagem é a impossibilidade de biópsia ou terapêutica. A enteroscopia assistida por balão consiste na inserção de um endoscópio em todo intestino delgado, ou grande parte dele, seja por via anterógrada ou retrógrada, possibilitando a realização de procedimentos terapêuticos. Como alternativa à colonoscopia, a cápsula de cólon pode ser uma boa opção para os pacientes graves, portadores de múltiplas comorbidades[7] ou quando não for possível a realização de colonoscopia completa (menos de 5% dos casos).

TRATAMENTO ENDOSCÓPICO GERAL

Atualmente o tratamento endoscópico da hemorragia digestiva baixa é feito em analogia ao tratamento da HDA, ou seja, na presença de estigmas de sangramento (sangramento ativo, vaso visível ou coágulo aderido), que são preditores de recorrência de hemorragia. É importante lembrar que ainda não existem estudos suficientes que demonstrem um benefício do tratamento endoscópico nos estigmas na HDB, tratando-se de recomendações baseadas em opiniões de especialistas. Não existem estudos comparativos entre tratamento endoscópico e angiografia, mas a colonoscopia de urgência parece ter menores taxas de complicação.[5] Os principais tratamentos endoscópicos utilizados são: a injeção de solução de adrenalina, os métodos térmicos (eletrocoagulação bipolar, *heater probe* e coagulação com plasma de argônio) e os métodos mecânicos (clipes metálicos, ligadura elástica).[1,3] O diagnóstico de certeza da causa do sangramento na HDB é feito quando há evidências de sangramento ativo (na colonoscopia ou angiografia) ou na presença de estigmas de sangramento recente à colonoscopia (vaso visível ou coágulo aderido). Mesmo nos estudos feitos com colonoscopia de urgência o diagnóstico definitivo do sítio de sangramento foi feito em apenas 20 a 25% dos pacientes.[2] O diagnóstico presuntivo é feito quando a colonoscopia aponta um local potencial de sangramento, como a doença diverticular do cólon, sem estigmas de sangramento no momento e na ausência de outras lesões que justifiquem a hemorragia.[2]

PRINCIPAIS CAUSAS DE HEMORRAGIA DIGESTIVA BAIXA E CONDUTAS ESPECÍFICAS

Doença diverticular do cólon

Divertículos surgem pela herniação da mucosa e submucosa através do defeito na camada muscular da parede intestinal e são mais frequentes no intestino grosso. Estima-se que 30% da população acima de 60 anos – e talvez 60% acima de 80 anos – apresentam a doença diverticular do cólon (DDC). Em uma coorte de 1.514 pacientes com DDC assintomática, foi demonstrada uma incidência acumulativa de sangramento de 2% com 5 anos e 10% aos 10 anos, além do risco de desenvolver diverticulite, obstrução intestinal e perfuração.[8] Conforme dados da literatura, a doença diverticular do cólon é responsável por aproximadamente 20 a 65% dos casos de hemorragia digestiva baixa aguda.[1] Os episódios hemorrágicos na DDC são agudos, habitualmente com repercussão hemodinâmica e sempre atribuídos a um único divertículo. A apresentação clínica mais frequente é a hematoquezia, sem dor abdominal associada. Há resolução espontânea da hemorragia em 75 a 80% dos casos, com recorrência de sangramento de 25 a 40% em até 4 anos. O sangramento com repercussão clínica ocorre em 3 a 15% dos pacientes. Na maioria das vezes o diagnóstico da hemorragia causada por divertículo é presuntivo. O diagnóstico definitivo (sangramento ativo ou estigmas de sangramento como vaso visível ou coágulo aderido) é feito em aproximadamente 22% dos pacientes e, nesses casos, o divertículo sangrante visualizado à colonoscopia está localizado mais comumente no cólon esquerdo, de 50 a 60%.[1]

A colonoscopia ocupa lugar de destaque na propedêutica da HDB por DDC e deve ser realizada com perspectiva de abordagem terapêutica. O método de injeção de solução de adrenalina apresenta taxa de sucesso imediato superior a 90%. Entretanto, em razão do risco de ressangramento, recomenda-se a combinação com outro método térmico ou mecânico. A injeção de adrenalina associada à colocação de clipes metálicos consegue interromper o sangramento em até 100% dos casos, com recidiva do sangramento em 18% dos pacientes após período médio de 44 meses. O ressangramento precoce após terapêutica endoscópica varia de 5 a 20%, dependendo da conduta adotada, e a refratariedade endoscópica com indicação de cirurgia ocorre em 6% dos casos.[9]

O tratamento com ligadura elástica tem sido descrito em pequenas séries de casos, porém são necessários estudos mais consistentes para incluí-lo na prática diária.[1] A Figura 29.1 mostra o caso de uma paciente idosa com anemia aguda secundária e sangramento por divertículo no cólon ascendente que teve boa evolução após a terapêutica combinada de injeção de adrenalina e colocação de clipes metálicos.

Colite isquêmica

A colite isquêmica é a segunda causa mais frequente de HDB aguda, acometendo de 6 a 22% dos pacientes. É o resultado de uma redução abrupta, temporária do fluxo sanguíneo mesentérico secundária à hipoperfusão, vasoespasmo ou oclusão dos vasos mesentéricos. As regiões tipicamente afetadas são: o ângulo esplênico, o cólon descendente e o retossigmoide. O quadro clínico é de dor abdominal moderada associada a hematoquezia ou diarreia sanguinolenta. Os pacientes afetados são os idosos,

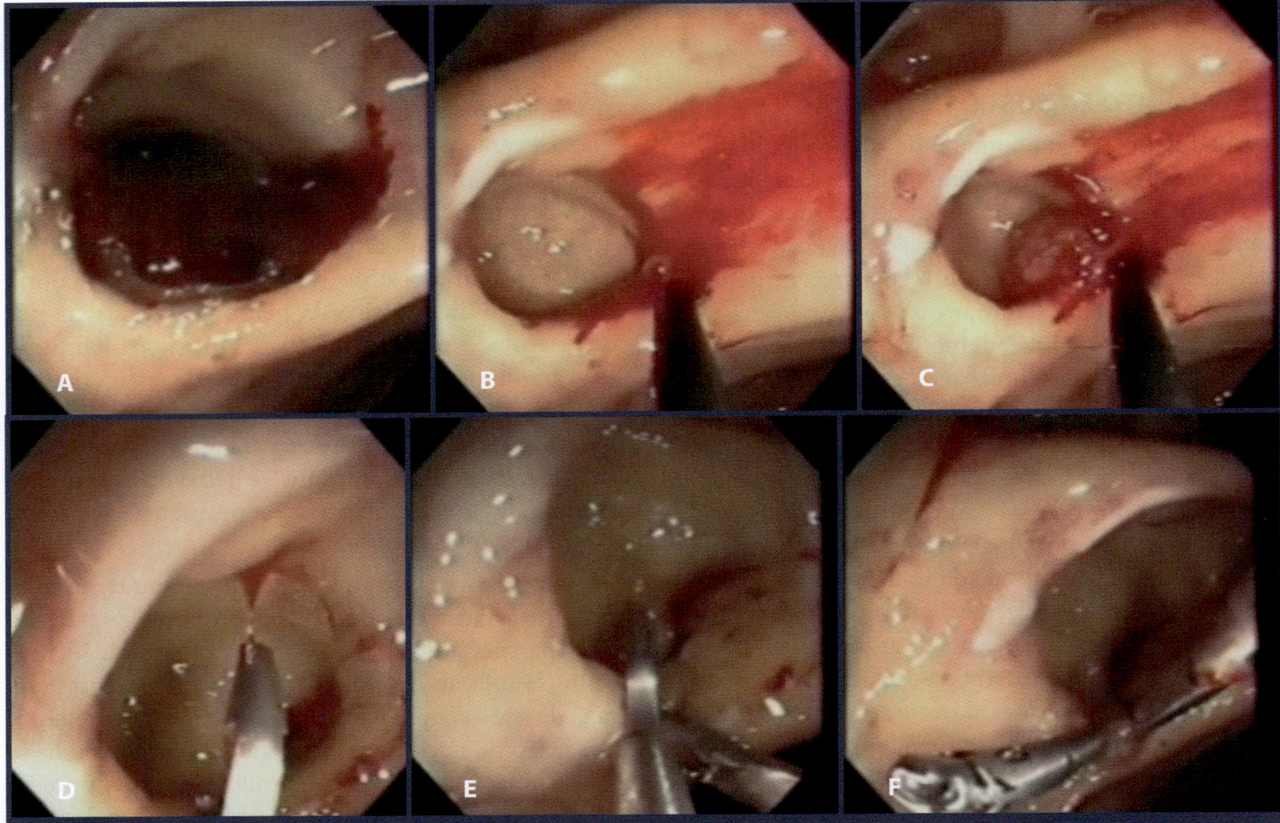

Figura 29.1 – Detalhes da colonoscopia e hemostasia endoscópica em divertículo de cólon com coágulo aderido. (A) – coágulo aderido; (B) – após remoção do coágulo; (C) – injeção de solução de adrenalina 1:20.000; (D) – posicionamento do primeiro clipe; (E) – posicionamento do segundo clipe; (F) – após os dois clipes posicionados.

portadores de aterosclerose ou doença cardíaca. Os achados colonoscópicos mais comuns incluem sufusões hemorrágicas da submucosa, cianose ou necrose da mucosa, com ulcerações e distribuição segmentar (transição abrupta entre a mucosa normal e a afetada).[1,3] Nos casos mais brandos, sem repercussão hemodinâmica, a conduta é conservadora, com suspensão de quaisquer fatores que possam agravar o quadro, como medicamentos vasoconstritores e o uso de antibióticos em casos selecionados. Existem casos mais dramáticos, que se expressam por uma colite aguda fulminante, megacólon tóxico ou abdome agudo perfurado com peritonite. Nesses casos, mesmo com intervenção cirúrgica precoce e ressecção dos segmentos envolvidos, a mortalidade é muito elevada.[10]

Colites infecciosas

Apesar de a HDB não ser a manifestação clínica mais frequente das colites infectoparasitárias, ela pode ocorrer em até de 5% dos casos, principalmente em pacientes imunossuprimidos. Aquelas que se manifestam mais frequentemente por sangramento dentre as bacterianas são:

- salmonelose;
- shiguelose;
- micobacterioses;
- colite pseudomembranosa.

Dentre as virais são:

- citomegalovirose;
- infecção herpética.

Dentre as fúngicas são:

- histoplasmose;
- candidíase.

As causadas por protozoários são:

- amebíase;
- esquistossomose.

Outras manifestações clínicas incluem febre, diarreia e dor abdominal. Assim como o quadro clínico, os achados endoscópicos também são inespecíficos, com edema, hiperemia e ulcerações. Os achados histopatológicos também são semelhantes e às vezes só é possível a definição diagnóstica com o isolamento do agente causador na cultura das fezes. Na presença de hemorragia secundária à colite infecciosa é raro o encontro de um ponto específico de sangramento e, na maioria dos casos, não há indicação do tratamento endoscópico. A principal conduta consiste na identificação do agente causador para o posterior tratamento específico.[11]

Proctocolopatia induzida por radiação

O uso da radioterapia para o tratamento das neoplasias pélvicas, sobretudo no câncer de colo uterino, endométrio, ovariano, bexiga, próstata, testículo e reto pode acarretar lesões em tecidos normais inclusos no campo irradiado. A incidência de lesões actínicas intestinais é de aproximadamente 15%. O sangramento como manifestação clínica das lesões actínicas é mais comum na fase crônica, assim como as estenoses, perfurações e fístulas, podendo se desenvolver até 30 meses após a radioterapia. O local mais acometido do intestino grosso é o reto, seguido do retossigmoide e ceco. Em geral o sangramento é crônico, em pequenas quantidades, raramente profuso e pode levar a anemia. O diagnóstico é baseado nas manifestações clínicas, com surgimento em nove meses ou mais após radioterapia pélvica, associado a alterações à colonoscopia ou retossigmoidoscopia, que incluem edema, palidez, hiperemia, telangiectasias, friabilidade da mucosa e ulcerações. Um dos métodos de tratamento endoscópico mais utilizados na lesão actínica é a coagulação por plasma de argônio, que consiste na eletrocoagulação com corrente monopolar de alta frequência, transmitida ao tecido sem contato direto, através de gás argônio ionizado. Apesar dos bons resultados com esse tratamento, com 90% de sucesso, redução significativa do sangramento e muito baixo índice de complicações, já foram relatados raros casos de perfuração colônica.[12] O tratamento cirúrgico é reservado aos casos de difícil controle, como estenoses graves, fístulas, perfurações e sangramentos persistentes.

Angiectasias

As angiectasias são responsáveis por 3 a 15% das HDB e podem ocorrer em qualquer ponto do trato gastrointestinal, porém, predominam no ceco e cólon direito. Geralmente são múltiplas e mais comuns em pacientes com mais de 65 anos. Apresentam-se como pequenas lesões avermelhadas, planas, com vasos ectasiados, variando de 2 a 10 mm de diâmetro. A apresentação clínica pode variar de anemia ferropriva, PSOF+, melena a hematoquezia, sendo o sangramento maciço presente em aproximadamente 15% dos pacientes. O sangramento cessa espontaneamente em mais de 90% dos casos, sendo frequente a recorrência. A colonoscopia é o principal exame diagnóstico, com sensibilidade de 80%, além de apresentar possibilidade terapêutica. O uso de narcóticos na sedação pode reduzir o fluxo sanguíneo da mucosa, prejudicando a detecção dessas lesões à colonoscopia. Nos casos de achado incidental de angiectasias, sem sangramento ativo ou anemia, é recomendado o tratamento conservador, exceto na necessidade de anticoagulação do paciente. As taxas de recorrência de sangramento são de aproximadamente 26% após um ano do tratamento e 46% em três anos. Na presença de angiectasias sem outra lesão que justifique o sangramento ou em pacientes com quadros hemorrágicos recorrentes ou persistentes, causando anemia significativa com necessidade de hemotransfusões, recomenda-se a terapêutica.[13] Dos tratamentos propostos, o endoscópico mais difundido e com melhores resultados na redução da recorrência de sangramento e hemotransfusões é a ablação com plasma de argônio. No cólon direito, por ter uma parede mais fina, o uso do argônio em potências mais baixas, de 30 a 45 W, e com fluxo de 1 L/min tem sido recomendado para tentar minimizar o risco de perfuração.[1] No estudo prospectivo de Olmos et al.,[14] em 100 pacientes com HDB recorrente e anemia, houve 85% de sucesso, somente 1 paciente foi operado, ocorreram duas complicações e nenhum óbito.

Doenças inflamatórias intestinais

Em geral a hemorragia nas doenças inflamatórias intestinais (DII) é pequena, porém, sangramentos mais intensos são responsáveis por 0,1 a 1,2% das internações hospitalares nesses pacientes. A retocolite ulcerativa é complicada pela presença de HDB em até 15% dos casos. Já a doença de Crohn cursa com hemorragia maciça em 1% das vezes. Grande parte desses sangramentos cessa com o tratamento específico para a doença de base.[15]

Neoplasias

O sangramento secundário às neoplasias é, em sua maioria, de pequena quantidade, traduzido por anemia e sangue oculto nas fezes. Geralmente é resultado de ulcerações na superfície de lesões tumorais avançadas. O tratamento endoscópico justifica-se nos casos raros de hemorragia significativa, na tentativa de parar o sangramento para estabilização clínica do paciente, para posterior cirurgia definitiva nos casos de tumores ressecáveis.[16]

Pós-polipectomia

O sangramento pós-polipectomia ocorre em 0,3 a 6% dos pacientes, pode ser imediato ou tardio e corresponde a 2 a 5% das causas de HDB aguda. Pode estar associado a técnicas inadequadas de polipectomia, ao tamanho dos pólipos, distúrbios da coagulação ou uso de anticoagulantes. A maioria dos casos se resolve com tratamento conservador ou endoscópico, raramente sendo necessário tratamento cirúrgico. Frequentemente o sítio de sangramento é identificado, podendo ser tratado com método de injeção associado a método térmico ou mecânico (clipes metálicos, ligadura elástica ou *endoloop*). Em um estudo de 14.575 colonoscopias com polipectomia, observaram-se 83 sangramentos (0,57%), com 96% de sucesso da terapêutica endoscópica, e apenas dois pacientes necessitaram de tratamento cirúrgico de urgência.[17] Revisão sistemática realizada por Li et al. apresentou 2.595 casos de sangramento pós-polipectomia e verificou que o uso de técnica profilática única reduzia o risco de sangramento precoce de 8,15 para 2,58% e que a profilaxia com técnicas múltiplas foi ainda mais eficaz (0% de sangramento). Entretanto, nem a técnica única nem a múltipla alteravam a incidência de sangramento tardio. Desse modo, concluiu-se que o tratamento endoscópico único ou múltiplo era efetivo em reduzir o sangramento precoce após polipectomia, entretanto, sem apresentar benefício em prevenir sangramento tardio.[18]

TRATAMENTO CIRÚRGICO

O tratamento cirúrgico deve ser considerado nos pacientes com sangramento persistente significativo, com necessidade de hemotransfusão de mais de seis unidades de concentrado de hemácias no período de 24 horas ou na recorrência de hemorragia.[1,3] A colonoscopia de urgência tem um importante papel na localização da fonte de sangramento. Em trabalhos não controlados, a realização prévia do exame com a identificação do sítio de sangramento proporcionou ressecções segmentares e diminuiu a morbimortalidade cirúrgica, quando comparada à colectomia subtotal.[3] A colectomia segmentar é escolhida nos casos em que o sítio de sangramento pode ser identificado, seja pela colonoscopia ou pela angiografia. A mortalidade desse procedimento é de aproximadamente 10%, com taxa de ressangramento de 5%. Nos casos em que a identificação da fonte não é possível, a colectomia subtotal deve ser a conduta de escolha, com uma taxa de ressangramento pequena (até 2%), porém, com mortalidade ainda elevada (20%).[3]

HEMORRAGIA DIGESTIVA BAIXA NA CRIANÇA

Uma das particularidades da HDB na criança é a pouca frequência dos sangramentos maciços, estando geralmente associado às malformações vasculares congênitas ou aos distúrbios da coagulação sanguínea. A etiologia da HDB varia conforme a idade, sendo algumas doenças, como divertículo de Meckel, colite alérgica, enterocolite necrosante, duplicação intestinal e hemangiomas, típicas da faixa etária pediátrica.[19]

O diagnóstico diferencial da HDB na criança depende de quatro fatores: idade, tipo de sangramento (coloração e intensidade), presença ou não de dor e outros sinais de abdome cirúrgico e presença ou não de diarreia[19] (Tabela 29.1).

O manejo inicial dos pacientes com HDB consiste em determinar se o quadro é agudo ou crônico e se a criança apresenta instabilidade clínica. O hemograma seriado permite avaliar a intensidade e a evolução do sangramento agudo, as alterações sugestivas de deficiência de ferro podem sugerir sangramento crônico. A presença de eosinofilia pode sugerir colite alérgica no lactente, ou parasitoses na criança maior. O coagulograma é importante na detecção de coagulopatias que podem evoluir com hemorragia digestiva, nas crianças.[20]

Na maioria das crianças a HDB cessa espontaneamente, sendo raros os casos que necessitam de abordagem endoscópica ou cirúrgica de urgência.[19,20] A colonoscopia ocupa lugar de destaque na propedêutica e terapêutica da HDB, e todos os procedimentos endoscópicos realizados em adultos podem ser realizados na criança, por exemplo, as polipectomias e as técnicas de hemostasia.[19] O preparo intestinal deve ser particularizado de acordo com a idade da criança. Está contraindicada nos pacientes com colite fulminante, megacólon tóxico ou peritonite, e não é necessária como exame inicial nos casos agudos de diarreia com sangue, em que a avaliação clínica e laboratorial sugere quadro infeccioso. Na suspeita de o sangramento estar localizado entre o ângulo de Treitz e o íleo terminal, a enteroscopia com duplo balão ou a cápsula endoscópica podem ser realizadas em crianças de quase todas as idades e nos pacientes adultos.[21,22]

Tabela 29.1 – Principais causas de hemorragia digestiva baixa em crianças

	Recém-nascido	Lactente	Pré-escolar e escolar	Escolar e adolescente
Sangue vivo sem dor	• Colite alérgica • Coagulopatia • Divertículo de Meckel • Duplicação intestinal	• Colite alérgica • Divertículo de Meckel • Hemangiomas • Pólipo juvenil • Duplicação intestinal	• Pólipo juvenil • Divertículo de Meckel • Hemangiomas	• Pólipo juvenil • Hemangiomas • Hemorroidas
Sangue vivo com dor	• Colite infecciosa • Intussuscepção • Enterocolite necrosante • Enterocolite de Hirchsprung • Volvo intestinal	• Fissura anal • Intussuscepção • Colite infecciosa • Colite inespecífica • Doença inflamatória intestinal • Enterocolite pseudomembranosa	• Fissura anal • Colite infecciosa • Doença inflamatória • intestinal • Úlcera retal solitária • Púrpura de Henoch-Schönlein • Intussuscepção • Enterocolite pseudomembranosa	• Fissura anal • Colite infecciosa • Doença inflamatória intestinal • Úlcera retal solitária • Vasculites • Hemorroidas • Enterocolite pseudomembranosa
Sangue escuro sem dor	• Sangue materno deglutido • Hemorragia digestiva alta • Coagulopatia • Divertículo de Meckel • Duplicação intestinal	• Hemorragia digestiva alta • Divertículo de Meckel • Duplicação intestinal • Hemangiomas	• Divertículo de • Meckel • Hemorragia digestiva alta • Hemangiomas	• Hemorragia digestiva alta • Hemangiomas
Sangue escuro com dor	• Enterocolite necrosante • Enterocolite de Hirchsprung • Volvo intestinal	• Síndrome hemolítico-urêmica • Colite isquêmica • Doença inflamatória intestinal	• Doença inflamatória intestinal • Púrpura de Henoch--Schönlein • Colite isquêmica • Síndrome hemolítico-urêmica	• Doença inflamatória intestinal • Vasculites • Hemorragia digestiva alta • Colite isquêmica • Síndrome hemolítico-urêmica

Fonte: adaptada de Bittencourt e Melo, 2005.[19]

Nos casos em que os métodos diagnósticos não detectam o sangramento ou quando a hemostasia endoscópica não foi eficaz, pode ser necessário uma intervenção cirúrgica, de preferência por via laparoscópica, tanto para diagnóstico como para tratamento.

REFERÊNCIAS

1. ASGE Standards of Practice Committee, Pasha SF, Shergill A, Acosta RD, Chandrasekhara V, Chathadi KV et al. The role of endoscopy in the patient with lower GI bleeding. Gastrointest Endosc. 2014; 79(6):875-85.
2. Patel R, Clancy R, Crowther E, Vannahme M, Pullyblank A. A rectal bleeding algorithm can successfully reduce emergency admissions. Colorectal Dis. 2014; 16(5):377-81.
3. Aoki T, Nagata N, Niikura R, Shimbo T, Tanaka S, Sekine K et al. Recurrence and mortality among patients hospitalized for acute lower gastrointestinal bleeding. Clin Gastroenterol Hepatol. 2015; 13(3):488-94.
4. Bounds BC, Kelsey PB. Lower gastrointestinal bleeding. Gastrointest Endosc Clin North Am. 2007; 17(2):273-88.
5. Church J, Kao J. Bedside colonoscopy in intensive care units: indications, techniques, and outcomes. Surg Endosc. 2014; 28(9):2679-82.
6. Venkatesh PG, Njei B, Sanaka MR, Navaneethan U. Risk of comorbidities and outcomes in patients with lower gas-

trointestinal bleeding: a nationwide study. Int J Colorectal Dis. 2014; 29(8):953-60.

7. Rey JF. The future of capsule endoscopy. Keio J Med. 2013; 62(2):41-6.
8. Niikura R, Nagata N, Shimbo T, Aoki T, Yamada A, Hirata Y et al. Natural history of bleeding risk in colonic diverticulosis patients: a long-term colonoscopy-based cohort study. Aliment Pharmacol Ther. 2015; 41(9):888-94.
9. Rustagi T, McCarty TR. Endoscopic management of diverticular bleeding. Gastroenterol Res Pract. 2014; 353-508.
10. FitzGerald JF, Hernandez LO. Ischemic colitis. Clin Colon Rectal Surg. 2015; 28(2):93-8.
11. Cai J, Yuan Z, Zhang S. Abdominal pain, diarrhea, constipation: which symptom is more indispensable to have a colonoscopy? Int J Clin Exp Pathol. 2015; 8(1):938-42.
12. Sarin A, Safar B. Management of radiation proctitis. Gastroenterol Clin North Am. 2013; 42(4):913-25.
13. Sami SS, Al-Araji SA, Ragunath K. Review article: gastrointestinal angiodysplasia – pathogenesis, diagnosis and management. Aliment Pharmacol Ther. 2014; 39(1):15-34.
14. Olmos JA, Marcolongo M, Pogorelsky V, Herrera L, Tobal F, Dávolos JR. Long-term outcome of argon plasma ablation therapy for bleeding in 100 consecutive patients with colonic angiodysplasia. Dis Colon Rectum. 2006; 49(10):1507-16.
15. Li G, Ren J, Wang G, Wu Q, Gu G, Ren H et al. Prevalence and risk factors of acute lower gastrointestinal bleeding in Crohn disease. Medicine (Baltimore). 2015; 94(19):1-7.
16. Gralnek IM, Ron-Tal Fisher O, Holub JL, Eisen GM. The role of colonoscopy in evaluating hematochezia: a population-based study in a large consortium of endoscopy practices. Gastrointest Endosc. 2013; 77(3):410-8.
17. Sorbi D, Norton I, Conio M, Balm R, Zinsmeister A, Gostout CJ. Postpolypectomy lower GI bleeding: descriptive analysis. Gastrointest Endosc. 2000; 51:690-6.
18. Li LY, Liu QS, Li L, Cao YJ, Yuan Q, Liang SW et al. A meta-analysis and systematic review of prophylactic endoscopic treatments for postpolypectomybleeding. Int J Colorectal Dis. 2011; 26(6):709-19.
19. Diaz NJ, Patrício FS, Fagundes-Neto U. Colite alérgica: características clínicas e morfológicas da mucosa retal em lactentes com enterorragia. Arq Gastroenterol. 2002; 39:260-6.
20. Kawakami E, Ogata SK. Hemorragia digestiva baixa. In: Ferreira CT, Carvalho E, Silva LR (eds). Gastroenterologia e hepatologia em pediatria: diagnóstico e tratamento. Rio de Janeiro: Medsi, 2003. p.427-36.
21. Fritscher-Ravens A, Scherbakov P, Bufler P et al. The feasibility of wireless capsule endoscopic in detecting small intestinal pathology in children under 8 years: a multicentre European study. Gut. 2009; 58:1467-72.
22. Nishimura N, Yamamoto H, Yano T, Hayashi Y, Arashiro M et al. Safety and efficacy of double-balloon enteroscopy in pediatric Patients. Gastorintest Endosc. 2010; 71:287-94.

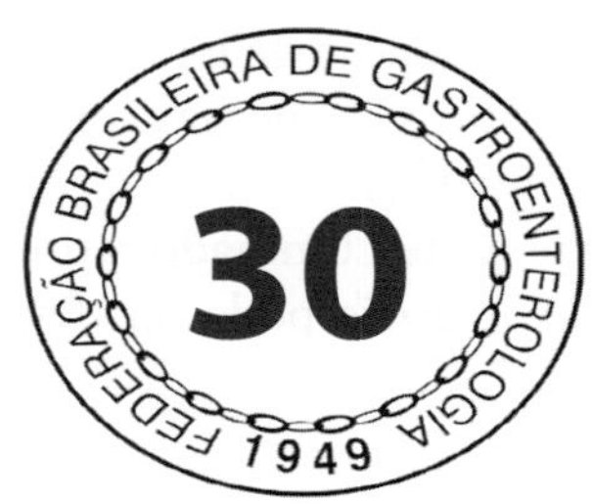

ICTERÍCIA: O DIAGNÓSTICO DIFERENCIAL

Marta Mitiko Deguti

INTRODUÇÃO

Icterícia é a coloração amarelo-alaranjada que pode ser observada nas mucosas conjuntival e sublingual e na pele, em decorrência da elevação das concentrações séricas de bilirrubina. Detectável a partir de 2,5 a 3,0 mg/dL (42,8 a 51,3 mmol/L), pode ser sutil ou bastante evidente, a depender da coloração da pele, das condições de iluminação, da sensibilidade do observador e da fração de bilirrubina que se encontra elevada.[1]

A presença de icterícia no adulto pode indicar um problema grave. Classicamente, está associada às hepatopatias, porque a conjugação da bilirrubina ocorre em uma taxa relativamente constante no hepatócito, e a elevação dos níveis séricos desse metabólito pode ser marcador de alteração da função do fígado. Contudo, a icterícia pode ocorrer tanto em situações de agressão direta ao fígado como em condições sistêmicas, por exemplo, insuficiência cardíaca direita descompensada, septicemia e tireoidopatias ou, ainda, nas alterações do metabolismo da bilirrubina em níveis pré e pós-hepático.[2]

FISIOPATOLOGIA

Metabolismo da bilirrubina

A icterícia resulta de distúrbios em uma ou mais etapas do metabolismo da bilirrubina, com elevação das concentrações de bilirrubina direta e/ou indireta. Bilirrubinas são catabólitos potencialmente tóxicos cuja metabolização depende de um mecanismo fisiológico complexo. Estudos recentes começam a revelar papel fisiológico mais amplo das bilirrubinas, com efeitos benéficos antidiabéticos. As bilirrubinas participam da regulação do metabolismo do colesterol, dos níveis de adipocinas e da expressão de PPAR gama. Em ratos, a administração de bilirrubinas revelou-se capaz de aumentar a sensibilidade à insulina, melhorar o controle glicêmico e induzir a obesidade induzida por alimentação.[3]

Existem três etapas principais do metabolismo das bilirrubinas: pré-hepática, intra-hepática e pós-hepática.[4]

Fase pré-hepática

A bilirrubina provém do heme liberado com a degradação da hemoglobina, proteína que atua no transporte e no metabolismo do oxigênio das hemácias. A produção diária de bilirrubina no adulto é de aproximadamente 4 mg/kg de massa corpórea, 70 a 90% provenientes da reciclagem de hemácias senescentes degradadas em baço e fígado. O restante provém de outras fontes, como mioglobina, citocromo P-450, catalase e peroxidase.

Na periferia, o heme é convertido em biliverdina pela enzima heme-oxigenase; posteriormente, transforma-se em bilirrubina sob atuação da biliverdina-redutase. Nessa etapa, a bilirrubina está na forma não conjugada, também denominada forma indireta. Cerca de 96% da bilirrubina plasmática está na forma indireta, que, não sendo hidrossolúvel, liga-se à albumina para chegar ao fígado.[5]

Fase intra-hepática

No fígado, a bilirrubina indireta é captada por um processo de transporte facilitado e também por difusão. No interior do hepatócito, permanece ligada às proteínas da família da glutationa-S-transferase. Sofre, então, o processo de conjugação com ácido glicurônico pela ação da enzima UGT1A1, que é uma UDP-glicuronosil-transferase, e converte-se em mono e diglicuronato de bilirrubina, também denominadas bilirrubina direta. A conjugação torna-a hidrossolúvel e, portanto, incapaz de se difundir através de membranas celulares. A atividade enzimática total da UGT1A1 deve ser reduzida a menos de 50% do normal para chegar a produzir hiperbilirrubinemia não conjugada.[5]

A excreção biliar depende de uma ATPase transportadora de bilirrubina, conjugada através da membrana do polo biliar do hepatócito, denominada MRP2 (proteína associada à resistência a múltiplas drogas 2) ou cMOAT (transportador canalicular multiespecífico de ânions orgânicos).[5]

Fase pós-hepática

Na bile, a fração direta representa 95% das bilirrubinas, 90% constituída por diglicuronato. A bilirrubina é conduzida pelos ductos biliar e cístico, atingindo a vesícula, onde pode permanecer armazenada. Pode, também, prosseguir através da ampola de Vater e atingir a luz do duodeno. Nos intestinos, parte da bilirrubina é excretada com o bolo fecal; o restante é metabolizado pela flora intestinal em urobilinogênios e é reabsorvido. A maior parte dos urobilinogênios do sangue é filtrada pelos rins e excretada na urina. Apenas uma pequena fração dos urobilinogênios é reabsorvida nos intestinos e novamente excretada para a bile.[4]

ASPECTOS CLÍNICOS E LABORATORIAIS

Aspectos clínicos

A icterícia pode ser um achado incidental em um indivíduo assintomático, sem representar risco à saúde de seu portador, mas também pode sinalizar a coexistência de uma condição grave. Embora os pacientes possam apresentar a queixa de "pele amarelada ou alaranjada", a confirmação de icterícia se dá mediante achado de escleróticas e mucosas conjuntival e sublingual com tonalidade amarelada, examinadas à luz do dia ou em ambiente iluminado artificialmente com luz branca. A icterícia pode ser descrita de acordo com a extensão de acometimento.[6]

Quanto à tonalidade, tradicionalmente valorizaram-se diferentes padrões na investigação etiológica, os quais atualmente tendem ao desuso. Por exemplo, a icterícia verdínica ocorre relacionada aos processos obstrutivos das vias biliares. A icterícia flavínica, de tonalidade amarelo pálido, ocorre nos portadores de anemias hemolíticas. A icterícia rubínica resulta da soma da icterícia com um matiz vermelho da pele, podendo ocorrer nas hepatites virais. Níveis mais elevados de bilirrubina conjugada, por tempo prolongado, como ocorre nas colestases crônicas, podem se apresentar com uma tonalidade mais escura, marrom-alaranjada.[4,6]

Na pseudoicterícia, ou carotenemia, a coloração alaranjada da pele ocorre em decorrência de hábito dietético rico em betacaroteno (p. ex., consumo de cenoura e mamão), ou associada ao mixedema e ao hipotireoidismo. Deve-se diferenciá-la, também, da tonalidade amarelo-palha, característica da insuficiência renal crônica. Nesses casos, não há impregnação de escleróticas, mucosas, tampouco hiperbilirrubinemia.[6]

A anamnese precisa esclarecer se a instalação foi abrupta ou insidiosa, se é o primeiro episódio ou recorrente. Os quadros agudos podem ser causados por infecções, sendo necessário avaliar se o paciente está febril, apresentando dor abdominal e sintomas gripais. O clínico precisa esclarecer se a icterícia é acompanhada de prurido, emagrecimento, dor abdominal, colúria, anemia e ascite. Sinais de hipertensão portal, como esplenomegalia, circulação colateral evidente em região umbilical da parede abdominal, denominada sinal de Cruveilhier-Baumgarten ou "cabeça de medusa", devem ser pesquisados. Evidências de insuficiência hepática, como telangiectasias do tipo "aranhas vasculares", ginecomastia, asterixe, rebaixamento do nível de consciência e equimoses, também podem acompanhar a icterícia. Xantelasmas, xantomas e arcos córneos acompanham os distúrbios do metabolismo lipídico da cirrose biliar primária. Hipocolia ou acolia fecal correspondem à obstrução de vias biliares extra-hepáticas.[4,7]

O levantamento minucioso de medicações, drogas, fitoterápicos e compostos químicos utilizados nos meses que antecederam a instalação da icterícia, com caracterização de doses e frequências, pode ser elucidativo. O paciente deve ser questionado a respeito de consumo de álcool e de tóxicos, bem como contato profissional ou domiciliar com substâncias químicas potencialmente hepatotóxicas. Como algumas doenças do fígado também podem ser acompanhadas de manifestações extra-hepáticas, deve-se pesquisar a existência de sinais e sintomas, como queixas em outros órgãos e aparelhos, por exemplo, pioderma gangrenoso, poliartralgias, uveíte, dermatite herpetiforme, aftas orais, glossite.[4,6,7]

Aspectos laboratoriais

A concentração total de bilirrubina plasmática do adulto é de 1 a 1,5 mg/dL, conforme a técnica aplicada. Em condições fisiológicas, o plasma contém basicamente bilirrubina não conjugada e apenas traços da conjugada.

A nomenclatura "indireta" e "direta" para a bilirrubina provém da técnica de van den Bergh, desenvolvida no início do século XX, e ainda hoje bastante utilizada. Utiliza-se ácido sulfanílico diazotizado, um reagente diazo que cliva a bilirrubina não conjugada em dois azodipirróis estáveis. Essas frações são quantificadas por espectrofotometria de massa, com máxima absorção a 540 nm. A bilirrubina direta reage mais rapidamente, a indireta tende a ser menos suscetível à clivagem pelo diazo. Então, acrescenta-se etanol para acelerar o processo de clivagem e a quantificação de azodipirróis. O valor da bilirrubina total é a quantidade que reage após 30 minutos da adição do álcool. A bilirrubina indireta é inferida pela subtração de quantidade de bilirrubina direta do total dosado. Na prática, observa-se que 10 a 20% da bilirrubina no plasma normal sofre clivagem mais rápida com o diazo, o que é preciso interpretar como artefato técnico que superestima a bilirrubina direta, que não excede 5% do total.

Avanços na metodologia laboratorial confirmam que a técnica de van den Bergh não é de fato acurada e sofre interferência de substâncias endógenas, como lípides e drogas como propranolol. Atualmente, existem diversas outras técnicas disponíveis mais acuradas para a dosagem das bilirrubinas, que se valem de cromatografia líquida de alta performance (HPLC), como a metanólise alcalina ou, ainda, métodos de química seca. Para a icterícia neonatal, medidas não invasivas por bilirrubinometria transcutânea são confiáveis e vêm se incorporando à rotina das maternidades.

Bilirrubina conjugada plasmática superior a 15% do total, confirmada por detecção de bilirrubinúria, é sugestiva de que há uma condição patológica que precisa ser identificada. Quando a hiperbilirrubinemia direta se prolonga, estabelece-se ligação covalente com albumina, o que constitui a bilirrubina delta (δ). Deduz-se que há bilirrubina delta quando a hiperbilirrubinemia direta persiste, apesar de se observar regressão de bilirrubinúria.

DIAGNÓSTICO DIFERENCIAL

As icterícias podem ser classificadas como tendo predomínio de bilirrubina indireta (não conjugada) e direta (conjugada). As icterícias por hiperbilirrubinemia indireta são consequência de alterações em nível pré-hepático ou hepático. Já as por hiperbilirrubinemia direta também podem ocorrer por causas hepáticas ou pós-hepáticas. O Quadro 30.1 apresenta as características da icterícia que norteiam o raciocínio para o diagnóstico diferencial e os mecanismos fisiopatológicos envolvidos, intrinsecamente relacionados às etapas do metabolismo da bilirrubina apresentadas anteriormente (fisiopatologia).[4]

O Quadro 30.2 sintetiza as etiologias de icterícia que devem ser lembradas pelo gastroenterologista diante do paciente ictérico.

CAUSAS PRÉ-HEPÁTICAS

Aumento da produção do heme

A hiperbilirrubinemia indireta resulta de um desbalanço entre a massa de bilirrubina produzida a partir do heme e seu ritmo de conjugação em nível hepático.

A medula é o órgão com a maior capacidade vicariante do corpo humano. Em situações de estresse, a eritropoiese (e, por conseguinte, a produção de bilirrubina indireta) pode aumentar em até 10 vezes, mas a excreção de bilirrubina encontra limitações na capacidade hepática de conjugação.[5]

A icterícia é considerada pré-hepática quando o distúrbio antecede a entrada da bilirrubina indireta no hepatócito, como nos pacientes com aumento da produção do heme, hemólise, reabsorção de grandes hematomas ou transfusões sanguíneas rápidas.

Anemias megaloblásticas por deficiência de ácido fólico ou de vitamina B_{12}, sideroblástica e ferropriva grave, porfiria eritropoiética congênita, eritroleucemia, *shunt* primário (ainda pouco conhecido defeito da incorporação da hemoglobina ao eritrócito), envenenamento por chumbo, doenças mieloproliferativas ou mielodisplásicas são exemplos de condições em que a eritropoiese defeituosa promove maior disponibilidade de heme e, consequentemente, hiperbilirrubinemia indireta.[8]

Quadro 30.1 – Principais etapas do metabolismo da bilirrubina e tipo de icterícia instalada, conforme mecanismo fisiopatológico envolvido

Metabolismo das bilirrubinas	Sitio anatômico	Fisiopatologia da icterícia
Heme ↓ (hemeoxigenase)	Pré-hépatica	Hiperbilirrubinemia ▪ Indireta
Biliverdina ↓ (biliverdina redutase)	Medula Sistema reticuloendotelial	– ↑ produção de bilirrubinas – ↓ captação pelo hepatócito ▪ Direta
Bilirrubina indireta ou monoglicuronato (BMG) ↓ (UGT1A1)	Plasma Circulação sanguínea	– ↓ conjugação – ↓ função hepatocelular
Bilirrubina direta ou diglicuronato (BDG)	Hepática Membrana do hepatócito Citoplasma Polo biliar	– colestase intra-hepática – ↓ excreção da bile conjugada ▪ Mista – obstrução das vias biliares extra-hepáticas
↓ (flora bacteriana) Urobilinogênio	Pós-hepática (vias biliares extra-hepáticas – intestinos) (excreção urinária ou recaptação intestinal)	

As anemias hemolíticas costumam apresentar hiperbilirrubinemias discretas, de cerca de 5 mg/dL, muitas vezes sem manifestação clínica de icterícia. Isso ocorre quando há defeitos genéticos na hemácia (p. ex., esferocitose hereditária, deficiência de glicose-6-fosfato-desidrogenase), nas hemólises de etiologia autoimune, toxicidade por drogas e defeitos estruturais da hemoglobina (p. ex., talassemias e anemia falciforme). No Brasil, malária e calazar também devem ser lembrados como causas prevalentes de icterícia associadas a anemia e hemólise.[9,10]

Diminuição da captação de bilirrubina pelo hepatócito

O fígado pode ter sua capacidade de captar bilirrubina inibida pelo efeito competitivo de medicamentos como rifampicina, ácido flavaspídico, novobiocina e contrastes colecistográficos. Esse efeito desaparece em até 48 horas após a interrupção da medicação.[1,11]

CAUSAS INTRA-HEPÁTICAS

Diminuição da capacidade de conjugação da bilirrubina

A icterícia neonatal é comum, sendo considerada fisiológica quando ocorre entre o 2º e 5º dia após o nascimento. Geralmente, os níveis séricos de bilirrubina total não excedem 10 mg/dL, e normalizam-se dentro de duas semanas. Decorre dos baixos níveis de UGT1A1, em virtude da imaturidade hepática do neonato, mais acentuada nos bebês prematuros e com hemólise. Outras condições neonatais em que há inibição da UGT1A1 são a icterícia do leite materno, secundária ao esteroide gestacional 3a,20b-pregnanediol e ácidos graxos do leite materno, e a hiperbilirrubinemia neonatal familiar transitória (ou síndrome de Lucey-Driscoll), causada por um inibidor presente no soro materno.

A icterícia neonatal ganha importância clínica quando os níveis de bilirrubinemia indireta elevam-se significativamente. A partir de 20 mg/dL, a impregnação da bilirrubina lipossolúvel no cérebro pode ocasionar alterações neurológicas; em seu estágio mais grave, a encefalopatia bilirrubínica (*kernicterus*), os danos são irreversíveis ou letais (ver também, adiante, "Icterícia neonatal e em lactente").[12-14] Nas comunidades menos favorecidas, nos países africanos em particular, o custo social por não se diagnosticar adequadamente a icterícia neonatal é extremamente elevado. Lá, ainda se buscam sistematizar uma triagem clínica que possibilite a detecção dos casos de maiores riscos, com base em sinais clínicos como tônus muscular, tipo de choro, estado mental e o olhar da criança.

Quadro 30.2 – Principais diagnósticos diferenciais da icterícia, de acordo com região anatômica envolvida na fisiopatologia

Pré-hepáticas	Hepáticas	Pós-hepáticas
↑ produção de bilirrubinas - anemias hemolíticas - hemólise autoimune - talassemia - anemia falciforme - reabsorção de grandes hematomas - transfusões sanguíneas rápidas - eritroleucemia - *shunt* arteriovenoso - envenenamento por chumbo - doenças mieloproliferativas ou mielodisplásicas ↓ captação de bilirrubina pelo hepatócito drogas (p. ex., rifampicina, contrastes colecistográficos)	↓ conjugação da bilirrubina - icterícia neonatal - icterícia do leite materno - hiperbilirrubinemia neonatal familiar transitória - síndrome de Gilbert - síndrome de Crigler-Najjar tipos 1 e 2 - drogas (p. ex., pregnanediol, novobiocina, cloranfenicol, gentamicina, inibidores da protease do HIV, benzoato de estradiol, rifampicina) ↓ excreção da bile conjugada - síndrome de Dubin-Johnson - síndrome de Rotor doenças hepatocelulares - hepatites crônicas B, C - hepatopatia alcoólica - drogas - hepatite autoimune - leptospirose grave, febre amarela, dengue, febre *chikungunya* - sífilis, rubéola, toxoplasmose, malária, tripanossomíase congênita colestases intra-hepáticas - colestase intra-hepática recorrente benigna (BRIC) - colestase intra-hepática familiar progressiva (PFIC) - cirrose biliar primária e colangite esclerosante primária - medicações (p. ex., acetaminofeno, penicilinas, contraceptivos orais, clorpromazina, estrógenos e esteroides anabolizantes) - infecções parasitárias (p. ex., *Clonorchis sinensis* e *Fasciola hepatica*) - amiloidose - linfoma - sarcoidose - tuberculose	Obstrução das vias biliares - colelitíase - tumores de vias biliares - colangite esclerosante primária - linfoma - colangiopatia da aids - pancreatite aguda e crônica - estenoses pós-cirúrgicas - cistos coledocianos - colelitíases - compressões extrínsecas por tumores

Também se consideram os fatores de risco de base, como deficiência de G6PD, sepse, incompatibilidade materno-fetal ABO Rh e a exposição a mentol. É provável que, nos próximos anos, as tecnologias de bilinometria transcutânea, cada vez mais acessíveis, possam melhorar a realidade desses países. Nos países em que há estrutura hospitalar mais desenvolvida, os casos de icterícia acentuada e *kernicterus* também têm ressurgido em decorrência das altas precoces das maternidades, a despreocupação com o nível de bilirrubinemia, com os fatores de risco envolvidos na icterícia do recém-nascido no momento da alta, os retornos ambulatoriais tardios somente com duas semanas de vida, e a abordagem dos prematuros limítrofes de maneira similar aos neonatos de termo. Com base na percepção desses problemas, tem-se demonstrado, também no Brasil, que a dosagem de bilirrubinemia nas primeiras horas de vida é um valioso indicador que permite identificar os recém-nascidos que necessitam de mais atenção nesse aspecto.

As síndromes de Gilbert e de Crigler-Najjar tipos 1 e 2 são formas hereditárias de icterícia por bilirrubina indireta, que resultam de diferentes mutações no gene *UGT1A1*. Os portadores da síndrome de Gilbert preservam de 10 a 33% de atividade da enzima; na síndrome de Crigler-Najjar do tipo 2, o funcionamento está limitado a 10%; já na tipo 1, a enzima é nula.[8,15]

A síndrome de Gilbert apresenta prevalência de 7 a 12% em populações de origem europeia. Caracteristicamente, os níveis de hiperbilirrubinemia são reduzidos, não ultrapassam 3 a 4 mg/dL, mas se elevam em situações de estresse como jejum prolongado, infecções intercorrentes e uso de drogas de metabolização hepática. Não há alteração das demais provas hepáticas, e a administração de fenobarbital pode normalizar os níveis de bilirrubina. Embora seja condição benigna, que não requer tratamento, os clínicos devem ser prudentes na prescrição de medicações cuja metabolização depende de glicuronidação.[16]

Na síndrome de Crigler-Najjar do tipo 1, a icterícia à custa de hiperbilirrubinemia indireta já surge no período neonatal, situa-se em níveis entre 18 e 45 mg/dL e não é responsiva ao fenobarbital. No passado, era condição de elevada letalidade por *kernicterus* ainda na infância. No tipo 2, a icterícia é mais branda, com bilirrubinemias entre 6 e 25 mg/dL, que se reduzem em até 75% com a administração de fenobarbital. Entretanto, em situações de jejum prolongado ou doença intercorrente, o clínico deve estar atento ao risco de *kernicterus*, independentemente da idade do paciente.[16]

Das causas secundárias, destacam-se a inibição parcial da UGT1A1 por medicamentos, como pregnanediol, novobiocina, cloranfenicol, gentamicina, inibidores da protease do HIV, benzoato de estradiol e rifampicina. Na prescrição de tais drogas, os médicos devem atentar aos portadores de síndrome de Gilbert, que estão mais suscetíveis à hiperbilirrubinemia acentuada nessas condições.[11,16,17]

Diminuição da capacidade de excreção da bile conjugada

As síndromes de Dubin-Johnson e de Rotor caracterizam-se pela icterícia com predomínio de bilirrubina conjugada ou mista. São condições benignas, cursam sem alterações das provas de função hepática, sem colestase, e não requerem tratamento específico.

A síndrome de Dubin-Johnson decorre de mutações no gene *MPR2/cMOAT* que codifica o transportador canalicular de ânions orgânicos dependente de ATP. Os portadores dessa síndrome podem eventualmente apresentar hepatoesplenomegalia. O fígado apresenta-se enegrecido, e a pigmentação centrolobular é escura e espessa, mas a biópsia hepática não é essencial para o diagnóstico. Os níveis de hiperbilirrubinemia mantêm-se de 2 a 5 mg/dL, mas podem atingir até 25 mg/dL; há particular sensibilidade ao estímulo com estrógenos, que, portanto, devem ser evitados. Ao colecistograma oral, a vesícula biliar não é visualizada (ou apenas fracamente). Outra característica é a elevação de coproporfirina I em detrimento do isômero II (> 80%) na urina, porém, com níveis normais da dosagem total das coproporfirinas.[18,19]

A síndrome de Rotor também se caracteriza por hiperbilirrubinemia predominantemente conjugada ou mista. Geralmente, as bilirrubinas totais séricas estão em torno de 3 a 7 mg/dL, mas níveis de até 20 mg/dL são compatíveis. O defeito molecular da síndrome de Rotor continua desconhecido; acredita-se que esteja situado em nível pré-canalicular, porque é o processo de secreção ou armazenamento hepático da bilirrubina conjugada que está prejudicado. Não há alterações das demais provas de função hepática, tampouco do padrão obtido no colecistograma oral ou na dosagem de coproporfirinas urinárias.

Doenças hepatocelulares

As hepatopatias por vírus, álcool, medicamentos e autoimunidade podem causar icterícia. A inflamação lobular lesa o sistema de transporte das bilirrubinas conjugadas, bem como libera as bilirrubinas armazenadas no interior do hepatócito. Paralelamente, ocorrem alterações das aminotransferases, das enzimas canaliculares e das provas de função hepática. Os padrões laboratoriais e marcadores etiológicos são apresentados detalhadamente nos capítulos específicos. Diante do prejuízo da função hepatocitária, há redução na capacidade de conjugação da bilirrubina indireta. A icterícia, nesses casos, tende ao padrão misto.

Colestases intra-hepáticas

A colestase intra-hepática recorrente benigna (BRIC) é condição rara, benigna, de herança autossômica recessiva, relacionada ao gene *FIC1*. As crises recorrentes de desconforto, prurido e icterícia podem se iniciar na infância ou na vida adulta. A duração das crises varia de semanas a meses, assim como os intervalos entre as crises podem ser de meses a anos. Já a colestase intra-hepática familiar progressiva (PFIC) também está relacionada a mutações no mesmo gene *FIC1*, mas se manifesta com colestase durante a fase de lactação e evolui com gravidade ainda na infância. A hiperbilirrubinemia conjugada nessas síndromes decorre de insuficiência generalizada da secreção biliar.[20]

Duas condições de natureza autoimune que provocam intensa colestase e icterícia nos estágios mais avançados de evolução, devendo ser lembradas, são a cirrose biliar primária e a colangite esclerosante primária.[1,21]

As medicações que classicamente provocam colestase são acetaminofeno, penicilinas, anticoncepcionais orais, clorpromazina, estrógenos e esteroides anabolizantes.[4,11]

Devem ser mencionadas as infecções parasitárias, como por *Clonorchis sinensis* e *Fasciola hepatica*, cujos ovos depositados em vias biliares menores podem provocar colestase intra-hepática. Icterícia por obstrução das vias biliares intra-hepáticas também pode decorrer de infiltração hepática por amiloidose, linfoma, sarcoidose e tuberculose.

CAUSAS PÓS-HEPÁTICAS

Nas obstruções das vias biliares, a hiperbilirrubinemia é mista. As bilirrubinas podem sofrer glicuronidação reversa e difusão ou transporte de volta para o plasma por meio de uma ATPase MRP. Elevados níveis de bilirrubina direta e fosfatase alcalina sugerem (mas não definem) obstrução do fluxo biliar.

O diagnóstico diferencial das obstruções de vias biliares depende da idade do paciente. Nos adultos, inclui colelitíase, tumores intrínsecos e extrínsecos, colangite esclerosante primária, infecções parasitárias, linfoma, colangiopatia da aids, pancreatite aguda e crônica e estenoses pós-cirúrgicas. Nas crianças, cistos coledocianos e colelitíases são mais frequentes, e também podem ocorrer compressões extrínsecas por tumores.[2]

Neoplasias de vesícula e de vias biliares causam icterícia e prurido intensos. O adenocarcinoma de vesícula biliar ocorre associado à hepatomegalia e, ao sinal de Courvoisier, verifica-se massa palpável em quadrante superior direito do abdome. O colangiocarcinoma tipicamente se apresenta com emagrecimento e dor abdominal. O sinal de Mirizzi corresponde à vesícula biliar dilatada, secundária à impactação de cálculo em colédoco. A colelitíase associada a baixos níveis de fosfolípides (LPAC) é causa de icterícia em adultos jovens. Formas adultas de *Ascaris lumbricoides* podem migrar do intestino para os ductos biliares e obstruir o fluxo biliar.[22]

Na pancreatite aguda, ou na forma crônica exacerbada, a icterícia decorre de compressão extrínseca da via biliar por edema e/ou pela formação de pseudocistos volumosos. Neoplasias pancreáticas também podem comprimir a via biliar comum, impedindo a drenagem da bile para os intestinos.[23]

SITUAÇÕES ESPECIAIS

Icterícia no cirrótico

A icterícia no paciente cirrótico decorre de alterações em diversas etapas do metabolismo da bilirrubina. Há perda de capacidade de transporte das bilirrubinas conjugadas, bem como liberação das bilirrubinas hepatocitárias para a circulação pela agressão aos hepatócitos, em razão da hepatopatia crônica de base. Além disso, parte das bilirrubinas oriundas do baço é desviada do fígado pelas vias colaterais portossistêmicas. Mesmo quando seguem o fluxo para o interior do fígado, deparam com um sistema sinusoidal capilarizado, isto é, empobrecido de fenestras, e, assim, com menores chances de adentrarem os hepatócitos. Como agravantes, a esplenomegalia pela hipertensão portal incrementa a hemocatérese, e a redução volumétrica de parênquima hepático diminui a capacidade de o indivíduo conjugar a bilirrubina.

Icterícia pós-cirúrgica

Diversos fatores podem provocar a icterícia nos dias que se sucedem a uma cirurgia, como reabsorção de hematomas volumosos, degradação pós-transfusional de hemácias, lesão hepática transitória por hipóxia intraoperatória, bacteremia e endotoxemia. Caracteristicamente, as enzimas canaliculares elevam-se várias vezes acima do limite da normalidade, ao passo que as aminotransferases revelam mínima ou nenhuma alteração. A função hepática permanece preservada, e a icterícia regride, conforme melhora a condição do paciente.

Contudo, trata-se de condição de extrema atenção. O paciente deve ser cuidadosamente investigado quanto à etiologia da icterícia. Coledocolitíase (cálculo retido em vias biliares), lesão iatrogênica de vias biliares, hepatite aguda viral pós-transfusional, isquemia hepática, hepatopatia por nutrição parenteral prolongada, hepatite medicamentosa e choque séptico são algumas possibilidades que devem ser lembradas.

Icterícia por nutrição parenteral total

Nutrição parenteral total (NPT) prolongada também pode estar associada à icterícia colestática, geralmente 2 a 3 semanas após o início do tratamento. Os neonatos são mais suscetíveis. Diversos fatores podem contribuir para esse processo, a saber, a doença de base, condições hepáticas preexistentes, medicações concomitantes, supercrescimento bacteriano em intestino delgado com liberação de endotoxinas para o sistema portal, septicemia bacteriana e produção de ácidos biliares secundários tóxicos, além de formação de barro biliar após a sexta semana de NPT.

Icterícia na gravidez

As gestantes com hiperêmese podem manifestar elevação modesta e autolimitada das aminotransferases e de bilirrubinas no primeiro trimestre. A colestase intra-hepática da gravidez ocorre durante o segundo e o terceiro trimestres e desaparece espontaneamente após o parto. A síndrome HELLP (hemólise, elevação de aminotransferases e plaquetopenia) está associada à pré-eclâmpsia no terceiro trimestre. A esteatose hepática aguda pode se apresentar como um quadro de insuficiência hepática fulminante ou subfulminante, exigindo a interrupção da gestação, frequentemente associada a erros inatos do metabolismo dos ácidos graxos do feto.

A icterícia na gravidez pode resultar de qualquer doença hepática, que também afeta mulheres não grávidas, ou de condições únicas à gestação.

Icterícia neonatal e em lactentes

A icterícia fisiológica neonatal e os aspectos diferenciais com a icterícia do leite materno e a icterícia familiar transitória foram apresentados no item “Diminuição da capacidade de conjugação da bilirrubina”. É importante mencionar, porém, que, nessa etapa inicial da vida, outras condições mais raras também compõem a lista dos diagnósticos diferenciais das icterícias: atresia de vias biliares, cistos coledocianos, síndrome de Alagille, fibrose cística, deficiência de alfa-1-antitripsina e erros inatos do metabolismo de carboidratos, lípides ou ácidos biliares.[2,24] No Brasil, também se destacam as causas infecciosas, que incluem: sífilis, malária, rubéola, toxoplasmose e tripanossomíase (doença de Chagas) congênitas (Tabela 30.1).

Icterícia aguda febril

Icterícia acompanhada de febre são manifestações clínicas relativamente frequentes em infecções. Das etiologias mais frequentes, a dengue na forma de febre hemorrágica, malária, febre amarela, hepatites agudas A-E, leptospirose e febre tifoide devem ser consideradas no diagnóstico diferencial. Mais recentemente, outras etiologias também devem ser consideradas, de acordo com a região de procedência do paciente, por exemplo febre *chikungunya* e Ebola.

O Brasil tem se destacado entre os países onde a dengue é endêmica, com surtos epidêmicos regionais cada vez mais frequentes nos últimos anos. Somente nos primeiros cinco meses do ano de 2015, o Ministério da Saúde já registrava mais de 1 milhão de casos notificados. O vírus da dengue não é hepatotrópico, porém, o envolvimento hepático caracteriza os quadros mais graves, sendo a icterícia um marcador de prognóstico desfavorável. A agressão hepática na dengue ocorre por ação citopática direta, resposta imune e também como efeito dos distúrbios de perfusão no choque hemodinâmico. A icterícia também pode ser desencadeada pela utilização de ácido acetil salicílico nos pacientes com febre. Embora o paracetamol seja recomendado pelo Ministério da Saúde no manejo da febre nos casos de dengue, o assunto é pouco explorado na literatura científica, e existem controvérsias a respeito da segurança hepática no emprego desse analgésico e antitérmico.

Já na malária, outra condição endêmica no Brasil, a icterícia é ainda menos frequente. Quando ocorre, é secundária à hemólise intravascular, isto é, a icterícia da malária caracteriza-se, basicamente, pelo predomínio de hiperbilirrubinemia indireta. Raramente existe coagulação intravascular disseminada, e excepcionalmente são registradas evidências de lesão hepatocelular.

Icterícia no paciente com aids

Estabelecer a etiologia da icterícia no paciente com aids é particularmente complexo, pois o leque diagnóstico que se abre é muito amplo. Além dos vírus das hepatites B e C, há os vírus *Herpes simplex*, Epstein-Barr, *Mycobacterium tuberculosis*, micobacterioses atípicas, infecções fúngicas por *Cryptococcus neoformans*, *Histoplasma capsulatum*, *Candida albicans*, *Coccidioides immitis*, outros agentes oportunistas como *Pneumocystis carinii*, além de infiltrações tumorais por linfoma, sarcoma de Kaposi e outras doenças induzidas por medicações. A colangiopatia da aids pode ser causada por *Cryptosporidium* sp., *Cytomegalovirus* ou pelo próprio vírus HIV. Os achados de colangiografia revelam padrão similar ao da colangite esclerosante primária.[7,25]

RESUMO

As icterícias por hiperbilirrubinemia indireta ocorrem quando essa fração atinge níveis superiores a 1,2 mg/dL, e correspondente a mais de 80% das bilirrubinas totais. As causas mais comuns de hiperbilirrubinemia indireta são aumento da produção de bilirrubina, síndrome de Gilbert e icterícia neonatal.[1,8]

Icterícias por hiperbilirrubinemia direta ou mista sinalizam a existência de disfunção hepatobiliar, que pode ser aguda ou crônica. Mais raramente, podem decorrer de distúrbios isolados do metabolismo da bilirrubina, sem repercussão em outros aspectos das funções do fígado. As hepatopatias, associadas às hiperbilirrubinemias diretas ou mistas, podem ser hepatocelulares (que resultam de inflamação e necrose lobular) ou colestases (cujas características centrais são a inibição do fluxo biliar e a retenção de ácidos biliares tóxicos). A análise das bilirrubinas, isoladamente, não permite distinguir entre etiologias hepatocelulares e colestáticas.[7]

A presença de bilirrubina na urina é marcador sensível para a detecção de doença hepatobiliar subjacente, devendo sempre ser valorizada pelo clínico. A bilirrubina conjugada pode ser detectada precocemente na urina, mesmo quando os níveis séricos ainda estão normais, porque a capacidade renal de reabsorção é reduzida. Da mesma maneira, a diminuição dos níveis de bilirrubinúria também é um indicador favorável de regressão da doença hepatobiliar, mesmo quando os níveis séricos de bilirrubina permanecem elevados, o que pode ser atribuído à bilirrubina delta.

Os níveis de hiperbilirrubinemia geralmente se correlacionam com a intensidade da icterícia; essa regra, porém, não é linear. A concentração sérica de bilirrubina pode ser reduzida transitoriamente por salicilatos, sulfonamidas e ácidos graxos livres, deslocando a bilirrubina da albumina plasmática, impregnando mais os tecidos. Por sua vez, a elevação da concentração sérica de albumina, como na desidratação, pode causar deslocamento de bilirrubinas teciduais para a circulação.[4,7]

Os níveis de hiperbilirrubinemia também podem guiar o raciocínio clínico. Hepatopatias parenquimatosas ou coledocolitíase com obstrução parcial extra-hepática manifestam elevações mais amenas que obstruções malignas do ducto biliar comum. Poucos estudos controlados avaliaram a utilidade de conhecer os níveis e a duração da hiperbilirrubinemia para avaliar prognóstico. Nas hepatites virais, níveis mais elevados de bilirrubinas correspondem a agressão hepatocelular mais intensa e curso mais prolongado da doença. Maiores níveis de bilirrubinemia também estão associados a pior prognóstico na hepatite alcoólica e na cirrose biliar primária. Porém, existem casos de insuficiência hepática fulminante com icterícia discreta que evoluem para óbito. Ocasionalmente, a intensidade da icterícia pode induzir o clínico a superestimar a disfunção hepática existente, como quando há hemólise ou insuficiência renal associadas.[4,7,26]

REFERÊNCIAS

1. Roche SP, Kobos R. Jaundice in the adult patient. Am Fam Physician. 2004; 69(2):299-304.
2. Okolicsanyi L, Cavestro GM, Guatti-Zuliani C. Hyperbilirubinemia: does it matter? Can J Gastroenterol. 1999; 13(8):663-8.
3. Liu J, Dong H, Zhang Y, Cao M, Song L, Pan Q et al. Bilirubin increases insulin sensitivity by regulating cholesterol metabolism, adipokines and PPARγ level. Sci Rep. 2016; 6:19170.
4. Berk PD, Korenblat KM. Abordagem do paciente com icterícia ou com provas de função hepática anormais. In: Goldman L, Ausiello D (eds.). Cecil – Tratado de medicina interna. 23.ed. Rio de Janeiro: Campus-Elsevier, 2009. p.1254-64.
5. Jansen PL, Bosma PJ, Chowdhury JR. Molecular biology of bilirubin metabolism. Prog Liver Dis. 1995; 13:125-50.
6. Kuntz EK, Kuntz HD. Diagnostics in liver diseases. In: Kuntz E, Kuntz HD (eds.). Hepatology principles and practice. 2.ed. Heidelberg: Springer Verlag, 2006. p.90-106.
7. Bergasa NV. Abordagem do paciente com doença hepática. In: Goldman L, Ausiello D (eds.). Cecil – Tratado de medicina interna. 23.ed. Rio de Janeiro: Campus-Elsevier, 2009. p.1249-53.
8. Mukherjee S, Ozden N. Unconjugated hyperbilirubinemia. E-Medicine Medscape, 2009. Disponível em: http://emedicine.medscape.com; acessado em: 6 de março de 2016.
9. Ahasan HA, Chowdhury MA, Azhar MA, Rafiqueuddin AK. Pitfalls in the diagnosis of jaundiced patients in the tropics. Trop Doct. 1995; 25(4):191.
10. Sarker CB, Chowdhury KS, Siddiqui NI, Jamal MF, Rahman S, Momen A et al. Clinical profile of Kala-azar in adults: as seen in Mymensingh Medical College Hospital, Mymensingh, Bangladesh. Mymensingh Med J. 2003; 12(1):41-4.
11. Vuppalanchi R, Liangpunsakul S, Chalasani N. Etiology of new-onset jaundice: how often is it caused by idiosyncratic drug-induced liver injury in the United States? Am J Gastroenterol. 2007; 102(3):558-62; quiz 693.
12. Chowdhury AD, Hussey MH, Shortland DB. Critical overview of the management of neonatal jaundice in the UK. Public Health. 2007; 121(2):137-43.
13. De Luca D, Jackson GL, Tridente A, Carnielli VP, Engle WD. Transcutaneous bilirubin nomograms: a systematic review of population differences and analysis of bilirubin kinetics. Arch Pediatr Adolesc Med. 2009; 163(11):1054-9.
14. Shoemaker MD, Ellis MR, Meadows S, Roberts RW. Clinical inquiries. Should jaundiced infants be breastfed? J Fam Pract. 2003; 52(11):895-6.

15. Borlak J, Thum T, Landt O, Erb K. Hermann R. Molecular diagnosis of a familial nonhemolytic hyperbilirubinemia (Gilbert's syndrome) in healthy subjects. Hepatology. 2000; 32(4 Pt 1):792-5.

16. Ellis E, Wagner M, Lammert F, Nemeth A, Gumhold J, Strassburg CP et al. Successful treatment of severe unconjugated hyperbilirubinemia via induction of UGT1A1 by rifampicin. J Hepatol. 2006; 44(1):243-5.

17. Kadakol A, Sappal BS, Ghosh SS, Lowenheim M, Chowdhury A, Chowdhury S et al. Interaction of coding region mutations and the Gilbert-type promoter abnormality of the UGT1A1 gene causes moderate degrees of unconjugated hyperbilirubinaemia and may lead to neonatal kernicterus. J Med Genet. 2001; 38(4):244-9.

18. Orlando R, Caregaro L, Muggeo M, Ghidini O, Okolicsanyi L. Study of bilirubin kinetics in a case of Dubin-Johnson syndrome before and after treatment with UDPG. Clin Ter. 1976; 76(4-3):323-32.

19. Nishida T, Gatmaitan Z, Roy-Chowdhry J, Arias IM. Two distinct mechanisms for bilirubin glucuronide transport by rat bile canalicular membrane vesicles. Demonstration of defective ATP-dependent transport in rats (TR-) with inherited conjugated hyperbilirubinemia. J Clin Invest. 1992; 90(5):2130-5.

20. Arias IM, Che M, Gatmaitan Z, Leveille C, Nishida T, St Pierre M. The biology of the bile canaliculus, 1993. Hepatology. 1993; 17(2):318-29.

21. Okolicsanyi L, Groppo M, Floreani A, Morselli-Labate AM, Rusticali AG, Battocchia A et al. Treatment of primary sclerosing cholangitis with low-dose ursodeoxycholic acid: results of a retrospective Italian multicentre survey. Dig Liver Dis. 2003; 35(5):325-31.

22. Chowdhury TK, Dubey SK. Periampullary carcinoma following biliary ascariasis: a case report. Indian J Cancer. 1997; 34(3):136-8.

23. Bloomston M, Bekaii-Saab TS, Kosuri K, Cowgill SM, Melvin WS, Ellison EC et al. Preoperative carbohydrate antigen 19-9 is most predictive of malignancy in older jaundiced patients undergoing pancreatic resection. Pancreas. 2006; 33(3):246-9.

24. Shortland DB, Hussey M, Chowdhury AD. Understanding neonatal jaundice: UK practice and international profile. J R Soc Promot Health. 2008; 128(4):202-6.

25. Chalasani N, Wilcox CM. Etiology, evaluation, and outcome of jaundice in patients with acquired immunodeficiency syndrome. Hepatology. 1996; 23(4):728-33.

26. Zucker SD, Horn PS, Sherman KE. Serum bilirubin levels in the U.S. population: gender effect and inverse correlation with colorectal cancer. Hepatology. 2004; 40(4):827-35.

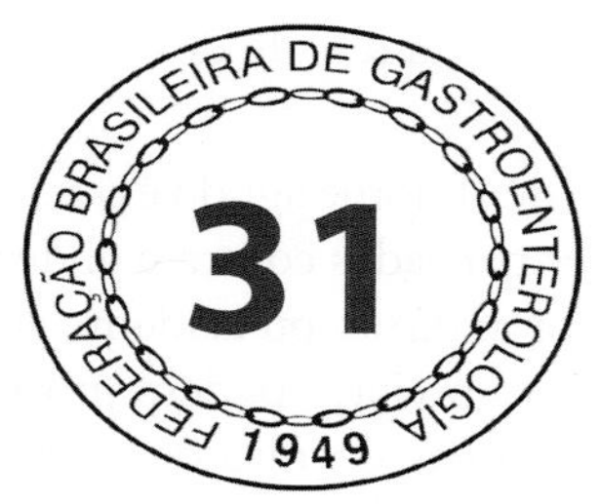

ABDOME AGUDO

Nelson Adami Andreollo
Gustavo Pereira Fraga
Luiz Roberto Lopes

INTRODUÇÃO

O abdome agudo é uma condição clínica em que o paciente apresenta afecção abdominal caracterizada por dor aguda e súbita, que o leva a procurar imediatamente um serviço de emergência, requerendo tratamento clínico ou cirúrgico de urgência ou emergência. É uma das principais emergências da prática médica, com alta incidência e elevado risco de gravidade, podendo levar ao óbito, muitas vezes pela dificuldade de se estabelecer o diagnóstico correto. Quando não tratado adequadamente e no tempo correto, o paciente evolui com piora dos sintomas e progressiva deterioração de seu estado geral. Deve-se fazer o maior esforço para realizar um diagnóstico específico; entretanto, em virtude de sua gravidade em alguns casos, não há tempo hábil para a realização de muitos exames e a principal decisão é se o paciente deve ou não ser operado. O diagnóstico correto, às vezes, é feito apenas durante a operação, após abertura e exame detalhado da cavidade peritoneal.[1]

A precisão e a rapidez do diagnóstico são imprescindíveis, pois o quadro traduz, em geral, situação grave e muitas vezes com risco de morte, exigindo tratamento imediato, o qual será tanto mais efetivo quanto mais cedo for instituído.[2] Para alcançar o objetivo mencionado, é fundamental obter a história clínica do episódio atual, a pregressa, o exame físico e os exames laboratoriais e de imagens, solicitados cada um a seu tempo. Os profissionais que atuam em pronto atendimentos devem ter a clara noção desse quadro abdominal, saber identificar a sua gravidade, indicar os exames e conhecer o seu manuseio.

Embora nos últimos anos tenham sido registrados avanços no diagnóstico complementar do abdome agudo por meio de exames de imagens, o mais importante meio para alcançar o diagnóstico preciso é a história clínica detalhada. Os exames laboratoriais e de imagem fornecerão subsídios para comprovar ou não a hipótese diagnóstica, elaborada a partir dos dados colhidos na história clínica e no exame físico do paciente. Portanto, para chegar ao diagnóstico correto no mais curto intervalo de tempo, é importante que tanto o médico que atua no pronto-socorro quanto o cirurgião que avalia o paciente, tenham bons conhecimentos e experiência, e que se mantenham sempre presentes em suas mentes as variadas causas que o abdome agudo pode ter.

ETIOLOGIA

Quanto à sua etiopatogenia, o abdome agudo é classificado em cinco grupos:

1. **Inflamatório (ou por inflamação):** apendicite aguda, colecistite, diverticulite, pancreatite e outras.

2. **Perfurativo (ou por perfuração):** úlcera perfurada, diverticulite perfurada e outras perfurações intestinais.
3. **Vascular**: obstrução arterial e venosa de artérias mesentérica superior ou inferior.
4. **Hemorrágico**: gravidez ectópica rota, traumas hepático, esplênico e intestinal.
5. **Obstrutivo (ou por obstrução):** obstrução intestinal secundária a tumores benignos e malignos, volvos, bridas e aderências intestinais (Quadro 31.1).

A anamnese detalhada é muito importante para estabelecer o diagnóstico, incluindo também a idade do paciente, o sexo, doenças e cirurgias prévias, local e características da dor, irradiação, tempo em horas de evolução, alterações intestinais, febre, vômitos. O exame físico geral permite avaliar as mucosas, a pressão arterial, a frequência cardíaca, a hidratação ou desidratação e a condição do paciente. Por outro lado, o exame físico específico avalia o local da dor, a irradiação, a presença ou não de rigidez da parede abdominal, a dor de descompressão à palpação e a distensão.

Quadro 31.1 – Classificação do abdome agudo segundo causas abdominais
Gastrointestinais Apendicite, obstrução intestinal, perfuração intestinal, isquemia mesentérica, úlcera perfurada, diverticulite de Meckel, diverticulite do cólon, doença inflamatória intestinal
Pâncreas, vias biliares, fígado e baço Pancreatite, colecistite aguda, colangite, hepatite, abscesso hepático, abscesso pancreático, ruptura esplênica, tumores hepáticos hemorrágicos
Peritoneal Peritonite bacteriana espontânea (PBE) e peritonites secundárias a doenças agudas de órgãos abdominais e/ou pélvicos
Urológica Cálculo ureteral, cistite e pielonefrite
Retroperitoneal Aneurisma de aorta e hemorragias, psoíte e outros abscessos
Ginecológica Cisto ovariano roto, gravidez ectópica, endometriose, torção ovariana, salpingite e rotura uterina
Parede abdominal Hematoma do músculo reto abdominal, hérnias, abscessos

Fonte: modificado de Flasar et al., 2006.[3]

Uma causa importante de abdome agudo é o trauma abdominal fechado (fortes pancadas contra o abdome, geralmente provocadas por agressão ou acidente automobilístico). Algumas lesões no baço podem provocar sua ruptura após algumas horas ou dias do acidente, levando à hemorragia intra-abdominal. Lacerações intestinais pequenas podem provocar vazamento de conteúdo fecal para a cavidade abdominal, provocando situações de peritonite generalizada, se não forem detectadas na admissão do paciente.

O médico precisa ficar muito atento, pois há várias afecções que podem simular abdome agudo, ou seja, pleuropulmonares (pneumonia de base, pleurite e derrame pleural); geniturinárias (infecção de vias urinárias, pielonefrite aguda, calculose urinária); cardíacas (infarto agudo do miocárdio, angina e pericardite constritiva); gastrointestinais (gastroenterocolite, tuberculose peritoneal e febre tifoide); processos infecciosos (herpes zóster e *tabes dorsalis*); metabólicas (diabete melito, uremia, saturnismo, anemia e porfiria aguda); hematológicas (anemia falciforme e outras neoplasias); colagenoses (lúpus sistêmico e poliarterite nodosa) e outras (pacientes portadores de HIV, com regime de quimioterapia, com doenças neurológicas e intoxicações exógenas).

QUADRO CLÍNICO

Todo sintoma referido pelo paciente na anamnese deve ser valorizado, devendo o médico caracterizar dor, antecedentes de náuseas e vômitos, presença de evacuação ou não e parada de eliminação de gases e fezes. Informações importantes devem ser obtidas do paciente ou dos acompanhantes, como: história de doença abdominal prévia (tratamento de úlceras, de doenças intestinais, de calculose vesicular, de cálculos renais e quadros de hemorragia pregressa), operações abdominais anteriores (doenças benignas ou malignas), doenças sistêmicas associadas (diabete melito, hipertensão, hipo ou hipertireoidismo, cardiopatias, hepatopatias, pneumopatias e doenças neurológicas), uso de medicamentos (não se esquecer de verificar o uso de anticoagulantes, de ácido acetilsalicílico e anti-inflamatórios não esteroidais) e antecedentes ginecológicos e obstétricos (ciclo menstrual, tempo de puerpério, número de gestações e abortos anteriores). O Quadro 31.2 resume as principais causas extra-abdominais de abdome agudo.[3-5]

A dor aguda referida, decorrente do quadro de abdome agudo, em geral anuncia o início da inflamação

Quadro 31.2 – Causas extra-abdominais de abdome agudo
Torácicas Infarto agudo do miocárdio, pneumonia, infarto pulmonar, embolia, pneumotórax, pericardite e derrame pleural
Hematológica Crise falciforme, leucemia aguda
Neurológica Herpes zóster, *tabes dorsalis*, compressão da raiz nervosa
Metabólica Cetoacidose diabética, porfiria, hiperlipoproteinemia, crise addisoniana
Relacionadas a intoxicações Abstinência de narcóticos, intoxicação por chumbo, picada de cobra e insetos
Etiologia desconhecida Fibromialgia

Fonte: modificado de Flasar et al., 2006.[3]

visceral. Na maioria das vezes, ele pode não permitir localizar a víscera inflamada durante o exame físico. Na evolução do quadro, a inflamação visceral compromete o peritônio parietal, que é ricamente inervado pelos nervos da parede abdominal adjacente e, por esse motivo, está presente na defesa e contratura muscular (defesa muscular involuntária). Além disso, a inflamação do peritônio faz que o paciente apresente dor imediatamente, a qualquer estímulo de manipulação, palpação e descompressão do abdome. É por esses motivos que, a essa altura da evolução da doença, a dor à palpação abdominal localiza com eficiência a origem da irritação peritoneal e a provável víscera envolvida. As regiões anterior e lateral do abdome são mais sensíveis à dor, ao passo que a parede posterior e a região pélvica são menos, o que se explica pela diferença de inervação. Pacientes que apresentam inflamação próximo e junto ao diafragma referem dores no ombro ou no pescoço, também em consequência da irritação das terminações do nervo frênico (Quadro 31.3).

Quadro 31.3 – Classificação anatômica da dor abdominal conforme as doenças
Hipocôndrio direito
Doenças pépticas e ulcerosas Doenças biliares: cólica biliar, colecistite aguda, coledocolitíase, colangite Doenças hepáticas: hepatite, abscessos hepáticos, neoplasia, hepatopatias Doenças pulmonares: pneumonia, abscesso subfrênico, pneumotórax, embolia, derrame pleural Parede abdominal: herpes zóster, contraturas musculares Doenças renais: pielonefrite, abscesso perinefrético e litíases renal e ureteral Doenças do cólon: colite, diverticulite, apendicite
Epigástrio
Doenças pépticas e ulcerosas Doenças pancreáticas: pancreatite aguda e crônica, neoplasia Doenças biliares: cólica biliar, colecistite, coledocolitíase, colangite Doenças esofágicas: doença do refluxo gastroesofágico, esofagites Doenças cardíacas: pericardite, infarto agudo do miocárdio, angina Aneurisma da aorta abdominal: dissecção aguda, ruptura Isquemia mesentérica
Hipocôndrio esquerdo
Doenças pépticas e ulcerosas Doenças esplênicas: infarto e ruptura Doenças pancreáticas: pancreatites aguda e crônica e neoplasias Doenças pulmonares: pneumonia, abscesso subfrênico, pneumotórax, embolia, derrame pleural Doenças renais: pielonefrite, abscesso perinefrético e litíases renal e ureteral Doenças do cólon: colite, diverticulite

(Continua)

Quadro 31.3 – Classificação anatômica da dor abdominal conforme as doenças (*Continuação*)
Quadrante inferior direito
Apendicite aguda Doenças intestinais: colite, gastroenterite, diverticulite, doença inflamatória Hérnias Doenças renais: pielonefrite, abscesso perinefrético e litíase ureteral Doenças ginecológicas: tumor ovariano, torção ovariana, gravidez ectópica, doença inflamatória pélvica, abscessos tubo-ovarianos
Periumbilical
Apendicite (quadro inicial) Hérnias Obstrução intestinal Gastroenterite Isquemia mesentérica Ruptura e/ou dissecção de aneurisma de aorta
Quadrante inferior esquerdo
Doenças intestinais: colite, gastroenterite, diverticulite, doença inflamatória Hérnias Doenças renais: pielonefrite, abscesso perinefrético e litíase ureteral Doenças ginecológicas: tumor ovariano, torção ovariana, gravidez ectópica, doença inflamatória pélvica, abscessos tubo-ovarianos
Difusa
Gastroenterite Peritonite bacteriana espontânea Obstrução intestinal Isquemia mesentérica Doença inflamatória Cetoacidose diabética Porfiria aguda Uremia Hipercalcemia Vasculites Intoxicação por metal pesado Crise de anemia falciforme
Suprapúbica
Doenças intestinais: colite, gastroenterite, diverticulite Doença inflamatória Doenças urinárias: cistite, prostatite e litíases ureteral e vesical Doenças ginecológicas: tumor ovariano, torção ovariana, gravidez ectópica, doença inflamatória pélvica, abscessos tubo-ovarianos Dismenorreia

Fonte: modificado de Flasar et al., 2006.[3]

Durante a realização do exame físico, é fundamental e indispensável o exame minucioso de toda a parede anterior do abdome, palpando-se delicadamente todos os quadrantes, para avaliar o local ou locais mais dolorosos, se a dor é difusa, se estão presentes tumorações, bem como se há irradiação da dor referida e distensão abdominal. Os toques retal e vaginal podem trazer informações importantes na avaliação do quadro de abdome agudo e devem fazer parte da rotina do exame físico em todos os casos. A pesquisa de dor nas lojas renais por meio do sinal de Giordano (percussão da região lombar), além da palpação, a inspeção simples (movimentos peristálticos, hérnias e abaulamentos, equimoses) e a percussão da região mais dolorosa do abdome fornecem subsídios para mostrar a irritação peritoneal. A ausculta do abdome é imprescindível para avaliar a presença de ruídos hidroaéreos – variação e intensidade – e auxilia na definição do tipo de abdome agudo que o paciente apresenta.[6]

Os seguintes sinais, sintomas e exames devem ser valorizados e pesquisados em cada um dos tipos de abdome agudo:

- **Inflamatório:** febre, intervalo entre o início dos sintomas e o atendimento médico, dor súbita ou insidiosa, sinais de infecção ou sepse, quadro abdominal de peritonite evidente, hemograma e radiografias simples do abdome.
- **Perfurativo:** dor súbita de forte intensidade localizada, que se torna difusa com o passar das horas, intervalo entre o início da dor e o atendimento médico, sinais de infecção e sudorese, hipotensão arterial e taquicardia, sinais evidentes de peritonite à palpação e descompressão, radiografias de tórax e abdome mostrando pneumoperitônio (Figura 31.1).
- **Vascular:** intervalo entre o início da dor e o atendimento médico, arritmias cardíacas e doenças arteriais prévias, distensão abdominal, tendência à hipotensão arterial e ao choque, ruídos hidroaéreos ausentes à ausculta (Figura 31.2).
- **Obstrutivo:** náuseas e vômitos, parada de eliminação de gases e fezes, dores abdominais em cólicas e episódicas, peristaltismo abdominal visível, distensão abdominal, sinais de peritonite (acompanhados de isquemia intestinal), ruídos hidroaéreos aumentados à ausculta, radiografias simples de abdome mostrando distensão de alças intestinas e níveis hidroaéreos característicos (Figura 31.3).

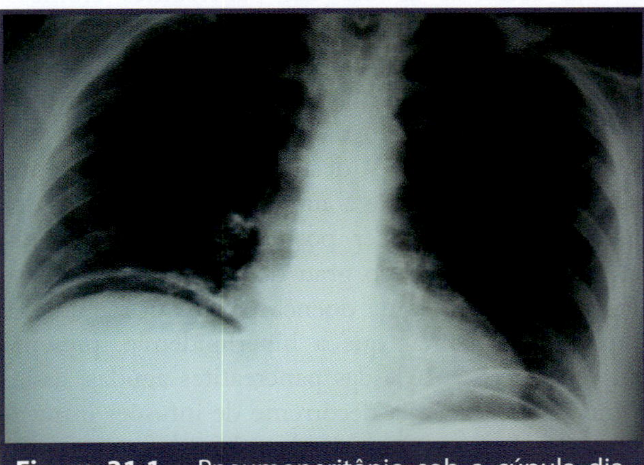

Figura 31.1 – Pneumoperitônio sob a cúpula diafragmática direita.

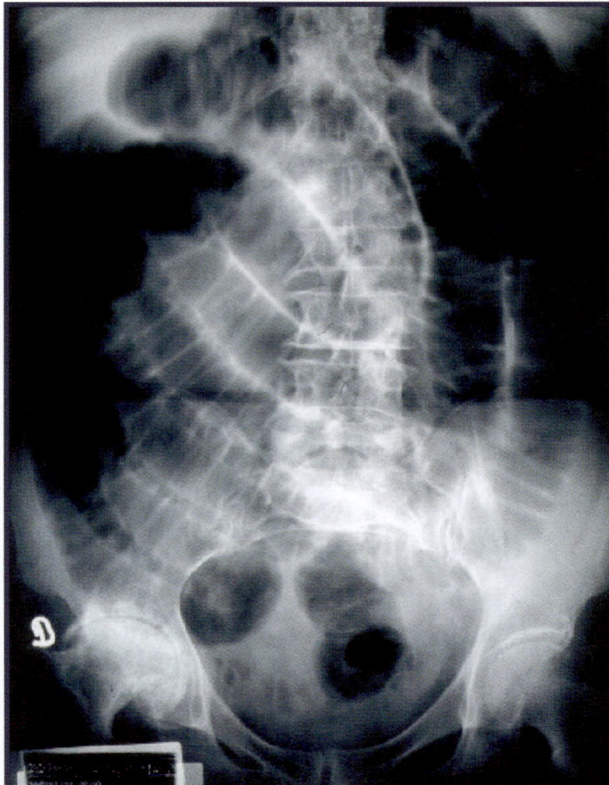

Figura 31.2 – Distensão e edema de alças intestinais em paciente com trombose mesentérica.

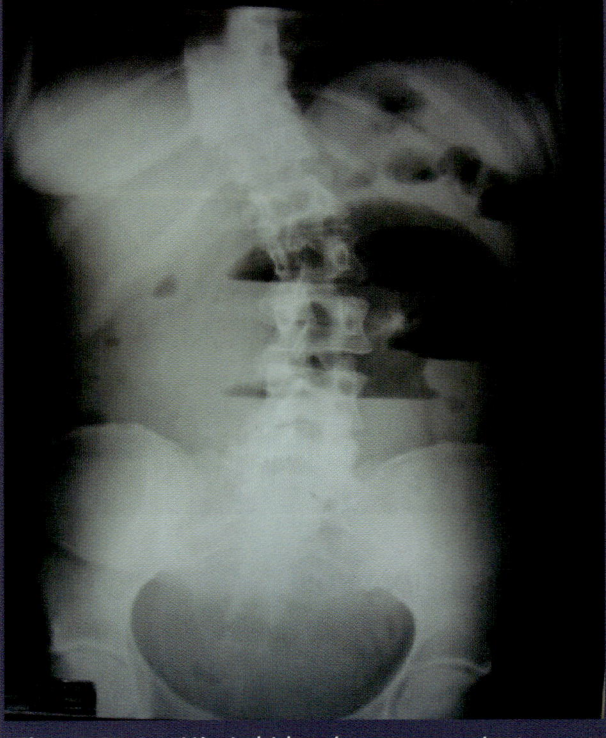

Figura 31.3 – Níveis hidroaéreos em paciente com obstrução intestinal por neoplasia de sigmoide.

- **Hemorrágico:** traumas anteriores, dor súbita localizada tornando-se generalizada, hipotensão, taquicardia, mucosas descoradas, choque hemorrágico, alteração significativa das dosagens de hematócrito e hemoglobina, sinais de peritonite (Figuras 31.4 e 31.5).

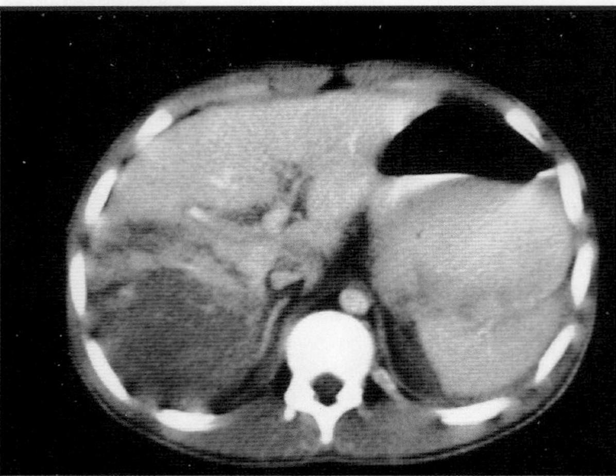

Figura 31.4 – Tomografia computadorizada de abdome, que mostra lesão traumática de lobo direito do fígado.

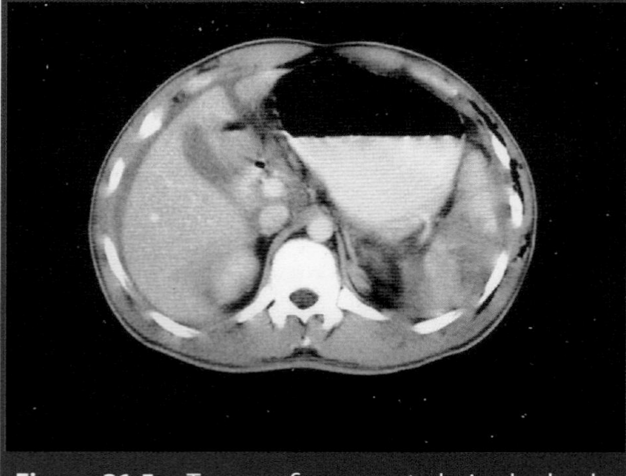

Figura 31.5 – Tomografia computadorizada de abdome, que mostra lesão traumática de baço e hemoperitônio.

EXAMES SUBSIDIÁRIOS

Os exames subsidiários que fornecem importantes elementos para o diagnóstico do abdome agudo são: exames laboratoriais e de imagem, como radiografias simples de tórax e abdome, ultrassonografia e tomografia computadorizada. Outros procedimentos diagnósticos podem ser utilizados, como punção abdominal, lavagem peritoneal, videolaparoscopia e laparotomia exploradora. É importante enfatizar que a solicitação dos exames deve ser orientada pelas hipóteses diagnósticas, feitas mediante a análise criteriosa das informações obtidas pela anamnese e pelo exame físico. Por outro lado, a interpretação dos exames subsidiários realizados deverá ser feita à luz dos dados clínicos que cada paciente apresenta.

O hemograma dará informações sobre a presença de anemia e suas características, auxiliando no diagnóstico e fornecendo ao cirurgião elementos para a indicação de transfusão de sangue, com vistas à eventual operação de urgência. A contagem global e específica dos leucócitos fornece informações sobre a natureza do processo que está determinando o quadro de abdome agudo. O aumento significativo do número de leucócitos ocorre, principalmente, diante de infecção bacteriana grave ou necrose tecidual. Por outro lado, a presença de leucopenia pode significar infecção grave e de mau prognóstico.

O exame da urina (tipo I) é muito útil para a caracterização de processos urológicos e renais, determinantes de dores abdominais agudas, por vezes excluindo outros quadros infecciosos abdominais e vice-versa. A leucocitúria, particularmente sob forma de aglomerados de leucócitos, indica infecção no trato urinário, podendo também estar presente em processos infecciosos de vísceras abdominais que mantêm relações anatômicas com o ureter – por exemplo, a apendicite aguda. A presença de pigmentos biliares pode indicar processos obstrutivos de vias biliares. A ocorrência de hematúria indica a presença de cálculos urinários, necrose tubular aguda, cistite necrosante, anemia falciforme ou traumas renais.

A amilasemia e a lipasemia são muito úteis para o diagnóstico das pancreatites agudas, sua evolução ou nas recidivas agudas das pancreatites crônicas. A amilasemia deve ser sempre solicitada a pacientes com dor abdominal aguda com antecedente de etilismo. A hiperamilasemia acontece desde as primeiras horas de instalação da pancreatite aguda e permanece por 2 a 5 dias, decrescendo gradativamente. A hiperlipasemia tende a aumentar com o passar dos dias, vindo a decrescer posteriormente. Em geral, não há relação entre o grau de elevação da amilase sérica e a gravidade da doença pancreática aguda. É importante salientar que a hiperlipidemia, presente em cerca de 5 a 10% das pancreatites agudas, assim como a hiperglicemia decorrente de infusões intravenosas de glicose na ocasião da coleta do sangue para a determinação da amilase, podem produzir falsos níveis baixos de amilasemia. A elevação da amilase também pode ser registrada na cetoacidose diabética, no infarto agudo do miocárdio, na obstrução intestinal, na trombose mesentérica, na gravidez ectópica rota, na insuficiência renal e até mesmo em broncopneumonias. A dosagem de amilase poderá ser feita em líquido ascítico, na suspeita de ascite pancreática, e os valores serão muito superiores aos observados no soro.[7]

Diante da suspeita de peritonite bacteriana espontânea em paciente com hepatopatia crônica e ascite, a contagem de polimorfonucleares indicará esse diagnóstico, quando for acima de 250/mm^3.

Dependendo das hipóteses diagnósticas formuladas, outros exames laboratoriais devem ser solicitados, como coagulograma, provas de função hepática, teste de gravidez, teste de Watson-Schwartz ou do aldeído de Ehrlich (porfiria aguda intermitente), pesquisa de pontilhado basófilo nas hemácias (intoxicação por chumbo), sorologias específicas e outras. As dosagens de ureia e creatinina séricas informam sobre a função renal, enquanto as determinações de sódio e potássio no plasma, além da medida do pH plasmático e a gasometria, muitas vezes são necessárias para verificar a possibilidade de distúrbios hidroeletrolíticos e do equilíbrio acidobásico.

Em relação aos exames de imagem, as radiografias simples convencionais de tórax (anteroposterior e perfil), abdome (posição ortostática e decúbito dorsal) e a tomografia computadorizada podem trazer boas informações para o estabelecimento do diagnóstico de abdome agudo, particularmente se o exame for conduzido e interpretado por especialista com boa experiência. É fundamental que o cirurgião forneça ao radiologista todas as informações obtidas na anamnese e no exame físico, bem como as hipóteses diagnósticas mais prováveis. Para a realização da radiografia simples de abdome, é imprescindível que uma radiografia seja tomada com o paciente em posição supina (decúbito dorsal), e outra, com o paciente em pé (ortostática). Outras incidências adicionais que evidenciem melhores imagens radiográficas devem ser realizadas para documentar e diagnosticar a doença em questão.

O exame radiográfico simples do abdome, pela simplicidade e facilidade em ser realizado e pelos subsídios importantes que pode trazer para o diagnóstico de qualquer uma das causas de abdome agudo, deve ser solicitado na maioria dos casos. Esses exames trazem elementos diagnósticos para os quadros agudos dos tipos perfurativo, inflamatório e obstrutivo, nos quais os mais significativos são, respectivamente, pneumoperitônio (ver Figura 31.1), tumorações inflamatórias, íleo paralítico e distensão de alças a montante da oclusão. Outras informações úteis podem ser obtidas, como elevação da cúpula frênica, líquido intra-abdominal, opacidade ou velamentos, distensão de intestino delgado ou dos cólons, edema de alças intestinais (ver Figura 31.2), íleo regional, dilatação colônica, níveis líquidos hidroaéreos (ver Figura 31.3), aerobilia, corpos estranhos, imagens de abscesso e cálculos vesiculares, renais e ureterais.

As radiografias com contraste têm indicação muito específica nos quadros de abdome agudo. O trânsito intestinal pode ser empregado na suspeita diagnóstica de obstrução intestinal, para a localização de fístulas de intestino delgado, hérnias internas e diafragmáticas e volvos, que, em geral, são indicados quando já existe pretensão de submeter o paciente à laparotomia exploradora. O enema opaco está indicado nas obstruções distais de intestino grosso e reto e no volvo do sigmoide.

Os estudos angiográficos têm indicação nos quadros de angina mesentérica ou isquemia intestinal, na forma de arteriografias. Entretanto, nos dias atuais, esse exame pode ser substituído pela tomografia computadorizada *multislice* empregando injeção de contraste intravenoso.

A ultrassonografia abdominal é um exame inócuo, sem contraindicações, de baixo custo e disponível na maioria dos hospitais. É capaz de fornecer, com rapidez, imagens muito úteis e interessantes para o diagnóstico de abdome agudo. Equipamentos de ultrassonografia modernos e portáteis permitem que esse exame de imagem seja feito na própria sala de emergência, imediatamente após o exame físico, no leito do paciente, propiciando maior rapidez para a obtenção do diagnóstico. Esse exame é denominado FAST (*focused assessment with sonography for the trauma patient).* Entretanto, embora apresente todas essas facilidades, exige muita capacitação e experiência do profissional que o faz e o interpreta. O fato de o paciente não estar em jejum representa contraindicação para o exame, e o radiologista deve ser informado sobre o tipo e o horário da última refeição. A distensão abdominal por gases representa a maior dificuldade para a realização do exame. Ela é muito útil para confirmar ou afastar hipóteses diagnósticas diante de quadro de abdome agudo inflamatório, como apendicite, colecistite e diverticulite. Já a gravidez ectópica e as doenças inflamatórias pélvicas e do trato urinário são diagnosticadas com segurança. Outras complicações, como abscessos, empiemas e perfurações, também podem ser identificadas pela ultrassonografia. É o exame de imagem de escolha nas pacientes grávidas.[8]

A tomografia computadorizada vem ganhando importância na elucidação diagnóstica do abdome agudo. A tomografia helicoidal permite que o exame seja feito em menor tempo do que a tomografia axial. É o exame de imagem ideal para o diagnóstico, o estadiamento e a avaliação da evolução da pancreatite aguda e do abdome agudo vascular e para o estudo de coleções líquidas intra-abdominais. Deve ser realizado preferencialmente com contraste intravenoso e, dependendo do caso, também com contraste via oral. A distensão abdominal com acúmulo de gases no interior das alças intestinais – fator que dificulta o exame ultrassonográfico – não chega a ser um empecilho para a tomografia computadorizada, devendo ser o exame de escolha se tal anormalidade for detectada. A tomografia computadorizada também permite a detecção de lesões inflamatórias (apendicite, diverticulite e abscessos), neoplásicas (em cólon, pâncreas, fígado, retroperitônio, ovários), vasculares (obstruções arteriais e venosas e aneurismas) e de hemorragias peritoneais e retroperitoneais (rotura de órgãos abdominais e trauma) (ver Figuras 31.4 e 31.5). Dependendo do quadro abdominal, o exame poderá ser feito administrando-se contraste pelas vias oral, intravenosa ou retal, cada qual fornecendo informações diferentes e preciosas para o diagnóstico etiológico.[9]

Outros exames e procedimentos podem ser indicados, dependendo do tipo de abdome agudo de que se está suspeitando. Assim, destacam-se a punção abdominal, o lavado peritoneal e a videolaparoscopia. A punção abdominal é menos utilizada nos dias atuais do que já foi empregada no passado, em virtude de seus inconvenientes: elevado índice de falso-negativos, risco de puncionar alças intestinais e dificuldades em pacientes obesos. No entanto, quando positiva para secreção purulenta ou líquidos entéricos, certamente auxilia no direcionamento da conduta. O lavado peritoneal[10] tem indicação no abdome agudo secundário a traumas em geral, mas está sendo gradativamente substituído pelo exame ultrassonográfico realizado nas salas de emergência (ultrassom FAST). O grande avanço nos últimos anos no diagnóstico – e até mesmo para a terapêutica – foi a videolaparoscopia.[11] Seu uso é cada vez mais frequente nos pacientes com alto risco operatório e dúvida na indicação cirúrgica. Com ela, evitam-se laparotomias desnecessárias e vários procedimentos terapêuticos podem ser realizados.

A Figura 31.6 mostra o algoritmo utilizado para o diagnóstico de quadro de dor abdominal aguda, preconizado pelo Consenso do XXVI Congresso Brasileiro de Cirurgia (2005).[12]

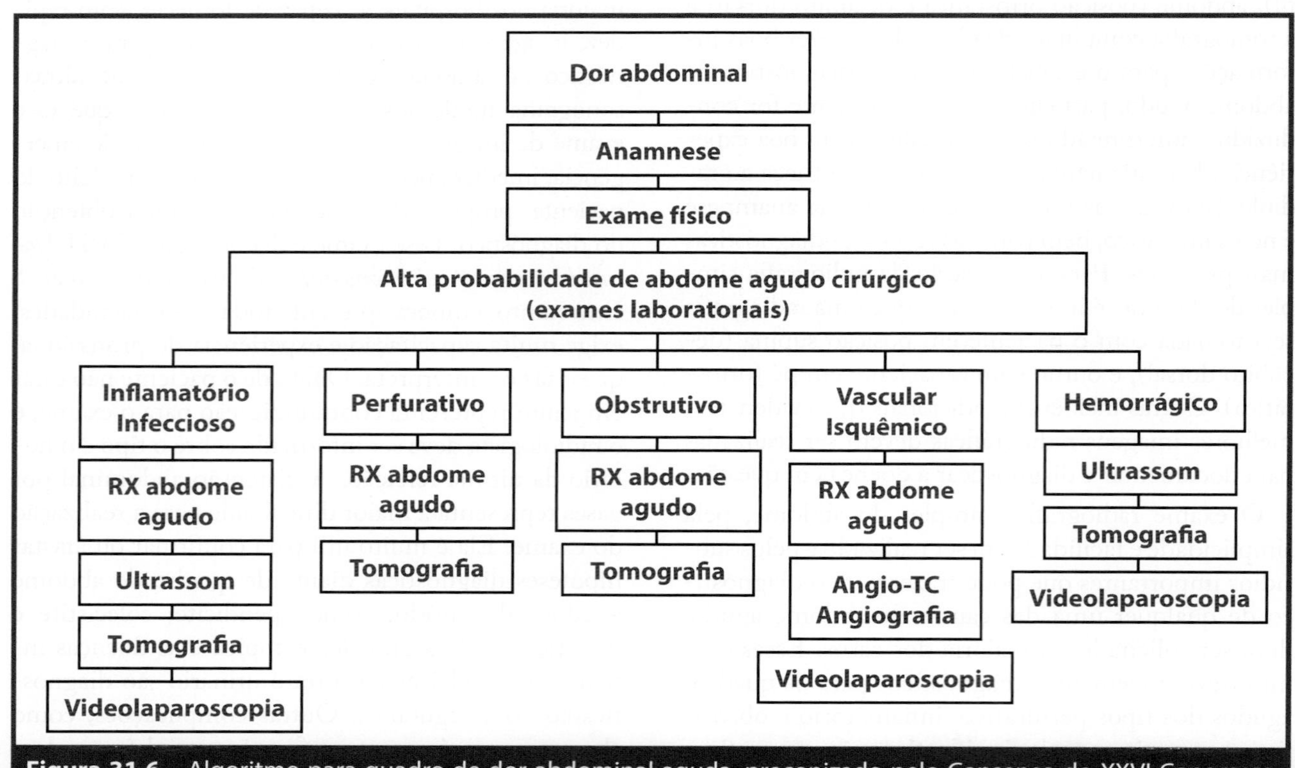

Figura 31.6 – Algoritmo para quadro de dor abdominal aguda, preconizado pelo Consenso do XXVI Congresso Brasileiro de Cirurgia (2005).[12]

TRATAMENTO

O tratamento cirúrgico do abdome agudo requer ampla exposição da cavidade peritoneal na maioria dos casos, permitindo ao cirurgião avaliar e ter acesso a todas as vísceras e espaços peritoneais. A Figura 31.7 mostra o algoritmo para conduta no abdome agudo não traumático, preconizado pelo Consenso do XXVI Congresso Brasileiro de Cirurgia (2005).[12]

O tratamento do abdome agudo inflamatório visa ao controle da infecção e da fonte de contaminação, com exérese do órgão ou da víscera comprometida, drenagens amplas e suturas. A indicação de antibioterapia de amplo espectro deve ser ponderada caso a caso, dependendo da situação clínica do paciente, o que interferirá em seu prognóstico e evolução. A morbidade e mortalidade não são desprezíveis se o diagnóstico e o tratamento clínico ou cirúrgico não forem instituídos em tempo hábil, de modo que, nos dias atuais, ainda ocorrem óbitos decorrentes de apendicite aguda, colecistite, colangite, pancreatite, diverticulite e abscessos intra-abdominais. A World Society of Emergency Surgery propôs, recentemente, um guia para o tratamento das infecções intra-abdominais.[13]

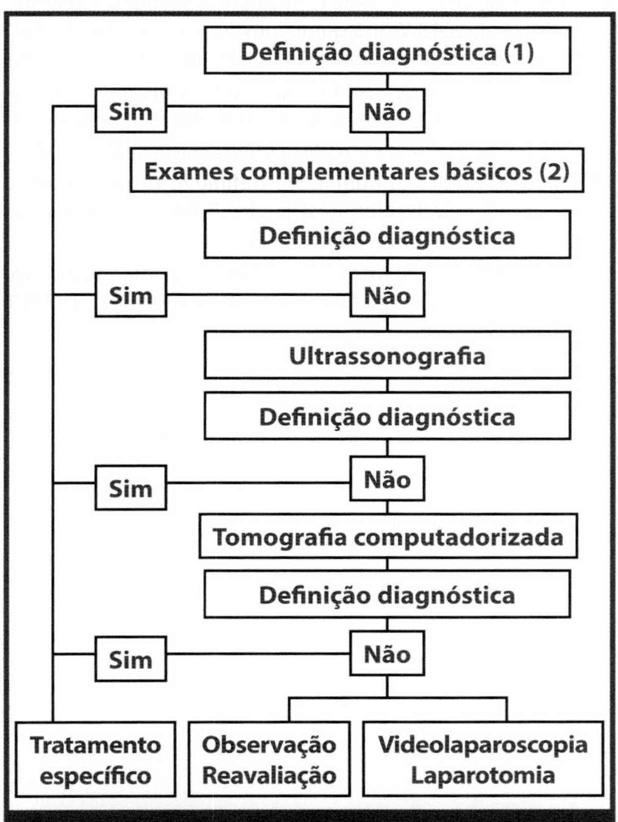

Figura 31.7 – Algoritmo para conduta no abdome agudo não traumático, preconizado pelo Consenso do XXVI Congresso Brasileiro de Cirurgia (2005).[12]

O tratamento e a conduta no abdome agudo perfurativo dependerão de alguns fatores, a saber: etiologia e local da perfuração, tempo de evolução, grau de contaminação da cavidade peritoneal e condições clínicas e gerais do paciente. Na maioria dos casos, o tratamento operatório consiste em sutura simples da perfuração, lavagem exaustiva da cavidade peritoneal e drenagem adequada. É o caso da úlcera duodenal perfurada, cuja conduta atual é a simples sutura. Em determinadas situações, está indicada a ressecção do segmento com perfuração; por exemplo, quando se tem perfuração de intestino delgado e não há condição local para uma simples sutura, é imperativa a exérese de um segmento do intestino ou, ainda, pode ser realizada a ostomia do segmento perfurado, por exemplo, em caso de diverticulite de sigmoide perfurada, com grande contaminação da cavidade peritoneal. Nesse caso, poderão ser indicadas colostomia em alça ou ressecção da área da perfuração e colostomia à Hartmann (colostomia terminal na boca aferente e fechamento total da eferente, após retirada do segmento colônico). Portanto, resumindo, diante de contaminação acentuada da cavidade peritoneal e condições pouco satisfatórias do paciente, devem-se evitar anastomoses primárias ou suturas, tornando aconselhável optar pela realização de ostomias (ileostomia, colostomia).

O tratamento do abdome agudo vascular ou isquêmico depende basicamente da extensão da área acometida. Como se trata de diagnóstico difícil, em um grande número de casos, quando a intervenção cirúrgica é indicada, a necrose de vários segmentos intestinais, do estômago e de outras vísceras é total ou quase total, o que caracteriza que nada mais há para fazer e o paciente está em fase irreversível de evolução. Ocorrendo isquemia intestinal segmentar, a conduta será ressecção do segmento ou área isquêmica e anastomose primária para reconstrução do trânsito intestinal. Havendo dúvida quanto à viabilidade de alças e vísceras, é aconselhável deixar o paciente com peritoneostomia, praticar relaparotomia programada em 24 ou 48 horas (*second-look*) ou realizar uma ostomia.[14] Nos casos de suspeita de obstrução da artéria mesentérica superior, está indicada a exploração do vaso com o auxílio de cateteres balão. Se a desobstrução não for possível, outra tentativa é a revascularização.[5,7,9,15,16]

O tratamento do abdome agudo hemorrágico é imediato ao diagnóstico, pois, em um grande número de casos, o paciente estará com instabilidade hemodinâmica e em choque. A conduta dependerá da víscera lesada, consistindo em sutura e hemostasia das estruturas e vísceras lesadas, exérese parcial ou total do órgão lesado e, eventualmente, também realização de ostomias. Há de se salientar o tratamento clínico conservador de fígado e baço traumatizados e com hemoperitônio, desde que a lesão não seja demasiadamente extensa, o paciente não apresente dor abdominal significativa e esteja hemodinamicamente estável e com anemia sob controle. O tratamento e a observação rigorosa devem ser feitos em ambiente hospitalar, mantendo-se o doente internado o tempo que for necessário e seguro, tendo à disposição equipe cirúrgica capacitada e com experiência.

O sucesso do tratamento do abdome agudo depende do diagnóstico correto e precoce, da intervenção cirúrgica nos momentos e ocasiões oportunas e de o doente estar na melhor condição clínica possível para tal. Como se trata de operação de urgência/emergência, além da correta conduta operatória, há necessidade de cuidados pós-operatórios (locais e gerais), respiratórios, metabólicos, hidroeletrolíticos, nutricionais e de adequada antibioticoterapia, que são mais bem administrados se houver o envolvimento de equipe multidisciplinar.[13]

REFERÊNCIAS

1. Brunetti A, Scarpelini S. Abdome agudo. Medicina. 2007; 40(3):358-67.
2. Dang C, Aguilera P, Dang A, Salem L. Acute abdominal pain. Four classifications can guide assessment and management. Geriatrics. 2002; 57(3):30-2, 35-6, 41-2.
3. Flasar MH, Goldberg E. Acute abdominal pain. Med Clin North Am. 2006; 90:481-503.
4. Díte P, Lata J, Novotný I. Intestinal obstruction and perforation: the role of the gastroenterologist. Dig Dis. 2003; 21(1):63-7.
5. Lewis LM, Banet GA, Blanda M, Hustey FM, Meldon SW, Gerson LW. Etiology and clinical course of abdominal pain in senior patients: a prospective, multicenter study. J Gerontol A Biol Sci Med Sci. 2005; 60(8):1071-6.
6. Fraga GP, Biazotto G, Villaça MP, Andreollo NA, Mantovani M. Trauma de duodeno: análise de fatores relacionados à morbimortalidade. Rev Col Bras Cir. 2008; 35(2):94-102.
7. Petrov MS, Windsor JA. Classification of the severity of acute pancreatitis: how many categories make sense? Am J Gastroenterol. 2010; 105(1):74-6.
8. Tsui CL, Fung HT, Chung KL, Kam CW. Focused abdominal sonography for trauma in the emergency department for blunt abdominal trauma. Int J Emerg Med. 2008; (3):183-7.
9. Osada H, Ohno H, Watanabe W, Nakada K, Okada T, Yanagita H et al. Multidetector computed tomography diagnosis of primary and secondary epiploic appendicitis. Radiat Med. 2008; 26(10):582-6.
10. Cha JY, Kashuk JL, Sarin EL, Cothren CC, Johnson JL, Biffl WL et al. Diagnostic peritoneal lavage remains a valuable adjunct to modern imaging techniques. J Trauma. 2009; 67(2):330-4.
11. Sauerland S, Agresta F, Bergamaschi R, Borzellino G, Budzynski A, Champult G et al. Laparoscopy for abdominal emergencies. Surg Endosc. 2006; 20:14-29.
12. Consensos do XXVI Congresso Brasileiro de Cirurgia; 2005 junho; Rio de Janeiro, Brasil. Disponível em: http://www.cbc.org.br/upload/pdf/boletim_consensos_2005.pdf; acessado em 10 de dezembro de 2015.
13. Sartelli M, Viale P, Catena F, Ansaloni L, Moore E, Malangoni M et al. 2013 WSES guidelines for management of intra-abdominal infections. World J Emerg Surg. 2013; 8(1):3.
14. Coccolini F, Biffl W, Catena F, Ceresoli M, Chiara O, Cimbanassi S et al. The open abdome, indications, management and definitive closure. World J Emerg Surg. 2015; 10:32.
15. Sarath Chandra S, Kumar SS. Definitive or conservative surgery for perforated gastric ulcer? An unresolved problem. Int J Surg. 2009; 7(2):136-9.
16. Wyers MC. Acute mesenteric ischemia: diagnostic approach and surgical treatment. Semin Vasc Surg. 2010; 23(1):9-20.

SEÇÃO V

DOENÇAS ORAIS

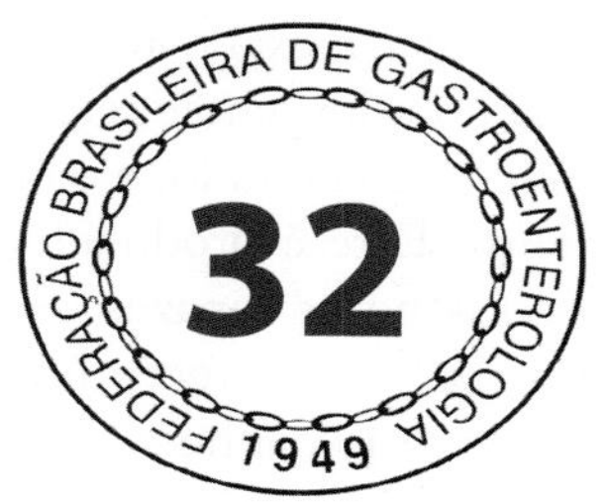

HALITOSE

Francisco José Salfer do Amaral

INTRODUÇÃO

A ciência dos odores gerados pelo corpo humano ainda avança de forma incipiente quando se refere à pesquisa científica sobre o assunto, apesar de haver relatos de livros do século XIX em que Hipócrates já citava ser preciso considerar os cheiros para constatar enfermidades. Um dos odores que mais persegue a humanidade, e ainda hoje permanece como um mito para a maioria dos profissionais da saúde, é o mau hálito. Desde épocas remotas, têm-se referências de tentativas para mensurá-lo, mas foi apenas no apagar das luzes do século XX que seu conhecimento foi desvendado, após surgirem os primeiros aparelhos para sua medição. Antes, e até o momento, tido por muitos pesquisadores como o mais perfeito dos instrumentos para a análise do mau hálito, o nariz humano deve ser usado por profissionais treinados para o diagnóstico do problema e acompanhamento no tratamento.

Mesmo sendo tão ou mais comum que a cefaleia, a queixa de mau hálito é com certeza muito reduzida e abafada em razão de seu principal argumento: a fobia social, ou seja, a vergonha de relatar o caso. O portador de mau hálito raramente percebe o problema e toma conhecimento dele apenas quando é alertado por familiares ou pessoas próximas. A descoberta do mau hálito causa insegurança e constrangimento social no indivíduo. Assim, este terá grande chance de se excluir ou se tornar um excluído socialmente, mas a relutância em avisá-lo piora ainda mais a situação.

Outro motivo da negação em expor a queixa é o resultado decepcionante que com frequência se obtém quando o paciente procura o tratamento, terminando, portanto, de modo confidencial nos balcões de farmácias em busca de mascaradores do hálito. Na outra extremidade, há a disputa sobre quem é responsável pela cavidade oral, já que ela é considerada a grande geradora da halitose.

O que se observa é uma migração de pacientes entre os consultórios de odontologia, gastroenterologia e otorrinolaringologia, se bem que o mau odor bucal é multidisciplinar. Essa confusão se dá principalmente pelo mau preparo dos profissionais para atuar no caso, com destaque ao não ensinamento do assunto nas escolas médicas.

HISTÓRICO

Praticamente todas as publicações sobre halitose relatam a cronologia da luta da humanidade contra essa chaga. Destacam-se, inclusive, achados de raspadores linguais de ouro nas tumbas dos faraós.

Em seu livro *Preliminares clínicos* (1853), Felix Janer[1] alerta que o olfato é tão útil quanto os outros sentidos para o conhecimento analítico das enfermidades e fornece ao médico a oportunidade para constatar muitas doenças e acompanhá-las. Um profissional com bom nariz não se engana em seu diagnóstico. É preciso, dizia Hipócrates, considerar o odor da pele, das orelhas, da boca, dos excrementos, dos flatos, da urina, das feridas, do suor, do catarro e do muco.

Já o sentido do gosto é mais escasso e proporciona ao médico menos impressões e sensações clínicas. Escritas gregas citam a necessidade de se conhecerem as qualidades dos fluidos do corpo humano. Schwilgue degustou o pus dos abscessos e assegurou que é insípido. Vários doutores provam a urina dos diabéticos para saber se é açucarada. O líquido amniótico tem sabor salobro, e o humor biliar é avinagrado. Vários voluntários nos Estados Unidos e na Espanha experimentam o vômito negro da febre amarela, e na Espanha, o vômito esbranquiçado da cólera-morbo asiática.

Somente em 1874, Howe descreveu a halitose como uma entidade clínica, e, em 1934, Fair e Wells criaram um aparelho chamado osmoscópio.

Durante as décadas de 1960 e 1970 as pesquisas concentraram-se principalmente na aplicação de métodos químicos e instrumentais de análises direcionadas à identificação de compostos primários da halitose. Assim, determinou-se que os compostos sulfurados voláteis (CSVs) são os principais responsáveis pela saliva putrefata.[2-4] Em seguida, no início dos anos de 1990, surgiram o halímetro e, mais recentemente, o cromatógrafo gasoso portátil.

OLFATO

Em *Lezioni di fisiologia*, Lorenzo Martini (1827)[5] afirma que o odor propriamente dito é a sensação percebida pela ação de algumas substâncias nas narinas, e o sentido é diferente do toque. Walther faz uma comparação entre o cheiro e o som. O ar, quando vibrado, produz o som, assim como as moléculas do corpo se movem de certa forma, e dá-se o cheiro. Nessa publicação foram propostas várias classificações sobre os odores. Haller separou-os em três classes: perfumados ou gratos, fétidos ou ingratos e mistos. Le Roy admitiu cinco gêneros, e Fourcroy formou cinco classes. Outros ainda dividiram os odores em gratos e ingratos.[5]

O aprimoramento e a especialização da percepção do olfato atualmente são aplicados nas mais diversas áreas do conhecimento humano, e, especialmente na atual abordagem sobre os odores bucais, sabe-se que a avaliação organoléptica realizada por profissionais treinados ainda é a maneira mais prática de diagnosticá-los.

Sendo a olfação uma ciência inexata, não existe uma definição aceitável para o odor; então, ele é definido como aquilo que pode ser cheirado, e o olfato serve para detectar o cheiro. Este é produzido por pequenas partículas dispersas no ar capazes de imprimir a sensação olfativa nas células receptoras da cavidade nasal. Tais partículas são conhecidas como odorivetores. As células olfativas não percebem mais de um odor simultaneamente. O odor sentido é o mais poderoso excitante olfativo encontrado no conjunto dos odorivetores presentes no ar. Este é o princípio do mascaramento dos odores: o epitélio olfatório rapidamente se fadiga ou, de algum modo, se acostuma aos cheiros e falha ao notá-los. O comércio da halitose beneficia-se desse fator para produzir substâncias com a finalidade de mascarar o mau hálito. Posto isso, pode-se explicar o porquê de o portador da halitose não conseguir identificar se está com o problema, o que lhe causa, então, grande insegurança e afastamento social.[3]

FORMAÇÃO DO ODOR BUCAL

O entendimento da formação dos gases bucais teve suas bases estabelecidas com o estudo dos sedimentos salivares, também chamado de sistema salivar de Kleinberg. Assim, é necessária a participação das bactérias orais Gram-negativas, e não das Gram-positivas. Os aminoácidos e os efeitos estimulatórios do pH, a concentração de oxigênio e o potencial de oxirredução também são fundamentais nesse processo.

Os aminoácidos com enxofre, como a cisteína, a cistina e a metionina, além de alguns sem enxofre como o triptofano, a ornitina e a arginina, participam primariamente da formação dos gases bucais. A princípio, pensava-se que esses aminoácidos eram fornecidos pelas células epiteliais da descamação da mucosa bucal, mas é provável que a saliva seja sua maior responsável.

O metabolismo bacteriano é o que determina os parâmetros físico-químicos do pH, do PO_2 e do potencial de oxirredução (E_h). O ambiente propício para a geração da halitose ocorre em pH alcalino e neutro, sendo inibido pela acidez, associado ao esgotamento do consumo de oxigênio quando acompanhado da redução do E_h (Quadro 32.1).

Quadro 32.1 – Condições essenciais para haver mau odor bucal

pH	O_2	E_h
Alcalino ou neutro	Esgotamento do consumo	Redução do potencial de oxirredução

Os alimentos açucarados promovem fermentação, impedindo a geração dos odores, pois aumentam o E_h e reduzem o pH. Na putrefação dos aminoácidos acontece o inverso.[2]

XEROSTOMIA

A redução do fluxo salivar em níveis que provocam sintomas chama-se xerostomia. Sua intensidade varia entre leve, moderada e severa, e há inúmeras causas (p. ex., medicamentos, radioterapia de cabeça e pescoço, a síndrome de Sjögren, desidratação e o estresse crônico). As queixas de secura da boca, da língua e dos lábios, de dificuldade para falar, mastigar e deglutir, de escaras bucais e labiais, de ardência da boca e de perda do paladar são frequentes. O seu aparecimento favorece a instalação da saburra lingual e, consequentemente, a halitose.

ODORIVETORES DO MAU ODOR BUCAL

Os odores bucais são classificados em:

- **Composto metabólico sistêmico (CMS):** proveniente da circulação. Exemplos: ureia, amônia, cetonas, ácidos graxos, certos alimentos, como alho e cebola, e medicamentos de odor carregado.
- **Composto orgânico volátil (COV):** putrefação de matéria orgânica. Exemplos: fenol, indol, escatol, putrescina, cadaverina.
- **Composto sulfurado volátil (CSV):** gerado pelo metabolismo das bactérias anaeróbicas. Exemplos: cheiro de ovo choco (sulfidreto), dimetilsulfeto e metilmercaptana.

HALITOSE

Causas

O processo putrefativo gerado na anaerobiose produz principalmente os CSVs. Esses gases são originados por meio da fermentação das bactérias Gram-negativas anaeróbicas proteolíticas. Os CSVs são formados pelos gases sulfídrico (H_2S), metilmercaptana (CH_3SH) e dimetilsulfeto ($(CH_3)_2S$) e podem ser medidos qualitativa e quantitativamente.[6] Outros gases, os COVs, também contribuem para o mau hálito e são responsáveis ainda pelo odor do *flatus*.

Classificação

A halitose classifica-se em: halitose genuína, pseudo-halitose e halitofobia (Figura 32.1). A halitose genuína pode ser tanto fisiológica quanto patológica, e ambas devem ser subdivididas em halitose intraoral e halitose extraoral. Caso não haja halitose e o paciente acredite ser portador do problema, trata-se de pseudo-halitose.

Se, após o tratamento da halitose genuína ou da pseudo-halitose, o paciente ainda julgar ser portador do mal, terá seu rediagnóstico alterado para halitofobia. Esse método de classificação possibilita ao clínico a avaliação da condição psicológica da halitose.[7]

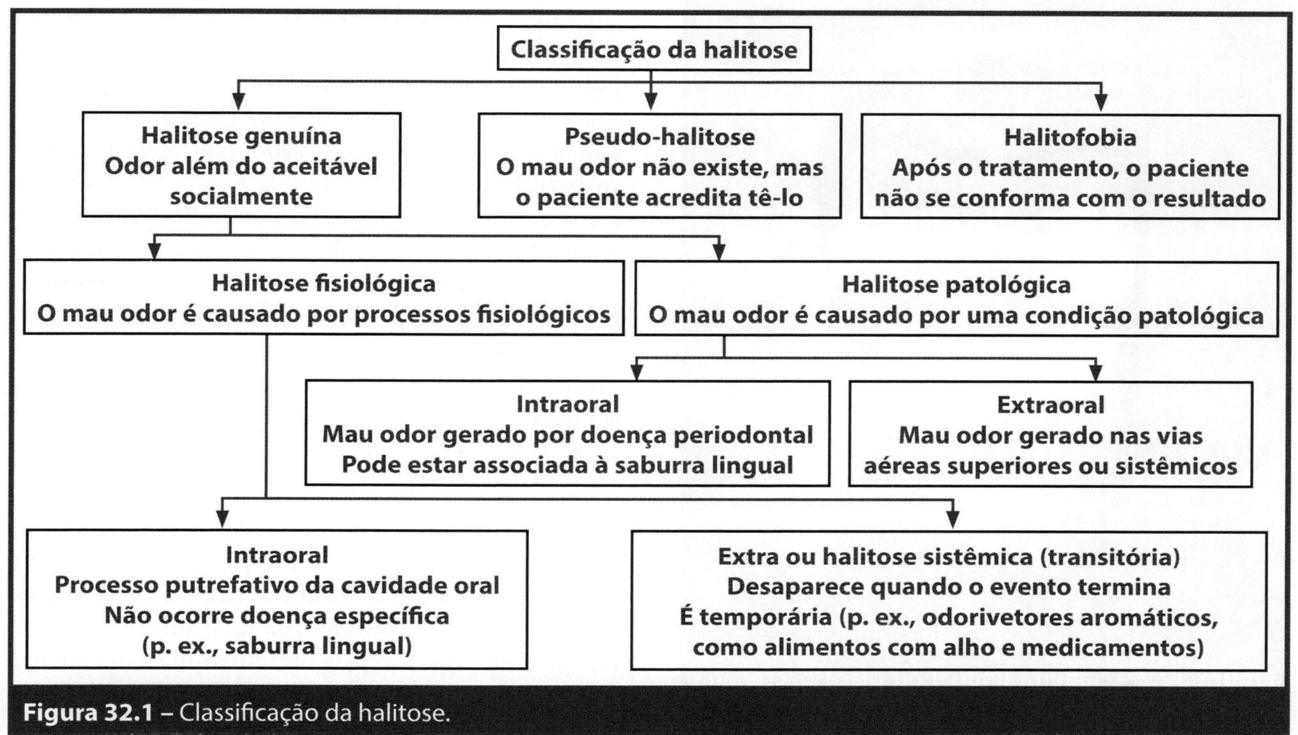

Figura 32.1 – Classificação da halitose.

Halitose genuína

Halitose fisiológica intraoral

Também chamada de halitose primária, a halitose fisiológica intraoral é uma causa não patológica de mau hálito. Trata-se de 47 a 90% dos casos, sendo originada na cavidade oral e em função da deficiência da higiene bucal. Frequentemente, ocorre em virtude do grande acúmulo de microrganismos, o que resulta na formação de uma placa esbranquiçada no dorso da língua, denominada saburra lingual ou placa bacteriana da língua (Figura 32.2).

A saburra lingual acontece em dadas condições, como hipossalivação ou xerostomia, bem como predominância de saliva mucinoide, além de ser favorecida pelo tipo anatômico da língua, destacando-se o de papilas gustativas altas, o fissurado, o geográfico e o piloso. Esse formato de língua funcionaria como uma esponja, retendo o material orgânico entre as papilas filiformes.

Caso haja colonização de bactérias anaeróbicas proteolíticas, isso implicará a formação excessiva dos CSVs.[6] A saliva mucinoide é rica em proteínas e transforma-se em um substrato para que essas bactérias decomponham os aminoácidos que produzem os CSVs.[4]

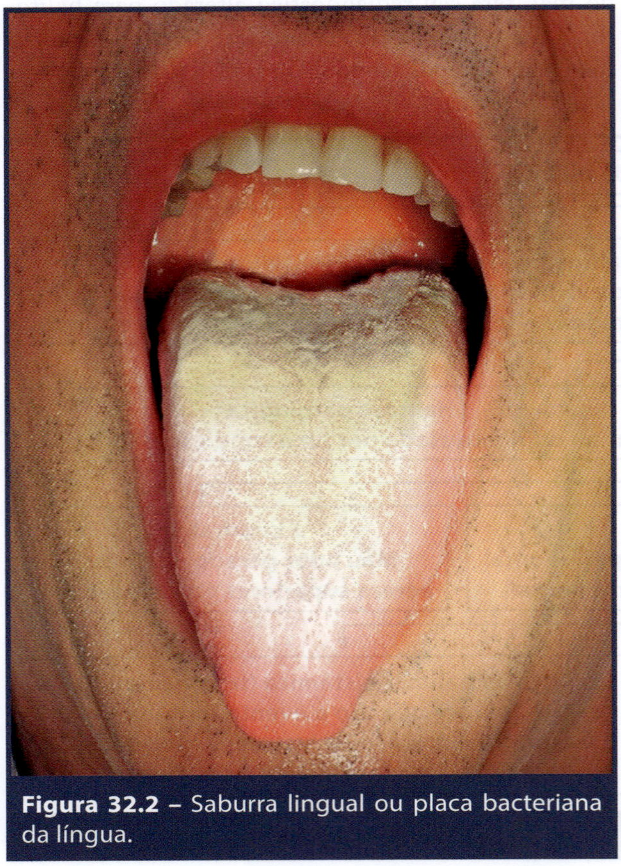

Figura 32.2 – Saburra lingual ou placa bacteriana da língua.

Halitose fisiológica extraoral ou sistêmica (transitória)

A halitose fisiológica sistêmica equivale a outras alterações do hálito, classificadas como eventos sistêmicos passageiros,[2] capazes de desencadear mau odor bucal transitório, como aquele provocado por eliminação de odorivetores produzidos pelo uso de produtos aromáticos, medicamentos e alimentos de odor carregado,[6,8] como alho, cebola, couve-flor, brócolis, repolho e alimentos gordurosos, mas o mau hálito desaparece em poucas horas. Esse tipo de halitose é metabólico e costuma manter estreita relação com o cheiro do alimento ingerido. Além disso, o ciclo menstrual pode gerar um aumento do CSV, chamado de hálito menstrual.[7]

Halitose patológica intraoral (*fector oris*)

As causas bucais correspondem a doenças periodontais, cáries, lesões da mucosa bucal, cicatrizações de feridas cirúrgicas, neoplasias, miíases, higiene bucal precária, entre outros.

Halitose patológica extraoral (*fector ex ore*)

Estima-se que apenas 10 a 20% dos casos de halitose tenham causa não oral. Este tipo de halitose pode ser subclassificado em halitose das vias aéreas superiores, destacando-se como causas a amigdalite, a faringite, a sinusite, a adenoide, a rinite, os corpos estranhos nas fossas nasais e as criptas amigdalianas, e halitose sistêmica, cujos gases do mau odor são carreados através da corrente sanguínea e eliminados pelo pulmão. Tais gases podem ser intestinais, pulmonares ou hormonais. As doenças sistêmicas graves, como insuficiência renal crônica, cirrose hepática e diabete descompensado, que, além da doença básica, geralmente acompanham a xerostomia e favorecem a formação da saburra lingual, quando agravadas tornam o hálito insuportável. Processos tumorais com necrose ou processos obstrutivos esofageanos e gástricos poderiam explicar a produção dos odores por tais órgãos da mesma maneira que o divertículo de Zenker, apesar de raramente a halitose ser gerada no trato gastrointestinal.

As substâncias voláteis malcheirosas podem ser absorvidas em qualquer local do corpo, transportadas através da corrente sanguínea e descartadas pelo pulmão.[2,4,7] O *fector hepaticus* na hepatopatia avançada é provocado pelo dimetilsulfito e pela metilmercaptana, originados no intestino. Já na insuficiência renal terminal ele é gerado pela dimetilamina e, na doença metabólica trilaminúria,[2,6] pela trimetilamina (odor de peixe podre).

Pseudo-halitose

A pseudo-halitose acontece quando o problema não existe, mas o paciente acredita tê-lo. A condição melhora por meio do aconselhamento, com suporte literário e explicação dos exames, com o profissional mostrando confiança, sendo enfático e tendo pulso firme para conduzir o caso com o portador da doença, que apresenta grande insegurança.

Halitofobia

Se após o tratamento da halitose genuína ou da pseudo-halitose o paciente ainda acreditar ser portador de mau odor bucal, confirma-se o diagnóstico de halitofobia.

HALITOSE E *HELICOBACTER PYLORI*

A bactéria *Helicobacter pylori* é citada como um dos prováveis agentes da causa do mau odor bucal desde sua primeira descrição, feita por Warren e Marshall em 1983,[9] mas ainda não se tem certeza de tal associação. A participação de *H. pylori* na produção dos CSVs tem sido sugerida por haver melhora da halitose com sua eliminação do organismo, sendo evidente o aumento dos CSVs nos pacientes *H. pylori* positivos.[10,11] Discute-se muito, ainda, a possibilidade de a cavidade bucal funcionar como reservatório de *H. pylori* e, por isso, ser uma das origens da infecção do trato gastrointestinal,[12] mas a etiologia gástrica da halitose é cada vez mais contestada.

Deve-se ponderar que a bactéria é mais comum em áreas de baixa higiene, o que também contribui para o aparecimento de doenças bucais; além disso, com o tratamento da infecção gástrica haveria melhora secundária do quadro bucal e, por conseguinte, da halitose.

DIAGNÓSTICO DA HALITOSE

Até certo ponto, a halitose desafia tanto a medição quanto a descrição verbal. As características de determinado odor podem ser comparadas às de outro, mas só são capazes de ser descritas por meio de termos muito genéricos. O nariz humano permanece como o padrão de referência para medidas da halitose, pois os CSVs não são os únicos componentes causadores do problema. Portanto, os aparelhos existentes medem apenas os componentes de enxofre, pois não é possível mensurar todos os gases envolvidos no mal.

Em 1827, Lorenzo Martini[5] descreveu a tentativa da invenção de um aparelho para a medição de odores. Prévost colocou na superfície da água algumas hastes de fragmentos de várias substâncias odoríferas. Os fragmentos começaram a se movimentar rapidamente, o que revelou a ebulição das partículas das moléculas das substâncias, sugerindo uma forma de se reconhecer os materiais de perfumaria. Ele chamou esse meio, ou objeto, de "odoroscópio".[5] Felix Janer, por sua vez, relatou em sua obra que o mesmo Prévost propôs o odoroscópio para aumentar a energia do olfato, e talvez algum dia seja possível conseguir iguais vantagens para o paladar e o tato, dando grandes esperanças à indústria de instrumentos acústicos, criados ultimamente para o diagnóstico, o prognóstico e a cura de várias enfermidades, como o estetoscópio de Laennec e o pleximetro de Piorry.[1] Provavelmente, Prévost foi o primeiro a tentar desenvolver um aparelho para análise dos odores.

Mais tarde, em 1934, Fair e Wells criaram um aparelho chamado osmoscópio, o qual utiliza a percepção olfatória para determinar a intensidade do odor bucal.

Os métodos atuais de detecção e diagnóstico da halitose são os organolépticos, ou seja, lidam com a sensibilidade do olfato humano, e a monitoração dos CSVs, como a halitometria (Halimeter®), a cromatografia gasosa (OralChroma®) e o teste de Benzoil-DL-Arginina-2-Naftilamida (BANA). Vale lembrar, contudo, que todos esses procedimentos têm suas limitações e desvantagens.[2,6]

Medida dos CSVs

Em 1970, Joseph Tonzetich e alguns colegas, utilizando um equipamento de cromatografia gasosa equipado com um detector de chama seletiva, demonstraram que os CSVs, especialmente o sulfidreto (H_2S) e o metilmercaptana (CH_3SH), são os principais agentes causais da halitose putrefata fisiológica.[2]

Medida organoléptica

A medida organoléptica é um teste sensorial baseado em escores (Tabela 32.1) da percepção subjetiva do examinador em relação ao mau odor bucal e não requer equipamento especial.

O teste organoléptico é o procedimento mais praticado pelos médicos e dentistas e tem de ser realizado por profissionais treinados (Figura 32.3). Deve-se avaliar sempre o hálito no mesmo período do dia. A concordância entre examinadores inexperientes ou não treinados existe, mas é fraca. Para aqueles com mais experiência e prática, há evidências de que a avaliação organoléptica é mais reproduzível, porém deixa a desejar. Apesar de ser um método claramente válido, sua reprodutibilidade precisa ser aumentada.

Tabela 32.1 – Escala de pontuação organoléptica

Categoria		Descrição
0	Ausência de odor	Odor não detectado
1	Odor questionável	Odor detectado, mas pode não ser reconhecido
2	Mau odor leve	Odor é considerado por exceder o limite do normal
3	Mau odor moderado	Odor é detectado
4	Mau odor forte	Odor é tolerado pelo examinador
5	Mau odor severo	Odor repugnante (retira-se o nariz imediatamente)

A sensibilidade do olfato pode ser parametrizada com relação à medida organoléptica da halitose usando-se um dispositivo chamado T&T Olfactometer®, no qual um *kit* de soluções com odores é fornecido para a medição da sensibilidade olfatória do examinador e para seu treinamento.

Se for observada a história da medicina, a medida organoléptica é uma prática secular e ainda é o método mais indicado para a abordagem do paciente com mau odor bucal, haja vista sua simplicidade e facilidade de acesso.

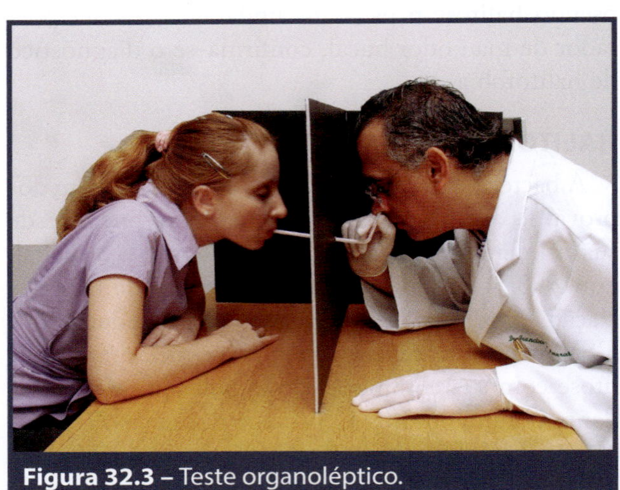

Figura 32.3 – Teste organoléptico.

Medida por meio de instrumentos

A mensuração quantitativa e qualitativa dos gases bucais com instrumentos auxilia no diagnóstico e no acompanhamento do tratamento. Os aparelhos existentes apenas conseguem medir os CSVs e outros gases, como os compostos orgânicos (cadaverina, putrescina, indol e escatol); não há, ainda, aparelhos capazes da sua análise no consultório. Como os CSVs estão presentes na grande maioria dos casos de mau odor bucal, a medição por instrumentos associados à escala organoléptica proporciona segurança no diagnóstico.

O Halimeter® (Figura 32.4) foi o primeiro monitor portátil de gás criado para examinar os CSVs, o que tornou a investigação em consultórios mais fidedigna e deu grande impulso à abordagem científica da halitose. O aparelho é um detector eletroquímico de CSVs com um sensor voltamétrico que examina os gases bucais por meio de um elétrodo eletrocatalítico, havendo uma reação eletroquímica. Essa reação é transformada em medida de partes por bilhão (ppb) de CSVs em uma escala que vai de 0 a 1.000 e detecta, principalmente, o gás sulfídrico (sulfidreto), a metilmercaptana e o dimetilsulfeto.[12]

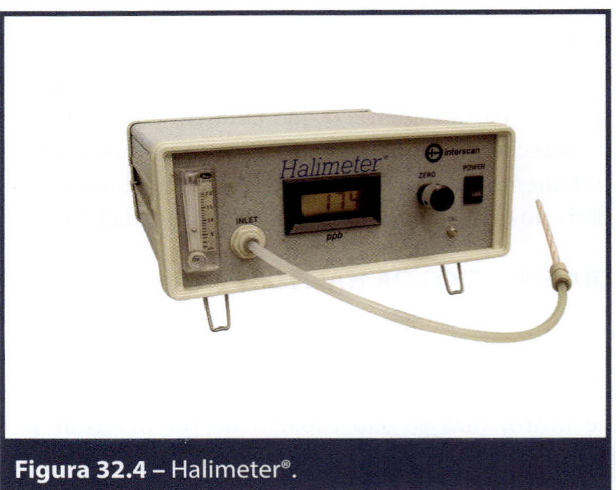

Figura 32.4 – Halimeter®.

Cromatografia gasosa

A grande contribuição do cromatógrafo gasoso portátil (OralChroma®) (Figura 32.5) é a detecção dos CSVs separadamente, analisados em unidades por ppb e em nanogramas por 10 mL. Também são possíveis o registro gráfico e as comparações durante o tratamento e entre os sítios da geração desses gases, pois sabe-se que o gás sulfídrico predomina na saburra, o metilmercaptana sobressai na doença periodontal e o dimetilsulfeto prevalece na geração sistêmica da halitose. Para detectar as diferentes origens da halitose, a cromatografia gasosa é o método considerado padrão de referência.[7]

Teste do desafio da cisteína

O uso da cisteína em forma de bochechos e gargarejos utilizando o cromatógrafo gasoso é útil em pelo menos dois casos:

1. Quando o paciente queixa-se de halitose e ao ser submetido ao exame da cromatografia gasosa o resultado é praticamente zero. Nesse caso, paira a dúvida se realmente o paciente tem halitose (se está contaminado por *Porphyromonas gingivalis*, *Treponema denticola* e *Tannerella Forshytia*) ou se apenas apresenta disgeusia. Assim, pode-se raciocinar da seguinte maneira: se houver contaminação e o resultado do exame é negativo, é porque esses microrganismos não têm substrato para a produção de CSV. Nesse caso, realiza-se o teste respiratório com o cromatógrafo gasosos, fazendo bochechos com substrato de cisteína. A partir dessa segunda medida, depois do uso da cisteína, se continuar a dar praticamente zero, trata-se de disgeusia. Se houver contaminação, essas bactérias vão utilizar a cisteína e produzirão CSV. Nessa situação, já está indicado o tratamento preventivo.
2. Quando o valor do gás dimetilsufeto estiver aumentado (ou pelo menos presente) e houver dúvidas sobre sua origem, se é bucal ou intestinal, devem-se providenciar gargarejo e bochecho com a cisteína. Se os CSV do tipo dimetilsufeto estiverem impregnados na língua (ou mesmo no periodonto) a cisteína atuará sobre eles, e, em geral, este será transformado principalmente em sulfidreto. Então, o dimetilsufeto que não foi transformado deverá ser eliminado no ar espirado, pois não teve contato com a cisteína. Assim, é possível saber se o CSV dimetilsulfeto é bucal ou intestinal.

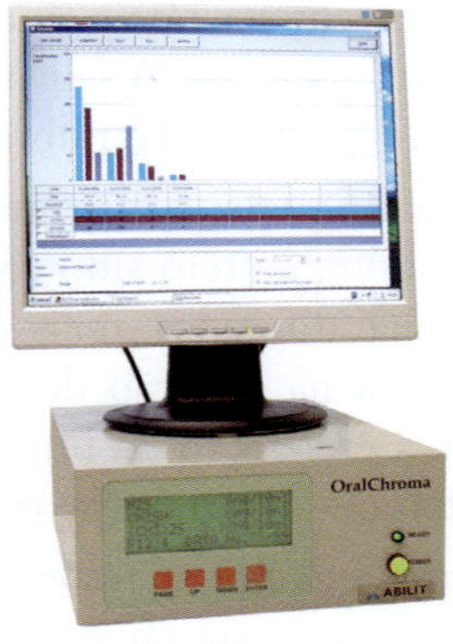

Figura 32.5 – Cromatógrafo gasoso OralChroma®.

EXAMES COMPLEMENTARES PARA HALITOSE

Teste de BANA (Benzoil-DL-Arginina-2-Naftilamida)

Algumas bactérias associadas com a doença periodontal foram implicadas na produção do mau hálito (Gram-negativas anaeróbicas, como *Treponema denticola*, *Porphyromonas gingivalis* e *Bacteroides forsythus*). O teste de BANA é um teste bioquímico, sensível a essas bactérias, cujo fundamento consiste em detectar a presença de tais microrganismos na cavidade oral e auxiliar o clínico a monitorar o tratamento. O resultado positivo também pode alertar a presença de doença periodontal subclínica. O teste de BANA e o halímetro identificam aspectos distintos do odor bucal.[2,4,13]

AVALIAÇÃO SISTÊMICA

A avaliação sistêmica para o diagnóstico da halitose pode ser dividida em respiratória superior, cujo mau odor é diretamente eliminado pelo nariz e pela boca, em doenças do trato respiratório superior e em doenças sistêmicas, quando o gás é eliminado pelo pulmão. O paciente deve ser avaliado por equipe multidisciplinar, composta por otorrinolaringologista, gastroenterologista e médico interno, com a finalidade de diagnosticar a doença básica, metabólica, renal, hepática ou respiratória, como a necrose gerada na neoplasia, no trato respiratório ou no gastrointestinal superior. Excepcionalmente, as obstruções gastroesofageanas podem gerar mau hálito; também é possível que as alterações da microbiota intestinal provoquem mau odor. As falências hepática e renal terminais têm seus odores característicos.

TRATAMENTO DA HALITOSE

A classificação da halitose e o seu respectivo tratamento são sugeridos na Figura 32.6.

Tratamento da halitose genuína

Tratamento da halitose genuína fisiológica

A halitose genuína fisiológica tem o seu tratamento baseado no entendimento da formação da saburra lingual e das ações para redução dos CSVs, incluindo, portanto, os procedimentos para melhorar a higiene bucal e prevenir a doença periodontal.[14]

A cavidade oral é o habitat de centenas de espécies de bactérias da sua microbiota. O desequilíbrio dessa região gerado pela má higiene bucal e alterações ana-

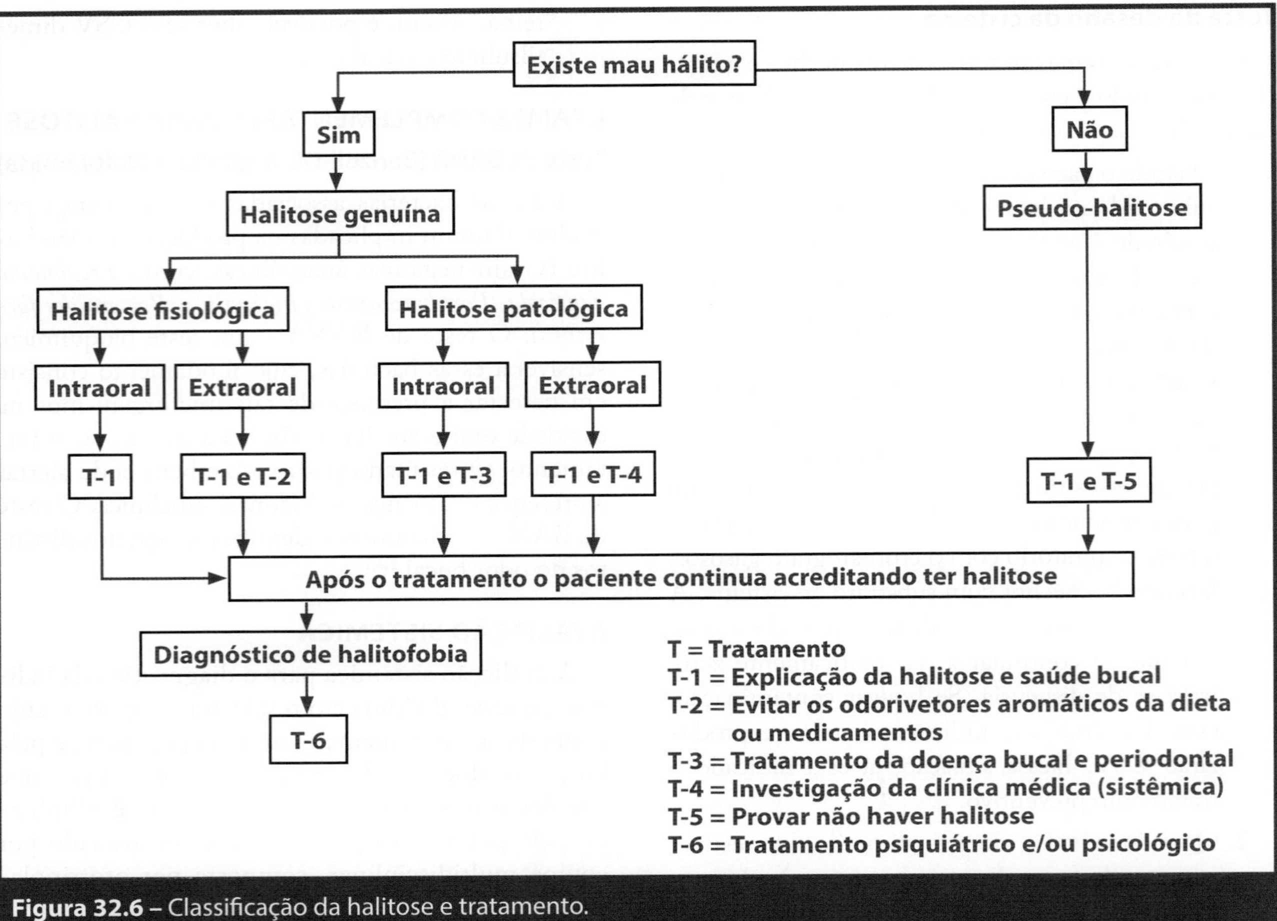

Figura 32.6 – Classificação da halitose e tratamento.
Fonte: adaptada de Coil et al., 2002.

tômicas da superfície da língua relacionadas à constituição da saliva podem ocasionar a superpopulação de tais microrganismos. O resultado é a decomposição proteica excessiva, sendo a principal causa da halitose a bucal fisiológica do dorso da língua (saburra lingual). É provável, também, uma associação entre a gengivite e os cáseos das criptas amigdalianas, aumentando a concentração do mau odor.

A promoção da saúde oral é prioritária nesta e em todas as formas de halitose. Estão indicados para a combinação de mecanismos de limpeza da língua os raspadores linguais e as soluções químicas de enxaguantes bucais contendo, principalmente, óleos, zinco, dióxido de cloro (clorite) e cetilpiridínio.

Estudos clínicos sugerem diferentes protocolos terapêuticos para o tratamento da halitose oral. Os protocolos são estatisticamente significativos quando afetam a composição microbiana da superfície da língua, da saliva e da microflora subgengival.[15] No tratamento das criptas amigdalianas causadoras do cáseo pelo método de criptólise por coagulação a *laser* ocorreu uma redução de aproximadamente 30% nos níveis de CSVs medidos na halitometria.[16]

Abordagem da saburra lingual

- **Sialogogos ou estimulantes salivares:** como o fluxo salivar reduzido é diagnosticado no teste de sialometria mecânica ou química, será necessário corrigi-lo utilizando estimulantes salivares, que podem ser táteis (mecânico), gustatórios e farmacológicos. A saliva mucinoide rica em proteína tem de ser equilibrada.
- **Raspadores linguais:** a raspagem mecânica da superfície da língua tem sido comprovada com uma pequena diferença mais estatisticamente significativa na redução dos CSVs, quando comparada à escovação da língua, e é indicada para o tratamento da halitose em adultos.[17]
- **Enxaguantes bucais:** os testes com enxaguantes demonstraram sua eficácia na redução dos parâmetros microbiológicos nos três nichos bucais da halitose severa em pacientes sem pe-

riodontite,[18] e o uso de enxaguantes orais que contêm clorexidina, cetilpiridínio e zincolactato são efetivos no tratamento da halitose.[19]

- **Dióxido de cloro (ClO_2):** faz parte da família dos compostos clorados e apresenta uma ação biológica segura mediante a oxigenação dos tecidos bucais por um processo de oxidação tanto na oxirredução dos CSV como na oxidação de bactérias anaeróbias, sendo estas responsáveis pela produção dos gases que operam sobre as bactérias anaeróbicas. A liberação altamente eficiente do oxigênio na combinação do cloreto de cetilpiridínio com o clorito de sódio atua na superfície da língua pelo sistema de anaerobiose.[4,20,21]
- **Antibioticoterapia:** sendo o teste de BANA positivo, recomenda-se como complementação do tratamento a antibioticoterapia. A contaminação dos anaeróbicos bucais tem sido tratada com metronidazol ou clindamicina. O metronidazol é a droga preferida para tratamento da doença periodontal por duas razões: suscetibilidade dos anaeróbicos e ausência de resistência. Ela também pode ser utilizada durante a gestação. A doxiciclina é a segunda droga mais escolhida, seguida pela clindamicina.[13]
- **Probióticos:** estudos preliminares indicam resultados promissores no tratamento com probióticos, compostos por *Streptococcus salivarius*, combinando-os com enxaguantes que contêm antimicrobióticos.[22]

Tratamento da halitose genuína patológica intraoral

A presença da condição patológica periodontal contribui para o incremento da halitose, e, geralmente, o tratamento da doença periodontal, bem como das restaurações, de úlceras crônicas da cavidade oral e até do câncer bucal, é necessário para o controle do mau hálito. Enfim, a saúde bucal é uma premissa básica para o controle do odor bucal.

Tratamento da halitose genuína patológica extraoral

Este tratamento sai da prática da saúde bucal, sendo a investigação clínica necessária para diagnóstico e tratamento da doença básica.

MANEJO DA PSEUDO-HALITOSE E DA HALITOFOBIA

Tanto no caso da pseudo-halitose quanto no da halitofobia o paciente acredita ser portador da halitose, mas o mau odor bucal está ausente. Um sintoma típico de ambas as condições é a interpretação de certas situações em que, por exemplo, pessoas viram o rosto, tampam o nariz e dão um passo para trás como uma indicação de que o outro tem mau hálito. Aproximadamente 98% dos indivíduos que sofrem com esses casos estão convencidos de que têm o problema.

Na pseudo-halitose o médico deve ser enfático com o paciente e provar que ele não sofre de mau hálito. Em relação à halitofobia, é preciso encaminhá-lo a um psiquiatra e/ou psicólogo.

O profissional deve ter atitudes de aceitação, simpatia, suporte e segurança. Não deve perguntar ao indivíduo se este tem ou não halitose; tem de ser incisivo e mostrar que os outros não percebem o odor que ele imagina exalar. O paciente precisa ser instruído para atentar à sua saúde bucal e para que não julgue ser portador da halitose somente em função das atitudes das outras pessoas.[14]

Halitofóbicos são pessoas infelizes, que necessitam de assistência psicológica. Alguns desenvolvem desordens de personalidade totalmente fora do domínio dos tratamentos anteriormente mencionados.[14]

REFERÊNCIAS

1. Janer DF. Preliminares clínicos: introducción la práctica de la medicina. Barcelona: Imprenta de F. Garriga, 1853.
2. Rosenberg M. Halitose: perspectivas em pesquisa. 2.ed. Rio de Janeiro: Guanabara Koogan, 2003.
3. Tarzia O. Halitose. Rio de Janeiro: Publicações Científicas, 1991.
4. Tarzia O (org.). Protocolo de atendimento clínico para prevenção, controle e tratamento da halitose. São Paulo: Projeto SAUDBUCAL, 2000.
5. Martini L. Lezioni de fisiologia. Tomo 5. Torino: Presso Giuseppe Pomba, 1827.
6. Feller L, Blignaut E. Halitosis: a review. SADJ. 2005; 60(1):17-9.
7. Tangerman A. Halitosis in medicine: a review. Internat Dental J. 2002; 52(Suppl 3):201-6.
8. Murata T, Fujiyama Y, Yamaga T, Miyazaki H. Breath malodor in an asthmatic patient caused by side-effects of medication: a case report and review of the literature. Oral Dis. 2003; 9(5):273-6.
9. Warren JR, Marshall B. Unidentified curved bacilli on gastric epithelium in active chronic gastritis. Lancet. 1983; 1(8336):1273-5.
10. Hoshi K, Yamano Y, Mitsunaga A, Shimizu S, Kagawa J, Ogiuchi H. Gastrointestinal diseases and halitosis: association of gastric Helicobacter pylori infection. Internat Dental J. 2002; 52(Suppl 3):207-11.
11. Tiommy E, Arber N, Moshkowitz M, Peled Y, Gilat T. Halitosis and Helicobacter pylori: a possible link? J Clin Gastroenterol. 1992; 15:236-7.

12. Cave DR. Transmission and epidemiology of Helicobacter pylori. Am J Med. 1996; 100(5A):12S-17S.
13. Loesche WJ. The diagnosis and treatment of anaerobic periodontal infections. Infect Med. 1998; 15(11):788-97.
14. Coil JM, Yaegaki K, Matsuo T, Miyazaki H. Treatment needs (TN) and practical remedies for halitosis. Internat Dental J. 2002; 52(Suppl 3):187-91.
15. Roldán S, Herrera D, O'Connor A, González I, Sanz M. A combined therapeutic approach to manage oral halitosis: a 3-month prospective case series. J Periodontol. 2005; 76(6):1025-33.
16. Dal Rio AC, Passos CA, Nicola JH, Nicola EM. CO_2 laser cryptolysis by coagulation for the treatment of halitosis. Photomed Laser Surg. 2006; 24(5):630-6.
17. Outhouse TL, Fedorowicz Z, Keenan JV, Al-Alawi R. A cochrane systematic review finds tongue scrapers have short-term efficacy in controlling halitosis. Gen Dent. 2006; 54(5):352-9;360;367-8; quiz 360.
18. Roldán S, Winkel EG, Herrera D, Sanz M, Van Winkelhoff AJ. The effects of a new mouthrinse containing chlorhexidine, cetylpyridinium chloride and zinc lactate on the microflora of oral halitosis patients: a dual-centre, double-blind placebo-controlled study. J Clin Periodontol. 2003; 30(5):427-34.
19. Winkel EG, Roldán S, Van Winkelhoff AJ, Herrera D, Sanz M. Clinical effects of a new mouthrinse containing chlorhexidine, cetylpyridinium chloride and zinc-lactate on oral halitosis: a dual-center, double-blind placebo-controlled study. J Clin Periodontol. 2003; 30(4):300-6.
20. Levit B. Halitosis: nuevas herramientas para un viejo desafío. Rev Ateneo Argent Odontol. 2004; 43(1):24-8.
21. Silwood CJL, Grootveld MC, Lynch E. A multifactorial investigation of the ability of oral health care products (OHCPs) to alleviate oral malodour. J Clin Periodontol. 2001; 28:634-41.
22. Burton JP, Chilcott CN, Moore CJ, Speiser G, Tagg JR. A preliminary study of the effect of probiotic Streptococcus salivarius K12 on oral malodour parameters. J Appl Microbiol. 2006; 100(4):754-64.

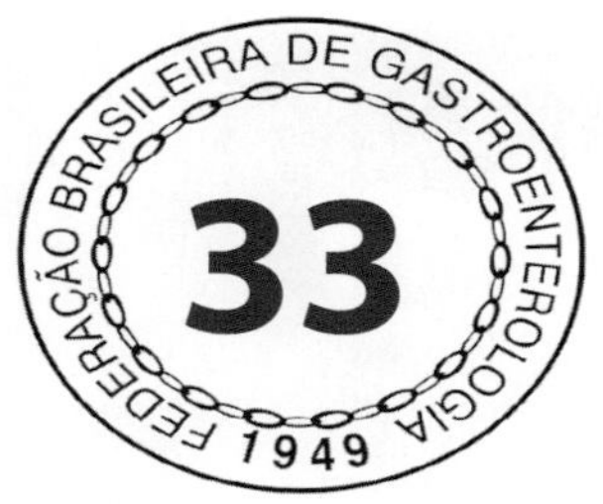

AFTAS

Sérgio Szachnowicz

INTRODUÇÃO

As lesões da mucosa conhecidas como "aftas" são as afecções mais comuns da mucosa oral. São denominadas estomatites aftosas recorrentes (EAR). Acometem mais de 10% da população mundial, apresentando-se em formas, tamanhos, quantidades e localizações variadas.[1,2] Iniciam-se com o aparecimento de lesões ulcerativas em qualquer região da mucosa jugal, podendo acometer a mucosa oral, ou da orofaringe e menos comumente a mucosa genital. Como principais características, geralmente apresentam resolução espontânea e caráter recorrente, sendo uma das condições ulcerativas inflamatórias mais dolorosas da mucosa oral, causando dor para comer, deglutir ou mesmo falar. Sua etiologia é multifatorial e ainda contraditória, portanto, restam apenas tratamentos sintomáticos. A EAR aparece como diagnóstico diferencial de várias doenças. Algumas evidências associam a EAR a reações imunomediadas, como a alta incidência de EAR familiar, aumentando a chance de as alterações serem mediadas por antígenos do sistema HLA.[3]

A primeira descrição das aftas remonta da época de Hipócrates, que descreveu por meio do termo *aphtai*, lesões presentes na mucosa oral que provavelmente correspondiam à estomatite micótica. Já em 1888, Mikulicz e Kümmel foram os primeiros a descrever clinicamente a EAR. Em 1899, Sibley relacionou a úlcera aftosa menor a pacientes vítimas de estresse ou estados psíquicos, nomeando-as de "úlceras neuróticas". Em 1911, Sutton relatou a primeira úlcera aftosa maior, descrevendo-a como "periadenite recorrente necrótica da mucosa". A definição atual foi elaborada por Cooke e Lehner, sendo atribuídas a Cooke em 1960 as primeiras úlceras do tipo herpetiforme.[4]

EPIDEMIOLOGIA

A EAR afeta de 5 a 66% da população mundial, e estima-se que 20% da população, em geral, terão EAR antes da idade adulta. É muito frequente na América do Norte e rara nos árabes beduínos. A variação na sua prevalência nos diversos relatos da literatura é explicada pela alta incidência de lesões mucosas em diversas doenças diferentes, em que o diagnóstico equivocado pode aumentar a incidência em locais onde algumas dessas doenças são mais prevalentes. Acomete o dobro de pessoas do sexo feminino em comparação ao masculino, sendo mais comum na infância e na adolescência. As lesões recorrem com menor frequência e severidade com o aumento da idade. Geralmente, acomete mais as classes socialmente privilegiadas, possivelmente relacionadas a fatores imunológicos, poupando relativamente as classes inferiores. Alguns grupos populacionais, como estudantes de medicina, advogados e estagiários de grandes empresas, apresentam prevalência maior que 50%. Raramente as estomatites aftosas acometem fumantes.[5]

HISTOPATOLOGIA

A histopatologia da EAR é bem estudada e característica de cada fase da apresentação clínica da doença. Na fase pré-ulcerativa, encontra-se apenas infiltrado de células mononucleares inundando as lesões. Já nas formas ulceradas, existe o acúmulo de leucócitos polimorfonucleares. Encontramos, ainda, concentração aumentada de mastócitos nas lesões precoces de EAR e diminuída nos estágios mais avançados por possível granulação ou destruição desses mastócitos. Após a ingestão de alguns alimentos específicos, podem surgir linfócitos liberadores de IgE, a qual pode estar aumentada tanto nas lesões orais quanto no sangue periférico. Nos pacientes com EAR, o nível sérico de IgG e IgM pode estar inalterado, e o IgA, aumentado.[6]

CARACTERÍSTICAS CLÍNICAS

Geralmente, o aparecimento da EAR ocorre durante a infância. As úlceras tendem a diminuir em frequência e severidade durante o crescimento. Aproximadamente 80% dos pacientes desenvolvem a doença até os 30 anos; e o aparecimento mais tardio pode sugerir a presença de fatores predisponentes definitivos para o desenvolvimento da EAR, ou mesmo algum diagnóstico diferencial mais complexo, como a doença de Behçet (DB). Um pródromo de queimação local ou dor por 24 a 48 horas pode preceder as úlceras. As lesões são dolorosas, rasas, bem definidas, redondas ou ovais, com um fundo raso necrótico coberto por uma pseudomembrana amarelo-acinzentada rodeada por margens elevadas e halos eritematosos. A dor dura de 3 a 4 dias, quando a epitelização precoce pode começar. A EAR apresenta-se clinicamente em três formas principais: a úlcera aftosa menor, a maior e a herpetiforme.[7] Todas as formas têm chance de recidiva em poucos dias ou meses. Sua evolução natural se dá, na maioria dos casos, para a resolução espontânea.

Úlceras aftosas menores

A forma aftosa menor é a variedade mais comum, conhecida também por afta de Mikulicz ou úlceras aftosas leves (Figura 33.1), acomete de 75 a 85% de todos os casos de EAR.[5] As úlceras são de forma circular, rasas, menores que 8 ou 10 mm de diâmetro. Podem ocorrer em todas as áreas não queratinizadas

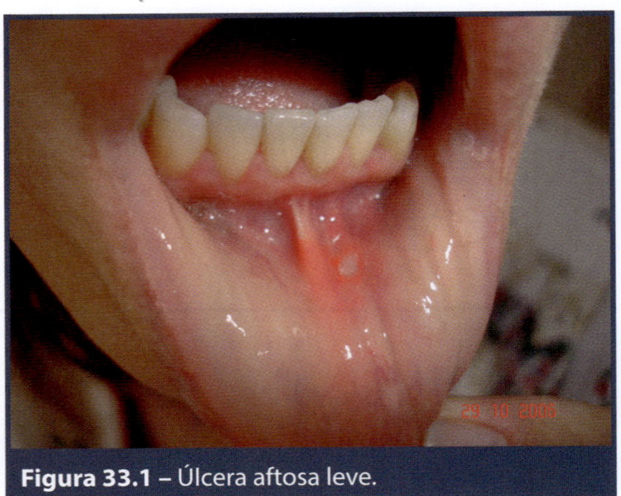

Figura 33.1 – Úlcera aftosa leve.

da mucosa oral: mucosa labial e jugal, no assoalho da boca, nas porções laterais e ventrais da língua e raramente atinge a gengiva, o palato ou o dorso da língua. A sua evolução geralmente é para a cura espontânea em um período que pode variar de 10 a 14 dias, sem deixar cicatriz. As úlceras aftosas menores regeneram-se mais vagarosamente que outros ferimentos da boca, e um intenso infiltrado inflamatório pode ter alguma influência nessa etapa.[8]

Úlceras aftosas maiores

A forma maior é conhecida como "úlcera de Sutton" ou "periadenite recorrente necrótica da mucosa" (Figura 33.2). Ocorre de modo mais raro, porém, apresenta curso mais severo. Representa de 10 a 15% dos casos de EAR. As úlceras aftosas maiores aparecem geralmente após a puberdade, são crônicas, persistindo por 20 anos ou mais. As lesões são bem delimitadas, circulares e, em alguns casos, ovalares, e os sintomas prodrômicos são mais intensos que nas úlceras menores. O tamanho pode exceder de 1 a 3 cm de diâmetro. As úlceras envolvem a mucosa até a linha das glândulas salivares menores, acometendo mais frequentemente os lábios e o palato mole, mas podem aparecer em qualquer região da mucosa oral

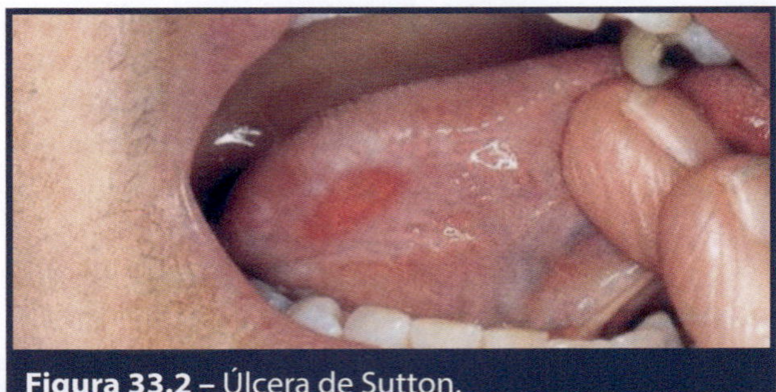
Figura 33.2 – Úlcera de Sutton.

e da garganta. São muito dolorosas, maiores e mais profundas que as menores, durando pelo menos 14 dias e podendo persistir por mais de 6 semanas. Cicatrizam lentamente e evoluem para a cura sem necessidade de qualquer terapêutica, podendo deixar marcas. Febre, disfagia e indisposição podem, muitas vezes, acompanhar precocemente o processo da doença.[9]

Úlceras herpetiformes

São múltiplas lesões, podendo aparecer de 5 a 100 pequenas úlceras dolorosas e arredondadas com 1 a 3 mm (Figura 33.3). É a forma menos comum e atinge de 5 a 10% desses pacientes. As pequenas lesões são agrupadas, podendo confluir e tornar-se maiores, com bordos irregulares. Acometem qualquer região da cavidade oral, não tendo predileção por um sítio específico. Acometem preferencialmente o sexo feminino e ocorrem em uma idade mais avançada, quando comparada às outras formas.[10] Em virtude do tamanho e da profundidade, essas lesões levam de 10 a 30 dias para curar-se, podendo deixar cicatrizes.[5]

Alguns indícios mostram distribuição do antígeno HLA muito semelhante em pacientes com úlceras menores e maiores, além de associação mais próxima com o HLA-B12 em pacientes com úlcera herpetiforme. É possível que o HLA-B12 atue como um receptor específico de patógenos. Determinantes antigênicos de alguns patógenos exógenos também podem simular os antígenos HLA.[11]

Ainda podemos classificar os pacientes nas formas de EAR simples (Figura 33.4) ou complexa (Figura 33.5). Na aftose simples, a maioria dos pacientes apresenta apenas 1 a 3 úlceras, que recorrem apenas de 2 a 4 vezes por ano e que curam em 1 a 2 semanas. A aftose complexa apresenta-se como um quadro grave, com lesões profundas, grandes, numerosas e dolorosas. Novas lesões desenvolvem-se como as antigas já em fase de cicatrização e podem estar associadas a doenças sistêmicas com lesões genitais ou perianais.

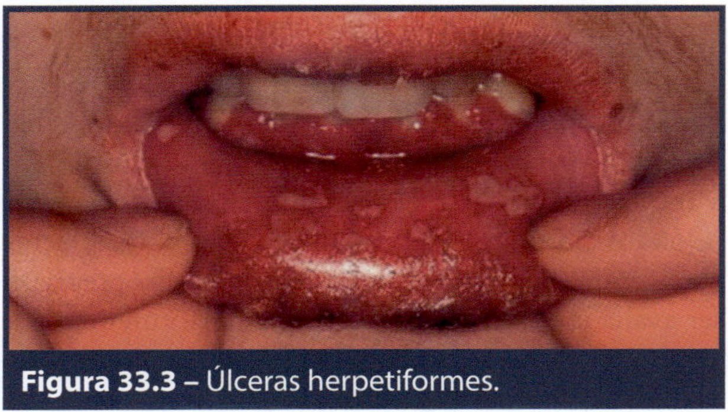

Figura 33.3 – Úlceras herpetiformes.

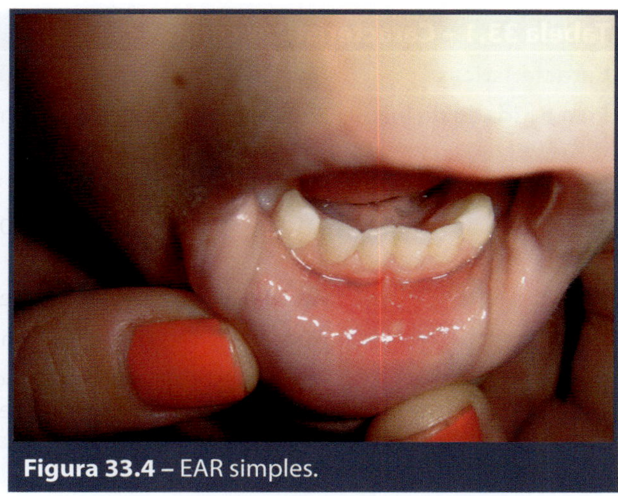

Figura 33.4 – EAR simples.

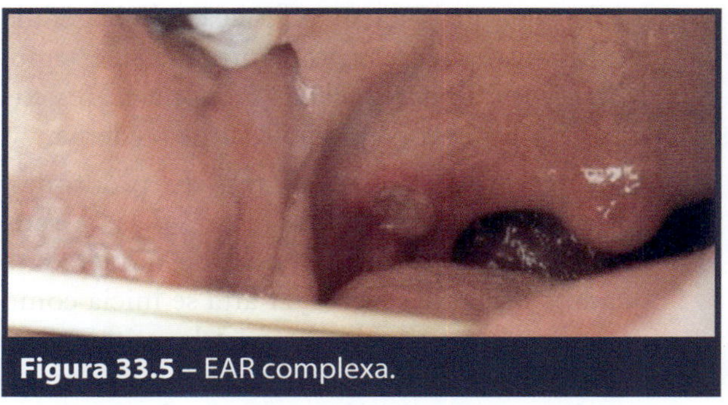

Figura 33.5 – EAR complexa.

As principais características para o auxílio no diagnóstico das EAR estão listadas a seguir (Tabela 33.1) e contribuem também para o diagnóstico diferencial entre as principais formas de EAR.

DIAGNÓSTICO E EVOLUÇÃO

O diagnóstico da EAR é realizado com base na história e nas características clínicas das lesões, uma vez que não existem exames laboratoriais específicos. A história deve atentar para diagnósticos diferenciais com outras doenças ulcerativas, como doença de Crohn, doença celíaca, neutropenia inespecífica, infecção por HIV e DB. Deve-se realizar hemograma completo, pesquisa de anticorpo antiendomísio e dosagens de ferro e componentes hemáticos, além de vitaminas, com a finalidade de afastar alterações imunológicas, deficiência de vitaminas ou de ferro e síndromes mal absortivas, como na doença celíaca.[12]

Stanley dividiu a evolução da EAR em quatro estágios:

1. **Prodrômica**: ocorre nas primeiras 24 horas antes do aparecimento das lesões e caracteriza-se por formigamento, ardência, dor e hiperemia

Tabela 33.1 – Características clínicas das EAR

Características	Menores	Maiores	Herpetiformes
Pico de idade de início (décadas)	Segunda	Primeira e segunda	Terceira
Número de úlceras	1 a 5	1 a 3	5 a 20 (máximo de 100)
Tamanho das úlceras (mm)	< 10	>10	1 a 2
Duração	7 a 14 dias	2 semanas a 3 meses	7 a 14 dias
Deixam cicatrizes	Não	Sim	Não
Locais	Mucosa especialmente não queratinizada como labial/jugal. Dorso e borda lateral da língua	Mucosa queratinizada e não queratinizada, particularmente palato mole	Mucosa não queratinizada, particularmente assoalho da boca e face ventral da língua. Dorso e borda lateral da língua

locais, sem qualquer manifestação clínica efetiva. Alguns pacientes não reportam esse estágio. Microscopicamente, células mononucleares começam a infiltrar o epitélio e surge o edema.

2. **Pré-ulcerativa**: ocorre ao fim do pródromo, podendo durar entre 18 horas e 3 dias. A sensação dolorosa vai de intensidade moderada a quadros bastante severos. A afta se inicia como uma pequena mácula ou pápula eritematosa endurecida. Podem ser solitárias ou múltiplas, circulares ou ovais, dependendo da sua localização, envolvidas por um halo eritematoso. Quando ocorrem na mucosa jugal e nos lábios, as lesões são circulares. Se os sulcos bucal e labial são acometidos, as lesões têm formato oval.
3. **Ulcerativa**: dura de 1 a 16 dias. As lesões desde o início já são muito dolorosas. Clinicamente, as máculas e pápulas anteriores se ampliam e ulceram, porém, vão atingir o seu tamanho máximo apenas entre o 4º e o 6º dia após o início do quadro. As lesões são gradativamente recobertas por uma membrana cinza ou amarelada, rodeadas por um halo vermelho. Em 2 a 3 dias a dor cessa abruptamente, restando um desconforto residual (Figura 33.6).
4. **Cicatricial**: pode durar de 4 a 35 dias. As lesões são cobertas por epitélio, e a cura da úlcera ocorre geralmente sem deixar cicatriz. As cicatrizes estão relacionadas à profundidade da lesão e à ocorrência de necrose tecidual local (Figura 33.7).[4,5]

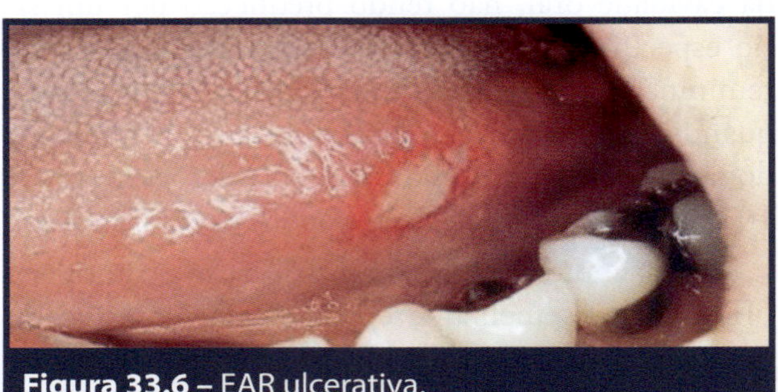

Figura 33.6 – EAR ulcerativa.

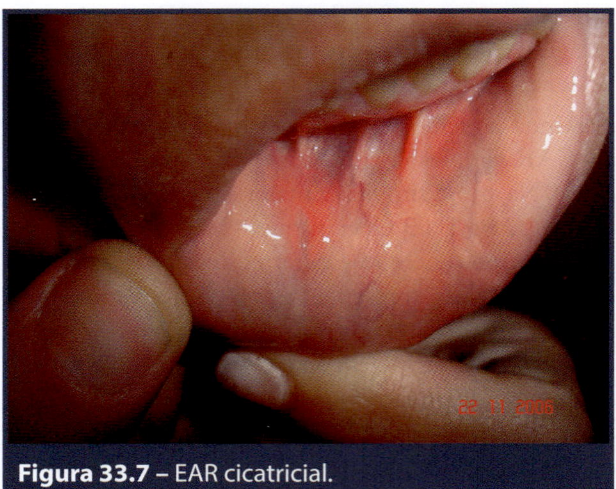

Figura 33.7 – EAR cicatricial.

Durante o diagnóstico, alguns pontos e características auxiliam muito na definição do quadro clínico e dos tipos de úlceras que o paciente desenvolve, assim como contribuem na pesquisa de diagnósticos diferenciais que devem ser descartados. Algumas características são parte da história e do exame físico e devem ser obtidas no início da investigação, com o intuito de ajudar no raciocínio clínico do quadro (Quadro 33.1). Durante a investigação de úlceras persistentes, alguns exames laboratoriais precisam ser avaliados, como mencionado anteriormente. Em geral, solicitam-se exames completos acrescidos de exames específicos (Quadro 33.2).

Quadro 33.1 – Características importantes a serem pesquisadas na prática clínica

- História clínica
- História familiar
- Frequência das ulcerações
- Número das úlceras
- Localização das úlceras (mucosa queratinizada ou não queratinizada)
- Tamanho e formato das úlceras
- Condições associadas a medicamentos
- Úlceras genitais
- Problemas de pele
- Distúrbios gastrointestinais
- Margens das úlceras
- Bases das úlceras
- Tecido ao redor das úlceras

Quadro 33.2 – Exames a serem pedidos na investigação de úlceras recorrentes

- Hemograma completo
- Pesquisa de anticorpo antiendomísio e antigliadina
- Dosagens de ferro e componentes hemáticos (ácido fólico e taxa de sedimentação de eritrócitos)
- Taxa sérica de vitamina B12
- Taxa sérica de vitamina A
- Taxa sérica de vitamina E
- Proteína C-reativa
- Pesquisar doenças virais (HIV, herpes zóster)
- Doenças imunológicas com alterações de secreção de IgA

ETIOPATOGENIA E FATORES PREDISPONENTES

A etiopatogenia definitiva das lesões da EAR permanece obscura e provavelmente é multifatorial. Alguns autores sugerem que fatores predisponentes e condições associadas podem ser atribuídos ao desenvolvimento da afecção.[13] Lesões aftoides induzidas por drogas não apresentam estudos profundos que as confirmem.[14] A EAR clássica é uma doença relativamente simples e localizada, embora alguns pacientes tenham uma predisposição a condições ou doenças sistêmicas.

História familiar

A base familiar para a EAR foi demonstrada há mais de 30 anos. Mais de 42% dos pacientes com EAR têm parentes de primeiro grau com a doença. A incidência da EAR é de 90% nos descendentes, quando ambos os pais apresentam história de EAR, mas somente 20%, quando nenhum dos pais têm EAR. Aparentemente, a severidade e precocidade de instalação da doença é maior nos pacientes com história familiar.[15] Alguns estudos mostram aumento da incidência de EAR em gêmeos idênticos.[5,6] Apesar de as evidências apontarem para fatores genéticos, ainda não existem associações definidas entre a EAR e a sorologia para determinado antígeno HLA ou haplótipo.[6] Sabe-se que o antígeno HLA-B12 está presente em pacientes com EAR em grande proporção. O antígeno HLA-B5 não está aumentado nesses pacientes, embora nos portadores de DB esteja presente em 75% dos casos.[12] Os mesmos autores notaram que combinações de HLA-A2 com HLA-B12 e HLA-A29 com HLA-B12 foram frequentes em pacientes com EAR, sugerindo que a suscetibilidade à EAR pode estar relacionada a haplótipos.[12]

Imunologia

A patogênese da EAR acontece, predominantemente, por resposta imune celular mediada por células T e principalmente por liberação de fator de necrose tumoral (TNF). Um infiltrado mononuclear de linfócitos no epitélio acontece no estágio pré-ulcerativo, seguido por emaranhado papular localizado causado por queratinócitos. A vacuolização rodeada por um halo eritematoso reativo representa vasculite. A pápula dolorosa, então, ulcera e uma membrana de fibrina cobre a úlcera, infiltrada principalmente por neutrófilos, linfócitos e plasmócitos. Finalmente, a úlcera cicatriza com regeneração epitelial. O TNF-alfa induz a inflamação pelo seu efeito na adesão celular e na quimiotaxia de neutrófilos.[16] A EAR pode ser prevenida pelo uso da talidomida e da pentoxifilina, que inibem a síntese de TNF-alfa. Outras citocinas, como a IL-210 e a IL-1011, além de neutrófilos *natural killer* ativados pelas IL-2, podem participar da formação das EAR.[16]

Embora o dano imunológico às células epiteliais seja a via final comum no desenvolvimento das lesões da EAR, o antígeno responsável pela iniciação do processo permanece obscuro.[5] A imunodeficiência humoral pode causar ulceração aftosa-*like*, porém, na maioria dos pacientes com EAR, os níveis das imunoglobulinas séricas estão normais.

Trauma local

Muitos pacientes e médicos consideram o trauma local desencadeante no desenvolvimento de aftas. As causas mais comuns do traumatismo são: escovação dentária, fio dental, goma de mascar, alimentos com espinha, maloclusão dentária, injeções e tratamentos dentários.

Fatores emocionais

O estresse emocional precede o desenvolvimento do episódio inicial da EAR em 60% dos casos e o aparecimento de episódios recorrentes em 21%.[6,8] Entretanto, existem poucos dados que possam comprovar essa ligação.

Hipersensibilidade alimentar

Alguns pacientes correlacionam o aparecimento de úlceras orais à ingestão de certo tipo de alimento, e alguns estudos mostram um número significativo de atópicos entre os pacientes com EAR. Alimentos como glúten, ácido benzoico, ácido sórbico, cinamaldeído e corantes azo, assim como chocolate, café, amendoins, cereais, amêndoas, morangos, tomates e queijos podem ser responsáveis pelo aparecimento de EAR.[17] Em casos raros, a dieta melhora a EAR,[3] porém, 50% dos pacientes mostram progresso clínico quando excluem certos alimentos de suas rotinas.[17]

Fatores hormonais

Alguns pacientes apresentam remissão da EAR com o uso de contraceptivos orais e mesmo durante a gestação. Da mesma maneira, apresentam ulcerações orais na fase luteínica (sete dias após a ovulação), provavelmente pelo aumento dos níveis de progesterona e diminuição dos níveis de estrogênio.[18]

Tabagismo

A relação do fumo com a diminuição da incidência e severidade de EAR é reconhecida há anos. Geralmente, pacientes que apresentam quadros graves e recorrentes de EAR são não fumantes.[19] Alguns pacientes que param de fumar notam recrudescimento da EAR e remissão com o retorno ao tabagismo. A hiperqueratose da mucosa, provocada pelo tabaco, atua como fator de proteção local às úlceras da EAR. Tabletes contendo nicotina para uso oral aparentemente controlam a frequência da EAR.[19]

Agentes biológicos

Bactérias

A associação do *Streptococcus viridans* por meio de estímulo para reação imunológica originando lesões da EAR foi sugerida, porém, estudos indicaram que o *Streptococcus viridans* não é específico para EAR.[12] O *Helicobacter pylori* foi detectado em tecido lesional por meio do PCR em 72% das úlceras examinadas. Contudo, a frequência de anticorpos IgG para *H. pylori* não se mostrou aumentada nesses pacientes.[12]

Vírus

Alguns vírus são relacionados ao desenvolvimento da EAR, como herpes simples (HSV), varicela-zóster, Epstein-Barr, citomegalovírus e o adenovírus. O HSV foi sugerido como causador da EAR, mas estudos comprovaram que nem sempre é encontrado em lesões e que somente alguns pacientes com EAR são soropositivos. A proposta de uma relação entre o vírus Epstein-Barr e lesões ulcerativas recentes da EAR e da DB não foi aceita, por se basear em uma pequena amostra de pacientes. Agentes antivirais como o aciclovir, efetivo contra o HSV, parecem não ter efeitos benéficos na EAR.[20]

Deficiência hematológica

Apesar de alguns estudos não demonstrarem relação entre a EAR e deficiências de ácido fólico e ferro, a falta desses elementos, mais vitaminas B1, B2, B6 e B12, é encontrada em 18 a 28% dos casos clássicos de EAR, comparados a apenas 8% de pacientes saudáveis. A reposição desses elementos pode melhorar a EAR nesses pacientes.[21]

CONDIÇÕES SISTÊMICAS QUE PODEM SIMULAR EAR CLÁSSICA

Doenças sistêmicas, dermatológicas ou lesões reacionais podem simular a EAR. Geralmente, acontecem mais na idade adulta que na EAR clássica.

Reações a drogas

Algumas drogas, como bloqueadores de canal de potássio e anti-inflamatório não hormonal, podem simular lesões ulcerosas, principalmente em idosos, as quais melhoram após a suspensão dos medicamentos.[14]

Doenças sistêmicas

Úlcera aguda da vulva, DB, síndrome MAGIC (úlceras orais e genitais com inflamação de cartilagem), síndrome FAPA (febre, aftose, faringite e adenite), síndrome Sweet e síndrome de Reiter podem simular a EAR.

A DB manifesta-se como a EAR clássica nas várias complicações sistêmicas, afetando notoriamente os olhos, articulações, pele e sistema neurológico.[22] A FAPA é, ocasionalmente, observada em crianças que apresentam a EAR clássica.[23] A síndrome de Sweet, também conhecida como dermatose aguda neutrofílica febril, é caracterizada por febre com leucocitose por neutrófilos, pele com placas ou nódulos eritematosos e EAR clássica. Pode ocorrer associada a condições malignas, como a leucemia.[24]

Doenças gastrointestinais

A doença celíaca, ou enteropatia glúten-sensível (EGS), aparece em aproximadamente 5% dos pacientes com apresentação primária de EAR. Sintomas gastrointestinais ou outras características clínicas da GSE nem sempre estão presentes. A deficiência de folato, anticorpos reticulínicos da classe IgA e/ou antigliadina pode estar presente nesses pacientes. O haplótipo do HLA-DRW10 e do DQW1 pode predispor os pacientes com EGS a ter EAR. Alguns pacientes com EAR, mesmo sem ter evidência clínica ou histopatológica, podem ter uma boa resposta com a dieta livre de glúten.[25]

A doença de Crohn e a retocolite ulcerativa podem, ocasionalmente, ser acompanhadas de EAR ou outras úlceras orais. A palavra *sprue*, importante na doença gastrointestinal, deriva da palavra holandesa *spruw*, que significa aftose. A aftose simples ou complexa pode preceder, coexistir ou servir como marco na piora da atividade de uma doença inflamatória intestinal.[26]

Imunodeficiências

Lesões em pacientes aidéticos ou com outras imunodeficiências graves (síndrome mielodisplásica e outras neutropenias benignas) geralmente aparecem grandes, dolorosas e limitantes, como nas aftoses complexas. São observadas mais em indivíduos com contagem de CD4 menor que 50/mm^3. O diagnóstico diferencial nesse estado de profunda imunodepressão inclui úlceras orais infecciosas ou induzidas por drogas. O diagnóstico de úlceras aftosas-*like* associadas à aids é de exclusão.[27]

TRATAMENTO

Uma vez que a etiologia da EAR permanece obscura, e sua característica cíclica dificulta a realização de estudos duplo-cegos prospectivos bem desenhados, a EAR não apresenta, ainda, um tratamento bem definido. Apesar de diversas terapêuticas terem sido testadas, poucas foram submetidas a estudos clínicos bem conduzidos. Erros de classificações podem explicar os resultados inconsistentes encontrados na vasta literatura sobre os resultados dos tratamentos da EAR.[28]

A severidade e a duração dos quadros, assim como o tamanho das úlceras, a frequência das crises, a presença de úlceras únicas ou múltiplas e a melhora ou piora com a idade podem variar muito nos pacientes portadores da EAR, requerendo, portanto, abordagens terapêuticas direcionadas e individualizadas.[1,8]

O tratamento da EAR é estritamente sintomático, e seus principais objetivos são:

- minimizar os sintomas;
- diminuir o tamanho e a quantidade de úlceras;
- aumentar o tempo livre de doença.

O melhor tratamento para a EAR é aquele que controla as úlceras por mais tempo possível com os mínimos efeitos colaterais. O tratamento deve ser determinado considerando a severidade da dor, a história clínica do paciente em relação às medicações e doenças sistêmicas, o tempo de remissão das crises e a tolerabilidade dos pacientes às medicações. Ao escolher um regime de tratamento, é importante saber que a EAR se cura espontaneamente e que a frequência da recorrência, duração da lesão e o grau de desconforto são individuais. O exame oral deve ser cuidadoso. Se as úlceras são pequenas, provocam pouca dor e são infrequentes, pode-se optar por deixar a lesão involuir espontaneamente.

Tratamento da doença sistêmica associada

É fundamental afastar ou tratar qualquer fator predisponente que possa desencadear crises, antes de instituir tratamento específico para a EAR. A introdução do tratamento apropriado para colite ulcerativa, doença celíaca, doença de Crohn, DB, ou terapia de reposição de ferro, vitamina B12 e folato pode resultar na melhora da EAR.

Medidas dietéticas e comportamentais

Algumas medidas comportamentais, assim como dietéticas, podem auxiliar no controle da EAR em determinados pacientes. Alguns alimentos parecem ter efeitos sobre a erupção de novas aftas e a duração das lesões. Alimentos duros, ácidos, salgados, apimentados, assim como nozes, chocolates, álcool e refrigerantes devem ser evitados. Pela irritação causada por surfactantes e detergentes, produtos dentais contendo lauril sulfato de sódio (LSS) devem ser evitados.[29]

Terapia tópica

Existem poucos ensaios clínicos randomizados e controlados, mas alguns mostram que o tratamento local com a utilização de corticosteroides tópicos ou mesmo enxaguantes orais com gluconato de clorexidina podem reduzir a severidade e a duração, porém, sem influência significativa na frequência das crises de EAR. O emprego de anestésicos locais, como o cloridrato de benzidamina ou de gel de lidocaína a 2% ou mesmo o *spray*, em alguns casos, pode trazer alívio momentâneo da dor, porém, sem trazer benefício no tratamento da úlcera. O uso de aplicação tópica de diclofenaco a 3%, dissolvido em ácido hialurônico 2,5% mostrou reduzir significativamente a dor na fase aguda. Outros produtos, como o dexpantenol (emoliente e umectante) e soluções de extrato de camomila (anti-inflamatório), podem ainda ser usados, mesmo sem prescrição médica, com algum sucesso no alívio dos sintomas.[29] A seleção da droga é baseada em vários critérios práticos, como o número e a localização das ulcerações, gravidade (local, duração, dor) das lesões, seus efeitos no paciente em relação ao estado geral e ao uso de outras medicações. Geralmente, a medicação tópica é preferida por ter pouco efeito colateral e menor chance de interação medicamentosa.

O uso de sucralfato local também pode trazer o alívio dos sintomas. A colocação de soluções de um grama (5 mL), 4 vezes ao dia, sobre as lesões, pode ser de alta praticidade e trazer bom conforto aos pacientes com formas menos graves.

Terapia sistêmica[27-29]

Prednisona

É atualmente o tratamento sistêmico da EAR mais efetivo e seguro. Pode ser utilizado isoladamente ou combinado com corticosteroides e analgésicos tópicos, sendo útil como terapia de resgate em pacientes com exacerbação aguda da doença ou nos maus respondedores a outras terapias. Deve ser utilizado em períodos curtos (de 4 a 5 dias com 60 a 80 mg/dia), ou em pacientes em surtos com 10 a 30 mg/dia por períodos acima de um mês. Se for necessário estender o tratamento por mais de uma semana, deve-se utilizar redução gradativa. Alguns autores relatam boas experiências com pulsoterapia (100 mg/dia por três dias consecutivos - intravenoso) em casos graves de EAR sem o efeito colateral do uso prolongado da medicação.[29]

Levamisole

Promove a quimiotaxia dos leucócitos e aumenta a atividade fagocitária dos neutrófilos. Em doses pequenas, potencializa a resposta imune, e em doses altas funciona como imunossupressor. Em 1980, Millercom descreveu a diminuição da incidência e o número das úlceras com seu uso. Está contraindicado em casos de insônia, náuseas, odinofagia, tonturas etc. A dose recomendada é de 150 mg/dia divididas em três tomadas por três dias consecutivos. Pode ser repetido por pacientes com exacerbações frequentes, respeitando-se intervalos de 11 dias sem a droga. Pode ter a leucopenia grave e relativa como efeito indesejável.

Colchicina

Reduz o número e a duração das lesões na maioria dos pacientes. A dose de 1,5 mg/dia por 6 a 8 semanas pode ser continuada por longo período, entretanto, a recidiva após interrupção do tratamento é comum. Os possíveis efeitos indesejáveis são dores abdominais, infertilidade e malformação fetal. Pode ser utilizada em terapias combinadas com outros imunossupressores (p. ex., pentoxifilina e interferon-alfa) e antibióticos.

Pentoxifilina

Pode ser efetiva no controle das aftas na dose de 300 a 400 mg/dia, 3 vezes ao dia, durante um mês. Em crianças, tem bons resultados entre 36 e 63% dos casos. Tem como efeitos colaterais náuseas e vômitos.

Dapsona

Pode ser usada para aftas orais e genitais, porém, apresenta rápida recidiva após a descontinuidade da droga. A dose de 100 a 200 mg/dia é recomendada associada ao uso de vitamina C e E, no intuito de evitar a meta-hemoglobinemia.

Talidomida

Reservada apenas para casos extremos, como pacientes com neuropatia periférica persistente, pelos seus graves efeitos colaterais de teratogenia, polineuropatia e distúrbios de humor. A dose recomendada varia de 50 mg até 300 mg/dia, sendo 100 mg a dose-padrão, apresenta efeito dose-dependente contra aftas orogenitais. Recomenda-se a administração pelo período de 7 a 10 semanas.

Azatioprina e metotrexato

Azatioprina (Imuran®) pode reduzir a frequência e a severidade das lesões orogenitais na dose de 50 a 150 mg/dia e é contraindicada na gestação, na amamentação e na pediatria. Durante o tratamento, deve-se monitorar o hemograma e a função hepática. O metotrexato é efetivo na doença orogenital severa, na dose de 7,5 a 20 mg/semana. Deve-se administrar ácido fólico durante o tratamento.

Ciclosporina A

Tem efetividade demonstrada em 50% dos casos graves de DB. A dose recomendada é de 3 a 6 mg/dia. No entanto, a interrupção da droga pode causar um efeito rebote. Pela gravidade dos efeitos colaterais, deve-se manter controle clínico e laboratorial constante.

Interferon-alfa (INF-alfa)

Geralmente indicado na DB, ainda não foi testado para EAR. Sua efetividade em controlar as lesões aftosas está associada ao uso de doses altas ou intermediárias de INF-alfa (6 a 9 milhões de unidades, 3 vezes por semana). A recidiva das lesões é precoce com a interrupção do tratamento, porém, sua remissão também é imediata com o retorno do uso da droga.

Terapia biológica

O infliximabe na dose de 5 mg/kg pode ser utilizado por via intravenosa em esquemas variáveis de intervalos. A cicatrização das lesões tanto orais quanto genitais pode ocorrer tanto precocemente quanto após vários dias da primeira aplicação, mesmo em doenças refratárias e recorrentes. É possível que não ocorram recidivas após as seis primeiras semanas do início do tratamento.

Para ajudar na determinação de uma estratégia de tratamento, pode ser útil classificar a EAR em três diferentes situações: tipos A, B e C.

Tipo A

Episódios que duram poucos dias e acontecem poucas vezes ao ano. Nesses casos, geralmente a dor é tolerável, e o médico deve tentar diagnosticar o que precipita seu aparecimento, quais as formas e quão efetivo é o tratamento que os pacientes utilizam. Se ele for efetivo e seguro, o médico deve estimular o paciente a continuar. Ao identificar algum fator desencadeante, o médico deve tentar eliminá-lo. Por exemplo, se o fator desencadeante suspeito for o trauma, é preciso trocar escovas de dentes por escovas macias e recomendar escovações delicadas. Medicações não estão indicadas.

Tipo B

Episódios mensais e muito dolorosos, que duram pelo menos 3 a 10 dias. Nesses casos, o paciente pode ter alterado seus hábitos dietéticos e higiene oral em virtude da forte dor. Se forem identificados fatores desencadeantes, como dieta, trauma durante a escovação ou estresse, medicações ou alternativas de tratamento devem ser discutidas com o paciente. É importante identificar pacientes que tenham sintomas prodrômicos, como formigamento ou tontura, pois, assim, é possível utilizar corticosteroide tópico (se não for contraindicado) e abortar a crise logo no início.

O tratamento tópico é mais eficaz quando instituído assim que a úlcera aparece. Em virtude do padrão recorrente, esses pacientes podem precisar de protocolos de tratamento de manutenção. Os esquemas incluem:

- Enxaguantes de clorexidina a 0,2% (sem álcool) ou gel a 1%, que devem ser evitados em crianças, por causar manchas nos dentes.
- Bochechos, sem engolir, de elixir de dexametasona 0,01 mg/1 mL, 3 vezes ao dia, são úteis quando há presença de múltiplas úlceras ou quando estas são localizadas no palato mole ou na orofaringe;
- Uso de corticosteroides tópicos de alta potência, como pomadas de clobetasol, de fluonamida ou de halbetasol a 0,05% em orabase (1:1) aplicadas 3 vezes ao dia, se a úlcera recorrer no mesmo local. Um exemplo de composto em orabase disponível no mercado é o acetonido de triancinolona. Se for necessário o uso de corticosteroides, o paciente deve ser monitorado para a procura de infecções oportunistas.[30]
- O aerossol *spray* de dipropionato de beclometasona é outro tipo de corticosteroide e pode ser útil para úlceras de difícil alcance, como aquelas no palato mole e pilares amigdalianos.
- Pacientes com quadros reentrantes podem se beneficiar de tratamento com corticosteroide sistêmico quando indicado por algum médico. Deve-se prescrever no máximo 50 mg ao dia por cinco dias, de preferência pela manhã.

Tipo C

Configura-se por quadros crônicos dolorosos, nos quais novas úlceras aparecem enquanto as antigas ainda estão cicatrizando. Esses pacientes devem ser tratados por um especialista em doenças orais (otorrinolaringologista especializado em estomatologia). O tratamento deverá conter corticosteroides tópicos potentes (p. ex., betametasona), associados a corticosteroides sistêmicos, azatioprina ou outros imunossupressores (dapsona, pentoxifilina ou mesmo talidomida),[29] que devem ser escolhidos com parcimônia.

Pode-se, ainda, injetar corticosteroides intralesionais, como betametasona, dexametasona ou triancinolona no intuito de melhorar ou induzir a resposta local, permitindo a abreviação do tratamento sistêmico. Essa conduta tem se mostrado muito eficaz no tratamento de pacientes com HIV.[8]

Assim como nos pacientes do tipo B, o trabalho de um profissional para realizar a higiene oral adequada após a cicatrização das úlceras pode ser necessário em pacientes com higiene precária.[31]

CONVERSÃO DA EAR EM FERIMENTO

A transformação da úlcera aftosa em ferida precipita a fase de cicatrização da úlcera, acarretando cura espontânea. Alguns procedimentos podem acelerar essa transformação:

- biópsia da lesão;
- indução química (cauterização com nitrato de prata 1 a 2% de solução) ou térmica (ablação a laser).

Debridamento cirúrgico ou ablação a laser das úlceras não são técnicas práticas e não oferecem grandes vantagens.

CONCLUSÕES

A EAR é uma afecção comum da cavidade oral, de etiopatogenia multifatorial e ainda desconhecida, com ocorrência cosmopolita e recorrente. Seu diagnóstico baseia-se apenas em critérios clínicos sem possibilidade de testes diagnósticos. O tratamento sintomático ainda é sua única opção.

Muitos fatores, como trauma local, fatores psicológicos e dietéticos, são conhecidos como desencadeantes da doença. O principal papel do médico é tentar identificar os fatores precipitantes da EAR e orientar os pacientes sobre como evitá-los. A orientação e a informação dos pacientes quanto às condições clínicas da doença, suas características não contagiosas, diferindo da lesão por herpes simples, são primordiais.

Considerando a apresentação dolorosa e inflamatória da lesão, esta é altamente limitante e prejudicial para as atividades laborativas. A EAR responde razoavelmente bem a drogas tópicas ou sistêmicas anti-inflamatórias, principalmente os corticosteroides. Desde o advento dos corticosteroides tópicos de alta potência, a maioria dos pacientes consegue um bom controle com esse tratamento, entretanto, a intervenção precoce é a chave para o sucesso deste. Quando utilizado em períodos curtos, além da alta eficácia, apresenta boa segurança e deve ser o tratamento de escolha para pacientes com EAR.

REFERÊNCIAS

1. Ship JA. Recurrent aphthous stomatitis: an update. Oral Surg Oral Med Oral Pathol Oral Radiol Endod. 1996; 81(2):141-7.
2. Murray LN, Amedee RG. Recurrent aphthous stomatitis. J La State Med Soc. 2000; 152(1):10-4.
3. Fraiha PM, Bittencourt PG, Celestino LR. Recorrent aphthous stomatitis: Bibliografic review. Rev Bras Otorrinolaringol. 2002; 68(4):571-8.
4. Rogers RS 3rd. Recurrent aphthous stomatitis: clinical characteristics and associated systemic disorders. Seminars Cutan Med Surg. 1997; 16(4):278-83.
5. Porter SR, Hegarty A, Kaliakatsou F, Hodgson TA, Scully C. Recurrent aphthous stomatitis. Clin Dermatol. 2000; 18(5):569-78.
6. Scully C, Yap PL, Boyle P. IgE and IgD concentrations in pacients with recurrent aphthous stomatitis. Arch Dermatol. 1983; 119(1):31-4.
7. Scully C, Gorsky M, Lozada-Nur F. The diagnosis and management of recurrent aphthous stomatitis. a consensus approach. J Am Dent Assoc. 2003; 134(2);200-7.
8. Eversole LR. Immunopathology of oral mucosal ulcerative, desquamative, and bullous diseases: selective review of the literature. Oral Surg Oral Med Oral Pathol. 1994; 77(6):555-71.
9. Burruano F, Tortorici S. Stomatite aftosa major (malattia di Sutton). Etiopatogenesi, quadri istologici ed aspetti clinici. Minerva Stomatol. 2000; 49(1-2):41-50.
10. Porter SR, Scully C. Aphthous stomatitis: an overview of aetiopathogenesis and management. Clin Exp Dermatol. 1991; 16(4):235-43.
11. Muñoz-Medina L, Callejas-Rubio JL, Troncoso-García E, Ortego-Centeno N. Utility of HLA typing in the differential diagnosis of severe aphthosis and Behcet's disease. Dermatology. 2000; 201(3):280-1.
12. Porter SR, Kingsmill V, Scully C. Audit of diagnosis and investigations in patients with recurrent aphthous stomatitis. Oral Surg Oral Med Oral Pathol. 1993; 76(4):449-52.
13. Ramos e Silva M, Fernandes NC. Afecções das mucosas e semimucosas. JBM. 2001; 80(3):50-66.
14. Boulinguez S, Cornée-Leplat I, Bouyssou-Gauthier ML, Bedane C, Bonnetblanc JM. Analysis of the literature about drug-induced aphthous ulcers. Ann Dermatol Venereol. 2000; 127(2):155-8.
15. Shohat-Zabarski R, Kalderon S, Klein T, Weinberger A. Close association of HLA-B51 in persons with recurrent aphthous stomatitis. Oral Surg Oral Med Oral Pathol. 1992; 74(4):455-8.
16. Natah SS, Häyrinen-Immonen R, Hietanen J, Malmström M, Konttinen YT. Immunolocalization of tumor necrosis factor-alpha expressing cells in recurrent aphthous ulcer lesions (RAU). J Oral Pathol Med. 2000; 29(1):19-25.
17. Nolan A, Lamey PJ, Milligan KA, Forsyth A. Recurrent aphthous ulceration and food sensitivity. J Oral Pathol Med. 1991; 20(10):473-5.
18. Ferguson MM, McKay Hart D, Lindsay R, Stephen KW. Progeston therapy for menstrually related aphthae. Int J Oral Surg. 1978; 7(5):463-70.
19. Tüzün B, Wolf R, Tüzün Y, Serdaroğlu S. Recurrent aphthous stomatitis and smoking. Int J Dermatol. 2000; 39(5):358-60.
20. Wormser GP, Mack L, Lenox T, Hewlett D, Goldfarb J, Yarrish RL et al. Lack of effect of oral acyclovir on prevention of aphthous stomatitis. Otolaryngology and Head and Neck Surgery. 1988; 98(1):14-7.

21. Porter S, Flint S, Scully C, Keith O. Recurrent aphthous stomatitis: the efficacy of replacement therapy in patients with underlying hematinic deficiencies. Ann Dent. 1992; 51(2):14-6.

22. Schwartz T, Langevitz P, Zemer D, Gazit E, Pras M, Livneh A. Behcet's disease in familial mediterranean fever: characterization of the association between the two diseases. Semin Arthritis Rheum. 2000; 29(5):286-95.

23. Marshall GS, Edwards KM, Butler J, Lawton AR. Syndrome of periodic fever, pharyngitis, and aphthous stomatitis. J Pediatr. 1987; 110(1):43-6.

24. Paydas S, Sahin B, Zorludemir S. Sweet's syndrome accompanying leukemia: seven cases and review of the literature. Leuk Res. 2000; 24(1):83-6.

25. Hunter IP, Ferguson MM, Scully C, Galloway AR, Main AN, Russell RI. Effect of dietary gluten elimination in patients with recurrent minor aphthous stomatitis and no detectable gluten enteropathy. Oral Surg Oral Med Oral Pathol. 1993; 75(5):595-8.

26. Veloso FT, Carvalho J, Magro F. Immune-related systemic manifestations of inflammatory bowel disease: a prospective study of 792 patients. J Clin Gastroenterol. 1996; 23(1):29-34.

27. MacPhail LA, Greenspan D, Feigal DW, Lennette ET, Greenspan JS. Recurrent aphthous ulcers in association with HIV infection. Description of ulcer types and analysis of T-lymphocyte subsets. Oral Surg Oral Med Oral Pathol. 1991; 71(6):678-83.

28. Porter SR, Scully C. Aphthous ulcers: recurrent. Clin Evidence. 2002; 3:606-12.

29. Altenburg A, Zouboulis CC. Current concepts in the treatment of recurrent aphthous stomatitis. Skin Therapy Lett. 2008; 13(7):1-4. [review].

30. Lozada-Nur F, Miranda C, Maliksi R. Double-blind clinical trial of 0.05% clobetasol propionate (corrected from proprionate) ointment in orabase and 0.05% fluocinonide ointment in orabase in the treatment of patients with oral vesiculoerosive diseases. Oral Surg Oral Med Oral Pathol. 1994; 77(6):598-604.

31. Tarakji B, Gazal G, Al-Maweri SA, Azzeghaiby SN, Alaizari N. Guideline for the diagnosis and treatment of recurrent aphthous stomatitis for dental practitioners. J Int Oral Health. 2015; 7(5):74-80.

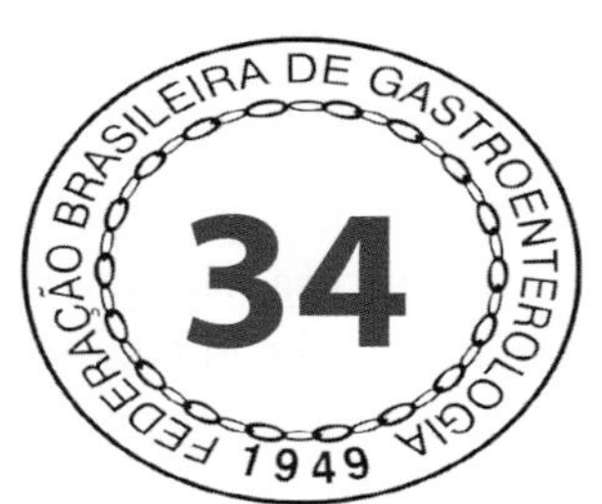

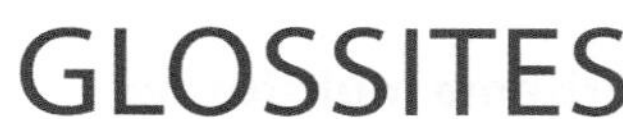

GLOSSITES

Ali Mahmoud
Ivan Dieb Miziara

DEFINIÇÃO

A glossite é uma anomalia na língua causada por processo inflamatório ou infeccioso que pode ser primário ou como sintoma de outros distúrbios. Pode haver edema na língua, mudança de cor e/ou perda das papilas.

CAUSAS

As causas locais de glossite incluem infecções virais ou bacterianas; irritação mecânica ou ferimentos causados por queimaduras; bordas ásperas dos dentes; acessórios dentários ou outros traumas; exposição a substâncias irritantes, como tabaco, álcool, alimentos quentes ou condimentados, e sensibilização à pasta de dentes ou colutórios, corantes alimentares, plástico em próteses etc.[1,2]

As causas sistêmicas da glossite incluem:

- anemia ferropriva;
- anemia perniciosa (deficiência de vitamina B12);
- líquen plano;
- eritema multiforme;
- lesões aftoides e outros distúrbios.

A glossite pode, eventualmente, ser idiopática ou hereditária.[1,2]

Anemias

Tanto a anemia ferropriva como a por deficiência de vitamina B12 podem causar alterações na língua, como palidez na coloração, caracterizada principalmente por perda das papilas, o que torna a mucosa lisa. O tratamento com reposição de ferro e/ou vitamina B12 leva à reversão dos sintomas.[2]

Líquen plano

O líquen plano é uma doença inflamatória crônica, benigna, de etiologia desconhecida, em que as células da membrana basal da pele e mucosas são destruídas por linfócitos citotóxicos. A doença ocorre em surtos e remissões relacionados a estresse e uso de medicações. Acomete principalmente adultos do sexo feminino e tem relação com hepatite C.[1]

As lesões na língua são frequentes e se apresentam nas formas reticular ou em placas. O líquen plano pode evoluir para malignidade em alguns casos (cerca de 1%). O diagnóstico é clínico e histopatológico, revelando hiperqueratose e infiltrado linfocitário na lâmina própria.[3]

Em pacientes assintomáticos, não há necessidade do uso de medicações, mas eles devem ter seguimento clínico rigoroso. Os casos sintomáticos são tratados com corticosteroides tópicos ou sistêmicos. Os ansiolíticos são utilizados naqueles casos associados com estresse. Por se tratar de lesão com potencial de malignidade, o seguimento clínico é importante.[1,3]

Eritema multiforme

Trata-se de uma erupção inflamatória, caracterizada por lesões eritematosas, edematosas ou bolhosas. É uma forma branda da síndrome de Stevens-Johnson.[1,2]

É causado por uma reação de hipersensibilidade, com deposição de imunocomplexos em pequenos vasos da derme e submucosa, desencadeada por infecções (herpes-vírus), medicamentos, neoplasias, vacinas, estresse e radioterapia.

O quadro clínico geralmente é autolimitado, mais frequente em indivíduos jovens (entre 10 e 30 anos) e tem predominância no sexo masculino. Em uma fase prodrômica, o paciente apresenta cefaleia, náuseas, tosse, faringite, artralgia e febre alta. A seguir, de forma brusca, originam-se lesões orais que atingem as mucosas jugal, labial, palatina e lingual (Figura 34.1) associadas a dor, cefaleia e adenopatia. As lesões de mucosas em todas as localizações são dolorosas e interferem na a capacidade de se alimentar. O tempo habitual de evolução é de 2 a 3 semanas.

Ao exame histopatológico encontram-se bolhas subepidérmicas, edema dérmico, infiltrado perivascular e dilatação vascular, porém, o diagnóstico é de sobremaneira clínico. O tratamento deve ser de suporte com hidratação, sintomáticos (analgésicos) e suspensão da droga desencadeante, se for o caso. Na fase aguda está indicado o uso de corticosteroides por via oral (prednisona 40 mg/dia). O uso do aciclovir (1 a 2 g/dia, 5 vezes/dia, por 7 a 10 dias) é uma opção nos casos de eritema multiforme recorrente em pacientes com antecedente de infecção por HSV.[1]

Aftas

Aftas são lesões ulceradas bem delimitadas, esbranquiçadas e com halo eritematoso, que acometem predominantemente áreas de mucosa não queratinizada da cavidade oral (mucosa labial e jugal, língua e assoalho bucal). Têm alta prevalência na população e são mais frequentes em adultos jovens, brancos e não fumantes.

A etiologia é desconhecida, mas tem muitos fatores implicados na gênese das aftas, como: infecções virais, bacterianas, anemias, alterações hormonais, estresse, alergia a medicações, alterações imunológicas e traumas locais.

As lesões são dolorosas e com evolução autolimitada, durando de 7 a 14 dias para a remissão. São classificadas nas formas *minor* (medindo até 0,5 cm de diâmetro) (Figura 34.2), *major* (de 0,5 a 3 cm de diâmetro) ou herpetiformes (múltiplas e medindo 2 ou 3 mm de diâmetro).

O diagnóstico é clínico, uma vez que os exames laboratoriais não são capazes de fornecer um diagnóstico específico. A biópsia e o estudo anatomopatológico mostram infiltrado inflamatório inespecífico.[3]

O tratamento é baseado no uso de corticosteroides tópicos (triancinolona em orabase e analgésicos). Nos casos refratários, podem-se utilizar corticosteroides sistêmicos (prednisona via oral 20 a 60 mg/dia). Nos casos recorrentes, utilizam-se medicações como: dapsona e colchicina. A talidomida tem resultados excelentes, porém, o seu uso deve ser restrito aos casos com maior gravidade, como em paciente portadores do HIV.[1,2]

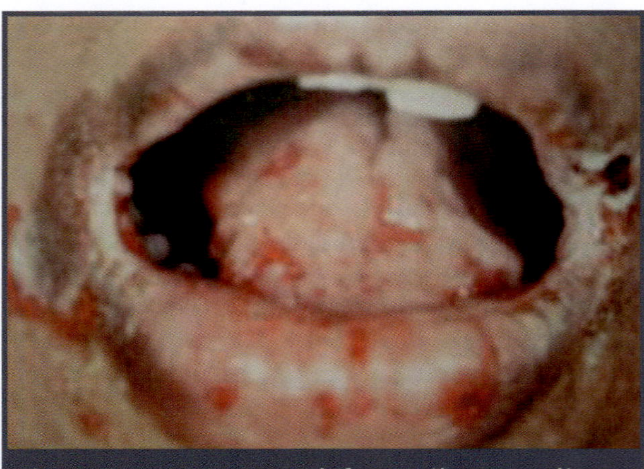

Figura 34.1 – Eritema multiforme: úlceras em língua e lábios.

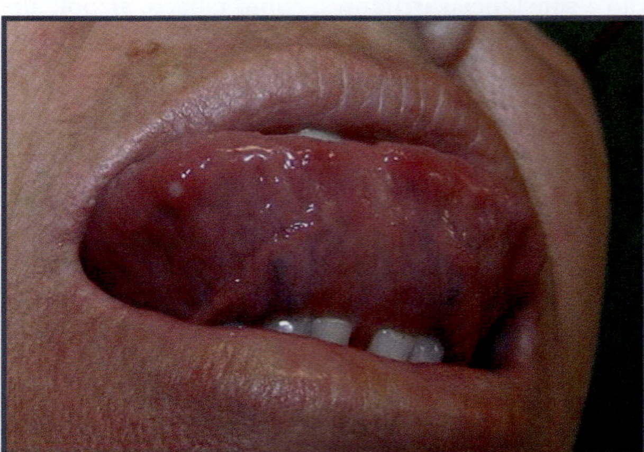

Figura 34.2 – Afta *minor* em borda lateral direita de língua.

Língua fissurada

É uma anomalia do desenvolvimento comum, com evidência de predisposição genética, provavelmente por herança autossômica dominante de penetração incompleta. Ocorre com frequência de 3 a 20% e tem maior prevalência no sexo masculino e entre os deficientes mentais. A língua fissurada é uma acentuação da profundidade dos sulcos fisiológicos da superfície da língua. Podem ser paralelos, oblíquos ou transversais ao sulco mediano da língua (Figura 34.3). Pode acometer parcial ou totalmente a língua. Pode haver acúmulo de restos alimentares nessas fissuras, predispondo a inflamação e infecção local.[1,2]

O diagnóstico é clínico, sem necessidade de exames complementares. Em quadro assintomático não se realiza nenhum tratamento. Na presença de sintomatologia orienta-se a limpeza da língua.[2]

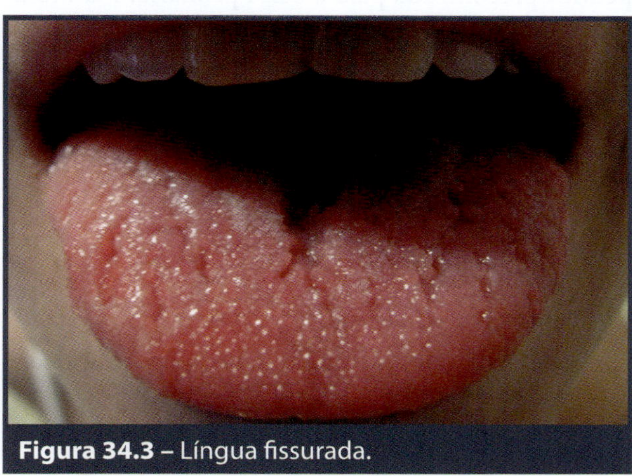
Figura 34.3 – Língua fissurada.

Glossite migratória benigna[4]

Conhecida também como língua geográfica, caracteriza-se por lesões bem delimitadas e recorrentes na língua, sem causa definida, e acomete de 1 a 4% da população. O diagnóstico é clínico, sem necessidades de exames complementares. Alguns estudos demonstram que essa lesão não está associada com algumas doenças sistêmicas, diabetes, uso de anticoncepcional e atopia, porém, há controvérsias. A maioria dos casos são assintomáticos, e apenas nos casos sintomáticos pode-se utilizar corticoide tópico em orobase. O paciente pode apresentar certo desconforto quando ingere alguns tipos de alimentos, principalmente quentes e apimentados. As lesões surgem e desaparecem em vários locais da língua. A lesão característica é atrófica com eritema central e bordas mais elevadas (esbranquiçadas). As papilas estão ausentes nessa área, resultando em uma lesão lisa e não ulcerada (Figura 34.4).

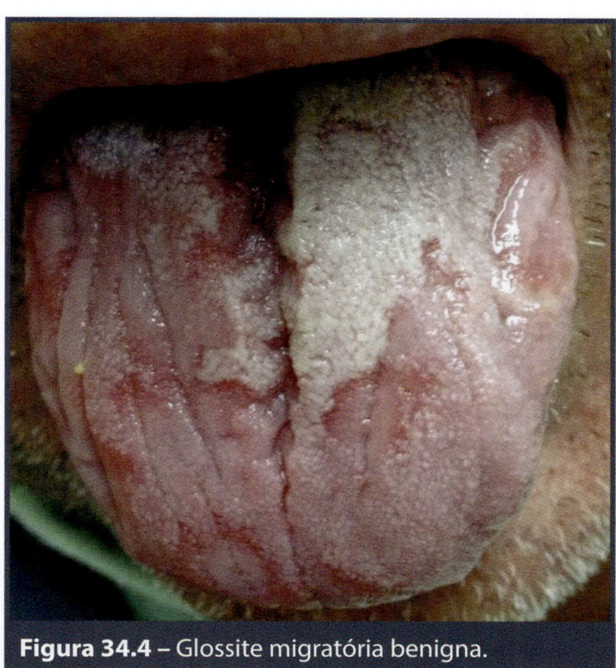
Figura 34.4 – Glossite migratória benigna.

Glossite romboide mediana[1]

A glossite romboide mediana é uma doença inflamatória que acomete o dorso da língua. Acredita-se que seja uma forma de candidíase permanente em conjunto com outros fatores como fumo, alterações do pH oral e prótese dentária. A prevalência em adultos é de menos de 1%.

Essa alteração é encontrada com mais frequência nos diabéticos, imunodeprimidos e naqueles que fizeram uso de antibiótico. Normalmente é assintomática, mas pode causar sensação de queimação, principalmente nas refeições. A lesão encontra-se na região posterior do dorso da língua, na linha média, antes do V lingual (Figura 34.5).

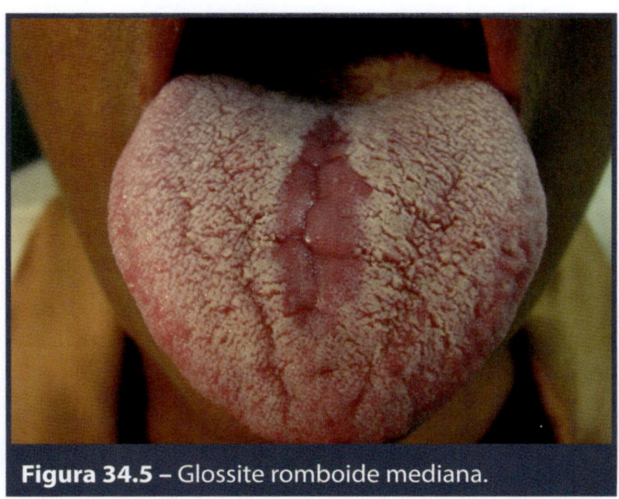
Figura 34.5 – Glossite romboide mediana.

Na maioria das vezes o diagnóstico é clínico, mas pode ser necessária a realização de exames complementares como o micológico direito em caso de dúvida diagnóstica. A apresentação clínica mais comum é uma área hiperemiada na parte mediana do dorso da língua, indolor. A região avermelhada pode ser plana ou elevada. A glossite romboide pode se apresentar sob a forma de nódulo, pólipo ou de área leucoplasia. Concomitantemente pode ser observada candidíase no palato. Trata-se com antifúngicos tópicos (se necessário, por via oral), além do controle dos fatores etiológicos conhecidos.

Na biópsia pode-se encontrar como resultado anatomopatológico hifas penetrando o epitélio superficial da língua, com microabscesso neutrofílicos. Também pode ser feita cultura para cândida.

Glossodínia

A glossodínia ou síndrome da boca ardente (SBA) é caracterizada como uma sensação de ardor ou outro tipo de alergia na mucosa oral que não é acompanhada de alterações clínicas ou laboratoriais.[5] A prevalência estimada dessa afecção na população geral apresenta-se de 0,7 a 4,6%. A média de idade de acometimento da doença é entre 55 e 60 anos, com predomínio na população feminina.[6] A glossodínia é classificada em primária (idiopática) e secundária. Na primeira forma não se encontram causas locais ou sistêmicas para a doença, ao passo que na forma secundária há um fator causal específico para justificar a "ardência" na cavidade oral. São citados na literatura como causa de SBA secundárias doenças como:

- líquen plano;
- candidíase;
- contato alérgico com material de prótese dentária;
- diabete melito;
- alterações salivares;
- alterações hormonais;
- efeito colaterais de medicações;
- outros fatores.[7]

Os problemas psicogênicos e/ou psiquiátricos, como causa ou associado à SBA, têm prevalência entre 19 e 85%.[8]

A fisiopatologia ainda é incerta, mas são citadas:

- desordem autonômica de inervação do nervo trigêmeo;
- desordem autonômica do fluxo sanguíneo da mucosa oral;
- disfunção sensorial de fibras nociceptivas ou térmicas.

O diagnóstico é baseado na história clínica associada à ausência de lesões orais, com exames laboratoriais normais. Deve-se pesquisar anemia, carências nutricionais, diabetes, uso de medicações, tireodeopatias, hábitos parafuncionais, patologias de glândulas salivares e alterações gástricas. Sempre avaliar se o paciente apresenta componentes de ansiedade, depressão ou fobia.

O tratamento nas SBA secundárias deve ser dirigido a corrigir o fator de base encontrado, enquanto nos casos idiopáticos (origem primária) as opções são psicoterapia e medicações, porém, não há uma terapêutica preconizada para a SBA primária. Na literatura é descrito o uso destas medicações:

- trazodona;
- paroxetina;
- sertralina (antidepressivos);
- gabapentina (anticonvulsionante);
- capsaicina;
- benzidamina;
- sulcrafato (analgésicos);
- ácido alfalipoico (antioxidante, com propriedades regenerativas das fibras nervosas);
- clonazepan (ansiolítico).[9]

O clonazepan mostrou bons resultados no alívio da dor em curto prazo. O ácido alfalipoico mostrou-se uma boa alternativa, mas faltam estudos randomizados para mostrar a eficiência do tratamento em longo prazo. A psicoterapia mostrou-se efetiva como terapia duradoura, sem efeitos colaterais, e pode ser associada ou não a um tratamento farmacológico.[10]

Sífilis[8]

É uma doença infecciosa causada pela bactéria espiroqueta *Treponema pallidum.* Tem múltiplas apresentações na língua, variando de acordo com a forma clínica da doença. É uma doença sexualmente transmissível, mas existem casos de sífilis congênita.

Na sífilis primária, a lesão na língua se apresenta como cancro no sítio de inoculação da bactéria. A lesão é única, indolor, de fundo liso com base infiltrada e aspecto pápulo-eritematoso que tende a regredir em 1 a 2 meses (Figura 34.6).

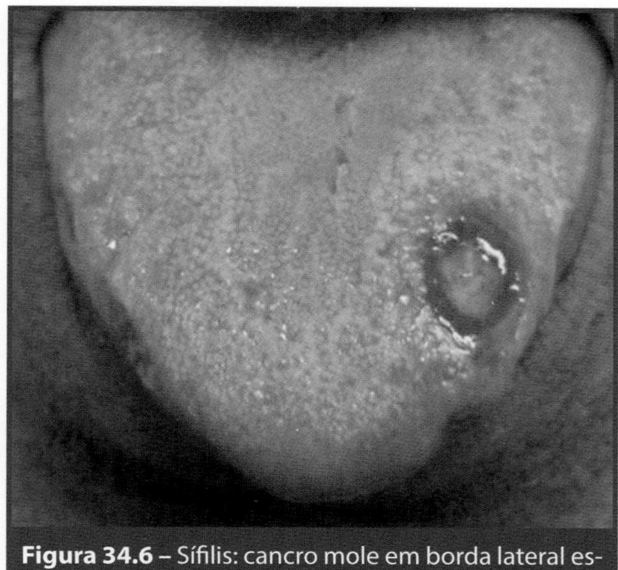

Figura 34.6 – Sífilis: cancro mole em borda lateral esquerda de língua (forma primária).

Na sífilis secundária, a lesão se apresenta como placas branco-acinzentados, infiltradas e com aspecto serpiginoso. Ocorre em 2 a 12 semanas após o contágio.

Na sífilis terciária, temos a goma e o tubérculo. A goma não contém a bactéria, representando uma reação do organismo. Na língua, essa forma se apresenta como uma glossite atrófica intensa.

O diagnóstico na fase primária é feito com biópsia e pesquisa do agente em campo escuro. Na histologia, é observado intenso infiltrado plasmocitário. Na fase secundária, a sorologia torna-se importante e é feita com dois testes:

- VDRL: teste inespecífico, útil para triagem em que os títulos caem com o tratamento.
- FTA-ABS: teste específico que permanece positivo mesmo com o tratamento.

A penicilina benzatina é a droga de escolha. Na fase primária, a dose é de 2.400.000 UI em dose única. Na forma secundária, a dose é 2.400.000 UI em duas doses com intervalo de 5 a 7 dias. Na fase terciária, são três doses. Em pacientes alérgicos, pode-se utilizar doxiciclina ou tetraciclina.

REFERÊNCIAS

1. Miziara ID, Frizzarini R, Constantino GTL, Bento RF. Lesões da língua: condutas práticas em Estomatologia. São Paulo: Fundação Otorrinolaringologia, 2007. p.128-32.
2. Pimentel DRN, Abreu MAMM, Weckx LLM. Afecções da língua. In: Campos CAH, Costa HOO. Tratado de otorrinolaringologia. v.3. São Paulo: Roca, 2003. p.434-37.
3. Soto-Araya M, Rojas-Alcayaga G, Esguep A. Asociación entre alteraciones psicológicas y la presencia de Liquen plano oral, Síndrome boca urente y Estomatitis aftosa recividante. Med Oral. 2004; 9:1-7.
4. Smhulman JD, Carpenter W. Prevalence and risk factor associated with geografica tongue among US adults. Oral Dis. 2006; 12:381-6.
5. Grushka M, Epstein JB, Gorsky M. Burning mouth syndrome. Am Fam Physician. 2002; 65:615-20.
6. Muzyka BC, De Rossi SS. A review of burning mouth syndrome. Cutis. 1999; 64:29-35.
7. Scala A, Checci L, Montevecchi M, Marini I, Giamberadino MA. Update on burning mouth syndrome: overview and patient management. Crit Rev Oral Biol Med. 2003; 4:275-91.
8. Cerchari DF, Moricz RD, Sanjar FA, Rapport PB, Moretti G, Guerra MM. Síndrome da boca ardente: etiologia. RBORL. 2006; 72:419-24.
9. Yilmaz Z, Renton T, Yiangou Y, Zakrzewska J, Chessell IP, Bountra C et al. Burning Mouth syndrome as a trigeminal small fibre neuropathy: Increased heat and capsaicin receptor TRPV1 in nerve fibres correlates with pain score. J Clin Neurosci. 2007; 14:864-71.
10. Miziara ID, Chagury AA, Vargas CM, Freitas LHF, Mahmoud A. Therapeutic option in idiopathic burning mouth syndrome: literature review. International Archives Of Otolaryngology. 2015; 19:86-9.

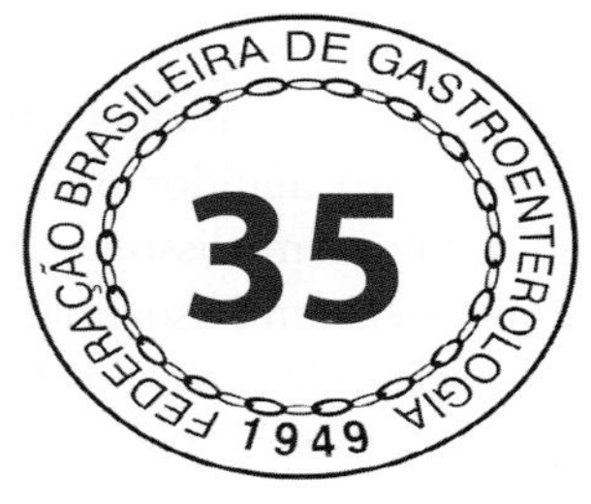

CANDIDÍASE ORAL

Ali Mahmoud
Ivan Dieb Miziara

CONCEITO

A candidíase oral, ou monilíase oral, é uma infecção fúngica na cavidade oral causada pelas espécies do gênero *Candida*.

ETIOLOGIA

A espécie mais comumente isolada na cavidade oral é a *Candida albicans*. No Entanto, há outras espécies importantes, por exemplo, *C. glabrata, C. tropicalis, C. parapsilosis, C. stellatoidea, C. guilliermondii, C. crusei* e *C. psudotropicalis.*[1]

COLONIZAÇÃO POR *CANDIDA*

A colonização da cavidade oral pela *C. albicans* sem manifestação da doença é relatada em vários estudos.[1-4] Existem alguns fatores que predispõem à colonização por *C. albicans,* sem necessariamente causar a doença candidíase.

Constituintes salivares

A falta das enzimas lisozima e lactoferrina pode explicar o aumento de colonização de leveduras e infecção destas nos pacientes com xerostomia.

A lisozima presente na saliva humana origina-se de glândulas salivares e de leucócitos locais presentes no fluido crevicular do sulco gengival. Apresenta ação hidrolítica nas paredes estruturais (atividade de muramidase) das leveduras ou das bactérias, lesando membranas citoplasmáticas e impedindo adesão na mucosa oral. A lactoferrina também é encontrada nas glândulas salivares e nos leucócitos. Sua capacidade de se ligar ao ferro impede que esse íon seja utilizado por bactérias e por leveduras, interferindo, desse modo, em seu crescimento e metabolismo.[1,5]

Tabagismo

As alterações locais causadas pelo tabaco na mucosa oral favorecem a colonização por *Candida* sp. Algumas espécies apresentam sistema enzimático que lhes permitem se replicar utilizando poli-hidrocarbonetos existentes nos cigarros.[1,2]

Topografia oral

O local mais predisponente à colonização por *Candida* é a língua em sua face dorsal.[1,2]

FATORES DE RISCO PARA DESENVOLVIMENTO DA CANDIDÍASE OROFARÍNGEA

Os fatores de risco para a doença podem ser tanto locais como sistêmicos, dependentes até de certa suscetibilidade individual.[6]

Neonatos

Acredita-se que os neonatos estão mais suscetíveis por causa da imaturidade do sistema imune (Figura 35.1). A infecção pode ser adquirida durante o nascimento por parto vaginal ou por contaminação de pele das mães ou das enfermeiras. As espécies mais comumente relacionadas são *C. albicans* e *C. parapsilosis*.[6,7]

Diabetes

Os pacientes diabéticos apresentam risco aumentado para candidíase oral. O provável mecanismo para esse aumento de prevalência é que níveis elevados de glicose reduzem os fatores quimiotáticos na saliva, alterando a função dos neutrófilos. Além disso, hiperglicemia e altos níveis de glicose salivar podem ser fatores de nutrição para o crescimento da *Candida*.[8]

Uso de prótese dentária

A suscetibilidade dos usuários de próteses dentárias deve-se à grande compatibilidade de aderência da *Candida* no acrílico, à redução de saliva sob as superfícies dos encaixes das dentaduras, às dentaduras mal-adaptadas e à má higiene oral.[6]

Uso de antibióticos de largo espectro e de corticoides

Os antibióticos podem alterar a flora oral criando ambiente favorável à proliferação de espécies de *Candida*. Os corticoides podem causar imunossupressão, inibindo a fagocitose.[1,2,6]

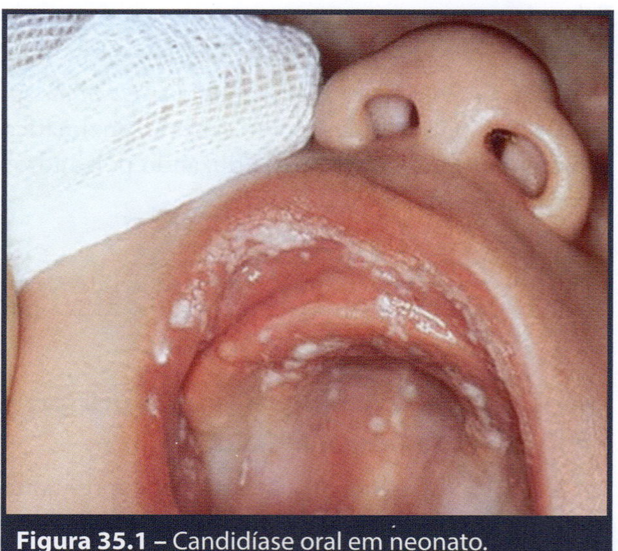

Figura 35.1 – Candidíase oral em neonato.

Função salivar alterada

A saliva protege a boca de várias maneiras contra a infecção por *Candida*. Seu efeito diluidor promove maior limpeza na cavidade oral; além disso, a saliva produz proteínas antimicrobianas, como lisozima, lactoferrina, sialoperoxidase, polipeptídeo rico em histidina e anticorpos específicos anti-*Candida* que interagem com a mucoasa oral, prevenindo o crescimento da *Candida*. Pacientes com distúrbios de glândulas salivares estão mais propensos a infecções orais por *Candida*.

Portadores de síndrome de Sjögren, drogas com efeitos colaterais de xerostomia, radiação de tumores de cabeça e de pescoço e transplantados de medula óssea que receberam quimioterapia podem apresentar função salivar alterada, predispondo-os à infecção.[2,6]

Desintegridade da cavidade oral

Pacientes com mucosite oral que perdem a barreira de proteção da mucosa epitelial, associada ao quadro comprometido do sistema imune, apresentam grande risco para candidíase.[6]

Portadores de HIV e aids

É a infecção oportunista mais comum nesse grupo, ocorrendo em até 95% dos pacientes. O provável mecanismo é por redução do número de linfócitos T $CD4^+$, responsáveis pela imunidade celular. Candidíases pseudomembranosa e eritematosa e queilite angular são as variantes mais prevalentes nesses pacientes. Candidíase oral é preditora para desenvolvimento da aids.[6,9]

MECANISMO DE DEFESA CONTRA CANDIDÍASE

Os mecanismos mais envolvidos são o de imunidade inata, o celular mediado e o humoral. Cada um destes parece agir mais especificamente de acordo com o sítio de infecção.

A imunidade inata, realizada por polimorfonucleares e macrófagos, parece ser efetiva na proteção da candidemia; por outro lado, a imunidade mediada celular, realizada principalmente por linfócitos T e citocinas, protege os tecidos mucosos contra a infecção. Com relação à imunidade humoral, há discordância sobre como seria o mecanismo de defesa, uma vez que os estudos ainda são discordantes entre si.[10]

CLASSIFICAÇÃO E MANIFESTAÇÕES CLÍNICAS DA INFECÇÃO ORAL POR *CANDIDA*

As candidíases são divididas em manifestações apenas orais (Grupo I) e manifestações orais concomitantes com apresentações mucocutâneas (Grupo II).[1] As candidíases de manifestações orais são subdivididas em:

- Forma aguda:
  - pseudomembranosa;
  - eritematosa.
- Forma crônica:
  - pseudomembranosa;
  - eritematosa;
  - hiperplásica (com subtipos placa ou nodular).
- Lesões associadas à candidíase:
  - estomatite por prótese dentária;
  - queilite angular;
  - glossite romboide mediana.

Candidíase pseudomembranosa

É a mais clássica das formas agudas. Pode ocorrer durante meses em pacientes usuários de corticoides tópicos e inalatórios, em portadores de HIV e em pacientes imunocomprometidos.

Também é a forma mais comum encontrada em neonatos. É caracterizada por manchas brancas na superfície da mucosa oral e da língua. As lesões desenvolvem-se e formam placas esbranquiçadas destacáveis (Figura 35.2). Após a remoção destas, é possível encontrar manchas hiperemiadas.

As placas brancas são resultado de material necrótico e de epitélio paraqueratótico descamado. Na camada espinhosa, encontram-se leveduras e hifas que invadiram o epitélio. Edema e microabscessos contendo polimorfonucleares podem ser encontrados no estudo anatomopatológico. Nas partes mais profundas do epitélio, há presença de acantoses e de respostas inflamatórias dos tecidos conectivos, linfócitos, plasmócitos e polimorfonucleares.[1,2,11]

Candidíase eritematosa (atrófica)

Caracterizada por áreas eritematosas no dorso da língua, no palato e na mucosa bucal. As lesões na língua geralmente apresentam despapilações.

Nos pacientes portadores de HIV, são comumente vistas no palato. Podem estar associadas à queilite angular. A região eritematosa é causada por atrofia epitelial com aumento de vascularização.[1,2,11]

Candidíase hiperplásica

Trata-se de lesão crônica, geralmente em forma de placas grossas e rugosas à palpação.

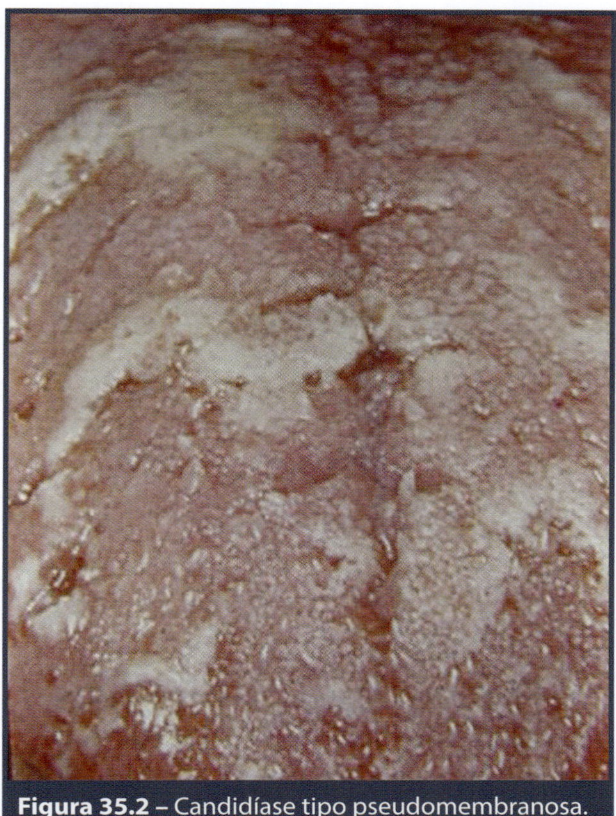

Figura 35.2 – Candidíase tipo pseudomembranosa.

Em geral, os locais mais afetados, em ordem decrescente de frequência, são: comissuras retrolabiais, mucosa jugal, palato e língua. É importante a realização da biópsia, pois pode haver algum grau de displasia na lesão.

A histologia da candidíase leucoplásica inclui paraqueratose, hiperplasia epitelial, além de invasão de *Candida* na superfície do epitélio.[1,2,12]

Estomatite por prótese dentária

Esta lesão apresenta-se por eritema crônico e edema de mucosa nas partes em contato com a superfície da prótese dentária. O paciente pode ter um leve ardor no local ou ser livre de sintomas.

Na histologia, o epitélio apresenta-se atrófico (camadas epiteliais reduzidas).

O diagnóstico diferencial da estomatite induzida por próteses dentárias deve ser feito com infecções bacterianas ou com reações alérgicas do material da prótese.[1,2]

Queilite angular

É caracterizada por lesões que afetam os ângulos da boca, caracterizadas por dor, eritema e fissuras (Figura 35.3). Pode estar associada à estomatite por prótese dentária.

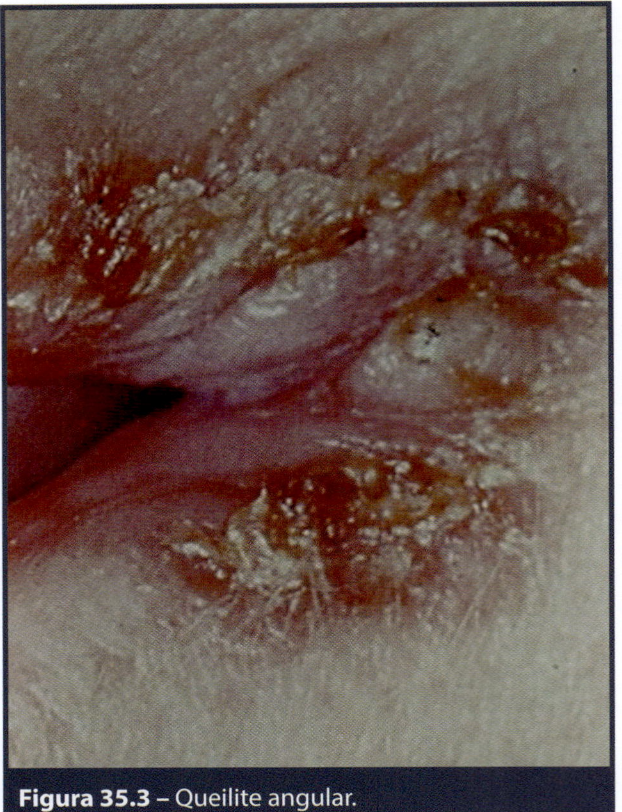

Figura 35.3 – Queilite angular.

Nessa doença, tanto as espécies de *Candida* quanto as bactérias (especialmente *Staphylococcus aureus*) podem estar envolvidas. Este tipo de lesão também pode estar associado à deficiência de vitamina B12 ou de ferro, com considerável melhora após reposição.[1,2]

Glossite romboide mediana

Caracterizada por atrofia papilar central na região mediana da língua, anterior às papilas circunvaladas. Pode ter forma elíptica ou romboide, com aparência exofítica ou lobulada. Os pacientes podem ser assintomáticos ou referir dor para comer.

Na histopatologia, encontram-se infiltrado de hifas superficiais na borda do epitélio paraqueratótico, infiltrado de células polimorfonucleares e linfocitárias.[1,2,13,14]

Candidíase oral crônica multifocal

É o nome dado a múltiplos locais acometidos pela candidíase. Geralmente é uma tétrade constituída:[1]

- queilite angular uni ou bilateral e estomatite por prótese dentária;
- leucoplasia retrocomissural;
- glossite romboide mediana;
- lesões palatais.

EXAMES LABORATORIAIS PARA DIAGNÓSTICO DE CANDIDÍASE

Microbiologia

Os exames devem ser feitos rapidamente, porque o material colhido pode secar. A quantidade de material colhido é importante por ser necessário distinguir colonização de infecção. Também pode ser utilizado hidróxido de potássio. Geralmente, para a cultura são colocados no meio de Agar Sabouraud.[1,15] As técnicas utilizadas são indicadas a seguir.[1]

Esfregaço

Exame realizado diretamente no microscópio; geralmente é feito por fixação em coloração Gram ou PAS (*periodic acid schiff*). Na coloração Gram, as leveduras aparecem na coloração azul escuro e, no PAS, vermelha ou roxa.

Técnica de cultura por *Imprint*

Um disco plástico é colocado por 60 segundos na mucosa suspeita, e depois é colocado no meio Sabouraud ou no ágar Pagano-Levin.

Nesse caso, consegue-se obter a contagem de colônias, podendo até discriminar entre um estado de colonização ou de infecção.

Técnica de cultura salivar

O paciente expele 2 mL de saliva (não estimulada) em um frasco estéril. Essa saliva é colocada no meio ágar Sabouraud, o número de Candidas é expresso em CFU (unidades formadoras de colônia) por milímetro de saliva.

Técnica oral rinse

Esta técnica consiste em lavar a boca por 60 segundos com 10 mL de solução estéril salina fosfatada (pH 7,2) ou água estéril e inoculá-la em meio apropriado para o crescimento de unidades formadoras de colônia.

HISTOPATOLOGIA

A biópsia deve ser feita principalmente na suspeita de candidíase leucoplásica ou em casos de lesões solitárias na língua em região mediana. A candidíase cora-se pouco pela coloração hematoxilina-eosina. As melhores colorações são PAS e GMS (*Gomori's methenamine silver*). A presença de blastoporos ou as características das hifas ou pseudo-hifas na superfície do epitélio pode auxiliar na identificação do fungo.[1,2]

TESTES IMUNOLÓGICOS

Os testes utilizados são por aglutinação, teste de fixação, teste de precipitação, imunofluorescência indireta e ELISA.

Nos testes sorológicos, os principais antígenos de *Candida* utilizados são: filtrados de cultura de *Candida*, polissacarídeos da parede celular, glicoproteínas da parede celular e antígenos citoplasmáticos de células (rompidas mecanicamente).[1]

PROFILAXIA DA CANDIDÍASE ORAL

Faz-se necessária em casos de pacientes com severa imunossupressão. A prevenção da colonização e da infecção é a meta, porque a região da orofaringe é o sítio inicial da doença que pode se disseminar.

Agentes tópicos antifúngicos podem ser empregados na forma de bochechos, tabletes, pomadas e géis. É importante sempre orientar pacientes portadores de prótese oral a limpá-las, reduzindo a fixação de candidíase.

As substâncias que podem ser utilizadas são peróxidos alcalinos, hipocloretos alcalinos, desinfetantes e enzimas líticas de leveduras.[1]

TRATAMENTO DA CANDIDÍASE ORAL

Agentes poliênicos

Anfotericina

A anfotericina B é um agente antifúngico de amplo espectro, cuja ação é baseada na afinidade da droga por esteróis, causando perda da barreira celular do fungo e perda de constituintes celulares.

Para a infecção oral, é limitada a aplicação tópica (suspensão oral 100 mg/mL).

Há risco de toxicidade renal, cardiovascular e neuronal, além de risco para aplasia de medula óssea.[1,16]

Nistatina

Sua ação farmacológica é semelhante à anfotericina. É recomendada na dose de 500.000 UI para adultos e 100.000 UI para crianças. Os efeitos colaterais podem ser náuseas, vômitos e diarreia.[1,16]

Agentes azóis

Estes agentes apresentam amplo espectro contra grande número de leveduras.

A família dos azóis pode ser classificada em dois grupos: os imidazóis (clotrimazol, miconazol, cetoconazol) e os triazóis (fluconazol, itraconazol).

Os azóis, descritos a seguir, bloqueiam a síntese dos lipídios fúngicos (especialmente o ergosterol), alterando a permeabilidade das membranas celulares fúngicas:[1,16]

Clotrimazol

É um dos agentes tópicos mais potentes. Apresenta toxicidade gastrointestinal e neurológica. Pode ser utilizado na forma de tablete de 10 mg, 5 vezes ao dia.

Miconazol

Para candidíase é feito uso tópico. É utilizado gel oral 2%.

Cetoconazol

Pode atingir bons níveis séricos quando administrado via oral. É empregado nas candidíases mucocutânea crônica e nos indivíduos imunossuprimidos. A medicação pode apresentar alguns efeitos adversos, como náuseas, *rush* e prurido.

Risco de hepatotoxicidade. Uso restrito.

Comprimidos de 200 mg via oral 1 vez ao dia.

Fluconazol

Antifúngico de baixa toxicidade, com rápida absorção (menos de duas horas). Pode ser administrado via oral ou endovenosa. É efetivo nas candidíases orais do tipo atrófica. É recomendada dose de 200 mg inicialmente, seguida por doses diárias de 100 mg durante duas semanas. Geralmente, é o antifúngico de escolha para pacientes imunocomprometidos, por exemplo, portadores de aids.

Análogos do DNA

Flucitosina

Análogo do DNA, interfere na síntese do ácido nucleico das células fúngicas. Pode ser utilizada na dose de 50 a 150 mg/kg/dia dividida em 4 vezes ao dia. Seus efeitos colaterais são: náuseas, vômitos e disfunção hepática. Há risco de toxicidade hematológica, por isso é importante o acompanhamento seriado com hemogramas.[1,16]

REFERÊNCIAS

1. Scully C, el-Kabir M, Samaranayake LP. Candida and oral candidosis: a review. Crit Rev Oral Biol Med. 1994; 5(2):125-57.
2. Zegarelli DJ. Fungal infections of the oral cavity. Otolaryngol Clin North Am. 1993; 26(6):1069-89.
3. Perezous LF, Flaitz CM, Goldschmidt ME, Engelmeier RL. Colonization of Candida species in denture wearers with emphasis on HIV infection: a literature review. J Prosthet Dent. 2005; 93(3):288-93.
4. Cannon RD, Chaffin WL. Oral colonization by Candida albicans. Crit Rev Oral Biol Med. 1999; 10(3):359-83.

5. Carvalho BTC, Naspitz GMCC. Imunidade da cavidade oral. In: Campos CAH, Costa HOO. Tratado de otorrinolaringologia. São Paulo: Roca, 2003. p.699-707.
6. Epstein JB, Polsky B. Oropharyngeal candidiasis: a review of its clinical spectrum and current therapies. Clin Ther. 1998; 20(1):40-57.
7. Bendel CM. Colonization and epithelial adhesion in the pathogenesis of neonatal candidiasis. Semin Perinatol. 2003; 27(5):357-64.
8. Manfredi M, McCullough MJ, Vescovi P, Al-Kaarawi ZM, Porter SR. Update on diabetes mellitus and related oral diseases. Oral Dis. 2004; 10(4):187-200.
9. Nielsen H, Bentsen KD, Hojtved L, Willemoes EH, Scheutz F, Schiodt M et al. Oral candidiasis and immune status of HIV-infected patients. J Oral Pathol Med. 1994; 23(3):140-3.
10. Fidel PL Jr. Immunity to Candida. Oral Dis. 2002; 8(Suppl 2):69-75.
11. Reichart PA, Samaranayake LP, Philipsen HP. Pathology and clinical correlates in oral candidiasis and its variants: a review. Oral Dis. 2000; 6(2):85-91.
12. Sitheeque MA, Samaranayake LP. Chronic hyperplastic candidosis/candidiasis (candidal leukoplakia). Crit Rev Oral Biol Med. 2003; 14(4):253-67.
13. Terai H, Shimahara M. Tongue pain: burning mouth syndrome vs Candida-associated lesion. Oral Dis. 2007; 13(4):440-2.
14. Lago-Méndez L, Blanco-Carrión A, Diniz-Freitas M, Gándara-Vila P, García-García A, Gándara-Rey JM. Rhomboid glossitis in atypical location: case report and differential diagnosis. Med Oral Patol Oral Cir Bucal. 2005; 10(2):123-7.
15. Terai H, Shimahara M. Usefulness of culture test and direct examination for the diagnosis of oral atrophic candidiasis. Int J Dermatol. 2009; 48(4):371-3.
16. Ellepola AN, Samaranayake LP. Oral candidal infections and antimycotics. Crit Rev Oral Biol Med. 2000; 11(2):172-98.

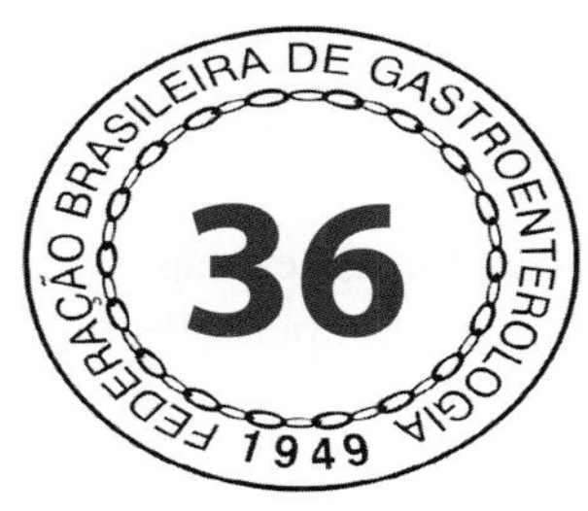

DISFAGIAS OROFARÍNGEAS

Ana Maria Furkim
Silvana Trilo Duarte
Rimon Sobhi Azzam

INTRODUÇÃO

Embora o ato de deglutir pareça simples, na verdade é um processo fisiológico altamente complexo, pois relaciona um conjunto de mecanismos neuromotores, o que permite a passagem do conteúdo oral para o estômago. Esse mecanismo envolve a percepção dos receptores locais (em cavidade oral), transferência de informações por via aferente, reconhecimento cognitivo e integração dessa informação no encéfalo, programação de resposta com condução por via eferente e comportamento muscular coordenado e sincronizado, em um rápido intervalo temporal efetivo e competente.

O ato da alimentação, culturalmente, carrega um significado que vai além da neuroanatomofisiologia de seu funcionamento. O ser humano se alimenta por prazer, além de suprir suas necessidades básicas de nutrição e de hidratação. O prazer vem acompanhado de afetividade e socialização. Assim, um distúrbio da deglutição é mais devastador do que poderíamos pensar em um primeiro momento, e as complicações clínicas das disfagias vêm acompanhadas de depressão, desmotivação e isolamento social.

Esta discussão sobre o tema será encaminhada revendo o processo de deglutição normal, a caracterização dos distúrbios da deglutição, os tópicos principais em avaliação clínica, avaliação instrumental e técnicas correntes de intervenção fonoaudiológica.

FISIOLOGIA DA DEGLUTIÇÃO

Dentro do padrão de normalidade, a deglutição é o processo responsável por transportar o bolo da cavidade oral até o estômago. Para que esse processo se conclua de forma segura, é necessária a coordenação precisa dos movimentos das estruturas orais, faríngeas e esofágicas. A acomodação morfofuncional é configurada a cada deglutição e tem relação direta com determinadas características de alimento, principalmente a consistência e o volume deglutido.

Com base em suas características anatômicas e funcionais, a deglutição é dividida em três fases, listadas a seguir.[1]

Fase oral

Dividida por alguns autores em fase preparatória e oral propriamente dita. É considerada voluntária e tem início com a captação do bolo pela cavidade oral e termina com o envio do bolo alimentar da cavidade oral até a região da orofaringe. De forma mais detalhada, a fase preparatória consiste na captação, preparo com insalivação do bolo, a qual ocorre por meio da mastigação do alimento. Essa fase consiste na incisão, trituração e pulverização do alimento. Durante a mastigação, é necessário que ocorra o vedamento labial para evitar a perda extraoral do alimento que está sendo mastigado e despressurização da cavidade oral. Durante essa fase, o palato mole se encontra em uma posição rebaixada, pois dessa forma impede que o alimento inicie a transição precoce para a faringe. A fase oral propriamente dita inicia-se com propulsão do bolo em direção posterior (faringe) pela língua e tem seu término com o início da fase faríngea da deglutição. Todo esse processo é intermediado desde o início pela percepção dos receptores intraorais, que a todo o momento enviam informações sobre as características desse alimento para o cérebro. Em condições normais, ocorre adequada programação motora de controle, preparo do bolo e ejeção oral do bolo para a faringe, impulsionado pela língua.[2] Em resumo:

- **Captação do bolo:** apreensão do bolo.
- **Preparo do bolo:** nos alimentos de consistência heterogênea, semissólidos e sólidos observa-se a mastigação com trituração, pulverização e insalivação do alimento.
- **Qualificação do bolo:** permeia todos os estádios e é a percepção das características dos alimentos pelos receptores locais (sensibilidade).
- **Posicionamento do bolo:** o alimento considerado pronto para ser deglutido é posicionado em um canal transversal no dorso da língua.
- **Ejeção oral:** o bolo é enviado para a câmara faríngea em um movimento de língua retropropulsivo brusco e rápido.

Fase faríngea

Tem seu início com o envio do bolo para a câmara faríngea e seu término com a passagem do bolo pela transição faringoesofágica. É considerada uma fase automática ou involuntária, pois o processo não poderá ser mais interrompido e nela ocorrem vários eventos sequenciais:

- Elevação do palato mole em aposição à anteriorização da parede posterior da faringe e medialização das paredes laterais da faringe, impedindo a regurgitação de alimento para a nasofaringe e cavidade nasal.
- Movimentação contrátil da faringe em direção cefálico-caudal, a qual transportará o bolo para a faringe.
- Elevação, anteriorização e estabilização do complexo hiolaríngeo, proporcionando o fechamento da região supraglótica, o fechamento das pregas vocais e o fechamento da região glótica, com o reposicionamento da epiglote em direção às pregas ariepiglóticas, promovendo a proteção das vias aéreas e separando totalmente a via aérea da via digestiva.
- Abertura da transição faringoesofágica (abertura do esfíncter esofágico superior – músculo cricofaríngeo).

Todas essas estruturas voltam às suas posições iniciais após o evento da deglutição.[3]

Fase esofágica

Essa fase inicia-se quando o bolo passa da faringe para o esôfago. As estruturas anatômicas que constituem essa fase são: o esfíncter esofágico superior (EES), o corpo do esôfago e o esfíncter esofágico inferior (EEI). Ocorre a abertura do EES durante a deglutição, permitindo a passagem do bolo, fechando na sequência. Essa abertura é auxiliada basicamente pelas ações biomecânicas que a precedem: elevação laríngea, contração faríngea e força da ejeção da língua. Após o bolo passar pelo EES, a laringe retorna à posição inicial. Essa fase pode ser medida por meio do tempo em que o bolo entra no esôfago até chegar ao estômago.[4]

DISTÚRBIOS DA DEGLUTIÇÃO OROFARÍNGEA – DISFAGIAS OROFARÍNGEAS

Os distúrbios de deglutição são responsáveis por um significativo impacto clínico, epidemiológico e financeiro. Atingem desde neonatos até idosos; 25% dos prematuros apresentam algum distúrbio na deglutição e até 89% dos idosos saudáveis apresentam algum grau de disfagia.[5-7]

O termo disfagia refere-se a um sintoma que está relacionado a qualquer alteração no ato de deglutir, desde a boca até o estômago, e pode ocasionar complicações pulmonares, desnutrição e desidratação no indivíduo.[8,9] Consideram-se disfagia orofaríngea quaisquer alterações decorrentes das fases oral e faríngea de diversas etiologias (Quadro 36.1).

As disfagias mais comuns são:

- **Disfagia mecânica:** decorre de câncer, trauma em face, período prolongado de ventilação mecânica.[10,11]
- **Disfagia neurogênica:** provém de alterações do sistema nervoso central, sequela de acidente vascular encefálico, doença de Parkinson, trauma cranioencefálico, paralisia cerebral, doenças degenerativas, entre outras afecções neurológicas.

Quadro 36.1 – Etiologia – etiopatogenia

Quadro 36.1 – Etiologia – etiopatogenia
Mecânica
▪ Câncer de cabeça e pescoço/tratamento ▪ Trauma (facial ou cervical) ▪ Intubação orotraqueal/traqueostomia ▪ Próteses dentárias mal adaptadas
Neurogênica
▪ Neoplasias do encéfalo ▪ Acidente vascular encefálico ▪ Doença de Parkinson ▪ Traumatismo cranioencefálico ▪ Paralisia cerebral
Distúrbios do movimento
▪ Doenças neurodegenerativas e esclerose lateral amiotrófica ▪ Torcicolo e discinesias ▪ Doença de Alzheimer/demências ▪ Neuropatias, miopatias e *miastenia gravis* ▪ Esclerose múltipla ▪ Infecções do sistema nervoso central ▪ Encefalopatias metabólicas
Secundária a drogas
▪ Sedativos: benzodiazepínicos, opiáceos, neurolépticos ▪ Toxina botulínica ▪ Miopatia ▪ Corticosteroides ▪ Xerostomia: anticolinérgicos, antidepressivos
Envelhecimento
▪ Presbifagia
Psicogênica
Funcional
▪ Recém-nascidos prematuros
Doenças sistêmicas
▪ Doença pulmonar obstrutiva crônica (DPOC) ▪ Diabete melito ▪ Hipo e hipertireoidismo ▪ Insuficiência renal crônica (IRC) ▪ Insuficiência cárdica congestiva (ICC)

QUADRO CLÍNICO

A deglutição é um processo contínuo. Portanto, é imprescindível que ocorra coordenação em cada fase e entre elas, tornando o transporte do alimento da boca até o estômago seguro e efetivo.

Quando há um comprometimento em uma das fases da deglutição (Quadro 36.2) surgem sinais e

Quadro 36.2 – Alterações na deglutição orofaríngea, de acordo com a fase da deglutição
Fase oral
▪ Alteração na mobilidade de língua anteroposterior, laterolateral, controle oral do bolo, mastigação ▪ Alteração da mobilidade de mandíbula ▪ Diminuição/ausência de vedamento labial ▪ Alteração da sensibilidade oral
Fase faríngea
▪ Atraso do início da deglutição ▪ Diminuição do vedamento do esfíncter velofaríngeo ▪ Alteração na contração faríngea coordenada ▪ Diminuição da elevação laríngea ▪ Diminuição da sensibilidade laríngea

sintomas específicos que podem se manifestar por meio de forma direta ou indireta (Quadro 36.3). Os sinais e sintomas mais comuns são:

- dificuldade em iniciar a deglutição;
- tempo de trânsito oral aumentado;
- engasgos, regurgitação nasal;
- sinais sugestivos de aspiração, como tosse, dispneia e voz molhada durante a refeição;[6]
- voz molhada caracterizada pela presença de secreção e/ou saliva no espaço do trato vocal.[12]

Outros sinais que podem estar presentes em pacientes disfágicos (Quadro 36.4):

- perda de peso;
- ingestão de menor quantidade de alimento;
- desnutrição;
- desidratação;
- aumento do tempo para alimentação;
- diminuição do prazer alimentar;
- isolamento social no momento da refeição.[13]

Sabe-se que a presença da disfagia pode ser fatal quando ameaça a integridade respiratória (infecções pulmonares de repetição), o estado nutricional (perda de massa ponderal) e de hidratação do indivíduo.[14] Esses sintomas podem acarretar desconforto, ansiedade e recusa alimentar, piorando a aceitação e a motivação do paciente à alimentação por via oral.

Quadro 36.3 – Manifestações clínicas de disfagia orofaríngea

- Redução do prazer da alimentação
- Diminuição da ingestão por via oral
- Modificação da consistência e volume da ingestão por via oral
- Pneumonias de repetição
- Voz molhada
- Tosse
- Engasgos
- Pigarro
- Regurgitação nasal
- Dificuldade para iniciar a deglutição
- Dificuldade no manejo da saliva e secreções
- Dificuldade na mastigação
- Alteração na elevação laríngea
- Xerostomia
- Desconforto respiratório

Quadro 36.4 – Possíveis complicações das disfagias orofaríngeas

- Risco de aspiração ocasionando pneumonias de repetição
- Desidratação
- Deficiência nutricional
- Diminuição do prazer para alimentar-se
- Depressão
- Ansiedade
- Isolamento social

MÉTODOS DE AVALIAÇÃO

A avaliação de um paciente com suspeita de disfagia deve contemplar três momentos: anamnese, exame clínico estrutural e a avaliação funcional da deglutição.

Avaliação clínica da deglutição

O diagnóstico precoce e adequado da disfagia é fundamental, haja vista suas consequências; além disso, previne o aumento da morbimortalidade. Talvez a melhor maneira de intervir seja por meio de um programa amplo de gerenciamento das disfagias, que inclua triagem universal para grupo de risco, avaliações de monitoramento nos pacientes graves e solicitação de avaliação clínica especializada para liberação de via oral de alimentação.

A avaliação clínica da capacidade de deglutição é um elemento fundamental do exame clínico e pode ser realizada à beira do leito, mesmo em ambiente de pronto-socorro.[15] A equipe deve ser capacitada para aplicar o protocolo nos pacientes que se encaixem nos grupos de risco para disfagia orofaríngea. Os grupos de risco mais reconhecidos na literatura estão citados nos Quadros 36.1 e 36.2. Entre eles, destacam-se:

- doenças neurológicas;
- alterações mecânicas e estruturais de orofaringolaringe;
- ventilação mecânica prolongada;
- intubações ou extubações traumáticas;
- traqueostomizados;
- rebaixamento do nível de consciência ou cognitivo.[16-18]

É imprescindível a realização de anamnese, com o objetivo de esclarecer os aspectos clínicos do paciente e as condições gerais de saúde, como as condições neurológicas, gastroenterológicas e respiratórias. Outro fator a ser investigado refere-se ao estado nutricional, que deve levar em conta a via de alimentação, a dieta prescrita ao paciente, o estado nutricional e a hidratação.

O tempo de diagnóstico, os tratamentos já realizados e as comorbidades presentes também devem ser considerados, pois auxiliam no prognóstico e na definição de condutas.

- **Aspectos relativos à capacidade física de alimentar-se:** deve-se investigar como o paciente está sendo alimentado, levando em conta a consistência dos alimentos, utensílios utilizados, a postura do paciente durante a alimentação e se ocorre algum tipo de manobra que ajude a deglutição durante a alimentação. O grau de dependência motora pode comprometer o momento da alimentação. Isso pode ser justificado por meio da alteração que esses pacientes apresentam na perda do controle motor corporal e na realização da fase antecipatória.[19]
- **Aspectos relativos à capacidade mental de se alimentar:** o nível cognitivo e o nível de atenção do paciente determinam sua participação e compreensão no processo. Em geral, monitora-se o paciente com as escalas de coma e os testes cognitivos. Tem sido observado que os pacientes com rebaixamento cognitivo ou com nível de atenção reduzido têm mais chances de desenvolver infecções respiratórias por aspiração de alimento, saliva e secreções. Além

da dificuldade de compreender o contexto alimentar e de colaborar no momento da refeição e nas terapias de reabilitação, esses pacientes apresentam mais dificuldade em proteger as vias aéreas.[20,21]

Os pacientes com disfagia de origem neurológica, em geral, fazem uso de uma variedade de medicamentos. O Quadro 36.1 já abordou que alguns medicamentos podem potencializar dificuldades de alimentação por via oral. São relevantes a observação e o acompanhamento dos medicamentos utilizados pelo paciente, a dosagem e os horários em que são administrados. Exemplo disso nessa população é o uso de antidepressivos que podem causar xerostomia, contribuindo para a piora da fase oral da deglutição. Alguns anticonvulsivantes e relaxantes musculares podem causar sonolência e diminuir a atenção do paciente, prejudicando o momento da alimentação.

O exame clínico estrutural inicia-se com a observação da higiene oral, tipo de mordida e oclusão dentária, uso e adaptação de próteses dentárias. Em seguida avaliam-se o tônus, a mobilidade, a precisão e a velocidade de movimento das estruturas orofaciais e cervicais, solicitando ao paciente que realize movimentos isolados de língua, lábios, palato e bochecha. Para a avaliação da sensibilidade intraoral, verifica-se a presença dos reflexos intraorais (vômito e palatal), da sensibilidade da língua ao toque e do paladar.

Incorporada ao exame estrutural, realiza-se a avaliação vocal, que é feita para pesquisar a funcionalidade das estruturas que protegem a via aérea, pois qualquer alteração que ocorra na qualidade vocal após a deglutição pode ser um sinal clínico de aspiração laringotraqueal (qualidade de voz molhada) ou sinal de possível paralisia de prega vocal ou fenda glótica (qualidade de voz rouca ou soprosa).

Após anamnese e avaliação estrutural, avalia-se se o paciente tem condições mínimas de realizar a avaliação funcional da deglutição. Se o paciente já se alimenta por via oral, o avaliador deve observar a refeição, investigando sinais de disfagia e de aspiração. Se o paciente está em uso de via alternativa de alimentação, o avaliador deve decidir, com base na anamnese e avaliação estrutural, quais são a consistência e o volume mais seguros para a avaliação funcional. Devem suspender ou progredir o exame a qualquer momento, a depender da resposta que o paciente apresentar. Será observada a dinâmica da deglutição por meio da oferta de alimentos em diferentes consistências e volumes. Uma escala que tem sido internacionalmente aceita para a padronização das consistências é a da National Dysphagia Diet (líquido, néctar, mel e pudim).[22] É possível observar:

- o ritmo e postura adotada pelo paciente;
- a captação do bolo;
- o vedamento labial;
- a presença de escape extraoral bem como a elevação laríngea;
- a presença de sinais clínicos de aspiração, tais como tosse, dispneia e voz molhada.

Na avaliação funcional é recomendada a observação da presença de sinais clínicos que indiquem dificuldade de deglutição:

- tempo de trânsito oral aumentado;
- atraso no início da deglutição;
- elevação laríngea reduzida;
- estases em cavidade oral;
- presença de tosse, voz molhada, dispneia durante a ingestão de alimento por via oral.

Durante a avaliação clínica, deve-se testar manobras ou posturas que visam auxiliar o paciente na realização da deglutição de forma segura e eficiente.

Avaliação instrumental da deglutição

Existem várias técnicas diagnósticas para a avaliação instrumental da deglutição, dentre as quais se destacam as seguintes.

Videofluoroscopia da deglutição

Trata-se de um método radiológico que permite a visualização de todas as fases da deglutição, em incidências perfil, anteroposterior e oblíqua. Para a realização desse exame é necessária a presença de um radiologista e uma fonoaudióloga.[23] O exame consiste na administração de alimentos de consistências e volumes variados (contraste variado com diferentes medidas de espessante comercial) ofertados ao paciente na posição sentada. Durante o exame pode-se verificar a preparação do bolo alimentar na cavidade oral, bem como o seu transporte para faringe e estômago. Pode-se visibilizar com clareza o fenômeno da penetração laríngea e aspiração traqueal em tempo real. Isso possibilita a realização de testes de manobras de reabilitação e sua eficiência no momento do exame.[24] O exame é gravado, o que facilita o estudo de seus resultados sem a necessidade de exposição exagerada do paciente à radiação.[25]

Videoendoscopia da deglutição – nasolaringofibroscopia

Exame descrito inicialmente em 1988 por Langmore,[26] possibilita avaliar a nasolaringofaringe (suas estruturas e condições no repouso, como estases de saliva ou secreção) com precisão. Durante a alimentação, o exame registra os eventos antes e depois da deglutição, pois durante a deglutição a visão do fibroscópio é ocluída pela subida e anteriorização da laringe. Nesse fenômeno, denominado *white-out*, perde-se a visão devido à movimentação de estruturas envolvidas na deglutição. Também é utilizada para identificar a presença de aspiração laríngea antes ou após a deglutição e sugerir a reintrodução de via oral de forma mais segura.[27] Inicialmente, é realizada uma avaliação endoscópica anatômica e funcional, incluindo paresias e paralisias de pregas vocais, edemas, estenoses, entre outras anomalias ou alterações estruturais. Em seguida, é ofertado alimento corado com anilina culinária azul em diferentes volumes e consistências para a observação da qualidade e eficiência do transporte do bolo durante a fase faríngea.[28] Uma das vantagens da videoendoscopia da deglutição é ser portátil, o que facilita sua realização à beira do leito e não expõe à radiação. Outra vantagem é possibilitar a avaliação da sensibilidade laríngea e fechamento glótico. A videofluoroscopia da deglutição e a videoendoscopia da deglutição são exames que se complementam.

Ausculta cervical

Tem sido um método amplamente utilizado por não ser invasivo e ser de baixo custo. Porém, deve ser considerado um método subjetivo, pois depende da experiência do avaliador e sua acuidade auditiva.[29,30] Realizada por meio do posicionamento de um estetoscópio na região cervical, entre a cartilagem cricoide e tireoide lateralmente, com o objetivo de escutar os sons durante o processo da deglutição, detectando possível presença de penetração e/ou aspiração.[31] Durante a realização dessa técnica é possível detectar os sons que ocorrem durante a deglutição, inferindo sua coordenação. Foram descritas determinadas características sonoras que poderiam ser associadas à permeação de saliva, secreção ou alimento no vestíbulo laríngeo e traqueia.[32]

Eletromiografia

É um método capaz de registrar os potenciais de ação, que ocorrem por meio da ativação voluntária do músculo ou da resposta à estimulação elétrica.[33] Seu objetivo principal é auxiliar no diagnóstico e na terapêutica das alterações motoras orofaciais, distúrbios da deglutição, mastigação e fala.[34] A eletromiografia é considerada um procedimento não invasivo. Os registros podem fornecer informações úteis sobre as funções musculares.

MÉTODOS DE INTERVENÇÃO FONOAUDIOLÓGICA PARA DISFAGIA OROFARÍNGEA

Técnicas de terapia indireta e direta

O principal objetivo do processo terapêutico em pacientes com disfagia é o restabelecimento da alimentação por via oral, de forma eficaz e segura, prevenindo o risco de permeações laríngeas, para, dessa forma, manter a integridade respiratória, o estado nutricional e de hidratação adequado do indivíduo.[14] Após os achados clínicos e instrumentais é necessário que se estabeleçam metas no processo terapêutico. Certos casos necessitam da utilização de estratégias compensatórias que redirecionem e aperfeiçoem o processo de deglutição.

O processo terapêutico pode incluir terapia indireta ou direta. A terapia indireta consiste na aplicação de técnicas utilizando somente a deglutição de saliva, e seu principal objetivo é aperfeiçoar a mobilidade, a sensibilidade e a força das estruturas que estão envolvidas no processo da deglutição. Essa técnica é indicada para os pacientes que apresentam disfagia grave, com mínima capacidade de proteger as vias aéreas, mas mesmo assim não deve se prolongar por mais de 7 a 10 dias.[4]

A terapia direta consiste na aplicação de técnicas utilizando a oferta de alimentos, visando a compensação ou o treinamento da eficiência da deglutição. O melhor exercício para a deglutição de alimento é a própria deglutição de alimento.[35] Este tem sido um consenso atualmente, a terapia seria o trabalho controlado realizado por especialista da deglutição de alimento.

Os recursos mais comuns utilizados em terapia são:

- exercícios miofuncionais orofaringolaríngeos;
- manobras posturais;
- manobras de reabilitação.[4]

Eletroestimulação

Mais recentemente, tem-se discutido o uso da eletroestimulação na recuperação da deglutição de pacientes disfágicos. Técnica utilizada com o objetivo de estimular uma contração de forma sincronizada do músculo tiro-hióideo, em conjunto com a deglutição em pacientes que apresentam disfagia resultante da elevação laríngea reduzida.[36]

Diferentes formas na aplicação da estimulação elétrica são descritas. Podem ser realizadas desde a estimulação na região de palato mole até na região do pescoço, e é aplicada uma intensidade de corrente com uma frequência que varia de 60 a 80 Hz.[37]

REFERÊNCIAS

1. Marchesan IQ. Disfagia. In: Tópicos de fonoaudiologia. São Paulo: Lovise, 1995. p.161-6.
2. Costa MMB. Dinâmica da deglutição: fase oral e faríngea. In: Costa MMB, Leme E, Koch HI. Colóquio multidisciplinar deglutição & disfagia do Rio de Janeiro. Rio de Janeiro, 1998.
3. Groher ME. Dysphagia diagnosis and management. Boston: Butterworth-Heinemann, 1992.
4. Logemann JA. Evaluation and treatment of swallowing disorders. 2.ed. Austin: Pro-Ed, 1988.
5. Miller CK, Willging JP. Advances in the evaluation and management of pediatric dysphagia. Curr Opin Otolaryngol Head Neck Surg. 2003; 11:442-6.
6. Marik PE, Kaplan D. Aspiration pneumonia and dysphagia in the elderly. Chest. 2003; 124(1):328-36.
7. Momosaki R, Yasunaga H, Matsui H, Horiguchi H, Fushimi K, Abo M. Effect of dysphagia rehabilitation on oral intake in elderly patients with aspiration pneumonia. Geriatr Gerontol Int. 2015; 15(6):694-9.
8. Furkim AM. Disfagia: a intervenção fonoaudiológica. In: Junqueira P, Dauden ATBC. Aspectos atuais em terapia fonoaudiológica. 2.ed. São Paulo: Pancast; 1998. p.39-48.
9. Carrión S, Cabré M, Monteis R, Roca M, Palomera E, Serra-Prat M et al. Oropharyngeal dysphagia is a prevalent risk factor for malnutrition in a cohort of older patients admitted with an acute disease to a general hospital. Clin Nutr. 2015; 34(3):436-42.
10. Falsetti P, Acciai C, Palilla R, Bosi M, Carpinteri F, Zingarelli A et al. Oropharyngeal dysphagia after stroke: incidence, diagnosis and clinical predictors in patients admitted to a neurorehabilitation unit. J Stroke Cerebrovasc Dis. 2009; 18(5):329-35.
11. Moraes DP, Sassi FC, Mangilli LD, Zilberstein B, Andrade CR. Clinical prognostic indicators of dysphagia following prolonged orotracheal intubation in ICU patients. Crit Care. 2013; 17(5):R243.
12. Castell JA, Castel DO. Recent developments in the manometric assessment of upper esophageal sphincter function and dysfunction. Diag Dis. 1997; 15:28-39.
13. Peralta MC, Esnaola Y, Rojas MM, Gagliardi LC, Schejtman M, Kibrik L. Factores predictivos de disfagia en pacientes con un evento cerebrovasvcular agudo. Rev Neurol Arg. 2000; 25:57-62.
14. John JS, Berger L. Using the gugging swallowing screen (GUSS) for dysphagia screening in acute stroke patients. J Contin Educ Nurs. 2015; 46(3):103-4.
15. O'Horo JC, Rogus-Pulia N, Garcia-Arguello L, Robbins J, Safdar N. Bedside diagnosis of dysphagia: a systematic review. J Hosp Med. 2015; 10(4):256-65.
16. Kertscher B, Speyer R, Palmieri M, Plant C. Bedside screening to detect oropharyngeal dysphagia in patients with neurological disorders: an updated systematic review. Dysphagia. 2014; 29(2):204-12.
17. Medeiros GC, Sassi FC, Mangilli LD, Zilberstein B, Andrade CR. Clinical dysphagia risk predictors after prolonged orotracheal intubation. Clinics (São Paulo). 2014; 69(1):8-14.
18. Goldsmith T. Evaluation and treatment of swallowing disorders following endotracheal intubation and tracheostomy. Int Anesthesiol Clin. 2000; 38(3):219-42.
19. Sheikh S, Allen E, Shell R, Hruschak J, Iram D, Castile R et al. Chronic aspiration without gastroesophageal reflux as a cause of chronic respiratory symptoms in neurologically normal infants. Chest. 2001; 120:1190-5.
20. Furkim AM. Fatores de risco de pneumonia em crianças com paralisia cerebral tetraparética espástica: estudo clínico e videofluoroscópico [tese de doutorado]. São Paulo: Escola Paulista de Medicina, Universidade Federal de São Paulo, 2003.
21. Gomes GF. Identificação de fatores preditivos de pneumonia aspirativa em pacientes hospitalizados com doença cerebrovascular complicada por disfagia orofaríngea. [tese de doutorado] Curitiba: Universidade Federal do Paraná, 2001.
22. National Dysphagia Diet Task Force. National dysphagia diet: standardization for optimal care. Chicago: American Dietetic Association, 2002.
23. Pikus L, Levine MS, Yang YX, Rubesin SE, Katzka DA, Laufer I et al. Videofluoroscopic studies of swallowing dysfunction and the relative risk of pneumonia. Am J Roentgenol. 2003; 180(6):1613-6.
24. Jaffer NM, Ng E, Au FW, Steele CM. Fluoroscopic evaluation of oropharyngeal dysphagia: anatomic, technical and common etiologic factors. Am J Roentgenol. 2015; 204(1):49-58.
25. Costa MB, Nova JLL, Carlos MT, Pereira AA, Koch HA. Videofluoroscopia: um novo método. Radiol Bras. 1992; 25(1):11-8.
26. Langmore SE, Schatz K, Olson N. Fiberoptic endoscopic examination of swallowing safety: a new procedure. Dysphagia. 1988; 2:216-9.
27. Thottam PJ, Silva RC, McLevy JD, Simons JP, Mehta DK. Use of fiberoptic endoscopic evaluation of swallowing (FEES) in the management of psychogenic dysphagia in children. Int J Pediatr Otorhinolaryngol. 2015; 79(2):108-10, 2015.
28. McGowan SL, Gleeson M, Smith M, Hirsch N, Shuldham Cm. A pilot study of fibreoptic endoscopic evaluation of swallowing in patients with cuffed tracheostomies in neurological intensive care. Neurocrit Care. 2007; 6(2):90-3.
29. Furkim AM, Duarte ST, Sacco AFB, Soria FS. O uso da ausculta cervical na inferência de aspiração traqueal em crianças com paralisia cerebral. Rev CEFAC. 2009; 11(4):624-9.

30. Borr C, Hielscher-Fastabend M, Lücking A. Reliability and validity of cervical auscultation. Dysphagia. 2007; 22(3):225-34.

31. Leslie P, Drinnan MJ, Zammit-Maempel I, Coyle JL, Ford GA, Wilson JA. Cervical auscultation synchronized with images from endoscopy swallow evaluations. Dysphagia. 2007; 22(4):290-8.

32. McKaig TN. Ausculta cervical e torácica. In: Furkim AM, Santini CS. Disfagias orofaríngeas. Carapicuíba: Pró-fono, 1999.

33. Cyrillo FN, Torriani C. Biofeedback: conceitos básicos e aplicabilidade clínica. Rev Fisioter UniFMU. 2003; 1(1):11-8.

34. Andrade CRF, Sassi FC. A study about electromyography: rest, maximum and minimum labial tension in fluent speakers. Pró-Fono. 2003; 15(2):111-6.

35. Perlman AL, Schulze-Delrieu K. Deglutition and its disorders: anatomy, physiology, clinical diagnosis and management. San Diego: Singular Publishing Group, 1997.

36. Li L, Li Y, Huang R, Yin J, Shen Y, Shi J. The value of adding transcutaneous neuromuscular electrical stimulation (Vital Stim) to traditional therapy for post-stroke dysphagia: a randomized controlled trial. Eur J Phys Rehabil Med. 2015; 51(1):71-8.

37. Terré R, Mearin F. A randomized controlled study of neuromuscular electrical stimulation in oropharyngeal dysphagia secondary to acquired brain injury. Eur J Neurol. 2015; 22(4):687-e44.

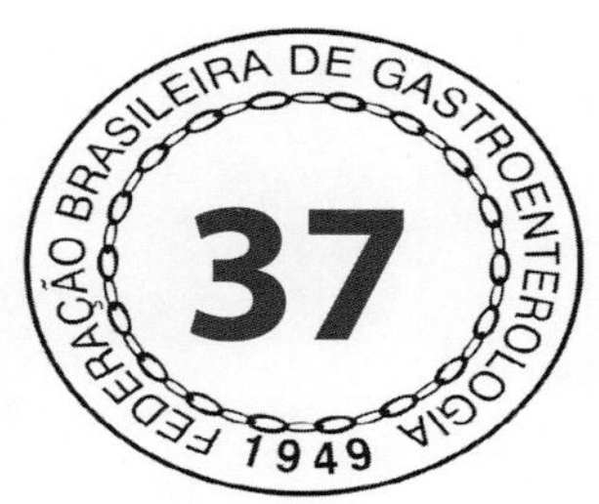

CÂNCER

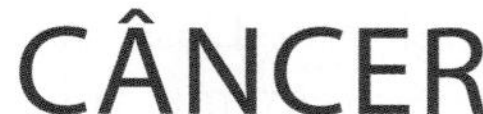

Fábio Luiz de Menezes Montenegro
Pedro Michaluart Júnior *(in memoriam)*
Lenine Garcia Brandão

INTRODUÇÃO

O câncer da cavidade oral é uma neoplasia de alta prevalência no mundo e no Brasil. Muitos pacientes têm sua doença detectada em fase avançada e acabam morrendo. O Instituto Nacional do Câncer (INCA) estimou 11.280 casos novos de câncer da cavidade oral para homens e 4.010 em mulheres. Para os indivíduos masculinos é a quinta causa mais comum de câncer.[1] Em relação à mortalidade, no ano de 2010, o câncer da cavidade oral foi a causa de óbito de 4891 pessoas no Brasil, homens em sua maioria (3.882 indivíduos).[2] Não bastasse a possibilidade de diagnóstico precoce, o câncer de boca seria provavelmente evitável em um grande contingente da população por sua forte relação com hábitos danosos, mas evitáveis. Há muito tempo se reconhece o tabagismo como fator de risco para essa neoplasia, bem como o etilismo. A associação desses dois fatores de risco não causa apenas um efeito aditivo na taxa de risco de desenvolver o câncer. O risco aumenta mais do que a simples soma dos riscos individuais, caracterizando uma sinergia entre álcool e tabaco no risco de desenvolvimento do câncer oral. Desse modo, a atitude médica de orientação para evitar os fatores de risco e reforçar a importância de uma dieta saudável são importantes na prevenção da doença em muitos indivíduos.

Além disso, exame clínico minucioso realizado por médicos e dentistas bem treinados na observação de lesões orais precoces poderia melhorar a possibilidade de cura e tratamento menos mórbido dos portadores dessa afecção.

Infelizmente, muitos pacientes morrerão com dor, infectados, com sangramento e impossibilitados de falar e se alimentar, uma vez que as múltiplas funções dos órgãos da boca (mastigação, digestão, articulação do som, manifestação afetiva, por exemplo) estarão seriamente comprometidas.

O sofrimento é ainda maior pelo repúdio social que a doença acarreta. As lesões podem ser deformantes. Não bastasse isso, o odor desagradável da infecção local pode contribuir para que esses indivíduos percam o amparo presencial de outros seres humanos, além de todas as outras perdas.

SUB-REGIÕES ANATÔMICAS DA BOCA DE INTERESSE AO CIRURGIÃO

Um pouco diferente da anatomia descritiva, o comportamento biológico e as modalidades de tratamento fazem que os cirurgiões definam as estruturas da cavidade oral de uma maneira um pouco diversa dos anatomistas.

Assim, delimita-se a cavidade oral anteriormente nos lábios inclusive, lateralmente nas regiões jugais, superiormente até o limite posterior do palato duro, inferiormente na língua até as papilas circunvaladas ("V" lingual) e posterolateralmente nas pregas palatoglossas. Desse modo, algumas estruturas observáveis no exame da boca, como o palato mole, as lojas tonsilares, parede posterior da orofaringe e a base da língua (porção da língua posterior ao "V" lingual e que não deve ser confundida com a face ventral da língua oral, esta última visível em conjunto com o assoalho da boca), não são entendidas como da cavidade oral, mas, sim, como orofaringe.

A cavidade oral apresenta as seguintes sub-regiões (Figura 37.1):

- lábios;
- região jugal;
- palato duro;
- rebordo gengival;
- assoalho da boca;
- língua oral;
- área retromolar.

As localizações mais comuns do câncer de boca são a borda lateral da língua (Figura 37.2) e o assoalho da boca (Figura 37.3).

TIPOS HISTOLÓGICOS DAS NEOPLASIAS MALIGNAS DA BOCA

Sem dúvida, o tipo histológico mais comum do câncer de boca é o denominado carcinoma epidermoide, responsável por cerca de 95% dos casos.

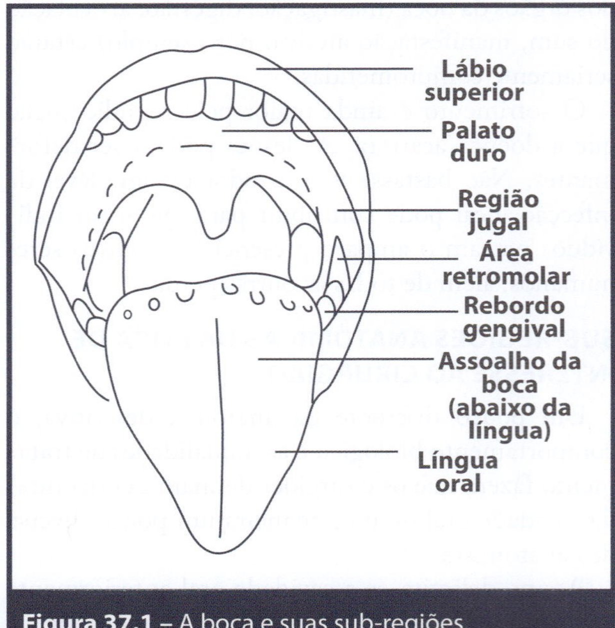

Figura 37.1 – A boca e suas sub-regiões.

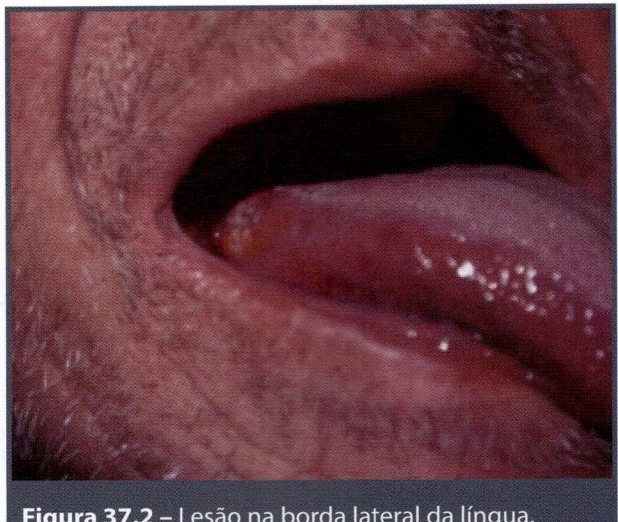

Figura 37.2 – Lesão na borda lateral da língua.

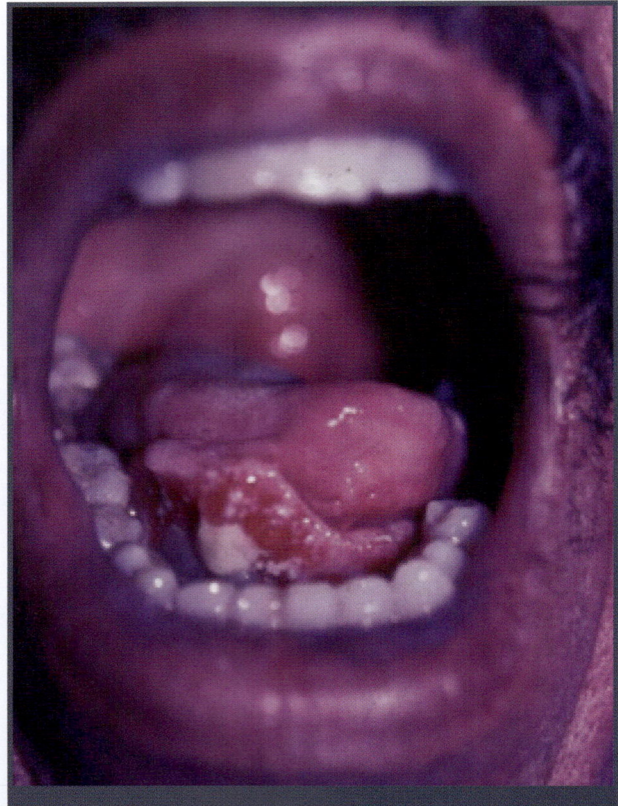

Figura 37.3 – Lesão vegetante em assoalho da boca à direita.

Outras neoplasias também podem ocorrer, como carcinomas derivados de glândula salivares menores distribuídas pela boca (Figura 37.4). Assim, podem ocorrer carcinomas mucoepidermoides, adenocarcinomas, carcinomas adenoidecísticos, entre outros. Mais raramente, ocorrem melanomas e sarcomas originários dos tecidos da região.[3]

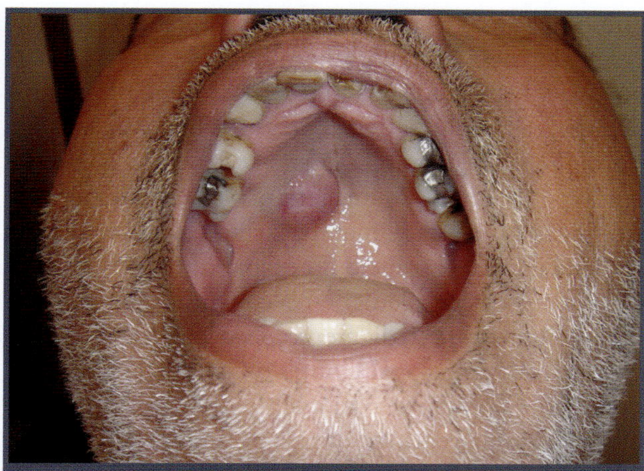

Figura 37.4 – Lesão submucosa na transição do palato duro para o palato mole direito. Carcinoma de glândula salivar menor.

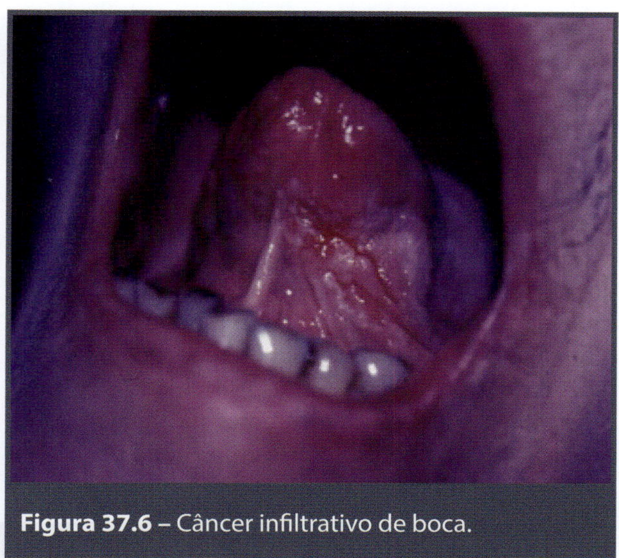

Figura 37.6 – Câncer infiltrativo de boca.

LESÕES PRÉ-NEOPLÁSICAS

De forma semelhante a outras regiões do aparelho digestório, existem alterações do aspecto da mucosa com maior risco de desenvolvimento de carcinoma de boca. Na cavidade oral são a leucoplasia e a eritroplasia.

A leucoplasia representa uma área esbranquiçada na superfície mucosa. Seu diagnóstico é clínico, e o substrato anatomopatológico é variável desde a displasia até o carcinoma invasivo, passando pelo carcinoma *in situ* (Figuras 37.5 e 37.6).

A eritroplasia constitui uma área avermelhada da superfície mucosa. As alterações morfológicas microscópicas são mais marcadas e o risco de neoplasia é maior, em relação à leucoplasia.

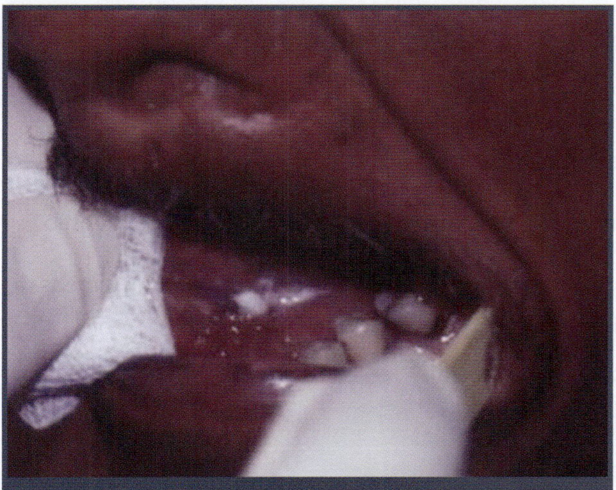

Figura 37.5 – Leucoplasia no assoalho da boca à esquerda.

CONDUTA DIAGNÓSTICA

Uma lesão oral que não cicatrize em três semanas deve ser biopsiada. Mesmo que a causa possa ser infecciosa, vale a pena frisar que pode haver infecção secundária no tumor, e isso pode prejudicar a avaliação clínica e histológica. Em caso de dúvida ou evolução clínica não satisfatória após uma terapêutica antimicrobiana, devem ser indicadas novas biópsias.

ESTADIAMENTO

Uma vez estabelecido o diagnóstico, segue-se o dimensionamento da doença no indivíduo, por meio de avaliação da extensão da doença no local, regionalmente (metástases linfáticas para o pescoço) e a distância (metástases hematogênicas). No estadiamento, além do exame clínico, os métodos de imagem são de grande auxílio.

A tomografia computadorizada da face e do pescoço é um recurso de grande utilidade para definir a extensão local e regional da doença. Entretanto, em regiões onde não há o recurso da tomografia, a radiografia panorâmica da mandíbula poderá ser um recurso útil na avaliação de possível invasão da mandíbula, em casos suspeitos.

Considerando o aspecto de que várias áreas da mucosa da via aérea e digestória foram expostas aos mesmos fatores de risco, os pacientes com câncer de boca podem ter neoplasias malignas em outras áreas da via aérea e digestória. São os denominados segundos tumores primários. A hipótese para sua ocorrência está relacionada com o conceito de "cancerização de campo", em que a mucosa agredida já apresenta algumas células com potencial para progressão neoplásica.

O segundo tumor primário pode ocorrer meses ou anos após o tratamento da primeira neoplasia. Ele é denominado carcinoma metacrônico. Em outras situações, ele poderá ser detectado durante a avaliação do primeiro câncer e será denominado simultâneo. A pesquisa de tumores simultâneos é mandatória. Assim, os doentes com câncer de boca podem ser submetidos à avaliação da mucosa da faringe e laringe, bem como do esôfago e estômago, para pesquisa de tumor simultâneo, especialmente se forem sintomáticos. Para refinamento da pesquisa, a cromoscopia com solução de Lugol poderá ser útil. O uso sistemático da broncoscopia para pesquisa de tumores na traqueia e nos brônquios é questionável, mas empregada por alguns grupos. Quanto às metástases hematogênicas, a radiografia do tórax apresenta bom custo-benefício, ainda que sua sensibilidade seja inferior à da tomografia computadorizada. Haja vista a raridade de disseminação óssea ou hepática, a cintilografia óssea e avaliação do abdome por métodos de imagem não são rotineiramente empregadas no estadiamento, exceto se houver alguma suspeita clínica. Por meio do exame direto do paciente e dos recursos complementares comentados, emprega-se o sistema de estadiamento de neoplasias malignas da União Internacional Contra o Câncer (UICC), denominado TNM. Até o momento da redação deste capítulo, a última versão traduzida para língua portuguesa é a sexta e está descrita a seguir (Quadros 37.1 e 37.2).

Quadro 37.1 – TNM – Classificação clínica

T – Tumor primário	
TX	O tumor primário não pode ser avaliado
T0	Não há evidência de tumor primário
Tis	Carcinoma *in situ*
T1	Tumor com 2 cm ou menos em sua maior dimensão
T2	Tumor com mais de 2 cm e até 4 cm em sua maior dimensão
T3	Tumor com mais de 4 cm em sua maior dimensão
T4a	(Lábio) Tumor que invade estruturas adjacentes: cortical óssea, nervo alveolar inferior, assoalho da boca ou pele da face (queixo ou nariz)
T4a	(Cavidade oral) Tumor que invade estruturas adjacentes: a cortical óssea, músculos profundos/extrínsecos da língua (genioglosso, hioglosso, palatoglosso e estiloglosso), seios maxilares ou pele da face
T4b	(Lábio e cavidade oral) Tumor que invade o espaço mastigador, lâminas pterigoides ou base do crânio ou envolve artéria carótida interna
Nota: a erosão superficial isolada do osso/alvéolo dentário por um tumor primário de gengiva não é suficiente para classificá-lo como T4.	
N – Linfonodos regionais	
NX	Os linfonodos regionais não podem ser avaliados
N0	Ausência de metástase em linfonodos regionais
N1	Metástase em um único linfonodo homolateral, com 3 cm ou menos em sua maior dimensão
N2	N2a: metástase em um único linfonodo homolateral, com mais de 3 cm e até 6 cm em sua maior dimensão N2b: metástase em linfonodos homolaterais múltiplos, nenhum deles com mais de 6 cm em sua maior dimensão N2c: metástase em linfonodos bilaterais ou contralaterais, nenhum deles com mais de 6 cm em sua maior dimensão
N3	Metástase em linfonodo com mais de 6 cm em sua maior dimensão
Nota: os linfonodos de linha média são considerados linfonodos homolaterais.	
M – Metástase a distância	
MX	A presença de metástase a distância não pode ser avaliada
M0	Ausência de metástase a distância
M1	Metástase a distância

Fonte: INCA, 2004.[4]

Quadro 37.2 – Grupamento por estádios			
Estádio 0	Tis	N0	M0
Estádio I	T1	N0	M0
Estádio II	T2	N0	M0
Estádio III	T1	N1	M0
	T2	N1	M0
	T3	N0, N1	M0
Estádio IVA	T1	N2	M0
	T2	N2	M0
	T3	N2	M0
	T4a	N0, N1, N2	M0
Estádio IVB	Qualquer T	N3	M0
	T4b	Qualquer N	M0
Estádio IVC	Qualquer T	Qualquer N	M1

Fonte: INCA, 2004.[4]

Essa classificação só é aplicável aos carcinomas, incluindo os originários em glândulas salivares menores, e só pode ser utilizada após documentação histológica da neoplasia.

TRATAMENTO

O câncer de boca é uma doença de tratamento primariamente cirúrgico. Apesar de lesões pequenas mais distantes da mandíbula terem sido tratadas de forma eficaz por alguns radioterapeutas, esses resultados não são facilmente reprodutíveis, e a associação de complicações graves, como osteoradionecrose, e o insucesso do controle oncológico obrigam que o julgamento do cirurgião inclua a realidade do seu sistema de saúde e a sua população quanto à decisão terapêutica.

Em relação ao tratamento, torna-se oportuno dividir os casos em doença inicial (estádios I e II) e doença avançada (estádios III e IV).

Antes de comentar diretamente o tratamento das neoplasias da boca, como este texto não é dedicado a especialistas e incluiu graduandos, torna-se conveniente esclarecer um recurso terapêutico essencial da cirurgia de cabeça e pescoço: o esvaziamento cervical.

Esvaziamentos cervicais e níveis do pescoço

O esvaziamento cervical consiste no método de retirada sistemática e em bloco de cadeias linfáticas determinadas, no tratamento do câncer de cabeça e pescoço de qualquer natureza.

Existem diversas modalidades de esvaziamentos cervicais. O esvaziamento cervical pode ser classificado de acordo com sua indicação. Quando há uma metástase linfática detectada no exame clínico ou por método de imagem (pescoço positivo) denomina-se esvaziamento de necessidade ou terapêutico. Entretanto, o esvaziamento poderá ser indicado quando, apesar de não haver evidências no exame físico ou método de imagem, a natureza da lesão sugerir um forte risco (> 20%) de metástase microscópica. Esse esvaziamento é denominado esvaziamento eletivo.

Além da sua classificação pelo tipo de indicação, os esvaziamentos cervicais são classificados de acordo com sua extensão. De acordo com a extensão, a classificação leva em conta quais as cadeias linfáticas retiradas e quais estruturas não linfáticas retiradas. De maneira simplificada denominam-se: esvaziamento radical, esvaziamento radical modificado e esvaziamento seletivo.*

Para fins práticos, os especialistas dividem as cadeias linfáticas profundas do pescoço em níveis. Eles são numerados de I a VI. Em função da importância dos linfonodos mediastinais superiores para os cânceres da tireoide, denominou-se essa região nível VII, ainda que não esteja no limite do pescoço (Figura 37.7).

O esvaziamento radical consiste na retirada em monobloco das cadeias linfáticas de I a V, com nervo espinhal-acessório, a veia jugular interna e o músculo esternoclidomastóideo. Foi durante muitos anos o

* Essa é uma adaptação simplificada para facilitar o entendimento. Sugere-se a consulta a textos especializados para detalhes, se necessário.

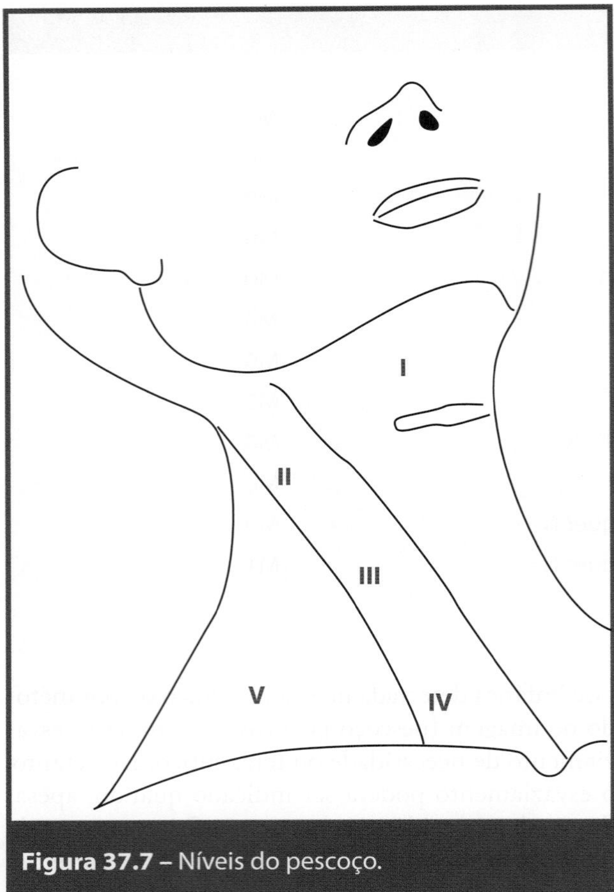

Figura 37.7 – Níveis do pescoço.

esvaziamento-padrão, mas acompanha-se de grande morbidade pelo sacrífico do nervo espinhal-acessório, que acarreta fraqueza do músculo trapézio com limitação da movimentação do ombro e que pode ser bastante dolorosa (síndrome do ombro doloroso).

O esvaziamento radical modificado consiste na retirada das cadeias linfáticas de I a V, com preservação de uma ou mais das estruturas não linfáticas supramencionadas.

O esvaziamento cervical seletivo consiste na retirada de três ou quatro cadeias linfáticas selecionadas, de acordo com a previsibilidade da disseminação metastática de algumas neoplasias malignas da cabeça e pescoço. É o menos mórbido de todos, em relação às neoplasias da pele e das vias área e digestiva altas.

Tratamento dos pacientes com estádios I e II

O tratamento cirúrgico nesses pacientes está associado a taxas de sucesso elevadas, com menor impacto na qualidade de sobrevida dos pacientes. A localização anatômica da lesão poderá levar a uma dificuldade técnica maior, com necessidade de ressecções marginais da cortical da mandíbula em lesões na gengiva ou da maxila em lesões situadas no palato.

Nas lesões de língua e de assoalho da boca próximas a 2 cm, mesmo a ressecção com margem ampla pode permitir o fechamento primário sem grande comprometimento funcional. Entretanto, em algumas localizações ou em lesões maiores podem ser necessários enxertos de pele, retalhos locais ou até, raramente, retalhos livres para melhor resultado funcional.

Um aspecto importante a ser comentado é que, apesar da sofisticação dos exames de imagem para estadiamento regional, como a tomografia por emissão de pósitrons (PET), há a possibilidade de metástases microscópicas para os linfonodos do pescoço.

Reconhece-se que os tumores de língua têm comportamento agressivo, com alta chance de disseminação metastática mesmo em lesões T1. Desse modo, o tratamento deve preferencialmente associar o esvaziamento cervical seletivo das cadeias de maior risco de metástase para aquele tumor, ipsilaterais ao tumor. Lesões situadas próximo à linha média podem necessitar de esvaziamento bilateral. Esses esvaziamentos são denominados eletivos e podem ser indicados por outros fatores de mau prognóstico: espessura do tumor, invasão perineural ou invasão vascular linfática, indicadas pelo exame histopatológico.

Com exceção dos lábios e do palato duro, onde o risco de disseminação metastática linfonodal é menor, os outros subsítios da cavidade oral são preferencialmente tratados com a associação de esvaziamento cervical em lesões T2, mesmo que o pescoço seja clínica e imaginologicamente negativo.

A política de não esvaziamento do pescoço aparentemente negativo em pacientes com câncer inicial de boca é adotada por alguns serviços. Alguns deles associam radioterapia para controle regional, e outros advogam apenas o acompanhamento clínico e o esvaziamento no caso do desenvolvimento clínico das metástases.

A evolução técnica do esvaziamento cervical seletivo, com baixa morbidade em relação ao esvaziamento radical preconizado até a década de 1970, permite compreender o motivo de a maioria dos centros empregarem a opção cirúrgica nos dias atuais.

O emprego da técnica de pesquisa do linfonodo sentinela é motivo de pesquisa no tratamento do pescoço em casos menos avançados de câncer da cavidade oral. Em condições de pesquisa, houve evidência de alta sensibilidade para o método. No entanto, a dificuldade técnica de sua execução não pode ser omitida. Há necessidade de recursos adicionais, não disponíveis em qualquer instituição. Assim, maior experiência é necessária para sua indicação.

Tratamento dos pacientes com estádios III e IV

O tratamento de doentes em estádio III e IVA pode ter, ainda, intuito curativo, apesar do impacto da extensão regional no controle da doença. Nesses pacientes, além da ressecção cirúrgica com margens livres e o esvaziamento cervical, frequentemente associa-se a radioterapia complementar e, em alguns casos, a quimioterapia adjuvante. Nessa extensão da doença, fica mais evidente a importância da abordagem multidisciplinar (cirurgião de cabeça e pescoço, cirurgião plástico, radioterapeuta, cancerologista clínico e, eventualmente, cirurgião do aparelho digestório) e multiprofissional (odontólogos, enfermeiros, psicólogos, fonoaudiólogos, assistentes sociais).

As grandes ressecções impostas e as dificuldades do tratamento rádio e quimioterápico precisam ser claramente expostas ao paciente e à família, bem como as limitações dos recursos de reconstrução, o longo caminho de reabilitação, ainda que parcial, e a necessidade de acompanhamento periódico pelo risco de recidiva, metástase hematogênica ou ainda o desenvolvimento de um segundo tumor primário.

Em pacientes com estádios IVB ou IVC pode haver tentativas de paliação não cirúrgica para analgesia ou controle de hemorragia. Novas estratégias estão em estudo experimental, com a imunoterapia. O desenvolvimento da imunoterapia poderá obter resultados interessantes com a estabilização da doença. Apesar de não erradicá-la, o organismo do indivíduo conseguirá restringi-la, mantendo-se vivo, apesar da doença.

REFERÊNCIAS

1. INCA – Instituto Nacional de Câncer José Alencar Gomes da Silva. Incidência de câncer no Brasil. 2014. Disponível em: http://www1.inca.gov.br/vigilancia/; acessado em: 21 de novembro de 2015.
2. INCA – Instituto Nacional de Câncer José Alencar Gomes da Silva. Tipos de câncer: boca. Disponível em: http://www2.inca.gov.br/wps/wcm/connect/tiposdecancer/site/home/boca/definicao; acessado em: 21 de novembro de 2015.
3. National Cancer Institute. SEER Cancer Statistics Review 1975-2007. Cancer of the oral cavity and pharynx (invasive). Disponível em: http://seer.cancer.gov/archive/csr/1975_2007/; acessado em: 21 de novembro de 2015.
4. INCA – Instituto Nacional de Câncer José Alencar Gomes da Silva. TNM classificação de tumores malignos. 2004. Disponível em: http://www1.inca.gov.br/tratamento/tnm/index.asp; acessado em: 21 de novembro de 2015.

SUGESTÕES DE LEITURA

Agra IM, Carvalho AL, Pinto CA, Martins EP, Filho JG, Soares FA et al. Biological markers and prognosis in recurrent oral cancer after salvage surgery. Arch Otolaryngol Head Neck Surg. 2008; 134(7):743-9.

Andrade FP, Antunes JLF, Durazzo MD. Evaluation of the quality of life of patients with oral cancer in Brazil. Braz Oral Res. 2006; 20(4):290-6.

Biazevic MGH, Castellanos RA, Antunes JLF, Crosato EM. Tendências de mortalidade por câncer de boca e orofaringe no município de São Paulo, Brasil, 1980/2002. Cad Saúde Pública. 2006; 22(10):2105-14.

Bergamasco VD, Marta GN, Kowalski LP, Carvalho AL. Perfil epidemiológico do câncer de cabeça e pescoço no estado de São Paulo. Rev Bras Cir Cabeça e Pescoço. 2008; 37(1):15-9.

Bonner JA, Harari PM, Giralt J, Azarnia N, Shin DM, Cohen RB et al. Radiotherapy plus cetuximab for squamous-cell carcinoma of the head and neck. N Engl J Med. 2006 Feb 9; 354(6):567-78.

Carvalho AL, Singh B, Spiro RH, Kowalski LP, Shah J. Cancer of the oral cavity: a comparison between institutions in a developing and a developed nation. Head Neck. 2004; 26(1):31-8.

Durazzo MD, Araujo CEN, Brandão Neto JS, Potenza AS, Costa P, Takeda F et al. Clinical and epidemiological features of oral cancer in a medical school teaching hospital from 1994 to 2002: increasing incidence in women, predominance of advanced local disease, and low incidence of neck metastases. Clinics. 2005; 60(4):293-8.

Fava AS. Tratamento e prognóstico dos tumores malignos da cavidade oral. In: Carvalho MB. Tratado de cirurgia de cabeça e pescoço e otorrinolaringologia. São Paulo: Atheneu, 2001. p.329-3.

Flach GB, Bloemena E, Klop WM, van Es RJ, Schepman KP, Hoekstra OS. Sentinel lymph node biopsy in clinically N0 T1-T2 staged oral cancer: the Dutch multicenter trial. Oral Oncol. 2014; 50(10):1020-4.

Gonçalves Filho J, Martins EP, Agra IMG. Lesões pré-cancerígenas da mucosa oral. In: Parise O, Kowalski LP, Lehn CN. Câncer de cabeça e pescoço. São Paulo: Âmbito; 2008. p.101-5.

Hughes CJ, Gallo O, Spiro RH. Management of occult neck metastasis in oral cavity squamous carcinoma. Am J Surg. 1993; 166(4):380-3.

Kovács AF, Döbert N, Gaa J, Menzel C, Bitter K. Positron emission tomography in combination with sentinel node biopsy reduces the rate of elective neck dissections in the treatment of oral and oropharyngeal cancer. J Clin Oncol. 2004 Oct 1; 22(19):3973-80.

Kowalski LP, Sanabria A. Elective neck dissection in oral carcinoma: a critical review of evidence. Acta Othorrhinolaryngol Ital. 2007; 27(3):113-7.

Marques LA, Eluf-Neto J, Figueiredo RAO, Góis-Filho JF, Kowalski LP, Carvalho MB et al. Oral health, hygiene practices and oral cancer. Rev Saúde Pública. 2008; 42(3):471-9.

Massano J, Regateiro FS, Januário G, Ferreira A. Oral squamous cell carcinoma: review of prognostic and predictive factors. Oral Surg Oral Med Oral Pathol Oral Radiol Endod. 2006 Jul; 102(1):67-76.

Merritt RM, Williams MF, James TH, Porubsky ES. Detection of cervical metastasis. A meta-analysis comparing computed tomography with physical examination. Arch Otolaryngol Head Neck Surg. 1997 Feb;123(2):149-52.

Michaluart P, Abdallah KA, Lima FD, Smith R, Moysés RA, Coelho V et al. Phase I trial of DNA-hsp65 immunotherapy for advanced squamous cell carcinoma of the head and neck. Cancer Gene Ther. 2008; 15(10):676-84.

Reibel J. Prognosis of oral pre-malignant lesions: significance of clinical, histopathological, and molecular biological characteristics. Crit Rev Oral Biol Med. 2003; 14(1):47-62.

Reichart PA, Philipsen HP. Oral erythroplakia: a review. Oral Oncol. 2005 Jul; 41(6):551-61.

Robbins KT, Clayman G, Levine PA, Medina J, Sessions R, Shaha A et al. Neck dissection classification update: revisions proposed by the American Head and Neck Society and the American Academy of Otolaryngology-Head and Neck Surgery. Arch Otolaryngol Head Neck Surg. 2002 Jul; 128(7):751-8.

Shah J. Patterns of cervical lymph node metastasis from squamous carcinomas of the upper aerodigestive tract. Am J Surg. 1990; 160(4):405-9.

Slaughter DP, Southwick HW, Smejkal W. Field cancerization in oral stratified squamous epithelium; clinical implications of multicentric origin. Cancer. 1953; 6(5):963-8.

Spiro RH, Huvos AG, Wong GY, Spiro JD, Gnecco CA, Strong EW. Predictive value of tumor thickness in squamous carcinoma confined to the tongue and floor of the mouth. Am J Surg. 1986; 152(4):345-50.

Thompson CF, St John MA, Lawson G, Grogan T, Elashoff D, Mendelsohn AH. Diagnostic value of sentinel lymph node biopsy in head and neck cancer: a meta-analysis. Eur Arch Otorhinolaryngol. 2013; 270(7):2115-22.

Wei WI, Ferlito A, Rinaldo A, Gourin CG, Lowry J, Ho WK et al. Management of the N0 neck: reference or preference. Oral Oncol. 2006 Feb; 42(2):115-22.

SEÇÃO VI

DOENÇAS DO ESÔFAGO

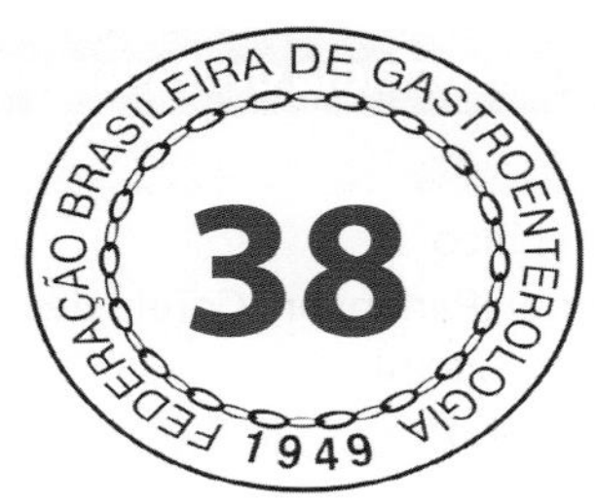

SINTOMAS DAS DOENÇAS DO ESÔFAGO

Eponina Maria de Oliveira Lemme
Milton M. Barbosa da Costa
Luiz João Abrahão Junior

INTRODUÇÃO

O esôfago é um órgão constituído de musculatura estriada em seu terço proximal e de musculatura lisa em seus dois terços distais.

É um órgão muscular, situado entre a traqueia e a coluna vertebral, cuja principal função é o transporte de alimentos da boca ao estômago. Sua constituição estrutural é composta por uma musculatura circular interna e uma longitudinal externa. No terço proximal a musculatura é estriada, nos dois terços distais, há musculatura lisa e o trecho entre as duas musculaturas contém ambos os tipos musculares em proporções variáveis, a chamada área de transição. Entre as camadas musculares longitudinal e circular, existe uma rede nervosa, o plexo mioentérico, dotada de neurônios de comunicação entre o nervo vago e o músculo liso.[1]

O esôfago é dotado de dois esfíncteres, o esfíncter esofagiano superior (EES), que o separa da faringe, e o esfíncter esofagiano inferior (EEI), que o separa do estômago. Estes são esfíncteres de defesa, o primeiro impedindo a aspiração de conteúdo do esôfago, e o segundo, dificultando o refluxo gastroesofágico. No ato da deglutição, ocorre abertura do EES e a onda peristáltica primária percorre o esôfago em sentido aboral, encontrando o EEI aberto, pronto para receber o bolo alimentar. Após a deglutição, os esfíncteres assumem seu tônus basal de repouso, uma atitude de defesa, o inferior contra o refluxo gastroesofágico, e o superior, contra a aspiração de conteúdo esofágico.

O esôfago pode ser sede de doenças orgânicas e de doenças funcionais. Nas doenças orgânicas, ocorrem alterações anatômicas, frequentemente de caráter obstrutivo, com origem benigna ou maligna e de localização intrínseca ou extrínseca. Nas doenças funcionais, existem distúrbios da motilidade esofagiana, sem evidência de lesão estrutural obstrutiva.

Neste capítulo, vamos abordar os principais sintomas relacionados com as doenças do esôfago, tais como disfagia, pirose, sensação de *globus* e dor torácica.

DISFAGIA

Disfagia, *lato sensu*, significa dificuldade de deglutição. A deglutição pode ser dividida em quatro fases:

1. **Fase preparatória oral:** responsável pela ensalivação, mastigação e posicionamento do bolo alimentar na cavidade oral para o transporte para a faringe.
2. **Fase oral:** que é voluntária, na qual ocorre a transferência do bolo até a faringe.

3. **Fase faríngea:** responsável pelo transporte do bolo da faringe para o esôfago.
4. **Fase esofágica:** em que ocorre o transporte do esôfago até o estômago.

Existem dois tipos básicos de disfagia em relação à sua localização e aos mecanismos fisiopatológicos, a disfagia orofaríngea, também chamada disfagia de transferência, e a disfagia esofagiana, também intitulada disfagia de transporte.

Disfagia orofaríngea

As disfagias orais e faríngeas designadas como orofaríngeas (DOF) são causadas por alterações que afetam a cavidade oral e a faringe, em especial o esfíncter esofagiano superior. Na fase oral, as disfunções de preparo, qualificação e organização terminam por afetar a ejeção, que por danos neuromusculares podem estar por si mesmas comprometidas. Na faringe, disfunções na dinâmica de exclusão da rinofaringe e condução faríngea com abertura inadequada, da transição faringoesofágica (TFE), em tempo e dimensão, são as principais causas de comprometimento. Destaque-se a abertura da TFE, dependente da dinâmica hiolaríngea, que também atua como importante elemento na mecânica de proteção das vias aéreas.

As causas mais frequentes de DOF são as neuromusculares, e a maioria dos pacientes é idosa (Quadro 38.1). Estima-se que em torno de 60% de residentes em casas de apoio tenham dificuldades na alimentação.[2]

Quadro 38.1 – Causas de disfagia orofaríngea

Sistema nervoso central
▪ Acidente vascular encefálico ▪ Síndrome extrapiramidal (Parkinson, Coreia de Huntington, doença de Wilson) ▪ Tumores do tronco cerebral ▪ Doença de Alzheimer ▪ Esclerose lateral amiotrófica ▪ Drogas (ver Quadro 38.2)
Sistema nervoso periférico
▪ Atrofia muscular espinhal ▪ Síndrome de Guillain-Barré ▪ Síndrome pós-polimielite ▪ Drogas (toxina botulínica, procainamida, citotóxicos)
Miogênica
▪ Miastenia *gravis* ▪ Dermatomiosite, polimiosite ▪ Miopatia tireotóxica ▪ Síndrome paraneoplásica ▪ Drogas (amiodarona, álcool, drogas redutoras de colesterol)
Alterações estruturais
▪ Divertículo de Zenker ▪ Barra ou estenose do cricofaríngeo ▪ Anel cervical ▪ Tumores de orofaringe ▪ Cirurgia de cabeça e pescoço ▪ Radioterapia

Fonte: Cook, 2009.[2]

Características clínicas

Os sintomas relacionam-se com o ato de deglutir e a anamnese pode fazer o seu diagnóstico. Os pacientes referem dificuldade de deglutição apontando a região cervical. A dificuldade com frequência é acompanhada de engasgos, algumas vezes, com regurgitação de líquidos pelas fossas nasais. Por essa razão, as refeições são longas, o que frequentemente afasta os pacientes do convívio familiar. Com o prolongamento do quadro, pode ocorrer perda de peso e desnutrição. A possibilidade de aspiração que muitas vezes acompanha o quadro leva ao desenvolvimento de pneumonias e óbitos. É frequente o paciente "se alimentar tossindo", sugerindo pelo menos, tentativa de proteção das vias aéreas. A retenção de saliva ou resíduos na faringe gera a alteração vocal conhecida como "voz molhada".

Diagnóstico

O diagnóstico da DOF inicia-se pela suspeição, por meio de uma história cuidadosa. As circunstâncias do início, duração e progressão da disfagia, na maioria das vezes, dão importantes subsídios para o diagnóstico. O início súbito, frequentemente associado a outros sinais ou sintomas neurológicos, usualmente sugere um evento cerebrovascular. Vertigens, náuseas, vômitos, soluços, rouquidão, diplopia, ajudam a localizar a lesão quando no tronco cerebral. Sintomas neuromusculares mais amplos tais como disartria, diplopia, fraqueza de membros ou fadiga, podem sugerir etiologia muscular ou comprometimento do neurônio motor. O paciente idoso com DOF necessita de uma cuidadosa investigação, que deve ter como objetivos:

1. Identificar achados de doença sistêmica ou metabólica.
2. Localizar, se possível, o nível neuroanatômico e a gravidade da lesão neurológica causadora, se presente.
3. Detectar alterações, tais como possibilidade de aspiração, sepse pulmonar ou deficiência nutricional, que são importantes indicadores da gravidade da disfagia.

Entretanto, na maioria das vezes, o paciente se apresenta cronicamente doente, com graus mais ou menos intensos de disfagia e, dependendo da duração e intensidade do quadro, comprometimento mais ou menos importante do estado geral.

Métodos complementares

O estudo videofluoroscópico (videofluoroscopia da deglutição ou videodeglutograma) e o estudo endoscópico funcional da deglutição (FESS) são os métodos complementares que mais subsídios oferecem ao estudo das disfagias altas. Observações manométricas também podem contribuir, especialmente quando associadas à videofluoroscopia, método que se pode designar como videomanometria.

A videofluoroscopia é um método radiológico não invasivo, que registra em tempo real a dinâmica das fases da deglutição. É considerado o método que mais subsídios oferece ao estudo, em especial, das fases oral e faríngea da deglutição.[3] As doses de radiação necessárias ao estudo da deglutição (produto dose-área – DAP) são significativamente baixas na relação custo-benefício[4] e, além da possibilidade da análise qualitativa dos fenômenos registrados, permite a quantificação em dimensão e tempo de estruturas e eventos.[5] Nas disfagias orais e faríngeas, permite observar a eficiência do preparo, da organização e da ejeção do bolo. Na faringe, a presença de escapes do conteúdo da oro para a rinofaringe e, ainda, o trânsito faríngeo, a efetividade da abertura da transição faringoesofágica e eficiência dos mecanismos de proteção das vias aéreas que, quando ineficientes, se caracterizam por penetração e/ou aspiração (Figura 38.1).

O estudo endoscópico funcional da deglutição – FESS (*functional endoscopic swallow study*) é método que permite a visão direta das estruturas e dinâmica faríngea com emprego do fibroscópio. De introdução nasal, sua pequena espessura não interfere significativamente na dinâmica palatal. Estrutura faríngea, morfologia do adito laríngeo, estrutura e dinâmica das pregas vocais podem ser diretamente observadas. A dinâmica de abertura e fechamento da transição faringoesofágica também pode ser estimada. Com o uso de corante, pode-se analisar a proteção das vias aéreas. Um de seus maiores ganhos é a possibilidade de definir a maior ou menor capacidade reflexa de proteção das vias aéreas com o emprego de pulso de ar, ou leve toque em nível das paredes que delimitam o espaço interaritenoide. Sua maior inconveniência é a limitação de sua observação na fase faríngea.[6]

O estudo manométrico da faringe, usualmente realizado em associação ao do esôfago, no qual o método é considerado um dos de maior eficiência, pode informar os valores pressóricos da faringe. Na faringe, pressão intrabolus e aquela gerada pelo contato da parede com os transdutores podem ser informadas, na dependência da sensibilidade destes. Sua associação com a videofluoroscopia, método ainda em desenvolvimento, prenuncia ganho tanto para manometria quanto para a videofluoroscopia.[7]

A utilização concomitante da videofluoroscopia da deglutição associada à manometria de alta resolução, conhecida como videomanometria, permite, em tempo real e com perfeita sincronização, observar o funcionamento das estruturas anatômicas envolvidas na deglutição orofaríngea e o consequente resultado pressórico que cada estrutura exerce, permitindo um diagnóstico funcional mais preciso (Figura 38.2).

Disfagia esofagiana

Na disfagia esofagiana (ou de transporte) a dificuldade de passagem do alimento ocorre após o ato da deglutição. As causas de disfagia esofagiana podem ser de natureza orgânica, quando existe um distúrbio obstrutivo, seja de natureza intrínseca ou extrínseca, benignos ou malignos, ou de natureza funcional, quando a alteração responsável pelo sintoma é um distúrbio da motilidade esofágica. Esses distúrbios podem ser primários, quando a alteração motora esofagiana é a própria manifestação da doença, ou secundários, se a doença de base é sistêmica e o comprometimento esofagiano apenas uma de suas manifestações.[8]

As causas mais frequentes de disfagia estão listadas no Quadro 38.2.

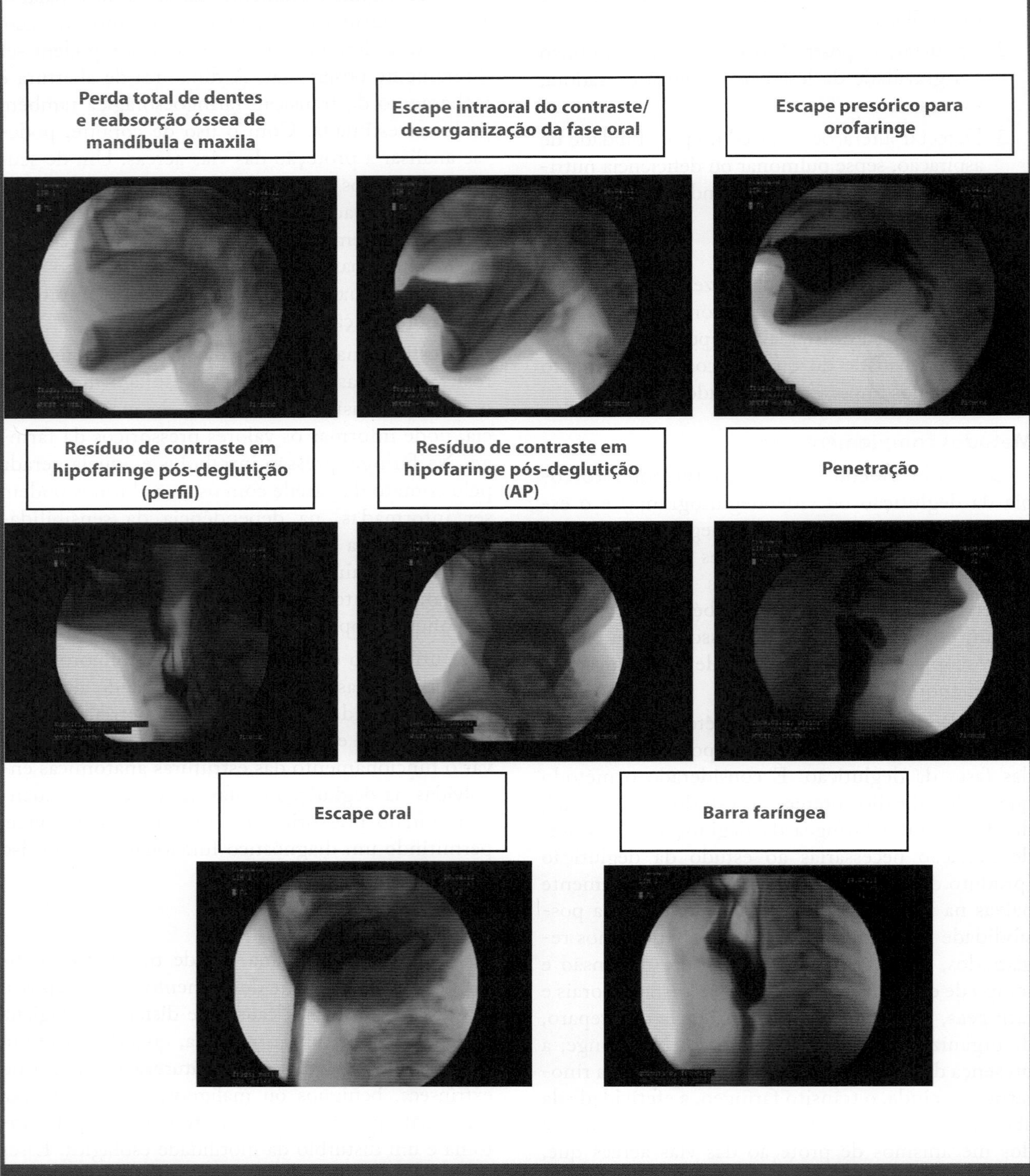

Figura 38.1 – Achados videofluoroscópicos em pacientes com disfagia orofaríngea.

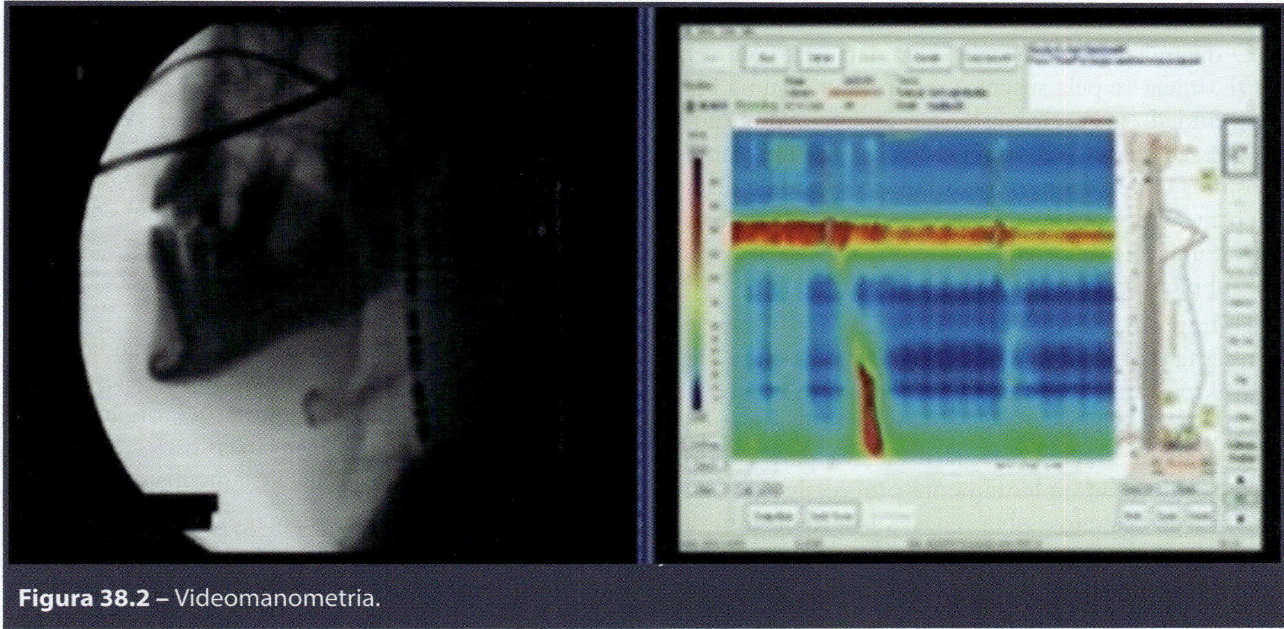

Figura 38.2 – Videomanometria.

Quadro 38.2 – Causas mais frequentes de disfagia esofagiana

Doenças orgânicas	Doenças funcionais
Intrínsecas	**Primárias**
• Estenose péptica • Anel de Schatzki • Tumores benignos e malignos • Membranas • Divertículos • Impactação de corpo estranho • Esofagite por pílula • Esofagite eosinofílica	• Acalasia • Espasmo esofagiano (EED) • Esôfago em quebra-nozes (EQN) • Esfíncter inferior hipertenso • Distúrbio motor inespecífico (DMI)
	Secundárias
	• Esclerose sistêmica progressiva (ESP) • Outras doenças do colágeno • Doença de chagas • Doença do refluxo gastroesofágico (DRGE)
Extrínsecas	
• Compressão vascular (aorta, disfagia lusória) • Doenças do mediastino	

Características clínicas

A anamnese é fundamental para o diagnóstico da disfagia esofagiana, uma vez que na maioria dos casos o exame físico é pobre. Por ocorrer após o ato da deglutição, a disfagia esofagiana não se acompanha de engasgos, porém, muitas vezes o paciente tem dificuldade em informar esse fato e frequentemente chama de "engasgo", a própria dificuldade de deglutição. O médico pode auxiliar, descrevendo para o paciente o que é engasgo e que a sensação por ele descrita, é uma sensação de "entalo". A localização do incômodo, na disfagia esofagiana de modo geral é descrita na região retrosternal ou próximo ao apêndice xifoide. A anamnese também permite o diagnóstico diferencial entre a disfagia orgânica e a disfagia funcional. A disfagia orgânica é progressiva em relação à consistência alimentar, inicialmente para sólidos, evoluindo para alimentos pastosos e, finalmente, para líquidos.

Nas doenças funcionais, a disfagia também é de localização baixa, em sua maioria. Ocorre tanto para alimentos sólidos como para alimentos líquidos, e na dependência da doença em questão ela é intermitente ou lentamente progressiva. Alguns pacientes a referem ao nível da fúrcula esternal (disfagia alta referida), diferenciando-se da disfagia orofaríngea por ocorrer após o ato da deglutição e não ser acompanhada de engasgos. Fatores psíquicos, tais como ansiedade e emoções podem agravar a disfagia.

Diagnóstico

O diagnóstico da disfagia esofagiana, tal como na DOF, inicia-se pela suspeição, por meio de uma história cuidadosa. As circunstâncias do início, duração e progressão da disfagia também fornecem importantes subsídios para o diagnóstico. O início súbito de disfagia para sólidos acompanhada de sensação de desconforto torácico e sialorreia, sugere impactação de corpo estranho em áreas estenosadas benignas ou anéis.

Entretanto, na maioria das vezes o paciente se apresenta cronicamente doente. Disfagia progressiva com importante emagrecimento em curto espaço de tempo, antecedentes de tabagismo e etilismo sugerem lesão maligna. Disfagia exclusiva para sólidos de longa duração ou lentamente progressiva é característica das estenoses benignas. O paciente muitas vezes se adapta a outras consistências alimentares e mantém o estado geral. Antecedentes de pirose e regurgitação ácida apontam para estenose péptica.

Disfagia intermitente para sólidos e líquidos, entremeada de episódios de dor torácica, sugere alteração funcional, por exemplo, espasmo esofagiano difuso. Disfagia para sólidos e líquidos de longa duração, com estado geral relativamente conservado ou emagrecimento rápido apenas no início do quadro, sugere acalasia. A disfagia na acalasia é acompanhada de regurgitações com aspecto semelhante ao da clara de ovo e, com o progredir do quadro, distúrbios alimentares. Surgem até horas após as refeições, não raramente à noite, provocando tosse, engasgos e sensação de sufocação. Nas fases iniciais da doença pode haver dor torácica espontânea que melhora com ingestão de líquidos, podendo preceder por meses ou anos o surgimento da disfagia.[9]

Outros sintomas que podem acompanhar as disfagias, notadamente as funcionais, são a sialorreia e os soluços ou singultos por vezes em crises prolongadas.

O exame físico em pacientes com disfagia é pobre, evidenciando-se emagrecimento acentuado e possíveis sinais metastáticos. Em casos de lesão maligna, dependendo da intensidade e duração do quadro, pode ocorrer desnutrição, sinais de doença sistêmica em portadores de colagenoses e, por vezes, hipertrofia das parótidas (notadamente em portadores de doença de Chagas).

Métodos complementares

A investigação complementar da disfagia esofagiana deve se iniciar com a endoscopia digestiva alta (EDA). Esta permite excluir lesões orgânicas em caso de disfagia funcional ou diagnosticá-las, com a possibilidade de biópsias para exame histopatológico.

O estudo radiológico (esofagografia ou videoesofagografia) é fundamental nas disfagias crônicas, pois avalia o tempo de trânsito, presença de contrações anormais e calibre do esôfago, podendo demonstrar alterações anatômicas e estruturais.

A esofagomanometria (EMN) é o método de escolha para o diagnóstico definitivo das alterações da motilidade esofágica.[1,9]

A manometria de alta resolução (MAR) é um novo método que utiliza um cateter com 32 sensores radiais de pressão espaçados a cada 1 cm, permitindo observar toda a atividade contrátil do esôfago simultaneamente, na mesma tela. Para sua interpretação foi criado o topograma pressórico colorido. Nele, cada cor corresponde a um valor pressórico, facilitando a análise (Figura 38.3). Sua execução elimina a necessidade de reposicionamento do cateter durante o estudo e tem comprovada vantagem sobre a manometria convencional na avaliação da pressão basal, dos relaxamentos da junção esôfago gástrica e de pequenas falhas peristálticas no corpo esofágico. Isso facilita o

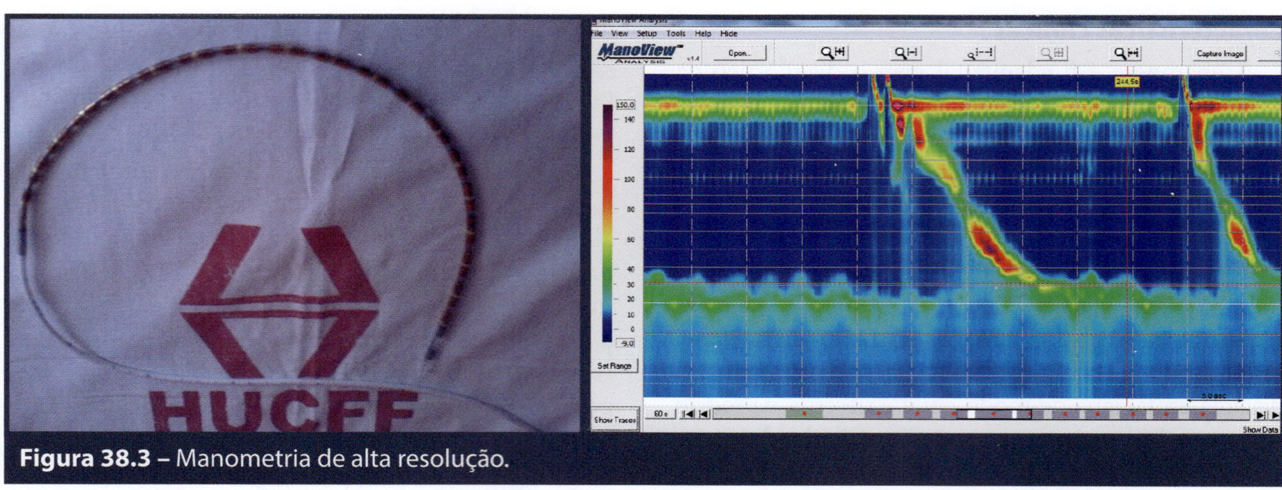

Figura 38.3 – Manometria de alta resolução.

diagnóstico e a classificação dos subtipos de acalasia, das falhas no relaxamento da junção esofagogástrica, mesmo com peristalse de corpo normal (obstrução funcional da junção esofagogástrica), de distúrbios motores hipercontráteis e do espasmo esofagiano difuso. Uma nova classificação de distúrbios motores esofágicos e seus critérios diagnósticos foi criada e é conhecida como classificação de Chicago, atualmente em sua terceira edição (Quadro 38.3).[10]

Quadro 38.3 – Classificação de Chicago

- Acalasia (tipos I, II e III)
- Obstrução funcional da junção esofagogástrica
- Aperistalse
- Espasmo esofagiano difuso
- Esôfago hipercontrátil ("britadeira")
- Motilidade esofagiana ineficaz
- Peristalse fragmentada

Fonte: Kahrilas et al., 2015.[10]

PIROSE

A pirose é definida como uma sensação de queimação retrosternal que, na maioria dos casos, surge no epigástrio e que ascende até a região cervical. Junto com o sintoma regurgitação, compreendem os sintomas típicos da doença do refluxo gastroesofágico (DRGE).

A DRGE é uma doença de alta prevalência na população em geral e uma das mais frequentes razões para consultas médicas em gastroenterologia. Estudo populacional realizado nos Estados Unidos demonstrou uma prevalência desse sintoma em 38% dos indivíduos estudados, dos quais 11% são de ocorrência diária, 12% semanal e 15% mensal. A maior prevalência (25%) foi demonstrada em mulheres grávidas.[11]

Apesar da elevada prevalência na população, a maioria dos pacientes não procura atendimento médico, haja vista sua característica intermitente e o fácil acesso a medicações não prescritas.

A prevalência da pirose é semelhante em adultos de todas as idades, e a procura por atendimento médico aumenta à medida que os indivíduos ficam mais velhos.

A pirose foi recentemente incluída como fator de risco para o desenvolvimento do adenocarcinoma esofágico, de acordo com um estudo populacional controlado que demonstrou que o risco de adenocarcinoma de esôfago se correlacionou com a frequência, intensidade e duração desse sintoma.[12]

Alguns pacientes com pirose podem revelar, durante a investigação, endoscopia digestiva alta e pHmetria prolongada normais, com resposta parcial ou ausente aos inibidores de bomba de prótons. Estes representam cerca de 10% dos pacientes com pirose e são classificados como portadores de pirose funcional. Sua fisiopatologia está ligada à hipersensibilidade visceral, em que a pirose é deflagrada por alterações sutis de pH ou mesmo por outros fatores, como distensão luminal, ou alterações motoras, como contrações sustentadas da camada muscular do esôfago.[13]

Características clínicas

Pirose ou azia é a sensação de queimação retrosternal, muitas vezes surgida do epigástrio alto e que pode ascender até a região cervical e raramente para o dorso ou membros superiores. Há de se ter cuidado com o sintoma referido como azia pelos pacientes, já que eles frequentemente utilizam esse termo para queimação epigástrica ou sintomas dispépticos.

Os fatores desencadeantes mais comuns são os alimentos gordurosos ou picantes, cítricos, carminativos, café, refrigerantes, álcool, refeições volumosas, tabaco, medicamentos (Quadro 38.4) e o hábito de se deitar imediatamente após as refeições. Fatores de alívio mais frequentes são a ingestão de leite, água ou antiácidos.

Quadro 38.4 – Medicamentos relacionados com a produção de pirose

- Anticolinérgicos
- Bloqueadores dos canais de cálcio
- Nitratos
- Teofilina
- Antidepressivos tricíclicos
- Alendronato
- Ácido acetilsalicílico e AINEs
- Ferro
- Progesterona
- Agonistas adrenérgicos
- Diazepam
- Meperidina
- Tetraciclina
- Quinidina
- Cloreto de potássio

Situações que provocam aumento da pressão intra-abdominal também podem desencadear pirose, tais como ganho de peso, levantamento de peso, exercícios isométricos, gravidez ou exercícios abdominais. Alguns pacientes com pirose referem alívio do sintoma quando assumem o decúbito lateral esquerdo. O estresse também é reconhecido como fator de piora da pirose, provavelmente pelo seu efeito amplificador de sintoma, e não por provocar aumento do refluxo gastroesofágico.

A pirose pode vir associada à regurgitação ácida, e alguns pacientes referem sintomas dispépticos associados, tais como plenitude pós-prandial, sensação de empachamento, eructações frequentes e, menos comumente, náuseas. Outros apresentam sialorreia ou soluços, estes muitas vezes em crises ou até incoercíveis.

Métodos complementares

O método que inicia a investigação em pacientes com DRGE é a endoscopia digestiva alta, para precisa análise da mucosa esofágica. Dos outros exames habitualmente utilizados, alguns pesquisam o refluxo (estudo radiológico, cintilográfico, pHmetria prolongada), suas complicações (estudo radiológico) ou as alterações motoras que podem ocorrer (esofagomanometria).

Mais recentemente, surgiu no armamentário de investigação, a impedâncio-pHmetria prolongada, que pode demonstrar episódios de refluxo não ácidos ou fracamente ácidos (pH entre 4 e 7), com grande potencial na avaliação de pacientes com sintoma atípicos da DRGE.[14]

A esofagomanometria não é método de demonstração de refluxo e, como método isolado, tem valor limitado na avaliação desses pacientes.

A principal indicação para realização da EMN em paciente com sintomas típicos é no pré-operatório de cirurgia antirrefluxo, para avaliação da função motora do corpo esofagiano, principalmente para diagnóstico diferencial com outras doenças, sobretudo acalasia e esclerose sistêmica.[15]

Outras indicações para o emprego da EMN em DRGE seriam pacientes com disfagia, sem causa orgânica a justificá-la, para diagnóstico diferencial com outras doenças e para orientar o posicionamento de cateter precedendo a pHmetria prolongada.[16]

A pHmetria esofagiana prolongada tem sido considerada o método isolado mais sensível e específico para o diagnóstico da DRGE. Tem como característica única, a possibilidade de correlação entre os sintomas que o paciente apresentar durante as 24 horas e episódios de refluxo (índice de sintomas).[16]

GLOBUS

Globus ou globo cervical é um sintoma comum, que motiva 3 a 10% das consultas a médicos otorrinolaringologistas,[17] caracterizado pela sensação de nó, aperto ou corpo estranho na garganta. No passado foi fortemente atribuído a fatores psicogênicos (*globus histericus*). Mais recentemente tem sido descrito em associação a diversas doenças orgânicas e/ou funcionais (Quadro 38.5).

Inquérito epidemiológico em indivíduos aparentemente saudáveis revelou a prevalência de *globus* em até 46% dos entrevistados. Seu pico de incidência é na meia-idade e é incomum abaixo dos 20 anos.[18] Embora sua prevalência seja semelhante entre homens e mulheres, estas últimas procuram mais atendimento médico para avaliação desse sintoma.[17]

A precisa causa do *globus* é desconhecida. Provavelmente é de etiologia multifatorial e distúrbios motores do esôfago, doença do refluxo gastroesofágico ou transtornos psiquiátricos foram descritos como causa desse sintoma, isoladamente ou em associação.

Estudos recentes têm demonstrado que disfunção faríngea (fechamento precoce do cricofaríngeo, aumento das tonsilas lingual ou palatina, aspiração laríngea, estase de bário na valécula ou nos seios piriformes, má elevação da laringe) está mais frequentemente relacionada à produção da sensação de *globus* do que a alterações do funcionamento do EES.[19]

A doença do refluxo gastroesofágico é descrita na literatura em 23 a 90% dos pacientes com *globus*, embora sua relação causal seja ainda contraditória.[19]

A produção do sintoma *globus* pelo refluxo gastroesofágico parece ocorrer de duas formas, isoladamente ou em combinação:

1. Por ação direta do ácido e pepsina na laringe e estruturas adjacentes (refluxo esofagofaríngeo ou laringofaríngeo).[20]
2. Por ação reflexa do refluxo gastroesofágico no esôfago distal por via vagal que resulta em tosse crônica, clareamento e consequente produção de sintomas e lesões.

Parece ainda que esses dois fatores necessitam, para produção de lesões de laringe, estar associados a outros fatores, como abuso vocal, clareamento faríngeo crônico, tosse intensa e vômitos.[21]

Refluxo laringofaríngeo é documentado em pacientes com *globus* por meio da pHmetria de duplo canal com uma prevalência maior que em

Quadro 38.5 – Diagnóstico diferencial orgânico de *globus*

- Acalasia e outros distúrbios motores do esôfago
- Paralisia facial (Bell)
- Botulismo
- Síndrome de Brown-Sequard
- Síndrome da cauda equina
- Tumores pontocerebelares
- Osteófitos cervicais
- Intoxicação pelo peixe ciguatera
- Divertículo de Zenker
- Barra cricofaríngea
- Distonia
- Aperistalse do esôfago
- Membranas esofágicas
- DRGE
- Síndrome de Guillain-Barré
- Encefalite por *Herpes simplex*
- Hipocalcemia
- Hipoglicemia
- Hipocalemia
- Hipomagnesemia
- Hiponatremia
- Hipotireoidismo e coma mixedematoso
- Síndrome miastênica de Lambert-Eaton
- Massas cervicais ou em mediastino comprimindo o esôfago
- Toxicidade pelo mercúrio
- Doenças musculoesqueléticas (p. ex., miastenia gravis, distrofia miotônica e polimiosite)
- Estado epilético
- Sinusite
- AVE hemorrágico
- AVE isquêmico
- Disfunção da articulação temporomandibular
- Ataque isquêmico transitório
- Insuficiência vertebrobasilar
- Neuronite vestibular
- Tonsilite
- Tonsila lingual hiperplásica

controles,[22] embora não esteja claro o porquê de esses pacientes desenvolverem lesões de laringe e controles, não. Parece que, nesses pacientes, uma fragilidade prévia da mucosa da laringe, por tosse crônica ou infecção aguda das vias aéreas superiores, por exemplo, pode predispor à lesão pelo ácido. Outra hipótese que tenta explicar a produção de sintomas e lesões por refluxo laringofaríngeo é a coexistência de alterações no funcionamento do EES, importante mecanismo de defesa contra o refluxo laringofaríngeo, principalmente na posição supina.

A hipersensibilidade visceral também parece estar envolvida na produção desse sintoma. Tem sido demonstrado que pacientes com *globus* o reproduzem em níveis de distensão esofágica com balão menores que controles.[23]

Do ponto de vista psiquiátrico, a sensação de *globus* pode ser classificada como um transtorno de conversão – o que contraria o clássico conceito de que seria uma manifestação de histeria. Os pacientes com *globus* geralmente não reconhecem a presença de dificuldades emocionais, comportando-se como se nenhum problema existisse, traduzindo um conflito ou necessidade psicológica subjacente. Embora pacientes com *globus* apresentem em testes psicométricos escores mais elevados de depressão, ansiedade, fobia e comportamento obsessivo que a população em geral, estes não foram diferentes quando comparados a um grupo de pacientes ambulatoriais com queixas diversas.

Recentemente, alguns autores têm relacionado a ocorrência de *globus* à presença de ectopia de mucosa gástrica em esôfago proximal. Meining et al. realizaram ablação com plasma de argônio dessas áreas em dez pacientes com *globus*, tendo obtido melhora significativa dos escores de sintomas oito semanas após o procedimento.[24]

Características clínicas

O incômodo percebido em região cervical pode ser constante ou mais frequentemente intermitente, variando desde a sensação de um pequeno fio de cabelo até a de uma bola de bilhar. É geralmente percebido na linha média ou paramediana, preferencialmente em região supraesternal e raramente ao nível da cartilagem cricoide.

A sensação de *globus* frequentemente é aliviada pela deglutição, ao contrário da disfagia, que é desencadeada por ela. O alívio com a deglutição pode levar ao aumento da ingestão de alimentos e, finalmente, a ganho de peso.

A sensação de *globus* raramente é referida como dolorosa e geralmente não se associa a odinofagia.

A associação com sintomas típicos de refluxo (pirose, regurgitação) pode ocorrer em 6 a 43% dos casos.[25]

Emagrecimento, rouquidão, dor constante e disfagia devem levantar a suspeita de neoplasia subjacente, principalmente em pacientes do sexo masculino e fumantes. Na maioria dos casos o exame físico é inexpressivo, devendo-se ter atenção especial ao exame da região cervical, laringe, faringe e exame neurológico.

De acordo com os critérios estabelecidos pela classificação de Roma III, das doenças funcionais do aparelho digestivo, reserva-se o diagnóstico de *globus* aos pacientes que apresentam uma sensação não dolorosa de nó ou corpo estranho na garganta, de caráter persistente ou intermitente, ocorrência entre as refeições e que não está associada à disfagia, odinofagia, DRGE ou distúrbio motor esofagiano, iniciado há pelo menos seis meses e presente nos últimos três meses.[26] Naqueles em que anormalidades orgânicas ou funcionais são diagnosticadas, como, por exemplo, DRGE, o termo *globus* é utilizado apenas para descrição do sintoma por ela produzido, e não como uma entidade nosológica associada.

Diagnóstico

Embora *globus* não seja considerado um diagnóstico de exclusão, deve ser realizada uma investigação apropriada para excluir causas orgânicas (Quadro 38.5).

A investigação inicial de pacientes com *globus* deve incluir o exame otorrinolaringológico e a laringoscopia.

Métodos complementares

A endoscopia digestiva alta é o exame de escolha na investigação inicial de causas digestivas de *globus*. Esofagite erosiva pode ser encontrada em até 37,9% dos pacientes com *globus*, na sua maioria esofagite leve.

A esofagomanometria e a pHmetria prolongada devem ser empregadas nos pacientes em que se suspeita de distúrbio motor esofágico e DRGE, respectivamente, cuja endoscopia foi normal ou inconclusiva.

A videofluoroscopia também pode ser utilizada na investigação de pacientes com *globus* e é capaz de demonstrar, além de anormalidades estruturais como divertículo de Zenker ou barra faríngea, alterações no funcionamento da faringe e EES, embora persista a dúvida quanto à importância desses achados funcionais na produção deste sintoma.

DOR TORÁCICA

Dor em região anterior do tórax representa um sintoma alarmante, pela frequente associação com doenças do coração, levando muitos pacientes à investigação cardiológica ou mesmo a emergências, pelo receio de serem portadores de uma condição que carreia risco de vida.

A real prevalência da dor torácica não cardiogênica ou não cardíaca (DTNC), mais recentemente denominada dor torácica de origem indeterminada (DTOI), é desconhecida. Estima-se que cerca de 600 mil angiografias coronárias sejam realizados por ano para investigação desse sintoma. Destes, cerca de 30% são normais ou apresentam alterações mínimas, o que representa, pelo menos, 180 mil novos casos/ano de DTNC. Esses números estão subestimados, uma vez que nem todos os pacientes com DTNC são submetidos a exames invasivos para exclusão de doença cardíaca.[27]

O prognóstico dos pacientes com dor torácica e angiografia coronária normal é muito bom, com mortalidade por doença cardíaca inferior a 1% em um seguimento de até sete anos em mais de 4 mil pacientes. Apesar do bom prognóstico, muitos pacientes continuarão a relacionar sua dor torácica ao coração e, consequentemente, a limitar suas atividades pessoais e laborativas.[27]

Doenças do esôfago têm sido implicadas como principal causa de DTOI. A DRGE é a afecção mais prevalente, seguida pelos distúrbios motores (DME) e mais recentemente pelo chamado "esôfago irritável" (EI).[28] A prevalência de doenças esofagianas em DTOI varia conforme a apresentação dos pacientes, de 29 a 60% nos admitidos em emergências (uma vez excluída doença cardíaca isquêmica) e de 18 a 76% em pacientes com dor torácica recorrente de longa data.[29] Outras doenças relacionadas com a DTOI estão listadas no Quadro 38.6.

Dor esofagiana pode se originar a partir de estímulos mecânicos e/ou químicos representados,

Quadro 38.6 – Doenças relacionadas com a DTOI
Gastroenterológicas
▪ Cólica biliar ▪ Colecistite ▪ Síndrome da flexura colônica ▪ Dismotilidade esofagiana ▪ DRGE ▪ Hepatite ▪ Pancreatite ▪ Doença ulcerosa péptica ▪ Esplenomegalia ▪ Doenças do mediastino ▪ Pneumoperitônio ▪ Síndrome de veia cava superior
Partes moles
▪ Doenças da mama ▪ Herpes zóster
Musculoesqueléticas
▪ Costocondrite ▪ Doença de coluna cervicotorácica ▪ Fibrosite ▪ Doença de Mondor ▪ Síndrome da musculatura peitoral ▪ Síndrome do desfiladeiro torácico ▪ Xifoidalgia
Pulmonares
▪ Hiperventilação ▪ Pleurisia ▪ Pneumonia ▪ Pneumotórax ▪ Embolia pulmonar
Psiquiátricas
▪ Hipocondria ▪ Síndrome de Munchausen ▪ Depressão ▪ Transtorno de ansiedade-pânico

respectivamente, pelos distúrbios motores e refluxo gastroesofágico.

Os sintomas relacionados a episódios de refluxo provavelmente decorrem de estimulação direta de quimiorreceptores esofagianos, situados na profundidade da mucosa, ao passo que o mecanismo provável de produção de dor torácica por distúrbios motores esofágicos parece estar relacionado à hipersensibilidade visceral.[30]

O conceito de hipersensibilidade visceral tem surgido nos últimos anos e se caracteriza pela capacidade aumentada de percepção de dor, de causa ainda desconhecida. Seu conhecimento tem permitido a adoção de novas estratégias terapêuticas que se baseiam na modulação da percepção visceral de dor.[31]

A prevalência do esôfago irritável entre pacientes com DTOI é de 2,7 a 27,3%.[32]

Estudos têm relatado a associação entre distúrbios psiquiátricos e dor torácica não cardíaca, principalmente transtorno de pânico, ansiedade e depressão. É estimado que cerca de 75% dos pacientes com coronárias normais apresentam algum diagnóstico psiquiátrico.[33]

Características clínicas

A história clínica geralmente não permite distinguir pacientes com dor de origem cardíaca daqueles com dor de origem esofagiana, exigindo assim a realização de extensa investigação, muitas vezes inconclusiva. Características tradicionalmente relacionadas à dor cardíaca também podem ser observadas na dor esofagiana, tais como alívio com o uso de nitratos, irradiação para membro superior esquerdo e dor provocada por exercícios, o que pode ser explicado pelo aumento do refluxo gastroesofágico que ocorre nessa situação.[31]

Alguns autores têm demonstrado particularidades da dor esofagiana que, embora inespecíficas, poderiam sugerir esse diagnóstico, como:

- relação atípica com exercícios;
- dor noturna;
- incômodo retrosternal contínuo após episódio agudo;
- dor retrosternal sem extensão para região lateral;
- dor espontânea;
- dor causada por mudança postural ou alimentação;
- alívio com antiácidos;
- alívio com nitroglicerina em um prazo superior a 10 minutos;
- sintomas esofagianos associados (pirose, disfagia, regurgitação líquida ou dor desencadeada pela deglutição).

A presença de sintomas esofagianos não constitui um dado definitivo da origem esofagiana da dor, dada a elevada prevalência de doenças cardíacas e esofagianas na população e sua frequente associação, podendo estar presentes em até 50% dos pacientes com dor cardíaca.[32]

De acordo com o consenso Roma III, define-se a dor torácica funcional de provável origem esofágica como a dor ou desconforto torácico em linha média que não é em queimação, na ausência de DRGE ou doenças motoras esofágicas com base histopatológica, iniciado há pelo menos seis meses e presente nos últimos três meses.[26]

Métodos complementares

A avaliação de doença esofagiana em pacientes com dor torácica pressupõe a exclusão prévia de causas cardíacas da dor.

Os métodos habitualmente empregados na avaliação desses pacientes são a endoscopia digestiva alta, a esofagomanometria, a pHmetria esofagiana prolongada (pHMP) e os testes provocativos (TP).

A investigação de pacientes com DTOI geralmente se inicia com a realização de endoscopia digestiva alta, que permitirá identificar esofagite erosiva em 2 a 24% dos pacientes e excluir outras causas de dor torácica menos comuns, tais como úlcera péptica e neoplasias. Está indicada em todos os pacientes, principalmente naqueles com DTOI e disfagia ou odinofagia associadas.[33,34]

Caso a endoscopia seja inconclusiva, o passo seguinte é a pesquisa de distúrbios motores, com o emprego da esofagomanometria. A esofagomanometria pode estar alterada em 21 a 74%[27] dos pacientes. O achado mais frequente é o esôfago em quebra-nozes (EQN), seguido pelos distúrbios motores inespecíficos (em sua maioria a motilidade esofagiana ineficaz), embora esses achados não sejam uniformes.[33]

A esofagomanometria também assume importante papel na localização do EEI para posterior realização de pHmetria prolongada.

A pHmetria esofagiana prolongada permite não só o diagnóstico da doença do refluxo gastroesofágico, mas também a análise do índice de sintomas que, quando positivo, comprova a origem esofagiana da dor. Sua utilização tem demonstrado DRGE em 21,6 a 63,5% dos pacientes, com índice de sintomas positivo em 8,4 a 58,7%.[29]

Testes provocativos foram introduzidos na investigação de pacientes com DTOI visando reproduzir a dor em laboratório e assim confirmar sua origem esofagiana. Infusão ácida, estimulação colinérgica (edrofônio) e distensão com balão constituem os testes mais frequentemente empregados. Embora de fácil realização e de baixo custo, os testes provocativos apresentam também algumas limitações. A principal delas é a incapacidade de definir o mecanismo fisiopatológico (DRGE ou distúrbio motor) envolvido na gênese da dor.[35]

Um estudo recente empregou os testes de perfusão ácida, edrofônio e distensão esofagiana com balão na investigação de 40 pacientes com DTOI, tendo comparado seus resultados com os dos exames convencionais (endoscopia digestiva alta, esofagomanometria e pHmetria prolongada). O teste do balão foi positivo em 37,5% dos casos, o teste de perfusão ácida, em 25%, e o edrofônio, em 20%; e 57,5% dos pacientes apresentavam pelo menos um teste provocativo positivo. A inclusão dos testes provocativos na investigação representou um ganho diagnóstico de 45%, já que confirmou a origem esofagiana da dor em 18 pacientes em que os exames convencionais foram normais ou inconclusivos.[36]

REFERÊNCIAS

1. Tack J, Janssens J. The esophagus and noncardiac chest pain. In: Castell DO, Richter JE. The esophagus. Philadelphia: Lippincott Williams & Wilkins, 1999. p.215-34.
2. Cook IJ. Oropharyngeal dysphagia. Gastroenterol Clin North Am. 2009; 38(3):411-31.
3. Costa MMB, Monteiro JS. Exame videofluoroscópico das fases oral e faríngea da deglutição. In: Costa M, Castro LP. Tópicos em deglutição e disfagia. Rio de Janeiro: Medsi, 2003. p.273-84.
4. Costa MMB, Canevaro LV, Azevedo ACP. Análise dosimétrica do método videofluoroscópico aplicado ao estudo da dinâmica da deglutição. Radiol Bras. 2000; 33:353-7.
5. Costa MMB, Moreno MPR. Videomed. Software sem registro de patente desenvolvido pelo Núcleo de Computação Eletrônica da Universidade Federal do Rio de Janeiro. Rio de Janeiro: NCE/UFRJ, 2000.
6. Doria S, Abreu MAB, Buch R, Assumpção R, Nico MAC, Ekcley CA et al. Estudo comparativo da deglutição com nasofibrolaringoscopia e videodeglutograma em pacientes com acidente vascular cerebral. Rev Bras Otorrinolaringol. 2003; 69(5):636-42.
7. Hayletty KR, Vales P, Mccloy RF, Lee SH. Technical report: the introduction of a new synchronized oesophageal manometry and digital video-fluoroscopy fluoromanometry) system into the radiology suite. Clin Radiology. 1998; 53:596-8.
8. Spechler SJ, Castell DO. Classification of oesophageal motility abnormalities. Gut. 2001; 49(1):145-51.
9. Domingues GRS, Lemme EMO. Manifestações clínicas dos distúrbios motores esofagianos. Rev Bras Med. 2000; 57(4):239-45.

10. Kahrilas PJ, Bredenoord AJ, Fox M, Gyawali CP, Roman S, Smout AJ et al. The Chicago classification of esophageal motility disorders, v3.0. Neurogastroenterol Motil. 2015; 27(2):160-74.
11. Nebel OT, Fornes MF, Castell DO. Symptomatic gastroesophageal reflux: incidence and precipitating factors. Am J of Dig Dis. 1976; 21:953-6.
12. Lagergren J, Bergstrom R, Lindgren A, Nyren O. Symptomatic gastroesophageal reflux as a risk factor for esophageal adenocarcinoma. N Engl J Med. 1999; 340:825-31.
13. Fass R, Fennerty B, Vakil N. Nonerosive reflux disease – current concepts and dilemmas. Am J Gastroenterol. 2001; 96:303-14.
14. Sifrim D. Acid, weakly acidic and non-acid gastro-oesophageal reflux: differences, prevalence and clinical relevance. Eur J Gastroenterol Hepatol. 2004; 16(9):823-30.
15. Moraes-Filho JPP, Ceconello I, Gama-Rodrigues JM, Castro LP, Henry MA, Meneghelli UG et al. Brazilian consensus on gastroesophageal reflux disease: proposals for assessment, classification and management. Am J Gastroenterol. 2002; 97:241-8.
16. Lemme EMO, Almeida SM, Firman CG, Pantoja JP, Nascimento FAP. PHmetria esofagiana prolongada: avaliação de 170 exames. Arq Gastroenterol. 1997; 34:71-7.
17. Batch AJ. Globus pharyngeus (Part I). J Laryngol Otol. 1988; 102(2):152-8.
18. Drossman DA, Li Z, Andruzzi E, Temple RD, Talley NJ, Thompson JG et al. U.S. householders survey of functional gastrointestinal disorders. Prevalence, sociodemography and health impact. Dig Dis Sci. 1993; 38:1569-80.
19. Chen CL, Tsai CC, Chou AS, Chiou J.H. Utility of ambulatory ph monitoring and videofluoroscopy for the evaluation of patients with globus pharyngeus. Dysphagia. 2007; 22(1):16-9.
20. Little FB, Koufman JA, Kohut RI, Marshall RB. Effect of gastric acid on the pathogenesis of subglottic stenosis. Ann Otol Rhinol Laryngol. 1985; 94:516-9.
21. Wong RK, Hanson DG, Waring PJ, Shaw G. ENT manifestations of gastroesophageal reflux. Am J Gastroenterol. 2000; 95:15-22.
22. Ulualp S, Toohill R, Hoffmann RC, Shaker R. Pharyngeal pH monitoring in patients with posterior laryngitis. Otolaryngol Head Neck Surg. 1999; 120(5):672-7.
23. Cook I, Shaker R, Dodds W, Hogan W, Arndorfer R. Role of mechanical and chemical stimulation of the esophagus in globus sensation. Gastroenterology. 1989; 96:A99.
24. Meining A, Bajbouj M, Preeg M, Reichenberger J, Kassem AM, Huber W et al. Argon plasma ablation of gastric inlet patches in the cervical esophagus may alleviate globus sensation: a pilot trial. Endoscopy. 2006; 38(6):566-70.
25. Ossakow SJ, Elta G, Colturi T, Bogdasarian R, Nostrant TT. Esophageal reflux and dysmotility as the basis for persistent cervical symptoms. Ann Otol Rhinol Laryngol. 1987; 96(4):387-92.
26. Galmiche JP, Clouse RE, Balint A, Cook IJ, Kahrilas PJ, Paterson WG et al. Functional esophageal disorders. Gastroenterology. 2006; 130(5):1459-65.
27. Katz PO, Dalton CB, Richter JE. Wu WC, Castell DO. Esophageal testing of patients with noncardiac chest pain or dysphagia. Results of three years' experience with 1161 patients. Ann Intern Med. 1987; 106(4)593-7.
28. Janssens JP, Vantrappen G. Irritable esophagus. Am J Med. 1992; 92(5A):27S-32S.
29. Achem SR, Devault KR. Unexplained chest pain at the turn of the century. Am J Gastroenterol. 1999; 94(1):5-8.
30. Bass C, Wade C, Hand D, Jackson G. Patients with angina with normal and near normal coronary arteries: clinical and psychosocial state 12 months after angiography. BMJ. 1983; 287:1505-8.
31. Schofield PM, Bennett DH, Whorwell PJ, Brooks NH, Bray CL, Ward C et al. Exertional gastro-oesophageal reflux: a mechanism for symptoms in patients with angina pectoris and normal coronary angiograms. Br Med J. 1987; 294(6585):1459-61.
32. Davies HA, Jones DB, Rhodes J, Newcombe RG. Angina-like esophageal pain: differentiation from cardiac pain by history. J Clin Gastroenterol. 1985; 7(6):477-81.
33. Lemme EMO, Moraes-Filho JPP, Domingues G, Firman CG, Pantoja JA. Manometric findings of esophageal motor disorders in 240 Brazilian patients with non-cardiac chest pain. Dis Esophagus. 2000; 13(2):117-21.
34. Souto FJ, Lemme EM. Non-coronary chest pain: esophageal evaluation in 27 patients. Arq Gastroenterol. 1990; 27(1):14-23.
35. Richter JE. Overview of diagnostic testing for chest pain of unknown origin. Am J Med. 1992; 92(5A):41S-5S.
36. Abrahão Jr LJ, Lemme EMO. Chest pain of undetermined origin (CPUO): the role of provocative testes (PT) in esophageal investigation. Am J Gastroenterol. 2002; 97(9):S7.

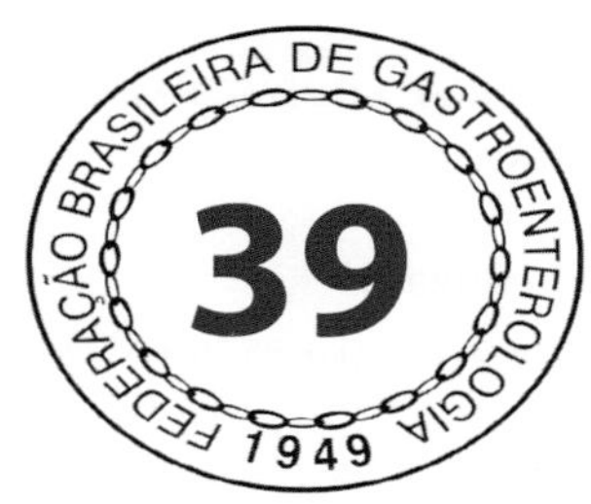

DOENÇA DO REFLUXO GASTROESOFÁGICO

Joaquim Prado P. Moraes Filho
Gerson Domingues

INTRODUÇÃO

A doença do refluxo gastroesofágico (DRGE) é a condição que se desenvolve quando o refluxo do conteúdo procedente do estômago provoca sintomas desagradáveis e/ou complicações.[1] É um dos diagnósticos mais comuns feitos em gastroenterologia e no atendimento primário dos pacientes. Apresenta prevalência elevada: em nosso meio, amplo estudo populacional abrangendo 22 cidades representativas de diferentes regiões do país, identificou prevalência de DRGE em aproximadamente 12% da população urbana.[2] Contudo, esse estudo levou em conta a ocorrência apenas das manifestações típicas da enfermidade, pirose e/ou regurgitação, não tendo sido consideradas outras queixas frequentes, como dor torácica não cardíaca, tosse, rouquidão etc. (manifestações atípicas). É provável que, se o estudo tivesse incluído também as manifestações atípicas, os números encontrados seriam substancialmente maiores, alcançando a cifra de 20%, tal como ocorre em outros países.

O diagnóstico da DRGE é frequentemente baseado na presença de sintomas típicos (pirose e regurgitação) ou sintomas atípicos e extraesofágicos (dor torácica não cardíaca, tosse, pigarro e disfonia), por resposta à terapia supressora de ácido com um curso de tratamento com IBP, achados à endoscopia de lesões mucosas relacionadas ao refluxo e pelo monitoramento prolongado do refluxo pela pHmetria esofágica ou impedância-pHmetria esofágica. Além do aspecto clínico da sintomatologia propriamente dita, outros eventos importantes também merecem consideração. Assim, mais recentemente, observou-se que a DRGE está muitas vezes associada a alterações do sono. Isso ficou particularmente evidente em um importante estudo populacional, em que foi demonstrado que a pirose ocorreu durante o período de sono em 25% dos 15 mil indivíduos estudados.[3] Outros trabalhos investigaram a relação entre a DRGE e distúrbios do sono, chegou-se à conclusão de que tanto a pirose noturna quanto queixas relacionadas à qualidade do sono, são mais frequentes em pacientes com refluxo gastroesofágico patológico e que o tratamento desses pacientes com inibidores da bomba protônica (IBP) pode melhorar substancialmente a qualidade do sono.[4]

Os fatores de risco populacional para a ocorrência de DRGE são apresentados no Quadro 39.1.[5]

A importância da DRGE prende-se não só à prevalência elevada, ao número crescente de enfermos, mas também à baixa qualidade de vida e custos elevados que esta impõe aos pacientes.[6,7] Além disso, a incidência do adenocarcinoma esofágico relacionado ao esôfago de Barrett, que é complicação da DRGE,

Quadro 39.1 – Fatores de risco na DRGE

- Idade: aumenta com a idade
- Sexo: aparentemente mais prevalente em mulheres
- Gestação: aumenta durante a gestação
- Obesidade: mais frequente em obesos
- Hérnia hiatal: relaciona-se às formas mais graves
- Fatores genéticos: estudos sugerem participação genética

vem aumentando de forma expressiva.[8] É verdade que o risco individual de adenocarcinoma do esôfago distal é bastante limitado, mas quando se consideram os casos de esôfago de Barrett, este se torna significativamente mais expressivo, cerca de 30 vezes maior que na população em geral.[9]

ETIOPATOGENIA, FISIOPATOLOGIA E APRESENTAÇÃO

Os fatores patogênicos na DRGE têm interação complexa e acham-se apresentados no Quadro 39.2. As lesões características da DRGE ocorrem quando a mucosa do órgão é exposta ao refluxato gástrico que contém agentes agressores como ácido, pepsina, sais biliares e enzimas pancreáticas. Em condições normais, ocorrem episódios de refluxo de curta duração e rápida depuração, denominado refluxo fisiológico. Numerosos fatores podem contribuir para o refluxo se tornar patológico, merecendo destaque as aberturas transitórias ou relaxamentos transitórios do esfíncter inferior do esôfago.[10] Estes, ocorrem independentemente da deglutição, principalmente em indivíduos com pressão basal normal.[10] Em alguns casos, que não constituem maioria, pode ocorrer hipotensão esfincteriana, como principal mecanismo fisiopatológico.[10] Uma observação recente de grande interesse, é que o refluxo gastroesofágico, em particular aquele que ocorre no período pós-prandial, se origina de um reservatório gástrico de ácido, sobrenadando o conteúdo gástrico.[11] Essa "bolsa ácida" recém-secretada não se mistura com a refeição e pode ser detectada próximo à junção esofagogástrica em torno de 20 minutos após a refeição. Esse fato aponta para um novo alvo com o objetivo de redução da pirose pós-prandial.[12] Nos pacientes com DRGE, sobretudo naqueles com hérnia hiatal, a bolsa ácida é maior e se estende mais proximalmente no esôfago quando comparada àquela observada em controles saudáveis.[13]

Quadro 39.2 – Fatores patogênicos na DRGE

Episódios de refluxo gastroesofágico
- Frequência
- Volume e extensão do refluxato
- Esfíncter inferior esofágico: aberturas transitórias; hipotensão

Redução na capacidade de depuração esofágica

Agressividade do material refluído
- Ácido
- Álcalis
- Pepsina
- Hiperosmolaridade

Redução na resistência tecidual ao conteúdo refluído

Natureza do refluxato
- Líquido
- Gasoso

O refluxo gastroesofágico provoca diminuição da resistência do epitélio mucoso esofágico com dilatação do espaço intercelular[14,15] e presença de erosões. Entretanto, a presença de erosões na mucosa esofágica pode não ocorrer, caracterizando-se a forma não erosiva da doença, como se verá a seguir. A dilatação do espaço intercelular, por outro lado, é uma das mudanças morfológicas mais precocemente observadas no epitélio esofágico. Ela é observada tanto em pacientes com a doença erosiva quanto naqueles com a doença não erosiva, podendo, em teoria, ser o mecanismo gerador ou perpetuador dos sintomas, mesmo nos pacientes em tratamento com inibidores da bomba protônica (IBP)[14] (Figura 39.1). A gravidade da esofagite é relacionada à duração, ao tempo de exposição ácida e ao pH do conteúdo gástrico refluído.[10]

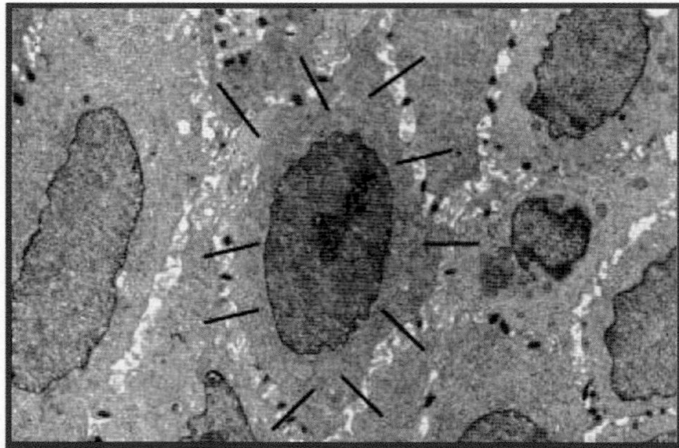

Figura 39.1 – Dilatação do espaço intercelular observada à microscopia eletrônica em paciente com DRGE.

Na etiopatogenia da DRGE, o refluxo ácido é muito mais comum do que o refluxo não ácido. Mais recentemente, tem sido sugerido maior importância para o refluxo não ácido (ou fracamente ácido) na gênese dos sintomas da doença, sobretudo, tosse, pigarro e *globus*, em pacientes em tratamento com IBP.[16] Os elementos fisiopatológicos da DRGE encontram-se apresentados na Figura 39.2.

A DRGE pode ser classificada em duas formas de apresentação, conforme a presença ou não de erosões ao exame endoscópico.

Doença do refluxo não erosiva (DRGE-NE)

A forma mais frequente da enfermidade é definida pela presença de sintomas desagradáveis associados ao refluxo, com ausência de erosões ao exame endoscópico.[1] Atenção, pois a verificação da presença de edema e eritema *per se* não caracterizam a ocorrência de DRGE-NE, a qual pode ser diagnosticada clinicamente com base na história clínica, embora a presença de sintomas típicos também não assegure o diagnóstico de forma definitiva.[17] Assim, demanda a realização de um teste terapêutico, particularmente, em pacientes com menos de 45 anos de idade. Recentemente, uma avaliação sistemática das diferentes abordagens clínicas da DRGE, na avaliação da enfermidade, confirmou essa assertiva.[18]

Doença do refluxo erosiva (DRGE-E)

Apresentação clássica da enfermidade, com sintomatologia clínica e presença de erosões ao exame endoscópico, a qual, embora importante, não apresenta especificidade elevada.[17] Diversas classificações endoscópicas da esofagite têm sido propostas, sendo frequentemente adotada em nosso meio a denominada de classificação de Los Angeles.[19]

HELICOBACTER PYLORI

Existem evidências demonstrando que a infecção por *H. pylori* não tem relação com a DRGE e que sua erradicação não agrava seus sintomas.[20] Portanto, tendo em vista a remissão de sintomas ou cicatrização de lesões, até o presente, não está indicada a pesquisa do *H. pylori* ou sua erradicação.

ESÔFAGO DE BARRETT

Segundo o III Consenso da DRGE[21] Brasileiro, respaldado por diversas entidades internacionais, o esôfago de Barrett é a substituição do epitélio escamoso estratificado do esôfago por epitélio colunar contendo células intestinalizadas (metaplasia intestinal) em qualquer extensão do órgão (Figura 39.3).[22] Trata-se de uma condição adquirida que resulta do refluxo gastroesofágico crônico. O diagnóstico é primariamente suspeitado pelo exame endoscópico, mas deve ser sempre confirmado pelo exame histológico de fragmentos de biópsia, o qual demonstra metaplasia intestinal incompleta com presença de células caliciformes.[9,23]

Os mecanismos etiopatogênicos de progressão da mucosa inflamada para o esôfago de Barrett não são completamente entendidos. Estudos com a utilização de pHmetria de 24 horas demonstraram que pacientes

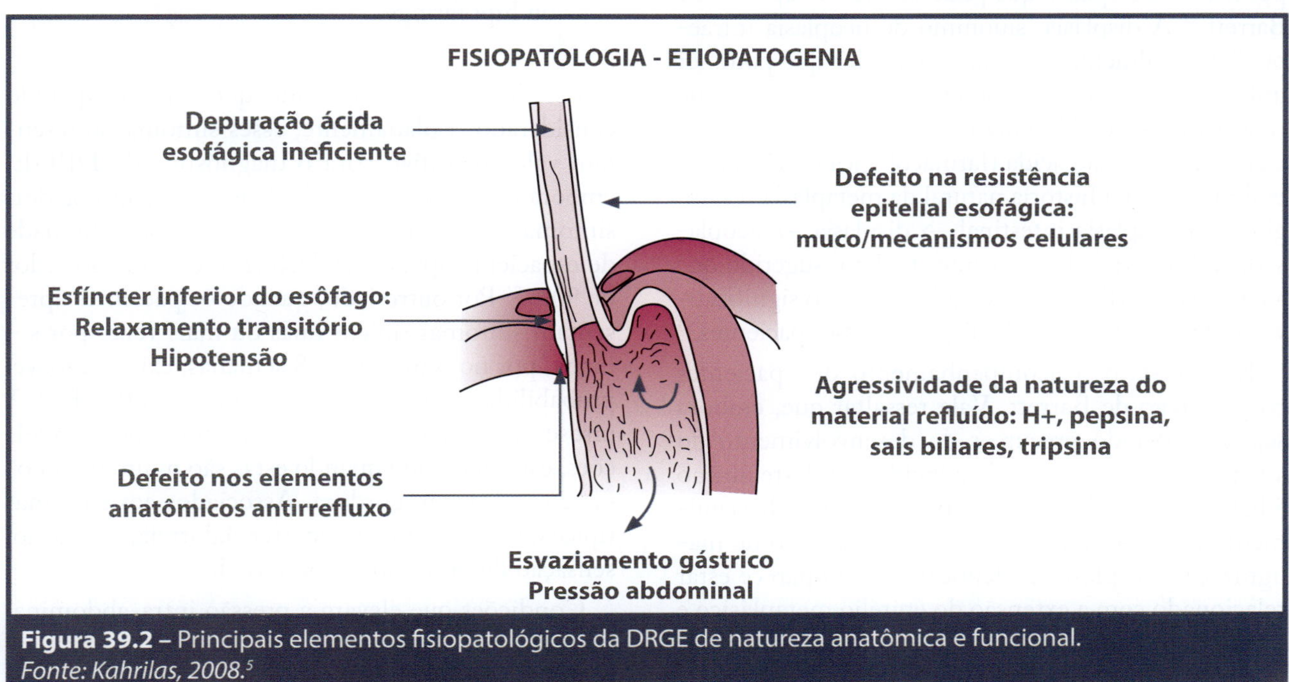

Figura 39.2 – Principais elementos fisiopatológicos da DRGE de natureza anatômica e funcional.
Fonte: Kahrilas, 2008.[5]

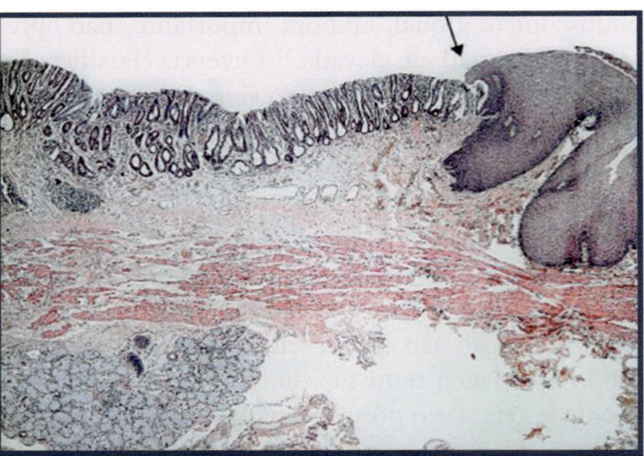

Figura 39.3 – Transição dos epitélios escamoso e colunar com metaplasia intestinal do esôfago de Barrett (HE 40x).
Fonte: Tytgat, 1995.[22]

com esôfago de Barrett apresentam refluxo ácido intenso, semelhante aos pacientes com esofagite erosiva complicada em comparação com controles e portadores de DRGE-NE. O dano maior ocorre mais pelo tempo prolongado de exposição ao pH ácido inferior a 4 do que pelo número de episódios de refluxo.[24]

O esôfago de Barrett é uma condição pré-maligna que se acredita ser o maior fator de risco para o desenvolvimento de adenocarcinoma do esôfago distal. Esse tumor vem apresentando frequência muito aumentada no hemisfério ocidental.[23] Existem evidências epidemiológicas de que efetivamente a exposição ácida aumenta a probabilidade de adenocarcinoma, por meio da displasia que pode ocorrer no epitélio de Barrett.[24] A displasia, sinônimo de neoplasia intraepitelial, atualmente é o único marcador que pode ser utilizado para delinear a população de maior risco de câncer esofágico. No entanto, permanece desconhecido se a supressão ácida (farmacológica ou cirúrgica) poderia alterar a história natural da metaplasia (esofagite → metaplasia intestinal → displasia → neoplasia), embora, trabalhos recentes tenham sugerido que a terapia com IBP está associada à redução significativa do desenvolvimento de displasia nesses pacientes.[25]

É necessário o acompanhamento dos pacientes com esôfago de Barrett. Vale ressaltar que, embora seja considerado precursor do desenvolvimento do adenocarcinoma esofágico, a incidência deste último é baixa, estimando-se 1:146 pacientes/ano de seguimento a 1:184 ou mesmo 1:222.25. O risco de malignização (displasia a adenocarcinoma) parece estar relacionado com a extensão do epitélio metaplásico e é maior nos pacientes com o denominado esôfago de Barrett longo, maior que 3 cm.[25]

RECIDIVAS

Os pacientes com DRGE apresentam diferentes defeitos fisiopatológicos que não são efetivamente corrigidos com o tratamento, mas são atenuados pelo bloqueio do ácido que provém do estômago. Assim, é de se esperar que, após o tratamento da fase aguda da enfermidade, possam ocorrer recidivas com a suspensão do tratamento, particularmente nos casos mais graves. De fato, a DRGE-E recidiva em 80 a 90% dos pacientes dentro de seis meses do término do tratamento.[26]

O tratamento de manutenção desses pacientes deve ser considerado, sobretudo, nos casos de esofagite erosiva.

DIAGNÓSTICO

O diagnóstico da DRGE se inicia com uma anamnese cuidadosa. Esta deve identificar os sintomas característicos, bem como definir sua intensidade, duração e frequência. Devem ser observados os fatores desencadeantes e de alívio, além de ser determinado o padrão de evolução da enfermidade no decorrer do tempo, assim como o impacto na qualidade de vida dos pacientes.[6] Os sintomas considerados típicos são:[19]

- **Pirose**: algumas vezes chamada de azia, que é a sensação de queimação retrosternal que se irradia do epigástrio à base do pescoço, podendo atingir a garganta.
- **Regurgitação**: definida como a percepção do fluxo do conteúdo gástrico refluído para a boca ou hipofaringe.

Estudos têm demonstrado que, mesmo quando considerados isoladamente, esses sintomas apresentam valor preditivo para o diagnóstico de DRGE, embora com baixa especificidade.[26] Quando os dois sintomas ocorrem simultaneamente, a probabilidade de o paciente apresentar DRGE é elevada, ao redor de 90%.[21] Por outro lado, quando os pacientes apresentam sintomas típicos duas ou mais vezes por semana, por no mínimo 4 a 8 semanas, existe razoável probabilidade de serem portadores de DRGE.[19] A pirose costuma ocorrer 30 a 60 minutos após as refeições, especialmente quando estas são muito volumosas e/ou ricas em gordura. Associados aos sintomas típicos, também podem ocorrer sialorreia, eructação, sensação de opressão retroesternal.

Condições que elevam a pressão intra-abdominal também podem exacerbar os sintomas, particularmente a obesidade.[17] Nesse caso, a obesidade deve ser considerada como fator de risco para a DRGE, uma vez que a ocorrência de refluxo gastroesofágico patológico está relacionada a esta.

É interessante observar que a intensidade é tão importante quanto a frequência dos sintomas e que existe relação entre a gravidade e a afetação da qualidade de vida. Isso vale tanto para a DRGE não erosiva quanto para a esofagite erosiva.

A ausência de sintomatologia típica não descarta a hipótese de DRGE, tendo em vista as manifestações atípicas da DRGE, apresentadas no Quadro 39.3. Ao contrário, pacientes com laringite crônica, por exemplo, devem ser investigados quanto à presença de refluxo, até porque existe a possibilidade da ocorrência de refluxo não ácido ou fracamente ácido. O mesmo se aplica aos pacientes com apneia ou distúrbios do sono.[21]

A DTNC é particularmente importante: depois de afastada a etiologia cardíaca (que deve ser considerada primeiramente na abordagem diagnóstica), a DRGE costuma ser a causa mais comum de dor torácica, podendo corresponder a 50% dos casos de DTNC.[27]

A tosse crônica, laringite crônica e asma são processos multifatoriais que podem ter o refluxo como fator potencial de agravamento e, por isso, a DRGE pode não ser a única causa dessas manifestações.[16,28] Os mecanismos causais para a tosse, laringite de refluxo e síndromes asmatiformes podem ser diretos (aspiração) ou indiretos (mediados neuralmente). Nesses casos, a semiologia se reveste de maior importância porque deve caracterizar o sintoma, sua relação com a alimentação, exercícios físicos e postura do indivíduo e presença de manifestações típicas (que podem ser leves ou eventualmente negligenciadas pelo paciente).

Quadro 39.3 – Manifestações atípicas da DRGE

- Dor torácica não cardíaca (DTNC)
- *Globus faringeus*
- Asma
- Tosse crônica
- Fibrose pulmonar idiopática
- Apneia do sono
- Pneumonias de repetição
- Otite média
- Sinusite crônica
- Rouquidão
- Pigarro
- Desgaste no esmalte dentário

Fonte: Kahrilas et al., 2008.[27]

Deve-se ter atenção à ocorrência dos sinais e/ou sintomas de alerta que, frequentemente, estão associados a complicações. Os pacientes, nesses casos, devem ser muito bem investigados, recebendo abordagem diagnóstica mais agressiva.[19] Os sinais ou sintomas de alerta são: anemia, hemorragia digestiva, emagrecimento, disfagia e odinofagia, além da presença de sintomas de grande intensidade, principalmente os que têm início recente em pacientes idosos e/ou com história familiar de câncer.

Teste diagnóstico terapêutico

No III Consenso da DRGE Brasileiro baseado em evidências, o teste diagnóstico terapêutico (IBP, administrado em dose plena por um período de quatro semanas) para os pacientes com menos de 45 anos e com manifestações típicas foi classificado como recomendação de grau A, o que quer dizer que é um procedimento válido e suportado pela literatura.[21] Ainda assim, foi explicitamente recomendado que todo paciente com suspeita ou diagnóstico de DRGE realize a endoscopia digestiva alta (EDA) antes do início do tratamento.[21] Essa orientação baseia-se no fato de que a EDA é um procedimento seguro e facilmente executado, amplamente disponível e de baixo custo em nosso meio. Permite a visualização direta da mucosa e aumenta a acurácia diagnóstica nos casos de DRGE erosiva. Isto, além de identificar precocemente as complicações ou outras eventualidades, como neoplasias de esôfago e estômago.[19]

O teste diagnóstico terapêutico é uma conduta interessante, porém, determinados pacientes com DRGE eventualmente podem não apresentar resposta positiva ao teste, ou porque necessitam de dose maior do medicamento ou de sua utilização por período mais prolongado.[21]

Na mesma linha do teste diagnóstico terapêutico, o estabelecimento do diagnóstico de maneira simples e intuitiva, baseado apenas na anamnese e no exame físico para pacientes com idades inferiores a 45 anos sem sinais de alerta e com sintomas típicos de DRGE, tem sido proposto, também. Essa abordagem diagnóstica inicial sem investigação complementar tem sido aceita por alguns autores, inclusive pelo Consenso da DRGE Latino-Americano.[17] Todavia, não é a conduta proposta para o nosso meio que geralmente indica a realização da EDA.

Exame endoscópico e biópsia de esôfago

O exame endoscópico é o método de escolha para o diagnóstico das lesões causadas pelo refluxo gastroesofágico. Permite a caracterização da presença de erosões da mucosa esofágica e possibilita a realização de biópsias. Assim, o exame endoscópico possibilita a classificação da DRGE em doença erosiva ou não erosiva que poderá ter implicações diretas na forma de abordagem terapêutica.

As biópsias de esôfago têm indicação limitada apenas às complicações da doença: esôfago de Barrett, úlceras de esôfago e estenose, além de caracterizar o adenocarcinoma esofágico.[19] O III Consenso Brasileiro da DRGE sinaliza que, em pacientes refratários ao tratamento com IBP, a observação das dimensões do espaço intercelular do epitélio do esôfago distal aumenta a probabilidade de certeza diagnóstica e permite a análise da resposta terapêutica.[21] A dilatação do espaço intercelular pode, preferencialmente, ser observada à microscopia eletrônica, embora o diagnóstico nessa instância seja oneroso e não facilmente acessível.

Convém lembrar que um número relativamente elevado de pacientes não mostra alterações da mucosa ao exame (erosões) ou revela alterações inespecíficas como, por exemplo, edema e eritema que não são características da DRGE e, portanto, não permitem estabelecer o diagnóstico. É a ausência de alterações endoscópicas que, na dependência da ocorrência de sintomatologia típica, pode corresponder à forma não erosiva da enfermidade.[17]

A existência de numerosas classificações endoscópicas espelha a dificuldade existente na uniformização dos diagnósticos endoscópicos da DRGE e, consequentemente, na eventual comparação de resultados de diferentes exames do mesmo paciente. Com esse objetivo, é recomendável o emprego da classificação de Los Angeles.[19]

Raio X contrastado de esôfago (esofagograma ou seriografia)

Tem hoje indicação restrita em função dos avanços da avaliação endoscópica. A indicação do esofagograma baseia-se na capacidade do exame em avaliar dinamicamente a morfologia do órgão e o tempo de trânsito do contraste. Entretanto, para o diagnóstico de DRGE apresenta baixa sensibilidade e especificidade e, por conseguinte, raramente está indicado.

O exame pode auxiliar na investigação de pacientes que referem disfagia e odinofagia, tornando-se fundamental para caracterizar estenoses e ajudar na decisão terapêutica dessa complicação.

Cintilografia

Pode demonstrar o refluxo do conteúdo gástrico após ingestão de contraste marcado com ^{99}Tc. O exame é caro e pouco disponível, mas, por ser uma técnica não invasiva, tem sido utilizado amplamente para o diagnóstico da DRGE em crianças. Pode também ser útil para investigar as manifestações atípicas respiratórias.[29]

Manometria convencional e manometria esofágica de alta resolução

O diagnóstico da DRGE não pode estar baseado nos resultados do esofagograma ou da manometria esofágica, quer seja convencional ou de alta resolução.[30] A manometria convencional tem valor bastante limitado na investigação diagnóstica inicial da DRGE. Entretanto, está indicada nas seguintes condições:

- Antes da realização do exame pHmétrico, com o objetivo de precisar o local do esfíncter esofágico inferior para localização do sensor de pH.
- No pré-operatório da DRGE para afastar acalasia e distúrbios importantes de motilidade esofágica, por exemplo, a esclerose sistêmica, porque estes contraindicam a fundoplicatura. A presença de peristalse diminuída é menos importante antes da cirurgia porque estas alterações não têm se correlacionado com a predição de disfagia pós-fundoplicatura.
- Na investigação complementar de disfagia, particularmente quando existe suspeita de alterações motoras de esôfago, como o "esôfago em quebra-nozes" e espasmo esofágico difuso.[19]

A manometria de alta resolução procura superar as limitações da manometria convencional, possibilitando o emprego de um grande número de sensores de pressão, inclusive sensibilidade circunferencial, que faz com que a imagem final seja contínua e espacial[31] (Figura 39.4). Apresenta maior especificidade na identificação dos tipos acalasia, obstrução funcional da junção esofagogástrica e na definição do espasmo esofágico. É importante considerar que muitos pacientes com DTNC e espasmo esofágico difuso respondem à supressão ácida porque presumivelmente apresentam DRGE. Nestes casos, a alteração motora pode ser mais bem observada pela manometria de alta resolução.[32]

No que se refere à DRGE de modo geral, o método atualmente não apresenta grandes vantagens em relação à manometria convencional. Porém, poderá vir a ter papel importante no futuro, à medida que progridem os estudos, sobretudo os relacionados à junção esofagogástrica.

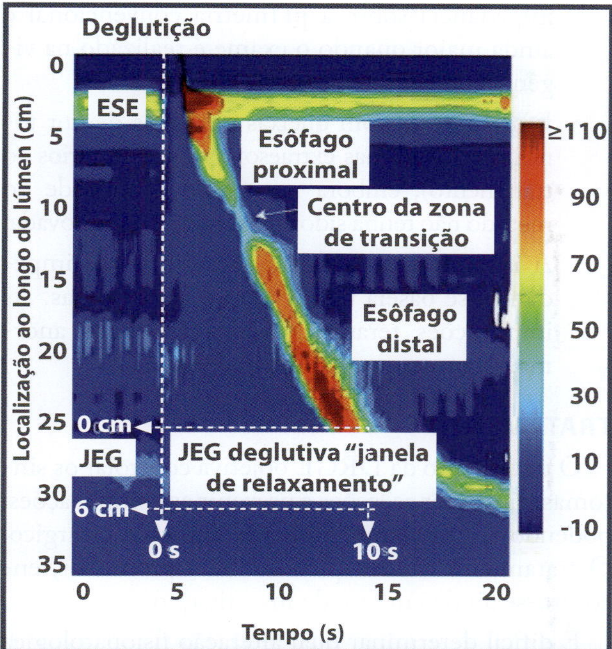

Figura 39.4 – Manometria de alta resolução. Topografia da pressão esofagiana da faringe ao estômago em indivíduo com peristalse normal.
ESE: esfíncter superior do esôfago; JEG: junção esofagogástrica.
Fonte: Kahrilas e Sifrim, 2008.[31]

pHmetria esofágica de 24 horas

O monitoramento ambulatorial do refluxo gastroesofágico pode ser realizado por diferentes métodos. O monitoramento do pH intraesofágico pode ser realizado via cateter transnasal ou com cápsula telemétrica sem fio e pode detectar episódios de refluxo medindo as diminuições do pH esofágico. Cateteres de impedância e pH posicionados por via transnasal no esôfago, avaliam a mudança da resistência elétrica conforme a composição química do material refluído e medem a direção do fluxo (anterógrado ou retrógrado), assim como, o pH esofágico. Assim, este último método é capaz de medir refluxos ácidos e não ácidos. Embora o monitoramento do refluxo esofágico represente ferramenta valorosa na avaliação de pacientes com suspeita da DRGE, cada modalidade tem suas limitações, que precisam ser consideradas quando da decisão de como e quando utilizar cada um destes métodos.[33]

Em particular, deve ser lembrado que a pHmetria prolongada, dentre suas limitações, apresenta como a principal delas a incapacidade de determinar o volume ácido do refluxato. Ainda assim, é considerada um método específico e sensível para o diagnóstico do refluxo ácido gastroesofágico e sua correlação com os sintomas referidos pelos pacientes.

Recentemente, o Colégio Americano de Gastroenterologia publicou recomendações para o uso de testes para o diagnóstico do refluxo gastroesofágico.[34] Em linhas gerais, essas normas são as mesmas adotadas em nosso meio para a indicação de realização do exame. São elas:

- Para documentar a exposição ácida em paciente com endoscopia negativa, quando considerado para intervenção endoscópica ou cirúrgica.
- Na avaliação de pacientes com sintomas típicos de refluxo que apresentam endoscopia negativa e que são refratários ao tratamento com IBP.

O exame não deve ser indicado rotineiramente, mas em certas condições também pode ser útil e auxiliar na conduta:

- Na documentação da adequação do tratamento com IBP para controle ácido gástrico em pacientes com complicações como esôfago de Barrett.
- Na avaliação de pacientes com sintomas atípicos que apresentam a endoscopia negativa e que são refratários ao tratamento com IBP.

pHmetria sem fio: cápsula Bravo

Recentemente, têm sido descritos resultados bastante satisfatórios na determinação do pH ácido esofágico, empregando a denominada cápsula Bravo® (Given Imaging, Inc., EUA). Ela dispensa o uso de sondas, fios ou cabos. Na verdade, o sistema constitui o aperfeiçoamento da pHmetria de 24 horas, evitando algumas de suas limitações (como a dificuldade para a localização do eletrodo, possibilidade de deslocamento do cateter durante o período de exame, incômodos e limitações físicas e dietéticas para o paciente).

A cápsula é afixada temporariamente por sucção na mucosa do esôfago distal, de onde transmite, via radiotelemetria, sinais para o receptor que é preso ao cinto do paciente. Após o período de exame, a cápsula se desprende espontaneamente e é eliminada pelo tubo digestivo, e os sinais são analisados por um programa instalado em computador.

Por dispensar o uso de cateteres, o sistema é bastante confortável para o paciente e permite o registro prolongado do pH esofágico por até 96 horas, melhorando a acurácia da pHmetria convencional de 24 horas.[35] Resultados comparando a cápsula Bravo® e a pHmetria esofágica convencional têm demonstrado que a utilização da cápsula por períodos de 48 horas para monitoramento do pH intraesofágico, em certos casos está associada com maior ganho para o diagnóstico da DRGE e, também, na associação entre os sintomas apresentados e os episódios de refluxo ácido.[34] A cápsula Bravo® também foi estudada em nosso meio, dispensando sedação para sua instalação e tendo confirmada a segurança do procedimento.[36] Vale dizer que a utilização da cápsula sem fio ainda é restrita. É possível que a redução de custo venha tornar o seu uso mais disponível.

Impedância esofágica

Na década de 1990, foi descrita uma nova tecnologia capaz de detectar o fluxo de líquidos e gás ao longo do esôfago por meio de um cateter intraluminar. Este capta o registro da resistência elétrica gerada pela passagem do bolo, permitindo a obtenção de medidas de alta resolução da motilidade gastrointestinal e transporte do bolo. A impedância é a medida da resistência elétrica resultante de uma corrente elétrica gerada entre pares de eletrodos quando da passagem do bolo alimentar.

Portanto, a determinação da impedância detecta a ocorrência de alterações na resistência à corrente elétrica por meio de eletrodos em pares posicionados no interior do esôfago (de maneira sequencial), por meio de um dispositivo de sonda. O método é capaz de diferenciar o trânsito esofágico de sólidos ou líquidos, tanto no sentido anterógrado quanto no sentido retrógrado (refluxo gastroesofágico).

A impedância não caracteriza o refluxo de natureza ácida e, por isso, a monitoração do volume e conteúdo ácido do material refluído não pode ser determinado pelo método. Para obviar essa deficiência, é incorporado ao sistema um eletrodo de pH[37] (impedância-pHmetria), que permite que o refluxato possa ser categorizado nas seguintes categorias:

- ácido (pH < 4);
- fracamente ácido (pH entre 4 e 7);
- fracamente alcalino (pH > 7).

A frequência dos diferentes tipos de refluxo é variável, porém, com base em mais de um estudo multicêntrico, pode-se dizer que aproximadamente ⅔ dos episódios de refluxo costumam ser ácidos e ⅓ deles fracamente ácidos. O refluxo alcalino é raro.[37] O Colégio Americano de Gastroenterologia orienta que o método de impedância-pHmetria pode ser útil nos seguintes casos:[34]

- Na avaliação de pacientes com sintomas de pirose e regurgitação e endoscopia negativa, a despeito de terapia adequada com IBP. Vale dizer que a acurácia diagnóstica aumentada da impedância sobre a pHmetria convencional é ainda maior quando o exame é realizado na vigência do tratamento com IBP.
- Em pacientes com queixas primárias de dor torácica ou sintomas extraesofágicos (refratários ao tratamento), embora nesse caso a utilidade do método não tenha sido efetivamente comprovada.
- A interpretação atual dos resultados da impedância se baseia na correlação de sintomas. As implicações terapêuticas de resultados anormais, entretanto, não estão esclarecidas.

TRATAMENTO

O tratamento da DRGE objetiva controlar os sintomas, cicatrizar as lesões e prevenir as complicações, podendo ser fundamentalmente clínico e cirúrgico. O tratamento endoscópico, embora promissor, encontra-se ainda em fase de investigação.

É difícil determinar qual alteração fisiopatológica predominante deveria ser corrigida pelo tratamento. Por isso, as medidas terapêuticas visam corrigir ou minimizar as consequências do refluxo gastroesofágico, o qual deve ser combatido.

Tratamento clínico

A grande maioria dos pacientes se beneficia com o tratamento clínico, que deve abranger medidas comportamentais e farmacológicas, as quais devem ser implementadas simultaneamente. O paciente deve ser informado da natureza crônica da sua enfermidade, e uma verdadeira parceria entre médico e paciente deve ser estabelecida com o propósito de aumentar a aderência ao tratamento.

As medidas comportamentais ou de correção de hábitos de vida visam prevenir condições e alimentos que promovam ou facilitem o refluxo. Pacientes com distúrbio do sono, por exemplo, que pode ser consequente à pirose noturna, costumam se beneficiar com a elevação da cabeceira da cama. No entanto, essa recomendação pode ser desnecessária para aqueles sem sintomas noturnos. A redução do peso corporal deve ser recomendada rotineiramente para os pacientes obesos ou com sobrepeso, dada a forte associação entre o aumento do índice de massa corporal e a probabilidade de aparecimento de sintomas relativos à DRGE.[21]

As principais alterações de hábitos de vida acham-se listadas no Quadro 39.4. Vale dizer que, embora as informações referentes aos benefícios da adoção de medidas comportamentais não sejam consistentes (grau B – medicina baseada em evidências), sua adoção certamente pode contribuir para a melhora da enfermidade.[21]

Quadro 39.4 – Modificações comportamentais no tratamento da DRGE

- Elevação da cabeceira da cama (15 cm)
- Moderação na ingestão dos seguintes alimentos, com observação à correlação com os sintomas: alimentos gordurosos, cítricos, café, chocolate, bebidas alcoólicas e carbonatadas, hortelã, tomate e derivados
- Cuidados com medicações "de risco": anticolinérgicos, teofilina, antidepressivos tricíclicos, bloqueadores dos canais de cálcio, agonistas beta-adrenérgicos, alendronato
- Evitar deitar por duas horas após as refeições
- Evitar refeições copiosas
- Redução drástica ou cessação do tabagismo
- Redução do peso corporal nos casos de sobrepeso e obesidade

Fonte: Moraes-Filho et al., 2002.[19]

A inibição da secreção ácida gástrica é benéfica no tratamento dos pacientes com DRGE, haja vista ocorrer a melhora dos sintomas e a cicatrização da esofagite. A probabilidade de cicatrização da esofagite está diretamente relacionada com a potência do efeito antissecretor da medicação utilizada.[19] No plano do tratamento farmacológico, os fármacos disponíveis são:

- Alcalinos (ou antiácidos) e sucralfato são empregados para neutralizar a secreção ácida gástrica, servindo apenas para controle imediato dos sintomas. Há escassez de evidências que suportem o seu uso e o ganho terapêutico é muito pequeno. São raramente empregados, estando indicados apenas em situações especiais para fornecer alívio sintomático passageiro para indivíduos com sintomas esporádicos.[17]
- O alginato é um polissacarídeo natural extraído da alga marrom que se polimeriza quando exposto ao ácido formando uma matriz de gel sobrenadante ao conteúdo gástrico que posteriormente é estabilizada por íons cálcio. Assim, uma combinação de alginato-antiácido tem se mostrado efetiva em prevenir o refluxo originário da bolsa ácida, compondo, desse modo, o racional para sua utilização na DRGE. A combinação de um inibidor da bomba protônica (IBP) com o alginato tem ganhado interesse crescente após a recente descoberta da bolsa ácida na porção proximal do estômago.[38]
- Bloqueadores dos receptores H2 da histamina (cimetidina, ranitidina, famotidina e nizatidina) apresentam bons resultados para a cicatrização de esofagite erosiva leve, mas não são ideais para o tratamento de doença moderada a intensa ou quando longo período é necessário, já que apresentam taquifilaxia. São eventualmente prescritos em situações em que não pode ser utilizado o IBP.[17]
- Procinéticos (metoclopramida, domperidona e bromoprida) são eficazes para o alívio da pirose quando comparados a placebo. Porém, devem ser considerados medicamentos de exceção, uma vez que não aumentam o índice de cicatrização da esofagite. Podem ser utilizados apenas em associação com IBP em pacientes com quadro de dismotilidade associada à DRGE (p. ex., empachamento pós-prandial).[17]
- Inibidores da bomba de prótons constituem a classe de fármacos mais indicada para o tratamento da DRGE, apresentando resultados significativamente melhores do que as classes anteriormente citadas de medicamentos. Os índices de cicatrização são elevados, portanto, são seguras e eficazes para o tratamento prolongado.[28]

Os IBPs devem ser considerados medicamentos de escolha (em ciclo de 4 a 8 semanas de tratamento para a fase aguda). Na Tabela 39.1 estão listados os IBP disponíveis atualmente e as respectivas doses diárias. São indicados em dose plena para o tratamento inicial da DRGE não complicada ou em dose dobrada para pacientes com complicações (estenose, úlcera ou esôfago de Barrett) ou com manifestações atípicas (por período prolongado, em geral, de seis meses de tratamento).[21]

Evidências sugerem fortemente os benefícios da utilização de IBP no tratamento de manutenção da DRGE (com ou sem esofagite erosiva). As doses do tratamento de manutenção costumam ser inferiores àquelas utilizadas no tratamento da fase aguda da enfermidade e, nesse sentido, os diferentes IBP se comportam de modo semelhante. Recentemente, por exemplo, o tratamento

Tabela 39.1 – Inibidores da bomba de prótons disponíveis atualmente

Inibidores da bomba de prótons	Dose diária (mg)
Omeprazol	40
Lansoprazol	30
Pantoprazol	40
Rabeprazol	20
Esomeprazol	40

de manutenção e prevenção de recidivas com pantoprazol (20 mg/dia) e esomeprazol (20 mg/dia) não mostrou diferenças entre os resultados de eficácia e tolerância em pacientes com DRGE erosiva previamente cicatrizada, independentemente da presença ou não de *Helicobacter pylori*.[39]

Tendo em vista que é necessária a ativação das bombas protônicas pelos alimentos para a estimulação da produção de ácido clorídrico, é recomendável a administração do IBP em jejum, 30 a 60 minutos antes da ingestão alimentar. Determinados pacientes hipersecretores podem necessitar de dose dobrada do IBP para alívio dos sintomas ou cicatrização da esofagite.

Os eventos adversos mais comuns dos IBP são: cefaleia, diarreia, constipação e dor abdominal. Atenção especial deve ser dada ao uso dos IBP durante a gravidez, uma vez que, nessa condição, o omeprazol está enquadrado na categoria C e os outros IBP, assim como os antagonistas do receptor H2, na categoria B.[28]

Tratamento cirúrgico

Condutas operatórias: indicações, técnicas e táticas

A princípio, o tratamento clínico constitui-se na primeira forma de abordagem no controle do refluxo e queixas do paciente. Boa parte melhora apenas com tratamento sintomático e a reeducação, centralizada em atividades físicas regulares e constantes, anteriormente referidas. A indicação cirúrgica da DRGE tem opiniões controversas. Os consensos nacionais ou internacionais, que abordam o tema, sugerem a correção cirúrgica nas seguintes condições:

- esofagites recidivantes após tratamentos bem conduzidos, de no mínimo seis meses;
- pacientes que apresentem complicações da DRGE, inclusive as extraesofágicas;
- perspectiva de uso de inibidores da bomba de prótons por longos anos;
- hérnias de grande volume em pacientes com risco de volvo ou perfuração;
- baixa idade.

Quando os sintomas afetam a qualidade de vida do paciente, a indicação pode ser também subjetiva. É interessante ressaltar que os melhores resultados das operações ocorrem precisamente nos casos em que o tratamento clínico promoveu bom resultado e, por entendimento entre o médico e o paciente, houve opção pela conduta cirúrgica.

A normalização da motilidade esofágica e o aumento da pressão do esfíncter esofágico inferior com o uso de medicamentos, embora tão desejados como forma de tratamento da DRGE, ainda não foram totalmente alcançados.

Operação antirrefluxo, quer pela via laparotômica quer pela videolaparoscópica, é desenhada para diminuir a exposição esofágica ao suco gástrico pela criação de um mecanismo antirrefluxo sobre o esfíncter esofágico inferior. Como uma câmara de ar circular envolvendo o esôfago abdominal, quando ela se expande pela presença de ar deglutido durante a alimentação, "estrangula" o esôfago distal, a peristalse axial gástrica distal fisiológica empurra progressivamente o ar para o duodeno, e a válvula vai gradativamente afrouxando, livrando a zona esfincteriana da compressão pneumática extrínseca.

Os procedimentos cirúrgicos mais utilizados são as fundoplicaturas totais e parciais feitas pela via laparoscópica, nas quais o esôfago distal é envolvido pelo fundo do estômago em 360° e 270°, respectivamente (Figura 39.5). Associa-se a elas o fechamento do hiato esofágico, fazendo-o retornar ao seu diâmetro normal. Nesses casos, o objetivo é restaurar o segmento intra-abdominal do esôfago, mantendo-o em posição anatômica, recriando uma zona de alta pressão na junção esofagogástrica. Aumenta-se, assim, a competência do esfíncter e indiretamente melhora-se a habilidade de clareamento do corpo esofágico e desaparecimento do processo inflamatório péptico que o refluxo estava promovendo. Das técnicas, a mais utilizada internacionalmente é a fundoplicatura total para os quadros de DRGE sem alteração da motilidade. Quanto a esta, sabe-se que em 93% dos casos ela é consequente à inflamação esofágica já referida e que, uma vez corrigido o refluxo com a operação, o esôfago volta ao movimento peristáltico normal. Contudo, atenção especial deve ser dedicada a esses casos, e estudo manométrico é necessário para descartar dismotilidade por outra causa que não o refluxo, por exemplo, a acalasia. Caso se comprove que há alteração motora orgânica e não somente a funcional reacional, as fundoplicaturas parciais são aceitas como indicação preferencial e realizadas com válvulas longas.

As hérnias paraesofágicas têm a mesma forma de abordagem cirúrgica que as de deslizamento, devendo ser adicionada ao procedimento a ressecção do saco herniário, que normalmente é volumoso.

Mais recentemente, foi introduzida uma nova tecnologia à abordagem cirúrgica, o Linx®, ainda não

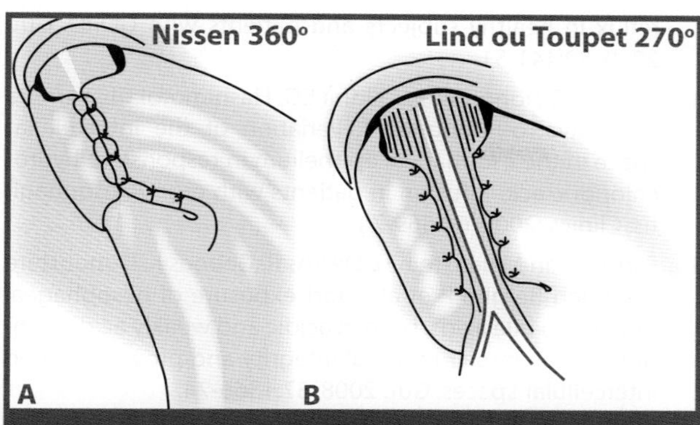

Figura 39.5 – Desenhos esquemáticos das fundoplicaturas: (A) fundoplicatura total (Nissen); (B) fundoplicatura parcial (Lind ou Toupet).

disponível no Brasil. Este consiste em um sistema que utiliza um pequeno anel expansível composto por contas de titânio magneticamente imantadas que promove o aumento mecânico da função do esfíncter esofágico inferior.[40] O aparelho é implantado por via laparoscópica no esôfago distal ao nível da junção esofagogástrica. A atração magnética entre cada conta aumenta a pressão do esfíncter esofágico inferior. Quando ocorrem pressões maiores, as forças magnéticas são sobrepassadas, permitindo funções com deglutição, eructação e vômitos. A eficácia e a segurança desse aparelho foram prospectivamente testadas e apresentaram redução significativa dos sintomas relacionados com a DRGE, com relevante melhora na qualidade de vida dos pacientes relacionada à DRGE e 80% dos pacientes atingindo a normalização do pH esofágico. Houve redução significativa da dose do IBP utilizada e, na maioria dos pacientes, a sua suspensão. Não foram observados efeitos adversos importantes. O procedimento não altera significativamente a anatomia gástrica e pode ser revertido, se necessário.[41]

Acompanhamento pós-operatório

O acompanhamento dos pacientes submetidos ao tratamento cirúrgico é realizado com os mesmos métodos utilizados para o diagnóstico, ou seja, endoscopia digestiva alta, pHmetria esofágica de 24 horas, esofagograma com videofluoroscopia, se possível, e manometria. Não existe imperiosa necessidade de acompanhamento para os casos em que esses pacientes não apresentam recidiva dos sintomas e não têm complicações pépticas. Mas, no caso daqueles em que já existia presença de esôfago de Barrett, quando da indicação cirúrgica, há necessidade de acompanhamento preferencialmente endoscópico e biópsia da seguinte maneira: sem a presença de displasia, o seguimento pode ser a cada três anos; com displasia de baixo grau, a cada ano, e com displasia de alto grau, revisão da lâmina por outro patologista independente. No caso de confirmação de diagnóstico, o paciente deve ser encaminhado à cirurgia ou à ablação endoscópica.

Alguns pacientes apresentam recidiva dos sintomas que podem estar relacionados às desordens da motilidade esofágica e não causadas pela fundoplicatura. Exemplos mais frequentes são a acalasia e espasmos esofágicos difusos associados ao quadro. Nesses casos, o acompanhamento pós-operatório é necessário, e a melhor avaliação se faz com o uso do esofagograma baritado e idealmente com deglutograma. Permitindo a simulação da deglutição de alimentos líquidos, pastosos e sólidos, o deglutograma mostra com clareza o distúrbio motor que existe e serve de parâmetro de comparação ao resultado cirúrgico.

A disfagia em vários níveis de intensidade é o sintoma mais frequente relatado pelos pacientes no pós-operatório. Porém, aproximadamente na metade dos casos, ela desaparece ao redor de cinco ou seis semanas. Poucos são os persistentes e, quando existirem, há necessidade de dilatações endoscópicas que podem melhorar o quadro. Contudo, se no prazo de seis meses, apesar das dilatações, o quadro disfágico continuar, há necessidade de considerar o fechamento exagerado do anel hiatal. A fibrose que se forma é muito resistente e não cede ao processo dilatatório. Assim, é preciso ter em mente que houve complicação no hiato e nova abordagem cirúrgica laparoscópica deve ser considerada.

Racional da indicação cirúrgica

Sem tratamento, os pacientes com DRGE podem desenvolver erosões confluentes por toda parede esofágica e úlceras. A cronicidade das lesões pode provocar formação de fibrose da mucosa e estenose e, ainda, o desenvolvimento do esôfago de Barrett e sua possível malignização.

O uso de medicamentos controla a doença, mas não possibilita a cura do refluxo. Embora eficientes, as drogas atuais não reduzem o refluxo e a inativação de componentes não ácidos do conteúdo gastroduodenal (pepsina, bile, suco pancreático) e não modificam as causas subjacentes, tais como a hipotensão do EEI e o alargamento do hiato esofágico. Alguns pacientes necessitarão de tratamento por toda a vida, e os sintomas, bem como a esofagite, poderão retornar ao cessar a medicação. Isso obriga o uso contínuo, elevando os custos do tratamento e expondo os pacientes aos efeitos adversos do uso dos medicamentos por muitos anos. Essas condições sugerem opção ao tratamento cirúrgico.

Nos pacientes com esôfago de Barrett, há necessidade de controles endoscópicos para monitorar a possível transformação maligna do epitélio que, apesar de baixa incidência, pode ocorrer. Estudos são feitos para ablação endoscópica do epitélio colunar e, se bem-sucedidos, poderão liberar os pacientes com o neoepitélio de seguimento preventivo.

REFERÊNCIAS

1. Vakil N, Zanten SV, Kahrilas P, Dent J, Jones R. The Montreal definition and classification of gastroesophageal reflux disease: a global evidence-based consensus. Am J Gastroenterol. 2006; 101:1900-20.
2. Moraes-Filho JPP, Chinzon D, Eisig JN, Hashimoto CL, Zaterka S. Prevalence of heartburn and gastroesophageal reflux disease in the urban Brazilian population. Arq Gastroenterol. 2005; 42:122-7.
3. Chen CL, Robert JJT, Orr WC. Sleep symptoms and gastroesophageal reflux. J Clin Gastroenterol. 2008; 42:13-7.
4. Shaheen NJ, Madanick RD, Allatar M. Gastroesophageal reflux disease as an etiology of sleep disturbance in subjects with insomnia and minimal reflux symptoms: a pilot study of prevalence and response to therapy. Dig Dis Sci. 2008; 53:1493-9.
5. Kahrilas P. Gastroesophageal reflux disease. N Engl J Med. 2008; 359:1700-7.
6. Cury MS, Ferrari AP, Ciconelli R, Ferraz MB, Moraes-Filho JPP. Evaluation of the health-related quality of life in gastroesophageal reflux disease patients before and after treatment with pantoprazole. Dis Esophagus. 2006; 19(4):289-93.
7. Farup C, Kleinman L, Sloan S, Ganoczy D, Chee E, Lee C et al. The impact of nocturnal symptoms associated with gastroesophageal reflux disease on health-related quality of life. Arch Intern Med. 2001; 161(1):45-52.
8. El-Serag HB. The epidemic of esophageal adenocarcinoma. Gastroenterol Clin North Am. 2002; 31(2):421-40, VIII.
9. Velanovich V, Hollingsworth J, Suresh P, Ben-Menachem T. Relationship of gastroesophageal reflux disease with adenocarcinoma of the distal esophagus and cardia. Dig Surg. 2002; 19(5):349-53.
10. Orlando RC. Pathogenesis of gastroesophageal reflux disease. Am J Med Sci. 2003; 326:274-8.
11. Fletcher J, Wirz A, Young J. Unbuffered highly acidic gastric juice exists at the gastroesophageal junction after a meal. Gastroenterology. 2001; 121:775-83.
12. Kahrilas PJ, Boeckstaens G, Smout AJPM. Management of the patient with incomplete response to PPI therapy. Bset Pract Res Clin Gastroenterol. 2013; 27:401-14.
13. Beaumont H. Bennink RJ, de Jong J, Boeckxstaens GE. The position of the acid pocket as a major risk fator for acid reflux in healthy subjects and patients with GORD. Gut. 2010; 59:441-51.
14. Matos RT, Honório RS, Caldini EG, Hashimotol CL, Ferreira MA, Navarro-Rodriguez T. Variation of the intercellular space in the esophageal epithelium in response to hydrochloridric acid infusion in patients with erosive esophagitis. Clinics. 2009; 64:669-74.
15. Farré R, van Malenstein H, De Vos R, Geboes K, Depoortere I, Vanden Berghe P et al. Short exposure of oesophageal mucosa to bile acids, both in acidic and weakly acidic conditions, can impair mucosal integrity and provoke dilated intercellular spaces. Gut. 2008; 57:1366-74.
16. Sifrim D, Holloway R, Silny J, Xin Z, Tack J, Lerut A et al. Acid, nonacid and gas reflux in patients with gastroesophageal reflux disease during ambulatory 24-hour pH-impedance recordings. Gastroenterology. 2001; 120:1588-98.
17. Cohen H, Moraes-Filho JPP, Cafferata ML, Tomasso G, Salis G, González O et al. A Latin-American evidence-based consensus on gastroesophageal reflux disease. Europ J Gastroenterol Hepatol. 2006; 18:349-68.
18. Dent J, Armstrong D, Delaney B, Moayyedi P, Talley NJ, Vakil N. Symptom evaluation in reflux disease: workshop background, processes, terminology, recommendations, and discussions outputs. Gut. 2004; 53(Suppl 4):ivl-24.
19. Moraes-Filho J, Cecconello I, Gama-Rodrigues J, Castro L, Henry MA, Meneghelli UG et al. Brazilian consensus on gastroesophageal reflux disease: proposals for assessment, classification, and management. Am J Gastroenterol. 2002; 97(2):241-8.
20. Moayyedi P, Bardhan C, Dixon MF, Brown L, Axon AT Young L. Helicobacter pylori eradication does not exacerbate reflux symptoms in gastroesophageal reflux disease. Gastroenterology. 2001; 121:1120-6.
21. Moraes-Filho JPP, Rodriguez TN, Barbuti R, Eisig J, Chinzon D, Bernardo W et al. Brazilian GERD evidence-based consensus. Guidelines for the diagnosis and management of gastroesophageal reflux disease. Arq Gastroenterol. 2010; 47(1).
22. Tytgat GN. Long-term therapy for reflux esophagitis. N Engl J Med. 1995; 333:1148-50.
23. Wang K, Sampliner RE. Updated guidelines 2008 for diagnosis, surveillance and therapy of Barrett's esophagus. Am J Gastroenterol. 2008; 103:788-97.
24. Lagergren J, Bergstrom R, Lindgren A, Nyrén O. Symptomatic gastroesophageal reflux as a risk factor for esophageal adenocarcinoma. N Engl J Med. 1999; 340:825-31.
25. El-Serag HB, Aguirre TV, Davies S, Kuebeler M, Bhattacharyya A, Sampliner RE. Proton pump inhibitors are associated with reduced incidence of dysplasia in Barrett's esophagus. Am J Gastroenterol. 2004; 99:1877-83.
26. Eisen G. The epidemiology of gastroesophageal reflux disease: what we know and what we need to know. Am J Gastroenterol. 2001; 96(8 Suppl): S16-8.
27. Nasi A, de Moraes-Filho JP, Zilberstein B, Cecconello I, Gama-Rodrigues J. Gastroesophageal reflux disease: comparison between patients with and without esophagitis, concerning age, gender and symptoms. Arq Gastroenterol. 2001; 38(2):109-15.
28. Kahrilas PJ, Shaheen NJ, Vaezi MF. American Gastroenterological Association medical position statement on the

management of gastroesophageal reflux disease. Gastroenterology. 2008; 135:1383-91.

29. Jenkins AF, Cowan RJ, Richter JE. Gastroesophageal scintigraphy: is it a sensitive screening test for gastroesophageal reflux disease? J Clin Gastroenterol. 1985; 7(2):127-31.
30. Vela MF. Diagnostic work-up of GERD. Gastrointest Endoscopy Clin N Am. 2014; 24:655-66.
31. Kahrilas PJ, Sifrim D. High-resolution manometry and impedance-pH/manometry: valuable tools in clinical and investigational esophagology. Gastroenterology. 2008; 135:756-69.
32. Grübel C, Borowicka J, Schwizer W, Fox M, Hebbard G. Diffuse esophageal spasm. Am J Gastroenterol. 2008; 103:450-7.
33. Carlson DA, Pandolfino JE. Acid and nonacid reflux monitoring. Gastrointest Endoscopy Clin N Am. 2014; 24:89-104.
34. Hirano I, Richter J. ACG Practice Guidelines: esophageal reflux testing. Am J Gastroenterol. 2007; 102:668-85.
35. Hirano I. Modern technology in the diagnosis of gastroesophageal reflux disease: Bilitec, intraluminal impedance and Bravo capsule pH monitoring. Aliment Pharmacol Ther. 2006; 23(Suppl 1):12-24.
36. Domingues G, Moraes-Filho JPP, Domingues A. Impact of prolonged 48-h wireless esophageal capsule pH monitoring on diagnosis of gastroesophageal reflux disease and evaluation of the relationship between symptoms and reflux episodes. Arq Gastroenterol. 2011; 48:24-9.
37. Shay S, Tutuian R, Sifrim D, Vela M, Wise J, Balaji N et al. Twenty-four hour ambulatory simultaneous impedance and pH monitoring: a multicenter report of normal values from 60 healthy volunteers. Am J Gastroenterol. 2004; 99:1037-43.
38. Dutta U, Armstrong D. Novel pharmaceutical approaches to reflux disease. Gastroenterol Clin N Am. 2013; 42:93-117.
39. Khean-Lee G, Benamouzig R, Sander P, Schwan T. Efficacy of pantoprazole 20 mg daily compared with esomeprazole 20 mg in the maintenance of healed gastroesophageal reflux disease: a randomized, double-blind comparative trial: the Emancipate study. Europ J Gastroenterol Hepatol. 2007; 19:205-11.
40. Subramanian CH, Triadafilopoulos G. Refractory gastresophageal reflux. Gastroenterology Report. 2015; 3:41-53
41. Sheu EG, Rattner DW. Evaluation of the LINX antireflux procedure. Curr Opin Gastroenterol. 2015; 31:334-8.

REFERÊNCIAS CONSULTADAS

Bais JE, Bartelsman JF, Bonjer HJ, Cuesta MA, Go PM, Klinkenberg-Knol EC et al. Laparoscopic or conventional Nissen fundoplication for gastroesophageal reflux disease: randomised clinical trial. The Netherlands Antireflux Surgery Study Group. Lancet. 2000; 355(9199):170-4.

Chinzon D, Hashimoto CL, Baba ER, Moraes-Filho JPP. Doença do refluxo gastroesofágico. In: Moraes-Filho JPP (ed.). Tratado das enfermidades gastrointestinais e pancreáticas. São Paulo: Roca, 2008. p.499-515.

DeVault KR. Overview of therapy for the extraesophageal manifestations of gastroesophageal reflux disease. Am J Gastroenterol. 2000; 95(8):39-44.

Diav-Citrin O, Arnon J, Schechtman S, Schaefer C, van Tonningen MR, Clementi M et al. The safety of proton pump inhibitors in pregnancy: a multicenter prospective controlled study. Aliment Pharmacol Ther. 2005; 21:269-75.

Hashimoto CL, Szachnowicz S, Baba RRE, Cecconello I, Moraes-Filho JPP. Esôfago de Barrett. In: Moraes-Filho JPP (ed.). Tratado das enfermidades gastrointestinais e pancreáticas. São Paulo: Roca, 2008. p.516-33.

Holloway RH, Dent J, Narielvala F, Mackinnon AM. Relation between oesophageal acid exposure and heraling of oesophagitis with omeprazole in patients with severe reflux oesophagitis. Gut. 1996; 38:649-54.

Kahrilas P, Sifrim D. High-resolution manometry and impedance-pH/manometry: valuable tools in clinical and investigational esophagology. Gastroenterology. 2008; 135:756-69.

Meneghelli UG, Boaventura S, Moraes-Filho JP, Leitao O, Ferrari AP, Almeida JR et al. Efficacy and tolerability of pantoprazole versus ranitidine in the treatment of reflux esophagitis and the influence of *Helicobacter pylori* infection on healing rate. Dis Esophagus. 2002; 15(1):50-6.

Navarro-Rodriguez T, de Moraes-Filho JP, Arakaki E, Chinzon D, Zaterka S, Iriya K et al. The screening sensitivity of endoscopy, acid perfusion test and 24-hour pH-monitoring to evaluate esophagitis in patients with heartburn and histological esophagitis. Arq Gastroenterol. 1997; 34(3):148-56.

Niemantsverdriet E, Timmer R, Breumelhof R, Smout AJPM. The roles excessive gastro-oesophageal reflux, disordered oesophageal motility and decrease mucosal sensitivity in the pathogenesis of Barrett's oesophagus. Eur J Gastroenterol Hepatol. 1997; 9:515-9.

Richter JE. Typical and atypical presentations of gastroesophageal reflux disease. The role of esophageal testing in diagnosis and management. Gastroenterol Clin North Am. 1996; 25(1):75-102.

Terry M, Smith CD, Branum GD, Galloway K, Waring JP, Hunter JG. Outcomes of laparoscopic fundoplication for gastroesophageal reflux disease and paraesophageal hernia. Surg Endosc. 2001; 15(7):691-9.

Triadafilopoulos G. Management of Barrett's esophagus with and without dysplasia. Scand J Gastroenterol. 2003; 237(Suppl I):40-6.

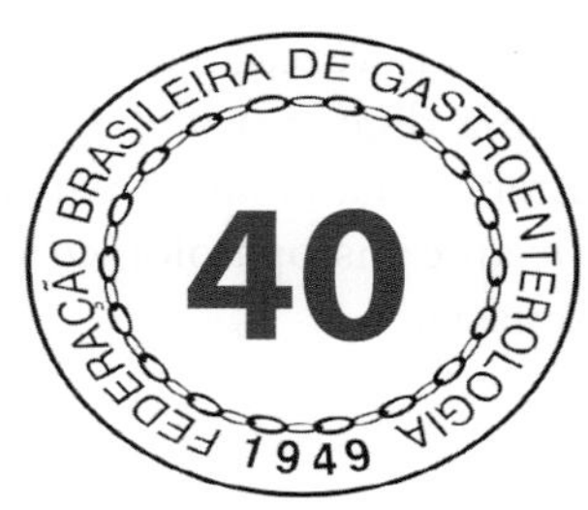

COMPLICAÇÕES DA DOENÇA DO REFLUXO GASTROESOFÁGICO: ÚLCERAS, ESTENOSES E ANEL DE SCHATZKI

Luciana Dias Moretzsohn

ÚLCERAS ESOFÁGICAS

As úlceras esofágicas são complicações infrequentes da doença do refluxo gastroesofágico (DRGE). O refluxo duodenogastroesofágico pode lesar o epitélio escamoso do esôfago causando erosões e ulcerações. De um modo geral, a cicatrização de úlceras ou erosões ocorre com regeneração completa do epitélio escamoso esofágico. Eventualmente, ulcerações pépticas podem estimular a deposição de material fibrótico na parede do esôfago, levando a uma estenose do órgão.[1]

Por definição, erosões são áreas superficiais de solução de continuidade do epitélio que não ultrapassam a muscular da mucosa e as úlceras são lesões mais profundas que atingem a submucosa. A distinção entre erosão e úlcera esofágica baseia-se na avaliação endoscópica subjetiva da profundidade da lesão.[2]

Úlceras profundas são incomuns na DRGE, e seu encontro deve orientar para diagnósticos diferenciais listados na Tabela 40.1. Nesses casos, é recomendada a realização de biópsias das úlceras para estudo histopatológico ou para cultura de microrganismos.

De modo geral, a úlcera esofágica manifesta-se clinicamente com sintomas de pirose e odinofagia. Alguns pacientes queixam-se de disfagia mesmo na ausência de obstrução da luz esofágica. Entretanto, não é incomum o diagnóstico de úlcera esofágica em pacientes assintomáticos.[1]

Eventualmente, as úlceras esofágicas podem trazer complicações sérias, como sangramento e fístulas com estruturas mediastinais (traqueia e brônquios).[1,3]

O tratamento da úlcera esofágica péptica pode ser feito clinicamente com uso de inibidores de bomba de prótons (IBPs) ou por meio de fundoplicatura

Tabela 40.1 – Diagnósticos diferenciais das úlceras esofágicas

Causas	Etiologia
Infecção	Citomegalovírus, herpes simples, tuberculose, micobactéria atípica, HIV
DRGE	Úlcera péptica, úlcera no esôfago de Barrett
Mecânica	Úlcera de Cameron, síndrome de Mallory-Weiss
Iatrogênica	Esclerose ou ligadura de varizes esofágicas, induzida por comprimido, actínica, doença do enxerto-hospedeiro
Neoplasia	Leiomioma, lipoma, adenocarcinoma, linfoma, sarcoma
Idiopática	Epidermólise bolhosa, sarcoidose, doença de Crohn

cirúrgica. Apesar de não existir uma definição clara sobre dose e tempo de tratamento dessas úlceras, há uma tendência de tratá-las de forma semelhante às esofagites graves (graus C e D de Los Angeles).[4]

A ocorrência de úlceras no epitélio metaplásico de Barrett merece atenção especial, visto que são mais resistentes ao tratamento clínico convencional e representam um risco independente de evolução para displasia e adenocarcinoma.[5]

ESTENOSE DO ESÔFAGO

Acredita-se que a estenose péptica do esôfago é consequência da fibrose secundária à cicatrização de lesões esofágicas causadas pela DRGE. Com o uso em larga escala dos inibidores de bomba protônica no tratamento da DRGE a incidência de estenose péptica diminuiu acentuadamente.[6]

O Quadro 40.1 ilustra diagnósticos diferenciais de estenose esofágica.

Avaliação clínica

A maioria dos pacientes com estenose péptica do esôfago apresenta-se com quadro de disfagia esofágica para sólidos, às vezes associada à odinofagia e impactação alimentar. Aproximadamente 30% desses pacientes não referem sintomas clássicos prévios de DRGE, talvez em virtude de menor sensibilidade esofágica nesses indivíduos. Outras manifestações incluem dor torácica e aspiração. Perda de peso é, de um modo geral, pouco significativa.[7]

Os exames recomendados na avaliação da estenose péptica do esôfago são estudo radiológico contrastado do esôfago e endoscopia digestiva alta. O estudo radiológico contrastado do esôfago é útil principalmente na avaliação de porções distais da área estenosada, muitas vezes inacessíveis à endoscopia.[1,8] A endoscopia digestiva alta é capaz de diagnosticar a área estenosada, além de permitir coleta de material para exame histopatológico com o objetivo de afastar neoplasia.

Quadro 40.1 – Diagnósticos diferenciais das estenoses esofágicas

- DRGE
- Esofagite eosinofílica
- Membranas esofágicas
- Pós-cirúrgica
- Irradiação
- Complicação de tratamento de varizes esofágicas
- Uso de sonda nasogástrica
- Esofagite cáustica
- Doenças dermatológicas (pênfigo, epidermólise bolhosa etc.)
- Doença de Crohn
- Doença do enxerto *versus* hospedeiro

Tratamento

O tratamento da estenose péptica do esôfago baseia-se na dilatação endoscópica, uso de inibidores de bomba protônica e cirurgia antirrefluxo.

Tratamento endoscópico

De acordo com as características do estreitamento esofágico e sua resposta ao tratamento, essas estenoses podem ser classificadas como simples ou complexas. A maioria das estenoses são simples e caracterizam-se por serem focais, retas, simétricas, concêntricas e com diâmetro maior que 12 mm. Essas estenoses são, de modo geral, tratadas com dilatação com balão ou velas em associação com uso de inibidores de bomba protônica. Estenoses complexas são caracterizadas por apresentarem uma extensão maior (> 2 cm), mais tortuosas, assimétricas e comprometem acentuadamente a luz do órgão (< 12 mm).[1]

A primeira abordagem das estenoses pépticas esofágicas é dilatação endoscópica. Apesar de o uso de IBP diminuir a recorrência da estenose, muitos pacientes necessitam de sessões periódicas de dilatação endoscópica. São necessárias em média de 1 a 3 dilatações em estenoses simples, e apenas 25 a 35% dos pacientes necessitam de mais de cinco procedimentos.[7,9,10]

Para a realização da dilatação endoscópica podem ser utilizados balões ou velas de polivinil. Os balões de dilatação são inseridos através do canal de trabalho do endoscópio e exercem apenas força radial sobre toda a circunferência estenosada. As velas exercem força longitudinal e radial sobre a estenose, potencializando a dilatação desta.[11] As mais utilizadas são as de Savary-Guilliard. A eficácia desses dois métodos parece ser semelhante.[10]

São consideradas estenoses pépticas refratárias aquelas em que não é possível alcançar um diâmetro mínimo de 14 mm na luz esofágica, após cinco sessões de dilatação realizadas em intervalos de duas semanas. As estenoses recorrentes caracterizam-se por inabilidade de manter a luz esofágica adequada após o tratamento de dilatação por um período mínimo de quatro semanas.[12]

As complicações mais comuns associadas à dilatação endoscópica incluem perfuração, bacteriemia e hemorragia. A incidência de perfuração varia de 0,1 a 0,4% e geralmente ocorre na abordagem de estenoses complexas.[12]

Para diminuir o risco de estenose péptica recorrente é aconselhável uma injeção de corticoides na área estenosada antes da dilatação. O mecanismo de ação desse tratamento baseia-se na inibição da inflamação e deposição de colágeno.

Um estudo de Ramage et al.[13] avaliou um tratamento com dilatação endoscópica e inibidores de bomba protônica associados ou não com uso de triancinolona (40 mg/mL) nos quatro quadrantes da área estenosada. Nesse estudo, os pacientes tratados com corticoide espaçaram o intervalo entre as sessões de dilatação.

Outra opção para tratamento de pacientes com estenose péptica do esôfago refratária é o uso de prótese. O uso de *stents* metálicos não recobertos são ineficientes na estenose péptica do esôfago, em função do crescimento de tecido que invade a "malha" da prótese e a luz esofágica. Já os *stents* de plástico ou recobertos mantêm a luz esofágica pérvia. É importante ressaltar que essas próteses associam-se à taxas não desprezíveis de migração.[14-16]

O tempo ideal de manutenção da prótese esofágica não é bem definida e varia com complexidade e comprimento da estenose e intensidade do processo inflamatório. A princípio, a prótese deve ser mantida até a resolução do processo inflamatório. Em estenoses com comprimento maior que 5 cm, recomenda-se a manutenção da prótese por 8 a 16 semanas. Em estenoses menores a remoção da prótese pode ocorrer mais cedo. Apenas *stents* recobertos são passíveis de remoção após longo prazo.[17]

Tratamento clínico

Os inibidores de bomba protônica bloqueiam a via final da secreção ácida e são as drogas de escolha para tratamento da DRGE. Dados epidemiológicos sugerem que o uso de inibidores de bomba protônica no tratamento da esofagite por refluxo pode prevenir a estenose esofágica. Entretanto, existem poucos estudos controlados avaliando o papel dessas drogas no tratamento da estenose péptica do esôfago. Marks et al.[18] realizaram o primeiro ensaio clínico avaliando a eficácia dos inibidores de bomba protônica e antagonistas dos receptores de histamina na prevenção da recorrência da estenose péptica esofágica. Nesse estudo observou-se que o uso de inibidores de bomba protônica diminuiu a necessidade de dilatações endoscópicas. Posteriormente, um estudo de Smith et al.[19] encontrou resultados semelhantes.

Com base em resultados de estudos clínicos randomizados e observacionais, é fundamental a manutenção de terapia antissecretora nos portadores de estenose péptica do esôfago, com o intuito de manter cicatrizada a esofagite e diminuir a necessidade de dilatações endoscópicas.

Tratamento cirúrgico

Historicamente a cirurgia antirrefluxo é recomendada como outra opção no tratamento da estenose péptica do esôfago. Klingler et al.[20] realizaram um estudo tipo coorte, avaliando a cirurgia antirrefluxo em portadores de estenose péptica do esôfago, e observaram que esse procedimento reduziu o escore de disfagia e a necessidade de dilatações nesses pacientes. Portanto, apesar de esse estudo não ter sido controlado, é possível que um subgrupo de portadores de estenose péptica refratária possa se beneficiar com o tratamento cirúrgico.

A Figura 40.1 ilustra a proposta de abordagem da estenose péptica do esôfago.

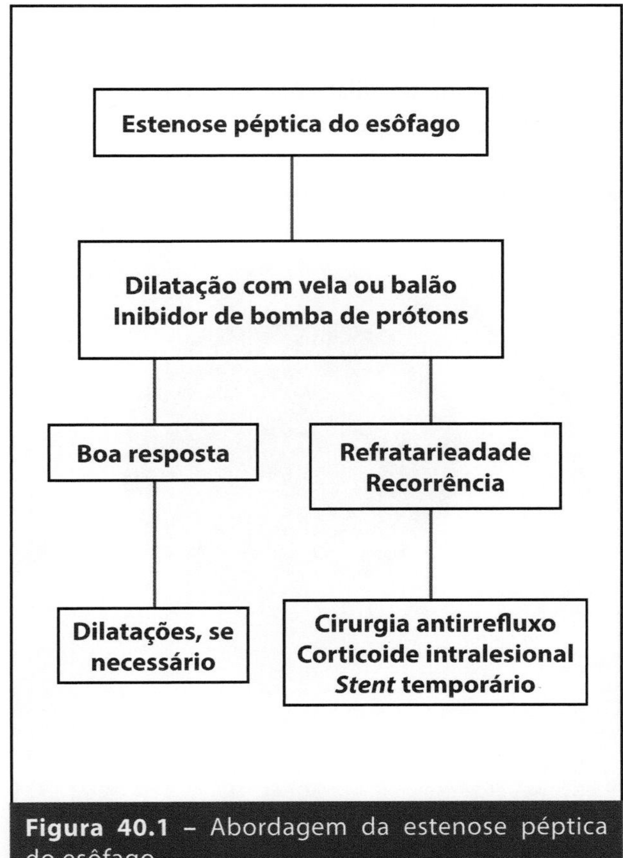

Figura 40.1 – Abordagem da estenose péptica do esôfago.

ANEL DE SCHATZKI

O anel de Schatzki ocorre na junção entre o epitélio escamoso e o epitélio colunar gástrico. A superfície proximal desse anel é coberto por mucosa escamosa, e a distal, por epitélio gástrico.[21] A etiologia do anel de Schatzki é ainda mal conhecida, mas parece ser multifatorial. Existem evidências de que a DRGE é mais prevalente nos portadores do anel de Schatzki.[22] Estudo de Muller et al.[23] mostrou que o anel de Schatzki está frequentemente associado à hérnia hiatal e à esofagite. Além disso, algumas vezes o anel de Schatzki evolui para estenose.[24]

A maioria dos pacientes com anel de Schatzki são assintomáticos. Entretanto, alguns evoluem com quadro de disfagia esofágica intermitente para sólidos e/ou impactação alimentar. Acredita-se que os sintomas de disfagia possam estar associados ao pequeno calibre do anel ou a alterações motoras tipo hipocontratilidade do corpo esofágico observadas nesses pacientes.[23,25]

O diagnóstico do anel de Schatzki é baseado em exames de endoscopia digestiva alta e estudo radiológico contrastado do esôfago. A Figura 40.2 ilustra esse achado.

O tratamento do anel de Schatzki sintomático é baseado na dilatação endoscópica com velas de grande calibre ou balão hidrostático. Esse procedimento é seguro e eficaz, mas aproximadamente 50% dos pacientes necessitaram de dilatações subsequentes.[26] Uma alternativa terapêutica em anéis de Schatzki refratários é a sua incisão. Nos primeiros casos reportados, a incisão foi feita com o uso de eletrocautério associado à dilatação por balão ou ao uso de plasma de argônio.[27,28]

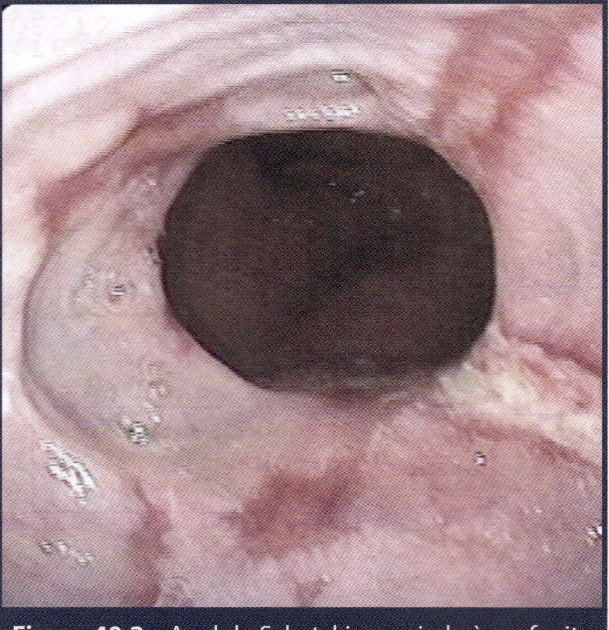

Figura 40.2 – Anel de Schatzki associado à esofagite erosiva.

REFERÊNCIAS

1. Spechler SJ. Esophageal complications of gastroesophageal reflux disease: presentation, diagnosis, management, and outcomes. Clin Cornerstone. 2003; 5(4):41-8; discussion 9-50.
2. Spechler SJ. Clinical manifestations and esophageal complications of GERD. Am J Med Sci. 2003; 326(5):279-84.
3. Longstreth GF. Epidemiology of hospitalization for acute upper gastrointestinal hemorrhage: a population-based study. Am J Gastroenterol. 1995; 90(2):206-10.
4. Wang C, Hunt RH. Medical management of gastroesophageal reflux disease. Gastroenterol Clin North Am. 2008; 37(4):879-99, ix.
5. Komorowski RA, Hogan WJ, Chausow DD. Barrett's ulcer: the clinical significance today. Am J Gastroenterol. 1996; 91(11):2310-3.
6. Ruigomez A, Garcia Rodriguez LA, Wallander MA, Johansson S, Eklund S. Esophageal stricture: incidence, treatment patterns, and recurrence rate. Am J Gastroenterol. 2006; 101(12):2685-92.
7. Pregun I, Hritz I, Tulassay Z, Herszenyi L. Peptic esophageal stricture: medical treatment. Dig Dis. 2009; 27(1):31-7.
8. Ghahremani GG, Weingardt JP, Curtin KR, Yaghmai V. Detection of occult esophageal narrowing with a barium tablet during chest radiography. Clin Imaging. 1996; 20(3):184-90.
9. Lew RJ, Kochman ML. A review of endoscopic methods of esophageal dilation. J Clin Gastroenterol. 2002; 35(2):117-26.
10. Pereira-Lima JC, Ramires RP, Zamin I Jr, Cassal AP, Marroni CA, Mattos AA. Endoscopic dilation of benign esophageal strictures: report on 1043 procedures. Am J Gastroenterol. 1999; 94(6):1497-501.
11. McLean GK, LeVeen RF. Shear stress in the performance of esophageal dilation: comparison of balloon dilation and bougienage. Radiology. 1989; 172(3 Pt 2):983-6.
12. Parasa S, Sharma P. Complications of gastro-oesophageal reflux disease. Best Pract Res Clin Gastroenterol. 2013;27(3):433-42.
13. Ramage JI, Jr., Rumalla A, Baron TH, Pochron NL, Zinsmeister AR, Murray JA et al. A prospective, randomized, double-blind, placebo-controlled trial of endoscopic steroid injection therapy for recalcitrant esophageal peptic strictures. Am J Gastroenterol. 2005; 100(11):2419-25.
14. Thomas T, Abrams KR, Subramanian V, Mannath J, Ragunath K. Esophageal stents for benign refractory strictures: a meta-analysis. Endoscopy. 2011; 43(5):386-93.
15. Garcia-Cano J. Esophageal insertion of polyflex stents without fluoroscopy in peptic strictures. Endoscopy. 2007; 39(Suppl 1):E133.
16. Repici A, Conio M, De Angelis C, Battaglia E, Musso A, Pellicano R et al. Temporary placement of an expandable polyester silicone-covered stent for treatment of refractory

benign esophageal strictures. Gastrointest Endosc. 2004; 60(4):513-9.

17. van Boeckel PG, Siersema PD. Refractory esophageal strictures: what to do when dilation fails. Curr Treat Options Gastroenterol. 2015; 13(1):47-58.
18. Marks RD, Richter JE, Rizzo J, Koehler RE, Spenney JG, Mills TP et al. Omeprazole versus H2-receptor antagonists in treating patients with peptic stricture and esophagitis. Gastroenterology. 1994; 106(4):907-15.
19. Smith PM, Kerr GD, Cockel R, Ross BA, Bate CM, Brown P et al. A comparison of omeprazole and ranitidine in the prevention of recurrence of benign esophageal stricture. Restore Investigator Group. Gastroenterology. 1994; 107(5):1312-8.
20. Klingler PJ, Hinder RA, Cina RA, DeVault KR, Floch NR, Branton SA et al. Laparoscopic antireflux surgery for the treatment of esophageal strictures refractory to medical therapy. Am J Gastroenterol. 1999; 94(3):632-6.
21. DeVault KR. Lower esophageal (Schatzki's) ring: pathogenesis, diagnosis and therapy. Dig Dis. 1996; 14(5):323-9.
22. Marshall JB, Kretschmar JM, Diaz-Arias AA. Gastroesophageal reflux as a pathogenic factor in the development of symptomatic lower esophageal rings. Arch Intern Med. 1990; 150(8):1669-72.
23. Muller M, Gockel I, Hedwig P, Eckardt AJ, Kuhr K, Konig J et al. Is the Schatzki ring a unique esophageal entity? World J Gastroenterol. 2011; 17(23):2838-43.
24. Weinberg DS, Kadish SL. The diagnosis and management of gastroesophageal reflux disease. Med Clin North Am. 1996; 80(2):411-29.
25. Mitre MC, Katzka DA, Brensinger CM, Lewis JD, Mitre RJ, Ginsberg GG. Schatzki ring and Barrett's esophagus: do they occur together? Dig Dis Sci. 2004; 49(5):770-3.
26. Muller M, Gockel I, Konig J, Kuhr K, Eckardt VF. Long-term recurrence rates following dilation of symptomatic Schatzki rings. Dig Dis Sci. 2011; 56(5):1432-7.
27. Burdick JS, Venu RP, Hogan WJ. Cutting the defiant lower esophageal ring. Gastrointest Endosc. 1993; 39(5):616-9.
28. DiSario JA, Pedersen PJ, Bichis-Canoutas C, Alder SC, Fang JC. Incision of recurrent distal esophageal (Schatzki) ring after dilation. Gastrointest Endosc. 2002; 56(2):244-8.

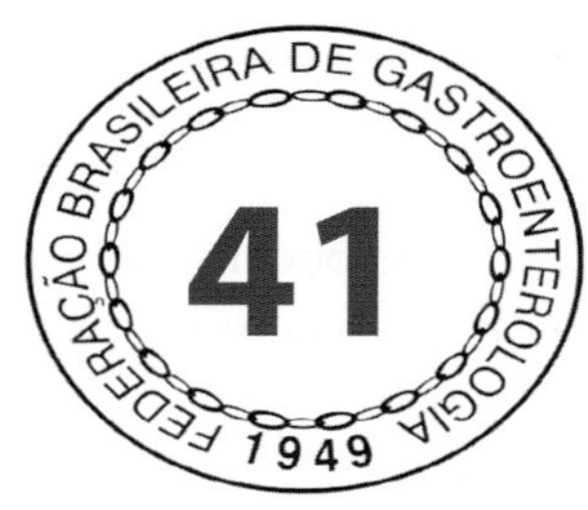

ESÔFAGO DE BARRETT

Luciana Dias Moretzsohn

INTRODUÇÃO

O esôfago de Barrett é definido como uma substituição do epitélio escamoso do esôfago por um epitélio colunar. O critério para diagnóstico de esôfago de Barrett não é mundialmente uniforme. Os norte-americanos exigem a presença de metaplasia intestinal associada ao epitélio colunar, diferente dos ingleses e dos japoneses.[1,2] Em nosso meio, também se exige a presença de metaplasia intestinal para esse diagnóstico, visto que evidências sugerem a associação desse achado com a evolução para o adenocarcinoma.

Como, muitas vezes, a junção esofagogástrica é irregular, segmentos com menos de 1 cm podem ser uma variação do normal. Assim, é possível que o achado de metaplasia intestinal, nesses casos, esteja associada à cárdia, e não ao epitélio colunar. Dessa forma, a Sociedade Britânica de Gastroenterologia sugere que o diagnóstico endoscópico do esôfago de Barrett somente deve ser cogitado em segmentos de epitélio colunar com pelo menos 1 cm de extensão.[1,3]

EPIDEMIOLOGIA

A importância do diagnóstico do esôfago de Barrett baseia-se no risco de desenvolvimento do adenocarcinoma no epitélio metaplásico. A incidência de adenocarcinoma em portadores de esôfago de Barrett é estimada de 0,3 a 0,5% ao ano e, em portadores de adenocarcinoma, a sobrevida em cinco anos é de aproximadamente 17%.[3] Apesar de o adenocarcinoma esofágico ser mais prevalente em portadores de esôfago de Barrett, a expectativa de vida desses pacientes é semelhante à população geral.[4]

A pesquisa de esôfago de Barrett na população geral não é justificada, visto que a incidência de adenocarcinoma no esôfago de Barrett é baixa. O consenso norte-americano sugere o rastreamento do esôfago de Barrett apenas em homens com idade superior a 60 anos e com sintomas crônicos de DRGE, visto que esse é o perfil mais observado em portadores de adenocarcinoma esofágico.[4,5]

FATORES DE RISCO

O risco de progressão do esôfago de Barrett para displasia de alto grau e adenocarcinoma associa-se com obesidade central. Vaughan et al.[6] observaram associação entre gordura abdominal e marcadores de progressão neoplásica no esôfago de Barrett. Estudo de metanálise mostrou associação consistente entre obesidade central, inflamação esofágica, metaplasia e adenocarcinoma.[7]

Segmentos longos de epitélio metaplásico do esôfago apresentam risco aumentado de evolução para neoplasia. Análise multivariável baseada em coorte prospectiva mostrou que o comprimento do epitélio metaplásico associa-se com maior risco de progressão para displasia e adenocarcinoma (risco relativo 1,11 cm).[8]

DIAGNÓSTICO

O diagnóstico de esôfago de Barrett é endoscópico e histológico. O endoscopista deve descrever com detalhes a presença de hérnia hiatal, esofagite e extensão do epitélio metaplásico. Esses dados devem ser precisos, para que não ocorram erros intra ou interobservadores em exames de acompanhamento. Dessa forma, é importante o uso da classificação de Praga, que descreve a extensão do epitélio colunar circunferencial e total,[9] ilustrado na Figura 41.1. O diagnóstico histológico baseia-se na identificação de células caliciformes no epitélio colunar em fragmentos de mucosa do esôfago colhidos por meio de biópsia.

VIGILÂNCIA ENDOSCÓPICA

O objetivo da vigilância endoscópica no esôfago de Barrett é detectar a neoplasia em fases iniciais, restrita à mucosa, o que permite um tratamento curativo. Lesões que invadem a submucosa associam-se com metástases linfonodais em 50 a 90% dos casos.[10]

O desenvolvimento de endoscópios de alta resolução que produzem imagens com mais de 1 milhão de pixels aprimorou a detecção de discretas anormalidades da mucosa esofágica que podem corresponder a áreas de displasia ou neoplasia precoce. Estudo randomizado controlado sugere que a endoscopia de alta resolução apresenta desempenho semelhante à cromoendoscopia e à *narrow band image* (NBI) na detecção de lesões precoces.[11] O exame detalhado e prolongado do epitélio metaplásico é fundamental para o diagnóstico de lesões precoces.[12]

Como já discutido, segmentos longos de epitélio metaplásico têm uma incidência maior de degeneração neoplásica. Sendo assim, a Sociedade Britânica de Gastroenterologia sugere que a vigilância endoscópica seja realizada a cada 3 a 5 anos em portadores de segmento curto de Barrett e a cada 2 a 3 anos naqueles com segmentos longos.[1]

Durante a vigilância endoscópica, qualquer área irregular deve ser biopsiada. Preconiza-se também a realização do protocolo de Seattle, que consiste na coleta de fragmentos de mucosa esofágica em cada quadrante do esôfago a cada 2 cm.[13]

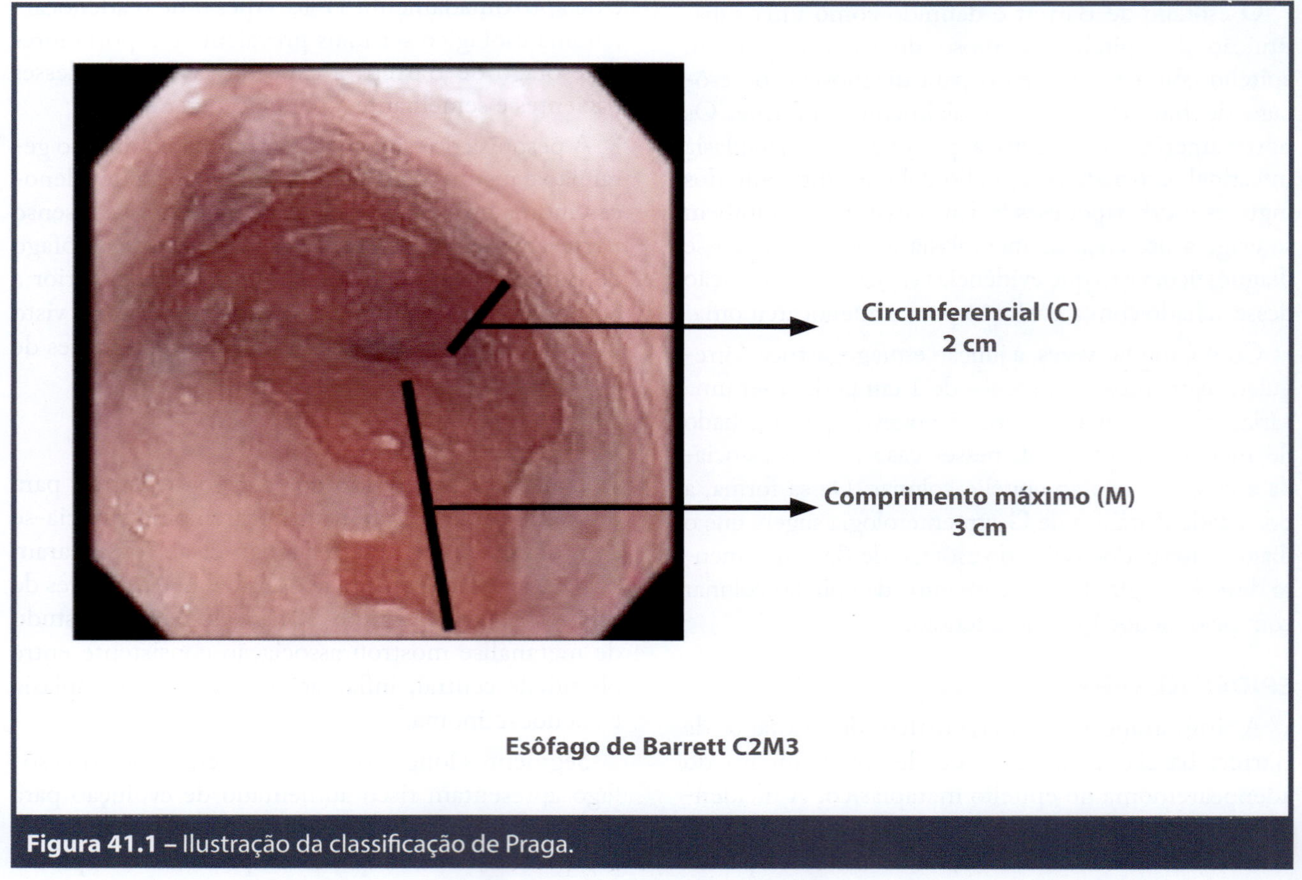

Figura 41.1 – Ilustração da classificação de Praga.

DISPLASIA NO ESÔFAGO DE BARRETT

A descrição de displasia no esôfago de Barrett, pelo patologista, baseia-se na classificação de Viena revisada[14] e contempla as seguintes possibilidades:

- Negativo para displasia, caracterizado pela presença de alterações reativas ou regenerativas do epitélio metaplásico.
- Indefinido para displasia, quando os achados morfológicos não são definitivos para estabelecer o diagnóstico de alterações regenerativas ou atipias celulares.
- Displasia de baixo grau, caracterizado pela presença de arquitetura glandular preservada e presença de atipia celular.
- Displasia de alto grau (carcinoma *in situ*), em que são observadas alterações da arquitetura glandular e atipia celular mais acentuada.

Todo achado de displasia no esôfago de Barrett deve ser confirmado por outro patologista independente.

Pacientes com diagnóstico de esôfago de Barrett com displasia indefinida ou de baixo grau devem ter seu tratamento com antissecretores otimizado e serem reavaliados por endoscopia após 6 a 12 meses.[1] Após dois exames consecutivos sem identificação de displasia de baixo grau, o paciente deve ser acompanhado de acordo com protocolo para portadores de esôfago de Barrett sem displasia. As Figuras 41.2 e 41.3 ilustram as condutas na displasia no esôfago de Barrett.

Na vigência de displasia de alto grau no epitélio metaplásico do esôfago, a ressecção endoscópica é considerada a primeira abordagem. Caso a análise histopatológica do material ressecado não evidencie invasão de submucosa, esse paciente pode estar curado. Mesmo assim, alguns autores sugerem complementação terapêutica com uso de ablação por radiofrequência.[1,4]

A esofagectomia é considerada o tratamento de escolha em pacientes com lesões invadindo a submucosa, devido ao risco aumentado de metástases linfonodais.[1]

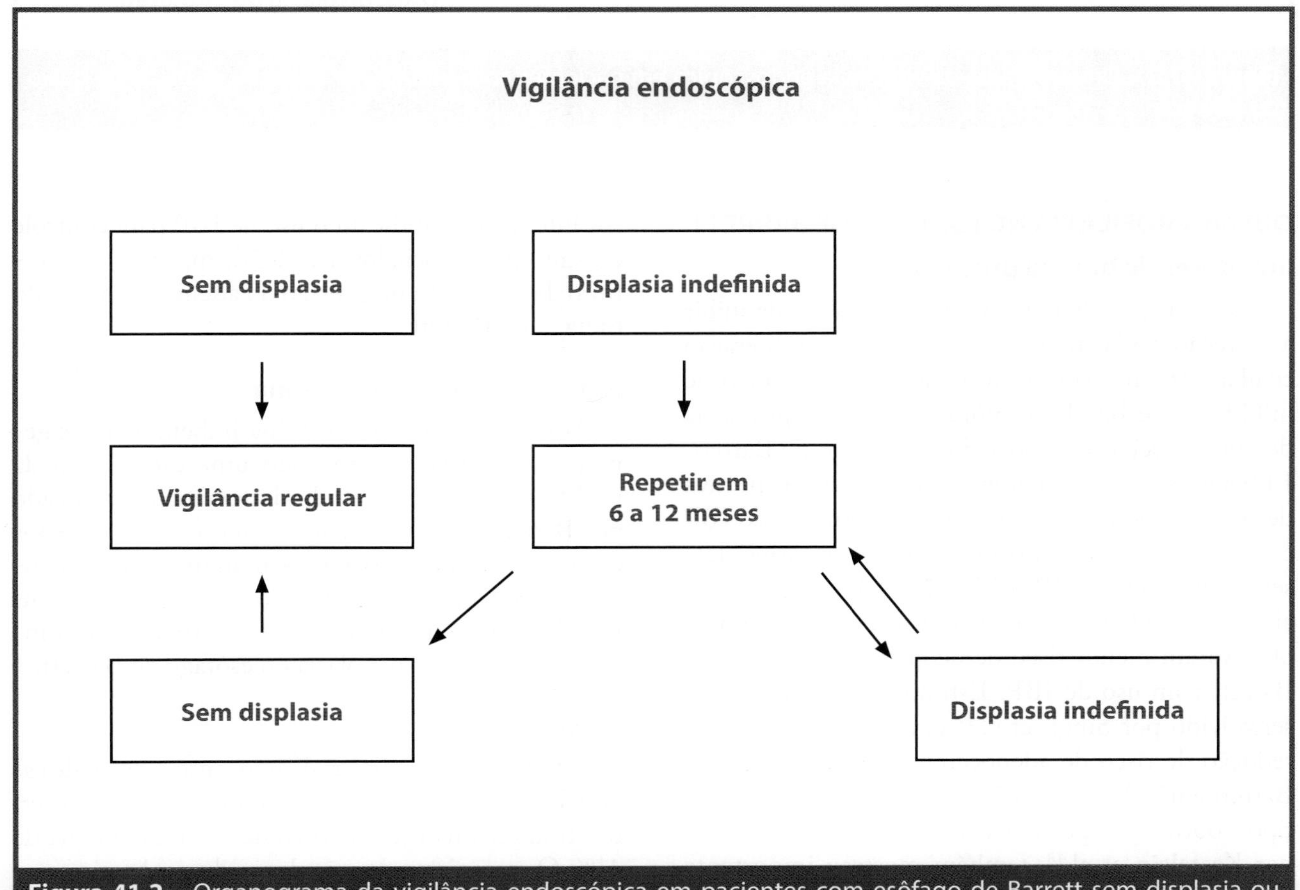

Figura 41.2 – Organograma da vigilância endoscópica em pacientes com esôfago de Barrett sem displasia ou displasia indefinida.

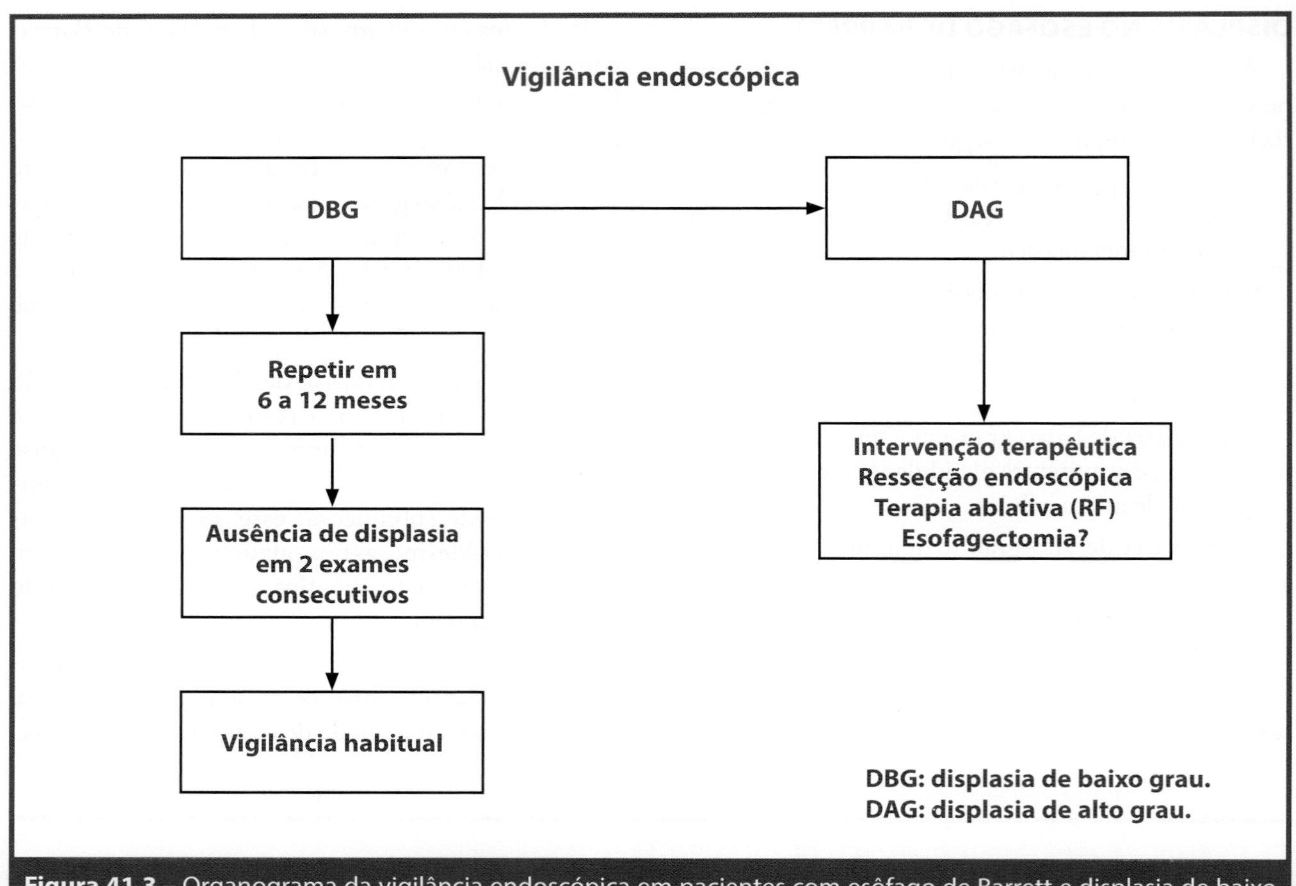

Figura 41.3 – Organograma da vigilância endoscópica em pacientes com esôfago de Barrett e displasia de baixo ou alto grau.

QUIMIOPROFILAXIA NO ESÔFAGO DE BARRETT

Inibidores de bomba protônica

Os inibidores de bomba protônica, além de inibir a secreção ácida, também diminuem a proliferação celular. Alguns estudos avaliaram o uso crônico de inibidores de bomba protônica (IBP) na profilaxia do adenocarcinoma associado ao esôfago de Barrett. El Serag et al.[15] conduziram uma coorte prospectiva de portadores de esôfago de Barrett em uso de IBP e observaram um efeito protetor nos usuários desses medicamentos OR 0,25 (0,13-0,47). Ngueyen et al.,[16] em estudo observacional retrospectivo, também observaram menor risco de neoplasia no esôfago de Barrett com uso de IBP. Estudo de metanálise desenvolvido por Singh et al.[17] também mostrou uma redução de risco de adenocarcinoma no esôfago de Barrett em 71% em usuários crônicos de IBP. Estudo tipo coorte, prospectivo e multicêntrico, realizado por Kastelein et al.[18], também mostrou importante papel do IBP na prevenção do adenocarcinoma no epitélio metaplásico do esôfago. Entretanto, consensos intencionais indicam o uso de IBP para controle de sintomas associados a DRGE, mas não com intuito de prevenir a progressão do adenocarcinoma do esôfago de Barrett.[1,4]

Anti-inflamatórios e aspirina

Anti-inflamatórios e aspirina inibem a cicloxigenase 2 (COX2), promovendo uma diminuição da proliferação celular. Estudo de metanálise realizado por Baruah et al.[19] evidenciou efeito protetor dessas drogas na evolução do adenocarcinoma em portadores de esôfago de Barrett. Consensos intencionais não sugerem o uso crônico dessas drogas com o intuito de prevenir a neoplasia no esôfago de Barrett.[1,4]

Estatinas

Estudo de metanálise avaliando o uso crônico de estatinas na profilaxia de neoplasia no esôfago de Barrett mostrou uma redução de risco de adenocarcinoma de 41%. O mecanismo de ação dessas drogas baseia-se na inibição da HMG coenzima A, que bloqueia mediadores de crescimento e diferenciação celular.[20] Também com relação às estatinas, consensos internacionais não indicam o uso crônico dessas drogas na profilaxia do adenocarcinoma no esôfago de Barrett.[1,4]

TRATAMENTO CIRÚRGICO

O tratamento cirúrgico antirrefluxo em portadores de DRGE, independentemente da presença do esôfago de Barrett, é capaz de manter o paciente assintomático por tempo prolongado.[21]

Na profilaxia do adenocarcinoma no epitélio de Barrett não há consenso com relação ao melhor tratamento, se clínico ou cirúrgico.

Alguns estudos sugerem que o tratamento cirúrgico antirrefluxo possa impedir a progressão do adenocarcinoma no esôfago de Barrett.[22-24] Por outro lado, estudo que incluiu 101 pacientes com esôfago de Barrett não mostrou diferença na incidência de adenocarcinoma nos grupos operados ou tratados com IBP.[25] Estudo de metanálise, comparando incidência de câncer no esôfago de Barrett em pacientes submetidos a fundoplicatura e tratamento clínico, também não mostrou diferença estatística.[26] Revisão sistemática, incluindo trabalhos de acompanhamento de longo prazo de pacientes submetidos a fundoplicatura e tratamento clínico, concluiu que a incidência de adenocarcinoma foi maior no grupo clínico.[27] Estudos randomizados, avaliando a incidência de câncer em pacientes com esôfago de Barrett, concluíram que a cirurgia, isoladamente, não previne o adenocarcinoma e nem dispensa o uso de antissecretores.[28,29]

REFERÊNCIAS

1. Fitzgerald RC, di Pietro M, Ragunath K, Ang Y, Kang JY, Watson P et al. British Society of Gastroenterology guidelines on the diagnosis and management of Barrett's oesophagus. Gut. 2014; 63(1):7-42.
2. Riddell RH, Odze RD. Definition of Barrett's esophagus: time for a rethink – is intestinal metaplasia dead? Am J Gastroenterol. 2009; 104(10):2588-94.
3. Falk GW, Buttar NS, Foster NR, Ziegler KL, Demars CJ, Romero Y et al. A combination of esomeprazole and aspirin reduces tissue concentrations of prostaglandin E(2) in patients with Barrett's esophagus. Gastroenterology. 2012; 143(4):917-26 e1.
4. Bennett C, Moayyedi P, Corley DA, DeCaestecker J, Falck-Ytter Y, Falk G et al. BOB CAT: a large-scale review and Delphi Consensus for management of Barrett's esophagus with no dysplasia, indefinite for, or low-grade dysplasia. Am J Gastroenterol. 2015; 110(5):662-82.
5. Bhat S, Coleman HG, Yousef F, Johnston BT, McManus DT, Gavin AT et al. Risk of malignant progression in Barrett's esophagus patients: results from a large population-based study. J Natl Cancer Inst. 2011; 103(13):1049-57.
6. Vaughan TL, Kristal AR, Blount PL, Levine DS, Galipeau PC, Prevo LJ et al. Nonsteroidal anti-inflammatory drug use, body mass index, and anthropometry in relation to genetic and flow cytometric abnormalities in Barrett's esophagus. Cancer Epidemiol Biomarkers Prev. 2002; 11(8):745-52.
7. Singh S, Sharma AN, Murad MH, Buttar NS, El-Serag HB, Katzka DA et al. Central adiposity is associated with increased risk of esophageal inflammation, metaplasia, and adenocarcinoma: a systematic review and meta-analysis. Clin Gastroenterol Hepatol. 2013; 11(11):1399-412 e7.
8. Sikkema M, Looman CW, Steyerberg EW, Kerkhof M, Kastelein F, van Dekken H et al. Predictors for neoplastic progression in patients with Barrett's Esophagus: a prospective cohort study. Am J Gastroenterol. 2011; 106(7):1231-8.
9. Sharma P, Dent J, Armstrong D, Bergman JJ, Gossner L, Hoshihara Y et al. The development and validation of an endoscopic grading system for Barrett's esophagus: the Prague C & M criteria. Gastroenterology. 2006; 131(5):1392-9.
10. Dunbar KB, Spechler SJ. The risk of lymph-node metastases in patients with high-grade dysplasia or intramucosal carcinoma in Barrett's esophagus: a systematic review. Am J Gastroenterol. 2012; 107(6):850-62; quiz 63.
11. Kara MA, Peters FP, Rosmolen WD, Krishnadath KK, ten Kate FJ, Fockens P et al. High-resolution endoscopy plus chromoendoscopy or narrow-band imaging in Barrett's esophagus: a prospective randomized crossover study. Endoscopy. 2005; 37(10):929-36.
12. Gupta N, Gaddam S, Wani SB, Bansal A, Rastogi A, Sharma P. Longer inspection time is associated with increased detection of high-grade dysplasia and esophageal adenocarcinoma in Barrett's esophagus. Gastrointest Endosc. 2012; 76(3):531-8.
13. Levine DS, Blount PL, Rudolph RE, Reid BJ. Safety of a systematic endoscopic biopsy protocol in patients with Barrett's esophagus. Am J Gastroenterol. 2000; 95(5):1152-7.
14. Schlemper RJ, Riddell RH, Kato Y, Borchard F, Cooper HS, Dawsey SM et al. The Vienna classification of gastrointestinal epithelial neoplasia. Gut. 2000; 47(2):251-5.
15. El-Serag HB, Aguirre TV, Davis S, Kuebeler M, Bhattacharyya A, Sampliner RE. Proton pump inhibitors are associated with reduced incidence of dysplasia in Barrett's esophagus. Am J Gastroenterol. 2004; 99(10):1877-83.
16. Nguyen DM, El-Serag HB, Henderson L, Stein D, Bhattacharyya A, Sampliner RE. Medication usage and the risk of neoplasia in patients with Barrett's esophagus. Clin Gastroenterol Hepatol. 2009; 7(12):1299-304.
17. Singh S, Garg SK, Singh PP, Iyer PG, El-Serag HB. Acid-suppressive medications and risk of oesophageal adenocarcinoma in patients with Barrett's oesophagus: a systematic review and meta-analysis. Gut. 2014; 63(8):1229-37.
18. Kastelein F, Spaander MC, Steyerberg EW, Biermann K, Valkhoff VE, Kuipers EJ et al. Proton pump inhibitors reduce the risk of neoplastic progression in patients with Barrett's esophagus. Clin Gastroenterol Hepatol. 2013; 11(4):382-8.

19. Baruah A, Buttar NS. Chemoprevention in Barrett's oesophagus. Best Pract Res Clin Gastroenterol. 2015; 29(1):151-65.
20. Singh S, Singh AG, Singh PP, Murad MH, Iyer PG. Statins are associated with reduced risk of esophageal cancer, particularly in patients with Barrett's esophagus: a systematic review and meta-analysis. Clin Gastroenterol Hepatol. 2013; 11(6):620-9.
21. Attwood SE, Lundell L, Hatlebakk JG, Eklund S, Junghard O, Galmiche JP et al. Medical or surgical management of GERD patients with Barrett's esophagus: the LOTUS trial 3-year experience. J Gastrointest Surg. 2008; 12(10):1646-54; discussion 54-5.
22. Gurski RR, Peters JH, Hagen JA, DeMeester SR, Bremner CG, Chandrasoma PT et al. Barrett's esophagus can and does regress after antireflux surgery: a study of prevalence and predictive features. J Am Coll Surg. 2003; 196(5):706-12; discussion 12-3.
23. Zehetner J, DeMeester SR, Ayazi S, Costales JL, Augustin F, Oezcelik A et al. Long-term follow-up after anti-reflux surgery in patients with Barrett's esophagus. J Gastrointest Surg. 2010; 14(10):1483-91.
24. Zaninotto G, Parente P, Salvador R, Farinati F, Tieppo C, Passuello N et al. Long-term follow-up of Barrett's epithelium: medical versus antireflux surgical therapy. J Gastrointest Surg. 2012; 16(1):7-14; discussion 5.
25. Parrilla P, Martinez de Haro LF, Ortiz A, Munitiz V, Molina J, Bermejo J et al. Long-term results of a randomized prospective study comparing medical and surgical treatment of Barrett's esophagus. Ann Surg. 2003; 237(3):291-8.
26. Corey KE, Schmitz SM, Shaheen NJ. Does a surgical antireflux procedure decrease the incidence of esophageal adenocarcinoma in Barrett's esophagus? A meta-analysis. Am J Gastroenterol. 2003; 98(11):2390-4.
27. Chang EY, Morris CD, Seltman AK, O'Rourke RW, Chan BK, Hunter JG et al. The effect of antireflux surgery on esophageal carcinogenesis in patients with barrett esophagus: a systematic review. Ann Surg. 2007; 246(1):11-21.
28. Lodrup A, Pottegard A, Hallas J, Bytzer P. Use of proton pump inhibitors after antireflux surgery: a nationwide register-based follow-up study. Gut. 2014; 63(10):1544-9.
29. Lagergren J, Ye W, Lagergren P, Lu Y. The risk of esophageal adenocarcinoma after antireflux surgery. Gastroenterology. 2010; 138(4):1297-301.

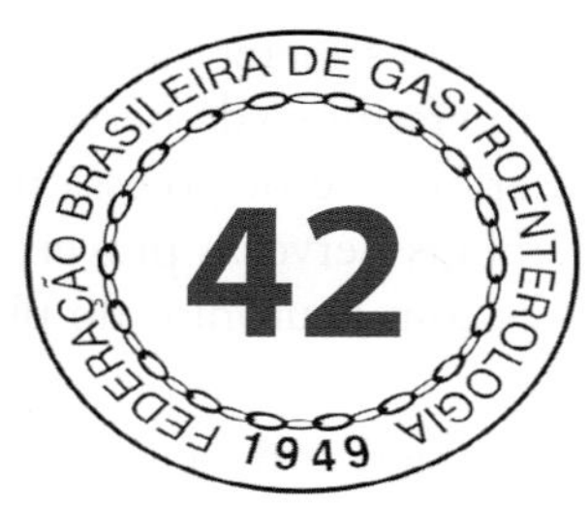

DISTÚRBIOS MOTORES DO ESÔFAGO

Luciana Camacho-Lobato

INTRODUÇÃO

Os distúrbios motores do esôfago são, até a presente data, motivo de grande controvérsia, haja vista sua descrição inicial ser baseada em relatos de casos, sua definição ser pautada em cálculos estatísticos (dois desvios-padrão acima da média determinada em indivíduos normais)[1] e, principalmente, a inconsistente relação causal com sintomas, a questionável relevância clínica, a falta de reprodutibilidade e o desconhecimento de sua real fisiopatologia.

Excetuando-se a acalásia, que é o único distúrbio motor do esôfago universalmente aceito como verdadeiro, não se conseguiu demonstrar nenhum mecanismo fisiopatológico específico para os demais "distúrbios" motores descritos, o que tem motivado inflamados editoriais cujos títulos e/ou conclusões, por si só, denotam duras críticas e questionamentos quanto à real existência de tais distúrbios: "Esôfago em quebra-nozes: muito barulho por nada";[2] "Esôfago em quebra-nozes: uma ideia cujo tempo já se foi?";[3] "Esôfago em quebra-nozes: uma noz difícil de engolir";[4] "Espasmo, quebra-nozes e MEI: realidade ou achado manométrico?".[5]

Tendo em vista as evidências supracitadas, os esofagologistas têm sido mais comedidos com relação a tais "distúrbios", passando a denominá-los anormalidades da motilidade esofagiana.

As anormalidades da motilidade esofagiana podem ser subdivididas em primárias ou idiopáticas e secundárias, ou seja, de causa desconhecida ou relacionadas à presença de alguma doença em específico, respectivamente. As anormalidades motoras secundárias do esôfago são causadas pelo acometimento secundário desse órgão por doenças sistêmicas, por exemplo, doenças do tecido conectivo (esclerose sistêmica, lúpus, síndrome de Sjögren, artrite reumatoide, dermatomiosite, doença mista do tecido conectivo, doença e/ou fenômeno de Raynaud), doenças endocrinológicas (diabete melito, tirotoxicose, mixedema, síndrome de Allgrove), doenças inflamatórias (amiloidose, sarcoidose,) doenças infectoparasitárias (doença de Chagas) e doenças neoplásicas (neoplasias de vários tipos, especialmente o adenocarcinoma do estômago, Síndromes paraneoplásicas).

Este capítulo pretende apresentar revisão histórica, epidemiológica e clínica, ressaltando aspectos diagnósticos e terapêuticos em adição à comparação das classificações vigentes, diante dos métodos diagnósticos recentemente introduzidos (impedanciomanometria e manometria de alta resolução) e com ênfase nas anormalidades motoras primárias do segmento distal do esôfago, composto por músculo liso.

ASPECTOS HISTÓRICOS

Os principais aspectos históricos relacionados a cada uma das seis principais anormalidades da motilidade esofagiana estão resumidos no Quadro 42.1, possibilitando ao leitor não somente um melhor conhecimento histórico de tais anormalidades, mas, sobretudo, o entendimento da relação cronológica entre elas.[6-30]

ASPECTOS ANATÔMICOS

A parede do esôfago é composta pelas camadas mucosa e muscular, a qual é subdividida nas camadas circular (interna) e longitudinal (externa). A distribuição dos subtipos musculares, músculos liso e estriado, dentro das camadas musculares do esôfago é bastante variável. Estudos de autópsia revelam que 54 a 62% distais do esôfago são compostos exclusivamente por músculo liso, ao passo que 4,1% a 5,6% mais proximais desse órgão são constituídos por musculatura estriada. O trecho remanescente contém os dois tipos musculares em proporções variáveis de indivíduo para indivíduo. Dessa maneira, considerando o comprimento médio do esôfago de 23 cm (variação de 18 a 26 cm em autópsias e de 17 a 30 cm pela manometria), os 14 cm distais do esôfago seriam compostos de musculatura lisa, o segmento medial por ambos subtipos musculares, em proporções variáveis, e o centímetro mais proximal do esôfago por musculatura estriada. Os esfíncteres inferior e superior do esôfago são compostos, respectivamente, por musculatura lisa e estriada.[31,32]

A inervação do esôfago compreende a porção intrínseca – composta pelos plexos submucoso (Meissner) e mioentérico (Auerbach), localizados, respectivamente, entre as camadas muscular mucosa e muscular própria e entre as camadas muscular circular e longitudinal e a porção extrínseca – formada pelo nervo vago. O plexo mioentérico é consideravelmente mais denso e desenvolvido na porção muscular lisa do esôfago e compreende dois tipos de neurônio efetores. O primeiro promove excitação colinérgica para as camadas circular e longitudinal, e o segundo, excitação não colinérgica, não adrenérgica primariamente para a camada circular.[33]

A inervação extrínseca do esôfago é proveniente de fibras do nervo vago originárias de dois núcleos principais. As fibras nervosas provenientes do núcleo ambíguo (NA) fornecem inervação direta às placas neurais da porção estriada do esôfago, ao passo que as fibras originárias do núcleo motor dorsal do vago (NMD) provêm inervação indireta para a porção muscular lisa, por meio de sinapses com os neurônios do plexo mioentérico. O esfíncter superior do esôfago é inervado pelo ramo faríngeo do nervo vago via NA, e no esfíncter inferior do esôfago essa inervação se faz por meio de fibras nervosas provenientes do NMD após sinapses com neurônios do plexo mioentérico.[34,35]

O funcionamento do esôfago e da faringe está sob controle do centro de deglutição – localizado no tronco cerebral e composto pelos componentes aferente, sistema de coordenação e eferente. O componente aferente é "alimentado" por informações provenientes dos nervos cranianos V, VII, IX e X, sendo responsável por dar início à deglutição e à sequência de eventos associados. O sistema de coordenação está localizado no núcleo do trato solitário (NTS) e na substância reticular. Sua porção dorsal está envolvida no controle do início da deglutição e na organização da sequência de eventos associados, ao passo que sua porção ventral está responsável pela conexão com os neurônios motores e pela integração com outros centros medulares, em especial, o da respiração. O sistema eferente executa os comandos do sistema de coordenação por meio da resposta motora da orofaringe e do esôfago, veiculada pelos pares cranianos citados com adição do XII par.[36]

Desse modo, como veremos a seguir, as alterações motoras primárias do esôfago são originárias do esôfago distal, que compreende os dois terços inferiores do esôfago (musculatura lisa) e resultam não apenas de lesão muscular, mas também de alterações das inervações intrínseca e extrínseca do esôfago.

CLASSIFICAÇÃO

As anormalidades primárias da motilidade esofagiana têm sido classificadas, ao longo dos anos, de diversas formas (anatômica, fisiopatológica, achados manométricos, transporte de *bolus*, quadro clínico), e, evidentemente, nenhuma das classificações propostas foi capaz de satisfazer integralmente a todos os especialistas até o momento.

O Quadro 42.2 resume as principais classificações propostas e chama a atenção, adicionalmente, para as mudanças entre elas. Como é possível observar, tais classificações se baseiam, em sua maioria, em achados manométricos. A classificação vigente e mais universalmente aceita é a proposta por Spechler e Castell em 2001.[6]

A introdução de novos métodos diagnósticos, sobretudo a impedanciomanometria do esôfago (Figura 42.1) e a manometria de alta resolução (Quadro 42.2), trouxe informações adicionais, res-

Quadro 42.1 – Aspectos históricos e sua relação cronológica no que tange às anormalidades da motilidade esofagiana

Acalásia	EDE	Esôfago em Quebra-nozes	EIE hipertensivo	MEI	EIE hipotensivo
1672 – Sir Thomas Willis: 1ª descrição[apud7]	1889 – Hamilton Osgood[9]: 1ª descrição ("esofagismo")	1977– Brand et al.:[15] contrações de alta amplitude em pacientes com DTNC	1960 – Code et al.:[19] 1ª descrição	1988 – Kahrilas:[21] amplitude mínima para transporte do *bolus* é de 30 mmHg	1971 – Cohen e Harris:[24] determinação do tônus basal < 10 mmHg como causa de RGE
1881 – Mikulicz: cardioespasmo dilatação esofagiana sem estenose[apud7]	1892 – William Osler:[10] espasmos em pacientes hipocondríacos	1979 – Benjamin et al.:[16] amplitude contração esofagiana > 120 mmHg	1969 – Garret e Codwin:[20] descrição de esfíncter hipercontrátil e/ou hiper-reativo	1997 – Leite et al.[22] Definição e introdução do termo MEI em revisão de pacientes com DMI	1987 – Reformulação da definição com os valores de referência de Richter et al.[1] (< 10 mmHg)
1927 – Hurst: introdução do termo acalásia[apud7]	1934 – Moersch e Camp:[11] aspectos radiológicos	1980 – Benjamin e Castell:[17] cunham o nome Esôfago em quebra-nozes	1987 – Reformulação da definição com os valores de referência de Richter et al.[1] (> 45 mmHg)	2008 – Blonski et al.[23] Revisão dos critérios diagnósticos com base em impedanciomanoetria	
1957 – Olsen: acalásia vigorosa[apud7]	1958 – Creamer et al.:[12] 1ª descrição manométrica	1987 – Reformulação da definição com os valores de referência de Richter et al.[1] (> 180 mmHg)		2012 – Bredenoord et al.[30] Subtipos para MEI	
2009 – Pandolfino et al.[8] Acalásia clássica, com compressão esofagiana e vigorosa	1967 – Flesher:[13] descrição do quadro clínico com dor torácica e disfagia	2006 – Agrawal et al.:[18] Mudança de valores de corte para melhor correlação clínica (> 260 mmHg: 100% DTNC)			
2012 – Bredenoord et al.[30] Subtipos I, II e III da acalásia	1987 – Reformulação da definição com os valores de referência de Richter et al.[1] (> 20%)	2007 – Esôfago de Jackhammer[30]			
	2001 – Spechler e Castell,[6] amplitude de ondas simultâneas > 30 mmHg				
	2003 – Sperandio, et al.[14] Espasmo distal em vez de difuso				

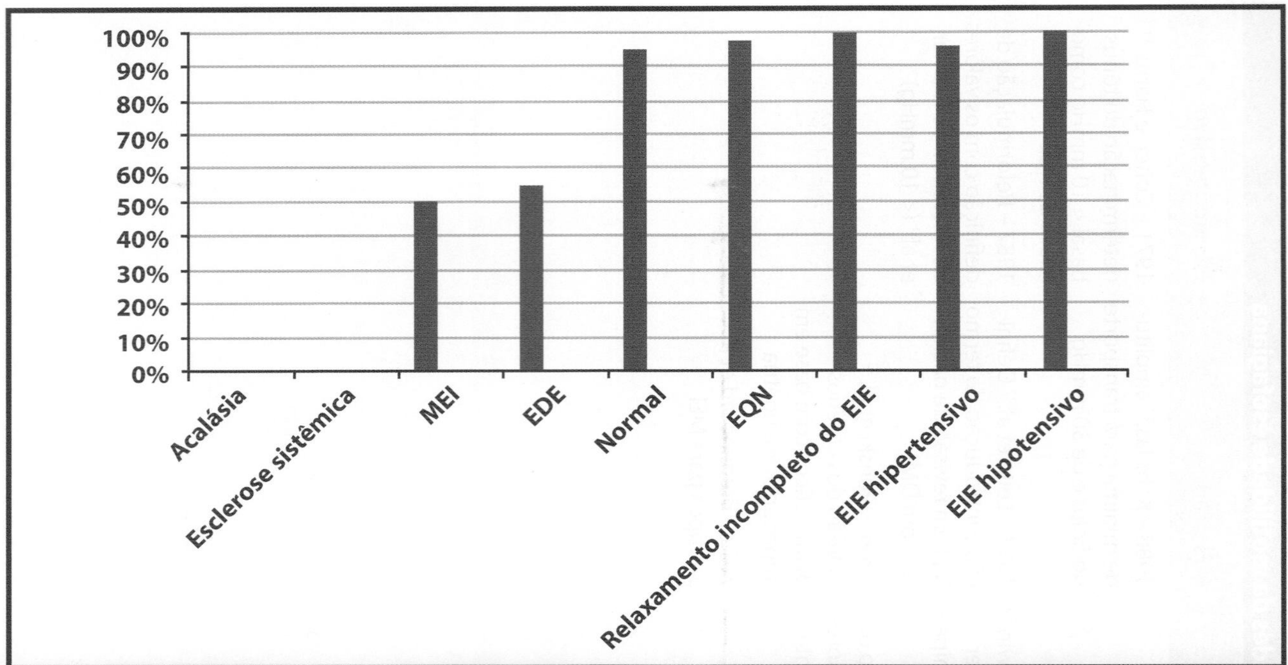

Figura 42.1 – Percentual de trânsito normal com *bolus* líquido para as diversas anormalidades da motilidade esofagiana. *EDE: espasmo difuso do esôfago; EIE: esfíncter inferior do esôfago; EQN: esôfago em quebra-nozes; MEI: motilidade esofagiana ineficaz.*
Fonte: Tutuian e Castell, 2004.[25]

pectivamente, quanto ao transporte de *bolus* e à monitoração topográfica de toda a extensão do esôfago. Como consequência, a avaliação dos "distúrbios" motores encontra-se em fase de transição e de intensa reformulação dos conceitos vigentes.

A manometria de alta resolução, atualmente denominada na literatura internacional topografia pressórica esofagiana de alta resolução (HROPT), representada no Quadro 42.2 pela Classificação de Chicago, cria categorias isoladas para as alterações do tônus e do relaxamento do esfíncter inferior do esôfago, além de separar a acalásia do esôfago da aperistalse associada ao comprometimento secundário desse órgão pela esclerose sistêmica e identificar subtipos de acalásia. Mais recentemente, a Classificação de Chicago foi objeto de nova reformulação,[30,36] com inclusão de subdivisões para acalásia, da obstrução da junção esofagogástrica, de descrição detalhada de espasmo distal do esôfago e de subtipos de esôfago em quebra-nozes, da definição de distúrbios motores como sendo padrões motores nunca observados em indivíduos normais e sua diferenciação de anormalidades da peristalse, que incluiriam padrões motores acima dos limites estatísticos da normalidade.

Tais padrões nem sempre encontram suporte nos resultados obtidos pela impedanciomanometria, principalmente no que tange ao esfíncter inferior do esôfago. De acordo com estudo realizado em 350 pacientes portadores das diversas anormalidades da motilidade esofagiana, observou-se que o transporte de *bolus* se encontra preservado na maioria (> 95%) dos pacientes com manometria normal, esôfago em quebra-nozes, EIE hipertensivo ou hipotensivo ou com relaxamento incompleto. Apenas motilidade esofagiana ineficaz e espasmo difuso do esôfago foram associados a alterações do transporte do *bolus* líquido em aproximadamente 50% dos casos (Figura 42.1). Os autores concluem que o início da contração no esôfago distal e sua amplitude são fatores determinantes no transporte de *bolus*.[25]

Análise detalhada do transporte de *bolus* líquido e viscoso em pacientes com motilidade esofagiana ineficaz revelou presença de três subgrupos de pacientes (⅓ cada):

1. com defeito leve (trânsito normal para *bolus* líquido e viscoso);
2. com defeito moderado (trânsito anormal para *bolus* líquido ou viscoso);
3. com defeito grave (trânsito anormal para *bolus* líquido e viscoso).[26]

Quadro 42.2 – Comparação entre algumas das classificações propostas para as anormalidades da motilidade esofagiana

Classificação tradicional[6] (DMP)	Classificação revisada[6] (DMP)	Classificação atual[27] (modificada[28]) (AME)	Classificação de Chicago[29] (MAR)	Classificação de Chicago revisada[30] (MAR)
Acalásia	Relaxamento inadequado do EIE: Acalásia clássica (idiopática ou secundária) Padrões atípicos	Acalásia (distúrbio motor verdadeiro)	Acalásia Alteração do relaxamento JEG Aperistalse Clássica Vigorosa	Acalásia Tipo I – Clássica (aperistalse) Acalásia Tipo II – com pressurização esofagiana Acalásia Tipo III – Espástica
		Padrões anormais da motilidade (dismotilidade esofagiana inespecífica)		
Espasmo difuso do esôfago	Motilidade incoordenada Espasmo difuso do esôfago	Motilidade incoordenada Espasmo difuso do esôfago	Pressurização de propagação rápida	Espasmo distal do esôfago**
Esôfago em quebra-nozes	Hipercontratilidade Corpo: EQN EIE: EIE hipertensivo	Esôfago hipercontrátil EQN EIE hipertensivo	Peristalse hipertensiva	Esôfago hipertensivo (esôfago em quebra-nozes)*** Esôfago hipercontrátil (esôfago Jackhammer)**
EIE hipertensivo			Tônus anormal do EIE	Obstrução da JEG Períodos de peristalse normal ou de baixa amplitude com curtas interrupções – não preenche critério para acalásia
Distúrbio motor inespecífico	Hipocontratilidade Corpo: MEI EIE: EIE hipotensivo	Esôfago hipocontrátil MEI* EIE hipotensivo*	Disfunção peristáltica	Peristalse fraca com grandes interrupções na peristalse*** Peristalse fraca com pequenas interrupções na peristalse*** Falhas frequentes da peristalse***
		Outros Contrações retrógradas Contrações multiapiculadas Relaxamento incompleto isolado do EIE	Obstrução funcional	
			Aperistalse (esclerose sistêmica)	Ausência de peristalse**
				Contrações rápidas com latência normal***

EQN: esôfago em quebra-nozes; DMP: distúrbios motores primários; AME: anormalidades da motilidade esofagiana; MAR: manometria de alta resolução; JEG: junção esôfago gástrica.

** Podem ser secundários a DRGE.*

*** MAR revisada – agrupados como* ***distúrbios motores*** *(padrões motores não encontrados em indivíduos normais).*

**** MAR revisada – agrupados como* ***anormalidades da peristalse*** *(padrões que ultrapassam os limites estatísticos da normalidade).*

MAR revisada – normal – não preenche os critérios definidos para distúrbios motores ou anormalidades da peristalse.

Quadro semelhante foi observado para o espasmo difuso do esôfago, sendo 50% com transporte normal para *bolus* líquido e viscoso, 25% com transporte anormal do *bolus* líquido ou viscoso e 25% com transporte anormal dos *bolus* líquido e viscoso.[27]

FISIOPATOLOGIA

Diversos mecanismos fisiopatológicos têm sido descritos para explicar as anormalidades da motilidade esofagiana observadas ao exame de manometria (Figura 42.2). Para melhor compreensão, é necessário conhecimento da anatomia do esôfago com realce à distribuição muscular e nervosa desse órgão.

Os mecanismos fisiopatológicos podem ser agrupados de acordo com o tipo de interferência (redução ou aumento da atividade) causada sobre a inervação acometida, seja esta, inibitória (nitrérgica) ou excitatória (colinérgica ou não colinérgica).

Desordens associadas à redução da inervação inibitória podem acarretar perda da peristalse e/ou incapacidade de relaxamento do EIE, ao passo que as associadas ao aumento da atividade inibitória causam relaxamento transitório espontâneo do EIE. Da mesma maneira, as desordens associadas ao aumento ou à diminuição da atividade excitatória culminam, respectivamente, em hiper ou hipocontratilidade esofagiana e/ou em elevação ou redução do tônus basal do EIE. A Figura 42.2 resume o atual conhecimento sobre a fisiopatologia das diversas anormalidades da motilidade esofagiana. Mecanismos inibitórios gerados por deglutições sequenciais com intervalos de até cinco segundos foram testados no esôfago em quebra-nozes, por Brito et al.,[37] sendo constatada a sua integridade local e centralmente.

Mecanismos fisiopatológicos acometendo a camada muscular do esôfago também foram descritos e incluem o aumento da espessura/da área de secção transversal, contrações musculares sustentadas sem alteração da pressão intraluminal (espasmo difuso do esôfago)[38] e assincronia entre as camadas musculares circular e longitudinal (esôfago em quebra-nozes).[39] Estudo recente demonstra que o aumento da espessura muscular do esôfago é observado não somente em pacientes com acalásia, espasmo difuso do esôfago e esôfago em quebra-nozes, mas também naqueles com motilidade esofagiana ineficaz, alterações do tônus e do relaxamento do esfíncter inferior do esôfago ou simplesmente na presença de sintomas esofagianos, especialmente disfagia, sem alterações manométricas.[40]

Distúrbios afetivos e de ansiedade assim como mecanismos de hipersensibilidade visceral também foram descritos.[41-43]

EPIDEMIOLOGIA

Os aspectos epidemiológicos das anormalidades da motilidade esofagiana são pautados em estudos populacionais apenas no que diz respeito à acalásia[44,45] (Tabela 42.1). No que tange às demais anormalidades da motilidade esofagiana, estes provêm de casuísticas

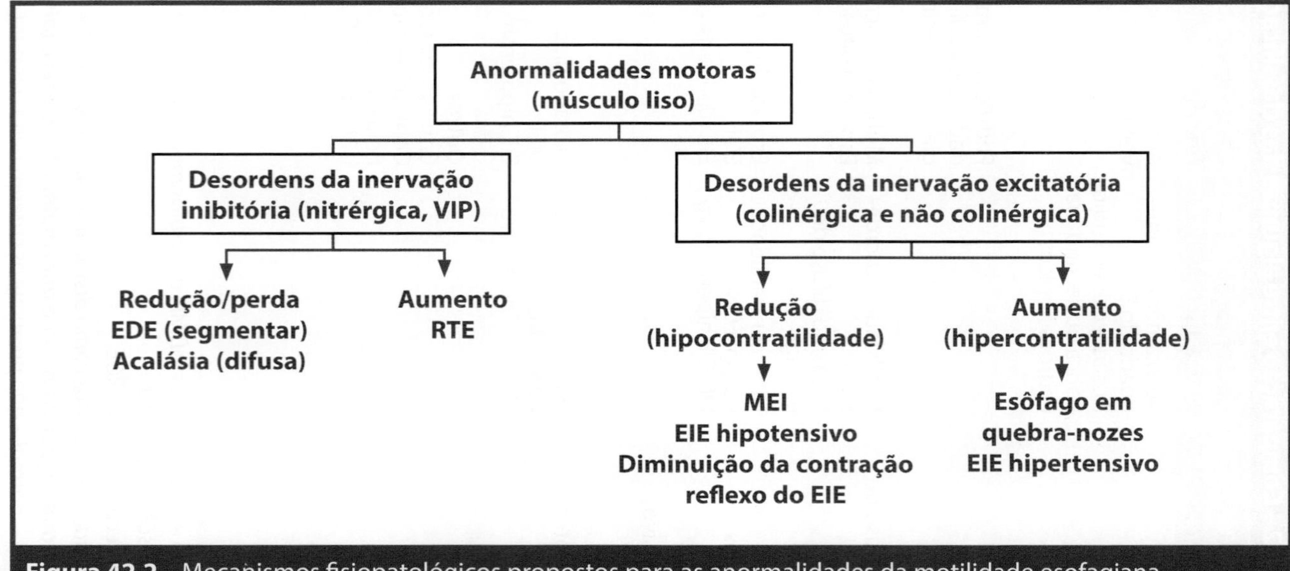

Figura 42.2 – Mecanismos fisiopatológicos propostos para as anormalidades da motilidade esofagiana.
EDE: espasmo difuso do esôfago; EIE: esfíncter inferior do esôfago; MEI: motilidade esofagiana ineficaz; RTE: relaxamento transitório espontâneo.
Fonte: modificada de Goyal e Chaudhury, 2008.[46]

Tabela 42.1 – Incidência e prevalência da acalásia em estudos populacionais

Referência	País	N.	Período	Incidência N./10^5	Prevalência N./10^5
Earlam et al.[53]	Estados Unidos	11	1925 a 1964	0,6	
Galen et al.[54]	Estados Unidos	31	1975 a 1980	0,6	
Mayberry et al.[55]	País de Gales	48	1926 a 1977	0,4	7,1
Mayberry et al.[49]	Inglaterra	53	1966 a 1983	0,5	10
Mayberry e Atkinson[56]	Nova Zelândia	152	1980 a 1984	1,0	
Arber et al.[48]	Israel	162	1973 a 1978 1979 a 1983	0,8 1,1	
Stein et al.[57]	Zimbábue	25	1974 a 1983	0,03	
Ho Ky et al.[58]	Singapura	49	1996	0,3	1,8
Sadowski et al.[50]	Canadá	463	1995 a 2008	1,63	10,82

Fonte: modificada de Podas et al.[44]

de grupos de risco,[47] por exemplo, de pacientes portadores de sintomas esofagianos (p. ex., DTNC, disfagia) ou submetidos à manometria do esôfago.

A incidência da acalásia nos diversos continentes está representada na Tabela 42.1. Como se pode observar, esta varia de 0,03 a 1,63, sendo menos frequente na Ásia e na África.

De acordo com Arber et al.,[48] a frequência da acalásia aumenta com a idade, estando os indivíduos maiores de 70 anos sob maior risco. A possibilidade de predisposição genética parece ser pequena, haja vista a ausência de agregação familiar nas grandes casuísticas.[48,49]

Segundo dados da Amostragem de Pacientes Internados em todo o território norte-americano de 1997 a 2006 (Nationwide Inpatient Sample – NIS), do Projeto de Utilização e Custos da Saúde (Healthcare Cost and Utilization Project),[50] recentemente publicado, a acalásia distribui-se igualmente em ambos os sexos e grupos étnicos nos Estados Unidos, sendo sua ocorrência idade-dependente. A frequência de internação é discretamente maior em áreas metropolitanas de maior poder aquisitivo, em hospitais maiores, principalmente os universitários. Essa observação pode refletir a existência de centros de motilidade digestiva e maior oferta de recursos diagnósticos nesses locais. Esse trabalho chama a atenção, ainda, para a estabilidade demográfica, cronológica e geográfica da acalásia em pacientes internados nos Estados Unidos.

Obesidade mórbida tem sido associada à presença de anormalidades da motilidade esofagiana assintomáticas em 41 a 61% dos pacientes com IMC superior a 42.[51,52] A prevalência das demais anormalidades da motilidade esofagiana encontra-se especificada na Tabela 42.2.

ETIOLOGIA

A etiologia dos "distúrbios" motores primários do esôfago permanece desconhecida. Evidências atuais, no entanto, sugerem que a agressão inicial na acalásia seria motivada por quadro infeccioso, possivelmente associado a vírus comuns, ou deflagrado por outro fator ambiental (nutricional, toxinas), resultando em processo inflamatório com infiltrado inflamatório, principalmente de linfócito T, ao redor de neurônios do plexo mioentérico. Essa inflamação deflagraria resposta autoimune (HLA-DQw1) com geração de anticorpos contra neurônios entéricos, em população suscetível, ou, eventualmente, com predisposição genética, culminando em destruição do plexo mioentérico na porção distal do corpo e do EIE.[59-64]

HISTÓRIA NATURAL

Estudos isolados, principalmente do tipo relato de casos, têm descrito a evolução de uma anormalidade da motilidade esofagiana para outra, demonstrando a instabilidade dos padrões motores descritos e reforçando a hipótese de que eles representam um *continuum* e não "distúrbios" motores específicos e distintos (Tabela 42.3).

DIAGNÓSTICO

As anormalidades da motilidade esofagiana geralmente se manifestam como disfagia ou dor torácica e mais raramente como pirose, regurgitação ou tosse. A Tabela 42.4 apresenta o quadro clínico detalhado de cada uma das anormalidades descritas e permite a análise comparativa entre

Tabela 42.2 – Prevalência das anormalidades da motilidade esofagiana em séries clínicas

Referência (período)	País	N.	Manometria (%)	Idade	Sexo % (F/M)
Henriquez et al.[47] (1994 a 2004)	Chile	5.440	Normal (19%) DMI (60%) Esôfago em quebra-nozes (13%) Espasmo difuso do esôfago (5%) Acalásia (2%) EIE hipertensivo (0,3%)	44,1 48,3 48,2 54,4 40,8 43,7	60,3/39,7 56,7/43,3 77,3/22,7 67,3/32,7 51,8/48,8 80/20
Dekel et al.[65] (1998 a 2001)	Estados Unidos	587	Pacientes com DTNC (24%) Normal (70%) DMI (10%) Esôfago em quebra-nozes (10%) Espasmo difuso do esôfago (2%) Acalásia (2%) EIE hipertensivo (10%) EIE hipotensivo (61%) MEI (5%)	50,4	59/41
			Pacientes com disfagia (69%) Normal (53%) DMI (14%) Esôfago em quebra-nozes (9%) Espasmo difuso do esôfago (7%) Acalásia (18%) EIE hipertensivo (7%) EIE hipotensivo (18%) MEI (27%)	57,0	35/65
			Pacientes com DTNC e disfagia (7%) Normal (55%) DMI (25%) Esôfago em quebra-nozes (10%) Espasmo difuso do esôfago (10%) Acalásia (35%) EIE hipertensivo (5%) EIE hipotensivo (10%) MEI (5%)	50,4	41/59
Katz et al.[66] (1983 a 1985)	Estados Unidos	910	Pacientes com DTNC (28%) Normal (72%) DMI (36%) Esôfago em quebra-nozes (48%) Espasmo difuso do esôfago (10%) Acalásia (2%) EIE hipertensivo (4%)		
	Estados Unidos	251	Pacientes com disfagia (53%) Normal (47%) DMI (39%) Esôfago em quebra-nozes (10%) Espasmo difuso do esôfago (13%) Acalásia (36%) EIE hipertensivo (2%)		

DMI: distúrbio motor inespecífico.

Tabela 42.3 – Transição de uma anormalidade da motilidade esofagiana para outra ao longo do tempo

Referência	Diagnóstico inicial	EDE	DMI	EIE hipertensivo	Acalásia	EQN	Normal	Seguimento
Kramer et al.[67]	EDE (1)	0	0	0	1	0	0	8 anos
Vantrappen et al.[68]	EDE (6)	0	0	0	Vigorosa (4) Clássica (2)	0	0	
Millan et al.[69]	EDE (1)	0	0	0	1	0	0	1 ano
Shiflett et al.[70]	DMI (1)	0	0	0	1	0	0	
Anggiansah et al.[71]	EQN (1)	0	0	0	1	0	0	3 anos
Paterson et al.[72]	EQN (1)	0	0	0	1	0	0	2 anos
Achem et al.[73]	DES (14)	7	4	2	1	0	0	3,5 anos
Rhoton AJ, et al.[74]	DES (21)	7	9	0	1	0	4	3,7 anos
Barham et al.[60]	DES (12)	7	0	0	1	1	3	5 anos

Tabela 42.4 – Sintomatologia das anormalidades motoras do esôfago

Sintoma	Acalásia clássica[75]	Acalásia vigorosa	EDE[14]	EQN[18]	MEI*[76]	EIE hipertensivo[74]	EIE hipotensivo
Disfagia	93%	92%	25-53%	A. 26% B. 6%	36%	18,5%	X
Dor torácica	48%	49%	19-36%	A. 23% B. 69% C. 100%	9%	15%	X
Pirose/regurgitação	46%	42%	5,6-28%	A. 23%	53%	33%	X
Perda de peso	48%	54%	-	-	-	-	
Tosse	47%	25%	-	A. 19%	-	-	
Ansiedade e depressão	9%[33,34]	-	54-84%[33,34,68]	54-84%[33,34,68]	[68]	[68]	

A. 180 a 220 mmHg; B. 220 a 260 mmHg; C. > 260 mmHg; X = percentual indisponível.

** O quadro clínico da MEI varia com o achado manométrico (sequências de ondas de baixa amplitude peristáltica, predomina pirose; sequências de ondas de baixa amplitude simultâneas, predomina disfagia; sequência de ondas não transmitidas, predomina disfagia e pirose).*

os "distúrbios" motores do esôfago no que tange à sua apresentação clínica. Como demonstrado em alguns estudos, os sintomas não são capazes de predizer o tipo de anormalidade da motilidade esofagiana subjacente.[51,52]

Dentre os exames complementares disponíveis, a manometria do esôfago persiste como método-padrão de referência, haja vista sua alta sensibilidade e especificidade no diagnóstico das anormalidades da motilidade esofagiana. Os critérios manométricos para diagnóstico dessas anormalidades estão especificados no Quadro 42.3. A radiografia contrastada, em geral, apresenta baixa sensibilidade, sendo positiva em aproximadamente 74% dos casos de acalásia,[53] em menos de 50% dos de espasmo difuso do esôfago[54] e com alterações discretas em até 22% dos casos de EIE hipertensivo.[55]

Os achados radiológicos característicos da acalásia incluem graus variados de dilatação do esôfago, acompanhados de retardo do esvaziamento com formação de nível hidroaéreo e afilamento simétrico e gradual no nível da junção esofagogástrica com aspecto de "bico de passarinho" ou "ponta de lápis". Mais raramente, pode-se observar a presença de divertículo epifrênico, esôfago com aspecto sigmoide e ausência de bolha gástrica[53] (Figuras 42.3 a 42.6). No espasmo difuso do esôfago, os achados radiológicos refletem o efeito das ondas de contração simultâneas e/ou terciárias sobre a coluna de contraste, ocasionando, na maioria das vezes, aspecto em pedras de rosário (*rosary bead*) (Figura 42.6) ou em espiral (*corkscrew*) e, menos frequentemente, interrupções completas da coluna baritada e divertículos epifrênicos[54] (Figura 42.7).

Quadro 42.3 – Critérios manométricos para o diagnóstico das anormalidades da motilidade esofagiana

Anormalidade da motilidade esofagiana	Critérios manométricos[25,26]
Acalásia (Figura 42.8)	Essenciais: ▪ Aperistalse Associados: ▪ Relaxamento incompleto do EEI (pressão residual > 8 mmHg) ▪ Pressão de repouso elevado do EEI (> 45 mmHg) ▪ Pressão intraesofagiana positiva ▪ Contrações repetitivas ▪ Amplitude das contrações > 37 mmHg (acalásia vigorosa)
EDE (Figura 42.9)	Essenciais: ▪ Contrações simultâneas (≥ 20% deglutições) com amplitude > 30 mmHg ▪ Peristalse normal intermitente Associados: ▪ Contrações repetitivas (≥ 2 picos) ▪ Duração prolongada das contrações (> 6 segundos) ▪ Contrações espontâneas frequentes ▪ Relaxamento incompleto do EIE ▪ Contrações de alta amplitude
EQN (Figura 42.10)	Essenciais: ▪ Ondas peristálticas de alta amplitude (≥ 180 mmHg)* Associados: ▪ Ondas de duração prolongada (≥ 6 s) ▪ Hipertensão do EIE ▪ Relaxamento incompleto do EIE
EIE hipertensivo (Figura 42.11)	Essenciais: ▪ Tônus basal do EIE > 45 mmHg Associados: ▪ Relaxamento incompleto do EIE
MEI (Figura 42.12)	Essenciais: ▪ Em ≥ 30%** das deglutições de água: – ondas de contração < 30 mmHg (peristálticas ou simultâneas) OU – ondas de contração não transmitidas
EEI hipotensivo	Essenciais: ▪ Tônus basal do EEI < 10 mmHg

EDE: espasmo difuso do esôfago; EQN: esôfago em quebra-nozes; MEI: motilidade esofagiana ineficaz.
** Critérios revisados sugerem limites de corte mais elevados (> 220 mmHg, > 260 mmHg) para melhor associação com sintomas.[18]*
*** Critérios revisados sugerem ≥ 50% das deglutições de água.*

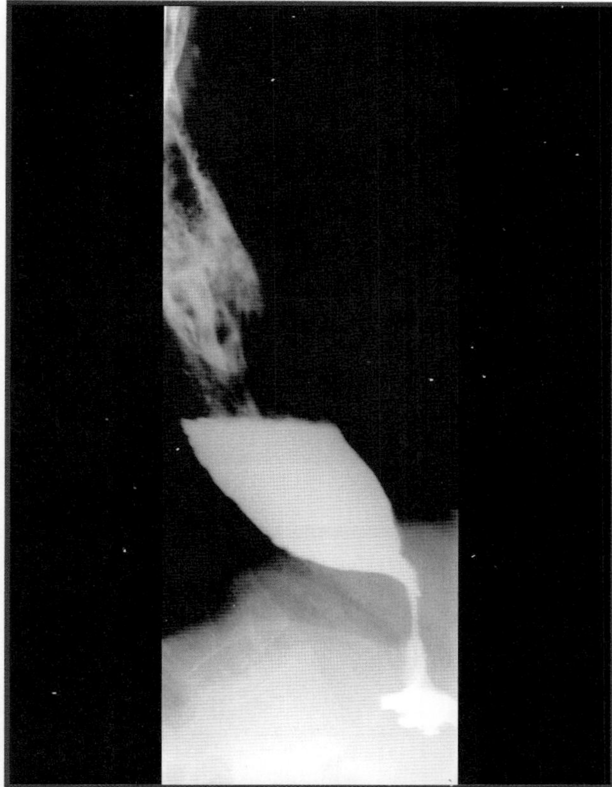

Figura 42.3 – Esofagograma de paciente com acalásia idiopática com realce a esôfago dilatado com resíduos, nível líquido, afilamento distal do tipo "bico de passarinho" com retardo do esvaziamento e ausência de bolha gástrica.

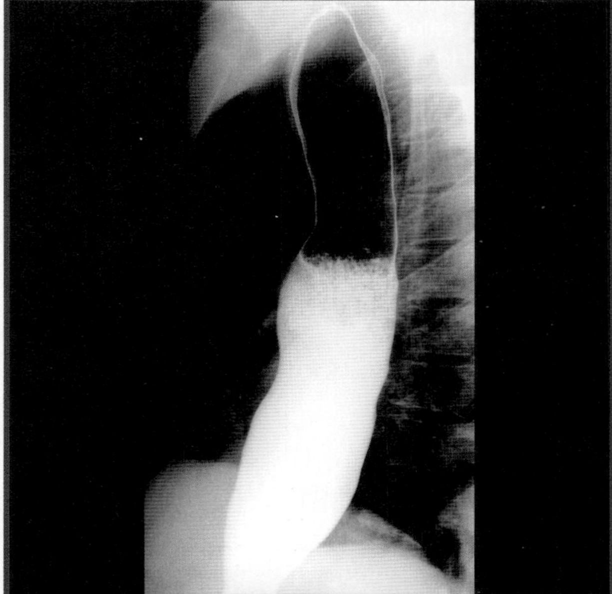

Figura 42.4 – Esôfago dilatado nos dois terços distais com formação de nível hidroaéreo e ausência de contrações peristálticas, compatível com acalásia.

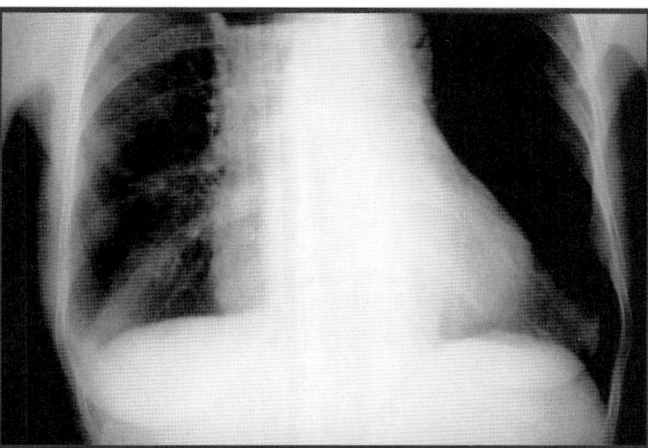

Figura 42.5 – Radiografia de tórax com realce a alargamento do mediastino à direita com nível hidroaéreo intraesofágico e pneumonia de bases proveniente de paciente com acalásia e sintomas respiratórios, principalmente noturnos.

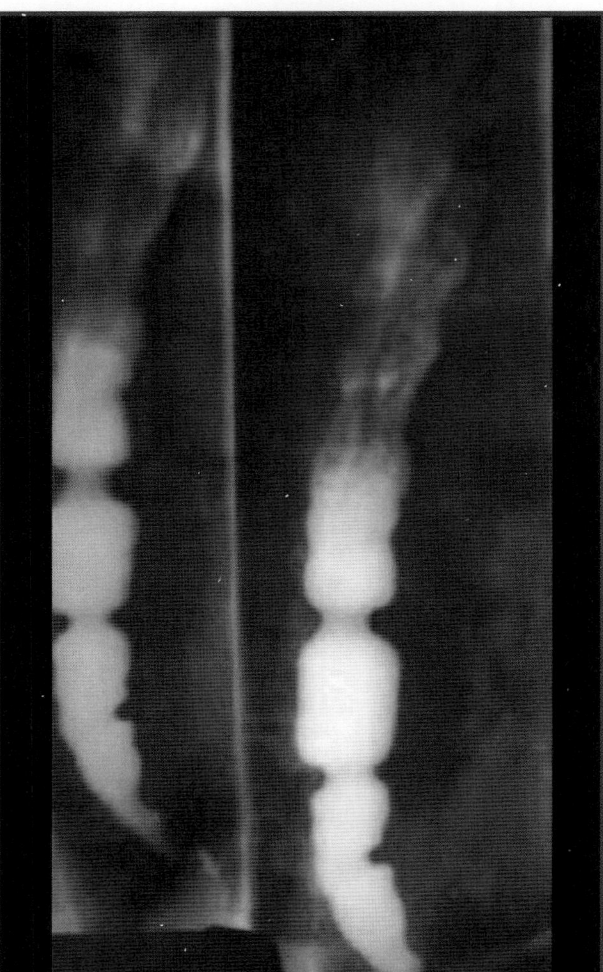

Figura 42.6 – Radiografia contrastada do esôfago com aspecto em pedras de rosário, correspondendo a caso de espasmo distal do esôfago.

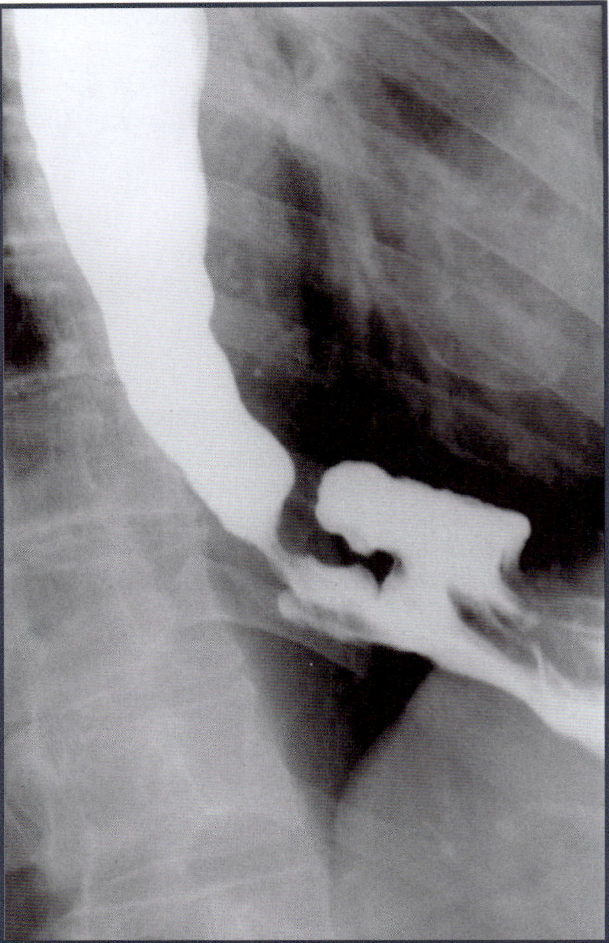

Figura 42.7 – Esofagograma com realce a esôfago de calibre normal, ondas terciárias não lúmen oclusivas e divertículo epifrênico sugestivo de espasmo difuso do esôfago.

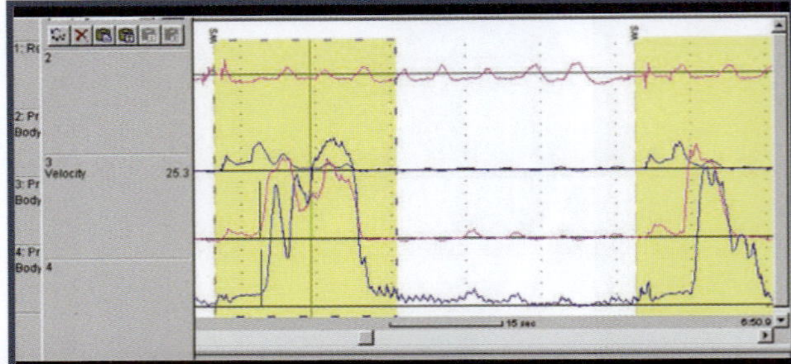

Figura 42.9 – Extrato de traçado manométrico da porção distal do esôfago compatível com espasmo distal do esôfago. Observe a presença dos critérios diagnósticos essenciais e associados descritos no Quadro 42.3.

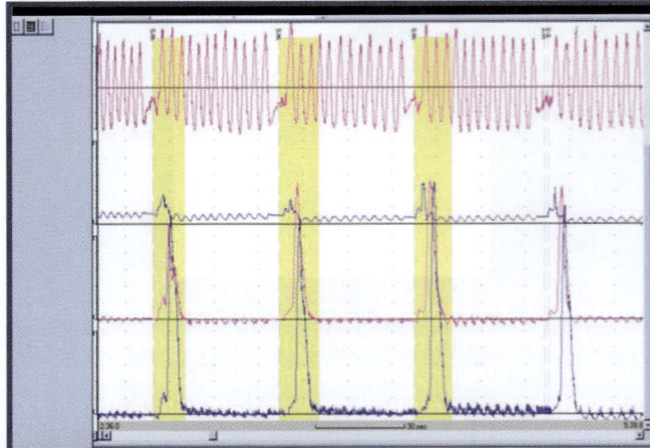

Figura 42.10 – Traçado manométrico da porção distal do esôfago compatível com esôfago em quebra-nozes, com realce a ondas peristálticas de amplitude ≥ a 180 mmHg.

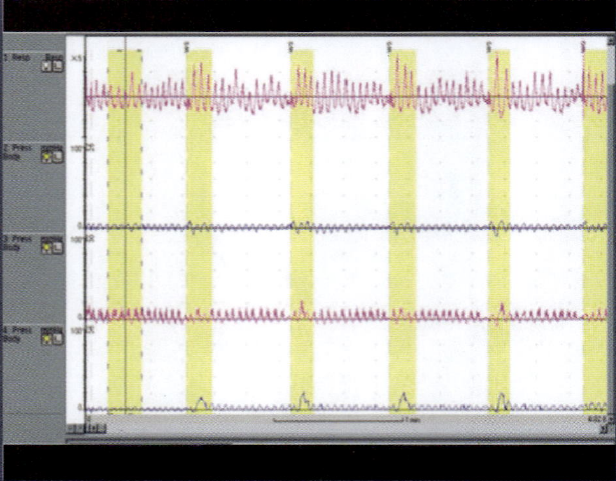

Figura 42.8 – Extrato de traçado de manometria da porção distal do esôfago compatível com acalásia do esôfago.

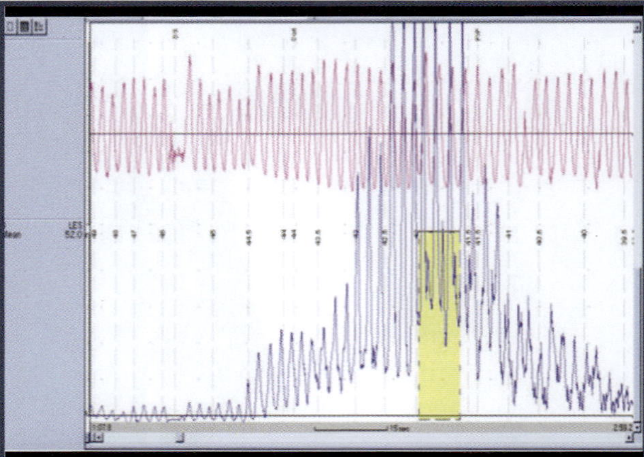

Figura 42.11 – Manometria do esfíncter inferior do esôfago, demonstrando esfíncter hipertensivo; tônus basal superior a 45 mmHg.

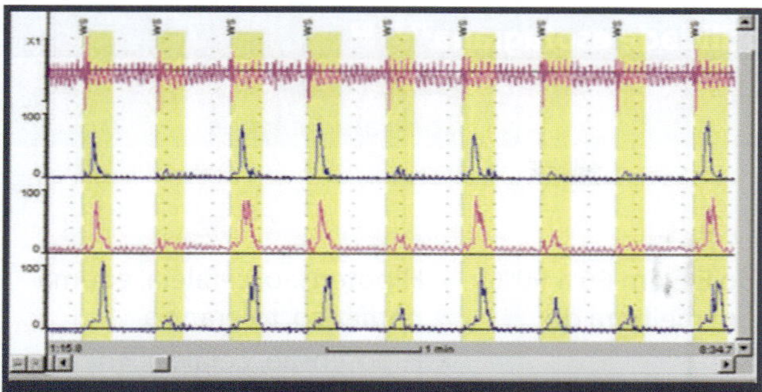

Figura 42.12 – Traçado manométrico da porção distal do esôfago compatível com motilidade esofagiana ineficaz. Observe contrações de baixa amplitude presentes em ≥ 30% das deglutições.

TRATAMENTO

O tratamento atual das anormalidades da motilidade esofagiana ainda é motivo de grande controvérsia. Não obstante a incompleta associação entre sintomas e achados manométricos nesses casos, o tratamento das anormalidades da motilidade esofagiana é direcionado para o alívio sintomático, haja vista o desconhecimento do real mecanismo fisiopatológico subjacente em cada caso e a profusão de mecanismos propostos. O Quadro 42.4 resume as opções terapêuticas vigentes, indicações e efeitos colaterais.

No caso da acalásia, mais especificamente, o tratamento farmacológico é o que oferece a menor durabilidade de efeito, seguido em ordem crescente pela injeção da toxina botulínica, pela dilatação pneumática e, finalmente, pela cirurgia. Dessa maneira, sugere-se que os pacientes sejam estratificados quanto ao seu risco cirúrgico em baixo risco e alto risco, sendo os primeiros submetidos na sequência a dilatação pneumática, miotomia de Heller, nos casos de falência do primeiro procedimento, e esofagectomia quando da refratariedade ao segundo procedimento e os segundos à injeção de toxina botulínica seguida da administração de medicamentos relaxantes musculares, no caso da falência do primeiro procedimento.[77]

Alguns fatores preditivos de resposta terapêutica têm sido estabelecidos para o tratamento da acalásia, seja com injeção de toxina botulínica ou com dilatação pneumática ou miotomia. No que se refere à toxina botulínica, os conhecimentos atuais apontam a presença de acalásia vigorosa, idade superior a 50 anos e boa resposta inicial, especialmente com queda do tônus basal do EIE como fatores preditivos positivos, enquanto tônus basal do EIE muito alto (> 50% do limite superior da normalidade) e pressão residual acima de 18 mmHg seriam fatores preditivos negativos para esse tipo de tratamento. No que tange à dilatação pneumática, os preditores positivos incluem pacientes mais velhos e redução do tônus basal do EIE superior a 50% após a dilatação; os fatores preditivos negativos seriam o sexo masculino, a presença de sintomas pulmonares, diâmetro do lúmen do corpo do esôfago superior a 3 cm e tônus basal do EIE maior que 30 a 50 mmHg. No caso da miotomia, por sua vez, o fator preditivo positivo de resposta é idade inferior a 40 anos, e os fatores negativos são disfagia pré-operatória grave, tônus basal do EIE inferior a 30 a 35 mmHg e dilatação esofagiana importante (p. ex., esôfago sigmoide). Alguns estudos apontam, adicionalmente, tratamento endoscópico prévio.[78,79]

Em estudo recente, Rohof et al.[80] pesquisaram a resposta terapêutica de portadores de acalásia do esôfago, de acordo com a classificação de Chicago revisada,[30] observando que, após dois anos de seguimento, o sucesso terapêutico era significativamente maior para os portadores do subtipo II (96%) em comparação aos subtipos I (81%) e III (66%). Dilatação pneumática foi superior à miotomia de Heller nos portadores do subtipo II (100% *versus* 93%, p < 0,05), porém, esta última foi superior à primeira no subtipo III (86% *versus* 40%). No subtipo I não se observou diferença na resposta terapêutica entre as modalidades citadas.

Estudos de custo-benefício[79] têm apontado dilatação pneumática em populações sem outras comorbidades como a melhor opção terapêutica, seguida pela injeção de toxina botulínica em pacientes com várias comorbidades. A cirurgia, embora seja mais definitiva e eficaz, mostrou-se o procedimento mais caro nos anos iniciais do tratamento. Recentemente, foi introduzida, por Haruhiro Inoue, a técnica endoscópica de miotomia *per orum* (POEM).[81]

A utilização de drogas pró-motilidade (betanecol, buspirona e piridostigmina) mostrou-se capaz de aumentar a amplitude de contração esofágica (p < 0,05) e o tônus basal do esfíncter inferior do esôfago (p > 0,05). A piridostigmina foi a droga de melhor *performance* e que apresentou adicionalmente redução da velocidade de condução e aumento do tempo total de trânsito do *bolus* em estudo de impedanciomanometria multicanal do esôfago.[82]

Quadro 42.4 – Tratamento das anormalidades da motilidade esofagiana[27,78-82]

Tipo	Resultado	Efeito colateral/ Contraindicações
1. Farmacológico		
a. Relaxantes musculares		
▪ Nitratos ▪ Dinitrato de isossorbida: 5 a 10 mg (SL 15 a 30 min. antes das refeições) ▪ Bloqueadores de canais de cálcio ▪ Nifedipina: 10 a 20 mg (SL 30 a 45 min. antes das refeições) ▪ Diltiazem: 180 a 240 mg/dia (para DTNC) ▪ Inibidores da fosfodiesterase do tipo 5 (25 a 50 mg) ▪ Sildenafil, tadalafil, vardenafil ▪ Outros: aminofilina, terbutalina, óleo de menta	▪ Reduz tônus do EIE em 66 a 90% por 90 min. com melhora do esvaziamento ▪ Reduz tônus do EIE em 30 a 40% por 60 min. com melhora do esvaziamento ▪ Redução de DTNC refratária e disfagia nos distúrbios motores hipercontráteis ▪ Redução de até 70% da amplitude de contração	▪ Hipotensão, cefaleia, edema periférico, tolerância ▪ Hipotensão, cefaleia, edema periférico, rubor, tolerância
b. Doadores de óxido nítrico		
▪ Nitratos de ação prolongada e nitroglicerina	▪ Indicações: EDE e contrações rápidas com latência normal ▪ Restaurar peristalse	
c. Psicotrópicos (antidepressivos)		
▪ Imipramina: 25 a 50 mg ao deitar ▪ Trazodona: 100 a 150 mg ao deitar	▪ Redução da hipersensibilidade visceral (quadros de DTNC)	▪ Boca seca, alterações do sono ▪ Priapismo, distúrbios da ejaculação
d. Agonista muscarínico de ação direta		
▪ Betanecol: 25 mg	▪ Aumento da amplitude de contração esofagiana e trânsito de *bolus* por no mínimo 40 min. (MEI)	
e. Inibidor da acetilcolinesterase		
▪ Piridostigmina: 60mg	▪ Aumento da pressão do EIE e da amplitude de contração esofagiana	
f. Agonista do receptor da serotonina		
▪ Buspirona: 20mg	▪ Aumento da pressão do EIE e da amplitude de contração esofagiana	
2. Endoscópico		
a. Injeção de toxina botulínica no EIE (80 a 100 U divididas nos 4 quadrantes do EIE, repetir 1 mês após a primeira injeção). Também tem sido usada para DTNC b. Injeção de toxina botulínica no corpo do esôfago c. Pneumática do EIE com balão de 30 a 40 mm	▪ Imediato: 70 a 90% de melhora; 2 anos: 27 a 84% ▪ DTNC: alívio parcial 70%, total 48% ▪ 50% de recorrência após 6 a 9 meses ▪ Redução da amplitude de contração (DTNC grave) ▪ Imediato: 70 a 93%; 2 anos: 74 a 90%	▪ Contraindicado: alergia a albumina, reações prévias, gravidez, mediastinite, o processo inflamatório pode dificultar cirurgias posteriores ▪ Efeito reduz com injeções repetidas ▪ Perfuração: 1 a 3%; RGE: 4 a 16%

(Continua)

Quadro 42.4 – Tratamento das anormalidades da motilidade esofagiana[27,78-82] (*Continuação*)

Tipo	Resultado	Efeito colateral/ Contraindicações
d. POEM - Miotomia *per orum*	▪ Redução da pressão do EIE, ▪ Melhora sintomática e endoscópica	▪ RGE 11,4%
3. Cirúrgico		
▪ Miotomia de Heller (para acalásia)	▪ Imediato: 90% de melhora; 5 anos: > 80% de melhora	▪ Perfuração, vazamento, lesão mucosa: < 10%; RGE: 36%
▪ Esofagectomia	▪ Indicado nos casos de megaesôfago sigmoide com intensa tortuosidade, não responsivos à dilatação pneumática e/ou miotomia de Heller	▪ Maior morbidade/ mortalidade
4. Outros		
▪ *Biofeedback* ▪ TENS	▪ Redução de hipersensibilidade visceral	-

TENS: estimulação nervosa elétrica percutânea.

REFERÊNCIAS

1. Richter JE, Wu WC, Johns DN, Blackwell JN, Nelson JL 3rd, Castell JA et al. Esophageal manometry in 95 healthy adult volunteers. Variability of pressures with age and frequency of "abnormal" contractions. Dig Dis Sci. 1987; 32(6):583-92.
2. Van Handel D, Fass R. The pathophysiology of non-cardiac chest pain. J Gastroenterol Hepatol. 2005; 20(Suppl):S6-13.
3. Kahrilas PJ. Nutcracker esophagus: an idea whose time has gone? Am J Gastroenterol. 1993; 88(2):167-9.
4. Fass R, Dickman R. Nutcracker esophagus: a nut hard to swallow. J Clin Gastroenterol. 2006; 40(6):464-6.
5. Konturek T, Lembo A. Spasm, nutcracker, and IEM: real or manometric findings? J Clin Gastroenterol. 2008; 42(5):647-51.
6. Spechler SJ, Castell DO. Classification of oesophageal motility abnormalities. Gut. 2001; 49:145-51.
7. Cash BD, Wong RK. Historical perspective of achalasia. Gastrointest Endosc Clin N Am. 2001; 11(2):221-34.
8. Pandolfino JE, Fox MR, Bredenoord AJ, Kahrilas PJ. High-resolution manometry in clinical practice: utilizing pressure topography to classify oesophageal motility abnormalities. Neurogastroenterol Motil. 2009; 21(8):796-806.
9. Osgood H. A peculiar form of esophagismus. Boston Med Surg J. 1889; 120:401-5.
10. Osler W. Oesophagismus. In: Osler W (ed.). Principle and practice of medicine. New York: D. Appleton and Co., 1892. p.329.
11. Moersch HJ, Camp JD. Diffuse spasm of the lower part of the esophagus. Ann Otol Rhinol Laryngol. 1934; 43:1165-71.
12. Creamer B, Donoghue FE, Code C. Pattern of esophageal motility in diffuse spasm. Gastroenterology. 1958; 34:782-96.
13. Roth HP, Fleshler B. Diffuse esophageal spasm: clinical, radiological, and manometric observations. Ann Intern Med. 1964; 61:914-23.
14. Sperandio M, Tutuian R, Gideon RM, Katz PO, Castell DO. Diffuse esophageal spasm: not diffuse but distal esophageal spasm (DES). Dig Dis Sci. 2003; 48:1380-4.
15. Brand DL, Martin D, Pope CE 2nd. Esophageal manometrics in patients with angina-like chest pain. Am J Dig Dis. 1977; 22(4):300-4.
16. Benjamin SB, Gerhardt DC, Castell DO. High amplitude, perisltaltic esophageal contractions associated with chest pain and/or dysphagia. Gastroenterology. 1979; 77(3):478-83.
17. Benjamin SB, Castell DO. The "nutcracker esophagus" and the spectrum of esophageal motor disorders. Curr Concepts Gastroenterol. 1980; 5:3-6.
18. Agrawal A, Hila A, Tutuian R, Mainie I, Castell DO. Clinical relevance of the nutcracker esophagus: suggested revision of criteria for diagnosis. J Clin Gastroenterol. 2006; 40:504-9.
19. Code CF, Schlegel JF, Kelley ML Jr, Olsen AM, Ellis FH Jr. Hypertensive gastroesophageal sphincter. Proc Mayo Clinic. 1960; 35:391-9.
20. Garrett JM, Godwin DH. Gastroesophageal hypercontracting sphincter: manometric and clinical characteristics. JAMA. 1969; 208:992-8.
21. Kahrilas PJ, Dodds WJ, Hogan WJ. Effect of peristaltic dysfunction on esophageal volume clearance. Gastroenterology. 1988; 94:73-80.
22. Leite LP, Johnston BT, Barrett J, Castell JA, Castell DO. Ineffective esophageal motility (IEM): the primary finding in

patients with nonspecific esophageal motility disorder. Dig Dis Sci. 1997; 42:1859-65.

23. Blonski W, Vela M, Safder A, Hila A, Castell DO. Revised criterion for diagnosis of ineffective esophageal motility is associated with more frequent dysphagia and greater bolus transit abnormalities. Am J Gastroenterol. 2008; 103(3):699-704.
24. Cohen S, Harris LD. Does hiatus hernia affect competence of the gastroesophageal sphincter? N Engl J Med. 1971; 284(19):1053-6.
25. Tutuian R, Castell DO. Combined multichannel intraluminal impedance and manometry clarifies esophageal function abnormalities, study in 350 patients. Am J Gastroenterol. 2004; 99(6):1011-9.
26. Tutuian R, Castell DO. Clarification of the esophageal function defect in patients with manometric ineffective esophageal motility: studies using combined impedance manometry. Clin Gastroenterol Hepatol. 2004; 2(3):230-6.
27. Castell DO. Basic principles applied to interpretation of esophageal motility and revised classification of esophageal motility abnormalities. In: Castell DO, Diederich LL, Castell JA. Esophageal motility and pH testing technique and interpretation. 3.ed. Colorado: Sandhill Scientific, 2000.
28. Castell DO. Diffuse esophageal spasm, nutcracker esophagus and hypertensive lower esophageal sphincter. Disponível em: http://www.uptodate.com; acessado em: 07 de fevereiro de 2016.
29. Kahrilas PJ, Ghosh SK, Pandolfino JE. Esophageal motility disorders in terms of pressure topography: the Chicago Classification. J Clin Gastroenterol. 2008; 42:627-35.
30. Bredenoord AJ, Fox M, Kahrilas PJ, Pandolfino JE, Schwizer W, Smout AJ et al. Chicago classification criteria of esophageal motility disorders defined in high resolution esophageal pressure topography. Neurogastroenterol Motil. 2012; 24(Suppl 1):57-65.
31. Meyer GW, Austin RM, Brady CE 3rd, Castell DO. Muscle anatomy of the human esophagus. J Clin Gastroenterol. 1986; 8(2):131-4.
32. Kahrilas PJ. Anatomy and physiology of the gastroesophageal junction. Gastroenterol Clin North Am. 1997; 26(3):467-86.
33. Christensen J, Robinson BA. Anatomy of the myenteric plexus of the opossum esophagus. Gastroenterology. 1982; 83:1033-42.
34. Diamant NE. Physiology of esophageal motor function. Gastroenterol Clin North Am. 1989; 18(2):179-94.
35. Jean A. Brainstem organization of the swallowing network. Brain Behav Evolv. 1984; 25(2-3):109-16.
36. Kahrilas PJ, Bredenoord AJ, Fox M, Gyawali CP, Roman S, Smout AJPM et al. The Chicago Classification of esophageal motility disorders, v.3.0. Neurogastroenterol Motil. 2015; 27(2):160-74.
37. Brito EM, Camacho-Lobato L, Paoletti V, Gideon M, Katz PO, Castell DO. Effect of different swallow time intervals on the nutcracker esophagus. Am J Gastroenterol. 2003; 98(1):40-5.
38. Balaban DH, Yamamoto Y, Liu J, Pehlivanov N, Wisniewski R, DeSilvey D et al. Sustained esophageal contraction: a marker of esophageal chest pain identified by intraluminal ultrasonography. Gastroenterology. 1999; 116(1):29-37.
39. Jung HY, Puckett JL, Bhalla V, Rojas-Feria M, Bhargava V, Liu J et al. Asynchrony between the circular and the longitudinal muscle contraction in patients with nutcracker esophagus. Gastroenterology. 2005; 128(5):1179-86.
40. Dogan I, Puckett JL, Padda BS, Mittal RK. Prevalence of increased muscle thickness in patients with esophageal symptoms. Am J Gastroenterol. 2007; 102(1):137-45.
41. Clouse RE, Lustman PJ. Psychiatric illness and contraction abnormalities of the esophagus. N Engl J Med. 1983; 309(22):1337-42.
42. Clouse RE, Lustman PJ. Value of recent psychological symptoms in identifying patients with esophageal contraction abnormalities. Psychosom Med. 1989; 51(5):570-6.
43. Orlando RC. Esophageal perception and noncardiac chest pain. Gastroenterol Clin North Am. 2004; 33(1):25-33.
44. Podas T, Eaden J, Mayberry M, Mayberry J. Achalasia: a critical review of epidemiological studies. Am J Gastroenterol. 1998; 92(12):2345-7.
45. Mayberry JF. Epidemiology and demographics of achalasia. Gastrointest Endosc Clin N Am. 2001; 11(2):235-48.
46. Goyal RK, Chaudhury A. Physiology of normal esophageal motility. J Clin Gastroenterol. 2008; 42(5):610-9.
47. Henríquez AD, Csendes AJ, Rencoret PG, Braghetto IM. Prevalencia de los diferentes trastornos motores primarios del esófago. Estudio prospectivo de 5.440 casos. Rev Méd Chile. 2007; 135(10):1270-5.
48. Arber N, Grossman A, Lurie B, Hoffman M, Rubinstein A, Lilos P et al. Epidemiology of achalasia in Central Israel. Rarity of esophageal cancer. Dig Dis Sci. 1993; 38(10):2233-44.
49. Mayberry JF, Atkinson M. Studies of the incidence and prevalence of achalasia in the Nottingham area. Q J Med. 1985; 56(220):451-6.
50. Sadowski DC, Ackah F, Jiang B, Svenson LW. Achalasia: incidence, prevalence and survival. A population-based study. Neurogastroenterology Motil. 2010; 22(9):e256-61.
51. Jaffin BW, Knoepflmacher P, Greenstein R. High prevalence of asymptomatic esophageal motility disorders among morbidly obese patients. Obes Surg. 1999; 9(4):390-5.
52. Koppman JS, Poggi L, Szomstein S, Ukleja A, Botoman A, Rosenthal R. Esophageal motility disorders in the morbidly obese population. Surg Endosc. 2007; 21(5):761-4.
53. Earlam RJ, Ellis FH, Nobrega FT. Achalasia of the esophagus in a small urban community. Mayo Clin Proc. 1969; 44(7):478-83.
54. Galen EA, Switz DM, Zfass AM. Achalasia: incidence and treatment in Virginia. Va Med. 1982; 109(3):183-6.
55. Mayberry JF, Rhodes J. Achalasia in the city of Cardiff from 1926 to 1977. Digestion. 1980; 20(4):248-52.
56. Mayberry JF, Atkinson M. Incidence of achalasia in New Zealand, 1980-1984. An epidemiological study based on hospital discharges. J Gastroenterol Hepatol. 1988; 3:247-57.
57. Stein CM, Gelfand M, Taylor HG. Achalasia in Zimbabwean blacks. S Afr Med J. 1985; 67(7):261-2.
58. Ho KY, Tay HH, Kang JY. A prospective study of the clinical features, manometric findings, incidence and prevalence

of achalasia in Singapore. J Gastroenterol Hepatol. 1999; 14(8):791-5.

59. Park W, Vaezi MF. Etiology and pathogenesis of achalasia: the current understanding. Am J Gastroenterol. 2005; 100(6):1404-14.

60. Barham CP, Alderson D, Gotley DC. Diffuse esophageal spasm. Dig Dis Sci. 1992; 37(7):1147-8.

61. Reidel WL, Clouse RE. Variations in clinical presentation of patients with esophageal contraction abnormalities. Dig Dis Sci. 1985; 30(11):1065-71.

62. El-Takli L, O'Brien P, Paterson WG. Clinical diagnosis of achalasia: how reliable is the barium x-ray? Can J Gastroenterol. 2006; 20(5):335-7.

63. Storr M, Allescher HD, Classen M. Current concepts on pathophysiology, diagnosis and treatment of diffuse esophageal spasm. Drugs. 2001; 61(5):579-91.

64. Sweeney KJ, Rowe I, Lawlor P, Byrne P, Reynolds JV. The isolated hypertensive lower oesophageal sphincter: audit in a specialist unit. Ir Med J. 2000; 93(8):232-4.

65. Dekel R, Pearson T, Wendel C, De Garmo P, Fennerty MB, Fass R. Assessment of esophageal motor function in patients with dysphagia or chest pain: the Clinical Outcomes Research Initiative Experience. Aliment Pharmacol Ther. 2003; 18(11-12):1083-9.

66. Katz PO, Dalton CB, Richter JE, Richter JE, Wu WC, Castell DO. Esophageal testing of patients with noncardiac chest pain or dysphagia. Results of three years' experience with 1161 patients. Ann Intern Med. 1987; 106(4):593-7.

67. Kramer P, Harris LD, Donaldson RM Jr. Transition from symptomatic diffuse spasm to cardiospasm. Gut. 1967; 8(2):115-9.

68. Vantrappen G, Janssens J, Hellemans J, Coremans G. Achalasia, diffuse esophageal spasm, and related motility disorders. Gastroenterology. 1979; 76(3):450-7.

69. Millan MS, Bourdages R, Beck IT, DaCosta LR. Transition from diffuse esophageal spasm to achalasia. J Clin Gastroenterol. 1979; 1(2):107-17.

70. Shiflett DW, Wu WC, Ott DJ. Transition form nonspecific motility disorder to achalasia. Am J Gastroenterol. 1980; 73(4):325-8.

71. Anggiansah A, Bright NF, McCullagh M, Owen WJ. Transition from nutcracker esophagus to achalasia. Dig Dis Sci. 1990; 35(9):1162-6.

72. Paterson WG, Beck IT, Da Costa LR. Transition from nutcracker esophagus to achalasia: a case report. J Clin Gastroenterol. 1991; 13(5):554-8.

73. Achem SR, Korts BE, MacMath B, Joseph B, Ferretti F, Lyles W et al. Esophageal motor disorders: patterns and understanding in a state of flux. Gastroenterology. 1991; 100(5 pt 2):A24.

74. Rhoton AJ, Dalton CB, Wu WC, et al. The natural history of diffuse esophageal spasm (DES): a long term followup study. Am J Gastroenterol. 1992; 87:A1256.

75. Camacho-Lobato L, Katz PO, Eveland J, Vela M, Castell DO. Vigorous achalasia original description requires minor change. J Clin Gastroenterol. 2001; 33(5):375-7.

76. Haack HG, Hansen RD, Malcolm A, Kellow JE. Ineffective esophageal motility: manometric subsets exhibit different symptom profiles. World J Gastroenterol. 2008; 14(23):3719-24.

77. Vaezi MF, Pandolfino JE, Vela MF. ACG clinical guideline: diagnosis and management of achalasia. Am J Gastroenterol. 2013; 108(8):1238-49.

78. Eckardt JA, Eckardt VF. Current clinical approach to achalasia. World J Gastroenterol. 2009; 15(32):3969-75.

79. Lake JM, Wong RK. Review article: the management of achalasia: a comparison of different treatment modalities. Aliment Pharmacol Ther. 2006; 24(6):909-18.

80. Rohof WO, Salvador R, Annese V, Bruley des Varannes S, Chaussade S, Constantini M et al. Outcomes of treatment for achalasia depend on manometric subtype. Gastroenterology. 2013; 144(4):718-25.

81. Minami H, Inoue H, Haji A, Isomoto H, Urabe S, Hashiguchi K et al. Per-oral endoscopic myotomy: emerging indications and evolving techniques. Dig Endosc. 2015; 27(2):175-81.

82. Blonski W, Vela MF, Freeman J, Sharma N, Castell DO. The effect of oral buspirone, pyridostigmine and bethanecol on esophageal function evaluated with combined multichannel esophageal impedance-manometry in healthy volunteers. J Clin Gastroenterol. 2009; 43(3):253-60.

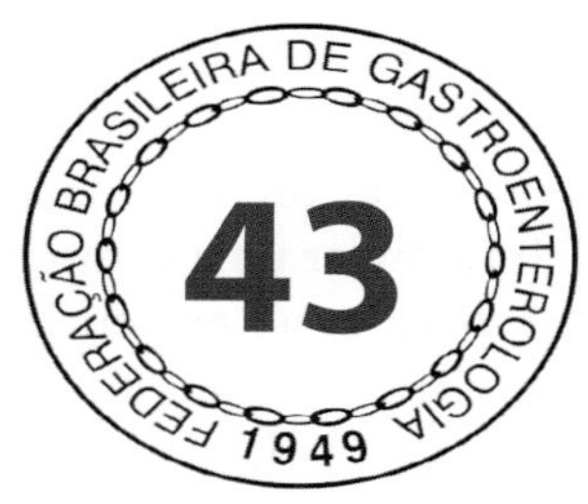

ESOFAGITE EOSINOFÍLICA

Tomás Navarro Rodriguez
Ivanna Beserra Santos

INTRODUÇÃO

Os eosinófilos estão presentes em todo o trato gastrointestinal saudável, exceto no esôfago.[1] São observados na lâmina própria do estômago, do intestino delgado e do cólon, tendo importante função imunológica e na manutenção da homeostase.[2]

As desordens gastrointestinais causadas por eosinófilos são divididas em primárias e secundárias. As primárias incluem esofagite eosinofílica (EE), gastrite eosinofílica, colite eosinofílica, enterite eosinofílica e gastroenterite eosinofílica. As classificadas como secundárias são a doença do refluxo gastroesofágico (DRGE), alergias alimentares, infecções bacterianas ou parasitárias, doença inflamatória intestinal, doenças do tecido conjuntivo, vasculites sistêmicas como Churg-Strauss, neoplasias mieloproliferativas e hipersensibilidade a drogas.[2,3]

Em Consenso de 2007, definiu-se EE como alteração clínico-patológica do esôfago caracterizada por sintomas do trato gastrointestinal superior e/ou esofágico, associado à biópsia da mucosa esofágica contendo mais de 15 eosinófilos intraepiteliais por campo de grande aumento (CGA) em um ou mais fragmentos e ausência de DRGE evidenciada pelo exame de pHmetria esofágica de 24 horas ou não resposta a altas doses de inibidores da bomba de prótons (IBP).[4]

Não obstante, Furuta et al.[4] definiram de maneira mais ampla a entidade, enfatizando a necessidade dos diagnósticos clínico, endoscópico, histológico e funcional dos pacientes, e não apenas pela contagem do número de eosinófilos encontrados na mucosa esofágica ao exame histológico.

Por conseguinte, sua importância não está na dificuldade de diagnóstico diferencial com a DRGE, pois a superposição de sintomas, a possibilidade de resposta parcial ao IBP na EE e o aumento de casos de DRGE não respondedores ao IBP torna o diagnóstico diferencial dessas duas comorbidades um desafio para os gastroenterologistas.

EPIDEMIOLOGIA

A EE é uma doença crônica, reportada em todos os continentes, incluindo casos isolados na África do Sul, sendo mais prevalente no sexo masculino com uma proporção de 3:1.[5,6]

Sua prevalência na população geral é de 0,5 a 1 entre 1.000 indivíduos, sendo mais observada entre caucasianos. É identificada em 12 a 23% dos pacientes submetidos à endoscopia digestiva alta em virtude de disfagia, e em 50% daqueles com queixa de impactação alimentar.[7]

A doença acomete todas as faixas etárias, com pico de prevalência entre 35 e 39 anos. História familiar, especialmente em indivíduos do sexo masculino, aumenta em 80 vezes o risco de os irmãos serem acometidos.[5]

Estudos têm demonstrado aumento na incidência da esofagite eosinofílica. Nos Estados Unidos, foi relatado aumento de 0,35 para 9,5/100.000 no seguimento de 15 anos, também notado na Suiça (1,2 para 7,4/100.000 em 20 anos) e na Holanda (0,01 para 1,3/100.000 em 14 anos).[8-10]

A causa para o aumento da incidência ainda não foi elucidada, porém, algumas explicações são: o aumento do diagnóstico, em virtude de maior suspeita clínica, com consequente maior número de fragmentos de biópsias coletadas no esôfago; e o maior interesse da comunidade médica pelo tema, refletido no aumento exponencial de publicações.[11]

FISIOPATOLOGIA

A fisiopatologia baseia-se em teorias imunológicas associadas à exposição prévia aos alérgenos alimentares, cutâneos e/ou inalatórios.[12] A maioria desses pacientes apresenta evidências de hipersensibilidade definidas pelos testes dermatológicos (*prick test*, *radioallergosorbent testing* – RAST ou ambos), entretanto, apenas uma minoria tem história pregressa de alergia alimentar.[13]

Sugere-se que haja ocorrência de dois ou talvez múltiplos passos para o desenvolvimento da EE, envolvendo exposição aos alérgenos e ativação sistêmica dos eosinófilos da medula óssea, os quais posteriormente residiriam no esôfago ou no pulmão na presença de exposição tardia aos alérgenos dos tratos respiratório ou gastrointestinal.[14]

Entre os achados imunológicos observam-se o aumento de células T, mastócitos, IL-5, fator de necrose tumoral (TNF-alfa) e moléculas de adesão no esôfago, aumento da ativação de marcadores CD25, IL-4 e IL-5 no esôfago, quando comparado ao duodeno e aumento de IL-5 e IL-13 no sangue periférico, sugerindo pré-ativação sistêmica em resposta aos alérgenos.[15]

Estudos histológicos e imunológicos tentam diferenciar a EE da DRGE, no entanto, apesar de existirem algumas diferenças, por exemplo, uma maior ativação de mastócitos e degranulação de eosinófilos na EE, estes não são considerados diagnósticos definitivos e/ou patognomônicos. É possível que a diferença maior esteja nas vias de ativação dos eosinófilos, que, no caso da EE, há maior ativação dos Linfócitos TH-2, com maior liberação de IL-5 e ativação eosinofílica, bem como maior resposta humoral, com formação de mais imunocomplexos.[14]

Alguns estudos sugerem a concordância familial da doença, porém, é difícil formular uma comprovação dessa correlação. Blanchard et al. evidenciaram que os achados de polimorfismo no gene que codifica quimiotaxinas, como a eotaxin-3, apresentaram proporcionalmente uma maior presença no grupo de pacientes com EE, quando comparado a indivíduos normais, indicando haver potencial genético na predisposição da doença.[15]

Publicações sugerem os fatores hereditários e genéticos como causa da EE, sendo rara essa ocorrência e tendo como manifestações mais frequentes as alérgicas e familiares, incluindo a asma.[16]

QUADRO CLÍNICO

O quadro clínico varia de acordo com a faixa etária do paciente. Em crianças, apresenta-se como retardo no crescimento, diminuição do apetite, aversão à comida, pirose, regurgitação, náuseas, vômitos, dor torácica, sialorreia, distúrbios do sono e dor abdominal. Não raramente, a inapetência, a intolerância alimentar e o emagrecimento podem ser sintomas principais e podem ser considerados ao correspondente no adulto do sintoma de disfagia.[5,17,18] Em adultos, por outro lado, os sintomas mais comuns são disfagia (93 a 100% dos casos) e impactação alimentar (62%).[17,19,20]

Para minimizar os sintomas de disfagia, muitos pacientes passam a evitar comidas sólidas e beber líquidos durante as refeições, fracionar a dieta ou mastigar mais demoradamente. Então, esclarecimentos sobre mudanças nos hábitos alimentares são necessários.[19]

Sintomas clássicos de refluxo, como pirose e regurgitação, são descritos entre 7 e 100% dos pacientes com EE. Naqueles com sintomas refratários ao uso de IBP, EE é diagnosticada em 1 a 9% dos acometidos. Atualmente, é necessário distinguir doença do refluxo gastroesofágico de esofagite eosinofílica e de eosinofilia esofágica responsiva a IBP.[20]

A EE ainda pode apresentar-se, mesmo que raramente, como perfuração espontânea de esôfago (Síndrome de Boerhaave), geralmente após impactação alimentar seguida por vômitos. Os sintomas que sugerem perfuração são dor torácica e abdominal importante após vômito induzido. Outra complicação rara é a dissecção entre as camadas mucosa e submucosa, que provoca dor torácica, hematêmese e disfagia; porém, essas complicações são mais frequentes após procedimento endoscópico, como remoção de corpo estranho e dilatação.[20]

Exame físico é geralmente normal, exceto pela manifestação de outras doenças atópicas, como asma, rinite e dermatite, que pode estar presente em até 75% dos indivíduos acometidos. Aproximadamente 70% dos pacientes apresentarão níveis de imunoglobulina E (IgE) elevados.[6]

ALTERAÇÕES ENDOSCÓPICAS

Não há lesões patognomônicas. Muitas das alterações atualmente associadas à EE eram, no passado, referidas como sendo da DRGE ou até mesmo de monilíase esofágica e, portanto, não eram biopsiadas. Entre essas lesões temos: estrias longitudinais, anéis esofágicos (fixos, denominados traqueização ou corrugação, ou transitórios, chamados de felinização), perda da vascularização normal do órgão (referida como edema ou palidez de mucosa), estenoses focais, diminuição do calibre do órgão, exsudatos esbranquiçados que correspondem a microabscessos eosinofílicos e podem ser confundidos com candidíase, e esôfago em "papel crepom", em virtude de fragilidade da mucosa com laceração frequente à passagem do aparelho endoscópico. (Figura 43.1). Essas alterações podem ocorrer de maneira isolada ou em conjunto.[20,21]

Alguns estudos apontam que as alterações inflamatórias são mais comuns em crianças, como linhas longitudinais, exsudatos esbranquiçados e alteração na vascularização. Enquanto adultos, tendem a apresentar anéis e estenoses, decorrentes da fibrose do órgão.[21]

Metanálises apontam que achados endoscópicos apresentam sensibilidade baixa (de 15 a 48%) e alta especificidade (de 90 a 95%), com valor preditivo positivo entre 51 e 73% e negativo variando entre 74 e 84%.[18]

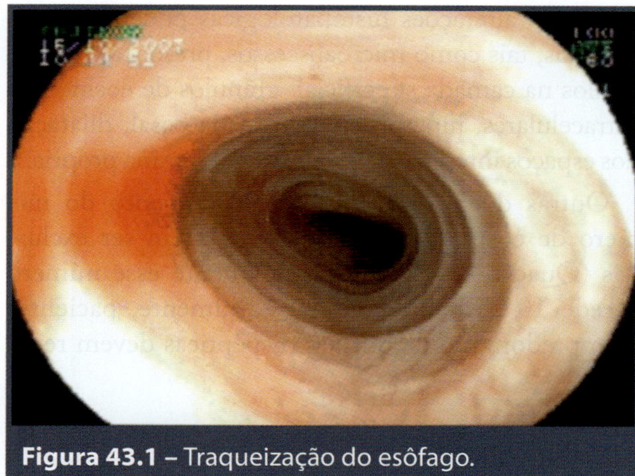

Figura 43.1 – Traqueização do esôfago.

BIÓPSIA ESOFÁGICA

A biópsia de esôfago deve ser realizada sempre que houver suspeita clínica, por exemplo, em pacientes com disfagia ou impactação alimentar de causa obscura. Múltiplas biópsias devem ser realizadas, em diferentes níveis do corpo esofágico, e sugerem-se 2 a 4 fragmentos do esôfago proximal e distal, porém, se coletados 5 a 6 fragmentos, ocorre aumento da sensibilidade. Para descartar gastroenterite eosinofílica, preconizam-se, também, biópsias gástricas e duodenais.[22,23]

Uma vez realizada biópsia, deve-se solicitar contagem de eosinófilos intraepiteliais em campo de grande aumento (CGA) (400×), utilizando coloração de hematoxilina-eosina e, segundo o Consenso de 2007, a presença de mais de 15 eosinófilos/CGA permite o diagnóstico de esofagite eosinofílica[4] (Figura 43.2).

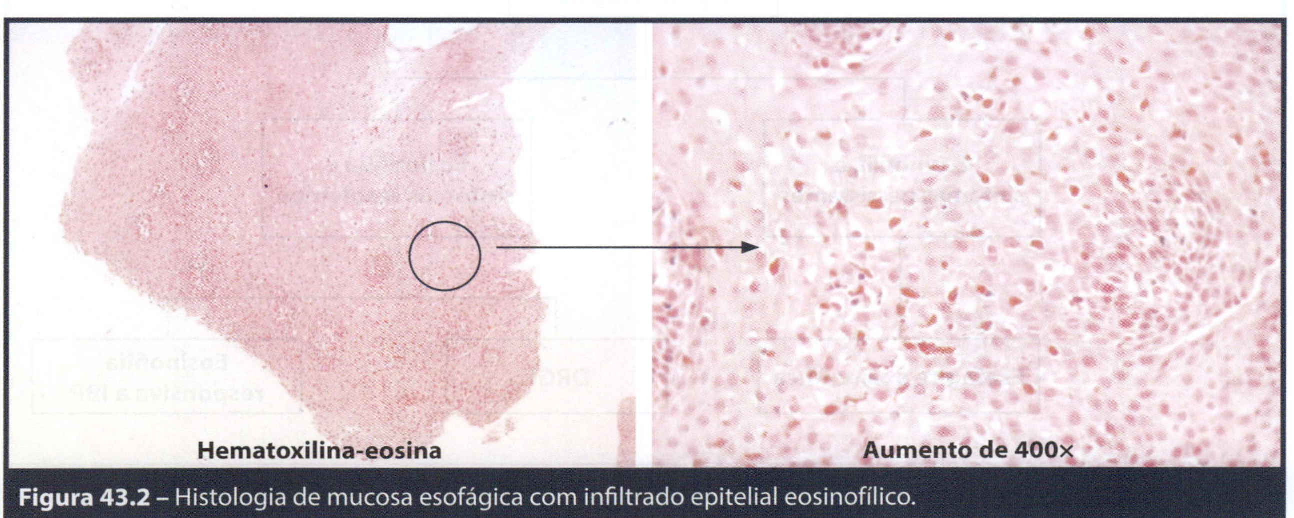

Figura 43.2 – Histologia de mucosa esofágica com infiltrado epitelial eosinofílico.

Outras alterações histopatológicas podem ser observadas, tais como microabscessos, presença de eosinófilos na camada superficial, grânulos de eosinófilos extracelulares, hiperplasia da camada basal, dilatação dos espaços intercelulares e fibrose de lâmina própria.[23]

Outras doenças podem causar aumento do número de eosinófilos esofágicos e devem ser excluídas (Quadro 43.1), porém, raramente esse número excede 10 eosinófilos/CGA. Idealmente, pacientes com predomínio de queixas dispépticas devem receber oito semanas de inibidor de bomba de prótons (IBP) antes da endoscopia digestiva alta com biópsia esofágica, para exclusão de doença do refluxo gastroesofágico e eosinofilia esofágica responsiva a IBP. Entretanto, se a queixa for disfagia, deve-se realizar endoscopia rapidamente para exclusão de causas mais graves como neoplasia[24] (Figura 43.3).

Quadro 43.1 - Causas de eosinofilia esofágica

- Doença do refluxo gastroesofágico (DRGE)
- Eosinofilia esofágica responsiva IBP
- Doença eosinofílica gastrointestinal (não isolada a esôfago)
- Doença de Crohn
- Doença celíaca
- Doenças atópicas
- Infecções
- Síndrome hipereosinofílica
- Sindrome de Churg-Strauss e outras vasculites
- Doença do enxerto *versus* hospedeiro
- Pênfigo

ESTUDO MANOMÉTRICO E DE pHMETRIA DE 24 HORAS

Os principais achados no exame de manometria esofágica são: contração incoordenada do esôfago (30%), relaxamento incompleto do esfíncter inferior (30%), aumento da contração esofágica (7%) e peristalse ineficaz (4%). São relatados, também, ondas de contração terciária, aperistalse, múltiplos picos de contração e espasmo esofagiano difuso. Entretanto, não existe achado manométrico patognomônico, e cerca de 40% dos pacientes têm manometria normal. As alterações de motilidade são decorrentes da infiltração da muscular própria por eosinófilos.[24]

Quanto à pHmetria esofágica, segundo critério de consenso, deveria ser negativa, para descartar DRGE. Entretanto, a superposição das duas doenças pode estar presente, com consequente pHmetria

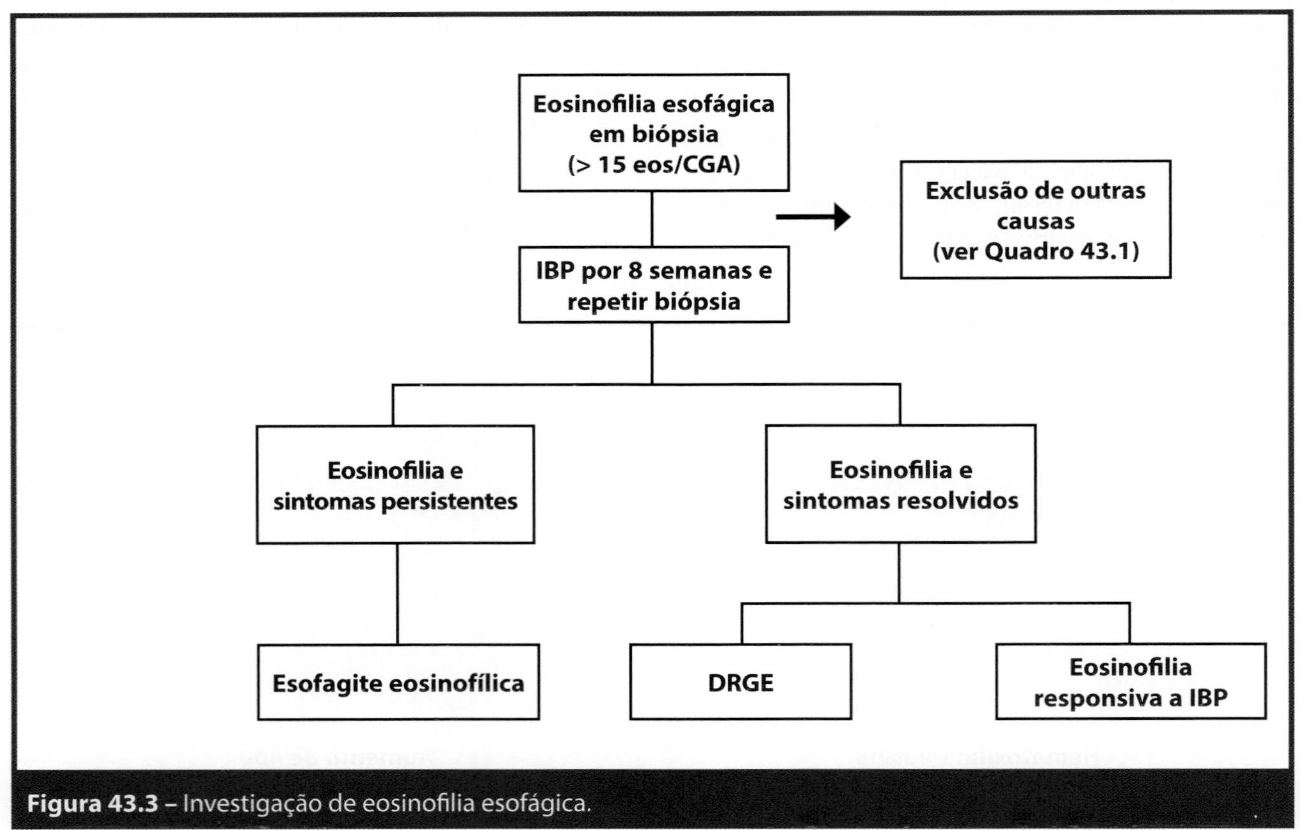

Figura 43.3 – Investigação de eosinofilia esofágica.

alterada. Nesse caso, o tratamento com IBP deve ser instituído, e nova endoscopia digestiva alta com biópsia esofágica deverá ser realizada para confirmar a esofagite eosinofílica.

TRATAMENTO

A falta de evidências torna a terapêutica ainda uma incerteza, não somente na escolha, mas também no tempo de tratamento e nos objetivos finais, que podem ser o alívio sintomático ou a resolução completa das lesões ao exame de endoscopia. As indicações do tratamento seriam: melhorar a qualidade de vida, pois as queixas de disfagia e impactação alimentar trazem prejuízo ao dia a dia do paciente; reduzir o risco de injúria esofágica, provocada por impactação alimentar; e prevenir o remodelamento esofágico decorrente da inflamação crônica.[6,25]

Existem três principais modalidades terapêuticas para EE, referidas como 3Ds: drogas, dieta e dilatação. As duas primeiras tratam a inflamação do órgão, e a última trata as complicações fibróticas. A escolha do tratamento depende dos sintomas apresentados pelo paciente, preferência do médico e do paciente e custos.[26]

A maior dificuldade do tratamento ocorre nos pacientes pouco sintomáticos, cujo benefício do tratamento sobre os efeitos colaterais da medicação ainda não estão bem estabelecidos.

Corticoides tópicos

O uso de corticoides tópicos, ou seja, inalatório ou na forma de solução viscosa, tem mostrado bons resultados, porém, com possibilidade de recorrência dos sintomas. O tempo de tratamento proposto é de 6 a 8 semanas, com reavaliação inflamatória esofágica após esse período.

A dose preconizada é iniciar com 440 a 880 mcg/dia para crianças, e de 880 a 1.760 mcg/dia para adultos, sempre divididos em 2 a 4 doses diárias (Tabela 43.1). Deve-se utilizar o espaçador, permitindo que o paciente aspire e engula o produto. É fundamental, também, permanecer por 30 minutos sem se alimentar, com boa higiene bucal após a aplicação.[4]

Esses medicamentos são seguros, mas candidíase esofágica foi relatada em 5 a 30% dos casos, de forma incidental, em endoscopia de seguimento. Candidíase oral foi observada em 1% dos pacientes independentemente da formulação, dose ou hábito de lavar a boca após a aplicação. Até o momento não há evidência de supressão adrenal após dois meses de uso. No entanto, a segurança em longo prazo quanto a retardo de crescimento ou alteração da densidade óssea não é conhecida.[21]

Corticoides sistêmicos

Nos pacientes graves com comprometimento sistêmico, como desnutrição e/ou desidratação, uma vez afastadas causas infecciosas (principalmente virais, por exemplo, herpes simples e zóster), o tratamento com corticoide oral está bem indicado. O mesmo ocorre nos casos de estenoses esofágicas com intensa inflamação, cuja dilatação poderia precipitar lacerações da mucosa e/ou perfurações esofágicas. A doses nesses casos são de 1 a 2 mg/kg/dia, com dose máxima de 60 mg/dia de prednisona, via oral.

Dieta

Alergia alimentar foi observada em 15 a 43% dos pacientes com EE. Então, foi proposto que a identificação e a eliminação de potenciais antígenos alimentares que podem provocar resposta imune e infiltração eosinofílica podem ser efetivas na prevenção e no tratamento dessa doença. O tratamento dietético pode ser feito de três maneiras: dieta elementar, eliminação de alérgenos alimentares dire-

Tabela 43.1 – Drogas utilizadas no tratamento da esofagite eosinofílica

Drogas	Via	Dose	Frequência
Fluticasona	Inalatório/Via oral	2 *puffs* (220 mcg)	2 × ao dia
Beclometasona	Inalatório/Via oral	4 *puffs*	2 × ao dia
Metilprednisolona	Via oral	1 a 2 mg/kg/dia	2 × ao dia
Budesonida + sucrolose	Via oral	500 mcg	2 a 4 × ao dia
Montelukast	Via oral	10 a 100 mg	1 × ao dia

Inalatório/Via oral – medicação utilizada na forma inalatória, porém, deve ser deglutida. A budesonida foi usada na forma de solução viscosa, associada à sucrolose. O Montelukast deve ser iniciado com 10 mg e posteriormente escalonado até 100 mg, se possível. Após melhora dos sintomas, deve-se continuar com dose de manutenção de 20 a 40 mg por pelo menos 14 meses.

cionada por testes alérgicos e eliminação empírica de seis alimentos.[6,24,27]

Dieta elementar é composta por aminoácidos, triglicerídeos de cadeia média e carboidratos simples. Estudos relataram remissão em 88 a 96% nas crianças e 75% em adultos após quatro semanas de dieta. No entanto, é pouco palatável, de elevado custo e geralmente necessita de passagem de sonda nasoenteral para alimentação. Após remissão histológica comprovada por biópsia, alimentos são reintroduzidos. Primeiro os menos alergênicos (vegetais e frutas), seguidos de grãos, carnes, nozes, peixes, mariscos, soja e laticínios, com intervalos de 5 a 7 dias. Se houver recorrência dos sintomas com algum dos alimentos, este fica permanentemente excluído da dieta.[21,24]

A dieta direcionada por testes alérgicos é baseada nos resultados de *prick test* ou de teste IgE específicos, como ImmunoCAP, sendo efetiva em 53 a 72% dos pacientes.[6]

A eliminação empírica dos seis alimentos alergênicos mais comuns é outra opção de dieta, com remissão de 74% dos pacientes tratados. Os seis grupos de alimentos são: leite, soja, trigo, ovo, amendoim e peixes/crustáceos. Após a remissão, cada grupo de alimentos é reintroduzido com intervalos de 4 a 6 semanas. Antes da introdução do próximo grupo, observa-se presença de sintomas e alteração histológica no esôfago, e, se presentes, o grupo alimentar é excluído da dieta. Como desvantagem, temos o grande número de endoscopias realizadas na fase de reintrodução dos alimentos.[6,26]

Quando a dieta é escolhida como opção terapêutica para o tratamento da EE, é importante uma abordagem multidisciplinar com a participação de gastroenterologista, nutricionista, alergista e endoscopista para aumentar a taxa de sucesso.[21]

Inibidor de bomba de prótons

Os inibidores de bomba de prótons desempenham três papéis no tratamento dos pacientes com EE. Eles diminuem a produção de ácido pelas células parietais, sendo úteis na exclusão de DRGE como causa da eosinofilia esofágica; se houver superposição de EE com DRGE, ocorre melhora dos sintomas; e promovem uma diminuição da expressão de citocinas pró-inflamatórias, como IL-8 e eotaxina-3, que podem ter participação na patogênese da EE.[6]

Outras drogas

Antagonistas dos leucotrienos promoveram boa resposta clínica com poucos efeitos colaterais, porém, sem resposta histológica e com rápida recidiva após suspensão da medicação. Portanto, não é a droga de escolha, e mais estudos devem ser realizados.

Outras opções citadas para tratamento são o cromoglicato de sódio, e estudos estão sendo realizados quanto à possibilidade de utilização de anticorpo antimonoclonal de IL-5.[4,28]

Dilatação endoscópica

A dilatação endoscópica é um tratamento eficaz para disfagia provocada por estenose de segmentos de esôfago, porém, pacientes devem ser informados quanto aos riscos, benefícios e complicações do procedimento, como dor torácica, sangramento e perfuração esofágica. As dilatações devem ser em múltiplas sessões com aumento progressivo do diâmetro do balão hidrostático, tendo como alvo o diâmetro esofágico de 15 mm.[26]

PROGNÓSTICO

A EE é uma doença crônica, e a recidiva dos sintomas é comum após a suspensão do tratamento, então, terapia de manutenção deve ser considerada para pacientes com complicações fibróticas. Não está relacionada a desenvolvimento de gastroenterite eosinofílica, câncer ou diminuição da expectativa de vida, porém, prejudica a qualidade de vida da maioria dos pacientes.[21]

Em estudos prolongados, não foi observado nenhum caso de desnutrição grave ou transformação maligna. Entretanto, quadros de fibrose e evolução para acalásia têm sido descritos. A história natural da doença ainda é incerta, sendo necessários estudos populacionais para definições quanto a prognóstico e seguimento desses pacientes.

REFERÊNCIAS

1. Walker MM, Talley NJ. Functional gastrointestinal disorders and the potential role of eosinophils. Gastroenterol Clin North Am. 2008; 37(2):383-95.
2. Powell N, Walker MM, Talley NJ. Gastrointestinal eosinophils in health, disease and functional disorders. Nat Rev Gastroenterol Hepatol. 2010; 7(3):146-56.
3. Uppal V, Kreiger P, Kutsch E. Eosinophilic gastroenteritis and colitis: a comprehensive review. Clin Rev Allergy Immunol. 2015 Jun 9.
4. Furuta GT, Liacouras CA, Collins MH, Gupta SK, Justinich C, Putnam PE et al. Eosinophilic esophagitis in children and adults: a systematic review and consensus recommendations for diagnosis and treatment. Gastroenterology. 2007; 133(4):1342-63.
5. Cianferoni A, Spergel J. Eosinophilic esophagitis: a comprehensive review. Clin Rev Allergy Immunol. 2015 Jul 22.

6. Mehta P, Furuta GT. Eosinophils in gastrointestinal disorders: eosinophilic gastrointestinal diseases, celiac disease, inflammatory bowel diseases, and parasitic infections. Immunol Allergy Clin North Am. 2015; 35(3):413-37.
7. Runge TM, Dellon ES. Do we know what causes eosinophilic esophagitis? A mechanistic update. Curr Gastroenterol Rep. 2015; 17(9):33.
8. Prasad GA, Alexander JA, Schleck CD, Zinsmeister AR, Smyrk TC, Elias RM et al. Epidemiology of eosinophilic esophagitis over three decades in Olmsted County, Minnesota. Clin Gastroenterol Hepatol. 2009; 7(10):1055-61.
9. Hruz P, Straumann A, Bussmann C, Heer P, Simon HU, Zwahlen M et al. Escalating incidence of eosinophilic esophagitis: a 20-year prospective, population-based study in Olten County, Switzerland. J Allergy Clin Immunol. 2011; 128(6):1349-50.e5.
10. van Rhijn BD, Verheij J, Smout AJ, Bredenoord AJ. Rapidly increasing incidence of eosinophilic esophagitis in a large cohort. Neurogastroenterol Motil. 2013; 25(1):47-52.e5.
11. Dellon ES. Epidemiology of eosinophilic esophagitis. Gastroenterol Clin North Am. 2014; 43(2):201-18.
12. Norvell JM, Venarske D, Hummell DS. Eosinophilic esophagitis: an allergist's approach. Ann Allergy Asthma Immunol. 2007; 98(3):207-14.
13. Fox VL, Nurko S, Furuta GT. Eosinophilic esophagitis: It's not just kid's stuff. Gastrointest Endosc. 2002; 56(2):260-70.
14. Akei HS, Mishra A, Blanchard C, Rothenberg ME. Epicutaneous antigen exposure primes for experimental eosinophilic esophagitis in mice. Gastroenterology. 2005; 129(3):985-94.
15. Blanchard C, Wang N, Stringer KF, Mishra A, Fulkerson PC, Abonia JP et al. Eotaxin-3 and a uniquely conserved gene-expression profile in eosinophilic esophagitis. J Clin Invest. 2006; 116(2):536-47.
16. Patel SM, Falchuk KR. Three brothers with dysphagia caused by eosinophilic esophagitis. Gastrointest Endosc. 2005; 61(1):165-7.
17. Ahmad M, Soetikno RM, Ahmed A. The differential diagnosis of eosinophilic esophagitis. J Clin Gastroenterol. 2000; 30(3):242-4.
18. Miehlke S. Clinical features of eosinophilic esophagitis. Dig Dis. 2014; 32(1-2):61-7.
19. Dellon ES. Eosinophilic esophagitis. Gastroenterol Clin. North Am. 2013 Mar; 42(1):133-53.
20. Falk GW. Clinical presentation of eosinophilic esophagitis in adults. Gastroenterol Clin North Am. 2014 Jun; 43(2):231-42.
21. Dellon ES, Gonsalves N, Hirano I, Furuta GT, Liacouras CA, Katzka DA; American College of Gastroenterology. ACG clinical guideline: Evidenced based approach to the diagnosis and management of esophageal eosinophilia and eosinophilic esophagitis (EoE). Am J Gastroenterol. 2013; 108(5):679-92; quiz 693.
22. Collins MH. Histopathology of eosinophilic esophagitis. Dig Dis. 2014; 32(1-2):68-73.
23. Bystrom J, O'Shea NR. Eosinophilic oesophagitis: clinical presentation and pathogenesis. Postgrad Med J. 2014; 90(1063):282-9
24. Park H. An overview of eosinophilic esophagitis. Gut Liver. 2014; 8(6):590-7.
25. Straumann A. Eosinophilic esophagitis: indications for treatment. Dig Dis. 2014; 32(1-2):110-3.
26. Dellon ES, Liacouras CA. Advances in clinical management of eosinophilic esophagitis. Gastroenterology. 2014; 147(6):1238-54.
27. Kumar M, Sweis R, Wong T. Eosinophilic oesophagitis: investigations and management. Postgrad Med J. 2014; 90(1063):273-81.
28. Nonevski IT, Downs-Kelly E, Falk GW. Eosinophilic esophagitis: an increasingly recognized cause of dysphagia, food impaction, and refractory heartburn. Cleve Clin J Med. 2008; 75(9):623-633.

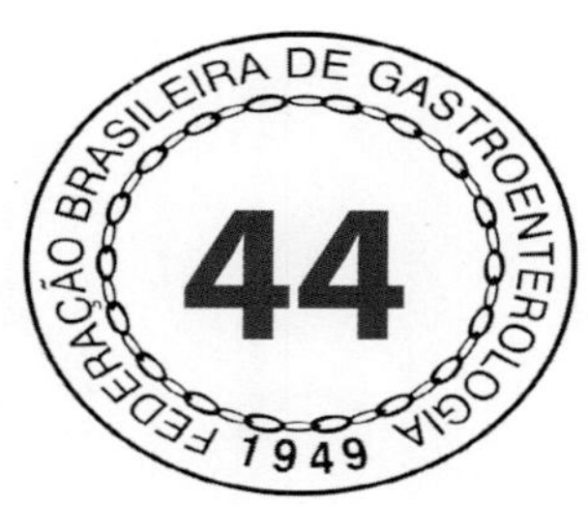

DIVERTÍCULOS DO ESÔFAGO

Ricardo Sato Uemura
Carlos Kiyoshi Furuya Júnior
Fábio Yuji Hondo
Paulo Sakai

INTRODUÇÃO

Os divertículos esofágicos são saculações ou receptáculos formados pela protrusão de uma ou mais camadas da parede esofágica. As primeiras descrições datam do século XX, e quase todos são adquiridos e classificados conforme o local de ocorrência, a sua constituição e o mecanismo de formação. Os divertículos verdadeiros são formados por todas as camadas da parede esofagiana – incluindo a mucosa, a submucosa e a região muscular –, ao passo que os divertículos falsos contêm a mucosa e submucosa. De acordo com a sua localização, os divertículos esofágicos são classificados em faringoesofágico, torácico superior, médio (mesoesofágico) e inferior (epifrênico). Em relação à sua etiopatogenia, são divididos em divertículos de tração e de pulsão – são também denominados epifrênicos.

A incidência dos divertículos do esôfago é pequena, e os de pulsão foram detectados em 0,045% dos exames radiológicos. De acordo com Wheeler,[1] há predomínio na quinta década da vida e são duas vezes mais frequentes nos homens que nas mulheres. Embora raros, os divertículos faringoesofágicos foram encontrados em 0,11% de 20 mil exames radiológicos estudados pelo mesmo autor.

Os divertículos de pulsão do esôfago superior e inferior são constituídos pelas camadas mucosa, submucosa e algumas fibras musculares remanescentes e, portanto, são falsos divertículos. A localização é mais frequente no esôfago inferior. Podem ser de tamanhos variados, alguns de grandes dimensões e múltiplos. Em geral, estão associados a outras afecções do esôfago com alterações motoras, como megaesôfago, hérnia de hiato e espasmo esofagiano difuso do esôfago.

O divertículo torácico do esôfago médio (mesoesofágico) é uma entidade rara com prevalência desconhecida, principalmente por não apresentar sintomas. A maioria dos divertículos são achados incidentais durante a endoscopia ou exame radiológico. Tradicionalmente, os divertículos mesoesofágicos eram considerados divertículos de tração, decorrentes de doenças mediastinais (como a tuberculose ou histoplasmose) em que a inflamação e linfadenopatias causam a tração da parede esofágica. Entretanto, estudos recentes que utilizam a manometria e a fluoroscopia indicam que os divertículos mesoesofágicos são causados por distúrbios da motilidade esofágica. Em particular, os estudos sugerem que o espasmo difuso ou o aumento do tônus do esôfago distal associado à peristalse normal ou hiperativa resultam em um aumento da pressão do esôfago médio, formando o divertículo.

O divertículo faringoesofágico (DFE) não pertence ao esôfago anatomicamente, porém, sua localização na transição entre faringe e esôfago cervical e a destacada importância clínica justificam seu estudo no mesmo contexto. Os divertículos faringoesofágicos são o Zenker e o Killian-Jamieson.

O divertículo de Killian-Jamieson é um raro divertículo faringoesofágico. Em razão da falta de familiaridade com essa rara entidade, o divertículo de Killian-Jamieson é frequentemente diagnosticado como divertículo de Zenker. Apesar de os divertículos de Killian-Jamieson e de Zenker se originarem próximos ao segmento faringoesofágico, ambos são anatomicamente distintos.

O divertículo de Killian-Jamieson origina-se através de um espaço no músculo na parede anterolateral do esôfago cervical, abaixo do músculo cricofaríngeo e superior ao músculo longitudinal do esôfago. Já o de Zenker é formado em uma área de fragilidade conhecida como triângulo de Killian, localizado na parede posterior, inferior ao músculo constritor inferior da faringe e acima do músculo cricofaríngeo.[2,3] O diagnóstico diferencial entre os divertículos de Zenker e de Killian-Jamieson é realizado pelo exame contrastado do esôfago, que identifica o divertículo de Zenker, o qual se origina da parede posterior do esôfago, e o Killian-Jamieson, da parede anterolateral (Figuras 44.1 e 44.2).

Postlethwait,[4] em um levantamento de 2.183 casos coletados de divertículos, refere 63,1% de faringoesofágicos, 16,5% de mesoesofágicos e 20,4% de epifrênicos. No Serviço de Cirurgia do Esôfago do Hospital das Clínicas da Faculdade de Medicina da Universidade de São Paulo (HCFMUSP), o divertículo faringoesofágico constitui 2,8% dos pacientes internados com disfagia e 2% dos que apresentam afecção esofágica.[5]

Outra característica relaciona-se à ocorrência predominante do sexo masculino, na proporção 2,4:1 no divertículo faringoesofágico e 2:1 nos esofágicos de pulsão. Quanto à raça, há referências na literatura de que o divertículo não é encontrado em indivíduos negros. Assim, tem sido descrito por outros autores e também em nosso meio, reconhecendo-se nítida preponderância em brancos.[4,6]

Os divertículos intramurais são também bastante raros, e suas primeiras descrições e estudos devem-se a Mendl et al.[7] e Boyd et al.[8] São caracterizados por pequenos receptáculos (1 a 4 mm) contidos nas camadas mucosa e submucosa, ao longo do esôfago. Considerando sua localização intramural, portanto, sem exteriorização. Por meio da parede do esôfago, foi sugerida a denominação pseudodivertículo intramural, como a mais apropriada.[9] O estudo anatomopatológico das peças ressecadas demonstra dilatações dos ductos excretores das glândulas de muco que se situam na submucosa, com reação inflamatória adjacente. Provavelmente, o rompimento desses ductos daria formação às pequenas depressões na mucosa.

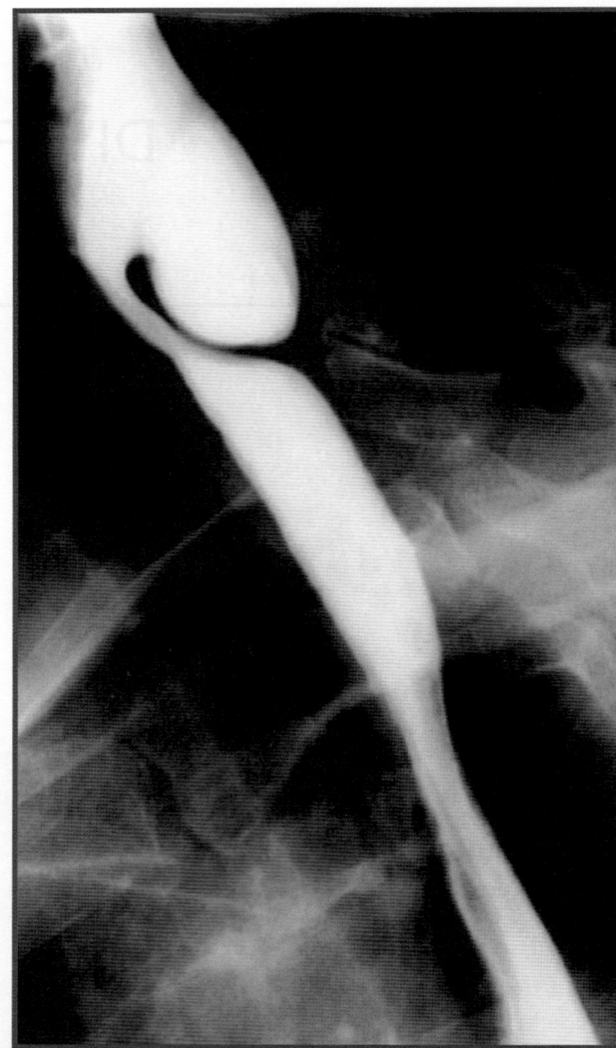

Figura 44.1 – Aspecto radiológico de perfil do divertículo de Zenker.

QUADRO CLÍNICO

A sintomatologia dos pacientes portadores de divertículo de esôfago varia conforme seu tipo. Geralmente, os divertículos mesoesofágicos são assintomáticos em virtude do pequeno tamanho. Porém, os sintomas mais comuns são disfagia e regurgitação. Esses divertículos podem complicar quando aumentam de tamanho, ocasionando in-

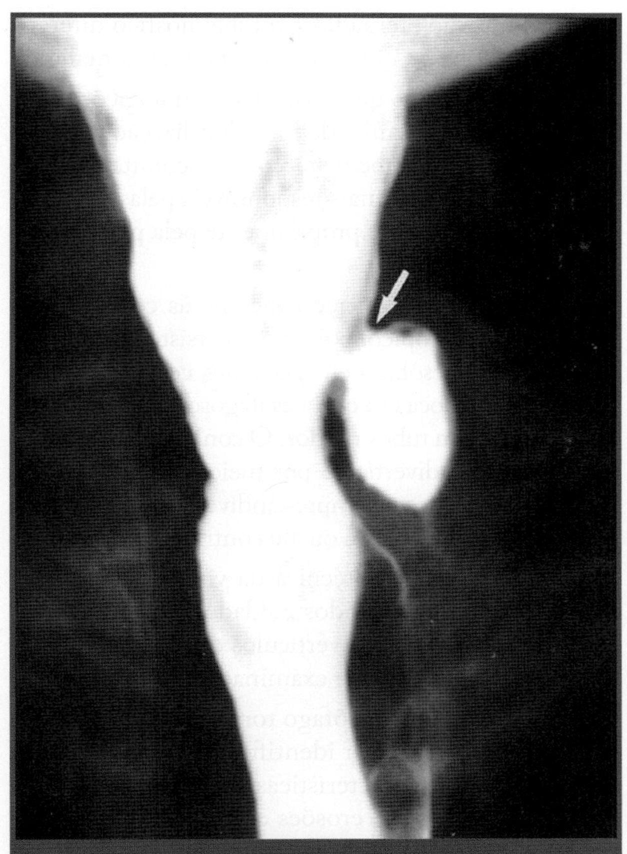

Figura 44.2 – Aspecto radiológico de perfil do divertículo de Killian-Jamieson.

flamação, fístulas brônquicas, pleurais e até aórtica, evoluindo com hemorragia maciça. Outra complicação rara é a formação de carcinoma no divertículo.

Os divertículos de pulsão do esôfago, de localização superior ou inferior (epifrênicos), apresentam sintomas variados e, de modo geral, estão relacionados aos de tamanhos maiores. Queixas de desconforto ou dor retroesternal, regurgitações e disfagia são relatadas.

Além disso, deve-se ressaltar que esses divertículos podem estar associados a outras afecções do esôfago e do aparelho digestivo alto, bem como às cardiorrespiratórias. Os sintomas podem ser confundidos, razão pela qual o estudo propedêutico deve ser realizado adequadamente, por meio de anamnese e dos exames complementares, para orientar o tratamento correto.

O divertículo faringoesofágico, também de pulsão, destaca-se de modo especial do ponto de vista clínico, pois sua manifestação é exuberante, com repercussões importantes quanto à deglutição e complicações. Assim, alguns sintomas vagos, como desconforto, sensação de corpo estranho e de secreção mucoide na hipofaringe, são referidos na fase inicial, e o divertículo é pequeno. À medida que cresce, queixas significativas surgem, como ruído à deglutição, regurgitações, tosse e disfagia alta, que se acentuam conforme se alimenta, pois em divertículos maiores a repleção progressiva comprime o esôfago cervical, provocando obstrução. Como essa afecção tem incidência predominante na sexta década, com o decorrer dos anos a dificuldade gradual de deglutição causa emagrecimento e desnutrição crônica. Esse quadro clínico é, muitas vezes, agravado pelos episódios de aspiração por ocasião das regurgitações, que resultam em bronquites, bronquiectasias e até abscessos pulmonares.[10]

A principal queixa dos portadores de divertículo intramural é a disfagia, geralmente de longa data, com a maioria dos casos (cerca de 80%) apresentando afecções concomitantes do esôfago, como a estenose, na maioria decorrentes da doença do refluxo gastroesofágico.[9]

DIAGNÓSTICO

A confirmação da presença do divertículo esofágico deve ser feita de preferência pelo exame radiológico contrastado. Entretanto, como na maioria dos casos é assintomático, sua descoberta é feita por ocasião do estudo do aparelho digestivo alto e das afecções associadas do esôfago, como megaesôfago, estenose do esôfago, hérnia de hiato e espasmo difuso do esôfago.

De todo modo, no diagnóstico diferencial da regurgitação e da disfagia, o exame radiológico é fundamental para evidenciar divertículos pequenos ou grandes, localização, número, retenção de material de contraste e compressão do esôfago (Figura 44.3).

Em decorrência do enorme progresso do método endoscópico que teve início na década de 1970 e com o advento e a grande aceitação dos endoscópios flexíveis de visão frontal, os quais permitem a avaliação sistemática do esôfago, do estômago e do duodeno, mais recentemente os exames radiológicos têm sido gradativamente deixados para segundo plano.[6]

Por sua vez, além da importância que o exame endoscópico passou a ter no diagnóstico das afecções do trato digestivo, a técnica endoscópica utilizada com insuflação intermitente ou contínua de ar durante o exame é a principal vantagem para a detecção dos divertículos (Figura 44.4).

Assim, pequenos ou grandes recessos com colo largo podem ser verificados quanto ao aspecto da mucosa e, por vezes, a presença de resíduos alimentares retidos pode ser observada naqueles com colo estreito ou em divertículos maiores. Além da inspe-

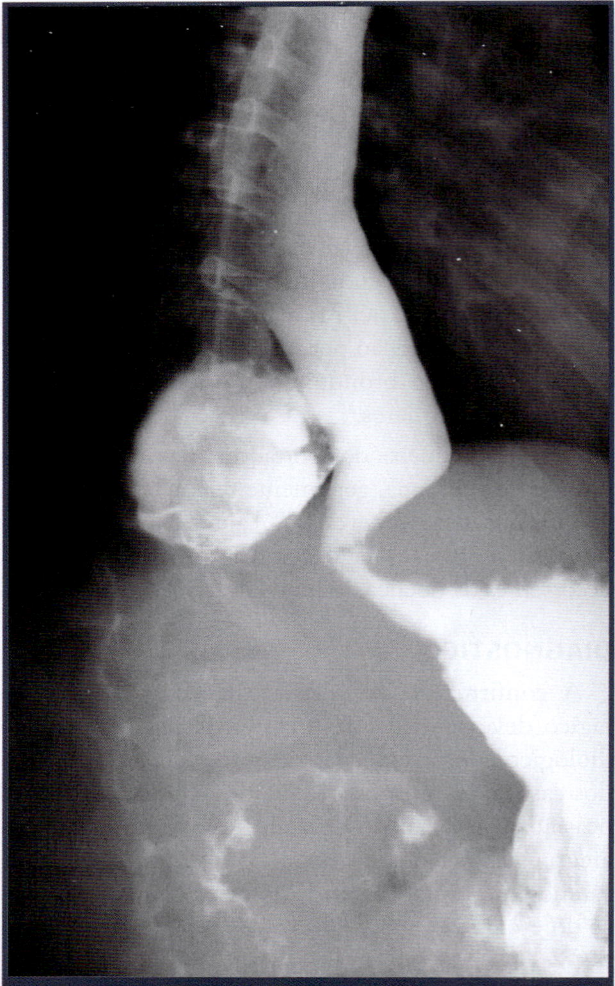

Figura 44.3 – Aspecto radiológico do divertículo de pulsão epifrênico.

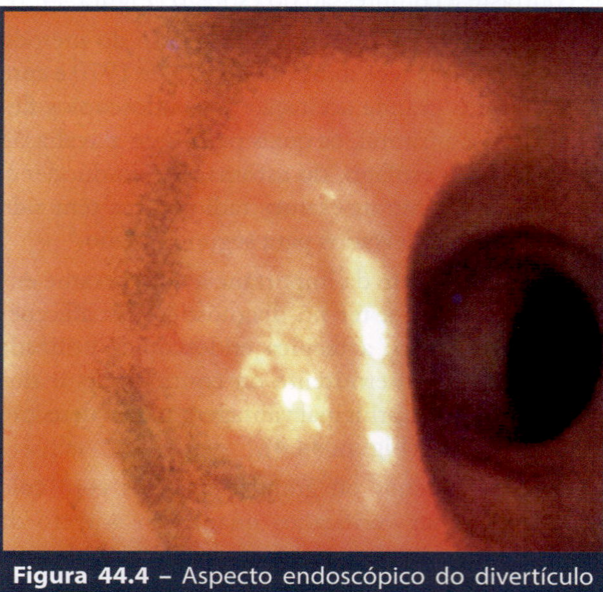

Figura 44.4 – Aspecto endoscópico do divertículo de tração do terço médio do esôfago.

ção, biópsias são efetuadas para diagnóstico diferencial entre processo inflamatório e neoplasia maligna.

Do mesmo modo que no estudo radiológico, o exame endoscópico permite definir a localização, o tamanho, o número e também afecções concomitantes que, frequentemente, são mais responsáveis pelas queixas e pelos sintomas do que propriamente pela presença do divertículo.

Deve-se enfatizar o que concerne às complicações do exame endoscópico, pois ainda persiste o temor das perfurações do esôfago em pacientes com divertículo, sobretudo na época em que a esofagoscopia era praticada de rotina com tubos rígidos. O conhecimento prévio da presença do divertículo por meio do exame radiológico contrastado era imprescindível, constituindo-se fator de risco importante ou até contraindicação.

Atualmente, com a técnica da visão frontal, a insuflação de ar e os devidos cuidados, os divertículos faringoesofágicos e os divertículos do esôfago são detectados com facilidade e examinados com segurança.

Os divertículos do esôfago torácico, seja de pulsão ou de tração, podem ser identificados com facilidade e, conforme suas características, devem ser avaliados quanto à presença de erosões ou ulcerações, processos neoplásicos e retenções alimentares. O estudo adequado justifica-se no sentido de que divertículos de tração assintomáticos e também os de pulsão assintomáticos não carecem necessariamente de tratamento cirúrgico.

Outra função importante do exame endoscópico é a detecção de afecções associadas do esôfago, como esofagite, hérnia de hiato, estenose, concomitância de outros divertículos, megaesôfago, bem como doenças que afetam o estômago e o duodeno.

A avaliação endoscópica adequada do divertículo faringoesofágico é feita desde que o exame seja precedido de um estudo radiológico contrastado. Atualmente, contudo, a maioria deles é constatada no momento do exame endoscópico, de maneira casual quando assintomáticos, e sua presença é confirmada quando os pacientes apresentam queixas sugestivas. Nessas condições, o exame endoscópico deve ser conduzido de modo criterioso, pois alguns divertículos pequenos e assintomáticos podem passar despercebidos.

Em outras circunstâncias, a passagem do endoscópio para o esôfago é dificultada, e manobras intempestivas podem provocar perfuração. Quando existem queixas condizentes e o divertículo já é evidente pelo seu tamanho, a investigação endoscópica é mais segura, pois há tendência natural para a entrada do aparelho no divertículo com a identificação do fundo de saco quando vazio e, mais frequentemente, o encontro de resíduos alimentares.

O estudo endoscópico no divertículo faringoesofágico é importante do ponto de vista clínico pela necessidade de esclarecer suas características quanto ao tamanho, à forma, ao aspecto da mucosa relacionada a processo inflamatório e a eventual concomitância de neoplasia maligna.[11] Essa avaliação também deve incluir a verificação de outras afecções do esôfago, pois no tratamento do DFE sintomático a conduta é eminentemente cirúrgica e endoscópica.

Do ponto de vista do exame endoscópico, a inspeção sequencial do DFE e do esôfago nem sempre é bem-sucedida como se espera, pois dificuldades ocorrem para a identificação do pertuito correspondente ao esôfago junto ao divertículo. Com frequência encontra-se resistência para a introdução do endoscópio através do óstio esofágico, em consequência do espasmo do músculo cricofaríngeo. Nessas circunstâncias, já é conhecida a técnica de introdução de pinça de biópsia ou de um fio-guia metálico através do óstio com a finalidade de orientar a entrada do aparelho. No divertículo de Killian-Jamieson, o óstio localiza-se abaixo do cricofaríngeo, em geral estreito, não permitindo a entrada do endoscópio.

O aspecto endoscópico dos divertículos intramurais é caracterizado pela presença de múltiplos orifícios pequenos em comunicação com depressões rasas ou saculares ao longo do trajeto esofágico. Deve-se tomar o devido cuidado quando se trata de poucos divertículos, pois poderão passar despercebidos quando os óstios são diminutos ou quando não se atenta à possibilidade dessa entidade. A radiografia contrastada é mais adequada para o diagnóstico, apresentando-se com aspecto característico quase sempre associado a alguma alteração motora do esôfago ou a processo inflamatório, como a esofagite e a estenose (Figura 44.5).

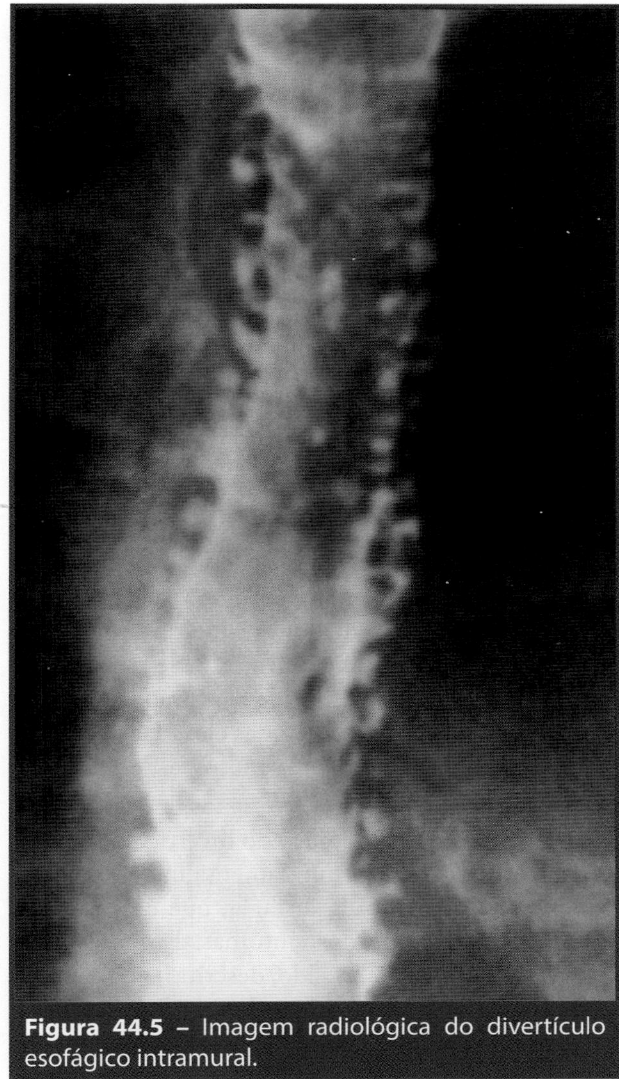

Figura 44.5 – Imagem radiológica do divertículo esofágico intramural.

TRATAMENTO DOS DIVERTÍCULOS MESOESOFÁGICOS E EPIFRÊNICOS

A maioria dos portadores de divertículos do esôfago é assintomática, sobretudo os mesoesofágicos, quando não complicados, ou de pulsão ainda pequenos, não carecendo de alguma forma de tratamento específico.

Por sua vez, quando o divertículo é de tamanho considerável ou o paciente apresenta queixas importantes, como regurgitação, vômitos, tosse e complicações pulmonares por aspiração, dores retroesternais ou precordiais, assim como algumas das outras formas de complicação, o tratamento é essencialmente cirúrgico.[12,13]

Tendo em vista a concomitância frequente de outras afecções do esôfago, que na realidade poderão ser responsáveis pelos sintomas, o tratamento cirúrgico deve abranger os dois aspectos. Assim, os divertículos são tratados com a diverticulectomia, podendo-se associar miotomia e outro procedimento complementar nos divertículos epifrênicos, como a esofagogastrofundoplicatura.[5,14,15]

Bak et al.[16] relataram pela primeira vez o tratamento endoscópico do divertículo mesoesofágico, colocando-se clipes metálicos no septo antes da secção, de modo a evitar uma ampla separação da superfície de corte e consequente perfuração. Schubert et al.[17] descreveram a diverticulotomia endoscópica do esôfago médio sem a colocação de hemoclipes.

TRATAMENTO DO DIVERTÍCULO FARINGOESOFÁGICO

O tratamento do divertículo faringoesofágico é indicado para os pacientes sintomáticos, independentemente do tamanho da bolsa, podendo ser tratado por meio de cirurgia ou por via endoscópica. Entretanto, no divertículo de Killian-Jamieson – de incidência muito rara – o seu tratamento em geral é, quando sintomático, cirúrgico. Contudo, atualmente foi proposta uma diverticulotomia endoscópica para alívio de sintomas,[18,19] ficando a ressalva do cuidado nesse tipo de abordagem para provável lesão do nervo laríngeo recorrente. Em relação ao divertículo de Zenker, o tratamento cirúrgico é o padrão de referência pela técnica já bem estabelecida na década de 1960, incluindo-se a ressecção do divertículo e a miotomia do cricofaríngeo por meio da cervicotomia esquerda. Esse tratamento cirúrgico pode proporcionar índices de 90% de bons resultados funcionais, com morbidade da ordem de 10 a 12% e mortalidade de 2 a 5% nas grandes séries.[4,5,20] Essas cifras de complicações podem ser consideradas elevadas, tendo em vista a inclusão de pacientes idosos e de alto risco nesse grupo.

O tratamento endoscópico do divertículo faringoesofágico caracteriza-se fundamentalmente pela sua importância no alívio da disfagia, que é o principal e mais inconveniente dos sintomas. Embora a técnica endoscópica tenha sido descrita e empregada inicialmente por Mosher[21] e Seiffert,[22] consistindo na secção da parede entre o esôfago e o divertículo com emprego de instrumental rígido tradicional, ficou temporariamente abandonada após algumas complicações fatais. Mais tarde, coube a Dohlman e Mattson[23] retomarem a técnica, utilizando um espéculo esofágico com fenda labiada na extremidade distal, para apreender e expor a parede do esôfago entre sua luz e a cavidade do divertículo. Esses autores preconizaram a secção do septo com o eletrocautério, pois antes era utilizada apenas a tesoura endoscópica, evitando, assim, hemorragias por vezes significativas.

Com o surgimento dos endoscópios flexíveis de fibras óticas com visão frontal por volta de 1970 e sua enorme difusão, constatou-se que no exame de alguns pacientes portadores do DFE era possível identificar com clareza o septo entre o divertículo e o esôfago. Com base nas experiências da técnica endoscópica cirúrgica, Sakai e Ishioka,[24] em 1982, por meio do fibroscópio realizou com sucesso a eletrossecção do septo, pela primeira vez em nosso meio, com a denominação de diverticulotomia.

A eficiência do método endoscópico é comparável à do tratamento cirúrgico, a ponto de ele ser considerado alternativa adequada para aqueles pacientes com elevado risco operatório. Na maioria dos casos, trata-se de indivíduos idosos, emagrecidos ou desnutridos, com problemas cardiopulmonares, hipertensos ou diabéticos, por vezes na vigência de broncopneumonia aspirativa.[20,24]

Tendo em vista o número limitado de médicos praticantes na época e a evolução progressiva do tratamento cirúrgico com bons resultados, novamente o método endoscópico foi relegado e praticamente esquecido. Entretanto, com o advento de novos acessórios, técnicas minimamente invasivas, progressão da endoscopia terapêutica, a abordagem endoscópica voltou a ser considerada.

A técnica endoscópica consiste na secção do septo que separa o esôfago do divertículo por meio do eletrocautério com o uso do cateter com estilete. A secção com o emprego de corrente elétrica monopolar de corte e coagulação é aplicada na porção média do septo no sentido descendente até o fundo do divertículo. Essa região do fundo do divertículo é a região crítica, porquanto o avanço além desse limite poderá provocar perfuração em direção ao mediastino. Atualmente, preconiza-se a aplicação de clipe metálico no ápice como regra do procedimento, em sua finalização, com o intuito de precaução em casos de microperfuração. Portanto, deve-se respeitar esse espaço, mantendo intactos cerca de 5 a 10 mm do fundo do divertículo. Nesse procedimento, são utilizados acessórios para auxiliar na identificação e isolamento do septo, como o cilindro transparente (cap) adaptado na extremidade do endoscópio ou um tubo de polietileno bilabiado. Mais recentemente, foi introduzida outra variante da técnica com a aplicação do bisturi harmônico[25] (Figuras 44.6 e 44.7). Utilizando essa mesma variância técnica endoscópica, conseguiu-se a utilização de grampeadores articulados de laparoscopia na secção do septo divertículo em humanos, promovendo a diverticulotomia com hemostasia e sem perfuração, além do pronto restabelecimento da ingestão via oral sem necessidade de sonda nasoenteral, após o procedimento.[26]

Na experiência do Serviço de Endoscopia Gastrointestinal do HCFMUSP, obteve-se o índice de 93% de sucesso para o alívio da disfagia em longo prazo e morbidade de 5% e nenhuma mortalidade em grupo de pacientes predominantemente idosos. Verificou-se recidiva da disfagia em 7% em razão do divertículo residual, em que os pacientes foram submetidos a retratamento endoscópico. As compli-

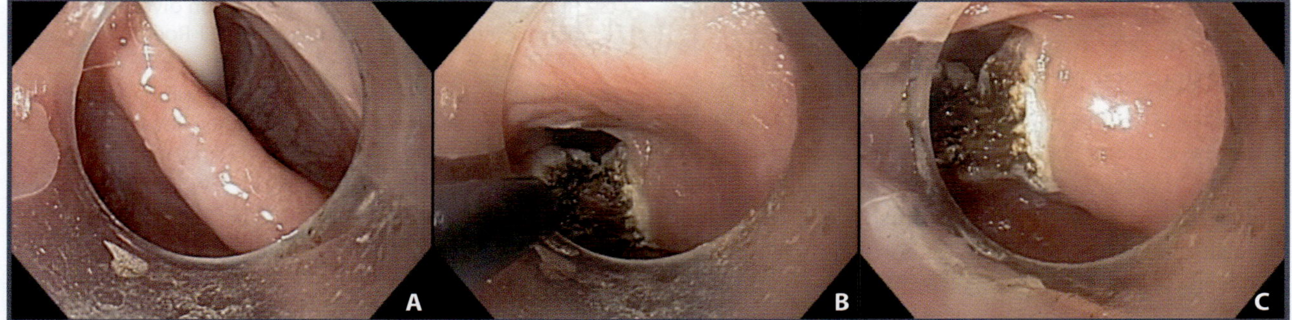

Figura 44.6 – Sequência da miotomia endoscópica do divertículo de Zenker: A. Imagem do septo com a sonda na luz esofágica. B. Secção do septo com eletrocautério. C. Aspecto final da secção do septo até o fundo do divertículo.

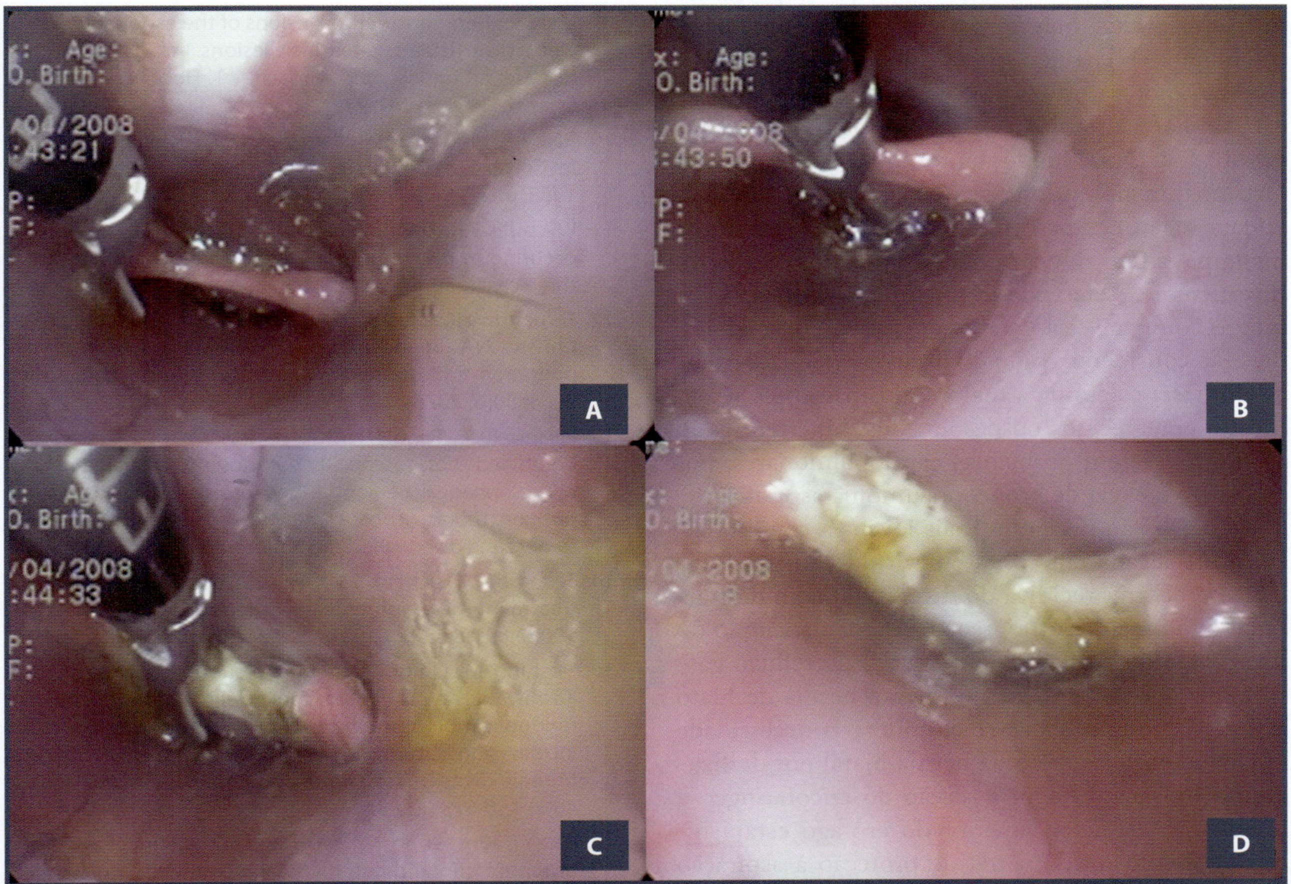

Figura 44.7 – Sequência da miotomia do divertículo de Zenker com bisturi harmônico: A e B. Apreensão do septo com o bisturi harmônico. C. Secção com aplicação da energia vibratória. D. Aspecto final da secção do septo.

cações observadas foram hemorragia da área cruenta da miotomia em 8% e que foram controladas pela aplicação de coagulação ou de clipes hemostáticos; enfisema cervical e subcutâneo ocorreu em 3% dos casos, em que os pacientes foram tratados por meio da colocação de sonda nasogástrica e antibioticoterapia por uma semana.

CONSIDERAÇÕES FINAIS

Os divertículos de esôfago médio não causam sintomas na maioria dos pacientes. No entanto, quando alcançam grandes proporções, podem causar regurgitação, complicações pulmonares por aspiração e dores retroesternais ou precordiais. O tratamento é essencialmente cirúrgico, embora alguns autores tenham publicado relatos de tratamento endoscópico por meio da secção do septo com ou sem a aplicação de clipes, para evitar possível perfuração.[12,13,16,17]

Os divertículos de pulsão epifrênicos – quando de pequenas dimensões – em geral não carecem de tratamento. Podem estar associados a outras afecções esofágicas, como o espasmo difuso do esôfago ou acalasia da cárdia. Portanto, a abordagem terapêutica deverá ser mais ampla. Assim, os divertículos são tratados além da diverticulectomia, associando-se a miotomia e outro procedimento complementar, como a gastrofundoplicatura.[5,14,15]

O divertículo de Zenker, mesmo sendo de pequenas dimensões, pode causar sintomas importantes de disfagia alta. Sua fisiopatologia não está ainda totalmente esclarecida, porém, admite-se a incoordenação motora no cricofaríngeo durante a deglutição, similar à acalasia da cárdia como um dos fatores envolvidos. Desse modo, tanto no tratamento cirúrgico quanto no endoscópico, a secção do músculo cricofaríngeo é a base fundamental. E a miotomia incompleta tem sido a principal causa de recidiva do divertículo. A efetividade do tratamento endoscópico é comparável ao tratamento cirúrgico. Assim, deve-se considerar como alternativa adequada, tendo em vista o fato de a maioria dos pacientes serem idosos, emagrecidos ou desnutridos, hipertensos ou diabéticos, terem problemas cardiopulmonares, por vezes na vigência de broncopneumonia aspirativa.[6,20] Entretanto, em pacientes mais jovens a conduta cirúrgica é levada em conta em virtude da possibilidade de ocorrer recidiva do divertículo com disfagia em longo prazo. Outra preocupação é associação do divertículo de Zenker com a doença do refluxo gastroesofágico, principalmente com a hérnia de hiato por deslizamento. Deve-se considerar a necessidade do tratamento também da hérnia hiatal por deslizamento, porquanto com a secção do cricofaríngeo a pressão do esfíncter superior do esôfago estará reduzida e com nítida perda de proteção à aspiração pulmonar nos pacientes com significativo refluxo gastroesofágico.

REFERÊNCIAS

1. Wheeler D. Diverticula of the foregut. Radiology. 1947; 40:476-81.
2. Lee CK, Chung IK, Park JY, Lee TH, Lee SH, Park SH et al. Endoscopic diverticulotomy with an isolated-tip needle--knife papillotome (Iso-Tome) and a fitted overtube for the treatment of a Killian-Jamieson diverticulum. World J Gastroenterol. 2008; 14(42):6589-92.
3. Rubesin SE, Levine MS. Killian-Jamieson diverticula: radiographic findings in 16 patients. Am J Roentgenol. 2001; 177(1):85-9.
4. Postlethwait RW. Diverticula of the esophagus. In: Postlethwait RW. Surgery of the esophagus. Rev ed. New York: Appleton Century Crofts, 1986. p.129-59.
5. Cecconello I, Zilberstein B, Pinotti HW. Divertículo faringoesofágico. In: Tratado de clínica cirúrgica do aparelho digestivo. v.1. São Paulo: Atheneu, 1994. p.283-91.
6. Ishioka S, Sakai P, Maluf Filho F, Melo JM. Endoscopic incision of Zenker's diverticula. Endoscopy. 1995; 27:433-7.
7. Mendl K, McKay J, Tanner C. Intramural diverticulosis of the esophagus and Rokstansky Aschoff sinuses in the gallbladder. Br J Radiol. 1960; 33:494-501.
8. Boyd RM, Bogoch A, Greig JH, Trites AEW. Esophageal intramural pseudodiverticulosis. Radiology.1974; 113:267.
9. Shay SS. Benign structural lesions of the esophagus: rings, webs, diverticula and extrinsic lesions. In: Gastrointestinal disease: an endoscopic aproach. v.1. Hoboken: Blackwell Science, 1997. p.241-9.
10. Raia AA, Pinotti HW, Pollara WM. Divertículos do esôfago. In: Corrêa Neto, A. Clínica cirúrgica. v.4. São Paulo: Sarvier, 1988. p.146-54.
11. Wychulis AR, Gunnlaugson GH, Claggett OT. Carcinoma occuring in pharyngoesophageal diverticulum: report of three cases. Surgery. 1969; 66:976-9.
12. Fernando HC, Luketich JD, Samphire J, Alvelo-Rivera M, Christie NA, Buenaventura PO et al. Minimally invasive operation for esophageal diverticula. Ann Thorac Surg. 2005; 80(6):2076-80.
13. Palanivelu C, Rangarajan M, Senthilkumar R, Velusamy M. Combined thoracoscopic and endoscopic management of mid-esophageal benign lesions: use of the prone patient position: thoracoscopic surgery for mid-esophageal benign tumors and diverticula. Surg Endosc. 2008; 22(1):250-4.
14. Tedesco P, Fisichella PM, Way LW, Patti MG. Cause and treatment of epiphrenic diverticula. Am J Surg. 2005; 190(6):891-4.
15. Hoshino M, Omura N, Yano F, Tsuboi K, Matsumoto A, Kashiwagi H et al. Laparoscopic Heller myotomy and Dor fundoplication combined with laparoscopic diverticular introversion suturing for achalasia complicated by epiphrenic diverticulum: report of a case. Surg Today. 2010; 40(2):158-61.
16. Bak YT, Kim HJ, Jo NY, Yeon JE, Park JJ, Kim JS et al. Endoscopic iclip and cuti diverticulectomy for a giant mid-esophageal diverticulum. Gastrointest Endosc. 2003; 57(6):777-9.
17. Schubert D, Kuhn R, Nestler G, Lippert H, Pross M. Endoscopic treatment of a mid-esophageal diverticulum. Endoscopy. 2004; 36(8):735-7.
18. Lee CK, Chung IK, Park JY, Lee TH, Lee SH, Park SH et al. Endoscopic diverticulotomy with an isolated-tip needle-knife papillotome (Iso-Tome) and a fitted overtube for the treatment of a Killian-Jamieson diverticulum. World J Gastroenterol. 2008; 14(42):6589-92.
19. Tang SF, Tang L, Chen E, Myers LL. Flexible endoscopic Killian-Jamieson diverticulotomy and literature review. Gastrointest Endosc. 2008; 68(4):790-3.

20. Hollinger PH, Schild JA. The Zenker's (hypopharingeal) diverticulum. Ann Otol Rhinol Laryngol. 1969; 78:679-88.

21. Mosher HP. Webs and pouches of the oesophagus, their diagnosis and treatment. Surg Gynec Obst. 1917; 25:175-87.

22. Seiffert A. Operation endoscopique d'un gros diverticule de pulsien. Bronchosc Oesophagosc Gastrosc. 1937; 7:232-4.

23. Dohlman G, Mattson O. The endoscopic operation for hypopharyngeal diverticula. A roentgencinematographic study. Arch Otolaryngol. 1960; 71:744-52.

24. Sakai P, Ishioka S. Diverticulotomia de Zenker pela fibroendoscopia. IV Congresso Brasileiro de Endoscopia Digestiva. São Paulo, 1982.

25. Hondo FY, Maluf Filho F, Giordano-Nappi JH, Duarte RJ, Kuga R, Grecco E et al. Endoscopic diverticulotomy by harmonic scalpel (Ultracision): an experimental model. Endoscopy. 2009; 41(2):104-5.

26. Hondo FY, Giordano-Nappi JH, Maluf-Filho F, Grecco E, De Moura EG, Cecconello I et al. Experimental model for endoscopic stapled diverticulotomy. Gastrointest Endosc. 2008; 67(5):AB189.

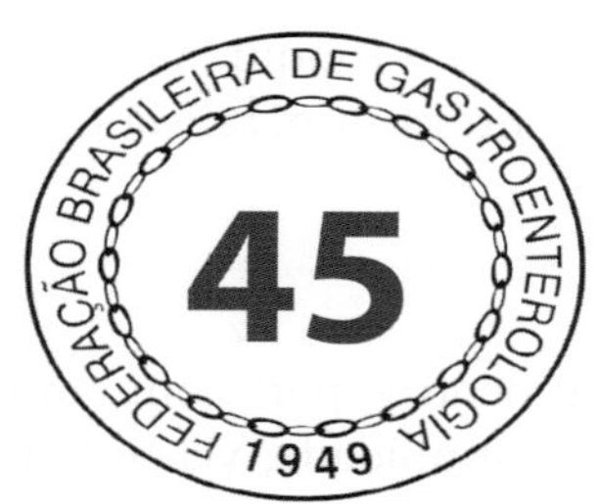

CÂNCER DE ESÔFAGO

Rubens Antonio Aissar Sallum
Ivan Cecconello
Flavio Roberto Takeda

INTRODUÇÃO

O câncer de esôfago representa uma das neoplasias mais importantes e letais do mundo, ocupando a sexta maior causa de morte por câncer (286 mil óbitos/ano). Nas últimas três décadas, houve uma transformação tanto nas características epidemiológicas quanto no avanço significativo em todos os aspectos: diagnóstico, estadiamento, tratamento e rastreamento – o que tem mudado a sobrevivência desses pacientes. Essas alterações estão intimamente atreladas à evolução da terapia gênica, biomarcadores, melhora do estado nutricional do paciente, aprimoramento de técnicas operatórias, cuidados no pós-operatório, terapia complementar e experiência de grandes centros de referência.

CLASSIFICAÇÃO

Os tumores do esôfago podem ser classificados em benignos e malignos (Quadro 45.1). O carcinoma espinocelular (CEC) pode ser classificado quanto a sua histologia em:

- diferenciado;
- moderadamente diferenciado;
- indiferenciado.

Quadro 45.1 – Classificação dos tumores de esôfago

Benignos	Malignos
Tumores epiteliais Papiloma escamoso Adenoma **Tumores não epiteliais** Leiomioma Lipoma Hemangioma Linfangioma Rabdomioma	**Tumores epiteliais** Carcinoma espinocelular Adenocarcinoma ▪ Carcinoma – adenoescamoso – adenoide cístico ▪ Basaloide ▪ Indiferenciado **Tumores não epiteliais** Leiomiossarcoma Carcinossarcoma Pseudossarcoma **Melanoma**

Já os adenocarcinomas podem ser classificados segundo Laurèn (1965)[1] e conforme as normas da Sociedade Brasileira de Patologia,[2] em:

- **Padrão intestinal:** túbulo-papilífero, tubular bem diferenciado e moderadamente diferenciado.
- **Padrão gástrico:** túbulo-papilífero (foveolar), microtubular, mucinoso mucocelular (células anel de sinete) e mucinoso muconodular.

Ambos os padrões comportam o tipo indiferenciado. Na Disciplina de Cirurgia do Aparelho Digestivo do Hospital das Clínicas da Faculdade de Medicina da Universidade de São Paulo (HC-FMUSP), com base em uma correlação entre as duas classificações anteriores,[1-3] adota-se a seguinte classificação: intestinal, foveolar e misto.

EPIDEMIOLOGIA

Aproximadamente 90% das neoplasias malignas esofágicas são representadas pelo carcinoma espinocelular (CEC) e adenocarcinoma. Nas últimas três décadas, a incidência do CEC foi de 30/100.000 casos/ano e decresceu para 20/100.000 casos/ano; concomitantemente, a incidência do adenocarcinoma foi de 5/100.000 casos/ano e aumentou para 25/100.000 casos/ano. Além disso, a proporção de CEC e adenocarcinoma variou de 82,9:17,1 para 67,3:32,7, respectivamente. As regiões de maior incidência para o CEC são o Leste da África, a África do Sul, a região setentrional da Ásia (Irã e China) e algumas áreas da Europa ocidental.[4,5] Na América do Sul, as regiões de maior incidência são o Uruguai e o Sul do Brasil (Rio Grande do Sul). Nesse estado brasileiro, a estimativa de incidência para o ano de 2005 foi de 22,6/100.000 habitantes para o sexo masculino e 7,6/100.000 habitantes para o feminino. Essa ocorrência é 2 a 3 vezes maior que para o estado de São Paulo.[6]

DIAGNÓSTICO

A disfagia é o sintoma mais frequente e, geralmente, é no mesmo nível da localização do tumor. Decorre habitualmente do caráter obstrutivo da lesão, surgindo quando já há comprometimento de mais de 50% da luz esofágica. É caracterizada por rápida progressão, perda rápida de peso, odinofagia e regurgitação. A hematêmese, melena ou anemia decorrentes do sangramento da lesão são raras no CEC e mais comuns no adenocarcinoma.

É importante ressaltar que, nos estágios iniciais da doença, pode já existir manifestações clínicas. Estudo multicêntrico europeu de 253 pacientes com câncer superficial do esôfago mostrou que 82% dos pacientes já apresentavam algum sintoma. Esse fato é relevante, pois demonstra que sintomas leves especialmente em pacientes de grupo de risco devem ser investigados mais detalhadamente.

Fases mais avançadas da doença podem propiciar manifestações decorrentes do comprometimento de estrutura adjacentes, como tosse com expectoração produtiva (fístula esôfago-brônquica e/ou aspiração), dor torácica e rouquidão (invasão do nervo laríngeo recorrente com paralisia de pregas vocais).

ESTADIAMENTO

A disseminação pode ocorrer por: contiguidade (estruturas adjacentes), continuidade, via linfática e hematogênica. A possibilidade não rara de disseminação por metástase intramural submucosa pode ter forte implicação na decisão cirúrgica, especialmente quanto à margem de segurança nas esofagectomias. As metástases por via hematogênica ocorrem principalmente no fígado, no pulmão, na suprarrenal e nos ossos. A disseminação linfonodal pode ocorrer para cadeias cervicais, torácicas e abdominais, independentemente da topografia do tumor. Entretanto, há cadeias em que a disseminação é preferencial. A escola japonesa particulariza a disseminação linfonodal de acordo com a localização do tumor.[7]

A avaliação do estádio em que se encontra a disseminação da doença é fundamental para o planejamento terapêutico. Os métodos empregados para o estadiamento buscam verificar:

- a profundidade de invasão do tumor na parede esofágica (T);
- a disseminação linfonodal (N);
- a ocorrência de metástases á distância (M).

Tomografia computadorizada

Trata-se do principal método de estadiamento do câncer do esôfago. Deve compreender avaliação das regiões cervical, torácica e abdominal superior, estendendo-se para o abdome total nos adenocarcinomas. Seu principal objetivo é avaliar a lesão e suas correlações com estruturas adjacentes nos três campos estudados. Assim, é considerado um bom método para a avaliação do contato ou invasão da árvore brônquica (acurácia de 87 a 100%),[8-11] sinais de invasão da aorta (acurácia de 90%),[12] invasão do pericárdio (acurácia de 50%)[13] e avaliação de invasão linfonodal (acurácia de 45 a 74%). Ademais, a tomografia tem importante papel na detecção das lesões metastáticas nos principais órgãos de disseminação da doença (fígado, pulmões e suprarrenais). Não há vantagem na utilização da ressonância magnética sobre a tomografia computadorizada para o estadiamento do câncer do esôfago.[14]

Laringotraqueobroncoscopia

Esse exame deve ser realizado especialmente nos tumores proximais e médios torácicos, com o objetivo de detectar e comprovar histologicamente a invasão da árvore traqueobrônquica ou a fistulização. É o único método capaz de visualizar a infiltração tumoral e permitir biópsias. Quando há abaulamento móvel da via respiratória a possibilidade de ressecção é de 91%; entretanto, quando ocorre abaulamento fixo, desvio do eixo ou invasão, a ressecabilidade é nula.[15] Também pode ser detectado nesse exame tumor sincrônico de cabeça e pescoço e de vias respiratórias.

Ultrassonografia endoscópica

É atualmente o método mais eficaz para definir a profundidade da lesão (T) (tem acurácia de 85%) e é especialmente útil para as lesões restritas à parede do órgão. Permite também a avaliação dos linfonodos periesofágicos a partir de sua mensuração e da análise da sua ecogenicidade e forma (acurácia de 79%).

Tomografia por emissão de pósitrons

Esse exame permite o estudo funcional de lesões ou imagens suspeitas, visualizadas em métodos convencionais de imagem (p. ex., tomografia ou ressonância magnética), bem como a visualização de nódulos ou metástases a distância. A sua associação com a tomografia (em inglês PET-CT) pode refinar o estadiamento dos tumores do aparelho digestivo. Estudo demonstra acurácia elevada (83%) deste método para o câncer do esôfago, entretanto, o alto custo ainda impede sua utilização rotineira.[16]

TRATAMENTO

A esofagectomia com linfadenectomia é a melhor opção de tratamento da neoplasia de esôfago que visa a cura da doença, conforme existam condições clínicas e de estadiamento que permitam um tratamento radical. Esse procedimento varia de acordo com a localização topográfica da lesão e, consequentemente, a distribuição das cadeias linfonodais alvo para uma ressecção radical.

Assim, lesões do esôfago cervical demandam a esofagectomia total, mas raramente podem estar acompanhadas de outros órgãos (faringe e/ou laringe) e de cadeias linfonodais cervicais e torácicas. Dessa forma, o acesso torácico (toracotomia ou toracoscopia direita) e o acesso cervical com a dissecção em "colar" para a remoção de cadeias linfonodais até as fossas supraclaviculares bilaterais são os indicados.

Nas lesões do esôfago torácico, aplica-se (com as variações da localização topográfica – torácico alto, médio e inferior) a chamada esofagectomia com linfadenectomia de "3 campos", em que se pretende a dissecção de linfonodos em nível cervical torácico e abdominal. Portanto, a incisão em "colar" cervical associada a ampla toracotomia (ou videotoracoscopia) direita e laparotomia constituem os acessos cirúrgicos necessários para a realização dos procedimentos propostos.

Essas esofagectomias com linfadenectomias alargadas ganharam grande espaço no Japão, onde foram empregadas em largas séries com resultados significativamente melhores comparados à esofagectomia clássica. No Ocidente, variações dessas ressecções ampliadas foram difundidas nos Estados Unidos por Skinner.[17] Tais variações incluem a remoção da veia ázigos, ressecção que ficou conhecida em língua inglesa pela expressão *in bloc* (em bloco), ou seja, ressecção em bloco que inclui a veia ázigos.

A esofagectomia transdiafragmática, que consiste na dissecção do esôfago por via combinada cervical e abdominal sem abertura do tórax, foi inicialmente descrita na literatura no início do século XX por Wolfgang Denk. Aprimorada e difundida em nosso meio por Pinotti[6] (São Paulo) por meio da transecção mediana do diafragma, permitiu a dissecção sob visão direta do mediastino, prevenindo-se o inconveniente da dissecção romba "às cegas" do esôfago (Figura 45.1).

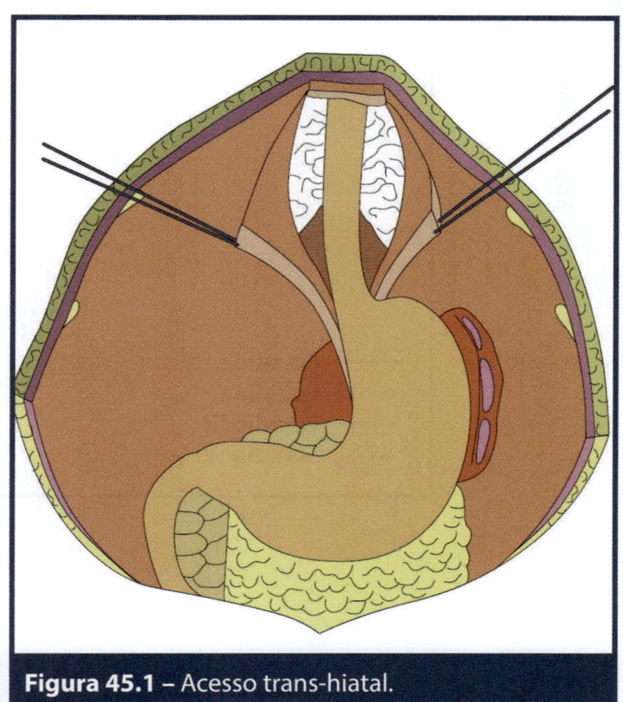

Figura 45.1 – Acesso trans-hiatal.

As principais indicações dessa via de acesso para a esofagectomia são:

- tumores intramucosos do esôfago;
- situações de indicação de esofagectomia paliativa;
- situações de contraindicação para toracotomia;
- tumores da junção esofagogástrica.

O principal grupo de pacientes tratados com esse acesso são os portadores de adenocarcinoma de esôfago (principalmente Siewert I e II). No HC-FMUSP, cerca de 92 pacientes foram submetidos à esofagectomia trans-hiatal com sobrevida em três anos de 56% e em cinco anos de 39% (Figura 45.2).

A principal complicação cirúrgica da esofagectomia transdiafragmática com gastroplastia cervical é a fístula da anastomose cervical, cuja frequência em nosso meio varia de 15,8 a 30%. Entretanto, é acompanhada de baixa morbidade, e a mortalidade relacionada à fístula é nula, o que constitui problema de fácil tratamento endoscópico (3 a 5 sessões de dilatação endoscópica).

Na esofagectomia por videotoracoscopia destaca-se o emprego do acesso minimamente invasivo no tórax, por meio da videotoracoscopia, que pode ser empregada na modalidade assistida (VATS) ou na forma exclusiva. Esse procedimento permite uma ampla dissecção linfonodal no tórax, reduzindo as complicações mais graves decorrentes da toracotomia necessária.

No Serviço de Cirurgia do Esôfago do HC-FMUSP, ao comparar 104 casos submetidos a esse procedimento a 22 submetidos a toracotomia, verificou-se mortalidade operatória de 7,7 e 9,1%, respectivamente, e o número de linfonodos dissecados no tórax foi de 35,5 e 24. Esses fatores demonstram ser exequível e seguro o uso do método, pois não incorre em maior mortalidade e permite semelhante dissecção linfonodal torácica (Figura 45.3).

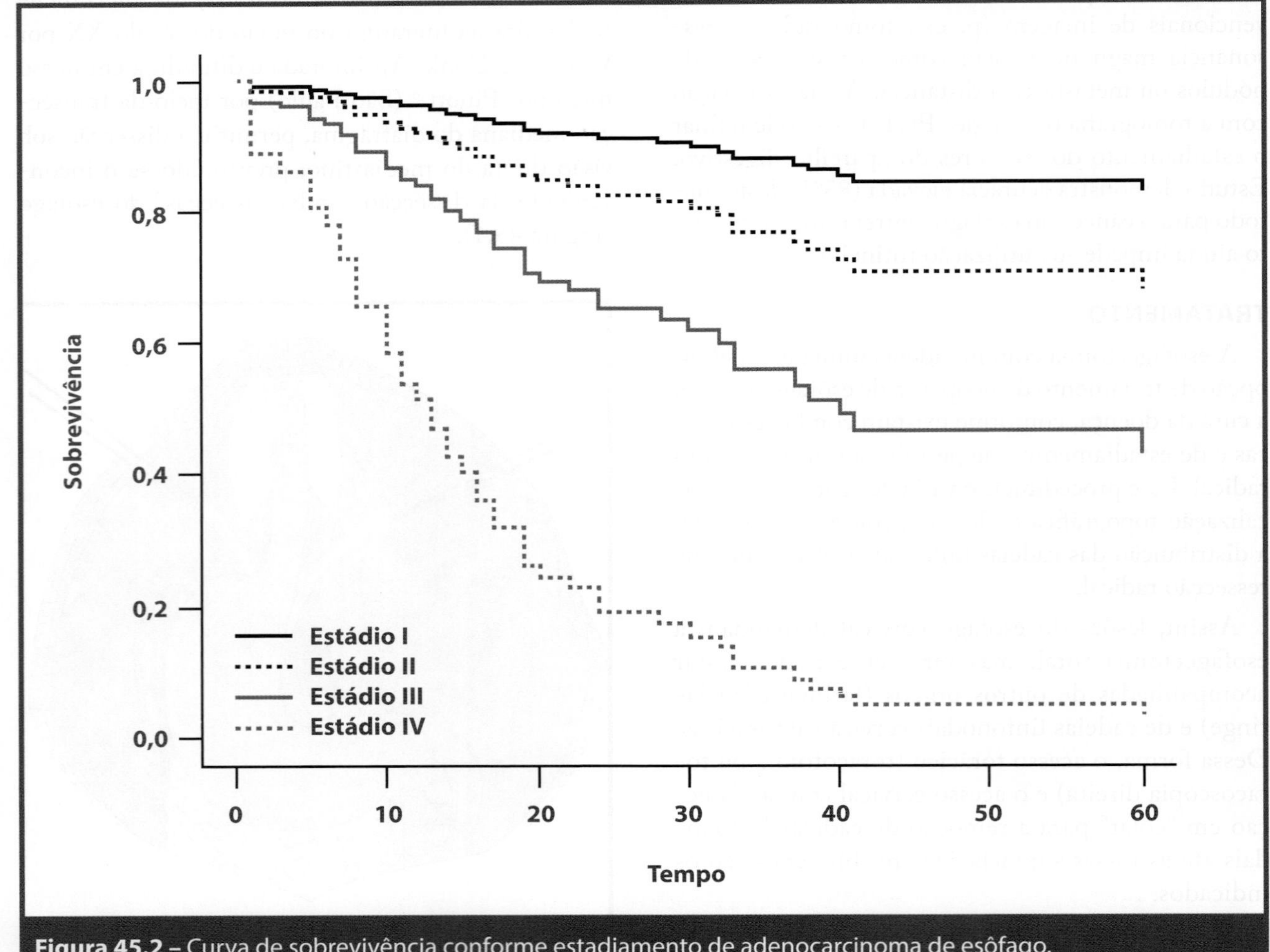

Figura 45.2 – Curva de sobrevivência conforme estadiamento de adenocarcinoma de esôfago.

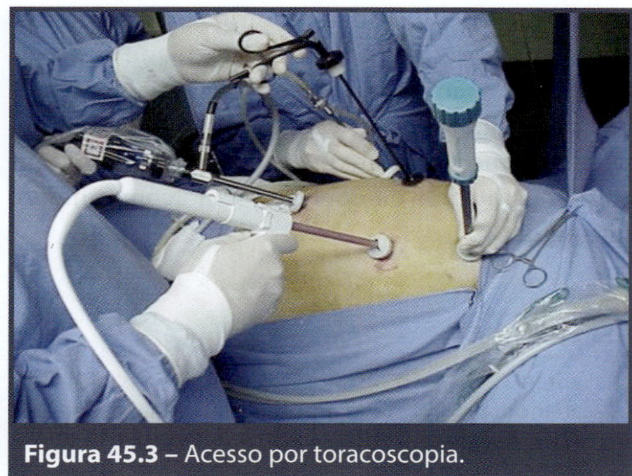

Figura 45.3 – Acesso por toracoscopia.

O aparente maior conforto do paciente submetido a esse procedimento menos invasivo vem sendo observado e corroborado na literatura com estudos que assinalam melhor qualidade de vida e maior preservação da função respiratória nos pacientes submetidos à esofagectomia por videotoracoscopia comparada à operação aberta.

Estudos japoneses mostram, em 182 pacientes, uma dissecção linfonodal torácica provocada por esse método semelhante à encontrada na toracotomia com 20 a 36 linfonodos removidos, o que se encontra acima das casuísticas ocidentais que assinalam em 474 casos a remoção de 7 a 16 linfonodos. A mortalidade global nessas séries variou de 0 a 8%. Em muitas circunstâncias, entretanto, esses procedimentos alargados não podem ou devem ser empregados.[18] O Quadro 45.2 resume as principais situações de benefício da via transtorácica.

Em termos de remoção de linfonodos, ao avaliar o que pode ser considerado uma boa linfadenectomia de três campos, autores japoneses[19,20] consideram que o número total removido nas regiões cervical, torácica e abdominal pode variar de 40 a 74. Considerando a linfadenectomia torácica, há grande variação no número de linfonodos considerados mínimos para esse procedimento. A União Internacional Contra o Câncer (UICC) considera que seis linfonodos são necessários; já o Consenso de Milão da International Society for Disease of Esophagus (ISDE), em 1995, estabeleceu que o número de linfonodos removidos seria 15. Finalmente, uma revisão sistemática de sete estudos japoneses assinala que são necessários pelo menos 20 linfonodos removidos no tórax.[7]

Uma extensa revisão de grandes casuísticas que realizam a esofagectomia com essas amplas ressecções linfonodais assinala uma mortalidade operatória que varia de 1 a 10,3% e sobrevivência de cinco anos global variando de 30,8 a 52,0%.

O Registro Nacional de Câncer do Japão, em 11.642 pacientes submetidos à esofagectomia de três campos, assinala sobrevivência global de cinco anos de 36,1% e de 10 anos de 25,5%.[21]

No Serviço de Cirurgia do Esôfago da Disciplina de Cirurgia do Aparelho Digestivo do HC-FMUSP em casos selecionados para essas modalidades de cirurgia de três campos, observou-se paralelo com essas casuísticas internacionais. Em 104 casos submetidos a esse tipo de ressecção, a sobrevivência global de cinco anos atinge a expressiva marca de 62%, observando-se, ainda, que mesmo em pacientes com lesões mais avançadas (tumores T3 ou T4) esse percentual supera 40%.

Quadro 45.2 – Principais situações de benefício da via transtorácica

<table>
<tr><th colspan="5">Esofagectomia</th></tr>
<tr><th>Estádio</th><th>Transtorácica</th><th colspan="3">Trans-hiatal</th></tr>
<tr><td>I</td><td></td><td></td><td rowspan="5">Alto risco</td><td rowspan="5">Adenocarcinoma da JEG</td></tr>
<tr><td>IIA</td><td></td><td></td></tr>
<tr><td>IIB</td><td></td><td></td></tr>
<tr><td>III</td><td></td><td></td></tr>
<tr><td>IVA</td><td></td><td></td></tr>
</table>

A análise multivariada de fatores prognósticos em 419 pacientes submetidos a essa modalidade de ressecção mostra que os principais fatores são:

- profundidade da lesão;
- metástase linfonodal;
- linfonodos mediastinais ressecados;
- número de complicações no pós-operatório;
- ressecção completa.

Essa análise demonstra que não somente os fatores relacionados ao estadiamento da doença estão diretamente implicados no prognóstico, mas também a modalidade de ressecção mais ampliada de linfonodos, bem como o número de complicações pós-operatórias. Isso mostra a importância no empenho da diminuição da morbimortalidade nesses pacientes.

Quando se coteja o número de linfonodos acometidos e a sobrevivência tardia, vários estudos[22,23] demonstram que pacientes com mais de 3 a 7 linfonodos com neoplasia não se beneficiam dessas modalidades de linfadenectomia de três campos.

Por outro lado, as complicações pós-operatórias dessas operações são expressivas. Estudo multicêntrico[22] realizado no Japão no início da década de 1990 com 96 instituições que somam 4.590 pacientes submetidos à esofagectomia de três campos assinala 24,9% de complicações pulmonares, 42,3% de outras complicações e 14% de paralisia de cordas vocais.

Esses fatores, somados, mostram que a indicação de tais procedimentos cirúrgicos mais alargados deve ser restrita a pacientes em melhores condições clínicas e em situação de estadiamento mais favorável, ou seja, lesões restritas à parede esofágica com evidência de no máximo poucos linfonodos regionais acometidos e sem doença a distância.

Com todas as melhorias técnicas de cuidados pós-operatórios e de experiência do grupo com a operação, a mortalidade vem caindo progressivamente, e, comparando-se os dois últimos períodos do serviço, houve diminuição da mortalidade de 9,4 para 4,6%, analisando-se todos os tumores do esôfago; já em relação ao adenocarcinoma da JEG a mortalidade foi nula. Houve expressiva redução das complicações cirúrgicas, maiores no período inicial, restando complicações pulmonares e sistêmicas no último período (AVC, infarto do miocárdio etc.).

A cuidadosa seleção, de acordo com os critérios sistematizados, permite a obtenção de sobrevivência adequada com a esofagectomia transmediastinal tanto para o câncer epidermoide como para o adenocarcinoma, especialmente nas situações mais iniciais da doença e sem acometimento linfonodal.

REFERÊNCIAS

1. Laurén P. The two histological mains types of gastric carcinoma: diffuse and so-called intestinal-type carcinoma. Acta Pathol Microbiol Scand. 1965; 64:31-6.
2. Iriya K, Cury PM. Carcinoma do estômago. In: Bacchi CE, Almeida PC, Franco M (eds.). Manual de padronização de laudos histopatológicos – Sociedade Brasileira de Patologia. 2.ed. Rio de Janeiro: Reichmann & Affonso, 1999. p.70-7.
3. Nakamura K, Sugano H, Takagi K. Carcinoma of the stomach in the incipient phase: its histogenesis and histological appearances. Gan. 1968; 59:251-8.
4. Pohl H, Welch HG. The role of over diagnosis and reclassification in the marked increase of esophageal adenocarcinoma incidence. J Nat Cancer Inst. 2005 Jan 19; 97(2):142-6.
5. WCRF/AICR. Food, nutrition and the prevention of cancer: a global perspective. Washington, DC: World Cancer Research Fund/American Institut for Cancer Research, 1997. p.118.
6. Cecconello I, Pinotti HW, Zilberstein B, Nasi A. Esofagite de refluxo: etiopatogenia, diagnóstico e tratamento clínico. In: Pinotti HW (ed.). Tratado de clínica cirúrgica do aparelho digestivo. São Paulo: Atheneu, 1994. p.354-73.
7. Japanese Society for Esophageal Diseases. Guidelines for the clinical and pathologic studies on carcinoma of the esophagus. 9.ed. Tokyo: Japanese Society for Esophageal Diseases, 1999.
8. Thompson WM, Halvorsen RA, Foster WL Jr, Williford ME, Postlethwait RW, Korobkin M. Computed tomography for staging esophageal and gastroesophageal cancer: reevaluation. AJR Am J Roentgenol. 1983 Nov; 141(5):951-8.
9. Schirmer CC, Osvaldt AB, Gurski RR, Xavier RG, Ilha DO, Kruel CD, Brentano L. Efficacy of computed axial tomography in the evaluation of the involvement of the respiratory tract in patients with squamous cell carcinoma ofesophagus. Dis Esophagus. 1999; 12(3):196-201.
10. Lehr L, Rupp N, Siewert JR. Assessment of resectability of esophageal cancer by computed tomography and magnetic resonance imaging. Surgery. 1988 Mar; 103(3):344-50.
11. Quint LE, Glazer GM, Orringer MB. Esophageal imaging by MR and CT: study of normal anatomy and neoplasms. Radiology. 1985 Sep; 156(3):727-31.

12. Picus D, Balfe DM, Koehler RE, Roper CL, Owen JW. Computed tomography in the staging of esophageal carcinoma. Radiology. 1983 Feb; 146(2):433-8.

13. Lerut T, Coosemans W, Decker G, De Leyn P, Nafteux P, Van Raemdonck D. Cancer of the esophagus and gastroesophageal junction: potentially curative therapies. Surg Oncol. 2001 Nov; 10(3):113-22.

14. Wu LF, Wang BZ, Feng JL, Cheng WR, Liu GR, Xu XH, Zheng ZC. Preoperative TN staging of esophageal cancer: comparison of miniprobe ultrasonography, spiral CT and MRI. World J Gastroenterol. 2003 Feb; 9(2):219-24

15. Baisi A, Bonavina L, Peracchia A. Bronchoscopic staging of squamous cell carcinoma of the upper thoracic esophagus. Arch Surg. 1999 Feb; 134(2):140-3.

16. Bar-Shalom R, Guralnik L, Tsalic M, Leiderman M, Frenkel A, Gaitini D et al. The additional value of PET/CT over PET in FDG imaging of oesophageal cancer. Eur J Nucl Med Mol Imaging. 2005 Aug; 32(8):918-24.

17. Skinner DB. Surgical management after failed antireflux operations. World J Surg. 1992 Mar-Apr; 16(2):359-63.

18. Taguchi S, Osugi H, Higashino M, Tokuhara T, Takada N, Takemura M et al. Comparison of three-field esophagectomy for esophageal cancer incorporating open or thoracoscopic thoracotomy. Surg Endosc. 2003 Sep; 17(9):1445-50.

19. Akaishi T, Kaneda I, Higuchi N, Kuriya Y, Kuramoto J, Toyoda T et al. Thoracoscopic en bloc total esophagectomy with radical mediastinal lymphadenectomy. J Thorac Cardiovasc Surg. 1996 Dec; 112(6):1533-40; discussion 1540-1.

20. Kawahara K, Maekawa T, Okabayashi K, Hideshima T, Shiraishi T, Yoshinaga Y et al. Video-assisted thoracoscopic esophagectomy for esophageal cancer. Surg Endosc. 1999 Mar; 13(3):218-23.

21. Tachibana M, Kinugasa S, Dhar DK, Kotoh T, Shibakita M, Ohno S et al. Prognostic factors after extended esophagectomy for squamous cell carcinoma of the thoracic esophagus. J Surg Oncol. 1999 Oct; 72(2):88-93.

22. Kato H, Tachimori Y, Watanabe H, Iizuka T, Terui S, Itabashi M et al. Lymph node metastasis in thoracic esophageal carcinoma. J Surg Oncol. 1991 Oct; 48(2):106-11.

23. Nishimaki T, Suzuki T, Hatakeyama K. Natural history of residual carcinoma in situ components at the resection margin after esophagectomy for a squamous cell carcinoma of the esophagus. Am J Gastroenterol. 1998 May; 93(5):853-4.

SEÇÃO VII

DOENÇAS DO ESTÔMAGO

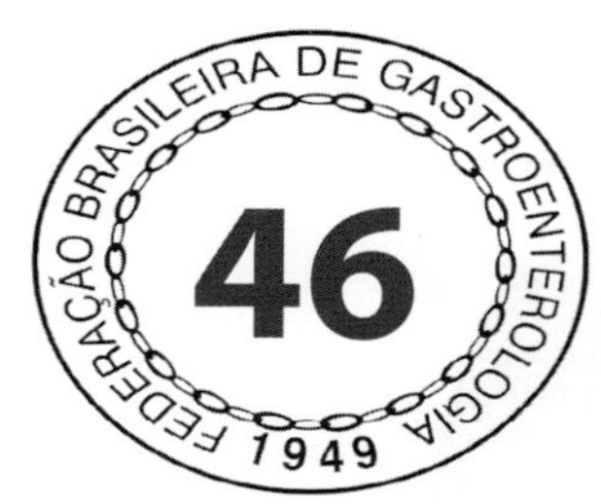

PRINCIPAIS SINAIS E SINTOMAS DAS DOENÇAS DO ESTÔMAGO

Caio Cesar Furtado Freire
Marcela Paes Rosado Terra
Ricardo Correa Barbuti

INTRODUÇÃO

Os sinais e sintomas apresentados em pacientes portadores de doenças do estômago compõem um espectro variado de diagnósticos diferenciais, desde doenças do próprio trato gastrointestinal até aquelas originadas em diferentes órgãos e sistemas.

A dispepsia é a principal expressão clínica do grupo de doenças que acometem o estômago e seus diagnósticos diferenciais. Dispepsia consiste em um grupo heterogêneo de sintomas localizados na região epigástrica e pode ser amplamente definida como uma sensação de dor ou desconforto localizada no andar superior do abdome. De acordo com o Consenso de Roma III, dispepsia é definida como a presença de sintomas dispépticos crônicos (os sintomas, na maioria das vezes, são intermitentes) na ausência de doença estrutural ou metabólica. No entanto, algumas alterações estruturais têm sido associadas a esta síndrome (p. ex., gastrite como resultado de infecção por *Helicobacter pylori*, alterações erosivas pré-pilóricas, inflamação do duodeno e aumento da contagem de eosinófilos) e a definição de "funcional", futuramente, poderá ser modificada.[1]

O Consenso de Roma III apresenta quatro sintomas dispépticos cardinais: 1) saciedade precoce, sensação de que o estômago está bem cheio, logo após começar a comer, de modo desproporcional, a quantidade de alimento ingerido, impedindo o término da refeição; 2) plenitude pós-prandial, refere-se à sensação desagradável da persistência prolongada do alimento no estômago após uma refeição; 3) dor epigástrica, sensação subjetiva e desagradável no epigástrio; 4) queimação epigástrica, sensação de calor na região epigástrica. Outros sintomas dispépticos, como náuseas, eructações, vômitos e distensão abdominal (gasosa), também podem ser relatados. O Consenso de Roma III não considera pirose um sintoma dispéptico, por não ser um sintoma originário da região gastroduodenal, porém, na prática clínica, é frequente a coexistência de pirose com sintomas dispépticos.[1] A sobreposição dos diagnósticos de doença do refluxo gastroesofágico (DRGE) e síndrome do intestino irritável é muito comum e, portanto, essas condições, quando presentes, não excluem o diagnóstico de dispepsia funcional.[2]

Muito prevalente na população em geral, a dispepsia pode incidir em taxas de 20 a 40% das consultas realizadas por gastroenterologistas.[3] Já nos serviços de atenção primária, 3 a 4% dos casos têm como queixa principal sintomas dispépticos.[4] Em estudo norte-americano de 2009, mais de 30% das endoscopias digestivas altas tiveram, como indicação principal, os sintomas dispépticos.[5] A dispepsia tem baixa morbidade, porém, pode proporcionar impacto na qualidade de vida[6] e determinar restrições alimentares, além de perda da capacidade para o trabalho.

CONSIDERAÇÕES INICIAIS

Como os quadros dispépticos reúnem os principais sintomas relacionados às doenças do estômago, é relevante que sua abordagem inicial seja adequada na tentativa de elucidar o diagnóstico. Tais quadros não investigados podem abranger desde distúrbios orgânicos até funcionais, para os quais o Consenso de Roma III propõe critérios mais bem definidos.[7]

Para a dispepsia não investigada algumas regras são importantes:

1. Certificar-se de que os sintomas são restritos ao trato digestivo alto.
2. Identificar os sinais ou sintomas de alarme – perda de peso inexplicada, vômitos recorrentes, disfagia progressiva, sangramento gastrointestinal, anemia, visceromegalia etc.
3. Certificar-se do possível uso de anti-inflamatórios não esteroidais (AINEs).
4. Caracterizar como uma DRGE a presença de sintomas típicos de refluxo.

Os sintomas de pirose retroesternal, azia (entendida como regurgitação ácida) e regurgitação são típicos de doença de refluxo, têm alto valor preditivo positivo para a doença e não devem, como mencionado anteriormente, ser classificados como sintomas de dispepsia. Embora haja controvérsia na literatura quanto a essa abordagem na prática médica,[8] sabe-se que muitos dos pacientes com doença do refluxo gastroesofágico têm endoscopia digestiva alta normal e serão classificados como dispépticos funcionais, podendo apresentar respostas diferenciadas na sua abordagem e no tratamento.[9]

A dor abdominal epigástrica pode ser originada de diferentes órgãos, conforme pode ser observado na Figura 46.1. Na maioria dos órgãos abdominais, existe uma caracterização da dor em linha média e uma dificuldade na descrição precisa da localização da dor. Isso se relaciona à inervação bilateral destes que, embriologicamente, se originam de estruturas da linha média.

Em relação às dores torácicas não cardíacas, o diagnóstico diferencial é feito com a doença de refluxo e não é considerada dispepsia, mas a dor epigástrica de curta duração, relacionada a esforço, deve ser abordada inicialmente como isquemia coronariana, dado o potencial de gravidade dessa síndrome. Em estudo de coorte realizado por Munk et al.,[10] pacientes que tinham como apresentação inicial uma dor torácica não explicada e uma endoscopia normal foram acompanhados por um período de 10 anos. Nesse seguimento, foram encontradas diferentes etiologias para dor, entre as quais, úlcera péptica em 3% dos casos.

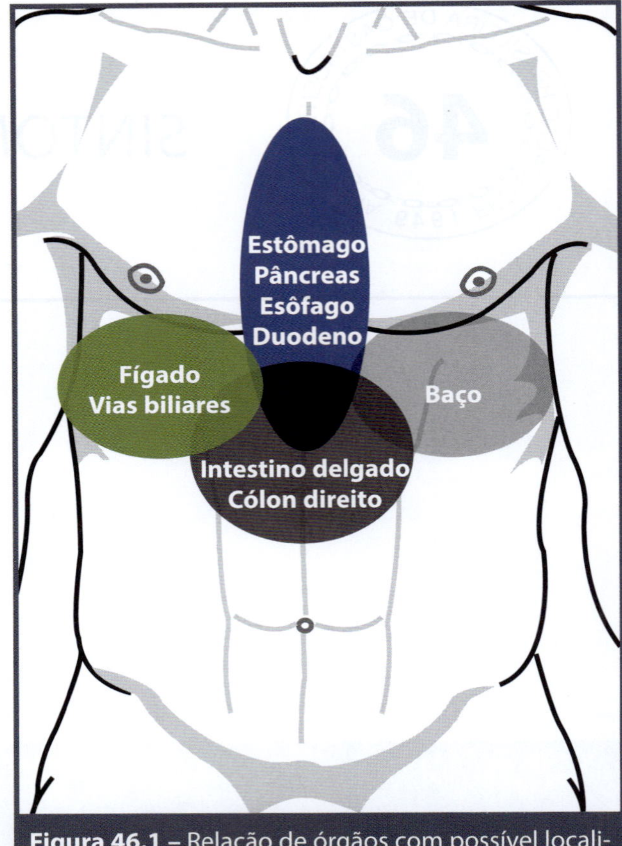

Figura 46.1 – Relação de órgãos com possível localização da dor abdominal.

Sintomas relacionados ao aparelho digestivo baixo, como desconforto que melhora com a eliminação de gases ou fezes, não sugerem o diagnóstico de dispepsia, e sim da síndrome do intestino irritável, embora a sobreposição dos quadros seja frequente.[11]

É importante mencionar que, na população idosa, o diagnóstico dos sintomas gastrointestinais poderá ser mais desafiador e complexo em virtude da diminuição da reserva fisiológica, presença de múltiplas comorbidades e sintomas atípicos. Em pacientes mais idosos, a prevalência de dispepsia varia entre 9 e 25%. Como exemplo, as indicações mais comuns para realização de endoscopia digestiva alta em pacientes com mais de 60 anos, sem queixa de dor, mas com achado de úlcera ao exame endoscópico, foram náuseas, vômitos e azia. Um estudo documentou que 65% dos pacientes com mais de 80 anos, com quadro de hemorragia digestiva alta por causa de úlcera péptica não apresentaram nenhuma queixa de dor prévia ao sangramento.[12]

DISTÚRBIOS ORGÂNICOS

As causas orgânicas mais importantes de sintomas dispépticos são úlcera péptica e DRGE. Neoplasias do trato gastrointestinal superior e doença celíaca são causas menos comuns.[2]

Na história clínica é importante o questionamento dos sinais e sintomas de alarme que, se presentes, sugerem uma causa orgânica para as queixas dispépticas e modificam a conduta, ocasionando uma abordagem mais rápida e invasiva desde o início (endoscopia digestiva).

No entanto, existem evidências de que os sinais de alarme apresentam baixa prevalência na população de risco,[13] não são comuns na prática diária e podem ter baixo valor preditivo positivo para doenças orgânicas.[14] Os sinais e sintomas de alarme estão descritos no Quadro 46.1.

A idade é considerada um sinal de alarme independente, pois o câncer gástrico é raro antes dos 45 anos, e sua prevalência aumenta com a idade. A disfagia é mais comum nas doenças esofágicas, mas também pode ocorrer em pacientes com neoplasias gástricas mais proximais (cárdia). O sintoma mais comum do câncer gástrico é a perda de peso, presente em 60 a 70% dos pacientes no momento do diagnóstico,[15] lembrando, porém, de que não existe especificação na literatura sobre a quantidade de peso perdida que deve ser considerada sinal de alarme. Anemia e sangramento digestivo podem ocorrer nas úlceras pépticas e nos casos mais avançados de câncer. Náuseas e vômitos podem estar presentes em cânceres avançados com obstrução pilórica.[15]

Entre as causas orgânicas dos sintomas dispépticos, as gastrites e as gastropatias são os achados mais encontrados durante a realização da endoscopia digestiva, sendo sua principal causa a infecção por *H. pylori*. A apresentação clínica da gastrite associada a *H. pylori* é variável, desde a ausência de sintomas até quadros dispépticos, com queixas de náuseas, vômitos, azia e desconforto leve na região abdominal superior, especialmente na fase aguda.

Quadro 46.1 – Sinais e sintomas de alarmes

- Emagrecimento não explicado
- Sinais de sangramento
  - anemia
  - sangramento digestório (hematêmese, melena)
- Obstrução e presença de massas
  - icterícia
  - visceromegalia ou massas abdominais
  - disfagia progressiva
  - vômitos persistentes
- Cirurgias gástricas prévias
- Sintomas sistêmicos
- Idade (> 55 anos)

Estudo de Carabotti et al. demonstrou que os sintomas clínicos não são diferentes na gastrite restrita ao antro ou na pangastrite associada a *H. pylori*. Entretanto, apenas pacientes com pangastrite apresentaram ferropenia ou anemia ferropriva e prejuízo na absorção de drogas, como a levotiroxina. Na pangastrite existe uma diminuição da secreção ácida, com subsequente hipo/acloridria, que prejudica a dissociação do ferro não heme dos alimentos e sua ligação ao ácido ascórbico. Além do mais, a acidez é necessária para a absorção de diversas drogas.[16]

Outros agentes infecciosos podem causar gastrite, tais como: *Helicobacter heilmannii*, citomegalovírus, herpes vírus, bacilo de Koch, *Treponema pallidum*, fungos e protozoários em imunossuprimidos. Causas não infecciosas incluem: gastrite actínica, gastrite hipertrófica, doença de Crohn, gastrite linfocítica e autoimune. As gastropatias podem estar relacionadas à utilização de medicamentos, em especial, anti-inflamatórios (mesmo os COX_2 seletivos), ao refluxo alcalino (secundária ao refluxo de bile para o estômago) e ao consumo de bebidas alcoólicas.

A gastrite atrófica autoimune caracteriza-se pelo acometimento do corpo e fundo gástricos, resultando em uma diminuição da população de células oxínticas, com consequentes hipocloridria e deficiência de fator intrínseco. A falta deste fator dificulta a absorção de vitamina B_{12}. A deficiência de vitamina B_{12} é mais comum em idosos e naqueles que foram submetidos a gastrectomia. Atualmente, com a disseminação das cirurgias bariátricas, ocorreu um aumento nos quadros de deficiência dessa vitamina. Estudos realizados em pacientes submetidos a essas cirurgias mostram níveis séricos reduzidos de vitamina B_{12} em 51 a 70% dos casos. A falta de ácido clorídrico também resulta em diminuição da absorção de ferro e cálcio, supercrescimento bacteriano no intestino delgado, além de interferir no estímulo para liberação de enzimas pancreáticas, dependentes indiretamente do baixo pH no duodeno.[17]

Pacientes com anemia perniciosa apresentam, principalmente, sintomas relacionados com anemia, como fraqueza e astenia e, menos frequentemente, sintomas neurológicos, por exemplo, parestesias, alterações na coordenação motora e até espasticidade. Apesar de a causa primária da anemia ser a gastrite atrófica autoimune, raramente a doença apresenta sintomas relacionados ao trato gastrointestinal. A razão para esse aparente paradoxo parece ser o estado de hipocloridria e o fato de os sintomas do trato gastrointestinal superior estarem mais relacionados à presença do ácido clorídrico. Contudo, a hipocloridria pode causar alteração no esvaziamento gástrico, provocando sintomas dispépticos, como desconforto e distensão em epigástrio, empachamento pós-prandial e saciedade precoce.[18]

Na doença de Ménétrier (gastrite hipertrófica), o sintoma mais comum é a dor epigástrica, mas perda de apetite, náuseas, vômitos e perda de peso podem estar presentes. Quadros edematosos e até mesmo anasarca são causados pela perda de proteínas através da mucosa inflamada.

Com a evolução do processo de lesão da mucosa gástrica, pode ocorrer a formação de úlceras, que normalmente estão associadas a etiologia péptica, infecção por *H. pylori* e uso de AINEs.

A doença ulcerosa péptica inclui as úlceras gástricas e duodenais. A apresentação clínica pode ser aguda, como nos casos de hemorragia, perfuração e sangramento, mas geralmente a queixa mais comum é a de dor epigástrica crônica, que pode ser descrita como queimação, sensação de roer ou vazio ou "dor de fome". Outras queixas, como náuseas, saciedade precoce, empachamento pós-prandial e eructações, podem fazer parte da apresentação clínica. A dor na úlcera duodenal classicamente ocorre de 1 a 3 horas após a refeição e pode melhorar com alimentos ou antiácidos. Os pacientes podem se queixar de dor e despertar durante a madrugada (*clocking*). Nos pacientes com úlcera gástrica, a dor é agravada pelos alimentos e pode ser acompanhada por náuseas e perda de peso.[19]

Entre as complicações das úlceras temos: sangramento, que pode causar melena (fezes pretas como borra de café), hematêmese (vômitos com sangue) e até repercussão hemodinâmica com taquicardia e hipotensão. Aproximadamente 30 a 50% dos pacientes com hemorragia digestiva alta ulcerosa são assintomáticos até o momento do sangramento. A ausência de sintomas pode estar relacionada à maior prevalência dessa complicação em idosos e usuários de AINEs.[20,21]

A perfuração da úlcera péptica apresenta-se clinicamente como peritonite, com dor abdominal difusa e intensa, defesa e rigidez. Muitos pacientes que apresentam perfuração não têm antecedente de dor abdominal crônica. Uma complicação das úlceras pré-pilóricas ou duodenais é a obstrução gástrica, que ocorre em torno de 2% dos pacientes com doença ulcerosa péptica. Os sintomas são saciedade precoce (60%), vômitos, dor, distensão abdominal (87%) e perda de peso (65%). No exame físico, em casos mais graves, além de sinais de desnutrição, é possível observar as chamadas ondas de Kussmaul (peristaltismo de luta visível do corpo gástrico) e a chamada "patinhação" ou "saculejo" (palpação do estômago dilatado que dá a impressão de um saco cheio d'água).

Outras causas não pépticas de dispepsia são: doença biliar, pancreatite, neoplasias gástricas, pancreáticas e intestinais, gastropatias específicas (Crohn, tuberculose, citomegalovírus, sarcoidose etc.) e síndromes de má absorção (em especial, a doença celíaca). A doença celíaca é uma enteropatia inflamatória crônica do intestino delgado causada por uma resposta imune mediada ao glúten. Os sintomas cardinais são diarreia e perda de peso, porém, muitos pacientes queixam-se de sintomas dispépticos inespecíficos, como dor e distensão em andar superior do abdome, náuseas e vômitos.[22]

Doenças metabólicas, como diabete melito, doenças da tiroide, hiperparatireoidismo e distúrbios hidroeletrolíticos também podem causar sintomas dispépticos. Na maioria das vezes, as evidências sistêmicas dessas doenças orientam com facilidade o diagnóstico. Outras doenças que podem apresentar sintomas dispépticos são as colagenoses e a doença coronariana.

A colecistite calculosa é importante causa de dispepsia não oriunda do estômago, apresentando-se com dor mais intensa e de curta duração, sendo doença muito mais frequente em mulheres maduras que em homens. Apesar de poder ser confundida com dores de origem gástrica, sua localização no hipocôndrio direito, com irradiação para o dorso ou ombro, tem alto valor preditivo positivo para a doença.[14] A pancreatite aguda correlaciona-se com a colecistopatia calculosa e a crônica é muito prevalente em consumidores de álcool.

O câncer gástrico é uma causa infrequente de dispepsia,[23] via de regra responsável por apenas 1 a 2% dos casos de dispepsia. Mesmo no Japão (país de maior prevalência da doença), e mesmo considerando a faixa etária de maior incidência, essa doença não ultrapassa 5% dos casos de dispepsia. No entanto, o seu diagnóstico é considerado na abordagem inicial dos quadros dispépticos por pelo menos dois motivos: o primeiro deles refere-se à possibilidade do diagnóstico de um câncer precoce (menos de 15% dos casos de câncer diagnosticados como dispepsia a esclarecer), estágio no qual o tratamento pode apresentar expressiva diferença prognóstica quando comparado aos cânceres gástricos avançados e, em segundo lugar, o medo que essa hipótese diagnóstica costuma representar para o paciente e principalmente para seus familiares.[24] Nos Estados Unidos (país com baixa prevalência de câncer gástrico), um estudo mostrou que, de 341 pacientes com câncer gástrico, somente 5 pacientes (7,7%) não apresentavam sinais de alarme (1,5% do total dos pacientes).[25]

São considerados fatores de risco: pacientes idosos com dispepsia de início recente, sinais de alarme (principalmente perda de peso e anorexia) e história familiar para a doença. A prevalência da doença, de maneira geral, é maior nos países em desenvolvimento que nos desenvolvidos, e está intimamente relacionada à infecção por *H. pylori*.[13] No Brasil e nos demais países sua prevalência vem caindo e, atualmente, na região Sudeste, é cerca de 20 para cada 100.000 habitantes.[26]

É importante ressaltar que a maioria dos pacientes infectados por *H. pylori* apresenta gastrite crônica e assintomática. O Quadro 46.2 mostra as possíveis causas de dispepsia orgânica.

Quadro 46.2 – Causas de dispepsia orgânica
Digestivas pépticas
▪ Doença do refluxo gastroesofágico ▪ Úlcera péptica
Digestivas não pépticas
▪ Gastropatias específicas (tuberculose, citomegalovirose, sarcoidose, doença de Crohn) ▪ Neoplasias (gástrica, pancreática, de cólon) ▪ Gastroparesia ▪ Doenças gástricas infiltrativas ▪ Síndromes de má absorção (doença celíaca) ▪ Colelitíase
Não digestivas
▪ Doenças metabólicas (diabetes, doenças da tiroide, hiperparatireoidismo, distúrbios eletrolíticos) ▪ Doença coronariana ▪ Colagenoses ▪ Medicamentos (anti-inflamatórios não esteroidais, antibióticos, xantinas, alendronato) ▪ Doenças psiquiátricas (ansiedade, depressão, pânico, distúrbios alimentares)

DISTÚRBIOS FUNCIONAIS

O Consenso de Roma III subdivide a dispepsia funcional em dois grupos de sintomas: síndrome da dor epigástrica e síndrome do desconforto pós-prandial. Os outros subgrupos (dispepsia tipo dismotilidade e dispepsia tipo inespecífica) preconizados anteriormente pelo Consenso de Roma II,[27] atualmente, foram classificados como outras diferentes síndromes gastroduodenais funcionais: distúrbios de eructação, distúrbios de náusea e vômitos e síndrome da ruminação em adultos (Quadro 46.3). Independentemente da classificação, essas síndromes funcionais são importantes diagnósticos diferenciais das doenças do estômago.

Os critérios propostos para caracterizar a dispepsia funcional pelo Consenso de Roma III enfatizam, entre outros aspectos, a necessidade de se localizar adequadamente o sítio anatômico dos sintomas e sua duração, classificando a dispepsia segundo fisiopatologia específica (Quadro 46.4).[14]

Os conceitos de náusea e vômito (parte dos sintomas do subgrupo dispepsia tipo dismotilidade) foram classificados como outro distúrbio gastroduodenal funcional, separado de dispepsia funcional, porque esses sintomas admitem uma extensa gama de diagnósticos diferenciais, com fisiopatologias não esclarecidas e não necessariamente localizadas no aparelho digestório (Quadro 46.5).

A aerofagia faz parte dos distúrbios da eructação. Além deste, outro distúrbio gastroduodenal funcional proposto foi a síndrome de ruminação em adultos, cujo principal sintoma é a regurgitação do alimento recém-ingerido até a boca, sua remastigação e, a seguir, sua deglutição ou expulsão. Essa síndrome, comum na pediatria, foi estendida para o adulto (Quadro 46.6).

Quadro 46.3 – Distúrbios funcionais gastroduodenais
1. Dispepsia funcional
1.1. Síndrome do desconforto pós-prandial 1.2. Síndrome da dor epigástrica
2. Distúrbios de eructação
2.1. Aerofagia 2.2. Eructação excessiva inespecífica
3. Distúrbios de náusea e vômito
3.1. Náusea crônica idiopática 3.2. Vômito funcional 3.3. Síndrome do vômito recidivante
4. Síndrome da ruminação em adultos

Fonte: modificado de Tack et al.[8]

Quadro 46.4 – Critérios diagnósticos para distúrbios funcionais gastroduodenais

Dispepsia funcional

1. Deve incluir um ou mais sintomas:
   a. plenitude pós-prandial
   b. saciedade precoce
   c. dor epigástrica
   d. pirose epigástrica
2. Não deve haver evidência de doença orgânica que explique os sintomas (se necessário, realizar endoscopia)

Síndrome do desconforto pós-prandial

1. Deve apresentar um ou ambos os sintomas:
   a. plenitude pós-prandial, ocorrendo depois de refeições habituais, várias vezes por semana
   b. saciedade precoce, que impede o término da refeição habitual, várias vezes por semana
2. Os sintomas devem estar presentes por pelo menos 3 meses, com início dos sintomas há pelo menos 6 meses do diagnóstico
3. Náusea pós-prandial, eructações excessivas e estufamento do abdome superior podem estar presentes

Síndrome da dor epigástrica

1. Deve apresentar todos os critérios:
   a. dor ou queimação localizados no epigástrio, de moderada gravidade pelo menos uma vez por semana
   b. deve ser intermitente
   c. não deve ser generalizada nem irradiada para outras regiões do abdome ou do tórax
   d. não deve ser aliviada pela evacuação ou eliminação de gases
   e. não deve preencher critérios para doenças da vesícula ou do esfíncter de Oddi
2. Deve estar presente por pelo menos 3 meses, com início há pelo menos 6 meses do diagnóstico
3. Pode ter característica de queimação, mas não pode irradiar para a região retroesternal
4. Pode ser induzida ou melhorada pela alimentação, mas deve ocorrer em jejum
5. Pode estar presente a síndrome do desconforto pós-prandial

Quadro 46.5 – Critérios diagnósticos para distúrbios de náuseas e vômitos

1. Náusea crônica idiopática

Deve incluir todos os sintomas:
- 1.1. náusea sintomática ocorrendo várias vezes por semana
- 1.2. não estar associada à vômitos
- 1.3. ausência de doença orgânica ou doença metabólica que possa causar a náusea

Os sintomas devem estar presentes por pelo menos 3 meses, com início há pelo menos 6 meses do diagnóstico

2. Vômito funcional

Deve incluir todos os sintomas:
- 2.1. apresentar em média um ou mais episódios de vômito por semana
- 2.2. ausência de critérios para um distúrbio alimentar, ruminação ou doença psiquiátrica maior, de acordo com o DSM 4
- 2.3. ausência de vômito autoinduzido, uso crônico de maconha, sem alterações metabólicas, anormalidades no sistema nervoso central ou que possam causar a recorrência de vômitos

Os sintomas devem estar presentes por pelo menos 3 meses, com início há pelo menos 6 meses do diagnóstico

3. Síndrome do vômito recidivante

Deve incluir todos os sintomas:
- 3.1. episódios estereotipados de vômitos de início (agudo) e duração (menos de uma vez por semana)
- 3.2. três ou mais episódios distintos no ano anterior
- 3.3. ausência de náuseas e vômitos entre os episódios
- 3.4. critério sugestivo: história pessoal ou familiar de enxaqueca

Os sintomas devem estar presentes por pelo menos 3 meses, com início há pelo menos 6 meses do diagnóstico

Quadro 46.6 – Critérios diagnósticos para síndrome da ruminação em adultos

Deve incluir todos os sintomas:

1. Regurgitação persistente ou recorrente de alimento recentemente ingerido para a boca com subsequente remastigação e eliminação ou deglutição
2. Regurgitação que não é precedida pelo esforço de vômito

Os sintomas devem estar presentes por pelo menos 3 meses, com início há pelo menos 6 meses do diagnóstico

Critérios sugestivos:

3. Episódios de regurgitação não precedidos de náuseas
4. Interrupção do quadro, quando o regurgitado se torna ácido
5. O regurgitado contém alimentos reconhecíveis com gosto agradável

REFERÊNCIAS

1. Tack J, Talley NJ. Functional dyspepsia-symptoms, definitions and validity of the Rome III criteria. Nat Rev Gastroenterol Hepatol. 2013; 10(3):134-41.
2. Oustamanolakis P, Tack J. Dyspepsia: organic versus functional. J Clin Gastroenterol. 2012; 46(3):175-90.
3. Shaib Y, El-Serag HB. The prevalence and risk factors of functional dyspepsia in a multiethnic population in the United States. Am J Gastroenterol. 2004; 99(11): 2210-6.
4. Grainger SL, Klass HJ, Rake MO, Williams JG. Prevalence of dyspepsia: The epidemiology of overlapping symptoms. Postgrad Med J. 1994; 70(821):154-61.
5. Everhart JE, Ruhl CE. Burden of Digestive Diseases in the United States Part I: Overall and Upper Gastrointestinal Diseases. Gastroenterology. 2009; 136(2):376-86.
6. El-Serag HB, Talley NJ. Health-related quality of life in functional dyspepsia. Aliment Pharmacol Ther. 2003; 18(4):387-93.
7. El-Serag HB, Talley NJ. Systematic review: the prevalence and clinical course of functional dyspepsia. Aliment Pharmacol Ther. 2004; 19(6):643-54.
8. Kawamura A, Adachi K, Takashima T, Murao M, Katsube T, Yuki M et al. Prevalence of functional dyspepsia and its relationship with Helicobacter pylori infection in a Japanese population. J Gastroenterol Hepatol. 2001; 16(4):384-8.
9. de Oliveira SS, da Silva dos Santos I, da Silva JF, Machado EC. Prevalence of dyspepsia and associated sociodemographic factors. Rev Saúde Pública. 2006; 40(3):420-7.
10. Munk EM, Nørgård B, Dethlefsen C, Gregersen H, Drewes AM, Funch-Jensen P et al. Unexplained chest/epigastric pain in patients with normal endoscopy as a predictor for ischemic heart disease and mortality: a Danish 10-year cohort study. BMC Gastroenterol. 2008 Jul 15; 8:28.
11. El-Serag HB, Talley NJ. Health-related quality of life in functional dyspepsia. Aliment Pharmacol Ther. 2003; 18(4):387-93.
12. Crane SJ, Talley NJ. Chronic gastrointestinal symptoms in the elderly. Clin Geriatr Med. 2007; 23(4):721-34, v.
13. Arents NL, Thijs JC, Kleibeuker JH. A rational approach to uninvestigated dyspepsia in primary care: review of literature. Postgrad Med J. 2002; 78(926):707-16.
14. Peura DA, Kovacs TO, Metz DC, Siepman N, Pilmer BL, Talley NJ. Lansoprazole in the treatment of functional dyspepsia: two double-blind, randomized, placebo-controlled trials. Am J Med. 2004; 116(11):740-8.
15. Madsen LG, Bytzer P. The value of alarm features in identifying organic causes of dyspepsia. Can J Gastroenterol. 2000; 14(8):713-20.
16. Carabotti M, Lahner E, Porowska B, Colacci E, Trentino P, Annibale B et al. Are clinical features able to predict Helicobacter pylori gastritis patterns? Evidence from tertiary centers. Intern Emerg Med. 2014; 9(8):841-5.
17. Rodrigues MN, Queiroz DM, Bezerra Filho JG, Pontes LK, Rodrigues RT, Braga LL. Prevalence of Helicobacter pylori infection in children from an urban community in northeast Brazil and risk factors for infection. Eur J Gastroenterol Hepatol. 2004; 16(2):201-5.
18. Lahner E, Annibale B. Pernicious anemia: new insights from a gastroenterological point of view. World J Gastroenterol. 2009; 15(41):5121-8.
19. Marsicano E, Michael Vuong G, Prather CM. Gastrointestinal causes of abdominal pain. Obstet Gynecol Clin North Am. 2014; 41(3):465-89.
20. Gururatsakul M, Holloway RH, Talley NJ, Holtmann GJ. Association between clinical manifestations of complicated and uncomplicated peptic ulcer and visceral sensory dysfunction. J Gastroenterol Hepatol. 2010; 25(6):1162-9.
21. Zaterka S, Eisig JN, Chinzon D, Rothstein W. Factors related to Helicobacter pylori prevalence in an adult population in Brazil. Helicobacter. 2007; 12(1): 82-8.
22. Ford AC, Ching E, Moayyedi P. Meta-analysis: yield of diagnostic tests for coeliac disease in dyspepsia. Aliment Pharmacol Ther. 2009; 30(1):28-36.
23. Malfertheiner P, Mégraud F, O'Morain C, Hungin AP, Jones R, Axon A et al. Current concepts in the management of Helicobacter pylori infection the Maastricht 2-2000 Consensus report. Aliment Pharmacol Ther. 2002; 16(2):167-80.
24. Talley NJ, American Gastroenterological Association. American Gastroenterological Association Medical Position Statement: evaluation of dyspepsia. Gastroenterology. 2005; 129(5):1753-5.
25. Veldhuyzen van Zanten SJ, Flook N, Chiba N, Armstrong D, Barkun A, Bradette M et al. An evidence-based approach to management of uninvestigated dyspepsia in the era of Helicobacter pylori. Canadian Dyspepsia Working Group. CMAJ. 2000; 162(12 Suppl):S3-23.
26. Ayoola EA, Al-Rashed RS, Al Mofleh IA, Al-Faleh FZ, Laajam M. Diagnostic yield of upper gastrointestinal endoscopy in relation to age and gender: a study of 10.112 Saudi patients. Hepatol Gastroenterol. 1996; 43(8):409-15.
27. Hungin P. Open access gastroscopy. Thesis, University of Newcastle upon Tyne. New Castle upon Tyne, England, 1995.

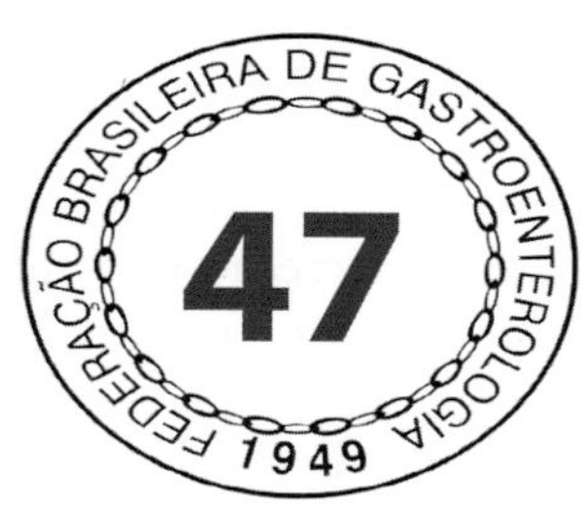

EXAMES DIAGNÓSTICOS DAS DOENÇAS DO ESTÔMAGO

Caio Cesar Furtado Freire
Ricardo Correa Barbuti

INTRODUÇÃO

São diversos os exames complementares disponíveis para avaliação das doenças do estômago. A endoscopia digestiva alta é o exame mais difundido e solicitado ao considerar tais afecções. No entanto, é relevante saber que, por vezes, esta chega a ser solicitada sem indicação, aumentando os custos, podendo gerar desconforto e complicações, culminando em mais ansiedade para o paciente. Considerando que esses exames normalmente solicitados para diagnóstico de doenças do estômago são abordados em outros capítulos deste livro, optamos por descrever os exames que certamente são menos solicitados e pouco conhecidos, mas que podem ter relevância na condução de quadros clínicos nos quais a participação do gastroenterologista é fundamental.

Na prática clínica, tais exames são utilizados com menos frequência pelos próprios gastroenterologistas por diferentes causas. Além de terem indicações mais restritas e serem menos conhecidos pelos médicos em geral, podem ter custo elevado e difícil acessibilidade.

Existe uma diversidade de testes que avaliam condições fisiológicas do estômago, desde métodos para avaliação de secreção gástrica até provas que avaliam a função motora do órgão. Tais exames ajudam a definir presença de doenças mais raras do trato gastrointestinal (p. ex., síndrome de Zollinger-Ellison) ou quadros com apresentações clínicas comuns, como as dispepsias, mas que podem ter etiologias de definição mais difícil (p. ex., gastroparesia).

ESTUDO DA SECREÇÃO ÁCIDA GÁSTRICA

A avaliação da secreção ácida gástrica é utilizada na prática clínica e para investigação experimental, tanto no ser humano como em animais. Tem relevância no estudo e seguimento de pacientes em uso de medicamentos com efeito antiácido, como bloqueadores dos receptores H_2 da histamina e inibidores da bomba de prótons. Podem, também, ser indicados na pesquisa em afecções cloridropépticas, como doença ulcerosa gastroduodenal, doença do refluxo gastroesofágico, gastrites, duodenites e em estudos relativos às ações gastroduodenais de *Helicobacter pylori*.[1]

O conhecimento das diferentes indicações para a avaliação da secreção ácida é fundamental (Quadro 47.1). Na prática clínica, o estudo da secreção ácida tem mais importância nos casos de doenças associadas a hipercloridria (síndrome de Zollinger-Ellison, hiperparatireoidismo, mastocitose) ou hipocloridria (gastrites atróficas, uso de medicamentos antiácidos, *status* pós-cirúrgico), principalmente quando da presença de hipergastrinemia de etiologia indefinida.

Quadro 47.1 – Indicações de testes secretórios gástricos

Diagnóstico diferencial de hipergastrinemia com hipocloridria
Anemia perniciosa Gastrites atróficas Úlceras gástricas Câncer gástrico Pós-vagotomia (avaliação de resultados cirúrgicos)
Diagnóstico diferencial de hipergastrinemia com a hipercloridria
Zollinger-Ellison Antro retido Hiperfunção de células G Grandes ressecções de delgado Insuficiência renal
Avaliação da eficácia e ajuste da dose de medicações antiácidas

A secreção ácida pode ser avaliada em condições basais, ou seja, sem estímulos, ou após estimulação com uma gama variada de agentes.

Comumente o paciente é avaliado pela manhã, após jejum de 12 horas, recomendando-se uma dieta sem resíduos no dia que precede o exame. Medicamentos que afetam a secreção ácida devem ser retirados com antecedência: bloqueadores H_2 – 72 horas; anticolinérgicos e antiácidos – 12 horas; e inibidores da bomba de prótons – 10 dias.

Introduz-se sonda nasogástrica até o estômago, com sua extremidade distal localizada no antro gástrico, e, a seguir, o conteúdo gástrico é esvaziado e desprezado.

O paciente é colocado em posição supina, com discreta elevação do tórax. Geralmente, utilizamos poltronas confortáveis e reclináveis, semelhantes àquelas encontradas em hemocentros, ou em macas hospitalares, conforme disponibilidade. Durante o exame, o paciente permanece em decúbito lateral esquerdo, com mudanças de posição vez por outra, em geral nos minutos finais de cada período de coleta.[1]

Procedemos à medição da secreção ácida basal (SB), que consiste na coleta do conteúdo gástrico por intermédio de bombas de aspiração contínua de baixa pressão, ou com seringas de 20 a 60 mL, dividida em quatro períodos consecutivos de 15 minutos cada (total de uma hora). O material coletado é então titulado com solução de hidróxido de sódio. Os mEq de hidróxido de sódio, utilizados para atingir o pH 7, correspondem aos mEq de HCl presentes na amostra. O somatório da produção de ácido dessas quatro alíquotas equivale ao valor da secreção ácida basal (mEq/hora).[1,2]

Após a coleta da SB, podemos determinar o pico máximo de ácido (PMA) ou a secreção máxima de ácido (SMA).[2] Para tanto, podemos utilizar o estímulo com histamina (Histalog®), pentagastrina (Peptavlon®), peptídio liberador de gastrina, peptona, insulina, refeição simulada e gluconato de cálcio. Novamente, as alíquotas são coletadas em períodos de 5 a 15 minutos e tituladas com hidróxido de sódio. A diferença entre PMA e SMA é que este último é calculado somando-se os quatro períodos consecutivos nos quais se observou produção maior de HCl, enquanto o PMA corresponde aos dois períodos consecutivos de 15 minutos de maior produção ácida. Quando a peptona é utilizada, há necessidade de infusão contínua dessa proteína pela sonda nasogástrica por uma via, sendo então o suco gástrico aspirado por outra via e titulado.[1,2]

Os diferentes testes utilizados avaliam diversas fases da secreção clorídrico-péptica. Basicamente, há dois grupos: o de provas de secreção que avaliam a fase gástrica e o que avalia a fase cefálica.[1]

TESTES DE ESTÍMULO DIRETO PARA AS CÉLULAS PARIETAIS

O teste com pentagastrina (Peptavlon®) é o mais utilizado mundialmente para avaliar a capacidade secretória máxima do estômago. Consiste na administração subcutânea (SC) ou IM de 6 ug/kg de peso corporal de pentagastrina. Ocasionalmente, podem ocorrer efeitos colaterais, como náuseas, vômitos, epigastralgia, *rash* cutâneo, aumento da frequência cardíaca, borramento da visão, sudorese e cefaleia. Quando presentes, duram de 15 a 20 minutos, desaparecendo de maneira espontânea. Infelizmente, o emprego da pentagastrina tem sua disponibilidade restrita em nosso meio, pois, apesar de seu custo não ser elevado, existem dificuldades de importação.[3]

O teste com histamina (teste de Kay) e seu análogo betazol tem sido pouco utilizado. Apresenta resultados semelhantes aos observados com a pentagastrina, mas há desvantagem quanto aos efeitos colaterais, que são mais frequentes e mais sérios. A utilização prévia de anti-histamínico diminui as reações adversas. Seu uso em indivíduos com antecedentes de alergia deve ser feito com extrema cautela. As doses utilizadas são: fosfato de histamina = 0,04 mg/kg; cloridrato de histamina 0,03 mg/kg; Histalog® = 1,7 mg/kg SC ou IM.[4]

Outro teste de estímulo secretório é feito com peptídio liberador de gastrina (*gastrin releasing peptide* – GRP). Sua administração intravenosa acarreta várias respostas biológicas, não sendo claro quantas delas são de importância fisiológica. O GRP estimula a liberação de gastrina, colecistoquinina, secretina, peptídio inibidor gástrico, peptídio intestinal vasoativo, motilina, neurotensina e glucagon. Pode também estimular a liberação concomitante de somatostatina, tendo, porém, como efeito final, um aumento da secreção ácida gástrica. Suas ações estimulatórias e inibitórias associadas fazem que essa substância seja, talvez, o método mais fisiológico existente para avaliar a secreção ácida gástrica.[1,5]

O GRP parece ser mais sensível que a pentagastrina para detectar distúrbios secretórios em pacientes infectados pelo *H. pylori*, sendo substância bastante segura, desprovida de efeitos colaterais de importância. Deve ser administrado pela veia em doses muito pequenas (40 a 100 pmol/kg/h).[5]

TESTES PARA AVALIAÇÃO DE ESTÍMULOS CENTRAIS DA SECREÇÃO CLORIDROPÉPTICA

O método de refeição simulada ("*sham feeding*") é utilizado para avaliar a fase cefálica do estímulo secretório gástrico. Consiste na administração de comida, que pode ser vista, cheirada, saboreada, mastigada e, no teste original, inclusive deglutida, sem alcançar o estômago, pela interposição de balão, que oclui o esôfago. Na refeição simulada modificada, a comida, usualmente carne e pão, é mastigada e desprezada. O estímulo conseguido com esse método atinge 40 a 50% daquele alcançado com pentagastrina ou histamina, e 60 a 80% daquele atingido com a insulina.[1,6,7]

O estímulo secretório provocado pela refeição simulada é exclusivamente alcançado por via vagal, sendo completamente abolido pela atropina. Com base nessa observação, pesquisadores têm utilizado para avaliar a integridade vagal em *status* pós-cirúrgico, com grande vantagem quando comparado a outro teste para esse fim, a indução de hipoglicemia com insulina (ver a seguir), pois apresenta baixo custo e isenção de efeitos adversos.[1]

Outro método utilizado para avaliar a integridade vagal por meio de estímulo central é a hipoglicemia (teste de Hollander). Este é baseado no uso de insulina induzindo hipoglicemia, que permite inferir se a via vagal está intacta ou não. Tal procedimento foi depois modificado e, no momento, consiste em, após coleta da secreção ácida basal (BAO), administrar 0,25 U de insulina/kg, seguida de nova coleta de glicemia meia hora mais tarde. Estímulo adequado é encontrado quando níveis séricos de glicose atingem valores iguais ou inferiores a 45 mg (alguns consideram o estímulo hipoglicêmico satisfatório, se os níveis de glicose após meia hora caírem 50% do basal), porém, tais valores podem variar bastante de paciente para paciente. Passa-se, então, à coleta de suco gástrico por duas horas. Incrementos da secreção ácida abaixo de 10 mEq/L ou < 25% do basal sugerem vagotomia completa. Outros testes utilizam drogas como a 2-deoxi-d-glicose e a 3-0-metilglicose, que produzem uma citoglicopenia, respectivamente, bloqueando a captação ou competindo com o transporte de glicose pela célula. Os riscos relativos à hipoglicemia intensa são sérios e graves, contraindicando-se sua utilização rotineira.[1,8]

TESTES PROVOCATIVOS

Os testes provocativos têm importância na diferenciação de causas de hipergastrinemia. O teste da secretina é, sem dúvida, eficiente e de fácil execução, sendo baseado no efeito paradoxal da secretina sobre a gastrina em pacientes com gastrinoma. Os mecanismos pelos quais ocorre elevação dos níveis de gastrina sérica após estímulo com secretina estão ainda em estudo. A provável origem pancreática de células liberadoras de gastrina encontradas na síndrome de Zollinger-Ellison poderia explicar esse comportamento aberrante, já que essas células reteriam a capacidade de células pancreáticas de mesma origem, respondendo a secretina não com a liberação de bicarbonato, mas com a liberação de gastrina.[1]

O teste deve ser realizado por meio de administração intravenosa de secretina, 2 µg/kg de peso, em bolo. Amostras de gastrina sérica devem ser obtidas nos 10 e 1 minutos antes da injeção e, a seguir, a cada 2, 5, 10, 15, 20 e 30 minutos. Os pacientes com gastrinoma tendem a exibir aumento da gastrinemia 15 minutos após estímulo. Incrementos superiores a 200 pg/mL acima do nível basal de gastrina apresentam especificidade superior a 90% para o diagnóstico de gastrinoma. Incrementos menores já foram considerados, mas podem ser observados em outras patologias, acarretando em resultados falso-positivos.[1,9]

O teste de infusão de cálcio consiste na administração de gluconato de cálcio a 10%, 54 mg/kg/h (5 mg/kg/h de cálcio), por meio de infusão intravenosa contínua por 3 horas, com coletas de amostras de gastrina a cada 30 minutos. Incremento na gastrinemia superior a 400 pg/mL é considerado sugestivo de gastrinoma. Esse teste é menos específico e menos sensível que o da secretina e resulta em efeitos adversos potencialmente graves associados à infusão de cálcio. Sua utilização deve ser reservada para pacientes com grande suspeita de síndrome de Zollinger-Ellison e cujo teste da secretina foi negativo.[9]

ESTUDOS DA MOTILIDADE GÁSTRICA

Nas últimas décadas foram introduzidas novas técnicas específicas para o estudo do esvaziamento, da contratilidade e da acomodação do estômago. Esses métodos apresentam boa acurácia e tornam-se cada vez mais acessíveis.

Avaliação do esvaziamento gástrico

Antes de avaliar qualquer paciente com suspeita de alteração do esvaziamento gástrico, é essencial que o quadro obstrutivo seja afastado por intermédio de realização de endoscopia digestiva alta ou estudo baritado gástrico. Encontrar restos alimentares no estômago depois de 12 horas de jejum sugere retardo de esvaziamento gástrico. De acordo com a literatura, o método cintilográfico é considerado padrão de referência para análise do esvaziamento gástrico.[10] Trata-se de método versátil, pois permite avaliações diversas, como o estudo do esvaziamento gástrico, da contratilidade antral e da distribuição intragástrica de refeições simultâneas, sólidas e líquidas. Ademais, é método não invasivo, pouco sujeito à influência externa, que reproduz situações fisiológicas, pois os marcadores se ligam de modo uniforme, tanto a alimentos líquidos quanto a sólidos.[10]

A cintilografia tem como desvantagens custo elevado em virtude da necessidade de existência de gamacâmera e baixa disponibilidade. Além disso, expõe o paciente à radiação ionizante, embora corresponda a cerca de 10% da carga radioativa imposta por uma radiografia simples de tórax. A obtenção de imagens em uma única projeção por vez pelo colimador pode dificultar a avaliação dinâmica peculiar do esvaziamento gástrico. Para obter dados mais fidedignos da distribuição da refeição no estômago, a aquisição de imagens deve acontecer a partir de projeções anteriores e posteriores.[10]

A ultrassonografia (método de Bolondi) (Figura 47.1) é procedimento utilizado no estudo não invasivo da função antropilórica e na avaliação do esvaziamento gástrico com resultados similares aos da cintilografia. Embora no momento ainda limitada à investigação, a ultrassonografia reúne características que tornam promissor o seu emprego no âmbito clínico. Particularmente interessantes são o conforto para o paciente, o que permite uma aplicação repetida do método, e a ausência de utilização de radiação ionizante. Aparelhos modernos, capazes de computar a víscera em três dimensões, têm sido utilizados na avaliação da distribuição intragástrica de refeições, líquidas ou sólidas. As principais limitações ao uso da ultrassonografia são o custo elevado do equipamento e a necessidade de manter o paciente em decúbito dorsal. Além disso, trata-se de exame dependente do operador e há necessidade de um treinamento mais longo do examinador que o requerido por outras opções.[11]

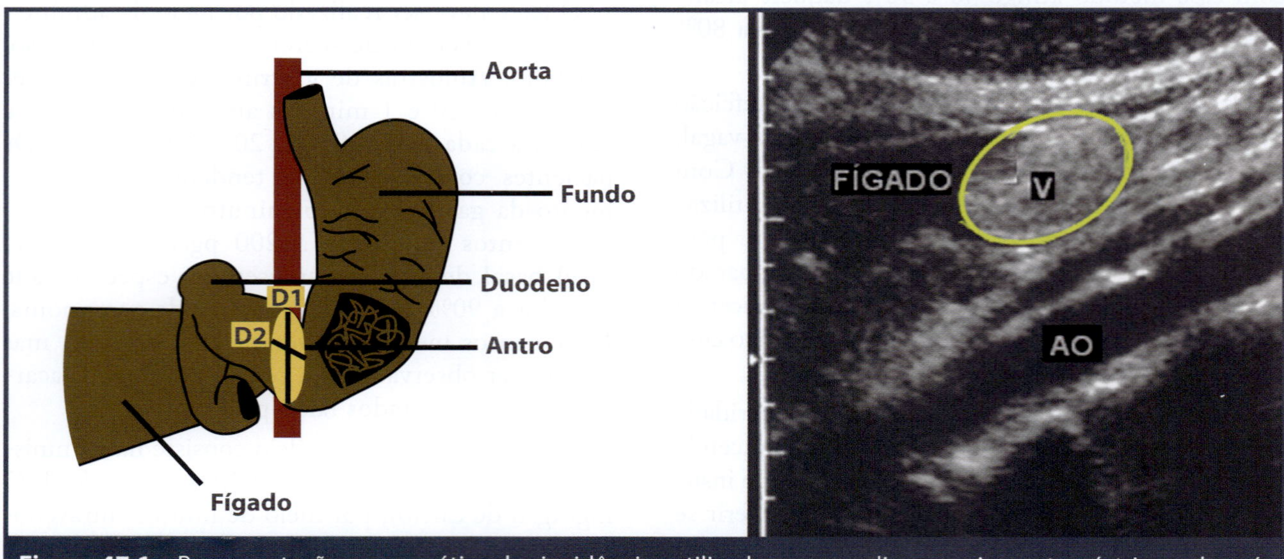

Figura 47.1 – Representação esquemática das incidências utilizadas para avaliar esvaziamento gástrico pelo método de ultrassonografia.

Recentemente, foi introduzida a marcação de refeições com ^{13}C-ácido octanoico e ^{13}C-acetato para o estudo do esvaziamento gástrico de sólidos e líquidos, respectivamente. O $^{13/14}$C-ácido octanoico ou ^{13}C-acetato são absorvidos no duodeno, imediatamente metabolizado no fígado, liberado como $^{13/14}CO_2$ na circulação e excretado na respiração (Figura 47.2). Como essa sequência de eventos se completa em poucos minutos e a um ritmo que pouco varia, a quantidade acumulada de $^{13/14}CO_2$ excretado vai refletir a velocidade de esvaziamento do estômago, que é a velocidade de oferta do $^{13/14}$C-ácido octanoico ou ^{13}C-acetato ao duodeno.[12]

A determinação de tais isótopos no ar expirado mostra boa reprodutibilidade e tem fácil execução, sem muita discrepância ante os resultados de cintilografia. Tem como desvantagem sua abordagem indireta, que sofre interferência de fatores como alterações de absorção intestinal e metabolismo hepático. É impossível, também, pormenorizar o estudo de motilidade gástrica em termos de distribuição segmentar e motilidade antral.[12] Recentemente, novo teste respiratório com espirulina-^{13}C tem sido utilizado, aparentemente com resultados semelhantes.[13]

O teste de absorção do paracetamol para o estudo do esvaziamento gástrico (EG) foi introduzido na década de 1970, mas seu emprego difundiu-se apenas nos últimos anos. Como o paracetamol é absorvido de maneira rápida e completa no intestino delgado, o EG é o fator limitante de sua absorção. Assim, o nível sérico reflete a velocidade de esvaziamento gástrico. Esse método é simples e barato, tem boa concordância com o estudo do EG de líquidos por cintilografia, mas não de sólidos. As limitações desse método são as interações com outras drogas e alterações na primeira passagem pelo fígado, que podem modificar substancialmente os níveis séricos da droga e falsear resultados do estudo de EG. A necessidade de coletas seriadas de sangue constitui outra limitação para o uso desse método.[14]

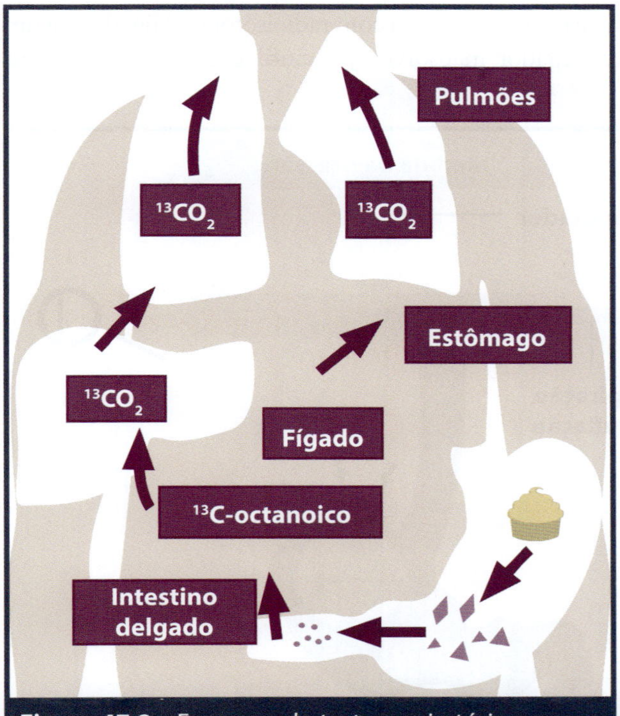

Figura 47.2 – Esquema do teste respiratório para esvaziamento gástrico.

A ressonância nuclear magnética (RNM) é outra técnica recém-introduzida para o estudo do esvaziamento gástrico e a distribuição segmentar gástrica de refeições líquidas e sólidas. A RNM também é descrita como método capaz de avaliar motilidade gástrica com enfoque na acomodação gástrica e nas contrações antrais. Além de manter o paciente deitado ao leito, a principal limitação do método é a pouca acessibilidade, dado o alto custo de aparelhagem.[15]

Outro método de investigação de esvaziamento gástrico que acopla também o aferimento de temperatura e pH em todo o trato digestório é a chamada Smartpill (Figura 47.3). Esta consiste em cápsula não digerível, capaz de aferir os parâmetros citados anteriormente, que são, por sua vez, transmitidos para um gravador sem necessidade de fio. Recente estudo norte-americano comparou esvaziamento gástrico por cintilografia e pela Smartpill, mostrando resultados semelhantes, com a vantagem de a cápsula não ser radioativa e poder ser realizada ambulatorialmente, tendo contra si, entretanto, seu preço e escassa disponibilidade.[16]

A motilidade gástrica pode, ainda, ser avaliada pela manometria antropiloroduodenal, por um equipamento pouco disponível em nosso meio. Tem sua indicação restrita aos casos em que se necessita avaliar a causa do distúrbio motor, se neuropática, miopá-

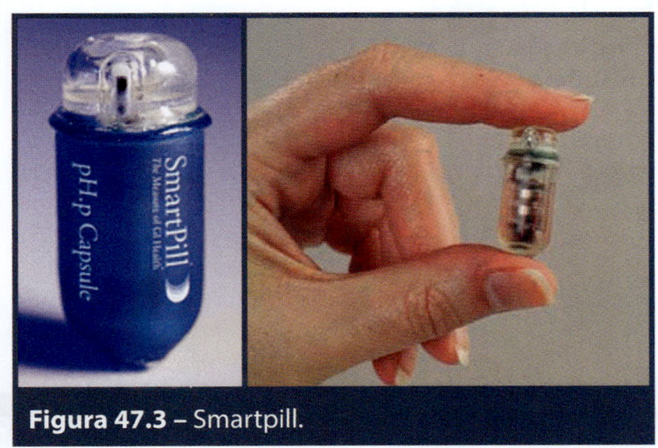

Figura 47.3 – Smartpill.

tica ou obstrutiva, para esclarecer se a dismotilidade é localizada ou não, quando existe documentação de alteração motora em outra parte do tubo digestório (p. ex., inércia colônica) e, principalmente, nos casos de suspeita de síndromes pseudo-obstrutivas.[17]

Estudo da acomodação gástrica

O barostato gástrico consiste em um meio de estudo indireto, mas muito acurado, da acomodação gástrica. Este é considerado o padrão de referência dos métodos de estudo da acomodação gástrica. A reprodutibilidade dos dados obtidos, tanto em voluntários normais como em pacientes com dispepsia, é muito alta. Apesar disso, tem a desvantagem de ser um método invasivo, podendo trazer um desconforto considerável ao paciente. Além disso, o equipamento tem custo considerável, e há necessidade de um tempo razoável para habilitar o observador, e para que os estudos sejam realizados de maneira adequada.[18]

Para aplicação desse método é necessária a introdução de um tubo de dupla luz na cavidade gástrica, com diâmetro relativamente grande, em cuja extremidade distal encontra-se fixado um balão ou saco, que pode ser inflado com ar. Este é posicionado no fundo gástrico e ancorado logo abaixo da cárdia, sendo composto de material plástico muito delgado, mas pouco distensível, e comporta volumes superiores a 1 L. Uma das vias do tubo de dupla luz é conectada a um sistema de medida da pressão no interior do saco, refletindo a pressão intragástrica.[18]

O sistema de medida da pressão acopla-se a um sistema de aquisição de dados (computador). A outra via do tubo comunica o interior do saco com um dispositivo capaz de aspirar ou injetar ar. Este é constituído por um conjunto de seringas de grande volume e também é acoplado ao computador. Há um programa que integra e analisa os dados de medida da pressão no interior do saco, mantendo-a constante, em níveis predeterminados pelo operador.

Portanto, quando a pressão cai, o dispositivo de imediato é automaticamente acionado para injetar ar no interior do saco, com volume suficiente para que o nível preestabelecido se restaure. Do contrário, quando a pressão se eleva, o dispositivo é acionado para aspirar o ar do interior do saco, até que aquele nível de pressão seja novamente estabelecido. Ao mesmo tempo que opera o sistema de injeção e aspiração de ar, o computador registra todas as variações de volume.[18]

O observador terá disponíveis os dados sobre as variações de volume necessárias para manter constante a pressão no interior do saco. Portanto, se há relaxamento do fundo gástrico, o sistema registrará uma variação positiva de volume ao longo do tempo. Já quando o tônus do estômago proximal se eleva, o barostato registrará variação negativa do volume que corresponde ao ar que foi retirado do saco (Figura 47.4).[18]

A cintilografia é outra forma estabelecida de avaliação da acomodação gástrica. Após a ingestão de uma refeição-teste marcada com radioisótopo(s) ligado(s) a um carregador inabsorvível, a cintilografia revela imagens

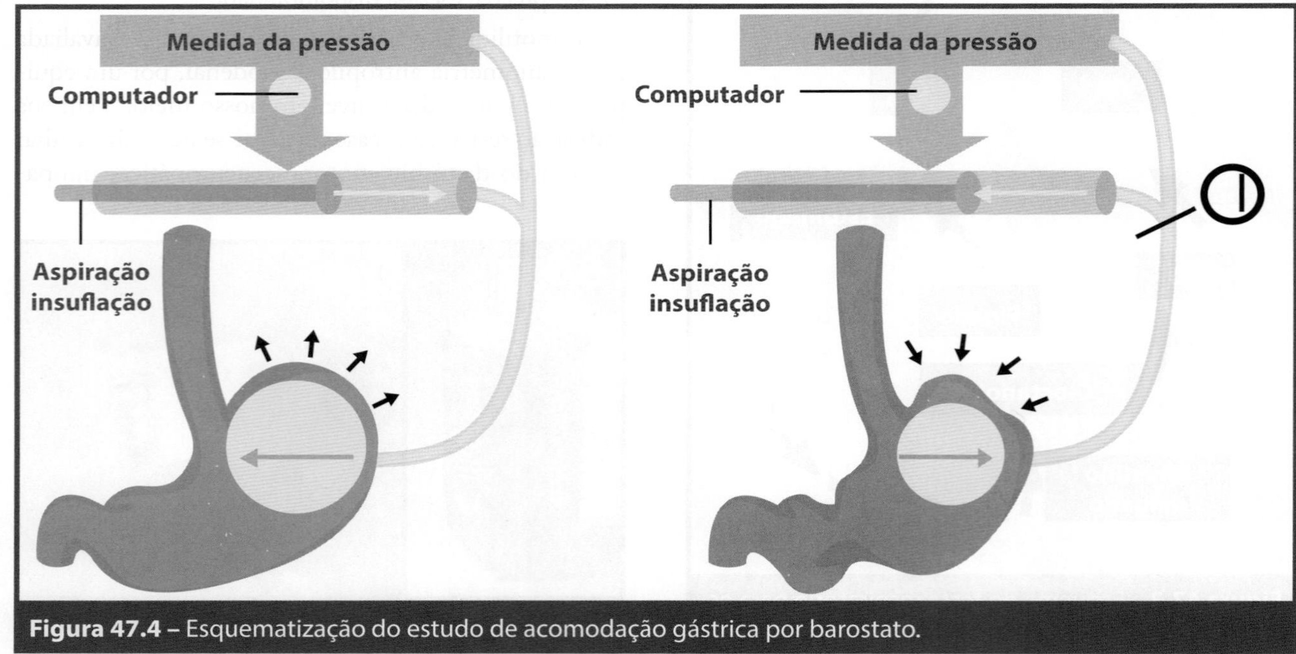

Figura 47.4 – Esquematização do estudo de acomodação gástrica por barostato.

com a forma característica do estômago. A sequência inicial desse método é semelhante ao estudo do esvaziamento gástrico. Portanto, em um mesmo paciente, podemos avaliar tanto a contagem de radioatividade total como fazer uma discriminação visual entre as suas porções proximal e distal.[18]

A quantificação da atividade remanescente em uma região de interesse correspondente ao estômago proximal, conforme se evidencia na Figura 47.5, pode fornecer informações indiretas sobre a acomodação gástrica.

A cintilografia gástrica em gamacâmera apresenta diversas vantagens quanto à sua acurácia. Há possibilidade de quantificação precisa da variação da radioatividade ao longo do tempo e em regiões de interesse previamente definidas, com pouca dependência do observador, pequena variabilidade entre diferentes observadores. Um importante aspecto a ser salientado é a possibilidade de os exames serem realizados em condições fisiológicas, de maneira não invasiva, com o emprego de refeições líquidas ou sólidas habitualmente consumidas pelos pacientes. Como dito anteriormente, é um método em que há exposição à radioatividade, embora em doses pequenas, demanda equipamento de alto custo, sendo disponível somente em centros maiores.[18]

O método ultrassonográfico tem sido utilizado há várias décadas para o estudo não invasivo, em condições fisiológicas, da função motora gástrica. A ultrassonografia pode ser utilizada para a medida dos volumes do estômago proximal, antes e após a ingestão de uma refeição padronizada. Com o transdutor colocado no epigástrio, são obtidas imagens do fundo gástrico nas posições sagital e frontal oblíqua, e utilizando-se os valores das áreas dessas projeções fúndicas é possível calcular, com razoável grau de precisão, o volume do estômago proximal.[19]

A diferença entre o volume pós-prandial e o de jejum faz estimar, de forma quantitativa, a acomodação gástrica. Segundo dados da literatura, o volume do estômago proximal atinge seus valores máximos cerca de 20 minutos após a ingestão da refeição. Este seria, então, o momento mais adequado para melhor caracterizar a acomodação gástrica, bem como para documentar os seus desvios.[19]

O método ultrassonográfico, como a cintilografia, permite o estudo da função motora gástrica em condições fisiológicas, embora algumas restrições tenham de ser aplicadas ao tipo de refeição de prova e à posição em que o paciente realiza o estudo. Trata-se de uma técnica não invasiva, sem uso de radiações ionizantes, de custo não elevado, e que pode ser amplamente aplicada. Como todos os estudos ultrassonográficos, é dependente do observador, que deve ter treinamento específico e experiência com a técnica. Além disso, fatores ligados ao paciente, como obesidade ou quantidade excessiva de gases no tubo digestivo, podem constituir limitações ao estudo.[19]

ATIVIDADE GÁSTRICA MIOELÉTRICA

A eletrogastrografia cutânea coleta informações sobre a frequência e a amplitude dos sinais eletrogastrográficos. Do mesmo modo que a manometria, a eletrogastrografia não diagnostica doenças específicas. Alterações nesse exame são encontradas em quadros de náuseas, vômitos, saciedade precoce, anorexia e dispepsia, incluindo gastroparesia. Teria indicação clínica na avaliação dos quadros citados anteriormente e, de modo eventual, em situações de dor abdominal persistente com exames normais.[17]

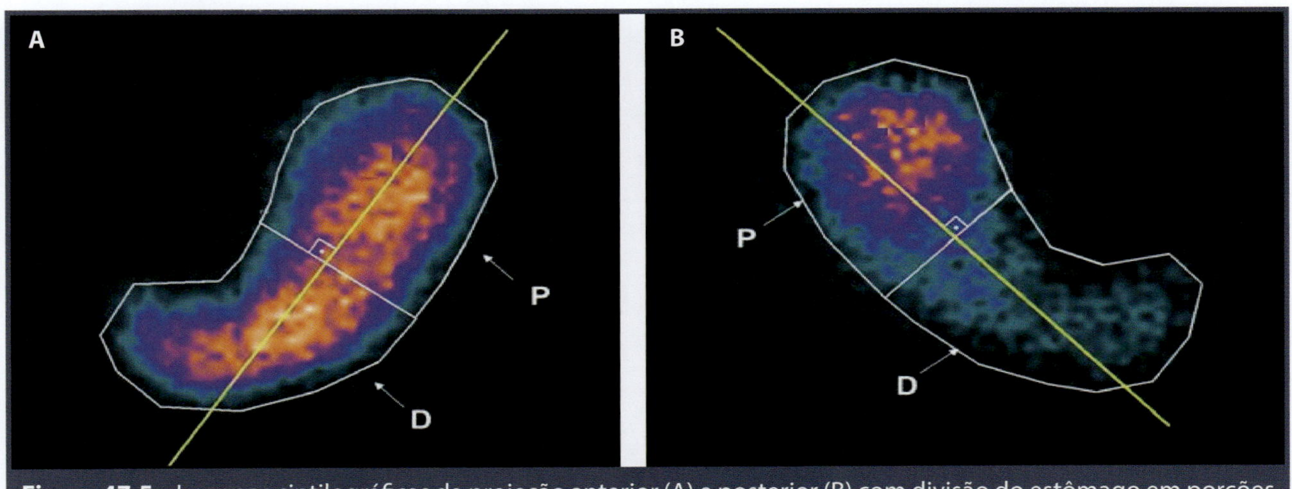

Figura 47.5 – Imagens cintilográficas da projeção anterior (A) e posterior (B) com divisão do estômago em porções proximal (P) e distal (D).

REFERÊNCIAS

1. Barbuti RC, Zaterka S. Métodos de estudo da secreção gástrica. In: Paula Castro L, Coelho LGV (eds.). Gastroenterologia. Rio de Janeiro: Medsi, 2004. p.771-8.
2. Ohning GV, Barbuti RC, Kovacs TO, Sytnik B, Humphries TJ, Walsh JH. Rabeprazole produces rapid, potent, and long-acting inhibition of gastric acid secretion in subjects with *Helicobacter pylori* infection. Aliment Pharmacol Ther. 2000; 14(6):701-8.
3. Feifel G, Lorenz W, Heimann A, Wörsching I. Determination of basal and maximally stimulated gastric juice secretion: critical studies on performance, evaluation and assessment of gastric secretion tests. Klin Wochenschr. 1972; 50(8):413-22.
4. Zaterka S, Neves DP. Maximal gastric secretion in human subjects after histalog stimulation. Comparison with augmented histamine test. Gastroenterology. 1964; 47:251-7.
5. McColl KE, el-Omar E. Review article: gastrin releasing peptide and its value in assessing gastric secretory function. Aliment Pharmacol Ther. 1995; 9(4):341-7.
6. Knutson U, Olbe L. Gastric acid response to sham feeding before and after resection of antrum and duodenal bulb in duodenal ulcer patients. Scand J Gastroenterol. 1974; 9(2):191-201.
7. Knutson U, Olbe L, Ganguli P. Gastric acid and plasma gastrin responses to sham feeding in duodenal ulcer patients before and after resection of antrum and duodenal bulb. Scand J Gastroenterol. 1974; 9(4):351-6.
8. Hollander F, Jemerin EE, Weinstein VA. An insulin testing for differentiating vagal from non-vagal stomach pouches. Fed Proc. 1942; 1:116.
9. Frucht H, Howard JM, Slaff JI, Wank SA, McCarthy DM, Maton PN et al. Secretin and calcium provocative tests in the Zollinger-Ellison syndrome: a prospective study. Ann Intern Med. 1989; 111(9):713-22.
10. Tack J. Gastric motor and sensory function. Curr Opin Gastroenterol. 2009; 25(6):557-65.
11. Bolondi L, Bortolotti M, Santi V, Calletti T, Gaiani S, Labò G. Measurement of gastric emptying time by real-time ultrasonography. Gastroenterology. 1985; 89(4):752-9.
12. Zahn A, Langhans CD, Hoffner S, Haberkorn U, Rating D, Haass M et al. Measurement of gastric emptying by 13C-octanoic acid breath test versus scintigraphy in diabetics. Z Gastroenterol. 2003; 41(5):383-90.
13. Szarka LA, Camilleri M, Vella A, Burton D, Baxter K, Simonson J et al. A stable isotope breath test with a standard meal for abnormal gastric emptying of solids in the clinic and in research. Clin Gastroenterol Hepatol. 2008; 6(6):635-43.e1.
14. Glerup H, Bluhme H, Villadsen GE, Rasmussen K, Ejskjaer N, Dahlerup JF. Gastric emptying: a comparison of three methods. Scand J Gastroenterol. 2007; 42(10):1182-6.
15. Schwizer W, Maecke H, Fried M. Measurement of gastric emptying by magnetic resonance imaging in humans. Gastroenterology. 1992; 103(2):369-76.
16. Kuo B, McCallum RW, Koch KL, Sitrin MD, Wo JM, Chey WD et al. Comparison of gastric emptying of a nondigestible capsule to a radio-labelled meal in healthy and gastroparetic subjects. Aliment Pharmacol Ther. 2008; 27(2):186-96.
17. Szarka LA, Camilleri M. Methods for measurement of gastric motility. Am J Physiol Gastrointest Liver Physiol. 2009; 296(3):G461-75.
18. De Schepper HU, Cremonini F, Chitkara D, Camilleri M. Assessment of gastric accommodation: overview and evaluation of current methods. Neurogastroenterol Motil. 2004; 16(3):275-85.
19. Gilja OH, Lunding J, Hausken T, Gregersen H. Gastric accommodation assessed by ultrasonography. World J Gastroenterol. 2006; 12(18):2825-9.

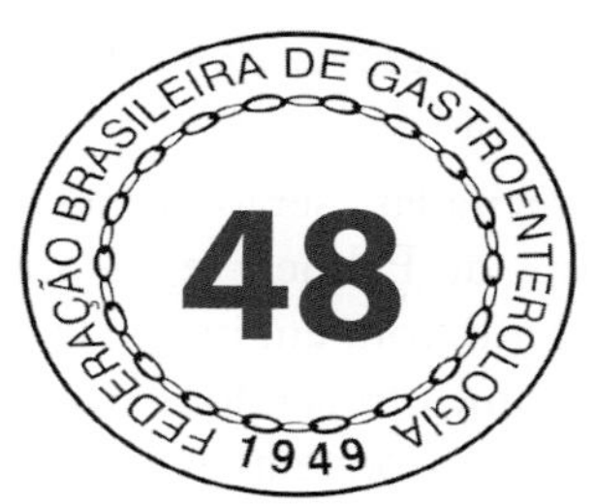

HELICOBACTER PYLORI: A HISTÓRIA

Schlioma Zaterka

No dia de seu aniversário, 11 de junho de 1979, na Universidade de Perth, Austrália, o patologista J. Robin Warren examinava uma biópsia de gastrite crônica ativa, observando na linha da superfície da mucosa gástrica uma linha azulada incomum que, com maior aumento, ele acreditou corresponder a numerosos pequenos bacilos aderentes ao epitélio;[1] utilizando imersão com óleo pôde, claramente, ver as bactérias. Entusiasmado, Warren chamou seu colega de departamento, Len Matz, que, para seu desapontamento, afirmou que nada via. Robin, no entanto, não desistia facilmente, e aquela visão das bactérias, teimosa e repetidamente retornava ao seu pensamento. Robin era um patologista afeito a diferentes técnicas de coloração histológica, sabendo que vários corantes para bactérias também coram as estruturas vizinhas, dificultando a visualização do microrganismo. Uma exceção era a coloração pelo Giemsa, que corava bactérias Gram-positivas em azul escuro, contrastando com a coloração negativa do tecido vizinho. Outra coloração promissora com a qual Warren estava familiarizado era a de Warthin-Starry (coloração pela prata), que corava espiroquetas em um cinza-escuro contra o fundo amarelo marrom das células, tornando muito fácil a visualização dos microrganismos. Por essa razão, Warren solicitou a coloração pela prata para aquele caso e, segundo suas palavras, "diante de meus olhos lá estava uma bela coloração pela prata, com numerosos bacilos claramente visíveis, mesmo a pequena magnificação". Em sua interpretação, as bactérias estavam fixadas a um epitélio de uma mucosa anormal, sendo a possível causa da lesão. Para felicidade de Warren, finalmente seu colega Len Matz confirmou a presença das bactérias.

Mas o que realmente elas significavam? Len Matz disse a Warren: "Se você realmente acredita ser a bactéria importante, verifique se ela ocorre em outros casos".

Seguindo o conselho de Matz, Warren decidiu procurar a bactéria em outros casos, ainda duvidando de seu sucesso, pois ele nunca as havia detectado anteriormente. No entanto, para sua felicidade, ela pôde ser observada em vários outros pacientes, ainda que em número menor que na primeira observação e, frequentemente, distribuídas em pequenas áreas. Ficou logo evidente que a presença da bactéria estava relacionada à forma ativa da gastrite crônica. Com a experiência adquirida, Warren pôde confirmar a presença das bactérias em centenas de casos nos dois anos seguintes.

O passo seguinte seria conseguir a ajuda de clínicos para investigar a relação de seu achado histológico com queixas de pacientes e as suas causas, mas nenhum dos contatados se interessou, pois as perguntas frequentes dirigidas a Warren eram: "se as bactérias estão mesmo lá, não será consequência da inflamação?" e "se realmente as bactérias estão lá, por que ninguém reportou esse fato anteriormente?". A melhor explicação de Warren para a primeira questão era que as características, a posição e a distribuição dos bacilos sugeriam uma infecção primária, e para a segunda questão a resposta era mais difícil, pois ele mesmo não compreendia por que não as havia notado anteriormente.

As respostas àquelas questões viriam somente após o envolvimento de Barry Marshall com o trabalho de Warren. Adiante será contado um pouco do que aconteceu após essa extraordinária parceria, mas, antes, será feita uma retrospectiva.

Em 18 de março de 1892, o patologista italiano Giulio Bizzozero comunicava à Academia Médica de Turim a sua descoberta sobre a presença de espiroquetas na camada mucosa do estômago de cães. Era a primeira descrição da presença do *Helicobacter* em mamíferos. Bizzozero apresentou sua constatação como um apêndice ao trabalho principal relacionado às glândulas tubulares do trato entérico e sua relação com a camada superficial da mucosa. Em sua publicação,[2] acompanhada de inúmeras ilustrações, ele descrevia os aspectos morfológicos da bactéria: "são finas, medindo de 3 a 8 μm, possuindo de 3 a 7 flagelos". No ano anterior, o patologista alemão Klebs observou a presença de organismos semelhantes a bacilos na luz de glândulas gástricas em áreas de processo inflamatório da mucosa. Em 1906, Krienitz relatou espiroquetas no conteúdo gástrico de um paciente com câncer do estômago. Após esse relato, outros pesquisadores, no início do século XX, relataram a presença de bactérias semelhantes no estômago humano.[3] O Quadro 48.1 resume alguns dos trabalhos que relatam a presença de bactérias no estômago antes da observação de Warren.

Das observações supracitadas, serão comentadas as de Friedberg e Baron,[4] de Palmer,[5] e de Steer e Collin-Jones.[6] Friedberg e Baron, em peças de estômago operado, constataram, utilizando a coloração pela prata, a presença de espiroquetas em 53% dos estômagos nos quais havia ulceração, e em somente 14% dos estômagos sem ulceração.[4] Apesar da maior frequência observada nos casos em que havia uma ulceração, não puderam concluir quanto a um possível papel patogênico das bactérias constatadas.

Em 1954, Palmer investigou a presença de espiroquetas na mucosa gástrica de 1.140 indivíduos utilizando técnica de sucção para a obtenção dos fragmentos. Como não pôde constatar em nenhum dos casos a presença de espiroquetas, ele concluiu que os achados anteriores resultaram, em sua maioria, de contaminação, provavelmente resultante de organismos da cavidade oral.[5] Sugeriu também que eventualmente espiroquetas poderiam estar presentes no suco gástrico, mas originando-se na cavidade oral. A observação de Palmer estabeleceu o princípio de que bactérias não poderiam sobreviver no estômago humano, sendo provavelmente responsável por um significativo atraso na constatação do papel patogênico de *Helicobacter* nas doenças do aparelho digestivo alto.

Em 1975, Steer e Collin-Jones[6] publicaram suas observações sobre a presença de bactérias em paciente com úlcera gástrica; elas localizavam-se na cama mais profunda da camada mucosa, relacionavam-se à presença de polimorfonucleares, a distribuição era zonal e as características morfológicas semelhante às descritas posteriormente para *Helicobacter pylori*. No entanto, as culturas realizadas identificaram

Quadro 48.1 – Bactérias no estômago

1875	Bottchet/Letulle	Bactéria na margem de úlcera
1881	Klebs	Colonização e inflamação gástrica
1893	Bizzozero	Primeira descrição de *Helicobacter*
1906	Krienitz	Espiroquetas no estômago com câncer
1919	Kasai/Kobayashi	Transmissão de espiroquetas de gatos para coelhos
1940	Friedberg/Baron	Espiroquetas em câncer gástrico
1954	Palmer	Ausência de espiroquetas em 1.140 biópsias gástricas
1975	Steer/Collin-Jones	Inflamação em margem ulcerosa por *Pseudomonas aeruginosa*
1979/1983	Warren/Marshall	CLO induzem à gastrite crônica/úlcera

Fonte: adaptado de Fukuda et al., 2002.[3]

Pseudomonas aeruginosa, uma bactéria reconhecidamente resultante da contaminação de endoscópios. É preciso também lembrar de que, na década de 1970, não havia ainda a disponibilidade para cultura anaeróbica, e a *Helicobacter pylori* é uma bactéria microaerofílica. Portanto, Steer e Collin-Jones encontraram a *Helicobacter*, descreveram as principais características da bactéria, mas, infelizmente, a identificaram como *Pseudomonas*.

Quanto ao dilema de Warren, ele havia visto a bactéria, confirmou sua presença em dezenas de pacientes e as suas observações sugeriam fortemente que a gastrite crônica ativa decorria da ação do microrganismo. Agora havia a necessidade de correlacionar os achados anatomopatológicos com a clínica, mas ele tinha dificuldade em conseguir que algum gastroenterologista do hospital de Perth colaborasse.

Em julho de 1981, Barry Marshall, em seu treinamento de pós-graduação no Royal Perth Hospital (RPH), iniciou seu rodízio na divisão de gastroenterologia para adquirir experiência em doenças do aparelho digestivo, planejando posteriormente se dedicar ao campo da medicina que mais o atraía, a reumatologia, e nunca mais se preocupar com o estômago e suas doenças.[7] Como parte de seu treinamento, Marshall deveria desenvolver um projeto de pesquisa. Conversando com seu chefe, Tom Waters, foi-lhe sugerido um de dois projetos. O primeiro seria análise de cerca de 20 mil endoscopias para verificar a prevalência dos principais achados endoscópicos nos pacientes do RPH. Marshall perguntou ao Dr. Waters qual seria a segunda opção, sendo informado que um dos patologistas do RPH estava à procura de um colaborador interessado em esclarecer o papel de uma bactéria que ele havia observado em material de biópsia do estômago (naquele momento, Waters mostrou a Marshall uma lista com 25 nomes de pacientes referidos por Warren).

Olhando a lista, Marshall reconheceu o nome de uma paciente com queixas dispépticas importantes e história anterior de úlcera gástrica para a qual ele havia solicitado um exame endoscópico em seu estágio anterior. O exame revelara uma gastrite antral nodular, porém, com ausência de úlcera. O médico sênior responsável pela paciente, sem outro diagnóstico, rotulou a paciente como portadora de queixas emocionais, prescreveu amitriptilina e encaminhando-a para consulta psiquiátrica. A paciente voltou à consulta na semana seguinte, sem referir melhoras, e, para Marshall, ela apresentava condições mentais perfeitamente normais para uma portadora de doença crônica. Esse fato despertou o interesse de Marshall, que, naquela tarde, se dirigiu ao Departamento de Patologia onde Warren trabalhava. Durante o resto da tarde, Warren mostrou para Marshall lâminas com a bactéria curva que ele havia visto, explicando a histopatologia da mucosa do estômago, relatando o que acontecera dois anos antes, a visualização das bactérias após coloração pela hematoxilina-eosina e a constatação, com grande nitidez, de uma mucosa intensamente colonizada após a coloração pela prata.

Marshall mostrou-se interessado, porque ele e Warren haviam aprendido que o estômago era supostamente um órgão estéril. Do seu ponto de vista, uma nova espécie de bactéria seria um tema para uma ótima publicação.

Warren e Marshall estavam cientes de publicações na literatura sobre a *Campylobacter jejuni*, que havia sido recentemente reconhecida como causa comum de enterecolite alimentar. Pelas fotos, concluíram que a bactéria que estavam estudando apresentava grande similaridade com a *Campylobacter jejuni*. Em 1981, novas espécies de *Campylobacter* vinham sendo descritas com frequência, e uma nova categoria denominada *Campylobacter-like organism* (CLO) foi adicionada à categoria para novas espécies *Campylobacter* com características pouco conhecidas. Era, portanto, possível que a bactéria descrita por Warren fosse um CLO.

Marshall passou as semanas seguintes contatando os 25 pacientes relacionados por Robin e verificou que a maioria apresentava dor abdominal; o diagnóstico endoscópico foi de úlcera duodenal em dois, úlcera gástrica em sete, gastrite em 12, e cicatriz de úlcera/erosões em quatro.

Estava na hora de iniciar um estudo prospectivo. Em comum acordo com Warren, Marshall estabeleceu um protocolo no qual 100 pacientes consecutivos que iriam ser submetidos à endoscopia para esclarecimento de seus sintomas dispépticos, seriam, antes do exame, esclarecidos quanto à natureza da investigação, assinariam um consentimento informado e concordariam com a retirada de duas amostras da mucosa, incluídos no estudo. As queixas clínicas deveriam ser obtidas e constar de um questionário detalhado. Os dois fragmentos obtidos seriam encaminhados, um para Robin Warren, e o outro, para o Departamento de Microbiologia para cultura. Tanto a análise de Warren quanto o resultado da microbiologia permaneceriam desconhecidos para Marshall, a fim de não afetar o estudo prospectivo. O estudo iniciado no início de 1982 seria piloto, com a finalidade de responder às seguintes questões:

1. A bactéria está presente em estômagos normais?
2. A presença da bactéria pode ser correlacionada com o tipo e a intensidade do achado histológico?
3. Pode o organismo ser cultivado?
4. Nos pacientes com indicação de seguimento endoscópico e biópsia gástrica por qualquer razão, a persistência ou o desaparecimento da bactéria podem se correlacionar com os sintomas do paciente?

O estudo foi finalizado em maio de 1982. Diferentes laboratórios codificaram os resultados que foram enviados ao estaticista. A análise dos resultados mostrou uma significativa relação entre a presença do organismo e a inflamação da mucosa do estômago. Dos 100 pacientes incluídos no estudo, 13 tinham úlcera duodenal (UD) e 28, úlcera gástrica (UG). Todos os 13 com UD e 24 dos 28 com UG apresentavam a bactéria ao exame histológico. Os 4 com UG negativos para o *Helicobacter* tinham histórico de utilização de anti-inflamatórios não esteroidais. Desse modo, para Warren e Marshall era bastante provável que a bactéria não só era responsável pela gastrite ativa observada nos pacientes, mas também pela úlcera, tanto duodenal como gástrica.

Enquanto Marshall estudava as fichas dos pacientes, as tentativas de cultura no Departamento de Microbiologia prosseguiam. Diferentes meios de cultura e tipos de atmosfera foram utilizados, mas, para desapontamento geral, nos seis meses seguintes (agosto de 1981 a março de 1982) todas as tentativas de cultura falharam. As placas em geral eram examinadas após 48 horas e, nada crescendo, eram descartadas. No dia 8 de abril de 1982, às vésperas da Páscoa que se iniciaria no dia 9 (sexta-feira) e terminaria no dia 12 (segunda-feira), foi semeada a amostra de número 35. Por alguma razão, essa placa foi examinada apenas no dia 13 e, finalmente, lá estavam pequenas colônias transparentes do que hoje conhecemos como *Helicobacter pylori*.

Assim, Warren e Marshall mostraram a presença da bactéria em pacientes com gastrite ativa e ulcerosos, conseguiram cultivá-la, mostrando que se tratava de uma nova variedade de bactéria. Diante desses fatos, Marshall convenceu Warren de que, antes de enviar o trabalho definitivo para publicação, os seus achados deveriam ser relatados em uma carta a uma revista reconhecidamente importante, sendo a carta publicada no *Lancet*, em 1983.[8] Na realidade, como Marshall e Warren não concordaram com o teor da carta única, decidiram enviar separadamente duas cartas, relatando seus achados. No entanto, para decepção de Warren, as cartas saíram como de autoria de ambos.[8] Naquele mesmo ano, Marshall apresentou as observações suas e de Warren na Conferência sobre *Campylobacter* em Bruxelas, onde também se encontrava Martin Skirrow, uma das maiores autoridades sobre *Campylobacter* e pesquisador de grande respeito no Reino Unido. Skirrow teve papel fundamental na aceitação do trabalho de Marshall e Warren pelo *Lancet*, pois, embora o editor da revista estivesse muito propenso a aceitá-lo, os revisores o recusaram, pois as observações dos australianos contrariavam tudo que era aceito como importante na etiopatogenia de gastrite e úlcera. Esse tipo de pensamento provavelmente foi, também, responsável por não terem sido aceitas anteriormente as observações de Warren e Marshall no Annual Scientific Meeting of the Gastroenterological Society of Australia, realizado em Perth em 1983 (na carta de recusa o secretário Terry D. Bolin explica que a Sociedade recebeu 67 *abstracts*, mas só poderia aceitar 56). Em 1984, o *Lancet* finalmente publicou o trabalho de Marshall e Warren,[9] observações que viriam a mudar totalmente o conceito de ser a úlcera uma doença unicamente decorrente do ácido e da pepsina. Ficava evidente que a úlcera gastroduodenal, ainda que fosse uma doença multifatorial, tinha como sua principal causa uma bactéria. Sim, a úlcera era uma doença infecciosa.

O nome inicialmente dado à bactéria foi *Campylobacter pyloridis*; em razão de concordância latina o nome foi mudado em 1987 para *Campylobacter pylori* e, finalmente, em 1989, com o reconhecimento de que se tratava de um gênero novo de bactéria, recebeu o nome definitivo de *Helicobacter pylori*. O nome *Helicobacter* foi atribuído em razão de sua forma helicoidal.

O primeiro tratamento para tentativa de erradicar da bactéria também foi proposto por Marshall, em um paciente idoso russo com dor abdominal que não respondia a nenhuma medicação (outubro 1981). Ele recebeu tetraciclina por 14 dias e apresentou uma surpreendente melhora, ficando totalmente assintomático. O exame de controle mostrou ausência de bactérias. A utilização de sal de bismuto também foi ideia de Marshall. Obtendo De-Nol líquido (subcitrato de bismuto), preparou discos para testar sensibilidade a antibióticos, embebeu-os no De-Nol e colocou-os em uma placa inoculada com grande quantidade de *Helicobacter*. Após uma semana na incubadora, a placa mostrava uma extensa zona de inibição em volta de disco, demonstrando que o sal de bismuto havia inibido a bactéria espiralada de um modo semelhante a antibiótico.[7] O metronidazol também foi utilizado pela primeira vez por Marshall em um paciente que estava em tratamento com De-Nol e teve recidiva de sua úlcera. Em razão de o paciente ter desenvolvido uma inflamação periodontal, Marshall, suspeitando ser ela causada por bactérias anaeróbias, associou o metronidazol ao De-Nol nos últimos cinco dias de tratamento. Posteriormente, com a cura do paciente, biópsias obtidas no controle endoscópico mostraram que a bactéria havia sido erradicada. Foi um dos primeiros pacientes em que se obteve a erradicação da *Helicobacter*. Marshall acreditava que havia um sinergismo de ação entre o metronidazol e o sal de bismuto.

Nos estudos de suscetibilidade, de dez amostras, em nove observou-se suscetibilidade ao metronidazol. A partir dessa observação, Marshall passou a adicionar o metronidazol no tratamento da úlcera nos pacientes infectados. De dez pacientes tratados que apresentavam recidivas frequentes da úlcera, em oito a bactéria foi erradicada.

Com a finalidade de comprovar que a bactéria estava associada à gastrite, Marshall autoinoculou-se bebendo uma suspensão de *Helicobacter*, apresentando, no sétimo dia, náuseas e vômitos, que persistiram por três dias. A endoscopia realizada dez dias após a autoinoculação mostrou nas biópsias a presença da bactéria, sendo a cultura positiva. Felizmente, com o uso de tinidazol, Marshall conseguiu erradicar a bactéria e se curar rapidamente de sua gastrite aguda. A mesma sorte não teve Morris, na Nova Zelândia,[10] que também se inoculou para comprovar um dos postulados de Koch, mas persistiu com uma gastrite crônica por cerca de três anos.

Foi também Marshall quem desenvolveu o primeiro teste para diagnóstico da *Helicobacter*, com base na atividade urease da bactéria (*CLO test*), que continua a ser o principal teste para o diagnóstico desta.

Em 1994, a comunidade médica mundial finalmente reconheceu a importância da infecção pela bactéria, não somente na úlcera como também no adenocarcinoma do estômago. O National Institutes of Health (NIH), em importante reunião, estabeleceu que pacientes com úlcera deveriam, obrigatoriamente, receber tratamento com antibióticos além de antissecretores, quer no ataque inicial, quer na recidiva. A International Agency for Cancer Research (IARC) reconheceu a *Helicobacter pylori* como um carcinógeno do grupo 1, ou seja, um carcinógeno definido. Foram dez anos entre a publicação do trabalho de Marshall e Warren no *Lancet* e esse reconhecimento.

Em agosto de 2005, Marshall e Warren, em razão de suas importantes contribuições, foram laureados com o Prêmio Nobel de Medicina.

REFERÊNCIAS

1. Warren JR. The discovery of helicobacter pylori in Perth, Western Australia. In: Marshall BJ (ed.). Helicobacter pioneers. Singapore: Blackwell Science Asia, 2002. p.151-64.
2. Bizzozero G. Sulle ghiandole tubulari del tubo gastro-enterico e sui rapporti del loro epitelio coll' epitelio di rivestimento della mucosa. Atti della Reale Accademia delle Scienze di Torino. 1892; 28:233-51.
3. Fukuda Y, Shimoyama T, Marshall B. Kasai, Kobayashi and Koch's postulates in the history of Helicobacter pylori. In: Marshall BJ (ed.). Helicobacter pioneers. Singapore: Blackwell Science Asia, 2002. p.15-24.
4. Freedburg AS, Barron LE. The presence of spirochetes in human gastric mucosa. Am J Dig Dis. 1940; 7:443-5.
5. Palmer ED. Investigation of gastric mucosa spirochetes of the human. Gastroenterology. 1954; 27(2):218-20.
6. Steer HW, Colin-Jones DG. Mucosal changes in gastric ulceration and their response to carbenoxolone sodium. Gut. 1975; 16(8):590-7.
7. Marshall, BJ. The discovery that Helicobacter pylori, a spiral bacterium, caused peptic ulcer disease. In: Marshall BJ (ed.). Helicobacter pioneers. Singapore: Blackwell Science Asia, 2002. p.165-202.
8. Warren JR, Marshall B. Unidentified curved bacilli on gastric epithelium in active chronic gastritis. Lancet. 1983; 1:1283-5.
9. Marshall BJ, Warren JR. Unidentified curved bacilli on patients with gastritis and peptic ulceration. Lancet. 1984; 1(8390):1311-15.
10. Morris A, Nicholson G. Ingestion of Campylobacter pyloridis causes gastritis and raised fasting gastric pH. Am J Gastroenterol. 1987; 82(3):192-9.

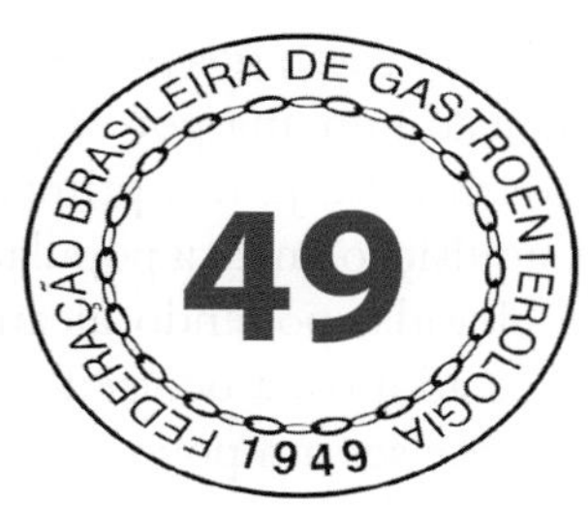

HELICOBACTER PYLORI: EPIDEMIOLOGIA

José Miguel Luz Parente
Mírian Perpétua Palha Dias Parente

INTRODUÇÃO

O *Helicobacter pylori* (*H. pylori*) é uma bactéria Gram-negativa espiralada que coloniza a mucosa gástrica dos seres humanos, desencadeando um processo inflamatório agudo (gastrite aguda) e, posteriormente, inflamação crônica, caracterizada como gastrite crônica. Estima-se que a infecção pelo *H. pylori* afete aproximadamente metade da população mundial, podendo ser detectada em todas as latitudes e longitudes do nosso planeta. Todavia, há marcantes desigualdades relacionadas à frequência dessa infecção nas diversas populações humanas, sobretudo entre países desenvolvidos e subdesenvolvidos. De modo geral, até ⅓ dos adultos que residem em países desenvolvidos albergam o *H. pylori*, enquanto em países pobres as taxas são bem superiores a 50% na população adulta. Ademais, podem ser observadas diferenças marcantes, mesmo dentro de um mesmo país, a depender das condições de vida do grupo populacional estudado. A prevalência da infecção por *H. pylori* tem inversa relação com a situação socioeconômica da população, durante a infância, que é considerado o período crítico de maior risco para aquisição desse microrganismo, sobretudo nos primeiros anos de vida do indivíduo.[1,2]

Neste capítulo, serão sumarizados alguns aspectos epidemiológicos da infecção por *H. pylori*, destacando-se estudos de incidência, prevalência, fatores de risco para aquisição e vias de transmissão.

ESTUDOS POPULACIONAIS DE INCIDÊNCIA E PREVALÊNCIA

Uma vez ocorrida a colonização gástrica pelo *H. pylori*, suas propriedades ou fatores de virulência permitem-lhe perpetuar-se indefinidamente por toda a vida do hospedeiro. Após os dois primeiros anos de vida do indivíduo, a eliminação espontânea é considerada um fenômeno raro. Determinar as condições ideais e o período de maior ocorrência dessa colonização é um ponto fundamental para o entendimento dessa infecção humana.

Esse aspecto tem como resultado o aumento cumulativo do número de indivíduos infectados nas faixas etárias subsequentes, tanto na população infantil quanto no início da vida adulta. Entre a população adulta, há menor taxa de aquisição da infecção e, consequentemente, menor elevação posterior da taxa de prevalência ao longo dessa fase da vida. Esse efeito, caracterizado pelo aumento da prevalência com a idade, é interpretado como decorrente de novas aquisições da infecção entre a população, que ocorre sobretudo em países mais desenvolvidos. Por outro lado, quando faixas etárias mais velhas de uma população têm elevada prevalência da infeção pelo

H. pylori, em um contexto no qual novas aquisições estão cada vez menores, é definido como "efeito coorte de nascimento". Ou seja, esse fenômeno é decorrente de uma elevada aquisição durante a infância, quando as condições existentes no passado eram propícias, havendo perpetuação dessa infecção nas décadas subsequentes, considerando que muito raramente ocorre eliminação espontânea da bactéria.[2]

Incidência

Estudos sobre incidência da infecção por *H. pylori* são mais escassos do que as pesquisas de prevalência. Com o objetivo de ilustrar o período crítico para aquisição desse microrganismo, serão sumarizados a seguir os resultados de dois estudos, um conduzido em um país em desenvolvimento, e outro, em um país desenvolvido.

Na Turquia, Ozen et al.[3] estudaram o estado de infecção por *H. pylori* em crianças entre 3 e 12 anos de idade, por meio do teste respiratório com ^{13}C-ureia. Entre a primeira e a segunda avaliação, com intervalo de seis anos, a taxa global de aquisição do patógeno entre os previamente não infectados foi de 14% e ocorreu principalmente em crianças menores de 10 anos de idade. A taxa de perda espontânea da condição de portador foi de 5,5%. A partir de 9 anos de idade, as taxas de conversão e reversão espontânea foram equivalentes, razão pela qual não houve modificação da prevalência subsequentemente.

Na Irlanda, um estudo realizado por Rowland et al.[4] identificou precisamente o momento de maior risco para aquisição desse patógeno naquele país, que conta com melhores condições socioeconômicas. A pesquisa foi realizada em crianças de 2 a 8 anos de idade, utilizando teste respiratório com ^{13}C-ureia, seguidas por quatro anos. A taxa de infecção foi de 5,05/100 pessoas/ano na faixa etária de 2 a 3 anos, com declínio progressivo em crianças mais velhas:

- 4,2 entre 3 e 4 anos;
- 2,07 entre 4 e 5 anos;
- zero entre 5 e 6 anos;
- 0,68 entre 6 e 7 anos;
- zero entre 7 e 8 anos.

Nesse estudo irlândes, apenas uma criança foi infectada após os 5 anos de idade, indicando que o período mais crítico para a contaminação por *H. pylori* é nos primeiros anos de vida, mesmo em países desenvolvidos.

Vemos, então, que, de modo geral, nos países subdesenvolvidos a contaminação humana por *H. pylori* tem início muito precocemente, já nos primeiros meses de vida. A taxa de aquisição entre a população infantil é extremamente elevada, podendo alcançar de 4 a 5% ao ano. Entre os adultos, a ocorrência de novos casos da infecção parece ser um pouco menor, tendo em vista que a grande maioria da população já está contaminada quando atinge 10 anos de idade. Assim, o risco de aquisição da infecção entre a pequena parcela de adultos suscetíveis ainda continua existindo, podendo atingir até 1% por ano, mas é bem menor quando comparada à elevada incidência na infância.[5]

Por outro lado, a incidência da infecção por *H. pylori* nos países desenvolvidos é bem mais baixa, variando de 1 a 2% ao ano em crianças[6] e 0,1 a 1,1% ao ano na população adulta.[7] É notável que mesmo nesses países desenvolvidos a aquisição da infecção também ocorre principalmente na infância, embora se mantenha um risco potencial baixo de surgimento de novos casos ao longo da vida da população adulta.

No Brasil, um estudo de coorte conduzido por Queiroz et al. em uma comunidade com baixa situação socioeconômica na região metropolitana de Fortaleza (CE), que foi avaliada em dois momentos com intervalo de oito anos, notou-se que a prevalência da infecção pelo *H. pylori* aumentou de 53,4% para 64,7%; novos casos da infecção ocorreram em 17,3% das crianças, enquanto perda espontânea foi detectada em 6% dos casos previamente positivos.[8] Dessa forma, a taxa bruta de aquisição no final do estudo foi de 11,3% em oito anos, ou seja, 1,4% ao ano.

Prevalência

A prevalência da infecção pelo *H. pylori* nos países subdesenvolvidos e em desenvolvimento é muito elevada, podendo atingir até 50% das crianças já aos 5 anos e acima de 70% aos 10 anos de idade.[9] Esse fato deve-se à aquisição acelerada do microrganismo no início da infância e à sua perpetuação indefinidamente nos indivíduos contaminados. Alguns estudos populacionais nesses países com baixas condições socioeconômicas ilustram bem essas características epidemiológicas da infecção pelo *H. pylori*.

Em Bangladesch, um estudo transversal conduzido por Bhuiyan et al.[10] em crianças desde recém-nascidas até 2 anos de idade, utilizando pesquisa de antígenos fecais específicos e sorologia para antígenos IgG e IgA anti-*H. pylori*, detectou resultados positivos em 50 e 60%, respectivamente, para os dois testes.[10] Outro estudo, conduzido no Egito por Mohammad et al.[11] em crianças escolares de 6 a 15 anos de idade, utilizando teste respiratório com ^{13}C-ureia, mostrou uma prevalência de 72,4% naquela população. Os estudos populacionais em regiões com precárias condições de vida têm demonstrado que, de forma geral, as taxas de prevalência caracterizam-se por rápida elevação com a idade desde o início da infância, atingindo um platô em torno de 80% a partir de 20 anos de idade.[2,12]

Uma revisão sistemática publicada em 2014 por Eshraghian, incluindo crianças e adultos do Irã e outros países em desenvolvimento da região mediterrânea oriental, mostrou que as taxas de prevalência da infecção pelo *H. pylori* continuam muito elevadas naquela região.[13] Os estudos eram muito heterogêneos e utilizaram pesquisa de antígenos fecais e teste sorológico, inclusive em populações infantis, que podem apresentar testes falso negativos. No Irã, foram incluídos dez estudos, com 8.459 indivíduos de 4 meses a 83 anos de idade. Na maioria dos estudos, as taxas de prevalência encontradas entre crianças e adolescentes variaram de 40 a 64,7%, enquanto nos grupos populacionais acima de 18 a 20 anos de idade as taxas variaram de 66,4 a 70,6%. Em dois estudos iranianos, incluídos nessa metanálise, que estudaram a prevalência apenas em crianças e adolescentes, foram encontrados resultados extremos, quais sejam, 30,6% (< 20 anos) e 82% (8 meses a 15 anos). No outro braço dessa revisão sistemática, que avaliou a prevalência nos demais países da região mediterrânea oriental, foram incluídos 16 estudos com 5.233 participantes de 1 mês a 97 anos de idade. A prevalência global da infecção pelo *H. pylori* variou de 22 a 87,6%. Semelhante ao que foi observado no Irã, as menores taxas de prevalência foram observadas nos grupos populacionais mais jovens e taxas mais elevadas em indivíduos adultos.

No Butão, um pequeno país situado nas montanhas do Himalaia entre a Índia e o Tibete, Dorji et al.[14] também detectaram uma elevada prevalência (86,0%) da infecção pelo *H. pylori* em adultos (idade variando de 17 a 75 anos, média de 38 [± 14,2] anos), quando avaliados com teste sorológico.[14] Em outro estudo recente realizado na Arábia Saudita por Hasosah et al.[15] foram incluídas 303 crianças de idade variável de < 3 anos a > 10 anos, utilizando para diagnóstico testes invasivos (histologia, teste rápido da urease e cultura) que detectaram uma prevalência global de 49,8%.

Porras et al. publicaram em 2013 um estudo epidemiológico multicêntrico em seis países latino-americanos: Chile, Colômbia, Costa Rica, Honduras, México (dois centros) e Nicarágua.[16] Foram incluídos 1.851 adultos saudáveis, com idade entre 21 a 65 anos, tendo utilizado para diagnóstico o teste respiratório com ^{13}C-ureia. A prevalência global da infecção pelo *H. pylori* foi 79,4%, com variação de 75,6 a 79,6%.

Globalmente, em todos os sete centros a prevalência por faixa etária apresentou os seguintes resultados:

- 20 a 29 anos (75,6%);
- 30 a 39 anos (82,8%);
- 40 a 49 anos (78,3%);
- ≥ 50 anos (79,6%).

Os resultados desses estudos recentes confirmam que, em países pobres e em desenvolvimento, ainda subsistem as condições socioeconômicas ideais para a colonização humana pelo *H. pylori* nos primeiros anos de vida dos indivíduos, o que resulta em elevadas taxas de prevalência já no início da vida adulta. Considerando que a eliminação espontânea do agente infeccioso é um fenômeno pouco frequente, essas taxas elevadas perpetuam-se durante toda a vida dos sujeitos infectados.

Estudos populacionais conduzidos no Brasil indicam que as taxas de prevalência da infecção por *H. pylori* são muito elevadas entre nós, seja em regiões urbanas ou rurais, crianças ou adultos. Alguns desses estudos realizados recentemente em áreas com condições sanitárias inadequadas, em comunidades de baixa renda das cidades de Teresina (PI) e Fortaleza (CE), demostraram que já nos primeiros anos de vida as taxas de prevalência da infecção eram muito elevadas. Em Teresina, um estudo conduzido por Parente et al.[9] utilizando o teste do antígeno fecal específico anti-*H. pylori* (HpSA) com crianças de baixa renda entre 6 meses e 12 anos revelou taxa de prevalência global de 56%, com taxas intermediárias que se elevavam progressivamente com a idade:

- até 2 anos (22,9%);
- 3 a 4 anos (46,9%);
- 5 a 6 anos (70,0%);
- 7 a 8 anos (76,0%);
- 9 a 10 anos (57,7%);
- 11 a 12 anos (71,4%).

Outro estudo realizado no Ceará por Rodrigues et al.[17] com crianças de 6 meses a 14 anos de idade, utilizando teste respiratório com ^{13}C-ureia, mostraram resultados semelhantes àqueles encontrados no Piauí, prevalência global de 55,8%, sendo:

- de 6 meses a 5 anos (43%);
- de 6 a 10 anos (60%);
- de 11 a 14 anos (70%).

Também em Fortaleza, Braga et al.[18] realizaram uma pesquisa utilizando teste respiratório com ^{13}C-ureia, detectando uma prevalência global de 40% em crianças até 6 anos de idade, com taxas que aumentavam com a idade: de 29% no grupo entre 3 meses e 2 anos, para 59% entre as crianças maiores de 2 anos. Entre adultos assintomáticos, os estudos confirmam a tendência observada na infância, o que demonstra que a prevalência da infecção por *H. pylori* é extremamente alta no nosso país, podendo alcançar taxas tão elevadas quanto 86 e 97,9% em populações adultas da região amazônica.[19,20] Por outro lado, Zaterka et al.[21] detectaram uma prevalência de 65,3% entre doadores de sangue assintomáticos na cidade de São Paulo. Essa menor taxa da infecção possivelmente reflete a melhoria da qualidade de vida da população estudada. Esses dados demonstram que há inter-relação entre as precárias condições de vida da população brasileira de baixa renda e a aquisição da infecção por *H. pylori*.[9]

Nos países desenvolvidos, a prevalência do *H. pylori* é muito mais baixa do que nos países mais pobres. Geralmente as taxas de prevalência são inferiores a 10% aos 10 anos de idade e a 40% na população adulta.[22] Recentes estudos epidemiológicos populacionais em crianças comprovam a tendência de redução nas taxas de prevalência nesses países. Na Espanha, a prevalência global entre crianças de 1 a 14 anos foi de 15,8%, com taxas intermediárias:

- de 1 a 3 anos (8,4%);
- de 4 a 9 anos (13,9%);
- de 10 a 14 anos[23] (24,0%).

Na Alemanha, as avaliações de um grande número de crianças aos 3 e 4 anos de idade seguidas em estudo de coorte mostraram que a prevalência foi de apenas 2,4 e 3%, respectivamente.[24,25] Na Austrália, um estudo soroepidemiológico incluiu crianças e adultos, de 1 a 59 anos, encontrando prevalência global de 15,1%, com variações nas diversas faixas etárias de 4 a 10% até 19 anos de idade e 12,4 a 22,8% entre 20 anos e 59 anos. Resultados semelhantes foram obtidos em estudo realizado na Dinamarca, com prevalência de 17,5% entre adultos com 40 a 60 anos de idade.[26]

Mudanças recentes na prevalência

Ao longo do século XX, os países desenvolvidos sofreram uma rápida melhoria dos padrões de vida, que pode ser mensurada por elevados índices de desenvolvimento humano (IDH). Como resultado, no que diz respeito à infecção por *H. pylori*, tem-se demonstrado declínio progressivo na frequência desse patógeno na Europa, América do Norte, Austrália e Japão.[22-29]

Um amplo estudo realizado por Kuzela et al.[30] na Eslováquia, país do Leste europeu que sofreu profundas transformações políticas nos últimos 20 anos, com significativa melhoria das condições socioeconômicas da população, exemplifica a relação inversa entre infecção pelo *H. pylori* e melhoria das condições de vida. Nesse estudo, foram incluídos 1.838 indivíduos com idade ≥ 17 anos, utilizando teste respiratório com ^{13}C-ureia como método diagnóstico, observando a prevalência global de 35%. Resultados anteriores, citados por Kuzela et al. nessa publicação, revelaram que as taxas de prevalência da infecção pelo *H. pylori* na Eslováquia eram 62% em 1992 e 40,7% em 2002.

Na República Checa, que também obteve expressiva melhoria das condições socioeconômicas após sua integração à Comunidade Econômica Europeia, a prevalência da infecção pelo *H. pylori* já se aproxima das taxas encontradas em países desenvolvidos ocidentais. Um estudo conduzido por Sykora et al., entre crianças de 0 a 15 anos de idade, utilizando a pesquisa de antígenos fecais, encontrou taxa global de apenas 7,1%.[31]

Os resultados encontrados na República Checa e na Eslováquia, nações que até poucos anos atrás eram unidas politicamente, demonstram claramente que, concomitantemente à melhoria da situação socioeconômica vivenciada naqueles países, houve gradativa redução da prevalência da infecção pelo *H. pylori*. Considerando-se a baixíssima prevalência encontrada na região, quando se utilizou um teste cuja acurácia diagnóstica está acima de 95%, há de se esperar que as taxas de prevalência nas décadas vindouras persistirão bem baixas.

A redução na frequência desse microrganismo também já pode ser detectada nos países emergentes, ou seja, naqueles que estão em processo de industrialização e consequente melhoria das condições de vida das suas populações. Estudos realizados em 2008 na China evidenciam essa mudança: enquanto em uma população rural a prevalência em crianças e adolescentes de 5 a 20 anos atingiu 60,4%, crianças de Hong Kong com melhores condições de vida apresentaram prevalência de apenas 13,1%.[32,33] Na Rússia, Tkachenko et al.[34] demonstraram que entre 1995 e 2005 houve uma forte redução de 44 para 13% na prevalência da infecção por *H. pylori* em crianças.

Esse fenômeno também tem sido evidenciado no Brasil. O já referido estudo realizado no Piauí mostrou que a prevalência da infecção por *H. pylori* era completamente divergente em duas populações com níveis socioeconômicos distintos: no grupo de crianças com elevado padrão de vida a taxa foi de 16,4%, enquanto no grupo de crianças pertencentes a comunidades com precárias condições de vida e residentes em favelas a prevalência global foi de 55%, mas é superior a 70% nas faixas etárias ≥ 5 anos de idade.[9]

Essas marcantes diferenças das taxas de infecção por *H. pylori* foram confirmadas por estudos posteriores que compararam os resultados da pesquisa realizada em Teresina com crianças residentes em Campinas e pertencentes a diferentes níveis socioeconômicos. Os resultados demonstraram que o contágio ocorre mais precocemente e atinge taxas mais elevadas nas crianças com situação socioeconômica mais baixa e com condições sanitárias mais precárias. Portanto, a melhoria do padrão de vida da população tem correlação direta com o declínio da infecção humana por *H. pylori*.[35,36]

A análise dessas mudanças observadas quanto à prevalência da infecção por *H. pylori* indica que a melhoria das condições de vida das populações, mesmo nas regiões mais subdesenvolvidas, pode promover uma drástica redução desse microrganismo entre os seres humanos. Em um futuro próximo, esse fenomenal declínio poderá implicar a redução das doenças associadas a esse patógeno, tais como úlcera péptica e doenças malignas gástricas.[28]

As prevalências da infecção pelo *H. pylori* nos diversos países foram consolidadas na Tabela 49.1.

Fatores de risco para aquisição da infecção por *H. pylori*

A análise criteriosa dos estudos epidemiológicos sobre a infecção por *H. pylori* indica que as diferentes taxas de prevalência nos diversos países e, mesmo dentro de subgrupos populacionais de um mesmo país, não se deve à suscetibilidade de raças ou etnias ao agente infeccioso. Por outro lado, está bem estabelecido na literatura que a fase da vida humana com maior risco para aquisição dessa infecção é durante a infância. De fato, as situações socioeconômicas insatisfatórias e as condições de vida precárias durante a infância favorecem a transmissão do microrganismo entre os seres humanos. Por conseguinte, as taxas dessa infecção detectadas na população adulta refletem as reais condições de vida durante a infância.

Os fatores de risco mais importantes que favorecem a transmissão pessoa a pessoa do *H. pylori* na infância são:

- elevada aglomeração de pessoas no domicílio;
- crianças compartilhando a cama com um adulto ou outra criança mais velha;
- ambientes insalubres;
- precariedade das condições habitacionais e peridomicilares;
- ausência de instalações sanitárias básicas (água potável, coleta de lixo, esgotamento sanitário);
- práticas higiênicas inapropriadas;
- baixo nível de escolaridade dos pais.[12,38]

Reservatório e formas de transmissão do *H. pylori*

O *H. pylori* coloniza apenas o estômago humano ou outro epitélio que tenha sofrido metaplasia da mucosa gástrica. Até o momento, também não foi identificado reservatório dessa bactéria no meio ambiente ou em animais, embora outras espécies do gênero *Helicobacter* tenham sido detectadas em gatos e cães domésticos, porcos e gado. Os seres humanos representam o único reservatório e são a principal fonte de transmissão desse microrganismo.[39,40]

A transmissão do *H. pylori* ocorre de pessoa a pessoa, embora ainda seja desconhecido o modo de disseminação entre os seres humanos. Postula-se que as rotas de transmissão ocorram pelas vias oro-oral, feco-oral ou gastro-oral, veiculadas em meio aquático, tendo em vista que esse patógeno pode sobreviver por poucos dias em água fresca, água salgada, água destilada e água de torneira.[41]

A disseminação pela via feco-oral pode ocorrer diretamente de uma pessoa infectada a outra saudável, em decorrência de situações ambientais que a favoreçam, tais como elevada densidade populacional intradomiciliar e precárias condições sanitárias e higiênicas, ou indiretamente pela contaminação de água e alimentos com dejetos humanos contendo formas viáveis de *H. pylori*. A rota oro-oral tem

Tabela 49.1 – Prevalência da infecção pelo *Helicobacter pylori* em diversos países de acordo com o Índice de Desenvolvimento Humano (IDH)

Autores	Ano de publicação	País	IDH[37]	Grupo etário	Prevalência	Método de detecção
Moujaber et al.[26]	2008	Austrália	0,933	1 a 59 anos	15,1%	Teste sorológico para anticorpos IgG por ELISA
Weyermann et al.[24]	2006	Alemanha	0,911	1 a 3 anos	2,4%	Teste ^{13}C-ureia e antígeno anti-*H. pylori* nas fezes
Weyermann et al.[25]	2009	Alemanha	0,911	1 a 4 anos	3%	Teste ^{13}C-ureia e por exame de fezes antígeno monoclonal
Liberato et al.[23]	2005	Espanha	0,869	1 a 14 anos	15,8%	Antígeno anti-*H. pylori* nas fezes
Eshraghian[13]	2014	Países da região mediterrânea oriental	0,838 a 0,682	1 mês a 97 anos	22 a 87,6%	Teste sorológico
Hasosah et al.	2014	Arábia Saudita	0,836	< 3 anos a > 10 anos	49,8%	Histologia, teste rápido da uréase e cultura
Porras et al.[16]	2013	6 países da América Latina*	0,822 a 0,614	21 a 65 anos	79,4%	Teste ^{13}C-ureia
Eshraghian[13]	2014	Irã	0,749	4 meses a 83 anos	30,6 a 82%	Pesquisa de antígenos fecais anti-*H. pylori*
Parente et al.[9]	2006	Brasil	0,744	6 meses a 12 anos	56%	Antígeno anti-*H. pylori* nas fezes
Rodrigues et al.[17]	2006	Brasil	0,744	6 meses a 14 anos	55,8%	Teste ^{13}C-ureia
Mohammad et al.[11]	2008	Egito	0,682	6 a 15 anos	72,4%	Teste ^{13}C-ureia
Dorji et al.[14]	2013	Butão	0,584	17 a 75 anos	86%	Teste sorológico
Bhuiyan et al.[10]	2009	Bangladesch	0,558	0 a 2 anos	50% 60%	Pesquisa de antígenos fecais específicos Sorologia para antígenos IgG e IgA anti-*H. pylori*

** Chile, Colômbia, Costa Rica, Honduras, México (dois centros) e Nicarágua.

sido considerada a forma de transmissão mais provável nos países e regiões mais desenvolvidas, onde as condições de vida são mais elevadas e, consequentemente, houve redução das situações que favoreçam transmissão de doenças por via feco-oral. Finalmente, a transmissão dessa bactéria também pode ocorrer pela via gastro-oral, considerando que a secreção gástrica pode alcançar a cavidade oral e proporcionar a contaminação de uma pessoa não infectada em situações de contato íntimo com outra colonizada por *H. pylori*, principalmente durante a infância.[42]

CONSIDERAÇÕES FINAIS

Pontos-chave acerca da epidemiologia da infecção por *H. pylori*:[12]

- o estômago humano é o único reservatório reconhecido dessa bactéria;
- a aquisição da infecção ocorre principalmente durante a infância;
- existe correlação inversa entre a prevalência do *H. pylori* e baixo índice de desenvolvimento humano (IDH).

Em geral, a prevalência é muito elevada nos países subdesenvolvidos e bem mais baixa nos países e regiões bem desenvolvidos.

Nas regiões com precárias condições de vida, o padrão da prevalência é caracterizado pela aquisição rápida e intensa nos primeiros anos de vida, atingindo um platô elevado no início da vida adulta.

Melhorias do padrão de vida, hábitos de higiene e nível educacional das populações têm resultado em progressiva e acentuada redução da infecção por *H. pylori*.

REFERÊNCIAS

1. Correa P, Piazuelo MB. Natural history of Helicobacter pylori infection. Dig Liver Dis. 2008; 40:490-6.
2. Malaty HM. Epidemiology of Helicobacter pylori infection. Best Pract Res Clin Gastroenterol. 2007; 21:205-14.
3. Ozen A, Ertem D, Pehlivanoglu E. Natural history and symptomatology of Helicobacter pylori in childhood and factors determining the epidemiology of infection. J Pediatr Gastroenterol Nutr. 2006; 42:398-404.
4. Rowland M, Daly L, Vaughan M, Higgins A, Bourke B, Drumm B. Age-specific incidence of Helicobacter pylori. Gastroenterology. 2006; 130:65-72.
5. Malaty HM, El-Kasabany A, Graham DY, Miller CC, Reddy SG, Srinivasan SR et al. Age at acquisition of Helicobacter pylori infection: a follow-up study from infancy to adulthood. Lancet. 2002; 359:931-5.
6. Bardhan PK. Epidemiological features of Helicobacter pylori infection in developing countries. Clin Infect Dis. 1997; 25:973-78.
7. Everhart JE. Recent developments in the epidemiology of Helicobacter pylori. Gastroenterol. Clin North Am. 2000; 29:559-78.
8. Queiroz DM, Carneiro JG, Braga-Neto MB, Fialho AB, Fialho AM, Goncalves MH et al. Natural history of Helicobacter pylori infection in childhood: eight-year follow-up cohort study in an urban community in Northeast of Brazil. Helicobacter. 2012; 17:23-9.
9. Parente JML, da Silva BB, Palha-Dias MP, Zaterka S, Nishimura NF, Zeitune JM. Helicobacter pylori infection in children of low and high socioeconomic status in northeastern Brazil. Am J Trop Med Hyg. 2006; 75:509-12.
10. Bhuiyan TR, Qadri F, Saha A, Svennerholm AM. Infection by Helicobacter pylori in Bangladeshi children from birth to two years: relation to blood group, nutritional status, and seasonality. Pediatr Infect Dis J. 2009; 28:79-85.
11. Mohammad MA, Hussein L, Coward A, Jackson SJ. Prevalence of Helicobacter pylori infection among Egyptian children: impact of social background and effect on growth. Public Health Nutr. 2008; 11:230-6.
12. Graham DY, Yamaoka Y, Malaty HM. Thoughts about populations with unexpected low prevalences of Helicobacter pylori infection. Trans R Soc Trop Med Hyg. 2007; 101:849-51.
13. Eshraghian A. Epidemiology of Helicobacter pylori infection among the healthy population in Iran and countries of the Eastern mediterranean region: a systematic review of prevalence and risk factors. World J Gastroenterol. 2014; 20:17618-25.
14. Dorji D, Dendup T, Malaty HM, Wangchuk K, Yangzom D, Richter JM. Epidemiology of helicobacter pylori in Bhutan: the role of environment and geographic location. Helicobacter. 2014; 19:69-73.
15. Hasosah M, Satti M, Shehzad A, Alsahafi A, Sukkar G, Alzaben A et al. Prevalence and risk factors of Helicobacter pylori infection in Saudi children: a three-year prospective controlled study. Helicobacter. 2015; 20:56-63.
16. Porras C, Nodora J, Sexton R, Ferreccio C, Jimenez S, Dominguez RL et al. Epidemiology of helicobacter pylori infection in six Latin American countries (SWOG Trial S0701). Cancer Causes Control. 2013; 24:209-15.
17. Rodrigues MN, Queiroz DM, Braga AB, Rocha AM, Eulailo EC, Braga LL. History of breastfeeding and Helicobacter pylori infection in children: results of a community-based study from northeastern Brazil. Trans R Soc Trop Med Hyg. 2006; 100:470-5.
18. Braga AB, Fialho AM, Rodrigues MN, Queiroz DM, Rocha AM, Braga LL. Helicobacter pylori colonization among children up to 6 years: results of a community-based study from Northeastern Brazil. J Trop Pediatr. 2007; 53:393-7.
19. Cartágenes VD, Martins LC, Carneiro LM, Barile KAS, Corvelo TC. Helicobacter pylori in children and association with CagA strains in mother-child transmission in the Brazilian Amazon region. Rev Soc Bras Med Trop. 2009; 42(3):298-302.
20. Almeida Cunha RP, Alves FP, Rocha AM, Rocha GA, Camargo LM, Nogueira PO et al. Prevalence and risk factors associated with Helicobacter pylori infection in native populations from Brazilian Western Amazon. Trans R Soc Trop Med Hyg. 2003; 97:382-6.
21. Zaterka S, Eisig JN, Chinzon D, Rothstein W. Factors related to Helicobacter pylori prevalence in an adult population in Brazil. Helicobacter. 2007; 12(1):82-8.
22. Brown LM. Helicobacter pylori: epidemiology and routes of transmission. Epidemiol Rev. 2000; 22:283-97.

23. Liberato LSV, Galindo HM, Alvarez TL, Miramón SF, Ciriza LSE, Abadía GA et al. Helicobacter pylori infection in the child population in Spain: prevalence, related factors and influence on growth. An Pediatr (Barc). 2005; 63:489-94.
24. Weyermann M, Adler G, Brenner H, Rothenbacher D. The mother as source of Helicobacter pylori infection. Epidemiology. 2006; 17:332-4.
25. Weyermann M, Rothenbacher D, Brenner H. Acquisition of Helicobacter pylori infection in early childhood: independent contributions of infected mothers, fathers, and siblings. Am J Gastroenterol. 2009; 104:182-9.
26. Moujaber T, MacIntyre CR, Backhouse J, Gidding H, Quinn H, Gilbert GL. The seroepidemiology of Helicobacter pylori infection in Australia. Int J Infect Dis. 2008; 12:500-4.
27. Hansen JM, Wildner-Christensen M, Hallas J, Schaffalitzky de Muckadell OB. Effect of a community screening for Helicobacter pylori: a 5-yr follow-up study. Am J Gastroenterol. 2008; 103:1106-13.
28. Rupnow MF, Shachter RD, Owens DK, Parsonnet J. A dynamic transmission model for predicting trends in Helicobacter pylori and associated diseases in the United States. Emerg Infect Dis. 2000; 6:228-37.
29. Parsonnet J. Helicobacter pylori. Dordrecht: Springer; 2000. p.45-51.
30. Kuzela L, Oltman M, Sutka J, Zacharova B, Nagy M. Epidemiology of Helicobacter pylori infection in the Slovak Republic. Hepatogastroenterology. 2012; 59:754-6.
31. Sýkora J, Siala K, Varvarovská J, Pazdiora P, Pomahacová R, Huml M. Epidemiology of helicobacter pylori infection in asymptomatic children: a prospective population-based study from the czech republic. Application of a monoclonal-based antigen-in-stool enzyme immunoassay. Helicobacter. 2009; 14:286-97.
32. Shi R, Xu S, Zhang H, Ding Y, Sun G, Huang X et al. Prevalence and risk factors for helicobacter pylori infection in chinese populations. Helicobacter. 2008; 13:157-65.
33. Tam YH, Yeung CK, Lee KH, Sihoe JD, Chan KW, Cheung ST et al. A population-based study of Helicobacter pylori infection in Chinese children resident in Hong Kong: prevalence and potential risk factors. Helicobacter. 2008; 13:219-24.
34. Tkachenko MA, Zhannat NZ, Erman LV, Blashenkova EL, Isachenko SV, Isachenko OB et al. Dramatic changes in the prevalence of Helicobacter pylori infection during childhood: a 10-year follow-up study in Russia. J Pediatr Gastroenterol Nutr. 2007; 45:428-32.
35. Rabelo-Gonçalves EMA, Hara NH, Servidoni MFCP, Nishimura NF, Zaterka S, Parente JML et al. Prevalência da infecção pelo H. pylori na infância: comparação da pesquisa do antígeno fecal (HpSA) em crianças de diferentes níveis sócio-econômicos. Brasília: Semana Brasileira do Aparelho Digestivo, 2008.
36. Hara NH, Rabelo-Gonçalves EMA, Servidoni MFCP, Nishimura NF, Zaterka S, Parente JML et al. Prevalência da infecção pelo H. pylori em crianças de mesmo nível sócio-econômico em dois estados do Brasil. Brasília: Semana Brasileira do Aparelho Digestivo, 2008.
37. Programa das Nações Unidas para o Desenvolvimento (PNUD). Ranking IDH Global 2013. Brasília: PNUD, 2013. Disponível em: <www.pnud.org.br/atlas/ranking/Ranking-IDH-Global-2013.aspx>; acessado em: 15 de novembro de 2015.
38. Moayyedi P, Axon AT, Feltbower R, Duffett S, Crocombe W, Braunholtz D et al. Relation of adult lifestyle and socioeconomic factors to the prevalence of Helicobacter pylori infection. Int J Epidemiol. 2002; 31:624:31.
39. Fox JG. Non-human reservoirs of Helicobacter pylori. Aliment Pharmacol Ther. 1995; 9(Suppl 2):93-103.
40. Mégraud F, Broutet N. Review article: have we found the source of Helicobacter pylori? Aliment Pharmacol Ther. 2000; 14(Suppl 3):7-12.
41. Dube C, Tanih NF, Ndip RN. Helicobacter pylori in water sources: a global environmental health concern. Rev Environ Health. 2009; 24:1-14.
42. Go MF. Review article: natural history and epidemiology of Helicobacter pylori infection. Aliment Pharmacol Ther. 2002; 16(Suppl 1):3-15.

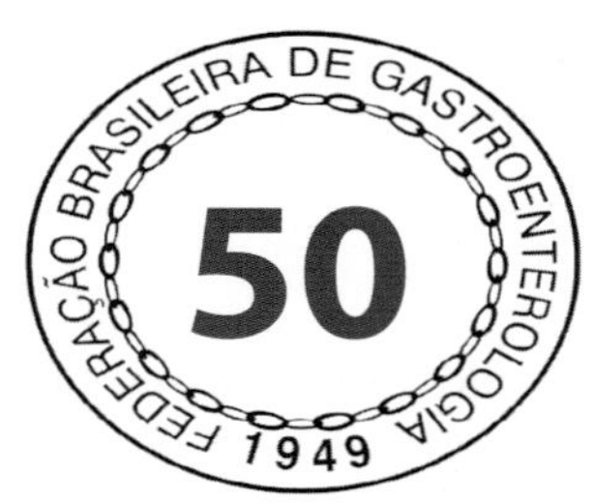

HELICOBACTER PYLORI: DIAGNÓSTICO

Aloísio Carvalhaes
Antonio Frederico Novaes Magalhães

INTRODUÇÃO

A infecção da mucosa gástrica pela bactéria *Helicobacter pylori* (*H. pylori*) pode ser diagnosticada por métodos não invasivos (testes sorológicos, testes respiratórios com ^{13}C ou ^{14}C e pesquisa de antígeno fecal) ou por métodos chamados invasivos, que requerem biópsias realizadas durante o exame endoscópico.

TESTES NÃO INVASIVOS

Testes sorológicos

A pesquisa de anticorpos anti-*H. pylori* no soro pode ser realizada por vários métodos, mas a técnica de ELISA é a preferida, graças à sua simplicidade e baixo custo. A detecção desses anticorpos não significa a presença de uma infecção ativa por *H. pylori*. Após a erradicação da bactéria, os indivíduos podem manter os anticorpos anti-*H. pylori* durante vários anos, mesmo não estando infectados. É um exame muito útil nos estudos epidemiológicos para avaliar a prevalência dessa infecção em grupos populacionais. Um resultado positivo sorológico pode significar que o paciente está infectado na época da realização do teste, mas pode indicar apenas a presença dos anticorpos em pacientes que tiveram a infecção erradicada, quer naturalmente, quer pelo uso de antibióticos. Coelho e Costa demonstraram que 64% dos pacientes ainda permaneciam soropositivos, decorridos 6,4 anos da erradicação da bactéria.[1]

Editorial publicado no *British Medical Journal*, recomenda que o teste sorológico deve ser substituído pelo teste respiratório quando se pretende tomar a decisão de erradicar ou não a bactéria.[2] Os autores desse editorial alertam que o teste sorológico apresenta pelo menos quatro vezes mais resultados falso-positivos do que os testes respiratórios ou de antígeno fecal.

Testes respiratórios

O teste respiratório com ureia contendo carbono marcado (^{14}C, fracamente radioativo ou ^{13}C, isótopo estável não radioativo) é considerado "padrão-ouro" para diagnóstico e, especialmente, para o controle da erradicação do *H. pylori*.

A enzima urease, produzida em grande quantidade pelo *H. pylori*, é responsável pelo desdobramento da ureia marcada com ^{13}C ou ^{14}C, liberando CO_2, que é rapidamente absorvido pela mucosa gástrica e exalado pelos pulmões. O CO_2 marcado é detectado no ar expirado por espectrômetro de massa ou por equipamentos de menor custo, como os analisadores por infravermelho.

A sensibilidade e especificidade desse teste é muito boa (95%), mas requer pessoal treinado para colher adequadamente pelo menos duas amostras do ar expirado: uma antes da ingestão de ureia, e outra, 20 minutos depois.[1]

O teste respiratório com ^{14}C, por ser radioativo, não deve ser utilizado em crianças e mulheres grávidas. Na rotina clínica, o teste com ureia ^{13}C é o preferido, porque não tem contraindicação, sendo realizado em adultos e crianças acima de 6 anos.

Os inibidores de acidez do estômago e os antimicrobianos podem ocasionar resultados falso-negativos, devendo ser suspensos, no mínimo, 2 e 4 semanas, respectivamente, antes da realização do teste (III Consenso Brasileiro do *H. pylori*).[3]

A presença de urease na mucosa gástrica de animais foi descrita inicialmente em 1924 e, em humanos, em 1950. Lieber e Lefevre, em 1959, mostraram que homens tratados com tetraciclina apresentavam redução ou ausência de urease na mucosa gástrica. Em 1984, Langenberg et al., na Holanda, descreveram a grande produção de urease pelo *H. pylori*. Finalmente, em 1987, o grupo de Graham, no Texas, descreve o teste respiratório com ^{13}C e, no ano seguinte, Marshall e Surveyor padronizaram o teste com ureia marcada com ^{14}C. Essas descobertas, descritas na excelente revisão de Midolo e Marshall no *Gastroenterology Clinics of North America*,[4] impulsionaram o desenvolvimento de estudos relacionados ao diagnóstico, epidemiologia e controle de tratamento dessa infecção.

Testes de antígenos fecais (HpSA)

Esses testes detectam a presença de antígenos do *H. pylori* nas fezes.[5] O primeiro comercialmente disponível era obtido por anticorpos policlonais desenvolvidos em coelhos. Atualmente, é recomendável realizar esse teste com anticorpo monoclonal, que mostrou resultados consistentes em todos os centros de pesquisa. Está indicado para diagnóstico e controle da erradicação do *H. pylori* em adultos e crianças, com especificidade em 97,5% e sensibilidade de 94,7%.[6] As fezes podem ser armazenadas por até 3 dias, entre 2 e 8°C ou indefinidamente, a menos 20°C. Os *kits* comerciais permitem realizar a determinação do antígeno em amostras de fezes de vários pacientes em um só dia, o que deve refletir em diminuição dos custos. Do mesmo modo que para o teste respiratório, os pacientes devem suspender o uso de inibidores de bomba de prótons durante pelo menos duas semanas antes do teste e de antagonistas dos receptores H_2 um dia antes. Qualquer antibiótico deve ser suspenso durante quatro semanas antes do teste.[2]

TESTES INVASIVOS

As alterações macroscópicas da mucosa gástrica visualizada no exame endoscópico não são confiáveis para o diagnóstico dessa infecção. Vários trabalhos já demonstraram que pacientes com exame endoscópico normal podem apresentar gastrite por *H. pylori*, quando as biópsias gástricas são examinadas pelo patologista. Por outro lado, quando se realizam biópsias em pacientes com alterações endoscópicas do tipo enantema, a histologia pode mostrar mucosa normal, sem a presença de *H. pylori*.[7-9] Equipamentos de endoscopia mais sofisticados, como os endomicroscópios, que permitem a visualização *in vivo* do *H. pylori* no epitélio do estômago,[10] ainda estão restritos aos centros de pesquisa.

Exame histológico

O exame histológico permite a identificação da bactéria e, também, avaliar o tipo e a intensidade da inflamação da mucosa gástrica, a presença ou não de atrofia, metaplasia ou displasia. A classificação das gastrites mais utilizada atualmente é a denominada Sistema Sydney, traduzida para o português por Castro et al.[11]

Os fragmentos da mucosa retirados durante o exame endoscópico são colocados em formol, incluídos em parafina, cortados em micrótomo, fixados e corados por vários métodos. A coloração mais utilizada é a hematoxilina-eosina (HE), que é um método simples e rotineiro nos laboratórios de patologia. Como a sensibilidade desse método para identificar o *H. pylori* não é adequada, nos casos duvidosos deve-se empregar a coloração de Giemsa ou de carbol-fucsina.[12] A técnica de Genta et al.,[13] que emprega a associação de diferentes técnicas de coloração (impregnação pela prata, H.E. e Alcian blue a pH = 2,5) permite a avaliação simultânea da presença do *H. pylori* e dos aspectos histológicos das alterações por ela induzidas em uma única lâmina. Entretanto, a exemplo da coloração pela prata (Warthin-Starry), é trabalhosa e dispendiosa para rotina nos laboratórios de patologia. Técnicas mais sofisticadas para a identificação do *H. pylori*, como a antiperoxidase e a imunofluorescência indireta,[14] são utilizadas apenas em centros de pesquisa.

Na reunião que estabeleceu o Sistema Sydney de classificação das gastrites, foi recomendada a realização de cinco biópsias para o diagnóstico histológico:[15] duas do antro, duas do corpo e uma da *incisura angularis*. Esse grande número de biópsias é importante na investigação científica e para avaliar corretamente não só a presença do *H. pylori*, mas também a intensidade e o tipo de inflamação da mucosa gástrica.

O III Consenso Brasileiro do *H. pylori* recomenda, no mínimo, uma amostra do antro e uma do corpo gástrico para realização do teste da urease e/ou exame histológico.

A prevalência e a densidade da infecção pelo *H. pylori* variam, dependendo da localização, sendo maior na cardia, seguida da porção proximal do antro (*incisura angularis*).[16] O grupo de pesquisadores de Houston, no Texas, demonstrou que a combinação de duas biópsias, uma na altura da *incisura angularis* e outra na grande curvatura do corpo médio, foram suficientes para identificar corretamente todas as falhas dos tratamentos de erradicação do *H. pylori*. Nesse estudo, que incluiu 141 pacientes, nenhum apresentava atrofia intensa da mucosa. Como a atrofia e a metaplasia intestinal da mucosa gástrica dificultam a identificação da bactéria, os autores estudaram também pacientes com atrofia intensa, sendo possível diagnosticar corretamente a presença de *H. pylori* em 95% dos casos, com apenas duas biópsias naquelas localizações.[17] Nos pacientes com metaplasia intestinal, diagnosticados previamente, a bactéria foi identificada em 83% nas biópsias do corpo, 83% da *incisura angularis* e em 88% nas biópsias do antro.[18] Com base em vasta experiência, esses pesquisadores do Texas sugerem que a realização de apenas três biópsias (*incisura angularis*, grande curvatura do corpo e grande curvatura do antro) são suficientes para diagnóstico da infecção, em todos os casos. Esses locais são de fácil execução durante a endoscopia, tendo sido demonstrado que os resultados do exame histológico da grande e pequena curvatura ou da parede anterior e posterior são comparáveis.[19] É importante lembrar que, nos pacientes em tratamento com inibidor de bomba protônica (IBP), as bactérias tendem a desaparecer no antro e aumentar sua densidade no fundo e porção proximal do corpo gástrico, locais que devem ter a preferência das biópsias.[20,21]

Teste da urease

Haja vista a facilidade, rapidez, baixo custo e eficiência, o teste da urease pode ser considerado o recurso mais importante dos endoscopistas para o diagnóstico da presença do *H. pylori*, na prática diária. O fragmento da mucosa gástrica é colocado em frasco contendo ureia e vermelho fenol como indicador de pH. Graças à grande produção da enzima urease pelo *H. pylori*, a ureia é desdobrada em CO_2 e amônia, aumentando o pH e mudando a cor da solução, de amarela para avermelhada. O teste é considerado positivo quando a mudança de cor aparece em até 24 horas. Vários trabalhos concordam que esse método tem sensibilidade variando entre 93 e 97% e especificidade em torno de 98%.[22,23] Com base no mesmo princípio, existem testes chamados de ultrarrápidos, que podem ser lidos em apenas um minuto.[24]

Outros microrganismos produtores da urease, como *Helicobacter heilmannii*, podem apresentar teste da urease positivo. A contaminação da biópsia com saliva poderia também ocasionar resultado falso-positivo, porque bactérias da flora bucal podem produzir urease.[25]

A exemplo do exame histológico, o local da biópsia é importante para esse teste diagnóstico. Woo et al.[26] verificaram que o melhor local é na altura da *incisura angularis*.

Alguns autores recomendam colocar dois fragmentos no mesmo frasco. Laine et al.[27] compararam um com dois fragmentos e concluíram que, com dois fragmentos, há aumento da velocidade da reação, mas não da sensibilidade. Na avaliação de 257 pacientes após tratamento de erradicação, De Boer e Vos verificaram que o uso de dois fragmentos em um mesmo frasco aumenta também a sensibilidade do teste.[28]

O III Consenso Brasileiro sobre *H. pylori* recomendou que os fragmentos para o teste da urease (antro e corpo) devem ser colocados no mesmo frasco.

Nos casos de hemorragia digestiva alta, a presença de sangue no estômago diminui a sensibilidade do teste. Trabalho realizado na China em pacientes com úlcera gástrica hemorrágica mostrou que a sensibilidade do teste da urease foi de apenas 56,5%, ao passo que na histologia, foi de 97,8%.[29]

Na elaboração de diretrizes baseadas em evidências, patrocinada pelo Núcleo Brasileiro para o Estudo do *H. pylori* sobre dispepsia funcional, a pergunta "O teste da urease é suficiente para o diagnóstico de *H. pylori* na dispepsia funcional?" teve a seguinte resposta:

Em pacientes com dispepsia funcional, o teste de urease apresenta sensibilidade entre 90 e 98% e especificidade entre 98 e 100%. Em população de pacientes com dispepsia funcional, na qual a prevalência do *H. pylori* está próximo de 50%, o teste da urease positivo confere certeza diagnóstica de 97 a 99%. Por outro lado, quando o resultado é negativo, a certeza para exclusão do diagnóstico também é alta, entre 95 e 98%.[30-32]

Cultura

Permite a correta identificação da bactéria. É caro, demorado e necessita de condições especiais para a sua realização. Os fragmentos de biópsia devem ser inoculados imediatamente em meio apropriado e mantidos até o máximo de 5 horas a 4°C. As amostras são homogeneizadas e semeadas em placas contendo meio de cultura.

Pesquisa do *H. pylori* na rotina do exame endoscópico

Com a intenção de diminuir custos nos exames de rotina, a pesquisa do *H. pylori* pode ser realizada somente pelo teste da urease, com apenas uma biópsia na altura da *incisura angularis*, conforme preconizado pelos pesquisadores do Texas,[26] ou uma biópsia no antro e no corpo gástrico, conforme o III Consenso Brasileiro do *H. pylori*.[3]

Nos casos de controle de erradicação do *H. pylori*, a sugestão é colher biópsias do antro e do corpo, para exame histológico e da incisura, para teste da urease.[19,20,21,33-35]

Em nossa experiência, na revisão de 310 endoscopias realizadas em clínica privada (Hospital Vera Cruz – Campinas – SP), o teste da urease, com apenas uma biópsia na porção proximal do antro, foi comparado com exame histológico de biópsias realizadas no antro e no corpo gástrico, com coloração pelo Giemsa. Os frascos tipo Eppendorf com solução para teste da urease foram adquiridos sempre do mesmo fabricante (Uretest-Renylab), e a leitura, realizada em até 24 horas. Os exames histológicos foram sempre encaminhados para o mesmo patologista, com grande experiência no diagnóstico do *H. pylori*. Comparando com o exame histológico, o teste da urease teve 1,6% de falso-positivos (5 casos) e 3,8% de falso-negativos (12 casos). Desse modo, a sensibilidade do teste da urease com uma biópsia na porção proximal do antro foi de 96,2% e a especificidade foi de 98,4%, quando comparado com o exame histológico em biópsias do antro e corpo.

A Tabela 50.1 mostra os preços aproximados dos testes para diagnósitco da infecção por *H. pylori* praticados no Brasil.

Tabela 50.1 – Preços aproximados dos testes no Brasil

Exame	Custo
EDA + taxa sala + biópsia	R$ 600,00
Urease	R$ 12,00
Histológico	R$ 90,00
Teste respiratório	R$ 120,00
Antígeno fecal (HpSA)	R$ 170,00
Sorológico	R$ 40,00

REFERÊNCIAS

1. Coelho LGV, Costa LP. Helicobacter pylori. In: Prado J. Tratado das enfermidades gastrointestinais e pancreáticas. São Paulo: Roca, 2008. p.671-93.
2. Mc Nulty C, Teare L, Owen R, Tompkins D, Hawtim P, McColl K. Test and treat for dyspepsia. BMJ. 2005; 330:105-6.
3. Coelho LG, Maguinilk I, Zaterka S, Parente JM, do Carmo Friche Passos M, Moraes-Filho JP. 3rd Brazilian Consensus on H. Pylori. Arq Gastroenterol. 2013; 50:81-96.
4. Midolo P, Marshall BJ. Accurate diagnosis of Helicobacter pylori. Gastroenterol Clin N Am. 2000; 29:871-9.
5. Gisbert JP, Pajares JM. Diagnosis of Helicobacter pylori Infection by stool antigen determination: A systematic review. Am J Gastroenterol. 2001; 96:2829-38.
6. Oderda, G, Rapa A, Ronchi B, Lerro P, Pastore M, Staiano A et al. Detection of Helicobacter pylori in stool specimens by non-inantigen enzyme immunoassay in children. BMJ. 2000; 320:347-8.
7. Magalhães AFN, Almeida JRS, Guerrazzi F, Yamanaka A, Mesquita MA, Trevisan MA et al. Gastrite crônica associada ao Helicobacter pylori em pacientes com dispepsia não ulcerosa e com ulcera duodenal. Rev Paul Med. 1991; 109:197-203.
8. Trevisan MAS, Magalhães AFN, Brandalise NA. Mucosas gástrica e duodenal em pacientes com dispepsia. Rev Paul Med. 1977; 89:16-20.
9. Ohkusa T, Fugiki K, Takashimizu J, Kumagai J, Tanizawa T, Eishi Y. Endoscopic and histological comparasion of non ulcer dyspepsia with and without Helicobacter pylori infection evaluated by the modifed Sydney System. Am J Gastroenterol. 2000; 95:2195-9.
10. Kiesslich R, Goetz M, Burg J, Stolte M, Siegel E, Maeurer MJ et al. Diagnosing Helicobacter pylori in vivo by confocal laser endoscopy. Gastroenterol. 2005; 128:2119-23.
11. Castro LP, Oliveira CA, Prolla JC, Magalhães AFN, Resende JM. Sistema Sydney: Uma nova classificação das gastrites. GED. 1991; 10:75-82.
12. Lopes-Brea M, Alarcon T, Megraud F. Diagnosis of Helicobacter pylori infection. Curr Op Gastroenterol. 1997; 13:13-17.

13. Genta RM, Robson GO, Graham DY. Simultaneous visualization of Helicobacter pylori and gastric morphology: a new stain. Hum Pathol. 1994; 25:221-6.
14. Ashton-Key M, Diss TC, Isaacson PG. Detection of Helicobacter pylori in gastric biopsy and resection specimens. J Clin Pathol. 1996; 49:107-11.
15. Dixon MF, Genta RM, Yardley JH, Correa P. Classification and grading of gastritis: the updated Sydney System. Am J Surg Pathol. 1996; 20:1161-81.
16. Genta RM, Graham DY. Comparison of biopsy sites for the histopathologic diagnosis of Helicobacter pylori: topographic study of H. Pylori density and distribution. Gastrointest Endosc. 1994; 40:342-5.
17. El-Zimaity HMT, Graham DY. Evaluation of gastric mucosal biopsy site and number for identification of Helicobacter pylori or intestinal metaplasia: role of the Sydney System. Hum Pathol. 1999; 30:72-7.
18. El-Zimaity HM, Al-Assi MT, Genta RM, Graham DY. Confirmation of successful therapy of Helicobacter pylori infection: number and site of biopsies or a rapid urease test. Am J Gastroenterol. 1995; 90:1962-4.
19. Hala MT, El-Zimait MD. Accurate Diagnosis of Helicobacter pylori with biopsy. Gastroenterol Clin N Am. 2000; 4:862-9.
20. Logan RP, Walker MM, Misiewicz JJ, Gummett PA, Karim QN, Baron JH. Changes in the intragastric distribution of Helicobacter pylori during treatment with omeprazole. Gut. 1995; 36:12-6.
21. Stolte M, Bethke B. Elimination of Helicobacter pylori under treatment with omeprazole. Z. Gastroenterol. 1990; 28:271-4.
22. Malfertheiner P, Dominguez-Munoz JE, Heckenmuller H, Neubrand M, Fischer HP, Sauerbruch T. Modified rapid urease test for detection of Helicobacter pylori infection. Eur J Gastroenterol Hepatol. 1996; 8:53-6.
23. Resende LMH, Queiroz DMM, Mendes EN, Rocha GA, Coelho LG, Passos MC et al. Comparison of the urease test and direct smear examination in the control of treatment of Helicobacter pylori induced infection. Braz J Med Biol Res. 1993; 26:699-702.
24. Thillainayagam AV, Arvind AS, Cook RS, Harrison IG, Tabaqchali S, Farthing MJ. Diagnostic efficiency of an ultrarapid endoscopy room teste for Helicobacter pylori. Gut. 1991; 32:467-9.
25. Malfertheiner P, Leodolter A, Gerards C. Pitfalls in Helicobacter pylori diagnosis. In: Hunt RH, Tytgat GNJ (eds.). Helicobacter pylori: basic mechanisms to clinical cure. Amsterdam: Kluwer AP, 2000. p.123-38.
26. Woo JS, El-Zimaity HMT, Genta RM, Yousfi MM, Graham DY. The best gastric site for obtaining a positive rapid urease test Helicobacter. 1996; 1:256-259.
27. Laine L, Chun D, Stein C, El-Beblawi I, Sharma V, Chandrasoma P. The influence of size or number of biopsies on rapid urease test results: a prospective evaluation. Gastrointest Endosc. 1996; 43:49-53.
28. De Boer WA, Vos RJ. Accuracy of pre-treatment and post-treatment biopsy based tests for the detection of Helicobacter pylori infection. In: De Boer WA. Helicobacter pylori, studies on epidemiology, diagnosis and therapy. Amsterdam: Thesis, 1996.
29. Liao CC, Lee CL, Lai YC, Huang SH, Lee SC, Wu CH et al. Accuracy of three diagnostic tests used alone and in combination for detecting Helicobacter pylori infection in patients with bleeding gastric ulcers. Chin Med J. 2003; 116:1821-6.
30. Chomvarin C, Kulsuntiwong P, Mairiang P, Sangchan A, Kulabkhow C, Chau-in S et al. Detection of H. pylori in dyspeptic patients and correlation with clinical outcomes. Southeast Asian J Trop Med Public Health. 2005; 36:917-22.
31. Yoosuf HM, Rao UA, Thyagarajan SP. A comparative study between rapid urease (modified), CLO test, culture and histopathological examination for Helicobacter pylori in patients with acid peptic diseases. Indian J Pathol Microbiol. 1995; 38:349-54.
32. Goh KL, Cheah PL, Navaratnam P, Chin SC, Xiao SD. HUITAI rapid urease test: a new ultra-rapid biopsy urease test for the diagnosis of Helicobacter pylori infection. J Dig Dis. 2007; 8:139-42.
33. Nishimura NF, Zeitune JMR, Silva RCMA, Magalhães AFN. Helicobacter pylori: diagnóstico na prática diária. Gastroclínica. 1996; 4:7-10.
34. Carvalhaes A, Magalhães AFN, Baccilli AC. Erradicação do Helicobacter pylori e melhora histológica da gastrite com tratamento antimicrobiano (tetraciclina + furazolidona + subcitrato de bismuto). Rev Bras Med. 1993; 50:99-110.
35. Logan RPH, Polson RJ, Baron JH, Misiewicz JJ. Follow-up after anti-Helicobacter pylori treatment. Lancet. 1991; 337:562-3.

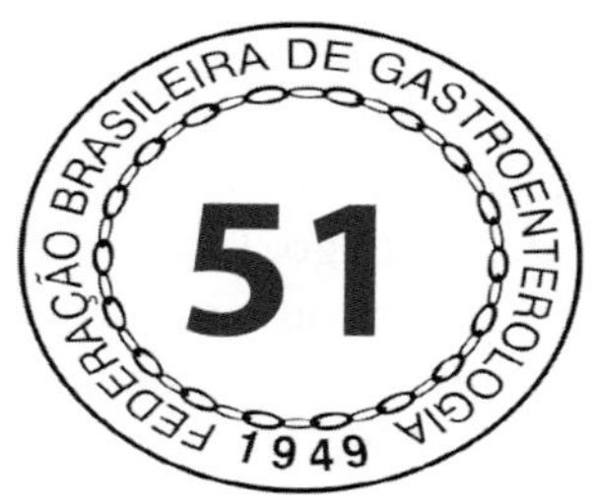

HELICOBACTER PYLORI: DOENÇAS ASSOCIADAS

Schlioma Zaterka
José Murilo Robilotta Zeitune *(in memoriam)*

INTRODUÇÃO

Diferentes doenças têm sido associadas ao *Helicobacter pylori* (*H. pylori*). Como vimos no Capítulo 48 (*Helicobacter pylori*: a história), a associação com gastrite crônica e úlcera gastroduodenal ficou evidenciada nas observações iniciais de Marshall e Warren.[1]

Hoje, a infecção pelo *H. pylori* é reconhecida como o maior fator de risco para o desenvolvimento do adenocarcinoma do estômago. Essa relação é amplamente discutida no Capítulo 58 (Adenocarcinoma gástrico). Deve-se salientar que em 1994 a agência internacional para a pesquisa do câncer (IARC) considerou o *H. pylori* como um carcinógeno do grupo 1, ou seja, definido.[2] Mas, além do seu reconhecido papel como o fator etiológico mais importante para gastrite crônica, úlcera gastroduodenal e adenocarcinoma do estômago, o *H. pylori* também é responsável por um tipo especial de linfoma, o "*Mucosa Associated Lymphoid Tissue tumor*" (MALT). O linfoma MALT, ainda que raro, na maioria dos casos pode ser curado com a erradicação da bactéria. E será avaliado cuidadosamente no Capítulo 57 por Ismael Maguilnik et al.

Neste capítulo, discutiremos a possível relação do *H. pylori* com doenças em outros órgãos que não o estômago e o duodeno.

HELICOBACTER PYLORI: BACTÉRIA COM MÚLTIPLAS FACETAS

Uma série crescente de evidências demonstra uma possível associação do *H. pylori* com manifestações de doenças extradigestivas: hematológicas, cardiopulmonares, neurológicas, metabólicas e dermatológicas.

Na Tabela 51.1, adaptada de Wong et al.[3] estão sumarizadas essas associações.

Possíveis manifestações extradigestivas são relacionadas com a infecção pelo *H. pylori*. A evidência é considerada consistente quando observações na literatura suportam a associação, e discutível quando existe conflito nos resultados em diferentes publicações.

Muitas dessas possíveis associações mostram divergências nos resultados das diferentes investigações. Nos comentários a seguir, essas divergências serão discutidas, ainda que de um modo sucinto. Tais discussões têm como objetivo facilitar a decisão sobre a erradicação da bactéria e se resulta ou não em benefício para o paciente.

Tabela 51.1 – Principais manifestações extradigestivas relacionadas com o *H. pylori*

Sistemas	Manifestações	Evidência
Hematológico	Anemia ferropriva	Consistente
	PTI	Consistente
	Deficiência de vitamina B_{12}	Consistente
Cardiopulmonar	Doença coronariana	Discutível
	Asma	Consistente*
Metabólico	Síndrome metabólica	Discutível
	Diabete melito tipo 2	Discutível
Dermatológico	Urticária crônica	Consistente
	Rosácea	Discutível
Neurológico	AVC	Discutível
	Parkinson	Discutível
	Alzheimer	Discutível
	Enxaqueca	Discutível
Outro	Fibromialgia	Discutível

** Estudos sugerem efeito protetor da infecção pelo* H. pylori.

Manifestações hematológicas

Anemia ferropriva

A relação entre anemia ferropriva e a infecção pelo *H. pylori* é bastante consistente. Em 1991, Becker et al.[4] observaram em uma menina de 13 anos, que apresentava gastrite crônica hemorrágica e infecção pelo *H. pylori,* a normalização dos níveis de hemoglobina sem qualquer reposição de ferro após a erradicação da bactéria. Quatro metanálises publicadas em 2010 suportam a associação da anemia ferropriva com a infecção pelo *H. pylori*.[5-8] Yuan et al.[5] incluíram 16 estudos randomizados controlados, em um total de 956 pacientes, observando que a diferença entre os níveis basais de hemoglobina, ferro sérico e ferritina com os após erradicação da bactéria foram altamente significativos ($p < 0,0001$). Huang et al.[6] analisaram os dados de seis estudos realizados na Ásia (áreas de alta incidência de anemia ferropriva) e concluíram que a erradicação do *H. pylori* associada à reposição de ferro foi mais eficaz que a reposição isolada de ferro em melhorar os níveis de ferro e ferritina ($p < 0,00001$). Zhang et al.[7] fizeram uma observação semelhante. Na metanálise de estudos observacionais realizada por Qu et al.[8] a conclusão foi sugestiva quanto à relação entre o *H. pylori* e a anemia, uma vez que a erradicação da bactéria resultou em aumento dos níveis de hemoglobina e ferritina sérica, porém, não significativo. Um estudo multicêntrico coordenado por Queiroz et al., publicado em julho de 2013, incluiu 311 crianças (125 de Belo Horizonte, 105 de Santiago, Chile, e 85 de Londres, Reino Unido) e confirmou a influência da infecção pelo *H. pylori* nos níveis séricos de ferritina e na concentração de hemoglobina.[9]

São vários os mecanismos pelos quais o *H. pylori* pode provocar anemia:[3,10]

- Sangramento decorrente de gastrite, úlcera péptica e adenocarcinoma do estômago.
- Diminuição da acidez e do ácido ascórbico da mucosa gástrica.
- Aumento de consumo de ferro pelo *H. pylori.*
- Interferência na produção de hepcidina,[10] hormônio produzido no fígado que regula o metabolismo do ferro nos enterócitos e a sua liberação dos macrófagos do sistema retículo endotelial.

Em conclusão, os diferentes trabalhos na literatura mostram que o *H. pylori* é importante na etiologia da anemia ferropriva, razão pela qual tanto no IV Consenso de Maastricht[11] como no III Consenso Brasileiro[12] indica-se a erradicação da bactéria em todos os casos de anemia ferropriva de causa desconhecida.

Púrpura trombocitopênica idiopática (PTI)

É universalmente utilizada para a sua denominação a sigla ITP (*immune thrombocytopenic purpura*); serão utilizadas neste capítulo as siglas PTI, pela razão óbvia de sua denominação na língua portuguesa. Sugeriu-se substituir as denominações *idiopatic thrombocytopenic purpura* e *autoimmune thrombocytopenic púrpura* (púrpura trombocitopênica idiopática e púrpura trombocitopênica autoimune) no Consenso de Vicenza por *primary immune thrombocytopenia* (trombocitopenia primária imune).[13] No entanto, a denominação púrpura trombocitopênica idiopática continua sendo utilizada mesmo em publicações mais recentes de 2015. Trata-se de uma afecção autoimune caracterizada pela destruição imunológica das plaquetas normais, segundo a definição dos *guidelines* da American Society of Hematology.[3] O principal problema clínico relacionado à PTI é o risco aumentado de hemorragia, ainda que ela possa estar ausente. O diagnóstico da PTI é feito por meio da exclusão de outras afecções que possam interferir no número de plaquetas, por exemplo, o lúpus eritematoso.

Os primeiros relatos da relação do *H. pylori* com a PTI foram feitos por Gasbarrini et al., que em 1998 observaram em pacientes com PTI um significativo aumento na contagem de plaquetas após a erradicação do *H. pylori*[14], e por Garcia Pérez et al. em 1999[15] que relataram a normalização da contagem de plaquetas em um paciente após a erradicação da bactéria. Diferentes observações mostram que o *H. pylori* é uma importante causa, ainda que secundária, da PTI. No entanto, os resultados de revisões recentes, como as de Wong et al.,[3] Campuzano-Maya[16] e Frydman et al.,[17] serão sumarizados.

A infecção pelo *H. pylori* é bastante frequente nos pacientes com PTI, observando-se variação apreciável em relação aos diferentes continentes:

- 58,2% na Europa;
- 71,4% na Ásia;
- 90,6% na América.

A resposta positiva média referente à contagem de plaquetas após a erradicação da bactéria é ≥ 50%:

- 48,6% na Europa;
- 58,2% na Ásia;
- 82,8% na América.

Portanto, a resposta ao tratamento de erradicação parece ser geograficamente dependente, como sugere Frydman et al., em sua revisão.[17] Na Ásia Oriental, a PTI está mais relacionada com cepas mais virulentas, as CagA+.

Uma vez erradicada a bactéria e retornando o número de plaquetas aos níveis normais, a resposta é duradoura. Observação de Kikuchi et al.[18] mostrou que os níveis de plaquetas se mantiveram normais por até oito anos após a erradicação do *Helicobacter*.

O mecanismo exato pelo qual o *H. pylori* induz trombocitopenia é desconhecido. A mímica molecular aos antígenos Cag A e Vac A, assim como a alteração na atividade fagocitária dos monócitos, estão entre os sugeridos.

As consistentes observações ligando o *H. pylori* à PTI fizeram que tanto no III Consenso Brasileiro[12] como no IV Consenso de Maastricht[11] se aconselhasse o tratamento de erradicação nos pacientes com PTI, se houvesse presença da infecção pelo *H. pylori*. Uma recente observação de Kim et al.[19] em pacientes com PTI crônica, com trombocitopenia moderada, mostrou que o tratamento inicial visando a erradicação do *H. pylori* resultou em rápida e persistente elevação do número de plaquetas, o que o torna uma escolha interessante como primeira abordagem terapêutica.

Deficiência de vitamina B_{12}

A vitamina B_{12} funciona como coenzima, para o metabolismo dos aminoácidos metionina, treonina e valina (que é essencial para a transformação de metil-tetra-hidrofolato em tetra-hidrofolato, indispensável para a síntese de DNA). É produzida pelos mamíferos, tornando necessário o consumo de produtos animais para sua incorporação no organismo humano.[16]

A deficiência de vitamina B_{12} é um processo crônico, de início lento, cujo desiquilíbrio leva anos para se estabelecer, resultando em importantes alterações clínicas. Ela pode ser diagnosticada pela alteração morfológica dos eritrócitos, presença de anemia, níveis séricos baixos de vitamina B_{12} e seus dois metabólitos (homocisteína e ácido metilmalônico). Os sintomas clínicos podem levar anos para se manifestar.

A deficiência de vitamina B_{12} se estabelece em quatro estágios:[20]

- **Estágio I:** diminuição dos níveis sanguíneos da vitamina.
- **Estágio II:** concentrações baixas intracelulares e distúrbios metabólicos.
- **Estágio III:** aumento dos níveis de homocisteína e ácido metilmalônico, com diminuição da síntese de DNA e surgimento de sintomas neuropsiquiátricos.
- **Estágio IV:** anemia macrocítica.

A deficiência de vitamina é bastante prevalente, mesmo em países industrializados (5 a 60%). Na América Latina, a deficiência de vitamina B_{12} é mais prevalente que no resto do mundo, observada também na população jovem, ao contrário do continente europeu e da América do Norte,[21] com maior incidência em idosos.

A anemia perniciosa é o estágio final decorrente da infecção pelo *H. pylori*. O tempo entre a gastrite ativa crônica induzida pelo *H. pylori* e os estabelecimentos de gastrite atrófica (GA) e anemia perniciosa pode levar de 10 a 30 anos, com consequente diminuição ou até ausência completa do armazenamento de vitamina B_{12} pela célula.[22] Uma vez estabelecida a atrofia da mucosa gástrica com queda acentuada da produção de ácido, podendo chegar à acloridria, o *H. pylori* desaparece do estômago. O diagnóstico de sua presença prévia só pode ser feito por meio de testes sorológicos, lembrando que após meses e/ou anos a cicatriz imunológica também desaparece. O diagnóstico da GA se estabelece pela confirmação da presença de anticorpos antifator intrínseco e anticélulas parietais. Devemos lembrar que GA é um precursor do adenocarcinoma de estômago, com risco de 6,8%, segundo a revisão publicada por Vanella et al.[23] em 2013.

Deve-se lembrar que o *H. pylori* não é a única causa de deficiência de vitamina B_{12}. É sempre necessário afastar outras causas. No entanto, não resta dúvida de que a infecção pelo *H. pylori* é um fator importante na deficiência de vitamina B_{12}, pois seus níveis estão mais baixos nos infectados do que nos sem infecção, e com significativo aumento após a erradicação da bactéria, como mostra uma revisão recente (metanálise) envolvendo 17 estudos (n = 2.454) de Lehner et al.[24]

Ainda que não examinada a relação do *H. pylori* e a deficiência de vitamina B_{12}, no III Consenso Brasileiro sobre a bactéria, em outros, como no IV de Mastricht[11] e no III Espanhol[25], as evidências da literatura foram consideradas suficientes para a decisão de que em pacientes com deficiência de vitamina B_{12}: "O *H. pylori* deve ser pesquisado e erradicado antes de qualquer outro tipo tradicional de intervenção".

Manifestações cardiopulmonares

Doença coronariana (DC)

Hipertensão arterial, diabete melito, dislipidemia, obesidade e tabagismo reconhecidamente podem contribuir para a aterosclerose. Por outro lado, infecções crônicas também podem ser fatores de risco para ateroesclerose.[26]

O processo inflamatório decorrente da infecção pelo *H. pylori* e sua possível relação com a doença coronariana têm merecido especial atenção dos pesquisadores nas últimas décadas, com numerosas publicações e resultados conflitantes. Mendall et al.[27], em estudo-controle, relataram em 1994, pela primeira vez, a possível associação entre doença coronariana e infecção pelo *H. pylori*. Em 111 casos consecutivos de pacientes com doença coronariana, foi determinada a soropositividade para o *H. pylori,* comparado com 74 controles.

A soropositividade positiva foi observada em 59% dos pacientes com doença coronariana e em 39% dos indivíduos-controle (OR = 2,28; p = 0,007). Em trabalho posterior, o mesmo grupo confirmou não apenas a relação da DC (alteração eletrocardiográfica compatível com isquemia ou infarto) com a infecção pelo *H. pylori*, como também pela infecção pela *Chlamydia pneumoniae*.[28] Os OR observados foram, respectivamente, 3,82 e 3,06 para os casos positivos para o *H. pylori* e *Chlamydia*. É sugerido que o mecanismo mais plausível seria a resposta coronariana a um processo inflamatório crônico leve.

A possível associação entre infecções bacterianas crônicas e aterosclerose cardiovascular com consequente risco de isquemia/infarto miocárdico levantou a possibilidade de que antibioticoterapia poderia ser útil na prevenção secundária da aterosclerose. Essa suposição resultou numa revisão por Muhlestein publicada em 2003,[29] cuja conclusão foi que os dados disponíveis não recomendavam, até aquele momento, a utilização de antibióticos para a prevenção da doença coronariana e suas consequências.

Uma metanálise realizada por Zhang et al.,[30] analisando 26 casos-controle (11 de estudos de AVC e 15 de DC), mostrou que a infecção por cepas CagA+ de *H. pylori* estava relacionada com maior risco tanto de AVC (OR = 2,68) como de DC (OR = 2,11). Uma série de trabalhos posteriores,[31-34] porém, não todos,[35,36] confirmou a associação da infecção pelo *H. pylori* com o risco aumentado de angina ou infarto miocárdico. Vale ressaltar a recente investigação de Lai et al.[34] em Formosa (China), que analisou o risco da síndrome coronariana aguda em pacientes infectados pelo *H. pylori* (n = 17.075) comparado a um grupo-controle semelhante quanto à idade e ao sexo (n = 68.300). Nota-se um aumento de risco com a idade, subindo de 3,11 para 8,24 nos diferentes grupos etários e nos infectados (OR = 1,93). Diferentes comorbidades elevavam o risco de evento agudo coronariano: diabete melito, hiperlipidemia, doença obstrutiva pulmonar.

Basygit et al.[37] observaram espessamento da íntima-média da carótida (EIM) e aumento da concentração e capacidade total de oxidantes, do índice de estresse oxidativo de triglicérides nos indivíduos *H. pylori* positivos, quando comparados aos negativos. Concluíram que seus resultados apontam o *H. pylori* como provável fator relacionado com aterosclerose. Do mesmo modo, Mete et al.[38] relataram o EIM das coronárias em pacientes infectados pelo *H. pylori*. Observação bastante interessante foi a de Izadi et al.,[39] que em biópsias de placas ateroscleróticas da coronária de pacientes submetidos à cirurgia de *by pass*, utilizando a técnica de *polymerase chain reaction* (PCR), relataram casos positivos para a presença de cepas de *H. pylori* em 29,5% dos pacientes. Os autores sugerem que a replicação da infecção na coronária está associada com a formação de placa aterosclerótica. Notaram que a soro positividade para a bactéria se relaciona com o aumento dos níveis de colesterol e da lipoproteína de baixa densidade (LDL).

Em conclusão, ainda que dados da literatura sejam conflitantes, diferentes observações sugerem que pacientes infectados pelo *H. pylori*, em particular pelas cepas CagA+, apresentam maior risco de aterosclerose e de eventos agudos coronarianos. Em pacientes com angina instável, a erradicação do *H. pylori* diminui as crises de dor torácica recorrente, reduzindo a necessidade de períodos de internação.[40]

O tratamento de erradicação é relativamente simples e tem pequena possibilidade de efeitos adversos. Ainda que os dados da literatura sejam conflitantes, não seria conveniente dar ao paciente com crises recorrentes de angina uma oportunidade de melhorar, oferecendo-lhe o tratamento de erradicação do *H. pylori*? Será realmente necessário aguardar estudos intervencionais para que um possível benefício possa ser discutido e oferecido aos pacientes com doença coronariana? Embora do ponto de vista científico a resposta correta seja sim, o que dizer do ponto de vista humano? Sem dúvida, trata-se de uma questão difícil de responder.

Asma

O objetivo final do sistema imunológico é eliminar determinado agente patogênico, sem que isso cause danos ao hospedeiro. E se a eliminação resultar em desconforto para o hospedeiro? Esta é uma possibilidade em relação ao *H. pylori*, como sugerido por Sehrawat et al.,[41] desde que se propôs que a diminuição de contato com agentes não higiênicos educa o sistema imune, protegendo contra as doenças alérgicas.[42]

Há décadas, observa-se um aumento na prevalência de asma e outras doenças atópicas. Em relação à asma, diferentes observações na literatura suportam uma relação negativa com a infecção pelo *H. pylori*. Duas metanálises relativamente são dessa mesma opinião:

- Zhou et al.[43] analisaram 14 de 106 artigos e observaram um número significativo menor em asmáticos *H. Pylori* positivos que em controles (OR = 0,83).
- Wang et al.[44] estudaram 19 artigos e encontraram relação negativa entre infecção pelo *H. pylori* e asma tanto em crianças (OR = 0,81) como em adultos (OR = 0,88).

Contrariamente, Adriani et al.[45] não encontraram relação entre a infecção pelo *H. pylori* e doenças respiratórias (asma, câncer de pulmão, tuberculose, sarcoidose, fibrose cística, bronquite crônica, bronquiectasias) em estudo de metanálise utilizando dados da *Medline* 1965-2013. Como comentam Wong et al.,[3] embora os trabalhos atuais em sua maioria apontem para uma relação negativa entre a infecção pelo *H. pylori* e asma, especialmente em crianças, são necessários estudos incluindo um maior número de indivíduos para poder esclarecer essa associação.

O mais provável mecanismo que explicaria essa associação seria a habilidade do *H. pylori* em estimular uma resposta imune *T help* (Th1) mediada.[46]

Manifestações metabólicas

Síndrome metabólica

A síndrome metabólica (SM) inclui inúmeros fatores de risco para doença cardiovascular e diabete melito tipo 2, como hiperglicemia, dislipidemia, obesidade e hipertensão.[3] O fator mais importante na SM é a resistência à insulina. Os trabalhos da literatura apresentam resultados contraditórios em relação à associação do *H. pylori* com a SM e resistência à insulina. Tanto na revisão de Wong et al.[3] como na mais recente de Buzás[47] fica evidente que as investigações fornecem resultados conflitantes. Todos os pesquisadores do assunto concordam que são necessários mais estudos para concluir o real papel do *H. pylori* na SM e na resistência à insulina. Sendo realmente comprovada a associação da bactéria às alterações metabólicas, sua erradicação na população jovem será uma ferramenta importante para prevenir o aumento do colesterol; o aumento da lipoproteína de baixa densidade (LDL); a baixa concentração da proteína de alta densidade (HDL), que são marcadores de risco para a aterosclerose e, consequentemente, eventos cardiovasculares. Desconhece-se o mecanismo pelo qual o *H. pylori* altera o perfil lipídico. Algumas investigações mostram aumento na expressão de interleucina 8 (IL8) com aumento no recrutamento dos linfócitos T, fatores esses relacionados com a formação da placa aterosclerótica.

Buzás conclui que em alguns pacientes o *H. pylori* induz um perfil aterogênico de lipídios que pode levar a aterosclerose e suas múltiplas manifestações clínicas: doença coronariana, AVC, tromboses de veias periféricas. A erradicação do *H. pylori* nos pacientes de risco poderá reduzir a prevalência da aterosclerose e suas complicações, são necessários estudos futuros para confirmar ou não essa possibilidade.[47]

Resistência à insulina

Infecção crônica por diferentes agentes patogênicos pode resultar em inflamação, que por sua vez, pode estar associada a diabete tipo 2.[3]

Zhou et al.,[48] em estudo de metanálise incluindo 41 estudos observacionais (n = 14.080), observaram em pacientes *H. pylori*+ uma alta prevalência de diabete melito, em particular tipo 2. Dois estudos recentes confirmam o maior risco de diabete melito tipo 2 em pacientes infectados pelo *H. pylori*.[49,50] Vafaeimanesh et al.,[49] utilizando sorologia para *H. pylori*, observaram que em pacientes diabéticos (n = 211) a infecção foi significativamente maior (p < 0,001) que em não diabéticos (n = 218). Um estudo populacional realizado na província de Dongfeng-Tongji (China) por Han et al.[50] mostrou associação positiva entre a infecção pelo *H. pylori* e diabete melito tipo 2, mais significativa em mulheres e no grupo etário > 65 anos.

A diminuição da produção de insulina é importante na fisiopatologia do diabete melito tipo 2. A lesão das células beta do pâncreas pode ocorrer em decorrência de inflamação e estresse oxidativo, com consequente comprometimento de sua função (produção de insulina). Portanto, é plausível a hipótese que a infecção pelo *H. pylori* possa ocasionar deficiência na produção de insulina. Citocinas inflamatórias podem prejudicar a função das células beta pancreática. Evidências acumulam-se de que a exposição crônica a IL-1-beta, TNF-alfa e IFN-gama inibe a produção de insulina e induzem apoptose das células beta.[51]

A erradicação do *H. pylori* poderia ser benéfica aos pacientes com diabete melito tipo 2? Segundo a revisão de He et al.,[51] há evidências a favor e contra, havendo necessidade urgente de estudos para avaliar em longo prazo o benefício da erradicação da bactéria para prevenir a progressão do diabete melito, evitando as suas consequências graves como nefropatia, aterosclerose, doenças cardiovasculares. Horikawa et al. mostraram em estudos de metanálise que o tratamento de erradicação do *H. pylori* é menos eficaz em diabéticos,[52] ainda que a presença da bactéria não resulte em maior dificuldade no controle dos níveis glicêmicos.[53]

Manifestações dermatológicas

A infecção pelo *H. pylori* tem sido associada basicamente a dois tipos de doença dermatológica: urticária crônica espontânea e rosácea.

Urticária crônica espontânea

A urticária crônica espontânea (UCE) é definida como a ocorrência de pápula e/ou angioedema com duração superior a seis semanas, podendo afetar cerca de 1% da população.[3] Ainda que cerca de 80 a 90% dos casos tenha etiologia indeterminada, em 30% deles se observa a presença de autoanticorpos.[3] É controversa a relação entre a UCE e a infecção pelo *H. pylori*, como se pode observar nas revisões sobre o tema.[3,54] Mas algumas observações relatam o desaparecimento da afecção após a erradicação do *H. pylori*. Além do *Helicobacter*, outras bactérias podem estar associadas à UCE, como estreptococos, estafilococos, salmonela, clamídia etc.[54]

Não se sabe o exato mecanismo pelo qual o *H. pylori* pode causar UCE, mas uma das hipóteses é o aumento da permeabilidade da mucosa gástrica, consequente ao processo inflamatório, permitindo maior exposição a antígenos alimentares. O tipo do *H. pylori*, se mais ou menos virulento, não parece estar relacionado com a associação.[3]

Rosácea

Rosácea é uma afecção crônica dermatológica caracterizada por persistente eritema facial central com a presença de telangiectasias.[3] Wong et al. admite que a inflamação é importante na fisiopatologia da afecção.[3] A doença é mais prevalente em mulheres e após os 30 anos. Mediadores inflamatórios podem originar radicais oxigenados reativos como o óxido nítrico, que parece ter parte importante no mecanismo da doença. Ainda que discutível, uma possível associação de rosácea e *H. pylori*, algumas observações na literatura sugerem que a erradicação da bactéria é benéfica para o paciente, resultando em significativa melhora da rosácea.[3]

Manifestações neurológicas

Diferentes doenças neurológicas têm sido associadas com a infecção pelo *Helicobacter pylori*: acidente vascular cerebral isquêmico (AVC), doença de Parkinson, Alzheimer e enxaqueca.

Acidente vascular cerebral isquêmico

A oclusão da carótida ou vasos cerebrais é o mecanismo fisiopatológico para a maioria dos acidentes vasculares cerebrais isquêmicos (50% dos acidentes vasculares cerebrais são isquêmicos). Inflamações e infecções crônicas têm sido relacionadas com maior risco de AVC. O *H. pylori* tem sido considerado um risco independente para AVC. Citamos anteriormente a metanálise de Zhang et al. (2008)[30] incluindo 11 estudos de AVC, mostrando que a infecção por cepas CagA+ de *H. pylori* estava relacionada com maior risco (OR = 2,68). Outra avaliação mais recente, de Wang et al., incluindo 11 estudos (n = 4.041) também encontrou uma associação significativa entre infecção pelo *H. pylori* e AVC.[55] Desconhece-se o mecanismo pelo qual o *H. pylori* aumentaria o risco de AVC. Na revisão recente de Álvarez-Arellano e Maldonado-Bernal[56] sobre a associação do *H. pylori* com doenças neurológicas, as autoras lembram como possível causa da associação a hipótese de que o *H. pylori* ativa as plaquetas, interferindo na coagulação, lembrando também o trabalho de Majca et al.[57] mostrando que seis meses após a erradicação do *H. pylori* os níveis plasmáticos de colesterol, LDL, fibrinogênio e IL-8 (citocina inflamatória) estavam significativamente mais baixos que nos pacientes que tiveram AVC e eram *H. Pylori* positivos, bem como daquele do grupo-controle. Vale lembrar a importância dos elementos citados na formação da placa aterosclerótica.

Assim, tudo indica (embora não se possa afirmar com certeza absoluta) que a infecção pelo *H. pylori* é um real fator de risco para o AVC.

Doença de Parkinson

Trata-se da segunda doença neurodegenerativa mais comum no mundo. Tem como característica o acúmulo de proteínas citoplasmáticas, incluindo alfa-sinucleína, que ocasiona a perda progressiva de neurônios dopaminérgicos.[56] Os sintomas clássicos do Parkinson (tremores em repouso, rigidez e bradicinesia) são decorrentes da perda dos neurônios dopaminérgicos. Essa lesão dos neurônios pode estar relacionada à infecção crônica pelo *H. pylori*. Observações na literatura mostram que a erradicação do *Helicobacter* não apenas melhora os sintomas da doença, mas melhora a absorção de L-dopa, medicação utilizada no tratamento do Parkinson.[3,56]

Concluindo, tudo indica que o *H. pylori* é fator de risco para doença de Parkinson; a erradicação da bactéria melhora os sintomas motores, mas não cura a doença. A erradicação da bactéria resulta também em melhor absorção de L-Dopa, favorecendo melhor controle da doença.

Doença de Alzheimer

A doença de Alzheimer é uma doença neurodegenerativa progressiva caracterizada por morte dos neurônios e perda das sinapses, consequente ao acúmulo intra e extracelular de beta-amiloide e ao desarranjo neurofibrilar em regiões do cérebro que são importantes para a memória e associações cognitivas.[56] Em pacientes com Alzheimer que apresentam dificuldade cognitiva, infectados pelo *H. pylori*, observou-se no líquido cerebroespinhal não só um aumento de anticorpo IGG específico para o *H. pylori*, mas também de IL-8 e TNF-alfa.[58] Propõe-se a possibilidade do *H. pylori* estar relacionado com Alzheimer, proposta essa compatível com observações de que a erradicação da bactéria resulta na melhora cognitiva e sobrevida dos pacientes com a doença.[3,56]

A infecção pelo *H. pylori*, em razão da gastrite atrófica resultante, leva à diminuição de vitamina B, com consequente aumento de homocisteína. Observações na literatura mostram que concentrações séricas de homocisteína se correlacionam com o estado de demência; lesões oxidativas induzidas pela homocisteína têm sido descritas no cérebro em pacientes com leve comprometimento cognitivo, que sugere ser esse tipo de lesão o evento mais precoce no início e na progressão da doença de Alzheimer.[56]

Em conclusão, alguns poucos estudos mostraram que a erradicação do *H. pylori* melhora os sintomas da doença de Alzheimer. No entanto, é necessário um maior número de investigações para esclarecer a associação entre Alzheimer e *H. pylori*.

Enxaqueca

A enxaqueca é uma doença neurológica bastante comum, caracterizada por cefaleia recorrente associada à intolerância à luz e a ruídos, por vezes com alterações sensitivas e motoras precedendo a cefaleia (áurea). Antigamente, a enxaqueca era considerada resultante de alterações vasculares (vasoconstricção ou vasodilatação), mas atualmente se admite que a disfunção neuronal seja o principal fator fisiopatológico.

A etiologia da enxaqueca continua sendo uma incógnita. Sabe-se que fatores genéticos e ambientais estão envolvidos e, entre os ambientais, em particular nos pacientes que não apresentam áurea, a infecção pelo *H. pylori*.[3]

Na revisão publicada por Wong et al.[3] os autores comentam dois fatos importantes:

- vários estudos mostraram em pacientes com enxaqueca um aumento significativo da infecção pelo *H. pylori*;
- estudos também mostram desaparecimento ou diminuição das crises de enxaqueca nos pacientes nos quais a bactéria foi erradicada.

A conclusão de Wong et al.[3] é que, embora as informações da literatura sejam conflitantes, o *H. pylori* pode estar relacionado com a intensidade das crises de enxaqueca, pois diferentes observações mostram que após a erradicação da bactéria as crises cessam ou sua frequência diminuiu significativamente. Estudos epidemiológicos reunindo um grande número de pacientes envolvidos são necessários para esclarecer os pontos duvidosos.

Outras doenças neurológicas têm sido também relacionadas com a infecção pelo *Helicobacter*, como a síndrome de Guillain-Barré (neuropatia inflamatória aguda autoimune) e a esclerose múltipla (doença caracterizada por perda de mielina do sistema nervoso central). Em ambas, o número de estudos é muito pequeno para qualquer tipo de conclusão.[56]

Manifestações diversas

Fibromialgia

Caracteriza-se por mialgia e artralgia crônicas sem evidência clínica de inflamação tissular.[3] Uma associação da infecção pelo *H. pylori* com a fibromialgia é discutível, havendo a necessidade de um maior número de estudos para uma conclusão definitiva.

Outras doenças têm sido relacionadas com a infecção pelo *H. pylori*. Como a associação é muito inconsistente, vamos simplesmente lembrá-las: câncer do pâncreas, adenoma e adenocarcinoma colorretal, doenças hepatobiliares, câncer da laringe, câncer do pulmão.

REFERÊNCIAS

1. Marshall BJ, Warren JR. Unidentified curved bacilli on patients with gastritis and peptic ulceration. Lancet. 1984; 1:1311-15.
2. IARC Working Group. IARC working group on the evaluation of carcinogen can be improved nic risks to Humans. Schistosomes, Liver fluks and Helicobacter pylori. 1994; 61:1-24.
3. Wong F, Rayner-Hartley E, Byrne M. Extraintestinal manifestations of Helicobacter pylori: A concise review. World J Gastroenterol. 2014; 20:11950-61.
4. Blecker U, Renders F, Lanciers S, Vandeplas Y. Syncopes leading to the diagnosis of Helicobacter pylori positive chronic active haemorrhagic gastritis. Eur J Pediatr. 1991; 150:560-1.
5. Yuan W, Li Yumin D, Yang L. iron deficiency anemia in Helicobacter pylori infection: meta-analysis of randomized controlled trials. Scand J Gastroenterol. 2010; 45:665-676.
6. Huang X, Qu X, Yan W, Huang Y, Cai M, Hu B et al. Iron deficiency anemia can be improved after eradication of Helicobacter pylori. Postgrad Med J. 2010; 86:272-8.
7. Zhang ZF, Yang N, Zhao G, Zhu L, Zhu Y, Wang LX. Effect of Helicobacter pylori eradication on iron deficiency. Chin Med J. 2010; 123:1924-30.
8. Qu XH, Huang XL, Xiong P, Zhu CY, Huang YL, Lu LG et al. Does Helicobacter pylori infection play a role in iron deficiency anemia? A meta-analysis. World J Gastroenterol. 2010; 16:886-96.
9. Queiroz DM, Harris PR, Sanderson IR, Windle HJ, Walker MM, Rocha AM et al. Iron status and Helicobacter pylori infection in symptomatic children: an international multicentered study. Plos One. 2013; 8:e68833.
10. Kroot JJ, TjalmaH, Fleming RE, Swinkels DW. Hepcidin in human iron disorders: diagnostic implications. Clin Chem. 2011; 57:1650-69.
11. Malfertheiner P, Megraud F, O'Morain CA, Atherton J, Axon AT, Bazzoli F et al. Management of Helicobacter pylori infection: the Maastricht IV/Florence consensus report. Gut. 2012; 61:646-64.
12. Coelho LG, Maguinilk I, Zaterka S, Parente JM, do Carmo Friche Passos M, Moraes-Filho JP. 3rd Brazilian consensus on Helicobacter pylori. Arq Gastroenterol. 2013; 50:81-96.
13. Rodeghiero F, Stasi R, Gernsheimer T, Michel M, Provan D, Arnold DM et al. Standardization of terminology, definitions and outcome criteria in immune thrombocytopenic purpura of adults and children: report from an international working group. Blood. 2009; 113:2386-93.
14. Garcia Pérez A, Valverde de La Osa J, Gimenez Samper M, Alonso Garcia J. Resolution of an autoimmune thrombocytopenic púrpura after eradicating treatment of Helicobacter pylori. Sangre (Barc). 1999; 44:387-8.
15. Gasbarrini A, Franceschi F, Tartaglione R, Landolfi R, Pola P, Gasbarrini G. Regression of autoimmune thrombocytopenia after eradication of a Helicobacter pylori. Lancet. 1998; 352; 878.
16. Campuzano-Maya G. Hematologic manifestations of Helicobacter pylori infection. World J Gastroenterol. 2014; 20:12818-38.
17. Frydman GH, Davis N, Beck PL, Fox JG. Helicobacter pylori eradication in patients with immune thrombocytopenic purpura: a review and the role of biogeography. Helicobacter. 2015; 20:239-51.
18. Kikuchi T, Kobayashi T, Yamashita T, Ohashi K, Sakamaki H, Akiyama H. Eight-year follow-up of patients with immune thrombocytopenic purpura related to H. pylori infection. Platelets. 2011; 22:61-4.
19. Kim H, Lee WS, Lee KH, Bae SH, Kim MK, Joo YD et al. Efficacy of Helicobacter pylori eradication for the 1st line treatment of immune thrombocytopenia patients with moderate thrombocytopenia. Ann Hematol. 2015; 94:739-46.
20. Herbert V. Staging vitamin B_{12} (cobalamine) status in vegetarians. Am J Clin Nutr. 1994; 59:1213S-1222S.
21. Carmel R. Pernicious anemia in Latin America is not a disease of the elderly. Arch Intern Med. 1987; 147:1995-96.
22. Toh BH, van Driel IR, Gleeson PA. Pernicious anemia. N Engl J Med. 1997; 337:1441-48.
23. Vanella L, Lahner E, Olson J, Annibale B. Systematic review: gastric cancer incidence in pernicious anemia. Aliment Pharmacol Ther. 2013; 37:375-82.
24. Lahner E, Persechino S, Annibale B. Micronutrients (other than iron) and Helicobacter pylori infection: a systematic review. Helicobacter. 2012; 17:1-15.
25. Gisbert JP, Calvet X, Bermejo F, Boixeda D, Bory F, Bujanda L et al. III Spanish Consensus Conference on Helicobacter pylori infection. Gastroenterol Hepatol. 2013; 36:340-74.

26. Lobo RA. Inflammation, coronary artery disease, and hormones. Menopause. 2008; 15:1036-38.

27. Mendall MA, Goggin PM, Molineaux N, Levy J, Toosy T, Strachan D et al. Relation of Helicobacter pylori infection and coronary heart disease. Br Heart J. 1994; 71:437-9.

28. Patel P, Mendall MA, Carrington D, Strachan DP, Leatham E, Molineaux N et al. Association of Helicobacter pylori and Chlamydia pneumonia infections with coronary heart disease and cardiovascular risks factors. Br Med J. 1995; 311:711-14.

29. Muhlestein JB. Antibiotic treatment of atherosclerosis. Curr Opin Lipidol. 2003; 14:605-14.

30. Zhang S, Guo Y, Ma Y, Teng Y. Cytotoxin-associated gene-A-seropositive strains of Helicobacter pylori and atherosclerotic diseases: a systematic review. Chin Med J (Engl). 2008; 121:946-51.

31. Rogha M, Nikvarz M, Pourmoghaddas Z, Shirneshan K, Dadkhah D, Pourmoghaddas M. Is Helicobacter pylori infection a risk factor for coronary heart disease? ARYA Atheroscler. 2012; 8:5-8.

32. Longo-Mbenza B, Nsenga JN, Mokondjimobe E, Gombet T, Assori IN, Ibara JR et al. Helicobacter pylori infection is identified as a cardiovascula risk factor in Central Africans. Vascular Health and Risks Management. 2012; 8:455-61.

33. Shmuely H, Wattad M, Solodky A, Yahav J, Samra Z, Zafrir N. Association of Helicobacter pylori with coronary artery disease and myocardial infarction assessed by myocardial perfusion imaging. Isr Med Assoc J. 2014; 16:341-6.

34. Lai CY, Yang TY, Lin CL, Kao CH. Helicobacter pylori infection and the risk of acute coronary syndrome: a nationwide retrospective cohort study. Eur J Clin Infect Dis. 2015; 34:69-74.

35. Schöttker B, Adamu MA, Weck MN, Müller H, Brenner H. Helicobacter pylori infection, chronic atrophic gastritis and major cardiovascular events: a population-based cohort study. Atherosclerosis. 2012; 220:569-74.

36. Ikeda A, Iso H, Sasazuki S, Inoue M, Tsugane S; JPHC Study Group. The combination of Helicobacter pylori-and cytotoxin-associated gene-A seropositivity in relation to the risk of myocardial infarction in middle-aged Japanese: the Japan Public Health Center-based study. Atherosclerosis. 2013; 230:67-72.

37. Başyığıt S, Akbaş H, Süleymanlar İ, Kemaloğlu D, Koç S, Süleymanlar G. The assessment of carotid intima-media Thickness, lipid profiles and oxidative stress markers in Helicobacter pylori-positive subjects. Turk J Gastroenterol. 2012; 23:646-51.

38. Mete R, Oran M, Alpsoy S, Gunes H, Tulubas F, Turan C et al. Carotid intima-media thickness and serum paraoxonase-1 activity in patients with Helicobacter pylori. Eur Rev Med Pharmacol Sci. 2013; 17:2884-9.

39. Izadi M, Fazel M, Sharubandi SH, Saadat SH, Farahani MM, Nasseri MH et al. Helicobacter species in the atherosclerotic plaques of patients with coronary artery disease. Cardiovasc Pathol. 2012; 21:307-11.

40. Budzynski J. The favourable effect of Helicobacyer pylori eradication therapy in patients with recurrent angina-like chest pain and non-responsive to proton pump inhibitors: a preliminary study. Arch Med Sci. 2011; 7:73-80.

41. Sehrawat A, Sinha S, Saxena A. Helicobacter pylori neutrophilic-activating protein: a potential Treg modulator suppressing allergic asthma? Front Microbiol. 2015; 6:493.

42. Strachan DP. Hay fever, hygiene, and household size. Brit Med J. 1989; 299:1259-60.

43. Zhou X, Wu J, Zhang G. Association between Helicobacter pylori and asthma: a meta-analysis. Eur J Gastroenterol. 2013; 25:460-8.

44. Wang Q, Yu C, Sun Y. The association between asthma and Helicobacter pylori: a meta-analysis. Helicobacter. 2013; 18:41-53.

45. Adriani A, Repici A, Hickman I, Pelicano R. Helicobacter pylori infection and respiratory diseases: actual data and directions for future studies. Minerva Med 2014; 105:1-8.

46. Oertli M, Muller A. Helicobacter pylori targets dendritic cells to induce immune tolerance, promote persistence and confer protection against allergic asthma. Gut Microbes. 2012; 3:566-71.

47. Buzás GM. Metabolic consequences of Helicobacter pylori infection and eradication. World J Gastroenterol. 2014; 20:5226-3.

48. Zhou X, Zhang C, Wu J, Zhang G. Association between Helicobacter pylori infection and diabetes mellitus: a meta-analysis of observational studies. Diabetes Res Clin Pract. 2013; 99:200-8.

49. Vafaeimanesh J, Parham M, Seyyedmajidi M, Bagherzadeh M. Helicobacter pylori infection and insulin resistance in diabetic and nondiabetic population. Sci World J. 2014; 2014:391250.

50. Han X, Li Y, Wang J, Liu B, Hu H, Li X et al. Helicobacter pylori infection is associated with type2 diabetes among a middle and old-age Chinese population. Diabetes Metab Res Rev. 2016 Jan; 32(1):95-101.

51. He C, Yang Z, Lu N-H. Helicobacter pylori infection and diabetes: Is it a mith or fact. World J Gastroenterol. 2014; 20:4607-17.

52. Horikawa C, Kodama S, Fujihara K, Hirasawa R, Yachi Y, Suzuki A et al. High risk of failing eradication of Helicobacter pylori in patients with diabetes: a meta-analysis. Diabetes Res Clin Pract. 2014; 106:81-7.

53. Horikawa C, Kodama S, Fujihara K, Yachi Y, Tanaka S, Suzuki A et al. Association of Helicobacter pylori infection with glycemic control in patients with diabetes: a meta-analysis. J Diab Res. 2014; 2014:250620.

54. Minciullo PL, Cascio A, Barberi G, Gangemi S. Urticaria and bacterial infectious. Allergy Asthma Proc. 2014; 35:295-302.

55. Wang ZW, Li Y, Huang LY, Guan QK, Xu da W, Zhou WK et al. Helicobacter pylori infection contributes to high risk of ischemic stroke: evidence from a meta-analysis. J Neurol. 2012; 259:2527-37.

56. Álvarez-Arellano L, Maldonado-Bernal C. Helicobacter pylori and neurological diseases: married by the laws of inflammation. World J Gastroenterol. 2014; 5:400-4.

57. Majka J, Róg T, Konturek PC, Konturek SJ, Bielański W, Kowalsky M et al. Influence of chronic Helicobacter pylori infection on ischemic cerebral stroke risk factors. Med Sci Monit. 2002 Oct; 8(10):CR675-84.

58. Roubaud-Baudron C, Krolak-Salmon P, Quadrio I, Mégraud F, Salles N. Impact of chronic Helicobacter pyloriinfection on Alzheimer's disease: preliminary results. Neueobiol Aging. 2012; 33:1009.

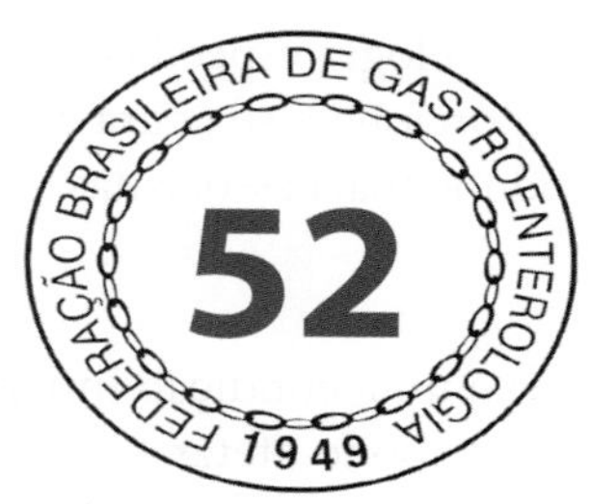

GASTRITE CRÔNICA

Edson Pedro da Silva
Daniel Fernando Soares e Silva
Pedro Eduardo Soares e Silva

INTRODUÇÃO

Gastrite é definida como inflamação do revestimento do estômago associada à lesão da mucosa gástrica.[1] O estudo da gastrite é difícil porque, mesmo com alterações acentuadas da mucosa, ela é, na maioria das vezes, assintomática e sem aspectos radiológicos, gastroscópicos ou sorológicos específicos. Seu diagnóstico é, então, essencialmente histopatológico. Representa a resposta do estômago a uma agressão.[2] O *Helicobacter pylori* (*H. pylori*) é o fator etiológico mais frequentemente associado à gastrite. A maioria das pessoas infectadas pela bactéria pode desenvolver gastrite aguda e esta resolver espontaneamente. A capacidade de o *H. pylori* causar gastrite aguda está bem demonstrada em estudos nos quais voluntários sadios foram intencionalmente infectados com o organismo. Essa infecção aguda está associada ao desenvolvimento de hipocloridria e infiltração neutrofílica à biópsia gástrica.[1,3] Após a infecção aguda, a maioria das gastrites evolui para gastrite crônica ativa, que é caracterizada histologicamente por células mononucleares, predominantemente de linfócitos, plasmócitos e macrófagos. Folículos linfoides com centros germinativos são vistos frequentemente, sendo característicos da infecção pelo *H. pylori*.[1,3]

HISTÓRICO

A história da gastrite crônica pode ser dividida em duas grandes fases: antes e depois do *H. pylori*. O termo "gastrite" foi utilizado pela primeira vez por Stahl, em 1728. Sua importância remonta à época de Cruveilhier que, em 1842, descreveu a relação da gastrite com o câncer gástrico. Dezoito anos depois, Flint (1860), e, mais tarde, Fenwick (1870), relataram a existência de alguma conexão entre a atrofia gástrica e a anemia perniciosa.[3]

No início do século XX, os estudos da gastrite baseavam-se na observação de espécimes cirúrgicos, em um número limitado de pacientes selecionados, que haviam sido submetidos a cirurgias gástricas do tipo Billroth I e Billroth II. Foi o início da chamada "era cirúrgica" da gastrite.

As conclusões desses observadores ainda são válidas e formam a base do conhecimento atual sobre a relação entre a gastrite crônica e as doenças gástricas.[3] É daquela época a referência sobre a relação da gastrite com a úlcera péptica, bem como os estudos iniciais sobre metaplasia intestinal e atrofia gástrica, culminando com a demonstração da relação entre a metaplasia intestinal e o câncer gástrico, que originou as publicações de Lauren, em 1965, relatando a descoberta de dois subtipos principais do câncer gástrico (os tipos intestinal e difuso), além de mostrar todos os estádios intermediários do tipo intestinal (metaplasia intestinal, gastrite atrófica e câncer gástrico).[3]

O ponto alto dessa era pré-endoscópica foram os estudos realizados por procedimentos de "biópsias às cegas", desenvolvidos no fim dos anos de 1940 e por toda a década de 1950 na Europa e na Austrália.

Os endoscópios rígidos para iluminação do estômago (corpo gástrico na prática) foram desenvolvidos por Mikulicz já em 1881, e o endoscópio semiflexível, por Schindler, em 1932, mas nenhum deles possibilitava a retirada de biópsias gástricas.[3]

A introdução da endoscopia flexível por Basil Hirschowitz, em 1957, iniciou a "era endoscópica" da gastrite. A introdução do canal de biópsia nos instrumentos modernos possibilitou a retirada de biópsias de lesões-alvo sob controle visual e permitiu coletas específicas de biópsias da mucosa do antro e corpo, separadamente. Tornou-se possível, então, a coleta de séries maiores de pacientes e mesmo de amostras populacionais. Esse fato proporcionou o aumento do conhecimento sobre a gastrite, sua morfologia e seu curso natural e confirmou as conclusões iniciais das relações entre a gastrite crônica e as doenças gástricas. Faltava, no entanto, a peça fundamental: saber a origem e a causa da gastrite crônica.

O desconhecimento da sua natureza biológica teve como resultado a falta de interesse dos clínicos e da maioria dos gastroenterologistas, os quais consideraram a gastrite crônica não um fator etiopatogênico, mas um acompanhante de um evento ou uma consequência de doenças gástricas. Muitos dos investigadores, mesmo aqueles que escreveram livros-texto sobre histologia gástrica, consideravam que a mucosa do estômago estava sempre inflamada, isto é, infiltrada com células inflamatórias mononucleares, como a mucosa do intestino distal. A gastrite não tinha relevância na prática clínica ou no diagnóstico.

O ácido era considerado, sem discussão, o principal fator etiológico das doenças gastroduodenais, em particular da úlcera péptica. Nas conferências médicas, as sessões sobre gastrite não eram consideradas importantes e eram apresentadas somente após palestras proeminentes e elegantes sobre secreção ácida gástrica, fisiologia e farmacologia. É de se ressaltar que, nesses estudos, frequentemente, faltava controle se as pessoas testadas tinham ou não gastrite ou mesmo gastrite atrófica.[3]

A "fase do *H. pylori*" iniciou-se em 1982, após a descoberta da bactéria por Robin Warren e Barry Marshall, e mudou a atitude de pesquisadores e gastroenterologistas em relação à gastrite. Ela tornou-se uma doença curável, com etiologia específica. A erradicação do *H. pylori* proporciona a sua cura e também a das doenças gastroduodenais associadas.

GASTRITE CRÔNICA

A gastrite crônica (GC) é uma condição inflamatória da mucosa gástrica que pode afetar diferentes regiões do estômago e exibir graus diferentes de lesões da mucosa.

Seu maior fator causal, o *H. pylori*, tem um longo período latente de infecção subclínica, durante o qual causa inflamação e dano da mucosa. A presença do *H. pylori* no estômago está sempre associada com lesão tecidual e achados histológicos de gastrite crônica ativa. Tipicamente, embora presente no antro e no corpo, o organismo é mais comumente encontrado no antro, onde encontra as condições ideais para sua sobrevivência. Histologicamente, observa-se infiltrado inflamatório composto de plasmócitos e linfócitos na lâmina própria. A inflamação ativa é evidenciada pela presença de neutrófilos na camada glandular e na superfície epitelial. Graus variados de inflamação podem ser detectados. Agregados linfoides são frequentemente observados na mucosa.[4]

São reconhecidos três tipos de gastrite: pangastrite, predominante de antro e predominante de corpo. Na gastrite difusa de antro ocorre secreção de ácido normal ou aumentada, e ela pode estar associada à úlcera duodenal e pouca ou nenhuma atrofia. A persistência da inflamação ocasiona o desenvolvimento de atrofia gástrica com hipocloridria ou acloridria. Essas alterações facilitam a migração proximal da bactéria e o desenvolvimento da gastrite do corpo ou multifocal, a qual tende a progredir para metaplasia intestinal e, depois, para o tipo intestinal do câncer gástrico.[1,3]

Um dos grandes dilemas sobre a gastrite crônica foi, por muitas décadas, a sua grande incidência na população, em contraste com a falta de conhecimento acerca de suas causas específicas. A descoberta do *H. pylori* como o maior agente causal da inflamação ajudou a resolver esse problema. Consequentemente, a documentação precisa e uniforme da gastrite por meio de biópsias gástricas assumiu importância primordial para o entendimento da sua dinâmica. Também teve importante contribuição para o estudo da história natural da úlcera péptica e da evolução para o câncer gástrico.

Embora sejam reconhecidos diversos tipos de gastrite crônica (Tabela 52.1), será abordada especificamente a gastrite crônica causada pelo *H. pylori*.

Tabela 52.1 – Classificação da gastrite crônica baseada na topografia, morfologia e etiologia

	Tipos de gastrite	Fatores etiológicos	Sinônimos
Não atrófica		*Helicobacter pylori* Outros fatores?	Superficial Gastrite difusa de antro Gastrite crônica de antro Intersticial-folicular Hipersecretora Tipo B
Atrófica	Autoimune	Autoimunidade	Tipo A Difusa de corpo Associada à anemia perniciosa
	Atrófica multifocal	*Helicobacter pylori* Dieta Fatores ambientais?	Tipo B, tipo AB Ambiental Metaplásica
Formas especiais	Química	Irritação química ▪ Bile ▪ AINEs ▪ Outros agentes?	Reativa Refluxo AINEs Tipo C
	Radiação	Lesões por irradiação	
	Linfocítica	Idiopática? Mecanismos imunes Glúten Drogas (ticlopidina) *H. pylori?* Doença de Crohn	Varioliforme (endoscópica) Associada à doença celíaca
	Granulomatosa não infecciosa	Sarcoidose Granulomatose de Wegener e outras vasculites Substâncias estranhas Idiopatia	Granulomatose isolada
	Eosinofílica	Sensibilidade alimentar Outras alergias?	Alérgica
	Outras gastropatias infecciosas	Bacteriana (diferente do *H. pylori*) Viroses Fungos Parasitos	Flegnomatosa

AINEs: anti-inflamatórios não esteroides.
Fonte: Dixon et al., 1996.[6]

CLASSIFICAÇÕES

A era moderna do estudo das gastrites e seus sintomas teve início com Schindler em 1947. Utilizando um gastroscópio e biópsias intraoperatórias, ele tentou correlacionar as aparências grosseiras e microscópicas no estômago. Reconheceu a gastrite aguda e crônica e estabeleceu os termos "gastrite crônica superficial", "gastrite crônica atrófica" e "gastrite cônica hipertrófica".[3] Desde a época de Schindler até os dias atuais, o termo "gastrite superficial" foi incluído no vocabulário médico e indica a gastrite não atrófica (relacionada ao *H. pylori*) na terminologia moderna.

O marco seguinte foi a possibilidade de biopsiar o estômago por meio do gastroscópio sem a necessidade de laparotomia, seguida pela introdução dos aparelhos flexíveis de fibra ótica, o que permitiu a biópsia dirigida de qualquer parte do estômago.

Um aspecto morfológico importante da gastrite crônica foi proposto por Whitehead et al., em 1972. Foi mantido o tipo de classificação e graduação da gastrite crônica de Schindler, mas introduziu-se o conceito de "atividade". A "atividade" da gastrite crônica indica a presença de inflamação com polimorfonucleares além da inflamação mononuclear, uma reação do hospedeiro que se sabe estar fortemente associada com a progressão da gastrite e frequentemente relacionada à presença das cepas cagA-positivas do *H. pylori*.[3] Na gastrite crônica superficial, a inflamação está limitada ao nível das criptas gástricas e da lâmina própria que a circunda. A gastrite atrófica apresenta uma perda das glândulas especializadas, subdivididas em leve, moderada e intensa. Ela é inteiramente morfológica, documenta o tipo de mucosa (de antro ou de corpo), o grau da gastrite, a sua atividade e a presença de metaplasia.

A importância da distribuição topográfica da gastrite crônica atrófica foi mostrada na classificação de Strickland e Mackay, em 1973, a qual definiu dois grupos topográficos: tipo A e tipo B. O tipo A é a gastrite crônica atrófica do corpo, de origem autoimune, em pacientes com acloridria e sinais sorológicos de autoimunidade. No tipo B, 92% dos pacientes têm gastrite atrófica de antro e há uma variação da incidência da doença no corpo, porém, os anticorpos estão ausentes. Esse subtipo foi considerado "idiopático", mas é, de acordo com os conhecimentos atuais, tipicamente relacionado com infecção pelo *H. pylori*.[3] Ela representa a gastrite atrófica, considerada multifocal por Pelayo Correa, ou gastrite atrófica tipo AB, de Glass e Pitchumoni, os quais sugeriram o termo AB para definir a distribuição mista de antro e corpo.

Em 1988, um "tipo C" de gastrite foi proposto por Wyatt e Dixon, indicando lesões gástricas reativas que não eram associadas ao *H. pylori* nem eram autoimunes, provavelmente de natureza "química" (reativa).[3] Várias outras classificações foram propostas e utilizadas, porém, as duas primeiras eram as mais conhecidas e difundidas.

Havia, então, uma terminologia confusa e diferenças conceituais entre estas diversas classificações. Tais diferenças reforçaram a necessidade de uniformização e simplificação de um sistema de documentação para tentar organizar as visões divergentes e acomodar todos os dados experimentais existentes.

Em 1980, George Misiewicz e Guido Tytgat reuniram um grupo de gastroenterologistas e patologistas que organizaram várias reuniões de serviço sobre a classificação e o relato dos aspectos endoscópicos e patológicos da gastrite pelo *H. pylori*. Esse esforço coletivo culminou no estabelecimento do "Sistema Sydney", apresentado em 1990 no Congresso Mundial de Gastroenterologia em Sydney, Austrália.[5]

O Sistema Sydney teve a intenção de ser uma diretriz prática para indicar quais das aparências morfológicas da gastrite nos espécimes de biópsias são importantes e devem ser observadas e como essas alterações deveriam ser graduadas e relatadas para que expressassem, de maneira compreensível, o tipo e o grau das lesões da mucosa gástrica.

Não se trata de uma classificação em termos estritos, mas uma diretriz prática. A gastrite pelo *H. pylori* é um processo dinâmico e progressivo, no qual a aparência histopatológica se altera ao longo do tempo e o estádio final é difícil de prever.

Esse sistema foi criticado por Correa e Yardley e por Rubin. Um novo consenso foi realizado em Houston, em 1994, e publicado em 1996 como "Sistema Sydney Atualizado".[6,7] Na prática, essa atualização incluiu recomendações para que se tomassem biópsias também da região da incisura *angularis* do estômago (a presença de metaplasia intestinal na incisura *angularis* é um sinal inicial de gastrite atrófica multifocal), e foi apresentada uma "escala visual análoga" útil para a graduação prática dos parâmetros histológicos (inflamação crônica, atividade, atrofia, metaplasia intestinal e *H. pylori*) que já estavam relacionados no Sistema Sydney original.

O Sistema Sydney apresenta duas divisões: histológica e endoscópica.

A divisão histológica é composta por três ramos (Figura 52.1):

- **Ramo topográfico:** mostra a distribuição da gastrite (antro, corpo ou todo estômago).
- **Ramo morfológico:** descreve as cinco variáveis histológicas (inflamação crônica, atividade neutrofílica polimorfonuclear, atrofia glandular, metaplasia intestinal e densidade de *H. pylori*) e a intensidade de todos aspectos descritos (leve, moderada, acentuada).
  - A inflamação crônica é caracterizada pelo aumento de linfócitos e plasmócitos. Após a erradicação do *H. pylori*, desaparece muito lentamente, levando cerca de 1 ano na mucosa de corpo e até 4 anos na de antro.[8]
  - A atividade neutrofílica polimorfonuclear avalia a presença de polimorfonucleares entre o processo inflamatório crônico mononuclear. Sua presença indica continuidade da inflamação aguda e suas consequências. Desaparece 6 a 8 semanas após a erradicação do *H. pylori*. Sua persistência quase sempre indica falha no tratamento.[8]
  - As gastrites crônicas podem se acompanhar de atrofia glandular, ou seja, a perda das glândulas especializadas de antro e/ou corpo como resultado de um processo inflamató-

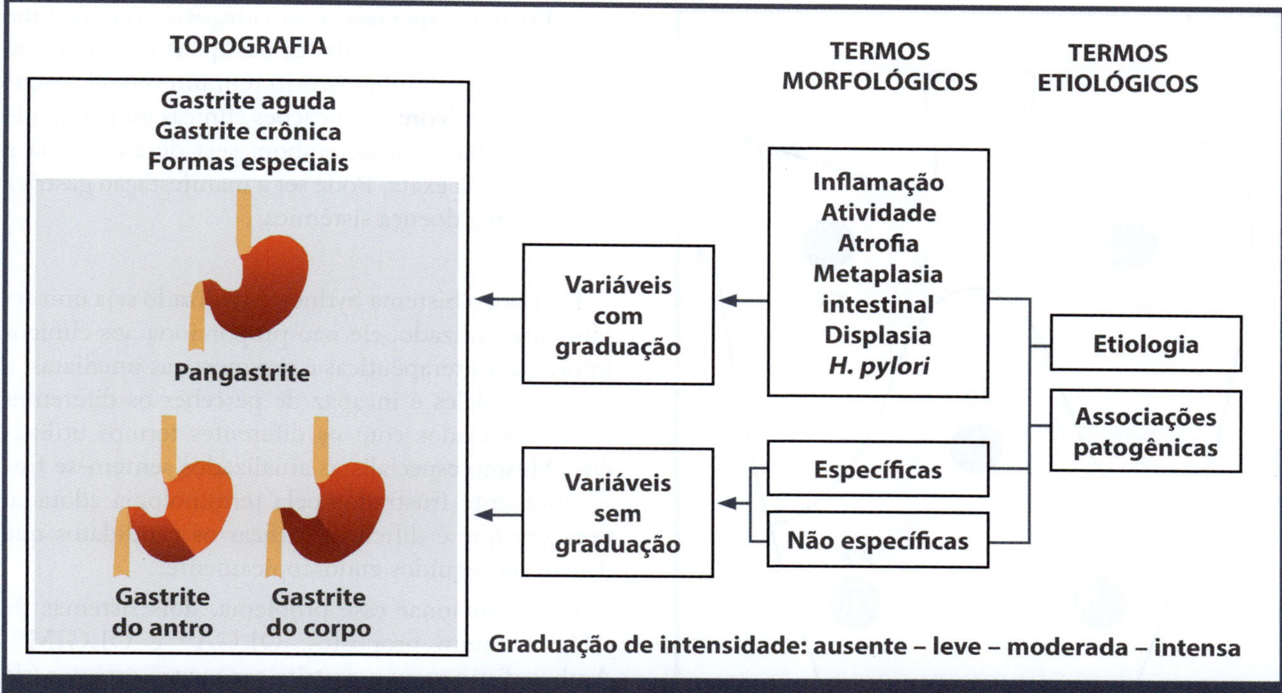

Figura 52.1 – Sistema Sydney – divisão histológica.

rio prolongado e difuso ou de lesão tecidual acentuada (erosão, úlcera), tendo como consequência adelgaçamento da mucosa e redução da função secretora gástrica.

- A metaplasia intestinal é uma reação adaptativa à inflamação crônica da mucosa, na qual as células foveolares ou glandulares do estômago são substituídas por dois tipos de epitélio intestinal, os quais podem ser vistos pela coloração hematoxilina-eosina: 1) enterócitos absortivos, semelhantes aos do intestino delgado, com bordo em escova e células caliciformes totalmente desenvolvidas; e 2) células colunares com citoplasma esponjoso e sem bordo em escova. A metaplasia intestinal é dividida em três fenótipos pelas colorações *Alcian blue* e diamina férrica, como descrito por Jass e Filipe,[9] denominadas completa (tipo I ou do intestino delgado) e incompleta (tipos II ou do intestino delgado e III ou colônica). Quando mais de um tipo coexiste em uma amostra, ela é classificada de acordo com o tipo dominante presente na secção. O tipo I, o mais comum, está associado a baixo risco de câncer gástrico, enquanto o tipo III está fortemente relacionado à neoplasia.

- **Ramo etiológico:** se houver (*H. pylori*, autoimune etc.).

Com base na suposição de que uma diferente extensão e distribuição topográfica da atrofia expressa uma diferente situação clínico-biológica (associada com risco diferente de câncer), o Sistema Sydney Atualizado (Houston) estabeleceu que múltiplos fragmentos de biópsias deveriam ser obtidos para explorar os diferentes compartimentos da mucosa. Localizações diferentes de biópsias foram sugeridas na literatura internacional para mapear a mucosa, todas elas consistentes com a assertiva de que a mucosa do antro e a oxíntica devem ser "exploradas", e também considerando a incisura *angularis,* a qual é "altamente informativa", com o propósito de estabelecer a fase mais inicial da transformação atrófico-metaplásica, uma vez que essas alterações morfológicas ocorrem mais precocemente nessa topografia, havendo, posteriormente, uma propagação progressiva para toda a mucosa antral e fúndica.[10]

Recomendam-se, ao menos, cinco amostras de biópsias (Figura 52.2):

- grande e pequena curvaturas do antro distal (A1-A2 = mucosa mucossecretora);
- pequena curvatura na incisura *angularis* (A3), na qual ocorrem principalmente as alterações atrófico-metaplásicas mais precocemente;
- as paredes anterior e posterior do corpo proximal (C1-C2 = mucosa oxíntica).

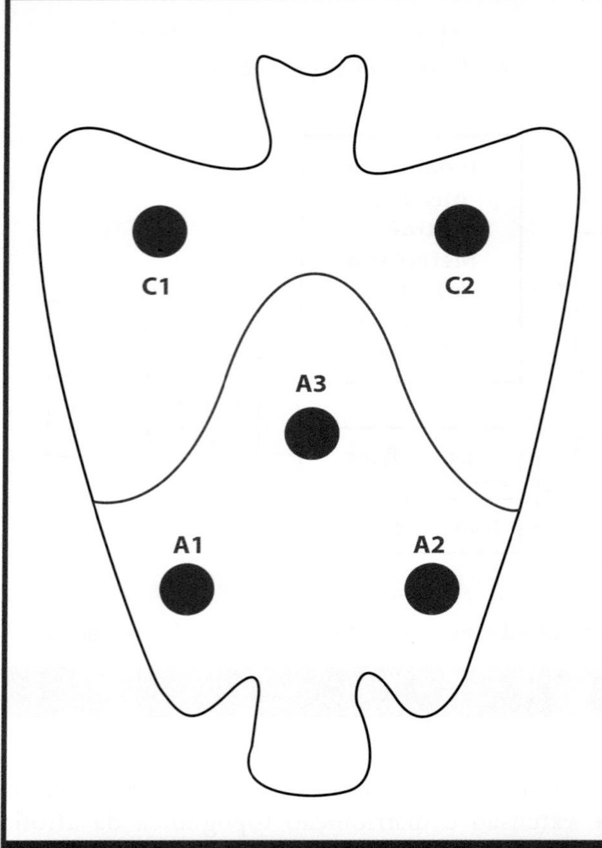

Figura 52.2 – Protocolo de biópsias gástricas.
Fonte: adaptada de Jass e Filipe, 1980.[9]

Qualquer lesão específica (úlcera, erosões etc.) deve ser biopsiada separadamente. Ao menos um fragmento deve ser retirado de áreas grosseiramente anormais.[5]

O Sistema Sydney Atualizado reconhece três modelos morfológicos: gastrite aguda, gastrite crônica e formas especiais.

- **Gastrite aguda**: o diagnóstico da gastrite aguda é raro com a realização de biópsias, já que ela é, geralmente, uma condição transitória. O diagnóstico baseia-se em um infiltrado inflamatório da mucosa predominantemente de neutrófilos, sendo mínimo, se houver, o aumento de linfócitos e plasmócitos. Outros aspectos, como edema, erosões e hemorragia, são comuns.
- **Gastrite crônica**: há um aumento de linfócitos e plasmócitos no interior da lâmina própria, não acompanhados de modelos organizados reconhecíveis como uma "forma especial". A atividade da gastrite crônica é dada pelo infiltrado de neutrófilos que pode acompanhá-la na lâmina própria, criptas gástricas e epitélio superficial.
- **Formas especiais**: essa categoria contém uma variedade de entidades nas quais o epitélio ou o infiltrado inflamatório tem um modelo reconhecido, com implicações clínicas ou patogênicas estabelecidas, embora seja desconhecida a etiologia exata. Pode ser a manifestação gástrica de uma doença sistêmica.

Embora o Sistema Sydney Atualizado seja universalmente utilizado, ele não proporciona aos clínicos informações terapêuticas e prognósticas imediatas, e a maioria deles é incapaz de perceber os diferentes riscos associados com os diferentes termos utilizados. Mesmo especialistas atualizados sentem-se frequentemente frustrados pela terminologia adotada, uma vez que é difícil identificar os candidatos que devem ser seguidos endoscopicamente.

Para solucionar esse problema, dois sistemas de estágios foram propostos: OLGA[11] e OLGIM[12]. Ambos distinguem a gastrite em quatro estágios (de 0 a IV), os quais estão associados a um risco progressivo de câncer gástrico (CG).

O primeiro deles foi publicado em 2005, quando um grupo internacional de gastroenterologistas e patologistas propôs o sistema de estadiamento OLGA[11] (*Operative Link for Gastritis Assesment* – Tabela 52.2) para relatar a gastrite em termos de estádios, ordenando seus fenótipos em uma escala de risco progressivo para o CG, do menor (estádio OLGA 0) para o maior (estádio OLGA IV). Ele se espelhou no formato do relatório histológico das hepatites crônicas. Assim como a fibrose é a principal lesão utilizada para avaliar o risco de cirrose hepática, a atrofia da mucosa gástrica é considerada o marcador de risco para câncer. Ainda, como certo número de tratos portais são necessários para estagiar corretamente a hepatite, um protocolo bem definido de fragmentos de biópsias (como recomendado pelo Sistema Sydney Atualizado) foi considerado essencial para o estadiamento correto da gastrite.[11]

Como o risco de CG se relaciona diretamente com a extensão e a intensidade da gastrite atrófica, que é maior quando acentuada e afeta todo o estômago,[4] um sistema de estadiamento baseado na atrofia tem implicações para o prognóstico e, possivelmente, para a conduta clínica destes pacientes. O sistema de estadiamento OLGA proporciona aos clínicos uma percepção imediata, global, da extensão da doença gástrica e também fornece informações referentes ao risco de câncer, especialmente do tipo intestinal. Nesse sistema, os estádios III e IV

Tabela 52.2 – Estadiamento da gastrite: o sistema OLGA

	Pontuação de atrofia	Pontuação	Corpo			
			Sem atrofia	Atrofia leve	Atrofia moderada	Atrofia acentuada
			0	1	2	3
Antro	Sem atrofia Incluindo a incisura *angularis*	0	Estágio 0	Estágio I	Estágio II	Estágio II
	Atrofia leve Incluindo a incisura *angularis*	1	Estágio I	Estágio I	Estágio II	Estágio III
	Atrofia moderada Incluindo a incisura *angularis*	2	Estágio II	Estágio II	Estágio III	Estágio IV
	Atrofia acentuada Incluindo a incisura *angularis*	3	Estágio III	Estágio III	Estágio IV	Estágio IV

Fonte: Ruggea et al., 2008.[11]

estão significativamente associados ao desenvolvimento de CG e são consistentes com a assertiva biológica de que a extensão e a localização da atrofia têm correlação com o risco de câncer.[1]

Nos últimos anos, diversos estudiosos têm validado esse sistema,[13] que, por ser simples de utilizar e útil na avaliação da gravidade da gastrite atrófica, fornece informações relevantes sobre o desfecho clínico-patológico da gastrite e, então, para o manejo do paciente. De acordo com o seu estádio OLGA e o *status H. pylori*, pacientes com gastrite podem ser estratificados e manejados corretamente de acordo com os seus diferentes riscos para câncer gástrico.[14]

O segundo sistema de estagiamento (OLGIM – *Operative Link on Intestinal Metaplasia Assessment*) basicamente incorpora o mesmo sistema de estagiamento OLGA, substituindo o escore "global" de atrofia (nas suas diferentes variedades fenotípicas) por uma avalição semiquantitativa da metaplasia intestinal (local e extensão), no estômago proximal e distal.[15] O racional para se propor esse sistema está no fato de a metaplasia intestinal ser mais fácil de avaliar histologicamente que o espectro "global" das lesões atróficas do sistema OLGA, aumentando consideravelmente a concordância entre observadores – uma vantagem inegável.[15]

Alinhado com o Sistema Sydney, o sistema OLGIM também requer um mínimo de cinco amostras de biópsias para o estagiamento da gastrite, conforme o protocolo do Sistema Sydney Atualizado.

Nesse sistema, os estágios III e IV também estão significativamente associados com o desenvolvimento de CG.[16]

Ainda é motivo de debate qual dos dois sistemas é o mais eficiente na prática clínica, mas ambos são consistentes no seu propósito de estratificar os pacientes com gastrite em diferentes classes de risco para o CG, tendo como resultado um subgrupo de pacientes com alto risco (estágios III e IV OLGA/OLGIM), para os quais é recomendada vigilância dessas lesões.[16]

O valor prognóstico do estagiamento da gastrite, já reconhecido pelo *Maastricht IV Consensus Conference*, foi recentemente confirmado pelo *Kyoto Global Consensus Meeting on* H. pylori *gastritis* (Kyoto, 2014).[16,17]

HISTÓRIA NATURAL DA GASTRITE CRÔNICA

A maior causa de gastrite é o *H. pylori*. Ao longo dos anos, essa bactéria criou mecanismos para assegurar sua sobrevivência no ambiente ácido do estômago.

A inflamação aguda inicial pelo *H. pylori* afeta todo o estômago. Esse envolvimento por igual do antro e corpo pode ser o responsável pela profunda hipocloridria que ocorre logo após a infecção. Isso permite uma colonização maior da mucosa do corpo pelo *H. pylori* e a retenção da virulência dos organismos. A seguir, ocorre uma redução gradual da densidade bacteriana no corpo, como consequência do desenvolvimento da resposta imune, e uma alteração do perfil de quimocinas pode conduzir ao restabelecimento da função da célula parietal.[18]

Na maioria dos indivíduos, a produção de ácido continua a aumentar como consequência da recuperação das células parietais e da hipergastrinemia induzida pelo *H. pylori*, tornando a mucosa oxíntica relativamente hostil à infecção pelo *H. pylori*.[18]

Outro fator importante para o resultado clínico da infecção pelo *H. pylori* é o estado secretor do hospedeiro. Existem diferentes modos de interação entre a secreção ácida gástrica e a gastrite associada ao *H. pylori*, dependendo do perfil secretor do hospedeiro antes da infecção. Em pessoas com perfil de secreção alta de ácido, a infecção pode conduzir a uma gastrite predominante de antro, com pouca ou nenhuma inflamação no corpo – padrão de gastrite predominante de antro. Esse padrão é mais comum em áreas industrializadas do mundo e está associado a um maior risco para úlcera duodenal.[18,19] Entretanto, em pessoas com baixa secreção de ácido, a infecção pelo *H. pylori* pode causar gastrite progressiva no antro e corpo, com consequente diminuição da secreção de ácido – gastrite difusa ou predominante de corpo. Esse padrão é mais prevalente nas camadas menos privilegiadas da população; está associada a hipocloridria, atrofia gástrica, úlcera gástrica e aumento da incidência de adenocarcinoma.[18,19]

PREVALÊNCIA

A prevalência da gastrite crônica na população em geral depende fortemente da idade. A prevalência total de gastrite crônica e a prevalência de gastrite crônica acompanhada por estádios de atrofia do antro e corpo aumentam com a idade. É rara em crianças dos países industrializados, mas a sua frequência aumenta mais tarde, de maneira linear, com a idade. Em média, mais da metade da população, mesmo nesses países, tem alto grau de gastrite crônica nos grupos etários acima de 50 a 60 anos.

Estudos epidemiológicos mostram que a prevalência da gastrite crônica relacionada com o *H. pylori* depende da posição socioeconômica da população, sugerindo que a infecção é mais frequente em populações ou em países com baixo padrão de higiene ambiental, comparados com aqueles de padrão mais elevado.

Evidenciou-se também que, somando-se à prevalência total de gastrite crônica, a idade média do início da infecção pelo *H. pylori* pode ser uma importante variável epidemiológica. Populações com alta prevalência de gastrite crônica geralmente mostram um início precoce da infecção, e vice-versa.

Nos países em desenvolvimento, as pessoas tornam-se infectadas pelo *H. pylori* mais precocemente que nos demais países (Figura 52.3),[20,21] e o nível socioeconômico representa o maior fator de risco para a infecção. Em países em desenvolvimento, quase todas as crianças estão infectadas aos 10 anos de idade.[21] Nos países industrializados, as famílias de crianças de mais baixo nível socioeconômico estão infectadas. Essas crianças permanecerão infectadas por toda a vida.[22]

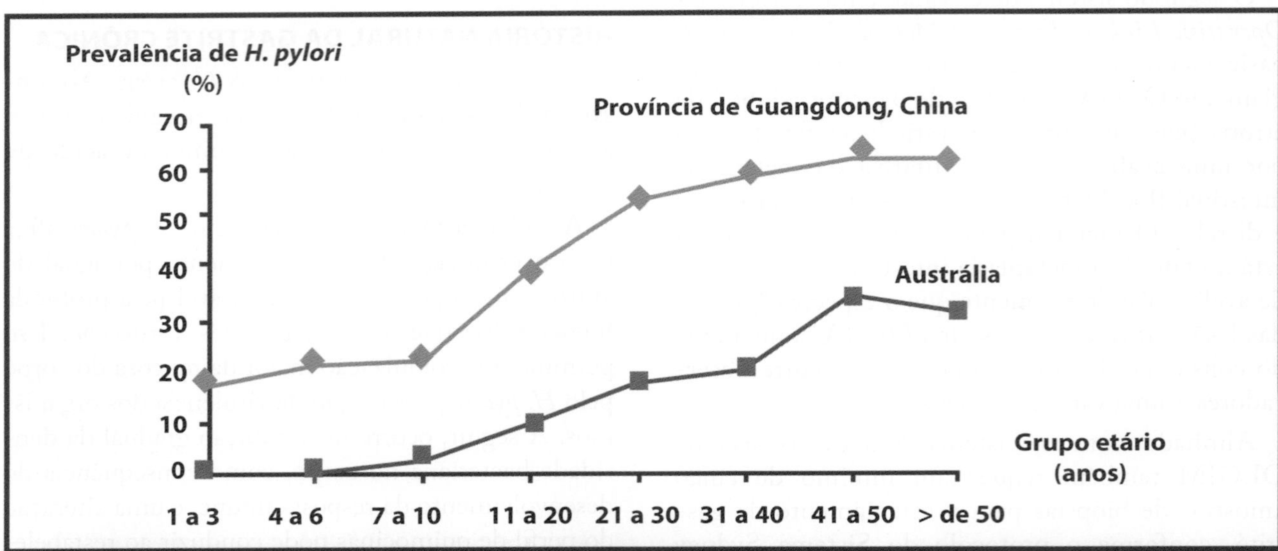

Figura 52.3 – Prevalência da infecção pelo *H. pylori* por grupo etário na província Guangdong, China, e na Austrália. Em países como a China, as pessoas tornam-se infectadas muito mais precocemente na vida que em muitos países desenvolvidos.
Fonte: Mégraud, 1993.[21]

Após a infância é difícil adquirir o *H. pylori*. Nos grupos mais velhos, em países industrializados, após alcançado um pico, há um decréscimo da taxa de prevalência da infecção. Isso pode ser facilmente explicado pela história natural da gastrite causada pelo *H. pylori*, a qual tende a progredir para atrofia após muitos anos. Quando a atrofia é acentuada na área do estômago, a bactéria perde seu nicho ecológico, formado pelas células mucosas, e desaparece.[22]

RELAÇÃO COM DOENÇAS GÁSTRICAS

Câncer gástrico

A gastrite crônica é uma condição pré-cancerosa e parece estar particularmente relacionada ao carcinoma gástrico do tipo intestinal. A prevalência de gastrite com alterações atróficas avançadas, metaplasias e alterações epiteliais displásicas, é mais comum que o esperado em pacientes com carcinoma gástrico do tipo intestinal e precede por anos a formação de carcinomas clinicamente evidentes.

A carcinogênese gástrica é um processo multifatorial, relacionado com a interação de fatores genéticos do hospedeiro (secreção ácida gástrica e polimorfismos genéticos nas citocinas pró-inflamatórias), diversidade genética do *H. pylori* infectante (presença ou não de fatores virulentos – cepas com ilha de patogenicidade *cag* intactas) e fatores ambientais como os hábitos dietéticos e de higiene pessoal.[1]

A extensão e a gravidade da inflamação da mucosa gástrica, bem como o desfecho clínico da infecção, dependem de inúmeros fatores, entre os quais: a virulência da bactéria, a suscetibilidade genética do hospedeiro, a resposta imune, a idade em que ocorreu a infecção inicial e fatores ambientais. A inter-relação complexa entre esses fatores pode explicar por que somente uma minoria (menos de 1% dos infectados) desenvolverá câncer gástrico.[23]

No início dos anos 1970, Correa formulou um modelo de múltiplas etapas que conduzem ao câncer gástrico, conhecido como cascata de Pelayo Correa, na qual a forma intestinal do câncer se desenvolve por meio de processos sequenciais temporais de alterações fenotípicas pré-cancerosas (gastrite crônica superficial, gastrite atrófica, metaplasia intestinal e displasia) que podem conduzir ao câncer gástrico. Cada uma dessas alterações morfológicas está associada a um maior risco de câncer gástrico. Admite-se que todos os estádios antes do desenvolvimento da displasia de alto grau sejam potencialmente reversíveis, embora haja controvérsias.[24,25]

A inflamação gástrica de longa duração induzida pelo *H. pylori* frequentemente conduz à gastrite atrófica, que é considerada o primeiro passo importante na histogênese do câncer gástrico. Sua distribuição é geralmente multifocal e frequentemente associada à perda glandular e intestinalização da mucosa gástrica.[26] A atrofia gástrica, principalmente quando afeta uma grande parte do corpo gástrico, tem, como consequência, hipossecreção de ácido e níveis diminuídos de pepsinogênio. A baixa acidez do suco gástrico permite a colonização do estômago por outras bactérias, as quais, por sua vez, podem promover a formação de fatores carcinogênicos (Figura 52.4).[27]

A gastrite crônica atrófica está frequentemente associada à metaplasia intestinal (MI), e ambas estão intimamente relacionadas com a infecção pelo *H. pylori*.

Com base em dados retrospectivos, o risco de câncer gástrico está relacionado ao tipo de MI, sendo quatro vezes maior naqueles com tipo III que naqueles com tipo I.

Doença ulcerosa péptica

Em muitos estudos, antigos e recentes, o encontro de gastrite é mais comum que o esperado em pacientes com úlcera duodenal (UD) e úlcera gástrica (UG). A gastrite parece, também, preceder a úlcera, sugerindo que ela é um fator de risco real para a doença ulcerosa, em vez de ser uma consequência desta, como admitido anteriormente.

O papel da gastrite na doença ulcerosa é complexo: ela pode aumentar ou diminuir o risco de úlcera, dependendo do seu grau e do tipo topográfico. Gastrite e atrofia do antro tendem a aumentar o risco de úlcera péptica, enquanto a gastrite com atrofia do corpo tende a diminuí-lo.

Desde muito antes da descoberta do *H. pylori* sabe-se que o padrão de gastrite associada à úlcera duodenal é diferente do daquelas associadas à úlcera gástrica. A UD acompanha-se de gastrite predominante de antro, enquanto na úlcera gástrica (UG) a gastrite é difusa ou predominante de corpo.

A gastrite de antro na úlcera duodenal é geralmente acentuada, afetando-o mais difusamente que em pacientes com úlcera gástrica, havendo pouca ou nenhuma progressão concomitante da gastrite no corpo.[28] Com o passar do tempo, desenvolvem-se vagarosamente metaplasia intestinal e atrofia no antro, o que pode ocasionar diminuição da produção de ácido em virtude da liberação diminuída de

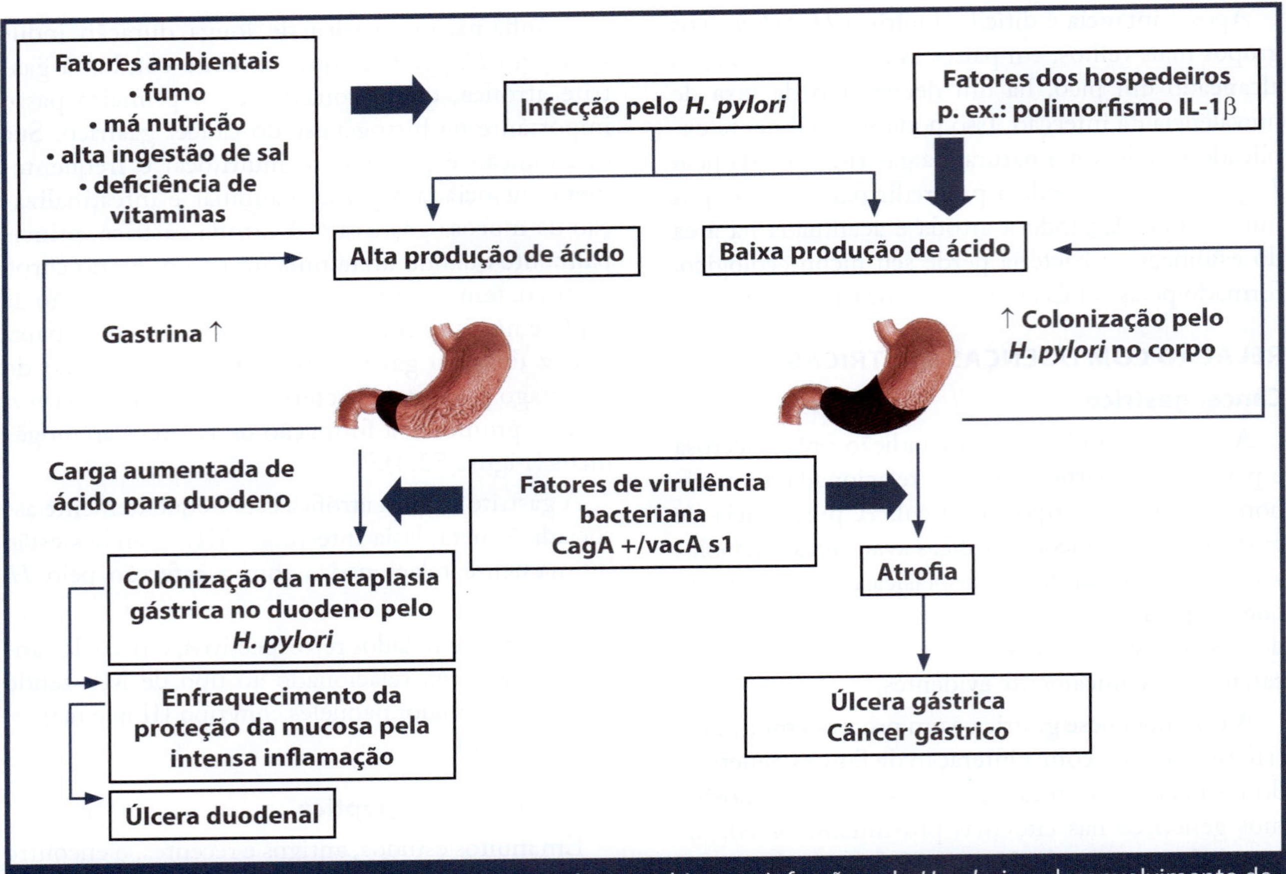

Figura 52.4 – Interações propostas entre o hospedeiro, ambiente e infecção pelo *H. pylori* no desenvolvimento de úlcera gástrica, úlcera duodenal e câncer gástrico.
Fonte: modificado de Chan e Leung, 2002.[27]

gastrina. Esse fato reduz a probabilidade da recidiva ulcerosa, explicando a observação clínica de que as úlceras duodenais podem deixar de recidivar ao longo do tempo.[29]

A combinação de gastrite pronunciada do antro e uma região intacta de células parietais ocasiona hipersecreção de ácido devida a um bloqueio dos mecanismos que normalmente inibem a sua secreção. Esse fato é observado em todas as pessoas com gastrite predominante de antro, e não somente na UD.

As úlceras gástricas ocorrem em mucosa enfraquecida por uma infecção de longa duração pelo *H. pylori*. Quanto mais severa é a gastrite, maior a possibilidade de haver diminuição das defesas da mucosa, o que permite a ocorrência da lesão produzida pelo ácido.

As úlceras gástricas proximais costumam ocorrer em mucosa não secretora de ácido ou próximos à junção com a mucosa não secretora, mais frequentemente na pequena curvatura, na zona de transição entre a mucosa do antro e do corpo.

Outras doenças

Algumas outras doenças gástricas, tais como pólipos ou tumores neuroendócrinos tipo I (carcinoides), estão também comumente associados à gastrite crônica.

Os tumores neuroendócrinos tipo I (NET-I, carcinoides) são pequenos, multifocais, ocorrendo na gastrite crônica com atrofia severa do corpo, e estão relacionados com a acloridria causada pela atrofia total da mucosa do corpo. Em conexão com a mucosa normal do antro, a acloridria causa hipergastrinemia. Altos níveis de gastrina promovem hiperplasia das células enterocromafins no estômago, o que acaba resultando em lesões pequenas e hiperplásticas, frequentemente múltiplas, de tumores carcinoides.

Os tumores neuroendócrinos tipo I estão frequentemente limitados à mucosa, à submucosa, e as metástases ocorrem em menos de 2,5% dos casos para os linfonodos e fígado.[30]

A anemia perniciosa é outra importante complicação tardia da gastrite crônica e está sempre associada com atrofia severa (total) da mucosa do corpo gástrico (gastrite do corpo com atrofia severa) e com diminuição da secreção de fator intrínseco pela mucosa do corpo.

QUADRO CLÍNICO

Embora a gastrite crônica seja considerada uma doença assintomática, mesmo quando acentuada, suas manifestações clínicas podem ser confundidas com outros processos, como a dispepsia funcional e a doença do refluxo gastroesofágico (DRGE). Na prática clínica, muitos pacientes com queixas funcionais do aparelho digestivo são erroneamente rotulados como portadores de gastrite ("gastrite nervosa").

Quando o clínico é procurado, as queixas são muito variáveis, podendo ocorrer desconforto e estufamento pós-prandial, náuseas, vômitos e dor epigástrica, geralmente relacionadas com a ingestão de determinados alimentos, bebidas alcoólicas ou conflitos emocionais.

Estudos para estabelecer uma correlação entre gastrite e um quadro sintomático específico têm fracassado. Os sintomas dispépticos não são peculiares a nenhum tipo de gastrite.

DIAGNÓSTICO

O diagnóstico de gastrite somente pode ser estabelecido por biópsia gástrica. A gastroscopia permite avaliar a mucosa do estômago e retirar múltiplos fragmentos de tecido, de modo dirigido. Infelizmente, a correlação entre as aparências da endoscopia convencional de luz branca e histológicas é fraca, especialmente quando existem alterações macroscópicas pequenas na superfície mucosa. A correlação é melhor quando são encontradas aparências grosseiras ou características de inflamação.

Entretanto, o desenvolvimento de novas tecnologias endoscópicas permitiu aos endoscopistas obter diversos métodos de imagens baseados em espectros específicos de luz e fluorescência. A endoscopia com magnificação, NBI e a endomicroscopia confocal *a laser* trouxeram novas perspectivas, que são totalmente diferentes das imagens não magnificadas e permitem avaliar as alterações histológicas de acordo com padrões de imagens específicas.[31]

Endoscopia convencional de luz branca (CLB)

Aceita-se que não há evidência de gastrite endoscópica quando a mucosa gástrica apresenta uma coloração rósea regular sem descoloração ou alterações estruturais, as pregas gástricas não são mais espessas que 5 mm e expande-se bem à insuflação de ar. Entretanto, as alterações inflamatórias induzem à apoptose e dano glandular subsequente, o qual pode conduzir a regeneração, fibrose ou metaplasia. As alterações inflamatórias, tais como mudanças estruturais ou de cor, são observadas nos achados endoscópicos e são denominados de gastrite endoscópica.[32]

Poderiam os endoscopistas utilizar os termos "gastrite" e "duodenite" para indicar as alterações macroscópicas da superfície da mucosa ou deveriam esses termos somente ser utilizados pelos patologistas, uma vez que existe uma fraca correlação entre as alterações macro e microscópicas da patologia, devendo, então, o diagnóstico ser feito somente pelas alterações inflamatórias demonstradas histologicamente?

O ponto de vista de que somente o patologista pode diagnosticar a gastrite baseia-se, em parte, na pouca correlação observada entre as alterações microscópicas e macroscópicas observadas à endoscopia convencional de luz branca (ECLB), presentes principalmente quando alterações mínimas, como descoloração difusa pequena, por exemplo, são visíveis à ECLB. Do ponto de vista purista, esses termos deveriam ser evitados nos relatos endoscópicos.

Entretanto, o Sistema Sydney Atualizado, divisão endoscópica, compilou uma série de alterações macroscópicas inequívocas que permitiriam o diagnóstico de anormalidades gástricas ou duodenais, da mesma maneira que alterações macroscópicas permitem o diagnóstico das doenças de pele pelos dermatologistas (Figura 52.5).[33]

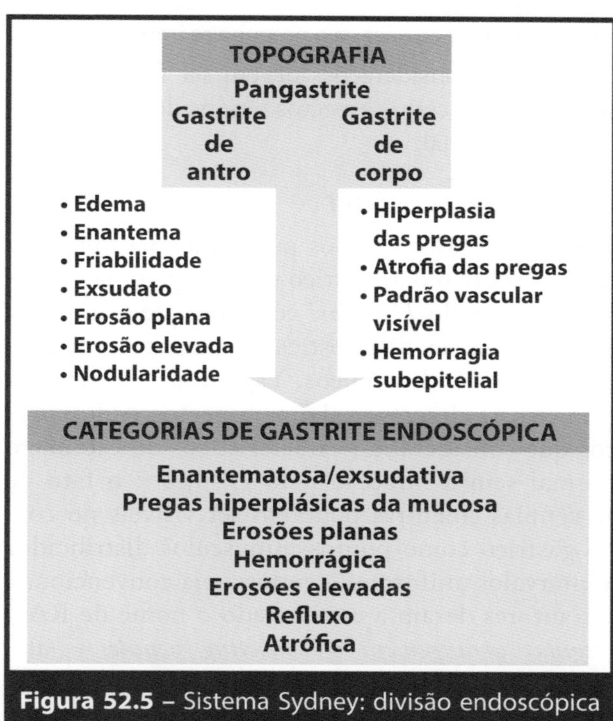

Figura 52.5 – Sistema Sydney: divisão endoscópica da inflamação gástrica.
Fonte: Dixon et al., 1997.[7]

Nele, não existe uma necessidade absoluta de correlação entre os achados macroscópicos e microscópicos. Em geral, quanto mais acentuada for a alteração endoscópica encontrada, maior será a correlação histológica.

A inflamação endoscópica é definida como a presença de alterações variáveis da aparência da mucosa, presumivelmente causada por alterações vasculares ou infiltrativas. A inflamação macroscópica ou endoscópica é diagnosticada por ao menos uma ou, mais frequentemente, uma combinação de anormalidades inequivocamente visíveis, focal ou difusamente[33] (Tabela 52.3).

Quando uma ou várias dessas aparências macroscópicas parecem ser dominantes, elas são utilizadas para indicar a subcategoria mais apropriada dentro do espectro endoscópico de inflamação (Quadro 52.1).

Para a classificação endoscópica se alinhar com a histológica, a anormalidade dominante deve ser graduada como leve, moderada ou acentuada.[33] Nas imagens a seguir, podem-se observar vários aspectos de gastrite endoscópica (Figuras 52.6 a 52.14)

Múltiplos fragmentos de biópsias devem ser obtidos durante o exame endoscópico, para explorar os diferentes compartimentos da mucosa (mucossecretora e oxíntica) e da incisura *angularis* (Figura 52.2).

Como o *H. pylori* é o agente etiológico mais importante da gastrite crônica, sua pesquisa se impõe de rotina.

Algumas considerações devem ser feitas sobre o significado de certos aspectos observados à endoscopia convencional.

GASTRITE E *H. PYLORI*

A maioria dos estudos publicados na literatura médica sobre o diagnóstico endoscópico da gastrite causada pelo *H. pylori* concluiu que a infecção não poderia ser diagnosticada somente com base em achados endoscópicos. Yagi et al.[34,35] foram os primeiros a descrever alguns aspectos endoscópicos que consideraram característicos do estômago normal sem a infecção pelo *H. pylori*: o fato de as vênulas coletoras poderem ser visíveis no corpo gástrico como pontos minúsculos distribuídos a intervalos uniformes à endoscopia convencional. Os autores deram a esse achado o nome de RAC (*regular arrangement of collecting venules* – distribuição uniforme das vênulas coletoras) e descreveram, também, a sua aparência magnificada, consistindo de vênulas coletoras e capilares verdadeiros formando uma rede, junto com as criptas gástricas, que lembram a aparência de furos de alfinete (Figura 52.15).[34]

Esse mesmo grupo observou que a grande maioria dos pacientes com estômago normal à histologia, sem infecção pelo *H. pylori*, apresentava essa distribuição uniforme das vênulas coletoras (RAC) à endoscopia convencional, visto a distância como numerosos pontos minúsculos no corpo gástrico (RAC positivo) (Figura 52.16). A observação endoscópica mais próxima da mucosa mostrou uma configuração em forma de estrela-do-mar (Figura 52.17).

A quase totalidade dos pacientes com gastrite pelo *H. pylori* não permitia observar esse padrão endoscópico, denominados RAC negativos. A presença de RAC para a classificação endoscópica do estômago como normal, sem a infecção pelo *H. pylori*, teve sensibilidade de 93,8% e especificidade de 96,2%. A precisão total foi de 95,5%,[36] indicando que a presença da RAC é um sinal endoscópico sensível para identificar pacientes com mucosa gástrica normal, excluindo virtualmente a infecção pelo *H. pylori*, enquanto que a sua ausência requer outras avaliações.[37]

A precisão do RAC diminui em pessoas acima de 60 anos de idade (especificidade e precisão de 66,1 e 68,1%, respectivamente).[37]

Em 2010, Yan et al.[38] sugeriram que o padrão em mosaico da mucosa gástrica de corpo sem atrofia, semelhante aos observados em indivíduos com hipertensão portal, com ou sem pontos enantematosos, tem significância estatística para prever o *status* de infecção pelo *H. pylori* quando comparado aos outros tipos de mucosa ($p < 0{,}01$; 100% de sensibilidade e 86% de especificidade). Os valores positivo e negativo para prever mucosa gástrica infectada pelo *H. pylori* foram de 94 e 100%, respectivamente (Figura 52.18).

A gastrite erosiva é um achado comum em pacientes dispépticos ou assintomáticos. Sua importância clínica está relacionada à possibilidade de causar hemorragia digestiva.

Em uma grande proporção as erosões gástricas são crônicas ou recorrentes, sem maiores consequências locais ou sistêmicas.

Não existe associação significativa entre a infecção pelo *H. pylori* e a presença de erosões, sugerindo que a bactéria não desempenha papel importante na sua patogênese.[39]

Tabela 52.3 – Gastrite endoscópica: características endoscópicas da inflamação

Alterações macroscópicas	Descrição	Aspectos	Graduação	
Edema	Coloração mais pálida ou opalescente da mucosa		Leve	Pode acentuar o padrão hexagonal das áreas gástricas Mais reconhecido quando acentuado
Enantema	Áreas irregulares da mucosa facilmente identificáveis pela tonalidade mais avermelhada que a área adjacente	Puntifomes Confluentes Estrias longitudinais	Leve Moderada Acentuada	Alteração mínima mas óbvia Manchas com alterações evidentes de cor Vermelha carnuda
Friabilidade	Mínimo trauma causa hemorragia puntiforme ou em baba (exsudato hemorrágico)		Raramente é acentuada A mucosa sangra quando acentuadamente ingurgitada e congesta	
Exsudato	Material cinza-amarelado às vezes esverdeado ou castanho, aderente à superfície mucosa	Puntiforme Placas Manchas Filamento	Leve Moderada Acentuada	Poucos pontos visíveis Manchas ou placas focais Cobre áreas extensas
Erosão plana	Solução de continuidade da mucosa (focos de necrose) branco-acinzentadas circundadas ou não por halo enantematoso		Leve Moderada Acentuada	Única ou poucas Múltiplas Incontáveis
Erosão elevada	Discreta elevação nodular da mucosa com erosão central		Leve Moderada Acentuada	Única ou poucas Múltiplas Numerosas
Hiper-rugosidade (alargamento das pregas)	Pregas aumentadas de tamanho que ou não se achatam ou só o fazem parcialmente à insuflação		Leve Moderada Acentuada	Espessura das pregas não achatadas à insuflação é menor que 5 mm Espessura entre 5 e 10 mm Espessura acima de 10 mm
Hiporrugosidade (atrofia rugosa)	Adelgaçamento de grau variável das pregas gástricas		Leve Moderada Acentuada	Adelgaçamento leve Adelgaçamento moderado Desaparecimento (atrofia) das pregas
Visibilidade do padrão vascular	O padrão vascular da submucosa torna-se visível, com o estômago não muito distendido pela insuflação de ar		Leve Moderada Acentuada	Estruturas vasculares diminutas e fracamente visíveis Ramificações vasculares são facilmente discerníveis Padrão vascular notável uniformemente e, algumas vezes, protuberante
Áreas de hemorragia intraepitelial	Perda da integridade vascular conduzindo ao extravasamento intra ou extramural de sangue	Puntiforme ou petéqueas. Pontos equimóticos, riscas ou flaconetes marrom-avermelhados ou preto escuros	Leve Moderada Acentuada	Poucos pontos são discerníveis Mais que 10 pontos visíveis Áreas extensas do estômago mostram evidências de sangramento
Nodulosidade	A superfície plana, lisa, regular da mucosa desaparece e assume aspecto nodular		Leve Moderada Acentuada	Finamente nodular Mistura de nodulosidade fina e grosseira Nodulosidade grosseira

Quadro 52.1 – Gastrite endoscópica: classificação das aparências endoscópicas da inflamação gástrica

- Gastrite endoscópica enantematosa/exsudativa
- Gastrite endoscópica erosiva plana
- Gastrite endoscópica erosiva elevada
- Gastrite endoscópica atrófica
- Gastrite endoscópica hemorrágica
- Gastrite endoscópica rugosa hiperplásica
- Gastrite endoscópica por refluxo enterogástrico

Fonte: *Dixon et al., 1997.*[7]

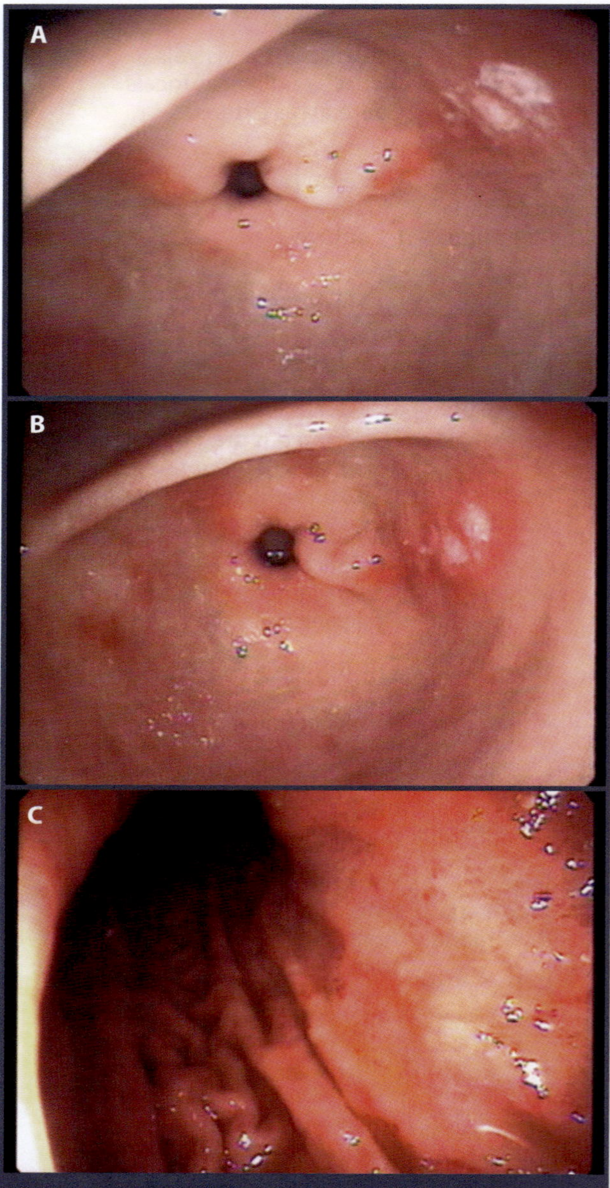

Figura 52.6 – (A e B) Gastrite endoscópica enantematosa/exsudativa. (C) Gastrite endoscópica enantematosa puntiforme.

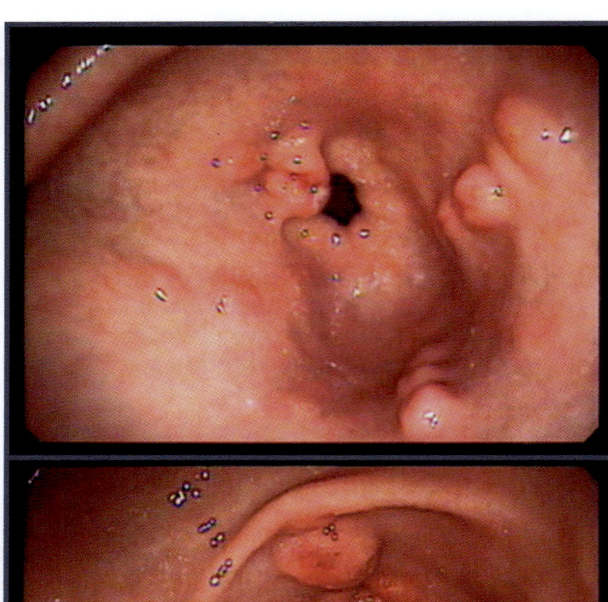

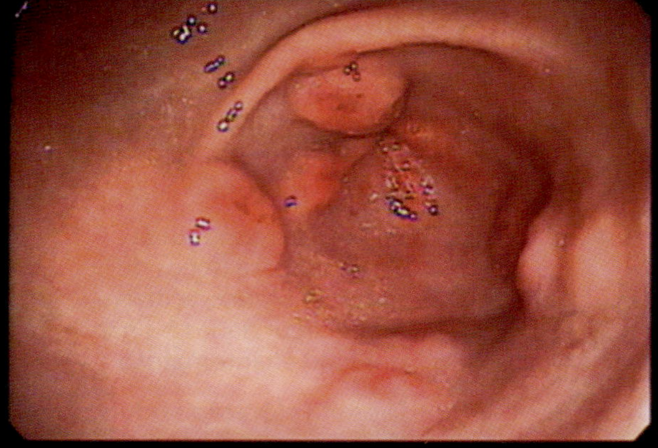

Figura 52.7 – Gastrite endoscópica erosiva elevada.

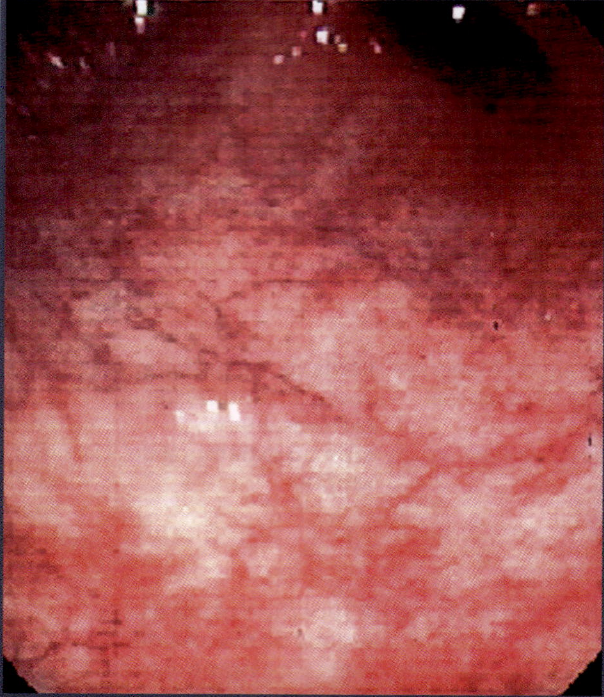

Figura 52.8 – Gastrite endoscópica atrófica: visualização de vasos da submucosa.

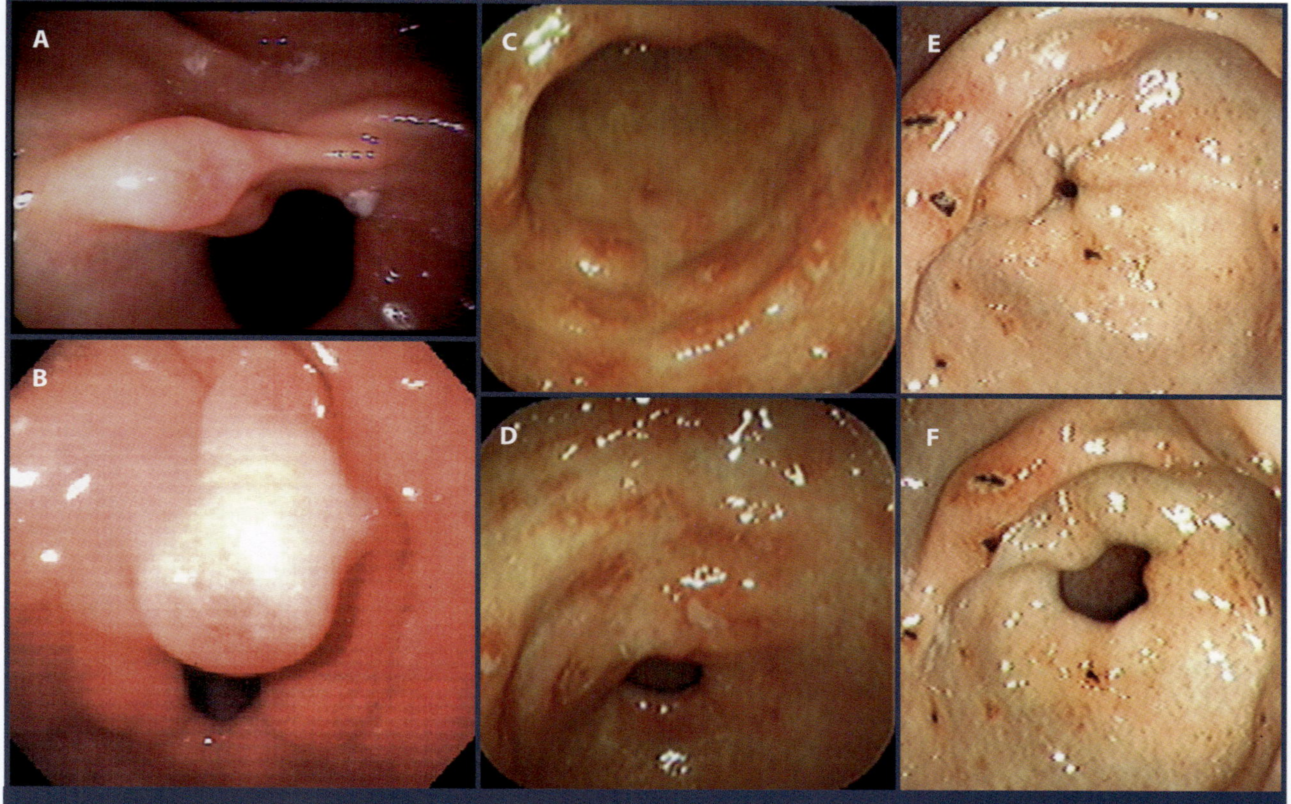

Figura 52.9 – (A e B) Gastrite endoscópica exsudativa. (C e D) Gastrite erosiva. (E e F) Gastrite erosiva plana.

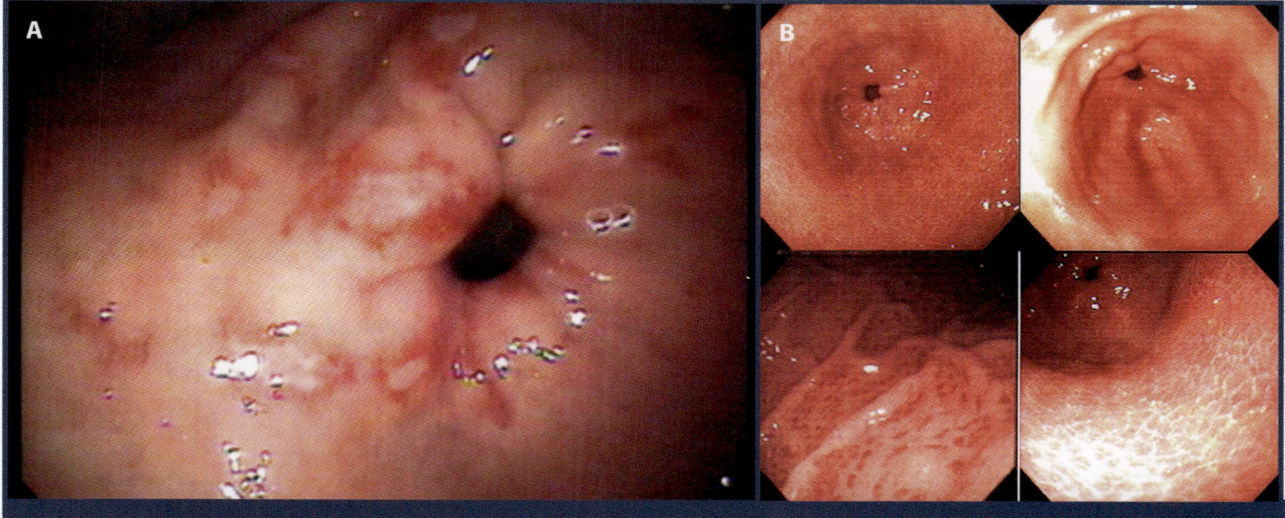

Figura 52.10 – (A) Gastrite endoscópica erosiva de antro. (B) Gastrite endoscópica enantematosa.

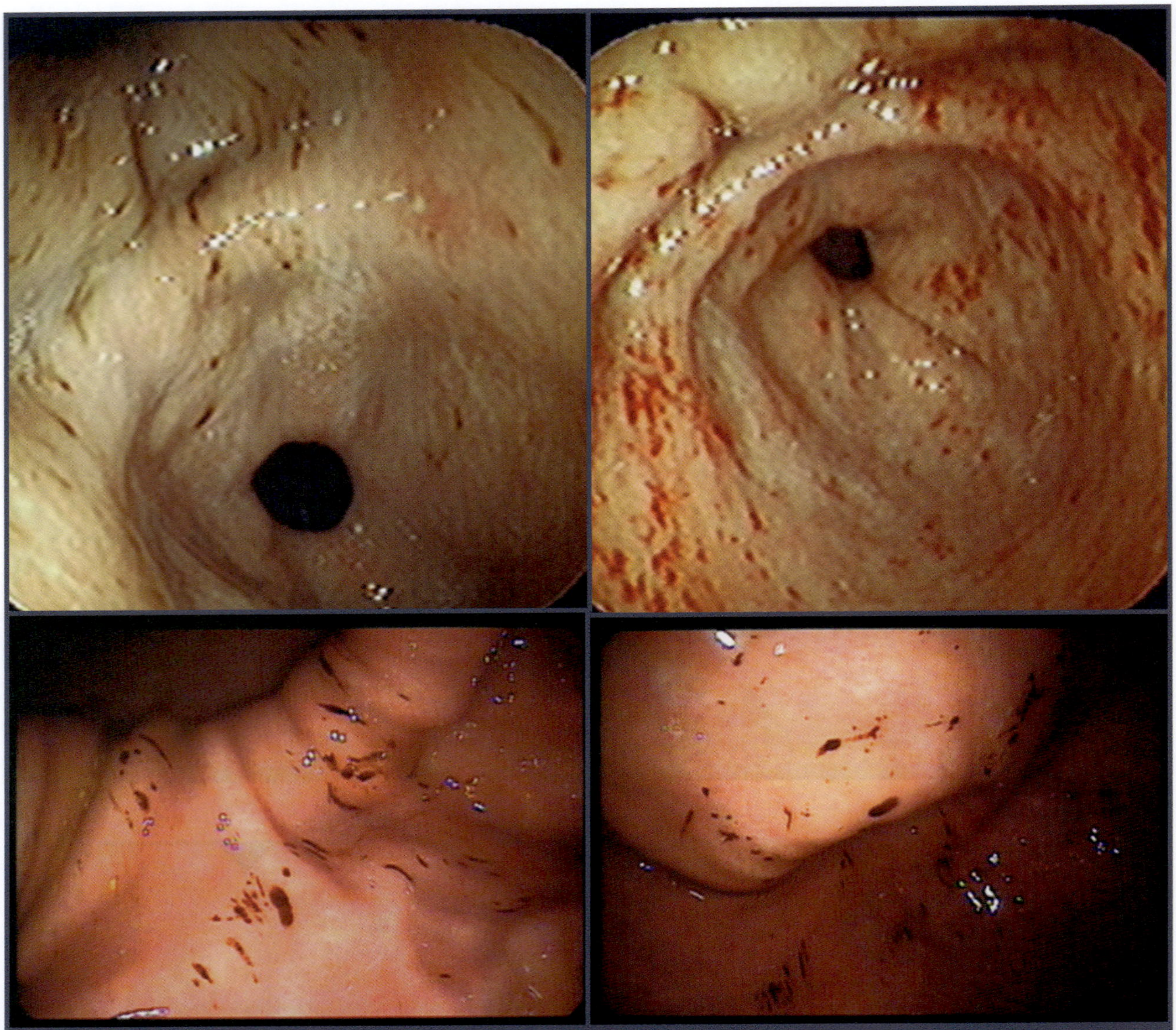

Figura 52.11 – Gastrite endoscópica hemorrágica.

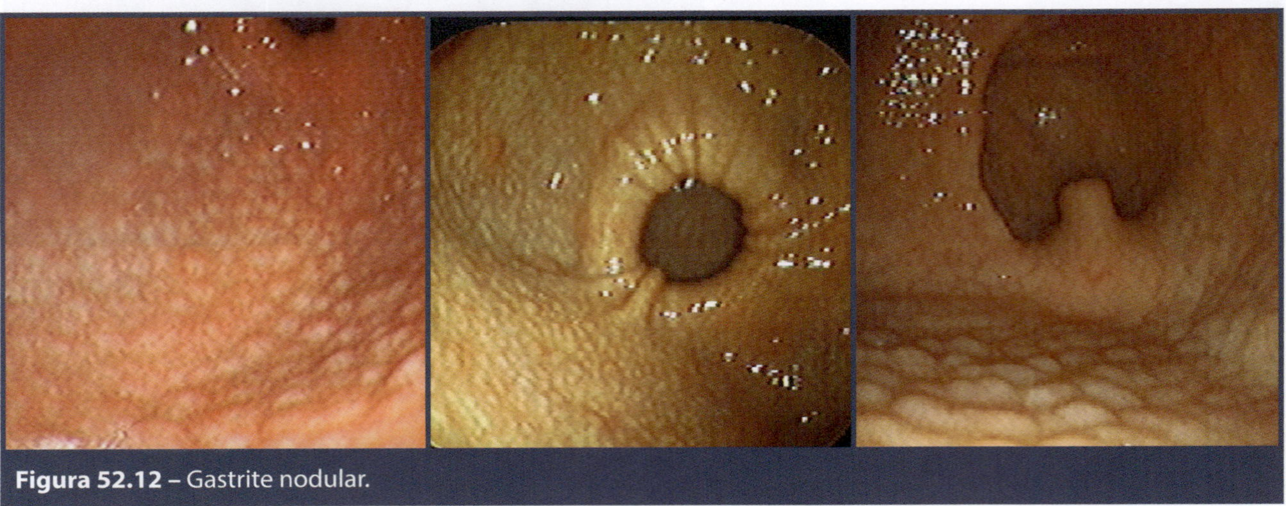

Figura 52.12 – Gastrite nodular.

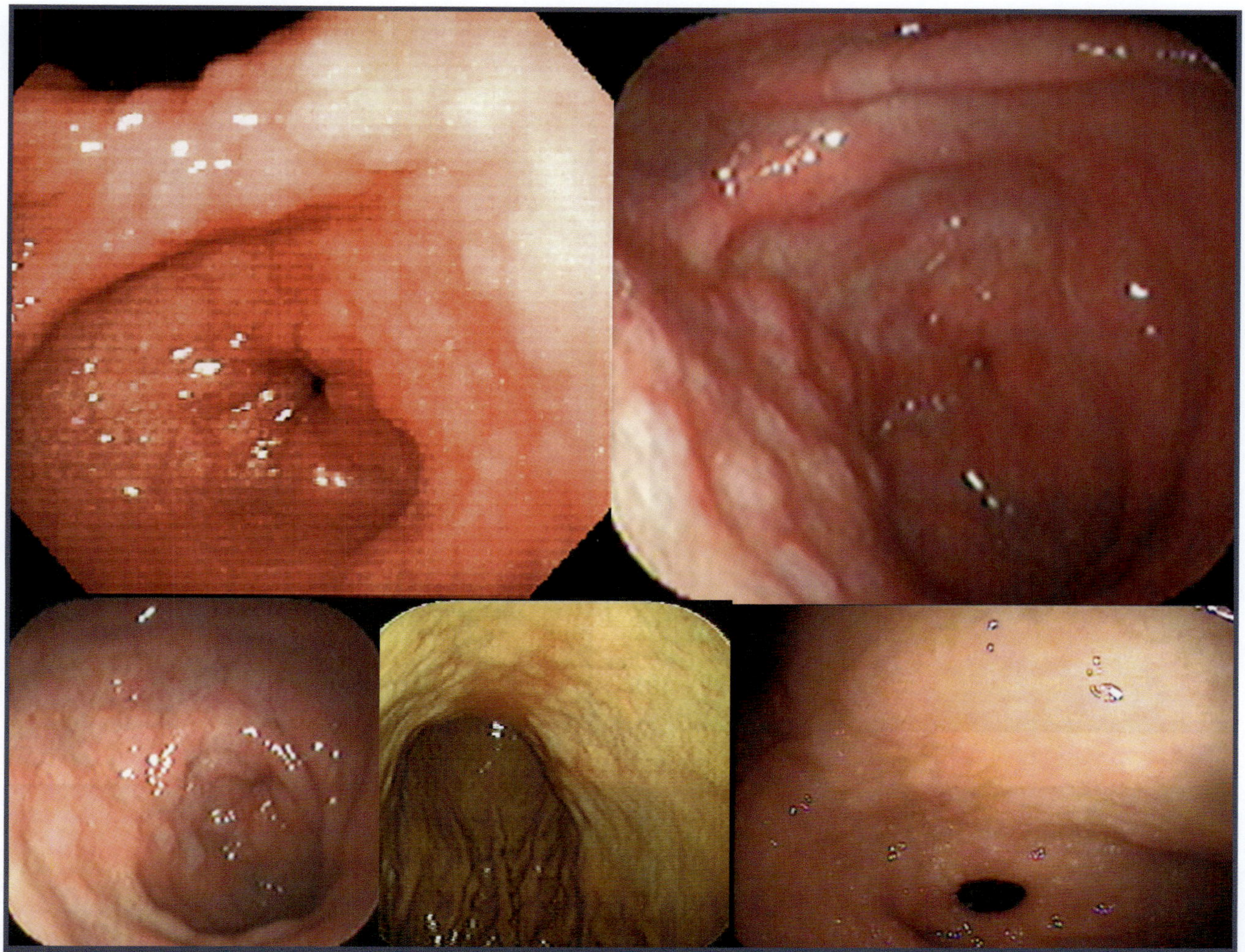

Figura 52.13 – Metaplasia gástrica.

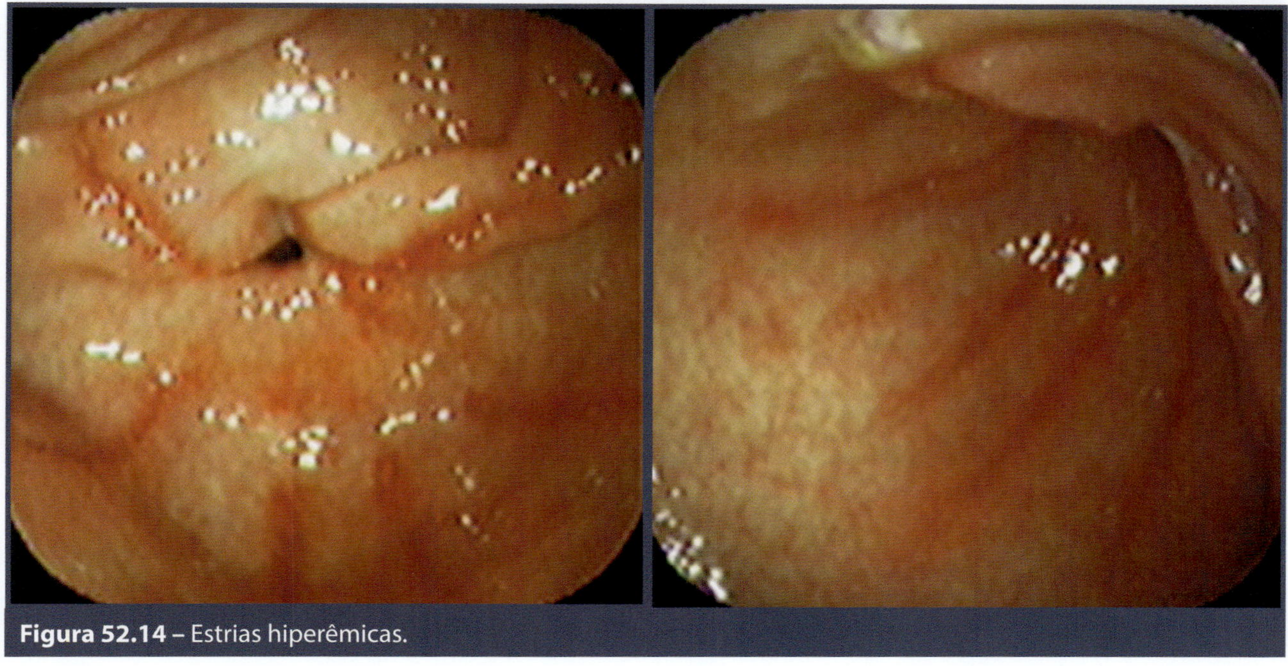

Figura 52.14 – Estrias hiperêmicas.

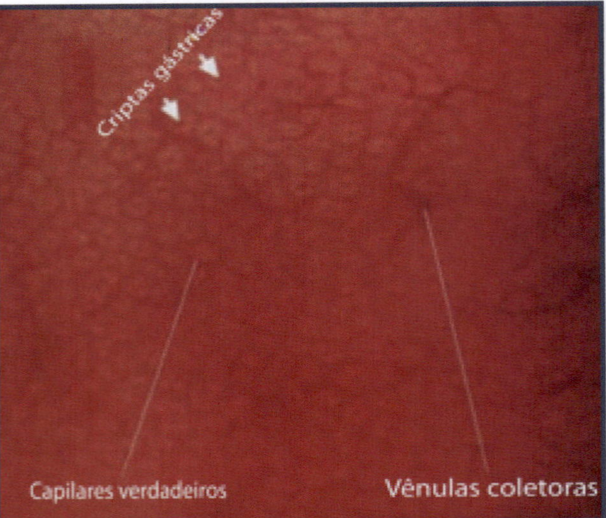

Figura 52.15 – Visão magnificada da RAC. Os pontos diminutos correspondem às vênulas coletoras e foram observados capilares verdadeiros formando uma rede em torno das vênulas coletoras. As criptas gástricas foram observadas no centro da rede dos capilares verdadeiros. Esta aparência foi denominada tipo Z-0.
Fonte: Yagi et al., 2002.[36]

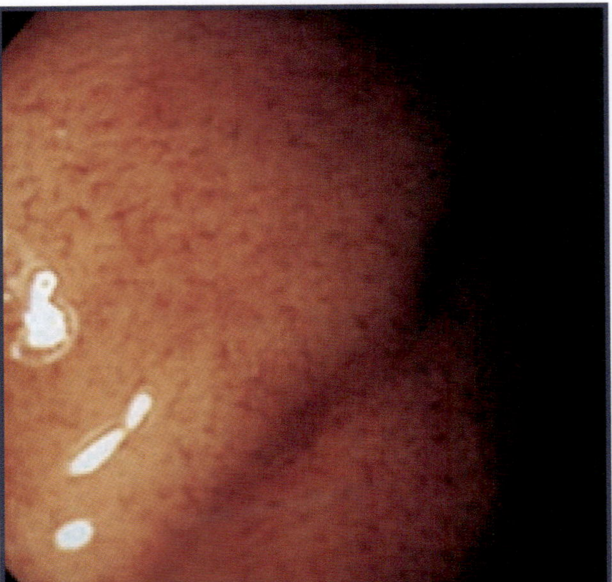

Figura 52.17 – A observação, bem próximo da mucosa, dos pontos diminutos da RAC, mostrando serem vasos sanguíneos com aparência de estrela-do-mar.
Fonte: Yagi et al., 2002.[36]

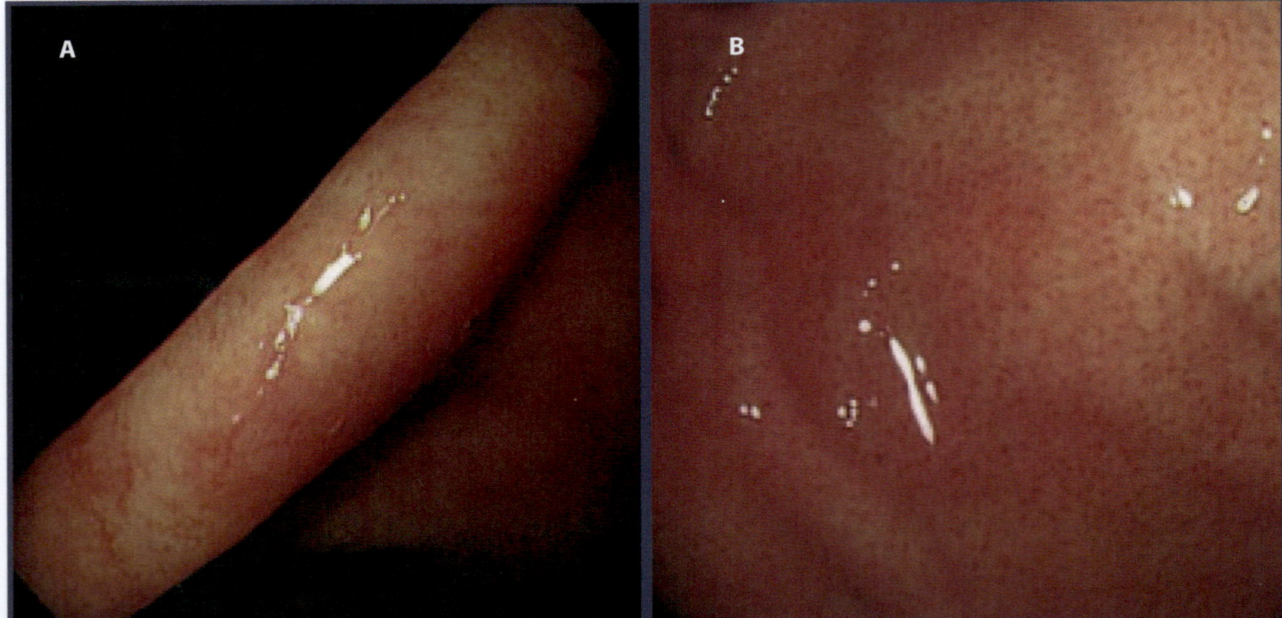

Figura 52.16 – Distribuição uniforme das vênulas coletoras (RAC). (A) Negativo em terço inferior de corpo; (B) Positivo em terço superior de corpo.
Fonte: Alaboudy et al., 2011.[37]

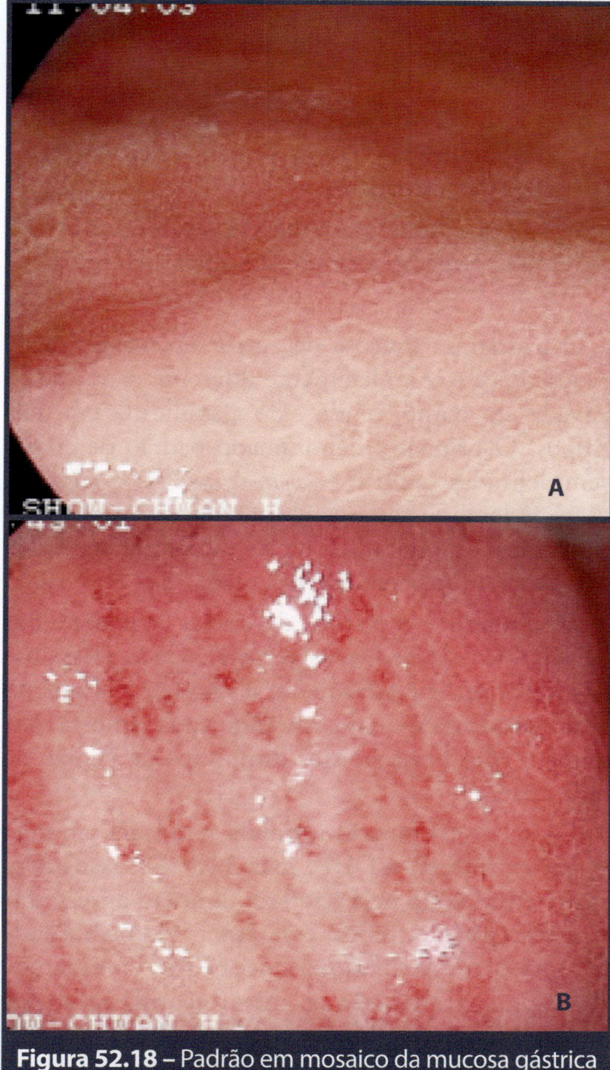

Figura 52.18 – Padrão em mosaico da mucosa gástrica de corpo sem atrofia, sem (A) ou com (B) áreas focais de enantema, em pacientes infectados pelo *H. pylori*. *Fonte: Yan et al., 2010.*[38]

Entretanto, algumas delas, especialmente aquelas associadas ao *H. pylori* ou uso de drogas anti-inflamatórias não esteroides (AINEs), estão associadas a um risco significativo de úlcera péptica.[39]

Pacientes com gastrite erosiva infectados pelo *H. pylori* apresentam gastrite com fenótipo de úlcera duodenal, e é raro o desenvolvimento de gastrite predominante de corpo. Esse fato sugere a importância da infecção e do ácido na patogênese das erosões gástricas em pacientes positivos para *H. pylori*.[40]

Esses indivíduos devem ser tratados para as possíveis causas das erosões gástricas (infecção pelo *H. pylori* ou uso de AINEs).

Em pacientes com erosões gástricas e *H. pylori* negativo, a gastrite histológica está quase sempre ausente, devendo, então, ser pesquisados outros fatores patogênicos, como a obesidade e a hipoadiponectinemia.[41]

Gastrite atrófica e gastrite metaplásica indicam infecção crônica pelo *H. pylori*, enquanto a gastrite nodular é um achado endoscópico de infecção recente.

A gastrite nodular é conhecida frequentemente como gastrite linfofolicular ou gastrite com aparência de pele de galinha ou ganso. Esse tipo especial de gastrite de antro é caracterizada endoscopicamente por um padrão miliar incomum, que pode ser realçado pela cromoendoscopia utilizando o índigo carmim, e histologicamente por uma hiperplasia dos folículos linfoides com centros germinativos na lâmina própria do estômago.[42]

Ocorre geralmente aos 16 anos de idade, mais frequente entre os 20 e 30 anos e predominância no sexo feminino, na razão de 2,8:1. Está fortemente associada à infecção pelo *H. pylori*, não apenas em crianças, mas também em adultos, podendo ser um fator de risco para o câncer gástrico do tipo difuso.[42]

Nos países da Ásia Oriental onde a prevalência da infecção pelo *H. pylori* é maior que no Ocidente, a incidência da gastrite nodular entre os adultos é em torno 2,9%.[43]

Alguns pacientes apresentam dor ou desconforto abdominal que melhoram após a erradicação da bactéria.

Podem ocorrer, como complicações, úlcera péptica, câncer gástrico e linfoma MALT.

O câncer gástrico observado é do tipo difuso, localizado no corpo, em pacientes *H. pylori* positivos. Daí a importância de o endoscopista examinar cuidadosamente não apenas o antro, mas também o corpo, em pacientes com gastrite nodular.

Foi observada regressão histológica e endoscópica da gastrite nodular, assim como normalização da acidez gástrica, após a erradicação do *H. pylori*, sugerindo que a bactéria deveria ser sempre erradicada para prevenir o câncer gástrico.[42]

Gastrite hipertrófica, gastropatia congestiva e gastrite hemorrágica são achados endoscópicos que podem ser vistos imediatamente após a infecção pelo *H. pylori*.[43]

A endoscopia convencional com luz branca (CLB), baseada no espectro dos raios visíveis, produz cores e formas naturais que são vistas diariamente. Entretanto, frequentemente não é possível reconhecer a presença ou a extensão das lesões à CLB, por causa do contraste pouco nítido entre a lesão e a mucosa gástrica de fundo. Então, engenheiros e endoscopistas desenvolveram novas tecnologias que permitiram encontrar e caracterizar mais facilmente essas lesões. Atualmente, os endoscopistas podem obter diversos tipos de imagens baseados em espectros de luz e fluorescência específicos, como os raios visíveis. Além disso, a endoscopia com magnificação e a endomicroscopia confocal a *laser* trouxeram novas perspectivas que são totalmente diferentes das imagens não magnificadas, permitindo avaliar as alterações histológicas de acordo com imagens específicas.

Endoscopia com magnificação de alta resolução

A endoscopia convencional, baseada em alterações morfológicas grosseiras, é limitada para detectar lesões. O diagnóstico da patologia gastrointestinal depende da realização de biópsias em alterações com aspectos endoscópicos macroscopicamente óbvios ou de biópsias "às cegas" da mucosa com aparência normal. Nem sempre é possível visualizar endoscopicamente a infecção pelo *H. pylori* e atrofia gástrica utilizando a endoscopia convencional. A maioria dos estudos conclui ser impossível diagnosticar a gastrite associada ao *H. pylori* e a atrofia gástrica com base nos achados endoscópicos.

No entanto, o progresso da endoscopia com magnificação permitiu a observação direta da microestrutura da superfície mucosa gástrica. Yagi et al.[36] foram os primeiros a descrever seus achados característicos no estômago sem o *H. pylori* e as alterações de aparência nos padrões dos microvasos da mucosa gástrica no estômago infectado pela bactéria. Nesse estudo, os autores descreveram os aspectos endoscópicos com magnificação do corpo e de antro separadamente, uma vez que apresentam padrões diferentes de mucosa.

No corpo, a quase totalidade dos pacientes com estômago normal à histologia, sem infecção pelo *H. pylori*, apresentou endoscopicamente uma estrutura característica: padrão de capilares verdadeiros formando uma rede, circundando cada glândula gástrica e retornando para as vênulas coletoras junto com criptas gástricas que tinham a aparência de furos de alfinete. Essa visão endoscópica magnificada foi denominada Z-0, e há grande concordância entre ela e a presença de RAC na endoscopia convencional.

A observação endoscópica magnificada do corpo na gastrite induzida pelo *H. pylori* foi claramente diferente da observada na Z-0, classificada em três tipos: Z-1, Z-2 e Z-3.

- A Z-1 é constituída pela presença dos capilares verdadeiros sem evidência das vênulas coletoras.
- A Z-2 é constituída de sulcos e criptas gástricas esbranquiçadas sem as vênulas coletoras ou os capilares verdadeiros.
- A Z-3 é constituída de criptas com aberturas mais alargadas e circundadas por enantema.

O padrão da mucosa de antro sob magnificação endoscópica é completamente diferente daquela observada em corpo, tendo sido classificada em dois grupos. O primeiro, denominado padrão de cristas bem definidas (wDRP – *well-defined ridge pattern*), as quais lembram um campo arado, e são observados pontos diminutos no centro de cada crista. Cada crista está uniformemente orientada.

O segundo é o padrão de cristas mal definidas (iDRP – *ill-defined ridge pattern*). Cada crista estava disposta irregularmente e não era claramente diferenciada da mucosa esbranquiçada, amorfa, adjacente. Não havia pontos diminutos no centro de cada crista.

Todos os estômagos normais sem infecção pelo *H. pylori* tinham wDRP, mas 39% dos casos com gastrite induzida pela bactéria também apresentaram esse padrão, tendo esse aspecto sensibilidade de 54,5% e especificidade de 100%. Comparada à RAC, a wDRP não se mostrou útil, mesmo à magnificação.

Como ocorre com outras classificações para diagnóstico endoscópico, esses critérios são somente descritivos, tendo como consequência variadas interpretações das imagens magnificadas. Uma classificação é útil quando pode ser reproduzida e aplicada corretamente na prática clínica, havendo alto grau de concordância entre os observadores. Anagnostopoulos et al.[44] demonstraram que a endoscopia com magnificação de alta resolução do corpo gástrico, sem cromoendoscopia, pode identificar corretamente a mucosa gástrica normal, a gastrite associada à infecção pelo *H. pylori* e a atrofia gástrica.

A aparência magnificada da microvasculatura normal do corpo gástrico foi descrita como uma rede capilar subepitelial (SECN – *subepithelial capillary network*) com aparência de favo de mel e vênulas coletoras dispostas uniformemente. *Loops* poligonais dos capilares subepiteliais circundam o colo das criptas gástricas. Esses *loops* formam uma rede capilar em favo de mel que converge para as vênulas coletoras da mucosa, drenando, então, para a submucosa. Os *loops* de capilares ao redor das criptas e as vênulas coletoras estão distribuídos de maneira uniforme na mucosa do corpo gástrico.

Com base nesses critérios, os achados da endoscopia com magnificação de alta resolução de corpo gástrico foram classificados em quatro tipos (Figura 52.19):

- **Tipo 1:** SECN em favo de mel com distribuição uniforme das vênulas coletoras e das criptas esféricas. Esse tipo corresponde à mucosa gástrica normal (especificidade de 100% e sensibilidade de 92,7%).
- **Tipo 2:** SECN em favo de mel com criptas esféricas uniformes, com ou sem sulcos, mas com perda das vênulas coletoras.

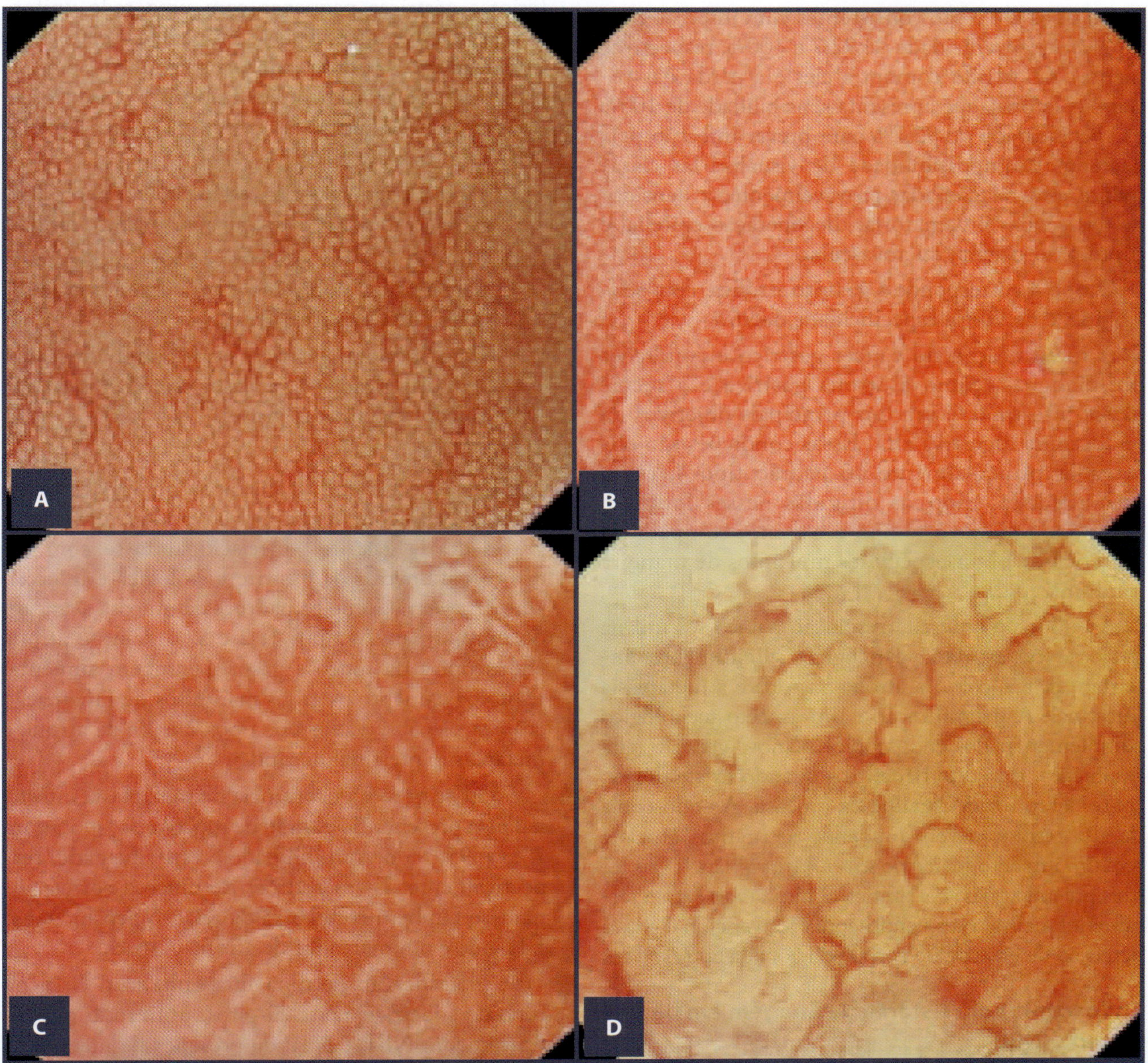

Figura 52.19 – Padrões da mucosa gástrica identificados à endoscopia com magnificação. (A) O padrão tipo 1 compreende uma rede de capilares subepiteliais (SECN) em forma de favo de mel com uma disposição uniforme e criptas gástricas esféricas e uniformes. (B) O padrão tipo 2 compreende uma SECN em forma de favo de mel com criptas gástrica uniformes, mas com perda das vênulas coletoras. (C) No tipo 3, ocorre a perda da SECN normal e das vênulas coletoras, com criptas gástricas esbranquiçadas alargadas circundadas por enantema. (D) O padrão tipo 4 é caracterizado pela perda da SECN normal e criptas gástricas, com disposição irregular das vênulas coletoras. *Fonte: Anagnostopoulos et al., 2007.*[44]

- **Tipo 3:** perda da SECN normal e das vênulas coletoras, criptas alargadas e esbranquiçadas circundadas por enantema.
- **Tipo 4:** perda da SECN e criptas esféricas, com distribuição irregular das vênulas coletoras, as quais podem ser vistas novamente, graças à progressão da atrofia, que torna a mucosa mais delgada.

Os tipos 2 e 3 são consistentes com infecção pelo *H. pylori* (especificidade de 92,7 e 100%, respectivamente). O achado comum a eles é a perda das vênulas coletoras, que apresenta sensibilidade de 100% e especificidade de 92,7% para prever infecção pela bactéria. A impossibilidade de visualizá-las claramente está relacionada, provavelmente, a densidade das células inflamatórias, degeneração epitelial e ruptura do sistema microvascular.

O tipo 4 corresponde à gastrite atrófica, com sensibilidade de 90% e especificidade de 96%.

A identificação do câncer gástrico e condições pré-malignas, como a atrofia gástrica e a metaplasia intestinal, é um dos principais objetivos da endoscopia digestiva alta. Essas condições são observadas principalmente no padrão tipo 4, e são recomendadas biópsias dirigidas nesses locais, o que pode reduzir o tempo e o custo, comparados à prática de obter espécimes múltiplos de maneira randomizada.

A endoscopia de alta resolução parece ser útil na detecção de aspectos patológicos clinicamente importantes, tais como a atrofia gástrica e a metaplasia intestinal. A magnificação é um aspecto tecnológico complementar dos endoscópios de nova geração (alta resolução), trazendo benefícios quando existe dúvida sobre determinado detalhe da mucosa. A endoscopia de alta resolução vem mudando as práticas atuais e terá um impacto maior no *screening* e vigilância das lesões pré-malignas. Na prática clínica atual, é uma ferramenta melhor que a endoscopia convencional para a detecção de gastrite de corpo relacionada ao *H. pylori*.

Endoscopia com sistema de imagem em banda estreita (NBI)

O sistema de imagem em banda estreita com filtros ópticos *narrow-band imaging* (NBI) é uma técnica endoscópica para a visualização aprimorada das estruturas microscópicas da mucosa superficial e seus padrões capilares, que pode ser útil para a o diagnóstico endoscópico preciso, mais próximo do histológico. Ela parece oferecer um melhor padrão das criptas gástricas e dos detalhes vasculares. As imagens são obtidas utilizando bandas mais estreitas de filtros vermelhos, azul e verde, os quais são diferentes dos filtros vermelho-verde-azul convencionais. Ao utilizar o NBI combinado com a magnificação, pode-se visualizar nitidamente o padrão fino da mucosa e da sua rede capilar.

Tahara et al.[45] consideraram padrão normal do corpo gástrico aquele já descrito anteriormente (criptas gástricas pequenas com uma rede uniforme de SECNs intercaladas com vênulas coletoras) e classificaram os padrões anormais da mucosa em três categorias, de acordo com as estruturas da mucosa e da microvasculatura vistas com a magnificação pelo NBI (Figura 52.20):

- **Tipo 1:** criptas gástricas esféricas, levemente alargadas, com SECNs irregulares ou pouco nítidas.
- **Tipo 2:** criptas gástricas ovais, nitidamente alargadas ou alongadas, com aumento da densidade de vasos irregulares.
- **Tipo 3:** criptas gástricas ovais ou tubulovilosas, bem demarcadas, com vasos espiralados ou ondulados claramente visíveis.

Esses aspectos endoscópicos da mucosa vistos ao sistema NBI com magnificação podem predizer a gravidade da gastrite, correlacionando-se com todos os parâmetros da gastrite histológica e infecção pelo *H. pylori*. Como os padrões da mucosa avançam do normal para os tipos 1, 2 e 3, o grau de atrofia endoscópica da mucosa gástrica também aumenta. Histologicamente os graus mais altos de inflamação crônica são observados nos tipos 2 e 3 e de atrofia e metaplasia intestinal no tipo 3.

Pode-se prever a ocorrência de metaplasia intestinal pela presença do padrão de mucosa do tipo 3 com 73,3 e 95,6% de sensibilidade e especificidade, respectivamente. Esses padrões de mucosa correlacionam-se também com baixa da relação pepsinogênio I/II, que é um marcador de atrofia gástrica.

A identificação de uma fina linha azul clara no topo da superfície epitelial/giros, utilizando magnificação com NBI, é sinal da presença de metaplasia intestinal histológica (LBC – *light blue crest*).[8]

Endomicroscopia confocal a *laser* (CLE)

Nos últimos anos, a endomicroscopia confocal a *laser* (CLE) foi desenvolvida para realizar a histologia *in vivo*. A CLE associa a videoendoscopia padrão com a imagem de microscopia confocal da

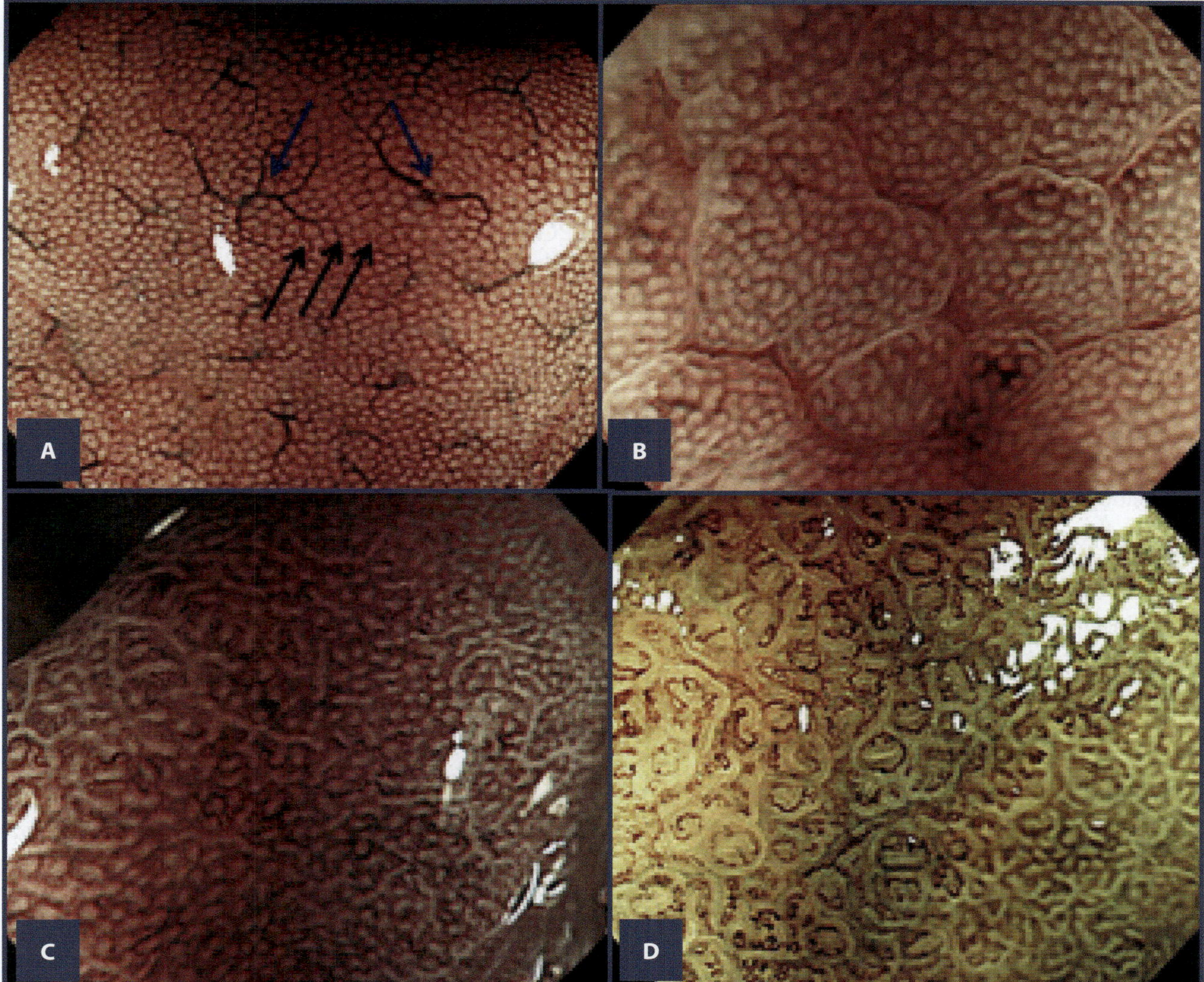

Figura 52.20 – Casos típicos de padrões de mucosa do corpo gástrico vistos à endoscopia com magnificação pelo NBI. (A) Padrão normal: criptas gástricas pequenas circundadas por SECNs (setas pretas), as quais são interespaçadas uniformemente com as vênulas coletoras (setas azuis). (B) Tipo 1: criptas gástricas esféricas, levemente alargadas, com SECNs irregulares ou pouco precisas. (C) Tipo 2: criptas gástricas ovais ou prolongadas, obviamente alargadas, com aumento da densidade de vasos irregulares. (D) Tipo 3: criptas gástricas ovais ou tubulovilosas, bem demarcadas, com vasos espiralados ou ondulados claramente visíveis.
Fonte: Tahara et al., 2009.[45]

mucosa gastrointestinal durante a endoscopia. A vantagem da CLE é a sua magnificação de 500 a 1.000 vezes, o que permite obter "biópsias óticas" da camada mucosa, com níveis de resolução celular e subcelular.[46]

Existe uma boa associação entre os aspectos vistos à CLE e o diagnóstico de infecção pelo *H. pylori*. Sua limitação é a impossibilidade de examinar as camadas mais profundas da mucosa. Então, somente a camada mais superficial da mucosa pode ser visualizada pela imagem confocal; infiltrados inflamatórios na lâmina própria são frequentemente mascarados pela fluorescência do tecido conjuntivo.[46]

A CLE pode distinguir com precisão a mucosa gástrica normal da infectada pelo *H. pylori*, havendo boa correlação entre a intensidade da gastrite à CLE com seus parâmetros correspondentes da gastrite histológica.[47]

Maiores detalhes das criptas gástricas são observados nas imagens por CLE na magnificação de 1.000 vezes, podendo revelar criptas inflamadas com alterações morfológicas acentuadas.[47]

PREVENÇÃO DO CÂNCER GÁSTRICO

O câncer gástrico é a segunda causa de mortes por câncer no mundo, e 60% dos casos ocorrem em países em desenvolvimento. Os programas de rastreamento podem ser custo-eficientes em regiões onde a incidência de câncer gástrico é alta e em indivíduos predispostos.

A hipótese de Correa sugere que a mucosa gástrica sofre uma série de transformações seguindo a infecção pelo *H. pylori* que conduzem à gastrite crônica, atrofia, metaplasia intestinal e displasia antes do desenvolvimento de câncer gástrico (cascata de Pelayo Correa). A atrofia gástrica é uma condição pré-maligna, e o risco de desenvolvimento do câncer gástrico aumenta significativamente com a sua intensidade e extensão ao diagnóstico inicial.

Identificação do grupo de alto risco para câncer gástrico

A prevenção secundária do câncer gástrico baseia-se na identificação, em um primeiro estádio, do grupo de alto risco de desenvolver câncer gástrico e, depois, referi-lo para receber diagnóstico confirmatório e tratamento adequado em suas fases iniciais.

Como a gastrite crônica ativa predominante de corpo e a atrofia grave da mucosa gástrica são considerados como fatores de risco para o desenvolvimento de câncer gástrico, a identificação desses pacientes é de fundamental importância para tratamento e seguimento, com o objetivo de evitar a sua progressão e/ou detectar possíveis lesões em estádios iniciais, nos quais é possível a ressecção curativa.

A gastrite crônica atrófica pode ser avaliada sorológica, endoscópica e histologicamente.

Sorologia

Pepsinogênios

Os pepsinogênios (PG) existem sob duas formas: tipos I e II. O tipo I é produzido exclusivamente pelas células principais e mucosas do colo das glândulas fúndicas, ao passo que o pepsinogênio tipo II é secretado por essas células e também pelas glândulas pilóricas e de Brunner. O PG sérico é um marcador do estado da mucosa gástrica. Quando ocorrem a gastrite e a inflamação leve, ambos os tipos estão aumentados. À medida que a inflamação progride e vai se tornando mais extensa e intensa, as células principais são substituídas por glândulas pilóricas. Esse fato é traduzido por uma diminuição na produção do PG I enquanto o PG II permanece elevado.[26] Como consequência, a proporção PG I/II começa a diminuir. Valores baixos dos níveis de PG I e da proporção PG I/II têm sido utilizados como marcadores sorológicos para gastrite atrófica e como marcadores biológicos para selecionar o grupo de alto risco para o câncer gástrico. Visto que a gastrite atrófica é reconhecida como uma condição de risco para o câncer gástrico do tipo intestinal, a diminuição da concentração do PG ≤ 70 ng/mL e uma proporção PG I/II ≤ 3 têm sido relacionadas com alto risco de câncer gástrico, podendo ser utilizadas como uma ferramenta eficiente para recomendar aqueles pacientes que devem receber avaliação endoscópica mais frequente. A dosagem dos pepsinogênios não é adequada em pacientes que ingerem inibidores do ácido gástrico ou que apresentam doença renal crônica, em que seus níveis se encontram aumentados.[48]

Nas regiões onde a incidência de câncer gástrico é alta, a detecção indireta de atrofia gástrica por meio da dosagem dos pepsinogênios, complementada por seguimento histológico em indivíduos com lesões pré-neoplásicas à endoscopia, é uma estratégia adequada para prevenir o câncer gástrico.

H. pylori

Em um grande estudo prospectivo, Watabe et al.[49] observaram o valor da combinação de exames sorológicos (diagnóstico de infecção pelo *H. pylori* e níveis de PG) para prever o risco de câncer gástrico. Foram avaliados 10 mil membros da população geral que se submeteram a exames endoscópicos anuais, por uma média de cinco anos após os testes sorológicos. Observou que pacientes infectados pelo *H. pylori*, mas sem evidência de atrofia, têm risco de câncer semelhante àqueles não infectados e com estômago normal. O grupo com gastrite atrófica apresentou risco acentuadamente aumentado, independentemente da sorologia para *H. pylori*. Os autores concluíram que a realização somente do teste sorológico para detecção do *H. pylori* é de limitado valor em determinar o risco de desenvolvimento eminente de câncer gástrico e que a detecção de gastrite atrófica pelos pepsinogênios do soro é o teste mais importante. Ele permite que se concentrem os recursos disponíveis no grupo com maior probabilidade de benefício, com consequente diminuição dos custos.

Endoscopia

De acordo com nossos conhecimentos atuais, o câncer gástrico diferenciado desenvolve-se por meio de um processo de múltiplas etapas, iniciando-se com a gastrite crônica superficial associada ao *H. pylori*, seguida pela atrofia, metaplasia intestinal (MI), displasia e, finalmente, carcinoma. O risco de desenvolver câncer gástrico aumenta significativamente com a gravidade da condição pré-neoplásica no momento do diagnóstico: relação de risco (95% de IC) de pacientes com MI, displasia leve para moderada e grave foi de 1.74, 3.93 e 40.14, respectivamente, comparado com os pacientes com gastrite atrófica.[50] Então, a identificação dessas condições pré-cancerosas à endoscopia e a avaliação de pacientes nos quais elas são encontradas podem conduzir ao diagnóstico de câncer gástrico em um estádio inicial e melhorar as sobrevidas dos pacientes.

O mapeamento em estudos de achados de biópsias sugere que a gastrite crônica atrófica se desenvolve da pequena curvatura do corpo gástrico inferior e se estende para cima e lateralmente no corpo. A presença de MI na pequena curvatura do corpo tem forte associação com o risco de câncer. Com essas observações, entende-se que a demarcação da gastrite atrófica e da MI pode ser de grande utilidade para entender o grupo de alto risco.[51]

A vantagem da endoscopia no diagnóstico da gastrite atrófica sobre as biópsias múltiplas é a sua capacidade de avaliar precisamente a distribuição e a quantificação da atrofia ou IM. A gastrite atrófica à CLB é vista como uma coloração amarelada ou esbranquiçada da mucosa, vasos da submucosa visíveis e ausência de pregas.

Em 1966, Takemoto descreveu a aparência da zona de transição atrófica, que ficou depois conhecida como borda endoscópica de atrofia, podendo ser bem identificada, ao olho treinado, identificando as diferenças em cor e altura da mucosa.[51]

De acordo com a extensão e localização das bordas, Takemoto classificou a atrofia gástrica em seis tipos (Figura 52.21). O tipo fechado (*closed-type*) indica que a borda da atrofia permanece na pequena curvatura gástrica, tendo três divisões: no tipo C-1, as alterações atróficas são visíveis apenas no antro; nos tipos C2 e C3, as bordas de atrofia ficam somente na pequena curvatura da porção distal e proximal, respectivamente, do corpo (Figuras 52.21 e 52.22). O tipo aberto (*open-type*) significa que a borda da atrofia já não existe mais na pequena curvatura, mas estende-se para as paredes anterior e posterior do estômago, até atingir a grande curvatura. Também é dividida em três tipos: no tipo O-1, a borda de atrofia fica entre a pequena curvatura e a parede anterior e/ou posterior do corpo; no O-2, a alteração atrófica propaga-se no meio da parede anterior e/ou posterior do corpo; e, na O-3, em que o grau de atrofia é mais intenso e extenso, a borda fica entre a parede anterior e/ou posterior e a grande curvatura do corpo gástrico.[52] Os graus mais acentuados de atrofia e, portanto, risco de câncer gástrico, são encontrados no tipo O. A relação PG I/II apresenta um decréscimo significativo quando a extensão da atrofia pela classificação de Kimura-Takemoto progride de C-1 para O-3.

A mucosa gástrica na borda e no lado das glândulas fúndicas apresenta infiltrado de células mononucleares e neutrófilos, mas não atrofia ou MI. Ao contrário, no lado pilórico da borda, a mucosa mostra atrofia das glândulas fúndicas, com ou sem MI. Então, a borda endoscópica de atrofia delimita a fronteira mais avançada da gastrite atrófica no estômago.

Os problemas no diagnóstico de atrofia e MI à CLB são a alta variabilidade de interpretação entre os observadores e a pouca correlação com os achados histológicos.[51]

Os outros métodos para diagnóstico endoscópico de atrofia gástrica e MI são a endoscopia com magnificação, com ou sem cromoendoscopia, e a endoscopia com o sistema de banda estreita (NBI). Vários estudos sugerem que a cromoendoscopia com magnificação pode ajudar a identificar lesões como a MI e a displasia. A endoscopia com magnificação de alta resolução sem cromoendoscopia também parece ser superior à endoscopia convencional, permitindo grande precisão no diagnóstico de gastrite pelo *H. pylori*, MI e displasia. A tecnologia mais recente do NBI tem grande sensibilidade e especificidade para o diagnóstico das lesões pré-cancerosas,[52] sendo considerada, ao utilizar a magnificação, a técnica mais prática e confiável atualmente para compreender a presença de MI e a gravidade da gastrite atrófica.[50]

Histologia

O diagnóstico de gastrite atrófica ou MI nos dias atuais baseia-se na histologia de espécimes de biópsias de certas regiões anatômicas da mucosa gástrica, segundo os critérios do Sistema Sydney Atualizado e o estadiamento OLGA.

O estadiamento histológico da gastrite atrófica pode propiciar uma indicação confiável do risco de câncer gástrico, havendo uma forte associação com os estádios III e IV OLGA. Esse fato sugere que os programas de seguimento endoscópico deveriam ser focados nos pacientes desses estádios.[13,53]

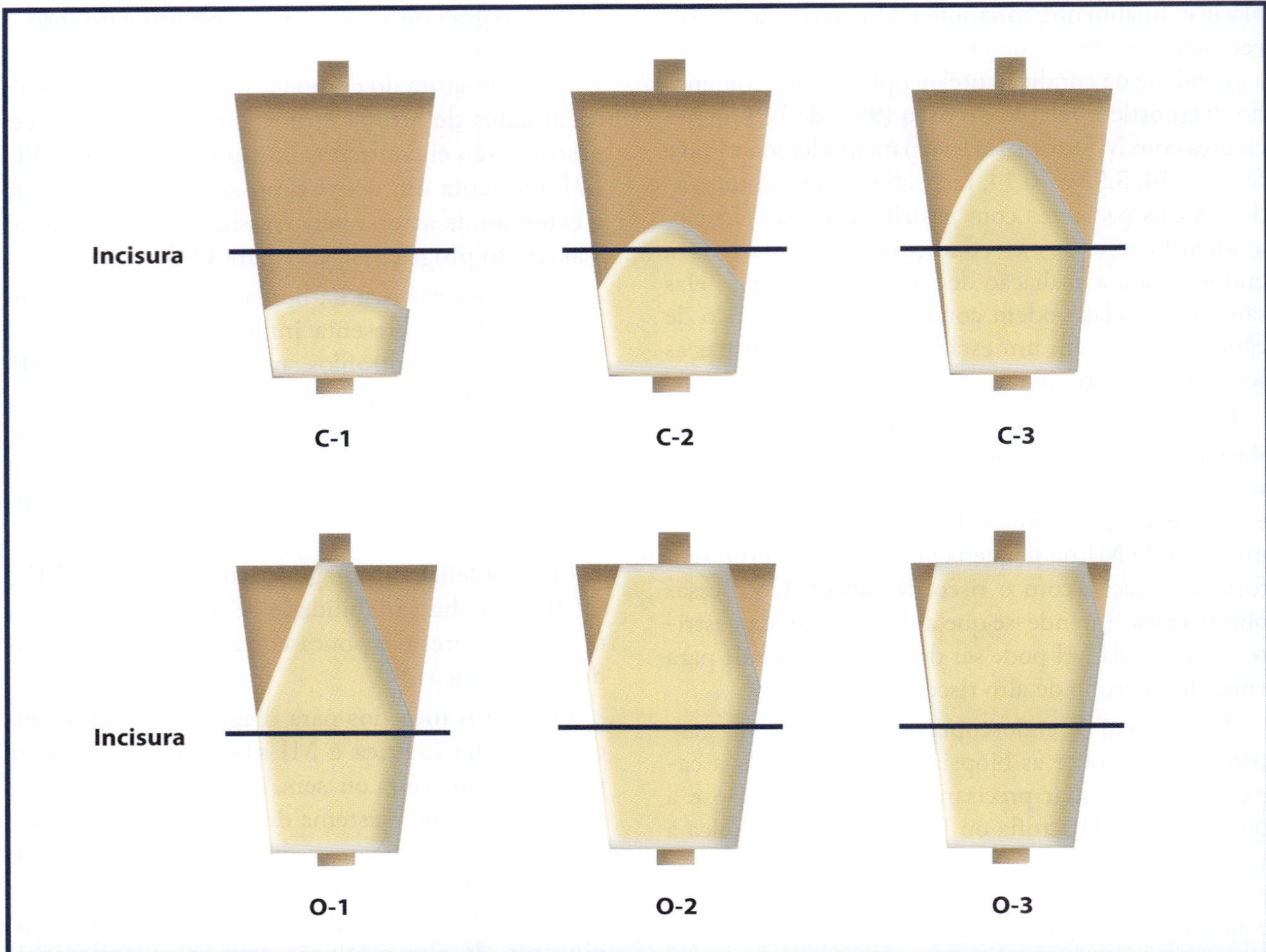

Figura 52.21 – Classificação do padrão de atrofia endoscópica proposta por Kimura e Takemoto. "C" indica o tipo fechado da gastrite (*closed-type*) e "O" indica o tipo aberto de gastrite (*open-type*). C-1 representa a gastrite altamente localizada no antro; as linhas subsequentes representam o aumento da extensão por meio da pequena e grande curvaturas. O-3 representa gastrite atrófica extensa, afetando quase todo o estômago. A gastrite atrófica desenvolve-se inicialmente no antro, estendendo-se principalmente no sentido proximal (extensão piloro-cárdica), podendo alguma ocorrer na cárdia e se estender distalmente (extensão bipolar). A velocidade da extensão da gastrite atrófica é mais rápida na pequena curvatura que na grande curvatura.
Fonte: adaptada de Kim e Uedo, 2013.[51]

Com o surgimento dos novos endoscópios e técnicas de identificação de alterações da mucosa compatíveis com gastrite atrófica ou metaplasia intestinal, a coleta de fragmentos de tecido (biópsias) para histologia específica dessas áreas passará a ser obrigatória.

Estratégia

Atualmente não existem diretrizes unificadas no sentido de prevenir, nos grupos de alto risco, a progressão para o câncer gástrico.

A maioria dos estudos considera a gastrite atrófica (GA) e a metaplasia intestinal (MI) lesões pré-cancerosas. A prevenção e o tratamento da GA e MI poderiam diminuir a prevalência do câncer gástrico, o que poderia ser feito de várias maneiras. A infecção pelo *H. pylori* desencadeia a progressão em múltiplas etapas da gastrite crônica, GA, MI e, finalmente, o câncer gástrico invasivo e sua erradicação representam uma etapa fundamental na estratégia de prevenção. Outra forma de abordagem seria fazer o seguimento para detectar câncer gástrico inicial (CGI) nos indivíduos com GA ou MI e intervindo, adicionalmente, em vários fatores de risco para GA e MI.[52]

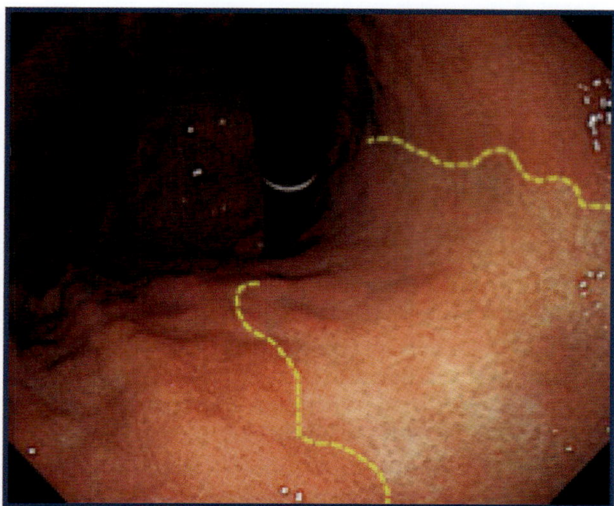

Figura 52.22 – A borda endoscópica de atrofia (linha amarela) em um paciente com gastrite. A área da pequena curvatura ao lado da borda mostra uma alteração de cor, pálida esbranquiçada ou amarelada, comparada com os lados das paredes anterior e posterior junto à borda. Classificação C-3 de Kimura-Takamoto. *Fonte: Kim e Uedo, 2013.*[51]

Erradicação do *H. pylori*

O fator mais importante no desenvolvimento da cascata de Pelayo Correa é a infecção pelo *H. pylori*. Sua erradicação é acompanhada de remissão das alterações inflamatórias da mucosa gástrica em um determinado período de tempo, em pacientes sem alterações histológicas mais avançadas (gastrite atrófica e metaplasia intestinal).

Em regiões de alto risco, definidas como aquelas onde a incidência de câncer gástrico na população é maior que 20/100.000 habitantes, recomendam-se a prevenção primária por meio de *screening* e tratamento do *H. pylori* em toda a população. De acordo com o III Consenso Brasileiro do *Helicobacter pylori*, o tratamento de toda a população infectada não é recomendado, atualmente, no Brasil. Dados sobre a incidência e a mortalidade do câncer gástrico mostram valores intermediários (incidência de 13 casos para 100.000 na população masculina e 7 casos por 100.000 habitantes na população feminina). Além disso, os dados epidemiológicos sobre o câncer gástrico estão incompletos em muitas regiões, e os métodos não invasivos para diagnosticar a infecção não são amplamente disponíveis.[54]

O fator essencial para estabelecer a estratégia de prevenção do câncer gástrico é descobrir qual é o "ponto sem volta" da cascata, isto é, o ponto a partir do qual não ocorrerá regressão das alterações histológicas após a erradicação da bactéria.

Ainda é controverso se a erradicação pode ou não melhorar a atrofia gástrica e a MI. No entanto, a erradicação do *H. pylori* é um passo importante para a prevenção do câncer gástrico e está indicada em pacientes antes que as condições pré-cancerosas (gastrite atrófica e MI) se desenvolvam e mesmo naqueles que já as apresentam.[4] O diagnóstico, então, e tratamento da infecção pelo *H. pylori* em pessoas mais jovens, antes do desenvolvimento de gastrite atrófica, poderia ser a estratégia de tratamento mais eficiente para prevenção.

Outros grupos de risco nos quais a erradicação formal está plenamente justificada são: familiares de primeiro grau de portadores de câncer gástrico, após ressecção endoscópica de câncer gástrico inicial ou ressecções gástricas de doenças benignas (p. ex., úlcera péptica), outras neoplasias gástricas, como o adenoma e linfoma MALT e pacientes que vão necessitar ou estão em uso prolongado de inibidores da bomba de prótons.[54]

Seguimento para detecção do câncer gástrico inicial

A taxa de sobrevida de cinco anos em pessoas com câncer gástrico inicial é maior que 90%, e as cirurgias são cada vez menos necessárias, graças aos recentes avanços da tecnologia e das técnicas de ressecções endoscópicas. Então, é importante estabelecer uma metodologia de seguimento na qual a prevalência do câncer gástrico é alta ou em indivíduos detectados com alterações da mucosa gástrica, consideradas de alto risco para o desenvolvimento de câncer gástrico.

Entretanto, o intervalo de seguimento para o câncer gástrico ainda está em discussão. Na Ásia, alguns estudos concluíram que dois anos seria o intervalo ideal para seguimento endoscópico. No entanto, um estudo realizado recentemente na Coreia, em um subgrupo de pacientes com MI intensa, concluiu que o câncer gástrico inicial foi mais frequentemente observado no grupo com um ano de intervalo no seguimento endoscópico que no grupo com dois anos.[55]

Esse achado foi corroborado por outro estudo, sugerindo que o intervalo de um ano para o seguimento endoscópico poderia ser útil para os pacientes de alto risco e com MI.[56]

O III Consenso Brasileiro do *Helicobacter pylori* recomenda seguimento endoscópico, em nosso meio, para pacientes com atrofia e/ou metaplasia intestinal extensa e intensa no antro e corpo gástrico, a cada três anos.[54] Podem-se utilizar o estadiamento OLGA e/ou biópsias dirigidas de áreas da mucosa com aspectos endoscópicos compatíveis com lesões pré-neoplásicas (tipos 2 e 3 de Tahara, por exemplo, utilizando NBI com magnificação de imagem).[45]

Controle de outros fatores de risco

Consumo adequado de frutas e vegetais parece reduzir o risco e diminui a incidência de câncer gástrico. A erradicação do *H. pylori* é a principal estratégia para a sua prevenção em pessoas com GA e MI, mas a alteração da dieta, com suplementos de vitamina C, ácido fólico e betacaroteno, pode ajudar.

TRATAMENTO

O tratamento da gastrite depende da sua etiologia (se puder ser identificada).

Deve-se erradicar o *H. pylori* nos indivíduos infectados segundo os esquemas atuais, descritos no capítulo apropriado deste livro.

REFERÊNCIAS

1. Watari J, Chen N, Amenta PS, Fukui H, Oshima T, Tomita T et al. Helicobacter pylori associated chronic gastritis, clinical syndromes, precancerous lesions, and pathogenesis of gastric cancer development World J Gastroenterol. 2014; 20(18):5461-73.
2. Price AB. The Sydney System: histological division. J Gastroenterol Hepatol. 1991; 6:209-22.
3. Sipponen P. Chronic Gastritis in Former Times and Now. Helicobacter. 2007; 12(2):16-21.
4. Egan BJ, Holmes K, O'Connor HJ, O'Morain CA. Helicobacter pylori gastritis, the unifying concept for gastric diseases. Helicobacter. 2007; 12:39-44.
5. Misiewicz JJ, Tytgat GNC, Goodwin CS, Price AB, Sipponen P, Strikland RG et al. The Sydney System: a new classification of gastritis. Working party reports. 1990; 1:10.
6. Dixon MF, Genta RM, Yardley JH, Correa P. Classification and Grading of gastritis. The updated Sydney System. Am J Surg Pathol. 1996; 20(10):1161-81.
7. Dixon MF, Genta RM, Yardley JH, Correa P. Histological classification of gastritis and Helicobacter pylori infection. An agreement at last? Helicobacter. 1997; 2:17-24.
8. Baba ER, Furuya Jr CK, Gusmon CC. Gastrite e duodenite. In: Sakai P, Ishioka S, Maluf Filho F, Azzan RS. Tratado de endoscopia diagnóstica e terapêutica. 2.ed. v.2. São Paulo: Atheneu, 2014. p.99-124.
9. Jass JR, Filipe MI. Sulphomucins and precancerous lesions of the human stomach. Histopathology. 1980; 4:271-9.
10. Sipponen P, Marshall BJ. Gastritis and gastric cancer. Western countries. Gastroenterology Clinics of North America. 2002; 29:579-92.
11. Ruggea M, Correa P, Di Mario F, El-Omar E, Fiocca R, Geboes K et al. OLGA staging for gastritis: a tutorial. Digestive and Liver Disease. 2008; 40:650-8.
12. Capelle LG, de Vries AC, Haringsma J, Ter Borg F, de Vries RA, Bruno MJ et al. The staging of gastritis with the OLGA system by using intestinal metaplasia as an accurate alternative for atrophic gastritis. Gastrointest Endosc. 2010; 71: 1150-8.
13. Satoh K, Osawa H, Yoshizawa M, Nakano H, Hirasawa T, Kihira K et al. Assessment of atrophic gastritis using the OLGA system. Helicobacter. 2008; 13:225-29.
14. Rugge M, De Boni M, Pennelli G, De Bona M, Giacomelli L, Fassan M et al. Gastritis OLGA-staging and gastric cancer risk: a twelve-year clinico-pathological follow-up study. Aliment Pharmacol Ther. 2010; 31(10):1104-11.
15. Rugge M, Fassan M, Pizzi M, Farinati F, Sturniolo GC, Plebani M et al. Operative link for gastritis assessment vs operative link on intestinal metaplasia assessment. World J Gastroenterol. 2011; 17:4596-661.
16. Rugge M, Capelle LG, Fassan M. Individual risk stratification of gastric cancer: evolving concepts and their impact on clinical practice. Best Pract Res Clin Gastroenterol. 2014 Dec; 28(6):1043-53.
17. Sugano K, Tack J, Kuipers EJ, Graham DY, El-Omar EM, Miura S et al.; faculty members of Kyoto Global Consensus Conference. Kyoto global consensus report on Helicobacter pylori gastritis. Gut. 2015 Sep; 64(9):1353-67.
18. Dixon MF. Patterns of inflammation linked to ulcer disease. Ballière's Clinical Gastroenterology. 2000; 14:27-40.
19. Silva EP, Nader FBI, Saul C, Silva DFS. Helicobacter pylori e câncer gástrico. In: Helicobacter pylori. Presente. Passado. Futuro. Núcleo Brasileiro para o Estudo do Helicobacter pylori. São Paulo: Atha, 2006. p.68-85.
20. Lee A. The microbiology and epidemiology of Helicobacter pylori infection. Scand J Gastroenterol. 1994; 29(201):2-6.
21. Mégraud F. Epidemiology of Helicobacter pylori infection. Gastroenterology Clinics of North America. 1993; 22:73-88.
22. Vuoristo M, Pikkarainen P, Samloff IM, Sipponen P, Kekki M, Siurala M. Functional characteristics of duodenal ulcer patients and their first-degree relatives. Scand J Gastroenterol. 1991; 26(186):52-61.
23. Nardone G, Malfertheiner P, Rocco A. Review article: Helicobacter pylori and molecular events in precancerous gastric lesions. Aliment Pharmacol Ther. 2004; 20:261-70.
24. Hohenberger P, Gretschel S. Gastric cancer. Lancet. 2003; 362:305-15.
25. Houghton J, Wang TC. Helicobacter pylori and Gastric Cancer: a New Paradigm for Inflammation-Associated Epithelial Cancers. Gastroenterology. 2005; 128:1567-78.
26. McLoughlin RM, Sebastian SS, O'Connor HJ, Buckley M, O'Morain CA. Review article: test and treat or test and scope for Helicobacter pylori infection. Any change in gastric cancer prevention? Aliment Pharmacol Ther. 2003; 17(2):82-8.
27. Chan FK, Leung WK. Peptic-ulcer disease. Lancet. 2002 Sep 21; 360(9337):933-41.
28. Kekki M, Sipponen P, Siurala M. Progression of antral and body gastritis in patients with active and healed duode-

nal ulcer and duodenitis. Scand J Gastroenterol. 1984; 19:382-8.

29. Fry J. Peptic ulcer. Br Med J. 1964; 2:808-12.
30. Kulke MH, Anthony LB, Bushnell DL, Herder WW, Goldsmith SJ, Klimstra DS et al. NANETS Treatment Guidelines. Well-Differentiated Neuroendocrine Tumors of the Stomach and Pancreas. Pancreas. 2010; 39(6):735-52.
31. Kim HH, Uedo N. What Have We Accomplished in Endoscopic Image Analysis for Atrophic Gastritis? Korean J of Helicobacter Up Gastrointestinal Res. 2013; 13(1):6-19.
32. Lee S-Y. Endoscopic gastritis: what does it mean? Dig Dis Sci. 2011; 56:2209-11.
33. Tytgat GNC. The Sydney System: Endoscopic Division. Endoscopic appearances in gastritis/duodenitis. J Gastroenterol Hepatol. 1991; 6:223-34.
34. Yagi K, Nakamura A, Sekine A, Goto T. Endoscopic features of the normal gastric mucosa without Helicobacter pylori infection. Gastroenterol Endosc. 2000; 42:1977-87.
35. Yagi K. Endoscopic features and magnified views of the corpus in the helicobacter pylori-negative stomach. Digestive Endoscopy. 2001; 13:34-5.
36. Yagi K, Nakamura A, Sekine A. Characteristic endoscopic and magnified endoscopic findings in the normal stomach without helicobacter pylori infection. J Gastroenterol Hepatol. 2002; 17:39-45.
37. Alaboudy A, Elbahrawy A, Matsumoto S, Galal GM, Chiba T. Regular arrangement of collecting venules: Does patient age affect its accuracy? World J Gastrointest Endosc. 2011; 3(6):118-23.
38. Yan S-L, Wu S-T, Chen C-H, Hung Y-H, Yang T-H, Pang V-S et al. Mucosal patterns of Helicobacter pylori-related gastritis without atrophy in the gastric corpus using standard endoscopy. World J Gastroenterol. 2010; 16(4):496-500.
39. Toljamo KT, Niemela SE, Karttunen TJ, Karvonen AL, Lehtola JK. Clinical significance and outcome of gastric mucosal erosions: a long-term follow-up study. Digestive Diseases and Sciences. 2006; 51:543-47.
40. Toljamo KT, Niemela SE, Karvonen AL, Karttunen TJ. Evolution of gastritis in patients with gastric erosions. Scand J Gastroenterol. 2005; 40:1275-83.
41. Yamamoto S, Watabe K, Tsutsui S, Kiso S, Hamasaki T, Kato M et al. Lower serum level of adiponectin is associated with increased risk of endoscopic erosive gastritis. Digestive Diseases and Sciences. 2011; 56:2354-60.
42. Kamada T, Hata J, Tanaka A, Kusunoki H, Miyamoto M, Inoue K et al. Nodular gastritis and gastric cancer. Digestive Endoscopy. 2006; 18:79-83.
43. Lee S-Y. Endoscopic gastritis: what does it mean? Digestive Diseases and Sciences. 2011; 56:2209-11.
44. Anagnostopoulos GK, Yao K, Kaye P, Fogden E, Fortun P, Shonde A et al. High-resolution magnification endoscopy can reliably identify normal gastric mucosa, helicobacter pylori-associated gastritis, and gastric atrophy. Endoscopy. 2007; 39:202-7.
45. Tahara T, Shibata T, Nakamura M, Yoshioka D, Okubo M, Arisawa T et al. Gastric mucosal pattern by using magnifying narrow-band imaging endoscopy clearly distinguishes histological and serological severity of chronic gastritis. Gastrointestinal Endoscopy. 2009; 70:246-53.
46. Ji R, Li Y-Q, Gu X-m, Yu T, Zuo X-L, Zhou C-J. Confocal laser endomicroscopy for diagnosis of helicobacter pylori infection: a prospective study. J Gastroenterol Hepatol. 2010; 25:(4)700-05.
47. Wang P, Ji R, Yu T, Zuo X-L, Zhou C-J, Li C-Q et al. Classification of histological severity of helicobacter pylori-associated gastritis by confocal laser endomicroscopy. World J Gastroenterol. 2010; 16(41):5203-10.
48. Lee JY, Kim N, Lee HS, Oh JC, Kwon YH, Choi YJ et al. Correlations among endoscopic, histologic and serologic diagnoses for the assessment of atrophic gastritis. J Cancer Prev. 2014; 19:47-55.
49. Watabe H, Mitsushima T, Yamaji Y, Okamoto M, Wada R, Kokubo T et al. Predicting the development of gastric cancer from combining helicobacter pylori antibodies and serum pepsinogen status: a prospective endoscopic cohort study. Gut. 2005; 54:764-8.
50. Vries AC, Grieken NC, Looman CW, Casparie MK, Vries E, Meijer GA et al. Gastriccancer risk in patients with premalignant gastric lesions: a nationwide cohort study in the Netherlands. Gastroenterology. 2008; 134:945-52.
51. Kim HH, Uedo N. What have we accomplished in endoscopic image analysis for atrophic gastritis? Korean J Helicobacter Up Gastrointest Res. 2013; 13:6-19.
52. Park YH, Kim N. Review of atrophic gastritis and intestinal metaplasia as a premalignant lesion of gastric cancer. J Cancer Prev. 2015; 20:25-40.
53. Ruggea M, Meggio A, Pennelli G, Piscioli F, Giacomelli L, De Pretis G et al. Gastritis staging in clinical practice: the OLGA staging system. Gut. 2007; 56:631-6.
54. Coelho LG, Malguinik I, Zaterka S, Parente JM, Passos MCF, Moraes-Filho JPP. Brazilian Consensus on helicobacter pylori. Arq Gastroenterol. 2013; 50:81-96.
55. Yoon H, Kim N, Lee HS, Shin CM, Park YS, Lee DH et al. Effect of endoscopic screening at 1-year intervals on the clinicopathologic characteristics and treatment of gastric cancer in South Korea. J Gastroenterology Hepatology. 2012; 27:928-34.
56. Chung SJ, Park MJ, Kang SJ, Kang HY, Chung GE, Kim SG et al. Effect of annual endoscopic screening on clinicopathologic characteristics and treatment modality of gastric cancer in a high-incidence region of Korea. Int J Cancer. 2012; 131:2376-84.

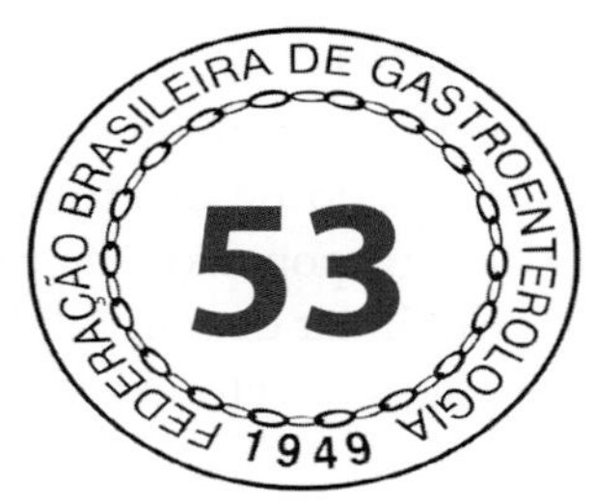

ÚLCERA GASTRODUODENAL: ASPECTOS CLÍNICOS

Jaime Natan Eisig *(in memoriam)*
Cláudio L. Hashimoto
Ricardo P. B. Ferreira
Schlioma Zaterka

INTRODUÇÃO

Por mais de um século, a úlcera péptica foi considerada uma doença de evolução crônica, de etiologia desconhecida, com surtos de recidiva e períodos de acalmia. A identificação e o isolamento do *Helicobacter pylori* (*H. pylori*) há pouco mais de três décadas representou significativo avanço na compreensão, no diagnóstico e no tratamento da doença ulcerosa péptica. Tal descoberta rendeu a Warren e Marshall, em 2005, o Prêmio Nobel de Medicina como reconhecimento da importância da erradicação do *H. pylori* na cura da úlcera péptica.

Atualmente, obtém-se a cura na imensa maioria dos pacientes, contudo, novos desafios impõem-se, como descobrir qual a proposta ideal de erradicação do *H. pylori*, especialmente em virtude do aumento na taxa de falha terapêutica observada em vários países, a busca pela prevenção e recorrência da úlcera péptica em usuários de anti-inflamatórios não esteroidais (AINE), bem como avanços no tratamento dos casos não relacionados a AINE e ao *H. pylori*.[1]

Em virtude da melhora nas condições higienodietéticas da população, fatores que sabidamente contribuem para reduzir a contaminação da bactéria, estima-se que a prevalência da doença esteja diminuindo em todo o mundo.

CONCEITO

As úlceras pépticas constituem soluções de continuidade da mucosa gastrointestinal secundárias ao efeito corrosivo do ácido clorídrico (HCl) e da pepsina, estendendo-se através da *muscularis mucosae*, atingindo a camada submucosa e, mesmo, a *muscularis propria*. Lesões mais superficiais são definidas como erosões, não atingem a camada submucosa e, portanto, não deixam cicatrizes.[2]

As úlceras pépticas podem se desenvolver em qualquer porção do trato digestório exposta à secreção cloridropéptica em concentração e duração suficientes. No entanto, o termo "doença ulcerosa péptica" geralmente é empregado para descrever ulcerações do estômago, duodeno ou ambos.

EPIDEMIOLOGIA

A prevalência de úlcera péptica é variável nas diferentes regiões do mundo. As úlceras duodenais predominam em populações ocidentais, enquanto as úlceras gástricas são mais frequentes na Ásia, em especial, no Japão. Apesar da redução na incidência de doença ulcerosa péptica em países ocidentais ao longo do século passado, estima-se que cerca de 500 mil novos casos e 4 milhões recidivas ocorrem a cada ano nos Estados Unidos.[3]

A úlcera duodenal é a forma predominante de doença ulcerosa péptica, cinco vezes mais frequente do que a úlcera gástrica, em 95% dos casos localiza-se na primeira porção do duodeno e incide na faixa etária de 30 a 55 anos de idade. A localização mais frequente da úlcera péptica do estômago é na região de antro gástrico (80% na pequena curvatura), no epitélio gástrico não secretor de ácido, geralmente próximo à transição para o epitélio secretor localizado no corpo do estômago, em indivíduos entre 50 e 70 anos de idade. De modo geral, as úlceras são mais frequentes no sexo masculino (1,5 a 3 vezes).

O declínio na prevalência de úlcera péptica observado no século XX tem sido atribuído à redução das taxas de infecção pelo *H. pylori*, resultado da melhora dos padrões de higiene e condições sanitárias urbanas. Embora o baixo nível socioeconômico e suas consequências estejam relacionados à infecção pelo *H. pylori*, a baixa incidência de úlcera gastroduodenal em alguns países com elevada prevalência de infecção pela bactéria, indica a existência de outros fatores associados à úlcera péptica, como características intrínsecas de virulência e toxicidade das cepas do *H. pylori*.

As taxas de doença ulcerosa péptica complicada com hemorragias ou perfurações, por sua vez, não apresentaram reduções significativas nas últimas décadas. O fato é que entre populações idosas essas taxas de complicações parecem estar aumentando, com destaque para as úlceras gástricas, provavelmente em razão do uso crescente de AINE.

O sangramento é a complicação mais frequente da doença ulcerosa péptica, ocorrendo em torno de 15 a 20% dos casos, em sua maioria associados às úlceras duodenais e com taxa de mortalidade de 5 a 10%. A doença ulcerosa péptica representa a causa mais comum de hemorragia digestiva alta, responsável por aproximadamente 50% dos casos.

As perfurações são complicações ainda mais graves, observadas em até 5% dos pacientes e responsáveis por ⅔ das mortes por úlcera péptica. Ocorrem mais frequentemente na pequena curvatura gástrica e na parede anterior do bulbo duodenal. Úlceras terebrantes surgem quando ocorre perfuração, porém, são bloqueadas por órgãos adjacentes. As úlceras gástricas perfuradas geralmente são bloqueadas pelo lobo hepático esquerdo, e as úlceras duodenais perfuradas, pelo pâncreas e raramente pelo cólon.

Estreitamento e estenose secundária a edema ou cicatrização são observados em até 2% dos ulcerosos, frequentemente relacionados a úlceras do canal pilórico, mas também podem ocorrer como complicações de úlceras duodenais.

ETIOLOGIA E FISIOPATOLOGIA

O fator genético é, provavelmente, muito importante quanto ao fenótipo secretório de determinada população, não só pela variação na população de células parietais, mas também pelo limiar de sensibilidade das células envolvidas no processo secretório gástrico.

O aforismo do médico croata Karl Schwartz, citado em 1910,[4] "sem ácido, sem úlcera" ("*no acid, no ulcer*"), foi um marco no tratamento da úlcera péptica. A teoria cloridropéptica era um consenso, não havendo dúvidas quanto à explicação na gênese das úlceras. Não se discutia a importância do ácido clorídrico (HCl) e da pepsina na agressão à mucosa, mas, por que alguns ulcerosos apresentavam produção de ácido normal ou um pouco abaixo do normal? As úlceras duodenal e gástrica eram consideradas, pela maioria dos pesquisadores, iguais do ponto de vista fisiopatológico, ainda que nas primeiras, se observasse hipersecreção e, nas segundas, normo ou hipossecreção ácida. A importância dos mecanismos de defesa da mucosa era lembrada, estabelecendo-se que os indivíduos normais apresentavam equilíbrio entre os fatores agressivos e os defensivos e, quando alterado, favoreceria a eclosão da úlcera.

Sabe-se, atualmente, que a úlcera é uma afecção de origem multifatorial. Fatores ambientais seguramente desempenham papel importante na eclosão da úlcera nos indivíduos geneticamente predispostos e, entre eles, a infecção pelo *H. pylori* é, aparentemente, fundamental.[5] Isso explicaria por que a úlcera ocorre em indivíduos que secretam ácido em níveis próximo dos normais e por que indivíduos hipersecretores podem não apresentar úlcera.

O *H. pylori* é uma bactéria espiralada descrita pela primeira vez por Warren e Marshall.[5,6] Em 14 de abril de 1982, a 35ª placa de cultura da bactéria (denominada *Campylobacter pyloridis*) demonstrou a presença de colônias transparentes de 1 mm. Em junho de 1984, Marshall e Warren publicavam os resultados do sucesso da cultura da bactéria,[5] responsável pela mudança radical nos conceitos sobre etiopatogenia da úlcera péptica, por décadas considerados intocáveis pela elite de pesquisadores, gastroenterologistas e fisiologistas. Atualmente, é incontestável a atuação do *H. pylori* na gênese da úlcera péptica, em virtude da inflamação sobre a mucosa e da alteração dos mecanismos regulatórios da produção de ácido. Estima-se que cerca de 90 a 95% dos ulcerosos duodenais se encontram infectados pela bactéria.[7]

Alguns pesquisadores[8] acreditam que o fator ácido não é o mais importante, mas, sim, a presença da bactéria. A liberação de citocinas inflamatórias e a resposta imunológica do hospedeiro seriam os moduladores da agressão que determinaria a presença e o tipo de doença que o hospedeiro infectado apresentaria.[8,9] A variedade da cepa do *H. pylori* seria primordial na cascata de eventos que culminaria, eventualmente, na úlcera. Sugeriu-se, que o aforisma de Schwartz "*no acid, no ulcer*" fosse substituído por "*no Helicobacter, no ulcer*".

ATUAÇÃO MULTIFATORIAL DO ÁCIDO, GASTRINA, PEPSINA E *H. PYLORI*

Proteínas, íons Ca^{++}, aminoácidos, histamina e acetilcolina estimulam a célula G a produzir gastrina. A gastrina atinge o receptor na célula parietal por via sanguínea, induzindo-a a produzir HCl. A queda no pH intraluminal se difunde e ocupa o receptor da célula D, produtora de somatostatina, que tem ação inibitória (via parácrina) sobre a celular G. Trata-se, portanto, de um eficiente mecanismo de autorregulação.

A secreção de ácido de um indivíduo varia de acordo com vários fatores ambientais. A alimentação, o uso de determinados medicamentos, o hábito de fumar e o estado emocional influenciam a produção de ácido nas 24 horas.

A produção de ácido está, em geral, aumentada nos portadores de úlcera duodenal normal ou baixa, nos indivíduos com úlcera gástrica.[2] A secreção basal de HCl é 2 a 3 vezes maior nos ulcerosos duodenais, observando-se uma intrigante imbricação dos valores pós-estímulo máximo. No entanto, apenas 20 a 30% da população de ulcerosos duodenais apresentam, após estímulo máximo, uma produção de HCl acima do limite superior do normal. O aumento da secreção ácida pode ser explicado pelas seguintes observações:

- aumento da população de células parietais;
- maior sensibilidade da célula parietal ao estímulo da gastrina;
- menor sensibilidade da célula G aos mecanismos inibitórios.

A histamina produzida nas células *enterocromafim--símile – enterocromaphin cell like* (ECL), a gastrina nas células G e a acetilcolina no nervo vago são os primeiros mensageiros químicos que ativam a célula parietal. A ligação destas aos receptores específicos na membrana da célula parietal ativariam o segundo mensageiro (AMP-cíclico ou canais de cálcio), culminando na produção da ATPase K^+ ativada no canalículo secretor, considerada a via final para a produção do HCl (Figura 53.1).[10]

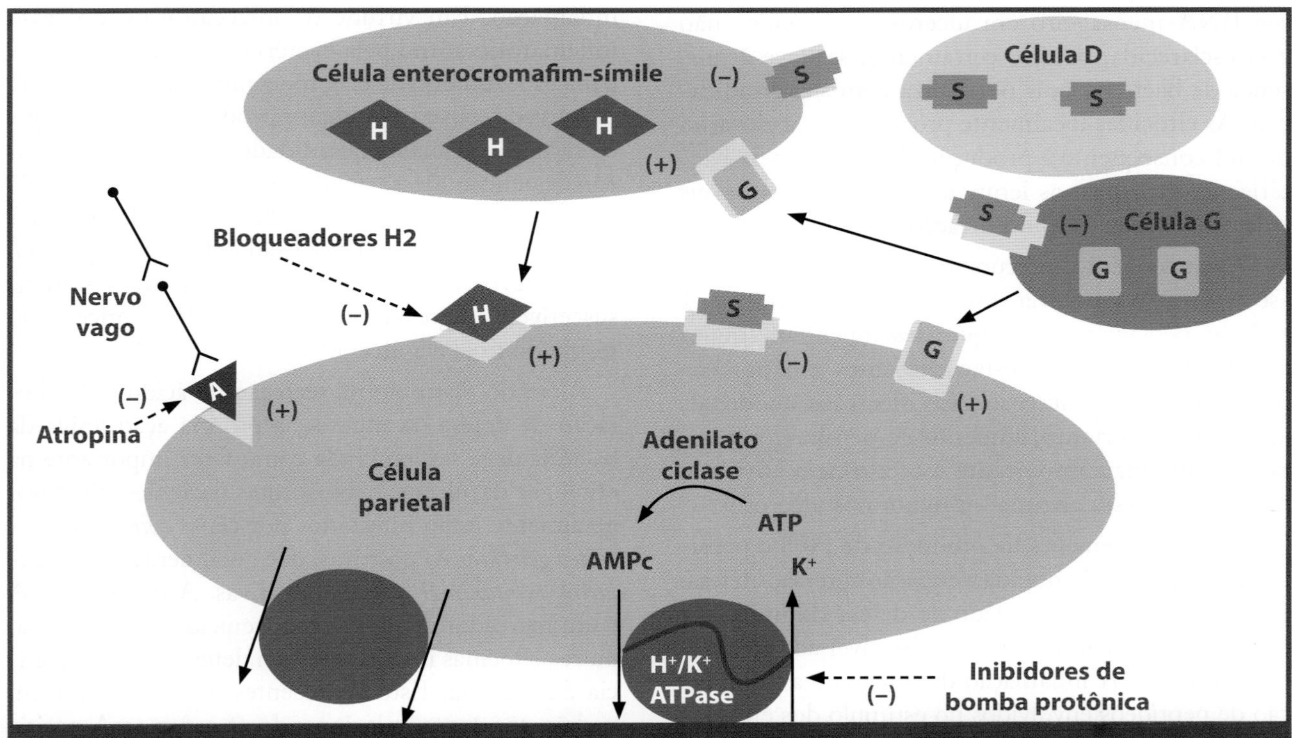

Figura 53.1 – Fatores que influenciam a secreção ácida pela célula parietal gástrica.
A: acetilcolina; H: histamina; G: gastrina; S: somatostatina; (+) estímulo; (–) inibição/bloqueio.
Fonte: adaptada de Wolfe, 2000.[10]

O principal mediador da secreção ácida estimulada por alimentos é a gastrina, portanto, distúrbios da secreção ácida relacionados à hipergastrinemia tendem a se exacerbar com a ingestão de alimentos. O peptídeo liberador da gastrina – *gastrin releasing peptide* (GRP), neuropeptídeo presente nos nervos do trato gastrointestinal, especialmente no antro gástrico, é liberado na presença de alimentos no estômago e estimula a secreção de gastrina pelas células G. Atualmente, o GRP é o melhor método disponível para simular a secreção ácida estimulada pela alimentação. Após infusões intravenosas de GRP, pacientes *H. pylori* positivos apresentam níveis de gastrina e secreção ácida 3 vezes maior que os encontrados em voluntários negativos submetidos ao mesmo estímulo. Entre os pacientes *H. pylori* positivos, os portadores de úlcera péptica produzem até duas vezes mais ácido para os mesmos níveis de gastrina. Tais achados podem estar relacionados à hipergastrinemia prolongada e ao maior número de células parietais, bem como à redução de mecanismos inibitórios da secreção gástrica, associados ou não a características genéticas do indivíduo.

A resposta exagerada da gastrina pode resultar, também, da menor produção de somatostatina, hormônio que inibe a célula G. A razão da diminuição da concentração da somatostatina na mucosa e de seu RNA-mensageiro em ulcerosos infectados não está esclarecida, porém, certamente, se deve à presença da bactéria, pois normaliza com sua erradicação. As citocinas localmente produzidas e a elevação do pH consequente à produção de amônia pela bactéria são mecanismos lembrados como responsáveis pela diminuição da concentração da somatostatina.[9]

O pepsinogênio, precursor da pepsina, encontra-se elevado na maioria dos ulcerosos. As frações 1 e 3 do pepsinogênio I, que desempenham maior atividade proteolítica, estão presentes em porcentagem maior nos ulcerosos. Os ulcerosos duodenais apresentam, portanto, aumento no pepsinogênio total, e ainda mais importante é o fato de a atividade proteolítica dessa enzima ser maior nos ulcerosos.

Além das alterações na produção de HCl e pepsinogênio, deve ser lembrada a equação agressão/defesa. A diminuição da capacidade de defesa da mucosa é importante, tornando-a mais vulnerável aos elementos agressivos. A inflamação da mucosa e a diminuição de peptídeos envolvidos no estímulo dos elementos que mantêm a mucosa íntegra favorecem a lesão.

O *H. pylori* atuaria em ambos os lados dessa equação, diminuindo a disponibilidade endógena de prostaglandinas (PGs) e do fator de crescimento epitelial – *epithelial growth factor* (EGF), reduzindo a defesa da mucosa, além de aumentar a produção dos fatores agressivos por mecanismos descritos anteriormente. As PGs são responsáveis por estimular a produção de muco e de bicarbonato pelas células epiteliais, influenciam a hidrofobicidade do muco adjacente à superfície epitelial, regulam o fluxo sanguíneo da mucosa e a capacidade de replicação do epitélio. A redução dos níveis de PGs resultaria em sério comprometimento dos mecanismos de defesa da mucosa. O EGF é elemento essencial na reparação da mucosa. O comprometimento de sua produção significa redução na capacidade regenerativa da superfície epitelial. Diminuição da concentração do EGF foi observada em pacientes portadores de úlcera gástrica e duodenal.

Em suma, a integridade da mucosa diante de um ambiente intraluminal extremamente hostil depende de um mecanismo complexo, no qual os elementos responsáveis pela defesa da mucosa devem estar aptos a exercer proteção eficaz contra os fatores agressivos. A Figura 53.2 resume os fatores agressivos, defensivos e de reparação da mucosa.

Nos pacientes com úlcera duodenal, geralmente, a inflamação está restrita ao antro gástrico e à região do corpo poupada, ou comprometida por discreta inflamação. Em virtude da infecção e do processo inflamatório antral pela bactéria, a produção de gastrina está aumentada e, como a mucosa do corpo está preservada, observa-se maior produção de ácido, que é ofertado em maior quantidade ao bulbo. Uma das consequências desse fenômeno é maior frequência de metaplasia gástrica no bulbo duodenal. Os locais onde há metaplasia gástrica são colonizadas pelo *H. pylori* e evoluem com inflamação, tornando-se mais suscetíveis à agressão pelo fator ácido-péptico, cujo resultado final é a úlcera.[9]

Além do distúrbio na secreção de ácido e da alteração da defesa da mucosa, a própria ação lesiva da bactéria deve ser lembrada como fator importante na etiologia da úlcera. Sabe-se que pacientes ulcerosos geralmente estão infectados por cepas *cytotoxin-associated gene* (*cag*A) positivas, que geralmente são *vacuolating cytotoxin A* (*vac*-A) positivas. A proteína *cag*A é um marcador de ilha de patogenicidade envolvendo outras citocinas importantes em determinar a virulência da bactéria. Estudos recentes demonstraram um padrão constante, relacionando as cepas *cag*A positivas à maior produção de gastrina e de ácido pós-estímulo. Outros genes, como os das proteínas de adesão *BabA* e de membrana *OipA*, têm elevada frequência

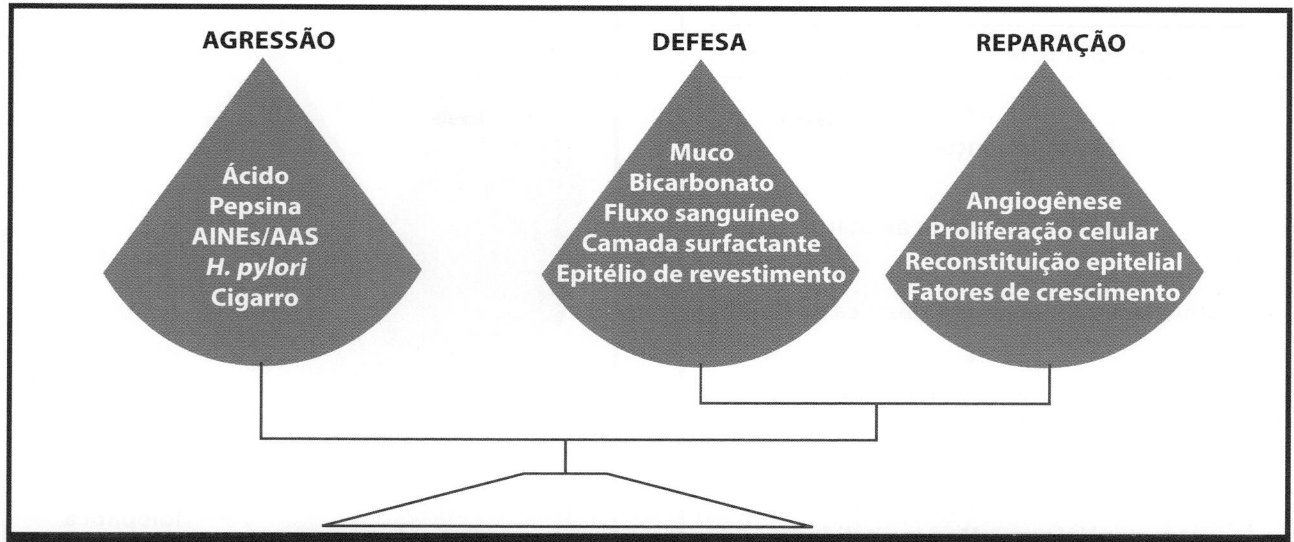

Figura 53.2 – O aumento dos fatores agressivos e a diminuição dos defensivos e de reparação criam condições para a lesão da mucosa.

nos pacientes com doença ulcerosa, porém, com um papel menos relevante em sua patogênese.[11]

Em estudo recente realizado em nosso meio, a comparação entre pacientes ulcerosos e dispépticos não ulcerosos demonstrou que a positividade de proteínas da ilha de patogenicidade *cag* (*cag*T, *cag*M, *cag*A) representa importante fator preditivo no desenvolvimento de úlcera péptica no Brasil. Em países com elevada prevalência da infecção pelo *H. pylori* na população geral, como o Brasil (70 a 80%), esta poderá ser uma ferramenta de grande importância para indicação de erradicação da bactéria em pacientes dispépticos não ulcerosos.[12]

A infecção pelo *H. pylori* é observada em 60 a 70% dos pacientes com úlcera gástrica, mas esse percentual tem-se reduzido na atualidade, possivelmente porque uma proporção apreciável de úlceras gástricas está relacionada ao uso de AINE. Na maioria dos pacientes portadores de úlceras gástricas observa-se pangastrite com diminuição da massa funcional de células parietais, portanto,[9,11] mesmo na presença de hipergastrinemia, não há hipersecreção ácida. A fisiopatologia da úlcera gástrica está relacionada à fragilidade da mucosa, provavelmente em decorrência do processo inflamatório e do comprometimento dos mecanismos de defesa representados pela camada muco-bicarbonato, capacidade surfactante do muco (menor hidrofobicidade), alterações da microcirculação (diminuição da vitalidade da mucosa) e menor capacidade de regeneração da mucosa. Ressalta-se que o *H. pylori* altera a qualidade do muco gástrico.

A ÚLCERA É UMA DOENÇA PÉPTICA OU INFECCIOSA?

Existem vários argumentos que endossam a teoria infecciosa, como alterações da regulação da secreção, virulência da bactéria e demonstração inquestionável de que a erradicação da bactéria resulta na normalização da alteração fisiológica e na cura da doença da maioria dos ulcerosos. A recidiva nos indivíduos erradicados ocorre quando há reinfecção, recrudescência ou uso de AINE (incluindo-se o AAS).

É importante destacar o papel do HCl na doença ulcerosa, pois o uso de antissecretores relativamente pouco potentes, como a cimetidina, ou mesmo antiácidos, é eficaz em promover a cicatrização da úlcera. Sabe-se também que, felizmente, a imensa maioria dos indivíduos infectados nunca apresentará úlcera. A ausência de ácido é praticamente incompatível com a presença de úlcera. Essas observações são bastante sugestivas de que a simples presença da bactéria não é suficiente para provocar a úlcera.

A Figura 53.3 demonstra uma cascata de eventos, unindo a teoria cloridropéptica à infecciosa, uma hipótese bastante simpática para explicar a etiologia das úlceras duodenais relacionadas ao *H. pylori*.

COM A ERRADICAÇÃO DO *H. PYLORI*, A ÚLCERA DEVE SER CONSIDERADA UMA DOENÇA EM EXTINÇÃO? QUAL O PAPEL DOS AINE/AAS?

Tem-se observado com frequência cada vez maior a constatação de úlceras *H. pylori* negativas (Figura 53.4). Especula-se que o maior número de pacientes

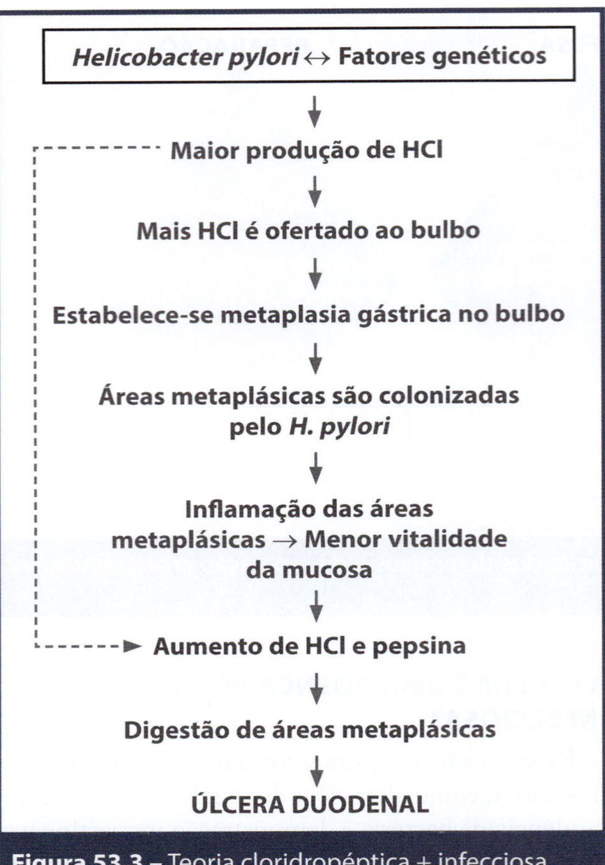

Figura 53.3 – Teoria cloridropéptica + infecciosa.

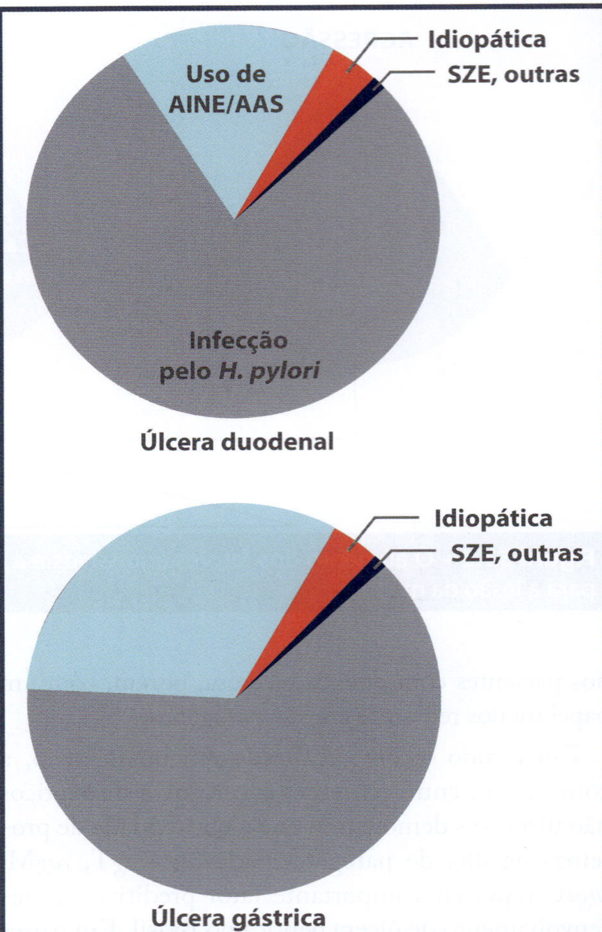

Figura 53.4 – Condições associadas à doença ulcerosa péptica. Valores proporcionais referentes a estudos em países ocidentais, que podem variar entre diferentes populações, idades e níveis socioeconômicos. É importante destacar a frequente coexistência das duas principais etiologias, infecção pelo *H. pylori* e uso de AINE/AAS.
SZE: síndrome de Zollinger-Ellison.

submetidos ao tratamento de erradicação aumente a tendência ao surgimento de úlceras relacionadas ao uso de AINE/AAS ou a situações raras, como gastrinoma, doença de Crohn ou resposta secretória exagerada aos estímulos fisiológicos.

A fisiopatologia da lesão induzida por AINE/AAS baseia-se na supressão da síntese de prostaglandinas. O mecanismo envolvido nessa situação indica a agregação de neutrófilos às células endoteliais da microcirculação gástrica, que reduz o fluxo sanguíneo gástrico efetivo, bem como a produção de muco prostaglandina-dependente e o comprometimento da capacidade de migração epitelial de células adjacentes à área lesada. A circulação da mucosa e a capacidade de defesa celular ficam comprometidas e a mucosa torna-se vulnerável à agressão de fatores intraluminais, como ácido clorídrico, pepsina, sais biliares, *H. pylori* e medicamentos[11,13] (Figura 53.5).

Na década de 1990, a introdução no mercado de inibidores seletivos da cicloxigenase-2 (COX-2) representou um avanço na prevenção de úlceras induzidas por AINE. Contudo, sabe-se hoje que a inibição seletiva da COX-2 não elimina o risco de desenvolver úlceras gastroduodenais e suas complicações.[14] Pacientes em uso de AINE têm um risco quatro vezes maior de desenvolver complicações como sangramentos quando comparados a não usuários.

São consideradas condições de risco em usuários de AINE:

- antecedente de úlcera;
- idade avançada (> 60 anos);
- presença de comorbidades;
- uso de altas doses de AINE;
- associação com corticosteroides, AAS ou anticoagulantes;
- infecção por *H. pylori*.

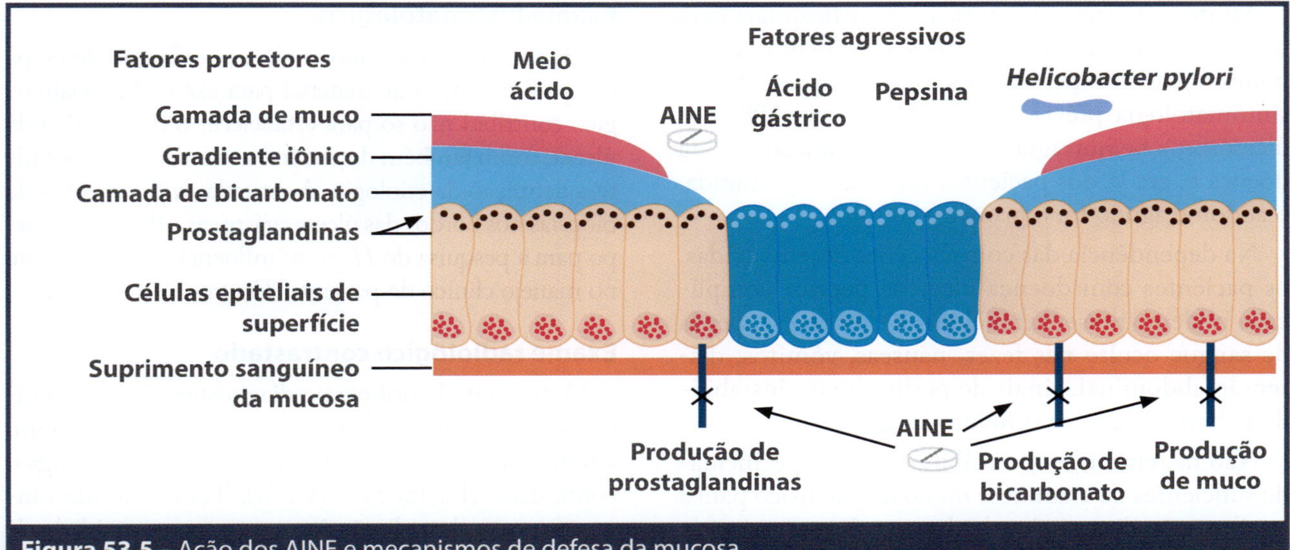

Figura 53.5 – Ação dos AINE e mecanismos de defesa da mucosa.
Fonte: adaptada de Malfertheiner e Labenz, 1998.[13]

A erradicação da bactéria isoladamente demonstra significativa redução na incidência de úlceras pépticas em usuários crônicos de AINE/AAS, todavia, em indivíduos de alto risco, como aqueles com sangramento prévio, a erradicação não é suficiente para a prevenção de novo sangramento, e deve-se associar supressão ácida como medida de prevenção.[11]

De uma maneira resumida, o Quadro 53.1 apresenta as duas causas mais comuns das úlceras gastroduodenais que devem estar sempre em mente, porém, sem se esquecer de outros casos menos frequentes.

Quadro 53.1 – Etiologia das úlceras gastroduodenais

Causas comuns
▪ Infecção pelo *H. pylori* ▪ Uso de anti-inflamatórios
Causas infrequentes
▪ Síndrome de Zollinger-Ellison (gastrinoma) ▪ Mastocitose sistêmica ▪ Hiperparatireoidismo ▪ Doenças granulomatosas (doença de Crohn, sarcoidose) ▪ Neoplasias (carcinoma, linfoma, leiomioma, leiomiossarcoma) ▪ Infecções (tuberculose, sífilis, herpes simples, citomegalovírus) ▪ Tecido pancreático ectópico ▪ Idiopática

QUADRO CLÍNICO

Os sintomas referidos pelos pacientes não permitem diferenciar úlcera duodenal (UD) e úlcera gástrica (UG) e, algumas vezes, são muito discretos, atípicos ou ausentes. Quando presente, a dor é habitualmente pouco intensa, em queimação, localizada no epigástrio, circunscrita e descrita como "dor de fome, queimadura ou desconforto na boca do estômago". A dor mantém-se por semanas, de forma rítmica. A ritmicidade é relação íntima da dor com a alimentação: a melhora da dor com a ingestão de alimentos é relativamente frequente nos portadores de UD (chamada de dor em três tempos: dói-come-passa), ao passo que, em portadores de UG, a ingestão de alimentos às vezes piora ou desencadeia o sintoma (dor em quatro tempos: dói-come-passa-dói).

Outra característica da dor da úlcera péptica é a periodicidade: períodos de acalmia (desaparecimento da dor por meses ou mesmo anos) intercalados por outros sintomáticos. O fato de o paciente ser despertado pela dor no meio da noite (*clocking*) é sugestivo da presença de úlcera, particularmente, duodenal. A pirose ou azia é comum nos pacientes com UD, em virtude da associação da UD com refluxo gastroesofágico. Outros sintomas dispépticos, como eructação, flatulência, sialorreia, náuseas e vômitos, não são próprios da úlcera péptica, mas podem estar associados. O exame físico nada acrescenta, a não ser nos casos de complicações, como hemorragia, estenose ou perfuração.

Muitos pacientes que procuram os hospitais para o tratamento das complicações da doença, como hemorragias ou perfurações, nunca apresentaram sintomatologia prévia. Curiosamente, em 10% dos ulcerosos, a hemorragia é a primeira manifestação da doença e, em ⅓ dos pacientes com úlcera perfurada, o abdome agudo foi o primeiro sintoma.

Na dependência das complicações desenvolvidas, os pacientes com doença ulcerosa péptica complicada podem apresentar melena, hematêmese, perda de sangue oculto nas fezes, náuseas, vômitos, distensão abdominal, sinais de peritonite ou instabilidade hemodinâmica (Quadro 53.2).

Não há, entretanto, sensibilidade ou especificidade suficientes na anamnese ou no exame físico para a confirmação diagnóstica da doença ulcerosa péptica. Neoplasia, pancreatite, colecistite, doença de Crohn e insuficiência vascular mesentérica são exemplos de doenças que podem apresentar sintomatologia semelhante à úlcera péptica. Dessa forma, a confirmação diagnóstica deve ser realizada por meio de exames específicos, os quais são discutidos a seguir.[2]

DIAGNÓSTICO E EXAMES COMPLEMENTARES

Endoscopia digestiva alta

Ver Capítulo 54, *Úlcera gastroduodenal: aspectos endoscópicos*.

Quadro 53.2 – Quadro clínico da doença ulcerosa péptica

Não complicada
▪ Dor epigástrica em queimação
Úlcera duodenal
▪ Melhora clara com as refeições e uso de antiácidos
▪ Hiperfagia e ganho ponderal
▪ Despertar noturno pela dor é frequente
▪ Pode apresentar-se de caráter periódico
Úlcera gástrica
▪ Pequena melhora ou piora com as refeições
▪ Menos responsiva a antiácidos
▪ Anorexia e perda ponderal
▪ Despertar noturno pela dor pode ocorrer
Complicada (hemorragia, perfuração, obstrução)
▪ Melena
▪ Hematêmese
▪ Náuseas e vômitos
▪ Distensão abdominal
▪ Sinais de peritonismo
▪ Instabilidade hemodinâmica

Exame histopatológico

Durante o exame endoscópico, a realização de biópsias para obtenção de material para exame histopatológico contribui não só para estabelecer o diagnóstico da úlcera, como também determina a sua natureza e permite a definição da etiologia. A retirada de fragmentos de biópsias nos bordos das úlceras gástricas e de antro e corpo para a pesquisa do *H. pylori* influencia decisivamente no manejo clínico do paciente (Figuras 53.6 e 53.7).

Exame radiológico contrastado

Outro método útil para o diagnóstico da doença ulcerosa, porém menos preciso e pouco utilizado com o advento da endoscopia digestiva, é o exame radiológico contrastado (Figura 53.8 A e B). Tem como desvantagem o uso de radiação ionizante e a necessidade da realização de exames endoscópicos e biópsias das lesões suspeitas para confirmação diagnóstica. Dessa forma, fica indicado apenas em situações em que o exame endoscópico não está disponível ou quando há indicação cirúrgica.

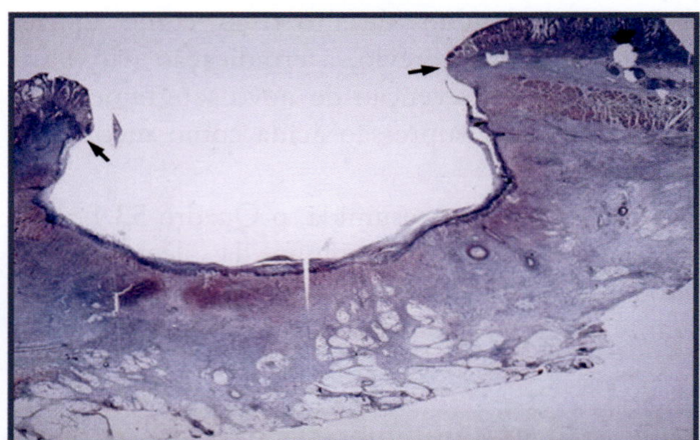

Figura 53.6 – Estudo histopatológico da úlcera gástrica: extensão através da *muscularis mucosae* (setas).

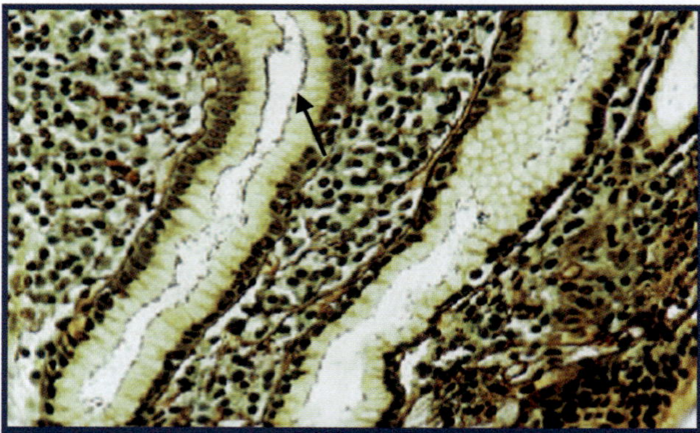

Figura 53.7 – *Helicobacter pylori* no muco superficial que reveste a mucosa gástrica.

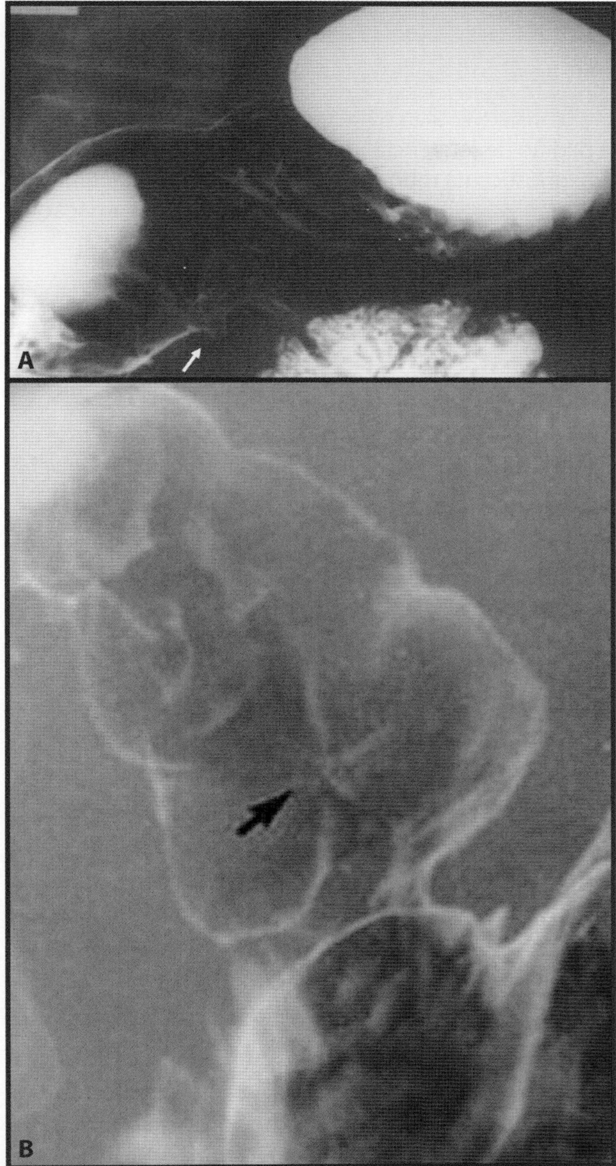

Figura 53.8 – Estudo radiológico contrastado. (A) Lesão ulcerada gástrica (seta), evidenciada por meio de pequena coleção de ar e bário, na grande curvatura, com extensão além da parede do estômago. (B) Lesão ulcerada duodenal (seta), rasa, com pregas radiadas e deformidade do bulbo.

Outros exames complementares

Gastrina

Nos pacientes que apresentam quadro clínico atípico, por exemplo, múltiplas úlceras gastroduodenais, úlceras refratárias, recorrentes ou localizadas em segunda porção duodenal e não associadas a *H. pylori* ou AINE, úlceras recorrentes pós-operatórias, associação com diarreia ou cálculo renal e história pessoal ou familiar de tumor de hipófise ou paratireoide, justifica-se a pesquisa de gastrinoma (síndrome de Zollinger-Ellison). O teste mais sensível e específico para diagnosticar gastrinoma é a demonstração de gastrina sérica elevada.[15] A concentração sérica de gastrina em jejum acima de 1.000 pg/mL e a hipersecreção gástrica de ácido têm estabelecido o diagnóstico de gastrinoma. É importante lembrar que elevações significativas da gastrinemia ocorrem em estados hipossecretores ou acloridria gástrica, como, por exemplo, na anemia perniciosa. Pacientes que apresentam quadro clínico compatível e discreta elevação da gastrina sérica necessitam realizar os testes provocativos para estabelecer ou excluir o diagnóstico de gastrinoma. Destes, o de maior valor é o teste da secretina. Em indivíduos normais ou com úlcera péptica duodenal, a injeção intravenosa de secretina pode provocar discreto aumento na gastrinemia. Ao contrário, pacientes portadores de gastrinoma apresentam aumentos acentuados na gastrinemia.

Uma vez suspeitado o diagnóstico de gastrinoma, torna-se obrigatório tentar localizar o tumor, com a finalidade de ressecção cirúrgica sempre que possível. Recomenda-se que a investigação seja realizada em centros de referência com exames que incluem ultrassonografia endoscópica, cintilografia dos receptores da somatostatina, tomografia computadorizada, ressonância magnética e arteriografia seletiva.[15]

Diagnóstico dos fatores etiológicos

Helicobacter pylori

Os testes para diagnosticar infecção pelo *H. pylori* são importantes em pacientes com doença ulcerosa péptica. Exames negativos mudam a estratégia diagnóstica para outras causas de úlcera (uso de AINE, gastrinoma), dispensando a terapêutica antibiótica. Porém, é necessário lembrar que podem ocorrer resultados falso-negativos em pacientes que receberam tratamento com inibidores da bomba de prótons, bismuto ou antibióticos, os quais podem suprimir temporariamente o *H. pylori.*

Os métodos para diagnóstico do *H. pylori* podem ser classificados em invasivos e não invasivos. Suas características e aplicabilidade clínica estão resumidas na Tabela 53.1.

Os métodos invasivos são aqueles que necessitam de endoscopia acompanhada de biópsia gástrica. Segundo o III Consenso Brasileiro sobre *H. pylori*, caso haja opção pela pesquisa de *H. pylori* durante a endoscopia digestiva, a coleta de material para urease deverá ser realizada no corpo e no antro gástricos. O estudo histológico deve incluir a coleta de cinco fragmentos: dois do antro, dois do corpo e um da incisura angular.[16]

Tabela 53.1 – Diagnóstico de infecção pelo *H. pylori*

Método diagnóstico	Sensibilidade	Especificidade	Utilidade	Comentários
Invasivos (endoscópicos)				
Histologia	90-95%	90-95%	Teste padrão de referência para diagnóstico na rotina hospitalar	Necessário patologista experiente; dados adicionais sobre atrofia e inflamação
Cultura	80-90%	> 95%	Padrão de referência alternativo	Permite testes de sensibilidade
Urease	90%	90%	Rápido, boa relação custo-benefício	Exige teste adicional para confirmação da infecção
Não invasivos (não endoscópicos)				
Teste respiratório com ureia marcada	> 95%	> 95%	Padrão de referência alternativo	Muito útil para controle de erradicação; pouco disponível
Pesquisa do antígeno fecal	> 90%	> 90%	Ainda pouco utilizado	Não confiável para controle de erradicação
Sorologia	80-90%	80-90%	Mais utilizado em estudos epidemiológicos	Pouca utilidade na prática clínica

Fonte: Kusters et al., 2006.[7]

Os métodos não invasivos, que não necessitam de endoscopia, são três, apresentados a seguir:

1. **Teste sorológico:** pode ser realizado em laboratórios de referência ou por um teste rápido desenvolvido para o consultório.[7] Geralmente, a IgG está aumentada em pessoas contaminadas pelo microrganismo. Como se trata de uma infecção crônica e que não melhora espontaneamente, o achado de IgG elevada não significa infecção ativa, uma vez que os níveis de anticorpos decrescem vagarosamente após a erradicação da infecção.[8] Portanto, não deve ser utilizado nos casos em que há necessidade de controle imediato de tratamento, embora uma queda acentuada dos níveis de anticorpos observada 6 a 12 meses após o tratamento antimicrobiano signifique sucesso na erradicação.
2. **Teste respiratório com ureia marcada:** quando positivo, ao contrário do teste sorológico, sempre significa infecção atual. Pode indicar cura do *H. pylori* oito semanas após a terapia antibiótica, período em que os testes com anticorpos ainda são positivos. Nesse teste, o paciente ingere ureia marcada com carbono 14 (radioativo) ou carbono 13 (não radioativo). Este último, por não ser radiativo, é seguro, podendo ser utilizado em mulheres grávidas, crianças e também para transporte de um local para outro (análise laboratorial em outra localidade). Se a bactéria *H. pylori* estiver presente, ele transforma a ureia em amônia e dióxido de carbono marcado. Este pode ser detectado e quantificado no ar expirado 30 minutos mais tarde em um balão de coleta.[16]
3. **Pesquisa do antígeno fecal**: método que identifica, por reação imunoenzimática, antígenos do *H. pylori* nas fezes dos pacientes. É bastante conveniente para pesquisa da bactéria em população pediátrica.

Os testes não invasivos também podem ser utilizados para confirmar a negatividade do *H. pylori* ao teste da urease em pacientes ulcerosos nos quais não foram obtidos fragmentos de biópsia para estudo histológico.[16]

A utilidade de exames para confirmar a erradicação do *H. pylori* tem sido amplamente discutida. Como a maioria (80 a 90%) dos pacientes tratados é curada pelo tratamento antimicrobiano, parece sensato esperar uma recidiva sintomática da doença ulcerosa antes de verificar o seu resultado. Na prática clínica, por sua vez, os excelentes resultados divulgados em trabalhos científicos bem conduzidos nem sempre são observados, especialmente nos locais onde a resistência ao metronidazol é alta. Nesse caso, é possível que 30 a 50% dos pacientes não erradiquem o microrganismo e, portanto, um número substancial de pacientes pode se beneficiar do exame de controle de cura e de uma eventual modificação de conduta. Haverá situações nas quais o paciente questionará se a bactéria foi realmente erradicada, já que a confirmação permitirá ao clínico informar que a doença ulcerosa não recidivará. Em algumas condições a verificação é obrigatória, como na doença ulcerosa péptica complicada (hemorragia, perfuração ou obstrução), úlcera recorrente e úlcera refratária.

Após o tratamento com antibióticos, a maior probabilidade de testes com resultados falso-negativos ou equivocados acontecem se forem realizados antes de quatro semanas após o término do tratamento, pois o microrganismo pode estar suprimido, mas não erradicado. O número de falso-negativos diminui se os exames forem realizados após 6 a 8 semanas. No Brasil, o III Consenso Brasileiro sobre *Helicobacter pylori* recomenda o controle somente dois meses após o término da terapia, em todos os casos de UG, UD e linfoma MALT de baixo grau.[16] Ao indicar um teste de controle, deve-se considerar sempre sua sensibilidade, a segurança e a conveniência para o paciente, isto é, a facilidade de realização e a adequada relação custo-benefício.

O teste respiratório tem sido o mais recomendado para verificar a eficácia do tratamento de erradicação do *H. pylori* após o tratamento. Nos casos em que se realiza exame endoscópico para controle de cicatrização da úlcera péptica (úlcera gástrica principalmente) torna-se mandatória a realização de testes baseados na retirada de fragmentos de biópsia. Nessas ocasiões os resultados falso-negativos podem ser reduzidos pela retirada de múltiplos fragmentos de antro e corpo, com a utilização de mais de um teste. A combinação de ao menos dois testes é recomendável (histologia, teste da urease, cultura).

Drogas anti-inflamatórias (AINE)

Deve-se pesquisar durante a anamnese o uso de drogas anti-inflamatórias, particularmente, em pacientes idosos nos quais há maior consumo em razão da elevada prevalência de doenças osteoarticulares. Pacientes cardiopatas devem ser pesquisados, pois nesse grupo é frequente a ingestão regular de doses baixas de ácido acetilsalicílico na profilaxia de enfermidades cardiovasculares isquêmicas.

Quando uma úlcera gástrica for refratária ao tratamento instituído e existir suspeita de ingestão de AINE não admitida pelo paciente, o nível sérico dos salicilatos ou a atividade da cicloxigenase das plaquetas, se disponível, pode ser solicitado.

TRATAMENTO

O tratamento da úlcera péptica, seja ela gástrica ou duodenal, tem como objetivos: alívio dos sintomas, cicatrização das lesões e prevenção de recidivas e complicações.

Até a descoberta do *H. pylori*, os dois primeiros objetivos eram facilmente alcançados, entretanto, ao final de um ano, praticamente todas as úlceras recidivavam. Atualmente, sabe-se que não basta cicatrizar a úlcera, mas há necessidade de erradicar a bactéria para evitar a recidiva.

Cultivar uma boa relação médico-paciente é fundamental, explicando ao paciente a natureza de sua doença, inclusive do ponto de vista emocional. Quanto à alimentação e à dieta, nem o tipo, nem a consistência da dieta afetam a cicatrização da úlcera, mas é conhecido que alguns alimentos aumentam e/ou estimulam a produção de ácido clorídrico e que outros são irritantes à mucosa gástrica. É importante recomendar aos pacientes que evitem alguns alimentos, assim como que parem de fumar, pois o fumo pode alterar o tempo de cicatrização da úlcera.

As medicações que promovem a cicatrização da úlcera agem por dois mecanismos: fortalecendo os componentes que mantêm a integridade da mucosa gastroduodenal (pró-secretores) e diminuindo a ação cloridropéptica (antissecretores).

Os pró-secretores atuam estimulando os fatores responsáveis pela integridade da mucosa, como muco, bicarbonato, fatores surfactantes, além de favorecer a replicação celular e o fluxo sanguíneo da mucosa. São considerados pró-secretores: antiácidos, sucralfato, sais de bismuto coloidal e prostaglandinas, mas, na prática são pouco utilizados. As prostaglandinas surgiram na década de 1980 como medicamentos promissores baseados na ação antissecretora e citoprotetora. O misoprostol era altamente eficaz na prevenção de lesões agudas de mucosa provocada por AINE, com eficácia semelhante ao omeprazol. O alto custo, os efeitos colaterais (diarreia e cólicas abdominais) e o uso indevido como abortivo, por sua vez, inviabilizaram a utilização e foram praticamente abandonados na prática clínica.

Os antissecretores são os medicamentos de escolha para a cicatrização da úlcera e dois grupos são atualmente utilizados: os bloqueadores do receptor H2 da histamina e os inibidores da bomba de prótons (IBP).

O primeiro bloqueador H2 que nos anos 1970 revolucionou o tratamento da úlcera péptica foi a cimetidina, diminuindo significativamente a indicação de cirurgias. Posteriormente surgiram no mercado brasileiro a ranitidina, a famotidina e a nizatidina. Esse grupo de medicamentos atua bloqueando o receptor H2 existente na membrana da célula parietal, reduzindo significativamente a ativação da ATPase K^+ ativada no canalículo secretor, com redução de aproximadamente 70% da secreção ácida estimulada pela refeição. Todos os bloqueadores de receptor H2 apresentam eficácia semelhante de cicatrização, em torno de 60 a 85%, com quatro semanas de tratamento e com resposta adicional de aproximadamente 10% após extensão do tratamento por mais quatro semanas. As doses preconizadas diárias de cimetidina, ranitidina, famotidina e nizatidina são 800 mg, 300 mg, 40 mg e 300 mg, respectivamente, podem ser administradas em dose única matinal ou noturna, embora com maior frequência sejam fracionadas em duas tomadas.

As medicações da classe IBP bloqueiam diretamente a ATPase K^+ ativada, enzima responsável pela união do H^+ com o Cl^- no canalículo da célula parietal, origem do HCl. Atualmente, no Brasil, os medicamentos disponíveis são: omeprazol, lansoprazol, pantoprazol, rabeprazol e esomeprazol. Esses medicamentos têm eficácia semelhante, com cicatrização de 70% após duas semanas e 92 a 100% após quatro semanas de tratamento. A dose de IBP é de 20 mg para o omeprazol e rabeprazol, 30 mg para o lansoprazol e 40 mg para o pantoprazol e esomeprazol. O medicamento é administrado pela manhã em jejum. Nos poucos pacientes cuja úlcera permanece ativa após quatro semanas de tratamento, observa-se cicatrização com o aumento da dose.

Os IBP são muitos seguros, entretanto, a polêmica em torno de seu uso prolongado advém do risco teórico de cancerização. Em razão de sua potente ação antissecretora, observa-se aumento nos níveis de gastrina plasmática de 2 a 3 vezes a partir das primeiras 48 a 96 horas. Em geral, se mantém nesses níveis a despeito do uso prolongado. A possibilidade teórica de aumento na população das células *enterocromafins-símile* (ECL-*like*) e o aparecimento de carcinoide do estômago têm sido apontados como contraindicação do uso prolongado desse potente antissecretor. A supressão ácida com tendência a hipo e acloridria poderia favorecer o crescimento de bactérias no estômago e a formação de compostos nitrosos pela ação das bactérias sobre os radicais nitratos, oriundos de alimentos consumidos. No entanto, vários estudos sobre pacientes acompanhados por vários anos com esses medicamentos, como nos casos de esofagite ou gastrinoma, não mostraram maior risco de tumor carcinoide ou câncer.

HELICOBACTER PYLORI E ÚLCERA

As evidências atuais demonstram a importância da erradicação do *H. pylori* na prevenção de recidiva ulcerosa, seja ela gástrica ou duodenal. Quanto à abordagem terapêutica da úlcera duodenal, embora alguns autores indiquem unicamente a erradicação da bactéria, independentemente do tamanho, profundidade e número de lesões, acreditamos que tal conduta seja avaliada com cautela. Sugerimos que o tratamento da úlcera duodenal restrito à erradicação da bactéria seja indicado naqueles casos em que a lesão não é muito profunda nem múltipla. Nos casos em que a úlcera é profunda, com 1 cm ou mais, o bom senso indica a manutenção do IBP por um período de pelo menos 10 a 14 dias, após a conclusão do esquema de erradicação.

Numerosos esquemas de erradicação têm sido propostos, mas nem todos mostram a mesma eficácia. São considerados aceitáveis índices de erradicação acima de 80%. Os esquemas monoterápicos ou duplos não devem ser utilizados, pois resultam em índices de erradicação extremamente baixos. Os esquemas tríplices são os mais indicados, e os esquemas quádruplos devem ser reservados para situações especiais, como nos casos de falha terapêutica ao esquema tríplice.[17]

Convém lembrar que alguns esquemas apresentam excelentes níveis de erradicação em países desenvolvidos, mas deixam muito a desejar em nosso meio. Essa constatação justifica-se pela resistência primária a grupos bactericidas (principalmente imidazólicos como metronidazol e tinidazol e claritromicina).[17]

Atualmente, o esquema considerado de primeira linha associa um inibidor de bomba protônica em dose padrão + claritromicina 500 mg + amoxicilina 1.000 mg ou metronidazol 500 mg, 2 vezes ao dia, por um período mínimo de sete dias.[17,18] O tempo de tratamento pode variar de 7 a 14 dias, havendo uma tendência, em nosso meio, a dar preferência por sete dias, já que a redução do tempo de tratamento não influencia nos índices de erradicação, favorece a aderência e torna o custo mais acessível.

Contudo, em razão da prescrição indiscriminada do metronidazol, a furazolidona constituía-se uma excelente alternativa, tanto que o III Consenso Brasileiro sobre o *H. pylori* recomenda a associação de IBP + furazolidona + claritromicina como esquemas alternativos de primeira linha para erradicação da bactéria (Quadro 53.3).[16]

É necessário ressaltar que, desde 2013, a furazolidona deixou de ser comercializada no Brasil. Assim, nos casos em que se pretenda fazer uso dessa droga, ela deve ser obtida em farmácias de manipulação.

Quadro 53.3 – Tratamento do *H. pylori*

- IBP + amoxicilina 1 g + claritromicina 500 mg, 2 x/dia, 7 dias
- IBP, 1 x/dia + claritromicina 500 mg 2 x/dia + furazolidona 200 mg, 2 x/dia, 7 dias

Retratamento:

- IBP, 2 x/dia + amoxicilina 1 g 2 x/dia + levofloxacino 500 mg 1 x/dia, 10 dias ou
- IBP, 2 x/dia + furazolidona 400 mg + levofloxacino 500 mg 1 x/dia, 10 dias ou
- IBP + sal de bismuto 240 mg + furazolidona 200 mg + amoxicilina 1 g (ou doxiciclina 100 mg), 2 x/dia, por 10 a 14 dias

Controle de erradicação:

- No mínimo 4 semanas após o término do tratamento
- Método de escolha: teste respiratório, se disponível, quando não houver indicação para nova endoscopia (úlcera gástrica ou linfoma MALT)

Fonte: 3º Consenso Brasileiro sobre Helicobacter pylori, *2013.*[16]

Todos esses esquemas apresentam o inconveniente de utilizar um grande número de comprimidos, dificultando a adesão do paciente ao tratamento, além de efeitos colaterais, como diarreia, cólicas abdominais, náuseas, vômitos, gosto metálico, glossite e vaginite, que variam de centro para centro e podem chegar a 30% de frequência.

Com relação às lesões induzidas por AINE, indubitavelmente o melhor tratamento é o profilático. Deve-se utilizar, sempre que possível, os AINE com menor potencial de agressão (COX-2 seletivos) e instituir o tratamento profilático concomitante para, naqueles pacientes considerados de alto risco, evitar complicações. Em pacientes com alto risco cardiovascular, recomenda-se que o AINE de eleição seja o naproxeno em associação a um IBP ou ao misoprostol. Todavia, é importante considerar que mesmo essa associação não é isenta de riscos em pacientes com múltiplos fatores de risco gastrointestinais. Em pacientes de baixo risco cardiovascular, AINE não seletivos podem ser utilizados associados a um IBP, naqueles com um ou dois fatores de risco para úlcera gastroduodenal. Na presença de múltiplos fatores de risco ou antecedente de úlcera complicada, deve-se optar pelo uso criterioso de inibidores seletivos da COX-2 em associação com IBP ou misoprostol e avaliar a relação risco-benefício caso a caso.[11,14]

Os AINE são a segunda maior causa de úlcera péptica e, portanto, a ação sinérgica entre o *H. pylori* e os AINE vem sendo demonstrada para o desenvolvimento de úlcera. Huang et al.,[19] em metanálise, observaram sinergismo no desenvolvimento de úlcera péptica e úlcera hemorrágica entre associação de infecção pelo *H. pylori* e uso de AINE. Além disso, a úlcera péptica é rara em não usuários de AINE e *H. pylori* negativos. As recomendações do II Consenso Brasileiro sobre *Helicobacter pylori* para erradicação da bactéria, em usuários de AINE, estão resumidas no Quadro 53.4.

Recentemente, um consenso entre cardiologistas e gastroenterologistas norte-americanos concluiu que a associação de AAS e IBP, em pacientes cardiopatas com elevado risco gastrointestinal, é melhor que o uso de clopidogrel isoladamente na prevenção de úlceras complicadas.[20] Todavia, as evidências recentes de que o uso concomitante de IBP pode modificar as propriedades antiplaquetárias dessas drogas têm sido motivo de preocupação e aguarda estudos clínicos prospectivos, embora novos estudos retrospectivos já contestem

Quadro 53.4 – Recomendações para pacientes em uso de AINE/AAS

Pesquisa e tratamento de infecção pelo *H. pylori*:

- Pacientes que iniciarão tratamento contínuo com AINE não seletivos
- Pacientes de risco* já em uso ou que iniciarão tratamento com AINE e/ou AAS, independentemente de tipo, dose, tempo ou indicação para o tratamento

Utilização profilática de IBP:

- Pacientes de risco, independente do *status* do *H. pylori*

** Pacientes de risco para o desenvolvimento de lesões do trato digestório superior: história prévia de úlcera péptica, idade acima de 60 anos, associação de AINE com: derivados salicílicos, corticosteroides ou anticoagulantes.*
Fonte: III Consenso Brasileiro sobre Helicobacter pylori, *2013.*[16]

esse risco.[21] A recomendação atual é manter a medicação IBP em pacientes de alto risco gastrointestinal em uso de dupla terapia antiplaquetária.[11]

A Figura 53.9 apresenta algoritmo que resume o tratamento da úlcera péptica gástrica. Em consequência à maior incidência de úlceras *H. pylori* e AINE/ASS negativas, a proporção de pacientes com doença ulcerosa péptica refratária ou recorrente tem sido crescente. A correta avaliação, a identificação e o tratamento adequado de fatores associados à refratariedade ou recorrência tornam as taxas de intratabilidade praticamente nulas (Figura 53.10).[22]

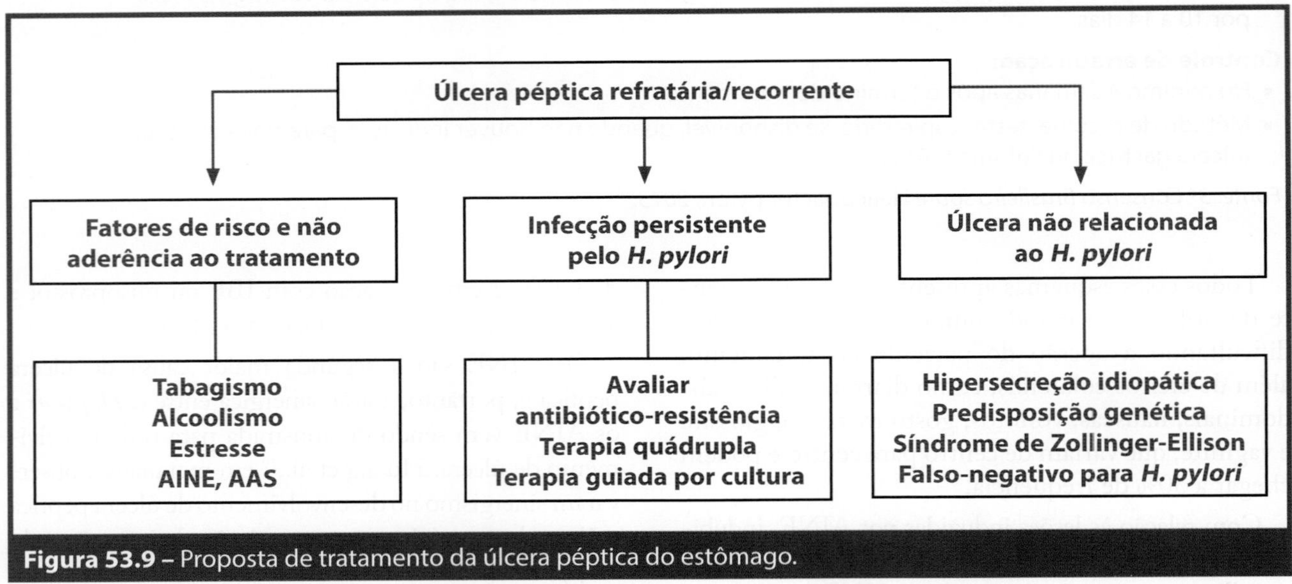

Figura 53.9 – Proposta de tratamento da úlcera péptica do estômago.

Úlcera péptica do estômago

Tratamento por 4-6 semanas

*** Se positivo para *H. pylori*, instituir tratamento**

Endoscopia digestiva alta (com biópsias da lesão e pesquisa de *H. pylori*)

Cicatrização ≥ 50%

Cicatrização < 50%

Prolongar o tratamento por 45 dias

Trocar ou aumentar a dose da medicação por 45 dias

Cicatrização/resolução

Reavaliação endoscópica

Avaliar algoritmo de refratariedade

Seguimento

Considerar cirurgia

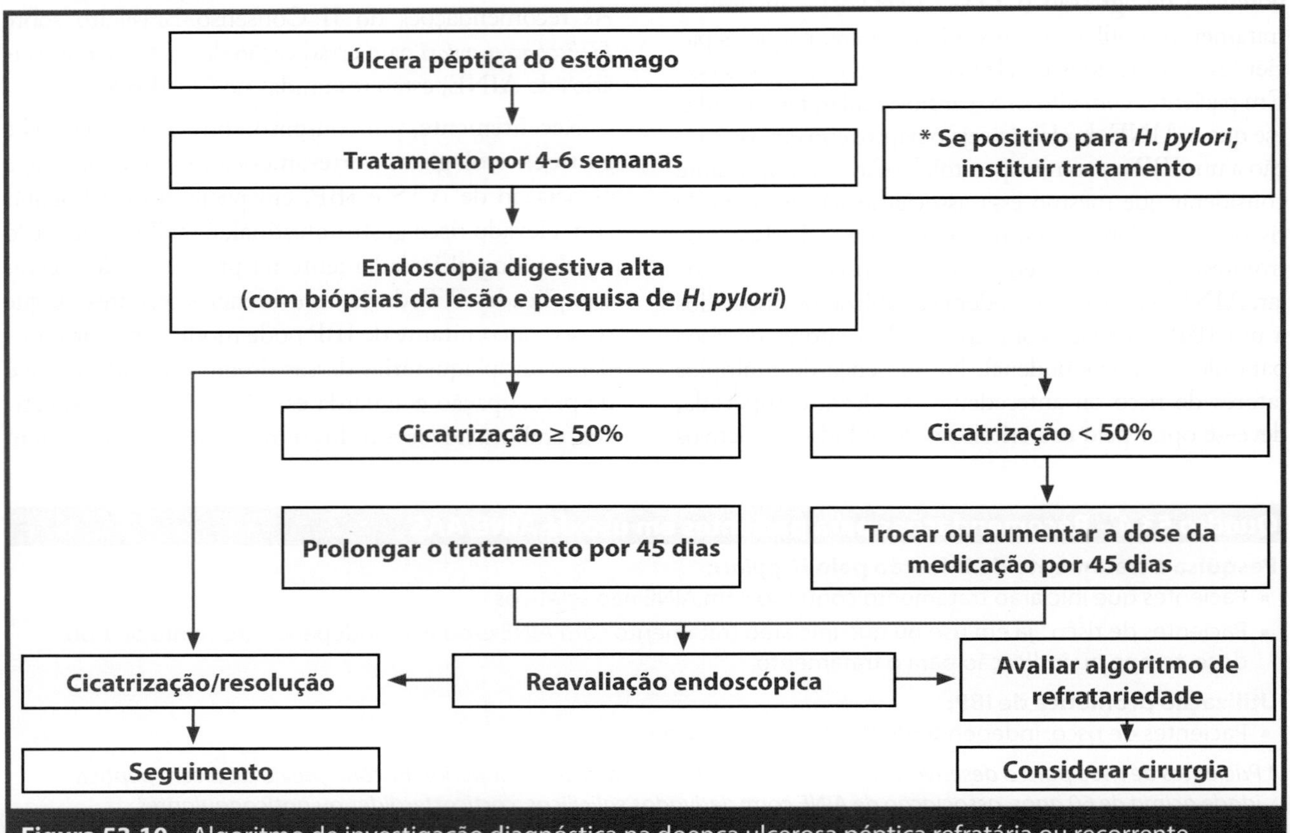

Figura 53.10 – Algoritmo de investigação diagnóstica na doença ulcerosa péptica refratária ou recorrente.

Já as úlceras duodenais, em geral, não necessitam de controle endoscópico, recomendando-se apenas o controle de erradicação do *H. pylori* após 4 a 8 semanas do término do tratamento, cujo método de escolha é o teste respiratório com ureia marcada.[16,17]

O tratamento de complicações pode ser abordado, primeiro, por meio de métodos endoscópicos, como nos sangramentos, fazendo a hemostasia endoscópica ou dilatação nas estenoses (ver Capítulos 2 e 54). Nos casos de perfuração e/ou terebração, a conduta é sempre cirúrgica.

REFERÊNCIAS

1. Yuan Y, Padol IT, Hunt RH. Peptic ulcer disease today. Nat Clin Pract Gastroenterol Hepatol. 2006; 3(2):80-9.
2. Cryer B, Spechler SJ. Peptic ulcer disease. In: Feldman M, Friedman LS, Brandt LJ (eds.). Sleisenger and Fordtran's gastrointestinal and liver disease. 8.ed. Philadelphia: Saunders Elsevier, 2006. p.1089-110.
3. Munnangi S, Sonnenberg A. Time trends of physician visits and treatment patterns of peptic ulcer disease in the United States. Arch Intern Med. 1997; 157:1489.
4. Schwarz K. Ueber penetrierende Magen-und jejunalgesch wure. Beitrage zurklinische Chirurgie. 1910; 67:95.
5. Marshall BJ, Warren JR. Unidentified curved bacilli in the stomach of patients with gastritis and peptic ulceration. Lancet. 1984; 1:1311-4.
6. Marshall BJ. Unidentified curved bacilli on gastric epithelium in active chronic gastritis. Lancet. 1983; 1:1273-4.
7. Kusters JG, van Vliet AHM, Kuipers EJ. Pathogenesis os *Helicobacter pylori* infection. Clin Microbiol Rev. 2006; 19(3):449-90.
8. Marshall BJ. *Helicobacter pylori*. Am J Gastroenterol. 1994; 89:S116-28.
9. McColl K, El-Omar EM, Gillen D. Peptic ulcer disease: perspectives, understanding and development. (Pathophysiology aspects of peptic ulcer disease). Satellite Symposium. Alimentary Disease Week. Hong Kong, China, 14 December 1997. JAMA 1998; 14:8-14.
10. Wolfe MM, Sachs G. Acid suppression: optimizing therapy for gastroduodenal ulcer healing, gastroesophageal reflux disease, and estresse-related erosive syndrome. Gastroenterology. 2000; 118:S9-S31.
11. Malfertheiner P, Chan FKL, McColl KEL. Peptic ulcer disease. Lancet. 2009; 374:1449-61.
12. Matar R, Marques SB, Monteiro MS, Santos AF dos, Iriya K, Carrilho FJ. *Helicobacter pylori* cag pathogenicity island genes: clinical relevance for peptic ulcer disease development in Brazil. J Med Microbiol. 2007; 56:9-14.
13. Malfertheiner P, Labenz J. Does *Helicobacter pylori* status affect nonsteroidal anti-inflammatory drug-associated gastroduodenal pathology? Am J Med. 1998; 104:35S-40S.
14. Lanas A, Baron JA, Sandler RS, Horgan K, Bolognese J, Oxenius B et al. Peptic ulcer and bleeding events associated with rofecoxib in a 3-year colorectal adenoma chemoprevention trial. Gastroenterology. 2007; 132:490-7.
15. Jensen RT, Norton JA. Endocrine tumors of the pancreas and gastrointestinal tract. In: Feldman M, Friedman LS, Brandt LJ (eds.). Sleisenger and Fordtran's gastrointestinal and liver disease. 8.ed. Philadelphia: Saunders Elsevier, 2006. p.625-66.
16. Coelho LGV, Maguilnik I, Zaterka S, Parente JM, Passos MCF, Moraes-Filho JPP. 3rd Brazilian Consensus on Helicobacter pylori. Arq Gastroenterol. 2013; 50(2):81-96.
17. Malfertheiner P, Megraud F, OíMorain C, Atherton J, Axon A, Bazzoli F et al. The European Helicobacter Study Group. Management of *Helicobacter pylori* infection: the Maastricht IV/Florence Consensus Report. Gut. 2012; 61:646-64.
18. Eisig JN, Andre SB, Silva FM, Hashimoto C, Moraes-Filho JP, Laudanna AA. The impact of *Helicobacter pylori* resistance on the efficacy of a short course pantoprazole based triple therapy. Arq Gastroenterol. 2003; 40:55-60.
19. Huang JQ, Sridhar S, Hunt RH. Role of *H. pylori* infection and non-steroidal anti-inflammatory drugs in peptic ulcer disease: a meta-analysis. Lancet. 2002; 359:14-22.
20. Bhatt DL, Scheiman J, Abraham NS, Antman EM, Chan FK, Furberg CD et al. ACCF/ACG/AHA 2008 expert consensus document on reducing the gastrointestinal risks of antiplatelet therapy and NSAID use: a report of the American College of Cardiology Foundation Task Force on Clinical Expert Consensus Documents. J Am Coll Cardiol. 2008; 52:1502-17.
21. Ray WA, Murray KT, Griffin MR, Chung CP, Smalley WE, Hall K et al. Outcomes with concurrent use of clopidogrel and proton-pump inhibitors: a cohort study. Ann Intern Med. 2010; 152(6):337-45.
22. Guzzo JL, Duncan M, Bass BL, Bochicchio GV, Napolitano LM. Severe and refractory peptic ulcer disease: the diagnostic dilemma. Case report and comprehensive review. Dig Dis Sci. 2005; 50(11):1999-2008.

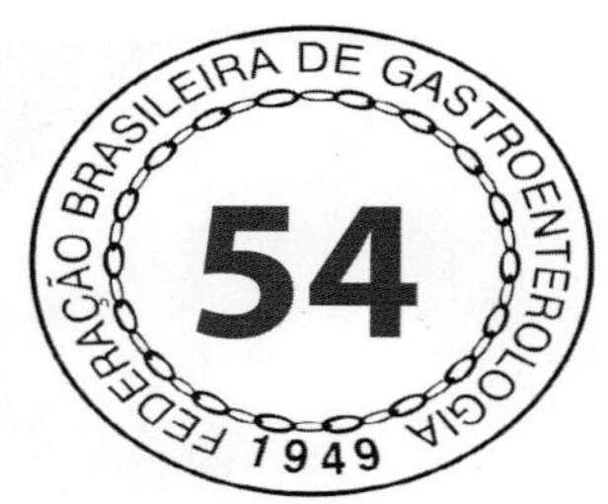

ÚLCERA GASTRODUODENAL: ASPECTOS ENDOSCÓPICOS

Alexandre de Sousa Carlos
Ricardo P. B. Ferreira
Jaime Natan Eisig *(in memoriam)*
Cláudio L. Hashimoto

INTRODUÇÃO

As úlceras pépticas gastroduodenais são definidas como soluções de continuidade da mucosa gastrointestinal secundárias aos efeitos cáusticos do ácido e da pepsina. Elas estendem-se para além da camada *muscularis mucosae*, o que as diferencia das erosões, as quais são mais superficiais.[1]

Atualmente, o padrão-ouro para o diagnóstico das ulcerações pépticas é o exame de endoscopia digestiva alta (EDA). Trata-se de um método seguro, sensível e específico para a detecção de lesões ulcerosas no trato gastrointestinal. Tem a vantagem de documentar a lesão por meio de fotografias ou vídeos, o que possibilita revisões posteriores e por diferentes examinadores em tempos distintos. Além disso, pode-se fazer a pesquisa de *Helicobacter pylori* e coletar biópsias, confirmando o diagnóstico por meio da histologia.[2] A desvantagem deve-se ao fato de ser invasivo, necessitando de sedação para melhorar a aceitação do paciente. Entretanto, as informações providas pelo exame que, frequentemente, influenciam o manejo clínico do paciente compensam a desvantagem.

DESCRIÇÃO ENDOSCÓPICA

Habitualmente, ao diagnosticar uma úlcera no trato gastrointestinal, várias características devem ser avaliadas. Descrevem-se minuciosamente as características da úlcera, como localização, forma, margens, base, mucosa adjacente, características das pregas da periferia da lesão, tamanho, número de lesões e ciclo evolutivo da lesão.

Endoscopicamente, as úlceras são vistas como lesões escavadas com base ou fundo esbranquiçado. As bordas das úlceras benignas são regulares e delgadas, e as pregas ao seu redor são proeminentes, mas convergem regularmente para o nicho ulceroso.[1]

As úlceras pépticas podem ser encontradas em qualquer parte do estômago e do duodeno. Todavia, particularmente no estômago, mais de 80% são localizadas na pequena curvatura, em antro ou incisura angular, regiões mais suscetíveis à isquemia transitória da mucosa. O fundo, o corpo e a grande curvatura são menos afetados. Múltiplas úlceras gástricas são geralmente associadas ao uso de anti-inflamatórios.[3] Mais de 90% das úlceras duodenais são localizadas em bulbo, particularmente na parede anterior e menos comumente nas paredes posterior, superior e inferior. Úlceras distais ao bulbo levantam a suspeita de síndrome de Zollinger-Ellisson.[2] Na presença de úlcera localizada na hérnia de hiato, a úlcera recebe o epônimo de úlcera de Cameron[4] (Figura 54.1). Quando há presença de duas úlceras em paredes opostas do estômago ou duodeno, estas são denominadas *kissing ulcers*[5] (Figura 54.2).

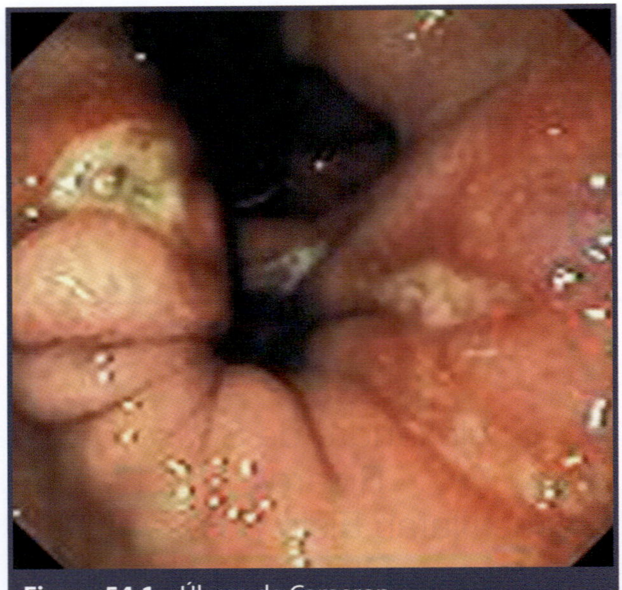

Figura 54.1 – Úlcera de Cameron.

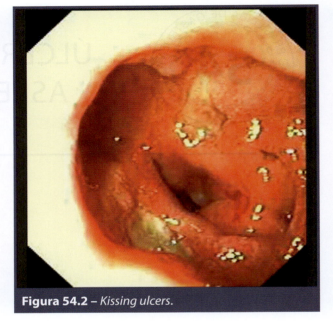

Figura 54.2 – *Kissing ulcers.*

Definem-se úlceras gástricas gigantes aquelas com mais de 3 cm de diâmetro. Tais úlceras eram frequentes antes da era dos antissecretores, e são descritas em 10 a 25% de todas as úlceras gástricas. Com o advento de potentes medicamentos bloqueadores da secreção de ácido, a frequência reduziu substancialmente, mas passou a haver relatos em idosos com sintomas de alarme, como anorexia e perda de peso. Esses pacientes também têm histórico de doença mais agressiva, com maior incidência de hemorragia, taxas de mortalidade mais elevadas (10% *versus* 3%) e maior necessidade de cirurgia de urgência (65% *versus* 12%) em comparação a pacientes com úlceras de menor diâmetro. Pacientes com úlcera duodenal gigante (maiores que 2 cm) também foram relacionados a taxas de complicações mais elevadas, incluindo sangramento e perfuração.[2] A endoscopia é importante para descartar malignidade e causas raras de úlceras gigantes, como doença de Crohn, gastroenterite eosinofílica e isquemia, e pode ser necessária para a gestão de complicações associadas com úlceras gigantes.

CLASSIFICAÇÃO DE SAKITA

Um dos aspectos mais importantes na descrição de uma úlcera é a caracterização quanto à sua fase evolutiva. Com base no aspecto do nicho ulceroso, em 1973, Sakita[6] validou uma classificação em que diferencia a lesão em três fases:

- A (*active*) – ativa;
- H (*healing*) – em cicatrização;
- S (*scar*) – cicatrizada.[6]

Cada uma dessas fases subdivide-se em outras duas, conforme mostra a Tabela 54.1.

Tabela 54.1 – Classificação das úlceras pépticas

Fases	Descrição da úlcera
A1	Base recoberta por fibrina espessa, com restos necróticos ou depósito de hematina. Borda bem definida a pique, escavadas, edemaciadas, com hiperemia. Forma arredondada ou oval. Não há convergência de pregas para a lesão.
A2	Base limpa e clara, recoberta por fibrina. Bordas bem definidas, regulares, sem edema; halo de hiperemia nas margens. Pode apresentar leve convergência de pregas.
H1	Superficial, fina camada de fibrina na base, hiperemia, nítida convergência de pregas. Forma ovalada.
H2	Semelhante à fase anterior, com camada de fibrina mais tênue no centro da área deprimida. Formato fusiforme.
S1	"Cicatriz vermelha": nítida convergência de pregas em retração cicatricial deprimida, hiperemiada e sem depósito de fibrina.
S2	"Cicatriz branca": retração cicatricial esbranquiçada, epitelizada. Nítida convergência de pregas e ausência de hiperemia.

Fonte: Sakita, 1973.[6]

Convém observar que a classificação de Sakita é mais fidedigna na caracterização de lesões agudas, pois, nos casos de recidivas, as sequelas prévias, como convergência de pregas, pseudodivertículos e retração cicatricial, podem alterar a morfologia e o estadiamento da úlcera.

O desenho esquemático a seguir, descrito por Sakita, mostra o ciclo evolutivo de uma úlcera péptica já descrita anteriormente (Figura 54.3).

Desse modo, segundo a classificação A1 de Sakita (Figuras 54.4 A e B), a úlcera caracteriza-se por base lisa, recoberta por fibrina espessa e suja, com restos necróticos e/ou hematina. As bordas são bem definidas, podem ser escavadas ou irregulares e estão associadas a edema e hiperemia. Não há convergência de pregas.

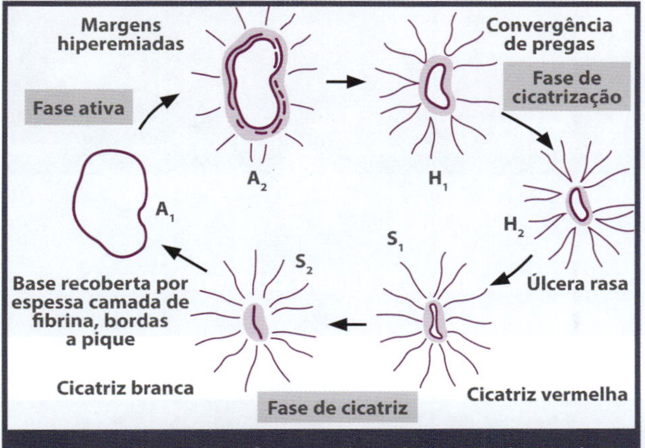

Figura 54.3 – Classificação de Sakita – Ciclo evolutivo das úlceras pépticas benignas.

Na fase A2 de Sakita (Figuras 54.5 A e B), a base da úlcera é limpa e clara, com fibrina espessa, e pode ser esbranquiçada ou amarelada. A lesão apresenta formato arredondado ou ovalado. As bordas são bem definidas, regulares, sem edema, e pode haver discreto halo de hiperemia. Nesta fase pode já existir discreta convergência de pregas regulares em direção à lesão.

Na fase H de Sakita, a característica fundamental é a nítida convergência de pregas em direção ao nicho ulceroso. Na fase H1 (Figuras 54.6 A e B), estas desaparecem em uma área de tecido de regeneração deprimido e hiperemiado. A camada de fibrina é delgada e recobre o centro da área deprimida.

A fase H2 (Figura 54.7) indica o processo final da reparação, semelhante à fase anterior, e apresenta camada de fibrina mais tênue no centro da área deprimida.

A fase S de Sakita representa a fase de cicatrização, sendo S1 (Figura 54.8) quando há nítida convergência de pregas que desaparecem regularmente em um tecido deprimido, avermelhado, sem depósito de fibrina. Considera-se esta fase como de "cicatriz instável".

A fase S2 (Figura 54.9) caracteriza-se por retração cicatricial linear esbranquiçada, recoberta por mucosa, com convergência de pregas regulares. É considerada cicatriz esbranquiçada ou "estável".

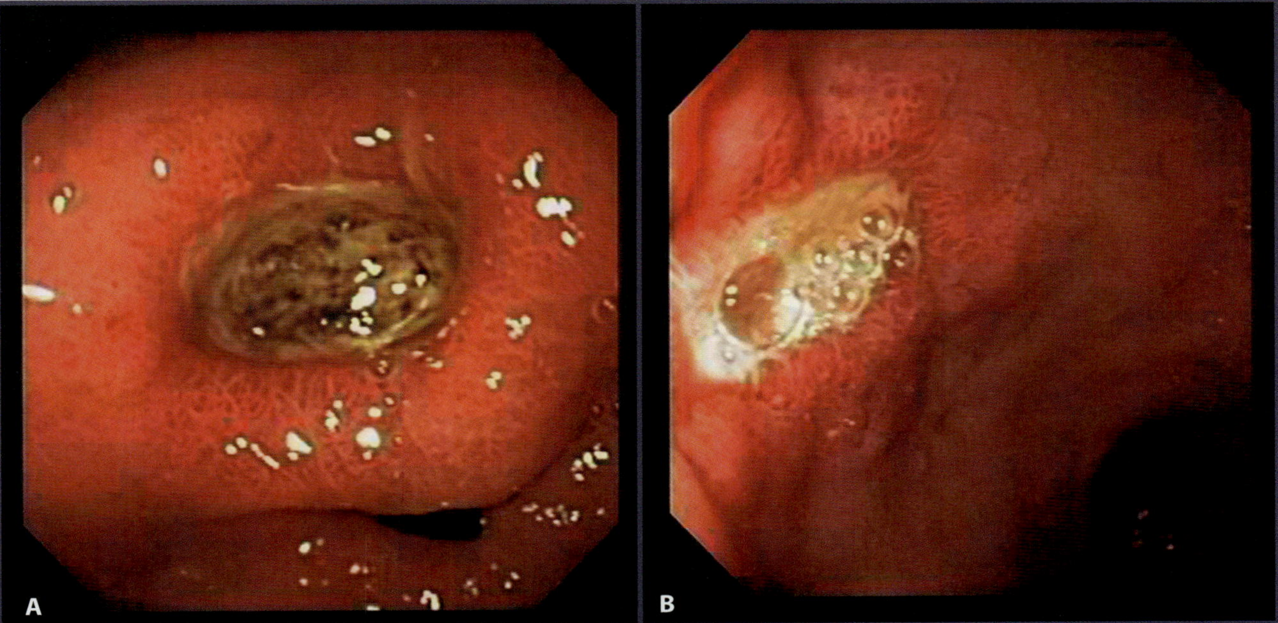

Figura 54.4 – A. Úlcera gástrica ativa, A1 de Sakita em pequena curvatura de região pré-pilórica de antro. B. Úlcera duodenal ativa, A1 em parede anterior de câmara bulbar anterior.

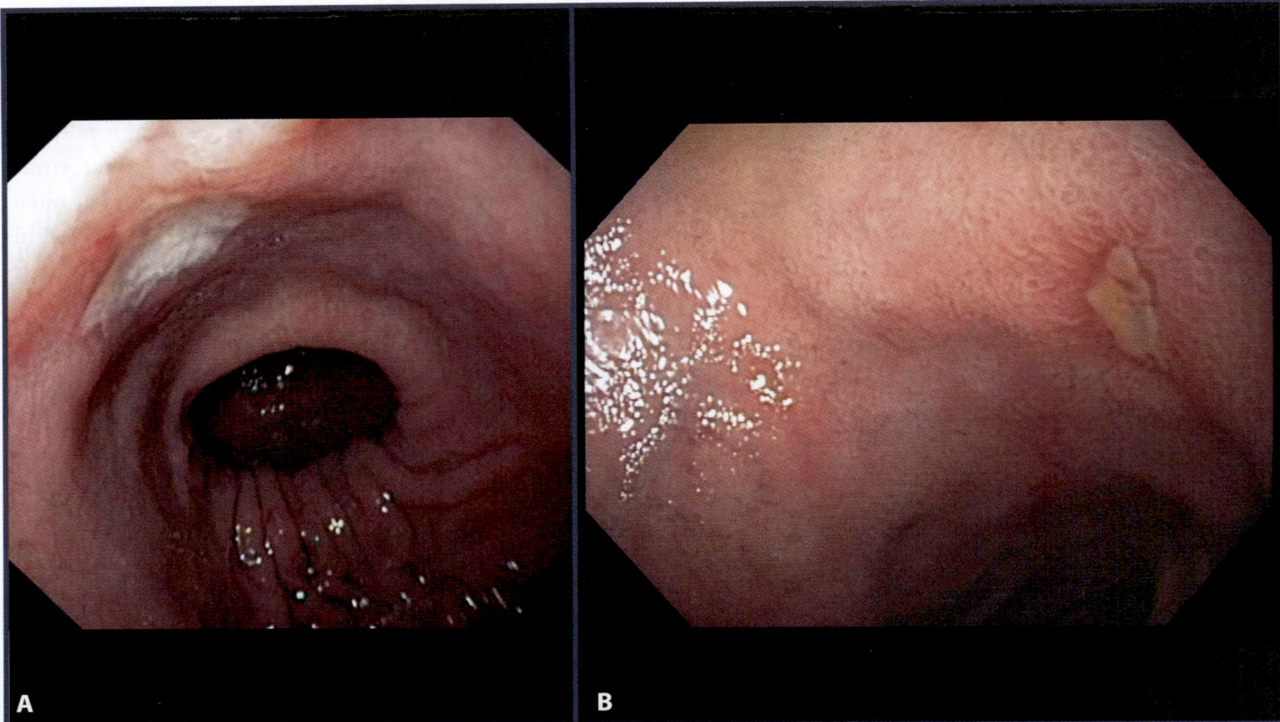

Figura 54.5 – A. Úlcera gástrica ativa A2, pequena curvatura de corpo distal. B. Úlcera duodenal ativa A2, em vertente posterossuperior de câmara bulbar média.

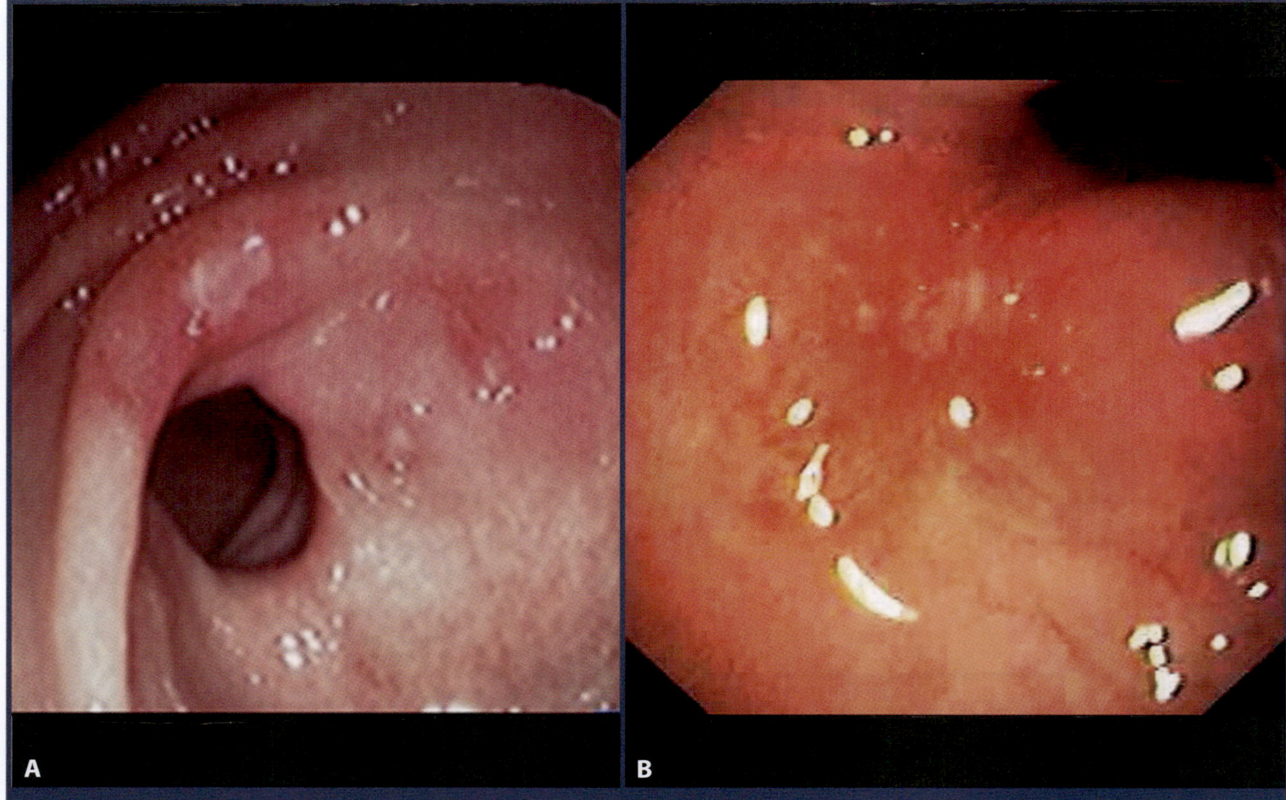

Figura 54.6 – A. Úlcera gástrica em cicatrização, H1 em pequena curvatura de região pré-pilórica de antro. B. Úlcera gástrica H1 em grande curvatura de corpo distal.

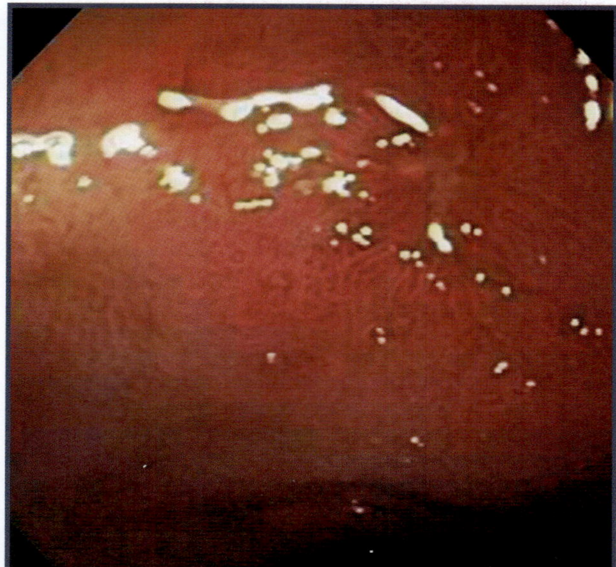

Figura 54.7 – Úlcera duodenal em cicatrização, H2 de Sakita, em vertente anterossuperior de câmara bulbar média.

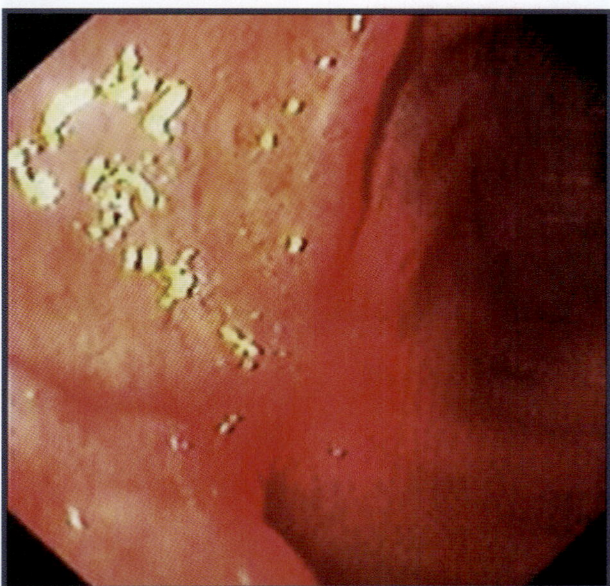

Figura 54.8 – Úlcera gástrica cicatrizada, S1 de Sakita, em parede anterior de corpo distal.

Em virtude do processo de cicatrização, é comum a presença de retrações e/ou traves fibróticas, podendo causar deformidade do estômago ou duodeno. Nas cicatrizes bulbares, pode haver diminuição da luz do órgão, além de formações entre recessos que lembram divertículos. Por esse motivo, são denominados pseudodivertículos.

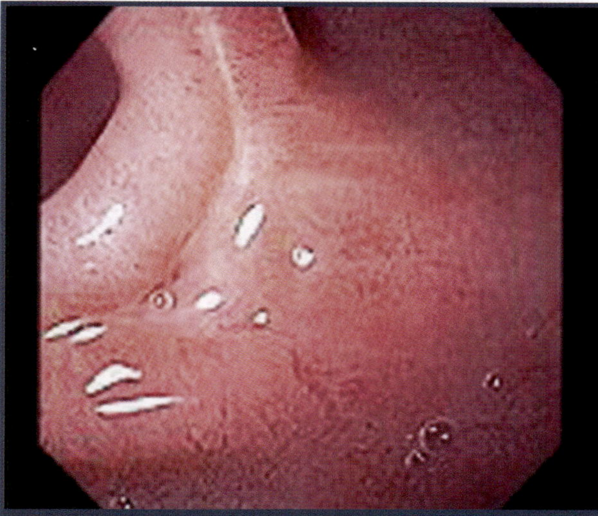

Figura 54.9 – Úlcera duodenal cicatrizada, S2 de Sakita, em vertente posteroinferior de câmara bulbar média.

As úlceras duodenais rotineiramente não são biopsiadas, já que raramente são malignas. Por outro lado, se forem observadas alterações não habituais, como úlceras com margens irregulares, fundo necrótico e bordas infiltradas, deve-se biopsiar para descartar causas não pépticas: infecção específica, medicamentos, neoplasias malignas[1] (Figura 54.10).

Em relação às úlceras gástricas, sempre são necessárias múltiplas biópsias para distinguir lesões benignas de malignas. Sabe-se que o câncer gástrico pode mimetizar lesão benigna em até 20% dos casos.[6] Por outro lado, sinais que indiquem malignidade podem estar ausentes no câncer gástrico precoce ulcerado e, nessa situação, o paciente deve ser acompanhado com exame endoscópico e biópsias para confirmação diagnóstica.[7]

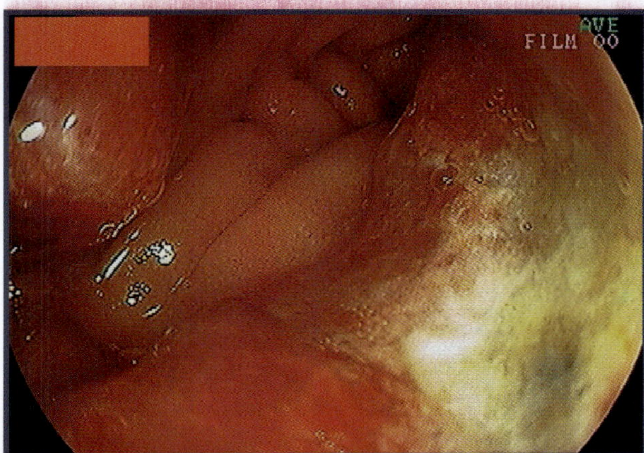

Figura 54.10 – Lesão ulceroinfiltrativa duodenal comprometendo bulbo duodenal e segunda porção duodenal, linfoma não Hodgkin.

DIAGNÓSTICO DIFERENCIAL ENTRE ÚLCERAS BENIGNAS E MALIGNAS

Uma das principais finalidades da endoscopia é o diagnóstico diferencial entre lesões ulceradas gástricas benignas e malignas, uma vez que estas podem mimetizar benignidade ao exame macroscópico em 20% dos casos, principalmente os pequenos carcinomas avançados, tipo Borrmann II e o tipo 0-III do câncer gástrico precoce. Várias alterações endoscópicas sugerem que a úlcera gastroduodenal seja uma neoplasia maligna. O formato das lesões malignas geralmente é irregular, raramente arredondado ou ovalado, em razão da proliferação neoplásica irregular. O fundo do nicho ulceroso com frequência é irregular, recoberto por exsudato necrótico de coloração amarronzada, explicado pela interação entre crescimento tumoral, necrose péptica, reparação, friabilidade e angiogênese. Podem ser vistas ilhotas de tecido regenerativo em meio ao exsudato[8] (Figura 54.11).

O exame da mucosa adjacente à úlcera é fundamental no diagnóstico diferencial. Alterações locais, como palidez, eritema irregular, depressão ou friabilidade (sangramento fácil) são sugestivos de câncer. Isso ocorre pela infiltração tumoral nas margens da lesão.[8] A análise das pregas que convergem ao leito ulceroso nas lesões malignas pode revelar alterações como espessamento e pouca distensibilidade. Outras alterações sugestivas para neoplasia maligna são: pregas com interrupção abrupta, pregas com as extremidades baqueteadas, pregas com sinais de fusão, pregas afiladas com formato de "ponta de lápis". (Figura 54.12).

A Tabela 54.2 apresenta as características endoscópicas entre as lesões ulceradas benignas e malignas.

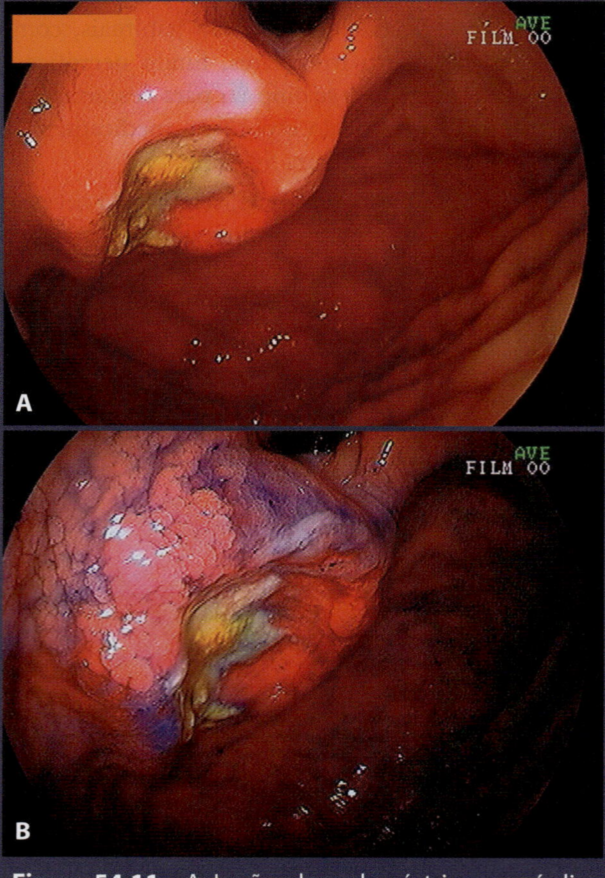

Figura 54.11 – A. Lesão ulcerada gástrica em cárdia, com margens elevadas, irregulares e friáveis, fundo recoberto por tecido necrótico. B. Cromoscopia destaca margens e contornos irregulares da lesão. Neoplasia maligna avançada tipo Borrmann II.

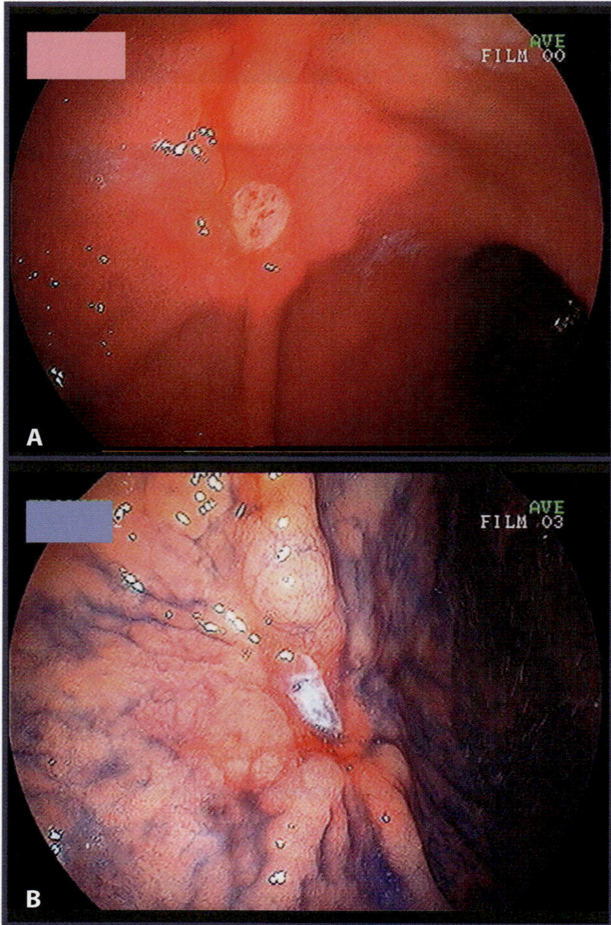

Figura 54.12 – Neoplasia precoce em parede anterior de corpo gástrico distal. A. Observa-se lesão ulcerada com pregas baqueteadas, fusionadas e interrompidas. Nota-se, também, depressão discreta com hiperemia e friabilidade. B. A cromoscopia destaca as alterações das pregas convergentes.

Tabela 54.2 – Diferenças endoscópicas entre úlceras gástricas benignas e malignas		
	Úlcera benigna	**Úlcera maligna**
Base	Plana, lisa, regular, na maioria recoberta por exsudato fibrinoide branco Pode ser espessa, com restos necróticos e hematina na fase inicial	Fundo sujo, necrótico, com áreas irregulares, elevadas ou deprimidas
Bordas	Nítidas, regulares, bem delimitadas, um pouco elevadas em relação à base arredondada ou oval	Irregulares, mal delimitadas
Mucosa adjacente	Presença de tecido de regeneração ao redor da úlcera	Infiltrada Presença de áreas deprimidas ou elevadas, irregulares
Pregas gástricas	Convergem para a úlcera de maneira regular	Interrupção abrupta Terminação em baqueta ou em ponta de lápis Fusão de duas pregas
Número	Geralmente únicas	Múltiplas: pensar em linfoma
Localização	Pequena curvatura: *incisura angularis*, terço inferior de corpo, antro proximal e região pré-pilórica	Grande curvatura
Tamanho (diâmetro)	< 2 cm	Úlceras gigantes > 2 cm

COLETA DE BIÓPSIAS

Quanto à obtenção das biópsias, o procedimento deve ser criterioso, coletando na porção interna das margens da lesão, nos quatro quadrantes e em áreas não necróticas. Recomenda-se que o primeiro fragmento seja coletado na margem proximal da lesão, para que o sangramento pós-biópsia não dificulte a retirada das amostras subsequentes. A quantidade de fragmentos deve ser proporcional ao tamanho da úlcera, porém, no mínimo 6 a 7 espécimes devem ser obtidos.[2,9] Biópsias adicionais devem ser realizadas em lesões suspeitas com áreas marginais deprimidas, elevadas, de coloração não habitual, irregulares ou quando há infiltração da mucosa.

Destaca-se que em todos os casos de úlcera gastroduodenal deve ser realizada a pesquisa de *H. pylori*.[2]

CROMOSCOPIA

O uso de corantes na endoscopia (cromoscopia) pode auxiliar na retirada dos fragmentos, já que permitem melhor delimitação da margem da lesão e avaliação da mucosa adjacente. Há dois tipos principais de corantes:

- **vitais ou absortivos:**[10] que identificam tipos epiteliais ou constituintes celulares, como lugol, azul de metileno e azul de toluidina;
- **de contraste:**[10] que realçam a topografia do tecido por penetrarem nas depressões da mucosa, como o índigo carmim.

No estômago, o azul de metileno pode destacar áreas de metaplasia intestinal na mucosa gástrica em cerca de 94% dos casos, em razão da predileção do corante pelas células caliciformes e pela mucina. O índigo carmim é muito útil para o diagnóstico de lesões malignas com alterações mínimas da mucosa gástrica e realça a convergência e alterações na ponta das pregas[11] (Figura 54.13).

Deve-se lembrar que a aplicação de corantes é um método auxiliar simples, rápido, de baixo custo e importante. Pode-se aplicar diretamente através do canal de trabalho do endoscópio ou utilizar um cateter *spray*, o que permite espalhar o corante na mucosa de forma mais regular.

A cromoscopia virtual baseada em filtros ópticos (Narrow Banding Imaging, NBI) ou por *software* como FICE® (Fuji Intelligent Chromo Endoscopy) (Figura 54.14) ou i-Scan (Pentax®) associada à magnificação podem auxiliar no diagnóstico diferencial, na delimitação precisa das margens laterais da lesão neoplásica por meio da análise da microestrutura da mucosa, da transição entre o epitélio normal e a neoplasia e do estudo da microvascularização[12] (Figura 54.15).

No adenocarcinoma bem diferenciado é possível identificar:[12,13]

- alteração da estrutura regular da mucosa com perda do padrão normal das criptas;
- uma linha demarcatória separando a cripta normal (mucosa sadia) da cripta irregular (neoplasia);
- alteração na estrutura microvascular, com surgimento de vasos com calibre aumentado, tortuosos e distorcidos.

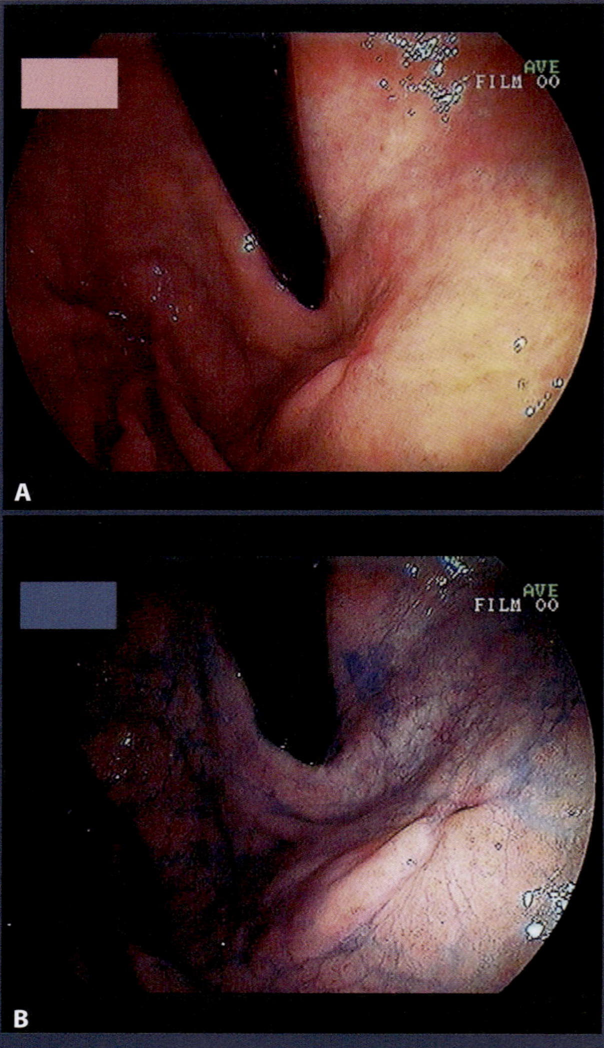

Figura 54.13 – A. Úlcera gástrica cicatrizada (S1 de Sakita) de pequena curvatura de corpo gástrico proximal, muito discreta ao exame endoscópico convencional, melhor caracterizado após cromoscopia com solução de índigo carmim a 0,4% (B).

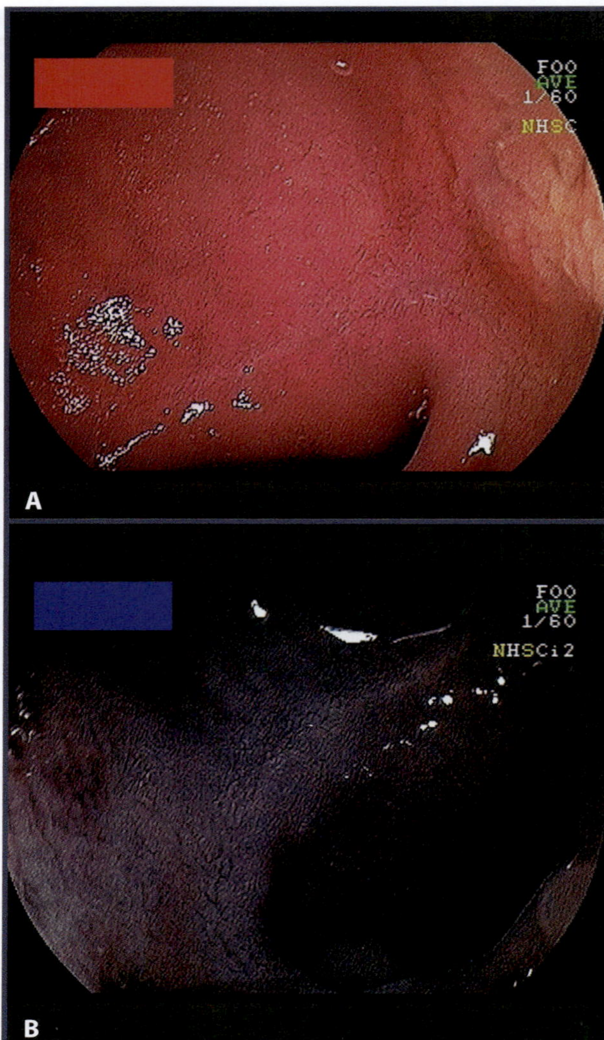

Figura 54.14 – A. Úlcera duodenal cicatrizada (S2 de Sakita) de parede anterior de câmara bulbar média, discreta ao exame endoscópico convencional, mais bem caracterizada após cromoscopia eletrônica – FICE (B).

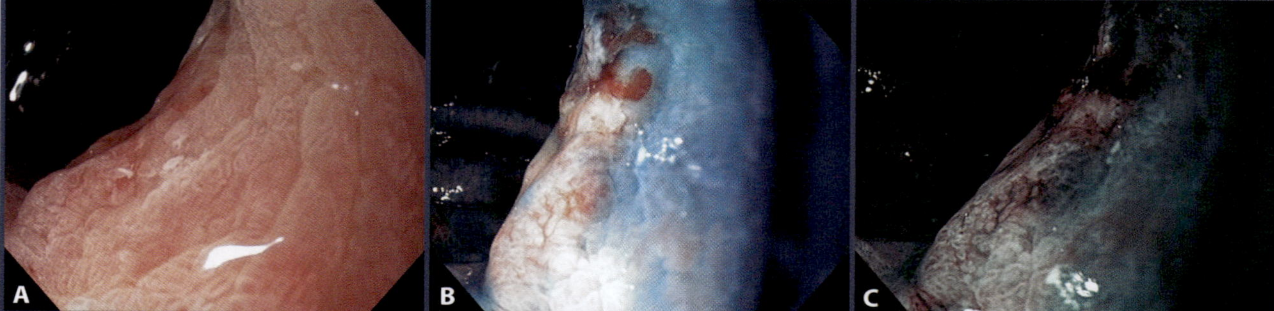

Figura 54.15 – A. Carcinoma precoce tipo 0-IIc (adenocarcinoma tubular diferenciado) em cárdia notando-se depressão discreta. B. Cromoscopia demonstrando depressão discreta com índigo carmim 0,4%. C. Magnificação de imagem com cromoscopia demonstrando claramente linha demarcatória nítida entre a mucosa normal e a neoplásica com alteração da microvascularização (Aparelho Olympus GIFH180).

Aplicação da cromoscopia e magnificação no diagnóstico diferencial entre gastrite e neoplasia precoce, especialmente entre as lesões deprimidas. As lesões benignas de gastrite podem apresentar linha demarcatória nítida, entretanto, tanto o padrão microarquitetural não apresenta alteração quanto o padrão microvascular é regular.[12,13]

No carcinoma indiferenciado, por outro lado, estas alterações são distintas:[12,13]

- Alteração da estrutura regular da mucosa, com perda ou alteração do padrão normal das criptas.
- Nem sempre é possível determinar a linha demarcatória separando a cripta normal (mucosa sadia) da cripta irregular (neoplasia), pois o padrão de crescimento da neoplasia indiferenciada é geralmente difusa e esparsa com invasão subepitelial pela lamina própria.
- Alteração na estrutura microvascular é menos pronunciada, com vasos tortuosos e distorcidos.

SEGUIMENTO

Quanto ao seguimento de úlceras pépticas duodenais, habitualmente, não são necessárias biópsias da lesão. Ao completar o processo de cicatrização da úlcera duodenal, usualmente se observa o aparecimento de traves fibrosas que convergem para o local da lesão, que podem diminuir a sua luz e formar entre elas recessos que lembram divertículos, sendo, por essa razão, denominadas "pseudodivertículos". Estima-se que mais de 90% das úlceras duodenais cicatrizam após quatro semanas de tratamento com inibidor de bomba de próton, erradicação do *H. pylori* e/ou interrupção do anti-inflamatório não hormonal. Logo, o que vai determinar a necessidade da realização de novo exame em casos de sintomas refratários do paciente.[2]

No caso de úlceras gástricas, a regra é realizar novo exame endoscópico após 6 a 8 semanas de tratamento para avaliar a sua cicatrização e coletar novas biópsias, mesmo quando a histologia anterior revelou tratar-se de úlcera benigna. Se o estudo histológico for negativo para malignidade e houver redução significativa do tamanho da úlcera, isto é, acima de 50% do tamanho inicial, o prazo de tratamento com a mesma droga poderá ser prolongado, seguindo-se nova avaliação ao final dele. Se a redução não for significativa, isto é, menor que 50% do tamanho inicial, outro tipo de medicamento ou aumento da dose deve ser instituído por mais seis semanas, recomendando-se manter o controle endoscópico periódico com biópsias até a cicatrização completa da lesão. O seguimento endoscópico deve ser realizado nos pacientes com úlcera que não puderam ser biopsiados no primeiro exame, em virtude de hemorragia, coagulopatia ou instabilidade clínica.[2]

Obstrução do esvaziamento gástrico pode ocorrer como complicação de uma úlcera péptica pela intensa fibrose cicatricial do piloro e/ou do bulbo duodenal (Figura 54.16). Os pacientes habitualmente apresentam-se com perda de apetite, dor epigástrica, distensão abdominal, náuseas, vômitos e perda de peso. A endoscopia com biópsias é importante na confirmação do diagnóstico e na diferenciação benigna da obstrução maligna. Nos casos de estenose pilórica benigna, a dilatação com balão endoscópico tem sido utilizada, e 67 a 83% dos pacientes respondem ao tratamento com bom a excelente alívio de sintomas em curto prazo. Entretanto, nos casos em que ocorre reestenose, o insucesso após duas dilatações endoscópicas prediz um alto risco de fracasso da terapia endoscópica e indica necessidade de intervenção cirúrgica.[2]

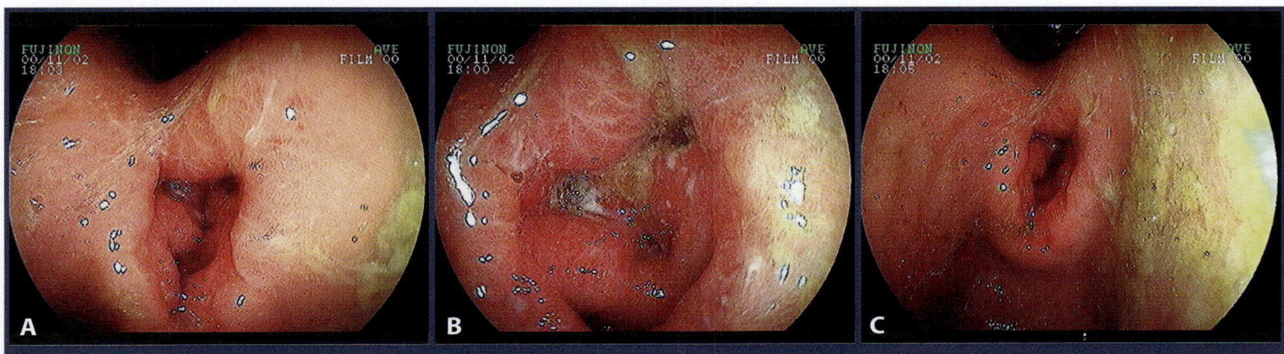

Figura 54.16 – A, B e C. Úlcera duodenal crônica reagudizada com redução da luz (estenose) e estase de alimentos.

REFERÊNCIAS

1. Cryer B, Spechler SJ. Peptic Ulcer Disease. In: Feldman M, Friedman LS, Brandt LJ. Sleisenger and Fordtran gastrointestinal and liver disease. 8.ed. Philadelphia: Saunders Elsevier, 2006. p.1089-110.
2. ASGE Standards of Practice Committee, Banerjee S, Cash BD, Dominitz JA, Baron TH, Anderson MA et al. The role of endoscopy in the management of patients with peptic ulcer disease. Gastroint Endosc. 2010; 71(4):663-8.
3. Sun DCH, Stempien SJ. The Veterans Administration Cooperative Study on Gastric Ulcer. 3. Site and size of the ulcer as determinants of outcome. Gastroenterology. 1971; 61(4):(Suppl 2):576-84.
4. Cameron AJ, Higgins JA. Linear gastric erosion. A lesion associated with large diaphragmatic hernia and chronic blood loss anemia. Gastroenterology. 1986; 91:338-42.
5. Módena JPM. Endoscopia na úlcera gástrica. Estadiamento e diagnóstico diferencial. In: Programa Nacional de Reciclagem em Endoscopia Digestiva. São Paulo: Sobed; 1986. p. 33-49.
6. Sakita T. Endoscopy in the diagnosis of early cancer. Clinics in Gastroenterology. 1973; 2:345-60.
7. Yoshimori M. Progress in studies on early gastric cancer in Japan. Jpn J Clin Oncol. 1984; 14(2):149-58.
8. Tsuneoka K, Takemoto T, Fukuchi S. Gastric ulcer. In: Fiberscope of gastric diseases. Tokyo: Igaku-Shoin; 1973. p.129-65.
9. Kochman ML, Elta GH. Gastric ulcers: when enough is enough? Gastroenterology. 1993; 105(5):1583-4.
10. Fennerty MB, Sampliner RE, McGee DL, Hixson LJ, Garewal HS. Intestinal metaplasia of the stomach: identification by a selective mucosal staining technique. Gastrointest Endosc. 1992; 38:696-8.
11. Canto MIF. Vital staining. In: Endoscopy in the new millenium. American Society for Gastrointestinal Endoscopy Annual Postgraduate Course. San Diego; 2000. p. 61-6.
12. Yao K, Iwashita A, Yao T. Early gastric cancer: proposal for a new diagnostic system based on microvascular architecture as visualized by magnified endoscopy. Digestive Endoscopy. 2004 Jul; 16(Suppl s1):S110-7.
13. Yao K, Takaki Y, Matsui T, Iwashita A, Anagnostopoulos GK, Kaye P et al. Clinical application of magnification endoscopy and narrow-band imaging in the upper gastrointestinal tract: new imaging techniques for detecting and characterizing gastrointestinal neoplasia. Gastroenterol Endos Clin N Am. 2008 Jul; 18(3):415-33.

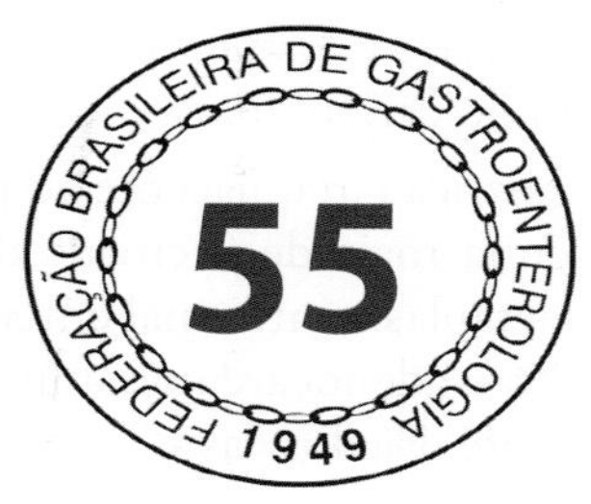

PÓLIPOS E DIVERTÍCULOS DO ESTÔMAGO

Celso Mirra de Paula e Silva

PÓLIPOS DO ESTÔMAGO

Pólipos gástricos são tumores mucosos ou epiteliais benignos, circunscritos, podendo ser sésseis, pedunculados ou semipedunculados. Estão presentes entre 1 e 2% da população geral, são mais frequentes acima dos 50 anos e são representados principalmente pelos pólipos hiperplásicos e os pólipos adenomatosos.

Segundo Yamada[1], os pólipos gástricos podem ser classificados, macroscopicamente, em quatro subtipos. O potencial de malignidade pode ser avaliado pelo subtipo macroscópico e tamanho do pólipo (Tabela 55.1).

Tabela 55.1 – Classificação e potencial de malignidade dos pólipos gástricos de acordo com Yamada

Tamanho	Até 19 mm	Acima de 20 mm
Ligeiramente elevado	Geralmente benigno	Geralmente benigno
Séssil	Maligno abaixo de 50%	Frequentemente maligno
Subpedunculado	Maligno abaixo de 50%	Frequentemente maligno
Pedunculado	Geralmente benigno	Maligno abaixo de 50%

Fonte: Yamada e Ichikawa, 1974.[1]

PÓLIPOS HIPERPLÁSICOS

Os pólipos hiperplásicos representam mais de 85% dos pólipos gástricos benignos. Geralmente são múltiplos, sésseis ou pedunculados, com tamanho variável entre 5 e 15 mm, e acometem principalmente o antro gástrico. São mais comuns nos adultos, especialmente na sétima década de vida. Habitualmente, são assintomáticos, mas podem se apresentar por dispepsia, dor abdominal ou sangramento gastrointestinal. Podem ser considerados marcadores de mucosa gástrica anormal, o que ocorre em até 85% dos casos.[2]

As várias condições associadas ao aparecimento de pólipos gástricos hiperplásicos são as seguintes:

- gastrite crônica pelo *H. pylori*;
- gastropatia química ou reativa;
- gastrite atrófica autoimune;
- estômago pós-antrectomia;
- pós-terapia laser (*watermelon*);
- pós-transplante de órgãos sólidos.

Há expressiva associação entre as várias formas de gastrite e o desenvolvimento de pólipos hiperplásicos. É particularmente forte a associação de pólipos hiperplásicos com formas de gastrite, que evoluem com atrofia e metaplasia intestinal, como ocorre com a gastrite pelo *Helicobacter pylori* e a gastrite atrófica, em especial a gastrite atrófica autoimune.[2] A erradicação do *H. pylori* resulta em regressão dos pólipos hiperplásicos em até 70% dos pacientes.[3]

Há relatos de casos de pacientes que desenvolvem pólipos gástricos hiperplásicos após transplantes de órgãos sólidos, principalmente de coração ou de fígado. Surgem, geralmente, depois de um ano da realização do transplante. São pólipos múltiplos, na maioria das vezes sésseis e localizados no antro gástrico.[4]

O tabagismo aumenta a possibilidade do surgimento de pólipos gástricos epiteliais benignos em pacientes com gastrite atrófica de corpo.[5] Quando associados à gastrite autoimune, os pólipos hiperplásicos tendem a ser múltiplos, acometendo principalmente o corpo gástrico.

A metaplasia intestinal focal do pólipo pode ocorrer em 16% dos casos, e a displasia, em até 4% deles. Em pólipos hiperplásicos com mais de 2 cm de diâmetro têm sido detectadas mutações do gene, aberrações cromossômicas e instabilidade microssatélite. Raramente, em 0,6% dos casos, pode-se detectar adenocarcinoma no pólipo hiperplásico e no estômago não polipoide circunjacente, o que torna difícil definir o ponto de origem do carcinoma.

O estudo da mucosa gástrica circunjacente ao pólipo hiperplásico, que tenha mais de 2 cm de diâmetro, pode evidenciar metaplasia intestinal em 37% das vezes, displasia em 2% e adenocarcinoma metacrônico ou sincrônico em até 4% dos casos.[2]

Um estudo de Muehldorfer et al.[6] comparando a acurácia diagnóstica de biópsia *versus* polipectomia para pólipos gástricos observou risco de 3% de adenocarcinoma em pólipos hiperplásicos.

Na presença de pólipos hiperplásicos do estômago com mais de 2 cm de diâmetro, deve-se obter biópsias da mucosa não poliposa no antro e corpo gástrico, em razão do risco de carcinoma nas áreas adjacentes aos pólipos.[7,8]

PÓLIPOS DE GLÂNDULAS FÚNDICAS

Os pólipos de glândulas fúndicas são sésseis e têm o tamanho variável de 1 a 5 mm de diâmetro. Acometem o corpo ou o fundo gástrico e têm o mesmo aspecto da mucosa que os circunda (Figura 55.1). Podem ocorrer de modo esporádico, principalmente em pacientes com uso prolongado de inibidores de bomba protônica ou em associação com polipose adenomatosa familial.

Quando esporádicos, são únicos ou ocorrem em pequeno número. Quando em associação com polipose adenomatosa familiar (PAF), ocorrem às centenas, podendo cobrir toda a superfície do fundo e corpo gástrico, coalescendo e dando um aspecto de tapete à superfície mucosa.[9]

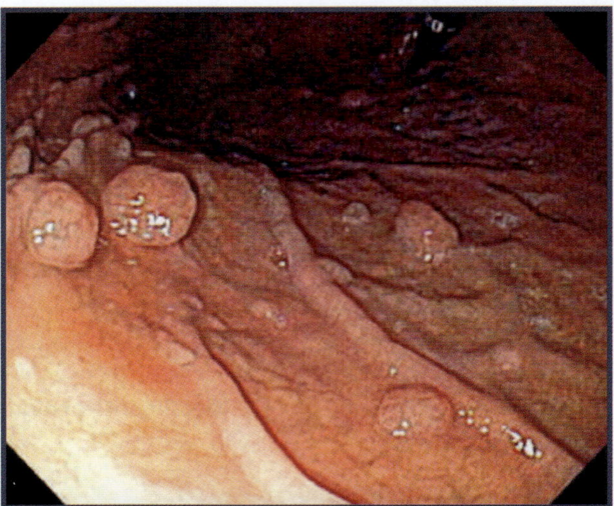

Figura 55.1 – Pólipos gástricos de glândulas fúndicas. *Fonte: Carmack et al., 2009.*[3]

Se menores que 5 mm, o diagnóstico deve ser feito por meio da biópsia de apenas um pólipo. Acima de 5 mm todos os pólipos devem ser biopsiados.

Até 25% dos pólipos de glândulas fúndicas associados à polipose adenomatosa familiar e 1% dos pólipos de glândulas fúndicas esporádicos podem apresentar displasia epitelial foveolar,[5] em geral displasia de baixo grau.[10]

Os do tipo esporádico são usualmente causados por mutações do gene betacatenina, ao passo que aqueles associados à polipose adenomatosa familiar surgem de inativação mutacional do gene *APC*. A displasia em pólipos de glândulas fúndicas pode ser observada quando ocorre em pólipos com mutações do gene *APC*.[10,11] Tal fato justifica a raridade da displasia nos pólipos de glândulas fúndicas esporádicos, já que são ligados a mutações do gene betacatenina. Contudo, o risco de câncer gástrico na polipose adenomatosa familiar é da ordem de apenas 0,6%.[12]

Helicobacter pylori e pólipos de glândulas fúndicas guardam uma relação inversa: são raramente identificados em pacientes *H. pylori* positivos e, por outro lado, a infecção pelo *H. pylori* pode levar à regressão dos pólipos de glândulas fúndicas.[13-15]

Tem sido observada a correlação entre terapia prolongada com inibidores de bomba de prótons e a presença de pólipos de glândulas fúndicas. Nesses casos, os pólipos são múltiplos e podem desaparecer com a suspensão do uso dos inibidores protônicos.[13,14,16] Além de induzir hiperplasia de células enterocromafim-like, os IBPs causam dilatação de glândulas oxínticas e protrusão de células parietais, resultando em uma aparência histológica glandular serrilhada.[13]

PÓLIPO INFLAMATÓRIO FIBROIDE

O pólipo inflamatório fibroide, também conhecido como tumor de Vanek, é uma lesão que se origina na submucosa do trato gastrointestinal, principalmente na região antral e pré-pilórica do estômago. Pode ocorrer em qualquer faixa etária, mas é mais comum entre os 50 e os 60 anos de idade, com ligeiro predomínio no sexo feminino. É composto por tecido fibrótico e estruturas vasculares, com estroma que mostra infiltrado inflamatório proeminente, em que se destaca a presença importante de inúmeros eosinófilos.[17]

Em geral é um pólipo semipedunculado, único, recoberto por mucosa de aspecto normal, que pode ser ulcerado. Pode estar associado a hipocloridria ou acloridria.

Estudos imuno-histoquímicos desses pólipos afastam a hipótese de natureza neural ou vascular da lesão, o que possivelmente indica fases evolutivas de uma reação inflamatória local.[16] O pólipo inflamatório fibroide não apresenta tendência para evolução neoplásica. Contudo, estudos recentes caracterizam essa lesão como neoplásica benigna.[18]

PÓLIPOS ADENOMATOSOS

Representam cerca de 10% dos pólipos gástricos e são classificados histologicamente em adenomas tubulares, vilosos e tubulovilosos. Podem ser sésseis ou pedunculados. Normalmente são únicos ou pouco numerosos e ocorrem mais frequentemente no antro gástrico. O tipo mais comum deles é o pólipo adenomatoso tubular (Figura 55.2).[18]

O risco de degeneração maligna é maior nos adenomas vilosos ou tubulovilosos e pode atingir cerca de 60% dos casos, especialmente nos pólipos com diâmetro superior a 2 cm.[8]

O adenocarcinoma focal ocorre em 33% dos casos de adenomas vilosos e tubulovilosos do estômago. O adenocarcinoma sincrônico (em outra área do estômago) pode ocorrer em até 30% desses pacientes. É muito importante salientar a importância do estudo histológico do pólipo por inteiro, já que o diagnóstico endoscópico de adenoma não exclui a presença de adenocarcinoma focal na mesma lesão. Recomenda-se o seguimento endoscópico após 6 meses se a ressecção foi incompleta ou no caso de displasia de alto grau e após um ano como rotina.[19]

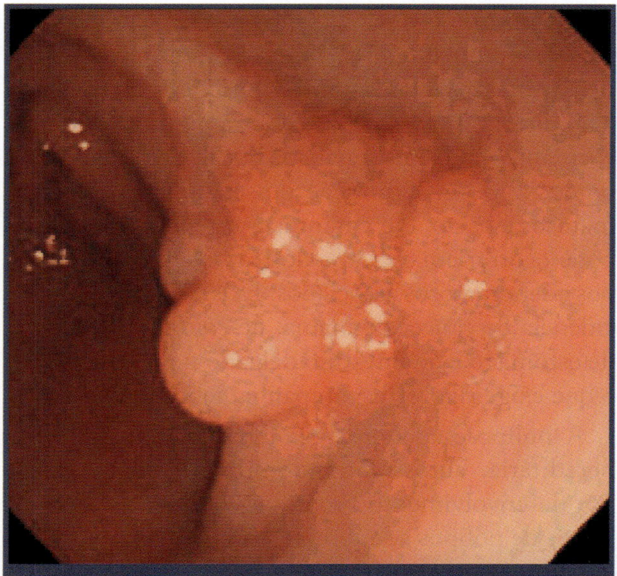

Figura 55.2 – Pólipo gástrico adenomatoso. *Fonte: Carmack et al., 2009.*[3]

PÓLIPOS ASSOCIADOS A SÍNDROMES POLIPOIDES

São várias as síndromes polipoides nas quais pode haver acometimento do estômago, por exemplo:

- polipose juvenil gastrointestinal difusa;
- síndrome de Cronkhite-Canada;
- síndrome de Peutz-Jeghers;
- polipose adenomatosa familiar;
- síndrome de Cowden;
- síndrome de Gardner.

A polipose juvenil gastrointestinal difusa afeta o estômago em até 13% dos casos. Os pólipos são hamartomatosos. Contudo, podem apresentar focos adenomatosos. O risco de malignização chega a superar 15% dos casos. Esses pacientes devem ser seguidos com endoscopia digestiva alta e colonoscopia a cada 1 a 2 anos.

A síndrome de Cronkhite-Canada é uma desordem não familiar que acomete principalmente pessoas de meia idade ou idosos e é caracterizada por polipose gastrointestinal, alopecia, distrofia das unhas e hiperpigmentação cutânea. Também podem ocorrer diarreia crônica e enteropatia perdedora de proteínas, com má absorção intestinal. O risco de malignização dos pólipos nesta síndrome é mínimo.

Há um relato isolado de um caso mostrando resolução completa da polipose gástrica, da hipoalbuminemia, da anemia e da onicodistrofia após a erradicação do *H. pylori*.[20]

Na síndrome de Peutz-Jeghers, entidade autossômica dominante, observam-se múltiplos pólipos hamartomatosos no estômago, no intestino delgado e no intestino grosso, associados à pigmentação mucocutânea em lábios, cavidade bucal, língua e pele. O potencial de malignização desses pólipos hamartomatosos é baixo. No entanto, a degeneração maligna pode ocorrer em até 30% dos casos em que há pólipos adenomatosos associados. Existe aumento da incidência de câncer de mama, de cólon, de pâncreas, de estômago e de intestino delgado nesses pacientes, o que exige rigoroso acompanhamento médico.

A polipose adenomatosa familiar é uma doença hereditária, autossômica dominante, caracterizada por desenvolvimento progressivo de centenas a milhares de pólipos adenomatosos no intestino grosso. Nesses pacientes é comum a ocorrência de pólipos gástricos, que podem ser observados em 30 a 50% dos casos.

Na maioria das vezes, os pólipos gástricos, nessa síndrome, não são adenomatosos, e, sim, pólipos de glândulas fúndicas. São sésseis, com tamanho variando de 1 a 5 mm. Aproximadamente 5% dos pacientes com polipose adenomatosa familiar podem apresentar pólipos adenomatosos na região do antro gástrico, que podem sofrer transformação maligna.[12]

A síndrome de Cowden, ou síndrome hamartomatosa múltipla, é uma doença autossômica dominante caracterizada por inúmeros pólipos hamartomatosos do estômago, do intestino delgado e do intestino grosso, associados a hamartomas orocutâneos, câncer de mama e de tireoide. Pode haver regressão importante da polipose gástrica com a erradicação do *H. pylori*.[21]

A síndrome de Gardner é uma polipose adenomatosa familiar autossômica dominante, caracterizada por centenas de pólipos adenomatosos no intestino grosso e múltiplos pólipos de glândulas fúndicas no estômago. Difere da polipose adenomatosa familiar pela presença de osteomas (principalmente de mandíbula) e tumores de partes moles, como lipomas e fibrossarcomas.

TUMORES NEUROENDÓCRINOS (CARCINOIDES)

Os carcinoides representam menos de 2% das lesões polipoides gástricas e são um tipo de tumor neuroendócrino, derivado de células enterocromafins símile.

Podem ser classificados em três tipos: carcinoides do tipo I, tipo II, e tipo III.[3]

- Os carcinoides do tipo I representam cerca de 70 a 80% dos carcinoides gástricos. Em geral são lesões multicêntricas menores de 2 cm. Localizam-se no corpo ou fundo gástrico, são associados a gastrite atrófica autoimune, hipergastrinemia e, com frequência, à anemia perniciosa. Afetam mais o sexo feminino.
- Os carcinoides do tipo II estão associados à síndrome de Zollinger-Ellison e à neoplasia endócrina múltipla tipo I. Representam de 5 a 8% dos carcinoides gástricos e são associados à hipergastrinemia.
- Os carcinoides do tipo III são esporádicos, representam 15 a 20% dos carcinoides do estômago, geralmente são únicos, invasivos e tendem a ocorrer na região pré-pilórica. Afetam mais os homens e não são associados a hipergastrinemia. Em geral, ao serem detectados, os carcinoides gástricos do tipo III são maiores que 1 cm e já apresentam metástases.

A síndrome carcinoide, caracterizada por *flushing* cutâneo, diarreia e broncoespasmo, ocorre nos casos de carcinoide tipo III.

TUMOR ESTROMAL GASTROINTESTINAL

O tumor estromal gastrointestinal (GIST) é um tumor mesenquimal que se origina na musculatura própria e é responsável por 1 a 3% de todos os tumores malignos do trato gastrointestinal. São lesões derivadas das células intersticiais de Cajal do plexo mioentérico intestinal. Pode ser encontrado em qualquer parte do trato gastrointestinal, sendo o estômago o local mais comum. Há também registro de casos no retroperitônio, mesentério e omento. As características clínicas variam dependendo da localização, tamanho e grau de agressividade. A maioria está associada à mutação do próton oncogene c-KIT. Os fatores prognósticos mais evidentes são o tamanho e local do tumor primário e o índice mitótico. Quando ocorrem metástases, elas são principalmente para o fígado e peritônio. O diagnóstico é feito pela histologia e pela imuno-histoquímica.

O tratamento depende do estádio do tumor. Se localizado no estômago, pode ser ressecado cirurgicamente. Se é metastático ou irressecável, o agente terapêutico de primeira linha é o imatinibe nos tumores que expressão o c-KIT.

LEIOMIOMA

Os leiomiomas são tumores benignos da musculatura lisa, desmin positivos e c-KIT negativos. São tumores de crescimento, principalmente intraluminal, tipicamente assintomáticos e achados incidentalmente. Endoscopicamente se apresentam como lesões submucosas, com mucosa intacta. A abordagem terapêutica é a ressecção cirúrgica.

Manifestações clínicas

Na maioria das vezes os pólipos gástricos são assintomáticos. São detectados incidentalmente em endoscopias realizadas para avaliação de sintomas dispépticos inespecíficos. Quando sintomáticos, manifestam-se por meio de hemorragia digestiva, anemia e, ocasionalmente, dor abdominal. A dor abdominal seria devida a obstrução pilórica intermitente, por pólipo grande e com pedículo longo.[22-24] Pode ocorrer dor retroesternal, assim como disfagia intermitente, como consequência do prolapso gastroesofágico de pólipo pediculado da região do fundo gástrico.[22] Pode ocorrer sangramento, e a maioria dos pólipos, quando sangra, o faz através de hemorragia leve, secundária a erosões da mucosa. O sangramento mais intenso é bem menos frequente e secundário a ulceração do pólipo ou de tumor submucoso.[19]

O achado de pólipo gástrico associado a episódios de diarreia, *flushing* cutâneo, broncoespasmo e lesões valvulares do coração, sugerem o diagnóstico de carcinoide gástrico tipo III. O exame físico não apresenta sinais que despertem a atenção para a presença de pólipos gástricos, a não ser quando associados a síndromes polipoides.

Características endoscópicas

À endoscopia, os pólipos gástricos são muito parecidos. É muito importante que seja feita uma descrição pormenorizada, destacando o número de pólipos, sua localização anatômica no estômago, sua forma e tamanho, além do aspecto da mucosa que o recobre e da mucosa adjacente.

Pólipos hiperplásicos geralmente são pequenos, têm entre 5 e 15 mm de diâmetro, múltiplos, sésseis ou pedunculados, localizados principalmente no antro gástrico. São frequentes as erosões superficiais.[3]

Pólipos de glândulas fúndicas são numerosos, ocorrem no corpo e fundo gástricos, são sésseis, apresentam superfície lisa e diâmetro variando entre 1 e 5 mm. A mucosa que os recobre tem a mesma cor e o mesmo aspecto da mucosa gástrica normal.

Pólipos adenomatosos geralmente são únicos ou em pequeno número, sésseis ou pedunculados. São pólipos maiores, atingindo 2 cm ou mais de diâmetro e ocorrem preferencialmente na região do antro. Apresentam superfície ligeiramente nodular e eritematosa.

O pólipo inflamatório fibroide geralmente é único, ocorrendo no antro gástrico e na região pré-pilórica. É semipedunculado, e a mucosa que o recobre tem aspecto normal, podendo ser ulcerada.[2]

Conduta nos pólipos gástricos

Os pólipos gástricos devem ser retirados endoscopicamente e analisados histologicamente. Quando a quantidade de pólipos é muito grande, podem ser necessárias várias sessões endoscópicas para a remoção de todos eles. Quando o número deles é de tal monta que a remoção de todos não é possível, deve-se proceder à polipectomia dos pólipos maiores e biopsiar o maior número possível das lesões menores, para estudo histológico.

Pólipos com diâmetro acima de 2 cm, sejam eles sésseis, pedunculados ou semipedunculados, devem ser removidos totalmente, dado o alto risco de malignização. Pólipos adenomatosos, normalmente em pequeno número, devem sempre ser integralmente removidos.

Alguns serviços recomendam a coleta de material para estudo histológico, e só então a realização da polipectomia, especialmente em casos suspeitos de lesões pré-malignas ou malignas. Isso porque, ao ser removido, o pólipo pode desprender-se, passar pelo piloro e não mais ser recuperado. Em casos de pólipos gástricos adenomatosos e pólipos de glândulas fúndicas não esporádicos é recomendável a realização de colonoscopia, em função da frequente associação com polipose colônica.

Ainda não há posição definida quanto ao acompanhamento endoscópico na polipose gástrica. Por se tratar de pólipo gástrico adenomatoso é recomendável o acompanhamento, dado seu alto potencial de malignização. Quanto ao pólipo hiperplásico, após vários autores terem relatado alterações displásicas e focos de adenocarcinoma no pólipo ou na mucosa adjacente, principalmente pólipos com mais de 2 cm, também é aconselhável o acompanhamento endoscópico.[2,7] O primeiro controle endoscópico deve ser feito após um ano, e os controles subsequentes, realizados em intervalos de 2 a 5 anos, dependendo de sinais de alarme e de fatores de risco. Já os pólipos de glândulas fúndicas esporádicos, são benignos em praticamente todos os casos e dispensam o seguimento endoscópico.[14]

A conduta no caso de carcinoides vai depender do seu tipo.[3] O tipo I raramente apresenta metástase, tem crescimento lento e é pouco agressivo. Em geral, são feitos a excisão endoscópica das lesões polipoides e o seguimento endoscópico anual. No carcinoide tipo II a conduta é a excisão endoscópica ou cirúrgica do gastrinoma, com acompanhamento endoscópico anual. A abordagem do carcinoide esporádico tipo III é mais agressiva, em função do seu caráter mais invasivo e metastático. É indicada a abordagem cirúrgica, desde excisão da lesão com margem livre ampla, até a gastrectomia total seguida de quimioterapia.

DIVERTÍCULOS DO ESTÔMAGO

Os divertículos do estômago são raros e geralmente assintomáticos. Na maioria das vezes estão localizados na parede posterior da cárdia, próximo da pequena curvatura do estômago e em menor frequência na região pré-pilórica.

São classificados em divertículos congênitos ou verdadeiros, que contêm todas as camadas da parede gástrica, e divertículos falsos ou adquiridos, nos quais geralmente falta a camada muscular.

Os divertículos falsos ou adquiridos podem ser de tração ou de pulsão. Os de tração são mais frequentes e resultam de repuxamento da parede gástrica como consequência de retração cicatricial: sequela de radioterapia em áreas vizinhas, sequela de cirurgia e de cicatrização de úlcera péptica.

Os divertículos de pulsão são consequência de aumento da pressão intragástrica decorrente de traumatismo ou bezoar. Mais raramente, podem surgir em pacientes submetidos a tratamento cirúrgico para obesidade mórbida, técnica de gastroplastia vertical com banda.

Manifestações clínicas

Os divertículos gástricos são, habitualmente, assintomáticos. Contudo, os pacientes podem se queixar de desconforto pós-prandial, de dor epigástrica ou de dor no quadrante superior esquerdo, com irradiação para as costas.[25]

As complicações do divertículo do estômago são pouco frequentes, mas podem ocorrer: torção, perfuração da parede gástrica com quadro abdominal agudo e hemorragia digestiva alta, que pode ser a primeira manifestação da doença.[26]

Diagnóstico

O diagnóstico de divertículo de estômago habitualmente é incidental, durante exploração radiológica ou endoscópica de paciente com queixas dispépticas ou na propedêutica de hemorragia digestiva.

O diagnóstico diferencial do divertículo de estômago deve ser feito com a úlcera péptica e com a hérnia de hiato paraesofágica.

Tratamento

O tratamento clínico visa ao alívio dos sintomas dispépticos, utilizando um pró-cinético como a domperidona ou a metoclopramida associada a um inibidor de bomba protônica e a antifiséticos.

Se a sintomatologia é persistente e a terapia clínica não é eficaz, pode-se avaliar a abordagem cirúrgica. Em presença de complicações está indicada a diverticulectomia. A cirurgia laparoscópica é uma abordagem atraente, embora alguns autores relatem problemas em identificar o divertículo no ato cirúrgico.

REFERÊNCIAS

1. Yamada T, Ichikawa H. X-ray diagnosis of elevated lesions of the stomach. Radiology. 1974; 110:79-83.
2. Abraham SC, Singh VK, Yardley JH, Wu TT. Hyperplastic polyps of the stomach: associations with histologic patterns of gastritis and gastric atrophy. The Am J Surg Pathol. 2001; 25:500-7.
3. Carmack SW, Genta RM, Graham DY, Lauwers GY. Management of gastric polyps: a pathology-based guide for gastroenterologists. Nat Rev Gastroenterol Hepatol. 2009; 6:331-41.
4. Amaro R, Neff GW, Karnam US, Tzakis AG, Raskin JB. Acquired hyperplastic gastric polyps in solid organ transplant patients. Am J Gastroenterol. 2002; 97:2220-4.
5. Di Giulio E, Lahner E, Micheletti A, Milione M, D'Ambra G, Bordi C et al. Occurrence and risk factors for benign epithelial gastric polyps in atrophic body gastritis on diagnosis and follow-up. Aliment Pharmacol Ther. 2005; 21(5):567-74.
6. Muehldorfer SM, Stolte M, Martus P, Hahn EG, Ell C. Diagnostic accuracy of forceps biopsy versus polipectomy for gastric polyps: a prospective multicentre study. Gut. 2002; 50(4):465-70.
7. Dirschmid K, Platz-Baudin C, Stolte M. Why is the hyperplastic polyp a marker for the precancerous condition of the gastric mucosa? Virchows Arch. 2006; 448(1):80-4.
8. Ginsberg GG, Al-Kavas FH, Fleischer DE, Reilly HF, Benjamin SB. Gastric polyposis: relationship of size and histology to cancer risk. Am J Gastroenterol. 1996; 91:714-7.
9. Espejo RLH, Navarrete SJ. Gastric epithelial polyps. Rev Gastroenterol Peru. 2004; 24:50-74.
10. Randall WB. Gastric fundic gland polyps. Gastroenterology. 2003; 125:1462-9.
11. Sekine S, Shimoda T, Nimura S, Nakanishi Y, Akasu T, Katai H et al. High-grade dysplasia associated with fundic gland polyposis in a familial adenomatous polyposis patient, with special reference to APC mutation profiles. Mod Pathol. 2004; 17(11):1421-6.
12. Offerhaus GJA, Giardello FM, Krush AJ. The risk of upper gastrointestinal cancer in familial adenomatous polyposis. Gastroenterology. 1992; 102:1980-3.
13. Choudhry U, Boyce HW Jr, Coppola D. Proton pump inhibitor-associated gastric polyps: a retrospective analysis of their frequency and endoscopic, histologic, and ultrastructural characteristics. Am J Clin Pathol. 1998; 110:615-21.
14. Declich P, Tavani E, Ferrara A, Caruso S, Bellone S. Sporadic fundic gland polyps: clinic-pathologic features and associated diseases. Pol J Pathol. 2005; 56:131-7.
15. Watanabe N, Seno H, Nakajima T, Yazumi S, Miyamoto S, Matsumoto S et al. Regression of fundic gland polyps following acquisition of Helicobacter pylori. Gut. 2002; 51(5):742-5.
16. Vieth M, Stolte M. Fundic gland polyps are not induced by proton pump inhibitor therapy. Am J Clin Pathol. 2001; 116:716-20.
17. Santos G da C, Alves VAF, Wakamatsu A, Zucoloto S. Inflammatory fibroid polyp: an immunohistochemical study. Arq Gastroenterol. 2004; 41:104-7.
18. Rodrigues MAG, Nogueira AMMF. Tumores benignos do estômago. In: Castro LP, Coelho LGV (eds.). Gastroenterologia. Rio de Janeiro: Medsi, 2004. p.891-922.
19. Islam RS, Patel NC, Lam-Himlin D, Nguyen CC. Gastric polyps: a review of clinical, endoscopic and hispathologic features and management decisions. Gastroenterol & Hepatol. 2013; 9:640-51.
20. Kim MS, Jung HK, Jung HS, Choi JY, Na YJ, Pyun GW et al. A case of Cronkhite-Canada syndrome showing resolution with Helicobacter pylori eradication and omeprazole. Korean J Gastroenterol. 2006; 47:59-64.
21. Isomoto H, Furusu H, Ohnita K, Takehara Y, Wen C-Y, Kohno S. Effect of Helicobacter pylori eradication on gastric hyperplastic polyposis in Cowden Syndrome. World J Gastroenterol. 2005; 11(10):1567-9.
22. Freeman HJ. Endoscopic excision of a prolapsing malignant polyp which caused intermitent gastric outlet obstruction. World J Gastroenterol. 2005; 11:5245-7.
23. Dean PG, Davis PM, Nascimento AG. Hyperplastic gastric polyp causing gastric outlet obstruction. Mayo Clin Proc. 1998; 73:964-7.
24. Chen HN, Lu CH, Shun CT, Lin MT, Tsang YM. Gastric outlet obstruction due to giant hyperplastic polyp. J Formos Med Assoc. 2005; 104:852-5.
25. Okuka T, Marcovic P, Ostojic NS, Delic J, Bursac S. Diverticulum of the stomach. Acta Chir Iugosl. 1966; 43:159-61.
26. Lajoir A, Strum WB. Gastric diverticulum presenting as acute hemorrhage. Gastrointest Endosc. 2008; 67:175-6.

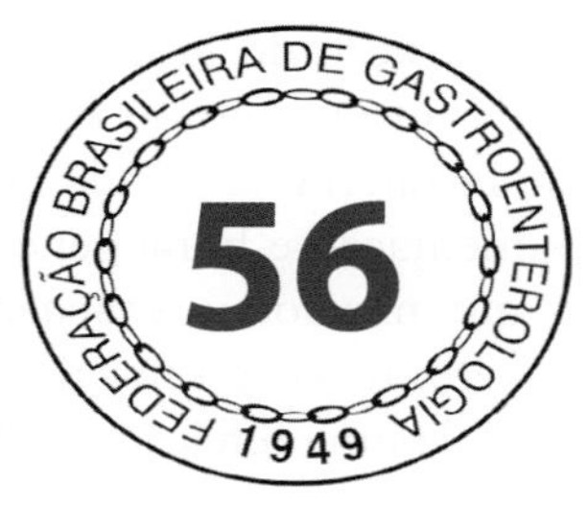

GASTROPARESIA

Joffre Rezende Filho

INTRODUÇÃO

Define-se gastroparesia como uma síndrome associada ao retardo patológico do esvaziamento gástrico, sem obstrução mecânica do tubo digestivo.[1,2] As gastroparesias decorrem de anormalidades da função motora gástrica secundária a distúrbios neurais, musculares, da rede de células intersticiais de Cajal, eletrolíticos e hormonais.

Este capítulo fará uma revisão sobre vários aspectos relevantes das gastroparesias. Para melhor compreensão, será apresentada uma breve revisão sobre os padrões motores gastroduodenais que atuam no processo do esvaziamento gástrico.

PADRÕES DE ATIVIDADE MOTORA GASTRODUODENAL E O ESVAZIAMENTO GÁSTRICO

Considerando suas funções motoras, a região gastroduodenal pode ser dividida em quatro segmentos de padrões motores distintos: região proximal do estômago, região distal do estômago, piloro e duodeno. A ação conjunta desses segmentos permite que ocorra um esvaziamento gástrico adequado e ordenado.[3]

Estômago proximal

A região proximal, que compreende o fundo e a porção proximal do corpo gástrico, desempenha a função de reservatório, apresentando características motoras peculiares que lhe permitem exercer essa função. A principal característica motora da região proximal é apresentar relaxamento expressivo do seu tônus em resposta ao estímulo fisiológico. Esse relaxamento ocorre quando há uma deglutição (relaxamento receptivo e progressivo), à medida que o estômago se distende pelo alimento ingerido (relaxamento adaptativo). Esse processo – acomodação à distensão – permite que o estômago receba até 2 L de conteúdo com aumento de pressão intragástrica de menos de 10 mmHg. Esse processo de acomodação deve-se a um reflexo neural mediado pelo vago.[3] Após o relaxamento inicial, a região proximal progressivamente aumenta novamente o seu tônus. A região proximal não apresenta contrações peristálticas, mas contrações tônicas lentas. Essas contrações tônicas atuam no sentido de propelir o conteúdo intragástrico para o antro. Essa transferência é feita de maneira seletiva, considerando a natureza do alimento ingerido. O componente líquido é deslocado rapidamente, alcançando o antro, enquanto o componente sólido é retido por mais tempo no fundo gástrico e, progressivamente, será transferido para o antro. Desse modo, o esvaziamento gástrico do componente líquido da refeição é mais rápido que o do sólido.

Região distal do estômago

A região distal do estômago desempenha, sobretudo, as funções de digestão mecânica: fragmentação e homogeneização das partículas sólidas ingeridas e o esvaziamento do conteúdo gástrico de maneira ordenada e controlada. A região distal apresenta caracteristicamente contrações peristálticas que se iniciam em forma de anel e progridem circularmente do corpo para a junção antroduodenal, com aumento da velocidade de progressão no sentido aboral, a um ritmo máximo de três contrações por minuto (Figura 56.1).[3]

A relação entre a contração antral e o fluxo do conteúdo intragástrico compreende três fases sequenciais, à medida que a onda de contração percorre o estômago. Estas fases são: propulsão, retropulsão e evacuação; e retropulsão acentuada. A primeira fase (propulsão) inicia-se quando a onda de contração se move do corpo para o antro proximal, fazendo que o quimo se mova para o antro terminal. À medida que a onda de contração alcança o meio do antro, o piloro ainda se encontra relaxado, permitindo um fluxo de quimo gástrico para o duodeno, caracterizando a evacuação. Durante essa fase, simultaneamente, há retropulsão do conteúdo para o antro proximal (evacuação + retropulsão). A magnitude do movimento nas duas direções depende da profundidade da constrição antral e do grau de relaxamento pilórico. Uma contração antral vigorosa aumenta sua força propulsora, ao passo que uma constrição pequena ocasiona uma maior retropulsão através do orifício central do anel de contração. Uma abertura maior do piloro diminui a resistência ao fluxo e acelera o esvaziamento gástrico. As contrações do antro terminal e do segmento pilórico ocorrem quase que simultaneamente. Disso resulta obstrução do lúmen e, em consequência, há acentuada retropulsão do conteúdo. O aumento da pressão intraluminal gerado nesse momento resulta em fragmentação e homogeneização de partículas sólidas que não foram evacuadas. Desse modo, as contrações antrais são essenciais para um adequado esvaziamento de uma refeição sólida.[3]

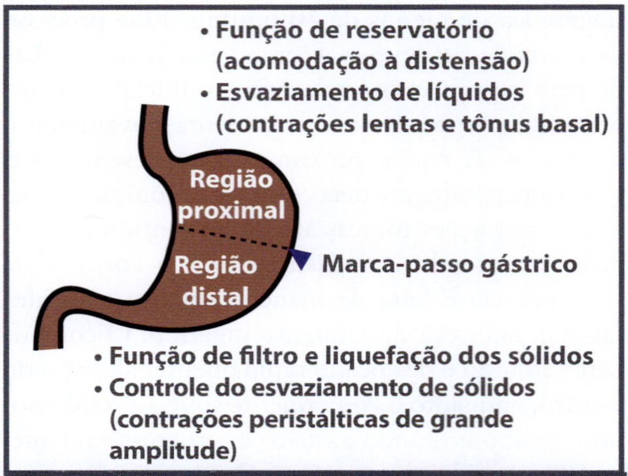

Figura 56.1 – Divisão funcional do estômago, considerando a função motora e o esvaziamento gástrico.

O esvaziamento gástrico ocorre por jatos de fluxo intermitente, resultantes de contrações coordenadas do segmento antro-piloro-duodenal, ocorrendo continuamente no período pós-prandial.

Contrações pilóricas

O piloro apresenta contrações tônicas e variações fásicas de pressão. Essas contrações podem ocorrer em sequência à contração antral ou ocorrer isoladamente. As contrações pilóricas isoladas demonstram que o piloro desempenha um papel importante na resistência ao fluxo do conteúdo intragástrico. A frequência de contrações isoladas do piloro varia, sendo maior em presença de lipídios no duodeno. As partículas sólidas digeríveis são evacuadas do estômago com tamanho inferior a 2 mm, sendo a contratilidade do segmento pilórico responsável pela seletividade do tamanho das partículas.

Duodeno

O duodeno apresenta dois padrões distintos de atividade motora. O primeiro consiste em contrações em salva, geralmente em número de 3 ou 4, que ocorrem após o ciclo de contração antral e cujo padrão denomina-se coordenação antro-piloro-duodenal. Esse padrão motor está relacionado com um ritmo adequado de esvaziamento gástrico.

O duodeno pode apresentar, ainda, contrações isoladas, possíveis de se iniciarem em qualquer ponto do órgão, podendo ser estacionárias ou se propagar por curta distância, quer em direção aboral ou retrógrada. Essas contrações têm a função de segmentação e atuam no sentido de limitar o fluxo do quimo.

A atividade motora dos diversos segmentos da região gastroduodenal, como descrito, ocorre coordenadamente, de tal modo que a ação conjunta desses segmentos permite que o esvaziamento gástrico ocorra de maneira ordenada, podendo o ritmo variar conforme os nutrientes ingeridos. Esse padrão motor pode variar, resultando em maior ou menor ritmo de esvaziamento gástrico. Um padrão motor pós-prandial associado a um esvaziamento gástrico efetivo é caracterizado por: aumento de tônus do fundo gástrico, contrações antrais frequentes e intensas, diminuição da atividade tônica e fásica do piloro e contrações duodenais coordenadas. Por outro lado, um padrão motor que tende a inibir o ritmo do esvaziamento gástrico caracteriza-se por: relaxamento mais prolongado do fundo gástrico, diminuição da motilidade antral, aumento no tônus e no número de contrações isoladas do piloro e contrações duodenais isoladas.

COMPLEXO MOTOR INTERDIGESTIVO

Os padrões motores anteriormente descritos referem-se àqueles que ocorrem em resposta à ingestão de refeição. O padrão de atividade motora gastrointestinal no período de jejum é distinto daquele do período pós-prandial. Durante o período interdigestivo, o trato gastrointestinal apresenta uma atividade motora cíclica, denominada complexo motor interdigestivo ou complexo motor migratório. O complexo motor interdigestivo é composto por quatro fases distintas:

- **Fase I:** fase de quiescência, na qual pouca ou nenhuma atividade motora ocorre.
- **Fase II:** em que a atividade motora está presente de forma irregular.
- **Fase III:** uma "frente de atividade" caracterizada por um curto período com fortes contrações sequenciais de frequência máxima (3 por minuto no estômago e 11 por minuto no duodeno). Essa frente de atividade inicia-se no estômago e se propaga até o íleo.
- **Fase IV:** ocorre um curto período de atividade motora irregular, seguida por novo período de quiescência. O ciclo dura em média de 90 a 120 minutos e persiste até que uma ulterior ingestão de alimentos induza o padrão motor pós-prandial anteriormente descrito.

O esvaziamento de partículas sólidas não digeríveis ou maiores que 2 mm, que não puderam ser evacuadas do estômago no período pós-prandial, ocorre com o estabelecimento do complexo motor interdigestivo. É durante o fim da fase II e na fase III antral que essas partículas são evacuadas do estômago pelas contrações potentes e rítmicas que ocorrem junto com o relaxamento do esfíncter pilórico, diferentemente do período digestivo, em que ele se contrai.[3]

ATIVIDADE MIOELÉTRICA DA MUSCULATURA GASTRODUODENAL

A atividade contrátil é uma expressão mecânica de fenômenos elétricos que ocorrem na musculatura lisa da região gastroduodenal. Os diferentes comportamentos motores descritos anteriormente podem ser explicados pela diferença no comportamento dos potenciais transmembrana das diversas regiões do estômago e duodeno. As células da região proximal do estômago não apresentam flutuações espontâneas no seu potencial de repouso. Mudanças nesse potencial podem ser induzidas, seja hiperpolarização ou despolarização, por meio de estímulos neurais ou humorais. Como a musculatura dessa região apresenta tônus espontâneo, isso indica que o potencial transmembrana de repouso está acima do limiar de contração.

Por outro lado, as células musculares lisas do corpo e do antro apresentam flutuações do potencial transmembrana. Essas despolarizações iniciam-se a partir de um potencial de repouso, variando de −50 a −70 mV. Em seguida ocorre uma rápida despolarização e uma repolarização parcial, seguidas por uma despolarização mais prolongada em platô, ao qual se segue nova repolarização. Esse conjunto de variações cíclicas no potencial transmembrana tem sido referido na literatura por diversas denominações, tais como *slow wave* (onda lenta), ritmo elétrico de base (REB), potencial de marca-passo e atividade elétrica de controle.

A onda lenta inicia-se em uma área no terço médio do corpo gástrico na grande curvatura e se propaga circunferencial e longitudinalmente em direção ao piloro, com velocidade crescente, a uma frequência de três por minuto no homem. Estudos de ressecções gástricas parciais demonstram que essa área atua como marca-passo por apresentar maior frequência desse potencial, ditando o ritmo para todo o estômago. Essa atividade elétrica é contínua, estando presente mesmo na ausência de atividade motora. A origem desse potencial ocorre na rede de células intersticiais de Cajal, daí se propagando para toda a musculatura lisa.[4]

As contrações estão relacionadas com variações que ocorrem nesse potencial em determinados ciclos. As contrações estão associadas com um aumento na amplitude do "potencial em platô" da onda lenta, ou seja, há maior despolarização acima de determinado valor que permita a excitação muscular. Agentes estimuladores da motilidade gástrica, tais como a gastrina e a acetilcolina, aumentam a força de contração por ampliarem o valor do potencial em platô. Por outro lado, a norepinefrina reduz a força de contração por diminuir a amplitude desse potencial. Portanto, a força de contração está diretamente relacionada com a duração e a amplitude do potencial em platô. Na região antral, um ou mais potenciais despolarizadores rápidos (*spikes*) podem se superpor ao platô.

O ritmo elétrico básico do duodeno é de 11 ciclos por minuto, sendo que esses potenciais têm origem em uma região próximo ao piloro, e atua como marca-passo. Assim, a atividade elétrica do estômago e duodeno determina a frequência máxima e o sentido da propagação em que ocorrem as contrações. A ocorrência e a força das contrações, bem como o padrão motor, dependem do ambiente neuro-humoral no momento da contração. Portanto, a atividade mioelétrica desempenha papel fundamental na função motora gastroduodenal e, portanto, na evacuação do conteúdo intragástrico (Figura 56.2).

O ritmo de esvaziamento gástrico resulta de uma interação de vários aspectos da função motora gastroduodenal e das características da refeição ingerida. O esvaziamento gástrico em ritmo adequado depende da acomodação à distensão da porção proximal do estômago, das contrações antrais, da resistência pilórica e, também, da resistência oferecida pela atividade motora duodenal.

A avaliação do ritmo de esvaziamento gástrico e da distribuição intragástrica do conteúdo ingerido durante o processo de esvaziamento fornecem uma visão global da integridade dos mecanismos neuromusculares que participam da regulação dessa importante função digestiva.

CAUSAS DE GASTROPARESIA

Qualquer processo que gere uma perda da força contrátil da musculatura gástrica ou interfira na sua coordenação, pode resultar em uma gastroparesia. Assim, diversas condições clínicas em que haja comprometimento da musculatura gástrica ou da integridade da rede de células intersticiais de Cajal, bem como da inervação intrínseca ou da autonômica, podem estar associadas ao desenvolvimento de gastroparesia.[5]

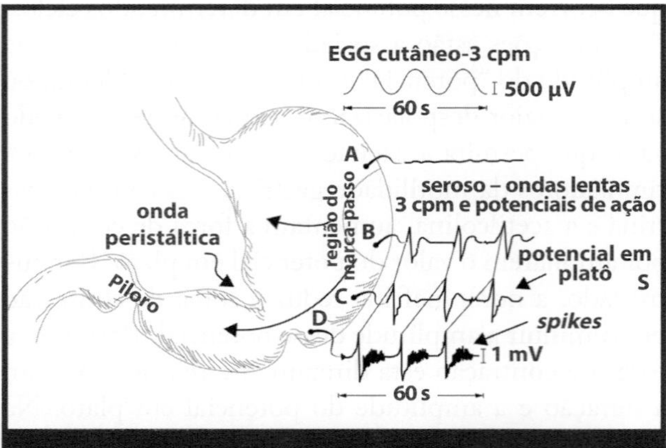

Figura 56.2 – Atividade mioelétrica gástrica.

O Quadro 56.1 apresenta as várias condições clínicas associadas à gastroparesia, destacando-se as etiologias mais frequentes: gastroparesia diabética, idiopática e pós-cirúrgica.

Pacientes diabéticos apresentam um espectro de anormalidades da função motora gástrica, o que caracteriza a gastropatia diabética. A gastroparesia diabética com estase gástrica expressiva representa apenas a extremidade desse espectro. Estima-se que cerca de 25% dos casos com diabete melito tipo 1, após longo período de duração, apresentam retardo de esvaziamento gástrico. Os casos de gastroparesia diabética representam em torno de 30% dos casos de gastroparesia.[6,7]

Estudos histopatológicos em pacientes com gastroparesia diabética demonstram diminuição da densidade e perda de integridade da rede de células intersticiais de Cajal. Há diminuição da expressão neuronal de sintase de óxido nítrico, além de alteração da inervação autonômica, com diminuição de fibras simpáticas e alterações vagais.[8]

Outros mecanismos têm influência no desenvolvimento da gastroparesia diabética. Os efeitos crônicos da toxicidade da glicose sobre o metabolismo do mioinositol e da via do sorbitol que afetam a função neuromuscular gástrica também desempenham papel na patogênese da gastroparesia diabética. Especula-se, ainda, que alterações na liberação de hormônios

Quadro 56.1 – Condições clínicas associadas à gastroparesia
Comprometimento muscular
▪ Esclerose sistêmica progressiva ▪ Miopatias viscerais ▪ Dermatopolimiosite ▪ Distrofias musculares ▪ Amiloidose
Comprometimento neural
▪ Diabete melito* ▪ Pós-vagotomia* ▪ Doença de chagas ▪ Neuropatias viscerais intrínsecas ▪ Doenças degenerativas do sistema nervoso autônomo
Outras causas
▪ Pós-infecção viral ▪ Isquemia mesentérica crônica ▪ Pós-ablação cardíaca ▪ Gastroparesia idiopática*

**Condições clínicas mais comuns.*

gastrointestinais como o polipeptídeo pancreático, a grelina e a motilina exercem influência no quadro da gastroparesia diabética. A hiperglicemia aguda causa distúrbios no ritmo elétrico gástrico e retarda o esvaziamento gástrico.[7]

Em cerca de 30% dos casos de gastroparesia, não há nenhuma afecção sistêmica associada. A essa condição clínica, denominou-se gastroparesia idiopática.[9] Esses casos são mais frequentes em mulheres de 30 a 40 anos. Alterações histopatológicas em casos com gastroparesia idiopática têm sido demonstradas, havendo relatos variados de hipoganglionose, infiltrado inflamatório nos gânglios mioentéricos e diminuição da densidade das células de Cajal.[8]

A possibilidade de gastroparesia pós infecção viral tem sido aventada como etiologia possível em alguns dos casos de gastroparesia idiopática. Nesses casos, sintomas como náuseas, vômitos e plenitude pós-prandial iniciam-se subitamente após uma infecção viral e, por vezes, permanecem por vários meses.[5]

Destaca-se que lesões inadvertidas do nervo vago em operações de fundoplicatura podem ser responsáveis por casos de gastroparesia. Possíveis lesões de vago podem ocorrer durante ablação por cateter no tratamento da fibrilação atrial.[10]

As demais etiologias são variadas, ocorrendo em menor frequência: algumas afecções neurológicas como Parkinson e esclerose múltipla; a doença de Chagas; endocrinopatias; miopatias; associadas a pseudo-obstrução intestinal; associadas a uso de medicamentos e como manifestação paraneoplásica.[2,6]

FISIOPATOLOGIA DA GASTROPARESIA

As alterações fisiopatológicas que contribuem para o retardo do esvaziamento gástrico incluem distúrbios do ritmo elétrico gástrico (disritmias gástricas), hipomotilidade antral, alterações do tônus gástrico e da acomodação à distensão do fundo gástrico, espasmos pilóricos e dismotilidade do intestino delgado (Quadro 56.2).

Quadro 56.2 – Alterações fisiopatológicas na gastroparesia

- Distúrbios do ritmo elétrico gástrico (disritmias gástricas)
- Hipomotilidade antral
- Alterações do tônus gástrico e da acomodação à distensão do fundo gástrico
- Espasmos pilóricos
- Dismotilidade do intestino delgado

Pacientes com gastroparesia de diversas etiologias, como diabética, pós-cirúrgica, isquêmica, pseudo-obstrução intestinal e idiopática apresentam distúrbios da atividade mioelétrica, caracterizadas por alterações da frequência e propagação da onda lenta, denominadas "disritmias gástricas".

Três padrões de hipomotilidade antral são reconhecidos em pacientes com gastroparesia:

- diminuição da amplitude das ondas de pressão ocorrendo com frequência normal;
- frequência anormal de ondas de pressão com amplitude normal;
- diminuição de frequência e amplitude das ondas de pressão.

Alguns pacientes com gastroparesia diabética apresentam ausência ou diminuição da frequência de fase III do complexo motor interdigestivo (CMID) antral. Essa alteração pode se correlacionar com retenção gástrica de partículas sólidas não digeriveis.[7]

Alterações da motilidade pilórica e duodenal podem ser encontradas em alguns pacientes e caracterizam-se por períodos irregulares de contrações em salva e persistência do CMID no período pós-prandial, incoordenação antroduodenal e piloroespasmo.

MANIFESTAÇÕES CLÍNICAS

A gastroparesia pode apresentar um largo espectro de manifestações clínicas. Em alguns casos em que se detecta estase gástrica, pode cursar totalmente assintomática. Nos casos sintomáticos, ocorrem náuseas, vômitos pós-prandiais, saciedade precoce, sensação de plenitude na região epigástrica e, mais raramente, dor epigástrica. Esses sintomas ocorrem preferencialmente no período pós-prandial, mas podem estar presentes de modo contínuo, com frequência e intensidade variáveis. Por vezes, os episódios repetidos e incessantes de vômitos geram a necessidade de internação hospitalar.[2,5,11]

Nos casos em que as náuseas e vômitos representam os principais sintomas, alguns dados na história clínica favorecem o diagnóstico de gastroparesia. A cronicidade dos sintomas pode diferenciar casos agudos como a gastroenterite aguda de casos com síndrome do vômito cíclico, em que as crises agudas de náuseas e vômitos repetidos se intercalam com períodos totalmente assintomáticos. Nesse contexto clínico, a ocorrência de sintomas logo após a ingestão de alimentos sugere a gastroparesia. Os vômitos pós-prandiais tardios, às vezes com conteúdo ingerido no dia anterior, é indicativo de estase gástrica, que sugere a presença de gastroparesia. Nos casos de síndrome de ruminação e vômitos condicionados, ocorre, sem esforço de expulsão, regurgitação de líquidos e/ou sólidos, logo após a refeição (1 a 20 min). O diagnóstico diferencial entre a gastroparesia idiopática e a dispepsia funcional, sobretudo com a síndrome do desconforto pós-prandial, torna-se muitas vezes difícil.[12,13] Na dispepsia funcional, não é comum haver vômitos repetidos, desidratação e necessidade de internação hospitalar. Alguns desses casos, com retardo de esvaziamento gástrico, podem representar uma parte do espectro de manifestações da gastroparesia idiopática.[12,13]

É relevante destacar que alguns pacientes com quadro clínico sugestivo de gastroparesia apresentam esvaziamento gástrico acelerado e, portanto, não são portadores de gastroparesia. É possível que nestes casos o esvaziamento precoce para o duodeno esteja associado com a geração dos sintomas.[14]

Ao exame físico, pode-se perceber diminuição da área do espaço de Traube quando o estômago está repleto de conteúdo, ou, por outro lado, aumento da sonoridade ou hipertimpanismo em área gástrica. Poderá haver macicez na área de projeção gástrica e vascolejo. Deve-se dar ênfase ao exame neurológico, pois a presença de paralisia de nervos cranianos, sinais extrapiramidais, neuropatia periférica e, sobretudo, sinais de neuropatia autonômica (p. ex., hipotensão ortostática, alteração da sudorese) podem sugerir associação dos sintomas com controle neural da motilidade gástrica. A repercussão sobre o estado geral do paciente é muito variável. Nos casos mais graves, há repercussões nutricionais com emagrecimento e desnutrição. Sinais de distúrbios eletrolíticos podem estar presentes.[14]

Há pouca correlação entre a sintomatologia e o grau de disfunção do ritmo do esvaziamento gástrico. As manifestações clínicas poderiam estar relacionadas com outros aspectos da disfunção motora gástrica – que não propriamente o ritmo do esvaziamento gástrico em si –, como alterações do tônus gástrico, da acomodação, da percepção visceral e mesmo de dismotilidade do intestino delgado.[13]

Em pacientes diabéticos, a dificuldade de controle glicêmico pode se constituir na primeira manifestação de disfunção motora gástrica. Os pacientes com gastroparesia diabética tendem a ter sintomas crônicos, flutuantes e recorrentes. Pode haver outros sinais de complicações diabéticas associados, como nefropatia, retinopatia e neuropatia. A presença de hipotensão postural pode indicar neuropatia autonômica.[7]

Os pacientes com gastroparesia "pós-viral", em que os sintomas se iniciaram após "quadro gripal", tendem a apresentar sintomatologia transitória, com melhora espontânea ao longo de 3 a 6 meses.[9]

O quadro clínico nas formas graves pode ser incapacitante, com queda expressiva da qualidade de vida, com dificuldade de manter as atividades diárias. Para se avaliar a intensidade dos sintomas em casos com gastroparesia, foi proposto um índice cardinal, em que há um escore individual de cada sintoma, em um total de nove (náusea, regurgitação, vômito, plenitude, saciedade precoce, plenitude pós-prandial, anorexia, sensação de distensão, distensão abdominal), além de um escore global.[15] Esse índice vem sendo empregado em ensaios clínicos e poderá, no futuro, ser empregado como instrumento de estratificação de gravidade do quadro.

Outra classificação de gravidade do quadro clínico de gastroparesia foi proposta visando adequar medidas terapêuticas à intensidade e repercussão do quadro clínico (Quadro 56.3). Assim, considera-se que a gastroparesia seja:

- **Leve ou incipiente:** os sintomas são facilmente controlados, e o paciente consegue manter o peso e o estado nutricional com uso de dieta regular.
- **Compensada:** sintomas moderados, de controle parcial com medicamentos, e o paciente

Quadro 56.3 – Classificação da gravidade da gastroparesia
Grau 1: "gastroparesia leve"
▪ Sintomas facilmente controlados ▪ Capaz de manter peso e estado nutricional com dieta regular ou com pequenas modificações dietéticas
Grau 2: gastroparesia compensada
▪ Sintomas moderados com controle parcial com agentes farmacológicos ▪ Capaz de manter o estado nutricional com ajustes de estilo de vida e modificações dietéticas ▪ Raras internações hospitalares
Grau 3: gastroparesia refratária (insuficiência gástrica propulsora)
▪ Sintomas refratários apesar de tratamento clínico ▪ Incapacidade de manter estado nutricional com dieta oral ▪ Internações hospitalares frequentes

Fonte: adaptado de Abell et al., 2006.[11]

consegue manter estado nutricional com modificações dietéticas.

- **Descompensada ou refratária:** os sintomas não são controlados com medicamentos orais, há necessidade de internações frequentes, não se conseguindo manter estado nutricional com ingestão por via oral (falência gástrica).[11]

DIAGNÓSTICO

A avaliação diagnóstica de um caso suspeito de gastroparesia deve se iniciar pela avaliação clínica e laboratorial, visando o diagnóstico e a remoção de causas removíveis, como a hiperglicemia, uremia e distúrbios eletrolíticos.[14] A seguir, deve-se procurar afastar causas obstrutivas de estase gástrica. Assim, os primeiros exames complementares devem ser o estudo radiológico e a avaliação endoscópica.

Estudo radiológico

O estudo radiológico convencional ou habitual do estômago, utilizando suspensão de bário, não permite a quantificação do esvaziamento gástrico. No entanto, o tempo em que o bário é totalmente esvaziado pode ser determinado. Uma retenção intragástrica de bário além de seis horas caracteriza um retardo acentuado do esvaziamento gástrico. Nesses casos, pode-se demonstrar, também, dilatação, estase e presença de restos alimentares no interior do estômago. Em alguns casos avançados apenas o aspecto radiográfico é suficiente para estabelecer o diagnóstico de gastroparesia (Figura 56.3).[14]

O emprego de marcadores radiopacos permite avaliar o esvaziamento gástrico de sólidos não trituráveis. Esse teste é útil na avaliação da integridade da fase III do complexo motor interdigestivo, momento em que ocorre o esvaziamento dessas partículas. O método consiste na ingestão de dez fragmentos de sonda nasoenteral (1 cm de comprimento). Em seguida, são realizadas radiografias seriadas a cada hora. A permanência de um ou mais fragmentos no interior do estômago após seis horas indica a presença de distúrbio motor gástrico. Esse método simples pode ser realizado em qualquer hospital ou clínica radiológica.

Endoscopia digestiva alta

A avaliação endoscópica permite afastar, com mais precisão, a ausência de lesões obstrutivas da região pilórica e duodenal. É comum nesses casos encontrar conteúdo alimentar de estase, mesmo após período prolongado de jejum, o que indica o diagnóstico da gastroparesia.

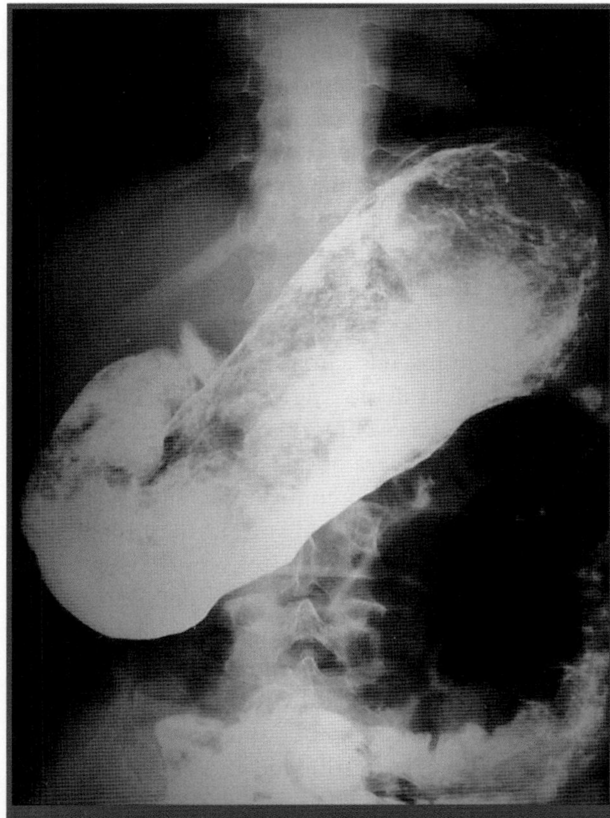

Figura 56.3 – Radiografia contrastada em caso de gastroparesia, evidenciando dilatação, estase e atonia.

Nos casos com menor comprometimento da função motora gástrica, a quantificação do esvaziamento gástrico por meio de estudo cintilográfico ou outro método quantitativo é necessária para estabelecer o diagnóstico da gastroparesia.

Estudo cintilográfico do esvaziamento gástrico

As técnicas cintilográficas permitem avaliar o esvaziamento de vários componentes da dieta – líquidos, sólidos digeríveis e não digeríveis –, com obtenção de dados quantitativos confiáveis, de forma não invasiva, hoje são consideradas o padrão-ouro na avaliação do esvaziamento gástrico.

O método baseia-se na incorporação de um radiotraçador a um elemento da dieta. O marcador mais comumente empregado no estudo do esvaziamento de partículas sólidas é o tecnécio^{99m} incorporado a clara de ovo. Após a ingestão da refeição marcada, são obtidas imagens cintilográficas, a intervalos de tempo conhecidos, empregando-se uma gama-câmara acoplada a um microprocessador de imagens. A área gástrica é facilmente reconhecida, na qual se delimita uma região em que se faz a contagem da radioatividade. A construção da curva de radioatividade ao longo do tempo determina o padrão e o ritmo do esvaziamento gástrico. É possível não apenas determinar o ritmo de esvaziamento total, mas também avaliar a distribuição intragástrica do conteúdo ingerido, construindo-se curvas de atividade *versus* tempo em regiões proximal (fundo-corpo) e distal (antro) do estômago. As curvas de esvaziamento gástrico de líquidos e sólidos demonstram que esses componentes da dieta apresentam padrões distintos de esvaziamento (Figura 56.4).

Os parâmetros das curvas de esvaziamento gástrico a serem avaliados dependem do objetivo do estudo. No cenário clínico, a simples observação e a comparação da curva obtida do paciente com a faixa de curvas em grupo controle são suficientes para indicar a presença de um distúrbio motor. Pode-se, também, determinar parâmetros como a duração da fase de retenção de sólidos e o T½, definido como o intervalo de tempo em que a radioatividade gástrica alcança a metade do seu valor logo após a ingestão da refeição. A possibilidade de se associar o estudo simultâneo com a cintilografia dinâmica antral permite inferir sobre a contratilidade antral (Figura 56.5).

Um consenso entre a Sociedade Americana de Motilidade e a Neurogastroenterologia visando a padronização do estudo do esvaziamento gástrico sugeriu que o estudo cintilográfico com objetivo clínico inclua apenas a medida da retenção da radioatividade inicial e em 1, 2, e 4 horas após a ingestão de uma refeição-padrão, empregando um produto à base de clara de ovo (*egg beater*), com baixo teor de gordura. No intervalo entre as imagens, os pacientes devem estar sentados ou podendo se movimentar. Esses dados são suficientes para determinar a ocorrência de estase gástrica clinicamente significativa. Considera-se o diagnóstico de gastroparesia quando há 10% de retenção dessa refeição ao final de quatro horas, e uma retenção de 60% ao final de duas horas reforça este diagnóstico. Em nosso meio, não há esse produto disponível e os testes são realizados comumente com ovos mexidos.[16]

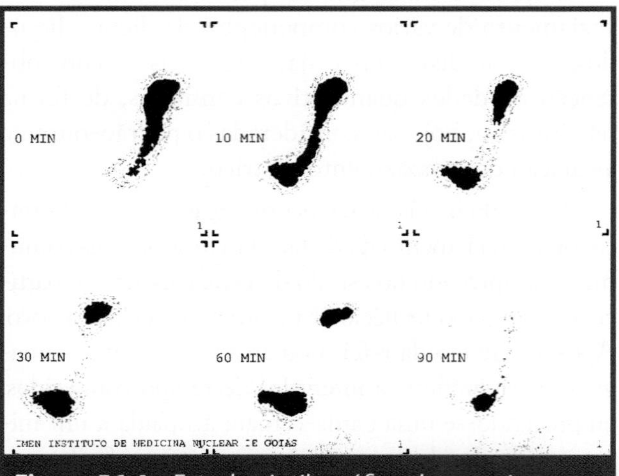

Figura 56.4 – Estudo cintilográfico do esvaziamento gástrico de sólido.

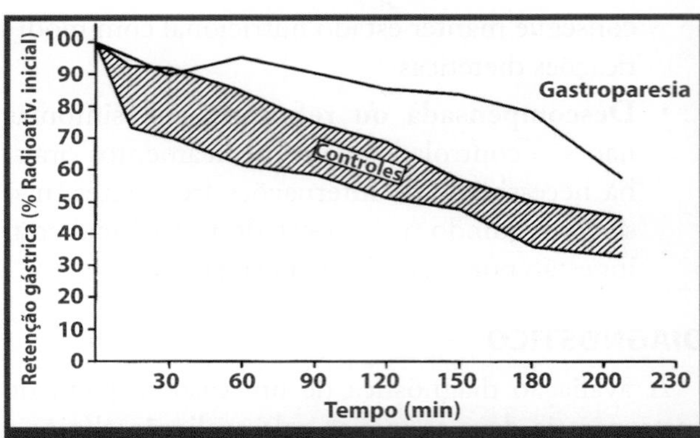

Figura 56.5 – Curva de esvaziamento gástrico de sólidos em controles saudáveis e em paciente com gastroparesia.

Outros métodos de avaliação do esvaziamento gástrico

O esvaziamento gástrico pode ser avaliado por outros métodos não cintilográficos, muito embora pouco empregados no diagnóstico clínico da gastroparesia. São eles: o estudo ultrassonográfico, a ressonância nuclear magnética, o teste respiratório e, mais recentemente, o uso de cápsula com sinais de pressão e de pH enviados por telemetria.

Testes respiratórios

A avaliação do esvaziamento gástrico também pode ser realizada de forma indireta, medindo-se a excreção de marcadores no ar expirado, em que concentração depende do ritmo de esvaziamento gástrico. Empregam-se testes respiratórios com marcadores que são absorvidos e metabolizados assim que chegam ao duodeno – C^{13} ou C^{14} – ácido octanoico ou algas: (*Spirulina platensis*) e líquidos (C^{13} – acetato) – como meio de avaliar o ritmo de esvaziamento gástrico de sólidos. Após a ingestão da refeição marcada, realiza-se, a intervalos determinados de tempo, a medida do CO_2 marcado no ar expirado. A curva de concentração do CO_2 ao longo do tempo e a determinação do percentual excretado fornecem os parâmetros para a avaliação do ritmo de esvaziamento gástrico.

Esses testes respiratórios têm a vantagem de poder ser aplicados em gestantes, já que não há radiação e se emprega isótopo estável (C^{13}), além de poder ser repetido por várias vezes no mesmo indivíduo

Cápsula *smart-pill*

Esse método consiste na ingestão de uma cápsula com sensores de pH e pressão, que emitem sinais contínuos para o meio externo por telemetria. Desse modo, é possível avaliar simultaneamente (empregando o método não invasivo) a atividade motora antral, pela variação de pressão e o tempo de esvaziamento gástrico, pela mudança brusca de pH. A presença súbita de pH 7, indiciaria a passagem da cápsula para o duodeno. O diagnóstico da gastroparesia é estabelecido se o tempo de esvaziamento gástrico é maior que quatro horas.

Manometria antroduodenal e eletrogastrografia na avaliação da gastroparesia

Os estudos manométricos e eletrofisiológicos são complementares aos que avaliam o esvaziamento gástrico. Indicam a velocidade com que o estômago se esvazia e, portanto, são capazes de definir se há ou não estase gástrica. No entanto, o estudo do esvaziamento gástrico não indica os mecanismos pelos quais ocorre a estase gástrica. Já os testes manométricos e/ou eletrofisiológicos são incapazes de afirmar se o estômago se esvazia normalmente ou não, mas indicam com maior precisão a localização (fundo, antro, duodeno) ou o tipo da anormalidade motora presente.

Manometria antroduodenal

A manometria antroduodenal avalia a atividade contrátil da musculatura gastroduodenal, medindo a frequência e a amplitude das ondas de variação de pressão causadas pelas contrações. O estudo compreende a avaliação do período interdigestivo e pós-prandial. Empregam-se cateteres perfundidos continuamente ou transdutores de pressão intraluminais.[3]

Várias anormalidades de padrões motores da região antroduodenal, caracterizando diversos processos fisiopatológicos, podem ser encontradas, como:

- hipomotilidade antral;
- piloroespasmo;
- incoordenação antropiloroduodenal;
- ausência do complexo motor interdigestivo; ou
- ausência do padrão motor pós-prandial.

Anormalidades motoras no antro e duodeno podem ocorrer tanto no período interdigestivo como no período pós-prandial, ou em ambos. Reconhecem-se dois tipos básicos de alterações motoras, os quais sugerem a origem da anormalidade do tipo miopático – caracterizado por ondas de pequena amplitude com hipomotilidade antral e duodenal, com presença de complexo motor interdigestivo – e do tipo neuropático – com contrações de amplitude preservada, mas com propagação anormal, mais expressivo na análise da fase III do CMID – ou, ainda, a ausência ou a parcialidade de conversão do padrão interdigestivo. O encontro de hipomotilidade antral (índice de motilidade baixo) sugere esvaziamento gástrico lento.

Várias limitações dificultam o emprego rotineiro da manometria como método clínico de avaliação da função motora gastroduodenal. A necessidade de tubagem e a manutenção da sonda por várias horas tornam o procedimento desconfortável para o paciente, o que limita seu emprego.[3]

Eletrogastrografia

Denomina-se eletrogastrografia o registro da atividade mioelétrica gástrica por meio de eletrodos colocados sobre a superfície cutânea. O eletrogastrograma (EGG) é um método capaz de registrar o ritmo elétrico gástrico e suas variações. Os principais parâmetros do EGG são a frequência das ondas, a regularidade dessa frequência, a amplitude do sinal elétrico e a variação dessa amplitude em resposta à refeição de prova (Figura 56.6).[17,18]

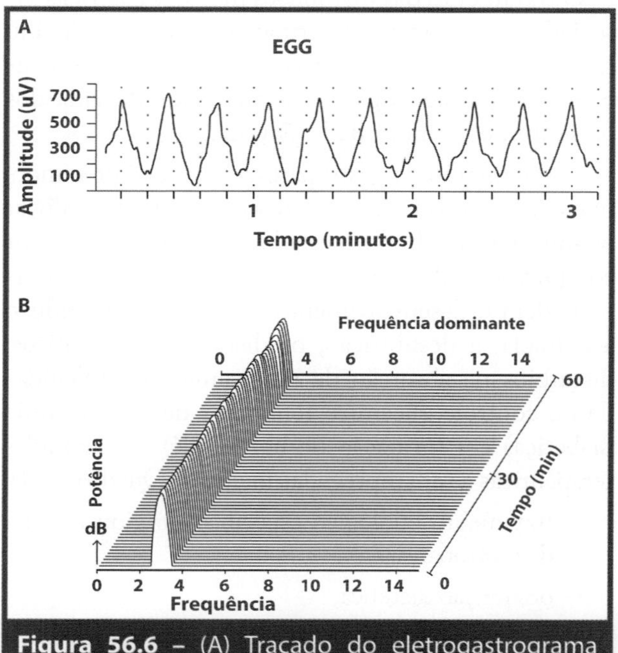

Figura 56.6 – (A) Traçado do eletrogastrograma (EGG) e gráfico da análise espectral de frequência do EGG (B).

As anormalidades do EGG incluem alterações na frequência da atividade elétrica gástrica, o que sugere distúrbio no ritmo elétrico gástrico e caracteriza as disritmias gástricas; na amplitude do sinal do EGG no período pós-prandial, o que sugere distúrbio na atividade motora gástrica. Os episódios de disritmias gástricas, incluindo taqui e bradigastrias, apresentam duração variável, podendo ser transitórios (por poucos minutos) ou ser muito prolongados, até mesmo persistindo durante todo o período de registro.

Pacientes com gastroparesia de diversas etiologias (Figura 56.7), como diabética, pós-cirúrgica, isquêmica, pseudo-obstrução intestinal e idiopática, podem apresentar EGG anormal com maior frequência de disritmias gástricas. A presença de disritmias gástricas frequentes em pacientes com gastroparesia sugere o comprometimento da rede de células intersticiais de Cajal.[18] Os pacientes com gastroparesia que apresentam perda da rede de células de Cajal tendem a apresentar pior resposta terapêutica.[18]

Como meio de avaliação diagnóstica, o achado de EGG anormal em pacientes com sintomas dispépticos constitui-se em fator preditivo de distúrbio do esvaziamento gástrico. Em pacientes com estase gástrica, o achado de EGG com normogastria e grande aumento da amplitude do sinal sugere obstrução mecânica piloroduodenal.[17]

TRATAMENTO

O tratamento das disfunções motoras gástricas associadas à gastroparesia permanece como um desafio terapêutico ao gastroenterologista. Trata-se de afecção com grande impacto na qualidade de vida dos pacientes, com morbidade elevada.

O tratamento da gastroparesia visa corrigir a anormalidade funcional do esvaziamento gástrico, aliviar os sintomas, melhorar o estado nutricional e prevenir complicações. As complicações da gastroparesia compreendem o desenvolvimento de esofagite de refluxo acentuada, a desnutrição, os distúrbios eletrolíticos, distúrbios na absorção de medicamentos, dificuldade no controle glicêmico (em casos de gastroparesia diabética) e a formação de bezoares.[2,14] As medidas terapêuticas a ser empregadas incluem (Quadro 56.4):

- tratamento etiológico específico dirigido à causa da gastroparesia;
- orientação dietética;
- medicamentos gastrocinéticos e antieméticos;
- instalação de suporte nutricional por jejunostomia;
- injeção de toxina botulínica no piloro;

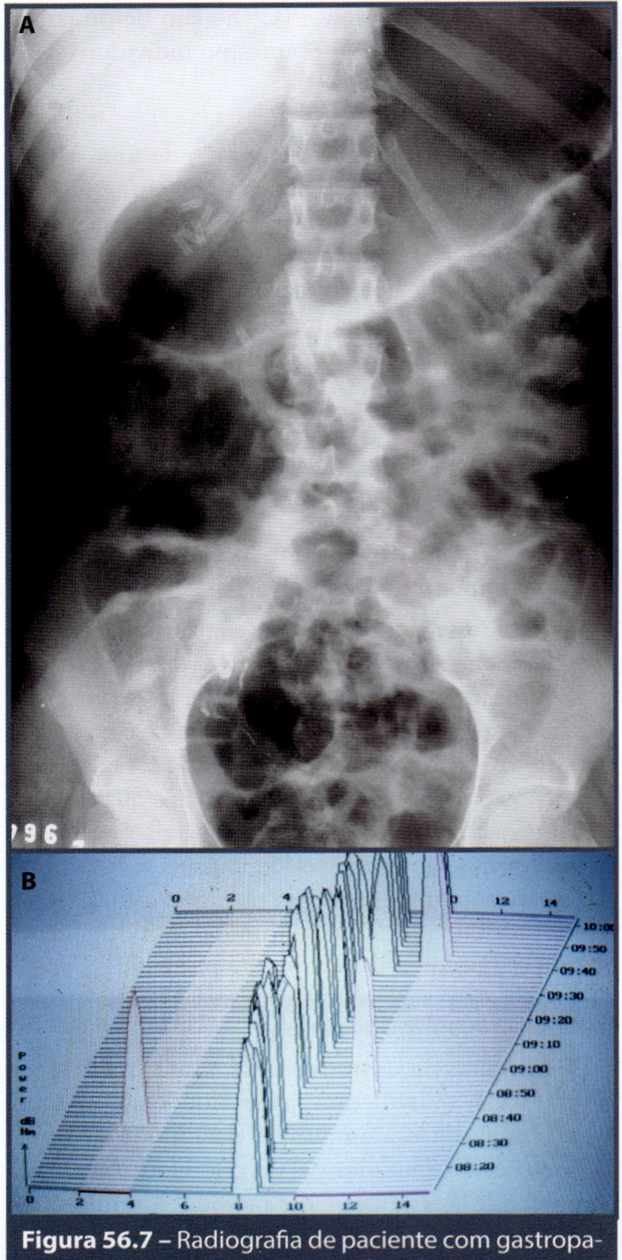

Figura 56.7 – Radiografia de paciente com gastroparesia evidenciando atonia. Gráfico da analise espectral de frequência do EGG evidenciando taquigastria (8 cpm) persistente.

Quadro 56.4 – Medidas terapêuticas na gastroparesia

- Tratamento da doença primária
- Orientação dietética
- Suporte nutricional – jejunostomia
- Uso de drogas pró-cinéticas
- Uso de antieméticos
- Injeção de toxina botulínica intrapilórica
- Estimulação elétrica gástrica
- Cirurgia

- estimulação elétrica gástrica;
- tratamento cirúrgico (proposto em alguns casos avançados).

Em pacientes diabéticos, o controle adequado da glicemia é fundamental. A hiperglicemia *per si* altera o esvaziamento gástrico, e muitas vezes é responsável pelo desencadeamento de sintomas intensos.

Orientação dietética e suporte nutricional

A orientação dietética e a necessidade do emprego de medidas de suporte nutricional dependem da intensidade dos sintomas e da gravidade do quadro clínico. Nos casos com sintomas agudos, deve-se proceder à correção de possíveis anormalidades hidroeletrolíticas, como a sondagem nasogástrica e aspiração do conteúdo intragástrico.

Nos casos com sintomatologia crônica de menor gravidade, a recomendação dietética deve incluir a ingestão de refeição de pequenos volumes, em intervalos menores, de consistência líquido-pastosa, com baixo teor de lipídeos e fibras, sem vegetais indigeríveis. Podem-se acrescentar suplementos nutricionais líquidos por via oral.

Nos casos com maior gravidade, deve-se suspender alimentação por via oral, realizar aspiração contínua do conteúdo gástrico, realizar hidratação adequada, corrigir distúrbios eletrolíticos e do equilíbrio ácido-básico. Nesses casos, faz-se necessária a introdução de suporte nutricional enteral ou parenteral. A nutrição enteral é preferível, e deve ser considerada quando as medidas dietéticas e o tratamento medicamentoso são incapazes de melhorar os sintomas e/ou manter o peso do paciente. A perda de cerca de 10% do peso corporal nos últimos seis meses pode ser considerada indicação de suporte nutricional enteral. Em alguns casos de gastroparesia refratária, com intolerância à ingestão oral, a instalação de uma jejunostomia é uma opção para suporte nutricional. A jejunostomia propicia uma via adequada para infusão de nutrientes e de medicamentos antieméticos, além de haver o benefício clínico da descompressão gástrica. Pode-se empregar sonda de alimentação jejunal por via transgástrica associada a uma sonda de gastrostomia.[1]

Tratamento medicamentoso

O tratamento medicamentoso da gastroparesia baseia-se no emprego de drogas com atuação na motilidade gastroduodenal ou nos mecanismos de controle, que alteram o tônus do estômago proximal, aumentam a amplitude e a frequência das contrações antrais, melhorando a coordenação antroduodenal e, como consequência, aceleram o esvaziamento gástrico. O termo "gastrocinético" refere-se a esses medicamentos com capacidade de acelerar o esvaziamento gástrico e, portanto, úteis no tratamento das gastroparesias.[19] Os medicamentos pró-cinéticos atualmente empregados no tratamento da gastroparesia são:

- neostigmina;
- metoclopramida;
- bromoprida;
- domperidona;
- cisaprida;
- eritromicina;
- tegaserode.

Os diversos medicamentos pró-cinéticos estão listados no Quadro 56.5. Além de pró-cinéticos, pode-se fazer uso de outros antieméticos, como o ondasetron, quando necessário.[2] O emprego de antidepressivos tricíclicos em baixas doses tem sido preconizado nos casos em que predomine a dor abdominal, apesar do efeito sobre o esvaziamento gástrico.

Outros medicamentos já foram empregados em poucos casos relatados na literatura, tais como:

- clonidina: agonista alfa-adrenérgico.
- mirtazapina: antidepressivo com atividade serotoninérgica e adrenérgica.
- aprepitanto: antagonista do receptor de neurocinina 1.
- agonistas da grelina.

Neostigmina

O uso clínico de inibidores da colinesterase, neostigmina e seus análogos restringe-se, talvez, ao tratamento do íleo pós-operatório. A necessidade de administração parenteral e seus efeitos colaterais – já que não age seletivamente na musculatura gastrointestinal e causam também bradicardia, broncocons-

Quadro 56.5 – Drogas pró-cinéticas empregadas no tratamento da gastroparesia

- Neostigmina
- Metoclopramida
- Bromoprida
- Domperidona
- Cisaprida
- Tegaserode
- Eritromicina

trição, sialorreia e efeito estimulador sobre a bexiga – tornam impraticável seu emprego em pacientes ambulatoriais.

Metoclopramida e bromoprida

A metoclopramida (metoxi-2-5-cloro-procainamida) é uma benzamida substituída derivada da procainamida. Apresenta ação antiemética e efeito gastrocinético. Foi a primeira benzamida com propriedades pró-cinéticas a ser sintetizada e deu origem à classe de medicamentos conhecida como benzamidas pró-cinéticas. Atua como antagonista dopaminérgico e apresenta ação colinomimética indireta. Dentro desse grupo, inclui-se também a bromoprida. Atuam como antagonistas dopaminérgicos (DA_2) central e periférico, elevando o limiar de estimulação da zona quimiorreceptora do gatilho e do centro do vômito no bulbo. A ação pró-cinética da metoclopramida e da bromoprida não pode ser explicada somente pelo bloqueio de receptores dopaminérgicos. Esse efeito pró-cinético está mais relacionado à sua atuação como agonista de receptores serotoninérgicos $5HT_4$. Tal ação permite uma facilitação de liberação de ACh em neurônios motores excitatórios entéricos.

A dose usual é de 10 mg, por via oral, 15 a 30 minutos antes das refeições. Nos pacientes que não toleram a via oral, pode ser aplicada por via endovenosa ou, em pacientes ambulatoriais, por via subcutânea. Nessa dose, os efeitos colaterais devidos a sua ação antidopaminérgica ocorre em uma incidência de 10 a 20%. Entre os efeitos colaterais podem ser citados: sonolência, ansiedade, inquietude e sensação de agitação. Discinesia e outras manifestações extrapiramidais podem ocorrer.

Domperidona

A domperidona é um derivado da butirofenona – um derivado benzimidazólico – que apresenta propriedade pró-cinéticas e feito antiemético. Atua como antagonista dopaminérgico periférico, não penetrando a barreira hematocefálica e, portanto, com efeito central desprezível. A domperidona interage com receptores dopaminérgicos (DA_2) em neurônios dos plexos mioentéricos, resultando em bloqueio da ação inibidora da dopamina sobre a liberação de acetilcolina. Disto resulta a facilitação da liberação de ACh pelo neurônio motor excitatório quando estimulado.

Estudos clínicos controlados indicam que o emprego da domperidona em pacientes com gastroparesia resultam em aceleração do esvaziamento gástrico, na diminuição dos sintomas e, sobretudo, na melhora na qualidade de vida desses pacientes. A dose habitualmente empregada é de 10 a 30 mg, 3 vezes/dia, 30 minutos antes das refeições. Nessa dose, os efeitos colaterais mais observados são elevação dos níveis de prolactina e, em raros casos, galactorreia.

A domperidona é a droga pró-cinética mais empregada atualmente no tratamento da gastroparesia.

Cisaprida

A cisaprida é uma benzamida substituída que apresenta grande atividade pró-cinética. É a primeira benzamida pró-cinética disponível que não apresenta propriedades antidopaminérgicas. Atua exclusivamente como agonista de receptores serotoninérgicos ($5\text{-}HT_4$), o que facilita a liberação de ACh em plexos mioentéricos. Dentre todas as benzamidas pró-cinéticas, a cisaprida constitui-se no mais potente agonista serotoninérgico, explicando, assim, a sua maior atividade pró-cinética. Estudos controlados demonstram que a cisaprida promove aceleração do esvaziamento gástrico e melhora sintomática em pacientes com gastroparesia.

A dose habitualmente empregada nesses pacientes varia de 15 a 60 mg/dia. Os efeitos colaterais mais comuns são diarreia e cólicas abdominais. Relatos eventuais de arritmia cardíaca com prolongamento de intervalo QT em pacientes em uso de cisaprida, com relato de óbitos, resultou em grande restrição ao emprego dessa droga no tratamento da gastroparesia. O efeito facilitador de arritmias cardíacas da cisaprida se dá por alteração em correntes de potássio, independentemente da sua ação em receptores serotoninérgicos e, portanto, de sua ação pró-cinética.

Atualmente, a cisaprida não se encontra comercialmente disponível. Há estudos em andamento com novos agentes pró-cinéticos que agem como agonistas serotoninérgicos $5HT_4$.

Tegaserode

O tegaserode é um derivado aminoguanidina--indol, com atividade pró-cinética no trato gastrointestinal. Diferentemente dos anteriores, não pertence ao grupo de benzamidas substituídas, constituindo-se em nova classe de medicamentos pró-cinéticos. Atua como agonista parcial de receptores serotoninérgicos ($5HT_4$), daí facilitando a liberação de ACh em neurônios motores excitatórios. Dados preliminares sugerem que seu emprego em pacientes com gastroparesia resulta em aceleração do esvaziamento gástrico e melhora da sintomatologia. O emprego clínico do tegaserode no tratamento da gastroparesia, no entanto, é ainda pouco conhecido. A dose empregada nos primeiros ensaios clínicos foi de 6 mg, 2 vezes/dia, a cada 12 horas.

Eritromicina

A eritromicina é um antibiótico macrolídeo que apresenta grande atividade gastrocinética. Essa atividade pró-cinética deve-se a sua interação com receptores de motilina na parede do estômago e duodeno. Desse efeito motilinomimético, resulta uma grande atividade pró-cinética. O reconhecimento da ação motilinomimética da eritromicina fez surgir uma nova classe de medicamentos gastrocinéticos: os motilídeos.[19]

A injeção endovenosa de 200 mg de eritromicina em pacientes com gastroparesia diabética, em dose única, resulta em expressiva aceleração do esvaziamento gástrico. O seu emprego por via oral (125 mg, 3 vezes/dia, em forma líquida), de forma crônica, apresentou efeito benéfico, porém, associado a cólicas abdominais e diarreia. Tem sido relatado efeito de taquifilaxia, com diminuição da ação pró-cinética com uso prolongado.[19]

Novos agentes motilídeos vêm sendo desenvolvidos, porém, não estão comercialmente disponíveis.

Mirtazapina

A mirtazapina é um inibidor de receptores alfa-2 de noradrenalina pré-sinápticos, de histamina (H1) e de serotonina (5HT2A, 5HT2; 5HT3) e estimulador de receptor 5HT1, empregado inicialmente como antidepressivo. Vários relatos de casos isolados têm demonstrado que o emprego da mirtazapina em doses de 15 a 30 mg, em pacientes refratários a outros pró-cinéticos e antieméticos, associa-se a melhora expressiva de sintomas da gastroparesia, como náuseas e vômitos. Em estudo experimental em cães, a mirtazapina apresentou propriedades pró-cinéticas.[20]

Injeção intrapilórica de toxina botulínica

A toxina botulínica age em terminais colinérgicos pré-sinápticos, produzindo bloqueio na transmissão colinérgica, o que resulta em relaxamento muscular. Estudos-piloto iniciais sugeriram que a injeção intramural de toxina botulínica, na dose de 100 unidades em canal pilórico, em pacientes com gastroparesia diabética, resulta em melhora sintomática e aceleração do esvaziamento gástrico. A resposta terapêutica em várias etiologias de gastroparesia foi semelhante, com melhora sintomática observada em cerca de 50% dos pacientes. A resposta sintomática foi observada em média por cinco meses. No entanto, alguns estudos controlados não demonstraram efeito benéfico desse tratamento. Possivelmente, aqueles pacientes com gastroparesia que apresentem maior tônus pilórico contam com maior possibilidade de melhora clínica com este procedimento.[21]

Estimulação elétrica gástrica

Em pacientes com gastroparesia refratária que não respondem satisfatoriamente ao tratamento farmacológico anteriormente descrito, tem sido proposto o emprego de estimulação elétrica gástrica. Esse tratamento tem mostrado melhora dos sintomas, do estado nutricional e da qualidade de vida dos pacientes com gastroparesia.[22]

Tal procedimento consiste na implantação de um estimulador elétrico na parede gástrica. Os primeiros estudos clínicos demonstraram que a aplicação de pulsos elétricos na musculatura gástrica promovia uma melhora expressiva de sintomas, notadamente náuseas e vômitos, em pacientes com gastroparesia diabética. Inicialmente o estímulo elétrico foi aplicado por meio de um estimulador externo. Mais recentemente, desenvolveu-se um estimulador interno cujos eletrodos são implantados na parede antral – através de laparotomia ou por videolaparoscopia – e conectados a um estimulador elétrico, que é fixamente implantado na região subcutânea da parede abdominal.

Há dois tipos de estimulação elétrica gástrica sendo aplicados no tratamento da gastroparesia. Esses métodos diferenciam-se quanto aos parâmetros de aplicação da corrente elétrica. No primeiro método, denominado estimulação com baixa frequência e alta energia, emprega-se pulsos com frequência elétrica próximo à gástrica (3 cpm), comprimento do pulso de 300 ms e amplitude de 4 mA. Esse método visa restabelecer a frequência habitual da onda lenta e, por isso, tem sido chamado de "estimulação gástrica de marca-passo".[23]

O segundo método, denominado estimulação com alta frequência e baixa energia, aplica pulsos com frequência de 12 cpm (4 vezes maior que a frequência gástrica), comprimento do pulso de 300 μs e amplitude de 20 mA. Esse método também é conhecido como neuroestimulação elétrica gástrica. Os estudos clínicos com a estimulação gástrica (controlados ou abertos) com os parâmetros acima, demonstraram melhora expressiva de sintomas como náuseas e vômitos associados à gastroparesia, mesmo não havendo melhora do ritmo de esvaziamento gástrico.[23,24] Um estimulador elétrico gástrico com os parâmetros de estimulação acima referidos, encontra-se comercialmente disponível pela Medtronics – o sistema Enterra® de tratamento da gastroparesia. Atualmente, em vários centros mundiais de referência, já se implantou esse dispositivo em mais de 8 mil pacientes com gastroparesia refratária não responsiva a tratamento clínico. Destes, 20% são considerados não respondedores, definidos como melhora sintomática menor que 25%. Os fatores preditores de falha de resposta incluem:

- gastroparesia idiopática;
- disritmia gástrica frequente (taquigastria), sugerindo perda expressiva de células de Cajal;
- predominância de dor abdominal no quadro clínico inicial.[23,24]

O mecanismo de melhora sintomática, notadamente das náuseas e vômitos, após a implantação do Enterra® não está totalmente esclarecido. O ritmo de esvaziamento gástrico altera-se pouco e não se correlaciona com os sintomas. Desse modo, foi proposto que os mecanismos de ação da neuroestimulação elétrica gástrica seriam:

1. ativação de mecanismos centrais controladores de náusea e vômitos;
2. maior relaxamento do fundo gástrico, que aumentaria a acomodação gástrica e diminuiria a sensibilidade à distensão;
3. aumento da amplitude da onda lenta no período pós-prandial;
4. aumento da atividade eferente vagal.[23,24]

A estimulação elétrica gástrica ainda não se encontra disponível em nosso meio.

Cirurgia

A colocação de uma gastrostomia descompressiva visa a melhora dos sintomas, sobretudo, a dor abdominal já relatada.

A piloroplastia isolada ou associada à implantação de neuroestimulador tem sido relatada com melhora dos sintomas. Mais recentemente, a realização de miotomia pilórica por via endoscópica foi proposta, com melhora significativa nos sintomas.[21]

Casos de gastroparesia grave, com graves repercussões clínicas e nutricionais, não responsivas a tratamento clínico ou a neuroestimulação, foram submetidos à gastrectomia total. Essa opção terapêutica deve ser considerada como de exceção.[25]

CONSIDERAÇÕES FINAIS

A gastroparesia é uma síndrome associada ao retardo do esvaziamento gástrico devido a distúrbios motores gastroduodenais. Constitui-se em condição clínica crônica e, por vezes, debilitante. Os recursos farmacológicos disponíveis atualmente muitas vezes não são eficazes. Novas medidas terapêuticas vêm sendo desenvolvidas, e a estimulação gástrica elétrica é promissora, reservada para casos refratários a tratamento clínico. A gastroparesia continua representando um desafio ao gastroenterologista.

REFERÊNCIAS

1. Pasricha PJ, Parkman HP. Gastroparesis: definitions and diagnosis. Gastroenterol Clin North Am. 2015; 44(1):1-7.
2. Camilleri M, Parkman HP, Shafi MA, Abell TL, Gerson L, American College of Gastroenterology. Clinical guideline: management of gastroparesis. Am J Gastroenterol. 2013; 108(1):18-37.
3. Rezende Filho J. Motilidade gástrica: como investigar? In Savassi Rocha PR, Coelho LGV, Ferrari MLA, Correia MITD (eds.). 80 questões comentadas em gastroenterologia. Rio de Janeiro: Medbook, 2010. p.85-95.
4. Huizinga JD, Chen JH. Interstitial cells of Cajal: update on basic and clinical science. Curr Gastroenterol Rep. 2014; 16(1):363.
5. Soykan I, Sivri B, Sarosiek I, Kiernan B, McCallum RW. Demography, clinical characteristics, psychological and abuse profiles, treatment, and long-term follow-up of patients with gastroparesis. Dig Dis Sci. 1998; 43:2398-404.
6. Borges CM, Secaf M, Troncon LE. Clinical features and severity of gastric emptying delay in Brazilian patients with gastroparesis. Arq Gastroenterol. 2013; 50(4):270-6.
7. Koch KL, Calles-Escandón J. Diabetic gastroparesis. Gastroenterol Clin North Am. 2015; 44(1):39-57.
8. Grover M, Bernard CE, Pasricha PJ, Lurken MS, Faussone-Pellegrini MS, Smyrk TC et al. Clinical-histological associations in gastroparesis: results from the Gastroparesis Clinical Research Consortium. Neurogastroenterol Motil 2012; 24(6):531-9.
9. Parkman HP, Yates K, Hasler WL, Nguyen L, Pasricha PJ, Snape WJ et al. Clinical features of idiopathic gastroparesis vary with sex, body mass, symptom onset, delay in gastric emptying, and gastroparesis severity. Gastroenterology. 2011; 140(1):101-15.
10. Aksu T, Golcuk S, Guler TE, Yalin K, Erden I. Gastroparesis as a complication of atrial fibrillation ablation. Am J Cardiol. 2015; 116(1):92-7.
11. Abell TL, Bernstein RK, Cutts T, Farrugia G, Forster J, Hasler WL et al. Treatment of gastroparesis: a multidisciplinary clinical review. Neurogastroenterol Motil. 2006; 18(4):263-83.
12. Lacy BE. Functional dyspepsia and gastroparesis: one disease or two? Am J Gastroenterol. 2012; 107(11):1615-20.
13. Stanghellini V, Tack J. Gastroparesis: separate entity or just a part of dyspepsia? Gut. 2014; 63(12):1972-8.

14. Troncon LE. Gastroparesis: review of the aspects related to its concept, etiopathogeny and clinical handling. Rev Assoc Med Bras. 1997; 43(3):228-36.

15. Revicki DA, Rentz AM, Dubois D, Kahrilas P, Stanghellini V, Talley NJ et al. Development and validation of a patient--assessed gastroparesis symptom severity measure: the Gastroparesis Cardinal Symptom Index. Aliment Pharmacol Ther. 2003; 18(1):141-50.

16. Abell TL, Camilleri M, Donohoe K, Hasler WL, Lin HC, Maurer AH et al. Consensus recommendations for gastric emptying scintigraphy: a joint report of the American Neurogastroenterology and Motility Society and the Society of Nuclear Medicine. J Nucl Med Technol. 2008; 36(1):44-54.

17. Rezende-Filho J. Myoelectric gastric activity using cutaneous electrogastrography: electrogastrogram. Arq Gastroenterol. 1995; 32(2):54-65.

18. O'Grady G, Abell TL. Gastric arrhythmias in gastroparesis: low- and high-resolution mapping of gastric electrical activity. Gastroenterol Clin North Am. 2015; 44(1):169-84.

19. Acosta A, Camilleri M. Prokinetics in gastroparesis. Gastroenterol Clin North Am. 2015; 44(1):97-111.

20. Kim SW, Shin IS, Kim JM, Kang HC, Mun JU, Yang SJ et al. Mirtazapine for severe gastroparesis unresponsive to conventional prokinetic treatment. Psychosomatics. 2006; 47(5):440-2.

21. McCarty TR, Rustagi T. Endoscopic treatment of gastroparesis. World J Gastroenterol. 2015; 21(22):6842-9.

22. Reddymasu SC, Sarosiek I, McCallum RW. Severe gastroparesis: medical therapy or gastric electrical stimulation. Clin Gastroenterol Hepatol. 2010; 8(2):117-24.

23. Soffer E, Abell T, Lin Z, Lorincz A, McCallum R, Parkman H et al. Review article: gastric electrical stimulation for gastroparesis-physiological foundations, technical aspects and clinical implications. Aliment Pharmacol Ther. 2009; 30(7):681-94.

24. Sarosiek I, Davis B, Eichler E, McCallum RW. Surgical approaches to treatment of gastroparesis: gastric electrical stimulation, pyloroplasty, total gastrectomy and enteral feeding tubes. Gastroenterol Clin North Am. 2015; 44(1):151-67.

25. Bhayani NH, Sharata AM, Dunst CM, Kurian AA, Reavis KM, Swanstrom LL. End of the road for a dysfunctional end organ: laparoscopic gastrectomy for refractory gastroparesis. J Gastrointest Surg. 2015; 19(3):411-7.

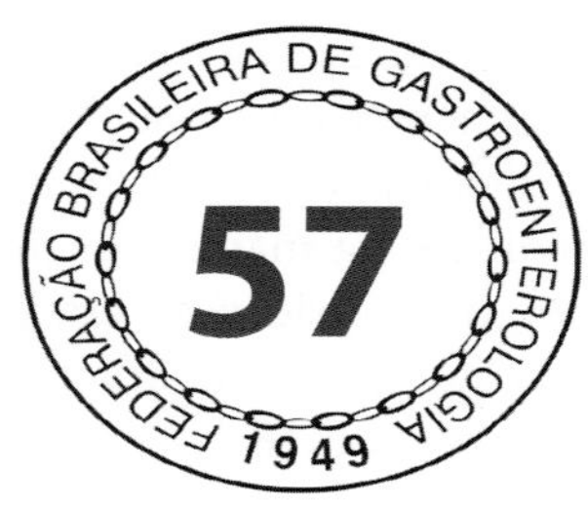

LINFOMA MALT GÁSTRICO

Ismael Maguilnik
Helenice Pankowski Breyer
Robert Genta

INTRODUÇÃO

Os linfomas gástricos primários (LGP) são uma entidade incomum, sendo responsáveis por 3 a 5% das neoplasias gástricas, mas com uma tendência de crescimento de sua incidência.[1-3] A maioria dos LGP são do tipo linfoma de células B não Hodgkin (linfoma não Hodgkin extranodal de células B da zona marginal) que, apesar de raros, representam 52% dos linfomas extranodais. Tem semelhança estrutural com as placas de Peyer do íleo terminal.

Os LGP originam-se de tecido linfoide associado à mucosa (MALT) e foram inicialmente descritos por Isaacson e Wright.[4] Formam um grupo distinto de linfoma não Hodgkin de células B da zona marginal com respeito à sua oncogênese, espectro histológico e comportamento clínico.[4,5] Tais tumores têm a característica de se originarem em locais onde, inicialmente, não existe tecido linfoide, como o estômago, as glândulas salivares e a tireoide, mas que adquirem tecido linfoide organizado antes do início do linfoma. O desenvolvimento de agregados linfoides, semelhantes às placas de Peyer do intestino (ou tecido linfoide associado à mucosa) parece ser um processo antígeno-dependente (CAM). Recentemente, Wotherspoon et al.[6] detectaram infecção por *Helicobacter pylori* em 92% dos linfomas MALT e sugeriram que essa bactéria teria um papel na patogênese do linfoma. Em uma revisão recente, analisando 2.000 pacientes com linfoma MALT, a infecção por *H. pylori* foi detectada em 88,8% dos casos.[7]

O linfoma MALT do estômago pode se apresentar histologicamente como uma doença de baixo grau com a predominância de pequenas células linfoides (aproximadamente 30%) ou como uma doença de alto grau com grandes células blásticas (28%). Nos restantes (em torno de 42%) pode ser reconhecido tanto componente de baixo como de alto grau, sugerindo forte progressão local tumoral.[8,9]

HISTÓRICO

O conhecimento mais elaborado dos linfomas gástricos iniciou-se em 1950, quando Palmer descreveu uma classificação endoscópica desse tipo de neoplasia. Nos anos 1983-1984, três importantes acontecimentos vieram a revolucionar o conhecimento dessa situação oncológica no tubo digestivo: a descrição, por Marshall e Warren, do *H. pylori* albergando a mucosa do antro de pacientes com úlcera e gastrite crônica antral, a classificação do linfoma MALT por Isaacson e a descrição pela escola japonesa do linfoma precoce do estômago. Estes três acontecimentos, publicados separadamente, com o correr do tempo, demonstraram uma inter-relação estreita entre eles. Passados mais de seis anos quando, em 1992, Stolte correlacionou o linfoma MALT do estômago com a presença do *H. pylori*.[10] O tecido linfoide não é encontrado em estômago normal e o seu aparecimento se deve, na maioria das vezes, à infecção por *H. pylori*.[11] Hussel et al.[12] estudaram *in vitro* a resposta imunológica do linfoma MALT de baixo grau, quando exposto à *H. pylori*. Houve uma proliferação das células T específicas e subsequente aumento de imunoglobulinas no tumor e liberação de interleucina-2. Com a publicação dos primeiros estudos epidemiológicos de Parsonnet et al.[13] demonstraram a ligação e os riscos de desenvolvimento de linfoma gástrico nos portadores da bactéria. No mesmo ano estudos experimentais desenvolvidos por Enno et al.,[14] com a utilização de ratos infectados com *Helicobacter felis*, provocaram desenvolvimento de linfoma MALT em 26% dos animais.

BIOLOGIA MOLECULAR

Acredita-se que os linfomas MALT resultam da persistência de antígenos bacterianos ou de autoantígenos que estimulam respostas imunes crônicas que, finalmente, acarretam proliferação clonal e gênese do linfoma. Várias alterações genéticas têm sido identificadas no linfoma MALT, incluindo trissomia do 3, mutação do p53 e deleção do p16. Mais recentemente, três translocações têm sido especificamente associadas ao linfoma MALT: a t(11;18) resulta em uma proteína de fusão entre os genes API2 e MALT1 e é especificamente associada ao linfoma MALT gástrico que não responde à erradicação do *H. pylori*. A t(1;14) e a t(14;18) desregulam a expressão do BCL10 e do MALT 1, respectivamente. Essas três translocações cromossômicas que envolvem diferentes genes parecem compartilhar das mesmas propriedades oncogênicas por intermédio da ativação do mesmo fator nuclear kappa B (NFkB) na via oncogênica. A ativação do NFkB está envolvida em muitas funções celulares básicas e sua desregulação tem sido associada a malignidades linfoides.

Caracterização molecular das translocações cromossômicas

Três translocações cromossômicas têm sido associadas ao linfoma MALT. Duas delas – t(14;18)(q32;q21) e t(11;18)(q21;q21) – são encontradas em 10 a 20% e em mais de 30%, respectivamente, dos linfomas MALT.

A translocação t(14;18)(q32;q21) envolve o gene da imunoglobulina de cadeia pesada (IgH) no cromossomo 14q32 e MALT1 no cromossomo 18q21, desregulando a expressão deste último e ativando a via oncogênica NFkB. No entanto, essa translocação ocorre mais frequentemente nos linfomas MALT fora do trato gastrointestinal, particularmente no fígado, no pulmão, na tireoide e na mama. Os linfomas MALT com esse tipo de translocação em geral estão associados a aberrações genéticas adicionais, tais como a trissomia do 3, 12 e/ou 18.

A translocação t(11;18)(q21;q21) é a anormalidade cromossômica mais comum no linfoma MALT e se restringe a ele, não sendo encontrada em linfomas nodais. É vista mais frequentemente em casos com disseminação para linfonodos regionais ou para sítios distantes que aqueles confinados ao estômago. A presença dessa translocação está significativamente associada à infecção de cepas *H. pylori*/CagA positivas, o que induziria um processo inflamatório mais intenso com grande produção de interleucinas e atração leucocitária, causando maior produção de radicais livres e possibilidade de lesão do DNA. Portanto, a presença dessa translocação é um marcador molecular de MALT gástrico agressivo e, provavelmente, não respondedor à terapia de erradicação do *H. pylori*. A detecção dessa translocação identifica 70% dos casos que não respondem à terapia isolada do *H. pylori*. Essa translocação é encontrada em 47% do estágio IE e em 68% dos estágios IIE ou mais avançados. No entanto, ela é encontrada em apenas 3% dos pacientes que não respondem ao tratamento de erradicação do *H. pylori*, e, quando respondem à regressão do linfoma, é mais lenta e com maiores possibilidades de recidiva. Essa translocação representa, também, a fusão do gene *API2* (inibidor da apoptose-2) no cromossomo 11 com o gene *MALT1* (translocação associada ao linfoma MALT) no cromossomo 18 e resulta na formação de um "*gene chimeric*" *API2-MALT1*.[15] A formação dessa proteína de fusão também ativa a via oncogênica NFkB.[16,17]

A translocação t(1;14)(p22;q32) ocorre em menos de 4% dos casos. Essa translocação resulta em uma *overexpression* na proteína nuclear BCL-10 que é essencial tanto para o desenvolvimento quanto para a função de células B e T maduras, ligando os receptores antigênicos sinalizadores ao NFkB. Similarmente aos casos com t(11;18) os pacientes apresentam-se com doença avançada e menor probabilidade de resposta à erradicação do *H. pylori*.

ONCOGÊNESE

Inúmeras evidências sugerem uma ligação entre gastrite crônica em virtude de *H. pylori* e o linfoma gástrico primário do tipo MALT. O *H. pylori* causa uma resposta imunológica, provocando gastrite crônica com formação de folículos linfoides no estômago.[18] Os folículos linfoides são compostos por células T reativas, por células plasmáticas e por células B ativadas.[18] O microrganismo pode ser encontrado na mucosa gástrica em praticamente todos os casos, e a regressão do linfoma MALT de baixo grau tem sido demonstrada após a erradicação do *H. pylori*.[11,12,18]

O tecido linfoide associado à mucosa gástrica é uma defesa imunológica para controlar a infecção local causada por *H. pylori*.

No início da década de 1990, surgiram dados indicando que o linfoma MALT de baixo grau é o resultado de alterações genéticas induzidas na clonalidade de células B, evoluindo da gastrite crônica associada ao *H. pylori*.[19]

Em 1991, Wotherspoon et al.[6] publicaram uma proposta de ordenamento do processo evolutivo que pode ocorrer com o estímulo provocado por *H. pylori* e a transformação para o linfoma MALT:

- normal;
- gastrite crônica ativa;
- gastrite crônica ativa com folículos linfoides;
- infiltrado linfoide suspeito, provável reação;
- infiltrado linfoide suspeito, provável linfoma;
- linfoma MALT.

O *H. pylori* estimularia a produção de interleucina pela mucosa, acarretando ativação de neutrófilos e, em sequência, a produção de radicais de oxigênio livre, induzindo alterações do DNA por bloqueios nos mecanismos de reparação do mesmo. A enzima glutationa S transferase tem um papel importante na defesa intracelular contra a lesão do DNA. Essa enzima sofre alterações, impedindo o seu bom funcionamento na tarefa de proteger o DNA, em razão da inter-relação com o genótipo da interleucina-1 (IL-1).[20]

Os eventos moleculares responsáveis pela progressão da gastrite associada ao *H. pylori* até o linfoma MALT não estão totalmente esclarecidos. Sabe-se, no entanto, que estímulos antigênicos diretos e indiretos, fatores genéticos, incluindo instabilidade genética de trissomia 3, mutação do p53, supressão do p16, translocações t(11;18) (q21;q21) e expressão do BCL10, predominantemente nuclear, têm sido descritos e associados à evolução para o linfoma MALT.[16] A trissomia 3 está presente em 60% dos casos, porém, não é específica para esse subtipo de linfoma.[21]

Em relação ao p53, estudos demonstram que a perda do alelo é encontrada em 6,8% dos linfomas MALT de baixo grau contra 28,6 % nos de alto grau, ao passo que sua mutação é encontrada em 18,8% dos casos de linfoma MALT de baixo grau contra 33,3% nos de alto grau. As duas alterações no mesmo paciente, perda do alelo e mutação do p53, são encontradas apenas em 9% dos linfomas de baixo grau contra 66,6% nos de alto grau.[22]

Há controvérsias em relação à resposta proliferativa estimulada por *H. pylori*. Hussel et al.,[23] em estudo recente, concluíram que a especificidade da resposta ao estímulo das cepas de *H. pylori* é função da população de células T infiltradoras do tumor (*tumour-infiltrating T-cell population*). As células tumorais B não respondem diretamente ao *H. pylori*, necessitam de contato dependente das células T, específicas do *H. pylori*, para proliferarem. Esta talvez seja uma das explicações da característica comportamental do linfoma MALT de permanecer localizado ao sítio primário. Provavelmente, as células T específicas do *H. pylori* são somente encontradas no estômago.[23] A natureza do estímulo derivado do *H. pylori* para a proliferação de células T é desconhecida. A resposta imune pode ser derivada de peptídios liberados pela bactéria.[23]

Nos estágios iniciais, as células conhecidas como células centrócito-*like* assumem uma distribuição perifolicular e, progressivamente, infiltram a lâmina própria para fora do folículo. As células neoplásicas infiltram as glândulas epiteliais gástricas, tornando as células mais eosinofílicas e destruindo paralelamente a sua arquitetura. Um espectro de linfoproliferação, de policlonal para monoclonal, parece ser fundamental para a transformação de uma entidade benigna para uma doença francamente neoplásica.[24] A progressão do tumor é um processo de múltiplas etapas, e definir o ponto em que uma lesão se tornou neoplásica é muito difícil. Algumas lesões genéticas têm anormalidades clonais que permanecem responsivas a reguladores normais do crescimento e diferenciação.[24,25] Estudos recentes têm mostrado seleção antigênica e expansão clonal em clones de células B de linfoma MALT.[22,24] A proliferação desses clones pode ser subclínica ou de mínima significância clínica até que ocorram alterações genéticas adicionais, e o processo se torne irreversível. Cada célula B contém genes de imunoglobulinas de cadeia pesada em uma configuração que atua como marcador para pequenas populações de células B monoclonais, podendo ser identificadas em espécimes patológicos por PCR (*polymerase chain reaction*).

Zucca et al.,[24] em 1998, relataram dois casos de linfoma MALT cujas biópsias gástricas obtidas vários anos antes do diagnóstico do linfoma MALT evidenciaram clone de células B (PCR) no sítio da gastrite crônica. Tais achados sugerem que a análise da clonalidade das células B por PCR pode auxiliar no controle de pacientes com gastrite-*H. pylori* positivo, particularmente, naqueles com infiltrado linfoide suspeita na histologia. Os autores consideram que esses pacientes com células B monoclonais deveriam receber tratamento antibiótico com o objetivo de reduzir o risco de linfoma.

A análise da presença de clonalidade das células por análise de PCR pode ser de utilidade para o diagnóstico, quando a histologia ou os achados imunofenótipos são de suspeição e não de certeza diagnóstica

É hipotetizado que, no *linfoma de células B da zona marginal*, a erradicação do *H. pylori* pode abolir o estímulo antigênico de proliferação das células B e, dessa maneira, resultar em regressão do linfoma. Já no *linfoma difuso de grandes células B*, o processo proliferativo é autônomo e não mais depende do estímulo antigênico.[26]

Sessenta por cento das cepas de *H. pylori* apresentam o gene para a proteína CagA, que induz a aumento nos níveis de citocinas, especialmente interleucina-8, sugerindo que tais cepas têm maior potencial patogênico. Isso é bem postulado para doença péptica e adenocarcinoma gástrico, porém, há estudos conflitantes a respeito da CagA e do linfoma. Eck et al.,[27] em 1997, demonstraram que nos pacientes com linfoma MALT e *H. pylori* positivo 95,5% tinham anticorpos séricos contra CagA comparados a 67% no grupo-controle. Entretanto, Jong et al.,[8] em 1996, não encontram maior frequência de cepas CagA positivas nos linfomas MALT, comparando aos controles.

HISTOLOGIA

O diagnóstico do linfoma MALT baseia-se, principalmente, na histologia tanto na presença das células anormais como no diagnóstico do agente relacionado que é o *H. pylori*. A limitação deve-se à coleta de poucas biópsias, pois um bom número de achados de linfoma MALT no estômago mimetiza o da gastrite crônica.

Nos casos em que histologicamente se trata de linfoma MALT e a presença de *H. pylori* não é detectada, é preciso revisar a história do paciente: verificar se ele não estava em uso de inibidores da bomba de prótons ou em uso de antibióticos. O *H. pylori* usualmente é detectada pela coloração H&E. A utilização de colorações especiais, por exemplo, Giemsa, métodos imuno-histoquímicos ou FISH aumenta a sensibilidade na detecção do *H. pylori*. Em caso de persistência de negatividade da bactéria, pode-se utilizar o teste sorológico.

Se, na tomada de biópsias, for visualizada lesão macroscópica, será também necessária coleta no antro e corpo gástrico distantes da lesão.

De modo histológico, o linfoma MALT atualmente é classificado em dois grupos: *linfoma de células B da zona marginal* (antigo baixo grau) e *linfoma difuso de grandes células B* (antigo alto grau).[28]

O *linfoma de células B da zona marginal* surge da zona marginal do folículo linfoide e é caracterizado por um infiltrado difuso de células tipo centrócito de pequeno a médio tamanho que invadem o epitélio glandular ou criptas, formando lesões linfoepiteliais (Figura 57.1). O método imuno-histoquímico é utilizado para distinguir o linfoma MALT de outros linfomas não Hodgkin. Coloração com CD20 confirma a natureza de células B do infiltrado (Figura 57.2). No *linfoma difuso de grandes células B*, o infiltrado maligno consiste em grandes blastos linfoides, lembrando centroblastos, imunoblastos e plasmoblastos. Lesões linfoepiteliais podem ocorrer, mas não são frequentes.[29]

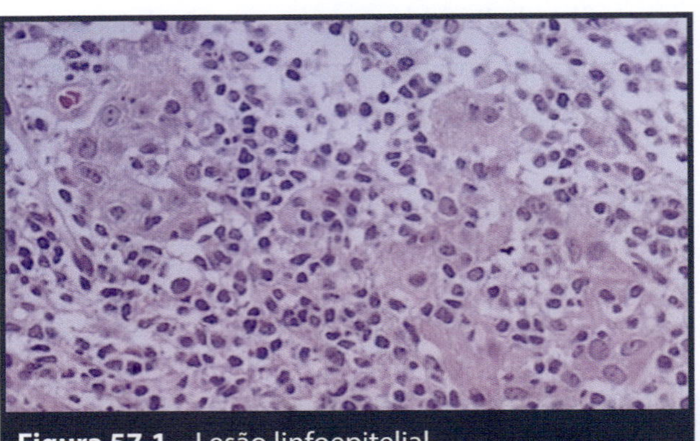

Figura 57.1 – Lesão linfoepitelial.

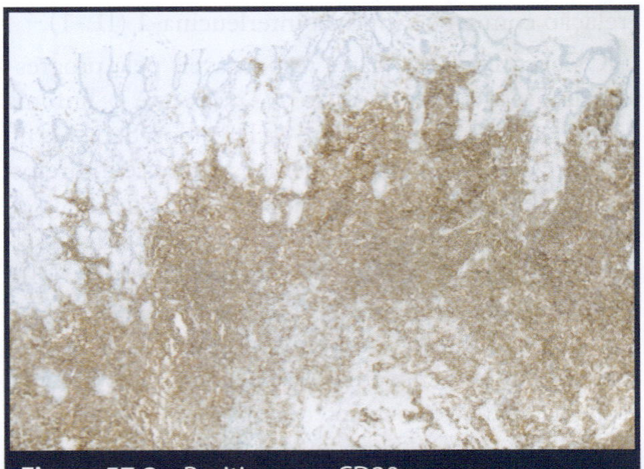

Figura 57.2 – Positivo para CD20.

A presença concomitante de componentes dos dois tipos no mesmo tumor é um achado bem conhecido e é considerada um reflexo da progressão tumoral.

APRESENTAÇÃO CLÍNICA E ENDOSCÓPICA

Sintomas dispépticos inespecíficos e dor epigástrica persistente são os sintomas mais comuns na apresentação da doença, seguidos por hemorragia digestiva, anemia e perda de peso.

Segundo trabalho de Blazquez et al.,[26] em 1992, o aspecto endoscópico das lesões gástricas sugeria claramente malignidade em apenas 50% dos casos (úlceras irregulares e mucosa infiltrada). No restante, o endoscopista descreveu gastrite enantematosa, pequenos nódulos, espessamento ou erosões das pregas gástricas sugestivas de condições benignas.

É possível observar três tipos de achados endoscópicos no linfoma MALT: o mais comum é o achado inespecífico de erosões e enantema da mucosa, principalmente no antro, descrito como "gastrite-*like*", nos quais a atenção do endoscopista e o treinamento do patologista em distinguir estas situações resultam no diagnóstico. O segundo achado são os casos de pregas largas e ulceradas e, finalmente, o terceiro são os achados endoscópicos de pregas gigantes (Figuras 57.3 a 57.5). A natureza por vezes inespecífica dos sintomas e do achado endoscópico, aliada ao curso clínico indolente no *linfoma de células B da zona marginal,* retarda o diagnóstico desta entidade.[30]

Ecoendoscopia

A ecoendoscopia tem proporcionado o estadiamento dos linfomas MALT, avaliando a profundidade da invasão e o comprometimento dos gânglios locorregionais. Existe uma correlação entre a profundidade da infiltração e a gravidade do linfoma MALT. Oitenta por cento dos casos de infiltração sem ultrapassar a submucosa são histopatologicamente de *linfoma de células B da zona marginal* (baixo grau) e, também, em torno de 80% dos casos das lesões que ultrapassam a submucosa são classificados como *linfoma difuso de grandes células B* (alto grau).

Segundo Caletti et al.,[31] a sensibilidade, a especificidade e a acurácia desse método na avaliação da profundidade da invasão é de 89%, 97% e 95%, respectivamente.

Os estágios do comprometimento do linfoma MALT seguem dois sistemas, conforme a Tabela 57.1.

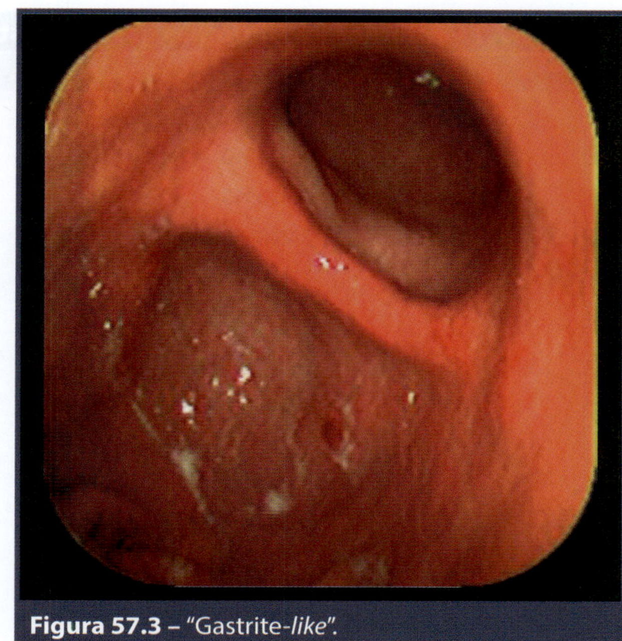

Figura 57.3 – "Gastrite-*like*".

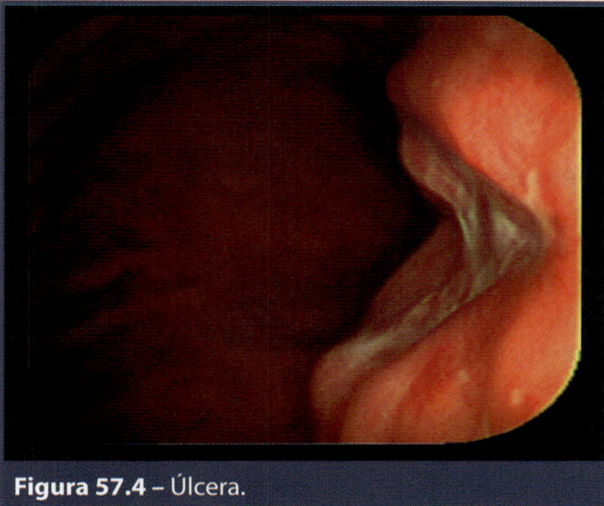

Figura 57.4 – Úlcera.

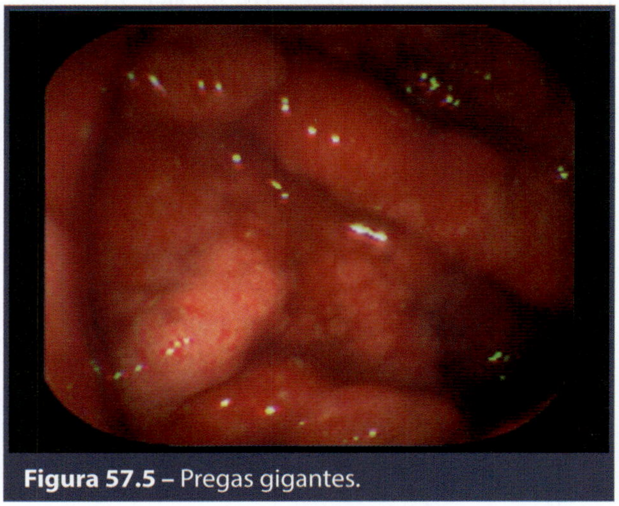

Figura 57.5 – Pregas gigantes.

Tabela 57.1 – Estágios dos linfomas gastrointestinais

Sistema Ann Arbor	Sistema Paris	Comprometimento
I1E	T1 N0M0	Mucosa, submucosa
I2E	T2N0M0	Musculares próprios, subserosa
I2E	T3N0M0	Penetra serosa
I2E	T4N0M0	Infiltra órgãos contíguos
II1E	T1-4N1M0	Gânglios regionais
II2E	T1-4N2M0	Gânglios intra-abdominais distantes
IIIE	T1-4N3M0	Gânglios extra-abdominais
IV	T1-4N0-3M1	Infiltração difusa ou disseminada de órgãos distantes ou extragastrointestinais
	B1	Infiltração na medula óssea

Fonte: modificado de Ruskoné-Fourmestraux et al., 2011.[28]

Avaliação clínica

O exame inicial, além da anamnese e do exame físico, deve incluir exames subsidiários, como hemograma completo, desidrogenase láctica a beta-2-microglobulina, vírus do HIV, da hepatite C e da hepatite B e estudo tomográfico computadorizado do abdome, da pelve e do tórax.

Comportamento clínico

Linfomas de células B da zona marginal (denominados, na época, MALT de baixo grau) raramente estão disseminados no momento do diagnóstico, muito esporadicamente envolvem a medula óssea e apresentam sobrevida prolongada após o tratamento adequado. Em uma grande série relatada por Cogliatti et al.,[32] a sobrevida, de acordo com uma variedade de protocolos, foi de 91% em cinco anos e 65% em 10 anos. A sobrevida em cinco anos foi consideravelmente melhor para doenças em estágio IE (95%) que para estágio IIE (82%). O mesmo autor encontrou uma sobrevida significativamente menor para o linfoma difuso de grandes células B – 75% em cinco anos.

ERRADICAÇÃO DO *HELICOBACTER PYLORI*

Dada a estreita associação entre *H. pylori* e linfoma MALT, iniciaram-se estudos sobre a erradicação do *H. pylori* e a evolução do MALT.

Wotherspoon et al.[19] constataram que linfomas de células B da zona marginal detectados microscopicamente e associados ao *H. pylori* respondiam à erradicação deste. Achados similares foram relatados por Rollison et al.[20] Bayerdörffer et al.[33] investigaram 33 pacientes com linfoma MALT de baixo grau, e 23 pacientes entraram em completa remissão histológica e endoscópica após erradicação da bactéria. Taxas de remissão similares foram publicadas por outros pesquisadores. Os estudos mostraram que a maioria dos pacientes com linfoma de células B da zona marginal no estágio IE alcançariam remissão completa após a erradicação do *H. pylori*.[10,19,33-37] Na análise de 32 estudos com 1.408 pacientes, a remissão do linfoma MALT foi de 77,5%. A remissão foi significativamente maior no estágio IE (78,4% *versus* 55,6% nos pacientes com estágio IIIE). As neoplasias confinadas à mucosa regridem em torno de 82%, e as que invadem mais profundamente a parede gástrica alcançam remissão de 54%. Recidivas têm sido descritas entre 7 e 10% dos pacientes. O estudo histológico desses pacientes demonstrou, na histologia de controle, resíduos de agregados linfoides, e o acompanhamento destes demonstra regressão total em dois anos, em torno de 32% e doença estável em 62%. Os pacientes em completa remissão histológica e endoscópica podem, ainda, ter na análise por PCR a detecção de células B monoclonais positiva após a completa remissão ter sido alcançada.[34,38] Contudo, isso também pode indicar a presença de memória benigna de precursores de células B malignos. A maioria dos trabalhos recomenda a estratégia de "*watch and wait*", não se recomendando nenhuma outra modalidade de tratamento a não ser a observação de progressão ou recorrência da doença nos controles. Os pacientes com linfoma MALT devem ser vigiados periodicamente.[28]

Roggero et al.[35] afirmaram que a erradicação da infecção do *H. pylori* em linfoma de células B da zona marginal, especialmente estágio IE, deve ser considerada terapia-padrão. Mesmo nos pacientes que são *H. pylori* negativo é indicado o tratamento "de erradicação", pois há relatos da regressão da lesão.

Na avaliação pós-tratamento, são possíveis cinco situações:

1. **Remissão completa**: deve ser confirmada por dois seguimentos subsequentes endoscópicos e histológicos.
2. **Remissão parcial**: deve ser manejada em bases individuais.
3. **Doença estável**: tem duas vertentes de conduta. Se persistir lesão macroscópica, o tratamento deve ser oncológico. Se persistir apenas infiltração microscópica, o tratamento oncológico pode ser postergado por 24 meses após a erradicação do *H. pylori*.
4. **Doença progressiva**: deve ser oferecido tratamento oncológico.
5. **Doença recidivada**: recediva tanto clínica como endoscópica com biópsia positiva deve ser proposto tratamento oncológico.[28]

O diagnóstico realizado pelo estudo histológico deve ser seguido por estadiamento completo do paciente com análises sanguíneas e tomográficas do tórax e do abdome, bem como estudo ecoendoscópico. A ecoendoscopia é um instrumento importante na avaliação de pacientes que responderão ou não à erradicação da bactéria. Sackmann et al.,[39] recentemente, avaliaram 17 pacientes com ecoendoscopia antes do tratamento do *H. pylori*. Estágio IE foi visto em 11 dos 17 pacientes, e todos estes entraram em remissão histológica em um período de seis meses. Os outros seis pacientes em estágio mais avançado não obtiveram a remissão da doença.

Até o presente momento, não existe consenso sobre o melhor tratamento para linfoma de células B da zona marginal que não respondeu à erradicação do *H. pylori*. Várias modalidades terapêuticas são empregadas, incluindo quimio e radioterapia, isoladamente ou combinadas. O linfoma MALT é sensível à radioterapia, portanto, seu uso em baixas doses vem se tornando popular, pois preserva a função gástrica, além de ser tratamento efetivo e seguro. A sobrevida em cinco anos é de 90%, por isso vem se tornando o tratamento de escolha para os casos de linfoma de células B da zona marginal não responsivos ao tratamento do *H. pylori*.[40]

TRATAMENTO DO LINFOMA DIFUSO DE GRANDES CÉLULAS B

Após a terapia de erradicação do *H. pylori*, os pacientes com linfoma MALT de alto grau podem ser submetidos a várias formas de tratamentos, normalmente associados, por exemplo, a tratamento cirúrgico, seguido de quimioterapia ou quimioterapia seguida de radioterapia.[29]

RESUMO

Os dados indicam que os linfomas de células B da zona marginal são o resultado de alterações genéticas induzidas na clonalidade das células B, como consequência da gastrite crônica relacionada ao *H. pylori*. A apresentação clínica e endoscópica geralmente é inespecífica, e o aspecto endoscópico sugere malignidade em apenas 50% dos casos. Raramente há envolvimento extragástrico, como medula óssea e baço. O PCR, evidenciando cadeias monoclonais, auxilia na discriminação do linfoma MALT, quando a histologia é duvidosa. A ecoendoscopia parece ser um instrumento útil na avaliação dos respondedores ao tratamento do *H. pylori*. A erradicação da bactéria em linfomas MALT de baixo grau, se estágio IE, deve ser considerada terapia-padrão. Tratamentos alternativos (cirurgia, rádio e quimioterapia) ficam reservados para estágios mais avançados ou MALT de alto grau.

REFERÊNCIAS

1. Miettinen A, Karttunen TJ, Alavaikko M. Lymphocytic gastritis and Helicobacter pylori infection in gastric lymphoma. Gut. 1995; 37(4):471-6.
2. Hertzer NR, Hoerr SO. An interpretive review of lymphoma of the stomach. Surg Gynecol Obstet. 1976; 143(1):113-24.
3. Hayes J, Dunn E. Has the incidence of primary gastric lymphoma increased? Cancer. 1989; 63:2073-76.
4. Isaacson PG, Wright DH. Malignant lymphoma of mucosa-associated lymphoma tissue: a distinctive type of B-cell lymphoma. Cancer. 1983; 52(8):1410-6.
5. Tall BG, Burgers JMV, van Heerde P, Hart AA, Somers R. The clinical spectrum and treatment of primary non-Hodgkin's lymphoma of the stomach. Ann Oncol. 1993; 4(10):839-46.
6. Wotherspoon AC, Ortiz-Hidalgo C, Falzon MR, Isaacson PG. Helicobacter pylori-associated gastritis and primary B-cell gastric lymphoma. Lancet. 1991; 338(8876):1175-76.
7. Zullo A, Hassan C, Cristofari F, Andriani A, de Francesco V, Ierardi E et al. Effects of Helicobacter pyori eradication on early stage gastric mucosa-associated lymphoid tissue lymphoma. Clin Gastroenterol Hepatol. 2010; 8(2):105-10.
8. Jong D, van der Hulst RW, Pals G, van Dijk WC, van der Ende A, Tytgat GN et al. Gastric non-Hodgkin lymphomas of mucosa-associated lymphoid tissue are not associated with

more agressive Helicobacter pylori strains as identified by CagA. Am J Clin Pathol. 1996; 106(5):670-5.

9. Chan JKC, Ng CS, Isaacson PG. Relationship between high-grade and low- grade B-cell mucosa-associated lymphoid tissue lymphoma (MALToma) of the stomach. Am J Pathol. 1990; 136(5):1153-64.
10. Stolte M. Helicobacter pylori gastritis and gastric MALT-lymphoma. Lancet. 1992; 339(8):745-47.
11. Genta RM, Hamner RW, Graham DY. Gastric lymphoid follicles in Helicobacter pylori infection: frequency, distribution and response to therapy. Hum Pathol. 1993; 24(6):577-83.
12. Hussel T, Isaacson PG, Crabtree JE, Spencer J. The response of cells from low-grade B-cell gastric lymphomas of mucosa-associated lymphoid tissue to Helicobacter pylori. Lancet. 1993; 342(8871):575-77.
13. Parsonnet J, Hansen S, Rodrigues L, Gelb AB, Warnke RA, Jellum E et al. Helicobacter pylori infection and Gastric Lymphoma. N Engl J Med. 1994; 330:1267-71.
14. Enno A, O'Rourke LA, Lee A, Jack A, Dixon MF. MALToma--like lesions in the stomach resulting from long-standing Helicobacter infection in the mouse. Am J Gastroenterology. 1994; 98:1357.
15. Nakamura T, Seto M, Tajika M, Kawai H, Yokoi T, Yatabe Y et al. Clinical features and prognosis of gastric MALT lymphoma with special reference to responsiveness to H. pylori eradication and API2-MALT1 status. Am J Gastroenterol. 2008; 103(1):62-70.
16. Liu H, Ye H, Dogan A, Ranaldi R, Hamoudi RA, Bearzi I et al. T(11;18)(q21;q21) is associated with advanced mucosa-associated lymphoid tissue lymphoma that expresses nuclear BCL10. Blood. 2001; 98(4):1182-7.
17. Isaacson PG. Uptdate on MALT lymphomas. Best Practice & Research Clinical Haematology. 2005; 18:57-68.
18. Ahmad A, Govil Y, Frank BB. Gastric mucosa-associated lymphoid tissue lymphoma. Am J Gastroenterol. 2003; 98(5):975-86.
19. Wotherspoon AC, Doglioni C, Diss TC, Pan L, Moschini A, de Boni M et al. Regression of primary low-grade B-cell gastric lymphoma of mucosa-associated lymphoid tissue type after eradication of Helicobacter pylori. Lancet. 1993; 342(8871):575-7.
20. Rollison S, Levene A, Mensah FK, Roddam PL, Allan JM, Diss TC et al. Gastric marginal zone lymphoma is associated with polymorphisms in genes involved in inflammatory response and antioxidative capacity. Blood. 2003; 102(3):1007-11.
21. Cavalli F, Isaacson PG, Gascoyne RD, Zucca E. MALT lymphomas. Hematology Am Soc Hematol Educ Program. 2001; 241-58.
22. Du M, Peng H, Singh N, Isaacson PG, Pan L. The accumulation of p53 abnormalities is associated with progression of mucosa-associated lymphoid tissue lymphoma. Blood. 1995; 86(12):4587-93.
23. Hussel T, Isaacson PG, Crabtree JE, Spencer J. Helicobacter pylori-specific tumour-infiltrating T cells provide contact dependent help for the growth of malignant B cells in low grade gastric lymphoma of mucosa-associated lymphoid tissue. J Pathol. 1996; 178(2):122-7.
24. Zucca E, Bertoni F, Roggero E, Bosshard G, Cazzaniga G, Pedrinis E et al. Molecular analysis of the progression from Helicobacter pylori-associated chronic gastritis to mucosa-associated lymphoid-tissue lymphoma of the stomach. N Engl J Med. 1998; 338:804-10.
25. Ludwig CU, Gencik M, Shipman R. Multistep transformation in low-grade lymphoproliferative diseases. Ann Oncol. 1993; 4(10):825-30.
26. Blazquez M, Haioun C, Chaumette MT, Gaulard P, Reyes F, Soulé JC et al. Low grade B cell mucosa associated lymphoid tissue lymphoma of the stomach: clinical and endoscopic features, treatment, and outcome. Gut. 1992; 33(12):1621-5.
27. Eck M, Schmauber B, Haas R, Isaacson PG, Pan L. MALT-type lymphoma of the stomach is associated with Helicobacter pylori strains expressing the CagA protein. Gastroenterology. 1997; 112:1482-6.
28. Ruskoné-Fourmestraux A, Fischbach W, Aleman BMP, Boot H, Du MQ, Megraud F et al. EGILS consensus report. Gastric extranodal marginal zone B-cell lymphoma of MALT. Gut. 2011; 60(6):747-58.
29. Morgner A, Bayerdörffer E, Neubauer A, Stolte M. Malignant tumors of the stomach. Gastric mucosa-associated lymphoid tissue lymphoma and Helicobacter pylori. Gastroenterol Clin North Am. 2000; 29(3):1-13.
30. Neubauer A, Thiede C, Morgner A, Alpen B, Ritter M, Neubauer B et al. Cure of Helicobacter pylori infection and duration of remission of low-grade gastric mucosa-associated lymphoid tissue lymphoma. J Natl Cancer Inst. 1997; 89(18):1350-5.
31. Caletti G, Ferrari A, Brocchi E, Barbara L. Accuracy of endoscopic ultrasonography in the diagnosis and staging of gastric cancer and lymphoma. Surgery. 1993; 113(1):14-27.
32. Cogliatti SB, Schmid U, Schumacher U, Eckert F, Hansmann ML, Hedderich J et al. Primary B-cell gastric lymphoma: a clinicopathological study of 145 patients. Gastroenterology. 1991; 101(5):1159-70.
33. Bayerdörffer E, Neubauer A, Rudolph B, Thiede C, Lehn N, Eidt S et al. Regression of primary gastric lymphoma of mucosa-associated lymphoid tissue type after cure of Helicobacter pylori infection. MALT Lymphoma Study Group. Lancet. 1995; 345(8965):1591-4.
34. Thiede C, Morgner A, Alpen B, Wündisch T, Herrmann J, Ritter M et al. What role does Helicobacter pylori eradication play in gastric MALT lymphoma? Gastroenterology. 1997; 113:S61-4.
35. Roggero E, Zucca E, Pinotti G, Pinotti G, Pascarella A, Capella C et al. Eradication of Helicobacter pylori infection in primary low-grade gastric lymphoma of the mucosa-associated lymphoid tissue. Ann Intern Med. 1995; 122(10):767-9.
36. Fischbach W, Kolve ME, Engemann R, Greiner A, Stolte M. Unexpected success of Helicobacter pylori eradication in low grade lymphoma (abstr.). Gastroenterology. 1996; 110:A512.
37. Jong D, Boot H, van Heerde P, Hart GA, Taal BG. Histological grading in gastric lymphoma: pretreatment criteria and clinical relevance. Gastroenterology. 1997; 112(5):1466-74.

38. Savio A, Franzin G, Whotherspoon AC, Zamboni G, Negrini R, Buffoli F et al. Diagnosis and posttreatment follow-up of Helicobacter pylori-positive gastric lymphoma and mucosa-associated lymphoid tissue: histology, polimerase chain reaction, or both? Blood. 1996; 87(4):1255-60.
39. Sackmann M, Morgner A, Rudolph B, Neubauer C, Thiede C, Schulz H et al. Regression of gastric MALT lymphoma after eradication of Helicobacter pylori is predicted by endosonographic staging. MALT lymphoma study group. Gastroenterology. 1997; 113(4):1087-90.
40. Schechter NR, Yahalom J. Low-grade MALT lymphoma of the stomach: a review of treatment options. Int J Radiat Oncol Biol Phys. 2000; 46(5):1093-103.

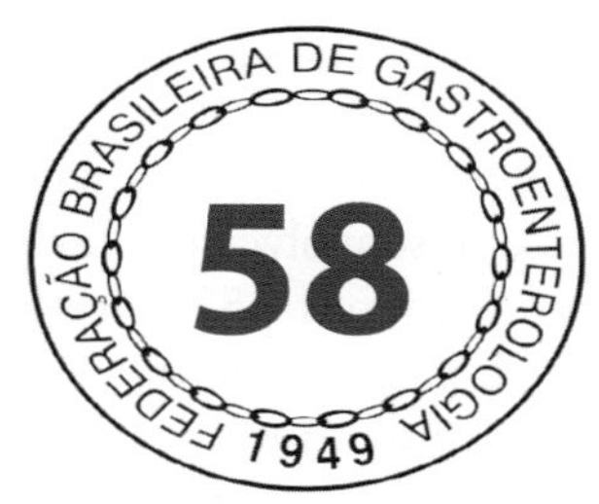

ADENOCARCINOMA

Luiz Gonzaga Vaz Coelho
Walton Albuquerque
Paulo Roberto Savassi-Rocha

EPIDEMIOLOGIA

O adenocarcinoma constitui a neoplasia gástrica epitelial mais frequente e é responsável por 95% dos tumores malignos que acometem o estômago humano. Embora a incidência do carcinoma gástrico (CG) venha declinando de uma maneira contínua e regular nas últimas décadas, constitui a segunda causa de óbito por câncer no mundo, com registro de mais de 900 mil novos casos ao ano.[1] Em geral, sua magnitude é de 2 a 3 vezes maior nos países em desenvolvimento e é mais comum no sexo masculino que no feminino. Sua distribuição na população mundial não é uniforme, apresentando um padrão variável, e sua incidência é alta no Japão, na China, no Chile, na Costa Rica, no Leste Europeu, em algumas regiões da antiga União Soviética e nas Américas do Sul e Central. No Brasil, o Ministério da Saúde estimou 20.520 novos casos de câncer gástrico em 2016, sendo 12.920 em homens e 5.040 em mulheres. Esses valores correspondem a um risco estimado de 13,04 casos novos a cada 100 mil homens e 7,37 para cada 100 mil mulheres.[2] A diminuição na incidência de câncer de estômago tem sido observada em vários países, inclusive no Brasil, e pode ser explicada por reduções nas taxas de prevalência de fatores de risco (Quadro 58.1).

Quadro 58.1 – Fatores associados ao desenvolvimento do adenocarcinoma gástrico
H. pylori
Dieta
Fumo
Refluxo biliar (estômago operado)
Gastrite autoimune
Hereditariedade
Hipocloridria
Gastrite, atrofia e metaplasia intestinal
Miscelânea

Nos Estados Unidos, a maioria dos casos de CG originava-se no estômago distal, ou seja, no antro. Entretanto, desde 1976, de acordo com dados da Surveillance Epidemiology and End Result Program, tem havido uma redução do número das lesões distais e um concomitante aumento contínuo e gradativo da incidência do adenocarcinoma proximal, ou seja, da junção esofagogástrica e cárdia. A taxa de crescimento desses tumores excede a de qualquer outro tipo de câncer, incluindo câncer de pulmão e melanoma, sugerindo que os cânceres da porção proximal do estômago e o da junção esofagogástrica têm patogênese e epidemiologia partilhadas e, provavelmente, diferentes do adenocarcinoma distal.

FATORES DE RISCO

O adenocarcinoma gástrico tem etiologia complexa e multifatorial. Fatores dietéticos e hábitos de vida tradicionalmente recebem grande ênfase no estudo do adenocarcinoma gástrico. O consumo aumentado de frutas e vegetais permanece como fator capaz de reduzir o risco de desenvolvimento de câncer gástrico, embora estudos prospectivos recentes não tenham sido capazes de confirmar esse efeito.[3,4] Tampouco a suplementação de vitaminas na dieta foi capaz de reduzir o risco de câncer gástrico.[5] Apesar da enorme quantidade de estudos avaliando o papel do consumo de álcool e da ingestão de sal e nitratos na dieta na etiologia do câncer gástrico, não existe consenso estabelecido no efetivo papel desses fatores no câncer gástrico.[6] O hábito de fumar constitui um fator de risco estabelecido para o câncer gástrico. Recentemente, um extenso estudo europeu estimou que 17,6% (IC 95%: 10,5-29,5) dos casos de câncer gástrico são atribuídos ao tabagismo.[7]

A gastrectomia parcial, geralmente a antrectomia com anastomose a Billroth II, empregada antigamente no tratamento da úlcera péptica, está associada com o aumento de incidência de câncer gástrico. A associação é mais evidente em gastrectomias realizadas para úlcera gástrica e menos convincente para cirurgias em portadores de úlcera duodenal, não sendo essa associação observada com os tumores da região cárdica do estômago. Estudos de metanálise sugerem que o risco de desenvolver adenocarcinoma em estômago operado é relativamente baixo em até 15 a 20 anos após a ressecção; a partir desse período, a possibilidade é de 1,5 a 3 vezes maior do que nos estômagos não operados. Na patogênese desse tipo de neoplasia, assume importância a gastrite crônica atrófica, que surge devido ao refluxo duodenogástrico, inevitável nas ressecções a Billroth II. A ação detergente dos sais biliares, rompendo a barreira mucosa, acelera o aparecimento da gastrite crônica atrófica, a qual, em razão de seu baixo poder cloridopéptico, favorece a proliferação de bactérias, que, por sua vez, transformarão os nitratos alimentares em nitritos, criando, ao catalisarem a nitrosação das aminas, condições para a síntese de nitrosaminas, substâncias sabidamente carcinogênicas.

Associação entre câncer gástrico, gastrite autoimune e anemia perniciosa é reconhecida há anos. Hsing et al., em uma coorte com 4.517 pacientes portadores de anemia perniciosa e acompanhados por até 20 anos, observaram um aumento no risco de câncer gástrico de até 3 vezes.[8]

A maior parte dos adenocarcinomas gástricos ocorre esporadicamente, ao passo que 8 a 10% tem um componente familial envolvido.[9] Ocasionalmente, o carcinoma gástrico pode se desenvolver em famílias com mutações genéticas nos genes p53 (síndrome de Li-Fraumeni) e BRCA2. É estimado que 1 a 3% dos tumores gástricos derivem de mutações no gene codificador E-cadherina, proteína de adesão celular, originando uma predisposição ao câncer gástrico (câncer gástrico hereditário difuso) com penetrância de 70%.[10] O câncer gástrico pode também se desenvolver como parte da síndrome do câncer colorretal hereditário sem polipose (HNPCC) e de outras síndromes polipoides gastrointestinais, como a polipose adenomatosa familiar e a síndrome de Peutz-Jeghers.

A infecção por *Helicobacter pylori* constituti atualmente o maior fator de risco para o desenvolvimento do adenocarcinoma distal de estômago, sendo, desde 1994, considerada um carcinógeno tipo 1 (definido) para o desenvolvimento de câncer gástrico no homem.[11] Sua presença no estômago humano eleva cerca de 6 vezes a incidência desse tipo de tumor.[12] A prevalência exata da infecção por *H. pylori* em pacientes com câncer gástrico não é facilmente estimada, já que pode desaparecer espontaneamente com o progredir das lesões pré-neoplásicas, dificultando seu diagnóstico mesmo por métodos sorológicos. Um importante e extenso estudo sueco, ao pesquisar em portadores de câncer gástrico a presença do microrganismo não apenas por métodos sorológicos convencionais (ELISA), mas também pela técnica de *immunoblot* CagA, indicador sensível de infecção prévia pelo microrganismo, demonstrou que a associação entre a presença da bactéria e o câncer gástrico é semelhante àquela observada entre o hábito de fumar e o câncer de pulmão.[13] Outras evidências epidemiológicas convincentes vêm sendo acumuladas. Um estudo japonês recente envolveu pacientes (idade média próxima de 50 anos) infectados e não infectados por *H. pylori*, que foram acompanhados durante 7 ou 8 anos. Ao término da análise, 2,9% dos pacientes infectados desenvolveram câncer gástrico, o que não ocorreu em nenhum dos pacientes não infectados.[14]

Em 1998, Watanabe et al.,[15] no Japão, desenvolveram um modelo animal de adenocarcinoma gástrico induzido por *H. pylori*, utilizando um roedor denominado *Mongolian gerbil*. Nesse estudo, 55 animais foram inoculados com *H. pylori humano*; 30 animais não inoculados serviram como controle. Os estômagos de cinco animais inoculados foram examinados na 6ª, 26ª, 39ª e 52ª semana; os estômagos dos animais não sacrificados sobreviventes (n = 27) e dos 30 controles foram examinados na 62ª semana. Estômagos do grupo-controle, não infectado, estavam inalterados ao final do experimento. Por outro lado, os estômagos dos animais infectados mostravam alterações progressivas em direção ao adenocarcinoma. Na 6ª semana todos os estômagos exibiam gastrite ativa associada à presença de *H. pylori*; na 26ª semana três dos cinco animais exibiam metaplasia intestinal; na 52ª semana foi evidenciada metaplasia intestinal em todos os cinco animais, e três deles apresentavam também pólipos hiperplásicos, e na 62ª semana foi observado adenocarcinoma do tipo intestinal em 10 (37%) dos 27 animais infectados. Como *H. pylori* não promove tais índices de adenocarcinoma gástrico no homem, outros fatores certamente devem estar envolvidos.

Os mecanismos de carcinogênese gástrica induzidos pela infecção por *H. pylori* vêm sendo progressivamente aclarados e parecem relacionados com a capacidade de promover desequilíbrio entre proliferação celular e apoptose, liberação de citocinas pró-inflamatórias, formação de radicais livres, desregulação da Cox-2, subversão da imunidade e estimulação da angiogênese. Além disso, é sabido o papel da inflamação crônica do trato gastrointestinal na proliferação, adesão e transformação celulares. No ambiente intragástrico, a proteína CagA produzida por algumas cepas de *H. pylori* é atualmente considerada potencial agente oncogênico direto. Essa proteína, produzida pelo gene CagA, é introduzida nas células epiteliais gástricas por meio do sistema de secreção tipo IV do *H. pylori* (como uma "seringa molecular"). Uma vez injetada no interior da célula epitelial, essa proteína é fosforilada pelas cinases da família SRC e ativa a fosfocinase SHP2, que atua como oncoproteína humana, e, em conjunto com outras cinases, são capazes de subverter a fisiologia celular gerando processos pré-neoplásicos como ativação de receptores de fatores de crescimento, proliferação celular aumentada, evasão de apoptose, angiogênese sustentada, dissociação celular e invasão tecidual, entre outros.[16,17]

Também fatores relacionados com o hospedeiro têm sido estudados no processo de carcinogênese gástrica associada ao *H. pylori*. El-Omar et al., em trabalho memorável, estudando pacientes com câncer gástrico e familiares de portadores de câncer gástrico, demonstraram que fatores genéticos do hospedeiro – polimorfismos dos genes que codificam a interleucina IL-1-beta – são capazes de aumentar a possibilidade de resposta hipoclorídrica crônica à infecção por *H. pylori* e o risco de câncer gástrico, presumivelmente por alterar os níveis de IL-1-beta no estômago, sugerindo a razão de alguns indivíduos infectados por *H. pylori* desenvolverem câncer gástrico, ao passo que outros não o fazem.[18] Pelo fato de o câncer gástrico ser uma doença multifatorial, outros fatores estão certamente envolvidos, justificando-se o porquê de nem todos os indivíduos com esse genótipo desenvolverem câncer no estômago.

Recentemente, estudos experimentais em ratos colonizados por *H. felis* têm questionado a teoria epitelial para a carcinogênese gástrica. No experimento, a mucosa gástrica infectada tornou-se atrófica, sendo colonizada por células-tronco da medula óssea que se diferenciariam em células intestinais dando sequência à metaplasia intestinal, displasia e câncer intraepitelial.[19]

ANATOMIA PATOLÓGICA

Segundo Correa e Houghton,[20] a carcinogênese gástrica constitui processo multifatorial que se desenvolve em etapas sucessivas ou sequenciais a partir da gastrite crônica induzida pela bactéria. As lesões evoluiriam progressivamente e culminariam no adenocarcinoma gástrico do tipo intestinal ou difuso. Naqueles do tipo intestinal a mucosa se assemelha, em seu aspecto, ao intestino delgado, localiza-se com mais frequência no antro, não está associado a grupos sanguíneos definidos, é mais frequente em homens de idade avançada e predomina em populações de alto risco. Está ainda relacionado com a presença de gastrite crônica com atrofia, metaplasia intestinal e displasia epitelial antecedendo o aparecimento do câncer. Nos tumores do tipo difuso (menos frequente que o tipo intestinal) a localização principal é o fundo gástrico, acomete pacientes mais jovens, é ligeiramente mais frequente em homens e pode estar associada ao grupo sanguíneo A. Histologicamente, é composto por focos de células malignas com infiltração inflamatória mínima, em uma quantidade substancial de tecido fibroso, e é mais frequente em populações de baixo risco para carcinoma gástrico. Nesses casos, a gastrite crônica por *H. pylori* sob modulação de fatores genéticos progrediria mais diretamente a partir de lesões hiperplásicas e talvez displasia para o adenocarcinoma difuso. Embora algumas vezes a classificação dos adenocarcinomas como difusos ou intestinais não seja possível, esses dois tipos de tumores parecem representar desordens distintas, com diferentes fatores epidemiológicos e etiológicos.

Macroscopicamente, a classificação morfológica de Borrmann, divide os adenocarcinomas gástricos em quatro grupos:

- **Tipo I:** polipoide, exofítico, papilar ou vegetante, correspondente às lesões que se projetam para a luz gástrica e que, variando de tamanho, podem atingir grandes proporções.

- **Tipo II:** são os cânceres ulcerados medindo mais de 3 cm de diâmetro, bem delimitados, sem infiltração do tecido vizinho. Suas bordas são caracteristicamente elevadas, irregulares e mamelonadas. Apresentam fundo de cor acinzentada, com tecido necrótico mesclado com coágulos de sangue, podendo apresentar ilhas de mucosa normal.
- **Tipo III:** câncer ulcerado e infiltrante, com bordas menos salientes que no tipo II e com disseminação parcialmente difusa.
- **Tipo IV:** é a infiltração neoplásica difusa de um segmento da parede gástrica ou de toda essa parede, podendo ocorrer ulcerações de profundidade variável. Quando a infiltração se estende por todo o estômago, os limites não são distinguidos pela palpação, tampouco por métodos radiológicos ou endoscópicos; é a chamada *linitis plastica*, na qual as paredes do estômago tornam-se rígidas e o órgão toma forma tubular sugestiva de uma bota de couro para vinho.

MANIFESTAÇÕES CLÍNICAS

O adenocarcinoma gástrico incide mais sobre homens, em uma proporção de 2:1 homem/mulher, assim como é mais encontrado entre os negros. As manifestações clínicas do adenocarcinoma gástrico precoce são tipicamente vagas e inespecíficas, raramente provocam sintomas que possam induzir a um diagnóstico precoce da doença, ocasião em que o tumor é superficial e potencialmente curável pela cirurgia ou procedimentos endoscópicos. O tumor torna-se sintomático, na grande maioria dos casos, em uma fase avançada da doença, ou quando já existem metástases. Perda de peso, desconforto abdominal insidioso, acompanhado de plenitude pós-prandial e dor epigástrica tipo úlcera ou incaracterística, de intensidade variável, são os sintomas mais comumente referidos pelos pacientes (Tabela 58.1). Anorexia e náuseas leves são sintomas comuns, mas usualmente não são representativos da doença. O vômito pode ocorrer quando o tumor invade o piloro, ao passo que a disfagia é o principal sintoma associado à lesão da cárdia. Hematêmese e melena são relatados em 20% dos casos. Podem ocorrer, ainda, eructações, flatulência e distúrbios do hábito intestinal. Entre os sintomas dependentes da disseminação metastática, destacam-se dores ósseas, sintomas pulmonares, hepáticos e neurológicos.

O exame objetivo dos pacientes com CG precoce nada apresenta de anormal; apenas nas formas mais avançadas do tumor constatam-se caquexia, icterícia e palidez cutânea com pele de tonalidade amarelo-pálida. Às vezes, evidencia-se a presença de massas palpáveis, dolorosas ou não, no epigástrio, bem como ascite e edema de membros inferiores. Pode ocorrer a disseminação por invasão direta através da parede do estômago, com adesão ou invasão de estruturas subjacentes, tais como pâncreas, fígado e cólon (Quadro 58.2). Quando a doença se estende para o cólon transverso, podem surgir vômitos fétidos, fecaloides, e, às vezes, observam-se alimentos recentemente ingeridos nas fezes. A doença também pode se disseminar, através dos linfáticos, para os linfonodos intra e extra-abdominais, destacando-se dentre estes os linfonodos palpáveis na fossa supraclavicular esquerda (gânglio de Virchow-Troisier), nódulos ou empastamento do fundo-de-saco de Douglas ao toque retal (sinal de Blumer), aumento do volume do ovário ao exame ginecológico (tumor de Krukenberg).

Tabela 58.1 – Sinais e sintomas mais frequentes em 18.365 pacientes com câncer gástrico

Sinais/sintomas	Frequência (%)
Perda de peso	61,1
Dor abdominal	51,6
Náuseas	34,3
Anorexia	32,0
Disfagia	26,1
Melena	20,2
Plenitude gástrica	17,5
Dor tipo úlcera	17,1
Edema de membros inferiores	5,9

Fonte: Wanebo et al., 1993.[21]

Ocasionalmente podem ocorrer síndrome paraneoplásica, anemia hemolítica microangiopática, glomerulopatia membranosa, ceratose seborreica, *acantose nigricans* (lesões filiformes e papulares com pigmentação nas dobras da pele e de membranas mucosas), coagulação intravascular crônica causando trombose arterial e venosa e, em raras ocasiões, dermatomiosite.

DIAGNÓSTICO

Nos casos de doença precoce o diagnóstico é possível apenas quando se realizam programas de rastreamento na população assintomática, como é feito no Japão e na Coreia, ou, o diagnóstico se faz por acaso durante exame endoscópico em pacientes com outras queixas. Nos casos de doença avançada, os exames laboratoriais podem demonstrar anemia (42% dos

Quadro 58.2 – Câncer gástrico: locais mais frequentes de metástases
Extensão direta
▪ Omento maior e menor ▪ Fígado ▪ Pâncreas ▪ Baço ▪ Cólon transverso
Linfática
▪ Local: perigástrica ▪ Regional: tronco celíaco, hepática comum, gástrica esquerda, esplênica ▪ Distância: supraclavicular, umbilical, axilar esquerda
Hematogênica
▪ Hepática ▪ Pulmonar ▪ Óssea ▪ Sistema nervoso central
Peritoneal
▪ Disseminada ▪ Pélvica: – ovário (tumor de Krukenberg) – reto (tumor de Blumer)

casos), presença de sangue oculto nas fezes (40%), hipoproteinemia (26%) e anormalidades das provas de função hepática (26%). A determinação dos níveis plasmáticos do pepsinogênio A e C em combinação com a soropositividade do *H. pylori* tem sido sugeridas como exames promissores para o rastreamento de lesões pré-malignas do estômago.

Embora o estudo contrastado do estômago possa contribuir para o diagnóstico do adenocarcinoma gástrico, a endoscopia digestiva alta constitui o procedimento mais empregado, por sua segurança e especificidade. Quando associada a biópsias múltiplas, com retirada de múltiplos fragmentos (em torno de 10 fragmentos) tanto da base como da borda da lesão para estudo anatomopatológico, a sensibilidade desse procedimento ultrapassa 98%.

Outros métodos de imagem, como a tomografia computadorizada do abdome, podem delimitar a extensão do tumor primário, bem como a presença de metástase para linfonodos regionais ou a distância. A comparação entre os achados da tomografia com os da laparotomia exploradora indica que a tomografia pré-operatória frequentemente subestima a extensão da doença, sobretudo se existem metástases radiologicamente não detectáveis para linfonodos, fígado e omento. O ultrassom endoscópico é capaz de determinar a profundidade e a penetração do tumor na parede gástrica e revelar a presença de metástases para linfonodos regionais, sendo particularmente útil no estadiamento de tumores precoces. Apesar do entusiasmo inicial com os marcadores tumorais sorológicos, eles não têm sido de ajuda no diagnóstico dos tumores precoces. Níveis do antígeno carcinoembriogênico (CEA) não têm papel no diagnóstico do câncer gástrico, embora possam ser úteis para avaliar a possibilidade de recidiva no seguimento pós-operatório tardio dos pacientes submetidos a gastrectomia. Os níveis de alfa-fetoproteína e CA 19-9 utilizados comumente como marcadores de tumores hepáticos e pancreáticos, respectivamente, elevam-se em 30% dos casos de adenocarcinoma gástrico, sobretudo nos pacientes com tumores incuráveis, e, portanto, não são úteis na detecção precoce ou nos casos de tumores curáveis cirurgicamente. Outras opções propedêuticas utilizadas no estadiamento do tumor gástrico incluem a ressonância magnética do abdome, *pet-scan*, US de abdome e laparoscopia.

PREVENÇÃO

A sequência carcinogenética de infecção pelo *H. pylori* → gastrite crônica → atrofia glandular → metaplasia intestinal → displasia → adenocarcinoma do tipo intestinal, proposta por Pelayo Correa, constitui o fundamento inicial para os estudos de prevenção do adenocarcinoma gástrico baseado na erradicação do *H. pylori*. No ser humano, a gastrite crônica ativa reverte ao normal após a erradicação do microrganismo. Entretanto, há dúvidas sobre uma eventual regressão da atrofia gástrica e da metaplasia intestinal, lesões consideradas condições pré-neoplásicas. Alguns estudos sugerem que a regressão possa ocorrer em pacientes acompanhados por longos períodos,[22,23] ao passo que outros sugerem que a erradicação da bactéria seja capaz de impedir a progressão das lesões atróficas e metaplásicas.[24-27] Vale lembrar que nos pacientes em que a bactéria não é erradicada as lesões progridem ou não se alteram.[25,28]

Um ponto fundamental para o estabelecimento de estratégias de prevenção do câncer gástrico é a definição exata do ponto, dentro da cascata evolutiva da gastrite crônica, a partir do qual não mais se observa regressão das alterações histológicas com a erradicação do microrganismo. Os resultados obtidos nos diferentes estudos realizados com o objetivo de analisar as alterações histológicas e ocorrência de câncer gástrico após a erradicação do *H. pylori* mostram que, em relação às condições pré-neoplásicas – atrofia e metaplasia intestinal –, a erradicação do microrganismo, embora não tenha promovido a sua regressão, parece ter sido capaz de impedir sua progressão.

Com relação ao câncer gástrico, o estudo mais longo e com maior número de pacientes mostrou que a erradicação do *H. pylori* é capaz de reduzir a incidência de câncer gástrico apenas nos indivíduos sem alterações histológicas (atrofia e metaplasia) prévias.[29] Mesmo reconhecendo essas limitações e dificuldades, o Consenso Pacífico-Asiático para Prevenção do Câncer Gástrico deliberou, pela primeira vez, em 2008, que é tempo de tentar intervir na prevenção do câncer gástrico, recomendando a pesquisa e o tratamento da infecção por *H. pylori* em toda a população de regiões de alto risco, definidas como aquelas cuja incidência de câncer gástrico na população é superior a 20/100.000 habitantes.[30]

No Brasil, do ponto de vista prático, dentro de uma estratégia de prevenção, deve-se considerar a erradicação de *H. pylori* em pacientes ou grupos de pacientes com risco aumentado de câncer gástrico, ou seja, pacientes com história familiar de câncer gástrico e após gastrectomia subtotal ou remoção de câncer gástrico precoce por meio de endoscopia ou cirurgia.[31]

ADENOCARCINOMA PRECOCE

As neoplasias superficiais gastrointestinais atualmente obedecem à classificação de Paris.[32] Essas lesões são denominadas superficiais ao exame endoscópico quando o aspecto macroscópico sugere uma lesão neoplásica não invasiva (displasia/adenoma) ou um câncer não avançado. Via de regra, essas lesões são detectadas casualmente durante endoscopia digestiva alta, pois não causam sintomas.

Classificação endoscópica

A Associação Japonesa do Câncer Gástrico elaborou uma classificação para o câncer gástrico precoce com o objetivo de comparar diagnósticos, indicações e resultados de diferentes instituições, uniformizar condutas entre endoscopistas, cirurgiões e patologistas e aprofundar conhecimentos em câncer gástrico. A profundidade de invasão do câncer gástrico precoce foi definida de acordo com a invasão das camadas gástricas, não ultrapassando a submucosa, independentemente da presença de comprometimento ganglionar.[33] Foi introduzido o prefixo "0" nos laudos endoscópicos para diferenciar da classificação de Borrmann para o câncer avançado.[32]

A importância desta classificação é poder predizer quais dessas lesões infiltram a submucosa e, com isso, qual o paciente que deverá ser tratado por endoscopia ou cirurgia. Logo, o endoscopista que se interessa por oncologia digestiva, deverá treinar os olhos para encontrar e classificar adequadamente essas lesões.

DIAGNÓSTICO ENDOSCÓPICO

Para encontrar pequenas lesões de mucosa assintomáticas, três fatores devem ser observados:

1. O paciente deve estar motivado a submeter-se ao exame, tolerando bem e com jejum adequado.
2. O endoscopista deve ser cuidadoso e bem treinado em identificar alterações mínimas da mucosa.
3. O aparelho deve ter imagens nítidas.

Pequenas alterações do relevo mucoso, como rugosidade, alteração de coloração, muco aderido, interrupção de finos vasos e discreto sangramento ou friabilidade com a insuflação de ar, deverão ter uma atenção especial. É conveniente remover todo o muco da superfície mucosa e insuflar adequadamente o estômago para afastar o pregueado mucoso, permitindo o exame minucioso, o tempo que for necessário.

Após detectar uma lesão de mucosa suspeita de neoplásica, a cromoendoscopia poderá destacar melhor as lesões, acrescentando dados sobre a morfologia. A magnificação de imagens permite identificar alterações capilares locais e poderá aumentar a acurácia do exame endoscópico comparado aos achados histopatológicos.[34] Cromoscopia digital é uma tecnologia emergente que tem como princípio físico a otimização das características espectrais dos filtros ópticos cuja profundidade de banda é estreitada, resultando em diferentes imagens, distinguindo os diversos níveis das camadas da mucosa e aumentando o contraste entre a superfície epitelial e a microarquitetura vascular subjacente. Como as neoplasias podem alterar essa trama microvascular durante o seu processo de angiogênese, há muita expectativa sobre essa nova tecnologia contribuir para melhor caracterizar essas neoplasias.[35]

Correlação do aspecto endoscópico com a possibilidade de invasão linfática

Gotoda et al. estudaram 5.265 pacientes gastrectomizados com dissecção linfonodal para câncer gástrico precoce no National Cancer Center Hospital e no Cancer Institute Hospital, no Japão.[36] Estratificaram as lesões segundo a morfologia, o tamanho, o grau de diferenciação celular e o tipo histológico e correlacionaram com os achados de invasão linfonodal. Esses autores observaram que nenhum dos cânceres intramucosos diferenciados (n = 1.230), com tamanho ≤

30 mm, apresentou metástase linfonodal, ao passo que para o mesmo grupo com lesões > 31 mm (n = 417) a metástase linfonodal ocorreu em 1,7% dos casos. Ainda nesse grupo, para as lesões indiferenciadas (n = 1.369), a metástase linfonodal variou de 1,3 a 7,3%. Quando o câncer invadiu a submucosa, dependendo do tamanho da lesão, a metástase linfonodal ocorreu em 6,9 a 22,4% dos tumores diferenciados (n = 1.846). Entretanto, quando se estratificaram as lesões acometendo até o terço superior da submucosa (Sm1), bem diferenciadas, sem invasão linfovascular (n = 223), a metástase linfonodal ocorreu em 0,9%. Nesse grupo, nas lesões ≤ 30 mm, nenhuma apresentava metástase linfonodal (Tabelas 58.2 a 58.4).[36]

TRATAMENTO ENDOSCÓPICO

O princípio básico para a ressecção endoscópica da neoplasia gástrica superficial é quando a possibilidade de comprometimento linfonodal for mínima ou inexistente. Há diversas técnicas endoscópicas para remoção dessas lesões,[37,38] mas o desejável é que o espécime seja removido em monobloco, com margens macroscópicas livres e fixado adequadamente para

Tabela 58.2 – Metástases linfonodais em câncer gástrico intramucoso de acordo com o tamanho e a histologia da lesão

Tamanho	Total	MLn	%	Diferenciada	MLn	%	Indiferenciada	MLn	%
≤ 10 mm	357	4	1,1	257	0	0,0	100	4	4,0
≤ 20 mm	767	4	0,5	455	0	0,0	312	4	1,3
≤ 30 mm	927	10	1,1	518	0	0,0	409	10	2,4
> 31 mm	965	47	4,9	417	7	1,7	548	40	7,3
Total	3.016	65	2,2	1.647	7	0,4	1.369	58	4,2

MLn: metástases linfonodais.
Fonte: Gotoda et al., 2000.[36]

Tabela 58.3 – Metástases linfonodais em câncer gástrico invasor da submucosa de acordo com o tamanho e a histologia

Tamanho	Total	MLn	%	Diferenciada	MLn	%	Indiferenciada	MLn	%
≤ 10 mm	99	8	8,1	70	6	8,6	29	2	6,9
≤ 20 mm	437	56	12,8	266	32	12,0	171	24	14,0
≤ 30 mm	567	106	18,7	344	56	16,3	223	50	22,4
> 31 mm	743	130	17,5	411	92	22,4	332	38	11,4
Total	1.846	300	16,3	1.091	186	17,0	755	114	15,1

MLn: metástases linfonodais.
Fonte: Gotoda et al., 2000.[36]

Tabela 58.4 – Metástases linfonodais de acordo com o tamanho do tumor, envolvendo a Sm1, sem invasão linfovascular, do tipo histológico diferenciado

Tamanho	Número	MLn	%
≤ 10 mm	28	0	0,0
≤ 20 mm	59	0	0,0
≤ 30 mm	58	0	0,0
> 31 mm	78	2	2,6
Total	223	2	0,9

MLn: metástases linfonodais.
Fonte: Gotoda et al., 2000.[36]

uma avaliação precisa por parte do patologista. Este deverá avaliar a profundidade de invasão da lesão, o grau de diferenciação do câncer e se há invasão linfovascular, permitindo, assim, predizer o risco de metástase para linfonodo. A análise final desses dados permitirá ao médico-assistente definir se o paciente está adequadamente tratado por endoscopia ou se deverá redirecionar para outro tratamento – mais frequentemente uma gastrectomia com esvaziamento linfonodal seguida ou não de quimioterapia.

Resultados

Para esclarecer a efetividade da mucosectomia como tratamento curativo de câncer gástrico precoce, Kojima et al. realizaram uma revisão de 1.832 casos de 12 instituições japonesas.[39] Usando diferentes técnicas de mucosectomia, a ressecção em um único fragmento foi alcançada em 75,8% dos casos. O tempo de acompanhamento foi de 4 meses a 11 anos. A ressecção completa foi obtida em 1.353 (73,9%) casos. Nos casos de ressecções incompletas, o câncer residual foi tratado com sucesso por endoscopia ou cirurgia. A recorrência após erradicação, documentada histopatologicamente, foi observada em 1,9% dos pacientes, sendo a maioria derivada de indicações expandidas. Apenas um paciente morreu de câncer gástrico metastático, e a taxa de sobrevida doença-específica foi de 99%.

Ono et al. publicaram a experiência do National Cancer Center Hospital, descrevendo 445 pacientes com cânceres gástricos precoce tratados por mucosectomia em um período maior que 11 anos.[40] Dentre os 405 cânceres intramucosos, a ressecção completa foi alcançada em apenas 278 casos (69%); em 43 casos (11%) as margens laterais foram positivas, ao passo que, no restante, 84 casos (20%), foi possível avaliar completamente a peça de ressecção por vários motivos: queimadura diatérmica, dano mecânico ou falha na recuperação da peça. A recorrência local ocorreu em 5 casos com ressecção completa (2%) e em 17 dos 95 pacientes com ressecção incompleta ou nos quais não foi possível avaliar (18%). Não houve nenhuma morte relacionada ao câncer gástrico precoce. Todos esses pacientes foram submetidos a cirurgia e permaneceram sem doença. A partir desses resultados, os autores substituíram a mucosectomia por dissecção endoscópica de submucosa, e essa conduta tem sido adotada pela maioria dos centros japoneses. A efetividade dessa decisão é embasada por dados apresentados recentemente, da experiência combinada do Shizuoka Cancer Center e National Cancer Center Hospital.[41] A ressecção em um único fragmento com margens livres de tumor foi obtida em 1.019 dos 1.167 pacientes tratados por dissecção endoscópica de submucosa (87%). Entretanto, quando os dados foram estratificados com base no tamanho do tumor, as vantagens da dissecção endoscópica de submucosa sobre mucosectomia apareceram mais nítidas com o aumento do tamanho da lesão (a taxa de ressecção em bloco foi 96%, 91%, e 83% com dissecção endoscópica de submucosa *versus* 45%, 24%, e 0% com mucosectomia para lesões menores que 20 mm, entre 20 mm e 30 mm e maiores que 30 mm, respectivamente).[41]

Outro estudo, publicado por Oda et al., analisou retrospectivamente os resultados de 714 ressecções endoscópicas consecutivas provenientes de 11 instituições japonesas.[42] A ressecção em um único fragmento foi obtida em 56% dos casos em que foi realizada a mucosectomia, já nos casos de dissecção endoscópica de submucosa, essa taxa foi significativamente maior (92,7%). Após avaliação histológica, a taxa de ressecção curativa foi de 73,6% nos casos de dissecção endoscópica de submucosa. Esse resultado foi significativamente maior quando comparado com a taxa obtida pela mucosectomia (61,1%). O segmento médio foi de 3,2 anos, e as taxas de sobrevida livre de recidiva e a sobrevida global foram 94,4 e 99,2%, respectivamente. A sobrevida livre de recidiva foi significativamente maior nos casos em que foi realizada dissecção endoscópica de submucosa (97,6%) do que nos casos submetidos à mucosectomia (92,5%).[42]

A dissecção endoscópica de submucosa também é útil no tratamento de pacientes com recidiva local de lesões ressecadas anteriormente por mucosectomia.[43]

Acompanhamento endoscópico

Embora não haja consenso sobre o intervalo ideal para o acompanhamento de pacientes tratados por ressecção endoscópica, parece racional haver intervalos anuais durante dez anos caso a ressecção seja completa, pois isso permite a detecção de lesões metacrônicas ou sincrônicas perdidas ainda em fase de cura.[44,45]

TRATAMENTO CIRÚRGICO

O CG é doença primariamente regional. Assim, na ausência de metástase a distância, está indicada a ressecção cirúrgica que constitui a única forma eficaz de tratamento com finalidade curativa. Esta inclui a exérese de tumor com margens de segurança proximal e distal, bordas de secção cirúrgica livres de neoplasia e remoção dos linfonodos locorregionais, independentemente de serem suspeitos ou não de acometimento. Inclui, também, a ressecção, em monobloco, de estruturas, órgãos ou segmentos de órgãos eventualmente envolvidos por contiguidade, além da remoção de ambos os omentos, da lâmina anterior do mesocólon transverso e do peritônio pré-pancreático.[46]

A ressecabilidade do CG tem aumentado de forma progressiva, alcançando atualmente índices que atingem até 85% dos casos.[46]

Quando se restringe às ressecções com finalidade curativa, esses índices caem para cerca de 70%.[46] No tratamento de CG avançados, ou seja, aqueles que já infiltraram e/ou ultrapassaram a muscular própria do estômago, esses índices são muito inferiores.

Extensão da ressecção do estômago

A ressecção gástrica, para tornar-se efetiva, deve ser capaz de tratar a disseminação horizontal do tumor, ou seja, aquela que se dá por continuidade na parede gástrica, no esôfago (tumores do terço proximal) e no duodeno (tumores do terço distal). O respeito a essas margens deve garantir, além da ressecção de todo o tumor primário, a remoção de eventuais lesões acessórias (tumores multicêntricos sincrônicos) e de metástases linfáticas intramurais geralmente circunvizinhas ao tumor principal.

A extensão da ressecção depende, entre outros, do estágio do tumor. Portanto, serão considerados os tumores superficiais (precoces) e os avançados.

Câncer gástrico superficial ou precoce

Considera-se CG precoce o tumor cuja invasão está confinada à mucosa ou submucosa, independentemente da presença de metástases linfonodais. Os mais importantes fatores prognósticos no CG precoce são a presença de metástases linfonodais e o número de linfonodos acometidos. A incidência de acometimento linfonodal nos tumores restritos à mucosa varia de 1,3 a 3,4%, ao passo que nos tumores que atingem a submucosa esses índices podem alcançar até 30%.[47] Desse modo, as ressecções locais, sem linfadenectomia, restringem-se aos casos de tumores mucosos, não ulcerados, bem diferenciados, menores que 3 cm (lesões elevadas) ou 1 cm (lesões deprimidas). Nesses casos, a incidência de acometimento linfonodal é desprezível. Gotoda et al.[36,48] propuseram critérios para ampliar a indicação de ressecção local. Estudando 2.445 casos de CG precoce, demonstraram a ausência de acometimento linfonodal nas situações expressas no Tabela 58.5.

Entretanto, esses critérios não têm sido adotados na prática clínica. Nos casos de CG precoce, passíveis de ressecção local, nos quais não existe possibilidade ou indicação de tratamento endoscópico, a ressecção cirúrgica (laparoscópica ou convencional) está indicada.

A extensão da ressecção gástrica no CG precoce, não passíveis de ressecção local, é ainda objeto de controvérsia. Admite-se que, no CG tipo intestinal, a margem de segurança recomendada seja de 2 cm, ao passo que, no CG tipo difuso, ela deve ser ampliada para, no mínimo, 4 a 6 cm.[49] Há situações, no entanto, em que está indicada a gastrectomia total (GT). Elas incluem os tumores localizados no terço proximal do estômago, os casos de CG precoce multicêntrico, o carcinoma do remanescente gástrico e os casos de CG tipo difuso familiar.

Nos tumores do terço proximal, a gastrectomia proximal deve ser evitada, pois cursa com elevado índice de complicações, incluindo estenose de anastomose e esofagite de refluxo, além de não apresentar nenhuma vantagem do ponto de vista funcional.[50-54] Além disso, ocorre incidência não desprezível do CG no remanescente gástrico distal.[51] Sabe-se, ainda, que os carcinomas multicêntricos sincrônicos distais são mais frequentes que os proximais.[51,53] Quando se opta pela gastrectomia proximal, o acompanhamento endoscópico periódico do remanescente gástrico é compulsório.[53]

O CG no remanescente gástrico pós-gastrectomia, por sua vez, apresenta índice de ressecabilidade

Tabela 58.5 – Critérios para ampliar a indicação de ressecção local

	incidência metástase	IC 95%
Intramucoso, diferenciado, < 3,0 cm, sem invasão linfática, ulcerado ou não	0/1.230 casos	IC = 0 – 0,3%
Intramucoso, diferenciado, sem invasão linfática, sem ulceração, qualquer tamanho	0/929 casos	IC = 0 – 0,4%
Intramucoso, indiferenciado, sem invasão linfática, não ulcerado, < 3,0 cm	0/141 casos	IC = 0 – 2,6%
SM1, diferenciado, sem invasão linfática, < 3,0 cm	0/145 casos	IC = 0 – 2,5%

Fonte: Gotoda et al., 2000.[36]

inferior a 60%. Assim, pacientes gastrectomizados (gastrectomias parciais) devem ser submetidos a endoscopias periódicas. Essa conduta aumenta os índices de ressecabilidade e de cirurgia curativa.

Os fatores de risco de tumor metacrônico no remanescente gástrico após ressecção de CG precoce incluem idade acima de 60 anos, sexo masculino, invasão da submucosa e gastrectomia proximal.[55,56] Nozaki et al.,[56] estudando 1.281 pacientes portadores de CG precoce submetidos a gastrectomia ou ressecção endoscópica, observaram 26 casos de CG metacrônicos em 868 pacientes acompanhados periodicamente por endoscopia. Destes, 13 tinham sido submetidos à gastrectomia, e os outros 13 à ressecção endoscópica.

Inquérito nacional japonês envolvendo 59 instituições e 887 pacientes demonstrou que o CG no remanescente gástrico costuma aparecer 20 anos após gastrectomia por lesão benigna e 10 anos após gastrectomia por lesão maligna.[57]

A opção por ressecção endoscópica (dissecção endoscópica submucosa) nos tumores do remanescente gástrico com indicação de ressecção local é assunto ainda controverso, dadas as dificuldades da abordagem endoscópica em estômago reduzido e o maior índice de complicação. Assim, ela fica reservada para casos selecionados em pacientes com risco cirúrgico muito elevado (Figura 58.1).[58] Nos demais casos, a GT está indicada.

O CG multicêntrico acomete preferencialmente indivíduos acima de 50 anos, do sexo masculino e portadores de CG do tipo intestinal[59] e atinge de 8 a 17% dos portadores de CG precoce.[60] Geralmente, localizam-se próximo e distalmente ao tumor principal. A sobrevida é semelhante à das lesões unifocais.

Nas lesões do terço distal, a gastrectomia subtotal distal (GSTD) costuma ser suficiente. Nas demais (terço proximal ou médio), a GT está indicada. A cromoendoscopia do terço proximal do estômago nos casos de lesões distais é compulsória.

Após a gastrectomia, o acompanhamento endoscópico cuidadoso do estômago remanescente é obrigatório.[61]

No CG difuso hereditário precoce, a GT está sempre indicada (ver adiante em "Gastrectomia total profilática").

Câncer gástrico avançado

A definição da extensão da ressecção gástrica no CG avançado depende, entre outras, das características e da localização do tumor.

Do ponto de vista oncológico, o estômago deve ser dividido em três terços: proximal, médio e distal (Figura 58.2).

Além da localização, as principais características do tumor que devem ser levadas em consideração incluem profundidade, tamanho, multicentricidade e classificações histológica (Laurén) e macroscópica.

Diferentes métodos propedêuticos podem ser utilizados para estadiar adequadamente o tumor no pré-operatório. Eles incluem endoscopia digestiva alta com biópsia, endossonografia, US abdominal, tomografia computadorizada *multislice* do tórax e abdome com reconstrução coronal e laparoscopia.

No intraoperatório, uma reavaliação deve ser realizada pelo cirurgião, incluindo inspeção e palpação cuidadosa da lesão e de toda a cavidade abdominal, abertura, dissecção e exame da peça operatória, biópsia peroperatória das bordas de secção cirúrgica e exame histológico.

No CG avançado do terço distal, a extensão da ressecção ainda não é consensual. Alguns autores[62-64] recomendam a GT de princípio por entenderem que apenas ela garantiria margens cirúrgicas livres de neoplasia e dissecção linfonodal adequada. Além disso, por ter o CG origem multicêntrica, a mucosa do remanescente gástrico poderá já apresentar carci-

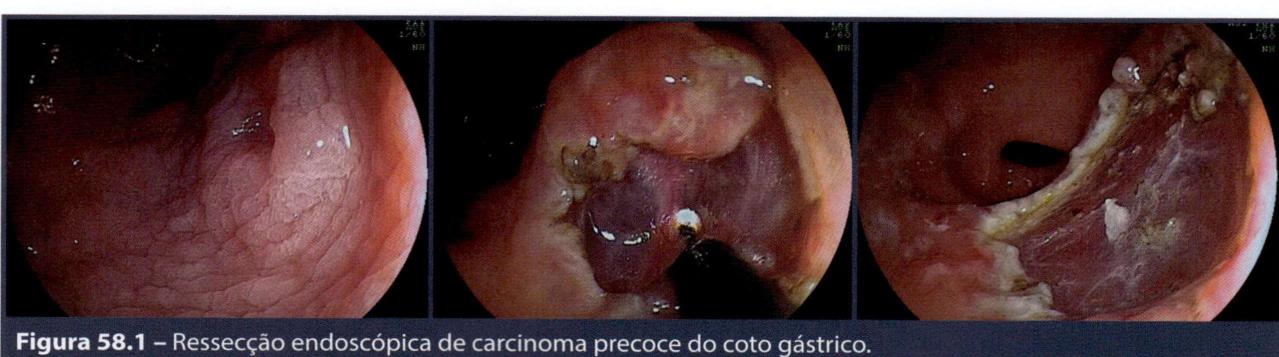

Figura 58.1 – Ressecção endoscópica de carcinoma precoce do coto gástrico.
Fonte: cortesia do Dr. Vitor Arantes.

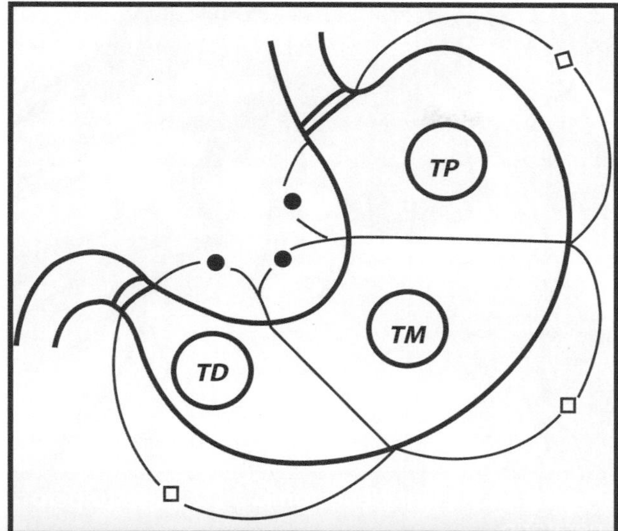

Figura 58.2 – Divisão oncológica do estômago: terços proximal (TP), médio (TM) e distal (TD) definidos por meio de linhas que unem os pontos de trissecção das curvaturas maior e menor.

nomas sincrônicos e estaria sob risco de desenvolver carcinomas metacrônicos.[64] Estudos recentes têm demonstrado, no entanto, que a maioria das lesões acessórias são distais à lesão principal.[60] Assim sendo, a GT seria desnecessária.

Os entraves à GT de princípio foram sempre sua morbimortalidade operatória e as complicações nutricionais e digestivas pós-operatórias. Diferentes autores[65-67] têm demonstrado, no entanto, índices semelhantes de morbimortalidade da GT e da GSTD.

Na evolução, em longo prazo, a qualidade de vida também é semelhante.[68]

Expressivo número de autores[69,70] considera que a GSTD é o procedimento de escolha no tratamento do CG avançado do terço distal. Para eles, essa operação possibilita margem de segurança efetiva, linfadenectomia adequada e menor morbimortalidade operatória. Essa ressecção deve incluir toda a pequena curvatura e deve respeitar, ao longo da curvatura maior, margem cirúrgica proximal mínima de 5 a 6 cm.

Independentemente de se realizar GT ou GSTD, deve-se ressecar, nos tumores do terço distal, pelo menos 4 cm de duodeno, em monobloco, dada a grande frequência de invasão duodenal (25 a 46%).[71]

Nos CG avançados do tipo difuso a invasão duodenal atinge até 80% dos casos.[71]

Rodrigues et al.[71] avaliaram a radicalidade oncológica da GSTD por meio de estudo anátomo-patológico prospectivo da peça cirúrgica, em 30 pacientes portadores de CG avançado do terço distal submetidos a GT de princípio. As peças cirúrgicas foram submetidas, em laboratório, à GSTD, obtendo-se dois segmentos: o segmento A, correspondendo ao coto da GSTD, e o B, à peça cirúrgica da GSTD. Os autores demonstraram que a GSTD não teria sido oncologicamente radical em cinco (83,3%) de seis casos de CG do tipo difuso de Lauren. Por outro lado, ela teria respeitado os critérios da radicalidade oncológica em todos os casos de CG do tipo intestinal (n = 24). Concluíram que a GSTD é inadequada para tratar, com finalidade curativa, os carcinomas distais do tipo difuso. Propõem a cirurgia histologicamente orientada, uma vez que ela pode resolver o impasse na definição do melhor procedimento, ou seja, GT para os tumores difusos e GSTD para os intestinais.

No CG avançado do terço médio, a GT está quase sempre indicada, independentemente do tipo histológico, uma vez que esses tumores frequentemente se apresentam com grandes proporções no momento do diagnóstico. Assim sendo, a GSTD com finalidade curativa exigiria secção gástrica muito alta, preservando coto gástrico muito pequeno sem função de reservatório. A gastrectomia quase total (95%), desde que se respeite margem cirúrgica proximal mínima de 6 cm, pode ser boa opção por permitir a permanência de 2 a 3 cm da parede gástrica, evitando-se anastomose esôfago-jejunal mais susceptível a deiscência.

No CG avançado do terço proximal, assim como no CG precoce dessa região, a GT de princípio, por razões já expostas, é o procedimento de escolha.

Do ponto de vista prático, os tumores do terço proximal têm sido divididos em tumores do fundo gástrico e da cárdia.

Os tumores do fundo gástrico restritos à concavidade superior do estômago e situados distantes da junção esofagogástrica podem ser tratados por GT sem ressecção esofágica. Contudo, na maioria dos casos, para se respeitarem as margens cirúrgicas preconizadas deve-se associar, pelo menos, ressecção do esôfago abdominal.

Os tumores cárdicos ou justacárdicos frequentemente se estendem ao esôfago, em direção proximal, através dos canais linfáticos da submucosa. Para lograr ressecção oncológica, deve-se ressecar, pelo menos, 6 cm do esôfago macroscopicamente sem neoplasia, especialmente nos tumores do tipo difuso e/ ou naqueles que infiltram a serosa gástrica.[72]

A esofagectomia subtotal trans-hiatal e transmediastinal associada à ressecção do diafragma periesofágico (20% de infiltração) constitui boa alternativa nos tumores cárdicos.

Na linite plástica do estômago recomenda-se GT com ressecção de, no mínimo, 2 cm do esôfago e 4 cm do duodeno.

EXTENSÃO DA LINFADENECTOMIA

Conforme já foi assinalado, o acometimento dos linfonodos regionais no CG e o número de linfonodos acometidos estão intimamente relacionados com o prognóstico, sendo considerado um dos principais fatores na determinação da sobrevida. A drenagem linfática do estômago é feita para as cadeias perigástricas localizadas ao longo das curvaturas menor e maior (Grupo N1 – alto risco) e extraperigástricas (Grupo N2 – médio risco e N3 – baixo risco) que acompanham os pedículos vasculares do abdome superior. Totalizam 23 cadeias linfonodais (1 a 20 e 110, 111 e 112). Nos tumores restritos à mucosa, o acometimento linfonodal não ultrapassa 3,5%, ao passo que nos tumores que atingem a submucosa esses índices podem alcançar 30% (46).

A avaliação macroscópica peroperatória do acometimento linfonodal é inaceitável, em razão da baixa acurácia. Habitualmente ela subestima linfonodos pequenos metastáticos e superestima linfonodos reacionais volumosos. A acurácia varia de 34 a 67%.[73,74]

A presença de micrometástases, por sua vez, representa importante papel prognóstico. Yasuda et al.,[74] analisando 2.039 linfonodos com histologia negativa, identificaram 4% com micrometástases. A sobrevida de cinco anos foi de 95% em pacientes sem micrometástases contra 66% naqueles com micrometástases ($p < 0,01$). Nestes últimos, a sobrevida foi de 29% quando havia mais de quatro linfonodos acometidos e de 94% quando não havia.

A principal justificativa das linfadenectomias radicais é a de que os métodos de avaliação (pré e peroperatórios) do acometimento linfonodal são falhos e somente esse tipo de procedimento é capaz de garantir a remoção dos linfonodos acometidos.

Independentemente do estádio do tumor (precoce ou avançado) e desde que não existam indicações para ressecção local sem linfadenectomia, a linfadecectomia a D2 é o procedimento de escolha (Figura 58.3). As linfadenectomias são consideradas não radicais quando removem incompleta ou completamente os linfonodos do grupo N1 (D0 e D1, respectivamente).

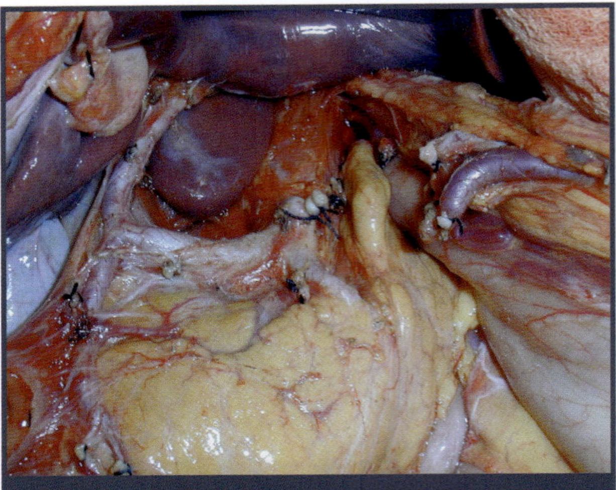

Figura 58.3 – Linfadenectomia a D2: aspecto peroperatório.

As linfadenectomias radicais incluem a D2 (remoção completa de N1 e N2) e a D3 (remoção completa de N1, N2 e N3).

Para a realização da linfadenectomia D2 os grupos linfonodais a serem ressecados variam de acordo com a localização do tumor no estômago:

- Nos tumores do terço distal devem ser removidas as seguintes cadeias linfonodais: N1 (3, 4d, 5 e 6) e N2 (1, 7, 8a, 9, 11b, 12a, 14v).
- Nos tumores do terço médio devem ser removidas: N1 (1, 3, 4sb, 4d, 5 e 6) e N2 (7, 8a, 9, 11 e 12a).
- Nos tumores do terço proximal as cadeias a serem removidas incluem: N1 (1, 2, 3, 4sa e 4sb) e N2 (4d, 7, 8a, 9, 10, 11 e 11d).

A Figura 58.4 demonstra a distribuição das cadeias de linfonodos regionais do estômago.

Está comprovado que a linfadenectomia a D2 melhora a sobrevida de cinco anos. Devem ser retirados, no mínimo, 30 linfonodos, independentemente da suspeita de envolvimento linfonodal.[75]

A linfadenectomia D3 (ressecção de linfonodos do grupo 3 – pequeno risco) não parece ser benéfica, a não ser em casos selecionados. Além de demorada e de difícil execução, parece condicionar maior morbimortalidade sem aumento correspondente de sobrevida.[76] Diheo et al.[77] examinaram 6.362 linfonodos retirados de 132 pacientes submetidos a linfadenectomia a D3 em casos avançados de CG e constataram acometimento de linfonodos para-aórticos em 36% dos casos de tumores do terço proximal, 13% do terço médio e

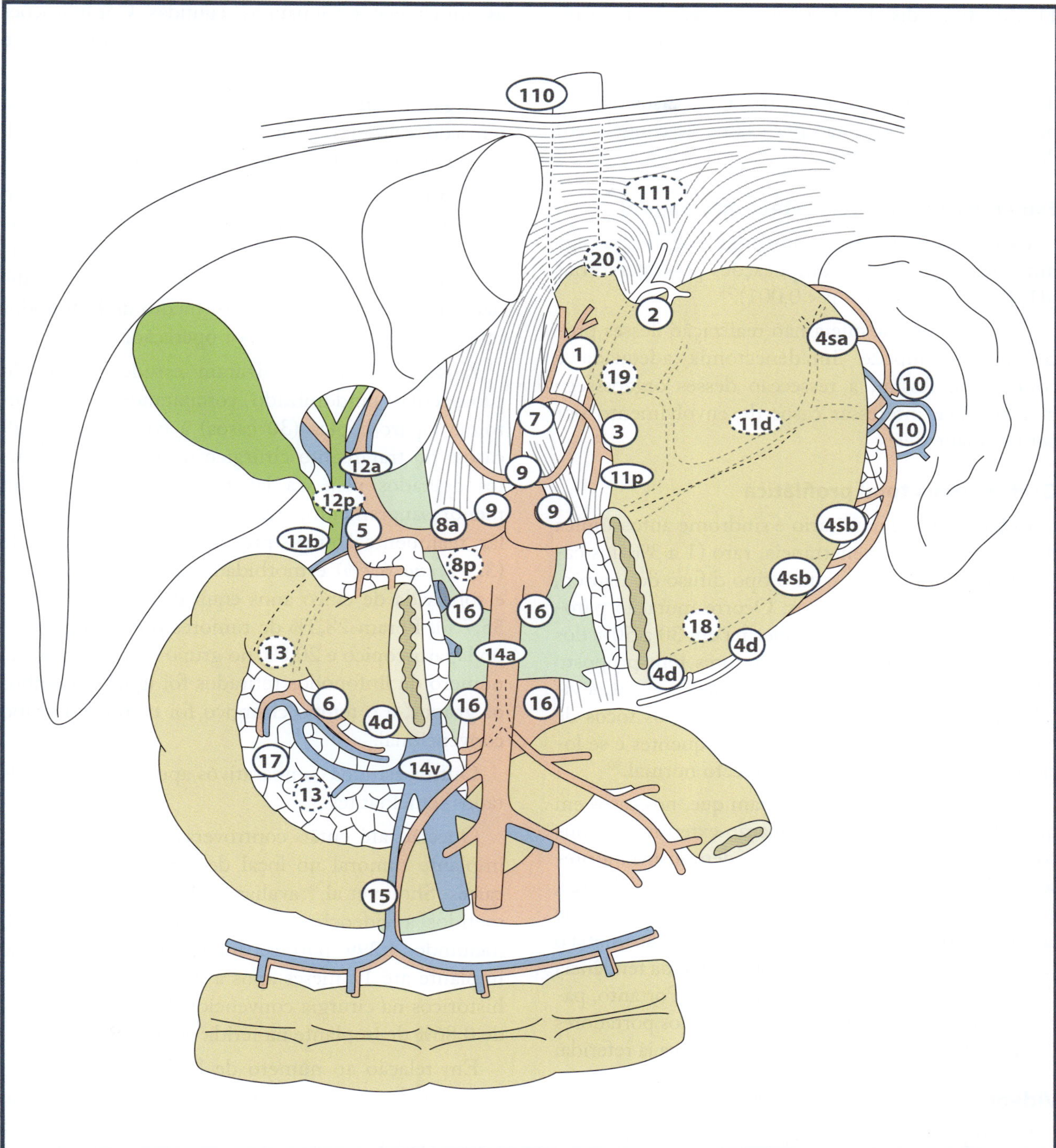

Figura 58.4 – Distribuição das cadeias linfonodais do estômago de acordo com a JGCA. 1. Paracárdicos direitos. 2. Paracárdicos esquerdos. 3. Curvatura menor. 4sa. Gástricos curtos. 4sb. Gastromentais esquerdos. 4d. Gastromentais direitos. 5. Suprapilóricos. 6. Infrapilóricos. 7. Artéria gástrica esquerda. 8a. Artéria hepática anterior. 8p. Artéria hepática posterior. 9. Tronco celíaco. 10. Hilo esplênico. 11p. Artéria esplênica proximal. 11d. Artéria esplênica distal. 12a. Ligamento hepatoduodenal, artéria. 12b. Ligamento hepatoduodenal, sistema biliar. 12p. Ligamento hepatoduodenal, veia porta. 13. Retropancreáticos. 14a. Artéria mesentérica superior. 14v. Veia mesentérica superior. 15. Artéria cólica média. 16a1, b1. Hiatoaórtico e paraórticos, medioinferiores. 16a2, b2. Paraórticos mediossuperiores e caudais. 17. Pancreáticos anteriores. 18. Pancreáticos inferiores. 19. Infradiafragmáticos. 20. Hiato esofágico. 110. Paraesofágicos inferiores. 111. Supradiafragmáticos. 112. Mediastinais posteriores.
Fonte: adaptada de JGCA, 1998.[33]

11% do terço distal. Questionaram se, nos tumores proximais, não estaria indicada a linfadenectomia D3.

Nos tumores de outras localizações a indicação deste procedimento ficaria restrita aos casos de suspeita (confirmada ou não por exame de congelação) de envolvimento de N3.

Esplenectomia e pancreatectomia caudal

Esses procedimentos aumentam, de forma significativa, o índice de complicações pós-operatórias (41,9% *versus* 25,4% – $p < 0,001$).[78]

O argumento de que a não realização desses procedimentos impede linfadenectomia adequada é contestado. Assim, a ressecção desses órgãos/segmentos deve interessar casos de envolvimento por contiguidade deles.

Gastrectomia total profilática

O CG difuso hereditário é síndrome autossômica dominante de alta penetrância, raro (1 a 3% dos casos de CG), associado com o tipo difuso de Laurén, que acomete pessoas jovens. Ocorre mutação patogênica CDH1 do gene E-caderina em 30 a 50% dos pacientes.[79] Assim, inúmeros autores têm proposto a GT profilática.[79,80] Sabe-se que, nesses casos, a vigilância endoscópica é ineficaz, porque os focos de carcinoma precoce costumam ser frequentes e se localizam abaixo da mucosa de aspecto normal.[80]

Diversos estudos demonstraram que, nos casos em que a GT foi indicada, a avaliação extensiva da mucosa gástrica das peças cirúrgicas demonstrou a presença de um ou mais tumores (CG do tipo difuso), a maioria dos quais passara desapercebida ao exame endoscópico.[79-82] A maioria desses tumores acometia o terço superior do estômago, e foi constatada tendência de maior acometimento em mulheres.[82] Portanto, parece inquestionável a indicação de GT nos portadores dessa síndrome com a mutação patogênica já referida.

Videocirurgia no câncer gástrico

Os inquestionáveis avanços da videocirurgia estenderam-se também ao tratamento cirúrgico do CG. Esses procedimentos implicam maior grau de complexidade, razão pela qual ainda não são realizados, de forma rotineira, na maioria dos serviços.

As principais operações realizadas por videocirurgia incluem a ressecção em cunha, a endogastrocirurgia e a gastrectomia com linfadenectomia.

Kitano e Shiraishi[83] realizaram 1.248 ressecções em cunha de CG precoce e 260 endogastrocirurgias. O índice de complicações peroperatórias foi de 2,1% para as primeiras e 4,2% para as segundas. Complicações pós-operatórias foram de, respectivamente, 4,6 e 6,5%. Não houve conversão nem mortalidade.

A gastrectomia laparoscópica com linfadenectomia tem sido realizada de maneira esporádica ou sequencial, em diferentes serviços, com resultados animadores.

O primeiro estudo prospectivo foi publicado em 2003 por Fujiwara et al.[84] Foram operados 43 pacientes, com tempo operatório médio de 225 minutos, 16,2% de complicações peroperatórias, mortalidade de 4,65% e com número médio de linfonodos retirados de 20,2 (4 a 51) por operação.

Huscher et al.[85] realizaram estudo controlado prospectivo randomizado comparando a gastrectomia laparoscópica (30 casos) à convencional (29 casos) no tratamento cirúrgico do CG. Os pacientes operados pela via laparoscópica apresentaram menor sangramento, menor permanência hospitalar, realimentação mais precoce, menor mortalidade (3,3 *versus* 6,7%) e morbidade (26,7 *versus* 27,6%) e sobrevida de cinco anos equivalentes (58,9 *versus* 55,7%). Foram 28,3% de tumores precoces no grupo laparoscópico e 20,8% no grupo convencional. O número de linfonodos retirados foi igual em ambos os grupos, e o tempo cirúrgico foi menor no grupo convencional.

Outros estudos comparativos apresentaram resultados semelhantes.

Questão até então controversa dizia respeito ao implante tumoral no local de introdução dos trocartes. Shoup et al.[86] avaliaram 1.965 pacientes submetidos a videocirurgia para tratamento do CG, incluindo 4.299 portais. Identificou-se 0,79% de implante até 17 meses após a operação. Resultados históricos na cirurgia convencional apontam índices de 0,86% de implante na ferida operatória.

Em relação ao número de linfonodos retirados, os resultados são semelhantes, exceto no estudo de Miura et al.,[87] que relata maior número no grupo convencional.

No Brasil, Tinoco et al.[88] operaram 113 pacientes no período de 1993 a 2008 com mortalidade de 5,4%, índice de conversão de 6,7%, com número de linfonodos retirados variando de 21 a 57, morbidade de 14,1% e tempo operatório médio de 162 minutos.

As principais dificuldades para as gastrectomias laparoscópicas incluem obesidade, biotipo do paciente, aderências prévias e infiltração tumoral para órgãos adjacentes.[89,90]

Esses resultados apontam para a viabilidade do tratamento cirúrgico do CG por videocirurgia. Entretanto, deve-se levar em conta que se trata de procedimento avançado e que, ao contrário das colecistectomias e outras operações, apenas gradualmente deverá ser incorporado à prática clínica.

TRATAMENTO QUIMIOTERÁPICO E RADIOTERÁPICO

A indicação de tratamento quimioterápico adjuvante ao tratamento cirúrgico para pacientes considerados de alto risco para recaída tem-se tornado mais consistente, de acordo com resultados de estudos recentes. A maioria dos autores sugere que, para pacientes de alto risco, um esquema poliquimioterápico à base de 5-fluorouracil ou cisplatina seja empregado em pelo menos quatro ciclos.[91]

A quimioterapia primária ou neoadjuvante não tem ainda papel estabelecido no tratamento de CG, devendo ser evitada fora de protocolos de pesquisa.

Adição ou não da radioterapia vai depender da experiência e das condições técnicas e de aparelhagem de cada serviço, e deve ser evitada sempre que tais condições não forem consideradas adequadas.[91]

REFERÊNCIAS

1. Parkin DM, Bray F, Ferlay J, Pisani P. Global cancer statistics 2002. CA Cancer J Clin. 2005; 55:74-108.
2. INCA – Instituto Nacional do Câncer. Estimativa 2016-2017: incidência de câncer no Brasil. Disponível em: http://www.inca.gov.br/wcm/dncc/2015/estimativa-2016.asp; acessado em: 15 de março de 2016.
3. Riboli E, Norat T. Epidemiologic evidence of the protective effect of fruit and vegetables on cancer risk. Am J Clin Nutr. 2003; 78:559S-569S.
4. Gonzalez CA, Pera G, Agudo A et al. Fruit and vegetable intake and the risk of stomach and oesophagus adenocarcinoma in the European Prospective Investigation into Cancer and Nutrition (EPIC-EURGAST). Int J Cancer. 2006; 118:2559e-2566.
5. Bjelakovic G, Nikolova D, Simonetti RG et al. Antioxidant supplements for prevention of gastrointestinal cancers: a systematic review and meta-analysis. Lancet. 2004; 364:1219-28.
6. Forman D, Burley VJ. Gastric cancer: global pattern of the disease and an overview of environmental risk factors. Best Practice & Research Clinical Gastroenterology. 2006; 20:633-49.
7. Gonzalez CA, Pera G, Agudo A et al. Smoking and the risk of gastric cancer in the European Prospective Investigation Into Cancer and Nutrition (EPIC). Int J Cancer. 2003; 107:629-34.
8. Hsing A, Hansson L, McLaughlin J et al. Pernicious anaemia and subsequent cancer: a population based cohort study. Cancer. 1993; 71:745-50.
9. La Vecchia C, Negri E, Franceschi S et al. Family history and the risk of stomach and colorectal cancer. Cancer. 1992; 70:50-5.
10. Huntsman DG, Carneiro F, Lewis FR et al. Early gastric cancer in young, asymptomatic carriers of germ-line E-cadherin mutations. N Engl J Med. 2001; 344:1904-9.
11. IARC Working Group. IARC working group on the evaluation of carcinogenic risks to humans: some industrial chemicals Lyon, 15-22 February 1994. IARC Monogr Eval Carcinog Risks Hum. 1994; 60:1-560.
12. Helicobacter and Cancer Collaborative Group. Gastric cancer and Helicobacter pylori: a combined analysis of 12 case control studies nested within prospective cohorts. Gut. 2001; 49:347-53.
13. Ekstrom AM, Held M, Hansson LE, Engstrand L, Nyren O. Helicobacter pylori in gastric cancer established by CagA immunoblot as a marker of past infection. Gastroenterology. 2001; 121:784-91.
14. Uemura N, Okamoto S, Yamamoto S et al. Helicobacter pylori infection and the development of gastric cancer. N Eng J Med. 2001; 345:784-9.
15. Watanabe T, Tada M, Nagai H, Sasaki S, Nakao M. Helicobacter pylori infection induces gastric cancer in Mongolian gerbils. Gastroenterology. 1998; 115:642-8.
16. Lochhead P, El-Omar EM. Helicobacter pylori infection and gastric cancer. Best Pract Res Clin Gastroenterol. 2007; 21(2):281-97.
17. Herrera V, Parsonnet J. Helicobacter pylori and gastric adenocarcinoma. Clin Microbiol Infect. 2009; 15:971-6.
18. El-Omar EM, Carrington M, Chow WH et al. Interleukin-1 polymorphisms associated with increased risk of gastric cancer. Nature. 2000; 404(6776):398-402.
19. Houghton J, Stoicov C, Nomura S et al. Gastric cancer originating from bone marrow-derived cells. Science. 2004; 306:1568-71.
20. Correa P, Houghton J. Carcinogenesis of Helicobacter pylori. Gastroenterology. 2007; 133:659-72.
21. Wanebo HJ, Kennedy BJ, Chmiel J, Steele G Jr, Winchester D, Osteen R. Cancer of the stomach. A patient care study by the American College of Surgeons. Ann Surg. 1993; 218:583-92.
22. Malfertheiner P, Bayerdörffer E, Diete U et al. The GU-MACH study: the effect of one-week omeprazole triple therapy on Helicobacter pylori infection. Eradication healing and relapse in patients with active gastric ulcer. Aliment Pharmacol Ther. 1999; 14:703-12.
23. Malfertheiner P, Kirchener T, Kist M et al. Helicobacter pylori eradication and gastric ulcer healing and comparison of three pantoprazole-based triple therapies. Aliment Pharmacol Ther. 2003; 17:1125-35.
24. Blot WJ. Preventing cancer by disrupting progression of precancerous lesions. J Natl Cancer Inst. 2000; 92:1868-9.
25. Ito M, Haruma K, Kamada T et al. Helicobacter pylori eradication therapy improves atrophic gastritis and intestinal metaplasia: a 5-year prospective study of patients

with atrophic gastritis. Aliment Pharmacol Ther. 2002; 16:1449-56.

26. Correa P, Fontham ETH, Bravo JC et al. Chemoprevention of gastric dysplasia: randomized trial of antioxidant supplements and Helicobacter pylori therapy. J Natl Cancer Inst. 2000; 92:1881-8.
27. Schenk BE, Kuipers EJ, Nelis GF et al. Effect of Helicobacter pylori eradication on chronic gastritis during omeprazole therapy. Gut 2000; 46:615-21.
28. Leung WK, Sung JJ. Review article: intestinal metaplasia and cancer carcinogenesis. Aliment Pharmacol Ther. 2002; 16:1209-16.
29. Wong BCY, Lam SK, Wong WM et al. Helicobacter pylori eradication to prevent gastric cancer in a high-risk region of China. A randomized controlled trial. JAMA. 2004; 291:187-94.
30. Fock KM, Talley N, Moayyedi P et al. Asia-Pacific consensus guidelines on gastric cancer prevention. J Gastroenterol Hepatol. 2008; 23:351-65.
31. Coelho LG, Maguinilk I, Zaterka S, Parente JM, Passos MCF, Moraes-Filho JPP. 3rd Brazilian Consensus on Helicobacter pylory. Arq Gastroenterol. 2013; 50:81-96.
32. The Paris Endoscopic Classification of Superficial Neoplastic Lesions: esophagus, stomach, and colon. Suppl to Gastrointest Endosc. 2003; 58(6 Suppl):S3-S43.
33. Japanese Gastric Cancer Association (JGCA). Japanese classification of gastric carcinoma, 2.ed. Gastric Cancer. 1998; 1:10-24.
34. Tajiri H, Doi T, Endo H et al. Routine endoscopy using a magnifying endoscope for gastric cancer diagnosis. Endoscopy. 2002; 34(10):772-7.
35. Kuznetsov K, Lambert R, Rey JF. Narrow-band imaging: potencial and limitations. Endoscopy. 2006; 38:76-81.
36. Gotoda T, Yanagisawa A, Sasako M et al. Incidence of lymph node metastasis from early gastric cancer: estimation with a large number of cases at two large centers. Gastric Cancer. 2000; 3:219-25.
37. Soetikno R, Gotoda T, Nakanishi Y et al. Endoscopic mucosal resection. Gastrointest Endosc. 2003; 57:567-79.
38. Sumiyama K, Gostout C. J. Novel techniques and instrumentation for EMR, ESD, and full-thickness endoscopic luminal resection. Gastrointest Endosc Clin N Am. 2007; 17:471-85.
39. Kojima T, Parra-Blanco A, Takahashi H et al. Outcome of endoscopic mucosal resection for early gastric cancer: review of the Japanese literature. Gastrointest Endosc. 1998; 48(5):550-4.
40. Ono H, Kondo H, Gotoda T et al. Endoscopic mucosal resection for treatment of early gastric cancer. Gut. 2001; 48(2):225-9.
41. Ono H. Early gastric cancer: diagnosis, pathology, treatment techniques and treatment outcomes. Eur J Gastroenterol Hepatol. 2006; 18(8):863-6.
42. Oda I, Saito D, Tada M et al. A multicenter retrospective study of endoscopic resection for early gastric cancer. Gastric Cancer. 2006; 9:262-70.
43. Yokoi C, Gotoda T, Hamanaka H et al. Endoscopic submucosal dissection allows curative resection of locally recurrent early gastric cancer after prior endoscopic mucosal resection. Gastrointest Endosc. 2006; 64:212-8.
44. Nakajima T, Oda I, Gotoda T et al. Metachronous gastric cancer after endoscopic resection: how effective is annual endoscopic surveillance? Gastric Cancer. 2006; 9(2):93-8.
45. Morii Y, Arita T, Shimoda K et al. Effect of periodic endoscopy for gastric cancer on early detection and improvement of survival. Gastric Cancer. 2001; 4:132-6.
46. Rodrigues MAG, Ferro RAF. Extensão da gastrectomia e da linfadenectomia no tratamento do carcinoma gástrico: como defini-las? In: Castro LP, Savassi-Rocha PR, Rodrigues MAG, Murad AM (eds.). Tópicos em gastroenterologia. Rio de Janeiro: Medsi, 2002. p.141-65.
47. Roviello F, Rossi S, Manelli D et al. Number of lymphonode metastases and it prognostic significance in early gastric cancer; a multicenter italian study. J Surg Oncol. 2006; 15:375-80.
48. Gotoda T, Iwasaki M, Kusano C et al. Endoscopic resection of early gastric cancer treated by guideline and expanded. National Cancer Center Criterie. Br J Surg. 2010; 97(6):868-71.
49. Farley DR, Donohue JH. Early gastric cancer. Surg Clin North Am. 1992; 72(2):401-21.
50. An JY, Youn HG, Choi MG et al. The difficult choice between total and proximal gastrectomy in proximal early gastric cancer. Am J Surg. 2008; 196(4):587-91.
51. Nozaki I, Kurita A, Nasu J et al. Higher incidence of gastric remnant cancer after proximal than distal gastrectomy. Hepatogastroenterology. 2007; 54(77):1604-8.
52. Kim EM, Jeong HY, Lee ES et al. Comparison between proximal gastrectomy and total gastrectomy in early gastric cancer. Korean J Gastroenterol. 2009; 54(4):212-9.
53. Oyama S, Torkunaga M, Hiki N et al. A clinicopathological study of gastric stump carcinoma following proximal gastrectomy. Gastric Cancer. 2009; 12(2):88-94.
54. Wang CY, Hsu HK, Chang HC et al. Reflux esophagitis after proximal subtotal gastrectomy. Zhonghua Yi Xue Za Zhi. 1997; 59(6):348-53.
55. Firat O, Guler A, Sozbilen M, Easin S, Kaplan H. Gastric remnant cancer: an old problem with novel concerns. Langenbecks Arch Surg. 2007; 384(1):93-7.
56. Nozaki I, Nasu J, Kubo Y et al. Risk factors for metachronous gastric cancer in the remnant stomach after early gastric cancer surgery. World J Surg. 2010; 34(7):1548-54.
57. Tanigawa N, Nomura G, Lee SW et al. Current state of gastric stump carcinoma in Japan: based on the results of a nationwide surgery. World J Surg. 2010; 34(7):1540-7.
58. Takinaka R, Kawahara Y, Okada H et al. Endoscopic submucosal dissection for cancers of the remnant stomach after distal gastrectomy. Gastrointest Endosc. 2008; 67:359-63.
59. Palmieri I, Angelini D, Mortacci FD et al. Syncronous multiple gastric adenocarcinoma: a clinical care. G Chir. 2002; 23:247-9.
60. Morgagni P, Marfisi C, Gardini A et al. Subtotal gastrectomy as treatment for distal multifocal early gastric cancer. J Gastrointest Surg. 2009; 13:2239-44.

61. Huguier M, Ferro L, Barrier A. Early gastric carcinoma: spread and multicentricity. Gastric Cancer. 2002; 5:125-8.

62. Dietl F, Rumpk KD. Early and late outcome of gastrectomy de principe. Zentralbl Chir. 1995; 1200:800-3.

63. Spay G, Leblet JC, Rivolan F. Gastrectomie totale et cancer intrasereux de l'estomac. Chrirurgie. 1988; 114:473-81.

64. Forestiere P, Formisano C, Mazzeo F. La gastrectomia totale nella terapia chirurgica delle neoplasie dello stomaco. Minerva Chir. 1985; 40:671-6.

65. Bozzetti F, Bonfanti G, Bufalno R et al. How long is a 6cm margin of resection in the stomach? Eur J Surg Oncol. 1992; 18:481-3.

66. Bozzetti F, Marubini G, Bonfanti G et al. Total versus subtotal gastrectomy: surgical morbidity and mortality rates in a multicenter italian randomized trial. Ann Surg. 1997; 226:613-20.

67. Gouzi JL, Huguier M, Fagnniez PL et al. Gastrectomie total contre gastrectomie partielle pour adéno-cancer de l'antre. Une étude francaise prospective contrôlée. Ann Chir. 1989; 43:256-60.

68. Roder JD, Stein HJ, Bottcher K, Siewert JR. Surgical therapy for gastric cancer. J Infus Chemother. 1995; 5:97-103.

69. Davies J, Jonhston D, Sue-Ling H et al. Total or subtotal gastrectomy for gastric carcinoma? A study of quality of life. World J Surg. 1998; 22:1048-55.

70. Houricane J, Burke P, Stephens R. Surgical management of gastric cancer. Ir Med J. 1990; 83:104-7.

71. Rodrigues MAG, Nogueira AMMF, Savassi-Rocha PR. Avaliação da radicalidade oncológica da gastrectomia subtotal distal no tratamento cirúrgico dos carcinomas avançados do terço distal do estômago. Estudo anátomo-patológico. [dissertação de mestrado]. Belo Horizonte: Faculdade de Medicina da UFMG, 1992.

72. Brennan MF, Karpeh Jr MS. Surgery for gastric cancer: the merican view. Seminars in Oncology. 1996; 23:352-9.

73. Rodrigues MAG, Nogueira AMMF, Savassi-Rocha PR. Diagnóstico, classificação e estadiamento do carcinoma gástrico: correlação clínico-patológica com ênfase na classificação histológica de Laurén. Estudo prospectivo em 90 pacientes operados. [tese de doutorado]. Belo Horizonte: Faculdade de Medicina da UFMG, 2000.

74. Yasuda K, Adachi Y, Shiraishi N et al. Prognostic effect of lymphnode micrometastasis in patients with histologically node-negative gastric cancer. Ann Surg Oncol. 2002; 9(8):771-4.

75. Savassi-Rocha PR, Rodrigues MAG. Consenso em linfadenectomia no tratamento do câncer gástrico. Bol Col Brasil Cir. 2002; 32:14-8.

76. Wu CW, Hsieh MC, Lo SS et al. Morbidity and mortality after radical gastrectomy for patients with carcinoma of the stomach. J Am Coll Surg. 1995; 181:26-32.

77. Diheo A, Pedrazzani C, Bonfiglio M et al. Superextended lymphadenectomy in the treatment of gastric carcinoma. Minerva Chir. 2002; 57:641-7.

78. Viste EA, Haugstvedt T, Eide GE, Soreide O. Postoperative complications and mortality after surgery for gastric cancer. Ann Surg. 1988; 207:7-13.

79. Hebbard PC, Macmillan A, Huntsman D et al. Prophylactic total gastrectomy (PTG) for hereditary diffuse gastric cancer (HDGC): the New foundland experience with 23 patients. Ann Surg Oncol. 2009; 16:1890-5.

80. Cisco RM, Norton JA. Hereditary diffuse gastric cancer: surgery, surveillance and unanswered questions. Future Oncol. 2008; 4:553-9.

81. Huntsman DG, Carneiro F, Lewis FR et al. Early gastric cancer in young, asymptomatic carriers of germ-line E-cadherin mutations. New Engl J Med. 2001; 344:1904-9.

82. Rogers WM, Dobo E, Norton JA et al. Risk reducing total gastrectomy for germ-line E-cadherin mutations (CDH1): pathologic findings with clinical implications. Am J Surg Pathol. 2008; 32:799-809.

83. Kitano S, Shriraishi N. Minimally invasive surgery for gastric tumours. Surg Clin North Am. 2005; 85:151-64.

84. Fujiwara M, Kodera Y, Kasai Y et al. Laparoscopy-assisted distal gastrectomy with lymphnode dissection for early gastric carcinoma: a review of 43 cases. J Am Coll Surg. 2003; 196:75-81.

85. Huscher CG, Mingoli A, Sgarzini G et al. Laparoscopic versus open subtotal gastrectomy for distal gastric cancer: five years results of a randomized prospective trial. Ann Surg. 2005; 241:232-7.

86. Shoup M, Brennan MF, Karpeh MS et al. Port site metastasis after diagnostic laparoscopy for upper gastrointestinal tract malignancies: an uncommon entity. Ann Surg Oncol. 2002; 9:632-6.

87. Miura S, Kodera Y, Fujiwara M et al. Laparoscopic assisted distal gastrectomy with systemic lymphnode dissection: a critical reappraisal from the view point of lymphonode retrievel. J Am Coll Surg. 2004; 198(6)933-8.

88. Tinoco RC, Tinoco AC, El-Kadre LJ, Sueth DM, Conde LM. Laparoscopic gastrectomy for gastric cancer. Surg Laparosc Endoc Percutan Tech. 2009; 19(5):384-7.

89. Yasuda K, Inomata M, Shiraishi N et al. Laparoscopy-assisted distal gastrectomy for early gastric cancer in obese and nonobese patients. Surg Endoc. 2004; 18:1253-6.

90. Noshiro H, Shimizu S, Nagai E et al. Laparoscopy-assisted distal gastrectomy for early gastric cancer: is it beneficial for patients of heavier weight? Ann Surg. 2003; 238:680-5.

91. Murad AM. Carcinoma gástrico: há lugar para o tratamento quimioterápico adjuvante? In: In: Castro LP, Savassi-Rocha PR, Rodrigues MAG, Murad AM (eds.). Tópicos em Gastroenterologia. Rio de Janeiro: Medsi, 2002. p.167-73.

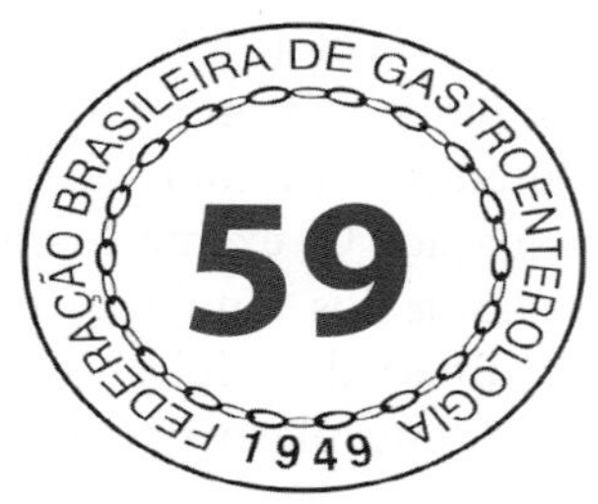

TUMORES ESTROMAIS GASTROINTESTINAIS

Fábio Pinatel Lopasso

INTRODUÇÃO

O tumor estromal gastrointestinal (*gastrointestinal stromal tumors* – GIST) é uma neoplasia mesenquimal relativamente rara que acomete o trato gastrointestinal (TGI) em todos os segmentos, desde o esôfago inferior até o ânus e, mais raramente, na cavidade oral, árvore biliar e fígado. O GIST é o mais comum dos tumores do tecido mole do TGI e surge das células intersticiais de Cajal. Tecidos peritoneais como mesentério, retroperitônio e omento também são sede de GIST. Nos últimos anos, os alvos terapêuticos no GIST tornaram-se mais definidos graças ao enorme progresso no conhecimento dos mecanismos moleculares de sua patogenia. Conceituações sobre a natureza da evolução e do comportamento biológico diante de agentes inibidores da expressão gênica desses tumores modificaram as propostas de tratamento, a avaliação da progressão e do tempo livre de doença após intervenção cirúrgica ou quimioterápica.

O GIST afeta cerca de 5 a 6 mil pessoas por ano nos Estados Unidos.[1] Alguns dados recentes indicam que a incidência está crescendo entre os tumores mesenquimais do TGI, dos quais 80% são GIST.[2] Deve-se questionar se isso se deve a um real aumento ou a meios diagnósticos mais desenvolvidos.

Os GIST foram reconhecidos como uma entidade separada dos tumores do músculo liso do TGI em 1983, por Mazur e Clark.[3] Eles surgem de uma população de células distintas das células musculares lisas. Essa população é representada pelas células de Cajal, que têm a função de marca-passo da atividade cinética do músculo liso no TGI. As células de Cajal e as do GIST demonstram ultraestruturas muito similares, tanto morfológicas quanto imunofenotípicas. Ambas podem apresentar alto grau de expressão do receptor *KIT* (CD117) e de CD34. Tumores mesenquimais muito menos frequentes, como os tumores de músculo liso, leiomiomas, leiomiossarcomas e os da bainha dos nervos periféricos (schwanomas), devem ser diferenciados dos GIST.

O *KIT* é um receptor transmembrana para a tirosina quinase. Entre 80 e 95% dos GIST abrigam mutações no gene *KIT*, e 5% têm mutações de ganho de função no gene do receptor alfa para o fator de crescimento plaquetário derivado – *PDGFR*-alfa. Essas mutações são sinalizadores de vias que, ativadas, resultam no aumento da proliferação e decréscimo da apoptose. Conduzem ao crescimento aberrante e à neoplasia. Menos de 5 a 10% dos GIST não contêm essas mutações nos receptores da tirosino quinase.[4]

Os GIST têm comportamento clínico variado. Podem ser descobertos incidentalmente durante exames de imagem, endoscopia ou laparotomia/ laparoscopia, indicados por outras razões. Algumas lesões permanecem quiescentes por anos, ao passo que outras progridem rapidamente. Esse comportamento se reflete no fato de que 15 a 50% dos GIST apresentam metástase no momento do diagnóstico.

O tratamento citotóxico convencional é ineficaz. O mesilato de imatinibe, um inibidor seletivo das atividades do *KIT* e *PDGFR*, mudou o resultado da terapêutica para os GIST avançados e metastáticos. Novos inibidores da tirosina quinases, como o sunitinibe e o regorafenibe, estão na fase III de estudos clínicos com perspectivas promissoras no tratamento de GIST de grandes dimensões ou metastáticos.

INCIDÊNCIA

A verdadeira incidência do GIST é desconhecida. Há, ainda, muitas estatísticas que não fizeram a distinção entre GIST e os tumores mesenquimais do TGI. Uma informação oriunda da base de dados do programa Surveillance, Epidemiology and End Results (Seer), do National Cancer Institute, liberada em 2005,[2] sugere que a incidência de tumores mesenquimais do TGI nos Estados Unidos quase duplicou entre 1992 e 2002, respectivamente 0,17 a 0,31 por 100 mil, da qual se estima que 80% sejam de GIST.[2] Em termos populacionais, aquela base de dados é representativa de quase 17% da população norte-americana.[5] A prevalência estimada nos Estados Unidos é de 1 a 2 por 100.000 pessoas.[2]

Duas reavaliações de casos clínicos de potenciais GIST (1983 a 2000), provenientes da Suécia e da Islândia (1990 a 2003), identificaram respectivamente incidências de 14,5 e 11 casos por milhão.[6,7]

O GIST ocorre mais frequentemente em adultos com média de idade de 60 anos no diagnóstico.[6] Em crianças, o GIST aparece em uma síndrome familial ou como parte da tríade de Carney.

GIST FAMILIAR

O número de casos em indivíduos parentes ou consanguíneos é crescente e caracterizado por uma predileção autossômica dominante com alta penetrância (mais de 90%) para o desenvolvimento de GIST múltiplos.[8] As mutações germinativas no *KIT* são consistentes em todos os consanguíneos, e os indivíduos afetados são, em geral, mais jovens do que os pacientes com GIST esporádicos. Geralmente, não são portadores de metástases. A média de idade é de 44 anos, sem preferência de gênero. A localização do GIST nesses pacientes restringe-se a estômago, intestino delgado e raramente o colón. Os membros dessas famílias com mutações no éxon 8 ou 17 do gene *KIT* podem exibir alterações motoras do TGI, incluindo disfagia e obstipação. O exame histopatológico mostra que a maioria dos familiares exibe proliferação microscópica difusa de células que expressam intensamente o *KIT* no plexo mioentérico do TGI, cuja aparência é normal. Outras características que distinguem esses pacientes são a presença de mastocitose cutânea, urticária pigmentosa e, mais raramente, melanoma. Mutações somáticas no gene *KIT* têm um papel na oncogênese e progressão da mastocitose esporádica e melanoma.

Aproximadamente 7% dos portadores da neurofibromatose de von Recklinghausen desenvolvem GIST, de localização predominante no intestino delgado. Nesses pacientes, há mutações pontuais nos genes *KIT* e *PDGFRA*, respectivamente, 8 e 6%. Por outro lado, mutações no gene da neurofibromatose não têm sido detectadas em pacientes com GIST sem neurofibromatose.[9]

Apenas 20% dos pacientes com GIST familiar morrem da doença, o que parece apontar para formas de GIST de baixo grau.

SÍNDROMES TUMORAIS ASSOCIADAS AO GIST

Existem raras associações do GIST com outros tumores. A mais comum é parte da tríade de Carney (GIST, condroma pulmonar e paragangliomas), e sua evolução parece ser indolente.[10] A síndrome que associa o GIST de comportamento maligno a paragangliomas deve ser separada da que ocorre na tríade de Carney, porque a evolução é mais rápida.[10]

MUTAÇÕES NO GIST ESPORÁDICO E SIGNIFICADO PROGNÓSTICO

GIST com mutações nos genes *KIT* e *PDGFR*-alfa tem pior prognóstico do que aqueles com genes do tipo selvagem. Os casos que contêm mutações no *KIT* têm pior evolução. Mutações no éxon 11 do *KIT* foram inicialmente associadas a maior índice de malignidade, porém, estudos mais recentes demonstram que 87% dessas mutações ocorrem em pacientes com baixo risco e que a sobrevida de cinco anos livre de recidiva entre eles é de cerca de 90% contra 40% entre os portadores de outras mutações no *KIT*. No entanto, deleções no éxon 11 do *KIT* de pacientes com GIST gástrico – mas não naqueles com GIST do intestino delgado – estão associadas a comportamento mais maligno do que naqueles que são portadores de substituições simples de nucleotídeos.[11] Mutações no éxon 9 do *KIT*, que também foram inicialmente correlacionadas a um fenótipo mais agressivo quando a localização do GIST era o intestino delgado, foram mais recentemente desqualificadas como prognosticadoras de evolução mais maligna, quando comparadas às que ocorrem no éxon 11.[11] As mutações nos éxons 17 e 13 do *KIT* são mais raras e parecem aumentar a agressividade de GIST localizados no estômago, o que não parece ocorrer quando essas mutações são encontradas em GIST do intestino delgado. Mutações no éxon 9 e deleções no éxon 11 que envolvem códons 557-558 estão associados com evolução pior, ao passo que a mutação *D842Vis* do *PDGFRA* parece estar associada a resistência ao imatinibe.[11]

Embora existam propostas de incluir essas mutações detectáveis na genotipagem dos GIST como sinalizadoras de comportamento maligno, manifestado por altos índices de proliferação celular e potencial de metastatização, elas foram observadas em estudos pequenos e não têm força, no presente, para formar um consenso sobre a genotipagem e a agressividade clínico-patológica.

MACROSCOPIA, HISTOPATOLOGIA E CARACTERÍSTICAS IMUNO-HISTOQUÍMICAS

Os GIST são tumores bem circunscritos, rosados, hipervascularizados e podem exibir focos hemorrágicos, degeneração cística central ou necrose.

Basicamente, os padrões histológicos do GIST de qualquer localização no TGI se distribuem entre os com células fusiformes, que correspondem a 70% dos casos, os epitelioides, com 20% dos casos, e os restantes 10% são mistos, apresentando as duas células.

Entre as particularidades do padrão de células fusiformes, é possível observar maior ou menor depósito de colágeno (na variante esclerosante), calcificações, vacuolizações e celularidade variável, sem nenhuma atipia ou com atipias leves difusas. Um padrão sarcomatoide pode ser discriminado, em alguns casos, associado à atividade mitótica mais alta. Entre os epitelioides, além do tipo esclerosante, um tipo com pouca coesão celular pode ser discriminado, no qual atipias focais podem ser frequentes. É possível ainda, caracterizar um subtipo com pronunciada hipercelularidade de pequenas células epitelioides e outro, sarcomatoide, com índice nucleocitoplasma alto, maior índice mitótico e atipia moderada difusa.[3,12]

A maioria dos GIST gástricos é positiva para *KIT* (CD117), detectável em membrana, citoplasma e região perinuclear da célula. Cerca de 70 a 80% são positivos para CD34 (tipicamente na membrana). De 30 a 40% são focais ou difusamente positivos para actina de músculo liso alfa e mostram pouca reatividade (< 5%) para desmina e proteína S-100. No esôfago, esses padrões são semelhantes. No intestino delgado, a maioria dos GIST é negativa para desmina, e quase todos são negativos para proteína S-100. No reto, os GIST são negativos para desmina.[3]

A maioria dos GIST negativa para o *KIT* tem morfologia epitelioide. A positividade para o CD34 é observada na maioria dos tumores, ao passo que a positividade para actina de músculo liso, desmina e proteína S-100 ocorre em 5 a 10% dos casos.

Um gene altamente expresso em pacientes com GIST, o *DOG-1* (sigla da expressão em inglês *discovered on GIST-1*), que tem como produto uma proteína de membrana que funciona como um canal de cloro regulado por cálcio, está sendo considerado um novo marcador para o GIST. Ela tem sensibilidade maior do que o CD117, especialmente quando o tumor é negativo para o CD117. Nesses casos, a DOG-1 pode ser utilizada seletivamente em combinação com a *PDGF* para auxiliar o diagnóstico. A aplicação de um anticorpo monoclonal anti-DOG-1 mostrou altas sensibilidade e especificidade para GIST, porém, a associação entre a expressão da DOG-1 e o prognóstico parece limitada. Em contraponto, cerca de 90% dos pacientes mostraram expressão do DOG-1, mas a sua não expressão está associada a prognóstico pobre em um recente estudo retrospectivo.[13]

AVALIAÇÃO DO RISCO PARA RECIDIVA DO GIST

Os fatores de risco para o comportamento maligno dos GIST do TGI mais bem estabelecidos são: o tamanho do tumor e o índice mitótico, que é a contagem de figuras de mitose por 50 campos de grande aumento à microscopia ótica comum.[1] Muito recentemente, têm-se acrescido a localização gástrica do GIST e a ruptura do tumor durante a cirurgia como fatores adicionais independentes, capazes de prognosticar a recidiva e selecionar os pacientes para terapia adjuvante, uma vez que, atualmente, ela é muito efetiva.[14] No GIST localmente avançado, o imatinibe é efetivo e possibilita ressecções radicais, sem o risco de ruptura do tumor.[15]

Tumores gástricos são menos agressivos que os do intestino delgado.[13] O rompimento do tumor durante a cirurgia pode disseminar o GIST na cavidade abdominal e comprometer a sobrevida. Essas evidências comportamentais parecem ser importantes como prognosticadoras da sobrevivência e para a indicação de terapia adjuvante, porque não existe um sistema de estadiamento do GIST primário no TGI que possa servir de referência para comparação entre índices de sobrevida, como acontece em outros tumores, como os linfomas e os carcinomas do TGI (Tabela 59.1).

APRESENTAÇÃO CLÍNICA

O GIST mais comum no TGI é o de localização gástrica (50 a 70%), seguido pelos do intestino delgado (25 a 35%), cólon (5 a 10%), mesentério e omento (7%) e reto (< 5%). Em um estudo com base populacional, realizado na Suécia na era pré-imatinibe, observou-se que quase 70% dos GIST são sintomáticos, por causarem sangramento e obstrução. Nessas condições o diâmetro médio é de quase 9 cm, muito acima das dimensões dos GIST descobertos incidentalmente em cirurgia, em que o diâmetro médio é menor que 3 cm e de GIST descobertos em autópsias, em que o diâmetro médio é de pouco mais de 3 cm.[6] GIST menores que 2 cm podem ser assintomáticos, especialmente no estômago, e são diagnosticados incidentalmente durante a endoscopia ou em exames de imagem indicados por outros motivos.

ESTUDOS DE IMAGEM E BIÓPSIAS

A tomografia computadorizada (TC) com o emprego de contrastes por vias oral e intravenosa é útil para estabelecer a extensão da doença e o planejamento da terapêutica inicial. O órgão acometido, a localização, as relações de vizinhança com outras vísceras, a presença de metástases ou a apresentação inicial multifocal das lesões condicionam a eventual quimioterapia neoadjuvante, a abordagem cirúrgica como primeira intervenção ou a quimioterapia exclusiva no desenho do tratamento individualizado a cada caso. A TC com contrastes é útil na avaliação da resposta inicial à quimioterapia. Ela permite graduar a atenuação, a transformação cística de massas tumorais e medir as dimensões tumorais em resposta à quimioterapia. A atenuação dos GIST na TC com contrastes (medida por coeficiente de densidade expresso por unidades Hounsfield) mostrou grande dispersão de valores (23,5 a 156,7 H) em um estudo de 173 lesões maiores que 1,5 cm em seu maior diâmetro, detectadas em 36 pacientes.[16] A medida biplanar dos tumores, avaliada pela TC com contrastes antes e após o tratamento com quimioterapia, consegue detectar redução de massa apenas acima de 15%. Diante de alguma intervenção terapêutica, a resposta total dos tumores (RTT) por meios subjetivos (como tamanho e número dos tumores, grau e extensão da melhora da definição tomográfica após a injeção dos contrastes, presença ou ausência de vasos no tumor e a presença de massa sólida dentro de cada tumor em cada paciente) à TC com contrastes detecta respostas significativas que se equiparam às respostas observadas nas mesmas condições com as medidas da captação pelo tumor da fluordeoxiglicose (*standardized uptake value* – SUV) avaliada pela tomografia por emissão de pósitrons – FDG-PET.[16] A maioria dos GIST (70%) que mostra resposta à terapia molecular exibe pelo menos uma resposta parcial quando se mede a variação da densidade tomográfica em unidades Hounsfield. De modo geral, as medidas

Tabela 59.1 – Classificação de risco de comportamento clínico agressivo para seleção de pacientes com GIST com indicação de terapia adjuvante

Categoria de risco	Tamanho (cm)	Índice mitótico (por 50 CGA)	Localização do tumor primário
Muito baixo	< 2,0	< 5	Qualquer
Baixo	2,1-5,0	< 5	Qualquer
Intermediário	2,1-5,0	> 5	Gástrico
	< 5,0	6 a 10	Qualquer
	5,1-10,0	< 5	Gástrico
Alto	Qualquer	Qualquer	Rompimento do tumor
	> 10	Qualquer	Qualquer
	Qualquer	> 10	Qualquer
	> 5,0	> 5	Qualquer
	2,1-5,0	> 5	Não gástrico
	5,1-10,0	< 5	Não gástrico

CGA: campos de grande aumento.
Fonte: Joensuu, 2008.[14]

de captação da FDG-PET expressam a resposta à intervenção por refletirem, a cada momento, a atividade metabólica do tumor. A definição dessa resposta e a equivalência com os achados dimensionais dos tumores à TC com contraste são extremamente importantes para o planejamento terapêutico, a seguir. Os critérios para avaliação dessas respostas estão descritos na Tabela 59.2.

Em termos práticos, a TC com contraste é usada para a avaliação inicial e seguimento para a detecção de recidivas. O FDG-PET complementa a TC para monitorar a resposta à terapia molecular e detectar a emergência de clones resistentes que, à TC, aparecem como massas ambíguas. O uso do PET como rotina de seguimento após a ressecção completa do GIST não é recomendado.[17]

Pequenos GIST gástricos, de cólon e reto, são frequentemente detectados pela endoscopia digestiva alta e por colonoscopia. A ultrassonografia embarcada no endoscópio (EUS) é capaz de estabelecer precisamente o diagnóstico de localização e extensão, bem como identificar o tumor na 3ª e na 4ª camadas ecográficas, que correspondem às camadas musculares do TGI. O diagnóstico por meio de biópsias endoscópicas ou por punção aspirativa com agulha fina (FNA), orientada por EUS, é possível, porém, frequentemente não é consistente. Quando se tem sucesso, a morfologia celular, a imuno-histoquímica e a análise por PCNR de mutações do *KIT* podem estabelecer o diagnóstico, a partir de um fragmento obtido por EUS-FNA.

As peculiaridades observadas na EUS são muito específicas e, na ausência de doença metastática, o diagnóstico histopatológico de uma lesão isolada pode ser dispensado para efeito de indicação de ressecção cirúrgica e porque o risco de rompimento do tumor durante a biópsia por punção deve ser considerado previamente. Se a biópsia tiver algum papel na extensão da ressecção cirúrgica, o que é raro, se o GIST não for passível de ressecção inicial ou se metástases estiverem presentes, a definição histopatológica e os estudos genotípicos têm grande valor para a programação terapêutica. Nessas últimas condições, se a obtenção de espécimes por meio do método endoscópico não for consistente, ela poderá ser realizada por via laparoscópica para instruir a terapia molecular. A punção abdominal transparietal é uma manobra de risco para rompimento de massas tumorais e para hemorragia cavitária.

TRATAMENTO

A quimioterapia e a radioterapia são muito pouco eficazes no tratamento do GIST, precedidas ou não de cirurgia. A cirurgia é efetiva para doença passível de ressecção, porém, os índices de recidiva são altos, atingindo até 50%. Terapias cujo alvo molecular é a tirosinoquinase (TK) dos receptores *KIT*, por meio de inibidores de sua atividade, são efetivas para GIST não ressecáveis, metastáticos ou que são recidivas.

Os principais inibidores da TK (ITK) de uso clínico no presente são o mesilato de imatinibe, um derivado da 2-fenilaminopirimidina, o sunitinibe, um derivado do oxindol e o regorafenibe, de nome químico 4-[4-({[4-cloro-3-(trifluorometil) fenil]carbamoil}amino)-3-fluorofenoxy]-n-methil-piridina-2-carboxamida.

Cirurgia

Para o sucesso da cirurgia, deve-se considerar a localização do GIST. Se ressecções marginais são possíveis, como é o caso de tumores relativamente pequenos do estômago e da transição esofagogástrica, o resultado oncológico pode ser muito favorável. O objetivo é a ressecção completa com a pseudocápsula, sem rompimento do tumor. No entanto, para outras localizações e dimensões, a ressecção completa de GIST primários produz taxa de sobrevida de cinco

Tabela 59.2 – Critérios de avaliação da resposta à tomografia computadorizada

Resposta	Critérios
Resposta completa (RC)	Desaparecimento de todas as lesões.
Resposta parcial (RP)	Decréscimo em 10% da soma dos maiores diâmetros ou decréscimo de 15% na densidade do GIST à TC. Nenhuma nova lesão. Nenhuma progressão em doença não mensurável.
Doença estável (DE)	Não se enquadra em RC, RP ou doença progressiva.
Doença progressiva (DP)	Aumento do tumor em mais de 10%, sem enquadramento no critério de RP para densidade à TC. Presença de novas lesões. Novos nódulos intratumorais ou aumento do tamanho de nódulos intratumorais preexistentes.

Fonte: adaptado de Choi et al., 2007.[16]

anos, pouco maior que 50%.[18] A taxa de sobrevida livre de recidiva um pouco mais elevada, 63%, pode ser observada em uma série recente de 127 pacientes com doença submetida à ressecção completa, em que a análise multivariada mostrou que o tamanho do tumor maior que 10 cm, o índice mitótico maior que 50 mitoses por CGA e a localização do tumor são todos independentemente associados com risco maior de recidiva.[19]

A sobrevida sem recidiva estimada após 15 anos da cirurgia em 2.560 pacientes finlandeses foi de 59,6%. Poucas recidivas ocorreram nos primeiros 10 anos. Os fatores independentes adversos foram tumores grandes, contagem de mitoses alta, localização não gástrica, ruptura e sexo masculino.[20]

Tendo em vista esses dados, podem-se estabelecer estratégias cirúrgicas órgão-específicas para o tratamento do GIST.

Esôfago

Lesões menores que 2 cm são passíveis de ressecção local, se margens livres forem obtidas. A enucleação é contraindicada e é necessária a distinção pré-operatória com leiomiomas. GIST na transição ou próximos a ela podem requerer esofagectomia, especialmente se a biópsia por agulha fina fornecer indícios de que se trata de GIST de alto risco para recidiva.

Estômago

Tumores intramurais menores que 2 cm podem ser seguidos proativamente com endoscopias periódicas e EUS ou ser submetidos à ressecção marginal por laparoscopia. Eventualmente, a endoscopia simultânea pode facilitar a localização gástrica da lesão e a ressecção circunferencial da parede gástrica ao seu redor. Pequenos tumores na transição esofagogástrica podem ser submetidos à ressecção, limitada por meio de circuncisão "cortar e suturar", associada à reconstrução valvulada da transição. Experimentalmente, para tumores de até 3 cm e, em especial, os localizados no fundo gástrico ou na curvatura gástrica maior, pode-se combinar o acesso endoscópico com a manipulação intragástrica por via de trocarteres introduzidos por laparoscopia. Para tumores localmente avançados na transição esofagogástrica, está indicada a esofagogastrectomia, e haverá benefícios se uma terapia neoadjuvante com ITK for previamente realizada. A ressecção marginal de tumores do antro, maiores que 3 cm, corre o risco de produzir estenoses, de modo que a gastrectomia distal deve ser considerada.

Duodeno

Tumores menores de 1 cm, localizados a 2 cm da ampola de Vater, podem ser passíveis de ressecção marginal. Os maiores de 3 cm, porém, localizados na 3ª ou 4ª porção do duodeno, podem ser objeto de ressecção segmentar. No entanto, tumores maiores, na 1ª e 2ª porção do duodeno, ou GIST periampulares, devem ser submetidos à ressecção completa por meio de duodenopancreatectomia.

Intestino delgado e cólon

Para tumores localizados, a ressecção segmentar sem dissecção linfonodal é suficiente para a radicalidade cirúrgica. Se os tumores forem pequenos, essa ressecção pode ser feita por laparoscopia sem que haja riscos de rompimento. Os GIST colônicos devem ser diferenciados dos leiomiomas, que surgem na camada muscular da mucosa e são benignos.

Reto

GIST menores que 3 cm, com ou sem pequeno componente extrarretal, podem ser submetidos à ressecção transanal. A ressecção do mesorreto não é necessária. Quando maiores que 5 cm, os GIST do reto que cresceram para fora dele devem ser tratados com a ressecção anterior ou posterior. O acesso transvaginal deve ser considerado quando o GIST está localizado na parede anterior do reto baixo. No homem, o GIST do reto baixo deve ser distinguido do tumor estromal da próstata usando-se a imunorreatividade do *KIT* de biópsias. Grandes massas pélvicas, especialmente na proximidade dos esfíncteres anais, podem ser reduzidas por neoadjuvância com ITKs, na tentativa de conservação esfincteriana.

Técnica operatória e resultados na era pré-ITK

A remoção macroscópica completa é o único tratamento, se não houver metástases. A linfadenectomia não está indicada. A ressecção em bloco do segmento acometido ou dos órgãos invadidos frequentemente é requerida para assegurar margens e leito de ressecção livres de doença, especialmente se está operando uma recidiva local da doença. Amplas margens cirúrgicas livres não são formalmente obrigatórias, especialmente na era dos ITKs. Em situações em que a função remanescente é imprópria, o órgão deve ser preservado no limite da redução possível de massa tumoral. Tumores inicialmente considerados não passíveis de ressecção podem se tornar ressecáveis durante ou após o tratamento com ITKs.

Recentemente, tumores com menos de 2 cm eram seguidos e se postergava a ressecção cirúrgica à espera de eventual crescimento. No entanto, os GIST têm potencial maligno que não pode ser avaliado apenas pelas suas dimensões, de modo que essa conduta está sendo posta em questão, especialmente se a ressecção local puder ser acessada sem perda grave de funções orgânicas da víscera acometida. Isso ocorre muito frequentemente com os GIST gástricos.

A ressecção laparoscópica está sendo avaliada por várias entidades. A National Comprehensive Cancer Network (NCCN) e a European Society of Medical Oncology (ESMO) têm recomendado que o método laparoscópico tenha um papel na ressecção de GIST menores que 2 cm intramurais, porém, o têm desencorajado. No entanto, cirurgiões japoneses têm ressecado, com sucesso, inúmeros GIST assintomáticos, detectados durante o rastreamento de massa do câncer gástrico, usando a laparoscopia como acesso único ou manualmente assistida, sem nenhum caso de semeadura peritoneal após seguimento pós-operatório acima de quatro anos.[20]

A ressecção classificada de R0 (em que as margens cirúrgicas estão microscopicamente livres) ou de R1 (em que as margens estão microscopicamente acometidas) está associada à sobrevida total de 34 a 63%. Na ressecção R2 (em que resíduos macroscópicos do tumor não foram ressecados), a sobrevida é muito menor, de 8%.[21]

A recidiva ocorre inicialmente no abdome. Em dois anos, a recidiva ocorre em cerca de 80% dos operados com sobrevida média de cinco anos próxima a 60%. Se a doença se apresentar com metástases, a sobrevida média cai para 19%.[18] Os GIST do íleo e do reto apresentam os maiores índices de recidiva da doença respectivamente tão elevados quanto 50 a 80% se o diâmetro maior estiver entre 2 e 5 cm, em contraste com os gástricos em que somente os muitos grandes, com mais de 5 cm de diâmetro, exibem recidiva de 55%.

Terapia com ITKS, mecanismos de ação e resultados

Pacientes com a doença avançada agora são tratados com ITKs, imatinibe e sunitinibe. O imatinibe inibe dois alvos moleculares do GIST, o *KIT* e o *PDGFR*-alfa. É muito solúvel em água, e sua biodisponibilidade é de 98%. Liga-se a proteínas séricas, como a albumina e a alfa-1 glicoproteína. É metabolizado pelo sistema citocromo P450 e seu principal metabólito é a N-dimetilpiperazina, que é ativa. O sunitinibe tem menor biodisponibilidade, liga-se a proteínas séricas e exerce inibição sobre o *KIT* e o *PDGFR*-alfa expressos nas células tumorais do GIST, porém tem um efeito inibitório indireto sobre a angiogênese do tumor via inibição do fator de crescimento vascular, VEGFR. A essa inibição, recentemente, atribuiu-se sua principal ação no GIST. Ambos, imatinibe e sunitinibe, são inibidores competitivos do pacote de ATP envolvido com as TKs associadas à atividade do *KIT* e do *PDGFR*-alfa.

O sunitinibe na dose de 50 mg/dia, administrado a pacientes com GIST resistentes ao imatinibe randomicamente comparado a placebo, mostrou-se capaz de alongar em 21 semanas o tempo para a progressão da doença. Contudo, o sunitinibe pode causar efeitos adversos que são graves ameaças à vida, como hipertensão, cardiotoxicidade e hipotireoidismo.[22] Tanto a NCCN quanto a ESMO recomendam o sunitinibe como opção de segunda linha para pacientes que, embora recebendo dose alta de imatinibe, sofrem progressão da doença ou os efeitos colaterais ameaçadores à vida, decorrentes dessa dose. Se a progressão da doença ocorre após a administração do sunitinibe, o paciente deve ser direcionado a protocolos investigativos com novas drogas ou ter a terapia antitumoral suspensa.

Os estudos clínicos com o imatinibe mostraram que a dose recomendada é de 400 mg/dia, e não há ganho de sobrevida com doses maiores. A sobrevida média com a administração do imatinibe para pacientes com doença avançada (GIST não ressecáveis ou metastáticos) alcança quase 60 meses, o que significou triplicar o tempo de sobrevida específica, quando comparada a controles históricos.[23] A resposta completa raramente é observada (1%) e a maioria dos pacientes mostra resposta parcial (70%) ou doença estável (20%). Pacientes com doença estável por mais de seis meses apresentam a mesma taxa de progressão da doença. Se após seis meses sem doença progressiva avaliada pelos critérios descritos na Tabela 59.2, a administração do imatinibe deve ser continuada, enquanto não houver indícios de progressão da doença. Somente de 10 a 15% dos pacientes com GIST avançado experimentam progressão da doença e apenas 5% não toleram a droga. A progressão da doença é observada em seis meses, se o imatinibe for interrompido após 1 a 3 anos de manutenção com doença estável. Se o tratamento for recomeçado, consegue-se o controle da doença em 90% dos pacientes.[24]

Análises de mutações demonstraram que pacientes com GIST que exibem mutações no éxon 11 do

KIT têm maior índice de resposta e maior sobrevida do que pacientes com outras mutações. No entanto, os que exibem mutações no éxon 9 do *KIT* têm pior resposta, mesmo com doses maiores, se comparados a portadores de outras mutações, porém beneficiam-se em termos de sobrevida média (19 meses *versus* 23 meses), se a dose diária de imatinibe for de 800 mg.

O uso do imatinibe combinado com a ressecção cirúrgica pode ser indicado em pacientes em tratamento que demonstram resposta ou um período de doença estável. Isso parece ser possível entre 3 e 12 meses durante a administração do imatinibe porque o benefício máximo é atingido nesse intervalo. Não há ganho de sobrevida se o paciente estiver experimentando a doença progressiva generalizada. O uso adjuvante do imatinibe após a ressecção completa do GIST está sendo estudado, mas os resultados finais não estarão disponíveis por vários anos. Resultados parciais desses estudos demonstraram que o esquema sequencial de neoadjuvância, cirurgia e adjuvância com o imatinibe está associado à sobrevida média livre da doença em 1 e 2 anos, de 94 e 87%, respectivamente.[25] As recomendações da NCCN e da ESMO sinalizam para o uso neoadjuvante do imatinibe em pacientes com GIST marginalmente ressecáveis ou que tenham alto risco de morbidade cirúrgica. A cirurgia deve ser indicada em pacientes com progressão rápida da doença, antes que ela se torne não passível de ressecção. O paciente que está estável deve receber o imatinibe até a resposta máxima ser atingida, o que geralmente ocorre no intervalo de 3 a 6 meses. A neoadjuvância com o imatinibe tem o papel de reduzir os riscos da cirurgia e evitar grandes ressecções com potencial de morbidade inaceitável. A avaliação da resposta é essencial porque a variação do tumor pode não ser aparente no início da terapia. O GIST pode crescer durante os primeiros seis meses do tratamento, em virtude de hemorragia ou liquefação intramural ou degeneração mixoide, apesar do decréscimo da captação de FDG. Respostas radiográficas consistentes são observadas, em média, após quatro meses, mas a resposta máxima pode não ser caracterizada por no mínimo seis meses. Como ressaltado anteriormente, a medida do coeficiente de atenuação à CT em unidades Hounsfield pode instruir a quantificação da resposta tumoral à exposição da terapia com ITKs.

Resistência ao imatinibe

A resistência primária ao imatinibe aparece como progressão da doença ao tempo da primeira avaliação. É notada em 12% dos pacientes e é frequente em:

- GIST sem mutação no *KIT* ou no *PDGFR*-alfa;
- GIST com mutações resistentes no domínio das quinases;
- GIST no *KIT* com mutações no éxon 9;
- lesão caracterizando nódulos em uma massa à TC;
- mostrando recaptação no FDG-PET (eventualmente).

A resistência secundária deve-se a mutações secundárias nos genes *KIT* ou *PDGFR*-alfa em 70 a 80% dos casos. Nos restantes, 10% devem-se ao aumento do número de cópias do *KIT* que alberga mutações e 10% devem-se ao ganho de novos e desconhecidos mecanismos de proliferação com perda concomitante do controle do *KIT*.

A primeira droga que mostrou atividade terapêutica efetiva no GIST resistente ao imatinibe foi o maleato de sunitinibe que aumentou o tempo para a progressão da doença. No entanto, a doença evolui geralmente dentro de 1 ano de tratamento com o sunitinibe.

O regorafenibe oral, é um inibidor múltiplo de várias TKs com atividade antiangiogênica que tem mostrado evidência pré-clínica de atividade contra vários tumores sólidos, incluindo os GIST nos quais a terapêutica convencional falhou. Os resultados positivos do GRID *trial* permitiram, em 2013, o US Food and Drug Administration (FDA) e outras agências regulatórias internacionais, licenciar o regorafenibe para o tratamento de terceira linha após falha ou intolerância com o imatinibe e o sunitinibe para casos de GIST não passiveis de ressecção. No momento, para estes casos, a administração do regorafenibe é a recomendação mais apropriada.[25]

CONSIDERAÇÕES FINAIS

Desde a introdução do imatinibe, a condução terapêutica dos GIST tem evoluído para o planejamento estratégico da abordagem. A cirurgia radical permanece sendo, sempre que possível, a primeira linha do tratamento. Para lesões avançadas ou metastáticas ou que são recidivas, o imatinibe é o padrão de tratamento inicial. Seu uso em caráter neoadjuvante para lesões avançadas parece melhorar a sobrevida nesses casos por, eventualmente, tornar ressecáveis lesões que *a priori* não eram.

No entanto, apesar do ganho extraordinário de sobrevida com a administração do imatinibe, a progressão da doença ocorre dentro de dois anos. Isso se deve à resistência secundária ao ITK. Cerca de 15%

dos pacientes têm resistência primária ao imatinibe. Novas drogas-alvo estão sendo utilizadas para estes pacientes, como o sunitinibe e o regorafenibe, que poderão melhorar as perspectivas de sobrevida.

REFERÊNCIAS

1. Fletcher CD, Bermann JJ, Corless C, Gorstein F, Lasota J, Longley BJ et al. Diagnosis of gastrointestinal stromal tumors: a consensus approach. Hum Pathol. 2002; 33(5):459-65.
2. Perez EA, Livingstone AS, Franceschi D, Rocha-Lima C, Lee DJ, Hodgson N et al. Current incidence and outcomes of gastrointestinal mesenchymal tumors including gastrointestinal stromal tumors. J Am Coll Surg. 2006; 202(4):623-9.
3. Mazur MT, Clark HB. Gasric stromal tumors. Reappraisal of histogenesis. Am J Surg Pathol. 1983; 7(6):507-19.
4. Hirota S, Isozaki K, Moriyama Y, Hashimoto K, Nishida T, Ishiguro S et al. Gain-of-function mutations of c-kit in human gastrointestinal stromal tumors. Science. 1998; 279(5350):577-80.
5. Tran T, Davila JA, El-Serag HB. The epidemiology of malignant gastrointestinal stromal tumors: an analysis of 1458 cases from 1992 to 2000. Am J Gastroenterol. 2005; 100:162-8.
6. Nilsson B, Bumming P, Meis-Kindblom JM, Odén A, Dortok A, Gustavsson B et al. Gastrointestinal stromal tumors: incidence, prevalence, clinical course, and prognostication in the preimatinibe era: a population-based study in western Sweden. Cancer. 2005; 103(4):812-29.
7. Tryggvason G, Gislason HG, Magnusson MK, Jónasson JG. Gastrointestinal stromal tumors in Iceland, 1990-2003: the Icelandic GIST study, a population-based incidence and pathologic risk stratification study. Int J Cancer. 2005; 117(2):289-93.
8. Li FP, Fletcher JA, Heinrich MC, Garber JE, Sallan SE, Curiel-Lewandrowski C et al. Familiar gastrointestinal stromal tumor syndrome: phenotypic and molecular features in a kindred. J Clin Oncol. 2005; 23:2735-43.
9. Kinoshita K, Hirota S, Isozaki K, Ohashi A, Nishida T, Kitamura Y et al. Absence of c-kit gene mutations in gastrointestinal stromal tumors from neurofibromatosis type 1 patients. J Pathol. 2004; 202(1):80-5.
10. Carney JA, Stratakis CA. Familiar paraganglioma and gastric stromal sarcoma: a new syndrome distinct from the Carney triad. Am J Med Genet. 2002; 108(2):132-9.
11. Jones RL. Practical aspects of risk assessment ingastointestinal stromal tumors. J Gastrointest Canc. 2014; 45(3):262-7.
12. Laurini JA, Carter JE. Gastrointestinal stromal tumors.: a review of the literature. Arch Pathol Lab Med. 2010; 134(1):134-41.
13. Qi Y, Zhao W, Wang Z, Li T, Meng X. Tumor sites and microscopic indicators are independent prognosis predictors of gastrointestinal stromal tumors. Tohoku J Exp Med. 2014; 233(1):65-72.
14. Joensuu H. Risk stratification of patients diagnosed with gastrointestinal stromal tumor. Hum Pathol. 2008; 39:1441-19.
15. Tielen R, Verhoef C, van Coevorden F, Gelderblom H, Sleijfer S, Hartgrink H et al. Surgical treatment of locally advanced, non-metastatic, gastrointestinal stromal tumours after treatment with imatinib. EJSO. 2013; 39(2):150-5.
16. Choi H, Charnsangavej C, Faria SC, Macapinlac HA, Burgess MA, Patel SR et al. Correlation of computed tomography and positron emission tomography in patients with metastatic gastrointestinal tumors treated at a single institution with imatinib mesylate: Proposal of new computed tomography response criteria. J Clin Oncol. 2007; 25(13):1753-9.
17. Blay JY, Bonvalot S, Casali P, Choi H, Debiec-Richter M, Dei Tos AP et al. Consensus meeting for the management of gastrointestinal stromal tumors. Report of the GIST Consensus Conference of 20-21 March 2004, under the auspices of ESMO. An Oncol. 2005; 16(4):566-78.
18. DeMatteo RP, Lewis JJ, Leung D, Mudan SS, Woodruff JM, Brennan MF. Two hundred gastrointestinal stromal tumors: recurrence patterns and prognostic factors for survival. Ann Surg. 2000; 231(1):51-8.
19. DeMatteo RP, Gold JS, Saran L, Gönen M, Liau KH, Maki RG et al. Tumor mitotic rate, size, and location independently predict recurrence after resection of primary gastrointestinal stromal tumors (GIST). Cancer. 2008; 112(3):608-15.
20. Joensuu H, Vehtari A, Riihimäki J, Nishida T, Steigen SE, Brabec P et al. Risk of recurrence of gastrointestinal stromal tumour after surgery: an analysis of pooled population-based cohorts. Lancet/Oncology. 2013; 382:1701-2.
21. Morgan J, Raut CP. Adjuvant and neoadjuvant imatinib for gastrointestinal stromal tumors. UpToDate. 2016. Disponível em: http://www.uptodate.com/contents/adjuvant-and-neoadjuvant-imatinib-for-gastrointestinal-stromal-tumors; acessado em: 14 de março de 2016.
22. Demetri GD, van Oosterom AT, Garrett CR, Blackstein ME, Shah MH, Verweij J et al. Efficacy and safety of sunitinib inpatients with advanced gastrointestinal stromal tumor after failure of imatinib: a randomized controlled trial. Lancet. 2006; 368(9544):1329-38.
23. NCCN Clinical Practice Guidelines in Oncology. Soft tissue sarcoma. 2009. Disponível em: www.nccn.org; acessado em: 8 de fevereiro de 2016.
24. Blay JY, Le Cesne A, Ray-Coquard I, Bui B, Duffaud F, Delbaldo C et al. Prospective multicentric randomized phase III study of imatinib in patients with advanced gastrointestinal stromal tumors comparing interruption versus continuation of treatment beyond 1 year: the French Sarcoma Group. J Clin Oncol. 2007; 25(9):1107-13.
25. Demetri GD, Reichardt P, Kang Y-IK, Blay JY, Rutkowski P, Gelderblom H et al. Efficacy and safety of regorafenib for advanced gastrointestinal stromal tumours after failure of imatinib and sunitinib: an international, multicentre, prospective, randomised, placebo-controlled phase 3 trial. Lancet. 2013; 26; 381:1-17.

SEÇÃO VIII

DOENÇAS DO INTESTINO DELGADO

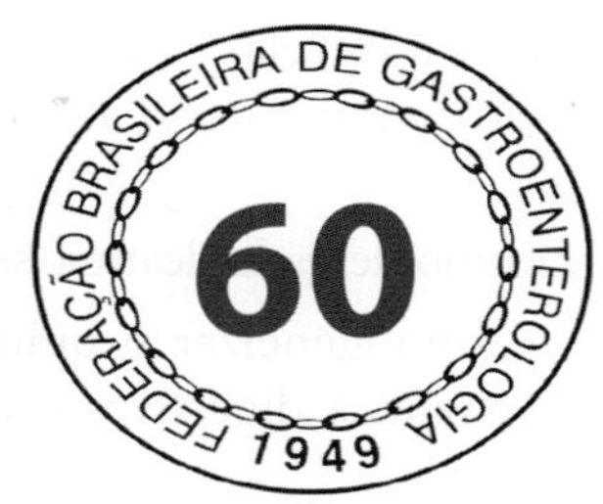

PRINCIPAIS SINTOMAS DAS DOENÇAS DO INTESTINO DELGADO

Andrea Vieira

INTRODUÇÃO

O intestino delgado estende-se do piloro ao ceco e mede cerca de 270 a 290 cm – mas pode atingir até quase 600 cm no adulto. Divide-se em três segmentos: duodeno, com cerca de 20 cm, jejuno, 100 a 110 cm e íleo 150 a 160 cm. O jejuno começa na flexura duodenojejunal que é sustentada por uma prega peritoneal conhecida como ligamento de Treitz. Não há limites precisos entre o jejuno e o íleo, porém, o jejuno é mais comumente conhecido por fazer parte dos 2/5 proximais do intestino delgado e o íleo com os 3/5 finais. O jejuno tem uma circunferência maior do que o íleo e pode ser identificado pelo cirurgião ao examinar os vasos mesentéricos.[1,2]

FISIOLOGIA

A função de absorção torna o intestino delgado o único segmento do tubo digestivo essencial à manutenção da vida. Apresenta atividade motora responsável por dar condições favoráveis à absorção e por encaminhar matérias não aproveitadas ao intestino grosso, o qual se encarregará de excretá-las junto às fezes. O intestino delgado tem também funções endócrinas, secretando substâncias que participam da regulação do esvaziamento gástrico, da secreção pancreática, da contração da vesícula e do seu próprio funcionamento motor. Secreta também enzima, muco, eletrólitos e imunoglobulinas.[3]

Para exercer a função de absorção, o intestino passou por longa evolução e por complexas adaptações macro e microestruturais com o objetivo de ampliar a superfície absortiva. São reconhecidos quatro mecanismos adaptativos. O intestino delgado é o segmento mais interiorizado do aparelho digestivo, e com o processo evolutivo tornou-se tubular e longo, aumentando, assim, a superfície luminar.

1. O pregueamento de Kerkring é o nome dado às válvulas coniventes ou pregas semilunares, formadas por mucosa e submucosa visíveis a olho nu. Estas são observadas a partir do ápice duodenal, e são mais abundantes e completamente formadas no duodeno distal e jejuno proximal, e bem menos marcadas no íleo.
2. As vilosidades microscópicas são expansões da mucosa que se projetam para o lúmen intestinal e apresentam de 0,5 a 1,5 mm de comprimento, o que confere à mucosa intestinal o aspecto aveludado. Podem apresentar formas variadas, mas, em indivíduos normais, habitualmente assumem o padrão digitiforme ou foliáceo. No duodeno, são mais curtas e largas; no jejuno, predomina o padrão digitiforme, alcançando

nesse segmento o seu maior comprimento; no íleo, tendem a ser menores e filiformes.[4]

3. Cada célula absorvente apresenta na sua face apical projeções digitiformes chamadas de microvilos.
4. Cada enterócito de 600 a 3.000 microvilos, o que dá à superfície superior da célula o aspecto típico da bordadura em escova (*brush border*). Todas essas adaptações fazem que, em um homem médio saudável, a superfície absortiva total do intestino delgado seja de aproximadamente 200 m².

O processo digestivo iniciado pela amilase salivar e lípase lingual continua no estômago com a participação da secreção gástrica, mas é máximo no intestino delgado com a intervenção das enzimas pancreáticas e da bile.[5]

O enterócito não só exerce a função de absorção, mas também tem atribuições digestivas, uma vez que contém diversas enzimas junto às suas microvilosidades e no seu citosol. A absorção de carboidratos é feita através de monossacarídios. A despolimerização do amido inicia-se por ação da alfa-amilase salivar, mas é realizada principalmente pela alfa-amilase da secreção pancreática no intestino delgado.[3]

Tanto da amilose como da amilopectina resultam a maltose (dissacarídeo) e a maltotriose (trissacarídeo); da amilopectina resultam também grupamentos de moléculas de glicose, nos quais se encontra a ligação alfa-1-6 pela alfa-amilase que são denominadas dextrinas alfa-limite. Os di, tri e oligossacarídios resultantes da despolimerização do amido e os dissacarídeos ingeridos como sacarose e lactose são desdobrados em seus componentes monossacarídeos por enzimas presentes nas microvilosidades.[3,5]

As proteínas ingeridas são integralmente absorvidas pelo intestino, enquanto o nitrogênio excretado nas fezes é proveniente das bactérias do cólon. No estômago, o ácido clorídrico dissolve o colágeno e a pepsina, iniciando a digestão das proteínas produzindo polipeptídios, porém, a proteólise gástrica não é essencial para a digestão. As enzimas pancreáticas têm maior importância na digestão das proteínas.[2,3]

O grande digestor de lipídios é o suco pancreático. Três processos físico-químicos ocorrem na luz intestinal antes que lipídios sejam absorvidos: emulsificação, lipólise e incorporação a micelas. Vitaminas, cálcio, ferro, água e eletrólitos também são absorvidos no intestino delgado.[3]

A função motora do intestino delgado destina-se a:

- Misturar, amolecer e homogeneizar o quimo, ajudando a ação das enzimas digestivas e dos sais biliares.
- Facilitar a exposição do quimo à superfície de absorção, propiciando, também, tempo adequado de contato para a captação das substâncias absorvíveis.
- Transportar o quimo ao longo de toda a sua extensão, permitindo a absorção ótima de cada nutriente na zona de absorção eletiva e a passagem para o ceco das substâncias não absorvidas.
- Manter baixos níveis de proliferação bacteriana na sua luz.[5]

O intestino delgado secreta hormônios, enzimas, imunoglobulinas, muco, água e eletrólitos. Colecistocinina, secretina, polipeptídio inibidor gástrico, motilina e gastrina são peptídios secretados principalmente pelo delgado proximal, enquanto o enteroglucagon e a neurotensina são elaborados no delgado distal.[2,3,5] Imunoglobulinas IgA secretadas pelos imunócitos da mucosa ultrapassam a camada epitelial, atuando como primeira linha de defesa contra antígenos ao nível da superfície celular; agem impedindo a penetração de antígenos solúveis na mucosa e inibem a colonização epitelial por vírus, bactérias e protozoários.[2]

SINTOMAS

Os principais sintomas das afecções do intestino delgado são diarreia; má absorção intestinal que se caracteriza principalmente por esteatorreia; dor abdominal; distensão abdominal; flatulência; dispepsia; hemorragia digestiva e manifestações sistêmicas como febre, perda de peso, anemia, edema, manifestações carências, e de insuficiência endócrina.[3,4]

Diarreia

Diarreia é a manifestação clínica mais comum das doenças do intestino delgado. É definida por alteração do ritmo intestinal, na qual se observa aumento no teor de líquido das fezes, associado tanto ao aumento do número diário das evacuações como do volume fecal emitido nas 24 horas. Informações detalhadas sobre as características semiológicas da diarreia são essenciais para a interpretação e construção do raciocínio diagnóstico. É necessário certificar-se, em primeiro lugar, da própria existência da diarreia, pois, em alguns casos, o aumento do teor de líquido das fezes pode não provocar mudanças exuberantes ou ser tão gradual de modo que passa despercebido pelo paciente. Em contrapartida, há condições com aumento do número das dejeções sem que haja aumento do teor de líquido das fezes. Assim, é fundamental buscar na anamnese informações objetivas acerca do volume de cada evacuação, da frequência diária e da consistência ou teor de líquido das fezes.[3,4,6,7]

A determinação da duração do processo diarreico é muito útil, em especial para estabelecer o diagnóstico etiológico. As diarreias agudas (até três semanas de evolução) costumam ter causas diferentes das diarreias crônicas.[6,7]

Os dados relativos ao volume, à consistência e ao aspecto das fezes, bem como a frequência das evacuações, são fundamentais para se concluir pelo acometimento exclusivo ou predominante do intestino delgado (dejeções volumosas, amolecidas, líquidas ou semilíquidas, frequência aumentada, porém, nem tanto como nos processos que acometem intestino grosso). São comuns as modificações nos aspectos das fezes, que podem se apresentar mais claras, brilhantes, leves, espumosas e com odor pútrido. Pode ocorrer eliminação de grande quantidade de gases, o que confere um caráter "explosivo" às dejeções. A presença de evacuações noturnas é maior do que a observada quando o cólon está comprometido.[3,4]

Muitas vezes, as evacuações são precedidas de cólicas abdominais, de localização periumbilical ou de dor difusa, predominando no hemiabdome direito. São comuns os restos alimentares nas dejeções, e é importante diferenciar os restos de alimentos normalmente não digeríveis (fibras vegetais) dos alimentos normalmente digeríveis. A presença de restos de alimentos digeríveis é uma forte evidência de defeitos na digestão/absorção, levantando sempre a possibilidade de acometimento do intestino delgado. Dos elementos anormais que podem estar presentes no material fecal, o sangue vivo, o pus e o muco raramente são observados.[3]

Essas características contrapõem-se ao que é observado nos quadros ditos como "diarreia baixa", em que o segmento colônico é o principal envolvido. Nesse caso, a diarreia se apresenta com maior frequência e menor volume; podem estar presentes elementos anormais, como pus, muco e sangue, e essas manifestações podem ser acompanhadas por tenesmo e urgência evacuatória. Porém, vale ressaltar que existem situações de acometimento do intestino delgado e do colón no mesmo paciente (p.ex., doença de Crohn) e podem ocorrer os dois tipos de diarreia alta e baixa; o que dificulta o raciocínio clínico.[8] Ou ocorre a passagem anormal de determinadas substâncias, como ácidos graxos livres ou sais biliares, que não foram absorvidos, criando condições para a instalação de "diarreia baixa".[9]

Atenção particular merece a dieta do paciente. Muito frequentemente, ao se aperceberem da diarreia, os pacientes mudam seus hábitos alimentares, restringindo os doces, frutas, verduras, ou reduzindo os alimentos gordurosos. Essas modificações podem provocar não só a diminuição da intensidade dos sintomas, como também das suas características clínicas. Por outro lado, existem situações em que a diarreia é agravada ou provocada, pelo uso de certos alimentos. É o que ocorre nos pacientes com deficiência de lactase intestinal, quando a dieta é rica em leite, ou com doença celíaca, e a dieta é rica em glúten.[10]

Igual importância tem o uso de medicamentos, pois vários fármacos são capazes de produzir ou agravar a diarreia. Entre estes, incluem-se antibióticos, anti-inflamatórios, antiarrítmicos, anti-hipertensivos, cardiotônicos e antiácidos. E a automedicação com antidiarreicos e antiespasmódicos pode mascarar o quadro de investigação.[3,4,6,7]

Algumas situações especiais devem ser observadas: paciente com diarreia crônica que predomina no período da manhã e que não apresenta indícios de comprometimento somático pode estar manifestando quadro de diarreia funcional. Esta tem como característica, quase nunca apresentar diarreia noturna, ter períodos alternados com obstipação ou hábito normal; e pode ser vista com certa frequência eliminação de muco. Pacientes com vida sexual promíscua, usuários de drogas venosas ou hemofílicos podem ter diarreia e emagrecimento como manifestações iniciais da síndrome da imunodeficiência adquirida (aids). Entretanto, nos pacientes com diabete melito, a diarreia pode ser secundária à neuropatia visceral ou ao supercrescimento bacteriano. Alguns sinais e sintomas clínicos podem apontar para determinadas hipóteses diagnósticas (Tabelas 60.1 e 60.2).

Tabela 60.1 – Sinais clínicos associados à diarreia que podem sugerir a etiologia

Sinais	Diagnósticos
Úlceras orais	DII, Whipple, doença celíaca
Artrite	DII, Whipple, infecções
Aterosclerose sistêmica	Colite isquêmica
Linfadenopatia	Linfoma, aids, tuberculose
Neuropatia	Diabete melito
Hipotensão postural	Diabete melito
Eritema cutâneo	Glucagonoma
Hiperpigmentação cutânea	Whipple, doença celíaca
Dermatite herpetiforme	Doença celíaca
Pioderma gangrenoso	DII

Tabela 60.2 – Sintomas clínicos associados à diarreia que podem sugerir a etiologia

Sintomas	Diagnósticos
Fezes com sangue	Condições inflamatórias, infecciosas ou neoplásicas
Alternância: diarreia/obstipação	SII, neuropatia diabética, automedicação, obstrução intestinal
Fezes oleosas	Má absorção de gorduras
Grande volume fecal	Intestino delgado
Pequeno volume	Doença retal ou colônica distal
Flatos excessivos	Má absorção de CHO
História familiar	DII, doença celíaca
Uso ATB	Colite pseudomembranosa
Viagem recente	Diarreia dos viajantes
Febre	DII, linfoma, doença de Whipple, hipertireoidismo, doenças infecciosas
Perda de peso	Má absorção, DII, processo maligno
Trabalho em creche	Infecção por *Shiguella*, *Giardia* ou *Cryptosporidium*
Rubor	Hipertireoidismo, síndrome carcinoide, feocromocitoma, cólera pancreática

Má absorção intestinal

O termo refere-se a uma série de sinais e sintomas que se relacionam com a dificuldade ou mesmo com a ausência de absorção de nutrientes pelo intestino delgado. A deficiência de absorção pode ser global ou de apenas um nutriente, por exemplo, má absorção de vitamina B_{12} associada à doença ou ressecção do íleo terminal.[9] Há ainda situações em que o intestino absorve mais do que é necessário, como na hemocromatose (absorção aumentada de ferro pelo intestino).[4]

A má absorção global pode ocorrer em inúmeras situações. Assim, é fundamental no manejo dessas afecções tentar localizar o provável defeito para melhor conduzir o diagnóstico e tratamento, sucessivamente. Didaticamente pode-se dividir a má absorção em:

- **Pré-entérica ou pré-epitelial:** a deficiência está ocorrendo na fase digestiva do processo, o enterócito está íntegro. São exemplos a insuficiência gástrica observada na gastrite atrófica e pós-gastrectomia, insuficiência pancreática exócrina da pancreatite crônica, insuficiência biliar nas colestases etc.

- **Fase entérica ou epitelial:** o enterócito está comprometido. Isso ocorre na atrofia vilositária presente na doença celíaca, na doença de Crohn, enteropatia por intolerância a proteínas alimentares, doença linfoproliferativa, aids, entre outros. Na má absorção seletiva de alguns nutrientes (sem lesões vilositárias características) como na má absorção de açúcares, proteínas, gorduras, vitaminas e eletrólitos. Ou ainda na insuficiência de área absorvente, que ocorre nas enterectomias, fístulas.
- **Fase pós-entérica ou pós-epitelial:** dificuldade no escoamento do material absorvido que ocorre ao nível da lâmina própria, das estruturas vasolinfáticas e mesenteriais. Essas alterações são observadas nas colagenoses, doença de Crohn, linfangectasias primárias e secundárias, doença de Whipple, linfoma etc.

A síndrome de má absorção manifesta-se principalmente por esteatorreia, que é definida como o aumento da quantidade de gorduras excretadas nas fezes. Mantendo-se ingestão de 100 g de gorduras por dia, a excreção fecal diária não ultrapassa 7 g de gordura. O aumento do teor fecal de gordura causa alterações nas fezes mesmo na ausência de diarreia franca. As dejeções passam a ser volumosas, brilhantes, lustrosas, mais claras e flutuantes na água. De acordo com os relatos dos pacientes, a viscosidade das fezes é aumentada e apresentam-se pegajosas e espumosas. O odor pode ser muito desagradável. Na dependência do teor de gordura presente nas fezes, a esteatorreia pode ser reconhecida pela eliminação de substância oleosa, esbranquiçada, que se mistura às fezes, ou pela formação, na água do vaso sanitário, de gotas ou placas de gorduras. É também comum a concomitância de manifestações sugestivas do aumento do conteúdo gasoso intestinal, provenientes do metabolismo bacteriano das substâncias não absorvidas, como cólicas periumbilicais, distensão abdominal e flatulência.[2,9,11]

Dor abdominal

A dor abdominal é um dos sintomas mais presentes e importantes nas doenças do intestino delgado. Decorre de vários mecanismos, como distensão da parede intestinal, aumento da tensão da musculatura intestinal, alterações vasculares (congestão e isquemia), inflamação intestinal e peritoneal. Na caracterização semiológica da dor abdominal é fundamental considerar a localização, irradiação, intensidade, modo de início, variações cronológicas, fatores de melhora e piora e as manifestações associadas.[3,4,12,13]

Em relação à localização, quando a dor tem origem exclusiva no intestino, sem que haja participação peritoneal, é em geral imprecisa, sendo indicada pelo paciente em algum ponto próximo da região umbilical. No comprometimento dos segmentos mais distais do íleo, ela é localizada um pouco abaixo da cicatriz umbilical, entre o mesogástrio e o hipogástrio. Se sua origem for íleo terminal, ela é percebida no quadrante inferior direito. Quando a dor decorre de uma peritonite restrita, sua localização vai corresponder à sede do processo inflamatório. Aliás, com grande frequência, as doenças intestinais cursam com peritonite focal, sendo exemplo disso a doença de Crohn, que afeta preferencialmente o íleo terminal.[14,15] Quando há peritonite generalizada, a dor é sentida difusamente em todo o abdome.

A irradiação da dor para outros locais depende do mecanismo etiopatogênico e da intensidade da estimulação dolorosa. Quando a dor é motivada por distensão das paredes do intestino ou por contração vigorosa da sua musculatura, irradiação para o dorso somente ocorre se o estímulo for muito intenso. Quando há peritonite restrita, produzindo dor que se localiza em um ou outro quadrante inferior do abdome, pode haver irradiação para a base da coxa, independente da intensidade do estímulo doloroso.[2-4]

A avaliação da intensidade da dor nem sempre é fácil, dado o seu caráter subjetivo. Dependem da sensibilidade de cada pessoa, da natureza e intensidade do processo patológico, fatores físicos, emocionais, efeito de medicamentos etc. Indica dor abdominal intensa a ocorrência de manifestações autonômicas, como náuseas, vômitos, sudorese, palidez cutânea e inquietude.[2]

Os dados sobre a natureza ou caráter da dor também são importantes. A dor visceral, originada da distensão ou da contração das paredes musculares do intestino, costuma ser descrita como tendo caráter de "distensão" ou "torção". Quando há alterações inflamatórias, congestivas ou isquêmicas, é possível que se apliquem as designações "constrição" ou "peso". Sensações semelhantes a "queimação" ou "pontada" podem ser empregadas quando há participação do peritônio perivisceral no processo inflamatório.[12]

O modo de início, abrupto ou vagaroso, pode auxiliar na descoberta da natureza do processo patológico. O mesmo raciocínio é válido para as modificações da dor, de acordo com as mudanças de posição do paciente. Por exemplo, a dor de origem peritoneal piora com movimentos de flexão do tronco ou compressão do abdome com as mãos, tosse, movimentação brusca para sentar-se ou mudar de posição.[2,3]

Quanto à alimentação, na maioria das vezes, há diminuição significativa da vontade de comer durante os episódios de dor, independentemente de suas causas.[4]

Distensão abdominal, flatulência e dispepsia

Em grande número de doenças do intestino delgado, em especial nas associadas à má absorção, pode ocorrer um conjunto de sintomas indicativos de repleção abdominal, provocados por aumento do conteúdo gasoso do tubo digestivo (Figura 60.1). Esses sintomas, em geral, apresentam-se junto com diarreia, esteatorreia ou dor abdominal, mas podem ocorrer isoladamente.[2,3]

Sintomas dispépticos são sensações desagradáveis, de natureza variada, atribuíveis às porções proximais do tubo digestivo (estômago e duodeno). Frequentemente ocorrem em associações diversas que incluem eructações, desconforto ou dor localizados no epigástrio, saciedade precoce, plenitude ou empachamento pós-prandial e náuseas, acompanhados ou não de vômitos.

Esses sintomas são produzidos por vários mecanismos etiopatogênicos, destacando-se o aumento do conteúdo líquido do intestino delgado, má absorção ou deficiência de propulsão, e excesso de gases pela fermentação bacteriana de açúcares não absorvidos.[13]

Deve-se ressaltar que distensão abdominal e a flatulência em associação com a diarreia, em particular, com a esteatorreia sugere sempre a ocorrência de processo patológico causando má absorção global dos nutrientes. Por outro lado, concomitância deles com dor abdominal intensa, contínua, com exacerbações periódicas, pode indicar obstrução mecânica de algum segmento do tubo digestivo (Figura 60.1). Nesse caso, é possível observar períodos de diminuição ou de parada de eliminação de gases e de fezes.[3,4,6,7]

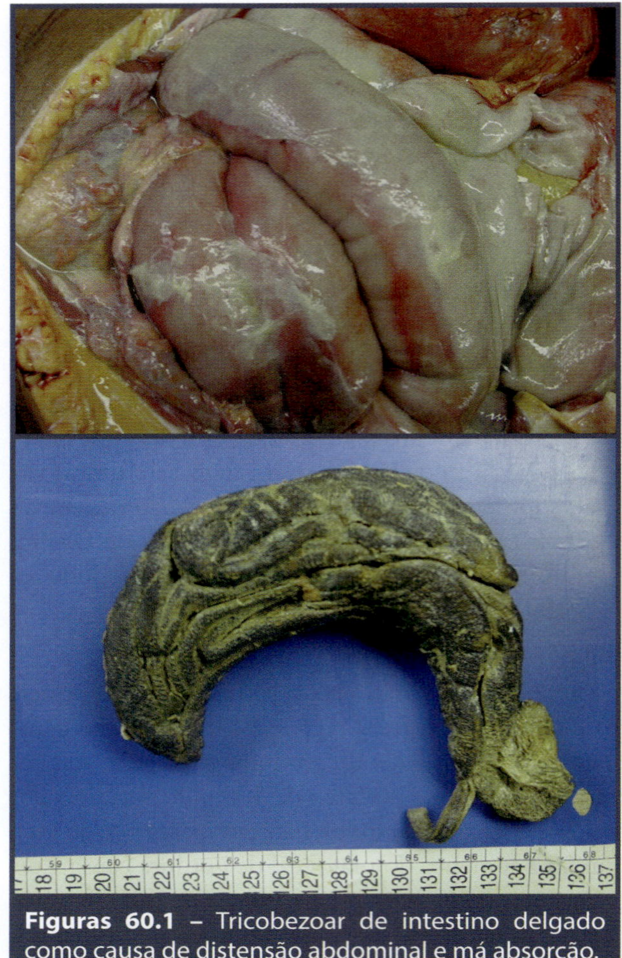

Figuras 60.1 – Tricobezoar de intestino delgado como causa de distensão abdominal e má absorção.

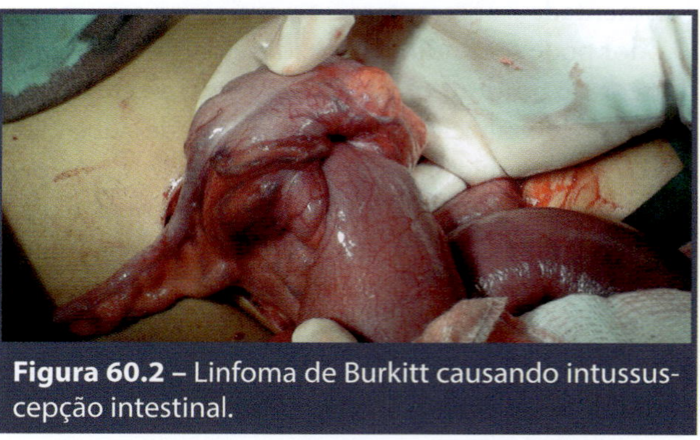

Figura 60.2 – Linfoma de Burkitt causando intussuscepção intestinal.

Hemorragia digestiva

Não é uma manifestação clínica comum nas doenças do intestino delgado. Todavia, várias são as afecções intestinais que podem se manifestar pela sua presença. Destacam-se enfermidades de causa inflamatória (doença de Crohn, tuberculose intestinal, estrongiloidíase, enteropatia actínica, entre outras), neoplasias (Figura 60.2), afecções de natureza vascular (Figura 60.3) (hemangiomas, angiodisplasias, telangectasias, vasculites), anomalias congênitas (divertículo de Meckel), condições sistêmicas (púrpura, leucemias, uremia) e ação de medicamentos, em especial anti-inflamatórios e anticoagulantes.[3,8,16,17]

A forma com que a hemorragia vai se manifestar vai depender de vários fatores. Entre eles, a presença ou não de sintomas intestinais, a localização, o volume, a

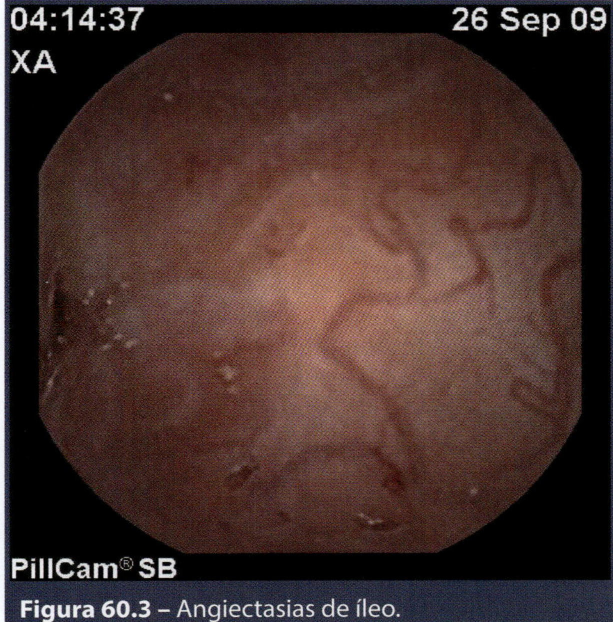

Figura 60.3 – Angiectasias de íleo.

velocidade e a duração do sangramento. Na maioria das vezes, é a melena que vai indicar a presença de sangramento no intestino delgado, pois usualmente vai ocorrer a digestão do sangue entre o ângulo de Treitz e a válvula ileocecal.

A enterorragia, ou seja, a eliminação de sangue vivo pelo ânus, é manifestação pouco frequente e só ocorre quando uma das seguintes situações está presente: local de sangramento perto da válvula ileocecal, perda sanguínea rápida e com grande volume ou existência de fatores que aumentam o peristaltismo intestinal.

A hematêmese é manifestação que raramente se associa à hemorragia digestiva que se origina no intestino delgado. Esta pode ocorrer quando a sede do sangramento for próximo ao ângulo de Treitz ou no duodeno, e quando a perda de sangue for volumosa. Nesses casos, o sangue eliminado pelos vômitos já apresenta certo grau de digestão prévia, e a melena é praticamente obrigatória.

É interessante que o examinador se preocupe em determinar a presença ou não das repercussões hemodinâmicas do sangramento, que vão depender do volume de sangramento perdido e do tempo de sangramento.[3,4]

A suspeita de que o sítio do sangramento digestivo esteja no intestino delgado é facilitada pela concomitância de outros sintomas intestinais, como dor abdominal e diarreia. Mas a ausência destes dificulta profundamente o diagnóstico clínico, implicando a realização de extensa propedêutica. O divertículo de Meckel é causa em aproximadamente a metade desses casos, ficando as afecções vasculares e neoplásicas com o restante.[16]

Uma manifestação comum das hemorragias digestivas altas, frequentemente ignorada ou mal interpretada, é a febre. Esta resulta, provavelmente, da absorção de substâncias pirogênicas produzidas pela digestão de sangue extravasado para o lúmen do tudo digestivo.[2]

MANIFESTAÇÕES SISTÊMICAS

Muitas doenças do intestino delgado podem ter como manifestações clínicas principais ou associadas sinais e/ou sintomas gerais, que retratam a deficiência desse segmento na manutenção da homeostase do organismo.

Emagrecimento

A perda de peso é sintoma que acompanha com relativa frequência as doenças primárias do intestino delgado. São três os mecanismos responsáveis pelo aparecimento: alimentação deficiente, má absorção e aumento do consumo metabólico.[18]

Os sintomas capazes de diminuir a tolerância aos alimentos são de vários tipos. Pacientes com dispepsia costumam apresentar piora das eructações e do desconforto epigástrico quando comem. Saciedade precoce e plenitude epigástrica são desencadeadas pelas refeições, mesmo quando de pequena quantidade. Em algumas circunstâncias, os pacientes apresentam vômitos pós-prandiais, os quais constituem forte motivo para reduzir a ingestão de alimentos.[4]

Nos pacientes que emagrecem mesmo com aumento da ingestão de alimentos, deve-se pesquisar má absorção ou doença consuptiva.[18]

O emagrecimento pode ser a única manifestação de uma afecção do intestino delgado (Figura 60.4). Outras vezes, o emagrecimento precede, em algumas semanas ou meses, o aparecimento de manifestações clínicas indicativas do comprometimento intestinal, como se vê em alguns casos de linfoma.

Febre

A febre é uma manifestação comum nas doenças infecciosas, inflamatórias e neoplásicas do intestino delgado. Na maioria das vezes, apresenta-se junto com diarreia ou dor abdominal, mas, em certos casos, constitui manifestação isolada, precedendo em semanas ou meses o surgimento destas manifestações. Isso pode ser observado na doença de Crohn, nos linfomas, na tuberculose intestinal e na doença de Whipple.[7,11,19]

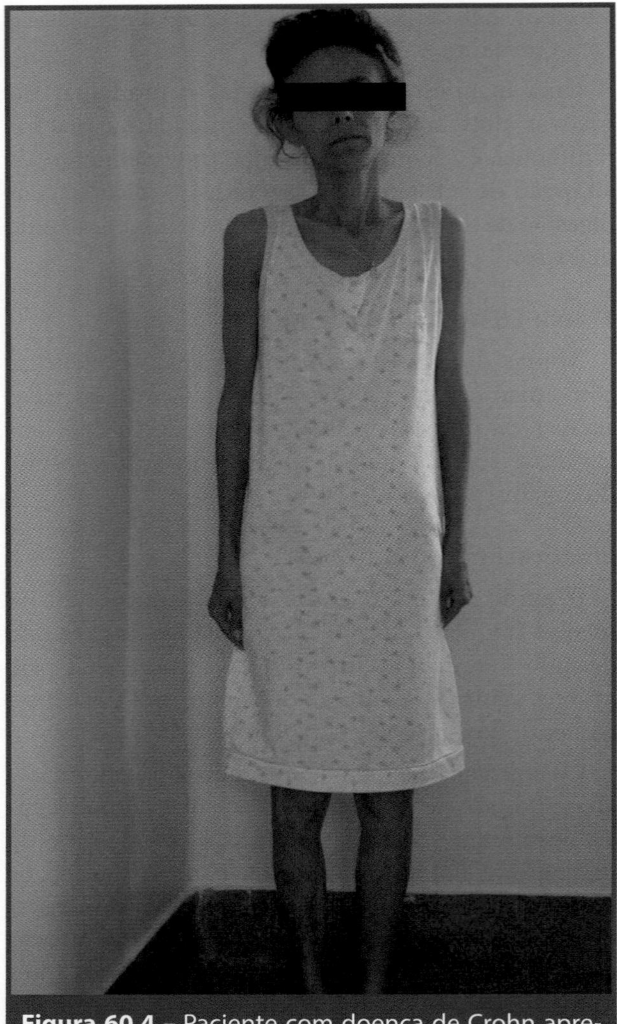

Figura 60.4 – Paciente com doença de Crohn apresentando emagrecimento acentuado.

Febre alta, de início súbito, associada a mal-estar pode acompanhar a diarreia aguda, de curso benigno e autolimitado, cuja causa consiste em infecções bacterianas ou virais. Já a febre alta associada a dor abdominal aguda e intensa é quase constante na inflamação peritoneal própria da diverticulite de Meckel ou dos períodos de reagudização da doença de Crohn.[8,16,19]

Febre baixa, episódica, coincidindo ou não com piora de outras manifestações, como a diarreia, pode ocorrer na doença celíaca, doença de Whipple, doença de Crohn e nos linfomas. Nessas neoplasias, em particular, a febre pode aparecer somente à noite e ser acompanhada de sudorese profusa.[6,7]

Anemia

As doenças do intestino delgado podem provocar anemia, manifestada por palidez da pele, astenia, fraqueza muscular, fadiga ou cansaço, sonolência, irritabilidade, vertigens, zumbidos. A anemia pode decorrer de deficiência de ferro, vitamina B_{12} ou folatos, desnutrição proteica, depressão "tóxica" da eritropoiese e hemorragia digestiva.[2-4,6,7,8]

Edema

Na maioria das vezes traduz níveis séricos baixos de albumina, o que representa redução da pressão coloidosmótica do plasma. Nas afecções do intestino delgado, a hipoalbuminemia é consequência de um ou mais dos seguintes mecanismos: redução da ingestão proteica, alterações no processo absortivo e maior consumo das reservas energéticas. Os locais nos quais se percebe o edema com mais facilidade é na face, quando o paciente se levanta pela manhã, e nos membros inferiores, no período da tarde. Esse edema habitualmente é frio, elástico, não doloroso e existe uma correlação direta entre a sua intensidade e o nível sérico da albumina.[2-4]

Já na linfangiectasia intestinal, o linfoedema pode estar presente, e este se caracteriza por ser duro inelástico e normalmente apresentar alterações distróficas na pele subjacente, podendo também ser assimétrico.

MANIFESTAÇÕES DE CARÊNCIAS NUTRICIONAIS ESPECÍFICAS E DE INSUFICIÊNCIA ENDÓCRINA

Nas doenças do intestino delgado podem ocorrer sintomas de deficiência nutricional global ou de algum nutriente específico. O aparecimento de xeroftalmia, cegueira noturna e hiperceratose cutânea estão relacionadas com deficiência de vitamina A. Má absorção das vitaminas do complexo B pode causar queilite, glossite, pelagra, parestesias e paresias, alterações do sistema nervoso central e periférico. Na deficiência de vitamina K, distúrbios de coagulação, como púrpura, equimoses, sangramento gengival e digestivo, entre outras. Níveis baixos de vitaminas D manifestam-se por raquitismo e distúrbio de crescimento na criança.

A hipocalcemia pode representar um quadro clínico grave e depleção do cálcio resulta em manifestações neuromusculares. Nos casos crônicos, ocorre reabsorção óssea, para compensar a hipocalcemia, com o aparecimento de osteoporose acentuada. Sintomas como fraqueza muscular, parestesias, paresias, câimbras, tremores, depressão, confusão mental e distúrbios na condução dos estímulos cardíacos estão relacionados com níveis séricos baixos de potássio, sódio, magnésio e fósforo.[9]

Nas doenças intestinais graves e com quadros prolongados de má absorção, algumas manifestações sugestivas de insuficiência de glândulas endócrinas são reconhecidas. Os mecanismos envolvidos não estão perfeitamente entendidos. Assim, é relativamente comum observar nesses pacientes alterações menstruais e disfunção sexual, como perda da libido ou da potência nos homens.[2-4,9]

Sintomas de hipopanpituitarismo são notados em quadros de má absorção. A ocorrência de hipotireoidismo e sinais de insuficiência de suprarrenal têm sido descrita em raros casos.[3]

REFERÊNCIAS

1. Townsend Jr CM, Beauchamp RD, Mark Evers B. Sabiston textbook of surgery. 18.ed. Philadelphia: Saunders Elsevier, 2007.
2. Feldman M, Friedman LS, Brandt LJ. Sleiseger and Fordtran's gastrointestinal and liver disease. 8.ed. v.1,2. Philadelphia: Saunders Elsevier, 2006.
3. Meneghelli UG, Troncon LEA. Intestino delgado. In: Porto CC, Porto AL. Semiologia médica. 6.ed. Rio de Janeiro: Guanabara Koogan, 2009. p.608-33.
4. Ferrari MLA, Cunha AS. Intestino delgado. In: Lopes M, Medeiros JL. As bases do diagnóstico clínico. 5.ed. Rio de Janeiro: Revinter, 2004. p.663-88.
5. Thomson AB, Keelan M, Thiesen A, Clandinin MT, Ropeleski M, Wild GE. Small bowel review. Dig Dis Sci. 2001; 46(12):2567-87.
6. Binter HJ. Causes of chronic diarrhea. N Engl J Med. 2006; 355(3):236-9.
7. Thomas PD, Forbes A, Green J, Howdle P, Long R, Playford R et al. Guidelines for the investigation of chronic diarrhea. Gut. 2003; 52(V):V1-V15.
8. Garrido E, Sanroman AL, Rodriguez Candia MA, Riviero M, Royuela A. Optimized prtocol for diagnosis of acute ileitis. Clinical Gastroenterology and Hepatology. 2009; 7(11):1183-8.
9. Schulzke JD, Troger H, Amasbeh M. Disorders of intestinal secretion and absorption. Best Pratice & Research Clinical Gastroenterology. 2009; 23(3):395-406.
10. Green PHR, Cellier C. Celiac disease. N Engl J Med. 2007; 357:1731-43.
11. Freeman HJ. Tropheryma Whipplei infection. World Journal of Gastroenterology. 2009; 15(7):2078-80.
12. Biolato M, Miele L, Gasbarrini G, Grieco A. Abdominal angina. American Journal of the Medical Sciences. 2009; 338(5):389-95.
13. Collins BS, Lin HC. Chronic abdominal pain in children is associated with high prevalence of abnormal microbial fermentation. Digestive Diseases and Sciences. 2010; 55(11):124-30.
14. Mc Hugh JB, Appelman HD, Mckenna BJ. The diagnostic value of endoscopic terminal ileum biopsies. American Journal of Gastroenterology. 2007; 102(5):1084-9.
15. Di Lauro S, Crum Cian Flone FN. Ileitis: when it is not crohn's disease. Curr Gastroenterol Rep. 2010; 12(4):249-58.
16. Munroe CA, Copland A, Pai R, Friedland S, Triadofilopoulos G. Meckel's diverticulum with gastrointestinal bleeding: role of computed tomography in diagnosis. Digestive Diseases and Sciences. 2010; 55(2):242-4.
17. Saperas E, Vilela S, Dot J, Bayani C, Lobo B, Abusuboh M. Risk factors for recurrence of acute gastrointestinal bleeding from angiodysplasia. European Journal of Gastroenterology & Hepatology. 2009; 21(12):1333-9.
18. Kastin DA, Buchman AL. Malnutrition and gastrointestinal disease. Current opinion in clinical nutrition and metabolic care. 2002; 5(6):699-706.
19. Schneider T, Daum S, Loddenkemper C, Zeitz M. Fever of unknown origin in gastroenterology. Internist. (Berl.) 2009 Jun; 50(6):668-75.

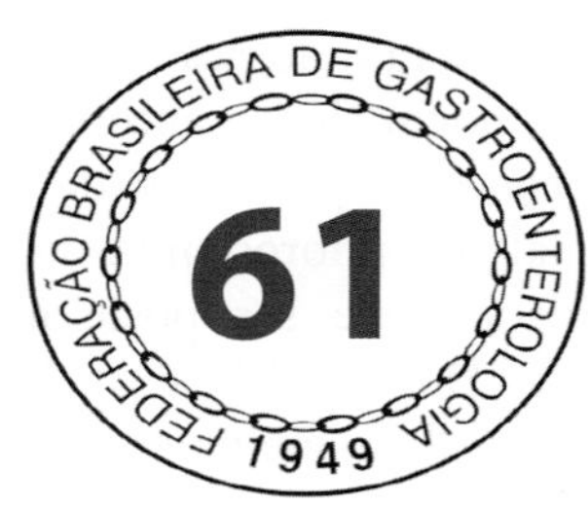

PRINCIPAIS EXAMES PARA O DIAGNÓSTICO DAS DOENÇAS DO INTESTINO DELGADO

Rogério Kuga
Robson Kiyoshi Ishida

INTRODUÇÃO

Este capítulo aborda os métodos diagnósticos envolvidos na detecção das alterações do intestino delgado. Para facilitar a compreensão, podemos dividir os métodos em radiológicos e endoscópicos. Entre os métodos radiológicos, vamos descrever o raio X simples de abdome, o raio X contrastado do intestino delgado, a ultrassonografia de abdome, a enterografia por tomografia e por ressonância magnética, assim como a tomografia por emissão de pósitrons (PET-CT).

Nos métodos endoscópicos, vamos abordar os vários métodos de enteroscopia, seja ela por cápsula endoscópica, a enteroscopia de empurrar (*push enteroscopy*), a enteroscopia intraoperatória e as enteroscopias com balão e *overtube* – estas últimas denominadas enteroscopias "profundas". Se, por um lado, os métodos endoscópicos proporcionam importantes informações sobre o aspecto da mucosa e o seu relevo, permitindo a realização de biópsias e procedimentos terapêuticos, os métodos radiológicos como a tomografia e a ressonância magnética dão informações sobre o comprometimento da parede intestinal e dos órgãos adjacentes.

RADIOGRAFIA SIMPLES DE ABDOME

As imagens normais esperadas em uma radiografia simples de abdome, que podem ser obtidas em posição frontal e/ou perfil, não corroboram no diagnóstico das anormalidades do intestino delgado em situações de normalidade. Quando normal, o duodeno está geralmente preenchido de líquidos e se justapõe às sombras radiológicas de outras estruturas sólidas ou tubulares que contêm fluidos do corpo, e não é visibilizado nos filmes. Adicionalmente, o jejuno e íleo também não apresentam gases no seu interior – ou podem mostrar pequena quantidade no íleo terminal – dessa forma, raramente são observados nas radiografias simples de abdome. No entanto, o raio X simples de abdome tem importante papel nas situações de suboclusão ou obstrução intestinal. A presença de níveis líquidos hidroaéreos no interior da alça intestinal pode significar íleo adinâmico ou paralítico. O padrão da dilatação do intestino delgado na radiografia simples do abdome pode sugerir a diferenciação em íleo adinâmico e ou obstrução intestinal mecânica. O padrão radiológico do íleo adinâmico é uma dilatação difusa e uniforme do intestino delgado e do cólon, com ar presente no reto. Clinicamente, o abdome está distendido e os ruídos hidroaéreos são diminuídos ou ausentes. Tal situação de íleo adinâmico é comum depois de cirurgia abdominal, assim como peritonite hipocalemia e distúrbios metabólicos. Por outro lado, a presença de ar fora da alça intestinal ou pneumoperitônio indica perfuração de víscera oca ao longo do trato gastrointestinal. O padrão radiológico na obstrução do intestino delgado em decúbito dorsal é caracterizado por alças dilatadas e conteúdo gasoso aumentado. No jejuno, caracteriza-se pelas estrias ou traves justapostas que atravessam totalmente a luz do intestino, conhecidas como empilhamento de moedas.[1]

RADIOGRAFIA CONTRASTADA DO INTESTINO DELGADO

O estudo contrastado do intestino delgado ou simplesmente trânsito intestinal, como é denominado em nosso meio, pode ser realizado por meio da utilização de contraste iodado ou baritado (Figura 61.1). O primeiro é indicado principalmente nos casos de suspeita de perfuração intestinal, também em fístulas do trato gastrointestinal e abscessos. Já o baritado é utilizado nas indicações habituais e produz um efeito radiopaco de melhor qualidade e interpretação, em comparação ao contraste iodado. Tal método radiológico é amplamente utilizado nas avaliações de patologias do intestino delgado.[2] O exame se inicia com uma radiografia simples do abdome antes da ingestão oral do contraste. Após a sua ingestão, as radiografias são obtidas de maneira sequencial com intervalos de tempo determinados, acompanhando a progressão do contraste ao longo do intestino delgado. Dependendo da orientação do radiologista, radiografias sob demanda ao longo do exame e imagens localizadas podem ser realizadas no decorrer do procedimento.

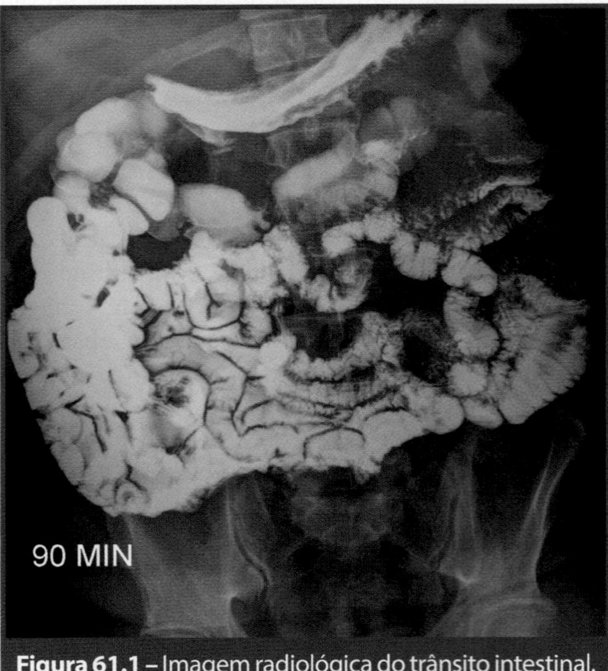

Figura 61.1 – Imagem radiológica do trânsito intestinal.

Outro método de avaliação radiológica contrastada do intestino delgado é por meio da enteróclise.[3] Para essa técnica, é necessária a passagem de uma sonda nasoenteral especial por fluoroscopia ou endoscopia, cuja extremidade deve ser posicionada além do ângulo de Treitz. Em seguida se realiza a infusão do meio de contraste de maneira controlada, independentemente do esvaziamento do estômago, já que a sonda está além do ângulo de Treitz. Tal método é pouco utilizado em nosso meio e necessita da introdução da sonda nasoenteral. É mais invasivo, caro, e o paciente recebe maior quantidade de radiação em comparação com o trânsito intestinal. No entanto, o tempo de exame é menor e a qualidade de imagens é superior à do trânsito intestinal.

ULTRASSONOGRAFIA

A ultrassonografia não é um método de escolha para a avaliação do intestino delgado, por se tratar de víscera oca. No entanto, em operadores treinados, o método pode contribuir para o diagnóstico de patologias do intestino delgado, direcionando para a realização posterior de um exame mais específico para esse órgão. O método pode avaliar não somente a espessura e estrutura da parede intestinal, mas também o seu conteúdo e o peristaltismo das alças, distensibilidade e mobilidade, o espaço perivisceral e órgãos abdominais adjacentes. Na doença de Crohn, o ultrassom complementado pelo Doppler colorido define espessuras de 20 mm ou menos, com estrutura multiestratificada, regular ou mais alterada sob ponto de vista hipoecogênico; a vascularização intestinal ausente ou menor ou ainda aumentada, compatível com o estádio da doença. Além do mais, o ultrassom permite demonstrar a presença de estenoses e várias outras complicações (abscessos dentro ou fora das alças, fístulas, envolvimento de outros órgãos, coleções livres intracavitárias). Dessa forma, desempenha importante papel no acompanhamento de pacientes com diagnóstico de doença de Crohn, para monitorar a resposta da terapia clínica e diagnosticar complicações.[4]

ENTEROGRAFIA POR TOMOGRAFIA COMPUTADORIZADA

Com o advento da tomografia computadorizada com multidetectores, passou a ser possível a realização da enterografia por tomografia (Figura 61.2) com boa qualidade de imagens, o que permite a reconstrução de imagens axiais e coronais do intestino delgado.[5] Para a adequada realização desse exame, há necessidade de ingestão de grande quantidade

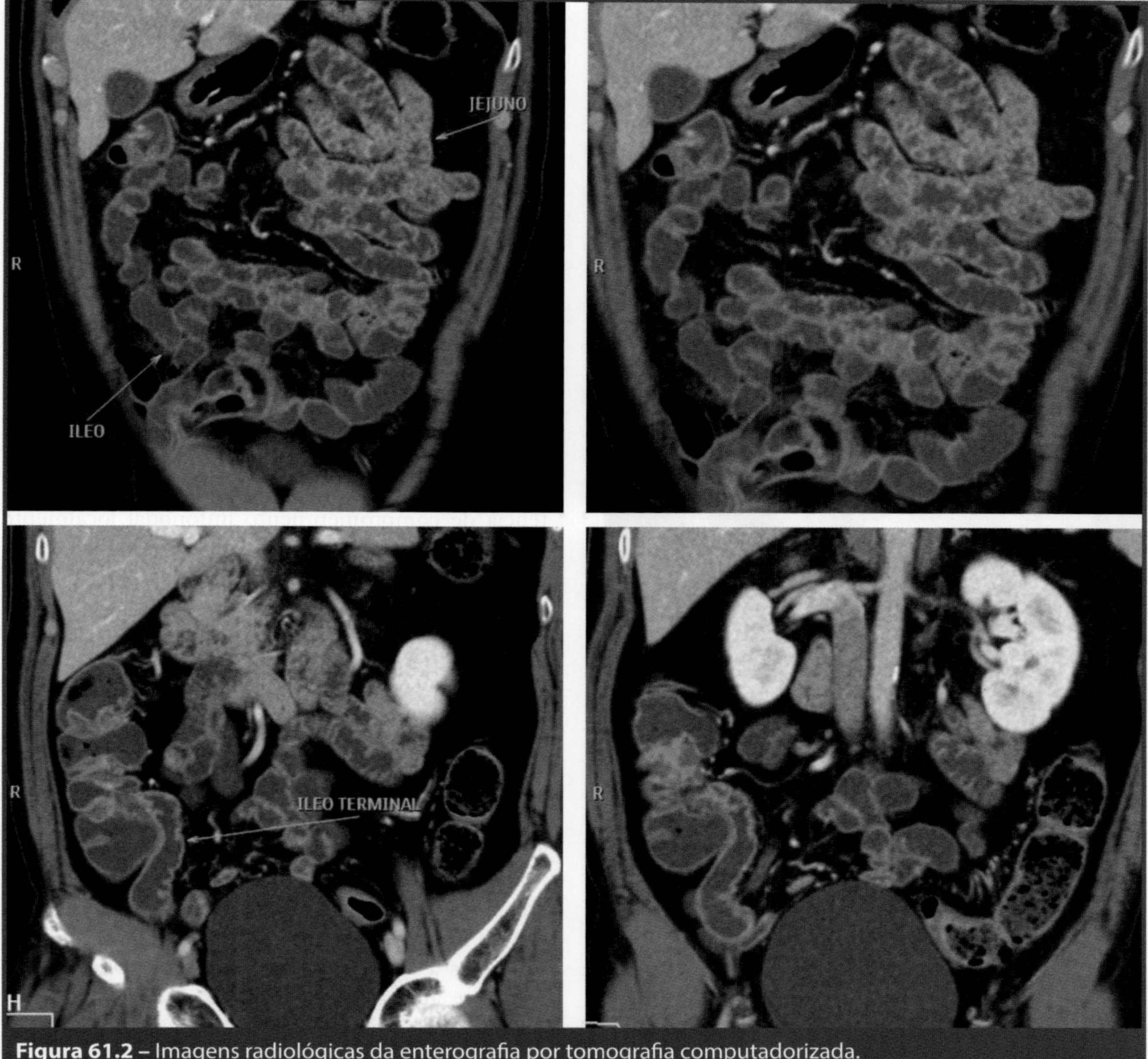

Figura 61.2 – Imagens radiológicas da enterografia por tomografia computadorizada.

de contraste e água em curto período de tempo para que se consiga distensão adequada da luz do intestino delgado. Essa situação deve ser explicada claramente ao paciente, para que haja adesão e tolerância ao procedimento. O exame está indicado especialmente nas situações de suspeita de obstrução intestinal, dor abdominal crônica e nos pacientes portadores de doença de Crohn, com boa avaliação de estenoses, fístulas, espessamento da parede intestinal e comprometimento de órgãos adjacentes. A enterografia por tomografia pode ser potencializada por meio da enteróclise (Figura 61.3), com a introdução de uma sonda nasojejunal para realizar a infusão direta e rápida do meio de contraste para distensão adequada das alças intestinais, para que haja melhor qualidade de imagens. No entanto, ocorre maior desconforto do paciente e aumentam o tempo e o custo de exame.[6]

ENTEROGRAFIA POR RESSONÂNCIA MAGNÉTICA

Com o desenvolvimento da ressonância magnética e o aumento da velocidade dos equipamentos, aumentou o interesse sobre a avaliação do intestino delgado por esse método por meio de enterografia por ressonância magnética, como sucessor das técnicas anteriores de trânsito intestinal, enteróclise convencional e mesmo da enterografia por tomografia.

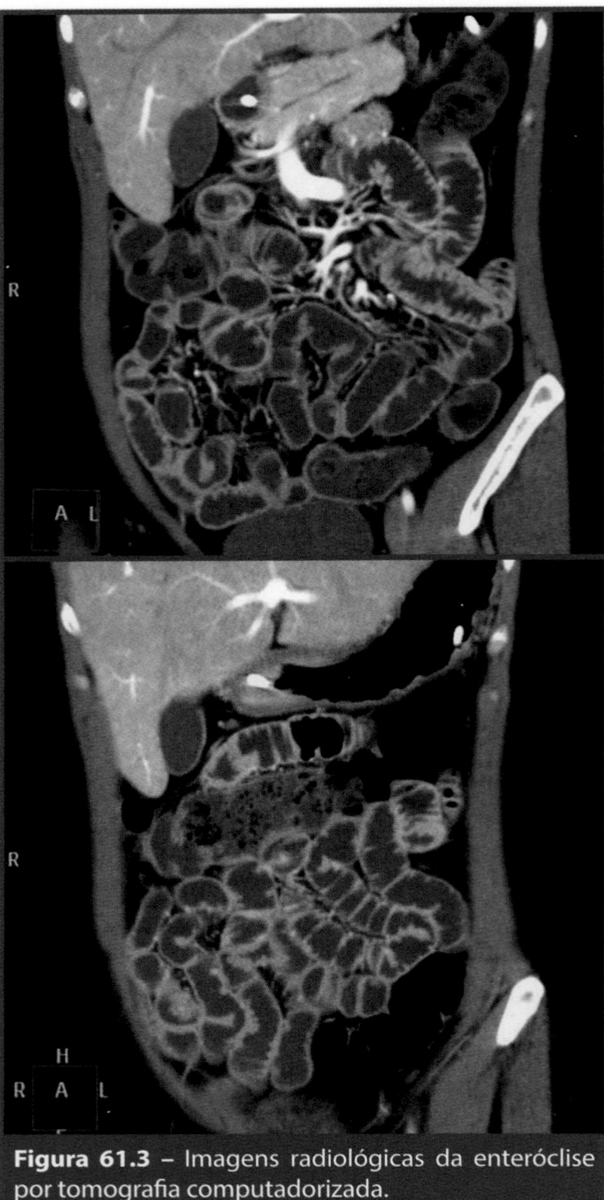

Figura 61.3 – Imagens radiológicas da enteróclise por tomografia computadorizada.

As informações obtidas com o exame da enterografia por ressonância são semelhantes em comparação à enterografia por tomografia, tais como a boa visibilização das alças do intestino delgado e o comprometimento mural e extramural do órgão. O grande atrativo desse método é a não exposição à radiação ionizante pelo paciente, principalmente aqueles com doença de Crohn, que necessitam de avaliações repetidas ao longo da sua evolução. A técnica é semelhante à enterografia por tomografia, e há necessidade de ingestão volumosa do meio de contraste para a adequada distensão do intestino delgado.[7] Muitas vezes, o esvaziamento gástrico é lento, o que prejudica a avaliação. As indicações são semelhantes às da enterografia por tomografia. Ressalta-se também a possibilidade de enteróclise por esse método, porém, é necessária sonda nasojejunal, além do ângulo de Treitz, pré-requisto[8] que pode ser um transtorno para o paciente.

TOMOGRAFIA POR EMISSÃO DE PÓSITRONS (PET-CT)

Cerca de 5% dos tumores do aparelho digestivo são provenientes do intestino delgado, dentre eles o adenocarcinoma, o linfoma, o tumor estromal gastrointestinal (GIST) e o tumor carcinoide. A tomografia por emissão de pósitrons pode ser útil na investigação dessas situações, tanto no diagnóstico em si, quanto no estadiamento e resposta ao tratamento, com avaliação da recidiva ou existência de lesão residual.[9] Adicionalmente, a PET-CT detecta a existência de comprometimento linfonodal localmente e a distância, quando se realiza o mapeamento do corpo inteiro, assim como metástases extra-abdominais, que alteram a conduta e prognóstico. Dúvidas diagnósticas podem ocorrer em situações inflamatórias e não tumorais, tais como doença de Crohn em atividade, enterite actínica e doença enxerto contra hospedeiro.

ENTEROSCOPIA POR CÁPSULA ENDOSCÓPICA

Com o surgimento da cápsula endoscópica, o algoritmo da investigação das patologias do intestino delgado sofreu alterações. Anteriormente à sua disponibilidade, os métodos endoscópicos para o estudo do intestino delgado estavam praticamente limitados à enteroscopia de empurrar (*push*) – que consegue atingir no máximo cerca de 70 cm além do ângulo de Treitz – ou à enteroscopia intraoperatória, que é muito invasiva. A grande vantagem da cápsula endoscópica é que se trata de um método não invasivo, não requer sedação e é praticamente isento de complicações, possibilitando a avaliação total do intestino delgado (Figuras 61.4 e 61.5). No entanto, depende do peristaltismo e da motilidade para a sua progressão passiva ao longo do trato gastrointestinal. As desvantagens consistem no fato de não ser permitida a realização de biópsias ou terapêutica endoscópica. A indicação mais frequente desse método é na avaliação de hemorragia digestiva de causa obscura.[10] É possível que haja impacto da cápsula em alguma subestenose ao longo intestino delgado, devendo-se fazer uma adequada avaliação antes do exame e contraindicá-lo em pacientes com quadros suboclusivos ou com suspeita de estenose, tais como nos pacientes com doença de Crohn.

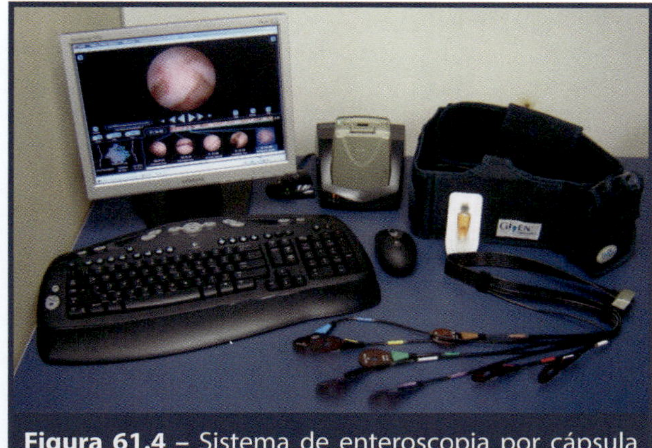

Figura 61.4 – Sistema de enteroscopia por cápsula endoscópica.

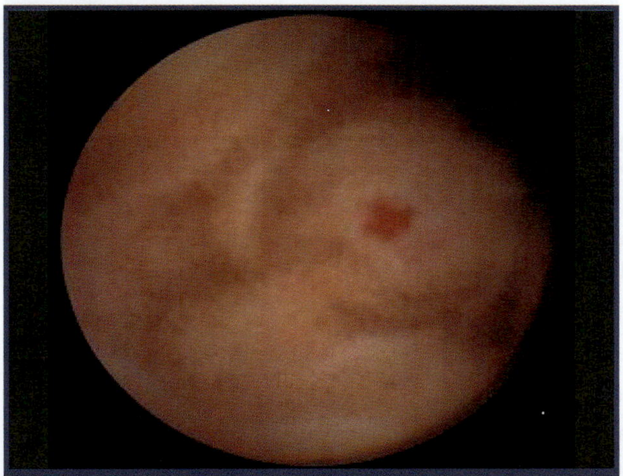

Figura 61.5 – Imagem endoscópica da cápsula (angiectasia de jejuno).

ENTEROSCOPIA DE EMPURRAR (*PUSH*)

Para a realização da enteroscopia de empurrar (*push*), utiliza-se um enteroscópio dedicado ou mesmo um colonoscópio. Essa técnica necessita de sedação endovenosa e o endoscópio pode ser introduzido somente pela via oral. Devido à formação de alças no estômago e no intestino, a progressão do aparelho é limitada a cerca de até 70 cm além do ângulo de Treitz. O equipamento conta com canal de trabalho que permite a aspiração de fluidos, realização de biópsias e tratamentos endoscópicos.[11] Com o intuito de diminuir a formação de alças no aparelho, pode ser utilizado um *overtube* para deixar o sistema mais rígido e facilitar a progressão mais adiante do ângulo de Treitz.

ENTEROSCOPIA INTRAOPERATÓRIA

A enteroscopia intraoperatória é uma situação extrema, por ser um método bastante invasivo. Geralmente é destinada como último recurso na avaliação do intestino delgado, pois necessita de anestesia geral com laparotomia ou laparoscopia, o que aumenta a sua morbidade relacionada ao método. A sua indicação diminuiu muito após o desenvolvimento da cápsula endoscópica e da enteroscopia com balões (duplo ou mono balão). Além da situação em que não existe a disponibilidade da cápsula endoscópica ou da enteroscopia com balões, a enteroscopia intraoperatória está indicada quando a hemorragia do intestino delgado é maciça, quando a lesão não é abordável (não é alcançada) ou quando é de difícil tratamento pela enteroscopia com balões.[12] Nesse método, o cirurgião e o endoscopista trabalham conjuntamente na progressão do endoscópio, seja por meio de enterotomia ou pela via oral/anal. A progressão deve ser gentil e suave, pois traumas ocorridos na mucosa podem levar a um achado falso-positivo e à realização de enterectomias desnecessárias.

ENTEROSCOPIA COM BALÃO E *OVERTUBE*

O sistema de enteroscopia com balão consiste do enteroscópio, do *overtube* e da insufladora. Pode ser de duplo balão[13] (Fujinon) ou mono balão[14] (Olympus). No de duplo balão, um dos balões está no *overtube*, e o outro, na extremidade do enteroscópio (Figura 61.6). Já no de mono balão, o único balão está somente no *overtube*. A técnica é semelhante nesses dois métodos, baseando-se na sustentação proporcionada pelo *overtube*, retificação do intestino delgado progredido com o auxílio do(s) balão(ões) e progressão profunda do enteroscópio, com possibilidade de enteroscopia total, seja somente por uma via (raro) ou pela associação das duas vias (oral e anal). Esses métodos necessitam de sedação profunda ou mesmo anestesia geral, devido ao tempo de exame prolongado. Os equipamentos apresentam

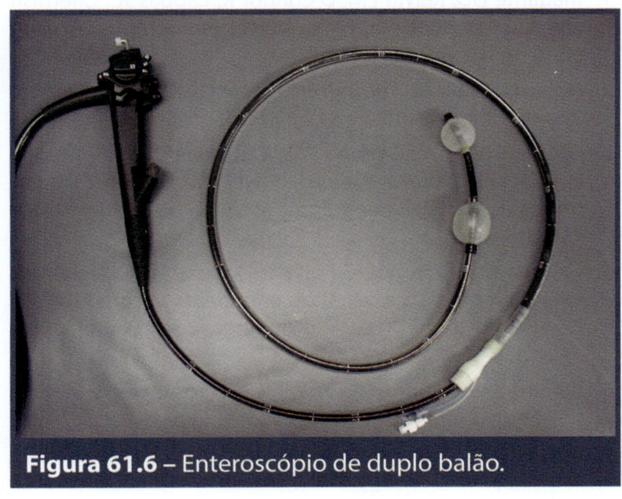

Figura 61.6 – Enteroscópio de duplo balão.

canal de trabalho, o que permite a realização de biópsias e procedimentos terapêuticos, como a hemostasia. Outro método de enteroscopia "profunda" é a espiral. Por meio dessa técnica, utiliza-se o enteroscópio associado a um *overtube* espiralado em sua extremidade, com aspecto de saca-rolha, e, com os movimentos rotacionais realizados pelo auxiliar, há progressão do enteroscópio ao longo do intestino delgado.[15]

A indicação mais comum se dá na investigação da hemorragia digestiva de causa obscura (Tabela 61.1), em que as lesões mais comumente encontradas são as angiectasias (Figura 61.7), com possibilidade de tratamento endoscópico.[16] Adicionalmente, a realização de tatuagens endoscópicas com tinta da Índia é possível, auxiliando o cirurgião na localização das lesões hemorrágicas ou tumorais, mesmo durante a laparoscopia.

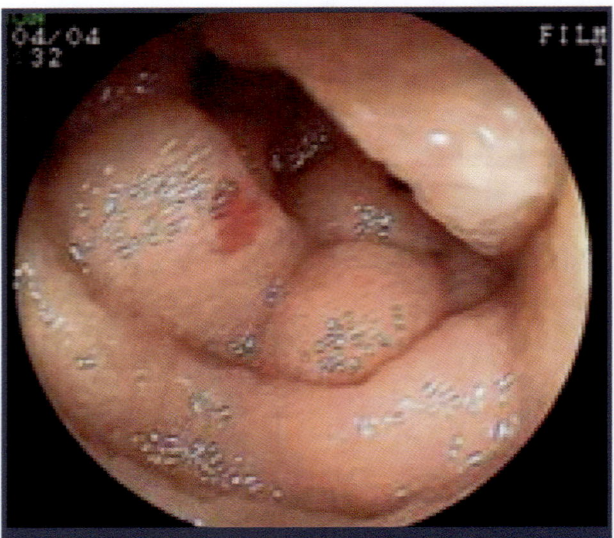

Figura 61.7 – Imagem endoscópica do enteroscópio de duplo balão (angiectasia de jejuno).

Tabela 61.1 – Indicações e possibilidades terapêuticas da enteroscopia com balões

Indicação	Terapêutica
Hemorragia digestiva de causa obscura	Hemostasia (coagulação com bisturi de argônio, injeção esclerosante, aplicação de clips metálicos)
Doença de Crohn	Biópsias, dilatação de estenoses
Tumores	Biópsias, passagem de prótese metálica autoexpansível
Doença celíaca	Vigilância para tumores
Síndromes polipoides (PAF, Peutz-Jehgers)	Vigilância para tumores, polipectomias, mucosectomias
Corpo estranho	Remoção de cápsula
Situação pós-operatória (anatomia alterada)	CPRE em anatomia em Y de Roux, gastroplastia redutora (vigilância do estômago excluso)
Colonoscopias difíceis (por aderências)	Polipectomias

REFERÊNCIAS

1. Maglinte DD, Kelvin FM, O'Connor K, Lappas JC, Chernish SM. Current status of small bowel radiography. Abdom Imaging. 1996; 21(3):247-57
2. Nolan DJ, Traill ZC. The current role of the barium examination of the small intestine. Clin Radiol. 1997; 52(11):809-20.
3. Ott DJ, Chen YM, Gelfand DW, Van Swearingen F, Munitz HA. Detailed per-oral small bowel examination vs. enteroclysis. Part II: Radiographic accuracy. Radiology. 1985; 155(1):31-4.
4. Cammarota T, Sarno A, Robotti D, Bonenti G, Debani P, Versace K et al. US evaluation of patients affected by IBD: how to do it, methods and findings. Eur J Radiol. 2009; 69(3):429-37.
5. Zamboni GA, Raptopoulos V. CT enterography. Gastrointest Endosc Clin N Am. 2010; 20(2):347-66.
6. Maglinte DD, Sandrasegaran K, Lappas JC, Chiorean M. CT Enteroclysis. Radiology. 2007; 245(3):661-71.
7. Cronin CG, Lohan DG, Browne AM, Roche C, Murphy JM. Magnetic resonance enterography in the evaluation of the small bowel. Semin Roentgenol. 2009; 44(4):237-43.
8. Umschaden HW, Gasser J. MR enteroclysis. Radiol Clin North Am. 2003; 41(2):231-48.
9. Cronin CG, Scott J, Kambadakone A, Catalano OA, Sahani D, Blake MA et al. Utility of positron emission tomography/CT in the evaluation of small bowel pathology. Br J Radiol. 2012; 85(1017):1211-21.
10. Lewis BS, Swain P. Capsule endoscopy in the evaluation of patients with suspected small intestinal bleeding: Results of a pilot study. Gastrointest Endosc. 2002; 56(3):349-53.
11. Pennazio M, Arrigoni A, Risio M, Spandre M, Rossini FP. Clinical evaluation of push-type enteroscopy. Endoscopy. 1995; 27(2):164-70.
12. Schulz HJ, Schmidt H. Intraoperative enteroscopy. Gastrointest Endosc Clin N Am. 2009; 19(3):371-9.

13. Yamamoto H. Double-balloon endoscopy. Clin Gastroenterol Hepatol. 2005; 3:S27-9.

14. Upchurch BR, Vargo JJ. Single-balloon enteroscopy. Gastrointest Endosc Clin N Am. 2009; 19(3):335-47.

15. Akerman PA, Agrawal D, Cantero D, Pangtay J. Spiral enteroscopy with the new DSB overtube: a novel technique for deep peroral small-bowel intubation. Endoscopy. 2008; 40(12):974-8.

16. Kuga R, Safatle-Ribeiro AV, Ishida RK, Retes F, Uemura RS, Sakai P. Small bowel endoscopy using the double-balloon technique: four-year results in a tertiary referral hospital in Brazil. Dig Dis. 2008; 26(4):318-23.

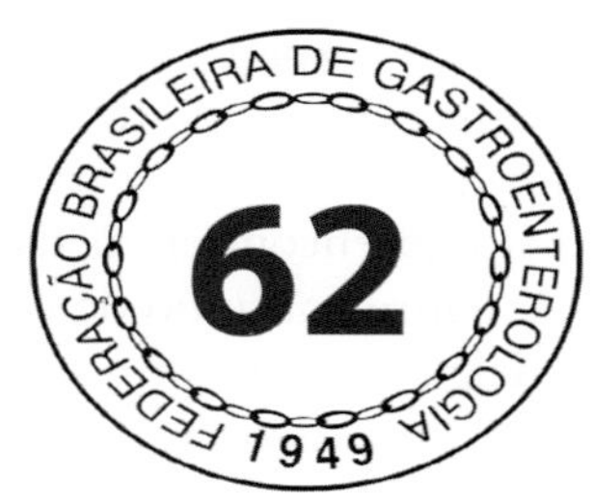

TUMORES DO INTESTINO DELGADO

Bruno Frederico Medrado
Rafael Bandeira Lages
Fabiana Maria dos Santos
André Zonetti de Arruda Leite
Aytan Miranda Sipahi

INTRODUÇÃO

O intestino delgado representa aproximadamente 90% da área de superfície luminal do trato digestivo e 75% do comprimento. Contudo, somente 3 a 6% dos tumores do trato gastrointestinal (TGI) se localizam em suas alças. Por causa dessa raridade e da apresentação clínica pouco específica, o diagnóstico de tumores de delgado é um desafio clínico.[1-3]

Em sua forma primária maligna é representado basicamente pelos tumores carcinoides, adenocarcinomas, linfomas e tumores estromais. Já sua forma primária benigna é composta principalmente pelos adenomas, leiomiomas, lipomas e hemangiomas.

EPIDEMIOLOGIA

Tumores acometendo o intestino delgado são raros em todo o mundo, o que dificulta a realização de grandes estudos epidemiológicos. Sua incidência varia em diferentes populações, mas, de maneira global, é estimada em valor inferior a uma por 100 mil pessoas, variando de 0,3 a 2 por 100 mil, quando padronizados por idade para a população mundial.[2] A taxa de incidência é mais elevada na América do Norte e na Europa Ocidental, particularmente entre os homens afro-americanos, e menor na Ásia e no Oriente Médio.[1] Na maioria dos países há predomínio de acometimento no sexo masculino. A incidência aumenta com o envelhecimento, sendo o diagnóstico mais frequente após os 60 anos.[4]

Os tumores carcinoides (44,3%) e o adenocarcinoma (32,6%) são os principais tipos de câncer no intestino delgado, seguido de linfomas (14,8%) e sarcomas (8,3%), conforme dados da Surveillance Epidemiology and End Results (SEER). É interessante destacar que houve uma mudança na distribuição dos tipos histológicos, uma vez que, na década de 1980, os dados da SEER descreviam o adenocarcinoma como subtipo mais frequente (45%) e o carcinoide em segundo (29%).[5] Os adenocarcinomas ocorrem mais comumente no duodeno e no jejuno proximal, ao passo que os carcinoides e os linfomas surgem preferencialmente em íleo.[6]

Nos Estados Unidos, o câncer de intestino delgado representa 0,4% do total e 0,2% das mortes por câncer, com 9.410 novos casos e 1.260 mortes de pacientes anualmente.[7] Com os avanços nos métodos diagnósticos, observa-se na literatura um aumento na incidência média anual ajustada de câncer de intestino delgado, passando de 11,8 casos por milhão em 1973 para 22,7 por milhão em 2004 – acréscimo associado principalmente ao expressivo aumento no número de tumores carcinoides.[8]

PATOGÊNESE E FATORES DE RISCO

Apesar da baixa incidência, existe uma grande variedade de lesões tumorais que podem acometer o intestino delgado, pois praticamente todas as células que compõem esse órgão podem originar neoplasias (epitelial ou não epitelial) (Quadro 62.1).

Algumas hipóteses procuram explicar a menor incidência de tumores de intestino delgado quando comparados ao intestino grosso, apesar de o delgado constituir a maior extensão do trato digestivo:[9]

a. O rápido tempo de trânsito intestinal no delgado resultaria em menor contato da mucosa com agentes cancerígenos.
b. O conteúdo líquido no delgado causaria menor irritação que o conteúdo sólido no cólon.
c. Menor flora bacteriana, com menor conversão de ácidos biliares em potenciais carcinógenos.
d. Disposição de tecido linfoide, com altos níveis de IgA, seria um fator protetor.

Diversos estudos que visam explorar a relação entre dieta, fatores ambientais e câncer de intestino delgado têm produzido resultados variados. Exemplo são dois estudos que encontraram dados divergentes sobre a relação entre consumo de carne vermelha e neoplasia de delgado. Em outro estudo caso-controle, encontrou-se uma associação positiva entre o desenvolvimento do câncer de intestino delgado e o aumento do consumo de carne vermelha e processada, a ingestão de açúcar, o tabagismo e o etilismo. Outros autores em estudos de coorte prospectivos não encontraram nenhuma relação entre a carne vermelha ou processada e os tumores do intestino delgado, mas encontraram uma correlação positiva entre gordura saturada e carcinoide e uma correlação negativa entre ingestão de fibra de grãos inteiros e câncer de intestino delgado.[10]

Apesar de alguns estudos apontarem para a existência de maior risco de tumores de intestino delgado com a ingestão de certos alimentos, sabe-se que, em virtude do grande número de substâncias ingeridas diariamente,

Quadro 62.1 – Classificação dos tumores de intestino delgado com os respectivos tipos celulares originários

	Tipo celular	Benignos	Malignos
Tumores epiteliais	Glandular	Adenomas	Adenocarcinoma
	Neuroendócrino	Carcinoide benigno	Carcinoide maligno
Tumores estromais	Vasculatura	Hemangioma, linfangioma, angiomatoses	Angiossarcoma, sarcoma de Kaposi
	Adipócito	Lipoma	Lipossarcoma
	Células fusiformes (*spindle cells*)	GIST, tumores inflamatórios miofibroblásticos, tumores desmoides	GIST, tumores inflamatórios miofibroblásticos, tumores desmoides, histiocitomas fibrosos malignos
	Músculo liso	Leiomioma, hamartoma	Leiomiossarcoma
	Células neurais	Schwannoma Neurofibroma Perineuroma Paragangliomas	Schwannoma Paragangliomas Tumores malignos de bainha de nervo periférico
Linfoproliferativos	Células B		Linfoma difuso de grandes células B, linfoma de MALT, linfoma das células do manto, linfoma de Burkitt, doença imunoproliferativa de pequenas células
	Células T		Linfoma de células T associado a enteropatia
Metastáticos			Invasão direta: uterino, ovariano, cólon, pâncreas, rim, fígado, adrenal
			Metástase a distância: melanoma, pulmão, testículo, mama, rim

dificilmente será possível a identificação de alguma em específico. Quando se analisam as dietas industrializadas, entretanto, nota-se que estão associadas a maior consumo de xenobióticos e substâncias que geralmente não fazem parte de dieta não industrializada.[11]

Diversas condições médicas e genéticas estão associadas a risco aumentado de desenvolver câncer de intestino delgado, incluindo doença celíaca, doença de Crohn, síndromes de polipose e câncer colorretal hereditário sem polipose.

A atividade inflamatória aumentada no intestino delgado está associada a risco aumentado de malignidade. Esse risco é ainda maior quanto mais extensa a área de acometimento ou duração da doença.[12] Por exemplo, o Crohn está associado a risco aumentado de desenvolver adenocarcinoma e, em menor medida, o linfoma do intestino delgado. O aumento do risco está associado a sexo masculino, longa duração da doença, localização no intestino delgado, formas graves e fístulas.[11]

Já a doença celíaca é associada a maior risco de desenvolver linfoma do intestino delgado e adenocarcinoma, com maior incidência nos primeiros 3 a 4 anos de diagnóstico e naqueles com baixa adesão a dieta sem glúten.[13] O diagnóstico precoce e a adesão a uma dieta rigorosa livre de glúten podem diminuir esse risco de tumores malignos do intestino delgado em doença celíaca.

Síndromes de polipose familiar, câncer colorretal hereditário sem polipose (HNPCC) e síndrome de Peutz-Jeghers também têm sido associados a risco aumentado para câncer de intestino delgado, principalmente os adenocarcinomas. A maioria dos pacientes com polipose adenomatosa familiar (50 a 90%, dependendo da série) apresenta adenomatose duodenal, com 1 a 5% desenvolvendo câncer duodenal.[14]

CARACTERÍSTICAS CLÍNICAS

Em razão da presença de sintomas pouco específicos ou mesmo de apresentações oligossintomáticas, o diagnóstico de tumores do intestino delgado é frequentemente dado de modo tardio. Analisando os tumores de forma geral, os sintomas mais comumente relatados incluem perda de peso, náuseas, vômitos, anemia e dor abdominal. Em casos de doença mais avançada, pode-se apresentar sangramento, obstrução ou perfuração de intestino delgado.[11]

A dor abdominal é descrita como recorrente, periumbilical ou epigástrica, principalmente pós-prandial e ocorre em 44 a 90% dos pacientes. Já a perda de peso ocorre em 24 a 44%, náuseas e vômitos em 17 a 64%, e sangramento gastrointestinal em 23 a 41%.[15] Os casos de sangramento ocorrem geralmente de forma oculta e crônica, resultando em quadros de anemia de etiologia indeterminada. Sangramentos graves são incomuns, e quando ocorrem estão associados a tumores com rico suprimento de sangue, como miomas, angiomas e sarcomas. Entre outras apresentações potenciais estão: icterícia, quando do acometimento da papila duodenal, e intussuscepção.[9] Em relação aos subtipos tumorais, sabe-se que as lesões malignas costumam gerar mais dor abdominal, anemia e perda ponderal quando comparados a lesões benignas.

No caso de linfomas, o paciente pode apresentar sintomas B, incluindo febre, sudorese noturna e perda ponderal (> 10% do peso em seis meses). Por sua vez, um pequeno número de pacientes com tumor carcinoide pode evoluir com síndrome carcinoide, caracterizada por *flushing* cutâneo, diarreia e broncoespasmo.[11]

O exame físico desses pacientes habitualmente não contribui para a suspeita clínica (Figura 62.1). Somente em casos avançados podem-se detectar grandes massas tumorais na palpação abdominal, ou mesmo hepatomegalia, ascite e caquexia em quadros de doença metastática. Algumas situações específicas merecem citação pelas suas possíveis associações a tumores de delgado: hiperpigmentação labial na síndrome de Peutz-Jeghers e rubor facial, diarreia, ou sopro de estenose pulmonar na síndrome carcinoide.[15]

DIAGNÓSTICO

Em razão da inespecificidade dos sinais e dos sintomas clínicos atribuídos aos tumores de intestino delgado, o diagnóstico acaba por ser retardado e muito dependente de exames laboratoriais, radiológicos e endoscópicos.

Exames laboratoriais

Em geral, os achados laboratoriais pouco contribuem no diagnóstico de tumores intestinais. Em algumas situações de anemia ferropênica de etiologia indeterminada, pode suscitar a investigação de lesões do TGI e obter como diagnóstico uma lesão neoplásica de intestino delgado. Tumores que acometem duodeno, especialmente em sua localização justapapilar, podem ocasionar quadros colestáticos com icterícia clínica e elevação de bilirrubinas.

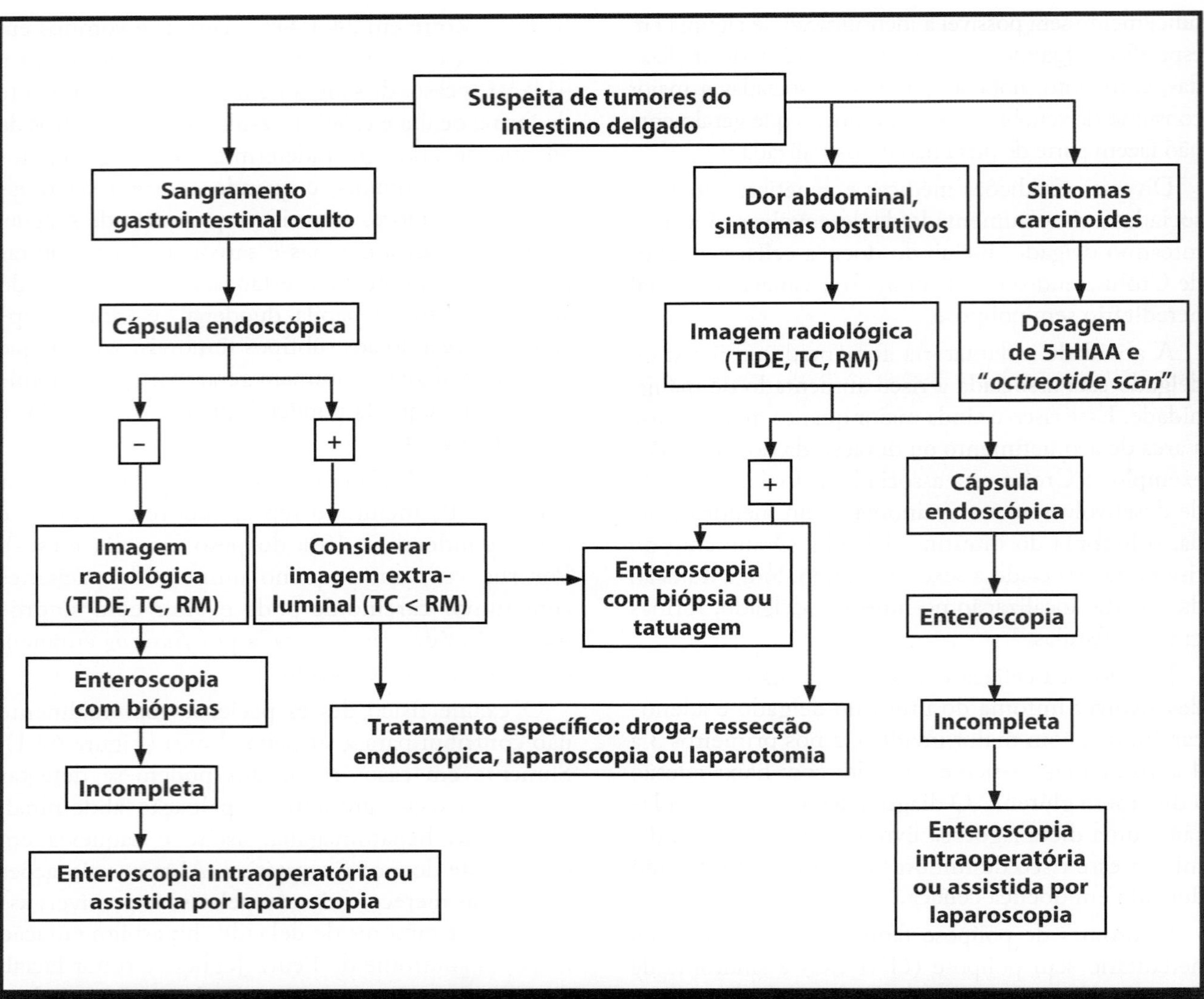

Figura 62.1 – Algoritmo diagnóstico proposto para investigação em casos de suspeita de tumores do intestino delgado.
TIDE: trânsito de intestino delgado; TC: tomografia computadorizada; RM: Ressonância magnética.

Radiologia

Trânsito intestinal

O trânsito intestinal (TI) foi por muito tempo o principal método utilizado no diagnóstico radiológico de tumores do intestino delgado (Figura 62.2). No entanto, essa modalidade de imagem está em desuso principalmente pela presença de novas tecnologias mais bem toleradas pelos pacientes, mais sensíveis na identificação de lesões e com capacidade de análise simultânea de outros órgãos abdominais. Entre essas técnicas, ressaltam-se a tomografia computadorizada e a ressonância magnética.

Tomografia computadorizada

A tomografia computadorizada (TC) com enterografia envolve a ingestão rápida de líquidos pouco antes da captação da imagem. A principal limitação é a incapacidade de pacientes para consumir grande quantidade de volume em um curto período de tempo. O atraso na ingestão de contraste ou da digitalização pode resultar em distensão intestinal incompleta e interpretação limitada do estudo. A enteróclise é capaz de superar essas limitações: depois da colocação de um cateter nasojejunal após o ligamento de Treitz, é feito rápido enchimento do intestino com contraste e capturadas as imagens.

Realizada de maneira adequada, a enterografia por TC é capaz de detectar com sensibilidade de 84,7 e 90,9% de especificidade as lesões tumorais intestinais.[16] É capaz, além disso, de avaliar lesões secundárias ou primárias extraintestinais e mesmo de

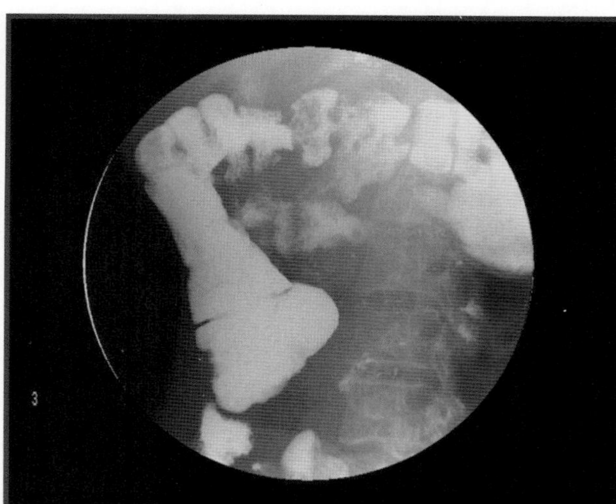

Figura 62.2 – Imagem de trânsito intestinal demonstrando falhas de enchimento no lúmen do intestino delgado, compatíveis com os pólipos na síndrome de Peutz-Jeghers.

suspeitar do subtipo tumoral, com base em sua morfologia. Massa pediculada ou predominantemente exoentérica, por exemplo, sugere tumor do estroma gastrointestinal. Massa exoentérica com linfadenopatia adjacente ou ulceração sugere linfoma como suspeita inicial. Já os tumores carcinoides, pelo fato de surgirem a partir de precursores neuroendócrinos na mucosa ou na parede do intestino delgado, podem se manifestar como lesões avidamente captantes de contraste ou como espessamento parietal hipercaptante, imitando a parede intestinal acometida pela doença de Crohn. Metástases carcinoides mesentéricas podem demonstrar reação desmoplásica com calcificação excêntrica, ou pode se agrupar perto da raiz mesentérica, ao passo que as metástases hepáticas carcinoides são hipervascularizadas e necróticas. Adenocarcinomas podem assumir uma variedade de formas, mas são geralmente localizados no intestino delgado proximal.

Ressonância magnética

A ressonância magnética (RM) por enterografia ou enteróclise é semelhante aos seus homólogos por TC, mas sem uso de radiação ionizante. Masseli et al., por exemplo, em trabalho utilizando RM por enteróclise no rastreio de tumores de intestino delgado encontraram sensibilidade, especificidade e acurácia de 86, 98 e 97%, respectivamente.[17] Em outro estudo, também utilizando RM por enteróclise, Van et al. encontraram valores de sensibilidade variando entre 91 e 94% e especificidade entre 95 e 97%. Entre os achados associados à presença de malignidades, citava-se a presença de lesões solitárias não pedunculadas, infiltração mesentérica gordurosa e linfonodomegalia mesentérica. Nota-se que os valores de sensibilidade e especificidade da RM são próximos aos descritos previamente no método por TC.

A RM apresenta como vantagem adicional a capacidade de distinguir entre os diferentes tipos de tumor com base nas características entre a captação de imagens em T1 e T2. Como características negativas, a RM tem menor disponibilidade e número maior de artefatos de movimento que os métodos por TC.[16]

Tomografia por emissão de pósitrons

A tomografia por emissão de pósitrons (PET-CT) é uma técnica de medicina nuclear utilizando o marcador flúor-18 fluorodeoxiglicose ([18F] FDG), combinada com TC ou RM para identificar áreas anatômicas do tecido com aumento da atividade metabólica (Figura 62.3). É amplamente utilizada para diagnóstico de cânceres, estadiamento e acompanhamento do tratamento. Especificamente em tumores intestinais, mostra-se útil no diagnóstico de linfomas de células T associados à doença celíaca, de adenocarcinoma e de lesões metastáticas de câncer gástrico e colônico, bem como na monitoração de resposta ao tratamento dos linfomas de intestino delgado e de tumores estromais. Os tumores carcinoides, por sua vez, tipicamente não captam FDG, apesar de marcadores mais recentes terem se mostrado promissores.[9]

Endoscopia

Endoscopia digestiva alta

A endoscopia digestiva alta padrão é capaz de alcançar apenas o duodeno proximal, sendo adequada apenas em casos em que há suspeição de tumor nessa localização (Figura 62.4).

Enteroscopia

A enteroscopia simples geralmente atinge o jejuno superior, a uma distância média de 80 cm, e é útil para identificação e coleta de amostras de tumores no jejuno proximal. Já a enteroscopia de duplo balão (EDB), ao utilizar um mecanismo de insuflação – desinsuflação, pregueamento das alças e avanço posterior –, consegue alcançar uma distância de até 230 cm. É uma ferramenta valiosa para obtenção de diagnóstico histológico, marcação de lesões antes da cirurgia e realização de intervenções terapêuticas, como ressecção de pólipos, implantes de *stent* ou hemostasia.

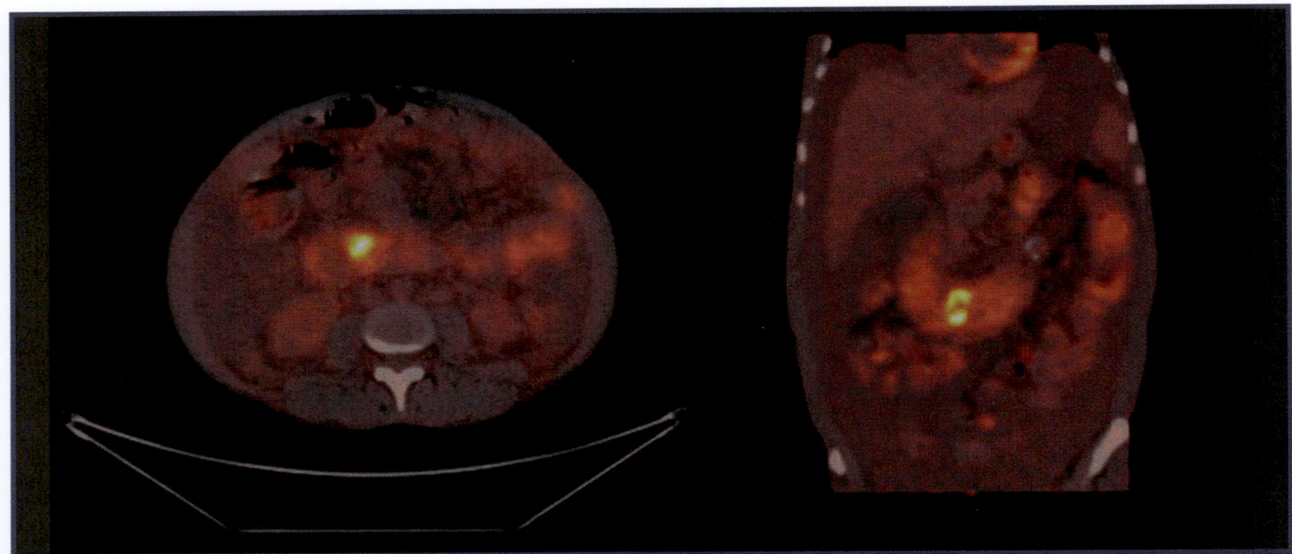

Figura 62.3 – Imagem de PET-CT identificando área com aumento da atividade metabólica (suspeita de malignidade) em duodeno de paciente com história de polipose duodenal
Fonte: cortesia de Dr. Renan Ribeiro, São Paulo.

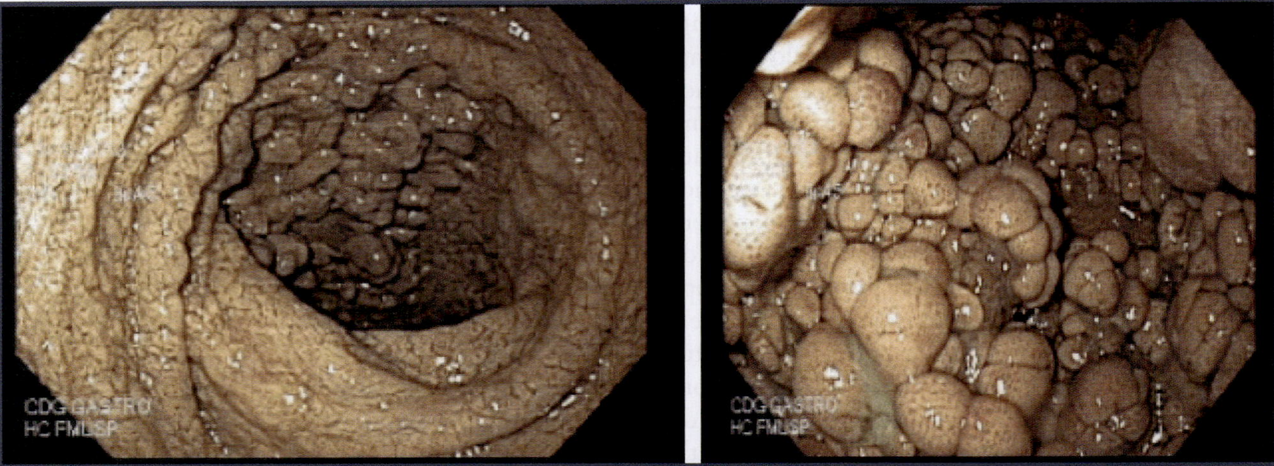

Figura 62.4 – Imagem de endoscopia digestiva alta em que se nota, na segunda porção duodenal, presença de polipose duodenal difusa, cujo anatomopatológico identificou histiocitose duodenal sugestiva de histiocitose azul-marinho.
Fonte: cortesia de Dr. Renan Ribeiro, São Paulo.

Quando se compara a EDB com a CE, observa-se rendimento diagnóstico similar em torno de 60%, com vantagem adicional ao EDB pela capacidade de identificação de lesões isoladas. A realização de método diagnóstico radiológico prévio aumenta as chances de detecção de lesões pelo EDB.

A principal limitação da EDB é a dificuldade na realização de estudos completos, particularmente em doentes com cirurgia abdominal anterior, além do fato de ser um método invasivo e com longa duração (1 a 3 horas).[9]

Cápsula endoscópica

A cápsula endoscópica (CE) é um método de avaliação das características e das lesões mucosas de toda a superfície luminal do trato digestório. O paciente deglute uma cápsula que contém um radiotransmissor para gerar imagens fotográficas do intestino delgado, a qual é propelida pela peristalse.

Sua principal vantagem consiste no fato de ser método não invasivo e com capacidade diagnóstica de lesões em fase pré-clínica, principalmente nos casos de rastreio neoplásico de doenças polipoides intestinais. Contudo, apresenta má localização das lesões e, embora seja útil para detecção dos tumores, nenhuma amostra de tecido para diagnóstico definitivo pode ser obtida pelo método. Além disso, outras desvantagens seriam possível não identificação de pequenas lesões intestinais e risco de retenção da cápsula. A utilização de uma cápsula de patência em pacientes com maior risco de obstrução, como suspeitas de tumores do intestino delgado, pode diminuir as taxas de retenção, que em alguns estudos chega a quase 10%.

Vários estudos têm avaliado a capacidade diagnóstica da cápsula endoscópica em comparação a outros métodos de imagem e modalidades endoscópicas com resultados animadores. Pelos dados atuais, pode-se afirmar que a CE tem melhor rendimento diagnóstico na detecção de lesões tumorais de intestino delgado que a enteroscopia simples e o TI, apresentando resultados similares a enteroscopia de duplo balão, TC e RM, e resultados inferiores somente à endoscopia alta na avaliação de lesões duodenais pelo provável trânsito acelerado nessa porção do trato digestório. Por meio da CE, além do diagnóstico, ainda é possível determinar a extensão da lesão e mesmo a resposta ao tratamento em, por exemplo, linfomas intestinais.

Em virtude das taxas de quase 20% de perda de lesões tumorais únicas em intestino delgado, caso haja forte suspeita, é imperativa a utilização de outros métodos complementares para adequada definição diagnóstica.[9]

Ultrassonografia endoscópica

A ultrassonografia endoscópica (USE), também conhecida como ecoendoscopia, atua por meio do estudo sonográfico da parede do tubo digestório com a utilização de sondas de frequência entre 7,5 e 12 MHz. Nos casos de lesões de intestino delgado, a USE observa a parede intestinal ecograficamente em cinco camadas e também é capaz de identificar outras estruturas extraintestinais, como vasculares, linfáticas e vísceras sólidas, desde que próximas ao transdutor.

Na prática clínica, a USE tem emprego difundido principalmente na investigação de lesões mucosas e submucosas do tubo digestório e na detecção de lesões pancreáticas. Com o uso de agulha fina, é capaz de obter material das lesões identificadas para adequada conclusão diagnóstica. Especificamente nas lesões do tubo digestório, a USE tem potencial em discernir se há características de benignidade e malignidade, na definição do tamanho, do padrão de crescimento e do suprimento vascular (Figura 62.5).[18]

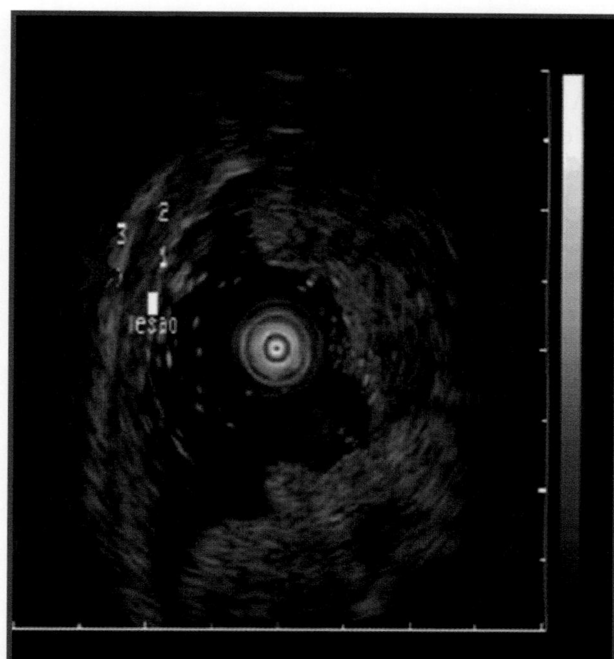

Figura 62.5 – Imagem de ultrassonografia endoscópica demonstrando pequena invasão de submucosa em paciente com adenocarcinoma de intestino delgado (seta azul). Não há linfonodomegalia perilesional.

TIPOS PRINCIPAIS

Benignos

Leiomioma

Leiomiomas são os tumores benignos sintomáticos mais comuns do intestino delgado. Apresentam pico de incidência em indivíduos com idade entre 50 e 60 anos e o jejuno é a localização mais frequente, seguido do íleo e do duodeno. Geralmente, são massas únicas, bem definidas, com ulceração central e são revestidas por epitélio normal. Apresenta como padrões típicos de crescimento a forma intraluminal, a intramural e a extraluminal. À microscopia, os leiomiomas são compostos de feixes de músculo liso bem diferenciado, sem evidências de mitose. A ausência de mitose é um parâmetro fundamental para afastar malignidade (leiomiossarcoma).

Nos últimos anos, os avanços na imuno-histoquímica dos tumores, de modo geral, levaram os patologistas a classificar boa parte dos anteriormente denominados leiomiomas e leiomiossarcomas para o termo tumor estromal. Assim, o tumor estromal gastrointestinal (GIST) constitui a atual designação para o subconjunto de grandes tumores estromais do TGI e abrange a maioria dos tumores atualmente classificados como tumores do músculo liso gastrointestinal. Classicamente, o principal marcador de GIST é CD117 (KIT).

A maioria dos leiomiomas permanece assintomática em sua evolução e é encontrada incidentalmente na autópsia. Como apresentações frequentes, citam-se hemorragia gastrointestinal (65%), particularmente no duodeno, obstrução com compressão ou intussuscepção (25%).

Adenoma

Adenomas são os tumores benignos assintomáticos mais comuns do intestino delgado (Figura 62.6). Assim como nos tumores de cólon, três grandes tipos histológicos foram reconhecidos: tubulares, tubulovilosos e vilosos. Tal como acontece com adenomas, componente viloso, lesões grandes e presença de atipias aumentam risco de malignidade. Não há consensos bem definidos, mas, em razão do seu potencial para sofrer transformação maligna, admite-se que esses tumores devam ser removidos.

A maioria dos adenomas ocorre isoladamente, embora múltiplos adenomas possam ser encontrados, especialmente em pacientes com uma das síndromes hereditárias de polipose múltipla. Em geral, a polipectomia endoscópica para tumores pedunculados e ressecção cirúrgica de grandes lesões sésseis é adequada. O prognóstico é excelente para aqueles sem características malignas ou nos quais o tumor está confinado às camadas superficiais.

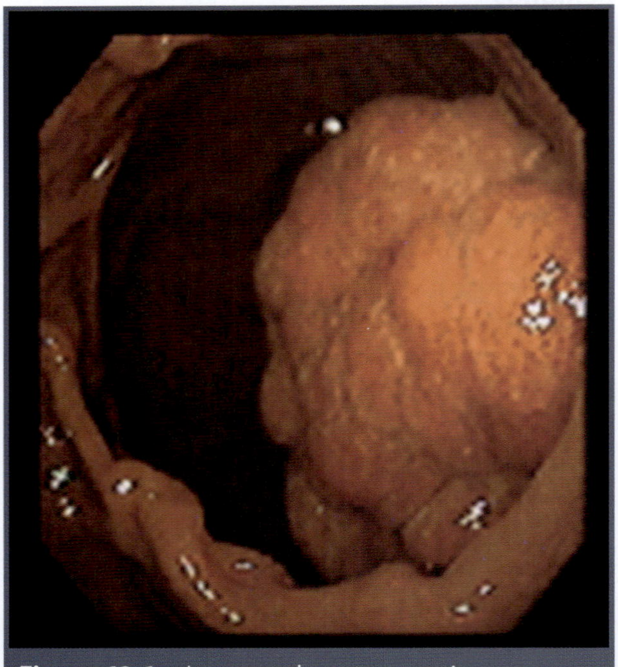

Figura 62.6 – Imagem de enteroscopia em que se nota, no início da segunda porção duodenal, presença de lesão polipoide extensa, de superfície irregular, coloração avermelhada, acometendo um terço da luz do órgão e medindo cerca de 7 cm de extensão.

Lipomas

Os lipomas são o terceiro mais comum tumor benigno do intestino delgado e apresentam risco desprezível de malignização. Podem ser encontrados em qualquer lugar, mas são mais comumente localizadas de forma distal. Mais de ⅔ dos lipomas permanecem assintomáticos e são diagnosticados incidentalmente, quer no momento da cirurgia ou na autópsia. Aqueles que se tornam sintomáticos apresentam como manifestações principais suboclusão intestinal e hemorragia.

Os lipomas são mais fáceis de diagnosticar que outros tumores benignos do intestino delgado. Tomografia computadorizada revela massa homogênea rica em gordura, com bom poder de suspeição diagnóstica nesse tipo de lesão. Nos exames endoscópicos, os lipomas aparecem como lesões amarelo-alaranjadas, lisas, com características de localização submucosa (sinal do travesseiro positivo) (Figura 62.7).

Hamartoma de glândulas de Brunner

O hamartoma de glândulas de Brunner, também conhecido como adenoma de glândula de Brunner ou brunneroma, é uma lesão rara do duodeno proximal com risco de malignização desprezível. Esses tumores são geralmente assintomáticos e são diagnosticados acidentalmente durante endoscopia alta. Ocasionalmente, hamartomas grandes podem provocar sintomas clinicamente significativos, como hemorragia e obstrução, necessitando de tratamento endoscópico ou cirúrgico.

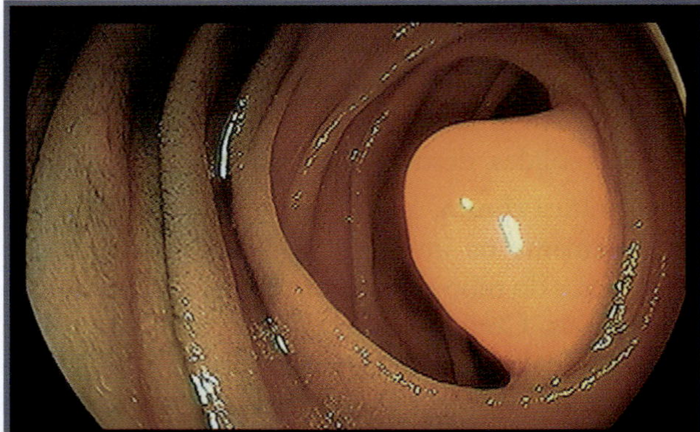

Figura 62.7 – Imagem de enteroscopia mostrando lesão duodenal protrusa à luz intestinal, de aspecto amarelado e compatível com lipoma.

Hemangioma

Os hemangiomas do TGI são relativamente raros, compreendendo menos de 0,05% de todas as neoplasias intestinais. Aparecem como lesões bem circunscritas ou encapsuladas em submucosa, às vezes com superfície exsudativa. Podem envolver a pele, o tecido subcutâneo e o TGI como um todo. Ocasionalmente, podem ser múltiplos, e os pacientes podem apresentar dor abdominal, sangramento e obstrução, com necessidade de tratamento endoscópico ou cirúrgico.

A detecção de tumores vasculares tem melhorado desde a introdução de CE e EDB. Especificamente a enteroscopia tem a vantagem de poder abordar por métodos térmicos lesões sangrantes e mesmo de tatuar o local da lesão para potencial ressecção laparoscópica ou cirúrgica aberta.

Malignos

Adenocarcinomas

Os adenocarcinomas são um dos tipos mais frequentes de tumores do intestino delgado, representando 25 a 40% dos casos.[5] Assim como adenomas, os adenocarcinomas são tumores originados de glândulas mucosas. Semelhante à sequência vista no cólon, podem evoluir de lesões benignas para malignas no intestino delgado, e entre os fatores genéticos associados também estão presentes no delgado as mutações em K-ras, p53 e em proteínas de reparo. Aproximadamente ⅓ dos adenomas solitários no intestino delgado se transformará em carcinoma invasivo.

A incidência do adenocarcinoma é maior no duodeno, onde se localizam 57 a 65% dos casos. Contudo, nos casos associados à doença de Crohn (o mais importante fator de risco conhecido), há um predomínio de acometimento de íleo, onde prevalece o processo inflamatório da patologia de base. O desenvolvimento de adenocarcinoma de delgado em pacientes com Crohn deve ser suspeitado naqueles com tempo prolongado de doença que desenvolvem sintomas novos, como obstrução, que não respondem à terapêutica habitual. O diagnóstico raramente é feito no pré-operatório, uma vez que os sintomas são semelhantes à doença estenosante. Estima-se que o risco cumulativo de adenocarcinoma em pacientes com Crohn de delgado seja de 0,2% em 10 anos e 2,2% em 25 anos.[19] Alguns autores também sugerem associação de adenocarcinoma com polipose adenomatosa familiar, doença celíaca, fibrose cística e doença ulcerosa péptica.

Em razão das suas apresentações clínicas oligossintomáticas, um atraso médio de 6 a 8 meses no diagnóstico é comum nesse tipo tumoral e, ao diagnóstico, até 35% dos pacientes já apresentam doença metastática.

A detecção primária de adenocarcinoma de intestino delgado é normalmente feita por imagem radiológica ou CE, quando o paciente se apresenta com algum sintoma de alarme, como hemorragia gastrointestinal ou obstrução intestinal. No entanto, mesmo lesões intraluminais podem ser perdidas pela CE, em virtude da compressão, crescimento extraluminal do tumor ou sangue intraluminal que dificulta a visualização adequada. A enteroscopia também pode ter dificuldades no acesso ao tumor em virtude de limitações do próprio método em ultrapassar angulações fixas de alças intestinais próximas ao tumor. Os exames endoscópicos ainda se prestam para potencial tatuagem no local do tumor e facilitação na ressecção, principalmente pela abordagem laparoscópica (Figura 62.8).[20]

O estadiamento mais utilizado nos adenocarcinomas do intestino delgado é dado pelo sistema de tumor-nódulo-metástase (TNM). Com relação ao tratamento, a intervenção cirúrgica na maioria dos estudos fornece uma ressecção curativa em 40 a 65%

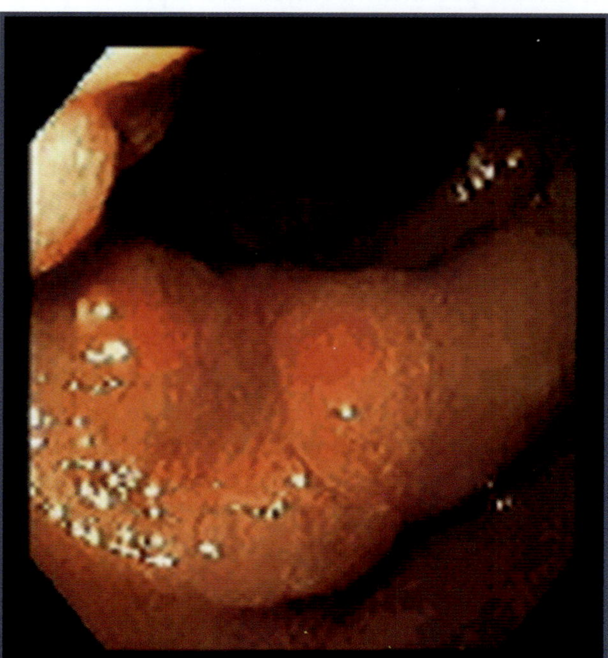

Figura 62.8 – Imagem de endoscopia digestiva alta demonstrando lesão duodenal deprimida, com bordos elevados e de aspecto viloso, medindo aproximadamente 2,5 cm em seu maior eixo, compatível com adenocarcinoma.

dos pacientes, com taxas de sobrevida em cinco anos de 40 a 60% para os tumores ressecados *versus* 15 a 30% para tumores não ressecados.[20] Outras terapêuticas associadas, como quimioterapia adjuvante, radioterapia e bevacizumabe, têm sido tentadas com resultados pouco animadores até o momento.

Tumores carcinoides

Os tumores carcinoides fazem parte do grupo de tumores neuroendócrinos gastroenteropancreáticos e se caracterizam por serem bem diferenciados, com capacidade de produzir aminas vasoativas e resultando em quadro clínico indolente. Representam entre 29 e 40% dos tumores primários do intestino delgado intestinal, com séries mais recentes apontando para um aumento em sua incidência.[5,6] Acometem pacientes por volta dos 55 anos, mas têm sido relatados em pacientes de 20 a 80 anos de idade. Dentro do TGI, localizam-se com maior frequência no íleo.

Em geral, manifestam-se como lesões de submucosa e ocasionalmente com ulcerações. Tendem a se infiltrar na parede do intestino e podem se estender através da serosa, causando encurtamento e espessamento do mesentério em decorrência de uma reação desmoplásica intensa. Microscopicamente, visualizam-se pequenas células arredondadas ou ovais envolvidas por intensa reação desmoplásica, pouco ou nenhum pleomorfismo celular, hipercromasia, ou aumento da atividade mitótica.

Em virtude do seu crescimento indolente, a maioria dos carcinoides do intestino delgado é assintomática no momento da apresentação, e seu achado, em geral, é incidental. Quando surgem sintomas, estes geralmente se relacionam a efeitos de massa ou pela produção de aminas bioativas (síndrome carcinoide). Em pacientes sintomáticos, a dor abdominal é o sintoma inicial mais comum, e apresenta características inespecíficas.

Quando ocorre a obstrução intestinal, esta geralmente se dá de maneira intermitente e pode ser causada tanto pelo tumor intraluminal, quanto pela torção mesentérica e distorção provocada pela invasão do tumor (reação desmoplásica). O fenômeno álgico geralmente está associado a algum grau de isquemia pela presença de metástases mesentéricas com efeito compressivo vascular, pela invasão vascular direta ou mesmo como efeito associado à produção de serotonina pelo tumor.[21]

A síndrome carcinoide típica é geralmente causada por carcinoides metastáticos que secretam altos níveis de serotonina, causando sintomas como diarreia aquosa, rubor facial, sudorese, broncoespasmo, dor abdominal e, em casos mais graves, hipotensão arterial e/ou insuficiência cardíaca direita, em decorrência da insuficiência tricúspide ou estenose pulmonar causadas pela fibrose endocárdica. Carcinoides podem também secretar outras aminas bioativas, como dopamina ou norepinefrina, corticotropina, gastrina, hormônio antidiurético e calcitonina, com os mais diferentes sintomas associados a cada uma dessas substâncias.[21,22]

Embora 86% dos carcinoides de intestino delgado secretem serotonina, a apresentação com síndrome carcinoide típica é rara, já que é necessário que os produtos de secreção desses tumores tenham acesso direto à circulação sistêmica (evitando, assim, o metabolismo no fígado) para induzirem os sintomas típicos. Esse cenário ocorre nas seguintes situações: metástases hepáticas, doença extensa retroperitoneal com drenagem venosa diretamente para as veias paravertebrais e tumor carcinoide primário extraintestinal. No momento do diagnóstico, 75% dos carcinoides de intestino delgado são menores que 1,5 cm e cerca de 30% já têm a doença multifocal.[22]

O diagnóstico da síndrome carcinoide é feito por história de sintomas típicos associada à detecção de nível elevado de ácido 5-hidroxi-indol-acético (5-HIAA) na urina de 24 horas. A dosagem de 5-HIAA na urina chega a apresentar sensibilidade de 75% e especificidade de 100% nesse diagnóstico; contudo, diversos alimentos e drogas podem interferir no método. Entre outras técnicas úteis no rastreio diagnóstico da síndrome carcinoide, citam-se: dosagem sérica de cromograninas e serotonina e teste de provocação com adrenalina ou pentagastrina.

Entre os exames de imagem, a principal técnica utilizada consiste no uso de TC de abdome associada à cintilografia com somatostatina. Em especial, o emprego da cintilografia com somatostatina (Octreoscan®) justifica-se pela expressão por cerca de 80 a 90% dos carcinoides de altos níveis de receptores com alta afinidade para essa substância. Outros métodos de imagem também podem ser utilizados, incluindo RM de abdome e angiografia. Mais recentemente, estudos com utilização de tomografia por emissão de pósitrons têm mostrado que esse pode ser um método bastante promissor.[23]

Em relação aos exames endoscópicos, a CE mostra-se como método extremamente útil no rastreamento das lesões sem conseguir, no entanto, identificar tumores não superficiais ou mesmo coletar tecidos para definição diagnóstica adequada. Já a enteroscopia tem capacidade de rastrear, coletar biópsias e até mesmo tatuar lesões para ressecção cirúrgica. Atualmente, a ressecção endoscópica dos tumores carcinoides no intestino delgado não é recomendada em virtude da sua localização submucosa e do risco de perfuração.

Como propostas de tratamento atual, a cirurgia é a única terapia curativa estabelecida para os tumores carcinoides. Antes da ressecção cirúrgica, porém, terapia com análogo de somatostatina deve ser administrada para reduzir risco de crise carcinoide que resulta dos elevados níveis das aminas bioativas como resultado do estresse anestésico e cirúrgico.

Análogo da somatostatina (octreotida) é eficaz no controle dos sintomas na maioria dos pacientes com carcinoide. Sobrevida em cinco anos para carcinoides de intestino delgado gira em torno de 60%.[21,22]

Linfomas

O TGI é o local mais comum de linfomas extranodais, com o intestino delgado sendo responsável por cerca de ⅓ desses casos. O acometimento do trato pode se dar tanto de forma primária quanto secundária em uma doença sistêmica. Dados recentes apontam crescimento da incidência de linfomas primários de intestino delgado, representando 14,8% do total de lesões neoplásicas desse órgão.[5] Caracteristicamente, os linfomas são tumores volumosos com cerca de 70% das lesões apresentando-se com tamanho maior que 5 cm de diâmetro. Seu perfil de distribuição no intestino delgado se dá em paralelo à distribuição dos folículos linfoides, sendo o íleo a localização mais comum. O diagnóstico se dá em torno da sétima década de vida, com 60% dos casos entre homens. Entre as principais condições associadas, encontram-se doenças de autoimunidade, síndromes de imunodeficiência (principalmente associada ao HIV), terapia prolongada com imunossupressores, doença celíaca e radioterapia.[9,22]

Para diagnóstico adequado de linfoma primário do intestino delgado, algumas condições devem ser preenchidas:

- sem linfadenopatia periférica ou mediastinal;
- contagem de células brancas normal em esfregaço de sangue periférico;
- envolvimento tumoral predominante em TGI;
- sem evidência de envolvimento hepático ou esplênico.

Em relação à classificação dos linfomas primários de intestino delgado, podem-se citar três grupos principais:

- Doença imunoproliferativa do intestino delgado (DIPID), também chamada de linfoma do Mediterrâneo, de doença de cadeia pesada alfa ou doença de Seligmann.
- Enteropatia associada ao linfoma de células T (EATL), também chamada de linfoma de células T intestinal.
- Outros tipos ocidentais de linfomas não DIPID: linfoma difuso de grandes células B, linfoma de células do manto, linfoma de Burkitt, linfoma folicular, entre outros.

Diante do espectro diverso de linfomas intestinais e de seus respectivos fatores de risco, o que se vê é grande diversidade concernente também aos seus dados epidemiológicos. A EATL, por exemplo, apesar de sua baixa incidência – 0,1 por 100 mil pessoas em um estudo holandês –, tem relação marcante com doença celíaca e, respectivamente, com áreas de maior prevalência dessa doença. É mais comum encontrar casos de EATL em algumas áreas da Holanda, do oeste da Irlanda e do norte da Europa, com acometimento principalmente de homens na sexta década de vida.[24] Já os DIPID, que são o subtipo mais comum de linfoma do TGI, acometem adultos jovens em áreas do Oriente Médio e da Bacia Mediterrânea, com fatores de risco bem marcados, como baixo nível socioeconômico, saneamento deficiente e altas taxas de infestação parasitária. Outros achados associados a esse tipo de linfoma são os haplótipos de HLA-Aw19, -B12 e -A9, além de infecção prévia por *Campylobacter jejuni*.[25]

Em relação às manifestações clínicas, diferenças mais sutis são notadas entre os subtipos de linfomas intestinais. A duração dos sintomas antes do diagnóstico pode ser bem variável em todos os subtipos com relatos de poucos dias até alguns anos. Todos os subtipos costumam cursar com dor abdominal que pode estar presente em até ⅔ dos pacientes. Tanto os linfomas não DIPID quanto os DIPID costumam acometer homens entre 20 e 40 anos. O subtipo DIPID cursa, além da dor abdominal, com maior diarreia, enteropatia perdedora de proteínas e perda ponderal. Já os subtipos não DIPID e da EATL costumam cursar de forma semelhante com maior gravidade de apresentação clínica com casos de obstrução intestinal, perfuração e sangramento.

Especificamente, os linfomas tipo EATL devem ser suspeitados em casos de deterioração clínica da doença celíaca, apesar do cumprimento de uma dieta sem glúten. Inversamente, uma vez que a doença celíaca pode ser diagnosticada no momento da apresentação do linfoma intestinal, tem sido sugerido que pacientes com linfoma de células T primário do intestino devem ser testados para a presença de doença celíaca subjacente.

Na investigação diagnóstica, assim como os outros tumores de intestino delgado, mostram-se úteis os métodos habitualmente disponíveis como trânsito intestinal, TC e RM de abdome, endoscopia convencional, cápsula endoscópica e enteroscopia (Figura 62.9). Em alguns casos, pode-se fazer necessário o uso de laparoscopia ou mesmo laparotomia diagnóstica para adequado acesso de tumores extraluminais ou em casos de obstrução intestinal, respectivamente. Especificamente em relação aos estudos laboratoriais nos tumores DIPID, pode-se encontrar paraproteinemia alfa tipo cadeia pesada.

Nos exames radiológicos entre imagens comumente vistas, cita-se presença de massas grandes e múltiplas, algumas vezes ulceradas, estreitamento ou alargamento da luz intestinal por infiltração da parede e linfonodomegalias abdominais. Algumas características específicas podem ser vistas em certos subtipos tumorais. No caso dos linfomas DIPID, é comum visualizar lesão infiltrativa difusa no intestino delgado proximal, assemelhando-se, às vezes, ao padrão de "pedra em calçamento".

Em relação aos métodos endoscópicos, eles se fazem necessários principalmente na obtenção de material para adequada definição diagnóstica. No entanto, alguns padrões de imagem endoscópica podem ser específicos de subtipos tumorais. Por exemplo, nos linfomas EATL de jejuno podem ser vistas grandes úlceras circunferenciais sem massas tumorais visíveis. Já nos casos de linfoma de células do manto, um achado típico que também pode ser suspeitado nos exames de imagem são as múltiplas lesões polipoide, também chamadas de poliposes linfomatosas.

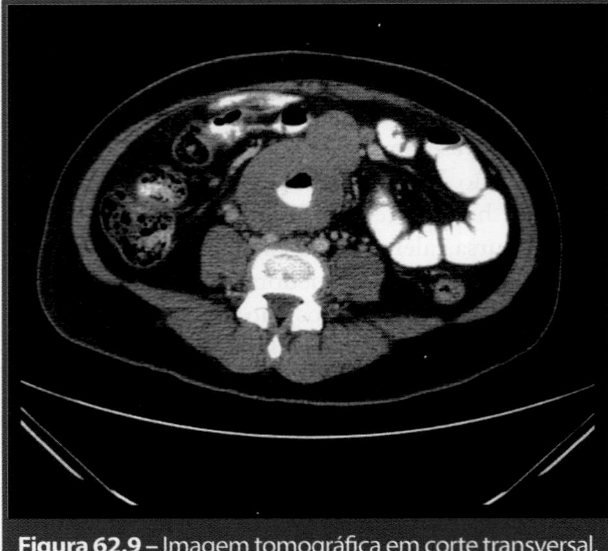

Figura 62.9 – Imagem tomográfica em corte transversal, demonstrando acentuado espessamento parietal concêntrico de alça ileal, compatível com linfoma intestinal.

O estadiamento dos linfomas intestinais habitualmente não utiliza o método clássico de Ann-Arbor, e sim o sistema de Lugano, que tem capacidade discriminatória do acometimento linfonodal do trato digestório e mesmo da profundidade das camadas envolvidas. Sabidamente, esses dados importam no prognóstico tumoral.[26]

A terapêutica para os linfomas consiste basicamente em ressecção cirúrgica associada à utilização de quimio e de radioterapia. Condutas específicas podem ser tomadas para alguns subtipos tumorais, por exemplo, tratamento de *Helicobacter pylori* nos linfomas MALT. A sobrevida é bastante variável e dependente diretamente do subtipo tumoral, do estadiamento e da resposta ao tratamento. Nos casos de linfomas ressecáveis e com boa resposta ao tratamento quimio e radioterápico é possível alcançar 70% em cinco anos. Contudo, há descrições de sobrevida extremamente reduzida como nos casos de doença celíaca refratária tipo 2 e EATL que atinge valores de 8% em cinco anos.[27]

Tumores estromais

Os tumores estromais malignos (sarcomas) representam cerca de 8 a 10% dos tumores de intestino delgado e são mais comuns em jejuno, íleo e divertículo de Meckel.[5,28] Entre os subtipos de sarcomas, o mais frequente é o tumor gastrointestinal estromal (GIST) representado por mais de 80% dos casos totais.[4] Os GIST são tumores raros que se originam da célula intersticial de Cajal, uma célula intestinal que atua como marca-passo do plexo mioentérico. Previamente, em virtude das características similares histológicas, os GIST eram confundidos e classificados como leiomiomas, leiomiossarcoma ou schwannomas. Somente após avanços de imuno-histoquímica são agora reconhecidos como grupo distinto de tumores estromais que expressam CKIT e CD34. Em estudo clássico, reportou-se que de 1.091 tumores inicialmente classificados como tumores de músculo liso, 906 (86%) eram GIST de intestino delgado.[29]

Clinicamente, os GIST aparecem como massas submucosas e são, por vezes, ulceradas. O GIST pode se desenvolver em todo o TGI e é mais comum no estômago (60%), seguido do jejuno e do íleo

(30%), do duodeno (4 a 5%), do reto (4%), do cólon e do apêndice (1 a 2%) e do esôfago (< 1%).[9]

A maioria dos tumores costuma ter curso clínico indolente com apresentações oligossintomáticas ou mesmo frutos de diagnósticos incidentais após ressecção de pólipos. Quando se manifesta clinicamente, em geral, encontra-se em fase mais avançada e pode cursar com dor abdominal, perda de peso, sangramento digestivo, perfuração intestinal ou massa palpável.[24,25] O risco de curso clínico agressivo é baseado no tamanho do tumor e na sua atividade mitótica: baixo para os tumores de menos de 2 cm, com contagem mitótica menor que 5 por 50 campos de grande aumento (CGA) e alto para os tumores maiores que 10 cm, com contagem mitótica maior que 10 por 50 CGA. Presença de necrose coagulativa, ulceração, atipia nuclear importante, e citologia epitelioide também são fatores associados à evolução desfavorável em pacientes com GIST.[30]

O diagnóstico é feito com associação de métodos endoscópicos e radiológicos. Caso os tumores tenham apresentação luminal, a cápsula endoscópica e mesmo a enteroscopia costumam ter bom poder diagnóstico (Figura 62.10). No caso de lesões com crescimento excêntrico, é mais útil a realização de exames de imagem como TC e RM de abdome (Figura 62.11). Nas lesões submucosas é possível a utilização de USE para biópsia da lesão.

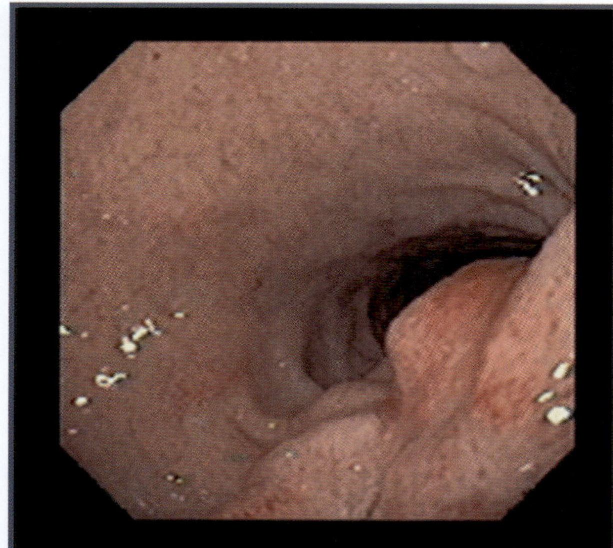

Figura 62.10 – Imagem de enteroscopia demonstrando em terceira porção duodenal presença de lesão elevada e ulcerada de limites pouco definidos, acometendo menos de 50% da circunferência do órgão, compatível com tumor estromal maligno.

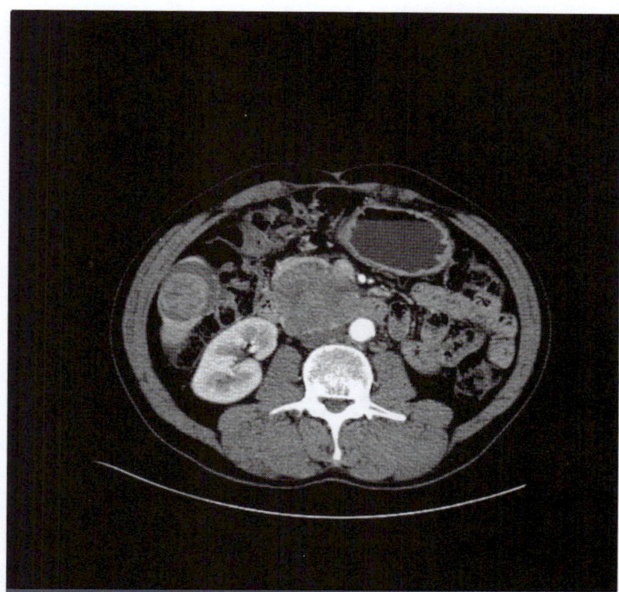

Figura 62.11 – Imagem tomográfica em corte transversal demonstrando massa sólida, infiltrativa e heterogênea envolvendo a terceira porção duodenal compatível com tumor estromal.

O tratamento baseia-se principalmente na ressecção cirúrgica. Em casos específicos de tumores mais avançados ou mesmo na complementação terapêutica pós-cirúrgica têm sido utilizadas drogas capazes de modular a atividade da tirosina quinase, como imatinibe (Glivec®), e nos imatinibe-resistentes, o sunitinibe (Sutent®).[31]

Metástases

O envolvimento neoplásico secundário do intestino é mais frequente que as neoplasias primárias do intestino delgado. Os tumores extrínsecos podem envolver o intestino tanto por metástase hematogênica quanto por invasão direta ou por via intraperitoneal. Os principais tumores que enviam metástases por via direta e disseminação intraperitoneal são os primários de ovário, de útero, de cólon e de estômago. Já os primários de mama, de pulmão e melanoma atuam no envio de metástases de forma hematogênica. Entre os tumores extraintestinais malignos, o com maior predileção para metástases para o intestino é o melanoma (Figura 62.12). No TGI, o intestino delgado é o sítio mais frequente de metástase de melanoma. É importante ressaltar que o melanoma é um subtipo potencial de tumor que pode se apresentar de forma primária em todo o TGI. O prognóstico das lesões metastáticas de intestino delgado é dependente da lesão primária, e seu tratamento baseia-se principalmente no princípio de paliação de quadros obstrutivos intestinais.

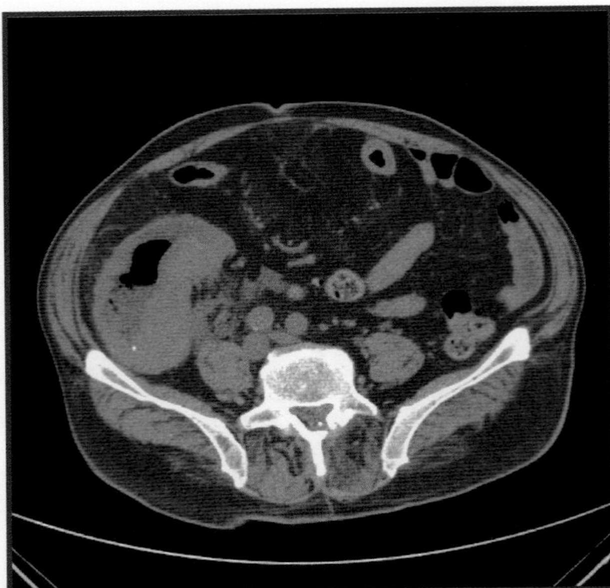

Figura 62.12 – Imagem tomográfica em corte transversal mostrando lesão metastática em região ileocecal de melanoma primário de pele diagnosticado um ano antes.

REFERÊNCIAS

1. Schottenfeld D, Beebe-Dimmer JL, Vigneau FD. The epidemiology and pathogenesis of neoplasia in the small intestine. Ann Epidemiol. 2009; 19(1):58-69.
2. Kopáčová M, Rejchrt S, Bureš J, Tachecí I. Small Intestinal Tumours. Gastroenterol Res Pract. 2013; 2013:702536. doi: 10.1155/2013/702536.
3. Cheung DY, Choi MG. Current advance in small bowel tumors. Clin Endosc. 2011; 44(1):13-21.
4. Haselkorn T, Whittemore AS, Lilienfeld DE. Incidence of small bowel cancer in the United States and worldwide: geographic, temporal, and racial differences. Cancer Causes Control. 2005; 16(7):781-7.
5. Bilimoria KY, Bentrem DJ, Wayne JD, Ko CY, Bennett CL, Talamonti MS. Small bowel cancer in the United States: changes in epidemiology, treatment, and survival over the last 20 years. Ann Surg. 2009; 249(1):63-71.
6. DiSario JA, Burt RW, McWhorter HVWP. Small bowel cancer: epidemiological and clinical characteristics from a population-based registry. Am J Gastroenterol. 1994; 89(5):699-701.
7. Siegel RL, Miller KD, Jemal A. Cancer statistics, 2015. CA Cancer J Clin. 2015; 65(1):5-29.
8. Chow WH, Linet MS, McLaughlin JK. Risk factors for small intestine cancer. Cancer Causes Control. 1993; 4(2):163-9.
9. Xynopoulos D, Mihas AA, Paraskevas E, Dimitroupoulos D, Heuman DM. Small bowel tumores. Ann Gastroentol. 2002; 15(1):18-35.
10. Paski SC, Semrad CE. Small bowel tumors. Gastrointest Endosc Clin N Am. 2009; 19(3):461-79.
11. Reynolds I, Healy P, McNamara DA. Malignant tumours of the small intestine. Surgeon. 2014; 12(5):263-70.
12. Canavan C, Abrams KR, Mayberry JF. Meta-analysis: mortality in Crohn's disease. Aliment Pharmacol Ther. 2007; 25(8):861-70.
13. Corrao G, Corazza GR, Bagnardi V, Brusco G, Ciacci C, Cottone M et al. Mortality in patients with coeliac disease and their relatives: a cohort study. Lancet. 2001; 358(9279):356-61.
14. Campos FG, Sulbaran M, Safatle-Ribeiro AV, Martinez CAR. Duodenal adenoma surveillance in patients with familial adenomatous polyposis. World J Gastrointest Endosc. 2015; 7(10):950-9.
15. Minardi AJ Jr., Zibardi GB, Aultman DF, McMillan RW, McDonald JC. Small-bowel tumors. J Am Coll Surg. 1998; 186(6):664-8.
16. Pilleul F, Penigaud M, Milot L, Saurin JC, Chayvialle JA, Valette PJ. Possible small-bowel neoplasms: contrast-enhanced and water-enhanced multidetector CT enteroclysis. Radiology. 2006; 241(3):796-801.
17. Masselli G, Polettini E, Casciani E, Bertini L, Vecchioli A, Gualdi G. Small-bowel neoplasms: prospective evaluation of MR enteroclysis. Radiology. 2009 Jun; 251(3):743-50. doi: 10.1148/radiol.2513081819.
18. Maluf-Filho F, Dotti CM, Farias AQ, Kupski C, Chaves DM, Artifon E et al. I Brazilian consensus of endoscopic ultrasonography. Arq Gastroenterol. 2007; 44(4):353-8.
19. Palascak-Juif V, Bouvier AM, Cosnes J, Flourié B, Bouché O, Cadiot G et al. Small bowel adenocarcinoma in patients with Crohn's disease compared with small bowel adenocarcinoma de novo. Inflamm Bowel Dis. 2005; 11(9):828-32.
20. Dabaja BS, Suki D, Pro B, Bonnen M, Ajani J. Adenocarcinoma of the small bowel: presentation, prognostic factors, and outcome of 217 patients. Cancer. 2004; 101(3):518-26.
21. Saha S, Hoda S, Godfrey R, Sutherland C, Raybon K. Carcinoid tumors of the gastrointestinal tract: a 44-year experience. South Med J. 1989; 82(12):1501-5.
22. Modlin IM, Lye, KD, Kidd M. A 5-decade analysis of 13,715 carcinoid tumors. Cancer. 2003; 97(4):934-59.
23. Koopmans KP, Neels OC, Kema IP, Elsinga PH, Sluiter WJ, Vanghillewe K et al. Improved staging of patients with carcinoid and islet cell tumors with 18F-dihydroxy-phenylalanine and 11C-5-hydroxy-tryptophan positron emission tomography. J Clin Oncol. 2008; 26(9):1489-95.
24. Verbeek WH, Van De Water JM, Al-Toma A, Oudejans JJ, Mulder CJ, Coupé VM. Incidence of enteropathy-associated T-cell lymphoma: a nation-wide study of a population-based registry in The Netherlands. Scand J Gastroenterol. 2008; 43(11):1322-8.
25. Salem P, El-Hashimi L, Anaissie E, Geha S, Habboubi N, Ibrahim N et al. Primary small intestinal lymphoma in adults: a comparative study of IPSID versus non IPSID in the Middle East. Cancer. 1987; 59(9):1670-6.
26. Rohatiner A, d'Amore F, Coiffier B, Crowther D, Gospodarowicz M, Isaacson P et al. Report on a workshop convened to discuss the pathological and staging classifications of gastrointestinal tract lymphoma. Ann Oncol. 1994; 5(5):397-400.
27. Al-Toma A, Verbeek WHM, Hadithi M, von Blomberg BME, Mulder CJJ. Survival in refractory coeliac disease and enter-

opathy-associated T-cell lymphoma: retrospective evaluation of single-centre experience. Gut. 2007; 56(10):1373-8.

28. Lepage C, Bouvier AM, Manfredi S, Dancourt V, Faivre J. Incidence and management of primary malignant small bowel cancers: a well-defined French population study. Am J Gastroenterol. 2006; 101(12):2826-32.
29. Miettinen M, Kopczynski J, Makhlouf HR, Sarlomo-Rikala M, Gyorffy H, Burke A et al. Gastrointestinal stromal tumors, intramural leiomyomas, and leiomyosarcomas in the duodenum: a clinicpathologic, immunohistochemical, and molecular genetic study of 167 cases. Am J Surg Pathol. 2003; 27(5):625-41.
30. Fletcher CD, Berman JJ, Corless C, Gorstein F, Lasota J, Longley BJ et al. Diagnosis of gastrointestinal stromal tumors: a consensus approach. Hum Pathol. 2002; 33(5):459-65.
31. Schnadig ID, Blanke CD. Gastrointestinal stromal tumors: imatinib and beyond. Curr Treat Options Oncol. 2006; 7(6):427-37.

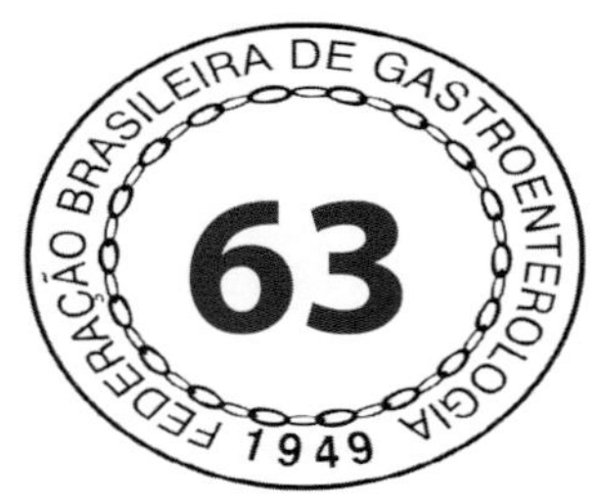

DOENÇAS GLÚTEN-RELACIONADAS

Lorete Maria da Silva Kotze
Shirley Ramos da Rosa Utiyama
Luiz Roberto Kotze
Renato Mitsunori Nisihara

INTRODUÇÃO

O glúten advém de proteínas de cereais. O grupo de proteínas (gliadinas e gluteninas) que constituem o glúten do trigo, do centeio, da cevada e da aveia é conhecido como prolaminas. Essas prolaminas contêm aminoácidos (prolina e glutamina) que fazem o glúten ter digestão difícil, consequente à quantidade de oligopeptídeos que chega ao intestino delgado. Assim, a ingestão de alimentos contendo glúten faz que o corpo detecte a presença de elemento estranho e deflagre uma série de atividades, mais graves (doença celíaca – DC) ou menos graves (sensibilidade ao glúten não celíaca – SGNC), ocasionando sintomas gastrointestinais (GI) ou sistêmicos. Tais sintomas usualmente desaparecem com a adoção de dieta isenta de glúten (DIG).

As diferenças existentes entre DC e SGNC se dão tanto em nível molecular como na resposta imune: enquanto a DC deriva de mecanismo deflagrado pela resposta adaptativa do sistema imune, a SGNC estaria mais conectada à ação do sistema imune inato e parece não envolver a função da barreira intestinal.[1]

As doenças glúten-relacionadas podem ser classificadas de acordo com o mecanismo patogênico predominante, segundo consenso realizado em Londres (Figura 63.1).[2] O mecanismo pode ser:

1. **Alérgico:** alergia ao trigo.
2. **Autoimune:** doença celíaca (DC).
3. **Não alérgico e não autoimune:** sensibilidade ao glúten não celíaca (SGNC).

ALÉRGICO – ALERGIA AO TRIGO

A alergia ao trigo é uma reação mediada por IgE às gliadinas insolúveis do trigo. Os sintomas desenvolvem-se minutos a horas após a ingestão do glúten, incluindo prurido e inchaço na boca, nariz, olhos e garganta, *rash* cutâneo, falta de ar e até anafilaxia com ameaça à vida. As manifestações GI da alergia ao trigo podem ser semelhantes às da DC, mas não há dano permanente ao sistema digestório; também podem se confundir com a SGNC, mas somente em um grupo pequeno de pacientes. A confusão maior ocorre na distinção entre glúten e os frutanos, componentes do trigo.

A alergia ao trigo apresenta-se em diferentes fenótipos clínicos (urticária, rinite ou anafilaxia), dependendo da idade do paciente, concomitantemente com outras alergias alimentares ou respiratórias, dermatite atópica e outros fatores, como exercício. Uma história detalhada é mandatória.[3]

As alergias respiratórias são mais frequentes em adultos (asma e rinite); as alimentares são mais

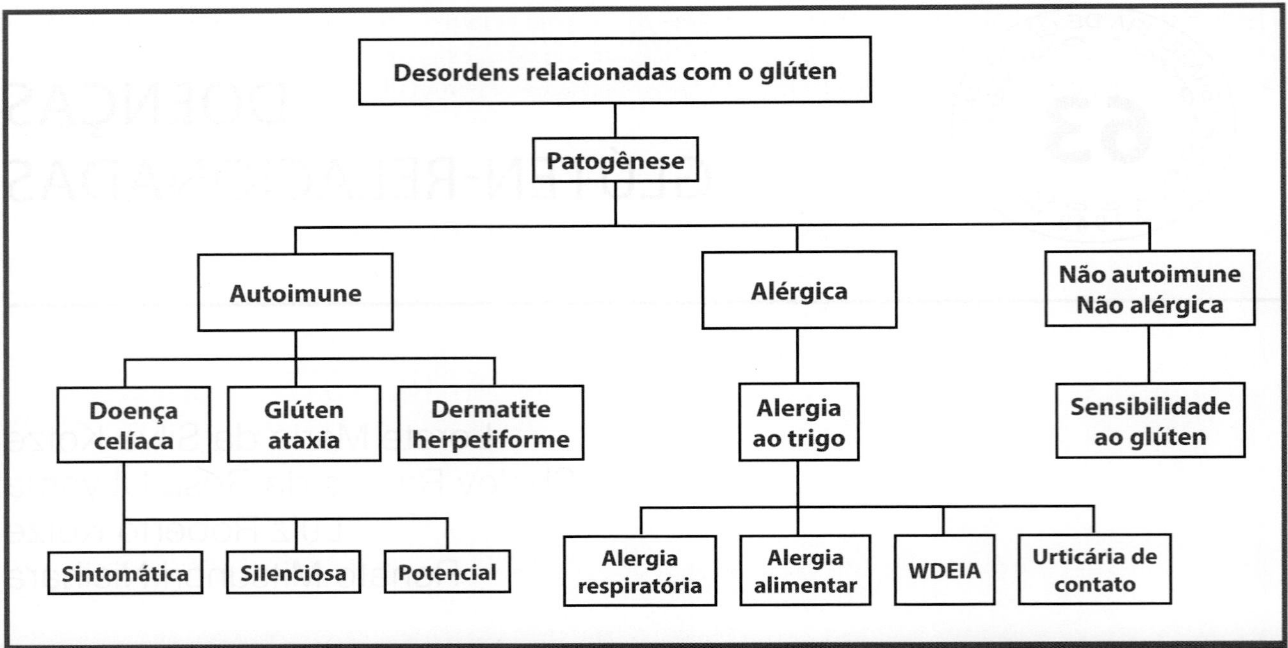

Figura 63.1. – Classificação das desordens relacionadas com o glúten de acordo com o mecanismo patogênico. *WDEIA – Wheat dependent exercise-induced anaphylaxis (anafilaxia induzida por exercício com dependência alimentar do trigo). Fonte: Primeiro consenso sobre sensibilidade ao glúten. Londres, 11/12 de fevereiro de 2011.*[2]

encontradas em crianças. Os pacientes alérgicos ao trigo não precisam restringir centeio, cevada e aveia.[4]

- **Diagnóstico:** *prick test* (pele) e determinação de IgE específica no sangue. Testes cutâneos positivos ocorrem em alergias orais e respiratórias, mas não na suspeita de anafilaxia induzida pelo exercício com dependência de alimentos – trigo (WDEIA).[2]
- **Tratamento:** retirada do trigo da alimentação. Sugerir quatro horas de intervalo entre refeição e exercícios na WDEIA. Não usar AAS e inibidores da COX2.

AUTOIMUNE – DOENÇA CELÍACA

A doença celíaca (DC) é considerada uma afecção sistêmica imune mediada, desencadeada e mantida pelo glúten em indivíduos geneticamente suscetíveis. O denominador comum para os pacientes com DC é a combinação variável de manifestações clínicas glúten-dependentes; autoanticorpos específicos antiendomísio e antitransglutaminase (EmA e anti-tTG) no soro; presença de haplótipos HLA DQ2 e/ou DQ8; e diferentes graus de enteropatia, que variam desde infiltração linfocitária no epitélio até completa atrofia de vilosidades.[5]

Epidemiologia

A prevalência global da DC aumentou substancialmente nos últimos 50 anos e, atualmente, pode ser considerada um problema de saúde pública. É de distribuição mundial, afetando cerca de 1:100 ou 1:300 pessoas. No Brasil, alguns estudos com doadores de sangue foram realizados: em Brasília, Gandolfi et al.[6] assinalaram 1/681, usando EmA IgA; em Curitiba, Pereira et al.[7], com EmA IgA e anti-tTG, encontraram 1/475; em São Paulo, Oliveira et al.[8], 1/214, com anti-tTG. A proporção entre o sexo feminino e o masculino é de 2:1 ou 3:1.[5]

O aumento da incidência da DC nos últimos anos pode ser explicado pela maior disponibilidade dos testes sorológicos (EmA-IgA e anti-tTG IgA) e pela facilidade de biópsias por meio de exames endoscópicos. No entanto, há dados que apontam aumento real em todas as faixas etárias causado por alterações ambientais.[5]

Fatores que influenciam a prevalência da DC:

- Lesões menores à histologia (Marsh I e II), muitas vezes denominadas enteropatia glúten-sensível, têm sido consideradas DC. Quando incluso Marsh I e II nos estudos há aumento da prevalência, o que explica o aumento de interesse em DC.

- Estudos baseados somente em sorologia positiva tendem a relatar prevalência superior à daqueles que requerem biópsia positiva para o diagnóstico.

Os grupos de risco incluídos são familiares de celíacos, anemia, osteoporose, doenças autoimunes (DAI), dermatite herpetiforme, diabete melito tipo 1, fadiga crônica, síndrome do intestino irritável e hipertransaminasemia idiopática.[5,9]

Etiopatogênese

A DC resulta da imbricação de fatores genéticos, ambientais e imunológicos (Figura 63.2).

Fatores ambientais

O glúten é o fator ambiental desencadeador e mantenedor das alterações, mas há outros fatores a serem considerados, tais como: papel protetor do leite materno, a estação do nascimento, infecções gastrointestinais e o uso de antibióticos, disbiose no trato digestivo caracterizada por aumento de *Bacteroides* spp. e pequena quantidade de *Bifidobacterium* spp. e *B. longum* quando comparados a controles sadios. Essa disbiose não parece normalizar após DIG.[5]

Fatores genéticos

A DC é uma doença complexa, já que múltiplos fatores ambientais e genéticos influenciam em seu desenvolvimento.[4] Constitui uma afecção com forte característica hereditária e poligênica. O amplo espectro de estádios patológicos, a heterogeneidade clínica, histológica e imunológica observadas na DC corroboram sua natureza poligênica. Possivelmente, diferentes genes de suscetibilidade contribuem nos diversos estádios para o desenvolvimento final da doença.[4]

Estudos com familiares de celíacos e gêmeos evidenciam a participação da genética na suscetibilidade à doença: concordância de 70 a 75% da DC em gêmeos monozigóticos, de 11 a 20% em gêmeos dizigóticos e de 5 a 15% de múltiplos casos da doença dentro de famílias afetadas.[10]

Os riscos são maiores em familiares. Estudos dos autores deste capítulo apontam evidência de 13,7% nos de primeiro grau e 6,35% nos de segundo grau. Tais dados reforçam a importância do rastreamento em todos os familiares dos celíacos, enfatizando a indicação de biópsia intestinal nos positivos, mesmo na ausência de sintomatologia clínica.[10]

Semelhante a outras doenças autoimunes, a DC é uma doença para a qual o *locus* MHC é o fator genético mais importante, estimando-se que contribui com aproximadamente 40 a 50% da variação genética da enfermidade. A relação entre a DC e os genes *HLA* no cromossomo 6p21 (região CELIAC 1) é uma das associações HLA-doença tida como o exemplo mais forte e bem estabelecido até o momento. A maioria dos pacientes (90 a 95%) são portadores de uma variante particular de HLA-DQ2 (DQA1*05:01, DQB1*02:01,

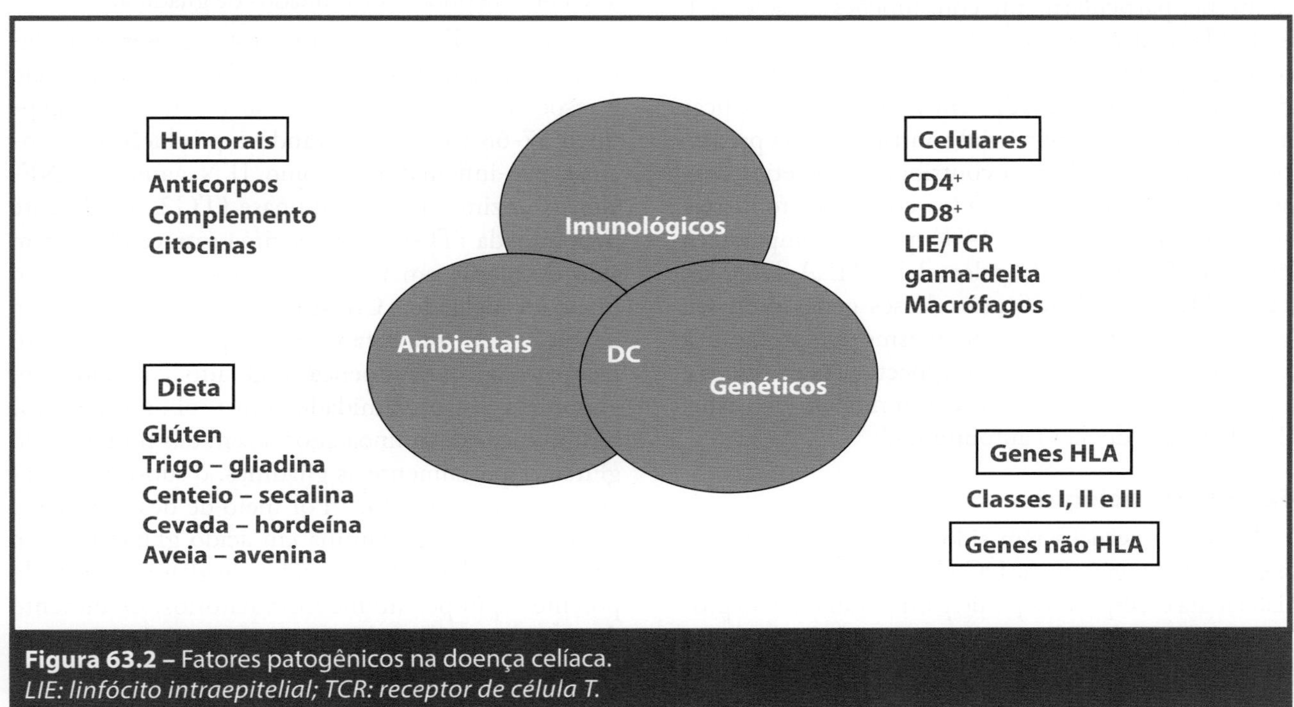

Figura 63.2 – Fatores patogênicos na doença celíaca.
LIE: linfócito intraepitelial; TCR: receptor de célula T.

também conhecida como DQ2.5), enquanto aqueles que não o são (aproximadamente 5 a 10%) expressam o HLA-DQ8 (DQA1*03, DQB1*03:02), ou carregam outra variante HLA-DQ2 (DQA1*02: 01, DQB1*02: 02, também conhecida como DQ2.2). Considerando que praticamente todos os pacientes com DC carreiam determinada variante HLA, é possível que esta possa ser considerada um fator necessário, mas não suficiente, para o desenvolvimento da doença.[5,10] É importante ressaltar, que mesmo que esses alelos sejam relativamente comuns na população geral na qual a DC é prevalente (30 a 40%), apenas uma pequena proporção dos indivíduos que apresentam tais genes desenvolve a DC (~2 a 5%).

Testes de HLA têm sido utilizados na clínica para excluir o diagnóstico de doença celíaca. Estes têm se mostrado clinicamente relevantes, além de apresentarem valor preditivo na detecção de familiares de alto risco ou em situações de suspeita clínica nas quais o diagnóstico de DC não é claro. Deve-se, no entanto, atentar ao fato de que, apesar de o HLA-DQ2 e o HLA-DQ8 apresentarem valor preditivo negativo próximo de 100%, relatos recentes têm caracterizado pacientes com DC na ausência de HLA-DQ2 e HLA-DQ8.[11]

Outras associações HLA têm sido detectadas, e um grande número de genes não HLA foram descritos recentemente como fatores de suscetibilidade à DC (aproximadamente 40 *loci*). Muitos desses *loci* abrigam genes que estão relacionados com a resposta imune, particularmente com funções de células T e B. Metanálises dos estudos de triagem genômica têm permitido sintetizar as informações disponíveis das investigações baseadas em famílias e identificar as novas regiões de potencial contribuição na predisposição à DC, embora a contribuição genética desses polimorfismos combinados como um todo seja substancialmente menor (14%) quando comparada à de 30 a 35% conferida pelos alelos HLA-DQ2 ou HLA-DQ8. A identificação desses genes e de seu papel na suscetibilidade, ou mesmo na proteção à DC, pode trazer avanços nos aspectos diagnósticos e terapêuticos, além de servir como modelo nos estudos de outras doenças autoimunes.[5,10]

Fatores imunológicos

Inúmeros avanços têm sido relatados no entendimento da patogênese da DC (Figura 63.3). A imunidade inata e a específica participam ativamente no processo de lesão da mucosa intestinal na DC, por meio de mecanismos humorais e celulares. As evidências autoimunes permitem classificá-la como um modelo de afecção ao demonstrar o fator ambiental envolvido (proteínas do glúten e cereais relacionados), o componente genético principal (HLA-DQ2 ou HLA-DQ8) e a consequente produção de autoanticorpos circulantes: antitransglutaminase tecidual (TG2) e antiendomisial (EmA).[12] O efeito precoce do glúten se dá no intestino delgado, provocando alterações nas junções firmes intercelulares. Assim, os peptídeos adentram a lâmina própria em consequência de aumento da permeabilidade intestinal. O efeito do glúten na imunidade inata na DC, com ativação predominante de linfócitos intraepiteliais (LIE) e células do epitélio intestinal, se dá por meio do peptídeo alfa-2-gliadina p31-43, que constitui o gatilho dessa reação ao estimular as células epiteliais e macrófagos/células dendríticas a secretar IL-15. Esta, por sua vez, atua na expansão de LIE e nos processos de destruição de células epiteliais e danos na mucosa. Moléculas HLA classe I não clássicas (MICA) no epitélio intestinal servem de ligante para o receptor NKG2D de células NK, linfócitos T-gama delta e linfócitos T citotóxicos $CD8^+$. MICA epitelial e a produção epitelial de IL-15 levam à ativação de NKG2D nos LIEs. Os LIEs citotóxicos ativados induzem aumento da apoptose epitelial e da permeabilidade. As vias da perforina/granzima e/ou Fas/FasL participam dessas atividades de citotoxicidade e apoptose dos LIEs no epitélio intestinal na DC. Por sua vez, a IL-15 contribui na interligação do sistema imune adaptativo à resposta imune inata na fisiopatogenia da DC, ao promover a resposta de células T $CD4^+$ a peptídeos deaminados de gliadina.[12]

As células T glúten-reativas estão presentes na lâmina própria de pacientes com DC. Elas dão início à resposta imune adaptativa, ao reconhecer o peptídeo 57-68 (p57-68), levando à produção de citocinas pró-inflamatórias como IFN-gama e TNF-alfa. A enzima transglutaminase (TG2, usualmente denominada tTG) é uma enzima intracelular e tem sido detectada em todas as camadas da parede do intestino delgado. Constitui o autoantígeno-alvo na DC e tem importante participação no processo fisiopatológico da doença.[13] O alto conteúdo em glutamina e a proximidade com prolina e resíduos hidrofóbicos de aminoácidos fazem das proteínas do glúten, especialmente as gliadinas, o substrato específico da enzima tTG.[14] Por meio de deamidação, a tTG converte a glutamina em ácido glutâmico, em sítios-chave dentro do peptídeo de gliadina, gerando potentes epítopos imunoestimulatórios. O aumento de carga negativa da molécula do peptídeo favorece uma interação de maior afinidade na fenda de ligação da molécula HLA-DQ2 (ou HLA-DQ8), na super-

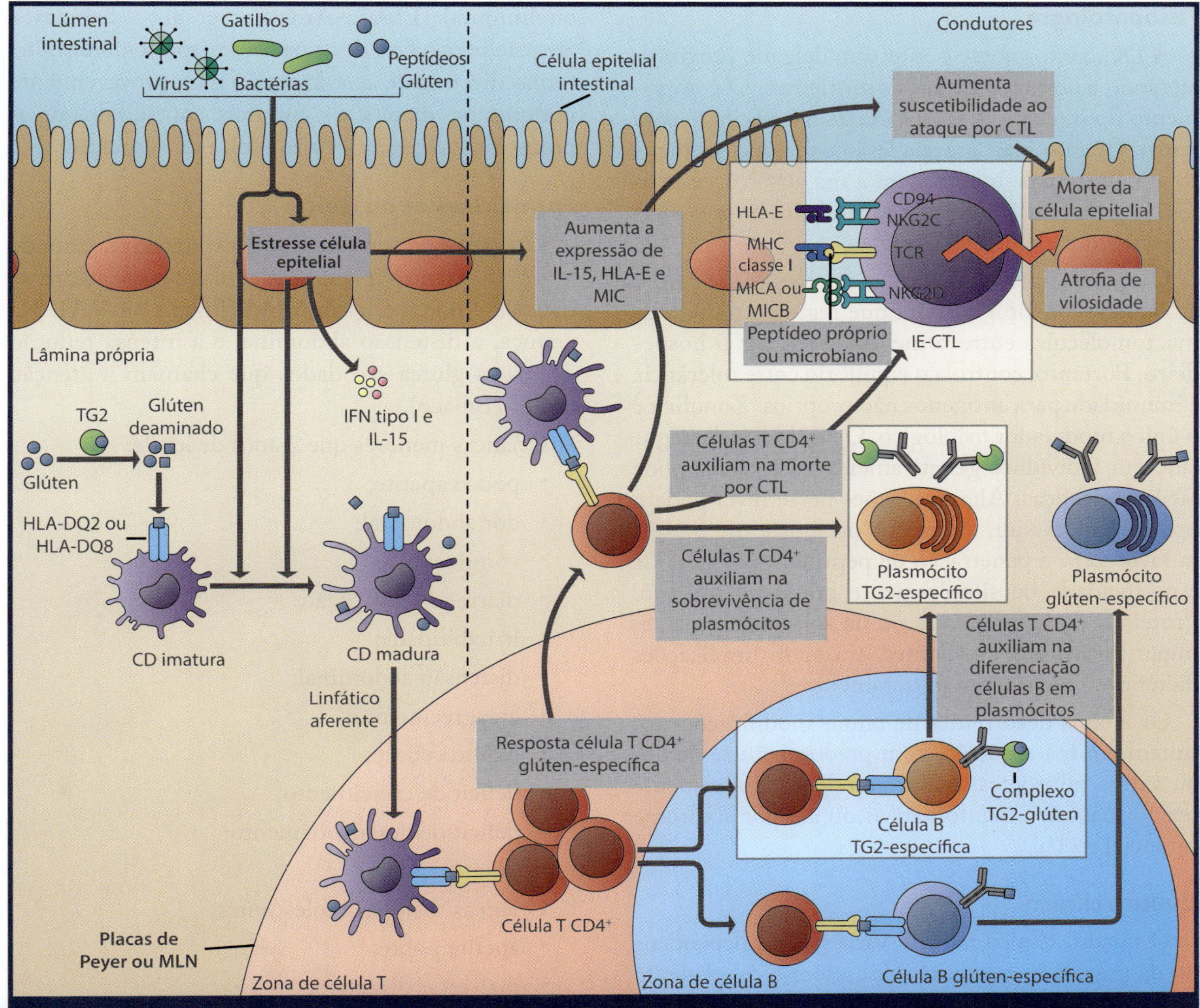

Figura 63.3 – Etiopatogenia da doença celíaca.
APC: células apresentadoras de antígenos; MMP: metaloproteinases; TG2: transglutaminase tecidual.
Fonte: adaptada de Sollid e Jabri, 2013.[9]

fície das células apresentadoras de antígenos, levando a uma intensa ativação dos clones de linfócitos T CD4+ glúten-específicos, induzindo, dessa forma, a reação autoimune da DC.[4,5,12]

Subsequente à ativação das células T CD4+ estabelece-se uma resposta Th1 e/ou Th2. As células da resposta Th1 liberam fator de necrose tumoral (TNF-alfa) e interferon-gama (IFN-gama), que estimulam fibroblastos intestinais a secretarem metaloproteinases (MMP-1 e MMP-3), que causam a destruição da mucosa, com consequente atrofia vilositária e hiperplasia de criptas. As citocinas da resposta Th2 promovem ativação e expansão clonal de células B, com consequente produção de autoanticorpos (IgA e IgG) contra o glúten (gliadina), tTG e complexos gliadina-tTG. Por sua vez, citocinas como IL-18, IFN-alfa e IL-21 parecem atuar na polarização e manutenção da resposta Th-1. A IL-21, produzida por células Th1 CD4+, foi caracterizada como um fator adicional da imunidade inata, ao atuar em conjunto com a IL-15. A detecção de altas concentrações de IL-21 em biópsias de pacientes com doença ativa sugere sua participação na patogênese da DC, embora o mecanismo envolvido em sua produção e seu papel preciso no processo de doença ainda permaneçam sem explicações.[12]

A compreensão da integração entre a resposta imune inata e a adaptativa tem possibilitado maior entendimento dos eventos decorrentes que levam à atrofia vilositária característica da DC. Muitos esclarecimentos ainda são necessários.[1,5,12]

Fisiopatologia

A DC compromete o intestino delgado proximal, afetando a absorção de vários nutrientes. O comprimento do intestino lesado varia de um paciente para outro. Quanto mais grave a lesão e maior o segmento atingido, mais intensa será a má absorção e mais lesado será o indivíduo. Por outro lado, há pacientes celíacos com alterações discretas.[5]

O epitélio intestinal com as junções firmes entre as células, constitui barreira que regula o tráfego de macromoléculas entre o meio ambiente e o hospedeiro. Portanto, controla o equilíbrio entre tolerância e imunidade para antígenos não próprios. Zonulina é o único modulador fisiológico. Quando fica desregulado em indivíduos geneticamente suscetíveis, pode facilitar doenças. Algumas ações nesse nível podem preveni-las. Assim, alterações na função de barreira favorecem a penetração de peptídeos por falta de especificidade ou simplesmente por dano mucoso. Proteínas do leite de vaca ou da soja podem determinar anticorpos circulantes, trazendo implicações dietéticas importantes ao tratamento.[15]

Os efeitos decorrentes de tantas modificações resultam em má absorção, com predominância de um ou vários nutrientes, manifestando-se clinicamente por formas monossintomáticas ou até por síndrome carencial global.

Quadro clínico

O quadro clínico na DC varia muito, dependendo da gravidade e extensão das lesões e da idade do paciente. É possível encontrar desde sinais e sintomas de má absorção de apenas um nutriente (anemia, por exemplo) ou pandisabsorção, com repercussões graves à nutrição do indivíduo e ameaça à sua vida. A apresentação clássica da DC (má absorção grave e caquexia), descrita nos livros, está cada vez mais rara. Os gastroenterologistas devem se lembrar desse diagnóstico ao atenderem pacientes com dispepsia e/ou síndrome do intestino irritável, bem como os especialistas em outras doenças autoimunes.[5,9]

A DC pode ser diagnosticada em qualquer época da vida. Anteriormente, era considerada rara no idoso, mas com o aumento da longevidade chega a 27% dos casos, embora com grande intervalo entre os sintomas e o correto diagnóstico.[16]

Modos de apresentação[5]

O modo de apresentação também varia conforme a idade do paciente, mas raramente se apresenta como complicação no início do quadro (perfuração ou linfoma). Ehsani-Ardakani et al.[17] chamam a atenção para o fato de os pacientes apresentarem sintomas diversos de acordo com o país, provavelmente por questões dietéticas e culturais, concluindo que os profissionais devem ter alto índice de suspeição.

Forma clássica ou típica

Decorre da má absorção de nutrientes, encontrada tanto em crianças quanto em adultos, com quadro de diarreia crônica e desnutrição (Figura 63.4 A). Na criança, a distensão abdominal e a intensa redução de massa glútea são dados que chamam a atenção (hábito celíaco).

a. Crianças menores que 2 anos de idade:
   - pouco apetite;
   - dor abdominal;
   - vômitos;
   - diarreia/constipação;
   - irritabilidade;
   - distensão abdominal;
   - emagrecimento;
   - hábito celíaco;
   - déficit de crescimento;
   - déficit de desenvolvimento;
   - desnutrição.
b. Crianças maiores/adolescentes:
   - apetite pobre;
   - mal-estar digestivo;
   - cansaço;
   - mudanças de humor;
   - diarreia/constipação;
   - déficit de crescimento;
   - menarca atrasada;
   - anemia;
   - defeitos do esmalte dentário.
c. Adultos/idosos:
   - sintomas gastrointestinais altos;
   - emagrecimento;
   - fadiga crônica;
   - mudanças de humor;
   - depressão;
   - diarreia/constipação;
   - distensão abdominal;
   - problemas gineco-obstétricos.

Forma atípica

- **Tipo denominado atípico digestivo:** dispepsia e/ou síndrome do intestino irritável.
- **Tipo denominado atípico extradigestivo:** sem sintomas GI (tais como baixa estatura, anemia, tetania etc.), monossintomática ou polissintomática (Figura 63.4 B).

Forma silenciosa

Os indivíduos são assintomáticos. O diagnóstico é sugerido por testes sorológicos positivos, endoscopia e histologia com alterações compatíveis.

Forma latente

Ocorre em indivíduos com biópsia intestinal normal ante o consumo habitual de glúten e que, anterior ou posteriormente, desenvolvem atrofia parcial ou total de vilosidades, retornando novamente ao normal após isenção do glúten da dieta.

a. Indivíduos com diagnóstico de DC responsiva à DIG e que apresentavam histologia normal ou somente > número de LIE.
b. Indivíduos com mucosa normal em dieta com glúten que desenvolvem DC subsequentemente.

Forma assintomática

Ocorre entre familiares de celíacos com anticorpos positivos no soro, com alterações histológicas mais ou menos graves, número aumentado de LIE, revertendo com dieta isenta de glúten.

DC não responsiva

Trata-se de uma falha de resposta à dieta estritamente isenta de glúten pelo menos após seis meses de tratamento ou ressurgimento de sintomas ou anormalidades laboratoriais típicas de DC, enquanto em tratamento. Causas mais comuns: exposição ao glúten (36%), síndrome do intestino irritável (22%), DC refratária (10%), intolerância à lactose (8%) e colite microscópica (6%). Nesses pacientes, há elevação dos níveis de anti-tTG.[18]

DC refratária

É considerada uma complicação.[19]

Dermatite herpetiforme

Trata-se de uma DC da pele. Lesões aparecendo antes, ao diagnóstico ou durante a evolução da DC (Figura 63.4 C).[20]

Ciclos das DC

A DC desenvolve-se em ciclos:[5]

1. Pode surgir no lactente, relacionando-se com a época do desmame e/ou introdução de cereais na alimentação.
2. Pode regredir parcialmente na adolescência ou se apresentar pela primeira vez nessa fase, com ou sem fator desencadeante.
3. Pode aparecer ou reaparecer na idade adulta, geralmente na terceira ou na quarta década, principalmente durante gestação ou puerpério.

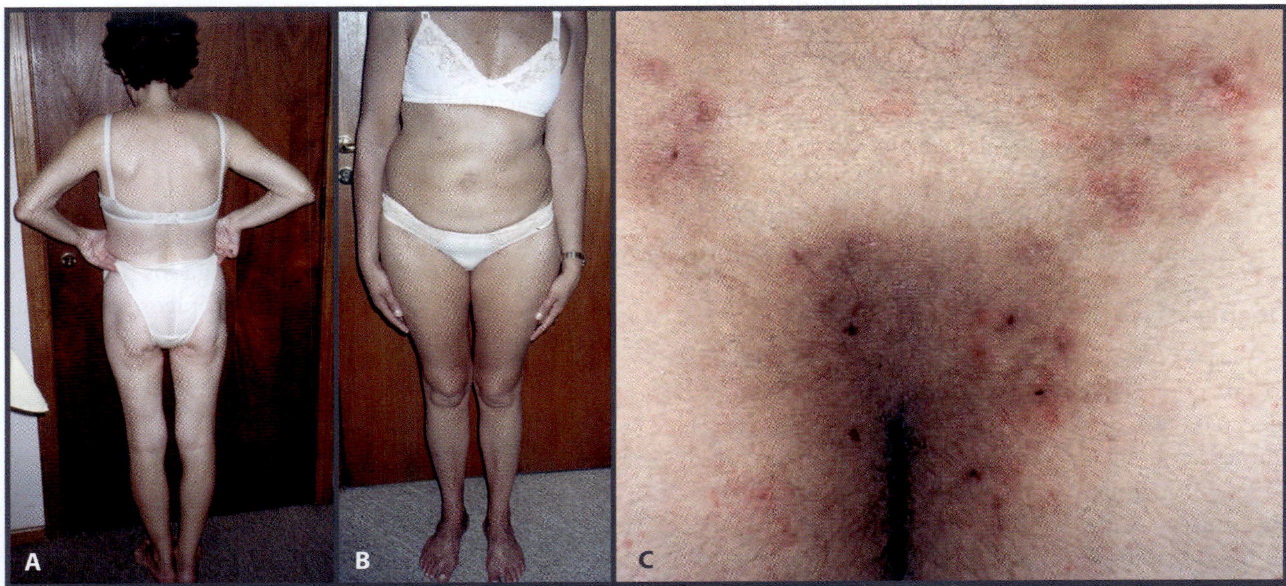

Figura 63.4 – A) Paciente com DC forma clássica ou típica. B) Paciente com DC forma atípica extradigestiva. C) Paciente com dermatite herpetiforme.

4. Pode surgir na idade adulta ou geriátrica desencadeada ou não por algum fator, como cirurgias, infecções etc.

Manifestações gerais da DC

As manifestações mais comuns são anorexia, cansaço, emagrecimento, fraqueza, hiperfagia, mal-estar, baixa estatura, construção delgada, desgaste físico, febrícula, hipotensão. Não descartar DC se houver obesidade.[17]

Manifestações digestivas

As manifestações digestivas são caracterizadas por dispepsia, náuseas, vômitos, distensão abdominal, flatulência, dor abdominal, diarreia, constipação, abdome escavado ou globoso, aftas, alterações da língua, aumento de ruídos hidroaéreos, peristalse visível, alças intestinais palpáveis e fezes gordurosas.

Manifestações extraintestinais[5,17]

- **Musculoesqueléticas:** artralgia, dor óssea, miopatia proximal, alterações da marcha, artrite, deformidades ósseas, osteomalacia, raquitismo, fraturas.
- **Gineco-obstétricas:** atraso na menarca, amenorreia secundária, aumento no número de abortos, diminuição da fertilidade, menopausa precoce, oligospermia, diminuição dos caracteres sexuais secundários, diminuição do sêmen, hipogonadismo.
- **Endocrinológicas:** baixa estatura, atraso de desenvolvimento sexual, deficiência de vitamina D.
- **Neuropsiquiátricas:** irritabilidade, choro fácil, ansiedade, depressão, tentativa de suicídio, degeneração cérebro-espinhal, neuropatia periférica, ataxia, cefaleia, neuropatia.
- **Metabólicas:** cãibras, diurese noturna, parestesias, tetania.
- **Hematológicas:** anemia, hematomas, sangramento.
- **Tegumentares:** alterações nos cabelos, edema, hematomas, lesões pruriginosas, lesões bolhosas, pigmentação de pele, paquioníquia, *rashes*.

Doenças associadas

Várias condições têm sido relatadas com DC, tanto em crianças como em adultos. Geralmente, são afecções com envolvimento de mecanismos autoimunes e/ou ligadas a antígenos do sistema HLA. O quadro clínico pode ser um mosaico entre os sintomas e sinais da DC e da entidade associada. O diagnóstico de ambas será feito conforme a natureza da comorbidade. Destacam-se as mais prevalentes (em ordem alfabética): alergias alimentares, alopecia areata, artrite reumatoide, asma brônquica, atopia, câncer do esôfago e da faringe, câncer do intestino delgado, cirrose biliar primária, colite linfocítica, deficiência de IgA, deficiência imunológica comum variável, diabete melito, doença de Addison, doenças da tireoide, epilepsia com calcificações cerebrais, fibrose cística, hepatite autoimune, linfomas, lúpus eritematoso disseminado, miastenia gravis, pancreatite crônica, polimiosite, psoríase, síndrome de Down, síndrome do intestino irritável, síndrome de Sjögren, síndrome de Turner, síndrome de Williams, vitiligo.[9]

Transição clínica

Muitos pacientes diagnosticados como celíacos na infância não recebem orientação médica quando em transição para a idade adulta. Cerca de ⅓ não obedecem à dieta. A prevalência dos distúrbios preveníveis e tratáveis nos adultos jovens mostra a falha nos serviços de saúde após a transição da faixa pediátrica para os atendimentos para adultos.

Complicações da DC[5,19]

- **Anemia:** devido à deficiência de ferro e/ou ácido fólico.
- **Osteomalacia, osteoporose:** por hipocalcemia.
- **Jejunite ulcerativa:** rara, manifestação precoce de malignidade.
- **Linfoma do intestino delgado:** de células T ou, mais raramente, de células B.
- **Carcinomas:** mais do esôfago.

DOENÇA CELÍACA REFRATÁRIA (DCR)[19]

A DCR é uma condição rara, geralmente em pacientes acima de 47 anos de idade, quando há atrofia vilositária com hiperplasia de criptas e aumento dos linfócitos intraepiteliais (LIE), persistindo por mais de 12 meses, apesar da dieta rígida sem glúten. Atenção deve ser dada ao desenvolvimento de linfoma. Os pacientes devem ser investigados por exames radiológicos, de imagem e endoscópicos, e biópsias com estudos imuno-histoquímicos.

- **DCR tipo I:** caracterizada pela expressão normal de antígenos para célula T e rearranjo policlonal do gene TCR.
  - **Tratamentos:** prednisona, budesonida, prednisona + azatioprina.
- **DCR tipo II:** caracteriza-se por fenótipo anormal de LIE com expressão intracitoplasmática CD3, CD103 de superfície e falta dos clássicos

marcadores de superfície, tais como CD8, CD4 e TCR-alfa/beta.

- **Tratamentos:** quimioterapia, alentuzumabe (anti-CD52), pentostatina, corticosteroides, ciclosporina, infliximabe, cladribina, bloqueio de IL-15.

DERMATITE HERPETIFORME

A dermatite herpetiforme (DH) é considerada "a doença celíaca da pele".[20] Pode preceder os sinais e sintomas de DC ou surgir após alguns anos depois do diagnóstico da doença intestinal (ver Figura 63.4 C). Afeta aproximadamente 25% dos pacientes com DC. Ambas as afecções ocorrem em indivíduos de qualquer idade e de ambos os sexos, mas é predominante em homens. Podem ocorrer ambas as doenças em familiares.[20] Todos os pacientes com DH apresentam algum grau de inflamação na mucosa intestinal ou alteração compatível com DC.

A fisiopatologia da DH é complexa e ocorre em indivíduos predispostos HLA DQ2 ou DQ8. A imunofluorescência direta é necessária para confirmar o diagnóstico: depósitos granulares de IgA/C3 na derme papilar. A transglutaminase tecidual parece ser o autoantígeno predominante em ambos: intestino e pele. Os marcadores sorológicos usados para detectar DC são os mesmos que ocorrem positivamente na DH. Servem, também, para monitorar o tratamento, como na DC, embora a dieta sem glúten seja acrescida do uso de dapsona nos casos mais graves ou não responsivos somente à DIG. Essa droga melhora as lesões de pele, porém, não interfere no dano intestinal. Assim, a obediência à dieta é fundamental e para toda a vida, como na DC. Lesões orais, alopecia e vitiligo ocorrem mais frequentemente em pacientes com DH do que na população geral. Em contraste, a associação de DC com psoríase parece ser coincidência.

O risco em longo prazo é a ocorrência de linfomas T ou B do trato gastrointestinal, em 2% dos casos, principalmente em homens, como salientam Kotze et al.[20]

Diagnóstico clínico com base nos sintomas e sinais[5]

Devem ser feitos exames laboratoriais de rotina, de acordo com o que apresenta o doente e como critério para as reposições. A determinação do tempo de atividade de protrombina (TAP) ou demais exames de estudo de coagulação podem ser realizados antes da biópsia, quando pertinente.[5]

A determinação sorológica de anticorpos deve ser feita com o paciente ingerindo glúten e após determinação dos níveis séricos de imunoglobulinas, pois cerca de 12% dos celíacos apresentam deficiência de IgA e poderão apresentar resultados falso-negativos. Nesses casos, haverá necessidade de realizar testes com IgG.[21]

Anticorpos antigliadina

Os anticorpos antigliadina (AGA) são determinados por ensaio imunoenzimático (ELISA) e demonstram moderadas sensibilidade e especificidade. Não são mais rotineiramente recomendados por poderem ser identificados em indivíduos normais, em doenças autoimunes, alergia alimentar, infecções e parasitoses intestinais. O consenso atual é de que anticorpos AGA são mais indicados apenas para crianças até 18 meses de idade.[22] Níveis normais não excluem DC.

Mais recentemente, a utilização de *kits* de antigliadina deamidada em testes sorológicos tem se revelado um novo instrumento na detecção da DC, porém, não se mostra necessariamente melhor do que o anti-tTG.

Anticorpos antiendomísio (mais alta acurácia diagnóstica)

Anticorpos antiendomísio são anticorpos da classe IgA (EmA IgA) dirigidos contra a camada linear da musculatura lisa dos primatas e correlacionam-se positivamente com a gravidade da lesão mucosa. Adsorvem-se no componente amorfo adjacente a fibrilas finas de colágeno no tecido conectivo endomisial. Essas fibrilas conectam células musculares lisas, feixes de músculo liso e tecido elástico vizinhos.[10]

São detectados por imunofluorescência indireta em esôfago de macaco ou cordão umbilical humano (Figura 63.5). Os autores recomendam este último substrato por ser comumente disponível, rico em fibrilas de reticulina, endomísio em torno das fibrilas musculares lisas na parede da veia e das duas artérias e por não conter IgA, o que evita o problema de reação imunológica cruzada. O resultado é fornecido como negativo ou positivo, e o título é definido como a mais alta diluição com imunofluorescência presente.[10]

O EmA IgA constitui-se um poderoso exame específico para DC e útil não só na detecção de DC ativa como na sua forma silenciosa ou potencial.[13] Kotze et al. encontraram 100% de sensibilidade e 99,3% de especificidade em celíacos brasileiros. É excelente para diagnóstico, monitoração da dieta, rastreamento de familiares de celíacos e detecção de DC como comorbidade em outras doenças autoimunes.[13]

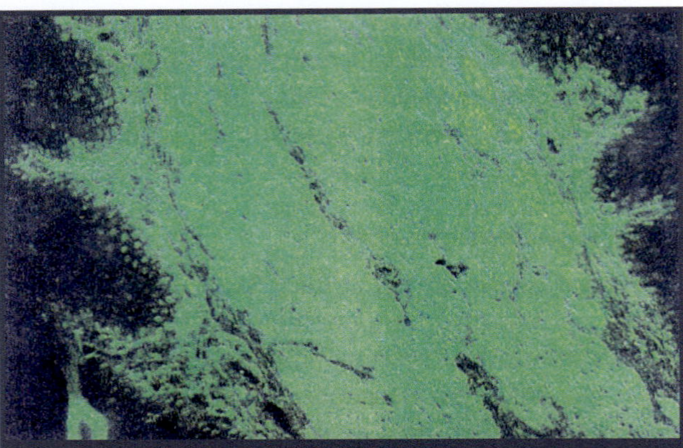

Figura 63.5 – Anticorpos antiendomísio positivos em preparação com cordão umbilical humano como substrato, evidenciando intensa imunofluorescência.

Anticorpos antitransglutaminase

Os anticorpos antitransglutaminase tecidual (anti-tTG) são detectados por ELISA. A tTG interfere na matriz extracelular e nos mecanismos de reparação tecidual, atuando na gliadina do trigo na DC, como substrato para essas reações. A tTG pode ser o principal, senão o único, autoantígeno endomisial-alvo, reconhecendo gliadinas ricas em glutamina como um de seus substratos. Cada laboratório fornece os valores considerados normais ou alterados, que dependem do *kit* comercial utilizado. A desvantagem é que pode dar níveis considerados positivos em outras doenças sistêmicas ou gastrointestinais. Em tecidos lesados, não só na DC, os níveis de tTG aumentam.[5]

O EmA e a anti-tTG se correlacionam bem, mas nos pacientes com baixos níveis de anticorpos o EmA é superior.[23]

Em síntese, os testes sorológicos são úteis:[21]

- Para detecção de DC em crianças, adultos ou familiares de celíacos. Também para esclarecimento de formas monossintomáticas.
- Na monitoração do tratamento, pois após três meses de dieta sem glúten os anticorpos devem diminuir, mas só vão negativar após 12 a 24 meses, variando de indivíduo a indivíduo. Sua elevação significa não aderência à dieta, que deve ser revista.
- Nos pacientes com dúvida diagnóstica em que é feita a provocação com glúten (crianças até 2 anos de idade), os anticorpos AGA se elevam, podendo-se até dispensar novas biópsias.
- Para rastreamento na população geral, em estudos epidemiológicos.
- No rastreamento de DC em grupos de risco: familiares e portadores de afecções autoimunes.[10]

É óbvio que a realização simultânea de vários testes sempre será o ideal para rastreamento dos casos que deverão ser submetidos à biópsia intestinal.

O American College of Gastroenterology, em sua *guideline*, faz as seguintes recomendações sobre a solicitação de testes sorológicos:[21]

- Pacientes com sintomas, sinais ou exames laboratoriais sugestivos de má absorção intestinal.
- Familiares de paciente previamente diagnosticado como celíaco que apresentem algum sintoma ou sinal ou teste de laboratório sugestivo de DC.
- Familiares de primeiro grau, assintomáticos, de indivíduos com diagnóstico confirmado de DC.
- Pacientes com elevados níveis de transaminases de causa desconhecida.
- Pacientes com diabete melito tipo 1 com ou sem sintomas.

Quanto à escolha do teste:[21]

- Anti-tTG IgA é o teste preferencial para pacientes acima de 2 anos de idade.
- Determinar IgA quando há alta suspeição de DC e anticorpos estão negativos, solicitando testes com IgG.
- Se há alta suspeição de DC e os testes sorológicos estão negativos, está indicada a biópsia intestinal.
- Todos os testes sorológicos devem ser realizados em indivíduos ingerindo glúten.
- Anticorpos antigliadina (AGA IgA e IgG) não são recomendados como primeira escolha.
- Para crianças até 2 anos de idade pode-se recomendar anti-tTG combinado com AGA.

Detecção de outros autoanticorpos

Independentemente do tempo da sintomatologia ou diagnóstico de DC e da aderência ou não à dieta isenta de glúten, preconiza-se a determinação de autoanticorpos, principalmente para doenças gástricas, da tireoide, do fígado e do tecido conectivo, em função da alta prevalência dessas associações com a DC.[24]

Um amplo perfil de autoanticorpos foi realizado em indivíduos da região sul do Brasil por Utiyama et al.[24] com 25% de positividade para os pacientes celíacos

(16,1% de anticorpo antimicrossomal da tireoide, 8,9% para fator antinuclear) e 17,8% para familiares de celíacos (9,3% de anticorpo antimicrossomal da tireoide, 5,1% de fator antinuclear), com diferença significativa em relação à população-controle. Tais dados reforçam as características autoimunes, concomitantes tanto nos indivíduos com doença celíaca como em seus familiares próximos. O risco de DC silenciosa é maior em várias condições autoimunes: cerca de 2 a 5% de pacientes com diabete melito insulinodependente ou doenças autoimunes da tireoide. A explicação seria por semelhanças hereditárias das condições autoimunes. Por outro lado, portadores das afecções listadas anteriormente deverão ser rastreados para doença celíaca, com ou sem sintomatologia digestiva.

Exames radiológicos

- **Trânsito intestinal:** cerca de 12% dos celíacos têm esse exame normal, e os com DC grave podem ter apenas discretas alterações, semelhantes às observadas em afecções que cursam com má absorção. Assim, o exame serve para diagnóstico diferencial com outras afecções e para excluir ou detectar a presença de tumores.[5]
- **Idade óssea:** atrasada em relação à idade cronológica pode ser detectada em pacientes pediátricos e adolescentes para avaliar a evolução do tratamento.
- **Raios X ósseos:** podem demonstrar desmineralização com diminuição da densidade, osteoporose, fraturas e pseudofraturas.
- **Densitometria óssea:** determina a densidade mineral óssea, deve ser realizada no momento do diagnóstico, independentemente da idade do paciente. Mostra níveis de osteopenia ou de osteoporose em pacientes celíacos desde a adolescência. É indicada para monitorar a reposição de cálcio e vitamina D.[25]

Exames de imagem

Enterotomografia ou enterorressonância são indicados principalmente na suspeita de linfomas ou outros tumores.[5,12]

Endoscopia digestiva alta

Quando os endoscopistas examinam atentamente a mucosa duodenal, há aumento significativo do número de casos diagnosticados como DC, sugerido pela macroscopia e confirmado pelos achados histológicos nas várias biópsias realizadas. Aspectos sugestivos de DC à endoscopia são perda das pregas de Kerkring no duodeno descendente, granulosidade, padrão mosaico, pregas mais espessadas e proeminentes, concêntricas e vasos sanguíneos visíveis (Figura 63.6). Observa-se perda ou redução na proeminência das pregas duodenais em aproximadamente 70% dos celíacos.[26]

Lebwohl et al.[27] reforçam o fato de que se forem seguidas as *guidelines* para biópsias duodenais (1 fragmento do bulbo e pelo menos mais 3 ou 4 da segunda porção), o diagnóstico de DC dobra.

- **Cromoendoscopia de magnificação:** por meio da endoscopia e com o uso de 5 a 10 mL de solução de índigo-carmim a 1% pode-se predizer áreas de atrofia vilositária (Figura 63.6 B). Tal visão tem importância para dirigir as biópsias, principalmente quando há áreas de alterações focais (*patchy*) e revela doença persistente.[26]

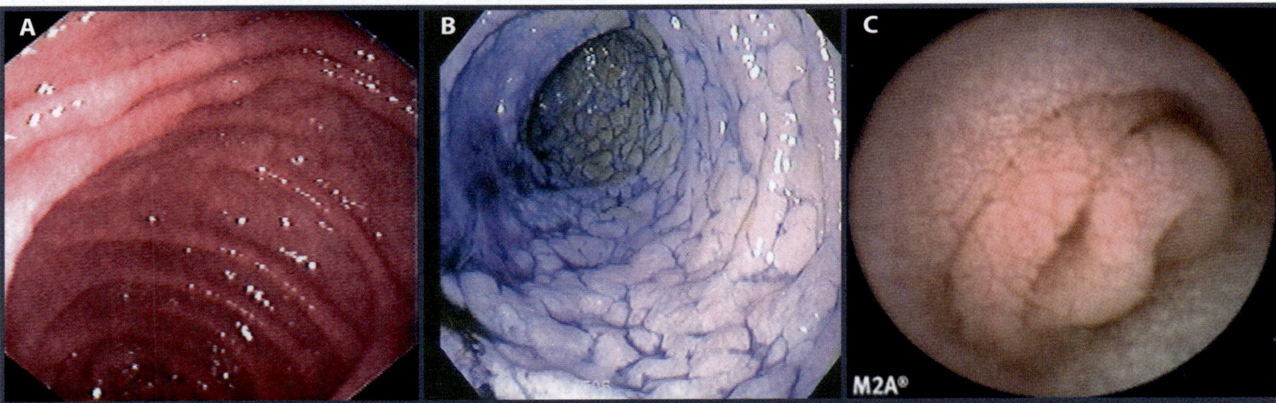

Figura 63.6 – Aspectos endoscópicos na doença celíaca. A) Pregas com serrilhamento (*scalloped*). B) Cromoscopia mostrando áreas de atrofia e pregas serrilhadas. C) Magnificação de imagem revelando atrofia de mucosa.

- **Cápsula endoscópica (CE) – *wireless capsule endoscopy* (WCE) (Figura 63.6 C):** permite determinar melhor as alterações e a extensão nas vilosidades intestinais na DC, reconhecer complicações como ulcerações e, mais importante ainda, excluir tumores, principalmente nos casos de refratariedade ao tratamento. O diagnóstico por esse método chega a ser de 87%.

Na DC as indicações para a CE são:[5]

- Pacientes com sintomatologia típica ou atípica com dúvida diagnóstica pelos métodos tradicionais.
- No estudo e valorização das complicações em pacientes refratários ao tratamento.
- No rastreamento de familiares.
- No rastreamento de grupos de risco para DC (diabéticos, síndrome de Down, doenças autoimunes, tireoidopatias etc.).
- Suspeita de linfoma em celíacos.
- Seguimento de pacientes com maior risco de desenvolver linfomas, como nos diagnosticados como celíacos acima de 50 anos de idade.
- No diagnóstico diferencial com outras causas de má absorção e processos associados há concordância de 100% entre os achados com a CE e a histologia de fragmentos duodenais obtidos por endoscopia na atrofia vilositária.

Análise histopatológica

A biópsia do intestino delgado atualmente é realizada durante endoscopia digestiva alta, pois a DC compromete o duodeno e o jejuno proximal, justamente segmentos em que se visualiza a mucosa com os endoscópios e nos quais se pode colher, sob visão direta, fragmentos do bulbo e quantos forem necessários na segunda porção duodenal.[26,27]

O que tem importância é o correto manejo do fragmento para adequada orientação dos cortes e análise acurada do espécime: colocá-lo em papel de filtro embebido ou não em soro fisiológico e com a superfície vilositária para cima, para depois colocá-lo em solução de formalina.

Em 1992, Marsh[28] sugeriu um repertório de alterações na mucosa em relação à DC, advindo da sensibilização dos linfócitos T. Para esse autor, pelo menos quatro padrões distintos, inter-relacionados e sequenciais de alterações da mucosa poderiam ser reconhecidos: infiltrativo, hiperplástico, destrutivo e hipoplásico (Figura 63.7).

- **Tipo infiltrativo (Tipo 1):** arquitetura mucosa normal na qual o epitélio das vilosidades está marcadamente infiltrado por uma população de pequenos linfócitos não mitóticos glúten-dependentes (LIE). Tal lesão é encontrada em cerca de 40% dos pacientes portadores de DH não tratada e, aproximadamente, em 10% de familiares de primeiro grau dos pacientes celíacos. Habitualmente não se associa a sintomas gastrointestinais ou má absorção.
- **Tipo hiperplástico (Tipo 2):** há semelhança com o tipo 1, mas soma-se alongamento das criptas cujo epitélio, como as vilosidades, também se apresenta infiltrado por pequenos LIE não mitóticos. É visto em aproximadamente 20% dos pacientes não tratados de DH e também quando se provoca o desafio com quantidades moderadas de glúten, revelando resposta imune mediada por linfócitos T.
- **Tipo destrutivo (Tipo 3):** lesão "típica" com mucosa achatada que preenche os critérios para considerá-la como do tipo imunidade mediada por células. Há hiperplasia de criptas e número aumentado de LIE. Ocorre em pacientes sintomáticos, mas pode também ser vista em cerca de 40 a 50% dos portadores de DH e em mais ou menos 50% dos familiares de primeiro grau dos celíacos.
- **Tipo hipoplásico (Tipo 4):** esta lesão é descrita nos casos de refratariedade à dieta isenta de glúten, nos quais a mucosa apresenta intensa hipoplasia de criptas, além da redução das vilosidades.

Vários autores assinalam aumento importante no número de LIE na mucosa de celíacos não tratados. Segundo Kotze,[29] para cada 100 células epiteliais foi encontrada uma média de 45 LIE (45%) e, nos controles, 24 (24%). A contagem do número de LIE continua de importância prática.[29]

A maior densidade desses linfócitos no topo das vilosidades serve de marcador funcional de sensibilidade ao glúten, principalmente nas biópsias com arquitetura preservada (normais). É método relativamente rápido que pode ser feito em amostras das preparações rotineiras (hematoxilina-eosina), pois correspondem às contagens de LIE gama delta que requerem amostras congeladas e maior tecnologia.[29]

A clássica infiltração de células T não seria devida a um aumento no número dessas células, mas há um aumento aparente associado com uma diminuição relativa do número de enterócitos como resultado de alterações na arquitetura da mucosa.

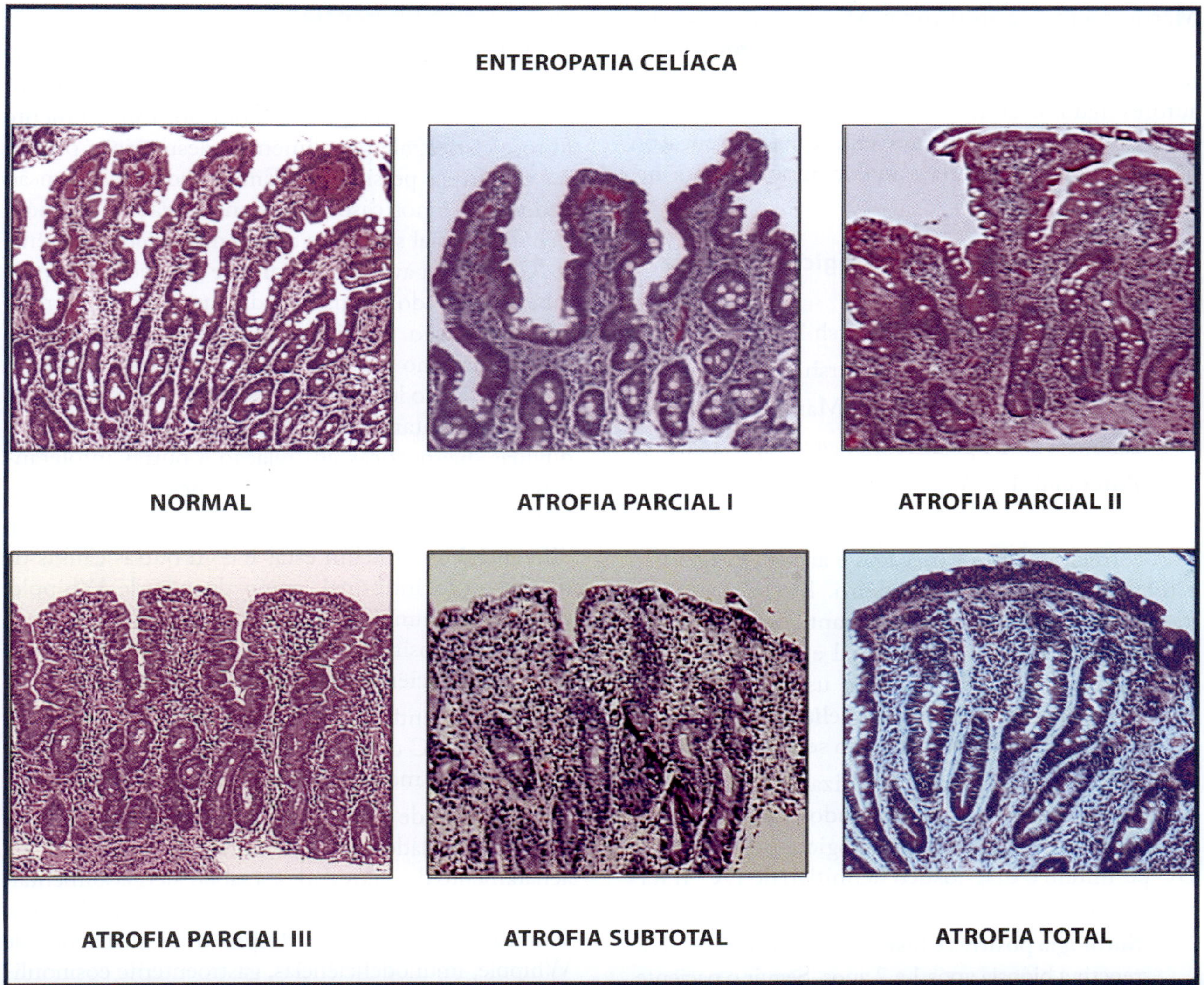

ENTEROPATIA CELÍACA

NORMAL | ATROFIA PARCIAL I | ATROFIA PARCIAL II

ATROFIA PARCIAL III | ATROFIA SUBTOTAL | ATROFIA TOTAL

Figura 63.7 – Classificação de Marsh para os achados histopatológicos na doença celíaca.

Há pacientes com mucosa intestinal normal à histologia e que apresentam anticorpos positivos e aumento do número de LIE. Tais indivíduos com sinais de sensibilidade ao glúten e com biópsias normais devem ser reexaminados. Kotze et al. demonstraram tal fato em familiares de pacientes celíacos.[10]

Após suspensão do glúten da dieta a recuperação começa imediatamente, mas o tempo para retorno da mucosa ao normal ou quase ao normal tem sido descrito como diferente e longo para os diversos autores. A recuperação completa da mucosa intestinal ocorre raramente em celíacos adultos, apesar da aderência à DIG.[30]

Se o tempo para recuperação da mucosa após dieta sem glúten é variável, também o é a recidiva de alterações após a sua reintrodução. Pode haver recidiva histológica em pacientes assintomáticos, porém, o intervalo de dois anos ou mais é aceito como necessário para a ressensibilização de um indivíduo potencialmente sensibilizado. Nas biópsias sequenciais notam-se, já nas primeiras horas de contato com o glúten, infiltração celular, edema, hipertrofia das células endoteliais e aumento dos LIE. O pico de maiores alterações se dá nas primeiras 96 horas, com dano aos enterócitos, seguindo-se encurtamento das vilosidades.[29]

Diagnósticos falso-positivos e falso-negativos podem ocorrer como consequência da variabilidade entre observadores, danos mucosos focais, baixo grau de alterações histológicas e limitações técnicas. Nos casos de forte suspeita clínica, biópsias duodenais devem ser feitas independentemente dos resultados da sorologia.[31]

Arguelles-Grande et al.[31] chamam a atenção para o fato de a DC ser subdiagnosticada pelos patologistas em cerca de 20%. Em relação à classificação de

Marsh, tanto Marsh 0 como Marsh 3 são referidas com maior concordância, entretanto, as formas intermediárias causam polêmica.[26,31] Sugerem diversos autores maior uniformidade nos laudos enviados pelos patologistas, com menor ênfase na presença ou não de atrofia vilositária e maior importância à hiperplasia das criptas.[31]

Correlação entre testes sorológicos e biópsia intestinal

- **Típica:** EmA positivo, Marsh 2-3.
- **Atípica:** EmA positivo, Marsh 1-3.
- **Silenciosa:** EmA positivo, Marsh 1-3.
- **Latente:** EmA positivo ou negativo, Marsh 0-1.
- **Potencial:** EmA positivo, Marsh 0-1.

A correlação entre EmA IgA e anti-tTG IgA não é total, preferindo-se o primeiro. Kotze et al.[5] demonstraram correlação dos autoanticorpos e o grau de alteração da mucosa intestinal e infiltração pelos LIE, assinalando que, se forem usados somente o anti-tTG cerca de 60 a 70% dos celíacos, com discretas alterações histológicas, ficarão sem diagnóstico.

Segundo diretrizes da Organização Mundial de Gastroenterologia,[32] somente dados da biópsia intestinal somados aos testes sorológicos positivos para DC permitem o diagnóstico definitivo de DC: trata-se do *gold standard*.[32]

- **Sorologia positiva e histologia negativa:** rever ou repetir a biópsia após 1 a 2 anos. Seguir o paciente.
- **Sorologia positiva e histologia positiva:** DC confirmada.
- **Sorologia negativa e histologia positiva:** considerar outras causas de enteropatia. Se não encontrar, tratar como DC. Genotipagem HLA.
- **Sorologia negativa e histologia negativa:** DC excluída.
- **Doença celíaca soronegativa:** nem todos os celíacos apresentam marcadores sorológicos positivos. De fato, a presença de marcadores sorológicos se correlaciona com o grau de atrofia vilositária e possivelmente com o modo de apresentação da DC (em pacientes com menor grau de atrofia espera-se menor positividade nos testes). Nesses casos, a pesquisa de HLA é de ajuda.[11]

Conclui-se que jamais se deve iniciar dieta isenta de glúten antes dos testes sorológicos e biópsia. Não se preconiza "teste terapêutico".[5,21]

Diagnóstico diferencial[5]

O diagnóstico diferencial, do ponto de vista clínico, é feito, nas crianças, com afecções que cursam com diarreia crônica e má absorção, especialmente fibrose cística, alergia alimentar, desnutrição primária e diarreia persistente. Em virtude da distensão abdominal e nos casos com constipação, o diagnóstico diferencial será feito com o megacólon congênito. Cuidadosa avaliação clínica se faz necessária para saber a época do desmame e da introdução de cereais na alimentação. Infelizmente, o abandono do aleitamento materno e a introdução precoce de alimento industrializado levam crianças de até 3 ou 4 meses de vida a apresentar diarreia e vômitos por DC, gerando dúvidas diagnósticas em relação a outras intolerâncias alimentares bastante comuns nesta faixa etária.

Em adolescentes, adultos e idosos, o diagnóstico diferencial é feito com estas e com outras causas de má absorção intestinal, como doença de Whipple, deficiência imunológica comum variável, gastroenterocolopatia eosinofílica, doença de Crohn, síndrome da imunodeficiência adquirida, linfomas.[5]

Recentemente, a maior dificuldade reside em diferenciar a DC das outras doenças glúten-relacionadas, como foi mencionado no início deste capítulo.[1,2]

Do ponto de vista histológico, a diferenciação se faz com entidades que apresentam encurtamento ou achatamento das vilosidades, a saber: alergia alimentar, enterite aguda (viral, bacteriana, por Giardia lamblia, actínica), enterite crônica (espru tropical, doença de Whipple, imunodeficiências, gastroenterite eosinofílica, linfomas, diarreia persistente, doença enxerto versus hospedeiro) e desnutrição proteico-calórica. Embora essas entidades possam se apresentar com vilosidades diminuídas em altura e mais alargadas, hiperplasia das criptas é observada marcadamente na DC. Além disso, o número de LIE não sobe a níveis tão elevados como os habitualmente encontrados na DC.[5,29]

Confirmação do diagnóstico de DC

Recomendações, segundo a ACG:[21]

- A confirmação do diagnóstico de DC é baseada na combinação de história médica, exame físico e achados endoscópicos e análise histológica de múltiplos fragmentos do duodeno.
- Uma a duas biópsias do bulbo duodenal e pelo menos quatro fragmentos do duodeno distal devem ser obtidos.
- Infiltração por linfócitos no epitélio intestinal na ausência de atrofia das vilosidades não é específica de DC, e outras causas devem ser aventadas.

Diagnóstico de DC em pacientes em DIG

Recomendações, segundo ACG:[21]

- Mesmo que os testes sorológicos e a biópsia intestinal tenham alto valor preditivo para DC, não devem ser usados para excluir DC em pacientes já aderentes à DIG.
- Determinação de HLA DQ2/DQ8 pode ser usado para tentar excluir DC antes de qualquer desafio com glúten.
- A DC deve ser diferenciada de SGNC para identificar risco para deficiências nutricionais, complicações de DC, risco para DC e doenças associadas em membros da família e para influenciar no grau e na duração da aderência da DIG.

Papel de outros exames

Recomendações, segundo ACG:[21]

- Determinação de HLA DQ2/DQ8 não devem ser usados como rotina no diagnóstico inicial de DC.
- Determinação de HLA DQ2/DQ8 pode ser usada para descartar DC em situações especiais:
  a. biópsia Marsh I ou II em pacientes soronegativos;
  b. avaliação de pacientes já em DIG não testados anteriormente;
  c. discrepância entre os dados da sorologia e histologia;
  d. suspeita de DC refratária em casos em que o diagnóstico desta afecção é questionável.
- Indicação da cápsula endoscópica somente quando não se pode realizar endoscopia em indivíduos soropositivos.
- Indicação da cápsula endoscópica para diagnóstico de DC complicada.
- Testes de permeabilidade não são recomendados para o diagnóstico de DC (sem especificidade e sensibilidade).
- Testes em saliva ou fezes não são recomendados para diagnóstico de DC.

Tratamento

O tratamento tem por objetivos:

- Eliminar as alterações fisiopatológicas intestinais.
- Facilitar e favorecer a absorção dos nutrientes.
- Normalizar o trânsito intestinal.
- Recuperar o estado nutricional do paciente.
- Melhorar a qualidade de vida dos pacientes.

O tratamento único é a dieta isenta de glúten para toda a vida. Recomendações, segundo ACG:[21]

- Pacientes com DC devem aderir à DIG por toda a vida. Evitar todos os produtos que contenham trigo, centeio e cevada (aveia no Brasil).
- Enquanto a aveia pode ser tolerada com segurança pela maioria dos pacientes, sua introdução na dieta deve ser cautelosa, e os pacientes devem ser monitorados de perto para reações adversas.
- Pacientes com DC devem ser encaminhados a nutricionista com conhecimento da enfermidade para receber orientação nutricional e educação à DIG.
- Pacientes recém-diagnosticados devem ser submetidos a exames e tratamento para deficiências de micronutrientes (principalmente ferro, ácido fólico, vitamina D e vitamina B_{12}).

Monitoramento da DC

Recomendações, segundo ACG:[21]

- Pacientes com DC devem ser monitorados regularmente para sintomas residuais ou novos sintomas, aderência à DIG e descarte de complicações. Em crianças, especial atenção ao crescimento e desenvolvimento.
- Consultas periódicas com profissional médico com conhecimento de DC. Consulta com nutricionista para orientação quanto à contaminação.
- O monitoramento da aderência à DIG deve se basear na combinação da história e sorologia (anti-tTG IgA ou IgG, EmA IgA ou IgG, ou anticorpos antigliadina deaminada).
- EDA e biópsia são recomendadas para monitorar casos em que há falta de resposta clínica ou recorrências mesmo em DIG.
- O monitoramento dos pacientes deve incluir a verificação ou não da normalização das anormalidades laboratoriais verificadas à investigação, ou se surgiram apesar da aderência à DIG.
- Acima de 2 anos de idade:
  a. determinar IgA quando há alta suspeição de DC e anticorpos estão negativos, solicitando testes com IgG;
  b. se há alta suspeição de DC e os testes sorológicos estão negativos, está indicada a biópsia intestinal;
  c. todos os testes sorológicos devem ser realizados em indivíduos ingerindo glúten;

d. anticorpos antigliadina (AGA IgA e IgG) não são recomendados como primeira escolha.

- Para crianças até 2 anos de idade pode-se recomendar anti-tTG combinado com AGA.

DC não responsiva ou refratária

Recomendações, segundo ACG:[21]

- Pacientes com DC não responsiva devem ser avaliados cuidadosamente para identificar e tratar etiologia específica para cada paciente.
- O primeiro passo é avaliar testes sorológicos para DC e revisar a dieta do doente por nutricionista experiente.
- A diferenciação deve ser feita entre tipos I e II de DCD refratária, por ser importante para o manejo e prognóstico.
- Tratamento com medicações apropriadas em conjunto com a DIG deve ser considerado na DC refratária.
- Pacientes com DC refratária devem ser monitorados de perto e receber suporte nutricional agressivo, incluindo nutrição parenteral se necessário.

Considerações importantes quanto à DIG

Como a DIG é para toda a vida, deve o médico ter certeza do diagnóstico de DC e ter ciência da necessidade de mudanças intensas no estilo de vida. Os produtos são mais caros e nem sempre confiáveis. Nem sempre há condições de preparo dos alimentos em casa.

- 86% dos pacientes deixam de comer fora de casa;
- 82% dos pacientes deixam de viajar;
- 67% dos pacientes deixam de visitar família/amigos;
- 41% dos pacientes têm problemas no trabalho/carreira;
- 72% das crianças ficam zangadas pela dieta;
- 69% das crianças sentem-se diferentes de seus amigos;
- 61% das crianças ficam fora de algumas atividades escolares e festas;
- 51% das crianças têm vergonha de levar comida às festas.

A DIG pode ser inadequada quanto à parte nutricional, por não conter fibras e vitaminas do complexo B.

A desobediência à DIG ocorre mais frequentemente em restaurantes, festas e funções sociais.

Medicamentos[33]

Inicialmente, usam-se medicamentos para correção de carências, enfatizando ao paciente e à família que o verdadeiro tratamento da DC é dietético, sem glúten, permanentemente.

- Ácido fólico, compostos polivitamínicos, vitamina K, vitamina B_{12} são utilizados quando necessário; ferro por via oral ou parenteral em casos mais graves.
- Enzimas pancreáticas são utilizadas como coadjuvantes em consequência de insuficiência pancreática exócrina, que ocorre em muitos casos.
- Antibióticos ou antimicrobianos são usados quando há supercrescimento bacteriano.
- Corticosteroides são indicados apenas em insuficiência suprarrenal e necessitam de reposição concomitante de cloreto de sódio por via EV.

Observação importante: na DC ativa ou parcialmente tratada, há absorção alterada da maioria dos medicamentos por via oral, o que exige ajustamento das doses de anticonvulsivantes, anticoncepcionais, antitireoidianos e antibióticos.[5,33]

Novas potenciais terapias[34,35]

O único tratamento atualmente disponível para DC é a exclusão na dieta dos grãos contendo glúten e o tratamento nutricional de suporte. A DIG é bem tolerada por toda a vida e melhora a saúde e a qualidade de vida da grande maioria dos pacientes, mesmo os que apresentam poucos sintomas. Entretanto, esse tratamento é difícil de manter, visto que pequenas quantidades de glúten contaminam os produtos, o custo é alto, há restrições de alimentos alternativos e as práticas culturais acarretam transtornos. Assim, nas últimas décadas, pesquisadores têm tentado terapias alternativas.

De acordo com os atuais conhecimentos da patogênese da DC, pesquisas estão em andamento, tais como uso de drogas com baixa biodisponibilidade sistêmica (glicocorticoides), proteases orais para detoxificação do glúten, polímeros sequestradores de glúten, inibidores de TG2, bloqueadores de células T mediadas por HLA-DQ, uso de vermes e outras de implicações imunológicas. Na prática, ainda não são de aplicação.

A quantidade de glúten que pode induzir a sintomas ainda não está clara, mas 1 g é suficiente. Recomenda-se que não se ultrapasse 10 a 50 ppm no alimento. Contaminação com traços de glúten pode ter papel na alteração da mucosa e na sua recuperação e confundir com DC não responsiva ou refratária.

Se a diarreia não desaparece após DIG, pode ser decorrente da ingestão consciente ou inadvertida de glúten, considerando-se DC não responsiva, mas outras causas devem ser aventadas:[18]

- má absorção de lactose ou frutose;
- supercrescimento bacteriano;
- síndrome do intestino irritável;
- esteatorreia secundária à insuficiência pancreática;
- colite microscópica (colagenosa ou linfocítica);
- disfunção esfincteriana anal com incontinência.

Tratamento cirúrgico

O tratamento cirúrgico só é indicado quando ocorre perfuração, o que é bastante raro. Pode ser indicado em neoplasias ou linfomas, conforme localização e estádio.

Evolução[5]

Após a retirada de glúten o desaparecimento dos sintomas é bastante rápido: os defeitos absortivos desaparecem, a diarreia cessa, há perda do edema e surgimento de apetite – às vezes voraz. Inicia-se recuperação nutricional com ganho de peso e retomada da velocidade de crescimento. Os adolescentes iniciam ganho ponderal logo em seguida, e muitos até necessitam de controle em poucos meses. Há melhora do psiquismo, que passa da irritabilidade, depressão ou apatia à participação na vida familiar e escolar, tomando gosto pelas brincadeiras e trabalho, chegando muitas vezes à euforia. Há uma verdadeira mudança no aspecto do indivíduo (Figura 63.8), o que revela melhor qualidade de vida. A fertilidade volta ao normal, devendo-se orientar as celíacas quanto a possíveis gestações e planejamento familiar.[5]

Prognóstico

O prognóstico para os seguidores de dieta sem glúten é bom. Entretanto, se já houver osteoporose, mesmo com tratamento de reposição de cálcio e vitamina D e alendronato, é pouca a melhora referida.[19]

O risco de desenvolver malignidade é 1,3 maior que na população geral, bem menor do que se referia nos anos 1970 ou 1980. Contribuíram para esse fato o diagnóstico precoce e o tratamento com DIG. Quanto à DIG proteger contra doenças malignas, ainda permanecem controvérsias. Entretanto, os pacientes devem ser reassegurados em relação à dieta adequada, vigiados e reinvestigados a qualquer modificação referida.[19] O principal tumor associado à DC é o *Enteropathy-associated T-cell Lymphoma* – EATL (0,5 a 1 caso por 1 milhão de indivíduos), como já assinalado.[19]

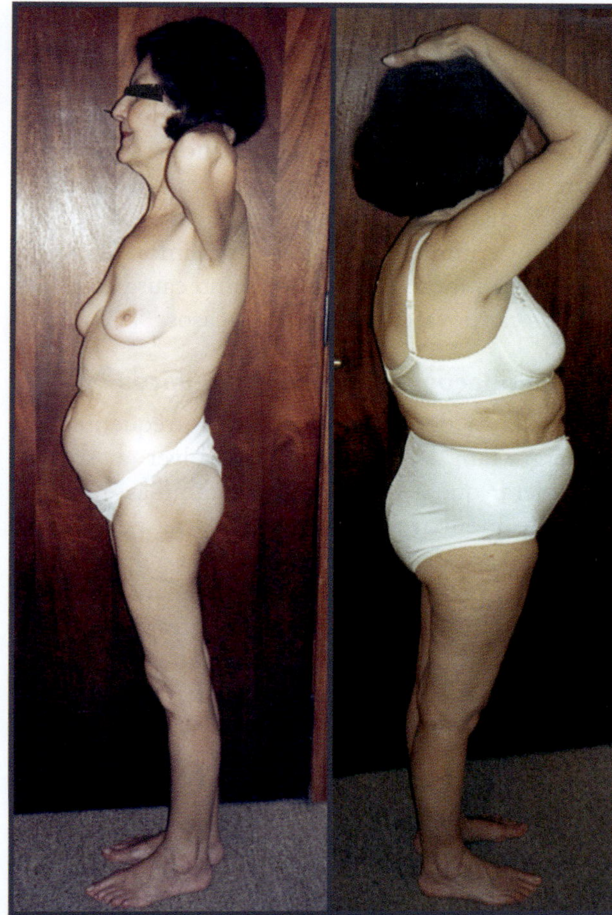

Figura 63.8 – Paciente com doença celíaca após dieta isenta de glúten. Notar recuperação do estado nutricional.

A DC só é fatal quando não é reconhecida e o paciente chega a desnutrição muito grave, ocorrendo hemorragias, infecções recorrentes ou insuficiência suprarrenal. Com o advento da nutrição parenteral, doentes podem ser recuperados de estados extremamente inquietantes.[9]

Segundo estudo realizado nos Estados Unidos por Lebwohl et al., com acompanhamento maior de 11,5 anos,[36] lesões persistentes à histologia não aumentam a mortalidade.

Causas de morte na DC[9]

Como já referido, os celíacos apresentam maior risco de morte por doenças malignas do tubo gastrointestinal e linfomas, mas pouco se sabe das outras causas de morte: doenças autoimunes (artrite reumatoide), doenças difusas do tecido conectivo, doenças alérgicas (asma), doenças inflamatórias intestinais (retocolite ulcerativa e doença de Crohn), diabete melito, imunodeficiências, tuberculose, pneumonias e nefrite. Em estudo brasileiro, publicado por Kotze em 2009,[9] em um período de 40 anos, as causas de morte em 157 celíacos foram: um caso de complicação de diabete melito tipo 1, um caso suicídio em paciente deprimida e dois casos de linfomas. Kotze et al., em 14 idosos, relataram como causa de morte doenças cardiovasculares em dois casos.[16]

Recomendações às famílias de celíacos

Familiares de pacientes celíacos frequentemente perguntam se poderão desenvolver a doença. Considerar que a DC ocorre em famílias, mas não de modo predizível. Se uma pessoa na família tem DC, a chance de outro membro tê-la é de 1 em 10. Familiares podem ser triados facilmente por meio de testes sorológicos, e a biópsia intestinal é recomendada nos positivos. A detecção de HLA DQ2 ou DQ8 aponta para a possibilidade da DC se desenvolver em indivíduos com história familiar. Sua ausência não exclui o diagnóstico.[11]

Prevenção

Quando nasce uma criança em uma família com DC, deve-se introduzir o glúten em pequenas quantidades na época de desenvolvimento habitual de tolerância (4 aos 7 meses).[37] Em seguida, é importante que as crianças sejam alimentadas normalmente e não dar quantidades baixas de glúten por receio, pois se houver predisposição genética à DC esta vai se manifestar mais cedo ou mais tarde. Nesse contexto, a determinação de HLA DQ2 e DQ8 pode ser bastante útil.[11]

As sete chaves da palavra "celíaca"

- **C**onsulta com nutricionista preparado.
- **E**ducação acerca da doença.
- **L**evar a sério a obediência à dieta.
- **I**dentificação e tratamento das deficiências nutricionais.
- **A**cesso às Associações de Celíacos.
- **C**ontínuo seguimento por equipe multiprofissional.
- **A**tenção por parte dos órgãos governamentais.

Armadilhas em relação à doença celíaca[5,19,21]

- Não cogitar DC em brasileiros de várias ascendências, esquecendo-se da grande miscigenação no país.
- Não cogitar DC em pacientes do sexo masculino.
- Não cogitar DC na adolescência.
- Não cogitar DC em idosos, mesmo sabendo que os testes sorológicos podem dar negativos.
- Não aventar o diagnóstico de DC em pacientes obesos.
- Não pesquisar DC em pacientes com dispepsia ou síndrome do intestino irritável com falta de resposta aos tratamentos.
- Não pesquisar DC em pacientes com notória intolerância à lactose.
- Não pesquisar DC em pacientes com anemia refratária ao tratamento.
- Não pesquisar DC em pacientes com osteopenia/osteoporose em idade jovem.
- Não pesquisar DC em pacientes com queixas abdominais associadas à constipação, pensando que DC só cursa com diarreia.
- Não pesquisar DC em mulheres com menarca atrasada, abortos de repetição, menopausa precoce ou infertilidade.
- Não pesquisar DC em familiares de celíacos, mesmo assintomáticos.
- Não pesquisar DC em pacientes de grupos de risco: diabéticos, tireoidopatas, portadores de colagenoses, imunodeficientes de IgA, com ataxia, com síndrome de Down etc.
- Não pesquisar DC em pacientes com alterações importantes do esmalte dentário e sinalizar ao dentista.
- Não informar convenientemente o endoscopista da suspeita de DC, solicitando biópsias duodenais mesmo com aspecto macroscópico normal.
- Não discutir o caso com o patologista nem solicitar revisão de lâminas quando a clínica do paciente é sugestiva de DC.
- Não se esquecer de que há uma minoria de pacientes com DC cujos testes sorológicos são negativos. Estes devem ser submetidos à biópsia desde que a clínica sugira DC.

Conclusão

A DC é uma afecção autoimune sistêmica cujo diagnóstico depende muito da perspicácia do médico (gastroenterologista ou especialista de outras áreas) ao correlacionar os sintomas relatados pelos pacientes com os achados de um exame físico completo.[5,9,16,17]

NÃO AUTOIMUNE E NÃO ALÉRGICO – SENSIBILIDADE AO GLÚTEN NÃO CELÍACA (SGNC)[38]

A SGNC é uma nova síndrome de intolerância ao glúten cada vez mais observada. Nomes sugeridos: sensibilidade ao glúten, hipersensibilidade ao glúten ou intolerância não celíaca ao glúten. Em consensos de Londres, Oslo e Munique os especialistas reunidos optaram por sensibilidade ao glúten não celíaca para evitar confusão com a DC.[1,38]

Sua patogênese ainda é desconhecida, bem como sua história natural, pois é preciso estabelecer se a doença é permanente ou transitória. Dados atuais demonstram predominante ativação das respostas imunológicas inatas.[14]

Sua prevalência na população geral é ainda desconhecida, principalmente porque muitos pacientes se autodiagnosticam e iniciam uma DIG sem consultar o médico e realizar exames. Entretanto, é considerada maior que a da DC. Pode ocorrer em qualquer idade, mas parece ser mais frequente em adultos do que em crianças, com média de início aos 40 anos (17 a 63 anos), mais em mulheres do que em homens (1:2,5) com distúrbios funcionais (inclusive a síndrome do intestino irritável).[13]

Diagnóstico

Enfatiza-se a necessidade de, antes de firmar o diagnóstico de SGNC, afastar DC e alergia ao trigo.[3,13,14,38]

Quadro clínico

A SGNC caracteriza-se pelo aparecimento de sintomas à ingestão de glúten, seu desaparecimento com a DIG e retorno quando se reintroduz o glúten na alimentação. Considera-se que os pacientes com SGNC constituam grupo heterogêneo de pacientes com diferentes subgrupos, provavelmente em função de diferente patogênese e curso clínico. Geralmente os pacientes se queixam de sintomas intestinais e desconforto. Muitos receberam previamente o diagnóstico de doença funcional ou síndrome do intestino irritável (SII).[14,38]

Sintomatologia da SGNC, segundo Volta et al.:[13]

- **Sintomas gerais:** sensação de mal-estar (68%), emagrecimento (25%).
- **Sintomas gastrointestinais:** borborigmos (87%), dor abdominal (83%), diarreia (54%), dor epigástrica (52%), náuseas (44%), aerofagia (36%), refluxo gastresofágico (32%), estomatite aftosa (31%), alterações de hábito intestinal, constipação ou diarreia (27%).
- **Articulações, ossos e músculos:** fadiga (64%), amortecimento nas pernas e braços, dores musculares e articulares (31%).
- **Esfera neurológica:** cefaleias (54%), peso na cabeça (38%), tonturas (32%), *tinnitus* (10%).
- **Cutâneas (40%):** *rash* cutâneo (29%), eczema e aparecimento de pequenas manchas vermelhas. A mucosa da língua também pode se tornar inflamada e edemaciada resultando em possível dor ao mastigar e ao falar e, se o problema se tornar crônico, pode causar surgimento de fissuras, úlceras e manchas brancas.
- **Sangue:** anemia (23%).
- **Distúrbios de comportamento:** distúrbios de atenção, ansiedade (39%), depressão (19%), hiperatividade.

Entretanto, em pacientes com dispepsia, não foi observado aumento na incidência de SGNC, e sim na SII, especialmente na forma que alterna diarreia e constipação (SII sensível ao glúten). Também é frequente em indivíduos alérgicos. Volta et al.[13] relatam SGNC em 13% dos familiares de primeiro grau de celíacos. Na SGNC não costuma haver DAI como comorbidades.

Testes sorológicos

Não há biomarcadores laboratoriais específicos para a SGNC. Os únicos anticorpos conhecidos observados na SGNC são os antigliadina IgG que, infelizmente, ocorrem somente em cerca de 56,4% dos pacientes.[13] Na maioria dos pacientes com SGNC os anticorpos AGA IgG desaparecem após a DIG e coincidem significativamente com boa resposta clínica.[39]

Histologia

Na SGNC a permeabilidade intestinal está normal e as alterações histológicas são discretas, com LIE gama/delta presentes, mas compatíveis com Marsh 0 ou I. Mínimas alterações tipo Marsh I são frequentemente observadas, muito mais do que na DC. Isso também ocorre em algumas alergias alimentares. Recentemente foram descritas infiltração por eosinófilos na lâmina própria e ativação de basófilos circulantes em pacientes com SGNC.[38]

Determinação de HLA

Cerca da metade dos pacientes com SGNC apresentam HLA DQ2 ou DQ8, com a observação de que DQ2 aparece mais em indivíduos com SII e diarreia. Vale lembrar que a detecção desses genes tem alto valor preditivo para DC, e sua ausência, valor preditivo negativo > 95%.[11] Na população geral são detectados em cerca de 30% e na SGNC em 50%.

Salienta-se que há risco de baixa densidade mineral óssea e baixo índice de massa corporal em pacientes com SGNC, razão pela qual os pacientes devem ser submetidos a exames (DEXA). Dieta restritiva pode colaborar para piora do quadro.[40]

Critérios diagnósticos para SGNC[14]

- Ingestão de glúten desencadeia rápida ocorrência de sintomas intestinais e extraintestinais.
- Os sintomas desaparecem rapidamente após a retirada do glúten.
- A reintrodução do glúten causa sintomas.
- Testes específicos IgE para o glúten e trigo e *prick test* cutâneo são negativos.
- Testes específicos para DC (anti-tTG IgA, EmA IgA, e antigliadina deamidada IgG) são negativos.
- Antigliadina, principalmente IgG, pode ser positivo em cerca de 50% dos casos.
- Mucosa normal e discreto aumento no número de LIE à histopatologia.
- HLA DQ2 e/ou DQ8 podem ser positivos em cerca de 40% dos pacientes.

Diagnóstico diferencial

O diagnóstico diferencial mais importante é entre as doenças relacionadas com o glúten (Quadro 63.1).[41,42] Quanto à SII, é sempre necessário excluir DC, mas a SGNC se confunde bastante, principalmente na forma predominantemente diarreica, como já foi assinalado. Muitos autores salientam que a SGNC é frequente em portadores da SII: denomina-se SII glúten-sensível.[43] Nesses casos, os anticorpos anti-tTG e EmA são negativos, bem como a biópsia intestinal não é Marsh III ou IV. Podem apresentar AGA positivo.

Alguns relatos de SGNC também têm sido feitos em casos de esquizofrenia e autismo, porém, mais estudos são necessários.[1]

Comorbidades

- SII (47%);
- intolerâncias alimentares (35%);
- alergias (22%);
- doenças autoimunes (14%);
- distúrbios alimentares (6%).[13]

Tratamento

Como na DC, a dieta é isenção total de glúten. Pacientes que preenchem os critérios diagnósticos supramencionados para SGNC podem aliviar seus sintomas com DIG, mesmo de modo temporário, mas os sintomas retornam após reiniciar uma alimentação contendo glúten.[3] Como não se sabe se é transitória ou permanente, pode-se tentar reintroduzir o glúten depois de 1 a 2 anos.[44]

Quadro 63.1 – Diagnóstico diferencial entre as doenças glúten-relacionadas

Características	DC	SGNC	Alergia ao trigo
Morbidade	1%	?(0,6-6%)	1%
Mortalidade	Aumentada	?	Aumentada
Sintomas	GI/Extra GI	GI/extra GI	GI/Extra GI
Deficiências nutricionais	Sim	Não	Sim/Não
DAI	Referidas	Não referidas	
História familiar	Referida	Não referida	Atopia
Genética	DQ2/DQ8 95%	DQ2/DQ8 50%	Atopia 100%
Anticorpos	EmA, tTG, DGP	AGA IgG 50%	Reações IgE
Histologia	Marsh III, IV	Marsh 0, I	Marsh 0, I, II
Atrofia	Presente	Ausente	Presente em casos
LIE	> 40%	~24% ou pouco +	~ 24% ou pouco +
Eosinófilos	Normais	Aumentados	Muito aumentados
DIG	Toda vida	Desconhecido	Média 6 anos ou ?

Fonte: adaptada de Sanders e Azis, 2012;[38] Kabbani et al., 2014.[39]

Em pacientes com SGNC SII-*like*, há melhora da sintomatologia com dieta reduzida em FODMAPS (*fructooligosaccharides*, *fructans*). Durante fermentação, gás é produzido e se formam ácidos graxos de cadeia curta. Somam-se a isto alterações na microbiota, resultando em sintomas GI.

Diferenciação entre DC E SGNC[21,38]

Recomendações:

- Sintomas ou resposta a sintomas em DIG isoladamente não devem ser usados na diferenciação entre DC e SGNC.
- O diagnóstico de SGNC deve ser considerado apenas quando DC for excluída com seus testes apropriados.

CONSIDERAÇÕES FINAIS

É crucial para o diagnóstico das doenças glúten-relacionadas que se tomem decisões baseadas no quadro clínico, testes sorológicos e interpretações da histologia duodenal que permitam o diagnóstico diferencial entre essas entidades, que podem ter cursos variáveis, prognósticos e complicações peculiares.[1,2,9,11,14,41,42]

REFERÊNCIAS

1. Catassi C, Bai JC, Bonaz B, Bouma G, Calabrò A, Carroccio A et al. Non-celiac gluten sensitivity: the new frontier of gluten related disorders. Nutrients. 2013; 5:3839-53.
2. The first consensus conference on gluten sensitivity. London, 11/12 February 2011.
3. Christensen MJ, Eller E, Mortz CG, Bindslev-Jensen C. Patterns of suspected wheat-related allergy: a retrospective single-centre case note review in 156 patients. Clin Transl Allergy. 2014; 4:39-47.
4. Utiyama SRR. Doença celíaca: aspectos genéticos. In: Barbieri D, Kotze LMS, Rodrigues M, Romaldini CC (eds.). Atualização em doenças diarreicas da criança e do adolescente. São Paulo: Atheneu, 2010. p.329-48.
5. Kotze LMS, Utiyama SRR, Kotze LR. Doença celíaca. In: Lopes AC. Tratado de clínica médica. 2.ed. São Paulo: Atheneu, 2015. (no prelo)
6. Gandolfi L, Pratesi R, Cordoba JC, Tauil PL, Gasparin M, Catassi C. Prevalence of celiac disease among blood donors in Brazil. Am J Gastroenterol. 2000 Mar; 95(3):689-92.
7. Pereira MA, Ortiz-Agostinho CL, Nishitokukado I, Sato MN, Damião AO, Alencar ML et al. Prevalence of celiac disease in an urban area of Brazil with predominantly European ancestry. World J Gastroenterol. 2006 Oct 28; 12(40):6546-50.
8. Oliveira RP, Sdepanian VL, Barreto JA, Cortez AJ, Carvalho FO, Bordin JO et al. High prevalence of celiac disease in Brazilian blood donor volunteers based on screening by IgA antitissue transglutaminase antibody. Eur J Gastroenterol Hepatol. 2007 Jan;19(1):43-9.
9. Kotze LMS. Celiac disease in Brazilian patients: associations, complications and causes of death. Forty years of clinical experience. Arq Gastroenterol. 2009; 46:261-9.
10. Kotze LMS, Utiyama SRR, Nisihara RM, Zeni MP, de Sena MG, Amarante HM et al. Antiendomysium antibodies in Brazilian patients with celiac disease and their first-degree relatives. Arq Gastroenterol. 2001; 38:94-103.
11. Kotze LMS, Nisihara RM, Utiyama SR, Kotze LR. Absence of HLA-DQ2 and HLA-DQ8 does not exclude celiac disease in Brazilian patients. Rev Esp Enferm Dig. 2014; 106:561-2.
12. Sollid LM, Jabri B. Triggers and drivers of autoimmunity: lessons from coeliac disease. Nature Reviews. 2013; 13:294-302.
13. Volta U, Bardella MT, Calabro A, Troncone R, Corazza GR. Study group for non-celiac gluten sensitivity. An Italian prospective multicenter survey on pacients suspected of having non-celiac gluten sensitivity. BMC Med. 2014; 12:85-92.
14. Volta U, Di Giorgio R. New understanding of gluten sensitivity. Nat Rev Gastroenterol Hepatol. 2012; 9:295-9.
15. Fasano A. Zonulin and its regulation of intestinal barrier function: the biological door to inflammation, autoimmunity, and cancer. Physiol Rev. 2011; 91:151-71.
16. Kotze LM, Nisihara RM, Utiyama SR, Kotze LR. Celiac disease in older Brazilian. J Am Geriat Soc. 2011; 59:1548-50.
17. Ehsani-Ardakani MJ, Rostami Nejad M, Villanacci V, Volta U, Manenti S, Caio G et al. Gastrointestinal and non-gastrointestinal presentation in patients with celiac disease. Arq Iranian Med. 2013; 16:78-82.
18. Dewar DH, Donnelly SC, McLaughlin SD, Johnson MW, Ellis HJ, Ciclitira PJ et al. Celiac disease: management of persistent symptoms in patients on a gluten-free diet. World J Gastroenterol. 2012; 18:1348-56.
19. Rubio-Tapia A, Murray JA. Classification and management of refractory celiac disease. Gut. 2010; 59:547-57.
20. Kotze LM, Vecchia LA, Nisihara RM, Kotze LR. Dermatitis herpetiformis in Brazilian male celiac disease patients: a case series. Rev Esp Enferm Dig. 2014: 106:562-4.
21. Rubio-Tapia A, Hill ID, Kelly C, Calderwood AH, Murray JA. American college of gastroenterology clinical guideline: diagnosis and management of celiac disease. Am J Gastroenterol. 2013; 108:656-77.
22. Lagerqvist C, Dahlbom I, Hansson T, Jidell E, Juto P, Olcén P et al. Antigliadin immunoglobulin a best in finding celiac disease in children younger than 18 months of age. JPGN. 2008; 47:428-35.
23. Swallow K, Wild G, Sargur R, Sanders DS, Aziz I, Hopper AD et al. Quality not quantity for transglutaminase antibody 2: the performance of an endomysial and tissue transglutaminase test in screening coeliac disease remains stable over time. Clin Exp Immunol. 2012; 171:100-6.
24. Utiyama SRR, Kotze LMS, Nisihara RM, Carvalho RF, de Carvalho EG, de Sena MG et al. Spectrum of autoantibodies in celiac patients and relatives. Dig Dis Sci. 2001; 46:2624-30.
25. Pires da Silva JT, Nisihara R, Kotze LR, Kotze R. Low bone mineral density in Brazilian patients at diagnosis of celiac disease. Arq Gastroenterol. 2015; 52(3):176-9.

26. Bonato MW. Associação entre os aspectos endoscópicos e análise histológica da mucosa duodenal para o diagnóstico da doença celíaca e monitoramento após a dieta isenta de glúten [tese de doutorado]. Paraná: PUCPR, 2015.
27. Lebwohl B, Kapeç RC, Neugut AL, Green PH, Genta RM. Adherence to biopsy guidelines increases celiac disease diagnosis. Gastrointestinal Endoscopy. 2011; 74:103-9.
28. Marsh MN. Mucosal pathology in gluten sensitivity. In: Marsh MN. Coeliac disease. Oxford: Blackwell Scientific, 1992. p.136-91.
29. Kotze LMS. Padrões histológicos e linfócitos intra-epiteliais da mucosa do intestino delgado nas diarreias crônicas [dissertação]. Curitiba: UFPR, 1988. p. 170.
30. Lanzini A, Lanzarotto F, Villanacci V, Mora A, Bertolazzi S, Turini D et al. Complete recovery of intestinal mucosa occurs very rarely in adult celiac patients despite adherence to gluten-free diet. Alim Pharmacol Ther. 2009; 29:1299-1308.
31. Arguelles-Grande C, Tennyson CA, Lewis SK, Green PH, Bhagat G. Variability in small bowel histopathology reporting between different pathology practice settings: impact on the diagnosis of celiac disease. J Clin Pathol. 2012; 65:242-7.
32. WGO-OMGE Practice Guideline. World Gastroenterology News. 2005; (Supp):1-8.
33. Kotze LMS. Medicamentos para celíacos: qual, quando, por que e por quanto tempo? In: Terapêutica em gastroenterologia. XI Semana Brasileira do Aparelho Digestivo, Fortaleza, 2012.
34. Schuppan D, Junker Y, Barisani D. Celiac disease: from pathogenesis to novel therapies. Gastroenterology. 2009; 137:1912-33.
35. Kaukinen K, Lindfors K, Mäki M. Advances in the treatment of celiac disease: an immunopathogenic perspective. Nat Rev Gastroenterol Hepatol. 2012; 11(1):36-44.
36. Lebwohl B, Granath F, Ekbom A, Montgomery SM, Murray JA, Rubio-Tapia A et al. Mucosal healing and mortality in celiac disease. Aliment Pharmacol Ther. 2013; 37:332-9.
37. Ivarsson A, Hernell O, Stenlund H, Persson LA. Breast-feeding protects against celiac disease. Am J Nutr. 2001; 75:924-31.
38. Czaja-Bulsa G. Non coeliac gluten sensitivity: a new disease with gluten intolerance. Clin Nutritioin. 2014; 34:189-94.
39. Caio G, Volta U, Tovoli F, De Giorgio R. Effect of gluten-free diet on immune response to gliadin in patients with non-celiac gluten sensitivity. BMC Gastroenterol. 2014; 14:26-32.
40. Carrocio A, Soresi M, D'Ácamo A, Sciumè C, Iacono G, Geraci G et al. Risk of low bone mineral density and low body mass index in patients with non-celiac wheat-sensitivity: a prospective observation study. BMC Med. 2014; 12:230-8.
41. Sanders DS, Azis I. Non celiac wheat sensitivity: separating the wheat from the chaff. Am J Gastroenterol. 2012; 107:1908-12.
42. Kabbani TA, Vanga RR, Leffler DA, Villafuerte-Galvez J, Pallav K, Hansen J et al. Celiac disease or non-celiac gluten sensitivity? An approach to clinical differential diagnosis. Am J Gastroenterol. 2014; 109:741-6.
43. Vasquez-Roque MI, Camilleri M, Smyrk T, Murray JA, Marietta E, O'Neill J et al. A controlled trial of gluten-free diet in patients with irritable bowel syndrome-diarrhea: effects on bowel frequency and intestinal function. Gastroenterology. 2013; 144:903-11.
44. Bizarro N, Tossoli R, Villalta D, Fabris M, Tonutti E. Cutting--edge issues in celiac disease and in gluten intolerance. Clin Rev Allergy Immunol. 2012; 42:279-87.

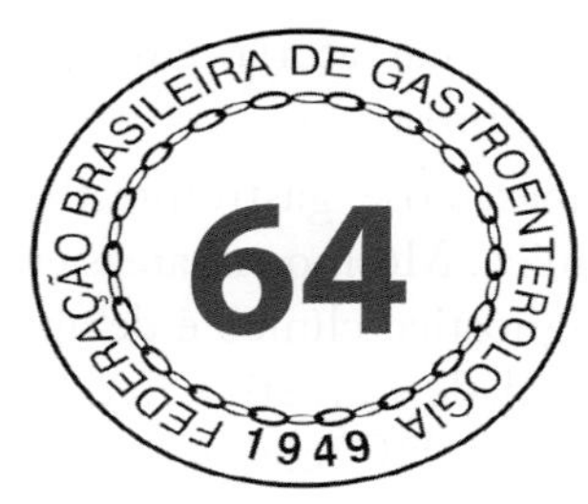

DOENÇAS GRANULOMATOSAS INTESTINAIS

José Miguel Luz Parente
Ana Valéria Santos Pereira de Almeida

INTRODUÇÃO

Diversas enfermidades granulomatosas crônicas podem apresentar características clínicas, endoscópicas, radiológicas, intraoperatórias e histológicas que podem mimetizar doença de Crohn (DC). Por conseguinte, é sempre um grande dilema o exercício propedêutico para fazer o diagnóstico diferencial entre as doenças granulomatosas intestinais, sobretudo por englobarem doenças infecciosas que podem evoluir com agravamento substancial, quiçá fatal, se algum tratamento inapropriado com drogas imunossupressoras for iniciado.

O objetivo deste capítulo é tecer considerações sobre outras doenças granulomatosas crônicas que podem acometer o aparelho digestivo, para as quais fazer o diagnóstico ainda é um enorme desafio na prática clínica. Neste sentido, abordaremos algumas características específicas que permitam realizar o diagnóstico diferencial entre a doença de Crohn e algumas entidades nosológicas: tuberculose intestinal, leishmaniose visceral, esquistossomose, sarcoidose e paracoccidioidomicose. Embora a estrongiloidíase extensa e severa possa se apresentar de forma similar à doença de Crohn, essa doença será abordada em outro capítulo deste livro.

TUBERCULOSE INTESTINAL

Segundo a Organização Mundial da Saúde (OMS), a prevalência mundial de tuberculose (TB) era cerca de 8,8 milhões de pacientes no ano de 2013, o que resultou em 1,3 milhão de mortes em 2012.[1] Em 2013, o Brasil diagnosticou 71.123 casos novos de tuberculose, resultando em uma incidência de 35,4 casos por 100.000 habitantes. Em nosso país, são notificados cerca de seis mil óbitos/ano.[2] Nos últimos anos, a epidemia tem ganhado mais destaque em decorrência de coinfecção com HIV e a presença de TB multidroga resistente.[1,3,4]

A tuberculose pode afetar praticamente qualquer órgão do corpo humano, mas o local preferencial da doença é o pulmão, a partir do qual ocorre disseminação para outras regiões corporais.[1] Um quinto dos indivíduos infectados com TB tem doença extrapulmonar, dentre os quais ocorre envolvimento gastrointestinal entre 5 e 17%, tornando-se a sexta localização extrapulmonar mais frequente.[4] No entanto, em indivíduos infectados pelo HIV detecta-se um número desproporcionalmente elevado de pacientes com tuberculose abdominal, principalmente naqueles indivíduos com CD4 < 200 mm.[3-5] A TB intestinal localiza-se preferencialmente em íleo terminal (70% casos), seguida de localização na válvula ileocecal e jejuno. Mais raramente, pode atingir duodeno, apêndice e reto.[3] A provável razão para esse padrão é a afinidade do bacilo por regiões onde ocorre relativa estase fisiológica do conteúdo intestinal, abundância de tecido linfoide e alta absorção de nutrientes.[1,4,6]

A tuberculose intestinal acomete pacientes em qualquer faixa etária, mas a maioria encontra-se entre 20 e 40 anos de idade. Quase todos os casos são causados pelo *Mycobacterium tuberculosis*, mas com o aumento da incidência de aids tem ocorrido a ampliação do número de relatos de infecção por *Mycobacterium avium*. No Brasil, é excepcional o encontro de variedade bovina (*Mycobacterium bovis*) como agente etiológico de lesões intestinais, já que esta espécie foi praticamente eliminada com a adoção de medidas básicas de saúde pública, sobretudo a pasteurização de leite bovino para o consumo humano.[3]

A TB intestinal primária ocorre pela colonização dos linfonodos mesentéricos durante a fase bacterêmica da TB pulmonar. Esses focos permanecem latentes e podem ser ativados em condições de baixa imunidade do indivíduo. A TB intestinal secundária é causada pela ingestão de muco contaminado, proveniente da árvore respiratória. Nos dois tipos de envolvimento gastrointestinal, as bactérias se alojam na mucosa e no tecido linfoide das proximidades (como placas de Peyer) e ali estimulam intensa atividade inflamatória. Posteriormente, os microrganismos atravessam a camada mucosa e podem alojar-se na submucosa, com formação de granulomas, desenvolvimento de processo inflamatório do tipo celular, edema, hiperplasia linfática e espessamento da serosa.[3] Mais tardiamente, seguindo-se a essa resposta inflamatória celular, pode haver desenvolvimento de fibrose.[4]

O diagnóstico da tuberculose gastrointestinal é um desafio na prática clínica. Mesmo em áreas endêmicas, a precisão do diagnóstico clínico é de apenas 50%, já que essa enfermidade mimetiza frequentemente carcinoma do cólon ou DC, com semelhanças nas apresentações clínicas, radiológicas e endoscópicas (Tabela 64.1).[4]

O quadro clínico é variável e inclui dor abdominal, febre baixa, perda de peso, anorexia, náuseas, distensão abdominal, vômitos, sangramento retal e diarreia crônica. A febre raramente excede os 39°C.[1,4,6,7] A dor abdominal tem sido descrita de várias maneiras, mas é na maioria das vezes em cólica, podendo ser difusa ou localizada no hipocôndrio direito e fossa ilíaca direita. O exame físico do abdome pode demonstrar massa endurecida localizada na fossa ilíaca direita. Quadros de abdome agudo também são relatados e incluem apendicite tuberculosa, obstrução do intestino delgado e perfuração intestinal.[4] Ademais, manifestações clínicas clássicas da tuberculose pulmonar podem estar presentes na tuberculose extrapulmonar.[7]

As alterações laboratoriais mais comuns incluem anemia leve a moderada, leucocitose periférica, hipoalbuminemia e, caracteristicamente, velocidade de

Tabela 64.1 – Diagnóstico diferencial entre tuberculose intestinal e doença de Crohn

Característica	Tuberculose intestinal	Doença de Crohn
Quadro clínico	Quadro pulmonar, maior comprometimento de linfonodos	Doença extraintestinal
Exame radiológico	Ceco retraído Alterações inflamatórias no cólon direito Lesões polipoides mimetizando malignidade Segmentos estenóticos curtos, anulares e de consistência firme	Lesões em diferentes estádios simultaneamente Trajetos fistulosos Segmentos estenóticos mais longos (até maiores que 3 cm)
Exame endoscópico	Nódulos Úlceras lineares e transversas com mucosa circunjacente edemaciada Válvula ileocecal deformada e incompetente	*Cobblestones* Úlceras segmentares e longitudinais com mucosa adjacente de aspecto aparentemente normal Doença perianal
Histopatológico	Metaplasia pilórica, granulomas confluentes e grandes, com fibrose circunjacente e necrose caseosa Presença de bacilo álcool-ácido resistente	Hiperplasia folicular transmural Granulomas pequenos e discretos Maior número de fissuras e de fístulas internas
Exames imunológicos e microbiológicos	PCR ou cultura positivas	-

Fonte: adaptada de Amarapurkar et al., 2008;[8] Bromberg et al., 2001;[9] Park et al., 2008.[10]

hemossedimentação muito elevada. A hipoalbuminemia geralmente é multifatorial, em razão do comprometimento do estado nutricional, da má absorção intestinal, da obstrução linfática e da disfunção hepática. Quando ocorre comprometimento hepático, também é possível detectar elevação de fosfatase alcalina, bilirrubinas e aminotransferases.[4]

A coexistência de doença pulmonar ativa em pacientes com envolvimento gastrointestinal é muito frequente, variando de 21 a 61%. Assim, torna-se muito importante a realização de radiografia de tórax, baciloscopia e cultura do escarro quando há suspeita de TB intestinal, para adequada avaliação de foco pulmonar. O teste tuberculínico também deve ser realizado, embora a sua sensibilidade seja muito variável, de 27 a 90%. Portanto, um teste negativo não deve ser usado para exclusão da doença.[4] A baciloscopia, que se utiliza da técnica de Ziehl-Neelsen, cultura ou inoculação em cobaia, tem baixa sensibilidade, e os resultados são muito demorados. Em virtude de a tuberculose ser uma doença paucibacilar, a sensibilidade para a detecção de *Mycobacterium* em amostras clínicas, por meio de qualquer um dos métodos descritos, permanece muito baixa.[8]

Alguns sinais radiológicos podem ser sugestivos de TB intestinal, como encurtamento do colo ascendente, perda do ângulo normalmente encontrado entre o íleo e o ceco e alterações inflamatórias localizadas do cólon direito. Diferentemente dos achados mais uniformes encontrados na TB intestinal, na DC é possível observar a ocorrência simultânea de dois ou três tipos de alterações distintas no mesmo segmento intestinal, as quais correspondem a diferentes estádios da doença, bem como a presença de trajetos fistulosos e estenoses maiores que 3 cm.[9]

O ultrassom de abdome pode visualizar linfadenopatia, ascite tuberculosa, espessamento peritoneal, espessamento omental ou espessamento da parede do intestino em alguns casos. Radiografia simples de abdome é útil nos pacientes com quadro sugestivo de perfuração ou obstrução intestinal, mas também pode mostrar linfonodos ou granulomas calcificados. Exames contrastados podem evidenciar estenoses, fístulas, ulcerações e erosões.[1]

O procedimento de escolha para a confirmação do diagnóstico de TB intestinal é a colonoscopia com biópsia da mucosa. Os achados endoscópicos mais comuns incluem múltiplos pequenos nódulos na mucosa e úlceras circulares com bordas edemaciadas. A mucosa circunjacente a essas lesões ulceradas em pacientes com TB encontra-se edemaciada, eritematosa e nodular. Esse aspecto difere daquele observado na DC, em que a mucosa nas proximidades das úlceras tem aspecto aparentemente normal.[6,8] Pseudopólipos sésseis também podem ser vistos na TB intestinal, assim como massas nodulares e friáveis, que se assemelham aos aspectos macroscópicos de carcinoma. A válvula ileocecal costuma apresentar aspecto deformado, mas geralmente encontra-se amplamente patente na TB intestinal.[6,10]

O exame histopatológico de espécimes de biópsias coletados por colonoscopia tem baixa sensibilidade diagnóstica, em decorrência da localização dos granulomas na submucosa profunda, que é uma camada raramente atingida quando se realiza biópsia por endoscopia. Múltiplas e repetidas biópsias endoscópicas executadas no mesmo local podem fornecer ao patologista maior número de amostras teciduais possíveis de detectar anormalidades sugestivas de tuberculose.[6]

A acurácia diagnóstica da biópsia endoscópica se eleva de 30 para 80% quando a histologia e a cultura são realizadas concomitantemente. Além disso, o bacilo da tuberculose pode ser detectado por amplificação do DNA – pelo método da reação em cadeia de polimerase (*polymerase chain reaction* – PCR) –, utilizando-se fragmentos de tecidos colhidos por biópsias, com taxas de sensibilidade de 64 a 75% e especificidade de 100%. Os resultados do PCR podem estar disponíveis dentro de 24 a 48 horas – uma vantagem adicional, já que a cultura requer de quatro a seis semanas para o isolamento do bacilo, atrasando o diagnóstico e o tratamento. Deve-se ressaltar, no entanto, que os testes imunológicos, embora gratificantes, são caros e de acesso limitado no Brasil.[4,7,10]

O achado de bacilos ou de necrose caseosa não é comum, mesmo em peças cirúrgicas. Dessa forma, algumas características histológicas podem auxiliar no diagnóstico diferencial entre TB intestinal e DC. Na TB, é mais comum a presença de metaplasia pilórica e de granulomas confluentes e grandes, com fibrose circunjacente. Na DC, observam-se mais comumente hiperplasia folicular transmural, granulomas pequenos e discretos, maior número de fissuras e de fístulas internas. É interessante destacar que na TB intestinal pode haver maior acometimento de linfonodos, fato observado com menor frequência na DC.[9]

O tratamento da TB intestinal preconizado para adultos e adolescentes tem o mesmo esquema básico que é recomendado pelo Ministério da Saúde do Brasil para TB pulmonar: isoniazida, rifampicina, etambutol e pirazinamida nos primeiros dois meses, seguidos de isoniazida e rifampicina nos últimos quatro meses.[11] Em geral, obtêm-se elevadas taxas de resposta ao tratamento e cura entre 85 e 95% dos pacientes. Tuberculose multidroga resistente é definida como a resistência à isoniazida e rifampicina. Nessas circunstâncias, os regimes devem ser individualizados com base na suscetibilidade padrão em consulta com especialistas nessa área médica.[4]

Alguns problemas estão associados ao tratamento da tuberculose em pacientes HIV positivos: diminuição da absorção das drogas, interações medicamentosas desfavoráveis entre antirretrovirais e quimioterápicos para tuberculose, agravamento dos sintomas e aumento do risco de recidiva. Essa população, portanto, demanda esquemas especiais e deve ser acompanhada simultaneamente por médicos especialistas na área de infectologia.[5]

A cirurgia continua a ser uma importante ferramenta na obtenção de tecido para esclarecimento etiológico das doenças entéricas quando os exames colonoscópicos e histopatológicos dos espécimes obtidos não firmam o diagnóstico. A diferenciação entre TB intestinal e DC nem sempre é fácil, mesmo durante uma laparotomia, mas a detecção de pequenos nódulos na serosa é particularmente um achado de TB e não estão presentes na DC.[4,9]

Também está indicada cirurgia para tratamento das complicações de TB intestinal, tais como perfuração, obstrução ou hemorragia maciça e naqueles pacientes com grandes lesões necróticas em que a penetração de agentes antimicrobianos pode ser inadequada. Quando se tratar de cirurgia eletiva, a conduta ideal é a ressecção, seguida de anastomose primária. Dispondo-se no pré-operatório do diagnóstico presuntivo de benignidade ou de tuberculose já bem caracterizada e caso seja indicado procedimento cirúrgico para tratamento de complicações da doença, as ressecções devem ser limitadas, evitando-se ressecções de extensos segmentos de alças.[3,6,9,10]

LEISHMANIOSE VISCERAL (CALAZAR)

A leishmaniose visceral (LV), também conhecida como calazar, é uma doença endêmica em 88 países ao redor do mundo. Estima-se cerca de 500 mil casos novos por ano e mais de 50 mil óbitos em todo o mundo, segundo a OMS.[12] Apesar dos avanços obtidos na área de medicina intensiva e no tratamento da doença, tem-se observado aumento na sua taxa de letalidade.[12] Estima-se um total de 200 milhões de pessoas em todo o planeta sob risco de adquirirem a infecção, embora aproximadamente 90% dos casos ocorram em apenas cinco países: Índia, Bangladesh, Nepal, Sudão e Brasil.[13,14] A doença é endêmica no nosso país, com maior incidência na região Nordeste.[12,13]

A LV é causada por protozoário do gênero *Leishmania* e a espécie presente no Brasil é a *Leishmania chagasi*. A transmissão no nosso meio ocorre pela picada de fêmeas de insetos flebotomíneos da espécie *Lutzomya longipalpis*. Esses vetores se infectam ao sugarem o sangue de animais reservatórios infectados, tais como raposas e marsupiais no ambiente silvestre e o cão no ambiente doméstico, onde estejam circulando formas amastigotas de *Leishmania*. Posteriormente, ao realizarem um novo repasto sanguíneo, as fêmeas infectantes transmitem o parasita ao ser humano, na forma de promastigotas metacíclicas.[15,16]

Os órgãos-alvo do parasita são o baço, o fígado e a medula óssea. Por conseguinte, o quadro clínico e laboratorial clássico da doença caracteriza-se por febre irregular de longa duração, emagrecimento, palidez cutâneo-mucosa, hepatoesplenomegalia, pancitopenia, hipergamaglobulinemia e hipoalbuminemia.[17]

O envolvimento intestinal por *Leishmania* em indivíduos imunocompetentes é incomum. Todavia, têm sido descritos casos da doença em pacientes com HIV ou outras condições que levem à imunossupressão, indicando tratar-se de uma infecção oportunista; pode haver parasitismo no duodeno, no intestino delgado, na válvula ileocecal e nos cólons.[14,15,18,19] Em paciente portador de HIV, pode ocorrer envolvimento visceral difuso pelo parasita, não limitado ao sistema reticuloendotelial, o que leva a uma lenta resposta ao tratamento clínico e importantes taxas de recaída.[20]

Quando há acometimento intestinal na LV, os sintomas não demonstram peculiaridades que caracterizem a doença. As manifestações clínicas mais frequentes no acometimento intestinal da LV são dor abdominal, vômitos, diarreia crônica com fezes líquidas ou pastosas, síndrome de má absorção resultante da infiltração do órgão pelo parasita, desnutrição e hipoalbuminemia. Às vezes, ocorre apresentação de manifestações intestinais mesmo na ausência da tríade clássica: febre, esplenomegalia e pancitopenia.[21-23]

Considerando que as manifestações clínicas e, como será visto adiante, os achados endoscópicos não apresentam especificidade para calazar, o diagnóstico de acometimento do trato gastrointestinal por *Leishmania* é muito difícil, tornando necessário alto índice de suspeição diagnóstica. *Cryptosporidium*, *Microsporidium*, complexo *Mycobacterium avium*, *Salmonella* e *Cytomegalovirus* são os agentes infecciosos que mais comumente afetam o trato gastrointestinal em pacientes com infecção por HIV e que também apresentam tais manifestações clínicas.[14] Por conseguinte, o acometimento do trato digestivo por LV deve fazer parte do diagnóstico diferencial, sobretudo tratando-se de pessoas imunodeficientes residentes ou que viajaram para áreas endêmicas ou com histórico de tratamento da doença, tendo em vista a possibilidade de recidiva em outra localização pouco usual.[19]

Os exames laboratoriais geralmente mostram anemia, trombocitopenia, leucopenia com predominância acentuada de células linfomonocitárias e inversão da relação albumina/globulina. Além disso, podem estar presentes elevações dos níveis séricos de aminotransferases (2 a 3 vezes acima dos valores de referência), bilirrubinas e aumento discreto das taxas de ureia e creatinina.[16]

Em até 45% dos casos a mucosa intestinal pode apresentar aspectos endoscópicos normais. Entretanto, o diagnóstico pode ser confirmado pelo estudo histopatológico de espécimes de biópsias endoscópicas em áreas com aspecto normal. Quando presentes, as alterações mais frequentemente observadas na colonoscopia são: áreas com enantema e erosões superficiais; ulcerações de tamanhos, formas e profundidade variáveis e úlceras com aspecto de cratera de vulcão. No duodeno, local mais afetado por leishmaniose intestinal, a mucosa pode apresentar aspecto viloso, nodulações milimétricas de coloração amarela ou esbranquiçada ou até mesmo manter suas características endoscópicas normais.[14,19,22,23] A enteroscopia por duplo balão pode ser utilizada para coleta de amostras em jejuno e íleo, locais inacessíveis à endoscopia habitual, caso a suspeita de LV seja forte e não se obtenha confirmação diagnóstica com exames convencionais.[22]

O diagnóstico de rotina das diferentes formas de leishmaniose tem se baseado em métodos imunológicos e parasitológicos. Na LV de estado ou na fase final, a intradermorreação de Montenegro (ou teste de *Leishmania*) é negativa, ao passo que os títulos de anticorpos específicos anti-*Leishmania* são elevados. Teste imunológico por imunofluorescência indireta (RIFI) é considerado positivo com títulos acima de 1:80, e por ELISA o resultado é expresso como positivo ou negativo. Nessas fases da doença, as formas amastigotas do parasita no interior de macrófagos são demonstráveis em esfregaço de aspirado de medula óssea, baço, fígado e linfonodos, utilizando-se as técnicas de coloração de Giemsa ou Wright, Leishman e panóptico. Além disso, o parasito pode ser detectado por isolamento em meio de cultura (*in vitro*) ou amplificação do seu DNA pelo método da reação em cadeia de polimerase (*polymerase chain reaction* – PCR), que utiliza aspirados de medula óssea ou amostras de tecido.[13,15,16]

Na suspeita da forma intestinal de Leishmaniose, espécimes de biópsias obtidos durante o exame endoscópico devem ser submetidos ao exame histopatológico, que demonstram formas amastigotas no interior de histiócitos e cultura para *Leishmania*.[14] Entretanto, esses métodos têm sensibilidade limitada e requerem repetidas amostras de tecidos, além de uma equipe laboratorial bem treinada, com o intuito de aumentar a acurácia diagnóstica.

No Brasil, as drogas de escolha com comprovada eficácia terapêutica para o tratamento de LV são os antimoniais pentavalentes. Atualmente, existem no mercado duas formulações disponíveis: estibogluconato de sódio e antimoniato-N-metil glucamina (a única formulação disponível no Brasil). A dose indicada é de 20 mg/kg/dia de antimônio, com aplicação endovenosa ou intramuscular por período mínimo de 20 dias e máximo de 40 dias (em média, 28 dias de tratamento), com a vantagem de a administração ser feita em regime ambulatorial. Essa medicação pode desencadear insuficiência renal ou toxicidade cardíaca, exigindo a sua pronta suspensão. A anfotericina B, de custo mais elevado, é indicada para gestantes e como segunda opção para os pacientes que tenham contraindicações ou que apresentem refratariedade ou toxicidade ao uso dos antimoniais pentavalentes. A dose recomendada é de 1 a 1,5 mg/kg/dia durante 21 dias, ou como alternativa a dose de 3 mg/kg/dia durante 10 dias, tendo como 3 g a dose máxima total.[15,16] Não existem dados disponíveis que orientem a escolha das drogas com base na eficácia. Assim, a escolha terapêutica deve levar em consideração o perfil de toxicidade das drogas.[24]

Em decorrência de possível evolução desfavorável se um paciente com LV fizer uso de imunossupressores ou imunobiológicos, considera-se ser uma boa conduta na prática médica a inclusão da sua investigação sempre que estiver indicada a utilização dessas classes de medicamentos, sobretudo naqueles pacientes residentes em regiões e áreas endêmicas que apresentem dados clínicos e laboratoriais sugestivos desta doença.

ESQUISTOSSOMOSE

A esquistossomose continua sendo um importante problema de saúde pública mundial, posto que acomete cerca de 200 milhões de pessoas, especialmente nos países em desenvolvimento da Ásia, da África e da América Latina.[25] No Brasil, a esquistossomose mansônica é considerada uma endemia que atinge mais extensamente 19 estados da federação, do Maranhão a Minas Gerais, com focos isolados no Pará, no Piauí, no Rio de Janeiro, em São Paulo, no Paraná, em Santa Catarina, em Goiás, no Distrito Federal e no Rio Grande do Sul.[26] Essa doença tem baixa letalidade. A hemorragia digestiva alta, decorrente de hipertensão portal, é a principal causa de morte dos pacientes. Manifestações clínicas decorrentes de acometimento do trato gastrointestinal (TGI) são menos frequentes. Todavia, deve-se incluir a possibilidade de esquistossomose intestinal no diagnóstico diferencial de doenças do TGI acometendo indivíduos residentes em áreas endêmicas.

A esquistossomose é causada por parasitas trematódeos do gênero *Schistosoma*. Os ovos do parasita são eliminados pelas fezes do hospedeiro infectado. Em ambiente aquático, esses ovos eclodem, liberando larvas ciliadas denominadas miracídios, que infectam caramujos do gênero *Biomphalaria*. Após quatro a seis semanas, os parasitas abandonam o caramujo, na forma de cercárias.[25] Durante seu ciclo de vida, as cercárias penetram a pele, ganham a circulação venosa, por onde migram para os pulmões, e, posteriormente, alojam-se no fígado, onde se tornam vermes adultos. Nesta fase, os parasitas migram para o plexo mesentérico do intestino, onde as fêmeas depositam seus ovos na submucosa e lâmina própria, desencadeando reação granulomatosa que determina a forma intestinal da esquistossomose.[27,28]

Os ovos retidos na parede do intestino causam uma resposta inflamatória que pode levar à hiperplasia, ulceração, microabscessos e formação de granulomas. Quando ocorre deposição maciça de ovos, estes podem ocupar todas as camadas do intestino, promovendo importante resposta imune e desenvolvimento de granulomas, lesões polipoides e fibrose intensa, com espessamento da parede intestinal, que mimetizam os aspectos morfológicos de carcinoma ou doença de Crohn.[27,28] Tanto o intestino delgado quanto o cólon podem ser acometidos, mas as lesões em cólon são mais significativas em virtude da maior deposição de ovos nesse segmento, em especial no cólon descendente, sigmoide e reto.[29]

Na maioria dos casos, a colite causada pelo *Schistosoma* é assintomática ou oligossintomática, mas pode se apresentar na forma de dor abdominal em cólica, alternância do hábito intestinal, diarreia crônica, constipação, náusea, meteorismo, hematoquezia ou sangramento gastrointestinal oculto. Quadros de obstrução dos cólons ou reto são raros. Além disso, febre, tosse, mialgia, artralgia e eosinofilia podem estar presentes como resposta imune à presença dos ovos na parede intestinal. Eosinofilia periférica é particularmente mais comum nos quadros agudos da doença. Alguns pacientes também podem apresentar esplenomegalia ou hepatoesplenomegalia concomitantemente ao quadro de esquistossomose intestinal.[25,27,30-32]

No exame colonoscópico, podem ser encontradas alterações não específicas, tais como congestão da mucosa, hiperemia, edema, petéquias e mucosa com aspecto granuloso. Também podem ser observadas outras alterações morfológicas menos frequentes, tais como ulcerações, lesões polipoides e estenoses dos cólons ou reto. Os pólipos são sésseis na maioria das vezes, mas podem ser pediculados.[25,30,33]

Uma publicação de uma série de 46 pacientes chineses com esquistossomose japônica que foram avaliados por colonoscopia demonstrou que havia comprometimento do reto superior e sigmoide em 2/3 dos casos, ao passo que no terço restante houve envolvimento dos demais segmentos colônicos, inclusive no ceco. Por se tratar de uma grande série de casos, os autores puderam classificar as alterações endoscópicas em:

- **Colite aguda esquistossomótica:** caracterizada por mucosa congesta, edema e hemorragia petequial.
- **Colite crônica esquistossomótica:** caracterizada por apagamento da rede vascular submucosa, lesões nodulares amareladas, pólipos e estenoses. Os achados endoscópicos de colite esquistossomótica podem ser erroneamente interpretadas como neoplasia maligna, DC, retocolite ulcerativa e colite isquêmica.[32]

O teste da reação em cadeia da polimerase (*polymerase chain reaction* – PCR) e os testes sorológicos são ferramentas que podem ser utilizados para diagnóstico de esquistossomose. No nosso meio, esses métodos não estão disponíveis na prática médica de rotina, então, são mais utilizados para diagnóstico em áreas de baixa prevalência da doença.[25,31,34]

O diagnóstico pode ser confirmado pela identificação de ovos nas fezes em exame parasitológico pelo método de Kato-Katz ou pela análise histopatológica de espécime obtida por biópsia do reto ou de lesões no cólon. Os exames histopatológicos podem demonstrar granulomas não caseosos, compostos por macrófagos, linfócitos, neutrófilos e eosinófilos, e com presença de ovo de *Schistosoma* na região central.[33,35] Existem relatos isolados da rara apresentação de pólipos adenomatosos cujos exames histopatológicos revelaram processo inflamatório granulomatoso em torno de ovos de *S. mansoni*. Todavia, não existe comprovação de potencial efeito carcinogênico pela inflamação crônica na forma intestinal da esquistossomose mansônica.[27,36] Na Ásia, onde predomina infecção por *S. japonicum*, existem relatos da associação com adenocarcinoma colorretal ou displasia colônica, embora o mecanismo não seja bem determinado.[30,32]

Há dois medicamentos disponíveis para tratamento, com elevada eficácia e segurança: oxamniquina e praziquantel. A oxamniquina age nas formas adultas, impedindo a oviposição. É recomendado na dosagem de 15 mg/kg para adultos e 20 mg/kg para crianças e adolescentes de até 15 anos, ambos em dose única. Esse esquema é preferido em virtude do menor custo. O praziquantel é eficaz tanto na fase aguda como na crônica. A dosagem recomendada é de 60 mg/kg para indivíduos de até 15 anos e 50 mg/kg para adultos, ambos em dose única.[26] O tratamento cirúrgico é limitado para casos raros de obstrução intestinal, intussuscepção intestinal, apendicite aguda, polipose intestinal, pseudotumor e perfuração intestinal.[25,33] Deve ser dada uma atenção especial ao paciente com quadro de abdome agudo, proveniente de zonas endêmicas, na ausência de leucocitose e aumento na contagem de eosinófilos.[37]

PARACOCCIDIOIDOMICOSE

A paracoccidioidomicose, também denominada blastomicose sul-americana, é uma micose sistêmica causada pelo fungo dimórfico *Paracoccidioides brasiliensis,* que está presente de forma endêmica em países da América do Sul.[38,39] O Brasil concentra cerca de 80% dos casos da doença, com distribuição irregular no seu território, destacando-se maior prevalência nas regiões Sudeste, Sul e Centro-oeste.[40] A doença acomete principalmente a faixa etária de 20 a 40 anos, com 90% dos pacientes do sexo masculino. Esses fatos causam importante impacto social e econômico, por atingir indivíduos na fase mais produtiva da vida.[38,39,41] Cogita-se que essa predileção pelo sexo masculino esteja relacionada à proteção hormonal nas mulheres, à melhor condição social ou à sua menor exposição.[42,43] Paracoccidioidomicose é mais comum em habitantes da zona rural, já que um importante fator de risco para aquisição dessa doença é o contato ou manejo de solo que esteja contaminado pelo fungo.[38]

A paracoccidioidomicose compromete especialmente os pulmões, linfonodos, glândulas suprarrenais, pele e mucosas.[41] A maioria dos pacientes com acometimento de cólon apresenta doença multissistêmica.[44] O acometimento do intestino delgado e cólons de forma isolada é evento bastante raro, com incidência estimada de 2,7% dos casos. Destaca-se que há desproporção entre a frequência do comprometimento intestinal verificado à necropsia em relação ao diagnóstico clínico, já que na maioria dos casos o seu curso é assintomático.[38,39]

O fungo pode ser encontrado no solo, na forma filamentosa produtora de propágulos infectantes.[41] Qualquer indivíduo exposto ao fungo é suscetível à infecção, mas o desenvolvimento da doença está relacionado a fatores imunes do hospedeiro, como idade, uso de medicação imunossupressora e comorbidades.[44] A via de infecção mais importante no homem é a inalação de propágulos infectantes, levando à formação de um complexo pulmonar primário, que ulteriormente pode disseminar-se pelas vias linfática e hematogênica para linfonodos intestinais e tecidos linfoides das placas de Payer, de onde podem comprometer a mucosa do TGI.[39] Já foram propostas outras vias de contaminação, como a pele, mucosas e trato gastrointestinal, mas essas vias ainda não são totalmente aceitas, por não haver comprovação indubitável.[39]

Inicialmente, o quadro clínico do paciente se caracteriza por manifestações sistêmicas, destacando-se febre, perda ponderal, anemia e linfadenopatia. A seguir, pode apresentar dor abdominal, principalmente após as refeições, associada à diarreia com muco e sangue. Mais raramente, pode se manifestar como abdome agudo inflamatório.[39] Doença anal e perianal já foram relatadas.[45] Envolvimento da orofaringe pode estar presente em até 38% dos pacientes com doença sistêmica e torna-se um sítio de fácil acesso para coleta de espécimes por biópsias.[44]

Estabelecer o diagnóstico de envolvimento intestinal por paracoccidioidomicose é uma tarefa complexa, considerando a sua pouca frequência e manifestações clínicas inespecíficas.[45] A realização de anamnese adequada, com destaque para caracterização de dados demográficos do paciente que devem ser confrontados com as características epidemiológicas de paracoccidioidomicose, pode fornecer mais subsídios que permitem aumentar o grau de suspeição dessa enfermidade, a ser então considerada no diagnóstico diferencial das possíveis entidades nosológicas.

As alterações laboratoriais mais frequentemente encontradas são anemia, eosinofilia, diminuição da concentração do ferro sérico, velocidade de hemossedimentação elevada, hipoalbuminemia e hiperglobulinemia, que caracterizam inversão do padrão albumina/globulina. Em fases avançadas, pode haver alteração nos exames de função hepática e evolução com hepatoesplenomegalia.[39] A avaliação do sistema respiratório, que habitualmente é comprometido por paracoccidioidomicose, pode auxiliar na suspeição clínica da doença com envolvimento do sistema digestivo. Podem, ainda, ser realizados testes imunológicos para *P. brasiliensis*, utilizando técnica de imunodifusão em gel de ágar, contraimunoeletroforese (CIE), ELISA e *Western blot*, que geralmente mostram elevados títulos de anticorpos para o fungo. Esses testes apresentam sensibilidade entre 85 e 100%, dependendo da técnica utilizada. Reações falso-positivas podem ocorrer em pacientes com histoplasmose e aspergilose.[38]

Radiografias contrastadas do intestino delgado auxiliam na avaliação da extensão da doença e caracterização de estenoses, subestenoses ou fístulas, sobretudo no íleo terminal. No enema opaco, visualizam-se falhas de enchimento, notadamente no cólon ascendente, ceco e válvula ileocecal, que são as topografias mais frequentemente afetadas de todo o trato digestivo.

O exame colonoscópico permite avaliar as lesões macroscópicas e obter espécimes da mucosa para exames histopatológicos e micológicos, que são fundamentais para a definição diagnóstica. É mais frequente o acometimento da doença no íleo terminal e no cólon direito, onde há maior quantidade de tecido linfático na parede intestinal (placas de Payer) e também maior número de linfonodos regionais.[39] Na avaliação endoscópica, podem-se visualizar lesões granulomatosas, com ulcerações e convergência de pregas mucosas para o centro da lesão, além de intensa hiperemia do tecido adjacente. Nos casos de doença crônica, pode haver, ainda, a presença de orifícios fistulosos ou estenoses. Os aspectos colonoscópicos por vezes são indistinguíveis de doença de Crohn: acometimento preferencial do ceco e íleo terminal; ulcerações superficiais e profundas, com bordas irregulares; áreas de mucosa preservadas intercaladas com segmentos inflamados; perda do padrão vascular, deformidades anatômicas, subestenoses ou estenoses.[39,44,46]

A confirmação de paracoccidioidomicose intestinal é feita pelo estudo histopatológico de espécimes de biópsias, que revela lesão granulomatosa formada por células gigantes multinucleadas contendo estruturas esféricas birrefringentes e de tamanhos variáveis no seu interior. Complementação da análise histológica utilizando técnica de Gomori-Grocott confirma que essas estruturas intracelulares são compatíveis com *Paracoccidioides brasiliensis*.[39,46]

Para o tratamento devem ser utilizados antimicóticos sistêmicos. O itraconazol, na dose de 200 mg/dia, parece apresentar maior eficácia e melhor tolerabilidade quando comparado ao cetoconazol.[38] A anfotericina B é pouco utilizada pela sua toxicidade e necessidade de uso por via parenteral (reservada para casos mais graves).[38] A dose de anfotericina B recomendada é de 0,25 mg/kg/dia durante 3 dias, em seguida 0,5 mg/kg/dia por 5 dias e, posteriormente, 1 mg/kg/dia ou dose máxima de 50 mg/dia. A dose total de tratamento é de 1,5 a 3g. Após término da anfotericina B, deve-se iniciar a associação sulfametoxazol trimetoprim como terapia de manutenção.[47] Não foi determinado o prazo de uso das medicações para tratamento da paracoccidioidomicose. Deve-se caracterizar a resposta ao tratamento pela melhora do quadro clínico, exames micológicos negativos em múltiplas biópsias e provas imunológicas normais.[39] O prognóstico é ruim, com altas taxas de mortalidade quando o paciente não recebe tratamento adequado.[44]

SARCOIDOSE

A sarcoidose é uma doença granulomatosa sistêmica sem etiologia definida, caracterizada pela formação de granulomas não caseosos em diversas localizações do organismo.[48-50] Os principais sítios da doença são os sistemas respiratório e linfático, mas também pode haver envolvimento da pele, fígado, olhos e sistema nervoso.[51] O acometimento cardiopulmonar é responsável pela grande maioria dos óbitos. O envolvimento clínico do trato gastrointestinal (TGI) parece não ser superior a 1% dos pacientes com sarcoidose. Embora o estômago seja a localização mais frequentemente encontrada de sarcoidose no TGI, há relato de casos envolvendo desde o esôfago até o reto.[52-54]

A sarcoidose apresenta distribuição universal, com maior incidência nos países desenvolvidos. No Brasil, a incidência estimada é de 10 por 100 mil habitantes.[55] A doença pode acometer indivíduos de qualquer idade, todavia, é mais frequente na faixa etária de 20 a 40 anos. Há predileção por mulheres e indivíduos da raça negra, cujas taxas são até 8 vezes maiores do que aquelas detectadas na raça branca.[54-58]

A etiologia da sarcoidose permanece desconhecida, mas parece que estão envolvidos fatores genéticos, imunológicos, ambientais e infecciosos. Existe a hipótese de que alguns antígenos possam desencadear a doença em indivíduos geneticamente susceptíveis. A presença de casos familiares, assim como a alta prevalência e incidência entre indivíduos de certos grupos étnicos e raciais, sugere uma possível predisposição genética à doença. A suscetibilidade genética parece estar relacionada à regulação da resposta imune. Alguns estudos demonstraram a relação entre os alelos da HLA classe II (HLA-DR 3, 5, 8, 9, 11, 12, 14, 15, 17, HLA-DPB1, HLADQB1) e a suscetibilidade à sarcoidose. A hipótese de que os agentes ambientais provoquem sarcoidose é fortalecida pelo caráter sazonal da doença. Além disso, existem relatos de associação com poeiras orgânicas e inorgânicas (pinho, pólen e talco) e agentes infecciosos, tais como *Mycobacterium tuberculosis,* linhagens de vírus, espécies de *Nocardia*, espiroquetas e fúngicas.[57]

O intestino delgado é o local do TGI menos acometido pela sarcoidose.[54] O envolvimento desse segmento pode se apresentar como enterite granulomatosa, enteropatia perdedora de proteínas, atrofia das vilosidades intestinais e obstrução duodenal. As manifestações clínicas nessas circunstâncias incluem diarreia crônica, febre baixa, dor abdominal, náuseas, vômitos, síndrome de má absorção e hemorragia digestiva.[48] Sinais de deficiência de ácido fólico e vitamina B_{12} podem surgir em pacientes com doença ileal.[59] É importante destacar que quadros de obstrução intestinal também podem ocorrer por compressão extrínseca em função da linfadenopatia mesentérica.[59]

Pacientes com sarcoidose localizada do intestino grosso apresentam-se com diarreia, dor abdominal, tenesmo e hematoquezia. No caso de haver estenose do cólon, é possível observar também distensão abdominal, vômitos, constipação e perda de peso. Muito raramente, pode haver acometimento de apêndice cecal pela sarcoidose, desencadeando quadro de apendicite aguda. O cólon sigmoide é a localização mais frequente na sarcoidose colônica, mas pode haver envolvimento de qualquer segmento do intestino grosso.[48]

O diagnóstico de sarcoidose do trato digestivo pode ser lembrado em paciente com sarcoidose sistêmica e que também apresente queixas gastrointestinais. Na maioria dos casos, o paciente com envolvimento de órgãos ocos pela sarcoidose também apresenta doença pulmonar.[58] No entanto, se houver apenas envolvimento isolado do trato gastrointestinal, pode ser difícil estabelecer o diagnóstico de sarcoidose.[48] Em nosso meio, haja vista a baixa prevalência de sarcoidose, deve-se inicialmente investigar doenças infecciosas, parasitárias e doenças inflamatórias intestinais, sobretudo doença de Crohn, quando um paciente se apresenta com quadro clínico com as características supradescritas (Tabela 64.2). Mesmo naqueles pacientes sabidamente portadores de sarcoidose sistêmica, a presença de inflamação granulomatosa pela sarcoidose pode não ser responsável pelas queixas do paciente e tratar-se apenas de um achado fortuito, já que a doença evolui frequentemente de forma assintomática.[58] Deve-se, nessas circunstâncias, pesquisar outras etiologias para as manifestações clínicas, antes de concluir definitivamente que as queixas gastrointestinais sejam exclusivamente decorrentes do envolvimento do trato digestivo pela sarcoidose.[48,53] Em casos duvidosos, é prudente manter um cuidadoso acompanhamento com constantes reavaliações.[48]

Não existem exames laboratoriais específicos para caracterização da sarcoidose. O diagnóstico deve fundamentar-se nas manifestações clínicas, presença de granulomas sarcoides não caseosos nos estudos histopatológicos, culturas negativas para fungos e bacilos álcool-ácido resistentes (BAAR) e exclusão de outras doenças granulomatosas. Elevação dos níveis séricos de enzima conversora de angiotensina, encontrada em até 60 a 70% dos casos, embora seja sugestiva, não é patognomônica de sarcoidose. Essa enzima pode ser produzida pelas células epiteliais dos granulomas sarcoides e, por conseguinte, sua elevação pode estar associada à forma ativa da doença.[51,56]

O estudo radiológico contrastado do intestino pode revelar alterações sugestivas de úlceras, espessamento de prega, nódulos focais ou estreitamento segmentar. A tomografia computadorizada de abdome pode mostrar, além dessas alterações, espessamento segmentar da parede intestinal. É importante destacar que esses resultados não são específicos de sarcoidose, devendo-se incluir no diagnóstico diferencial as doenças inflamatórias intestinais, enterites infecciosas, tuberculose, linfoma e carcinoma.[60]

Na colonoscopia, as alterações morfológicas também são inespecíficas. Podem ser detectados os seguintes aspectos endoscópicos: mucosa friável, lesões petéquias, úlceras, espessamento mucoso focal, estenose segmentar, lesões nodulares e lesões polipoides.[48] Eventualmente, o aspecto endoscópico dos cólons pode ser normal, mesmo com o envolvimento colôni-

Tabela 64.2 – Manifestações clínicas e diagnóstico diferencial da sarcoidose do trato gastrointestinal

Localização	Manifestações clínicas	Diagnóstico diferencial
Intestino delgado	Obstrução duodenal Enteropatia perdedora de proteína Enterite granulomatosa	Linfoma Enterite por radiação Doença de Crohn Doença de Whipple Carcinoma Tuberculose Reação por corpo estranho Doença ulcerosa péptica
Intestino grosso	Envolvimento subclínico Proctocolite relacionada à sarcoidose Lesões polipoides Estenoses	Carcinoma colorretal Linfoma Doença inflamatória intestinal Colite microscópica Colite infecciosa Tuberculose Colite actínica
Apêndice cecal	Apendicite granulomatosa	Doença de Crohn *Mycobacterium tuberculosis* Infecções bacterianas[(a)] Infecções fúngicas[(b)] Esquistossomose apendicular Corpo estranho (fecalito) Apendicite granulomatosa idiopática

[(a)] Infecções bacterianas: yersiniose, actinomicose, brucelose, campilobacter.
[(b)] Infecções fúngicas: histoplasmose, blastomicose, candidíase.
Fonte: Vahid et al., 2007.[48]

co da doença, portanto, o diagnóstico deve ser estabelecido com biópsias e estudo anatomopatológico.[48,61]

Portanto, de fundamental importância para a definição diagnóstica é a comprovação histopatológica. O granuloma da sarcoidose é do tipo imunológico, formado pelo arranjo concêntrico de células epitelioides, que são histiócitos modificados pela ação dos linfócitos T. Em geral, esses granulomas são uniformes quanto à forma e ao tamanho, mas nos casos de doença mais avançada podem ser encontrados granulomas confluentes. O parênquima do tecido afetado passa a ser substituído por tecido fibroso denso, às vezes com necrose fibrinoide. Necrose caseosa não faz parte dos achados histopatológicos da sarcoidose, ou seja, caracteristicamente nessa doença se encontram granulomas não caseosos. Todavia, é indispensável realizar colorações especiais para pesquisa de micobactérias (Ziehl-Neelsen) e fungos (ácido periódico de Schiff ou impregnação pela prata) para excluir a possibilidade de outras doenças granulomatosas de etiologia infecciosa.[57]

Os casos assintomáticos não requerem tratamento, já que a remissão espontânea é comum.[56] Na presença de manifestações clínicas, o tratamento com corticosteroides produz resposta clínica em cerca de 66% dos pacientes com sarcoidose sistêmica. A dose preconizada é de 20 a 40 mg/dia, mas pode ser necessária a utilização de doses mais elevadas, de até 60 a 80 mg/dia. Há consenso quanto à utilização de esteroides por tempo razoavelmente prolongado (6 a 12 meses), até resolução clínica, radiológica e endoscópica, e subsequente diminuição progressiva da dose do medicamento.[48,51,57] A manutenção com doses baixas de prednisona (10 a 15 mg/dia) é aconselhável por ao menos um ano, já que existe possibilidade de recidiva após a suspensão da medicação.[48-51] Metotrexato, clorambucil, azatioprina, infliximabe e ciclosporina são outros medicamentos alternativos que podem ser usados em casos refratários à prednisona.[50]

Complicações como obstrução, estenose ou hemorragia maciça são raras, mas devem ser lembradas em virtude da alta morbimortalidade. Nesses casos, as intervenções cirúrgicas estão indicadas.[48] Em caso de pseudotumor, se os achados na biópsia não forem conclusivos para sarcoidose, deve-se propor tratamento cirúrgico, observando os princípios oncológicos, com o objetivo de excluir neoplasia.[62,63]

REFERÊNCIAS

1. Debi U, Ravisankar V, Prasad KK, Sinha SK, Sharma AK. Abdominal tuberculosis of the gastrointestinal tract: revisited. World J Gastroenterol. 2014; 20(40):14831-40.
2. Brasil. Ministério da Saúde. Secretaria de Vigilância em Saúde. Boletim Epidemiológico. O controle da tuberculose no Brasil: avanços, inovações e desafios. Brasília: Ministério da Saúde, 2014; 44:2.
3. Loureiro MP, Cruz P, Fontana A, Weigmann SC, Shibata M. Tuberculose intestinal: diagnóstico e ressecção minimamente Invasivos. Relato de Caso. Rev Bras Videocir. 2006; 4(1):13-6.
4. Sheer TA, Coyle WJ. Gastrointestinal tuberculosis. Current Gastroenterology Reports. 2003; 5:273-8.
5. Rasheed S, Zinicola R, Watson D, Bajwa A, McDonald PJ. Intra-abdominal and gastrointestinal tuberculosis. Colorectal Disease. 2007; 9(9):773-83.
6. Tan K, Chen K, Sim R. The spectrum of abdominal tuberculosis in a developed country: a single institution's experience over 7 years. J Gastrointest Surg. 2009; 13:142-7.
7. Mukhopadhyay A, Dey R, Bhattacharya U. Abdominal tuberculosis with an acute abdomen: our clinical experience. J Clin Diagn Res. 2014; 8(7):NC07-9.
8. Amarapurkar DN, Patel ND, Rane PS. Diagnosis of Crohn's disease in India where tuberculosis is widely prevalent. World J Gastroenterol. 2008; 14(5):741-6.
9. Bromberg SH, Faroud S, De Castro FF, Morrone N, De Godoy AC, França LMC. Tuberculose ileocecal isolada simulando neoplasia maligna e doença de Crohn. Rev Ass Med Brasil. 2001; 47(2):125-8.
10. Park YS, Jun DW, Kim SH, Lee HH, Jo YJ, Song MH et al. Colonoscopy evaluation after short-term anti-tuberculosis treatment in nonspecific ulcers on the ileocecal area. World J Gastroenterol. 2008; 14(32):5051-8.
11. Brasil. Ministério da Saúde. Secretaria de Vigilância em Saúde. Departamento de Vigilância Epidemiológica. Manual de recomendações para o controle da tuberculose no Brasil. Ministério da Saúde, Secretaria de Vigilância em Saúde, Departamento de Vigilância Epidemiológica. Brasília: Ministério da Saúde, 2011.
12. Góes MAO, Jeraldo VLS. Características clínicas e epidemiológicas dos pacientes internados com leishmaniose visceral em hospital de referência. Rev Bras Clin Med. 2013; 11(3):227-31.
13. Gontijo CMF, Melo MN. Leishmaniose visceral no Brasil. Rev Bras Epidemiol. 2004; 7(3):338-49.
14. Velasco M, Flores L, Guijarro-Rojas M, Roca V. Simultaneous intestinal leishmaniasis and mycobacterial involvement in a patient with acquired immune deficiency syndrome. J Clin Gastroenterol. 1998; 27(3):271-3.
15. Brasil. Ministério da Saúde. Doenças infecciosas e parasitárias: guia de bolso. Ministério da Saúde, Secretaria de Vigilância em Saúde. 2.ed. Brasília: Ministério da Saúde, 2005.
16. Brasil. Ministério da Saúde. Secretaria de Vigilância em Saúde, Departamento de Vigilância Epidemiológica. Manual de vigilância e controle da leishmaniose. 2.ed. Brasília: Ministério da Saúde, 2006.
17. Hicks L, Kant P, Tay PH, Vincini V, Schuster H, Rotimi O et al. Visceral leishmaniasis presenting with intestinal failure: a case report and literature review. Eur J Gastroenterol Hepatol. 2009; 21(1):117-22.
18. Geramizadeh B, Fakhar, Motazedian MH. Visceral leishmaniasis with duodenal involvement: three immunocompetent cases from southern Iran. Ann Trop Med Parasitol. 2006; 100(7):637-40.
19. Alvarez-Nebreda ML, Alvarez-Fernández E, Rada S, Brañas F, Marañón E, Vidán MT et al. Unusual duodenal presentation of leishmaniasis. J Clin Pathol. 2005; 58(12):1321-2.
20. Molaei M, Minakari M, Pejhan Sh, Mashayekhi R, Modaress Fatthi AR, Zali MR. Intestinal leishmaniasis in acquired immunodeficiency syndrome. Iran Red Crescent Med J. 2011; 13(5):348-51.
21. Valenzuela JE, Madrid RB, Agudo JLR, Peñaranda CG, Torroba A, Martínez JM et al. Duodenal leishmaniasis in a HIV patient. Rev Esp Enferm Dig. 2009; 101(1):60-2.
22. Gómez-Espín R, Fuentes E, López-Espín MI, Bebia P, Esteban P, Chacón S et al. Visceral leishmaniasis diagnosed by double balloon enteroscopy. Rev Esp Enferm Dig. 2012; 104(6):333-4.
23. Masedo González A, Barbero Allende JM, Pérez-Carreras M, Garrido M, Lizasoain M, Solís Herruzo JA. Intestinal leishmaniasis and Sézary syndrome: endoscopic diagnosis. Gastroenterol Hepatol. 2006; 29(9):546-50.
24. Brasil. Ministério da Saúde. Secretaria de Vigilância em Saúde. Departamento de Vigilância Epidemiológica. Leishmaniose visceral: recomendações clínicas para redução da letalidade. Brasília: Ministério da Saúde, 2011.
25. Atik FA, Lopes Filho GJ, Linhares MM, Seda Neto J, Mansur NS. Large intestine obstruction complicated with perforation: a rare manifestation of Schistosoma mansoni infection. Rev Paulista Med. 1998; 116(4):1781-3.
26. Brasil. Ministério da Saúde. Secretaria de Vigilância em Saúde. Doenças infecciosas e parasitárias: guia de bolso. 6.ed. Brasília: Ministério da Saúde, 2005.
27. Kansagra A, Nagaria N, Ahlawat S. Asymptomatic colon adenoma associated with Schistosoma mansoni. Dig Liver Dis. 2010; 42(7): 526-7.
28. Lamyman MJ, Noble DJ, Narang S, Dehavil N. Small bowel obstruction secondary to intestinal schistosomiasis. Trans R Soc Trop Med Hyg. 2006; 100(9):885-7.
29. Mazigo HD, Chandika AB, Zinga M, Heukelbach J, Rambau P. Intestinal schistosomiasis associated with intussusception: a case report. Tanzan J Health Res. 2011; 13(2):139-41.
30. Issa I, Osman M, Aftimos G. Schistosomiasis manifesting as colon polyp: a case report. J Med Case Rep. 2014; 8:331.
31. Neghina R, Neghina AM, Merkler C, Marincu I, Moldovan R, Iacobiciu I. Intestinal schistosomiasis, importation of a neglected tropical disease in Romania. Case report of a traveler to endemic regions. Travel Med Infect Dis. 2009; 7(1):49-51.
32. Cao J, Liu WJ, Xu XY, Zou XP. Endoscopic findings and clinicopathologic characteristics of colonic schistosomiasis: a report of 46 cases. World J Gastroenterol. 2010; 16(6):723-7.
33. Carvalho RB, Sobral HAC, Lopes JM, Todinov LR, Formiga GJS. Granuloma equistossomótico gigante do **cólon** com

intussuscepção: relato de caso. Rev Bras Coloproct. 2008; 28(3):347-9.

34. Godyn JJ, Siderits R, Hazra A. Schistosoma mansoni in colon and liver. Arch Pathol Lab Med. 2005; 129(4):544-5.

35. Samuelson, J. Doenças Infecciosas. In: Patologia estrutural e funcional. 6.ed. Rio de Janeiro: Guanabara Koogan, 2000. p.354-5.

36. Mesquita NF, Silva RA, Brandão CL, Dinis-Ribeiro MJ, Fernandes NS, Lomba-Viana H. Schistosomal colonic polyposis. Gastrointest Endosc. 2003; 58(6):910-1.

37. Donaldson BA, Gopalan V, Freeman H, Levowitz B. Schistosomiasis: an unusual cause of right lower quadrant abdominal pain. J Natl Med Assoc. 1997; 89(7):461-3.

38. Shikanai-Yasuda MA, Telles Filho FQ, Mendes RP, Colombo AL, Moretti ML. Consenso em paracoccidioidomicose. Rev Soc Bras Med Trop. 2006; 39(3):297-310.

39. Martinez CAR, Priolli DG, Ramos CO, Waisberg J, Margarido NF. Paracoccidioidomicose do cólon: relato de caso. Arq Med ABC. 2006; 31(2):78-82.

40. Trad HS, Trad CS, Elias Junior J, Muglia VF. Revisão radiológica de 173 casos consecutivos de paracoccidioidomicose. Radiol Bras. 2006; 39(3):175-9.

41. Chojniak R, Vieira RAC, Lopes A, Silva JCA, Godoy CE. Intestinal paracoccidioidomycosis simulating colon câncer. Rev Soc Bras Med Trop. 2000; 33(3):309-12.

42. de Souza SP, Jorge VM, Xavier MO. Paracoccidioidomycosis in southern Rio Grande do Sul: a retrospective study of histopathologically diagnosed cases. Braz J Microbiol. 2014; 45(1):243-7.

43. Magalhães, EMS, Ribeiro CF, Dâmaso CS, Coelho LF, Silva RR, Ferreira EB et al. Prevalence of paracoccidioidomycosis infection by intradermal reaction in rural areas in Alfenas, Minas Gerais, Brazil. Rev Inst Med Trop. 2014; 56(4):281-5.

44. Bravo EA, Zegarra AJ, Piscoya A, Pinto JL, de Los Rios RE, Prochazka RA et al. Dimorphic fungal coinfection as a cause of chronic diarrhea and pancolitis. Case Rep Med. 2011; 2011:960638.

45. Goldani LZ. Gastrointestinal. J Clin Gastroenterol. 2011; 45(2):87-91.

46. Cury MS, Ribeiro BS, Costa PP, Lima VM, Mizsputen SJ, Ferrari AP. Paracoccidioidomycosis masquerading as Crohn's disease. Gastrointest. 2000; 51(6):722-3.

47. Oliveira Neto AF, Pais LPF, Alves ST. Utilização da anfotericina B no tratamento da paracoccidioidomicose. Rev Universidade Alfenas. 1998; 4:71-4.

48. Vahid B, Spodik M, Braun KN, Ghazi LJ, Esmaili A. Sarcoidosis of gastrointestinal tract: a rare disease. Dig Dis Sci. 2007; 52(12):3316-20.

49. Veitch AM, Badger I. Sarcoidosis presenting as colonic polyposis: report of a case. Dis Colon Rectum. 2004; 47(6):937-9.

50. Dumot JA, Adal K, Petras RE, Lashner BA. Sarcoidosis presenting as granulomatous colitis. Am J Gastroenterol. 1998; 93(10):1949-51.

51. Hilzenrat N, Spanier A, Lamoureux E, Bloom C, Sherker A. Colonic obstruction secondary to sarcoidosis: nonsurgical diagnosis and management. Gastroenterology. 1995; 108(5):1556-9.

52. Deconda D, Patel V, Chokhavatia S. Asymptomatic colonic sarcoid polyps. Clin Gastroenterol Hepatol. 2009; 7(6):A22.

53. Bat T, Morgan CM, Marx R, Bailey RS. Colon sarcoidosis presenting with abdominal pain. Endoscopy. 2014; 46 (Suppl 1).

54. Gezer NS, Başara I, Altay C, Harman M, Rocher L, Karabulut N et al. Abdominal sarcoidosis: cross-sectional imaging findings. Diagn Interv Radiol. 2015; 21(2):111-7.

55. Lemos-Silva V, Araújo PB, Lopes C, Rufino R, da Costa CH. Epidemiological characteristics of sarcoidosis patients in the city of Rio de Janeiro, Brazil. J Bras Pneumol. 2011; 37 (4):438-45.

56. Fernandes SRM. Sarcoidose. In: Lopes AC. Tratado de clínica médica. São Paulo: Roca, 2006. p.1702-6.

57. Daldon PEC, Arruda LHF. Granulomas não infecciosos: sarcoidose. An Bras Dermatol. 2007; 82(6):559-71.

58. MacArthur KL, Forouhar F, Wu GY. Intra-abdominal complications of sarcoidosis. J Formos Med Assoc. 2010; 109(7):484-92.

59. Esmadi M, Ahmad DS, Odum B, Diaz-Arias A, Hammad H. Sarcoidosis: an extremely rare cause of granulomatous enterocolitis. J Gastrointestin Liver Dis. 2012; 21(4): 423-5.

60. Nchimi A, Francotte N, Rausin L, Khamis J. Case 61: ileocecal sarcoidosis. Radiology. 2003; 228(2):452-5.

61. Ushiki A, Koizumi T, Kubo K, Suzawa K, Arakura N, Suzawa H. Colonic sarcoidosis presenting multiple submucosal tumor-like lesions. Intern Med. 2009; 48(20):1813-6.

62. Daldoul S, Triki W, El Jeri K, Zaouche A. Unusual presentation of a colonic sarcoidosis. Case Rep Med. 2012; 2012:169760.

63. Erra P, Crusco S, Nugnes L, Pollio AM, Di Pilla G, Biondi G et al. Colonic sarcoidosis: unusual onset of a systemic disease. World J Gastroenterol. 2015; 21(11):3380-7.

SEÇÃO IX

DOENÇA INFLAMATÓRIA INTESTINAL

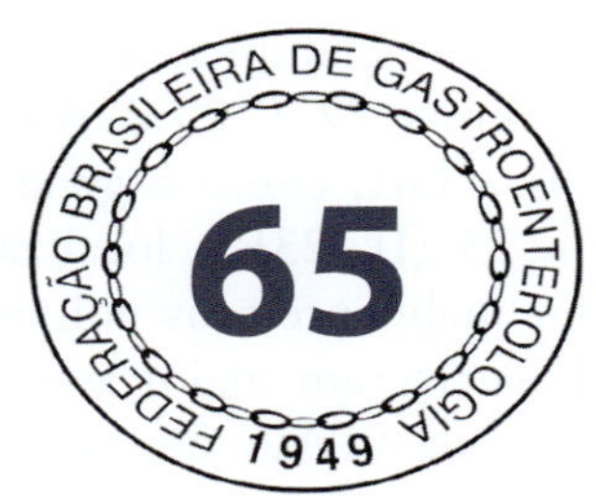

ETIOPATOGENIA DA DOENÇA INFLAMATÓRIA INTESTINAL

Aedra Kapitzky Dias
Ana Luiza Vilar Guedes
André Zonetti de Arruda Leite

INTRODUÇÃO

Doença inflamatória intestinal (DII) é um termo amplo que designa a doença de Crohn (DC) e a retocolite ulcerativa (RCU), caracterizadas pela inflamação crônica do intestino.[1] Essas doenças diferem quanto à localização e ao comprometimento das camadas do intestino, mas também pela fisiopatogenia.

Diversos fatores, incluindo fatores ambientais (expossoma), microbiota intestinal (microbioma) e imunidade do hospedeiro (imunoma), interagem para iniciar e perpetuar a inflamação da mucosa gastrointestinal em indivíduos predispostos geneticamente (genoma/epigenoma). No entanto, existe uma ampla e complexa interação, ainda pouco compreendida (Figura 65.1). Esses fatores[2] serão discutidos em detalhes a seguir.

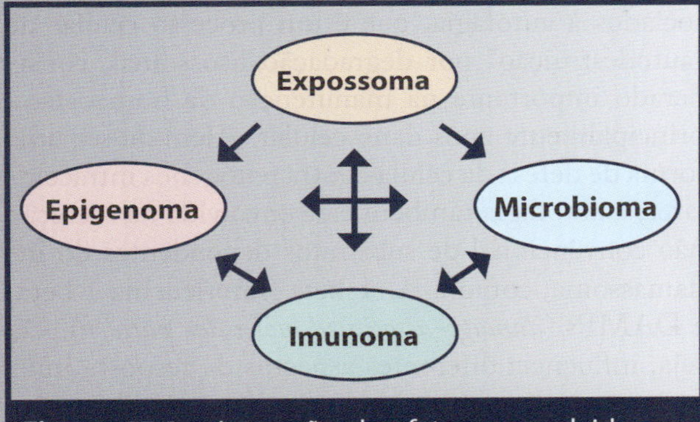

Figura 65.1 – Interação dos fatores envolvidos na etiopatogenia da DII.

GENOMA

A DII tem assumido o caráter de doença poligênica, pois mais de 163 genes já foram identificados para RCU e DC. Alguns deles são exclusivos; outros, são comuns a ambas as doenças.[3]

Parentes de doentes com DC e RCU têm, respectivamente, 10 e 8 vezes mais chances de desenvolver a doença. Apesar das inúmeras correlações e predisposições genéticas descritas, a correlação entre gêmeos monozigóticos é de 30% para DC e 15% para RCU. Essa baixa concordância entre gêmeos monozigóticos mostra de maneira clara que o fator genético não é o único envolvido na doença.

Trinta por cento dos *loci* genéticos de suscetibilidade à DII são compartilhados pela RCU e pela DC. Esses genes estão envolvidos em diversas funções celulares responsáveis pela homeostase intestinal, incluindo:

- função de barreira;
- restituição epitelial;
- defesa da microbiota;

- regulação da resposta imune inata e adaptativa;
- geração de espécies reativas de oxigênio, autofagia e funcionamento do retículo endoplasmático.

Os genes podem ter caráter protetor ou de suscetibilidade. O componente genético parece ser maior na DC quando comparado a RCU.

O primeiro gene de suscetibilidade relacionado à DC foi o gene NOD2 (*nucleotide binding and oilgomerazation domain-containing protein 2*), também conhecido como CARD15 (*caspase recruitment domain-containing protein 15*), localizado no cromossomo 16, mas presente em homozigose em apenas 15% dos pacientes. O NOD2 conta com pelo menos três variantes identificadas e está associado ao maior risco de doença ileal. Ele está envolvido no reconhecimento de peptidoglicanos (muramil dipeptídeo, MDP) presentes na parede celular de bactérias Gram-positivas e Gram-negativas, modulação do sistema imune inato, adaptativo e na autofagia. Sabe-se que portadores de uma das variantes do NOD 2 têm risco relativo aumentado para DC. No entanto, o valor preditivo positivo é de apenas 0,52.[4]

Na DII, alguns genes de suscetibilidade estão associados à autofagia, que é um processo celular de "autodestruição" por degradação lisossomal, considerado importante na manutenção da homeostase, principalmente após dano celular. Além de ser uma forma de defesa da célula contra patógenos intracelulares, a autofagia também está envolvida na secreção não convencional de substratos dependentes do inflamassoma, como a IL-1-beta (interleucina 1 beta) e DAMPs (*damage-associated molecular pattern*). Ou seja, influencia diferentes aspectos da resposta imune inata e adaptativa e pode resultar em inflamação, autoimunidade ou mesmo comprometimento difuso da imunidade do indivíduo.[5]

Dois genes estão associados a defeitos nesse mecanismo na DC: *ATG16L1* (*gene autophagy-related 16-like 1*), localizado no cromossomo 2q37.1, que codifica uma proteína intracelular necessária para a formação do fagossoma. É o terceiro maior sinal em estudos de GWA (*genome-wide association*), principalmente sua associação com o polimorfismo Ala300Thr/898>a; e IRGM (*immunity-related GTPase family*), localizado no cromossoma 5q33.1, que está envolvido na transcrição de uma proteína desencadeadora da autofagia em células infectadas com certos tipos de bactérias, como micobactérias.

Outros genes pertencentes ao IBD5 (*gene inflammatory bowel disease 5*), que estão no cromossomo 5q31-133 e incluem os membros 4 e 5 da família carreadora de solutos 22 (SCL22A4-5), também estão associados a DII, como o gene do receptor da interleucina 23 (IL-23R), localizado próximo ao NOD2; principalmente seus polimorfismos Arg381Gln/1142>a tiveram maior associação com DC nos estudos de GWA em populações europeias. Por fim, o *DLG5* (*gene Drosophila discs large homologue 5*), localizado no cromossomo 10q23, parece conferir um risco pequeno de desenvolvimento de DC em mulheres. De maneira geral, quanto mais alelos identificados, maior a chance de desenvolvimento de doença estenosante/penetrante ($p = 0{,}001$), necessidade de cirurgia ($p = 0{,}003$), bem como risco de desenvolver a doença antes dos 40 anos ($p = 0{,}048$).[6]

Os genes dos receptores de IL-23 (IL23R) e IL-12B estão relacionados à suscetibilidade à RCU e DC, e atuam na diferenciação e expansão dos linfócitos naive em células Th17, as quais ganharam atenção nos últimos anos por sua atuação como células pró-inflamatórias e reguladoras na resposta imune da mucosa, além do envolvimento em outras desordens autoimunes. Estudos genéticos do IL-23R demonstram um caráter tanto protetor quanto de risco para DC. O STAT-3 (*signal transducer and activator of transcription 3*) e JAK-2 (*janus kinase 2*), que fazem a sinalização interna do IL-23R e atuam na diferenciação da resposta Th17, também fazem parte do *locus* de suscetibilidade com importância comprovada na DII. São correlacionados com maior número e mais precoce indicação de intervenções cirúrgicas.[7]

A IL-12B conhecida como fator 2 estimulador de *natural killers* ou p40-, liga-se à IL-23A (p19) para formar a IL-23, que é um estimulador da via de sinalização. Além disso, o alelo rs1363670 em homozigose em um gene que codifica uma proteína próximo ao gene da IL-12B associa-se independentemente ao desenvolvimento de estenose (OR 5.48 – 95% CI: 1.6-18.83) e complicações em menor intervalo de tempo de doença, especialmente nos indivíduos com DC ileal.

Mais de 50% dos *locus* relacionados à suscetibilidade também foram relacionados a outras doenças inflamatórias e autoimunes, como *locus* PTPN22 (R620W), que é protetor para DC e tem forte ligação com diabete melito tipo 1 e artrite reumatoide, e genes MST1, IL-2, CARD9 e REL, que compartilham associação entre RCU e colangite esclerosante primária (CEP).

EPIGENÉTICA

Fatores genéticos relacionados à DII explicam uma pequena parcela da doença – cerca de 13,6% para doença de Crohn e 7,5% para RCU –, o que sugere a importância da interação genética com o meio ambiente (epigenética) como sendo uma das causas hereditárias não identificadas na doença.[8]

O termo "epigenética" refere-se a mudanças na função e expressão gênica, não relacionadas propriamente às alterações na sequência do DNA, transmitidas durante o processo mitótico. Os principais mecanismos envolvidos na epigenética são a metilação do DNA, modificação das histonas, interferência no RNA e posicionamento do nucleossoma.[8] Essas alterações epigenéticas podem ser transmitidas aos descendentes e conferir uma hereditariedade oculta. Além disso, a dieta do indivíduo e a inflamação criam um microambiente favorável às reprogramações epigenéticas, podendo modificar a própria resposta imune durante o curso da doença. Ainda mais complexa e pouco conhecida é a capacidade da dieta materna durante a gestação resultar em alterações epigenéticas que poderão ser transmitidas ao feto e interferir na composição da microbiota do recém-nascido.[9]

EXPOSSOMA

Embora se reconheça o papel do genoma na DII, sabe-se que há grande influência do meio ambiente na etiopatogenia. Em 2005, Wild[10] propôs o termo *exposome*, traduzido para expossoma, em referência às complexas exposições ambientais sofridas por um indivíduo desde o período pré-natal e sua influência no processo saúde-doença. Apesar do amplo debate no meio científico, ainda é difícil medir o efeito da exposição ambiental sobre a etiologia das afecções. Em relação a DII, fatores ambientais como o aleitamento materno e a apendicectomia foram considerados protetores, ao passo que a exposição a vacinas, o estresse psíquico e o uso de anticoncepcional oral seriam desencadeantes da doença. Experimentalmente, a dieta rica em gordura foi capaz de acelerar o processo inflamatório, por alterar a flora intestinal por meio de mecanismos envolvendo aumento da permeabilidade intestinal, alteração de fatores luminais, maior recrutamento de células dendríticas e direcionamento da resposta imune para uma resposta tipo Th17.[11]

Diferenças geográficas e temporais na epidemiologia tornam nítida a importância do expossoma na gênese da DII. A prevalência de DII é maior em países desenvolvidos e ocidentalizados, com aumento progressivo em nações em desenvolvimento. Isso sugere que as seguintes mudanças no estilo de vida influenciam o surgimento da DII:

- consumo de dieta mais industrializada e consequentemente maior ingestão de xenobióticos;
- menor exposição a microrganismos patogênicos pela melhora nas condições higiênico-sanitárias;
- maior facilidade de uso de antibiótico e outros medicamentos.

Sabe-se que o uso repetido de antibióticos no primeiro ano de vida aumenta o risco de desenvolver DII na fase adulta.[12] Além disso, o processo migratório de indivíduos adultos de países com baixa incidência de DII para outros de alta incidência não se correlacionou a maior risco de desenvolver DII. No entanto, os descendentes seguem o risco da nova sociedade, mostrando a importância da exposição ambiental nos primeiros anos de vida.[13] Esse mesmo padrão de suscetibilidade é observado em regiões urbanizadas e industrializadas em relação às rurais dentro de um mesmo país.

A hipótese da higiene postula que a menor exposição a microrganismos na infância resultaria em maior vulnerabilidade a doenças imunológicas,[14] incluindo as DII, em virtude do papel das bactérias no desenvolvimento das células T regulatórias. Por outro lado, a introdução das geladeiras domésticas com maior exposição a bactérias que sobrevivem a baixas temperaturas, como de *Yersinia* spp e *Listeria* spp, também se correlacionou ao aumento da incidência da DC.

O tabagismo é outro fator ambiental relacionado a DII. Estudos em gêmeos demonstraram que o fumante tem maior risco de desenvolver a DC e menor de cursar com RCU em relação ao irmão não tabagista. O fumo também está associado a um curso mais agressivo e a maior risco de recidivas na DC.

MICROBIOMA

O microbioma é parte do expossoma. Com a utilização das técnicas de biologia molecular, houve um avanço significativo no seu entendimento e da sua importância na etiopatogenia da DII, embora não se tenha certeza se o desequilíbrio da flora intestinal (disbiose) na DC e RCU seja causa ou efeito do processo inflamatório. Pacientes com DII têm uma redução na diversidade da microbiota[15] ainda pouco compreendida. Acredita-se que essa pobreza na flora a tornaria mais suscetível a variações decorrentes de alterações no meio ambiente, como uso de medicamentos ou infecções agudas do trato gastrointestinal, incluindo aquelas por *Clostridium difficile*.

A dieta influencia diretamente o microbioma.[16] O consumo de açúcares, gordura animal e ferro estimula o crescimento de bactérias potencialmente patogênicas, ao passo que a ingestão de fibras aumentaria a população de bactérias aparentemente benéficas ao hospedeiro.

Apesar de o termo "microbioma" geralmente se referir às bactérias presentes no intestino, existe um universo ainda desconhecido de vírus e fungos presentes na luz intestinal.

IMUNOMA

Imunoma é um termo relativamente recente, utilizado para designar os componentes que constituem o sistema imunológico. Tradicionalmente, o sistema imune era representado por macrófagos, neutrófilos, células *natural-killers* (NK), células epiteliais, linfócitos e células apresentadoras de antígenos. Mas pouca atenção era voltada a outros tipos celulares presentes nos tecidos, como células adiposas, miofibroblastos, células musculares, endoteliais e linfáticas. Atualmente, considera-se que essas células participam de maneira ativa da resposta imune e do processo inflamatório.

Em indivíduos saudáveis, o intestino encontra-se em um estado de "inflamação fisiológica" finamente controlado, o que permite ao sistema imune local responder de maneira diferente às bactérias da flora autóloga e às bactérias patogênicas. Esse discernimento necessita do pleno funcionamento de diversas estruturas do intestino e envolve um complexo mecanismo de tolerância, com supressão ativa das células linfoplasmocitárias residentes no intestino. A mucosa intestinal contém um grande número de células linfoides, incluindo células T, células B, granulócitos, mastócitos, NK, células T com características de NK (NKT), macrófagos e células dendríticas. No passado, acreditava-se que a simples integridade da mucosa intestinal com a sua camada de muco e as células epiteliais garantiriam a não ativação do sistema imune local ao manter os antígenos da luz intestinal afastados das células presentes na lâmina própria. Atualmente, sabe-se que o sistema imune mantém íntima relação com antígenos da luz intestinal por meio de células M, células epiteliais e captação intencional de antígenos da luz intestinal por células dendríticas, sem ruptura da integridade da barreira intestinal.[17] A Figura 65.2 mostra esquematicamente a relação entre antígenos da luz intestinal e o sistema imune local.[18]

As células epiteliais também expressam estruturas semelhantes a receptores, capazes de reconhecer padrões específicos presentes nos micróbios da luz intestinal, como os receptores *toll-like* (TLR), presentes na superfície das células epiteliais e diversas células do sistema imune inato e adaptado e seu equivalente intracitoplasmático NOD (*nucleotide-binding oligomerization domain-containing protein*). Os TLR geralmente são pouco expressos no indivíduo saudável, mas têm sua expressão aumentada na presença de processo inflamatório. Além disso, células como as de Paneth, localizadas no interior da cripta, produzem peptídeos com capacidade antimicrobiana, chamados de defensinas e que ajudam na regulação da microbiota.

As células dendríticas são fundamentais. Metaforicamente, podem ser comparadas ao maestro de uma orquestra, pois são essenciais na estruturação do tipo de resposta elaborada para determinado antígeno. O estado de maturação das células dendríticas é um fator crucial na dicotomização funcional entre uma resposta imune celular com proliferação de células T (Th-1, Th-2, Th-17) e uma resposta supressora, com geração de células reguladoras T (Treg), produtoras de IL-10 e TGF-beta. Além do estado de maturação, sabe-se que alguns subtipos específicos de células dendríticas estão implicados na indução da tolerância periférica e intestinal, mas o envolvimento da resposta inata na produção de citocinas também é importante.

Durante a estimulação das células T CD4 naive, as citocinas presentes no meio contribuem para a polarização da resposta imune.[19] Assim, na presença de TGF-beta ocorre uma resposta supressora com formação de células T reguladoras com produção de IL-10 e TGF-beta. Porém, quando além do TGF-beta também está presente IL-1 ou IL-6, o padrão de resposta altera-se para Th-17 com produção de citocinas completamente distintas como a IL-17, IL-21, IL-22 e IL-26. A polarização para a resposta Th-1 ocorre na presença de IL-12 com posterior produção de INF-gama que suprime a resposta Th-17. No entanto, existe um subgrupo de células Th-17 que divergem da resposta Th-17 inicialmente descrita, denominadas Th-17/Th-1, as quais produzem IL-17A e INF-gama.[20] Por sua vez, a presença de IL-4 direciona para uma resposta Th-2 com produção de IL-4, IL-5 e IL-13. Outras citocinas, como o INF, agem nas células T, aumentando a densidade dos receptores para o TNF na superfície e junto com a IL-2 induzem os macrófagos, monócitos, neutrófilos, células NK e as células T CD4 a produzir o TNF.

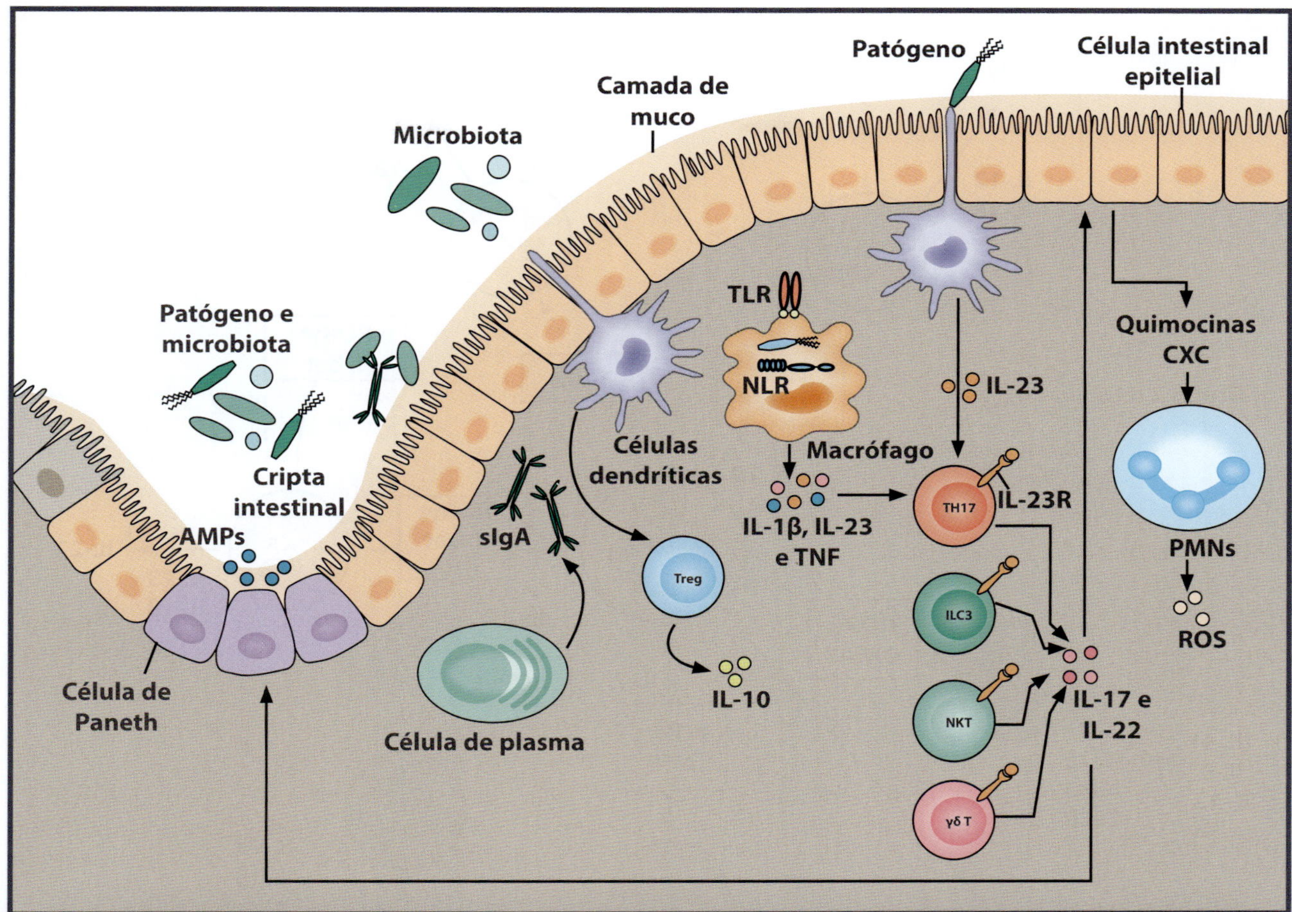

Figura 65.2 – Esquema da íntima relação dos antígenos da luz intestinal com as células epiteliais e células dendríticas presentes na mucosa intestinal.
Fonte: adaptada de Perez-Lopez et al., 2016.[18]

A inter-relação da resposta inata e da adaptada resultaria na expressão inicial das citocinas durante a elaboração da resposta imune. Posteriormente, resultaria na diferenciação da resposta celular e em maior produção de citocinas. A IL-23 é importante na resposta Th-17, por favorecer a proliferação e melhorar a sobrevida das células Th-17(19), além de agir diretamente no processo inflamatório independentemente da resposta Th-1 e Th-17. Para acentuar a já complexa relação entre diversos fatores presentes na mucosa intestinal, sabe-se que não só a presença da microflora, mas também sua composição, é capaz de regular a proporção de células com resposta Th-17[21] e Treg (células T reguladoras).

As células NK eram consideradas as únicas células da resposta imune inata derivada de progenitores linfoides, mas recentemente descobriu-se uma nova família de células hematopoiéticas efetoras, chamadas de células linfoides inatas, as quais foram classificadas em três grupos:[22]

1. Células NK e células dependentes da sinalização via T-bet. Essas células secretam principalmente INF-gama.
2. Células dependentes do receptor GATA3 (*GATA-binding protein 3*) e o receptor ROR alfa (*retinoic acid receptor-related orphan receptor*), produzem IL-4, IL-5 e IL-13;
3. Células dependentes do receptor ROR gama t e células indutoras do tecido linfoide (LTi), secretam citocinas semelhantes a resposta Th-17, como IL-17 e IL-22 (Figura 65.3).

Uma das características fundamentais do sistema imune é sua capacidade de discriminar antígenos próprios e exógenos, impedindo reações contra autoantígenos e a própria flora autóloga. Esse mecanismo é conhecido como tolerância e definido como um processo imune ativo, que resulta em hiporresponsi-

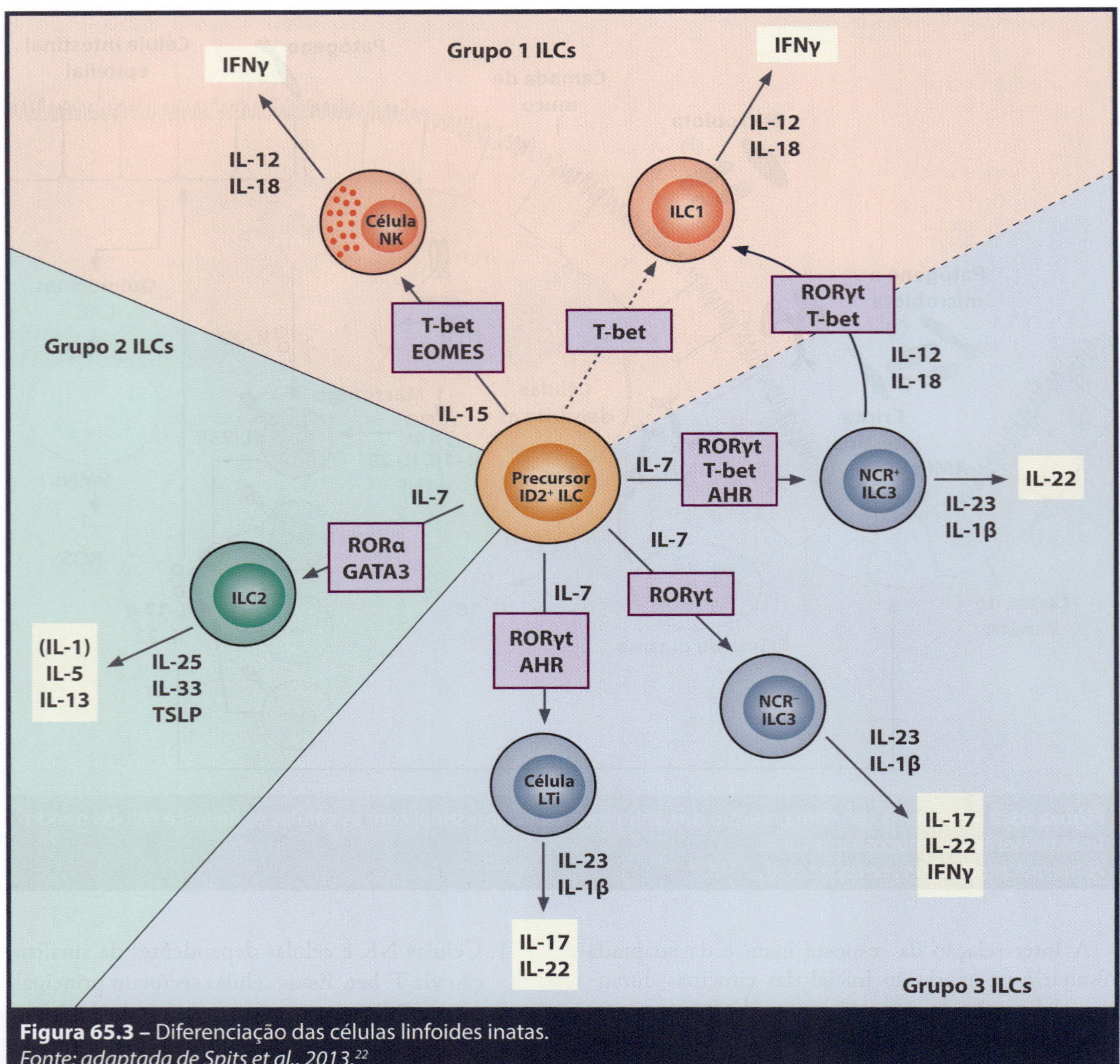

Figura 65.3 – Diferenciação das células linfoides inatas.
Fonte: adaptada de Spits et al., 2013.[22]

vidade contra um antígeno específico. A tolerância é mediada por três mecanismos básicos:

- deleção clonal;
- anergia clonal;
- supressão ativa mediada por antígeno específico.

A deleção clonal ocorre basicamente no timo, raramente em tecidos periféricos, e é responsável pelo desenvolvimento do controle da resposta autoimune durante os primeiros anos de vida. A anergia clonal advém da exposição das células T a uma grande concentração de antígenos, resultando na inativação funcional dessas células. Já na vida adulta, o mecanismo envolvido na manutenção da tolerância é a supressão ativa da resposta imune. Ele envolve a ativação das células T reguladoras CD4+ por antígenos específicos e consequente liberação de citocinas supressoras, tais como IL-10 e TGF-beta. Essas citocinas agem localmente, suprimindo de maneira não específica[23] a resposta das células imunes localizadas no mesmo compartimento anatômico. Dentre as formas de tolerância conhecidas, a tolerância oral é a mais estudada, considerada fundamental no controle minucioso da resposta imune aos milhares de antígenos presentes na dieta do dia a dia.

Apesar de a DC e a RCU compartilharem achados clínicos semelhantes e muitas vezes serem abordadas em conjunto como "doença inflamatória intestinal", há evidências de que o mecanismo de lesão intestinal difere nas duas condições. Células T isoladas da mucosa intestinal de indivíduos com DC proliferam mais, expressam mais marcadores de ativação (receptor de IL-2) e apresentam maior capacidade citotóxica quando comparadas às células de pacientes com RCU.[24] O perfil de citocinas nas duas doenças também é distinto. Na DC remete a um padrão de resposta Th-1/Th-17, ao passo que na RCU observa-se o tipo Th-2, ou Th-2/Th-17. A Figura 65.4 mostra de forma simplificada o padrão de diferenciação das células T auxiliares (Th) nos diversos tipos de resposta imune.[25]

Observam-se também diferenças importantes no mecanismo e suscetibilidade à apoptose entre DC e RCU. Células T da mucosa na RCU expressam maiores concentrações do ligante FAS, ao passo que na DC as células são mais resistentes à indução de apoptose por uma série de estímulos, como FAS, CD2, ativação mediada por óxido nítrico e privação de IL-2. Essa maior resistência está relacionada à redução da expressão de BAX (*Bcl-2-associated X protein*). Células T isoladas da mucosa intestinal de pacientes com DC completam o ciclo de divisão celular mais rapidamente, apresentam maior atividade da telomerase e menor atividade da caspase, morrem menos e são capazes de responder a determinado estímulo com forte expansão clonal, divergindo completamente da resposta encontrada na RCU.[24]

Na RCU, os antígenos da luz intestinal ativam as células epiteliais e apresentadoras de antígenos a produzem IL-13, que age sobre os linfócitos intraepiteliais transformando-os em células T com característica de NK (NKT). Esses linfócitos transformados em células NKT reconhecem o antígeno apresentado pelas células epiteliais associado à molécula CD1, liberam granzima e perforina e causam a lise das células-alvo (células epiteliais), explicando a continuidade do processo inflamatório, uma vez que a própria lesão tecidual estimularia novas células a

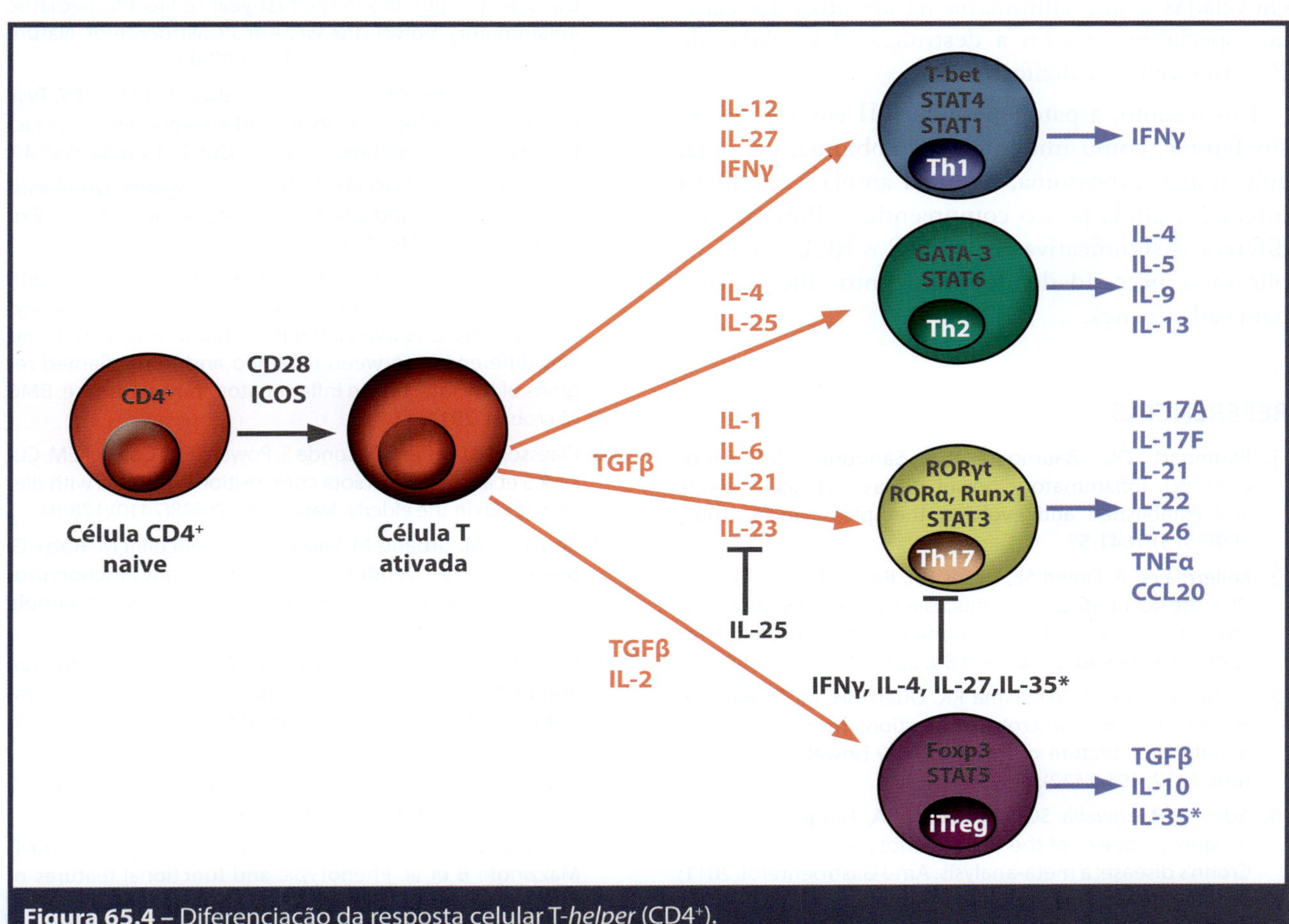

Figura 65.4 – Diferenciação da resposta celular T-*helper* (CD4+).
Fonte: adaptada de Brand, 2009.[25]

produzirem IL-13, perpetuando o processo inflamatório localmente, além de restringir a inflamação à mucosa do intestino grosso na RCU, onde estão as células epiteliais do cólon.[26] Além disso, em modelos experimentais, ocorre um rápido aumento da IL-13 em substituição a IL-4. Como essas duas citocinas compartilham receptores e exercem funções semelhantes, a substituição precoce da IL-4 pela IL-13 explicaria a falha na documentação do aumento de IL-4 nos pacientes com RCU, permitindo enquadrar melhor na resposta imune tipo Th-2. Por outro lado, na DC as principais células envolvidas são as células T CD4$^+$, com produção de citocinas tipo Th1/Th-17. O processo inflamatório tem comportamento mais difuso, envolvendo todo o trato gastrointestinal e todas as camadas da parede intestinal, sem uma célula-alvo conhecida.

ESTRESSE DO RETÍCULO ENDOPLASMÁTICO

O outro mecanismo envolvido na fisiopatogenia da DII seria o estresse do retículo endoplasmático, com acúmulo de proteínas não enoveladas ou mal enoveladas e que culminaria na apoptose da célula, especialmente com a destruição das células de Paneth e células caliciformes.[27]

Em resumo, a patogênese da DII envolve diversos fatores, como imunoma, microbioma, genoma, epigenoma, expossoma, em uma ampla e complexa interação, ainda pouco compreendida. Porém, com diferenças significativas entre DC e RCU, que implicam a necessidade de tratamento diferenciado para cada doença.

REFERÊNCIAS

1. Baumgart DC, Baumgart DC, Sandborn WJ, Sandborn WJ. Inflammatory bowel disease: clinical aspects and established and evolving therapies. Lancet. 2007; 369(9573):1641-57.
2. Kellermayer R, Dowd SE, Harris RA, Balasa A, Schaible TD, Wolcott RD et al. Colonic mucosal DNA methylation, immune response, and microbiome patterns in Toll-like receptor 2-knockout mice. FASEB J. 2011; 25(5):1449-60.
3. Jostins L, Ripke S, Weersma RK, Duerr RH, McGovern DP, Hui KY et al. Host-microbe interactions have shaped the genetic architecture of inflammatory bowel disease. Nature. 2012; 491(7422):119-24.
4. Adler J, Rangwalla SC, Dwamena BA, Higgins PDR. The prognostic power of the NOD2 genotype for complicated Crohn's disease: a meta-analysis. Am J Gastroenterol. 2011; 106(4):699-712.
5. Deretic V, Saitoh T, Akira S. Autophagy in infection, inflammation and immunity. Nat Rev Immunol. 2013; 13(10):722-37.
6. Weersma RK, Stokkers PCF, van Bodegraven AA, van Hogezand RA, Verspaget HW, de Jong DJ et al. Molecular prediction of disease risk and severity in a large Dutch Crohn's disease cohort. Gut. 2009; 58(3):388-95.
7. Dubinsky MC, Kugathasan S, Kwon S, Haritunians T, Wrobel I, Wahbeh G et al. Multidimensional prognostic risk assessment identifies association between IL12B variation and surgery in Crohn's disease. Inflamm Bowel Dis. 2013; 19(8):1662-70.
8. Jenke AC, Zilbauer M. Epigenetics in inflammatory bowel disease. Curr Opin Gastroenterol. 2012; 28(6):577-84.
9. Schaible TD, Harris RA, Dowd SE, Smith CW, Kellermayer R. Maternal methyl-donor supplementation induces prolonged murine offspring colitis susceptibility in association with mucosal epigenetic and microbiomic changes. Hum Mol Genet. 2011; 20(9):1687-96.
10. Wild CP. Complementing the genome with an "exposome": the outstanding challenge of environmental exposure measurement in molecular epidemiology. Cancer Epidemiol Biomarkers Prev. 2005; 14(8):1847-50.
11. Gruber L, Kisling S, Lichti P, Martin F-P, May S, Klingenspor M et al. High fat diet accelerates pathogenesis of murine Crohn's disease-like ileitis independently of obesity. PLoS One. 2013; 8(8):e71661.
12. Shaw SY, Blanchard JF, Bernstein CN. Association between the use of antibiotics in the first year of life and pediatric inflammatory bowel disease. Am J Gastroenterol. Nature Publishing Group. 2010; 105(12):2687-92.
13. Ng SC, Bernstein CN, Vatn MH, Lakatos PL, Loftus EV, Tysk C et al. Geographical variability and environmental risk factors in inflammatory bowel disease. Gut. 2013; 62(4):630-49.
14. Okada H, Kuhn C, Feillet H, Bach J-F. The "hygiene hypothesis" for autoimmune and allergic diseases: an update. Clin Exp Immunol. 2010; 160(1):1-9.
15. Walker AW, Sanderson JD, Churcher C, Parkes GC, Hudspith BN, Rayment N et al. High-throughput clone library analysis of the mucosa-associated microbiota reveals dysbiosis and differences between inflamed and non-inflamed regions of the intestine in inflammatory bowel disease. BMC Microbiol. 2011; 11(1):7.
16. Claesson MJ, Jeffery IB, Conde S, Power SE, O'Connor EM, Cusack S et al. Gut microbiota composition correlates with diet and health in the elderly. Nature. 2012; 488(7410):178-84.
17. Rescigno M, Urbano M, Valzasina B, Francolini M, Rotta G, Bonasio R et al. Dendritic cells express tight junction proteins and penetrate gut epithelial monolayers to sample bacteria. Nat Immunol. 2001; 2(4):361-7.
18. Perez-Lopez A, Behnsen J, Nuccio SP, Raffatellu M. Mucosal immunity to pathogenic intestinal bacteria. Nat Rev Immunol. 2016 Mar; 16(3):135-48. doi: 10.1038/nri.2015.17. Epub 2016 Feb 22.
19. Corthay A. A three-cell model for activation of naïve T helper cells. Scand J Immunol. 2006; 64(2):93-6.
20. Annunziato F, Cosmi L, Santarlasci V, Maggi L, Liotta F, Mazzinghi B et al. Phenotypic and functional features of human Th17 cells. J Exp Med. 2007; 204(8):1849-61.
21. Ivanov II, Frutos RDL, Manel N, Yoshinaga K, Rifkin DB, Sartor RB et al. Specific microbiota direct the differentiation of

IL-17-producing T-helper cells in the mucosa of the small intestine. Cell Host Microbe. 2008; 4(4):337-49.

22. Spits H, Artis D, Colonna M, Diefenbach A, Di Santo JP, Eberl G et al. Innate lymphoid cells: a proposal for uniform nomenclature. Nat Rev Immunol. 2013; 13(2):145-9.

23. Mills KHG, McGuirk P. Antigen-specific regulatory T cells – their induction and role in infection. Semin Immunol. 2004; 16(2):107-17.

24. Sturm A, Leite AZA, Danese S, Krivacic KA, West GA, Mohr S et al. Divergent cell cycle kinetics underlie the distinct functional capacity of mucosal T cells in Crohn's disease and ulcerative colitis. Gut. 2004; 53(11):1624-31.

25. Brand S. Crohn's disease: Th1, Th17 or both? The change of a paradigm: new immunological and genetic insights implicate Th17 cells in the pathogenesis of Crohn's disease. Gut. 2009 Aug; 58(8):1152-67. doi: 10.1136/gut.2008.163667.

26. Fuss IJ, Heller F, Boirivant M, Leon F, Yoshida M, Fichtner-feigl S et al. Nonclassical CD1d-restricted NK T cells that produce IL-13 characterize an atypical Th2 response in ulcerative colitis. J Clin Invest. 2004 May; 113(10):1490-7.

27. Hisamatsu T, Kanai T, Mikami Y, Yoneno K, Matsuoka K, Hibi T. Immune aspects of the pathogenesis of inflammatory bowel disease. Pharmacol Ther. 2013; 137(3):283-97.

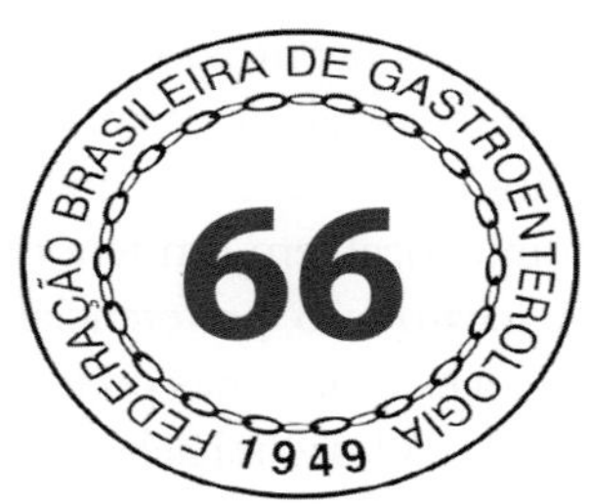

DOENÇA INFLAMATÓRIA INTESTINAL: QUADRO CLÍNICO E DIAGNÓSTICO

Aedra Kapitzki Dias
Ana Luiza Vilar Guedes
André Zonetti de Arruda Leite

INTRODUÇÃO

O termo "doença inflamatória intestinal" (DII) engloba a doença de Crohn (DC) e a retocolite ulcerativa (RCU), afecções que têm características comuns, como cronicidade, padrão recidivante, acometimento principalmente de adultos jovens de ambos os sexos. Por outro lado, há importantes diferenças na fisiopatogenia e no tratamento. Na RCU, o processo inflamatório está restrito à mucosa dos cólons e reto, ao passo que na DC envolve todas as camadas da parede intestinal, podendo se manifestar da boca ao ânus.

QUADRO CLÍNICO

Os sintomas são variáveis, dependendo da extensão e do comportamento da doença, e incluem:

- diarreia presente em cerca de 70% dos casos ao diagnóstico, associada ou não à presença de sangue ou muco;
- dor abdominal tipo cólica de intensidade variável, em geral sem alívio com eliminação de flatos ou fezes, descrita por 80% dos pacientes;
- emagrecimento, com perda ponderal importante em 60% dos indivíduos ao diagnóstico.[1]

Além disso, outros sintomas sistêmicos podem estar presentes, como febre, anorexia e mal-estar. Na RCU, o envolvimento do reto resulta em sangramento visível nas fezes, relatado por mais de 90% dos pacientes, urgência fecal, tenesmo e, algumas vezes, exsudato mucopurulento.

HISTÓRIA E EXAME FÍSICO

A anamnese da DII deve incluir informações detalhadas sobre o início dos sintomas, viagens recentes, intolerâncias alimentares, uso de medicações como antibióticos e anti-inflamatórios não esteroidais, tabagismo e história familiar. A caracterização de sintomas noturnos, de manifestações extraintestinais envolvendo boca, pele, olhos, articulações, episódios de abscessos perianais ou fissuras e fístulas anais também devem estar descritos na história da moléstia atual.[2]

O exame físico deve avaliar o estado geral, peso e coloração de mucosas, pois são comuns alterações relacionadas à desnutrição e anemia. Nos casos graves, sinais de resposta inflamatória sistêmica podem ser evidenciados. No abdome, é importante observar a presença de cicatrizes cirúrgicas, dor à palpação, geralmente sem sinal de irritação peritoneal, exceto na presença de complicações e distensão. Na DC, o processo inflamatório pode envolver o mesentério próximo ao íleo terminal levando à identificação de tumoração em quadrante inferior direito. O exame da região perianal, à procura de fissuras, fístulas e abscessos, é fundamental para o diagnóstico da doença. Além disso, a detecção desse tipo de complicação auxilia na escolha adequada do tratamento. As fístulas perianais estão presentes em pelo menos 10% dos pacientes com DC no momento do diagnóstico, podendo acometer até 40% dos pacientes ao longo da evolução da doença.[3] As fístulas podem preceder o aparecimento de outros sintomas e evidenciar o processo inflamatório em outras áreas do intestino.[4]

MANIFESTAÇÕES EXTRAINTESTINAIS DAS DOENÇAS INFLAMATÓRIAS

As manifestações extraintestinais são comuns, com prevalência estimada de 20,1% na DC e 10,4% na RCU. Acometem diversas estruturas, como articulações, pele, olhos, via biliar, sistema nervoso central, coração, pulmões, rins. As manifestações extraintestinais podem ser divididas em imunomediadas (artropatias, lesões cutâneas) e não imunomediadas, relacionadas a alterações metabólicas ou processos secundários (colelitíase, nefrolitíase e anemia).[5] Algumas são temporárias e relacionadas à atividade de doença (artrite periférica, eritema nodoso, aftas orais e episclerite); outras podem seguir um curso independente (pioderma gangrenoso, uveíte, artropatia axial e colangite esclerosante primária).

O acometimento articular, uma manifestação frequente, em geral é assimétrico, migratório e não causa deformidades. Pode ser dividido em:

- **Artropatia periférica tipo I:** associada com a atividade da doença intestinal, acometendo grandes articulações e em número menor que cinco, caracterizada por ser aguda, assimétrica e geralmente autolimitada.
- **Artropatia periférica tipo II:** poliartrite de pequenas articulações, principalmente das mãos, tem um curso crônico e independente da atividade da DII.
- **Artropatia axial:** inclui a sacroileíte e a espondilite anquilosante, sem relação direta com atividade intestinal. Entre 4 e 18% dos pacientes com DC cursam com artropatia assintomática, apenas com alteração radiográfica sugestiva de espondilite anquilosante, diagnosticada pela presença do HLA-B27.

A lesão cutânea mais comum da DII é o eritema nodoso, descrito em 4% dos casos e caracterizado por nódulos subcutâneos dolorosos, com diâmetro variando de 1 a 5 cm, localizados principalmente em superfícies extensoras das extremidades e face tibial anterior. Usualmente, relaciona-se à atividade de doença. O pioderma gangrenoso, apesar de ser encontrado em 0,75% dos pacientes, tem importante correlação com a atividade de doença em 50% dos casos. A lesão geralmente é precedida por um trauma local, em um fenômeno chamado "patergia"; tem localização preferencial em região pré-tibial ou próxima a estomas, mas pode ocorrer em qualquer local do corpo. A lesão inicial é caracteristicamente sob a forma de pústula eritematosa, única ou múltiplas, que coalescem para formar uma úlcera profunda com fundo necrótico e estéril. Outras lesões cutâneas mais raras são a síndrome de Sweet, vasculites cutâneas, psoríase e doença de Crohn metastático.

Aproximadamente 6% dos casos de DII desenvolvem manifestações oculares durante a atividade da doença, como a episclerite e a esclerite, de menor gravidade. Já a uveíte manifesta-se com hiperemia ocular, dor ocular, lacrimejamento e fotofobia e, se não tratada adequadamente, pode causar perda irreversível da visão. Outras complicações oculares descritas são a cegueira noturna, secundária à má absorção de vitamina A, e a catarata precoce, associada ao uso de corticosteroides.

Pacientes com DC têm um risco relativo para colelitíase aumentado de 1,8 comparado à população geral. Esse aumento é explicado por:

- Redução do total de sais biliares por menor absorção ileal decorrente do comprometimento pela doença ou ressecção e consequente supersaturação biliar de colesterol.
- Redução da motilidade da vesícula biliar.[6]

Colangite esclerosante primária (CEP) pode preceder a doença intestinal em vários anos e afeta cerca de 10 a 4% dos pacientes com RCU e DC, respectivamente. Apesar de não existir um tratamento efetivo para a CEP, seu diagnóstico tem implicações importantes, pois está associado a maior risco de colangiocarcinoma e de câncer colorretal. A colangiorressonância é o exame de escolha, mas se o exame for normal, a biópsia hepática está indicada para complementar a investigação.

A má absorção intestinal, resultante da ressecção intestinal ou de doença de delgado extensa, resulta em maior quantidade de ácidos graxos livres na luz intestinal, impedindo a ligação do cálcio com o oxalato. A formação de oxalato de cálcio é reduzida, e há uma maior absorção colônica de oxalato, com consequente hiperoxalúria e maior formação de cálculos renais.

A trombose venosa profunda, considerada por alguns autores como parte das manifestações extraintestinais, atinge 127-314/100.000 pacientes com DII por ano, ao passo que o tromboembolismo pulmonar ocorre em 105-110/100.000 pacientes por ano, aumentando em 2 a 3 vezes o risco de trombose em relação a população em geral.[7]

AVALIAÇÃO CLÍNICA DA RCU

A correta avaliação da atividade inflamatória, clínica ou endoscópica tem implicações importantes no tratamento adequado da RCU. Na classificação de Montreal,[8] a doença é dividida quanto à extensão (E) e gravidade (S, de *severity*); assim:

- **E1:** proctite – limitada ao reto.
- **E2:** colite esquerda – envolve cólon descendente até a flexura esplênica.
- **E3:** extensa – acometimento proximal à flexura esplênica, incluindo a pancolite.

Os critérios de gravidade incluem S0 a S3, como descrito na Tabela 66.1. A classificação de Montreal foi adaptada dos critérios clássicos de Truelove e Witts, com a vantagem de contemplar pacientes em remissão, além de incluir a extensão do processo inflamatório, importante parâmetro na escolha da medicação e via de administração, ou seja, se na forma de supositórios, enemas ou via oral. Essa classificação também inclui a programação de colonoscopias para vigilância do câncer colorretal.

Ainda de forma simplificada, pode-se dividir a gravidade do episódio agudo de RCU em leve, grave e fulminante. Na RCU leve, o paciente não preenche critérios para doença grave ou fulminante, podendo ser tratado ambulatorialmente. Na RCU grave, o doente apresenta seis ou mais evacuações sanguinolentas, além de um ou mais dos seguintes achados: febre (temperatura acima de 37,5°C), taquicardia (frequência cardíaca acima de 100 bpm), anemia (hemoglobina abaixo de 10 g/dL), velocidade de hemossedimentação elevada (acima de 30 mm na primeira hora) e hipoalbuminemia (abaixo de 3,5 g/dL). A RCU fulminante cursa com mais de 10 evacuações ao dia, com enterorragia, febre, taquicardia, necessidade transfusional, provas de atividade inflamatória elevadas, com ou sem megacólon tóxico, caracterizado por uma dilatação de cólon transverso com diâmetro acima de 6 cm, evidenciada na radiografia de abdome, ou perfuração intestinal.[9]

Outra classificação utilizada é o Escore Completo de Mayo,[10] que leva em consideração a frequência de evacuações e o sangramento via retal, associado aos achados endoscópicos. Apesar da avaliação subjetiva, cada critério é padronizado com uma pontuação predefinida de 0 a 3 (Tabela 66.2). A soma dos pontos com valor igual ou menor que 2, ou seja, todos os critérios pontuando entre 0 ou 1, indica remissão clínica; a pontuação total de 3 a 5 expressa atividade leve; escores entre 6 e 10 apontam para atividade moderada; e de 11 a 12, grave.

Tabela 66.1 – Classificação de gravidade de Montreal

	S0 ou remissão	S1 ou leve	S2 ou moderada	S3 ou grave
Número de evacuações/dia	Assintomático	≤ 4	> 4	≥ 6
Sangramento retal		Pode estar presente	Presente	Presente
Frequência cardíaca		Independente	Alterações mínimas ou sem sinais de toxicidade sistêmica	> 90 bpm
Temperatura		Normal		> 37,5°C
Hemoglobina				< 10,5 g/dL
VHS				> 30 mm/h

Legenda: <: menor; ≤: menor ou igual; >: maior; ≥: maior ou igual; bpm: batimentos por minuto; VHS: velocidade de hemossedimentação; mm/h: milímetros por hora.

Tabela 66.2 – Escore completo de Mayo

	0	1	2	3
Número de evacuações/dia	Normal	1 a 2 vezes mais que o padrão normal	3 a 4 vezes mais que o padrão normal	5 vezes mais que o padrão normal
Sangramento retal	Ausente	Raias de sangue	Óbvio	Descarga retal de sangue
Mucosa	Normal	Friabilidade leve	Friabilidade moderada	Sangramento espontâneo
Avaliação médica global*	Normal	Doença leve	Doença moderada	Doença grave

** A avaliação médica global deve levar em consideração os demais itens do escore, as queixas do paciente de desconforto abdominal, mal-estar geral, desempenho nas atividades diárias e dados de exame físico.*

O índice endoscópico para retocolite ulcerativa – UCEIS (*Ulcerative Colitis Endoscopic Index of Severity*) utiliza o padrão vascular, sangramento e ulcerações da mucosa em sua classificação, com pontuações de 1 a 3 para cada um dos três critérios, que são somadas (Tabela 66.3). Apesar de esse índice ser mais representativo da atividade inflamatória, não considera a extensão da doença e é de pouca aplicação prática.

O índice mais empregado atualmente para avaliar a atividade endoscópica da RCU é o escore parcial de Mayo, por ser bastante simples e por utilizar apenas os parâmetros endoscópicos do escore completo, apesar de não considerar a extensão do processo inflamatório, principal fator de gravidade. Desta forma, classifica a doença em:

- **Remissão (Mayo = 0):** exame normal ou ausência de qualquer inflamação na mucosa.
- **Atividade leve (Mayo = 1):** quando se observa apenas enantema, redução do padrão vascular e mínima friabilidade.
- **Atividade moderada (Mayo = 2):** na presença de enantema mais intenso, não é possível visualizar a trama vascular, além de friabilidade e erosões.
- **Atividade severa (Mayo = 3):** quando há sangramento espontâneo e ulcerações.

AVALIAÇÃO CLÍNICA DA DOENÇA DE CROHN

A avaliação clínica da doença de Crohn considera a localização, a extensão e o comportamento da doença, além das manifestações extraintestinais. A classificação de Montreal (Tabela 66.4) tenta unificar esses dados e, embora não contemple a atividade clínica ou endoscópica e as manifestações extraintestinais,[11] permite que o comprometimento do trato gastrointestinal alto (L4) possa ser associado a outras localizações (p. ex., podemos ter L3+L4, ou L1+L4). A doença perianal (P) também foi adicionada à classificação, permitindo identificar pacientes com este envolvimento.

Os estudos clínicos utilizam classificações formais para avaliação de gravidade da doença, como o Índice de Atividade da Doença de Crohn (CDAI), e sua versão simplificada, o *Harvey-Bradshaw Index* (HBI). No entanto, na prática clínica a impressão médica ainda é a mais utilizada para avaliar gravidade e guiar a opção terapêutica, considerando-se o número de evacuações, peso, bem-estar geral, dor abdominal e manifestações extraintestinais, complicações e presença de tumoração em fossa ilíaca direita.

Atualmente, busca-se como alvo terapêutico a cicatrização da mucosa. No entanto, como nem sempre existe correlação entre a atividade endoscópica e atividade clínica, a realização do exame endoscópico, de preferência de forma padronizada e a utilização de sistemas de pontuação têm se mostrado eficazes em diminuir a subjetividade da impressão médica na conduta terapêutica. O primeiro índice proposto com esse objetivo foi o CDEIS (*Crohn's Disease Endoscopic Index of Severity*),[12] que avalia de forma independente cada segmento do intestino (íleo, cólon direito, transverso, cólon esquerdo

Tabela 66.3 – Índice endoscópico de gravidade da RCU (UCEIS)

	Achado (pontuação)	Definição
Padrão vascular	Normal (0)	Normal, com capilarização arboriforme ou apagamento ou perda das margens capilares
	Distorcido (1)	Padrão vascular com obliteração irregular
	Obliterado/ausente (2)	Obliteração completa do padrão vascular
Sangramento	Ausente (0)	Sem sangramento visível
	Mucoso (1)	Pontos ou raias de sangue coagulado na superfície mucosa que podem ser lavados
	Luminal leve (2)	Algum sangue liquefeito no lúmen
	Luminal moderado (3)	Sangramento franco no lúmen ou sangramento ativo visível da mucosa após lavagem do sangue intraluminal
Erosões e úlceras	Ausentes (0)	Mucosa normal
	Erosões (1)	Pequenas erosões (≤ 5 mm) planas, brancas ou amareladas
	Úlcera superficial (2)	Úlceras superficiais > 5 mm, recobertas por fina fibrina
	Úlcera profunda (3)	Úlceras profundas, com bordos levemente elevados

Tabela 66.4 – Classificação de Montreal	
Idade do diagnóstico	A1 – < 16 anos A2 – 17 a 40 anos A3 – > 40 anos
Localização do acometimento	L1 – Ileal L2 – Colônica L3 – Ileocolônica L4 – Restrita a TGI superior
Comportamento	B1 – Não penetrante/Não estenosante B2 – Estenosante B3 – Penetrante P – Doença perianal

e reto) quanto à presença de úlceras superficiais e profundas, superfície do intestino acometido e a presença de estenoses com ou sem inflamação. O escore final é a média do escore de todos os segmentos avaliados. Tem uma variabilidade entre centros e entre observadores aceitável, mas sua aplicação torna-se limitada pela pouca praticidade do escore. Por outro lado, o escore SES-CD (*Simplify Endoscopic Score for Crohn's Disease*)[13] analisa os mesmos pontos do CDEIS, porém, de forma simplificada, tornando mais fácil sua aplicação. Ou seja, escore maior ou igual a 7 caracteriza a presença de atividade endoscópica, ao passo que escore final menor que 3 correlaciona-se com mucosa cicatrizada. Desta forma, o emprego desse escore na prática médica e em estudos clínicos deve ser estimulado.

Para pacientes com doença restrita à região ileocecal submetidos a ressecção cirúrgica, criou-se o escore específico de Rutgeerts,[14] que avalia e classifica a região da anastomose em cinco grupos:

- **i0:** ausência de lesões;
- **i1:** ≤ 5 erosões/úlceras aftoides;
- **i2:** > 5 erosões/úlceras aftoides intercaladas por mucosa normal ou úlceras maiores em áreas isoladas ou úlceras maiores confinadas a anastomose;
- **i3:** inflamação difusa com erosões/úlceras aftoides;
- **i4:** inflamação difusa com úlceras maiores, nódulos ou estenoses.

Pacientes com escore i0 e i1 são considerados em remissão e i3 e i4 em atividade; aqueles classificados como i2 devem ser submetidos ao exame de enteroRNM para complementação diagnóstica e correta classificação da atividade ou remissão da doença.[15]

DIAGNÓSTICO

Não há um único método considerado padrão de referência para o diagnóstico das doenças inflamatórias intestinais. O diagnóstico baseia-se no quadro clínico, laboratorial e na combinação de dados endoscópicos, histológicos e de imagem.[2]

Diagnóstico RCU

A colonoscopia com intubação ileal e biópsias seriadas (do íleo ao reto) é a melhor forma de diagnosticar e avaliar a gravidade e extensão da RCU.[16] A realização de biópsias seriadas é aconselhada para todos os pacientes, exceto para aqueles com colite grave, nos quais também existe a recomendação de extremo cuidado na realização da colonoscopia, ou preferencialmente a substituição desse exame por retossigmoidoscopia flexível com pouca insuflação e preparo retrógrado, que seja suficiente para o diagnóstico ou exclusão de doença infecciosa.

Na RCU o comprometimento da mucosa inicia-se no reto e pode se estender proximalmente até o ceco de forma contínua (Figura 66.1) e com clara demarcação entre a área doente e normal (Figura 66.2). Observa-se enantema e edema da mucosa, com perda do padrão vascular, friabilidade, erosões ou ulcerações superficiais. No entanto, a definição de friabilidade na endoscopia não é padronizada. O ECCO considera a presença de sangramento após três segundos de pressão da pinça de biópsia fechada sobre a mucosa, mas a maioria das diretrizes define como mucosa friável o sangramento espontâneo ao toque do aparelho. Em pacientes com doença de longa duração, nota-se perda das haustrações e aparência de tunelização do cólon, com atrofia mucosa, estreitamento luminal e presença de pseudopólipos. Na colite grave, há sangramento espontâneo e ulcerações.

Os achados histológicos são variáveis, geralmente inespecíficos, auxiliam pouco no diagnóstico e podem ser descritos como ramificações, distorções, depleções e alargamentos das criptas consequente à inflamação crônica da mucosa, assim como a depleção das células caliciformes e a metaplasia das células de Paneth associada à reparação tecidual. A inflamação é evidenciada por infiltrado de plasmócitos, aumento da celularidade da lâmina própria, agregados linfoides e espessamento da muscular da mucosa. A inflamação crônica é considerada o principal fator de risco para o desenvolvimento de câncer colorretal.[17]

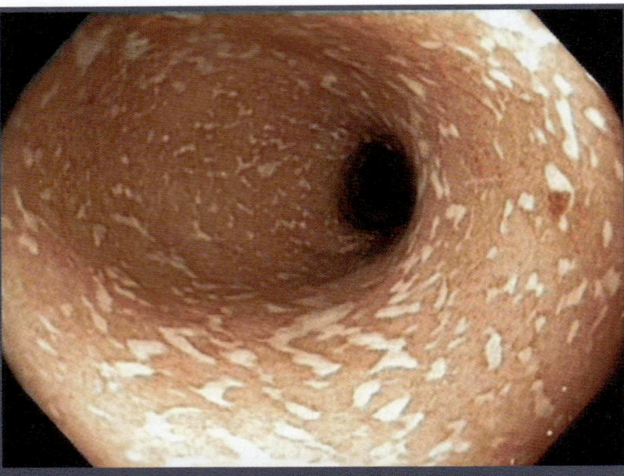

Figura 66.1 – Processo inflamatório contínuo com úlceras superficiais.

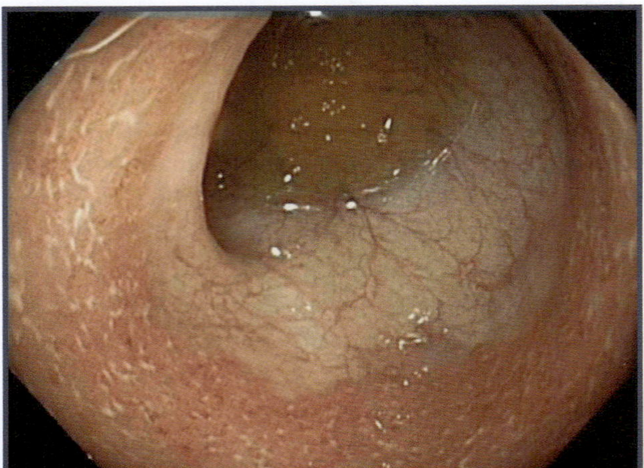

Figura 66.2 – Processo inflamatório contínuo e bem delimitado com úlceras superficiais.

Diagnóstico de Crohn

Assim como na RCU, o diagnóstico é baseado em uma combinação de achados endoscópicos, histológico e de imagem. A colonoscopia é o principal exame. No entanto, faz-se necessária a investigação complementar do intestino delgado por métodos de imagens como a enterotomografia ou enterorressonância e, em situações especiais, por meio da cápsula endoscópica e enteroscopia assistida por balão.

Colonoscopia

A localização do processo inflamatório é acessível pela colonoscopia em cerca de 80% dos casos e caracteriza-se por lesões descontínuas (Figura 66.3), úlceras profundas (Figura 66.4) e longitudinais, com tendência a não acometer o reto. De maneira geral,

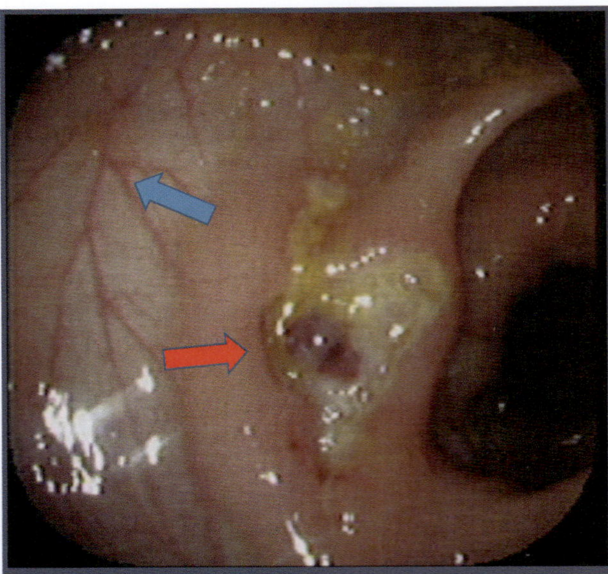

Figura 66.3 – Ulceração com sinal de sangramento recente circundada por mucosa de aspecto normal.

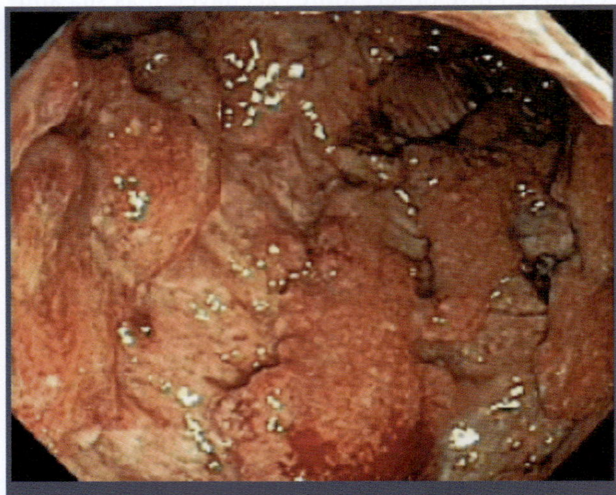

Figura 66.4 – Processo inflamatório intenso com úlceras profundas.

observam-se acometimento de cólon, íleo terminal e ileocolônico em 20%, 30% e 30% dos casos, respectivamente. Após a confirmação diagnóstica de DC por colonoscopia, recomenda-se a avaliação do intestino delgado por meio de exames de imagem para quantificar (precisar) a extensão da doença antes do início do tratamento.[2]

Enteroscopia com duplo balão

Como a doença de Crohn pode acometer áreas do intestino delgado que não são acessíveis à EDA ou à colonoscopia, algumas vezes há necessidade de complementar a investigação com exame de enteroscopia com duplo-balão ou com balão único,[18] que pode ser realizado por via retrógrada, anterógrada ou ambas, permitindo a visualização de todo o intestino delgado, bem como a realização de biópsias e procedimentos terapêuticos, como dilatações. Esse exame ainda é pouco disponível e de alto custo em nosso meio.

Cápsula endoscópica

A cápsula endoscópica é um exame bastante sensível, superior à tomografia ou à ressonância no diagnóstico da doença de Crohn,[19] de fácil realização e bem tolerada pelo paciente. Entretanto, a cápsula está contraindicada em pacientes com obstrução gastrointestinal, estenoses ou fístulas, marca-passo ou outros dispositivos eletrônicos implantados, e precisa de auxílio por endoscopia para inserção na presença de distúrbios da deglutição.

A indicação desse exame está reservada para pacientes com alta suspeita de doença de Crohn, mas sem comprovação diagnóstica com outros exames, como colonoscopia com biópsias, enterotomografia computadorizada (TC) ou enterorressonância magnética (RM) para avaliação de intestino delgado. Também é um procedimento útil no estadiamento da doença,[20] pois permite a avaliação da extensão e atividade inflamatória no intestino delgado.

Exames de imagem

Enterotomografia

A enterografia por tomografia computadorizada é um exame rápido e bem tolerado; no entanto, implica exposição à radiação, limitando sua indicação em indivíduos jovens com DII, pois provavelmente vão necessitar de avaliações repetidas ao longo da sua vida.

Durante o exame, as imagens do intestino delgado e grosso são adquiridas durante uma única pausa respiratória, com baixa interferência de artefatos como o peristaltismo intestinal. A ingestão oral de contraste neutro (polietileno glicol ou manitol), resulta em distensão das alças intestinais e, associado ao contraste intravenoso, permite a avaliação apropriada do intestino. A distensão luminal inadequada pode mimetizar espessamento de parede ou atrapalhar a detecção de lesões da mucosa. Os achados radiológicos[21] são hiper-realce de mucosa, espessamento e estratificação de mucosa, ulceração transmural, proliferação do mesentério, ingurgitamento da vasa recta e estenoses associadas ou não à dilatação de alças a montante (Figuras 66.5 e 66.6).

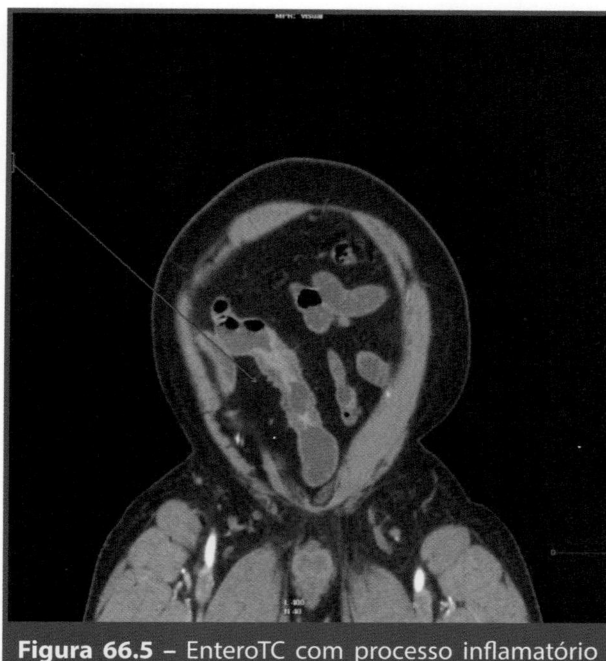

Figura 66.5 – EnteroTC com processo inflamatório segmentar.

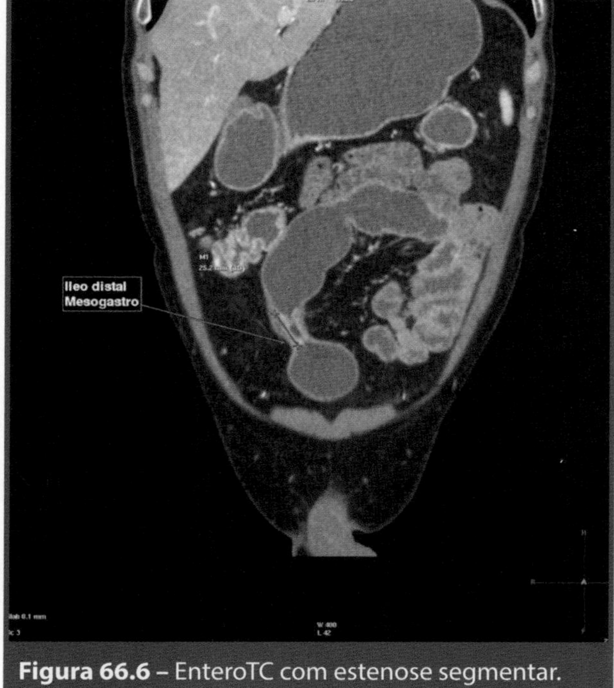

Figura 66.6 – EnteroTC com estenose segmentar.

Enterorressonância

As imagens na enterografia por ressonância nuclear magnética (RNM) são geradas em sequências Fast, T1, T2, com uso de contraste venoso e oral (Manitol 7,5% ou Polietilenoglicol).[22] A ingestão do contraste oral produz efeito negativo em T1 e positivo em T2, e deve ser precedida de medicamento que reduza o peristaltismo (escopolamina ou glucagon), permitindo a aquisição das imagens. As imagens adquiridas em T2 com supressão de gordura (Figura 66.7) permitem uma melhor avaliação estrutural do intestino, ao passo que os cortes ponderados em T1 com gadolínio avaliam melhor a atividade inflamatória (Figura 66.8). A enteroRNM tem acurácia diagnóstica similar a enteroTC,[19] sem expor o paciente a radiação ionizante, mas tem limitações pelo alto custo, menor acessibilidade e por ser de difícil realização, já que o grande número de sequências realizadas aumenta o tempo do exame.

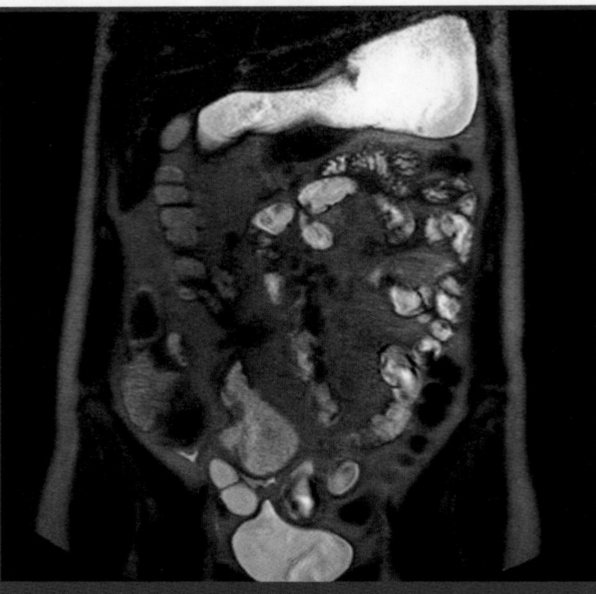

Figura 66.7 – EnteroRNM em T2, mostrando dilatação, estenose e fístula enteroentérica.

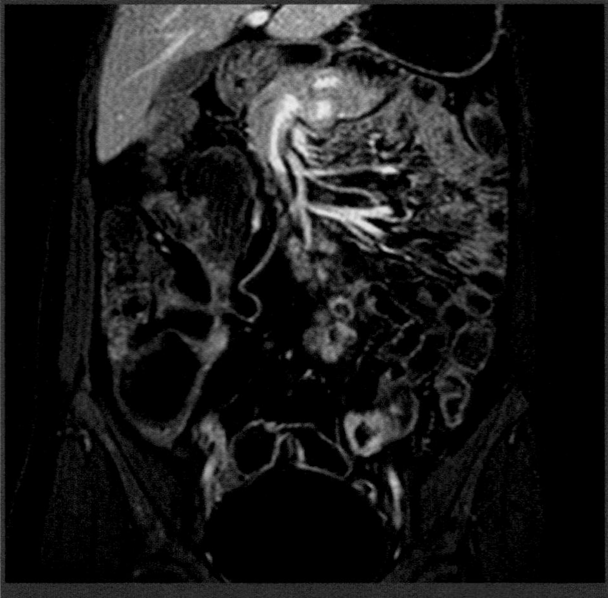

Figura 66.8 – Mesma imagem da Figura 66.7, mas em T1, com gadolínio.

A RNM de pelve é o procedimento de escolha para identificar fístulas e abscessos perianais e é superior a outros métodos de imagens, mas necessita de contraste por via oral ou retal.

Trânsito intestinal (Tide)

O Tide deixou de ser o exame de escolha para avaliação de delgado na doença de Crohn. É substituído com vantagens pela TC ou RNM com enterografia, principalmente na avaliação da parede intestinal.

Ultrassonografia

A ultrassonografia (USG) transabdominal tem baixo custo e pode ser executada com rapidez na maioria dos serviços de saúde, com alta especificidade para detecção de lesões extraintestinais na doença de Crohn, como abscessos. Além disso, traz informações valiosas sobre a espessura da mucosa, se realizada com preparo prévio adequado (macroglucol), que se correlacionam com a atividade – endoscópica da doença. Porém, a acurácia e qualidade do exame dependem da experiência e do treinamento do avaliador responsável.

Exame anatomopatológico

A análise anatomopatológica dos fragmentos de biópsia tem limitações importantes no diagnóstico da DII, contribuindo pouco na diferenciação entre RCU e DC, uma vez que achados mais específicos, como a identificação de granuloma na biópsia endoscópica, ocorrem em apenas 5% dos pacientes com diagnóstico de doença de Crohn. Além disso, as alterações úteis no diagnóstico diferencial, como fibrose, fissura profunda, hiperplasia neural, processo inflamatório transmural, são identificadas na exploração da camada submucosa, que não é representada na biópsia endoscópica. No entanto, diante de casos refratários, nos quais é importante afastar outras causas de lesão intestinal, como infecção por citomegalovírus ou fungos, a investigação anatomopatológica tem importância.

Em paciente com mais de 10 anos de DII e envolvimento de cólon, a realização de pancromoscopia com biópsias de áreas suspeitas está indicada para rastreio de displasia, substituindo as biópsias seriadas do passado (biópsias nos quatro quadrantes a cada 10 cm).

Exames laboratoriais

Os exames laboratoriais incluem:

- Hemograma: pode identificar anemia e plaquetose. O padrão da anemia em geral é misto, de doença crônica e deficiência de ferro, mas também pode ocorrer por deficiência de vitamina B_{12}.
- Provas de atividade inflamatória, como a proteína C-reativa (PCR), velocidade de hemossedimentação (VHS), alfa-1-glicoproteína ácida.
- Testes microbiológicos para excluir diarreia infecciosa, incluindo a pesquisa das toxinas A e B do *Clostridium difficile*, *Campylobacter* sp. e *E. coli*.
- Sorologia para HIV.

A pesquisa de marcadores sorológicos, como anticorpo citoplasmático antineutrófilo perinuclear (p-ANCA), comum em pacientes com RCU, e anticorpo anti-*Saccharomyces cerevisiae* (ASCA), mais frequente naqueles com doença de Crohn, não são empregados para diagnóstico das doenças inflamatórias intestinais, mas podem ser úteis nos casos de colite indeterminada.

Nos últimos anos, a calprotectina fecal tem auxiliado no diagnóstico e no acompanhamento da DII após início do tratamento, pois valores inferiores a 50 mcg/g de fezes têm uma alta acurácia na diferenciação de doenças inflamatórias e doenças funcionais, como a síndrome do intestino irritável.[23] É um bom marcador para avaliar recidiva das doenças,[24] e é o exame com melhor correlação com a atividade endoscópica.[25]

Diagnóstico diferencial

O diagnóstico diferencial envolve outras doenças que comprometem o trato digestivo de forma funcional ou orgânica. Dentre as desordens funcionais intestinais, a síndrome do intestino irritável é a que mais se confunde com DII, embora caracteristicamente se diferencie da RCU e DC por não estar associada a febre, perda de peso, sangramento ou manifestações extraintestinais. Outras desordens devem ser excluídas, como colite secundária ao uso de medicações (especialmente anti-inflamatórios não esteroidais – AINEs), doença isquêmica, colite actínica secundária à radiação, colite microscópica, colite neutropênica, colagenoses, tuberculose e o linfoma intestinal.

Em resumo, ocorreram avanços no diagnóstico das DII, com surgimento de marcadores fecais para inflamação, incorporação na prática clínica de novos métodos endoscópicos e de imagem e uma melhor padronização na avaliação da atividade endoscópica dessas doenças, o que é crucial na tomada de conduta nos dias atuais.

REFERÊNCIAS

1. Gower-Rousseau C, Vasseur F, Fumery M, Savoye G, Salleron J, Dauchet L et al. Epidemiology of inflammatory bowel diseases: new insights from a French population-based registry (Epimad). Dig Liver Dis. 2013; 45:89-94.
2. Van Assche G, Dignass A, Panes J, Beaugerie L, Karagiannis J, Allez M et al. The second european evidence-based consensus on the diagnosis and management of Crohn's disease: definitions and diagnosis. J Crohns Colitis. 2010; 4(1):7-27.
3. Cosnes J, Gower-Rousseau C, Seksik P, Cortot A. Epidemiology and natural history of inflammatory bowel diseases. Gastroenterology. 2011; 140(6):1785-94.
4. Baker WN, Milton-Thompson GJ. The anal lesion as the sole presenting symptom of intestinal Crohn's disease. Gut. 1971; 12(10):865.
5. Isene R, Bernklev T, Høie O, Munkholm P, Tsianos E, Stockbrügger R et al. Extraintestinal manifestations in Crohn's disease and ulcerative colitis: results from a prospective, population-based European inception cohort. Scand J Gastroenterol. 2015; 50(3):300-5.
6. Damião AO, Sipahi AM, Vezozzo DP, Gonçalves PL, Fukui P, Laudanna AA. Gallbladder hypokinesia in Crohn's disease. Digestion. 1997; 58(5):458-63.
7. Kappelman MD, Horvath-Puho E, Sandler RS, Rubin DT, Ullman T, Pedersen L et al. Thromboembolic risk among danish children and adults with inflammatory bowel diseases: a population-based nationwide study. Gut. 2011; 60(7):937-43.
8. Satsangi J, Silverberg MS, Vermeire S, Colombel J-F. The Montreal classification of inflammatory bowel disease: controversies, consensus, and implications. Gut. 2006; 55(6):749-53.
9. Group BS, Diseases IB. Consenso/consensus management of Brazilian Study Group of Inflammatory bowel diseases. 2010; (3):313-25.
10. Schroeder KW, Tremaine WJ, Ilstrup DM. Coated oral 5-aminosalicylic acid therapy for mildly to moderately active ulcerative colitis: a randomized study. The New England journal of medicine. N Engl J Med. 1987; 317(26):1625-9.
11. Satsangi J, Silverberg MS, Vermeire S, Colombel J-F. The Montreal classification of inflammatory bowel disease: controversies, consensus, and implications. Gut. 2006; 55:749-53.
12. Mary JY, Modigliani R. Development and validation of an endoscopic index of the severity for Crohn's disease: a prospective multicentre study. Groupe d'etudes thérapeutiques des affections inflammatoires du tube digestif (GETAID). Gut. 1989; 30(7):983-9.
13. Daperno M, D'Haens G, Assche G Van. Development and validation of a new, simplified endoscopic activity score for Crohn's disease: the SES-CD. Gastrointest Endosc. 2004; 60(4):505-12.

14. Rutgeerts P, Geboes K, Vantrappen G, Beyls J, Kerremans R, Hiele M. Predictability of the postoperative course of Crohn's disease. Gastroenterology. 1990; 99(4):956-63.
15. Koilakou S, Sailer J, Peloschek P, Ferlitsch A, Vogelsang H, Miehsler W et al. Endoscopy and MR enteroclysis: equivalent tools in predicting clinical recurrence in patients with Crohn's disease after ileocolic resection. Inflamm Bowel Dis. 2010; 16(2):198-203.
16. Dignass A, Eliakim R, Magro F, Maaser C, Chowers Y, Geboes K et al. Second European evidence-based consensus on the diagnosis and management of ulcerative colitis part 1: definitions and diagnosis. J Crohns Colitis. 2012; 6(10):965-90.
17. Gupta RB, Harpaz N, Itzkowitz S, Hossain S, Matula S, Kornbluth A et al. Histologic inflammation is a risk factor for progression to colorectal neoplasia in ulcerative colitis: a cohort study. Gastroenterology. 2007; 133(4):1099-105.
18. Mensink PBF, Groenen MJ, van Buuren HR, Kuipers EJ, van der Woude CJ. Double-balloon enteroscopy in Crohn's disease patients suspected of small bowel activity: findings and clinical impact. J Gastroenterol. 2009; 44(4):271-6.
19. Jensen MD, Nathan T, Rafaelsen SR, Kjeldsen J. Diagnostic accuracy of capsule endoscopy for small bowel Crohn's disease is superior to that of MR enterography or CT enterography. Clin Gastroenterol Hepatol. 2011; 9(2):124-9.
20. Niv Y, Ilani S, Levi Z, Hershkowitz M, Niv E, Fireman Z et al. Validation of the Capsule Endoscopy Crohn's Disease Activity Index (CECDAI or Niv score): a multicenter prospective study. Endoscopy. 2012; 44(1):21-6.
21. Elsayes KM, Al-Hawary MM, Jagdish J, Ganesh HS, Platt JF. CT enterography: principles, trends, and interpretation of findings. Radiographics. 2010; 30(7):1955-70.
22. Rimola J, Ordás I, Rodriguez S, García-Bosch O, Aceituno M, Llach J et al. Magnetic resonance imaging for evaluation of Crohn's disease: validation of parameters of severity and quantitative index of activity. Inflamm Bowel Dis. 2011; 17(8):1759-68.
23. Schoepfer AM, Trummler M, Seeholzer P, Seibold-Schmid B, Seibold F. Discriminating IBD from IBS: comparison of the test performance of fecal markers, blood leukocytes, CRP, and IBD antibodies. Inflamm Bowel Dis. 2008; 14(Cd):32-9.
24. De Vos M, Louis EJ, Jahnsen J, Vandervoort JGP, Noman M, Dewit O et al. Consecutive fecal calprotectin measurements to predict relapse in patients with ulcerative colitis receiving infliximab maintenance therapy. Inflammatory Bowel Diseases. 2013; 2111-7.
25. Schoepfer AM, Beglinger C, Straumann A, Trummler M, Vavricka SR, Bruegger LE et al. Fecal calprotectin correlates more closely with the Simple Endoscopic Score for Crohn's disease (SES-CD) than CRP, blood leukocytes, and the CDAI. Am J Gastroenterol. 2010; 105(1):162-9.

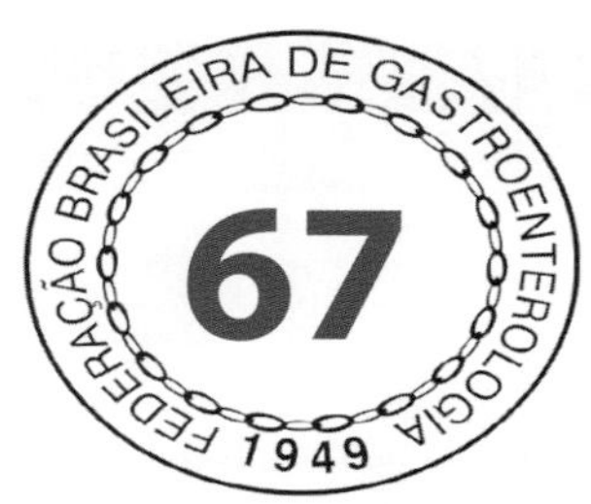

TRATAMENTO CLÍNICO DA RETOCOLITE ULCERATIVA

Wilson Roberto Catapani
Adriana Nogueira da Silva Catapani

INTRODUÇÃO

As doenças inflamatórias intestinais (DII) são compostas por um grupo de moléstias cuja característica comum é a inflamação crônica do trato digestivo, em diferentes segmentos. Compreendem a doença de Crohn, a retocolite ulcerativa (RCU), a colite colágena e a colite linfocítica. As duas primeiras, em particular, têm merecido grande atenção, em decorrência do aumento do conhecimento acerca de sua patogênese e principalmente pelo aumento da incidência de ambas, observada em diferentes lugares do mundo além do Brasil. No Brasil, não se dispõe de estatísticas completas sobre incidência e prevalência, porém, é fato o aumento do número de casos novos observado em todos os centros de referência para DII nas diferentes regiões brasileiras.

Este capítulo destina-se a fornecer linhas gerais para o tratamento da doença ao estudante de medicina e ao gastroenterologista não especialista em doença inflamatória. Por esse motivo, não se deterá na discussão de aspectos detalhados do tratamento, que devem ser buscados na literatura fornecida.

O Consenso Brasileiro para o Tratamento da Doença Inflamatória Intestinal,[1] o Consenso da European Crohn's Colitis Organization,[2] o Consenso da ESPGHAN e a Sociedade Europeia de Gastroenterologia Pediátrica, Hepatologia e Nutrição[3] trazem informações muito detalhadas, para o especialista em DII.

Inicialmente, serão abordados os adultos, destacando que nestes um dos objetivos do tratamento clínico é a indução da remissão clínica e, sempre que possível, da remissão endoscópica com a cicatrização da mucosa – a chamada remissão profunda. Outros objetivos igualmente importantes são a manutenção da remissão profunda, a terapêutica livre de corticosteroides, exceto nos surtos de atividade moderada e grave, e a manutenção da qualidade de vida.

AVALIAÇÃO E TRATAMENTO

Ao avaliar um paciente com RCU para tratamento, é necessário conhecer a extensão da doença: a partir do reto, o doente pode se apresentar com uma proctite, quando o processo inflamatório é distal à junção retossigmoidiana, ou colite esquerda, se a inflamação alcança qualquer segmento entre o sigmoide e a flexura esplênica, e pancolite se o processo inflamatório acomete para além da flexura esplênica.

Também é preciso avaliar a intensidade/gravidade da doença no momento de tomada da conduta. Embora haja vários critérios e escores utilizados, atualmente o mais utilizado é o escore da Clínica Mayo (Quadro 67.1), cuja soma total leva em conta a frequência das evacuações, o sangramento retal, a

Quadro 67.1 – Escore da Clínica Mayo

1. Frequência das evacuações
0 = normal para o paciente 1 = 1 a 2 evacuações/dia > normal 2 = 3 a 4 evacuações/dia > normal 3 = ≥ 5 evacuações/dia > normal
2. Sangramento retal
0 = sem sangue 1 = raias de sangue < ½ do tempo 2 = sangue vivo evidente na maioria das evacuações 3 = evacuações com sangue puro
3. Achados endoscópicos
0 = normal ou inativa 1 = doença leve (enantema, perda do padrão vascular, leve friabilidade) 2 = doença moderada (enantema evidente, perda do padrão vascular, friabilidade, erosões) 3 = doença grave (sangramento espontâneo, ulcerações)
4. Avaliação médica global*
0 = normal 1 = doença leve 2 = doença moderada 3 = doença grave
** A avaliação médica global leva em consideração a queixa diária do paciente de desconforto abdominal, a sensação geral de bem-estar, achados do exame físico e o desempenho do paciente para atividades diárias.*
Escore
Menor ou igual a 2 sem nenhum subescore > 1 = remissão 3 a 5 = atividade leve 6 a 10 = atividade moderada 11 a 12 = atividade grave

avaliação endoscópica e a impressão global do médico. O escore varia entre 0 e 12 pontos, com pontuação maior indicando doença mais grave. Entretanto, por vezes, a avaliação endoscópica não é possível; nesses casos utiliza-se o escore de Mayo sem o subescore endoscópico.

O objetivo principal do tratamento, como já dito, é a indução e a manutenção da remissão, de preferência clínica e endoscópica. A documentação de cicatrização da mucosa requer avaliação endoscópica. Portanto, ressaltam-se dois pontos importantes a serem cuidados: o que é uma mucosa cicatrizada? Quando realizar a avaliação endoscópica para checar essa cicatrização?

Em geral, considera-se cicatrizada uma mucosa que se enquadra nas categorias 0 ou 1 do subescore endoscópico da Clínica Mayo. Pacientes que conseguem atingir a cicatrização da mucosa têm uma evolução mais favorável, com menos necessidade de corticosteroides, menos hospitalizações e menos colectomias.[4-6]

A colonoscopia, embora apresente índice relativamente baixo de complicações graves, é um procedimento incômodo, invasivo e não completamente seguro. Deve ser solicitada quando é necessário tomar decisões importantes para o manejo do doente, como avaliar a eficácia da terapêutica adotada no fim de um período adequado de tratamento com determinada droga ou, então, quando o paciente vinha evoluindo bem com uma droga que perde sua eficácia em dado momento e necessita ser substituída por outra.

Na avaliação da atividade inflamatória, a realização de colonoscopias frequentes, indesejável pelos motivos expostos, pode ser substituída pela dosagem de calprotectina fecal. Essa proteína está presente nas fezes quando há inflamação da mucosa, e sua dosagem vem se tornando mais disponível atualmente em nosso meio. A dosagem de calprotectina fecal correlaciona-se melhor com a avaliação endoscópica da inflamação do que os sintomas clínicos ou provas inflamatórias sistêmica, como a proteína C-reativa.[7]

Outras considerações importantes referem-se ao perfil de risco do paciente e a resposta à terapia com corticosteroides. Sabe-se que colites mais extensas, uso de corticosteroides, recidivas que requerem internação e níveis elevados de proteína C-reativa ou velocidade de hemossedimentação estão associados a um risco maior de colectomia.[8-12] Quanto à resposta com o uso de corticosteroides, os pacientes podem responder adequadamente ou comportar-se de modo corticodependente ou corticorrefratário. O paciente corticodependente é aquele no qual não se consegue retirar o corticosteroide oral sem a recidiva de sintomas, dentro de um período de 3 meses, ou uma recidiva de sintomas dentro de 3 meses após interrompido o corticosteroide, ou a necessidade de uso do mesmo por mais de duas vezes em um ano. O paciente refratário é aquele que não apresenta resposta sintomática apesar do uso de 40 a 60 mg de prednisona oral por dia, por pelo menos 14 dias. Esses conceitos são importantes para direcionar o tratamento, como será visto a seguir.

Mediante uma falta de resposta terapêutica a qualquer dos medicamentos que estiverem em uso, ou seja, antes de um diagnóstico de "falha de tratamento", é necessário considerar se os sintomas apresentados não decorrem de outras causas coexistentes, tais como a síndrome do intestino irritável, sangramento por hemorroida ou divertículos, infecções entéricas etc.

A terapia mais tradicional é baseada nos aminossalicilatos sulfassalazina e mesalazina. Esta pode se apresentar em diversas formulações e doses. Para a proctite em atividade leve a moderada, supositórios de mesalazina (ácido 5-aminossalicílico – 5-ASA), na dose de 1 g/dia, é a recomendação. Na retossigmoidite, enemas de 5-ASA, em dose de 1 g/dia ou mais, é a terapêutica de escolha.[13-15] Para a colite leve a moderada de qualquer extensão proximal ao reto, 5-ASA oral, na dose de 2 a 4,8 g/dia, é o tratamento de escolha. Estudos sugerem uma dose-dependência da resposta, sendo recomendada uma dosagem entre 2 e 2,4 g/dia na doença em atividade leve, e doses superiores, até 4,8 g/dia, na atividade moderada.[15]

A eficácia da sulfassalazina é comparável à da mesalazina, porém, a primeira apresenta maior taxa de efeitos colaterais. A frequência de eventos adversos com o uso de mesalazina fica em torno de 15%, sendo os mais comuns náusea, flatulência, diarreia, cefaleia, *rash* cutâneo e plaquetopenia.[15]

A avaliação da eficácia da utilização de 5-ASA deve ser realizada dentro de 4 a 8 semanas, a fim de verificar se há necessidade de introduzir outra terapia no caso de resposta inadequada. Em geral, os sintomas melhoram entre 2 e 4 semanas.[16,17] Nos pacientes que atingem resposta adequada, a terapêutica deve ser mantida indefinidamente, na mesma dose ou com pelo menos 2 g/dia de mesalazina, enquanto as avaliações periódicas mostrarem remissão da doença.

Nos pacientes que não respondem à terapia com 5-ASA oral, não é recomendado mudar para outra formulação de 5-ASA, mas, sim, a troca para outra classe terapêutica.

Não há diferenças significativas em eficácia e segurança da mesalazina utilizada em dose única *versus* dosagem fracionada a cada 12 horas. Sabendo que a administração em dose única melhora a adesão ao tratamento, esta deve ser a recomendação.[18,19]

Em relação aos corticosteroides, são recomendados para indução de remissão como primeira linha em pacientes com doença moderada a grave.[20] Não são recomendados como primeira linha em doença leve, de acordo com o que foi discutido anteriormente. A dosagem utilizada varia entre 40 mg (mais comum) e 60 mg de prednisona por dia, por via oral. Não há aumento de eficácia ao utilizar doses maiores do que essa, e aumentam os efeitos adversos. É importante notar que mais de 50% dos pacientes apresentam em curto prazo edemas, acne, dispepsia e distúrbios do humor durante a terapia. Corticosteroides com baixa atividade mineralocorticosteroide e baixa absorção, como a budesonida, podem ser utilizados alternativamente. Em nosso meio, dispomos atualmente apenas da budesonida enema, contendo 3 g, para a doença retossigmoidiana.

Um importante aspecto a ser frisado é que corticosteroides nunca devem ser utilizados como terapia de manutenção. Em longo prazo, estão associados com catarata, osteoporose, miopatia e aumento da suscetibilidade a infecções.

O paciente em uso de corticosteroides deve ser avaliado dentro de duas semanas quanto à resposta terapêutica. Se não houver resposta, a terapia deve ser modificada, sem insistir no uso do esteroide.[21] Se houver uma resposta parcial, recomenda-se tentar estender o uso por mais um curto período (uma semana) e reavaliar.

Os imunossupressores constituem-se em alternativa terapêutica importante na colite ulcerativa. São representados principalmente pela azatioprina e seu metabólito 6 mercaptopurina, e pelo metotrexato. A azatioprina pode demorar entre 2 e 6 meses para atingir plena eficácia terapêutica, o que contraindica seu uso para indução da remissão.[22] Há utilidade da azatioprina na manutenção da remissão, especialmente em pacientes corticodependentes. Ela é mais eficaz que a mesalazina para manter remissão livre de corticosteroides.[23] Recomenda-se a dosagem da enzima tiopurina metiltransferase (TPMT) que pode ser útil no estabelecimento da dose apropriada da medicação, porém, esse teste é pouco disponível em nosso meio, e ainda assim sua dosagem não dispensa a monitoração hematológica periódica para checagem de leucopenia, efeito colateral importante da droga. Tiopurinas podem causar mielossupressão, pancreatite, hepatotoxicidade, reações alérgicas e aumento da suscetibilidade a infecções. Raramente, pode estar associada a um aumento no risco de linfoma e câncer de pele não melanoma.[24,25] Ultimamente, tem havido uma tendência à recomendação de terapia biológica em vez de azatioprina para pacientes corticodependentes, já que esses pacientes têm pior prognóstico e os biológicos apresentam maior eficácia que as tiopurinas na manutenção da remissão, como será comentado adiante.

Quanto ao metotrexato, há uma falta de informações e estudos consistentes sobre sua indicação para induzir e manter a remissão em colite ulcerativa, razão pela qual não há recomendação dessa droga com tal finalidade, na grande maioria dos pacientes, a não ser em casos excepcionais.

A terapia biológica com anticorpos anti-TNF (infliximabe, adalimumabe) ou com drogas antimoléculas de adesão (vedolizumab) está indicada em pacientes que não respondem à terapia de indução com corticosteroides ou naqueles que não respondem às tiopurinas. Tanto o infliximabe quanto o adalimumabe mostraram-se eficazes para indução e manutenção da remissão em pacientes com colite ulcerativa moderada a grave. Os estudos ACT 1 e ACT 2 mostraram que o infliximabe é eficaz na indução da remissão clínica e endoscópica.[26]

A eficácia de adalimumabe em pacientes com colite moderada a grave que não responderam a corticosteroides ou imunossupressores foi demonstrada nos estudos ULTRA 1 e ULTRA 2.[27,28] A escolha de determinado agente biológico entre os disponíveis não dispõe até o momento de estudos que possam guiá-la, sendo uma questão que deve ser discutida entre o médico e o paciente quanto à periodicidade das aplicações e via de administração (bimensal e endovenosa no caso do infliximabe, e subcutânea e quinzenal no caso do adalimumabe).

Recomenda-se que o início da terapia seja feito de modo combinado com imunossupressores, em particular a azatioprina, pois essa medida aumenta a eficácia e reduz a formação de autoanticorpos contra a droga biológica, o que ocorre em cerca de 10 a 20% dos pacientes em um ano e está associada a uma diminuição da eficácia e perda da resposta terapêutica.[29]

O estudo SUCCESS mostrou que em 16 semanas a taxa de remissão era significativamente maior em pacientes com terapia combinada infliximabe + azatioprina do que no grupo infliximabe ou no grupo azatioprina isoladamente. Porém, esse estudo, um dos poucos realizados para investigar a eficácia da terapia combinada em colite ulcerativa, sofre limitações em virtude de sua reduzida duração e pelo fato de outros parâmetros, como a melhora no escore de Mayo, não terem sido diferentes entre os grupos.[30]

Com relação ao adalimumabe, o estudo ULTRA 1 mostrou uma eficácia maior do tratamento no grupo em uso de imunossupressores + adalimumabe do que no grupo tratado apenas com adalimumabe.[30]

A terapia combinada biológico + imunossupressor aumenta ligeiramente a taxa de infecções e câncer em relação ao uso isolado de cada uma.[31]

Como já dito anteriormente, apesar de a azatioprina ser uma opção para o tratamento da colite ulcerativa corticodependente, há uma tendência entre especialistas de indicar a terapia biológica nesta situação, em razão da existência de evidências mais robustas de eficácia da última e tendo em vista que pacientes corticodependentes têm pior prognóstico em médio e longo prazos.[32]

A resposta sintomática à terapia com anti-TNF deve ser avaliada em 8 a 12 semanas. Se não houve resposta clínica nesse período, deve ser discutida nova estratégia terapêutica. Havendo resposta, outros controles serão necessários posteriormente, incluindo a colonoscopia para verificar a cicatrização da mucosa.

Como referido anteriormente, ao longo do tratamento pode haver perda de resposta ou o paciente pode apresentar uma resposta inicial incompleta com os biológicos. Idealmente, a medida de níveis séricos da droga e quantidade de autoanticorpos é muito útil para determinar a conduta a ser adotada. Nenhum dos dois está disponível na grande maioria dos centros no Brasil. Um estudo retrospectivo determinou, em 110 pacientes com perda de resposta ou resposta parcial, que 45% deles apresentavam níveis subterapêuticos de droga, enquanto 17% tinham anticorpos antidroga. Nos primeiros, um aumento da dose foi associado com 86% de resposta, e nos pacientes que tinham anticorpos antidroga o aumento foi acompanhado de melhora da resposta em apenas 17%. Portanto, conhecer os níveis séricos da droga e a presença ou não de autoanticorpos é peça-chave na decisão a ser tomada quanto à conduta nos pacientes que apresentam perda de resposta ou resposta incompleta.[33]

A RCU na faixa etária pediátrica apresenta algumas características únicas.

Cada vez mais descrita e em idades mais precoces, 5 a 25% dos pacientes com DII têm o início dos sintomas na infância e na adolescência.[34] As características principais da RCU em crianças e adolescentes que diferem da doença do adulto são:

- pancolite predominante em 60 a 80%, isto é, prevalência 2 vezes maior que nos adultos;
- localização restrita ao reto é rara;
- evolução para colectomia em 10 anos de doença de 30 a 40% em crianças, e em média 20% em adultos.[3]

Entretanto, a maior diferença da faixa etária pediátrica, e que por isso merece um tratamento rápido e eficaz após diagnóstico precoce, é por ser a fase de crescimento e desenvolvimento físico, puberal e emocional do ser humano, com necessidades nutricionais e de atenção especiais. Aqui, nota-se a importância do atendimento desse paciente por uma equipe multidisciplinar atenta a todas as modificações dessa faixa etária e com experiência em DII.

DIAGNÓSTICO

O diagnóstico é baseado na história e no exame físico completo, com especial observação para a adequação nutricional, avaliação da velocidade de crescimento e desenvolvimento puberal que podem estar atrasados na fase de doença ativa.

O Consenso ESPGHAN sugere exames de fezes para descartar quadros infecciosos como coprocultura, protoparasitológico de fezes e pesquisa de toxina A e B para *Clostridium dificille*, com nível de evidência pobre. Contudo, em nosso meio essas possibilidades devem ser mais consideradas.

Em crianças menores de 2 anos sempre excluir o diagnóstico de alergia alimentar ou imunodeficiência primária, causas muito mais frequentes de colite nessa faixa etária.

O tratamento da RCU em crianças e adolescentes tem como objetivo a indução da remissão, manutenção da remissão em longo prazo, redução das taxas de cirurgia (colectomia), cicatrização da mucosa e, principalmente, a promoção do crescimento e desenvolvimento puberal adequado e melhora da qualidade de vida.

Mesalazina (5-ASA) oral é recomendada como primeira terapia de indução para doença leve a moderada e para manutenção da remissão.

Monoterapia com 5-ASA tópico pode ser efetiva em crianças selecionadas com proctite leve a moderada, apesar de essa condição ser rara no paciente pediátrico.

Combinação de 5-ASA oral com tópico é mais efetiva que somente a terapia oral, porém, se o enema não for tolerado, a terapia oral pode ser utilizada isoladamente para indução de remissão, mesmo em doença extensa.

Esteroide oral é efetivo para indução da remissão, mas nunca para a manutenção.

Esteroide oral é recomendado para doença moderada com comprometimento sistêmico e crianças com doença grave sem sintomas sistêmicos ou na falha de indução de remissão após terapia adequada com 5-ASA. Muitos pacientes com doença grave necessitam de esteroide endovenoso.

Recomenda-se prednisona ou prednisolona dose 1 mg/kg/dia, máximo de 40 mg/dia.

Tiopurinas (azatioprina ou mercaptopurina) são recomendadas para manutenção da remissão nas crianças com intolerância a 5-ASA ou reagudizações frequentes (2 a 3 por ano) ou corticodependentes após usar a máxima dose de 5-ASA. Também são recomendadas para tratamento de manutenção após remissão induzida pelo esteroide em colite aguda grave, pois nessa situação há grande chance de se tratar de uma doença mais agressiva. As doses recomendadas são:

- azatioprina: 1,5 a 2,5 mg/kg/dia;
- 6-mercaptopurina: 1 a 1,5 mg/kg/dia.

Ciclosporina e tacrolimus iniciados em um episódio agudo de colite grave podem ser descontinuados após quatro meses e utilizados como ponte para a introdução de tiopurinas. As evidências atuais são insuficientes para recomendar metotrexato em RCUI de crianças.

Pelo fato de a DII pediátrica ter um curso clínico mais agressivo, com forte efeito negativo sobre o crescimento, há expectativa para um maior uso de biológicos na tentativa de modificar a história natural da doença. Poucos estudos prospectivos demonstram o uso de infliximabe em pacientes pediátricos com RCU.

Estudo em crianças hospitalizadas com RCU grave com doença refratária ao corticoide mostrou que o uso de infliximabe promove queda do índice de atividade inflamatória em curto período, mantendo a resposta por período prolongado. Pacientes com a doença mais recente responderam melhor ao infliximabe do que aqueles com a doença diagnosticada há mais tempo.[35]

Hyams et al. demonstraram diminuição nas taxas de colectomia por 6, 12 e até 24 meses de acompanhamento em pacientes pediátricos com RCU grave, corticodependentes, refratários ao corticosteroide e com baixa resposta ao tratamento de manutenção, após tratamento com infliximabe.[36]

Todavia, há poucas evidências do uso da terapia biológica como primeira opção de tratamento em crianças, a chamada terapia *top down*.[37]

O tratamento com antifator de necrose tumoral alfa (antiTNF-alfa), na RCUI em crianças e adolescentes, é atualmente aceito com as seguintes recomendações com bons níveis de evidência:

- Infliximabe para tratamento de crianças com RCU em atividade persistente ou corticodependente, não controlada com 5-ASA ou tiopurinas.
- Infliximabe para doença corticorrefratária com corticosteroide via oral ou endovenosa se necessário.

Se indicado no episódio agudo de paciente que não utilizou ainda tiopurinas, pode ser utilizado como uma ponte para as tiopurinas, sendo descontinuado após 4 a 8 semanas.

O esquema de tratamento é o mesmo que nos adultos: infliximabe na dose recomendada de 5 mg/kg/dose, endovenoso em 2 horas para indução nas semanas 0, 2, 6 e para manutenção a cada 8 semanas. Em bula, infliximabe está disponível para crianças com RCU a partir de 6 aos 18 anos, desde março de 2014.

Adalimumabe é recomendado na dose para indução de 160 mg na semana 0 e 80 mg semana 2, para crianças como mais de 30 kg de peso, como nos adultos, e de 80 mg na semana 0 e de 40 mg na semana 2 para crianças com menos de 30 kg, via subcutânea a cada 15 dias. A manutenção é feita com 40 mg SC a cada 15 dias. O adalimumabe já foi liberado para uso em crianças, mas ainda não foi autorizada a dispensação pelo SUS nas farmácias de medicamentos de alto custo.

Em síntese, a RCU em crianças e adolescentes deve ter um diagnóstico precoce e tratamento efetivo para evitar o retardo de desenvolvimento ponderoestatural e puberal.

O atendimento com equipe multidisciplinar com gastropediatra, psicólogo e nutricionista para orientação correta, esclarecimento de dúvidas em uma faixa etária tão sujeita a mudanças é imprescindível para garantir melhor aderência e eficácia do tratamento e qualidade de vida adequada.

REFERÊNCIAS

1. da Pontte ACA, Damião AOMC, Rosa AM et al. Consensus guidelines for the management of inflammatory bowel diseases. Arq Gastroenterol. 2010; 47:3.
2. Dignass A, Lindsay JO, Andreas Sturm A. Second European evidence-based consensus on the diagnosis and management of ulcerative colitis Part 2: Current management of Crohn's and Colitis. 2012; 6:991-1030.
3. Turner D, Levine A, Escher JC et al. Management of pediatric ulcerative colitis: Joint ECCO and ESPGHAN Evidence-based Consensus Guidelines. JPGN. 2012; 55:3.
4. Colombel JF, Rutgeerts P, Reinisch W et al. Early mucosal healing with infliximab is associated with improved long term clinical outcomes in ulcerative colitis. Gastroenterology. 2011; 141:1194-201.
5. Ardizzone S, Cassinoti A, Duca P et al. Mucosal healing predicts late outcomes after the first course of corticosteroids for newly diagnosed ulcerative colitis. Clin Gastronterol Hepatol. 2011; 9:483-9.
6. Laharie D, Filippi J, Roblin X et al. Impact of mucosal healing on long term outcomes in ulceratve colitis treated with infliximab: a multicenter experience. Aliment Pharmacol Ther. 2013; 37:998-1004.
7. Schoepfer AM, Beglinger C, Straumann A et al. Fecal calprotectin more accurately reflects endoscopic activity of ulcerative colitis than the Lichtiger index, C reactive protein, platelets, hemoglobin, and blood leucocytes. Inflamm Bowel Dis. 2013; 19:332-41.
8. Solberg IC, Lygren I, Jahnsen J et al. Clinical course during the first 10 years of ulcerative colitis: results from a popilation based inception cohort (IBSEN study). Scand J Gastroenterol. 2009; 44:431-40.
9. Ananthakrishnan AN, Issa M, Beaulieu DB et al. History of medical hospitalization predicts future need for colectomy in patients with ulcerative colitis. Inflamm B Dis. 2009; 15:176-81.
10. Langholz E, Munkholm P, Davidsen M et al. Changes in extent of ulcerative colitis: a study on the course and prognostic factors. Scand J Gastroenterol. 1996; 31:260-6.
11. Henriksen M, Jahnsen J, Lygren I et al. C-reactive protein: a predictive factor and marker of inflammation in inflammatory bowel disease. Results from a prospective population based-study. Gut. 2008; 57:1518-23.
12. Faubion WA Jr, Loftus EV Jr, Harmsen WS et al. The natural history of corticosteroid therapy for inflammatory bowel

disease: a population based study. Gastroenterol. 2001; 121:255-60.

13. Marshall JK, Thabane M, Steinhart AH et al. Rectal 5 aminosalicylic acid fot induction of remission in ulcerative colitis. Cochrane Database Syst Rev. 2010; CD004115.

14. Marshall JK, Irvine EJ. Rectal aminosalicylate therapy for distal ulcerative colitis: a metanalysis. Aliment Pharmacol Ther. 1995; 9:293-300.

15. Feagan BG, MacDonald JK. Oral 5 aminosalicylic acid acid for indction of remission in ulcerative colitis. Cochrane Database Syst Ver. 2012; 10:CD000543.

16. Pruitt R, Hanson J, Safdi M et al. Balsalazide is superior to mesalamine in the time to improvement of signs and symptoms of acute mild-to-moderate ulcerative colitis. Am J Gastroenterol. 2002; 97:3078-86.

17. Levine DS, Riff DS, Pruitt R et al. A randomized, double blind, dose-response comparison of balsalazide (6,75 g), balsalazide (2,25 g) and mesalamine (2,4 g) in the tretment of active, mild to moderate ulcerative colitis. Am J Gastroenterol. 2002; 97:1398-407.

18. Feagan BG, MacDonald JK. Once daily oral mesalamine compared to conventional dosing for induction and maintenance of remission in ulcerative colitis: a systematic review and metanalysis. Inflamm B Dis. 2012; 18:1785-94.

19. Flourie B, Hagege H, Tucat G et al. Randomised clinical trial: once vc twice: daily prolonged release mesalazine for active ulcerative colitis. Aliment Pharmacol Ther. 37:767-775, 2013.

20. Ford AC, Bernstein CN, Khan KJ et al. Glucocorticosteroid therapy in inflammatory bowel diseases: systematic review and metanalysis. Am J Gastroenterol. 2011; 106:590-9.

21. Lichtenstein GR, Abreu MT, Cohen R et al. American Gastroenterological Association technical review on corticosteroids, immunomodulators, and infliximab in inflammatory bowel diseases. Gastroenterol. 2006; 130:940-87.

22. Gisbert JP, Linares PM, McNichol AG et al. Meta-analysis: the efficacy of azathioprine and mercaptopurine in ulcerative colitis. Aliment Pharmacol Ther. 2009; 30:126-37.

23. Ardizzone S, Maconi G, Russo A et al. Randomised controlled trial of azathioprine and 5 aminosalicylic acid for treatment of steroid dependent ulcerative colitis. Gut. 2006; 55:47-53.

24. Kotlyar DS, Osterman MT, Diamond RH et al. A systematic review of factors that contribute to hepatosplenic T cell lymphoma in patientes with inflammatory bowel disease. Clin Gastroenterol Hepatol. 2011; 9:36-41.

25. Ariyaratnam J, Subramanian V. Association between thiopurine use and and nonmelanoma skin cancers in patients with inflammatory bowel disease: a meta- analysis. Am J Gastroenterol. 2014; 109:163-9.

26. Lawson MM, Thomas AG, Akobeng AK. Tumour necrosis factor alpha blocking agents for induction of remission in ulcerative colitis. Cochrane Database Syst Rev. 2006; CD005112.

27. Reinisch W, Sandborn WJ, Hommes DW et al. Adalimumab for induction of of clinical remission in moderately to severely active ulcerative colitis: results of a randomized controlled trial. Gut. 2011; 60:780-7.

28. Sandborn WJ, van Assche G, Reinisch W et al. Adalimumab induces and maintains clinical remission in patients with moderate-to-severe ulcerative colitis. Gastroenterol. 2012; 142:257-65.

29. Krieckaert CL, Bartelds GM, Lems WF et al. The effct of immunomodulators on the immunogenicity of anti-TNF blocking therapeutic monoclonal antibodies: a review. Arthritis Res Ther. 2010; 12:217.

30. Lichtenstein GR, Diamond RH, Wagner CL et al. Clinical trial: benefits and risks of immunomodulators and maintenance infliximab for IBD: subgroup analyses acroos four randomized trials. Aliment Pharmacol Ther. 2009; 30:210-26.

31. Targownik LE, Bernstein CN. Infectious and malignant complications of TNF inhibitor therapy in IBD. Am J Gastroenterol. 2013; 108:1835-42.

32. Bressler B, Marshall JK, Bernstein CN et al. Clinical practice guidelines for the medical management of nonhospitalized ulcerative colitis: the Toronto Consensus. Gastroenterology. 2015; 148(5):1035-58.

33. Afif W, Loftus EV Jr, Faubion WA et al. Clinical utility of measuring infliximab and human anti-chimeric antibody concentrations in patientes with inflammatory bowel disease. Am J Gastroenterol. 2010; 105:1133-9.

34. Kelsen J, Baldassano RN. Inflammatory bowel disease: the difference between children and adults. Inflamm. Bowel Dis. 2008; 14(2):S9-S11.

35. Turner D, Mack D, Leleiko N et al. Severe pediatric ulcerative colitis: a prospective multicenter study of outcomes and predictors of response. Gastroenterol. 2010; 138:2282-91.

36. Hyams JS, Lerer T, Griffths A et al. Outcome following Infliximabe therapy in children with ulcerativis colitis. Am J Gastroenterol. 2010; 105:1430-6.

37. Yang L S, Alex G, Catto, Smith AG. The use of biologic agents in pediatric inflammatory bowel disease. Curr Op Pediatr. 2012; 24:609-14.

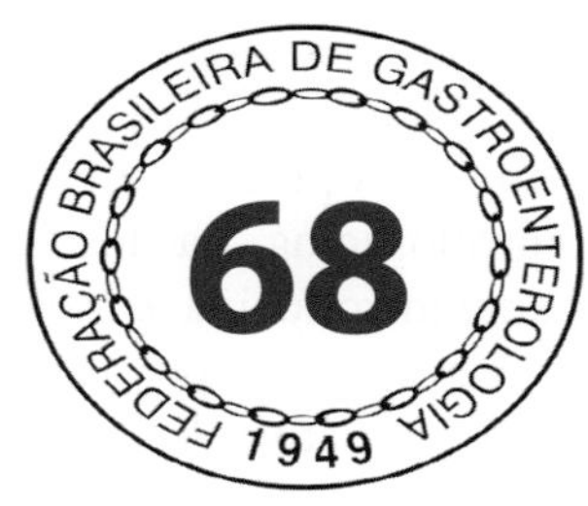

TRATAMENTO DA DOENÇA DE CROHN

Flavio Steinwurz

INTRODUÇÃO

A doença de Crohn ainda representa um enorme desafio para os gastroenterologistas quando a questão é o tratamento. Muitas pesquisas têm sido realizadas em busca de novas drogas capazes de controlar a doença como um todo e não apenas aliviar os sintomas, e, aparentemente, tais esforços têm sido recompensados. Temos um arsenal terapêutico que melhora a cada ano, com avanços substanciais, que trouxeram grande benefício aos doentes.

De modo geral, a doença de Crohn pode ser tratada clínica ou cirurgicamente, mas a opção cirúrgica deve ser reservada para complicações ou impossibilidade de obter a remissão com a terapia medicamentosa.

Os objetivos do tratamento têm mudado muito nos últimos anos. No passado, a meta a ser alcançada era a simples remissão clínica, ou seja, a melhora dos sintomas. Atualmente, os objetivos são muito mais ambiciosos, além da remissão clínica, também a melhora laboratorial, endoscópica, e até histológica; e, ainda, a possibilidade de oferecer ao paciente uma qualidade de vida adequada, prevenindo recidivas e impedindo o desenvolvimento de complicações futuras.

Evidentemente, dependendo da gravidade e do estado em que se encontram as alças envolvidas pela doença, essas metas podem ser revistas e as pretensões podem se tornar mais modestas.

Algumas regras básicas de tratamento clínico devem ser respeitadas e levam em conta:

- a localização da doença;
- a gravidade e a extensão do processo inflamatório;
- as complicações da doença (abscessos, fístulas etc.);
- a presença de doenças coexistentes (hipertensão arterial, diabete melito, glaucoma etc.) ou manifestações extraintestinais.

Dentre as drogas mais comumente utilizadas, destacam-se sulfassalazina, mesalazina, corticosteroides (budesonida, prednisona, hidrocortisona etc.), imunossupressores (6-mercaptopurina, azatioprina, metotrexate etc.) e agentes biológicos (infliximabe, adalimumabe, certolizumabe e vedolizumabe)[1] (Quadro 68.1).

O tratamento, via de regra, é realizado em duas etapas. A primeira, de indução à remissão, que diz respeito ao surto de atividade da doença, visa a redução ou a abolição da sintomatologia do paciente nos períodos de crise da doença. A segunda é a manutenção da remissão, ou seja, objetiva fazer que o indivíduo fique o máximo de tempo possível sem re-

Quadro 68.1 – Tratamento clínico da doença de Crohn na fase ativa

Doença leve
▪ 5-ASA oral e/ou budesonida oral ▪ Metronidazol ou ATB (ciprofloxacina)
Doença moderada/grave
▪ Corticosteroide (prednisona ou prednisolona) oral ▪ Imunossupressor oral
Dependêcia de corticosteroide
▪ Azatioprina ou 6-mercaptopurina ou metotrexate
Doença refratária
▪ Infliximabe EV ou adalimumabe SC ou certolizumabe SC ou vedolizumabe EV
Fístulas
▪ Imunossupressores e/ou biológicos
Doença grave
▪ Corticosteroide EV ou biológicos ▪ Infliximabe EV ou adalimumabe SC ▪ Certolizumabe SC e vedolizumabe EV

cidivas, quer dizer, sem novos surtos de agudização, permanecendo, portanto, livre de sintomas.[1]

TRATAMENTO CLÍNICO

Sulfassalazina e derivados do ácido 5-aminossalicílico (5-ASA)

A sulfa e os derivados do ácido 5 aminossalicílico têm sido excluídos do rol de drogas utilizadas no tratamento da doença de Crohn por terem baixa eficácia terapêutica nessa doença. Seu uso tem sido reservado para casos de colite de Crohn, e, em geral, como droga coadjuvante.[1-7]

Tradicionalmente, pacientes com quadro leve a moderado poderiam ser tratados com ácido 5 aminossalicílico, na formulação a ser escolhida, dependendo do local em que se deseja que a droga seja liberada. As doses podem variar. No entanto, é comum a necessidade de atingir 4 a 4,8 g por dia de mesalamina, ou 4 a 6 g por dia de sulfassalazina (somente para doença colônica).[3-7]

Antibióticos

Pode-se também lançar mão de metronidazol ou ciprofloxacina com resultados variáveis, mais promissores na colite de Crohn ou na doença perianal.[8-11] Um interessante trabalho comparou a ciprofloxacina com a mesalazina e mostrou eficácia similar de ambas. Entretanto, não havia um grupo-placebo para controlar o estudo, e a casuística era muito pequena, o que dificultou a interpretação do resultado.[10] Outro estudo, dessa vez controlado com placebo, foi realizado acrescentando-se ciprofloxacina, na dose de 1 g/dia à terapia já previamente introduzida, e mostrou resposta significativa com relação ao grupo que recebeu placebo, na doença de Crohn ativa.[11]

A rifaximina é outro antibiótico que foi testado para o tratamento da doença de Crohn. Embora alguns trabalhos eventuais tenham mostrado certo benefício, um estudo multicêntrico realizado com todos os rigores científicos de pesquisa não evidenciou qualquer diferença quando comparado ao grupo-placebo.[12]

Corticosteroides

Os corticosteroides, apesar do bom efeito em curto prazo, reduzindo sensivelmente os sintomas da doença, podem trazer, em longo prazo, riscos e efeitos colaterais muito desagradáveis, inclusive infecções e complicações pós-cirúrgicas, além de dependência da droga. Não devem, portanto, ser usados por períodos prolongados.[1,6]

A budesonida é um corticosteroide cuja metabolização se faz de forma rápida, ainda na primeira passagem pelo fígado (aproximadamente 90%), proporcionando menor incidência de efeitos colaterais, já que seus metabólitos têm baixa ação glicocorticoide. Vários trabalhos têm demonstrado eficácia comparável à da prednisona.[13-22] A dose preconizada é de 9 mg/dia, devendo ser priorizada para os casos leves de afecção que atinja a região ileocecal, já que seu encapsulamento é feito de tal forma que a desintegração ocorra nessa porção do intestino.[13-17]

Em geral, a utilização de corticosteroides orais de efeito sistêmico ocorre em quadros moderados a graves. O mais utilizado é a prednisona na dose de 40 a 80 mg/dia.[23,24]

Os corticosteroides endovenosos são armas importantes no tratamento dos quadros graves. Nesses casos, os pacientes devem estar hospitalizados, e pode-se usar o ACTH, na dose de 120 UI/dia, ou a hidrocortisona, na dose de 300 a 600 mg/dia, diluídos ou em *bolus*. A hidrocortisona é amplamente utilizada em todo o mundo, e é considerada praticamente a terapia-padrão de resgate em casos graves.[23,24]

Quando da utilização de corticosteroide, é preciso seguir algumas regras básicas para evitar insucessos e riscos:

- não dar subdose;
- não reduzir muito rapidamente, nem muito lentamente;

- sempre reduzir paulatinamente;
- orientar sobre efeitos adversos;
- monitorar eventual dependência.

O uso de corticosteroides tópicos (budesonida, hidrocortisona), como supositórios, pomadas e enemas, deve ser restrito a proctites e retossigmoidites leves ou como coadjuvante em casos moderados a graves.[17-24]

Imunossupressores

Em 1980, foi publicado por Korelitz e Present, em Nova York, o importante trabalho que provou a eficácia dos imunossupressores, no caso, a 6-mercaptopurina, como opção terapêutica, para casos não responsivos, com complicações, e, ainda para manutenção da remissão da doença. Nesse estudo, a 6-mercaptopurina teve eficácia em 67% dos casos, contra apenas 8% do grupo-placebo.[25] Consequentemente, também foi eficaz em cicatrizar fístulas em 31% dos casos, ao passo que apenas 6% dos que usaram placebo lograram alcançar esse objetivo.[26] Na verdade, a azatioprina é um derivado purínico que se transforma em 6-mercaptopurina, e ambas têm na tioguanina seu princípio ativo, que depende de enzimas para ser metabolizada de forma adequada. Após o trabalho inicial, inúmeros outros foram realizados, comprovando a eficácia desses agentes que, sem qualquer dúvida, trouxeram enorme benefício aos doentes.[27-30] Além disso, foram testados com êxito em crianças, sem acarretar prejuízo ao desenvolvimento.[31] Posteriormente, também mostraram bons resultados na prevenção de recidiva pós-operatória, inclusive nas avaliações endoscópicas.[32,33]

É muito importante lembrar que esses imunossupressores têm início de ação lento, levando cerca de 3 a 4 meses. A dose, em geral, vai de 1,5 a 3,5 mg/kg de azatioprina ou 1 a 2,5 mg/kg de 6-mercaptopurina. As indicações e o manejo podem ser vistos no Quadro 68.2.

A ação depende da enzima TPMT e dos níveis de 6-tioguanina. Há testes para determinar essas frações, mas, no Brasil, ainda estão indisponíveis. Vários estudos têm verificado a possibilidade de haver uma ação deficiente da 6-mercaptopurina em pacientes que apresentam alteração nos níveis da enzima tiopurina-metiltransferase. Esse evento poderia ter relação com a origem do indivíduo e com fatores genéticos.[34-36] Há, contudo, a possibilidade de aumentar a eficácia da 6-mercaptopurina com o uso de outras drogas concomitantes que interferem na enzima mencionada, ou talvez usar, em casos resistentes, seu metabólito, que, em última análise, representa seu princípio ativo, que é a 6-tioguanina.[35,36]

Quadro 68.2 – Indicações e manejo das tiopurinas (azatioprina/6-mercaptopurina) na doença de Crohn

- Doença refratária ao uso de corticosteroides e 5-ASA ou sulfa
- Dependência de corticosteroides
- Manutenção da remissão
- Fístulas ou doença perianal
- Prevenção de recorrência pós-cirúrgica
- Coadjuvante de biológicos
- 1 a 2,5 mg/kg de 6-MP
- 1,5 a 3,5 mg/kg de AZA
- Ação dependente da enzima TPMT e dos níveis de 6-tioguanina
- Monitoração obrigatória de efeitos colaterais por meio de exames periódicos
- Início de ação lenta, ao redor de três meses

A 6-tioguanina pura mostrou-se mais tóxica que a própria 6-mercaptopurina, da qual seria derivada após metabolização pela enzima anteriormente mencionada, podendo acarretar lesões hepáticas graves, não sendo, portanto, de uso terapêutico.[37,38]

A 6-mercaptopurina e a azatioprina, possivelmente, são as drogas de uso oral com melhor resultado na manutenção da remissão na doença de Crohn. Ninguém questiona que na relação risco-benefício sua atuação seja muito favorável, melhorando o quadro da doença, com toxicidade bastante tolerável.[39-44] A monitoração sobre os efeitos colaterais é obrigatória, a fim de evitar complicações. Os efeitos colaterais mais frequentes incluem cefaleia, náuseas e vômitos, leucopenia, hepatite e pancreatite, além do risco aumentado para linfoma.[43-45]

O metotrexate pode ser usado por via oral, intramuscular ou subcutânea. Na doença de Crohn, a forma mais comum é a intramuscular na dose de 15 a 25 mg por semana. Mostrou-se eficaz, mas pode ser hepatotóxico e, portanto, devem-se controlar as enzimas do fígado. Pode, também, ser utilizado como coadjuvante dos biológicos, assim como a 6-mercaptopurina e a azatioprina, e seu uso vem se difundindo nos últimos anos, já que é uma droga muito utilizada em reumatologia, sem maiores complicações.[46-50] Inicialmente, foi utilizado pelo Dr. Richard Kozarek, de Seattle (Estados Unidos) e, mais recentemente, sua eficácia foi confirmada em estudos controlados realizados pelo Dr. Brian Feagan, de London (Ontário), no Canadá.[49]

O *tacrolimus* é outro imunossupressor de uso oral, mas de ação mais rápida. Tem demonstrado eficácia, principalmente em casos com a presença de fístulas. Por ser nefrotóxico, na maioria das vezes é usado como ponte para AZA/6-MP. Estudos revelam resultados favoráveis quando foi utilizado nas indicações já citadas dos outros imunossupressores, apenas ressaltando a necessidade de controle da função renal, por causa da nefrotoxicidade, que, na maioria das vezes, é reversível, mas pode ser grave.[51-55]

A ciclosporina é mais utilizada na colite ulcerativa e tem pouca eficácia na doença de Crohn. Em alguns trabalhos, mostrou-se satisfatória em casos refratários da doença e também se revelou útil em alguns casos de fístulas. Pode ser usada na dose de 2 a 4 mg/kg/dia EV por até 10 dias e depois 8 mg/kg/dia VO por 12 semanas. Serve, ainda, como ponte para outro imunossupressor, por apresentar efeito rápido. Por ser nefrotóxica, é importante que se controle a função renal.[56-60]

O micofenolato mofetil, muito usado para evitar rejeição em casos de transplantes, teve, em estudos realizados com casos de doença de Crohn, resultados decepcionantes. É um agente imunomodulador que se acreditava ser de grande benefício na doença de Crohn. Trabalhos iniciais mostravam grande melhora dos pacientes tratados com essa droga, com sensível redução dos índices de atividade da doença, principalmente nos casos mais graves.[61] Infelizmente, os trabalhos bem controlados que se sucederam têm mostrado ser prematuro o entusiasmo anteriormente verificado. Parece que a eficácia da droga é bastante limitada e não apresenta vantagens evidentes quando comparada a outros medicamentos da categoria, como a 6-mercaptopurina e a azatioprina.[62]

Biológicos

Os agentes biológicos ganharam grande destaque no tratamento da doença de Crohn, não apenas pela sua eficácia em induzir a remissão em grande parte dos pacientes, mas também por manter os mesmos sem sintomas por períodos prolongados. Vários estudos mostraram que esses agentes têm a capacidade de cicatrizar a mucosa, e, com isso, possibilitar uma mudança na história natural da doença, reduzindo o número de hospitalizações e cirurgias, e melhorando o prognóstico dos indivíduos doentes. Claro que há muita discussão sobre determinados pontos polêmicos, até mesmo sobre a definição correta de cicatrização de mucosa, mas é fato que os biológicos melhoram significativamente a condição do intestino doente.[63-68]

A terapia biológica disponível para o tratamento da doença de Crohn é, até o momento, composta dos seguintes produtos:

- Anti-TNFs:
  - infliximabe – Remicade® (quimérico);
  - adalimumabe – Humira® (completamente humano);
  - certolizumabe-pegol – Cimzia® (humanizado-peguilado).
- Anti-integrina $\alpha 4\beta 7$:
  - vedolizumabe – Entyvio® (humanizado).

Os biológicos podem ser humanos, humanizados, ou ter componente munírico. Os humanos ou humanizados recebem o sufixo -umabe, ao passo que, os muníricos ou quiméricos (mistos) recebem o sufixo -imabe. Possivelmente, no futuro, serão indicados após verificação de aspectos genéticos, fenotípicos, sorológicos e clínicos que poderão ser utilizados na determinação de sua necessidade e eficácia. Pacientes com infecção não devem receber a terapia biológica até que o quadro infeccioso esteja controlado. Em caso de abscessos, deve haver drenagem prévia. Pacientes com risco de infecções latentes devem ter esses diagnósticos excluídos antes de utilizar a terapia, e aqueles que receberam vacinas com vírus vivo devem aguardar três meses para iniciá-la.

É de bom senso que se realizem testes para afastar tuberculose latente e que se administre as vacinas sem vírus vivo que porventura estejam faltando, antes do início do tratamento, com destaque para as de *influenza*, pneumococo, tétano, hepatite e HPV. Pacientes com história de malignidade (com exceção de neoplasia de pele, que não melanoma maligno), doença linfoproliferativa, insuficiência cardíaca congestiva grave ou, ainda, doença desmielinizante devem, via de regra, evitar o uso de terapia biológica.

Em 1997, já foi descrito o benefício do infliximabe, anticorpo monoclonal quimérico anti-TNF, na doença de Crohn, quando demonstrou, em uma única infusão, melhora em 65% dos pacientes contra apenas 17% do grupo-placebo.[63] Nesse artigo, mostrou-se que a dose de 5 mg/kg era tão eficaz quanto doses maiores, estabelecendo-se, então, esta como o padrão para o início do tratamento. Pacientes com doença de Crohn luminal de moderada a grave devem receber doses periódicas de infliximabe, já que aqueles que recebem doses episódicas têm uma evolução pior.

A dose preconizada é de 5 mg/kg em infusão endovenosa nas semanas 0, 2 e 6 (indução), e o efeito terapêutico, em geral, ainda se mostra dentro das primeiras semanas da sua administração. O tratamento de manutenção deve ser feito com infusões periódicas, a cada oito semanas. Sua eficácia foi comprovada por vários trabalhos científicos realizados por instituições de renome.[63-67]

O tratamento de manutenção pode ser feito de forma isolada, com monoterapia, ou em associação com imunossupressores. O estudo SONIC mostrou que a terapia combinada de infliximabe com imunossupressores foi mais eficaz que a monoterapia em pacientes com doença de Crohn moderada ou grave, virgens de tratamento.[68] Nesse estudo, compararam-se pacientes virgens de tratamento com imunossupressores e biológicos, que foram randomizados em grupos que receberam azatioprina + placebo, ou infliximabe + placebo, ou infliximabe + azatioprina. Houve vantagem no grupo que recebeu terapia combinada de infliximabe + azatioprina após um ano de controle. Interpretar os resultados, entretanto, não é fácil, já que sempre existe um risco maior de efeitos colaterais com esta associação no longo prazo. Quer dizer, o bom senso deve prevalecer na hora da escolha terapêutica.

A maioria dos gastroenterologistas concorda que o uso concomitante de imunossupressores e as doses de indução nas semanas 0, 2 e 6 são relevantes para a obtenção de melhor resposta terapêutica, com a redução da possibilidade de formação de anticorpos HACA (antiquiméricos) ou anti-infliximabe.[69-71] Apesar de ainda não haver unanimidade quanto ao uso de manutenção sequencial posterior, a cada oito semanas, parece ser este o padrão a ser seguido, ao menos até o momento. As reações infusionais poderiam decorrer de formação de anticorpos e reduzir a eficácia da droga por uma diminuição do seu nível plasmático, levando à redução do tempo de atuação. Um estudo realizado com 80 pacientes (40 em cada grupo), acompanhados por 104 semanas, mostrou que, após seis meses de uso concomitante de imunossupressor, é possível retirá-lo sem que ocorra modificação no curto prazo na eficácia do infliximabe, com relação ao grupo que manteve a droga. Evidenciou-se, porém, que aqueles que suspenderam o imunossupressor apresentaram picos sanguíneos diminuídos do infliximabe a partir de então. Ainda permanece obscuro até que ponto isso poderia influenciar e resultar em possível reação de hipersensibilidade tardia ou perda de eficácia da droga em longo prazo.[69,70]

No princípio, o infliximabe era proibido em casos de estenose, o que se mostrou desnecessário, já que, em casos em que não há sinais e sintomas de suboclusão, nem dilatação da alça a montante da estenose, o risco é pequeno e pode haver bons resultados.[72,73]

O registro TREAT, realizado com mais de 6 mil pacientes, dentre os quais 3.272 usaram infliximabe, mostrou que não houve vestígio de que o linfoma possa ser um efeito adverso da droga, já que o número de ocorrências foi igual ao encontrado naqueles que usavam imunossupressores isoladamente. O que ficou evidenciado é que aqueles que usam corticosteroides e narcóticos cronicamente apresentam maior risco de morbidade e mortalidade. De maneira geral, após profunda análise dos dados, ficaram notórias a eficácia e a validade do uso de infliximabe associado a imunossupressores, já que os benefícios perante os riscos são muito maiores. Alguns resultados que reforçam essa conclusão, baseados em um modelo de 100 mil pacientes tratados com infliximabe contra 100 mil com tratamento convencional: 12.216 mais pacientes em remissão, 4.255 cirurgias a menos, 33 menos mortes pela doença e melhor qualidade de vida.[74]

Em 2007, aprovou-se o uso de um anticorpo monoclonal IgG1 totalmente humano contra o fator de necrose tumoral alfa, o adalimumabe, para tratamento de doença de Crohn moderada a grave. A eficácia clínica e a segurança do adalimumabe em pacientes com doença de Crohn, moderada a grave, foram demonstradas em vários estudos multicêntricos realizados, com critérios científicos muito bem estabelecidos, dos quais participaram um total de mais de 1.400 pacientes.[75-82] Por ser totalmente humano, ao menos em tese, teria menor probabilidade de desencadear reações imunológicas indesejáveis, mas, mesmo assim, pode resultar na formação de anticorpos.

O adalimumabe mostrou-se significativamente mais efetivo do que o placebo na indução de remissão em pacientes que não haviam recebido terapia anti-TNF previamente (estudo CLASSIC-I), assim como naqueles que haviam deixado de responder ou haviam desenvolvido intolerância ao infliximabe (estudo GAIN).[75,78] O estudo CLASSIC-I, que incluiu 299 pacientes com doença de Crohn moderada a grave que não haviam recebido tratamento com anti-TNF previamente, serviu também para definir a melhor dose de indução da remissão. Os pacientes foram randomizados para receber 1 entre 4 esquemas de indução (3 com adalimumabe e um com placebo) e foram acompanhados até a quarta semana.

Os esquemas de indução foram feitos com injeções subcutâneas de adalimumabe, nas seguintes concentrações: 40 mg na semana 0 e 20 mg na semana 2 (40 mg/20 mg); (80 mg/40 mg); (160 mg/80 mg); ou ainda placebo.[78]

Além disso, no estudo CHARM, mostrou-se que, entre os pacientes que responderam ao tratamento aberto de indução, o tratamento de manutenção com adalimumabe 40 mg por semana, ou a cada duas semanas, por até um ano, foi associado a índices de remissão significativamente mais elevados do que o placebo nas semanas 26 e 56. Nesse mesmo estudo, a proporção de pacientes que atingiram remissão livre de corticosteroides e que apresentaram fechamento completo de fístulas foi significativamente maior com o adalimumabe do que com o placebo.[79]

A manutenção da remissão após o tratamento com adalimumabe foi estudada com o uso contínuo do medicamento por um ano. Nesse estudo (CLASSIC-II, uma extensão do estudo CLASSIC-I), os pacientes que responderam ao tratamento de indução foram randomizados para receber até um ano de tratamento com adalimumabe 40 mg por semana, ou a cada duas semanas, e comparados com um grupo-placebo. Os que receberam adalimumabe nas duas formas tiveram melhora significativa com relação ao grupo que recebeu placebo. Como não houve diferença significativa no resultado da manutenção dos pacientes em ambos os esquemas com adalimumabe, optou-se por utilizar a dose menor, ou seja, a de 40 mg em semanas alternadas.[76]

Foi a partir desses estudos que se conseguiu concluir que o adalimumabe, administrado por injeção subcutânea, deveria ter como posologia recomendada na doença de Crohn a dose de indução de 160 mg inicialmente na semana 0, e 80 mg na semana 2, seguidos por uma dose de manutenção de 40 mg a cada duas semanas, a partir da semana 4.[77-82]

A formação de anticorpos contra anticorpos monoclonais pode estar associada às reações de infusão e à perda de eficácia. Os dados sobre a formação de anticorpos contra o adalimumabe em pacientes com doença de Crohn são limitados. Nos estudos clínicos de referência sobre o uso da droga na artrite reumatoide, 5,5% dos pacientes desenvolveram anticorpos antiadalimumabe.

Em geral, os anticorpos monoclonais totalmente humanos tendem a ser menos imunogênicos do que os anticorpos monoclonais quiméricos, embora seja difícil comparer os índices, porque as análises de imunogenicidade são específicas por produto. Em pacientes com artrite reumatoide, o uso concomitante de metotrexato parece reduzir a depuração aparente do adalimumabe em 44%.

Os dados atuais sobre os efeitos dessa interação farmacocinética na doença de Crohn são limitados a um pequeno número de pacientes e, portanto, inconclusivos.[78] A avaliação dos dados de remissão e resposta em 56 semanas do estudo CLASSIC-II mostrou que a eficácia do adalimumabe não foi afetada de maneira notável pelo uso ou não de agentes imunossupressores, tanto na coorte de tratamento aberto como na coorte randomizada. Em função da baixa imunogenicidade do adalimumabe e da idêntica eficácia com ou sem imunossupressores associados, talvez seja conveniente seu uso exclusivo, o que provavelmente reduziria ainda mais o risco de efeitos adversos.[76,82]

Em um estudo realizado com 31 casos avaliados com adalimumabe, todos com falta de resposta inicial, reação infusional ou tolerância adquirida ao infliximabe, 13 casos (41,9%) alcançaram a remissão completa do quadro, e 8 (25,8%) obtiveram melhora clínica parcial, com redução do CDAI, mas não houve remissão. A medicação só foi, exclusivamente, indicada para pacientes previamente expostos ao infliximabe, por questões pertinentes ao reembolso dos planos assistenciais de saúde, na época. Evidentemente, é possível ser administrada como terapia biológica de primeira linha, ou seja, a pacientes que não receberam infliximabe, o que parece melhorar sua eficácia.[80]

O certolizumabe-pegol é outro anti-TNF humanizado e peguilado, já disponível no Brasil desde 2013, mas em uso nos Estados Unidos desde 2008. É também de uso subcutâneo, com administração de três doses, de 400 mg cada, com intervalo de 14 dias entre elas para indução e, depois, manutenção com injeções de 400 mg (2 ampolas, já que cada uma tem 200 mg) a cada 28 dias. Os resultados são similares aos outros anti-TNF, mas, diferentemente dos outros, não induz à apoptose, portanto, deve agir de forma ligeiramente distinta.[83,84]

Também aprovado nos Estados Unidos, em 2014, e no Brasil em 2015, o vedolizumabe é um anticorpo monoclonal IgG1 humanizado, produzido em ovários de hamsters chineses, que se liga à integrina $\alpha 4\beta 7$ humana, bloqueando-a e inibindo a migração leucocitária através do endotélio vascular e, consequentemente, o processo inflamatório. É de uso endovenoso e tem indicação para os casos de doença de Crohn moderada a grave que não responderam adequadamente, perderam a resposta ou não toleraram a terapia convencional ou anti-TNF. A dose de indução é de 300 mg nas semanas 0, 2 e 6, com manutenção a cada oito semanas com a mesma dose, o que foi comprovado como eficaz no estudo GEMINI II.[85]

TRATAMENTO DAS CONDIÇÕES ESPECIAIS

Fístulas

No mesmo período da sua aprovação para tratamento da doença luminal moderada a grave, comprovou-se o efeito do infliximabe em fístulas, conseguindo resultado impressionante ao fechar 46% das fístulas contra 13% do grupo-placebo.[86] As fístulas mais frequentes são as externas, perianais ou em parede abdominal. As fístulas internas podem ser enterovaginais, enterovesicais ou interalças, e ocorrem em cerca de 5 a 10% dos casos de doença de Crohn.[86,87] O tratamento das lesões fistulosas não é, na maioria dos casos, tarefa fácil. As únicas medicações que se mostraram eficazes para o fechamento de parte dessas lesões, até o momento, foram os imunossupressores e os biológicos.[86-88] Em trabalhos de minha autoria consegui a cicatrização de fístulas enterovesicais com o uso de infliximabe em dois pacientes do sexo feminino, com manutenção da cura durante três anos de acompanhamento.[88,89]

Além de resultar na cicatrização ou na melhora significativa das fístulas, o infliximabe mostrou em vários estudos que as mantém cicatrizadas quando usado periodicamente a cada oito semanas.[90]

O adalimumabe também mostrou eficácia similar ao infliximabe no tratamento de fistulas da doença de Crohn, mantendo-as fechadas.[91] É importante lembrar que os pacientes com doença de Crohn fistulisante que responderam ao tratamento com terapia anti-TNF devem receber doses periódicas de infliximabe ou adalimumabe, já que essa estratégia mostrou-se eficaz em manter os indivíduos com as lesões cicatrizadas.[90,91]

Gravidez e amamentação

Algumas condições especiais, como a gestação e o uso em crianças, mereceram estudos especiais com relação ao uso de drogas imunossupressoras e biológicas. Os imunossupressores e os biológicos mostraram-se pouco tóxicos para uso durante a gestação, possibilitando sua manutenção nessa ocasião, principalmente nos casos mais graves, em que a atividade da doença representa risco muito maior do que a medicação.[92,93] Além disso, parece haver baixo risco durante a amamentação, não interferindo, de forma importante na fertilidade.[93]

O infliximabe é considerado de baixo risco para a concepção para homens e mulheres, e seguro ao menos nos dois primeiros trimestres de gestação. A dúvida quanto à manutenção no terceiro trimestre se deve-se ao fato de terem sido detectados níveis sanguíneos elevados da droga no sangue de recém-nascidos de mães que utilizaram a droga.[93] O mesmo ocorre com o adalimumabe, ou seja, é seguro na gestação, mas ainda há poucos estudos no que diz respeito à amamentação. Por ser um anticorpo IgG1, pode atravessar a placenta no terceiro trimestre, assim como a infliximabe, e por isso também pode ser adotada a prática de interromper a administração desse agente de 6 a 8 semanas antes do dia previsto do parto. De todo modo, é evidente que o risco da atividade da doença é muito maior e, portanto, a medicação, com o nível de segurança que oferece, deve ser mantida na mulher grávida, com as ressalvas mencionadas quanto ao uso nas últimas semanas.[94]

Um estudo bastante interessante foi realizado para avaliar exclusivamente o potencial teratogênico do adalimumabe. Esse estudo, realizado pela OTIS (Organization for Teratology Information Specialists), mostrou que não há maior risco de malformações fetais que na população geral.[95]

O certolizumabe dispõe de poucos estudos sobre seu uso durante a gravidez, mas sabe-se que o fragmento utilizado para a peguilação pode atravessar a placenta ainda no primeiro trimestre de gestação, durante a fase de organogênese. No entanto, pelo mesmo motivo, parece que haveria menor concentração atravessando a placenta no terceiro trimestre, com relação aos outros, pelo fato de não haver passagem do anticorpo completo, apenas fragmento dele. O mesmo ocorreria com relação à transferência pelo leite materno. É claro que muitos estudos ainda devem ser feitos para melhor compreensão.[96]

Pediatria

A utilização em pediatria tornou-se ampla após extensas investigações que comprovaram sua eficácia e segurança nesses pacientes. O infliximabe mostrou-se eficaz na obtenção de resposta clínica e remissão em crianças com doença de Crohn e também na manutenção desses efeitos com infusões periódicas. A terapia episódica teve menor sucesso que a periódica, a cada oito semanas, na obtenção desse benefício.[97,98] O maior estudo, com infliximabe, em população pediátrica, o REACH, realizado com 112 pacientes, mostrou melhora clínica e remissão em 64% dos casos. Esse resultado manteve-

-se após 54 semanas com o uso periódico, a cada oito semanas.[98]

O adalimumabe, da mesma forma, mostrou-se na obtenção da remissão e em sua manutenção em crianças com doença de Crohn, com nível de segurança bastante aceitável.[99,100] Existe, entretanto, um questionamento acerca do risco da terapia biológica em crianças. Agentes biológicos são eficazes, mas aumentam o risco de infecções, devendo, portanto, ser administrados com cautela em crianças. Casos esporádicos, mas não raros, têm sido reportados em pacientes da faixa pediátrica e em adolescentes/adultos jovens, de linfoma hepatoesplênico de células T, com o uso concomitante de infliximabe ou adalimumabe e imunossupressores, como a 6-mercaptopurina ou azatioprina.[101,102] O risco-benefício do uso concomitante, nesses casos, deve ser considerado com rigor e discutido com a família do doente.

Vacinação

Outro ponto importante a ser observado é o da vacinação nos doentes que vão receber drogas com potencial imunossupressor. Vacinas com vírus inativo podem ser administradas em pacientes com doença de Crohn, mesmo imunossuprimidos. Por outro lado, o uso de vacinas com vírus vivo deve ser evitado.[103] Uma lista com vacinas indicadas e que devem ser evitadas pode ser vista no Quadro 68.3. Alguns casos de reativação de hepatite crônica por vírus B foram relatados em doentes que usaram infliximabe e, portanto, deve-se dispensar atenção especial a esses pacientes.[104]

Quadro 68.3 – Vacinação nos pacientes com doença de Crohn

- Vacinação de rotina indicadas
- Meningococo
- Tríplice (tétano, difteria, coqueluche)
- HPV (*human papiloma virus*)
- *Influenza* (vacina trivalente inativada)
- Pneumococo
- Hepatites A e B
- Contraindicadas (vírus vivos)
- *Influenza* intranasal
- MMR (sarampo, rubeola, caxumba)
- Poliomielite oral
- Tuberculose (BCG)
- Herpes zóster (varicela)
- Febre amarela

MANEJO DA PERDA DE RESPOSTA

A formação de anticorpos, por mais que se tente evitar, é frequente e, provavelmente, inevitável. Acredita-se que esta seja a principal responsável pela perda da resposta dos biológicos.[105,106]

A redução ou resposta subótima do infliximabe pode ser manejada com a diminuição do intervalo entre as infusões para até seis semanas, ou aumentando a dose para 10 mg/kg a cada oito semanas.[107]

A diminuição da resposta ou subótima do adalimumabe pode ser manejada com a redução das aplicações de 40 mg com periodicidade semanal, ou aumento da dose para 80 mg em semanas alternadas.[107] Pacientes que não obtêm benefício com essa estratégia podem trocar de agente anti-TNF, já que não há reação cruzada entre eles. O mesmo deve ser realizado com pacientes que apresentem intolerância a um dos agentes, por exemplo, reação alérgica. No caso de perda de resposta com todos os agentes anti-TNF por desenvolvimento de tolerância às drogas, ou mesmo quando há falha de resposta primária, optar por droga com outro mecanismo de ação, como o vedolizumabe.[105,107]

OUTRAS OPÇÕES TERAPÊUTICAS

Outras drogas podem ser utilizadas em casos especiais, de acordo com a necessidade. Algumas medicações existem e são pouco usadas, principalmente por não mostrarem eficácia mais contundente ou não contarem com estudos que apresentem rigor científico maior. Outras ainda não estão comercialmente disponíveis no mundo – apenas em estudos clínicos. Já os tratamentos alternativos são aqueles de utilização experimental e não relacionados com as drogas ditas convencionais. Entre eles, destacam-se: fitoterapia, medicina ortomolecular, medicina oriental, estimulação imunológica com helmintos, uso de bactérias e linfocitaférese.

A talidomida é outra droga que vem sendo utilizada, por apresentar efeito anti-TNF. Mostra resultados promissores, com eficácia na redução da dependência de corticosteroides e em lesões perianais, mas pode acarretar neurite periférica em até ⅓ dos pacientes tratados.[108] Evidentemente, deve ser contraindicada para mulheres na idade fértil, em razão do grande potencial teratogênico que apresenta. O golimumabe é um anticorpo anti-TNF-alfa 100% humano. Os estudos ainda são muito discretos, mas os resultados mostram-se promissores, tendo sido utilizado, neste momento inicial, principalmente em artrite reumatoide.[109]

O anticorpo anti-IL 12/23 é uma anti-interleucina proinflamatória, e é chamado de "ustequinumabe". Vários estudos estão sendo realizados, mas os resultados são muito controversos, mostrando eficácia discutível naqueles estudos comparativos bem controlados, além de efeitos colaterais.[110] Estudo controlado recente mostrou eficácia satisfatória, com resposta principalmente em pacientes que perderam resposta com infliximabe e com baixo índice de efeitos colaterais.[110]

O transplante de células-tronco é, sem dúvida, um dos assuntos mais comentados atualmente, portanto, a ideia do seu uso na doença de Crohn suscita curiosidade e expectativa. Vários protocolos estão em andamento pelo mundo.[111-113]

Uma revisão recente realizada no Mount Sinai Hospital de Nova York verificou o efeito do transplante de células-tronco em pacientes com doença de Crohn que utilizaram o procedimento para tratar a própria doença ou por outra razão. Os resultados de remissão clínica, endoscópica e histológica alcançados nesses estudos foram variáveis, não permitindo definir se há realmente algum benefício. Também não está claro o mecanismo pelo qual o transplante autólogo induziria a remissão; é necessário que se realizem mais estudos clínicos para avaliar a eficácia em longo prazo, segurança e comprovação de remissão endoscópica e histological.[111]

Um estudo multicêntrico predominantemente europeu pretende recrutar 48 pacientes com doença de Crohn grave, em países como França, Espanha, Alemanha, Itália, Holanda, Bélgica, Suíça, República Tcheca e Canadá. Esse estudo é chamado de ASTIC (*Autologous Stem Cell Transplant International Crohn's Disease Trial*). Resultados iniciais pareciam animadores. O procedimento com células-tronco hemopoiéticas, autólogo, ou seja, com células da própria pessoa em um novo ambiente, pode ser feito de duas maneiras. Em ambas, fazem-se inicialmente a mobilização e, em seguida, ou o condicionamento precoce e transplante após 1 mês ou o condicionamento tardio e transplante após 13 meses.[113] Infelizmente, os resultados finais desse estudo não mostraram dieferença significativa do ponto de vista estatístico, em termos de melhora, ou remissão ao final de 1 ano, e houve maior toxicidade no grupo de transplante. Conclui-se que o procedimento não deve se tornar uma rotina, até que mais estudos possam definir melhor o seu uso e indicação.

O uso de ovos de helmintos e do próprio parasita representa uma proposta terapêutica que acredita na hipótese da higiene como desencadeador do processo imunológico que favorece a doença.[114,115] O *Trichuris suis* é um helminto que é parasita de suínos, mas que não acarreta qualquer lesão no homem, apenas uma resposta imune do organismo. Os estudos realizados foram com grupos muito pequenos, abrangendo 29 casos de portadores de doença de Crohn, dos quais 79% apresentaram melhora clínica, sendo 72% remissão completa. Não se observou qualquer efeito colateral ou complicação, o que revela que o tratamento pode ser efetivo e seguro.[114]

Estudos mais recentes mostraram boa tolerância e segurança ao produto com ovos de helmintos (TRUST-2), mas houve falta de eficácia terapêutica, e por esse motivo o seu uso foi descontinuado e os protocolos suspensos pelo fabricante, Coronado Biosciences, em 2013.[115]

A linfocitaférese, que consiste na remoção de 80 a 200 bilhões de linfócitos T da circulação, por meio de uma máquina, foi inicialmente utilizada em 1989 por Bicks, nos Estados Unidos.[116] Nessa ocasião, 50 pacientes portadores de doença de Crohn cronicamente ativa foram submetidos ao procedimento. Observou-se melhora em cerca de 80% dos casos, com possibilidade de redução do uso de corticosteroides ou mesmo remissão completa do quadro clínico. A ação estaria relacionada com um possível bloqueio na memória inflamatória dos linfócitos.

Até o momento, realizei a linfocitaférese em cinco casos e, igualmente, obtive bons resultados. Iniciei esse processo em 1991, em casos de doença de Crohn ativa, não responsivos a qualquer terapia da época. Em 1993, publiquei os resultados de apenas dois casos e, posteriormente, com a entrada dos biológicos, praticamente deixei de usar esse método terapêutico, também em virtude do desconforto, já que cada sessão dura aproximadamente 4 horas, e são necessárias cerca de 12, em média.[117] Vale lembrar, ainda, que esse tipo de tratamento tem no seu custo o maior fator limitante, além de necessitar de aparelhagem e pessoal especializado.

TRATAMENTO INICIAL AGRESSIVO (*TOP DOWN*) *VERSUS* TRATAMENTO CONSERVADOR (*STEP UP*) E NOVOS ALGORITMOS PROPOSTOS

Um grupo europeu, liderado pelos Drs. D'Haens (Bélgica) e Hommes (Holanda), lançou uma proposta de tratamento em que se inicia com infliximabe e imunossupressor, ou seja, invertendo a pirâmide tradicional de tratamento. Dessa forma, começariam com as drogas mais potentes desde o princípio (*top down*). Isso foi feito em um grupo de pacientes recém-diagnosticados e que ainda não haviam sido tratados, e comparado com um grupo que recebeu o esquema tradicional, no sentido de aumentar progressivamente (*step up*).

As vantagens da estratégia de tratamento da pirâmide invertida seriam:

- estabilização precoce da doença (modificando a evolução natural);
- minimização das complicações (estenose e fístula);
- redução da recidiva pós-cirúrgica;
- evitar a toxicidade dos corticosteroides (metabólica e cosmética).

Os resultados após dois anos de acompanhamento não diferiram muito, mas houve um dado extremamente importante: os casos tratados com a pirâmide invertida, também chamada *top down*, apresentaram níveis maiores de cicatrização da mucosa na avaliação colonoscópica.[118]

O critério de cicatrização endoscópica tornou-se algo muito importante na atualidade, mas parece evidente que, por ora, essa conduta não deve ser aplicada a todos os pacientes.[119]

Muitos estudos científicos devem ser realizados para que se possa definir o grupo de doentes que deve receber o esquema terapêutico mais agressivo desde o início.

TRATAMENTO CIRÚRGICO

Dentre as indicações cirúrgicas mais comuns, destacam-se obstruções intestinais, fístulas, abscessos, perfurações etc. O tratamento cirúrgico varia de acordo com a complicação que acarreta o procedimento. Ao contrário do que ocorria no passado, quando os cirurgiões tentavam "limpar" a doença do intestino, removendo o máximo de alças acometidas, atualmente procura-se fazer a ressecção mais econômica possível. Em razão do caráter recidivante da doença, em geral retira-se apenas o segmento com a complicação que gerou a necessidade da cirurgia, mas, obviamente, a decisão cabe ao cirurgião, no ato do procedimento, ao se deparar com a situação em que o doente se encontra. Em casos com várias lesões salteadas (*skip lesions*) no intestino delgado, muitas vezes pode-se optar por realizer enteroplastia, com plástica das estenoses (*stricturoplasty*), a fim de evitar grandes ressecções e o consequente risco de desenvolver o quadro de síndrome do intestino curto, por sinal muito grave.

ABORDAGEM MULTIDISCIPLINAR

A doença de Crohn é crônica, de causa e cura desconhecidas, e pode trazer sintomas importantes e a redução da qualidade de vida em vários de seus portadores. É, também, muito pouco divulgada e conhecida, o que leva a uma grande preocupação do doente e seus familiares quando da realização do diagnóstico. Além disso, muitos sintomas extraintestinais e complicações podem surgir e, se não houver noção prévia dessa possibilidade, podem ter sua definição postergada e seu tratamento realizado inadequadamente. Com todos esses elementos, a abordagem multidisciplinar torna-se fundamental, já que o próprio paciente deve colaborar com seu tratamento e reconhecer a melhor maneira de interagir com a equipe que o trata. Seria conveniente que houvesse uma estrutura mínima, composta por profissionais das seguintes áreas: gastroenterologia clínica, cirurgia do aparelho digestivo, enfermagem, nutrição e psicologia.

Nos Estados Unidos, há mais de 50 anos, surgiu a primeira entidade voltada especificamente à ajuda de doentes e profissionais relacionados com as doenças inflamatórias intestinais, a CCFA (Crohn's and Colitis Foundation of America). Várias se sucederam na Europa, onde se congregaram e formaram a EFCCA (European Federation for Crohn's and Colitis Association). No Brasil, em 1999, foi fundada a ABCD (Associação Brasileira de Colite Ulcerativa e doença de Crohn). As questões nutricionais e psicológicas estão entre as que mais afetam a rotina dos doentes.

CONSIDERAÇÕES FINAIS

A doença de Crohn representa, na atualidade, enorme desafio para a comunidade científica e, sem dúvida, um grande número de estudos vai se somar aos que já estão em curso, para que se tenha melhor conhecimento de toda sua etiopatogenia e, com isso, se consiga um tratamento mais efetivo. Os objetivos do tratamento têm se tornado cada vez mais ambiciosos, levando-se em conta que a simples remissão da sintomatologia não modifica o curso de médio e longo prazo da doença. A cicatrização da mucosa mostrou-se relacionada com melhor evolução e diminuição do risco de internações hospitalares e cirurgias. Será necessário, com toda certeza, percorrer um longo caminho, até que se alcance o controle eficaz, e talvez a cura da doença de Crohn. Felizmente, hoje conta-se com recursos muito melhores que no passado e com perspectivas de que, com o natural aumento na velocidade da pesquisa, possamos atingir um patamar terapêutico de excelência em um futuro não muito distante. É preciso levar em conta que tudo ainda é muito novo. A doença foi decrita há menos de 85 anos, e as drogas biológicas foram introduzidas há menos de 20. A caminhada, na verdade, tem sido feita a passos largos, mas, diante de tantas dúvidas que surgem no percurso, provavelmente ainda haverá muito que aprender.

O tratamento acaba sendo individualizado na grande maioria das vezes, afinal de contas, no caso da doença de Crohn, continua valendo a velha frase: "não existem doenças, e sim doentes". Muitos algoritmos de tratamento têm sido propostos nos últimos anos, alguns baseados em evidência, e outros, em experiência, mas nenhum, ainda, consegue contemplar todos os pacientes.

REFERÊNCIAS

1. Sands BE. Therapy of inflammatory bowel disease. Gastroenterology. 2000; 118:S68-82.
2. Singleton JW, Hanauer SB, Gitnick GL et al. Mesalamine capsules for the treatment of active Crohn's disease: results of a 16-week trial. Gastroenterology. 1993; 104:1293-1301.
3. Prantera C, Pallone F, Brunetti G et al. (Italian IBD Study Group) Oral 5-aminosalicyclic acid; (Asacol) in the maintenance treatment of Crohn's disease. Gastroenterology. 1992; 103:363-8.
4. Caprilli R, Areoli A, Capurso L et al. Oral mesalamine (5-aminosalicylic acid; Asacol) for the prevention of post-operative recurrence of Crohn's disease. Aliment Pharmacol Ther. 1994; 8:35-43.
5. Gendre JP, Mary JY, Glorent C et al. Oral mesalamine (Pentasa) as maintenance treatment in Crohn's disease: a multi-center, placebo – controlled study (GETAID). Gastroenterology. 1993; 104:435-9.
6. Sandborn WJ, Feagan BG. Review article: mild to moderate Crohn's disease: defining the basis for a new treatment algorithm. Aliment Pharmacol Ther. 2003; 18:263-77.
7. Camma C, Giuta M, Rosselli M et al. Mesalamine in the maintenance and treatment of Crohn's disease: a meta-analysis adjusted for confounding variables. Gastroenterology. 1997; 113(5):1465-73.
8. Sutherland L, Singleton J, Sessions J et al. Double-blind, placebo-controlled trial of metronidazole in Crohn's disease. Gut. 1991; 32:1071-5.
9. Prantera C, Kohn A, Zannari F et al. Metronidazole plus Ciprofloxacin in the treatment of active refractory Crohn's disease: Results of an open study. J. Clin. Gastroenterol. 1994; 19:79-80.
10. Colombel JF, Lemann M, Cassagnou M et al. A controlled trial comparing ciprofloxacin with mesalazine for the treatment of active Crohn's disease. Groupe d'Etudes Thérapeutiques des Affections Inflammatoires Digestives (GETAID). Am J Gastroenterol. 1999; 94:674-8.
11. Arnold GL, Beaves MR, Pryjdun VO et al. Preliminary study of ciprofloxacin in active Crohn's disease. Inflamm Bowel Dis. 2002; 8:10-5.
12. Prantera C, Lochs H, Campieri M et al. Antibiotic treatment of Crohn's disease: Results os a multicentric, double blind, randomized, placebo controlled trial with rifaximin. Aliment Pharmacol Ther. 2006; 23:1117-25.
13. Canadian Inflammatory Bowel Disease Study Group. Oral budesonide in active Crohn's disease: Interim report of a placebo-controlled randomized trial. Gastroenterology. 1993; 104:A175.
14. Rutgeerts P, Lofberg R, Melchow H et al. Budesonide versus prednisone for the treatment of active ileocecal Crohn's disease: a European, multi-center trial. Gastroenterology. 1993; 104:A772.
15. Campieri M, Ferguson A, Doe W, Persson T, Nilsson LG. Oral budesonide is as effective as oral prednisone in active Crohn's disease. The global budesonide study group. Gut. 1997; 41(2):209-14.
16. Bar-Meir S, Chowers Y, Lavy A et al. Budesonide vs. prednisone in the treatment of active Crohn's disease. Gastroenterology. 1998; 115:835-40.
17. Ostergaard-Thomsen O, Cortot A, Lewell D et al. A comparison of budesonide and mesalamine for active Crohn's disease. N Engl J of Med. 1998; 339:370-5.
18. Hanauer S, Sandborn WJ, Persson A et al. Budesonide as maintenance treatment in Crohn's disease: a placebo-controlled trial. Aliment Pharmacol Ther. 2005; 21:363-71.
19. Pilar N, Ramon M, Victoria A et al. Effectiveness of budesonide CIR and prednisolone in the treatment of active Crohn's disease: a meta-analysis. Gastroenterology. 1999; 116:A795-6.
20. Stockbrugger RW, Schoon E, Bollani S et al. Budesonide versus prednisolone in the management of Crohn's disease: a randomized multi-national 2 year study. Gastroenterology. 2003; 124:A26(A181).
21. Papi C, Luchetti R, Gili L et al. Budesonide in the treatment of Crohn's disease, a meta-analysis. Gastroenterology. 2000; 118:781 (A4178).
22. Otley A, Thomson AB, Modigiliani R et al. Budesonide for the induction of remission in Crohn's disease: meta-analysis of randomized controlled trials. Gastroenterology. 2003; 124:A378.
23. Bernstein C, Eliakim R, Steinwurz F et al. World Gastroenterology Organization practice guidelines for the diagnosis and management of IBD in 2010. Inflamm Bowel Dis. 2010; 16:112-24.
24. Dignass A, Van Assche G, Lindsay JO et al. The second European evidence-based consensus on the diagnosis and management of Crohn's disease: current management. J Crohn's Colitis. 2010; 4:28-62.
25. Present DH, Korelitz BI, Wisch N et al. Treatment of Crohn's disease with 6-mercaptopurine: a long-term, randomized, double-blind study. N Engl J Med. 1980; 302:981-7.
26. Korelitz BI, Present DH. Favorable effect of 6 mercaptopurine on fistulae of Crohn's disease. Dig Dis Sci. 1985; 30:58-64.
27. Kim PS, Zlatanic J, Gleim GM et al. Long-term follow-up of 6MP-treated Crohn's disease patients. Amer J Gastroenterol. 1997; 92:A310.

28. Loftus CG, Loftus Jr EV, Tremaine WJ et al. Effect of azathioprine/6-mercaptopurine (AZA/6-MP) on natural history of inflammatory bowel disease (IBD) in a population-based cohort. Gastroenterology. 2004; 126:A474-5.
29. Warman JI, Korelitz BI, Fleisher MR et al. Cumulative experience with short and long-term toxicity in 6-mercaptopurine in the treatment of Crohn's disease and ulcerative colitis. J Clin Gastroenterol. 2003; 37(3):220-5.
30. Achkar JP, Stevens T, Easley K et al. Indicators of clinical response to treatment with 6-mercaptopurine or azathioprine in patients with inflammatory bowel disease. Inflamm Bowel Dis. 2004; 10:339-45.
31. Markowitz J, Grancher K, Kohn N, Daum F. The multicenter pediatric Crohn's disease: 6-MP trial. Gastroenterology. 2000; 119:895-202.
32. Hanauer SB, Korelitz BI, Rutgeerts P et al. Post-operative maintenance of Crohn's disease remission with 6-mercaptopurine, mesalamine, or placebo: a 2-year trial. Gastroenterology. 2004; 126(3):990-3.
33. Blank A, Korelitz BI. Efficacy of 6-MP in prevention of endoscopic recurrence at anastomotic site after ileo-colic resection for Crohn's disease. Amer J Gastroenterol. 2002; 97:S255.
34. Dubinsky M, Yang H, Sinnett D. Optimizing and individualizing 6-MP therapy in IBD: role of 6-MP metabolite levels and TPMT genotyping. Gastroenterology. 1999; 116:A702.
35. Dubinsky MC, Hassaud PV, Abreu MT et al. Thioguanine (6-TG): a therapeutic alternative in a subgroup of IBD patients failing 6-Mercaptopurine (6-MP). Gastroenterology. 2000; 118:891 (A4929).
36. Dubinsky MC, Feldman E, Abreu MT et al. Idiosyncratic adverse reactions to 6-Mercaptopurine (6-MP) can be averted by switching to thioguanine (6-TG) in patients with IBD. Gastroenterology. 2001; 120:A12.
37. Herrlinger KR, Kreisel W, Schwab M et al. 6-thioguanine efficacy and safety in chronic active Crohn's disease. Aliment Pharmacol Ther. 2003; 17:503-8.
38. Dubinsky M, Vasiliauskas E, Singh H et al. 6-thioguanine (6-TG) may cause serious liver injury in inflammatory bowel disease (IBD) patients. Gastroenterology. 2003; 124:A8.
39. Bouhnik Y, Lemann M, Mary JY et al. Long-term follow-up of patients with Crohn's disease treated with azathioprine or 6-mercaptopurine. Lancet. 1996; 347(8996):215-19.
40. Holtmann MH, Krummenauer F, Claas C et al. Long-term efficacy of azathioprine (AZA) in inflammatory bowel disease (IBD): a European multicenter study in 1200 patients with Crohn's disease (CD) and ulcerative colitis. Gastroenterology. 2005; 128:A-13.
41. Treton Sr. X, Bouhnik Y, Mary JY et al. Azathioprine withdrawal in patients with Crohn's disease (CD) maintained on prolonged remission under treatment is associated with a high risk of relapse. Gastroenterology. 2004; 126:A113.
42. Ansari AR, Soon SY, Lindsay J et al. Thiopurine methyl transferase activity predicts both toxicity and clinical response to azathioprine in inflammatory bowel disease: The London IBD forum prospective study. Gastroenterology. 2004; 126:A463.
43. Kandiel A, Fraser AG, Korelitz BI et al. Increased risk of Lymphoma among inflammatory bowel disease patients treated with azathioprine and 6-mercaptopurine. Gut. 2005; 54:1121-5.
44. Dubinsky MC, Lamothe S, Young HY et al. Pharmacogenomics and metabolic measurement for 6-mercaptopurine therapy in inflammatory bowel disease. Gastroenterology. 2000; 118:705-13.
45. Beaugerie L, Carrat F, Bouvier AM et al. Excess risk of lymphoproliferative disorders (Lpd) in inflammatory bowel diseases (IBD): Interim results of the Cesame cohort. Gastroenterology. 2008; 134(Suppl 1):A116-A117.
46. Lemann M, Zenjari T, Bouhnik Y et al. Methotrexate in Crohn's disease: long-term efficacy and toxicity. Amer J Gastroenterol. 2000 Jul; 95(7):1619-20.
47. Egan LJ, Sandborn WJ, Tremaine WJ et al. A randomized dose-response and pharmacokinetic study of methotrexate for refractory inflammatory Crohn's disease and ulcerative colitis. Aliment Pharmacol Ther. 1999 Dec; 13(12):1597-604.
48. Chang RY, Hanauer SB, Cohen RD et al. Parenteral Methotrexate in refractory Crohn's disease. Aliment Pharmacol Ther. 2001; 15:15-44.
49. Feagan BG, Fedorak RN, Irvine EJ et al. A comparison of methotrexate with placebo for the maintenance of remission in Crohn's disease. New Engl Med. 2000; 342:1627-32.
50. Panaccione R. The use of methotrexate is associated with mucosal healing in Crohn's disease. Gastroenterology. 2005; 128:A49.
51. Sandborn WJ. Preliminary report on the use of oral tacrolimus (FK506) in the treatment of complicated small bowel and fistulizing Crohn's disease. Amer J Gastroenterol. 1997; 92:876-9.
52. Fellerman K, Ludwig D, Stahl M et al. Tacrolimus in steroid-unresponsive IBD. Amer J Gastroenterol. 1998; 93:1860-6.
53. Sandborn WJ, Present DH, Isaacs KL et al. Tacrolimus (FK506) for the treatment of perianal and enterocutaneous fistulas in patients with Crohn's disease: a randomized double blind, placebo-controlled trial. Gastroenterology. 2002; 122:A81.
54. Baumgart DC, Wiedenmann B, Dignass AU et al. Rescue therapy with tacrolimus is effective in patients with severe and refractory inflammatory bowel disease. Aliment Pharmacol Ther. 2003 May 15; 17(10):1273-81.
55. Sandborn WJ, Present DH, Isaacs KL et al. Tacrolimus for the treatment of fistulas in patients with Crohn's disease: a randomized placebo-controlled trial. Gastroenterology. 2003; 125:380-8.
56. Ippoliti A, Abreu M, Fleshner P et al. Cyclosporine in Crohn's and indeterminate colitis: a five year experience at Cedars-Sinai Medical Center, Los Angeles. Gastroenterology. 2004; 126:A630.
57. Lemann M, Gerard de La Valussiere F, Bouhnik Y et al. Intravenous cyclosporine for refractory attacks of Crohn's disease (CD): long-term follow-up of patients. Amer J Gastroenterol. 1998; 114:A1020.

58. Lemann M, Gerard de La Valussiere F, Carbonnel F et al. Intravenous cyclosporine for perianal Crohn's disease (CD). Gastroenterology. 1998; 114:A1020.
59. Egan LJ, Sanborn WJ, Tremaine WJ et al. Clinical outcome following treatment of refractory inflammatory and fistulizing Crohn's disease with intravenous cyclosporine. Am J Gastroenterol. 1998 Mar; 93(3):442-8.
60. Friedman S, Marion JF, Scherl E et al. Intravenous cyclosporine in refractory pyoderma gangrenosum complicating inflammatory bowel disease. Inflamm Bowel Dis. 2001 Feb; 7(1):1-7.
61. Fickert P, Hinterleitner TA, Wenzl HH. Mycophenolate mofetil in patients with Crohn's disease. Am J Gastroenterol. 1998; 93:2529-32.
62. Hassard PV, Vasiliauskas EA, Kam LY et al. Efficacy of mycophenolate mofetil in patients failing 6-mercaptopurine or azathioprine therapy for Crohn's disease. Inflamm Bowel Dis. 1999; 6:116-20.
63. Targan SR, Hanauer SB, van Deventer SJH et al. A short-term study of chimeric monoclonal antibody cA2 to tumor necrosis factor alpha for Crohn's disease. Crohn's Disease cA2 Study Group. N Engl J Med. 1997; 337:1029-35.
64. Rutgeerts P, D'Haens G, van Deventer SJH et al. Retreatment with anti-TNF-a chimeric antibody (cA2) effectively maintains cA2-induced remission in Crohn's disease. Amer J Gastroenterol. 1997; 112:A1078.
65. D'Haens GR, van Deventer SJH, Van Hogezand R et al. Anti-TNF alpha monoclonal antibody (cA2) produces endoscopic healing in patients with treatment resistant active Crohn's disease. Amer J Gastroenterol. 1998; 114:A964.
66. Hanauer SB, Feagan BG, Lichtenstein GR et al. Maintenance infliximab for Crohn's disease: The ACCENT I randomized trial. Lancet. 2002; 359:1541-9.
67. Steinwurz F. Experiência clínica com o uso de infliximab em 44 portadores de doença de Crohn. Arq Gastroenterol. 2003; 40:198-200.
68. Sandborn W, Rutgeerts P, Reinish W et al. SONIC: a randomized, double blind, controlled trial. Inflammatory Bowel Diseases. 2008; 14:S1.
69. Noman M, Vermeire S, Van Assche G et al. The effectiveness of immunosuppression to suppress the formation of antibodies to infliximab in Crohn's disease. Gastroenterology. 2004; 126:A54.
70. Brzezinski A, Kumar J, Lashner BA et al. Steroid use reduces infusion reactions to infliximab in patients with Crohn's disease. Gastroenterology. 2003; 124:A194.
71. Farrell RJ, Alshali M, Falchuk KR et al. IV hydrocortisone in reducing human anti-chimeric antibody following infliximab therapy. Gastroenterology. 2001; 120:A618-19.
72. Weinberg AM, Lewis JD, Su C et al. Response to infliximab in Crohn's disease: do strictures make a difference? Amer J Gastroenterol. 2001; 96:S312.
73. Lichtenstein GR, Olson A, Bao W et al. Infliximab treatment does not result in an increased risk of intestinal strictures or obstruction in Crohn's disease patients: Accent I Study Results. Amer J Gastroenterol. 2002; 97:S255.
74. Lichtenstein GR, Cohen RD, Feagan BG et al. Safety of infliximab and other Crohn's disease therapies: updated treat registry data with over 10,000 patient years of follow-up. Gastroenterology. 2005; 128:A580.
75. Sandborn WJ, Hanauer SB, Loftus Jr. EV et al. An open-label study of the human anti-TNF monoclonal antibody adalimumab in subjects with prior loss of response or intolerance to infliximab for Crohn's Disease. Gastroenterology. 2004; 126:A53.
76. Sandborn WJ, Hanauer SB, Rutgeerts P et al. Adalimumab for maintenance treatment of Crohn's disease: results of the CLASSIC II trial. Gut. 2007; 56:1232.
77. Sandborn WJ, Rutgeerts P, Hanauer SB et al. Adalimumab induction therapy for Crohn disease previously treated with infliximab: a randomized trial. Ann Intern Med. 2007; 146:829-38.
78. Hanauer SB, Sandborn WJ, Rutgeerts P et al. Human antitumor necrosis factor monoclonal antibody (adalimumab) in Crohn's disease: the CLASSIC-I Trial. Gastroenterology. 2006; 130:323-33.
79. Colombel JF, Sandborn WJ, Rutgeerts P et al. Adalimumab for maintenance of clinical response and remission in patients with Crohn's disease: the CHARM trial. Gastroenterology. 2007; 132:52-65.
80. Steinwurz F, Queiroz ML, Flaquer FS. Experiência clínica com o uso de Adalimumabe em 45 pacientes com doença de Crohn. Abstract, SBAD, 2010.
81. Lichtiger S, Binion DG, Wolf DC et al. The CHOICE trial: adalimumab demonstrates safety, fistula healing, improved quality of life and increased work productivity in patients with Crohn's disease who failed prior infliximab therapy. Aliment Pharmacol Ther. 2010; 32:1228-39.
82. Lofberg r, Louis E, Reinisch W et al. Adalimumab effectiveness in TNF-antagonists-naive patients and in infliximabe non-responders with Crohn's disease: results from the CARE study. Am J Gastroenterol. 2008; 103:S418.
83. Sandborn WJ, Feagan B, Stoinov S et al. Certolizumab pegol for the treatment of Crohn's disease. N Engl J Med. 2007; 357:228-38.
84. Schreiber S, Khaliq-Kareemi M, Lawrance IC et al. Maintenance therapy with certolizumab pegol for Crohn's disease. N Engl J Med. 2007; 357:239-50.
85. Sandborn WJ, Feagan BG, Rutgeerts P et al. Vedolizumab as induction and maintenance therapy for Crohn's disease. N Engl J Med. 2013; 369:711.
86. Present D, Mayer L, van Deventer SJH. Anti-TNF alpha chimeric antibody (cA2) is effective in the treatment of fistulae of Crohn's disease: a multi-center, randomized, double-blind, placebo-controlled study. Amer J Gastroenterol. 1997; 92(1746):A648.
87. Steinwurz F. Estudo evolutivo de fístulas na doença de Crohn. Arq Gastroenterol. 1999; 36:207-9.
88. Steinwurz F. Healing of Crohn's disease enterovesical fistula, with the use of infliximab: a case report. Am J Gastroenterol. 2003; 98, S238:717.
89. Steinwurz F. Closure of entero-vesical fistula in Crohn's disease with infliximab: three years follow up of two cases. Am J Gastroenterol. 2006; S426:A1088.
90. Sands BE, Anderson FH, Bernstein CN et al. Infliximab maintenance therapy for fistulizing Crohn's disease. N Engl J Med. 2004; 350:876-85.

91. Colombel JF, Schwartz DA, Sandborn WJ et al. Adalimumab for the treatment of fistulas in patients with Crohn's disease. Gut. 2009; 58:940-8.

92. Coelho J, Beaugerie L, Colombel JF et al. Pregnancy outcome in patients with inflammatory bowel disease treated with thiopurines: cohort from the CESAME Study. Gut. 2011; 60:198-203.

93. Mahadevan U, Hyams JS, Steinwurz F et al. The London position statement of the World Congress of Gastroenterology on biological therapy for IBD with the European Crohn's and Colitis Organisation: Pregnancy and pediatrics. Am J Gastroenterol. 2011; 106:214-23.

94. Mishkin DS, Van Deinse W, Becker JM, Farraye FA. Successful use of adalimumab (Humira) for Crohn's disease in pregnancy. Inflamm Bowel Dis. 2006; 12:827-8.

95. Chambers CD, Johnson DL, Jones KL. Adalimumab and pregnancy outcome: the OTIS autoimmune diseases in pregnancy project. Am J Gastroenterol. 2006; 101:S421-2.

96. Mahadevan U, Abreu MT. Certolizumab use in pregnancy: low levels detected in cord blood. Gastroenterology. 2009; 136(5 Suppl. 1):A-146.

97. Baldassano R, Vasiliauskas E, Braegger C et al. A multicenter study of infliximab (anti-TNFa antibody) in the treatment of children with active Crohn's disease. Gastroenterology. 1999; 116:A665.

98. Hyams J, Crandall W, Kugathasan S et al. Induction and maintenance infliximab therapy for the treatment of moderate-to-severe Crohn's disease in children. Gastroenterology. 2007; 132:863-73.

99. Rosh JR, Lerer T, Markowitz J, Goli SR, Mamula P, Noe JD et al. Retrospective Evaluation of the Safety and Effect of Adalimumab Therapy (RESEAT) in pediatric Crohn's disease. Am J Gastroenterol. 2009 Dec; 104(12):3042-9.

100. Wyneski MJ, Green A, Kay M, Wyllie R, Mahajan L. Safety and efficacy of adalimumab in pediatric patients with Crohn disease. J Pediatr Gastroenterol Nutr. 2008; 47:19-25.

101. Mackey AC, Green L, Leptak C, Avigan M. Hepatosplenic T cell lymphoma associated with infliximab use in young patients treated for inflammatory bowel disease: update. J Pediatr Gastroenterol Nutr. 2009; 48:386-8.

102. Rosh JR, Gross T, Mamula P, Griffiths A, Hyams J. Hepatosplenic T-cell lymphoma in adolescents and young adults with Crohn's disease: a cautionary tale? Inflamm Bowel Dis. 2007; 13:1024-30.

103. Sands BE, Cuffari C, Katz J, Kugathasan S, Onken J, Vitek C et al. Guidelines for immunizations in patients with inflammatory bowel disease. Inflamm Bowel Dis. 2004; 10:677-92.

104. Esteve M, Saro C, Gonzalez-Huix F, Suarez F, Forne M, Viver JM. Chronic hepatitis B reactivation following infliximab therapy in Crohn's disease patients: need for primary prophylaxis. Gut. 2004; 53:1363-5.

105. Allez M, Van Assche G, Steinwurz F et al. Report of the ECCO pathogenesis workshop on anti-TNF therapy failures in inflammatory bowel diseases: definitions, frequency and pharmacological aspects. JCC. 2010; 4:355-65.

106. Baert F, Noman M, Vermeire S et al. Influence of immunogenicity on the long-term efficacy of infliximab in Crohn's disease. N Engl J Med. 2003; 348:601-8.

107. Van Assche G, Vermeire S, Rutgeerts P. Optimizing treatment of inflammatory bowel diseases with biologic agents. Curr Gastroenterol Rep. 2008; 10:591-6.

108. Vasilauskas EA, Kam LY, Abrev-Martin MT et al. An open label pilot study of low dose thalidomide in chronically active steroid-dependent Crohn's disease. Gastroenterology. 1999; 117:1278-87.

109. Kay J, Matteson EL, Dasgupta B et al. Golimumab in patients with active rheumatoid arthritis despite treatment with methotrexate: a randomized, double-blind, placebo-controlled, dose-ranging study. Arthr Rheum. 2008; 58:964-75.

110. Sandborn WJ, Feagan B, Fedorak R et al. A randomized trial of ustekinumab, a human interleukin-12/23 monoclonal antibody, in patients with moderate-to-severe Crohn's disease. Gastroenterology. 2008; 135:1130-41.

111. Craig R, Oyama Y, Traynor A et al. Bone marrow ablation and autologous hematopoietic stem cell transplantation (HSCT) for severe Crohn's disease (CD). Gastroenterology. 2003; 124:A520.

112. Hawkey CJ. Stem cell transplantation for Crohn's disease. Best Pract Res Clin Haematol. 2004; 17:317-25.

113. Hawkey CJ, Allez M, Clarck MM et al. Autologous hematopoietic cell transplantation for refractory crohn disease. JAMA. 2015; 314:2524-34.

114. Summers RW, Elliott DE, Thompson R et al. Trial of helminth ova in active Crohn's disease. Gastroenterology. 2005; 128:825-9.

115. Sandborn WJ, Elliott DE, Weinstock J, Summers RW, Landry-Wheeler A, Silver N et al. Randomised clinical trial: the safety and tolerability of Trichuris suis ova in patients with Crohn's disease. Aliment Pharmacol Ther. 2013; 38(3):255-63.

116. Bicks RO, Groshart KD. The current status of T-lymphocyte apheresis (TLA) treatment of Crohn's disease. J Clin Gastroenterol. 1989; 11:136-8.

117. Steinwurz F. Linfocitoaférese no tratamento da doença de Crohn: experiência inicial. GED. 1993; 12(2):57-8.

118. D'Haens G, Baert F, van Assche G et al. Early combined immunosuppression or conventional management in patients with newly diagnosed Crohn's disease: an open randomised trial. Lancet. 2008; 371:660-7.

119. Rutgeerts P, Vermeire S, Van Assche G. Mucosal healing in inflammatory bowel disease: impossible ideal or therapeutic target? Gut. 2007; 56:453-5.

SEÇÃO X

DOENÇAS COLORRETAIS

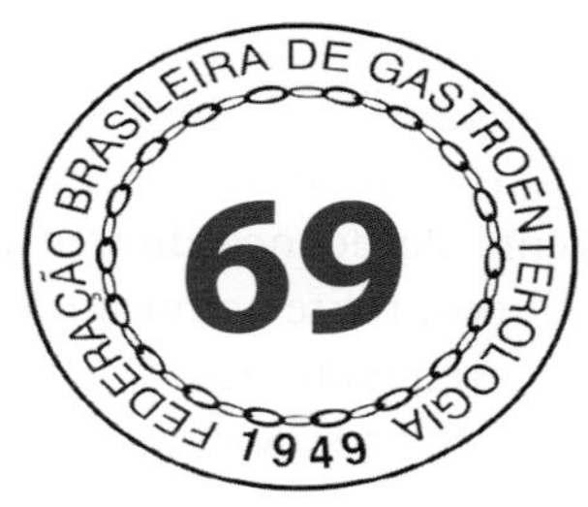

PRINCIPAIS SINTOMAS DAS DOENÇAS COLORRETAIS

Carlos Walter Sobrado
Isaac José Felippe Corrêa Neto
Lucas Faraco Sobrado

INTRODUÇÃO

Doenças e queixas anorretais são bastante comuns na rotina do atendimento ambulatorial e em consultório,[1] causando desde desconforto ao paciente até alterações na qualidade de vida, ocasionadas por prurido, sangramento, secreção, dor, constipação intestinal e escape de flatos e fezes com sujidade das vestes. Apesar disso, em consequência de tabus e constrangimentos sociais e culturais, da dificuldade de expressão pelo paciente e de desconhecimento por parte dos profissionais de saúde, essas afecções podem ser detectadas apenas em fases avançadas.[2]

Apesar dos grandes avanços tecnológicos ocorridos nas duas últimas décadas, a história clínica e o exame físico ainda formam a base para qualquer diagnóstico em medicina. Anamnese bem feita, associada ao exame físico – especialmente abdominal e proctológico –, quando não concluem o diagnóstico das doenças anais e colorretais, no mínimo, orientam o coloproctologista na solicitação de exames complementares.

O exame proctológico, apesar de profundamente íntimo e de lidar com área do corpo na qual imperam preconceitos, tabus e constrangimento, podendo inclusive relacionar-se a traumas prévios, é de suma importância para a investigação de pacientes com sintomas que predizem patologias associadas ao cólon distal, ao reto e ao ânus, tais como: sangramento, alteração do hábito intestinal, dor abdominal ou perineal, mucorreia, tenesmo, puxo, incontinência anal, procidência ou tumoração anal, anemia, entre outros.[3]

Para tanto, ressalta-se que essa abordagem deve ser feita, quando pertinente, por meio das queixas do paciente, por todos os médicos assistentes, não se relegando ao cirurgião geral, cirurgiões do aparelho digestivo e mais especificamente ao coloproctologista. Entretanto, a avaliação mais pormenorizada da região anal, do reto e do cólon distal com auxílio da anuscopia e retossigmoidoscopia rígida deve preferencialmente ser realizada por profissionais com maior expertise.[3]

Quando se restringe às doenças anorretais, história clínica e exame proctológico são suficientes para o diagnóstico da maioria dos pacientes que chegam ao consultório (p. ex., hemorroida, fissura anal, abscesso anorretal, neoplasia e condiloma acuminado). São vários os sintomas associados, e há grande variação na apresentação de cada um deles. Serão resumidos, a seguir, os mais frequentes.

SANGRAMENTO ANAL

Sem dúvida, o principal sintoma responsável pela demanda espontânea ao consultório, associado ou não à dor anal. Os pacientes que chegam ao consultório com esta queixa, na maioria das vezes, já dizem ser portadores de hemorroida ou estão receosos com a presença de um "câncer".

O diagnóstico diferencial da condição anorretocólica pode ser frequentemente realizado pela caracterização acurada do sangramento apresentado pelo paciente. Devem ser questionados: início, volume do sangramento, frequência, se é sangramento vermelho vivo, eliminação de coágulos ou melena, se o sangramento está associado ou não à alteração da consistência das fezes, se está misturado ou não às próprias fezes, se aparece apenas no papel higiênico ou "pinga" no vaso sanitário, se está associado à dor anal, emagrecimento e/ou mucorreia. Além disso, não se deve esquecer de questionar história familiar de câncer e idade de acometimento.

Hemorragia digestiva baixa é definida como o sangramento decorrente de lesões localizadas abaixo do ângulo duodenojejunal, cujas manifestações principais são hematoquezia (sangue vivo misturado com fezes líquidas ou formadas) e melena (fezes enegrecidas com odor fétido, com aspecto em borra de café). Apesar de a melena ser mais frequentemente causada por lesões altas do trato gastrointestinal, é importante lembrar que também pode se originar de lesões localizadas no cólon direito (angiodisplasia, doença inflamatória intestinal, divertículos e tumores), a depender da intensidade do sangramento e da velocidade do trânsito intestinal.

Ela pode ser classificada em quatro grupos:[4]

- **Grupo 1:** definido como sangramento vivo, rutilante, em pequena quantidade, tingindo o vaso sanitário ou papel higiênico, geralmente associado à evacuação. Esse grupo inclui de 75 a 90% dos pacientes com hemorragia digestiva baixa, e nele se enquadram doenças orificiais e/ou retais, como hemorroida interna, fissura, pólipos e tumor anorretal.[4] Na maioria das vezes, inspeção, toque retal e anuscopia são exames suficientes para definir o diagnóstico. Sangramento que "pinga" no vaso sanitário, separado das fezes, sem dor, geralmente está associado a hemorroidas internas ou neoplasia do canal anal, ao passo que nos casos de sangramento em menor quantidade, que suja o papel higiênico, devem ser lembradas as fissuras ou a abrasão anal,[5] sendo tipicamente relacionadas à dor anal ao evacuar. Quando o sangramento não guarda relação com o ato evacuatório, deve-se considerar de origem cólica. Sangramento associado à mucorreia pode indicar presença de carcinoma colorretal baixo, proctite (infecciosa, inflamatória ou actínica) e, mais frequentemente, doença inflamatória intestinal.[4,5]
- **Grupo 2:** inclui os portadores de sangramento intermitente crônico, insidioso, muitas vezes, em forma de coágulos.[5] Geralmente tem origem cólica, decorrente de doença diverticular, colite isquêmica, pólipos, retite actínica ou angiodisplasia e, mais frequentemente, neoplasias. Esse grupo de pacientes deve ser investigado com colonoscopia.
- **Grupos 3 e 4:** correspondem àqueles com sangramento volumoso, agudo, que geralmente se apresentam na emergência, na maioria das vezes por diverticulose ou angiodisplasia, menos frequentemente por tumores ou doença inflamatória em atividade intensa. Na suspeita de hemorragia digestiva baixa, mais uma vez, enfatiza-se a necessidade de anamnese adequada e exame físico completo, incluindo a realização de anuscopia e toque retal, que podem propiciar o diagnóstico da causa do sangramento e também para confirmar o aspecto do sangramento relatado pelo paciente.[6]

Esses grupos serão mais bem discutidos em capítulo à parte sobre hemorragia digestiva baixa, mas vale ressaltar que pode existir perda de sangue oculto nas fezes e, se persistente e prolongada, cursa com anemia, lembrando neoplasia de ceco e cólon ascendente.

DOR ANORRETAL

Dor anal aguda associada ao ato evacuatório – muitas vezes associada a sangramento vivo de pouco volume –, frequentemente está relacionada a fissura anal. Dor anal aguda com prolapso mucoso sugere trombose hemorroidária. Tenesmo, esforço evacuatório urgente, inefetivo e doloroso[5,7] comumente se associa a processos inflamatórios retais (proctite de Crohn, retocolite ulcerativa, proctite actínica e proctite infecciosa gonocócica) ou neoplásicos.

Na presença de dor anal de surgimento agudo, contínua, não relacionada à evacuação, com ou sem febre, deve-se afastar abscesso anorretal. Dor que aumenta de intensidade quando o paciente tosse ou espirra, muitas vezes, está relacionada à presença de abscesso interesfincteriano, assim como a sensação dolorosa anal associada a quadros de retenção urinária em indivíduos sem sinais de prostatismo.[5]

A dor pélvica e posterior baixa, que afeta aproximadamente 3,8% das mulheres,[8] são sintomas relativamente comuns, principalmente por estarem relacionadas etiologicamente a uma centena de doenças. Em coloproctologia, as causas mais comuns têm origem nas afecções anorretais de caráter inflamatório, infeccioso ou neoplásico ou, então, nas estruturas adjacentes, urogenitais internas ou externas. Além dessas, a dor pélvica de origem neuromuscular não deve ser esquecida e necessita de investigação adequada para seu diagnóstico e correto tratamento e, por isso, será aqui abordada.

A importância do fato é que essa doença complexa e comum, de etiologia frequentemente considerada inexplicável, tanto nos homens como nas mulheres[9,10] projeta alto nível de ansiedade e depressão com os consequentes danos para a saúde e piora na qualidade de vida dos pacientes, não somente pelas sensações subjetivas, como por causa das perturbações funcionais decorrentes.

Nesse aspecto, a proctalgia fugaz, que afeta entre 4 e 18% da população,[11,12] caracteriza-se por dor anal súbita, intensa, intermitente, que acomete a região pélvica e anorretal e é decorrente de espasmo do músculo elevador do ânus. Essa sensação dolorosa, que aparece em intervalos de tempo irregulares e tem duração de minutos ou horas, ocorre geralmente no período noturno e não está relacionada a lesões orgânicas.[13]

A dor pélvica pode ser acompanhada de náuseas, tonturas, síncopes e transpiração, e geralmente é aliviada com evacuação ou eliminação de gases. O diagnóstico de proctalgia fugaz pode ser facilmente suspeitado nos pacientes ansiosos, com história clínica clássica (dor noturna) e que apresentam exame proctológico normal.[14] Dor referida na região anorretopélvica pode ser consequente também de tumores retrorretais, neoplasias pélvicas e ginecológicas ou aneurismas vasculares.

Dor coccígea ou coccigodínea raramente ocorre em decorrência de afecções anorretais; a maioria dos pacientes têm história prévia de trauma coccígeno ou a estruturas ligamentares da região. Essa sensação dolorosa localiza-se preferencialmente na região sacrococcígea, podendo também acometer as regiões anorretal, genital, face posterior das coxas e região lombar; sua intensidade pode ser acentuada com o ato de sentar, levantar, deambular e com a evacuação. Manifesta-se, predominantemente, entre a 4ª e a 6ª décadas de vida, sendo mais comum no sexo feminino (5 a 6:1), ocorrendo em pessoas tensas e ansiosas que passam muito tempo sentadas. Além de traumatismos, posturas inadequadas, infecções anorretais ou geniturinárias, procedimentos operatórios pélvicos, cisto pré-sacral inflamado, neoplasias e lesões do sistema nervoso periférico, podem causar dor referida no cóccix.

Dor anorretal associada a tenesmo e com mucorreia sanguinolenta, é sugestivo de neoplasia de reto baixo. Nesses casos, alteração do hábito intestinal (aumento do número de evacuações) e emagrecimento são também queixas frequentes.

DOR ABDOMINAL

Dor abdominal é sintoma inespecífico que pode estar relacionado a qualquer doença do trato gastrointestinal, inclusive algumas condições clínicas não relacionadas ao aparelho digestivo, por exemplo, pneumonia de base, infarto agudo do miocárdio inferior, dissecção aguda de aorta, calculose renal, doença inflamatória pélvica (DIP) e tumores ginecológicos.

Na avaliação inicial de pacientes com dor abdominal é de fundamental importância a análise de várias características clínicas, como início, intensidade da dor, caráter, localização, irradiação, fatores de piora e melhora, sintomas concomitantes, operações prévias, doenças clínicas associadas, entre outras. Após anamnese cuidadosa com avaliação precisa dessas características semiológicas associada a exame físico geral e proctológico minucioso, pode-se sugerir diagnóstico preciso, que muito orientará os profissionais na solicitação de exames complementares. Dependendo de cada caso em particular, assim como das condições e disponibilidades locais, diversos exames serão pedidos, tendo sempre em mente a indicação criteriosa e a boa relação custo-benefício, evitando a manipulação do paciente com técnicas invasivas, desconfortáveis e desnecessárias.

Dor abdominal de origem colônica pode ser aguda, crônica, intermitente, contínua, tipo cólica ou não, a depender do fator causal e da presença ou não de irritação peritoneal. O caráter, a intensidade, o tempo e sua relação com alimentação, a alteração do hábito intestinal e a distensão abdominal devem ser bem definidos.

Dor em cólica está relacionada à contração intestinal excessiva ou distensão da parede intestinal, o que ocorre no início dos quadros obstrutivos mecânicos de qualquer causa (tumoral, por estenoses, volvo, fecaloma e hérnias encarceradas) ou nos quadros inflamatórios intestinais, tanto agudos infecciosos (gastroenterocolites bacterianas ou virais) quanto crônicos (parasitoses intestinais, doença inflamatória intestinal, colite isquêmica e doença diverticular).

Na presença de irritação peritoneal, existe processo inflamatório transmural, associado ou não à perfuração da víscera, que pode ser bloqueada, com formação de abscessos ou não (diverticulite aguda, doença de Crohn inflamatória e/ou fistulizante) ou livre para a cavidade peritoneal, com peritonite fecal ou purulenta (quando a perfuração livre ocorre após formação de abscesso), quadro grave, sempre de urgência cirúrgica.

Dor colônica de origem isquêmica pode se manifestar desde cólica intermitente associada à alimentação (angina intestinal), a quadro de peritonite aguda secundária à perfuração, a depender do grau, do tempo e da localização da obstrução vascular. Dor nas colites isquêmicas e isquemia mesentérica ocorrem geralmente em indivíduos com história de revascularização miocárdica ou correção prévia de aneurisma, e serão mais bem discutidas nos capítulos correspondentes.

Dor abdominal ainda pode ser manifestação de doença anorretal quando o espaço supraelevador está envolvido, já que esse espaço tem o peritônio como "teto". Processos inflamatórios supurativos supraelevadores (abscessos, doença de Crohn, neoplasias e traumas perineais) podem se apresentar com dor abdominal de origem peritoneal.[5]

CONSTIPAÇÃO

Constipação é uma das principais queixas no consultório, tanto do gastroenterologista como do coloproctologista,[4] sendo moléstia de elevada prevalência na população, acometendo 16% dos adultos e 33% daqueles maiores que 60 anos de idade[15] e, consequentemente, trata-se de uma morbidade que demanda significativa procura de atendimento médico a despeito de, na maioria das vezes, não ameaçar a vida e não debilitar o paciente, entretanto, com alteração da qualidade de vida, notadamente nos casos crônicos.[15,16]

Em geral, é possível definir classicamente uma pessoa como constipada quando apresentar menos que três evacuações em uma semana,[17] porém, para o paciente que chega ao consultório com queixa de constipação, ela pode significar variedade de condições, inclusive hábito intestinal normal. Contudo, pode-se estar diante de uma pessoa insatisfeita com seu hábito intestinal – constipação fictícia.[18] Dada a multiplicidade de interpretações, deve-se caracterizar bem o hábito intestinal do paciente (frequência evacuatória, volume e consistência das fezes, presença ou não de dor ao evacuar, desde anorretal até abdominal, e relação com a dieta, além de manipulação digital) e definir constipação como sintoma com um sentido mais abrangente, como percepção de evacuação insatisfatória.[19,20]

A definição proposta, por ser ampla, engloba vários diagnósticos diferenciais, que vão desde constipação funcional até secundária a outras doenças e outros diagnósticos sindrômicos, como síndrome do intestino irritável. Embora conveniente na abordagem do paciente, a amplitude da definição como sintoma inclui desvantagens, como dificuldade de estudos mais específicos dos mecanismos evacuatórios e relativa imprevisibilidade na resposta ao tratamento prescrito. Visando superar tais dificuldades, o Consenso de Roma, desde 1999,[21] vem tentando definir constipação intestinal funcional com mais individualidade, fixando suas características mais marcantes (Tabela 69.1). Os critérios diagnósticos foram atualizados no Consenso de Roma III, em 2006.[22] Segundo ele, os critérios incluem dois ou mais dos seguintes sintomas: esforço evacuatório, fezes em cíbalos ou endurecidas, sensação de evacuação incompleta, sensação de obstrução anorretal, manobras manuais para facilitar evacuação em mais de 25% do tempo, além de menos que três evacuações espontâneas por semana. Esses sintomas devem estar presentes por pelo menos três dias por mês nos últimos três meses, com início dos sintomas pelo menos seis meses antes do diagnóstico. Fezes diarreicas rara-

Tabela 69.1 – Critérios do Consenso de Roma (1999)

Sintomas e diagnóstico	Roma I[21]	Roma II[24]	Roma III[22]
Esforço evacuatório	> 25% evacuações	> 25% evacuações	> 25% evacuações
Fezes endurecidas	> 25% evacuações	> 25% evacuações	> 25% evacuações
Sensação de evacuação incompleta	> 25% evacuações	> 25% evacuações	> 25% evacuações
Sensação de obstrução	–	> 25% evacuações	> 25% evacuações
Manobras digitais	–	> 25% evacuações	> 25% evacuações
Menos que três evacuações/semana	Sim	Sim	Sim
Número de critérios para diagnóstico	≥ 2	≥ 2	≥ 2
Critério temporal	3 meses	12 semanas/ 12 meses	3 meses/ 6 meses

Fonte: adaptada de Collete, 2008.[25]

mente devem estar presentes sem uso de laxativos, e não pode haver critérios suficientes para síndrome do intestino irritável.[22,23]

As causas de constipação intestinal são múltiplas e multifatoriais, podendo ser decorrentes de doenças sistêmicas ou intestinais (constipação intestinal orgânica ou secundária) ou estar relacionadas a anormalidades funcionais colorretais (constipação intestinal funcional ou primária) (Quadro 69.1).

Na fisiopatologia da constipação intestinal funcional podem-se identificar três modelos de alterações da motilidade: trânsito lento (inércia cólica); disfunção do assoalho pélvico (obstrução de saída) e mista.[26]

Para avaliação detalhada dos distúrbios funcionais anorretocólicos, uma série de testes fisiológicos podem ser solicitados: tempo de trânsito colônico com marcadores radiopacos; videodefecografia; eletromanometria; eletroneuromiografia anal com tempo de latência do nervo pudendo e ultrassonografia endoanal.[27-32] Esses testes fisiológicos, suas indicações, técnicas e resultados serão discutidos em outros capítulos.

DIARREIA

Diarreia é outro sintoma variável, dos mais comuns e importantes na prática médica, relacionado à grande variedade de enfermidades gastrointestinais. Duração da diarreia, volume e consistência das fezes, frequência evacuatória e, obviamente, relação com outros sintomas sistêmicos ou gastrointestinais devem ser bem definidos na história clínica.

O aumento da fluidez das fezes é uma das principais características da diarreia. A consistência fecal, entretanto, pode ser difícil de ser avaliada pelo paciente, sendo também utilizados critérios como frequência e volume das fezes para definir diarreia. Três ou mais evacuações ao dia são consideradas anormais, e o limite normal diário de peso fecal é cerca de 200 g – parâmetro que pode estar aumentado mesmo na

Quadro 69.1 – Classificação e mecanismos da constipação intestinal

Constipação intestinal funcional/primária	Constipação intestinal orgânica/secundária
Inércia cólica ▪ Constipação por trânsito lento Disfunção do assoalho pélvico ▪ Anismo ▪ Hipertonia do esfíncter interno ▪ Síndrome da úlcera retal solitária ▪ Intussuscepção ▪ Prolapso retal Erros dietéticos Erros comportamentais ▪ Horário inconstante ▪ Não atendimento ao reflexo ▪ Postura ▪ Desconcentração	Obstruções intestinais, colônicas e anorretais ▪ Inflamatórias ▪ Tumorais ▪ Aderências intraperitoneais Doenças anorretais ▪ Fissuras ▪ Estenoses inflamatórias ou tumorais Doenças endócrinas/metabólicas ▪ Diabete ▪ Hipotireoidismo ▪ Hipocalcemia ▪ Hipocalemia ▪ Porfiria ▪ Uremia Doenças neuromusculares ▪ AVE ▪ Trauma medular ▪ Esclerose múltipla ▪ Parkinson ▪ Neuropatia autonômica ▪ Hirschsprung ▪ Chagas ▪ Pseudo-obstrução intestinal Medicamentos

presença de consistência normal, quando o paciente apresenta dieta rica em fibras.[4]

Na maioria das vezes, ela se apresenta como episódio esporádico e autolimitado, geralmente de causa aguda, porém, pode se prolongar por meses ou anos em virtude de diversas causas (diarreia crônica). Classicamente, diarreia aguda é definida com duração menor que 3 a 4 semanas, sendo a crônica com duração superior. A duração é importante para limitar o diagnóstico diferencial, sendo as diarreias agudas geralmente provocadas por agentes infecciosos, e as crônicas, por uma grande variedade de causas, tanto originárias no trato gastrointestinal superior, no cólon e no reto, quanto sistêmicas (Quadros 69.2 e 69.3).

Alguns pacientes podem relatar, indevidamente, incontinência fecal como diarreia. Incontinência fecal é caracterizada pela perda involuntária das fezes e está mais relacionada à alterações dos mecanismos neuromusculares que controlam a evacuação e não tanto às alterações do fluido intestinal e/ou motilidade colônica, embora pacientes normais, ou seja, sem lesões orgânicas no aparelho esfinctérico anal, possam cursar com incontinência franca ou pequenos escapes fecais nos episódios de diarreia, já que a consistência das fezes é o principal mecanismo físico relacionado à sujidade das vestes. Esses episódios esporádicos de incontinência fecal ocorrem com mais frequência em portadores de operações anais prévias, multíparas, obesos mórbidos e portadores de síndrome do intestino irritável.

A fisiopatogenia da diarreia é complexa e envolve diversos mecanismos. Simplificando, ela resulta da rotura do "delicado" mecanismo de reabsorção de água da luz intestinal (reabsorvida em 99% no intestino delgado e principalmente no cólon, até ser formado o bolo fecal). A água transita livremente através das membranas celulares, a depender do gradiente osmótico determinado pela secreção e pela absorção de eletrólitos. Tanto o aumento da secreção intestinal para luz quanto a diminuição da absorção de eletrólitos podem causar diarreia. São considerados cinco

Quadro 69.2 – Principais causas das diarreias agudas

- Infecções bacterianas, virais, protozooses e helmínticas
- Toxinas alimentares
- Alergia alimentar
- Medicamentos (laxantes, sais de magnésio, antibióticos, AINES, antirretrovirais, vitaminas etc.)
- Apresentação inicial da diarreia crônica

Fonte: adaptado de Feldman et al., 2006.[23]

Quadro 69.3 – Principais causas das diarreias crônicas

Aquosas

- Diarreia osmótica
  - laxantes
  - deficiência de dissacaridases
  - congênita (cloridrorreia congênita)
- Diarreia secretora
  - toxinas bacterianas
  - colite colágena e linfocítica
  - diverticulite
  - vasculites
  - medicamentos e laxantes
  - diarreia pós-vagotomia e pós-simpatectomia
  - idiopática
  - diarreia secretora idiopática esporádica
  - diarreia secretora epidêmica (Brainerd)

Neuropatia autonômica diabética

- Síndrome do intestino irritável

Doenças endócrinas

- Hipertireoidismo
- Doença de Addison

Tumores

- Gastrinoma
- Vipoma
- Somastinomas
- Síndrome carcinoide
- Carcinoma medular da tireoide
- Feocromocitoma
- Carcinomas de cólon
- Linfoma
- Adenoma viloso

Inflamatórias

- Doença de Crohn e colite ulcerativa inespecífica
- Diverticulite
- Colite pseudomembranosa
- Tuberculose, *Yersinia enterocolitica*
- Viroses (citomegalovírus, herpes simples)
- Parasitoses (amebíase, estrongiloidíase)
- Colite isquêmica
- Colite por radiação
- Tumores de cólon
- Linfoma

Gordurosas

- Doenças de mucosa (celíaca, Whipple)
- Síndrome do intestino curto
- Proliferação bacteriana anômala
- Isquemia mesentérica crônica
- Insuficiência pancreática exócrina
- Doenças biliares

Fonte: adaptado de Feldman et al., 2006.[23]

mecanismos para a produção da diarreia: osmótico, secretor, inflamatório, disabsortivo e motor; raramente um deles age de maneira isolada, sendo a maioria das diarreias de origem multifatorial e complexa.

As que têm sua origem predominantemente no cólon e no reto apresentam mecanismos predominantemente inflamatórios, sendo a doença inflamatória intestinal protótipo de diarreia inflamatória crônica, e as colites infecciosas bacterianas, das diarreias inflamatórias agudas. Posteriormente, passam a ser disabsortivos, decorrente da lesão crônica da mucosa intestinal. Mecanismo osmótico e motor (aumento da motilidade colônica) estão frequentemente envolvidos nas diarreias provocadas pelo uso de laxantes osmóticos e/ou irritativos da parede do cólon.

Diarreia aquosa volumosa pode estar relacionada à presença de um grande adenoma viloso retal secretor. Diarreia crônica associada à mucorreia e/ou sangramento intestinal pode indicar doença inflamatória intestinal (retocolite ulcerativa e doença de Crohn), assim como neoplasia colorretal. Em pacientes com hábito intestinal anteriormente normal, que passam a cursar com diarreia crônica, quando acima de 50 anos, deve-se afastar inicialmente a possibilidade de adenocarcinoma colorretal, especialmente se associado a outros sintomas de alerta, como perda ponderal, mucorreia e sangramento nas fezes. Linfoma intestinal é outra possibilidade de neoplasia intestinal, que cursa com diarreia, e ocorre principalmente em pacientes mais idosos. Ver nos Quadros 69.2 e 69.3, adaptados de Feldman et al.,[23] as principais causas de diarreia aguda e crônica.

MUCORREIA

Muco é produzido por células da mucosa colônica e retal e pode ser visto junto com as fezes em diversas condições. A presença de muco nas fezes pode ser resultado da produção normal pela mucosa, sinal precoce de adenoma retal, indicação de retocolite inicial ou ser causada por agentes irritantes, medicamentos, toxinas alimentares e verminoses.[5] Quando associado a sangramento e/ou alteração do hábito intestinal, pode ser sinal de doença inflamatória intestinal ou neoplasia.

Normalmente muco não extravasa pelo ânus, ao menos que o paciente seja incontinente ou na presença de prolapso mucoso retal e/ou hemorroidário. Desse modo, enfatiza-se a importância de se proceder ao exame físico proctológico rigoroso com a realização da inspeção estática e dinâmica com a manobra de Valsalva e o toque retal que já poderá revelar a sujidade da margem anal com fezes ou, então, uma hipotonia esfincteriana, predizendo higiene inadequada ou escape fecal, prolapso mucoso ou hemorroidário ou até uma procidência retal mais volumosa que expliquem a eliminação de muco via anal.

SECREÇÃO PURULENTA ANORRETAL

Drenagem de secreção purulenta perianal é indicativo de processo infeccioso local, agudo (abscesso) ou crônico (fístula anorretal abscedada ou não). História de drenagem de secreção purulenta associada à dor anal, com ou sem abaulamento perianal, é indicativa de abscesso anorretal, ao passo que drenagem intermitente, geralmente indolor, indica presença de fístula anal.

Eliminação de secreção purulenta através do orifício anal pode indicar proctite gonocócica ou abscesso anorretal drenado espontaneamente para o canal anal. Dessa maneira, em casos de secreção anonorretal, deve-se inicialmente afastar fístula perianal e aventar hipóteses de doenças sexualmente transmissíveis.

PRURIDO ANAL

Prurido anal é sensação desconfortável que acomete o ânus e a região perianal, ocorrendo com mais frequência no período noturno e no verão. Sintoma muito comum em proctologia, acomete aproximadamente 1 a 5% da população e mais comumente o sexo masculino (4 a 5:1),[33,34] de modo especial naqueles com pilosismo acentuado na região perineal. Com relação à idade, é mais comum entre 30 e 70 anos, notadamente entre 40 e 60 anos.[35]

A causa é variada, e cerca de 50 a 80% dos casos são idiopáticos (prurido anal idiopático), embora possa ser manifestação de doença local ou sistêmica. A higiene da região anal e perianal é geralmente deficitária, e também estão presentes fatores dietéticos (condimentos, corantes e pimentas), medicamentosos, verminoses, neurogênicos e psicológicos. Pode estar relacionado simplesmente às afecções localizadas na região anorretal, assim como às sistêmicas.

As principais causas são:

- Má higiene anal.
- Afecções coloproctológicas: doença hemorroidária, fissura, fístula, condiloma acuminado, herpes simples, prolapso mucoso retal, procidência retal, hidradenite, doença inflamatória intestinal, doença de Bowen, doença de Paget, incontinência fecal, diarreia, verminoses, tuberculose anal, neoplasias, entre outras. No Brasil, devem-se ressaltar os parasitas como responsáveis pelo prurido em grande número de pessoas,

os mais comuns são: *Sarcoptes scabiei*, *Phthirus pubis*, *Enterobius vermicularis* e filariose.

- Causas dermatológicas: dermatites de contato, psoríase, infecções fúngicas – *Candida albicans*, líquen e dermatite seborreica.
- Causas ginecológicas: o prurido anal pode ter sua origem em secreções vaginais, decorrentes de cervicites, vaginites por tricômonas ou Cândida, e também pela presença de urina que irrita a pele perineal, especialmente em portadoras de incontinência urinária, causando dermatite amoniacal. Pode também ocorrer em mulheres durante a menopausa, sem causa aparente, provavelmente secundário à deficiência de estrogênio.
- Causas medicamentosas: sabonetes com lavanda, antibióticos tópicos (tetraciclina), desodorantes íntimos, colchicina, quinidina, óleos minerais laxativos, hidrocortisona, gencitabina, entre outros.
- Causas sistêmicas: diabete melito, icterícia obstrutiva, renais crônicos, hipertireoidismo, deficiência de ferro e HIV+.
- Causas psicológicas: depressão, ansiedade, escoriação neurótica, parasitofobia, transtorno obsessivo-compulsivo (TOC) e prurido senil. As causas psicogênicas com frequência podem estar presentes, mas não devem, a princípio, ser consideradas primeira hipótese diagnóstica, sendo mais um diagnóstico de exclusão.

Sumariamente, verifica-se que ocorre mais frequentemente em pacientes com higiene anal deficiente, portadores de incontinência fecal e que não têm condições de realizar a higiene anal de forma apropriada, casos de doença hemorroidária, fissura ou fístula anal ou, então, estar relacionado à fase de cicatrização de condições anoperineais (pós-operatório de operação orificial ou cicatrização de qualquer fissura anal).[33] Quando severo, usualmente está relacionado à mucorreia.

Em debate realizado por médicos coloproctologistas,[36] ressaltou-se que a história clínica e o exame físico proctológico são fundamentais na abordagem e no manuseio do portador de prurido anal e, notadamente na queixa aguda, pode-se atribuir os sintomas a condições locais em detrimento de causas sistêmicas. Nesses casos agudos, deve-se investigar fundamentalmente as condições de higiene, alimentação, vestuário, uso de agentes tópicos e limitações ocasionadas pela obesidade.

É preciso enfatizar que pacientes com prurido anal em que se afastaram doenças orificiais e colorretais e em que foram adotadas medidas higienodietéticas apropriadas e que não apresentaram melhora clínica após 2 a 3 semanas, mesmo em uso de medicações tópicas esteroidais, merecem ser submetidos à biópsia da região acometida pela dermatite.[33,36]

PROLAPSO ANAL

Ao questionar o paciente quanto à presença de prolapso anal, deve-se determinar se ele ocorre relacionado à evacuação, se é persistente ou independente do esforço evacuatório. Prolapso independente de qualquer esforço pode estar relacionado desde a simples exteriorização de uma papila hipertrófica, até a procidência retal (prolapso de todas as camadas do reto). Quando relacionado à evacuação, geralmente se trata de prolapso mucoso, associado ou não a mamilos hemorroidários, sendo sua graduação relacionada à necessidade ou não de redução manual, o que será discutido melhor no capítulo de doença hemorroidária, condição mais comumente associada ao prolapso mucoso anal.

O prolapso mucoso, associado ou não a mamilos hemorroidários prolapsantes, deve ser diferenciado da procidência retal, o que pode ser feito no exame proctológico. A procidência retal é formada por todas as camadas da parede retal; é em forma de cone, com ápice truncado e luz intestinal central, coberta por mucosa irregular com pregas circunferenciais. Conforme o grau de exteriorização, a procidência pode ser classificada em 1º grau (prolapso até margem anal), 2º grau (franqueia o canal anal e existe um sulco circular entre a mucosa exteriorizada e a borda do ânus) e 3º grau (exteriorização total da parede, desaparecimento do sulco e versão do canal anal). Já o prolapso mucoso tem forma cilíndrica irregular, com luz central, pregas mucosas verticais e é sempre de menor tamanho.[19]

Pólipos retais também podem ser causa de prolapso, porém, isso é geralmente observado em crianças com polipose juvenil ou em idosos com adenomas vilosos volumosos.

INCONTINÊNCIA

Incontinência fecal pode ser definida como alteração na capacidade de retenção de gases e fezes, assim como sua eliminação em momento e local adequados e representa distúrbio de etiologia multifatorial, com impacto significativo na qualidade de vida em virtude de transtorno físico e psicológico que acarreta, sendo responsável pela segunda causa de institucionalização na população idosa nos Estados Unidos.

Sua incidência é difícil de ser avaliada, justamente em virtude do constrangimento que provoca aos pacientes, tornando-se condição subestimada na maioria das estatísticas de tal forma que cerca de 50 a 70% dos pacientes portadores de incontinência anal nunca a reportou aos seus médicos.[37,38] Drossman et al.,[39] em 1993, relataram incidência de episódios frequentes de incontinência fecal em 7,1% da população norte-americana. Em nosso meio, levantamento realizado no ambulatório de geriatria do Hospital das Clínicas da Faculdade de Medicina da Universidade de São Paulo mostrou prevalência de 10,9% de incontinência anal nos idosos.[40] Desse modo, a incidência estimada encontra-se entre 2 e 7%, podendo alcançar valores de até 13,6% em pessoas com mais de 65 anos[41] e 16,9% em populações acima de 85 anos.[42]

As causas são múltiplas, desde alterações congênitas (malformação anorretal) a lesões de causa adquirida, como pós-partos vaginais, pós-traumatismo anorretoperineal (acidentais ou iatrogênicas pós-cirúrgicas). Pode também ser decorrente de esforços evacuatórios prolongados, multíparas ou causada por alterações neurogênicas, consequentes ao processo de envelhecimento, diabete melito, trauma raquimedular, sequelas infecciosas ou doenças neurogênicas. Para análise acurada do grau de degeneração neuromuscular, assim como para confirmação da incontinência fecal neurogênica, é de grande importância a realização de exame eletroneuromiográfico anal com tempo de latência do nervo pudendo, que, além de confirmar o diagnóstico, orientará a terapêutica e o prognóstico.

A incontinência fecal resulta da alteração de qualquer dos principais fatores responsáveis pelo controle da evacuação: pressão anal de repouso (atribuída principalmente à função do esfíncter interno do ânus); pressão anal de contração (contração voluntária do esfíncter externo para evitar a evacuação); ângulo anorretal (formado pelo eixo longitudinal do canal anal e parede posterior do reto, acentuado pela contração do músculo puborretal); sensibilidade e capacidade retal; reflexo anorretal inibitório; velocidade do trânsito intestinal e integridade neurológica (do nervo pudendo). Quando um desses fatores está alterado e os outros não são capazes de compensar, a incontinência se manifesta em diferentes graus. Em mulheres adultas, o trauma obstétrico é o principal fator predisponente à incontinência fecal, tanto por trauma muscular como por trauma neurológico. Constipação crônica de longa data, com esforço evacuatório repetido por longo período de tempo, também é causa importante de incontinência idiopática, principalmente em mulheres, em razão do estiramento progressivo do nervo pudendo e denervação do assoalho pélvico.

Pacientes com relato de incontinência fecal devem ser questionados quanto ao grau de incontinência (para gases, fezes líquidas, fezes sólidas), quanto à realização de procedimento cirúrgico orificial prévio e, quando mulheres, devem ter sua história obstétrica detalhada. Importante também é diferenciar incontinência verdadeira de urgência fecal e transbordamento anal secundário à impactação fecal com a história clínica. São sintomas diferentes associados a condições anais e colorretais diferentes. Transbordamento anal pode simular incontinência em pacientes acamados, constipados crônicos, com impactação por fecaloma.

Em tempo, é importante ressaltar encoprese ou megacólon psicogênico ou pseudoincontinência, que é a perda fecal que ocorre em indivíduos na primeira e na segunda décadas de vida, portadores de constipação intestinal grave. Esses jovens apresentam, com frequência, grandes fecalomas na ampola retal, com alterações funcionais locais, e consequente incontinência fecal paradoxal. Nesses indivíduos, o exame proctológico não revela lesão orgânica-anatômica, e no exame de eletromanometria, o reflexo inibitório retoanal está presente e normal; eles "funcionam" apenas como retencionistas crônicos. Alguns pacientes apresentam enurese e infecção do trato urinário associadas ao quadro de encoprese.

Assim como a constipação, a incontinência fecal, desde sua fisiopatogenia até o tratamento, será discutida com mais detalhes em capítulo correspondente.

REFERÊNCIAS

1. Fargo MV, Latimer KM. Evaluation and management of common anorectal conditions. Am Fam Physician. 2012; 85(6):624-630.
2. Abramowitz L, Benabderrahmane M, Pospait D, Philip J, Laouénan C. The prevalence of proctological symptoms amongst patients who see general practitioners in France. Eur J Gen Pract. 2014; 20(4):301-6.
3. Corrêa Neto IJF. Exame proctológico: quando e como realizar. In: Sobrado CW, Nadal SR, Souza Jr AHS (eds.). Manual de doenças anorretais: aspectos práticos. São Paulo: Office, 2013. p.403-15.
4. Prado J. Tratado das enfermidades gastrintestinais e pancreáticas. 8.ed. São Paulo: Roca, 2008. p.135-41.
5. Gordon PH, Nivatvongs S. Principles and practice of surgery for the colon, rectum, and anus. 3. ed. Informa Healthcare, 2007. p.66-8.
6. Cardoso Filho CAM, Marques Jr OW, Popoutchi P, Averbach M. Hemorragia Digestiva Baixa. Projeto Diretrizes. Sociedade Brasileira de Endoscopia Digestiva. Gestão, 2009-2010.
7. Coelho JCU. Aparelho digestivo: clínica e cirurgia. 3.ed. v. 1. São Paulo: Atheneu, 2005. p.853-62.

8. Wolff BG, Fleshman JW, Beck DE, Pemberton JH, Wexner SD. The ASCRS textbook of colon and rectal surgery. New York: Springer, 2007.
9. Santos Jr JCM. Dor posterior baixa e dor pélvica: o que interessa ao proctologista? Rev Bras Colo-proctol. 2009; 29(3):393-403.
10. Gracia Solanas JA, Ramírez Rodríguez JM, Elía Guedea M, Aquilella Diago V, Martínez Díez M. Sequential treatment for proctalgia fugax. Mid-term follow-up. Rev Esp Enferm Dig. 2005; 97(7): 491-6.
11. Boyce PM, Talley NJ, Burke C, Koloski NA. Epidemiology of the functional gastrointestinal disorders diagnosed according to Rome II criteria: an Australian population-based study. Intern Med J. 2006; 36(1):28-36.
12. Whitehead WE, Wald A, Diamant NE, Enck P, Pemberton JH, Rao SS. Functional disorders of the anus and rectum. Gut. 1999; 45(Suppl 2):II55-9.
13. De Parades V, Etienney I, Bauer P, Taouk M, Atienza P. Proctalgia fugax: demographic and clinical characteristics. What every doctor should know from a prospective study of 54 patients. Dis Colon Rectum. 2007; 50(6):893-8.
14. Fazio VW, Church JM, Delaney CP. Current therapy in colon and rectal surgery. 2.ed. Philadelphia: Elsevier Mosby; 2005. p.89-92.
15. American Gastroenterological Association, Barucha AE, Dorn SD, Lembo A, Pressman A. American Gastroenterological association medical position statement on constipation. Gastroenterology. 2013; 144(1):211-7.
16. Tack J, Muller-Lissner S, Stanghellini V, Boeckxstaens G, Kamm MA, Simren M et al. Diagnosis and treatment of chronic constipation: a European perspective. Neurogastroenterol Motil. 2011; 23(8):697-710.
17. Martelli H, Devroede G, Arhan P, Duguay C. Mechanisms of idiopathic constipation: outlet obstruction. Gastroenterology. 1978; 75(4):623-31.
18. Garrigues V, Galvez C, Ortiz V, Ponce M, Nos P, Ponce J. Prevalence of constipation: agreement among several criteria and evaluation of the diagnostic accuracy of qualifying symptoms and self-reported definition in a population-based survey in Spain. Am J Epidemoil. 2004; 1;59(5):520-6.
19. Sandler RS, Drossman DA. Bowel habits in young adults not seeking helath care. Dig Dis Sci. 1987; 32(8):841-5.
20. Agachan F, Chen T, Pfeifer J, Reissman P, Wexner SD. A constipation scoring system to simplify evaluation and management of constipated patients. Dis Colon Rectum. 1996; 39(6):681-5.
21. Thompson WG, Longstreth GF, Drossman DA, Heaton KW, Irvine EJ, Müller-Lissner SA. Functional bowel disorders and functional abdominal pain. Gut. 1999; 45(Suppl 2):II43-7.
22. Drossman DA. The functional gastrointestinal disorders and the Rome III process. Gastroenteroly. 2006; 130(5):1377-90.
23. Feldman M, Friedman LS, Brandt LJ (eds.). Sleisenger & Fordtran's Gastrointestinal and liver disease. 8.ed. Philadelphia: Saunders Elsevier; 2006.
24. Drossman DA. The functional gastrointestinal disorders and the Rome II process. Gut. 1999 Sep; 45(Suppl 2):II1-5.
25. Collete VL. Prevalência e fatores associados à constipação intestinal: um estudo de base populacional. [tese de mestrado]. Rio Grande do Sul: Universidade Federal de Pelotas, 2008.
26. Silva JH. Manual de coloproctologia. São Paulo: Associação Paulista de Medicina, 2000. p.216-23.
27. Sobrado Jr CW, Pires CEF, Amaro E, Cerri GG, Habr-Gama A, Kiss DR. Videodefecografia: aspectos técnicos atuais. Radiol Bras. 2004; 37(4):283-5.
28. Sobrado Jr CW. Contribuição da videodefecografia dinâmica computadorizada no estudo de doentes submetidos à graciloplastia. [tese de doutorado]. São Paulo: Faculdade de Medicina da Universidade de São Paulo, 1999.
29. Sobrado Jr CW, Pires CEF, Araújo SEA, Amaro E, Habr-Gama A, Kiss DR. Videodefecografia computadorizada: nova técnica de exame sem radiografias. Rev Bras Coloproct. 2002; 22(4):248-51.
30. Sobrado Jr CW, Pires CEF, Araújo SEA, Amaro E, Habr-Gama A, Kiss DR. Computerized videodefecography versus. Defecography: do we need radiographs? São Paulo Med J. 2005; 123(3):105-7.
31. Sobrado Jr CW, Pires CEF, Araújo SEA, Lopes RMG, Habr-Gama A, Kiss DR. Dose de irradiação na defecografia e na videodefecografia computadorizada. Rev Bras Coloproct. 2003; 23(1):20-4.
32. Sobrado Jr CW, Pires CEF, Araújo SEA, Amaro Jr E, Habr-Gama A, Kiss DR. Avaliação computadorizada do esvaziamento retal em voluntários assintomáticos. Rev Bras Coloproct. 2003; 23(1):5-8.
33. Song SG, Kim SH. Pruritus ani. J Korean Soc Coloproctol. 2011; 27(2):54-7.
34. Foxx-Orenstein AE, Umar SB, Crowell MD. Common anorectal disordres. Gastroenterology Hepatology. 2014, 10(5):294-301.
35. Chaudhry V, Bastawrous A. Idiopathic pruritus ani. Semin Colon Rectal Surg. 2003; 14:196-202.
36. Cordeiro F, Campos FGCM, Rached FJA, Cunha HAV, Santos Jr JCM. Tribuna Livre: como eu faço. Rev Bras Coloproct. 2003; 23(2):114-7.
37. Galandiuk S, Roth LA, Greene QJ. Anal incontinence-sphincter ani repair: indications, techniques, outcome. Langenbecks Arch Surg. 2009; 394:425-33.
38. Johanson JF, Lafferty J. Epidemiology of fecal incontinence: the silent affliction. Am J Gastroenterol. 1996; 91(1):33-6.
39. Drossman DA, Li Z, Andruzzi E, Temple RD, Talley NJ, Thompson WG, Whitehead WE et al. U.S. householder survey of functional gastrointestinal disorders. Prevalence, sociodemography, and health impact. Dig Dis Sci. 1993 Sep; 38(9):1569-80.
40. Lopes MC, Teixeira MG, Jacob Filho W, Carvalho Filho ET, Habr Gama A, Pinotti HW. Prevalência da incontinência anal no idoso: estudo epidemiológico com base na população atendida no Hospital das Clínicas da Faculdade de Medicina da Universidade de São Paulo, em regime ambulatorial. Rev Clin Fac Med USP. 1997; 52(1):1-12.
41. Aspiroz F. Guía práctica sobre incontinencia anal. Rev Esp Enferm Dig. 2003; 95:722-6.
42. Bø K. Urinary incontinence, pelvic floor dysfunction, exercise and sport. Sports Med. 2004; 34(7):451-64.

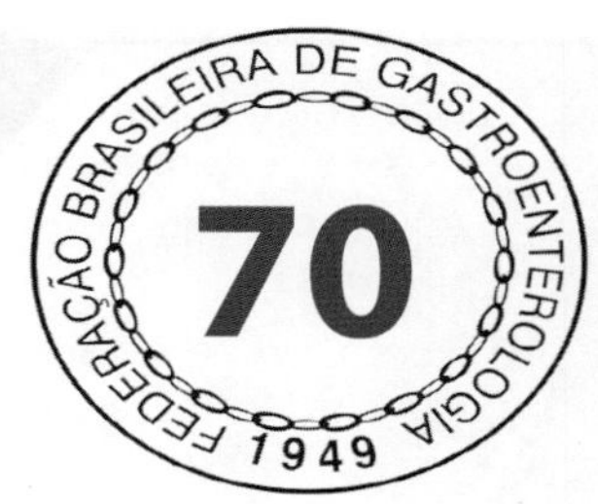

PRINCIPAIS EXAMES PARA O DIAGNÓSTICO DAS DOENÇAS COLORRETAIS

Cláudio Saddy Rodrigues Coy

INTRODUÇÃO

A coloproctologia tem apresentado avanços nas últimas décadas em função do emprego de métodos diagnósticos e propedêuticos que foram criados ou desenvolvidos para suprir carências ou limitações da especialidade. Inicialmente criticada por ser considerada um método invasivo e que exporia os pacientes a complicações, a prática mostrou-se ao longo do tempo um exame de grande utilidade e com diversas indicações, de modo que foi incorporado na prática clínica. Esse exame contribuiu significativamente para a compreensão e o tratamento de várias doenças colorretais e possibilitou o desenvolvimento de outros exames que visam suprir limitações do método endoscópico, os quais são cada vez mais empregados, como a colonografia por tomografia computadorizada ou por ressonância magnética e o exame de cápsula endoscópica do cólon. De igual importância foi o desenvolvimento dos exames para avaliação dos distúrbios funcionais da evacuação e métodos diagnósticos mais eficientes do intestino delgado.

Este capítulo foi escrito com o intuito de propiciar ao leitor indicações, limitações e complicações a respeito dos exames mais utilizados na prática clínica e expressa a experiência do Gastrocentro-Unicamp, unidade criada em 1990 e especializada no sistema digestório. São abordados os exames diagnósticos do cólon e reto (com ênfase na colonoscopia), ultrassonografia endorretal (pela facilidade na sua utilização e acessibilidade ao médico-assistente) e exames funcionais, empregados na investigação dos distúrbios da evacuação.

AVALIAÇÃO DIAGNÓSTICA DE CÓLON E RETO

Pode-se afirmar que a colonoscopia revolucionou a abordagem das doenças colorretais. Seu início ocorreu em 1969[1] e trouxe grandes benefícios diagnósticos e terapêuticos, além de contribuições significativas em importantes áreas, como neoplasia colorretal e doenças inflamatórias intestinais. As observações de achados endoscópicos permitiram, de forma indireta, a melhor compreensão da sequência adenoma-carcinoma, o desenvolvimento de estratégias de prevenção do carcinoma colorretal, o aprimoramento diagnóstico e a avaliação da resposta terapêutica das doenças inflamatórias intestinais. Além disso, o aprimoramento técnico dos equipamentos, como os sistemas de videoendoscópios, magnificação de imagem e filtros de luz, possibilitou a aquisição de imagens com melhor qualidade e maior acurácia diagnóstica (Figuras 70.1 a 70.4). Com a magnificação de imagens é possível a correlação adequada entre o achado endoscópico e o diagnóstico histológico em até 90% dos casos.[2] Melhorias relacionadas ao preparo intestinal, à sedação e às técnicas de inserção deixaram o exame mais confortável aos pacientes, facilitando a adesão. Assim,

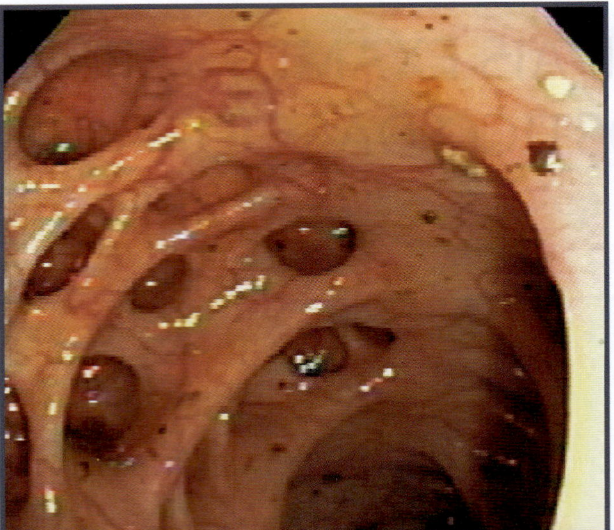

Figura 70.1 – Colonoscopia – doença diverticular.
Fonte: Serviço de Colonoscopia Digestiva – Gastrocentro-Unicamp.

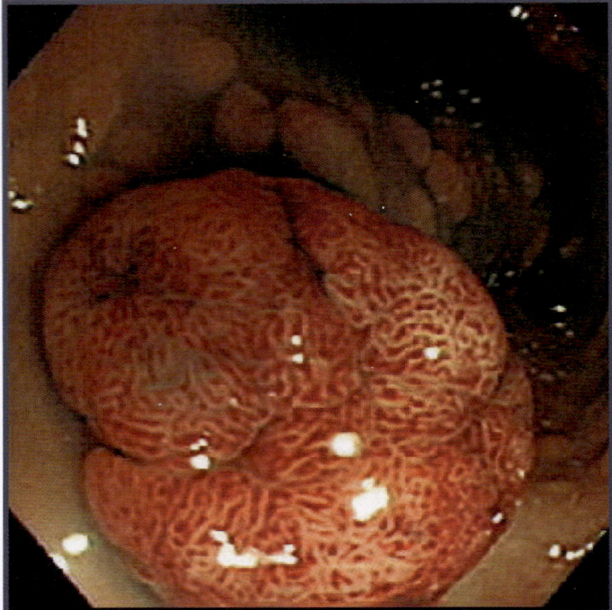

Figura 70.2 – Colonoscopia – pólipo.
Fonte: Serviço de Colonoscopia Digestiva – Gastrocentro-Unicamp.

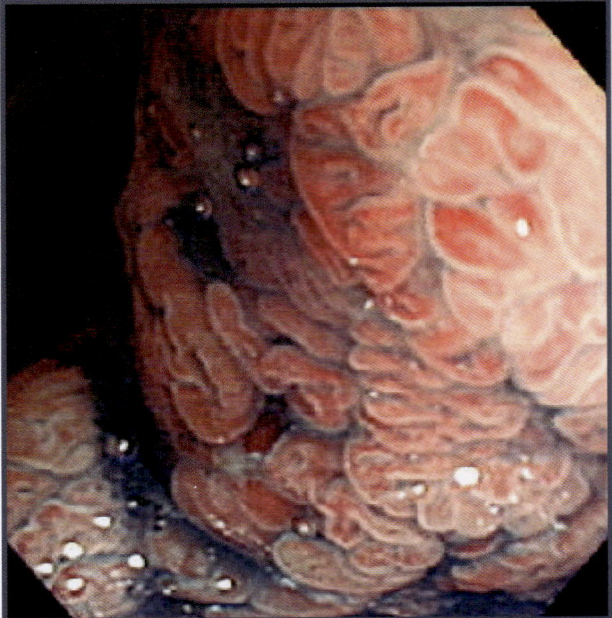

Figura 70.3 – Colonoscopia com magnificação – adenoma.
Fonte: Serviço de Colonoscopia Digestiva – Gastrocentro-Unicamp.

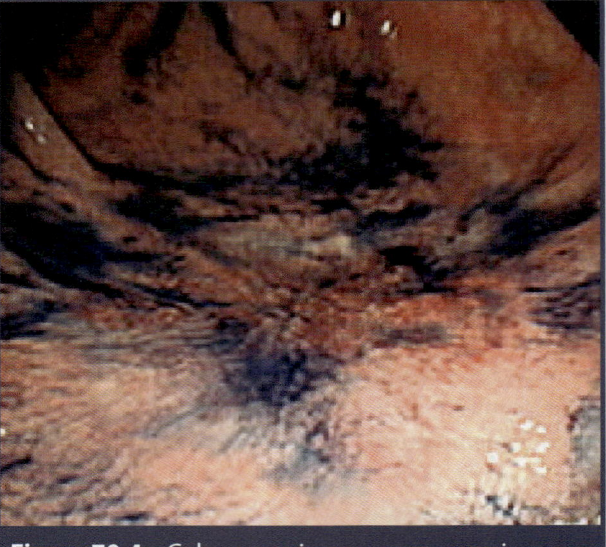

Figura 70.4 – Colonoscopia com cromoscopia.
Fonte: Serviço de Colonoscopia Digestiva – Gastrocentro-Unicamp.

a colonoscopia passou a ser cada vez mais empregada, tornando-se um procedimento rotineiro. O grande número de exames de colonoscopia realizados atualmente atesta sua efetividade diagnóstica e também é aceito como método de prevenção e diagnóstico precoce do câncer colorretal.[3]

O exame possibilita a avaliação diagnóstica da maioria das afecções colorretais e do íleo distal, e substituiu o enema opaco como o método diagnóstico de escolha para avaliação colorretal. Porém, o exame radiológico possibilita melhor avaliação da conformação e do diâmetro intestinal, informações úteis para a abordagem da constipação funcional e diagnóstico do megacólon – duas entre as poucas condições em que o enema opaco possibilita mais informações do que a colonoscopia.

A colonoscopia pode ser tecnicamente difícil e é examinador-dependente. O aprendizado é longo e, apesar da aplicação dos fundamentos básicos, é a experiência que torna o endoscopista hábil para atingir a região ileocecal com rapidez, assim como posicionar o aparelho adequadamente para a realização de procedimentos com segurança.

Arbitrariamente, estabeleceram-se 140 exames como número mínimo necessário para que o aprendizado seja suficiente, porém, relata-se a necessidade de 500 exames para que se alcance o ceco em pelo menos 90% dos exames.[4]

Ao alcançar o ceco em menor tempo, melhora-se a acurácia diagnóstica, o exame torna-se mais confortável, emprega-se menos sedação, distende-se menos o cólon e manobras que causam tração do mesocólon são evitadas. Ao término do exame, o paciente retorna mais rapidamente às atividades e, caso seja necessário, aceita melhor a indicação para um segundo exame.

O examinador, assim como o médico-assistente que solicita a colonoscopia, deve estar atento a fatores relacionados com a qualidade do exame, no sentido de diminuir a ocorrência de lesões não diagnosticadas e de complicações. Preparo intestinal adequado, uso de corantes, tempo de retirada do aparelho e índices de detecção de adenomas entre 15 e 25% são indicadores positivos.

Várias formas de preparo intestinal são recomendadas, porém, as orientações básicas são a duração curta e a realização deste o mais próximo possível do horário do exame. Várias soluções são utilizadas, as mais comuns são: polietilenoglicol, fosfato de sódio monobásico e dibásico, picossulfato sódico ou manitol. O uso do polietilenoglicol propicia preparo adequado, porém, o volume recomendado de 4 L é alto. Manitol a 10% na quantidade de um litro é acessível e barato, tornando-se bastante utilizado no Gastrocentro-Unicamp. Fosfato de sódio monobásico e dibásico é solução hipertônica, pode ser utilizado em duas tomadas com volume de 230 mL, além de causar transitoriamente hiperfosfatemia e hipocalcemia. Apesar de contraindicado em portadores de cardiopatia ou nefropatia, torna-se mais confortável em função do menor volume empregado,[5] e é mais eficaz em relação ao emprego com polietilenoglicol.[6]

No Gastrocentro-Unicamp, a equipe de enfermagem instituiu um serviço de orientação pré-exame. Os pacientes são informados sobre a importância da realização do exame e do preparo intestinal adequado. São obtidos dados a respeito de condições mórbidas, uso de medicamentos e, eventualmente, necessidade de preparo personalizado. Os pacientes são orientados a manter dieta líquida sem resíduos na véspera do exame, e empregam-se 1.000 mL de solução de manitol a 10% para serem ingeridos em duas horas. Para exames realizados no período da tarde, faz-se uso do manitol no dia do exame a partir das 8 horas, e para os exames da manhã, a ingestão inicia-se a partir das 18 horas.

Apesar do avanço representado pela colonoscopia, trata-se de exame invasivo e desconfortável em alguns casos, porém, com baixa morbidade, relacionada principalmente com a ocorrência de perfuração intestinal. Esta é estimada em 0,01% nos exames diagnósticos[7] e em até 5% após a realização de procedimentos terapêuticos, como submucosectomia.[8] Apresenta como limitações a impossibilidade de avaliação de todo o cólon em alguns casos e imprecisão na identificação do local de lesões. Assim, outros procedimentos diagnósticos (considerados métodos complementares) estão disponíveis com o intuito de tornar a investigação colorretal mais precisa. Deve-se considerar que nos diferentes tipos de procedimentos é necessária a realização de preparo intestinal, considerada pelos pacientes a parte mais desagradável do exame.

A colonografia por tomografia computadorizada, descrita em 1994, possibilita a reconstrução de imagens colorretais de forma bi ou tridimensional (Figura 70.5). Tem como principais atrativos a avaliação completa do cólon – mesmo na presença de estenose – e o diagnóstico de lesões extraintestinais. As desvantagens do método relacionam-se ao emprego de radiação e à impossibilidade de realização de procedimentos. Enquanto seu uso como ferramenta na prevenção e diagnóstico pre-

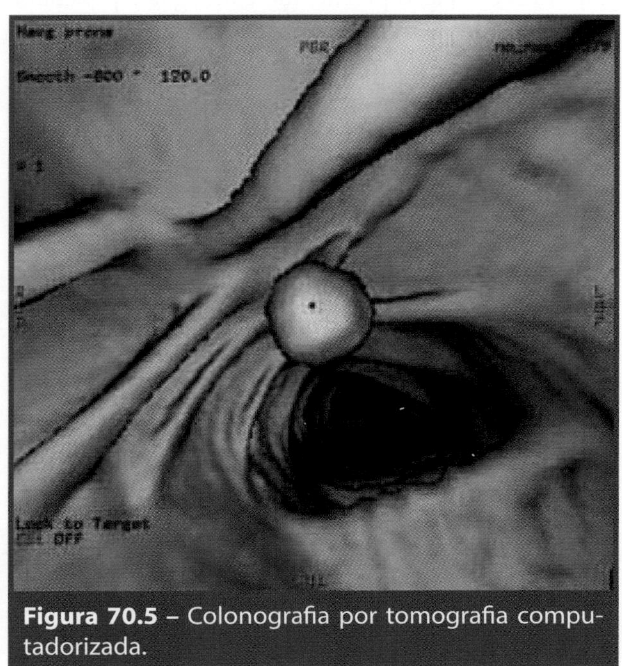

Figura 70.5 – Colonografia por tomografia computadorizada.

coce do câncer colorretal ainda não está aceito,[9] a principal indicação é a avaliação completa do cólon, após o insucesso do exame endoscópico. É de grande utilidade nos casos de neoplasia com estenose, pois possibilita o estadiamento pré-operatório do abdome e a avaliação dos segmentos cólicos proximais à estenose, além de identificar com precisão a localização dessas lesões, o que está sujeito a erros com a colonoscopia.

A avaliação do cólon por meio de cápsula endoscópica está disponível em função principalmente do desenvolvimento de dispositivos com baterias de maior tempo de duração e de melhor qualidade de imagem.

ULTRASSONOGRAFIA ANORRETAL

O exame com aparelhos de ultrassonografia com transdutor endorretal é cada vez mais empregado para avaliação das alterações do canal anal, como identificação de abscessos e trajetos fistulosos, integridade da musculatura esfincteriana, avaliação funcional dos distúrbios da evacuação, particularmente constipação e estadiamento local de tumores retais (Figura 70.6). Suas principais vantagens são o baixo custo, a ausência de radiação, a acurácia e a acessibilidade, uma vez que pode ser empregado pelo médico-assistente em nível ambulatorial. A desvantagem é ser examinador-dependente. O transdutor endorretal possibilita uma avaliação de 360°, e alguns aparelhos apresentam o recurso da reconstrução de imagens de forma tridimensional. Para a avaliação de leões retais, realiza-se limpeza mecânica com clister, e a interface entre o transdutor e o reto é realizada com balão preenchido com água e possibilita a identificação de todas as camadas da parede do reto.

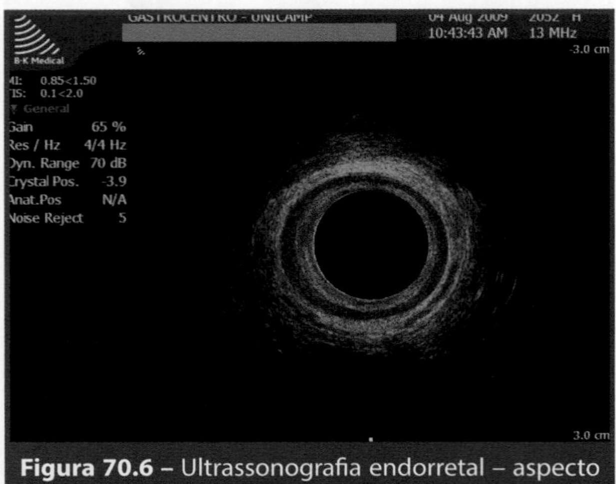

Figura 70.6 – Ultrassonografia endorretal – aspecto normal.
Fonte: Laboratório de Fisiologia Anorretal – Gastrocentro--Unicamp.

O exame do canal anal não requer nenhum preparo, e o avaliador pode identificar o músculo puborretal em forma de "U", de aspecto hiperecogênico na porção superior do canal anal, bem como o esfíncter interno (hipoecogênico) envolvido por estrutura hiperecogênica correspondente ao esfíncter externo na porção média. Na porção distal, identifica-se exclusivamente o esfíncter externo. Avaliam-se, além da integridade da musculatura, a espessura dos esfíncteres e a presença de áreas cicatriciais.[10]

Na avaliação dos distúrbios de evacuação, particularmente a incontinência fecal, enquanto a manometria anorretal possibilita a avaliação funcional, a ultrassonografia endorretal possibilita a identificação de alterações estruturais e os exames podem ser considerados complementares (Figuras 70.7 e 70.8).[11,12]

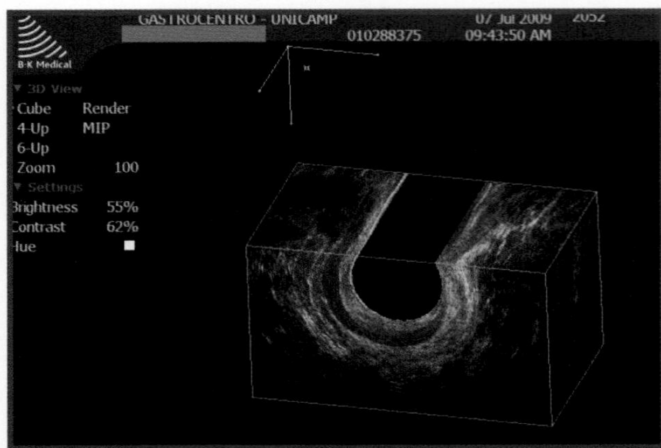

Figura 70.7 – Ultrassonografia endorretal – lesão do esfíncter interno e externo.
Fonte: Laboratório de Fisiologia Anorretal – Gastrocentro--Unicamp.

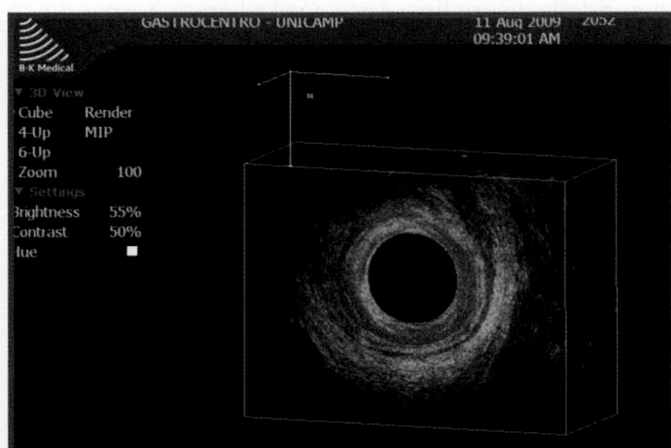

Figura 70.8 – Ultrassonografia endorretal – lesão do esfíncter interno e externo, porção anterior.
Fonte: Laboratório de Fisiologia Anorretal – Gastrocentro--Unicamp.

Valores baixos de pressão de repouso estão associados a lesões do esfíncter interno, ao passo que alterações do esfíncter anal externo (EAE) podem ser correlacionadas a valores baixos de pressão de contração voluntária.

AVALIAÇÃO FUNCIONAL – DISTÚRBIOS DA EVACUAÇÃO

Manometria anorretal

O emprego de exames específicos para a avaliação funcional dos distúrbios da evacuação possibilitou o melhor conhecimento dos mecanismos etiopatogênicos da constipação e incontinência fecal, assim como a instituição de métodos terapêuticos eficazes. Atualmente, o exame mais empregado na prática clínica é a manometria anorretal, em virtude de seu baixo custo (Figura 70.9). A manometria anorretal possibilita a avaliação funcional dos esfíncteres anais, ou seja, de sua integridade neuromuscular. As indicações mais comuns são: incontinência fecal, avaliação funcional pré e pós-operatória, constipação e em crianças para o diagnóstico de doença de Hirschsprung.

Com o emprego de programas computadorizados específicos, a manometria anorretal possibilita a reprodução das forças que compõem o canal anal, por meio de traçado gráfico. A ação do esfíncter anal interno (EAI) corresponde à 80% da pressão de repouso, ao passo que a pressão de contração voluntária é decorrente da ação do esfíncter anal externo (EAE). Aspectos controversos sobre a real utilidade da manometria anorretal têm sido motivo de debates, particularmente na discriminação entre indivíduos normais e incontinentes, pois existe uma sobreposição de achados entre essas duas condições.[13,14] A interpretação dos achados deve ir além dos valo-

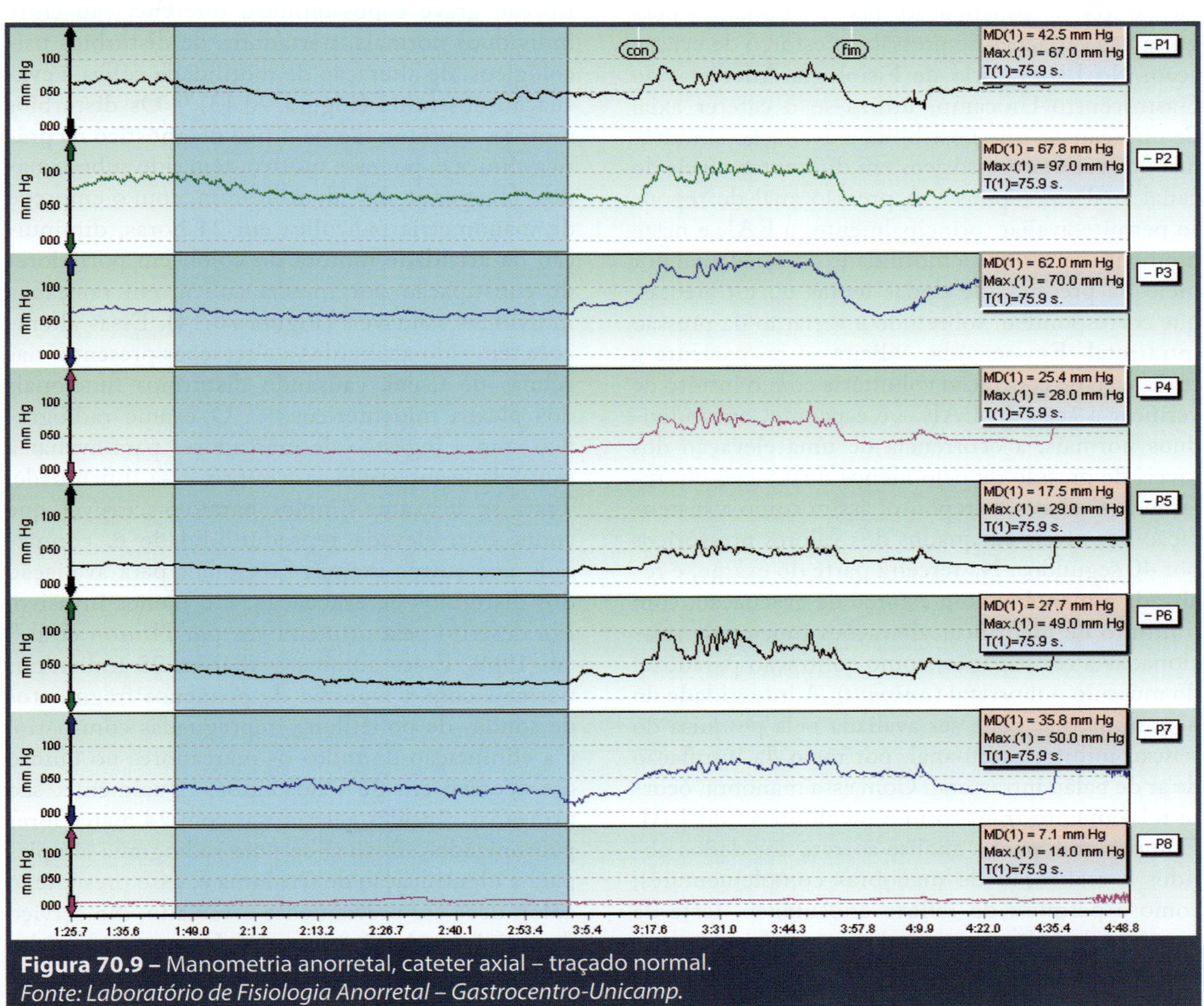

Figura 70.9 – Manometria anorretal, cateter axial – traçado normal.
Fonte: Laboratório de Fisiologia Anorretal – Gastrocentro-Unicamp.

res quantitativos e, para que se possa extrair todas as informações necessárias, aspectos relacionados à qualidade do traçado devem ser reconhecidos e relacionados nos laudos. Assim, valorizam-se a presença de ondas lentas e ultralentas, sustentabilidade da contração voluntária, presença de relaxamento pós-esforço de contração, comprimento funcional do canal anal e localização da zona de mais alta pressão.

Pode ser realizada por meio de cateter com balão, cateter sólido (mais preciso, porém, de elevado custo) ou, mais frequentemente, com sistema de perfusão pneumo-hidráulico – este, com cateteres de 4 ou 8 canais, dispostos de forma radial ou axial. O exame é realizado com o paciente em decúbito lateral esquerdo e joelhos flexionados, e o cateter é inserido no canal anal. O exame-padrão consiste na medição da pressão de repouso em diferentes níveis, seguida da avaliação em contração voluntária e pesquisa do reflexo inibitório retoanal. Nos portadores de constipação, faz-se também a pesquisa das variações de pressão ao esforço de evacuação. No Laboratório de Fisiologia Anorretal do Gastrocentro-Unicamp, utiliza-se o cateter axial de oito canais, que possibilita a avaliação simultânea dos valores pressóricos em diferentes níveis do canal anal em repouso. A pressão anal de repouso permite avaliar, principalmente, o EAI, e neste momento se verifica a motilidade do canal anal por meio da presença de ondas lentas ou ultralentas, que correspondem sobretudo à variação da pressão intrarretal. Em seguida, solicita-se ao paciente a realização de contração voluntária com o intuito de verificar a ação do EAE – é esperado, em indivíduos normais, a ocorrência de uma elevação dos níveis de pressão de pelo menos duas vezes em relação aos valores de repouso, assim como a sustentação em níveis adequados dos valores pressóricos por 40 segundos. Na terceira parte do exame, é realizada a manobra com esforço de evacuação, com o intuito de identificar alterações funcionais relacionadas à constipação, como contração paradoxal do músculo puborretal (*anismus*). A integridade do neuromuscular pode ser avaliada pela pesquisa do reflexo inibitório retoanal, por meio da insuflação de ar de balão intrarretal. Com essa manobra, ocorre relaxamento transitório e involuntário do EAI. É importante para a análise correta dos dados obtidos a realização de manobras complementares, como a pesquisa do reflexo anocutâneo, teste de expulsão do balão intrarretal para pesquisa de evacuação obstruída, sensibilidade retal, capacidade máxima retal e medidas de complacência intrarretal (Figura 70.10). Assim, para a correta interpretação dos achados manométricos e sua correlação com os mecanismos envolvidos nos distúrbios evacuatórios, a avaliação qualitativa é tão importante quanto a análise quantitativa. A manometria anorretal tem sido considerada uma ferramenta útil para avaliação da reserva funcional em pacientes portadores de incontinência fecal e, consequentemente, na identificação dos que poderão ser beneficiados com a técnica de fisioterapia do assoalho pélvico (Figuras 70.11 e 70.12).[15-17] Da mesma forma, em portadores de constipação, quando associada a outros exames, auxilia na discriminação entre portadores de *anismus* ou de outras condições[18] (ver Capítulo 26 – *Constipação intestinal*).

Tempo de trânsito cólico

A avaliação funcional do tempo de trânsito intestinal tem sido utilizada em portadores de constipação grave e possibilita a diferenciação entre indivíduos normais, portadores de distúrbios psicológicos, de alteração de motilidade cólica e evacuação obstruída (Figura 70.13).[19] Os distúrbios motores do cólon são de difícil diagnóstico na prática clínica e, por esse motivo, têm sido subestimados. Hagger et al.[20] identificaram, com o emprego de manometria pancólica em 24 horas, diminuição da atividade motora do cólon em portadores de constipação por inércia cólica, em relação a indivíduos saudáveis (Figura 70.14). Essas alterações têm sido atribuídas a alterações presentes nas células de Cajal, causando distúrbios funcionais dos plexos mioentéricos.[21,22] O exame radiográfico com a ingestão de marcadores para avaliar a motilidade intestinal visa suprir essa dificuldade. Trata-se de exame simples, barato e acessível, que conta com elevada reprodutibilidade e, comparado aos outros exames funcionais para avaliação dos distúrbios de evacuação, é o menos invasivo. Foi descrito pela primeira vez por Hinton et al.[23] em 1969. Esses autores avaliaram 25 indivíduos normais com a ingestão de pequenos fragmentos de sondas de polietileno impregnadas com bário, e a eliminação de todos os marcadores no quinto dia ocorreu em 80% dos casos. Atualmente, são utilizadas cápsulas gelatinosas com 24 marcadores padronizados. Realiza-se uma radiografia simples para a identificação de fecaloma e, caso presente, o cólon deve ser previamente esvaziado. No serviço de radiologia do Gastrocentro-Unicamp, considerando que o paciente a ser submetido a esse exame é portador de constipação não responsiva aos métodos terapêuticos usuais, este foi orientado a não fazer uso de laxantes, e padronizou-se a ingestão de 30 g/dia de fibras, além de 2 L de água. A forma mais simples de avaliação consiste na realização de radiografia simples do abdome nos dias 3 e 5, e a eliminação de 80% dos marcadores é considerada normal. Em caso de retenção dos marcadores, analisa-se o padrão de distribuição. A distribuição difusa sugere o diagnóstico de inércia cólica, ao passo que a retenção dos marcadores na pelve ou cólon esquerdo é compatível com quadro de evacuação obstruída.

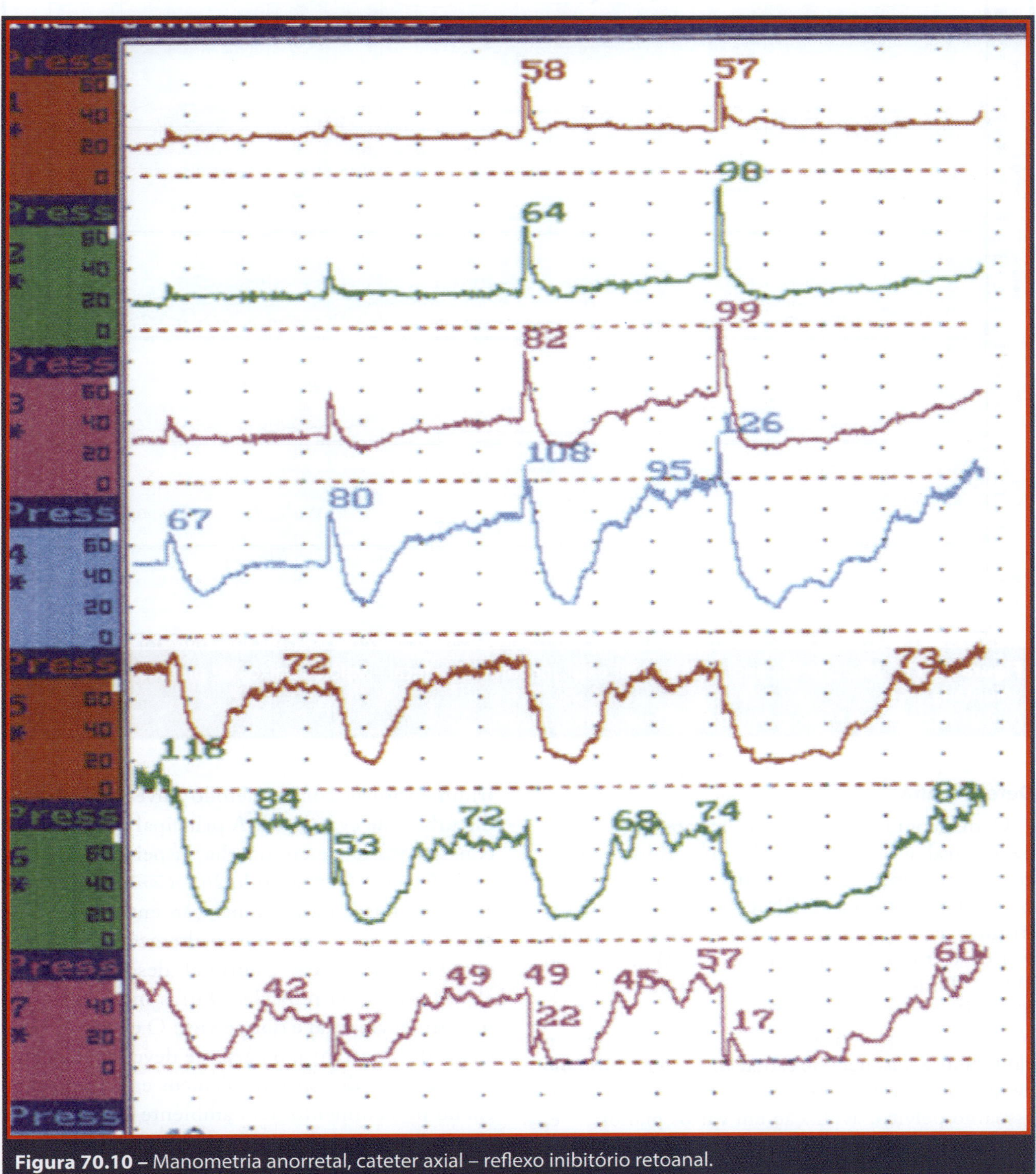

Figura 70.10 – Manometria anorretal, cateter axial – reflexo inibitório retoanal.
Fonte: Laboratório de Fisiologia Anorretal – Gastrocentro-Unicamp.

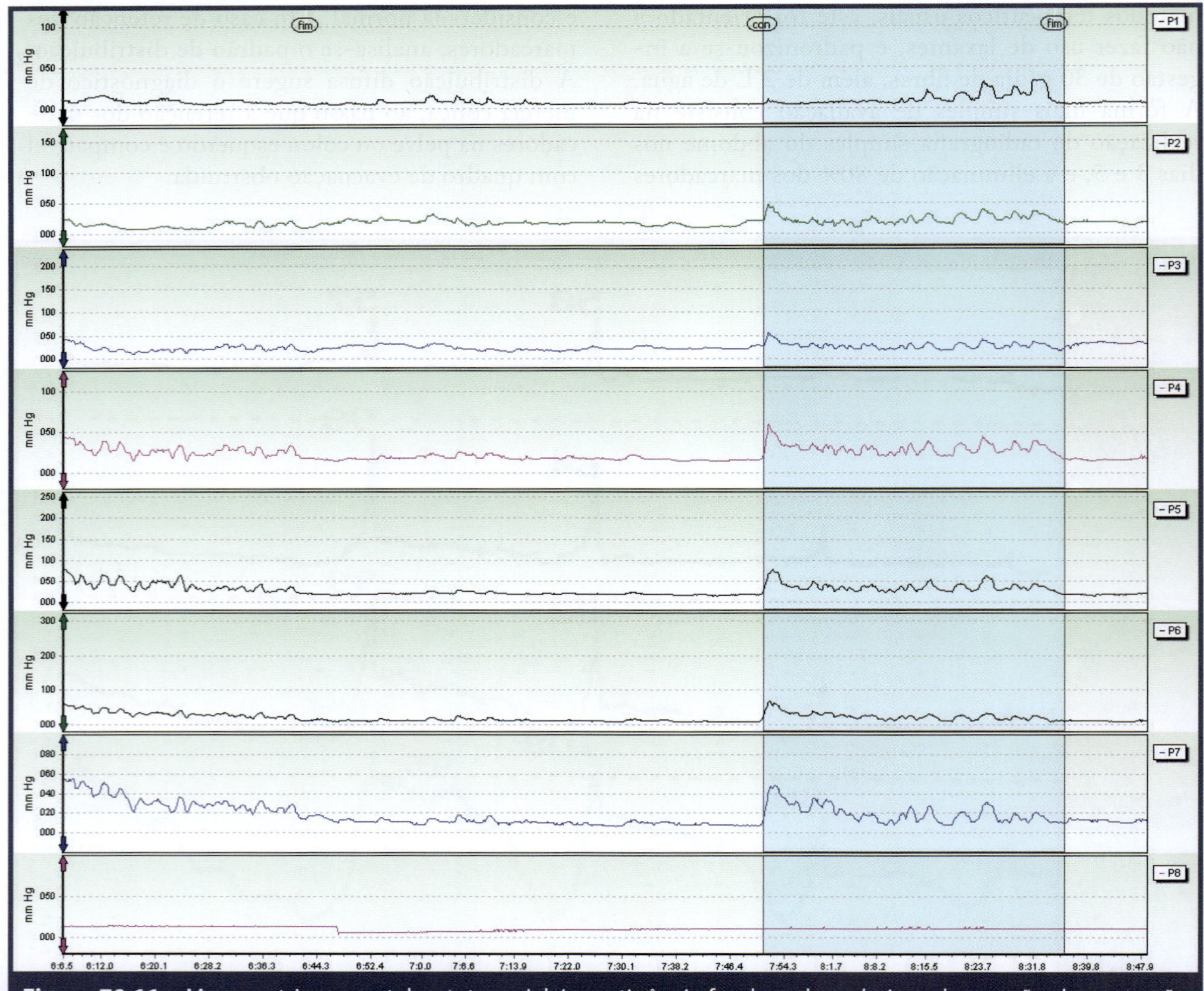

Figura 70.11 – Manometria anorretal, cateter axial, incontinência fecal – valores baixos de pressão de contração voluntária.
Fonte: Laboratório de Fisiologia Anorretal – Gastrocentro-Unicamp.

Defecografia

O defecograma é o exame menos empregado para a avaliação funcional dos distúrbios de evacuação, porém, não menos útil. Tem por objetivo avaliar de forma dinâmica os órgãos e as estruturas envolvidas no momento da evacuação. Foi descrito pela primeira vez por Waldden em 1953.[24] Pode ser realizado por meio de exame radiográfico (cinedefecografia com fluoroscopia) ou ressonância magnética.[25-28] Este último tem como vantagens a ausência de radiação e a possibilidade de identificar estruturas pélvicas, como o útero e o assoalho pélvico, avaliação em vários planos[29,30] e, nos sistemas de campo aberto, a realização do exame na posição sentada.[31] Recentemente, Murad-Regadas[32] utilizou a ultrassonografia anorretal tridimensional como método investigativo dos distúrbios de evacuação. A principal indicação é a constipação grave em que há suspeita de evacuação obstruída (ver capítulo 26 – *Constipação intestinal*) na busca da diferenciação entre distúrbios funcionais como *anismus* e alterações orgânicas como intussuscepção colorretal, descenso perineal, enterocele ou retocele. Outras indicações são: incontinência fecal e dor pélvica. O exame é constrangedor, portanto, o paciente deve ser informado a respeito de aspectos técnicos e da importância do procedimento. Um ambiente favorável que possibilite ao paciente permanecer relaxado e cooperativo é condição primordial para a obtenção de resultados fidedignos.

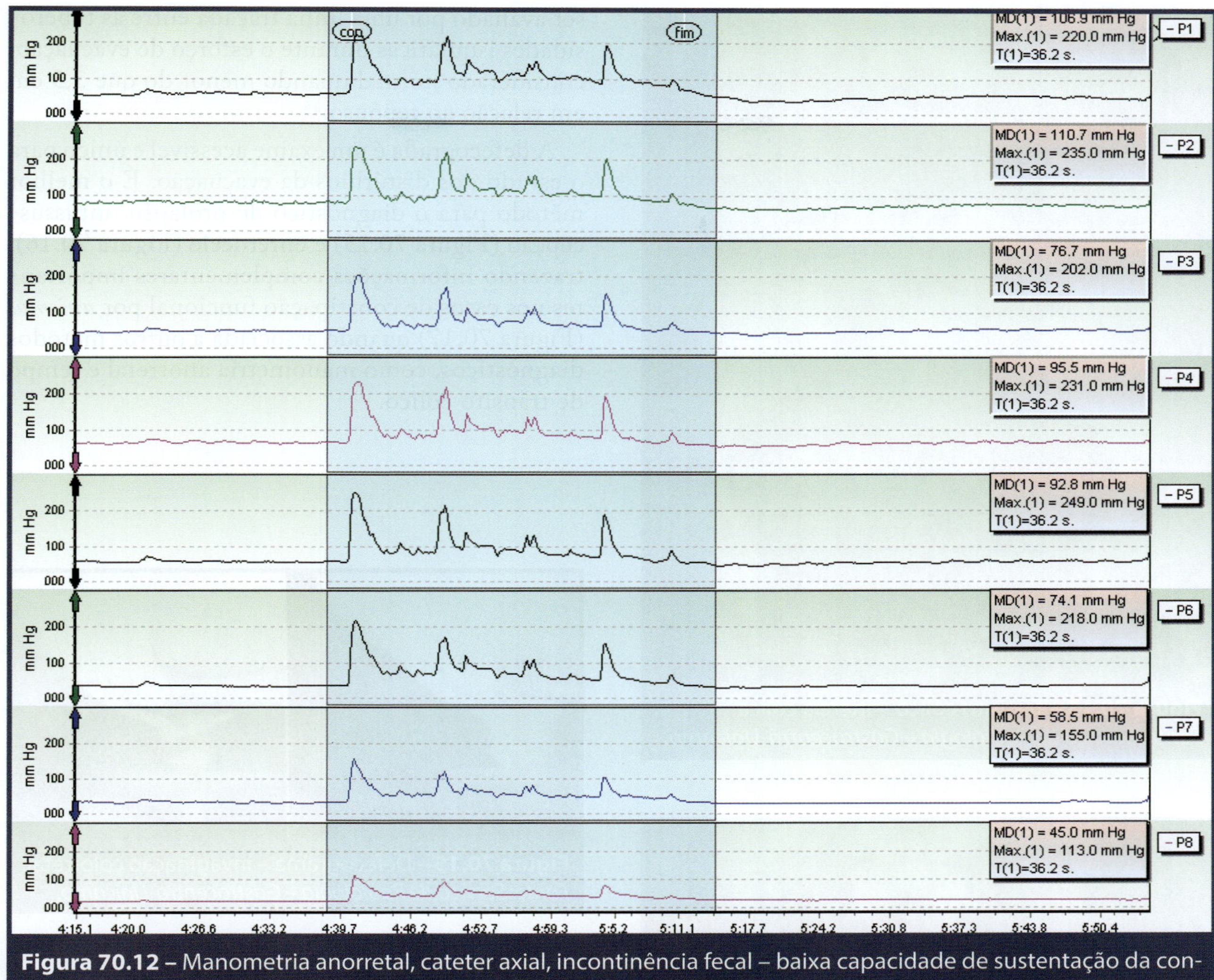

Figura 70.12 – Manometria anorretal, cateter axial, incontinência fecal – baixa capacidade de sustentação da contração voluntária.
Fonte: Laboratório de Fisiologia Anorretal – Gastrocentro-Unicamp.

O exame de defecografia convencional com fluoroscopia torna-se de fácil acesso em virtude de seu menor custo e disponibilidade dos equipamentos na maioria dos hospitais e serviços de diagnóstico por imagem e, tecnicamente, é de fácil realização. O paciente do sexo masculino deve ingerir 400 mL de sulfato de bário para a visualização do delgado; nas pacientes do sexo feminino utiliza-se pasta de sulfato de bário de uso oral ou gaze embebida com contraste colocada na vagina. O contraste retal deve ser espessado até adquirir consistência semelhante às fezes ou um pouco mais fluida, para facilitar sua administração através de seringa em volume aproximado de 300 mL. A mesa de fluoroscopia é colocada na posição vertical e o paciente, em cadeira especial, permanece na posição sentada. Obtêm-se imagens em repouso, com esforço de contração dos músculos do assoalho pélvico e musculatura esfincteriana anal, com esforço de evacuação e novamente em repouso. São realizadas medidas referentes ao ângulo anorretal nas diferentes fases do exame, avalia-se presença de alterações estruturais e a quantidade de contraste residual no reto. Em condições normais, o ângulo anorretal que pode ser medido entre o eixo longitudinal do canal anal e a linha posterior do reto se situa entre 65° e 100° em repouso.[33,34] Em contração voluntária, ocorre uma diminuição, e a junção anorretal desloca-se cranialmente e anteriormente por ação do músculo puborretal. Ao esforço de evacuação, torna-se mais obtuso em relação ao repouso, o canal anal atinge seu maior diâmetro e o reto é esvaziado completamente em cerca de 30 segundos. O descenso perineal pode

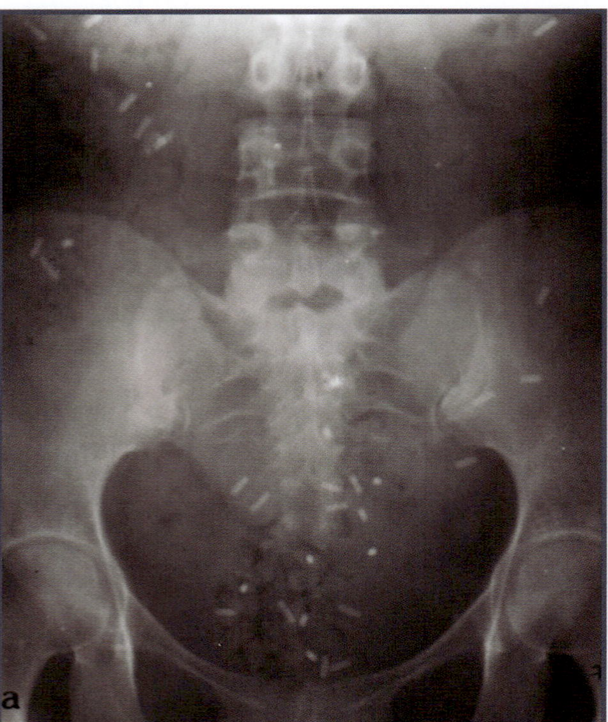

Figura 70.13 – Trânsito cólico – inércia cólica.
Fonte: Serviço de Radiologia – Gastrocentro-Unicamp.

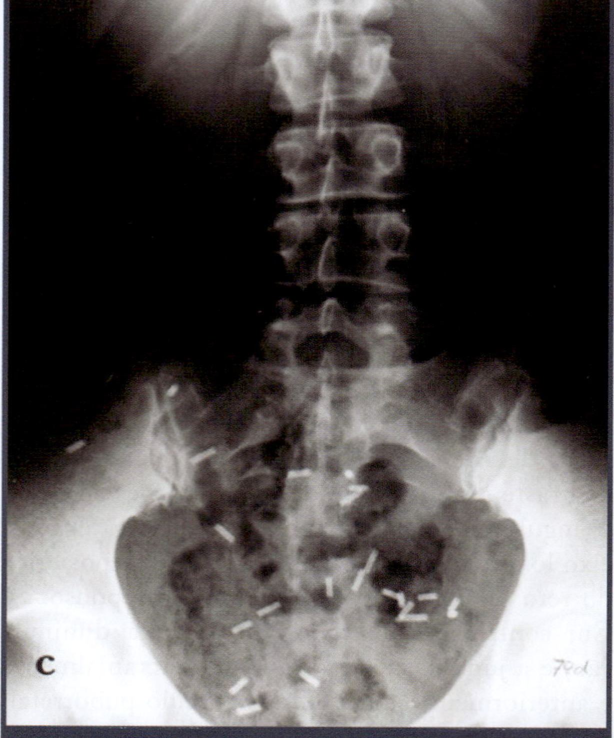

Figura 70.14 – Trânsito cólico – evacuação obstruída.
Fonte: Serviço de Radiologia – Gastrocentro-Unicamp.

ser avaliado por uma linha traçada entre as tuberosidades isquiáticas durante o esforço de evacuação, considerado normal quando menor do que 3,5 cm em relação ao repouso.[35]

A defecografia é um exame acessível e único para o estudo dos distúrbios da evacuação. É o melhor método para o diagnóstico de prolapso, intussuscepção (Figura 70.15) e enterocele (Figura 70.16), trazendo informações complementares importantes nos casos de constipação funcional por *anismus* (Figura 70.17) quando associada a outros métodos diagnósticos, como manometria anorretal e tempo de trânsito cólico.

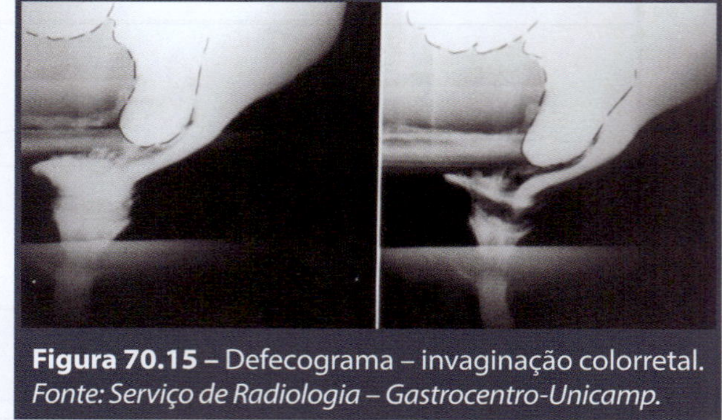

Figura 70.15 – Defecograma – invaginação colorretal.
Fonte: Serviço de Radiologia – Gastrocentro-Unicamp.

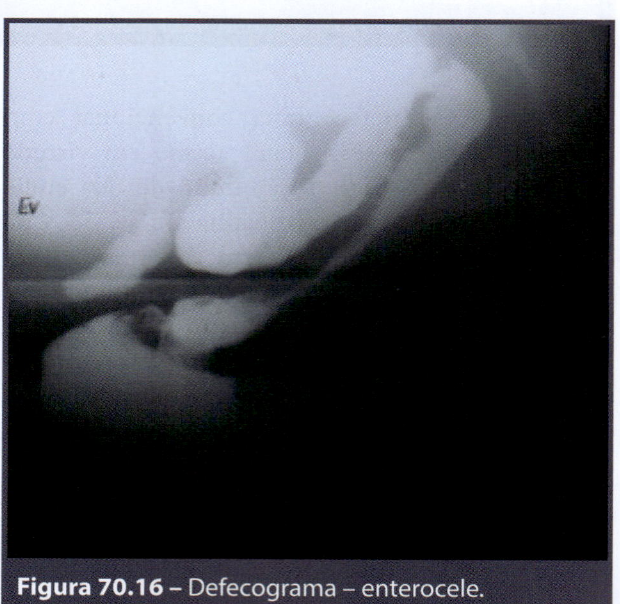

Figura 70.16 – Defecograma – enterocele.
Fonte: Serviço de Radiologia – Gastrocentro-Unicamp.

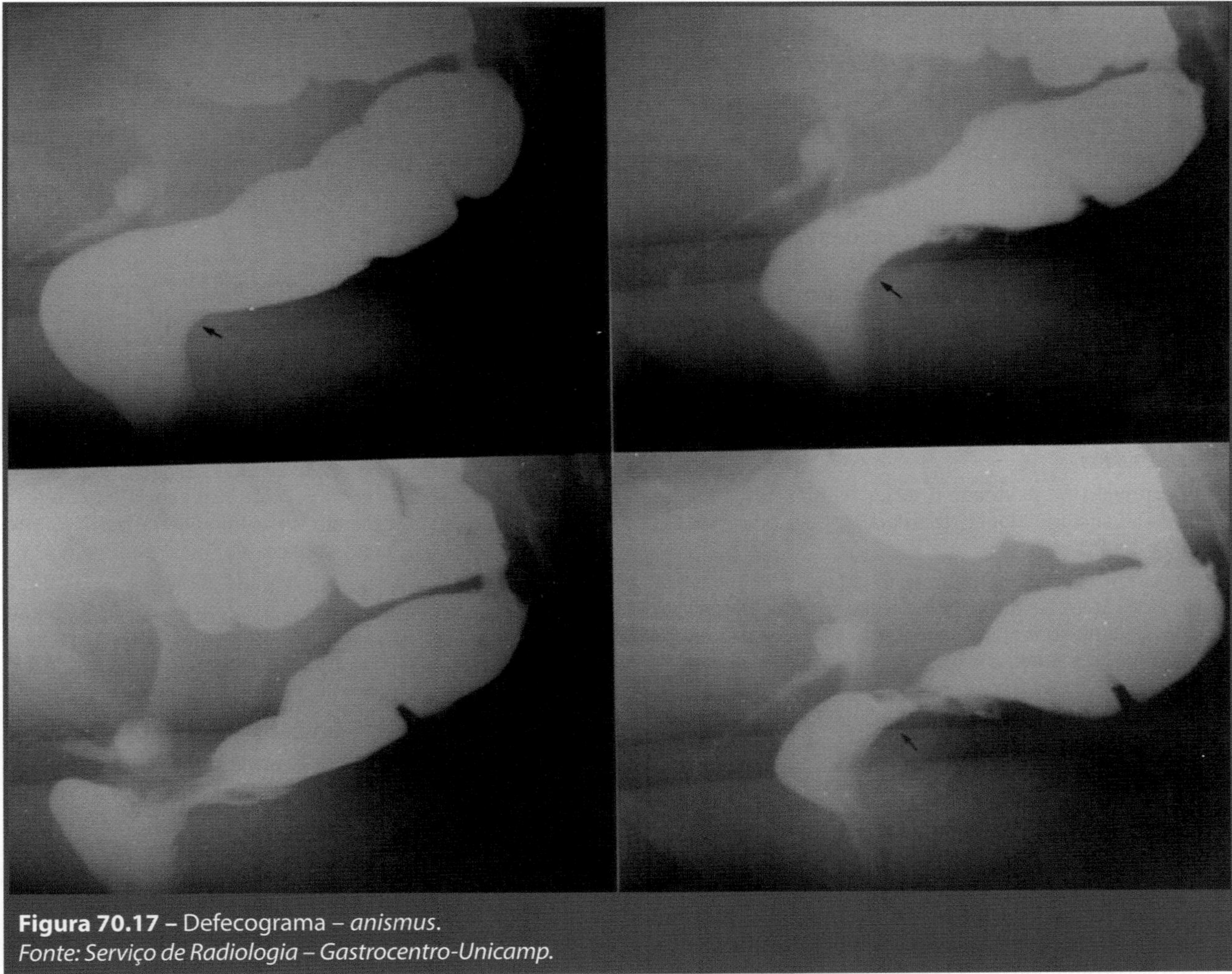

Figura 70.17 – Defecograma – *anismus*.
Fonte: Serviço de Radiologia – Gastrocentro-Unicamp.

REFERÊNCIAS

1. Wolff WI. Colonoscopy: history and development. Am J Gastroenterol. 1989; 84(9):1017-25.
2. Kudo S, Rubio CA, Teixeira CR, Kashida H, Kogure E. Pit pattern in colorectal neoplasia: endoscopic magnifying view. Endoscopy. 2001; 33(4):367-73.
3. Brenner H, Stock C, Hoffmeister M. Effect of screening sigmoidoscopy and screening colonoscopy on colorectal cancer incidence and mortality: systematic review and meta-analysis of randomised controlled trials and observational studies. BMJ. 2014; 348:g2467.
4. Spier BJ, Benson M, Pfau PR, Nelligan G, Lucey MR, Gaumnitz EA. Colonoscopy training in gastroenterology fellowships: determining competence. Gastrointest Endosc. 2010; 71(2):319-24.
5. Miki Jr P, Lemos CRR, Popoutchi P, Garcia RLS, Rocha JJR, Feres O. Comparison of colon-cleansing methods in preparation for colonoscopy-comparative efficacy of solutions of mannitol, sodium picosulfate and monobasic and dibasic sodium phosphates. Acta Cir Bras. 2008; 23(Suppl 1):108-11.
6. Tan JJ, Tjandra JJ. Which is the optimal bowel preparation for colonoscopy: a meta-analysis. Colorectal Dis. 2006; 8(4):247-58.
7. Rathgaber SW, Wick TM. Colonoscopy completion and complication rates in a community gastroenterology practice. Gastrointest Endosc. 2006; 64(4):556-62.
8. Repici A, Pellicano R, Strangio G, Danese S, Fagoonee S, Malesci A. Endoscopic mucosal resection for early colorectal neoplasia: pathologic basis, procedures, and outcomes. Dis Colon Rectum. 2009; 52(8):1502-15.
9. de Haan MC, Pickhardt PJ, Stoker J. CT colonography: accuracy, acceptance, safety and position in organized population screening. Gut. 2015; 64(2):342-50.
10. Olson CH. Diagnostic testing for fecal incontinence. Clin Colon Rectal Surg. 2014; 27(3):85-90.
11. Starck M, Bohe M, Valentin L. The extent of endosonographic anal sphincter defects after primary repair of obstetric sphincter tears increases over time and is related to anal incontinence. Ultrasound Obstet Gynecol. 2006; 27(2):188-97.
12. Kumar A, Rao SS. Diagnostic testing in fecal incontinence. Curr Gastroenterol Rep. 2003; 5(5):406-13.

13. Rao SS, Patel RS. How useful are manometric tests of anorectal function in the management of defecation disorders? Am J Gastroenterol. 1997; 92(3):469-75.

14. Raza N, Bielefeldt K. Discriminative value of anorectal manometry in clinical practice. Dig Dis Sci. 2009; 54(11):2503-11.

15. Keck JO, Staniunas RJ, Coller JA, Barrett RC, Oster ME, Schoetz DJ Jr, et al. Biofeedback training is useful in fecal incontinence but disappointing in constipation. Dis Colon Rectum. 1994; 37(12):1271-6.

16. Pucciani F, Ringressi MN, Redditi S, Masi A, Giani I. Rehabilitation of fecal incontinence after sphincter-saving surgery for rectal cancer: encouraging results. Dis Colon Rectum. 2008; 51(10):1552-8.

17. Scott KM. Pelvic floor rehabilitation in the treatment of fecal incontinence. Clin Colon Rectal Surg. 2014 Sep; 27(3):99-105.

18. Bouchoucha M, Devroede G, Arsac M. Anismus: a marker of multi-site functional disorders? Int J Colorectal Dis. 2004; 19(4):374-9.

19. Moreira Jr. HIR. Tempo de trânsito cólico. In: Regadas FSP, Regadas SMM. Distúrbios funcionais do assoalho pélvico: atlas de ultra-sonografia anorretal bi e tridimensional. Rio de Janeiro: Revinter, 2007.

20. Hagger R, Kumar D, Benson M, Grundy A. Colonic motor activity in slow-transit idiopathic constipation as identified by 24-h pancolonic ambulatory manometry. Neurogastroenterol Motil. 2003; 15(5):515-22.

21. Lyford GL, Soffer E, Hull TL, Strong SA, Senagore AJ, Burgart LJ et al. Pan-colonic decrease in interstitial cells of Cajal in patients with slow-transit constipation. Gut. 2002; 51(4):496-501.

22. Tong WDLB, Zhang LY, Zhang SB, Lei Y. Decreased interstitial cells of Cajal in the sigmoid colon of patients with slow transit constipation. Int J Colorectal Dis. 2004; 19(5):467-73.

23. Hinton JM, Lennard-Jones JE, Young AC. A new method for studying gut transit times using radioopaque markers. Gut. 1969; 10(10):842-7.

24. Wallden L. Roentgen examination of the deep rectogenital pouch. Acta Radiol. 1953; 39(2):105-16.

25. Bartram C. Dynamic evaluation of the anorectum. Radiol Clin North Am. 2003; 41(2):425-41.

26. Bartram C. Radiologic evaluation of anorectal disorders. Gastroenterol Clin North Am. 2001; 30(1):55-75.

27. Sobrado CW, Pires CEF, Araújo SEA, Amaro E, Habr-Gama A, Kiss DR. Computerized videodefecography versus defecography: do we need radiographs? São Paulo Med J. 2005; 123(3):105-7.

28. Jorge JM, Wexner SD, Ger GC, Salanga VD, Nogueras JJ, Jagelman DG. Cinedefecography and electromyography in the diagnosis of nonrelaxing puborectalis syndrome. Dis Colon Rectum. 1993; 36(7):668-76.

29. Basílio P, de Sousa BMM, Lima MT. Defecorressonância. In: Regadas FSP, Regadas SMM. Distúrbios funcionais do assoalho pélvico: atlas de ultra-sonografia anorretal bi e tridimensional. Rio de Janeiro: Revinter, 2007.

30. Colaiacomo MC, Masselli G, Polettini E, Lanciotti S, Casciani E, Bertini L et al. Dynamic MR imaging of the pelvic floor: a pictorial review. Radiographics. 2009 May-Jun; 29(3):e35.

31. Bertschinger KM, Hetzer FH, Roos JE, Treiber K, Marincek B, Hilfiker PR. Dynamic MR imaging of the pelvic floor performed with patient sitting in an open-magnet unit versus with patient supine in a closed-magnet unit. Radiology. 2002; 223(2):501-8.

32. Murad-Regadas SM, Regadas FS, Rodrigues LV, Silva FR, Soares FA, Escalante RD. A novel three-dimensional dynamic anorectal ultrasonography technique (echodefecography) to assess obstructed defecation, a comparison with defecography. Surg Endosc. 2008; 22(4):974-9.

33. Choi JS, Wexner SD, Nam YS, Mavrantonis C, Salum MR, Yamaguchi T et al. Intraobserver and interobserver measurements of the anorectal angle and perineal descent in defecography. Dis Colon Rectum. 2000; 43(8):1121-6.

34. Shorvon PJ, McHugh S, Diamant NE, Somers S, Stevenson GW. Defecography in normal volunteers: results and implications. Gut. 1989; 30(12):1737-49.

35. Karasick S, Karasick D, Karasick SR. Functional disorders of the anus and rectum: findings on defecography. AJR Am J Roentgenol. 1993; 160(4):777-82.

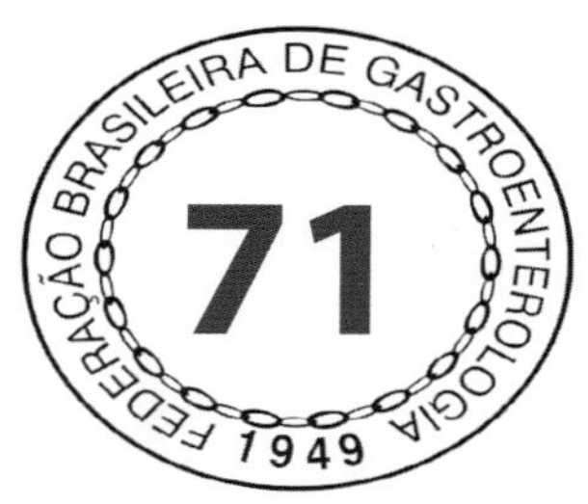

DOENÇA DIVERTICULAR DOS CÓLONS

Mauro Bafutto
Enio Chaves de Oliveira

CONCEITO E HISTÓRICO

A doença diverticular dos cólons (DDC) é consequência da herniação da mucosa do intestino grosso por entre as fibras musculares da parede intestinal. O termo que define a doença é derivado do latim *divertere*, ou seja, um pequeno desvio, nesse caso, um pequeno desvio no trânsito intestinal. Os divertículos colônicos podem ser congênitos ou adquiridos, sendo a forma assintomática denominada diverticulose; a forma adquirida e sintomática é denominada doença diverticular dos cólons.

Embora se credite a Cruveilhier a primeira descrição dessa alteração, há relatos de que os divertículos foram primeiro descritos por Litré, em 1700, ou por Morgagni, em 1756. Em 1789, Maximiliano Stoll descreveu a presença de bolsas diverticulares na parede colônica que estariam asssociadas a estagnação de fezes, cólicas abdominais e eliminação de fecalitos nas fezes.[1]

Vários autores foram pioneiros na descrição de formações diverticulares da parede intestinal e fizeram correlações anatomoclínicas, como as reportadas por Rokitanski (1842), Cruveilhier (1849), Britowe (1855), Habershon (1857) e Sidney Jones (1858).

Cruveilhier foi o primeiro a demonstrar que a incidência de divertículos era maior em pessoas idosas, e Sidney Jones descreveu, pela primeira vez, um caso de fístula colônica em paciente com DDC. Posteriormente, Hansemann et al. estudaram de modo minucioso os divertículos. Graser demonstrou a diferença entre os divertículos adquiridos que apresentavam apenas mucosa e serosa e os congênitos constituídos por todas as túnicas da parede. Esse autor foi o primeiro a chamar a atenção para os perigos da diverticulite e para a relação dos divertículos com os vasos sanguíneos. Em deferência à importância de seus estudos, mais tarde, receberam o nome de divertículos de Graser.[2]

As primeiras ressecções intestinais foram descritas por Moynihan, em 1906, e por Mayo em 1907; e as primeiras demonstrações radiológicas foram feitas por Le Wald e De Quervin em 1914.

EPIDEMIOLOGIA E IMPACTO DA DOENÇA

Desde o início do século passado, o número de casos relatados de DDC e suas complicações têm aumentado sistematicamente, a ponto de ter sido descrita como um fenômeno do século XX. Todavia, o aumento não pode ser creditado exclusivamente ao diagnóstico mais preciso, beneficiado pelo advento do exame contrastado do intestino grosso. A verificação desse aumento não foi apenas do ponto de vista radiológico, mas também em dados de autópsia.

O diagnóstico em sala de autópsia em 1925 era de 5,2%. Em 1968, esse diagnóstico subiu para 36-45%, e essa diferença expressiva provavelmente reflete o aumento da percentagem de idosos na população e as mudanças nos hábitos alimentares no período.

A DDC é mais comum nos países industrializados. É comum no extremo leste da Europa, nos Estados Unidos, no Canadá, sendo incomum na Índia e na África. Estudos comparativos mostram que é mais comum no norte da Europa que em Creta ou em Cingapura (Figura 71.1 A) Esses estudos mostram, também, que existem diferenças regionais e em relação ao local de acometimento nos cólons. Enquanto nos países do Ocidente a localização preferencial é o cólon sigmoide, nos países asiáticos o cólon direito é o mais comprometido, o que pode apontar etiologias distintas. Finalmente, esses dados indicam maior prevalência de DDC para o sexo feminino (Figura 71.1 B).[3] Ainda não está claro se esse efeito de gênero está relacionado com fatores hormonais ou antropométricos, embora tenha sido encontrada relação com o número de gestações e de partos.

Há vários estudos apresentando riscos de DDC para populações migrantes. A incidência vem aumentando entre negros norte-americanos e asiáticos que migraram para os Estados Unidos e adquiriram hábitos ocidentais. Esses dados têm sido utilizados para discutir os hábitos alimentares e os costumes como uns dos fatores etiológicos da DDC. Acredita-se que nesses casos o aumento de prevalência de DDC seja em consequência de dieta deficiente em fibras, particularmente de fibras insolúveis encontradas em frutas e vegetais.

Em contrapartida, dados recolhidos a partir de relatórios de endoscopia sugerem que a comunidade predominantemente turca na Holanda tem uma incidência significativamente menor de DDC que a nativa holandesa. Além disso, outro estudo com base em 1.014 autópsias em Cingapura apresentou um risco significantemente maior de DDC entre a população de etnia chinesa quando comparadas às populações de etnia malaia ou indiana. Esses dados epidemiológicos sugerem componentes ambientais e genéticos na etiologia da DDC.

As estimativas populacionais de prevalência e incidência de diverticulose são provavelmente subestimadas, uma vez que a maioria dos pacientes permanece assintomática, e nos exames de autópsia pequenos divertículos podem passar despercebidos. Sabe-se, entretanto, que a incidência da diverticulose aumenta com a idade, e raramente a moléstia compromete pessoas abaixo dos 30 anos, mas supera os 30% na quinta década de vida e 65% ou mais das pessoas com idade superior a 80 anos. Embora a maioria das pessoas com diverticulose permaneça assintomática, cerca de 25% apresentarão sintomas, inclusive diverticulite, sendo que, destes, 15% desenvolvem complicações graves, como abscessos, fístulas e perfurações. Essa alta prevalência classifica a DDC como uma das doenças intestinais mais comuns nas nações ocidentais.

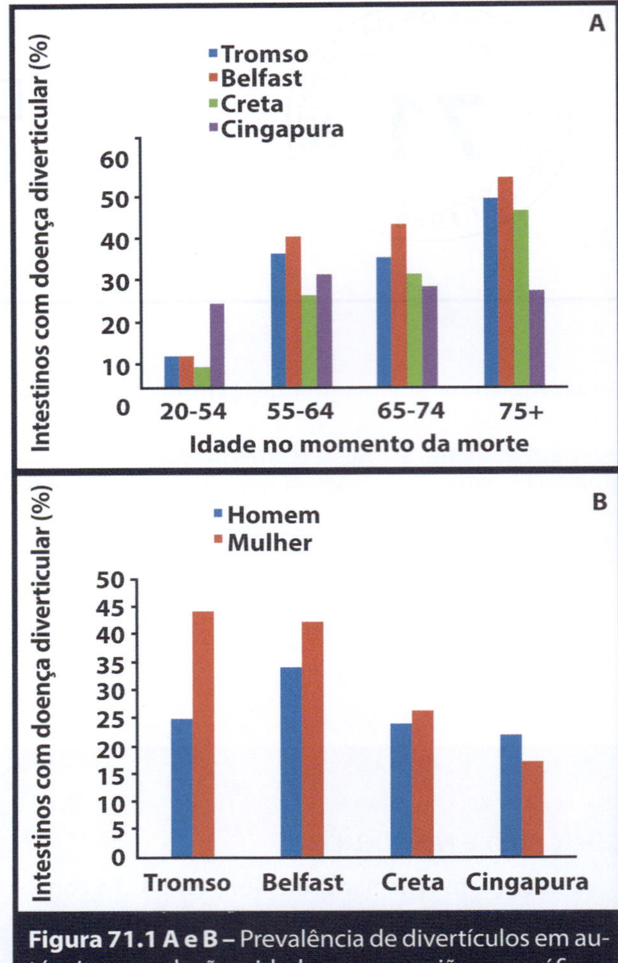

Figura 71.1 A e B – Prevalência de divertículos em autópsias em relação a idade, sexo e região geográfica. *Fonte: Commane et al., 2009.*[3]

Dados estatísticos apontam para uma incidência aproximada variando de 0,9 a 2 pessoas adultas para cada 1.000 da população. A incidência anual varia de 0,17/1.000, na faixa etária de 15 a 55 anos; até 1,3/1.000 para pessoas na faixa etária de 45 a 59 anos ou 3,88/1.000 para as idades entre 60 a 74 anos e 5,74/1.000 para aqueles acima de 75 anos de idade.

Estudos mostram um aumento crescente de pacientes que são hospitalizados. Dados norte-americanos demonstram que, em 1998, ocorreram 120.500 internações nos Estados Unidos em virtude de doença diverticular, enquanto em 2005 ocorreram 151.900 internações (acréscimo de 26% em sete anos). Fato interessante, mas preocupante, é que esse aumento (82%) foi verificado mais na faixa etária entre 18 e 44 anos, sendo que entre 45 e 74 anos o aumento foi de 36%. No mesmo período, o número de intervenções cirúrgicas subiu 29% (de 16.100 para 22.500) e foi verificado um importante aumento (73%) de cirurgias na faixa etária entre 18 e 44 anos.[4] Um estudo realizado na Inglaterra demonstrou que, entre 1996 e 2006, ocorreram 560.281 admissões hospitalares por DDC, com um aumento da taxa de internação de 0,56 para 1,20 por 1.000 pessoas/ano. O tratamento cirúrgico foi realizado em 16,3%. A mortalidade em 30 dias foi de 5,1% e de um ano de 14,5%. A taxa de readmissão em 28 dias foi de 9,6%.

A DDC representa a quinta mais importante doença gastrointestinal nos países ocidentais. Os custos diretos e indiretos são estimados em 4 bilhões de dólares por ano nos Estados Unidos, com um índice de mortalidade de 2,5 por 100.000/ano. A maioria dos estudos publicados relatam uma taxa de mortalidade de 6 a 17% após cirurgia para DDC complicada. Considerando-se apenas os casos de diverticulite perfurada ou peritonite fecal, esses índices variam entre 22 e 39%.

ETIOPATOGENIA

Mesmo sendo uma doença com grande impacto, somente nas últimas décadas começou-se a desvendar os mecanismos de desenvolvimento ou de causalidade da diverticulose colônica (DC) e DDC. No entanto, há vários elementos reunidos e vários fatores de risco para explicar a gênese da DC e da DDC (Quadro 71.1), o que reflete a dificuldade de encontrar um único fator que possa justificar satisfatoriamente sua etiologia. Estudos recentes mencionam como fatores de risco ligados à etiopatogênese da DC e da DDC a dieta pobre em fibras, as alterações da parede intestinal, a motilidade colônica e os fatores genéticos.[5]

Quadro 71.1 – Fatores de risco para diverticulose e DDC

1. Idade
2. Dieta pobre em fibras
3. Alto consumo de carne vermelha
4. Maior nível socioeconômico
5. Hipertensão arterial
6. Número de partos
7. Baixa atividade física
8. Aumento do índice de massa corporal
9. Síndromes de Ehlers-Danlos, de Marfan e doença policística renal

O papel da dieta pobre em fibras

A alimentação nos países industrializados sofreu consequente transformação dos alimentos e concomitante mudança nos hábitos alimentares (Figura 71.2), contribuindo, assim, para criar situação favorável ao desenvolvimento dos divertículos. Enquanto a quantidade recomendada de fibra ingerida para adultos é de 25 a 35 g/dia, nos países do Ocidente a ingestão média é de 14 a 15 g/dia. A distribuição geográfica da doença permite traçar um paralelo entre sua incidência e a diminuição do conteúdo de fibras nos alimentos.

Os alimentos refinados e a dieta altamente pobre em resíduos podem afetar a pressão intracólica e ser estímulos para uma atividade muscular aumentada, não apenas por causa da ausência de massa, como também por prováveis distúrbios motores preexistentes, promovendo hipertrofia das camadas musculares. Pressão intracólica aumentada e hipertrofia muscular contribuem para aumentar a tensão na parede colônica e, ao mesmo tempo, em decorrência da idade, há uma perda da elasticidade parietal (Figuras 71.3 A e B). Na zona compreendida entre a *taenia* mesentérica e a *taenia* antimesentérica, nos locais onde as arteríolas penetram na parede muscular para se dirigirem à mucosa e submucosa

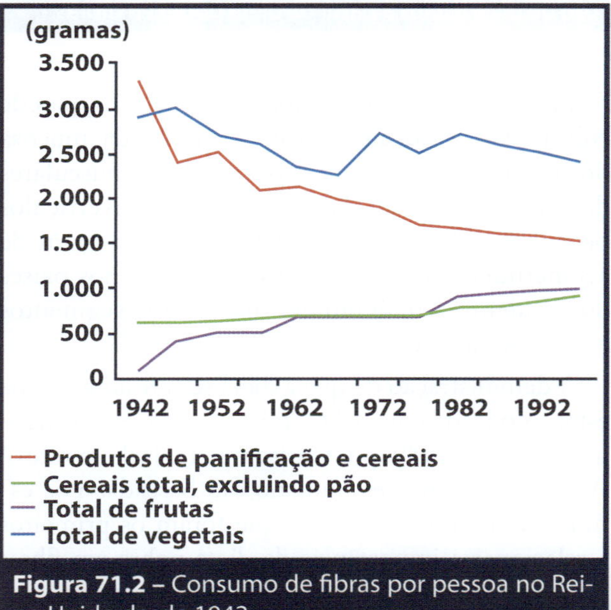

Figura 71.2 – Consumo de fibras por pessoa no Reino Unido desde 1942.
Fonte: Commane et al., 2009.[3]

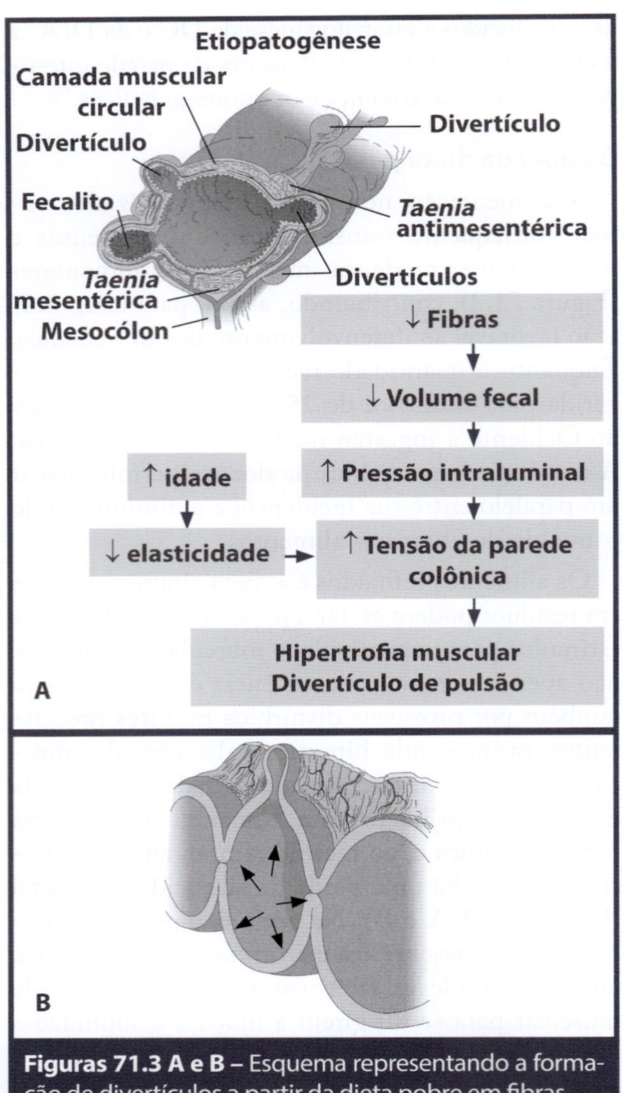

Figuras 71.3 A e B – Esquema representando a formação de divertículos a partir da dieta pobre em fibras.

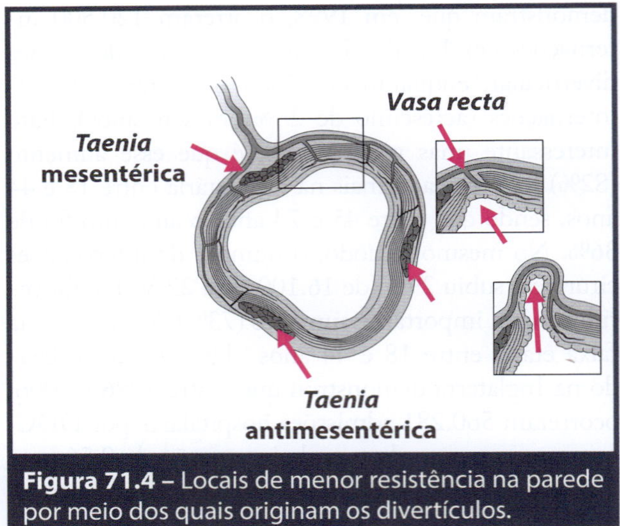

Figura 71.4 – Locais de menor resistência na parede por meio dos quais originam os divertículos.

formam-se zonas de menor resistência na parede cólica. Nesses locais ocorre herniação da mucosa do intestino grosso por entre as fibras musculares da parede intestinal, dando origem aos divertículos de pulsão (Figura 71.4). O local mais comum de acometimento do cólon por divertículos nos países do Ocidente é o sigmoide, mas outros segmentos podem ser afetados.

A demonstração de que a dieta sem resíduos pode estar implicada com a DC foi realizada, experimentalmente, em 1949, por Carlson e Hoelzel em ratos.[6] As evidências no ser humano são baseadas nos estudos de Painter e Burkit,[7] que foram os primeiros a relacionar a importância da dieta pobre em fibras à patogênese da DC, o que foi posteriormente confirmado em vários outros estudos. Por outro lado, as fibras como constituintes dos alimentos podem proteger contra o aparecimento dos divertículos, conforme estudo comparando a incidência de divertículos observada em população vegetariana (12%), a qual foi significativamente menor que a observada em população não vegetariana (33%).

Mudanças na parede do cólon

Como resultado do envelhecimento, ocorre diminuição da resistência à tração tanto do colágeno como das fibras musculares da parede do cólon. A razão para essa mudança parece estar relacionada com um aumento das fibras de colágeno anormal e à contínua deposição de elastina, ao longo da vida, em todas as camadas da parede do cólon.

A matriz extracelular (MEC) é importante na manutenção da força e da integridade da parede do cólon. Tem sido postulado que danos e quebra de colágeno maduro e a síntese de colágeno imaturo podem ocasionar enfraquecimento da parede do cólon e maior dissociação das fibras musculares.

A distensão no cólon sigmoide e no cólon descendente demonstrou ser menor que no transverso e no cólon ascendente, explicando, pelo menos em parte, o predomínio do lado esquerdo da diverticulose em países ocidentais. Thompson et al.[8] relataram que, com o aumento da idade, as fibrilas do colágeno no cólon esquerdo eram menores e mais compactadas que as do cólon direito, e que essa diferença era mais acentuada na DC. As mudanças estruturais na parede do cólon também podem ser responsáveis pelo aparecimento de divertículos em idade precoce, e estão relacionadas com distúrbios do tecido conjuntivo, como síndrome de Marfan e de Ehlers-Danlos, e na doença renal policística.

A matriz de metaloproteinases (MMP) é um grupo de endopeptidases zinco-dependentes que estão envolvidas na degradação da MEC e na sua remodelação. As MMP são secretadas como precursores inativos por uma variedade de células, incluindo células mesenquimais, macrófagos, monócitos, células T, neutrófilos, miofibroblastos e células tumorais. A conversão para a enzima ativa geralmente ocorre no espaço pericelular ou extracelular. MMPs são estruturalmente relacionadas, mas podem ser divididas em subclasses: colagenases (MMP-1, -8, 013 e 018), gelatinases (MMP-2 e -9), estromelisinas (MMP-3, -7, -10 e -11), elastase (MMP-12), tipos de membrana (MMP-14, -15, -16, -17, -24 e -25) e outras (MMP-19, -20, -23, -26, -27 e -28). A ativação de um MMP geralmente resulta em uma cascata enzimática, promovendo a degradação de todas as classes de MEC, incluindo colágenos, glicoproteínas não colágenas e proteoglicanos.

Inibidores teciduais de metaloproteinases (ITMP) bloqueiam os efeitos da MMP endógena e são produzidos pelas mesmas células que produzem MMPs. Em condições normais, MMPs estão presentes em níveis baixos, geralmente sob a forma inativa, e são responsáveis pela reposição fisiológica tecidual normal. A expressão tecidual de MMPs é regulada por diversos mecanismos; ITMPs controlam a atividade local das MMPs nos tecidos. No entanto, se a produção de MMPs excede o que pode ser regulado pelo ITMPs, ocorrem danos na MEC.

Tem sido demonstrado que MMPs têm um papel importante tanto na lesão tecidual como na cicatrização do intestino. Estudos recentes têm demonstrado aumento de MMPs no intestino inflamado e em fístulas associadas à doença inflamatória intestinal. Em doença de Crohn na forma estenosante, miofibroblastos teciduais isolados expressaram altos níveis de ITMP-1, que inibe a degradação da MEC mediada pela MMP. Um aumento na síntese de colágeno e TIMP-1 também foi demonstrado na colite colagenosa e na DDC. Mimura et al.[9] demonstraram aumento na deposição de colágeno na mucosa, na submucosa e na camada muscular própria, juntamente com aumento da expressão de TIMP-1 e de TIMP-2 na DDC, tanto na forma complicada como não complicada. Stumpf et al.[10] também demonstraram alterações na expressão tecidual das MMPs na DDC, relatando diminuição na expressão de MMP-1, em associação à diminuição dos níveis de colágeno maduro tipo 1, em pacientes com diverticulite. Esses estudos sugerem que alterações na expressão da MMP e da ITMP podem contribuir para as mudanças estruturais na parede do cólon em pacientes com DDC.

Foi demonstrada, também, maior disfunção mitocondrial à medida que aumenta a idade dos epitélios colônicos, e pesquisas recentes indicam aumento de deficiência mitocondrial em epitélio colônico de pacientes com DDC.

A motilidade colônica

Vários estudos indicam que anormalidade motora dos cólons é fator importante na patogênese da DC e da DDC. Os pacientes com diverticulose demonstram motilidade anormal e contratilidade excessiva do cólon, sobretudo em segmentos próximos aos divertículos. Estudos em pacientes com DDC têm demonstrado pressão intracolônica normal ou aumentada na fase de repouso, com aumento significativo da pressão intraluminal ou atividade colônica, após uma refeição ou provocação pela prostigmina. Atividade mioelétrica medida por cateteres implantados em pacientes com DC demonstrou alteração, em "ondas lentas", da fase correspondente à atividade de marca-passo do cólon, e segmentar excessiva ou em "picos", refletindo as contrações musculares. O termo "ondas lentas" é utilizado para descrever a atividade elétrica rítmica espontânea que está presente na camada do músculo liso circular e longitudinal da parede do intestino. Essas ondas lentas são geradas por uma rede especializada de células de origem mesenquimal, as chamadas células intersticiais de Cajal (CIC). Quando suficientemente estimulada, uma onda lenta está associada à contração do músculo circular. As ondas lentas parecem determinar a frequência e a propagação da atividade contrátil do músculo liso. As CIC são cruciais para geração e propagação da atividade do marca-passo e, junto com o sistema nervoso entérico, são responsáveis pelo controle da motilidade gastrointestinal. As CIC são necessárias para a motilidade intestinal normal, e também para mediar a neurotransmissão de neurônios entéricos motores para o músculo na parede intestinal. O papel das CIC como marca-passo intestinal tem sido demonstrado em modelos de animais experimentais, que identificaram que a falta de redes de CIC provoca ausência de ondas lentas e atraso ou ausência de motilidade intestinal. Além disso, também foram mostrados que a CIC parece estar reduzida ou ausente em doenças associadas a alterações da motilidade gastrointestinal, tais como estenose pilórica hipertrófica, gastroparesia diabética, pseudo-obstrução intestinal, constipação de trânsito lento e ausência congênita do sistema nervoso entérico, ou doença de

Hirschsprung. Anormalidades morfológicas das CIC também foram demonstradas em pacientes com retocolite ulcerativa e em modelos animais experimentais de inflamação do cólon, e isso pode explicar a falta de motilidade do cólon, em situações em que há presença de infiltrado inflamatório colônico.

No cólon humano, três populações de CIC foram identificadas: CIC-SM (plexo submuscular), ao longo da superfície da submucosa da camada muscular circular; CIC-MY (plexo mientérico), dentro do intermuscular, no espaço entre as camadas musculares circulares e longitudinais e CIC-M (intramuscular), dentro das fibras musculares das camadas musculares circulares e longitudinais. No tecido normal saudável, a maioria das CIC é encontrada no plexo mioentérico e igualmente distribuída por todo o cólon. Atividade de ondas lentas é gerada pela CIC-SM e pela CIC-MY, ao passo que CIC-IM está envolvida na neurotransmissão do sistema nervoso entérico para as células musculares.

Estudo recente de Bassotti et al.[11] demonstrou que pacientes com diverticulose têm números significativamente reduzidos de todas as subpopulações de CIC no cólon e nas células da glia entérica, mas número normal de neurônios entéricos em comparação aos controles saudáveis. A redução ou perda da função CIC pode diminuir ou eliminar a atividade elétrica de ondas lentas do cólon, resultando em retardo do trânsito intestinal. Embora a CIC seja essencial para a motilidade normal no intestino, o sistema nervoso entérico também é importante.

Na diverticulose, a perda da atividade da acetilcolina transferase e o aumento da sensibilidade *in vitro* do músculo liso para acetilcolina exógenas têm sido documentadas, sugerindo que denervação colinérgica e hiper-responsividade podem ocorrer nessa condição. Essas observações, junto com uma diminuição das CIC, podem explicar as alterações motoras descritas no DDC. Entretanto, o que não está claro é se a motilidade anormal precede ou é consequência do desenvolvimento dos divertículos colônicos.

Fatores genéticos

O fato de essa doença ser extremamente rara entre os jovens e o progressivo aumento da incidência a partir da 5ª e 6ª décadas da vida fizeram que muitos considerassem pouco provável algum fator genético definindo o aparecimento dos divertículos no cólon. Por outro lado, os dados epidemiológicos descritos sugerem componentes ambientais e genéticos na etiologia da DC. A associação dos divertículos com síndrome de Marfan e síndrome Ehler-Danlos indica o envolvimento de tecido conjuntivo e uma possível predisposição genética para o desenvolvimento da diverticulose. Estudos de casos em irmãos têm sido relatados, mas não existem estudos definitivos avaliação do risco familiar em DC. Alterações específicas de alterações do colágeno têm sido demonstradas em pacientes com DC, e estas podem ser relacionadas com dieta pobre em fibras e fatores genéticos.

FISIOPATOLOGIA

O termo diverticulose colônica (DC) é utilizado para definir pacientes portadores de divertículos nos cólons que se comportam de maneira assintomática. Para esses casos, na forma adquirida da doença, em que são observados sintomas ou complicações, são denominados doença diverticular dos cólons (DDC). Vários fatores estão implicados na evolução da DC para DDC.

Recentes observações têm ressaltado a participação da microflora intestinal na patogênese da doença diverticular. A microflora intestinal exerce importante função de barreira contra toxinas ingeridas e bactérias patogênicas. Além disso, pode fornecer, por meio de seus substratos, em especial os ácidos graxos de cadeia curta, mais especificamente o butirato, importante fonte de energia aos enterócitos. A dieta pobre em fibras alteraria a microflora colônica e o equilíbrio do sistema imune intestinal, permitindo a presença de um processo inflamatório crônico de baixa intensidade na mucosa intestinal. Portanto, a patogênese da DDC estaria relacionada com a inflamação crônica da parede intestinal, na forma de microcolite, a qual seria precursora das diversas fases e formas de diverticulite.[5]

Por outro lado, evidências advindas da patologia mostram que pacientes com doença diverticular sintomática apresentam, geralmente, inflamação microscópica da mucosa próxima ao divertículo, e colonoscopistas experientes têm reportado inflamação diverticular (eritema e edema do óstio diverticular com presença de pus e massa polipoide de tecido de granulação em um orifício diverticular) em pacientes sem evidências clínicas de diverticulite aguda. Em alguns casos, tem sido encontrada inflamação extensa, descrita como colite diverticular (Figura 71.5).

Dessa maneira, admite-se atualmente um papel importante da inflamação da mucosa na etiopatogenia da diverticulite por um desequilíbrio entre citocinas pró-inflamatórias (IL-1, TNF) e anti-inflamatórias (IL-1ra, IL-4, IL-10, IL-11) com consequente aumento na secreção intraluminar de

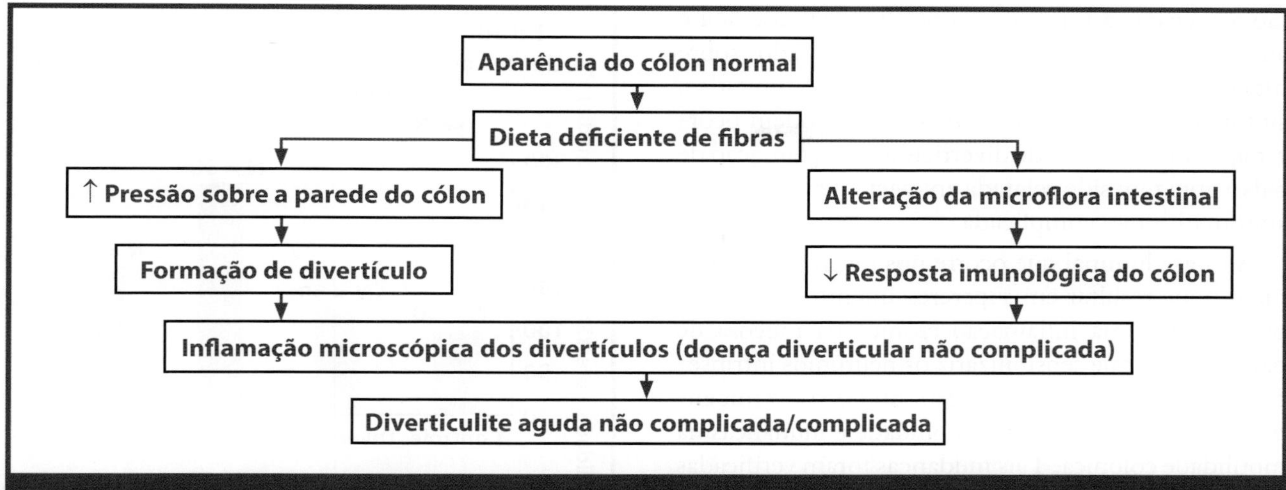

Figura 71.5 – Eventos fisiopatológicos da diverticulose e da doença diverticular dos cólons.
Fonte: Tursi e Papagrigoriadis, 2009.[5]

óxido nítrico. O óxido nítrico não é encontrado em tecidos não inflamados e é geralmente produzido em resposta à infecção. Após reação com ânions superóxidos, o óxido nítrico forma o peroxinitrito, um poderoso agente oxidante. Durante a infecção, o peroxinitrito pode agir como um potente antimicrobiano. Contudo, o peroxinitrito é capaz de induzir a nitração dos resíduos de tirosina, alterando estrutura e função das proteínas, e poderia, quando não inativado, contribuir substancialmente para lesão tecidual e inflamação.

Estudo recente demonstrou infiltrado inflamatório aumentado na doença diverticular, de acordo com a intensidade da doença, maior que o observado em controles sadios; a DDC também apresentou maior densidade de células inflamatórias. A inflamação da mucosa luminar parece estar presente não somente nos ataques agudos de diverticulite e peridiverticulite, mas também na doença diverticular não complicada. Existem também evidências de que processo inflamatório é protagonista do transtorno do sistema nervoso entérico, que é um dos fatores etiopatogênicos da DDC.

Hipersensibilidade visceral é o termo utilizado para descrever uma percepção excessiva, ou uma resposta neural aferente excessiva, aos estímulos fisiológicos. Sintomas de pacientes com DDC sintomática não complicada podem ser indistinguíveis da síndrome do intestino irritável (SII). Os pacientes com SII demonstram uma maior percepção visceral em resposta à distensão do retossigmoide. Recente estudo sugeriu, também, que a sensação visceral está alterada em pacientes com DDC. Clemens et al. pesquisaram a percepção visceral da dor em resposta à distensão retal e do cólon sigmoide em pacientes com DDC sintomática não complicada, com diverticulose (assintomáticos) e controles saudáveis. Os pacientes com sintomas de DDC não complicada mostraram um aumento na percepção da dor no cólon sigmoide em comparação a controles saudáveis, e também um aumento da percepção da dor no reto em comparação com pacientes com diverticulose e controles saudáveis. Esses resultados indicam uma hiperpercepção generalizada de estímulos intestinais na DDC sintomática que se assemelha à SII.

A causa da hipersensibilidade visceral não é totalmente clara, mas há crescentes evidências de uma interação entre os sistemas imunológico e nervoso entérico. Em modelos experimentais de colite, a lesão tecidual local resulta na liberação de mediadores pró-inflamatórios que podem sensibilizar terminais nervosos entéricos aferentes, desencadeando uma resposta aumentada a estímulos nocivos. Essas alterações podem afetar as camadas musculares, bem como a mucosa, e também pode ocorrer em locais sem processo inflamatório presente.

Além disso, modelos experimentais de colite também demonstraram que a disfunção da musculatura intestinal e o aumento da atividade de neurônios entéricos aferentes primários podem persistir após a resolução da inflamação aguda da mucosa. Isso poderia explicar em parte a sensação visceral aumentada, em pacientes com SII pós-infecciosa, em que foi demonstrada uma inflamação da mucosa de "baixo grau". Outras condições inflamatórias, como doença inflamatória intestinal e doença celíaca, também estão associadas a função motora intestinal alterada e aumento da percepção visceral. Embora dados sobre hipersensibilidade visceral na DDC sejam limitados, sintomas gastrointestinais persistentes podem ocorrer após um episódio de diverticulite, e inflamação de baixo grau tem sido relatada em pacientes com DDC sintomática não complicada.

A estase luminal que ocorre nos divertículos colônicos pode resultar em supercrescimento bacteriano, produzindo uma inflamação crônica na mucosa de baixo grau, o que sensibilizaria os neurônios intrínsecos aferentes primários no plexo submucoso e mioentérico, acarretando hipersensibilidade e mudanças na motilidade colônica. Tais mudanças foram verificadas por alterações em neurotransmissores. Níveis aumentados de substância P, neurotransmissor excitatório importante para a sensibilidade visceral, foram relatados nos pacientes com DDC. Além disso, o metano produzido pelas bactérias do intestino pode também ter um efeito retardando o trânsito intestinal.

Estudos mostraram também aumento do polipeptídio intestinal vasoativo (VIP), neurotransmissor inibitório nos pacientes com DDC, o que pode explicar as alterações na motilidade colônica. Estudos comparando subgrupos de pacientes com DC e DDC relacionam as alterações da motilidade intestinal e da pressão intraluminal no sigmoide no período de repouso e após refeição (Figuras 71.6 e 71.7),[12] em que foi verificada uma diferença estatisticamente significativa de pressão intraluminal nos pacientes com DDC.

Em conclusão, as causas da diverticulose e da doença diverticular ainda não estão totalmente esclarecidas, mas novas constatações provenientes de estudos mais recentes demonstram que, além das alterações da resistência da parede do cólon, dos transtornos da motilidade colônica e de deficiências dietéticas, especialmente de fibras, a inflamação é o principal mecanismo patogenético, presente tanto na diverticulite como na doença diverticular não complicada sintomática. Nessas condições, a inflamação é o fator que está relacionado com os sintomas, diferenciando a diverticulose da DDC, e as evidências indicam que é ocasionada por uma produção exagerada de citocinas pró-inflamatórias, redução das citocinas anti-inflamatórias e aumento da síntese intramucosa de óxido nítrico.

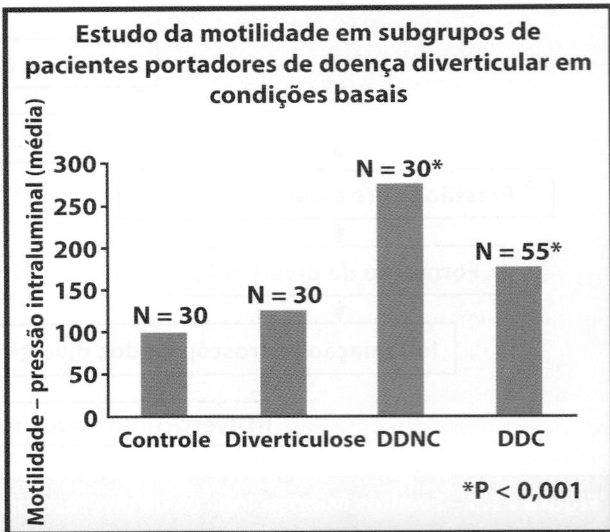

Figura 71.6 – Pressão intraluminal em subgrupos de pacientes com DC e DDC em condições basais.
DDNC: doença diverticular sintomática não complicada; DDCC: doença diverticular dos cólons complicada.
Fonte: Cortesini e Pantalone, 1991.[12]

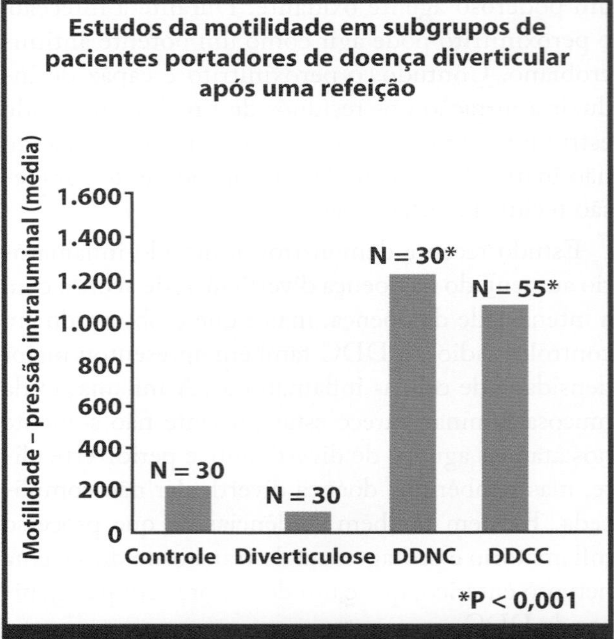

Figura 71.7 – Pressão intraluminal em subgrupos de pacientes com DC e DDC após refeição.
DDNC: doença diverticular sintomática não complicada; DDCC: doença diverticular dos cólons complicada.
Fonte: Cortesini e Pantalone, 1991.[12]

QUADRO CLÍNICO E DIAGNÓSTICO

O termo "diverticulose", como já referido, é utilizado para definir a presença de divertículos que não estão associados a sintomas. Doença diverticular dos cólons (DDC) é o termo empregado para definir a presença de divertículos adquiridos e que apresentam sintomas ou complicações da doença, ocorrendo em cerca de 20 a 25% desses pacientes.

Formas de apresentação clínica

Atualmente, não há nenhuma classificação universal aceita para a DDC. Entretanto, alguns autores sugerem que a DDC pode ser classificada como doença sintomática não complicada, doença sintomática não complicada recorrente e doença complicada.

Formas não complicadas

Doença diverticular sintomática não complicada

Caracterizada por episódios não específicos de dor abdominal, geralmente em abdome inferior, localizada preferencialmente na fossa ilíaca esquerda ou região suprapúbica, sem evidência de sinais inflamatórios. A dor abdominal é geralmente do tipo cólica, mas pode ser constante, e é aliviada frequentemente com a eliminação de flatos ou com a evacuação. A alteração do hábito intestinal é caracterizada por períodos de diarreia intermitente alternada com períodos de obstipação. Quando existir diminuição da luz do cólon, a obstipação poderá se tornar mais frequente e prolongada, acompanhada eventualmente de distensão abdominal. Distensão abdominal, flatulência e alteração do hábito intestinal também podem ser encontradas como consequência de supercrescimento bacteriano. Nesses casos, a constipação é mais comum que a diarreia. Além disso, o paciente pode se queixar de sensação de desconforto, peso ou dolorimento no quadrante inferior esquerdo. O paciente com doença diverticular não complicada pode se apresentar sem anormalidades ao exame físico. Ocasionalmente, pode ser identificada uma alça de sigmoide de consistência endurecida, às vezes dolorosa à palpação. Pode ser realizada a seguinte manobra para avaliar as condições do cólon sigmoide: com o paciente deitado em decúbito dorsal, palpa-se o cólon sigmoide, mantendo-o fixo ao encontro do plano posterior do abdome, posteriormente pede-se ao paciente que eleve o membro inferior esquerdo, de maneira a contrair o assoalho posterior do abdome. Na presença de DDC, o paciente refere dor localizada no local da palpação. Com o desenrolar da enfermidade, as dores podem se tornar mais intensas, a cólica abdominal pode dar lugar à dor localizada na fossa ilíaca esquerda e/ou no hipogástrio de tipo pulsátil e intermitente. Alterações do hábito intestinal, com mais frequência para obstipação e tenesmo podem estar presentes.[13-16]

Doença diverticular não complicada recorrente

Caracterizada pela forma intermitente da doença, com remissão e reaparecimento dos sintomas supracitados, geralmente diversas vezes ao ano.

Formas complicadas

A complicação mais comum da doença diverticular é a diverticulite aguda, que ocorre em 10 a 25% dos pacientes. A hemorragia é também uma complicação frequente da doença diverticular, ocorrendo em 5 a 15% dos pacientes. Outras complicações menos prevalentes incluem abscesso, fleimão, perfuração, obstrução intestinal, peritonite fecal ou purulenta e fístulas.

Diverticulite aguda

A diverticulite aguda é causa relativamente frequente de abdome agudo em idosos. Definida clinicamente como doença diverticular com presença de sinais e sintomas que refletem a inflamação diverticular, tais como febre, taquicardia, palidez cutâneo mucosa, distensão abdominal, dor à palpação abdominal, com ou sem o sinal da descompressão brusca, podendo ter presença de plastrão, tumoração ou massa palpável, principalmente na fossa ilíaca esquerda, e ruídos hidroaéreos normais, ausentes ou aumentados, de acordo com o estádio da doença. Ocasionalmente, há história de episódios passados com sintomas semelhantes.

Os sintomas clássicos são dor no quadrante inferior esquerdo, febre (na maioria das vezes moderada), náuseas ou vômitos. Geralmente, nesses casos, encontram-se descompressão brusca positiva, no quadrante inferior esquerdo e, eventualmente, resistência à palpação ou massas. Tal forma de apresentação conceituou esse quadro como "apendicite aguda do lado esquerdo", em virtude da semelhança de sinais e sintomas com a apendicite aguda, que usualmente ocorre na fossa ilíaca direita. Entretanto, cerca de ⅔ dos pacientes com diverticulite apresentam-se com uma contagem de leucócitos normal ou pouco alterada e, em até ⅓ das peças retiradas durante operações programadas para tratar diverticulite, não se observa inflamação.[15]

A diverticulite em pacientes abaixo de 40 anos parece ser mais grave que no idoso. Divertículos situados no sigmoide respondem por mais de 90% dos casos e, em geral, apenas um divertículo gera complicação.

Perfuração

Os divertículos com maior tendência à perfuração geralmente são os maiores, por irrigação deficiente. A perfuração também poderá ou não ser bloqueada, resultando na formação de fístulas. A doença diverticular perfurada pode apresentar estádios diferentes, como abscesso pericólico, abscesso pélvico, peritonite generalizada e, finalmente, peritonite fecal. O sistema classificado por Hinchey descreve as fases das complicações relacionadas com a doença diverticular perfurada (Figura 71.8).[16]

Hemorragia

A DDC é responsável pela maioria das enterorragias maciças do cólon, podendo, quando em caráter agudo, resultar em choque hipovolêmico. Os divertículos que sangram mais frequentemente situam-se no cólon direito, sendo em geral de origem arterial. A maioria dos sangramentos por doença diverticular é autolimitada e deve ser suspeitada em pacientes com hemorragia digestiva baixa volumosa, sem pródromos e indolor. Pode ocorrer em episódio único ou intermitente, e em geral decorre de apenas um divertículo. Na maioria dos casos, a hemorragia cessa espontaneamente, e a recidiva hemorrágica, após o primeiro episódio, ocorre em cerca de 30% dos doentes.

O mecanismo da hemorragia é discutível. Acredita-se que a inversão do divertículo predispõe ao sangramento, em razão de tração exercida sobre os vasos da sua base e por erosão da mucosa. Outros admitem que a presença da fecalitos em seu interior pode comprimir a artéria, provocando sua erosão; em virtude de efeito catártico do sangue, os fecalitos não são vistos nas peças cirúrgicas ressecadas. Esse conceito pode ser endossado endoscopicamente pela ausência de processo inflamatório na parede da artéria lesada e pelo fato de a rotura não ser circunferencial, mas apenas do lado luminal do vaso. Entretanto, essa teoria não explica a razão da incidência maior de hemorragia nos divertículos do cólon direito, justamente os que têm maiores óstios e nos quais as fezes são líquidas. O papel da arteriosclerose na gênese do sangramento permanece incerto.

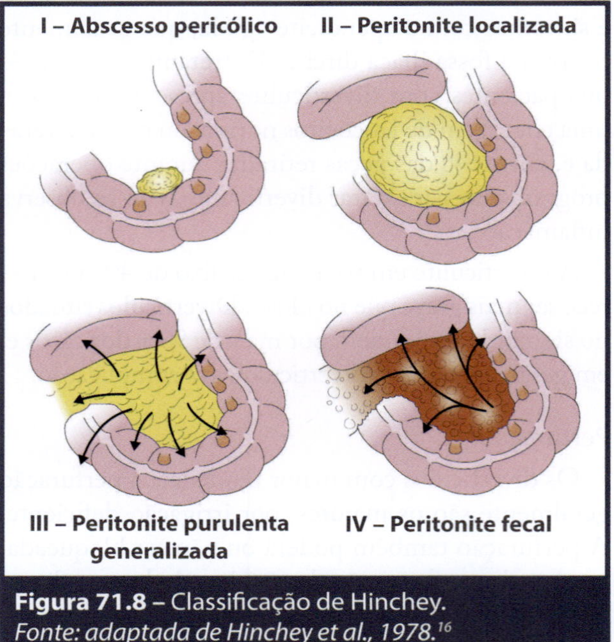

Figura 71.8 – Classificação de Hinchey.
Fonte: adaptada de Hinchey et al., 1978.[16]

A colonoscopia na vigência do sangramento, mesmo que seja profuso, tem sido cada vez mais utilizada, principalmente após a introdução da videocolonoscopia. Nessas circunstâncias, a própria hemorragia serve para esvaziar o cólon da matéria fecal. Enquanto o sangue coagulado dificulta a visualização e a sua aspiração se torna problemática, o sangue rutilante é mais fácil de ser aspirado e pode permitir a identificação exata do local de sangramento.

Algumas vantagens têm sido observadas com essa conduta, destacando-se as seguintes:

1. **Determinar o local do sangramento:** conhecer em qual segmento cólico se origina a hemorragia é de grande valia, especialmente se existir a indicação posterior de um tratamento cirúrgico. Na hemorragia originária do cólon esquerdo, não há sangue no ceco; nas hemorragias oriundas do cólon direito, encontra-se sangue em todos os segmentos cólicos.
2. **Estabelecer o diagnóstico diferencial:** em cerca de 45% dos casos de sangramento profuso, a hemorragia não se deve à doença diverticular, muito embora exista grande quantidade de divertículos; a angiodisplasia tem sido a causa mais comum de hemorragia em pacientes acima da sexta década. As lesões polipoides benignas são mais frequentes nos adultos jovens (terceira e quarta décadas).
3. **Efetuar o tratamento:** manobras terapêuticas podem ser realizadas se a fonte do sangramento é identificada pela colonoscopia, como injeção com adrenalina ou tratamento com eletrocautério. *Clips* colocados por endoscopia (endoclips), selante de fibrina, e ligadura elástica podem ser úteis para realizar a hemostasia. Uma vez estabelecido o diagnóstico diferencial, a colonoscopia pode permitir a fotocoagulação ou esclerose de uma lesão angiodisplásica ou a ressecção de um pólipo. A coagulação do plasma por argônio tem sido utilizada para obter a hemostasia de certas lesões polipoides sangrantes.

Para pacientes nos quais a colonoscopia não detectar a fonte do sangramento, cintilografia com Tecnécio-99 pode ser útil. Arteriografia pode ser necessária se a lesão persistir sem identificação.

Embolização seletiva intra-arterial, infusão de vasopressina, cirurgia ou outras modalidades terapêuticas devem ser consideradas para a hemorragia diverticular em curso.

Arteriografia seletiva com embolização terapêutica efetivamente controla a hemorragia em 76 a 100% dos pacientes, embora seja importante ressaltar que pode ser complicada pela isquemia em menos de 20% dos pacientes.[17]

Fístulas

São consequentes a perfurações ou abscessos pericólicos. A fístula pode ocorrer para órgãos vizinhos, para o próprio cólon e o reto, o trato urinário ou para o tecido cutâneo. Podem ser encontradas mais de uma fístula em um mesmo doente.[18]

Fístulas colovesicais

São as mais comuns das fístulas diverticulares, com maior incidência no sexo masculino, em decorrência da maior proximidade da bexiga em virtude da inexistência do útero. Parece que pelo mesmo motivo a incidência dessas fístulas no sexo feminino aumenta nas mulheres histerectomizadas.

Podem ser o primeiro sintoma de DDC, embora o mais comum seja o aparecimento de tais fístulas em pacientes com diagnóstico prévio de doença diverticular após repetidas crises de diverticulite. Os principais sintomas, além dos decorrentes da própria doença diverticular, são as infecções urinárias recidivantes, a pneumatúria e a fecalúria. O diagnóstico por exame complementar é feito por meio de exame de urina de rotina (encontro de detritos fecais e aumento de flora bacteriana na urina), urocultura (presença de flora bacteriana fecal), enema opaco (passagem de contraste do sigmoide para a bexiga), cistoscopia (visualização do orifício fistuloso pelo urologista), fistuloscopia contrastada ou por corantes realizada durante a cistoscopia (passagem do contraste ou do corante para o sigmoide). A tomografia pode, além de diagnosticar a DDC, demonstrar o trajeto fistuloso, bem como o acolamento da parede posterior da bexiga ao sigmoide e o espessamento parietal do local da fístula.

Fístulas colocutâneas ou estercorais

O diagnóstico clínico é baseado no aparecimento de um abscesso na parede abdominal, que geralmente drenou espontaneamente ou foi drenado cirurgicamente, ocorrendo eliminação de material purulento e de fezes. O exame do abdome pode permitir a visualização do orifício fistuloso e da secreção eliminada através dele. O débito fecal caracteriza o porte da fístula, base do estabelecimento das condutas, propedêutica complementar e terapêutica imediatas. A fistulografia por meio da introdução de contraste pelo orifício fistuloso abdominal possibilita a confirmação do diagnóstico, pela verificação de passagem de contraste à luz do sigmoide. O enema opaco da mesma forma pode corroborar o diagnóstico pela observação da passagem do contraste do enema pelo trajeto fistuloso e sua saída pelo orifício parietal do abdome. A US e a TC podem ajudar no diagnóstico, revelando espessamento colônico parietal, trajeto fistuloso e comprometimento parietal.

Fístulas colonentéricas

Tais fístulas são estabelecidas pelo processo de aderência da serosa sigmoideana, sede de serosite inflamatória decorrente de crises de diverticulite, com alças do intestino delgado. A história clínica refere-se ao aparecimento de quadro disenteriforme, com eliminação de fezes tipo entéricas (fezes ácidas, liquefeitas, com resíduos alimentares e odor característico) após crise de diverticulite com sintomatologia abdominal sugestiva de tamponamento e/ou formação de abscesso pericolônico. A confirmação do diagnóstico pode ser feita por meio do enema opaco ou do trânsito de intestino delgado, que podem mostrar a passagem de contraste entre o sigmoide e as alças de intestino delgado, além das características radiológicas de DDC. A ultrassonografia e, principalmente, a TC podem demonstrar o trajeto fistuloso e a aglomeração de alças intestinais próximas à diverticulite.

Fístulas cologinecológicas

Embora incomum, a maioria dos casos relatados refere-se a pacientes histerectomizadas, tendo a fístula ocorrido do sigmoide para o coto vaginal. Mais raramente ainda, as fístulas podem se dirigir do sigmoide ao útero e mesmo às trompas. A história clínica refere-se a dor abdominal no baixo ventre precedida de crise de diverticulite, seguindo-se eliminação de gases e/ou fezes pela vagina. O diagnóstico pode ser complementado pelo exame direto de secreção vaginal ou cervical (presença de detrito fecal), cultura de secreção vaginal ou cervical (crescimento de bactérias da flora intestinal), enema opaco (passagem do contraste do sigmoide para o útero ou para a vagina), exame ginecológico (encontro de orifício fistuloso pelo toque ou pela colpo-histeroscopia), além da possibilidade da fistulografia por intermédio da impregnação com contraste ou corante do trajeto fistuloso, por meio da colpo-histeroscopia. Os exames de imagem não invasivos, destacando a tomografia, além de detectar a DDC, podem evidenciar o trajeto fistuloso, a contiguidade do sigmoide com o útero, a vagina ou as trompas, além do processo de fibrose circunvizinha ao processo fistuloso.

Obstrução intestinal

Na doença diverticular com processo inflamatório intenso, pode ocorrer algum grau de obstrução intestinal. Esta pode ser alta, em decorrência da angulação que alças do intestino delgado podem sofrer na tentativa de bloquear perfuração de divertículo do cólon. A obstrução aguda é rara.

EXAMES COMPLEMENTARES

Biomarcadores

Dados recentes apontam que a resposta inflamatória é a principal responsável pelo surgimento dos sintomas e das complicações da DDC. A partir dessa descoberta, vários estudos foram realizados na busca de marcadores fecais e sanguíneos que pudessem ser utilizados no diagnóstico e monitoramento da DDC. Os marcadores biológicos têm sido utilizados com sucesso no diagnóstico e no controle da atividade da doenças inflamatórias intestinais, e estudos recentes demonstraram excelentes resultados na DDC.

Proteína C-reativa (PCR)

É produzida pelo fígado após estímulo da IL-6, fator da necrose tumoral alfa e IL-1b. A PCR rapidamente é produzida na fase aguda do processo inflamatório, tem por função ser uma opsonina para sequências bacterianas e material nuclear expresso no processo de apoptose. Após a fase aguda, a PCR rapidamente diminui sua concentração plasmática, pois sua meia-vida no plasma é de 19 horas.

A PCR está aumentada na fase aguda da diverticulite e pode ser distinguida entre diverticulite aguda e DDC não complicada. Foi demonstrado que os valores médios da PCR são de 2,50 mg/dL (1,0 a 3,5 mg/dL) na DDC não complicada e de 20,50 mg/dL (15 a 33,50 mg/dL) na diverticulite aguda ($p = 0{,}0005$). Foi demonstrado, também, que valores superiores a 50 mg/dL são fortemente sugestivos de diverticulite aguda, quando associados à dor no quadrante inferior esquerdo, na ausência de vômitos e idade superior a 50 anos. Os índices de PCR correlacionam-se também com a intensidade do processo inflamatório da diverticulite de acordo com a classificação de Hichey, com alta sensibilidade e especificidade (72 e 100%), e representam um bom marcador para perfuração intestinal, quando os índices são superiores a 200 mg/dL.[19,20]

Outros exames que podem ser solicitados como marcadores sorológicos são a contagem de leucócitos e a velocidade de hemossedimentação (VHS). A leucocitose pode ser observada na presença de diverticulite aguda, contudo, não é considerada marcador confiável para avaliar atividade da doença na prática clínica, pois pode sofrer interferência de diversos fatores (corticoides, imunossupressores, infecção concomitante, abscessos). A VHS é influenciada pela morfologia dos eritrócitos e por constituintes plasmáticos, como as imunoglobulinas. Está relacionada com a gravidade da diverticulite, alcançando altos índices na diverticulite complicada. Entretanto, apresenta sensibilidade e especificidade inferiores ao PCR no diagnóstico e monitoramento da DDC.

Calprotectina fecal (CF)

A calprotectina é uma proteína que se liga ao cálcio e apresenta propriedades antimicrobianas. Representa de 50 a 60% das proteínas do citosol dos neutrófilos, é liberada durante a ativação e a morte celular e encontra-se estável nas fezes por vários dias. Por conta dessa propriedade, pode ser facilmente mesurada nas fezes por método ELISA. Estudos demonstraram que a CF foi capaz de diferenciar a DDC da síndrome do intestino irritável (SII) e voluntários normais. A CF apresentou índices < 15 mcg/mL em indivíduos normais e com SII e > 15 mcg/mL em pacientes com DDC não complicada. Valores maiores que 60 mcg/mL foram encontrados na diverticulite aguda. Outros estudos também foram capazes de demonstrar essa estratificação de valores, provando que a CF é capaz de identificar pacientes com DDC e diferenciá-los de pacientes com SII e de indivíduos saudáveis. Ainda, após o tratamento da DDC esses valores retornaram aos índices normais.

Portanto, de acordo com os estudos publicados, a CF demonstrou ser capaz de indicar a gravidade ou a intensidade da DDC, monitorar sua resposta terapêutica, além, diferenciá-la da SII. A aplicação na prática clínica oferece algumas limitações, pois qualquer condição que cause migração de neutrófilos para o intestino, como nas infecções e neoplasias ou mesmo pequenos sangramentos, podem elevar os índices da CF. Apesar disso, parece ser um método muito promissor no diagnóstico e no monitoramento da DDC.[19,20]

Exames de imagem

A radiografia simples de abdome pode ser de pouca valia ao diagnóstico, mas, por outro lado, tem importância, pois pode dar sinais indicativos, desde uma irritação localizada até um abdome agudo. A colonoscopia não é indicada na fase aguda, por causa dos riscos de perfuração intestinal. O enema baritado deve ser evitado, pois o risco de peritonite por bário é elevado. Se houver necessidade imperiosa de estudo contrastado, pode-se utilizar contraste solúvel em água, com baixa pressão de introdução.

A tomografia computadorizada (TC) tem sido considerada método de escolha para o diagnóstico da diverticulite aguda e suas complicações. Os achados mais comuns encontrados na TC são: a) processo inflamatório na gordura pericólica (98% dos casos); b) presença de divertículos (84% dos casos); c) espessamento da parede cólica > 4 mm (70% dos casos); d) flegmão ou fluido pericólico (35% dos casos) (Figura 71.9).

De acordo com a suspeita clínica, é possível solicitar os exames complementares de imagem conforme a forma e a graduação da doença. As recomendações dos métodos de imagem apropriados na avaliação da DDC encontram-se no Quadro 71.2.

Em conclusão, o quadro clínico da DDC compreende um amplo espectro de sinais e sintomas, podendo variar desde formas assintomáticas até aquelas com grandes complicações. O diagnóstico da DDC

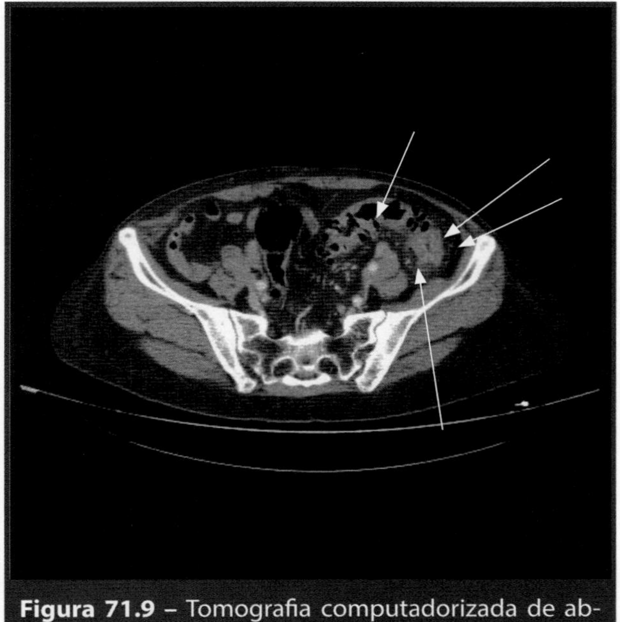

Figura 71.9 – Tomografia computadorizada de abdome mostrando sinais de diverticulite em transição de cólon descendente e sigmoide (setas).

Quadro 71.2 – Exames complementares recomendados de acordo com a graduação da DDC

Graduação da DDC	Exame recomendado
Grau 1 – Doença diverticular sintomática não complicada	Colonoscopia, TC ou enema opaco
Grau 2 – Doença sintomática recorrente	Colonoscopia, TC ou enema opaco
Grau 3 – Doença complicada	TC

Fonte: adaptado de Köhler et al., 1999.[13]

pode ser complementado por meio de biomarcadores como a proteína C-reativa e a calprotectina fecal e, muitas vezes, definido por métodos de imagem radiológicos e endoscópicos. O reconhecimento clínico dessas diferentes formas de apresentação da doença pode contribuir, de modo substancial, para maior eficácia do tratamento e do monitoramento dos pacientes com DDC.

DIAGNÓSTICO DIFERENCIAL

Neoplasia do cólon

A doença diverticular pode simular ou se associar à neoplasia do cólon, de tal maneira que, muitas vezes, o diagnóstico somente pode ser estabelecido após o estudo da peça cirúrgica. A imagem radiológica pode ser duvidosa, e a colonoscopia, pela impossibilidade de o aparelho enfraquecer a área estenosada, pode não ser útil para o diagnóstico diferencial. As duas doenças incidem na mesma faixa etária e tendem a se localizar no mesmo segmento do cólon.

Colite isquêmica

Incide na mesma faixa etária, com preferência pelo cólon esquerdo. O diagnóstico diferencial poderá ser estabelecido por meio de exame radiológico e/ou endoscópico.

Apendicite aguda

Atinge, em geral, grupos etários mais jovens. O diagnóstico diferencial pode ser estabelecido por intermédio de exames radiológicos ou endoscópicos.

Outras patologias

Doenças do trato urinário, ginecológicas e osteoartrites sacroilíacas podem ser consideradas no diagnóstico diferencial, embora raramente causem dificuldades diagnósticas. A maioria das doenças que fazem diagnóstico diferencial com a DDC está listada no Quadro 71.3.

Quadro 71.3 – Diagnóstico diferencial da doença diverticular sintomática e da diverticulite

▪ Apendicite aguda	▪ Cisto ovariano
▪ Câncer colorretal	▪ Abscesso, neoplasia ou torção ovariana
▪ Úlcera péptica complicada	▪ Doença pancreática
▪ Doença de Crohn	▪ Doença inflamatória pélvica
▪ Cistite	▪ Peritonite
▪ Gravidez ectópica	▪ Colite pseudomembranosa
▪ Doença da vesícula biliar	▪ Doenças renais
▪ Hérnia encarcerada	▪ Obstrução do intestino delgado
▪ Colite isquêmica	▪ Retocolite ulcerativa
	▪ Infarto mesentérico

Fonte: adaptado de Salzman e Lillie, 2005.[31]

TRATAMENTO CLÍNICO

Tratamento dos pacientes com diverticulose

Intervenção terapêutica não é geralmente necessária em pacientes com diverticulose, uma vez que são assintomáticos. Pode ser aconselhado a pacientes com diverticulose adotar alta ingestão de fibras, dieta pobre em gorduras e aumentar sua atividade física, embora os ensaios clínicos controlados sejam no momento escassos, e as provas de que essa conduta realmente pode ajudar a prevenir o desenvolvimento da doença diverticular não são conclusivas.

Tratamento da doença diverticular não complicada

Os principais objetivos do tratamento incluem melhora dos sintomas, resolução da infecção ou da inflamação, prevenção da recorrência da doença e impedimento ou limitação do desenvolvimento de complicações graves.

A conduta terapêutica inicial envolve modificação da dieta ou suplementação de fibras, junto com terapia antibiótica. A utilização de um antibiótico deve ser adequada para resolver uma possível infecção por bactérias patogênicas e/ou supercrescimento bacteriano. As bactérias mais comumente isoladas são os coliformes (p. ex., *E. coli*), *Bacteroides* spp. (p. ex., *B. fragilis*) e *Clostridium* sp. Dado o envolvimento potencial desses microrganismos, é aconselhável o uso de antibiótico de amplo espectro, com atividade tanto contra bactérias Gram-negativas como anaeróbias. Entre os antibióticos absorvíveis, uma boa associação é o uso de cefalosporinas com metronidazol. Vários estudos têm mostrado que a rifaximina (ainda não disponível comercialmente no Brasil), um antibiótico não absorvível, pode efetivamente melhorar os sintomas e manter períodos de remissão em pacientes com doença diverticular não complicada. A rifaximina pode, portanto, ser considerada uma terapêutica adequada e eficaz para a doença diverticular não complicada, especialmente quando empregada em conjunto com a suplementação de fibras dietéticas.[21]

Brandimarte e Tursi (2004) investigaram a eficácia da combinação de mesalazina + rifaximina, seguida de mesalazina isolada na remissão dos sintomas e tolerabilidade no tratamento da doença diverticular não complicada. A prevalência de constipação estava presente em cerca de 68% dos pacientes (61 casos) e diarreia em 22% (29 casos) da doença diverticular. Noventa pacientes foram tratados com 2,4 g/dia de mesalazina associados a 800 mg/dia de rifaximina por 10 dias, seguidos de 1,6 g/dia de mesalazina por 8 semanas. Dos pacientes que completaram o estudo (86), 81,4% (70 pacientes) estavam completamente assintomáticos após as 8 semanas de terapia (escore sintomático total = 0), ao passo que 18,6% (16 casos) mostraram somente sintomas leves. Um paciente apresentou prurido transitório e outro, dor epigástrica. O escore total dos pacientes diminuiu de 1.439 à admissão ao estudo para 44 ao final da 8ª semana de terapia ($p < 0{,}001$). Somente quatro pacientes (4,44%) relataram eventos adversos: dois foram graves (diarreia intensa – > 8 evacuações/dia) e foram retirados do estudo; outros dois foram de leve intensidade (prurido e dor epigástrica).[22]

Os resultados obtidos nesses estudos confirmam o efeito sinérgico dos dois fármacos: a rifaximina deve eliminar a microflora (que parece ter papel importante na determinação dos sintomas e da inflamação relacionada com a doença diverticular) e a mesalazina reduz o efeito da cascata inflamatória. O racional para o uso da mesalazina na DDC é representado na Figura 71.10.

A eficácia da utilização isolada da mesalazina na doença diverticular sintomática foi avaliada por Di Mario et al. (2005)[23] em um estudo prospectivo, randomizado, aberto, por um período de dois anos. Os 170 pacientes foram tratados tanto com mesalazina como com rifaximina por 10 dias/mês: um grupo (R1; 39 pacientes) recebeu rifaximina 200 mg b.i.d., outro grupo (R2; 43 pacientes) recebeu rifaximina 400 mg b.i.d., um terceiro grupo (M1; 40 pacientes) foi tratado com mesalazina 400 mg b.i.d.; e um quarto grupo (M2; 48 pacientes), com mesalazina 800 mg b.i.d. Ao basal e após três meses de tratamento, foram registra-

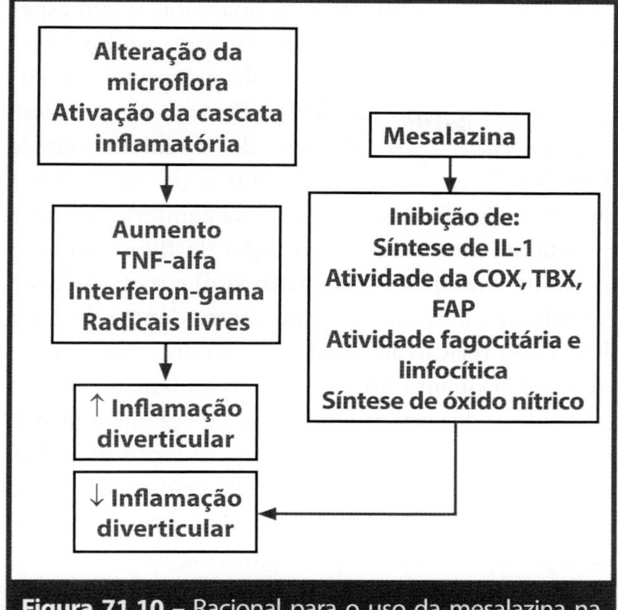

Figura 71.10 – Racional para o uso da mesalazina na DDC.
Fonte: adaptada de Tursi e Papagrigoriadis, 2009.[5]

dos os dados referentes a 11 diferentes variáveis (dor/desconforto abdominal alta/baixa, distensão, tenesmo, diarreia, flacidez abdominal, febre, mal-estar geral, náusea, êmese, disúria) avaliadas por meio de um escala qualitativa de quatro pontos. Os pacientes tratados com mesalazina tiveram os menores escores globais aos três meses ($p < 0,001$) (Tabela 71.1, Figura 71.11).

Comparando a média dos escores globais dos sintomas de todos os pacientes tratados com a mesalazina (grupos M1 e M2) e com os tratados com a rifaximina (grupos R1 + R2), verifica-se que os dois grupos tiveram redução altamente significante dos seus escores (p < 0,0001 *vs* basal), embora o tratamento com mesalazina tenha demonstrado melhor diminuição após o terceiro mês de terapia (p < 0,001) (Tabela 71.1, Figura 71.12).

Os autores concluíram que a mesalazina é tão eficaz quanto a rifaximina na diminuição de alguns sintomas, mas parece ser melhor que esta na melhora do escore global desses pacientes.[23]

Em estudo realizado em nosso serviço, comparamos, em pacientes com DDC não complicada, o uso da mesalazina 800 mg t.i.d. à suplementação de *Plantago ovata* 3,5 mg b.i.d. Os pacientes foram submetidos a um questionário com uma escala Likert de 4 pontos para os seguintes sintomas: dor abdominal, distensão abdominal, frequência das evacuações e consistência das fezes de acordo com a escala de Bristol. Após 30 dias, respondiam novamente ao

Tabela 71.1 – Escores globais dos sintomas em relação ao basal e após três meses de tratamento

Grupo de tratamento	Escore basal	Escore três meses	Valor de "p"
R1 (média ± DP)	8,4 ± 4,1	7,6 ± 5,5	NS
R2 (média ± DP)	9,8 ± 5,0	5,9 ± 3,6	< 0,0001
M1 (média ± DP)	11,0 ± 5,0	6,7 ± 4,0	< 0,0001
M2 (média ± DP)	8,8 ± 4,0	4,9 ± 3,4	< 0,0001

Fonte: Di Mario et al., 2005.[23]

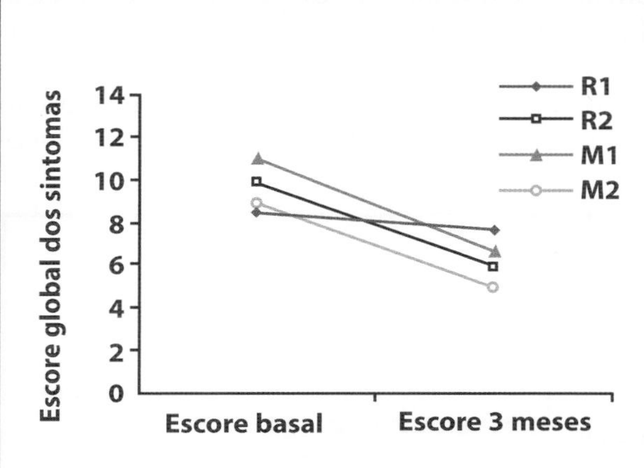

Figura 71.11 – Evolução dos escores globais dos sintomas em relação ao basal e após três meses de tratamento.
Fonte: Di Mario et al., 2005.[23]

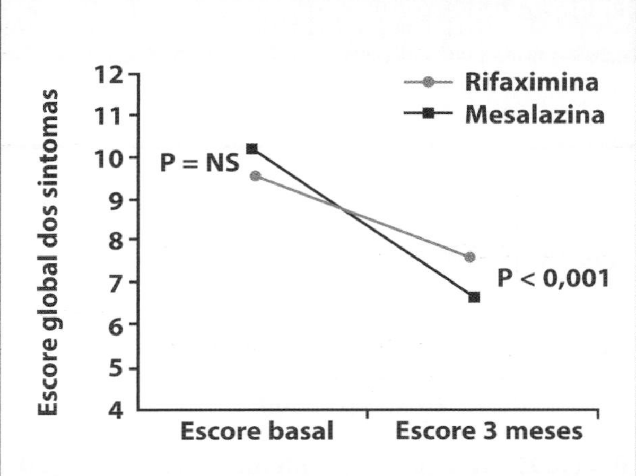

Figura 71.12 – Evolução dos escores globais dos sintomas em relação ao basal e após três meses de tratamento dos grupos tratados com a rifaximina e com a mesalazina.
Fonte: Di Mario et al., 2005.[23]

questionário de sintomas. Os resultados demonstraram que, no grupo de pacientes que usaram mesalazina 800 mg t.i.d., houve melhora estatisticamente significativa (p = 0,0001) na pontuação total e de todos os sintomas avaliados, ao passo que no grupo que utilizou *Plantago ovata* houve melhora estatisticamente significativa apenas da consistência das fezes e a pontuação total não alcançou significância estatística (Figuras 71.13 e 71.14).

Tratamento da diverticulite aguda

Nos pacientes com as formas leves (sem febre alta, peritonite importante ou vômitos), formas não recorrentes, sem complicações, geralmente em estágio Hinchey I, o tratamento pode ser feito ambulatorialmente. Nesses pacientes, usualmente são recomendados dieta líquida e antibióticos orais de largo espectro por 7 a 10 dias. A antibioticoterapia deve ser direcionada à cobertura contra bactérias anaeróbicas, em especial *Bacteroides fragilis*, *Peptostreptococcus* e *Clostridium* e também para bactérias aeróbicas, principalmente *Escherichia coli*, *Klebsiella*, *Proteus*, *Streptococcus*, e *Enterobacter*. Os regimes de antibioticoterapia (Quadro 71.4) podem ser em forma de monoterapia ou associação de antibióticos. Uma combinação típica e bastante comum é a associação de fluoroquinolonas (ou trimetoprim-sulfametoxazol) e metronidazol. A melhora clínica geralmente ocorre dentro de 2 a 3 dias. Com relação ao tratamento da dor, recomenda-se cautela quanto ao uso de anti-inflamatórios não esteroides e de corticosteroides, uma vez que têm sido associados a um maior risco de perfuração de cólon. Se os analgésicos opioides são necessários, meperidina é a opção preferida. A morfina causa espasmo do cólon e pode acentuar a hiper-segmentação.

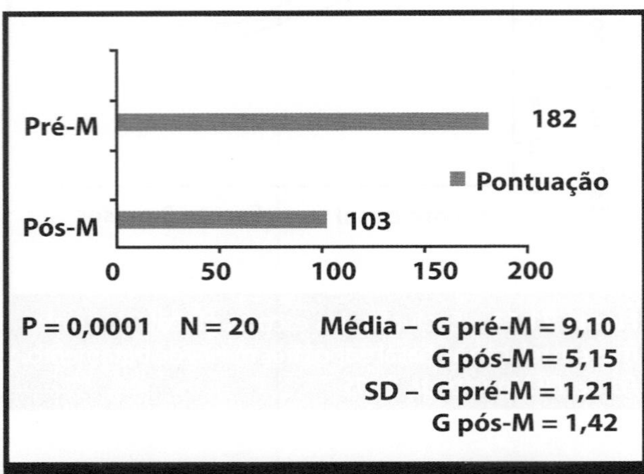

Figura 71.13 - Pontuação total dos sintomas pré e pós-tratamento com mesalazina 800 mg t.i.d.

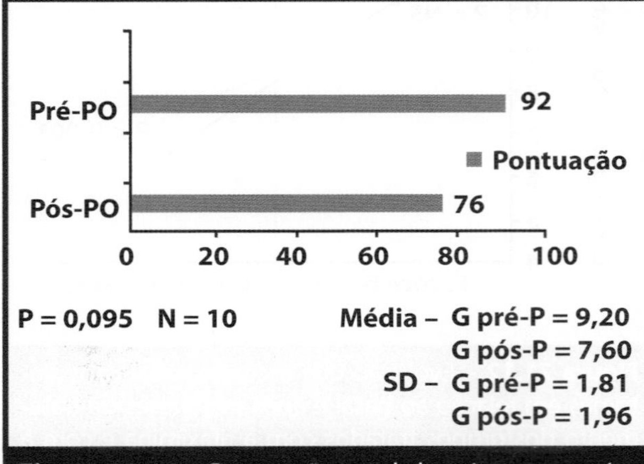

Figura 71.14 - Pontuação total dos sintomas pré e pós-tratamento com *Plantago ovata* 3,5 g b.i.d.

Internação hospitalar é normalmente recomendada, para os casos de maior gravidade, quando o paciente não melhora com o tratamento instituído, em pacientes imunodeprimidos, nos pacientes com múltiplas e/ou comorbidades graves ou incapazes de tolerar hidratação oral/antibióticos. Normalmente, é recomendado que os pacientes internados tenham inicialmente restrição de dieta oral, recebam hidratação venosa, uso de opioides ou antiespasmódicos e, após coleta de amostra para hemocultura, uso de antibióticos intravenosos de largo espectro, durante 7 a 10 dias.

Diversos antibióticos foram utilizados no tratamento da diverticulite aguda, e pacientes com doença grave ou complicada são comumente tratados por meio de várias opções terapêuticas. Entre estas, as mais empregadas consistem na associação de metronidazol e uma cefalosporina de terceira geração (ceftriaxone, cefo-

Quadro 71.4 - Antibioticoterapia em pacientes com diverticulite
Não hospitalizados
Sulfametoxazol-trimetoprim e metronidazol Fluorquinolona e metronidazol
Hospitalizados
Metronidazol ou clindamicina + Aminoglicosídeo (gentamicina ou tobramicina) ou Monobactam (aztreonam) ou Cefalosporina de terceira geração (ceftriaxone, ceftazidime, cefotaxime)

Fonte: adaptado de Salzman e Lillie., 2005.[31]

taxime) ou com fluoroquinolonas (ciprofloxacina, ou levofloxacina) ou com aminoglicosídeos. A utilização desses antibióticos assegura a cobertura contra bactérias aeróbicas, anaeróbias e Gram-negativas, especialmente *Escherichia coli* e *Bacteroides* spp. Em pacientes imunocomprometidos, pode estar indicado o uso de imipenem ou meroenem para melhor cobertura de *Enterococcus* e *Pseudomonas*. De acordo com a hemocultura, antibióticos específicos como ampicilina, ácido clavulâmico, gentamicina, metronidazol, piperacilina, clindamicina, cefalosporinas de terceira geração ou tazobactam, entre outros, podem ser utilizados. Em determinado estudo norte-americano dos 373 membros da Sociedade Americana de Cirurgiões de Cólon e de Reto, cefalosporinas de segunda geração (27%) e ampicilina-sulbactam (16%) foram os antibióticos mais utilizados em pacientes com diverticulite complicada.[24,25]

A melhora clínica pode ser observada dentro de 2 a 4 dias. Após o episódio agudo resolvido, os doentes devem ser aconselhados a manter uma dieta rica em fibras como maneira de otimizar as evacuações. É recomendada a administração por 7 a 10 dias de antibióticos orais após a alta. O prognóstico após o tratamento medicamentoso, de um episódio agudo de diverticulite, é geralmente bom, e foi demonstrado que pode resolver o primeiro ataque agudo em 70 a 100% dos pacientes. No entanto, aproximadamente um terço dos pacientes experimentará episódios recorrentes de diverticulite, muitas vezes, dentro de um ano após o primeiro episódio e entre 19 a 54% de recorrência em cinco anos.

Tratamento das recidivas de diverticulite

O tratamento de episódios de repetição pode seguir o mesmo curso, no entanto, uma abordagem cirúrgica era tradicionalmente recomendada depois de dois ou mais episódios anteriores. Isso sugeriu que a terapia clínica ainda poderia ser melhorada e despertou o interesse em novos estudos. Um maior entendimento da fisiopatologia da doença diverticular, em particular a implicação da microflora intestinal e da inflamação crônica em sua patogênese, resultou na investigação de novas estratégias de tratamento clínico medicamentoso. Nesse sentido, foi estudado o uso combinado de mesalazina, que tem atividades anti-inflamatórias nos intestinos, e rifaximina, antibiótico de ação seletiva nos cólons, no tratamento da diverticulite. Após a resolução da diverticulite aguda, foi verificado que a rifaximina pode reduzir sua recorrência.[26,27]

Em estudo conduzido por Tursi et al. (2002), um grupo de pacientes tratado com mesalazina (800 mg 2 vezes ao dia) associada à rifaximina apresentou resultados significantemente superiores na melhora da intensidade dos sintomas, hábitos intestinais e na prevenção da recorrência sintomática da diverticulite ($p < 0,0005$, $< 0,0001$ e $< 0,005$, respectivamente) em comparação ao grupo tratado com rifaximina isolada durante um período de seguimento de 12 meses. Esse estudo destaca-se porque foi conduzido em 218 pacientes que foram acometidos por ataques recorrentes (pelo menos dois) de diverticulite aguda no ano anterior ao estudo, alguns deles apresentando subestenose colônica. Do total de pacientes, 109 foram tratados com rifaximina 400 mg, 2 vezes ao dia (b.i.d.) + 800 mg de mesalazina, 2 vezes ao dia por 7 dias, seguidos de rifaximina 400 mg b.i.d. + mesalazina 800 mg b.i.d. por 7 dias em cada mês (grupo A); 109 pacientes receberam rifaximina 400 mg b.i.d. por 7 dias, seguido de rifaximina 400 mg por 7 dias em cada mês (grupo B). O período de seguimento foi de 12 meses. Os únicos eventos adversos registrados foram um caso de urticária no grupo B e nove casos de dor epigástrica no grupo A. Os resultados do estudo demonstraram claramente que mesalazina + rifaximina é mais eficaz que rifaximina isolada na resolução de sintomas e na prevenção da recorrência da diverticulite. Os pacientes com ausência de sintomas foram 40,36% (44) no grupo A e 17,43% (19) no grupo B ao final do terceiro mês de terapia ($p < 0,005$), 62,96% (68) *vs* 29,80 (31) ao final do sexto mês ($p < 0,001$), 73,83% (79) *vs* 39,27% (38) ao final do nono mês ($p < 0,0001$) e 85,57% (89) *vs* 49,43% (44) ao final dos doze meses de tratamento ($p < 0,0005$). Três pacientes no grupo A (2,73%) apresentaram recorrência de diverticulite aguda durante o período de seguimento, ao passo que no grupo B, foram 16 pacientes (17,98%) (grupo A *vs* grupo B, $p < 0,01$). Três pacientes no grupo B tiveram persistência de sintomas graves, alterações intensas dos hábitos intestinais e moderada estenose do cólon ao final do estudo, achados estes que já estavam presentes quando da admissão. Todos os parâmetros laboratoriais (leucometria, hemossedimentação, proteína C-reativa e glicoproteína alfa-1 ácida) melhoraram após os tratamentos, mostrando níveis mais baixos com a associação mesalazina/rifaximina que com o antibiótico isolado (Figura 71.15).[28]

Trespi et al. (1999)[29] demonstraram, em estudo clínico, que um grupo de pacientes (187) portadores de doença diverticular (confirmada clínica, radiológica e endoscopicamente) tratado com sulbactam/ampicilina e rifaximina associados à dieta líquida por 7 dias, seguidos por 8 semanas de mesalazina – 400 mg b.i.d. – com liberação gradual da dieta, apresentou probabilidade de permanecer livre de sintomas,

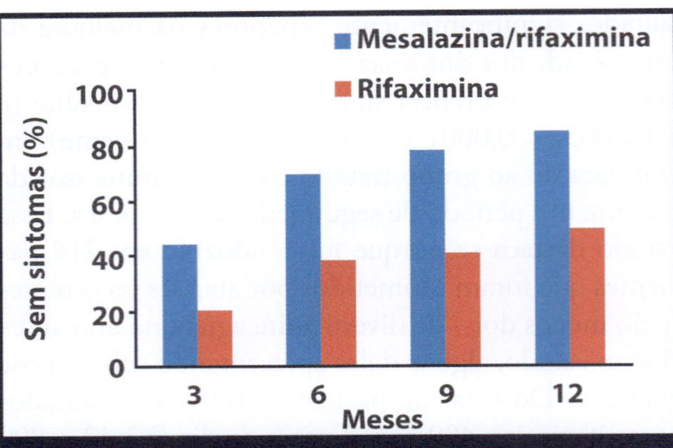

Figura 71.15 – Recorrência de diverticulite em um grupo de pacientes tratados com mesalazina + rifaximina comparado à rifaximina.
Fonte: Tursi et al., 2002.[28]

considerando vários parâmetros – como recidiva de sintomas ou fenômenos micro-hemorrágicos, p = 0,00005 e 0,001, respectivamente – em comparação a grupo-controle tratado com dieta com fibras sem a suplementação com mesalazina, durante 4 anos de acompanhamento. Os dados referentes às recidivas estão dispostos na Figura 71.16 e Tabela 71.2. Com relação às recidivas micro-hemorrágicas, elas foram verificadas em 20% dos pacientes tratados com mesalazina e em 29% dos pacientes do grupo-controle (Figura 71.17).

Petruzziello et al. (2006), em artigo de revisão, reportam que a mesalazina isolada é extremamente eficaz na manutenção da remissão dos sintomas e na prevenção da recorrência da diverticulite.[21] Embora vários estudos mostrem resultados positivos com o uso da mesalazina na prevenção da recorrência da diverticulite, em dois estudos prospectivos, randomizados e controlados por placebo, de publicação recente, a mesalazina não demonstrou a efetividade esperada nesta condição. Portanto, mais estudos são necessários para demonstrar o real papel do uso da mesalazina na recidiva da diverticulite.[19]

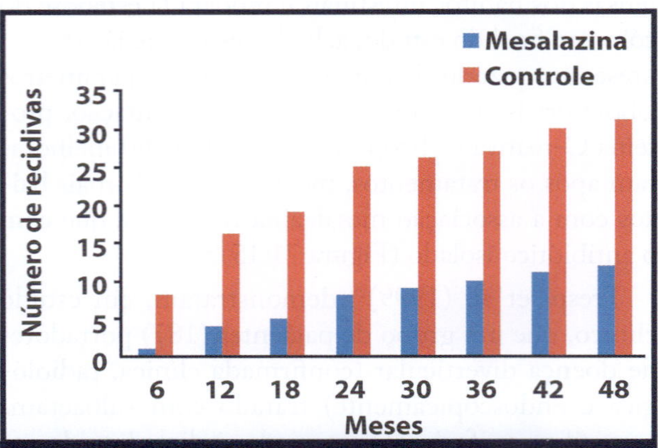

Figura 71.16 – Recidivas inflamatórias pós-diverticulite em pacientes tratados com mesalazina comparadas ao controle.
Fonte: Trespi et al., 1999.[29]

Tabela 71.2 – Número de recidivas (cumulativo) em pacientes tratados com mesalazina e em um grupo-controle

Período do tratamento	Recidivas		Valor de "p"
	Mesalazina	Controle	
6 meses	1	8	0,02
12 meses	4	16	0,006
18 meses	5	19	0,003
24 meses	8	25	0,002
30 meses	9	26	0,003
36 meses	10	27	0,003
42 meses	11	30	0,001
48 meses	12	31	0,001

Fonte: Trespi et al., 1999.[29]

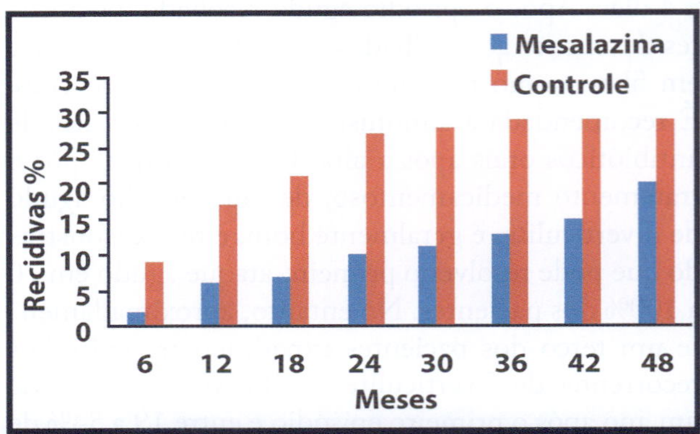

Figura 71.17 – Recidivas micro-hemorrágicas em grupo de pacientes tratados com mesalazina comparadas ao grupo-controle.
Fonte: Trespi et al., 1999.[29]

TRATAMENTO CIRÚRGICO DA DOENÇA DIVERTICULAR

Diante de um episódio de diverticulite, os pacientes com sinais de hipotensão, taquicardia, febre alta, hemograma com leucocitose, e aqueles em que o exame do abdome revele sinais de irritação peritoneal, devem ser hospitalizados. A conduta nesses casos é permanecer em jejum e receber hidratação endovenosa e antibioticoterapia de amplo espectro. O tratamento clínico pode servir para evitar operação de urgência e para preparar o paciente para uma operação eletiva.[30]

Atualmente, a tomografia computorizada (TC) parece ser o exame de escolha nos pacientes com diverticulite aguda. A TC pode afastar outras causas de abdome agudo e não somente confirma o diagnóstico, mas ajuda a avaliar o risco iminente de complicações, por meio de medição da espessura da parede do cólon, visualização de pequenos abscessos pericolônicos ou retrocolônicos, coleções e perfurações localizadas. Além disso, a TC tem também potencial terapêutico. Nos casos de abscesso pericolônico localizado ou coleção contida, a drenagem guiada por TC pode ser realizada. Dessa maneira, pode ser alcançado melhor efeito dos antibióticos, e cirurgias de emergência podem ser evitadas.

Caso haja piora clínica ou não ocorra melhora após período de 24 a 72 horas, e nos casos em que houver presença de perfuração colônica ou sepse de origem abdominal, os pacientes devem ser encaminhados para tratamento cirúrgico.

Pode-se dividir o tratamento cirúrgico em duas situações:

1. diverticulite aguda;
2. diverticulite recidivante.

Tratamento cirúrgico da diverticulite aguda

Não existe consenso sobre o tratamento cirúrgico, e a literatura registra uma variedade de técnicas, podendo ser divididas em conservadoras (sem ressecção) e com ressecção colônica.

- **Conservadora:** drenagem somente, sutura de perfuração, derivação proximal com drenagem ou sutura e exteriorização da perfuração.
- **Com ressecção:** ressecção com anastomose, ressecção e colostomia (operação de Hartmann ou com fístula mucosa), ressecção com anastomose e colostomia protetora, ressecção com colostomia com duas bocas e colectomia subtotal.

A discussão da literatura é sobre a aplicação dessas técnicas em três, dois ou um estágio. Os três estágios incluem drenagem e colostomia, seguida de outra operação de ressecção e, posteriormente, reconstituição do trânsito colônico. Provavelmente, a abordagem em dois estágios seja a mais empregada, com ressecção e colostomia e posterior anastomose. Não obstante, os debates hoje se concentram nas vantagens e desvantagens da abordagem em dois ou um estágio (ressecção e anastomose).

A classificação de Hinchey pode dar uma orientação sobre a conduta a escolher, pois a opção cirúrgica depende do grau de inflamação encontrado durante a operação. Pacientes classificados como Hinchey I e alguns Hinchey II podem ser tratados com ressecção e anastomose (um estágio), se o quadro clínico for estável, sem grande contaminação tecidual. A questão do preparo colônico tem sido questionada por diversos autores, mesmo para operações eletivas. A maioria dos pacientes Hinchey classe III e IV necessita de tratamento em dois estágios.

Como já referido, os abscessos intra-abdominais podem ser tratados clinicamente e com drenagem percutânea por orientação de TC, transformando uma situação de urgência em eletiva. Caso não haja melhora do quadro, dever ser indicada laparotomia.[31-33]

Tratamento cirúrgico da diverticulite recidivante

O tratamento cirúrgico foi, por muitos anos, indicado para os pacientes com episódios repetidos de diverticulite aguda. Após um ou dois episódios agudos de diverticulite, a cirurgia estava indicada. Os parâmetros para essa indicação foram revistos, e a recomendação atual é que a cirurgia eletiva seja realizada de acordo com cada caso. Dados recentes da literatura têm questionado a indicação de tratamento cirúrgico após duas ou até mesmo quatro crises de diverticulite aguda. Isso se deve ao fato de a maioria dos pacientes responder ao tratamento clínico e os estudos demonstrarem que uma porcentagem de pacientes com indicação de cirurgia de urgência não tem história prévia de diverticulite.[32,33]

Até o presente não há evidência de que as complicações aumentam após as crises de diverticulite aguda ou de que a chance de sucesso de tratamento clínico das crises agudas posteriores possa ser menor, expondo o paciente ao risco de uma crise de diverticulite complicada. Ambrosetti et al. relataram recidiva de 5% nos pacientes tratados clinicamente e seguidos até dois anos. Alguns estudos sobre a história natural da diverticulite estão listados na Tabela 71.3. Na Tabela 71.4 estão listados os estudos que notificam que a maioria dos pacientes com diverticulite aguda não apresentava diagnóstico prévio de doença diverticular.[32]

Klarenbeek et al. (2010)[34] concluíram que o tratamento cirúrgico eletivo da doença diverticular não pode ser baseado no número de episódios agudos prévios. A mortalidade chega a 13%, e a cirurgia eletiva deve ser reservada a pacientes de alto risco ao tratamento clínico, como no caso de pacientes

Tabela 71.3 – História natural da diverticulite

Referência	Ano	Número de pacientes	Primeira internação		Segunda internação	
			Operações	Operações de urgência	Recidiva	Operações de urgência
Parks	1969	455	138	maioria	78	20
Larson et al.	1976	132	33	nr	29	9
Haglund et al.	1979	392	97	97	73	0
Ambrosetti et al.	1994	226	66	nr	42	8
Ambrosetti et al.	1997	423	112	33	27	nr
Makela et al.	1998	366	101	55	57	19
Biondo et al.	2002	327	103	78	52	4

Fonte: adaptada de Janes et al., 2005.[32]

Tabela 71.4 – Doença diverticular em pacientes operados de urgência

Referência	Ano	Número de pacientes	Cirurgias eletivas	Operação de urgência		Seguimento (anos)
				Todos os pacientes	Pacientes com doença diverticular prévia	
Alexander et al.	1983	673	13	138	37	10
Nylamo et al.	1990	113	3	33	2	10
Lorimer et al.	1997	392	28	97	15	8
Somasekar et al.	2002	108	0	66	28	5
Klarenbeek et al.	2010	291	72	108	22	5

Fonte: adaptada de Janes et al., 2005.[32]

imunodeprimidos. Outra indicação para o tratamento cirúrgico é a obstrução intestinal que não melhora com tratamento conservador. A idade e as condições clínicas do paciente devem ser consideradas. Os pacientes jovens, abaixo dos 50 anos, sem comorbidades, toleram procedimentos mais agressivos. O procedimento mais utilizado é ressecção e anastomose imediata. Todo o cólon sigmoide deve ser removido e anastomose deve ser realizada com o reto e sem tensão. As complicações mais frequentes são fístula (2 a 5%), hemorragia, estenose e lesão ureteral (1 a 10%).

REFERÊNCIAS

1. Cruveilhier J. Traitê d'anatomie pathologique. Paris: Balliére, 1849. p.593. In: Goligher J (ed.). Surgery of the anus, rectum and colon. 5.ed. Paris: Ballière Tindall, 1985. p.1083.
2. Hansemann, Nauwerck e Graser. Arch Klin Chir 1892;59:638. In: Kirschner M, Nordmann O. Cirurgia del abdomen. 2.ed. Barcelona: Labor, 1946. p.751.
3. Commane DM, Arasaradnam RP, Mills S, Mathers JC, Bradburn M. Diet, ageing and genetic factors in the pathogenesis of diverticular disease. World J Gastroenterol. 2009; 15(20):2479-88.
4. Etzioni DA, Mack TM, Beart RW Jr, Kaiser AM. Diverticulitis in the United States: 1998-2005: changing patterns of disease and treatment. Ann Surg. 2009; 249(2):210-7.
5. Tursi A, Papagrigoriadis S. The current and evolving treatment of colonic diverticular disease. Aliment Pharmacol Ther. 2009; 30(6):532-46.
6. Carlson AJ, Hoelzel F. Relation of diet to diverticulosis of the colon in rats. Gastroenterology. 1949 Jan; 12(1):108-15.
7. Painter NS, Burkitt DP. Diverticular disease of the colon, a 20th century problem. Clin Gastroenterol.1975; 4:3-21.
8. Thomson HJ, Busuttil A, Eastwood MA, Smith AN, Elton RA. Submucosal collagen changes in the normal colon and in diverticular disease. Int J Colorectal Dis. 1987; 2:208-13.
9. Mimura T, Emanuel A, Kamm MA. Pathophysiology of diverticular disease. Best Pract Res Clin Gastroenterol. 2002; 16:563-76.
10. Stumpf M, Cao W, Klinge U, Klosterhalfen B, Kasperk R, Schumpelick V. Increased distribution of collagen type III and reduced expression of matrix metalloproteinase 1

in patients with diverticular disease. Int J Colorectal Dis. 2001; 16:271-5.

11. Bassotti G, Battaglia E, Bellone G, Dughera L, Fisogni S, Zambelli C et al. Interstitial cells of Cajal, enteric nerves, and glial cells in colonic diverticular disease. J Clin Pathol. 2005; 58:973-7.
12. Cortesini C, Pantalone D. Usefulness of colonic motility study in identifying patients at risk for complicated diverticular disease. Dis Colon Rectum. 1991; 34(4):339-42.
13. Köhler L, Sauerland S, Neugebauer E. Diagnosis and treatment of diverticular disease: results of a consensus development conference. The Scientific Committee of the European Association for Endoscopic Surgery. Surg Endosc. 1999; 13(4):430-6.
14. Habr-Gama A, Teixeira MG. Doença diverticular dos colos. In: Dani R, Castro LP. Gastroenterologia clínica. 2.ed. Rio de Janeiro: Guanabara, 1988.
15. Reis Neto JA. Doença diverticular dos Colos. In: SOBED – Endoscopia Digestiva. 2.ed. Rio de Janeiro: Medsi, 1994.
16. Hinchey EJ, Schaal PG, Richards GK. Treatment of perforated diverticular disease of the colon. Adv Surg. 1978; 12:85-109.
17. Wilkins T, Baird C, Pearson AN, Schade RR. Diverticular bleeding. Am Fam Physician. 2009; 80(9):977-83.
18. Gomes da Cruz GM. Doença diverticular do intestino grosso. In: Federação Brasileira de Gastroenterologia. Condutas em gastroenterologia. São Paulo: Revinter, 2004.
19. Petruzziello F, Iacopini F, Bulajic M, Shah S, Costamagna G. Review article: uncomplicated diverticular disease of the colon. Aliment Pharmacol Ther. 2006; 23:1379-91.
20. Tursi A, Elisei W, Brandimarte G, Giorgetti GM, Aiello F. Predictive value of serologic markers of degree of histologic damage in acute uncomplicated colonic diverticulitis. J Clin Gastroenterol. 2010; 44:702-6.
21. Käser SA, Fankhauser G, Glauser PM, Toia D, Maurer CA. Diagnostic value of inflammation markers in predicting perforation in acute sigmoid diverticulitis. World J Surg. 2010; 34(11):2717-22.
22. Brandimarte G, Tursi A. Rifaximin plus mesalazine followed by mesalazine alone is highly effective in obtaining remission of symptomatic uncomplicated diverticular disease. Med Sci Monit. 2004 Apr 28; 10(5):P170-3.
23. Di Mario F, Aragona G, Leandro G, Comparato G, Fanigliulo L, Cavallaro LG et al. Efficacy of mesalazine in the treatment of symptomatic diverticular disease. Dig Dis Sci. 2005; 50(3):581-6.
24. Bogardus ST Jr. What do we know about diverticular disease? A brief overview. J Clin Gastroenterol. 2006; 40(Suppl 3): S108-11.
25. Frieri G, Pimpo MT, Scarpignato C. Management of colonic diverticular disease. Digestion. 2006; 73(Suppl 1):58-66.
26. Tursi A. New physiopathological and therapeutic approaches to diverticular disease of the colon. Expert Opin Pharmacother. 2007; 8:299-307.
27. Floch MH, White JA. Management of diverticular disease is changing. World J Gastroenterol. 2006; 12(20):3225-8.
28. Tursi A, Brandimarte G, Daffinà R. Long-term treatment with mesalazine and rifaximin versus rifaximin alone for patients with recurrent attacks of acute diverticulitis of colon. Dig Liver Dis. 2002; 34(7):510-5.
29. Trespi E, Colla C, Panizza P, Polino MG, Venturini A, Bottani G et al. Ruolo terapeutico e profilattico della mesalazina (5-ASA) nella mallattia diverticolare sintomatica del crasso. Minerva Gastroenterol Dietol. 1999; 45:245-52.
30. Wong WD, Wexner SD, Lowry A, Vernava A 3rd, Burnstein M, Denstman F et al. Practice parameters for the treatment of sigmoid diverticulitis: supporting documentation. The Standards Task Force. The American Society of Colon and Rectal Surgeons. Dis Colon Rectum. 2000; 43(3):290-97.
31. Salzman H, Lillie D. Diverticular disease: diagnosis and treatment. Am Fam Physician. 2005; 72:1229-34, 1241-2.
32. Janes S, Meagher A, Frizelle FA. Elective surgery after acute diverticulitis. Br J Surg. 2005; 92(2):133-42.
33. Cuomo R, Barbara G, Pace F, Annese V, Bassotti G, Binda, GA et al. Italian consensus conference for colonic diverticulosis and diverticular disease. United European Gastroenterol J. 2014; 2(5):413-42.
34. Klarenbeek BR, Samuels M, van der Wal MA, van der Peet DL, Meijerink WJ, Cuesta MA. Indications for elective sigmoid resection in diverticular disease. Ann Surg. 2010 Apr; 251(4):670-4.

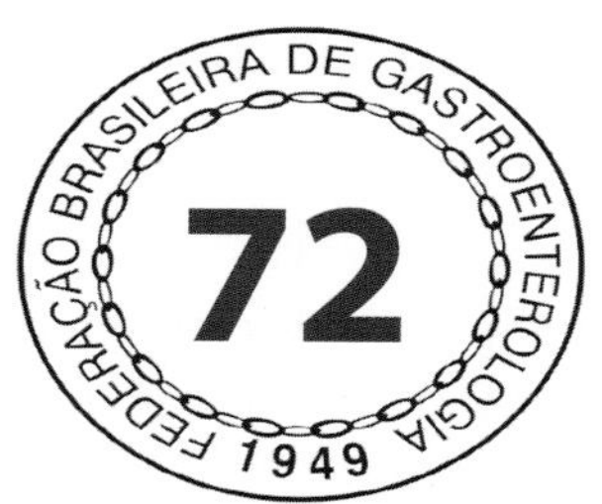

PÓLIPOS E POLIPOSES DO CÓLON

Paulo Corrêa
Jarbas Faraco M. Loureiro

INTRODUÇÃO

Define-se como pólipo do aparelho digestivo: "Toda estrutura com origem na sua parede, que se projeta em direção a sua luz, de forma circunscrita."[1]

Dessa forma, como a parede é composta, quase sempre, de quatro camadas: mucosa, submucosa, muscular própria e serosa, essas estruturas poderiam se originar de qualquer uma delas.

Na verdade, no esôfago e em boa parte do reto, não se tem a serosa, e seria muito difícil que alguma estrutura proveniente dessa camada, se projetasse em direção à luz do órgão, uma vez que a muscular própria é habitualmente mais espessa e confere o principal alicerce das paredes do tubo digestivo.

Assim, restam apenas três camadas de onde se originam verdadeiramente os pólipos: mucosa, submucosa e muscular própria.

O que confere maior importância clínica a essas estruturas é que algumas delas são neoplásicas e, portanto, podem se transformar em malignas, e sua remoção, endoscópica ou cirúrgica, pode prevenir ou tratar esta transformação.[2]

Também podem apresentar algumas complicações que serão mais bem explicadas adiante.

QUADRO CLÍNICO

Sintomas

Habitualmente, os pólipos do cólon e do reto são assintomáticos. Quando são volumosos, podem ocasionar quadros de suboclusão ou obstrução intestinal. Também podem ser sítio de algumas hemorragias, de relevante impacto clínico, quando ulceram ou necrosam.

Lesões vilosas do reto podem se manifestar com mucorreia, às vezes causando perdas hidroeletrolíticas substanciais.

Os pólipos mais distais, principalmente os pólipos juvenis em crianças, podem se manifestar com sua exteriorização pelo ânus durante as manobras de esforço físico ou evacuatório, além de causarem sintomas como puxo e/ou tenesmo.

DIAGNÓSTICO

Exames físico e proctológico

Os exames físico e proctológico são pobres quando se investiga a possibilidade de pólipos do cólon. No entanto, nas lesões do reto e sigmoide distal, uma adequada inspeção da região perianal e o toque retal, seguidos de anorretoscopia ou sigmoidoscopia rígidas, são fundamentais para o seu diagnóstico.

Exames complementares

Os primeiros exames utilizados para o seu diagnóstico foram os exames radiológicos contrastados, por exemplo, o enema opaco, que ainda tem seu valor.

Com o rápido desenvolvimento tecnológico, outros exames de imagem menos invasivos, como a ultrassonografia abdominal e pélvica (US), a tomografia abdominal computadorizada (TAC) e, mais recentemente, a colonografia por TC (CTC) – além da ressonância nuclear magnética (RNM) –, trouxeram mais informações que colaboram para o diagnóstico.

A colonoscopia óptica, que passou a ser utilizada desde o início da década de 1970, é um dos exames mais importantes no diagnóstico dos pólipos colorretais. Sua grande vantagem em relação aos exames de imagem, anteriormente citados, é que ao mesmo tempo que se faz o diagnóstico, pode-se realizar seu tratamento.[3]

A ecoendoscopia, que é realizada com um tubo endoscópico específico ou através de probes introduzidos pelo canal de trabalho do colonoscópio, tem indicação precisa em algumas dessas lesões, por determinar, com altíssima acurácia, a camada da qual essa lesão se origina. Além disso, permite a punção ecoguiada com agulha fina (punção com agulha fina – PAF), para análise anatomopatológica desse espécime.

A pesquisa de sangue oculto nas fezes tem uma baixa sensibilidade para essas lesões (20 a 25%). É mais bem indicada para o rastreamento do câncer colorretal (CCR), quando atinge sensibilidade superior a 80%, principalmente se forem utilizados os métodos mais modernos, tipo FIT (*fecal immuno test*), ou o do guaiaco.

CLASSIFICAÇÃO

A classificação dos pólipos colorretais pode ser feita de várias formas, observando-se algumas de suas características, como aspecto morfológico (e macroscópico), abertura das glândulas de sua superfície, origem histológica e, por fim, seu tamanho.

ASPECTO MORFOLÓGICO

Em relação à morfologia, os pólipos passaram a ser classificados recentemente conforme o Quadro 72.1.[4]

ABERTURA DAS GLÂNDULAS (MAGNIFICAÇÃO DE IMAGENS)

A magnificação de imagem foi um avanço tecnológico incorporado à endoscopia desde o fim da década de 1990. Ela é realizada durante o exame de colonoscopia, associada à cromoscopia (uso de corantes de superfície instilados no cólon, preferencialmente o índigo carmim a 0,4 ou 0,5%). Isso colaborou para que se criasse outra classificação, segundo as aberturas das criptas da superfície mucosa do pólipo, conforme o Quadro 72.2.[5] Atualmente, sua acurácia em definir lesões neoplásicas ou não neoplásicas da mucosa está próximo a 100%.

ORIGEM HISTOLÓGICA

Em relação à natureza histológica, classificam-se os pólipos em epiteliais e não epiteliais. Os pólipos epiteliais são subdivididos em dois grupos (Quadro 72.3).

Quadro 72.1 – Classificação macroscópica das lesões do trato digestivo tipo 0, com aspecto endoscópico superficial

Polipoide	
Pediculado (0 a Ip)	0-Ip
Séssil (0 a Is)	0-Is
Lesões planas	
Superficialmente elevado (0 a IIa)	0-IIa
Plano (0 a IIb)	0-IIb
Levemente deprimido (0 a IIc)	0-IIc

(Continua)

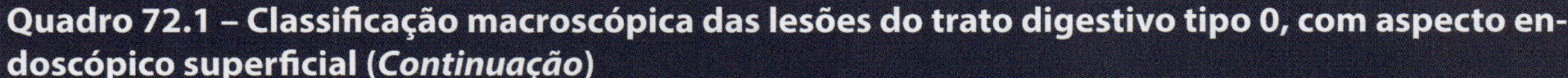

Quadro 72.1 – Classificação macroscópica das lesões do trato digestivo tipo 0, com aspecto endoscópico superficial (*Continuação*)

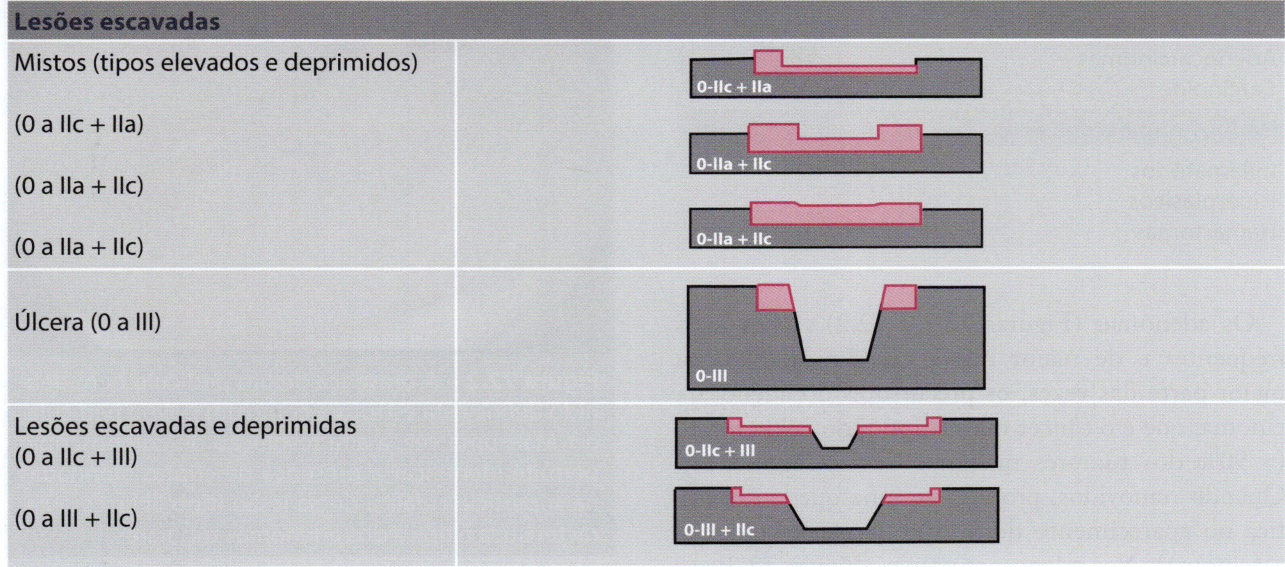

Lesões escavadas	
Mistos (tipos elevados e deprimidos) (0 a IIc + IIa) (0 a IIa + IIc) (0 a IIa + IIc)	0-IIc + IIa 0-IIa + IIc 0-IIa + IIc
Úlcera (0 a III)	0-III
Lesões escavadas e deprimidas (0 a IIc + III) (0 a III + IIc)	0-IIc + III 0-III + IIc

Fonte: adaptada de Endoscopic Classification Review Group, 2005.[4]

Quadro 72.2 – Classificação dos padrões de aberturas das criptas na superfície da mucosa cólica

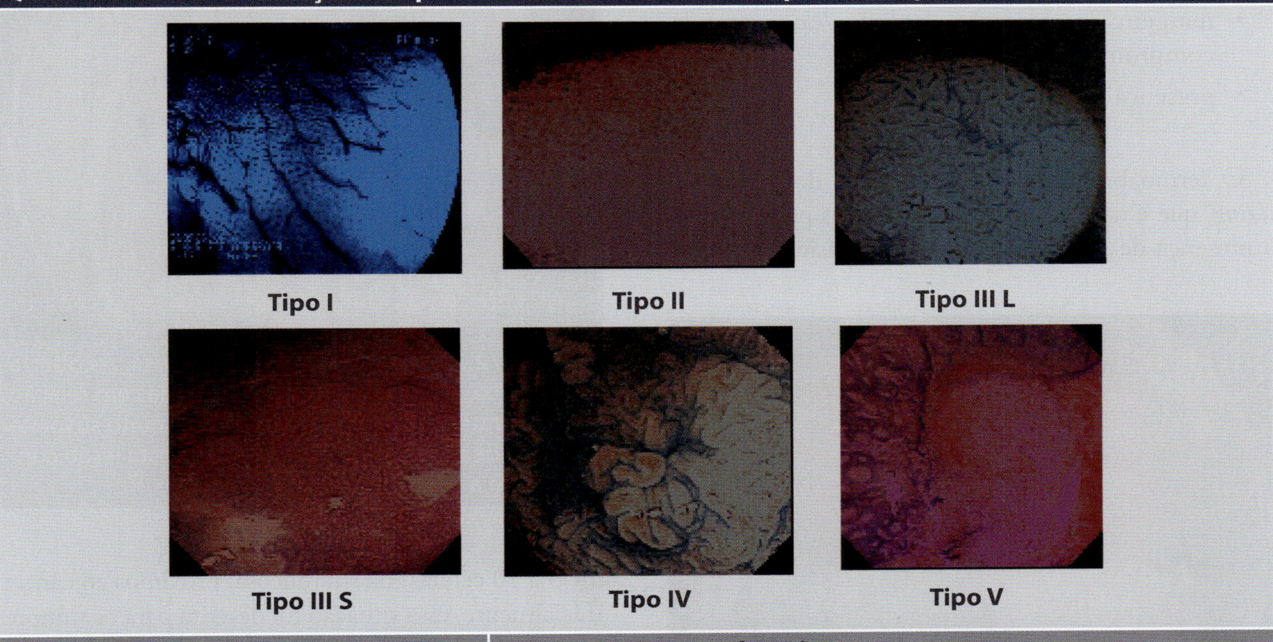

Histologia	Padrão de abertura das criptas
	Mucosa normal (arredondada) – Tipo I
Não neoplásica	Lesão hiperplásica (estrelada) – Tipo II
Adenoma tubular	Lesão neoplásica (alongada) – Tipo III L
Adenoma	Lesão neoplásica (pequena) – Tipo III S
	Lesão neoplásica (giros) – Tipo IV (componente viloso)
	Lesão maligna (superfície irregular) – Vi
Câncer	Lesão maligna (superfície amorfa) – Vn

Fonte: Kudo, 1996.[5]

Quadro 72.3 – Subdivisão dos pólipos epiteliais

Pólipos neoplásicos
Adenomas: tubular, tubuloviloso, viloso Adenocarcinomas Carcinoide
Pólipos não neoplásicos
Inflamatórios Hiperplásicos Hamartomas

Os adenomas (Figuras 72.1 e 72.2) são os mais frequentes e de maior relevância clínica. São, na maior parte das vezes, os precursores do adenocarcinoma, que é o câncer mais comum do cólon e reto (> 90% dos tumores malignos desses segmentos). Quando removidos, propicia-se uma queda dramática no aparecimento desse tipo de câncer (adenocarcinoma). Nos adenocarcinomas (Figura 72.3), os fatores de pior prognóstico são:

- indiferenciação celular;
- presença de invasão vascular linfática ou venosa;
- margem de ressecção, lateral e/ou profunda, comprometida;
- presença de brotamento.

O termo brotamento é a tradução do inglês *budding*, que é utilizado pelos patologistas para ressaltar a presença de grupos de células neoplásicas malignas

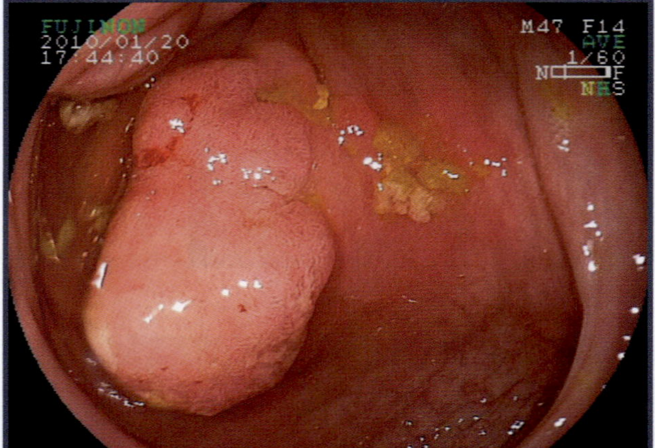

Figura 72.1 – Este pólipo apresenta uma base de implantação na parede do cólon mais larga, portanto, denomina-se séssil. Com o uso desse equipamento de alta resolução, pode-se também observar o aspecto cerebroide (tipo IV) de sua superfície. Esse padrão representa os adenomas tubulovilosos ou vilosos.

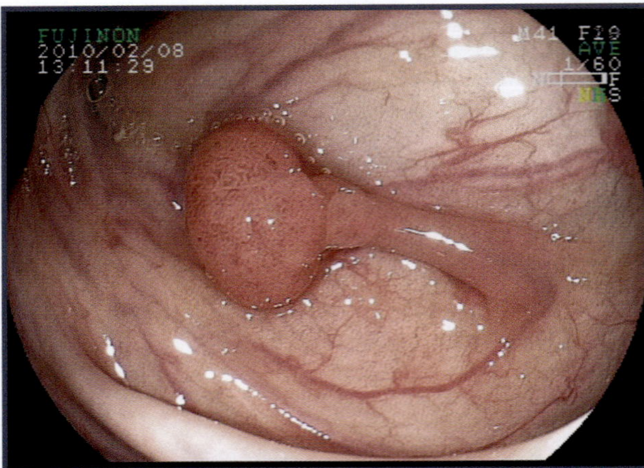

Figura 72.2 – A presença de um pedículo bem definido define esta estrutura como um pólipo pediculado. Mais uma vez, a alta resolução do colonoscópio permite identificar a presença de criptas alongadas na superfície cefálica dessa lesão (tipo III L). Essa característica é típica dos adenomas tubulares.

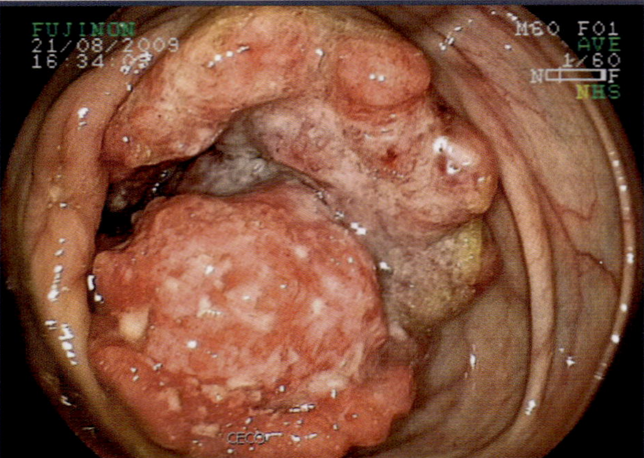

Figura 72.3 – Esta lesão mais volumosa, recoberta por fibrina, vegetante, não deixa dúvidas em relação a seu caráter maligno. Esta imagem é muito suspeita de um adenocarcinoma. As biópsias desta lesão confirmaram a suspeita endoscópica.

(de 5 a 10 células) na submucosa, próximos ao câncer. Inicialmente, essa situação foi descrita para os tumores do sigmoide distal e reto. No entanto, já foi observado também nos tumores proximais. Esse fenômeno também ocorre nas neoplasias malignas do esôfago.[6-8]

É importante ressaltar que os carcinoides (Figura 72.4) que se originam das células de Kulchitsky (que são cromoafins), da camada mais profunda da mucosa, nas glândulas de Lieberkün, muitas vezes são classificados erroneamente como uma lesão subepitelial. Quase sempre são achados acidentais durante a colonoscopia e, quando pequenos, rarissimamente são sintomáticos. Quando secretam substâncias vasoativas podem causar a síndrome carcinoide, que apresenta sintomas como taquicardia, hipertensão, hiperemia facial e cervical, entre outras. Nessa síndrome, geralmente a doença é metastática, apresentando múltiplas lesões no fígado, pulmões e outros sítios, e acaba evoluindo em longo prazo para o êxito letal do paciente.

Os pólipos inflamatórios (Figura 72.5) formam-se após ter ocorrido algum tipo de agressão à mucosa, como crises de diverticulite, na retocolite ulcerativa inespecífica (RCUI) e na doença de Crohn (DC), após algumas infecções (p. ex., na salmonelose crônica) ou infestações (na esquistossomose ou amebíase, entre outras) etc. Habitualmente, não necessitam ser removidos.

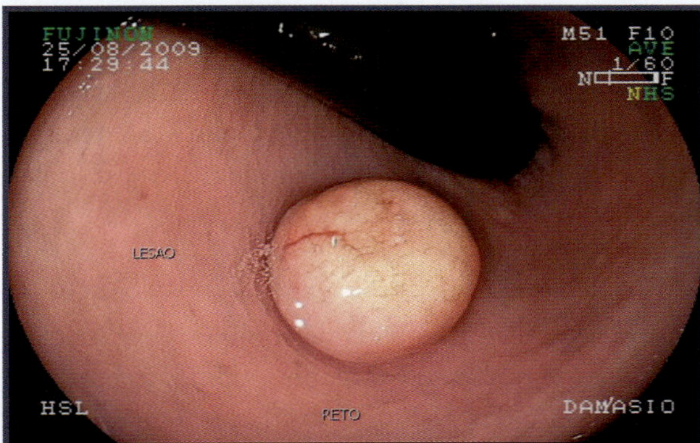

Figura 72.4 – Este nódulo no canal anal representa um carcinoide de 13 mm. Notem sua cor amarelada (pelo alto teor lipídico das células desta neoplasia). Também é importante ressaltar que sua consistência ao toque (digital ou com a ponta do endoscópio) é endurecida.

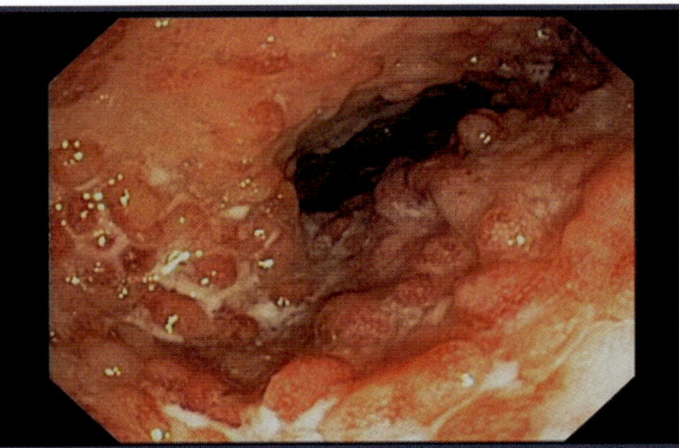

Figura 72.5 – Estas múltiplas lesões polipoides estavam presentes em um paciente portador de RCUI. Correspondem a pólipos inflamatórios (também chamados de "pseudopólipos"), secundários à atividade crônica da doença.

As lesões hiperplásicas distais (Figura 72.6), que geralmente são diminutas (< 1 cm), róseas e abobadais, não têm relevância clínica. São achados frequentes na população geral, principalmente na terceira idade.

Durante muitos anos se acreditou que lesões hiperplásicas não poderiam se transformar em malignas. Na última década, no entanto, alguns autores descobriram que essas lesões têm uma rota própria para tal transformação. Assim foi estabelecida e confirmada a rota CIMP – positiva. Esse erro genético determina pólipos com uma arquitetura serrilhada das criptas, que tem uma rápida malignização. São estruturas geralmente maiores que 1 cm e presentes no cólon direito (Figura 72.7). Seu tratamento de escolha é sua total ressecção endoscópica, sempre que possível. Nos casos em que esse tratamento não é eficaz, com lesão residual ou recidiva, deve-se propor um segmento endoscópico anual desses pacientes, com biópsias e, se houver progressão da displasia, indica-se o tratamento cirúrgico.[9-11]

Os hamartomas são lesões epiteliais caracterizadas por uma desorganização tecidual. Raras vezes são únicos e quase sempre estão associados a síndromes genéticas, como veremos melhor adiante neste capítulo.

Os pólipos não epiteliais podem ser divididos em mesenquimais, neurogênicos e outros. São lesões oriundas das camadas mais profundas da parede do cólon, como da camada submucosa ou da camada muscular. Podem ser benignos ou malignos.

Essas lesões são subepiteliais e caracterizam-se por ter, habitualmente, bordas bem delimitadas e suaves, além de serem recobertas por uma superfície

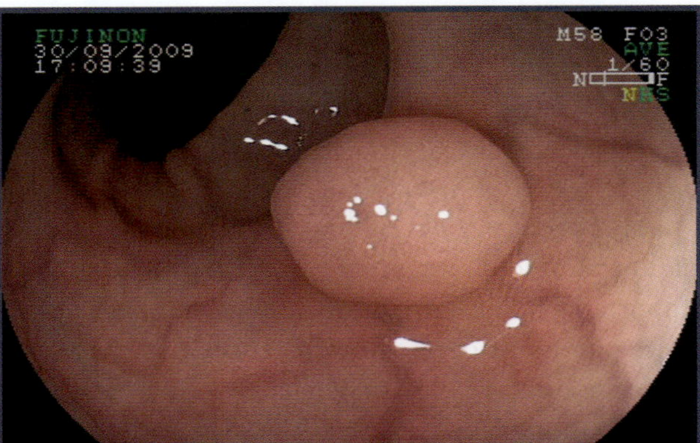

Figura 72.6 – Este é um achado muito frequente durante a colonoscopia de indivíduos adultos. Lesões como estas, discretamente mais claras que a mucosa adjacente, menores que 1 cm, muitas vezes abobadais, no cólon distal (sigmoide e reto) representam os pólipos hiperplásicos.

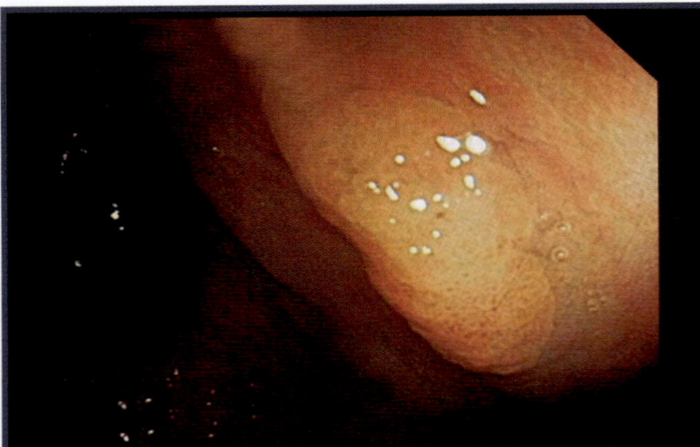

Figura 72.7 – Adenoma serrilhado. Uma lesão como esta, plana-elevada, maior que 1 cm, presente no cólon direito, deve ser, sempre que possível, retirada endoscopicamente. Só sua análise minuciosa feita pelo patologista confirmará o seu diagnóstico. A simples biópsia poderá suscitar dúvidas.

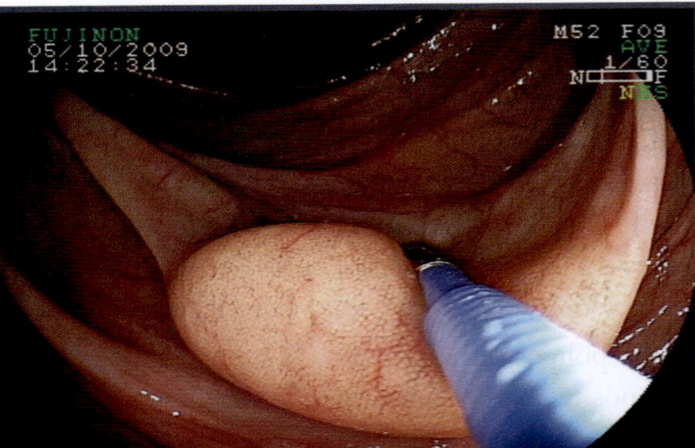

Figura 72.8 – Percebe-se que a mucosa que recobre esta lesão é igual à mucosa adjacente, configurando-a como uma lesão submucosa. Sua coloração amarelada, bem como sua consistência macia ao toque da pinça, confirmam se tratar de um lipoma.

mucosa de aspecto endoscópico normal, ou seja, com aberturas das criptas do tipo I de Kudo (ver classificação no Quadro 72.2).

Exemplos de lesões mesenquimais são os lipomas, os tumores estromais, os hemangiomas e os pólipos linfoides.

Ainda nas camadas mucosa e submucosa pode haver a proliferação de células pertencentes ao sistema nervoso entérico formando estruturas polipoides. Podem ser lesões únicas ou múltiplas, caracterizando-se, às vezes, como uma polipose.

Pode-se citar o *schwannoma* epitelioide, o pólipo de células granulares, os neurofibromas (que podem estar associados à síndrome de von Recklinghausen), os perineuriomas e os glanglioneuromas (geralmente múltiplos). Essas lesões são extremamente raras.[12] Em adição, cada tipo histológico apresenta características endoscópicas particulares, como cor, consistência e tamanho.

A propedêutica endoscópica, utilizando-se a ponta do aparelho ou uma pinça endoscópica, é de suma importância para a avaliação adequada de tais lesões, pois, por meio desta, identificam-se alguns sinais, como mobilidade e consistência.

Assim, um lipoma é amarelado (amarelo mais intenso) e normalmente depressível (sinal do travesseiro) (Figura 72.8) e de tamanho geralmente superior a 1 cm. Habitualmente é séssil, mas pode também ser pediculado. Já o carcinoide é levemente amarelado, endurecido ao toque e quase sempre não chega a 1 cm de diâmetro, sempre séssil.[13,14]

O pólipo da camada muscular tem coloração mais avermelhada (por compressão da mucosa), tem tamanho mais avantajado (maior que 2 cm) e quase sempre é séssil ou subpediculado.

TAMANHO

A mensuração adequada dos pólipos permite classificá-los, segundo seu tamanho, como: gigantes (> 30 mm), grandes (20 a 30 mm), pequenos (5 a 10 mm) e diminutos (de 1 a 5 mm).

Os pólipos colorretais são relativamente pequenos, em sua maioria, tendo até 1 cm de diâmetro. Apenas 20% dos pólipos têm mais de 1 cm. Os pólipos grandes, isto é, maiores de 2 cm, habitualmente se localizam no cólon direito e no reto. Os pólipos menores de 5 mm localizados no reto são, quase sempre, não neoplásicos (geralmente hiperplásicos), mas 60 a 70% daqueles que se localizam nos segmentos mais proximais são adenomas.

TRATAMENTO

Inicialmente é preciso avaliar muito bem uma lesão antes de se pensar em tratá-la, pois, segundo a definição citada no início deste capítulo, um divertículo invertido ou até mesmo um coto apendicular (pós-apendicectomia) podem se manifestar como um pólipo.

Apenas as lesões oriundas da mucosa, e algumas poucas da submucosa, possibilitam seu tratamento endoscópico, ficando as demais sujeitas somente ao tratamento cirúrgico.[15]

Endoscópico

O objetivo das polipectomias é, sempre que possível, remover completamente os pólipos e obter material adequado e suficiente para a análise histopatológica desta lesão.

A remoção endoscópica dos pólipos adenomatosos do cólon e do reto, como anteriormente comentado neste capítulo, tem um impacto relevante na incidência e na morbimortalidade do câncer colorretal.[16]

Aspectos técnicos

Pelo interior do canal de trabalho do colonoscópio, se introduz o acessório a ser utilizado para a polipectomia.

As polipectomias podem ser realizadas através da simples secção mecânica ou com a utilização de cautérios, e para isso existe uma série de acessórios, incluindo alças, pinças, agulhas injetoras, *loops* e clipes.

As pinças utilizadas na remoção de pólipos podem ser convencionais ou pinças tipo *hot biopsy*, as quais, ao mesmo tempo que realizam a apreensão da estrutura, possibilitam a passagem de corrente elétrica. Todo o tecido localizado entre as pás dessa pinça fica protegido e não sofre alterações térmicas (princípio físico da gaiola de Faraday), permanecendo viável para o estudo histopatológico.[17,18]

Quanto às alças, podem ser de vários formatos: oval, crescente ou hexagonal, e vários tamanhos.

Com a alça, o pólipo é laçado e, sempre que possível, apreendido pela sua base, realizando-se a secção de toda a estrutura (Figura 72.9). Algumas alças permitem sua rotação, o que, em algumas situações, pode facilitar a laçada do pólipo.

Quando utilizada, a unidade eletrocirúrgica (bisturi elétrico) deve ser de pleno conhecimento e de uso rotineiro do médico que promoverá esse procedimento. Quando se favorece o uso de corrente de coagulação tem-se uma melhor hemostasia, no entanto, corre-se um risco maior de perfuração. Por sua vez, quando se opta pelo uso da corrente de corte, aumenta-se o risco de sangramento. Em suma, a modalidade a ser utilizada deve ser sempre avaliada cuidadosamente antes de cada procedimento, com o intuito de se promover uma polipectomia segura, cumprindo seus objetivos.

Em pólipos de pedículo largo, a passagem de corrente deve ser lenta, às vezes em pulsos, para se promover uma melhor hemostasia, visto que nessas lesões pode haver a presença de um vaso mais calibroso nesse pedículo. Antes de passar a corrente elétrica, pode-se manter o pedículo apreendido por alguns minutos (3 a 8 minutos), para promover a isquemia dessa lesão, liberando os fatores teciduais que desencadeiam a "cascata hemostática". Dessa forma, também minimiza-se o risco de hemorragia pós-polipectomia.

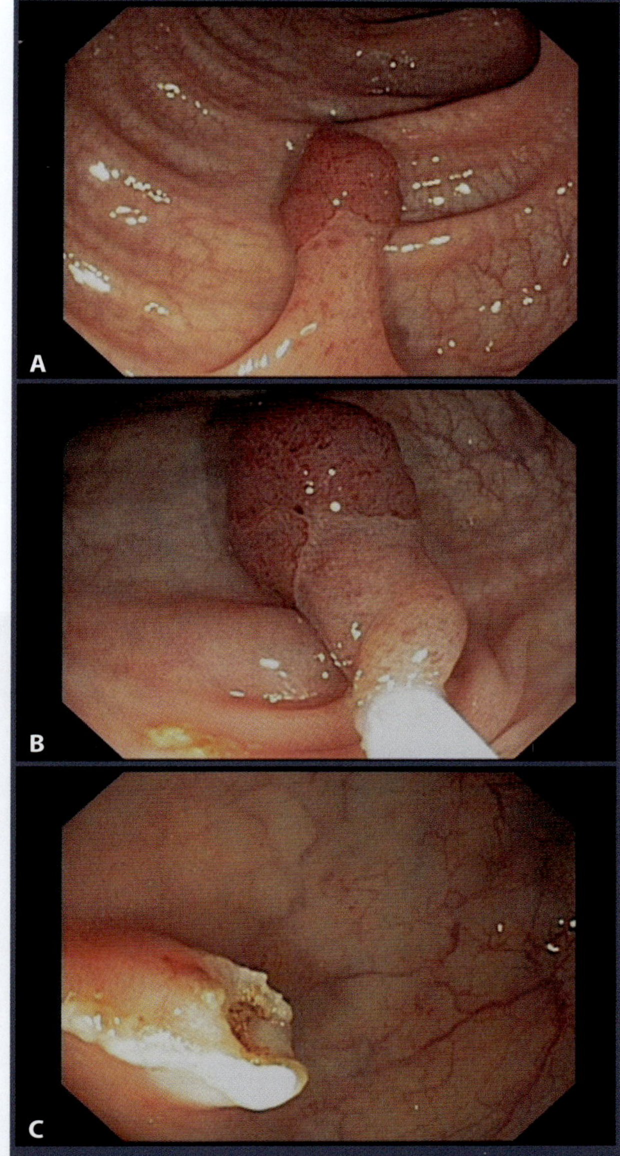

Figura 72.9 – Polipectomia endoscópica. Este pólipo pediculado (A) foi removido utilizando-se uma alça metálica recoberta, que foi fechada próximo a sua base de implantação (B) e passada corrente diatérmica. Em C, percebe-se o pedículo residual com sinais típicos pós-diatermia.

Os pólipos sésseis, bem como as lesões planas, devem, sempre que possível, ser ressecados em uma única pega (em bloco). No entanto, as lesões maiores (quase sempre maiores que 2 cm) poderão ter de ser ressecadas em fragmentos (ressecção fatiada).

Deve-se tomar especial cuidado com os pólipos que se localizam no cólon direito, em que a parede intestinal é mais fina. Principalmente, com aquelas lesões cuja base de implantação na parede cólica é mais extensa, como as lesões planas, de crescimento lateral. Nesses casos, a injeção de solução fisiológica na submucosa (criando-se um coxim submucoso, ou "bolha") tem o intuito de distanciar a superfície de secção da camada muscular própria, evitando a perfuração (técnica descrita por Deyhle, em 1973).[19] Essa técnica é conhecida como mucosectomia ou ressecção endoscópica da mucosa[20] (Figura 72.10).

Mais recentemente essa técnica foi aprimorada, com o uso de instrumentos e acessórios que permitem a retirada do espécime em um único fragmento, independentemente do seu tamanho ou extensão. Denomina-se dissecção endoscópica da submucosa.

Tatuagem endoscópica

A anatomia endoscópica do cólon nem sempre é clara, causando algumas desagradáveis surpresas quando há necessidade de retirar um segmento desse órgão, quando o tratamento endoscópico não foi suficiente (cirurgia complementar).

Assim, lesões que inicialmente se acreditava estarem no cólon transverso podem estar, na realidade, em um cólon sigmoide redundante.

Dessa forma, recomenda-se que toda lesão suspeita de abrigar uma malignidade seja removida endoscopicamente ou apenas biopsiada, deve ser tatuada para eventual acompanhamento endoscópico futuro

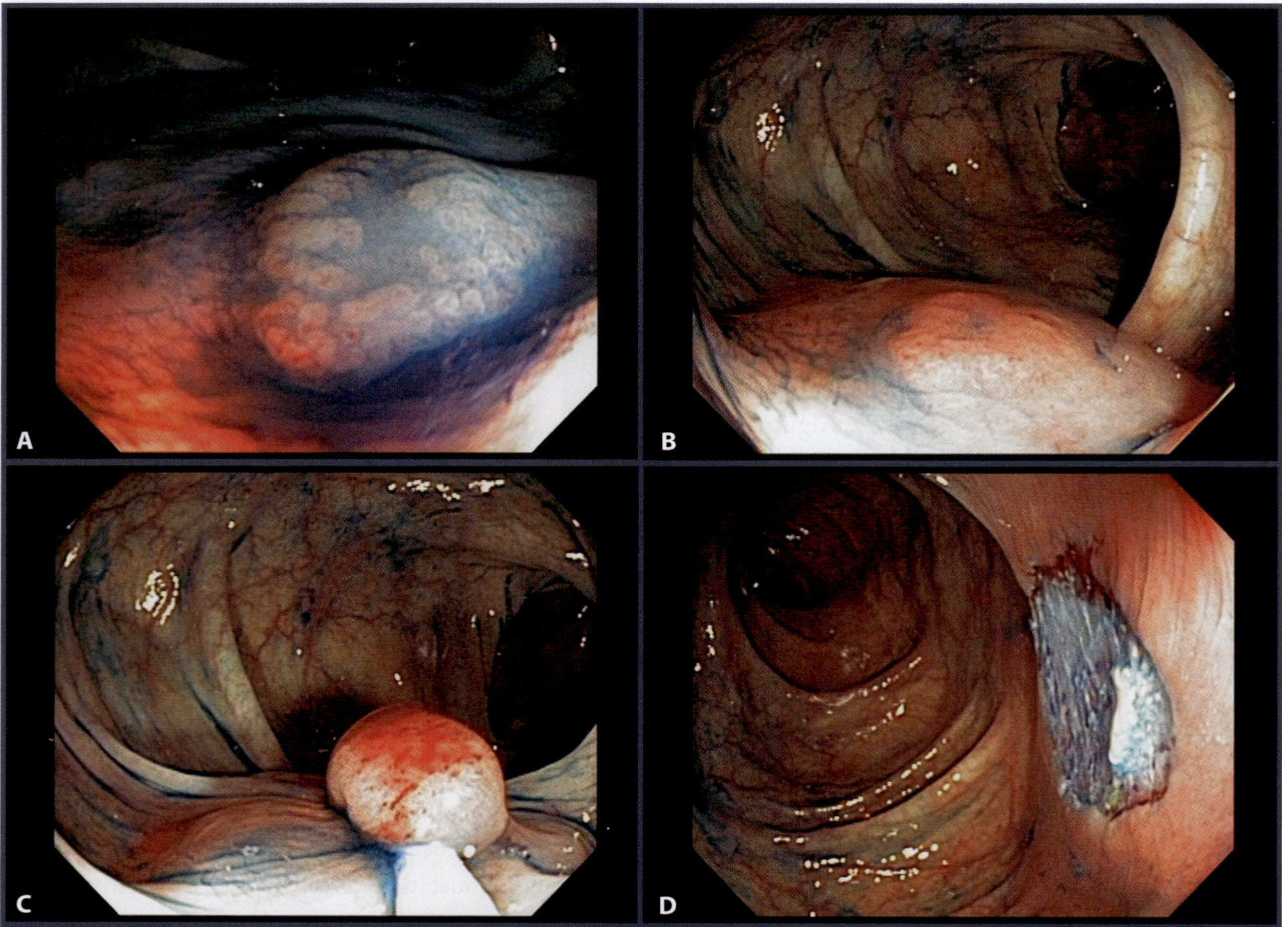

Figura 72.10 – Mucosectomia. Esta é uma lesão plano-deprimida (IIA + IIC) e correspondia a um câncer precoce do cólon com apenas 8 mm de diâmetro. Após a instilação do corante (índigo carmim a 0,5%), na superfície do cólon, evidencia-se melhor seu relevo e morfologia (A). A injeção de salina na submucosa cria um coxim (bolha) de segurança (B). Após sua apreensão com uma alça, tendo-se o cuidado de ter margens laterais e profundas adequadas, realiza-se a mucosectomia (C). Em D, temos o resultado final deste procedimento, com a exposição da muscular própria da parede do cólon neste ponto.

ou cirurgia complementar. Dispensam-se dessa marcação apenas as lesões localizadas no reto e sigmoide distal, bem como do ceco e ascendente proximal.

A tatuagem é realizada injetando-se 1 a 2 mL de tinta da china esterilizada (na diluição de 1 a 5%) na submucosa imediatamente distal à lesão (Figura 72.11 B e C).

Antes de injetá-la, deve-se criar uma pré-bolha com solução salina (2 a 3 mL) (Figura 72.11 A) na submucosa. Essa manobra evita que a parede do cólon seja transfixada pela agulha de injeção, não permitindo que o corante seja injetado dentro da cavidade peritoneal.[21,22]

MALIGNIZAÇÃO

São considerados malignos os adenomas que contêm uma alteração citoarquitetural severa, denominada displasia de alto grau (DAG), ou, então, uma área de carcinoma que invade a submucosa, portanto, câncer invasivo (ou adenocarcinoma).[23]

A incidência de pólipos malignos oscila entre 2,9 e 9,7%, com média de 4,7% de todos os pólipos removidos. A presença de comprometimento linfonodal varia muito em virtude da heterogeneidade histopatológica das lesões. Em um estudo retrospectivo que analisou 353 casos de câncer T1 ressecados cirurgicamente, foram encontradas metástases em linfonodos em 13% dos casos.[24,25]

O papel da endoscopia é restrito ao tratamento de lesões malignas precoces, ou seja, as que não ultrapassam a camada submucosa (Tis ou T1 segundo a classificação TNM).

Em lesões que apresentam o carcinoma restrito à mucosa (displasia de alto grau, ou carcinoma *in situ* ou intramucoso ou intraepitelial ou ainda Tis), do cólon e do reto, o risco de metástase é nulo. Como não ultrapassam a camada muscular da mucosa, não atingem as estruturas vasculares venosas ou linfáticas. Portanto, não é possível a disseminação neoplásica para os linfonodos (por via linfática) ou para outros órgãos (por via hematogênica). No tubo digestivo, esta é uma característica peculiar do cólon e reto. Essas lesões, quando corretamente tratadas, têm sua cura, única e exclusivamente, pela via endoscópica.

Em alguns casos selecionados (apenas alguns casos de câncer precoce), as lesões com câncer invasivo ou adenocarcinoma, também podem ter seu tratamento somente endoscópico. Pode-se considerar um adenocarcinoma polipoide e precoce (T1) curado por meio da ressecção endoscópica quando todos os critérios a seguir forem atendidos:

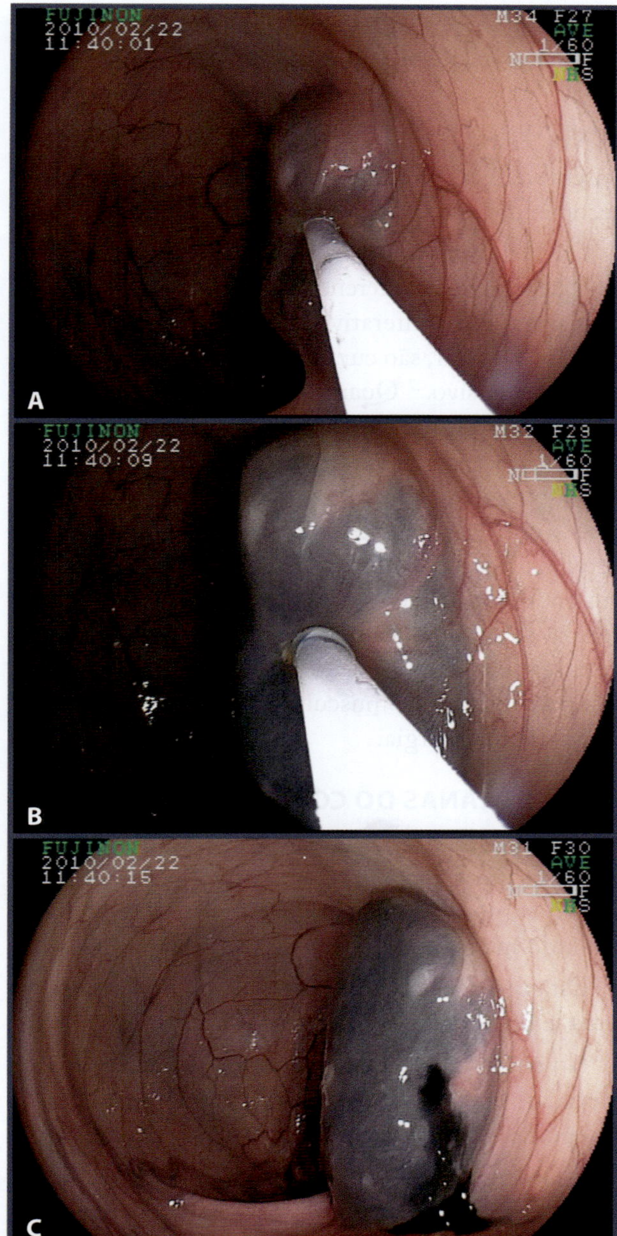

Figura 72.11 – Tatuagem. Primeiro, injetam-se 2 ou 3 mL de salina na submucosa, criando-se uma bolha no ponto escolhido. Sem retirar a agulha de punção, injetam-se 1 a 2 mL de tinta da china esterilizada dentro desta bolha. Em C, tem-se o aspecto final. Este corante vai se espalhar pela parede, criando uma área que pode ser identificada (por endoscopia ou cirurgia) logo após este procedimento, pelo resto da vida do paciente.

- invasão inferior a 1 mm na submucosa (medida a partir da *muscularis mucosae*);[8,26]
- margens livres (laterais e profundas);
- neoplasia bem ou moderadamente bem diferenciada (grau histológico);

- ausência de invasão vascular;
- ausência de brotamento.

Nos casos em que algum desses critérios estiver ausente e nas lesões > T2 (devidamente estadiadas) recomenda-se o tratamento cirúrgico.

Os carcinoides assintomáticos, de até 2 cm de diâmetro, que forem bem diferenciados, sem atipias nucleares, com o índice proliferativo Ki-67 < 2%, sem invasão local ou vascular, são curados pelo tratamento endoscópico exclusivo.[27] Quando estão no reto, principalmente em sua porção extraperitoneal, mesmo correndo-se o risco de uma perfuração, esse tratamento ainda pode ser realizado, mesmo nas lesões maiores (até 2 cm). Quando estiverem nos segmentos mais proximais, dificilmente será possível retirá-los, por via endoscópica, sem causar uma perfuração. Dessa forma, se sua remoção for realmente necessária, deverá ser feita por meio de abordagem cirúrgica. Os pólipos da camada muscular só podem ser tratados por meio de cirurgia.

LESÕES PLANAS DO CÓLON

Diferentemente das lesões protrusas, as lesões planas têm um crescimento horizontal e lateral, além de um comportamento biológico mais agressivo, invadindo mais precocemente a muscular da mucosa.

Estão relacionadas na classificação de Paris como uma lesão neoplásica superficial do trato digestivo.[28]

No entanto, elas podem ser planas, discretamente elevadas, deprimidas ou até mesmo formarem lesões polipoides ou LST (*laterally spreading tumor*).

As lesões planas superficiais podem ser classificadas endoscopicamente segundo:

- sua morfologia;
- seu tamanho e localização;
- sua profundidade de invasão.

Morfologia

É importante, para avaliar melhor as margens e a superfície dessas lesões, que se lance mão de algumas técnicas mais modernas como a cromoscopia, seja ela com uso de corantes naturais (índigo carmim) ou eletrônica (NBI ou FICE).[4]

As lesões deprimidas representam cerca de 5% de todas as lesões do cólon. Por sua vez, as lesões elevadas representam 44%. Por fim, as lesões completamente planas são raramente diagnosticadas.

Deve-se dar atenção especial às lesões deprimidas, pois elas frequentemente abrigam um câncer invasivo (invadem a submucosa em 61% das vezes). Mesmo nas lesões deprimidas de pequeno tamanho (6 a 10 mm), a probabilidade de invasão submucosa ainda é de 44%.

Quando a área de depressão na lesão ultrapassa 1 cm, não há mais condições de realizar o tratamento endoscópico, devendo-se realizar biópsias e encaminhar o paciente para cirurgia.[29,30]

Tamanho e localização

Mesmo pequenas, as lesões planas podem progredir rapidamente para o câncer. Estudando as LSTs, descobriu-se que o risco de malignidade aumenta conforme o tamanho da lesão e varia conforme o subtipo morfológico (granular ou não granular). Nas LSTs que medem entre 10 e 19 mm, a probabilidade de câncer com invasão da submucosa é de 4,4%. No entanto, nas lesões que medem mais que 30 mm, essa probabilidade aumenta para 20,6%.

Em relação à morfologia, a probabilidade aumenta para 83% nas LSTs do tipo granular com pseudodepressão.

Ao contrário das lesões protrusas, que geralmente são mais distais, as lesões planas podem se distribuir por todo o cólon.[31]

Em nossa experiência clínica, elas encontram-se habitualmente mais no cólon direito e reto. No entanto, nos últimos anos tem-se notado uma maior incidência também no cólon transverso.

Profundidade da invasão

É fundamental definir a profundidade exata da invasão, pois assim se pode aplicar o tratamento adequado dessa lesão, seja ele endoscópico ou cirúrgico.

Pode-se lançar mão de alguns métodos para tentar determinar a profundidade da invasão, como a magnificação de imagem, a ecoendoscopia ou a injeção de salina na submucosa do órgão (Figura 72.12). No entanto, sabe-se que a experiência do colonoscopista é fundamental para determinar tal diagnóstico.

Denominam-se superficiais as lesões malignas ou pré-malignas do tubo digestivo que são limitadas à camada mucosa e/ou submucosa.

Com o tempo, subdividiram-se as lesões superficiais do cólon e reto em categorias.

As lesões restritas à camada mucosa foram classificadas como *in situ*, intraepiteliais ou intramucosas.

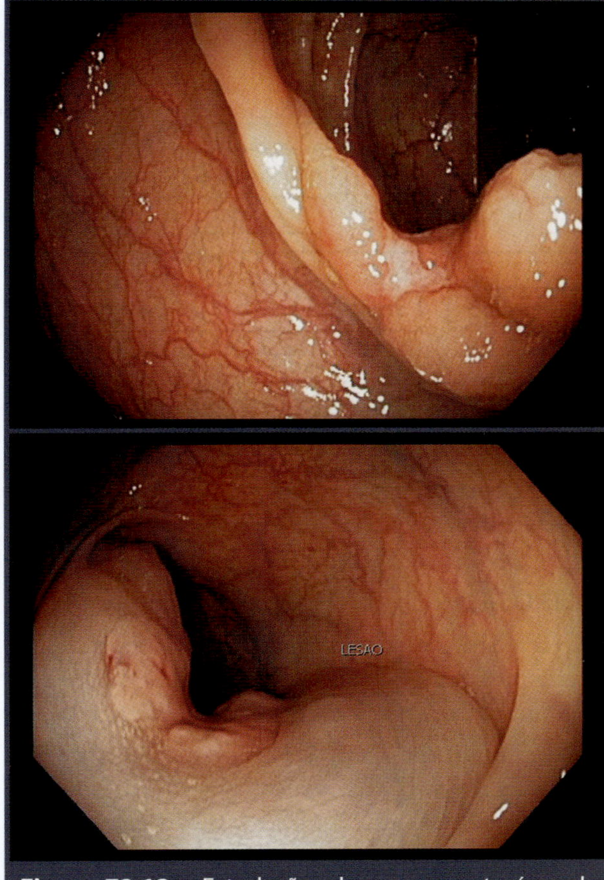

Figura 72.12 – Esta lesão plana apresenta área de depressão central, o que faz suspeitar de um câncer avançado. Após injetar salina na submucosa sob esta lesão, percebe-se que a área deprimida não se eleva, devendo, portanto, estar aderida à camada muscular própria do cólon, confirmando ser uma neoplasia avançada (*non-lifting sign*).

Mais recentemente, tem-se dado preferência a unificar tais classificações e utilizar o termo "displasia de alto grau" para essas três denominações.

As lesões que invadem a camada submucosa costumavam ser divididas em *sm1*, *sm2* e *sm3*. Alguns autores ainda subdividiam a *sm1* em: *sm1a*, *sm1b*, *sm1c*, pois, conforme o grau de invasão, poderia haver maior probabilidade de disseminação linfática. Sabe-se que lesões que invadem maciçamente a submucosa (*sm1c*, *sm2*, *sm3*) apresentam cerca de 10% de positividade para metástase linfonodal. Após a ressecção endoscópica dessas lesões, nem sempre se tem a camada submucosa totalmente representada. Recentemente, convencionou-se que a invasão de até 1 mm, a partir da *muscularis mucosae*, da submucosa, ainda permite considerar a ressecção endoscópica curativa.[8,26]

Conduta terapêutica (Figura 72.13)

A classificação de Kudo (ver Quadro 72.2) correlaciona o aspecto endoscópico com a histologia nestas lesões, proporcionando ao colonoscopista a melhor opção terapêutica.

As lesões não neoplásicas (tipo II) geralmente são retiradas, se maiores que 1 cm de diâmetro, e localizadas no cólon direito. Visto que podem se tratar de um adenoma serrilhado, que, segundo Jass, têm uma rota diferenciada e mais rápida em sua transformação para o câncer.[9,11] Quando múltiplas e mais frequentes no cólon direito, podem evidenciar uma síndrome (ver mais adiante neste capítulo).

Por sua vez, as lesões neoplásicas (tipo IIIs, IIIL e IV) devem ser tratadas preferencialmente por colonoscopia, pois provavelmente são adenomas.

As lesões do tipo VI apresentam histologia variável, logo, o tratamento inicial pode ser a ressecção endoscópica e, se necessário, o tratamento cirúrgico complementar, se a análise histopatológica da peça for desfavorável.

Por fim, as lesões Vn devem ser biopsiadas para confirmação de seu diagnóstico, e tratadas cirurgicamente. Porque normalmente são lesões invasivas e apresentam alta probabilidade de disseminação linfonodal.

Seguimento

Pacientes portadores de adenomas colorretais passam a ser considerados pacientes de maior risco para o CCR. Portanto, devem ser orientados a repetirem o exame de colonoscopia com intervalos regulares.

Nos últimos anos, o conhecimento da história natural dos pólipos e quase todo o processo até a sua malignização ficaram mais bem entendidos, principalmente quando seguem a sequência adenoma-carcinoma.

Dessa forma, sabe-se que a formação de um adenoma tarda no mínimo 2 a 3 anos; e a sua transformação em um adenocarcinoma demora em média 7 anos. Assim, em algumas situações poderíamos estabelecer um intervalo de até 10 anos entre os exames colonoscópicos. No entanto, cada situação pode estar associada a risco maior ou menor.

Observou-se que quando existem mais de três lesões, uma lesão maior que 1 cm, a presença de componente viloso ou displasia de alto grau nos adenomas, o risco para o CCR é maior e o intervalo entre os exames deve ser menor. A essas particularidades convencionou-se chamar de "adenoma avançado".

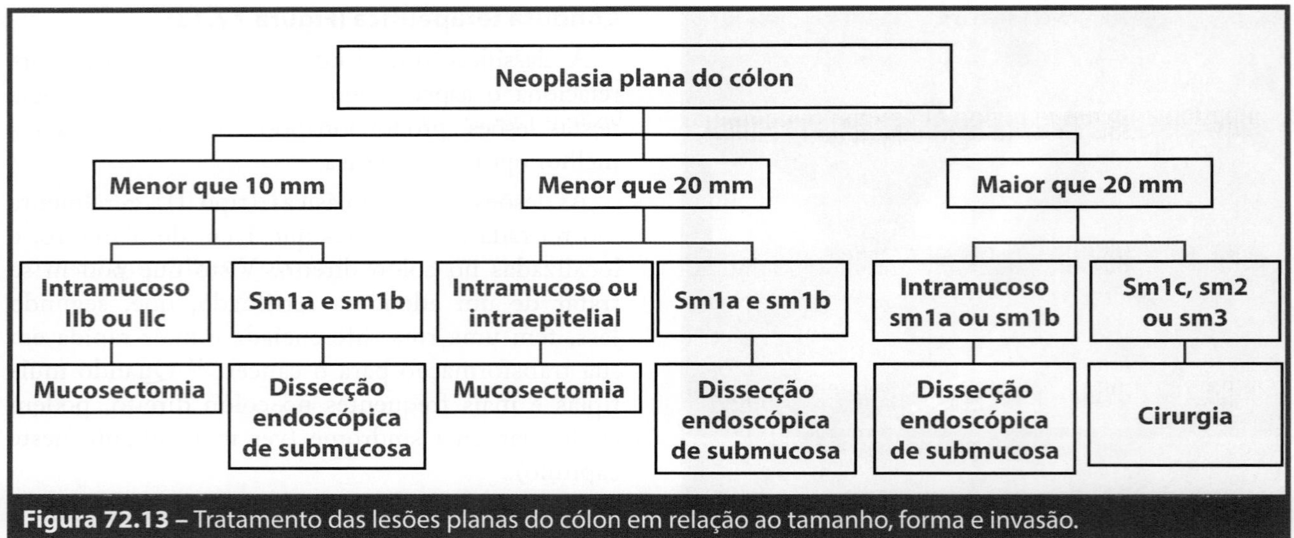

Figura 72.13 – Tratamento das lesões planas do cólon em relação ao tamanho, forma e invasão.

O portador do "adenoma simples" é aquele que não apresenta essas características, ou seja, tem apenas uma ou duas lesões, ambas com tamanho inferior a 1 cm e sem componente viloso ou displasia de alto grau. Esses conceitos são aplicados apenas aos pacientes inicialmente assintomáticos e que foram submetidos a exame de colonoscopia com o achado de um ou mais adenomas.

Os últimos consensos sobre esse tema foram publicados em 2008 e são seguidos neste capítulo[32,33] (Quadro 72.4).

Se os pacientes pertencerem a grupos de maior risco como indivíduos já operados de CCR, portadores de síndromes genéticas e portadores de doenças inflamatórias inespecíficas do cólon, entre outros, devem fazer o seguimento específico proposto para cada uma destas situações particulares.

Se houver uma ou duas situações de risco concomitantes, deve prevalecer sempre o seguimento com menor intervalo das duas.

Quadro 72.4 – Intervalos para seguimento de pacientes portadores de adenomas colorretais

Achado ou situação	Repetir colonoscopia em
Pólipos hiperplásicos (distais, pequenos ou diminutos, em pequeno número)	10 anos
Adenoma simples	5 a 10 anos
Adenoma avançado	1 a 3 anos
Ressecções fatiadas	3 a 6 meses (devido maior risco de lesão residual ou recidiva)

POLIPOSES

Cerca de 20% dos pacientes portadores de CCR apresentam história familiar de CCR, e 5 a 10% apresentam uma síndrome genética identificada.

Essas síndromes genéticas formam um grupo de desordens raras e heterogêneas que inclui a polipose adenomatosa familiar (PAF), o câncer colorretal hereditário não polipoide (denominada e popularizada como HNPCC, que é sua abreviação na língua inglesa) ou síndrome de Lynch (SL), a síndrome de Peutz-Jeghers, a polipose juvenil e outras variantes.[34]

Polipose adenomatosa familiar (PAF)

A incidência da PAF é de aproximadamente de 1 por 13 mil a 15 mil nascimentos, totalizando 1% de todos os casos de CCR. Essa síndrome é caracterizada por uma desordem autossômica dominante, com penetrância de 100%, acarretando o desenvolvimento de milhares de pólipos adenomatosos no cólon e no reto (Figura 72.14).

Caso esses pólipos não sejam tratados, a probabilidade de progressão para malignidade é de 100% até os 40 anos de idade, no paciente portador desta síndrome. Essa desordem é associada à mutação do gene APC, localizado no braço longo do cromossomo 5 (5q21).

O diagnóstico da PAF geralmente é feito quando se identificam mais de 100 pólipos adenomatosos colorretais por exame de imagem, podendo ou não estar associado a uma história familiar de PAF ou de câncer colorretal precoce. Em alguns casos (até 30% das vezes), esse indivíduo pode ser o primeiro a desenvolver essa síndrome (caso índice).

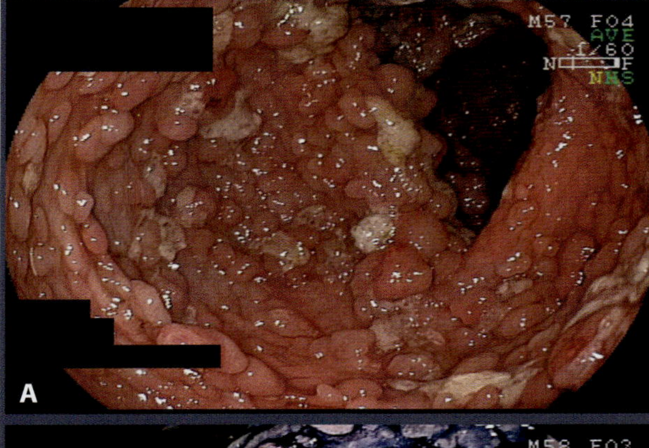

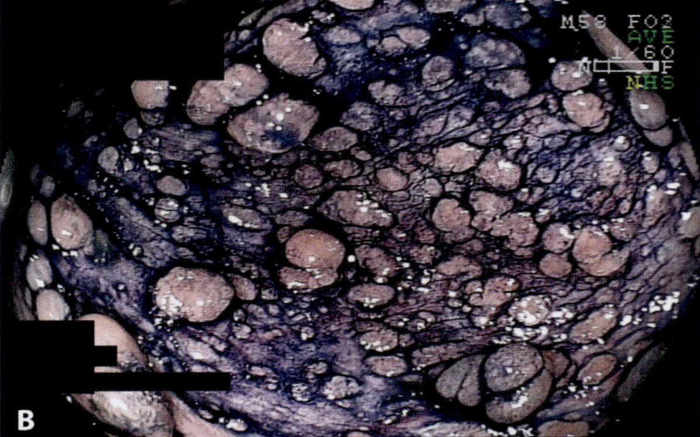

Figura 72.14 – Polipose adenomatosa familiar. Em (A), nota-se a presença de inúmeros pólipos cólicos de características semelhantes. Já em (B), após um corante de superfície ser utilizado, podem-se observar as áreas de mucosa normal entre os pólipos.

Todos os pacientes com diagnóstico de PAF devem ser encaminhados para teste e aconselhamento genético.[35]

O manejo da doença do cólon deve ser feito precocemente em crianças, filhos de portadores dessa síndrome, a partir de 10 a 12 anos de idade.

Deve-se realizar a colonoscopia de controle anualmente, com o intuito de prevenir e rastrear o câncer, até o momento da colectomia, que deve ser realizada, preferencialmente, entre os 20 e os 30 anos de idade do paciente ou caso já se ache um câncer.

Como são quase sempre de tamanhos semelhantes, basta que se retirem alguns poucos pólipos para confirmar sua origem histológica e esta síndrome no primeiro exame de seguimento. Alguns pólipos maiores, que podem ser sítio de sangramento ou de quadros suboclusivos, também podem ser removidos endoscopicamente, caso o tratamento cirúrgico ainda não esteja programado.

É importante lembrar que, por se tratar de uma síndrome genética, existe a possibilidade de outras afecções e mesmo malignidades associadas a ela, como pólipos ou mesmo câncer em outros lugares do tubo digestivo: duodeno, estômago, pâncreas e vesícula biliar.

Além disso, essas afecções podem ser observadas também fora do tubo digestivo (manifestações extraintestinais), como tumores desmoides do mesentério, hipertrofia congênita do epitélio pigmentado da retina (HCEPR), câncer de tireoide, hepatoblastoma, câncer de suprarrenais e outras.

Apresenta algumas variações nas suas manifestações, que, às vezes, recebem nomes distintos, como: síndrome de Gardner, síndrome de Turcot e polipose atenuada.

Síndrome de Gardner

Foi relatada pela primeira vez por Eldron Gardner, em 1951, em um paciente com 69 descendentes portadores de CCR e tumores extraintestinais.

Essa variante da PAF distingue-se por sua associação com manifestações extraintestinais, como tumores desmoides, cistos sebáceos e epidermoides, lipomas, osteomas do crânio e da mandíbula, dentes supranumerários, pólipos gástricos e HCEPR.[36]

Síndrome de Turcot

É outra variante fenotípica da PAF caracterizada por múltiplos pólipos adenomatosos e tumores do sistema nervoso central (gliobastomas supratentoriais). As características genéticas dessa síndrome ainda não são bem compreendidas.

Polipose adenomatosa familiar atenuada (PAFA)

Embora os critérios diagnósticos de PAFA ainda não estejam claramente definidos, utiliza-se esse termo para descrever a forma mais leve de PAF. Caracteriza-se por pólipos colorretais adenomatosos em menor quantidade (mais de 20 e menos de 100), geralmente localizados no cólon direito, com o início da doença em idade mais avançada e menor risco, em longo prazo, para manifestações extraintestinais.

O diagnóstico é habitualmente feito em pacientes entre 25 e 40 anos de idade, com mais de 10 pólipos adenomatosos ou câncer colorretal, e/ou lesões do trato digestivo alto.

O papel e o momento ideal para a intervenção cirúrgica ainda são controversos, pois o risco de progressão da doença para CCR é indefinido.[37,38]

Polipose associada ao MYH

Difere das anteriormente descritas por ser transmitida de forma recessiva.

Esse gene, quando mutado, promove alterações no gene APC, desencadeando essa polipose. Pode se manifestar apresentando de 15 a 100 pólipos (e algumas vezes centenas deles), lembrando o fenótipo da PAF. A idade média dos pacientes é 45 anos, e os pólipos estão preferencialmente localizados no cólon direito.

Outras afecções que aparecem na PAF também podem estar presentes, além de uma maior incidência de câncer de mama nesta população.

Síndrome de Lynch (SL) ou câncer colorretal hereditário não polipoide (HNPCC)

Os pacientes que têm essa síndrome apresentam pólipos adenomatosos do cólon que evoluem para câncer e ou outras malignidades extracolônicas (cânceres de endométrio, ovário, estômago, intestino delgado, sistema hepatobiliar e pancreático, trato urogenital superior e cérebro).

Essa á a causa mais comum de CCR hereditário. Os CCR geralmente são mais proximais, e os pacientes apresentam riscos crescentes de cânceres simultâneos ou não. Estatisticamente, o risco de câncer em pacientes portadores da síndrome de Lynch (SL) são:

- CCR em homens: 28 a 75%.
- CCR em mulheres: 24 a 52%.
- Endométrio: 27 a 71%.
- Ovário: 3 a 13%.
- Gástrico: 2 a 13%.
- Trato urinário alto: 1 a 12%.
- Cerebrais: 1 a 4%.

Essa síndrome ocorre em razão de mutações germinativas em um dos quatro genes de reparo: MLH1, MSH2, MSH6 e PMS2. Mais de 80% das mutações ocorrem nos dois primeiros.

Por meio de reação imuno-histoquímica ou reação de PCR (*polymerase chain reaction*), realizadas no material tumoral, pode-se estabelecer se existe instabilidade de microssatélites (IMS) nesse tumor. Este é o principal indicador tecidual desta síndrome.

A instabilidade é consequente à inserção e/ou à deleção de repetição que ocorrem em decorrência do reparo inadequado do DNA. Pode ser classificada em alta, estável ou baixa.

Para se realizar o diagnóstico da SL, além de obter um histórico familiar detalhado, estabelecendo-se uma genealogia, foram criados alguns outros critérios.[23] O atualmente mais utilizado é o sistema de Bethesda revisado, que sugere que pacientes com CCR devem ser testados por IMS quando um ou mais dos critérios a seguir forem identificados:

- CCR em pacientes com menos de 50 anos de idade.
- CCR e a presença de outros tumores associados à SL, sejam eles concomitantes ou não, independentemente da idade.
- CCR com histologia de IMS-alto, em paciente com menos de 60 anos de idade.
- CCR diagnosticado em parentes, um ou mais, de primeiro grau, com um tumor associado à SL. É um dos cânceres diagnosticado antes dos 50 anos.
- CCR diagnosticado em dois ou mais parentes, de 1° ou 2° grau, com tumores associados à SL. São diagnosticados com qualquer idade.

Recomenda-se, em razão do alto risco de desenvolvimento de CCR, que tais pacientes realizem uma colonoscopia a cada 1 ou 2 anos, a partir dos 20 a 25 anos de idade, com o intuito de diminuir a incidência de CCR, diminuindo também sua mortalidade.

Síndrome de Muir-Torre

É uma variante rara da SL. Além das malignidades viscerais que ocorrem na SL, manifesta-se também por lesões cutâneas (adenomas sebáceos, epiteliomas, carcinomas, ceratoacantomas). Seus portadores devem ser monitorados e avaliados como os portadores de SL.

Síndrome de Peutz-Jeghers

Caracteriza-se por lesões hiperpigmentadas nos lábios e na mucosa oral, associadas a múltiplos pólipos hamartomatosos do trato gastrointestinal. O local mais comum onde se localizam os pólipos é o intestino delgado, seguido do cólon e estômago, respectivamente.

Essa síndrome também é autossômica dominante e está associada a uma mutação germinativa do gene STK 11/LKB1 localizado no cromossomo 19p13. O teste genético para essa síndrome já está disponível.

Por muito tempo pensou-se que, por apresentar pólipos hamartomatosos, não haveria risco de malignização nos pacientes portadores dessa síndrome.

Porém, alguns autores mostraram que pode haver uma variabilidade fenotípica, que torna difícil prever o risco do desenvolvimento do CCR. Existe a possibilidade de uma degeneração adenomatosa no interior do pólipo hamartomoso, além da chance de desenvolvimento de câncer de novo.[39]

Estudos mostram o risco cumulativo para todos os cânceres nesses pacientes em 93%. O intestino delgado é o sítio mais comum, seguido pelo cólon, reto, estômago e pâncreas. Outros cânceres, como os ginecológicos, também têm maior risco nessa população.

Pacientes portadores dessa síndrome podem apresentar obstrução intestinal, sangramento ou intussuscepção, em decorrência do grande tamanho que tais pólipos podem alcançar. A partir daí o diagnóstico da síndrome pode ser feito e, então, encaminhar o paciente para acompanhamento clinico e endoscópico, programando-se também a investigação nos familiares sob risco.

Alguns pólipos podem ser removidos endoscopicamente para evitar as complicações descritas anteriormente. Recomendam-se os estudos endoscópicos dos tratos digestivos alto e baixo desde a adolescência, com intervalos de três anos.

Polipose juvenil (PJ)

O aparecimento de inúmeros pólipos juvenis pelo trato gastrointestinal, principalmente no cólon, iniciando-se geralmente na primeira década de vida, caracteriza essa afecção, que é rara e autossômica dominante.

Está relacionada com mutações germinativas no gene SMAD4 do cromossomo 18q21 e o gene BMPR1A do cromossomo 10q23. Histologicamente também são hamartomas.

Utilizam-se alguns critérios clinicoendoscópicos para o diagnóstico da PJ:

- no mínimo cinco pólipos juvenis no cólon/reto;
- pólipos juvenis ao longo do trato gastrointestinal:
- pólipos juvenis em um membro de uma família com diagnóstico prévio da doença.

Os sintomas mais comuns são hematoquezia, anemia e sinais de obstrução intestinal.

Alguns estudos demonstraram a possibilidade de degeneração adenomatosa dos pólipos juvenis, predispondo ao câncer (em cerca de 60%).

Em adição, a PJ foi associada à malignidade do pâncreas, estômago, duodeno, trato biliar e algumas anomalias congênitas.

Recomenda-se o monitoramento endoscópico desses pacientes ao final da adolescência, com intervalos trienais.[40]

Síndrome de Cowden

Essa síndrome rara é identificada por hamartomas cutâneos e membranas de mucosa no trato gastrointestinal. Também é autossômica dominante. Ocorre em virtude da mutação do gene PTEN do cromossomo 10.

Alguns estudos mostram que neoplasmas benignos, que se apresentam como pápulas assintomáticas ou crescimento verrucoide na face (triquilemomas), são patognomônicos dessa doença.[41] Há maior risco de desenvolvimento de câncer de mama, tireoide, útero e colorretal, estando essa síndrome também associada a tumor cerebral benigno e à acantose glicogênica do esôfago.

Síndrome da polipose hiperplásica (SPH)

Define-se essa síndrome quando se encontram pólipos hiperplásicos maiores que 1 cm de diâmetro ou em número superior (> 30) àqueles identificados na população geral. Parece que a chance de ocorrência de CCR nesses pacientes também é maior; no entanto, ainda não foram bem esclarecidos quais os mecanismos genéticos envolvidos.

A Organização Mundial da Saúde (World Health Organization – WHO) determina que para ser portador dessa síndrome deve-se encontrar:

1. Pelo menos cinco pólipos hiperplásicos proximais ao cólon sigmoide, sendo dois maiores que 10 mm.
2. Qualquer número de pólipos hiperplásicos presentes nos segmentos proximais ao sigmoide, em paciente com parente em primeiro grau, que seja portador dessa síndrome.
3. Mais de 30 pólipos hiperplásicos ao longo do cólon.

Não existem manifestações extraintestinais nessa síndrome. Recomenda-se segmento trienal nesses indivíduos assim que seu diagnóstico é suspeitado. Nos casos em que, em razão do seu tamanho ou dificuldade técnica, essas lesões não podem ser removidas endoscopicamente, deve-se oferecer a opção do tratamento cirúrgico a esses pacientes.[42-44]

REFERÊNCIAS

1. Rubio CA, Jaramillo E, Lindblom A, Fogt F. Classification of colorectal polyps: guidelines for the endoscopist. Endoscopy. 2002; 34(3):226-3.
2. Corrêa P, Averbach M, Milani CA. Pólipos e polipectomias do cólon. In: Averbach M, Corrêa P (eds.). Colonoscopia. São Paulo: Santos, 2010. p.137-55.
3. Wolf WI, Shinya H. Polipectomy via the fiberoptic colonoscope: removal of neoplasms beyond the reach of the sigmoidoscope. N Engl J Med. 1973; 288:329.
4. Endoscopic Classification Review Group. Update on the Paris classification of superficial neoplastic lesions in the digestive tract. Endoscopy. 2005; 37:570-8.
5. Kudo S. Early colorectal cancer. Tokyo: Igaku-Shoin, 1996.
6. Prall F. Tumor budding in colorectal carcinoma. Histopathology. 2007; 50:151-62.
7. Prall F, Ostwald C, Linnebacher M. Tubular invasion and the morphogenesis of tumor budding in colorectal carcinoma. Hum Pathol. 2009; 40(10):1510-2.
8. Ueno H, Mochizuki H, Hashiguchi Y, Shimazaki H, Aida S, Hase K et al. Risk factors for an adverse outcome in early invasive colorectal carcinoma. Gastroenterology. 2004; 127:385-94.
9. Issa JP. CpG island methylator phenotype in câncer. Nat Rev Cancer. 2004; 4:988-93.
10. Snover DC, Jass JR, Fenoglio-Preiser C, Batts KP. Serrated polyps of the large intestine: a morphologic and molecular review of na envolving concept. Am J Surg Pathol. 2005; 124:380-91.
11. Jass JR. Hyperplastic-like polyps as precursors of microsatellite-unstable colorectal cancer. Am J Surg Pathol. 2003; 119:773-5.
12. Williams CB. Insertion techniques. In: Waye JD, Rex DK, Williams CB (eds.). Colonoscopy: principles and practice. 2.ed. Oxford: Wiley-Blackwell, 2009. p.537-59.
13. Pfeil AS, Weaver MG, Abdul-Karim FW, Yang P. Colonic lipomas: outcome of endoscopic removal. Gastrointest Endosc. 1990; 36:435-8.
14. Zhang YQ, Yao LQ, Qin XY. Diagnosis and treatment of gastrointestinal lipoma. Zhonghua Wei Chang Wai Ke Za Zhi. 2007; 10:512-4.
15. Wallace MB, Keisslich R. Advances in endoscopic imaging of colorectal neoplasia. Gastroenterology. 2010; 138(6):2140-50.
16. Winawer SJ, Zauber AG, Ho MN, O'Brien MJ, Gottlieb LS, Sternberg SS. Prevention of colorectal cancer by colonoscopic polipectomy. The national polyp study workgroup. N Engl J Med. 1993; 329:1977-81.
17. Peluso F, Goldner F. Follow-up of hot biopsy fórceps treatment of diminutive colonic polyps. Gastrointest Endosc. 2002; 55:775-9.
18. Vanagunas A, Jacob P, Vakil N. Adequacy of hot biopsy for the treatment of diminutive polyps: a prospective randomized trial. Am J Gastroenterol. 1989; 84:383.
19. Deyhle P, Jenny S, Fumagalli I. Endoscopic polypectomy in the proximal colon. A diagnostic, therapeutic (and preventive?) intervention. Dtsch Med Wochenschr. 1973; 2:219-20.
20. Cooper HS. Surgical pathology of endoscopically removed malignant polyps of the colon and rectum. Am J Surg Path. 1983; 7:613-23.
21. Fu KI, Fujii T, Kato S, Sano Y, Koba I, Mera K et al. A new endoscopic tattooing technique for identifying the location of colonic lesions during laparoscopic surgery: a comparison with the conventional technique. Endoscopy. 2001; 33(8):687-91.
22. Stanciu C, Trifan A, Khder SA. Accuracy of colonoscopy in localizing colonic cancer. Rev Med Chir Soc Med Nat Iasi. 2007; 111(1):39-43.
23. Burt RH. Genetics and inherites syndromes of colorectal cancer. Gastroenterol Hepatol. 2009; 5(2):119-30.
24. Nascimbeni R, Burgart LJ, Nivatvongs S, Larson D. Risk of limph node metastasis in T1 Carcinoma of the colon and rectum. Dis Colon Rectum. 2002; 45:200-6.
25. Lynch HT, de la Chapelle A. Hereditary colorectal cancer. N Engl J Med. 2003; 348(10):919-32.
26. Cooper HS. Pathology of the endoscopically removed malignant colorectal polyp. Curr Diagn Pathol. 2007; 13:423-37.
27. Guedes R, Freitas D, Costa F, Buzaid AC. Tumores neuroendócrinos. In: Buzaid AC, Maluf FC, Lima CMR. MOC – Manual de oncologia clínica do Brasil. 8.ed. São Paulo: Dendrix, 2010. p.600-13.
28. Kashida H, Kudo S. Early colorectal cancer: concept, diagnosis and management. Int J Clin Oncol. 2006; 11:1-8.
29. Kudo S, Hirota S, Nakajima T, Hosobe S, Kusaka H, Kobayashi T. Colorectal tumours and pit pattern. J Clin Pathol. 1994; 47:880-5.
30. Oliveira LAR, Uejo PHS. Lesões planas do cólon. In: Averbach M, Correa P (eds.). Colonoscopia. São Paulo: Santos, 2010. p.179-86.
31. Kobayashi N, Saito Y, Uragami N, Michita T, Nasu J, Matsuda T. Determining the treatment strategy for colorectal neoplastic lesions: endoscopic assessment or the non-lifting sign for diagnosing invasion depth? Endoscopy. 2007; 39:701-5.
32. Levin B, Lieberman DA, McFarland B, Smith RA, Brooks D, Andrews KS et al. Screening and surveillance for the early detection of colorectal cancer and adenomatous polyps, 2008: a joint guideline from the American Cancer Society, the US Multi-Society Task Force on Colorectal Cancer, and the American College of Radiology. CA Cancer J Clin. 2008; 58(3):130-60.
33. Levin B, Lieberman DA, McFarland B, Andrews KS, Brooks D, Bond J et al. Screening and surveillance for the early detection of colorectal cancer and adenomatous polyps, 2008: a joint guideline from the American Cancer Society, the US Multi-Society Task Force on Colorectal Cancer, and the American College of Radiology. Gastroenterol. 2008; 134(5):1570-95.
34. Mendelsohn R, Markowitz AJ, Gerdes H. Poliposes. In: Averbach M, Corrêa P (eds.). Colonoscopia. São Paulo: Santos, 2010. p.157-75.
35. Gardner EJ. A genetic and clinical study of intestinal polyposis, a predisposing factor for carcinoma of the colon e rectum. Am J Hum Genet. 1951; 2(3):167-76.

36. Knudsen AL, Bisgaard ML, Bulow S. Attenuated familial adenamotous polyposis. A review of the literature. Fam Cancer. 2003; 2(1):43-55.

37. National Comprehensive Cancer Network. Colorectal screening. Disponível em: http//www.nccn.org/professionals/physician_gls/pdf/colorectal_screening.pdf; acessado em: 9 de maio de 2016.

38. Vasen HF, Moslein G, Alonso A, Bernstein I, Bertario L, Blancol et al. Guidelines for the clinical management of Lynch syndrome (hereditary non-polyposis cancer). J Med Genet. 2007; 44(6):353-62.

39. Gruber SB, Entius MM, Peteresen GM, Laken SJ, Longo PA, Boyer R. Pathogenesis of adenocarcinoma in Peuts-Jeghers Syndrome. Cancer Res. 1998; 58(23):5267-70.

40. Sharma AK, Sharma SS, Mathur P. familial juvenile polyposis with adenamtous carcinomatous change. J Gastroenterol Hepatol. 1995; 10(2):131.

41. Jarvinen HJ, Aarnio M, Mustonen H, Aktan-Collan K, Aaltonen LA, Peltomaki P et al. Controlled 15-year trial on screening for colorectal cancer in families with hereditary nonpolyposis colorectal cancer. Gastroenterol. 2000; 118(5):829-34.

42. Chow E, Lipton L, Lynch E, D'Souza R, Aragona C, Hodgkin L. Hyperplastic polyposis syndrome: phenotypic presentations and the role of MBD4 and MYH. Gastroenterol. 2006; 131:30-9.

43. Fernandez A, Samowitz W, diSario JA, Burt RW. Phenotypic characteristics and risk of câncer development in hyperplastic polyposis: case series and literature review. Am J Gastroenterol. 2004; 99:2012-8.

44. Burt R, Jass JR. Hyperplastic polyposis, in World Health Organization Classification of Tumours: In: Hamilton SR, Aaltonen LA (eds.). Pathology and genetics of tumours of the digestive system. Lyon, France: IARC, 2000. p.135-6.

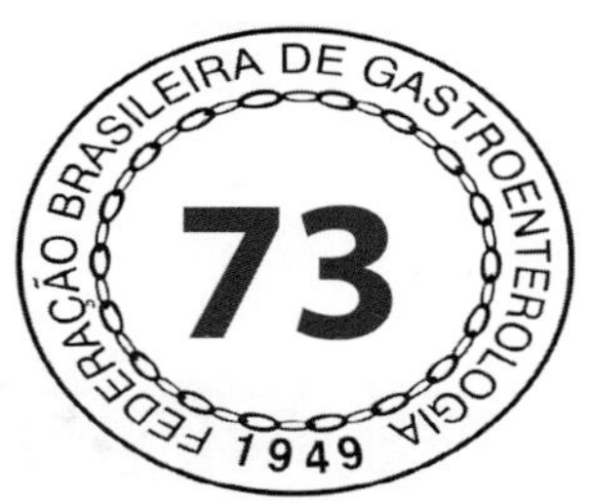

COLITE ISQUÊMICA

Luis Masúo Maruta

INTRODUÇÃO

A colite isquêmica é uma afecção frequente no paciente idoso. Caracteriza-se pela isquemia transitória e autolimitada do cólon. Não se conhece por completo a causa do processo de comprometimento transitório do fluxo sanguíneo intestinal e, na maioria dos casos, não é possível demonstrar a oclusão vascular por métodos propedêuticos.[1]

Estima-se que a incidência é muito mais frequente que os casos diagnosticados, principalmente naqueles de leve intensidade. É comum os sintomas ou sinais não serem devidamente valorizados e, muitas vezes, os exames diagnósticos são realizados tardiamente.[2]

O método diagnóstico de escolha é a colonoscopia, pela qual é possível detectar as alterações na mucosa intestinal, além de permitir a retirada de fragmentos para análise histopatológica.[3]

Haja vista o aumento na idade geral da população, a colite isquêmica é uma doença a ser observada com frequência crescente no nosso meio,[4] devendo ser sempre levada em consideração durante a avaliação de quadro de dor abdominal e hematoquezia, principalmente no paciente idoso.

Há outras formas de isquemia intestinal, como a isquemia mesentérica aguda (incluindo trombose mesentérica) e a isquemia mesentérica crônica, as quais devem ser diferenciadas da colite isquêmica.[5] Muitos artigos sobre colite isquêmica incluem diversos casos de isquemia intestinal em uma casuística conjunta, provocando importante divergência de resultados em relação à morbidade e mortalidade.[6-8]

É preferível a utilização do termo colite isquêmica para se referir à doença isquêmica de cólon sem associação com obstrução vascular, contrapondo ao termo colopatia isquêmica, que engloba outras afecções isquêmicas do cólon, não consideradas neste capítulo.

ETIOLOGIA E FISIOPATOLOGIA

Na maioria dos casos, não se identifica uma causa específica da colite isquêmica.

O mecanismo principal envolvido parece ser o comprometimento agudo e autolimitado do fluxo sanguíneo inadequado à demanda metabólica do cólon. Parece haver um conjunto de fatores que, agindo simultaneamente, desencadeiam o processo. Dentre os fatores envolvidos são citados o aumento da demanda de fluxo sanguíneo para o cólon por uma maior atividade motora ou refeição copiosa, deficiência pregressa do fluxo por alterações pré-existentes e diminuição do fluxo sanguíneo no cólon, desencadeada por alterações ambientais, funcionais, doenças cardiovasculares[4] ou por fatores emocionais.

A obstipação intestinal é um dos eventos que influenciam na irrigação do cólon.[9]

Embora a incidência seja maior em pacientes idosos, por causa do risco aumentado de doenças vasculares,[10] na maioria das vezes, não se consegue demonstrar obstrução do fluxo sanguíneo pela angiografia. Os vasos mesentéricos apresentam-se permeáveis à arteriografia e, por essa razão, não há indicação para a realização desse exame. Apesar disso, é importante a correlação da colite isquêmica com local onde a irrigação é mais distal aos ramos principais. A doença tem distribuição segmentar, e os locais com maior frequência de acometimento são os ângulos esplênicos, seguidos pelo cólon descendente e pelo sigmoide.

A colite isquêmica em indivíduos jovens tem sido descrita com maior frequência, e a etiologia citada, nesse grupo, inclui vasculites (principalmente lúpus eritematoso sistêmico), reações medicamentosas, anemia falciforme, coagulopatias, utilização de cocaína e participação em corridas de longa distância (maratonas).[11-14]

Existe aumento da incidência de colite isquêmica nos pacientes com suboclusão intestinal causada por neoplasia, moléstia diverticular, estreitamentos de cólon ou impactação fecal. Outra condição bem estudada é a isquemia colônica associada à cirurgia reconstrutiva aórtica, em que ocorrem traumatismos vasculares, hipotensão arterial, interrupção de irrigação temporária e outras condições que explicam a maior incidência de episódio isquêmico. Há incidência relatada de acometimento de 7% em colonoscopia realizadas no pós-operatório, geralmente envolvendo o cólon sigmoide.[15]

O acometimento de cólon direito pode estar associado à isquemia do intestino delgado, o que torna a lesão potencialmente mais grave, devendo ser diferenciada da isquemia mesentérica.

PATOLOGIA

As formas leves de colite isquêmica, após o episódio isquêmico, apresentam edema, eritema, congestão e hemorragias na mucosa e submucosa, produzindo elevações submucosas na luz intestinal. Estas podem ser reabsorvidas ou evoluir com necrose da mucosa, eliminando o conteúdo hemorrágico para a luz intestinal. Nesse momento, há sangramento intestinal e formação de ulcerações na mucosa que assumem vários formatos. Nessa fase, o anatomopatológico mostra necrose superficial e hemorragia e vários graus de infiltração neutrofílica[16] (Figura 73.1).

A fase de reparação é desencadeada pelo aparecimento de tecido de granulação, fibrose e focos de reepitelização na área ulcerada, ocasionando o espessamento da camada submucosa. Essas alterações na submucosa e a presença de macrófagos contendo produtos da degradação de hemoglobina são características histopatológicas da colite isquêmica (Figura 73.2).[16]

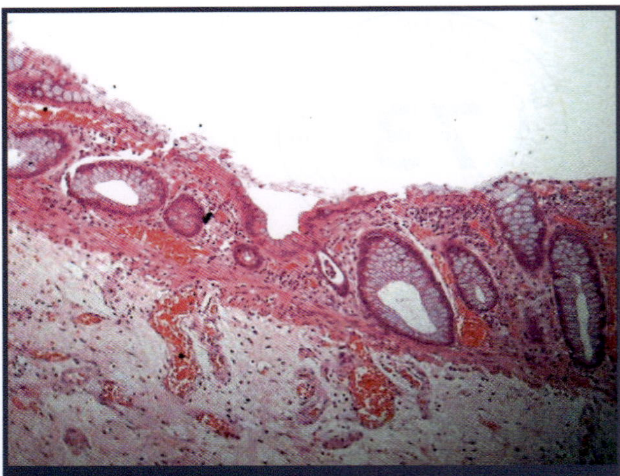

Figura 73.1 – A histopatologia da lesão de cólon nas fases iniciais mostra extravasamento das hemácias na lâmina própria, vasodilatação importante de todas as camadas e atrofia de mucosa.

Por vezes, há evolução com ulcerações crônicas, formação de pseudopólipos e abscessos de criptas, pontes mucosas ou resposta exacerbada de tecido de reparação na submucosa, o que dificulta o diagnóstico diferencial com outras doenças de cólon.

Nos casos mais graves, há acometimento da camada muscular pelo processo isquêmico, ocorrendo evolução com estenoses segmentares ou até mesmo infarto de todas as camadas do cólon, com gangrena e perfuração.

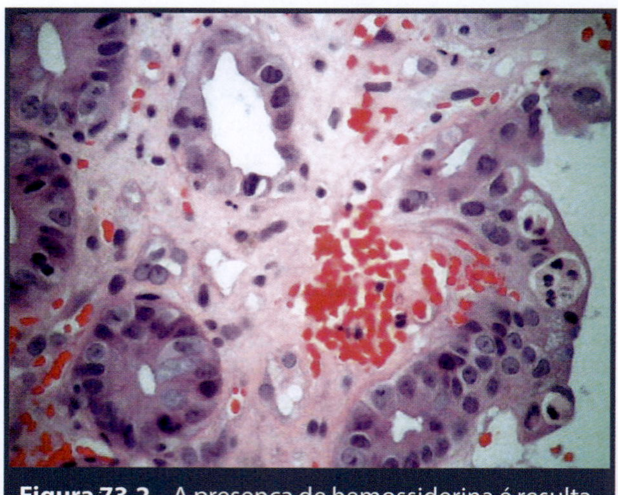

Figura 73.2 – A presença de hemossiderina é resultado das hemácias fagocitadas pelos macrófagos.

QUADRO CLÍNICO

O quadro clínico típico é de dor abdominal em aperto, aguda, localizada no flanco e na fossa ilíaca esquerda, distensão abdominal acompanhada de tenesmo e sangramento intestinal. A manifestação pode variar desde uma leve dor até dor intensa, quando ocorre peritonite, gangrena ou perfuração.

Boley e Brandt[17] descrevem três graus de gravidade:

1. **Formas leves:** há acometimento somente da mucosa e da submucosa do cólon, dor abdominal leve e diarreia sanguinolenta. Mais de 50% dos pacientes apresentam essa forma, e aproximadamente 25% dos casos podem cursar apenas com leve distensão abdominal, sem dor abdominal. O sangramento intestinal é de pequeno volume e autolimitado, e geralmente não há necessidade de transfusão sanguínea. Sangramentos mais profusos são mais consistentes com diagnóstico de moléstia diverticular ou angiodisplasia.
2. **Formas intermediárias:** há acometimento da camada muscular própria do intestino. O paciente pode apresentar quadro de suboclusão intestinal devido ao estreitamento segmentar da luz. Esses casos podem evoluir para a forma crônica da doença, que é causada pela fibrose regenerativa com estenose segmentar.
3. **Formas mais graves:** pode haver quadro de anorexia, vômitos ou distensão abdominal causado por íleo paralítico. Cerca de 10 a 20% dos pacientes podem apresentar sinais de irritação peritoneal causado pela isquemia transmural. Esses casos podem evoluir com perfuração intestinal e peritonite franca, necessitando de tratamento cirúrgico de urgência.

O exame físico pode variar desde dor leve ou moderada à palpação abdominal até sinais de irritação peritoneal, o que indica forma mais grave de lesão isquêmica.

DIAGNÓSTICO

Os exames laboratoriais nos casos leves apresentam discreta alteração. As formas mais graves podem cursar com leucocitose, acidose metabólica e elevação do lactato.

A radiografia simples de abdome pode ser útil nessa fase, dando ênfase à análise do conteúdo gasoso e sinais de abdome agudo perfurativo. Na radiografia, há possibilidade de visualizar espessamento da parede do cólon e imagens de impressões digitais intraluminares típicas da colite isquêmica. Outro sinal que deve ser valorizado é a presença de líquidos e ar livre na cavidade abdominal ou entre as camadas do cólon.[18]

O enema opaco pode demonstrar imagens típicas de colite isquêmica, como a impressão digital (*thumb-printing sign*) causada pelos hematomas submucosos presentes na fase aguda da doença.[19]

A tomografia computadorizada pode demonstrar alterações segmentares do cólon, espessamento e edema da parede do cólon e presença de ar intramural. A tomografia pode confirmar o diagnóstico de colite isquêmica.[20,21]

A ressonância magnética pode ser útil para diagnosticar a colite isquêmica com acometimento segmentar.[22]

A colonoscopia é o método diagnóstico de escolha nos casos sem sinais de perfuração ou peritonite. A vantagem é poder observar todas as alterações mucosas e possibilitar a realização de biópsias.[15,23,24]

Os achados do exame dependem do estágio ou do grau de acometimento da isquemia. Na fase aguda das formas leves, pode-se observar palidez ou enantema, com focos de hemorragia petequiais entremeados por área de mucosa normal. Podem ser visualizadas colorações cinza ou vinhosa da mucosa com hemorragia e edema submucoso, que correspondem à imagem radiológica de impressões digitais. Essas alterações tendem a desaparecer em 3 a 4 dias, por causa da necrose tecidual e da queda de escara, permanecendo imagens de ulcerações com tecido necrótico e friabilidade. A partir do quinto dia começam a ser notadas as alterações regenerativas nos locais acometidos.[23]

As úlceras que se formam podem apresentar diversos formatos e profundidades, sendo comuns as úlceras dispostas no sentido longitudinal, preferencialmente acompanhando as impressões das tênias. As lesões geralmente têm distribuição segmentar, entremeando mucosa normal e acometida, e localizam-se normalmente em cólon descendente na região próxima ao ângulo esplênico, seguido do sigmoide e cólon transverso distal. Costuma-se observar transição abrupta entre área acometida e as áreas normais.

As Figuras 73.3, 73.4 e 73.5 mostram aspectos endoscópicos de três apresentações das formas leves de acometimento da colite isquêmica aguda. Na fase de resolução dessas formas, observa-se desenvolvimento de tecidos de granulação na área com ulceração, como pode ser visto na Figura 73.6. Gradualmente evolui com diminuição do processo inflamatório e reparação progressiva com formação de aspecto multinodular (Figura 73.7), produzindo aspecto de "calcetamento" da mucosa. Nessa fase, o aspecto pode ser confundido com a doença de Crohn. Após resolução completa, a colonoscopia pode demostrar retrações cicatriciais dispostas, geralmente, no sentido longitudinal do órgão como demonstrado na Figura 73.8.

Nas formas graves da doença, podem ser visualizadas colorações violáceas, cinza ou pretas da mucosa, acometendo toda a circunferência do órgão e provocando diminuição da luz local.

A Figura 73.9 demostra um aspecto endoscópico da forma grave com visualização de ulceração acometendo toda a circunferência do órgão com subestenose e presença de fibrina espessa no local de acometimento. Nessas condições, o exame deve ser interrompido em virtude do elevado risco de perfuração com a manipulação.

As formas crônicas mostram-se como áreas de estreitamento segmentar, diminuição das haustrações, associadas ou não a úlceras de difícil resolução.

Na fase aguda, a colonoscopia deve ser realizada com muita precaução, pois é difícil estimar a profundidade do acometimento na parede do cólon. A insuflação de ar deve ser mínima, para evitar distensão excessiva. O exame deve ser interrompido caso haja qualquer dificuldade na progressão ou seja observada a forma grave de acometimento.[2] Devem-se realizar biópsias nos locais acometidos.

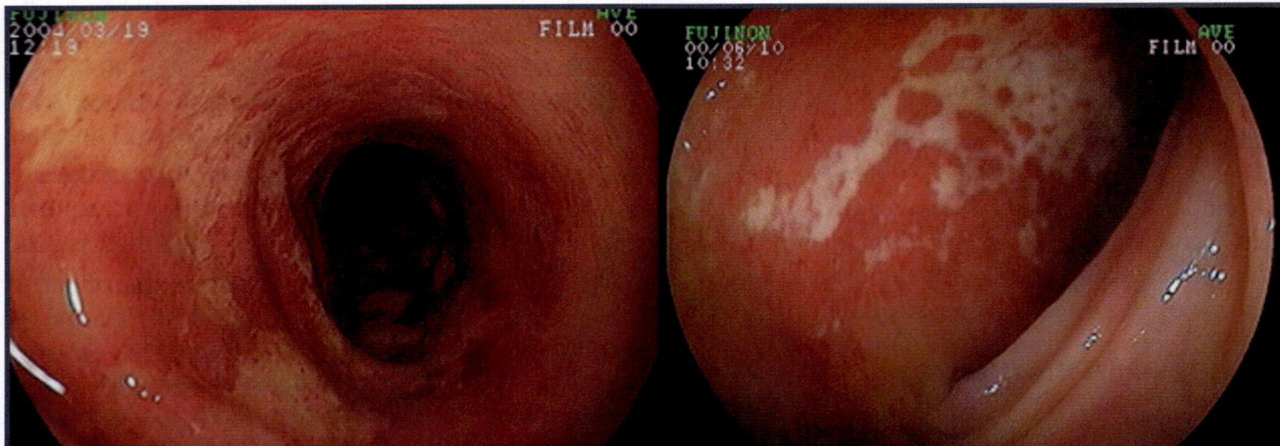

Figura 73.3 – Aspecto endoscópico de acometimento da colite isquêmica de forma leve. Observam-se hiperemia mucosa e erosões rasas dispostas no sentido longitudinal do cólon.

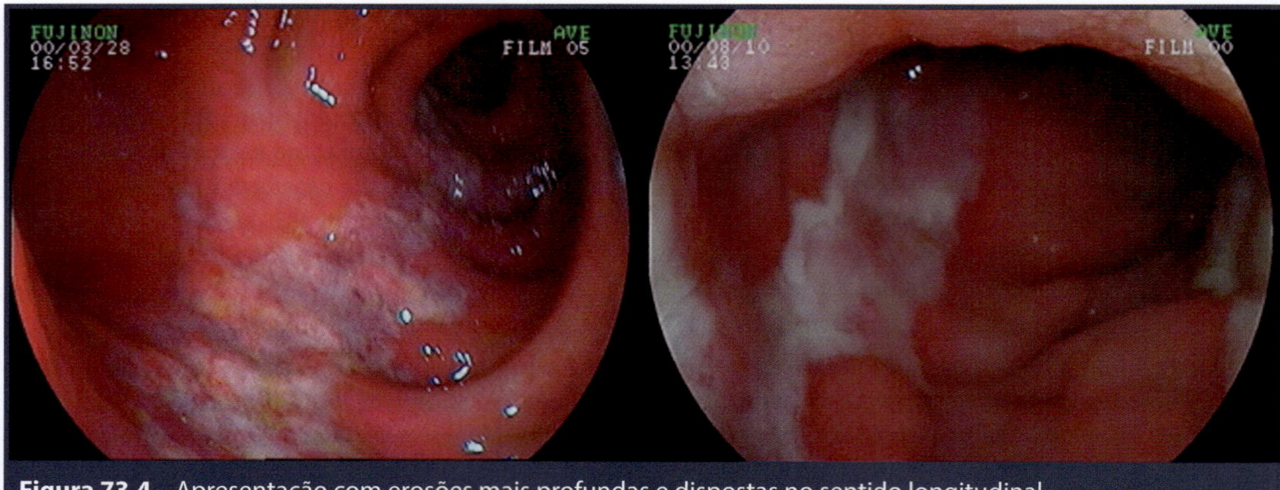

Figura 73.4 – Apresentação com erosões mais profundas e dispostas no sentido longitudinal.

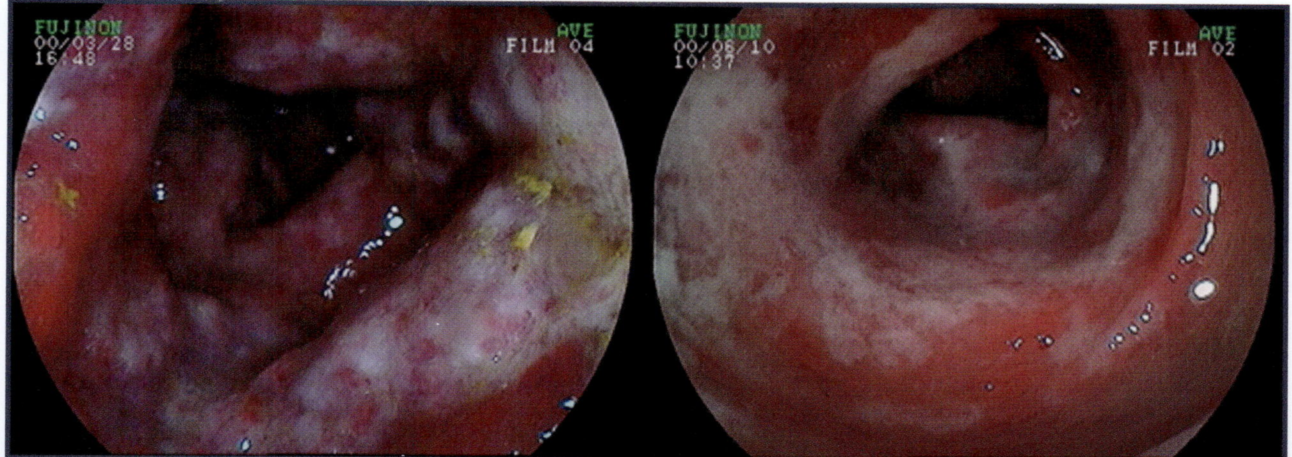

Figura 73.5 – Aspecto endoscópico com erosões acometendo toda circunferência do cólon.

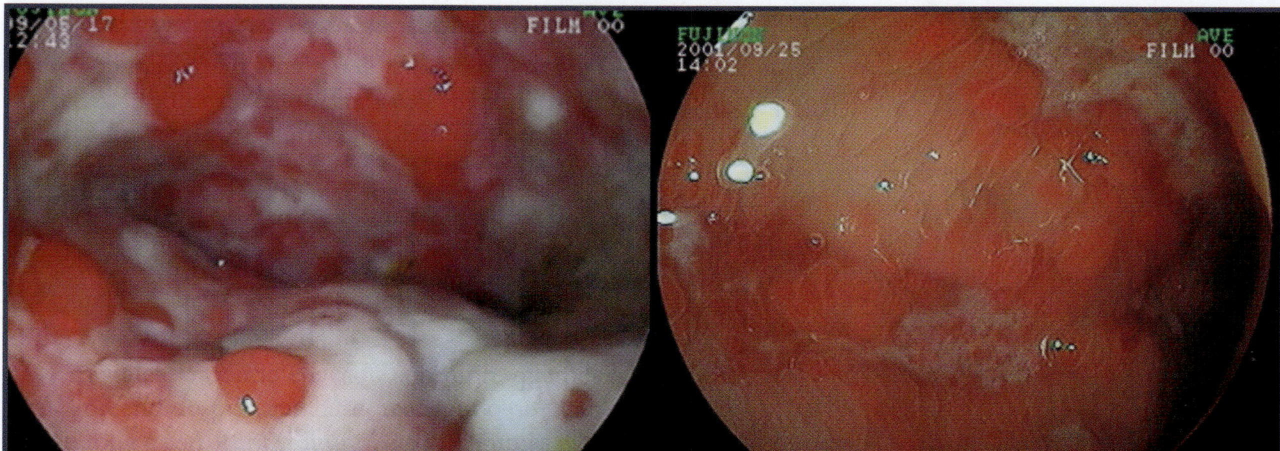

Figura 73.6 – Aspecto endoscópico da fase de resolução, notando-se tecido de granulação em segmento com erosões e úlceras.

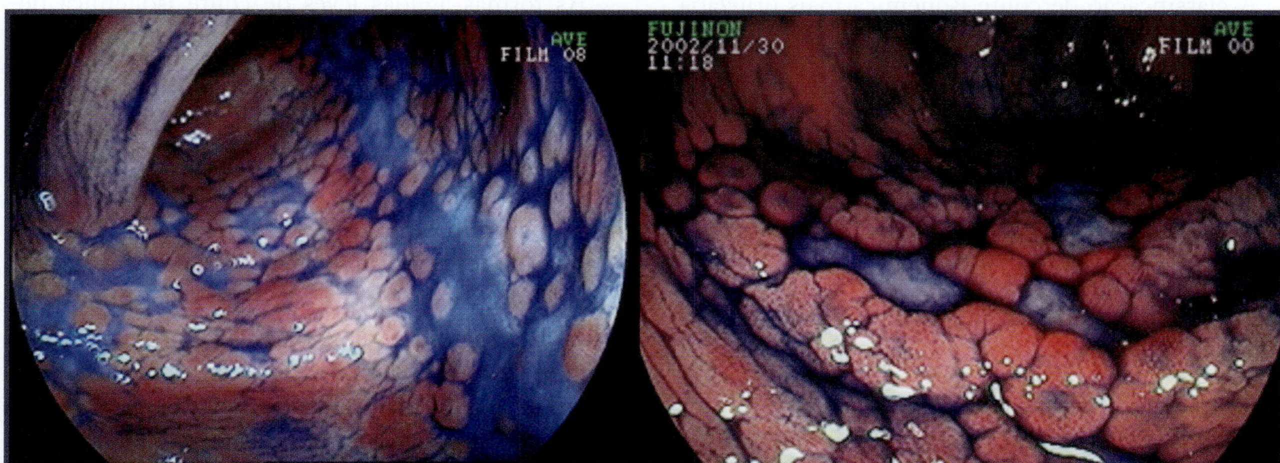

Figura 73.7 – Aspecto endoscópico da fase de resolução conferindo aspecto nodular e de "calcetamento".

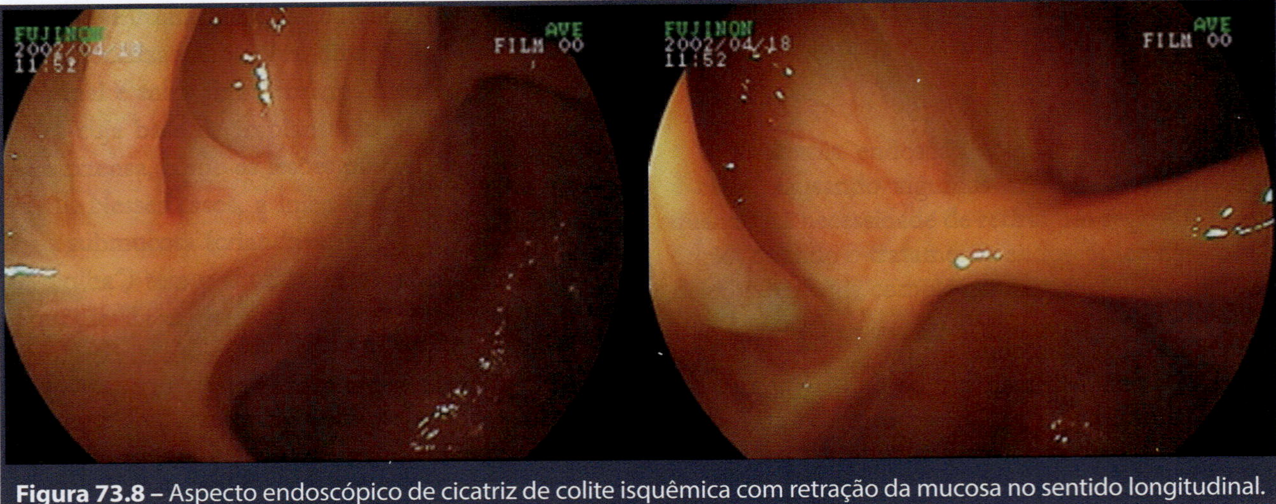

Figura 73.8 – Aspecto endoscópico de cicatriz de colite isquêmica com retração da mucosa no sentido longitudinal.

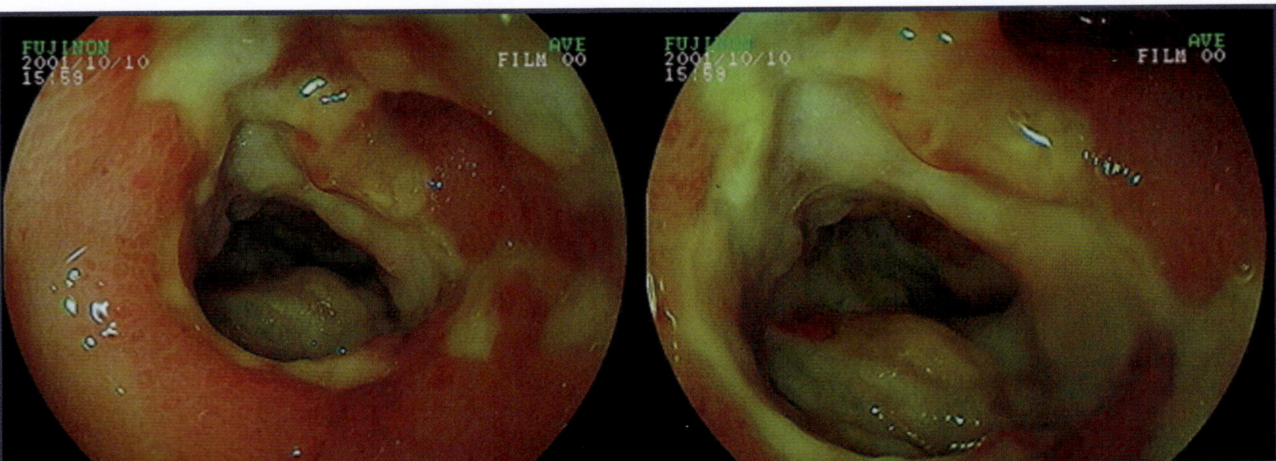

Figura 73.9 – Aspecto endoscópico de forma grave com úlceras profundas acometendo toda a circunferência do cólon e com provável evolução com estreitamento local na fase cicatricial.

CLASSIFICAÇÃO

A classificação de colite isquêmica mais utilizada identifica formas gangrenosas e não gangrenosas. Nas formas não gangrenosas, há dois tipos principais de condições: o tipo reversível, que tem boa evolução clínica e resolução completa, e o tipo crônico, que evolui com estenoses segmentares, muitas vezes necessitando de tratamento cirúrgico complementar.[2]

A forma gangrenosa evolui com necrose de toda a parede intestinal, apresentando perfuração intestinal ou peritonite franca. Deve-se indicar tratamento cirúrgico logo após a constatação da complicação ou piora do quadro clínico. O tratamento cirúrgico também deve ser cogitado nos casos de evolução com choque séptico, mesmo sem sinais de peritonite nos pacientes idosos.

DIAGNÓSTICO DIFERENCIAL

As formas agudas leves de colite isquêmica devem ser diferenciadas da colite de origem infecciosa, doença inflamatória intestinal e colite induzida por medicamentos.

As formas crônicas, por apresentarem estreitamentos segmentares e fibrose, devem ser diferenciadas da doença de Crohn, câncer avançado de cólon ou outras doenças inflamatórias intestinais.

As formas agudas graves devem ser diferenciadas da isquemia mesentérica aguda, relacionada com quadro sistêmico de insuficiência cardíaca, arritmia e hipovolemia, associado ou não com embolia. Também devem ser diferenciadas da obstrução mesentérica crônica.[25] A Tabela 73.1 apresenta o algoritmo de tratamento proposto pela American

Tabela 73.1 – Diagnóstico diferencial das doenças com isquemia intestinal, adaptado dos algoritmos propostos pela American Gastroenterological Association (AGA) Technical Review			
	Isquemia mesentérica aguda	**Isquemia mesentérica crônica**	**Isquemia colônica (colite isquêmica)**
Causas	Embolia, trombose, vasoconstrição secundária a baixo fluxo	Obstrução arterial crônica	Idiopática
Métodos diagnósticos	Arteriografia, radiografia simples, tomografia computadorizada, *scan*, ultrassonografia com Doppler, exames laboratoriais	Arteriografia, Doppler, ressonância magnética, tomografia computadorizada	Colonoscopia, enema opaco
Tratamento	Embolectomia, cirurgia, trombolíticos	Revascularização cirúrgica, angioplastia com ou sem *stent*	Tratamento clínico, cirurgia nos casos com complicação

Fonte: adaptada de Brandt e Boley, 2000[25]; Brandt e Boley, 2000[26].

Gastroenterological Association em 2000,[26,27] o qual diferencia as três afecções. Nota-se que a colite isquêmica é denominada isquemia colônica.

TRATAMENTO

A conduta depende da gravidade do acometimento. Como a maioria dos casos é da forma leve, o tratamento inicial é realizado por meio de reposição hidroeletrolítica, medidas de suporte, tratamento de doenças associadas e pausa na alimentação. Há necessidade de monitoração dos sinais vitais e seguimento rigoroso do quadro abdominal, para acompanhamento de possível evolução com peritonite, abdome agudo perfurativo ou choque séptico, indicativos de tratamento cirúrgico.

Nas formas graves, está indicado uso de antibiótico de amplo espectro para prevenção de translocação bacteriana ou septicemia. Essa medida é justificada pela dificuldade de se prever a forma evolutiva da doença. Caso haja evolução com íleo paralítico, há indicação de passagem de sonda nasogástrica para drenagem.[2]

A utilização de corticosteroide está contraindicada pela possibilidade de inibição de reação peritoneal. A utilidade dos vasodilatadores não está demonstrada. Geralmente, não há necessidade de transfusão sanguínea, pois o sangramento intestinal não é excessivo.[3]

O tratamento cirúrgico está indicado nas formas gangrenosas ou nas formas crônicas que evoluem com estenose segmentar, sem sucesso ou possibilidade de dilatação por endoscopia.[3,28]

A recorrência da colite isquêmica após o primeiro episódio tem relação com o tabagismo e portadores de aneurisma de aorta.[25]

REFERÊNCIAS

1. Tadros M, Majumder S, Birk JW. A review of ischemic colitis: is our clinical recognition and management adequate? Expert Review of Gastroenterology and Hepatology. 2013; 7:605-18.
2. Gandhi SK, Hanson MM, Vernava AM, Kaminski DL, Longo WE. Ischemic colitis. Dis Colon Rectum. 1996; 39:88-100.
3. Baixauli J, Kiran RP, Delaney CP. Investigation and management of ischemic colitis. Cleveland Clinic Journal of Medicine. 2003; 70(11):920-34.
4. Sherid M, Sifuentes H, Samo S, Sulaiman S, Husein H, Tupper R et al. Risk factors of recurrent ischemic colitis: a multicentric retrospective study. Korean J Gastroenterol. 2014; 63:283-91.
5. Burns BJ, Brandt LJ. Intestinal ischemia. Gastroenterol Clin North Am. 2003; 32:1127-43.
6. Huguier M, Barrier A, Boelle PY, Houry S, Lacaine F. Ischemic colitis. Am J Surg. 2006; 192:697-84.
7. Scharff JR, Longo WE, Vartanian SM, Jacobs DL, Bahadursingh AN, Kaminski DL. Ischemic colitis: spectrum of disease and outcome. Surgery. 2003; 134(4):624-9.
8. Medina C, Vilaseca J, Videla S, Fabra R, Armengol-Miro JR, Malagelada JR. Outcome of patients with ischemic colitis: review of fifty three cases. Dis Colon Rectum. 2004; 47(2):180-4.
9. Green BT, Tendler DA. Ischemic colitis: a clinical review. Southern Med J. 2005; 98(2):217-22.
10. Higgins PDR, Davis KJ, Laine L. Systematic review: the epidemiology of ischaemic colitis. Aliment Pharmacol Ther. 2004; 19:729-38.
11. Linder JD, Monkemuller KE, Raijman I. Cocaine-associated ischemic colitis. Southern Med J. 2000; 93:909-12.
12. Lucas W, Schroy PC III. Reversible ischemic colitis in a high endurance athlete. Am J Gastroenterol. 1998; 93:2231-4.
13. Green BT, Branch MS. Ischemic colitis in a young adult during sickle cell crisis: case report and review. Gastrointes Endosc. 2003; 57:605-7.
14. Midian-Singh R, Polen A, Durishin C, Crock RD, Whittier FC, Fahmy N. Ischemic colitis revisited: a prospective study identifying hypercoagulability as a risk factor. Southern Med J. 2004; 97(2):120-3.
15. Alapati SV, Mihas AA. When to suspect ischemic colitis. Postgraduate Med. 1999; 105:177-87.

16. Mitsudo S, Brandt LJ. Pathology of intestinal ischemia. Surg Clin North Am. 1992; 72(1):43-63.
17. Brandt LJ, Boley SJ. Colonic ischemia. Surg Clin North Am. 1992; 72:203-29.
18. Wolf EL, Sprayregen S, Bakal CW. Radiology in intestinal ischemia. Surg Clin North Am. 1992; 72:107-25.
19. Iida M, Matsui T, Fuchigami T. Ischemic colitis: serial changes in double contrast barium enema examinations. Radiol. 1986; 159:337-41.
20. Balthazar EJ, Yen BC, Gordon RB. Ischemic colitis: CT evaluation of 54 cases. Radiol. 1999; 211:381-8.
21. Taourel P, Aufort S, Merigeaud S, Doyon FC, Devaux-Hoquet M, Delabrousse E. Imaging of ischemic colitis. Radiol Clin N Am. 2008; 46:909-24.
22. Mazzei MA,Guerrini S, Squitieri NC, Imbriaco G, Chieca R et al. Magnetic resonance imaging: Is there a role in clinical managment for acute Ischemic colitis? World J Gastroenterol. 2013; 28:1256-63.
23. Habu Y, Tahashi Y, Kiyota K, Matsumura K, Hirota M, Inokuchi H, Kawai K. Reevaluation of clinical features of ischemic colitis. Scand J Gastroenterol. 1996; 31:881-6.
24. Alapati SV, Mihas AA. When to suspect ischemic colitis. Postgraduate Med. 1999; 105:177-87.
25. Sherid M, Sifuentes H, Samo S, Sulaiman S, Husein H et al. Ischemic colitis: a forgotten entity. Results of a retrospective study in 118 patients. J Dig Dis. 2014; 15:606-13.
26. Brandt LJ, Boley SJ. AGA medical position statement: Guidelines on intestinal ischemia. Gastroenterology. 2000; 118:951-3.
27. Brandt LJ, Boley SJ. AGA technical review on intestinal ischemia. Gastroenterology. 2000; 118:954-68.
28. Longo WE, Ward D, Vernava AM, Kaminski DL. Outcome of patients with total colonic ischemia. Dis Colon Rectum. 1997; 40:1448-54.

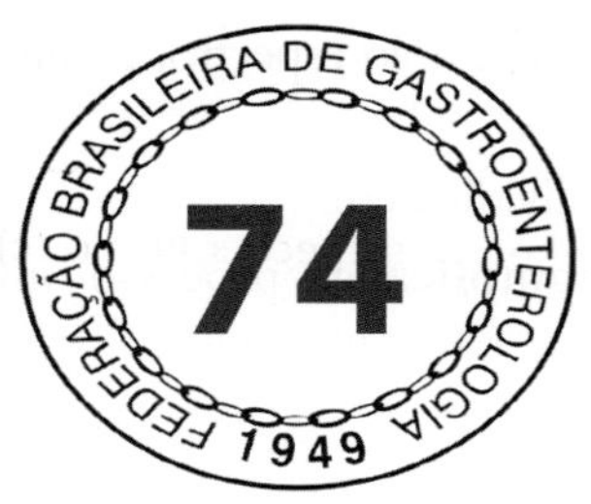

DOENÇAS DO APÊNDICE CECAL

Marcelo Averbach
Oswaldo William Marques Jr.
Pedro Popoutchi
Pedro Averbach

INTRODUÇÃO

O apêndice cecal consiste em uma extensão tubular localizada no ceco e que termina em fundo cego. Por anos, foi descrito como órgão meramente vestigial, sem função definida. Contudo, novas evidências apontam que o apêndice funciona como uma *safe house* para a flora comensal, facilitando a recolonização intestinal no caso de um clareamento da flora, como ocorre, por exemplo, em diarreias aquosas importantes.[1,2]

O apêndice pode ser sede de uma série de afecções, neoplásicas e não neoplásicas (Quadro 74.1). A apendicite aguda é a mais frequente delas.

Quadro 74.1 – Doenças do apêndice cecal

I – Apendicite aguda e crônica
II – Doença de Crohn
III – Endometriose
IV – Divertículos
V – Infestação parasitária
VI – Tumores do apêndice
1. Carcinoide
2. Adenocarcinoma
3. Mucocele
4. Pseudomixoma peritoneal
5. GIST
6. Linfoma
7. Outras neoplasias primárias do apêndice

ANATOMIA

O apêndice cecal é uma extensão tubular localizada na convergência das três tênias cólicas no ceco, terminando em fundo cego. Situa-se próximo à válvula ileocecal e é considerado um divertículo verdadeiro do ceco. Sua posição no abdome pode variar muito, complicando e retardando o diagnóstico em um eventual processo inflamatório. O apêndice pode estar na fossa ilíaca direita nos sentidos medial, lateral, anterior e posterior ao ceco (retrocecal). Também pode ocupar a região pélvica. Sua extensão média é de 9 a 10 cm de comprimento, e seu diâmetro varia de 0,5 a 1 cm. Seu suprimento arterial é feito pela artéria apendicular, ramo da artéria ileocólica. Apresenta abundante tecido linfoide nas camadas mucosa e submucosa da lâmina própria. Sua hiperplasia pode causar obstrução da luz do órgão, provocando inflamação aguda. Esse tecido linfoide sofre atrofia com o passar dos anos, acompanhando o declínio na incidência da apendicite com a idade.[3,4]

APENDICITE AGUDA E CRÔNICA

Introdução

Entre as afecções que acometem o apêndice, a apendicite aguda é, sem dúvida, a mais frequente. Reginald Fitz descreveu em 1886 o primeiro caso de apendicite aguda e preconizou de forma pioneira seu tratamento cirúrgico.[5] Desde então, a apendicite é considerada a principal afecção cirúrgica abdominal, com uma incidência de aproximadamente 233 a cada 100 mil habitantes nos Estados Unidos.[6] É responsável por mais de 40 mil admissões hospitalares anuais na Inglaterra.[7]

A apendicite aguda tem maior incidência em adolescentes jovens (10 aos 19 anos) e nos homens (proporção de homens para mulheres de 1,4:1). Nos Estados Unidos, o risco de desenvolver uma apendicite aguda ao longo da vida é de 8,6% nos homens e 6,7% nas mulheres.[6]

Etiologia

A obstrução da luz apendicular é considerada o principal fator etiológico na apendicite aguda.[8] A obstrução pode ser causada por fecalitos impactados. No entanto, várias outras causas podem estar relacionadas. Cálculos, parasitas, hiperplasia linfoide e tumores benignos e malignos também estão envolvidos na patogênese da doença. Contudo, muitos pacientes com fecalitos intraluminais não desenvolvem apendicite, e a maioria dos pacientes não apresenta o fecalito no momento do diagnóstico.[9]

Os mecanismos de obstrução da luz apendicular variam com a idade. Nos jovens, predomina a hiperplasia linfoide secundária às causas infecciosas. Nos idosos, os fecalitos e as obstruções por tumores como carcinoide, adenocarcinoma e mucocele são mais frequentes. Em áreas endêmicas, prevalecem as causas parasitárias.

Uma vez obstruída, a luz do órgão é então preenchida por muco, aumentando a pressão e distendendo o apêndice. Isso leva a estase do fluxo linfático, oclusão de pequenas veias e, por conseguinte, trombose. Decorre, então, a isquemia da parede do apêndice, podendo progredir para necrose e perfuração. O processo inflamatório causa uma reação fibrinopurulenta na serosa do apêndice, formação de coleção periapendicular que acarreta irritação peritoneal. O tempo necessário para perfurar o apêndice é variável. Nas primeiras 24 horas dos sintomas, 90% das apendicites apresentam inflamação e até necrose, mas não perfuração. Naqueles com sintomatologia de mais de 48 horas, febre alta ou leucocitose acima de 15 mil, a possibilidade de perfuração é acima de 50%.[10]

A flora bacteriana varia com a fase da apendicite. Bactérias aeróbias predominam na fase inicial da doença. Nas fases avançadas, com necrose e perfuração, a flora é mista. Nessa situação, são comuns a *Escherichia coli*, *Bacteroides fragilis* e *Pseudomonas*, o que torna mandatória a antibioticoterapia de amplo espectro, incluindo cobertura para anaeróbios.

A apendicite pode ser dividida em:

- **Apendicite não complicada:** processo inflamatório apendicular, sem gangrena, coleção ou necrose.
- **Apendicite complicada:** presença de perfuração, necrose do apêndice ou abscesso periapendicular.

Quadro clínico

O quadro clínico clássico inicia-se com dor abdominal difusa, periumbilical ou no epigastro, que em até 24 horas se localiza na fossa ilíaca direita, por vezes acompanhada de náuseas e vômitos. Esse quadro clínico, descrito pela primeira vez por Murphy[11], está presente em apenas 50% dos casos. Sintomas inespecíficos como flatulência e alteração do hábito intestinal podem estar presentes.

A anorexia habitualmente acompanha o quadro e, apesar de ser um sintoma inespecífico, é o mais frequentemente observado. Deve-se ter cautela ao diagnosticar apendicite em um paciente sem anorexia.

Pacientes com quadros iniciais podem não apresentar elevação da temperatura. A presença de febre alta (acima de 39°C) e taquicardia pode sugerir um quadro mais avançado, com perfuração.

A apresentação clínica da apendicite pode variar com a idade do paciente e a localização do órgão na cavidade abdominal. Crianças e idosos frequentemente têm apresentação atípica, o que retarda o diagnóstico. Em relação à localização, o apêndice pode estar retrocecal/retrocólico (75%), com dor típica na fossa ilíaca direita, porém, muitas vezes sem irritação peritoneal pelo bloqueio do cólon. Quando nessas localizações, o sinal do psoas – caracterizado pela dor na fossa ilíaca direita com a flexão do quadril do mesmo lado – é positivo. Pode ser subcecal ou pélvico (20%), com dor pélvica, diarreia e disúria pela irritação do reto e bexiga, respectivamente. Em 5% dos casos o apêndice é pré ou pós-ileal, com sintomatologia mais inespecífica e presença de vômito e diarreia.[7]

Os sinais observados ao exame físico são clássicos com dor à palpação de fossa ilíaca direita com descompressão brusca positiva no ponto de McBurney (sensibilidade de 50 a 94% e especificidade de 75 a 86%)[12-15]. A dor à percussão ou durante o esforço de tosse pode representar comprometimento peritoneal. Pacientes com história mais prolongada podem exibir massa (plastrão) quando se examina a fossa ilíaca direita. O sinal de Rovsing, traduzido como dor na fossa ilíaca direita ao comprimir o hemiabdome esquerdo, representa a distensão do ceco e do apêndice pelo conteúdo gasoso e pode estar presente em pacientes com apendicite (sensibilidade de 22 a 68% e especificidade de 58 a 96%). O sinal do psoas sugere apendicite retrocecal[14,16-19] (sensibilidade de 13 a 42% e especificidade de 79 a 97%)[17,20,21]. Já o sinal do obturador sugere apendicite pélvica, sendo considerado positivo quando existe dor na fossa ilíaca direita à flexão do quadril direito com rotação interna do joelho (sensibilidade de 8% e especificidade de 94%).[20] O exame ginecológico e o toque retal podem ser valiosos nos casos de dúvida diagnóstica.

Exames laboratoriais

Os exames laboratoriais podem ajudar nos casos em que o quadro clínico não é clássico. Não existe nenhum exame laboratorial específico para o diagnóstico da apendicite. O hemograma tem padrão infeccioso em até 80% dos casos, com leucocitose e desvio à esquerda. Entretanto, pode ser normal nos quadros iniciais. O exame de urina é importante no diagnóstico diferencial com a infecção urinária, porém, pode apresentar alterações em até 40% dos casos de apendicite aguda. O beta-HCG (teste de gravidez) é útil no diagnóstico diferencial das mulheres em idade fértil. A proteína C-reativa está normalmente aumentada nos processos inflamatórios e infecciosos, mas também não é específica.

Escores diagnósticos

Muitos sistemas de pontuação com parâmetros clínicos e laboratoriais têm sido propostos para aumentar a acurácia do diagnóstico de apendicite aguda. O mais utilizado na prática é o escore de Alvarado, que já foi modificado desde sua descrição.[22,23]

Escore de Alvarado modificado

- Dor irradiada para fossa ilíaca direita (1 ponto);
- anorexia (1 ponto);
- náusea/vômito (1 ponto);
- sensibilidade na fossa ilíaca direita (2 pontos);
- descompressão brusca na fossa ilíaca direita (1 ponto);
- febre (T > 37,5°C) (1 ponto);
- leucocitose (2 pontos).
  - 0 a 3 pontos: baixo risco, o paciente pode ser liberado com orientações a retornar se houver persistência ou piora dos sintomas.
  - 4 a 6 pontos: internação e reavaliação. O tratamento cirúrgico é recomendado na persistência dos sintomas por mais de 12 horas.
  - 7 a 9 pontos: tratamento cirúrgico – apendicectomia.

Estudos apontam uma sensibilidade de 95% e uma acurácia de 83% para o diagnóstico de apendicite aguda em pacientes com escore de Alvarado ≥ 7. Naqueles com escore entre 4 e 6, exames de imagem são recomendados – ultrassonografia (US) ou tomografia computadorizada (TC). Entretanto, o escore tem maior acurácia nos homens em comparação às mulheres.[24]

Dessa forma, pacientes do sexo feminino, não gestantes, devem ter preferência pela laparoscopia diagnóstica com apendicectomia, conforme os achados, dada a maior incerteza diagnóstica utilizando-se o escore de Alvarado.

Diagnóstico por imagem

O diagnóstico da apendicite aguda é predominantemente clínico. Entretanto, os avanços no campo da radiologia têm contribuído muito no aumento da acurácia diagnóstica, principalmente nos casos de apresentação clínica não habitual e nos grupos de maior dificuldade como crianças, idosos, obesos e pacientes imunocomprometidos. Isso tem relação direta na diminuição das taxas de apendicectomias "brancas" ou não terapêuticas.

A radiografia simples do abdome (decúbito dorsal horizontal, ortostática e cúpulas) pode mostrar distensão do ceco, formação de níveis líquidos em posição ortostática na fossa ilíaca direita, apagamento da linha do psoas e até pneumoperitônio nos casos avançados. A imagem radiopaca de fecalito na topografia do apêndice reforça o diagnóstico. Entretanto, esses achados podem ser encontrados em outras causas de abdome agudo inflamatório e não há evidências na literatura médica sobre o papel da radiografia no diagnóstico dos pacientes com apendicite aguda.[7]

A ultrassonografia (US) do abdome apresenta elevada sensibilidade, especificidade e acurácia no diagnóstico de apendicite. Pode mostrar o apêndice espessado, não compressível e doloroso, com mais de 6 mm de diâmetro (Figura 74.1). Apresenta vantagens em relação à tomografia computadorizada (TC), como rapidez na realização do exame, não exposição à radiação e não necessidade de uso do contraste. Os fatores limitantes são experiência do operador, índice de massa corpórea e condições clínicas do paciente como distensão abdominal, causando interposição gasosa.[25,26]

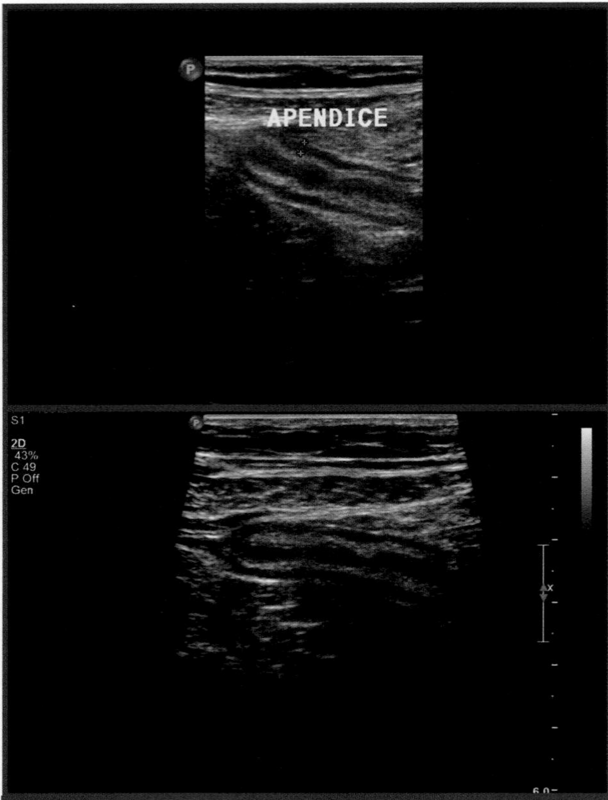

Figura 74.1 – Ultrassonografias mostram apêndice com paredes espessadas, denotando processo inflamatório.

A TC é considerada o padrão de referência no diagnóstico de imagem das afecções do apêndice (Figura 74.2). Em uma metanálise[25] que reuniu 26 estudos em crianças encontrou uma sensibilidade de 88% e especificidade de 94%. A tomografia, por sua vez, apresentou maiores taxas de sensibilidade e especificidade: 94% e 95%, respectivamente. A mesma metanálise também contou com 31 estudos em adultos, nos quais foram encontrados os valores de 83% de sensibilidade e 93% de especificidade no diagnóstico de apendicite com uso de US. Também nos adultos, a tomografia superou a ultrassonografia em termos de sensibilidade e especificidade, sendo de 94% e 94%, respectivamente.[26] Entretanto, a US não expõe o paciente à irradiação, o que deve ser considerado nas crianças e nos adultos jovens. Além disso o US, por não expor o paciente à radiação, é recomendado como exame de triagem nos pacientes do sexo feminino, jovens e de baixo índice de massa corpórea.[26]

A grande maioria dos protocolos dos serviços de radiologia preconiza a TC de abdome com o uso do contraste via oral (VO) e intravenosa (IV) para a suspeita de abdome agudo inflamatório. Entretanto, alguns estudos mostram resultados semelhantes no diagnóstico da apendicite aguda apenas com uso do contraste IV, para os serviços que dispõem de TC de alta resolução com 64 canais (64-MDCT).[27,28]

A ressonância nuclear magnética (RNM) do abdome fica reservada aos casos em que o paciente não deva ser submetido à radiação, como na gestação, e que ainda haja dúvida diagnóstica mesmo após realização do US (Tabela 74.1).[7]

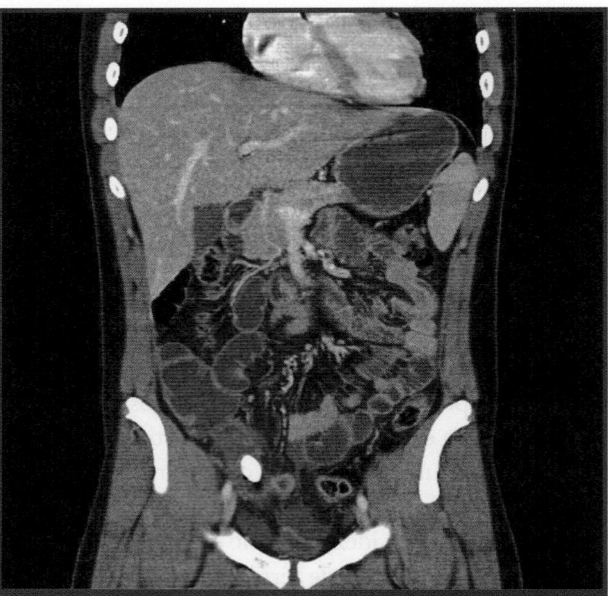

Figura 74.2 – Tomografia de abdome mostra apêndice inflamado contendo fecalito.

Tabela 74.1 – Exames complementares a serem considerados na apendicite aguda

Laboratoriais	Hemograma	Boa sensibilidade, baixa especificidade
	PCR	Boa sensibilidade, baixa especificidade
	bHCG	Para exclusão de diagnóstico diferencial
	Urina 1	Baixa sensibilidade e especificidade
Imagem	TC	Exame de eleição, porém emite radiação
	US	Boa sensibilidade e especificidade, inócuo, operador dependente
	RNM	Em casos selecionados
	Radiografia	Na indisponibilidade dos demais métodos

Diagnóstico diferencial (Quadro 74.2)

Quadro 74.2 – Diagnóstico diferencial das apendicites agudas
Cirúrgicos ou potencialmente cirúrgicos
Obstrução intestinal
Intussuscepção
Colecistite aguda
Pancreatite aguda
Úlcera péptica perfurada
Diverticulite de Meckel
Diverticulite colônica
Hematoma de reto abdominal ou do músculo psoas
Urológicos
Litíase ureteral
Pielonefrite
Cistite
Ginecológicos/obstétricos
Gestação ectópica
Ruptura de folículo de Graaf – dor do meio
Torção de cisto anexial
Moléstia inflamatória pélvica
Clínicos
Adenite mesentérica
Apendicite epiploica – apendagite
Gastroenterocolite
Ileíte terminal – doença de Crohn
Cetoacidose diabética
Dor neuropática – herpes zóster
Porfiria
Psoíte
Pneumonia

Tratamento cirúrgico

O tratamento cirúrgico deve ser indicado diante do diagnóstico firmado. Reginald Herbert Fitz,[5] em 1886, foi o primeiro autor a publicar a necessidade do diagnóstico e da cirurgia precoces na apendicite aguda. Não existe diferença nas complicações no tratamento cirúrgico quando este é feito antes de 12 horas dos sintomas ou até 24 horas depois. No entanto, a taxa de perfuração do apêndice chega a 36% quando o tratamento ocorre após as primeiras 36 horas de início dos sintomas.[7] Tradicionalmente, aceitavam-se até 15% de apendicectomias "brancas" ou não terapêuticas. Entretanto, com o aumento da qualidade dos exames de imagem, esse número diminuiu para 5 a 10%.

Cuidados pré-operatórios

Hidratação IV e pronta correção de eventuais distúrbios eletrolíticos.

Antibioticoterapia

A antibioticoterapia, com cobertura para bactérias aeróbias e anaeróbias, é altamente recomendada e deve ser iniciada até 60 minutos antes da operação, diminuindo-se a incidência de infecção de ferida operatória e abscesso intracavitário. Nos casos de apendicite não complicada (sem perfuração ou coleção abdominal) os antibióticos podem ser prescritos de forma profilática em dose única ou mantidos até 24 horas após o procedimento. A cefalosporina de segunda geração (cefoxitina sódica) é uma opção válida. Contudo, nos casos em que houver perfuração do apêndice ou coleção intracavitária a antibioticoterapia deve ser terapêutica por pelo menos sete dias. Após o uso empírico com antibióticos de amplo espectro, o tratamento deve ser, sempre que possível, orientado por cultura da secreção abdominal. Os seguintes esquemas são sugeridos:[29,30]

- Cefalosporina de terceira geração (ceftriaxona) ou fluoroquinolona (ciprofloxacino ou levofloxacino) + metronidazol. A associação de ampicilina deve ser feita quando bactérias Gram-positivas são identificadas nas culturas.

Também aceitas:

- Monoterapia com ampicilina/sulbactam ou piperacilina/tazobactam ou ticarcilina/clavulanato.
- Monoterapia com carbapenêmicos, imipenem ou ertapenem.
  - Solicitar teste de gravidez nas mulheres em idade fértil.
  - Definir via de acesso, com sondagem vesical de demora conforme a via ou preferência do cirurgião.

Cirurgia convencional (AC) ou laparoscópica (AL)

A apendicectomia pode ser realizada através de uma incisão de McBurney ou transversa na fossa ilíaca direita ou por meio de laparoscopia (Figuras 74.3 e 74.4). A escolha da via de acesso deve levar em conta a dúvida ou não no diagnóstico, história de cirurgias anteriores, idade, sexo e índice de massa corpórea dos pacientes. As diferenças e comparações entre as duas vias são amplamente descritas na literatura, com resultados conflitantes.

A laparoscopia torna possível a melhor inspeção da cavidade, reconhece outros eventuais diagnósticos e permite a remoção do apêndice com segurança, bem como a adequada limpeza da cavidade abdomi-

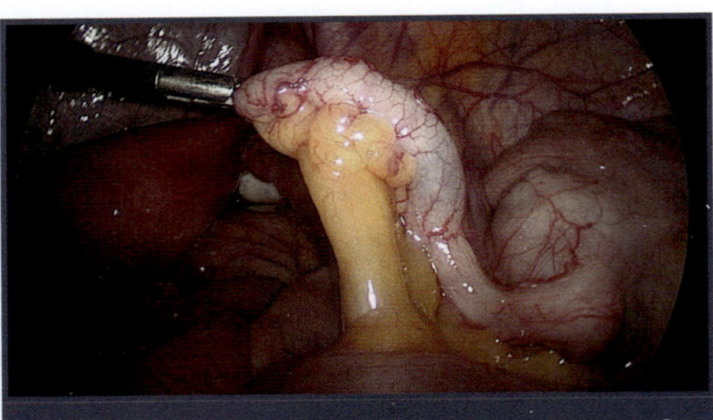

Figura 74.3 – Vista laparoscópica do apêndice inflamado em fase inicial.

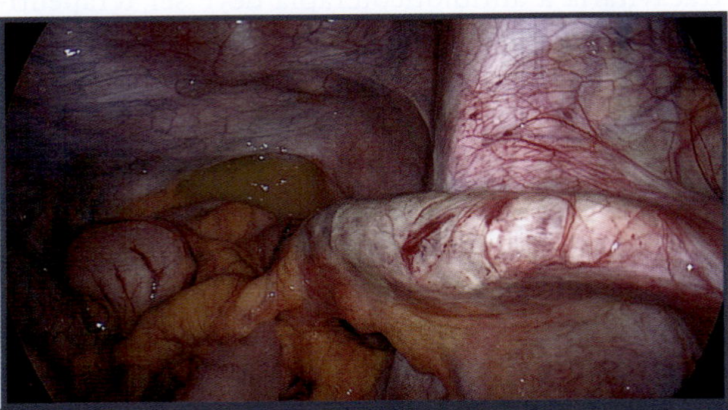

Figura 74.4 – Vista laparoscópica de apendicite aguda com coleção purulenta no fundo de saco.

nal. Uma revisão sistemática[31] com 45 estudos randomizados demonstrou a redução das complicações de ferida operatória em 50% com a laparoscopia, porém, com um aumento de três vezes na incidência de abscessos intracavitários quando comparada à via laparotômica. O tempo cirúrgico foi mais prolongado e os custos da sala de cirurgia são superiores pela a via laparoscópica. No entanto, os pacientes apresentaram menor dor pós-operatória, menor permanência hospitalar e retorno mais precoce às atividades. Uma recente metanálise concluiu que a via laparoscópica é segura e efetiva no tratamento da apendicite aguda, com os resultados relacionados com a experiência do centro e do cirurgião. A via convencional também apresenta benefícios, como menor incidência estatisticamente significativa de coleções intra-abdominais pós-operatórias.[32]

Outros dois grandes estudos comparativos, um norte-americano e outro inglês, apontam maiores taxas complicações pós-operatórias[33] e de readmissão hospitalar[34] para a laparoscopia. Segundo os autores, apesar da segurança no tratamento cirúrgico da apendicite pela via laparoscópica, esta deve ser reservada para alguns grupos de pacientes.[34]

A laparoscopia apresenta incontestáveis vantagens para aqueles pacientes com dúvida diagnóstica, reduzindo de forma significativa as taxas de apendicectomias não terapêuticas. Os grupos que apresentam maior benefício com a via de acesso são: mulheres em idade fértil, obesos e idosos, pela qualidade superior do pós-operatório imediato.[35-42]

No Brasil, tem-se utilizado a via laparoscópica de rotina, considerando-a segura e efetiva no tratamento da apendicite aguda, com resultados pós-operatórios superiores aos da via laparotômica. Acredita-se que a escolha da via de acesso depende das preferências do cirurgião e do paciente.

Cuidados pós-operatórios

Nos casos não complicados, a dieta pode ser liberada logo no pós-operatório imediato – independentemente da via de acesso – e os pacientes recebem alta hospitalar com 24 a 48 horas de internação. A antibioticoterapia nesses casos é profilática. Nos casos complicados, por sua vez, a dieta deve ser postergada até o retorno da atividade intestinal. Não é infrequente o íleo pós-operatório, especialmente nos idosos. Os pacientes permanecem com antibioticoterapia intravenosa (IV) e recebem alta, em média, entre o 5º e o 7º dia pós-operatório.[43] A profilaxia de trombose venosa profunda (TVP) deve ser considerada de acordo com fatores de risco. O uso de drenos não é recomendado na literatura, mesmo nos casos complicados.[44]

Complicações

A apendicectomia é considerada um procedimento seguro, com taxa de mortalidade de 0,8 a cada mil operações. Nos casos em que houver perfuração do apêndice, esse número aumenta para 5,1 em mil cirurgias. A perfuração ocorre em 16 a 30% dos casos, especialmente nos idosos e crianças, geralmente pelo retardo no diagnóstico.[45]

As principais complicações da apendicectomia são as infecciosas, entre elas as infecções de parede abdominal e os abscessos intracavitários. Estas são minimizadas com uma adequada técnica operatória, devida limpeza da cavidade e parede abdominal, além do uso de antibioticoterapia IV.

A taxa de infecção de ferida operatória é diretamente proporcional ao estádio da apendicite e varia de menos de 5% nas fases iniciais e até 20% nos casos perfurados e com necrose. O abscesso intracavitário pode ter sintomatologia tardia, que pode ser confirmado por exames de imagem. Muitas vezes, a drenagem percutânea guiada por US ou TC e o uso de antibióticos evita a reoperação.[7]

Existe espaço para tratamento clínico na apendicite aguda?

A apendicectomia é o tratamento-padrão realizado para a apendicite aguda ao longo dos últimos 120 anos. Anualmente, cerca de 300 mil apendicectomias são realizadas nos Estados Unidos, com morbidade aceitável e mortalidade praticamente nula. Apesar de o tratamento clínico com antibióticos ser considerado seguro e efetivo em doenças como diverticulite, salpingite e enterocolite neonatal, o tratamento não operatório da apendicite aguda tem sido motivo de controvérsia na literatura.

Um estudo prospectivo e randomizado envolvendo 252 homens tratados de apendicite aguda com antibióticos ou cirurgia concluiu que o tratamento clínico pode ser efetivo nos casos não complicados e iniciais.[46] O risco de recorrência da apendicite foi o mesmo da taxa de complicações pós-operatórias, 14%. Outro estudo randomizado comparou os tratamentos clínico e cirúrgico em indivíduos adultos de ambos os sexos (369) com apendicite aguda.[47] A eficácia foi de 90,8% para o tratamento com antibióticos e 89,2% nos casos cirúrgicos. A recorrência dos sintomas, como no estudo anterior, foi de 14%. Entretanto, as taxas de complicações maiores foram três vezes superiores no grupo tratado com cirurgia. Não houve diferença em relação às complicações menores. Em ambos os estudos os pacientes tratados clinicamente receberam antibióticos de amplo espectro IV por 24 a 48 horas e completaram o tratamento VO por 10 dias.

O tratamento conservador da apendicite aguda parece ser possível nos casos não complicados se for adotado como uma opção para centros de saúde distantes sem suporte para intervenções cirúrgicas. As taxas de complicações apresentadas até o momento são semelhantes às do tratamento cirúrgico, com recorrência dos sintomas em até 15% dos casos. Sem dúvida, um número maior de estudos de qualidade será necessário para mudar a conduta no tratamento dos pacientes com apendicite aguda. Até o momento, não existem evidências na literatura de que o tratamento clínico seja superior ao cirúrgico nesses pacientes.

Situações especiais

Apêndice normal

Apesar de toda a tecnologia disponível nos dias atuais, o diagnóstico da apendicite aguda pode gerar dúvidas em raras situações. Estudos da década passada ainda relatavam taxas de apendicectomias brancas ou não terapêuticas em torno de 15%. Atualmente, esse número gira em torno de 5%.

O cirurgião, ao se deparar com um apêndice cecal de características macroscópicas normais, deve procurar causas que expliquem os sintomas apresentados pelo paciente. Estas incluem ileíte terminal, diverticulite de Meckel ou do cólon (ceco e sigmoide), adenite mesentérica e causas ginecológicas (moléstia inflamatória pélvica ou doenças ovarianas). Alguns quadros iniciais de inflamação intramural ou da serosa podem revelar um apêndice de características normais. Na ausência de outras causas que justifiquem o quadro clínico, a apendicectomia deve ser realizada, seja pela via aberta ou laparoscópica.[48]

Apendicite crônica ou recorrente

A apendicite crônica ou recidivante ocorre nos pacientes após um primeiro quadro de apendicite que regride espontaneamente. Novas crises mais leves ocorrem com dor localizada na fossa ilíaca direita.

Nesses pacientes, o enema opaco pode revelar um fecalito no interior do apêndice ou a não contrastação deste.

O diagnóstico é confirmado pela histopatologia, a qual mostrará fibrose da parede, redução do lúmen com ulceração ou área cicatricial com infiltrado de células inflamatórias. São critérios aceitos para definir a apendicite crônica: sintomas por pelo menos quatro semanas, confirmação histopatológica de inflamação apendicular e melhora dos sintomas após a apendicetomia.[49]

Massa ou plastrão apendicular

Pacientes com sintomatologia prolongada podem apresentar-se com massa palpável na fossa ilíaca direita, que é confirmada com US ou TC de abdome. Aproximadamente 10% dos pacientes com apendicite aguda desenvolverão um plastrão apendicular. Devem-se excluir doença de Crohn e as neoplasias nos idosos, com colonoscopia e acompanhamento clínico. Apesar do pequeno número de estudos, o tratamento inicial preconizado para os pacientes que assim se apresentam e estão clinicamente estáveis é o conservador, com hidratação e antibióticos IV. Normalmente, o processo inflamatório regride em dias e há diminuição do plastrão apendicular. Os casos recorrentes devem ser encaminhados para a cirurgia programada, por via laparoscópica ou laparotômica. Essa conduta é questionável nos pacientes assintomáticos.[50,51]

Idosos

A resposta inflamatória diminui a intensidade com o passar dos anos, o que resulta em um quadro clínico menos evidente e, em geral, mais prolongado. Assim, o diagnóstico de apendicite aguda no idoso pode ser mais trabalhoso e tardio. A incidência de perfuração é maior e, consequentemente, maiores são as taxas de morbidade e mortalidade, também relacionadas às possíveis comorbidades. Diagnósticos diferenciais que devem ser lembrados são a diverticulite aguda e a neoplasia de cólon – a TC de abdome útil nesses casos.

A via laparoscópica é considerada factível e segura no tratamento da apendicite, complicada ou não, na população idosa. Mesmo associada a maior tempo cirúrgico e maior índice de conversão, a laparoscopia apresenta menor mortalidade, menor tempo de hospitalização e menor número de complicações quando comparada à cirurgia convencional. Portanto, deve ser considerada a via de acesso de eleição nos idosos com apendicite aguda.[42,52]

Gestação

A apendicite é a doença cirúrgica de urgência mais comum da gestação e a principal causa operatória não obstétrica de perda fetal. O risco de uma mulher gestante desenvolver apendicite é o mesmo de uma não gestante e ocorre a cada 1.500 a 2.000 gestações. O quadro clínico é o mesmo, mas com algumas peculiaridades. A incidência é praticamente idêntica nos três trimestres, com discreto aumento no segundo. Dor na fossa ilíaca direita é o sintoma mais comum. Alterações laboratoriais podem ser fisiológicas, uma vez que leucocitose (até 16 mil) é um achado comum. Alteração do hábito intestinal, náuseas e vômitos também são encontrados com frequência e podem confundir o quadro clínico. Existindo a suspeita clínica, exames de imagem devem ser solicitados para que não ocorra retardo no diagnóstico. Casos não complicados de apendicite resultam em 5% de morte fetal. Esse número aumenta para 20 a 25% naqueles em que haja perfuração, com até 4% de mortalidade materna.[53]

A US é um método seguro e deve ser o primeiro exame a ser solicitado. O apêndice inflamado é visualizado como uma estrutura tubular não compressível que termina em fundo cego no quadrante inferior direito. Seu diâmetro deve ser superior a 6 mm. Caso o exame seja positivo, um cirurgião deve ser chamado. Caso negativo ou inconclusivo, o próximo passo é a RNM de abdome. A RNM é segura para o feto e a mãe, tornando-se um excelente método naqueles casos em que a história clínica é positiva e a US é inconclusiva. Uma metanálise encontrou 80% de sensibilidade e 99% de especificidade para a RNM nessas pacientes.[54] A TC, em virtude dos potenciais riscos da radiação ao feto, deve ser solicitada nos casos complicados ou naqueles em que a história clínica é positiva, a US é inconclusiva e a RNM não está disponível. Em estudos retrospectivos apresenta sensibilidade de 85% e especificidade de 97%.[54]

Gestantes com história clínica positiva e exames de imagem positivos, independentemente dos achados laboratoriais, devem ser prontamente assistidas por um cirurgião. O retardo no tratamento cirúrgico aumenta o risco de perfuração, que pode ocorrer em 14 a 43% dos casos, aumentando significativamente o risco de perda fetal. Uma vez feito o diagnóstico, o tratamento cirúrgico não deve ser retardado. Deve ser realizado, de preferência, pela via convencional após hidratação e início de antibioticoterapia. Se o diagnóstico é muito provável, a apendicectomia deve ser realizada por incisão transversa ou de McBurney. Se o diagnóstico é menos provável, a incisão de escolha é a mediana.[7] Uma recente revisão sistemática sobre laparoscopia *versus* cirurgia aberta na apendicectomia de gestantes concluiu que a laparoscopia, apesar de factível e apresentar baixa taxa de complicações nos três trimestres, está associada a uma maior mortalidade fetal. A apendicectomia convencional parece ser uma opção mais segura para as gestantes com apendicite aguda.[55]

Resumo e pontos de interesse

A apendicite aguda é a principal causa de urgência cirúrgica abdominal não traumática. O diagnóstico precoce e a cirurgia sem retardo são fundamentais no sucesso do tratamento.

Nem todos os pacientes apresentam sintomatologia típica, por diversos fatores, entre eles a posição variável do apêndice no abdome. Os sintomas clássicos são dor na fossa ilíaca direita, anorexia, febre, náuseas e vômitos.

Exames de imagem devem ser solicitados quando o quadro clínico não é conclusivo. A TC com contraste VO e IV ou somente IV apresenta maiores sensibilidade e especificidade que a US para o diagnóstico da apendicite aguda.

Pacientes nos extremos de idade ou imunossuprimidos têm índices de morbidade e mortalidade maiores pela apresentação mais tardia e não habitual.

Os cuidados pré-operatórios com hidratação, correção de distúrbios eletrolíticos e uso imediato de antibióticos não devem protelar o tratamento cirúrgico.

A cirurgia aberta e a laparoscópica são apropriadas. A via laparoscópica está ocupando um espaço cada vez maior e tem ótima indicação nos pacientes obesos, idosos e naqueles com dúvida diagnóstica, especialmente mulheres em idade fértil.

O tratamento do plastrão apendicular é inicialmente conservador, com cirurgia programada dependendo da sintomatologia futura.

Se durante o ato cirúrgico o apêndice for considerado normal, é mandatória a inspeção da cavidade na busca de outras causas que expliquem a sintomatologia do paciente (ileíte terminal, diverticulite de ceco ou sigmoide, diverticulite de Meckel, adenite mesentérica e causas ginecológicas). Nessa situação, a remoção do apêndice é altamente recomendada.

Doença de Crohn

A doença de Crohn é caracterizada por um processo inflamatório crônico, insidioso e transmural, que pode acometer qualquer porção do trato gastrointestinal. Cerca de 25% dos pacientes com doença no íleo terminal (forma mais comum) podem ter acometimento apendicular. O acometimento isolado do apêndice pela doença de Crohn, por sua vez, é uma situação rara (0,2%) e pode simular um quadro agudo de apendicite com febre, leucocitose, dor no quadrante inferior direito e ocasionalmente massa palpável. O quadro clínico é mais arrastado, e nesses casos essa hipótese deve ser lembrada.[56] No entanto, o diagnóstico raramente é realizado no pré-operatório. Macroscopicamente, o apêndice encontra-se com diâmetro aumentado, edemaciado e aderido às estruturas adjacentes. Histologicamente, é caracterizado por inflamação transmural com ulcerações na mucosa, espessamento da parede, presença de granulomas e agregados linfoides e células multinucleadas gigantes de Langhans. O diagnóstico diferencial é feito com corpos estranhos, diverticulite do apêndice e outras doenças infecciosas e granulomatosas.

A incidência de complicações pós-operatórias na doença de Crohn confinada ao apêndice é baixa. A incidência de fístulas gira em torno de 3,5%. Já na doença ileal pode chegar a 25%. A recorrência também é mais baixa quando comparada a outros segmentos intestinais acometidos, sugerindo que a doença de Crohn confinada ao apêndice tem um comportamento menos agressivo que outras formas da doença.[57]

Endometriose

O comprometimento intestinal ocorre em 5,4 a 25,4% das pacientes portadoras de endometriose. O apêndice é o terceiro local mais frequentemente acometido, depois do reto e do íleo. A prevalência de endometriose de apêndice em pacientes com endometriose é de 2,8%.[58]

Apesar de a endometriose poder causar apendicite aguda por distorção e obstrução da luz do apêndice, mais frequentemente é diagnosticada por exames de imagem ou durante laparotomia ou laparoscopia. Perfuração do apêndice pode ocorrer especialmente durante os primeiros dois trimestres da gestação.[59,60] O apêndice pode estar envolvido em extenso processo aderencial ou focalmente comprometido; nesses casos, observa-se retração do apêndice.

Muitos pacientes com endometriose de apêndice apresentam dor pélvica crônica. A apendicectomia pode resultar na melhora dos sintomas.[61]

Frequentemente, o acometimento do apêndice por endometriose causa uma distorção característica com retração e curvamento do órgão, provocando um aspecto de "bengala" (Figura 74.5).

Estudo em 106 pacientes apendicectomizadas durante o tratamento laparoscópico de endometriose de ovário evidenciou 3,3% de apêndices com endometriose macroscópica e 13,2% com alterações microscópicas.[62]

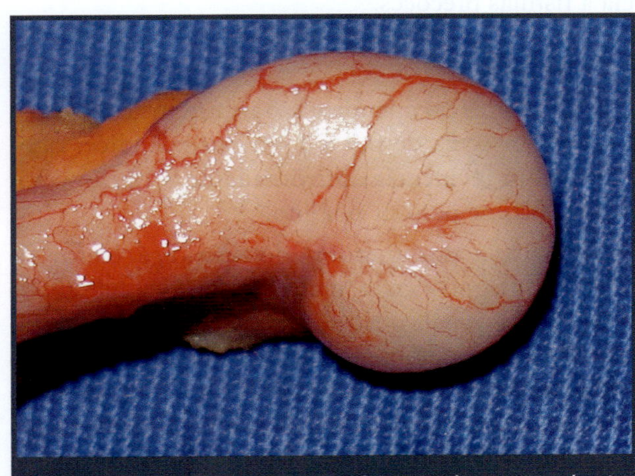

Figura 74.5 – Endometriose de apêndice que adquire formato de "bengala".

Divertículos do apêndice

A presença de divertículos no apêndice cecal é entidade rara, descrita originalmente em 1893, por Kelynack. Em estudos de peças cirúrgicas obtidas após apendicectomia a incidência varia entre 0,004 e 2,1%. São mais comuns em homens, e a idade média de diagnóstico varia entre 30 e 40 anos. Os sintomas podem ser mais insidiosos, e a dor, intermitente.

A importância da doença diverticular do apêndice cecal reside no fato de, quando associada à apendicite aguda, poder resultar em um risco quatro vezes maior de perfuração precoce do órgão com maior morbidade.[63-65]

Infestações parasitárias

Infestação parasitária do apêndice cecal é causa incomum de apendicite. Em estudo retrospectivo nacional de Silva et al. com 1.600 pacientes operados com diagnóstico clínico de apendicite, 24 (1,5%) apresentavam infecção parasitária.[66] *Enterobius vermicularis* foi encontrado em 23 (95,8%), e *Taenia* sp., em 1 (4,2%). Complicações com peritonite ocorreram em 11, e gangrena, em 3 casos. Dezesseis pacientes (66,7%) eram menores de 10 anos.[66] Estudos sugerem a relação entre presença de ovas de *E. vermicularis* com inflamação aguda, mas a presença do parasita na luz do apêndice deve ser coincidência, pois o *E. vermicularis* no lúmen apendicular pode causar cólica apendicular.[67,68] Isik et al. relataram em revisão de 665 apendicectomias 12 (2%) achados de *E. vermicularis*; apenas 4 (33%) apresentavam inflamação aguda à histologia e 3 destes apresentavam ova de *E. vermicularis* e o parasita.[67] Outra causa também rara de apendicite é a amebíase (*Entamoeba histolytica*), mais frequente em jovens e com tendência a fístulas precoces.[69]

Tumores do apêndice

Os tumores do apêndice são incomuns e diagnosticados em cerca de 0,9 a 1,4% dos apêndices operados, com incidência aproximada de 0,12 casos por um milhão de pessoas por ano.[6,70-74]

A maioria dos tumores do apêndice (cerca de 70%) é diagnosticada em quadros de apendicite aguda causada pela obstrução da luz do apêndice pelo tumor, e mais raramente o diagnóstico é possível no pré-operatório. O diagnóstico pré-operatório é difícil, e menos da metade dos casos é diagnosticada no intraoperatório.[75-78] Revisões recentes da literatura apontam o tumor carcinoide como a neoplasia maligna primária mais frequente,[72,79,80] seguido do adenocarcinoma.[81,82]

Carcinoide

O carcinoide é o tumor mais frequente do apêndice (Figura 74.6), representando 32 a 85% dos casos.[72,73,79,80] O íleo é a sede mais frequente dos carcinoides gastrointestinais, e o apêndice ocupa o segundo lugar. Detectado mais comumente na quarta década de vida, incide mais precocemente que outros tumores malignos primários do apêndice. Existe uma predominância de 2:1 no sexo feminino, em qualquer idade.[71-73] O pico de incidência no sexo masculino é em média 49 anos, e no feminino, 38 anos.[80,83,84]

A maioria dos pacientes são assintomáticos, assim esses tumores são comumente achados incidentais em exames de imagem ou em cirurgias abdominais. Como habitualmente acometem a extremidade do apêndice (90%), raramente causam apendicite aguda. Sintomas são mais frequentes em tumores maiores e em pacientes com metástases além dos linfonodos regionais.[72,84,85]

Quadro clínico correspondente à síndrome carcinoide é uma apresentação rara e observada em cerca de 1% dos pacientes, quando há disseminação da doença.

O prognóstico está relacionado com o tamanho do tumor. Lesões menores que 2 cm muito raramente metastatizam e 1/3 das lesões maiores que 2 cm apresentam ao diagnóstico metástases principalmente para linfonodos regionais.[86-89]

A maioria dos tumores carcinoides do apêndice é pequena e de comportamento benigno, havendo metástases em menos de 2% dos casos.

O risco de metástase é maior quanto maior o tamanho do tumor primário, e as lesões maiores de 2 cm têm risco de metástases de 30 a 60%. A sobrevida em cinco anos desses tumores foi classificada em estádios conforme o Surveillance, Epidemiology and End Results (SEER) do National Cancer Institut:[90,91]

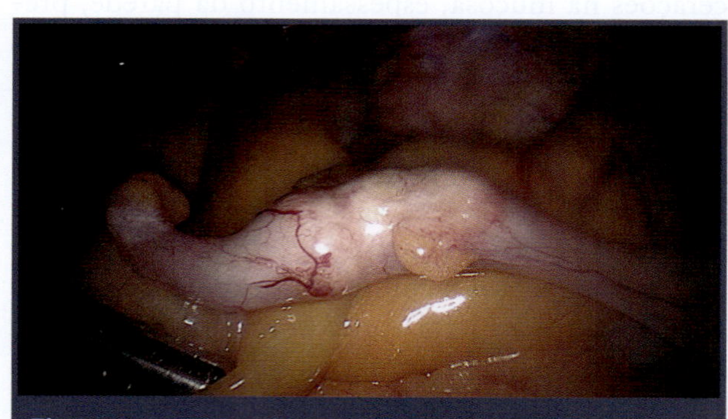

Figura 74.6 – Vista laparoscópica de tumor carcinoide de apêndice.

- **Estádio I:** tumores < 2 cm sem acometimento linfonodal ou metástase a distância: 100%.
- **Estádio II:** tumores < 2 cm com acometimento linfonodal e tumores ≥ 2 cm e < 3 cm sem acometimento linfonodal, sem metástase: 100%.
- **Estádio III:** tumores ≥ 2 e < 3 cm com acometimento linfonodal e ≥ 3 cm com ou sem acometimento linfonodal ou metástase: 78%.
- **Estádio IV:** metástase à distância: 32%.

O tratamento é cirúrgico, e a apendicectomia é suficiente para tumores menores que 1 cm. Os maiores de 2 cm devem ser tratados por meio da colectomia direita. Há controvérsias sobre qual seria o melhor tratamento de tumores com tamanho entre 1 e 2 cm, então, a decisão deve ser baseada na localização do tumor. Assim, aqueles localizados na base do apêndice ou que acometem o mesoapêndice devem ser tratados por meio da colectomia direita.[87-89]

A cintilografia com octreotida (*Octreoscan*) é método de imagem mais sensível para o diagnóstico da doença metastática.[92] Na suspeita da síndrome carcinoide ou doença metastática o ácido 5-hidroxi--indolacético (AHIA) deve ser dosado em urina de 24 horas. A cromogranina pode ser usada como um sensível marcador para tumores neuroendócrinos.

Os análogos de somatostatina, como o octreotida, são usados para alívio dos sintomas da síndrome carcinoide na doença metastática, porém, a regressão tumoral é rara. A quimioterapia no tratamento da doença metastática é de benefício marginal. Ressecções hepáticas de doença metastática podem ser benéficas em alguns casos, dada a diminuição dos sintomas.

Adenocarcinoma

O adenocarcinoma de apêndice cecal é encontrado em cerca de 0,08 a 0,2% das apendicectomias,[81,93,94] representando 4 a 6% de todos os tumores primários do apêndice vermiforme.[81,82] A idade média de apresentação é de 50 anos, com predominância do sexo masculino.[94,95]

O adenocarcinoma de apêndice pode ser dividido em três tipos histológicos: mucinoso, colônico e adenocarcinoma com células em anel de sinete.

- **Tipo mucinoso ou cístico**: é o mais comum, derivado do precursor cistoadenoma. É comparável ao cistoadenoma de ovário e tende à ruptura e produção abundante de mucina, com disseminação mais frequente pela cavidade abdominal.
- **Tipo colônico ou intestinal:** semelhante ao adenocarcinoma do cólon, tipicamente se manifesta como massa focal sem formação de mucocele.
- **Adenocarcinoma com células em anel de sinete**: é mais raro e associado com pior prognóstico.[71]

A história natural e o prognóstico do adenocarcinoma do apêndice diferem dos encontrados no cólon. Por esse motivo, o American Joint Committee on Cancer (AJCC) recomenda que os tumores de apêndice sejam estadiados, diferentemente dos adenocarcinomas colorretais.[96]

Séries retrospectivas e não controladas para o estadiamento sugerem melhor sobrevida nos pacientes tratados com colectomia.[76,78,97-99]

Entretanto, é cenário frequente o achado histológico de câncer após a apendicectomia. Nesses casos, a colectomia não precisa ser realizada se o tumor for restrito à mucosa, com lesões bem diferenciadas, e não ultrapassar a submucosa.[100] A ooforectomia de rotina em casos nos quais se percebe o acometimento ovariano é proposta no momento da colectomia, em razão da grande associação de metástases para esse órgão, possibilitando o aumento da sobrevida.[78]

Entretanto, nenhuma série demonstrou melhora de sobrevida em ooforectomia profilática. Não há dados específicos quanto à adjuvância. Muitos grupos extrapolam a resposta do câncer colorretal a quimioterápicos utilizando 5-FU para o de apêndice, principalmente os adenocarcinomas de tipo intestinal. Os benefícios da radioterapia também são controversos. Cirurgia de citorredução e quimioterapia hipertérmica intraoperatória (QHIO) são utilizadas em alguns centros. Porém, existem poucos trabalhos com metodologia consistente para chegar a um consenso. Há uma tendência apontada pelos dados de literatura a uma melhor sobrevida com tratamento agressivo de citorredução e QHIO com toxicidade 3, 4 e 5 observada em até 65% dos pacientes.[101]

O tumor adenocarcinoide ou *goblet cell carcinomas* é também denominado carcinoide mucinoso por ter aparência macroscópica e padrão de tumor carcinoide, mas apresenta comportamento agressivo do adenocarcinoma. As características clínicas e histológicas são suficientemente distintas para uma nova classificação, sugerida em 1969.[102] Embriologicamente, origina-se de célula pluripotente em células mucinosas e neuroendócrinas. Entre os tipos tumorais descritos é o que menos frequentemente causa disseminação linfonodal, porém, com possibilidade de disseminação intraperitoneal e ovários.[75] A idade média de surgimento apresenta pico entre 53 e 58 anos e predomina no sexo feminino na relação de 4:1.[83,103,104] Apresenta evolução menos favorável que os carcinoides, com sobrevida em cinco anos em torno de 78%. O tratamento ainda é motivo de estudo. Alguns autores sugerem simples apendicectomia para tumores localizados e de baixo grau.[105] A colectomia direita deve ser realizada para tumores maiores que 2 cm, que envolvem a base do apêndice e são associados à metástase nodal. A ressecção agressiva de metástases intra-abdominais pode melhorar o controle de sintomas e aumentar a sobrevida.[75,106] A resposta à quimioterapia costuma ser melhor quando comparada aos adenocarcinomas.[107]

Mucocele de apêndice

Sob essa denominação encontram-se três entidades distintas no que tange os aspectos clínicos e patológicos: mucocele ou cisto de retenção, caracterizada por alterações degenerativas epiteliais por obstrução e distensão, geralmente assintomáticas, encontradas em 0,3% das apendicectomias e mais comumente achado incidental de tomografias;[108] cistadenoma mucinoso, benigno histologicamente e morfologicamente semelhante aos pólipos adenomatosos do cólon; cistoadenocarcinoma mucinoso.

O tratamento é sempre cirúrgico, pois mesmo lesões aparentemente benignas podem apresentar-se histologicamente como cistoadenocarcinoma.[109,110] A apendicectomia simples é terapêutica para os cistos de retenção e cistoadenocarcinomas sem invasão de mesentério ou estruturas adjacentes. Hemicolectomia direita é indicada nas mucoceles com envolvimento de ceco ou íleo terminal. O tratamento com uso de vídeo laparoscopia parece factível para lesões sem sinais de malignidade evidente.[111] Indícios de lesão peritoneal devem ser indicativos de conversão da laparotomia para ressecção agressiva.

Há relatos de associação entre mucocele de apêndice e outros tumores do trato digestório, mama, ovário e rins. O adenocarcinoma de cólon sincrônico aparece em até 20% desses pacientes.[81,109]

Pseudomixoma peritoneal

O pseudomixoma peritoneal (PMP) é caracterizado por coleção de material gelatinoso e implantes de mucina na superfície peritoneal e foi originalmente descrito para o cistoadenoma de apêndice. O acúmulo progressivo de muco na cavidade abdominal conduz ao achado característico de *jelly belly*.[111]

Ainda não há consenso entre os autores quanto à nomenclatura, mas alguns utilizam essa denominação para disseminação intraperitoneal mucinosa, proveniente de lesões benignas ou malignas de diversos órgãos. Porém, há uma tendência de alguns estudiosos a limitar o uso do termo pseudomixoma peritoneal (PMP) a um grupo que compreende o tumor peritoneal histologicamente benigno e o adenoma mucinoso de apêndice.[112,113] Mais recentemente, esses casos foram classificados como adenomucinose peritoneal disseminada (AMPD).[114]

O PMP é mais comum no sexo feminino, e seu achado mais comum é o aumento da circunferência abdominal. O segundo achado mais frequente é a hérnia inguinal no homem e massa ovariana palpável na mulher.[113]

O tratamento-padrão para a AMPD é ressecção cirúrgica repetida para a doença sintomática, já que frequentemente ocorre recidiva. Adição de adjuvância ao tratamento ainda é motivo de estudos e a falta de consenso nas definições ainda atrapalha a análise dos dados da literatura, mas é apontada uma tendência a uma abordagem mais agressiva com cirurgia seguida de QHIO visando cura. Uma revisão sistemática envolvendo 383 pacientes portadores de AMPD que foram submetidos a cirurgia radical com quimioterapia hipertérmica intraoperatória (QHIO) demonstrou sobrevida de 70 a 86% em cinco anos.[115]

Tumores estromais gastrointestinais (GIST)

Os GIST de apêndice cecal são muito raros, representando 0,1% dos GIST.[116] Alguns poucos casos são relatados na literatura com predomínio em homens, na relação de 2,5:1 e idade média de 67 anos.

A maioria dos tumores é de achados incidentais durante cirurgias ou necropsias. Também podem aparecer mimetizando sintomas de apendicite. Há uma alta associação de GIST com outros tumores malignos.[117]

Todos os GIST relatados eram grupo 1 e 2, de acordo com Miettinen e Lasoata, e muito baixo e de baixo risco, conforme o National Institute of Health Consensus Criteria, para os quais a apendicectomia é o tratamento-padrão.[116,118]

Linfoma de apêndice

Os linfomas malignos do trato intestinal representam apenas 5% dos linfomas. O acometimento primário de apêndice é entidade rara. O linfoma não Hodgkin de células B do apêndice representa 1,3 a 2,6% dos linfomas do trato gastrointestinal.[119,120] Alguns poucos casos de linfoma de células T são relatados.[121] São raramente diagnosticados no pré-operatório e normalmente se apresentam como apendicite aguda. A doença localizada é tratada com apendicectomia, mas tratamentos adjuvantes com quimioterapia e radioterapia são usualmente utilizados. Na presença de infiltração de mesoapêndice ou acometimento linfonodal, há necessidade de colectomia direita.[122]

Outras neoplasias primárias do apêndice

Neoplasias não epiteliais primárias do apêndice são extremamente raras e são o motivo de relatos de casos isolados, como leiomiossarcoma,[123] neuroma,[124] ganglioneuroma,[125] sarcoma de Kaposi[126] e tumor de células granulares.[127]

Carcinoma secundário do apêndice

O apêndice também pode raramente ser sítio secundário a carcinomas como: de mama, de ovário, de colo uterino, colorretal e carcinoma hepatocelular.[128,129]

REFERÊNCIAS

1. Randal Bollinger R, Barbas AS, Bush EL, Lin SS, Parker W. Biofilms in the large bowel suggest an apparent function of the human vermiform appendix. J Theor Biol. 2007 Dec 21; 249(4):826-31.
2. Im GY, Modayil RJ, Lin CT, Geier SJ, Katz DS, Feuerman M, Grendell JH. The appendix may protect against Clostridium difficile recurrence. Clin Gastroenterol Hepatol. 2011 Dec; 9(12):1072-7.
3. Kubíková E, El Falougy H, Mizerákova P, Cingel V, Benuska J. Position variability of the vermiform appendix and effect on diagnosis of appendicitis in children. Rozhl Chir. 2009 Mar; 88(3):133-5.
4. Marniok B, Slusarczyk K, Pastuszka A, Jarosz R. Anatomical variations of vermiform appendix. Wiad Lek. 2004; 57(3-4):156-7.
5. Fitz RH. Perforating inflammation of the vermiform appendix with special reference to its early diagnosis and treatment. Am J Med Sci. 1886; 92:321.
6. Addiss DG, Shaffer N, Fowler BS, Tauxe RV. The epidemiology of appendicitis and appendectomy in the United States. Am J Epidemiol. 1990; 132:910.
7. Humes DJ, Simpson J. Acute appendicitis. BMJ. 2006; 333:530-4.
8. Jaffe BM, Berger DH. The appendix. In: Schwartz SI, Brunicardi CF (eds.). Schwartz Principles of Surgery. 8.ed. Nova York: McGraw-Hill Health Pub Division, 2005.
9. Jones BA, Demetriades D, Segal I, Burkitt DP. The prevalence of appendiceal fecaliths in patients with and without appendicitis: a comparative study from Canada and South Africa. Ann Surg. 1985; 202:80.
10. Temple CL, Huchcroft SA, Temple WJ. The natural history of appendicitis in adults: a prospective study. Ann Surg. 1995; 221:278.
11. Murphy J. Two thousand operations for appendicitis, with deductions from his personal experience. Am J Med Sci. 1904; 128:187-211.
12. McBurney C. Experience with early operative interference in cases of disease of the vermiform appendix. NY Med J. 1889; 50:676-84.
13. Golledge J, Toms AP, Franklin IJ, Scriven MW, Galland RB. Assessment of peritonism in appendicitis. Ann R Coll Surg Engl. 1996; 78(1):11-4.
14. Andersson RE, Hugander AP, Ghazi SH, Ravn H, Offenbartl SK, Nyström PO et al. Diagnostic value of disease history, clinical presentation, and inflammatory parameters of appendicitis. World J Surg. 1999 Feb; 23(2):133-40.
15. Lane R, Grabham J. A useful sign for the diagnosis of peritoneal irritation in the right iliac fossa. Ann R Coll Surg Engl. 1997 Mar; 79(2):128-9.
16. Rovsing NT. Indirektes Hervorrufen des typischen Schmerzes an McBurney's Punkt. Ein Beitrag zur diagnostik der Appendicitis und Typhlitis. Zentralblatt für Chirurgie, Leipzig. 1907; 34:1257.
17. Izbicki JR, Knoefel WT, Wilker DK, Mandelkow HK, Müller K, Siebeck M et al. Accurate diagnosis of acute appendicitis: a retrospective and prospective analysis of 686 patients. Eur J Surg. 1992 Apr;158(4):227-31.
18. Alshehri MY, Ibrahim A, Abuaisha N, Malatani T, Abu-Eshy S, Khairulla S et al. Value of rebound tenderness in acute appendicitis. East Afr Med J. 1995 Aug;72(8):504-6.
19. Jahn H, Mathiesen FK, Neckelmann K, Hovendal CP, Bellstrøm T, Gottrup F. Comparison of clinical judgment and diagnostic ultrasonography in the diagnosis of acute appendicitis: experience with a score-aided diagnosis. Eur J Surg. 1997Jun; 163(6):433-43.
20. Berry J Jr, Malt RA. Appendicitis near its centenary. Ann Surg. 1984 Nov; 200(5):567-75.
21. John H, Neff U, Kelemen M. Appendicitis diagnosis today: clinical and ultrasonic deductions. World J Surg. 1993 Mar-Apr; 17(2):243-9.
22. Alvarado A. A practical score for the early diagnosis of acute appendicitis. Ann Emerg Med. 1986; 15:557.
23. Kalan M, Talbot D, Cunliffe WJ, Rich AJ. Evaluation of the modified Alvarado score in the diagnosis of acute appendicitis: a prospective study. Ann R Coll Surg Engl. 1994; 76:418.
24. Memon AA, Vohra LM, Khaliq T, Lehri AA. Diagnostic Accuracy of Alvarado Score in the Diagnosis of acute Appendicitis. Pak J Med Sci. 2009 Jan-Mar;25(1):118-21.
25. Doria AS, Moineddin R, Kellenberger CJ, Epelman M, Beyene J, Schuh S et al. US or CT for diagnosis of appendicitis in children and adults? A meta-analysis. Radiology. 2006; 241:83-94.
26. van Randen A, Bipat S, Zwinderman AH, Ubbink DT, Stoker J, Boermeester MA. Acute appendicitis: meta-analysis of diagnostic performance of CT and graded compres-

sion US related to prevalence of disease. Radiology. 2008; 249:97-106.

27. Anderson BA, Salem L, Flum DR. A systematic review of whether oral contrast is necessary for the computed tomography diagnosis of appendicitis in adults. Am J Surg. 2005; 190:474-8.

28. Anderson SW, Soto JA, Lucey BC, Ozonoff A, Jordan JD, Ratevosian J et al. Abdominal 64-MDCT for suspected appendicitis: the use of oral and IV contrast material versus IV contrast material only. Am J Roentgenol. 2009; 193:1282-8.

29. Mazuski JE, Sawyer RG, Avery BN. The Surgical Infection Society guidelines on antimicrobial therapy for intraabdominal infections: an executive summary. Surg Infect. 2002; 3(3):161-74.

30. Solomkin JS, Mazuski JE, Baron EJ, Sawyer RG, Nathens AB, DiPiro JT et al. Guidelines for the selection of anti-infective agents for complicated intra-abdominal infections. Clin Infect Dis. 2003; 37:997-1005.

31. Sauerland S, Lefering R, Neugebauer EA. Laparoscopic versus open surgery for suspected appendicitis. Cochrane Database Syst Rev. 2004; 18(4):CD001546.

32. Bennett J, Boddy A, Rhodes M. Choice of approach for appendicectomy: a meta-analysis of open versus laparoscopic appendicectomy. Surg Laparosc Endosc Percutan Tech. 2007; 17(4):245-55.

33. Sporn E, Petroski GF, Mancini GJ, Astudillo JA, Miedema BW, Thaler K. Laparoscopic appendectomy: is it worth the cost? Trend analysis in the US from 2000 to 2005. J Am Coll Surg. 2009; 208(2):179-85.

34. Faiz O, Clark J, Brown T, Bottle A, Antoniou A, Farrands P et al. Traditional and laparoscopic appendectomy in adults: outcomes in English NHS hospitals between 1996 and 2006. Ann Surg. 2008; 248(5):800-6.

35. McCahill LE, Pellegrini CA, Wiggins T, Helton WS. A clinical outcome and cost analysis of laparoscopic versus open appendectomy. Am J Surg. 1996 May; 171(5):533-7.

36. Andersson RE, Hugander A, Thulin AJ. Diagnostic accuracy and perforation rate in appendicitis: association with age and sex of the patient and with appendicectomy rate. Eur J Surg. 1992 Jan;158(1):37-41.

37. Körner H, Söndenaa K, Söreide JA, Andersen E, Nysted A, Lende TH et al. Incidence of acute nonperforated and perforated appendicitis: age-specific and sex-specific analysis. World J Surg. 1997 Mar-Apr; 21(3):313-7.

38. Moberg AC, Ahlberg G, Leijonmarck CE, Montgomery A, Reiertsen O, Rosseland AR et al. Diagnostic laparoscopy in 1043 patients with suspected acute appendicitis. Eur J Surg. 1998 Nov; 164(11):833-40; discussion 841.

39. Enochsson L, Hellberg A, Rudberg C, Fenyö G, Gudbjartson T, Kullman E et al. Laparoscopic vs open appendectomy in overweight patients. Surg Endosc. 2001 Apr; 15(4):387-92.

40. Golub R, Siddiqui F, Pohl D. Laparoscopic versus open appendectomy: a metaanalysis. J Am Coll Surg. 1998 May; 186(5):545-53.

41. Mason RJ, Moazzez A, Moroney JR, Katkhouda N. Laparoscopic vs open appendectomy in obese patients: outcomes using the American College of Surgeons National Surgical Quality Improvement Program database. J Am Coll Surg. 2012 Jul; 215(1):88-99; discussion 99-100.

42. Harrell AG, Lincourt AE, Novitsky YW, Rosen MJ, Kuwada TS, Kercher KW et al. Advantages of laparoscopic appendectomy in the elderly. Am Surg. 2006; 72(6):474-80.

43. La Manna O, Bendavid Y, Drolet P, Poirier M, Henri M, Latulipe JF et al. Early discharge after laparoscopic appendectomy for complicated appendicitis: Is it safe? SAGES 2013. Available from: <http://www.sages.org/meetings/annual-meeting/abstracts-archive/early-discharge-after-laparoscopic-appendectomy-for-complicated-appendicitis-is-it-safe/>; acessado em: 11 de janeiro de 2016.

44. Petrowsky H, Demartines N, Rousson V, Clavien PA. Evidence-based value of prophylactic drainage in gastrointestinal surgery: a systematic review and meta-analyses. Ann Surg. 2004; 240(6):1074-84.

45. Blomqvist PG, Andersson RE, Granath F, Lambe MP, Ekbom AR. Mortality after appendectomy in Sweden, 1987-1996. Ann Surg. 2001; 233(4):455-60.

46. Styrud J, Eriksson S, Nilsson I, Ahlberg G, Haapaniemi S, Neovius G et al. Appendectomy versus antibiotic treatment in acute appendicitis. A prospective multicenter randomized controlled trial. World J Surg. 2006; 30(6):1033-7.

47. Hansson J, Körner U, Khorram-Manesh A, Solberg A, Lundholm K. Randomized clinical trial of antibiotic therapy versus appendicectomy as primary treatment of acute appendicitis in unselected patients. Br J Surg. 2009; 96(5):473-81.

48. Wang Y, Reen DJ, Puri P. Is a histologically normal appendix following emergency appendicectomy alway normal? Lancet. 1996; 347(9008):1076-9.

49. Montiel-Jarquín AJ, Gómez-Conde E, Reyes-Páramo P, Romero-Briones C, Mendoza-García AV, García-Ramírez UN. Chronic appendicitis. A case report. Rev Med Inst Mex Seguro Soc. 2008; 46(4):431-4.

50. Deakin DE, Ahmed I. Interval appendicectomy after resolution of adult inflammatory appendix mass: is it necessary? Surgeon. 2007; 5(1):45-50.

51. Meshikhes AW. Management of appendiceal mass: controversial issues revisited. J Gastrointest Surg. 2008; 12(4):767-75.

52. Kirshtein B, Perry ZH, Mizrahi S, Lantsberg L. Value of laparoscopic appendectomy in the elderly patient. World J Surg. 2009 ;33(5):918-22.

53. Parangi S, Levine D, Henry A, Isakovich N, Pories S. Surgical gastrointestinal disorders during pregnancy. Am J Surg. 2007; 193(2):223-32.

54. Basaran A, Basaran M. Diagnosis of acute appendicitis during pregnancy: a systematic review. Obstet Gynecol Surv. 2009; 64(7):481-8.

55. Walsh CA, Tang T, Walsh SR. Laparoscopic versus open appendicectomy in pregnancy: a systematic review. Int J Surg. 2008; 6(4):339-44.

56. Ruiz V, Unger SW, Morgan J, Wallack MK. Crohn's disease of the appendix. Surgery. 1990; 107(1):113-7.

57. Prieto-Nieto I, Perez-Robledo JP, Hardisson D, Rodriguez-Montes JA, Larrauri-Martinez J, Garcia-Sancho-Martin L.

Crohn's disease limited to the appendix. Am J Surg. 2001; 182(5):531-3.

58. Gustofson RL, Kim N, Liu S, Stratton P. Endometriosis and the appendix: a case series and comprehensive review of the literature. Fertil Steril. 2006; 86(2):298-303.

59. Yantiss RK, Clement PB, Young RH. Endometriosis of the intestinal tract: a study of 44 cases of a disease that may cause diverse challenges in clinical and pathologic evaluation. Am J Surg Pathol. 2001; 25(4):445-54.

60. Driman DK, Melega DE, Vilos GA, Plewes EA. Mucocele of the appendix secondary to endometriosis. Report of two cases, one with localized pseudomyxoma peritonei. Am J Clin Pathol. 2000; 113(6):860-4.

61. Barrier BF, Frazier SR, Brennaman LM, Taylor JC, Ramshaw BJ. Catamenial appendicitis. Obstet Gynecol. 2008; 111(2 Pt 2):558-61.

62. Harper AJ, Soules MR. Appendectomy as a consideration in operations for endometriosis. Int J Gynaecol Obstet. 2002; 79(1):53-4.

63. Kabiri H, Clarke LE, Tzarnas CD. Appendiceal diverticulitis. Am Surg. 2006; 72(3):221-3.

64. Albaugh G, Vemullapalli P, Kann B, Pello M. Appendiceal diverticulitis in a youth. Am Surg. 2002; 68:380-1.

65. Place RJ, Simmang CL, Huber PJ Jr. Appendiceal diverticulitis. South Med J. 2000; 93:76-9.

66. Silva DF, Silva RJ, Silva MG, Sartorelli AC, Takegawa BK, Rodrigues MA. Parasitic infection of the appendix and its possible relationship to acute appendicitis. Arq Gastroenterol. 2008; 45(2):166-8.

67. Isik B, Yilmaz M, Karadag N, Kahraman L, Sogutlu G, Yilmaz S et al. Appendiceal Enterobius vermicularis infestation in adults. Int Surg. 2007; 92(4):221-5.

68. Yildirim S, Nursal TZ, Tarim A, Kayaselcuk F, Noyan T. A rare cause of acute appendicitis: parasitic infection. Scand J Infect Dis. 2005; 37(10):757-9.

69. Guzmán-Valdivia G. Acute amebic appendicitis. World J Surg. 2006; 30(6):1038-42.

70. Berger A. Ein Fall Von Krebs des Wumfortsatzes. Ber Klin Wochenschr. 1882; 19:610.

71. Collins DC. 71.000 human appendix specimens: a final report summarizing forty years study. Am J Proctol. 1963; 14:365-81.

72. Connor SJ, Hanna GB, Frizelle FA. Appendiceal tumors: retrospective clinicopathologic analysis of appendiceal tumors from 7.970 appendectomies. Dis Colon Rectum. 1998; 41:75-80.

73. O'Donnell ME, Carson J, Garstin WIH. Surgical treatment of malignant carcinoid tumor of the appendix. Int J Clin Pract. 2007; 61(3):431-7.

74. McGory ML, Maggard MA, Kang H, O'Connell JB, Ko CY. Malignancies of the appendix: beyond case series reports. Dis Colon Rectum. 2005; 48:226-7.

75. Butler JA, Houshair A, Lin F, Wilson SE. Goblet cell carcinoid of the appendix. Am J Surg. 1994; 168:685-7.

76. Cortina R, McCormick J, Kolm P, Perry RR. Management and prognosis of adenocarcinoma of the appendix. Dis Colon Rectum. 1995; 38:848-52.

77. Deans GT, Spencer RAJ. Neoplastic lesions of the appendix. Br J Surg. 1995; 82:229-306.

78. Nitecki SS, Wolff BG, Schlinkert R, Sarr MG. The natural history of surgically treated primary adenocarcinoma of the appendix. Ann Surg. 1994; 219:51-7.

79. Lyss AP. Appendiceal malignancies. Semin Oncol. 1988; 15:129-37.

80. Sandor A, Modulin IM. A retrospective analysis of 1570 appendicecal carcinoids. Am J Gastroenterol. 1988; 93:422-8.

81. Rutledge RH, Alexander JW. Primay appendiceal malignancies. Surgery. 1992; 11:244-50.

82. Hananel N, Powsner E, Wolloch Y. Adenocarcinoma of the appendix: an unusual case. Eur J Surg. 1998; 164:859-62.

83. McCusker ME, Cote TR, Clegg Lx, Sobin LH. Primary malignant neoplasms of the appendix: a population-based study from the surveillance, epidemiology and end-results program 1973-1998. Cancer. 2002; 94:3307-12.

84. Modlin IM, Lye KD, Kidd M. A 5-decade analysis of 13.715 carcinoid tumor. Cancer. 2003; 97:934-59.

85. Roggo A, Wood WC, Ottinger LW. Carcinoid tumors of the appendix. Ann Surg. 1993; 217:385.

86. Moertel CG, Dockerty MB, Judd ES. Carcinoid tumors of the vermiform appendix. Cancer. 1968; 21:270.

87. Moertel CG, Weiland LH, Nagorney DM, Dockerty MB. Carcinoid tumor of the appendix: treatment and prognosis. N Engl J Med. 1987; 317:1699.

88. Anderson JR, Wilson BG. Carcinoid tumours of the appendix. Br J Surg. 1985; 72:545.

89. Rorstad O. Prognostic indicators for carcinoid neuroendocrine tumors of the gastrointestinal tract. J Surg Oncol. 2005; 89:151.

90. Landry CS, Woodall C, Scoggins CR, McMasters KM, Martin RC. Analysis of 900 appendiceal carcinoid tumors for a proposed predictive staging system. Arch Surg. 2008; 143:664.

91. National Institutes of Health, US Department of Health and Human Services, SEER: Surveillance, Epidemiology, and End Results Program. Bethesda, MD National Institutes of Health 2005; NIH publication 05-4772.

92. Goede AC, Caplin ME, Winslet MC. Carcinoid tumour of the appendix. Br J Surg. 2003; 90:1317.

93. Collins DC. A study of 50.000 specimens of the human vermiform appendix. Surg Gynecol Obst. 1955; 101:437-45.

94. Burgess P, Done HJ. Adenocarcinoma of the appendix. J R Soc Med. 1989; 82:28-9.

95. Nielsen GP, Isaksson HJ, Finnbofason H, Gunnlaugsson GH. Adenocarcinoma of the vermiform appendix: a population study. APMIS. 1991; 99:653-6.

96. Edge SB, Byrd DR, Compton CC, Fritz AG, Greene FL, Trotti A. AJCC (American Joint Committee on Cancer) Cancer Staging Manual. 7.ed. AJCC Cancer Staging Handbook, 2010.

97. Hesketh K. The management of primary adenocarcinoma of the vermiform appendix. Gut. 1963; 4:158.

98. Ito H, Osteen RT, Bleday R, Zinner MJ, Ashley SW, Whang EE. Appendiceal adenocarcinoma: long-term outcomes after surgical therapy. Dis Colon Rectum. 2004; 47:474.

99. Conte CC, Petrelli NJ, Stulc J, Herrera L, Mittelman A. Adenocarcinoma of the appendix. Surg Gynecol Obstet. 1988; 166:451.

100. Hata K, Tanaka N, Nomura Y, Wada I, Nagawa H. Early appendiceal adenocarcinoma: a review of the literature with special reference to optimal surgical procedures. J Gastroenterol. 2002; 37:210.

101. Verwaal VJ, van Ruth S, de Bree E, van Slooten GW, van Tinteren H, Boot H et al. Randomized trial of cytoreduction and hyperthermic intraperitoneal chemotherapy versus systemic chemotherapy and palliative surgery in patients with peritoneal carcinomatosis of colorectal cancer. J Clin Oncol. 2003; 21:3737.

102. Gagner F, Fortin P, Dufour V, Delage C. Tumeurs de líappendice associanr des carretteres histologiques de cardinoides et díadenocarcinome. Ann Anat Pathol. 1969; 14:393-406.

103. Pham TH, Wolff B, Abraham SC, Drelichman E. Surgical and chemotherapy treatment outcomes of goblet cell carcinoid: a tertiary cancer center experience. Ann Surg Oncol. 2006; 13:370.

104. Pahlavan PS, Kanthan R. Goblet cell carcinoid of the appendix. World J Surg Oncol. 2005; 3:36.

105. Varisco B, McAlvin B, Dias J, Franga D. Adenocarcinoid of the appendix: is right hemicolectomy necessary? A meta-analysis of retrospective chart reviews. Am Surg. 2004; 70:593.

106. Mandai M, Konishi I, Tsuruta Y, Suginami N, Kusakari T, Iwasaki T et al. Krukenberg tumor from an occult appendiceal adenocarcinoid: a case report and review of the literature. Eur J Obstet Gynecol Reprod Biol. 2001; 97:90.

107. Lin BT, Gown AM. Mixed carcinoid and adenocarcinoma of the appendix: report of four cases with immunohistochemical studies and a review of the literature. Appl Immunohistochem Mol Morphol. 2004; 12:271.

108. Aho AJ, Heinonen R, Lauren P. Benign and malignant mucocele of the appendix. Histological types and prognosis. Acta Chir Scand. 1973; 139:392.

109. Stocchi L, Wolff BG, Larson DR, Harrington JR. Surgical treatment of appendiceal mucocele. Arch Surg. 2003; 138:585.

110. Lo NS, Sarr MG. Mucinous cystadenocarcinoma of the appendix. The controversy persists: a review. Hepatogastroenterology. 2003; 50:432.

111. Miraliakbari R, Chapman 3rd WH. Laparoscopic treatment of an appendiceal mucocele. J Laparoendosc Adv Surg Tech A. 1999; 9:159.

112. Sugarbaker PH, Ronnett BM, Archer A, Averbach AM, Bland R, Chang D et al. Pseudomyxoma peritonei syndrome. Adv Surg. 1996; 30:233.

113. Hinson FL, Ambrose NS. Pseudomyxoma peritonei. Br J Surg. 1998; 85:1332.

114. Ronnett BM, Zahn CM, Kurman RJ, Kass ME, Sugarbaker PH, Shmookler BM. Disseminated peritoneal adenomucinosis and peritoneal mucinous carcinomatosis: a clinicopathologic analysis of 109 cases with emphasis on distinguishing pathologic features, site of origin, prognosis, and relationship to "pseudomyxoma peritonei". Am J Surg Pathol. 1995; 19:1390.

115. Bryant J, Clegg AJ, Sidhu MK, Brodin H, Royle P, Davidson P. Systematic review of the Sugarbaker procedure for pseudomyxoma peritonei. Br J Surg. 2005; 92:153.

116. Miettinem M, Lasota J. Gastrointestinal stromal tumors: pathology and prognosis at different sites. Semin Diagn Pathol. 2006; 23:70-83.

117. Agaimy A, Wunsch PH, Sobin LH, Lasota J, Miettinen M. Occurrence of the other malignancies in patients with gastrointestinal stromal tumors. Semin Diagn Pathol. 2006; 23:120-9.

118. Fletcher CDM, Berman JJ, Corless Cl, Gorstein F, Lasota J, Longley BJ et al. Diagnosis of gastrointestinal stromal tumors: a consensus approach. Hum Pathol. 2002; 33:459-65.

119. D'Amore F, Bricker H, Gronbaek K, Thorling K, Perdensen M, Jensen MK. Non-Hodgkinís lynphoma of the gastrointestinal tract: a population-based analysis of the incidence, geographic distribution, clinicopathologic presentation features, and prognosis. Danish Lynphoma Study Group. J Clin Oncol. 1994; 12:1673-84.

120. Pasquale MD, Shabahang M, Bitterman P, Lack EE, Evans SR. Primary lymphoma of the appendix: case report and review of the literature. Surg Oncol. 1994; 3(4):243-8.

121. Kitamura Y, Ohta T, Terada T. Primary T-cell non-Hodgkin's malignant lymphoma of the appendix. Pathol Int. 2000; 50(4):313-7.

122. Stewart RJ, Mirakhur M. Primay malignant lymphoma of the appendix. Ulster Med J. 1986; 55:187-9.

123. Jones PA. Leiomyosarcoma of the appendix: report of two cases. Dis Colon Rectum. 1979; 22:175-8.

124. Michalany J, Galindo W. Classification of neuromas of the appendix. Beitr Pathol. 1973; 150(3):213-28.

125. Zarabi M, LaBach JP. Ganglioneuroma causing acute appendicitis. Hum Pathol. 1982; 13(12):1143-6.

126. Deziel DJ, Saclarides TJ, Marshall JS, Yaremko LM. Appendiceal Kaposi's sarcoma: a cause of right lower quadrant pain in the acquired immune deficiency syndrome. Am J Gastroenterol. 1991; 86(7):901-3.

127. Johnston J, Helwing EB. Granular cell tumor of the gastrointestinal tract and perianal region: a study of 74 cases. Dig Dis Sci. 1981; 26:807-16.

128. Maddox PR. Acute appendicitis secondary to metastatic carcinoma of the breast. Br J Clin Pract. 1990; 44(9):376-8.

129. Kim HC, Yang DM, Jin W, Kim GY, Choi SI. Metastasis to the appendix from a hepatocellular carcinoma manifesting as acute appendicitis: CT findings. Br J Radiol. 2008; 81(967):e194-6.

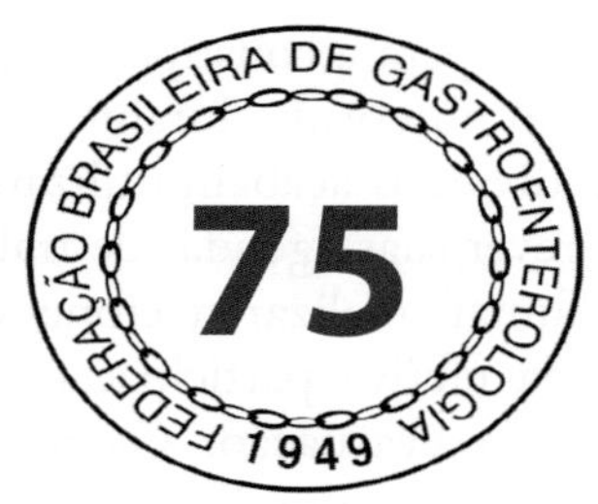

DISTÚRBIOS DA MOTILIDADE: CONSTIPAÇÃO FUNCIONAL

Flávio Antonio Quilici
Lisandra Carolina Marques Quilici

INTRODUÇÃO

Desde longa data, atribui-se grande importância ao funcionamento regular do intestino. A constipação intestinal não é uma doença, mas, sim, um sintoma, nem sempre isolado. Pode estar associada a doenças orgânicas, digestivas ou não, ou, ainda, a distúrbios funcionais das estruturas envolvidas na evacuação, condicionados por fatores ambientais, idade, sexo e hábitos pessoais. Embora seja muito frequente (é a segunda queixa gastroenterológica mais autorrelatada), não há dados epidemiológicos da sua prevalência no Brasil.[1,2] De acordo com várias publicações, ela ocorre em cerca de 20% da população ocidental.[3] É mais presente em mulheres, crianças, idosos[4] e nos indivíduos de menor poder econômico.[5]

Há alguma dificuldade para conceituar constipação intestinal, principalmente, em razão da diferença entre a opinião do paciente sobre essa queixa e como deve ser entendida do ponto de vista médico.[6-8]

Segundo os Critérios de Roma III (2006) o conceito de constipação intestinal funcional deve incluir dois ou mais dos seguintes:[9]

- esforço evacuatório durante pelo menos 25% das evacuações;
- fezes grumosas ou duras em pelo menos 25% das evacuações;
- sensação de evacuação incompleta em pelo menos 25% das evacuações;
- sensação de obstrução ou bloqueio anorretal em pelo menos 25% das evacuações;
- manobras manuais para facilitar pelo menos 25% das evacuações (por exemplo, auxílio digital, compressão do assoalho pélvico);
- menos de três evacuações por semana.

As classificações mais utilizadas na prática médica são:

- constipação intestinal funcional ou primária;
- constipação intestinal orgânica ou secundária.[10]

A importância da constipação intestinal funcional está relacionada à sua alta prevalência (constitui-se na maioria dos casos) e à piora na qualidade de vida dos enfermos.[11] É produzida por distúrbios motores do cólon e/ou reto, na ausência de alterações anatômicas, de natureza bioquímica ou metabólica e sem relação com doenças neuromusculares intestinais ou sistêmicas.[1-3,12] Portanto, sua etiologia ainda é desconhecida.

Incide preferencialmente na população jovem. Tem início mal demarcado, evolução insidiosa, lentamente progressiva e longa duração, o que não compromete o doente no seu estado geral e nutricional. Nesse grupo, incluem-se as disfunções decorrentes de erros dietéticos e comportamentais.

Os mecanismos fisiopatológicos diferentes dos dois modelos de constipação refletem em particularidades clínicas que conduzem a formas distintas na sua investigação, bem como na expectativa dos resultados da abordagem terapêutica, igualmente diferenciada. Cabe, assim, na exploração dos dados clínicos e do exame físico, encontrar um posicionamento para distingui-los e decidir pela conduta mais adequada em cada caso.[1,2]

MECANISMOS DA CONSTIPAÇÃO INTESTINAL FUNCIONAL

As principais causas da constipação intestinal funcional são:

- ingestão alimentar inadequada;
- sedentarismo;
- perda do reflexo da evacuação;
- postura incorreta no ato da defecação.[1,2,6,8]

Fatores dietéticos e comportamentais são considerados os maiores responsáveis pelo número significativo de constipados funcionais descrito entre as populações ocidentais, particularmente as dos grandes centros urbanos. Mudanças na qualidade do cardápio rotineiro, com menor consumo de vegetais e leguminosas, capazes de fornecer um bom resíduo para a formação do bolo fecal, aliadas à sua substituição por produtos absorvíveis, pelo menos nos modelos da dieta ocidentalizada, têm o impacto de comprometer o volume das fezes e, por consequência, o estímulo para sua evacuação. O reflexo da evacuação (sensação retal da vontade de evacuar) para a maioria dos indivíduos costuma ocorrer em um mesmo horário, próximo ou não da alimentação. No indivíduo constipado, com alguma frequência, reprime o reflexo evacuatório voluntariamente, em geral, por ocupações profissionais ou sociais. A repressão desse reflexo com frequência, acompanha-se da perda progressiva da sensibilidade do reto à sua distensão pelo bolo fecal, chegando a desaparecer por completo. Esse é um aspecto que merece especial atenção médica nas orientações gerais.[1,2]

A postura física durante a evacuação é fundamental para utilização de todo o potencial muscular abdominal, que vai promover a completa expulsão das fezes. A função de alavanca das pernas com seu apoio no chão produz melhor condição para a flexão do tronco sobre o abdome, permitindo que se obtenha o máximo do rendimento dessa musculatura.

Outro erro que contribui para a constipação funcional é a desconcentração observada durante o ato da evacuação. Muitos indivíduos acabam utilizando esse momento para ler, rever suas agendas de trabalho ou compromissos, fumar, realizar telefonemas, enfim, ficam distantes da efetiva participação nos mecanismos voluntários da evacuação. Os idosos compõem um dos grupos de maior incidência da constipação pela menor sensibilidade e motricidade intestinais, agravada ainda mais pelo sedentarismo. As diferenças de gênero conferem às mulheres maior incidência de constipação. Estados depressivos com utilização de medicamentos podem agravar a motilidade intestinal, contribuindo com a manutenção da constipação. Doenças degenerativas, estados demenciais, má hidratação e disfunções perineais são outros fatores de risco para essa disfunção.

É importante lembrar que o abuso de laxativos de ação irritante também é uma das causas que se associa à constipação intestinal funcional. Sua eficácia inicial encobre um aumento progressivo da espasticidade do cólon, exigindo doses crescentes do medicamento, resultando no retorno da dificuldade de evacuar, na mesma intensidade que originou sua utilização. Outra observação diz respeito aos laxantes compostos por produtos naturais, de elevado consumo leigo, na suposição de sua inocuidade. Alguns deles atuam igualmente por irritação, estimulando as terminações nervosas dos plexos intestinais, acarretando, por uso prolongado, sua dessensibilização, muitas vezes de forma irreversível.

ABORDAGEM CLÍNICA

História clínica

A maioria dos doentes a consultar um especialista a respeito de sua constipação, provavelmente já se submeteu a múltiplas tentativas para corrigi-la, por meio de automedicação, medidas caseiras ou por prescrição de outros médicos, sem atingir o resultado esperado. Como comentado, o modelo funcional costuma ser de evolução longa e benigna, guardando, praticamente, as mesmas características, desde sua instalação, independentemente da duração. As de aparecimento recente são mais suspeitas como de causa orgânica. Deve-se identificar mudanças no estilo de vida do doente que possam ter coincidido com a modificação do hábito intestinal, como trocas de horário ou tipo de trabalho ou da alimentação etc. Interroga-se sobre atividade física costumeira e a existência do reflexo da evacuação. Sobre o ato da evacuação é preciso pesquisar a frequência, o grau de esforço necessário para realizá-la, o volume aproximado eliminado, a sensação de esvaziamento retal completo ou não, o calibre ou formato das fezes (escala de Bristol) e se há outros sintomas associados, como dor anal e/ou abdominal, distensão, flatulência, sintomas digestivos altos etc. São considerados sinais de alarme e devem ser investigados os seguintes sintomas:

- febre;
- emagrecimento;
- sangue;
- muco e presença de restos alimentares íntegros eliminados com o bolo fecal.

Esforço intenso, prolongado, mesmo para fezes não endurecidas, sugere a possibilidade de evacuação obstruída. Manobras de pressão externa sobre o períneo ou a vagina ou digitais para remoção das fezes do canal anal têm a mesma conotação. Deve-se informar sobre o consumo de medicamentos rotineiros, prescritos ou de uso voluntário, incluindo laxativos e doses utilizadas. É preciso interrogar, ainda, sobre doenças pulmonares restritivas, distúrbios neurológicos pregressos ou atuais, alterações metabólicas, particularmente relacionadas ao diabete melito ou sintomas e sinais que sugiram hipotiroidismo, hipercalcemia, mudanças do desempenho muscular geral e da função renal. Nos antecedentes familiares, histórico de neoplasia colorretal, em aparentados próximos deve ser aceito como um sinal de alarme. Os achados propedêuticos ficarão na dependência da etiologia da constipação. Nos pacientes com o tipo funcional, o exame físico, em geral, é normal. Entretanto, cabe atenção ao estado geral do doente, investigar presença de anemia e/ou desnutrição, alterações pulmonares ou cardiocirculatórias, sinais de disfunção tireoidiana, neuromusculares, hipotensão postural etc. Ao exame abdominal pode haver, quando muito, certa sensibilidade à palpação, especialmente dos segmentos do cólon. É possível avaliar seu calibre, um sinal indireto do grau de sua espasticidade ou dilatação. Os achados de aumento de volume abdominal e de vísceras, a presença de movimentos peristálticos visíveis, ascite, cicatrizes cirúrgicas e massas suspeitas devem remeter ao diagnóstico de doença orgânica e sua investigação se impõe. A avaliação, ainda que simplificada, das condições neuromusculares é recomendada. O exame proctológico é um procedimento indispensável do exame físico do doente constipado, pois pode contribuir com informações para o posicionamento clínico.[1,2,6,8]

Na maioria dos casos será possível, com a história e exame físico completo, concluir pelo diagnóstico clínico da constipação intestinal funcional. Um grupo significativo de doentes com constipação tem sintomas que, no conjunto, são da síndrome do intestino irritável, forma constipada. É necessário lembrar desse diagnóstico diferencial, pois requer orientações e condições terapêuticas particulares.

Investigação complementar

É desejável que, no atendimento desses doentes, o médico utilize seu senso crítico para decidir o benefício de uma investigação na conduta de cada caso, especialmente ao indicar testes invasivos e de alto custo, algumas vezes, absolutamente indispensáveis.[1,2,6,8]

- **Abordagem laboratorial:** requerem-se alguns poucos procedimentos como ponto de partida para aqueles doentes que devem ter seu diagnóstico etiológico investigado, como: hemograma, dosagem de proteínas séricas, testes para possíveis alterações endócrinas ou metabólicas, exame das fezes etc., sempre correlacionados com os parâmetros clínicos.
- **Abordagem radiológica/endoscópica:** na fase geral da investigação, o raio X simples de abdome tem seu valor no reconhecimento inicial do grau e das características topográficas do armazenamento do bolo fecal. Enema opaco e/ou colonoscopia têm sua indicação decidida de acordo com a suspeita clínica.
- **Outros exames:** têm sua indicação limitada às constipações graves, fato raro na constipação intestinal funcional. Os principais métodos são:[13,14]
  - testes fisiológicos de atividade motora;
  - tempo de trânsito colônico (marcadores radiopacos que farão o percurso intestinal);
  - métodos de avaliação anorretal;
  - defecografia;[15]
  - ultrassom;
  - ressonância nuclear magnética;
  - avaliação dinâmica neuromuscular anorretal;
  - manometria;
  - teste da expulsão do balão intrarretal;
  - eletromiografia.

TRATAMENTO CLÍNICO

Na maioria das vezes, medidas gerais, higienodietéticas e comportamentais serão suficientes para a correção da constipação funcional.[1,2,6,8,16-18]

Dieta

Faz-se um balanço aproximado da quantidade de fibras, assim como de líquidos ingeridos diariamente. Correções deverão ser propostas, respeitando-se condições individuais de paladar, horários disponíveis para refeições etc. Restrições pessoais em termos de alimentos poderão exigir suplementação por meio de preparados comerciais com propriedades semelhantes, ou seja, de aumento do volume fecal por retenção de água. A insistência para o consumo de líquidos é importante, no mínimo de 1,5 L/dia.

Reconhecidamente uma adequada ingestão de fibras é fundamental no tratamento da constipação. Seu insucesso pode estar relacionado a uma baixa prescrição por parte do médico ou por relutância do doente, em razão do desconforto do meteorismo que ocasionam, se introduzidas em grande quantidade e rapidamente. Estão presentes em uma grande variedade vegetais, leguminosas e frutas, são facilmente disponíveis e, em geral, têm baixo custo. Não sofrem qualquer mudança no seu percurso pelo canal alimentar, graças à inexistência de enzimas que as degradem. As conhecidas como solúveis contêm pectina, gomas e mucilagens, estando representadas nos vegetais folhosos, repolho, vagens, brócolis, aveia, frutas com bagaço e grãos. As insolúveis, compostas por pectina, celulose e hemicelulose, são encontradas nos cereais integrais, trigo, principalmente no farelo e germe, grãos, hortaliças. O ideal é propor uma mistura que contenha ⅓ das chamadas fibras solúveis e ⅔ das insolúveis – ambos os modelos atuam no sentido de oferecer resíduos e água para a formação de um bolo fecal de bom volume. Pela dieta ou por meio de suplementação, a quantidade diária ideal de fibras encontra-se em torno de 30 a 35 g (Tabela 75.1).[1,2]

Medidas comportamentais

Como já comentado, os doentes com tendência a constipação progressivamente perdem o reflexo da evacuação. Nesses casos, aconselha-se a eles identificar, de acordo com sua vontade e disponibilidade, qual é a hora que lhes pareça mais apropriada para disciplinar o aparecimento do reflexo, com a condição de poder cumpri-la todos os dias, sem a concorrência de outros compromissos previsíveis. Tempo e dedicação para o ato da evacuação são duas grandes colaborações do doente para o sucesso dessa reeducação. É preciso esclarecer que, inicialmente, cabe a ele lembrar-se do horário escolhido para as tentativas de evacuar, pois o condicionamento do reflexo somente deverá se mostrar presente com eficácia após 2 a 3 semanas de treinamento. O reaparecimento do reflexo e seu cumprimento são um grande passo para a normalização do esvaziamento intestinal.

Na mesma linha comportamental, a postura correta para evacuar deverá ser ensinada e sugerida pelo médico. Outra recomendação refere-se à atividade física, pois na prática se observa que o aumento da atividade física, talvez pelo exercício muscular da parede abdominal que ela provoca, é acompanhado de maior regularidade defecatória.

Tabela 75.1 – Fibras dietéticas

Fibras	Tipo	Fontes principais
Solúveis	Pectinas Gomas	Frutas, leguminosas, aveia cevada
Insolúveis	Celulose Hemicelulose Lignina Mucilagens	Trigo, grãos, hortaliças

Medicamentos

Excetuando-se as fibras naturais ou sintéticas, não há dúvidas de que os laxantes agem de forma imediata na constipação e podem, com ou sem efeitos colaterais, provocar evacuações diarreicas e satisfatórias para a maioria dos pacientes, motivo que justifica a elevada taxa de automedicação.

O mercado farmacêutico brasileiro dispõe de vários laxantes, alguns com associações, com a finalidade de potencializar seus efeitos, mas a boa prática sugere que essa conduta não deve ser usada como regra. Sua classificação encontra-se na Tabela 75.2, e a ação, a eficácia e os efeitos adversos de cada um serão detalhados a seguir.[1,2]

- **Laxantes aumentadores de volume ou agentes hidrofílicos:** são fibras alimentares ou medicinais que promovem o aumento do peso, volume e fluidez das fezes que, durante sua passagem pelo cólon, estimulam o incremento da sua microbiota, resultando em um bolo fecal maior. Interagem com a água por capacidade em retê-la nas fezes, aumentando o bolo fecal. O aumento de volume favorece a motricidade desses segmentos, gerada por sua distensão que, associada ao peso das fezes, acelera sua expulsão. Além do efeito motor, a consistência do bolo fecal, mais hidratado, também é reduzida por esses agentes, tornando sua eliminação facilitada. Esses laxantes são os que procuram se aproximar dos mecanismos fisiológicos da evacuação. Existem naturalmente no farelo de cereais, ágar-ágar, celulose, no *psyllium* e em produtos sintéticos à base de metilcelulose, carboximetilcelulose e policarbofila.

Tabela 75.2 – Classificação dos laxantes

Classe	Exemplos
Agentes hidrofílicos (aumentadores de massa)	Fibras dietéticas *Psyllium* (*Plantago ovata*) Metil celulose Policarbofila
Agentes osmóticos (minerais)	Sulfato, hidróxido ou citrato de Mg Sulfato ou fosfato de Na
Agentes osmóticos (açúcares)	Lactulose, sorbitol, manitol Polietilenoglicol
Agentes emolientes/lubrificantes	Docusatos Óleo mineral Glicerina
Agentes estimulantes (difenilmetano)	Fenolftaleína Bisacodil
Agentes estimulantes (antraquinona)	Cáscara sagrada Sene
Agentes neuromusculares (colinérgicos)	Prostigmine□
Agentes neuromusculares (agonistas $5HT_4$)	Prucaloprida Tegaserode
Agentes neuromusculares (agonistas prostaglandinas)	Misoprostol
Agonistas neuromusculares(?)	Colchicina

- **Laxantes osmóticos:** são substâncias que, em virtude de suas características químicas, não são absorvidas – daí a razão de exercerem importante efeito osmótico, promovendo retenção de água na luz intestinal. Na dependência da sua propriedade hipertônica, tendem a deslocar a água já incorporada pelo organismo de volta para a luz do intestino e manter em equilíbrio a osmolaridade entre o meio intracelular e o conteúdo luminar. Por isso, são potencialmente desidratantes. São representados por algumas substâncias minerais (sulfatos, fosfatos e citratos de sódio e magnésio e hidróxido de magnésio) e açucaradas (lactulose, sorbitol e manitol), além da glicerina e do polietilenoglicol. Os doentes com insuficiência renal que utilizam produtos à base de magnésio, devem ser acompanhados com certa cautela, pois sua absorção em quantidade significativa concorre para quadros de intoxicação. O polietilenoglicol tem vantagem sobre os outros quanto ao risco de desidratação, por não ser metabolizado e não modificar o pH nem a microbiota bacteriana do cólon. Em longo prazo mostrou, em idosos, eficácia significativamente maior que a lactulose e não interferiu com parâmetros nutricionais ou de absorção. Igualmente, em crianças com constipação funcional crônica, apresentou bons resultados, sem efeitos adversos. Atualmente, é considerado o laxativo de escolha para a constipação em grávidas.[19]
- **Laxantes amaciantes:** os laxantes amaciantes ou emolientes atuam como surfactantes, com a propriedade de facilitar a interface entre os componentes hidrofílicos e hidrofóbicos da massa fecal. São os óleos minerais e o docusato de sódio, cálcio e potássio. Os docusatos provocam um aumento na secreção de sódio, cloro e água pela mucosa cecal, motivo pelo qual são recomendados para uso de curta duração. Os óleos minerais têm função lubrificante. Se aspirados para a via respiratória, o que não é raro em crianças e idosos, ocasionam pneumonias gordurosas de certa gravidade. Seu emprego prolongado pode contribuir para a má absorção de vitaminas lipossolúveis.
- **Laxantes estimulantes, irritantes ou catárticos:** são fartamente consumidos pelos doentes tanto por prescrição médica quanto, e principalmente, por automedicação. Compõem dois grandes grupos de drogas: derivados de difenilmetano e de antraquinona. Os derivados de difenilmetano (fenolftaleína, bisacodil e oxifenisatina) inibem a absorção de sódio e glicose, aumentando o teor de água do cólon e estimulando sua motilidade. A fenolftaleína, pelos efeitos indesejáveis que provoca, está com sua utilização proibida no Brasil. O bisacodil tem uma absorção intestinal menor, mas é um irritante gástrico. Os produtos contendo antraquinona são originados de plantas, tais como cáscara sagrada, sene, ruibarbo, óleo de rícino e dantron. Eles provocam maior secreção de água e eletrólitos pelo íleo distal e cólon, também estimulando as terminações nervosas, via plexo de Auerbach, gerando um aumento na motricidade do intestino grosso. Problemas com essas estruturas podem ocorrer afetando sua sensibilidade, até de forma permanente, pelo uso prolongado desses laxantes. Eles estão associados ao aparecimento da *melanosis coli* (pigmentação escura benigna da mucosa colônica), com atrofia da musculatura lisa e do plexo mioentérico do cólon. Há vários produtos comerciais com derivados da antraquinona, puros ou associados a outras drogas laxativas. Esse caráter natural

confere a esses laxantes certa "credibilidade" por parte dos usuários, que desconhecem seus efeitos secundários sérios e irreversíveis.[1,2,20]

- **Procinéticos:** por sua ação sobre a atividade motora do trato digestório, têm indicação na constipação intestinal. Os procinéticos recomendados para a correção da dismotilidade do esôfago e estômago não se mostraram eficazes para a regularização dos movimentos intestinais (domperidona, bromoprida e metoclopramida). Os agonistas do receptor 5HT4 da serotonina,[21] como o tegaserode, embora eficazes na constipação, não são prescritos, rotineiramente, por suas reações adversas no sistema cardiovascular. No entanto, outro procinético, a prucaloprida,[22] por ter ação altamente seletiva ao receptor 5HT4, tem se mostrado muito eficaz no tratamento de mulheres com constipação funcional refratária aos tratamentos convencionais e com mínimo risco de efeitos colaterais, em especial cardíacos, e pode ser usada com segurança em idosos.
- **Outros medicamentos com ação laxativa:** drogas originalmente não pertencentes ao grupo dos laxantes, eritromicina e colchicina, embora demonstradas como úteis no tratamento de formas refratárias de constipação crônica, ainda não se situam entre os esquemas preferidos pelos especialistas, talvez por necessitarem de estudos com maior número de doentes e/ou por seus efeitos colaterais. A colchicina tem se mostrado eficaz em constipações graves e refratárias, mas sua prescrição deve ser rigorosamente avaliada.[1,2]
- **Medicamentos tópicos:** tratamentos tópicos (supositórios e enemas retais) são considerados em idosos e em situações emergenciais, e sua aplicabilidade de rotina será decidida como situações excepcionais.[1,2]

Tratamento cirúrgico

Para a constipação intestinal funcional o tratamento cirúrgico não tem indicação. Mesmo na presença da constipação grave, afastadas as causas de evacuação obstruída, são de indicação excepcional, exigindo rigorosa seleção dos doentes.[23] Correções de defeitos anatômicos, como lesões intraluminares, megacólons, prolapsos, enteroceles, intussuscepções etc., também merecem análises individualizadas sobre sua indicação cirúrgica. Fogem dessa conduta, obviamente, os casos de constipação secundária decorrentes do câncer colorretal, de estenoses de qualquer natureza etc.

ALGORITMO PARA A CONSTIPAÇÃO INTESTINAL

O algoritmo sugerido para as diversas etapas do diagnóstico e tratamento da constipação intestinal é apresentado na Figura 75.1.[1,2]

REFERÊNCIAS

1. Quilici FA, Miszputen SJ, Quilici LCM. Constipação intestinal. In: Regadas FSP, Regadas SMM. Distúrbios Funcionais. Rio de Janeiro: Revinter, 2007. p.198-202.
2. Quilici FA, Miszputen SJ, Quilici LCM. Constipação intestinal. São Paulo: FBG Edições Monotemáticas, 2012.
3. Chang L, Toner BB, Fukudo S, Guthrie E, Locke GR, Norton NJ et al. Gender, age, society, culture, and the patient's perspective in the functional gastrointestinal disorders. Gastroenterology. 2006; 130(5):1435-46.
4. Bouras EP, Tangalos EG. Chronic constipation in the elderly. Gastroenterol Clin N Am. 2009; 38:463-80.
5. Peppas G, Alexiu VG. Epidemiology of constipation in Europe and Oceania: a systematic review. BMC Gastroenterol. 2008; 8:5-12.
6. Johanson JF, Kralstein J. Chronic constipation. Aliment Pharmacol Ther. 2007; 25(5):599-608.
7. Müller-Lissner AS, Kamm MA, Sacrpignato C, Wald A. Myths and misconception about chronic constipation. Am J Gastroenterol. 2005; 100:232-42.
8. Tariq SH. Constipation in long-term care. J Am Med Dir Assoc. 2007; 8(4):209-18.
9. Longstreth GF, Thompson WG, Chey WD, Houghton LA, Mearin F, Spiller RC. Functional bowel disorders. Gastroenterology. 2006; 130(5):1480-91.
10. D'Hoore A, Penninckx F. Obstructed defecation. Colorectal Dis. 2003; 5:280-7.
11. Irvine EJ, Ferrazzi S, Pare P, Thompson WG, Rance L. Health-related quality of life in functional GI disorders: focus on constipation and resource utilization. Am J Gastroenterol. 2002; 97:1986-93.
12. Talley NJ, Jones M, Nuyts G, Dubois D. Risk factors for chronic constipation based on general practice sample. Am J Gastroenterol. 2003; 98:1107-11.
13. Arce DA, Ermocilla CA, Costa H. Evaluation of constipation. Am Fam Physician. 2002; 65:2283-90.
14. Bordeianou L, Savitt L, Dursun A. Measurements of pelvic floor dyssynergia: which test result matters? Dis Colon Rectum. 2011; 54(1):60-5.
15. Tomita R, Igarashi S, Fujisaki S, Koshinaga T. Significance of defecography in the diagnosis and evaluation of male patients with defecation disorders. Hepatogastroenterology. 2010; 57(98):220-3.
16. Kamm MA. Constipation and its management. BMJ. 2003; 327:459-60.
17. Tytgat GN, Heading RC, Muller-Lissner S, Kamm MA, Schölmerich J, Berstad A et al. Contemporary understanding and management of reflux and constipation in the gene-

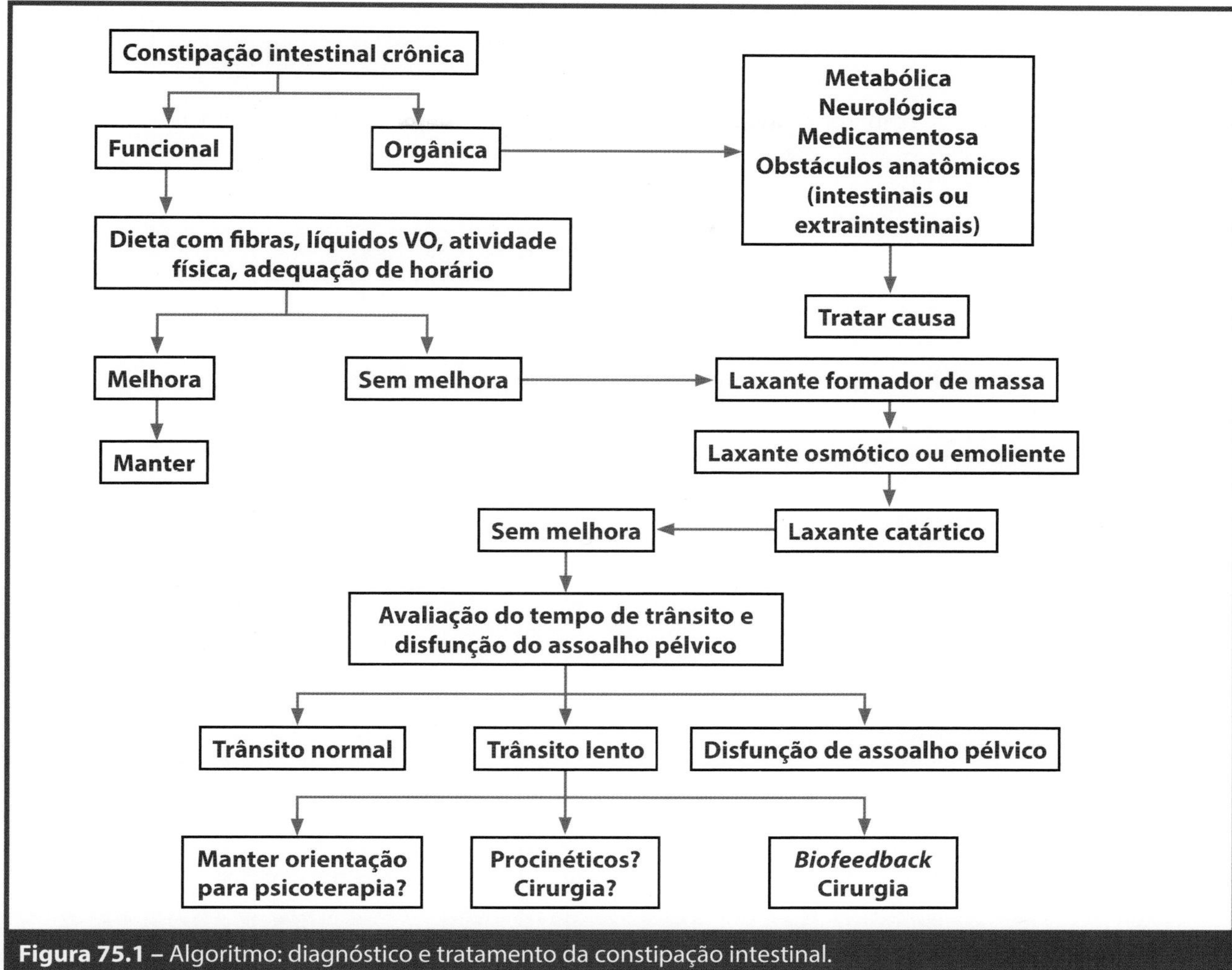

Figura 75.1 – Algoritmo: diagnóstico e tratamento da constipação intestinal.

ral population and pregnancy: a consensus meeting. Aliment Pharmacol Ther. 2003; 18:291-301.

18. Wofford SA, Verne N. Approach to patients with refractory constipation. Curr Gastroenterol Reports. 2000; 2:389-94.
19. Chassagne P, Feuvrier G, Souliac B, Eoche R, Garnier P, Mathiex-Fortunet H et al. Tolerance of long term administration of Macrogol 4000 (PEG 4000) in elderly patient suffering from chronic constipation. Gut. 2003; 52(Suppl VI):A223.
20. Roberts MC, Millikan RC, Gaianko JA, Martin C, Sandler RS. Constipation, laxative use, and colon cancer in a North Carolina population. Am J Gastroenterol. 2003; 98:857-64.
21. Baig MK, Zhao RH, Woodhouse SL, Abramson S, Weiss JJ, Singh EG et al. Variability in serotonin and enterochromaffin cells in patients with colonic inertia and idiopathic diarrhea as compared to normal controls. Colorectal Dis. 2002; 4:348-54.
22. Coremans G, Kerstens R, De Pauw M, Stevens M. Prucalopride is effective in patients with severe chronic constipation in whom laxatives fail to provide adequate relief. Results of a double-blind, placebo-controlled clinical trial. Digestion. 2003; 67:82-9.
23. Raahave D, Loud FB, Christensen E, Knudsen LL. Colectomy for refractory constipation. Scand J Gastroenterol. 2010; 45(5):592-602.

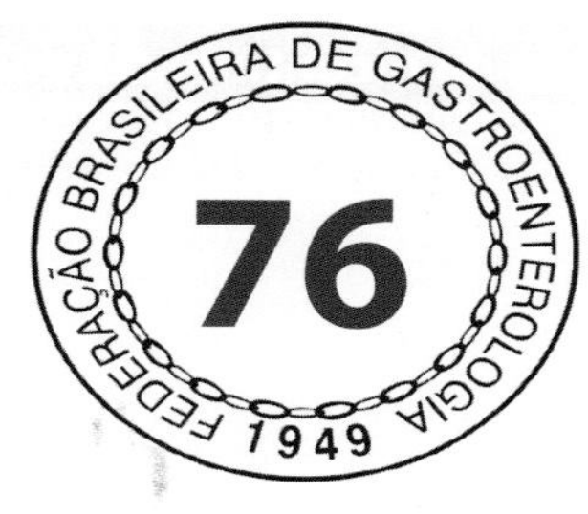

DISTÚRBIOS DA MOTILIDADE: INCONTINÊNCIA ANAL

Rimon Sobhi Azzam
Sânzio Santos Amaral

INTRODUÇÃO

A incontinência anal é definida como a incapacidade do controle de eliminação de gases e/ou fezes de qualquer consistência pelo ânus.[1] A incontinência específica somente para fezes é denominada incontinência fecal. A perda involuntária de conteúdo retal é um sintoma desolador que afeta de modo considerável a qualidade de vida do paciente, podendo causar perda da autoestima, isolamento social e até incapacidade para o trabalho profissional.

Os médicos generalistas e gastroenterologistas devem questionar, durante a anamnese, aspectos da continência anal. Muitas vezes, o paciente incontinente apresenta constrangimento e omite esse sintoma ou o relata erroneamente como "diarreia". Atualmente, por meio de novas técnicas diagnósticas e terapêuticas, é possível avaliar, melhorar e até restaurar a continência e a qualidade de vida desses doentes.

A incontinência anal apresenta prevalência variável de 2,2 a 18,4%, pode afetar indivíduos em qualquer faixa etária e é mais frequente em mulheres, pacientes em tratamentos domiciliares e idosos. Sua incidência varia de 5 a 15%, de acordo com trabalhos descritos na literatura, e é provavelmente subestimada em virtude da omissão do sintoma.[2-6]

A incontinência anal é responsável por um grande impacto socioeconômico, pois a doença representa a segunda maior causa de internação de idosos em asilos e casas de repouso nos Estados Unidos.[7] Mulheres são mais propensas a apresentar incontinência anal, em razão da possibilidade de ocorrência de lesão do nervo pudendo ou do esfíncter anal, consequente ao trauma obstétrico.[8,9]

A seguir, são apresentados os três padrões distintos de incontinência anal de acordo com parâmetros clínicos da característica da perda fecal, que podem coexistir em um mesmo paciente:

- **Escape anal ou *soiling*:** perda de pequena quantidade de fezes sem percepção, proporcionando sinais de manchas, fezes ou muco na roupa íntima.
- **Urgência evacuatória:** perda do conteúdo retal, apesar de tentativas voluntárias de contração da musculatura anal. Esse tipo de incontinência geralmente está associado à hipotonia do esfíncter externo do ânus.
- **Incontinência passiva:** perda involuntária do conteúdo retal sem percepção.

ETIOPATOGENIA

O complexo mecanismo responsável pela continência anal é composto por estruturas anatômicas e funcionais. Destaca-se a ação integrada da musculatura do assoalho pélvico e dos esfíncteres anais interno e externo. O fechamento do canal anal é determinado pelo esfíncter anal, por meio de sua atividade tônica em repouso e da amplitude da pressão de contração voluntária. A continência também é influenciada pela sensibilidade, capacidade e complacência retais, integridade neurológica, consistência das fezes, tempo de trânsito intestinal, ângulo anorretal e reflexo inibitório retoanal.

A incontinência anal ocorre quando há falha de um ou mais elementos, estruturais ou funcionais, da região pélvica e anorretal e quando essa falha supera a capacidade do mecanismo de continência do material retal. Os principais fatores envolvidos na fisiopatogenia da incontinência anal, que frequentemente é multifatorial, estão descritos no Quadro 76.1.

A etiologia da incontinência anal é multivariada.[10] As causas podem ser traumáticas, neurológicas, medicamentosas ou decorrentes de outras anormalidades (Quadro 76.2).

A principal causa de lesão muscular anal é o trauma decorrente do parto vaginal. Ambos os esfíncteres anais, externo e interno, podem estar acometidos. Até ⅓ das mulheres podem ter lesões ocultas do esfíncter anal, ocasionadas durante o parto vaginal, particularmente em virtude do uso de fórceps ou partos pélvicos. Outras causas de incontinência anal incluem traumas cirúrgicos, neuropatia secundária ao excessivo esforço evacuatório, doenças neurológicas, lesão da coluna vertebral ou medicamentos.

A lesão ou hipotonia do músculo do esfíncter externo do ânus geralmente causa incontinência anal do tipo urgência fecal ou diarreia associada à incontinência anal. A lesão ou hipotonia do músculo do esfíncter interno do ânus e também do coxim hemorroidário comumente resulta na incontinência anal dos tipos passiva ou escape fecal.

A sensibilidade retal é fator muito importante na continência anal, pois informa a sensação de iminente defecação e também auxilia na discriminação entre fezes pastosas, fezes líquidas ou gases. A diminuição da sensibilidade retal predispõe à incontinência anal. A perda da sensibilidade retal pode predispor ao acúmulo excessivo de fezes, resultando na ocorrência de impactação fecal (fecaloma) e megarreto, o que ocasiona incontinência anal por transbordamento. Também pode ocorrer por lesão neurológica devida à esclerose sistêmica, diabete melito ou lesões de medula espinhal. Analgésicos e

Quadro 76.1 – Fatores envolvidos na fisiopatogenia da incontinência anal

- Hipotonia ou lesão do esfíncter anal externo
- Hipotonia ou lesão do esfíncter anal interno
- Perda do coxim hemorroidário
- Perda do ângulo anorretal
- Hipotonia dos músculos do assoalho pélvico e do puborretal
- Diminuição da sensibilidade retal
- Diminuição da capacidade retal
- Diminuição da complacência retal
- Neuropatia de nervos pudendo e sacrais
- Lesão de nervo do sistema nervoso central

Quadro 76.2 – Etiologia da incontinência anal
Traumática
Obstétrica
Pós-operatória
Hemorroidectomia
Cirurgias orificiais
Dilatação anal
Sexual
Acidental
Neurológica
Diabete melito
Lesão do nervo pudendo
Lesão da medula espinhal
Lesão cerebrovascular
Trauma craniano
Esclerose sistêmica
Tabes dorsalis
Polineuropatia
Demência
Tumor
Medicamentos
Laxantes
Anticolinérgicos
Antidepressivos
Cafeína
Relaxantes musculares
Outras
Diarreia secretora
Doença inflamatória intestinal
Impactação retal e transbordamento
Má absorção de sais biliares
Intolerância alimentar a lactose, frutose ou sorbitol
Neoplasias
Radiação
Síndrome do intestino irritável
Escape intencional

antidepressivos podem provocar incontinência anal por diminuição na sensibilidade retal.

O reto é um reservatório complacente que retém o seu conteúdo até que haja condições sociais favoráveis para seu esvaziamento. Quando ocorre diminuição da complacência retal, pequenos volumes que adentram o reto podem gerar altas pressões em suas paredes e, consequentemente, ultrapassar as pressões dos esfíncteres anais e promover a incontinência anal. Essa complacência pode estar alterada nas doenças inflamatórias intestinais, enterites actínicas, cirurgias retais e com o avançar da idade.

A inervação adequada do assoalho pélvico é essencial para a manutenção da continência anal. Lesões do nervo pudendo, da medula espinhal ou do sistema nervoso central (SNC) podem culminar com incontinência anal. Essa neuropatia pode ocasionar hipotonia dos músculos esfincterianos anais e também diminuição da sensibilidade retal e dos reflexos anorretais.

Fezes de consistência líquida ou que contêm muco ou irritantes, como os sais biliares, podem propiciar incontinência anal. O trânsito intestinal de velocidade aumentada proporciona a chegada de fezes líquidas no reto, e, portanto, predispõe à incontinência anal. Quadros diarreicos decorrentes de uso abusivo de laxantes, doença inflamatória intestinal, pós-colecistectomia e síndrome do intestino curto também podem predispor à incontinência anal.

A pseudoincontinência pode ser decorrente de má higiene local, defecação incompleta, urgência evacuatória, prolapso hemorroidário, fístula anal, prolapso retal, doença inflamatória intestinal, doença dermatológica, doença sexualmente transmissível (DST), neoplasia, proctite actínica, ressecção do reto e síndrome do intestino irritável.

ASPECTOS CLÍNICOS

Anamnese

A abordagem inicial da incontinência anal é a realização de anamnese adequada. A história clínica detalhada deve ser obtida com ênfase a certos aspectos, como:

- tipo de incontinência (gases, líquidos e/ou fezes);
- padrão de incontinência (escape anal – *soiling*, urgência evacuatória e/ou incontinência passiva);
- tempo e duração do sintoma;
- habilidade do paciente para discriminar entre fezes formadas e gases;
- uso de proteção das vestes ou outros dispositivos;
- investigação de incontinência urinária associada;
- impacto na qualidade de vida;
- investigação das causas envolvidas na fisiopatogênese da incontinência.

Tipo de alimentação, hábito intestinal e avaliação de outras anormalidades em gastroenterologia devem ser investigados (consultar o Capítulo 1: *A consulta médica*). A história obstétrica deve ser detalhada em relação ao número de: gestações, partos normais, cesáreas, uso de fórceps, partos difíceis ou traumáticos, recém-nascidos de alto peso e abortos. Na investigação clínica, também se tenta identificar afecções que possam ter envolvimento na sua fisiopatologia da incontinência anal, tais como diabete melito,[11] radiação pélvica, doenças neurológicas, lesões de medula espinhal e incontinência urinária. O diário evacuatório é útil, e as escalas de incontinência anal podem ser utilizadas com o objetivo de comparar o resultado do tratamento utilizado.

O grau de incontinência anal pode ser avaliado por meio de alguns questionários clínicos, os quais permitem a obtenção de um escore de incontinência, a partir da pontuação objetiva de certas características, tais como: consistência das fezes, frequência dos episódios de incontinência anal, necessidade de proteção íntima, restrição social e profissional e uso de medicamentos constipantes. Dentre esses questionários, citam-se os escores da American Medical Systems, de Pescatori, de Vaizey-St. Mark e de Wexner. Na Tabela 76.1 é apresentado o Escore de Wexner: se a soma das pontuações for zero, significa continência perfeita; se a soma for igual a 20, indica incontinência total. O FIQL (*Fecal Incontinence Quality of Life*), além de várias perguntas relacionadas a perdas de fezes, também abrange qualidade e estilo de vida, depressão, comportamento e constrangimento – além disso, esse questionário foi traduzido e validado para a língua portuguesa.

Exame físico

Deve ser realizada uma avaliação minuciosa, abordando os exames físicos geral, abdominal, proctológico e complementado pelo exame neurológico, efetuada por profissional habilitado, com o objetivo de verificar doenças sistêmicas ou neurológicas. Na avaliação abdominal, podem ser observadas massas e distensão na palpação, bem como presença de meteorismo na ausculta.

Tabela 76.1 – Escore de Wexner para avaliação do grau de incontinência anal

Parâmetros	Nunca	Raro	Às vezes	Usual	Sempre
Gases	0	1	2	3	4
Líquidos	0	1	2	3	4
Sólidos	0	1	2	3	4
Proteção das vestes	0	1	2	3	4
Alteração da qualidade de vida	0	1	2	3	4

No exame proctológico completo, realizam-se: avaliação perianal, exame anal estático e dinâmico, palpação por meio do toque retal e anuscopia. Na inspeção da região perianal e anal, podem ser encontradas várias anormalidades, dentre as quais: ânus patuloso, escape anal (*soiling*), fístula anal, abscessos, fissura anal, cicatrizes, escoriações perianais, processos infecciosos, ectrópio da mucosa, prolapso mucoso, prolapso retal, déficit muscular do corpo perineal e descida excessiva do períneo com a manobra de Valsalva. Observam-se a sensibilidade perineal e o reflexo cutaneoanal (*pinprick reflex*), que consiste na contração reflexa do ânus em resposta ao toque na pele perianal.

O toque retal avalia alterações anatômicas e funcionais. Podem-se palpar fecalomas, neoplasias, pólipos, prolapso interno, retocele e enterocele. De modo subjetivo, avaliam-se o tônus anal de repouso e o tônus durante a contração, o comprimento do canal anal e a integridade e tônus da alça do músculo puborretal. O valor preditivo positivo do toque retal na avaliação do tônus esfincteriano anal é muito baixo, mas inicialmente pode auxiliar o médico na sua estratégia diagnóstica.

A anuscopia pode identificar hemorroidas internas e externas, plicomas, fissuras, fístulas, proctite, úlcera solitária do reto e tumores, além de possibilitar a realização de biópsias. Exame complementar, como a colonoscopia ou retossigmoidoscopia, é de importância fundamental e tem como objetivo a exclusão de neoplasia e de lesões da mucosa.

AVALIAÇÃO POR MEIO DE MÉTODOS DIAGNÓSTICOS EM MOTILIDADE DIGESTIVA BAIXA

Os métodos diagnósticos em motilidade digestiva baixa estão descritos com detalhes técnicos no Capítulo 16 *Métodos diagnósticos em motilidade digestiva baixa*. A seguir, são abordados aspectos da incontinência anal em cada método. Tais métodos podem ser realizados após a exclusão de lesões orgânicas.

Manometria anorretal

A manometria anorretal possibilita a medição do perfil pressórico do esfíncter anal (Figura 76.1) em repouso e em contração voluntária, o comprimento do canal anal funcional, a assimetria esfincteriana, os reflexos fisiológicos e a determinação da sensibilidade e da capacidade retal.[12-18] Atualmente, o sistema manométrico mais utilizado é o de perfusão hídrica de sonda com múltiplos canais e balão acoplado em sua extremidade distal.

Na incontinência anal, os achados manométricos patológicos, como a diminuição da pressão anal de repouso, estão principalmente relacionados com a hipotonia do músculo esfíncter interno do ânus. A redução da pressão de contração anal voluntária relaciona-se principalmente com anormalidades do músculo esfíncter externo do ânus. Em um grupo de pacientes incontinentes, pode-se observar assimetria esfincteriana e/ou incapacidade de sustentação da contração anal voluntária prolongada. A ausência do reflexo de tosse, durante o exame, demonstra lesão medular, da cauda equina ou do plexo sacral.

A sensibilidade retal reduzida geralmente está associada à neuropatia autonômica ou malformação anorretal neuronal congênita. Alterações da complacência do reto também podem modificar a sensibilidade retal. Pacientes incontinentes podem ter diminuição da complacência do reto em decorrência de diabete melito, doença inflamatória intestinal ou lesões de medula espinhal.

A avaliação manométrica da região anorretal também é de grande utilidade no controle para avaliação da resposta ao *biofeedback* anorretal ou para avaliação da eficácia de procedimento cirúrgico. O equipamento de manometria também permite a realização do *biofeedback* anorretal, que é um treinamento muscular com a finalidade de aumentar o tônus da musculatura anal e melhorar sua coordenação motora, permitindo a atuação em alguns dos vários mecanismos da continência anal.

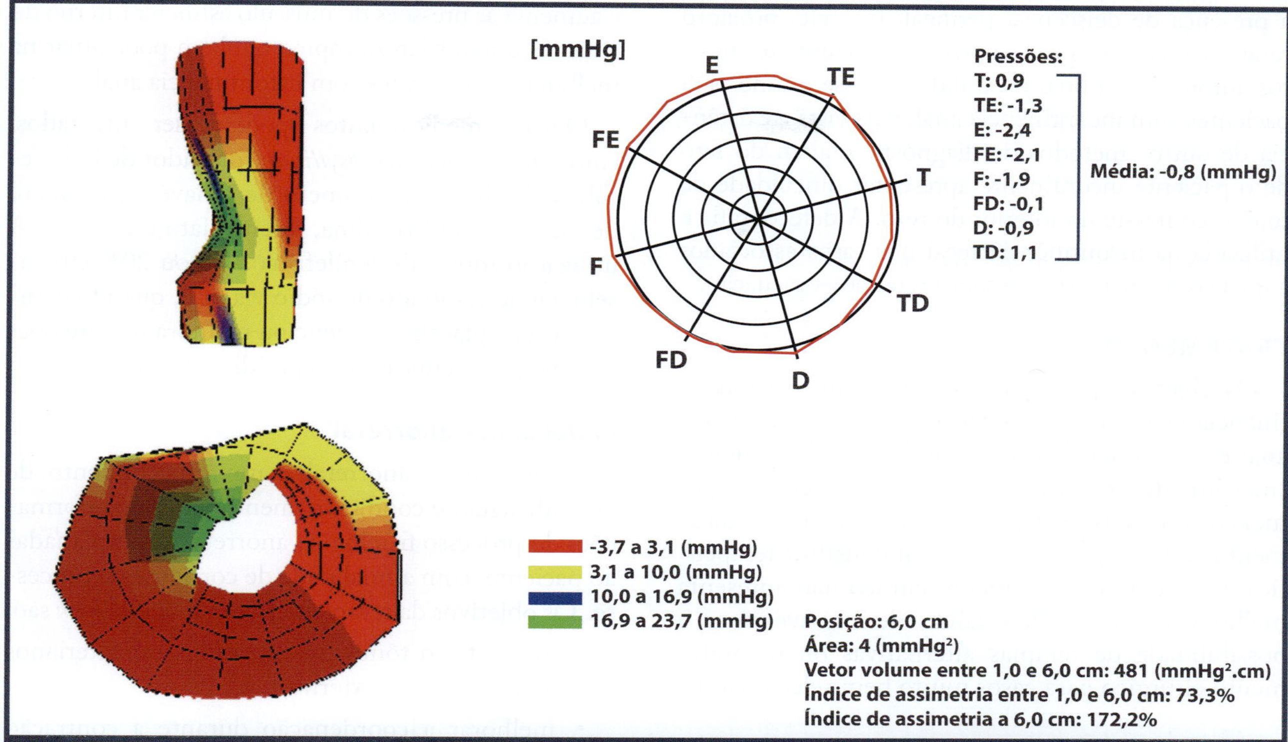

Figura 76.1 – Manometria anorretal demonstrando ausência de canal anal funcional, em paciente do sexo feminino com incontinência anal.

Ultrassonografia endoanal

A ultrassonografia endoanal é um exame que fornece informações valiosas para o diagnóstico e seguimento de pacientes tratados por incontinência anal. É realizada por meio de transdutores especiais com frequência que varia de 7 a 15 MHz, podendo-se obter imagens bidimensionais ou tridimensionais de acordo com o equipamento utilizado. Esse exame avalia a integridade anatômica dos músculos esfincterianos anais (em relação à espessura e defeitos de origem traumática) e a presença de cicatrizes e lesões que podem afetá-los. Também é útil na avaliação dos resultados pós-operatórios de reconstrução esfincteriana.

Ressonância nuclear magnética

A ressonância nuclear magnética (RNM) é o único exame que avalia conjuntamente os músculos esfincterianos anais e todo o movimento do assoalho pélvico, em tempo real e sem exposição à radiação ionizante. Oferece melhor avaliação do músculo esfíncter anal externo quando comparado com a ultrassonografia endoanal, entretanto, esta avalia melhor o esfíncter anal interno. A RNM, quando utilizada bobina endoanal, possibilita a avaliação da integridade da musculatura estriada perineal, além de identificar desinserções musculares (que podem ocorrer com o parto vaginal) e avaliar a atrofia muscular perineal e esfincteriana, fator que afeta adversamente a esfincteroplastia.

Tempo de latência do nervo pudendo

O tempo de latência do nervo pudendo avalia a integridade funcional da porção terminal do nervo pudendo e revela se a hipotonia esfincteriana é devida à lesão neuronal desse nervo. O tempo prolongado de latência motora terminal do nervo pudendo sugere neuropatia do nervo pudendo e pode ocorrer em decorrência de trauma obstétrico ou cirúrgico, descida excessiva do períneo ou incontinência anal idiopática. O tempo de latência normal não exclui neuropatia. O tempo de latência do nervo pudendo aumentado é um fator de mau prognóstico para os procedimentos de reparos esfincterianos; por isso, torna-se um teste importante, principalmente nos pacientes incontinentes com indicação cirúrgica.

Videodefecografia

A videodefecografia é um exame radiológico contrastado, que estuda a dinâmica da evacuação durante o repouso, contração, no momento evacuatório e pós-evacuatório. Esse exame é utilizado para avaliar o comprimento do canal anal, o ângulo anorretal e a presença de deiscência perineal, retocele, prolapso retal ou intussuscepção anorretal. Atualmente, muitos autores questionam a utilidade desse exame para pacientes com incontinência anal, haja vista a existência de outros métodos de diagnóstico, além do fato de o paciente incontinente apresentar dificuldade de reter o contraste no interior do reto. A defecografia é utilizada na incontinência fecal nos casos associados a queixas de mau esvaziamento retal pós-evacuação.

TRATAMENTO

Os objetivos principais no tratamento da incontinência anal são o restabelecimento da continência anal e a melhora da qualidade de vida do paciente. Inicialmente, realiza-se o tratamento clínico por meio de medidas de suporte e de tratamento medicamentoso. O *biofeedback* anorretal constitui terapêutica útil quando o tratamento clínico não apresenta melhora adequada. Nas falhas destes, aventa-se a possibilidade de terapias alternativas ou de tratamento cirúrgico para casos muito bem selecionados.

Medidas de suporte

Algumas medidas de higiene são úteis, como: troca das vestes íntimas, limpeza de pele perianal logo após o escape fecal, uso de lenços umedecidos em substituição ao papel higiênico e uso de cremes protetores da pele à base de óxido de zinco. A correção de qualquer fator que esteja causando diarreia possibilita melhora, em virtude do aumento da consistência das fezes. Condições predisponentes, como fecalomas, doenças inflamatórias intestinais, demência, outros distúrbios neurológicos e doenças de base, devem ser tratadas. Os exercícios pélvicos podem propiciar alívio temporário.

Em algumas situações, o simples esvaziamento retal possibilita a redução dos episódios de escape; pode ser realizado por meio da lavagem retal com 500 a 1.000 mL de água morna via retal ou da administração de enemas, permitindo ao paciente trabalhar ou realizar atividades de lazer, durante um determinado período, sem presença de conteúdo retal e, portanto, com mínimo risco de episódios de incontinência e constrangimento social. Outra alternativa para essa finalidade é a utilização de supositórios. O tampão ou *plug* anal é uma opção paliativa que pode ser utilizada.

Tratamento medicamentoso

Estudos mostraram que a loperamida, quando comparada com placebo, reduz a frequência e a urgência evacuatória, proporciona diminuição do peso das fezes e aumenta as pressões do músculo esfíncter interno do ânus. O difenoxilato/atropina também pode atuar na melhora dos pacientes com incontinência anal.

Outros medicamentos podem ser utilizados, como: fibras, pectina, *psyllium* (formador de bolo fecal), colestiramina, brometo de pinavério, brometo de otilônio, amiltriptilina, difenoxilato e codeína. A utilização tópica de fenilefrina a 10 ou 20% em vaselina e de valproato de sódio via oral, quando comparados ao placebo, evidenciou melhora nas pressões de repouso e redução dos episódios de *soiling*.

Biofeedback anorretal

O *biofeedback* anorretal é um procedimento de aprendizagem e condicionamento, em que informações do processo fisiológico anorretal são explanadas ao paciente, com a finalidade de corrigir esse processo. Os objetivos da terapêutica com o *biofeedback* são:

- aumentar o tônus dos músculos esfincterianos anais interno e externo;
- melhorar a coordenação durante a contração voluntária do esfíncter anal;
- diminuir a fadiga da sustentação da contração voluntária prolongada do esfíncter anal;
- melhorar a sensibilidade retal.

O *biofeedback* anorretal é frequentemente realizado por meio de técnicas visuais, auditivas ou verbais, em algumas sessões ambulatoriais.[19-20] Essa modalidade terapêutica visa o aprendizado adequado de exercícios de contração e evacuação. O paciente realiza esses exercícios durante o procedimento e também é orientado a realizá-los em seu ambiente domiciliar. Por ser um método simples e de baixa morbidade, o *biofeedback* vem sendo mais utilizado com bons resultados descritos na literatura. Pode ser realizado por meio do equipamento da eletroneuromiografia ou da manometria anorretal, sendo que, atualmente, este último é o mais disponível. A taxa de sucesso com esse método é, em média, de 67%, variando de 53 a 92%.

Estudo randomizado e controlado, comparando quatro grupos (tratamento clínico, exercícios de Kegel, *biofeedback* e *biofeedback* associado aos exercícios de Kegel), demonstrou melhora similar em todos os grupos avaliados. Entretanto, esse estudo não revela o número de sessões e o método de *biofeedback* utilizado. Metanálise de estudos randomizados e controlados não observou diferença na eficácia do *biofeedback* em relação a outras formas terapêuticas na incontinência fecal.[19]

Tratamento não cirúrgico

Existem alguns tipos de terapias alternativas, como a radiofrequência e a utilização de agentes de preenchimento. Entretanto, essas técnicas ainda estão em fase de estudos clínicos e são pouco disponíveis. A radiofrequência é aplicada no esfíncter anal através de agulhas do equipamento específico. Os agentes de preenchimento mais utilizados atualmente são o silicone (polidimetilpolixane) ou o carbono pirolítico, que são injetados no local do defeito esfincteriano.

Tratamento cirúrgico

O tratamento cirúrgico apresenta algumas técnicas para a incontinência anal, como esfincteroplastia (*overlapping*), graciloplastia (transposição do músculo grácil), esfíncter artificial, eletroestimulação do nervo sacral, enema continente anterógrado e a colostomia definitiva.[21-25]

Pacientes com lesões obstétricas têm melhora evidente em 80% dos casos, quando submetidas ao reparo anal cirúrgico do tipo esfincteroplastia (*overlapping*). Em casos com hipotonia esfincteriana anal e musculatura anatomicamente normal, o reparo cirúrgico obtém baixas taxas de sucesso. O reparo esfincteriano não tem apresentado bons resultados em longo prazo, visto que menos de 1/3 dos pacientes continuam incontinentes após cinco anos de cirurgia. A técnica de transposição do músculo grácil tem sido utilizada, contudo, há relatos de eventos adversos e comorbidades associadas.

A eletroestimulação do nervo sacral é a terapêutica mais recente. Temporariamente, eletrodos são introduzidos via percutânea através de forames sacrais e conectados a um neuroestimulador externo. Se no período de 2 a 3 semanas houver resposta satisfatória quanto à continência, que ocorre em cerca de 50% dos casos, os eletrodos temporários são substituídos por eletrodos permanentes e o neuroestimulador é implantado no tecido subcutâneo (marca-passo interno). Recentemente, trabalhos têm mostrado melhora evidente da incontinência anal, mesmo nos pacientes com lesões esfincterianas anatomicamente identificáveis pela ultrassonografia endoanal.

O enema continente anterógrado consiste em fazer cecostomia ou apendicostomia, o que permite lavagem anterógrada do cólon e pode ser utilizado para crianças ou pacientes com lesões neurológicas. A taxa de sucesso desse procedimento é de 61%. A colostomia definitiva é o tratamento final para pacientes que não respondem a nenhuma das modalidades de tratamento, apesar de esteticamente menos preferida.

CONSIDERAÇÕES FINAIS

A incontinência anal é a incapacidade de controle de eliminação de gases e/ou fezes de qualquer consistência pelo ânus, de causa multifatorial e que afeta consideravelmente a qualidade de vida do paciente. Realizam-se minuciosa anamnese e exames físicos: geral, abdominal, proctológico e neurológico. Uma vez descartadas lesões orgânicas, como neoplasias, por meio de exames complementares endoscópicos e/ou de imagem, procede-se a avaliação funcional por meio de métodos diagnósticos em motilidade digestiva baixa. Destes, a manometria anorretal é atualmente o mais disponível e possibilita medir o perfil pressórico do esfíncter anal, o comprimento do canal anal funcional e os reflexos fisiológicos, bem como determinar a sensibilidade e a capacidade retal, além de permitir a realização da terapêutica por meio do *biofeedback* anorretal.

REFERÊNCIAS

1. Oliveira L. Incontinência fecal: artigo de atualização. J Bras Gastroenterol. 2006; 6(1):35-7.
2. Nelson R, Norton N, Cautley E, Furner S. Community-based prevalence of anal incontinence. JAMA. 1995; 274:559-61.
3. Perry S, Shaw C, McGrother C, Matthews RJ, Assassa RP, Dallosso H et al. Prevalence of faecal incontinence in adults aged 40 years or more living in the community. Gut. 2002; 50:480-4.
4. Macmillan AC, Merrie AE, Marshall RJ, Parry BR. The prevalence of fecal incontinente in community-dwelling adults: a systematic review of the literature. Dis Colon Rectum. 2004; 47(8):1341-9.
5. Pares D, Pera M, Cartanyà A, Delgado-Aros S, De Miguel M, Ortiz H et al. Resultados de una encuesta nacional dirigida a especialistas sobre la evaluación clínica de pacientes con incontinencia fecal. Cir Esp. 2009; 86(03):154-8.
6. Rao SSC. Practice guidelines: diagnosis and management of fecal incontinence. Am J Gastroenterol. 2004; 99:1585-604.
7. Jorge JMN, Wexner SD. Etiology and management of fecal incontinence. Dis Colon Rectum. 1993; 36:77-97.
8. Nelson RL. Epidemiology of fecal incontinence. Gastroenterol. 2004; 126:S3-S7.
9. Oliveira SCM, Pinto-Neto AM, Conde DM, Góes JRN, Santos-Sá D, Costa-Paiva L. Incontinência fecal em mulheres na pós-menopausa: prevalência, intensidade e fatores associados. Arq Gastroenterol. 2006; 43(2):102-6.
10. Lazarescu A, Tumbull GK, Vanner S. Investigating and treating fecal incontinence: when and how. Can J Gastroenterol. 2009; 23(4):301-8.
11. Erckenbrecht JF, Winter HJ, Cicmir I, Wienbeck M. Faecal incontinence in diabetes mellitus: is it correlated to diabetic autonomic or peripheral neuropathy? Z Gastroenterol. 1988; 26:731-6.

12. Jorge JMN, Wexner SD. Anorectal manometry: techniques and clinical applications. S Med J. 1993; 86:924-31.
13. Caviezel F, Bossi A, Baresi A, Salvini A. Ano-rectal manometry as an evaluating test for impaired ano-rectal function in diabetes mellitus. Acta Diabetol. 1986; 23:331-8.
14. Enck P, Kuhlbusch R, Lübke H, Frieling T. Age and sex and anorectal manometry in incontinence. Dis Colon Rectum. 1989; 32:1026-30.
15. Felt-Bersma RJF, Menwissen SGM. Anal manometry. Int J Colorectal Dis. 1990; 5:170-3.
16. Bennett RC, Duthie H. The functional importance of the internal anal sphincter. Br J Surg. 1964; 51:355-7.
17. Goligher JC, Hughes ESR. Sensibility of the rectum and colon. Its role in the mechanism of anal incontinence. Lancet. 1951; 10:543-8.
18. Buser WD, Miner PB Jr. Delayed rectal sensation with fecal incontinence. Successful treatment using anorectal manometry. Am Gastroenterol. 1986; 91:1186-91.
19. Enck P, Van Der Voort IR, Klosterhalfen S. Biofeedback therapy in fecal incontinence and constipation. Neurogastroenterol Motil. 2009; 21:1133-41.
20. Chiaroni G, Scattolini C, Bonfante F, Vantini I. Liquid stool incontinence with severe urgency: anorectal function and effective biofeedback treatment. Gut. 1993;34:1576-80.
21. Fleshman JW, Dreznik Z, Fry RD, Kodner IJ. Anal sphincter repair for obstetric injury: manometric evaluation of functional results. Dis Colon Rectum. 1991; 34:1061-7.
22. Brocklehurst JC. Management of anal incontinence. Clin Gastroenterol. 1975; 4:479-87.
23. Lumi CM, Muñoz JP, La Rosa L. Neuromodulación sacra para el tratamiento de la incontinencia anal. Experiencia piloto prospectiva em Argentina. Acta Gastroenterol Latinoam. 2007; 37:29-36.
24. Sangwan YP, Coller JA, Barret RC Roberts PL, Murray JJ, Rusin L et al. Unilateral pudendal neuropathy: impact on outcome of anal sphincter repair. Dis Colon Rectum. 1996; 39:686-9.
25. Henry MM. Pathogenesis and management of fecal incontinence in the adult. Gastroenterol Clin N Am. 1987; 16:35-45.

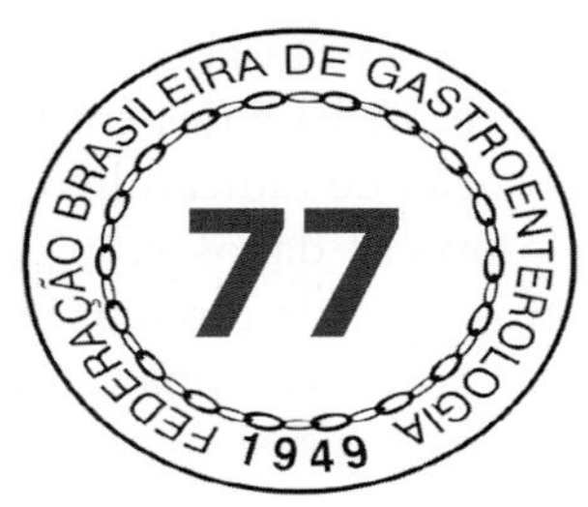

ADENOCARCINOMA COLORRETAL

Sérgio Carlos Nahas
Caio Sergio Rizkallah Nahas
Diego Fernandes Maia Soares

INTRODUÇÃO

O câncer colorretal (CCR), apesar de ser uma doença passível de prevenção por meio do diagnóstico precoce, ainda ocupa a terceira posição entre os tumores malignos mais frequentes nos homens e o segundo entre as mulheres. Cerca de 60% dos casos ocorrem em regiões mais desenvolvidas. No Brasil, segundo recente estimativa publicada pelo Instituto Nacional de Câncer-INCA,[1] a falta de informação e do diagnóstico precoce faz que o número de casos continue alto.

EPIDEMIOLOGIA

A idade é o fator de risco de maior importância, sendo que 90% dos casos são diagnosticados após os 50 anos, e o risco tende a aumentar com a idade.[2] O risco relativo de pessoas entre 80 e 84 anos terem câncer é sete vezes o da população de 50 a 54 anos.

No Brasil, em 2014, foram estimados 15.070 novos casos de câncer de cólon e reto em homens e 17.530 em mulheres. Esses valores correspondem a um risco de 15,44 novos casos a cada 100 mil homens e de 17,24 a cada 100 mil mulheres.[1]

A raça e os fatores étnicos podem influenciar o risco de câncer colorretal. Os judeus asquenazes têm risco aumentado em relação à população em geral.[3] Isso pode ser atribuído à mutação *I1307K* do gene da polipose adenomatosa (*APC*), que confere maior risco de câncer colorretal. Nos Estados Unidos, a incidência de CCR é maior na população afro-americana, em ambos os sexos, quando comparada a caucasianos. As outras etnias (hispânicos, asiáticos, nativos americanos, entre outros) têm menor incidência que os caucasianos.[2,4]

Há uma importante variação geográfica na incidência de câncer colorretal, ocasionando índices relativamente altos na América do Norte, no Oeste Europeu e na Austrália, em comparação a baixas incidências na África e na Ásia.[4] Tais observações remetem à hipótese de Burkitt;[5] ele acredita que diferenças dietéticas, especialmente relacionadas à ingesta de fibras e de gorduras, podem estar relacionadas a diferentes incidências.

ETIOLOGIA E PATOGÊNESE

Assim como em outras malignidades, a etiologia e a patogênese do câncer colorretal não são completamente conhecidas. Muitos fatores são considerados de risco para o seu desenvolvimento, assim como algumas condições clínicas são consideradas precursoras do câncer colorretal (Quadro 77.1).

Quadro 77.1 – Fatores de risco e protetores para o câncer colorretal

Fatores de risco	Fatores protetores
▪ Dieta pobre em fibras e rica em gorduras e proteínas ▪ Obesidade ▪ Sedentarismo ▪ Tabagismo ▪ Doença inflamatória intestinal ▪ História familiar ▪ Pós-radioterapia ▪ Acromegalia ▪ Ureterossigmoidostomia ▪ Colecistectomia ▪ Etilismo	▪ Dieta rica em fibras e vegetais ▪ Atividades físicas regulares ▪ Cálcio ▪ Ácido fólico ▪ Aspirina e anti-inflamatórios ▪ Terapia de reposição hormonal

Sequência adenoma-adenocarcinoma

O conceito da sequência adenoma-adenocarcinoma do cólon e do reto foi observado primeiro por Dukes,[6] no Hospital St. Marks de Londres, em 1926. Tornou-se amplamente aceito, sendo hoje o racional de abordagem para prevenção secundária do carcinoma colorretal, a partir da polipectomia por colonoscopia.[7] Numerosos estudos com base em registros de tumores, registros hospitalares e diagnósticos patológicos de espécimes cirúrgicos e de colonoscopias demonstram a coexistência de adenomas e adenocarcinoma do cólon e do reto, variando de 13 a 62%.[8]

Fatores dietéticos

O cólon está constantemente exposto a substâncias ingeridas pelos humanos. No entanto, a relação da dieta com a gênese do câncer colorretal ainda não está clara. Estudos nessa área são difíceis de ser conduzidos, pelo fato de a exposição ser multifatorial e de a maioria dos trabalhos ser observacional e de curta duração.

Gorduras alimentares

A gordura alimentar, especialmente a gordura animal saturada, tem sido implicada na carcinogênese do cólon e do reto. Países com histórico populacional de ingesta de alto teor de gorduras demonstraram risco aumentado de CCR quando comparados a populações com dieta pobre em gorduras.[9]

Carne vermelha

Há uma série de potenciais mecanismos carcinogênicos não relacionados ao conteúdo de gordura que podem resultar na relação causal entre carne vermelha e CCR. A carne vermelha é rica em ferro, que pode aumentar a produção de radicais livres no cólon, os quais podem provocar danos crônicos à mucosa ou promover outros tipos de carcinogênese. Em humanos, a ingesta de carne vermelha estimula a produção de componentes nitrosos, os quais são carcinógenos conhecidos.[10] A formação de aminas heterocíclicas e hidrocarbonos policíclicos aromáticos a partir do cozimento excessivo da carne, ou diretamente na chama, podem ser fatores carcinogênicos importantes já relatados em modelos animais.[10]

Fibras

Em 1969, Burkitt[5] foi quem primeiro hipotetizou a associação de dieta rica em fibras como fator protetor contra a carcinogênese do CCR. No entanto, os dados atuais são conflitantes. Alguns mecanismos protetores foram propostos, como: a fibra acelerando o trânsito intestinal, reduzindo, assim, a exposição do cólon a carcinógenos, além de as fibras teoricamente diluírem ou absorverem alguns carcinógenos, em particular, os sais biliares. Em geral, a consistência dessa evidência é fraca. Mais uma vez acredita-se que a proteção contra o CCR provém de fatores associados, já que as fibras podem estar ligadas a uma vida mais saudável. A existência de diferentes tipos de fibras (solúveis, não solúveis, polissacarídicas e não polissacarídicas) pode ainda ter influência sobre o risco de CCR.

Cálcio

Evidências epidemiológicas e experimentais comprovam o efeito benéfico do cálcio na prevenção de neoplasias colorretais. O cálcio tem a capacidade de se conectar e precipitar os ácidos biliares, podendo influenciar diretamente na proliferação de células da mucosa. No entanto, nem todos os estudos observacionais que avaliam a influência do cálcio da dieta demonstraram um efeito protetor contra o CCR.

Ácido fólico

O ácido fólico é importante para a metilação normal do DNA. A deficiência de folato pode desencadear o câncer a partir da quebra da síntese e reparo do DNA ou perda do controle da atividade de proto-oncogenes. Em 15 estudos retrospectivos epidemiológicos[11] avaliando a associação entre o folato e o risco de CCR, a maioria demonstrou significância estatística ou tendência à relação significante entre a ingesta alta de folato e o risco reduzido de CCR ou de formação de adenomas.

Álcool

O álcool tem um possível papel na carcinogênese colorretal a partir da alteração da absorção de folato, reduzindo a biodisponibilidade deste, o que aumenta o risco de CCR. Além disso, o acetaldeído, produto do metabolismo do álcool, pode contribuir para uma metilação anormal do DNA. Análise envolvendo 489.979 pessoas de cinco países observou que a ingestão de duas doses ou mais de bebida alcoólica por dia podem aumentar o risco de CCR em todo o cólon e reto, tanto em homens quanto em mulheres.[12] No entanto, não foram diferenciados os tipos de bebidas alcoólicas (destiladas ou não) nem o tempo de exposição ao álcool.

Aspirina e anti-inflamatórios não hormonais

Existe evidência considerável de que o uso de aspirina e de anti-inflamatórios não hormonais (AINH) tenha um efeito protetor em todos os estágios da carcinogênese colorretal (focos de criptas aberrantes, adenoma, carcinoma) e morte por CCR. O mecanismo de ação antineoplásica não é totalmente compreendido, mas acredita-se que ambas as vias da ciclo-oxigenase (COX)-dependente e da COX-independente tenham um papel importante. Os efeitos colaterais, principalmente gastrointestinais, e o custo da utilização prolongada limitam o uso extenso dessa terapêutica.

Terapia de reposição hormonal

Os possíveis mecanismos de ação incluem a redução da secreção de ácidos biliares (potenciais promotores e iniciadores do CCR), bem como o efeito do estrógeno no epitélio colônico, tanto diretamente como a partir de alterações de fatores de crescimento. No entanto, o risco de efeitos colaterais, principalmente do desenvolvimento do câncer de mama em longo prazo, não permite a utilização de TRH como estratégia primária de prevenção de CCR.

Obesidade

A obesidade parece aumentar o risco de CCR em homens e mulheres em pós-menopausa por intermédio da resistência à insulina, que resulta em hiperinsulinemia e ação aumentada da IGF. Níveis altos de IGF-1 estão associados à proliferação celular, que pode desencadear neoplasia colônica.

Atividade física

Mais atividades físicas (ocupacionais, de lazer ou atividades totais) estão relacionadas a risco reduzido de CCR. Os mecanismos que explicam a relação entre atividade física e CCR são pouco conhecidos. A atividade física ocasiona mudanças na sensibilidade à insulina e aos níveis de IGF, que estão envolvidos na carcinogênese colorretal. Outros mecanismos são: o efeito do exercício sobre a síntese de prostaglandinas, efeito sobre as defesas imunes antitumorias e a redução da porcentagem de gordura corporal associada ao exercício.

Tabagismo

Estudos mais recentes observaram nítida associação entre o hábito de fumar e o desenvolvimento de adenomas colorretais, havendo de duas a três vezes mais riscos em relação a não fumantes. O cigarro pode alterar o efeito de micronutrientes, por exemplo, betacaroteno, vitaminas C e E, ou seja, o efeito protetor dessas substâncias pode ser cancelado pela ação do tabaco.

Doença inflamatória intestinal

Pacientes portadores de doença inflamatória intestinal de longa duração sabidamente apresentam maior risco de CCR, entretanto, este é difícil de ser quantificado.

A extensão da doença na RCUI parece ter influência significante sobre o risco de CCR. Um estudo sueco observou um risco aumentado em 1,7 vezes para pacientes com proctite, comparado a 2,8 vezes na colite esquerda e 14,8 vezes para a pancolite.[13] Em pacientes com colite extensa e de longa duração, a colectomia profilática pode ser uma opção, assim como o acompanhamento colonoscópico para displasias e/ou o uso de agentes quimiopreventivos.

A relação entre a doença de Crohn e o CCR parece ter menor importância prática. Estudos mais recentes apresentam dados conflitantes, impossibilitando a afirmação de que há um aumento do risco e a quantificação do impacto deste.

Histórico familiar

Indivíduos com história familiar de CCR ou pólipos podem ter risco aumentado em até 20%. Um indivíduo com parente de primeiro grau portador de CCR apresenta risco relativo aumentado em 2,25 vezes em relação àqueles sem histórico familiar. O risco aumenta ainda mais se houver dois ou mais parentes de primeiro grau com CCR, se o diagnóstico for feito antes dos 45 anos e, também, quando há parente de primeiro grau com adenomas.

Os grupos de risco entre famílias podem ser atribuídos a suscetibilidade hereditária, exposições ambientais, ou combinação de ambos os fatores. As heranças genéticas ocorrem em porcentagem pequena de casos, sendo a maior parte dos CCR considerados esporádicos. As heranças genéticas autossômicas dominantes mais conhecidas e estudadas em nosso meio são a polipose adenomatosa familiar (PAF) e a síndrome do câncer colorretal hereditário sem polipose (HNPCC – *hereditary non-poliposis colorectal cancer*).

A PAF está ligada a alterações no cromossomo 5 do gene *APC* e representa em torno de 1% das neoplasias colorretais. Suas principais manifestações são a presença de múltiplos pólipos ao longo do trato gastrointestinal, principalmente no cólon, no estômago e no duodeno, além da formação de tumores desmoides em partes moles. Os pólipos são adenomatosos no cólon e em geral são diagnosticados na segunda década de vida. O risco de desenvolvimento de CCR é virtualmente de 100% até os 40 anos, portanto, o tratamento preconizado é a remoção cirúrgica do cólon e do reto doentes logo após a puberdade.[14]

A incidência do HNPCC pode variar de 5 a 9% aproximadamente. Nessa síndrome, ocorre a mutação de um dos genes de reparo do DNA (genes *MMR*), tornando a célula epitelial mais suscetível a alterações genéticas que poderão causar carcinogênese.[15] A característica da síndrome está na presença de CCR em adultos jovens com idade inferior a 50 anos, precedida ou não por pólipos nos segmentos colônicos proximais. A presença de lesões sincrônicas ou metacrônicas é comum. A prevenção de pacientes de risco deve ser feita com colonoscopia anual ou bienal a partir dos 20 anos. O diagnóstico de CCR associado a HNPCC implica colectomia total para os casos de câncer localizado no cólon e proctocolectomia total quando o câncer está localizado no reto. O papel da colectomia profilática para pacientes com pesquisa genética positiva é controverso, pois o risco de CCR é desconhecido.

Testes genéticos

Os testes genéticos são ferramentas úteis na detecção de alterações genéticas em indivíduos de risco; entretanto, seu uso ainda é restrito na prática clínica, por causa da grande variedade de testes existentes e da dificuldade de interpretação. Assim sendo, a avaliação de um especialista em aconselhamento genético é imprescindível antes da realização de qualquer um desses testes.

Os testes estão indicados quando o paciente apresenta familiares com histórico de CCR e mutações autossômicas dominantes nos genes *APC*, *MMR* (*MLH1*, *MSH2*, *PMS1*, *PMS2* ou *MSH6*), histórico de polipose adenomatosa familiar ou HNPCC.

Nos casos de PAF, o exame genético é de relevância, pois a identificação de mutação no gene *APC* acarreta risco de 75% de desenvolvimento de pólipos aos 20 anos e CCR aos 40 anos, caso não tratado. Os parentes de primeiro grau desse paciente também devem ser testados, tendo 50% de chance de apresentar a mesma mutação.

Nos casos de HNPCC, a detecção de mutações nos genes *MLH1* e *MSH2* resultou nos seguintes valores: 90% dos homens e 70% das mulheres apresentaram CCR a partir dos 70 anos. Assim como na polipose, o risco de detecção de alterações do mesmo gene em parentes de primeiro grau é de 50%. Portanto, estes devem também ser testados em casos de mutações detectadas.

PATOLOGIA

Macroscopia

A avaliação macroscópica do espécime cirúrgico pode distinguir quatro tipos de lesões: ulcerada, polipoide, anular e infiltrativa. A ulcerada é a forma mais comum e apresenta um formato circular irregular e de bordas elevadas. As lesões polipoides têm aspecto fungoide, projetando-se para o lúmen do órgão. O aspecto anular estenosante é mais encontrado no cólon esquerdo e tende a ocupar toda a circunferência. As lesões difusamente infiltrativas comportam-se como a linite plástica do estômago, espessando o órgão, sem, no entanto, provocar lesões específicas na mucosa. A região retossigmoideana é mais atingida por esse tipo, que pode acometer, ainda, qualquer outra região do cólon.

Microscopia

A histologia dos CCR está diretamente relacionadas ao prognóstico. O tipo histológico para adenocarcinoma mais comum é o moderadamente diferenciado (60%), sendo que os tipos bem diferenciados e pouco diferenciados têm uma incidência semelhante, em torno de 20%. A incidência de metástases linfonodais segue o grau de diferenciação, sendo de aproximadamente 25% nos tumores bem diferenciados, 50% nos moderadamente diferenciados e 80% nos pouco diferenciados. A diferenciação histológica pode, ainda, influenciar na sobrevida em cinco anos, que está por volta de 77% nos bem diferenciados, 61% nos moderadamente e 29% nos pouco diferenciados.

Disseminação tumoral

O câncer colorretal pode se disseminar em uma ou mais das seguintes maneiras: continuidade ou contiguidade, transperitoneal, linfática e hematogênica.

A disseminação por continuidade ocorre no sentido tranversal do cólon, em geral tomando um quarto da circunferência a cada seis meses. A aderência em órgãos como outras vísceras abdominais, órgãos pélvicos e parede abdominal ocorre com mais frequência. Lesões localizadas na face retroperitoneal podem invadir estruturas como a fáscia perirrenal, os uréteres, o duodeno, a parede posterior do abdome ou os músculos ilíaco e psoas.

O CCR pode gerar implantes em qualquer local do peritônio, incluindo o omento (invasão transcelômica). A denominada carcinomatose peritoneal pode ocorrer em até 10% dos pacientes com CCR.

A disseminação linfática é de importância ímpar para os princípios cirúrgicos. Em geral, a disseminação segue uma sequência iniciada nos gânglios paracólicos.

A metástase hematogênica representa a disseminação sistêmica do CCR. Os locais mais comuns de disseminação são o fígado, os pulmões e os ossos. O fígado é o órgão de escolha, em razão de drenagem venosa portal do cólon.

SINTOMATOLOGIA

O sangramento anal é provavelmente o sintoma mais comum no doente com CCR. A causa mais frequente de sangramento anal é a doença hemorroidária, que, associada à negligência do próprio paciente, dificulta o diagnóstico precoce e preciso de lesões colorretais. Principalmente em pacientes de meia-idade ou mais velhos, esse sintoma deve ser valorizado e investigado.

A alteração do hábito intestinal, seja diarreia ou constipação, é o segundo sintoma mais comum, devendo ser valorizada em pacientes com suspeita de CCR. As lesões no cólon proximal podem não apresentar alteração do hábito intestinal até estarem bastante avançadas. No cólon distal, esses sintomas são mais frequentes em virtude do menor calibre e da presença de fezes formadas.

Outros sintomas associados são: dor abdominal, que, de maneira geral, é inespecífica. Descarga de muco, perda ponderal, anemia e febre esporádica podem estar presentes. A anemia pode estar relacionada a lesões principalmente em cólon proximal, podendo predizer o diagnóstico em pacientes idosos com perdas crônicas.

MÉTODOS PARA DIAGNÓSTICO E ESTADIAMENTO

Exame proctológico completo

A inspeção externa do canal anal pode demonstrar alterações, como pólipos extruídos através do canal anal ou lesões próximas da margem anal. O toque retal faz parte do exame físico, sendo importante na detecção de lesões suspeitas no reto médio e distal. Ao toque do dedo, o coloproctologista consegue determinar a mobilidade da lesão, turgor e suspeita de invasão da parede posterior da vagina ou outros órgãos da pelve.

Anuscopia e retossigmoidoscopia rígida

A anuscopia é útil para determinar a origem de sangramento retal vermelho vivo como sendo de doença hemorroidária, a partir da avaliação dos 5 cm distais do reto até o canal anal.

A retossigmoidoscopia rígida é essencial na avaliação de lesões de reto e sigmoide por extensão de até 25 cm, para determinar a distância exata da borda distal do tumor e a borda anal, observação das características macroscópicas e mobilidade por meio de leve pressão na margem distal. Tumores móveis podem ser tracionados com essa manobra. Finalmente, é possível avaliar toda a extensão da lesão, que será documentada, e retirar espécimes para histologia. Esse exame permite avaliar a altura do acometimento no reto em relação às válvulas de Houston, a fim de planejar o tratamento adequado.

Retossigmoidoscopia flexível

A retossigmoidoscopia flexível tem a vantagem de avaliar uma extensão maior de intestino e de mucosa. Tal exame não substitui a retossigmoidoscopia rígida para determinar a distância de uma lesão do reto à borda anal.

Colonoscopia

A colonoscopia tem sido recomendada como exame pré-operatório para detectar a presença de lesões sincrônicas benignas ou malignas. Evidências recentes sugerem que a colonoscopia tem papel importante na avaliação, já que carcinomas sincrônicos podem estar presentes em 2 a 7% dos casos, e a colonoscopia pré-operatória pode alterar o procedimento cirúrgico em até ⅓ dos pacientes. A colonoscopia é considerada padrão-ouro para a detecção precoce do CCR. Trata-se de método com fins diagnósticos, que também possibilita o tratamento imediato de pólipos que posteriormente serão avaliados quanto à presença de malignidade e à necessidade de ampliação de margens ou ressecção radical.

Colonoscopia virtual ou colonografia por tomografia computadorizada

A colonoscopia virtual é um método minimamente invasivo de avaliação estrutural de todo o cólon e o reto, e que recentemente tem sido considerado um método alternativo efetivo para rastreamento do CCR. Atualmente, a colonoscopia virtual tem indicação importante na elucidação de lesões sincrônicas ou pólipos em pacientes com lesões neoplásicas obstrutivas à colonoscopia que serão submetidos a tratamento cirúrgico.

Tomografia computadorizada (TC)

A TC do tórax, do abdome e da pelve tem seu principal papel na avaliação de possíveis lesões secundárias em fígado, pulmão, linfonodos abdominais, além de ser capaz de avaliar a extensão locorregional do CCR, suspeitando da invasão de órgãos adjacentes ou parede abdominal.

Ressonância nuclear magnética (RNM)

A RNM é uma técnica que cria imagens a partir da avaliação do núcleo de absorção ou emissão de energia eletromagnética, na presença de um campo magnético estável. A RNM de pelve é utilizada nos casos de câncer do reto para avaliação da invasão tumoral na parede do reto e na avaliação dos linfonodos; além disso, permite uma visão geral da relação do tumor com outras estruturas da pelve, incluindo bexiga, próstata, útero e anexos, o que pode modificar o planejamento cirúrgico. A RNM tem aplicabilidade não somente para o estadiamento inicial da neoplasia, mas também para reestadiamento pós-neoadjuvância e seguimento pós-operatório para detecção de recidiva.

Tomografia por emissão de pósitrons (PET)

A PET é um método de imagem que utiliza um componente isotópico que emite pósitrons, o qual é incorporado ao processo bioquímico dos órgãos e tecidos do corpo. As características morfológicas de outros exames são mais bem definidas, como a TC e a RNM, mas a PET fornece informações sobre a natureza e a fisiologia da função celular do tecido. Assim, tem sido utilizada na avaliação de neoplasias, incluindo o CCR. O isótopo mais amplamente utilizado em nosso meio é a fluordeoxiglicose. A PET tem papel importante na determinação de atividade tumoral após a ressecção cirúrgica ou, se já no seguimento, quando há suspeita de recidiva de atividade tumoral.

Ultrassonografia endorretal (USER)

A USER tem a capacidade de distinguir as diferentes camadas anatômicas da parede do reto, apresentando, portanto, vantagens sobre a PET e a RMN, para avaliar penetração do tumor na parede retal. Por outro lado, essa modalidade é operador-dependente, tem baixa aceitação do paciente, penetração limitada na profundidade da pelve e é contraindicada para lesões estenóticas ou no reto proximal.[16]

Antígeno carcinoembrionário (CEA)

Marcador tumoral identificado em 1965, presente em adenocarcinoma de cólon e de reto e em cólon fetal, mas ausente em tecido colônico adulto normal. Produzido pelas células da mucosa gastrointestinal, e na presença de neoplasia maligna ocorre elevação dos níveis séricos. Os níveis pré-operatórios do CEA apresentam algum significado para o prognóstico, visto que o nível de elevação está relacionado à carga corporal do tumor. A ocorrência de recidiva é indicada por um nível crescente de CEA, sendo a doença clinicamente detectável quase sempre precedida de um aumento do marcador tumoral. No entanto, em alguns casos, não há relação do nível do CEA com recidiva ou com o volume da doença, pois há tumores que não expressam o CEA.

TRATAMENTO

A ressecção cirúrgica é o principal pilar no tratamento do adenocarcinoma colorretal. O câncer colorretal avançado, que atinge pelo menos até a camada muscular própria do cólon, deve ser tratado com técnica operatória adequada, que envolve: domínio da anatomia para evitar complicações e lesões inadvertidas de outros órgãos e tecidos, delicado manuseio dos tecidos com mínima manipulação tumoral para evitar a disseminação local ou a distância, ligadura vascular na origem para obter uma adequada linfadenectomia e ressecções em bloco da lesão.

Os princípios gerais que devem ser obedecidos são a ressecção tumoral com margens adequadas, incluindo áreas de drenagem linfática. No caso de lesões colônicas, as margens proximal (em torno de 10 cm) e distal (em torno de 5 cm) podem ser obtidas sem maiores dificuldades, respeitando-se as zonas de irrigação do cólon.

A mínima manipulação da região da lesão, chamada "*no-touch technique*", idealizada na década de 1960, passou a ser seguida desde então. O recurso técnico utilizado é a ligadura arterial e venosa precoce, a fim de evitar a disseminação de células neoplásicas. Apesar de os benefícios sobre a sobrevida dos pacientes não terem sido tão expressivos quanto o esperado, a "*no-touch technique*" foi incorporada aos princípios da cirurgia oncológica, sendo empregada até hoje nos maiores centros de referência em tratamento do câncer colorretal do mundo.[17]

Preparo pré-operatório

O preparo intestinal mecânico atualmente é um tema controverso. Diversos trabalhos não mostram benefícios na utilização do preparo,[18] mas ainda é empregado na maioria dos serviços. O preparo pode ser feito com solução de manitol a 10% ou preparado de solução fosfatada, que apresentam pontos positivos e negativos. O manitol necessita de maior volume (aproximadamente 1 L), podendo ser menos tolerado, e causa maior distensão do cólon, o que pode, em alguns casos, prejudicar o procedimento cirúrgico laparoscópico. A fosfossoda tem baixo volume (90 mL), no entanto, pode ser responsável por sérios distúrbios hidroeletrolíticos e até indução de insuficiência renal. A utilização de antibiótico oral associado ao preparo colônico, não tem influência sobre os níveis de infecção perioperatória, portanto, parou de ser feita nos dias atuais.

A antibioticoterapia sistêmica deve contemplar a cobertura para germes Gram-positivos, negativos e anaeróbios. O medicamento é iniciado na indução anestésica como profilático e utilizado apenas durante o procedimento cirúrgico, salvo haja alguma indicação específica de início mais precoce ou de continuação com o tratamento por mais dias.

Planejamento cirúrgico

O planejamento cirúrgico do câncer colorretal requer que o cirurgião tenha o maior conhecimento possível da localização da neoplasia, seu estadiamento e das condições clínicas do paciente, para suportar o tratamento proposto.

A localização do tumor e sua histopatologia são dados importantes para a programação cirúrgica e as margens de segurança necessárias. A localização em áreas críticas de irrigação arterial, como as flexuras hepática e esplênica, pode exigir ressecções mais estendidas para que os procedimentos sejam oncologicamente corretos.

Via de acesso

A partir do início dos anos 1990, os cirurgiões colorretais passaram a utilizar a videolaparoscopia como via de acesso para cirurgias radicais no tratamento do CCR. A dificuldade inicial do procedimento videolaparoscópico estava no material cirúrgico, principalmente no difícil aprendizado da técnica, responsável por um tempo cirúrgico mais prolongado e algumas complicações intraoperatórias, além do alto custo da nova tecnologia, que dificultaram a padronização do procedimento para a cirurgia colorretal. Por outro lado, os bons resultados comparativos à cirurgia convencional, como os semelhantes resultados oncológicos, incluindo o número de linfonodos extraídos, melhor recuperação em curto prazo, menor dor pós-operatória, realimentação e alta hospitalar e retorno às atividades habituais mais precoces, fizeram prevalecer a persistência dos cirurgiões colorretais, que minimizaram as dificuldades e padronizaram a cirurgia colorretal videolaparoscópica.[19] Atualmente, ultrapassada a curva de aprendizado para a maioria dos centros mundiais de referência no tratamento do CCR, associado à experiência acumulada ao longo dos anos e verificação de resultados em longo prazo comparáveis à cirurgia convencional, a videolaparoscopia é considerada padrão para o tratamento. Apesar dos recentes avanços nessa modalidade cirúrgica, segundo estatística norte-americana, apenas 8% das ressecções colorretais são realizadas por videolaparoscopia. Com relação às novas tecnologias minimamente invasivas, como a cirurgia colorretal robótica e a por portal único (*single port*), seu papel ainda não está completamente estabelecido para o tratamento do CCR.

Tratamento cirúrgico do adenocarcinoma do cólon

Cólon direito ou ascendente e ceco

As lesões localizadas em ceco e cólon ascendente são tratadas por meio de colectomia direita, seguida de reconstrução do trânsito intestinal a partir de anastomose entre o íleo distal e o cólon transverso remanescente. Nessa cirurgia, realiza-se a ligadura dos vasos ileoapendicocólicos em sua origem e, quando presente, liga-se a cólica direita, realizando a linfadenectomia adequada, sendo que a presença de linfonodos acometidos é fator de pior prognóstico para sobrevida global.[20]

Ângulo hepático e cólon transverso proximal

A colectomia direita ampliada é a opção terapêutica para a abordagem de tumores da flexura hepática e do transverso proximal, sendo, inicialmente, realizada como colectomia direita com ligadura dos vasos ileoapendicocólicos e cólica direita em sua origem. Com o intuito de obter maior margem colônica distal ao tumor e para ressecção linfonodal adequada, ligam-se os ramos direito e esquerdo da artéria cólica média ou a mesma em sua origem.

Cólon transverso médio

A transversectomia é realizada para tumores localizados no cólon transverso. A reconstrução é a anastomose colocólica entre o cólon na sua porção ascendente e descendente. Nessa abordagem, realiza-se o tratamento dos vasos cólicos médios em sua origem, e o ponto-chave dessa cirurgia é a adequada liberação dos ângulos esplênico e hepático para confecção sem tensão da anastomose.

Ângulo esplênico

As lesões de flexura esplênica podem ser abordadas pela colectomia esquerda segmentar, a partir da ligadura da artéria cólica esquerda, ramo da artéria mesentérica inferior, preservando-se o sigmoide, ou por meio da colectomia esquerda clássica, a partir da ligadura da artéria mesentérica inferior na sua origem com ressecção de todo o cólon esquerdo.

Cólon esquerdo ou descendente

Os tumores de cólon descendente são tratados a partir da colectomia esquerda, seguida de anastomose transverso retal. Nessa cirurgia, é realizada a ligadura dos vasos mesentéricos inferiores em sua origem. É muito importante a total liberação do ângulo esplênico para que possa ser realizada anastomose sem tensão.

Cólon sigmoide e reto alto

A retossigmoidectomia é a ressecção realizada para tumores de sigmoide e reto proximal. Como na colectomia esquerda, é realizada a ligadura dos vasos mesentéricos inferiores em sua origem e mobilização do ângulo esplênico para anastomose sem tensão. Em alguns casos de reto alto, para conseguir a margem distal de 5 cm, é preciso realizar dissecção além da reflexão peritoneal. Nos casos de sigmoide, a secção do reto na altura do promontório é o suficiente para margem distal adequada e confecção de anastomose descendente retal.

Tratamento adjuvante

O tratamento adjuvante para o adenocarcinoma de cólon está indicado para casos em que o estadiamento anatomopatológico seja estádio 2 de alto risco ou estádio 3. A quimioterapia adjuvante indicada para esses pacientes causa aumento da sobrevida. A recomendação de adjuvância com quimioterapia foi recomendação da Organização Mundial de Saúde há mais de uma década.[17]

Tratamento do adenocarcinoma de reto extraperitonial

Estudos a partir da segunda metade do século passado demonstraram que a disseminação linfática lateral e inferior dos tumores de reto é rara e restrita a casos de doença avançada e incurável. Além disso, o sacrifício sistemático dos esfíncteres para incluir as potenciais zonas de disseminação linfática resultava em benefício quase nulo aos pacientes. Esses novos conceitos resultaram na técnica de excisão total do mesorreto (*total mesorectal excision* – TME), proposta por Heald e Rydall,[21] que revolucionou o tratamento do câncer do reto, tornando possível a preservação esfincteriana para lesões de reto médio e distal. A técnica consiste na dissecção ao redor do reto, junto da fáscia pélvica, com o objetivo de preservar o invólucro gorduroso circunferencial do reto. A partir desse tipo de ressecção, espera-se que todos os linfonodos da gordura perirretal sejam removidos (mesorreto) em bloco com o tumor primário. A partir década de 1970, o avanço tecnológico proporcionou o surgimento das suturas mecânicas, que culminaram com a consagração da técnica de excisão total do mesorreto associada à preservação esfincteriana.[22]

Outro avanço no campo da cirurgia retal foi o emprego da radioterapia. Inicialmente realizada de maneira adjuvante à cirurgia, notou-se que o seu emprego poderia reduzir os índices de recidiva local, que anteriormente era superior a 30%. Com o objetivo de potencializar a ação local sobre o adenocarcinoma retal e melhorar os resultados sobre a recidiva local e sistêmica em longo prazo, a associação da quimioterapia combinada foi o passo seguinte. Finalmente, com base na hipótese de ação mais efetiva em tecido não anteriormente manipulado, com o objetivo de obter um melhor controle local de recidivas, a partir de redução do volume tumoral e de linfonodos acometidos (*downstaging*), podendo chegar à remissão completa, a quimiorradioterapia neoadjuvante passou a ser o tratamento inicial de escolha para os tumores localmente avançados do reto médio e distal.[22-25]

Tratamento para tumores precoces

Para tumores de reto extraperitonial, com estadiamento T1, com fatores que o caracterizam como de baixo risco (bem diferenciado, invasão até sm1, sem invasão linfovascular, diâmetro < 3 cm, 40% da circunferência da parede), é realizada ressecção local convencional ou com TEM.

Para lesões com estadiamento T1 de alto risco ou T2 sem acometimento linfonodal, o tratamento é realizado com retossigmoidectomia com excisão total do mesorreto. No entanto, para casos ultrabaixos, com risco de amputação do reto, pode ser considerada a realização de quimiorradioterapia neoadjuvante com intuito de aumentar a chance de preservação esfincteriana.

Tratamento para tumores avançados

O tratamento neoadjuvante está indicado para os tumores com estadiamento T3 ou T4, com linfonodo acometido N+ (estádio III). O tratamento consiste na realização de quimiorradioterapia composta por 5-FU 350 mg/m^2 IV, em bolo D1 a 5 concomitante à radioterapia, na semana 1 e 5 de irradiação. A dose total de radioterapia pélvica é de 4500 Gys com *boost* tumoral, totalizando 5040 Gys. Depois é realizado reestadiamento oito semanas após o término da neoadjuvância. Após reestadiamento, nos casos com resposta incompleta, segue-se com ressecção cirúrgica com excisão total do mesorreto; nos casos com resposta clínica completa, a conduta ainda é tema de discussão na literatura.

Tratamento para tumores estádio IV

Esse grupo de pacientes é composto por casos heterogêneos, podem haver casos com metástase hepática, pulmonar e até carcinomatose; por esse motivo, é impossível uniformizar a conduta no tratamento. Cada caso deverá ser discutido individualmente, de maneira interdisciplinar (com equipes de oncologia, radioterapia, cirurgia hepática, coloproctologia, cirurgia plástica, cirurgia torácica), para definir o planejamento terapêutico.

REFERÊNCIAS

1. Brasil. Inca – Instituto Nacional do Câncer. Estimativa da incidência de Câncer para 2014 no Brasil e nas cinco Regiões. Disponível em: http://www.saude.sp.gov.br/resources/ses/perfil/gestor/homepage/outros-destaques/estimativa-de-incidencia-de-cancer-2014/estimativa_cancer_24042014.pdf; acesso em: 19 de janeiro de 2016.
2. Ries LA, Wingo PA, Miller DS, Howe HL, Weir HK, Rosenberg HM et al. The annual report to the nation on the status of cancer, 1973-1997, with a special section on colorectal cancer. Cancer. 2000; 88(10):2398-424.
3. Feldman GE. Do Ashkenazi Jews have a higher than expected cancer burden? Implications for cancer control prioritization efforts. Isr Med Assoc J. 2001; 3(5):341-6.
4. Lagiou P. Burden of cancer. In: Adami HO, Hunter D, Trichopoulos D (eds.). Textbook of cancer epidemiology. Oxford: Oxford University Press, 2002. p.3-28.
5. Burkitt DP. Related disease-related cause? Lancet. 1969; 2(7632):1229-31.
6. Dukes C. Simple tumors of the large intestine and their relationship to cancer. Br J Surg. 1926; 13:720-33.
7. Morson BC. The polyp-cancer sequence in the large bowel. Proc R Soc Med 1974; 67:451-7.
8. Tierney RP, Ballantyne GH, Modlin IM. The adenoma to carcinoma sequence. Surg Gynecol Obstet. 1990; 171(1):81-94.
9. Hursting SD, Thornquist M, Henderson MM. Types of dietary fat and the incidence of cancer at five sites. Prev Med. 1990; 19(3):242-53.
10. de Kok TM, van Maanen JM. Evaluation of fecal mutagenicity and colorectal cancer risk. Mutat Res. 2000; 463(1):53-101.
11. Kim YI. Role of folate in colon cancer development and progression. J Nutr. 2003; 133(11 Suppl 1):3731S-9S.
12. Cho E, Smith-Warner SA, Ritz J, van den Brandt PA, Colditz GA, Folsom AR et al. Alcohol intake and colorectal cancer: a pooled analysis of 8 cohort studies. Ann Intern Med. 2004; 140(8):603-13.
13. Ekbom A, Helmick C, Zack M, Adami HO. Ulcerative colitis and colorectal cancer: a population-based study. N Engl J Med. 1990; 323(18):1228-33.
14. Lynch HT, de la Chapelle A. Hereditary colorectal cancer. N Engl J Med. 2003; 348(10):919-32.
15. Lynch HT, Smyrk TC, Watson P, Lanspa SJ, Lynch JF, Lynch PM et al. Genetics, natural history, tumor spectrum, and pathology of hereditary nonpolyposis colorectal cancer. Gastroenterology. 1993; 104(5):1535-49.
16. Garcia-Aguilar J, Pollack J, Lee SH, Hernandez de Anda E, Mellgren A, Wong WD et al. Accuracy of endorectal ultrasonography in preoperative staging of rectal tumors. Dis Colon Rectum. 2002; 45(1):10-5.
17. Gordon PH. Malignant neoplasms of the colon. In: Gordon PH, Nivatvongs S. Principles and practice of surgery for the colon, rectum and anus. 3.ed. Informa Healthcare. 2007.
18. Cao F, Li J, Li F. Mechanical bowel preparation for elective colorectal surgery: updated systematic review and meta-analysis. Int J Colorectal Dis. 2012; 27(6):803-10. Epub 2011 Nov 23.
19. Guillou PJ, Quirke P, Thorpe H, Walker J, Jayne DG, Smith AM et al. MRC CLASICC trial group, short-term endpoints of conventional versus laparoscopic-assisted surgery in patients with colorectal cancer (MRC CLASICC trial): multicentre, randomised controlled trial. Lancet. 2005; 14-20; 365(9472):1718-26.
20. Nahas SC, Nahas CS, Bustamante-Lopez LA, Pinto RA, Marques CF, Campos FG et al. Prognostic factors of surgically-treated patients with cancer of the right colon: a ten years' experience of a single universitary institution. Arq Bras Cir Dig. 2015; 28(1):3-7.
21. Heald RJ, Rydall RD. Recurrence and survival after total mesorectal excision for rectal cancer. Lancet. 1986; 1(8496):1479-82.
22. Guillem JG, Chessin DB, Shia J, Suriawinata A, Riedel E, Moore HG et al. A prospective pathologic analysis using whole-mount sections of rectal cancer following preoperative combined modality therapy: implications for sphincter preservation. Ann Surg. 2007; 245(1):88-93.

23. Weiser MR, Quah HM, Shia J, Guillem JG, Paty PB, Temple LK et al. Sphincter preservation in low rectal cancer is facilitated by preoperative chemoradiation and intersphincteric dissection. Ann Surg. 2009; 249(2):236-42.
24. Habr-Gama A, de Souza PM, Ribeiro U Jr, Nadalin W, Gansl R, Sousa AH Jr et al. Low rectal cancer: impact of radiation and chemotherapy on surgical treatment. Dis Colon Rectum. 1998; 41(9):1087-96.
25. Habr-Gama A, Perez RO, Nadalin W, Nahas SC, Ribeiro U Jr, Silva e Sousa AH Jr et al. Long-term results of preoperative chemoradiation for distal rectal cancer correlation between final stage and survival. J Gastrointest Surg. 2005; 9(1):90-9.

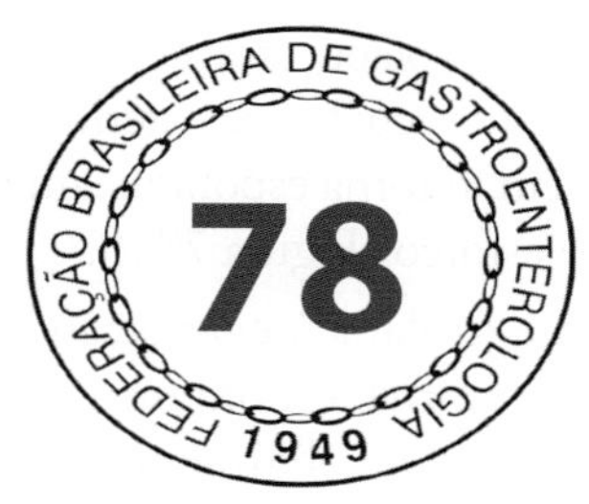

DOENÇAS ANORRETAIS

Flávio Antonio Quilici
Lisandra Carolina Marques Quilici

INTRODUÇÃO

As doenças anorretais estão presentes em toda a história da humanidade. Seus primeiros relatos aparecem na Babilônia e no antigo Egito, cerca de 3000 a.C. Os hábitos de vida no mundo moderno parecem ter contribuído para que elas adquirissem uma importância sempre crescente através dos séculos. Não há dados epidemiológicos concretos sobre sua real incidência no Brasil, mas calcula-se que aproximadamente 30% da população brasileira, em algum momento da vida, poderá apresentar qualquer uma delas.

Como várias dessas doenças têm quadro clínico e diagnóstico muito semelhantes, além de algumas serem muito graves (como o carcinoma), é fundamental que todos os médicos – e não somente os especialistas – saibam diagnosticá-las e tratá-las corretamente. Neste capítulo, serão abordadas as doenças anorretais de maior prevalência em nosso país.

DOENÇA HEMORROIDÁRIA

A doença hemorroidária ocorre quando há congestão, dilatação e aumento dos corpos cavernosos do canal anal, formando grandes emaranhados vasculares, submucosos ou subcutâneos, flexíveis, que se enchem de sangue, fazendo os mamilos hemorroidários, os quais constituem os plexos hemorroidários interno e externo.

- **Plexo hemorroidário interno:** localizado no espaço submucoso do canal anal, acima da linha pectínea (sentido proximal), é formado por uma rede de vasos sanguíneos calibrosos. É vascularizado pelos três ramos terminais da artéria retal superior, dois à direita (um anterior e outro posterior) e um lateral esquerdo. Drena para o sistema portal pela veia retal superior, tributária da veia mesentérica inferior.
- **Plexo hemorroidário externo:** situado no espaço subcutâneo do canal anal, abaixo da linha pectínea (sentido distal), é vascularizado pelos ramos terminais das artérias retais inferiores. Drena para a circulação sistêmica (veia cava inferior), pelas veias retais inferiores, tributárias das veias pudendas e ilíacas internas.

Por apresentarem anastomoses arteriovenosas, ambos comunicam-se entre si. A natureza da doença hemorroidária não é, ainda, completamente conhecida. Vários fatores etiopatogênicos são importantes,[1-8] como:

- Dificuldade de esvaziamento sanguíneo do canal anal no ato defecatório, com congestão e dilatação dos corpos cavernosos.
- Prolapso anormal do plexo hemorroidário, durante a evacuação, por deficiência de sua fixação

pela musculatura longitudinal da submucosa (músculo de Treitz).

- Excessivo esforço defecatório e/ou o endurecimento das fezes.
- Presença das comunicações arteriovenosas, muito calibrosas, na submucosa do canal anal, facilitando o aumento e dilatação dos corpos cavernosos.
- Hiperatividade do esfíncter anal interno do ânus com hipertonia ocasionando distensão dos corpos cavernosos.

Na etiopatogenia da doença hemorroidária também devem ser considerados seus fatores desencadeantes e agravantes, aqueles com hábitos defecatórios errôneos, a constipação intestinal, o abuso de laxativos, a diarreia crônica, a gravidez (pelo aumento da pressão intra-abdominal), além da posição bípede do ser humano.

Sua remissão é rara e, uma vez manifestada, sua evolução é progressiva sem um tratamento adequado.

Classificação da doença hemorroidária

A mais utilizada está relacionada com a localização do mamilo hemorroidário no canal anal e é denominada mamilo hemorroidário interno, externo ou misto.[2,3,5-9]

Mamilo hemorroidário interno

É o situado acima da linha pectínea, na parte interna ou proximal do canal anal. Ele é subclassificado de acordo com a presença ou ausência de seu prolapso pelo canal anal em:

- **Primeiro grau:** o que não prolaba pelo canal anal quando da evacuação ou aos esforços (Figura 78.1).
- **Segundo grau:** o que prolaba através do canal anal durante o esforço evacuatório, exteriorizando-se pelo ânus, porém, retorna espontaneamente quando cessado esse esforço (Figura 78.2).
- **Terceiro grau:** o que prolaba à evacuação e/ou aos esforços e não retorna espontaneamente, necessitando ser recolocado digitalmente para o interior do canal anal (Figura 78.3).
- **Quarto grau:** o mamilo interno permanentemente prolabado pelo canal anal, sem possibilidade de ser recolocado para o interior do canal anal.

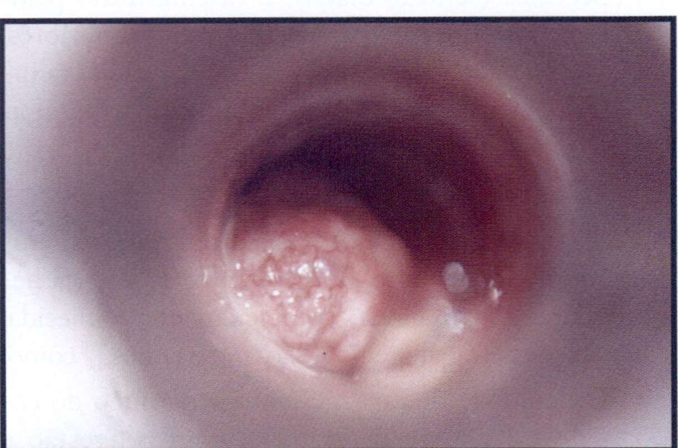

Figura 78.1 – Presença de mamilo hemorroidário interno de primeiro grau, que não prolaba para o exterior do ânus, observado pela anuscopia.

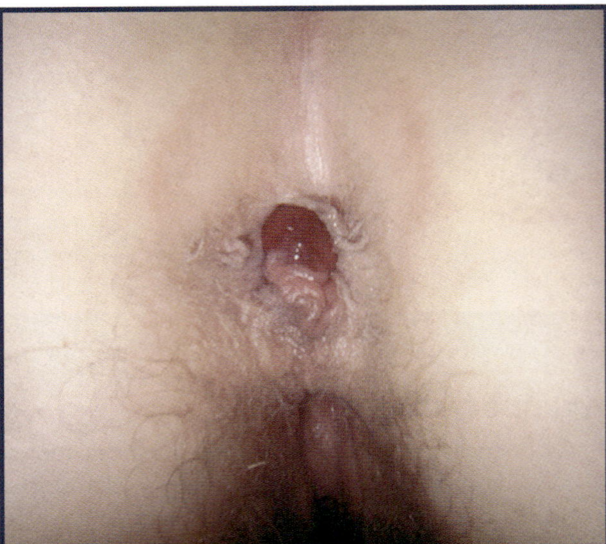

Figura 78.2 – Presença de mamilo hemorroidário interno de segundo grau, prolabado para o exterior do canal anal ao esforço evacuatório que retorna, espontaneamente quando cessado esse esforço.

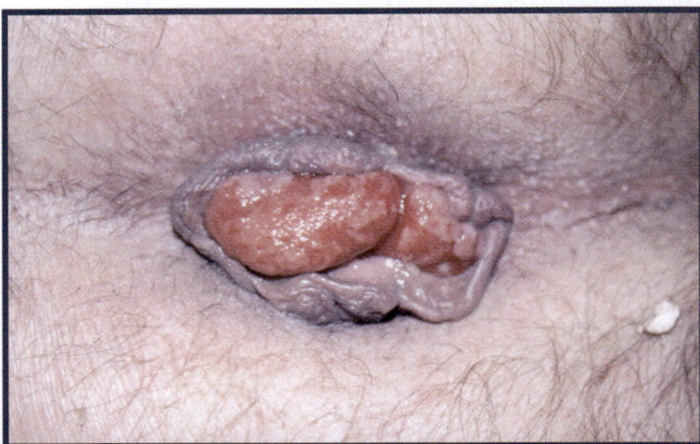

Figura 78.3 – Presença de mamilos hemorroidários internos de terceiro grau, prolabados para o exterior do canal anal ao esforço evacuatório, porém, que não retornam espontaneamente cessado esse esforço e necessitam ser recolocados digitalmente.

Mamilo hemorroidário externo

É o mamilo localizado abaixo da linha pectínea, no anoderma (porção externa ou distal do canal anal). Caracteriza-se por dilatações dos vasos subcutâneos do anoderma, formando abaulamento de consistência mole, indolor e, às vezes, de coloração vinhosa.

Mamilo hemorroidário misto

Na existência concomitante de mamilos internos e externos, a doença hemorroidária é classificada de mista (Figura 78.4).

QUADRO CLÍNICO

A enfermidade hemorroidária pode ser assintomática e só diagnosticada ao exame físico. Porém, a maioria dos enfermos apresenta diferentes sintomas e sinais, com vários graus de intensidade, como será visto a seguir.

Sangramento

É o principal sinal, além de ser o mais frequente e, às vezes, o primeiro a se manifestar. O sangue pode ser observado somente no papel higiênico durante a higiene anal e/ou gotejando ou ocorrendo em jato no vaso sanitário durante e/ou imediatamente após a evacuação. Caracteriza-se pela sua cor vermelho rutilante (Figura 78.5). Está associado à passagem de fezes endurecidas pelo canal anal (as quais podem traumatizar o mamilo hemorroidário) ou ao tipo de higiene anal utilizado pelo paciente (p. ex., uso de papel higiênico). Esse sangramento costuma ser intermitente e a principal causa da consulta médica. Ele é, em geral, esporádico e ocorre em crises curtas de dias, pouco volumoso e relacionado com a evacuação. Essa perda sanguínea, discreta e contínua, quando frequente, pode acarretar anemia ferropriva. A enterorragia volumosa é rara na doença hemorroidária. É fundamental diferenciar esse sangramento originado da doença hemorroidária daquele ocasionado pelos tumores colorretais, pelas doenças inflamatórias intestinais e pela fissura anal, por serem bastante similares.

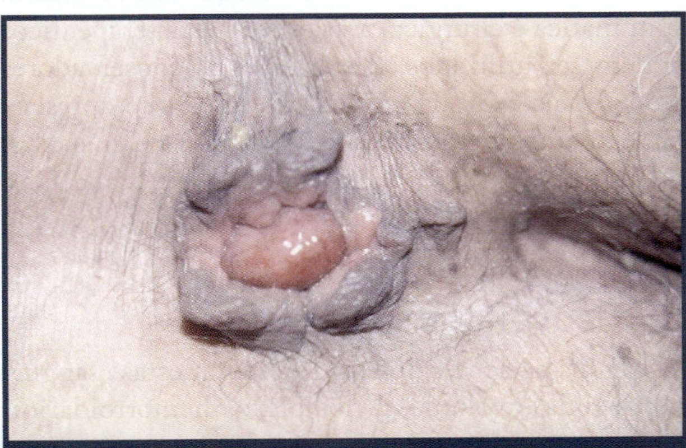

Figura 78.4 – Presença de mamilos hemorroidários, internos e externos, chamados de mistos.

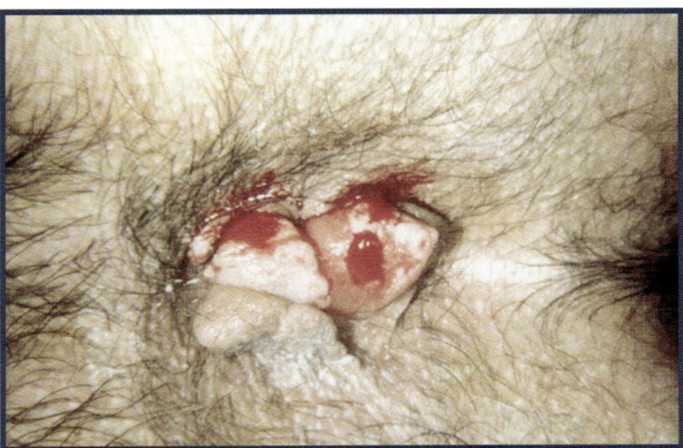

Figura 78.5 – Presença de sangue no canal anal, de características arteriais, cor vermelha rutilante, originário de mamilo hemorroidário interno prolabado.

Prolapso

Caracteriza-se pela exteriorização do mamilo hemorroidário interno para fora do canal anal, durante o ato evacuatório ou durante as atividades físicas. Ele deve ser diferenciado da papila anal hipertrófica prolabada, do pólipo retal baixo que se exterioriza pelo canal anal e da procidência retal que se caracteriza pela protrusão de todas as camadas do reto para o exterior do ânus (no prolapso há apenas a exteriorização da mucosa retal).

Exsudação perianal

Corresponde à umidade da pele perianal causada pela presença de muco nessa região, sobretudo decorrente da irritação da mucosa dos mamilos hemorroidários internos prolabados. Acompanha-se, em geral, pela dermatite e pelo prurido anal.

Desconforto anal

Durante ou após a evacuação pode haver pressão anal, definida pelo paciente como desconforto, porém, sem dor anal, porque a simples presença de doença hemorroidária não dói. A presença de dor no canal anal concomitante à doença hemorroidária ou é causada pelas suas complicações, como a trombose vascular (endoflebite) (Figura 78.6), pelo hematoma ou pela presença concomitante de outras enfermidades dolorosas dessa região, como a fissura anal, a infecção perianal (criptite, papilite ou abscesso), as lesões inflamatórias ou as tumorais.

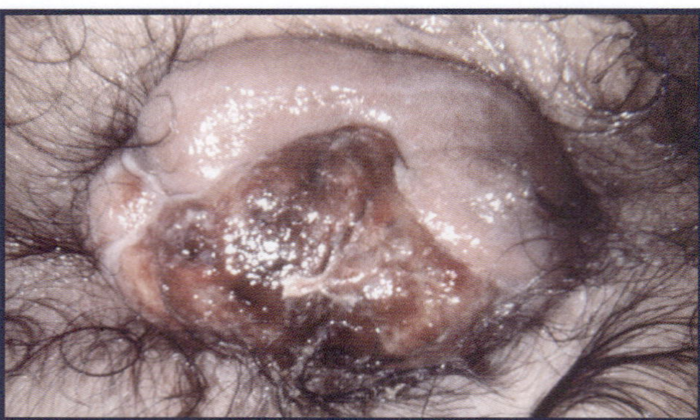

Figura 78.6 – Presença de trombose hemorroidária com extenso processo inflamatório endoflebítico e intenso edema local.

DIAGNÓSTICO

É realizado por meio de anamnese pormenorizada dos sintomas e sinais anteriormente mencionados, além da avaliação dos hábitos evacuatórios e alimentares dos pacientes, o uso de laxativos, a existência de doenças anteriores ou de operações no trato digestivo. Deve-se questionar, também, a existência de doenças gastrointestinais nos familiares.

Nas enfermidades agudas e dolorosas, como a trombose hemorroidária, o exame proctológico deve limitar-se ao mínimo necessário para confirmar o diagnóstico, sem agravar o sofrimento do paciente.

O exame proctológico deve seguir a sequência: inspeção estática e dinâmica do canal anal, palpação, toque retal, anuscopia e retossigmoidoscopia.

Diagnóstico diferencial

Visto que para os leigos, sob a designação de "hemorroidas", é incluída com frequência e erroneamente grande variedade de doenças anorretais, é importante que o médico proceda com especial cuidado e atenção ao diagnóstico diferencial da doença hemorroidária com as seguintes enfermidades:

- procidência retal;
- papila anal hipertrófica;
- hemangiomas perianais;
- condiloma;
- plicomas;
- fissura anal;
- processos infecciosos (criptites, papilites ou abscessos);
- doenças inflamatórias;
- tumores benignos ou malignos do canal anal;
- tumores retais prolabados benignos.

TRATAMENTO

O tratamento da doença hemorroidária depende da presença de sintoma, do tipo e da gravidade. A doença hemorroidária que não ocasiona sintomas ao paciente não necessita de tratamento específico, mas de cuidados higiênico-dietéticos.[2,3,5-9]

Tratamento clínico

O tratamento clínico pode ser indicado quando a doença hemorroidária acarreta sintomas discretos e esporádicos ao paciente, com longos períodos de acalmia. Está indicado, também, nas gestantes com doença hemorroidária não complicada (especialmente no terceiro trimestre), bem como em pacientes terminais, cirróticos, cardiopatas graves ou com importante comprometimento do estado geral.

Ele compreende os seguintes cuidados:

- **Medidas higienodietéticas:** orientar os hábitos evacuatórios do paciente, provocar o amolecimento das fezes e a diminuição do tempo de trânsito intestinal, evitando o trauma local e o esforço evacuatório; indicar a ingestão abundante de líquidos e a supressão do consumo de bebidas alcoólicas, pimentas e condimentos, por suas ações irritantes nas mucosas.
- **Cuidados locais:** proibir a utilização de papel higiênico para limpeza anal, substituindo-o por banhos de assento com água morna.
- **Medicação tópica:** é indicada para aliviar o desconforto local, fazendo-se uso de pomadas e/ou supositórios à base de anestésicos e anti-inflamatórios.
- **Drogas vasoativas:** a administração oral de drogas vasoativas na doença hemorroidária está indicada para complementar o tratamento clínico e, muitas vezes, nas crises de agudização.

Tratamento cirúrgico

O tratamento curativo da doença hemorroidária sintomática é cirúrgico. Vários métodos terapêuticos podem ser utilizados, desde os mais conservadores até os mais radicais.[4,5] Nos enfermos que apresentam mamilos hemorroidários externos ou mistos, a melhor opção curativa é a hemorroidectomia. Esse procedimento pode ser realizado em ambulatório ou com o paciente hospitalizado.

TROMBOSE HEMORROIDÁRIA

Alguns pacientes podem apresentar estase sanguínea, aguda e volumosa, nos plexos hemorroidários, tanto externos quanto internos, que frequentemente evoluem para processo inflamatório endoflebítico, desencadeando trombose hemorroidária.[2,3,5-9]

Quando ela é extensa, também pode ser chamada de pseudoestrangulamento hemorroidário. Caracteriza-se por apresentar, além do processo inflamatório endoflebítico, intenso edema e necrose (ver Figura 78.6). Sem tratamento correto, pode evoluir para ulceração e dor intensa da região afetada.

Seu aparecimento é rápido e abrupto. Frequentemente, causa dor local intensa, contínua e latejante, que impede as atividades normais dos enfermos. Há também importante edema local e sensação de tenesmo retal. Pode haver secreção perianal com mau cheiro associado ou não ao sangramento do mamilo trombosado. Pode provocar dificuldade evacuatória e, até mesmo, retenção urinária.

O edema intenso que a trombose hemorroidária acarreta é irredutível, e qualquer manobra para reduzi-lo, mesmo sob analgesia, pode agravar o processo inflamatório.

O tratamento é, sobretudo, cirúrgico, pois o tratamento conservador é moroso, de modo que o paciente fica muito incomodado com os sintomas e, geralmente, fica impossibilitado de realizar suas tarefas diárias. O tratamento clínico é realizado por meio de banhos de assento mornos, bolsa quente perianal, uso de analgésicos e anti-inflamatórios tópicos na forma de pomadas, e parenterais, auxiliares da defecação como mucilagens e fibras e repouso físico.

HEMATOMA PERIANAL

Trata-se da coleção sanguínea subcutânea (extravasal) decorrente da ruptura de um ou mais vasos da pele perianal, associado a trauma local, constipação intestinal, crise de diarreia e esforço evacuatório.[2,3,5-9]

Os hematomas ficam confinados ao anoderma, não ultrapassando a linha pectínea em direção à mucosa do canal anal. É uma das doenças anorretais mais comuns, apresentando alta incidência em todas as faixas etárias e sem preferência quanto ao sexo. Tem aparecimento abrupto, caracterizado pela presença no anoderma do canal anal de um ou mais nódulos dolorosos, de tamanhos variados e, na sua maioria, tem a coloração azulada (Figura 78.7). A causa dos hematomas perianais está associada a vários fatores, como:

- constipação intestinal;
- diarreia;
- esforço evacuatório;
- exercícios físicos exagerados;
- maus hábitos higiênicos, como a limpeza anal com papel.

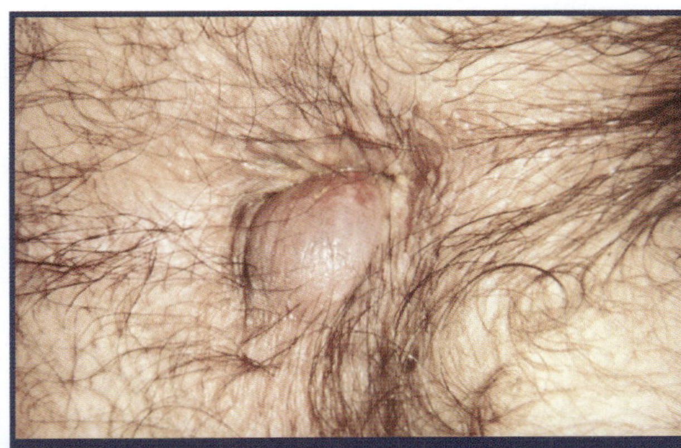

Figura 78.7 – Imagem de um hematoma perianal caracterizado por um nódulo de coloração azulada.

A dor local é o principal sintoma, de aparecimento abrupto, com intensidade variável, frequentemente contínua e raramente se altera com a evacuação. Essa dor costuma permanecer por 2 a 3 dias consecutivos e, então, tende a diminuir, concomitante à dissolução do hematoma, que acaba por desaparecer após 7 a 10 dias.

Os hematomas perianais, em especial os com nódulos maiores que 2 cm, geralmente permanecem por período maior, e após se dissolverem, podem resultar em excesso de pele perianal, denominado plicoma residual.

Às vezes, pode ocorrer ulceração da pele que recobre o hematoma e, essa ruptura provoca a eliminação espontânea dos coágulos extravasais, aliviando de imediato seus sintomas. Esse sangramento perianal pode preocupar o paciente, fazendo-o procurar orientação médica.

Pela tendência dos hematomas perianais de dissolverem-se ou romperem-se espontaneamente, seu tratamento é conservador, objetivando a diminuição da dor local e a eliminação do nódulo (hematoma) e evitando sua recidiva.

Os nódulos maiores, com dor anal intensa e que não diminuem em 48 horas de abordagem clínica, devem ter tratamento cirúrgico. A excisão do hematoma perianal pode ser feita em regime ambulatorial, sob anestesia local.

FISSURA ANAL

Serão abordadas as fissuras anais inespecíficas associadas a traumas do anoderma e hipertonia do esfíncter anal interna reflexa (estímulo simpático). Caracteriza-se por úlcera linear situada no canal anal que se estende da linha pectínea à margem anal (anoderma) e que raramente ultrapassa a linha pectínea (Figura 78.8). Sua incidência é comum, universal, benigna, acomete ambos os sexos e todas as faixas etárias.

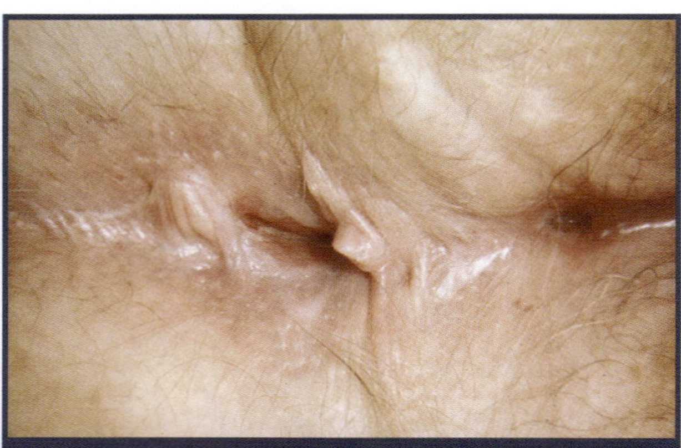

Figura 78.8 – Lesão ulcerada posterior acompanhada por plicoma sentinela e papila hipertrófica (interna), caracterizando a tríade fissurária.

Das enfermidades proctológicas, poucas causam tanta dor e sofrimento, a despeito do seu pequeno tamanho. Mesmo na fase aguda, quando não passa de mera escoriação no epitélio do anoderma, ela pode causar dor intensa e espasmo anal com dificuldade evacuatória.[2-10]

Localiza-se, predominantemente, na região posterior do canal anal, correspondendo a 85,5% da casuística dos autores deste capítulo. A fissura anterior ocorre em cerca de 10,5% dos enfermos e a simultaneidade de ambas – anterior e posterior –, em 3% deles, e sua localização lateral é rara (1% dos pacientes).

Essas localizações estão relacionadas com fatores anatômicos do canal anal, tais como a elasticidade reduzida em algumas de suas regiões, sobretudo na comissura posterior. Tal fato impede adequada dilatação à evacuação e implica vascularização menos intensa, que pode ocasionar isquemia ou dificuldade de cicatrização nessa região do canal anal.

A fissura anal pode acarretar processo inflamatório local em cerca de 30% dos enfermos, e esse fato pode provocar alterações secundárias, como edema e/ou infecção discreta, que levam à formação de um plicoma sentinela na borda da pele e de uma papila anal hipertrófica na linha pectínea. Quando simultâneas, os enfermos são portadores da "tríade fissurária".

Com o tempo, a lesão fissurária vai se aprofundando no anoderma, até alcançar o músculo esfíncter anal interno, que passa a ser seu assoalho. Isso agrava a dor local, acarretando o espasmo esfincteriano reflexo contínuo responsável pela dificuldade evacuatória.

A infecção pode ocorrer em qualquer momento e estender-se para os tecidos adjacentes, formando abscesso interesfincteriano ou perianal. Quando ele drena espontaneamente, produz uma fístula baixa.

Acerca da causa da doença fissurária, embora controversa, há vários fatores como desencadeantes e agravantes, como se descreve a seguir.

- **Fator traumático:** é considerado o mais importante. O esforço evacuatório, a constipação intestinal crônica, a passagem de fezes endurecidas ou diarreicas e o uso de papel para higiene local podem produzir ruptura do epitélio de revestimento do ânus – a lesão fissurária. A fissura provoca a estimulação das terminações sensitivas do anoderma do canal anal, levando à contínua excitação reflexa do esfíncter anal interno, o que acarreta espasmo e, em consequência, sua hipertonia. A fissura do esfíncter anal interno foi bem caracterizada em estudos utilizando eletromanometria anorretal. A passagem das fezes pelo canal anal, durante o ato defecatório, produz distensão das fibras musculares lisas desse esfíncter, além de estimular a sensibilidade dolorosa local. A conscientização da evacuação dolorosa inicia um mecanismo reflexo, tanto voluntário quanto involuntário, de inibição da evacuação, provocando o ressecamento das fezes, que, quando expelidas endurecidas, podem traumatizar ainda mais o anoderma. Esse fato agrava ainda mais a lesão fissurária e dificulta sua cicatrização.
- **Fator anatômico:** no quadrante posterior do canal anal há um ponto de fraqueza chamado "espaço de Brick", formado pela confluência das fibras do músculo esfíncter anal interno e das fibras transversas do músculo esfíncter anal externo, local onde pode haver a ruptura do anoderma durante o ato evacuatório. Quando o ânus se abre para a passagem das fezes, é nesse ponto em que há a menor distensibilidade, tornando-o mais vulnerável às agressões. Esse fato justifica a maior incidência da lesão fissurária na região posterior do canal anal.
- **Fator vascular:** a comissura posterior é menos vascularizada, quando comparada às outras regiões do ânus pela avaliação do fluxo sanguíneo da sua circulação com o uso de eco-Doppler a *laser* e por meio da medida da pressão parcial de oxigênio do canal anal. Essa redução do fluxo sanguíneo pode levar à isquemia da região posterior, contribuindo para o aparecimento da fissura anal, com maior frequência em seu quadrante posterior. Deve-se salientar que a hipertonia esfincteriana nos pacientes com fissura anal também reduz o fluxo sanguíneo na linha posterior do anoderma e a sua esfincterotomia, o que reduz a pressão anal e melhora a vascularização na região posterior, influenciando na cura da fissura.[8,11]

QUADRO CLÍNICO

Caracteriza-se por dor anal, obstipação intestinal, sangramento, irritação perianal e infecção local, como se descreve adiante.

- **Dor anal:** o principal sintoma é a dor anal intensa, penetrante e aguda, do tipo latejante ou queimação, durante e após as evacuações. Ela produz a sensação de estar rasgando ou cortando o ânus de forma aguda durante a passagem das fezes. Muitas vezes, essa dor se estende de forma espasmódica até a região genital, às costas ou aos membros inferiores, podendo manter-se por horas após a evacuação. A dor apresenta intensidade máxima durante ou imediatamente após a evacuação ou à distensão do canal anal, pela grande sensibilidade do anoderma a estímulos dolorosos, em vista de suas inúmeras terminações nervosas e frequente exposição das fibras do músculo esfíncter anal interno pela lesão.
- **Obstipação intestinal:** o receio da defecação dolorosa por causa da "dor antecipada" leva o paciente a não evacuar, adiando a defecação sempre que possível, o que induz a obstipação e traz o uso abusivo de laxativos, ambos agravando seu quadro doloroso.
- **Sangramento:** a lesão fissurária produz um sinal comum, porém de importância secundária – o sangramento anal – de cor vermelha rutilante, sempre relacionado com a evacuação, podendo ocorrer por meio do seu gotejamento no vaso sanitário, visível no papel higiênico ou depositado nas fezes (Figura 78.9). É mais frequente na fissura aguda e menor a intensidade na crônica. Esse sangramento associado a dor no ânus costuma preocupar o enfermo e induzi-lo a procurar auxílio médico.
- **Irritação perianal:** pode haver irritação perianal associada ou não ao prurido local, resultante da presença de secreção advinda da eliminação de muco pela lesão fissurária inflamada.
- **Infecção local:** às vezes surge uma complicação na fissura anal – a infecção do leito fissurário –, resultante de um processo inflamatório contaminado pela passagem das fezes. Essa infecção do leito fissurário pode atingir as criptas anais e, como consequência, contaminar as glândulas mucossecretoras anais (glândulas de Chiari), originando abscesso perianal. O fato de as criptas anais estarem localizadas, em maior número, na região posterior do canal anal explica a maior incidência de abscessos na região posterior do ânus. Quando drenados, espontaneamente ou não, permitem a formação de uma fístula perianal. Realmente, no exame proctológico de muitas fístulas anais é possível identificar o processo inflamatório como tendo iniciado em fissura anal cicatrizada.

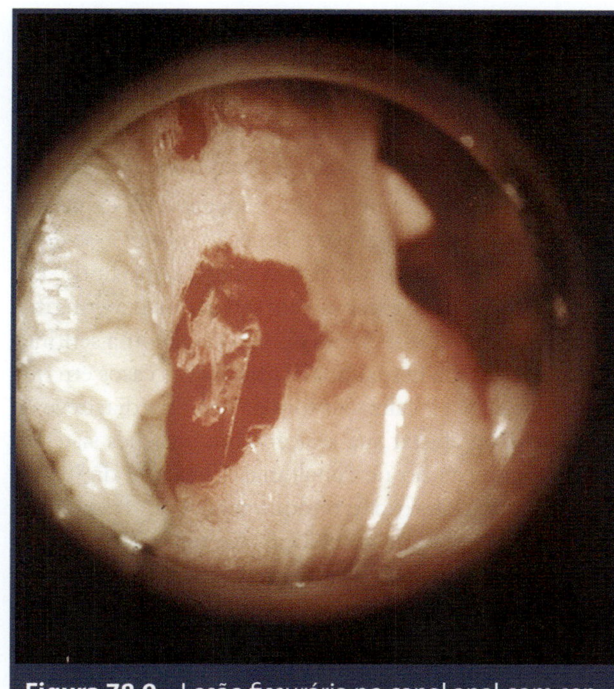

Figura 78.9 – Lesão fissurária no canal anal com sangramento rutilante.

A doença fissurária é classificada de acordo com a duração de seu quadro clínico em aguda ou crônica, como se vê a seguir:

- **Fissura anal aguda:** caracteriza-se por uma lesão em forma de fenda, estreita e superficial, sem elevação das bordas e com curto período de sintomas.
- **Fissura anal crônica:** à medida que a fissura anal apresenta sintomas por períodos prolongados ou recidivantes, a lesão torna-se mais profunda, com bordos bem definidos e salientes, caracterizando sua fase crônica. Nesta, há perpetuação da hipertonia do esfíncter anal interno e, algumas vezes, pode-se até observar suas fibras transversais no fundo da ulceração de coloração branca. O exame histopatológico da fissura anal, nessa fase, mostra infiltrado inflamatório crônico inespecífico com áreas necróticas, além de tecido fibrótico na sua base.

DIAGNÓSTICO

O diagnóstico da fissura anal costuma ser fácil e simples. Na anamnese, a queixa de dores anais intensas, durante e/ou imediatamente após a defecação, do tipo latejante e/ou em queimação, já permite essa suspeição.

Mediante o afastamento das nádegas e da exposição cuidadosa do canal anal para inspeção, observa-se lesão ulcerada no anoderma, de forma elíptica, medindo, em geral, de 1 a 2 cm de extensão em seu maior eixo longitudinal. Pode haver associação ou não de plicoma sentinela. Geralmente, a fissura anal é única. Nos casos em que são múltiplas ou localizadas fora da linha média, deve-se procurar e/ou afastar sua relação com afecções sistêmicas de manifestação no canal anal. O exame digital do ânus é muito doloroso, e o toque retal, com frequência, só é possível após analgesia local. Ao realizá-lo, deve-se observar a presença ou não de papila hipertrófica e verificar a intensidade do espasmo esfincteriano.

Diagnóstico diferencial

Algumas enfermidades anorretais podem assemelhar-se morfologicamente à fissura anal, é importante a realização de seu diagnóstico diferencial. As principais são: carcinomas do canal anal, doenças sexualmente transmissíveis (DST), doenças inflamatórias intestinais e prurido anal.

Todas essas características, sobretudo a ausência de hipertonia esfincteriana e a presença de fissura de localização lateral, são particularmente importantes, exigindo observação e diagnóstico cuidadosos. Nos casos duvidosos, os exames histopatológicos e/ou sorológicos são necessários, pois eles fazem o diagnóstico diferencial. Nos casos em que a fissura anal não responda ao tratamento, a biópsia também deve ser realizada.

TRATAMENTO

Tratamento clínico

Atualmente, na presença de fissura anal aguda, quando a hipertonia do músculo esfíncter anal interno não é muito intensa, tem-se proposto o tratamento conservador. Para tal, atua-se sobre as causas da dor da fissura, a fim de obter o relaxamento anal e a cicatrização da lesão, introduzindo uma dieta rica em fibras e água em quantidades adequadas para manter as fezes macias e bem formadas. Utilizam-se auxiliares da defecação, tais como as folhas de sene, sementes do plantago e mucilagens. Proíbe-se o uso de papel higiênico na limpeza local, bem como o consumo de condimentos, bebidas alcoólicas e laxativos catárticos. Empregam-se pomadas tópicas, que são superiores ao uso de supositórios para combater a dor, o prurido e a infecção. Pode-se associar o uso de anestésicos endoanais na forma de enemas. Evita-se o emprego de pomadas contendo corticosteroides, por apresentarem propriedades inibidoras da proliferação celular que alteram a cicatrização e a epitelização.

Segundo a literatura, novas terapêuticas têm possibilitado a cicatrização de até 60% das fissuras anais agudas. A denominada "esfincterotomia química" visa o relaxamento anal temporário, apenas para permitir a cura da fissura, sem ruptura permanente da função esfincteriana normal. As substâncias precursoras do óxido nítrico, como a isossorbida e a nitroglicerina, as substâncias bloqueadoras dos canais de cálcio (como a nifedipina), os antagonistas da alfa-adrenoceptor simpático (como a indoramina) e a desnervação pela toxina botulínica apresentam esse efeito.[12-14]

Tratamento cirúrgico

Como há recorrência dos fatores desencadeantes da fissura anal, a lesão torna a se abrir – e com dificuldade de cicatrização progressiva.[2,4-9] Por isso, na fissura anal crônica, cujo componente fisiopatológico principal é a hipertonia intensa do músculo esfíncter anal interno, a melhor conduta é a cirúrgica. Ela tem como objetivo a eliminação dessa hipertonia, por meio de uma esfincterotomia anal interna parcial, com cura definitiva da fissura.[2]

PROCESSOS INFLAMATÓRIOS E INFECCIOSOS

Os processos inflamatórios e/ou infecciosos frequentemente acometem a região anorretal, independentemente da idade ou do sexo do enfermo. Têm como fatores predisponentes seu estado geral, a presença de doenças associadas, como diabete melito ou enfermidades que alteram seu sistema imunológico, como aids, linfomas, leucemia ou, ainda, os pacientes transplantados ou submetidos à quimioterapia e à radioterapia.[2,9]

Suas causas mais frequentes são listadas a seguir:[4,15]

- **Doenças intestinais:** processos inflamatórios e/ou infecciosos podem ocorrer na região anorretal, decorrentes de enfermidades sistêmicas que acometem os intestinos, por exemplo, a doença de Crohn, bem como da retocolite ulcerativa, da tuberculose intestinal e da actinomicose.
- **Traumas:** lesões anorretais provocadas por empalamentos, corpos estranhos (osso de galinha, espinha de peixe etc.), quedas sobre o canal anal e agressões sexuais podem ocasionar processos infecciosos dessa região, por vezes com alta morbidade.

- **Complicações pós-operatórias de cirurgias anorretais:** a falta de cuidados pós-operatórios com as feridas cirúrgicas realizadas no canal anal, especialmente com a limpeza local, também pode causar quadros infecciosos, às vezes graves, dessa região.
- **Doenças malignas:** tumores como o carcinoma e o linfoma podem manifestar-se como lesões infecciosas anorretais.
- **Radioterapia:** as lesões actínicas provocadas pela irradiação pélvica e/ou perineal também podem ocasionar processos infecciosos anorretais.
- **Criptoglandular:** a inflamação da região criptoglandular do canal anal é a causa mais comum dos processos infecciosos anorretais. Por ser a mais importante e frequente – responsável por cerca de 80% de todas as infecções anorretais –, será a abordada neste capítulo. No entanto, a maioria dos conceitos aqui relatados será válida para as demais causas de infecção anorretal.

INFECÇÕES ANORRETAIS DE ORIGEM CRIPTOGLANDULAR

As infecções anorretais de origem criptoglandular têm como fator desencadeante o traumatismo local – passagem de fezes endurecidas pelo canal anal, presença de diarreia intensa e uso de papel higiênico para limpeza local. Esse trauma pode acarretar uma lesão com solução de continuidade dessa região, propiciando processo inflamatório e consequente invasão de microrganismos da flora colônica, o que acaba por originar processo infeccioso agudo local.

Quando a inflamação/infecção acomete as papilas anais, originam-se as papilites, e quando acometem as criptas anais, ocorrem as criptites.

Se, durante a criptite, esse processo alcançar também o duto de uma das glândulas anais, pode desencadear sua contaminação, com formação de abscesso perianal. Havendo ruptura desse abscesso, espontaneamente ou por drenagem cirúrgica, pode-se originar fístula perianal.

A criptite e o abscesso perianal, portanto, são as fases agudas, e a fístula, a fase crônica de um mesmo processo infeccioso anorretal.

PAPILITES

Na fase aguda de um processo inflamatório da papila anal, pode haver o aumento de seu volume, com alargamento de sua base, em decorrência do edema e da congestão (Figura 78.10). De acordo com a duração desse processo, ela pode cronificar-se, originando a papilite crônica, em geral com aumento do seu tamanho e, por isso, denominada papila hipertrófica.

Seus sintomas geralmente são vagos e relatados pelo paciente como desconforto anal. Por vezes, pode haver discreto ardor ou dor na região anal, que piora com a defecação. Quando o tamanho da papila é maior que 1 cm, pode ocorrer seu prolapso à evacuação, o que é frequentemente confundido com doença hemorroidária.

Diagnóstico

Na fase aguda da papilite, seu diagnóstico é realizado pelo toque retal, pelo qual se pode palpar na região da linha pectínea a presença de formações mamelonadas, únicas ou múltiplas, sensíveis a esse toque. A anuscopia deve confirmar a presença das papilas edemaciadas e congestas, em geral, com volume aumentado. As papilas hipertróficas, pelo tamanho que às vezes atingem, podem exteriorizar-se pelo ânus, à evacuação, facilitando seu diagnóstico. Entretanto, o diagnóstico diferencial das papilites, especialmente a hipertrófica (crônica), deve ser feito com a doença hemorroidária e os pólipos retais prolabados. A diferenciação se faz pelo aspecto característico das papilas e sua localização no canal anal, junto às bordas das criptas anais e nas bases das colunas de Morgagni.

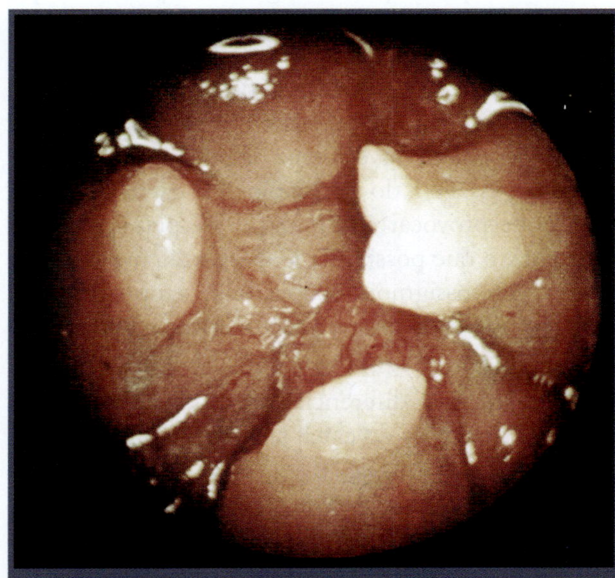

Figura 78.10 – Visão à anuscopia de papilas anais edemaciadas, congestas e aumentadas de tamanho.

Tratamento

Na fase aguda da papilite, seu tratamento é clínico, por meio de anti-inflamatórios orais, pomadas ou supositórios analgésicos e anti-inflamatórios, calor local por bolsa quente e/ou banhos de assento em água morna. Nesses casos, deve-se auxiliar a evacuação – sobretudo nos pacientes idosos, que são frequentemente constipados – por meio de dieta rica em fibras e/ou com uso de mucilagens, folhas de sene, semente do plantago e proibição da higiene anal com papel.

O tratamento cirúrgico é indicado somente para a papilite hipertrófica (crônica), que causa sintomas importantes. Consiste na sua ressecção, que pode ser efetuada sob anestesia local, em regime ambulatorial ou em ambiente hospitalar.

CRIPTITES

A cripta anal predispõe-se aos traumatismos no canal anal por causa de sua forma anatômica e da fragilidade de suas paredes e, por isso, facilita os processos infecciosos. Caracteriza-se por desencadear desde discreto ardor até dor na região anal. Essa dor, quando intensa, é do tipo pulsante e contínua, piorando à evacuação; às vezes, é acompanhada da eliminação de secreção perianal de muco ou purulenta, nas formas mais graves. Pode ocorrer, também, a sensação de peso no canal anal e de evacuação incompleta.

Diagnóstico

Pode ser realizado se, à inspeção anal, houver a presença de secreção de muco ou de pus. O toque retal contribui pouco para o diagnóstico, pois a dor que acarreta provoca contratura esfincteriana reflexa, que dificulta todo o exame proctológico. A anuscopia, quando possível, ou seja, quando a dor durante sua realização for suportável pelo enfermo, pode mostrar congestão, enantema e edema na região da linha pectínea. A passagem do anuscópio pelo canal anal também pode provocar a eliminação de pus pela cripta infectada, o que possibilita a observação durante esse exame. A retossigmoidoscopia deve, sempre que possível, completar o exame proctológico, permitindo o diagnóstico de enfermidades concomitantes.

O diagnóstico diferencial deve ser efetuado com as outras infecções do canal anal.

Tratamento

As criptites agudas frequentemente têm regressão espontânea. Entretanto, as mais intensas levam o paciente a procurar atendimento médico. Seu tratamento é clínico, na maioria dos pacientes, mediante antibioticoterapia oral, pomadas ou supositórios analgésicos e anti-inflamatórios, calor local com bolsa quente e banhos de assento em água morna. Deve-se também auxiliar a evacuação com dieta rica em fibras e/ou com folhas de sene, semente de plantago, mucilagens, além da proibição da higiene anal com papel.

É importante acompanhar a evolução do paciente, pois se não houver melhora após sete dias de tratamento clínico, pode-se indicar o tratamento cirúrgico. Nesses casos, realiza-se a exploração das criptas anais com estilete cirúrgico, sob anestesia local ou bloqueio medular. As criptas que estiverem pérvias à introdução do estilete são as acometidas pelo processo infeccioso e as que deverão ser cauterizadas ou ressecadas.

ABSCESSOS PERIANAIS

Os abscessos são processos infecciosos agudos, supurativos, caracterizados por coleções purulentas na região anorretal. Sua causa principal é a criptoglandular, pela infecção de uma cripta anal.

As glândulas anais, também chamadas de glândulas de Chiari, localizam-se ao redor do canal anal, na região da linha pectínea, no espaço existente entre o esfíncter anal interno e o externo. Em número, são de 8 a 12, e seus dutos desembocam nas bases das criptas anais. É pelos seus dutos que ocorre a contaminação glandular, originária de uma criptite preexistente. Essa infecção glandular pode espalhar-se do espaço interesfincteriano do canal anal às mais variadas direções adjacentes (Figura 78.11). A classificação dos

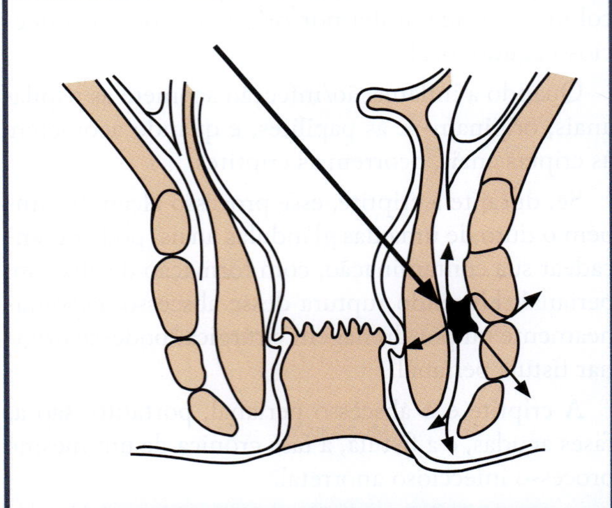

Figura 78.11 – Localização da glândula anal de Chiari no espaço entre os esfíncteres anais e seu duto desembocando na cripta anal e as possíveis vias de propagação da infecção glandular.

abscessos é feita conforme sua localização anatômica no canal anal e nas regiões perianal ou pélvica. São denominados, de acordo com essa classificação, em: perianais, isquiorretais, submucosos, interesfincterianos e pelvirretais (Figura 78.12).

Suas principais características são apresentadas a seguir:

- **Abscessos perianais:** são os de diagnóstico geralmente mais fácil, os mais frequentes, menos agressivos e de tratamento cirúrgico mais simples.
- **Abscessos isquiorretais:** propagam-se ao lado oposto do canal anal pelo espaço retroesfincteriano e, quando drenados, originam as fístulas denominadas "em ferradura", tornando seu tratamento cirúrgico mais complexo. Nesses casos, sempre deve ser feita a diferenciação dos processos inflamatórios inespecíficos, como os da doença de Crohn anorretal.
- **Abscessos submucosos:** são processos infecciosos localizados na submucosa do canal anal ou da ampola retal e, em geral, pouco agressivos. Frequentemente provocam um abaulamento nessa mucosa e, por isso, podem ser diagnosticados ao toque retal. Seu tratamento é cirúrgico e, em geral, realizado pela via transanal.
- **Abscessos interesfincterianos:** seu diagnóstico e tratamento cirúrgico são mais complexos porque eles dissecam o plano intermuscular da região anorretal.
- **Abscessos pelvirretais:** pela sua localização, acima dos músculos elevadores do ânus e abaixo da reflexão peritoneal, são os mais difíceis de se diagnosticar e os de tratamento cirúrgico. Felizmente, são os abscessos menos frequentes da região anorretal.

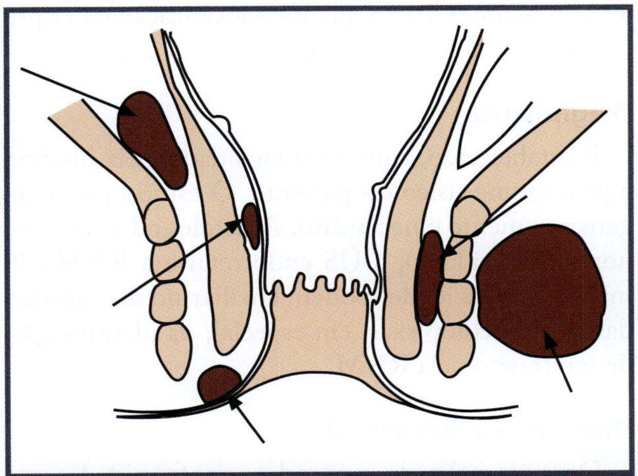

Figura 78.12 – Localização esquemática dos abscessos anorretais.

Quadro clínico

A dor é o sintoma mais importante e característico. Em geral, é contínua e latejante, de intensidade variável de acordo com o volume da coleção purulenta, piorando à deambulação, ao sentar-se e até mesmo à evacuação. Sintomas como febre, calafrios, tenesmos retal e urinário e tumoração perianal frequentemente se associam ao quadro clínico.

Diagnóstico

É realizado pela inspeção, a qual, nos abscessos superficiais, pode revelar os sinais flogísticos de tumoração, hiperemia, dor e calor local, e pela palpação que, nos abscessos profundos, permite sentir sua flutuação e seus limites, tanto perianal quanto intrarretal (Figura 78.13).

Nos abscessos profundos, a inspeção e a palpação podem nada revelar. Ao toque retal, pode-se palpar abaulamentos bastante dolorosos. A anuscopia costuma nada revelar, no entanto, em alguns pacientes, pode haver a presença de secreção purulenta no reto. A retossigmoidoscopia deve sempre ser realizada para avaliação de doenças concomitantes.

Nos pacientes com dor intensa, o exame proctológico deve ser realizado sob analgesia, de preferência em centro cirúrgico. No enfermo com exame proctológico duvidoso, deve-se efetuar a ultrassonografia (US) endorretal e/ou a ressonância nuclear magnética (RNM) pélvica, pois esses exames po-

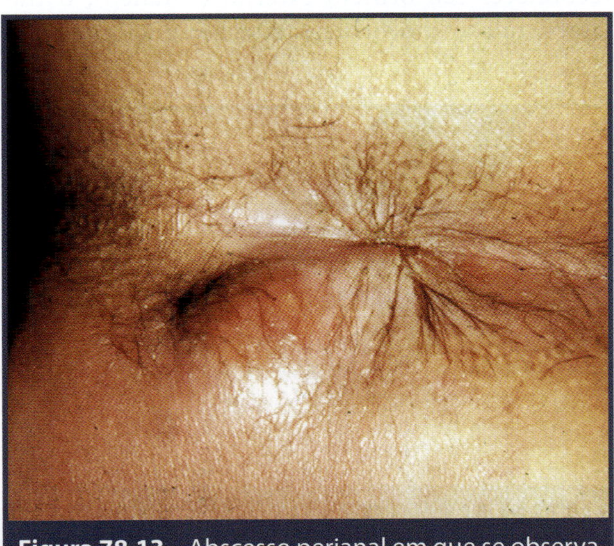

Figura 78.13 – Abscesso perianal em que se observa área abaulada e hiperêmica.

dem demonstrar a presença de abscessos profundos, pequenos ou não. A tomografia computadorizada (TC) e a cintilografia são de indicação menos comum, pois não apresentam a mesma especificidade diagnóstica.

O diagnóstico diferencial dos abscessos criptoglandulares deve ser feito com os originários de outros processos infecciosos, tais como o carcinoma do canal anal, a doença de Crohn anorretal e a tuberculose perianal.

Tratamento

O tratamento dos abscessos anorretais é essencialmente cirúrgico. Os abscessos, depois de diagnosticados, devem sempre ser drenados.

FÍSTULAS PERIANAIS

São caracterizadas por um ou mais trajetos que comunicam o canal anal e/ou o reto ao períneo. No canal anal é onde se localiza o orifício interno do trajeto da fístula, e no períneo, o externo (Figura 78.14).

A causa da fístula anorretal é criptoglandular em 80% dos pacientes e, em geral, decorrente da drenagem espontânea de um abscesso.[2,4-9]

Nas fístulas perianais pode existir um ou vários orifícios (externos e/ou internos), em várias localizações no canal anal ou, até mesmo, vários trajetos fistulosos relacionados com uma ou com múltiplas criptas anais infectadas.

A classificação das fístulas perianais é feita de várias maneiras. Ela é completa quando é possível reconhecer seu orifício externo (cutâneo), o trajeto fistuloso e o orifício interno, geralmente na cripta anal comprometida. Não sendo identificado um dos orifícios, a fístula é chamada de incompleta. Quanto à profundidade do trajeto fistuloso, é classificada em superficial ou profunda. São denominadas simples ou complexas, de acordo com o tipo de seu trajeto fistuloso, com o número de orifícios (internos ou externos) e com a musculatura esfincteriana envolvida. São também classificadas, conforme a sua localização no canal anal, em interesfincterianas, transesfincterianas, extraesfincterianas e supraesfincterianas.

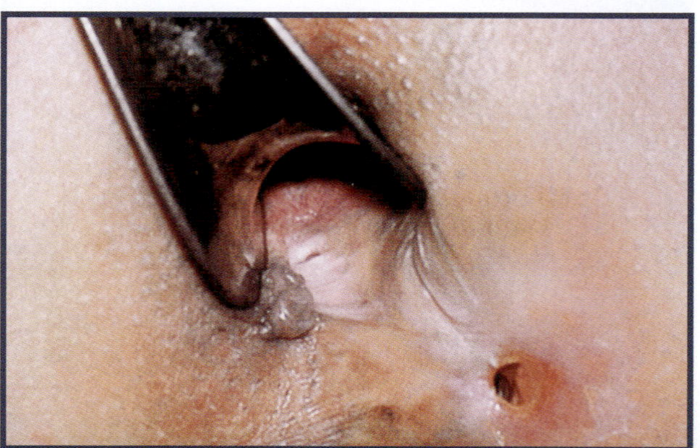

Figura 78.14 – Visão de uma fístula perianal, vendo-se seu orifício interno junto à linha pectínea e o externo na região cutânea do canal anal.

Quadro clínico

O sinal mais comum da fístula é a eliminação de secreção purulenta perianal, relativamente indolor. A dor ou a febre podem estar presentes nos casos de fístulas com recidiva do processo infeccioso supurativo.

À inspeção perianal, pode-se constatar a presença de um ou mais orifícios externos, com bordas endurecidas que geralmente se localizam próximo ao canal anal. Os situados a mais de 5 cm da linha pectínea são raros.

Nas fístulas superficiais, pode-se palpar o trajeto fistuloso subcutâneo, entre seu orifício externo e o canal anal. Ao toque retal, bidigital, pode-se identificar o tecido fibroso na região anorretal. Essa compressão palpatória, com frequência, permite a saída de secreção pelo orifício da fístula e pode causar algum desconforto ao paciente.

Em alguns pacientes, é possível reconhecer o orifício interno da fístula pela anuscopia, inclusive com a saída de secreção purulenta. A exploração instrumental do trajeto fistuloso, com estilete, deve ser muito cuidadosa para não provocar dor ou falso trajeto, induzindo o erro quanto à localização da cripta comprometida pela infecção.

Diagnóstico

É estabelecido, com certa facilidade, pela história e pelo exame físico do paciente. O estudo por imagens raramente é necessário. A fistulografia (de menor especificidade), a US endorretal e a RNM (de maior especificidade) podem auxiliar no diagnóstico das fístulas complexas, em especial, na identificação de seu trajeto pela RNM.

Diagnóstico diferencial

Deve ser realizado com todas as enfermidades, específicas ou não, que ocasionam fístulas anorretais e com os tumores dessa região.

Tratamento

Muito embora a preferência do tratamento das fístulas anorretais seja cirúrgica, em algumas fístulas complexas sua correção pode acarretar sequelas, como as alterações da continência fecal e dificuldade cicatricial, como as estenoses anais. Esse fato é relevante, especialmente para as fístulas da doença de Crohn. Nesses casos, podem-se utilizar tratamentos conservadores, como a abordagem com cola de fibrina (selantes) injetada em seu trajeto para sua cicatrização.[1,11] Suas vantagens são não provocar danos à musculatura esfincteriana e, como consequência, nenhum risco de incontinência fecal. Ela apresenta rápida cicatrização, sem o desconforto do pós-operatório tradicional. O mecanismo de ação desses selantes, biológicos ou sintéticos, é formar um coágulo no trajeto fistuloso, que serve de suporte para a neoformação vascular e que possibilita a proliferação fibroblástica e formação de colágeno, elementos fundamentais para a cicatrização dessas feridas. O material biológico combina um concentrado de fibrinogênio e a trombina, misturados somente no momento da sua aplicação. Por serem autólogos, não oferecem o risco de contaminação viral. Os melhores resultados com o selante são obtidos nas fístulas interesfincterianas e transesfincterianas de origem criptoglandular de trajeto longo (maior que 3,5 cm).

Tratamento cirúrgico

Há duas opções para as operações das fístulas: a técnica da fistulotomia, na qual se procede a sua abertura sem excisão do trajeto, e a da fistulectomia, em que se realiza a ressecção de todo o trajeto da fístula, incluindo o orifício externo e o interno com a cripta infectada correspondente.[2,4-9]

O trajeto fistuloso na técnica da fistulectomia é curetado, excisado, e a ferida é deixada aberta até a sua cicatrização total, por segunda intenção (Figura 78.15 A e B).

REFERÊNCIAS

1. Cintron JR, Park JJ, Orsay CP, Pearl RK, Nelson RL, Sone JH. Repair of fistulas-in-ano using fibrin adhesive: long-term follow-up. Dis Colon Rectum. 2000; 43(7):944-50.
2. Cruz GMG. Coloproctologia, propedêutica geral (I), propedêutica nosológica (II) e terapêutica (III). Rio de Janeiro: Revinter, 1999-2000.
3. Gordon PH, Nivatvongs S. Principles and practice of surgery for the colon, rectum and anus. 2.ed. St. Louis: QMP, 1999.
4. Quilici FA. Tratamento atual da doença hemorroidária. In: Coelho JCV, Malafaia O, Ribeiro JM. Cirurgia do aparelho digestivo. São Paulo: Lemos, 2000.
5. Quilici FA. Doenças anorretais. São Paulo: Lemos, 2002.
6. Quilici FA. Doenças proctológicas. In: Copelman H. Gastroproct. São Paulo: Lemos, 2003.
7. Quilici FA, Reis Neto JA. Atlas de proctologia. São Paulo: Lemos, 2000.
8. Quilici FA, Reis Neto JA, Cordeiro F, Reis Jr JA. Afecções proctológicas. In: Petroianu A, Pimenta LG. Clínica e cirurgia geriátrica. Rio de Janeiro: Guanabara Koogan, 1999. p.383-401.
9. Reis Neto JA. New trends in coloproctology. Rio de Janeiro: Revinter, 2000.
10. Cordeiro F. Tratamento cirúrgico em regime ambulatorial da fissura anal crônica por esfincterotomia lateral interna subcutânea [tese de mestrado]. Campinas: Unicamp, 1989.
11. Ramos JR, Mesquita RM. Uso de cola de fibrina no tratamento da fístula anal: há evidências de sua real eficácia? In: Catro LP, Savassi-Rocha PR, Lacero FA, Conceição SA. Tópicos em gastroenterologia: avanços em coloproctologia. Rio de Janeiro: Medsi, 2001. p.447-52.
12. Maria G, Cassetta E, Gui D. A comparison of botulinum toxin and saline for the treatment of chronic anal fissure. N Engl J Med. 1998; 338(4):217-20.
13. Miranda SML. Fissura anal: esfincterotomia química ou cirúrgica? In: Catro LP, Savassi-Rocha PR, Lacero FA, Conceição SA. Tópicos em gastroenterologia: avanços em coloproctologia. Rio de Janeiro: Medsi, 2001. p.453-66.
14. Pitt J, Craggs MM, Henry MM, Boulos PB. Alpha-1 adrenoceptor blockade: potecial new treatment for anal fissures. Dis Colon Rectum. 2000; 43(3):800-3.
15. Quilici FA. Tratamento atual das hemorroidas. In: Dani R. A gastroenterologia hoje e amanhã. FAPEGE, 1996.

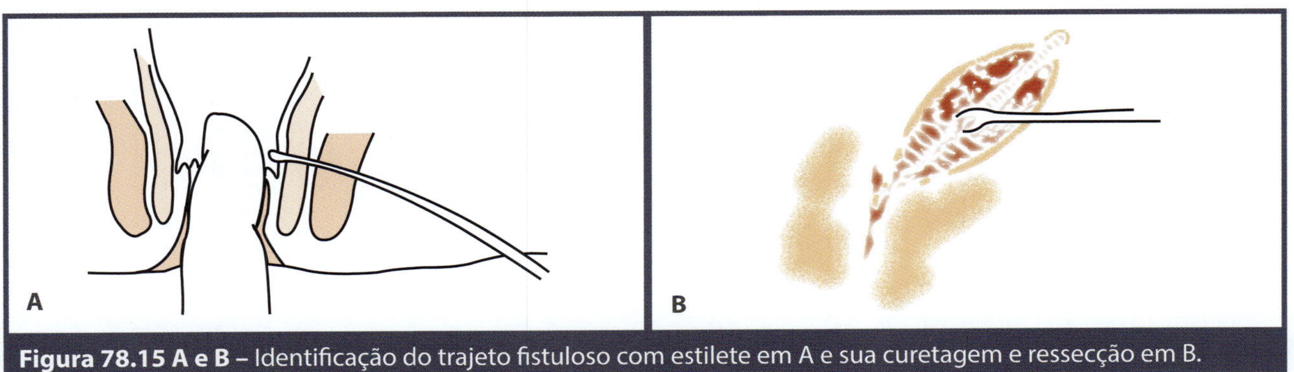

Figura 78.15 A e B – Identificação do trajeto fistuloso com estilete em A e sua curetagem e ressecção em B.

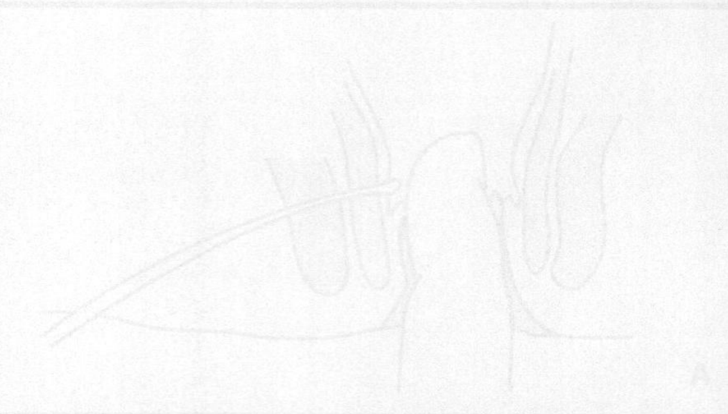

SEÇÃO XI

DOENÇAS DO PÂNCREAS E VIAS BILIARES

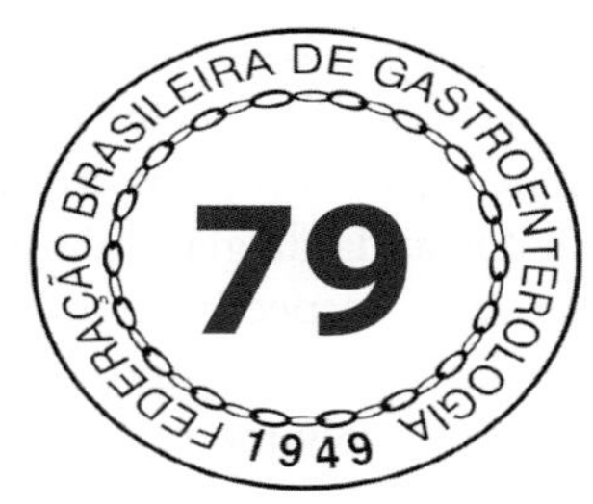

PRINCIPAIS SINTOMAS DAS DOENÇAS DO PÂNCREAS E DAS VIAS BILIARES

Martha Regina Arcon Pedroso
Maira Andrade Nacimbem Marzinotto
Marianges Zadrozny Gouvêa da Costa
Dulce Reis Guarita

INTRODUÇÃO

Este capítulo visa fornecer suscintamente dados atualizados para a prática médica. Serão descritos os sintomas relevantes das principais doenças do pâncreas e das vias biliares. A identificação das patologias desses órgãos por meio dos sintomas torna-se nosso objetivo, sem a pretensão de esgotar o vasto assunto.

Será feita uma breve abordagem sobre a dor, que é o principal sintoma dos pacientes com essas afecções e cujas características muito auxilia no diagnóstico.

DOR

A investigação e o manejo da dor são um desafio, uma vez que o sintoma pode ter inúmeras causas, tanto funcionais como orgânicas.

Trata-se de um sintoma totalmente subjetivo, dependente do modo de reação do paciente e da interpretação do médico, o que faz que a utilização precoce de analgésicos e o uso crônico de anti-inflamatórios possam obscurecer o diagnóstico.

As várias descrições da sensação dolorosa dependem do tipo de fibra nervosa que conduz à dor e da origem do estímulo; portanto, o conhecimento da anatomia e da fisiologia da dor é fundamental para seu diagnóstico diferencial.

A dor é o sintoma que, em geral, leva o paciente ao médico, tanto nas afecções pancreáticas como nas biliares. Sua correta caracterização e avaliação podem auxiliar na determinação da etiologia do processo patológico causador do sintoma e no planejamento do tratamento.

Suspeitas importantes para a causa da dor podem ser determinadas pelo relato do paciente, quando interrogado sobre as características dessa dor, incluindo o tipo, a localização, a cronicidade, a irradiação, a intensidade, os fatores de melhora e piora e os sintomas associados.

Os três tipos de dor (visceral, parietal e referida) apresentam características distintas, a seguir resumidamente descritas.

- **Visceral:** a nocicepção visceral é mediada por fibras aferentes do sistema nervoso autônomo, cujos receptores se localizam na parede das vísceras ocas e nas cápsulas dos órgãos parenquimatosos. É desencadeada sempre que aumenta a tensão da parede da víscera, seja por distensão, inflamação, contração, estiramento ou torsão, sendo a dor conduzida por fibras de condução lenta, as fibras sensoriais C. Os pacientes, em geral, descrevem a dor visceral como uma sensação dolorosa profunda, surda e mal localizada, de início gradual e de longa duração, comumente localizada na linha média do abdome, pois a inervação visceral é tipicamente bilateral e correspondente ao dermátomo relacionado ao órgão afetado. Assim, a dor de origem biliopancreática, embriologicamente derivada do intestino primitivo proximal, é referida no epigástrio. A dor visceral é sempre a primeira manifestação de doença intra-abdominal, sendo, com frequência, resultante de alterações da motilidade de vísceras ocas (cólica intestinal, ureteral, biliar).[1]

- **Parietal:** a dor parietal é mediada por receptores ligados a nervos somáticos (fibras delta-A), de rápida condução, existentes no peritônio parietal e em sua raiz. A sua distribuição cutânea é unilateral, correspondente à área inervada pelo nervo cerebroespinhal estimulado, (sendo provocada por estímulos mais intensos resultantes do processo inflamatório – edema e congestão vascular). A sensação dolorosa é aguda, em pontada, mais bem localizada e mais constante, associando-se à rigidez muscular e à paralisia intestinal.
- **Referida:** a dor referida é a dor tipicamente bem localizada em uma área suprida por um mesmo neurossegmento do órgão afetado. Assim, na cólica biliar, a dor é frequentemente referida na região imediatamente inferior à ponta da escápula direita (oitavo segmento dorsal), podendo ocorrer por estímulo direto de fibras nervosas somáticas que se originam em níveis superiores da medula espinhal. Uma única doença pode produzir os três tipos de dor. Quando, por exemplo, um paciente desenvolve colecistite aguda, a inflamação da vesícula manifesta-se, primeiro, como dor visceral na região epigástrica; eventualmente, a inflamação estende-se para o peritônio parietal e o paciente apresenta dor parietal que lateraliza para o quadrante superior do abdome e, finalmente, pode surgir, também, dor referida na escápula direita.[2]

DOR DE ORIGEM PANCREÁTICA

A manifestação dolorosa abdominal constitui o principal sintoma das afecções pancreáticas e, geralmente, é sua primeira manifestação clínica, independentemente da natureza do envolvimento glandular, se inflamatória (p. ex., pancreatite aguda e crônica), neoplásica (p. ex., adenocarcinoma do pâncreas) ou devida a malformações (p. ex., *pancreas divisum*).

A dor de origem pancreática situa-se no andar superior do abdome, e sua localização topográfica no andar supramesocólico depende da região do pâncreas envolvida, tendo sido bem estudada por Bliss et al., em 1950, por meio da estimulação elétrica das diferentes regiões do pâncreas.[3] O comprometimento da cabeça, do corpo ou da cauda da glândula pancreática manifesta-se por dor, respectivamente no hipocôndrio direito, no epigástrio ou no hipocôndrio esquerdo, e é em faixa se o envolvimento abrange todo o órgão.[4] Trata-se, em geral, de dor contínua, intensa, por vezes insuportável, com etiopatogenias distintas e com certas peculiaridades de acordo com o tipo de afecção pancreática que a determina.

Pancreatite aguda (PA)

O principal sintoma da PA é dor, independentemente da etiologia do quadro pancreático, pois ocorrem inflamação e edema da glândula, o que gera ativação direta dos receptores da dor em resposta à lesão tecidual.[5] Inúmeras substâncias decorrentes da inflamação, que permeiam o espaço intersticial na PA, são responsáveis pela ativação direta das fibras nervosas aferentes. Além disso, a distensão dos ductos também é responsável pelo impulso nervoso pelo estiramento das fibras nervosas. O próprio edema e a inibição do fluxo sanguíneo podem provocar anoxia e alteração do pH intersticial, iniciando impulsos que serão transmitidos pelos nervos pancreáticos.

A dor típica da PA é intensa, muitas vezes referida pelo paciente como insuportável, de início súbito, incessante. Em geral, apresenta caráter contínuo pelo edema do órgão e pela hemorragia, que resultam no estiramento do peritônio que envolve a glândula ou em peritonite. Pode ser também em cólica, intermitente, seja pela possibilidade da presença de distensão abdominal e intestinal ou íleo paralítico, seja pela presença de obstrução do ducto biliar comum por cálculo.[6]

A localização usual da dor é na região do epigástrio e pode se manifestar no quadrante superior direito do abdome e se irradiar para o dorso. A posição supina é desconfortável, fazendo que o paciente procure alívio fletindo o tronco, adotando a posição de prece maometana ou genupeitoral. Localização incomum, porém relatada na literatura, é o quadrante inferior direito do abdome, atribuída a lesões no processo uncinado.[7]

Pancreatite crônica (PC)

A crise dolorosa abdominal é o sintoma mais frequente (503/545 – 93,2%) e, geralmente, revela da afecção. Trata-se de dor intensa, contínua, localizada no andar superior do abdome, com duração de 1 a 3 dias, precipitada pelo abuso alimentar, sobretudo de gordurosos, e pela ingestão alcoólica, com períodos de acalmia variáveis de meses a anos, que pode melhorar com a adoção da posição em prece maometana (genupeitoral).[8]

Os mecanismos responsáveis pela dor são, em geral, complexos, multifatoriais e envolvem várias vias periféricas e centrais, não estando o conhecimento desse complexo sistema ainda totalmente elucidado, com várias hipóteses postuladas tanto sobre a gênese quanto sobre a perpetuação da dor na PC. Tais hipóteses incluem o aumento da pressão intrapancreática (dutos e parênquima), a fibrose pancreática por estenose isolada ou múltipla dutal, a isquemia, os pseudocistos, a inflamação do pâncreas e a alteração dos nervos pancreáticos, além de causas extrapancreáticas menos comuns, como a estenose do ducto biliar comum e do duodeno, causadas por extensa inflamação ou fibrose pancreática.[5,9-11]

Aumento da pressão intrapancreática

A hipertensão canalicular pode estar relacionada com a secreção na presença de obstrução do ducto pancreático. A hipótese de que o aumento da pressão intraductal por estenose única ou múltiplas e/ou cálculo seja responsável pela dor na PC tem como base observações clínicas de que descompressão do ducto pancreático ou de pseudocisto frequentemente aliviam a dor, porém, não o fazem na totalidade dos casos.

Observações de que 30% dos pacientes tratados com cirurgias descompressivas (derivações) voltam a apresentar episódios recorrentes de dor e de que muitos pacientes com grau avançado de insuficiência pancreática apresentam dor demonstram que o aumento da pressão intraductal não é o único fator a ser considerado.[10-13]

Outra hipótese sugere que a dor seria induzida quando ocorre aumento da pressão intraductal e do parênquima determinando isquemia, tendo estudos experimentais demonstrado que o aumento da pressão intersticial se correlaciona com a diminuição do fluxo sanguíneo.[10]

A fibrose pancreática é também aceita habitualmente como fator contribuinte para o aumento da pressão intraductal na PC, a qual geraria dor durante o curso da doença. No entanto, recentemente foi demonstrado que o grau da fibrose pancreática não apresenta influência significativa sobre o aparecimento da dor.[10]

Os pseudocistos pancreáticos estão implicados na gênese da dor pancreática quando se comunicam com um ducto estenosado, causando aumento da pressão intracística. A redução do tamanho do cisto e o seu eventual desaparecimento resultam na redução da dor em grande porcentagem dos casos; o aumento dos pseudocistos, causando compressão de estruturas adjacentes, por sua vez, é a razão para o surgimento da dor.[10,13]

Crise de agudização

A dor decorrente da inflamação aguda do pâncreas na PC (crise de agudização) apresenta, provavelmente, a mesma patogênese da dor na pancreatite aguda, e em muitos pacientes as crises recorrentes de inflamação aguda causam dor abdominal intensa.

Alteração dos nervos pancreáticos

Há evidências de alterações dos nervos intrapancreáticos, as quais se relacionam a interações neuroimunes e a lesões neuropáticas propriamente ditas.[9,14,15]

Em relação às interações neuroimunes, a camada perineural dos nervos intrapancreáticos encontra-se frequentemente infiltrada por células imunes. A lesão da bainha dos nervos expõe axônios e o tecido conectivo ao seu redor às substâncias nocivas e citocinas presentes na matriz extracelular, surgindo, como consequência, uma neurite local que se correlaciona ao grau de intensidade da dor.[14,16,17]

O neuropeptídeo P, entre outros, encontra-se envolvido na inflamação neural, sendo sintetizado por fibras sensoriais C, já mencionadas anteriormente como responsáveis pela condução lenta da dor. Considera-se que a liberação desse peptídeo no corno posterior da medula, após intensa estimulação periférica, promove excitabilidade central e aumenta a percepção da dor, além de mediar o *cross-talk* entre o sistema nervoso e o sistema imune.[9,14,18]

Além disso, o neuropeptídeo P modula a liberação de citocinas como TNF-alfa, IL-1, IL-2, IL-6 e IL-8 no tecido inflamado, via ativação do NK-IR. Não menos importante, o fator de crescimento neural (NGF) também participa da regulação das interações neuroimunes, com a sensibilização de nociceptores via NGF, resultando no aumento da liberação do neuropeptídeo P e CGRP no corno posterior da medula, além de haver relação entre níveis de NGF mRNA, fibrose pancreática e lesão acinar.[9,14,19,20]

Quanto à neuropatia dos nervos pancreáticos, essa hipótese baseia-se no encontro de maiores número e diâmetro dos nervos pancreáticos no estroma da glândula dos portadores de PC dolorosa, achado este associado à severidade da dor. Vários fatores neurotróficos, como o NGF e seu receptor TrkA, apresentam envolvimento na proliferação e na maturação neuronal, bem como na transdução de sinal de estímulo nocivo e lesão tecidual.[10,17,21]

A avaliação da modulação central na dor da PC indica que os episódios dolorosos recorrentes induzem alterações nas projeções corticais do sistema nociceptivo e na reorganização cortical.[12,14]

Adenocarcinoma de pâncreas

O adenocarcinoma do pâncreas parece ter afinidade pelos nervos. A proliferação celular envolve e continua ao longo do nervo pancreático, de modo que a bainha epineural seja substituída pelas células tumorais que invadem o nervo, lesando as fibras nervosas. A lesão nervosa crônica transmite impulsos anormais como descargas ectópicas, originadas não só no nervo lesado, mas também nos neurônios dos gânglios da raiz dorsal (esta contém o corpo das células dos neurônios aferentes, ou neurônios sensoriais, que transmitem impulso ao sistema nervoso central – SNC). Como a maioria dos nervos do pâncreas passa pelo tronco esplâncnico e pelo gânglio celíaco, procedimentos que interrompam as descargas nervosas nessas regiões podem tratar a dor do câncer pancreático.[5,15]

Os tumores do pâncreas tendem a invadir e infiltrar estruturas adjacentes, como o estômago ou o duodeno, e a localização da dor depende, portanto, não apenas da localização e do tamanho do tumor, mas também do acometimento de estruturas vizinhas. Localiza-se no abdome superior, apresenta intensidade variável, podendo se irradiar para o dorso, piorando, em geral, com a alimentação e em decúbito dorsal.[22]

A dor pancreática é de difícil controle não somente por ser consequência de um complexo processo gerado parcialmente no sistema periférico e parcialmente no SNC, mas principalmente pelo desconhecimento dessa interação. Pesquisas recentes têm contribuído para melhor entendimento dos fatores responsáveis pela gênese da dor pancreática, o que certamente propiciará tratamento mais adequado desse sintoma.

DIARREIA – MÁ ABSORÇÃO

Pancreatite crônica (PC)

A diarreia presente na PC depende de vários fatores, sendo a má absorção resultante da insuficiência exócrina do pâncreas o principal deles. A redução da secreção das enzimas pancreáticas, amilase, lipase e enzimas proteolíticas para níveis inferiores a 10% do normal pode determinar esteatorreia e creatorreia.[23] Na casuística de Mott et al., a má absorção esteve presente em aproximadamente 34% (n = 545) dos pacientes.[24]

A diarreia com esteatorreia é um sintoma tardio nas pancreatites crônicas. No entanto, a má absorção de lipídios e de vitaminas lipossolúveis (A, D, E e K) pode ocorrer de forma precoce, mesmo se o paciente não apresentar sintoma de esteatorreia claro. Esse déficit vitamínico e de oligoelementos já acarreta certo grau de desnutrição para esses pacientes, e deve ser ativamente pesquisado e tratado com reposição enzimática e vitamínica.[25]

Além da insuficiência exócrina pancreática, outros fatores, como alteração do pH intraluminal e da flora intestinal, redução dos ácidos biliares e efeitos osmóticos e secretórios dos alimentos mal digeridos, além da alta concentração luminal de lipídios hidrolisados, podem ser responsáveis pela diarreia nas PC.[26,27]

Neoplasias pancreáticas

A diarreia, com ou sem má absorção, também pode estar presente nas neoplasias pancreáticas durante a evolução da doença ou como consequência do tratamento. É importante ressaltar que tanto as neoplasias císticas como as sólidas podem causar esse sintoma.

NÁUSEA E VÔMITO

São sintomas que frequentemente acompanham as doenças das vias biliares e do pâncreas, sobretudo em suas manifestações agudas, como na crise dolorosa e origem biliar e nos episódios agudos das doenças pancreáticas; além disso, possivelmente, relacionam-se à intensidade da dor ou à inflamação da parede do estômago ou intestino. O vômito é muitas vezes responsável pelo alívio temporário dos sintomas.

Na pancreatite aguda, náusea e vômitos são o segundo sintoma mais comum, ocorrendo em ⅔ dos pacientes; seguem-se imediatamente ao início da dor. O vômito precoce, que é reflexo, consiste de material gástrico e biliar, sem alívio da dor. Posteriormente, com a evolução da doença, vômitos sem esforço e com conteúdo do intestino delgado, característicos de peritonite, podem surgir com o desenvolvimento de íleo adinâmico. A formação de edema ou de pseudocisto na cabeça do pâncreas pode obstruir a porção terminal do colédoco, e o vômito pode apresentar características de material de conteúdo gástrico, sem bile.

A ocorrência de vômito fecal, por sua vez, caracteriza a presença de íleo paralítico. O vômito com sangue vivo é raro e grave, sugerindo hemorragia da mucosa gástrica ou sangramento duodenal.[28]

FEBRE

A febre é sintoma comum nas doenças inflamatórias agudas, como a pancreatite aguda, em razão da síndrome da resposta inflamatória sistêmica (Sirs) causada pela liberação de citocinas pró-inflamatórias na corrente sanguínea. É esperada a regressão desse sintoma com a evolução favorável do quadro, em cerca de 48 horas.

A febre na vigência de uma pancreatite aguda necro-hemorrágica pode indicar infecção do tecido necrótico ou das coleções peripancreáticas. A suspeita de infecção deve ser abordada de forma agressiva, com punção das coleções e antibióticos de amplo espectro.[29]

ANOREXIA – PERDA DE PESO

Pancreatite crônica (PC)

A redução do peso corporal em pacientes com PC é frequente e intensa (o emagrecimento foi em média de 11 kg na casuística de Mott et al.[24]) e depende de vários fatores, como anorexia nas crises dolorosas, receio de se alimentar para prevenir o aparecimento da dor, aproveitamento inadequado dos nutrientes pela má absorção, descompensação do diabete melito, até então mantido em estado latente, ou, ainda, presença de complicações ou de doenças associadas. Além disso, muitos pacientes com PC são etilistas ativos de grande quantidade de álcool, e muitas vezes deixam de se alimentar para ingerir bebidas.

Neoplasias pancreáticas

A perda de apetite nessas afecções é consequência da dor abdominal, da restrição da ingestão de alimentos por associação da neoplasia com estenose do duodeno ou da má absorção pela insuficiência exócrina do pâncreas. Além disso, saciedade precoce por perda de acomodação gástrica, gastroparesia ou retardo do esvaziamento gástrico estão presentes na evolução desses pacientes e se acompanham de distensão pós-prandial e náuseas.

Esses pacientes frequentemente apresentam depressão, constipação, debilidade ou efeitos adversos dos tratamentos com radioterápicos e quimioterápicos, o que contribui para a redução da ingestão de alimentos. Outros fatores agravantes são a alteração do olfato e do paladar, o que provoca aversão a determinados alimentos.

Mais recentemente, fatores metabólicos relacionados à relação hospedeiro-tumor e à progressão do tumor, mediados por complexa interação de citocinas, hormônios neuroendócrinos e fatores tumorais[30] têm sido correlacionados à perda de peso e de massa muscular.

DOR DE ORIGEM BILIAR

As vias biliares extra-hepáticas compreendem a vesícula biliar e os ductos biliares. As manifestações dolorosas serão descritas separadamente, de acordo com as principais doenças que acometem essas estruturas.

Litíase biliar

A litíase biliar cursa, em geral, sem dor em 60 a 80% dos pacientes. A correta caracterização da dor de origem litiásica é fundamental por ser o fator determinante para a adequada conduta terapêutica.[31]

Nos pacientes sintomáticos, a dor, erroneamente denominada cólica biliar, caracteriza-se por ter caráter contínuo, não em cólica, no quadrante superior direito do abdome ou epigástrio, apresentar início abrupto, de intensidade moderada a intensa, correspondendo à obstrução transitória do ducto cístico ou do ducto biliar comum por um cálculo e que, pela distensão da vesícula, causa dor visceral. Geralmente precipitada pela ingestão de alimentos gordurosos, a dor atinge seu pico em 1 hora e tende a se resolver gradativamente após 1 a 5 horas, quando o cálculo se desloca. Caso o quadro se prolongue (> 5 horas), deve-se suspeitar de complicações (p. ex., colecistite aguda, pancreatite biliar aguda, obstrução biliar).[32-34]

A associação da dor biliar com náusea, vômito é frequente, porém, a presença de febre, icterícia e leucocitose indica complicação que requer internação e tratamento.[2,35]

Colecistite aguda

É a complicação mais frequente da litíase biliar.[36] Decorre de resposta inflamatória por causas mecânicas, geralmente causada pela obstrução do ducto cístico por litíase biliar, que impede o esvaziamento vesicular e gera inflamação da mucosa da vesícula, ou, ainda, determinada por causas químicas ou bacterianas. A distensão da vesícula biliar e o aumento da pressão intraluminar podem ocasionar isquemia da mucosa e da parede vesicular, podendo determinar a instalação de gangrena e, possivelmente, perfuração do órgão.[37]

A colecistite aguda está associada à colelitíase em mais de 90% dos casos. A dor referida como contínua, no quadrante superior direito ou no epigástrio, ocorre na maioria dos casos, podendo apresentar irradiação em faixa, para o dorso, e cede de forma gradual em 12 a 18 horas. Os pacientes descrevem muitas vezes episódios prévios de dor biliar e, por vezes, têm caráter pós-prandial, particularmente após refeições gordurosas. A infecção bacteriana secundária pode ocasionar empiema, necrose e perfuração da vesícula, e a inflamação da vesícula pode irritar o peritônio parietal e mudar a localização da dor do epigástrio para o quadrante superior direito. Náuseas, vômitos e anorexia são comumente associados à colecistite aguda. Alguns pacientes apresentam o sinal de Murphy ao exame físico, o que corresponde à inibição da inspiração durante a palpação profunda sob a margem costal direita.

A colecistite aguda acalculosa representa a minoria dos casos, cerca de 5 a 10%. A obstrução do ducto cístico nesses casos pode ser decorrente de neoplasia da vesícula biliar, pólipos da vesícula biliar, parasitas ou corpos estranhos, compressão por linfonodos aumentados, artéria cística ou hepática anômalas, aderências ou de vólvulo da vesícula biliar com angulação acentuada do ducto cístico. É uma afecção necroinflamatória cuja patogênese é multifatorial e em geral resultante de estase biliar, isquemia ou ambos. Fatores de risco associados à colecistite aguda acalculosa são trauma grave, choque, queimaduras, nutrição parenteral e infecção.[38,39] As manifestações clínicas são variáveis, podendo o paciente apresentar desde vaga dor abdominal até um quadro semelhante ao da colecistite aguda calculosa, com dor no quadrante superior direito, náuseas, vômitos, anorexia e febre. Nos pacientes críticos, deve-se manter alto grau de suspeição diante de febre e leucocitose persistentes, como diagnóstico de exclusão.

COLANGITE

A colangite aguda resulta da combinação de infecção biliar e obstrução parcial ou completa da via biliar. Febre e dor abdominal são os sintomas mais frequentes (80% dos casos). A icterícia é menos frequente (60 a 70% dos casos), e formas graves com hipotensão e confusão mental são raras (3,5 a 7,7% dos casos). Nos idosos, a apresentação pode ser atípica, com sintomas vagos, gerando um atraso no diagnóstico e tratamento.[40,41]

DISTÚRBIOS FUNCIONAIS DA VESÍCULA BILIAR E DO ESFÍNCTER DE ODDI – DISCINESIA BILIAR

De acordo com os critérios de Roma III,[42] os distúrbios funcionais do trato biliar são representados por distúrbios funcionais da vesícula biliar, distúrbios funcionais do esfíncter de Oddi biliar ou pancreático. A causa dessas disfunções é multifatorial e pouco compreendida, e os sintomas não têm origem em alterações bioquímicas ou estruturais.

Os distúrbios funcionais da vesícula biliar têm sido referenciados na literatura médica como espasmo de vesícula biliar, doença vesicular alitiásica, colecisite crônica alitiásica e síndrome do ducto cístico.

Na disfunção do esfíncter de Oddi tipo biliar a maioria dos pacientes apresenta síndrome pós colecistectomia, com dor persistente no quadrante superior direito. O distúrbio funcional do esfíncter de Oddi tipo pancreático está associado com pancreatite aguda recorrente idiopática, abrangendo cerca de 30% dos pacientes com pancreatite aguda idiopática.[43] O principal sintoma é a dor abdominal com características descritas no Quadro 79.1.[42]

Neoplasias das vias biliares

A maioria das neoplasias das vias biliares e da papila de Vater é maligna. No início, esses tumores são assintomáticos, o que resulta em diagnóstico tardio, com exceção daqueles localizados na papila.

O carcinoma da vesícula biliar é o mais frequente. A colelitíase está presente em cerca de 85% dos pacientes com câncer de vesícula biliar.[44]

Manifesta-se em geral como um quadro de colelitíase ou colecistite aguda, tendo a dor, em um primeiro momento, as mesmas características. O agravamento repentino da sintomatologia dolorosa, bem como mudanças de característica da dor, que passa a ser de longa duração, mais contínua e em peso, às

Quadro 79.1 – Critérios de Roma III: distúrbio funcional da vesícula biliar e do esfíncter de Oddi

Critérios diagnósticos

Episódios de dor no quadrante superior direito ou dor epigástrica e todos os seguintes fatores:
- Episódios com duração de 30 minutos ou mais
- Sintomas recorrentes ocorrendo em diferentes intervalos (não diariamente)
- A dor ocorre em um nível constante
- A dor é moderada a intensa suficiente para interromper as atividades diárias do paciente ou levá-lo até um atendimento de emergência
- A dor não é aliviada pela evacuação
- A dor não é aliviada pela mudança de postura
- A dor não é aliviada por antiácidos
- Exclusão de outras doenças estruturais que poderiam explicar os sintomas

Critérios de apoio

A dor deve apresentar um ou mais dos seguintes:
- Associação com náuseas e vômitos
- Irradiação para o dorso e/ou região infra escapular direita
- Despertar noturno

vezes mal localizada, irradiada para a parede abdominal, para o tórax e para o dorso, sugere a existência de tumor e o comprometimento de gânglios e outros órgãos.[45,46]

Tumores da região da papila de Vater podem se desenvolver para a luz duodenal ou para a região biliopancreática e apresentar sintomas característicos de lesões desses locais.

DIARREIA – MÁ ABSORÇÃO

A má absorção, quando presente nas doenças das vias biliares, expressa a redução de sais biliares no lúmen intestinal e caracteriza-se, principalmente, pela deficiência de vitaminas lipossolúveis.

NÁUSEA E VÔMITO

São sintomas que podem surgir no início dos sintomas agudos nas doenças das vias biliares e ocorrem por estimulação reflexa do centro do vômito. O vômito ocorre na maioria dos pacientes com colecistite aguda e frequentemente é responsável pelo alívio temporário dos sintomas.

Febre

Febre é sintoma comum nas doenças inflamatórias agudas; constitui indício importante de complicações de algumas afecções do trato biliar, como a colecistite aguda e colangite. Nas colangites, faz parte da tríade de Charcot - febre (calafrios), icterícia e dor no quadrante superior direito, que caracteriza o diagnóstico de tal afecção.

ANOREXIA – PERDA DE PESO

Mais de 50% dos pacientes com obstrução biliar podem apresentar desnutrição. A maioria dos pacientes apresenta desnutrição proteico-calórica de grau leve a moderado, sendo incomum a forma grave; esta é observada principalmente em pacientes com obstrução maligna, e sua gravidade também parece estar associada com a intensidade e a duração da icterícia.

Anorexia tem sido observada em pacientes com obstrução da via biliar, independentemente de a etiologia ser maligna ou benigna. A anorexia e a desnutrição relacionam-se à intensidade da obstrução biliar, à lesão hepática e a mediadores endócrinos anoréticos, como a CCK e a leptina. A recuperação do fluxo biliar normal para o duodeno, após drenagem da via biliar, determina rápida melhora do apetite e das condições nutricionais do paciente.[47]

ICTERÍCIA

A presença de icterícia geralmente indica obstrução pela presença de cálculo ou invasão tumoral da via biliar principal e é dependente do grau de obstrução. Nos colangiocarcinomas a icterícia é a apresentação clínica mais frequente, estando presente em mais de 90% dos pacientes.

PRURIDO

O prurido é um sintoma desagradável, incapacitante, que muitas vezes prejudica as atividades diárias e o sono, podendo provocar depressão e até mesmo à ideação suicida. As causas do prurido podem ser diversas, desde dermatológicas até neurológicas. Em aproximadamente 1 em cada 5 pacientes com prurido generalizado a causa é uma doença sistêmica. A seguir, é apresentada a revisão dos mecanismos fisiopatogênicos que causam prurido na doença colestática.[48]

O prurido acomete 20 a 25% dos pacientes com icterícia. Dentre as causas de colestase, a cirrose biliar primária apresenta-se com prurido na maioria das vezes, e esta é a queixa principal na metade desses pacientes. Também estão frequentemente associadas ao prurido as obstruções biliares extra-hepáticas, tanto benignas como malignas e as colestases medicamentosas induzidas pelo uso de anticoncepcionais orais, eritromicina, amoxacilina com clavulanato, fenotiazinas e esteroides anabolizantes.[49]

No Quadro 79.2 são apresentadas algumas causas de colestase associadas ao prurido.

A intensidade do prurido é variável, sendo que a maioria dos pacientes refere piora à noite, com localização, habitualmente, na palma das mãos e na planta dos pés ou generalizado. Pode ser agravado durante a gestação, período pré-menstrual, tratamento hormonal, ingestão de alimentos ricos em carboidratos, clima úmido ou no inverno. Normalmente, não são verificadas lesões cutâneas e, quando presentes, são consequência do ato de coçar, como as escoriações.[50]

O estímulo associado à sensação de prurido é transmitido pelas fibras-C não mielinizadas. Há evidência de que neurônios que respondem à histamina se encontram na pele e no subcutâneo de humanos, indicando que a via para a transmissão da dor e do prurido sejam distintas, apesar de intimamente interligadas.[51] A sensação de coceira depende da interação entre o estímulo, seus receptores, fibras nervosas periféricas, vias intramedulares e cerebrais, bem como de seu processamento no núcleo talâmico e no córtex cerebral.[48]

Quadro 79.2 – Causas de colestase

Colestase intra-hepática	Colestase intra-hepática gestacional Colestase intra-hepática familiar progressiva Colestase intra-hepática recorrente benigna Hepatites crônicas Medicamentos Hepatopatia alcoólica Cirrose biliar primária
Colestase extra-hepática	Colangite esclerosante primária Atresia biliar Colangiocarcinoma Compressão biliar por tumores ou metástases Linfadenopatia de hilo hepático

A patogênese do prurido permanece pouco compreendida, mas diversas substâncias possivelmente indutoras do prurido foram estudadas, dentre elas os sais biliares, os esteroides e seus metabólitos, a histamina, a serotonina, os opioides endógenos, o peptídeo liberador da gastrina, os endovaniloides, os endocanabinoides e o ácido gama-aminobutírico (GABA).[48]

SAIS BILIARES

Os sais biliares acumulam-se na circulação e nos tecidos desses pacientes, tendo sido observado que a injeção intradérmica de sais biliares em indivíduos saudáveis causou o prurido e que resinas quelantes de sais biliares, como a colestiramina, o melhoram. Além disso, a drenagem da obstrução biliar alivia rapidamente a sensação desagradável, o que faz supor que a presença dos sais biliares seria a causa do prurido. Apesar dessas constatações, há evidências de que elas não seriam o fator principal, pois nem todos os pacientes com icterícia e colestase se apresentam com o sintoma, e a sua intensidade não é determinada pelos níveis de bilirrubina.[48,51]

Esteroides e seus metabólitos

Os esteroides e seus metabólitos consistem em uma grande família de substâncias derivadas do colesterol. São capazes de modular a função de canais de íons e de regular a transcrição genética, além de influenciar as vias de sinalização, tanto no SNC como no sistema nervoso periférico (SNP), sendo chamados de esteroides neuroativos. Cogita-se que os esteroides desempenhem algum papel na indução do prurido, pois pequenas alterações estruturais podem interferir fortemente no seu potencial sinalizador. A maior frequência do prurido em mulheres do que em homens poderia ser explicada pelos maiores níveis de esteroides no sexo feminino.[48]

Histamina

A histamina é um forte indutor do prurido e media reações alérgicas agudas. Supõe-se que a presença de sais biliares ocasionaria a liberação de histamina pelos mastócitos; no entanto, anti-histamínicos são ineficazes para o alívio do prurido, e típicas lesões cutâneas induzidas pela histamina, como o eritema e a urticária, estão ausentes nesses pacientes, o que faz crer que a histamina dificilmente possui papel importante na patogenia do prurido causado pela colestase.[48,50]

Serotonina

Receptores serotoninérgicos são capazes de modular a transmissão de sinais inibitórios da dor no cérebro, e aventou-se que a serotonina também poderia ter um papel na geração do prurido, pois a injeção intradérmica dessa substância causa esse sintoma em humanos. Paralelamente, o uso da sertralina, um inibidor da recaptação da erotonina, resulta em moderado alívio do prurido, o que poderia ser explicado pelo efeito dicotômico da sertralina no SNC e no SNP. Aparentemente, a sertralina interfere na percepção do prurido até certo ponto.[48,50]

Opioides endógenos

O papel dos opioides endógenos na patogênese do prurido decorre da observação da importante melhora do sintoma após o uso de naloxona, um antagonista opioide, em pacientes com cirrose biliar primária e prurido intratável. Além disso, foi verificado que os níveis de opioides endógenos estão elevados em pacientes com colestase, porém, não foi demonstrada correlação entre os níveis plasmáticos de opioides e a intensidade do prurido. Sugere-se que, com o aumento de opioides no SNC, haja supressão do estímulo doloroso, ocasionando a ativação (desinibição) de vias do prurido.[48,51]

Outros

Animais de experimentação desprovidos do receptor do peptídeo liberador da gastrina apresentaram menos prurido que os controles quando submetidos a diferentes indutores do sintoma, porém, o papel de tal peptídeo ainda não está definido.

Endovaniloides, seus receptores e o sistema endoanabinoide participam da percepção e da mediação do prurido. O receptor de endovaniloides TRPV1 está expresso em células neuronais e em outras células, como os queratinócitos, as células dendríticas e os mastócitos, e o TRPV1 pode ser ativado direta ou indiretamente por indutores de prurido. Estudos experimentais demonstraram complexa interação desses sistemas com outras substâncias e receptores, resultando na modulação do prurido e da dor, não estando definido se estão envolvidos nos mecanismos que provocam prurido na colestase.

O GABA possivelmente tem papel na patogênese do prurido, e o propofol, agonista dos receptores GABA, em doses sub-hipnóticas, melhorou o prurido induzido por opioides em trabalho bem conduzido. O midazolam, também agonista dos receptores GABA, aliviou o prurido de um paciente com obstrução biliar neoplásica, porém, a gabapentina, potente anticonvulsivante inicialmente sintetizado para mimetizar a estrutura do GABA, falhou na tentativa de melhorar o prurido colestático.[48]

REFERÊNCIAS

1. Glasgow RE, Mulvihill SJ. Abdominal pain. In: Feldman M, Friedman LS. Sleisenger MH (ed.). Sleisenger and Fordtran's gastrointestinal and liver disease: pathophysiology, diagnosis, management. Philadelphia: WB Saunders; 2002. p.71-82.
2. Flasar MH, Goldberg E. Acute abdominal pain. Med Clin N Am. 2006; 90:481-503.
3. Bliss WR, Burch B, Martin MM, Zollinter RM. Localization of reflex pancreatic pain induced by electric stimulation. Gastroenterol. 1950; 16:317.
4. White TT. Surgical anatomy of the pancreas. In: Carey LC (ed.). The pancreas. Saint Louis: Mosby, 1973. p.3-16.
5. Bockman DE. Nerve pathways for pain. In: Johnson CD, Imrie CW. Pancreatic disease: basic science and clinical management. London: Springer-Verlag, 2004. p.461-7.
6. Bockus HL. Acute pancreatitis. In: Clinical features of acute inflammation of the pancreas. Arch Inter Med. 1955; 96:308.
7. Gambill EE. The clinical manifestations of pancreatitis. In: Gambill EE, ed. Pancreatitis. Saint Louis: Mosby, 1973. p.83-100.
8. Mott CB, Guarita DR. Pancreatite crônica. In: Mincis M. Gastroenterologia e hepatologia: diagnóstico e tratamento. 3.ed. São Paulo: Lemos, 2002. p.545-62.
9. Christoph W, Ceyhan GO, Michalski CW, Demir IE, Muller MW, Friess H. Pancreatic pain. Best Practice & Research Clinical Gastroenterol. 2008; 22(1):31-44.
10. Di Sebastiano P, di Mola FF, Bockman DE, Friess H, Büchler MW et al. Chronic pancreatitis: the perspective of pain generation by neuroimmune interaction. Gut. 2003; 52:907-11.
11. Navaneethan D, Venkataraman I. Recent advancements in the pathogenesis of pain in chronic pancreatitis: the argument continues. Minerva Gastroenterol Dietol. 2010; 56(1):55-63.
12. Dimcevski G, Sami SA, Funch-Jensen P, Le Pera D, Valeriani M, Arendt-Nielsen L et al. Pain in chronic pancreatitis: The role of reorganization in the central nervous system. Gastroenterol. 2007; 132:1546-56.
13. Lankisch PG, Banks PA. Chronic pancreatitis: treatment. In: Lankisch PG, Banks PA. Pancreatitis. Berlin: SpringerrVerlag, 1998. p.303-45.
14. Drewes AM, Krarup AL, Detlefsen S, Malmstrøm ML, Dimcevski G, Funch-Jensen P. Pain in chronic pancreatitis: the role of neuropathic pain mechanisms. Gut. 2008; 57:1616-27.
15. Vera-Portocarrero L, Westlund KN. Role of neurogenic inflammation in pancreatitis and pancreatic pain. Neurosignals. 2005; 14(4):158-65.
16. Di Sebastiano P, di Mola FF, Buchler MW, Friess H. Pathogenesis of pain in chronic pancreatitis. Dig Dis. 2004; 22(3):267-72.
17. Bockman DE, Buchler M, Malfertheiner P, Beger HG. Analysis of nerves in chronic pancreatitis. Gastroenterol. 1988; 94:1459-69.
18. Di Sebastiano P, di Mola FF, Di Febbo C, Baccante G, Porreca E, Innocenti P et al. Expression of interleukin 8 (IL-8) and substance P in human chronic pancreatitis. Gut. 2000; 47:423-8.
19. Friess H, Zhu ZW, di Mola FF, Kulli C, Graber HU, Andren-Sandberg A et al. Nerve growth factor and its high-affinity receptor in chronic pancreatitis. Ann Surg. 1999; 230:615-24.
20. Donnerer J, Schuligoi R, Stein C. Increased content and transport of substance P and calcitonin gene related peptide in sensory nerves innervating inflamed tissue: evidence for a regulatory function of nerve growth factor in vivo. Neuroscience. 1992; 49:693-8.
21. Friess H, Shrikhande S, Shrikhande M, Martignoni M, Kulli C, Zimmermann A et al. Neural alterations in surgical stage chronic pancreatitis are independent of the underlying actiology. Gut. 2002; 50:682-6.
22. Modolell I, Guamer L, Malagelada JR. Vagaries of clinical presentation of pancreatic and biliary tract cancer. Ann Oncol. 1999; 10(Suppl 4):82-4.
23. Lankisch PG. Pancreatic ductal abnormalities documented by secretin-enhanced MRCP in asymptomatic subjects with chronic pancreatic hyperenzymemia. Am J Gastroenterol. 2010; 105(3):703-5.
24. Mott CB, Guarita DR. Pancreatite crônica. In: Lopes AC, Amato-Neto V (ed.). Tratado de clínica médica. 2.ed. São Paulo: Roca, 2009. p.1060-3.

25. Rasmussen HH, Irtun O, Olesen SS, Drewes AM, Holst M. Nutrition in chronic pancreatitis. World J Gastroenterol. 2013; 19(42):7267-75
26. Pezzilli R. Chronic pancreatitis: maldigestion, intestinal ecology and intestinal inflammation. World J Gastroenterol. 2009; 15(14):1673-6.
27. Bruno MJ, Haverkort EB, Tytgat GN, van Leeuwen DJ. Maldigestion associated with exocrine pancreatic insufficiency: implications of gastrointestinal physiology and properties of enzyme preparations for a cause-related and patient-tailored treatment. Am J Gastroenterol. 1995; 90(9):1383-93.
28. Dreiling DA, Greenstein A. Diagnosis of pancreatic disease. In: Carey LC (ed.). The pancreas. Saint Louis: Mosby, 1973. p.61-95.
29. Petrov MS, Shanbhag S, Chakraborty M et al. Organ failure and infection of pancreatic necrosis as determinants of mortality in patients with acute pancreatitis. Gastroenterology 2010;139:813–20.
30. Uomo G, Gallucci F, Rabitti PG. Anorexia-cachexia syndrome in pancreatic cancer: recent development in research and management. JOP. 2006; 7(2):157-62.
31. Portincasa P, Moschetta A, Petruzzelli M, Palasciano G, Di Ciaula A, Pezzolla A et al. Gallstone disease: symptoms and diagnosis of gallbladder stones. Best Pract Res Clin Gastroenterol. 2006; 20(6):1017-29.
32. Millham FH. Acute abdominal pain. In: Feldman M, Friedman LS, Brandt LJ (eds.). Feldman: Sleisenger and Fordtran's Gastrointestinal and Liver Disease. 9.ed. Philadelphia: Elvesier, 2010. p.151-62.
33. Reshetnyak VI. Concept of the pathogenesis and treatment of cholelithiasis. World J Hepatol. 2012; 4(2):18-34.
34. Abraham S, Rivero HG, Erlikh I, Griffith LF, Kondamudi VK. Surgical and nonsurgical management of gallstones. Am Farm Physician. 2014; 89(10):795-802.
35. Diehl AK, Sugarek NJ, Todd KH. Clinical evaluation for gallstone disease: usefulness of symptoms and signs in diagnosis. Am J Med. 1990; 89(1):29-33.
36. Paumgartner G, Greenberger NJ. Gallstone disease. In: Greenberger NJ, Blumberg RS, Burakoff R (eds.). Current diagnosis and treatment in gastroenterology, hepatology, and endoscopy. 2.ed. Philadelphia: McGraw-Hill, 2012. p.677-88.
37. Luu MB, Deziel DJ. Unusual complications of gallstones. Surg Clin N Am. 2014; 94:377-94.
38. Barie PS, Eachempati SR. Acute acalculous cholecystitis. Gastroenterol Clin North Am. 2010; 39(2):343-57.
39. Huffman JL, Schenker S. Acute acalculous cholecystitis: a review. Clin Gastroenterol Hepatol. 2010; 8(1):15-22.
40. Moster P. Diagnosis and management of acute cholangitis. Curr Gastroenterol Rep. 2011; 13:166-172.
41. Bornman PC, van Beljon JI, Krige JE. Management of cholangitis. J Hepatobiliary Pancreat Surg. 2003; 10:406-14.
42. Drossman DA. Rome III: the new criteria. Chin J Dig Dis. 2006; 7(4):181-5.
43. Seetharam P, Rodrigues G. Sphincter of Oddi and its dysfunction. Saudi J Gastroenterol. 2008; 14(1):1-6.
44. Hundal R, Shaffer EA. Gallbladder cancer: epidemiology and outcome. Clinical Epidemiol. 2014; 6:99-109.
45. Singh S, Talwalkar JA. Primary sclerosing cholangitis: diagnosis, prognosis, and management. Clinical Gastroenterol Hepatol. 2013; 11:898-907.
46. Eaton JE, Talwalkar JA. Primary sclerosing cholangitis: current and future management strategies. Curr Hepat Rep. 2013; 12(1):28-36.
47. Padillo FJ, Andicoberry B, Pera-Madrazo C, Sitges-Serra A. Anorexia and malnutrition in patients with obstructive jaundice. Nutrition. 2002; 18:987-90.
48. Kremer AE, Beuers U, Oude-Elferink RP, Pusl T. Pathogenesis and treatment of pruritus in cholestasis. Drugs. 2008; 68(15):2163-82.
49. Hiramanek N. Itch: a symptom of occult disease. Aust Fam Physic. 2004; 33(7):495-9.
50. Glasova H, Beuers U. Extrahepatic manifestations of cholestasis. J Gastroenterol Hepatol. 2002; 17:938-48.
51. Bergasa NV. The pruritus of cholestasis. J of Hepatol. 2005; 43:1078-88.

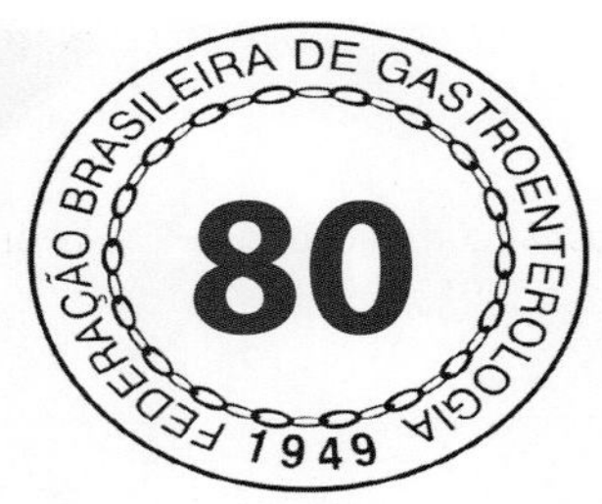

PRINCIPAIS EXAMES PARA O DIAGNÓSTICO DAS DOENÇAS DO PÂNCREAS E DAS VIAS BILIARES

José Celso Ardengh
Suzan Menasce Goldman

INTRODUÇÃO

Na década de 1960, o sistema biliopancreático era considerado área restrita na abordagem pelos métodos diagnósticos por imagem. No início dos anos 1970, a colangiopancreatografia retrógrada endoscópica (CPRE) foi introduzida e o diagnóstico preciso, a localização e a etiologia começaram a ser determinados com um alto nível de acurácia. Com o uso dos sistemas de ultrassom abdominal (US) em tempo real, setorial e de alta resolução, introduzidos no fim da década de 1970, a vesícula biliar, a via biliar extra-hepática e a glândula pancreática puderam ser mais bem estudadas. Naquele mesmo período a tomografia computadorizada (TC) foi introduzida na prática clínica diária e revolucionou o diagnóstico médico por imagem. O princípio da ressonância magnética (RM) é conhecido desde a década de 1940, mas apenas na década de 1970 é que as primeiras imagens médicas por meio da ressonância magnética foram obtidas.

Não bastasse isso, surgia quase ao mesmo tempo, de forma experimental, o ultrassom endoscópico (USE), também conhecido como endossonografia ou ecoendoscopia (EE), técnica que permite colocar um transdutor ecográfico em todos os pontos acessíveis ao endoscópio clássico. Assim, órgãos e regiões pouco acessíveis a outros métodos de imagem, como o pâncreas, a porção distal do colédoco e a papila, passaram a ser estudados com precisão inigualável.

Esses métodos têm sofrido modificações com o passar do tempo e sua alta resolutividade tem demonstrado que cada um deles tem um papel fundamental para aumentar de forma inconteste a acurácia diagnóstica das doenças do sistema biliopancreático. O objetivo deste capítulo é, de maneira clara e sucinta, demonstrar o real papel de cada um desses exames para cada uma das doenças do sistema biliopancreático e compará-los uns aos outros, determinando, assim, qual o melhor método para cada uma das doenças do sistema biliopancreático.

DOENÇAS DO PÂNCREAS

Pancreatite aguda (PA)

A maioria das crises relaciona-se a cálculos biliares ou alcoolismo. O US mostra alguns sinais associados à PA. O seu papel reside no fato de determinar a presença de cálculos no interior da vesícula (sensibilidade elevada) e no interior do colédoco com acurácia inferior a 25%.[1]

A TC é o método primário por imagem em pacientes com PA.[2] Nos pacientes PA leve, o US em tempo real pode ser um excelente instrumento de rastreamento para o diagnóstico de cálculos biliares. Na PA moderada, a TC revela aumento difuso da glândula pancreática com limites imprecisos. Na severa, o foco principal é a necrose pancreática (Figura 80.1). Esta é entendida como a necrose de áreas do parênquima ou de áreas da gordura adjacente.[3] A TC e a RM são os melhores métodos de imagem para demonstrá-la, vista como área hipoatenuante que não realça após administração de meio de contraste endovenoso.[3]

A RM tem importante papel no diagnóstico precoce da PA e suas complicações. Os cortes sequenciais ponderados em T1 e T2 com supressão de gordura podem fazer o diagnóstico da PA e complicações, como o pseudocisto, a hemorragia e a necrose.[4] O uso combinado da RM à colangiopancreatografia por ressonância magnética (CPRM) permite a identificação de cálculos ou de outros problemas causadores do episódio de PA.[4]

A CPRE está formalmente indicada na vigência de episódios de PA biliar detectados por métodos de imagem como o US e a CPRM. Na deterioração do quadro clínico do paciente, na evidência de cálculos impactados, na presença de colestase extra-hepática e/ou na vigência de colangite ela é excelente método de tratamento e desobstrução da via biliar principal por meio da papilotomia endoscópica.[5] Por outro lado, a CPRE pode ser, em raríssimos casos, utilizada para o diagnóstico de episódios de PA recorrente em que outros exames, inclusive a EE, não determinaram a causa da PA (Figura 80.2). Isso pode ser obtido a partir da coleta de bile do interior da via biliar principal determinando a presença de microcristais de colesterol e bilirrubinato de cálcio.[6]

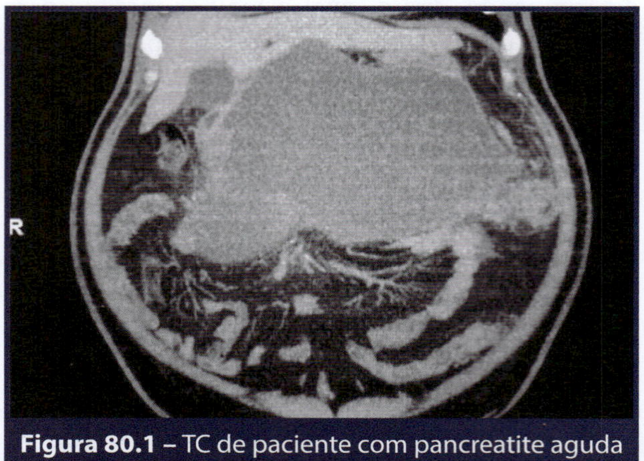

Figura 80.1 – TC de paciente com pancreatite aguda necrosante.

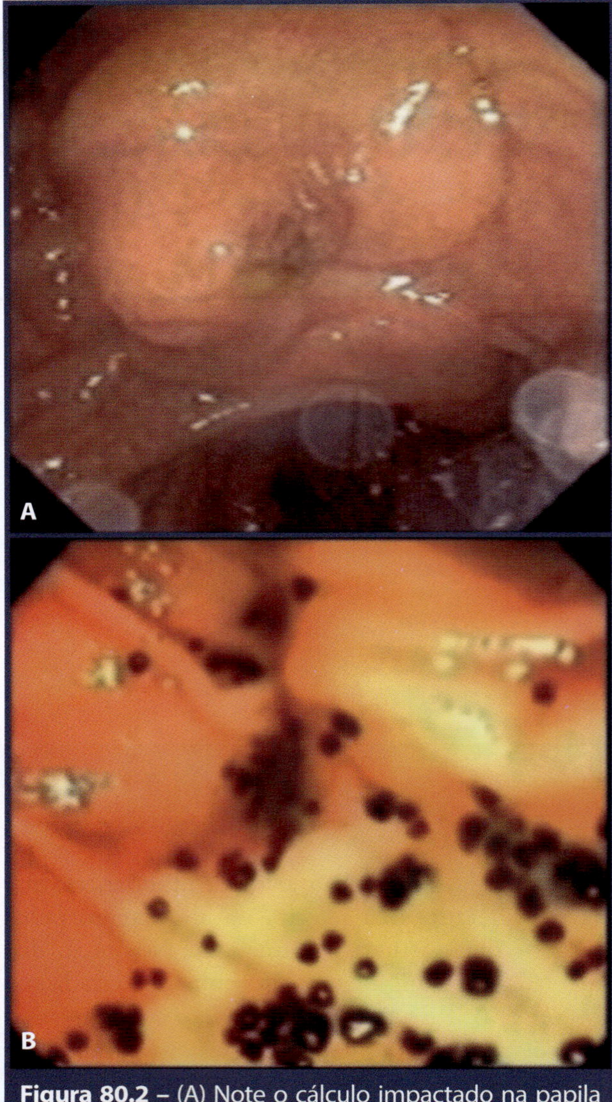

Figura 80.2 – (A) Note o cálculo impactado na papila duodenal. (B) Note a presença de múltiplos microcálculos, que extravasam o orifício papilar espontaneamente.

A EE, além de auxiliar no diagnóstico, permite a identificação de complicações locais ou a distância, avaliando a gravidade do quadro e definindo a causa de alguns episódios de PA.[7] Ela se apresenta como método de referência para o diagnóstico da litíase biliar, seja vesicular ou coledociana.[8] Além de permitir boa visualização do pâncreas com imagens de alta definição, a EE tem a vantagem de ser móvel, e minimamente invasiva, não expondo o paciente à radiação ionizante ou ao contraste, podendo ser repetida.[7] O seu papel na PA pode ser dividido em duas partes: no diagnóstico das alterações do parênquima encontradas na PA e para a investigação etiológica dos casos ditos "idiopáticos" (sem causa definida).[9]

Pancreatite autoimune (PAI)

A PAI constitui forma reversível da pancreatite causada por mecanismo de autoimunidade, descrita por Yoshida et al.[10] Suas características clínicas são inespecíficas e se assemelham às demais pancreatopatias, inclusive tumores pancreáticos. Alguns pacientes são assintomáticos, sendo a forma de apresentação mais característica a icterícia indolor em decorrência da obstrução da via biliar principal em sua porção intrapancreática, pelo processo inflamatório peridutal.

Alguns estudos determinaram a distinção pelos métodos de imagem da PAI de outras pancreatopatias que se assemelhem clinicamente. Os aspectos encontrados ao US, TC e RM são semelhantes, com aumento do volume do pâncreas, sem grandes alterações em relação aos contornos externos desta, com aspecto de "salsicha". Em alguns casos, os achados desse exame mimetizam tumor de pâncreas. Procacci et al.[11] descreveram recentemente que a sensibilidade e a especificidade da TC no diagnóstico da PAI são de 86 e 95%, respectivamente. Desde então, a TC é considerada o método de imagem para o diagnóstico dessa doença, apesar de a RM poder fazer o diagnóstico tão bem quanto a anterior (Figura 80.3). A EE associada à punção aspirativa com agulha fina faz o diagnóstico da doença, pela obtenção de tecido pancreático (Figura 80.4).[12]

Pancreatite crônica (PC)

Define-se PC o processo inflamatório com alterações morfológicas progressivas e irreversíveis da glândula. Há perda da função endócrina e/ou exócrina, associada ou não à dor. A estrutura altera-se por necrose, fibrose e perda dos elementos endócrinos e exócrinos. O alcoolismo responde por 70 a 80% dos casos de PC. Dez a 20% são idiopáticas e os 5 a 10% restantes são causados por hipercalcemia, trauma, doenças hereditárias, hiperlipidemia (tipos I, IV e V) ou causas nutricionais (pancreatite tropical).[13]

O diagnóstico baseia-se em critérios morfológicos (anomalias dos canais pancreáticos) e funcionais (insuficiência pancreática exócrina). Embora fácil, nas formas avançadas, o diagnóstico em estádios iniciais é difícil. O critério diagnóstico ideal seria o histológico. Entretanto, biópsias pancreáticas por procedimento cirúrgico são suscetíveis a complicações graves, principalmente no pâncreas normal ou pouco comprometido. Além disso, a distribuição irregular das lesões pode resultar em erros diagnósticos (falso-negativos).[13]

Assim como na PA, o US é considerado o primeiro exame para a exploração prática dos pacientes com suspeita de PC. Ele pode evidenciar aumento localizado ou difuso do volume pancreático, o ducto pancreático principal (DPP) pode se apresentar de forma irregular e dilatado ou, ainda, coleções císticas adjacentes à glândula podem ser detectadas. A injeção intravenosa de secretina pode ser útil nas formas iniciais da PC, realçando modificações discretas no calibre do DPP.[14] A sensibilidade e a especificidade do US no diagnóstico da PC variam de 50 a 70% e 80 a 90%, respectivamente.[15]

Um estudo comparando o US, a TC e a CPRE demonstrou que o primeiro tem sensibilidade de 58% e especificidade de 75% no diagnóstico.[16] A TC é mais sensível e acurada que o US, e os seguintes achados

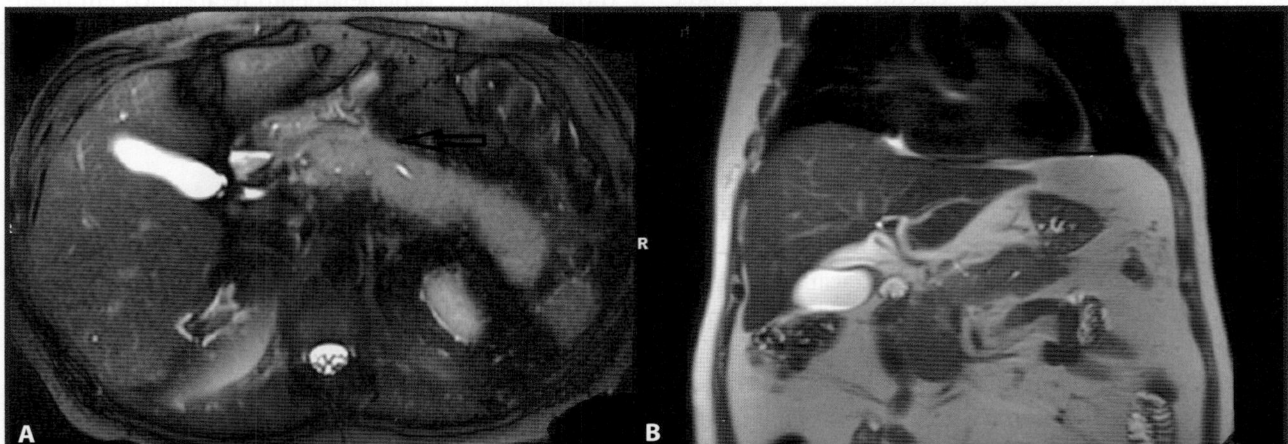

Figura 80.3 – (A) RM mostrando o pâncreas, observando-se o aumento difuso com hipointensidade de toda a glândula. (B) Note efeito de massa da glândula na sua porção cefálica.

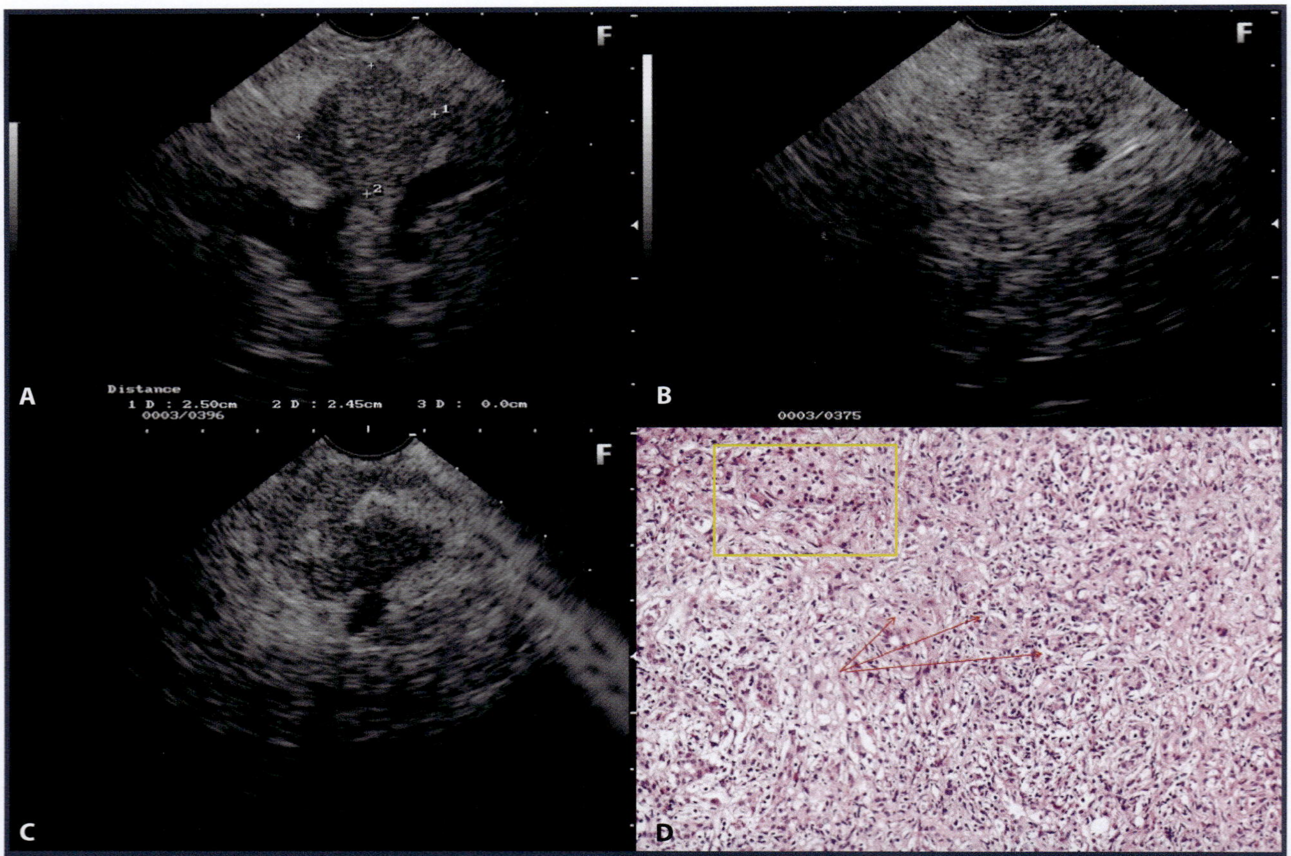

Figura 80.4 – Imagens ecoendoscópicas do paciente da figura anterior. (A) Área nodular localizada na cabeça do pâncreas. (B) Aspecto hipoecoico com efeito de massa no corpo. (C) Momento da punção com agulha fina que (D) confirmou a suspeita de pancreatite autoimune (retângulo amarelo exsudato plasmocitário eosinofílico e setas vermelhas com atrofia acinar difusa).

são considerados sugestivos de PC: atrofia glandular, contornos irregulares do pâncreas, dilatações e irregularidades dos canais pancreáticos e a presença de calcificações no seu interior.[17] A TC é o exame mais sensível para a detecção de calcificações, e é ainda importante na investigação de complicações como o pseudocisto. Ela apresenta sensibilidade de 74 a 90% e especificidade de 85% para o diagnóstico da PC. No estudo mencionado anteriormente, ela apresentou sensibilidade de 75% e especificidade de 95%.[16]

A RM e a CPRM são capazes de identificar atrofia pancreática, estenoses ou dilatações do DPP, dilatações dos ramos colaterais e lesões intracanaliculares.[18] Se a CPRM apresenta valor no diagnóstico das formas moderadas e avançadas da PC, seu papel nas formas iniciais é limitado. A administração intravenosa de secretina durante esse exame é uma alternativa para melhorar a observação do DPP nas fases iniciais da PC, aumentando seu valor diagnóstico. A interpretação das imagens deve ser prudente, tendo em mente que a possibilidade do surgimento de artefatos durante a reconstrução pode conduzir a uma falsa impressão de obstruções, estenoses e cálculos (Figura 80.5).

A CPRE é considerada o exame padrão-ouro para o diagnóstico e o planejamento terapêutico em doen-

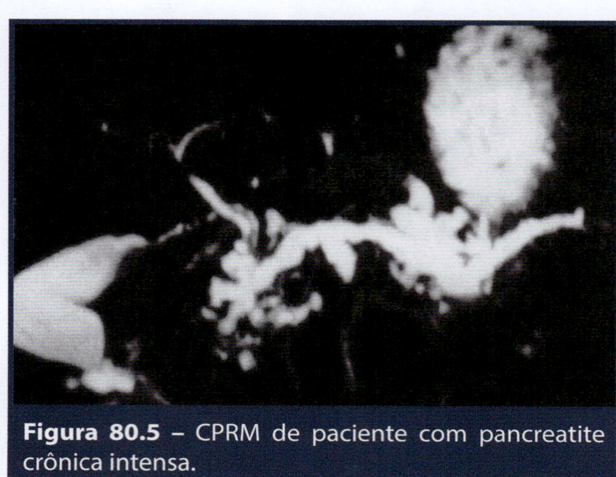

Figura 80.5 – CPRM de paciente com pancreatite crônica intensa.

tes com PC. Sua sensibilidade varia de 74 a 95%, e a especificidade é de 90 a 100%.[16] Um estudo recente envolvendo 202 pacientes com suspeita de PC procurou comparar os resultados da CPRE e a estimulação pancreática por meio do teste da secretina/pancreozimina (S/P), método mais sensível para avaliar a função pancreática. Os resultados evidenciaram significativa correlação entre a CPRE e o teste da secretina/pancreozimina, apesar de 21% dos pacientes serem discordantes e de em 15% os resultados terem sido contraditórios (CPRE normal e teste da S/P anormal ou vice-versa).[19]

A EE avalia detalhadamente todo o parênquima pancreático assim como o DPP, sem a necessidade de contraste ou fluoroscopia. Além disso, trata-se de exame pouco invasivo, não expondo o paciente ao risco de PA, como durante a CPRE. Os critérios da EE para o diagnóstico da PC são canaliculares e parenquimatosos.[20] Os critérios para o diagnóstico da PC pelo US foram estabelecidos apenas para os casos graves, não havendo critérios para os casos leves e moderados.

Um estudo comparativo entre a EE e a CPRE, com o intuito de evidenciar correlação entre os sinais ecográficos e os da CPRE relacionados à gravidade da PC, demonstrou sensibilidade e especificidade de 85% para a EE. Com esse exame, a presença de PC é provável (valor preditivo positivo > 85%) quando mais de dois critérios (para todas as PC) ou mais de seis critérios (para formas moderadas e graves) estão presentes (Figura 80.6). A PC moderada ou grave é improvável quando menos de três critérios são encontrados (valor preditivo negativo > 85%). Fatores independentes preditivos da PC foram: calcificações ($p = 0,000001$), história de alcoolismo ($p = 0,002$) e o número total de critérios ($p = 0,008$).[21]

Recentemente, Hollerbach et al.[22] relataram o valor da ecoendoscopia associada à punção aspirativa com agulha fina (EE-PAAF) no diagnóstico da PC. Concluíram que ela é tão sensível e efetiva quanto a CPRE na detecção da PC, particularmente nos casos iniciais. Entretanto, os aspectos de imagem são limitados principalmente nos pacientes com a doença em fase inicial. A EE-PAAF é segura e aumenta o valor preditivo negativo do teste. Uma punção negativa e a ausência de aspectos ecoendoscópicos de PC excluiriam sua presença. Ressalta-se que a citologia isolada não aumenta a especificidade do método, sugerindo que a obtenção de tecido poderia impor o uso da EE-PAAF como rotina para o diagnóstico da PC em qualquer fase.

Groove pancreatitis ou pancreatite do sulco pancreatoduodenal (GP)

A GP é rara, comumente associada ao alcoolismo e de difícil diferenciação com o câncer. Classifica-se em dois tipos: a forma pura, que afeta apenas a região do *groove*, poupando por completo o parênquima pancreático e o DPP, e a forma segmentar com fibrose na região do *groove* e do parênquima, podendo atingir a região dorsocranial da cabeça, comumente com estenose ou obstrução do DP acessório, poupando o DPP. A etiopatogenia é incerta, podendo ser igual à da úlcera duodenal penetrante, trauma pancreático após operação gástrica, cistos da parede duodenal ou pancreáticos, a heterotopia pancreática na parede duodenal com degeneração cística, carcinoma dutal do ducto pancreático assessório com obstrução do fluxo. O diagnóstico dessa entidade pelo US é difícil, podendo ser observado efeito de massa ou sinais indiretos obstrutivos da via biliopancreática. TC, RM e EE demonstram espessamento da parede duodenal com redução do lúmen e aumento do volume da cabeça, podendo apresentar cistos na parede.[23,24] Esses exames devem fazer parte em conjunto da propedêutica, quando há suspeita dessa doença (Figura 80.7).

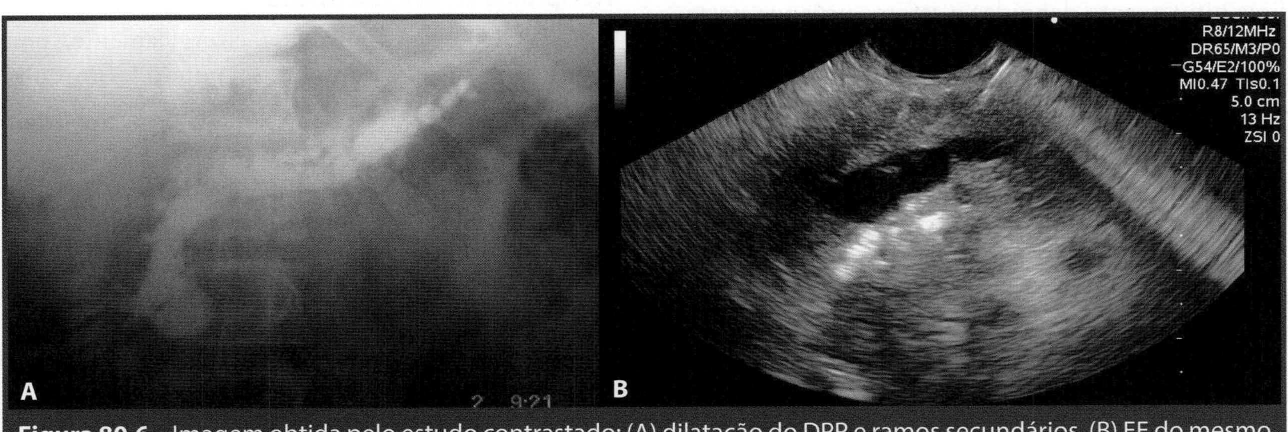

Figura 80.6 – Imagem obtida pelo estudo contrastado: (A) dilatação do DPP e ramos secundários. (B) EE do mesmo paciente com dilatação do DPP, estrias hiperecoicas, áreas hipoecoicas entremeadas por parênquima normal.

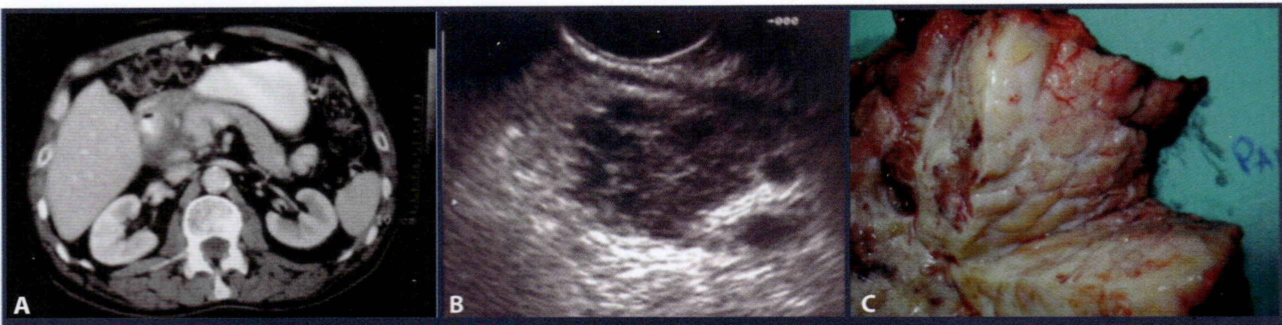

Figura 80.7 – (A) Aspecto tomográfico com aumento heterogêneo e hipodenso da porção cefálica do pâncreas. (B) Aspecto ecoendoscópico de aumento da porção cefálica do pâncreas hipoecoico e heterogêneo, parecendo mais com pancreatite crônica. (C) Imagem da peça operatória, que confirmou o achado de *groove pancreatitis*. *Fonte: imagens gentilmente cedidas pelo Prof. Dr. Edson Lobo, da Unifesp.*

Pseudocistos (PSC)

Representam a evolução e a organização de uma coleção líquida peripancreática aguda que se localiza predominantemente adjacente ao órgão e não apresentam parede. Surgem em 48 horas, e a maioria permanece estéril e resolve espontaneamente em 2 a 4 semanas. O PSC é uma coleção de suco pancreático que contém tecido de granulação, levando aproximadamente 4 semanas para se formar. O PSC não contém necrose e resolve espontaneamente em 6 semanas (40%) e, quando inferior a 6 cm, em 80%. É fundamental estabelecer se há comunicação com DPP, informação decisiva para a escolha do tratamento. À TC, o pseudocisto infectado representa coleção de pus com parede espessa e mais irregular que o usual, além de área de baixa atenuação central homogênea.

Geralmente são únicos, ovais, redondos e de tamanho variável; originam-se em qualquer porção do pâncreas e podem causar dilatação do DPP. Ao US e EE o pseudocisto têm aspecto típico, com paredes lisas nitidamente definidas e reforço acústico posterior. Por vezes, a lesão demonstra múltiplas septações ou ecos internos sem reforço acústico. A taxa do US em detectar os PSC varia de 50 a 92%.[25]

À TC e à RM observam-se formações císticas de limites bem definidos por uma pseudocápsula (Figura 80.8). Mais precocemente, o acúmulo de líquido usualmente ainda não está delimitado por uma parede própria, e preconiza-se que sejam denominados "coleções líquidas agudas de origem pancreática". O PSC pode complicar com sangramento e infecção, situações nas quais o conteúdo do cisto aumenta o coeficiente de atenuação na TC e intensidade de sinal nas imagens de RM ponderadas em T1 (Figura 80.8).

A EE-PAAF permite o diagnóstico diferencial com as neoplasias císticas mucinosas e o seu tratamento, naquele PSC que não apresenta abaulamento na parede do sistema digestório, evitando, assim, complicações como perfuração e hemorragia, frequentes no procedimento endoscópico (Figura 80.9).[26]

Neoplasias císticas pancreáticas

As neoplasias pancreáticas císticas são tumores raros, contribuindo com apenas 10 a 15% de todos os cistos e 1% dos cânceres pancreáticos. Esses tumores foram classificados patologicamente como neoplasias císticas mucinosas (NCM) compostas pelo cistoadenoma mucinoso (CAM), cistoadenocarcinoma (CAC) e neoplasia intradutal mucinosa papilífera (NIMP) e, por fim, adenoma microcístico, também conhecido como cistoadenoma seroso (CAS). Esses subtipos clínicos são muito importantes, já que o CAS é benigno e assintomático, não requerendo qualquer tipo de tratamento, ao passo que todos os outros são considerados lesões pré-malignas do câncer de pâncreas.

Neoplasia cística mucinosa

A NCM deve ser tratada cirurgicamente, pois acredita-se que o CAM coexista com o CAC ou se transforme nele.

Cistoadenoma mucinoso

Com morfologia caracteristicamente macrocística, são lesões císticas uniloculares, com parede bem diferenciada do resto do parênquima pancreático, podendo ser dividido em múltiplos compartimentos por septos finos com ou sem conteúdo espesso que corresponde à mucina. A presença de espessamento localizado, irregularidade da parede ou componente sólido sugere degeneração maligna para CAC.[27] Ao US e EE, essa neoplasia cística parece semelhante a

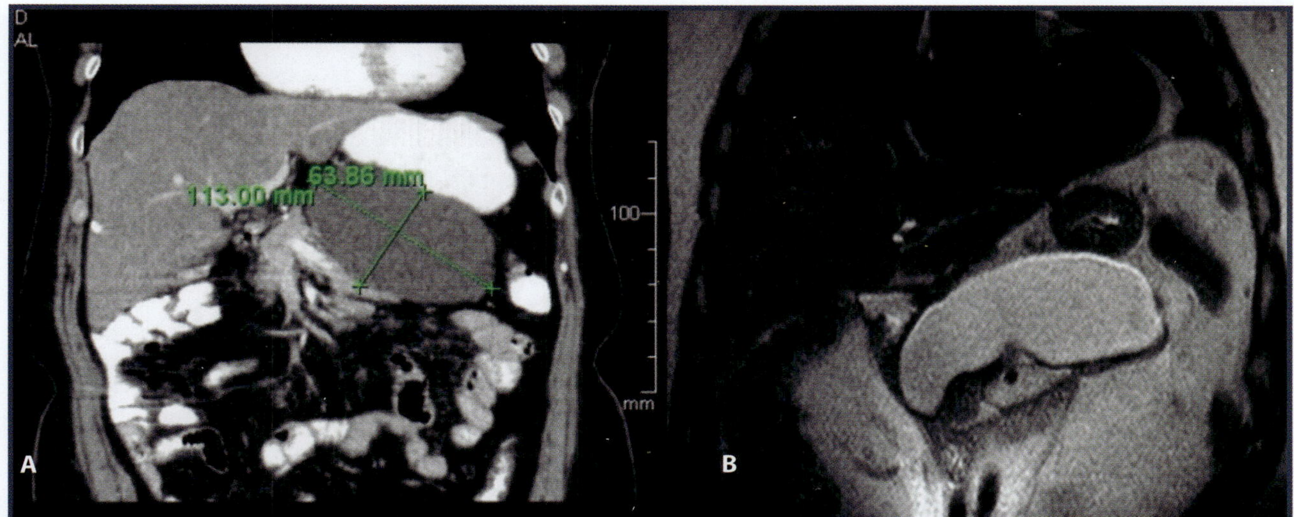

Figura 80.8 – Imagem de RM de um PSC. Note a formação cística sem cápsula e com conteúdo hipodenso, medindo 11,3 × 6,3 cm comprimindo a parede gástrica em sua face posterior (A).

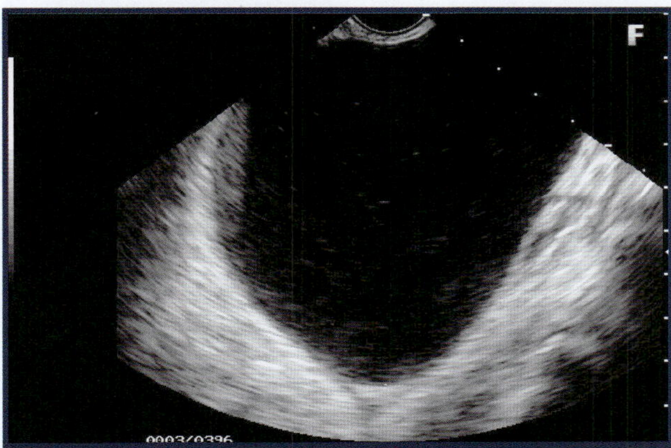

Figura 80.9 – Imagem de formação anecoica, homogênea, de limites precisos e com reforço acústico posterior; realizada PAAF que confirmou a presença de PSC.

um PSC. Ela contém cistos com diâmetros > 2 cm, anecoicos, com reforço posterior e septações internas. As septações são finas e, à medida que se aumenta o ganho, as áreas císticas enchem-se de ecos. Em 10 a 18%, estão presentes calcificações no interior da parede e são vistas como áreas ecogênicas com sombras. Esses cistos não podem ser definidos como benignos ou malignos.

A TC e a RM desempenham importante papel no diagnóstico desse tipo de lesão, assim como na diferenciação com PSC (Figura 80.10). A diferenciação baseia-se também nos dados clínicos, pois os aspectos de imagem às vezes são superponíveis. Muitos autores acreditam que, quando não há história de PA, com possibilidade de evolução para PSC, deve-se considerar a lesão cística potencialmente neoplásica e abordá-la cirurgicamente. A avaliação com esses exames compreende, ainda, o estádio da lesão, com a procura de metástases hepáticas e de implantes peritoneais. Apesar de suas atuais habilidades, a completa caracterização clínica de uma lesão dessas, encontrada de forma incidental, encontra-se em torno de 25 a 30%.[28-30]

A EE-PAAF dessa neoplasia é relativamente fácil, e a análise citológica do líquido aspirado mostra a presença de células epiteliais colunares (benignas ou malignas) e mucina. As complicações mais graves da punção de um cisto pancreático são a contaminação e a formação de abscesso, que podem ser evitadas esvaziando completamente o cisto associado à antibioticoprofilaxia.[31]

Cistoadenocarcinoma

Alguns investigadores identificaram quatro padrões sonográficos associados a esse tipo de cisto: 1) massa anecoica com reforço posterior e margens irregulares; 2) massa anecoica com ecos homogêneos internos que são estratificados na posição supina e móvel em decúbito lateral; 3) massa anecoica, com vegetações internas regulares que se projetam para o lúmen sem mostrar movimentos; 4) massa completamente ecogênica e heterogênea.[32] Os modernos equipamentos de TC e CPRM (Figura 80.11) fornecem informações detalhadas do cisto

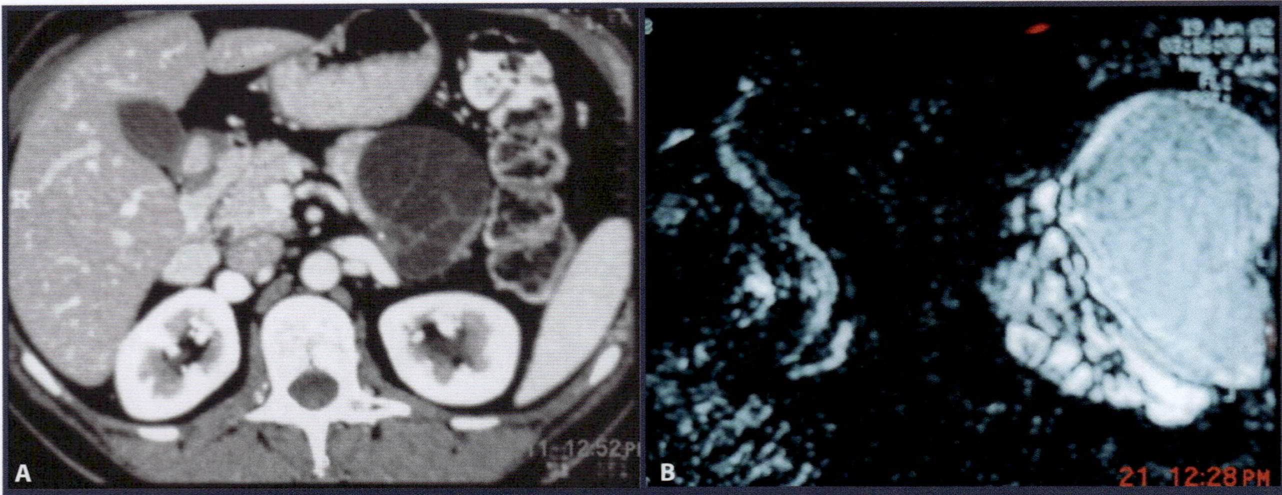

Figura 80.10 – (A) TC de um CAM; observe as septações finas bem moldadas que fazem parte do quadro radiológico de um CAM. (B) RM de um CAM.

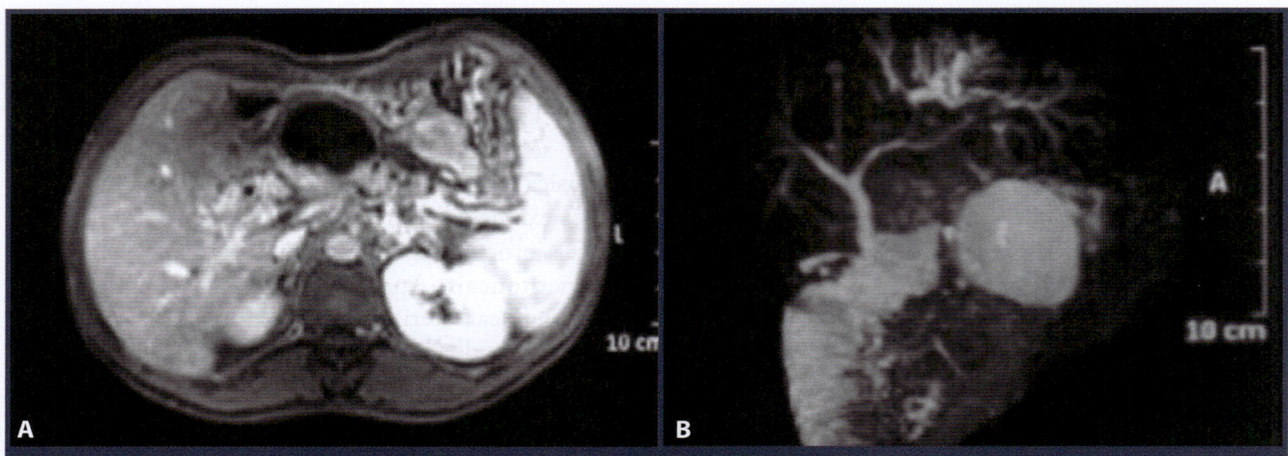

Figura 80.11 – (A) RM: observe espessamento e irregularidade da parede da lesão cística. (B) CPRM revelou tumoração cística na porção do colo pancreático.

de pâncreas, como: septações, tamanho, localização e comunicação com o DPP. Em raros casos, ela pode fornecer dados sobre a presença de nódulos ou vegetações no interior dos cistos. A análise crítica desses fatores é importante para diferenciar um CAM de uma NIMP.[33,34]

A EE-PAAF é simples e, em uma única passagem de agulha, sua ponta é colocada no centro do cisto e todo o conteúdo é aspirado. Uma vez aspirados entre 2 e 3 mL de líquido claro, a ponta da agulha pode ser avançada até a parede ou através de um fino septo. Essa técnica melhora o escoamento líquido. Eventualmente, a viscosidade do líquido pode dificultar a aspiração do seu conteúdo. O uso de uma agulha de grande calibre, associado à aspiração prolongada, geralmente, fornecerá material suficiente para análise.[35]

Neoplasia intradutal mucinosa papilífera

Esse tumor consiste não somente da dilatação do ducto pancreático principal, mas também de lesões císticas periféricas, nodulações ou vegetações, com efeito de massa. É difícil diferenciá-lo de um caso de PC, baseando-se na dilatação do DPP. Se não há lesões do parênquima que sugerem PC, o DPP deve ser aspirado. Às vezes, uma lesão focal aderida à parede pode ser vista no DPP de pacientes com NIMP. Esses nódulos, quando cuidadosamente estudados e aspirados, podem diagnosticar um foco de malignidade. As lesões císticas associadas à NIMP têm vasto leque de apresentações e podem simular

CAS. Os CAS uniloculares grandes são comumente encontrados nos casos avançados dessa doença e devem ser aspirados por causa da possibilidade de ser um tumor maligno em fase inicial. As lesões que apresentam efeito de massa têm aparência similar àquela do adenocarcinoma pancreático e devem ser aspiradas para o diagnóstico de malignidade ou de um nódulo de PC focal.

Ao US, essas lesões são difíceis de distinguir. Os métodos radiológicos demonstram dilatação dutal focal ou difusa e, por vezes, imagens de falha de enchimento podem ser observadas no interior do DPP, correspondentes ao tumor ou mucina impactada. Como esses tumores são de dimensões reduzidas, o aspecto radiológico predominante pode ser semelhante ao observado na PC, com dilatação dutal e atrofia parenquimatosa. É importante destacar que usualmente não são vistas calcificações parenquimatosas nos casos dessa doença. Isso é possível de identificar nos casos muito avançados.

Embora a CPRM possa demonstrar alterações dutais, a CPRE é fundamental ao diagnóstico, confirmando as imagens de falha de enchimento, identificando a saída de secreção mucoide através da papila duodenal e possibilitando o acesso desse material para análise citológica e anatomopatológica (Figura 80.12). A citologia do aspirado do DPP dilatado ou de um cisto associado a essa doença demonstra aspecto similar ao do CAM, com células epiteliais colunares malignas ou benignas geralmente associadas a grande quantidade de mucina.[36,37]

Cistoadenoma seroso

O CAS costuma apresentar componente microcístico, com aspecto ecográfico típico de "favo de mel", apesar de também poderem ser macrocísticos e uniloculares, os quais podem apresentar zona de fibrose ou cicatriz central. Esse tumor é benigno e suas características ecotexturais são bem sugestivas.[38] O US identifica área nodular com múltiplos microcistos. A abundância de estroma fibroso e as pequenas dimensões dos cistos geram um aspecto radiológico de neoplasia sólida, porém, a análise criteriosa de todas as fases do exame geralmente permite a identificação dos pequenos cistos. A hipervascularização dos inúmeros septos fibrosos provoca intenso realce precoce após a administração endovenosa do meio de contraste à TC e RM (Figura 80.13). A CPRE não tem nenhuma função diagnóstica nesse tipo de neoplasia cística.[33,34]

Neoplasia epitelial sólido-cística pseudopapilar (tumor de Frantz)

A neoplasia epitelial sólido-cística pseudopapilar localizada na cauda do pâncreas é o mais frequente tumor encontrado em mulheres jovens (média de idade de 24 anos). É um tumor maligno de baixo grau e passível de cura por meio da remoção cirúrgica. Em geral, o paciente não apresenta sintomas

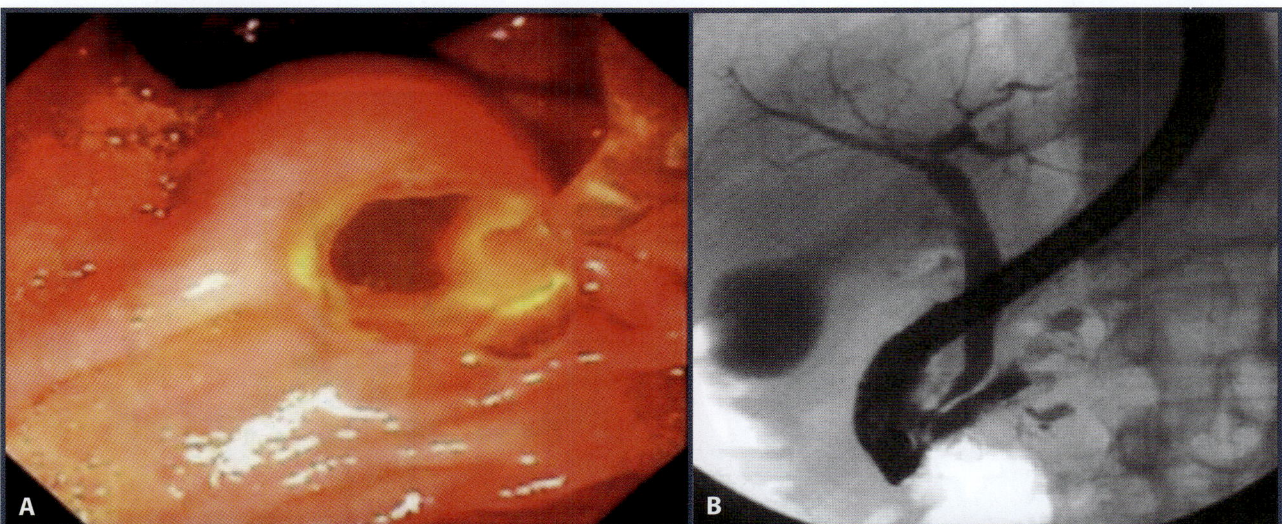

Figura 80.12 – (A) Aspecto de "olho de peixe" ao exame duodenoscópico. (B) Imagem radiológica durante a colangiopancreatografia endoscópica retrógrada em que é possível notar as falhas de enchimento por todo o ducto pancreático principal e na porção cefálica dos ductos secundários, aspecto de NIMP do tipo mista (III)
Fonte: imagens gentilmente cedidas pelo Prof. Dr. José Sebastião dos Santos, do HCFMRP-USP.

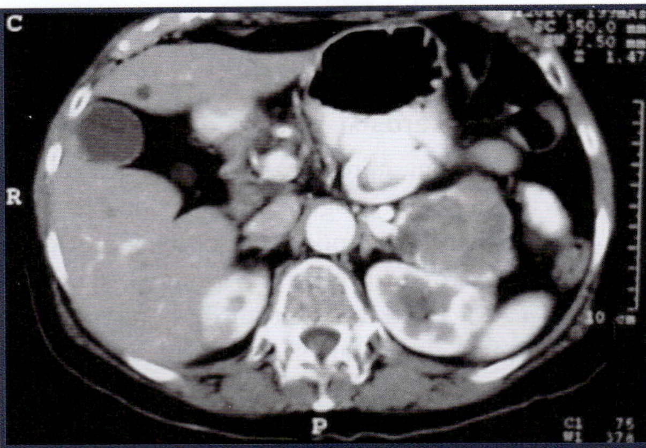

Figura 80.13 – TC de mulher (72 anos) com achado incidental de área sólido-cística localizada na cauda do pâncreas, que a punção aspirativa ecoguiada revelou se tratar de CAS confirmado cirurgicamente.

até que o tumor esteja grande. Frequentemente são encontradas múltiplas áreas de hemorragia e degeneração cística no interior desse tumor, mas raramente são vistas figuras mitóticas. Depois da ressecção cirúrgica o prognóstico é bom, embora a invasão hepática, duodenal e metástases a distância já tenham sido relatadas.[39,40] A lesão pode parecer semelhante ao CAM ou CAC à EE e US, já que há septações nas partes císticas, possivelmente em decorrência de papilas proeminentes projetando-se sobre o espaço de degeneração cística. A US, TC e RM, pode ser demonstrada massa sólido-cística de grandes proporções. Não são comuns as calcificações no interior da massa. Ainda que as características ecográficas sejam indistinguíveis daquelas do CAM ou do CAC, a ocorrência em mulheres jovens assintomáticas, associada a um componente hemorrágico, deve resultar na suspeita desse tumor.[39,40]

Sua apresentação radiológica depende da relação entre os componentes sólido e cístico, com alguns casos sendo vistos como massas predominantemente sólidas bem delimitadas, e outros, com áreas de liquefação central (Figura 80.14). Estas, por sua vez, costumam apresentar hemorragia, a qual pode ser detectada pela TC por elevação da atenuação do conteúdo cístico, ou mais facilmente pela RM pela presença de hipersinal em T1 e hiper ou hipossinal em T2. É importante lembrar que calcificações podem ser vistas na periferia de alguns desses tumores. A EE-PAAF desse tipo de lesão demonstra acurácia e sensibilidade elevadas.[41]

Neoplasias sólidas

Adenocarcinoma dutal do pâncreas (ADP)

Esse tumor é o mais comum encontrado no pâncreas. Ao US e à EE, apresenta-se como lesão focal, geralmente hipoecoica, arredondada, com limites irregulares ou indefinidos. Quanto menor seu tamanho, mais fácil sua identificação, pela maior nitidez em relação ao parênquima adjacente, além de não escapar ao campo de visão do aparelho.[42] O diagnóstico diferencial entre um foco de PA e um tumor maligno do pâncreas é difícil, contudo, a EE apresenta elevado valor preditivo negativo para o seu diagnóstico. Por sua vez, o diagnóstico de um tumor associado a PC permanece um desafio para o examinador.[43] De qualquer modo, a citologia obtida pela

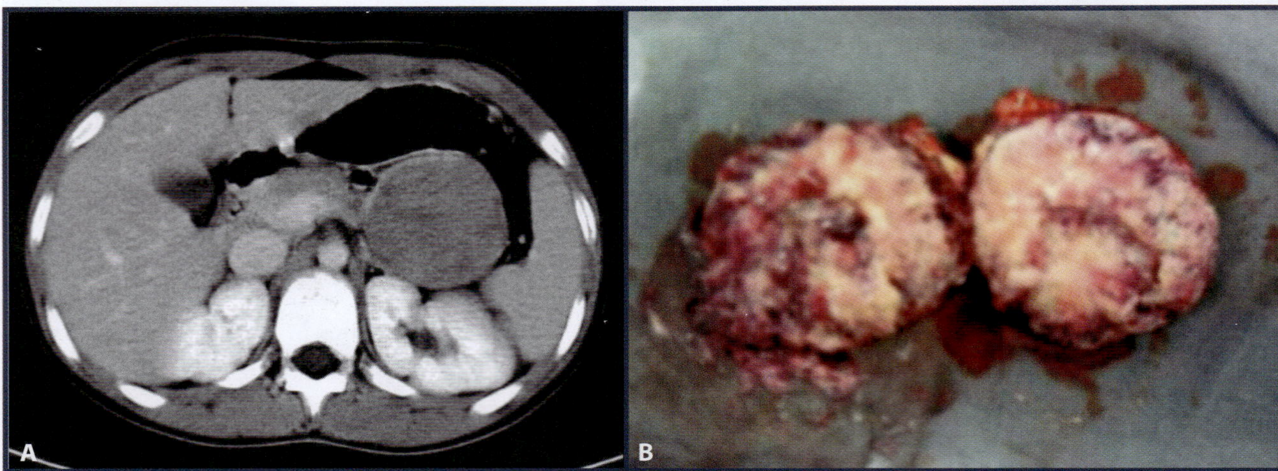

Figura 80.14 – (A) Imagem tomográfica em paciente de 12 anos que sofreu queda de bicicleta e apresentou dor abdominal. (B) Peça operatória de tumor de Frantz.
Fonte: imagens gentilmente cedidas pelo Prof. Dr. José Sebastião dos Santos, do HCFMRP-USP.

EE-PAAF pode aportar informação definitiva para o diagnóstico diferencial.

Foram descritos achados ecográficos associados ao ADP. Esses achados podem ser agrupados em duas categorias: intra e extrapancreáticos. Os intrapancreáticos incluem: o aparecimento do tumor primário e sua relação com o DPP. Os extrapancreáticos seriam: obstrução biliar, metástases hepáticas, envolvimento dos linfonodos regionais, ascite, esplenomegalia, invasão do baço e a presença de circulação colateral com trombose de vasos portais. O tumor primário representa alteração localizada da ecotextura do pâncreas com áreas hipoecoicas em aproximadamente 97% dos casos, e cerca de 3% são isoecoicos em relação ao parênquima. A massa é heterogênea e de limites imprecisos.

O ADP geralmente é visto na TC como uma área focal mal delimitada, hipoatenuante e heterogênea e que se realça menos que o parênquima pancreático normal adjacente. A sensibilidade em detectá-lo como lesão hipoatenuante está diretamente relacionada à técnica do exame, necessitando de imagens de fina espessura (3 a 5 mm) obtidas durante a administração rápida de contraste iodado para que os pequenos tumores possam ser identificados. Os tomógrafos helicoidais são os recomendados, pois permitem estudos nas fases arterial e portal da administração do meio de contraste endovenoso e não sofrem interferência das manobras respiratórias. Por sua vez, a RM com supressão de gordura costuma apresentar significativa melhora da sensibilidade no diagnóstico dos tumores do pâncreas (Figura 80.15).

A EE é a técnica de escolha na suspeita de lesão focal no pâncreas. A EE-PAAF normal permite descartar o diagnóstico de tumor de pâncreas com sensibilidade de 85 a 95% e especificidade de cerca de 100% para o diagnóstico dos tumores malignos, quando realizada por médico experiente.[26] Contudo, demonstra valor preditivo negativo inferior (entre 20 e 50%) para o diagnóstico de malignidade e, portanto, biópsia negativa não descarta a existência de câncer (Figura 80.16).[26]

A EE é considerada a melhor técnica para o diagnóstico de tumores de pâncreas com menos de 3 cm de diâmetro, os quais são os melhores candidatos à ressecção. Sua sensibilidade é superior a US,

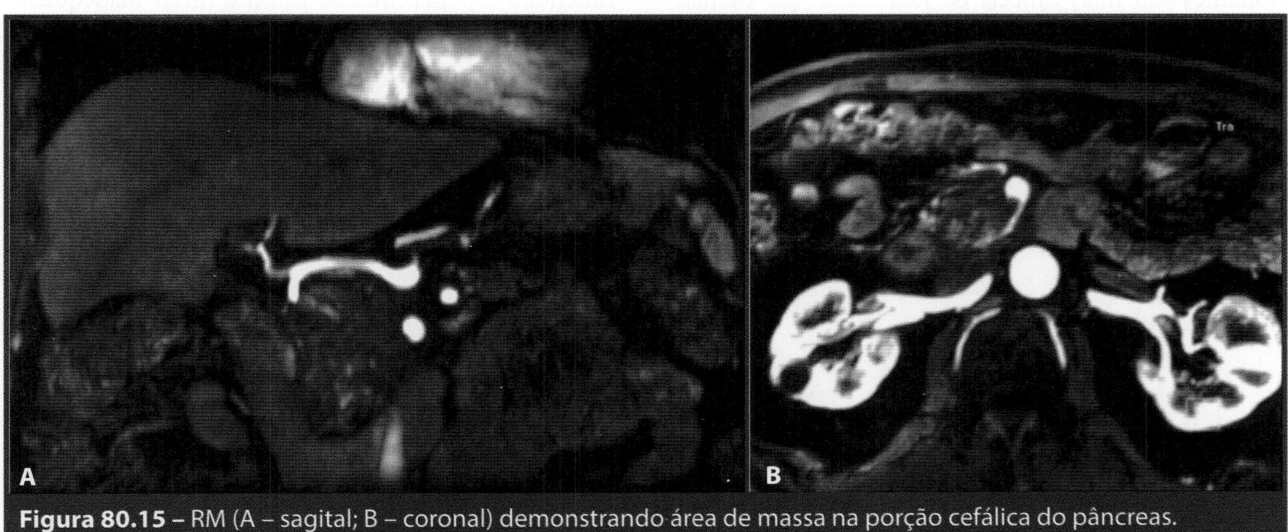

Figura 80.15 – RM (A – sagital; B – coronal) demonstrando área de massa na porção cefálica do pâncreas.

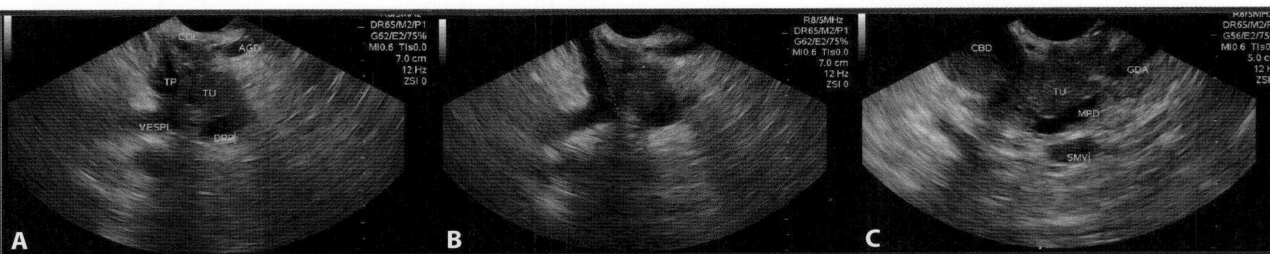

Figura 80.16 – Imagem ecoendoscópica de adenocarcinoma mucinoso, notando-se área nodular hipoecoica, heterogênea de limites indefinidos que mede 2,5 × 2,2 cm (A), com lesão caprichosamente invadindo o tronco porta (B). (C) ADP com invasão do colédoco, DPP e artéria gastroduodenal, sem invadir o tronco porta.

TC e RM e igual a da CPRE, mas sem seu caráter invasivo.[44] Além disso, a EE é utilizada para o estadiamento desse tumor com excelentes resultados, principalmente em tumores < 4 cm, pois consegue identificar com precisão a invasão vascular tanto do tronco porta como do eixo arterial, mesmo em pacientes potencialmente ressecáveis identificados pela TC.[45] A EE-PAAF permite, ainda, o tratamento da dor incoercível causada por esse tipo de tumor, através da injeção de álcool absoluto para a neurólise do plexo celíaco.[46]

No algoritmo do ADP cefálico inextirpável associado à obstrução biliar ou duodenal, a CPRE está indicada, pois é possível por meio dela a inserção de próteses metálicas autoexpansíveis no colédoco ou duodeno (Figura 80.17).[47]

Neoplasia neuroendócrina funcionante (NET)

Há vários tumores das células das ilhotas; alguns são funcionantes, e outros, não. Eles representam os adenomas benignos e malignos do pâncreas e geralmente são tumores de pequenas dimensões. Os tumores funcionantes são mais difíceis de identificar que os não funcionantes, pois os primeiros produzem sintomas quando ainda pequenos, em consequência de sua atividade hormonal.[48] Em geral, os NET parecem homogêneos, sólidos e frequentemente hipoecoicos, ao passo que alguns maiores são moderadamente ecogênicos. Calcificações e espaços fluidos podem ser vistos nas lesões maiores. Os tumores são esféricos com margens nítidas, homogêneos e de crescimento lento. As massas sólidas têm mais probabilidade de ser funcionais, ao contrário daquelas com componente líquido necrótico.[48]

Os tumores de maiores dimensões são facilmente identificados tanto pela TC quanto pela RM; no entanto, eles, em sua maioria são pequenos, por isso é fundamental a utilização de técnica adequada. Cortes muito finos e aquisição de fase arterial precoce são fundamentais para identificação. A RM oferece, ainda, a possibilidade de identificação nas sequências T1 como nódulo hipointenso, e em T2 hiperintenso.

Insulinoma

É o NET funcional mais comum (60%), com taxa de malignidade de 10%.[49] Clinicamente, os pacientes experimentam hipoglicemia de jejum e níveis inadequadamente elevados de insulina no plasma (Figura 80.18).[48] Em 70% dos casos, há um adenoma solitário, em 10%,

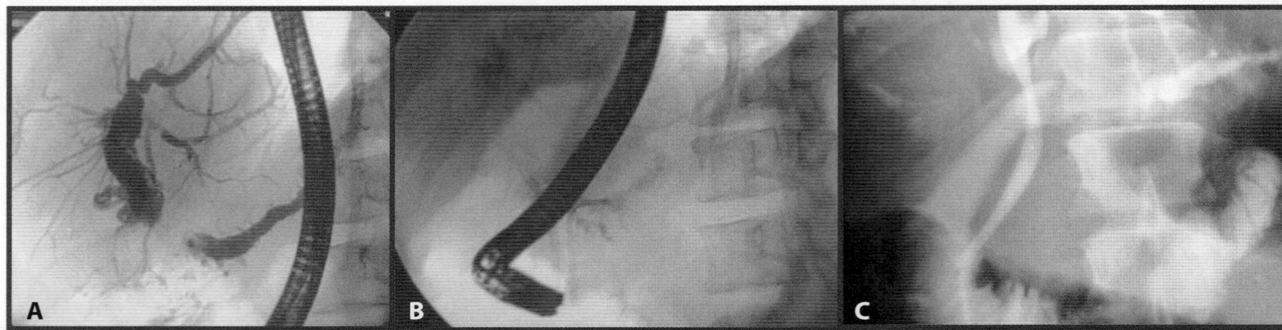

Figura 80.17 – (A) O sinal da dupla estenose revela a presença de ADP na porção cefálica do pâncreas. (B) Imagem radiológica mostra o posicionamento de duas próteses plásticas de 10F uma no DPP e outra no colédoco. (C) Outro caso de ADP com a inserção de duas próteses metálicas autoexpansíveis uma no colédoco e outra no duodeno.

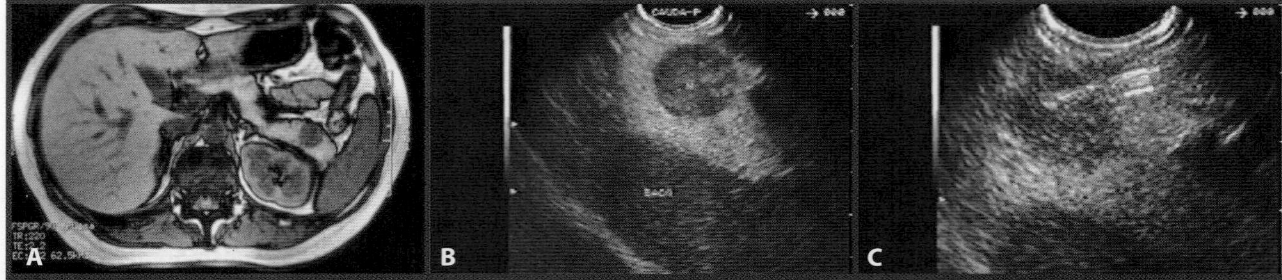

Figura 80.18 – Paciente com síndrome MEN I mostrando na RM nódulo hipointenso arredondado de mais ou menos 2 cm. EE-PAAF identificou NET.

múltiplos adenomas e, em 10%, metástases. As lesões podem ser diminutas ou chegar a 1.500 g. Perto de 90% dos insulinomas têm menos de 2 cm, e em seu pequeno tamanho fica mais difícil de palpar durante procedimento cirúrgico. Ocorrem com mais frequência no corpo e na cauda do pâncreas, onde a concentração de ilhotas de Langerhans é maior.[50] A EE-PAAF é um excelente método para o diagnóstico de certeza desses nódulos localizados no interior da glândula pancreática. Sua taxa de sensibilidade encontra-se em torno de 80% para o diagnóstico de certeza (Figura 80.18).[51,52]

Gastrinoma

Sua ocorrência chega a 18% dos NETs. A taxa de malignidade dos gastrinomas varia de 25 a 60%. Nos pacientes com síndrome de Zollinger-Ellison, as lesões são gastrinomas. Elas associam-se a hipersecreção gástrica e úlcera péptica. A maioria delas é pancreática ou peripancreática, com 13% no duodeno, e mais de 60% são malignas (Figura 80.19).[53]

Neoplasia neuroendócrina não funcionante

Os NETs não funcionantes representam de 15 a 33% de todos os tumores dessa categoria. Eles são fáceis de detectar, porque alcançam tamanho maior antes de causarem sintomas. Geralmente, variam em tamanho de 1 a 20 cm e costumam não ser detectados até que alcancem tamanho maior. Também são solitários e causam dor abdominal (36%), icterícia (28%) ou massa palpável. A maioria desses tumores é maligna (60 a 92%). Há certas características que parecem pertinentes a esse tumor, ou seja, tamanho grande (mais de 10 cm de diâmetro) e hipoecogeneicidade com mais ou menos áreas necróticas (Figura 80.20).[48]

Doença metastática pancreática

A invasão direta por tumores de órgãos circundantes também pode aparecer como massa pancreática primária, cuja ecotextura é hipoecoica. Isso pode ocorrer com tumores gástricos, colônicos, duodenais

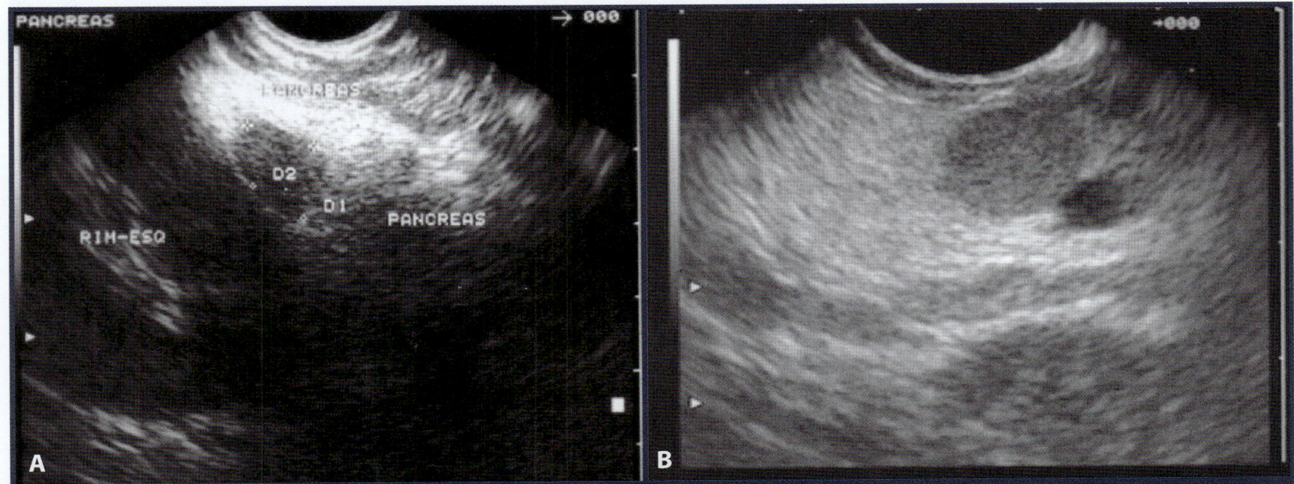

Figura 80.19 – Imagens ecoendoscópicas de dois casos diferentes de gastrinoma. (A) Lesão na face posterior do corpo do pâncreas. (B) Nódulo no processo unciforme do pâncreas.

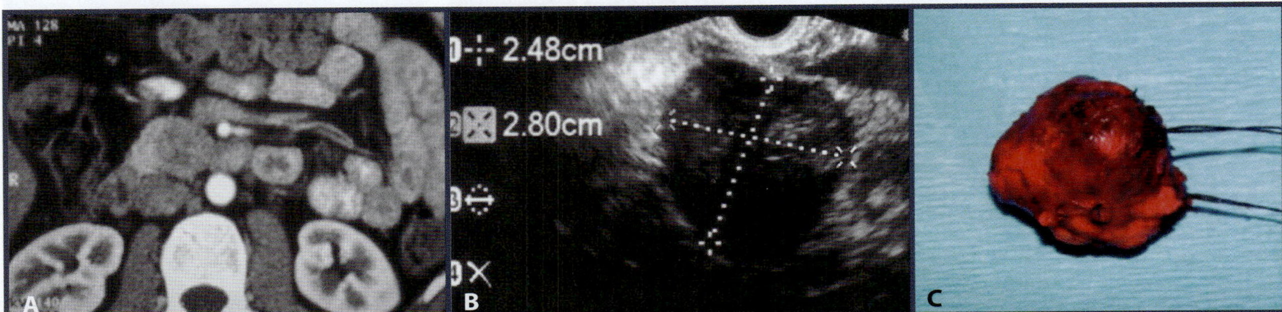

Figura 80.20 – NET não funcionante. (A) Imagem da TC revelando nódulo hipodenso localizado na porção cefálica do pâncreas. (B) EE confirmando achados da TC e a biópsia confirmou NET. (C) Imagem da peça operatória.

e biliares. Como a massa não pode ser distinguida de um carcinoma primário, o diagnóstico deve ser feito por EE-PAAF. O pâncreas é raramente envolvido por doença metastática de outros tumores primários; quando secundariamente envolvido, costuma ser por meio de invasão direta. Em virtude de seu pequeno tamanho e da escassez de sintomas clínicos, as metástases pancreáticas não são diagnosticadas frequentemente. Em geral, elas aparecem como lesões homogêneas, sólidas e ocupantes de espaço com estrutura interna mais hipoecoica (Figura 80.21) ou, ainda, como nódulos hipervascularizados ocupando o pâncreas em paciente com carcinoma de células claras renais. O diagnóstico de metástase deve ser considerado se forem encontradas massas no interior do pâncreas em pacientes com tumor primário conhecido.[54] Alguns investigadores têm relatado incidência de metástases pancreáticas em 8,4% dos pacientes com tumores pulmonares, 19% com carcinoma da mama e 37,5% com melanoma maligno. Assim, os tumores primários incluem melanomas, carcinoma brônquico, ovariano, mamário, prostático, renal, hepatocelular e sarcomas.[55]

Linfoma pancreático

Os linfomas intra-abdominais também podem envolver o pâncreas, produzindo grande massa granulosa hipoecoica. Os vasos mesentéricos superiores devem ser deslocados anteriormente, em lugar de posteriormente, como se vê com massa pancreática primária. Novamente, o diagnóstico definitivo se faz por meio da EE-PAAF (Figura 80.22).[56]

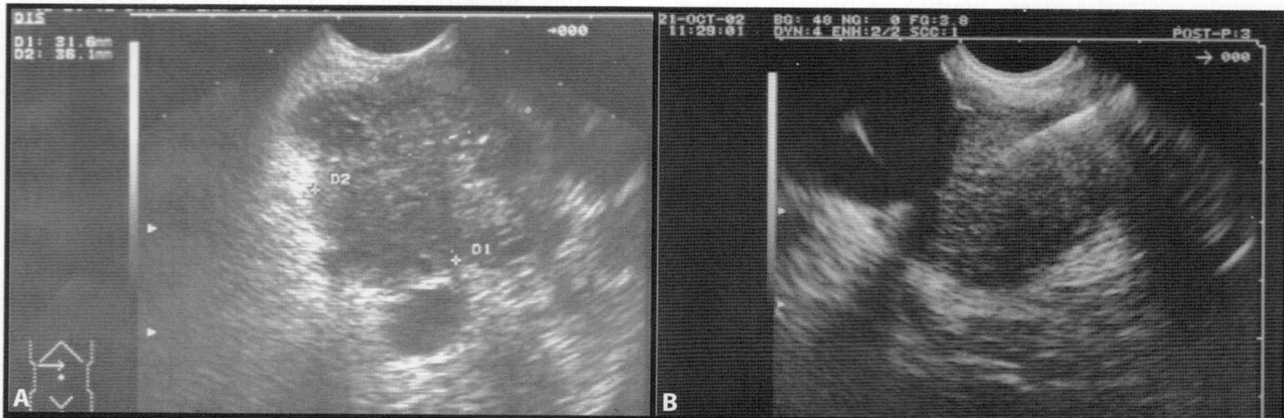

Figura 80.21 – (A) Metástase pancreática de tumor de cólon operado há 3 anos. (B) Metástase de melanoma de dorso identificado e tratado há 6 meses, ambas diagnosticadas pela ecoendoscopia associada à punção aspirativa com agulha fina.

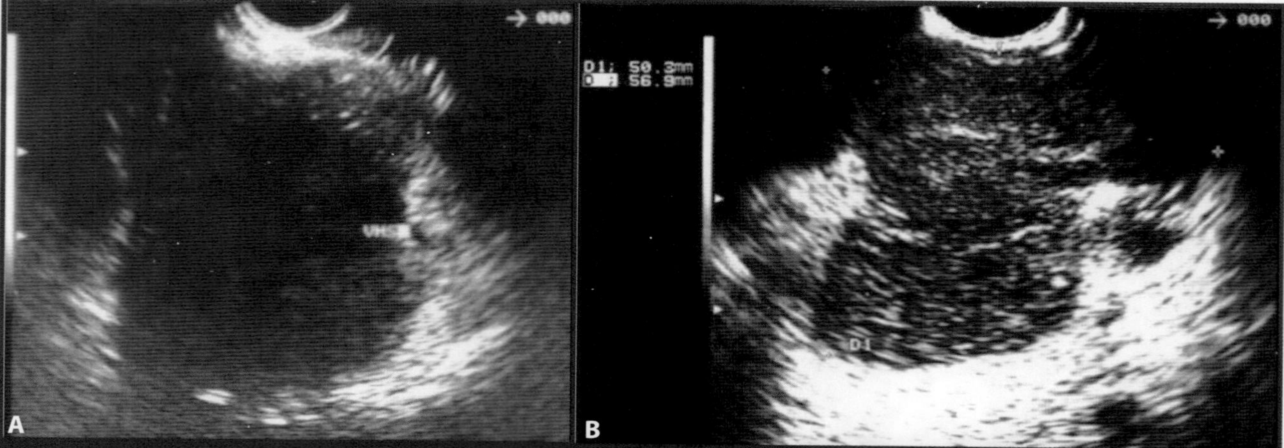

Figura 80.22 – Dois casos de linfoma pancreático, diagnosticados pela ecoendoscopia associada à punção aspirativa com agulha fina. (A) Lesão hipoecoica, heterogênea de limites imprecisos, de grandes proporções na cabeça do pâncreas. (B) Lesão hipoecoica, heterogênea de limites imprecisos de 5,6 × 5,0 cm localizada no corpo do pâncreas.

DOENÇAS DA VIA BILIAR PRINCIPAL

Coledocolitíase

Um US bem-feito permite o diagnóstico da coledocolitíase em até 75% dos casos.[57] A acurácia global dos cálculos de vesícula no ducto biliar extra-hepático pela ultrassonografia é de 80%.[57]

A CPRM realizada na sequência ponderada T2 mostra via biliar com sinal hiperintenso. Não há necessidade de uso de contraste, assim como não há radiação ionizante. O hipersinal da via biliar contrasta-se com o hipossinal dos cálculos, que aparecem como "defeitos" de imagem no interior da via biliar. Trata-se de método não invasivo, rápido e não requer sedação. Atualmente, é considerado método padrão-ouro não invasivo na propedêutica da via biliar. A acurácia do método para o diagnóstico do cálculo está em torno de 93%, mas com a sistematização do uso de equipamentos de alto desempenho, como os de elevado campo magnético (3T), a sensibilidade tende a aumentar. No entanto, há algumas limitações, como em pacientes claustrofóbicos, usuários de marca-passo cardíaco, ou próteses metálicas ou, ainda, para o diagnóstico de cálculos inferiores a 2 mm.

Estudos têm avaliado a acurácia da CPRM no diagnóstico da coledocolitíase (Figura 80.23). Em metanálise com 10 estudos, 9 utilizaram a CPRE como padrão-ouro. Sete dos nove demonstraram alta concordância entre ambos os métodos com sensibilidade e especificidade superiores a 90%. No relato de Guibaud et al.,[58] a sensibilidade foi de 81%, e a especificidade, de 98%.

Sugiyama et al.[59] compararam a CPRM à CPRE no diagnóstico da coledocolitíase levando em consideração o diâmetro do cálculo. Em 97 pacientes analisados, a CPRE mostrou sensibilidade e especificidade de 100%, e a CPRM demonstrou 91% de sensibilidade e a mesma especificidade. Para cálculos com diâmetro entre 11 e 27 mm, a sensibilidade da CPRM foi de 100%, entre 6 a 10 mm de 89% e entre 3 a 5 mm de 71%. Frey et al.[60] obtiveram sensibilidade de 90%, especificidade de 98% e acurácia de 96% no diagnóstico da coledocolitíase com a CPRE. Porém, com o surgimento da CPRM, a CPRE passou a ser utilizada como ferramenta terapêutica, uma vez que, para o diagnóstico, a acurácia da primeira é alta e com menor risco ao paciente.[61] A CPRE destaca-se por permitir a realização do diagnóstico e da terapêutica em uma única sessão, além de coletar bile para a investigação de cristais de colesterol e de bilirrubinato de cálcio pela microscopia eletrônica (Figura 80.24). Por ser invasiva, pode apresentar eventos adversos relacionados ao método, tais como hemorragia, perfuração, pancreatite e colangite, além dos efeitos adversos cardiorrespiratórios por causa da sedação. Não apenas os efeitos adversos limitam o método, mas a dificuldade de canulação da papila e a não opacificação da via biliar também podem ocorrer em 5% dos casos.[62]

Não obstante a CPRE ser considerada padrão-ouro para o diagnóstico da coledocolitíase, ela apresenta importantes limitações. A modalidade diagnóstica que deveria substituí-la necessitaria ser minimamente invasiva, ou não invasiva, e deveria apresentar a mesma acurácia. Os dados da literatura indicam que a EE tem essas características, com acurácia de 95%, em média, para o diagnóstico da coledocolitíase.[63]

Com o uso da alta frequência (7,5 a 12 MHz), ela obtém resolução de menos de 1 mm, sendo o melhor método de imagem na avaliação da via biliar extra-hepática. Tem a vantagem de ser menos invasiva e, consequentemente, apresentar menor índice de eventos adversos em relação à CPRE.

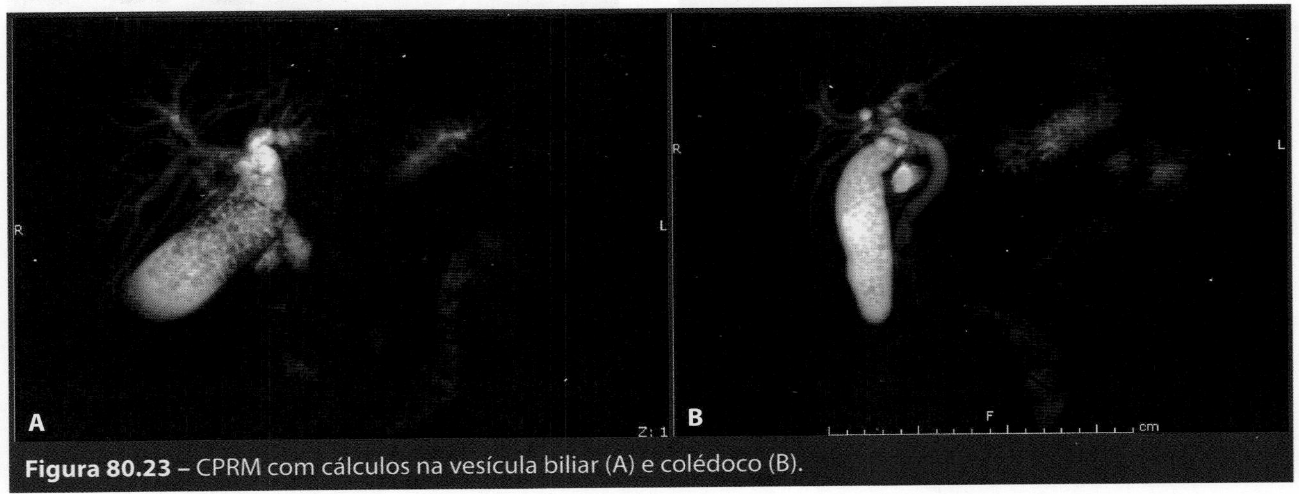

Figura 80.23 – CPRM com cálculos na vesícula biliar (A) e colédoco (B).

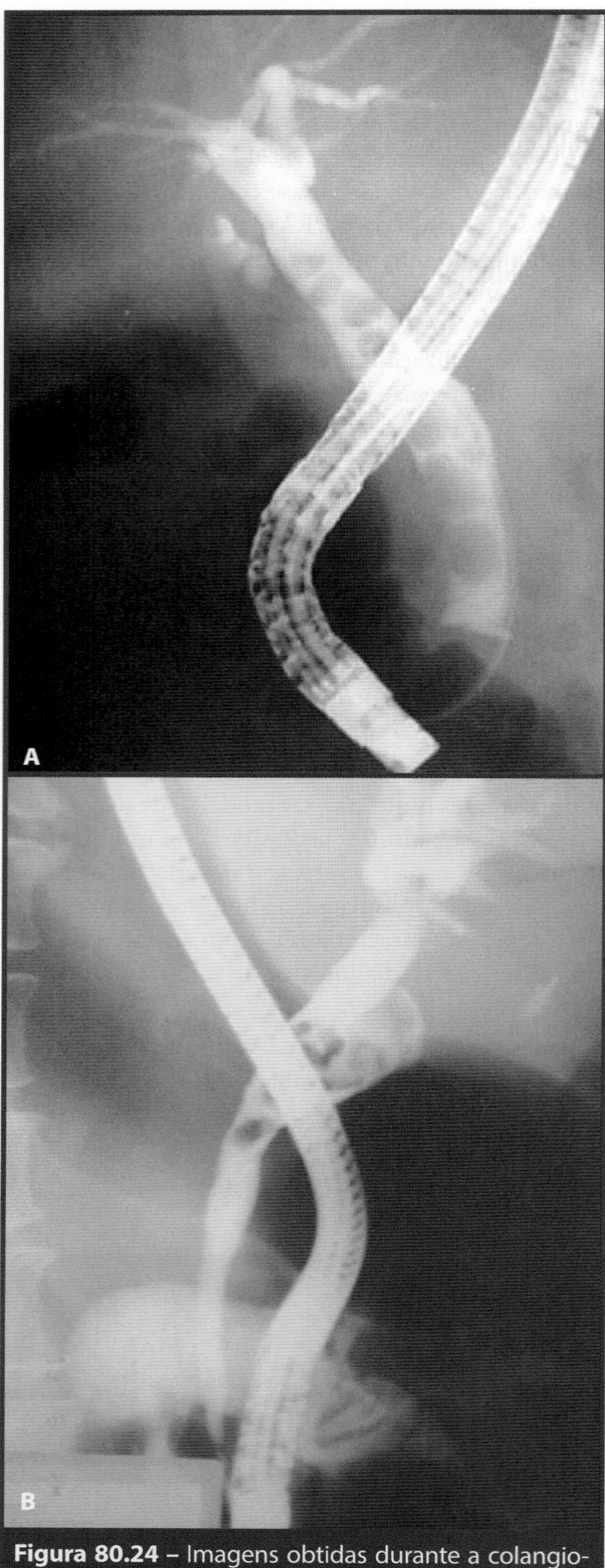

Figura 80.24 – Imagens obtidas durante a colangiopancreatografia endoscópica retrógrada. (A) Inúmeras falhas de enchimento arredondadas com aspecto típico de cálculos; (B) colangiopancreatografia endoscópica retrógrada com diagnóstico de uma das complicações da migração de cálculos, a síndrome de Mirizzi.

Isso foi demonstrado por Ardengh et al.,[44] que estudaram a vesícula biliar de 36 doentes com PA sem causa aparente, com US e TC normais. A sensibilidade, a especificidade e a acurácia da EE comparada à operação para a detecção de microcálculos (cálculos < 3 mm) foi de 92,6, 55,6 e 83,2%, respectivamente. Em 9 estudos comparando a EE a CPRE, 3 demonstraram maior acurácia da 1ª sobre a 2ª, porém, sem diferença estatística significante.[64-66] Em todos, exceto no estudo de Chak et al.,[67] a especificidade foi idêntica entre os métodos. Demonstrou-se especificidade de 100% para a EE contra 87% para a CPRE.

Estenose cicatricial coledoceana (ECC)

A ECC é uma complicação da manipulação cirúrgica das vias biliares, geralmente colecistectomias.[68,69] O exame de imagem nesse contexto clínico tem o papel de demonstrar a presença de dilatação das vias biliares, quantificá-la, determinar o ponto de obstrução e excluir a presença de sinais sugestivos de processos expansivos. Nos casos de pacientes com anastomoses biliodigestivas nos quais se torna difícil a realização da CPRE, a CPRM é excelente alternativa para ajudar no planejamento cirúrgico.

A possibilidade de a CPRM apresentar imagens no plano coronal dos ductos biliares facilita o uso da classificação de Bismuth, a mesma utilizada pela CPRE para analisar a ECC (Figura 80.25).[70] No

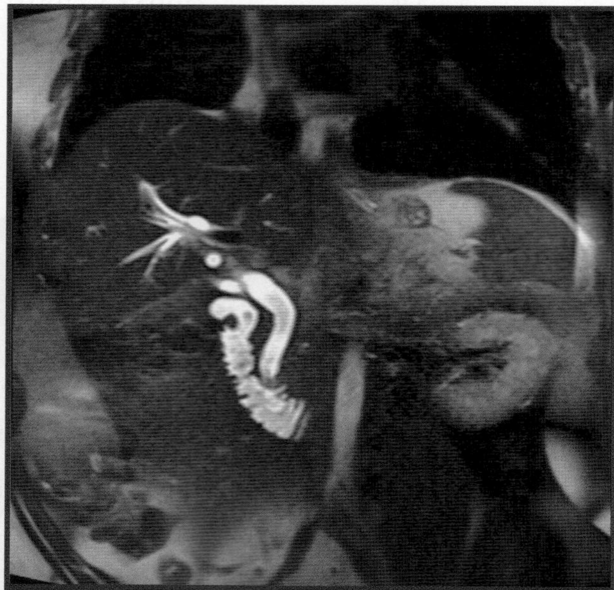

Figura 80.25 – Imagem de ressonância magnética de ligadura do colédoco após colecistectomia videolaparoscópica.

grau I dessa classificação, a estenose ocorre 2 cm abaixo da junção dos hepáticos; no grau II, a menos de 2,0 cm dessa junção; no grau III a estenose ocorre na junção dos hepáticos; e no grau IV ela avança pelos ductos hepáticos.

A CPRE é o melhor método propedêutico para demonstrar de forma inequívoca a presença de lesões pós-operatórias das vias biliares; além disso, ela permite a realização do tratamento por meio de dilatações e inserções de próteses plásticas e/ou metálicas autoexpansíveis totalmente recobertas (Figura 80.26).

Colangiocarcinoma

Esse tumor desenvolve-se a partir de um ducto biliar central e rapidamente provoca obstrução das vias biliares, o que leva o paciente a procurar assistência médica ainda quando o tumor tem pequenas dimensões. Parece haver relação entre o colangiocarcinoma e doentes com colangite esclerosante, infecções parasitárias biliares crônicas e doenças císticas das vias biliares (Figura 80.27). Ao se localizar na junção dos ductos hepáticos direito e esquerdo, o colangiocarcinoma recebe a denominação de tumor de Klatskin.[71]

Em casos avançados, a TC e a RM identificam massa sólida, infiltrativa usualmente com realce tardio, após a administração endovenosa de contraste, em razão da reação desmoplásica que envolve esses tumores. Os exames de TC e RM de alto campo permitem diagnósticos mais precoces das lesões. É importante que os métodos de imagem avaliem a extensão intra-hepática parenquimatosa e intradutal desses tumores para que se possa estabelecer adequado planejamento cirúrgico. A EE e a CPRE têm papel relevante no diagnóstico e na avaliação intradutal do tumor, além da possibilidade de tratamento por intermédio da inserção de próteses metálicas autoexpansíveis (Figura 80.28).

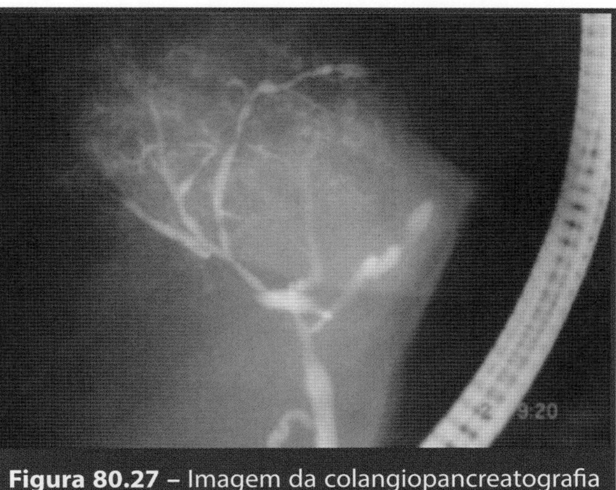

Figura 80.27 – Imagem da colangiopancreatografia endoscópica retrógrada de colangite esclerosante com aspecto de árvore com galhos secos.

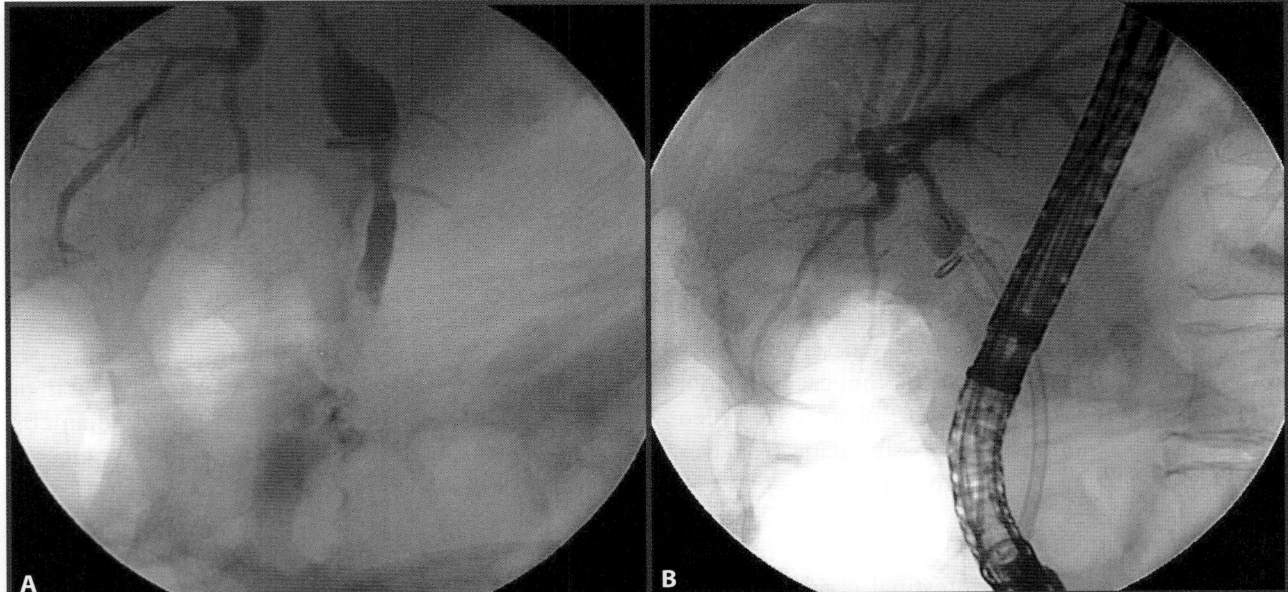

Figura 80.26 – CPRE: ligadura parcial do colédoco. (A) Clipe metálico sobre a via biliar principal com dilatação da via biliar à montante. (B) Posicionamento de prótese plástica de 10F para drenagem da via biliar intra-hepática, que se encontra dilatada.

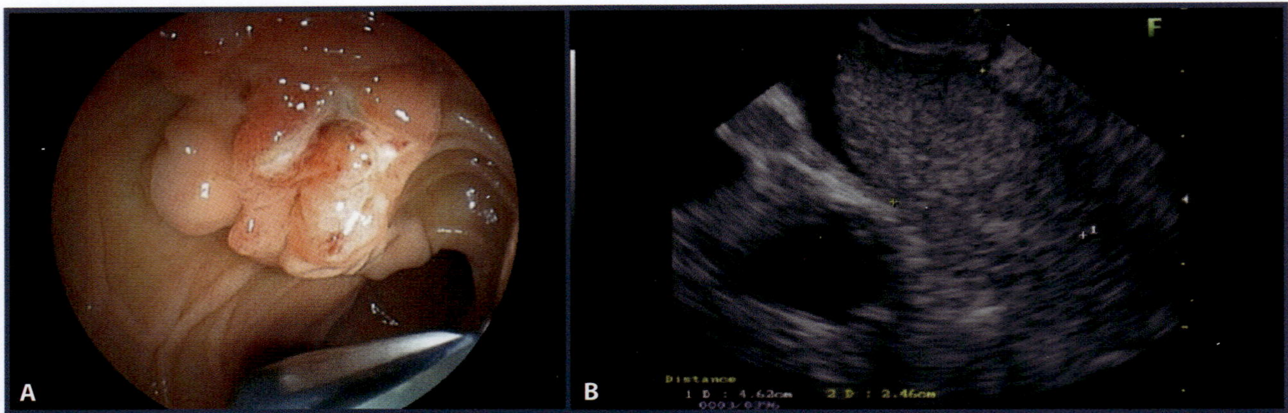

Figura 80.28 – (A) Visão endoscópica da papila duodenal que se apresenta ulcerada e com superfície rugosa, sendo que várias biópsias endoscópicas foram negativas. (B) Exame ecoendoscópico revelando massa no interior do colédoco com invasão da parede e biópsia com agulha de adenocarcinoma.

DOENÇAS DA VESÍCULA BILIAR

Colecistolitíase

O US tem alta acurácia para identificar a vesícula biliar. Não obstante a visualização de cálculos inferiores a 3 mm e do colédoco terminal serem difíceis, ele é empregado como exame de primeira intenção, por ser barato, de fácil execução (móvel), reprodutível e disponível. Por sua vez, a TC e a RM podem demonstrar os sinais de colecistopatia crônica como espessamento e calcificações parietais e até mesmo cálculos no interior da vesícula biliar, embora a sensibilidade de ambos os métodos seja inferior ao ultrassom abdominal. A EE apresenta sensibilidade, especificidade e acurácia semelhantes ao ultrassom abdominal para a detecção de cálculos com até 3 mm. No caso de cálculos < 3 mm, ela apresenta resultados melhores aos encontrados com o US.[44]

Colecistite aguda (CA)

O diagnóstico por imagem da CA geralmente é feito por US. Embora não sejam métodos ideais para avaliarem-na, a TC e a RM podem demonstrar espessamento parietal e distensão do órgão, foco de hipoatenuação parietais, bile com atenuação elevada e cálculos. A TC e a RM devem ser utilizadas nos casos em que há suspeita de complicações como: abscessos hepáticos ou cavitários, obstruções e íleo biliar, ou, ainda, quando há possibilidade de haver tumor associado à massa inflamatória.

Câncer da vesícula biliar

É o quinto câncer gastrintestinal mais frequente, representando 1 a 3% de todos os cânceres,[72] e o mais frequente da via biliar. É mais comum na 6ª e 7ª décadas em brancos e em mulheres (4:1). Encontram-se cálculos em 65 a 95% dos casos, o que sugere fortemente o desempenho da inflamação na gênese desse tipo de câncer. Em 70 a 80% dos casos, a neoplasia é adenocarcinoma (a maioria é bem diferenciada), sendo 15% desse carcinoma papilar vegetante, e 65%, carcinoma parietal infiltrativo. Em até 25% dos casos há calcificação da parede. Os locais mais comuns são o fundo e o colo. Foram descritos quatro tipos macroscópicos de carcinoma da vesícula: pediculado, séssil, superficial elevado e plano.[73] O diagnóstico precoce e a acurácia do estádio do câncer da vesícula biliar aumentam a sobrevida e o bom prognóstico dessa doença. De qualquer modo, modalidades diagnósticas complementares são necessárias para seu estádio.[74] Da mesma maneira que para o ultrassom abdominal, os achados de carcinoma da vesícula biliar à EE representam espectro que depende do tamanho, de seu caráter morfológico e da extensão da propagação secundária. Os achados iniciais incluem: área localizada de espessamento da parede, lesão polipoide com bordas irregulares e/ou perda do contorno liso habitual da vesícula com substituição por uma configuração ondulada desta.[75]

Vale lembrar que somente 30% dos carcinomas da vesícula biliar são diagnosticados pelo US no início. Parece prático considerar que se deva suspeitar de lesões polipoides com mais de 1,0 cm de diâmetro ou lesões com crescimento rápido sendo cânceres, ainda que vistos casos de câncer iniciais nessa série envolvendo lesões < 1,0 cm. Deve-se prestar atenção na leve alteração da mucosa, pois mais de 50% dos cânceres iniciais não mostram lesões elevadas para o interior do lúmen vesicular.[73]

Outros padrões ecográficos descritos são: massa sólida (com ecos difusos fortes e fracos), enchendo a vesícula (o tipo mais comum ocorrendo em 42% dos casos); massa infiltrativa, com a parede acentuadamente espessada pela infiltração da parede pela lesão (15%); massa vegetante na parede, produzindo massa intraluminal com contorno irregular (23%); massa vegetante ou polipoide com parede posterior acentuadamente espessada.[76]

Infelizmente, a maioria dos casos de câncer da VB, quando chegam à TC ou à RM, são avançados, com infiltração do parênquima hepático e presença de linfonodos aumentados no hilo hepático, sendo importante avaliar a extensão da massa e o envolvimento com vasos portais.

Papilomas e adenomas

Os papilomas e adenomas são tumores benignos epiteliais raros. Representam o crescimento anômalo do epitélio de revestimento. Os papilomas crescem como estrutura ramificada complexa e pedunculada, e os adenomas, como espessamento séssil e plano. Os primeiros podem ser isolados ou múltiplos, como massas ramificadas e pedunculadas com menos de 1 cm de diâmetro que se projetam no lúmen da vesícula, ligando-se à parede da vesícula biliar por uma fina haste. Os adenomas são elevações hemisféricas de base ampla com menos de 1 cm de diâmetro firmemente fixadas à parede.[72]

Os adenomas representam as neoplasias benignas mais frequentes (28%), com quase metade (43%) tendo configuração papilar. Em aproximadamente 5% dos exames realizados de rotina, pólipos da vesícula biliar são revelados ao US. O pólipo de colesterol é o tipo não neoplásico mais comum, contribuindo com mais ou menos 23% dos casos de lesões polipoides da vesícula. Menos comum é o hiperplásico, que ocorre em mais ou menos 1,1% dos casos. Esses pólipos podem ser únicos ou, mais raramente, múltiplos e, mais frequentemente, têm de 3 a 6 mm de diâmetro, com uma fixação basal ampla na parede da vesícula. Lesão polipoide hipoecoica compatível com pólipo inflamatório deve levantar a suspeita de colecistite crônica e a possível coexistência com a colecistolitíase.[77]

DOENÇAS DA PAPILA DUODENAL

Câncer da papila duodenal

A presença do câncer na papila é suspeitada diante de um quadro de icterícia com dilatação do colédoco e/ou do ducto pancreático principal (DPP), evidenciado por métodos de imagem.[78] O prognóstico é mais favorável que o do câncer de pâncreas. Apresenta sobrevida de 38% em cinco anos, contra 16% para o ADP no mesmo período. Seu diagnóstico é realizado a partir da obtenção de fragmentos de biópsias durante a CPRE, podendo até mesmo ser realizada a papilectomia endoscópica com a finalidade de tratamento (Figuras 80.29 e 80.30).[79]

Muitos autores têm avaliado a acurácia da EE na detecção e na avaliação do envolvimento vascular venoso e arterial (TN) e comparam-na às demais modalidades diagnósticas, com procedimentos cirúrgicos ou com o seguimento clínico dos pacientes.[80] O maior problema dos trabalhos iniciais foi a inclusão, em um mesmo grupo, de doentes diferentes (carcinoma de pâncreas e papila) para avaliar de forma geral o papel da EE no estádio e diagnóstico. Como se sabe, essas duas doenças apresentam características de evolução e prognóstico diferentes. Apenas para ter ideia dessa diferença – apesar de elas ocorrerem praticamente na mesma região –, a possibilidade de metástases em nódulos linfáticos em portador de ADP (T1) é de 40%; já no carcinoma da papila duodenal (T1), é de 0% (Figura 80.31).[81]

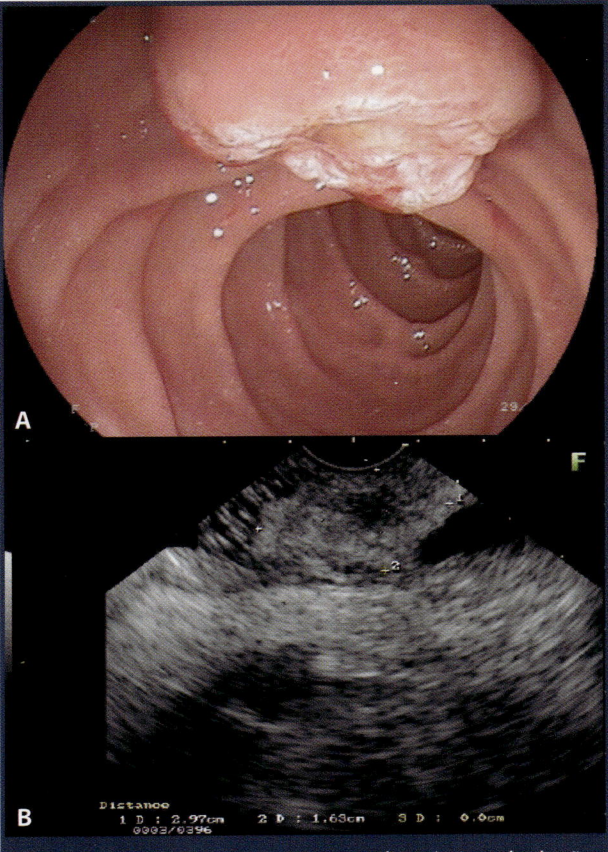

Figura 80.29 – (A) Imagem endoscópica de lesão vegetante da papila duodenal de pequenas proporções. (B) Imagem ecoendoscópica de câncer da papila duodenal com dilatação do colédoco e do DPP.

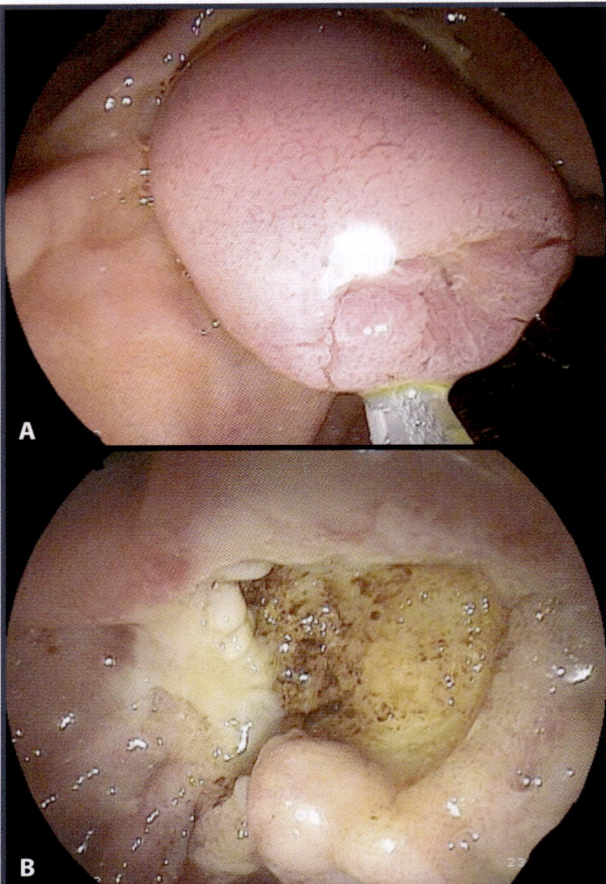

Figura 80.30 – Papilectomia endoscópica. (A) Momento da remoção endoscópica da lesão com alça de polipectomia. (B) Base da lesão após a remoção, observe o pâncreas ao fundo da lesão ulcerada.

Kubo et al.[82] avaliaram o papel da EE no estádio dos tumores da papila duodenal em 35 pacientes. A acurácia global para o estádio T foi de 74% e de 67, 71 e 83%, para os tumores T1, T2 e T3, respectivamente. A acurácia global para o estádio N foi de 63%. Para o diagnóstico da invasão pancreática a ecoendoscopia apresentou acurácia de 86%, sensibilidade de 83% e especificidade de 87%.

Disfunção do esfíncter de Oddi (DEO)

A DEO nada mais é que a dificuldade de drenagem da bile, através de um obstáculo não calculoso e não tumoral, no plano da papila duodenal.[83] EE, TC e RM atuam apenas na exclusão de outras doenças, que ocasionam obstrução dutal distal, como coledocolitíase e tumores pancreáticos; porém, a RM, com inclusão de inúmeras imagens repetidas no plano da papila, demonstra o seu abrir e fechar. A papila deve abrir pelo menos 2 vezes em 20 segundos, e, quando ela

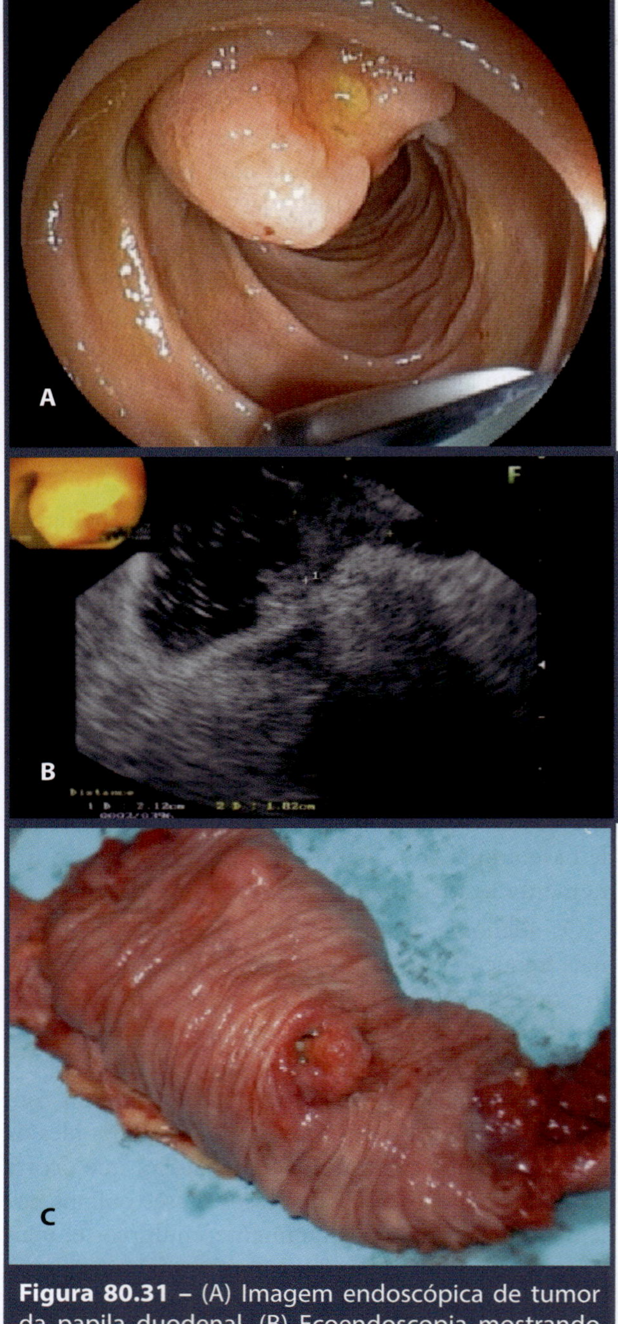

Figura 80.31 – (A) Imagem endoscópica de tumor da papila duodenal. (B) Ecoendoscopia mostrando lesão hipoecoica, que invadia o colédoco e o DPP (uT2N0Mx?). (C) Peça operatória que comprovou os achados da EE (pT2N0Mx).

está contraída, pode-se inferir mau funcionamento. A utilização de bloqueadores de canal de cálcio resulta na abertura do esfíncter e pode ser demonstrado durante o exame, favorecendo o diagnóstico. Por sua vez, a CPRE tem papel diagnóstico por meio da realização da manometria e também de tratamento por meio da papilotomia endoscópica (Figura 80.32).

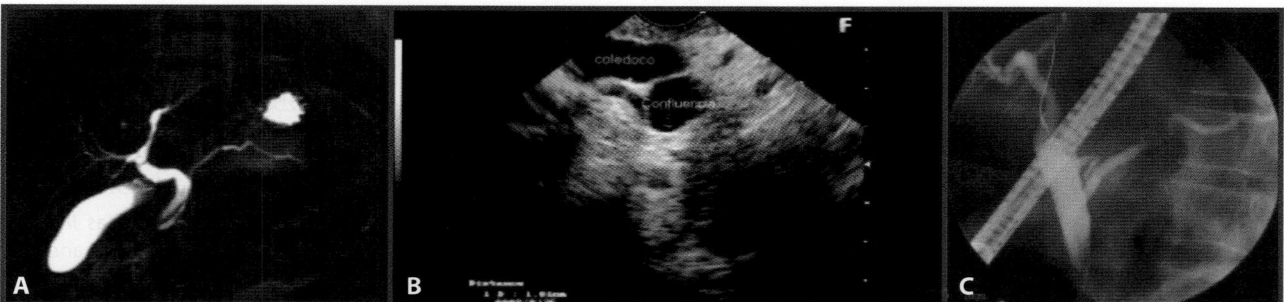

Figura 80.32 – Paciente jovem do sexo masculino com dor abdominal crônica; RM revelou a presença de dilatação do colédoco e do DPP na sua porção cefálica (A) e a EE confirmou os achados da CPRM (B); CPRE confirmou os achados (C). O tratamento definitivo foi a papilotomia endoscópica.

REFERÊNCIAS

1. Honickman SP, Mueller PR, Wittenberg J, Simeone JF, Ferrucci JT Jr, Cronan JJ et al. Ultrasound in obstructive jaundice: prospective evaluation of site and cause. Radiology. 1983; 147(2):511-15.
2. Jeffrey RB Jr., Laing FC, Wing VW. Extrapancreatic spread of acute pancreatitis: new observations with real-time US. Radiology. 1986; 159(3):707-11.
3. Balthazar EJ, Freeny PC, vanSonnenberg E. Imaging and intervention in acute pancreatitis. Radiology. 1994; 193(2):297-306.
4. Balci NC, Bieneman BK, Bilgin M, Akduman IE, Fattahi R, Burton FR. Magnetic resonance imaging in pancreatitis. Top Magn Reson Imaging. 2009; 20(1):25-30.
5. Darge K, Anupindi S. Pancreatitis and the role of US, MRCP and ERCP. Pediatr Radiol. 2009; 39(Suppl 2):S153-7.
6. Chebli JM, Ferrari Júnior AP, Silva MR, Borges DR, Atallah AN, das Neves MM. Biliary microcrystals in idiopathic acute pancreatitis: clue for occult underlying biliary etiology. Arq Gastroenterol. 2000; 37(2):93-101.
7. Sugiyama M, Wada N, Atomi Y, Kuroda A, Muto T. Diagnosis of acute pancreatitis: value of endoscopic sonography. AJR Am J Roentgenol. 1995; 165(4):867-72.
8. Barthet M. Diagnosis of biliary origin of acute pancreatitis. Gastroenterol Clin Biol. 2001; 25(1 Suppl):1S12-7.
9. Ardengh JC, Coelho DE, dos Santos JS, Módena JLP, Eulalio JM, Coelho JF. Unexplained acute pancreatitis: the microlithiasis must be searched? Revista do Colégio Brasileiro de Cirurgiões. 2009; 36(5):449-58.
10. Yoshida K, Toki F, Takeuchi T, Watanabe S, Shiratori K, Hayashi N. Chronic pancreatitis caused by an autoimmune abnormality. Proposal of the concept of autoimmune pancreatitis. Dig Dis Sci. 1995; 40(7):1561-8.
11. Procacci C, Carbognin G, Biasiutti C, Frulloni L, Bicego E, Spoto E et al. Autoimmune pancreatitis: possibilities of CT characterization. Pancreatology. 2001;1(3):246-53.
12. Mizuno N, Bhatia V, Hosoda W, Sawaki A, Hoki N, Hara K et al. Histological diagnosis of autoimmune pancreatitis using EUS-guided trucut biopsy: a comparison study with EUS-FNA. J Gastroenterol. 2009; 44(7):742-50.
13. Forsmark CE. The early diagnosis of chronic pancreatitis. Clin Gastroenterol Hepatol. 2008; 6(12):1291-3.
14. Glaser J, Mann O, Pausch J. Diagnosis of chronic pancreatitis by means of a sonographic secretin test. Int J Pancreatol. 1994; 15(3):195-200.
15. Bastid C, Sahel J, Filho M, Sarles H. Diameter of the main pancreatic duct in chronic calcifying pancreatitis. Measurement by ultrasonography versus pancreatography. Pancreas. 1990; 5(5):524-7.
16. Buscail L, Escourrou J, Moreau J, Delvaux M, Louvel D, Lapeyre F et al. Endoscopic ultrasonography in chronic pancreatitis: a comparative prospective study with conventional ultrasonography, computed tomography, and ERCP. Pancreas. 1995; 10(3):251-7.
17. Bearcroft PW, Gimson A, Lomas DJ. Non-invasive cholangio-pancreatography by breath-hold magnetic resonance imaging: preliminary results. Clin Radiol. 1997; 52(5):345-50.
18. Takehara Y, Ichijo K, Tooyama N, Kodaira N, Yamamoto H, Tatami M et al. Breath-hold MR cholangiopancreatography with a long-echo-train fast spin-echo sequence and a surface coil in chronic pancreatitis. Radiology. 1994; 192(1):73-8.
19. Lankisch PG, Seidensticker F, Otto J, Lubbers H, Mahlke R, Stockmann F et al. Secretin-pancreozymin test (SPT) and endoscopic retrograde cholangiopancreatography (ERCP): both are necessary for diagnosing or excluding chronic pancreatitis. Pancreas. 1996; 12(2):149-52.
20. Catalano MF, Lahoti S, Geenen JE, Hogan WJ. Prospective evaluation of endoscopic ultrasonography, endoscopic retrograde pancreatography, and secretin test in the diagnosis of chronic pancreatitis. Gastrointest Endosc. 1998; 48(1):11-7.
21. Sahai AV, Zimmerman M, Aabakken L, Tarnasky PR, Cunningham JT, van Velse A et al. Prospective assessment of the ability of endoscopic ultrasound to diagnose, exclude, or establish the severity of chronic pancreatitis found by endoscopic retrograde cholangiopancreatography. Gastrointest Endosc. 1998; 48(1):18-25.
22. Hollerbach S, Klamann A, Topalidis T, Schmiegel WH. Endoscopic ultrasonography (EUS) and fine-needle aspiration (FNA) cytology for diagnosis of chronic pancreatitis. Endoscopy. 2001; 33(10):824-31.
23. Badia Bartolomé C, Diaz Formoso FJ, Rodríguez Falcón R, Marchena Gómez J. Groove pancreatitis and its differential diagnosis with pancreatic adenocarcinoma. Gastroenterol Hepatol. 2009; 32(1):22-8.

24. Triantopoulou C, Dervenis C, Giannakou N, Papailiou J, Prassopoulos P. Groove pancreatitis: a diagnostic challenge. Eur Radiol. 2009; 19(7):1736-43.

25. Hill MC. Pancreatic sonography: an update. In: Saunders RC (ed.). Ultrasound Annual. 1982. New York: Raven Press, 1982.

26. Ardengh JC, Coelho DE, Coelho JF, Lima LF, Santos JS, Módena JL. Single-step EUS-guided endoscopic treatment for sterile pancreatic collections: a single-center experience. Dig Dis. 2008; 26(4):370-6.

27. Moparty B, Logroño R, Nealon WH, Waxman I, Raju GS, Pasricha PJ et al. The role of endoscopic ultrasound and endoscopic ultrasound-guided fine-needle aspiration in distinguishing pancreatic cystic lesions. Diagn Cytopathol. 2007; 35(1):18-25.

28. Curry CA, Eng J, Horton KM, Urban B, Siegelman S, Kuszyk BS et al. CT of primary cystic pancreatic neoplasms: can CT be used for patient triage and treatment? AJR Am J Roentgenol. 2000; 175(1):99-103.

29. Le Borgne J, de Calan L, Partensky C. Cystadenomas and cystadenocarcinomas of the pancreas: a multiinstitutional retrospective study of 398 cases. French Surgical Association. Ann Surg. 1999; 230(2):152-61.

30. Planner AC, Anderson EM, Slater A, Phillips-Hughes J, Bungay HK, Betts M. An evidence-based review for the management of cystic pancreatic lesions. Clin Radiol. 2007; 62(10):930-7.

31. Repák R, Rejchrt S, Bártová J, Malírová E, Tycová V, Bures J. Endoscopic ultrasonography (EUS) and EUS-guided fine-needle aspiration with cyst fluid analysis in pancreatic cystic neoplasms. Hepatogastroenterology. 2009; 56(91-92):629-35.

32. Busilacchi P, Rizzatto G, Bazzocchi M, Boltro E, Candiani F, Ferrari F et al. Pancreatic cystadenocarcinoma: diagnostic problems. Br J Radiol. 1982; 55(656):558-61.

33. Edirimanne S, Connor SJ. Incidental pancreatic cystic lesions. World J Surg. 2008; 32(9):2028-37.

34. Garcea G, Ong SL, Rajesh A, Neal CP, Pollard CA, Berry DP et al. Cystic lesions of the pancreas: a diagnostic and management dilemma. Pancreatology. 2008; 8(3):236-51.

35. Wu H, Cheng NS, Zhang YG, Luo HZ, Yan LN, Li J. Improved early diagnosis of cystadenocarcinoma of the pancreas. Hepatobiliary Pancreat Dis Int. 2007; 6(1):87-91.

36. Ariyama J, Suyama M, Satoh K, Wakabayashi K. Endoscopic ultrasound and intraductal ultrasound in the diagnosis of small pancreatic tumors. Abdom Imaging. 1998; 23:380-386.

37. Fukushima N, Mukai K, Kanai Y, Hasebe T, Shimada K, Ozaki H et al. Intraductal papillary tumors and mucinous cystic tumors of the pancreas: clinicopathologic study of 38 cases. Hum Pathol. 1997; 28(9):1010-7.

38. Jais B, Rebours V, Malleo G, Salvia R, Fontana M, Maggino L et al. Serous cystic neoplasm of the pancreas: a multinational study of 2622 patients under the auspices of the International Association of Pancreatology and European Pancreatic Club (European Study Group on Cystic Tumors of the Pancreas). Gut. 2016; 65(2):305-12.

39. Friedman AC, Lichtenstein JE, Fishman EK, Oertel JE, Dachman AH, Siegelman SS. Solid and papillary epithelial neoplasm of the pancreas. Radiology. 1985; 154(2):333-7.

40. Lin JT, Wang TH, Wei TC, Sheu JC, Sung JL, How SW et al. Sonographic features of solid and papillary neoplasm of the pancreas. J Clin Ultrasound. 1985; 13(5):339-42.

41. Nadler EP, Novikov A, Landzberg BR, Pochapin MB, Centeno B, Fahey TJ et al. The use of endoscopic ultrasound in the diagnosis of solid pseudopapillary tumors of the pancreas in children. J Pediatr Surg. 2002; 37(9):1370-3.

42. Fernandez-Esparrach G, Ginès A, Pellisé M, Bordas JM. Role of endoscopic ultrasonography in the study of extrahepatic cholestasis. Gastroenterol Hepatol. 2002; 25(10):633-8.

43. Ardengh JC, Lopes CV, Campos AD, Pereira de Lima LF, Venco F, Módena JL. Endoscopic ultrasound and fine needle aspiration in chronic pancreatitis: differential diagnosis between pseudotumoral masses and pancreatic cancer. JOP. 2007; 8(4):413-21.

44. Ardengh JC, Malheiros CA, Rahal F, Pereira V, Ganc AJ. Microlithiasis of the gallbladder: role of endoscopic ultrasonography in patients with idiopathic acute pancreatitis. Rev Assoc Med Bras. 2010; 56(1):27-31.

45. Ardengh JC, Malheiros CA, Pereira V, Coelho DE, Coelho JF, Rahal F. Endoscopic ultrasound-guided fine-needle aspiration using helical computerized tomography for TN staging and vascular injury in operable pancreatic carcinoma. JOP. 2009;10(3):310-7.

46. Levy MJ, Topazian MD, Wiersema MJ, Clain JE, Rajan E, Wang KK et al. Initial evaluation of the efficacy and safety of endoscopic ultrasound-guided direct Ganglia neurolysis and block. Am J Gastroenterol. 2008; 103(1):98-103.

47. Baron TH, Kozarek RA. Preoperative biliary stents in pancreatic cancer--proceed with caution. N Engl J Med. 2010; 362(2):170-2.

48. Davies K, Conlon KC. Neuroendocrine tumors of the pancreas. Curr Gastroenterol Rep. 2009; 11(2):119-27.

49. Ardengh JC, Rosenbaum P, Ganc AJ, Goldenberg A, Lobo EJ, Malheiros CA et al. Role of EUS in the preoperative localization of insulinomas compared with spiral CT. Gastrointest Endosc. 2000; 51:552-5.

50. Mathur A, Gorden P, Libutti SK. Insulinoma. Surg Clin North Am. 2009; 89(5):1105-21.

51. Ardengh JC, Paulo GA, Ferrari AP. EUS-guided FNA in the diagnosis of pancreatic neuroendocrine tumors before surgery. Gastrointest Endosc. 2004; 60(3):378-84.

52. Ardengh JC, Valiati LH, Geocze S. Identification of insulinomas by endoscopic ultrasonography. Rev Assoc Med Bras. 2004; 50(2):167-71.

53. Price TN, Thompson GB, Lewis JT, Lloyd RV, Young WF. Zollinger-Ellison syndrome due to primary gastrinoma of the extrahepatic biliary tree: three case reports and review of literature. Endocr Pract. 2009; 15(7):737-49.

54. Ardengh JC, Lopes CV, Kemp R, Venco F, Lima-Filho ER, dos Santos JS. Accuracy of endoscopic ultrasound-guided fine-needle aspiration in the suspicion of pancreatic metastases. BMC Gastroenterol. 2013; 13:63.

55. DeWitt J, Jowell P, Leblanc J, McHenry L, McGreevy K, Cramer H et al. EUS-guided FNA of pancreatic metastases: a multicenter experience. Gastrointest Endosc. 2005; 61(6):689-96.

56. Ardengh JC, Lopes CV, Lima LFP, Oliveira JR, Venco F, Santo GC et al. Diagnosis of pancreatic tumors by endoscopic

ultrasound-guided fine-needle aspiration. World J Gastroenterol. 2007; 13(22):3112-3116.

57. Dong B, Chen M. Improved sonographic visualization of choledocholithiasis. J Clin Ultrasound. 1987; 15(3):185-90.

58. Guibaud L, Bret PM, Reinhold C, Atri M, Barkun AN. Bile duct obstruction and choledocholithiasis: diagnosis with MR cholangiography. Radiology. 1995; 197(1):109-15.

59. Sugiyama M, Atomi Y. Acute biliary pancreatitis: the roles of endoscopic ultrasonography and endoscopic retrograde cholangiopancreatography. Surgery. 1998; 124(1):14-21.

60. Frey CF, Burbige EJ, Meinke WB, Pullos TG, Wong HN, Hickman DM et al. Endoscopic retrograde cholangiopancreatography. Am J Surg 1982;144:109-114.

61. Demartines N, Eisner L, Schnabel K, Fried R, Zuber M, Harder F. Evaluation of magnetic resonance cholangiography in the management of bile duct stones. Arch Surg. 2000; 135(2):148-52.

62. Loperfido S, Angelini G, Benedetti G, Chilovi F, Costan F, De Berardinis F et al. Major early complications from diagnostic and therapeutic ERCP: a prospective multicenter study. Gastrointest Endosc. 1998; 48(1):1-10.

63. Buscarini E, Buscarini L. The role of endosonography in the diagnosis of choledocholithiasis. Eur J Ultrasound. 1999; 10(2-3):117-25.

64. Burtin P, Palazzo L, Canard JM, Person B, Oberti F, Boyer J. Diagnostic strategies for extrahepatic cholestasis of indefinite origin: endoscopic ultrasonography or retrograde cholangiography? Results of a prospective study. Endoscopy. 1997; 29(5):349-55.

65. Norton SA, Alderson D. Prospective comparison of endoscopic ultrasonography and endoscopic retrograde cholangiopancreatography in the detection of bile duct stones. Br J Surg. 1997; 84(10):1366-9.

66. Prat F, Malak NA, Pelletier G, Buffet C, Fritsch J, Choury AD et al. Biliary symptoms and complications more than 8 years after endoscopic sphincterotomy for choledocholithiasis. Gastroenterology. 1996; 110(3):894-9.

67. Chak A, Hawes RH, Cooper GS, Hoffman B, Catalano MF, Wong RC et al. Prospective assessment of the utility of EUS in the evaluation of gallstone pancreatitis. Gastrointest Endosc. 1999; 49(5):599-604.

68. Tierney S, Lillemoe KD, Pitt HA. The current management of common duct stones. Adv Surg. 1995; 28:271-99.

69. Trerotola SO, Savader SJ, Lund GB, Venbrux AC, Sostre S, Lillemoe KD et al. Biliary tract complications following laparoscopic cholecystectomy: imaging and intervention. Radiology. 1992; 184(1):195-200.

70. Chartrand-Lefebvre C, Dufresne MP, Lafortune M, Lapointe R, Dagenais M, Roy A. Iatrogenic injury to the bile duct: a working classification for radiologists. Radiology. 1994; 193(2):523-6.

71. Klatskin G. Adenocarcinoma of the hepatic duct at its bifurcation within the porta hepatis: an unusual tumor with distinctive clinical and pathological features. Am J Med. 1965; 38:241-56.

72. Costa-Greco MA. Adenomyomatosis of the gallbladder. J Clin Ultrasound. 1987; 15(3):198-9.

73. Tsuchiya Y. Early carcinoma of the gallbladder: macroscopic features and US findings. Radiology. 1991; 179(1):171-5.

74. Oikarinen H. Diagnostic imaging of carcinomas of the gallbladder and the bile ducts. Acta Radiol. 2006; 47(4):345-58.

75. Allibone GW, Fagan CJ, Porter SC. Sonographic features of carcinoma of the gallbladder. Gastrointest Radiol. 1981; 6(2):169-73.

76. Weiner SN, Koenigsberg M, Morehouse H, Hoffman J. Sonography and computed tomography in the diagnosis of carcinoma of the gallbladder. AJR Am J Roentgenol. 1984; 142(4):735-9.

77. Hallgrimsson P, Skaane P. Hypoechoic solitary inflammatory polyp of the gallbladder. J Clin Ultrasound. 1988; 16(8):603-4.

78. Blumgart LH, Stain SC. Surgical treatment of cholangiocarcinoma. Cancer Treat Res. 1994; 69:75-96.

79. Goldberg MJ. Cholangiocarcinoma. Dis Mon. 2004; 50(10):540-4.

80. Tierney WM, Francis IR, Eckhauser F, Elta G, Nostrant TT, Scheiman JM. The accuracy of EUS and helical CT in the assessment of vascular invasion by peripapillary malignancy. Gastrointest Endosc. 2001; 53:182-8.

81. Tio TL, Wijers OB, Sars PR, Tytgat GN. Preoperative TNM classification of proximal extrahepatic bile duct carcinoma by endosonography. Semin Liver Dis. 1990; 10(2):114-20.

82. Kubo H, Chijiiwa Y, Akahoshi K, Hamada S, Matsui N, Nawata H. Pre-operative staging of ampullary tumours by endoscopic ultrasound. Br J Radiol. 1999; 72(857):443-7.

83. Scicchitano J, Saccone GT, Baker RA, Roberts-Thomson IC, Toouli J. How safe is endoscopic sphincter of Oddi manometry? J Gastroenterol Hepatol. 1995; 10(3):334-6.

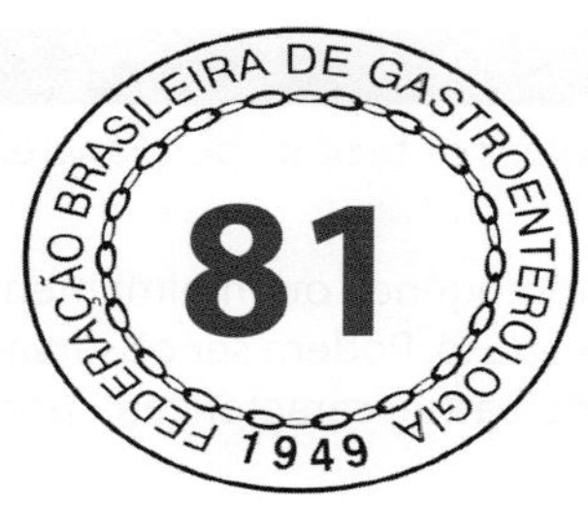

PANCREATITE AGUDA

Guilherme Eduardo Gonçalves Felga

INTRODUÇÃO

A pancreatite aguda é definida pela inflamação aguda do pâncreas, que pode envolver tecidos peripancreáticos e/ou órgãos a distância.[1] É uma doença comum e com amplo espectro de apresentação, variando desde formas leves, que são mais comuns e respondem bem ao tratamento conservador, até formas graves, que requerem internações prolongadas em unidades de terapia intensiva, uso de antimicrobianos de amplo espectro e intervenções cirúrgicas. A morbimortalidade também se dicotomiza, sendo baixa nos casos leves e elevada nos casos graves, sobretudo, naqueles com necrose pancreática infectada. Para a distinção entre essas formas, utilizam-se critérios clínicos, laboratoriais e radiológicos isolados ou agrupados sob a forma de escores prognósticos. Apesar de sua frequência elevada e sua morbimortalidade, a fisiopatologia da pancreatite aguda é pouco conhecida, e as evidências referentes a seu tratamento ideal são de pouca qualidade.

A classificação mais amplamente adotada para o estudo das pancreatites agudas é a Classificação de Atlanta[2] (Quadro 81.1).

DADOS EPIDEMIOLÓGICOS

A incidência da pancreatite aguda varia de 4,8 a 24,2 casos/100.000 habitantes em países desenvolvidos, mas não há dados concretos a respeito de sua incidência no Brasil. Acredita-se, todavia, que ela se encontra subestimada, pois, em nosso meio, a ingestão de álcool em quantidades capazes de provocar lesão pancreática é bastante comum, e a disponibilidade de meios diagnósticos e de assistência médica adequada é bastante heterogênea no território nacional.

A mortalidade na pancreatite aguda respeita um padrão bimodal. Nas primeiras duas semanas, costuma ocorrer em virtude da resposta inflamatória sistêmica e das disfunções orgânicas por ela induzidas. Após esse período, costuma acontecer por causa de complicações infecciosas da doença. O melhor conhecimento a respeito da fisiopatologia da doença e o desenvolvimento e implementação de medidas terapêuticas reduziram a mortalidade dos casos graves, embora ela ainda atinja 30% em algumas casuísticas. É interessante ressaltar que as pancreatites graves geralmente são de etiologia biliar.

ETIOLOGIA

Observe que o Quadro 81.2 apresenta resumidamente as causas da pancreatite aguda.

Litíase biliar

A migração de cálculos biliares é a principal causa de pancreatite aguda, respondendo por aproximadamente

Quadro 81.1 – Classificação de Atlanta	
Pancreatite aguda	Processo inflamatório agudo do pâncreas que pode envolver os tecidos peripancreáticos e/ou órgãos a distância
Pancreatite aguda intersticial	Aumento focal ou difuso do pâncreas com acentuação homogênea ou minimamente heterogênea do parênquima após infusão de contraste venoso. Podem ser observadas mínimas alterações inflamatórias da gordura peripancreática, caracterizada por seu borramento
Necrose pancreática	Áreas focais ou difusas de parênquima pancreático inviável, geralmente associadas à presença de necrose da gordura peripancreática. À tomografia, notam-se áreas não captantes de contraste venoso maiores que 3 cm ou correspondendo a mais de 30% do parênquima pancreático. A necrose pode ser estéril ou infectada, não sendo possível a distinção entre estas apenas com o exame radiológico na maioria dos casos
Pancreatite aguda leve	Pancreatite associada à mínima disfunção orgânica e com recuperação sem complicações
Pancreatite aguda grave	Pancreatite associada a disfunções orgânicas e/ou complicações locais (p. ex., necrose, abscesso e pseudocistos). Disfunção orgânica é entendida como a presença de choque, insuficiência respiratória, insuficiência renal, sangramento gastrointestinal, coagulação intravascular disseminada ou distúrbios metabólicos graves (cálcio sérico ≤ 7,5 mg/dL)
Coleções líquidas peripancreáticas	Extravasamento de secreção pancreática para as regiões anteriores ao espaço perirrenal e outras regiões peripancreáticas. Podem ocorrer na pancreatite intersticial bem como na necrosante
Pseudocisto pancreático	Formação cística estéril contendo suco pancreático revestida por uma parede não epitelizada observada ao menos 4 semanas após o início de uma pancreatite aguda
Abscesso pancreático	Contaminação de pseudocisto ou área de necrose com liquefação secundária

Quadro 81.2 – Causas de pancreatite aguda	
Mecânicas	Cálculos biliares, lama biliar, ascaridíase, neoplasias pancreáticas, neoplasias periampulares, disfunção do esfíncter de Oddi
Tóxicas	Etanol, metanol, veneno de escorpião, inseticidas, organofosforados
Metabólicas	Hipertrigliceridemia (tipos I, IV e V), hiperquilomicronemia, hipercalcemia
Infecções	Caxumba, Coxsackie, hepatite B, CMV, varicela-zóster, HSV, HIV, *Mycoplasma* sp., *Legionella* sp., *Leptospira* sp., *Salmonella* sp., *Aspergillus* sp., *Toxoplasma* sp., *Cryptosporidium* sp., *Campylobacter jejunii*, *Mycobacterium*
Iatrogenia	Pós-CPRE, pós-cirurgia
Anormalidades congênitas	*Pancreas divisum*, coledococele tipo V
Vasculares	Isquemia (hipoperfusão após circulação extracorpórea), vasculites (p. ex., PAN – poliarterite nodosa, LES – lúpus eritematoso sistêmico)
Miscelânea	Gravidez, traumas contusos no andar superior do abdome, transplante renal, deficiência de alfa-1-antitripsina, úlcera péptica penetrante, doença de Crohn, hipotermia, fibrose cística, síndrome de Reye

40% dos casos. O mecanismo pelo qual os cálculos provocam a pancreatite aguda é desconhecido, mas as hipóteses são: 1) a passagem do cálculo resulta em edema transitório da papila, logo, em discreta obstrução ao esvaziamento do ducto pancreático principal; e 2) durante a passagem do cálculo através da ampola, há refluxo de bile em virtude de obstrução transitória.

Apesar de a litíase biliar ser a principal causa de pancreatite aguda, apenas 3 a 7% dos pacientes portadores de cálculos desenvolvem pancreatite aguda. Os principais fatores de risco para sua ocorrência são sexo masculino e cálculos menores que 5 mm. É relevante mencionar que a pancreatite biliar é mais comum em mulheres, pois a litíase é muito mais comum entre elas que entre homens.

O barro biliar é uma suspensão viscosa de bile na vesícula biliar que pode conter cálculos pequenos ou microlitíase (cálculos menores que 3 mm). Os portadores de barro biliar/microlitíase em geral são sintomáticos, e a ultrassonografia permite sua identificação, embora possa ser difícil identificar microcálculos em meio à lama biliar. Em geral, ocorrem em indivíduos com estase biliar funcional ou mecânica. Embora não haja estudos adequadamente delineados associando a presença desses achados à ocorrência de pancreatite aguda, sua incidência nos portadores de pancreatite aguda idiopática é de aproximadamente 70%, e a colecistectomia e o uso de ácido ursodeoxicólico reduz sua incidência nos portadores. Dessa maneira, assume-se que ambas possam ser causa de pancreatite aguda.

Álcool

O álcool é responsável por 30% das pancreatites agudas, afetando predominantemente homens jovens com história de consumo alcoólico abusivo. De modo geral, considera-se que os pacientes que apresentam pancreatite aguda por álcool apresentam, na maioria das vezes, evidências funcionais ou morfológicas de pancreatite crônica, de tal maneira que é inadequado falar em pancreatite aguda, mas, sim, em pancreatite crônica agudizada.

Hipertrigliceridemia

Esta é uma importante causa de pancreatite aguda não traumática em pacientes sem litíase biliar ou antecedente de consumo de álcool. Os pacientes geralmente apresentam soro lipêmico em virtude de níveis de triglicerídes plasmáticos maiores que 1.000 mg/dL, havendo claro predomínio de VLDL (*very low density lipoprotein*) e quilomícrons. O mecanismo pelo qual há lesão pancreática não é bem conhecido, mas parece envolver liberação de ácidos graxos livres e lesão direta das células acinares pancreáticas e do endotélio.

A maioria dos adultos com pancreatite aguda por hipertrigliceridemia tem hiperlipidemia dos tipos I, II ou V, segundo a Classificação de Fredrickson e Lees. Importante pesquisar ocorrência de hiperlipidemia secundária a medicamentos (p. ex., estrógenos, tamoxifeno, inibidores de protease, corticoides), diabete, hipotireoidismo, síndrome nefrótica e outras causas de hiperlipidemia. De maneira geral, três tipos de pacientes apresentam pancreatite aguda por hipertrigliceridemia: 1) diabéticos mal controlados com antecedente de hipertrigliceridemia; 2) alcoolistas com hipertrigliceridemia; e 3) indivíduos magros, não diabéticos e não alcoolistas com hipertrigliceridemia induzida por drogas. Neste último caso, a chance de ocorrência de uma pancreatite aguda é maior se houver hipertrigliceridemia de base.

Hipercalcemia

Trata-se de causa rara de pancreatite aguda. Nesse contexto, a doença surge pela deposição excessiva de cálcio no ducto pancreático e ativação prematura do tripsinogênio. Pode ocorrer em pacientes com hiperparatireoidismo, hipercalcemia paraneoplásica, sarcoidose, toxicidade por vitamina D e no intraoperatório de cirurgias cardíacas, durante as quais se utiliza, de modo rotineiro, a infusão de altas doses de cálcio.

Drogas

Medicamentos são causa incomum de pancreatite aguda, respondendo por aproximadamente 1,4% dos casos.[3] Apesar de sua baixa frequência, desponta como um problema emergente, pois acredita-se que ela se deva à subestimação de sua frequência, uma vez que, para seu diagnóstico, é necessário alto índice de suspeita. Além disso, casos leves podem não ser reconhecidos pelo fato de a amilase não ser dosada de modo rotineiro, como ocorre com aminotransferases; o período de latência entre a exposição à droga e o efeito adverso é variável entre os indivíduos, e as medicações e muitos casos de pancreatite aguda são erroneamente atribuídos ao etanol ou à litíase biliar.

Os mecanismos responsáveis pela pancreatite aguda medicamentosa são variáveis, incluindo efeito tóxico direto da droga, reações de hipersensibilidade ou efeito tóxico indireto, mediado por hipertrigliceridemia ou outras anormalidades metabólicas. O Quadro 81.3 apresenta algumas drogas que causam pancreatite aguda.

Infecções

Vários agentes infecciosos são potenciais causadores de pancreatite aguda, mas a frequência com que estas ocorrem é desconhecida. O diagnóstico etiológico nesses casos é complexo e depende da definição do quadro de pancreatite (Quadro 81.4) paralelamente à definição da existência da infecção. Uma pancreatite aguda de causa infecciosa deve ser cogitada se o paciente apresentar a síndrome causada pelo agente infeccioso, o que ocorre na maioria dos casos.

Colangiopancreatografia retrógrada endoscópica (CPRE)

Pancreatite aguda é observada após 5% das CPRE diagnósticas e 7% das CPRE terapêuticas. Os principais fatores de risco para sua ocorrência são história

Quadro 81.3 – Drogas causadoras de pancreatite aguda

Sabidamente associadas	Antirretrovirais: didanosina, pentamidina Antimicrobianos: sulfonamidas, tetraciclinas Diuréticos: furosemida, tiazídicos Drogas utilizadas nas doenças inflamatórias intestinais: sulfassalazina, mesalazina Imunossupressores e quimioterápicos: L-asparginase, azatioprina, 6-mercaptopurina, corticoides, citarabine Drogas neuropsiquiátricas: ácido valproico AINH: sulindac, salicilatos Outras: estrógenos, cálcio, opiáceos, antimoniais pentavalentes
Provavelmente associadas	Antirretrovirais: lamivudina Antimicrobianos: rifampicina, eritromicina AINH e acetaminofeno Outras: octreotide, carbamazepina, inibidores da HMG-CoA redutase, acetaminofen, interferon alfa-2b, enalapril, cisplatina, fenformin
Possivelmente associadas	Metildopa, metronidazol, clozapina e cimetidina

Quadro 81.4 – Definição diagnóstica nas pancreatites agudas infecciosas

Definição do quadro de pancreatite	
Pancreatite definitiva	Evidências de pancreatite aguda em exames radiológicos, cirurgia ou autópsia
Pancreatite provável	Quadro clínico compatível associado à elevação de amilase/lípase superior a 3 vezes o limite superior da normalidade
Pancreatite possível	Elevação de amilase/lípase na ausência de um quadro clínico compatível
Definição da presença de infecção	
Infecção definitiva	O microrganismo encontrava-se presente no tecido pancreático, conforme resultado de cultura ou histologia
Infecção provável	O microrganismo foi isolado em culturas do suco pancreático ou do sangue ou havia evidências sorológicas de sua presença em um contexto clínico e epidemiológico adequado
Infecção possível	O microrganismo foi isolado em outros tecidos ou havia evidências sorológicas de infecção

pregressa de pancreatite, sexo feminino, bilirrubinas séricas normais, ausência de pancreatite crônica, canulação difícil, dilatação biliar por balão, esfincterotomia, múltiplas injeções de contraste e suspeita de disfunção do esfíncter de Oddi.

Tumores

Quaisquer tumores pancreáticos ou papilares que provoquem obstrução à drenagem do suco pancreático podem ocasionar quadros de pancreatite aguda, sobretudo em indivíduos acima dos 40 anos de idade. A pancreatite aguda pode até mesmo ser a primeira manifestação da neoplasia. Adenocarcinomas e neoplasias intradutais mucinosas são os principais responsáveis por esses quadros.

FISIOPATOLOGIA

Pancreatites agudas têm como evento inicial a ativação prematura do tripsinogênio no interior das células pancreáticas em quantidades suficientes para superar os mecanismos de defesa capazes de proteger o pâncreas da tripsina ativada. O resultado disso é a ativação seriada dos demais zimogênios e da fosfolipase A2, promovendo autodigestão do parênquima pancreático.

Essa agressão inicial resulta em complicações inflamatórias locais e desencadeamento de uma resposta inflamatória sistêmica. Os mecanismos implicados incluem lesão endotelial, liberação de citocinas pró e anti-inflamatórias, estresse inflamatório e translocação bacteriana a partir do trato gastrointestinal, sobretudo o cólon. A migração de grandes contingentes de células inflamatórias para o pâncreas faz que a agressão se perpetue e possa se generalizar.

As alterações microcirculatórias são importantes dentro da fisiopatologia das formas mais graves. Observam-se vasoconstrição, estase capilar, *shunts* arteriovenosos, aumento da permeabilidade capilar e isquemia tecidual. Isso pode causar edema local e, nos casos mais graves, esse processo pode se generalizar e resultar em extravasamento de quantidades relevantes de água livre do plasma para o terceiro espaço, provocando hipotensão e hemoconcentração. Circulação sistêmica das citocinas (IL-1, IL-8, IL-6, TNF-alfa), fosfolipase A2 e espécies reativas do oxigênio provoca ocorrência de lesões em órgãos a distância e quadro de disfunção de múltiplos órgãos, entre os quais destaca-se principalmente a síndrome do desconforto respiratório do adulto.[4]

Na fase tardia das pancreatites agudas graves, infecções do tecido pancreático e peripancreático surgem como principal causa de mortalidade. Hipotensão secundária ao extravasamento de água livre para o terceiro espaço por alteração da permeabilidade capilar resulta em isquemia intestinal e queda da barreira mucosa, ocasionando o surgimento de microfraturas epiteliais que permitem deslocamento de microrganismos provenientes da luz do cólon para a circulação linfática e venosa. Cabe ressaltar que, muitas vezes, esses pacientes têm algum grau de supercrescimento bacteriano subclínico, seja por íleo prolongado ou por uso concomitante de antimicrobianos de amplo espectro. Uma vez em contato com o tecido pancreático necrótico, esses microrganismos encontram ambiente propício para sua proliferação.

QUADRO CLÍNICO

Dor abdominal é a principal queixa da maioria dos pacientes com pancreatite aguda. Sua intensidade é variável, desde um desconforto sutil à dor incapacitante. Caracteristicamente é contínua, mal definida, localizada no epigástrio ou andar superior do abdome, irradiando-se para o dorso, mas também podendo atingir os flancos direito ou esquerdo. Seu alívio ocorre na posição genupeitoral e há agravamento com posição supina e com esforço. Em 90% dos casos, a dor é acompanhada de náuseas e vômitos, possivelmente relacionados à intensidade da dor ou à inflamação da parede posterior do estômago.

O exame físico desses pacientes varia conforme a gravidade do quadro. Na doença leve, revela desconforto abdominal à palpação do epigástrio e andar superior do abdome, em que pode ser notado "plastrão" (massa) inflamatório. Não são habitualmente notados sinais de distensão abdominal ou descompensação hemodinâmica. Nas formas graves, notam-se paciente agudamente enfermo, com sinais de toxemia, abdome doloroso, distendido, com respirações superficiais em virtude de irritação frênica pelo processo inflamatório, e evidências de irritação peritoneal. Outros sinais de gravidade incluem: hipotensão, taquicardia, febre e íleo paralítico. Hipotensão não é infrequente nessa situação. Alterações sensoriais podem ser notadas, caracterizando a chamada encefalopatia pancreática.

Até 25% dos pacientes encontram-se ictéricos por causa de litíase biliar, seja por coledocolitíase com ou sem colangite aguda, seja pela passagem do cálculo biliar pela via biliar principal associada a edema da papila duodenal. Hemorragia digestiva pode ocorrer em função de úlceras de estresse ou de síndrome de Mallory-Weiss secundária a vômitos intensos.

DIAGNÓSTICO E EXAMES COMPLEMENTARES

Para o diagnóstico de pancreatite aguda, utilizam-se os seguintes critérios: 1) dor abdominal persistente, de forte intensidade, localizada no andar superior do abdome, com irradiação para o dorso e associada a náuseas e vômitos; 2) amilase e/ou lípase ≥ 3 vezes o limite superior da normalidade; e 3) achados tomográficos compatíveis com pancreatite aguda.

Dosagem das enzimas pancreáticas é o exame laboratorial mais indicado para diagnóstico da pancreatite aguda, mas, apesar disso, podem se encontrar alterada em grande número de condições pancreáticas e não pancreáticas, de modo que elevações discretas devem ser analisadas dentro de um contexto clínico bastante amplo. O intervalo de tempo entre o início dos sintomas e a dosagem das enzimas deve ser mantido em mente, pois elevações persistentes das enzimas após a resolução do quadro sugerem presença de complicações, como pseudocistos. Elevações superiores a 3 vezes o limite superior da normalidade são consideradas mais específicas para o diagnóstico de pancreatite aguda. Os níveis séricos dessas enzimas não têm qualquer implicação prognóstica. Há divergência a respeito da eficácia da combinação desses dois ensaios para diagnóstico da pancreatite. Os Quadros 81.5 e 81.6 apresentam os achados laboratoriais e radiológicos na pancreatite aguda.

PROGNÓSTICO

Pancreatite aguda tem curso clínico bastante distinto nas formas leves e graves. Formas leves cor-

Quadro 81.5 – Achados laboratoriais na pancreatite aguda

Amilase	Eleva-se 2 a 12 horas após o início dos sintomas, com pico em 24 horas e normalização em 2 a 3 dias Sensibilidade é de 75 a 92% e especificidade de 20 a 60% Amilasemia pode ser normal em pacientes com pancreatite crônica agudizada e pancreatite hiperlipêmica
Lípase	Eleva-se 2 a 12 horas após o início dos sintomas, com pico em 24 horas, mas persiste elevada por um período mais prolongado, de 7 a 10 dias Sensibilidade é de 50 a 99% e especificidade de 86 a 100%, sendo mais específica que a amilase
Exames inespecíficos	Leucocitose, hiperbilirrubinemia, elevação das escórias nitrogenadas, elevação da fosfatase alcalina, distúrbios de coagulação, hipocalcemia, hemoconcentração, altos níveis de proteína C-reativa, proteinúria, hiperglicemia, hipertrigliceridemia

Quadro 81.6 – Achados dos exames radiológicos na pancreatite aguda

Radiografia simples de abdome	Sinal da alça sentinela Sinal do cólon *cut-off* Íleo generalizado
Radiografia simples de tórax	Derrame pleural bilateral Atelectasias laminares nas bases pulmonares Infiltrados pulmonares
Ultrassonografia de abdome	Pâncreas aumentado, hipoecoico, heterogêneo ou homogêneo Colelitíase Coledocolitíase Coleções líquidas peripancreáticas
Tomografia computadorizada Ressonância magnética de abdome	Aumento focal ou difuso do pâncreas Pâncreas com contornos irregulares e atenuação heterogênea Borramento da gordura peripancreática e perirrenal Coleções líquidas peripancreáticas ou intra-abdominais Gás no parênquima pancreático ou retroperitôneo

respondem a 85% do total das pancreatites agudas e caracterizam-se por seu curso autolimitado com melhora clínica em até sete dias com o tratamento conservador com jejum e analgésicos. A mortalidade nessa situação é de aproximadamente 3%. Forma grave, por outro lado, associa-se a até 30% de mortalidade, e pacientes costumam apresentar disfunções orgânicas múltiplas, complicações infecciosas e necessidade de internação prolongada em ambiente de terapia intensiva.

Por essa dicotomia, torna-se muito importante determinação prognóstica e reconhecimento precoce das formas graves, de modo a se implementar medidas de monitorização e tratamento intensivos naqueles casos considerados mais severos.[5] Para tanto, foram desenvolvidos diversos escores prognósticos e identificados parâmetros clínicos e laboratoriais capazes de predizer a gravidade.

Escore de Ranson é o mais tradicional, mas tem como desvantagem principal a necessidade de pelo menos 48 horas de observação após a admissão para a definição do prognóstico. Uma pontuação ≥ 3 indica quadros graves. Escore APACHE II avalia uma série de parâmetros clínicos e laboratoriais, sendo mais trabalhoso para ser calculado, mas permitindo a avaliação dos pacientes de forma mais rápida que o escore de Ranson, não sendo necessárias 48 horas. Na verdade, esse escore pode ser calculado várias vezes ao longo do dia para avaliar a resposta do paciente ao tratamento instituído. Escore APACHE II ≥ 8 sugere quadros graves. Escore de Balthazar-Ranson baseia-se nos achados da tomografia de abdome para predizer gravidade, não considerando parâmetros clínicos ou laboratoriais. Pontuação total ≥ 6 indica quadros graves.

Idade avançada (≥ 55 anos), obesidade (IMC ≥ 30 kg/m²) e presença de disfunções orgânicas à admissão sem reversão por mais de 48 horas são parâmetros clínicos simples que sugerem quadros mais graves. Diversos parâmetros laboratoriais também podem ser utilizados, como hemoconcentração, altos níveis de proteína C reativa e dosagens elevadas de IL-6, IL-8, elastase neutrofílica, fosfolipase A2 e peptídio ativador do tripsinogênio, estes últimos pouco disponíveis na prática clínica diária. As Tabelas 81.1 e 81.2 apresentam um resumo sobre os escores de Ranson e de Balthazar-Ranson.

TRATAMENTO

Medidas gerais

Avaliação dos sinais vitais (frequência cardíaca, pressão arterial, frequência respiratória, saturação periférica de oxigênio, temperatura e diurese) deve ser realizada de 4 em 4 horas nas primeiras 24 horas. Oxigênio suplementar deve ser fornecido se narcóticos forem administrados ou se houver queda da saturação de oxigênio.

Gasometria arterial deve ser realizada se houver saturação de oxigênio ≤ 95%, se houver hipotensão ou alteração do parâmetro respiratório por causa do

Tabela 81.1 – Critérios de Ranson

Admissão	48 horas
Idade > 55 anos Leucometria > 16.000/mm³ Glicemia > 200 mg/dL DHL > 350 UI/L AST > 250 U/L	Queda do HTC > 10% após reposição volêmica e na ausência de transfusão Elevação da ureia > 10 mg/dL Ca^{2+} total < 8 mg/dL PaO_2 > 55 mmHg Déficit de base > 4 mEq/L Sequestro de líquido > 6 L
Pontuação	**Mortalidade**
< 3	0 a 3%
≥ 3	11 a 15%
≥ 6	40%

Tabela 81.2 – Escore de Balthazar-Ranson

Grau de inflamação	Achados	Pontuação
A	Pâncreas de aparência normal – tamanho normal, contornos regulares e bem delimitados, captação de contraste homogênea, ausência de densificação da gordura retroperitoneal ou peripancreática	0
B	Aumento focal ou difuso do pâncreas, contornos ligeiramente irregulares, captação heterogênea	1
C	Anormalidades pancreáticas acompanhadas por alterações inflamatórias peripancreáticas leves	2
D	Coleção fluida em uma única localização, intra ou extrapancreática (usualmente nos limites do espaço pararrenal anterior)	3
E	Duas ou mais coleções fluidas próximas ao pâncreas ou presença de gás, ou no pâncreas ou em área de inflamação peripancreática	4
Grau de necrose		**Pontuação**
Nenhuma		0
Um terço		2
Metade		4
Mais da metade		6

alto risco de complicações respiratórias associadas às formas graves. Nessas situações, o controle radiográfico também é necessário.

Reposição volêmica

Com a evolução do conhecimento a respeito da fisiopatologia da pancreatite aguda grave, entende-se que hipovolemia secundária ao sequestro de grandes quantidades de líquido para o terceiro espaço implica acentuação dos fenômenos isquêmicos no pâncreas inflamado, aumentando o risco de necrose, bem como outras complicações secundárias à hipovolemia, como insuficiência renal aguda.[6]

Reposição volêmica deve ser iniciada precoce e agressivamente, com o objetivo de manter estabilidade hemodinâmica, diurese maior que 0,5 a 1 mL/kg/hora e normalização do hematócrito. De modo geral, nas primeiras 24 horas, infundem-se 30 a 40 mL/kg de cristaloides, sendo metade desse volume nas primeiras 6 horas de observação. Não há evidências suficientes para favorecer o uso de coloides em relação aos cristaloides.

A via periférica pode ser utilizada com segurança nos pacientes com pancreatites leves, mas recomenda-se o uso de veia central em portadores de pancreatites agudas graves. Devem ser evitadas reposição volêmica subótima e administração de diuréticos para promover diurese.

Analgesia

Dor abdominal é o sintoma predominante na maioria dos pacientes com pancreatite aguda, devendo ser combatida de maneira vigorosa. Analgésicos opioides por via venosa são preferíveis, pois a via subcutânea não é recomendada, sobretudo em pacientes com instabilidade hemodinâmica não revertida. A meperidina foi tradicionalmente favorecida em relação à morfina por causa do conceito de que esta última poderia promover espasmo do esfíncter de Oddi e agravamento da pancreatite, mas esse é apenas um risco teórico sem confirmação prática. Não há relatos convincentes de que a morfina seja capaz de induzir espasmo do esfíncter ou mesmo pancreatite aguda em portadores de litíase biliar em seres humanos.

Nutrição

Embora repouso pancreático por meio de jejum oral seja considerado tratamento-padrão para os quadros leves, este jamais foi testado por intermédio de ensaios clínicos propriamente delineados. Sua adoção baseia-se no conceito fisiológico de que a alimentação aumenta a secreção de enzimas pancreáticas, e isto, no contexto de uma pancreatite aguda, poderia aumentar o processo inflamatório local e perpetuar a agressão sistêmica. A despeito desta discussão teórica, os pacientes com pancreatite aguda leve habitualmente são mantidos em jejum oral por 3 a 7 dias até que seja possível reintroduzir a dieta.[7] O momento ideal para sua reintrodução e o tipo de dieta a se iniciar são motivos de debate. De modo geral, recomenda-se a realimentação quando houver melhora da dor, presença de ruídos hidroaéreos e redução dos níveis de amilase/lípase abaixo de três vezes o limite superior da normalidade.

Na pancreatite aguda grave, sempre que possível, deve-se optar pela introdução da dieta por via enteral após estabilização hemodinâmica, pois seus efeitos tróficos sobre a mucosa intestinal reduzem translocação bacteriana e incidência de complicações infecciosas. Complicações da dieta enteral também são menores que as da via parenteral (p. ex., infecção de cateter, trombose de vasos profundos), bem como seu custo. A forma de administração da dieta enteral é mal definida, mas a maioria dos consensos recomenda o uso de sondas nasojejunais, embora dados preliminares sugiram que sondas nasogástricas sejam eficazes e não impliquem exacerbação da pancreatite. Aqueles que não toleraram a via enteral, seja por íleo paralítico ou outras complicações, e naqueles cuja meta calórica não foi atingida somente com a dieta enteral em até 48 horas após sua introdução devem receber nutrição parenteral.[7]

Antimicrobianos profiláticos

Não há consenso a respeito da utilização de profilático de antimicrobianos nos casos graves, mas é interessante destacar que a maior parte da mortalidade relacionada à pancreatite aguda se dá nesses casos, dos quais cerca de 30% apresentam necrose pancreática. Setenta porcento das necroses pancreáticas infectam, sendo o risco maior após a 2ª a 4ª semana de doença e em pacientes com > 30% de necrose do tecido pancreático.

A maior parte das infecções acontece por causa da translocação bacteriana a partir do intestino, sendo elas, em grande parte, monobacterianas. Os principais patógenos são *E. Coli, Klebsiella, Staphylococcus* e *Pseudomonas*. Devem ser utilizados antimicrobianos de amplo espectro e com boa penetração no tecido pancreático, como: carbapenêmicos, metronidazol, fluoroquinolonas, clindamicina e cefalosporinas.

Em pacientes com necrose maior que 30% do tecido pancreático e disfunções orgânicas clinicamente importantes pode-se introduzir antimicrobianos profiláticos. Quando iniciados, devem ser mantidos por 7 a 14 dias ou até que tenha sido totalmente descartada a possibilidade de infecção. A utilização profilática de antimicrobianos pode aumentar o risco de resistência bacteriana e infecções fúngicas, mas a adição de antifúngicos é controversa.[8]

Manejo da necrose pancreática

Necrose pancreática é, por si só, marcador de gravidade da pancreatite aguda, refletindo maior dano ao parênquima e disfunção microcirculatória mais importante.[9,10] Seu diagnóstico é feito preferencialmente por meio de tomografia computadorizada com contraste venoso, mas pode ser suspeitado quando há sinais inflamatórios persistentes (p. ex., febre, leucocitose, proteína C reativa elevada > 15 mg/dL após 48 horas de doença), instabilidade hemodinâmica e disfunção de órgãos e sistemas.

Quando identificada necrose pancreática, é fundamental determinar se ela é estéril ou infectada. Presença de bolhas no retroperitônio na tomografia sugere infecção, mas, nos casos em que esse achado não se encontra presente, deve-se proceder à aspiração percutânea guiada por tomografia de áreas suspeitas, com coloração pelo Gram e cultura do material obtido.

Necrose estéril deve ser tratada conservadoramente. Necrosectomia deve ser adiada até a 3ª ou 4ª semana de evolução para permitir melhor organização do processo inflamatório e demarcação do tecido viável em relação ao inviável. Após esse período, se houver persistência de dor abdominal relevante que impeça a alimentação oral e persistência de disfunções orgânicas importantes, indica-se intervenção cirúrgica, optando-se por procedimentos minimamente invasivos (p. ex., endoscópicos).

Necrose infectada deve ser entendida como importante marco na evolução da pancreatite aguda grave, pois sua instalação denota agravamento clínico e aumento de mortalidade. O tratamento consiste em desbridamento, seja por necrosectomia cirúrgica convencional ou por procedimentos menos invasivos (p. ex., drenagem percutânea guiada por tomografia, drenagem endoscópica, retroperitoneoscopia), o que dependerá da experiência individual e da disponibilidade de recursos do local. O momento para o desbridamento não é conhecido, devendo ser avaliado conjuntamente pelo gastroenterologista, pelo intensivista e pelo cirurgião.

Tratamento endoscópico

Colangiopancreatografia retrógrada endoscópica (CPRE) com esfincterotomia é indicada para remoção de cálculos biliares em pacientes com colangite associada a pancreatite aguda, pancreatites agudas graves, colecistectomizados com pancreatite aguda biliar, pacientes com evidências de obstrução biliar importante e naqueles que não são bons candidatos à colecistectomia.[11] Idealmente, deve ser realizada nas primeiras 48 a 72 horas do início do quadro.

CONCLUSÕES

Pancreatite aguda é patologia de grande relevância para prática clínica diária, sendo frequentemente encontrada em salas de emergência e unidades de terapia intensiva. As formas leves são autolimitadas e melhoram em até sete dias com o tratamento conservador, estando pouco relacionadas à ocorrência de complicações e elevação da mortalidade. As formas graves, ao contrário, relacionam-se a quadros de maior incidência de disfunções orgânicas, desarranjos metabólicos e necessidade de internação prolongada em terapia intensiva, frequentemente com associação de tratamento clínico e cirúrgico. Reconhecer essa dicotomia entre as pancreatites agudas é de fundamental importância para a identificação precoce de formas que acarretem maior risco de óbito para implementação temporal de medidas de tratamento específicas, sobretudo reposição volêmica agressiva e nutrição especializada.

REFERÊNCIAS

1. Whitcomb DC. Clinical practice: acute pancreatits. N Eng J Med. 2006; 354(20):2142-50.
2. Bradley EL 3rd. A clinically based classification system for acute pancreatitis. Summary of the International Symposium on Acute Pancreatitis, Atlanta, GA. September 11 through 13, 1992. Arch Surg. 1993; 128(5):586-90.
3. Felga GEG, Mendes JMC, Silva RW, Amaro TA, Chebli JM. Pancreatite aguda medicamentosa. Rev Bras do Pâncreas. 2006; 18:21-4.
4. Mayer J, Rau B, Gansauge F, Beger HG. Inflammatory mediators in human acute pancreatitis: clinical and pathophysiological implications. Gut. 2000; 47:546-52.
5. Mayerle J, Simon P, Lerch MM. Medical treatment of acute pancreatitis. Gastroenterol Clin North Am. 2004; 33(4):855-69;viii.
6. Otsuki M, Hirota M, Arata S, Koizumi M, Kawa S, Kamisawa T et al. Consensus of primary care in acute pancreatitis in Japan. World J Gastroenterol. 2006; 12(21):3314-23.
7. Meier R, Beglinger C, Layer P, Gullo V, Keim R, Laugier H et al. ESPEN guidelines on nutrition in acute pancreatitis. Clin Nutr. 2002; 21(2):173-83.

8. Pandol SJ. Acute pancreatitis. Curr Opin Gastroenterol. 2005; 21(5):538-43.
9. Banks PA, Freeman ML. Practice Parameters Committee of the American College of Gastroenterology. Practice guidelines in acute pancreatitis. Am J Gastroenterol. 2006; 101(10):2379-400.
10. UK Working Party on Acute Pancreatitis. UK guidelines for the management of acute pancreatitis. Gut. 2005; 54:1-9.
11. Fogel EL, Sherman S. Acute biliary pancreatitis: when should the endoscopist intervene? Gastroenterology. 2003; 125(1):229-35.

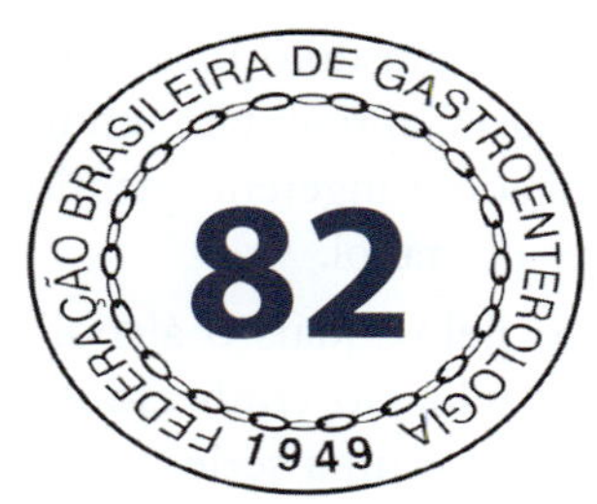

PANCREATITE CRÔNICA

Dulce Reis Guarita
Guilherme Eduardo Gonçalves Felga
Carlos de Barros Mott

INTRODUÇÃO

As pancreatites crônicas (PC) caracterizam-se pela substituição irreversível do parênquima pancreático normal por áreas de fibrose e pelo surgimento de estenoses e irregularidades nos ductos pancreáticos. Tais lesões são, em geral, progressivas, mesmo com a retirada do fator causal. Sob essa denominação são agrupadas afecções com etiopatogenias diversas que apresentam características morfológicas e evolutivas semelhantes.[1,2]

Há dois tipos principais de pancreatites crônicas – as calcificantes (PCCs) e as obstrutivas (PCOs) –, de acordo com classificação proposta em Roma em 1988, a qual, embora útil, não engloba outros tipos de pancreatites crônicas, em particular as pancreatites crônicas autoimunes (PCAs).

As PCCs, assim denominadas porque se calcificarão com o passar do tempo (Figura 82.1), representam a quase totalidade dos casos de pancreatites crônicas e correspondem às pancreatites crônicas alcoólica, hereditária, nutricional, metabólica e idiopática. Tem sido dada importância cada vez maior à identificação de mutações genéticas que predispõem às pancreatites crônicas, o que pode ocorrer na pancreatite crônica hereditária, na fibrose cística ou, mesmo, nas pancreatites crônicas alcoólicas.[3] As principais mutações identificadas até o momento são nos genes *CFTR* (*cystic fibrosis transmembrane conductance regulator*), *SPINK1* (*serine protease inhibitor Kazal type 1*) e *PRSS1* (*cationic trypsinogen*).

As PCO, bem mais raras e que não se calcificam, são consequentes a qualquer modificação anatômica que dificulte a drenagem de secreção pancreática para o duodeno, como estenose cicatricial, traumática, cirúrgica, endoscópica ou congênita do ducto pancreático principal, *pancreas divisum* etc.

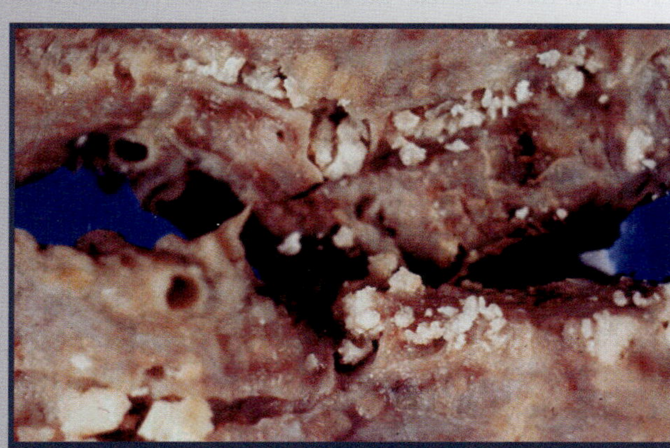

Figura 82.1 – Cálculos pancreáticos em portador de pancreatite crônica alcoólica.

DADOS EPIDEMIOLÓGICOS

A estimativa da real incidência da pancreatite crônica é dificultada pela ausência de critérios ideais para o diagnóstico da doença e pela heterogeneidade da metodologia utilizada pelos estudos, alguns utilizando parâmetros clinicorradiológicos, com ultrassonografia (US), tomografia computadorizada (TC), ecoendoscopia ou mesmo pancreatocolangiografia e outros utilizando parâmetros morfológicos, na maioria das vezes em material de necrópsia. Apesar disso, acredita-se que a incidência da doença seja maior em locais onde o consumo alcoólico e a alimentação rica em gorduras e proteínas são elevados. Por outro lado, regiões flageladas pela desnutrição, sobretudo a proteica, como a Ásia tropical e certos países africanos, também apresentam uma incidência relativamente alta de pancreatite crônica, principalmente em indivíduos jovens.

A pancreatite crônica ocorre no Brasil em especial na região Sudeste, pelo consumo excessivo de álcool, pelo elevado teor alcoólico existente na bebida mais consumida no País – a aguardente de cana – e pelo seu baixo custo. Qualquer tipo de bebida alcoólica, fermentada ou destilada, pode resultar na lesão pancreática crônica, desde que a quantidade de etanol consumida durante determinado tempo supere a dose considerada crítica para que o pâncreas seja cronicamente comprometido (80 e 100 mL de etanol puro diário, respectivamente, para o sexo feminino e para o masculino, por um período superior a cinco anos).

ETIOLOGIA

Álcool

A principal causa de pancreatite crônica em nosso meio, inquestionavelmente, é o uso abusivo de álcool.[1,2] Dos 545 pacientes avaliados pelo Grupo de Pâncreas do Serviço de Gastroenterologia do Hospital das Clínicas da Faculdade de Medicina da Universidade de São Paulo (HC-FMUSP),[2] 93,4% apresentavam o alcoolismo como causa de sua afecção. Tais dados são corroborados por outros autores brasileiros, em Belo Horizonte e Goiânia,[1,2] e essa prevalência é significativamente maior que a observada em casuísticas de outros países.

Os alcoolistas que desenvolvem pancreatite crônica, segundo dados de Mott e Guarita,[2] iniciam o consumo de álcool em torno dos 20 anos de idade, permanecendo assintomáticos por 15 anos, em média. A quantidade média diária de etanol consumida é elevada, correspondendo aproximadamente a uma garrafa de aguardente diária, de modo regular, durante 20 anos. Esses dados mostram que os brasileiros portadores de pancreatite crônica alcoólica iniciam seu consumo mais precocemente do que em outros países, apresentam um tempo de exposição mais prolongado e ingerem quantidades significativamente maiores de etanol.

Os exatos mecanismos pelos quais o álcool promove a lesão pancreática não são conhecidos, mas acredita-se que isso ocorra por uma série de fatores, como toxicidade direta às células acinares, produção de um suco pancreático litogênico, aumento do estresse oxidativo, indução da ativação prematura dos zimogênios pancreáticos e carências nutricionais relacionadas ao alcoolismo.[4]

Além disso, deve ser mencionada a frequente associação entre tabagismo e etilismo nos portadores de pancreatite crônica, o que potencializa os efeitos tóxicos do etanol, aparentemente por mecanismos de toxicidade direta e aumento do estresse oxidativo, acelerando a progressão da doença e agravando suas manifestações.

Pancreatite crônica hereditária

A pancreatite crônica hereditária apresenta-se como uma síndrome de pancreatite aguda recorrente, geralmente provocando pancreatite crônica, com menção familiar de casos e ausência de fatores etiológicos evidentes para a doença. A sintomatologia surge precocemente e a gravidade dos surtos de pancreatite é variável, mas os casos graves estão sujeitos às mesmas complicações habitualmente observadas nas demais formas de pancreatite. Por seu início precoce, a ocorrência de insuficiência pancreática exócrina ou endócrina é comum com o passar do tempo. A sua principal causa é a mutação *R117H* do gene do tripsinogênio catiônico (*PRSS1*), descrita por Whitcomb et al.[5,6] O reconhecimento dessa etiologia é importantíssimo, pois esses pacientes têm elevado risco de câncer de pâncreas após 30 a 40 anos da instalação da doença.[5,6]

Pancreatite crônica nutricional

Portadores de desnutrição proteica grave podem evoluir com lesões compatíveis com o diagnóstico de pancreatite crônica, embora o mecanismo exato para sua ocorrência seja pouco conhecido. Essa forma da doença é mais observada em países pobres de regiões tropicais, sobretudo na África e na Ásia tropical, havendo particular concentração na Índia.[7-9] No Brasil, há relatos de casos em Belo Horizonte e na região Nordeste, mas são raros em São Paulo e no Sul do país.

Pancreatite crônica obstrutiva (PCO)

Qualquer situação que resulte em dificuldade de drenagem da secreção pancreática para o duodeno pode provocar pancreatite crônica. As principais causas são estenoses cicatriciais, congênitas, traumáticas ou cirúrgicas do ducto pancreático principal, inflamações da papila duodenal, *pancreas divisum*, malformações da junção biliopancreática e neoplasias intraductais mucinosas.

Pancreatite crônica idiopática

A prevalência da pancreatite crônica idiopática é variável de acordo com a população estudada (4 a 40%). No Brasil, em virtude da esmagadora prevalência da pancreatite alcoólica, essa forma de pancreatite responde por até 9% dos casos. Do ponto de vista clínico, a doença tem apresentação bimodal, com o primeiro pico de incidência por volta dos 25 anos, e o segundo, por volta dos 60 anos, caracterizando-se por episódios de dor recorrente e, em fases mais tardias, associando-se à má absorção e ao diabete melito.

Pancreatite crônica autoimune (PCA)

Essa forma de pancreatite crônica é caracterizada pela presença de massas inflamatórias pancreáticas e irregularidades ductais nos exames de imagem, associadas à presença de hipergamaglobulinemia e, em geral, de autoanticorpos.[5]

A boa resposta desses pacientes à corticoterapia favorece a ideia de uma etiologia inflamatória, e é comum a associação com outras doenças autoimunes, como a cirrose biliar primária, a síndrome de Sjögren e a colangite esclerosante.[10,11]

Os critérios diagnósticos adotados para esse tipo específico de pancreatopatia incluem:

- aumento nos valores de gamaglobulina sérica ou de IgG4;
- presença de autoanticorpos;
- aumento difuso do pâncreas;
- tortuosidade com estreitamento irregular do ducto pancreático principal à pancreatografia endoscópica;
- fibrose com infiltrado inflamatório predominantemente linfocitário;
- ausência de sinais ou sintomas leves, caracterizados como crises de pancreatite aguda;
- estreitamento do colédoco terminal com dilatação a montante e hiperbilirrubinemia obstrutiva;
- ausência de calcificação pancreática;
- associação ocasional com outras doenças autoimunes;
- boa resposta terapêutica ao uso de corticosteroides.

A sua fisiopatologia é pouco conhecida, mas supõe-se que seja uma forma de doença sistêmica que cursa com inflamação e fibrose do pâncreas e de outras glândulas exócrinas, por exemplo, as salivares. Associa-se a uma resposta imune predominantemente Th1, de modo semelhante à síndrome de Sjögren, à colangite esclerosante e ao haplótipo de HLA DRB1*0405-DQB1*0401.

Pancreatites crônicas relacionadas com mutações genéticas

As principais mutações associadas a essa forma de pancreatite são as encontradas nos genes *CFTR* e SPINK1.[6,7] Mutações do *CFTR* reduzem a capacidade de secreção iônica pelas membranas das células ductais pancreáticas, diminuindo o efluxo de enzimas a partir do sistema ductular, o que favoreceria a ativação prematura dessas enzimas. A mutação do *SPINK1* causa a produção de uma antitripsina pancreática com função comprometida, incapaz de combater os efeitos da tripsina ativada sobre o epitélio ductal pancreático.

Os pacientes portadores dessas mutações apresentam pancreatite aguda ou crônica exacerbada, sem etiologia evidente e com início precoce, na maioria das vezes em torno dos 13 anos de idade, sendo o curso clínico e o tratamento semelhantes aos das demais formas de pancreatite crônica.

Investigações sobre pancreatites crônicas tropicais, especialmente na população da Índia, sugerem sua correlação com variações dos genes *SPINK1*, *CFTR*, *CTRC* e *CASR*.[8-9]

No Brasil, Bernardino et al.[12] estudaram pacientes com pancreatite crônica de várias etiologias, evidenciando mutações nos genes *CFTR*, *PRSS1* e *SPINK1*; neste último, a mutação descrita mostrou-se estatisticamente significativa em comparação à população sadia, sugerindo que possa representar fator de risco para o desenvolvimento de pancreatite crônica.

Com relação às pancreatites crônicas alcoólicas, apesar de o álcool ser um dos maiores responsáveis pelo desenvolvimento da pancreatite crônica, não se sabe por qual razão somente um pequeno percentual de etilistas apresenta comprometimento da glândula pancreática, ao passo que outros desenvolvem, por exemplo, cirrose alcoólica.

Há evidências de que fatores ambientais, associados a cofatores genéticos, devem estar presentes para que a doença se instale. Assim, mutações nos genes *CFTR*, *PRSS1* e *SPINK1* têm sido relacionadas ao comprometimento crônico do pâncreas em pacientes etilistas.[13-16]

Desde que o gene *CFTR* foi descoberto, em 1989, nele já foram relatadas mais de mil mutações. Esse gene codifica a proteína reguladora da condutância transmembrana que funciona, na membrana plasmática de células epiteliais, como um canal de ânions e como um regulador de outras proteínas transportadoras de íons.[17]

A proteína *CFTR* tem papel-chave na função pancreática exócrina normal; o suco pancreático, inicialmente secretado pelas células acinares, é rico em proteínas, e nos ductos pancreáticos a proteína *CFTR* promove a regulação, por meio do AMPcíclico, da secreção de fluidos e bicarbonato, importantes para sua diluição e alcalinização dele.[17] Quando a função dessa proteína é inadequada, observa-se obstrução de pequenos ductos por rolhas proteicas.

A fibrose cística é uma doença descrita como autossômica recessiva, na qual células epiteliais, quando estimuladas, exibem transporte anormal de íons; manifesta-se habitualmente na infância, associando-se a doença pulmonar grave e má absorção;[18] a mutação delta-F508 é responsável por 50 a 60% dos casos, os quais podem ser homozigotos ou heterozigotos compostos, isto é, com um alelo delta-F508 e outro menos comum (p. ex., *R117H*).[17]

Ao longo dos anos, foram identificados pacientes com doença atípica ou monossintomática, manifestada apenas, por exemplo, por bronquite crônica, por pólipos nasais e sinusite crônica ou por azoospermia, que provoca infertilidade.[18]

Com esse amplo espectro de manifestações fenotípicas, indaga-se sobre uma possível associação entre fibrose cística e pancreatite crônica. Além disso, na pancreatite crônica são observadas obstruções ductais semelhantes às da fibrose cística, e valores anormais de eletrólitos no suor têm sido descritos em pacientes com pancreatite crônica.[19]

Várias pesquisas buscam documentar a associação entre fibrose cística e pancreatite crônica, porém, os resultados não são semelhantes entre si.[3,20-22]

Assim, Costa et al.,[14] em pesquisa realizada no HC-FMUSP, avaliaram o gene *CFTR* em alcoolistas com e sem pancreatite crônica e compararam-os a indivíduos normais. O desenho do trabalho incluiu esses três grupos para que fosse observado o impacto das mutações na presença ou ausência do fator de risco ambiental (álcool), testando a hipótese de que o desenvolvimento da doença seria multifatorial. O estudo do íntron 8 foi inserido na investigação, tanto pela alta frequência de polimorfismos encontrada na população em geral quanto pela observação, em estudos anteriores,[15] de que mutações ocorrem mais em populações não caucasianas, semelhantes à brasileira, caracterizadas pela multiplicidade racial.

Confirmando essa hipótese, Costa et al.[14] observaram maior frequência de polimorfismos no íntron 8 do gene *CFTR* em pacientes portadores de pancreatite crônica alcoólica do que em etilistas sem pancreatite, evidenciando-se diferenças entre o perfil genético dos dois grupos. Além disso, houve maior frequência do alelo 7T nos pacientes controles do que nos portadores de pancreatite crônica por álcool, permitindo-se supor que esse seria um possível fator protetor contra o desenvolvimento da doença.

Na mesma investigação,[14] o genótipo 5T/7T foi mais encontrado nos pancreatopatas crônicos por álcool do que nos etilistas não pancreatopatas, levantando-se a hipótese de que indivíduos com tal genótipo, se ingerirem etanol, terão maior risco de desenvolver pancreatite crônica que o restante da população.

QUADRO CLÍNICO

As pancreatites crônicas, particularmente as alcoólicas, predominam em homens entre 30 e 40 anos de idade.

As formas hereditárias e nutricionais afetam indivíduos mais jovens, na 1ª ou 2ª década de vida, ao passo que as formas obstrutivas, as metabólicas e as idiopáticas prevalecem em indivíduos acima dos 40 anos. As manifestações clínicas observadas geralmente são características, sem variações importantes de um caso a outro, salvo as inerentes à própria fase evolutiva do processo.[23,24]

A dor é sintoma habitualmente presente e, em geral, a primeira exteriorização clínica da doença (Figura 82.2). Manifesta-se sob a forma de crises dolorosas recorrentes, intensas, localizadas no andar superior do abdome, com duração de 1 a 7 dias, intercaladas por períodos de acalmia variáveis de meses a anos, precipitadas, quase sempre, pelo abuso alcoólico e/ou por alimentação gordurosa. A sua fisiopatologia não é adequadamente conhecida, mas seu aparecimento é atribuído à hipertensão ductal provocada pela presença de rolhas proteicas nas fases iniciais da doença e por estenoses ductais nas fases mais tardias; inflamação perineural dos nervos intra e peripancreáticos também pode contribuir para o quadro doloroso.

Atualmente, o ponto mais importante para que a dor seja corretamente abordada é a evidência de alterações em todos os níveis do sistema nervoso, central e periférico, naqueles pacientes portadores de pancreatite crônica com dor, estando as alterações neuronais bem demonstradas, bem como os recep-

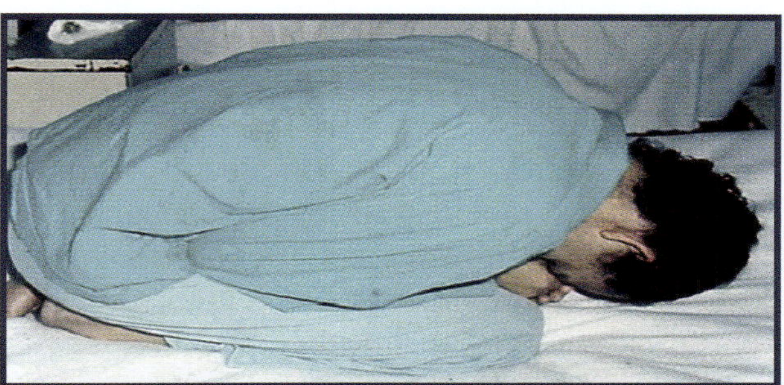

Figura 82.2 – Paciente com pancreatite crônica alcoólica em posição antálgica genupeitoral.

tores PAR-2 e TRPV1 para a dor; as modificações neuronais observadas só ocorrem em portadores de pancreatite crônica e de carcinoma de pâncreas.

A dor é considerada a principal causa de indicação cirúrgica em portadores de pancreatite crônica.[23,24]

A redução do peso corporal é notada, pelo menos temporariamente, em quase todos os pacientes; o grau de emagrecimento depende, inicialmente, da frequência e da intensidade das crises dolorosas e, em seguida, do grau de envolvimento do parênquima glandular, determinando má absorção e diabete.

A má absorção e o diabete melito são manifestações tardias da afecção, surgindo, em média, dez anos após o início das crises dolorosas, quando já houve comprometimento de mais de 70% do parênquima pancreático. Resultam, respectivamente, da substituição do parênquima secretor exócrino e endócrino pela fibrose.[23]

As complicações clínicas das pancreatites crônicas podem surgir em qualquer fase da doença, porém, são mais frequentes em suas fases mais iniciais, quando ainda não houve extenso comprometimento do parênquima pancreático.[2,24] Podem ser locais ou sistêmicas (Quadro 82.1), e sua incidência é elevada em nosso meio, sobretudo em relação a outras grandes casuísticas.

A icterícia, clínica e/ou laboratorial, observada em aproximadamente 25% dos pacientes, resulta da compressão do colédoco terminal, retropancreático, por aumento do volume da cabeça do pâncreas, secundário a edema, nódulos fibróticos, cálculos pancreáticos ou cistos cefálicos. Trata-se, em geral, de icterícia discreta, fugaz e apirética, com frequência e intensidade não relacionadas à fase evolutiva da doença, e sim com a relação anatômica entre colédoco terminal e cabeça da glândula.

Os cistos, presentes em aproximadamente ⅓ dos pacientes, podem surgir em qualquer fase evolutiva da afecção, sendo pequenos, intraglandulares (cistos de retenção) ou maiores, extraglandulares (cistos necróticos). Podem, eventualmente, ser sede de complicações, como compressões de órgãos ou estruturas vizinhas (estômago, cólon, vesícula, colédoco), infecção (abscessos), hemorragia, fistulização para vísceras ocas ou para o peritônio livre (ascite) e, em cerca de 70% dos casos, têm resolução espontânea.[23]

Quadro 82.1 – Principais complicações observadas em portadores de pancreatite crônica

Locais
▪ Icterícia obstrutiva ▪ Trombose de veia esplênica ou porta ▪ Pseudocistos pancreáticos e suas complicações (hemorragia, infecção, compressão extrínseca de estruturas adjacentes etc.) ▪ Ascite pancreática ▪ Neoplasias pancreáticas
Sistêmicas
▪ Decorrentes da insuficiência endócrina (nefropatia diabética, retinopatia diabética etc.) ▪ Decorrentes da insuficiência exócrina (desnutrição, carências vitamínicas etc.)

Ascite, derrame pleural e, raramente, derrame pericárdico podem surgir durante a evolução da pancreatite crônica, sendo a ascite a mais frequente. Esta, quando presente, deve-se à fistulização de pseudocisto ou do próprio ducto pancreático principal para a cavidade abdominal.

Durante a evolução das pancreatites crônicas, os pacientes podem desenvolver hemorragia digestiva, exteriorizada sob a forma de hematêmese ou melena, causada, em geral, pela ruptura de varizes esofagogástricas, secundárias à compressão ou trombose da veia esplênica, pela presença de cisto ou pelo aumento de volume do pâncreas. Pode originar-se, também, da ruptura de vasos intracísticos e da formação de pseudomicroaneurismas. Podem estar presentes necrose pancreática, estéril ou infectada, abscessos e fístulas, mas são complicações raras. A associação com cirrose hepática nas fases iniciais das pancreatites crônicas é excepcional, mas, com a evolução da doença, após a instalação da má absorção do diabete melito, o fígado começa a se comprometer morfofuncionalmente.

Alguns pacientes apresentam, concomitantemente ao envolvimento pancreático, tuberculose pulmonar; outros, em longo prazo, têm maior incidência de cânceres relacionados a álcool-tabagismo (p. ex., boca, orofaringe, pulmão etc.). Alguns trabalhos mencionam maior incidência de câncer de pâncreas em PCC, fato não observado em nosso grupo.

DIAGNÓSTICO

O diagnóstico das pancreatites crônicas depende de um contexto clínico apropriado (p. ex., homem jovem com intenso e prolongado consumo alcoólico e dor abdominal típica, perda ponderal, insuficiência exócrina e/ou endócrina) associado a exames que reflitam a perda da função pancreática e a presença de anormalidades anatômicas compatíveis.

A dosagem das enzimas pancreáticas, em particular da amilase e da lipase, pode estar alterada no sangue durante as crises de exacerbação da doença, especialmente em suas fases iniciais, quando o parênquima pancreático ainda se encontra relativamente preservado. Nas fases finais da afecção, é relativamente comum encontrar níveis normais dessas enzimas, o que se justifica pela escassez da produção enzimática, secundária à extensa substituição do parênquima pancreático por fibrose.

Quando houver colestase, a fosfatase alcalina e a gamaglutamiltransferase, além das bilirrubinas séricas, também podem se elevar.

Nos derrames cavitários (abdominal, pleural ou pericárdico), a quantificação da amilase e da proteína total no líquido obtido por punção possibilita a caracterização da origem pancreática do derrame, já que ambos os parâmetros estão elevados, especialmente a proteína.

No suco duodenal ou no suco pancreático puro, obtidos respectivamente pela tubagem duodenal ou por cateterismo transpapilar, a determinação quantitativa dos componentes do suco pancreático (secreções hidroeletrolítica e enzimática), após estímulo hormonal com secretina e colecistocinina (ou ceruleína), é, até o presente momento, o melhor método de avaliação da função exócrina do pâncreas. No entanto, esse exame não é passível de realização habitual entre nós, haja vista o alto custo para importação dos hormônios.

Nas fezes, a pesquisa qualitativa de gordura pode sugerir a síndrome de má absorção relacionada à insuficiência pancreática. A dosagem de gordura, após dieta padronizada (balanço de gordura fecal), é útil para o diagnóstico do grau de envolvimento do pâncreas. Outro teste que tem sido utilizado é a dosagem fecal da elastase pancreática por técnica de ELISA.[25] Tal exame reflete a reserva funcional do pâncreas exócrino por quantificar nas fezes essa enzima pancreática, que sofre pouca degradação durante o trânsito intestinal. No entanto, é pouco sensível, por não identificar pacientes com função pancreática minimamente reduzida. Quanto menores são os níveis de elastase fecal, mais grave é a insuficiência exócrina apresentada pelo paciente.

Após a introdução da US, da TC e da ressonância nuclear magnética (RNM) abdominais, os exames contrastados do tubo digestivo, a colangiografia venosa, a esplenoportografia e a arteriografia seletiva do tronco celíaco e da artéria mesentérica superior são realizados excepcionalmente.

O exame radiológico simples do abdome, sem preparação, pela facilidade de realização e pelas informações que traz, revelando a presença da calcificação pancreática em cerca de 50% dos pacientes com pancreatite crônica, deve ser o ponto de partida, com a US abdominal, para a investigação diagnóstica, sobretudo nos pacientes com história clínica sugestiva de comprometimento pancreático há mais de cinco anos. A ausência de calcificação pancreática ao exame radiológico simples do abdome não afasta o diagnóstico de comprometimento crônico da glândula, pois sabe-se que os cálculos surgem, em média, 5 a 10 anos após o início das manifestações clínicas.

A US abdominal, método não invasivo e que pode ser repetido várias vezes, tem elevada especificidade diagnóstica e detecta eventuais complicações, sendo as principais alterações ecográficas observadas a textura heterogênea do parênquima, a presença de calcificações e a dilatação e tortuosidade do ducto pancreático principal.

A TC abdominal, sobretudo a helicoidal, é útil no diagnóstico das afecções pancreáticas, possibilitando o acesso ao retroperitônio, com observação direta da glândula pancreática e dos tecidos adjacentes, sendo os principais achados tomográficos os cálculos intraductais, a dilatação do ducto pancreático principal e as alterações do parênquima glandular por edema, fibrose ou necrose e atrofia (Figura 82.3). Possibilita, também, como a US, diagnosticar e acompanhar determinadas complicações das pancreatites crônicas, em particular os cistos intra ou extraglandulares, ascite, necrose (infectada ou não), fístulas, abscessos, coleções líquidas, além de dilatações das vias biliares intra ou extra-hepáticas.

A pancreatocolangiorressonância magnética é útil para a observação de alterações do ducto pancreático principal, da via biliar principal e de complicações como os cistos de pâncreas. Gradativamente, com o aprimoramento das imagens que fornece, ocupa cada vez mais espaço no estudo dos pancreatopatas crônicos, especialmente em relação aos métodos endoscópicos.

Nos raros casos em que se verifica a presença de uma massa pancreática e permaneçam dúvidas quanto a tra-

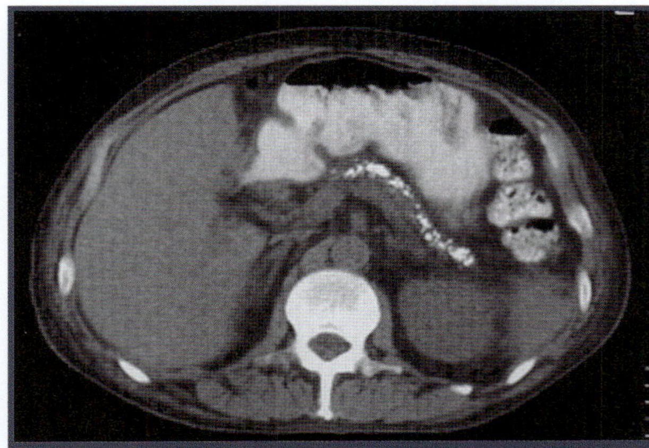

Figura 82.3 – Tomografia computadorizada de abdome evidenciando pâncreas com calcificações em portador de pancreatite crônica alcoólica.

tar-se de uma pancreatite crônica em fase de re-exacerbação ou de uma neoplasia pancreática, a TC por emissão de pósitrons (PET – *positron emission tomography*) pode ser de grande valia. Durante esse exame, fornece-se ao paciente um radiofármaco contendo glicose, a qual é avidamente captada por células neoplásicas, diferentemente do que ocorre com as lesões inflamatórias. Esse efeito pode ser flagrado por uma câmara de cintilação modificada, e o método, embora não seja suficientemente sensível, tem alta especificidade.

A colangiopancreatografia endoscópica permite o detalhado delineamento da anatomia ductal, mas, com o desenvolvimento de técnicas não invasivas, é reservada atualmente para o pré-operatório de cirurgias pancreáticas ou para situações nas quais seu potencial terapêutico seja necessário. É particularmente útil nos casos que evoluem com derrames cavitários (ascítico e pleural), por permitir, na maioria das vezes, localizar a fístula pancreática ou mesmo um cisto roto. Não é um exame isento de riscos, e sua principal complicação relaciona-se à infecção, tanto do pâncreas quanto das vias biliares, condição mais comum nos casos com ducto pancreático principal muito dilatado, com cistos com comunicação com os ductos pancreáticos ou quando há compressão do colédoco (Figura 82.4).

A ecoendoscopia realiza detalhado estudo anatômico do parênquima pancreático e do sistema ductal, sem sofrer com a interposição gasosa que limita a US convencional. Os principais achados de uma ecoendoscopia são a textura heterogênea do parênquima, os cistos, as dilatações e irregularidades ductais e as calcificações. Além das imagens obtidas, essa técnica permite punção aspirativa por agulha fina do próprio parênquima ou de cistos, sendo fundamental para o diagnóstico diferencial de lesões císticas pancreáticas.

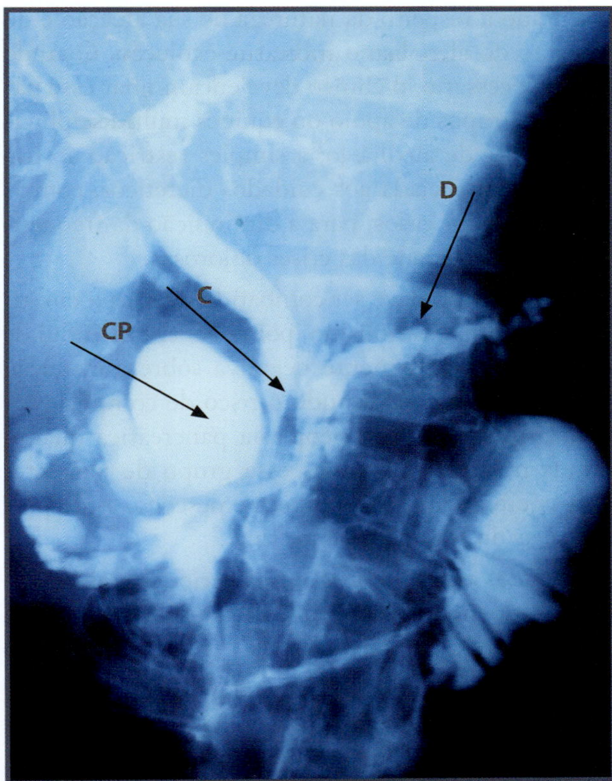

Figura 82.4 – CPRE em portador de pancreatite crônica com ducto pancreático principal saculiforme (D), colédoco afilado (C) e cisto pancreático cefálico (CP).

Quando o fator etiológico para a pancreatite crônica não for esclarecido, não deve ser esquecida a possibilidade da presença de mutações genéticas, especialmente no *CFTR*, relacionado à fibrose cística, e no *PRSS1*, relacionado à pancreatite crônica hereditária. Para investigar as PCAs, além da busca de doenças autoimunes concomitantes, níveis elevados de IgG4 sérica ou em tecido reforçam a hipótese diagnóstica, embora sua ausência não a afaste.[23,26]

TRATAMENTO

Tratamento clínico

O tratamento da pancreatite crônica alcoólica deve ser inicialmente clínico, visando ao controle dos sintomas e das complicações da doença. Convém ressaltar que, mesmo quando bem orientado e seguido pelo paciente, o tratamento clínico pode não resultar em modificação da história natural da doença, em decorrência de seu caráter progressivo.

A primeira e mais importante medida é a suspensão do consumo alcoólico. O paciente deve ser orientado a respeito da natureza de sua afecção e do impacto do alcoolismo sobre sua evolução. Quando julgar necessário, o clínico deve encaminhar esse paciente a grupos de apoio ou equipes multidisciplinares capazes de auxiliá-lo; a simples restrição ao uso do álcool, associada aos cuidados dietéticos, contribui, em alguns casos, para a diminuição da frequência e da intensidade das crises dolorosas.

O tabagismo deve ser combatido de forma tão intensa quanto o alcoolismo, por se saber que influi de maneira particularmente negativa sobre a evolução da doença, potencializando o risco de complicações neoplásicas – tanto a neoplasia pancreática quanto outras neoplasias às quais esse grupo de pacientes está sujeito, como as de cabeça e pescoço, as de pulmão e as do trato gastrointestinal.

Fora das crises dolorosas, nos períodos assintomáticos da doença, preconiza-se dieta pobre em lipídios e hiperproteica.

Nas crises de exacerbação, os cuidados terapêuticos assemelham-se aos preconizados para as pancreatites agudas. O jejum oral por 1 ou 2 dias ou a manutenção de uma dieta à base de hidratos de carbono, associada à administração de analgésicos injetáveis, costumam ser suficientes para o retorno às condições normais em curto período.

Um dos aspectos importantes no tratamento das pancreatites crônicas exacerbadas é a analgesia.[27-30] Tradicionalmente, a meperidina foi preferida em relação à morfina por um suposto risco de que esta aumentasse a pressão do esfíncter de Oddi; no entanto, não há evidências clínicas de que a morfina cause ou agrave as pancreatites. O cloridrato de tramadol (50 a 100 mg a cada 6 horas, em injeção intravenosa lenta) ou o cloridrato de buprenorfina (0,3 mg, por via intramuscular, até de 6 em 6 horas) são opções para estes pacientes, aliando boa potência analgésica a poucos efeitos adversos. Deve ser prescrito um esquema analgésico com horários fixos, respeitando a meia-vida da droga utilizada, mas mantendo doses de resgate conforme a necessidade individual. Se houver persistência da manifestação dolorosa após uma semana, apesar dos cuidados médicos, complicações podem ter se instalado, dentre as quais se destacam a necrose pancreática e os pseudocistos. O cloridrato de tramadol tem efeitos semelhantes aos da morfina, com menos efeitos colaterais.

A pré-gabalina por via oral, na dose de 75 a 300 mg/dia, pode melhorar a dor e, se necessário, os tricíclicos podem ser associados.

Os antioxidantes, como selênio, ácido ascórbico, alfatocoferol, betacaroteno e metionina, necessitam ter sua eficácia comprovada com mais estudos controlados, apesar de recentes sugestões de sua eficácia em metanálises.[31]

Apesar das controvérsias na literatura, a reposição enzimática regular resulta, em nossa opinião, na redução da frequência e da intensidade das crises dolorosas por um mecanismo de *feedback* negativo na regulação da secreção pancreática. Dessa forma, para os pacientes com crises dolorosas recorrentes deve ser utilizado um esquema de reposição enzimática semelhante ao utilizado para pacientes com insuficiência exócrina declarada.[32]

Até o presente momento, não há justificativas para o uso de octreotide, e outras propostas (estimulação magnética transcraniana, acupuntura, ervas medicinais, homeopatia) não têm comprovação científica, não podendo ser esquecido que placebos podem atuar em 20 a 30% dos pacientes por determinado período.

Após certo tempo de evolução da doença, por seu próprio caráter progressivo, é comum o aparecimento de má absorção e de diabete melito, resultantes, respectivamente, da substituição gradativa do parênquima glandular secretor exócrino (ácinos e canalículos) e endócrino (ilhotas de Langerhans) pela fibrose.

A má absorção é tratada pela administração de extratos pancreáticos, cuja dosagem varia em função do teor de gordura perdido nas fezes, avaliado após dieta padronizada (balanço de gordura fecal). Quando não se dispõe desse exame, deve-se fornecer ao paciente, em média, cerca de 25 mil unidades de lipase em cada uma das duas refeições principais. Os extratos pancreáticos são apresentados sob forma de cápsulas ou drágeas (para evitar inativação das enzimas, em particular da lipase, pelo suco gástrico) e administrados fracionadamente durante as principais refeições.

Quando a quantidade de extrato pancreático e a forma de administrá-lo são corretas, os efeitos terapêuticos são logo observados na maioria dos pacientes. Assim, há redução no volume e aumento da consistência das fezes, ganho ponderal e melhora das condições nutricionais. Quando for desejável, a documentação da adequação da reposição enzimática pode ser obtida pela realização de um balanço de gordura fecal na vigência de seu uso.

Nos raros casos em que a resposta terapêutica não for a esperada, deve-se pensar na possibilidade da existência de hipercloridria, sendo necessária sua correção, obtida pela administração de bloqueadores da secreção gástrica, preferencialmente os inibidores de bomba protônica. Nos casos que evoluem com má absorção, também se devem administrar vitaminas lipossolúveis e do complexo B.

O diabete melito deve ser tratado, além da orientação dietética, com hipoglicemiantes orais e/ou insulina. Os hipoglicemiantes orais são efetivos no início do quadro, mas nas fases mais adiantadas é necessária a utilização da insulina, sendo importante que a dose seja cuidadosamente titulada, pois esses pacientes estão mais sujeitos a episódios de hipoglicemia pela ausência de antagonização pelo glucagon, cuja produção também se encontra diminuída nas fases mais avançadas da pancreatite crônica.

Tratamento cirúrgico

Cerca de 20% dos pacientes portadores de pancreatite crônica são tratados cirurgicamente, especialmente quando há persistência das manifestações dolorosas, impossibilitando o exercício das atividades normais, mesmo após abstinência do álcool e cuidados terapêuticos adequados, ou quando surgem complicações durante a evolução da doença, como pseudocistos pancreáticos complicados, ascite, derrame pleural, necrose infectada, abscessos, fístulas pancreáticas, hemorragia digestiva de repetição ou incoercível e icterícia persistente.[33]

As principais indicações cirúrgicas nos portadores da pancreatite crônica em nosso grupo encontram-se na Tabela 82.1.

O tratamento cirúrgico deve buscar controlar a dor, corrigir a obstrução canalicular, fazer ressecções econômicas do parênquima glandular, retornar as enzimas ao tubo digestivo e corrigir as alterações de órgãos e estruturas vizinhas. De modo geral, as intervenções cirúrgicas podem ser divididas em dois grandes grupos – as derivações e as ressecções –, sendo preferíveis as primeiras em relação às últimas, por permitirem maior preservação do parênquima pancreático.

Tratamento endoscópico

Nos últimos anos, vários procedimentos endoscópicos têm sido propostos no tratamento das pancreatites crônicas, sobretudo quando seus portadores desenvolvem crises dolorosas recidivantes, colestase, pseudocistos e derrames cavitários. Os procedimentos preconizados para esse fim incluem esfincterotomia pancreática, isolada ou associada à retirada de cálculos localizados na cabeça do pâncreas, colocação de endopróteses no ducto pancreático principal ou na via biliar, drenagem de cistos de retenção e/ou pseudocistos e alcoolização de plexo celíaco, guiada por ecoendoscopia.

Tabela 82.1 – Indicações de tratamento cirúrgico em portadores de PC acompanhados pelo grupo de pâncreas (clínico e cirúrgico) do HC-FMUSP

Indicação	N	%
Dor persistente	110	54
Pseudocisto	20	9
Ascite	19	8,6
Icterícia	16	7,2
Abscesso	13	5,9
Derrame pleural	8	3,6
Hemorragia digestiva	3	1,3
Fístula	2	0,9
Associação de fatores	2	0,9
Total	**193**	**100**

Fonte: Cunha et al., 2004.[33]

Os resultados do tratamento endoscópico são, até o momento, pouco satisfatórios e não modificam a tendência evolutiva da pancreatite crônica; como alguns desses procedimentos podem interferir desfavoravelmente na evolução clínica e no tratamento cirúrgico desses pacientes, há necessidade de estudos controlados adequados, capazes de elucidar o real papel dos procedimentos endoscópicos no tratamento das pancreatites crônicas.

Em revisão feita pelo Cochrane Database,[34] tanto na pancreatite crônica com dilatação ductal quanto nas fases iniciais da afecção, o procedimento cirúrgico foi superior ao endoscópico, tanto para o controle da dor quanto para melhorar a função pancreática.

A endoterapia, para alguns autores ineficaz sem litotripsia extracorpórea,[35] poderia ser uma "ponte" capaz de postergar a indicação cirúrgica e, para tanto, deveria ser utilizada mais precocemente em pacientes com dor persistente.[35,36]

A infiltração do plexo celíaco com corticosteroides não é procedimento isento de complicações, como abscessos, diarreia, paraplegia, aumento da dor, hipotensão ortostática, e deve ser proposta com cautela e para casos específicos.[28]

REFERÊNCIAS

1. Dani R, Mott CB, Guarita DR, Nogueira CED. Epidemiology and etiology of chronic pancreatitis in Brazil: a tale of two cities. Pancreas. 1990; 5:474-8.
2. Mott CB, Guarita DR. Pancreatite crônica. In: Lopes AC, Amato-Neto V (eds.). Tratado de clínica médica. 2.ed. São Paulo: Roca, 2009. p.1060-3.
3. Monaghan KG, Jackson CE, Kukuruga DL, Feldman GL. Mutation analysis of the cystic fibrosis and cationic trypsinogen genes in patients with alcohol related pancreatitis. Am J Med Gen. 2000; 94:120-4.
4. Stevens T, Conwell DL, Zuccaro G. Pathogenesis of chronic pancreatitis: an evidence-based review of past theories and recent developments. Am J Gastroenterol. 2004; 99:2256-70.
5. Whitcomb DC. Hereditary pancreatitis: new insights into acute and chronic pancreatitis. Gut. 1999; 45:317-22.
6. Whitcomb DC. Value of genetic testing in the management of pancreatitis. Gut. 2004; 53:1710-7.
7. Derikx MH, Zsmola R, te Morsche RH, Sunderasan S, Chacko A, Drenth JP. Tropical calcific pancreatitis and its association with CTRC and SPINK1(p.N34S) variants. Eur J Gastroenterol Hepatol. 2009; 21(8):889-94.
8. Murugaian EE, Premkumar RM, Radhakrishnan L, Vallath B. Novel mutations in the calcium sensing receptor gene in tropical chronic pancreatitis in India. Scand J Gastroenterol. 2008; 43(1):117-21.
9. Witt H, Bhatia E. Genetic aspects of tropical calcific pancreatitis. Rev Endocr Metab Disord. 2008; 9(3):213-26.
10. Hart PA, Kamisawa T, Brugge WR, Chung JB, Culver EL, Czakó L et al. Long term outcomes of autoimmune pancreatitis: a multicenter, international analysis. Gut. 2013; 62(12):1771-6.
11. Finkelberg DL, Sahani D, Deshpande V, Brugge WR. Autoimmune pancreatitis. N Eng J Med. 2006; 355:2670-6.
12. Bernardino ALF, Guarita DR, Mott CB, Pedroso MRA, Machado MCC, Laudanna AA et al. CFTR, PRSS1 and SPINK1 in the development of pancreatitis in Brazilian patients. JOP J Pancreas. 2003; 4(5):169-9.
13. Hanck C, Schneider A, Whitcomb DC. Genetic polymorphisms in alcoholic pancreatitis. Best Pract Res Clin Gastroenterol. 2003; 17(4):613-23.
14. Costa MZG, Guarita DR, Ono-Nita SK, Nogueira JA, Nita ME, Paranaguá-Vezozzo DC et al. CFTR polymorphisms in patients with alcoholic chronic pancreatitis. Pancreatology. 2009; 9:173-81.
15. Cohn JA, Mitchell RM, Jowell PS. The role of cystic fibrosis gene mutations in determining susceptibility to chronic pancreatitis. Gastroenterol Clin N Am. 2004; 33:817-21.
16. Bruno MJ. Current insights into the pathogenesis of acute and chronic pancreatitis. Scand J Gastroenterol. 2001; 36(Suppl 234):103-8.
17. Truninger K, Ammann RW, Blum HE, Witt H. Genetic aspects of chronic pancreatitis: insights into aetiopathogenesis and clinical implications. Swiss Med Wkly. 2001; 131:565-74.
18. Gaia E, Salacone P, Gallo M, Promis GG, Brusco ABC, Carlo A. Germline mutations in CFTR and PSTI genes in chronic pancreatitis patients. Dig Dis Sci. 2002; 47(11):2416-21.
19. Haber PS, Norris MD, Apte MV, Rodgers SC, Norton ID, Pirola RC et al. Alcoholic pancreatitis and polymorphisms of the variable length polythymidine tract in the cystis fibrosis gene. Alcohol Clin Exp Res. 1999; 23(3):509-12.
20. Kimura S, Okabayashi Y, Inushima K, Yutsudo Y, Kasuga M. Polymorphism of cystic fibrosis gene in japanese patients with chronic pancreatitis. Dig Dis Sci. 2000; 45(10):2007-12.
21. Sharer N, Schwarz M, Malone G, Howarth A, Painter J, Super M et al. Mutations of the cystic fibrosis gene in patients with chronic pancreatitis. N England J Med. 1998; 339(10):645-52.
22. Truninger K, Malik N, Ammann RW, Muelhaupt B, Seifert B, Müller HJ et al. Mutations of the cystic fibrosis gene in patients with chronic pancreatitis. Amer J Gastroenterol. 2001; 96(9):2658-61.
23. Guarita DR, Felga GEG, Pedroso MRA, Mott CB. Doenças pancreáticas. In: Martins MA, Carrilho FJ, Alves VAF, Castilho EA, Cerri GG, Wen CL (eds.). Clínica Médica. Barueri: Manole, 2009. p.132-49.
24. Gupta V, Toskes PP. Diagnosis and management of chronic pancreatitis. Postgrad Med J. 2005; 81:491-7.
25. Naruse S, Ishiguro H, Ko SB, Yoshikawa T, Yamamoto T, Yamamoto A et al. Fecal pancreatic elastase: a reproducible marker for severe exocrine pancreatic insufficiency. J Gastroenterol. 2006; 41:901-8.
26. DiMagno MJ, DiMagno EP. Chronic pancreatitis. Curr Opin Gastroenterol. 2006; 22:487-97.
27. van Esch AA, Wilder-Smith OH, Jansen JB, van Goor H, Drenth JP. Pharmacological management of pain in chronic pancreatitis. Dig Liv Dis. 2006; 38:518-26.
28. Forsmark CE, Liddle RA. The chalenging task of treating painful chronic pancreatitis. Gastroenterology. 2012; 143:533-5.
29. Olesen SS, Bouwense SA, Wilder-Smith OH, van Goor H, Drewes AM. Pregabalin reduces pain in patients with chronic pancreatitis in a randomized, controlled trial. Gastroenterology. 2011; 141(2):536-43.
30. Olesen SS, Juel J, Graversen C, Kolesnikov Y, Wilder-Smith OHG, Drewes AM. Pharmacological pain management in chronic pancreatitis. World J Gastroenterol. 2013; 19(42):7292-301.
31. Zhou D, Wang W, Cheng X, Wei J, Zheng S. Antioxidant therapy for patients with chronic pancreatitis: a systematic review and meta-analysis. Clin Nutr. 2015 Aug;34(4):627-34.
32. Winstead NS, Wilcox CM. Clinical trials of pancreatic enzyme replacement for painful chronic pancreatitis: a review. Pancreatology. 2009; 9(4):344-50.
33. Cunha JEM, Penteado S, Jukemura J, Machado MCC, Bacchella T. Surgical and interventional treatment of chronic pancreatitis. Pancreatology. 2004;4:540-50.
34. Ahmed Ali U, Pahlplatz JM, Nealon WH, van Goor H, Gooszen HG, Boermeester MA. Endoscopic or surgical intervention for painful obstructive chronic pancreatitis. Cochrane Database Syst Rev. 2012 Jan 18; 1:CD007884. Review.
35. Seven G, Schreiner MA, Ross AS, Lin OS, Gluck M, Gan SI et al. Long-term outcomes associated with pancreatic extracorporeal shock wave lithotripsy for chronic calcific pancreatitis. Gastrointest Endosc. 2012; 75:997-1004.
36. Cahen DL, Gouma DJ, Laramée P, Nio Y, Rauws EA, Boermeester MA et al. Long-term outcomes of endoscopic vs surgical drainage of the pancreatic duct in patients with chronic pancreatitis. Gastroenterology. 2011; 141(5):1690-5.

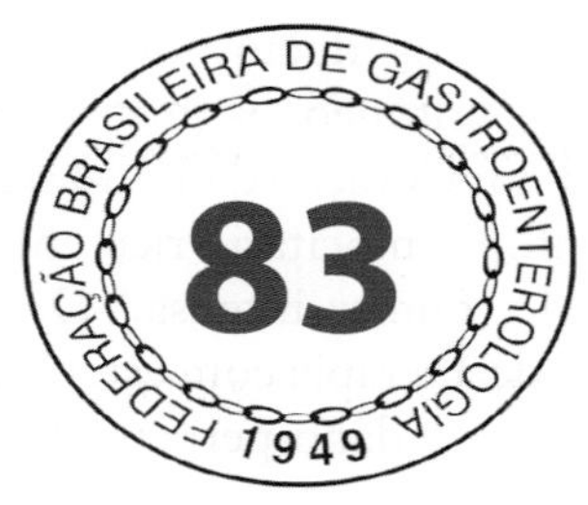

PANCREATITE AUTOIMUNE

José Galvão-Alves
Marta Carvalho Galvão
Andréa de Faria Mendes
Felipe Maia da Rosa

INTRODUÇÃO

Embora referida por Sarles et al.[1] em 1961, foi somente em 1995 que a doença pancreática crônica de etiologia indeterminada, cujo componente fibroinflamatório é rico em células linfoplasmocitárias, foi denominada por Yoshida et al.[2] pancreatite autoimune (PAI), adquirindo finalmente identidade própria e terminologia mundialmente aceita.

Em 2006, Chari, da Divisão de Gastroenterologia e Hepatologia da Mayo Clinic,[3] definiu a pancreatite autoimune como "doença fibroinflamatória sistêmica, que afeta não somente o pâncreas, mas também outros órgãos, incluindo ductos biliares, glândulas salivares, retroperitônio e nódulos linfáticos. Os órgãos afetados têm um infiltrado linfoplasmocitário rico em células positivas para IgG4 e este processo inflamatório responde à corticoterapia". Pancreatite autoimune é uma doença infrequente, vista e descrita inicialmente no Japão, porém, sua incidência tem aumentado no Ocidente.

Estudos recentes[4,5] classificam a pancreatite autoimune em dois subtipos, de acordo com características histopatológicas e fenótipo clínico. Dentro desse contexto, definem-se a pancreatite esclerosante linfoplasmocitária (Tipo I) e a pancreatite ducto-central idiopática, ou pancreatite com lesão granulocítica (Tipo II). Embora ambas se apresentem clinicamente indistinguíveis, são distintas quanto à demografia, à sorologia, ao envolvimento de outros órgãos e à recidiva. Enquanto a pancreatite linfoplasmocitária está associada a elevações nos títulos de autoanticorpos inespecíficos e IgG4, a forma idiopática não se relaciona com marcadores sorológicos definitivos.

Essa definição atual parece mais abrangente e coloca a PAI no contexto de um grupo de condições que podem se manifestar de forma isolada no pâncreas ou sistemicamente.[6]

A distinção entre a pancreatite autoimune e as demais pancreatopatias, em especial a PC alcoólica, malignidade do pâncreas e das vias biliares, é fundamental, visto que quando a etiologia é autoimune a terapia medicamentosa, se iniciada em tempo hábil, é capaz de reverter as alterações morfológicas e funcionais desencadeadas pela doença.

DEFINIÇÃO

A pancreatite autoimune é uma entidade caracterizada por um processo inflamatório autoimune, no qual há um proeminente infiltrado linfocitário associado à fibrose do pâncreas, causando disfunção orgânica. Nas últimas quatro décadas várias descrições morfológicas foram propostas para caracterizar a doença: pancreatite crônica não alcoólica ducto destrutiva, pancreatite esclerosante linfoplasmocitária com colangite, pancreatite crônica esclerosante, pancreatite pseudotumoral e pancreatite crônica ducto estenosante. Recentemente, o termo pancreatite autoimune tornou-se largamente aceito, embora aparentemente a pancreatite autoimune seja uma doença heterogênea.

Segundo consenso japonês de 2010,[7] a pancreatite autoimune é definida como uma forma única de pancreatite que apresenta o envolvimento de mecanismos autoimunes como hipergamaglobulinemia, elevação dos níveis séricos de IgG, principalmente IgG4, ou presença de autoanticorpos e uma resposta eficaz a terapia com corticosteroides.

O termo pancreatite autoimune compreende dois subtipos: tipo 1 e tipo 2. A PAI tipo 1 é a manifestação pancreática de uma doença sistêmica fibroinflamatória – a doença sistêmica IgG4 associada. A PAI tipo 2 constitui um distúrbio específico do pâncreas (Tabela 83.1).[8]

A doença sistêmica IgG4 (DS IgG4) é uma condição fibroinflamatória que afeta múltiplos órgãos, principalmente o pâncreas, os ductos biliares, as glândulas salivares, o retroperitôneo, os rins e os linfonodos. É caracterizada por elevação da IgG4 sérica e um denso infiltrado linfoplasmocitário rico em células positivas para IgG4 e fibrose intensa.[8] O processo inflamatório responde à terapia com esteroides, embora a fibrose possa levar a dano permanente do órgão.

As manifestações da DS-IgG4 em órgãos individuais têm diferentes denominações (Quadro 83.1).[8,9]

O diagnóstico da pancreatite IgG4 associada normalmente é feito com base em critérios clínicos, laboratoriais, de imagem e características histológicas. Esses critérios foram submetidos a várias mudanças e variam de um continente para outro. No entanto, o diagnóstico é quase sempre baseado no achado de aumento no número de células IgG4 positivas associado a achados histológicos. A resposta aos corticosteroides pode ajudar a estabelecer o diagnóstico quando amostras de tecidos não estão disponíveis (Quadro 83.2).[10]

Tabela 83.1 – Diferenças entre PAI tipo 1 e tipo 2

		Tipo 1 (N = 78)	Tipo 2 (N = 19)	p valor
Idade (anos) ± DP		61,8 ± 14,2	47,7 ± 18,8	< 0,0001
Gênero (M/F)		60/18	14/5	0,48
Apresentação (PA/outros)		12/66	6/13	0,18
Imagem				0,049
	Edema difuso	31 (40%)	3 (16%)	
	Outras características	47 (60%)	16 (84%)	
Elevação IgG4 (> 140 mg/dL)		47/59 (80%)	1/6 (17%)	0,004
Envolvimento de outros órgãos		47 (60%)	0	<0,0001
Doença inflamatória intestinal		5 (6%)	3 (16%)	0,37

Fonte: Chari et al., 2010.[8]

Quadro 83.1 – Denominação da DS-IgG4 nos diversos órgãos

Pâncreas	▪ Pancreatite autoimune
Ductos biliares	▪ Colangite associada a IgG4
Glândulas salivares	▪ Sialoadenite esclerosante crônica ▪ Tumor de Kuttner ▪ Doença de Mikulicz (exocrinopatia plasmática associada a IgG4)
Retroperitônio	▪ Periaortite crônica ▪ Fibrose retroperitoneal idiopática
Rins	▪ Nefropatia na DS-IgG4
Órbita	▪ Pseudolinfoma associado a IgG4

Quadro 83.2 – Critérios definidores de PAI – Mayo Clinic
Cinco características cardinais de PAI (HISORt)
▪ **H**istologia – Pancreatite esclerosante linfoplasmocitária e células IgG4 + ▪ **I**magem – Típica: (50%) – aumento glandular tipo salsicha, ganho tardio – Indeterminada: aumento glandular focal, "normal" – Atípica: massa de baixa densidade/Wirsung dilatado ▪ **S**orologia – IgG4 sérica elevada (75%) ▪ **O**utros órgãos envolvidos – Especialmente estenoses biliares, fibrose retroperitoneal, envolvimento glândulas salivares (50 a 67%) ▪ **R**esposta à **t**erapia com esteroides (≈ 100%)

Fonte: adaptado de Chari et al., 2006.[10]

EPIDEMIOLOGIA

A pancreatite autoimune é uma desordem rara. Estudos japoneses apontam uma prevalência de 0,82/100.000.[11] Apesar do aumento no número de relatos de PAI na literatura médica nos últimos dez anos, o número total de pacientes ainda permanece pequeno, e as reais prevalência e incidência são indeterminadas. Três séries reportaram a prevalência da pancreatite autoimune entre 5 e 6% de todos os pacientes com pancreatite crônica. De acordo com a única série dos Estados Unidos, 11% dos pacientes com pancreatite crônica receberam o diagnóstico de pancreatite autoimune baseado nos achados histológicos. Os estigmas clínicos ou bioquímicos de autoimunidade estão presentes em 40% dos pacientes com pancreatite idiopática. A PAI ocorre em ambos os sexos, mas é duas vezes mais comum em homens do que em mulheres e acomete uma larga faixa etária, embora seja mais prevalente acima de 50 anos.[12-15]

DIAGNÓSTICO

As características clínicas da pancreatite autoimune são inespecíficas e assemelham-se às demais pancreatopatias, inclusive tumores pancreáticos, porém, a dor abdominal intensa e a apresentação sob a forma de pancreatite aguda grave são incomuns. Alguns pacientes evoluem de modo assintomático, sendo a forma de apresentação mais característica a icterícia indolor em decorrência de obstrução do ducto biliar comum em sua porção intrapancreática, pelo processo inflamatório periductal. Em uma revisão de casos internacional, após o diagnóstico de PAI em 731 pacientes, observou-se que a icterícia obstrutiva era o sinal clínico mais comum. Estava presente em 75% dos pacientes do tipo 1 e em 50% do tipo 2.[16] Em nossa experiência pessoal com 13 pacientes, observou-se icterícia em apenas 2 deles.

Determinar se coexistem outras doenças autoimunes, conforme citado anteriormente, é fundamental, considerando que alguns autores propõem que essa associação ocorra em até 50% dos pacientes.[15]

Várias lesões extrapancreáticas são relatadas como associadas a PAI tipo 1 e dentre estas há uma relação próxima com lesão nas glândulas salivares e lacrimais, linfadenopatia hilar, pneumonite intersticial, fibrose retroperitoneal e nefrite tubulointersticial.

As lesões extrapancreáticas podem aparecer sincrônica ou metacronicamente com as lesões pancreáticas, compartilhando a mesma condição patológica e demonstrando resposta favorável à terapia com corticosteroide. Essas características indicam uma base fisiopatológica comum.[17]

Pancreatite autoimune é frequentemente associada à disfunção exócrina e endócrina do pâncreas (diabete melito tipo 3c), sendo o índice de ocorrência de cerca 80 a 70%, respectivamente. A patogênese da disfunção exócrina consiste na diminuição da secreção das enzimas pancreáticas associadas ao pronunciado colapso das células acinares causado pela infiltração de plasmócitos e fibrose e à obstrução do fluxo do suco pancreático, resultantes do infiltrado inflamatório ao redor dos ductos pancreáticos, com consequente estreitamento destes. Diferentemente, o mecanismo patogênico do diabete melito é afetado pelos seguintes transtornos: obstrução do fluxo sanguíneo das glândulas endócrinas (ilhotas de Langerhans) associado com a fibrose e dano às ilhotas devido à propagação da inflamação. Entretanto, futuros estudos serão necessários (Tabela 83.2).[15]

Tabela 83.2 – PAI – lesões extrapancreáticas 38 pacientes (M = 23/F = 15); idade média – 60 anos		
Diabete melito	19	50%
Colangite esclerosante	10	26%
Artrite reumatoide	6	23%
Sialoadenite esclerosante	5	16%
Fibrose retroperitoneal	4	11%
Tireoidite crônica	2	5%

Fonte: Chari et al., 2006.[10]

Critérios clinicopatológicos têm sido propostos para o diagnóstico da pancreatite autoimune e incluem:

- níveis plasmáticos elevados de IgG, em especial IgG4 e gamaglobulina;
- anticorpo antinuclear positivo;
- aumento difuso do pâncreas (visto em método de imagem);
- estreitamento difuso irregular do Wirsung à colangiopancreatografia endoscópica retrógrada (CPER);
- alterações fibróticas com infiltrado linfoplasmocitário à histopatologia e resposta satisfatória à corticoterapia.[6]

Quadro 83.3 – Sintomas clínicos e alterações laboratoriais da PAI
Sintomas clínicos
▪ Sintomas abdominais discretos
▪ Icterícia obstrutiva
▪ Outras doenças associadas
Alterações laboratoriais
▪ Enzimas pancreáticas elevadas
▪ Enzimas biliares
▪ Hipergamaglobulinemia
▪ IgG4 elevada
▪ ANA e outros

Embora não haja um marcador bioquímico específico da doença, elevações séricas das enzimas pancreáticas e biliares e a bilirrubina são comumente observadas na pancreatite autoimune. Níveis séricos de IgG4 têm alto valor diagnóstico com momento sorológico único entre todos os disponíveis, porém, não é específico da doença. A combinação de anticorpos não específicos tais como IgG sérico, anticorpo antinuclear (FAN), ou fator reumatoide, mostra sensibilidade e especificidade equivalente ao IgG4.[6,18] Alguns relatos[19] têm demonstrado alta frequência da presença de autoanticorpos, como antianidrase carbônica II e antilactoferrina, em pacientes com PAI, embora geralmente eles não possam ser testados por indisponibilidade.

Ressalta-se a importância do aumento do nível sérico de IgG4 como um método de alto valor diagnóstico, pois, quando acima de 140 mg/dL, apresenta sensibilidade de 76% e especificidade de 93% no diagnóstico de PAI do tipo1 (Quadro 83.3).[20]

Como método de avaliação inicial, a ultrassonografia abdominal pode apresentar aumento de baixa ecogenicidade local ou difuso do pâncreas. Um pâncreas aumentado difusamente é chamado de "pâncreas em salsicha".[21,22]

À CPER observa-se, caracteristicamente na pancreatite autoimune, o estreitamento difuso irregular do ducto pancreático principal, que pode estar associado à estenose do ducto biliar, alteração que é reversível após a corticoterapia.[23,24]

Histologicamente, verifica-se que a estenose ductal se deve a intenso infiltrado celular linfoplasmocitário periductal, composto predominantemente por linfócitos do tipo T. Acomete ductos de médio e grande calibre, sendo o Wirsung o principal envolvido. O processo inflamatório ocasiona a fibrose periductal com consequente obliteração e, ocasionalmente, destruição completa do ducto (Quadro 83.4).[24] Observa-se também fibrose do tecido acinar a montante da lesão ductal. É fundamental determinar se tais lesões estão presentes, já que na PC alcoólica elas não ocorrem, permitindo, assim, o diagnóstico diferencial entre essas duas entidades clínicas. Além disso, observam-se infiltrados de células plasmáticas IgG4 positivas nas lesões, no entanto, não há consenso estabelecido de quantos ou qual percentual de

Quadro 83.4 – Histopatologia da PAI

- Alterações fibróticas
- Infiltração de linfócitos e plasmócitos
  - ↑ em torno do ducto pancreático
- Atrofia acinar
- Flebite obliterante
  - em torno do pâncreas
  - veia porta

plasmócitos IgG4 positivos devem ser observados para o diagnóstico da PAI.

Alguns estudos foram realizados para pesquisar a possibilidade de distinguir, por meio de métodos de imagem, a pancreatite autoimune (PAI) de outras pancreatopatias que se assemelhem clinicamente a ela. Procacci et al. descreveram que a sensibilidade e a especificidade da tomografia computadorizada do abdome no diagnóstico da pancreatite autoimune são de 86 e 95%, respectivamente.[21,22] Os valores preditivos positivos e negativos do método são de, respectivamente, 89 e 93%. Concluiu-se que o diagnóstico correto foi alcançado em 92,5% dos 27 pacientes estudados e, portanto, considera-se a TC abdominal o método de imagem de escolha na avaliação do pâncreas e no diagnóstico da pancreatite autoimune, para diferenciá-la das outras formas de doença pancreática (Figura 83.1). As alterações visibilizadas na TC são altamente sugestivas de pancreatite autoimune (Quadro 83.5). Observa-se aumento difuso do pâncreas, que se encontra hipodenso quando comparado ao fígado e ao baço. Na fase tardia da captação do contraste, visibiliza-se a imagem típica de uma área hipodensa com hipercaptação periférica, localizada em torno do pâncreas. A essa imagem com aspecto típico dá-se o nome de captação em anel, e deve corresponder ao processo fibroinflamatório que acomete os tecidos peripancreáticos, e aos quais os autores conferem uma especificidade na doença.

Com o advento da ecoendoscopia, tem-se evoluído nas biópsias não cirúrgicas do pâncreas, e isso certamente possibilitará diagnosticar e estudar as pancreatites autoimunes de forma mais adequada.

Pacientes submetidos ao Pet-Scan na PAI apresentam acumulação de Ga-67 (gálio) e FDG (fluorine-18) no pâncreas e nas lesões extrapancreáticas, que desaparecem rapidamente após tratamento com esteroide, podendo ser utilizado no diagnóstico da doença. Um dos grandes dilemas é o diagnóstico diferencial com massa neoplásica.[25]

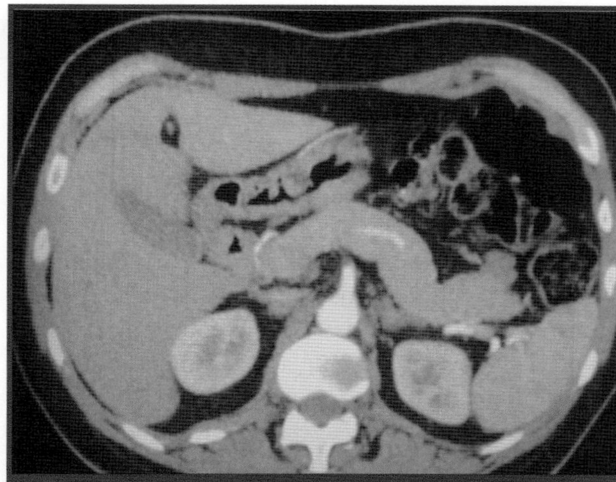

Figura 83.1 – Tomografia computadorizada de abdome evidenciando pâncreas difusamente aumentado em aspecto de *sausage-like.*

Quadro 83.5 – Imagem pancreática da PAI

- Pâncreas difusamente aumentado
  - *sausage-like*
  - cápsula anelar
- Estreitamento segmentar ou difuso (ducto pancreático principal)

TERAPÊUTICA[3,6,7]

A terapia esteroide parece ser um tratamento-padrão para a pancreatite autoimune, conforme demostra um estudo retrospectivo japonês em que 98 a 100% dos 563 pacientes com PAI apresentaram resposta terapêutica em 12 semanas e apenas 21% apresentaram uma resposta incompleta.[26]

As indicações para tratamento com esteroides nesses pacientes são sintomas como icterícia obstrutiva, dor abdominal, dor nas costas e a presença de lesões sintomáticas extrapancreáticas. Antes da terapia com esteroides, pacientes com icterícia obstrutiva devem ser submetidos à drenagem biliar, e a glicemia deve ser controlada em pacientes com diabete melito. A dose inicial recomendada de prednisolona para indução da remissão é de 0,6 mg/kg/dia, que deve ser administrada por 2 a 4 semanas, sendo diminuída em 5 mg a cada 1 a 2 semanas, com base nas manifestações clínicas, exames bioquímicos do sangue (como enzimas pancreáticas e níveis de IgG4), e repetidos achados de imagem (USG, TC, CPRM, CPRE etc.). A dose é reduzida para uma dose de manutenção (2,5 a 5 mg/dia) durante um período de 2 a 3 meses. Outro esquema proposto na literatura é prednisona 40 mg por 4 semanas, com redução gradual para 5 mg por semana até completar 11 semanas. Espera-se uma boa resposta entre a 2ª e 4ª semanas de tratamento.[27] Esse tratamento parece ser o mais prático e adequado.

A terapia esteroide deve ser interrompida com base na atividade da doença em cada caso. A readministração de esteroides é eficaz para tratar recidivas PAI. Naqueles em que a recorrência se dá após dois esquemas completos de corticosteroides, optou-se pela introdução de agentes imunomoduladores (azatioprina, 6-mercaptopurina), a exemplo do que se costuma adotar na hepatite autoimune.[6]

O prognóstico da PAI parece ser bom em curto prazo com a terapia esteroide. Não está claro se os resultados em longo prazo são bons, pois há muitos fatores desconhecidos, como recaídas, disfunção pancreática exócrina e endócrina e malignidade associada.[28]

CONSIDERAÇÕES FINAIS

A pancreatite autoimune corresponde a uma pancreatopatia fibroinflamatória rara em que pode ser tratada e "curada" por meio de medicamentos, diferenciando-se das demais formas de pancreatite pelos aspectos clínicos, laboratoriais e histopatológicos. Em pacientes com quadro de dor abdominal de pequena intensidade, icterícia obstrutiva com massa na cabeça do pâncreas, ausência de fatores etiológicos para pancreatite aguda ou pancreatite crônica, deve-se investigar a possibilidade de PAI.

REFERÊNCIAS

1. Sarles H, Sarles JC, Muratore R. Chronic inflammatory sclerosis of the pancreas: an autonomous pancreatic disease? Am J Dig Dis. 1961; 6:688-98.
2. Yoshida K, Toki F, Takeuchi T, Watanabe S, Shiratori K, Hayashi N. Chronic pancreatitis caused by an autoimmune abnormality. Proposal of the concept of autoimmune pancreatitis. Dig Dis Sci. 1995; 40:1561-8.
3. Chari ST, Hart PA. Autoimmune pancreatitis. American Society for Gastrointestinal Endosc. 2013; 3(4):1-15.
4. Notohara K, Burgart LJ, Yadav D, Chari S, Smyrk TC. Idiopathic chronic pancreatitis with periductal lymphoplasmacytic infiltration: clinicopathologic features of 35 cases. Am J Surg Pathol. 2003; 27:1119-27.
5. Park DH, Kim MH, Chari ST. Recent advances in autoimmune pancreatitis. Gut. 2009; 58:1680-9.
6. Al Zahrani H, Kyoung Kim T, Khalili K, Vlachou P, Yu H, Jang HJ. IgG4-related disease in the abdomen: a great mimicker. Semin Ultrasound CTMRI. 2014; 35:240-54.
7. Okasaki K, Kawa S, Kamisawa T, Shimosegawa T, Tanaka M. Japanese consensus guidelines for management of autoimmune pancreatitis: I. Concept and diagnosis of autoimmune pancreatitis. J Gastroenterol. 2010; 45:249-65.
8. Chari ST, Kloeppel G, Zhang L, Notohara K, Lerch MM, Shimosegawa T. Histopathologic and clinical subtypes of autoimmune pancreatitis: The Honolulu Consensus Document. Pancreas. 2010; 39:549-54.
9. Saeki T, Saito A, Hiura T, Yamazaki H, Emura I, Ueno M et al. Limphoplasmacytic infiltration of multiple organs with immunoreactivity for IgG4: IgG4 – related systemic disease. Intern Med. 2006; 45:163-7.
10. Chari ST, Smyrk TC, Levy MJ, Topazian MD, Takahashi N, Zhang L et al. Diagnosis of autoimmune pancreatitis: The mayo clinic experience. Clin Gastroenterol Hepatol. 2006; 4:1010-6.
11. Nishimori I, Tamakoshi A, Otsuki M. Prevalence of autoimmune pancreatitis in Japan from a nationwide survey in 2002. Gastroenterol. 2007; 42(Suppl 18):6-8.
12. Etemad B, Whitcomb DC. Chronic pancreatitis: Diagnosis, classification, and new genetic developments. Gastroenterol. 2001; 120:686-707.
13. Finkelberg DL, Sahani D, Deshpande V, Brugge WR. Autoimmune pancreatitis. New Eng J Med. 2006; 355(25):2670-6.
14. Krasinskas AM, Raina A, Khalid A, Tublin M, Yadav D. Autoimmune pancreatitis. Gastroenterol Clin N Am. 2007; 36:239-57.
15. Shimosegawa T, Chan ST, Frulloni L. International consensus diagnostic criteria for autoimmune pancreatitis. Guidelines of the International Association of Pancreatology. Pancreas. 2011; 40:352-8.
16. Kamisawa T, Chari ST, Giday SA, Kim MH, Chung JB, Lee KT et al. Clinical profile of autoimune pancreatitis and its histological subtypes: an international multicenter survey. Pancreas. 2011; 40:809-14.
17. Yasufumi Masaki, Nozomu Kurose, Hisanore Umehara. IgG4 – Related disease: a novel lymphoproliferative disorder discovered and estabilished in Japan in the 21th century. J Clin Exp Hematopathol. 2011; 51(1).
18. Sah RP, Chari ST. Serologic issues in IgG4-related systemic disease and autoimmune pancreatitis. Curr Opin Rheumatol. 2011; 23(1):108-13.
19. Kim KP1, Kim MH, Song MH, Lee SS, Seo DW, Lee SK et al. Autoimmune chronic pancreatitis. Am J Gastroenterol. 2004; 99:1605-16.
20. Ghazale A, Chari ST, Smyrk TC, Levy MJ, Topazian MD, Takahashi N et al. Value of serum IgG4 in the diagnosis of autoimmune pancreatitis and in distinguishing it from pancreatic cancer. Am J Gastroenterol. 2007; 102:1646-53.
21. Procacci C, Carbognin G, Biasiutti C, Frulloni L, Bicego E, Spoto E et al. Autoimmune pancreatitis: possibilities of CT characterization. Pancreatology. 2001; 1:246-53.
22. Church NI, Pereira SP, Deheragoda MG, Sandanayake N, Amin Z, Lees WR et al. Autoimmune pancreatitis: clinical and radiological fratures and objective response to steroid therapy in a UK serica. Am J Gastroenterol. 2007; 102:241725.
23. Deshpande V, Gupta R, Sainani N, Sahani DV, Virk R, Ferrone C et al. Subclassification of autoimmune pancreatitis:

a histologic classification with clinical significance. Am J Surg Pathol Jan. 2011; 35(1):26-35.

24. Notohara K, Burgart LJ, Yadav D, Chari S, Smyrk TC. Idiopathic chronic pancreatitis with periductal lymphoplasmacytic infiltration: clinicopathologic features of 35 cases. Am J Surg Pathol. 2003; 27(8):1119-27.
25. Naitoh I, Nakazawa T, Hayashi K. Clinical differences between mass-forming autoimmune pancreatitis and pancreatic cancer. Scand J Gastroenterol. 2012; 47:607-13.
26. Kamisawa T, Shimosegawa T, Okazaki K, Nishino T, Watanabe H, Kanno A et al. Standard steroid treatment for autoimmune pancreatitis. Gut. 2009; 58:1504-7.
27. Sah RP, Chari ST. Autoimmune pancreatitis: an update on classification, diagnosis, natural history and management. Curr Gastroenterol Rep. 2012; 14:95-105.
28. Hart PA, Kamisawa T, Brugge WR. Long-term outcomes of autoimmune pancreatitis. A multicentre, international analysis. Gut. 2013; 62:1771-6.

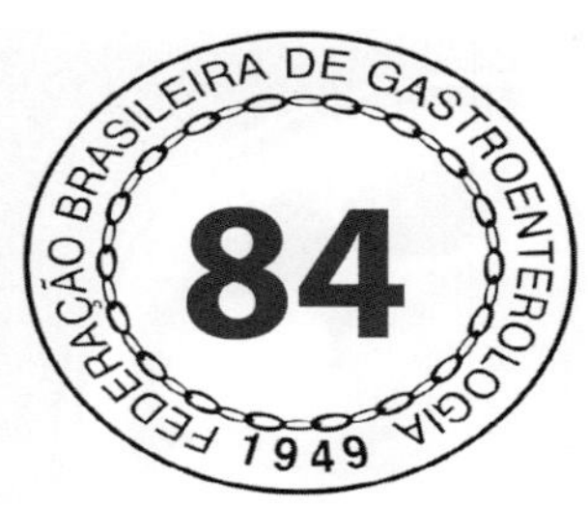

CISTOS PANCREÁTICOS

Marianges Zadrozny Gouvêa da Costa
Guilherme Eduardo Gonçalves Felga
Martha Regina Arcon Pedroso
Dulce Reis Guarita

INTRODUÇÃO

As lesões císticas pancreáticas têm sido detectadas com mais frequência pela maior disponibilidade dos modernos métodos de diagnóstico por imagem. Nas últimas duas décadas, a natureza de muitas destas lesões císticas foi mais bem estudada, ocorrendo progressos no conhecimento de sua patogênese, morfologia e biologia, o que acrescentou ferramentas para melhor escolha da conduta a ser tomada.[1]

Este capítulo tem por objetivo revisar os conceitos atuais, o comportamento clínico e biológico, o diagnóstico diferencial e a abordagem terapêutica dos cistos pancreáticos.

PSEUDOCISTOS

Os pseudocistos pancreático são coleções fluidas, de conteúdo rico em amilase e outras enzimas, circundada por uma parede fibrosa não revestida por epitélio. São causados por trauma ou pela reabsorção de necrose pancreática, após episódio de pancreatite aguda complicada ou pela rotura ductal, secundária ao aumento da pressão intraductal devida a rolhas de proteína, cálculos pancreáticos e estenoses em pancreatites crônicas. Os pseudocistos estão conectados ao sistema ductal, tanto direta como indiretamente, via parênquima pancreático.[2]

Os pseudocistos são mais frequentes na doença pancreática crônica alcoólica (30 a 40% dos pacientes) que na aguda,[2] e historicamente são descritos como as lesões pancreáticas císticas mais comuns. No entanto, com o aumento do número de pequenas lesões assintomáticas detectadas, atualmente os pseudocistos totalizam 14 a 46% dos cistos pancreáticos.[2]

A Classificação de Atlanta, revisada em 2012,[3] subdivide as coleções líquidas relacionadas à inflamação ou trauma em quatro entidades:

1. Coleção líquida aguda peripancreática, que ocorre precocemente na evolução da pancreatite aguda edematosa e não apresenta parede de tecido fibroso ou granulomatoso.
2. Pseudocisto pancreático, uma cavidade com componente líquido e circundada por tecido fibroso ou granulomatoso que evolui como consequência de trauma ou pancreatite.
3. Coleção necrótica aguda, uma coleção com quantidades variáveis de necrose e líquido em paciente com pancreatite necrotizante.
4. Necrose encapsulada, uma coleção madura de necrose pancreática ou peripancreática que desenvolveu uma parede inflamatória bem definida.

O diagnóstico de um pseudocisto agudo pode ser realizado quando a coleção líquida persiste por mais de 4 a 6 semanas e é envolta por uma parede distinta dos tecidos adjacentes.[4]

O quadro clínico do pseudocisto de pâncreas é variável, podendo o paciente ser assintomático ou apresentar complicações. Complicações agudas incluem infecções, rotura e sangramento, e complicações crônicas incluem dificuldade no esvaziamento gástrico por compressão, obstrução biliar e trombose de veia esplênica ou porta, com o desenvolvimento de varizes gástricas.[2]

O histórico do paciente é fundamental, pois quando há diagnóstico prévio de pancreatite a hipótese de pseudocisto pancreático é favorecida.

Todavia, deve-se ter em mente que um cisto neoplásico pode provocar uma reação inflamatória que poderá mimetizar uma pancreatite, tanto aguda como crônica.[5]

A partir da observação de cisto pancreático em exame de imagem, é importante realizar o diagnóstico diferencial do pseudocisto com os cistos neoplásicos para que a conduta seja adequada.[2]

No Quadro 84.1 constam os principais tipos de cistos pancreáticos, e é fundamental a utilização de acurado exame de imagem para a correta avaliação das características da lesão.

A tomografia computadorizada (TC) com cortes finos tem altas sensibilidade (82 a 100%) e especificidade (92 a 94%) para o diagnóstico de um pseudocisto pancreático,[4] que se apresenta como uma coleção fluida arredondada ou oval, na maioria das vezes única e revestida por parede fina ou espessa, homogênea e realçada pelo contraste[6] (Figura 84.1); a relação do pseudocisto com os vasos e a proximidade de artérias pode influir na estratégia terapêutica.[4]

Quadro 84.1 – Tipos de cistos pancreáticos

Cistos relacionados com inflamação ou trauma	Pseudocistos
Cistos neoplásicos	Mucinosos ▪ Cistoadenomas mucinosos ▪ Neoplasias mucinosas papilares intraductais (IPMN) Serosos ▪ Cistoadenomas serosos Transformação cística de neoplasia sólida

Fonte: Basturk et al., 2009.[1]

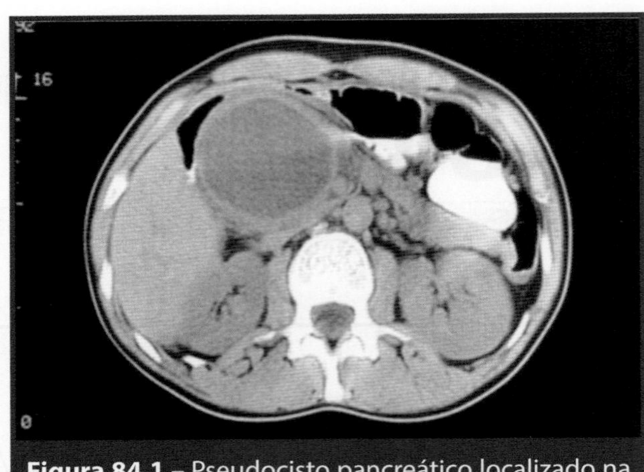

Figura 84.1 – Pseudocisto pancreático localizado na cabeça do pâncreas em imagem de tomografia computadorizada.
Fonte: imagem cedida pelo Departamento de Radiologia da FMUSP.

Na Tabela 84.1,[7] podem ser observadas as principais diferenças entre as lesões císticas pancreáticas encontradas nos exames de imagem.

A ressonância nuclear magnética (RNM) pode ser uma alternativa não invasiva à colangiopancreatografia retrógrada endoscópica (CPRE), quando se pretende avaliar mais detalhadamente a anatomia ductal.[5] É também uma opção se houver contraindicação à TC, como na alergia ao contraste iodado.

A ultrassonografia endoscópica (USE) é o método diagnóstico com melhor sensibilidade para o diagnóstico de lesões císticas menores que 2 cm de diâmetro, pela sua melhor resolução espacial. Além disso, a possibilidade da realização de punção aspirativa por agulha fina do conteúdo líquido pode acrescentar informações ao diagnóstico diferencial[4] (Figuras 84.2 e 84.3; Tabela 84.2).

A maioria dos pseudocistos pancreáticos resolve-se espontaneamente,[8] sendo o tamanho e o tempo do diagnóstico pobres preditores do potencial de resolução ou do risco de complicações. Contudo, cistos maiores geralmente são mais propensos a se tornar sintomáticos ou a causar complicações, estando o tratamento indicado naqueles pacientes sintomáticos ou na presença de complicações (infecção, sangramento, rotura e obstrução biliar ou gastrointestinal).[2,8-10]

Os pseudocistos podem ser tratados por drenagem cirúrgica, endoscópica ou percutânea,[10] sendo esta última reservada para aqueles pacientes de alto risco cirúrgico, com cistos imaturos pós-pancreatite aguda, na maioria das vezes infectados. Complicações desse procedimento incluem infecção relacionada ao

Tabela 84.1 – Características clínicas e radiológicas dos cistos pancreáticos

	Pseudocistos	CAS	CAM	IPMN	Tumor sólido pseudopapilar (transformação cística de neoplasia sólida)
Sexo (F:M)	F < M	1:3 a 4	1:9	1 a 2:1	1:10
Idade em anos	40 a 70	60 a 80	30 a 50	60 a 80	20 a 40
Localização no pâncreas	Qualquer	Cabeça < corpo/cauda	Cabeça < corpo/cauda	Cabeça > corpo/cauda	Qualquer
Aparência radiológica	Doença pancreática concomitante	Múltiplos microcistos/calcificação central	Unilocular/macrocisto multilocular	Policística irregular/dilatação ductal	Massa sólida e cística encapsulada
Achados sugestivos de malignidade	Ausentes	Raríssimos relatos de metástases	> 3 cm, componente sólido	> 3 cm, dilatação ductal, componente sólido	Metástases
Risco de malignização	Ausente	Muito baixo	Moderado	Moderado	Baixo

CAS: cistoadenoma seroso; CAM: cistoadenoma mucinoso; IPMN: neoplasia mucinosa papilar intraductal; F: feminino; M: masculino.
Fonte: Katz et al., 2008.[7]

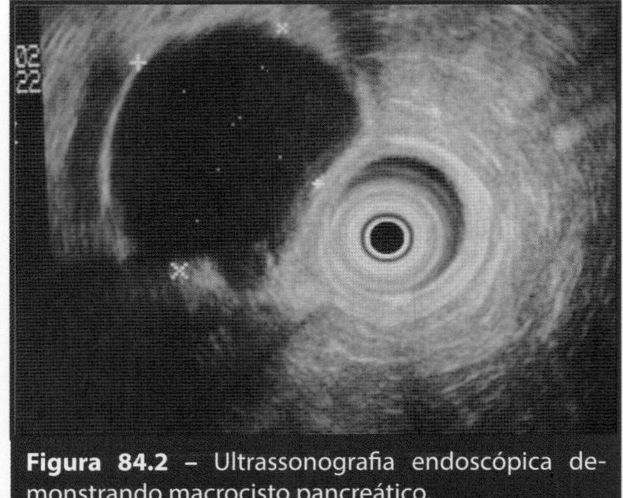

Figura 84.2 – Ultrassonografia endoscópica demonstrando macrocisto pancreático.
Fonte: imagem cedida pelo Serviço de Endoscopia Digestiva do HC-FMUSP.

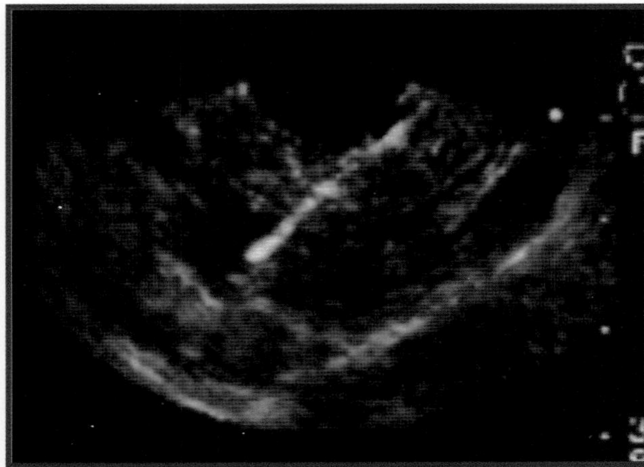

Figura 84.3 – Ultrassonografia endoscópica demonstrando punção aspirativa por agulha coletando amostra do conteúdo de cisto pancreático.
Fonte: imagem cedida pelo Serviço de Endoscopia Digestiva do HC-FMUSP.

Tabela 84.2 – Características encontradas na análise do líquido dos cistos pancreáticos

	Pseudocisto	CAS	CAM	IPMN
Mucina	↓	↓	↑	↑
CEA	↓	↓	↑	↑
Amilase	↑	↓	↓	↓

CAS: cistoadenoma seroso; CAM: cistoadenoma mucinoso; IPMN: neoplasia mucinosa papilar intraductal; CEA: antígeno carcino-embrionário.
Fonte: Katz et al., 2008.[7]

cateter de drenagem, oclusão do cateter, celulite no local de entrada ou sepse.[4]

A drenagem endoscópica tem como objetivo estabelecer comunicação entre a cavidade do pseudocisto e o lúmen gastrointestinal, e o procedimento dependerá da disponibilidade de equipamentos adequados e de equipe treinada. Para permitir a drenagem endoscópica, o pseudocisto deve ser maduro e apresentar uma parede espessa, e não deve distar mais de 1 cm do tubo digestivo; é importante excluir a presença de pseudoaneurisma e de varizes gástricas, antes do procedimento.[4] A utilização da USE detecta a presença de vasos no trajeto do procedimento, além de permitir a drenagem de pseudocistos que não abaulam a parede do tudo digestivo, o que corresponde a cerca da metade dos casos.[10]

A abordagem endoscópica poderá ser transmural ou transpapilar,[4] sendo esta última preferível, por conter menor risco de complicações, como sangramento ou perfuração, apesar de requerer que o pseudocisto se comunique com o ducto pancreático principal, tenha um diâmetro mínimo de cinco centímetros, esteja localizado na cabeça ou no corpo do pâncreas e tenha poucos septos, o que permitirá um esvaziamento adequado.[10]

Não está claro se algum dos métodos de drenagem, endoscópico ou cirúrgico, é superior ao outro, pois faltam estudos prospectivos e randomizados para a definição da melhor abordagem.[5] Revisões de séries de casos sugerem que ambas as modalidades não diferem quanto à frequência de morbidade (13% para tratamento endoscópico e 16% para cirurgia) ou recorrência da lesão (11% para tratamento endoscópico e 10% para cirurgia). No entanto, foram encontradas diferenças nas taxas de mortalidade, favorecendo o procedimento endoscópico com 0,2% contra 2,5% para cirurgia.[11,12]

A drenagem cirúrgica permanece como o principal método utilizado, sendo o procedimento de eleição na presença de pseudocistos complexos, gigantes, maiores que 15 cm, múltiplos ou acompanhados de anormalidades ductais, como estenoses, cálculos e fístulas. Dependendo da topografia e das características da lesão, diferentes técnicas podem ser utilizadas, e estas incluem a cistogastrostomia, a cistoduodenostomia, a cistojejunostomia com reconstrução em Y de Roux, a pancreatojejunostomia lateral e, menos frequentemente, as ressecções.[13-15] Caso haja suspeita de malignidade ou a presença de neoplasia não possa ser excluída, o cisto deve ser ressecado.[2]

NEOPLASIAS CÍSTICAS

As neoplasias císticas mais comuns são o cistoadenoma seroso (CAS), o cistoadenoma mucinoso (CAM) e a neoplasia mucinosa papilar intraductal (IPMN), sendo o teratoma cístico e o carcinoma anaplástico muito pouco encontrados.

Tumores sólidos podem sofrer transformação cística e compreendem desde lesões com alto grau de malignidade, como o adenocarcinoma ductal e as neoplasias neuroendócrinas, até lesões com baixo grau de malignização, como o tumor sólido pseudopapilar.[16]

O tumor sólido pseudopapilar foi descrito pela primeira vez por Frantz, em 1959, e à época recebeu a designação de tumor de Frantz. Em 1996, a Organização Mundial da Saúde (OMS) renomeou essa lesão como tumor sólido pseudopapilar para a Classificação Histológica Internacional dos Tumores do Pâncreas Exócrino.[17] Sabe-se, atualmente, que as cavidades desse tumor não são cistos verdadeiros, por não contarem com revestimento epitelial, representando um processo necrótico e degenerativo que contém sangue e debris. Histologicamente, apresentam arquitetura pseudopapilar,[16] são raros e responsáveis por cerca de 1% das neoplasias pancreáticas. Ocorrem mais comumente em mulheres jovens e apresentam baixo potencial de malignização.[18]

A prevalência de cistos pancreáticos é considerável, chegando a 20% em pesquisa que avaliou exames de RNM, o que coincide com estudos de necrópsias que demonstram a ocorrência de cistos menores de 1 cm, em até um quarto dos casos.[19]

Na maioria das vezes o cisto é um achado incidental de pacientes que realizaram exame de imagem por outros motivos, o que provoca ansiedade no paciente e no médico assistente, dada a preocupação em tratar-se de uma neoplasia maligna potencialmente fatal. No entanto, a baixa prevalência de adenocarcinomas pancreáticos originados de neoplasias mucinosas demonstra que a transformação maligna é um evento muito raro.[20] A Associação Americana de Gastroenterologia sugere interromper o seguimento de cistos inalterados e sem sinais de risco para malignidade após cinco anos de seguimento.[20]

Na Tabela 84.2 constam as características clínicas e radiológicas dos cistos pancreáticos.

CISTOADENOMA SEROSO

Os cistoadenomas serosos são neoplasias benignas originadas das células centroacinares do pâncreas exócrino. São compostos por células epiteliais uniformes, ricas em glicogênio, que caracteristicamente formam inúmeros pequenos cistos, contendo fluido seroso, separados por finos septos (Figura 84.4). Os septos podem coalescer em uma cicatriz central que, quando calcificada, produz sinal patognomônico, visto nos exames de imagem (Figura 84.5). Outros achados típicos são o aspecto em "favo de mel" ou "esponja", porém, podem se apresentar oligocísticos ou como um macrocisto, gerando maior dificuldade para o diagnóstico diferencial.[1,21]

Os cistoadenomas serosos ocorrem com maior frequência em mulheres após a sexta década de vida e, em ⅓ das vezes, localizam-se no corpo ou na cauda do pâncreas (ver Tabela 84.1). São comuns em pacientes com a síndrome de von Hippel Lindau e habitualmente não se comunicam com o sistema ductal, o que permite grande crescimento sem causar sintomas; estes, quando presentes, geralmente decorrem da compressão de estruturas adjacentes, podendo surgir queixas álgicas inespecíficas.[18]

Quando o aspecto ao exame de imagem é típico, evita-se a realização de punção. Porém, na dúvida diagnóstica, a análise do conteúdo do cisto pode auxiliar na diferenciação com lesões mucinosas (ver Tabela 84.2). Os cistoadenomas serosos contêm líquido bastante fluido, geralmente com baixos níveis de CEA, menores que 5 ng/mL, o que contribui para o diagnóstico, já que a citologia tem baixa sensibilidade para a detecção das células epiteliais cuboides ricas em glicogênio.[21]

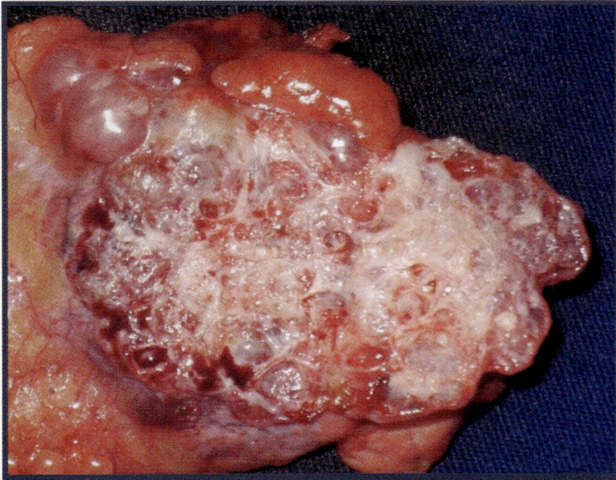

Figura 84.4 – Cistoadenoma seroso: lesão pancreática polimicrocística com cicatriz central pertencente ao mesmo paciente da Figura 84.5.
Fonte: imagem cedida pelo Grupo de Pâncreas e Vias Biliares, Cirurgia do Aparelho Digestivo do HC-FMUSP.

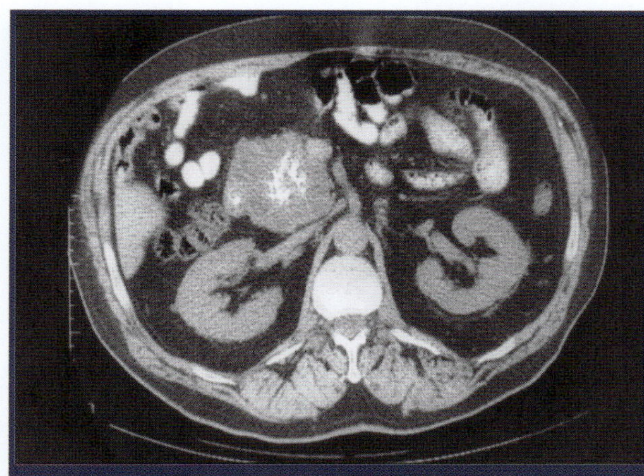

Figura 84.5 – Cistoadenoma seroso com cicatriz central pertencente ao mesmo paciente da Figura 84.4.
Fonte: imagem de tomografia computadorizada cedida pelo Departamento de Radiologia da FMUSP.

Dado o risco de progressão maligna extraordinariamente baixo, a exérese do cistoadenoma seroso somente será necessária na presença de sintomas, de grandes lesões com crescimento rápido e, como já mencionado, se houver dúvida diagnóstica.[9,22] A periodicidade de seguimento não é consenso, podendo ser efetuado acompanhamento a cada 12 ou 24 meses.

CISTOADENOMA MUCINOSO

Os cistoadenomas mucinosos são definidos como lesões císticas septadas de paredes espessas, sem comunicação com o sistema ductal pancreático e que se caracterizam pela presença de estroma do tipo ovariano.

Além de apresentarem estroma morfologicamente similar ao do córtex ovariano, também expressam receptores de estrogênio e progesterona que podem ser detectados por análise imuno-histoquímica.[23] Na maioria das vezes, localizam-se no corpo ou na cauda do pâncreas, podendo ser uniloculares ou divididos por poucos septos, geralmente menos de seis (Figura 84.6).[24]

O epitélio colunar produtor de mucina pode apresentar diferentes graus de atipia, sendo, portanto, consideradas lesões pré-malignas (Figura 84.7).

O espectro patológico foi classificado pela OMS em:

- adenoma (cistoadenoma mucinoso);
- *borderline* (neoplasia cística mucinosa *borderline*);
- maligno (cistoadenocarcinoma mucinoso, invasivo ou não invasivo).[21]

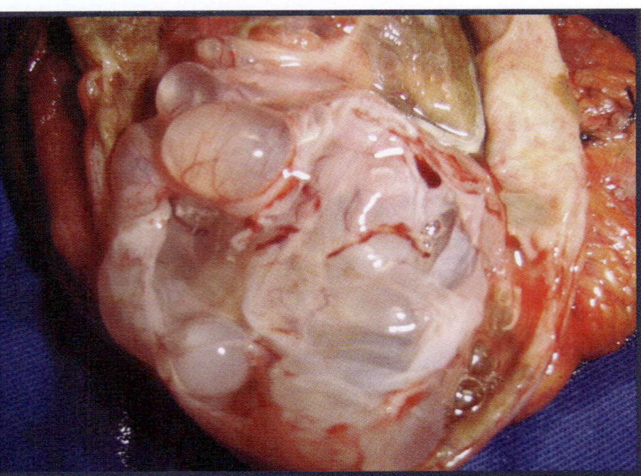

Figura 84.6 – Cistoadenoma mucinoso: lesão pancreática cística septada com conteúdo viscoso pertencente ao mesmo paciente das Figuras 84.7 e 84.8.
Fonte: imagem cedida pelo Grupo de Pâncreas e Vias Biliares, Cirurgia do Aparelho Digestivo do HC-FMUSP.

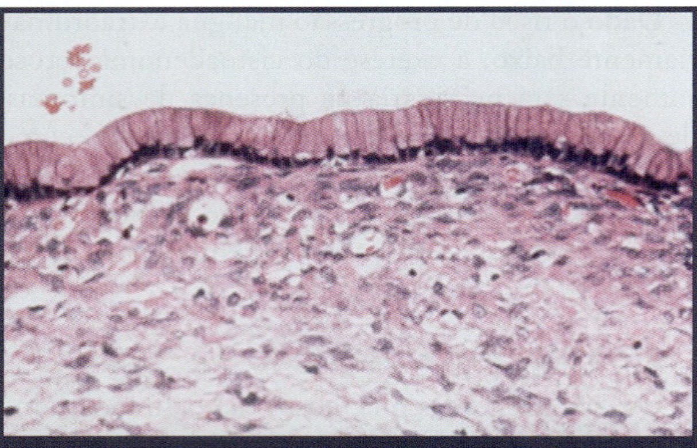

Figura 84.7 – Epitélio colunar de cistoadenoma mucinoso pertencente ao mesmo paciente das Figuras 84.6 e 84.8.
Fonte: Imagem cedida pelo Departamento de Patologia da FMUSP.

Caso haja evidências de nodularidade mural, tamanho maior que 3 cm ou obstrução ductal, estas devem ser interpretadas como sinais de risco para malignidade.[24]

O cistoadenoma mucinoso é mais frequente no sexo feminino, em uma proporção de nove mulheres para cada homem, e a faixa etária acometida é a da perimenopausa[16] (ver Tabela 84.1). Os pacientes podem ser assintomáticos e, quando presentes, as queixas são variáveis e muitas vezes inespecíficas; incluindo-se relatos de dor, desconforto abdominal, emagrecimento, massa abdominal palpável, icterícia, plenitude pós-prandial e vômitos.[21]

O conteúdo mucinoso desses cistos tem maior atenuação que a água quando avaliado pela TC (Figura 84.8) e sinal de variável intensidade à RNM. Somada a isto, a possibilidade de avaliação das características da lesão pelos exames de imagem permite o estabelecimento do diagnóstico na maioria das vezes.[9,24]

A USE, com punção aspirativa por agulha fina, é uma ferramenta útil na avaliação dessas lesões quando há necessidade de complementação da investigação diagnóstica. Além de trazer informações a respeito do aspecto morfológico, a análise do material colhido por punção acrescenta dados a respeito da etiologia do cisto (ver Tabela 84.2) e, eventualmente, demonstra possível risco de malignidade.[25] O conteúdo do cistoadenoma mucinoso é um líquido viscoso com quantidades variáveis de mucina, e a citologia é escassa, o que dificulta o diagnóstico e subestima o grau de atipia (acurácia em torno de 50%). Diante disso, outras variáveis foram estudadas, especialmente os marcadores tumorais – dentre eles, o CEA, que mostrou melhor correlação com o diagnóstico de neoplasia cística mucinosa, na qual níveis maiores de 192 ng/mL têm sensibilidade de 75% e especificidade de 84%, porém, não predizem malignidade.[22]

Por outro lado, a análise do DNA no líquido cístico é promissora, e a presença de grandes quantidades de DNA e o acúmulo de mutações genéticas sugerem malignidade.[26] A mutação *K-ras* confirma a etiologia mucinosa, porém, não confirma a maligni-

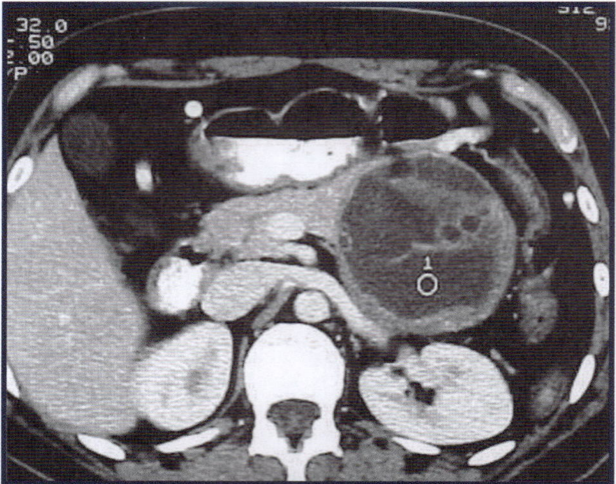

Figura 84.8 – Cistoadenoma mucinoso: massa cística septada na cauda do pâncreas pertencente ao mesmo paciente das Figuras 84.6 e 84.7.
Fonte: imagem de tomografia computadorizada cedida pelo Departamento de Radiologia da FMUSP.

dade. Elevação sérica dos marcadores tumorais CEA e CA-19-9 também sugere lesão maligna.[7]

A biologia das neoplasias císticas mucinosas é semelhante à dos adenomas colônicos, com progressão da atipia para o cistoadenocarcinoma mucinoso.[20] A faixa etária dos pacientes com a neoplasia já em transformação maligna é 15 anos superior à daqueles com neoplasias benignas, o que sugere uma degeneração tempo-dependente[23] e reforça que os cistoadenomas mucinosos não podem ser ignorados.

No entanto, a história natural ainda é pouco conhecida. Assim, possivelmente a abordagem cirúrgica para todos os casos, como recomendada até recentemente, não é necessária. A decisão quanto à conduta deve se basear nas características da lesão e do paciente e na disponibilidade de recursos médico-hospitalares. Pontos a favor do manejo conservador contam para pacientes com idade avançada e com comorbidades; já para cistos pequenos, menores que 3 cm, com paredes finas, sem componente sólido ou sugestivo de invasão e com ausência de mutações genéticas na análise do líquido do cisto, a observação parece ser a conduta mais sensata.

Com base nos organogramas propostos pela Associação Americana de Gastroenterologia[20] e pelo Grupo de Estudos Europeu em Tumores Císticos do Pâncreas[19] a Figura 84.9 foi elaborada como sugestão de abordagem dos cistos pancreáticos.[20,27]

Abordagem mais agressiva é preferida nos pacientes mais jovens, sem comorbidades, com cistos

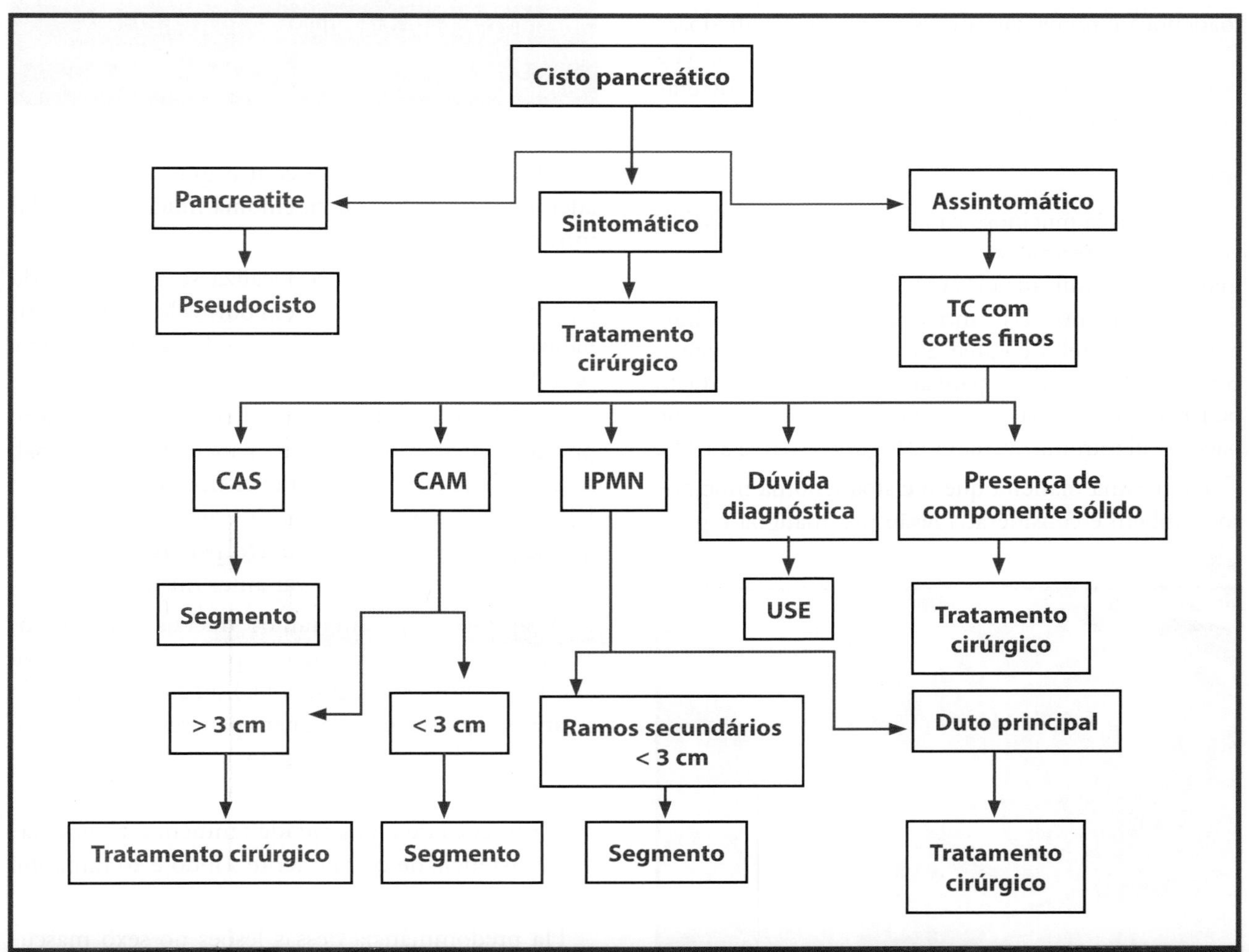

Figura 84.9 – Abordagem de cistos pancreáticos.
CAS: cistoadenoma seroso; CAM: cistoadenoma mucinoso; IPMN: neoplasia mucinosa papilar intraductal; PAAF: punção aspirativa por agulha fina.
** Sinais de risco para malignidade: tamanho do cisto maior do que 3 cm, presença de componente sólido, dilatação do ducto pancreático principal > 6 mm ou elevação dos níveis séricos de CA 19-9.*
Fonte: adaptada de Del Chiaro et al., 2013;[19] Scheiman et al., 2015;[20] Vege et al., 2015.[27]

grandes ou com aspecto sugestivo de malignidade e naqueles sintomáticos.[24]

Quando a opção é pelo tratamento conservador, o seguimento deve ser periódico, estando a maneira (TC, RNM, USE) e os intervalos (semestrais ou anuais) para tal ainda não devidamente estabelecidos.[28-30]

A abordagem cirúrgica mais realizada é a pancreatectomia distal com esplenectomia, já que a maioria das lesões se localiza na cauda do pâncreas. Quando possível, pode-se optar pela enucleação ou por ressecções segmentares do pâncreas. Nos cistos cefálicos, a abordagem preferencial é a duodenopancreatectomia com preservação do piloro. O seguimento de neoplasias císticas mucinosas não invasivas ressecadas não é necessário, pois o tratamento é curativo; ao contrário do que ocorre nos pacientes com cistoadenocarcinoma que devem ser acompanhados.[29] Para aqueles pacientes com alto risco cirúrgico, há a possibilidade da ablação da lesão por injeção de etanol guiada por USE.[30]

IPMN

A neoplasia mucinosa papilar intraductal (IPMN), entidade relativamente recém-reconhecida, foi formalmente classificada pela OMS em 1996.[18] É definida como uma neoplasia intraductal produtora de mucina, com epitélio colunar alto que contém mucina, com ou sem projeções papilares, envolvendo o ducto pancreático principal ou seus ramos secundários e que não possui estroma ovariano[31] (Figuras 84.10 e 84.11).

Da mesma maneira que o cistoadenoma mucinoso, também é considerada lesão pré-maligna e pode

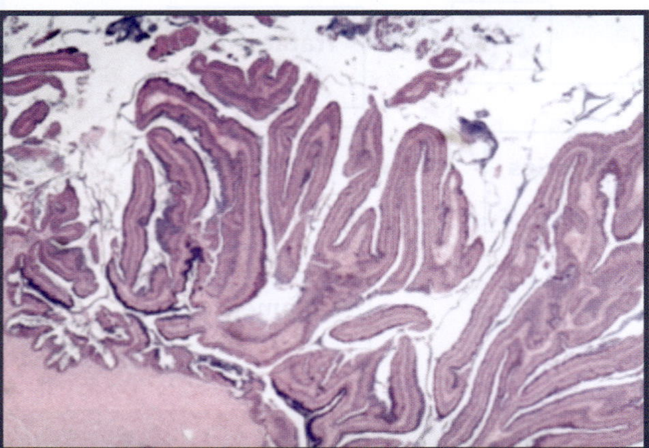

Figura 84.10 – Neoplasia mucinosa papilar intraductal: epitélio colunar alto com projeções papilares, pertencente ao mesmo paciente das Figuras 84.11 e 84.12. *Fonte: imagem cedida pelo Departamento de Patologia da FMUSP.*

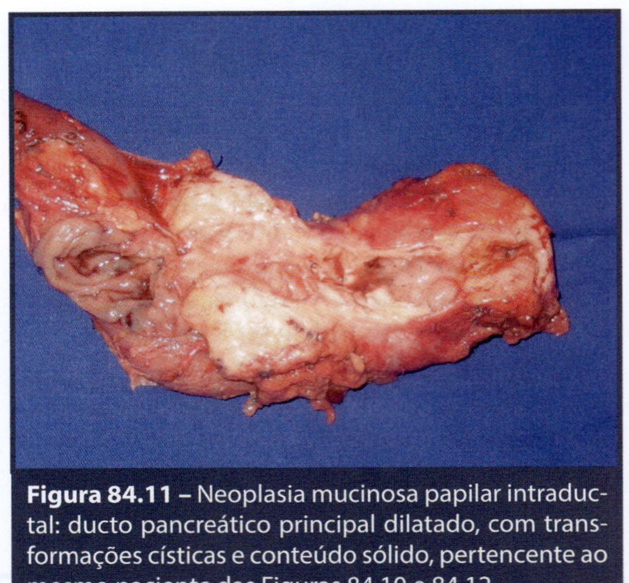

Figura 84.11 – Neoplasia mucinosa papilar intraductal: ducto pancreático principal dilatado, com transformações císticas e conteúdo sólido, pertencente ao mesmo paciente das Figuras 84.10 e 84.12. *Fonte: imagem cedida pelo Grupo de Pâncreas e Vias Biliares, Cirurgia do Aparelho Digestivo do HC-FMUSP.*

ser classificada de acordo com o grau de atipia em adenoma, *borderline* ou carcinoma mucinoso papilar intraductal.[22,31]

A maioria das IPMN localiza-se na cabeça do pâncreas, podendo ocorrer em outros locais e ocasionalmente envolver todo o sistema ductal pancreático, sendo a presença de doença multifocal comum.[21]

O IPMN de ducto pancreático principal puro promove dilatação do ducto pancreático principal, sem que haja um componente cístico, ao passo que o IPMN de ductos secundários é composto por cistos que se comunicam com o ducto pancreático principal. Também pode haver variantes mistas.[20]

A apresentação em ramos ductais secundários evolui com menor frequência para câncer invasivo (11 a 30% dos casos ressecados) quando comparada à variante que acomete o ducto pancreático principal (33 a 60% dos casos ressecados), sendo importante essa distinção para a definição da conduta.[19]

A presença de malignidade também está associada à existência de componente sólido e ao tamanho do cisto.[32]

Há predominância dessas lesões no sexo masculino, e os pacientes geralmente são acometidos após a sexta década de vida (ver Tabela 84.1). A apresentação clínica da IPMN varia, podendo ser assintomática ou manifestar-se com dor abdominal, emagrecimento, má absorção, diabete melito de início recente, icterícia que pode indicar doença invasiva;

além disso, até 20% dos pacientes apresentam antecedentes sugestivos de pancreatite aguda.[7,31]

Muitos exames complementares podem auxiliar na avaliação de pacientes com IPMN, incluindo a TC, a RNM, a USE e a CPRE. Na maioria das vezes, o diagnóstico é feito após uma TC solicitada para a investigação dos sintomas ou mesmo por outras indicações. O achado característico é a dilatação do ducto pancreático principal ou de seus ramos que ocorre pela proliferação de células produtoras de mucina (Figura 84.12); isto pode ocasionar a formação de um único cisto, muitas vezes de difícil diferenciação com as outras etiologias, ou a formação de típico aspecto em cacho de uva.[6]

Há discussão quanto à indicação da CPRE para o diagnóstico, pois ela pode visualizar o abaulamento da ampola de Vater, com saída de mucina pela papila, demonstrar a comunicação da lesão com o ducto pancreático acometido e permitir coleta do material por escovado para a realização de citologia. No entanto, há risco de complicações, e aparentemente não se somam vantagens da CPRE tanto para a detecção da lesão, definição de comunicação ductal, quanto para a predição de malignidade quando comparada à TC com cortes finos ou à RNM.[7]

A USE está indicada quando persiste dúvida diagnóstica, por permitir avaliação morfológica detalhada da lesão, bem como a realização de biópsia aspirativa. Como os resultados da citologia podem não ser conclusivos, a atenção volta-se para a análise bioquímica e de marcadores tumorais (ver Tabela 84.2). Da mesma maneira que nos cistoadenomas mucinosos, também na IPMN o CEA se mostrou o marcador mais acurado para diferenciá-las dos cistos não produtores de mucina, e a utilização de técnicas de biologia molecular pode auxiliar na definição de malignidade.[25]

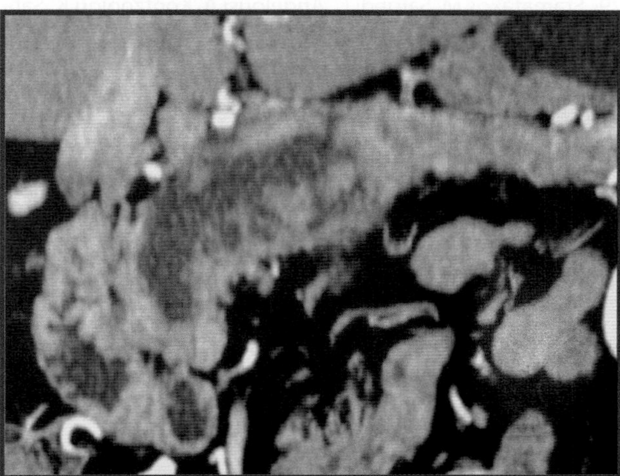

Figura 84.12 – Neoplasia mucinosa papilar intraductal: acentuada dilatação do ducto pancreático principal, com vegetações intraductais, pertencente ao mesmo paciente das Figuras 84.10 e 84.11.
Fonte: imagem de tomografia computadorizada cedida pelo Departamento de Radiologia da FMUSP.

A abordagem dessas lesões ainda é tema controverso, e a conduta está baseada na preocupação quanto ao risco de progressão para carcinoma. As IPMN de ducto pancreático principal, por apresentarem maior risco de progressão para carcinoma, têm indicação de tratamento cirúrgico, especialmente em pacientes com baixo risco cirúrgico.[20]

As lesões localizadas em ramos ductais secundários, assintomáticas, pequenas, menores que 3 cm e sem componente sólido têm menor risco de progressão e, portanto, seu acompanhamento em intervalos semestrais ou anuais é opção aceitável.[21]

A técnica cirúrgica empregada dependerá do local de acometimento da IPMN, sendo que a dilatação difusa do ducto pancreático principal pode ocorrer por obstrução pelo tumor, pela grande produção de mucina ou pelo acometimento difuso do ducto pela neoplasia. Sempre que possível, é preferível realizar pancreatectomias segmentares, complementadas por biópsia de congelação no intraoperatório, com a finalidade de definir a necessidade de ampliação da ressecção ou de pancreatectomia total.[33]

Existe risco de recidiva da neoplasia após o tratamento cirúrgico, exceto para as lesões benignas tratadas por pancreatectomia total. No entanto, esse tipo de abordagem deve ser evitado sempre que possível, haja vista a apreciável dificuldade no controle de suas repercussões, especialmente do diabete melito, fator que interfere negativamente na qualidade de vida dos pacientes.[33]

Para os demais, visto que a IPMN geralmente é uma doença multifocal, o monitoramento é necessário, sem que exista consenso quanto ao modo e aos intervalos do seguimento; a recomendação atual é que o acompanhamento seja anual para as doenças benignas ressecadas e semestral para as malignas.[31]

REFERÊNCIAS

1. Basturk O, Coban I, Adsay NV. Pancreatic cysts: pathologic classification, differential diagnosis, and clinical implications. Arch Pathol Lab Med. 2009; 133:423-38.
2. Habashi S, Draganov PV. Pancreatic pseudocyst. World J Gastroenterol. 2009; 15(1):38-47.

3. Banks PA, Bollen TL, Dervenis C, Gooszen HG, Johnson CD, Sarr MG et al. Classification of acute pancreatitis – 2012: revision of the Atlanta classification and definitions by international consensus. Gut. 2013; 62:102-11.
4. Aghdassi A, Mayerle J, Kraft M, Sielenkämper AW, Heidecke CD, Lerch MM. Diagnosis and treatment of pancreatic pseudocysts in chronic pancreatitis. Pancreas. 2008; 36(2):105-12.
5. Cannon JW, Callery MP, Vollmer Jr CM. Diagnosis and management of pancreatic pseudocysts: what is the evidence? J Am Coll Surg. 2009; 209(3):385-93.
6. Kim YH, Saini S, Sahani D, Hahn PF, Mueller PR, Auh YH. Imaging diagnosis of cystic pancreatic lesions: pseudocyst versus nonpseudocyst. Radiographics. 2005; 25(3):671-85.
7. Katz MHG, Mortenson MM, Wang H, Hwang R, Tamm EP, Staerkel G et al. Diagnosis and management of cystic neoplasms of the pancreas: an evidence-based approach. J Am Coll Surg. 2008; 207(1):106-20.
8. Guarita DR, Mott CB, Cerri GG, Bettarello A. Spontaneous remission of pancreatic cysts in patients with chronic pancreatitis. Rev Hosp Clin Fac Med Sao Paulo. 1989; 44:227-31.
9. Andrén-Sandberg A, Ansorge C, Eiriksson K, Glomsaker T, Maleckas A. Treatment of pancreatic pseudocysts. Scandinavian Journal of Surgery. 2005; 94:165-75.
10. Dumonceau JM, Macias-Gomez C. Endoscopic management of complications of chronic pancreatitis. World J Gastroenterol. 2013; 19(42):7308-15.
11. Lerch MM, Stier A, Wahnschaffe U, Mayerle J. Pancreatic pseudocysts: observation, endoscopic drainage, or resection? Dtsch Arztebl Int. 2009; 106:614-21.
12. Rosso E, Alexakis N, Ghaneh P, Lombard M, Smart HL, Evans J et al. Pancreatic pseudocyst in chronic pancreatitis: endoscopic and surgical treatment. Dig Surg. 2003; 20:397-406.
13. Singhal D, Kakodkar R, Sud R, Chaudhary A. Issues in management of pancreatic pseudocysts. J Pancreas. 2006; 7(5):502-7.
14. Behrns KE, Ben-David K. Surgical therapy of pancreatic pseudocysts. J Gastrointest Surg. 2008; 12:2231-9.
15. Adsay NV. Cystic neoplasia of the pancreas: pathology and biology. J Gastrointest Surg. 2008; 12:401-4.
16. Cunha JE, Bacchella T, Mott CB, Machado MC. Management of pancreatic pseudocysts in chronic alcoholic pancreatitis with duct dilatation. Int Surg. 1985; 70(1):53-6.
17. Coleman KM, Doherty MC, Bigler AS. Solid-pseudopapillary tumor of the pancreas. RadioGraphics. 2003; 23:1644-8.
18. Reddy S, Wolfgang CL. Benign pancreatic tumors. Surg Clin N Am. 2007; 87:1359-78.
19. Del Chiaro M, Verbeke C, Salvia R, Klöppel G, Werner J, McKay C et al. The European Study Group on Cystic Tumors of the Pâncreas. European experts consensus statment on cystic tumours of the pâncreas. Digestive and Liver Disease. 2013; 45:703-11.
20. Scheiman JM, Hwang JH, Moayyedi P. American Gastroenterological Association Technical Review on the Diagnosis and Management of Asymptomatic Neoplastic Pancreatic Cysts. Gastroenterol. 2015; 148:824-48.
21. Fasanella KE, McGrath K. Cystic lesions and intraductal neoplasms of the pancreas. Best Practice & Research Clinical Gastroenterology. 2009; 23:35-48.
22. Khalid A, Brugge W. ACG practice guidelines for the diagnosis and management of neoplastic pancreatic cysts. Am J Gastroenterol. 2007; 102:2339-49.
23. Jeurnink SM, Vleggaar FP, Siersena PD. Overview of the clinical problem: Facts and current issues of mucinous cystic neoplasms of the pancreas. Digestive and Liver Disease. 2008; 40:837-46.
24. Federle MP, McGrath KM. Cystic neoplasms of the pancreas. Gastroenterol Clin N Am. 2007; 36:365-76.
25. Petrone MC, Arcidiacono PG. Role of endosocopic ultrasound in the diagnosis of cystic tumours of the pancreas. Digestive and Liver Disease. 2008; 40:847-53.
26. Khalid A, Zahid M, Finkelstein SD, LeBlanc JK, Kaushik N, Ahmad N et al. Pancreatic cyst fluid DNA analysis in evaluating pancreatic cysts: a report of the PANDA study. Gastrointest Endosc. 2009; 69:1095-102.
27. Vege SS, Ziring B, Jain R, Moayyedi P; Clinical Guidelines Committee; American Gastroenterology Association. American gastroenterological association institute guideline on the diagnosis and management of asymptomatic neoplastic pancreatic cysts. Gastroenterology. 2015 Apr; 148(4):819-22.
28. Barthet M, Napoléon B, Palazzo L, Chemali M, Letard JC, Laugier R et al. Management of cystic pancreatic lesions found incidentally. Endoscopy. 2007; 39:926-8.
29. Stamatakos M, Sargedi C, Angelousi A, Kontzoglou K, Safioleas P, Petropoulou C et al. Management of the rare entity of primary pancreatic cystic neoplasms. Journal of Gastroenterology and Hepatology. 2009; 24:1203-10.
30. Brugge WR. Management and outcomes of pancreatic cystic lesions. Digestive and Liver Disease. 2008; 40:854-9.
31. McGrath KM, Krasinskas AM, Federle MP. Intraductal papillary mucinous neoplasia. Gastroenterol Clin N Am. 2007; 36:377-90.
32. Allen PJ, Brennan MF. The management of cystic lesions of the pancreas. Advances in Surgery. 2007; 41:211-28.
33. Farnell MB. Surgical management of intraductal papillary mucinous neoplasm (IPMN) of the pancreas. J Gastrointest Surg. 2008; 12:414-6.

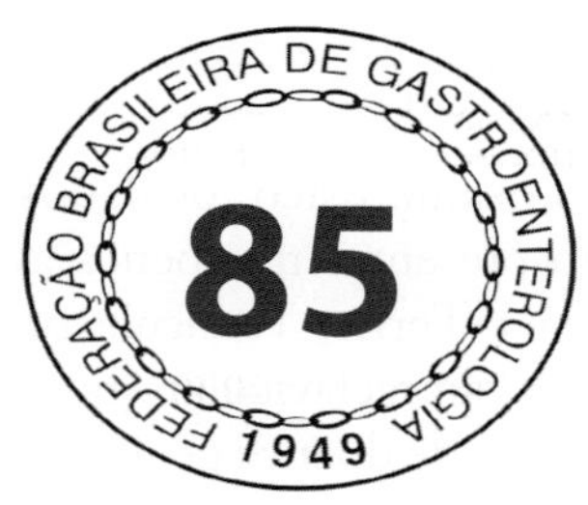

TUMORES DO PÂNCREAS

Marcel Cerqueira Cesar Machado
Marcel Autran Cesar Machado

INTRODUÇÃO

O pâncreas é sede de diversas neoplasias sólidas e císticas com diferentes potenciais de malignidade. Dos tumores, o mais comum – e mais maligno – é o adenocarcinoma ductal, conhecido usualmente como câncer do pâncreas. Nos Estados Unidos, é a quarta causa de morte relacionada a câncer, e a segunda causa de morte com relação ao câncer do aparelho digestivo. Em 2008, a incidência estimada da doença era de 37 mil casos, com 34 mil óbitos. A sobrevida estimada é de aproximadamente 5%, considerando-se todos os casos.

As causas do câncer do pâncreas ainda são desconhecidas, embora se reconheçam alguns fatores de risco, entre os quais o tabaco. A obesidade, o diabete e as dietas ricas em gordura e colesterol parecem constituir fatores de risco para essa doença.

Cerca de 5 a 10% dos pacientes com câncer do pâncreas apresentam história familiar de câncer desse órgão. Em alguns pacientes, ele faz parte de uma síndrome bem definida de alteração genética, como nos pacientes com mutação no gene do *BCRA 2* e, possivelmente, do *BCRA 1*.

Recentemente, ocorreram importantes avanços no conhecimento das suas alterações genéticas, bem como no diagnóstico, no estadiamento e no tratamento das lesões mais precoces, além da redução acentuada da mortalidade cirúrgica

No entanto, o progresso na prevenção, no diagnóstico precoce e no tratamento das doenças avançadas foi mínimo.

A ressecção cirúrgica é o único tratamento potencialmente curável do câncer de pâncreas; no entanto, apenas 15 a 20% dos pacientes são passíveis de tratamento. Na maioria dos casos, a lesão é sistêmica, não passível, portanto, de tratamento cirúrgico curativo.

Desde a primeira descrição de técnica de duodenopancreatectomia, inicialmente feita por Codvilla na Itália, posteriormente por Kausch na Alemanha, e principalmente após a popularização da técnica por Whipple, houve lento, mas grande progresso no tratamento cirúrgico dessa afecção.[1] A mortalidade cirúrgica, que inicialmente atingia 25%, foi reduzida a menos de 5% nos principais centros que executam esse tipo de intervenção. A mortalidade cirúrgica depende basicamente do volume cirúrgico, do cirurgião e do hospital. No nosso Serviço, de Vias Biliares e Pâncreas da Faculdade de Medicina da Universidade de São Paulo, a adoção da técnica de reconstrução do trânsito digestivo utilizando duas alças isoladas de jejuno para as anastomoses biliar e pancreática reduziu a mortalidade de mais de 30% para 4,5%.[2]

Nos últimos anos, com o aperfeiçoamento técnico, a mortalidade desse tipo de intervenção caiu para menos de 1%.

BIOLOGIA DO CÂNCER DO PÂNCREAS

Inúmeros dados sugerem que o câncer do pâncreas resulte de sucessivas alterações genéticas. A lesão origina-se do epitélio ductal e evolui para câncer invasivo. A lesão inicial, neoplasia intraepitelial, progride de alterações com mínima displasia (Panin 1A e 1B) para displasia grave (Panin 2 e 3) e, finalmente, para carcinoma invasivo. Essas alterações ocorrem paralelamente a alterações genéticas. Recente estudo demonstrou aproximadamente 63 alterações genéticas em 12 vias de sinalização; contudo, nem todos os tumores têm alterações em todas as vias diferindo de um tumor para outro, o que certamente os torna muito complexos. Por outro lado, além da grande interação desses tumores com o estroma, eles apresentam células-tronco tumorais (cerca de 1 a 5% das células tumorais) capazes de regenerar as próprias células tumorais e que são insensíveis a rádio e quimioterapia.

QUADRO CLÍNICO

O diagnóstico é baseado no quadro clínico dos pacientes, havendo poucos dados de exame físico, a não ser nos casos mais avançados, embora a suspeita diagnóstica possa ser feita em algumas situações especiais – piora do diabete ou aparecimento de diabete em indivíduos sem antecedentes familiares da doença ou, ainda, crises de pancreatite.

A maior parte dos pacientes apresenta-se com dor, perda de peso e/ou icterícia. A dor está presente em 80 a 85% dos casos de tumores avançados ou localmente avançados e é, em geral, um sintoma de mau prognóstico. A perda de peso pode ser intensa, associada à anorexia, à diarreia com fezes mal cheirosas ou a franca esteatorreia.

A presença de icterícia sem dor está presente em metade dos casos passíveis de ressecção. Quanto maior o intervalo entre o início da sintomatologia e o aparecimento de icterícia, maior a possibilidade de irressecabilidade, pois o tumor, provavelmente distante da via biliar, aumentou suas dimensões, atingindo vias biliares.

Os tumores de corpo e cauda do pâncreas – usualmente, com sintomatologia tardia e com índice menor de ressecabilidade – apresentam-se, em geral, com dor com nítida piora ao decúbito dorsal e perda de peso, nos tumores da cabeça do pâncreas predominam a icterícia e a esteatorreia. A presença de mal-estar epigástrico de etiologia desconhecida pode ser sintoma de câncer de pâncreas.

Do ponto de vista do exame físico, os dados sugestivos da doença estão presentes na doença avançada. Sinal de Courvoisier-Terrier (vesícula palpável e icterícia), linfonodo supraclavicular (nodo de Virchow) ou ascite são sinais de doença generalizada. Paniculite (doença de Weber-Christian) pode estar presente, porém, é raramente encontrada.

DIAGNÓSTICO E ESTADIAMENTO

Diversos métodos laboratoriais, radiológicos e endoscópicos estão disponíveis para o diagnóstico do câncer de pâncreas. Do ponto de vista laboratorial, elevações de bilirrubinas e das enzimas canaliculares são comuns nos tumores da cabeça.

O diagnóstico, no entanto, é firmado com base em exames de imagem ou histológicos. A grande evolução dos métodos de imagem permite o diagnóstico de lesões tumorais pancreáticas de pequenas proporções. A acurácia do método diagnóstico depende mais da capacidade, do conhecimento médico e do empenho do operador que do método em si.

O primeiro exame realizado em pacientes com icterícia é, em geral, a ultrassonografia (US) abdominal. A presença de dilatações das vias biliares intra e extra-hepáticas acompanhadas de massa na cabeça do pâncreas sugere câncer do pâncreas. A presença de dilatação do ducto de Wirsung com ou sem massa também sugere a possibilidade de sua presença (Figura 85.1). Esse método depende, basicamente, da experiência do operador.

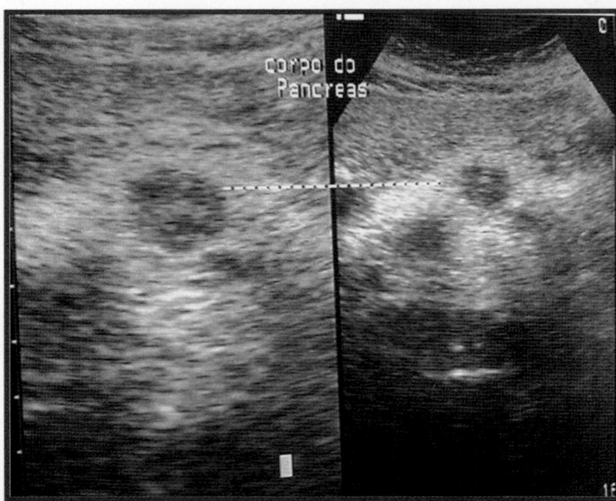

Figura 85.1 – US mostrando lesão hipoecogênica em corpo de pâncreas, anteriormente diagnosticado como adenocarcinoma pancreático.

A tomografia computadorizada (TC) helicoidal em duas fases com protocolo pancreático e com reconstrução dos principais vasos sanguíneos peripancreáticos permite diagnosticar e estadiar a maioria dos pacientes com câncer de pâncreas (Figura 85.2). A TC detecta 90 a 95% de todos os cânceres do pâncreas e prevê a irressecabilidade em 80 a 90% dos casos, mas não prevê ressecabilidade em mais de 45 a 72% dos casos. Esse método também não é capaz de avaliar metástases abaixo de 1,5 cm, que estão presentes em cerca de 30% desses tumores.

A utilização de ecoendoscopia associada à colheita de suco pancreático após administração de secretina para determinação de mutação do gene *K-ras*, presente na maioria dos adenocarcinomas ductais,[3] pode atingir altas sensibilidade (100%) e acurácia (94%).[4] Esse exame, no entanto, não faz parte da rotina clínica. A US endoscópica parece ser útil nos tumores menores que 2 a 3 cm. O método também é capaz de avaliar o envolvimento de linfonodos e de grandes vasos peripancreáticos, podendo, assim, avaliar a ressecabilidade. Pode, ainda, ser útil na realização de biópsias transduodenais em casos duvidosos. Não tem sido utilizada, de rotina, a biópsia endoscópica nos tumores do pâncreas, exceto em casos especiais. A indicação de biópsias se faz necessária, no entanto, nas lesões consideradas irressecáveis ou quando se planeja tratamento neoadjuvante.

A colangiografia – muito utilizada no passado –, pode ser útil nos casos em que a TC e a US não revelem a presença de massa pancreática. A sensibilidade e a especificidade podem atingir 90 a 95%. A presença de estenoses ou de obstruções duplas (colédoco e ducto pancreático) é sugestiva de câncer de pâncreas. Pode ser muito útil no diagnóstico das neoplasias intradutais produtoras de mucina e nas neoplasias da papila duodenal, em que a simples duodenoscopia já faz o diagnóstico da lesão, permitindo, além disso, colher material para biópsia.

A ressonância nuclear magnética (RNM) tem a grande vantagem de propiciar a visualização do ducto pancreático. É útil no diagnóstico das lesões intradutais e nos tumores do corpo e cauda do pâncreas. A colangiopancreatografia por RNM, menos invasiva, porém menos precisa, tem substituído a realizada por endoscopia em muitos casos (Figura 85.3).

A laparoscopia pode ser utilizada no estadiamento das lesões tumorais do pâncreas com a finalidade de identificar metástases hepáticas e implantes peritoneais; é utilizada de rotina em alguns serviços como método para evitar procedimento cirúrgico. No nosso Serviço, é utilizada somente em situações como no câncer do corpo e cauda, em que não está indicada operação paliativa. Nos tumores da cabeça do pâncreas, de qualquer modo, ou a operação é curativa ou se executa derivação biliar e gástrica, além de alcoolização do plexo celíaco. A razão dessa conduta nesse serviço deve-se ao fato de que cerca de 20% dos pacientes não submetidos à ressecção e os com derivação biliar com prótese biliar falecem com sintomas de obstrução duodenal.[5]

Dentre os marcadores tumorais, o mais utilizado é o CA-19-9, que é um gangliosídeo com a mesma

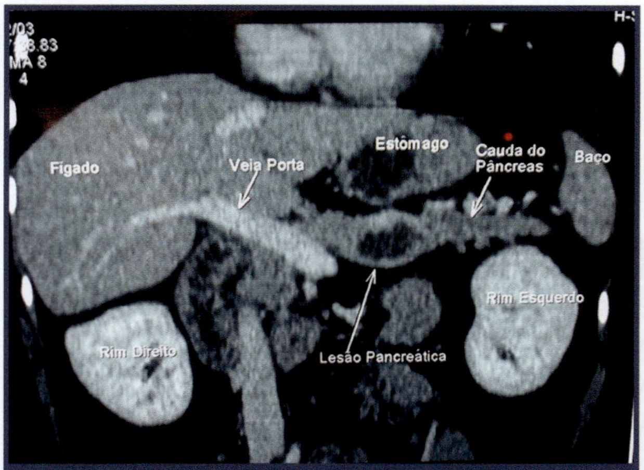

Figura 85.2 – TC helicoidal com reconstrução em 3D mostrando tumor de corpo de pâncreas e suas relações com os órgãos vizinhos. Observa-se que o tumor não apresenta contato com o tronco venoso mesentérico portal. Este paciente foi submetido à pancreatectomia corpocaudal radical.

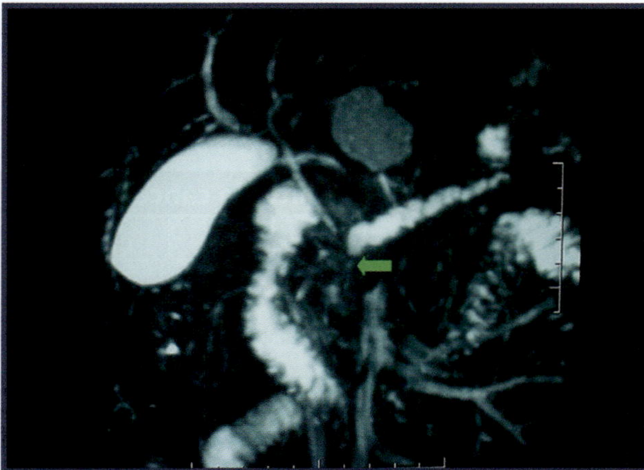

Figura 85.3 – Colangiopancreatografia por RNM. Observa-se dilatação do Wirsung com *stop* ao nível da cabeça do pâncreas (seta). No fígado, é possível visualizar uma lesão hepática incidental – hemangioma.

cadeia oligossacarídea que define o tipo sanguíneo Lewis. Cerca de 7 a 10% da população é Lewis-negativa, não podendo, portanto, produzir CA-19-9.

Níveis acima de 1.000 geralmente estão relacionados à irressecabilidade, e acima de 2.000 podem significar possibilidade muito reduzida de sobrevida além de um ano. Após a operação com intenção curativa, a redução dos níveis de CA-19-9 pode significar melhor prognóstico. Do mesmo modo, os níveis iniciais elevados e a não redução após alguns ciclos de quimioterapia significam pior prognóstico.[6]

Biópsia percutânea pode ser utilizada através de agulha fina para aspiração e citologia de massas pancreáticas. A combinação de exame citológico e análise gênica (pesquisa de mutação do gene *K-ras*) aumenta a sensibilidade do método.

No nosso Serviço, tal método tem sido utilizado apenas quando a massa tumoral é irressecável e é necessária a confirmação diagnóstica para o tratamento quimioterápico. Não se tem utilizado de rotina tal metodologia. A possibilidade de disseminação tumoral existe nessas situações.

Nas populações de risco, como nas famílias com pancreatite crônica familiar, a Associação Americana de Gastroenterologia recomenda a utilização de TC do abdome e US endoscópica, iniciando-se as avaliações por volta de dez anos antes da idade em que foi identificado câncer do pâncreas nos familiares.

O estadiamento dos tumores de pâncreas é apresentado na Tabela 85.1.[7]

DETERMINAÇÃO DA RESSECABILIDADE

No nosso Serviço é seguida conduta tradicional, que consiste em solicitar TC helicoidal de tal modo a permitir a avaliação das estruturas vasculares e metástases. Mesmo nas situações de envolvimento vascular extenso, o que significaria irressecabilidade, executa-se operação paliativa, como já relatado.

Em situações nas quais o envolvimento vascular não ultrapassa 180º, pode-se fazer tratamento quimioterápico neoadjuvante a fim de facilitar a ressecção pancreática. Trabalhos recentes demonstram a possibilidade de, com o tratamento neoadjuvante, ser realizado tratamento curativo (R0), mesmo que os métodos de imagem demonstrem o contrário.[8] Essa conduta, no entanto, ainda está aguardando dados definitivos. Nas outras situações, a operação é realizada com intenção curativa.

Nos tumores do corpo e cauda de natureza maligna, a laparoscopia pode ser útil para afastar comprometimento peritoneal. Na inexistência dessas alterações, operação radical é realizada.

TRATAMENTO CIRÚRGICO

A despeito dos progressos efetuados no conhecimento das alterações genéticas no câncer do pâncreas, da sua sintomatologia, dos métodos de diagnóstico e, principalmente, do tratamento cirúrgico, pouco progresso foi feito com respeito à evolução tardia desses pacientes.

A sobrevida de cinco anos varia de 5 a 20% após ressecções curativas na dependência da seleção dos pacientes para ressecção. Ela, no entanto, constitui, no momento, a única opção terapêutica capaz de propiciar sobrevida tardia ao grupo de pacientes no qual a ressecção é possível.

Os dados referentes à técnica empregada são resultados de trabalhos retrospectivos. Em estudo de revisão recente, Stojadinovic et al.[9] avaliaram o tratamento cirúrgico do carcinoma de pâncreas a partir de vários aspectos. Com respeito à reconstrução do trânsito por meio do método de Whipple *versus*

Tabela 85.1 – Estadiamento do câncer do pâncreas de acordo com a AJCC

Estádio	Grau do tumor	Linfonodo	Metástases	Características
IA	T1	N0	M0	Tumor restrito ao pâncreas < 2 cm
IB	T2	N0	M0	Tumor restrito ao pâncreas > 2 cm
IIA	T3	N0	M0	Tumor não restrito ao pâncreas Sem invasão da AMS e do TC
IIB	T1 T2 T3	N1	M0	Metástases linfonodais
III	T4	N0 ou N1	M0	Invasão do TC e/ou da AMS (Irres)
IV	T1 T2 T3 T4	N0 N1	M1	Metástases a distância

AMS: artéria mesentérica superior; TC: tronco celíaco.
Fonte: Edge et al., 2010.[7]

preservação do piloro, não se observaram diferenças importantes entre os dois métodos.

Trabalho recente sugere que a manutenção do antro gástrico e, consequentemente, hipergastrinemia, poderia impedir ou retardar a atrofia pancreática após duodenopancreatectomia, dado o efeito trófico da gastrina sobre o pâncreas.[10] Esse efeito poderia ser uma vantagem em longo prazo da preservação do piloro. Essa técnica, no entanto, não deve ser aplicada em casos de tumores da cabeça do pâncreas próximos à segunda porção de duodeno por causa do risco de disseminação duodenal intramural.

A presença de metástases linfonodais afeta negativamente a sobrevida dos portadores de câncer de pâncreas submetidos à ressecção com intenção curativa. Esse fato gerou nos pesquisadores a noção de que linfadenectomia extensa retroperitoneal poderia aumentar a sobrevida desses pacientes. Poucos trabalhos com poder estatístico de definir diferenças significativas entre linfadenectomia extensa *versus* operação convencional foram realizados.

Em trabalho recente, Pedrazzoli et al.[11] avaliaram, em estudo multicêntrico, os resultados da duodenopancreatectomia com extensa linfadenectomia com a operação convencional. A extensão dela não interferiu na sobrevida global, mas houve tendência maior de sobrevida nos pacientes com estádio III submetidos a procedimento cirúrgico com linfadenectomia alargada. Não houve aumento de morbidade ou mortalidade no grupo de pacientes submetidos a esse procedimento.

Outro estudo prospectivo semelhante mostrou resultados similares, ou seja, a linfadenectomia retroperitoneal alargada não aumentou a sobrevida dos pacientes submetidos à ressecção pancreática no câncer de pâncreas.[12]

A ressecção do tronco mesentérico portal durante as duodenopancreatectomias constitui assunto controverso. Até pouco tempo atrás, a invasão do tronco mesentérico portal era considerada fator proibitivo para ressecção pancreática. Vários trabalhos, no entanto, demonstraram que, em tumores pancreáticos de estádios similares, a remoção de segmento do tronco mesentérico portal não interfere na sobrevida tardia desses pacientes.[13] No nosso Serviço, a ressecção da veia porta comprometida pela neoplasia é rotina nas situações em que não exista outra contraindicação para a ressecção. Recentemente, publicamos uma técnica que facilita muito a ressecção da veia porta durante a duodenopancreatectomia para tratamento dos tumores que acometem o tronco venoso portal.[14] Ela consiste em iniciar a dissecção da artéria mesentérica superior pela face posterior do pâncreas deixando a secção da veia porta e sua reconstrução como a última etapa da fase de ressecção.

Tal estratégia permite ressecar segmentos do tronco venoso portal de até 3 cm sem necessidade de se utilizarem enxertos. Com essa técnica, a necessidade deles foi nula nos primeiros 14 casos.[14] Recentemente, tem-se adotado essa estratégia de dissecção posterior do pâncreas e da artéria mesentérica superior no início da dissecção em todos os casos para facilitar a remoção da cabeça do pâncreas.

A controvérsia referente à execução ou não de ressecções totais está praticamente resolvida. A maioria dos serviços só executa ressecções totais nas situações de tumores difusos, nas lesões localizadas no colo do pâncreas ou nas situações em que, após secção do pâncreas para realização de duodenopancreatectomia parcial, a margem de secção pancreática está comprometida.

A reconstrução do trânsito digestivo após duodenopancreatectomia cefálica constitui ponto controverso. No nosso Serviço, nos últimos 30 anos, tem-se executado a reconstrução do trânsito utilizando duas alças jejunais separadas: uma para a anastomose biliodigestiva, e outra, para a anastomose pancreatojejunal com mortalidade inferior a 1,5%.[15]

A técnica de reconstrução com duas alças jejunais separadas logicamente não reduz a incidência das fístulas pancreáticas que depende do tipo da anastomose pancreatojejunal e da consistência do tecido pancreático, mas reduz sua gravidade pela separação das secreções biliares e pancreáticas reduzindo ou impedindo a ativação do suco pancreático.[16] Dado o fato de as fístulas pancreáticas constituírem a principal causa de complicação na duodenopancreatectomia, diversas técnicas de drenagem pancreática têm sido estudadas.

Alguns autores têm proposto anastomose do pâncreas com o estômago, e outros, com o jejuno. Estudo comparando a anastomose pancreatogástrica e a anastomose pancreatojejunal verificou índice de deiscência semelhante e evolução similar.[17] Os tipos de anastomose pancreatoentéricas também foram objeto de estudo comparando a anastomose terminoterminal telescopada à anastomose terminolateral, ductomucosa jejunal. Verificou-se maior incidência de fístulas no grupo de pacientes com anastomose terminoterminal com telescopagem.[18]

No nosso Serviço, nos últimos oito anos, tem-se realizado apenas a anastomose pancreatojejunal terminolateral. A drenagem externa do ducto de

Wirsung é feita em todos os casos em que ele é fino, e/ou o pâncreas é friável ou, ainda, com grande infiltração de tecido gorduroso. Nas situações de pâncreas com fibrose e ducto dilatado, a drenagem ductal é dispensada. Em todas as situações, são drenadas as áreas das anastomoses biliar e pancreática.

A oclusão ductal sem anastomose pancreatoentérica está praticamente abandonada, em decorrência do alto número de fístulas e insuficiências exócrina e endócrina.

A drenagem externa da área pancreática tem sido recomendada por inúmeros serviços, embora existam trabalhos que recomendem a não drenagem. Sob o ponto de vista do nosso Serviço, não há dados seguros de que a não drenagem possa ser utilizada de rotina nas operações pancreáticas. De fato, recente comunicação no congresso do Pancreas Club 2014 mostrou aumento nas complicações e na mortalidade (três vezes) em doentes submetidos a duodenopancreatectomias sem drenagem externa.[19]

Tratamento cirúrgico paliativo

Infelizmente, na maior parte dos pacientes, o tratamento cirúrgico é exclusivamente paliativo e consiste na realização de derivação biliodigestiva, de preferência hepatojejunal, associada à anastomose gastrojejunal, utilizando técnica desenvolvida no serviço, a qual reduz drasticamente a incidência de vômitos no pós-operatório.[20] Em casos selecionados, o procedimento paliativo pode ser realizado por videolaparoscopia.[21,22]

TUMORES NEUROENDÓCRINOS

Excluindo os adenocarcinomas ductais, os carcinomas neuroendócrinos são tumores pancreáticos muito importantes e relativamente comuns. Eles frequentemente sintetizam e secretam múltiplos peptídios que podem causar síndromes clínicas.

INSULINOMA

Entre os tumores neuroendócrinos, os mais importantes, dada a sua sintomatologia clínica, são os insulinomas. Seu diagnóstico clínico é relativamente fácil, embora a localização precisa ainda seja um problema. Em alguns casos, esses tumores podem ser diagnosticados pelos métodos de imagem usuais (Figura 85.4). Na maioria dos casos, entretanto, é necessária a utilização de outros métodos, como a ecoendoscopia, para a localização dessas lesões. Raramente a presença de secreção inapropriada de insulina se deve à condição denominada nesidioblastose, que se caracteriza pela proliferação de células produtoras de insulina em relação íntima com ductos pancreáticos, geralmente associada à hiperplasia de ilhotas de Langerhans. Não existe formação tumoral propriamente dita, embora a conduta seja eminentemente cirúrgica. São muito raros em adultos. Na experiência do HC-FMUSP, com mais de 80 insulinomas operados, apenas dois casos se enquadram nessa síndrome. Vários aspectos do manejo dessa afecção ainda são controversos.

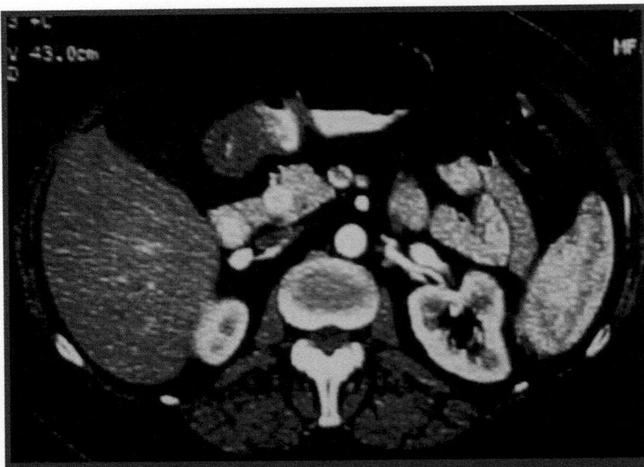

Figura 85.4 – TC do abdome. Observa-se lesão hipervascularizada na cabeça do pâncreas. Trata-se de um aspecto típico de uma neoplasia neuroendócrina do pâncreas, neste caso, um insulinoma.

O tratamento cirúrgico constitui a única terapêutica curativa, de modo que a localização das lesões é fundamental. Em trabalho recente publicado pelo serviço mencionado, no qual foram estudados 59 casos de insulinomas, chegou-se à conclusão de que investigação extensiva pré-operatória voltada para a localização dessa lesão não é absolutamente necessária, podendo, inclusive, dar origem a complicações sérias.[23] A combinação de palpação intraoperatória associada à US intraoperatória localizou a maior parte dessas lesões.

Concluiu-se também que a operação sempre deve ser conservadora, evitando grandes ressecções pancreáticas e favorecendo a enucleação no tratamento dessas lesões (facilitada pela US intraoperatória que localiza o ducto de Wirsung e os grandes vasos).

Com relação aos tumores benignos do pâncreas, as técnicas de ressecção visam sempre à preservação do parênquima pancreático e à preservação do baço. Este pode ser preservado nas ressecções do corpo ou cauda, o que tem sido realizado no nosso Serviço.[24] No tratamento de lesões benignas do pâncreas nas situações de síndrome adenomatosa múltiplas (NEM

1), a conduta difere. Nessas situações, as lesões são múltiplas, e frequentemente é necessário executar ressecções pancreáticas.

Insulinomas malignos são raros e compreendem cerca de 6 a 10% dos casos (na nossa experiência 6,7%) e devem ser tratados com ressecções pancreáticas extensas associadas ou não a ressecções hepáticas quando indicadas. Dos quatro casos do serviço citado, apenas um sobreviveu por mais de cinco anos.

GASTRINOMA (SÍNDROME DE ZOLLINGER-ELLISON)

Trata-se de tumores neuroendócrinos produtores de gastrina causando a síndrome de Zollinger-Ellison. Relativamente comuns entre os tumores neuroendócrinos, em geral, são malignos e de evolução lenta, podendo os pacientes sobreviver por muitos anos.

A evolução tardia desses pacientes pode culminar em inúmeras metástases hepáticas e ósseas. Mesmo nessa situação, os pacientes podem sobreviver até três anos.

O tratamento cirúrgico consiste, atualmente, na ressecção dos tumores pancreáticos nos casos esporádicos, tendo-se o cuidado de investigar o duodeno. Frequentemente, esses tumores localizam-se na cabeça do pâncreas, no duodeno e, às vezes, em linfonodos isoladamente.

O problema do tratamento dos portadores de gastrinoma refere-se à neoplasia adenomatosa múltipla tipo 1 (NEM-1). São síndromes de natureza genética (autossômica dominante) e, além dos tumores do pâncreas, em geral múltiplos, podem apresentar tumores de paratireoide e adenoma da hipófise. Em geral, a operação das paratireoides deve ser realizada em primeiro lugar. A operação pancreática, na experiência do nosso Serviço, dada a possibilidade de metástase, deve ser agressiva de início. Embora alguns autores proponham a execução de enucleações das lesões cefálicas, exploração do duodeno e ressecção pancreática corpocaudal, em alguns casos, houve recidiva da doença na cabeça do pâncreas seguida de metástase hepática.

Atualmente, tem-se proposto a execução de ressecções mais amplas, incluindo pancreatectomias totais com linfadenectomia peripancreática. Os resultados em longo prazo dessa estratégia ainda estão para ser avaliados.

OUTROS TUMORES NEUROENDÓCRINOS

Foram descritos vários tumores neuroendócrinos, além dos supracitados, porém, muito raros. Entre eles, citam-se os vipomas, os glucagonomas e os somatostatinomas.

Tumores de Frantz (tumor sólido pseudopapilar)

Outro tumor relativamente raro do pâncreas é o tumor sólido cístico do pâncreas, denominado tumor de Frantz, cujos primeiros três casos nacionais foram publicados em 1993 pelo HC-FMUSP.[25] Desde então, mais de 40 casos foram operados por esse serviço. Recentemente, uma série de tumores de Frantz foi avaliada, tendo-se observado maior gravidade da doença no sexo masculino.[26]

São tumores, em geral, de grandes dimensões, mais frequentes em mulheres jovens, de aspecto sólido cístico à TC. Com o advento e a utilização cada vez mais frequente dos métodos de imagem, esses tumores têm sido diagnosticados mais precocemente e, portanto, com menores dimensões.

Apesar de serem considerados malignos, eles raramente apresentam metástases e são curados por meio de ressecção pancreática.

Dadas essas características, todo o esforço para a ressecção dessa neoplasia deve ser feito, podendo-se optar, em muitos casos, pela remoção de grandes extensões de segmentos vasculares importantes, como aconteceu em alguns casos da casuística do nosso Serviço Apesar de relativamente benignos, esses tumores, quando se rompem, podem dar origem à disseminação peritoneal, daí a recomendação de não se executarem biópsias transcutâneas na suspeita diagnóstica dessas lesões.

Tumor intradutal produtor de mucina

Recentemente, tem sido cada vez mais relatados casos de um tipo de neoplasia do pâncreas caracterizado pela presença de proliferação papilar intradutal de células produtoras de mucina. Essa produção afeta o sistema ductal pancreático, resultando em dilatação, que pode compreender apenas ductos colaterais ou todo o sistema. A natureza dessas lesões vai desde a variante benigna até a lesão maligna com invasão parenquimatosa. O sintoma, em geral, é dor ou crises de pancreatite, raramente icterícia (nas formas invasivas). O tratamento cirúrgico pode ser curativo na maioria das lesões.

Os tumores intradutais produtores da mucina podem ser divididos em duas categorias: a que afeta o ducto principal e a que afeta ductos secundários. A diferenciação tem importância quanto ao prognóstico dessas lesões. As lesões que afetam ductos secundários (ramo do ducto principal) costumam apresentar melhor prognóstico após a ressecção cirúrgica. A pancreatografia por RNM (Figura 85.5) tem substituído a pancreatografia endoscópica retrógrada por

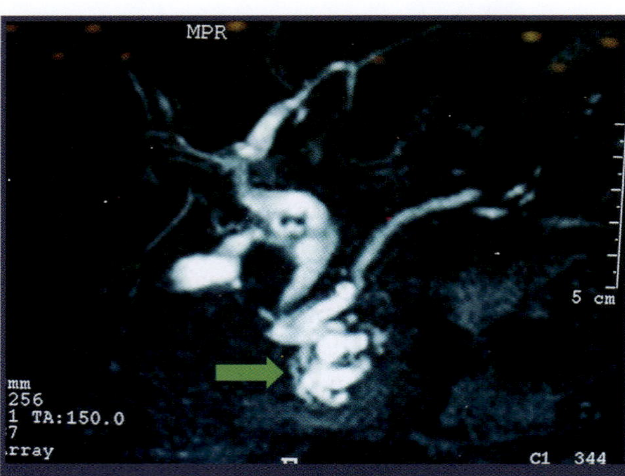

Figura 85.5 – Colangiopancreatografia por RNM. Observa-se dilatação segmentar do ducto pancreático sem dilatação a montante do Wirsung. Esse aspecto é típico de tumor intradutal produtor de mucina, e a dilatação deve-se à secreção, nessa porção, de mucina.

não ser invasiva, podendo ser repetida diversas vezes sem complicações. A pacreatografia endoscópica pode revelar grande dilatação do ducto principal, com falhas de enchimento no seu interior pela presença de projeções papilares ou fragmentos de mucina e, muitas vezes, saída de muco pela papila duodenal. No último consenso internacional referente a neoplasias mucinosas intradutais do pâncreas, ficou estabelecido que as neoplasias que acometem o ducto principal, ou seja, dilatações ductais acima de 5 mm sem fator obstrutivo, são de indicação cirúrgica. As neoplasias de ducto secundário têm indicação cirúrgica quando apresentam mais de 3,0 cm e nas situações em que exista a presença de componentes sólidos que captem contraste, nódulos murais (vegetações), ou quando existam sintomas ou mesmo elevação de amilase ou lipase séricas. A ultrassonografia endoscópica pode ser utilizada para avaliar a presença de vegetações ou componentes sólidos. A punção dessas lesões está restrita aos serviços em que exista capacitação para a avaliação dos achados de biópsia. A colheita de líquido para análise ainda está em investigação.[27]

Neoplasias císticas do pâncreas

Com o advento dos métodos de diagnóstico por imagem e com seu uso mais frequente em clínicas, as lesões císticas do pâncreas têm-se mostrado cada vez mais prevalentes.

Cerca de 90% dessas neoplasias são constituídas de cistoadenomas mucinosos, cistoadenocarcinomas, cistoadenomas serosos e tumores intradutais produtores de mucina.[28]

A diferenciação dessas neoplasias dos pseudocistos do pâncreas pode ser feita, geralmente, por meio da história clínica (crises de pancreatite no passado, no caso dos pseudocistos), pelos exames de imagens e, eventualmente, durante a exploração cirúrgica.

Erros de diagnóstico, que podem ocorrer, acarretam tratamento não adequado e, em algumas circunstâncias, disseminação tumoral.[29,30]

Os pseudocistos raramente têm septos, não apresentam projeções intracavitárias nem calcificações parietais (peculiares nas lesões tumorais), embora possa haver calcificação no parênquima pancreático, e apresentam história pregressa de crise de pancreatite.

Uma vez excluído o pseudocisto, é necessário o diagnóstico do tipo de neoplasia, principalmente nos pacientes assintomáticos. Não há, em muitos casos, como diagnosticar clinicamente tais lesões.

A presença de calcificações parietais, projeções papilares para o interior das lesões císticas, paredes espessas e dilatação ductal a montante podem ser características das neoplasias mucinosas. Nas lesões serosas pode haver fibrose central e microsseptações.[29]

Durante a exploração cirúrgica, a biópsia da parede da lesão cística pode causar erro de interpretação. A ausência de revestimento epitelial, geralmente considerado patognomônico de pseudocistos, pode ser encontrada em cistadenomas mucinosos. Do ponto de vista do nosso Serviço, essas lesões não devem ser biopsiadas ou puncionadas durante a intervenção cirúrgica e, uma vez que se tenha decidido pela operação, devem ser ressecadas. Daí a importância do diagnóstico diferencial entre pseudocistos e neoplasias císticas.[30]

OUTROS TUMORES

Outros tumores mais raros do pâncreas podem ser encontrados, como os tumores mesenquimais (leiomiossarcoma)[31] ou tumores derivados de células acinares ou outros, como o tumor gigante celular osteoclástico.[32] Recentemente, avaliou-se uma série de tumores acinares do pâncreas e sugeriu-se que a presença de componente neuroendócrino poderia estar associada a menor malignidade.[33]

REFERÊNCIAS

1. Whipple A. Present day surgery of the pancreas. N Engl J Med. 1942; 226:515-8.
2. Machado MCC, Cunha JEM, Bacchella T, Montagnini AL, Pinotti HM. Experience with double loop tehnique for reconstruction after pancreaticoduodenectomy. In: Gaz-

zaniga, GM (ed.). What's new in pancreatic diseases?: Contributions to the updating course on pancreatic diseases. New York: Gearg Thieme Verlog Stuttgart; 1994. p.188-90.

3. Kubrusly MS, Cunha JE, Bacchella T, Abdo EE, Jukemura J, Penteado S et al. Detection of K-ras point mutation at codon 12 in pancreatic diseases: a study in a Brazilian casuistic. JOP. 2002; 3(5):144-51.
4. Okai T, Watanabe H, Yamaguchi Y, Mouri I, Moteo Y, Sawabu N. EUS and Kras analysis of pure pancreatic juice collected via a duodenoscope after secretin stimulation for diagnosis of pancreatic mass lesion: a prospective study. Gastroenterol Endosc. 1999; 50(6):797-803.
5. Singh SM, Reber HA. Surgical palliation for pancreatic cancer. Surg Clin North Am. 1989; 69(3):599-611.
6. Saad ED, Machado MC, Wajsbrot D, Abramoff R, Hoff PM, Tabacof J et al. Pretreatment CA 19-9 level as a prognostic factor in patients with advanced pancreatic cancer treated with gemcitabine. Int J Gastrointest Cancer. 2002; 32(1):35-41.
7. Edge S, Byrd DR, Compton CC, Fritz AG, Greene FL, Trotti A, (eds.). AJCC Cancer Staging Handbook. 7.ed. New York: Springer, 2010.
8. Ferrone CR, Marchegiani G, Hong TS, Ryan DP, Deshpande V, McDonnell EI et al. Radiological and surgical implications of neoadjuvant treatment with folfirinox for locally advanced and borderline resectable pancreatic cancer. Ann Surg. 2015; 261(1):12-7.
9. Stojadinovic A, Brooks A, Hoos A, Jaques DP, Conlan KC, Brennan MF. An evidence-based approach to the surgical management of resectable pancreatic adenocarcinoma. J Am Coll Surg. 2003; 196(6):954-64.
10. Jang JY, Kim SW, Han JK, Park SJ, Park YC, Joon Ahn Y et al. Randomized prospective trial of the effect of induced hypergastrinemia on the prevention of pancreatic atrophy after pancreatoduodenectomy in humans. Ann Surg. 2003; 237(4):522-9.
11. Pedrazzoli S, DiCarlo V, Dionigi R, Mosca F, Pederzoli P, Pasquali C et al. Standard versus extended lymphadenectomy associated with pancreatoduodenectomy in the surgical treatment of adenocarcinoma of the head of the pancreas a multicenter, prospective, randomized study. Ann Surg. 1998; 228(4):508-17.
12. Yeo CJ, Cameron JL, Lillemoe KD. Pancreaticoduodenectomy with or without distal gastrectomy and extended retroperitonal lymphadenectomy for periampullary adenocarcinoma, part 2: randomized control trial evaluating survival, morbidity and mortality. Ann Surg. 2002; 236:355-68.
13. Harrisson LE, Klimstra DS, Brennan ME. Isolated portal vein involvement in pancreatic adenocarcinoma: a contraindication to resection? Ann Surg. 1996; 224(3):342-5.
14. Machado MC, Penteado S, Cunha JE, Jukemura J, Herman P, Bacchella T et al. Pancreatic head tumors with portal vein involvement: an alternative surgical approach. Hepatogastroenterology. 2001; 48(41):1486-7.
15. Machado M, da Cunha J, Bacchella T, Bove P. A modified technique for the reconstruction of the alimentary tract after pancreaticoduodenectomy. Surg Gynecol Obstet. 1976; 143(2):271-2.
16. Ke S, Ding XM, Gao J, Zhao AM, Deng GY, Ma RL et al. A prospective, randomized trial of Roux-en-Y reconstruction with isolated pancreatic drainage versus conventional loop reconstruction after pancreaticoduodenectomy. Surgery. 2013; 153(6):743-52.
17. Yeo CJ, Cameron JL, Maher MM, Sauter PK, Zahurak ML, Talamini MA et al. A prospective randomized trial of pancreaticogastrostomy versus pancreaticojejunostomy after pancreaticoduodenectomy. Ann Surg. 1995; 222(4):580-8.
18. Chou FF, Sheen-Chen SM, Chen YS, Chen MC, Chen CL. Postoperative morbidity and mortality of pancreaticoduodenectomy for periampullary cancer. Eur J Surg. 1996; 162(6):477-81.
19. Buren GV, Bloomston M, Hughes SJ, Winter J et al. Randomized prospective multicenter trial of pancreaticoduodenectomy with and without intraperitoneal drains. Pancreas Club Chicago, 2014.
20. Machado MC, Cunha JE, Penteado S, Jukemura J, Herman P, Bacchella T. A new technique of gastroenterostomy for palliative treatment of pancreatic head carcinoma. Hepatogastroenterology. 2000; 47(36):1741-3.
21. Machado MA, Rocha JR, Herman P, Montagnini AL, Machado MC. Alternative technique of laparoscopic hepaticojejunostomy for advanced pancreatic head cancer. Surg Laparosc Endosc Percutan Tech. 2000; 10(3):174-7.
22. Machado MAC, da Rocha JRM, Bove C, Machado MCC. Tratamento laparoscópico de obstrução duodenal em paciente portador de câncer avançado de pâncreas. Rev Hosp Clín Fac Med S Paulo. 1997; 52(1):35-7.
23. Machado MC, da Cunha JE, Jukemura J, Bacchella T, Penteado S, Abdo EE et al. Insulinoma: diagnostic strategies and surgical treatment. A 22-year experience. Hepatogastroenterology. 2001; 48(39):854-8.
24. da Cunha JE, Machado MC, Penteado S, Bacchella T, Jukemura J. Distal pancreatectomy without splenectomy and with preservation of splenic vessels. Hepatogastroenterology. 2000; 47(35):1444-6.
25. Machado MCC, Cunha JEM, Bacchella T, Jukemura J, Penteado, Zerbini MCN et al. Tumor de Frantz (neoplasia epitelial papilar e cística do pâncreas): estudo de três casos. Rev Hosp Clín Fac Med Univ S Paulo. 1993; 48:29-30.
26. Machado MC, Machado MA, Bacchella T, Jukemura J, Almeida JL, Cunha JE. Solid pseudopapillary neoplasm of the pancreas: distinct patterns of onset, diagnosis, and prognosis for male versus female patients. Surgery. 2008; 143(1):29-34.
27. Tanaka M, Fernández-del Castillo C, Adsay V, Chari S, Falconi M, Jang JY et al. International consensus guidelines 2012 for the management of IPMN and MCN of the pancreas. Pancreatology. 2012; 12(3):183-97.
28. Fernandez del Castillo C, Warshaw AL. Cystic neoplasms of the pancreas. Pancreatology. 2001; 1:641-7.
29. Machado MC, Montagnini AL, Machado MA, Falzoni R, Volpe P, Jukemura J et al. Cystic neoplasm diagnosed as pancreatic pseudocyst: report of 5 cases and review of the literature. Rev Hosp Clin Fac Med São Paulo. 1994; 49(6):246-9.
30. Machado MC, Montagnini AL, Machado MA, Falzoni R, Volpe P, Jukemura J et al. Cystic neoplasm of the pancreas:

analysis of 24 cases. Rev Hosp Clin Fac Med São Paulo. 1994; 49(5):208-12.

31. Machado MC, Cunha JE, Penteado S, Bacchella T, Jukemura J, Costa AC et al. Preoperative diagnosis of pancreatic leiomyosarcoma. Int J Pancreatol. 2000; 28(2):97-100.
32. Machado MA, Herman P, Montagnini AL, Jukemura J, Leite KR, Machado MC. Benign variant of osteoclast-type giant cell tumor of the pancreas: importance of the lack of epithelial differentiation. Pancreas. 2001; 22(1):105-7.
33. Machado MC, Machado MA, Perini MV, Herman P, Jukemura J, Leite KR et al. Acinar cell carcinoma of the pancreas: is the absence of neuroendocrine component related to a more malignant behavior? Hepatogastroenterology. 2008; 55(82-83):708-10.

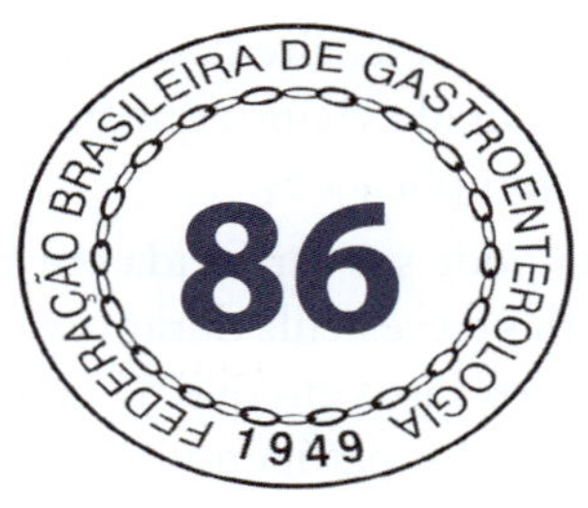

COLECISTITE AGUDA

Sonia Penteado
José Eduardo Monteiro da Cunha

INTRODUÇÃO

A colecistite aguda constitui um processo patológico inflamatório da vesícula biliar consequente à obstrução aguda do ducto cístico. Embora seja mais frequente no sexo feminino, o número de pacientes do gênero masculino aumenta com o avanço das faixas etárias, chegando a 30% dos casos acima dos 65 anos.[1] Apresenta-se como uma emergência cirúrgica e geralmente requer hospitalização para tratamento. Está associada com significativa morbimortalidade, especialmente em doentes idosos.

ETIOPATOGENIA

A causa mais frequente é a litíase, responsável por 90% dos casos. O quadro agudo pode ser a primeira manifestação de doença biliar em 25 a 77% dos portadores de cálculos vesiculares.[2,3] A colecistite aguda associada a obstrução por câncer de vesícula (Figura 86.1), observada em 4% de nossos casos, apresenta incidência de 1 a 16% em outras casuísticas, que aumenta progressivamente de acordo com as faixas etárias.[3]

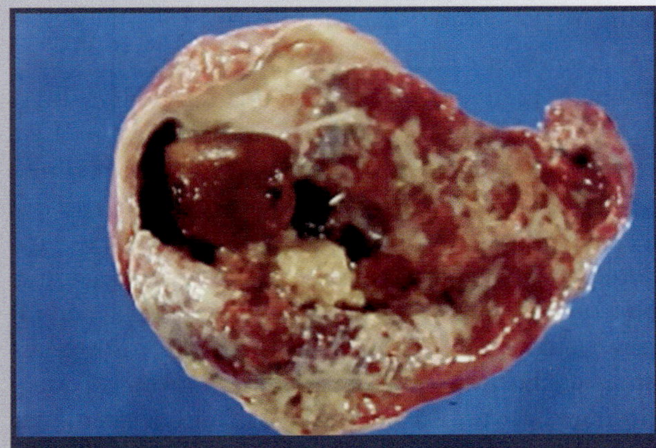

Figura 86.1 – Peça cirúrgica de paciente operado por colecistite aguda com achado intraoperatório de câncer da vesícula biliar.

Outros fatores além dos cálculos biliares podem determinar colecistite aguda em situações específicas. A colecistite aguda alitiásica pode ocorrer tanto em adultos quanto em crianças, durante a nutrição parenteral prolongada e/ou quadros críticos, como o período pós-operatório de grandes operações, politrauma e outras complicações que causem internação prolongada em terapia intensiva. A colecistite alitiásica tem sido atribuída a inúmeros fatores que podem atuar sinergicamente: a má perfusão tecidual causada por hipovolemia, sepse, estímulo adrenérgico, aterosclerose, aumento da concentração de bilirrubinas na bile acarretado por reabsorção de hematomas, politransfusão e desidratação. O jejum prolongado, assim como a nutrição endovenosa, diminui a motilidade vesicular. Estudos ultrassonográficos prospectivos de pacientes submetidos à alimentação parenteral que no início do tratamento não apresentavam doença litiásica biliar constataram maior espessamento da bile, espessamento da parede e dilatação da vesícula em 18% dos pacientes após 10 dias de administração da nutrição endovenosa.[4] A dificuldade de esvaziamento causada pela bile espessa pode ser um fator determinante da infecção biliar por via sistêmica ou portal.

Alterações da perfusão sanguínea podem também contribuir para a etiopatogenia da doença. Em vesículas extraídas por colecistite alitiásica observaram-se múltiplas oclusões em ramificações arteriais.[5] A isquemia vesicular também pode ocorrer por trombose ou embolia de artéria cística, consequente a manipulações arteriais na vigência de arteriografias[6] ou quimioterapia intra-arterial ou, ainda, associada a doenças arteriais, como poliarterite nodosa e hipertensão maligna. Os quadros de colecistite aguda em pacientes críticos decorrem de cálculos biliares em apenas 40% dos casos.

A colocação de próteses biliares pode ser fator de colecistite aguda que geralmente é grave, com áreas de necrose, uma vez que é sempre acompanhada de processo infeccioso secundário à contaminação inerente ao procedimento endoscópico.

Na síndrome da imunodeficiência adquirida (aids) frequentemente a colecistite aguda também é alitiásica, e cálculos vesiculares estão presentes em 14 a 29% dos casos.[7,8] O quadro clínico é peculiar, evolui de modo mais lento e sem a gravidade das outras colecistites alitiásicas e, geralmente, está associado à inflamação da via biliar. A presença de citomegalovírus ou *Cryptosporidium* é frequente, porém, ainda não foi esclarecida a participação desses e de outros agentes oportunistas na gênese do processo. É possível que o citomegalovírus, infectando a arteríola, possa causar isquemia e necroses focais ou, então, que o próprio HIV seja responsável pelas lesões.[9]

FISIOPATOLOGIA

O mecanismo pelo qual se desencadeia a colecistite aguda é a impactação de cálculo no infundíbulo da vesícula ou no ducto cístico, causando distensão do órgão e fortes contrações que se traduzem clinicamente por cólica biliar. O cálculo, comprimindo a mucosa, acarreta edema e ulceração local. A parede da vesícula produz fosfolipase-A, que age sobre as lecitinas da bile, produzindo lisolecitina (que é irritante de mucosas) e provavelmente prostaglandinas, via ácido araquidônico, que desencadeiam o processo inflamatório.[10] A inflamação aumenta o edema da vesícula e acaba por comprimir as circulações venosa e linfática, formando um círculo vicioso que mantém o processo e propicia as complicações.

A infecção secundária pode ser verificada em 50% das culturas de bile colhidas da vesícula durante a operação – chegando a 80% nos casos em que há gangrena de vesícula. São encontrados patógenos intestinais aeróbios e anaeróbios. Os aeróbios mais frequentes são *Escherichia coli*, *Klebsiella*, *Proteus* e *Streptococcus faecalis*. Os anaeróbios, presentes em 10% dos casos, mais frequentes são *Peptostreptococcus*, *Clostridium perfringens* e *Bacteroides fragilis*.[11] A infecção pode evoluir para empiema da vesícula, necrose em áreas delimitadas ou gangrena enfisematosa, em razão da presença de anaeróbios. A colecistite enfisematosa é característica de pacientes diabéticos, idosos ou que apresentem outras causas de imunodeficiência.[3]

As áreas necróticas podem apresentar perfuração na parede posterior da vesícula, aderida ao fígado, causando abscesso intra-hepático, ou na parede anterior, livre, causando peritonite. Frequentemente, esse extravasamento é bloqueado pelo epíplon, pelo cólon e pelo duodeno, juntos ou isoladamente, formando abscesso perivesicular. O processo de inflamação e necrose pode perfurar órgãos que estejam participando do bloqueio, causando fístula interna cujo quadro clínico vai depender do órgão envolvido. Essas fístulas, sejam com o cólon, via biliar ou duodeno, propiciam cronificação do quadro.

A coalescência inflamatória do infundíbulo da vesícula com a via biliar é conhecida como síndrome de Mirizzi, cuja apresentação mais característica é icterícia obstrutiva. O processo inflamatório nesse local é o maior responsável por lesões cirúrgicas da via biliar. Quando a coalescência inflamatória ocorre entre a vesícula e o duodeno, a necrose e fistulização permitem a passagem de grandes cálculos para intestino delgado, onde podem causar obstrução intestinal, mais tipicamente na válvula ileocecal. Esse quadro é conhecido como íleo biliar ou síndrome de Bouveret.

QUADRO CLÍNICO

O quadro clínico mais frequente consiste de dor epigástrica forte, em cólica, irradiada para o hipocôndrio direito ou esquerdo, às vezes até para a escápula, precórdio ou dorso, acompanhada de náuseas e vômitos reflexos. A dor persiste por mais de 12 horas, com pouca melhora com analgésicos, diferentemente da cólica biliar, que é limitada. Durante a evolução, quando a serosa é acometida, a dor localiza-se no hipocôndrio direito e piora com a movimentação e inspiração profunda.

A icterícia é observada em apenas 20% dos pacientes adultos e é mais frequente em crianças. Geralmente, é devida à inflamação pericoledociana e regride nas primeiras 24 horas. O aumento dos níveis de bilirrubina durante a evolução sugere a presença de coledocolitíase. É comum o surgimento de febre em torno de 38°C.

A palpação do hipocôndrio é dolorosa e obriga o paciente a interromper o movimento inspiratório quando se comprime um ponto na intersecção da bainha do músculo reto com o rebordo costal direito. Essa manobra é conhecida como sinal de Murphy e é aceita como sinal patognomônico de colecistite aguda. Podem ser palpados tanto a vesícula distendida quanto um plastrão inflamatório formado pelo epíplon e estruturas vizinhas aderidas em bloqueio à serosa vesicular inflamada. Normalmente, a palpação é prejudicada pela contração muscular causada pela irritação peritoneal, e a descompressão brusca dolorosa pode estar presente, assim como sinais de íleo paralítico.

Esse quadro clínico típico está ausente em um terço dos pacientes, os quadros atípicos ocorrem justamente nos casos em que a decisão rápida é fundamental: pacientes com reflexos diminuídos: idosos, diabéticos, imunossuprimidos e pacientes em estado crítico internados em terapia intensiva, inclusive crianças.[12] Pessoas nessas condições apresentam sinais de sepse (febre, confusão mental, alterações de perfusão periférica e taquipneia) ou de insuficiência orgânica, mas não mostram sinais de defesa peritoneal sendo, às vezes, possível palpar a vesícula ou um plastrão inflamatório. Em doentes com aids, o quadro é ainda mais atípico, com evolução protraída de febre e emagrecimento, sendo a queixa mais frequente a dor no hipocôndrio direito, e o sinal de Murphy, encontrado em apenas 50% dos casos.[8]

EXAMES AUXILIARES

Um aspecto importante no diagnóstico é que a maior parte dos pacientes não tem histórico anterior, em torno de 60% dos casos a colecistite aguda é a primeira manifestação da presença de cálculos.[13] Outro aspecto é que os quadros atípicos ocorrem nos casos mais graves em que não pode haver demora para estabelecer uma conduta. Esses casos incluem os idosos, os diabéticos, os imunossuprimidos por corticoides e por leucemia etc.

O quadro clínico da colecistite aguda é variável e pode se confundir com outras causas de abdome agudo e mesmo com a cólica biliar. Cerca de 30% dos pacientes com abdome agudo de diversas causas apresentam também cálculos na vesícula; dessa forma, é necessária uma análise criteriosa dos dados para estabelecer ou afastar a colecistite aguda como responsável pelo quadro abdominal agudo.

Os exames laboratoriais contribuem indiretamente porque são pouco específicos. O hemograma geralmente apresenta leucocitose que pode ser pouco acentuada em pacientes mais graves.[3] A bilirrubina direta pode ou não estar aumentada, a elevação acentuada e progressiva sugere a presença de coledocolitíase, sem, entretanto, afastar o diagnóstico de colecistite aguda. A amilase pode estar elevada, podendo atingir níveis de até 500 UI; elevações maiores sugerem o diagnóstico de pancreatite aguda. A elevação da fosfatase alcalina pode ser um indicador de colecistite aguda em pacientes críticos submetidos à alimentação parenteral.[12] Em doentes com aids as transaminases podem estar elevadas, e nesse grupo a leucocitose também é raramente observada. A elevação da proteína C-reativa (PCR) tem maior valor discriminativo que a contagem de leucócitos e representa um marcador importante no diagnóstico de colecistite aguda.[14]

Por causa de todas essas dificuldades, um grupo internacional de especialistas em cirurgia biliopancreática promoveu um consenso para orientar condutas (Tokyo Guidelines 2007 e 2013). A orientação é que são suficientes para diagnóstico clínico: um dos achados de exame abdominal (sinal de Murphy ou dor ou plastrão no hipocondrio direito) somado a um sinal sistêmico de inflamação (febre ou leucocitose ou PCR elevada) e confirmado por um exame de imagem.[15,16]

A radiografia simples, como exploração inicial, pode afastar outras causas de abdome agudo como perfuração de vísceras ocas, trombose mesentérica e obstrução intestinal. Eventualmente, pode demonstrar enfisema na loja vesicular consequente à gangrena do órgão.

O exame indicado especificamente no diagnóstico de colecistite aguda, entre nós, é a ultrassonografia. Esse exame pode demonstrar a presença de cálculo impactado no colo da vesícula ou no ducto cístico. O diagnóstico pode ser corroborado por espessamento ou separação das camadas da parede vesicular, lama biliar ou debris e também coleções líquidas perivesiculares e distensão acentuada da vesícula (Figura 86.2). Existe também o sinal de Murphy sonográfico, representado pela dor determinada pela compressão do transdutor exatamente no local onde a vesícula é visualizada. Esse sinal, somado à presença

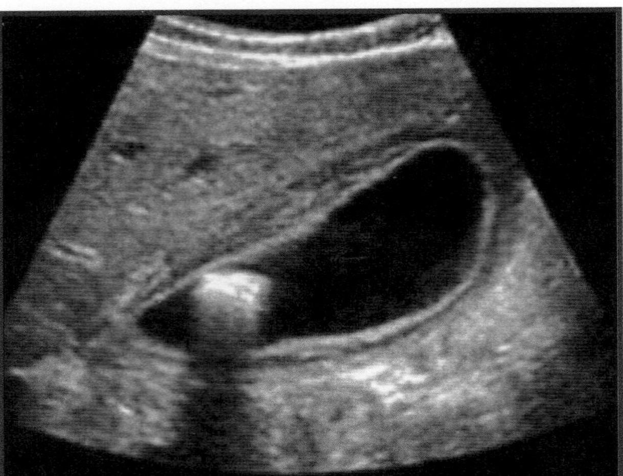

Figura 86.2 – Ultrassonografia da vesícula biliar demonstrando cálculo infundibular e edema perivesicular.

de cálculos, tem 90% de positividade diagnóstica. O espessamento da parede vesicular acima de 4 mm somado à presença de cálculos também tem 90% de valor preditivo positivo. A separação de camadas é muito mais frequente em colecistite aguda, porém, aparece em outras afecções que alteram a espessura da vesícula, como a hipertensão portal, edema por insuficiência cardíaca, insuficiência renal, hipoalbuminemia, hepatite e mieloma múltiplo. A gangrena da vesícula descola a mucosa, que pode ser vista à ultrassonografia como uma linha paralela à serosa Na colecistite aguda alitiásica, a ultrassonografia pode detectar gangrena e perfuração. Nesses doentes a positividade é mais baixa, em torno de 67%.[4]

A tomografia computadorizada do abdome e a ressonância nuclear magnética, embora não sejam a primeira indicação, contribuem para o diagnóstico, demonstrando vesícula dilatada (acima 8 × 4 cm), espessamento difuso e focos de atenuação na parede vesicular, correspondendo à liquefação parietal. Demonstram a presença de fluido perivesicular e áreas de densificação da gordura perivesicular. Os cálculos podem não ser detectados. As principais indicações desses exames são em doentes obesos, nos casos de evolução protraída, quando houver suspeita de abscessos hepáticos ou cavitários, e principalmente na suspeita de colecistite alitiásica em pacientes com aids. Nessa eventualidade, pode-se revelar espessamento parietal por edema, traduzido por diminuição da atenuação da parede ou gangrena com presença de ar na luz ou na parede da vesícula.[15] A ressonância magnética e a tomografia têm resultados equivalentes.[15]

Em situações específicas, pode ser necessário excluir colecistite aguda como causa de abdome agudo e para isso o exame indicado é a colecintigrafia. São empregados derivados do ácido iminodiacético (IDA) marcados com TC-99, sendo o DISIDA o mais utilizado. O marcador injetado é captado da corrente sanguínea pelo fígado e excretado na bile, e o contador capta imagens seriadas do fígado, via biliar, vesícula e duodeno. Em jejum, a visualização da vesícula, da via biliar e do duodeno no lapso de uma hora após a injeção afasta a hipótese de colecistite aguda. Por outro lado, se a vesícula não for preenchida, supõe-se que o cístico esteja obstruído, confirmando a presença de colecistite aguda. A melhor indicação desse exame é para excluir ou confirmar a colecistite aguda em pacientes com sepse ou dor abdominal de origem indeterminada que tenham alto risco cirúrgico, visto que 30% dos idosos são portadores de cálculos biliares, que podem não ser a origem do quadro clínico de disfunção orgânica. A obtenção das imagens depende de excreção hepática, e assim os dados obtidos podem ser falseados na insuficiência hepática grave.

TRATAMENTO

Inicialmente, havia controvérsia se o melhor tratamento para colecistite aguda seria a colecistectomia de urgência ou o tratamento com antibiótico, com o objetivo de controlar a inflamação e operar eletivamente no período de três meses, quando teoricamente existiriam melhores condições clínicas e técnicas. Trabalhos prospectivos comparando pacientes sorteados para uma ou outra conduta, demonstraram que o adiamento da operação nem sempre era possível, ou por agravamento do quadro agudo ou por recidiva ou complicações como coledocolitíase ou pancreatite no tempo de espera, acarretando operações de emergência em piores condições clínicas em 14 a 30% dos casos,[17,18] elevando a mortalidade para até 28%[15] e também acarretando piora das condições locais com fibrose e aderências que aumentam o risco de lesão de estruturas.[17]

A conduta recomendada passou a ser a colecistectomia na fase aguda, tão logo fosse possível, sendo esta a conduta adotada no Departamento de Gastroenterologia da Faculdade de Medicina da USP.

No início da difusão da cirurgia laparoscópica houve dúvidas se essa técnica seria segura em casos agudos. Novos estudos prospectivos confirmaram os achados de seus predecessores, demonstrando que a colecistectomia laparoscópica em 24 a 48 horas da internação é o tratamento ideal, pois apresenta índice de conversão por dificuldade técnica muito baixo, o que não difere dos achados na operação eletiva.[19-23] Quando se apresentam casos mais graves com alterações sistêmicas e insuficiências orgânicas, é preciso ponderar o quanto o tratamento (com reposição de volume, antibióticos etc.) pode melhorar um indivíduo com um foco de infecção intocado que pode evoluir para gangrena. A presença de gangrena piora o prognóstico. Comparados aos pacientes com colecistite aguda sem necrose da vesícula, os com gangrena apresentam mais frequentemente resposta inflamatória sistêmica (Sirs) 62 *versus* 4% e, consequentemente, maior tempo de internação em UTI, maior índice de conversão para laparotomia (75 *versus* 17%) e maior mortalidade (12 *versus* 9%). Nesse estudo, os exames de imagem não identificaram satisfatoriamente os casos de gangrena, os autores sugerem que a presença de *Sirs* e de bilirrubina aumentada são sinais de alerta, e identificam como grupo de risco os idosos, diabéticos, pacientes do sexo masculino e coronariopatas.[24]

Nos casos de risco cirúrgico proibitivo, seja por grave insuficiência orgânica ou por condição técnica, como hipertensão portal, a colecistostomia por punção transparieto-hepática pode oferecer resultados satisfatórios.[16,25-27] Na ausência desse recurso é possível fazer uma colecistostomia cirúrgica até com uma incisão mínima e anestesia local, se for realizada demarcação prévia da vesícula com auxílio e ultrassonografia.

Esse procedimento permite a postergação da colecistectomia laparoscópica após a melhora clínica do doente, o que geralmente ocorre entre 24 e 48 horas. Por outro lado, outras séries de casos e estudos retrospectivos sugerem que colecistectomia em pacientes idosos e de alto risco é mais eficaz e de mortalidade mais baixa que a colecistostomia percutânea.[27] Não existem evidências suficientes para indicar o uso rotineiro de cirurgia robótica, colecistectomia laparoscópica por portal único ou cirurgia endoscópica transluminal por orifício natural (Notes) no tratamento da colecistite aguda.

Antibióticos com espectro para Gram-negativos devem ser iniciados durante o preparo para a operação e, conforme os achados cirúrgicos e as intercorrências, poderão ser suspensos após a operação ou mantidos e adequados às culturas do conteúdo vesicular ou da parede da vesícula. Estudos randomizados sobre antibioticoterapia na colecistite aguda sugerem que os antibióticos devem ser interrompidos precocemente após a colecistectomia.[28] Um recente estudo prospectivo na colecistite aguda revelou uma taxa crescente de infecções causadas por bactérias beta-lactamase de espectro estendido (ESB) e de *Klebsiella pneumoniae* produtora de carbapenemase (KPC) em infecções comunitárias. Assim, é fundamental a adequação de uma eventual antibioticoterapia empírica para reduzir a resistência bacteriana e melhorar os resultados do tratamento.[29]

Atualmente, a morbidade e a mortalidade do tratamento cirúrgico da colecistite aguda são muito reduzidas, e estão relacionadas principalmente à gravidade do quadro agudo e à presença de hipertensão portal e de complicações sistêmicas da idade avançada. Outras complicações também referentes à gravidade do quadro, como infecção peritoneal, pancreatite e insuficiências orgânicas, são pouco frequentes nos dois procedimentos, quando analisadas as casuísticas amplas, e novamente alcançam incidências de até 40% em casuísticas restritas a idosos.[2]

As lesões iatrogênicas da via biliar na colecistite aguda ocorrem em aproximadamente 0,1% dos casos operados por laparotomia. A incidência de lesão com procedimento laparoscópico é semelhante; por outro lado, a recomendação de todos os consensos é de que não se hesite em converter o procedimento caso haja dificuldade de identificação de estruturas.

A mortalidade pós-operatória no tratamento da colecistite aguda é um evento pouco frequente. As casuísticas que referem óbitos são as que analisam casos específicos: pacientes cirróticos, com hipertensão portal, aids, colecistite alitiásica em pacientes críticos e idosos.

Em suma, o sucesso no tratamento da colecistite aguda depende da rapidez no diagnóstico e de cuidados pré-operatório e da indicação precoce de cirurgia. Por outro lado, considerando que em operações eletivas a mortalidade observada em várias casuísticas é nula, inclusive quando são analisados octogenários, e que pode atingir até 13% em octogenários operados em situação de urgência, é recomendável que seja indicada colecistectomia eletiva em pacientes idosos portadores de cálculos.

REFERÊNCIAS

1. Magnuson TH, Rattner LE, Zenilman ME, Bender JS. Laparoscopic cholecystectomy: applicability in the geriatric population. Am Surg. 1997; 63(1):91-6.
2. Pickleman I, Gonzales RP. The improving results of cholecystectomy. Arch Surg. 1986; 121:930-4.
3. Tokunaga Y, Nakayama N, Ishikawa Y, Nishitai R, Irie A, Kaganoi J et al. Surgical risks of acute cholecystitis in the elderly. Hepatogastroenterol. 1997; 44:671-6.
4. Imhof M, Raunest J, Ohmann C, Roher H. Acute acalculouscholecystitis complicating trauma: a prospective sonographic study. World J Surg. 1992; 16:1160-6.

5. Warren BL. Small vessel occlusion in acute acalculous cholecystitis. Surg. 1992; 111(2):163-8.
6. Machado MCC, Bacchella T, Cunha JEM, Gangrena da vesícula biliar após arteriografia seletiva do tronco celíaco. Rev Hosp Clin Fac Med S Paulo. 1983; 38(4):167-9.
7. Leiva JI, Etter L, GatheJr J, Bonefas ET, Melartin R, Gathe JC. Surgical therapy for 101 patientes with acquired immunodeficiency syndrome and symptomatic cholecystitis. Am J Surg. 1997; 174:414-6.
8. Liu KJM, Atten MJ, Donahue PE. Cholestasis in patientes with acquired immunodeficiency syndrome: a surgeon's perspective. Am Surg. 1997; 63:519-24.
9. Nash JA, Cohen SA. Gallbladder and biliary diseases in Aids. Gastroenterol Clin N Am. 1997; 26(2):323-35.
10. Stodahl R, Tagesson C. On the development of primary acute cholecystitis. Scand J Gastroent 1983; 18:577-9.
11. Truedson H, Elmrost HS. The incidence of bacteria in gallbladder bile acute and elective cholecystectomy. Acta ChirScand. 1983; 149:307-13.
12. Roslyn JJ, Pitt HA, Mann L, Fonkalsrud EW, DenBesten L. Parenteral nutrition induced gallbladder disease. A reason for early cholecystectomy. Am J Surg. 1984; 148:58-63.
13. Gutt CN, Encke J, Koninger J, Harnoss JC, Weigand K, Kipfmüller K et al. Acute cholecystitis: early versus delayed cholecystectomy, a multicenter randomized trial (ACDC Study, NCT00447304). Ann Surg. 2013; 258:385-93.
14. Beliaev AM, Marshall RJ, Booth M. C-reactive protein has a better discriminative power than white cell count in the diagnosis of acute cholecystitis. J Surg Res. 2015; 198(1):66-72.
15. Hirota M, Takada T, Kawarada Y, Nimura Y, Miura F, Hirata K et al. Diagnostic criteria and severity assessment of acute cholecystitis: Tokyo guidelines. J Hepatobiliary Pancreat Surg. 2007; 14:78-82.
16. Yokoe M, Takada T, Strasberg SM, Solomkin JS, Mayumi T, Gomi H et al. TG13 diagnostic criteria and severity grading of acute cholecystitis. J Hepatobiliary Pancreat Sci. 2013; 20:35-46.
17. Jarvinen H, Hastbacka J, Turunen MI. The treatment of acute cholecystitis. Acta ChirScand. 1979; 145:399-404.
18. Norby S, Herlin P, Holmin T, Sjodahl R, Tagesson C. Early or delayed choleystectomy in acute cholecystitis? A clinical trial. Br J Surg. 1983; 70:163-5.
19. Lai PB, Kwong KH, Leung KL, Kwok SP, Chan AC, Chung SC. Randomized trial of early versus delayed laparoscopic cholecystectomy for acute cholecystitis. Br J Surg. 1998; 85:764-7.
20. Lo CM, Liu CI, Fan ST, Lai EC, Wong J. Prospective randomized study of early versus delayed laparoscopic cholecystectomy for acute cholecystitis. Am Surg. 1998; 227:161-7.
21. Chandler CF, Lane JS, Ferguson P, Thompson JE. Prospective evaluation of early versus delayed laparoscopic cholecystectomy for the treatment of acute cholecystitis. Am Surg. 2000; 66:896-900.
22. Johansson M, Tbune A, Blonqvist A, Nelvin L, Lundell L. Management of acute cholecystitis in the laparoscopic era: results of a prospective randomized clinical trial. J Gastrointest Surg. 2003; 7:642-5.
23. Peitzman A, Watson GA, Marsh JW. Acute cholecystitis: when to operate and how to do it safely. J Trauma Acute Care Surg. 2014; 78:1-12.
24. Bourikian S, Anand RJ, Aboutanos M, Wolfe LG, Ferrada P. Risk factor for acute gangrenous cholecystitis in emergency general surgery patients. Am J Surg. 2015.
25. Haas I, Lahat E, Griton Y, Shmulevsky P, Shichman S, Elad G et al. Percutaneous aspiration of the gall bladder for the treatment of acute cholecystitis: a prospective study. Surg Endosc. 2015. [Epub ahead of print].
26. Hu YR, Pan JH, Tong XC, Li KQ, Chen SR, Huang Y. Efficacy and safety of B-mode ultrasound-guided percutaneous transhepatic gallbladder drainage combined with laparoscopic cholecystectomy for acute cholecystitis in elderly and high-risk patients. BMC Gastroenterol. 2015; 15:81.
27. Ayurek N, Salman B, Yuksel O, Tezcaner T, Irkoruku O, Yucel C et al. Management of acute calculous cholecystitis in high risk patients: percutaneous cholecystostomy followed by early laparoscopic cholecystectomy. Surg Laparosc Endosc Percut Tech. 2005; 15(6):315-20.
28. Koti RS, Davidson CJ, Davidson BR. Surgical management of acute cholecystitis. Langenbecks Arch Surg. 2015; 400:403-19.
29. Coccolini F, Sartelli M, Catena F, Montori G, Di Saverio S, Sugrue M et al. Antibiotic resistance pattern and clinical outcomes in acute cholecystitis: 567 consecutive worldwide patients in a prospective cohort study. Int J Surg. 2015; 21:32-7.

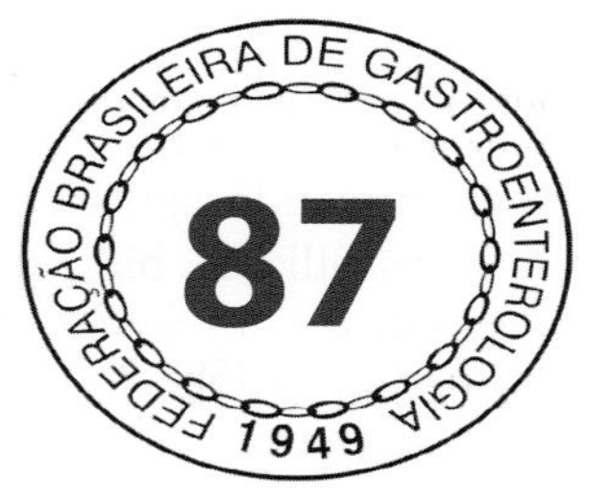

CALCULOSE BILIAR

Helenita Matos Sipahi
Lorena Sagrilo Auer
Danielle Delfino M. da Nóbrega

INTRODUÇÃO

O termo "calculose" ou "litíase biliar" pode ser definido no seu conceito mais amplo como a presença de concreções, sejam elas cálculos (> 3 mm) ou barro biliares (< 3 mm) na vesícula, nos ductos biliares ou em ambos.

A condição é conhecida desde a Antiguidade, mas sua relação com sintomas digestivos como conhecemos hoje foi estabelecida a partir do século VI, em autópsias, por Antonius Benivenius (em *De abditis morborum causis*, publicado em 1528). A primeira remoção cirúrgica da vesícula data de 1882.[1] A calculose biliar é um distúrbio multifatorial das vias biliares, que, atualmente, constitui-se na enfermidade biliar mais frequente na maioria dos países ocidentais. Ela pode ser sintomática ou assintomática e é mais comum nas mulheres que nos homens (2:1,5). Após os 70 anos de idade, 30 e 20% de mulheres e homens, respectivamente, apresentam cálculos vesiculares. É muito rara em crianças e pouco frequente em adolescentes, com exceção do desenvolvimento de cálculos biliares nas doenças hemolíticas.[2]

Um dos mais abrangentes estudos epidemiológicos, utilizando ultrassonografia como *screen* em cerca de 30 mil pacientes, foi realizado na Itália[3] e mostrou a mesma prevalência de calculose biliar descrita em outros países da Europa, em torno de 20 e 30% para homens e mulheres, respectivamente, após os 50 anos de idade. Nos Estados Unidos, sua ocorrência é predominante em brancos, ameríndios e hispânicos, e menor entre negros, sugerindo a existência de fatores genéticos e ambientais.[4] Nos parentes de primeiro grau, a incidência também é maior (4 a 5 vezes) que na população geral.

Alguns grupos populacionais têm incidência maior que a média, sendo considerados grupos de risco para o desenvolvimento da doença; em outros, ela é menor. Exemplos:

- **indianos:** 70% das mulheres em torno dos 25 anos;
- **escandinavos:** 50% das mulheres em torno dos 50 anos;
- **afro-americanos:** < ameríndios e brancos americanos;
- **população proveniente da África Central:** em torno de 5%.

Nos países da América Latina, principalmente no Chile, onde a predominância é maior,[5-7] a ocorrência da calculose vesicular segue os padrões médios, entre 20 e 30%. No Brasil, 9,3% na população com mais de 20 anos de idade e 30% das mulheres e 20% dos homens acima de 50 anos apresentam calculose biliar.[8] Com o aumento da idade, a diferença entre os sexos tende a diminuir.

GENÉTICA

Estudos recentes têm identificado fatores de caráter genético que explicariam a maior incidência de cálculos de colesterol em uma mesma família e em certos grupos populacionais;[9] mutações nesses genes já foram demonstradas antes em estudos experimentais com camundongos e em várias doenças hepatobiliares:

- **MDR3:** p-glicoproteína responsável pela translocação de fosfolípides da camada interna para a externa da membrana do hepatócito: mutações foram encontradas na colestase intra-hepática familiar, na colestase intra-hepática da gravidez e também na litíase biliar de colesterol.[10]
- **ABCB4 (transportador molecular de lipídios, localizado na membrana canalicular do hepatócito):** mutações têm sido detectadas em casos de litíase biliar abaixo de 40 anos e na microlitíase intra-hepática familiar por baixa secreção de fosfolípides (LPAC).[10]
- **ABCB11 (principal transportador de sais biliares):** mutações foram detectadas na colestase intra-hepática recorrente benigna e também em casos de colestase intra-hepática familiar.[11]
- **7-alfa-H 4-colesten-3 e latosterol: marcadores para síntese de ácido biliar hepático e de colesterol sistêmico:** níveis plasmáticos elevados foram demonstrados em chilenos de origem indígena e hispânica, grupos com elevada incidência de cálculos de colesterol.[12] Se esses achados são devidos a um defeito primário ou à perda intestinal aumentada de sais biliares, ainda não está esclarecido.

Estudos com pares de gêmeos suecos e finlandeses mostraram uma maior correlação na ocorrência de litíase biliar em homozigotos que em heterozigotos (12 e 6%, respectivamente); porém, o baixo índice encontrado em ambas as situações aponta para a interferência de fatores ambientais além dos genéticos.

Algumas variações genéticas podem ser responsáveis por um aumento do risco de cálculos biliares em certas populações étnicas ou, então, subgrupos de pacientes apenas. Um estudo avaliou variantes do gene NR1H4 que codifica o receptor nuclear no sal biliar FXR e colelitíase em populações selecionadas. Outro recente estudo genético confirmou variantes do gene SLC10A2 que codifica o transportador apical de ácidos biliares dependente de sódio no intestino como um fator de risco para formação de cálculos biliares especialmente em homem não obesos.[2]

FISIOPATOLOGIA

Litogênese

A composição da bile compreende água, colesterol, fosfolípides (lecitina), sais biliares, bilirrubina conjugada, proteínas e eletrólitos,[13] sendo o colesterol, os fosfolípides e os sais biliares os elementos mais importantes para a manutenção da solubilidade do conteúdo biliar. A variação nas características e na proporção entre esses elementos pode alterar o equilíbrio, favorecendo a supersaturação biliar de colesterol e o desenvolvimento da calculose (Figura 87.1).

A secreção hepática da bile é regulada pelas proteínas transportadoras do sistema ABC (ABCG5/G8, ABCB4, ABCB11) e pelos receptores farnesoide e hepático (FXR e LXR); ela ocorre quando a bile canalicular flui em sentido contrário ao fluxo do plasma sinusoidal. Os hepatócitos da parte final do espaço portal sintetizam a bile contendo solutos orgânicos (colesterol, ácidos biliares, fosfolipídios e pigmentos biliares).[14] Na sequência da síntese, os sais biliares organizam-se em micelas simples e o colesterol agrega-se aos fosfolípides formando vesículas unilamelares, semiestáveis; sob essa forma o colesterol é transportado para a vesícula e, durante o processo de passagem pelo trato biliar, vários agregados lipídicos são convertidos em micelas mistas que promovem a solubilização do colesterol. Se o teor de colesterol na bile exceder a capacidade de solubilização pelas micelas mistas, ocorre a formação de bile supersaturada ou litogênica, com vesículas multilamelares menos estáveis e ricas em colesterol, que podem se fundir e propiciar a formação de cristais de mono-hidrato de colesterol, iniciando o processo de nucleação que é facilitado pelas

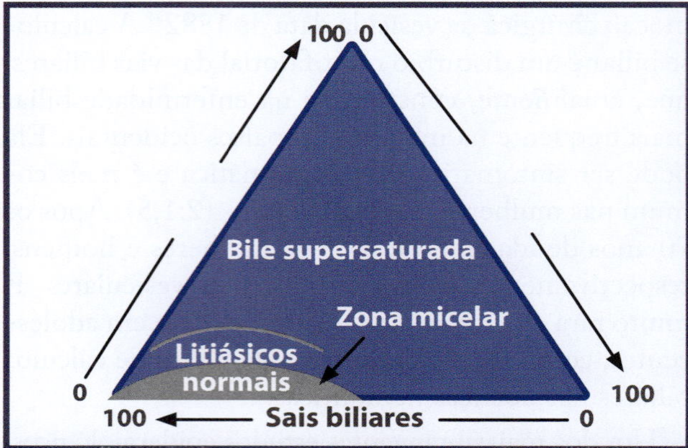

Figura 87.1 – Diagrama representativo das zonas de solubilização e cristalização do colesterol na bile: na esquerda da base do triângulo, a bile é solúvel (zona micelar); no vértice, ela é supersaturada de colesterol (bile litogênica).

glicoproteínas secretadas pela vesícula biliar.[15] Estão criadas, assim, as condições para o desenvolvimento da calculose biliar, que depende, ainda, do concurso de outros fatores que comentaremos a seguir.

A síntese hepática de fosfolipídios é mediada pela P-glicoproteína ABCB4, transportador molecular da membrana canalicular do hepatócito; ela pode ser reduzida pela concentração aumentada de ânions orgânicos na bile, alterando, consequentemente, a formação e a estabilidade das vesículas.[16]

As proteínas NPC1L1, ABCG5 e ABCG8, expressas na borda em escova dos enterócitos, estão também envolvidas no transporte do colesterol obtido a partir da dieta; assim, um elevado teor de gordura na dieta aumenta o risco de desenvolver hipercolesterolemia e, consequentemente, litíase biliar.[17]

Mecanismo de solubilização do colesterol

O colesterol é praticamente insolúvel em meio aquoso, necessitando dos sais biliares e fosfolípides para promover sua solubilização. Quando os sais biliares atingem a concentração micelar crítica (CMC), agregam-se espontaneamente, formando as micelas simples que dissolvem as moléculas de colesterol. Nesse processo, os fosfolípides também se solubilizam e formam, junto aos sais biliares, as micelas mistas. Quando os fosfolípides se ligam às moléculas de colesterol, formam as vesículas unilamelares, mais estáveis e com elevada capacidade de solubilização do colesterol. Independentemente da proporção dos principais elementos, quanto menor a concentração total de lipídios na bile, mais estáveis são as vesículas, prevenindo a nucleação do colesterol;[18] ao mesmo tempo, a quantidade de colesterol disponível para ser solubilizada depende da concentração dos sais biliares. O potencial de solubilização dessas formas de compostos lipídicos é mostrado no Quadro 87.1.

A relação entre a secreção hepática do colesterol e a dos sais biliares na bile não é constante; a ocorrência de níveis de secreção de sais biliares muito baixos resulta em índices mais altos de secreção do colesterol e, inversamente, quando a secreção de sais biliares aumenta, como ocorre durante e após as refeições, a síntese do colesterol diminui. No jejum prolongado e em condições de perda severa, como na ressecção ileal e nas fístulas biliares, o mecanismo de síntese hepática de sais biliares não pode ser compensado e a concentração de colesterol na bile se eleva, resultando em bile supersaturada.[19] O mesmo acontece quando o *pool* de sais biliares é modificado pela desconjugação do ácido cólico em ácido deoxicólico, resultando em aumento da excreção biliar de colesterol (Figura 87.2).

Quadro 87.1 – Potencial de solubilização dos compostos lipídicos da bile

Estrutura	Componentes	Capacidade
Micelas simples	Sais biliares	Baixa
Micelas mistas	Sais biliares + fosfolípides	Intermediária
Vesículas unilamelares	Colesterol + sais biliares + fosfolípides	Alta
Vesículas multilamelares	Agregado de vesículas unilamelares	Instáveis

Fonte: adaptado de Portincasa et al., 2008.[19]

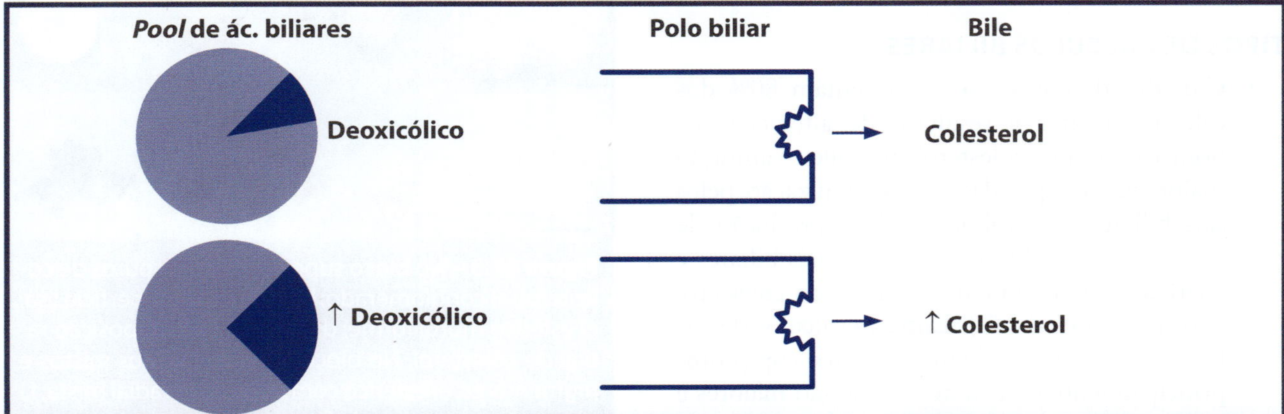

Figura 87.2 – Relação entre o ácido deoxicólico e a excreção biliar de colesterol: na desconjugação do ácido cólico, quando o teor de ácido deoxicólico se eleva no *pool*, a excreção biliar de colesterol através do polo biliar também se eleva.

CIRCULAÇÃO ÊNTERO-HEPÁTICA

Os níveis de ácidos biliares são mantidos por meio de dois mecanismos: a síntese de ácidos biliares e a circulação êntero-hepática. Esta é caracterizada pela passagem de ácidos biliares do fígado para o intestino delgado com posterior retorno hepático.

Os sais biliares são secretados no duodeno e ativamente reabsorvidos no nível do íleo terminal (~95%) para o sistema venoso através da veia mesentérica, alcançando a veia portal e em seguida os sinusoides hepáticos. Na fase entérica, os ácidos biliares sofrem reações de biotransformação, com hidroxilação e desconjugação, através de enzimas produzidas pelas bactérias da flora intestinal como a hidrolase de sais biliares (HSB) e a desidrogenase hidroxiesteroide de ácidos biliares (DHAB). A HSB catalisa a hidrolise dos ácidos biliares conjugados em formas desconjugadas (cólico e quenodesoxicólico), conhecidas como ácidos biliares primários. Estes sofrem desidroxilação pela enzima DHAB, sendo convertidos nos ácidos biliares secundários (desoxicólico e litocólico).[20]

O desequilíbrio do ciclo êntero-hepático pode precipitar a formação de cálculos biliares. A desregulação da microflora intestinal, com aumento da atividade de desidroxilação bacteriana e, consequentemente, de ácidos biliares secundários, pode ser um importante fator na formação e no crescimento dos cálculos de colesterol, sendo demonstrada redução dos níveis de ácido desoxicólico e da saturação biliar de colesterol pós-antibioticoterapia.[20]

Em resumo, a fisiopatologia da calculose biliar é multifatorial: envolve desequilíbrio da secreção do colesterol biliar, reação inflamatória do epitélio da vesícula, produção de mucina e distúrbios de motilidade da vesícula biliar,[17] além de alterações na circulação êntero-hepática dos sais biliares.[20]

TIPOS DE CÁLCULOS BILIARES

- **Cálculos de colesterol:** representam 80% dos cálculos biliares e resultam de alterações na homeostase do colesterol na bile (saturação maior que a capacidade de solubilização pelos sais biliares e fosfolípides), hiperprodução de colesterol *versus* hipossecreção de sais biliares e lecitina (resultando em nucleação do colesterol e formação de cristais). Entre os cálculos de colesterol, existem os chamados puros compostos principalmente de colesterol, que são maiores e menos numerosos, às vezes únicos, e os mistos com mucina, menores e em geral múltiplos. Sua formação compreende a sequência: vesículas multilamelares – nucleação – cristais – barro biliar – cálculos.[21]
- **Cálculos negros:** formados de colesterol + bilirrubina não conjugada + mucina (matriz). São mais radiopacos que os de colesterol; ocorrem quando há elevação da bilirrubina indireta e estão associados a doenças hemolíticas crônicas[22] e eritropoiese ineficaz induzida pela circulação êntero-hepática de bilirrubina. Outras causas são: hipomotilidade da vesícula biliar, secundária ao diabete melito ou outras condições, nutrição parenteral total e vagotomia troncular.[23]
- **Cálculos marrons:** formados de bilirrubinato de cálcio + sais de cálcio + colesterol e ácidos graxos. Ocorrem em alguns processos infecciosos, e a cultura da bile na maioria dos casos revela a presença de *E. coli*, atribuindo-se a desconjugação da bile à glucoronidase bacteriana. Esses cálculos podem ocorrer em condições de estase biliar, em portadores de divertículos duodenais, septicemia e outros estados infecciosos.[24] Estão associados, ainda, a infecções bacteriana ou parasitária dos ductos biliares. A ocorrência de parasitas nos ductos biliares pode estimular a formação de cálculos, pois os ovos dos parasitas servem de ninho para a precipitação de bilirrubinato de cálcio.[25]

Dependendo da origem, da composição, das condições locais e da localização na árvore biliar, os cálculos biliares apresentam-se de tamanho, número e formas diferentes, como mostra a Figura 87.3.

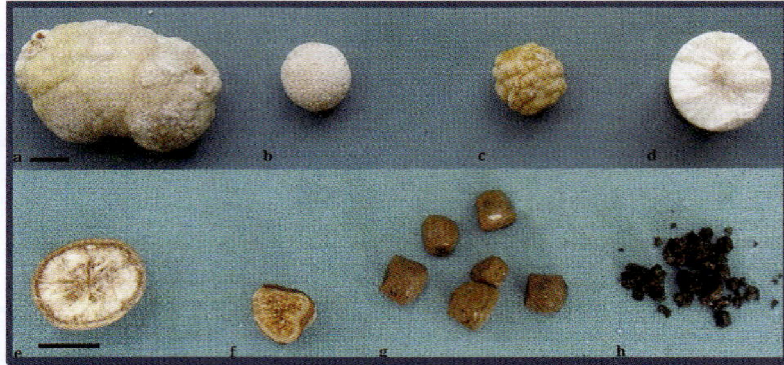

Figura 87.3 – No bloco superior, cálculos puros de colesterol: a) conglomerado; b) esférico de superfície lisa; c) esférico moruliforme; d) esférico com deposição radial de colesterol. No bloco inferior, cálculos mistos e pigmentares: e) esférico com deposição radial mista; f) pigmentar com camada fina de colesterol; g) pigmentares puros; h) fragmentos de cálculos negros.
Fonte: adaptada de Portincasa et al., 2008.[19]

A presença de cálculos no ducto biliar pode originar-se na vesícula biliar ou desenvolver-se primariamente no sistema biliar. Nas sociedades ocidentais, 10 a 15% dos pacientes com cálculos biliares têm concomitantemente cálculos na vesícula e no ducto biliar comum. Fatores de risco para essa condição são: aumento da idade, origem asiática, inflamação crônica do ducto biliar e, possivelmente, hipotiroidismo.[26]

A formação dos cálculos biliares de colesterol está intimamente relacionada à hiperconcentração de colesterol na bile sem o aumento correspondente do nível de sais biliares e/ou fosfolípides, resultando no excesso de colesterol que não pode ser solubilizado e tende a se precipitar na presença da mucina e de outras proteínas, formando cristais. A supersaturação de colesterol na bile pode se originar da hipersecreção do colesterol, da síntese diminuída ou da perda de sais biliares ou fosfolípides ou da combinação de dois ou mais fatores. O tempo de nucleação pode variar, sugerindo a existência de fatores que aceleram ou inibem a formação desses cristais.

Diferentes mecanismos de nucleação também foram também descritos em estudos de bile humana e em modelos experimentais.[1] A falta da contratilidade da vesícula é outro importante aspecto no mecanismo de formação da calculose biliar. No período de jejum e entre as refeições, a bile secretada pelo fígado é armazenada na vesícula, que se esvazia após as refeições, estimulada pela CCK liberada no duodeno. Se a motilidade da vesícula estiver reduzida, o que pode acontecer em diversas condições e doenças, o esvaziamento para o intestino não ocorrerá de maneira satisfatória e a estase da bile residual poderá resultar em hipersaturação de colesterol, propiciando a formação de cristais e, na sequência, de cálculos (Figura 87.4).

A motilidade intestinal desempenha também um papel importante no "clareamento" do colesterol na bile. Quando ela está diminuída, no trânsito intestinal prolongado de qualquer origem, parece haver um aumento da absorção intestinal de colesterol e modificação do *pool* de sais biliares, tanto pela hipersecreção hepática compensatória de colesterol quanto pela desconjugação dos sais biliares – ácido cólico em ácido deoxicólico[27] (Figura 87.5).

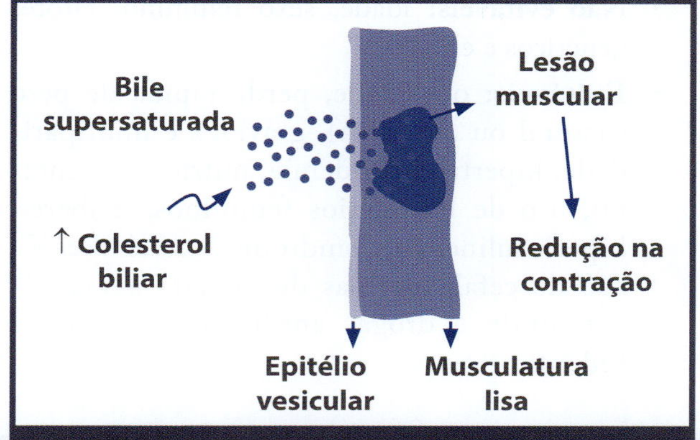

Figura 87.4 – Relação entre o excesso de colesterol biliar e a musculatura lisa da vesícula.

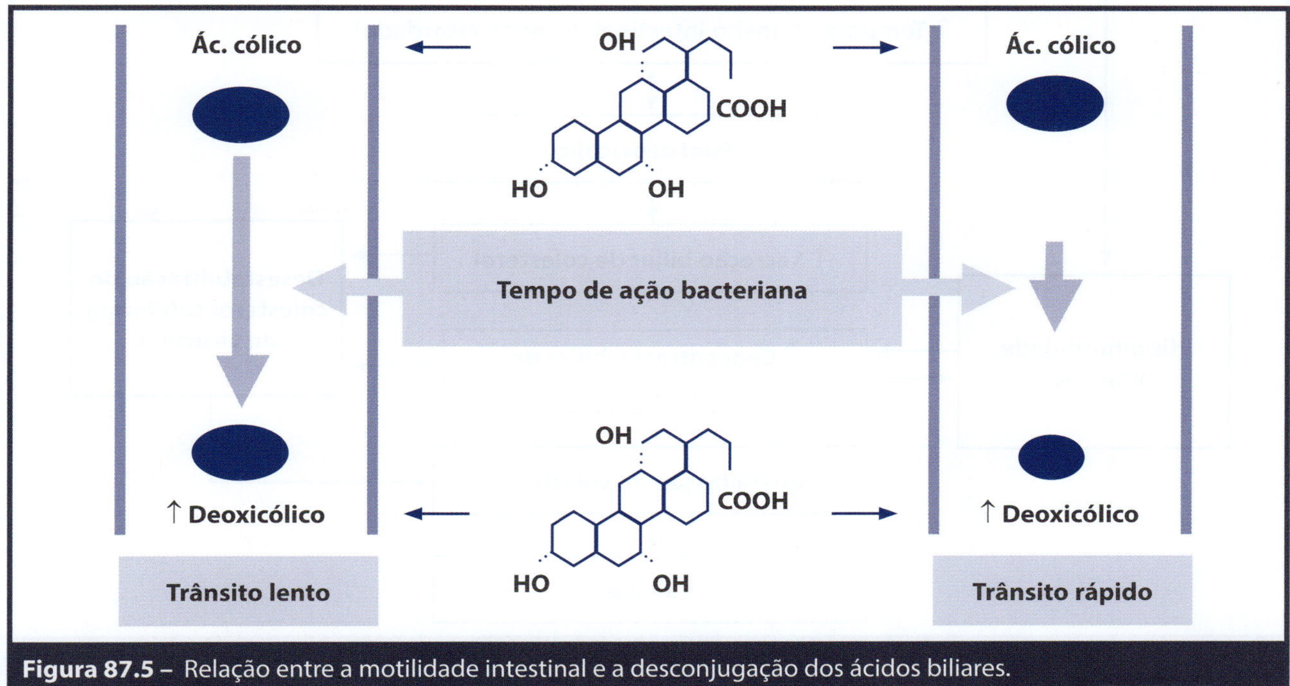

Figura 87.5 – Relação entre a motilidade intestinal e a desconjugação dos ácidos biliares.

As observações anteriores demonstram, portanto, que a ocorrência da calculose biliar é um fenômeno multifatorial que implica a combinação de mais de um evento fisiopatológico, os quais vão determinar a ruptura do equilíbrio entre os principais componentes da bile e favorecer a nucleação ou a cristalização do colesterol. Os mecanismos envolvidos nesse processo estão demonstrados na Figura 87.6.

FATORES DE RISCO

Várias condições podem favorecer o aparecimento de cálculos biliares, os chamados fatores de risco,[28,29] alguns evitáveis ou passíveis de correção e outros inevitáveis:

- **Não evitáveis:** idade, sexo feminino, fatores genéticos e etnia.
- **Evitáveis:** obesidade, perda rápida de peso (natural ou cirúrgica), gravidez e multiparidade, hipertrigliceridemia, nutrição parenteral, uso de hormônios femininos, diabetes, hiperinsulinemia, síndrome metabólica[2,21], uso de cefalosporinas de terceira geração[26], octreotide e drogas antilipêmicas, fumo e sedentarismo.

Fatores de risco para o desenvolvimento da calculose biliar

Fatores de risco alteráveis:

- obesidade;
- síndrome metabólica;
- perda de peso rápida;
- hipertrigliceridemia;
- uso de determinadas drogas;
- trânsito intestinal lento;
- estase vesicular;
- dietas:
  - hipercalórica;
  - rica em açúcar de fácil absorção;
  - pobre em fibra;
  - pobre em cálcio e vitamina C;
- fumo;
- álcool;
- sedentarismo.

Fatores de risco não alteráveis:

- sexo feminino;
- idade avançada;
- fator genético (etnia/familiar).

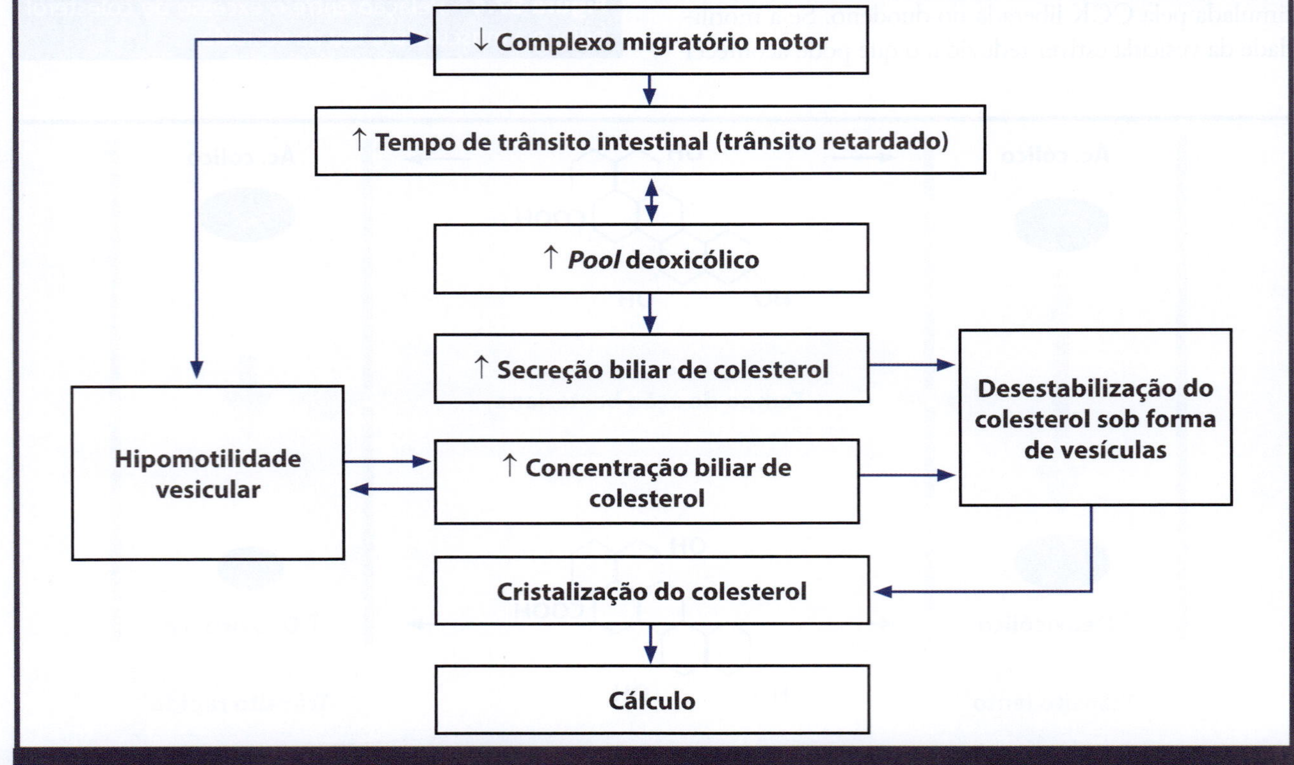

Figura 87.6 – Característica multifatorial do mecanismo de formação dos cálculos de colesterol.

A maioria dessas condições determina o aumento da secreção de colesterol e mucina, a redução do *pool* de sais biliares e/ou a hipomotilidade da vesícula, além do trânsito intestinal prolongado, aceito atualmente como importante fator na patogênese da calculose de colesterol. Algumas dessas condições podem ser eventualmente corrigidas pelo uso do ácido ursodeoxicólico (UDCA). O defeito de esvaziamento da vesícula, por hipomotilidade, é comumente encontrado em pacientes diabéticos, na nutrição parenteral prolongada, na perda rápida de peso e no uso contínuo de octreotide, resultando em redução da produção de CCK. A doença de Crohn e a cirrose hepática constituem fatores de risco menores na gênese da calculose.[30,31] Os pacientes com doença de Crohn ou que foram submetidos à ressecção intestinal podem ter a bile supersaturada, o que causaria precipitação de cristais de colesterol e formação de cálculos. Além disso, na má absorção de sais biliares através da circulação êntero-hepática pode ocorrer aumento da captação hepática e secreção biliar de bilirrubina, com formação de cálculos pigmentados.[2,21] A fibrose cística, assim como a doença de Crohn, relaciona-se com má absorção de sais biliares e com aumento da calculose biliar.[26]

A cirrose (causada principalmente pelo vírus da hepatite C e pela doença hepática gordurosa não alcoólica) é um fator de risco bem estabelecido para calculose biliar, com aumento do risco de acordo com a elevação do escore Child-Pugh e com a obesidade. Os mecanismos relacionados são alteração da secreção biliar, anormalidades na motilidade da vesícula biliar e altos níveis de estrogênio.[26]

Entre os fatores evitáveis, um dos mais frequentes é a obesidade, principalmente na mulher; calcula-se que mulheres com IMC acima de 25, 30 e 35 têm risco aumentado de formação de cálculos biliares de duas, quatro e sete vezes, respectivamente.[32] Além disso, a perda de peso muito rápida na primeira fase de emagrecimento pode ser responsável pela ocorrência maior de calculose, constatação esta que tem fortalecido a proposta de realização de colecistectomia profilática em pacientes submetidos à cirurgia bariátrica.[33] Contraceptivos orais com alto teor de estrógeno e o uso do hormônio após a menopausa podem também elevar o risco de formação de cálculos biliares.[34]

HELICOBACTER INTESTINAL

Espécies de *Helicobacter* êntero-hepático de caráter litogênico têm sido recentemente identificadas:[35-37]

- Em um modelo experimental com ratos, para formação de cálculos, observou-se que a bactéria foi capaz de promover a cristalização do colesterol.
- RNA de espécies de *Helicobacter* hepático foi determinado em 22 de 46 pacientes chilenos portadores de colecistopatia crônica calculosa.
- DNA de *Helicobacter* intestinal foi detectado em 22 de 33 cálculos de colesterol obtidos em pacientes suecos.

Aparentemente, a presença do *Helicobacter* êntero-hepático precisa estar associada a outros fatores para promover a formação de cálculos. Embora discutidas, não têm sido demonstradas evidências concretas de relação entre *Helicobacter pylori* e litogênese.

QUADRO CLÍNICO

Cerca de 60 a 85% dos portadores de calculose biliar são assintomáticos e não requerem tratamento preventivamente, exceto em condições de risco. Sintomas dispépticos que, frequentemente, são atribuídos à presença de litíase biliar, em geral não constituem expressão da doença; um estudo de metanálise indica que apenas a dor no HD, náuseas e vômitos são sintomas característicos da colecistolitíase sintomática e caracterizam a cólica biliar, que traduz a impactação de cálculo no cístico, provocando espasmos da vesícula.[38] A repetição e a frequência desse quadro ou o aparecimento de complicações orientam a necessidade de tratamento. Após o primeiro episódio de cólica biliar, a chance de recorrência dos sintomas é de 70%. O risco de complicações, tais como colecistite, colangite obstrutiva e pancreatite, aumenta de 0,1 a 0,3% por ano após o primeiro episódio de dor.[2] Presença de febre, icterícia ou colúria durante as crises indica complicações, como: colangite, colecistite ou coledocolitíase; nesses casos, costumam ocorrer leucocitose, elevação das aminotransferases (TGO e TGP), gama-glutamiltranspeptidase (GGT), fosfatase alcalina e hiperbilirrubinemia do tipo conjugada. Quando ocorre impactação do cálculo no canal comum, pode haver modificação da dor e elevação da amilase e da lipase, traduzindo um quadro de pancreatite aguda de maior ou menor gravidade (Figura 87.7).

A ocorrência dos sintomas na litíase biliar depende fortemente do tipo e da composição dos cálculos, sua quantidade, tamanho e localização na árvore biliar.

Os cálculos vesiculares puros de colesterol são os principais responsáveis pelos episódios de cólica biliar; cálculos de formação mais recente, em geral menores,

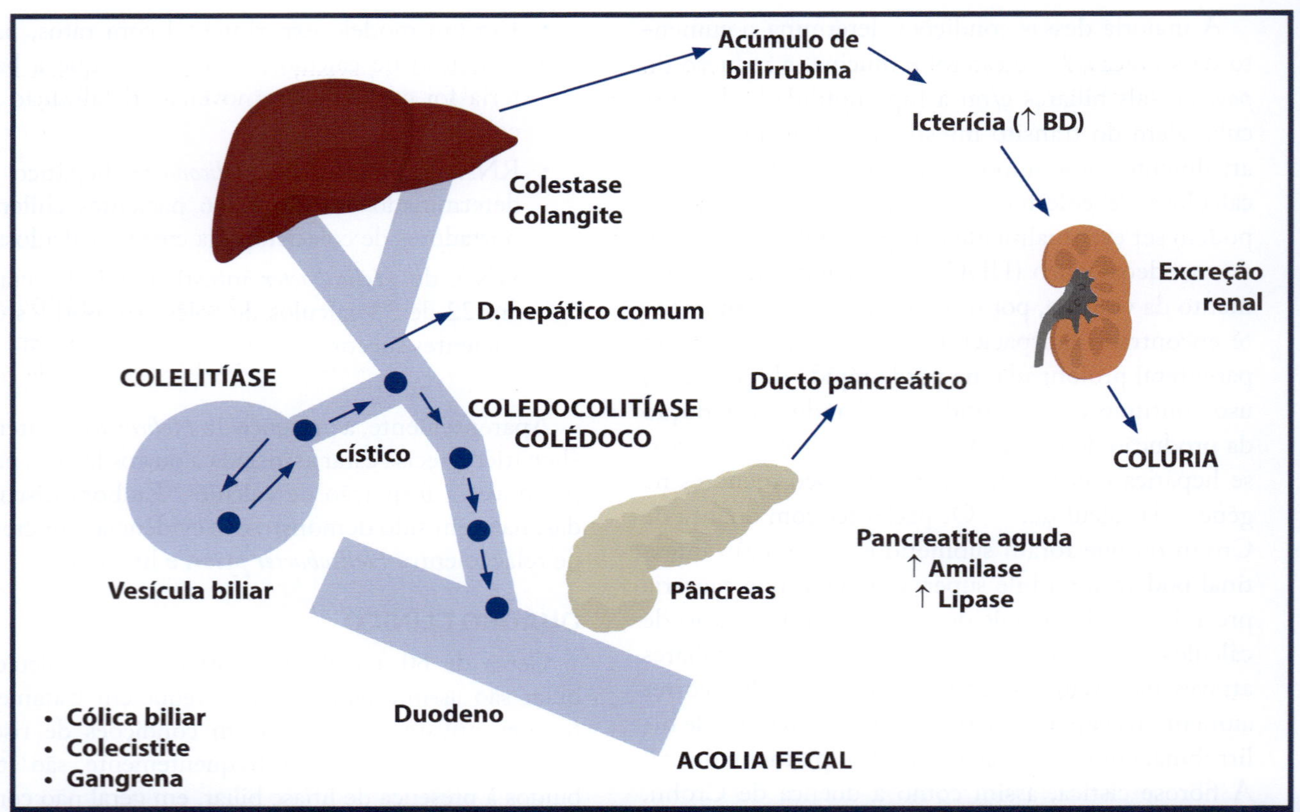

Figura 87.7 – Manifestações clássicas da calculose biliar e suas complicações: mecanismos determinantes do quadro clínico.

podem causar pancreatite e/ou icterícia por obstrução do colédoco com mais frequência, em virtude de maior capacidade de migração através do ducto cístico.[39]

Os cálculos marrons, de conteúdo predominantemente pigmentar, formam-se principalmente nos ductos biliares (no ducto comum ou nos ductos intra-hepáticos), raramente na vesícula. Sua formação resulta da estase biliar associada à infecção, principalmente por *Escherichia coli*,[22,39] mas pode estar associada a estenose ou doença primária dos ductos (colangite esclerosante primária) ou infestação parasitária. A principal manifestação clínica compreende episódios recorrentes de dor abdominal e febre, às vezes com icterícia, caracterizando a colangite. Em geral os episódios envolvem elevação da fosfatase alcalina, da GGT e dos níveis de bilirrubina. A presença crônica e/ou recorrente de litíase nos ductos intra-hepáticos pode causar obstrução da árvore biliar com formação de abscessos e septicemia.

Os cálculos pigmentares negros, ao contrário dos marrons, formam-se exclusivamente na vesícula, não resultam da supersaturação do colesterol e estão associados à cirrose biliar e, mais frequentemente, a doenças hemolíticas, como a talassemia e outras.[22]

Apesar da diferença entre fatores etiológicos e composição dos cálculos pigmentares, os quadros clínico e laboratorial e o tratamento são semelhantes aos da calculose biliar por supersaturação de colesterol.[40,41]

DIAGNÓSTICO

A confirmação da litíase biliar e de suas complicações é obtida por meio dos seguintes exames de imagem:

- **Ultrassonografia (US):** o exame mais utilizado e eficaz, principalmente na colecistolitíase.
- **Ultrassonografia endoscópica (US-EDA):** utilizada para diagnóstico de microlitíase.
- **Colangiopancreatografia retrógrada (CPRE):** empregada quando se pretende avaliar a árvore biliar ou como procedimento terapêutico.
- **Tomografia computadorizada (TC):** avalia a árvore biliar quando a CPRE não é possível.
- **Colangiopancreatografia por ressonância nuclear magnética (CPRNM):** substitui a CPRE no diagnóstico, mas não permite a realização de procedimentos, exceto quando associada a outros métodos.

Especificações técnicas e aplicações desses métodos no diagnóstico e no tratamento da doença litiásica biliar serão comentadas com mais detalhes em outros capítulos.

TRATAMENTO

Não existe consenso sobre qual a conduta mais adequada na litíase biliar assintomática, mas a maioria dos clínicos e cirurgiões prefere não operar preventivamente pacientes sem sintomas específicos. A mais recente publicação da World Gastroenterology Organization Practice Guidelines refere também não haver benefício concreto da cirurgia profilática na litíase biliar assintomática. As exceções referem-se a situações especiais:

- pacientes residentes em locais remotos, o que dificultaria o atendimento em caso de complicações;
- grupos populacionais provenientes de áreas de risco para desenvolvimento de colangiocarcinoma, como Chile, Bolívia e Índia;
- pacientes imunossuprimidos e/ou em uso de quimioterápicos como a ciclosporina A e o *tacrolimus*, considerados pró-litogênicos;
- diabéticos insulinodependentes, mais suscetíveis a infecções;
- portadores de vesícula em "porcelana" pelo risco de desenvolver câncer.

Na calculose biliar sintomática, a cirurgia constitui o tratamento de escolha e pode ser realizada por videolaparoscopia ou minilaparotomia, além da cirurgia convencional. A cirurgia videolaparoscópica é atualmente a mais utilizada, por promover recuperação mais rápida e tempo de internação reduzido com índice de complicações apenas ligeiramente mais elevado que o da cirurgia convencional. Estas incluem lesão de ductos biliares, retenção de cálculo no colédoco e, em cerca de 5% dos casos, a cirurgia precisa ser convertida em laparotomia convencional por dificuldade técnica. Nas obstruções do colédoco, quando não há possibilidade cirúrgica por contraindicação de natureza clínica ou, ainda, em condições emergenciais, antecedendo o ato cirúrgico, pode-se recorrer à CPRE com esfincterotomia para retirada do(s) cálculo(s) impactado(s).

Na impossibilidade cirúrgica formal, outras alternativas têm sido utilizadas:

- **Ácido ursodeoxicólico (UDCA):** utilizado para dissolução de pequenos cálculos de colesterol. É indicado nos casos de risco cirúrgico elevado, porém, o custo e o índice de recorrência também são elevados.[10] Indicado também para dissolução na microlitíase intra-hepática por mutação do gene MDR3, é ainda recomendado para melhorar a contratilidade muscular da vesícula, por meio da redução do conteúdo de colesterol na membrana plasmática de suas células musculares. O emprego de UDCA para dissolução de cálculos de colesterol tem declinado notavelmente desde o advento da colecistectomia videolaparoscópica em 1987.
- **Ezetimiba:** importante inibidor da absorção de colesterol intestinal. O seu mecanismo de ação é a inibição da proteína NPC1L1 que é uma importante transportadora de colesterol no intestino delgado, prevenindo, assim, as altas concentrações de lipídios no fígado e reduzindo a secreção de colesterol na bile e seu acúmulo na vesícula biliar.[17]
- **Litotripsia extracorpórea com ondas de choque:** como coadjuvante na terapia com UDCA para fragmentação de cálculos maiores em concreções menores, passíveis de dissolução. Entretanto, esse procedimento tem sido abandonado nos últimos tempos por causa do alto índice de recorrência na formação de cálculos.[42]

O Quadro 87.2 mostra resumidamente as opções terapêuticas na calculose biliar. A escolha depende, naturalmente, das condições relacionadas ao paciente, à apresentação clínica, à origem e às características do cálculo.

Quadro 87.2 – Alternativas terapêuticas na calculose biliar sintomática: o tratamento clínico pode ser utilizado em casos de litíase com risco cirúrgico elevado
Cirúrgica
Técnicas endoscópicas
Tratamento clínico
Dissolução de cálculos ▪ Administração oral de ácidos biliares: chenodeoxicólico (CDCA) e ursodeoxicólico (UDCA) ▪ Solvente de contato diretamente na vesícula biliar: éter metil-tert-butil (MTBE) Litotripsia extracorpórea por meio de choque de ondas eletromagnéticas ou de ultrassonografia (ESWL)

COMPLICAÇÕES

São as clássicas e podem, em alguns casos, constituir a primeira manifestação da litíase biliar sintomática, embora não seja a regra.

As principais, por ordem de frequência, são: colecistite, pancreatite e colangite. Seus mecanismos já foram mostrados na Figura 87.7. O empiema e a fistulização da vesícula são complicações mais raras, assim como o câncer da vesícula, também raro, porém, quase sempre associado a litíase prévia. Essa associação, no entanto, não justifica a realização de colecistectomia profilática em pacientes assintomáticos. A cirurgia preventiva, na ausência de colelitíase confirmada por exames de imagem, pode ser admitida nos casos de pancreatite "idiopática" em que a existência de barro biliar e/ou de microlitíase oculta parece ser a etiologia mais provável e frequente.

Estas e outras complicações da doença biliar, bem como sua fisiopatologia e tratamento, são objeto de estudo mais detalhado em outros capítulos deste livro.

PREVENÇÃO

Além do controle cuidadoso dos fatores considerados evitáveis para o desenvolvimento da calculose biliar, recomendam-se:

- Redução da ingestão calórica e correção de hábitos sedentários.
- Uso de UDCA durante a promoção de perda de peso mais acentuada, pelo menos na primeira fase, mais acelerada, e em outras condições que resultem ou possam resultar em hipomotilidade da vesícula e formação de barro biliar.

CONSIDERAÇÕES PARA A PRÁTICA CLÍNICA

Dentro do universo da calculose biliar, a ocorrência mais frequente em todo o mundo, em especial nos países ocidentais, é a da vesícula, a colelitíase. A maioria dos pacientes portadores dessa condição é assintomática, mas o aparecimento de sintomas requer do profissional que esteja atento para tomar a conduta mais adequada, para a resolução do quadro e para evitar o surgimento de complicações. Os aspectos mais importantes na condução clínica da calculose da vesícula biliar estão resumidos a seguir:

- a maioria dos pacientes com litíase vesicular é assintomática;
- em pacientes assintomáticos, a colecistectomia profilática não está indicada;
- a incidência de complicações biliares como apresentação inicial de colelitíase é baixa;
- a incidência de complicações aumenta com o aparecimento dos sintomas (p. ex., cólica biliar);
- episódios recorrentes de cólica biliar exigem tratamento adequado.

O FUTURO

Novas expectativas referem-se à síntese de drogas que estimulariam os receptores nucleares para regulação do metabolismo e secreção do colesterol. Um estudo de 2004, realizado em camundongos, mostrou resultado eficiente na prevenção do desenvolvimento de cálculos biliares com o uso do agonista sintético FXR (*farnesoid X receptor*).[43]

Além disso, é necessário esclarecer e identificar fatores de suscetibilidade genética e sua frequência, resultando em novos meios de avaliação de riscos, de prevenção e de tratamento.

REFERÊNCIAS

1. Langenbuch C. Ein fall von extirpation der gallenblase wegen chronischer cholelithiasis. Heinbung Klein Wschr. 1882; 48:725-7.
2. Wittenburg H. Hereditary liver disease: gallstones. Best Pract Res Clin Gastroenterol. 2010; 24(5):747-56.
3. Attilli AF, Carulli N, Roda E, Barbara B, Capocaccia L, Menotti A et al. Epidemiology of gallstone disease in Italy: prevalence data of the Multicenter Italian Study on Cholelithiasis (M.I.COL.). Am J Epidemiol. 1995; 141(2):158-65.
4. Everhart JE, Khare M, Hill M, Maurer KR. Prevalence and ethnic differences in gallbladder disease in the United States. Gastroenterology. 1999; 117:632-9.
5. Cuevas A, Miquel JF, Reyes MS, Zanlungo S, Nervi F. Diet is a risk factor for cholesterol gallstone disease. J Am Coll Nutr. 2004; 23(3):187-96.
6. Medina E, Pascual J, Medina R. Frecuencia de la litiasis biliar en Chile. Rev Méd Chile. 1983; 111:668-75.
7. Miquel JF, Covarrubias C, Villaroel L, Mingrone G, Greco AV, Puglielli L et al. Genetic epidemiology of cholesterol cholelithiasis among Chilean Hispanics, Amerindians and Maoris. Gastroenterology. 1998; 115(4):937-46.
8. Coelho JC, Bonilha R, Pitaki SA, Cordeiro RM, Salvalaggio PR, Bonin EA et al. Prevalence of gallstones in a Brazilian population. Int Surg. 1999; 84(1):25-8.
9. Lammert F, Sauerbrush T. Mechanisms of disease: the genetic epidemiology of gallbladder stones. Nat Clin Pract Gastroenterol Hepatol. 2005; 2(9):423-33.
10. Villanova N, Bazzoli F, Taroni F, Frabboni R, Mazzella G, Festi D et al. Gallstone recurrence after successful oral bile acid treatment: a 12 year follow-up study and evaluation of long-term postdissolution treatment. Gastroenterology. 1989; 97(3):726-31.

11. Wang R, Lam P, Liu L, Forrest D, Yousef IM, Mignault D et al. Severe cholestasis induced by cholic acid feeding in knockout of sister of P-glycoprotein. Hepatology. 2003; 38(6):1489-99.
12. del Castillo-Olivares A, Gil G. Role of FXR and FTF in bile acid-mediated suppression of cholesterol 7alpha-hidroxylase transcription. Nucleic Acids Res. 2000; 28(18):3587-93.
13. Sherlock S, Dooley J. Diseases of the liver and biliary system. Oxford: Blackwell Science, 2002.
14. Zanlungo S, Rigotti A. Determinants of transhepatic cholesterol flux and their relevance for gallstone formation. Liver Int. 2009; 29(3):323-30.
15. Berge KE, Tian H, Graf GA, Yu L, Grishin NV, Schultz J et al. Accumulation of dietary cholesterol in sitosterolemia caused by mutations in adjacent ABC transporters. Science. 2000; 290(5497):1771-5.
16. van Erpecum KJ, Wang DQ, Lammert F, Paigen B, Groen AK, Carey MC. Phenotypic characterization of Lith genes that determine susceptibility to cholesterol cholelithiasis in inbred mice: soluble pronucleating in gallbladder and hepatic biles. J Hepatol. 2001; 35(4):444-51.
17. Castro-Torres, IG, Velázquez-González C, O-Arciniega M, Cárdenas-Vázquez RJ, Ventura-Martínez R, Naranjo-Rodríguez E. Future therapeutic targets for the treatment and prevention of cholesterol gallstones. Eur J Pharmacol. 2015; 765:366-74.
18. Wang DHQ, Carey MC. Characterization of crystallization pathways during cholesterol precipitation from human gallbladder biles: identical pathways to corresponding model biles with three predominating sequences. J Lipid Res. 1996; 37(12):2539-49.
19. Portincasa P, Moschetta A, Di Ciaula A. Pathophysiology of cholesterol gallstone disease. In: Borzellino G, Cordiano C, (eds.). Biliary Lithiasis. Berlin: Springer, 2008. p.19-43.
20. Cai, JS, Chen JH. The mechanism of enterohepatic circulation in the formation of gallstone disease. J Membr Biol. 2014; 247(11):1067-82.
21. Portincasa P, Moschetta A, Palaciano G. Cholesterol gallstone disease. Lancet. 2006; 368(9531):230-9.
22. Cetta F. The role of bacteria in pigment gallstone disease. Ann Surg. 1991; 213(4):315-26.
23. Vítek L, Carey MC. New pathophysiological concepts underlying pathogenesis of pigment gallstones. Clinics and Research in Hepatology and Gastroenterology. 2012; 36(2):122-29.
24. Attili AF, Capocaccia R, Carulli N, Festi D, Roda E, Barbara L et al. Factors associated with gallstone disease in the MICOL experience. Hepatology. 1997; 26(4):809-18.
25. van Erpecum KJ. Pathogenesis of cholesterol and pigment gallstones: an update. Clinics and Research in Hepatology and Gastroenterology. 2011; 35(4):281-87.
26. Stinton, LM, Myers, RP, Shaffer, EA. Epidemiology of gallstones. Gastroenterol Clin N Am. 2010; 39(2):157-69.
27. Shoda J, He BF, Tanaka N, Matsuzaki Y, Osuga T, Yamamori S et al. Increase of deoxycholate in supersaturated bile of patients with cholesterol gallstone disease and its correlation with de novo synthesis of cholesterol and bile acids in liver, gallbladder emptying, and small intestinal transit. Hepatology. 1995; 21(5):1291-302.
28. Chen CY, Lu CL, Huang YS, Tam TN, Chao Y, Chang FY et al. Age is one of the risk factors in developing gallstone disease in Taiwan. Age and Ageing. 1998; 27:437-41.
29. Novacek G. Gender and gallstone disease. Wien Med Wochenschr. 2006; 156(19-20):527-33.
30. Conte D, Fraquelli M, Fornari F, Lodi L, Bodini P, Buscarini L. Close relation between cirrhosis and gallstones: cross-sectional and longitudinal survey. Arch Intern Med. 1999; 159(1):49-52.
31. Fraquelli M, Losco A, Visentin S, Cesana BM, Pometta R, Colli A et al. Gallstone disease and related risk factors in patient with Crohn disease: analysis of 330 consecutive cases. Arch Intern Med. 2001; 161(18):2201-4.
32. Friedman GD, Kannel WB, Dawber TR. The epidemiology of gallbladder disease: observations in the Framingham Study. J Chronic Dis. 1966; 19(3):273-92.
33. Kobayashi T, Hisanaga M, Kanehiro H, Yamada Y, Ko S, Nakajima Y. Analysis of risk factors for the development of gallstones after gastrectomy. Br J Surg. 2005; 92(11):1399-403.
34. Richardson WS, Carter KM, Helm B, Garcia LA, Chambers RB, Keats BJ. Risk factors for gallstone disease in the laparoscopic era. Surg Endosc. 2002; 16:450-2.
35. Chen W, Li D, Cannan RJ, Stubbs RS. Common presence of Helicobacter DNA in the gallbladder in patients with gallstone disease and controls. Dig Liver Dis. 2003; 35(4):237-43.
36. Maurer KJ, Ihrig MM, Rogers AB, Ng V, Bouchard G, Leonard MR et al. Identification of cholelithogenic enterohepatic helicobacter species and their role in murine cholesterol gallstone formation. Gastroenterology. 2005; 128(4):1023-33.
37. Silva CP, Pereira-Lima JC, Oliveira AG, Guerra JB, Marques DL, Sarmanho L et al. Association of the presence of *Helicobacter* in gallbladder tissue with cholelithiasis and cholecystitis. J Clin Microbiol. 2003; 41(12):5615-8.
38. Kraag N, Thijs C, Knipschild P. Dispepsy: how noisy are gallstones? A meta-analysis of epidemiologic studies of biliary pain, dyspeptic symptoms, and food intolerance. Scand J Gastroenterol. 1995; 30(5):411-21.
39. Cetta F. The natural history of gallstones: a reappraisal. Gastroenterology. 1995; 108(4):A412.
40. Kok KY, Yapp SK. Techniques and clinical outcomes of laparoscopic cholecystectomy in adult patients with beta-thalassemias. Surg Laparosc Endosc Percutan Tech. 2003; 13(3):168-72.
41. Suell MN, Horton TI, Dishop MK, Mahoney DH, Olutoye OO, Mueller BU. Outcomes for children with gallbladder abnormalities and sickle cell disease. J Pediatr. 2004; 145:617-21.
42. Paumgartner G, Sauter GH. Extracorporeal shock wave lithotripsy of gallstones: 20th anniversary of the first treatment. Eur J Gastroenterol Hepatol. 2005; 17(5):525-7.
43. Moschetta A, Bookout AL, Mangelsdorf DJ. Prevention of cholesterol gallstone disease by FXR agonists in a mouse model. Nat Med. 2004; 10(12):1352-8.

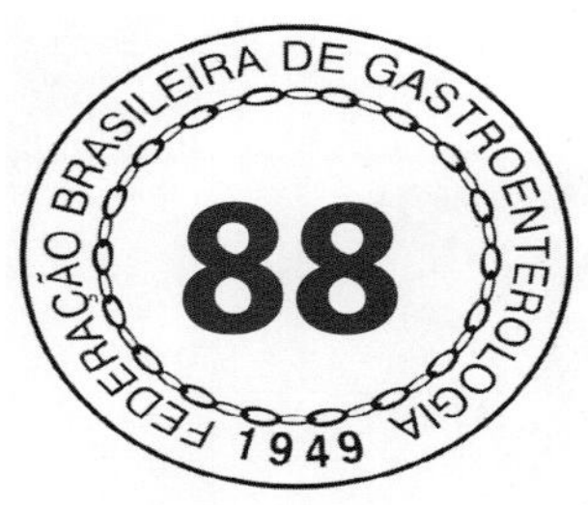

TUMORES E PÓLIPOS DA VESÍCULA BILIAR

Thiago Nogueira Costa
José Jukemura

INTRODUÇÃO E PATOLOGIA

Pólipos da vesicular biliar são lesões polipoides que se projetam na parede do órgão, definidas como lesões elevadas da mucosa, sendo observadas em aproximadamente 4 a 12,8% da população adulta submetida à ultrassonografia (US) abdominal e em 2,6 a 12,1% dos casos de colecistectomias por colecistolitíase.[1] A incidência é um pouco maior para o sexo feminino, sendo mais comum entre 30 e 60 anos (média 49 anos). Em relação à malignidade do pólipo, estudos diferem em relação à região pesquisada e da indicação cirúrgica, indo de 6,2% na Europa a 14,1% em trabalhos asiáticos.[2]

O termo "lesões polipoides da vesícula biliar" representa um amplo espectro de achados e inclui verdadeiras neoplasias polipoides, tais como adenomas, leiomioma, lipoma ou hemangioma e pólipos não neoplásicos, como pólipos de colesterol, pólipos inflamatórios ou hiperplasia adenomiomatosa. Sua distribuição é mostrada na Tabela 88.1.[3]

De todos os tipos de pólipos, apenas os adenomas estão certamente associados à ocorrência de câncer. A transformação maligna de um pólipo adenomatoso é um evento possível, e sua evolução mantém relação com o tamanho, semelhante àquela descrita no câncer colorretal em referência à evolução adenoma-adenocarcinoma.[4]

Tabela 88.1 – Distribuição dos diagnósticos histológicos e dos pólipos vesiculares (revisão sistemática com 2.580 pólipos ressecados)

Diagnóstico histológico	%
Colesterol	60,5
Adenoma	15,2
Adenomiomatose	7,1
Inflamatório	4,1
Hiperplásico	1,4
Câncer	11,7

Fonte: adaptada de Babu et al., 2015.[3]

FATORES DE RISCO

Tendo em vista o número de patologias que podem ser diagnosticadas como pólipos vesiculares, pouco se sabe sobre os fatores associados na sua ocorrência. Na maioria das vezes (pólipo de colesterol), sua formação tem relação com o metabolismo de gorduras, e alguns estudos mostram papel genético. Entre outros fatores, têm se relatado doenças genéticas como Peutz-Jeghers e Garner, além da hepatite C crônica.[5]

Quanto à malignidade, os fatores de risco seriam: idade maior que 60 anos, presença de cálculo, colangite esclerosante e características como tamanho, forma e número.[6]

DIAGNÓSTICO

Existem diversas modalidades de exames de imagem no diagnóstico e seguimento dos pólipos de vesícula biliar. O principal deles seria a US abdominal, não apenas pelo seu custo e acessibilidade, mas porque apresenta boa sensibilidade e especificidade. Os pólipos podem ser localizados, contados e medidos pelo método. No entanto, existem limitações técnicas, como o tipo de paciente e por ser um exame examinador-dependente.[7,8]

Outros exames podem ser utilizados no diagnóstico, como: ultrassonografia endoscópica (ECO-EDA), ressonância magnética (RM), tomografia computadorizada (TC) e até mesmo colangiografia endoscópica (CPRE). Todos eles com suas particularidades a ser discutidas conforme o caso em questão. Um aspecto interessante seria o sistema de pontuação utilizado na ECO-EDA descrito por Sadamoto et al.,[9] que leva em consideração ecogenecidade e tamanho com 77,8% de sensibilidade e 82,7% de especificidade, no diagnóstico diferencial entre adenoma/adenocarcinoma e outros tipos de pólipos.

CONDUTA

Com a crescente utilização da US na prática clínica moderna, cada vez mais lesões polipoides da vesícula biliar estão sendo detectadas, e uma diretriz sobre o manejo adequado dessas lesões se impõe.

Atualmente, o tamanho, a presença de cálculos e a vascularização dos pólipos têm sido um diferencial importante entre colesterolose e adenomas ou adenocarcinomas.[10] Dessa maneira, grandes pólipos da vesícula biliar (em geral, maiores que 10 mm) são recomendados para remoção cirúrgica, tendo em vista a maior chance de malignidade diante da morbidade da colecistectomia (Figura 88.1).

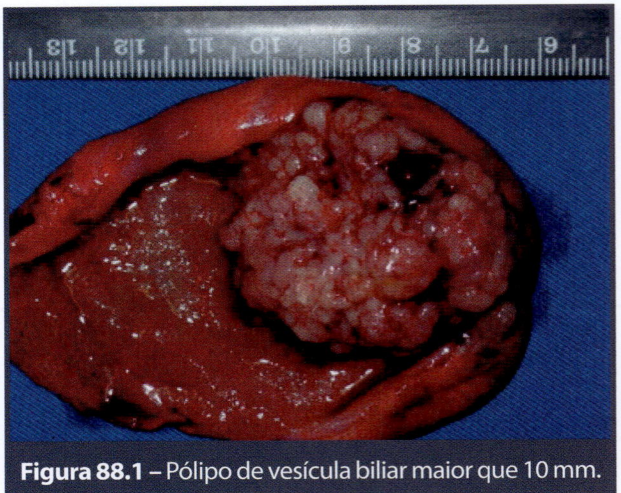

Figura 88.1 – Pólipo de vesícula biliar maior que 10 mm.

Por outro lado, pacientes com pólipos menores raramente são associados a sintomas e podem ser observados com segurança. O risco de câncer invasivo é muito baixo, porém, requer utilização de US repetida e seguimentos.

Em resumo, realiza-se colecistectomia nos pacientes com risco de adenoma ou malignidade, que incluem pólipos maiores que 10 mm, pólipos com crescimento rápido pela US e pólipos associados à colecistolitíase, uma vez que sua associação ao câncer de vesícula biliar é observada. Embora existam estudos recentes que tentam diminuir o tamanho dos pólipos para remoção cirúrgica, tais trabalhos demonstram uma chance quase nula de malignidade para pólipos desse tamanho em contraste com os de 10 mm.

Sendo assim, utiliza-se o esquema de conduta da Figura 88.2.

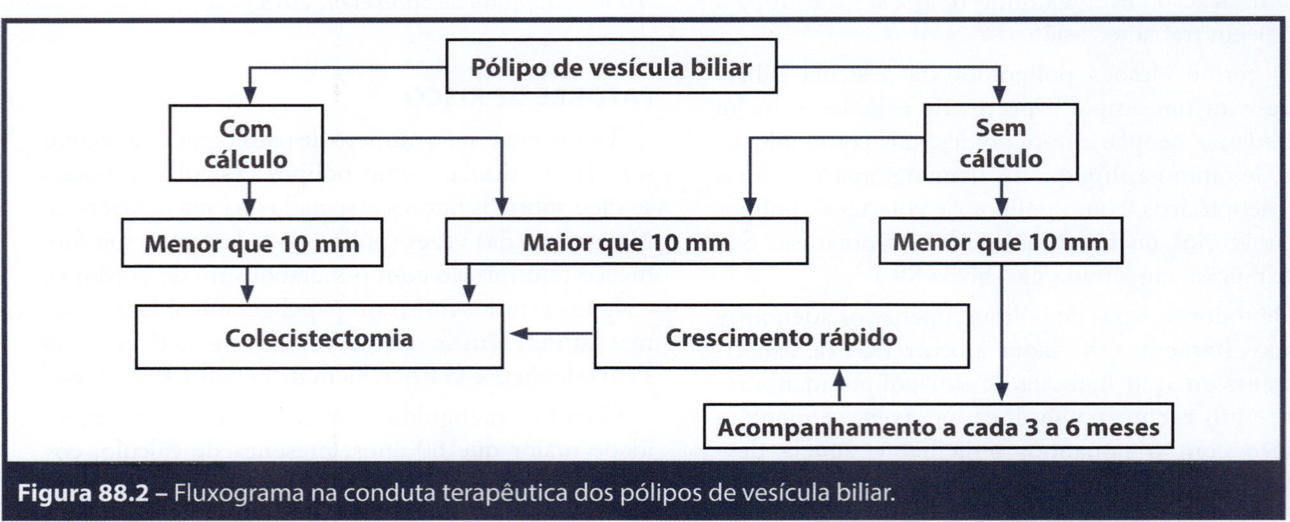

Figura 88.2 – Fluxograma na conduta terapêutica dos pólipos de vesícula biliar.

TUMORES DA VESÍCULA BILIAR

Introdução

Os tumores da vesícula biliar são relativamente raros e têm uma variedade de apresentações. Eles representam a malignidade com pior prognóstico nos tumores de vias biliares. Tais neoplasias têm incidência relativamente baixa quando comparadas a outros segmentos do tubo digestivo, são a quinta mais comum do trato gastrointestinal e ocorrem em 0,9 e 0,5 indivíduos (mulheres e homens, respectivamente) por 100 mil habitantes por ano nos Estados Unidos.[11]

Como a maioria das neoplasias malignas, sua incidência aumenta com a idade (a idade média do diagnóstico seria 65 anos) com maior incidência na 6ª e 7ª décadas de vida, sendo mais prevalente nas mulheres, em uma razão de 1,8 a 2,7: 1. Além disso, varia conforme a região, observando-se alta incidência no Chile (25,3 em 100 mil mulheres), onde é a primeira causa de mortalidade por câncer entre as mulheres (mais que os tumores ginecológicos). Populações de risco muito elevado também são encontradas em outros países, como Bolívia e Índia, e na população hispânica e indígena dos Estados Unidos. As populações com baixo risco para câncer encontram-se em países desenvolvidos, como no norte da Europa e na população branca não hispânica dos Estados Unidos.[12]

Fatores de risco

A principal dificuldade em estudar as lesões precursoras do câncer de vesícula biliar é a impossibilidade de acompanhamento, já que o diagnóstico é estabelecido, geralmente, após colecistectomia por litíase biliar ou em estágios avançados. Dessa maneira, a evidência da relação das lesões precursoras com o câncer é, muitas vezes, obtida de forma indireta.

A maioria dos tumores da vesícula biliar são adenocarcinomas advindos da mucosa do órgão. Sabe-se que a inflamação crônica da mucosa pode induzir à displasia em pacientes suscetíveis.[13]

Vários fatores etiológicos foram propostos, muitos deles associados à inflamação crônica: etnicorraciais, agentes carcinogênicos, cálculos biliares, vesícula em porcelana, adenoma, adenomiomatose, retocolite ulcerativa, agentes infecciosos (*Salmonella tiphy*), hormônios sexuais, radiação, cisto do colédoco, junção anômala, entre outros.

A relação entre cálculo vesicular e câncer de vesícula é estabelecida em virtude do fato de que a frequência de colecistolitíase em pacientes com câncer de vesícula é muito elevada (cerca de 80%).[14,15] A fisiopatogenia mais aceita seria a de que a irritação mecânica crônica da mucosa da vesícula biliar pelo cálculo facilitaria a carcinogênese por componentes do cálculo ou da bile.[12]

A ocorrência de câncer incidental da vesícula biliar varia de 0,2 a 2% de todas as colecistectomias realizadas por condições benignas,[16] sendo 1,68% em nosso meio em trabalho realizado em 1997[17] e de 0,1% em trabalho de 2010 de Meirelles-Costa et al.[4] Aumenta conforme a faixa etária, de maneira que, nos doentes acima de 70 anos, a incidência de câncer em vesículas biliares varia de 6,2 a 12,1%.

A hipótese atual sugere que o câncer da vesícula biliar se inicia com a metaplasia epitelial, que gradativamente progride para displasia e carcinoma *in situ*. O fator de crescimento epitelial e uma mutação do oncogene *ras* são expressos durante a transição de lesões pré-malignas para o câncer. Mutação e expressão anormal do gene de supressão tumoral *p53*, regulador do ciclo celular ciclina E e regulador de apoptose Bcl-2 também estão todos envolvidos no desenvolvimento do câncer invasivo da vesícula biliar.[18]

Quadro clínico e diagnóstico

O quadro clínico é extremamente variado, os pacientes com carcinoma da vesícula biliar podem apresentar sintomas de colecistite crônica calculosa, às vezes apresentando dor constante, anorexia ou perda de peso; 25 a 30% dos pacientes apresentam sintomas sugestivos de câncer, como icterícia, emagrecimento, anorexia e dor persistente no hipocôndrio direito. Outros podem ter sintomas sugestivos de tumor maligno de outro órgão contíguo à vesícula biliar, como obstrução duodenal, quadro inicial de colecistite aguda e um pequeno número de pacientes assintomáticos ou sintomas atípicos.

Pacientes com tumores potencialmente curáveis são, na maioria das vezes, aqueles em que o diagnóstico foi realizado de maneira incidental pós-colecistectomia por colelitíase ou pólipo vesicular. Geralmente, a US é o primeiro exame complementar utilizado para diagnosticar e estadiar o carcinoma de vesícula biliar, porém, a TC pode mais precisamente diagnosticar e estadiar localmente e a distância o carcinoma de vesícula biliar avançado.

Patologia

O tipo histológico mais preponderante é o adenocarcinoma, responsável por aproximadamente 80% dos carcinomas de vesícula, seguido por carcinoma papilar, carcinoma mucinoso e de células escamosas (Tabela 88.2).

Tabela 88.2 – Frequência dos tipos histológicos das neoplasias da vesícula biliar

Tipo de tumor	%
Adenocarcinoma	75,8
Papilar	5,8
Mucinoso	4,6
Escamoso	3,6
Pequenas células	0,5
Outros	7,6

Estadiamento

Várias propostas para estadiamento do carcinoma de vesícula biliar são aceitas, porém, a mais utilizada é o sistema TNM da AJCC – 7ª edição – 2010 (Tabela 88.3).[19] E a Figura 88.3 mostra a sobrevida de acordo com o estádio do paciente.

Tratamento

Cirurgia curativa

As taxas de ressecção curativa do carcinoma da vesícula biliar variam de 10 a 30%. A extensão da ressecção em alguns dos estádios ainda permanece um assunto controverso. Quando o diagnóstico pré-operatório é realizado, a maioria dos pacientes não é candidata a tratamento cirúrgico com intenção curativa virtude de extensão locorregional e metástases a distância, sendo que a maioria com possibilidade de cura é aquela cujo diagnóstico foi incidental pós-colecistectomia por colelitíase.

A colecistectomia é considerada tratamento adequado para os tumores restritos à mucosa (T1aN0M0), no entanto, aproximadamente 15% dos pacientes T1b apresentam metástases linfonodais regionais, fato que determina, para alguns autores, a colecistectomia estendida (Figura 88.4) e a linfadenectomia regional desses pacientes.

A colecistectomia estendida consiste em incluir a ressecção em cunha do leito vesicular (margem maior que 2 cm) e linfadenectomia (cístico, pericoledociano, gastro-hepático, pancreaticoduodenal e ao longo da artéria hepática comum) (Figura 88.5). Esta é recomendada para pacientes com estádio II (Tabela 88.4).[20]

No estádio III, existem controvérsias sobre os benefícios do tratamento radical com ressecções maiores; enquanto no estádio IV não há evidências de benefícios.[21]

Tabela 88.3 – Sistema de estadiamento TNM para carcinoma de vesícula biliar

TNM			
Tx	O tumor primário não pode ser avaliado		
Nx	Os linfonodos regionais não podem ser avaliados		
Mx	A presença de metástase a distância não pode ser avaliada		
T1s	Carcinoma *in situ*		
T1	Tumor invade lamina própria (T1a) ou camada muscular (T1b)		
T2	Tumor invade tecido conectivo perimuscular, sem invasão além da serosa ou do fígado		
T3	Tumor invade além da serosa e/ou um órgão adjacente (extensão < 2 cm no fígado)		
T4	Tumor invade a veia porta ou artéria hepática ou ao menos dois órgãos ou estruturas extra-hepáticas		
N0	Ausência de metástase em linfonodos regionais		
N1	Metástases para linfonodos do ducto cístico, ducto hepático, artéria hepática e/ou veia porta		
N2	Metástases para linfonodos periaórticos, pericavais, na artéria mesentérica superior e/ou tronco celíaco		
Estádio 0	T1s	N0	M0
Estádio I	T1	N0	M0
Estádio II	T2	N0	M0
Estádio IIIA	T3	N0	M0
Estádio IIIB	T1-3	N0	M
Estádio IVA	T4	N0-1	M0
Estadio IVB	Qualquer T	N2	M0
	Qualquer T	Qualquer N	M1

Fonte: adaptada de AJCC, 2010.[19]

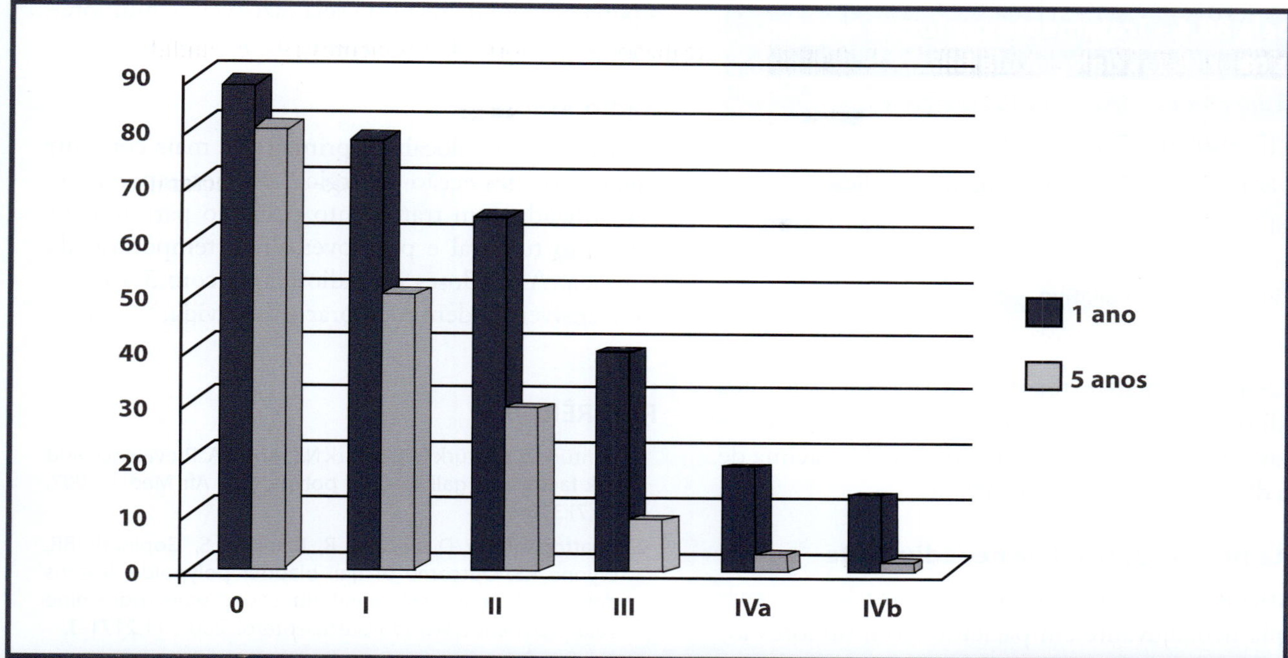

Figura 88.3 – Sobrevida em 1 ano e 5 anos, conforme estádio (anos 1989 a 1996). *Fonte: AJCC, 2010.*[19]

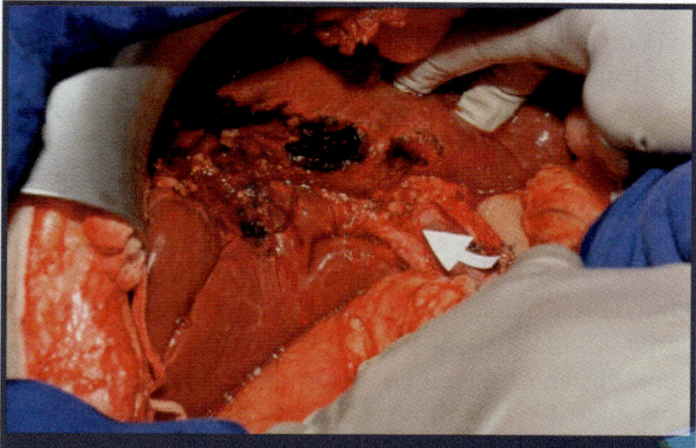

Figura 88.4 – Ato operatório demonstrando colecistectomia estendida e linfadenectomia regional (seta branca).

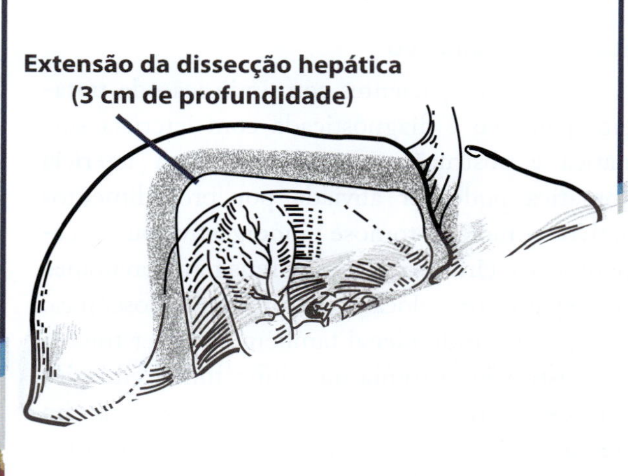

Figura 88.5 – área de fígado a... tendida (linfonod... do ducto cístico, d... toduodenal, do hilo h... pâncreas, do duodeno

A sobrevida de cinco anos para pacientes submetidos a colecistectomias simples em estádio T1 varia de 73 a 100%, o que parece depender dos pacientes em estádio T1b, uma vez que a incidência de metástase linfonodal nesses casos é de 15%, enquanto nos T1a é de 2,5%.

Nos pacientes com lesões maiores que T2, os índices de sobrevida superior a cinco anos com a colecistectomia estendida e limpeza ganglionar são de cerca de 30 a 65%, dependendo do estádio da população estudada.

Tabela 88.4 – Tratamento conforme estádio clínico	
Estádio clínico	**Tratamento cirúrgico**
EC I (T1aN0M0)	Colescistectomia
ECI, ECII	Colescistectomia estendida
EC III	Ressecções mais extensas (controverso)
EC IV	Paliativo

Ressecções mais extensas têm sido relatadas nos estádios mais avançados; entretanto, ressecções extensas têm taxa de mortalidade de 2 a 5% e acima de 13% de morbidade pós-operatória.

Tratamento adjuvante e neoadjuvante

Atualmente, não existem recomendações para terapia neoadjuvante em pacientes com tumores localmente avançados. Já a terapia adjuvante pode ser utilizada, ainda que não existam estudos controlados que provem o benefício de qualquer modalidade desse tipo de tratamento. A terapia adjuvante normalmente consiste no uso da radioterapia em adição à quimioterapia baseada em 5-fluorouracil (5-FU).

Tratamento paliativo

A maioria dos pacientes com indicação de tratamento paliativo é diagnosticada com icterícia sintomática e obstrução gastroduodenal. A icterícia sintomática pode ser aliviada por procedimentos paliativos como anastomose biliodigestiva ou procedimentos não cirúrgicos, como drenagem percutânea trans-hepática ou colocação de prótese endoscópica. Obstrução gastroduodenal também pode ser tratada como gastrojejunostomia ou jejunostomia cirúrgica ou próteses endoscópicas. A indicação de cada um desses procedimentos está vinculada à avaliação individualizada, considerando sua efetividade, desempenhos clínico e prognóstico.

Quimioterapia sistêmica

Quimioterapia sistêmica pode produzir resposta transitória para tumores irressecáveis ou metastáticos.

A utilização do 5-FU demonstrou resposta parcial menor que 12%. Fluoropiridinas e doxorrubicina apresentaram taxa de resposta em 30 a 40% dos pacientes.[22] Gemcitabina tem taxa de resposta similar ao 5-FU.[23] Remissão completa é muito rara, e a sobrevida média é de 11 meses ou menos. Embora a porcentagem de resposta seja razoável, o quimioterápico tem duração de resposta de 3 a 6 meses.

Radioterapia

A recorrência local é a primeira (e mais comum) falha após ressecção cirúrgica. Radioterapia pode ser utilizada com tratamento paliativo para reduzir tamanho tumoral e promover alívio temporário da icterícia. Altas doses de radioterapia com 5-FU radiossensíveis podem melhorar a sobrevida.[24]

REFERÊNCIAS

1. Cantürk Z, Sentürk O, Cantürk NZ, Anik YA. Prevalence and risk factors for gall bladder polyps. East Afr Med J. 2007; 84(7):336-41.
2. Chattopadhyay D, Lochan R, Balupuri S, Gopinath BR, Wynne KS. Outcome of gall bladder polypoidal lesions detected by transabdominal ultrasound scanning: a nine year experience. World J Gastroenterol. 2005; 11:2171-3.
3. Babu BI, Dennison AR, Garcea G. Management and diagnosis of gallbladder polyps: a systematic review. Langenbecks Arch Surg. 2015; 400(4)455-62.
4. Meirelles-Costa AL, Bresciani CJ, Perez RO, Bresciani BH, Siqueira SA, Cecconello I. Are histological alterations observed in the gallbladder precancerous lesions? Clinics. 2010; 65(2):143-50.
5. Roa I, de Aretxabala X, de Araya JC, Roa J. Preneoplastic lesions in gallbladder cancer. J Surg Oncol. 2006; 93(8):615-23.
6. Lu D, Radin R, Yung E, Tchelepi H. Malignant transformation of a 5-mm gallbladder polyp over 2 years: a case report and review of current literature. Ultrasound Q. 2015; 31(1):66-8.
7. Rodríguez-Fernández A, Gómez-Río M, Medina-Benítez A, Moral JV, Ramos-Font C, Ramia-Angel JM et al. Application of modern imaging methods in diagnosis of gallbladder cancer. J Surg Oncol. 2006; 93(8): 650-64.
8. Inui K, Yoshino J, Miyoshi H. Diagnosis of gallbladder tumors. Intern Med. 2011; 50(11):1133-6.
9. Sadamoto Y, Oda S, Tanaka M, Harada N, Kubo H, Eguchi T et al. A useful approach to the differential diagnosis of small polypoid lesions of the gallbladder, utilizing an endoscopic ultrasound scoring system. Endoscopy. 2002; 34(12):959-65.
10. Chrestiana D, Sucandy I. Current management of gallbladder polyp: should cholecystectomy be recommended for polyps smaller than 10 mm? Am Surg. 2015; 81(1):101-3.
11. Castro FA, Koshiol J, Hsing AW, Devesa SS. Biliary tract cancer incidence in the United States: demographic and temporal variations by anatomic site. Int J Cancer. 2013; 133(7):1664-71.
12. Randi G, Malvezzi M, Levi F, Ferlay J, Negri E, Franceschi S et al. Epidemiology of biliary tract cancers: an update. Ann Oncol. 2009; 20(1):146-5.
13. Tazuma S, Kajiyama G. Carcinogenesis of malignant lesions of the gallbladder: the impact of chronic inflammation and gallstones. Lagenbecks Arch Surg. 2001; 386(3):224-9.

14. Jukemura J. Colelitíase e risco de câncer de vesícula biliar [tese de doutorado]. São Paulo: Faculdade de Medicina da Universidade de São Paulo, 1996.
15. Martínez GG, de La Rosa BJ. Neoplasms and dysplasias of the gallbladder and their relationship with lithiasis: a case-control clinicopathological study. Rev Gastroenterol Mex. 1998; 63(2):82-8.
16. Zhang WJ, Xu GF, Zou XP, Wang WB, Yu JC, Wu GZ et al. Incidental gallbladder carcinoma diagnosed during or after laparoscopic cholecystectomy. World J Surg. 2009; 33(12):2651-6.
17. Jukemura J, Leite KRM, Machado MCC, Montagnini AL, Penteado S, Abdo EE et al. Frequency of incidental gallbladder carcinoma in Brazil. ABCD. Arq Bras Cir Dig. 1997; 12:10-3.
18. Mikami T, Yanagisawa N, Baba H, Koike M, Okayasu I. Association of Bcl-2 protein expression with gallbladder carcinoma differentiation and progression and its relation to apoptosis. Cancer. 1999; 85(2):318-25.
19. Edge S, Byrd DR, Compton CC, Fritz AG, Greene FL, Trotti A (eds.). AJCC cancer staging manual. 7.ed. New York: Springer, 2010. p.211-7.
20. Sheinfield W. Cholecystecthomy and partial hepatectomy for carcinoma of the gall bladder with local liver extension. Surgery. 1947; 22(1):48-58.
21. Singh S, Agarwal AK. Gallbladder cancer: the role of laparoscopy and radical resection. Ann Surg. 2009; 250(3):494-5.
22. Harvey JH, Smith FP, Schein PS. 5-Fluorouracil, mitomycin, and doxorubicin (FAM) in carcinoma of the biliary tract. J Clin Oncol. 1984; 2(11):1245-8.
23. Castro MP. Efficacy of gemcitabine in the treatment of patients with gallbladder carcinoma. Cancer. 1998; 82(4):639-41.
24. Smoron GL. Radiation therapy of carcinoma of gallbladder and biliary tract. Cancer. 1977; 40:1422-4.

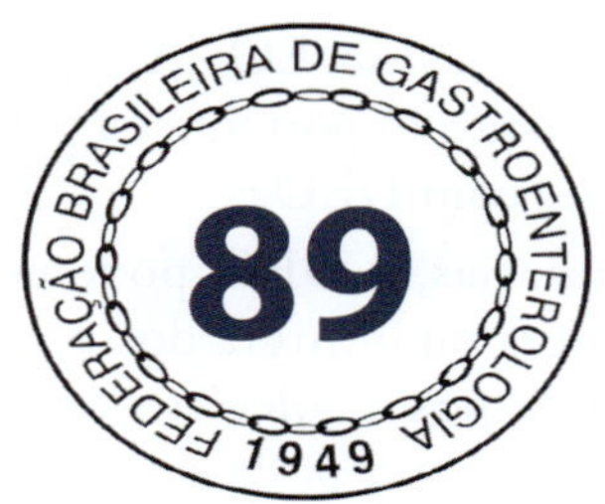

DISFUNÇÃO DO ESFÍNCTER DE ODDI

José Galvão-Alves
Marta Carvalho Galvão
Amanda Melo de Paula
Fernando Assed Gonçalves

INTRODUÇÃO

O esfíncter de Oddi foi descrito pela primeira vez por um estudante de medicina italiano, Rugerro Oddi, no ano de 1887, após extensa pesquisa sobre a fisiologia dos cães e detalhado exame histológico de várias espécies, incluindo humanos.

O distúrbio funcional mais comum das vias biliares e pancreáticas relaciona-se com a atividade do esfíncter de Oddi.[1]

O esfíncter de Oddi é um complexo de músculos lisos com cerca de 4 a 10 mm de comprimento, estrategicamente localizado no cruzamento das vias biliares, ducto pancreático e duodeno (Figura 89.1). Ele controla o fluxo de sucos biliares e pancreáticos no duodeno e impede o refluxo do conteúdo duodenal. A desordem em sua motilidade é chamada de disfunção do esfíncter de Oddi (DEO).[1]

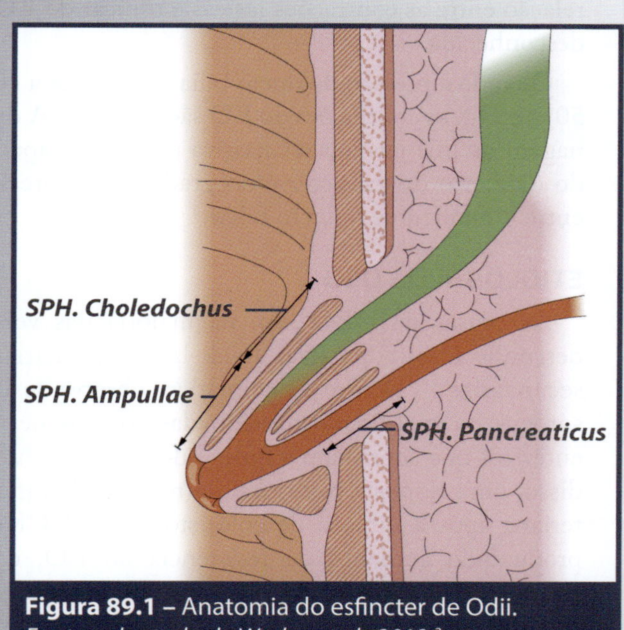

Figura 89.1 – Anatomia do esfincter de Odii.
Fonte: adaptada de Wesley et al., 2013.[2]

FISIOLOGIA

Aproximadamente três litros de fluidos passam pelo esfíncter de Oddi (EO) diariamente. Esse fluxo biliar é regulado pela síntese hepática, contração da vesícula biliar, atividade motora intestinal, circulação êntero-hepática e tônus do anel muscular esfincteriano.[2]

A principal função do EO é controlar o fluxo de bile e suco pancreático de uma região de alta pressão (colédoco e DPP) para uma de baixa pressão (duodeno). Nos animais carnívoros e onívoros, a função do EO é diferente daquela dos herbívoros. Como a dieta do ser humano é fracionada, a motilidade do EO tende a restringir o fluxo de bile para o duodeno durante os períodos de jejum, desviando-o para a vesícula biliar. Durante a fase digestiva, após a contração da vesícula biliar, o EO facilita o fluxo biliar para o duodeno. Ele também impede o refluxo do suco duodenal para os canais pancreático e colédoco.

O tônus do EO é regulado por meio de mecanismos neuro-hormonais. A colecistoquinina (CCK) e a secretina são as principais substâncias conhecidas capazes de produzir seu relaxamento.

Observações cirúrgicas já haviam demonstrado a presença de uma área de alta pressão, com abertura e fechamento rítmicos, na extremidade distal do colédoco. Tais contrações eram abolidas após esfincterotomia endoscópica ou cirúrgica.

Com o surgimento da manometria endoscópica (ME), foi possível obter registro da pressão do EO em pessoas não submetidas à anestesia. Com base nesses dados, sabe-se que a pressão do ducto biliar varia de 5 a 15 mmHg, a pressão basal (tônica) do EO é de 5 a 15 mmHg maior que a do ducto biliar e de 15 a 30 mmHg maior que a do duodeno. A relação entre as contrações fásicas e tônicas do EO é desconhecida.[2]

Quando a pressão do ducto biliar é superior a 40 a 50 mmHg, as contrações do EO são abolidas. A drenagem de bile passa a ser passiva e depende apenas do diâmetro do esfíncter e do gradiente de pressão entre o duodeno e o ducto biliar.[2]

ETIOLOGIA DA DEO

As causas da DEO são, na maioria das vezes, desconhecidas. É possível dividi-las em primárias e secundárias.[3,4] Dentre as primárias, observa-se desordens da motilidade relacionadas com os nervos entéricos que controlam a função do esfíncter. Além disso, uma resposta paradoxal da motilidade esfincteriana após a infusão de colecistocinina (CCK) – produzindo aumento da resistência do EO, com aumento da pressão basal e aumento da frequência das contrações fásicas – pode estar relacionada com o distúrbio primário da motilidade. Existem algumas evidências de que ocorra uma correlação entre a DEO e os distúrbios motores do intestino delgado, sugerindo, assim, um distúrbio motor gastrointestinal generalizado. A dor provocada pela DEO pode ser explicada por uma hipertensão ductal causada pelo acúmulo de suco biliar e/ou pancreático nos ductos, por contrações espasmódicas que podem induzir isquemia ou, ainda, os pacientes podem ser hipersensíveis à contrações do EO. A hiperalgesia pode ser uma característica importante na patogênese da dor em pacientes com DEO.[2-4]

Nas causas secundárias, a DEO pode estar relacionada a lesão direta ou indireta dos nervos entéricos, por exemplo, após a colecistectomia. Um dano secundário ao esfíncter pode ser consequente à passagem de pequenos cálculos, infecção (por citomegalovírus ou *Cryptosporidium*), adenomiose ou inflamação, tanto no trato biliar quanto no pâncreas, resultando em fibrose vista em algumas peças cirúrgicas.[3]

Em outros doentes, a fibrose pode originar uma estenose fixa demonstrada pela ME. Porém, apesar da fibrose, não se observa pela ME a estenose.[4]

CLASSIFICAÇÃO

As doenças funcionais do trato biliopancreático são subdivididas em discinesia da vesícula biliar e (DEO). Por sua vez, este se apresenta de duas formas: DEO tipo biliar e tipo pancreática.

Existem duas classificações descritas na literatura. A classificação de Milwaukee subdivide o tipo biliar em três:[5]

- **Tipo I:** dor tipo biliar associada à elevação das enzimas hepáticas (alanina aminotransferase e aspartato aminotransferase mais que 2 vezes o valor normal, em pelo menos duas ocasiões), dilatação do ducto biliar comum (pela colangiopancreatografia endoscópica retrógrada – CPRE > 12 mm) e tempo de esvaziamento do contraste > 45 minutos, na posição supina.
- **Tipo II:** dor tipo biliar e 1 ou 2 critérios citados acima.
- **Tipo III:** dor tipo biliar sem outras anormalidades.

O tipo pancreático, por sua vez, é subdivido em:[5]

- **Tipo I:** consiste em pancreatite recorrente e/ou dor tipo pancreática associado a:
  - lipase ou amilase elevadas mais de 1,5 o valor normal;
  - dilatação do ducto pancreático (cabeça > 6 mm ou corpo > 5 mm);
  - retardo no esvaziamento do contraste (> 8 min).
- **Tipo II:** dor tipo pancreática associada a 1 ou 2 critérios descritos acima.
- **Tipo III:** dor tipo pancreática sem outras anormalidades associadas.

Em 2006, o comitê Roma III[6] estabeleceu como marco das desordens funcionais do trato biliopancreático, na qual se inclui a disfunção do esfíncter de Oddi, a dor episódica tipo biliar localizada no quadrante superior direito ou epigástrico e todas as características seguintes:

- episódios de dor com duração de 30 minutos ou mais;
- dor cumulativa até um nível constante;
- dor moderada a severa o suficiente para interromper as atividades diárias ou levar à emergência;
- dor que não alivia com os movimentos intestinais, mudança de decúbito ou uso de antiácidos;
- exclusão de outros distúrbios estruturais que possam justificar os sintomas.

Critérios que apoiam o diagnóstico são: associação com náuseas e vômitos, dor que irradia para o dorso ou região escapular direita e despertar do sono no meio da noite.[5,6]

APRESENTAÇÃO CLÍNICA

É estimado que a disfunção do esfíncter de Oddi afete aproximadamente 13% dos pacientes que apresentam dor inexplicável, localizada no quadrante superior direito, após colecistectomia e em 0,9% de todos os indivíduos submetidos a essa cirurgia. Embora a DEO possa ocorrer em pacientes de qualquer idade, a apresentação clássica é geralmente na mulher de meia-idade.[2,7]

Em termos de apresentação clínica, a dor abdominal é condição *sine qua non* dessa desordem. A dor é tipicamente localizada no epigástrio ou quadrante superior direito, durando de 30 minutos a horas, e pode ser incapacitante. Em muitos pacientes a dor é contínua com exacerbações intermitentes. Pode se irradiar para dorso ou ombro, e a associação com náuseas e vômitos pode estar presente. Icterícia, febre e calafrios não são comumente observados e apontam para um diagnóstico alternativo. O exame físico é caracterizado pela ausência de sinais objetivos de anormalidades, podendo ter dor inespecífica à palpação. A DEO é então definida como dor típica (com todas as características já descritas) em conjunto com dosagens normais de amilase e lipase. Elevação de aminotransferases, fosfatase alcalina ou bilirrubina conjugada relacionadas a pelo menos dois episódios de dor são considerados critérios que suportam o diagnóstico.[7]

DIAGNÓSTICO

O diagnóstico da DEO depende de uma história completa e da exclusão de anormalidades estruturais. Ainda é um desafio, pois os testes não invasivos são pouco precisos, e a manometria endoscópica por CPRE (padrão-ouro) é difícil de ser realizada e não está disponível na maioria dos centros, além de apresentar inúmeras complicações.

Os testes não invasivos que, quando positivos, sugerem o diagnóstico de DEO são:[7,8]

- **Teste de morfina/prostigmina (Nardi):** baseado no espasmo do esfíncter de Oddi causado pelos opiáceos durante estimulação pancreática, com dificuldade de esvaziamento do suco biliopancreático. Esse teste, quando reproduz dor e elevação das enzimas hepáticas e amilase, após infusão de morfina via endovenosa, é considerado positivo.
- **Ultrassonografia com estímulo de secretina:** após infusão venosa de secretina durante 15 minutos, o diâmetro do ducto pancreático principal (DPP) deve ser monitorado. Espera-se um aumento do diâmetro, que retorna rapidamente ao normal em até 30 minutos. A persistência de um ducto dilatado após 30 minutos da infusão de secretina pode ser consequente de um aumento de resistência do esfíncter pancreático, o que pode sugerir DEO.
- **Ultrassonografia com estímulo de refeição gordurosa:** produz dilatação do ducto biliar de mais de 2 mm em pacientes colecistectomizados.
- **Ecoendoscopia com estímulo de secretina:** esse método segue os mesmos conceitos da ultrassonografia com estimulação de secretina, produzindo dilatação do DPP.
- **Cintilografia hepatobiliar quantitativa:** baseia-se no retardo de clareamento do ducto biliar. Esse exame é um teste pouco invasivo, que pode avaliar o fluxo de bile e revelar informações importantes a respeito da dinâmica do fluxo na região do EO (Figura 89.2).

Dentre os testes invasivos destaca-se como padrão-ouro a CPRE com manometria. Apesar de não estar disponível até o momento no Brasil, esse método avalia a atividade motora do esfíncter de Oddi considerada anormal quando a pressão basal se encontra maior ou igual 40 mmHg, há contrações fásicas com amplitudes maiores que 200 mmHg, duração superior a 8 segundos e frequência

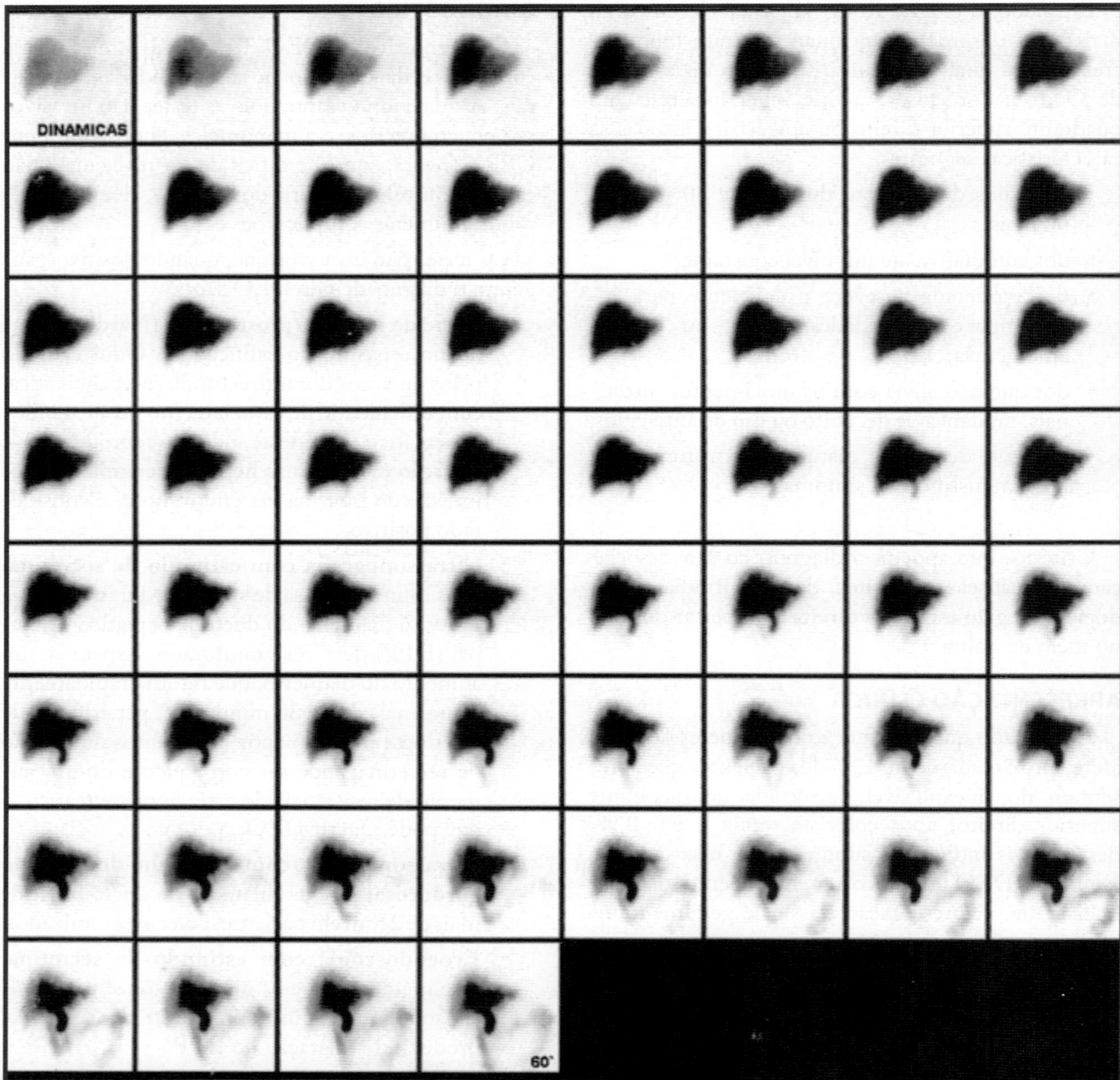

Figura 89.2 – Cintigrafia de fígado e vias biliares. As imagens dinâmicas da região abdominal superior após administração endovenosa de radiofármaco, durante 60 minutos, demonstram captação hepática homogênea, vesícula biliar não visualizada (colecistectomia prévia). Nota-se aparente ectasia de vias biliares intra-hepáticas e extra-hepáticas, com estase do material radiotraçado nos mesmos, até a topografia do colédoco distal. Padrão de eliminação do radioelemento alentecido.
Fonte: Geenen et al., 1989.[8]

maior que 10/min, sendo a pressão basal a variável de maior importância. Vale ressaltar que um único estudo pode não representar a fisiologia diária do esfíncter de Oddi, pois a patologia dessa doença pode progredir com o tempo. Por isso, um exame normal pode não descartar o diagnóstico, sendo necessária a repetição nos pacientes que permanecem com sintomas debilitantes e apresentem uma alta suspeição clínica de DEO.[2,8]

A manometria endoscópica está indicada em doentes com:

- sintomas biliares sem doença orgânica diagnosticada, especialmente aqueles com dor após colecistectomia;

- pancreatite recorrente sem causa aparente ou "dor pancreática" sem doença orgânica diagnosticada ou etiologia conhecida;
- reavaliação dos doentes enquadrados nos itens 1 e 2 após tratamento prévio do esfíncter biliar ou pancreático (cirúrgico ou endoscópico).

DEO E PANCREATITE CRÔNICA

A maioria dos doentes portadores de pancreatite crônica apresenta anormalidades no EO, e a DEO pode ter algum papel na gênese da dor em alguns desses casos. A ME talvez tenha importância clínica nos candidatos à cirurgia, e a drenagem endoscópica com colocação de prótese plástica pode revelar aqueles que se beneficiarão com a cirurgia. A estenose da papila pode ser secundária à pancreatite crônica. A pressão basal do esfíncter pancreático é variável, mas, provavelmente, existe um pequeno grupo de doentes com discinesia que melhora após esfincterotomia endoscópica (EE).

A ação da secretina foi estudada em doentes com pancreatite crônica. A secretina não alterou a pressão do ducto biliar, mas diminuiu a atividade do EO (frequência e amplitude das ondas fásicas) e elevou de forma transitória a pressão no DPP, como já demonstrado em pessoas sem a doença. Também se evidenciou que, de acordo com a evolução da doença, as características manométricas são diferentes. Após quatro anos de evolução, a resposta à secretina é normal ou diminuída em virtude da redução da capacidade de secreção pancreática, e a pressão basal do ducto pancreático está elevada.

No quadro anexo, observa-se um estudo clássico de avaliação etiológica de pancreatite idiopática no qual a manometria do esfíncter de Oddi orientou o sucesso terapêutico da esfincterotomia endoscópica (EE).

A hipertonia do esfíncter, pressão basal > 40 mmHg, define DEO e autoriza a indicar a terapêutica endoscópica (Tabela 89.1).[8]

Tabela 89.1 – Pressão basal

	< 40 mmHg		> 40 mmHg	
	Placebo	ES	Placebo	ES
Normal	12	12	12	12
Melhora	33%	42%	25%	91%
Igual	67%	58%	75%	9%

Fonte: Geenen et al., 1989.[8]

TRATAMENTO

As modalidades de tratamento para a DEO incluem o farmacológico, o cirúrgico e o endoscópico. Com o advento da manometria e do reconhecimento da motilidade anormal, é possível identificar que modalidade de abordagem terapêutica será mais benéfica ao paciente.[9,10]

Atualmente, o tratamento de escolha para a DEO é a esfincterectomia endoscópica (EE). Em alguns estudos prospectivos, o uso dessa técnica, quando comparada a um procedimento placebo, propiciou melhora dos sintomas em longo prazo, principalmente quando a estenose do esfíncter esteve presente. Nos casos de discinesia do esfíncter, os resultados, quando comparados ao procedimento placebo, não se mostraram tão evidentes, não estando, assim, indicada a EE para esse grupo, sobretudo em vista da alta incidência de pancreatite.[5]

As técnicas endoscópicas substituíram em grande parte a necessidade da cirurgia convencional de ablação do esfíncter biliar, pois oferecem menor taxa de morbimortalidade. A maioria dos estudos mostra que o risco de complicação após a EE é 2 a 3 vezes maior nos pacientes com DEO em relação a doentes com cálculo intraductal que sofreram o mesmo procedimento. A pancreatite é a principal complicação, ocorrendo em até 25% dos pacientes em alguns estudos, e casos graves e complicados dessa doença são vistos em 1 a 3% dos pacientes, exibindo uma maior morbimortalidade. A terapêutica cirúrgica é reservada para pacientes com reestenose após EE e quando a terapia endoscópica não está disponível ou tecnicamente difícil em razão de anatomia alterada.[10]

Os primeiros estudos do papel da DEO em doentes com vesícula biliar normal demonstraram que 35/70 (50%) pacientes com vesícula normal à ultrassonografia e com alteração manométrica do EO foram submetidos à EE. Após o primeiro mês de seguimento, 43% estavam assintomáticos e 34% referiam melhora dos sintomas. Entretanto, houve recidiva em 46% desses doentes, e a maioria melhorou após colecistectomia. Os autores sugerem que alterações manométricas do EO possam indicar a presença de alteração motora da vesícula biliar. Discutem as múltiplas opções para o diagnóstico e terapêutica por vezes difícil nesses doentes, como tratamento sintomático inespecífico, sais biliares, avaliação do fator de ejeção da vesícula (anormal em 35%), manometria e EE (complicações elevadas) ou colecistectomia.[9,10]

Dentre as abordagens cirúrgicas de ablação do esfíncter, historicamente a esfincterotomia biliar e a esfincteroplastia obtiveram resultados satisfatórios na melhora da dor em cerca de 75% dos pacientes após acompanhamento de cinco anos. As taxas de morbidade foram de cerca de 10%, e as de mortalidade variaram de 0,5 a 1% no pós-operatório.[10]

Pacientes com pancreatite recorrente idiopática têm risco de desenvolver pancreatite crônica, principalmente aqueles que continuam a apresentar episódios de pancreatite aguda após CPRE e em que os achados manométricos revelem uma estenose do ducto pancreático, o tratamento cirúrgico do esfíncter pancreático deverá ser indicado. Nessa técnica, em que a abordagem é feita por cirurgia convencional, a divisão entre os ductos bilar e pancreático será desfeita, criando-se um ducto comum.[11]

O tratamento clínico-farmacológico na DEO é limitado, por causa dos poucos estudos que provam sua eficácia. Uma dieta pobre em gorduras é recomendada a fim de diminuir a estimulação biliar e pancreática. O tratamento farmacológico é limitado graças aos excelentes resultados obtidos com a esfincterotomia para a estenose do esfíncter, e também por ainda não se conhecer nenhuma droga que tenha ação específica, com uma longa meia-vida e sem efeitos colaterais. Entretanto, no caso dos pacientes portadores de discinesia biliar em que o tratamento endoscópico não pode ser indicado, a farmacoterapia pode ser uma forma útil de tratamento.[11] O uso de butilescopolamina pode ajudar na melhora dos quadros agudos dolorosos, apesar de essa substância ter uma meia-vida curta. Alguns estudos mostraram que o uso de nifedipina e nitratos foi capaz de diminuir a pressão basal esfincteriana. Porém, esses fármacos merecem ainda uma melhor avaliação em estudos controlados em longo prazo e apresentam vários efeitos colaterais, como cefaleia e hipotensão arterial. O uso da toxina botulínica, intraesfincteriana, ainda em fase de estudo, mostrou ser capaz de relaxar o esfíncter de Oddi. Um estudo de série com 22 pacientes, colecistectomizados, sugeriu que a injeção de Botox pode servir como uma opção terapêutica para pacientes com DEO. Mais estudos são necessários antes que essa técnica possa ser recomendada.[12]

O estudo da DEO e a ME estão evoluindo nos últimos anos, segundo alguns autores, se forem descartadas as doenças pépticas, pancreatite e síndrome do cólon irritável, 5% dos doentes colecistectomizados ainda permanecem sintomáticos e deveriam ser encaminhados a CPRE e ME para elucidação diagnóstica. Entretanto, alertam para o fato de que a ME é uma técnica que requer habilidade, experiência e equipamentos sofisticados. Portanto, a relação risco-benefício de testes invasivos deve ser avaliada junto com o paciente e, sempre que possível, devem-se utilizar métodos para diminuir o risco desses pacientes.[1]

REFERÊNCIAS

1. Galvão-Alves J, Ardengh JC, Ferrari-Junior AP, Galvão MC. Disfunção do esfíncter de Oddi. In: Dani R. Gastroenterologia essencial. 3.ed. Rio de Janeiro: Guanabara Koogan, 2006. p.834-42.
2. Wesley D, Leung MD, Stuart Sherman MD. Endoscopic approach to the patient with motility disorders of the bile ductand sphincter of Oddi. Gastrointest Endoscopy Clin N Am. 2013; 23:405-34.
3. Baillie J. Sphincter of Oddi dysfunction. Curr Gastroenterol Rep. 2010; 12(2):130-4.
4. Khashab MA, Watkins JL, McHenry L Jr, Lazzell-Pannell L, Schmidt S, Sherman S et al. Frequency of sphincter of Oddi dysfunction in patients with previously normal sphincter of Oddi manometry studies. Endoscopy. 2010; 42(5):369-74.
5. Nakeeb A. Sphincter of Oddi disfunction: how is it diagnosed? How is it classified? How do we treat it medically, endoscopically, and surgically? J Gastrointest Surg. 2013 Sep; 17(9):1557-8.
6. Drossman DA. The functional gastrointestinal disorders and the Rome III process. Gastroenterology. 2006; 130(5):1377-90.
7. Leung WD, Sherman S. Endoscopic approach to the patient with motility disorders of the bile duct and sphincter of Oddi. Gastrointest Endosc Clin N Am. 2013 Apr; 23(2):405-34.
8. Geenen JE, Hogan WJ, Dodds WJ, Toouli J, Venu RP. The efficacy of endoscopic sphincterotomy after cholelystectomy in patients with sphincter-of-Oddi dysfunction. N Engl J Med. 1989 Jan 12; 320(2):82-7.
9. Bennett E, Evans P, Dowsett J, Kellow J. Sphincter of Oddi dysfunction: psychosocial distress correlates with manometric dyskinesia but not stenosis. World J Gastroenterol. 2009 Dec 28; 15(48):6080-5.
10. Wehrmann T. Long-term results (# 10 years) of endoscopic therapy for sphincter of Oddi dysfunction in patients with acute recurrent pancreatitis. Endoscopy. 2011; 43(3):202-7.
11. Coté GA, Imperiale TF, Schmidt SE, Fogel E, Lehman G, McHenry L et al. Similar efficacies of biliary, with or without pancreatic, sphincterotomy in treatment of idiopathic recurrent acute pancreatitis. Gastroenterol. 2012; 143:1502-9.
12. Wehrmann T, Schmitt TH, Arndt A, Lembcke B, Caspary WF, Seifert H. Endoscopic injection of botulinum toxin in patients with recurrent acute pancreatitis due to pancreatic sphincter of Oddidysfunction. Aliment Pharmacol Ther. 2000; 14:1469-77.

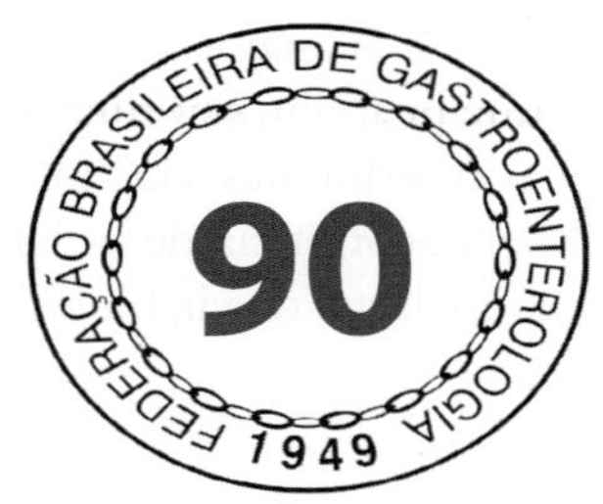

TUMORES DAS VIAS BILIARES EXTRA-HEPÁTICAS

Thiago Nogueira Costa
Marcelo Souto
José Jukemura

INTRODUÇÃO

Os tumores malignos das vias biliares extra-hepáticas são muito mais frequentes e têm maior relevância clínica que os tumores benignos. Por essa razão, este capítulo procura discutir acerca do colangiocarcinoma, por ser aquele de maior prevalência.[1]

Colangiocarcinomas são neoplasias epiteliais malignas descritas no fim do século XIX por Musser e são constituídos por carcinomas originários do epitélio dos ductos biliares, a partir de qualquer segmento biliar, mais frequentemente na bifurcação (tumor de Klatskin – 50%), no ducto hepático comum distal (40%), e cerca de 10% são intra-hepáticos.

Histologicamente, 90% são adenocarcinomas com outras variações, como anel de sinete, células claras, papilífero, tipo intestinal, adenoescamoso e carcinoma escamoso. E, apesar de a cirurgia e outras modalidades de tratamento como o transplante hepático serem consideradas formas curativas, a sobrevida em cinco anos ainda é bastante baixa (5 a 10%).[2]

EPIDEMIOLOGIA

O colangiocarcinoma extra-hepático constitui-se na forma mais comum desse tipo de neoplasia nos países do Ocidente. Nos Estados Unidos, surgem entre 2 e 3 mil novos casos de colangiocarcinoma por ano, correspondendo a 10 a 15% dos tumores hepatobiliopancreáticos. Dessa forma, a incidência é de aproximadamente 1:100.000 habitantes/ano (1,2/100.000 em homens e 0,8/100.000 em mulheres). Alguns países apresentam incidências bem mais elevadas, como Israel (7,3:100.000 habitantes/ano) e Japão (5,5:100.000 habitantes/ano).[3]

A idade média dos pacientes ao diagnóstico de colangiocarcinoma gira em torno dos 65 anos, com cerca de ⅔ dos pacientes com idades entre 50 e 70 anos. Há discreto predomínio dos homens em relação às mulheres (1,3:1). Apesar de serem tumores raros, essa possibilidade diagnóstica deve ser lembrada nos casos de icterícia obstrutiva.[4]

FATORES DE RISCO

Mesmo se tratando de tumores bastante raros, os colangiocarcinomas têm sido atribuídos a uma série de fatores etiológicos geralmente envolvendo inflamação crônica sobre o epitélio. Existem estudos epidemiológicos e experimentais que demonstram a relação dos colangiocarcinomas com infecções biliares (*Clonorchis sinensis*, *Opisthorchis viverrini*), doenças císticas da via biliar (principalmente os cistos tipo I e tipo IV, com 6 a 30% de chance de carcinogenese), litíase intra-hepática (associada a 5%), retocolite ulcerativa, fibrose hepática congênita e torotraste (dióxido de tório, utilizado como radiocontraste em meados do século XX). Os fatores de risco para o desenvolvimento de colangiocarcinoma estão descritos no Quadro 90.1.[5]

A colangite esclerosante primária tem forte associação com o colangiocarcinoma; o risco de desenvolvimento de tumor nesses pacientes pode variar de 5 a 30%. Fatores autoimunes, infecciosos, estase biliar e o polimorfismo do gene NKG2 parecem implicar na patogênese desse tumor. Outro importante fator é a relação entre colangite esclerosante primária e retocolite ulcerativa: entre 60 e 80% dos pacientes com colangite esclerosante desenvolverão retocolite ao longo da vida. O tempo de aparecimento de colangiocarcinoma nos pacientes portadores de colangite esclerosante pode variar de 1 a 25 anos. Achados de autópsias em pacientes com colangite esclerosante primária mostraram a presença de colangiocarcinomas não previamente diagnosticados em cerca de 40% dos casos. A diferenciação entre estenoses biliares benignas secundárias à colangite esclerosante e estenoses causadas pelo colangiocarcinoma tornam o diagnóstico inicial ainda mais difícil nesses pacientes.[6]

Ademais, estudos recentes sugerem associação com o vírus da hepatite B e C com a colangiocarcinogênese. Já a associação de litíase intra-hepática com colangiocarcinoma não é muito frequente nos países ocidentais, embora seja relativamente comum em países asiáticos, ocorrendo em 4 a 7% dos pacientes. A sua transformação maligna parece estar associada à inflamação crônica e à infecção bacteriana recorrente nesses casos.[5]

Pode-se ver também um aumento na incidência de colangiocarcinoma demonstrado nos pacientes portadores de doença cística das vias biliares, variando de 2,5 a 28% (média de 10 a 12%). A maioria dos estudos que demonstrou essa relação apontou o refluxo de secreção pancreática para o interior das vias biliares como o fator responsável pela ocorrência de inflamação crônica e transformação maligna da via biliar.[7]

Quadro 90.1 – Fatores de risco para o desenvolvimento de colangiocarcinoma

Fatores de risco
Doença de Caroli
Cistos coledocianos
Trematódeos (*Fasciola hepatica*, *Clonorchis sinensis* e *Opisthorchis viverrini*)
Colangite esclerosante
Compostos químicos (torotraste)
Colite ulcerativa
Fibrose hepática congênita e hepatolitíase
Hepatites B e C

FISIOPATOLOGIA

Frequentemente os colangiocarcinomas desenvolvem-se em um contexto de inflamação crônica e colestase. Existem algumas citocinas pró-inflamatórias, como a interleucina-6 (IL-6), que podem estar associadas a essa inflamação. Sabe-se que essa interleucina sinaliza caminhos pró-carcinogênicos, como a via JAK/STAT3, p38MAPK, ERK1/2 e P13K/Akt.[2,7]

Outro fator importante seria a sintetase de óxido nítrico (iNOS), a qual poderia induzir o colangiocarcinoma pela via das citocinas pró-inflamatórias. A iNOS induz substâncias que inibem a função das proteínas de reparo de DNA e proteínas apoptóticas. Assim que a transformação maligna ocorre, as células proliferam-se e escapam das barreiras apoptóticas. Além dessas, existem outras, como erb-2, *cyclooxygenase*-2 e o fator de crescimento de endotélio (EGFR), também envolvidos na carcinogênese.[7]

CLASSIFICAÇÃO

Com base no aspecto macroscópico, o colangiocarcinoma pode ser classificado em: nodular-esclerosante, papilar e difuso. O tipo nodular-esclerosante representa a maioria dos colangiocarcinomas, correspondendo a aproximadamente 70% de todos os cânceres das vias biliares. Os demais tipos correspondem a 25 e 5%, respectivamente, e o tipo difuso está associado, com frequência, à retocolite ulcerativa e à colangite esclerosante. A forma nodular-esclerosante apresenta crescimento e disseminação ao longo da parede das vias biliares e tem importante reação desmoblástica, dificultando a avaliação macroscópica referente à extensão do tumor. A forma papilar cresce para a luz da via biliar e tem melhor prognóstico, em virtude da preservação de estruturas adjacentes.[2]

O comportamento biológico do colangiocarcinoma apresenta características especiais que incluem preferência por invasão neural e perineural e envolvimento linfático periductal. A ocorrência de metástase é frequente nesses tumores, sendo a linfonodal regional e as hepáticas e peritoneais as metástases mais comuns. Metástases pulmonares, ósseas e para o sistema nervoso central são mais raras. A disseminação linfática do colangiocarcinoma tende a respeitar o território de drenagem; dessa forma, os tumores peri-hilares têm maior incidência de metástases para o hilo hepático, e nos tumores distais há predomínio da disseminação para os territórios da artéria mesentérica superior e do peripancreático.

Em relação aos colangiocarcinomas peri-hilares, Bismuth e Corlette, em 1975, propuseram uma classificação a qual foi revista em 1992 e utilizada até os dias atuais. Além disso, é de grande importância no planejamento do tratamento cirúrgico desses tumores (Figura 90.1).[8,9]

APRESENTAÇÃO CLÍNICA E SINTOMAS

Em decorrência da localização do tumor, a icterícia é a apresentação clínica mais frequente nos tumores das vias biliares, estando presente em mais de 90% dos pacientes. Outros sintomas menos frequentes são: prurido sem icterícia; dor abdominal; perda de peso; febre e massa abdominal.

A colangite não é comum na apresentação inicial da doença, estando geralmente associada à manipulação das vias biliares por técnicas endoscópicas e/ou percutâneas. Outros achados clínicos incluem hepatomegalia e a vesícula biliar palpável nas lesões distais ao ducto cístico. Achados como ascite e esplenomegalia sugerem prognóstico ruim, pela possível presença de carcinomatose peritoneal ou invasão da veia porta.[10]

Nos pacientes em que o tumor está localizado acima da junção dos ductos biliares hepáticos, pode haver obstrução de apenas um dos ductos biliares, direito ou esquerdo, causando obstrução da drenagem biliar de um lobo ou segmento e resultando em atrofia do lobo acometido. Essa alteração associa-se a dor abdominal discreta, aumento unilobular do fígado e elevação dos níveis das enzimas canaliculares, sem que haja elevação dos níveis de bilirrubinas e icterícia. Outros importantes fatores que provocam atrofia segmentar do fígado são a invasão e a trombose portais, estando associados a tumores localmente avançados.

DIAGNÓSTICO E ESTADIAMENTO

O diagnóstico dos tumores das vias biliares geralmente é realizado na investigação de quadro de icterícia obstrutiva ou elevação das enzimas canaliculares. Para confirmação de quadro são considerados os achados do exame físico (icterícia, colúria, acolia fecal) e alterações nas enzimas canaliculares e hepáticas (FA, GGT, AST e ALT). Os níveis de antígeno carcinoembrionário (CEA) geralmente estão elevados nos casos de colangiocarcinoma. Além do CEA, muitos tumores também cursam com elevação de CA50 e CA19-9.[11,12] No entanto, os estudos por métodos de imagem (ultrassonografia abdominal, tomografia computadorizada e ressonância magnética) têm papel fundamental para a confirmação diagnóstica.

A diferenciação entre tumores das vias biliares e outros diagnósticos diferenciais (Quadro 90.2) muitas vezes é bastante difícil. Nessa situação, a utilização de biópsia pode auxiliar no diagnóstico; no entanto, o resultado muitas vezes é inconclusivo, restando apenas a ressecção cirúrgica como opção para a confirmação diagnóstica.[12]

Quadro 90.2 – Diagnósticos diferenciais
Carcinoma hepatocelular
Metástases hepáticas
Infecção por fascíolas hepáticas
Colangites
Câncer de pâncreas
Estenose das vias biliares (benignas)
Colangiopatia associada a IgG4

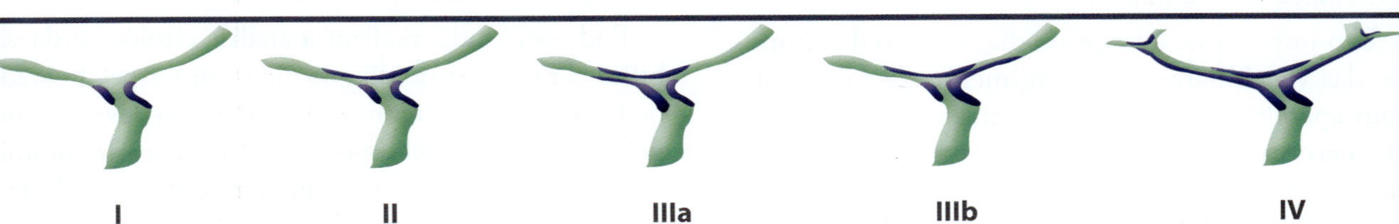

Tipo I: tumor abaixo da confluência, sem acometimento dos canais direito e esquerdo.
Tipo II: tumor acometendo a confluência, não havendo extensão para os ramos superior direito e esquerdo.
Tipo IIIa: tumor acometendo a confluência e o ramo principal direito.
Tipo IIIb: tumor obstruindo a confluência e o ramo principal esquerdo.
Tipo IV: acometimento de ambos os ramos principais e secundários.

Figura 90.1 – Classificação modificada de Bismuth e Corlette (1992) do acometimento longitudinal da via biliar.

EXAMES DE IMAGEM E ENDOSCÓPICOS

Ultrassonografia

A ultrassonografia (US) é, atualmente, um método bastante disponível no estudo das doenças das vias biliares, associando baixo custo a bom poder de resolução. Frequentemente é utilizada como primeiro método de imagem na propedêutica dos pacientes ictéricos.

A US permite a avaliação específica das diversas estruturas anatômicas que compõem o sistema biliar e a visualização de dilatação das vias biliares, presença de coledocolitíase ou massas na árvore biliar e a identificação do nível da obstrução. A possibilidade da utilização de contraste ultrassonográfico intravenoso permitiu melhor avaliação de estruturas vasculares ou ricamente vascularizadas.

Com o advento da US endoscópica, ampliaram-se os horizontes do método na avaliação não apenas das regiões anatômicas do pâncreas, mas também da confluência biliopancreática e do hilo hepático, sendo possível melhor estudo em relação às neoplasias dessas regiões, quanto ao estadiamento local e às condições de ressecabilidade desses tumores. Além disso, o US endoscópico permite a realização de biópsias guiadas, quando necessário.[10]

Tomografia computadorizada

A tomografia computadorizada (TC) pode ser considerada o melhor método de estadiamento do colangiocarcinoma e faz parte da rotina de investigação do paciente portador de doença biliar. O desenvolvimento de novas técnicas (contrastes, marcadores, bombas de infusão rápida e aparelhos de múltiplas camadas de detectores) permitiu melhor precisão no diagnóstico dessas doenças. Além do alto grau de resolução que a TC apresenta, ela é segura, bem aceita pelos pacientes e tem maior reprodutividade de resultados.

Um importante avanço no diagnóstico dos tumores das vias biliares foi o surgimento da tomografia com aparelhos de múltiplas camadas de detectores, que permitiu melhor avaliação do tumor e de sua relação com estruturas vasculares. Também permite a realização de volumetria hepática, importante ferramenta na avaliação pré-operatória e no planejamento cirúrgico desses pacientes (Figura 90.2).[13,14]

Ressonância magnética

O exame de ressonância magnética (RM) é um método de diagnóstico por imagem que não utiliza radiação e permite retratar imagens de alta definição

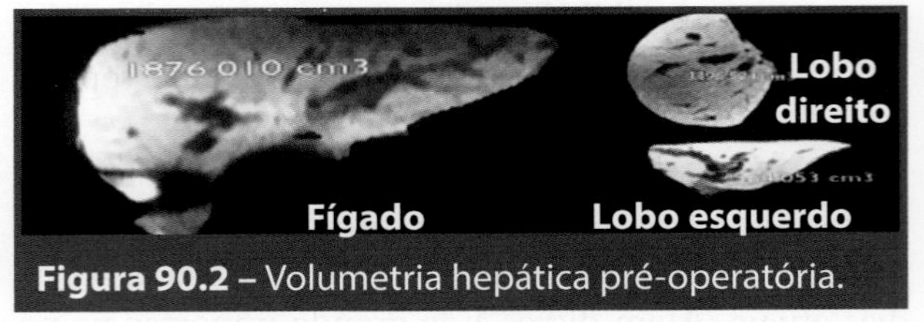

Figura 90.2 – Volumetria hepática pré-operatória.

dos órgãos a serem avaliados. A RM é baseada no fenômeno de absorção e emissão de radiação eletromagnética por átomos submetidos a elevados campos eletromagnéticos. No estudo hepatobiliopancreático, a RM permite a visualização de estruturas vasculares, da árvore biliar e do parênquima hepático e pancreático. Além disso, uma das vantagens sobre a TC é o fato de a RM não utilizar radiação e contrastes iodados.

Um aspecto importante da RM é a possibilidade da realização da colangiorressonância, método não invasivo que visualiza toda a árvore biliar e define a extensão da invasão tumoral; entretanto, ressalta-se que ela deve ser solicitada como complemento da ressonância magnética do abdome.

Ademais, a RM avalia também o estadiamento local e a relação vascular no hilo-hepático.[14]

Colangiopancreatografia retrógrada endoscópica (CPRE)

A CPRE permite a avaliação do trato biliar por meio da injeção retrógrada de contraste, associada à possibilidade de realização de procedimentos terapêuticos. Trata-se de um procedimento invasivo com riscos que não são desprezíveis, e deve ser utilizado no arsenal terapêutico e não diagnóstico. Os colangiocarcinomas, geralmente, produzem uma imagem de estenose concêntrica do ducto biliar, cuja extensão está diretamente relacionada ao tempo de evolução e à localização do tumor.

Pode-se, ainda, realizar a análise citológica da via biliar para ajudar no diagnóstico, com especificidade de 61 a 100%. Entretanto, esse método deve ser empregado com cautela, pois pode provocar contaminação da via biliar e, consequentemente, complicar o tratamento desses pacientes.[1]

Colangiografia transparieto-hepática

A colangiografia transparieto-hepática é um método invasivo que pode ser utilizado, na maioria das vezes, como procedimento terapêutico pré-operatório ou definitivo para drenagem das vias biliares em pacientes portadores de colangiocarcinomas.

Um fator que contraindica o método é a presença de ascite importante. Vazamentos biliares, sepse e hemorragias são complicações inerentes ao método.[2]

PET scan

O princípio do PET baseia-se na capacidade de as células tumorais concentrarem glicose (FDG) com muito mais avidez que os tecidos não tumorais. Nas doenças biliopancreáticas, o PET scan permite a identificação de lesões neoplásicas primárias ou metastáticas, sendo utilizado no estadiamento dos pacientes portadores de neoplasia biliopancreática. No entanto, a sensibilidade e a especificidade para os tumores peri-hilares chegam apenas a 69 e 67%, respectivamente.

Em resumo, alguns aspectos na realização do diagnóstico são importantes para o planejamento do tratamento a ser oferecido. Após ser firmado o diagnóstico de dilatação das vias biliares intra-hepáticas por meio de exames de imagem (TC ou RMN), a clara visualização dos ductos biliares é fundamental para determinar a localização da obstrução e a extensão do envolvimento dos ductos biliares principais e secundários e, principalmente, a relação do tumor com as estruturas vasculares. São considerados fatores que contraindicam a ressecção cirúrgica achados de metástases a distância, lesões bilaterais extensas acometendo ramos secundários, acometimento da artéria hepática comum ou acometimento da artéria contralateral ao lobo hepático a ser ressecado e acometimento do tronco da veia porta ou do ramo portal contralateral ao lobo hepático a ser ressecado.

O diagnóstico histológico pré-operatório não se faz necessário para a indicação do tratamento cirúrgico, sendo deixado para os casos em que não há proposta cirúrgica e a confirmação histológica é necessária para o início de tratamento rádio ou quimioterápico. Os métodos utilizados para a realização de biópsia incluem: biópsia de aspiração percutânea com agulha fina, escovado por cateteres trans-hepáticos e citologia da bile obtida por punção percutânea ou endoscópica.[10]

ESTADIAMENTO

O Quadro 90.3 descreve o estadiamento proposto quando se utiliza a classificação TNM para colangiocarcinomas peri-hilares.[15]

Em relação aos colangiocarcinomas distais, na mesma edição (sétima) da American Joint Committee on Cancer (AJCC) de 2010, eles foram separados dos peri-hilares, e uma classificação diferente foi utilizada, o que mostra uma melhora neste sistema de estadiamento (Quadro 90.4).

Quadro 90.3 – Classificação TNM para colangiocarcinomas peri-hilares (AJCC, 2010)

0	Tis	N0	M0
I	T1	N0	M0
II	T2a-b	N0	M0
IIIA	T3	N0	M0
IIIB	T1-3	N1	M0
IVA	T4	N0-1	M0
IVB	Qualquer T	N2	M0
	Qualquer T	Qualquer N	M1

T0: Sem evidência de tumor.
Tis: Carcinoma in situ.
T1: Tumor confinado ao ducto biliar.
T2a: Tumor que invade além da parede da via biliar.
T2b: Tumor que invade parênquima hepático adjacente.
T3: Tumor que invade ramos unilaterais da artéria hepática ou veia porta.
T4: Tumor que invade o tronco portal ou invade bilateralmente ramos arteriais e portais ou tumor invade vias biliares secundárias bilateralmente ou invade ramos biliares secundários com invasão contralateral de veia porta ou artéria hepática.
N0: Sem metástases para linfonodos regionais.
N1: Metástases para linfonodos regionais.
N2: Metástases para linfonodos periaórticos, pericavais, artéria e veia mesentérica superior e tronco celíaco.
Nx: Linfonodos regionais não acessíveis.
M0: Sem metástases a distância.
M1: Metástases a distância.
Mx: Metástases não acessíveis.
Fonte: Edge e Byrd, 2010.[15]

TRATAMENTO E PROGNÓSTICO

O tratamento dos tumores das vias biliares pode ter intenção curativa ou paliativa, e sua escolha, aspectos relacionados à condição clínica do paciente e às condições do tumor (invasão local e metástase).[16,17]

A avaliação pré-operatória é fundamental para o bom resultado no tratamento do colangiocarcinoma, e alguns fatores têm sido descritos como índices preditivos de morbidade e mortalidade, como nível de icterícia pré-operatória, estádio do tumor, comprometimento linfonodal, volume remanescente de tecido hepático e função hepática. Outro aspecto importante para o planejamento do tratamento é a localização do tumor, pois determina diferentes relações anatômicas e de disseminação. A classificação proposta por Longmire ainda é utilizada, por satisfazer a sistematização para o tratamento dos tumores das vias biliares, e divide a localização dos tumores em:

Quadro 90.4 – Classificação TNM para colangiocarcinomas distais (AJCC, 2010)			
0	Tis	N0	M0
IA	T1	N0	M0
IB	T2	N0	M0
IIA	T3	N0	M0
IIB	T1-3	N1	M0
III	T4	Qualquer N	M0
IV	Qualquer T	Qualquer N	M1

T0: Sem evidência de tumor.
Tis: Carcinoma in situ.
T1: Tumor confinado ao ducto biliar.
T2: Tumor que invade além da parede do ducto biliar.
T3: Tumor que invade a vesicular biliar, o pâncreas, o duodeno ou outra estrutura adjacente sem envolvimento de tronco celíaco ou artéria mesentérica superior.
T4: Tumor que envolve o tronco celíaco ou a artéria mesentérica superior.
N0: Sem metástases para linfonodos regionais.
N1: Metástases para linfonodos regionais.
Nx: Linfonodos regionais não acessíveis.
M0: Sem metástases a distância.
M1: Metástases a distância.
Mx: Metástases não acessíveis.
Fonte: Edge e Byrd, 2010.[15]

- **Terço proximal (tumores peri-hilares):** abrange os tumores dos canais hepáticos direito e esquerdo, a bifurcação e o ducto hepático comum (classificação de Bismuth).
- **Terço médio:** corresponde ao colédoco desde sua origem até o bordo pancreático.
- **Terço distal:** tumores do colédoco intrapancreático;
- **Difusos ou multicêntricos:** tumores sincrônicos da via biliar.

Todos os pacientes devem apresentar bom estado nutricional e função hepática adequada. Sempre se deve levar em consideração o volume hepático remanescente no caso de planejamento de qualquer ressecção hepática, uma vez que a insuficiência hepática é uma das principais causas de morbidade e mortalidade após a operação. Nos colangiocarcinomas peri-hilares, nos quais são necessárias grandes ressecções hepáticas, algumas recomendações devem ser seguidas: não realizar grandes ressecções hepáticas em pacientes com níveis de bilirrubina total maiores que 6 mg/dL e evitar ressecções de volume superiores a 70% de parênquima hepático. Atualmente, tem sido utilizada no pré-operatório a drenagem transparieto-hepática do lobo a ser conservado e a embolização do ramo portal dos segmentos a serem ressecados, com a finalidade de melhorar a icterícia e aumentar o volume hepático remanescente e, assim, melhorar as condições clínicas do paciente para a cirurgia e permitir ressecções mais ampliadas.

Tratamento curativo

O principal objetivo do tratamento curativo é a ressecção do tumor com margem cirúrgica negativa, sendo esta a única opção que possibilita cura ou sobrevida longa livre de doença. Estudos recentes têm demonstrado índices de sobrevida bastante superiores nos pacientes submetidos à ressecção com margem negativa; dessa forma, o critério para cirurgia curativa consiste em atingir a ressecção R0 (margens negativas e ausência de tumor residual).[17]

Tumores peri-hilares

A parede do terço proximal da via biliar está anatomicamente relacionada à veia e aos ramos portais, à artéria hepática e seus ramos; essa proximidade propicia a invasão pelo colangiocarcinoma, resultando em dificuldade de dissecção nessa área.[18]

O índice de ressecção dos tumores hilares, considerando todos os pacientes que se apresentam para tratamento, varia de 49 a 68%, além de metástases a distância (implantes peritoneais ou hepáticos). Em geral os achados que podem contraindicar a ressecção dos tumores hilares são:

- progressão do tumor até ramos de segunda ordem bilateralmente;
- atrofia ou hepatopatia do lobo hepático a ser conservado;
- invasão canalicular de um lado e vascular de outro, impossibilitando a ressecção e a manutenção da irrigação do lobo remanescente;
- invasão vascular bilateral;
- parênquima remanescente menor que 20 a 30% ou sem resposta à ligadura da veia porta;
- metastases a distância;
- comorbidades severas que contraindiquem a cirurgia.

O tratamento cirúrgico é o único tratamento potencialmente curativo, tem mortalidade de 2 a 10% e morbidade de 25 a 44%. A sobrevida global em cinco anos após a ressecção é de 20 a 35%, e a sobrevida mediana é de aproximadamente 40 meses.

Nos tumores peri-hilares tipo Bismuth I e II, pode-se realizar a ressecção local por meio da secção dos ductos hepáticos direito e esquerdo, do ducto hepático comum e colédoco, com a vesícula, e linfadenectomia de todo o hilo hepático. Entretanto, tal opção somente deve ser utilizada em pequenos tumores que estejam restritos ao ducto hepático comum. Nos casos em que o colangiocarcinoma se estende para os ductos hepáticos direito (Bismuth IIIa) ou esquerdo (Bismuth IIIb), deve-se considerar a realização de hepatectomia direita ou esquerda. Atualmente, tem-se discutido a realização de trissegmentectomia com ressecção do segmento I após drenagem transparieto-hepática e embolização de veia porta como tratamento de escolha para esses tumores, a fim de obter margens livres de neoplasia (Figuras 90.3 e 90.4).[9,19,20]

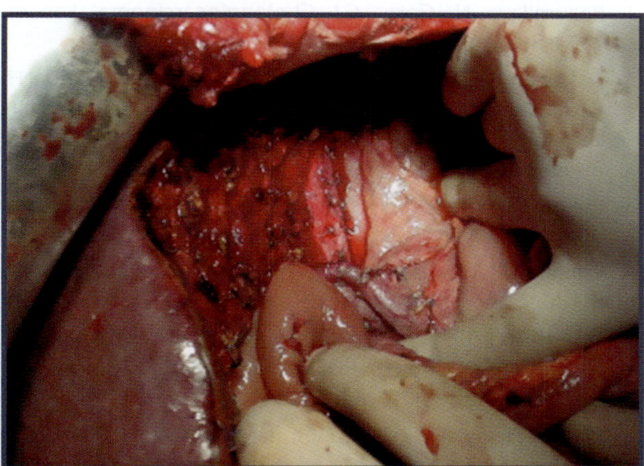

Figura 90.3 – Paciente submetido à hepatectomia esquerda, com anastomose hepatojejunal, para tratamento de colangiocarcinoma.

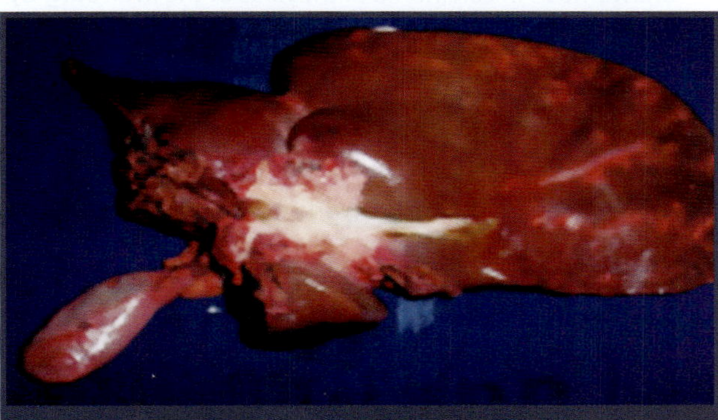

Figura 90.4 – Produto de hepatectomia esquerda em paciente portador de colangiocarcinoma.

O maior problema do tratamento cirúrgico dos tumores peri-hilares é conseguir margens de ressecção livres de infiltração tumoral. A recidiva no nível da anastomose pode atingir 60% dos casos porque a infiltração tumoral, além da margem macroscópica cirúrgica do tumor, atinge em média 16 mm através do tecido periductal. O transplante hepático também é descrito como uma alternativa para o tratamento desses tumores; no entanto, ainda é considerado apenas em ensaios clínicos.

A disseminação linfática está presente em 48% dos tumores hilares e segue preferencialmente ao longo da artéria hepática. Esse fato, somado à invasão perineural, diminui bastante o índice de ressecções R0 (sem tumor macro ou microscópico residual). A sobrevida em cinco anos está em torno de 10 a 26%, sendo 40 a 50% entre os pacientes submetidos à ressecção curativa, e raramente observada em ressecções não curativas, embora estas sejam consideradas o melhor tratamento paliativo.

O transplante ortotópico de fígado (TOF) é opção em pacientes selecionados com colangite esclerosante primária ou cirrose devidas à limitada reserva hepática em pacientes com cirrose avançada e ao risco de carcinogênese hepática ou biliar *de novo* subsequente. Conforme protocolo da Clinica Mayo o TOF, conjuntamente com a quimiorradioterapia neoadjuvante, pode atingir taxas de sobrevida livre de recidiva em cinco anos de 68%.[21,22]

Tumores do terço médio

O terço médio é a localização menos frequente de colangiocarcinomas, porém, é o local onde ocorrem algumas lesões benignas, como as fístulas colecistocoledocianas por cálculos, mimetizando o tumor. Pela baixa frequência e semelhança no tratamento, alguns autores os classificam como tumores distais. No entanto, essa localização oferece a possibilidade de tratamento, seja por meio da ressecção local, seja por duodenopancreatectomia.

Tumores distais

Nessa localização, a operação indicada é a duodenopancreatectomia com linfadenectomia e preservação do piloro. Esses tumores correspondem a aproximadamente 12% das duodenopancreatectomias e têm alto índice de ressecabilidade (91%). Acreditava-se que esses tipos de tumores tivessem melhor prognóstico, principalmente porque, distantes do hilo, seria mais fácil obter margens adequadas. No entanto, as casuísticas maiores desmentiram essa expectativa. A sobrevida mediana é de aproximadamente dois anos, e a sobrevida em cinco anos é de 27 a 37%.

Em comparação aos tumores peri-hilares, a análise dos sobreviventes mostrou que eles tinham mais tumores bem diferenciados (14 *versus* 4%), maior incidência de margens livres de tumor (98 *versus* 73%) e de gânglios negativos (62 *versus* 31%). Uma das razões da sobrevida menor pode ser o fato de que, enquanto os tumores peri-hilares são, na sua maior parte (67%), nodulares e polipoides, correspondendo a carcinomas papilíferos ou tubulares bem diferenciados, os distais são frequentemente infiltrativos e correspondem a carcinomas moderadamente ou pouco diferenciados (67%).[19]

Tratamento paliativo

Aproximadamente 50 a 90% dos pacientes com colangiocarcinoma não são candidatos ao tratamento curativo. O objetivo do tratamento paliativo para esses pacientes deve ser focado na qualidade de vida e no alívio dos sintomas (icterícia, dor, febre e prurido).

A escolha do método de paliação deve levar em conta as condições clínicas do paciente, a localização do tumor e a expectativa de sobrevida.

Em virtude da melhora dos resultados do tratamento paliativo endoscópico ou percutâneo, tem-se observado aumento na indicação do tratamento paliativo não cirúrgico. Tal paliação pode ser feita por próteses plásticas ou metálicas, tendo estas últimas melhores resultados como mostram resultados recente. Já a paliação cirúrgica está reservada a alguns casos de insucesso no tratamento não cirúrgico ou nos pacientes considerados irressecáveis na exploração cirúrgica e consiste basicamente em derivações.[23,24]

Quimioterapia

A quimioterapia isolada, com o uso de 5-fluorouracil ou outras drogas, não mostrou nenhuma influência na sobrevida dos pacientes submetidos ou não à ressecção cirúrgica. A utilização do 5-fluorouracil ou outras drogas como a gencitabina, em combinação, tem demonstrado discreta melhora na sobrevida e significativa melhora na qualidade de vida. Entretanto, ainda não está claro o benefício da quimioterapia adjuvante no tratamento do colangiocarcinoma.

Terapias-alvo ou de manipulação hormonal têm sido utilizadas para aumentar a sobrevida; contudo, o uso de ligantes de TNF-alfa, inibidores de RGFR, antiestrogênios e inibidores de hormônios liberadores e hormônio luteinizante, antagonistas de receptores de CCK ou somatostatina no tratamento dos colangiocarcinomas não mostrou nenhum benefício.[25]

Radioterapia

Em pacientes com colangiocarcinoma avançado que não seriam elegíveis para cirurgia a radioterapia acompanhada de paliação local (descompressão) pode prolongar a sobrevida e melhorar a qualidade de vida. Em pacientes com ressecção com margens microscópicas comprometidas, a radioterapia poderia melhorar o tempo livre de doença.

Em estudos recentes, existem evidências de controle local da doença em pacientes ressecados mas localmente avançados com a combinação da quimioterapia e radioterapia. Ademais, a quimioterapia associada à radioterapia neoadjuvante teria papel no transplante hepático mencionado anteriormente. Entretanto, estudos sugerem, ainda, o benefício da quimiorradioterapia neoadjuvante em pacientes que seriam submetidos à ressecção curativa.[25]

REFERÊNCIAS

1. Razumilava N, Gores GJ. Cholangiocarcinoma. Lancet. 2014; 383:2168-79.
2. Nakanuma Y, Sato Y, Harada K, Sasaki M, Xu J, Ikeda H. Pathological classification of intrahepatic cholangiocarcinoma based on a new concept. World J Hepatol. 2010; 2:419-27.
3. Shaib Y, El-Serag HB. The epidemiology of cholangiocarcinoma. Semin Liver Dis. 2004; 24:115.
4. Bragazzi MC, Cardinale V, Carpino G, Venere R, Semeraro Ret al. Cholangiocarcinoma: epidemiology and risk factors. Transl Gastrointest Cancer. 2012;1:21-32.
5. Tyson GL, El-Serag HB. Risk factors for cholangiocarcinoma. Hepatology. 2011; 54:173-84.
6. Rizvi S, Eaton JE, Gores GJ. Primary sclerosing cholangitis as a pre-malignant biliary tract disease: surveillance and management. Clin Gastroenterol Hepatol. 2015.
7. Ghouri YA, Mian I, Blechacz B. Cancer review: cholangiocarcinoma J Carcinog. 2015; 14:1.
8. Bismuth H, Corlette MB. Intrahepatic cholangioenteric anastomosis in carcinoma of the hilus of the liver. Surg Gynecol Obstet. 1975; 140(2):170-8.
9. Bismuth H, Nakache R, Diamond T. Management strategies in resection for hilar cholangiocarcinoma. Ann Surg. 1992; 215(1):31-8.
10. Weber A, Schmid RM, Prinz C. Diagnostic approaches for cholangiocarcinoma. World J Gastroenterol. 2008; 14(26):4131-6.
11. Chung YE, Kim MJ, Park YN, Lee YH, Choi JY. Staging of extrahepatic cholangiocarcinoma. Eur Radiol. 2008; 18(10):2182-95.
12. Aljiffry M, Abdulelah A, Walsh M, Peltekian K, Alwayn I, Molinari M. Evidence-based approach to cholangiocarcinoma: a systematic review of the current literature. J Am Coll Surg. 2009; 208(1):134-47.

13. Palavecino M, Abdalla EK, Madoff DC, Vauthey JN. Portal vein embolization in hilar cholangiocarcinoma. Surg Oncol Clin N Am. 2009; 18(2):257-67.
14. Rocha FG, Matsuo K, Blumgart LH, Jarnagin WR. Hilar cholangiocarcinoma: the Memorial Sloan-Kettering Cancer Center experience. J Hepatobiliary Pancreat Surg. 2009; 6(3):245-53.
15. Edge SB, Byrd DR (eds.). AJCC cancer staging manual. 7.ed. New York: Springer, 2010.
16. Olnes MJ, Erlich R. A review and update on cholangiocarcinoma. Oncology. 2004; 66:167-79.
17. Yao D, Kunam VK, Li X. A review of the clinical diagnosis and therapy of cholangiocarcinoma. Journal of International Medical Research. 2014; 42(1):3-16.
18. Ito F, Cho CS, Rikkers LF, Weber SM. Hilar cholangiocarcinoma: current management. Ann Surg. 2009; 250(2):210-8.
19. Boutros C, Somasundar P, Espat NJ. Extrahepatic cholangiocarcinoma: current surgical strategy. Surg Oncol Clin N Am. 2009; 18(2):269-88.
20. Kennedy TJ, Yopp A, Qin Y, Zhao B, Guo P, Liu F et al. Role of preoperative biliary drainage of liver remnant prior to extended liver resection for hilar cholangiocarcinoma. HPB. 2009; 11(5):445-51.
21. Schwartz JJ, Hutson WR, Gayowski TJ, Sorensen JB. Liver transplantation for cholangiocarcinoma. Transplantation. 2009; 88(3):295-8.
22. Singal A, Welling TH, Marrero JA. Role of liver transplantation in the treatment of cholangiocarcinoma. Expert Rev Anticancer Ther. 2009; 9(4):491-502.
23. Malouf G, Dreyer C, Guedj N, Paradis V, Degos F, Belghiti J et al. Prognosis factors of cholangiocarcinoma: contribution of recent molecular biology tools. Bull Cancer. 2009; 96(4):405-15.
24. Zaydfudim VM, Clark CJ, Kendrick ML, Que FG, Reid-Lombardo KM, Donohue JH et al. Correlation of staging systems to survival in patients with resected hilar cholangiocarcinoma. Am J Surg. 2013; 206:159-65.
25. Ramírez-Merino N, Aix SP, Cortés-Funes H. Chemotherapy for cholangiocarcinoma: an update. World J Gastrointest Oncol. 2013; 5(7):171-6.

SEÇÃO XII

DOENÇAS DO FÍGADO

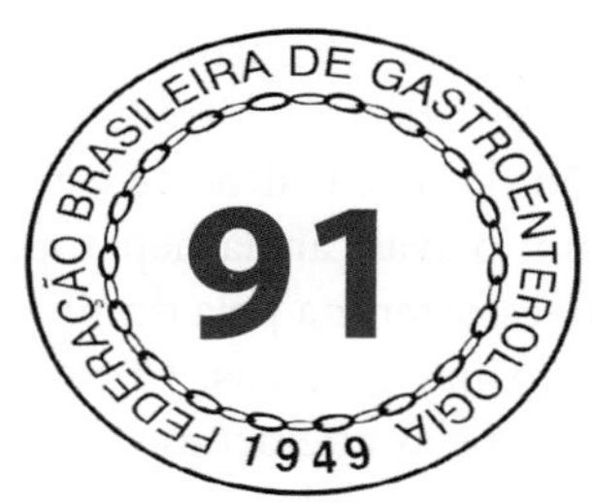

PRINCIPAIS SINAIS E SINTOMAS DE DOENÇA PARENQUIMATOSA CRÔNICA DO FÍGADO

Raymundo Paraná
Antônio Ricardo Andrade

INTRODUÇÃO

As doenças hepáticas agudas ou crônicas constituem alguns dos problemas de saúde mais comuns em todo o mundo. As doenças crônicas do fígado resultam da agressão hepatocelular persistente, mesmo diante da regeneração hepatocitária. Como consequência, temos a fibrose hepática por estímulos diretos e indiretos à produção de matriz conjuntiva. Esse processo dinâmico de agressão e regeneração resulta em modificações que culminam em deposição progressiva de tecido de reparação (fibrose), em substituição ao parênquima funcionante. A continuidade desse processo causa desorganização arquitetônica e vascular dos lóbulos hepáticos. O termo "insuficiência hepática crônica", por sua vez, é utilizado para descrever as complicações sistêmicas decorrentes de uma queda lenta e progressiva da função dos hepatócitos.[1]

De modo geral, nas fases iniciais das doenças hepáticas crônicas, o exame clínico é absolutamente normal. Mesmo em pacientes cirróticos, estima-se que até 40% deles sejam assintomáticos. Entretanto, nas formas mais avançadas, os chamados estigmas de hepatopatia crônica, bem como as complicações sistêmicas da insuficiência hepática, aparecem de forma paulatina. Distúrbios endócrinos e hemodinâmicos predominam nas primeiras fases da hepatopatia, ao passo que encefalopatia hepática, ascite e distúrbios da coagulação aparecem em uma fase mais avançada da doença. Os distúrbios endócrinos são caracterizados por hiperestrogenismo e hipoandrogenismo, que resultam em vários achados semiológicos da cirrose, como eritema palmar, telangiectasias, ginecomastia, rarefação de pelos e atrofia testicular. Habitualmente, esses sinais são mais intensos e precoces na doença crônica do fígado de etiologia alcoólica; todavia, ocorrem também em outras etiologias.[2-4]

As alterações hemodinâmicas da cirrose são um tanto complexas, pois apresentam um estado hiperdinâmico de alto débito cardíaco e retenção hidrossalina concomitantemente a uma "hipovolemia relativa", na qual o volume circulante efetivo e, portanto, o fluxo sanguíneo para os órgãos estão reduzidos. Esse aspecto é particularmente importante na função renal do paciente cirrótico. Do ponto de vista dos sintomas, habitualmente, a queixa predominante nas fases precoces das doenças hepáticas crônicas é a fadiga. Outra queixa comum nos cirróticos são câimbras e espasmos musculares, frutos de hipomagnesemia e hipocalemia.[4] A febre raramente ultrapassa 38°C e acomete cerca de ⅓ dos pacientes com cirrose descompensada, independentemente de infecções associadas, parecendo estar relacionada à própria doença hepática que gera um estado de endotoxinemia por perda da barreira intestinal.[2,3-5]

EXAME FÍSICO GERAL

As doenças hepáticas comprometem o estado geral, ocasionando quadro de desnutrição com redução de massa muscular. Ambas resultam em déficit de síntese de albumina, ocasionando edema subcutâneo e a ascite. Nas ascites volumosas, o seu reconhecimento ao exame físico torna-se fácil pela simples inspeção ou pelo sinal de piparote (Figura 91.1). Entretanto, nas ascites moderadas, a sua percepção se dá somente pela identificação de círculo de Skoda ou macicez móvel. Pequenas ascites, principalmente em pacientes obesos, com volume inferior a dois litros, habitualmente requerem métodos de imagem para o seu diagnóstico.[2-3,5] O derrame de líquido por transudação na cavidade peritoneal é uma complicação usual no decurso de várias hepatopatias.

Observam-se, ainda, sinais de deficiências vitamínicas, como: glossite, queilite e descamação cutânea. O paciente apresenta tendência à hipotensão arterial, com pulso arterial rápido, em decorrência de vasodilatação periférica e circulação hiperdinâmica.

A hipocromia de mucosas é outro achado comum nos portadores de doenças crônicas do fígado, mesmo na ausência de hemorragia digestiva. Trata-se de anemia crônica que pode decorrer de hemodiluição, alteração no metabolismo da vitamina B12 e do ácido fólico, hemólise, hiperesplenismo, perda gastrointestinal oculta e supressão da eritropoiese pelo álcool. As alterações hormonais são responsáveis por queixas de perda da libido e disfunção erétil. Dores em membros inferiores, sobretudo à palpação, é uma queixa relativamente comum.

Em 70% dos casos há hepatomegalia de consistência elástica ou elástico-resistente. A borda hepática costuma ser romba ou semirromba. Frequentemente, pode-se palpar a irregularidade da superfície hepática, fruto da fibrose avançada. A esplenomegalia pode ser percebida no exame clínico em 35 a 50% dos casos.[2-3,5]

ACHADOS PERIFÉRICOS

Por mecanismos pouco conhecidos, a cirrose hepática altera a homeostase dos hormônios sexuais. Pode-se dizer que o achado característico da cirrose hepática é a associação de hiperestrogenismo com hipoandrogenismo. Assim, nas fases iniciais, pode-se detectar aumento dos níveis séricos de estrona, em virtude de maior conversão periférica de androgênios em estrogênios no tecido adiposo. O aumento dos níveis de globulina ligadora de hormônio sexual (SHBG) também é característico da cirrose e pode contribuir para a detecção de níveis altos de estrógenos nesses pacientes. Com o avançar da hepatopatia, caem os níveis séricos de testosterona pela diminuição da síntese desse hormônio nas gônadas. O hiperestrogenismo é o responsável pelas alterações vasculares cutâneas da cirrose, representadas pelo eritema palmar (Figura 91.1) e pelas telangiectasias do tipo "aranha vascular". Sabe-se que os níveis altos de estrogênios causam proliferação e vasodilatação de vasos cutâneos, especialmente em algumas áreas da porção superior do corpo. Esses achados também são vistos em outras condições fisiológicas de hiperestrogenismo, como na gestação.[2-3]

As telangiectasias do tipo "aranha vascular" (ou *spider angioma*) são caracterizadas por dilatação arteriolar central que se liga a capilares dilatados com disposição radial. São encontradas principalmente no pescoço, na porção superior do tronco e dos membros superiores.

Já o eritema palmar é decorrente da vasodilatação cutânea restrita à região palmar, principalmente nas regiões tenar e hipotenar. O fluxo sanguíneo

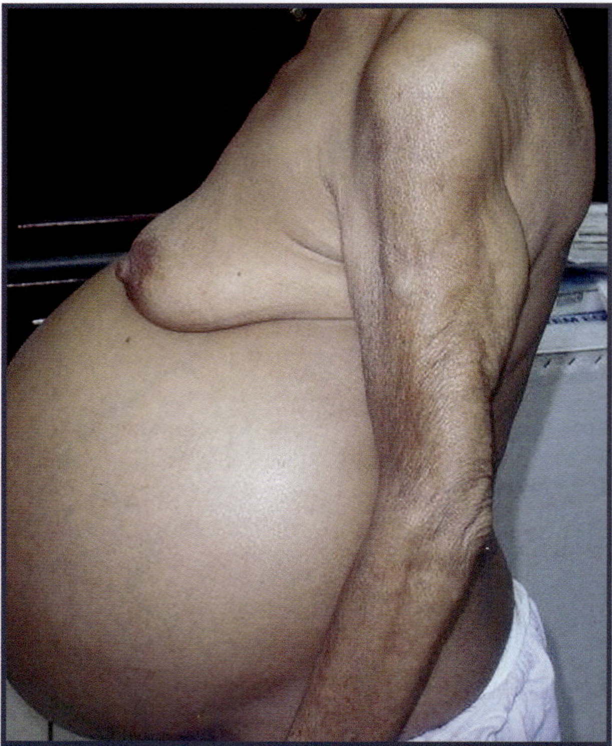

Figura 91.1 – Paciente do sexo masculino, com abdome globoso e pele distendida por ascite volumosa. Observam-se a ginecomastia esquerda, desnutrição com atrofia muscular, pele seca, além da ausência de pilificação torácica.

para essa região pode aumentar até 6 vezes (Figura 91.2). Outros achados em pele dos portadores de doença hepática crônica são os *white spots*, manchas esbranquiçadas que aparecem em geral nos membros inferiores, de etiologia não definida. O hipoandrogenismo é responsável por queda da libido, impotência masculina, atrofia testicular, redução da massa muscular (atrofia interóssea) e rarefação de pelos (a distribuição dos pelos passa a respeitar o padrão feminino). A ginecomastia pode ser uni ou bilateral. Também decorre do hipoandrogenismo associado ao hiperestrogenismo.[6,7]

Outro sinal comum na doença hepática crônica avançada é o hipocratismo digital, ou "dedos em baqueta de tambor". Trata-se do aumento volumétrico do tecido subcutâneo vascularizado da extremidade digital, por mecanismos ainda desconhecidos. Muitas vezes, a causa do hipocratismo digital pode encontrar explicação em doenças concomitantes, como doenças intratorácicas e pulmonares, doenças cardíacas e gastrointestinais. Nos pacientes com hipertensão portal, inclusive de causa não cirrótica, podemos ter hipocratismo digital como resultado da síndrome hepatopulmonar causada por vasodilatação pulmonar e distúrbio de ventilação e perfusão. Outras alterações presentes nas extremidades são "unhas de Muehrcke" (bandas brancas horizontais separadas por áreas de cor normal) e "unhas de Terry" (dois terços proximais da unha de coloração branca com terço distal de cor vermelha), provavelmente secundárias à hipoalbuminemia.[2-3,5]

Osteoartropatia hipertrófica é uma periostite proliferativa crônica de ossos longos que, por vezes, causa dor. Não raramente, essa é a causa de dor à palpação e manipulação dos membros inferiores desses pacientes. Contratura de Dupuytren é relativamente comum em pacientes com cirrose alcoólica (⅓ dos pacientes). Esse achado clínico resulta do espessamento e do encurtamento da fáscia palmar, que causa deformidades de flexão dos dedos. Caracteriza-se por proliferação de fibroblastos e depósito desordenado de colágeno com espessamento fascial.[2-3,7]

A icterícia na cirrose é geralmente proporcional à gravidade do caso. Usualmente, não é detectável se os níveis forem menores que 2 a 3 mg/dL (Figura 91.3). Salvo quando se associa à obstrução biliar, a icterícia na doença crônica do fígado relaciona-se a formas avançadas da doença. No paciente cirrótico, a capacidade renal de excretar sódio está diminuída, resultando em retenção hidrossalina e acúmulo de fluido no organismo. Em associação com a hipoalbuminemia, gera extravasamento de líquido para o interstício, causando edema de membros inferiores. Além disso, a vasodilatação esplâncnica desloca boa parte da volemia para esse território vascular, consequentemente, reduzindo o volume sanguíneo que perfunde os outros órgãos e tecidos – o chamado "volume arterial efetivo". A queda desse volume estimula os barorreceptores renais e carotídeos, e o resultado consiste na ativação do sistema renina-angiotensina-aldosterona, no sistema nervoso simpático e na liberação de hormônio antidiurético (ADH). Esses sistemas neuro-hormonais promovem retenção hidrossalina pelos

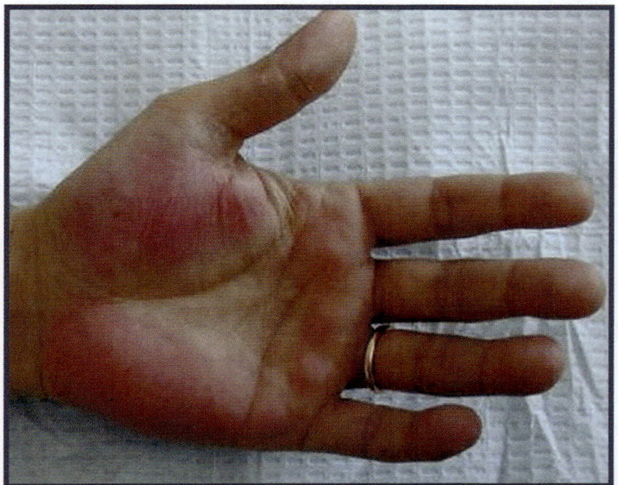

Figura 91.2 – Eritema palmar: coloração avermelhada em palma da mão esquerda, de paciente portador de cirrose hepática.

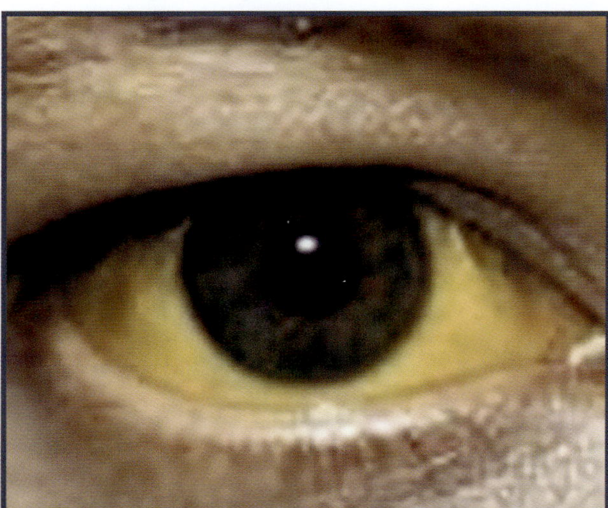

Figura 91.3 – A icterícia pode ser detectada clinicamente nesse paciente, cujas escleróticas apresentam coloração amarela, em vez de branca.

rins, na tentativa de restaurar o "volume arterial efetivo. A retenção hidrossalina, na verdade, aumenta a volemia total, porém, esse volume sanguíneo extra está quase todo preenchendo os vasos esplâncnicos dilatados e, portanto, não corrige o déficit de "volume arterial efetivo". A retenção hidrossalina continua e progride, contribuindo para a formação e a acentuação da ascite e para o edema periférico.[8-11]

A eliminação de produtos nitrogenados voláteis pela respiração, provoca odor característico, semelhante ao de "maçã deteriorada", denominada *fetor hepaticus*, sinal de insuficiência hepática.[2,3,5,10] A colestase intra-hepática por falha na excreção biliar pode causar prurido, que, algumas vezes, se torna de difícil controle.[2,3,5,11]

ALTERAÇÕES NEUROPSÍQUICAS

A encefalopatia hepática (EH) é síndrome neuropsiquiátrica metabólica potencialmente reversível que pode surgir em pacientes portadores de hepatopatia crônica avançada ou na insuficiência hepática fulminante. A disfunção hepatocelular grave é elemento primordial para o desenvolvimento da síndrome; porém, na cirrose hepática avançada, outros fatores devem ser considerados, como a hipertensão portal, que desvia o sangue mesentérico para a circulação sistêmica, causando um verdadeiro *bypass* da circulação portal para a sistêmica. Por isso, a expressão frequentemente empregada para essa síndrome é "encefalopatia portossistêmica".[12-15]

De acordo com a causa subjacente, ela é, atualmente, classificada em três tipos (Quadro 91.1):[12-15]

A. Associada à insuficiência hepática aguda.

B. Secundária a *shunts*.

C. Secundária à cirrose.

A EH tipo C é subclassificada em:

- Episódica precipitada (por sangramento gastrointestinal, infecções, medicamentos, distúrbios hidreletrolíticos, disfunção renal, hipoxemia e transgressão dietética), espontânea (sem fatores precipitantes identificados) ou recorrente (frequência superior a dois episódios ao ano).
- Persistente leve, acentuada ou dependente de tratamento.
- Mínima (detectável apenas por déficits em testes neuropsicológicos ou neurofisiológicos).[12-15]

Os achados clínicos da EH variam desde mudanças sutis no comportamento e no humor até coma. Alterações no padrão do sono (inversão do ritmo do sono, insônia ou sonolência excessiva), alteração do estado de consciência (desorientação no tempo e espaço, confusão mental), manifestações psíquicas (apatia, euforia, comportamento inadequado, agressividade), além de achados neurológicos (*asterixis* ou *flapping*, hiper-reflexia e, menos comumente, postura de descerebração) determinam a gravidade do quadro (Quadro 91.2).[12-16]

Distintas à encefalopatia hepática, há outras alterações neurológicas que podem ser observadas no cirrótico. Sinais parkinsonianos, tais como: ataxia, bradicinesia , rigidez, distonia e disfunção cognitiva, são descritos nos portadores de doença de Wilson ou naqueles que desenvolvem degeneração hepatocerebral adquirida (DHA), que acomete cerca de 1% dos cirróticos. A DHA, decorrente do depósito progressivo de manganês no cérebro, pode ser diferenciada da doença de Wilson pela observação do anel de Kayser-Fleischer (depósito de cobre na córnea ao longo da

Quadro 91.1 – Classificação da encefalopatia hepática

Tipo	Nomenclatura	Subcategoria	Subdivisões
A	Associada à insuficiência hepática aguda		
B	Associada a *bypass* portossistêmico e sem doença hepatocelular intrínseca		
C	Associada a cirrose e hipertensão portal ou *shunts* sistêmicos	Episódica	Precipitada Espontânea Recorrente
		Persistente	Leve Grave Dependente de tratamento
		Mínima	

Fonte: Lizardi-Cervera et al., 2003[12]; Cordoba e Minguez, 2003[13]; Fitz, 2006[14]; Ferenci et al., 2002[15].

Quadro 91.2 – Graduação clínica da encefalopatia hepática – Critérios de West Haven			
Estágio	**Consciência**	**Intelecto e comportamento**	**Achados neurológicos**
0	Normal	Normal	Exame normal; testes psicomotores prejudicados
1	Leve perda de atenção	Redução na atenção; adição e subtração prejudicadas	Tremor ou *flapping* leve
2	Letárgica	Desorientação; comportamento inadequado	*Flapping* evidente; fala arrastada
3	Sonolenta, mas responsiva	Desorientação severa; comportamento bizarro	Rigidez muscular e clônus; hiper-reflexia
4	Coma	Coma	Postura de descerebração

Fonte: Fitz, 2006[14]; Ferenci et al., 2002[15].

membrana de Descemet) que é patognomônico da doença de Wilson.[17,18]

Encefalopatia de Wernicke pode acometer de 1 a 2% dos alcoolistas crônicos e é caracterizada pela tríade: ataxia, confusão mental e oftalmoplegia. Também no paciente alcoólatra pode-se observar tremor, disartria e paresia, em virtude de desmielinização relacionada aos níveis de sódio. Na abstinência alcoólica, além dos sinais hiperadrenérgicos, como taquicardia, taquipneia e febre, pode-se observar *delirium tremens*, caracterizado por desorientação, diaforese e alucinações visuais.[19-21]

HIPERTENSÃO PORTAL

Na cirrose hepática, assim como na hipertensão portal não cirrótica, é o aumento da resistência vascular ao fluxo portal que provoca o aumento da pressão portal. Na tentativa de descomprimir o sistema portal, ocorre comunicação entre a circulação portal e a sistêmica. Os locais mais comuns de aparecimento de colaterais portossistêmicas são: submucosa do esôfago e estômago (varizes esofagogástricas); submucosa do reto (varizes retais); parede abdominal anterior (circulação colateral); veia renal esquerda (*shunt* esplenorrenal).[2,3,5,22-27]

Com o desenvolvimento de hipertensão portal, a veia umbilical, normalmente ocluída na idade precoce, torna-se permeável. O sangue do sistema venoso portal é, então, drenado através das veias periumbilicais até a veia umbilical, e até as veias da parede abdominal, tornando-as proeminentes ("cabeça de Medusa") (Figura 91.4). Quando a veia umbilical recanalizada atinge grande calibre, produz um sopro característico: o sinal de Cruveilhier-Baumgarten. A circulação colateral superficial pode ser do tipo porta (a partir da região umbilical) ou do tipo cava inferior (direção cranial).[2,3,5,26-28]

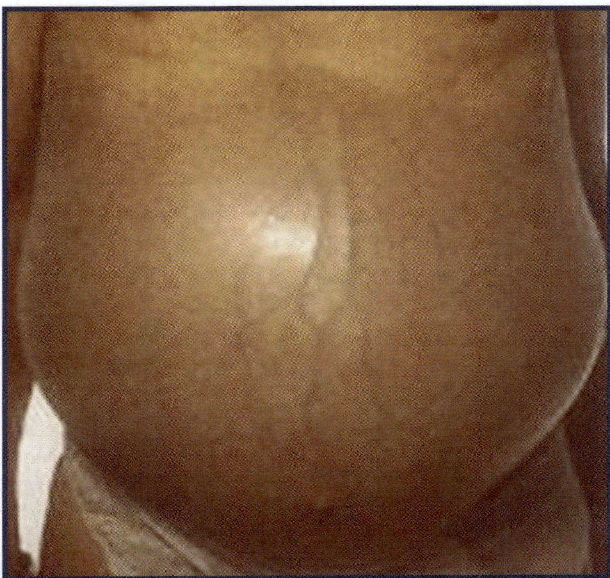

Figura 91.4 – Paciente do sexo masculino, portador de cirrose hepática e ascite volumosa. Os vasos da parede abdominal, de cor azulada, destacam-se em decorrência do desvio de fluxo sanguíneo (circulação colateral) gerado pela hipertensão portal.

ALTERAÇÕES EM HEPATOPATIAS ESPECÍFICAS

Na semiologia do cirrótico, pode-se, ainda, descrever algumas características clínicas relacionadas a hepatopatias especificas. A crioglobulinemia é uma vasculite de pequenos vasos que pode ser detectada em 40 a 60% dos portadores de hepatite C, sendo sintomática em 10% dos casos. Além da fadiga, que é o sintoma predominante, são descritos: síndrome Sicca (xerostomia), artralgia/mialgia e púrpura palpável com petéquias.[29] Ainda nos portadores de hepatite C, é comum a associação com psoríase e líquen plano.[30]

Outras alterações dermatológicas, além da icterícia e da púrpura, já citadas anteriormente, e dos hematomas, decorrentes da coagulopatia do cirrótico, podem ser encontradas em determinadas hepatopatias. Os xantomas são depósitos de lipídios de coloração amarelada que podem acometer qualquer parte do corpo e são decorrentes do erro de metabolização do colesterol pela ausência ou defeito dos ácidos biliares nas doenças colestáticas de longa duração, como na síndrome de Alagille. Quando nessas colestases há acumulo de ácidos biliares tóxicos, como na colestase intrafamiliar progressiva (PFIC), o prurido de difícil tratamento e as escarificações relacionadas a ele são somados às alterações encontradas. Já nas hepatopatias em que há defeito do metabolismo do ferro, a exemplo da hemocromatose e porfirias, é esperada a hiperpigmentação da pele por depósito de ferro, principalmente no pescoço, na face, nas dobras e nas cicatrizes.[31, 32]

REFERÊNCIAS

1. Friedman SL. Liver fibrosis: from bench to bedside. J Hepatol. 2003; 38(Suppl 1):S38-S53.
2. Sherlock S, Dooley J. Diseases of the liver and biliary system. 11.ed. Oxford: Wiley-Blackwell, 2008. p.706.
3. Bergasa NV. Abordagem do paciente com doença hepática. In: Cecil: Medicina. 23.ed. Rio de Janeiro: Elsevier Saunders, 2009. p.1249-54.
4. Baskol M, Ozbakir O, Coskun R, Baskol G, Saraymen R, Yucesoy M. The role of serum zinc and other factors on the prevalence of muscle cramps in non-alcoholic cirrotic patients. J Clin Gastroenterol. 2004; 38(6):524-9.
5. Brandão ABM, Varroni CA, Cerski CT. Diagnóstico das doenças hepáticas. In: Federação Brasileira de Gastroenterologia. Condutas em gastroenterologia. Rio de Janeiro: Revinter, 2004. p.199-230.
6. Li CP, Lee FY, Hwang SJ, Chang FY, Lin HC, Lu RH et al. Spider angiomas in patients with liver cirrhosis: role of alcoholism and impaired liver function. Scand J Gastroenterol. 1999; 34(5):520-3.
7. Bulfoni A. Vascular spiders, palmar erythema and Dupuytren's contracture in alcoholic hepatic cirrhosis. Clinical-statistical contribution. Arch Sci Med (Torino). 1980; 137(2):355-60.
8. Levy M. Sodium retention and ascites formation in dogs with experimental portal cirrhosis. Am J Physiol. 1977; 233(6): F572-85.
9. Jimenez W, Arroyo V. Pathogenesis of sodium retention in cirrhosis. Hepatology. 1993; 17:788-93.
10. Butt HR, Mason HL. Fetor hepaticus: its clinical significance and attempts at chemical isolation. Gastroenterology. 1954; 26(6):829-45.
11. Podesta A, Lopez P, Terg R, Villamil F, Flores D, Mastai R et al. Treatment of pruritus of primary biliary cirrhosis with rifampin. Dig Dis Sci. 1991; 36(2):216-20.
12. Lizardi-Cervera J, Almeda P, Guevara L, Uribe M. Hepatic encephalopathy: a review. Ann Hepatol. 2003; 2(3):122-30.
13. Cordoba J, Minguez B. Hepatic encephalopathy. In: Schiff ER, Sorrell MJ, Maddrey WC. Schiff's disease of the liver. 9.ed. Phildelphia: Lippincott Williams & Wilkins, 2003. p.569-600.
14. Fitz JG. Hepatic encephalopathy. In: Sleisenger and Fordtran's Gastrointestinal and liver disease. 8.ed. New York: Elsiever, 2006. p.1965-72.
15. Ferenci P, Lockwood A, Mullen K, Tarter R, Weissenborn K, Blei AT. Hepatic encephalopathy: definition, nomenclature, diagnosis and quantification: final report of the working party at the 11th World Congresses of Gastroenterology, Viena, 1998. Hepatology. 2002; 35(3):716-21.
16. Molina-Negro P, Emond M, Hardy J. "Flapping tremor" in hepatic encephalopathy. Physiopathological study. Union Med Can. 1972; 101(2):242-6.
17. Tryc AB, Goldbecker A, Berding G, Rümke S, Afshar K, Shahrezaei GH et al. Cirrhosis-related Parkinsonism: prevalence, mechanisms and response to treatments. J Hepatol. 2013; 58(4): 698-705.
18. Meissner W, Tison F. Acquired hepatocerebral degeneration. Handb Clin Neurol. 2011; 100:193-7.
19. Geibprasert S, Gallucci M, Krings T. Alcohol-induced changes in the brain as assessed by MRI and CT. Eur Radiol. 2010; 20(6):1492-501.
20. Zuccoli G, Siddiqui N, Cravo I, Bailey A, Gallucci M, Harper CG. Neuroimaging findings in alcohol-related encephalopathies. Am J Roentgenol. 2010; 195:1378-84.
21. Sureka B, Bansal K, Patidar Y, Rajesh S, Mukund A, Arora A. Neurologic manifestations of chronic liver disease and liver cirrhosis. Curr Probl Diagn Radiol. 2015; 44(5):449-61.
22. Runyon BA. Care of patients with ascites. N Engl J Med. 1994; 330(5):337-42.
23. Moreau R, Delèque P, Pessione F, Hillaire S, Durand F, Lebrec D et al. Clinical characteristics and outcome of patients with cirrhosis and refractory ascites. Liver Int. 2004; 24(5):457-64.
24. Gupta TK, Chen L, Groszmann RJ. Pathophysiology of portal hypertension. Clin Liver Dis. 1997; 1(1):1-12.
25. Schrier RW, Arroyo V, Bernardi M, Epstein M, Henriksen JH, Rodés J. Peripheral arterial vasodilation hypothesis: a proposal for the initiation of renal sodium and water retention in cirrhosis. Hepatology. 1988; 8(5):1151-7.
26. Strauss E. Hipertensão portal: clínica e diagnóstico. In: Gayotto, LCC, Alves VAF (eds.). Doenças do fígado e vias biliares. São Paulo: Atheneu, 2001. p.611-28.
27. Lebrec D, Bataille C, Bercoff E, Valla A. Hemodynamic changes in patients with portal venous obstruction. Hepatology. 1983; 3(4):550-53.
28. McCormick PA, Nolan N. Palpable epigastric liver as a physical sign of cirrhosis: a prospective study. Eur J Gastroenterol Hepatol. 2004; 16(12):1331-4.
29. Rosenthal E, Cacoub P. Extrahepatic manifestations in chronic hepatitis C virus carriers. Lupus. 2015; 24(4-5):469-82.
30. Shim TN, Bunker CB. Male genital lichen sclerosus (MGLSc) and hepatitis C. Br J Dermato. 2012; 167:1398-9.
31. Srivastava A. Progressive familial intrahepatic cholestasis. J Clin Exp Hepatol. 2014; 4(1):25-36.
32. Adams PC. Epidemiology and diagnostic testing for hemochromatosis and iron overload. Int J Lab Hematol. 2015; 37 (Suppl 1):25-30.

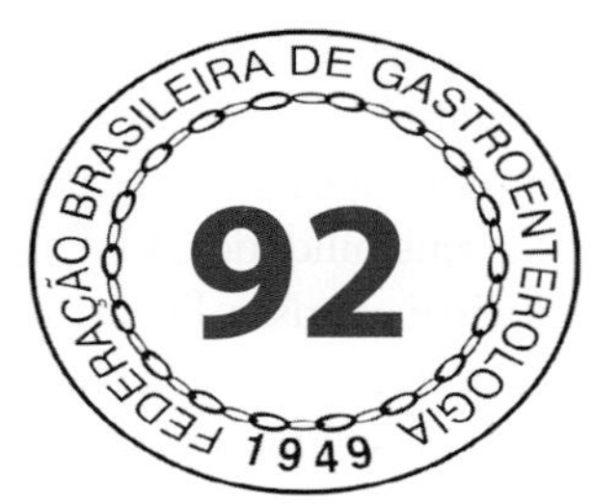

PRINCIPAIS EXAMES PARA O DIAGNÓSTICO DAS DOENÇAS DO FÍGADO

Michelle Carvalho Harriz
Débora Raquel Benedita Terrabuio

INTRODUÇÃO

Os testes bioquímicos são importantes para avaliação e seguimento de pacientes com doenças hepáticas. São sensíveis, não invasivos e podem auxiliar no diagnóstico em conjunto com história clínica, exame físico e exames de imagem. Embora inespecíficos, em conjunto com outros marcadores, podem avaliar a gravidade da doença e seu prognóstico, sendo genericamente chamados de testes de função hepática.[1] Entretanto, muitos expressam apenas lesão hepatobiliar, e não função propriamente dita.

A função hepática é avaliada pela mensuração sérica da albumina, atividade de protrombina, ceruloplasmina, entre outras menos específicas. Existem, ainda, os testes que auxiliam na avaliação da integridade hepática e na capacidade de transporte de íons e metabólitos. Nesse grupo estão incluídos: bilirrubinas (solicitadas na rotina), dosagem de ácido biliares (pouco disponíveis para rotina clínica) e alguns menos utilizados, como verde de indocianina e bromossulfaleína. Há testes que avaliam a fibrose de forma indireta, como ácido hialurônico (HA) e colágeno IV, entre outros. Outros exames disponíveis na hepatologia são os autoanticorpos, que, embora não sejam produzidos pelo fígado, são úteis no diagnóstico etiológico das doenças hepáticas autoimunes (abordadas no Capítulo 97 – *Hepatite autoimune*). Atualmente, com a implementação de exames de *check-up* de rotina, frequentemente encontra-se alterações laboratoriais em pacientes assintomáticos. Neste capítulo, destacaremos de maneira objetiva, os principais exames solicitados na rotina clínica para diagnóstico e seguimento das hepatopatias agudas e crônicas.

TESTES PARA DETECÇÃO DE INJÚRIA HEPATOCELULAR

Os testes para detecção de injúria hepatocelular são realizados por meio de dosagens de enzimas distribuídas no plasma e no fluido intersticial. As aminotransferases são marcadores sensíveis de injúria hepatocelular. Elas são muito úteis para diagnóstico das hepatites agudas e crônicas de diferentes etiologias. Praticamente todas as doenças hepáticas elevam os níveis dessas enzimas, e o aumento em até 8 vezes do limite superior de normalidade (LSN) pode ser inespecífico para o diagnóstico de doença hepática.

Normalmente, aspartato aminotransferase (AST) e alanina aminotransferase (ALT) estão em concentrações séricas abaixo de 30 a 40 UI/L. Alguns fatores podem influir na dosagem da ALT, como sexo e idade. Os homens apresentam concentrações maiores que as mulheres. Qualquer processo de lesão hepatocelular, como a destruição da membrana celular e/ou mitocondrial, resulta em efluxo dessas enzimas para a corrente circulatória, aumentando seus níveis séricos. Podem estar elevadas em diversas condições, como infecções virais agudas e crônicas, sepse de origem bacteriana, hepatite autoimune, esteato-hepatite alcoólica e não alcóolica, carcinomas metastáticos, doenças metabólicas hepáticas, entre outros.[2]

A AST está presente no fígado, nos músculos cardíaco e esquelético, nos rins, no cérebro, no pâncreas, nos pulmões, nos leucócitos e nos eritrócitos, em ordem decrescente de concentração. No tecido hepático, encontra-se no citosol em cerca de 80%, de forma predominante nas mitocôndrias.[3] No infarto agudo do miocárdio e nas miosites, a AST eleva-se independentemente da ALT, que permanece inalterada. A ALT é encontrada somente no parênquima hepático, o que a torna mais específica para o diagnóstico de injúria hepatocelular.

Níveis elevados das aminotransferases, que não ultrapassam valores da ordem de 300 UI/L, podem ser encontrados na hepatite alcoólica, tornando esse diagnóstico mais provável quando associados a elevações do volume corpuscular médio das hemácias e gamaglutamil transferase (GGT), além da relação AST/ALT ≥ 2.[4] A relação entre AST/ALT, nesses casos, pode contribuir para o diagnóstico diferencial, sendo que, se a relação for maior ou igual a dois, é sugestiva; se maior que três, é quase confirmatória de doença alcoólica.[5] Relação AST/ALT também pode ser útil para avaliação indireta de fibrose na hepatite C, quando atingem valores superiores a um; contudo, apesar da elevada especificidade, apresenta baixa sensibilidade. As Tabelas 92.1 e 92.2 exibem as principais causas hepáticas de lesão hepatocelular aguda e crônica associada a valores estimados das enzimas e a achados clínicos.

Valores de transaminases acima de 500 UI/L são encontrados em icterícias obstrutivas, hepatites agudas virais, hepatites relacionadas à síndrome de imunodeficiência adquirida (aids) e na hepatoxicidade por drogas. Vale lembrar que, na elevação de aminotransferases por obstrução aguda da via biliar, as transaminases atingem valores próximos ou maiores que 1.000 UI/L, sem perda de função hepática, com queda abrupta em 24 a 48 horas, levantando a suspeita de migração de cálculo. Valores acima de 1.000 UI são vistos em patologias associadas à extensa injúria hepatocelular, como drogas, isquemia hepática aguda, hepatites virais e hepatite autoimune. Há pobre correlação entre extensão da necrose celular e aumento das aminotransferases,[5] a queda brusca dos valores das enzimas pode ser sinal de destruição maciça de hepatócitos, como ocorre nos quadros fulminantes; nessas condições, a despeito da queda, o paciente evolui com piora progressiva da função hepática. Pacientes com disfunção circulatória de qualquer etiologia sofrem lesão hepatocelular com necrose extensa e elevação enzimática

Tabela 92.1 – Causas de elevação aguda das aminotransferases

Doença	Níveis das aminotransferases	Testes laboratoriais DX	História clínica
1. Lesão hepática por drogas			
Paracetamol	> 500 UI/L	Nível sérico	História de ingestão
Amanita phalloides	AST > ALT	–	Ingestão de cogumelos
AINEs, suplementos, ervas medicinais*		–	História de ingestão
2. Hepatites virais			
VHA	> 500 UI/L	Sorologia	Fatores de risco
VHB	ALT > AST	Sorologia e HBV-DNA	Fatores de risco
VHC (raro)	–	Sorologia e HCV-RNA	Fatores de risco
VHD + VHB	–	Sorologia	
Outros (EBV, HSV, CMV, VZV)		Sorologia e PCR	
3. Hepatite isquêmica	> 500 UI/L AST > ALT		Hipotensão
4. Hepatite alcoólica	< 400 UI/L relação AST/ALT > 2		História de abuso de álcool
5. Obstrução biliar	> 1.000 UI/L	Imagem radiológica	História de colelitíase e dor em hipocôndrio D

AINEs: anti-inflamatórios não esteroidais; VHA: vírus da hepatite A; VHB: vírus da hepatite B; VHC: vírus da hepatite C; VHD: vírus da hepatite D; EBV: Epstein-Barr; HSV: Herpes vírus; CMV: Citomegalovírus; VZV: Varicela zóster.
** Kava, Confrei, Valeriana, Camelia sinesenses, Cascara sagrada, entre outras.*

Tabela 92.2 – Causas de elevação crônica das aminotransferases

Doença	Nível das aminotransferases	Testes laboratoriais	História clínica
Hepatite crônica viral	< 500 UI/L		
VHC,VHB, VHB + VHD	ALT > AST	Sorologia, PCR	Fatores de risco
Doença hepática alcoólica	< 400 UI/L AST/ALT >2		Consumo excessivo de álcool
Esteato-hepatite não alcoólica	< 300 UI/L ALT > AST		História de fatores de risco da síndrome metabólica
Lesão hepática por droga	Elevadas ALT > AST	Melhora após descontinuação	Uso de medicações
Hepatite autoimune	Elevadas	Autoanticorpos hepáticos Hipergamaglobulinemia na eletroforese de proteínas à custa de aumento de imunoglobulina G	Outras doenças autoimunes
Hemocromatose	< 200 UI/L ALT > AST	Saturação de transferrina, ferritina, mutações HFE e outras menos comuns	Histórico familiar
Doença de Wilson	Elevadas ALT > AST	Ceruloplasmina, cobre sérico, cobre urinário	Pacientes jovens, quadro neuropsiquiátrico, FA baixa
Deficiência de alfa-1-antitripsina	< 100 UI/L	Dosagem sérica de alfa-1--antitripsina	História familiar e presença de doença pulmonar em jovens
Doença hepática infiltrativa	< 500 UI/L ALT > AST	Imagem e histologia	

de forma vertiginosa; o declínio inicia após reestabelecimento da hemodinâmica.

As doenças musculares também entram no diagnóstico diferencial de aumento das aminotransferases, geralmente não ultrapassam valores superiores a 300 UI/L porém, na rabdomiólise, podem chegar a níveis bem elevados, acima de 1.000 UI/L. A atividade física pode elevar as enzimas, especialmente AST, fazendo que a relação AST/ALT chegue a três e, posteriormente, decline em virtude de curta meia-vida da AST.[5] Na uremia, os níveis podem estar falsamente diminuídos e, após a diálise, elevam-se novamente. Drogas como a eritromicina e os aminossalicilatos podem simular aumento dos níveis séricos das enzimas porque estas são dosadas por métodos colorimétricos que sofrem interferências. Outras causas não hepáticas devem ser citadas, por exemplo, doença tireoidiana, celíaca, anorexia e doença de Addison, além de outras doenças musculares.[6]

Outras enzimas podem ser utilizadas para diagnóstico de lesão hepatocelular, porém não são utilizadas rotineiramente na prática clínica.

MARCADORES DE COLESTASE

Fosfatase alcalina

Grupo de enzimas que catalisam a hidrólise de ésteres de fosfato orgânicos e inorgânicos em pH alcalino. A fosfatase alcalina (FA) é enzima encontrada principalmente no fígado, nos osteoblastos, na membrana canalicular dos hepatócitos, nas bordas em escova, nos túbulos renais proximais, na placenta e nos leucócitos. Pacientes do grupo sanguíneo O e B podem apresentar elevação da FA após ingestão de dieta rica em lipídios, em razão do influxo da isoenzima intestinal.[7] Sua meia-vida é de aproximadamente sete dias e independe da capacidade de produção hepática e da patência dos ductos biliares. Os sítios de degradação são desconhecidos.

O fígado e os ossos são os principais locais de produção, e a porcentagem intestinal não ultrapassa 10 a 20% do total mensurado. Nas crianças, a FA encontra-se elevada relacionada a maior atividade osteoblástica em virtude do crescimento; na adolescência, a elevação é três vezes maior no sexo feminino que no masculino. O aumento da FA é frequente em várias doenças hepatobiliares, ósseas e intestinais; já condições renais raramente elevam os níveis dessa enzima.

Quando surgem dúvidas sobre a origem da fração de FA elevada, pode-se utilizar o método da eletroforese das isoenzimas, por causa das suas diferenças moleculares e diferente mobilidade. Outras alterações enzimáticas devem ser pesquisadas, visando o direcionamento e a possibilidade da elevação da fração hepática, por exemplo, com a dosagem de GGT e 5'nucleotidase, que aumentam a sensibilidade diagnóstica.

Obstruções das vias biliares extra ou intra-hepáticas, de ductos principais ou de pequenos ductos biliares, elevam rapidamente os níveis de FA. Independentemente da forma da obstrução, os valores refletem o efeito de massa de pequenos e numerosos granulomas ou de um grande tumor. Os valores não refletem o grau da obstrução, entretanto, nessas condições, o valor da FA estará elevado em até 4 vezes o LSN em pelo menos 75% dos casos. A faixa de normalidade depende do método utilizado por cada laboratório. A elevação de pelo menos 3 vezes o valor do limite superior da normalidade é inespecífica e pode ocorrer em outras desordens, como nas hepatites virais, cirrose, hepatites crônicas e em patologias não hepáticas, como a insuficiência cardíaca. Por mecanismos não conhecidos, sabe-se que alguns tumores não hepáticos podem secretar FA mesmo na ausência de metástases para fígado ou ossos.

Existem situações em que se detecta o aumento da FA sem elevação da GGT, por exemplo, no crescimento, na doença óssea, na gravidez, na colestase intra-hepática familiar progressiva do tipo 1 e 2 e no uso de hormônios femininos e anabolizantes esteroides. Se a elevação das enzimas se mantiver por mais de seis meses, estar-se-á diante de quadro crônico, e complementação diagnóstica se faz mandatória. A causa mais comum de colestase intra-hepática crônica é a cirrose biliar primária.[8]

Outras causas comuns de colestase intra-hepática incluem drogas como antibióticos (amoxicilina + clavulanato, macrolídeos), antiepilépticos e hormônios esteroides, sepse, nutrição parenteral total, colangite esclerosante primária (CEP), doenças granulomatosas (como sarcoidose e tuberculose), com menos frequência, a amiloidose e linfoma hepático. Metástases hepáticas de sítios diferentes também podem ocasionar colestase. Entre as causas extra-hepáticas, a coledocolitíase é a mais comum; outros diagnósticos incluem: tumores biliares extra-hepáticos, cistos, infecção parasitária, linfoma. A colangite esclerosante primária, embora na maioria das vezes seja de acometimento intra-hepático, pode se apresentar com lesão e/ou estenose de colédoco.

A importância em diferenciar as causas obstrutivas intra e extra-hepáticas da colestase intra-hepática não obstrutiva se dá pela possibilidade de tratamento, como drenagens, correções cirúrgicas a fim de evitar colangites de repetição e, ainda, cirrose biliar secundária. Observe, na Tabela 92.3, as causas comuns de colestase intra e extra-hepáticas.

Tabela 92.3 – Causas comuns de colestase intra e extra-hepáticas

Colestase	Testes diagnósticos	Sinais clínicos
Intra-hepática		
1. Cirrose biliar primária	Anticorpo antimitocôndria (AMA)	Fadiga, prurido com colestase laboratorial
2. Colangite esclerosante primária	Colangio-RNM ou CPRE	Associação com DII-RCU
3. Infiltração	Imagem	História de tuberculose, sarcoidose, amiloidose ou, ainda, processo neoplásico
4. Drogas	Melhora após medicação	Início com a medicação
5. Sepse		História recente de infecção ativa
6. Nutrição Parenteral Total		Uso de nutrição parenteral
Extra-hepática		
1. Coledocolitíase	Ultrassom ou colangio-RNM ou CPRE	História de cálculo biliar, dor em HD em cólica, icterícia
2. CEP	Colangio-RNM ou CPRE	Presença de DII
3. Neoplasias	Exames de imagem contrastados	Icterícia associada à perda ponderal

Colangio-RNM: ressonância nuclear magnética; CPRE: colangiopancreatografia endoscópica retrógrada; DII: doença inflamatória intestinal; RCU: retocolite ulcerativa.

GAMAGLUTAMIL TRANSFERASE

Gamaglutamil transferase (GGT) é uma enzima catalisadora, de função incerta, encontrada nos hepatócitos e no epitélio biliar, túbulo renal proximal, pâncreas, intestino e baço. O valor normal sérico varia de 0 a 40 UI/L. No período neonatal, encontram-se 6 a 7 vezes maior que o LSN do adulto, e após 5 a 7 meses passa a apresentar valores iguais. É extremamente sensível para o diagnóstico de doença hepatobiliar, porém, pouco específica. Por essa característica, deve ser dosada em pacientes com elevação de FA, a fim de sugerir a etiologia hepática (quando elevada, direciona, porém, não exclui o diagnóstico).

Elevações da GGT em outras condições não relacionadas à doença hepática podem ser encontradas na pancreatite aguda ou crônica, no infarto agudo do miocárdio, na insuficiência renal aguda, na doença pulmonar obstrutiva crônica, no alcoolismo, no diabete melito e no hipertireoidismo. Níveis elevados de GGT também podem ser encontrados em pacientes que fazem uso crônico de medicações, como fenitoína e barbitúricos.[9] É muito utilizada como marcador de ingestão alcoólica em indivíduos com forte suspeição que negam o hábito. Há autores que advogam que essa enzima tem sensibilidade de 52 a 94% em bebedores ativos.

NUCLEOTIDASE

Os níveis séricos de 5'nucleotidase variam entre 0,3 e 3,0 UI (unidades de Bodansky) e não são influenciados pelo sexo. Crianças apresentam níveis mais baixos que adultos, seu nível ascende no decorrer dos anos e atinge um platô por volta dos 50 anos. Elevam-se nas doenças hepatobiliares e no terceiro trimestre de gestação. Os estudos apontam para uma equivalência entre FA e 5'nucleotidase na capacidade de demonstrar obstrução biliar ou lesão infiltrativa.

É importante para o diagnóstico diferencial das icterícias, pois não é produzida pelo tecido ósseo. A elevação da FA com dosagem de 5'nucleotidase normal diminui a possibilidade de a elevação ser de origem hepatobiliar, todavia, níveis normais podem ocorrer na presença de doença hepática.

BILIRRUBINA

Pigmento aniônico, orgânico derivado da degradação do heme da hemoglobina e outras porfirinas que contêm ferro. Mais de 250 a 300 mg de bilirrubina são produzidos por dia e os valores séricos representam o balanço entre produção e excreção. O processo pelo qual a bilirrubina passa pode ser simplificado nas seguintes etapas: produção, transporte, captação, conjugação e excreção. A formação da bilirrubina ocorre primeiro em células do retículo endotelial do hepatócito e do baço, e a oxidação do heme é catalisada pela heme-oxigenase para a forma de biliverdina. A segunda reação consiste na redução da biliverdina pela biliverdina redutase em bilirrubina, a qual será transportada através da circulação sanguínea, ligada à albumina de forma reversível. As moléculas serão transportadas aos hepatócitos por transportadores de membrana, e neles serão ligadas a glutationa S-transferase, a bilirrubina conjugada, hidrossolúvel será excretada pelo rim.

Desde sua produção até a conjugação com ácido glucorônico no hepatócito, a fração denomina-se indireta ou não conjugada. Após ser conjugada até sua excreção, denomina-se direta ou conjugada. Os valores séricos não são sensíveis para indicar lesão hepática, além de não se correlacionarem bem com o grau de lesão celular. Porém, valores de bilirrubina maiores que 5 mg/dL podem estar relacionados a prognóstico ruim, independentemente da patologia.[10]

Hiperbilirrubinemia à custa da fração indireta pode ser encontrada em algumas ocasiões, como hemólise, eritropoiese ineficaz, defeitos na captação e na conjugação da fração não conjugada, por exemplo, na síndrome de Gilbert, na Crigler-Najjar e nos efeitos de algumas drogas.

Durante o período de hemólise, raramente os valores de hemoglobina são superiores a 5 mg/dL, altos níveis podem ocorrer na coexistência de disfunção renal e hepática ou, ainda, na crise falcêmica aguda.

Problemas na captação e na conjugação da bilirrubina devem ser considerados na ausência de hemólise. Condição causada também por algumas drogas e distúrbios genéticos, a síndrome de Gilbert, presente em aproximadamente 5% da população branca masculina, apresenta níveis da fração não conjugada mais baixos, porém, flutuantes. Esses níveis aumentam no estresse e no jejum. Síndrome de Crigler-Najjar tipo I e II são mais raras, com manifestação precoce de altos níveis da fração não conjugada. O defeito na conjugação ocorre em virtude da presença da enzima uridina glucoronil transferase (UDP) não funcionante.

O aumento da bilirrubina total raramente fornece a etiologia da icterícia. A fração conjugada aumentada está presente em maior proporção nos quadros obstrutivos completos ou não, em doenças do parênquima e na obstrução maligna do ducto comum.

Quando técnicas mais sensíveis e específicas detectam níveis maiores ou iguais a 0,3 mg/dL da fração direta, alertam para o diagnóstico de lesão hepatobiliar precoce, pois, em condições normais, a fração conjugada não é detectada no plasma. Há substâncias que podem alterar os níveis de bilirrubina, como algumas drogas que deslocam sua ligação com a albumina, causando diminuição do nível sérico (sulfonamidas e aspirina) ou a própria elevação de albumina, que pode aumentar a concentração desse metabólito; a filtração glomerular diminuída também pode fornecer falsos resultados pela diminuição da excreção da fração direta.

Poucos estudos avaliam o valor prognóstico dos níveis e da duração do aumento da bilirrubina nas doenças hepáticas. Na maioria dos casos, valores elevados refletem proporcionalmente maior lesão hepatocelular ou, ainda, doença prolongada. Exceção a esse fato é observada na hepatite fulminante, em que os indivíduos podem apresentar modesta elevação de bilirrubina e evoluir para insuficiência hepática e óbito em virtude de diminuição da massa hepática funcionante.[10]

Esses aspectos são mais amplamente discutidos no Capítulo 30 – *Icterícia: o diagnóstico diferencial.*

QUANDO REFERENCIAR AO ESPECIALISTA

Os pacientes que apresentam alteração de enzimas hepáticas de forma inexplicada e persistente (> 2×LSN para aminotransferases e > 1,5-2 para FA) devem ser considerados para biópsia hepática. Sugere-se seguimento com reavaliações laboratoriais seriadas, caso os testes bioquímicos hepáticos caiam para valores inferiores ao mencionado ou normalizem. Os fluxogramas expostos nas Figuras 92.1 e 92.2 esclarecem como iniciar a investigação da elevação das enzimas hepáticas.

SÍNTESE HEPÁTICA

O fígado é o principal órgão produtor de proteínas; é responsável pela produção de albumina, fibrinogênio, fatores de coagulação e alfa e beta-globulinas. As gamaglobulinas, sintetizadas por linfócitos B, são importante exceção. Outras proteínas também produzidas pelo fígado são de grande valor clínico para o diagnóstico diferencial das condições hepatobiliares. Alfa-1-antitripsina constitui prova de atividade inflamatória e, quando reduzida, resulta em suspeita de diagnóstico de deficiência de alfa-1-antitripsina. A ceruloplasmina, por exemplo, é uma ferroxidase sensível, porém, não específica, encontrada em níveis baixos na doença de Wilson, e elevada nas colestases. A importância desses marcadores é apresentada com mais detalhes no Capítulo 102 – *Doenças metabólicas do fígado.*

Albumina

Albumina é uma proteína sintetizada exclusivamente no fígado, seus valores normais variam em torno de 3,5 a 4,5 g/dL. A produção diária varia de 15 g/dia a 200 mg/kg/dia, podendo ser aumentada em condições perdedoras de albumina, como no acúmulo da ascite. Sua meia-vida é de 21 dias, e sua degradação, em torno de 4% ao dia, ainda pouco conhecida.

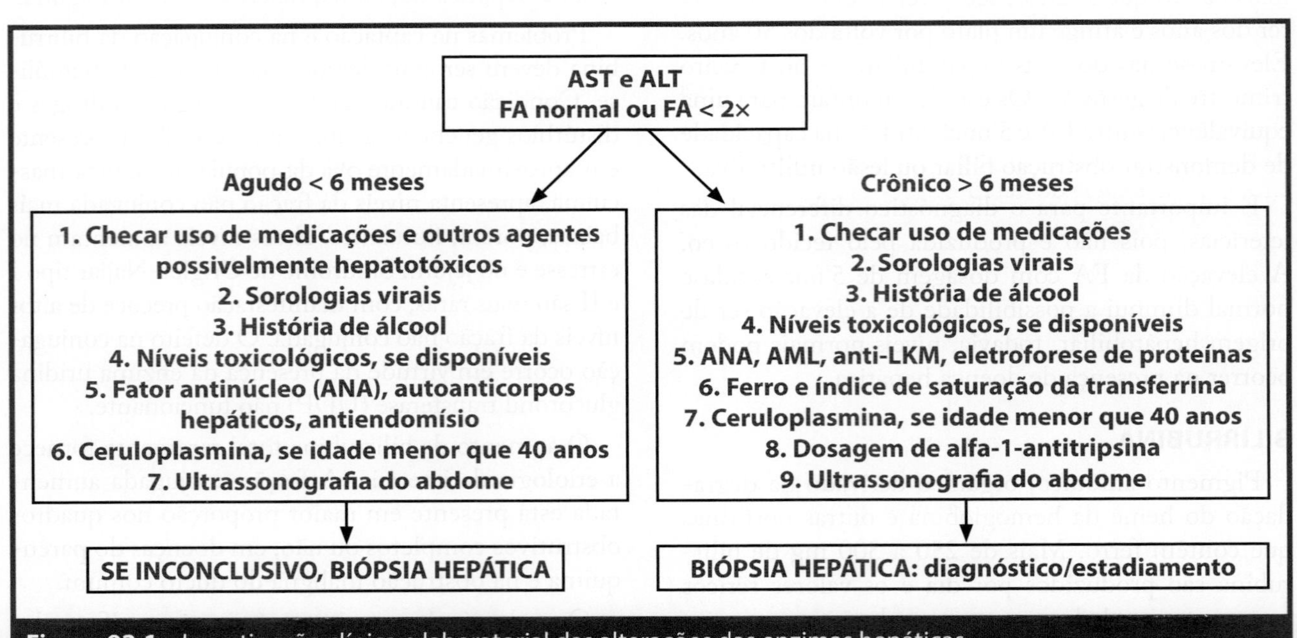

Figura 92.1 – Investigação clínica e laboratorial das alterações das enzimas hepáticas.
ANA: anticorpo antinuclear; AML: anticorpo antimúsculo liso; anti-LKM: anticorpo antimicrossoma de fígado e rim tipo 1.

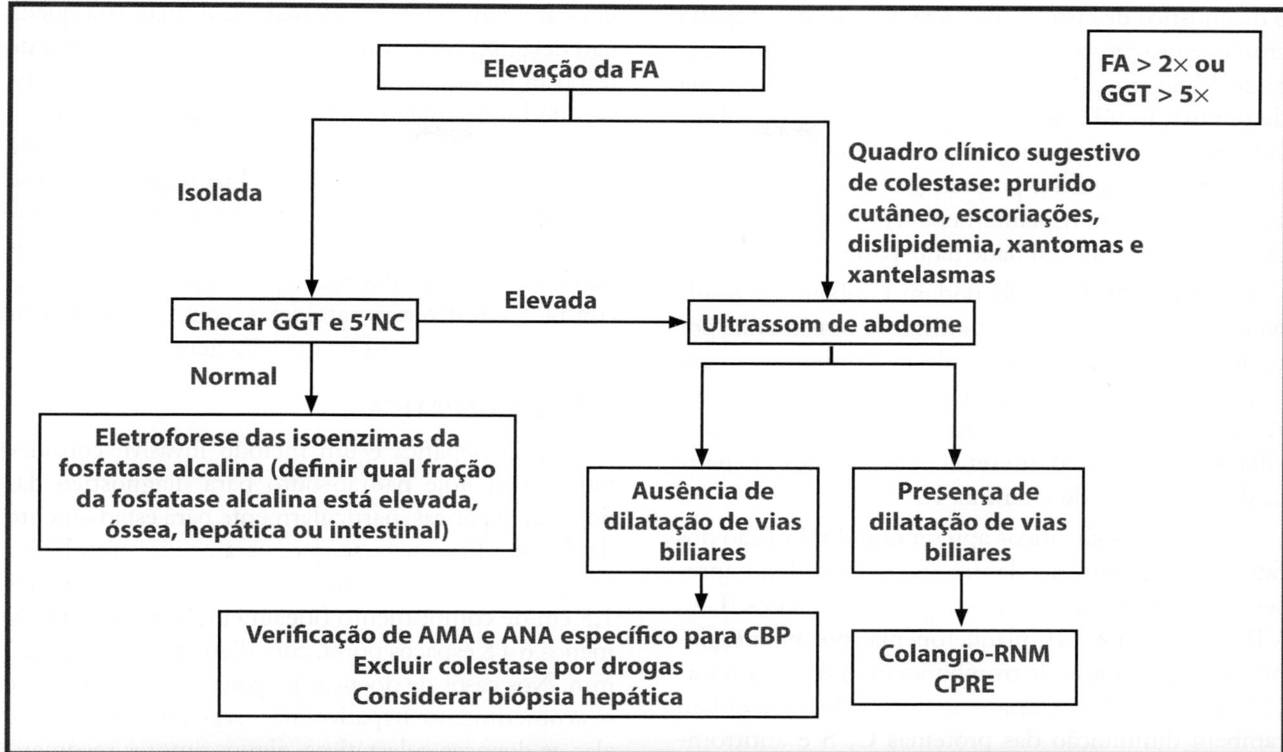

Figura 92.2 – Investigação do aumento de fosfatase alcalina.
AMA: anticorpo antimitocôndria; ANA: anticorpo antinúcleo; CPRE: colangiopancreatografia retrógrada; GGT: gama-glutamiltranspeptidase; RNM: ressonância magnética; 5'NC: 5-nucleotidase.

A síntese da albumina é regulada por fatores nutricionais, pressão osmótica, inflamação sistêmica e níveis hormonais. Alguns aminoácidos aumentam a síntese de ureia, como a ornitina e a arginina; já os hormônios tireoidianos e os corticosteroides podem estimular a síntese ou, ainda, diminuir sua degradação. *In vitro*, o álcool diminui a síntese de albumina por inibir a formação de proteínas, enquanto a inflamação diminui sua síntese por meio da inibição de efeitos da interleucina e fator de necrose tumoral (TNF).

Níveis normais de albumina podem ser encontrados em hepatites agudas e nas crônicas em que não haja prejuízo na função. Na icterícia obstrutiva, níveis menores que 3 g/dL sugerem hepatopatia crônica, refletindo dano hepático com diminuição da síntese. A hipoalbuminemia não é específica de doença hepática, podendo ocorrer na desnutrição de qualquer etiologia, nas enteropatias perdedoras de proteínas, na síndrome nefrótica e na baixa ingestão proteico-calórica.

ATIVIDADE DE PROTROMBINA

Os fatores de coagulação em sua maioria são produzidos pelo fígado e, na presença de doença hepática, podem estar alterados, quer por problemas na síntese, quer por deficiência de vitamina K, importante para produção dos fatores II, V, VII e X, como ocorre nas colestases. O método mais comumente utilizado para avaliar a coagulação na doença hepática é o método de Quick em um só estágio.

O tempo de protrombina (TP) mede em segundos a conversão da protrombina em trombina na presença de tromboplastina, fatores de coagulação e íons de cálcio. O método analisa a amostra colhida e o controle, fornecido por cada fabricante da tromboplastina. Habitualmente os controles têm valor entre 9 e 12 segundos, considerando-se anormal se superior a 2 segundos do controle.

O resultado também pode ser informado por razão internacional normatizada (INR) calculada por meio do tempo de protrombina do paciente e do controle. Valores superiores a 5 segundos ao controle definem pior prognóstico nas doenças hepáticas. Esse dado fornecerá informações como o risco de sangramento por varizes de esôfago, porém, não mede o real risco de sangramento de outros focos além de não proteger, se alterado contra tromboses e/ou tromboembolismo pulmonar. Também corrobora para o diagnóstico de insuficiência hepática nos quadros agudos confirmar o diagnóstico de cirrose em paciente com hepatopatia crônica e prognóstico quando avaliado como integrante do Meld (*model for end-stage liver disease*), sistema de pontuação utilizado para avaliar o risco de sobrevida em curto prazo e a gravidade da doença hepática avançada.[10] Quando a pontuação é maior ou igual a 15, indica-se o transplante hepático. Pode, ainda, ser preditor de alta mortalidade na hepatite alcoólica.

Elevações de TP-RNI podem também ser resultado de deficiência de vitamina K ocasionada por desnutrição, má absorção e colestase importante com impossibilidade de absorver vitaminas lipossolúveis. A administração de vitamina K parenteral pode auxiliar no diagnóstico diferencial de disfunção hepática da deficiência de vitamina K.

Os pacientes cirróticos apresentam diminuição dos fatores pró e anticoagulantes. Se por um lado apresentam diminuição dos fatores pró-coagulantes II, V, VII, IX, X, XI e XII, plaquetopenia (por hiperesplenismo e diminuição da trombopoetina) com diminuição da função plaquetária; por outro lado, apresentam também diminuição das proteínas C, S e antitrombina III, bem como aumento do fator VIII derivado de endotélio e do fator de von Willebrand. Logo, o equilíbrio da hemostasia no paciente cirrótico é muito tênue e melhor avaliado pelo tromboelastograma, exame utilizado para avaliar com melhor acurácia possíveis distúrbios da hemostasia primária e secundária. Ele nos fornece resultados mais fidedignos que os exames convencionais de coagulação de alterações nas diferentes etapas da formação e lise do coágulo.

IMUNOGLOBULINAS (Ig)

As imunoglobulinas são produzidas pelos linfócitos B, portanto, não são substâncias que refletem a função hepática. A elevação de imunoglobulinas pode fornecer a informação de alterações celulares no reticuloendotelial dos sinusoides hepáticos ou, ainda, *shunts* no sistema portal. Hipergamaglobulinemia sugere hepatite crônica, mas é na hepatite autoimune que aparecem os níveis mais elevados, principalmente à custa de IgG.

Nas hepatites agudas, encontra-se níveis normais a minimamente elevados.[11] O aumento de IgG é encontrado na hepatite autoimune, sendo um dos critérios utilizados para o diagnóstico da doença (tema melhor estudado no Capítulo 97). Na cirrose biliar primária, há níveis de IgM elevados, e o mecanismo não está muito bem elucidado, embora várias hipóteses já tenham sido descritas; na prática clínica, é utilizada para controle de tratamento, há queda de seus valores em relação ao diagnóstico após início do tratamento com ácido ursodesoxicólico, mas essa queda não dever ser utilizada isoladamente como critério de resposta bioquímica. Na hepatite autoimune, os níveis de IgG também estão elevados ao diagnóstico, e a monitorização dos títulos também é útil no controle de tratamento. Já o aumento de IgA ocorre na cirrose por álcool e, de forma geral, também estão aumentados nas icterícias obstrutivas. A presença de alterações não é específica de doença hepática, pois pode ser encontrada em diversas patologias, como em processos inflamatórios crônicos de maneira geral.

BIÓPSIA HEPÁTICA

Biópsia hepática é um método invasivo considerado ainda hoje padrão-ouro para diagnóstico das doenças hepáticas, particularmente para estadiamento da fibrose. Preconiza-se que, para análise histológica adequada, seja necessário fragmento com pelo menos 1,5 cm de comprimento (idealmente 2,5 cm) ou pelo menos 6 a 8 espaços porta, com diâmetro entre 1,2 e 2 mm. Nos casos de doenças hepáticas crônicas em que o acometimento hepático não seja uniforme, entre elas as doenças colestáticas, alguns autores recomendam a necessidade de no mínimo 11 espaços-porta.[12]

Recentemente, tem-se discutido as limitações desse método, como obtenção de fragmento de um único lobo (direito), as dificuldades para obtenção de fragmento adequado que, ainda assim, representará 1/50.000 da massa hepática total e pode não representar adequadamente o grau de atividade inflamatória e a alteração estrutural do parênquima do órgão como um todo. Além disso, existe possibilidade de variações inter e intraobservador. Há várias técnicas para realização do procedimento, e as mais comuns são: biópsia percutânea, transjugular e laparoscópica. A biópsia transjugular, embora mais cara e menos disponível na maioria dos centros brasileiros, é a indicação de escolha nos casos de presença de ascite, presença de defeito documentado de hemostasia, pacientes com fígado cirrótico reduzido, obesidade mórbida e em casos de insuficiência hepática aguda grave.[13]

Podem ocorrer várias complicações associadas ao procedimento. As complicações parecem ser mais frequentes em biópsias percutâneas e em pacientes com doença parenquimatosa difusa, neoplasia e nódulos hepáticos quando comparadas àquelas cuja indicação foi para estadiamento/investigação de doença hepática crônica.[13] A complicação mais comum da biópsia percutânea é dor, que ocorre em cerca de 85% dos pacientes, habitualmente sendo de leve intensidade, aparentemente sem relação com o local de punção (subcostal ou intercostal). A presença de dor moderada ou intensa é pouco frequente e deve levantar a possibilidade de complicações como sangramento ou punção inadvertida da vesícula biliar. A complicação mais importante é sangramento, que pode ser grave em 1:2.500-10.000 biópsias, com necessidade de internação, transfusão sanguínea e, eventualmente, intervenção radiológica ou cirúrgica.[13] Sangramentos de menor importância, suficientes para causar dor, taquicardia e/ou hipotensão ocorrem em 1:500 biópsias. Toda biópsia causa algum grau de sangramento, e em 18 a 20% dos casos são detectadas hemorragias intra ou peri-hepáticas no exame de ultrassonografia. A maioria dos sangramentos ocorre nas primeiras 2 a 4 horas após o procedimento, mas podem ocorrer até uma semana depois.[13] Alguns fatores relacionam-se a maior risco de ocorrência de sangramento, entre eles, experiência do "operador", calibre da agulha, tipo de agulha (corte *versus* aspiração) e número de punções para obtenção de fragmento adequado. É importante comentar que exames como tempo de protrombina, isoladamente, apresentam pobre correlação com o risco de sangramento.[13] A mortalidade após biópsia hepática habitualmente é relacionada a sangramento, sendo sua frequência ≤ 1:10.000 procedimentos, mais comum em casos de biópsia de lesões suspeitas para neoplasias e doenças difusas do parênquima hepático. Outras possíveis complicações podem ocorrer, tais como pneumotórax, hemotórax, perfuração de vísceras, peritonite biliar, infecção (bacteremia, abscesso e sepse), hemobilia, neuralgia e arritmias ventriculares (em casos de biópsia transjugular). O risco de infecção é particularmente mais alto em pacientes submetidos a coledocojejunostomia pós-transplante hepático.[13]

Emprego de ultrassom previamente à realização do procedimento percutâneo diminuiu risco de complicações graves com necessidade de internação e complicações menores, como dor, quando comparado à técnica habitual de palpação-percussão; entretanto, não houve diferenças significativas no risco de ocorrência de fenômenos hemorrágicos.[13] Além disso, seu uso pré-procedimento resultou em alteração da localização da biópsia em cerca de 15% dos casos. A biópsia hepática guiada por ultrassom minimiza risco da punção acidental da vesícula biliar, do cólon, do pulmão, do rim e das estruturas vasculares de maior calibre, diminuindo, assim, o risco de algumas das complicações relacionadas à biópsia hepática; no entanto, a obrigatoriedade sobre seu uso ainda é controversa, porque sua utilização aparentemente não diminuiu risco de complicações imediatas quando comparada à biópsia hepática com marcação do local de punção por ultrassom pré-procedimento.[12,13] Apesar da invasibilidade do método e seus possíveis riscos, a biópsia hepática continua sendo fundamental na avaliação diagnóstica e na indicação terapêutica em várias doenças hepáticas crônicas. Nos últimos anos, vários autores vêm comparando a acurácia da biópsia hepática a métodos alternativos para detecção de fibrose, embora sua utilidade seja limitada pela impossibilidade de elucidação diagnóstica e pelo estadiamento da atividade inflamatória.

MÉTODOS ALTERNATIVOS PARA AVALIAÇÃO DA FIBROSE HEPÁTICA

A fibrose hepática faz parte das alterações estruturais e funcionais que ocorrem na maioria das doenças hepáticas crônicas, sendo um dos principais fatores prognósticos em relação ao risco de desenvolvimento de cirrose hepática e complicações relacionadas ao fígado. A biópsia hepática é tradicionalmente o método de escolha para avaliação da fibrose hepática; entretanto, a biópsia reflete uma visão instantânea, e não as mudanças dinâmicas que ocorrem durante o processo de fibrogênese (progressão, estabilização ou regressão). Além disso, a biópsia hepática apresenta limitações e complicações já comentadas anteriormente, o que fez que se procurassem métodos não invasivos para avaliação da fibrose hepática. Basicamente, existem três tipos de exames não invasivos para determinação da extensão da fibrose hepática: marcadores séricos diretos (que refletem modificações na síntese e/ou degradação da matriz extracelular), marcadores séricos indiretos (que refletem alterações funcionais e/ou estruturais do fígado) e exames de imagem.

BIOMARCADORES SÉRICOS DE FIBROSE HEPÁTICA

As vantagens do uso dos biomarcadores séricos para estadiamento da fibrose hepática são sua alta aplicabilidade (acima de 95%), boa reprodutibilidade e possibilidade de uso disseminado, não patenteado. Por outro lado, quando são utilizados isoladamente, apresentam baixa acurácia diagnóstica, e a associação de vários desses marcadores resulta em maiores sensibilidade e especificidade para estimativa da fibrose hepática.[14] Os índices mais conhecidos e utilizados são o Fibrotest e o APRI, que apresentam o maior número de estudos, comprovando boa acurácia para estadiamento da fibrose, particularmente nos casos de hepatite C crônica. Além desses, outros índices também são utilizados, como o FibroMeter®, índice de Forns, ELF® (*Enhaced Liver Fibrosis*), HepaScore®, FIB4® e NAFLD Fibrosis Score (NFS); seus componentes estão demonstrados na Tabela 92.4.[14-19]

Tabela 92.4 – Biomarcadores séricos para avaliação não invasiva de fibrose na doença hepática crônica

Teste	Componentes	Interpretação
Fibrotest®	Alfa-2-macroglobulina, GGT, apolipoproteína A1, haptoglobina, bilirrubina total, idade e gênero	Escore de 0 a 1 proporcional à gravidade da fibrose hepática, com conversão para sistema de METAVIR (F0-F4), apresenta interpretação visual com uso da cor verde para fibrose mínima ou ausente, laranja para moderada e vermelho para significativa. Acurácia diagnóstica de 87,5% 0,00 – 0,31 – F0/F1 0,49 – 0,58 – F2 0,59 – 0,72 – F3 0,75 – 1 – F4
Apri®	AST (UI/L)/Plaquetas (10^9/L) × 100	Habitualmente varia de 0,1 a 8 Valores ≤ 0,5 – baixa probabilidade de fibrose significativa. Valores ≥ 1,5 correlacionam-se com fibrose significativa (F3-4). Metanálise de 40 estudos: escore APRI > 1,0 – sensibilidade de 76% e especificidade de 72% para predição de CH
Fibrometer®	Plaquetas, tempo de protrombina, alfa-2-macroglobulina, AST, ácido hialurônico, ureia e idade	Especificações da Echosens® – F ≥ 2 – sensibilidade 80,5 a 89%/ especificidade 84,1 a 89,9%. VPN e VPP ~80% F4- sensibilidade 94,1%/especificidade 87,6%. VPN = 94,7% e VPP~80%
Índice de Forns	7,811 – 3,131 × ln (contagem de plaquetas) + 0,781 × ln(GGT) + 3,467 × ln(idade) – 0,014 × (colesterol)	Fácil acesso na prática diária, útil para exclusão de fibrose significativa Índice < 4,2 – baixa probabilidade de fibrose significativa/Índice > 6,9 – alta probabilidade de fibrose significativa
ELF® (*Enhaced Liver Fibrosis*)	Metaloproteinase, ácido hialurônico, pró-peptídeo aminoterminal do colágeno tipo III	Influência de sexo (maior em homens) e idade. Escore ≤ 7,7 com alta sensibilidade para exclusão de fibrose, ≥ 9,8 com alta especificidade para identificar fibrose e ≥ 11,3 para discriminar cirrose
FIB-4	(Idade em anos × AST (UI/L))/ (Plaquetas (10^9/L) × ALT (UI/L)$^{1/2}$)	VHC – escore < 1,45 tem VPN de 90% para fibrose avançada (Escore de fibrose de Ishak 4-6) e quando > 3,25 apresenta 97% de especificidade e VPP de 65% para fibrose avançada. Para NASH, os valores de corte são < 1,3 e > 2,67, respectivamente
Hepascore®	Bilirrubina, GGT, ácido hialurônico, alfa-2-macroglobulina, idade e gênero	Escore ≥ 0,5 – Especificidade de 89%-92% na predição de fibrose significativa (F ≥ 2)/Escore < 0,5 – 88-95% de sensibilidade para ausência de fibrose significativa (F < 3)
Nafld Score	−1,675 + 0,037 × idade (anos) + 0,094 × IMC (kg/m^2) + 1,13 × resistência insulina/diabete (sim = 1/não = 0) + 0,99 × relação AST/ALT – 0,013 × plaquetas (×10^9/L) – 0,66 × albumina (g/dL)	Interpretação: < – 1,455 = F0-F2 −1,455 – 0,675 = indeterminado > 0,675 = F3-4

CH: cirrose hepática;
VHC: hepatite C crônica;
VPN: valor preditivo negativo;
VPP: valor preditivo positivo;
NASH: esteato-hepatite não alcoólica.

Nenhum desses marcadores é específico do fígado, e seus resultados podem ser influenciados por alterações em seu *clearance* e excreção, como pode ser exemplificado pelo aumento observado de ácido hialurônico no período pós-prandial ou em pacientes idosos com processos inflamatórios crônicos, pela possibilidade de falso-positivos com o Fibrotest® na existência de hemólise ou síndrome de Gilbert (diminuição da haptoglobina e aumentos dos níveis de bilirrubina) e com uso do APRI, índice de Forns ou outros testes não invasivos que utilizam aspartato aminotransferase como biomarcador em casos de hepatite aguda. Logo, sua análise deve ser feita de maneira crítica, para diminuir a possibilidade de falso-positivos e falso-negativos. A acurácia diagnóstica é semelhante entre eles, com melhor desempenho no diagnóstico dos pacientes sem fibrose e com fibrose avançada, havendo perda importante da capacidade de discriminação nos casos de fibrose intermediária. A maioria dos estudos foi composta por casuística de pacientes portadores de hepatites virais crônicas e NAFLD, havendo poucos dados sobre doenças metabólicas e autoimunes do fígado.

MÉTODOS DE IMAGEM NA AVALIAÇÃO NÃO INVASIVA DA FIBROSE HEPÁTICA

Elastografia hepática transitória (Fibroscan®)

Este método mede a elasticidade do tecido hepático, aferida em kilopascals (KPa). A rigidez hepática é considerada marcador de fibrose. A elastografia transitória (TE) utiliza um transdutor ultrassonográfico que transmite ondas vibratórias de leve amplitude e baixa frequência (50 MHz através do parênquima hepático). A velocidade de propagação dessa onda é diretamente relacionada à rigidez/elasticidade hepática. Problemas técnicos podem limitar o método, sendo recomendado pelo fabricante a obtenção de pelo menos 10 medidas válidas, com taxa de sucesso ≥ 60% e com IQR/M ≤ 0,3 (medida da taxa de dispersão dos resultados, idealmente ≤ 0,2), sendo que a experiência do observador é fundamental para o sucesso do exame. É exame rápido, de fácil execução, e acessa uma área do parênquima hepático 100 vezes maior que a biópsia hepática.

O método apresenta algumas limitações, relacionadas ao paciente e à doença hepática de base, tais como a presença de ascite, espaços intercostais estreitos, obesidade mórbida, grau de atividade necroinflamatória da doença.[20-23] Pacientes com elevações importantes de transaminases, por exemplo, nas hepatites crônicas B e hepatite autoimune e nas hepatites agudas, apresentam aumento dos valores da elasticidade hepática em KPa, de tal modo que pacientes sem fibrose significativa possam ser classificados como portadores de cirrose hepática; a queda das transaminases cursa com queda simultânea dos valores da elasticidade hepática.[20,21] A TE também tende a superestimar a fibrose nos casos de portadores de doença hepática alcoólica com etilismo ativo. A presença de insuficiência cardíaca congestiva e colestase extra-hepática também tende a falsear os resultados do exame.[20-23]

O índice de massa corporal pode influir nos resultados da TE, por alteração da velocidade de propagação da onda pelo panículo adiposo subcutâneo. Castera et al. demonstraram falha do método em 8% dos casos com IMC entre 25 e 28, aumentando progressivamente até cerca de 42% nos casos de IMC ≥ 40.[23] Obesidade é um problema que atualmente pode ser contornado com o uso do probe-XL, aumentando a taxa de sucesso do exame em pacientes obesos de 45 a 50% para 75%.

Elasticidade hepática varia de 2,5 a 75 KPa, o valor normal médio para adultos é de 5,81± 1,54 para homens e 5,23± 1,59 KPa para mulheres.[24] Várias metanálises demonstraram a utilidade da TE para avaliação da fibrose hepática, existindo diferentes pontos de corte para o diagnóstico de cirrose hepática, de acordo com a etiologia da doença hepática; 12,5 KPa na hepatite C crônica, 13,4 KPa na hepatite B crônica, 10,3 KPa na doença hepática gordurosa não alcoólica do fígado (NAFLD), 22,4 KPA na doença hepática alcoólica, 17,3 KPa na cirrose biliar primária e colangite esclerosante primária.[20-24] Recentemente, Cassinotto et al. determinaram os pontos de corte para varizes de esôfago graus II e III (27,5 KPa), cirrose em estágios Child-Pugh B e C (37,5 KPa), ascite (49,1 KPa), e carcinoma hepatocelular (CHC) de 53,7 KPa com VPN > 90%.[25]

Elastografia ARFI (*acoustic radiation force impulse*)

A técnica utiliza pulsos acústicos de curta duração e alta intensidade para produzir deslocamentos no tecido examinado, sendo preconizado o estudo do lobo hepático direito. Esses deslocamentos são chamados de ondas de cisalhamento, cuja velocidade é proporcional às características elásticas do tecido hepático. A fibrose hepática deixa o parênquima mais rígido e com maior velocidade de propagação das ondas de cisalhamento. A velocidade é mensurada em metros/segundo ou em quilopascal, dependendo do equipamento utilizado. Alguns aspectos ainda estão pouco definidos, como a influência da inspiração durante o exame, a idade, a profundidade da medida e as diferenças interlobares.[24]

Vários estudos analisaram a *performance* do ARFI na determinação não invasiva da fibrose hepática, embora alguns desses relatos sejam heterogêneos, compostos por pequenas casuísticas de pacientes e, em alguns casos, sem inclusão de biópsias hepáticas. Ainda é difícil definir o real papel do ARFI para detecção de fibrose precoce e para diferenciação dos estágios iniciais de fibrose, assim como o é também a comparação dos vários estudos sobre esse assunto, haja vista a alta variabilidade dos valores normais. As principais metanálises sugerem que ARFI é um bom método para detecção de cirrose hepática. Há aumento da velocidade das ondas de cisalhamento, conforme progressão da fibrose, havendo sobreposição de valores entre estágios progressivos; mesmo os valores para cirrose hepática são variáveis, embora os pontos de corte apresentem margem estreita. Portanto, para otimizar o papel do ARFI, o mais adequado seria utilizar o ARFI para detectar modificações significativas da elasticidade hepática, relacionada ao desenvolvimento de quantidade significativa de fibrose, possibilitando a diferenciação de cirróticos e não cirróticos.[26]

O ARFI pode ser útil em diagnosticar o início de fibrose em NAFLD e NASH, em que a avaliação ultrassonográfica tem baixa acurácia; nessa condição, essa técnica apresenta alta capacidade na predição de cirrose, havendo equivalência com a elastografia transitória.[24]

A vantagem do ARFI sobre a elastografia transitória é a integração do ARFI em um aparelho convencional de ultrassom, permitindo avaliação completa do fígado, com avaliação de sinais de cirrose hepática/hipertensão portal e lesões focais e permitindo que a escolha da região de interesse seja feita em um local sem vasos, lesões focais ou ductos biliares de maior calibre. Além disso, aparentemente, o ARFI tem maior taxa de sucesso de exame que a elastografia transitória e pode ser realizado mesmo na presença de ascite e em pacientes obesos, entretanto, ainda há que se estudar com maior profundidade a influência da atividade necroinflamatória e da presença de esteatose hepática em seus resultados.[27,28]

Atualmente, ainda há outros métodos de imagem que começam a ganhar espaço na avaliação não invasiva da fibrose hepática, entre eles, elastografia em tempo real, elastografia por ressonância e ultrassonografia com uso de contraste, entretanto, essa tecnologia ainda não é amplamente disponível e ainda carece de maior validação científica.

ULTRASSONOGRAFIA ABDOMINAL

A ultrassonografia abdominal (US), simples e com Doppler, é exame não invasivo, barato, de fácil e rápida execução, usualmente indicada tanto para diagnóstico quanto para seguimento das doenças hepáticas crônicas, cirrose hepática e lesões nodulares do fígado. Também é útil para detecção de possíveis complicações relacionadas à hipertensão portal, tais como: ascite, tromboses no sistema porto-mesentérico e ocorrência de carcinoma hepatocelular. Todo paciente com cirrose hepática deve realizar *screening* do carcinoma hepatocelular (CHC) com ultrassonografia a cada seis meses; essa vigilância ultrassonográfica detecta a maioria dos CHC antes do surgimento de sinais e sintomas clínicos, quando ainda há possibilidades de tratamento curativo. No diagnóstico de lesões metastáticas nesse órgão, a ultrassonografia mostrou-se superior aos testes laboratoriais. Outra indicação cada vez mais frequente é seu uso durante a biópsia hepática, seja para marcar o local da punção ou guiar a introdução da agulha, conforme já comentado.

Vários parâmetros podem ser utilizados para avaliação da fibrose hepática e detecção da presença de hipertensão portal nas doenças hepáticas crônicas, tais como tamanho do fígado, contornos das bordas hepáticas, ecotextura do parênquima hepático, presença de nodularidades na superfície do órgão, velocidade de fluxo sanguíneo na veia porta e tamanho do baço. Entretanto, embora a US possa promover uma análise qualitativa da composição do parênquima hepático, ela é subjetiva e dependente da experiência do observador, tornando a sensibilidade/especificidade do método inaceitavelmente baixas, com pouca correlação entre o estadiamento da fibrose hepática na biópsia e os achados ultrassonográficos.[29] Ao exame com Doppler, índices como fluxo sanguíneo portal, velocidades máxima e média na veia porta, índice de congestão da veia porta, índice de resistência das artérias hepáticas e baço e a avaliação da morfologia das ondas das artérias e veias hepáticas e veia porta são outras medidas possíveis para estimar a presença de hipertensão portal. As avaliações com Doppler são influenciadas por vários fatores, tais como: padrão respiratório do paciente, tempo de jejum, presença de esteatose e inflamação hepáticas e qualidade do equipamento, gerando variabilidade nas medidas obtidas por esse método.[29] Mais recentemente, o uso de US com contraste representa uma nova modalidade para acesso das hepatopatias crônicas que utiliza o tempo de trânsito do contraste na veia hepática e o padrão de realce do parênquima para definição do grau de fibrose/hipertensão portal, permitindo a detecção de alterações hemodinâmicas sistêmicas ou intra-hepáticas que são essenciais nas doenças hepáticas crônicas avançadas; entretanto, ainda são necessários novos estudos para validação dessa metodologia.[29]

TOMOGRAFIA COMPUTADORIZADA

Por ser duplamente vascularizado, o fígado talvez seja o órgão que é mais bem observado por esse exame. A tomografia helicoidal é de grande importância para o diagnóstico de várias doenças hepáticas, em especial, os nódulos benignos e malignos. Isso se deve principalmente à dupla vascularização desse órgão e pelas alterações de fluxo sanguíneo que se instalam entre os tumores e o parênquima normal.

Tomografia computadorizada (TC) e ressonância nuclear magnética (RMN) são úteis na detecção e caracterização dos nódulos hepáticos. O uso de contraste extracelular (TC e RMN) ou, ainda, de contrastes hepáticos específicos permite investigação morfológica, hemodinâmica e natureza funcional de lesões hepáticas focais. Por isso, vem sendo utilizadas também para monitorar tumores hepáticos residuais após ablação térmica por radiofrequência (RFA), alcoolização, quimioembolização, quimioterapia sistêmica, ou ainda no diagnóstico da recidiva tumoral.

RESSONÂNCIA NUCLEAR MAGNÉTICA

Método utilizado no diagnóstico de nódulos hepáticos ou mais comumente quando há dúvida da natureza de um nódulo detectado à TC.

Várias técnicas de RNM tem sido desenvolvidas para avaliar o grau de fibrose do fígado, bem como para avaliar de modo isolado o órgão estudado e a presença de lesões focais hepáticas. A RNM ainda pode ser utilizada para avaliar a concentração hepática de ferro, auxiliando no diagnóstico de sua sobrecarga.

Mais recentemente, o uso do contraste gadoxetato dissódico (Primovist®) permitiu avaliação simultânea de vascularização do tumor e realce de contraste específico durante a fase hepatobiliar, que pode detectar e caracterizar carcinoma hepatocelular (HCC) de pequeno tamanho e seus precursores, identificando nódulos que não apresentam características típicas de vascularização na tomografia abdominal (captação de contraste na fase arterial e lavagem rápida do contraste na fase tardia). Após uso do gadoxetato dissódico, o HCC típico e o precoce aparecem hipointensos, ao passo que nódulos displásicos e regenerativos aparecem iso ou hiperintensos. A acurácia diagnóstica para o HCC precoce é de 95 a 100%.[30]

COLANGIORRESSONÂNCIA

O estudo da árvore biliar por RNM, também conhecida como colangiorressonância, pode contribuir para diferenciar doenças colestáticas de padrão obstrutivo daquelas sem dilatações. Exame sensível e específico para detecção de microcálculos, de dilatações de vias biliares periféricas e de diminutas, além de pequenos tumores. Na prática clínica, tem substituído a colangiorressonância endoscópica retrógrada (CPRE) para diagnóstico de doenças, como: colangite esclerosante primária e infecciosa, por ser menos invasivo e com sensibilidade semelhante. Atualmente, a CPRE está indicada para quadros obstrutivos passíveis de terapêutica endoscópica, como passagens de próteses e drenagem das vias biliares e pancreáticas.

CONCLUSÃO

Exames para detecção de hepatopatias são de sensibilidade variada, porém, inespecíficos; seus resultados devem ser correlacionados a dados epidemiológicos, achados clínicos e laboratoriais para complementação diagnóstica. Biópsia hepática, embora padrão-ouro para estadiamento e diagnóstico etiológico, não é isenta de complicações e deve ser indicada criteriosamente. Exames de imagem são úteis tanto para diagnóstico quanto para detecção de possíveis complicações, particularmente a presença de lesões focais hepáticas.

REFERÊNCIAS

1. Tinsay A, Woreta MD, Saleh A, Alqahtani MD. Evaluation of abnormal liver tests. Med Clin N Am. 2014; 98:1-16.
2. Mukherjee S, Gollan JL. Assesment of liver fuction. In: Lok AS, Dooley JS, Burroughs AK, Heathcote J (eds.). Sherlock's diseases of the liver and biliary system. New Jersey: Wiley-Blackwell, 2011. p.20-35.
3. Franklin Herlong FH, Mitchell MC. Laboratory tets. In: Maddrey WC, Schiff ER, Sorrell MF (eds.). Schiff's disease of the liver. New Jersey: Wiley-Blackwell, 2012. p.17-43.
4. Nyblom H, Berggren J, Balldin J, Olsson R. High AST/ALT ratio may indicate advanced alcoholic liver disease rather than heavy drinking. Alcohol Alcohol. 2004; 39(3):36-9.
5. Schiff ER, Sorrel MJ, Maddrey WC. Schiff's diseases of the liver. 10.ed. Philadelphia: Lippincott Williams & Wilkins, 2007. p.16-60.

6. Nathwani RA, Pais S, Reynolds TB, Kaplowitz N. Serum alanine aminotransferase in skeletal muscle diseases. Hepatology. 2005; 41(2):380-2.
7. Bamford KF, Harris H, Luffman JE, Robson EB, Cleghorn TE. Serum-alkaline-phosphatase and the abo blood-groups. Lancet. 1965 Mar 6; 1(7384):530-1.
8. Gossard AA, Talwalker JA. Cholestatic liver disease. Med Clin N Am. 2014; 98:73-85.
9. Goldberg DM, Martin JV. Role of gamma-glutamyl transpeptidase activity in the diagnosis of hepatobiliary disease. Digestion. 1975; 12(4-6): 232-46.
10. Polison J, Lee WM; American Association for the Study of liver Disease. AASLD position paper: the management of acute liver failure. Hepatology. 2005; 41(5):1179-97.
11. Reshetnyak VI. Primary biliary cirrhosis: clinical and laboratory criteria for its diagnosis. World J Gastroenterol. 2015; 21(25): 7683-708.
12. Cholongitas E, Senzolo M, Standish R, Marelli L, Quaglia A, Patch D et al. A systematic review of the quality of liver biopsy specimens. Am J Clin Pathol. 2006; 125(5):710-21.
13. Rockey DC, Caldwell SH, Goodman ZD, Nelson RC, Smith AD. American Association for the Study of Liver Diseases. Liver biopsy. Hepatology. 2009; 49(3):1017-43.
14. European Association for the Study of the Liver, Asociacion Latinoamericana para el Estudio del Higado. EASL-ALEH Clinical Practice Guidelines: non-invasive test for evaluation of liver disease severity and prognosis. J Hepatol. 2015; 63(1):237-64.
15. Poynard T, Halfon P, Castera L, Munteanu M, Imbert-Bismut F, Ratziu V et al. Standardization of ROC curve areas for diagnostic evaluation of liver fibrosis markers based on prevalences of fibrosis stages. Clin Chem. 2007; 53(9):1615-22.
16. Forns X, Ampurdanès S, Llovet JM, Aponte J, Quintó L, Martínez-Bauer E et al. Identification of chronic hepatitis C patients without hepatic fibrosis by a simple predictive model. Hepatology. 2002; 36(4 Pt 1):986-92.
17. Lichtinghagen R, Pietsch D, Bantel H, Manns MP, Brand K, Bahr MJ. The Enhanced Liver Fibrosis (ELF) score: normal values, influence factors and proposed cut-off values. J Hepatol. 2013; 59(2):236-42.
18. Fagan KJ, Pretorius CJ, Horsfall LU, Irvine KM, Wilgen U, Choi K et al. ELF score ≥ 9.8 indicates advanced hepatic fibrosis and is influenced by age, steatosis and histological activity. Liver Int. 2015; 35(6):1673-81.
19. Adams LA, Bulsara M, Rossi E, DeBoer B, Speers D, George J et al. Hepascore: an accurate validated predictor of liver fibrosis in chronic hepatitis C infection. Clin Chem. 2005; 51(10):1867-73.
20. Arena U, Vizzutti F, Abraldes JG, Corti G, Stasi C, Moscarella S et al. Reliability of transient elastography for the diagnosis of advanced fibrosis in chronic hepatitis C. Gut. 2008; 57(9):1288-93.
21. Wong GL, Wong VW, Choi PC, Chan AW, Chum RH, Chan HK et al. Assessment of fibrosis by transient elastography compared with liver biopsy and morphometry in chronic liver diseases. Clin Gastroenterol Hepatol. 2008; 6(9):1027-35.
22. Lupşor M, Badea R, Stefănescu H, Grigorescu M, Sparchez Z, Serban A et al. Analysis of histopathological changes that influence liver stiffness in chronic hepatitis C. Results from a cohort of 324 patients. J Gastrointestin Liver Dis. 2008; 17(2):155-63.
23. Castera L, Foucher J, Bernard PH, Carvalho F, Allaix D, Merrouche W et al. Pitfalls of liver stiffness measurement: a 5-year prospective study of 13,369 examinations. Hepatology. 2010; 51:828-35.
24. De Robertis R, D'Onofrio M, Demozzi E, Crosara S, Canestrini S, Mucelli RP. Noninvasive diagnosis of cirrhosis: a review of different imaging modalities. World J Gastroenterol. 2014; 20(23):7231-41.
25. Cassinotto C, Charrie A, Mouries A, Lapuyade B, Hiriart JB, Vergniol J et al. Liver and spleen elastography using supersonic shear imaging for the non-invasive diagnosis of cirrhosis severity and oesophageal varices. Dig Liver Dis. 2015 Aug; 47(8):695-701.
26. D'Onofrio M, Crosara S, De Robertis R, Canestrini S, Demozzi E, Gallotti A et al. Acoustic radiation force impulse of the liver. World J Gastronterol. 2013; 19(30):4841-49.
27. Rifai K, Cornberg J, Mederacke I, Bahr MJ, Wedemeyer H, Malinski P et al. Clinical feasibility of liver elastography by acoustic radiation force impulse imaging (ARFI). Dig Liver Dis. 2011; 43(6):491-7.
28. Crespo G, Fernández-Varo G, Mariño Z, Casals G, Miquel R, Martínez SM et al. ARFI, FibroScan, ELF, and their combinations in the assessment of liver fibrosis: a prospective study. J Hepatol. 2012; 57(2):281-7.
29. Kim MY, Jeong WK, Baik SK. Invasive and non-invasive diagnosis of cirrhosis and portal hypertension. World J Gastroenterol. 2014; 20(15):4300-15.
30. Golfieri R, Garzillo G, Ascanio S, Renzulli M. Focal lesions in the cirrhotic liver: their pivotal role in gadoxetic acid-enhanced MRI and recognition by the Western guidelines. Dig Dis. 2014; 32(6):696-704.

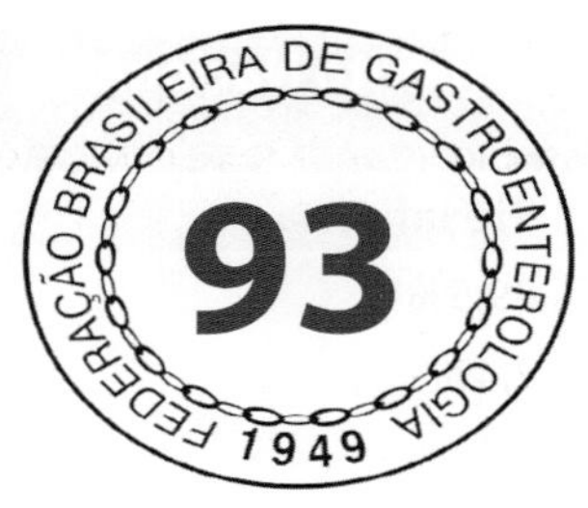

HEPATITES AGUDAS VIRAIS

Maria Lucia Gomes Ferraz

INTRODUÇÃO

As hepatites agudas são processos inflamatórios que acometem de maneira difusa o parênquima hepático e que têm duração, em geral, inferior a seis meses. Mais importantes que o critério temporal, na caracterização das hepatites agudas, são os achados histopatológicos à biopsia hepática. Os quadros de hepatite aguda caracterizam-se pela presença de alterações predominantemente lobulares, representadas por infiltrado inflamatório misto de intensidade variável e presença de sinais de degeneração de hepatócitos, como a balonização e figuras de retração. Na maior parte dos casos há necrose focal, que acomete difusamente o parênquima. Nos quadros mais graves, o processo inflamatório forma septos que caracterizam a necrose submaciça ou "em ponte", podendo chegar à necrose maciça do órgão, que corresponde ao quadro clínico de hepatite fulminante.[1]

Várias são as etiologias das hepatites agudas, entre as quais as mais importantes e frequentes são as virais, quer por vírus hepatotrópicos, quer por outros agentes virais, que no seu envolvimento sistêmico acometem também o fígado, como na mononucleose ou na infecção por citomegalovírus. Entretanto, outros processos podem ocasionar quadros clínicos e histopatológicos muito semelhantes aos das hepatites virais, e devem ser lembrados como diagnósticos diferenciais: hepatites infecciosas de outras naturezas (bactérias, protozoários), isquemia, doença autoimune e lesões tóxicas causadas por medicamentos ou outras substâncias, notadamente o álcool.[2]

VÍRUS HEPATOTRÓPICOS

As hepatites agudas virais podem ser causadas por cinco diferentes tipos de vírus: A, B, C, Delta e E, denominados vírus hepatotrópicos. Conforme a via de transmissão, os vírus hepatotrópicos podem ser classificados em dois grupos: enterais, cuja transmissão se faz por via fecal-oral, e parenterais, nos quais a transmissão ocorre através do sangue ou outras secreções.[3]

O Brasil registra presença dos cinco vírus hepatotrópicos, porém, são mais importantes as infecções causadas pelos vírus A, B e C. Um inquérito de base populacional, iniciado em 2005, teve como objetivo estimar a prevalência das infecções por vírus A, B e C nas capitais do país e no Distrito Federal. O estudo mostrou que o Brasil apresenta endemicidade intermediária a baixa para hepatite A, endemicidade alta na região Norte do país e baixa nas demais regiões para hepatite B, e endemicidade baixa para hepatite C, segundo os parâmetros da Organização Mundial da Saúde. A Tabela 93.1 mostra as taxas encontradas no país para os vírus A, B e C.[4]

Tabela 93.1 – Prevalência das hepatites A, B e C no Brasil de acordo com o Inquérito Nacional de Hepatites Virais			
Tipo de hepatite	**Faixa etária**	**Marcador utilizado**	**Prevalência**
Hepatite A	5 a 19 anos	anti-HAV total	39,5%
Hepatite B	10 a 69 anos	anti-HBc total	7,4%
		HBsAg	0,37%
Hepatite C	10 a 69 anos	anti-HCV	1,38%

Fonte: Brasil, Ministério da Saúde, 2011.[4]

Vírus A

O vírus da hepatite A (HAV) é do tipo RNA, classificado entre os picornavírus. O HAV é transmitido principalmente por via fecal-oral, sendo rara a via parenteral, dado o curto período de viremia. A transmissão pessoa a pessoa é a forma mais frequente de disseminação da doença, ocorrendo em situações de contato íntimo e prolongado, como nos domicílios, nas creches, em escolas, instituições e acampamentos militares. Surtos epidêmicos por contaminação dos suprimentos de água de abastecimento têm sido descritos em algumas regiões, mas são uma forma menos frequente de disseminação da doença. Alimentos crus ou mal cozidos que estiveram em contato com água contaminada, como frutos do mar, podem gerar surtos epidêmicos da doença. Em Xangai, em 1988, 300 mil pessoas adquiriram hepatite A ao ingerir ostras contaminadas.[5] Outras formas de transmissão da doença já foram descritas, mas com menor importância epidemiológica: transmissão sexual, uso de drogas ilícitas injetáveis e transfusão de sangue ou por via vertical, em que o vírus é transmitido da mãe para o recém-nascido no momento do parto.

A hepatite A é a forma mais comum de hepatite aguda em muitas partes do mundo. Nos países em desenvolvimento atinge principalmente crianças de 6 a 15 anos de idade, e sua prevalência varia de região para região, na dependência das condições de higiene e padrão socioeconômico; quanto mais precárias forem as condições de saúde de determinada região, mais baixa é a faixa etária em que incide a doença. Nos países desenvolvidos a doença ocorre na vida adulta, o que pode acarretar maior índice de complicações, como formas prolongadas ou graves da doença.[6]

O período de incubação dura em média 28 dias, podendo variar de 15 a 45 dias. O HAV é excretado nas fezes por 1 a 2 semanas antes do início dos sintomas e mantém-se por uma semana após o aparecimento do quadro clínico. Esta é, portanto, a fase de maior transmissibilidade da doença.

Vírus B

O vírus da hepatite B (HBV) é do tipo DNA, classificado entre os hepaDNAvírus. O HBV pode ser transmitido por via parenteral, sexual e vertical. Atinge todas as faixas etárias, predominando entre os 20 e os 40 anos de idade, já que a via sexual é hoje a principal forma de disseminação da doença. Atualmente, a transmissão por transfusões de sangue é praticamente nula, em função do controle nos bancos de sangue, mas outras formas de transmissão parenteral podem ocorrer: uso de drogas intravenosas, acidentes ocupacionais, tatuagens, acupuntura ou outros procedimentos envolvendo materiais potencialmente contaminados.[7]

A hepatite B continua representando importante problema de saúde pública em todo o mundo, estimando-se que existam globalmente 300 milhões de portadores crônicos do vírus. A prevalência da infecção crônica pelo HBV varia de região para região, sendo bastante elevada no Sudeste asiático, Norte da África e na região Amazônica. Os portadores funcionam como um grande reservatório da infecção, e são responsáveis pela ocorrência das formas agudas de infecção.

O período de incubação da infecção pelo HBV é de 45 a 90 dias, podendo se estender até 180 dias.

Vírus C

O vírus C da hepatite (HCV) é do tipo RNA, semelhante aos flavivírus e classificado atualmente como um hepacivírus. O HCV transmite-se por via parenteral, através do sangue ou seus derivados. Embora possam ocorrer, as transmissões por via sexual ou vertical são pouco relevantes na epidemiologia da doença.

A prevalência varia mundialmente, e no Brasil estima-se que existam cerca de 2 milhões de portadores do vírus. Após a introdução dos testes sorológicos para detecção do HCV nos bancos de sangue, a incidência da doença caiu dramaticamente. Atualmente, a ocorrência de casos agudos de infecção pelo HCV é pouco frequente, mas tem sido relatada em algumas populações, como os usuários de drogas intravenosas e os hemodialisados.[8]

O período de incubação da hepatite C é variável, em função da carga do inóculo. Pode variar de 30 a 180 dias.

Vírus Delta

O vírus da hepatite Delta (HDV) é do tipo RNA, defectivo, que necessita do vírus B para sua sobrevivência. É o único representante da família *Deltaviridae*. Ocorre mais frequentemente entre usuários de drogas injetáveis em países desenvolvidos, e nas populações que habitam a região da Amazônia ocidental.

A infecção aguda pelo HDV pode ocorrer de duas formas: coinfecção e superinfecção. Na coinfecção adquirem-se, a um só tempo, o HBV e o HDV. A evolução, embora possa ser grave na fase aguda, em geral resulta no clareamento de ambos os vírus. Na superinfecção o portador crônico de HBV adquire a infecção aguda pelo Delta, o que acarreta evolução para formas graves de doença, com alta incidência de hepatite fulminante e evolução para cronicidade do HDV em 70% dos casos.[9]

A transmissão do HDV ocorre por via parenteral, sendo o uso de drogas ilícitas injetáveis a principal forma de disseminação da doença.

Vírus E

O vírus E da hepatite (HEV) também é do tipo RNA, classificado como único membro da família *Hepeviridae*. Sua transmissão é fecal-oral, à semelhança da hepatite A. Não há relatos de epidemias por esse tipo de vírus no Brasil até o momento, mas surtos da doença têm ocorrido em países asiáticos (Índia, Nepal), na Rússia e no México. A prevalência elevada de anticorpos contra o HEV em usuários de drogas intravenosas e em hemodialisados sugere que a via parenteral possa estar envolvida na transmissão da doença.[10] E um genótipo específico do vírus E (genótipo 3) tem características de zoonose e pode ser transmitido por meio da ingestão de carne de porco ou outros animais mal cozida.[11]

MANIFESTAÇÕES CLÍNICAS

O quadro clínico das hepatites agudas virais é bastante semelhante, seja qual for o vírus envolvido, e compreende quatro períodos distintos: de incubação, prodrômico, de estado e de convalescença.

1. **Incubação:** é o período que se estende desde o momento da contaminação até o aparecimento do primeiro sintoma. É variável conforme o tipo de vírus responsável.
2. **Prodrômico:** caracteriza-se por manifestações de quadro viral inespecífico. Dura em média uma semana, podendo ser mais prolongado. Às vezes, manifestações decorrentes da formação de imunocomplexos podem ocorrer, como artralgias, púrpuras, glomerulites e manifestações dermatológicas.
3. **Estado:** nas formas ictéricas clássicas, a colúria é o primeiro sintoma que faz sugerir o diagnóstico de hepatite. Precede de 1 a 2 dias o quadro ictérico. Conforme este se acentua, as fezes ficam descoradas ou até acólicas. Nesse período, os sintomas inespecíficos da fase prodrômica tendem a desaparecer e o paciente sente-se melhor. De acordo com a intensidade da icterícia, pode ser acompanhado por prurido. O exame físico mostra hepatomegalia dolorosa (70% dos casos) e esplenomegalia (20%). A rápida regressão do tamanho do fígado e a piora da icterícia podem sugerir má evolução. O período ictérico dura de 4 a 6 semanas, em geral.
4. **Convalescença:** os sintomas desaparecem e exames laboratoriais tendem à normalização, que em geral ocorre até o quarto mês.

As hepatites agudas, em geral, têm boa evolução. A hepatite pelos vírus A não cronifica. Até recentemente se acreditava que a hepatite E, à semelhança da hepatite A, também não evoluía para formas crônicas de doença. Entretanto, relatos recentes indicam que, em pacientes imunossuprimidos, a hepatite E pode ser responsável por quadros de infecção crônica. Já as hepatites B, C e Delta devem ser cuidadosamente acompanhadas, pois cronificam em porcentagens elevadas de casos, sobretudo a hepatite C, cuja taxa de cronificação é de cerca de 80%.

Embora a maior parte das hepatites agudas virais tenha boa evolução, algumas formas particulares merecem ser consideradas:[12]

- **Hepatite anictérica:** é a forma mais comum de hepatite (70% dos casos). Em geral esta forma passa despercebida e o diagnóstico de hepatite aguda não chega a ser estabelecido e confirmado laboratorialmente. Parece acarretar maior tendência à cronificação, quando causada pelos vírus B e C.

- **Hepatite fulminante:** ocorre em menos de 1% dos casos de hepatite, independentemente da etiologia, e é bastante rara nas infecções pelo HCV. É a forma mais temida da doença, pois apresenta elevada taxa de mortalidade (superior a 80%) nos centros que não dispõem de transplante de fígado. Vômitos, sonolência, confusão mental, piora da icterícia e regressão rápida da hepatomegalia prenunciam esta condição, que laboratorialmente se caracteriza por queda rápida das aminotransferases e elevação das bilirrubinas.
- **Hepatite prolongada:** é aquela em que a fase aguda se arrasta por mais de quatro meses, com sinais de melhora progressiva, porém lenta. A evolução para cura, entretanto, é regra nesses casos. Muitas vezes pode se apresentar com características de quadro recorrente, com reativação clínica e bioquímica após recuperação aparentemente completa do quadro. Tem sido frequentemente relatada em adultos com hepatite A.
- **Hepatite colestática:** caracterizada por prurido intenso, elevação significativa das enzimas colestáticas e da bilirrubina, É importante estabelecer o correto diagnóstico diferencial com icterícia obstrutiva. Em geral, a evolução é favorável, com recuperação completa do quadro em 2 a 6 meses.

DIAGNÓSTICO LABORATORIAL

Do ponto de vista bioquímico, não é possível diferenciar o agente etiológico causador da hepatite. As hepatites agudas virais caracterizam-se, seja qual for o vírus causador, por níveis de aminotransferases (ALT e AST) em geral superiores a 10 vezes o limite superior da normalidade (xLSN), sendo que a dosagem dessas enzimas é utilizada tanto no diagnóstico como para acompanhamento da evolução do quadro. A persistência de níveis elevados de aminotransferases por período superior a seis meses indica diagnóstico de hepatite crônica, que necessita ser confirmado por estudo histológico do fígado. Os níveis de bilirrubinas atingem seu máximo após o pico das aminotransferases, e em geral a bilirrubina total não ultrapassa o nível de 10 mg/dL, diminuindo mais lentamente que as aminotransferases. Formas colestáticas podem ocorrer, com importante elevação dos níveis de bilirrubinas, fosfatase alcalina e gama-GT; o diagnóstico diferencial com icterícias obstrutivas extra-hepáticas, nesses casos, impõe-se, estando indicado o emprego da ultrassonografia.[2]

O diagnóstico etiológico das hepatites é realizado por meio dos marcadores sorológicos, que são antígenos e anticorpos detectados no soro em consequência da infecção viral.

Hepatite A

O diagnóstico da hepatite A é confirmado pela presença do marcador sorológico anti-HAV IgM, cuja positividade coincide com o início do quadro clínico e dura cerca de 6 a 12 meses. Após a fase aguda, os anticorpos IgM desaparecem do soro e passam a ser detectáveis anticorpos anti-HAV IgG, que perduram para o resto da vida, conferindo imunidade à doença.

A identificação de partículas virais e antígenos nas fezes também é possível, mas muito pouco utilizada na prática clínica.

Hepatite B

Nos casos em que há suspeita de hepatite pelo vírus B, a presença no soro do HBsAg, inicialmente denominado antígeno Austrália, e do anticorpo anti-HBc IgM confirma o diagnóstico. Via de regra, esses marcadores já são positivos por ocasião das primeiras manifestações clínicas. O HBsAg é o primeiro marcador a aparecer no soro, e já pode ser detectado no período de incubação, 2 a 6 semanas antes do início do quadro clínico. Nos casos que evoluem para a cura, o HBsAg torna-se negativo antes do sexto mês. A cicatriz sorológica da hepatite B será caracterizada pela presença de anticorpos anti-HBc IgG e aparecimento dos anticorpos anti-HBs.[13]

Hepatite C

Em relação à hepatite C, não há um teste diagnóstico que permita diferenciar a hepatite C aguda da forma crônica da doença. Na infecção aguda o diagnóstico baseia-se na presença do anti-HCV, se possível com documentação da soroconversão (paciente anteriormente negativo para o teste torna-se positivo). Como isso nem sempre é possível, o diagnóstico de infecção aguda baseia-se na história clínica, epidemiologia compatível e elevação de aminotransferases, acompanhada da presença do anti-HCV. É importante ressaltar que o anticorpo anti-HCV é um anticorpo de aparecimento tardio, tornando-se positivo cerca de 8 a 12 semanas após a contaminação. O diagnóstico poderá ser feito mais precocemente pela pesquisa no soro do HCV RNA, por técnica de PCR.[14]

Hepatite Delta

Na infecção pelo vírus Delta, o diagnóstico pode ser feito no soro, pela presença de antígeno Delta e anticorpo anti-Delta IgM. Na coinfecção, além dos marcadores de hepatite aguda Delta, detectam-se os marcadores de infecção pelo HBV, ou seja, o HBsAg e o anti-HBc IgM. Já na superinfecção estão presentes os marcadores de infecção crônica pelo HBV: HBsAg, anti-HBc IgG e, em geral, está positivo o anti-HBe, indicando a inibição da replicação do HBV ocasionada pela superinfecção Delta.

Hepatite E

A infecção aguda pelo HEV pode ser detectada pela presença no soro de anticorpos anti-HEV IgM, que permanecem positivos por cerca de 4 a 6 meses após o episódio agudo, dando lugar a anticorpos da classe IgG, conferindo imunidade definitiva.

TRATAMENTO

A terapêutica das hepatites agudas virais não apresentou modificação significativa nos últimos anos. A importância do repouso na evolução da doença ainda é polêmica, e até que se realizem estudos mais conclusivos considera-se prudente recomendar repouso relativo, até que a sensação de bem-estar retorne. O regresso às atividades deve ser lento e progressivo e baseado nos níveis de aminotransferases (menor que duas vezes os valores normais).

Não há justificativas para dietas especiais, e o paciente deve ingerir aquilo que selecionar e tolerar bem. A ingestão de bebidas alcoólicas é desaconselhável durante a evolução da doença, e alguns sugerem que a proibição deva ser mantida até seis meses após o quadro. Naqueles pacientes com prurido importante secundário à colestase, o emprego de colestiramina (4 g/dia) pode ser benéfico.

Em situações especiais o tratamento de uma hepatite viral aguda pode estar indicado. No caso da hepatite B, a terapia antiviral tem sido recomendada para pacientes com hepatite aguda grave. Essa situação é caracterizada pela presença de alteração da coagulação (INR > 1,6 ou atividade de protrombina < 40%). O tratamento com drogas antivirais (lamivudina, entecavir ou tenofovir) tem a finalidade de prevenir a evolução para a forma fulminante.[15] Entretanto, os estudos são escassos na literatura, com pequenas séries de relatos de casos. A indicação dessa terapia deve, portanto, ser analisada caso a caso.[16]

A outra forma de hepatite aguda viral na qual o tratamento está indicado, independentemente da gravidade do quadro, é a infecção aguda pelo HCV. Nesse tipo de hepatite, o emprego de Interferon na fase aguda de doença tem demonstrado claros benefícios, no sentido de prevenir evolução para formas crônicas. O Interferon tem sido empregado de forma isolada, na dose de 5.000.000 U, diariamente, no primeiro mês, seguidas de 5.000.000 U 3 vezes/semana, por mais 5 meses. Indica-se o tratamento sempre que, após 3 meses de acompanhamento da infecção aguda, o HCV-RNA não tenha sido clareado do soro. Essa forma de tratamento tem prevenido a evolução para a cronicidade na quase totalidade dos casos.[17] Ainda não existem estudos sobre o tratamento da hepatite C aguda com as novas drogas antivirais para hepatite C, altamente seguras e efetivas. Entretanto, é natural supor que serão também as drogas de escolha para tratamento dos casos agudos.

Na forma fulminante de hepatite aguda, cuidados gerais são de extrema importância, e a transferência para um centro que disponha de transplante de fígado deve ser imediatamente providenciada. Enquanto se avalia com precisão a indicação do transplante ou se aguarda a disponibilidade do órgão, medidas gerais de controle devem ser adotadas, como adequada hidratação, controle rigoroso de eletrólitos e níveis de glicemia e adequada monitoração da ocorrência de sangramentos digestivos. O emprego de antibióticos estará indicado sempre que houver sinais de infecção bacteriana associada.

Para o tratamento da encefalopatia que se instala na evolução das hepatites fulminantes, algumas medidas devem ser adotadas: o sulfato de neomicina por via oral ou por clister (4 a 6 g/dia) promove a esterilização da flora intestinal, com consequente menor absorção de derivados amoniacais. A lactulose, açúcar não absorvível que promove a acidificação do conteúdo fecal, tem a mesma finalidade, e também pode ser empregada, em dose suficiente para promover 2 a 3 evacuações amolecidas por dia, embora não esteja comprovada a efetividade dessas medidas.[18] Outras medidas em relação à encefalopatia são também de resultados duvidosos, como o emprego da solução de aminoácidos L-aspartato e L-ornitina, uma vez que na hepatite fulminante não ocorrem alterações importantes no aminograma sérico. Resultados ainda controversos têm sido obtidos com o emprego do flumazenil, antagonista de benzodiazepínicos. Outra medida que tem efeito benéfico quando se instala o edema cerebral é o emprego de manitol 20% (0,5 a 1 g/kg) por via intravenosa. Nos indivíduos que apresentam comprometimento da função renal, utiliza-se hemofiltração associada ao manitol.[18]

Tratamentos mais agressivos para as formas fulminantes de hepatite não mostraram resultados animadores: exsanguinotransfusão, perfusão extracorpórea em fígado de porco ou carvão ativado e diálise em poliacrilonitrilo.

A medida mais efetiva nesses casos é o transplante hepático, que apresenta bons resultados e está indicado nas hepatites fulminantes acompanhadas de encefalopatia.

PROFILAXIA

A profilaxia das hepatites virais apresentou avanços nos últimos anos, com a obtenção de vacinas seguras e eficazes contra a hepatite A e B, amplamente utilizadas em todo o mundo.

Com relação à hepatite pelo vírus A, a vacina encontra-se disponível e já faz parte do calendário de vacinação para crianças entre 12 e 23 meses. É empregada em duas doses (0 e 6 meses) e confere imunidade duradoura em 97% dos casos[19]. Pode-se ainda, em ocasiões especiais, utilizar imunização passiva por meio da gamaglobulina comum, indicada para os contactantes de hepatite A. Gamaglobulina, em dose de 0,02 a 0,06 mL/kg por via intramuscular, não impede o desenvolvimento da doença, mas ameniza a intensidade do quadro clínico. É tanto mais eficaz quanto mais precocemente for empregada, e pode ser aplicada até duas semanas após o contato, junto com a primeira dose da vacina.

A imunização ativa contra o HBV pode ser feita com vacina obtida por recombinação genética. A vacinação promove aparecimento de anticorpos em níveis protetores em cerca de 95% dos indivíduos vacinados com três doses de 20 microgramas de antígeno, que devem ser administradas por via intramuscular aos 0, 30 e 180 dias. A vacina vem sendo utilizada rotineiramente nos programas de imunização de todas as crianças durante o primeiro ano de vida em muitos países, inclusive no Brasil.

A vacina contra o HBV induz a formação de anticorpos anti-HBs, que permanecem detectáveis no soro por períodos variáveis de tempo de indivíduo para indivíduo, porém, tendem a se tornar indetectáveis após 7 a 10 anos. Não se recomenda reforço, pois sabe-se que mesmo indivíduos com níveis indetectáveis de anti-HBs, ao entrarem em contato com o HBV, desenvolvem resposta anamnéstica mediada por células de memória.[19]

A imunoprofilaxia passiva contra o HBV é feita com a gamaglobulina hiperimune contra hepatite B (HBIG), que tem altos títulos de anti-HBs. Seu emprego atualmente se restringe a duas situações específicas: RN de mães HBsAg positivas e pós-exposição acidental com sangue de paciente potencialmente infectante. A dose a ser utilizada deve ser de 0,06 mL/kg até no máximo 48 horas após a exposição.

No que diz respeito à hepatite pelo vírus C, a obtenção de vacina eficaz parece ser tarefa difícil, uma vez que a indução de anticorpos anti-HCV não confere proteção à doença, que pode se repetir em um mesmo indivíduo, por meio da infecção por diferentes cepas do vírus. Por outro lado, com os novos tratamentos extremamente efetivos da hepatite C, pode-se vislumbrar uma possível erradicação da doença com base apenas em tratamento, sem a necessidade de vacinação.[20]

REFERÊNCIAS

1. Duarte MI, Oliveira MS, Alves VAF. Patologia das hepatites virais agudas e crônicas. In: Focaccia R. Tratado de hepatites virais. 2.ed. São Paulo: Atheneu, 2007. p.607-9.
2. Granato C, Ferraz ML, Silva AE. Hepatites agudas por vírus. In: Prado FC, Ramos J, Valle JR. Atualização terapêutica. 25.ed. São Paulo: Artes Médicas, 2014. p.958-60.
3. Paixão JBA. Aspectos epidemiológicos das hepatites virais. In: Coelho HSM. Hepatites. Rio de Janeiro: Rubio, 2001. p.1-11.
4. Brasil. Ministério da Saúde. Boletim epidemiológico de hepatites virais. 2011; II(1).
5. Yao G. Clinical spectrum and natural history of viral hepatitis A in the 1988 Shangai epidemic. In: Hollinger FB, Lemon SM, Margolis HS. Viral hepatitis and liver disease. Baltimore: Williams & Wilkins, 1991. p.76-8.
6. Vitral CL, Souto FJ, Gaspar AM. Changing epidemiology of hepatitis A in Brazil: reassessing immunization policy. J Viral Hepatitis. 2008; (Suppl 2):22-5.
7. Alter MJ, Hadler SC, Margolis HS, Alexander WJ, Hu PY, Judson FN et al. The changing epidemiology of hepatitis B in United States: need for alternative vaccination strategy. JAMA. 1990; 263:1218-22.
8. Focaccia R, Galante VC, Oliveira UB. Hepatite C: epidemiologia. In: Focaccia R. Tratado de hepatites virais. 2.ed. São Paulo: Atheneu, 2007. p.211-16.
9. Ponzetto A, Forzani B, Parravicini PP, Hele C, Zanetti A, Rizzetto M. Epidemiology of hepatitis delta vírus infection. Eur J Epidemiol. 1985; 1:257-63.
10. Aggarwal R, Naik S. Epidemiology of hepatitis E: current status. J Gastroenterol Hepatol. 2009; 24(9):1484-93.
11. Kamar N, Dalton HR, Abravanel F, Izopet J. Hepatitis E virus infection. Clin Microbiol Rev. 2014; 27:116-38.

12. Silva AC. Manifestações clínicas das hepatites virais. In: Coelho HSM. Hepatites. Rio de Janeiro: Rubio, 2001. p.43-9.

13. Rogers M, Davis GL. Serology of acute and chronic type B hepatitis. Dig Dis. 1989; 7(5):255-64.

14. Lisker M. Serological markers in viral hepatitis. Rev Invest Clin. 1990; (Suppl 42):3-8.

15. Verhaz A. Experience with lamivudine in treatment for severe acute hepatitis B. Srp Arh Celok Lek. 2014; 142(11-12):703-7.

16. Shiffman ML. Management of acute hepatitis B. Clin Liver Dis. 2010; 14(1):75-91.

17. Jaeckel E, Cornberg M, Wedemeyer H, Santantonio T, Mayer J, Zankel M et al. Treatment of acute hepatitis C with interferon alfa-2b. N Engl J Med. 2001; 345(20):1452-7.

18. Kondo M, Ribeiro T. Insuficiência hepática aguda grave. In: Prado FC, Ramos J, Valle JR. Atualização terapêutica. 23.ed. São Paulo: Artes Médicas, 2007. p.787-97.

19. Kof RS. Vaccination and viral hepatitis: current status and future prospects. Aliment Pharmacol Ther. 2007; 26(10):1285-92.

20. Pawlotsky JM, Feld JJ, Zeuzem S, Hoofnagle JH. From non-A, non-B hepatitis to hepatitis C virus cure. J Hepatol. 2015; 62(1 Suppl):S87-99.

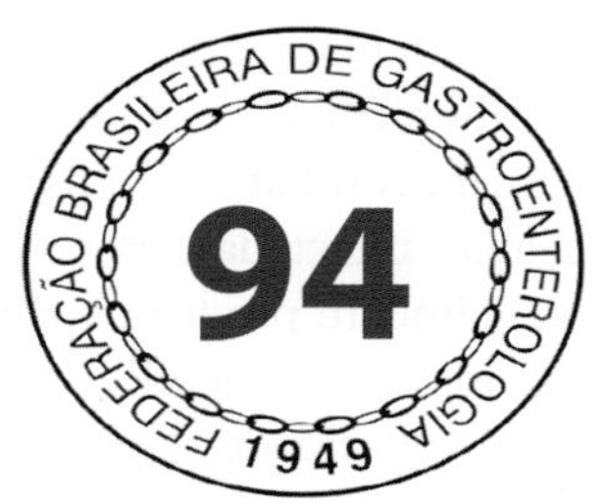

HEPATITE B

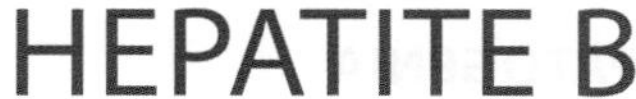

Suzane Kioko Ono
Luis Cláudio Alfaia Mendes
Daniel Nakagawa

INTRODUÇÃO

A hepatite B é uma das doenças infecciosas mais prevalentes no mundo. Estima-se que 250 milhões de pessoas são cronicamente infectadas pelo vírus da hepatite B (VHB) e, aproximadamente, 780.000 mortes anualmente estão relacionadas à doença hepática crônica pelo VHB.[1-4] Sua prevalência tem sido reduzida em países onde a vacinação foi implantada, porém, permanece alta em populações de risco e em países onde as transmissões vertical e horizontal intradomiciliar não são controladas, o que torna a hepatite B crônica um relevante problema de saúde pública no Brasil e no mundo.

ETIOLOGIA

O VHB, descoberto em 1964, pertence à família dos hepadnavírus, vírus DNA com aproximadamente 3.200 pares de bases.[5] Tem tropismo pelo tecido hepático e necessita do hospedeiro para completar seu ciclo de vida. Pode ser detectado no sangue e derivados, saliva, sêmen, secreção vaginal e exsudatos serosos de úlceras cutâneas.[6-9] Tais possibilidades de propagação, aliadas ao fato de o indivíduo infectado poder se tornar portador crônico, explicam a alta prevalência na população geral e sua distribuição em diferentes regiões do mundo.

Genotipicamente, os genomas do VHB foram classificados em dez grupos, designados pelas letras de A a J, com base em uma divergência de 8% na sequência de nucleotídeos do genoma completo entre os grupos ou de 4%, quando se utiliza a sequência do gene S.[10-12]

Pode-se estabelecer uma distribuição geográfica específica para os diferentes genótipos do VHB. O genótipo A está presente no Norte da Europa, na África e na América do Norte. Já os genótipos B e C predominam na China, no Japão e no Sudeste Asiático. O genótipo D apresenta distribuição mundial e mostra-se mais prevalente em áreas do Mediterrâneo e do Oriente Médio.[13] O genótipo E parece derivar da África Ocidental.[14] Os genótipos F e G já foram encontrados nas Américas Central e do Sul.[15] O genótipo H foi descrito no México e na América Central.[16] O genótipo I já foi descrito no Vietnã, Laos e na China e o genótipo J no Japão.[12]

No Brasil, os genótipos predominantes são A, D e F.[9] Estudo realizado por Carrilho et al.[17] em um centro de hemodiálise em Santa Catarina revelou que os genótipos prevalentes foram A (30,6%), D (57,1%) e F (12,2%). Lyra et al.,[18] ao avaliarem pacientes com hepatite B aguda na cidade de Salvador, também demonstraram que o genótipo prevalente foi o A (83,3%), seguido pelo D e F. Na cidade de São Paulo, Sitnik et al.[19] realizaram a genotipagem viral de portadores de hepatite B crônica e evidenciaram os genótipos A (49,5%), B (2,9%), C (13,6%), D (24,3%) e F

(9,7%). Os genótipos B e C foram encontrados apenas em indivíduos asiáticos. Por outro lado, os genótipos A, D e F foram mais frequentes nos ocidentais.[19]

PATOGENIA

O VHB é encontrado no sangue em altas concentrações. As vias parenteral e sexual são altamente efetivas para a transmissão. Sabe-se que o vírus é estável em superfícies inanimadas e pode persistir viável no meio ambiente por cerca de sete dias sem perder sua infectividade.[20] O VHB é passível de infecção quando localizado em soro, sêmen, secreção vaginal, exsudatos, serosas e liquor. Porém, o risco de infecção por contato com saliva, urina, fezes, lágrima, suor e bile é pequeno em virtude do baixo inócuo viral.[21] Apesar de ser detectado em leite materno, a transmissão pela amamentação não se mostra efetiva.[20] A via de transmissão pode não ser identificada em até 30 a 35% dos indivíduos infectados. Nesses casos, a aquisição viral provavelmente provém de formas menos evidentes de transmissão parenteral.[21,22]

As manifestações clínicas e complicações da infecção pelo VHB geralmente refletem os danos à célula hepática. No entanto, o VHB não é um vírus diretamente citopático; os hepatócitos não são agredidos de forma direta pelos vírus, mas provavelmente pelo sistema imune do hospedeiro, na tentativa de remover a infecção. Células citotóxicas, linfócitos B e os linfócitos T (células *natural killer*) buscam combater o vírus, mas acabam eliminando as células infectadas. Por outro lado, o sistema imunológico também produz citocinas, como os interferons, que apresentam atividade antiviral e inibem a replicação viral, a capacidade dos vírus de infectar novas células, e também modulam a resposta imune à infecção.[6,23,24] Quando pacientes imunossuprimidos foram avaliados, percebeu-se a importância do sistema imunológico na patogênese da doença, pois muitas vezes apresentam apenas leves danos no fígado, apesar dos altos níveis de carga viral.[6] Da mesma forma, os pacientes infectados no início da vida, geralmente, são assintomáticos e evoluem com pouca lesão hepática por décadas, apesar da alta carga viral; isso porque o sistema imune tolera a infecção inicialmente sem causar danos. Infelizmente, isso pode mudar após alguns anos, dada a súbita ativação do processo, geralmente em consequência a mutações do VHB.

QUADRO CLÍNICO

A hepatite B é uma doença necroinflamatória do fígado causada por infecção persistente pelo VHB (Figura 94.1).[25-27]

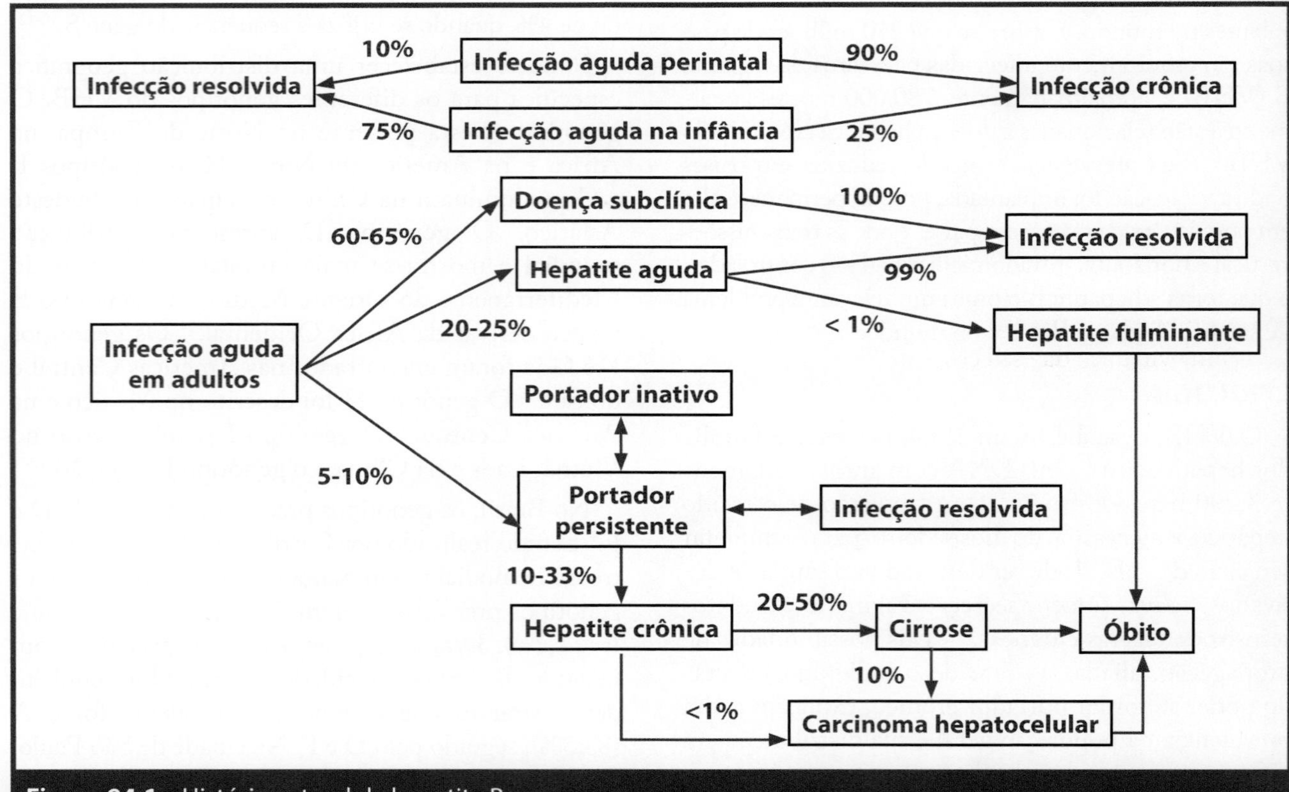

Figura 94.1 – História natural da hepatite B.
Fonte: adaptada de Abbas et al, 2015;[25] Lok e McMahon, 2009[26]; McMahon, 2009.[27]

A história natural da hepatite B depende, principalmente, das respostas do hospedeiro em eliminar os hepatócitos infectados pelo VHB e pode ser dividida em cinco fases:[26]

1. **Fase de tolerância**: geralmente ocorre na infância e no adulto jovem. Observam-se replicação intensa do VHB, elevada viremia e níveis séricos de DNA do VHB, expressão do AgHBe e limitada reatividade imunológica. As lesões hepáticas são discretas, assintomáticas e não há elevação das aminotransferases.
2. **Fase de atividade da doença/clareamento (hepatite crônica AgHBe positiva):** há perda da tolerância imunológica, com episódios de exacerbações semelhantes aos da hepatite aguda B. Caracteriza-se por resposta imune celular com eliminação dos hepatócitos infectados, queda dos níveis séricos do AgHBe e aumento do anti-HBe (seroconversão), com diminuição dos níveis séricos de DNA do VHB. O prolongamento dessa fase de atividade, com múltiplas exacerbações de ALT, pode resultar em fibrose progressiva e cirrose.
3. **Fase de integração do DNA do VHB e tolerância (hepatite crônica inativa):** a replicação ativa do VHB cessa nos hepatócitos, mas as células contendo o DNA do VHB integrado continuam a expressar o AgHBs. O anti-HBe é detectado no soro. Caracterizada por baixa (< 2.000 UI/mL) ou indetectabilidade do DNA do VHB, aminotransferases normais e desaparecimento da necroinflamação hepática.
4. **Fase de reativação (hepatite crônica AgHBe negativa):** apesar da seroconversão do AgHBe, ocorre a reativação da replicação do VHB em virtude da seleção de VHB mutantes. Caracteriza-se pela positividade do anti-HBe, níveis flutuantes dos níveis de DNA do VHB e ALT e alto risco de progressão para fibrose. As exacerbações periódicas intercaladas com períodos de normalização da ALT dificultam a distinção entre hepatite crônica AgHBe negativa e hepatite crônica inativa, portanto, seguimento contínuo dos pacientes é necessário para designá-los como portadores de doença inativa. Há evidências recentes que sugerem que baixos níveis de DNA do VHB (< 2.000 UI/mL) associados a baixos níveis de AgHBs podem ajudar a identificar os pacientes com doença inativa, particularmente naqueles com infecção pelo genótipo D (AgHBs < 1.000 UI/mL) e genótipos B/C (< 100 UI/mL).[28]
5. **Fase de AgHBs negativa:** após o clareamento do AgHBs, baixos níveis de replicação do VHB podem persistir com detectabilidade do DNA do VHB no fígado, mas raramente no soro. Imunossupressão significativa pode ocasionar seroconversão reversa (reativação do VHB com reaparecimento do AgHBs).

Assim, em decorrência das diferentes situações e formas de apresentação da hepatite viral pelo VHB, é importante conhecer as definições relacionadas a essa infecção:[25,26]

- **Hepatite crônica B:** é a doença necroinflamatória do fígado causada por infecção persistente pelo VHB. Pode ser classificada em:
  - hepatite crônica B AgHBe positivo;
  - hepatite crônica B AgHBe negativo.
- **Critérios diagnósticos:** AgHBs positivo por mais de seis meses, DNA do VHB > 20.000 UI/mL, elevações persistentes de transaminases e histologia compatível com hepatite crônica (métodos não invasivos de medição de fibrose ainda não são confiáveis para avaliação de atividade inflamatória).
- **Portador crônico do AgHBs inativo:** infecção persistente pelo VHB sem doença necroinflamatória significativa.
- **Critérios diagnósticos:** AgHBs positivo por mais de seis meses, AgHBe negativo/anti-HBe positivo, DNA do VHB < 2.000 UI/mL, transaminases persistentemente normais e ausência de atividade necroinflamatória na histologia hepática.
- **Hepatite B resolvida:** infecção pelo VHB seguida de ausência de evidência sorológica, bioquímica ou histológica de doença ativa pelo VHB.
- **Exacerbação aguda (*flare*):** elevações intermitentes das aminotransferases maiores que 10 vezes o limite superior normal (LSN) ou 2 vezes o valor basal.
- **Reativação:** reaparecimento da atividade necroinflamatória do fígado em paciente reconhecidamente portador crônico do AgHBs inativo ou hepatite B resolvida.

- **Clareamento do AgHBe:** desaparecimento do AgHBe em paciente previamente AgHBe positivo.
- **Seroconversão do AgHBe:** desaparecimento do AgHBe e detecção do anti-HBe em paciente previamente AgHBe positivo e anti-HBe negativo, associado à diminuição do DNA do VHB sérico (< 20.000 UI/mL).
- **Reversão do AgHBe:** reaparecimento do AgHBe em paciente previamente AgHBe negativo, anti-HBe positivo.
- **Recidiva virológica:** aumento do DNA do VHB > 1 log^{10} UI/mL, em relação a menor medida já registrada ou reaparecimento do HBV DNA em níveis maiores que 10 vezes o limite mínimo do método após uma medida negativa.
- **Recidiva bioquímica**: elevação da alanina aminotranferase (ALT) acima dos valores da normalidade.
- **Não resposta primária**: queda do DNA do VHB < 1 log^{10} UI/mL na 12ª semana de tratamento.
- **Resposta parcial**: DNA do VHB detectável na 24ª semana de tratamento.

A hepatite crônica pelo VHB geralmente é assintomática até o aparecimento de sinais e sintomas de doença hepática avançada. Muitos pacientes descobrem a hepatite por meio de sorologias positivas ou elevações de aminotransferases ao realizar uma doação de sangue, durante a realização de exames de sangue de rotina ou na investigação de outras doenças. Quando questionados, a astenia é um dos sintomas mais relatados. Outras manifestações relatadas incluem artralgias, anorexia, dor vaga e persistente em hipocôndrio direito. Icterícia, aparecimento de hematomas e sangramento fácil, edema e ascite indicam desenvolvimento de doença hepática avançada, como a evolução para a cirrose hepática e/ou desenvolvimento do carcinoma hepatocelular.[29]

Portadores do VHB apresentam maior risco de desenvolver cirrose, descompensação hepática, carcinoma hepatocelular (CHC) e doenças extra-hepáticas, como poliarterite nodosa, glomerulonefrite e vasculite leucocitoclástica.[30] Após infecção aguda, 3 a 5% dos adultos e mais de 95% das crianças falham em produzir resposta imune, tornando-se portadores crônicos do VHB.[31] Embora muitos não desenvolvam complicações hepáticas da hepatite B crônica, 15 a 40% podem vir a desenvolver sérias complicações durante suas vidas.[8] Aproximadamente 25% dos casos de crianças infectadas no período neonatal evoluem prematuramente para cirrose ou CHC.[31]

DIAGNÓSTICO

Como os sintomas clínicos da hepatite B são praticamente indistinguíveis daqueles que ocorrem em outras hepatites virais, o diagnóstico definitivo depende dos testes sorológicos para a infecção. A detecção de antígenos do HBV (AgHBs e AgHBe), assim como de anticorpos do hospedeiro (anti-HBs, anti-HBc total e IgM, anti-HBe) são testes amplamente utilizados (Figura 94.2).

Durante o curso da infecção pelo VHB, o AgHBs é o primeiro marcador a aparecer, sendo que na hepatite aguda ele persiste por até 24 semanas após a infecção e desaparece com posterior surgimento do anti-HBs nos casos que evoluem para soroconversão. Por outro lado, a presença do AgHBs por mais de seis meses é indicativa de hepatite crônica.[25,26]

O anti-HBs é, em geral, o último marcador sorológico a aparecer, na maioria das vezes entre 1 e 10 semanas após o desaparecimento do seu respectivo antígeno (AgHBs), constituindo o marcador indicativo da resolução da infecção. O período após a infecção, no qual não se detecta nenhum dos dois marcadores, é conhecido como janela imunológica. Embora o anti-HBs seja dirigido apenas contra o envelope do VHB, em geral, confere imunidade ao indivíduo. Esse anticorpo é também encontrado em indivíduos vacinados.[32]

O AgHBe é o segundo marcador a aparecer e indica intensa replicação viral. A persistência desse marcador por 8 ou 10 semanas após o surgimento dos sintomas pode ser um indicativo de evolução para infecção crônica. Esse antígeno é encontrado apenas na presença do AgHBs, associando-se com o período de maior infecciosidade. Quando o desaparecimento do AgHBe ocorre na fase aguda, sendo sucedido pelo desaparecimento do AgHBs, é sugestivo de evolução para "cura". O aparecimento do anti-HBe é, em geral, um fator de bom prognóstico, pois indica redução da replicação viral,[33] exceto nos casos de mutante pré-core.

O período de janela imunológica no sistema HBe não é uniforme, isto é, há pacientes nos quais se detecta o anticorpo imediatamente após a negativação do AgHBe, ao passo que em outros há uma lacuna no tempo entre o desaparecimento do AgHBe e o aparecimento do anti-HBe.[32]

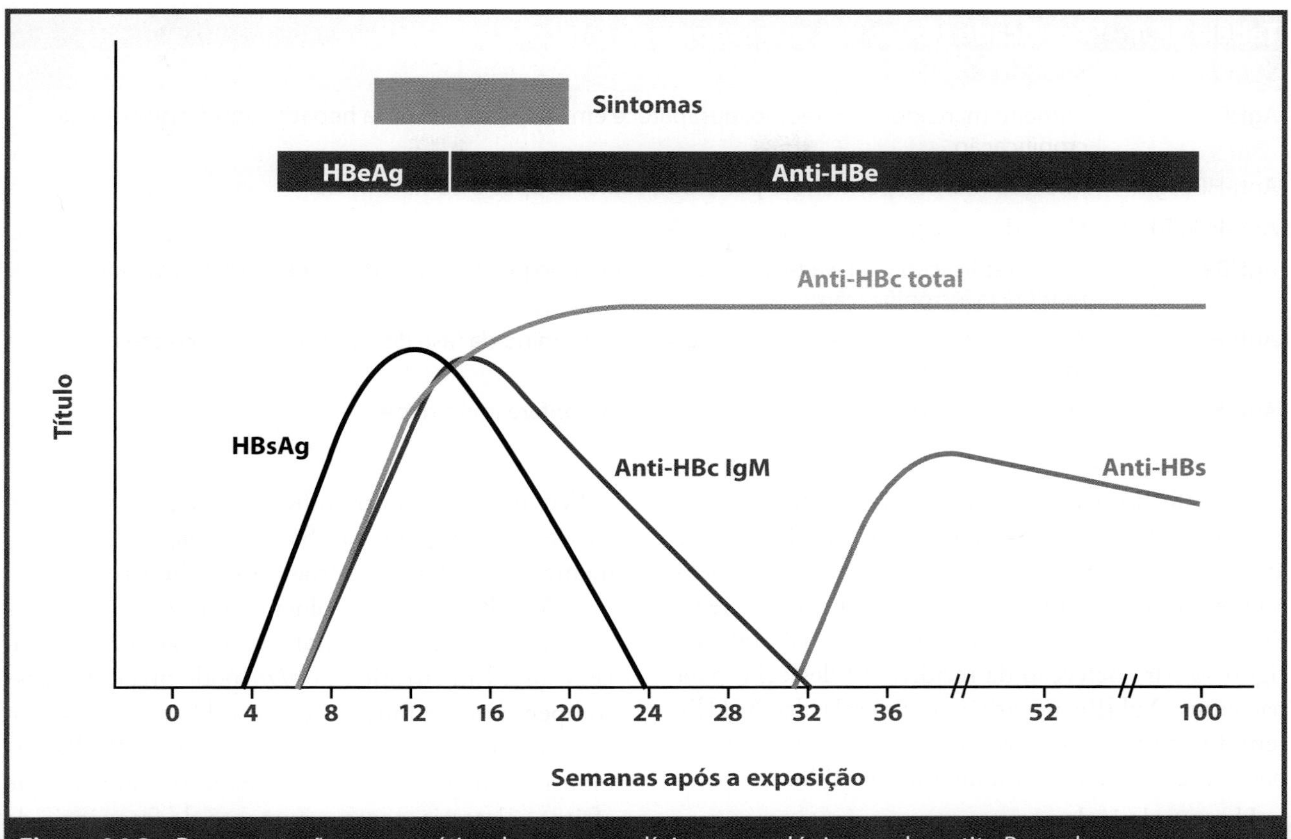

Figura 94.2 – Representação esquemática dos eventos clínicos e sorológicos na hepatite B aguda. *Fonte: adaptada de Abbas et al, 2015.*[25]

No início dos sintomas, em resposta ao antígeno do capsídeo do vírus B, predominam os anticorpos da classe IgM (anti-HBc-IgM), que persistem por 2 a 3 meses, diminuindo ou desaparecendo após esse período. Sendo assim, o anti-HBc IgM auxilia na distinção entre as hepatites B aguda e crônica. No entanto, resultados positivos podem ser observados nas exacerbações das hepatites B crônicas. O anti-HBc total apresenta títulos progressivamente crescentes na fase aguda, permanecendo detectável pelo resto da vida na maioria dos indivíduos infectados. Portanto, enquanto o anti-HBc IgM representa importante auxílio diagnóstico na fase aguda da infecção, o anti-HBc total é o principal marcador clinicoepidemiológico dessa infecção, por ser o mais sensível marcador de contato prévio com o VHB.[32]

No período de janela imunológica, ou seja, período da infecção em que não se detecta no soro tanto o AgHBs quanto seu respectivo anticorpo anti-HBs, os marcadores sorológicos que estão presentes no soro são os anti-HBc IgM e total, que auxiliam no diagnóstico perante os resultados clinicolaboratoriais.

A Tabela 94.1 descreve sucintamente o significado clínico de cada um dos marcadores da infecção pelo VHB.

O teste de genotipagem não é necessário na prática clínica para indicar o tratamento; no entanto, pode ser útil nos casos de hepatite crônica AgHBe positivos em que se considera iniciar interferon, cuja resposta no genótipo A é mais favorável.

TRATAMENTO

Os principais objetivos do tratamento da hepatite B crônica são erradicar o VHB e reduzir a progressão da lesão hepática para, assim, prevenir o desenvolvimento de cirrose, insuficiência hepática e carcinoma hepatocelular. A melhor estratégia de tratamento para conseguir a supressão viral deve considerar algumas características do portador e do VHB, como *status* do antígeno e (AgHBe/anti-HBe), níveis de alanina aminotransferase (ALT), carga viral VHB, etnia do paciente, presença de doença hepática avançada, entre outros. Durante o tratamento, um possível preditor de boa resposta é a queda do AgHBs.[34,35]

Tabela 94.1 – Significado clínico dos marcadores da infecção pelo VHB

Marcador	Significado clínico
AgHBs	Primeiro marcador da infecção; desaparece em até 24 semanas na hepatite aguda; persiste na cronificação
Anti-HBc IgM	Infecção recente; permanece por até 32 semanas após o contato inicial
Anti-HBc Total	Marcador de contato prévio com a infecção
AgHBe	Indica replicação viral e alta infectividade; quando persiste após o 3º mês da infecção, indica tendência à cronificação
Anti-HBe	Aparece após o desaparecimento do AgHBe; término da fase de replicação viral (exceto no mutante pré-core)
Anti-HBs	Infecção passada ou marcador de vacinação; confere imunidade

O desfecho para pacientes com AgHBe positivo é a seroconversão desse marcador. Os pacientes que atingem esse objetivo devem ser tratados por pelo menos mais um ano para reduzir a chance de recidiva, e devem manter o monitoramento laboratorial rigoroso para detecção da recidiva. O desfecho para pacientes AgHBe negativos é a perda do AgHBs (em dois testes com dois meses de intervalo) e também deve ter seu monitoramento mantido.

Um estudo já demonstrou que pacientes com resposta virológica e bioquímica após um ano de lamivudina apresentaram redução do gradiente de pressão portal de maneira significativa, indicando que as alterações vasculares da cirrose podem ser reversíveis até certo ponto.[36] Marcellin et al. mostraram, em outro estudo, que o uso do tenofovir por cinco anos foi capaz de prevenir a progressão da fibrose em 96% dos pacientes, inclusive com a redução da fibrose em 74% dos casos.[37]

As medicações disponíveis para o tratamento da hepatite B crônica são: interferon-alfa, interferon-alfa peguilado 2a e 2b, lamivudina, telbivudina, adefovir, tenofovir e entecavir.

Interferon-alfa (IFN-alfa)

O interferon é uma droga com efeito antiviral, antiproliferativo e imunomodulatório. IFN-alfa mostra-se efetivo na supressão da replicação do VHB e em induzir remissão da doença hepática. É aplicado 3 vezes por semana, por via subcutânea.

Sua eficácia deve ser avaliada de acordo com o perfil sorológico e bioquímico e as características do próprio paciente. As vantagens do interferon são a duração finita do tratamento, a ausência de seleção de mutantes resistentes e, nos respondedores, uma duração maior da resposta.

Seu uso está contraindicado em pacientes com cirrose descompensada. Sabe-se que aproximadamente 20 a 40% dos portadores de hepatite B crônica AgHBe positivo evoluem com *flare* nos valores de suas transaminases durante o tratamento com IFN-alfa. Em cirróticos, o *flare* pode precipitar descompensação da função hepática. Dois estudos com cirróticos Child B ou C tratados com IFN-alfa demonstraram pouco benefício. Sabe-se também que efeitos colaterais, como o aumento da frequência de infecções bacterianas, sintomas *flu-like*, supressão da medula óssea, exacerbação de doenças e exacerbação de doenças hepáticas podem ocorrer já com baixas doses de IFN-alfa.[38,39] São preditores de boa resposta: no genótipo A, a ALT elevada ou DNA do VHB baixo e, nos genótipos B e C, a ALT elevada e DNA do VHB baixo.[40]

Interferon-alfa peguilado

Interferon-alfa peguilado tem como vantagens sua administração mais conveniente (uma vez por semana, por via subcutânea) e maiores taxas de supressão viral sustentada. Estudos clínicos sugerem que sua eficácia é similar ou pouco melhor que o IFN-alfa.[26]

Lamivudina

A lamivudina é um análogo nucleosídeo oral. Foi a primeira droga por via oral utilizada no tratamento da hepatite B, porém, atualmente seu uso tem diminuído em virtude do surgimento de novas drogas com melhor resistência. O desenvolvimento da resistência à lamivudina pode ser observado em 32% dos pacientes após 1 ano de tratamento e em 60 a 70% após 5 anos.[41] A principal mutação encontrada é a do sítio YMDD, que diminui a afinidade da droga com a trancriptase reversa.[23]

É utilizada na dose de 100 mg/dia (150 mg/dia no Brasil), VO. As principais vantagens da lamivudina são o baixo preço e a segurança confirmada por anos de prática clínica, inclusive em gestantes.

Telbivudina

A telbivudina também é um análogo nucleosídeo, porém, mais potente que a lamivudina em suprimir o VHB, tanto em pacientes AgHBe positivos quanto em AgHBe negativos. É utilizada na dose de 600 mg/dia, VO, devendo ser ajustada de acordo com a função renal.

O papel da telbivudina em monoterapia é limitado, em virtude da frequência de resistência, além da resistência cruzada com a lamivudina. Dessa maneira, o último protocolo da American Association for the Study of Liver Diseases (AASLD) não recomenda seu uso em monoterapia.[26] A resistência à telbivudina aumenta de forma crescente após o primeiro ano de tratamento, embora níveis indetectáveis de DNA do VHB na 24ª semana de tratamento possam predizer menor chance de resistência dentro de 1 a 2 anos.[42,43] Não está disponível no Brasil.

Adefovir

O adefovir é um análogo nucleotídeo capaz de inibir a transcriptase reversa e a DNA polimerase. Pode ser utilizado em pacientes resistentes à lamivudina. A dose recomendada é de 10 mg/dia. É importante levar em consideração a toxicidade renal da droga.

Em pacientes AgHBe positivos, 48 semanas de tratamento com adefovir 10 mg/dia resultaram em seroconversão do AgHBe em 12% dos casos, normalização nos níveis de ALT em 48%, perda do HBV DNA em 21% e melhora histológica em 53%.[41] A taxa de soroconversão do AgHBe aumentou para 48%, após cinco anos de tratamento.[44]

Tenofovir

Análogo nucleotídeo com atividade contra HIV e com alta potência contra o VHB. Opção para o tratamento do VHB resistente à lamivudina em coinfectados com o HIV. Trabalho recente comparando o tenofovir ao adefovir para pacientes com hepatite crônica B mostrou potente ação do tenofovir contra o VHB. Foi recentemente aprovado para o tratamento da hepatite crônica B na dose de 300 mg/dia e incluído na portaria para tratamento da hepatite crônica B em monoinfectados e como opção para resgate de pacientes com resistência antiviral aos análogos L-nucleosídeos (lamivudina, emtricitabina e telbivudina) e D-ciclopentano (entecavir). Assim como o adefovir, pode cursar com nefrotoxicidade, ainda que em menor frequência, inclusive com síndrome de Fanconi.[45]

Entecavir

Aprovado no Brasil em julho de 2005, o entecavir é um análogo nucleosídeo com atividade seletiva contra o VHB. Está disponível nas concentrações de 0,5 mg/dia para pacientes sem resistência à lamivudina e 1 mg/dia para os pacientes com resistência à lamivudina. Sua eliminação ocorre principalmente pela via renal, por meio de filtração glomerular e secreção tubular ativa. Apresenta meia-vida de 128 a 149 horas. A dose de entecavir deve ser reduzida em pacientes com insuficiência renal de acordo com o *clearance* de creatinina. É parcialmente removido por hemodiálise, devendo ser administrado após o procedimento. Não há necessidade de corrigir a dose em pacientes com insuficiência hepática. As principais vantagens são sua potência antiviral elevada e a baixa taxa de resistência em virgens de tratamento; no entanto, entre o pacientes com resistência à lamivudina, a recidiva com uso de entecavir pode chegar a 50%.[46]

O protocolo para o tratamento da hepatite B crônica elaborado pelo Ministério da Saúde no ano de 2009 divide os pacientes em três grupos para decisão terapêutica:

- pacientes AgHBe positivos não cirróticos;
- pacientes AgHBe negativos não cirróticos;
- pacientes cirróticos (independente do perfil do AgHBe).

As Figuras 94.3, 94.4 e 94.5 ilustram essas recomendações.[47]

Conforme o algoritmo proposto pelo Ministério da Saúde para pacientes cirróticos, o tenofovir estaria indicado em associação com a lamivudina ou com o entecavir nos casos de resistência ou como monoterapia, quando houver impedimento ou contraindicação ao esquema proposto de primeira ou segunda escolha. Os análogos de nucleos(t)ídeos são, portanto, eficientes no bloqueio da síntese de novos virions, diminuindo a carga de DNA do VHB; no entanto, ainda são esperadas drogas que atuem contra o cccDNA (*covalently closed circular DNA*), responsável pela persistência do vírus nos hepatócitos e sua recidiva mesmo após anos de remissão.

HEPATITE AGUDA

Mais de 95% dos adultos conseguem a soroconversão espontânea para anti-HBs.[48] Pacientes com

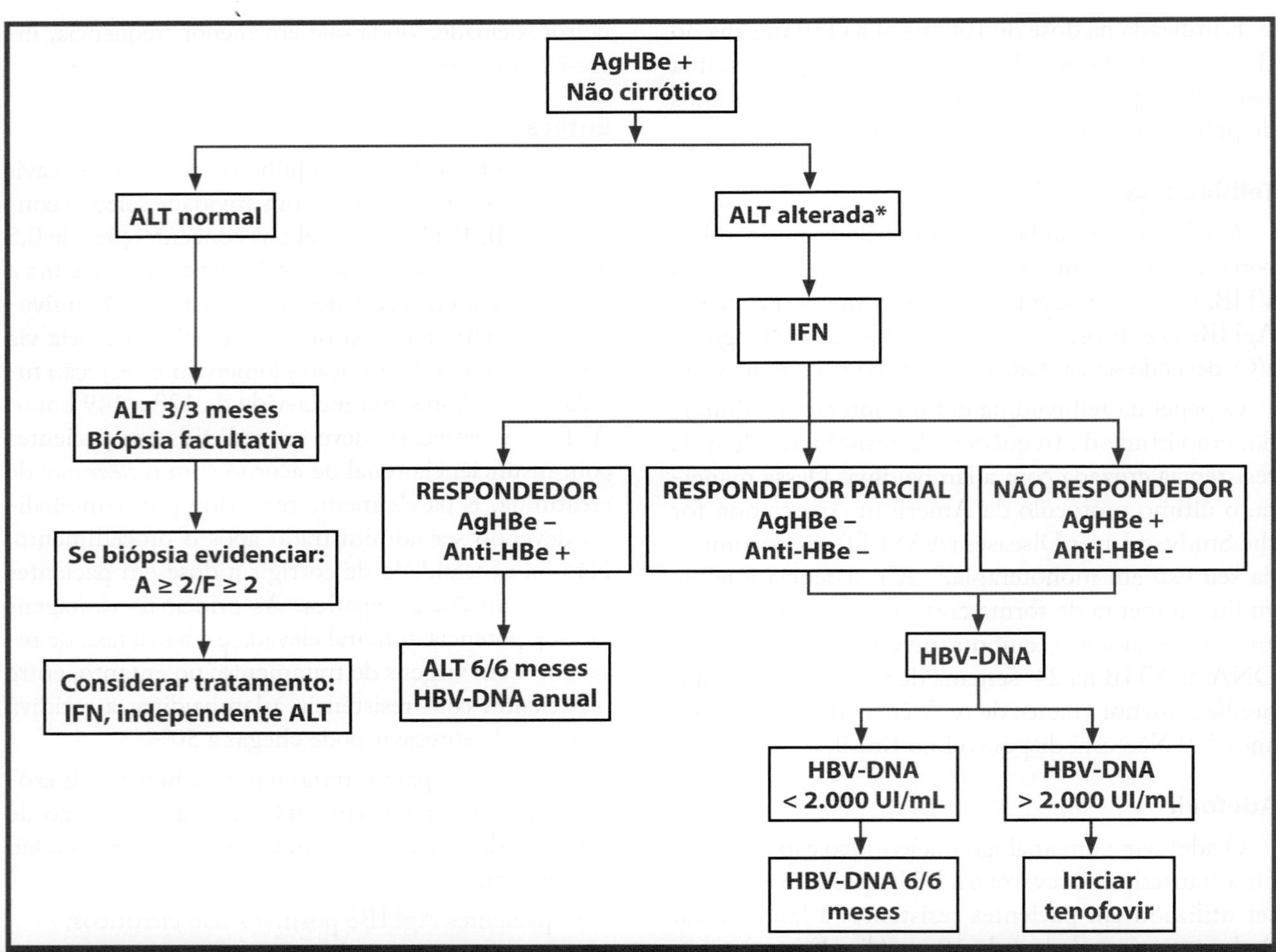

Figura 94.3 – Algoritmo para o tratamento da hepatite B crônica, AgHBe positivo, paciente não cirrótico.
** Persistentemente alteradas (> 12 semanas).*
Fonte: Ministério da Saúde, 2011.[47]

hepatite aguda grave devem ser avaliados para o transplante hepático[49] e podem se beneficiar do uso de antivirais orais. A droga mais utilizada é a lamivudina, porém, o entecavir e o tenofovir devem ser fortemente considerados, o tempo de tratamento não é bem estabelecido, porém, recomenda-se pelo menos 3 meses após a seroconversão para anti-HBs ou 12 meses após a seroconversão para anti-HBe sem perda do AgHBs.

CONDUTAS GERAIS

Entre as condutas gerais, vale a pena ressaltar que a hepatite crônica B é uma doença de notificação compulsória, e o preenchimento do documento Sinan deve ser realizado ao identificar algum marcador sorológico para o VHB.

Ainda é importante lembrar que o VHB, por estar presente em qualquer fluido orgânico, é facilmente transmitido do paciente aos seus contactantes. Já foi demonstrada a importância do rastreamento familiar.[50] É importante ter em mente que o rastreamento deve incluir o cônjuge ou parceiro e filhos, assim como irmãos e pais. Se os pais forem positivos, estender o rastreamento aos tios maternos ou paternos, conforme a sorologia indicar. Ao realizar o rastreamento, caso os marcadores virais sejam negativos, proceder à imunização dos contactantes (ver item Imunização, a seguir).

Considerando que a hepatite A em portadores de hepatopatias crônicas pode ocasionar um quadro grave, deve-se imunizar esses pacientes contra o vírus da hepatite A. Outros agentes agressores também podem piorar progressão da hepatite crônica B, assim, o paciente deve ser instruído quanto à abstinência alcoólica e aos cuidados em relação ao uso de medicamentos potencialmente hepatotóxicos (principalmente AINH e antifúngicos, entre outros). Além disso, é fundamental orientar o

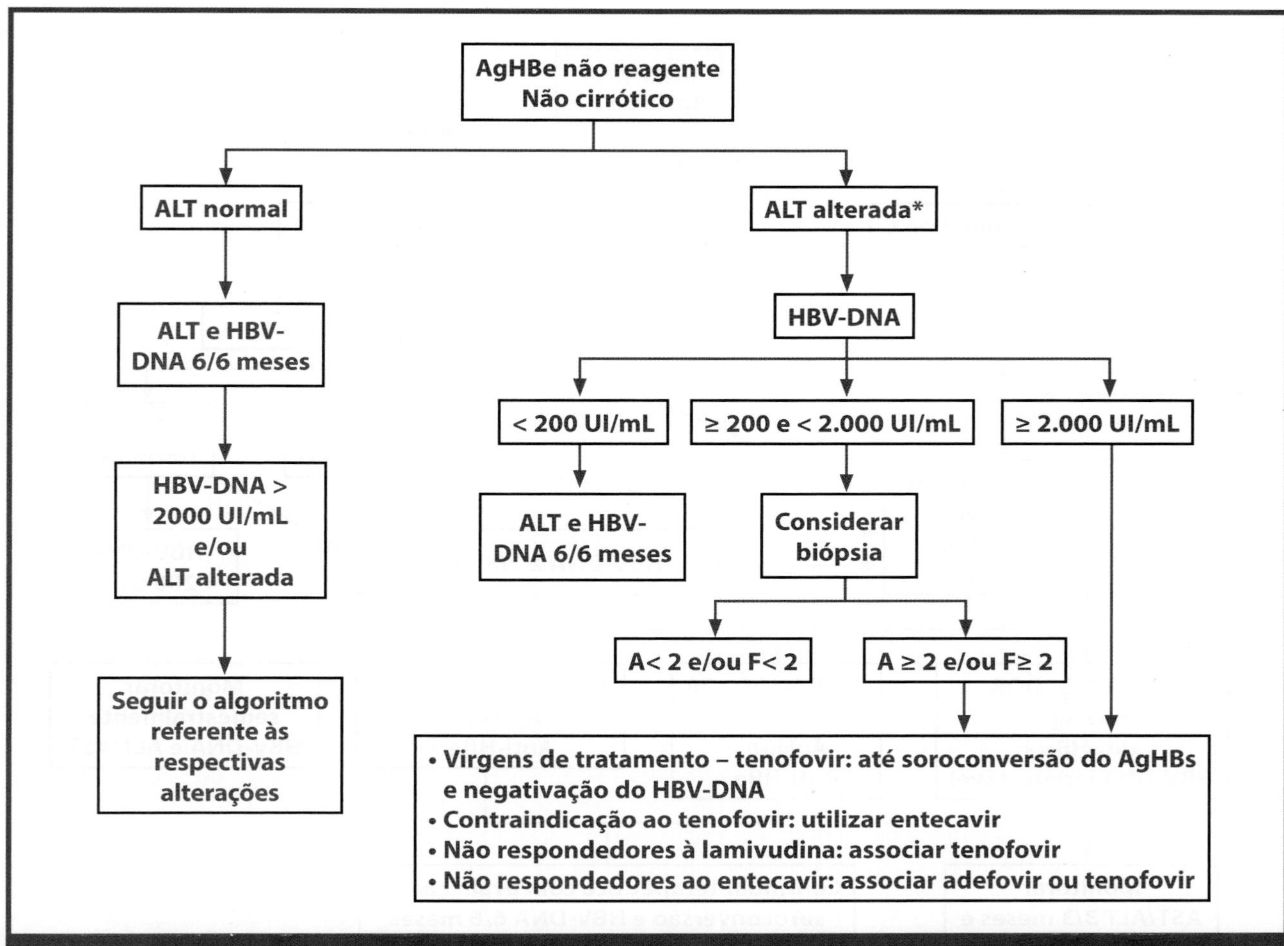

Figura 94.4 – Algoritmo para o tratamento da hepatite B crônica, AgHBe negativo, paciente não cirrótico.
** Persistentemente alteradas (> 12 semanas).*
Fonte: Ministério da Saúde, 2011.[47]

paciente a manter um peso ideal e, caso apresente comorbidades, obter o bom controle de doenças, como diabete melito e dislipidemias.

Caso o paciente inicie terapia antiviral oral, é preciso orientá-lo sobre a aderência à medicação e estar alerta quanto ao fornecimento contínuo dos medicamentos pela farmácia da rede pública.

Por fim, deve-se manter em mente o risco para hepatocarcinoma e seu rastreio conforme os fatores de risco individuais.

GESTAÇÃO E HEPATITE B

Pacientes com hepatite crônica AgHBe positivas têm 90% de chance de transmitir o VHB para seus filhos,[51] sendo que os dois maiores fatores de risco são a carga viral e a taxa de replicação elevadas.[52,53]

Em geral, pacientes portadoras da hepatite B aguda sem indicação de tratamento formal não têm necessidade de introdução de antivirais por causa de gravidez, exceto se evidência de falência aguda.[54]

A profilaxia-padrão nos Estados Unidos para diminuir a chance de transmissão consiste na administração de imunoglobulina (HBIG) na criança até 12 horas do nascimento e vacinação-padrão contra VHB, sendo que a primeira dose deve ser aplicada também nas primeiras horas de vida, e a última, até o 9º mês,[55,56] ainda assim, 10 a 15% das crianças terão hepatite B, devendo o tratamento com drogas orais ser considerado nas grávidas com alta carga viral e/ou doença ativa.

Diante dessas consideráveis taxas de transmissão vertical, foram feitos vários estudos com uso de antivirais (Tabela 94.2) no terceiro trimestre de gestação, os quais mostraram benefício na redução da transmissão e na segurança no uso das drogas.[57-59]

Se a indicação do início do tratamento foi carga viral elevada ou doença ativa, ele pode ser continua-

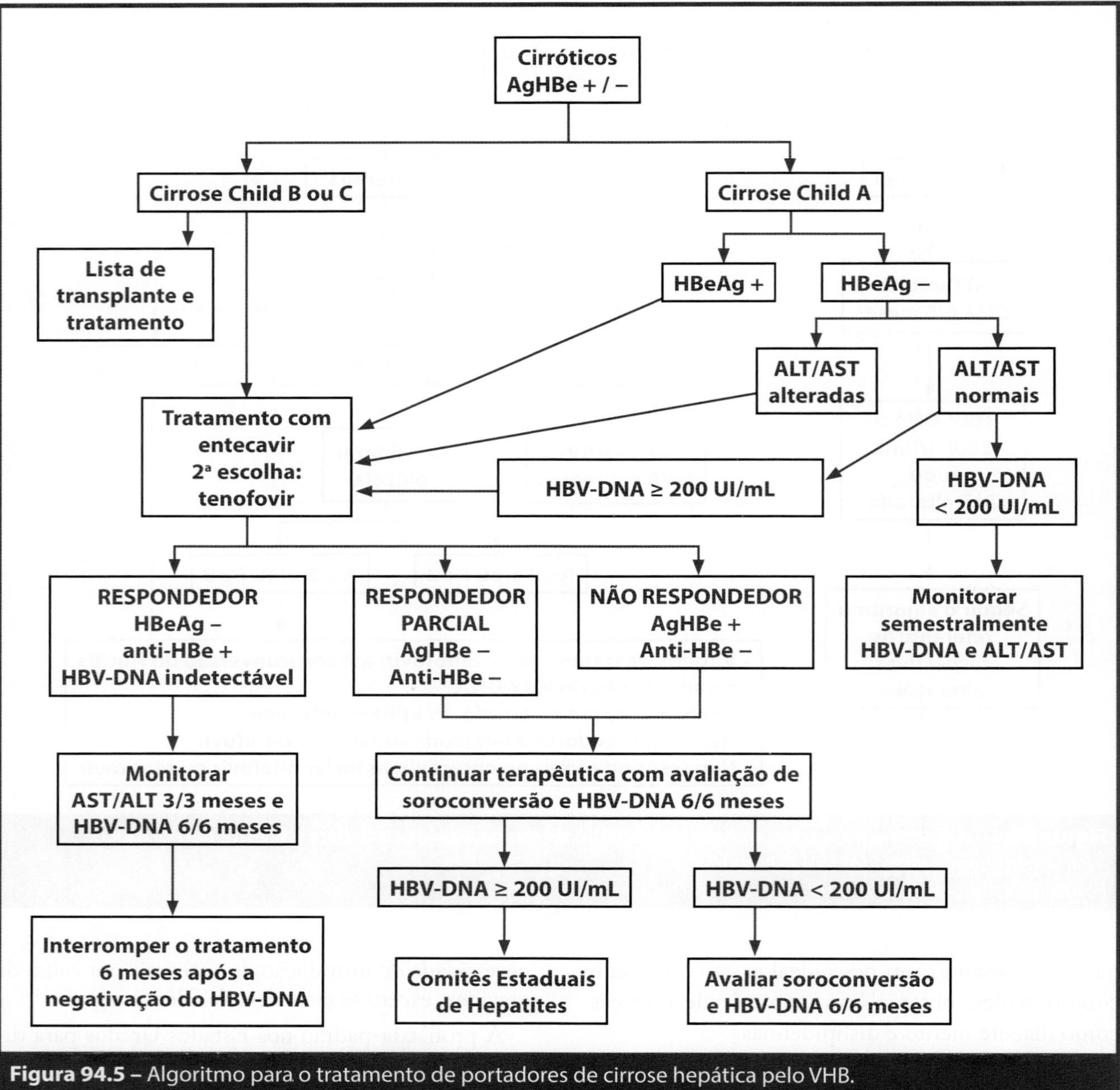

Figura 94.5 – Algoritmo para o tratamento de portadores de cirrose hepática pelo VHB.
Fonte: Ministério da Saúde, 2011.[47]

Tabela 94.2 – Análogos nucleos(t)ídeos e categorias de risco na gravidez, de acordo com o FDA

Medicamento	Categoria
Telbivudina	B
Tenofovir	B
Lamivudina	C
Entecavir	C
Adefovir	C
Interferon peguilhado	C

do conforme as indicações formais. Se a indicação foi apenas diminuir a transmissão vertical, o tratamento pode ser suspenso em caso de amamentação. O monitoramento materno é necessário por pelo menos seis meses após o parto, especialmente em pacientes com AgHBe positivo e naquelas que interromperam o uso das drogas antivirais.[60]

IMUNIZAÇÃO CONTRA O VHB

A imunização é o mecanismo mais eficaz para prevenir a infecção pelo VHB. Oferece mais de 95% de proteção contra o desenvolvimento de infecção crônica e determina redução da prevalência em países onde a vacinação é implantada.[2] A falha nos programas de vacinação para indivíduos com fatores de risco resultou na recomendação e implantação da vacina contra a hepatite B nos esquemas de rotina para as crianças.[1]

A partir de 1982, quando a vacinação se tornou comercialmente disponível, foi reconhecida como o método mais eficaz para a prevenção contra a infecção pelo VHB. A implantação de programas de vacinação em massa, recomendados pela Organização Mundial da Saúde (OMS) desde 1991, reduziu drasticamente a incidência da infecção pelo VHB em recém-nascidos, crianças e adolescentes.[1] Nos Estados Unidos, por exemplo, a incidência de hepatite aguda B diminuiu 67% entre todos os grupos etários e, nas pessoas abaixo de 20 anos, a incidência reduziu em 89%.[61]

No Brasil, a vacinação iniciou-se em 1988 na Amazônia, área de alta endemicidade. Fonseca, em 2002, descreveu os efeitos benéficos do programa de vacinação na região de Labrea, onde a prevalência do AgHBs teve redução de 20 para 3,5% em 12 anos.[62]

Apesar da imunização, sabe-se que 5 a 10% dos adultos saudáveis submetidos ao esquema preconizado (três doses) falham em produzir níveis suficientes de anticorpos (anti-HBs), os quais são considerados não respondedores.[63] Por outro lado, naqueles pacientes nos quais houve a produção de anticorpos, o desaparecimento do anti-HBs não traduz perda de proteção. Estudos *in vitro* de linfócitos de sangue periférico de pessoas que perderam o anti-HBs demonstraram que a memória imunológica persiste, havendo resposta após o contato com o antígeno.[64] Zanetti et al. realizaram um estudo multicêntrico com 1.658 italianos que haviam sido vacinados quando crianças ou adolescentes e observaram que, 10 anos após a imunização, a maioria deles apresentava memória imunológica.[65] Dessa maneira, doses de reforço não estariam indicadas em pessoas previamente imunizadas.

IMUNOSSUPRIMIDOS

O uso de imunossupressores pode ocasionar reativação do VHB, mesmo nos pacientes com AgHBs negativos (anti-HBc positivo isolado ou com anti-HBs positivo). Geralmente, isso ocorre no momento da suspensão da imunossupressão e da recuperação do sistema imune. Os sintomas são variados, indo desde subclínicos até morte.[66-70]

Recomenda-se o uso de antivirais durante todo o período da imunossupressão e por mais 12 meses, afim de evitar tal reativação.[67] A droga mais utilizada é a lamivudina, porém, por causa da chance considerável de resistência com o uso prolongado, indica-se o uso de drogas como o entecavir e o tenofovir em casos de imunossupressão por mais de seis meses.[68] Nos casos de transplante hepático, o uso de HBIG reduz a recorrência para 0 a 11%.[69] Em pacientes com doença inflamatória intestinal, o uso de imunobiológicos e imunossupressores não mostrou taxas elevadas de reativação em pacientes AgHBs negativos, devendo ser mantido o monitoramento com transaminases a cada 3 meses e, se necessário, a carga viral.[70]

REFERÊNCIAS

1. Lavanchy D. Hepatitis B virus epidemiology, disease burden, treatment, and current and emerging prevention and control measures. J Viral Hepat. 2004; 11(2): 97-107.
2. World Health Organization (WHO). Hepatitis B. Geneva: WHO Fact Sheet n. 2004. Available from: http://who.int/mediacentre/factshets/fs204/en; acessado em: 16 de maio de 2016.
3. Lozano R, Naghavi M, Foreman K, Lim S, Shibuya K, Aboyans V et al. Global and regional mortality from 235 causes of death for 20 age groups in 1990 and 2010: a systematic analysis for the Global Burden of Disease Study 2010. Lancet. 2012; 380:2095-128.
4. Ott JJ, Stevens GA, Groeger J, Wiersma ST. Global epidemiology of hepatitis B virus infection: New estimates of age-specific HBsAg seroprevalence and endemicity. Vaccine. 2012; 30(12):2212-9.
5. Blumberg BS. Hepatitis B virus, the vaccine, and the control of primary cancer of the liver. Proc Natl Acad Sci USA. 1997; 94(14):7121-5.
6. Ganem D, Prince AM. Hepatitis B virus infection--natural history and clinical consequences. N Engl J Med. 2004; 350(11):1118-29.
7. Lee WM. Hepatitis B virus infection. N Engl J Med. 1997; 337(24):1733-45.
8. Lok AS, McMahon BJ, Practice Guidelines Committee, American Association for the Study of Liver Diseases. Chronic hepatitis B. Hepatology. 2001; 34:1225-41.
9. Tonetto PA, Gonçales NS, Fais VC, Vigani AG, Gonçales ES, Feltrin A et al. Hepatitis B virus: molecular genotypes and HBeAg serological status among HBV-infected patients in the southeast of Brazil. BMC Infect Dis. 2009; 9:149.
10. Okamoto H, Tsuda F, Sakugawa H, Sastrosoewignjo RI, Imai M, Miyakawa Y et al. Typing hepatitis B virus by homology in nucleotide sequence: comparison of surface antigen subtypes. J Gen Virol. 1988; 69(Pt 10):2575-83.
11. Norder H, Hammas B, Löfdahl S, Courouсé AM, Magnius LO. Comparison of the amino acid sequences of nine different serotypes of hepatitis B surface antigen and genomic classification of the corresponding hepatitis B virus strains. J Gen Virol. 1992; 73(Pt 5):1201-8.
12. Shi YH. Correlation between hepatitis B virus genotypes and clinical outcomes. Jpn J Infect Dis. 2012; 65(6):476-82.

13. Kramvis A, Kew M, François G. Hepatitis B virus genotypes. Vaccine. 2005; 23:2409-23.
14. Kidd-Ljunggren K, Miyakawa Y, Kidd AH. Genetic variability in hepatitis B viruses. J Gen Virol. 2002; 83(Pt 6):1267-80.
15. Arauz-Ruiz P, Norder H, Visoná KA, Magnius LO. Molecular epidemiology of hepatitis B virus in Central America reflected in the genetic variability of the small S gene. J Infect Dis. 1997; 176(4):851-8.
16. Arauz-Ruiz P, Norder H, Robertson BH, Magnius LO. Genotype H: a new Amerindian genotype of hepatitis B virus revealed in Central America. J Gen Virol. 2002; 83(Pt 8):2059-73.
17. Carrilho FJ, Moraes CR, Pinho JR, Mello IM, Bertolini DA, Lemos MF et al. Hepatitis B virus infection in Haemodialysis Centres from Santa Catarina State, Southern Brazil. Predictive risk factors for infection and molecular epidemiology. BMC Public Health. 2004; 4:13.
18. Lyra AC, Pinho JR, Mello IM, Malta F, Gomes MM, Di Bisceglie AM. Distribution of hepatitis B virus (HBV) genotypes among patients with acute viral hepatitis. J Clin Gastroenterol. 2005; 39(1):81-2.
19. Sitnik R, Pinho JR, Bertolini DA, Bernardini AP, Da Silva LC, Carrilho FJ. Hepatitis B virus genotypes and precore and core mutants in Brazilian patients. J Clin Microbiol. 2004; 42(6):2455-60.
20. Araújo ES, Barone AA, Junior FL, Ferreira JS, Focaccia R. I consensus for the management and treatment of hepatitis B carried out by the Brazilian society of infectious diseases. Braz J Infect Dis. 2007; 11(1):2-5.
21. Aguilera Guirao A, Romero Yuste S, Regueiro BJ. Epidemiology and clinical manifestations of viral hepatitis. Enferm Infecc Microbiol Clin. 2006; 24(4):264-76.
22. Dehesa-Violante M, Nuñez-Nateras R. Epidemiology of hepatitis virus B and C. Arch Med Res. 2007; 38(6):606-11.
23. Bertoletti A, Ferrari C. Innate and adaptive immune responses in chronic hepatitis B virus infections: towards restoration of immune control of viral infection. Gut. 2012; 61(12):1754-64.
24. Lau DT, Bleibel W. Current status of antiviral therapy for hepatitis B. Therap Adv Gastroenterol. 2008; 1(1):61-75.
25. McMahon BJ. The natural history of chronic hepatitis B virus infection. Hepatology. 2009; 49(5 Suppl):S45-55.
26. Lok AS, McMahon BJ. Chronic hepatitis B: update 2009. Hepatology. 2009; 50(3):661-2.
27. Abbas Z, Elewaut A, Ferenci P, Isakov V, Khan A, Lim S et al. Hepatitis B. Journal of Clinical Gastroenterology, v. *in press* 2015.
28. Chan HL, Thompson A, Martinot-Peignoux M, Piratvisuth T, Cornberg M, Brunetto MR et al. Hepatitis B surface antigen quantification: why and how to use it in 2011 – a core group report. J Hepatol. 2011; 55(5):1121-31.
29. Nita ME, Alves VA, Carrilho FJ, Ono-Nita SK, Mello ES, Gama-Rodrigues JJ. Molecular aspects of hepatic carcinogenesis. Rev Inst Med Trop Sao Paulo. 2002; 44(1):39-48.
30. Villeneuve JP. The natural history of chronic hepatitis B virus infection. J Clin Virol. 2005; 34(Suppl 1):S139-42.
31. Keeffe EB, Dieterich DT, Han SH, Jacobson IM, Martin P, Schiff ER et al. A treatment algorithm for the management of chronic hepatitis B virus infection in the United States: an update: Clin Gastroenterol Hepatol. 2008; 4(8):936-62.
32. Silva LC, Granato CFH. Importância clínica dos marcadores virais. In: Silva LC. Hepatites agudas e crônicas. São Paulo: Sarvier, 1995. p.27-34.
33. Decker RH. Diagnosis of acute and chronic hepatitis B. In: Zuckerman AJ, Thomas HC (ed.). Viral hepatitis: Scientific bases and clinical management. 2.ed. London: Churchill Livingstone, 1998. p.201-15.
34. Ma H, Yang RF, Wei L. Quantitative serum HBsAg and HBeAg are strong predictors of sustained HBeAg seroconversion to pegylated interferon alfa-2b in HBeAg-positive patients. J Gastroenterol Hepatol. 2010; 25(9):1498-506.
35. Brunetto MR, Moriconi F, Bonino F, Lau GK, Farci P, Yurdaydin C et al. Hepatitis B virus surface antigen levels: a guide to sustained response to peginterferon alfa-2a in HBeAg-negative chronic hepatitis B. Hepatology. 2009; 49(4):1141-50.
36. Manolakopoulos S, Triantos C, Theodoropoulos J, Vlachogiannakos J, Kougioumtzan A, Papatheodoridis G et al. Antiviral therapy reduces portal pressure in patients with cirrhosis due to HBeAg-negative chronic hepatitis B and significant portal hypertension. J Hepatol. 2009; 51(3):468-74.
37. Marcellin P, Gane E, Buti M, Afdhal N, Sievert W, Jacobson IM et al. Regression of cirrhosis during treatment with tenofovir disoproxil fumarate for chronic hepatitis B: a 5-year open-label follow-up study. Lancet. 2013; 381(9865):468-75.
38. Hoofnagle JH, Di Bisceglie AM, Waggoner JG, Park Y. Interferon alfa for patients with clinically apparent cirrhosis due to chronic hepatitis B. Gastroenterology. 2013; 104(4):1116-21.
39. Perrillo R, Tamburro C, Regenstein F, Balart L, Bodenheimer H, Silva M. Low-dose, titratable interferon alfa in decompensated liver disease caused by chronic infection with hepatitis B virus. Gastroenterology. 1995; 109(3):908-16.
40. Buster EH, Hansen BE, Lau GK, Piratvisuth T, Zeuzem S, Steyerberg EW et al. Factors that predict response of patients with hepatitis B e antigen-positive chronic hepatitis B to peginterferon-alfa. Gastroenterology. 2009; 137(6):2002-9.
41. Lok AS, McMahon BJ. Chronic hepatitis B. Hepatology. 2007; 45(2):507-39.
42. Amarapurkar DN. Telbivudine: a new treatment for chronic hepatitis B. World J Gastroenterol. 2007; 13(46):6150-5.
43. Zeuzem S, Gane E, Liaw YF, Lim SG, DiBisceglie A, Buti M et al. Baseline characteristics and early on-treatment response predict the outcomes of 2 years of telbivudine treatment of chronic hepatitis B. J Hepatol. 2009; 51(1):11-20.
44. Marcellin P, Chang TT, Lim SG, Sievert W, Tong M, Arterburn S. Long-term efficacy and safety of adefovir dipivoxil for the treatment of hepatitis B e antigen-positive chronic hepatitis B. Hepatology. 2008; 48(3):750-8.
45. Tanaka M, Suzuki F, Seko Y, Hara T, Kawamura Y, Sezaki H et al. Renal dysfunction and hypophosphatemia during long-term lamivudine plus adefovir dipivoxil therapy in patients with chronic hepatitis B. J Gastroenterol. 2014; 49(3): 470-80.
46. Tenney DJ, Rose RE, Baldick CJ, Pokornowski KA, Eggers BJ, Fang J et al. Long-term monitoring shows hepatitis B virus resistance to entecavir in nucleoside-naive patients

is rare through 5 years of therapy. Hepatology. 2009; 49(5):1503-14.

47. Brasil. Ministério da Saúde. Secretaria de Vigilância em Saúde. Departamento de DST. Protocolo clínico e diretrizes terapêuticas para o tratamento da hepatite viral crônica B e coinfecções. In: MD Saúde (ed.). Brasília: Ministério da Saúde. Secretaria de Vigilância em Saúde. Departamento de DST, Aids e hepatites virais, 2011.
48. Tassopoulos NC, Papaevangelou GJ, Sjogren MH, Roumeliotou-Karayannis A, Gerin JL, Purcell RH. Natural history of acute hepatitis B surface antigen-positive hepatitis in Greek adults. Gastroenterology. 1987; 92(6):1844-50.
49. Tillmann HL, Hadem J, Leifeld L, Zachou K, Canbay A, Eisenbach C et al. Safety and efficacy of lamivudine in patients with severe acute or fulminant hepatitis B, a multicenter experience. J Viral Hepat. 2006; 13(4):256-63.
50. European Association For The Study Of The Liver. EASL clinical practice guidelines: Management of chronic hepatitis B virus infection. J Hepatol. 2012; 57(1):167-85.
51. Ono-Nita SK, Carrilho FJ, Cardoso RA, Nita ME, Silva LC. Searching for chronic hepatitis B patients in a low prevalence area – role of racial origin. BMC Fam Pract. 2004; 5:7.
52. Dyson JK, Waller J, Turley A, Michael E, Moses S, Valappil M et al. Hepatitis B in pregnancy. Frontline Gastroenterol. 2014; 5:111-7.
53. Chen HL, Lin LH, Hu FC, Lee JT, Lin WT, Yang YJ. Effects of maternal screening and universal immunization to prevent mother-to-infant transmission of HBV. Gastroenterology. 2012; 142(4):773-781.e2.
54. Thompson ND, Perz JF, Moorman AC, Holmberg SD. Nonhospital health care-associated hepatitis B and C virus transmission United States, 1998-2008. Ann Intern Med. 2009; 150(1):33-9.
55. Degertekin B, Lok AS. Indications for therapy in hepatitis B. Hepatology. 2009; 49(5 Supp):S129-37.
56. Barbara G, Zecchi L, Barbaro R, Cremon C, Bellacosa L, Marcellini M et al. Mucosal permeability and immune activation as potential therapeutic targets of probiotics in irritable bowel syndrome. J Clin Gastroenterol. 2012; 46 Suppl:S52-5.
57. Sarkar M, Terrault NA. Ending vertical transmission of hepatitis B: the third trimester intervention. Hepatology. 2014; 60(2):448-51.
58. Pan CQ, Mi LJ, Bunchorntavakul C, Karsdon J, Huang WM, Singhvi G. Tenofovir disoproxil fumarate for prevention of vertical transmission of hepatitis B virus infection by highly viremic pregnant women: a case series. Dig Dis Sci. 2012; 57(9):2423-9.
59. Han GR, Cao MK, Zhao W, Jiang HX, Wang CM, Bai SF. A prospective and open-label study for the efficacy and safety of telbivudine in pregnancy for the prevention of perinatal transmission of hepatitis B virus infection. J Hepatol. 2011; 55(6):1215-21.
60. van Zonneveld M, van Nunen AB, Niesters HG, de Man RA, Schalm SW, Janssen HL. Lamivudine treatment during pregnancy to prevent perinatal transmission of hepatitis B virus infection. J Viral Hepat. 2003; 10(4):294-7.
61. Chang ML, Liaw YF. Hepatitis B flares in chronic hepatitis B: pathogenesis, natural course, and management. J Hepatol. 2014; 61(6):1407-17.
62. Centers for Disease Control and Prevention (CDC). Incidence of acute hepatitis B – United States, 1990-2002. MMWR Morb Mortal Wkly Rep. 2004; 52(51-52):1252-4.
63. Fonseca JCF. HDV in Latin America. Rev Soc Bras Med Trop. 2002; 25:52-4.
64. Harpaz R, McMahon BJ, Margolis HS, Shapiro CN, Havron D, Carpenter G et al. Elimination of new chronic hepatitis B virus infections: results of the Alaska immunization program. J Infect Dis. 2000; 181(2):413-8.
65. Zanetti AR, Mariano A, Romanò L, D'Amelio R, Chironna M, Coppola RC. Long-term immunogenicity of hepatitis B vaccination and policy for booster: an Italian multicentre study. Lancet. 2005; 366:1379-84.
66. Banatvala J, Van Damme P, Oehen S. Lifelong protection against hepatitis B: the role of vaccine immunogenicity in immune memory. Vaccine. 2000; 19(7-8):877-85.
67. Perrillo RP. Acute flares in chronic hepatitis B: the natural and unnatural history of an immunologically mediated liver disease. Gastroenterology. 2001; 120(4):1009-22.
68. Rahier JF, Ben-Horin S, Chowers Y, Conlon C, De Munter P, D'Haens G. European evidence-based Consensus on the prevention, diagnosis and management of opportunistic infections in inflammatory bowel disease. J Crohns Colitis. 2009; 3:47-91.
69. Rapti IN, Hadziyannis SJ. Treatment of special populations with chronic hepatitis B infection. Expert Rev Gastroenterol Hepatol. 2011; 5(3):323-39.
70. Buchanan C, Tran TT. Current status of liver transplantation for hepatitis B virus. Clin Liver Dis. 2011; 15(4):753-64.

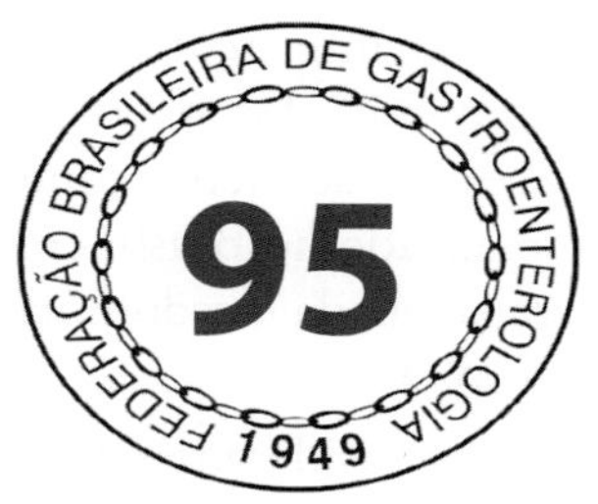

HEPATITE C

Angelo Alves de Mattos
Ângelo Zambam de Mattos

Quando foi avaliado o impacto das doenças hepáticas no Brasil, no âmbito do SUS,[1] por meio de um estudo observacional do tipo ecológico analítico, constatou-se que as doenças hepáticas ocupam o oitavo lugar no *ranking* nacional de mortalidade. As principais causas de óbito por doenças hepáticas são a cirrose hepática e a neoplasia maligna do fígado, sendo que provavelmente o vírus da hepatite C (VHC) é responsável por grande parte dos casos.

O VHC é membro da família *Flaviviridae* e único representante do gênero *Hepacivirus*, sendo composto por pequeno envelope, que contém RNA de fita única e de sentido positivo. Seu tamanho varia de 30 a 80 nm, e apresenta genoma de 9,6 kb, com único quadro de leitura aberta (*open reading frame* – ORF) entre duas regiões não traduzidas (*untranslated regions* – UTR) 5' e 3'. A UTR 5' contém um sítio de entrada ribossomal (*internal ribosomal entry site* – IRES) para iniciar a tradução; essa região é alvo da maioria dos testes de reação em cadeia de polimerase (*polymerase chain reaction* – PCR) comercializados.[2,3]

O VHC produz proteínas estruturais e não estruturais (*non-structural proteins* – NS) e circula no sangue em diversas formas: vírions ligados a lipoproteínas de baixa ou muito baixa densidade ("partículas lipovirais"), que parecem compor a fração infectante; vírions ligados a imunoglobulinas; e vírions livres. Além disso, partículas com propriedades de nucleocapsídios virais não envelopados também já foram encontradas no plasma.[2,3]

O VHC classifica-se em seis genótipos (designados pelos algarismos arábicos de 1 a 6) e em mais de 50 subtipos (designados por letras minúsculas); diferentes genótipos distribuem-se de maneira própria em cada região geográfica e também se relacionam à via de transmissão. Quasiespécies são sequências heterogêneas de VHC em um mesmo indivíduo, produto da alta taxa de mutação característica desse vírus; é possível que pessoas portadoras de maior número de mutações virais tenham pior resposta ao tratamento.[2,3]

A infecção crônica pelo VHC afeta aproximadamente 200 milhões de indivíduos no mundo, sendo a principal causa de cirrose, de falência hepática e de carcinoma hepatocelular (CHC) nos países ocidentais. Além disso, é responsável por 70% dos casos de hepatites crônicas no mundo todo. Dessa maneira, a infecção pelo VHC é atualmente considerada problema de saúde pública.[2,4]

No Brasil, inquérito epidemiológico de âmbito nacional, realizado pela Sociedade Brasileira de Hepatologia, apontou prevalência de 1,23% entre 1.173.406 doadores de sangue.[5] No entanto, dados da Organização Mundial da Saúde estimam que

2,5 a 4,9% da população em geral esteja infectada pelo VHC, podendo corresponder à existência de 3,9 a 7,6 milhões de portadores crônicos do vírus no Brasil.[3] Dados publicados recentemente em inquérito populacional realizado pelo Programa Nacional para a Prevenção e Controle das Hepatites Virais nas capitais do Brasil, com amostra de 20 mil indivíduos, revelaram prevalência de anti-HCV de 1,38%.[6]

Paralelamente a essa alta prevalência, a história natural da doença traz prognóstico sombrio ao paciente, uma vez que a maioria dos infectados progride para cronicidade, que pode ocasionar cirrose e CHC.[7]

A hepatite C aguda é costumeiramente assintomática. A cronificação da doença, inicialmente estimada em 80 a 90% dos casos, mais recentemente tem sido assumida em cerca de 50% deles. A eliminação viral após quadro agudo, impedindo cronificação, pode estar relacionada à imunidade do hospedeiro: ao aumento na expressão de genes ligados ao IFN-gama, à titulação de anticorpos neutralizantes após infecção aguda e aos elementos específicos da imunidade celular; certos genes não imunológicos, como alguns dos relacionados ao metabolismo lipídico, também parecem ter relação com a depuração viral.[2]

A evolução da doença para quadros avançados é lenta, e o grau de fibrose na primeira biópsia pode ser preditor da evolução para cirrose e suas complicações. Além disso, uma evolução mais célere da hepatopatia pode ocorrer em homens, pessoas com idade mais avançada quando da infecção, etilistas, coinfectados com o vírus da hepatite B (VHB) ou com o vírus da imunodeficiência humana (HIV), pacientes imunodeprimidos, bem como portadores de esteatose; é possível também que indivíduos contaminados por transfusões tenham pior prognóstico.[2]

Com base nos estudos realizados na década de 1990, pode-se formular um algoritmo da história natural da hepatite pelo VHC: a maioria dos pacientes infectados (50 a 85%) evolui para hepatite crônica, e até 20% deles poderão desenvolver cirrose após 2 a 3 décadas a partir do momento da infecção. Em cirróticos, o risco anual de desenvolver CHC varia de 1 a 4%.[8,9]

A via parenteral é a principal via de transmissão viral. Atualmente, com o advento dos marcadores sorológicos e de sua pesquisa nos hemocentros, a transmissão por transfusão de hemoderivados tem perdido importância. Por outro lado, o uso de drogas intravenosas tem ganhado importância como forma de infecção: até 90% dos usuários dessas substâncias contraem o vírus. Outros fatores de risco são: exposição ocupacional, hemodiálise, reutilização de equipamentos médicos contaminados e tatuagens. As transmissões vertical e sexual são menos comuns.[2] Vale destacar um estudo realizado no Brasil, em que hepatite aguda C está relacionada predominantemente a procedimentos hospitalares.[10]

Um dado de interesse a ser considerado refere-se à modificação da história natural da doença com o tratamento. Assim, podem-se considerar estudos referentes à regressão da cirrose quando do tratamento. Um desses estudos,[11] que considerava haver regressão quando ocorria uma diminuição ≥ 2 pontos na classificação de Metavir, ao avaliar 96 pacientes com cirrose Child A, observou uma resposta virológica sustentada (RVS) em 41% dos casos e, em 18 deles, regressão da fibrose (17 em pacientes com RVS e um com resposta bioquímica). No seguimento dessa coorte, 35% apresentaram pelo menos uma complicação, ao passo que nenhum paciente com regressão da cirrose as apresentou. De maneira semelhante, 23% morreram ou foram encaminhados a transplante, e esse desfecho não ocorreu com nenhum paciente em que houve regressão da fibrose. Assim, pacientes tratados para o VHC podem ter regressão da cirrose e melhor evolução.

A melhor evolução dos pacientes com cirrose tratados e com RVS tem sido demonstrada em alguns estudos,[12,13] em que fica clara a menor possibilidade de descompensação da doença, bem como de desenvolvimento de CHC.

A despeito desses resultados, pacientes cirróticos com RVS devem ser monitorados para detecção de eventuais complicações. Nas diretrizes publicadas em 2009 pela American Association for the Study of Liver Diseases (AASLD), já era enfatizado que CHC pode ocorrer após RVS, especialmente se houver cirrose.[14]

No que tange à recidiva do VHC após o tratamento, pode-se dizer que ela é muito infrequente. Poderia ser introduzido, então, o conceito de hepatite C oculta, em que há PCR-VHC negativa no soro e RNA do VHC no fígado ou em células mononucleares. Assim, recidiva tardia pode ocorrer em até 3% dos casos, mas fica inclusive a incerteza de ser uma recidiva real ou reinfecção. A persistência em células mononucleares é conflitante e poderia indicar depuração prolongada do vírus. A persistência no fígado pode chegar a 5% (replicação viral?; resíduos moleculares biológicos?). Na realidade, não se sabe o significado clínico desses achados, e a RVS, quando do tratamento, em regra, é considerada cura; no entanto, vigilância anual, por um período, é desejada.[15] Ressalte-se haver autores que relacionam hepatite C oculta à infectividade.[16]

Tendo em vista o mau prognóstico que os pacientes com VHC podem apresentar, é fundamental que não somente seu diagnóstico seja feito de maneira correta, mas também que se realize busca ativa na população considerada de risco. Inicialmente, solicita-se anti-HCV e, nos indivíduos em que o exame for positivo, deve-se confirmar o diagnóstico por PCR-VHC. A genotipagem do VHC deve ser realizada antes do início do tratamento, para sua planificação, bem como para estimar a probabilidade de resposta terapêutica. Nunca é demais enfatizar que todos os indivíduos infectados pelo VHC devem ser devidamente aconselhados sobre como evitar a transmissão do vírus para outras pessoas.[14]

Em regra, biópsia hepática deveria ser realizada, uma vez que, além de predizer o prognóstico do paciente, avalia atividade e estágio da doença, permitindo, assim, decisão mais acurada de realizar ou não o tratamento. Testes não invasivos para avaliar fibrose eram reservados a pacientes que não pudessem realizar biópsia hepática.[9] No entanto, atualmente, tem sido dada maior ênfase à realização de testes não invasivos. Ressalta-se, por outro lado, que recente análise de custo-efetividade sugere que uma estratégia de tratar todos os pacientes com VHC com os novos medicamentos disponíveis sem estadiar o grau de fibrose seria mais vantajosa que estratégias de tratar pacientes de acordo com grau de fibrose definido por biópsia hepática ou por testes não invasivos.[17] Embora esse estudo levante a ideia de não estadiar pacientes antes do tratamento, é necessário levar em consideração o fato de que foi desenvolvido segundo a realidade do Reino Unido e que seus resultados ainda deveriam ser validados em outros países, como o Brasil.

Por sua maior importância, este capítulo procura concentrar-se na hepatite C crônica, e não nos casos agudos, bem como tecer comentários terapêuticos fundamentalmente quanto aos pacientes virgens de tratamento (*naïve*) e com terapia interferon-*free*.

Segundo diretrizes da AASLD, quando a terapia-padrão ainda era considerada Peg-Interferon (PEGIFN) e ribavirina (RBV),[14] as indicações formais para tratamento do VHC estavam centradas nos pacientes com hepatite crônica (≥ F2) e naqueles com cirrose compensada.

Antes de iniciar tratamento de paciente com VHC, é importante que se faça pesquisa dos marcadores do vírus da hepatite A (VHA) e do vírus da hepatite B (VHB), para realizar profilaxia, quando necessário. Sabidamente, a coinfecção agrava doença hepática existente. No entanto, chama-se a atenção para o fato de que a resposta à vacina em pacientes com hepatopatia crônica não é a ideal. Assim, quando se avaliou a resposta à vacina para o VHB na hepatite crônica pelo VHC,[18] foi observada ausência de resposta em 44,7% dos casos (2,2% nos controles, $p < 0,05$), sendo menor a resposta no VHC-genótipo 1. Assim, é possível que essa população de pacientes deva ser vacinada com esquema semelhante ao utilizado em pacientes com imunossupressão.

A associação de interferon-alfa com ribavirina era o tratamento utilizado nos pacientes com hepatite crônica pelo VHC (HCVC). Dois grandes ensaios clínicos, dentre vários, consagraram a referida associação medicamentosa, com taxas de RVS, ou seja, ausência do RNA do VHC por seis meses após o final do tratamento, da ordem de 38 a 43%.[19,20] Quando se estuda o tratamento da hepatite C fora do contexto dos ensaios clínicos, avaliando os resultados da associação interferon convencional e ribavirina nos pacientes tratados, a taxa de RVS global é de 32% (20% para genótipo 1 e 40% para genótipos 2 e 3).[21]

Duas grandes revisões sistemáticas de ensaios randomizados[22,23] também apontam taxas de RVS menores, da ordem de 33 a 37%, no resultado do tratamento combinado com interferon convencional e ribavirina em pacientes virgens de tratamento.

A peguilação do interferon com uma molécula de polietilenoglicol resultou em incremento da resposta virológica, sendo maior quando essa droga é combinada à ribavirina. Dois trabalhos científicos foram determinantes para o emprego definitivo do PEGIFN na prática clínica. No primeiro, Manns et al.[24] observaram RVS de 54%, e, no segundo, Fried et al.[25] encontram RVS de 56%. Concluiu-se que o tratamento com PEGIFN era superior ao convencional, quando associado à ribavirina. Pela primeira vez nos estudos para tratamento do VHC, os resultados superaram 50%.

Hadziyannis et al.[26] publicaram resultados de outro grande estudo internacional e observaram que os tratamentos conduzidos por 48 semanas e com dose convencional de ribavirina produziram a maior taxa de RVS (63%). Estratificação dos resultados por genótipos revelou que os pacientes com genótipos 2 e 3 podiam ser tratados por apenas 24 semanas, quando do uso de PEGIFN e ribavirina.

No estudo de Fried et al.,[25] com PEGIFN e RBV, foi demonstrado de forma taxativa o valor preditivo da assim chamada "resposta virológica precoce" (RVP), definida como redução de pelo menos dois logaritmos (logs) na carga viral ou ausência de detecção do RNA do VHC na 12ª semana de tratamento: entre os pacientes que obtiveram RVP, 65% subsequentemente atingiram RVS, principalmente os que apresentaram RNA do VHC indetectável (75%), quando comparados aos que apenas apresentaram redução maior ou igual a 2 logs (32%). Em contraste, 97% dos pacientes que não obtiveram RVP não atingiram RVS. Pacientes com genótipo 1 que não atingissem RVP não responderiam à continuidade do tratamento, permitindo aos autores concluir que a medida da RVP era conveniente e custo-efetiva, uma vez que reduziria custos com as medicações e evitaria efeitos colaterais em pacientes que não teriam RVS. Nos pacientes com genótipos 2 e 3, essa estratégia não se mostrou custo-efetiva.

Quando se avaliaram os resultados do tratamento "na vida real" com PEGIFN e RBV em uma coorte de 323 pacientes com hepatite crônica pelo genótipo 1 do VHC,[27] observou-se RVS em 114 (35,3%) pacientes. A baixa resposta observada em estudos "de vida real" foi comentada ao enfatizar a diferença entre eficácia e efetividade,[28] e posteriormente documentada em grande estudo multicêntrico realizado (PROPHESYS).[29]

A baixa RVS obtida no tratamento "na vida real" nos faz refletir sobre a conduta a ser tomada nessa população de pacientes. Assim, ao seguir o que determina a PT SAS/MS n. 34, de 28/09/2007, quanto ao tipo de medicação a ser ofertada aos pacientes virgens de tratamento, poder-se-ia dizer que cerca de 60% dos pacientes tratados permanecerão com viremia positiva.

Um conceito introduzido é o referente à resposta virológica rápida (RVR), a qual é observada quando a PCR-VHC é negativa na quarta semana de tratamento. Ocorre em aproximadamente 15% dos pacientes com genótipo 1 do VHC e em 65% daqueles com genótipos 2 e 3. Esses pacientes são muito sensíveis ao tratamento.[30] Assim, sua determinação era recomendada em todos os pacientes em tratamento, já que se tratava de um importante fator preditivo de resposta, o que, eventualmente, auxiliava no manejo de pacientes considerados mais difíceis de tratar.

No que tange à cinética viral, ainda é de interesse salientar que, quanto mais tarde negativasse PCR, menor seria a chance de RVS.[31]

A portaria ministerial PT SVS/MS n. 221, de 13/07/2011, que se seguiu à anteriormente citada, recomendava, para VHC-genótipo 1, associação de PEGIFN e RBV, durante 48 a 72 semanas. Considerava a duração do tratamento de 72 semanas para pacientes com RVP parcial na semana 12 e RNA do VHC indetectável na semana 24. Nessa portaria, já era facultado o uso de PEGIFN e RBV para pacientes com VHC-genótipo 3 de tratamento mais difícil. A biópsia hepática tornou-se facultativa em determinadas situações.

Tratamento estendido para todos os pacientes com genótipo 1 do VHC (48 *versus* 72 semanas) não parece ser vantajoso, salvo em subgrupos de pacientes (respondedores lentos) com RNA do VHC positivo na semana 12, mas negativo na semana 24[32] ou naqueles com viremia detectável na semana 4.[33] A despeito de a conduta de tratar os respondedores lentos por 72 semanas ser sugerida nas diretrizes da AASLD,[14] não havia consenso relativo a esse procedimento.

Embora os últimos anos tenham favorecido sobremaneira os avanços terapêuticos no que tange ao vírus da hepatite C, ainda faltava muito para alcançar a terapia ideal. Assim, permanecia uma cruzada para obter drogas que trouxessem relação de risco e custo-benefício mais saudável.[34]

Essa inquietação começou a ser atendida com a introdução dos *direct-acting antivirals* (DAAs) de primeira geração, em 2011, trazendo nova perspectiva no tratamento dos pacientes com VHC-genótipo 1.[35-39]

Telaprevir e boceprevir são inibidores de proteases (IP) da porção não estrutural da serina (NS3/4) e os primeiros DAAs aprovados para uso nos Estados Unidos e na União Europeia, marcando uma nova era no tratamento do VHC. Os dois DAAs interrompem a replicação viral ao inibir a protease NS3/4, que é requerida para processamento da poliproteína do VHC.[40] Embora os IP sejam potentes agentes antivirais, devem ser administrados em combinação com PEGIFN e RBV para prevenir seleção de variantes virais resistentes.[41,42]

O telaprevir[43] proporcionou RVS em 72 a 75% dos casos, e o boceprevir,[44] em 63 a 75%. No entanto, os dois tratamentos são de difícil realização, o que dificulta aderência por parte dos pacientes e causam frequentemente efeitos colaterais, por vezes graves.

Considerando a maior RVS obtida com esses fármacos, os *guidelines* da AASLD,[45] da European Association for the Study of the Liver (EASL)[46] e da Asociación Latinoamericana para el Estudio del Hígado (ALEH),[47] estabeleceram como padrão a terapia tríplice nos pacientes com VHC-genótipo 1. No Brasil, a dispensação de tais medicamentos foi regulada por duas portarias ministeriais publicadas em 2013 e ainda vigentes quando da realização deste capítulo.

Entretanto, os efeitos colaterais observados com esses medicamentos, principalmente nos pacientes com fibrose avançada, em muito desestimularam o seu uso. Essa problemática ficou mais transparente após os resultados do CUPIC, um estudo de "vida real" em pacientes com cirrose, em que, além de menor RVS do que aquela referida nos estudos de registro, foram demonstrados efeitos colaterais de monta, por vezes, fatais.[48]

Ressaltem-se também as importantes interações medicamentosas desses medicamentos, bem como a potencialidade de causar mutações de resistência, trazendo incertezas no tratamento com as novas drogas que estavam sendo avaliadas.[49]

Estudos mostram que menos de 20% dos pacientes diagnosticados com VHC são tratados com esses medicamentos.[50,51]

Diante dessas incertezas e da expectativa de novas drogas em curto prazo, estabeleceu-se um dilema (tratar agora ou postergar o tratamento?). Em artigo publicado recentemente, procurou-se responder essa questão.[52]

De modo surpreendente, quase revolucionário, uma plêiade de novos DAAs foi desenvolvida e rapidamente aprovada para utilização clínica. Algumas dessas novas drogas muito se aproximam das características ideais a serem alcançadas, quais sejam: elevada potência, cobertura pangenotípica, alta barreira genética, boa segurança e tolerabilidade, curta duração do tratamento, vida média adequada e baixo impacto do número dos comprimidos, baixa interação medicamentosa e custo acessível do tratamento.[53]

Assim, em fins de 2013, foram aprovados pelo Food and Drug Administration (FDA) dois novos DAAs, o sofosbuvir e o simeprevir. Na União Europeia, em 2014, as duas drogas foram aprovadas, ressaltando que a Agência Europeia de Medicamentos (EMA) também aprovou o daclatasvir.

O sofosbuvir é um análogo nucleotídeo, inibidor da polimerase NS5B, pangenotípico, de alta barreira genética, com excelente perfil de segurança, que, em estudo de fase III, avaliando predominantemente pacientes com VHC-genótipo 1, virgens de tratamento, apresentou RVS de 90% em 12 semanas (estudo NEUTRINO, em combinação com PEGIFN e RBV) e RVS de 67% em pacientes com VHC-genótipo 2/3 em associação com RBV por 12 semanas (estudo FISSION).[54] Em outro estudo fase III, quando associado à RBV por 12 semanas, em pacientes experimentados com VHC-genótipo 2/3, observou-se RVS de 73% (estudo FUSION).[55]

Simeprevir é inibidor específico da serino-protease NS3/4 A de segunda geração, de potência média e de razoável barreira genética, atuando especificamente no genótipo 1. Essa droga foi inicialmente avaliada com PEGIFN e RBV em dois *trials* fase III (QUEST-1, QUEST-2),[56,57] com RVS ao redor de 80%. No genótipo 1a, RVS era boa desde que não houvesse substituição Q80K na sequência da protease NS3.

Daclatasvir é inibidor de polimerase do complexo de replicação VHC NS5A, de alta potência, pangenotípico, porém, de baixa barreira genética. Tem bom perfil de segurança. Quando utilizado com PEGIFN e RBV, em estudo de fase II, em pacientes com VHC-genótipo 1, mostrou-se bastante eficaz.[58]

A partir deste e de outros estudos, foi publicado um *guideline* da AASLD e da Infectious Diseases Society of America (IDSA), seguido de outro, publicado em abril de 2014 pela EASL, em que é enfatizada a importância dessas novas drogas a despeito de ainda haver priorização da terapia concomitante com PEGIFN e RBV, principalmente nos pacientes com VHC-genótipo 1, uma vez que, nos genótipos 2 e 3, já ficava claro o papel da terapia interferon-*free*, enfatizando o papel do sofosbuvir associado à ribavirina.

Posteriormente, novas drogas foram avaliadas, e o FDA também aprovou, para tratamento do VHC, combinação ledipasvir/sofosbuvir e combinação do paritaprevir/ritonavir/ombitasvir com o dasabuvir, sendo que, em 2015, essas medicações também foram aprovadas pela EMA.

Ledipasvir é inibidor de polimerase NS5A de alta potência e baixa barreira genética e deve ser utilizado em combinação com sofosbuvir. Está indicado para pacientes com VHC-genótipo 1.[53,59]

Paritaprevir é inibidor de protease NS3-4 A (potencializado pelo ritonavir); o ombitasvir é inibidor de polimerase NS5-A e dasabuvir é inibidor não nucleosídeo de polimerase NS5-B. Essa combinação de fármacos está indicada para pacientes com VHC-genótipo 1.[53,59]

Importante salientar que, com os novos medicamentos até este momento aprovados e com suas combinações, em regra, consegue-se RVS superior a 90% e, curiosamente, menor efetividade atualmente parece recair sobre pacientes com VHC-genótipo 3.[60]

Em janeiro de 2015, houve uma atualização dos *guidelines* da AASLD/IDSA e, em abril, foram atualizados os *guidelines* da EASL, incorporando-se essas drogas.

Dentre essas novas medicações, até a presente data (maio de 2015), foram aprovados pela Agência Nacional de Vigilância Sanitária (Anvisa) os fármacos que seguem: daclatasvir, simeprevir, sofosbuvir e, por último, a combinação do paritaprevir/ritonavir/ombitasvir com o dasabuvir, sendo que somente os três primeiros foram apreciados pela Comissão Nacional de Incorporação de Tecnologias (Conitec).

Por entender que, em um primeiro momento, serão disponibilizados o daclatasvir, o simeprevir e o sofosbuvir, serão feitos alguns comentários em relação a essas medicações no tratamento interferon-*free* dos pacientes com VHC, seguindo as recomendações da AASLD/IDSA e da EMA.

As recomendações da AASLD/IDSA podem ser avaliadas em sua integralidade no site *http://www.hcvguidelines.org/*,[61] uma vez que elas não são publicadas em um periódico por sofrerem atualizações periódicas. As da EASL foram recentemente publicas no *Journal of Hepatology*.[62] Como consideração geral, entre os dois *guidelines*, podemos dizer que o da AASLD/IDSA é menos liberal, baseando-se fundamentalmente nas novas drogas e nas formulações interferon-*free*.

Nos *guidelines* da AASLD/IDSA, no tratamento da infecção em pacientes não experimentados do genótipo 1, as três opções a seguir são consideradas de eficácia similar. No genótipo 1a, propõe-se uso de ledipasvir/sofosbuvir por 12 semanas; paritaprevir/ritonavir/ombitasvir com dasabuvir (com RBV) por 12 semanas (24 semanas na cirrose); e sofosbuvir (400 mg) mais simeprevir (150 mg) com ou sem RBV por 12 semanas (24 semanas na cirrose). No genótipo 1b, as propostas são semelhantes, com pequenas diferenças: ledipasvir/sofosbuvir por 12 semanas; ou paritaprevir/ritonavir/ombitasvir com dasabuvir por 12 semanas; ou sofosbuvir (400 mg) com simeprevir (150 mg) por 12 semanas (24 semanas na cirrose).

A utilização de simeprevir com sofosbuvir com ou sem RBV no genótipo 1 teve como base o *trial* clínico de fase II (COSMOS).[63] Nesse estudo, uma coorte de 80 pacientes respondedores nulos F0 a F2 e outra de 87 pacientes *naïve* ou respondedores nulos F3 e F4 foram avaliadas em um desenho de quatro braços (12 × 24 semanas e com ou sem RBV). RVS de 12 semanas variou de 79,3 a 100%. Tendo em vista o pequeno número de pacientes, não foi demonstrado benefício claro na extensão do tratamento para 24 semanas e no uso de RBV. Existem estudos fase III em andamento e/ou não publicados (NCT02114151; OPTIMIST). Dois estudos de "vida real" estão em andamento nos Estados Unidos com essa associação de medicamentos. Os dois mostraram que as drogas são seguras e produzem boa RVS. Por enquanto, ainda não foram conclusivos em relação ao uso da RBV. No *trial* TARGET, RVS de 4 semanas global foi de 89%,[64] e, no *trial* TRIO, RVS de 12 semanas foi de 83%.[65]

Quando avaliamos os *guidelines* da EASL, no que tange ao genótipo 1, considerando somente as opções interferon *free*, observamos que as três propostas da AASLD/IDSA são também preconizadas, com pequenas variações. Soma-se, no entanto, mais uma proposta terapêutica, ou seja, a utilização do sofosbuvir (400 mg) associado ao daclatasvir (60 mg) por 12 semanas. Sugere-se a utilização de RBV nos pacientes com cirrose ou, naqueles que tenham alguma contra-indicação para o seu uso, a extensão do tratamento para 24 semanas.

A utilização da associação de daclatasvir com sofosbuvir com ou sem RBV em pacientes virgens ou não de tratamento foi avaliada em estudo aberto com 211 pacientes,[66] em que RVS de 12 semanas foi superior a 95%, tanto no VHC com genótipo 1a quanto no 1b. Recentemente, foi apresentado estudo de "vida real" dessa combinação de drogas, com ou sem RBV,[67] com 409 pacientes, 78% com cirrose (9% descompensada) e 75% experimentados. RVS de 4 semanas com 12 semanas de tratamento foi de 85,2%, e a de 24 semanas, de 95,1%. Quando avaliado o papel da RBV, RVS de 4 semanas com 12 semanas de tratamento com RBV foi de 100%, e com 24 semanas, de 98,7%. Fatores associados à resposta avaliados foram uso de RBV, duração do tratamento, fato de o paciente ser *naïve*, ter cirrose, de a cirrose estar descompensada, do nível de carga viral e de haver bilirrubina maior ou igual a 2,1 mg/dL.

Quanto ao tratamento da infecção em pacientes não experimentados com VHC do genótipo 2, a AASLD/IDSA indica utilização de sofosbuvir mais RBV por 12 semanas (16 semanas na cirrose). A fundamentação para utilização dessa combinação de medicamentos é baseada em estudos de fase III: FISSION;[54] POSITRON;[55] e VALENCE.[68] Avaliando os três *trials*, foi obtida RVS de 94% (201/214 pacientes).

A EASL aventa também a possibilidade de estender para 20 semanas o tratamento nos pacientes com cirrose. Com base no estudo de fase II de Sulkowski et al.,[66] preconiza-se utilização de daclatasvir com sofosbuvir nos pacientes que falharem à opção anterior.

Pacientes com VHC-genótipo 3 são atualmente o maior desafio para o hepatologista. A AASLD/IDSA indica utilização de sofosbuvir mais RBV por 24 semanas. Aqui é a única vez em que aparece a sugestão alternativa do uso desse esquema com a adição de PEGIFN, quando, então, o tratamento poderia ser realizado por período mais curto, ou seja, 12 semanas. Utilização de sofosbuvir e RBV por 24 semanas encontra apoio no estudo VALENCE,[68] quando foi obtida RVS global de 84% (93% em pacientes *naïve*). O estudo ELECTRON[69] forneceu subsídios para a associação sofosbuvir, RBV e PEGIFN por 12 semanas. Da mesma maneira, estudo BOSON[70] sugere ser esta a melhor opção em pacientes difíceis de tratar.

EASL, além dos tratamentos anteriores, aventa possibilidade da utilização da associação do daclatasvir com sofosbuvir por 12 semanas (na cirrose, 24 semanas com RBV).[62] A utilização da combinação daclatasvir com sofusbuvir por 12 semanas foi avaliada em estudo fase III (ALLY-3),[71] com pacientes *naïve* (n=101) ou experimentados (n=51), tendo sido observada RVS de 12 semanas de 90% (*naïve*) e de 86% (experimentados). RVS de 12 semanas foi de 96% em não cirróticos e de 63% na presença de cirrose. Espera-se avaliação adicional para otimizar a RVS na cirrose.

Na "vida real", Hezode et al.,[72] em estudo em andamento, com mais de 600 pacientes incluídos, observaram RVS de 4 semanas na cirrose, com 12 semanas de tratamento, de 76% e, com 24 semanas, de 88%. Na ausência de cirrose, a RVS de 4 semanas foi de 92 e 83%, respectivamente.

Em linhas gerais, a proposta do tratamento em pacientes experimentados é semelhante à dos *naïve*, com pequenas variações.

Apesar dos avanços terapêuticos descritos, há de se destacar o estudo que avalia o impacto futuro do tratamento do VHC para 2020, utilizando um modelo de Markov modificado.[73] Nesse estudo, destaca-se o pequeno impacto do tratamento nas complicações da infecção (incidência de cirrose). Uma vez que a maior parte dos indivíduos desconhece o seu *status* de portador do vírus, mesmo utilizando drogas que proporcionem RVS superior a 80% (realidade dos tratamentos atuais) e tratando todos os doentes diagnosticados, a incidência de cirrose só diminuiria em 30%. Assim, apenas com o aumento do diagnóstico do VHC é possível observar redução do impacto da doença nos próximos anos. Desse modo, a missão atual do gastroenterologista é tornar visível parcela significativa dos indivíduos que não se sabe portadora do vírus. Esta foi a razão de o Centers for Disease Control and Prevention (CDC) sugerir que devam ser testados todos os indivíduos nascidos entre 1945 a 1965 (*baby boomers*), quando seria possível identificar 75% dos indivíduos com anti-HCV.[74] Nas recomendações da ALEH, fica a sugestão de que devemos testar todos os pacientes a partir dos 45 anos,[75] recomendação esta referendada pela Sociedade Brasileira de Hepatologia (SBH).

Vale ressaltar que, no Brasil, provavelmente, os medicamentos aprovados pela Anvisa e incorporados pela Conitec sejam dispensados brevemente, após a publicação do Protocolo Clínico e Diretrizes Terapêuticas para Hepatite C e Coinfecções. Acredita-se que, em uma primeira etapa, sejam incluídos apenas na portaria os pacientes com fibrose F3 ou F4 (por análise histológica ou por testes não invasivos), embora haja perspectiva de que uma parcela de pacientes F2, não respondedores aos tratamentos anteriores, também possa ser contemplada.

REFERÊNCIAS

1. Nader LA, de Mattos AA, Bastos GA. Burden of liver disease in Brazil. Liver Int. 2014; 34(6):844-9.
2. Zekry A, McHutchison JG. The hepatitis viruses: hepatitis C virus. In: Schiff ER, Sorrell MF, Maddrey WC (eds.). Schiff's diseases of the liver. 20.ed. Philadelphia: Lippincott Williams & Wilkins, 2007. p.717-20.
3. Berenguer M, Wright TL. Hepatitis C. In: Feldman M, Friedman LS, Brandt LJ (eds.). Sleisenger and Fordtran's gastrointestinal and liver disease. 8.ed. Philadelphia: Saunders Elsevier, 2006. p.1681-712.
4. World Health Organization. Hepatitis C: global prevalence (update). Wkly Epidemiol Rec. 2000; 75(3):17-28.
5. SBH. Relatório do Grupo de Estudo da Sociedade Brasileira de Hepatologia. Epidemiologia da infecção pelo vírus da hepatite C no Brasil. GED. 1999;18(Suppl1):S53-8.
6. Pereira LM, Martelli CM, Moreira RC, Merchan-Hamman E, Stein AT, Cardoso MR et al. Prevalence and risk factors of Hepatitis C virus infection in Brazil, 2005 through 2009: a cross-sectional study. BMC Infect Dis. 2013; 13:60.
7. Liang TJ, Rehermann B, Seeff LB, Hoofnagle JH. Pathogenesis, natural history, treatment and prevention of hepatitis C. Ann Intern Med. 2000; 132(4):296-305.
8. Seeff LB. Natural history of hepatitis C. Hepatology. 1997; 26(3 Suppl 1):21S-8S.
9. Lauer GM, Walker BD. Hepatitis C virus infection. N Eng J Med. 2001; 345:41-51.
10. Ferreira Ade S, Perez Rde M, Ferraz ML, Lewis-Ximenez LL, Pereira JL, de Almeida PR et al. Acute hepatitis C in Brazil: results of a national survey. J Med Virol. 2011; 83(10):1738-43.
11. Mallet V, Gilgenkrantz H, Serpaggi J, Verkarre V, Vallet-Pichard A, Fontaine H et al. Brief communication: the relationship of regression of cirrhosis to outcome in chronic hepatitis C. Ann Intern Med. 2008; 149(6):399-403.

12. Singal AG, Volk ML, Jensen D, Di Bisceglie AM, Schoenfeld PS. A sustained viral response is associated with reduced liver-related morbidity and mortality in patients with hepatitis C virus. Clin Gastroenterol Hepatol. 2010; 8(3):280-8.
13. Braks RE, Ganne-Carrie N, Fontaine H, Paries J, Grando-Lemaire V, Beaugrand M et al. Effect of sustained virological response on long-term clinical outcome in 113 patients with compensated hepatitis C-related cirrhosis treated by interferon alpha and ribavirin. World J Gastroenterol. 2007; 13(42):5648-53.
14. Ghany MG, Strader DB, Thomas DL, Seeff LB, American Association for the Study of Liver Diseases. Diagnosis, management, and treatment of hepatitis C: an update. Hepatology. 2009; 49(4):1335-74.
15. Welker MW, Zeuzem S. Occult hepatitis C: how convincing are the current data? Hepatology. 2009; 49(2):665-75.
16. MacParland SA, Pham TN, Guy CS, Michalak TI. Hepatitis C virus persisting after clinically apparent sustained virological response to antiviral therapy retains infectivity in vitro. Hepatology. 2009; 49(5):1431-41.
17. Tsochatzis EA, Crossan C, Longworth L, Gurusamy K, Rodriguez-Peralvarez M, Mantzoukis K et al. Cost-effectiveness of noninvasive liver fibrosis tests for treatment decisions in patients with chronic hepatitis C. Hepatology. 2014; 60(3):832-43.
18. Mattos AA, Gomes EB, Tovo CV, Alexandre CO, Remião JO. Hepatitis B vaccine eflicacy in patients with chronic liver disease by hepatitis C virus. Arq Gastroenterol. 2004; 41(3):180-4.
19. McHutchison JG, Gordon SC, Schiff ER, Shiffman ML, Lee WM, Rustgi VK et al. Interferon alfa-2b alone or in combination with ribavirin as initial treatment for chronic hepatitis C. Hepatitis Interventional Therapy Group. N Engl J Med. 1998; 339(21):1485-92.
20. Poynard T, Marcellin P, Lee SS, Niederau C, Minuk GS, Ideo G et al. Randomised trial of interferon alpha2b plus ribavirin for 48 weeks or for 24 weeks versus interpheron alpha2b plus placebo for 48 weeks for treatment of chronic infection with hepatitis C virus. International Hepatitis Interventional Therapy Group (IHIT). Lancet. 1998; 352(9138):1426-32.
21. Alves AV, Azevedo APC, Perin C, Ramos GZ, Brandão ABM, Mattos AA et al. Tratamento de pacientes com hepatite crônica pelo vírus C com interferon alfa e ribavirina: a experiência da Secretaria de Saúde do Rio Grande do Sul. Arq Gastroenterol. 2003; 40(4):227-32.
22. Shepherd J, Waugh N, Hewitson P. Combination therapy (interferon alfa and ribavirin) in the treatment of chronic heaptitis C: a rapid and systematic review. Health Technol Assess. 2000; 4(33):1-67.
23. Kjaergard LL, Krogsgaard K, Gluud C. Interferon alfa with or without ribavirin for chronic hepatitis C: systematic review of randomised trials. BMJ. 2001; 323(7322):1151-5.
24. Manns MP, McHutchison JG, Gordon SC, Rustgi VK, Shiffman M, Reindoliar R et al. Peginterferon alfa-2b plus ribavirin compared with interferon alfa-2b plus ribavirin for initial treatment of chronic hepatitis C: a randomized trial. Lancet. 2001; 358(9286):958-65.
25. Fried MW, Shiffman MC, Reddy KR, Smith C, Marinos G, Gonçales FC Jr. et al. Peginterferon alfa-2a plus ribavirin for chronic hepatitis C virus infection. N Eng J Med. 2002; 347(13):975-82.
26. Hadziyannis SJ, Sette H Jr, Morgan TR, Balan V, Diago M, Marcellin P et al. Peginterferon-alfa 2a and ribavirin combination therapy in chronic hepatitis C: a randomized study of treatment duration and ribavirin dose. Ann Intern Med. 2004; 140(5):346-55.
27. de Almeida PR, de Mattos AA, Amaral KM, Feltrin AA, Zanin P, Tovo CV et al. Treatment of hepatitis C with peginterferon and ribavirin in a public health program. Hepatology. 2009; 56(89):223-6.
28. de Mattos AZ, de Almeida PR, Tovo CV, Mattos AA. Pegylated interferon and ribavirin in real life: efficacy versus effectiveness. Hepatology. 2010; 52(5):1867.
29. Marcellin P, Cheinquer H, Curescu M, Dusheiko GM, Ferenci P, Horban A et al. High sustained virologic response rates in rapid virologic response patients in the large real-world PROPHESYS cohort confirm results from randomized clinical trials. Hepatology. 2012; 56(6):2039-50.
30. Shiffman ML. Optimizing the current therapy for chronic hepatitis C virus: peginterferon and ribavirin dosing and the utility of growth factors. Clin Liver Dis. 2008; 12(3):487-505.
31. Berg T. Tailored treatment for hepatitis C. Clin Liver Dis. 2008; 12(3): 507-28.
32. Berg T, von Wagner M, Nasser S, Sarrazin C, Heintges T, Gerlach T et al. Extended treatment duration for hepatitis C virus type 1: commparing 48 versus 72 weeks of peginterferon-alfa-2a plus ribavirin. Gastroenterol. 2006; 130(4):1086-97.
33. Sánchez-Tapias JM, Diago M, Escartín P, Enríquez J, Roomero-Gómez M, Bárcena R et al. Peginterferon-alfa2a plus ribavirin for 48 versus 72 weeks in patients with detectable hepatitis C virus RNA at week 4 of treatment. Gastroenterol. 2006; 131(2):451-60.
34. Kronenberger B, Welsch C, Forestier N, Zeuzem S. Novel hepatitis C drugs in current trials. Clin Liver Dis. 2008; 12(3):529-55.
35. Poordad F, McCone J Jr, Bacon BR, Bruno S, Manns MP, Sulkowski MS et al. Boceprevir for untreated chronic HCV genotype 1 infection. N Engl J Med. 2011; 364:1195-1206.
36. Jacobson IM, McHutchison JG, Dusheiko G, Di Bisceglie AM, Reddy KR, Bzowej NH et al. Telaprevir for previously untreated chronic hepatitis C virus infection. N Engl J Med. 2011; 364:2405-16.
37. Bacon BR, Gordon SC, Lawitz E, Marcellin P, Vierling JM, Zeuzem S et al. Boceprevir for previously treated chronic HCV genotype 1 infection. N Engl J Med. 2011; 364(13):1207-17.
38. Zeuzem S, Andreone P, Pol S, Lawitz E, Diago M, Roberts S et al. Telaprevir for retreatment of HCV infection. N Engl J Med. 2011; 364(25):2417-28.
39. Sherman KE, Flamm SL, Afdhal NH, Nelson DR, Sulkowski MS, Everson GT et al. Response-guided telaprevir combination treatment for hepatitis C virus infection. N Engl J Med. 2011; 365(11):1014-24.

40. Steinkühler C, Biasiol G, Brunetti M, Urbani A, Koch U, Cortese R et al. Product inhibition of the hepatitis C virus NS3 protease. Biochemistry. 1998; 37(25):8899-905.

41. Lin C, Gates CA, Rao BG, Brennan DL, Fulghum JR, Luong YP et al. In vitro studies of cross-resistance mutations against two hepatitis C virus serine protease inhibitors, VX-950 and BILN 2061. J Biol Chem. 2005; 280(44):36784-91.

42. Sarrazin C, Kieffer TL, Bartels D, Hanzelka B, Müh U, Welker M et al. Dynamic hepatitis C virus genotypic and phenotypic changes in patients treated with the protease inhibitor telaprevir. Gastroenterology. 2007; 132(5):1767-77.

43. Leise MD, Kim WR, Canterbury KM, Poterucha JJ. Drug therapy: telaprevir. Hepatology. 2011; 54(4):1463-9.

44. Maddur H, Kwo PY. Boceprevir. Hepatology. 2011; 54(6):2254-7.

45. Ghany MG, Nelson DR, Strader DB, Thomas DL, Seeff LB, American Association for Study of Liver Diseases. An update on treatment of genotype 1 chronic hepatitis C virus infection: 2011 practice guideline by the American Association for the Study of Liver Diseases. Hepatology. 2011; 54(4):1433-44.

46. European Association for the Study of the Liver. EASL Clinical Practice Guidelines: management of hepatitis C virus infection. J Hepatol. 2011; 55(2):245-64.

47. Chávez-Tapia NC, Ridruejo E, Alves de Mattos A, Bessone F, Daruich J, Sánchez-Ávila JF et al. An update on the management of hepatitis C: guidelines for protease inhibitor-based triple therapy from the Latin American Association for the Study of the Liver. Ann Hepatol. 2013; 12(Suppl 2):s3-35.

48. Hézode C, Fontaine H, Dorival C, Zoulim F, Larrey D, Canva V et al. Effectiveness of telaprevir or boceprevir in treatment-experienced patients with HCV genotype 1 infection and cirrhosis. Gastroenterology. 2014; 147(1):132-42.

49. Jacobson IM, Pawlotsky JM, Afdhal NH, Dusheiko GM, Forns X, Jensen DM et al. A practical guide for the use of boceprevir and telaprevir for the treatment of hepatitis C. J Viral Hepat. 2012; 19(Suppl 2):1-26.

50. Holmberg SD, Spradling PR, Moorman AC, Denniston MM. Hepatitis C in the United States. N Engl J Med. 2013; 368:1859-61.

51. Chen EY, Sclair SN, Czul F, Apica B, Dubin P, Martin P et al. A small percentage of patients with hepatitis C receive triple therapy with boceprevir or telaprevir. Clin Gastroenterol Hepatol. 2013; 11(8):1014-20.e1-2.

52. Tovo CV, de Mattos AA, de Almeida PR. Chronic hepatitis C genotype 1 virus: who should wait for treatment? World J Gastroenterol. 2014; 20(11):2867-75.

53. Schinazi R, Halfon P, Marcellin P, Asselah T. HCV direct-acting antiviral agents: the best interferon-free combinations. Liver International. 2014; 34(Suppl 1):69-78.

54. Lawitz E, Mangia A, Wyles D, Rodriguez-Torres M, Hassanein T, Gordon SC et al. Sofosbuvir for previously untreated chronic hepatitis C infection. N Engl J Med. 2013; 368(20):1878-87.

55. Jacobson IM, Gordon SC, Kowdley KV, Yoshida EM, Rodriguez-Torres M, Sulkowski MS et al. Sofosbuvir for Hepatitis C genotype 2 or 3 in patients without treatment options. N Engl J Med. 2013; 368(20):1867-77.

56. Jacobson IM, Dore GJ, Foster GR, Fried MW, Radu M, Rafalsky VV et al. Simeprevir with pegylated interferon alfa 2a plus ribavirin in treatment-naive patients with chronic hepatitis C virus genotype 1 infection (QUEST-1): a phase 3, randomised, double-blind, placebo-controlled trial. Lancet. 2014; 384(9941):403-13.

57. Manns M, Marcellin P, Poordad F, de Araujo ES, Buti M, Horsmans Y et al. Simeprevir with pegylated interferon alfa 2a or 2b plus ribavirin in treatment-naive patients with chronic hepatitis C virus genotype 1 infection (QUEST-2): a randomised, double-blind, placebo-controlled phase 3 trial. Lancet. 2014; 384(9941):414-26.

58. Pols S, Ghalib RH, Rustgi VK, Martorell C, Everson GT, Tatum HA et al. Daclatasvir for previously untreated chronic hepatitis C genotype-1 infection: a randomised, parallel-group, double-blind, placebo-controlled, dose-finding, phase 2a trial. Lancet Infect Dis. 2012; 12(9):671-7.

59. Asselah T, Marcellin P. Optimal IFN-free therapy in treatment-naïve patients with HCV genotype 1 infection. Liver Int. 2015; 35(Suppl 1):56-64.

60. Petta S, Craxì A. Current and future HCV therapy: do we still need other anti-HCV drugs? Liver Int. 2015; 35(Suppl 1):4-10.

61. Hcvguidelines.org [homepage na internet]. HCV Guidance: Recommendations for Testing, Managing, and Treating Hepatitis C. American Association for the Study of Liver Diseases and the Infectious Diseases Society of America. Disponível em: http://www.hcvguidelines.org/; acessado em: 11 de abril de 2016.

62. European Association for the Study of the Liver. EASL Recommendations on Treatment of Hepatitis C 2015. J Hepatol. 2015; 63(1):199-236.

63. Lawitz E, Sulkowski MS, Ghalib R, Rodriguez-Torres M, Younossi ZM, Corregidor A et al. Simeprevir plus sofosbuvir, with or without ribavirin, to treat chronic infection with hepatitis C virus genotype 1 in non-responders to pegylated interferon and ribavirin and treatment-naive patients: the COSMOS randomised study. Lancet. 2014; 384(9956):1756-65.

64. Jensen DM, O'Leary JG, Pockros PJ et al. Safety and efficacy of sofosbuvir-containing regimens for hepatitis C: real-world experience in a diverse, longitudinal observational cohort. Hepatology. 2014; 60:219A-20A.

65. Dieterich D, Bacon BR, Flamm SL, Kowley KV, Milligan S, Tsai N et al. Evaluation of sofosbuvir and simeprevir-based regimens in the TRIO network: academic and community treatment of a real-world, heterogeneous population. Hepatology. 2014; 60:220A.

66. Sulkowski MS, Gardiner DF, Rodriguez-Torres M, Reddy R, Hassanein T, Jacobson I et al. Daclatasvir plus sofosbuvir for previously treated or untreated chronic HCV infection. N Engl J Med. 2014; 370:211-21.

67. Pol S, Bourliere M, Lucier S et al. Safety and efficacy of the combination daclatasvir-sofosbuvir in HCV genotype1-mono-infected patients from the French observational cohort ANRS CO22 hepather. J Hepatol. 2015; 62:S258-9.

68. Zeuzem S, Dusheiko GM, Salupere R, Salupere R, Mangia A, Flisiak R et al. Sofosbuvir and ribavirin in HCV genotypes 2 and 3. N Engl J Med. 2014; 370(21):1993-2001.

69. Gane EJ, Stedman CA, Hyland RH, Ding X, Svarovskaia E, Symonds WT et al. Nucleotide polymerase inhibitor sofosbuvir plus ribavirin for hepatitis C. N Engl J Med. 2013; 368(1):34-44.

70. Foster GR, Pianko S, Cooper C, Brown A, Forton D, Nahass RG et al. Sofosbuvir + peginterferon/ribavirin for 12 weeks vs sofosbuvir + ribavirin for 16 or 24 weeks in genotype 3 HCV infected patients and treatment-experienced cirrhotic patients with genotype 2 HCV: the boson study. J Hepatol. 2015; 62(Suppl 2):S259-60.

71. Nelson DR, Cooper JN, Lalezari JP, Lawitz E, Pockros PJ, Gitlin N et al. All-oral 12-week treatment with daclatasvir plus sofosbuvir in patients with hepatitis C virus genotype 3 infection: ALLY-3 phase III study. Hepatology. 2015; 61(4):1127-35.

72. Hezode C, De Ledinghen V, Fontaine H, Zoulim F, Lebray P, Boyer N et al. Daclatasvir plus sofosbuvir with or without ribavirin in patients with HCV genotype 3 infection: interim analysis of a french multicenter compassionate use program. J Hepatol. 2015; 62(Suppl 2):S265-6.

73. Davis GL, Alter MJ, El-Serag H, Poynard T, Jennings LW. Aging of hepatitis C virus (HCV)-infected persons in the United States: a multiple cohort model of HCV prevalence and disease progression. Gastroenterology. 2010; 138(2):513-21.

74. Smith BD, Morgan RL, Beckett GA, Falck-Ytter Y, Holtzman D, Teo CG et al. Recommendations for the identification of chronic hepatitis C virus infection among persons born during 1945-1965. MMWR Recomm Rep. 2012; 61:1-32.

75. Méndez-Sánchez N, Paraná R, Cheinquer H, Alves de Mattos A, Gadano A, Silva M et al. Latin American Association for the Study of the Liver recommendations on treatment of hepatitis C. Ann Hepatol. 2014; 13(Suppl 2):S1-66.

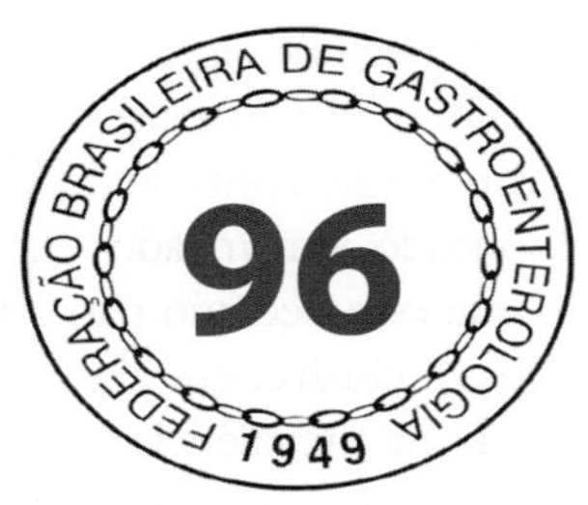

HEPATITE DELTA

Mário Guimarães Pessôa
Michele Soares Gomes Gouvêa
Ricardo P. B. Ferreira

INTRODUÇÃO

Inicialmente descrito por Mario Rizzetto et al., em 1977, o vírus da hepatite Delta (VHD) foi identificado como um novo antígeno no núcleo de hepatócitos de pacientes infectados pelo vírus da hepatite B (VHB). Posteriormente, o VHD foi associado a quadros de hepatites na presença de infecção pelo VHB.[1]

O VHD é considerado um vírus defectivo, porque depende da ajuda do VHB para a montagem das partícula virais e a infecção de novas células suscetíveis, portanto, a infecção pelo VHD está sempre associada à infecção pelo VHB.[2]

VIROLOGIA

A partícula viral do VHD é esférica, com cerca de 36 nm de diâmetro, contém um envelope formado pelas proteínas de superfície do VHB (AgHBs), que envolve um nucleocapsídio composto pelo antígeno delta (HDAg) e pelo genoma viral. Este consiste em uma molécula de RNA circular, polaridade negativa, com aproximadamente 1.700 pares de base.[2]

A replicação do VHD RNA ocorre por meio de um mecanismo denominado círculo rolante, que envolve apenas RNAs intermediários e é realizado por enzimas celulares do hospedeiro (RNA polimerase I e II). Nesse processo, o RNA genômico serve como molde para a produção de outras duas moléculas de RNA: um RNA complementar denominado RNA antigenômico, que, por sua vez, serve como molde para a produção das moléculas de RNA genômico que vão compor as novas partículas virais, e uma molécula de RNA linear com cerca de 800 nucleotídeos que constitui o RNA mensageiro responsável pela codificação da proteína HDAg. Embora o genoma do VHD codifique apenas uma proteína, durante o ciclo de replicação se observa a síntese de duas isoformas dessa proteína: a S-HDAg (do inglês, *short*), com 195 aminoácidos (24 kDa), e a L-HDAg (do inglês, *large*), que apresenta 19 aminoácidos adicionais na região C-terminal, constituída por 214 aminoácidos (27 kDa). A isoforma L-HDAg é sintetizada posteriormente, quando o RNA antigenômico sofre um processo de edição pós-transcricional realizado por uma adenosina deaminase celular, que modifica o códon de terminação (UAG) da S-HDAg, gerando um códon que codifica o aminoácido triptofano (UGG) e permite que a síntese de aminoácidos prossiga até que o próximo códon de parada seja alcançado, o que ocorre 19 códons depois.[2]

Essas isoformas do HDAg apresentam diferenças funcionais, a S-HDAg está associada ao início da replicação viral, e a L-HDAg, à montagem da partícula viral e à inibição da replicação.[2]

A estrutura genômica do VHD, assim como o seu mecanismo de replicação, é muito similar à de agentes subvirais que infectam plantas, os viroides e os subviroides. Contudo, haja vista as suas características peculiares, taxonomicamente, o VHD foi classificado em um gênero flutuante denominado Deltavírus, do qual ele é único membro.[3]

DIVERSIDADE GENÉTICA

A caracterização de genomas completos do VHD isolados em diferentes países mostrou divergência superior a 39%, resultando na classificação dessas cepas em grupos denominados genótipos. A diversidade genética do VHD está atualmente classificada em oito genótipos (VHD-1 a VHD-8) e parece estar envolvida nas diferentes formas de evolução clínica observadas até então. A patogenicidade da infecção pelo VHD-1 apresenta ampla variação; a infecção por VHD-2 e VHD-4 está relacionada a formas mais leves de doença hepática, ao passo que a infecção por VHD-3 está associada a surtos de hepatite fulminante, e, quando há evolução para cronicidade, a doença hepática é geralmente mais agressiva.[4] A associação do genótipo F do VHB tem sido relacionada a essa maior agressividade da infecção por VHD-3,[5] porém, estudo recente mostrou o envolvimento de outros genótipos do VHB (genótipos A e D) nos casos de hepatite fulminante pelo VHD que ocorreram na Amazônia Ocidental Brasileira durante as décadas de 1970 e 1980.[6]

Para os genótipos 5 a 8 ainda há necessidade de mais estudos sobre possível associação com algum padrão específico de evolução clínica.

EPIDEMIOLOGIA

O VHD dissemina-se por via parenteral e sexual, podendo ser transmitido ao mesmo tempo que se transmite o vírus da hepatite B (coinfecção) ou, ainda, comumente, superinfectar portadores do VHB (superinfecção). Na coinfecção, o paciente tende a desenvolver uma doença aguda, que pode ser grave, até com formas fulminantes. Na superinfecção, ocorre agudização da doença hepática, em portador de hepatite viral crônica B, motivada pela atividade do VHD.

A infecção pelo VHD tem distribuição mundial e estima-se que existam cerca de 15 a 20 milhões de indivíduos com positividade para anticorpos contra o VHD (anti-HD IgG). Contudo, a frequência dessa infecção tem ampla variação nas diferentes áreas geográficas, sendo que as regiões de maior prevalência são a Bacia do Mediterrâneo, o Extremo Oriente, partes norte e central da Ásia e da África e a Bacia Amazônica.[1,7-9]

Nos últimos 25 anos, houve declínio significante nas taxas de prevalência do VHD em alguns países desenvolvidos, o que se deve ao importante controle do VHB alcançado nesses países. Contudo, em meados da década de 1990, observou-se que esse declínio não estava mais acontecendo na Europa, inclusive, em alguns países, estava ocorrendo elevação na prevalência. Estudos recentes mostraram que uma grande proporção desses casos era de imigrantes procedentes de áreas de elevada endemicidade, como Leste Europeu, África, Extremo Oriente, Turquia e ex-União Soviética.[1,7-9]

Nos países em desenvolvimento, em que não houve avanços significativos no controle do VHB, a infecção pelo VHD persiste como importante problema de saúde pública. Na Amazônia brasileira, apesar de alguns avanços recentes, a hepatite Delta continua a ser uma importante causa de morte por hepatite fulminante, entre indígenas e jovens moradores de áreas onde o acesso aos serviços de saúde inexiste.[10,11]

Com relação à distribuição geográfica dos genótipos do VHD, os dados publicados até o momento mostram que o VHD genótipo 1 apresenta distribuição mundial; o VHD-2 é mais frequente no Japão, em Taiwan e na Rússia; o VHD-3 é característico da América do Sul; o VHD-4 é mais frequente no Japão; e os genótipos 5 a 8 são prevalentes na África.[4]

No Brasil, o VHD-3 é o único descrito em diferentes estudos envolvendo casos de hepatite crônica e fulminante procedentes da Amazônica Ocidental e Oriental.[6,12-14] Apenas um estudo com pacientes do Acre e de Rondônia descreve a ocorrência do VHD-1, que, de modo surpreendente, foi encontrado com maior frequência nessa população (55 *versus* 45% de VHD-3).[15]

Recentemente, a ocorrência da infecção pelo VHD foi identificada entre portadores crônicos do VHB no Maranhão. Positividade para anti-HD IgG foi observada em 3,8% (5/133) dos pacientes e, entre estes, três apresentaram VHD RNA detectável. VHD genótipo 3 foi identificado em um dos pacientes, que era natural de Manaus, onde provavelmente adquiriu a infecção, e nos demais pacientes o genótipo 8 foi detectado. Esses pacientes eram naturais do Maranhão e procedentes do município Urbano Santos (zona rural do estado).

Esse achado constituiu a primeira descrição de pacientes de origem não africana infectados com VHD-8. Os autores da pesquisa sugerem que o VHD-8 foi introduzido no Maranhão por escravos trazidos da África durante o período colonial.[16]

Na Figura 96.1, podem-se observar a prevalência e a distribuição mundial dos diferentes genótipos do VHD.

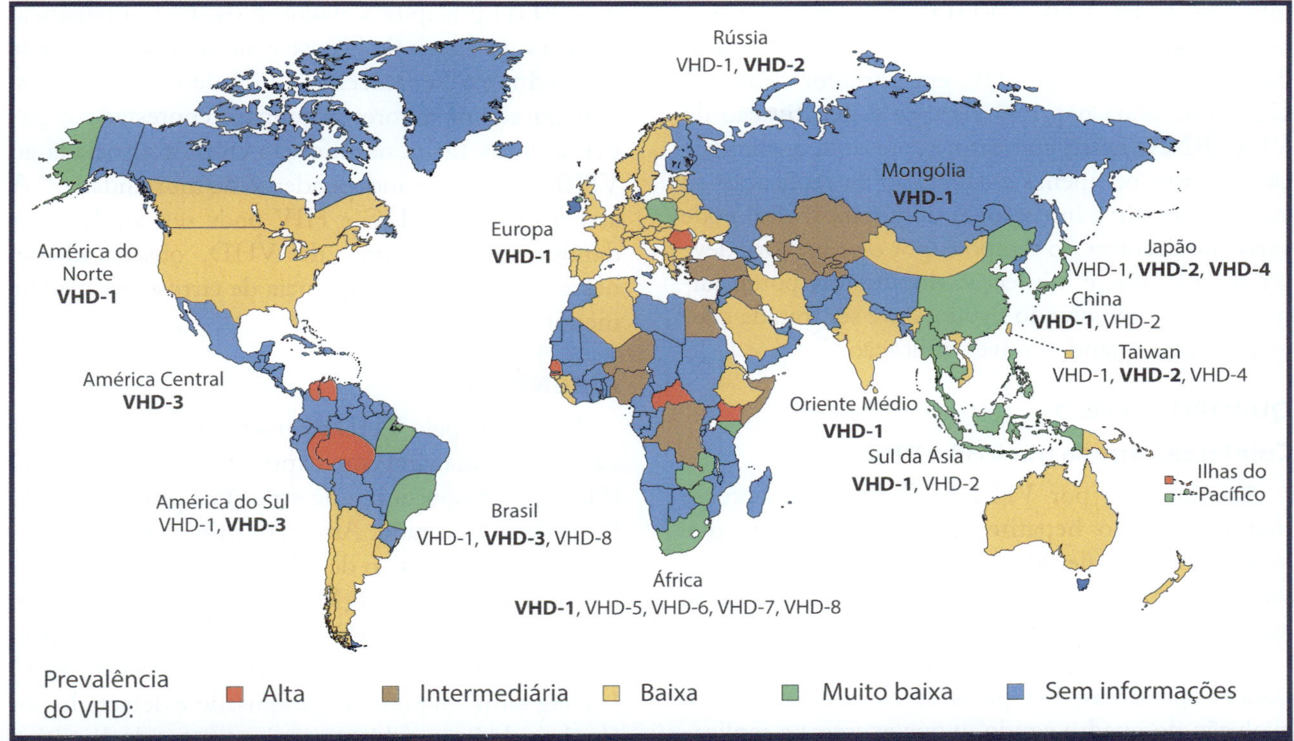

Figura 96.1 – Prevalência global do VHD e seus diferentes genótipos. Os genótipos mais prevalentes em cada região estão destacados em negrito.
Fonte: adaptada de Rizzetto, 2015.[1]

FISIOPATOLOGIA E HISTÓRIA NATURAL

O conhecimento sobre a patogênese do VHD ainda é limitado. Estudos clínicos sugerem que a lesão induzida pelo vírus seja mediada imunologicamente; contudo, o aparecimento de surtos de hepatite Delta associado a elevada gravidade e importante lesão histológica podem significar, também, efeito citopático direto do vírus. É provável que o tipo de lesão predominante guarde relação com os genótipos do VHD, sendo para os genótipos 1 e 2 mediada imunologicamente, ao passo que para o genótipo 3 o predomínio do dano citopático direto do vírus poderia explicar, ao menos em parte, a associação mais frequente desse genótipo com as formas fulminantes.[17]

A infecção aguda pelo VHD é comumente grave, com frequência de fatalidade de aproximadamente 5%. A hepatite crônica pelo VHD evolui para cirrose em ⅔ dos pacientes, e essa evolução ocorre em idade mais precoce que na monoinfecção pelo VHB.

A histologia hepática geralmente não demonstra diferenças significativas em comparação aos pacientes com hepatite B ou C, mas pode-se encontrar a presença de vacúolos de gordura que circundam o núcleo de hepatócitos, balonização hepatocitária, caracterizando célula em mórula (ou espongiócitos), descrita como marcador da doença.[11] O nível de viremia do VHD não se relaciona necessariamente com o estágio da doença hepática, mas os níveis de AgHBs já demonstraram alguma correlação, embora fraca, com a atividade histológica em pacientes com hepatite Delta.[18] No Brasil, estudo realizado no Amazonas demonstrou que o genótipo do VHB pode influir no grau de inflamação hepática e na carga viral do VHD, que se apresentou menor naqueles infectados com o genótipo A, quando comparados aos genótipos D ou F do VHB.[19]

Frequentemente, o VHD inibe a replicação do VHB, a ponto de 70 a 90% dos portadores do VHD apresentarem AgHBe negativo e baixa carga viral (VHB DNA). Entretanto, como a carga viral do VHB é um dos mais importantes preditores de progressão da doença hepática nos monoinfectados, os níveis do VHB DNA devem ser monitorados, e o tratamento, quando indicado, instituído para prevenir a progressão da doença hepática e suas complicações em portadores de hepatite Delta.[7]

Também a supressão do vírus da hepatite C (VHC) pode ser observada em pacientes com tripla infecção (VHB, VHC e VHD). Na presença de superinfecção com VHB e VHD, pode ocorrer, ainda, o clareamento do VHC em portador crônico.[20] Contudo, ainda não está claro se a negativação do VHC RNA, nesse contexto, representa a eliminação do vírus ou apenas a supressão da replicação na vigência da tripla infecção. A dominância viral pode variar no decorrer do tempo e, por esse motivo, deve ser monitorada, e a infecção dominante, potencialmente mais agressiva ao fígado, deve ser tratada adequadamente quando houver indicação.[17]

QUADRO CLÍNICO

Coinfecção aguda por VHB e VHD

A coinfecção por VHB e VHD geralmente se manifesta como hepatite aguda autolimitada que evolui, em mais de 90% dos casos, para eliminação viral. Entretanto, pode também resultar em hepatite aguda severa, com grande potencial de evoluir para forma fulminante. Os níveis de aminotransferases podem apresentar dois picos de elevação durante a evolução do quadro agudo, o que expressa a replicação dos dois vírus em tempos diferentes. A hepatite aguda pode durar algumas semanas; a normalização dos exames bioquímicos do fígado ocorre de modo gradual, após a resolução do quadro.[17,21]

Superinfecção pelo VHD

A superinfecção pelo VHD em um portador crônico do VHB traz consigo o risco de descompensar um paciente com reserva funcional hepática já comprometida e tendência à forma fulminante da doença. Inicialmente, o quadro pode ser confundido com exacerbação da hepatite crônica B (*flare*) ou, no caso de desconhecimento acerca do estado de portador do VHB, pode ser tida como caso de infecção aguda pelo VHB.

Inicialmente descrita no Brasil, uma forma peculiar e grave de hepatite Delta recebeu o nome de febre de Lábrea (nome do município do Amazonas onde predominava). Era caracterizada por elevadas taxas de mortalidade em pacientes com síndromes íctero-hemorrágicas associadas a hepatite fulminante, com necrose hepatocelular e células em mórula ao exame histopatológico do fígado.[22] Nesses casos, a superinfecção pelo VHD foi o padrão sorológico mais comumente observado. Formas similares de doença hepática em virtude de superinfecção pelo VHD foram também observadas em outros países da América do Sul (Equador, Peru, Colômbia e Venezuela) e na África.[23]

Diversos estudos já demonstraram que, quando comparada à monoinfecção pelo VHB, a infecção pelo VHD precipita a evolução da doença hepática, acelera o processo de fibrose e aumenta a incidência de carcinoma hepatocelular e de descompensações, embora alguns autores já tenham contestado o papel do vírus Delta na infecção crônica associada ao VHB, como fator independente de mortalidade.[24] A associação com VHC e HIV pode ser, ainda, mais danosa aos portadores do VHD, observando-se, nesses casos, maior frequência de cirrose avançada e menor sobrevida.[17]

DIAGNÓSTICO

A infecção pelo VHD é caracterizada pela replicação do genoma viral com expressão do antígeno HD (HDAg) e resposta imune específica produzida pelo hospedeiro infectado. Assim, os principais marcadores para o diagnóstico dessa infecção são os anticorpos anti-HD IgG e IgM, que são detectados pelo método ELISA, e VHD RNA, que é detectado pelo método de PCR (*reação em cadeia da polimerase*). O HDAg também pode ser pesquisado e detectado por técnicas de imuno-histoquímica no tecido hepático e, mais dificilmente, no soro por ELISA.[25]

Para a pesquisa de anticorpos anti-HD há kits comercias disponíveis. No Brasil, atualmente, é comercializado o kit da DiaSorin, Saluggia, Itália (ETI-AB-DeltaK-2 ou ETI-Delta-IGMK-2).

Anticorpos anti-HD IgM estão relacionados à progressão da doença hepática; à medida que a infecção progride para cronicidade, o anti-HD IgM pode persistir positivo e detectado em altos títulos, com certa correlação com os níveis de viremia. Por outro lado, a redução e o clareamento desse anticorpo na hepatite D crônica é um preditor de remissão da infecção.[1,17,25]

Anticorpos anti-HD IgG podem ser encontrados no soro durante vários anos, mesmo após resolução da infecção, contudo, a detecção de anti-HD como marcador epidemiológico varia conforme o contexto clínico da infecção pelo VHD. Nas coinfecções autolimitadas, a resposta imunológica é lenta e transiente, sendo praticamente impossível a identificação de infecção pregressa. Por outro lado, na superinfecção, a resposta imune é intensa e persistente. Portanto, a pesquisa de anti-HD IgG em portadores crônicos do VHB é o método mais confiável de obter informações epidemiológicas acerca da distribuição da infecção pelo VHD.[1]

Todos os indivíduos positivos para AgHBs devem ser testados para os anticorpos anti-HD IgG ao menos uma vez. Um resultado positivo não indica, necessariamente, a presença de hepatite Delta ativa, já que a subsequente avaliação do VHD RNA negativo no soro pode representar a resolução da infecção.[17]

A confirmação de infecção ativa pelo VHD é feita detectando o VHD RNA no soro, por meio de técnicas de amplificação – qualitativas ou quantitativas – de ácidos nucleicos (PCR). A quantificação do VHD RNA tem grande utilidade na prática clínica para o monitoramento da resposta à terapia antiviral.

Diversos ensaios para detecção e quantificação do VHD RNA têm sido descritos e a maioria deles é desenvolvida em laboratórios particulares ou acadêmicos (*in house*) e são baseados na metodologia de PCR em tempo real. Um dos grandes desafios para a montagem desses ensaios é a escolha de *primers* e sondas capazes de amplificar todos os genótipos do VHD, haja vista a grande variabilidade genética desse vírus. Em virtude dessa característica viral, os ensaios padronizados até então apresentam grande divergência na sensibilidade de detecção e na eficiência de quantificação da carga viral dos diferentes genótipos do VHD. Além disso, o uso de padrões de VHD RNA diferentes em cada laboratório resulta em divergência nos resultados de carga viral, quando uma mesma amostra é testada por diferentes métodos.[25]

Recentemente, a Organização Mundial de Saúde estabeleceu uma amostra de referência (VHD genótipo 1) com carga viral conhecida e definida em unidades internacionais (UI) para ser utilizada como padrão internacional nos ensaios de quantificação de VHD RNA, o que ajudará a superar algumas das limitações atuais.[26]

O VHD RNA é o marcador mais precoce da infecção pelo vírus Delta e pode estar presente na ausência de outros marcadores. Todavia, resultados falso-negativos podem ocorrer em virtude de variabilidade do genoma viral, conforme discutido anteriormente. Em caso de dúvida, sugere-se a repetição do VHD RNA e a pesquisa de anticorpos anti-HD IgM.[17]

Nos casos de infecção pelo VHD, é de grande importância distinguir coinfecção VHD e VHB de superinfecção pelo VHD de um portador crônico do VHB, uma vez que o prognóstico e o monitoramento são diferentes. Na coinfecção aguda, inicialmente, surgem anticorpos anti-HD IgM, que depois são convertidos para anti-HD IgG, e também são observados níveis crescentes de VHD RNA. Além desses marcadores, a identificação de anticorpos da classe IgM contra o antígeno core do VHB (anti-HBc IgM) é fundamental para o diagnóstico de coinfecção. Esses anticorpos geralmente estão em altos títulos, assim como a carga viral do VHB.[1,17,25]

Na superinfecção, a resposta imunológica (anti-HD IgM e IgG) é vigorosa, e a viremia (VHD RNA) pode ser detectada precocemente. Pode-se observar aumento no título de anticorpos, conforme a infecção pelo VHD progride para a cronicidade. Na superinfecção, não se observa a presença de anti-HBc IgM, apenas anti-HBc IgG e, na maioria dos pacientes, a replicação do VHB está suprimida (VHB DNA em baixos títulos ou indetectável).[1,17,25]

A Tabela 96.1 resume os testes diagnósticos disponíveis para avaliação dos casos de hepatite Delta.

TRATAMENTO

Há 30 anos, o interferon alfa vem sendo a única opção terapêutica licenciada para o tratamento da hepatite Delta crônica, embora os resultados obtidos

Tabela 96.1 – Testes diagnósticos na hepatite Delta

Teste	Utilidade	Observações
Anticorpo anti-HD IgG ou total	Indica infecção ativa ou prévia pelo VHD	De escolha para rastreamento. Deve ser realizado em todos os pacientes AgHBs positivos.
Anticorpo anti-HD IgM	Indica infecção aguda ou crônica em atividade pelo VHD	Indica doença ativa em pacientes anti-HD IgG positivos.
VHD RNA qualitativo	Indica replicação e infecção ativa	Padrão-ouro para confirmar a infecção. Podem ocorrer falso-negativos.
VHD RNA quantitativo	Determina a carga viral do VHD	Auxiliar no tratamento antiviral.
Genotipagem do VHD	Determina o genótipo do VHD	Alguns genótipos estão relacionados a diferentes desfechos clínicos.
VHB DNA quantitativo	Determina níveis séricos do VHB	Avaliação para tratamento do VHB.
Biópsia hepática	Estadiamento histológico	Disponibilizar a todos os pacientes para estadiamento. Pesquisa do HDAg no tecido, quando necessária.

com esse tratamento sejam muito limitados. Com doses de 3 a 6 milhões de unidades internacionais (MUI), 3 vezes por semana, por 24 a 48 semanas, apenas 20 a 25% dos casos apresentam alguma melhora bioquímica, e a resposta virológica sustentada é observada na minoria dos casos. Em pacientes cirróticos, os resultados são ainda piores. O tratamento com interferon peguilado é ligeiramente mais eficaz; em quatro estudos, cerca de 18 a 25% dos pacientes apresentaram resposta virológica. Em apenas um estudo com 14 pacientes essa taxa alcançou 43%.[27]

Estratégias como aumento na dose de interferon, na duração do tratamento, na associação com análogos nucleosídeos, nucleotídeos ou ribavirina não mostraram nenhuma eficácia adicional.[27]

No Brasil, as mais recentes diretrizes para o tratamento da hepatite B e de coinfecções, publicadas pelo Ministério da Saúde, propõem que o interferon peguilado seja a droga de escolha para o tratamento da hepatite Delta (Figura 96.2). Essa escolha baseou-se nas particularidades e na gravidade da hepatite Delta na Amazônia brasileira. Os estudos que avaliaram os

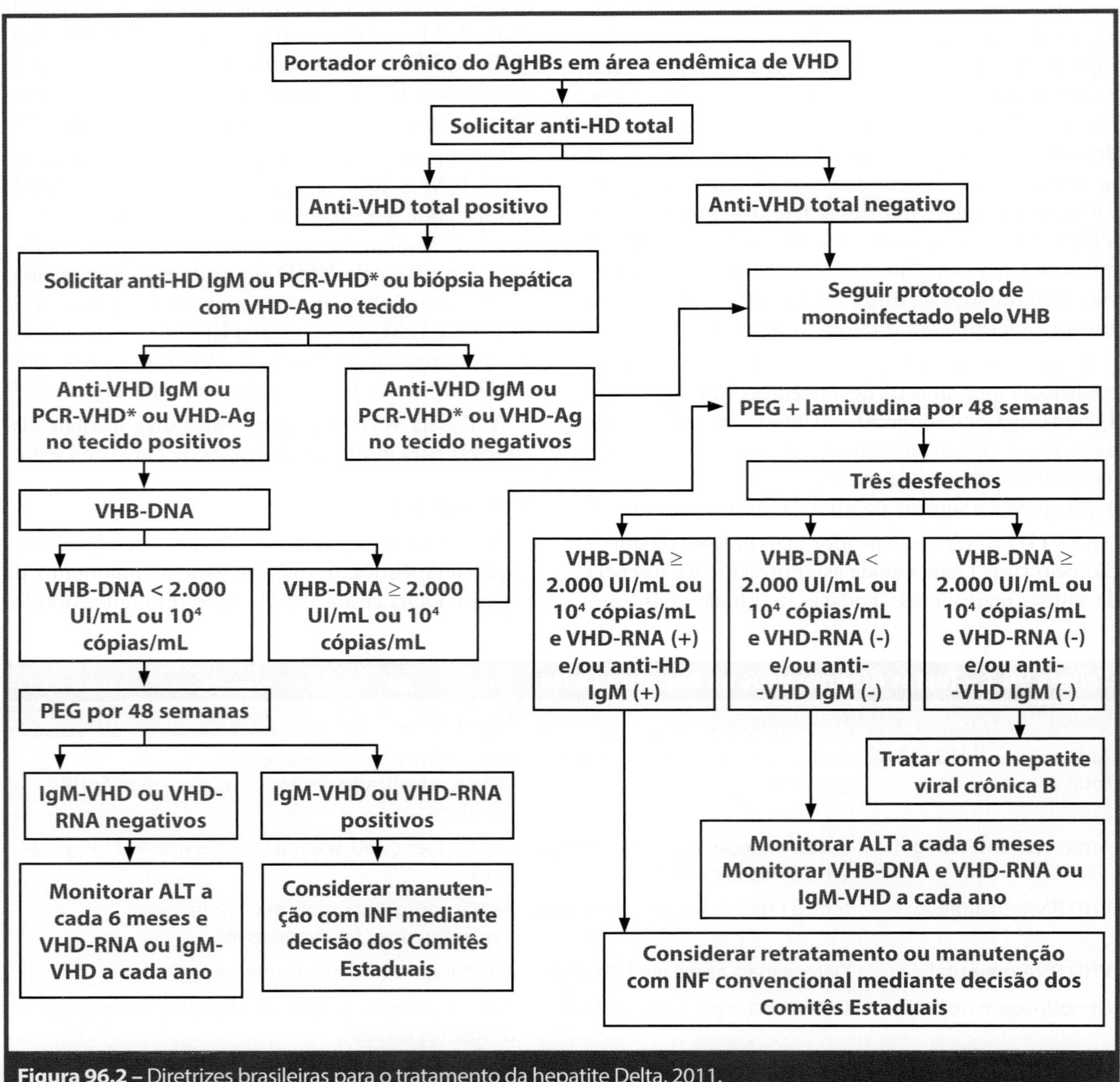

Figura 96.2 – Diretrizes brasileiras para o tratamento da hepatite Delta, 2011.
** O PCR-VHD será realizado, se disponível.*
Fonte: adaptada de Brasil, MS, 2011.[28]

interferons peguilados incluíram, em sua maioria, pacientes cirróticos e com tratamento prévio com interferon alfa, ao passo que na Amazônia, a hepatite Delta predomina em pacientes jovens e virgens de tratamento, portanto, teoricamente, com melhor perfil de resposta terapêutica. Além disso, a necessidade de doses mais frequentes e elevadas de interferon alfa dificulta a aderência ao tratamento, sobretudo na Amazônia.[28]

O tratamento com interferon peguilado deverá ser realizado por 48 semanas, na dose de 180 mcg para o interferon peguilado alfa 2a e de 1,5 mcg por kg de peso do interferon peguilado alfa 2b.[28]

O transplante hepático é a única opção terapêutica para pacientes com cirrose em estágio final. As medidas de prevenção da reinfecção pelo VHB no pós-transplante têm apresentado ótimos resultados. Os níveis de VHD RNA reduzem-se rapidamente no soro, em paralelo ao declínio dos níveis séricos do AgHBs. Dessa maneira, no geral, a reinfecção pelo VHD não ocorre após o transplante hepático, e esses pacientes costumam apresentar taxas de sobrevida pós-transplante superiores às de pacientes transplantados por outras doenças do fígado.[17]

Um dos problemas no desenvolvimento de uma terapia eficaz contra o VHD é que não há função enzimática específica a ser bloqueada para suprimir a replicação viral. O VHD depende apenas dos AgHBs, e não da replicação ativa do VHB, alvo de muitas terapias antivirais disponíveis atualmente. Portanto, vários estudos têm sido realizados com objetivo de desenvolver drogas que atuem em outros estágios do ciclo viral, como a entrada do vírus no hepatócito ou a montagem das partículas virais.

Atualmente, há algumas dessas drogas sendo avaliadas, entre elas: lonafarnib, que é um inibidor da ligação da proteína L-HDAg com os AgHBs, a qual é necessária para a montagem da partícula do VHD, e myclurdex, que atua inibindo a entrada do VHB na célula.[27]

REFERÊNCIAS

1. Rizzetto M. Hepatitis D Virus: introduction and epidemiology. Cold Spring Harb Perspect Med. 2015; 5(7):a021576.
2. Taylor JM. Virology of hepatitis D virus. Semin Liver Dis. 2012; 32(3):195-200.
3. Grabowski J, Wedemeyer H. Hepatitis delta: immunopathogenesis and clinical challenges. Dig Dis. 2010; 28(1):133-8.
4. Dény P. Hepatitis delta virus genetic variability: from genotypes I, II, III to eight major clades? Curr Top Microbiol Immunol. 2006; 307:151-71.
5. Casey JL, Niro GA, Engle RE, Vega A, Gomez H, McCarthy et al. Hepatitis B virus (HBV)/hepatitis D virus (HDV) coinfection in outbreaks of acute hepatitis in the Peruvian Amazon basin: the roles of HDV genotype III and HBV genotype F. J Infect Dis. 1996; 174(5):920-6.
6. Gomes-Gouvêa MS, Soares MC, Bensabath G, Carvalho-Mello IM, Brito EM, Souza OS et al. Hepatitis B virus and hepatitis delta virus genotypes in outbreaks of fulminant hepatitis (Labrea black fever) in the western Brazilian Amazon region. J Gen Virol. 2009; 90(Pt 11):2638-43.
7. Smedile A, Rizzetto M. HDV: thirty years later. Dig Liver Dis. 2011; 43 Suppl 1:S15-8.
8. Wedemeyer H. Hepatitis D revival. Liver Int. 2011; 31(Suppl 1):140-4.
9. Rizzetto M, Alavian SM. Hepatitis delta: the rediscovery. Clin Liver Dis. 2013; 17(3):475-87.
10. Braga WSM, Castilho MC, Borges FG, Leão JRDT, Martinho ACS, Rodrigues IS et al. Hepatitis D virus infection in the Western Brazilian Amazon: far from a vanishing disease. Rev Soc Bras Med Trop. 2012; 45(6):691-5.
11. Paraná R, Vitvitski L, Pereira JE. Hepatotropic viruses in the Brazilian Amazon: a health threat. Braz J Infect Dis. 2008; 12(3):253-6.
12. Gomes-Gouvêa MS, Pereira Soares Mdo C, Guedes de Carvalho Mello IM, Brito IM, Pereira MLJ et al. Hepatitis D and B virus genotypes in chronically infected patients from the Eastern Amazon Basin. Acta Trop. 2008; 106(3):149-55.
13. Crispim MA, Fraiji NA, Campello SC, Schriefer NA, Stefani MM, Kiesslich D. Molecular epidemiology of hepatitis B and hepatitis delta viruses circulating in the Western Amazon region, North Brazil. BMC Infect Dis. 2014; 14:94.
14. Kay A, Melo da Silva E, Pedreira H, Negreiros S, Lobato C, Braga W et al. HBV/HDV co-infection in the Western Brazilian Amazonia: an intriguing mutation among HDV genotype 3 carriers. J Viral Hepat. 2014; 21(12):921-4.
15. Paraná R, Kay A, Molinet F, Viana S, Silva LK, Salcedo JM et al. HDV genotypes in the Western Brazilian Amazon region: a preliminary report. Am J Trop Med Hyg. 2006; 75(3):475-9.
16. Barros LM, Gomes-Gouvêa MS, Pinho JR, Alvarado-Mora MV, Santos A, Mendes-Corrêa MC et al. Hepatitis Delta virus genotype 8 infection in Northeast Brazil: inheritance from African slaves? Virus Res. 2011; 160(1-2):333-9.
17. Wedemeyer H, Manns MP. Epidemiology, pathogenesis and management of hepatitis D: update and challenges ahead. Nat Rev Gastroenterol Hepatol. 2010; 7(1):31-40.
18. Zachou K, Yurdaydin C, Drebber U, Dalekos GN, Erhardt A, Cakaloglu Y et al. Quantitative HBsAg and HDV-RNA levels in chronic delta hepatitis. Liver Int. 2010; 30(3):430-7.
19. Kiesslich D, Crispim MA, Santos C, Ferreira FL, Fraiji NA, Komninakis SV et al. Influence of hepatitis B virus (HBV) genotype on the clinical course of disease in patients coinfected with HBV and hepatitis delta virus. J Infect Dis. 2009; 199(11):1608-11.
20. Deterding K, Pothakamuri SV, Schlaphoff V, Hadem J, Metzler F, Bahr MJ et al. Clearance of chronic HCV infection during acute delta hepatitis. Infection. 2009; 37(2):159-62.

21. Farci P, Niro GA. Clinical features of hepatitis D. Semin Liver Dis. 2012; 32(3):228-36.
22. Bensabath G, Hadler SC, Soares MC, Fields H, Dias LB, Popper H et al. Hepatitis delta virus infection and Labrea hepatitis. Prevalence and role in fulminant hepatitis in the Amazon Basin. JAMA. 1987; 258(4):479-83.
23. Paraná R, Andrade Z, de Freitas LA, Prata A, Kay A, Santos JB. Virological and histological re-evaluation of Labrea hepatitis. Acta Gastroenterol Latinoam. 2008; 38(4):284-90.
24. Di Marco V, Lo Iacono O, Cammà C, Vaccaro A, Giunta M, Martorana G et al. The long-term course of chronic hepatitis B. Hepatology. 1999; 30(1):257-64.
25. Olivero A, Smedile A. Hepatitis delta virus diagnosis. Semin Liver Dis. 2012; 32(3):220-7.
26. Chudy M, Hanschmann K-M, Bozdayi M, Kre J, Nübling CM; Collaborative Study Group. Collaborative Study to Establish a World Health Organization International Standard for Hepatitis D Virus RNA for Nucleic Acid Amplification Technique (NAT)-Based Assays. Geneve: World Health Organization, 2013.
27. Rizzetto M, Smedile A. Pegylated interferon therapy of chronic hepatitis D: in need of revision. Hepatology. 2015; 61(4):1109-11.
28. Brasil. Ministério da Saúde. Secretaria de Vigilância em Saúde. Departamento de DST, AIDS e Hepatites Virais. Protocolo Clínico e Diretrizes Terapêuticas para o Tratamento da Hepatite Viral Crônica B e Coinfecções. Brasília, DF, 2011. Disponível em: http://bvsms.saude.gov.br/bvs/publicacoes/protocolo_clinico_diretrizes_terapeuticas_hepatite_viral_b.pdf; acessado em: 7 de maio de 2016.

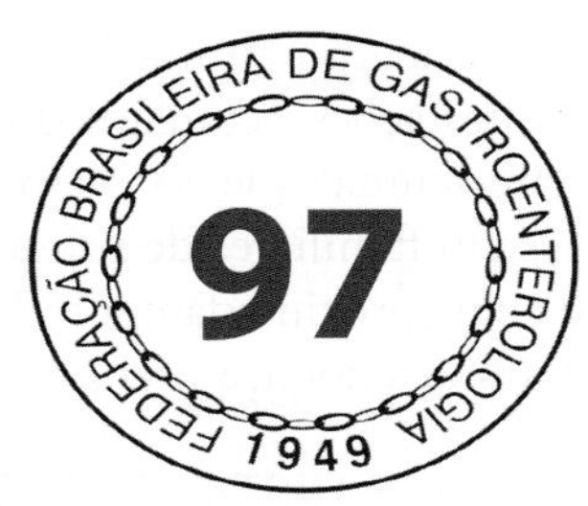

HEPATITE AUTOIMUNE

Débora Raquel Benedita Terrabuio
Claudia Alves Couto
Eduardo Luiz Rachid Cançado

INTRODUÇÃO

A hepatite autoimune (HAI) é uma doença hepática crônica que ocorre predominantemente no sexo feminino e caracteriza-se pela presença de hipergamaglobulinemia e autoanticorpos circulantes e pela resposta ao tratamento imunossupressor. Sua etiologia é desconhecida, embora fatores genéticos e ambientais estejam provavelmente envolvidos na fisiopatogênese. Os agentes desencadeantes ainda não estão estabelecidos e seus mecanismos fisiopatogênicos são pouco conhecidos. A hipótese mais aceita é a de interação entre predisposição genética, agente desencadeador externo (infecciosos, drogas ou toxinas), e resposta imune dirigida contra autoantígenos seria o fator e mecanismo desencadeante e perpetuador da inflamação. Vários aspectos genéticos interagem e influenciam a apresentação de antígeno, ativação imunogênica e expansão de células efetoras. O *background* genético afeta ocorrência, suscetibilidade, quadro clínico, resposta terapêutica e prognóstico dos pacientes com HAI.

A HAI apresenta ocorrência pouco frequente, mas universal, e sua prevalência mundial permanece desconhecida. No Brasil, apesar dos poucos estudos realizados, é responsável por 5 a 19% das doenças hepáticas dos principais centros, por menos de 5% dos pacientes em lista de transplante e por cerca de 6% dos transplantes realizados no Hospital das Clínicas da Faculdade de Medicina da Universidade de São Paulo (HC-FMUSP).[1] Nos dias atuais, essa frequência provavelmente é menor, em razão da mudança nas regras de alocação de órgãos pelo sistema MELD ao em vez de pelo tempo de inscrição na lista de transplante.

ASPECTOS CLÍNICOS

A HAI afeta mais mulheres que homens, na proporção de 4:1, e ocorre em todos os grupos étnicos.[2] Apesar de se manifestar em qualquer idade, incidência bimodal é observada na faixa de 5 a 25 anos e entre a 4ª e 6ª décadas de vida. Ao exame físico, destoa o bom aspecto geral das pacientes adolescentes com o grau de lesão hepática.

A apresentação clínica da HAI é muito variável e não há quadro típico que caracterize a manifestação inicial da doença. São descritos três padrões mais comuns: agudo, insidioso e de descompensação de hepatopatia crônica. Cerca de 50% dos pacientes apresentam curso insidioso, que pode durar de semanas a meses, caracterizado por astenia, anorexia, perda ponderal e icterícia flutuante. A forma aguda, que ocorre em 30 a 40% dos casos, pode indicar exacerbação de doença crônica preexistente ou ser em virtude de doença aguda com apresentação indistinguível de uma hepatite viral ou medicamentosa.[3-5] Apresentação como insuficiência hepática aguda pode ocorrer, e o diagnóstico de HAI deve ser considerado no diagnóstico diferencial da insuficiência hepática aguda grave. Muitos desses pacientes apresentam evidências de doença crônica ao exame físico, com aranhas vasculares, eritema palmar e esplenomegalia, sinais de hipertensão portal ao exame endoscópico e evidências de hiperesplenismo, hipoalbuminemia, achados de hepatopatia crônica em suas biópsias hepáticas, o que confirma o curso subclínico de evolução prolongada.

A HAI pode ser diagnosticada durante a gravidez ou mais frequentemente no período pós-puerperal. O início dos sintomas pode coincidir com o uso de medicamentos e/ou ervas ou, ainda, com hepatite viral aguda. Nesse contexto, não se sabe se a HAI seria induzida ou concomitante aos fatores previamente citados. Medicamentos (nitrofurantoína, alfametildopa, estatinas, propiltiouracil) e ervas (cimicífuga racemosa ou erva-de-são-cristovão) podem, ainda, causar hepatite autoimune com estudo histológico semelhante ao na HAI.[6]

Na experiência do ambulatório de hepatopatias autoimunes e metabólicas do HC-FMUSP, em casuística de 268 pacientes, a forma aguda foi a principal apresentação da doença, em 56% dos casos. A insuficiência hepática aguda grave, que ocorreu em 3,4%, foi mais comum na HAI tipo 2, dados esses concordantes com a literatura.[1,7]

Doenças autoimunes extra-hepáticas são comuns, e sua frequência varia de acordo com a casuística. Enquanto alguns autores descrevem que 40 a 50% dos casos apresentam associação com outras desordens imunológicas, a experiência brasileira exibe menor ocorrência. Essa diferença provavelmente reflete menor idade na apresentação da doença e predisposição genética diferente.[8,9] No HC-FMUSP, da casuística analisada de 268 pacientes, 28% dos casos apresentaram tal concomitância, sendo mais comuns as doenças tireoidianas e a artrite reumatoide, como demonstra a Tabela 97.1. Existe relação entre a HAI tipo 1 e a positividade isolada do anticorpo antinúcleo com maior frequência de manifestações reumatológicas, principalmente as da artrite reumatoide. A ocorrência de doenças autoimunes em familiares de primeiro grau dos pacientes ocorreu em aproximadamente 15% dos casos e também predomina a doença tireoidiana.[7]

Tabela 97.1 – Doenças autoimunes concomitantes à HAI nos pacientes do HC-FMUSP

Doença autoimune	N (%)
Doença tireoidiana	41 (44)
Artrite reumatoide	7 (7,5)
Outras	45 (51,5)
Total	93 (100)

N = 93 doenças (manifestações) autoimunes associadas à HAI (em 268 pacientes)

ASPECTOS LABORATORIAIS E HISTOLÓGICOS

O achado laboratorial que inicialmente chama atenção é o aumento dos níveis de aminotransferases, que pode atingir valores acima de 50 vezes o limite superior da normalidade. Porém, os valores podem ter curso flutuante, e indivíduos com atividade necroinflamatória moderada à biópsia podem apresentar elevações menores de cinco vezes o limite superior normal. Comparativamente, a fosfatase alcalina apresenta valores normais ou aumentos discretos, raramente ultrapassando três vezes o limite superior normal. A gamaglutamil transpeptidase pode estar aumentada ao diagnóstico e elevar-se ainda mais durante o tratamento, mas com significado clínico ainda incerto.

A hipergamaglobulinemia é policlonal, mas a IgG tem aumento mais pronunciado. O aumento de gamaglobulina tende a ser maior na HAI tipo 1, nos casos com reatividade para o anticorpo antimúsculo liso (ASMA), que no tipo 2.[7] A dosagem das gamaglobulinas e das aminotransferases está indicada sequencialmente para acompanhamento clínico, após o início do tratamento, e a normalização dos dois parâmetros indica remissão bioquímica.[2]

AUTOANTICORPOS

Os autoanticorpos estão presentes em cerca de 90% dos casos, mas não são patognomônicos. O mecanismo imunopatogênico da doença baseia-se na predisposição genética do indivíduo, na reatividade a autoantígenos e no desequilíbrio de citocinas e da autoimunidade mediada por linfócitos T.[5] Dessa maneira, de acordo com as evidências disponíveis, considera-se que os autoanticorpos sejam provavelmente epifenômeno no processo da doença, e não causa desta.

A positividade dos autoanticorpos permite a classificação da HAI em subtipos com características bioquímicas, imunogenéticas, clínicas e prognósticas distintas. A classificação mais aceita divide a doença em dois tipos: HAI-1, com positividade para anticorpo antinúcleo (ANA) e/ou anticorpo antimúsculo liso (ASMA), enquanto a HAI-2 apresenta o anticorpo antimicrossoma de fígado e rim tipo 1 (anti-LKM1) e/ou anticorpo anticitosol hepático tipo 1 (anti-LC1).[10] A classificação que incluía um terceiro subtipo não é correntemente adotada.[2,5]

Anticorpo antinúcleo (ANA)

Primeiro anticorpo descrito na HAI, porém, o mais inespecífico, já que pode ser encontrado em várias outras doenças e, muitas vezes, está relacionado à outra doença autoimune associada, e não à HAI em si. Sua determinação é feita por imunofluorescência indireta (IFI) em células HEp2, embora com essa técnica sejam adotados valores de referência de positividade superiores aos recomendados pela padronização adotada pelo Grupo Internacional de Hepatite Autoimune (GIHAI) que, por essa razão, sugere a pesquisa em tecidos de roedores.[10] Os padrões mais comumente identificados na HAI são o homogêneo e o pontilhado fino. É encontrado em 50 a 70% dos pacientes, podendo estar associado ao ASMA (50%) ou isolado (15%).[2,10] A pesquisa do ANA nesse tipo de substrato, apesar de inadequada para avaliação pelos critérios do GIHAI, tem a vantagem de estabelecer melhor os padrões do ANA. Os padrões centromérico, nucleolar, pontos nucleares e envelope nuclear não deveriam ser considerados marcadores da HAI, pois são muito mais específicos para outras doenças autoimunes hepáticas e não hepáticas.

Anticorpo antimúsculo liso (ASMA)

É detectado por IFI em cortes de estômago e rim de rata. No estômago, reage com a camada muscular, *muscularis mucosae* e fibras musculares interglandulares e no rim com vasos, glomérulos e túbulos, determinando os padrões V (vaso), G (glomérulo e vaso) e T (túbulo, glomérulo e vaso).[11,12] O padrão VGT geralmente tem maior especificidade para HAI, com reatividade para componentes dos microfilamentos, como a actina filamentosa.[10,13] O padrão vascular isolado, encontrado em outras situações inflamatórias não autoimunes e infecciosas, mostra reação para componentes dos filamentos intermediários (vimentina). O ASMA pode ser encontrado em 70% dos casos, e em 30% é marcador único. A persistência do ASMA em títulos superiores a 1/40, diferentemente do ANA, correlaciona-se com atividade inflamatória persistente à biopsia hepática, e pode ser útil antes da indicação da biópsia hepática para avaliação de remissão completa durante o tratamento.[14]

Antimicrossoma de fígado e rim tipo 1 (anti-LKM1)

É detectado no citoplasma dos hepatócitos e nas células de túbulos renais proximais.[10] O antígeno-alvo é uma monoxigenase do sistema do citocromo P450 (CYP2D6), localizada no retículo endoplasmático. Dada a homologia dessa enzima com o genoma do vírus da hepatite C, esse autoanticorpo pode ser encontrado na vigência dessa infecção. O anti-LKM1 é o marcador em até 90% dos casos de HAI-2.[2]

Outros autoanticorpos

As principais características dos outros autoanticorpos encontrados na HAI estão resumidas na Tabela 97.2. Na prática clínica, diante da suspeita de HAI, os autoanticorpos a serem pedidos são: ANA, ASMA e anti-LKM1. Se negativos, os autoanticorpos anti-LC1, anti-SLA/LP e P-ANCA podem auxiliar no diagnóstico.[2]

O anticorpo antimitocôndria (AMA), marcador de cirrose biliar primária, pode ser encontrado em cerca de 5% dos pacientes com HAI. Quando comparados aos casos clássicos de HAI, aqueles que eram AMA positivos não apresentaram diferenças em relação aos exames iniciais, achados histológicos,

Tabela 97.2 – Outros autoanticorpos também encontrados na HAI

	Antígeno-alvo	Importância
Anticitosol hepático tipo 1 (Anti-LC1)	Formiminotransferase ciclodeaminase	Marcador da HAI-2. Mais frequente abaixo dos 20 anos. Raramente é visto isolado.
Antiantígeno hepático solúvel/fígado e pâncreas (Anti-SLA/LP)	o-fosfoserina (Sep)-tRNA: selenocisteína (Sec)-tRNA sintase	Altamente específico para HAI. Útil para diagnóstico de HAI sem marcador. Doença mais grave e com pior prognóstico. Achado em 10 a 30% dos casos.
Anticitoplasma de neutrófico (P-ANCA atípico)	Componentes periféricos da membrana nuclear	Sem especificidade diagnóstica ou valor prognóstico. Detectado em menor frequência na HAI-2, somente na HAI-1.

necessidade de uso de ácido ursodesoxicólico e resposta ao tratamento.[7] Assim, apesar de infrequente, o AMA pode estar presente em portadores de HAI sem características de sobreposição, e essas formas são chamadas formas variantes da HAI.

BASE IMUNOGENÉTICA

A suscetibilidade à HAI é conferida pelo complexo principal de histocompatibilidade (sistema antígeno leucocitário humano ou HLA) por meio de genes codificadores de proteínas apresentadoras de antígenos. A região do MHC de classe II é responsável pelos alelos DRB1, que são tidos como a principal base imunogenética da HAI. Como o papel do MHC classe II é apresentar antígenos a linfócitos T CD4, explica-se a atuação dessas células na imunopatogênese da doença.

Dependendo da localização geográfica, a suscetibilidade do HLA DR é variável. Na Europa e na América do Norte, a suscetibilidade genética à HAI-1 é conferida pela presença do DR3 e do DR4.[2] Na América do Sul, o HLA DR13 apresenta maior importância na determinação da HAI-1 no Brasil, principalmente com reatividade para o ASMA/antiactina, fato que pode explicar características clínicas diferentes da doença como início mais precoce, menor frequência de doenças autoimunes extra-hepáticas concomitantes quando comparado aos norte-americanos.[9] Já a HAI-2 está relacionada ao HLA DR7.[15] A importância do DR3 em ambos os subtipos de HAI no Brasil é secundária, ou seja, quando o DR13 e o DR7 estão ausentes. O DR3 tem importância também na suscetibilidade dos pacientes com anti-SLA/LP. A presença do anti-SLA/LP caracteriza grupo de pacientes com doença mais grave e pior prognóstico e com maior índice de recidiva após a suspensão do tratamento.[16]

Recentemente, tem sido verificada a associação da HAI não somente com variantes no complexo MHC, mas também com variantes do SH283 e do CARD10.[5]

HISTOLOGIA

Apesar de os achados histológicos na HAI não serem patognomônicos, alguns aspectos são bem característicos da doença, ganhando importância máxima nos casos de apresentação atípica.

A hepatite de interface é presença obrigatória. Caracteriza-se por infiltrado inflamatório rico em plasmócitos que agride a placa limitante e invade o parênquima hepático. As rosetas hepatocitárias também são características da HAI. Nos quadros agudos ou com recidiva, observa-se frequentemente hepatite panlobular associada à necrose em ponte. Excluindo-se os casos muito leves, o encontro de fibrose é quase universal. A cirrose é encontrada à apresentação da doença em frequências variáveis, dependendo da população estudada e do tipo da HAI. Em crianças, por exemplo, pode chegar a 50% dos casos, e na HAI-2, até 75%.[17,18] Em japoneses, por outro lado, a frequência é baixa, em torno de 10% dos casos. Provavelmente, essas diferenças geográficas podem ser explicadas pela diferença de HLA.[19] Nos pacientes submetidos à biópsia hepática, na experiência do HC-FMUSP, os achados de infiltrado inflamatório rico em plasmócitos, de rosetas e de cirrose foram 40, 51 e 54,6%, respectivamente.[7]

DIAGNÓSTICO

O escore diagnóstico proposto pelo GIHAI apresenta sensibilidade de 97 a 100% e especificidade de 60%, porém, é falho para diagnosticar as formas híbridas (HAI/colangite esclerosante primária e HAI/cirrose biliar primária – Tabela 97.3). Em 2008, Hennes et al.[20] sugeriram sistema de escore simplificado, com quatro variáveis independentes: alterações histológicas, reatividade de autoanticorpos, níveis de IgG e exclusão de hepatite viral (Tabela 97.4). A cada uma das variáveis, foi atribuído 1 ou 2 pontos, sendo o diagnóstico provável estabelecido quando a soma for 6, e definitivo, quando maior ou igual a 7, com 81% de sensibilidade e 99% de especificidade.[20] O escore simplificado foi validado por diversos centros e tem a vantagem de permitir o diagnóstico de HAI provável em pacientes com hepatites virais e doenças colestáticas associadas à HAI. Foi estabelecido principalmente para auxiliar na decisão clínica quanto ao início de tratamento imunossupressor no paciente com doença hepática.[5] Todavia, não valoriza a resposta ao tratamento e a recidiva quando de sua suspensão, não pontua negativamente características muito específicas de outras doenças hepáticas importantes no diagnóstico diferencial. Ademais, é necessário que a biópsia seja realizada em todos os pacientes, coisa nem sempre factível, ou reatividade para um autoanticorpo, o que não ocorre em cerca de 10% dos pacientes.

TRATAMENTO DA HAI

A HAI não tratada apresenta mau prognóstico, com taxas de sobrevida em 5 e 10 anos de 50 e 10%, respectivamente.[17,21] Os estudos evidenciaram que até 40% dos pacientes com doença grave não tratada evoluem para óbito dentro de seis meses após o diagnóstico e que há evolução para cirrose hepática em ao menos 40% dos sobreviventes;[22] também demonstraram que o tratamento imunossupressor melhora a sobrevida de maneira significativa.[2,5,23]

Tabela 97.3 – escore revisado para diagnóstico de HAI, GIHAI (1999)

Parâmetros	Escore
Sexo feminino	+2
Fosfatase alcalina: AST/ALT (número de × acima do normal) < 1,5 1,5 a 3,0 > 3,0	 +2 0 −2
Globulinas, gamaglobulinas ou IgG (número de × acima do normal) > 2,0 1,5 a 2,0 1,0 a 1,5 < 1,0	 +3 +2 +1 0
Autoanticorpos (títulos pela IFI, em cortes de ratos) ▪ Adultos: ANA, AAML, AAMFR-1 > 1/80 1/80 1/40 < 1/40 ▪ Antimitocôndria	 +3 +2 +1 0 −4
Marcadores virais ▪ Anti-VHA IgM, AgHBs ou anti-HBc IgM positivo ▪ Anti-VHC e RNA do VHC positivo ▪ Anti-VHA IgM, AgHBs, anti-HBc IgM ou anti-VHC negativos	 −3 −3 +3
História de uso recente de drogas hepatotóxicas positiva/negativa	−4/+1
Consumo alcoólico: < 25 g/dia > 60 g/dia	+2/−2
Outra doença autoimune no paciente ou em familiar de primeiro grau	+2
Histologia ▪ Hepatite de interface ▪ Rosetas ▪ Infiltrado inflamatório acentuado rico em plasmócitos ▪ Nenhuma das alterações acima ▪ Alterações biliares sugestivas de CBP e de CEP ▪ Outra alteração sugestiva de outra etiologia	 +3 +1 +1 −5 −3 −3

(Continua)

Tabela 97.3 – escore revisado para diagnóstico de HAI, GIHAI (1999) (*Continuação*)

Parâmetros	Escore
Autoanticorpos auxiliares em pacientes com ANA, AAML ou AAMFR-1 negativos: positivo/negativo ▪ Antiantígeno hepático solúvel, anticitosol hepático tipo 1, antifígado e pâncreas, antiproteína específica hepática, antirreceptor de asialoglicoproteína de membrana plasmática de hepatócito humano ou antifração glicofingolipídea da membrana plasmática de hepatócito	+2/0
HLA DR3 ou DR4 em caso de negatividade para os autoanticorpos (pode ser adaptado a variações geográficas, no caso Brasil o DR13 para HAI-1 e DR7 para HAI-2)	+1
Resposta terapêutica ▪ Completa/recidiva durante ou depois da retirada do tratamento após resposta completa inicial	 +2/3
Diagnóstico definitivo: ▪ antes do tratamento ▪ após o tratamento Diagnóstico provável: ▪ antes do tratamento ▪ após o tratamento	 > 15 > 17 10 a 15 12 a 17

Tabela 97.4 – Escore simplificado para diagnóstico de HAI, GIHAI (2008)

Parâmetros	Resultados	Escore
ANA ou ASMA	1/40	+1
ou ANA ou ASMA	1/80	+2
ou anti-LKM1	≥ 1/40	+2
ou anti-SLA/LP	Positivo	+2
IgG	Acima de 1 x VN*	+1
	> 1,1 x VN*	+2
Histologia	Compatível	+1
	Típica	+2
Vírus A, B e C	Negativos	+2

**VN: valor normal de referência*
Interpretação:
≥ 7: diagnóstico definitivo
6: diagnóstico provável

De acordo com as recomendações da Sociedade Americana para o Estudo das Doenças Hepáticas (AASLD), as indicações absolutas para tratamento da HAI são níveis de AST maiores ou iguais a 10 vezes o valor normal, aumentos dos valores de aminotransferases maiores ou iguais a cinco vezes o valor normal da normalidade associados a níveis de gamaglobulinas maiores que duas vezes o valor normal ou achados histológicos de necrose em ponte ou necrose multiacinar.[22,24] A indicação de tratamento de pacientes assintomáticos, idosos, gestantes e portadores de doença leve ainda é discutível. Atualmente, a tendência é de que a maioria dos pacientes com diagnóstico bem estabelecido de HAI seja tratada, embora se devam pesar os riscos e os benefícios advindos da imunossupressão em longo prazo. O tratamento deve ser questionado apenas nos casos de cirrose hepática descompensada sem atividade inflamatória importante, em pacientes em lista de transplante, pelo risco de mortalidade associado à infecção.[2,5,25]

O tratamento convencional consiste de prednisona em monoterapia, na dose de 60 mg/dia, ou associada à azatioprina na dose de 1 a 2 mg/kg/dia, na dose de 30 mg/dia, ambos com taxas semelhantes de resposta. A opção por esses tratamentos é baseada em estudos controlados realizados na década de 1970, que indicaram o efeito benéfico do corticosteroide no tratamento da HAI, aumentando a sobrevida, melhorando a sintomatologia, reduzindo ou normalizando as alterações laboratoriais e histológicas hepáticas.[2,23,24]

O tratamento combinado associa-se à menor ocorrência de efeitos colaterais (10%), quando comparado à prednisona em monoterapia (44%), particularmente em pacientes cirróticos, que apresentam maior índice de complicações (25% nos cirróticos *versus* 8% nos não cirróticos).[2] De modo semelhante, pacientes idosos e mulheres na menopausa apresentam maior risco de complicações relacionadas ao uso do corticosteroide, que, isoladamente, é a melhor escolha nos casos de alterações hematológicas (citopenias), antecedente de doença maligna e em mulheres no início da gestação.[2,23,24]

A rotina do ambulatório de doenças autoimunes e metabólicas do HC-FMUSP consiste em iniciar o tratamento da HAI com azatioprina 50 mg e prednisona 30 mg/dia, sempre que possível. A prednisona é reduzida e a azatioprina é aumentada mensalmente, de acordo com a resposta ao tratamento, até atingir a dose em que o paciente obtenha aminotransferases normais, com a qual ele permanece por pelo menos 18 meses, até a realização da biópsia hepática de controle para avaliar a presença de remissão histológica. A dose de manutenção da remissão varia de 5 a 15 mg para a prednisona e de 50 a 150 mg para a azatioprina (Figura 97.1). Para os casos de citopenias graves (plaquetopenia ou leucopenia), tratamento da HAI durante a gestação, presença de ascite ou antecedente pessoal de neoplasia, optou-se pela introdução da prednisona em monoterapia na dose de 20 mg/dia. Nos pacientes com cirrose hepática descompensada por ascite, associou-se norfloxacino na dose de 400 mg/dia para profilaxia primária de peritonite bacteriana espontânea. Nos pacientes em que são observados níveis de gamaglutamil transpeptidase acima de cinco vezes, o valor normal de referência ou de fosfatase alcalina elevados após um ano do início do tratamento, sem remissão bioquímica, a rotina consiste em associar o ácido ursodesoxicólico, na dose de 600 a 900 mg/dia, ao tratamento imunossupressor inicial.

O ácido ursodesoxicólico é ácido biliar hidrofóbico, não hepatotóxico, normalmente presente em baixas concentrações no *pool* de sais biliares. Apresenta efeitos coleréticos, citoprotetores e imunomoduladores que poderiam ser úteis na HAI. A medicação foi utilizada em 22% dos pacientes de nossa casuística, e sua introdução determinou remissão bioquímica, em 67,8% e histológica em 10,1%, em subgrupo com resposta parcial ao tratamento.[7]

Na literatura, a taxa de resposta completa (normalização bioquímica e remissão histológica) é amplamente variável, de 25 a 80%,[5,26,27] com taxas de recidiva após suspensão do tratamento, de 50 a 86%. Há muitas indefinições nas publicações em relação ao tempo de duração do tratamento de manutenção até a realização da biópsia hepática de controle, aos critérios de remissão histológica e de recidiva.

Com relação ao tempo de manutenção do tratamento, sabe-se que deve ser estendido por pelo menos seis meses após a normalização bioquímica.[2,22] Alguns estudos sugerem que a chance de remissão sustentada após suspensão do tratamento seja maior em pacientes que receberam imunossupressão por quatro anos, quando comparados aos que receberam por dois anos e menos de dois anos (67% *versus* 17% *versus* 10%), e alguns autores recomendam imunossupressão por toda a vida para adultos e crianças com cirrose hepática ao diagnóstico, particularmente aquelas com HAI-2.[2,21,24]

No serviço do HC-FMUSP, o critério de remissão histológica é a presença de atividade periportal 0

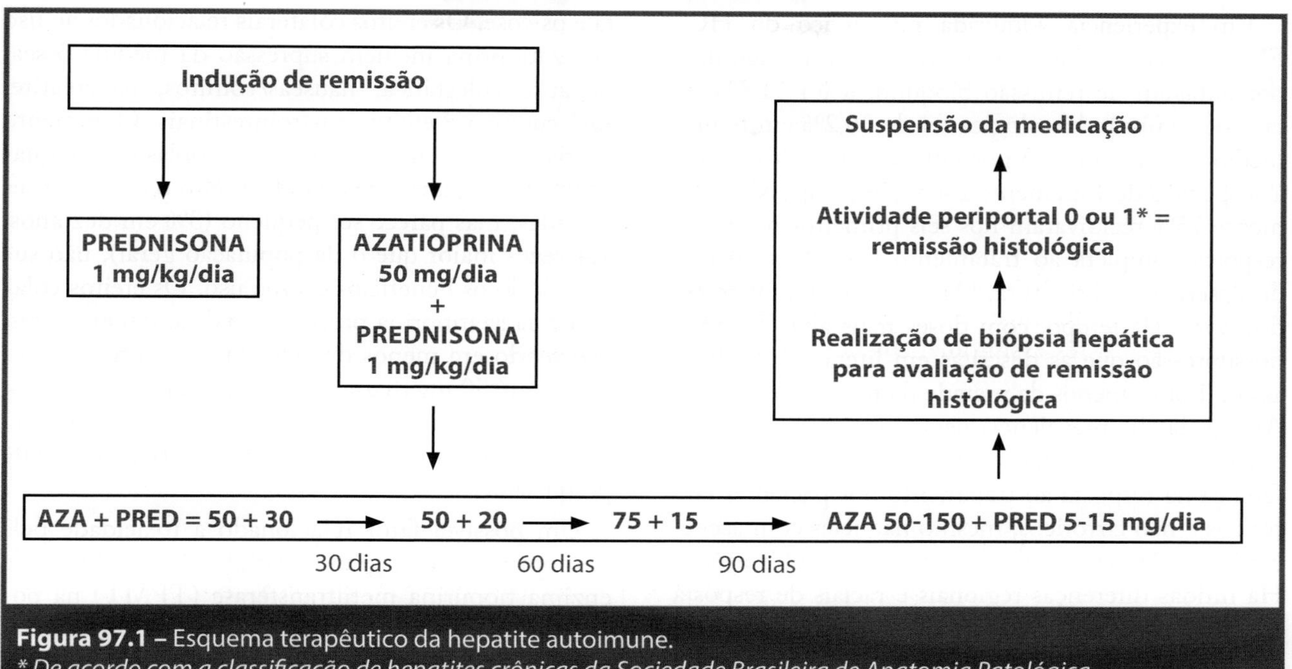

Figura 97.1 – Esquema terapêutico da hepatite autoimune.
** De acordo com a classificação de hepatites crônicas da Sociedade Brasileira de Anatomia Patológica.*
AZA: azatioprina; PRED: prednisona.

ou 1 na biópsia hepática, de acordo com o consenso nacional sobre a classificação das hepatites crônicas da Sociedade Brasileira de Anatomia Patológica.[20] Estudos mostraram que a normalização das enzimas hepáticas, gamaglobulinas e dos níveis de IgG resultaram em menor taxa de recidiva que na ausência de normalização, ainda que apresentem achados histológicos comparáveis.[24,28-30]

A resposta completa ao tratamento (supressão completa da atividade histológica), particularmente dentro do primeiro ano, associa-se a menores taxas de progressão para cirrose hepática (18 *versus* 54%), falência hepática, evolução para óbito ou necessidade de transplante hepático (2 *versus* 15%).[31] A rapidez da resposta apresenta também relação com idade (≥ 60 anos *versus* < 40 anos – 18 *versus* 2%) e perfil de HLA (associação negativa entre a positividade do HLA DR3 e DR13 e tempo necessário para normalização histológica, quando comparado ao HLA DR4).[31] Com a supressão da atividade inflamatória da doença, é possível a reversão da fibrose hepática, que pode ser incluída como uma das metas do tratamento das doenças hepáticas crônicas em geral, justificando o tratamento precoce da doença. A fibrose hepática melhora em 53 a 57% dos casos tratados com prednisona, e a progressão da fibrose é diminuída ou suprimida em 79%, com possibilidades de reversão da cirrose.[32] O efeito antifibrótico não tem relação com o tipo de imunossupressor utilizado, mas, sim, com a supressão da atividade da doença, todavia, drogas alternativas, como budesonida e micofenolato mofetil, embora tenham propriedades anti-inflamatórias e imunossupressoras semelhantes às da azatioprina e da prednisona, ainda não apresentam atividade antifibrótica bem documentada.[32] Com relação à recidiva, os critérios da AASLD consideram aumento de enzimas hepáticas acima de três vezes o valor superior da normalidade (ou aumento dos níveis de gamaglobulinas acima de 2 g/dL), e os critérios do GIHAI consideram aumento acima de duas vezes.[2,22,33] Estudos recentes corroboram a ideia de que o desfecho desejado no tratamento da HAI deva ser a normalização das enzimas hepáticas, e não a quase normalização. Cinquenta a 60% dos pacientes com ALT maior que duas vezes o limite superior da normalidade ainda apresentam hepatite crônica ativa ao exame histológico contra 5 a 20% nos pacientes com aminotransferases normais.[30] Pacientes que mantiveram aminotransferases abaixo de duas vezes o limite normal, em mais de 50% dos controles laboratoriais durante a remissão bioquímica, apresentaram 90% de chance de desenvolver cirrose hepática, preditor de mau prognóstico.[34] Ao contrário, na persistência de enzimas normais, o risco de desenvolvimento de cirrose/recidiva foi de 40%.[29] Logo, o critério de remissão adotado no serviço do HC-FMUSP é a normalização das aminotransferases, como é considerado pelo GIHAI, e o de recidiva, aumentos de enzimas hepáticas acima de duas vezes o valor normal.

Em experiência adquirida no serviço do HC-FMUSP, com relação à resposta ao tratamento, a porcentagem de remissão bioquímica foi 51,5%. A taxa de remissão histológica foi de 36,2% em tempo médio de cinco anos. A porcentagem de recidiva após a suspensão do tratamento foi 58,7%, e aproximadamente 75% recidivaram nos seis primeiros meses. A resposta completa ao tratamento ficou bem abaixo do descrito em literatura. Os pacientes foram tratados por mais tempo, com doses mais altas de imunossupressão que as descritas em literatura e, ainda assim, houve menos da metade da resposta esperada. Apesar da alta prevalência nessa casuística de cirrose hepática na apresentação, de 62,3%, não houve diferença na resposta ao tratamento nos pacientes cirróticos e não cirróticos, mesmo naqueles com ascite, conforme já demonstrado em outras publicações.[7] Há nítidas diferenças regionais e raciais de resposta ao tratamento.[9,17,34] Parte dessas diferenças pode ser justificada por variações genéticas, pelo metabolismo dos agentes imunossupressores utilizados para controle dessas doenças, existindo diferenças raciais na farmacocinética do corticosteroide e da azatioprina.[35,36] Interagindo com esses fatores, existem as particularidades socioeconômicas e culturais de cada região que ainda devem ser investigadas. Estudo prévio comparando brasileiros e norte-americanos com HAI evidenciou que os níveis de AST pré-tratamento eram mais altos, e os níveis de albumina, mais baixos nos brasileiros.[9] Czaja et al., em estudo com 26 pacientes com HAI-1 sem HLA DR3 e DR4 (13% da casuística dos portadores de HAI-1 do serviço, 54% portadores de HLA DR13), observaram que a falha de tratamento ocorreu mais comumente nesses indivíduos que em 68 pacientes com HAI com HLADR4 (20 *versus* 3%). Além disso, os pacientes HLADR3/DR4 negativos apresentaram menor recidiva após a suspensão do tratamento que 84 pacientes com HLA DR3 (55 *versus* 87%).[37]

Uso de drogas alternativas no tratamento da HAI

A despeito do tratamento, 9% dos pacientes apresentam deterioração clínica apesar de boa aderência; 13%, resposta parcial; e 13%, intolerância ao tratamento habitual. Os efeitos colaterais do corticosteroide são mais evidentes a partir de 18 meses de tratamento contínuo, com doses maiores ou iguais a 10 mg/dia. Os principais efeitos colaterais relacionados ao corticosteroide são: cosméticos/obesidade (47%), osteopenia/osteoporose (27%), diabete melito (20%), sendo também encontradas hipertensão arterial sistêmica, necrose asséptica da cabeça do fêmur, catarata e psicose. Os efeitos colaterais relacionados ao uso de azatioprina incluem supressão da medula óssea, hepatite colestática, náuseas/vômitos, pancreatite, *rash* cutâneo e efeitos gastrointestinais. O aumento do risco de desenvolvimento de neoplasias malignas ocorre principalmente quando é feito o uso de doses elevadas, mas parece ser pequeno (3% em dez anos, 1,4 vezes maior que o da população geral), não suplantando os benefícios do seu uso. Os efeitos colaterais da azatioprina parecem ser dose-dependentes, ocorrendo em menos de 10% dos pacientes que recebem até 50 mg diariamente. Citopenias graves por hipersensibilidade são complicações que ocorrem no início do tratamento e devem ser criteriosamente pesquisadas.[2,21,24]

Um possível fator relacionado à toxicidade pela azatioprina seria a grande variação da atividade da enzima tiopurina metiltransferase (TPMT) na população. Essa enzima é responsável pelo metabolismo da azatioprina para o metabólito 6-metilmercaptopurina (6-MMP), que, quando em níveis acima de 5.700 pmol/8 × 10^8, pode se associar a risco de hepatotoxicidade.[38,39] Enquanto 89% dos caucasianos apresentam atividade normal ou alta desta enzima, 6 a 11% são mutantes heterozigotos e têm atividade intermediária e 0,3% são homozigotos para o alelo não funcional, determinando atividade enzimática ausente ou insignificante, e consequentemente, maior risco de mielotoxicidade pelo desvio metabólico para a via da hipoxantina fosforibosil transferase e formação do metabólito imunossupressor 6-tioguanina (6-TGN).

Apesar das diferenças populacionais na atividade da enzima, a maioria dos pacientes com mutação da TPMT não apresenta mielotoxicidade, e aqueles que iniciaram tratamento com azatioprina sem a dosagem da enzima apresentaram frequência de complicações igual à daqueles que a dosaram.[38,39] Contudo, apesar de a dosagem rotineira da TPMT não estar indicada antes do início do tratamento, a deficiência completa da enzima, quando conhecida, contraindica o tratamento com azatioprina, conforme diretrizes da AASLD de 2010. Apesar da correta aderência ao tratamento, alguns pacientes não conseguem atingir níveis terapêuticos da 6-TGN, o que poderia afetar a resposta clínica. Aumentos escalonados da droga, na tentativa de atingir níveis adequados do metabólito ativo, muitas vezes não são possíveis sem aumentos significativos do 6-MMP e do risco de hepatotoxicidade. Além disso, embora estudos com doença inflamatória intestinal já tenham definido o nível terapêutico de 6-TGN entre 250 a 450 pmol/8

$\times 10^8$, os estudos em HAI falharam em estabelecer a relação entre os níveis de 6-TGN e a ocorrência de remissão bioquímica e/ou histológica, o que ainda precisa ser mais bem definido.[40-42]

A grande aplicabilidade da dosagem dos metabólitos da azatioprina no tratamento da HAI seria diferenciar os pacientes com HAI refratária daqueles que não aderem (baixos níveis detectáveis de 6-TGN e 6-MMP), aqueles com perfil de metabolismo desfavorável (em que os níveis de 6-MMP são elevados com potencial de hepatotoxicidade) e os verdadeiros não respondedores.

A associação de alopurinol na dose de 100 mg/dia, com redução da dose de azatioprina em 50 a 75% da dose inicial de azatioprina redirecionaria o metabolismo da azatioprina, diminuindo os níveis de 6-MMP e aumentando os de 6-TGN, melhorando a ação imunossupressora com menor risco de hepatotoxicidade, sendo uma das armas no tratamento da HAI refratária.[40-42]

Outras opções para os casos de doença refratária ou intolerância ao tratamento habitual são os novos imunossupressores advindos da experiência em transplante hepático, como ciclosporina, tacrolimo, micofenolato mofetil. Entretanto, não existem estudos clínicos randomizados comparando essas drogas ao tratamento habitual com azatioprina e prednisona. A maioria dos estudos inclui relatos de casos e descrições de pequenas séries, predominantemente retrospectivas, com heterogeneidade nas doses e na indicação de uso dos medicamentos.[2,5,23] Atualmente, essas medicações não podem ser assumidas como primeira opção de tratamento, apresentando, ainda, o inconveniente de não serem contempladas pela portaria do Ministério da Saúde, pela incompatibilidade do Código Internacional de Doenças (CID-10) que é exigência feita pela Portaria do Ministério da Saúde SAS n. 457 de 21 de maio de 2012. Há, ainda, pequena experiência com o tratamento biológico rituximabe e infliximabe como terapia de resgaste, quando o paciente não responde a nenhum esquema com corticoide e imunossupressor.[43,44]

Tratamento em populações especiais

Gestantes

A HAI é uma doença que afeta mulheres em idade fértil e, por esse motivo, amenorreia e anovulação são comuns nas portadoras de cirrose estabelecida. Ainda não há respostas suficientemente claras na literatura médica a respeito da evolução das gestações, dos riscos associados para a mãe, da melhor opção de tratamento e estratégias de seguimento clínico. Durante a gestação, há desvio da resposta TH1 (citotóxica) para TH2 (anti-inflamatória) induzida pelos altos níveis de estrógenos, resultando em situação de imunotolerância, com remissão da doença ao longo da gestação, com recidivas no fim da gravidez e no puerpério. A frequência de exacerbação é variável, de 11 a 50%, nos diferentes estudos.[2,21,24,45-47]

Com relação ao tratamento da HAI na gestação, o uso da azatioprina, que atravessa a barreira placentária, ainda é controverso. É classificada como categoria D, de acordo com a Food and Drug Administration (FDA), o que significa que há evidências de risco de efeitos colaterais em fetos humanos, mas os potenciais benefícios de seu uso autorizariam sua utilização durante a gestação.[2,24,48] Em filhos de mães que utilizaram azatioprina e prednisona durante a gestação, foram encontrados linfopenia, hipogamaglobulinemia e hipoplasia tímica, alterações reversíveis após o nascimento.[24,28,48] Na HAI, Schramm et al. observaram que o uso de azatioprina pode estar associado a partos prematuros, mas o número de gestações avaliadas foi pequeno para permitir conclusões definitivas.[47] Heneghan et al. encontraram poucas evidências de que a droga seja tóxica na gestação, embora as crianças não tenham sido submetidas à avaliação hematológica ou imunológica.[46] De acordo com as orientações da AASLD, a azatioprina deve ser suspensa, sempre que possível, durante toda gestação, devendo-se antecipar a possibilidade de recidiva puerperal com a reintrodução do tratamento convencional duas semanas antes da data prevista para o parto.[2]

No pós-parto, a azatioprina, até o momento, está contraindicada para pacientes que estão amamentando, já que é excretada pelo leite materno; embora existam relatos de segurança do uso durante o aleitamento.[2] Como não existe definição da melhor opção terapêutica na gestação, nossa conduta é a de suspender a azatioprina durante a gestação, período em que o paciente recebe prednisona 20 mg/dia em monoterapia, e reintroduzi-la após suspensão do aleitamento. Nos casos de recidiva puerperal, a prednisona é aumentada para doses de até 60 mg/dia e, nos casos refratários, são discutidos com a paciente os benefícios da suspensão precoce do aleitamento, ou mesmo de sua manutenção, para reintrodução da azatioprina, na tentativa de melhor controle da doença de base.

Em nossa casuística publicada, foram avaliadas 54 gestações em 39 pacientes (68% cirróticas). Na gestação, 48,1% utilizaram prednisona em monoterapia na dose de 20 mg/dia, 20,4% estavam em remissão bioquímica sem tratamento, 13% utilizaram azatioprina e prednisona durante toda gestação. A taxa de perda fetal foi de 29,4%, a maioria antes de 20 semanas, com 11,8% de partos prematuros e 3,9% de malformações fetais semelhantes às taxas encontradas em outros estudos. Com relação à atividade da doença, 41,2% das pacientes permaneceram em remissão bioquímica. Em 54,9% das gestações, houve aumento das aminotransferases na gestação ou puerpério. Em 31,4%, houve recidiva da HAI (aumentos acima de duas vezes do valor normal) e em 13,7%, aumentos de enzimas hepáticas abaixo de duas vezes do valor normal no puerpério. O tempo médio para ocorrência da recidiva HAI após o parto foi de 75 dias. Não houve mortalidade materna nessa coorte.[45]

A gestação não deve ser desencorajada na HAI, mas deve haver aconselhamento sobre o risco aumentado de prematuridade e perda fetal, com taxas normais de malformação fetal e possibilidade de exacerbação da doença no puerpério, sendo necessário o acompanhamento em pré-natal de alto risco.

Insuficiência hepática aguda grave (hepatite fulminante)

As formas fulminantes de apresentação da HAI são raras, responsáveis por cerca de 5% dos casos de insuficiência hepática aguda grave nos centros transplantadores e representam diagnóstico de exclusão após serem descartadas as causas mais comuns.[21,24] Os achados clássicos de hipergamaglobulinemia, positividade de autoanticorpos nem sempre estão presentes e, na maioria das vezes, a biópsia hepática é contraindicada pelo risco de sangramento, o que retarda o diagnóstico e o tratamento. A aplicação dos critérios diagnósticos do GIHAI é de pouca valia no diagnóstico dos casos atípicos; entretanto, a ausência dos marcadores mais clássicos de HAI não deve excluir o diagnóstico nem contraindicar o tratamento precoce com emprego de corticosteroides, principalmente quando excluídas outras etiologias mais comuns.[24,49]

O uso de corticosteroide nas diferentes séries de casos é variável; em alguns se utilizam pulsos de corticosteroide (bastante controverso), e em outras, prednisona ou prednisolona na dose de 40 a 60 mg/dia. O tratamento com corticosteroide é efetivo em cerca de ⅓ dos casos das apresentações fulminantes, e essa resposta amplamente variável deve-se à rapidez do diagnóstico e da instituição do corticosteroide.[24,50] A expectativa é que a resposta ao tratamento seja rápida e a ausência de melhora clínica e laboratorial dentro de duas semanas do início do tratamento deve ser justificativa para considerar transplante hepático, já que o grande risco da imunossupressão prolongada nos quadros fulminantes é a ocorrência de infecção.[24]

Alguns fatores associam-se com pior prognóstico e evolução para transplante hepático, entre eles, MELD acima de 28 na admissão, atividade de protrombina menor que 20% ou encefalopatia hepática grau IV ao diagnóstico, positividade do anti-LKM1 ou anticorpo anticitosol hepático, necrose hepática maciça ou submaciça, ausência de melhora de pelo menos 20% do tempo de protrombina e queda da bilirrubina nos primeiros quatro dias de tratamento com corticosteroides, ausência de queda do MELD após sete dias de tratamento.[50] Além disso, os níveis de bilirrubinas totais elevaram-se durante os dias 8 e 15, nos que evoluíram para óbito e diminuíram nos que sobreviveram, indicando subgrupo com maior benefício com o transplante hepático.[49]

Transplante hepático e carcinoma hepatocelular (CHC)

Cerca de 10% dos pacientes com HAI necessitam de transplante hepático. As indicações são semelhantes às de outras doenças hepáticas crônicas, correspondendo a 4 a 6% dos transplantes hepáticos realizados na Europa e nos Estados Unidos.[51] A sobrevida em cinco anos é acima de 90%, dentro das taxas observadas em transplantes por outras etiologias. As taxas de recidiva da HAI são variáveis em diferentes estudos, de acordo com os critérios utilizados para diagnóstico, atingindo, em média, 20 a 30% em tempo médio de dois anos após o transplante, embora haja descrições de recidiva mesmo após dez anos. Raramente a recidiva de HAI após o transplante hepático progride para cirrose hepática; na maioria dos casos, há normalização com o aumento da imunossupressão.[2,21,48]

Em revisão da casuística dos autores deste capítulo, avaliando 268 pacientes, 9,7% foram submetidos a transplante hepático no período de 1998 a 2005, 84,6% por insuficiência hepática crônica. A taxa de recidiva, sem realização de biópsia protocolar, foi de 52,3% em 70 meses. A despeito disso, a sobrevida em 70 meses foi de 76% e a principal etiologia de óbito foi infecção, decorrente da necessidade de maior imunossupressão após a recidiva pelo risco de perda do enxerto.[7]

Com relação à ocorrência de CHC, estudos mais antigos evidenciaram baixo risco de ocorrência de CHC na HAI, entretanto, com os avanços no diagnóstico precoce e no tratamento imunossupressor da doença, houve aumento da sobrevida por tempo suficiente para que aparecessem os casos de CHC. Estudos mais recentes revelam 1 a 4% de incidência de CHC, cerca de 1,1% por ano.[52,53] A recomendação atual é rastreamento de todo cirrótico por HAI, com ultrassonografia a cada seis meses.[2,48]

O risco de CHC parece estar relacionado a sexo masculino, hipertensão portal manifestada por ascite e varizes esofágicas ou plaquetopenia, tratamento imunossupressor por pelo menos três anos e duração da cirrose hepática de ao menos dez anos.[24]

Na casuística dos autores deste capítulo, cinco pacientes apresentaram CHC durante a evolução clínica, correspondendo a 1,86% dos casos, em um seguimento médio de 6,2 anos. Em quatro, a neoplasia era avançada ao diagnóstico, três deles estavam em programa de rastreamento. O tempo médio entre o início do tratamento da HAI e o diagnóstico do CHC foi de 4,97 anos. O diagnóstico de cirrose hepática ocorreu 62,4 meses antes do diagnóstico da neoplasia. Os pacientes com hepatocarcinoma avançado evoluíram para óbito, sem possibilidades de tratamento clínico ou cirúrgico. Apenas um caso preenchia critérios para transplante hepático. Na análise estatística, o CHC foi mais frequente no sexo masculino, em pacientes com ascite e plaquetopenia mais intensa ao diagnóstico da HAI (83 mil nos que desenvolveram CHC *versus* 164 mil nos que não evoluíram com neoplasia).[7]

REFERÊNCIAS

1. Cançado ELR PG. Autoimmune hepatitis in South America. In: Manns MP, Paumgartner G, Leuschner U. (eds.). Immunology and Liver. Netherlands: Springer, 2000. p.82-92.
2. Manns MP, Czaja AJ, Gorham JD, Krawitt EL, Mieli-Vergani G, Vierling JM et al. Diagnosis and management of autoimmune hepatitis. Hepatology. 2010; 51(6):2193-213.
3. Czaja AJ. Acute and acute severe (fulminant) autoimmune hepatitis. Dig Dis Sci. 2013; 58(4):897-914.
4. Vergani D, Longhi MS, Bogdanos DP, Ma Y, Mieli-Vergani G. Autoimmune hepatitis. Semin Immunopathol. 2009; 31(3):421-35.
5. Manns MP, Lohse AW, Vergani D. Autoimmune hepatitis – Update 2015. J Hepatol. 2015; 62(1 Suppl):S100-11.
6. Krawitt EL. Clinical features and management of autoimmune hepatitis. World J Gastroenterol. 2008; 14(21):3301-5.
7. Terrabuio DBR. 20 anos de hepatite autoimune no Hospital das Clínicas da Faculdade de Medicina da Universidade de São Paulo [tese de mestrado]. São Paulo: Universidade de São Paulo, 2006.
8. McFarlane IG. Autoimmune hepatitis: diagnostic criteria, subclassifications, and clinical features. Clin Liver Dis. 2002; 6(3):605-21.
9. Czaja AJ, Souto EO, Bittencourt PL, Cançado EL, Porta G, Goldberg AC et al. Clinical distinctions and pathogenic implications of type 1 autoimmune hepatitis in Brazil and the United States. J Hepatol. 2002; 37(3):302-8.
10. Vergani D, Alvarez F, Bianchi FB, Cançado EL, Mackay IR, Manns MP et al. Liver autoimmune serology: a consensus statement from the committee for autoimmune serology of the International Autoimmune Hepatitis Group. J Hepatol. 2004; 41(4):677-83.
11. Cançado EL, Vilas-Boas LS, Abrantes-Lemos CP, Novo NF, Porta G, Da Silva LC et al. Heat serum inactivation as a mandatory procedure for antiactin antibody detection in cell culture. Hepatology. 1996; 23(5):1098-104.
12. Bottazzo GF, Florin-Christensen A, Fairfax A, Swana G, Doniach D, Groeschel-Stewart U. Classification of smooth muscle autoantibodies detected by immunofluorescence. J Clin Pathol. 1976; 29(5):403-10.
13. Cançado EL, Abrantes-Lemos CP, Vilas-Boas LS, Novo NF, Carrilho FJ, Laudanna AA. Thermolabile and calcium-dependent serum factor interferes with polymerized actin, and impairs anti-actin antibody detection. J Autoimmun. 2001; 17(3):223-8.
14. Couto CA, Bittencourt PL, Porta G, Abrantes-Lemos CP, Carrilho FJ, Guardia BD et al. Antismooth muscle and antiactin antibodies are indirect markers of histological and biochemical activity of autoimmune hepatitis. Hepatology. 2014; 59(2):592-600.
15. Bittencourt PL, Goldberg AC, Cançado EL, Porta G, Carrilho FJ, Farias AQ et al. Genetic heterogeneity in susceptibility to autoimmune hepatitis types 1 and 2. Am J Gastroenterol. 1999; 94(7):1906-13.
16. Czaja AJ. Autoantibodies as prognostic markers in autoimmune liver disease. Dig Dis Sci. 2010; 55(8):2144-61.
17. Manns MP, Vogel A. Autoimmune hepatitis, from mechanisms to therapy. Hepatology. 2006; 43(2 Suppl 1):S132-44.
18. Duchini A, McHutchison JG, Pockros PJ. LKM-positive autoimmune hepatitis in the western United States: a case series. Am J Gastroenterol. 2000; 95(11):3238-41.
19. Miyake Y, Iwasaki Y, Sakaguchi K, Shiratori Y. Clinical features of Japanese male patients with type 1 autoimmune hepatitis. Aliment Pharmacol Ther. 2006; 24(3):519-23.
20. Hennes EM, Zeniya M, Czaja AJ, Parés A, Dalekos GN, Krawitt GN et al. Simplified criteria for the diagnosis of autoimmune hepatitis. Hepatology. 2008; 48(1):169-76.
21. Strassburg CP, Manns MP. Treatment of autoimmune hepatitis. Semin Liver Dis. 2009; 29(3):273-85.
22. Czaja AJ, Freese DK; American Association for the Study of Liver Disease. Diagnosis and treatment of autoimmune hepatitis. Hepatology. 2002; 36(2):479-97.
23. Strassburg CP. Autoimmune hepatitis: new guidelines, new therapies. Dig Dis. 2012; 30 Suppl 1:11-9.
24. Yeoman AD, Longhi MS, Heneghan MA. Review article: the modern management of autoimmune hepatitis. Aliment Pharmacol Ther. 2010; 31(8):771-87.

25. Czaja AJ, Manns MP. Advances in the diagnosis, pathogenesis, and management of autoimmune hepatitis. Gastroenterology. 2010; 139(1):58-72.e4.

26. Manns MP, Woynarowski M, Kreisel W, Lurie Y, Rust C, Zuckerman MJ et al. Budesonide induces remission more effectively than prednisone in a controlled trial of patients with autoimmune hepatitis. Gastroenterology. 2010; 139(4):1198-206.

27. Muratori P, Granito A, Quarneti C, Ferri S, Menichella R, Cassani F et al. Autoimmune hepatitis in Italy: the Bologna experience. J Hepatol. 2009; 50(6):1210-8.

28. Al-Chalabi T, Heneghan MA. Remission in autoimmune hepatitis: what is it, and can it ever be achieved? Am J Gastroenterol. 2007; 102(5):1013-5.

29. Verma S, Gunuwan B, Mendler M, Govindrajan S, Redeker A. Factors predicting relapse and poor outcome in type I autoimmune hepatitis: role of cirrhosis development, patterns of transaminases during remission and plasma cell activity in the liver biopsy. Am J Gastroenterol. 2004; 99(8):1510-6.

30. Miyake Y, Iwasaki Y, Terada R, Takagi S, Okamaoto R, Ikeda H et al. Persistent normalization of serum alanine aminotransferase levels improves the prognosis of type 1 autoimmune hepatitis. J Hepatol. 2005; 43(6):951-7.

31. Czaja AJ. Rapidity of treatment response and outcome in type 1 autoimmune hepatitis. J Hepatol. 2009; 51(1):161-7.

32. Czaja AJ. Review article: The prevention and reversal of hepatic fibrosis in autoimmune hepatitis. Aliment Pharmacol Ther. 2014; 39(4):385-406.

33. Alvarez F, Berg PA, Bianchi FB, Burroughs AK, Cançado EL, Chapman RW et al. International Autoimmune Hepatitis Group Report: review of criteria for diagnosis of autoimmune hepatitis. J Hepatol. 1999; 31(5):929-38.

34. Czaja AJ. Special clinical challenges in autoimmune hepatitis: the elderly, males, pregnancy, mild disease, fulminant onset, and nonwhite patients. Seminars Liver Dis. 2009; 29(3):315-30.

35. McLeod HL, Lin JS, Scott EP, Pui CH, Evans WE. Thiopurine methyltransferase activity in American white subjects and black subjects. Clin Pharmacol Ther. 1994; 55(1):15-20.

36. Kang CM, Ahn JH, Kahng KW, Kang JS, Shin IC, Kwak JY. Pharmacokinetic characteristics of methylprednisolone in Korean renal transplant recipients. Transplant Proc. 1999; 31(7):2759-60.

37. Czaja AJ, Carpenter HA, Moore SB. Clinical and HLA phenotypes of type 1 autoimmune hepatitis in North American patients outside DR3 and DR4. Liver Int. 2006; 26(5):552-8.

38. Wolf A, Burnat P, Garcia-Hejl C, Ceppa F. [Pharmacological and pharmacogenetic study of two immunomodulators: azathioprine and 6-mercaptopurine. Strategies for preventing complications]. Gastroenterol Clin Biol. 2009; 33(3):176-84.

39. Sparrow MP, Hande SA, Friedman S, Lim WC, Reddy SI, Cao D et al. Allopurinol safely and effectively optimizes tioguanine metabolites in inflammatory bowel disease patients not responding to azathioprine and mercaptopurine. Aliment Pharmacol Ther. 2005; 22(5):441-6.

40. Al-Shamma S, McCrudden R, McLaughlin S. Letter: allopurinol co-therapy is safe and effective in autoimmune hepatitis. Aliment Pharmacol Ther. 2013; 37(9):919.

41. de Boer YS, van Gerven NM, de Boer NK, Mulder CJ, Bouma G, van Nieuwkerk CM. Allopurinol safely and effectively optimises thiopurine metabolites in patients with autoimmune hepatitis. Aliment Pharmacol Ther. 2013; 37(6):640-6.

42. Dunkin D, Kerkar N, Arnon R, Suchy F, Miloh T. Allopurinol salvage therapy in pediatric overlap autoimmune hepatitis-primary sclerosing cholangitis with 6-MMP toxicity. J Pediatr Gastroenterol Nutr. 2010; 51(4):524-6.

43. Weiler-Normann C, Schramm C, Quaas A, Wiegard C, Glaubke C, Pannicke N et al. Infliximab as a rescue treatment in difficult-to-treat autoimmune hepatitis. J Hepatol. 2013; 58(3):529-34.

44. Burak KW, Swain MG, Santodomino-Garzon T, Lee SS, Urbanski SJ, Aspinall AI et al. Rituximab for the treatment of patients with autoimmune hepatitis who are refractory or intolerant to standard therapy. Can J Gastroenterol. 2013; 27(5):273-80.

45. Terrabuio DR, Abrantes-Lemos CP, Carrilho FJ, Cançado EL. Follow-up of pregnant women with autoimmune hepatitis: the disease behavior along with maternal and fetal outcomes. J Clin Gastroenterol. 2009; 43(4):350-6.

46. Heneghan MA, Norris SM, O'Grady JG, Harrison PM, McFarlane IG. Management and outcome of pregnancy in autoimmune hepatitis. Gut. 2001; 48(1):97-102.

47. Schramm C, Herkel J, Beuers U, Kanzler S, Galle PR, Lohse AW. Pregnancy in autoimmune hepatitis: outcome and risk factors. Am J Gastroenterol. 2006; 101(3):556-60.

48. Gayotto LCC, Comitê SBP/SBH. Visão histórica e consenso nacional sobre a classificação das hepatites crônicas. GED Gastroenterol Endosc Dig. 2000; 19:137-40.

49. Miyake Y, Iwasaki Y, Terada R, Onishi T, Okamoto R, Sakai N et al. Clinical characteristics of fulminant-type autoimmune hepatitis: an analysis of eleven cases. Aliment Pharmacol Ther. 2006; 23(9):1347-53.

50. Liberal R, Zen Y, Mieli-Vergani G, Vergani D. Liver transplantation and autoimmune liver diseases. Liver Transpl. 2013; 19(10):1065-77.

51. Ilyas JA, O'Mahony CA, Vierling JM. Liver transplantation in autoimmune liver diseases. Best Pract Res Clin Gastroenterol. 2011; 25(6):765-82.

52. Danielsson Borssén Å, Almer S, Prytz H, Wallerstedt S, Friis-Liby IL, Bergquist A et al. Hepatocellular and extrahepatic cancer in patients with autoimmune hepatitis: a long-term follow-up study in 634 Swedish patients. Scand J Gastroenterol. 2015; 50(2):217-23.

53. van Gerven NM, Verwer BJ, Witte BI, van Erpecum KJ, van Buuren HR, Maijers I et al. Epidemiology and clinical characteristics of autoimmune hepatitis in the Netherlands. Scand J Gastroenterol. 2014; 49(10):1245-54.

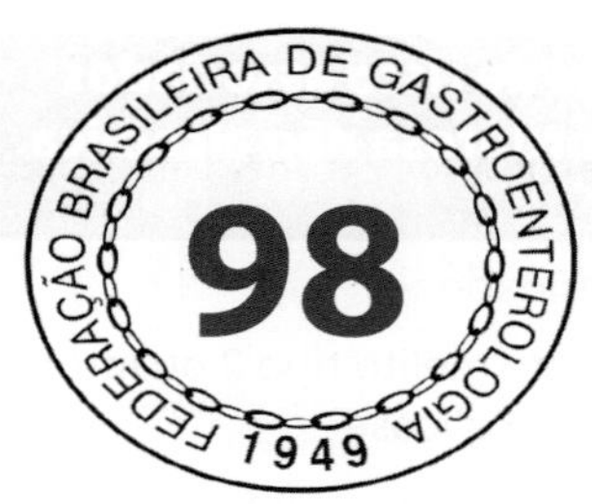

ESTEATOSE E ESTEATO-HEPATITE NÃO ALCOÓLICA

Claudia Pinto Marques Souza de Oliveira
José Tadeu Stefano

INTRODUÇÃO

A doença hepática gordurosa não alcoólica (DHGNA) é uma das formas mais comuns de doença hepática, relacionada primordialmente ao aumento progressivo da obesidade no mundo. Inicialmente, foi considerada hepatopatia benigna, contudo, atualmente, sabe-se que é uma doença multifatorial, que envolve fatores ambientais e genéticos e pode evoluir para formas mais graves, como cirrose e carcinoma hepatocelular (CHC).[1]

A DHGNA abrange um espectro de alterações hepáticas que varia desde simples depósito de gordura no interior dos hepatócitos, sem inflamação ou fibrose (esteatose simples), até casos de esteato-hepatite não alcoólica (EHNA), cirrose e CHC em pacientes sem história de etilismo.[2,3]

A EHNA propriamente dita foi descrita inicialmente na década de 1980, por Ludwig et al.[4] e definida como entidade clínico-patológica, caracterizada por alterações histológicas que se assemelham àquelas encontradas na doença hepática alcoólica (DHA), como esteatose macro e microvesicular, infiltrado inflamatório lobular misto e balonização hepatocelular em área da veia centrolobular (Zona III), podendo apresentar fibrose pericelular, corpúsculos de Mallory e cirrose. Esses aspectos morfológicos são indiferenciáveis da DHA; no entanto, ocorre em indivíduos cujo consumo diário de álcool é inferior a 20 g para mulheres e 40 g para homens.[5,6]

A DHGNA está associada à componentes da síndrome metabólica (SM): diabete melito tipo 2 (DM2), resistência à insulina (RI), hipertensão arterial sistêmica e, principalmente, obesidade abdominal (visceral), dislipidemia, hipertrigliceridemia, níveis baixos de lipoproteína de alta densidade (HDL) e níveis elevados de lipoproteínas de baixa densidade (LDL). Pode também estar associada a procedimentos cirúrgicos, como *bypass* jejunoileal, desnutrição calórico-proteica, nutrição parenteral prolongada, uso de drogas, endocrinopatias, uso de medicamentos e exposição a toxinas.[6,7]

EPIDEMIOLOGIA

Em virtude do aumento progressivo da obesidade, a DHGNA tem se tornado cada vez mais frequente em todas as populações, principalmente no mundo ocidental, e tem sido definida pelos especialistas como uma doença do mundo moderno. Nos países industrializados, a DHGNA é considerada a causa mais comum de doença hepática crônica. Na população adulta, sua prevalência varia de 20 a 30%[8] e ocorre em 10 a 15% dos indivíduos normais e em 70 a 80% dos indivíduos obesos.[9] Nos Estados Unidos é a doença hepática mais prevalente – cerca de 30% da população apresenta esteatose, o que equivale a 60 milhões de indivíduos, superando hepatite C (1,3 a 2,0%), doença hepática alcoólica (1%) e hepatite B (0,3 a 0,4%).[10] No Oriente, sua prevalência também é elevada. Na China, varia de 11,7 a 15%, sendo sua maioria do sexo masculino com idade inferior a 50 anos,[11] na Coreia, afeta 16% da população acima de 20 anos,[12] e no Japão, esse número atinge 29% dos indivíduos saudáveis.[13]

Variações na prevalência e na gravidade da DHGNA são observadas entre diferentes populações. Estas dependem, entre outros fatores, do gênero, da idade e da etnia. Indivíduos jovens do sexo masculino apresentam maior risco (2 a 3 vezes) de desenvolver DHGNA e EHNA, porém, após os 60 anos, a probabilidade de desenvolver EHNA é maior no sexo feminino. Indivíduos hispânicos apresentam maior prevalência de DHGNA que aqueles de outras etnias.[9]

Já a prevalência exata da EHNA ainda permanece desconhecida, principalmente por causa do curso silencioso e assintomático na maior parte dos indivíduos. Estima-se que a EHNA está presente em 2 a 3% da população geral[14] e em 37% dos indivíduos com obesidade mórbida.[15] Essa doença está presente no mundo inteiro, porém, é mais frequente em países onde a obesidade é mais comum. Nos Estados Unidos e no Canadá é encontrada em 7 a 11% dos indivíduos que realizam biópsia hepática,[16] e no Japão, é diagnosticada em apenas 1,2% das biópsias.[17]

ETIOLOGIA E ETIOPATOGENIA

A patogênese da DHGNA ainda não está bem esclarecida; no entanto, os fatores de risco são bem conhecidos (Quadro 98.1). Sua etiologia é multifatorial e está relacionada principalmente à SM (obesidade, DM tipo 2, resistência à insulina (RI), dislipidemia e hipertensão).

Embora se conheçam os fatores predisponentes e se saiba que a esteatose pode evoluir para cronicidade, a verdadeira relação causal entre esteatose/EHNA, fibrogênese e doença crônica do fígado, assim como sua patogênese, ainda não estão totalmente esclarecidas. Dentre as hipóteses consideradas para explicar a fisiopatogênese da DHGNA e sua evolução para EHNA, destaca-se a teoria dos múltiplos *hits*, que aponta RI como condição inicial (*first hit*) para acúmulo de ácidos graxos no hepatócito (esteatose)[18,19] e os estímulos subsequentes, tais como estresse oxidativo, ativação de citocinas inflamatórias, estresse do retículo endotelial, entre outros (múltiplos *hits*), para o desenvolvimento de inflamação e fibrose.[20-22]

O primeiro *hit* é um acúmulo excessivo de triglicérides (TG) no fígado influenciado pela RI, modulado principalmente por adipocitocinas e disfunção na síntese e no transporte de TG celular (Figura 98.1).[23] Variações genéticas na sinalização da insulina e no me-

Quadro 98.1 – Fatores de risco associados à doença hepática gordurosa não alcoólica (DHGNA)

Distúrbios metabólicos	Obesidade
	Diabete melito tipo 2 ou intolerância à glicose
	Resistência à insulina
	Dislipidemias
	Nutrição parental total
	Perda de peso rápida
Drogas	Glicocorticosteroides
	Estrogênios
	Amiodarona
	Bloqueadores de canal de cálcio
	Ácido valproico
	Salicilatos
	Tamoxifeno
	Tetraciclina
	Cloroquina
	Metotrexato
Doenças metabólicas hereditárias	Abetalipoproteinemia
	Doença de Weber-Christian
	Doenças de depósito de glicogênio
	Homocistinúria
	Lipodistrofia hereditária
	Hiperlipoproteinemia
	Tirosinemia
	Doença de Wilson
Procedimentos cirúrgicos	*Bypass* jejunoileal
	Ressecções extensas do intestino delgado
	Derivação biliopancreática para obesidade
	Gastroplastias com derivação jejunoileal
Outros	Toxinas
	Diverticulose
	Desnutrição proteico-calórica
	Doença inflamatória intestinal
	Infecção por HIV

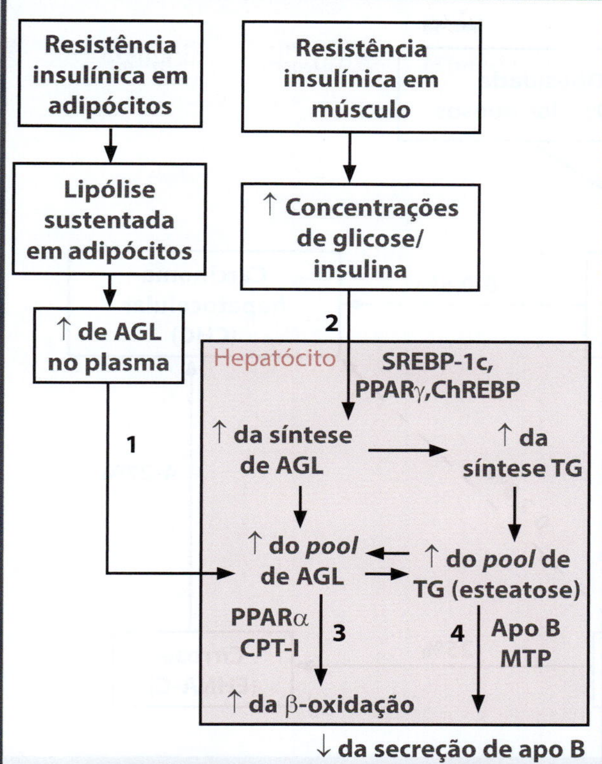

Figura 98.1 – Influência da hiperinsulinemia e da resistência à insulina (RI) no acúmulo excessivo de triglicérides (TG) no fígado.
Fonte: adaptada de Begriche et al., 2006.[23]

tabolismo dos TG nos hepatócitos também são importantes fatores patogenéticos para EHNA. Variações genéticas no primeiro e no segundo substrato do receptor de insulina (IRS-1 e IRS-2) ou na proteína microssomal transportadora de triglicérides (MTP) causam excessivo acúmulo de gordura no fígado. Da mesma maneira, estudos sugerem que obesidade e RI, associadas às outras condições da síndrome metabólica (SM), estejam envolvidas na patogênese da DHGNA como fatores desencadeantes para acúmulo de lipídios nos hepatócitos. O tecido adiposo produz e secreta várias substância bioativas, conhecidas como adipocitocinas. Desequilíbrio na secreção de adipocitocinas em indivíduos com obesidade visceral está fortemente associado à ocorrência de EHNA como parte da SM.

Embora grande parte dos indivíduos com obesidade, RI e SM tenha somente esteatose e uma minoria desenvolverá esteato-hepatite, fibrose, cirrose e carcinoma hepatocelular, fatores de riscos ambientais e genéticos parecem influir na severidade da esteatose e do estresse oxidativo, no perfil de citocinas, na magnitude da resposta inflamatória e na severidade da fibrose hepática (Figuras 98.2 e 98.3).[24-26]

Estudos de agregação familiar e de variações na suscetibilidade étnica reforçam que fatores genéticos também são importantes na determinação do risco de DHGNA.

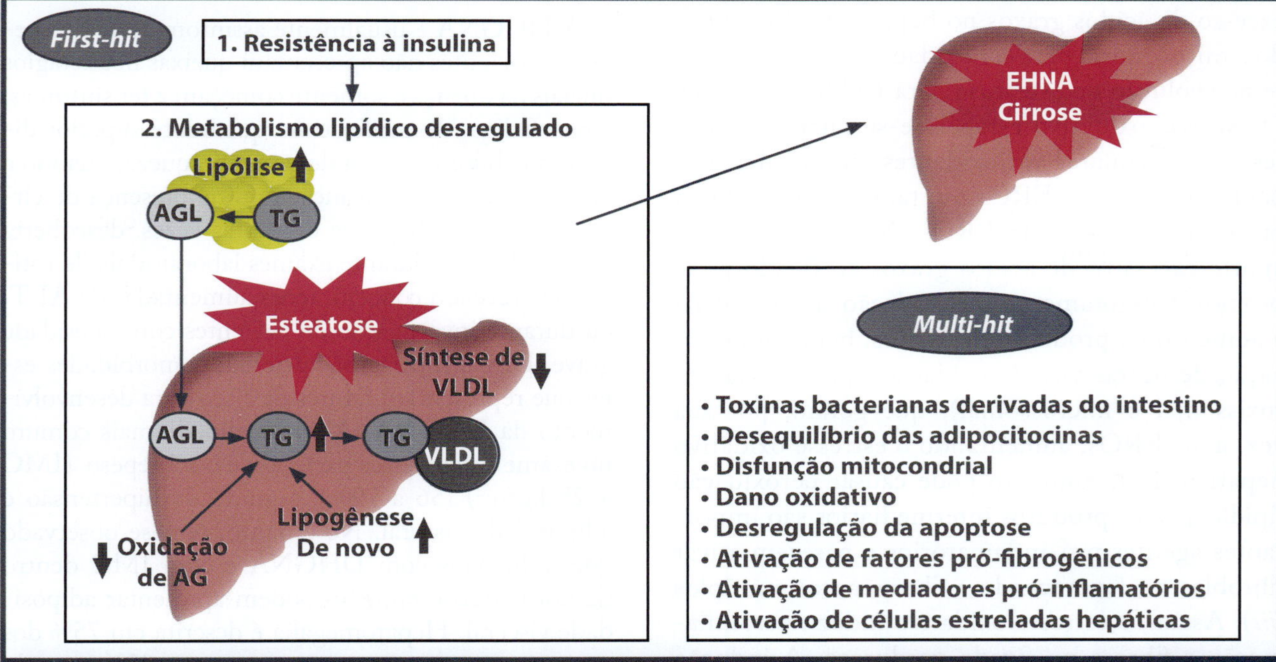

Figura 98.2 – Fatores que influenciam a severidade da esteatose, na progressão para esteato-hepatite, fibrose e cirrose.
AGL: ácidos graxos livres; TG: triglicérides; VLDL: lipoproteína de densidade muito baixa.
Fonte: adaptada de Jung e Choi, 2014.[24]

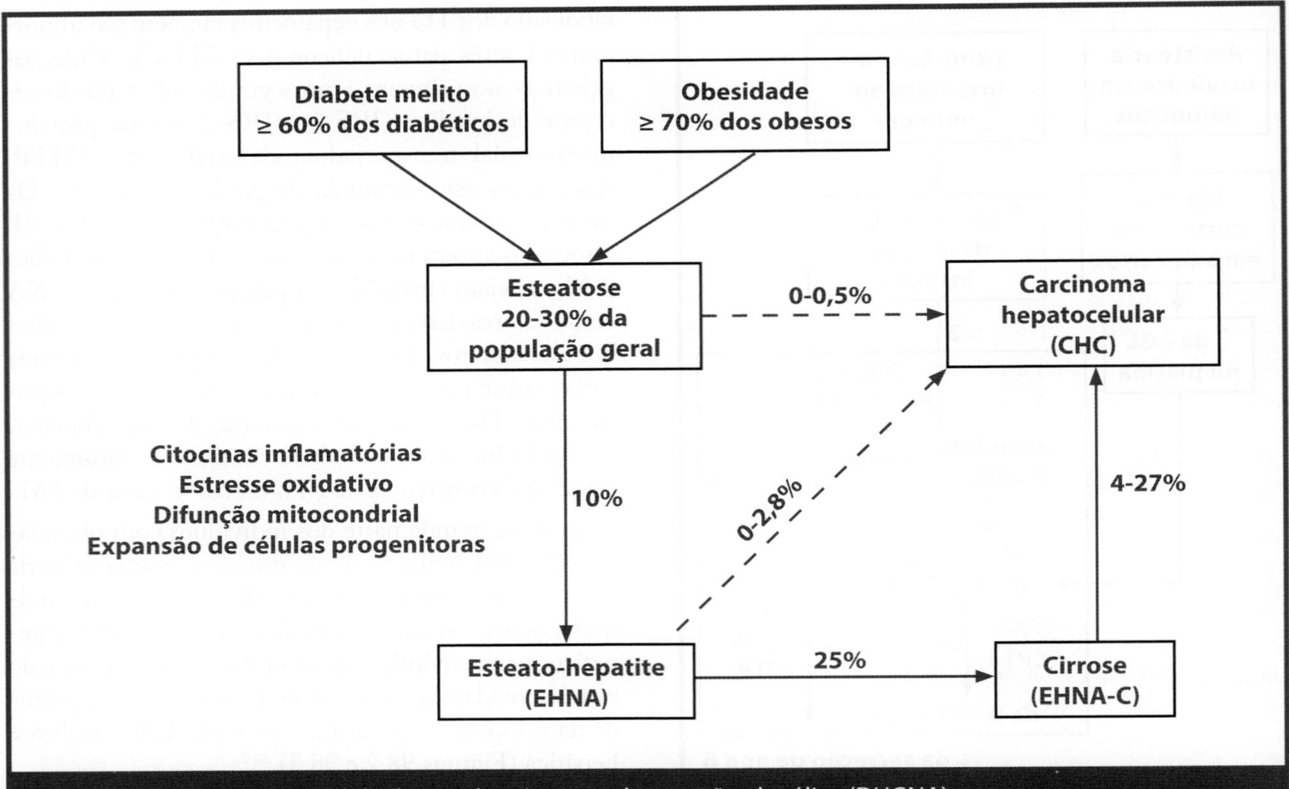

Figura 98.3 – História natural da doença hepática gordurosa não alcoólica (DHGNA).
Fonte: adaptada de Naik et al., 2013[25]; Duan et al., 2014.[26]

O aumento da geração de espécies reativas de oxigênio (EROs) (múltiplos *hit*), consequente ao excesso de ácidos graxos no hepatócito direcionado à mitocôndria para ser oxidado, seria importante na evolução de esteatose para EHNA e fibrose. O estresse oxidativo estabelece-se quando as defesas intracelulares antioxidantes são insuficientes para detoxificar as EROs ou, também, quando há produção excessiva de EROs. Nesse contexto, o aporte excessivo de ácidos graxos ao fígado pode promover esgotamento da oxidação mitocondrial e aumento na produção de EROs, bem como ativação de outras vias de oxidação lipídica (via peroxissomal e microssomal), que geram, por sua vez, mais EROs, aumentando o estresse oxidativo hepático. Esse aumento pode causar peroxidação lipídica, cujos produtos intermediários são importantes agentes pró-inflamatórios e parecem ativar fibroblastos, favorecendo a fibrogênese (múltiplos *hit*). Assim, o estresse oxidativo induz necroinflamação e fibrose no fígado gorduroso. A indução de EROs é também acelerada sob condições de RI, e as adipocitocinas também podem influenciar no segundo evento.

QUADRO CLÍNICO

História clínica e exame físico

A DHGNA é usualmente assintomática. Em geral, os pacientes não apresentam queixas nos estágios iniciais da doença e somente começam a ter sintomas, como fadiga, desconforto no quadrante superior direito do abdome, perda de peso e fraqueza, quando a doença já está mais avançada ou há presença de cirrose. A doença hepática é, muitas vezes, descoberta acidentalmente durante exames laboratoriais de rotina, que revelam concentrações aumentadas de ALT, ou durante investigação de pacientes com obesidade grave, DM e hipertensão arterial, comorbidades estas que representam fatores de risco para desenvolvimento da DHGNA. A anormalidade mais comum no exame físico desses pacientes é o sobrepeso (IMC > 25 kg/m^2) (56 a 79%), seguido de hipertensão e adiposidade visceral. No entanto, tem-se observado que indivíduos com DHGNA e com IMC dentro da normalidade também podem apresentar adiposidade visceral. Hepatomegalia é descrita em 75% dos pacientes, e esse número aumenta para 95%, quando avaliada por ultrassom. Estudo recente demonstrou que hepatomegalia ocorre em 50% dos pacientes com DHGNA como apresentação inicial. Sinais e sintomas de insuficiência hepática, como *spider angiomata*, ginecomastia e eritema palmar ocorrem menos frequentemente que em outras hepatopatias crônicas, embora esplenomegalia possa ocorrer em até 25% dos pacientes na época do diagnóstico.

DIAGNÓSTICO

O diagnóstico da DHGNA é baseado na exclusão de outras causas de doença hepática. Uma vez descartadas condições como hepatites virais, álcool, fatores genéticos e ambientais, o diagnóstico de DHGNA primária pode ser considerado.

Laboratorial

Elevações leves a moderadas de aminotransferases, usualmente menores que quatro vezes o limite superior da normalidade, são a anormalidade laboratorial mais comum e frequente encontrada em pacientes com DHGNA. A DHGNA é a causa mais comum para a inexplicada e persistente elevação das concentrações de ALT, embora alguns pacientes possam apresentar enzimas hepáticas normais, mesmo que tenham evoluído para EHNA. Já AST apresenta valores inferiores aos da ALT, diferindo da DHA. Em metade dos pacientes com DHGNA, coexiste elevação da GGT, algumas vezes, sendo a única enzima hepática elevada (Quadro 98.2). Um terço dos pacientes com DHGNA apresenta concentrações de fosfatase alcalina (FA) discretamente aumentadas. Hiperbilirrubinemia, hipoalbuminemia e tempo de protrombina prolongado são infrequentes e, em geral, são observados quando a falência hepática já está bem estabelecida. Elevações no perfil lipídico sérico e nas concentrações de glicose são comuns em pacientes com DHGNA e têm sido relatadas em cerca de 25 a 75% dos casos.

O teste não invasivo ideal para EHNA deveria distinguir entre os indivíduos que têm EHNA daqueles que têm esteatose simples e medir a gravidade da fibrose naqueles que têm EHNA. Embora haja grande quantidade desses testes em investigação, nenhum ideal para substituir a biópsia hepática foi encontrado ainda. Provavelmente, visto que a patogênese é multifatorial, o teste ideal será uma combinação de marcadores, em vez de um único marcador.

Existem marcadores clínicos, bioquímicos e mais específicos relacionados à fisiopatogênese, como marcadores de inflamação, apoptose, de estresse oxidativo e de fibrose propriamente dita. Dentre os marcadores clínicos, a presença de diabete melito (DM), obesidade, idade avançada e sexo feminino está associada a maior risco de desenvolvimento de EHNA e maior grau de fibrose.[27] Sakugawa et al. especificamente olharam para a capacidade de diferenciar entre EHNA e esteatose simples e demonstraram que os marcadores clínicos de idade, sexo feminino, IMC e DM foram estatisticamente diferentes entre aqueles com esteatose e aqueles com EHNA.[28]

Dentre os marcadores bioquímicos, vários estudos têm demonstrado associação maior em predizer fibrose entre glicose, albumina, contagem de plaquetas, AST, ALT, AST/ALT > 1, GGT, colesterol e triglicerídeos, dos quais a relação AST/ALT > 1 foi o melhor indicador de fibrose avançada.[29] Sakugawa et al. constataram que AST e AST/ALT foram estatisticamente diferentes entre aqueles com esteatose simples e aqueles com EHNA.[28] Embora esses testes possam ajudar os clínicos a decidir quais indivíduos precisam de biópsia do fígado, eles não têm sensibilidade e especificidade suficientes para substituir a biópsia. Assim, estudos que investigam biomarcadores mais específicos de EHNA, com base na sua fisiopa-

Quadro 98.2 – Quadro clínico-laboratorial de pacientes com doença hepática gordurosa não alcoólica (DHGNA)

Sintomas e exame físico	Dados laboratoriais
▪ Frequentemente assintomático	▪ Elevação da ALT (2-4 vezes)
▪ Inespecíficos e vagos:	▪ Elevação da GGT (2-6 vezes)
– desconforto no quadrante superior direito do abdome, fadiga crônica, sintomas dispéticos	▪ Pouca elevação da AST ▪ AST pode estar elevada na presença de cirrose
▪ Acima do peso (IMC > 25 kg/m^2)	▪ Glicemia > 100 mg/dL
▪ Pressão arterial elevada	▪ Triglicérides > 150 mg/dL
▪ Adiposidade central	▪ Colesterol total > 200 mg/dL
▪ Hepatomegalia em 50%	▪ LDL > 130 mg/dL
▪ Esplenomegalia < 25%	▪ HDL < 45 kg/dL

tologia, têm sido cada vez mais realizados. Um deles são os marcadores de inflamação, já que EHNA é um estado proinflamatório, em que a produção de citocinas pró-inflamatórias como aumento do fator de necrose tumoral (TNF) e IL-6 (interleucina-6) podem estar aumentados na EHNA e na obesidade.[30,31] Recentemente, o grupo de Doença Hepática Gordurosa Não Alcoólica do HC-FMUSP observou aumento da IL-6 e redução da IL-10 (interleucina-10) em pacientes com EHNA comparados a pacientes com esteatose simples na biópsia.[32] Já os marcadores de apoptose dos hepatócitos são outro tipo de biomarcador que tem se mostrado promissor em predizer EHNA. Fragmentos da citoqueratina-18 (CK-18) no plasma são gerados pelo colapso da CK-18 (principal proteína de filamento intermediário no fígado) por caspase-3, importante mediador da via de apoptose. Estudos têm demonstrado ser um marcador útil para distinguir a EHNA da esteatose, com sensibilidade e especificidade de 99,9 e 85,7%.[33,34] Contudo, embora fragmentos CK-18 parecem distinguir a EHNA de esteatose simples, não distinguem graus variados de fibrose.

Os marcadores de estresse oxidativo também têm se mostrado promissores. A concentração sérica de 8-isoprostano-F2a, uma medida de estresse oxidativo, é elevada em pacientes com EHNA comparados aos controles saudáveis ou pacientes com esteatose simples.[35] Medidas adicionais de estresse oxidativo podem ser úteis no EHNA como medidas de oxidação do ácido graxo mitocondrial e peroxidação lipídica, tais como beta-hidroxibutirato[36] e concentrações plasmáticas de malondialdeído,[37,38] respectivamente.

Os marcadores de fibrose propriamente ditos incluem derivados de fibrogênese e fibrinólise ou mediadores de fibrogênese. Eles incluem ácido hialurônico (HA), tipo 7S de colágeno IV, colágeno tipo VI, metaloproteinase de matriz 2 (MMP-2), metaloproteinase de matriz 9 (MMP-9), tenascina, peptídio aminoterminal de procolágeno III (PIIINP), YKL-40, laminina e inibidor tecidual de metaloproteinases (TIMP).[28,39]

Na verdade, a combinação de todos esses marcadores têm gerado melhores resultados em predizer, a gravidade e a presença de fibrose na DHGNA. Índices têm sido desenvolvidos, combinando vários marcadores bioquímicos e/ou clínicos por meio de algoritmos para melhorar sua força preditiva. O FibroTest® (FT) é um desses índices. Ele inclui alfa-2 macroglobulina (A2M), apolipoproteína A1, haptoglobina, bilirrubina total e GGT. A2M é sentida como marcador de resistência à insulina nesse índice particular. O FT, que tem sido mostrado para ser altamente preditivo de fibrose em hepatite C crônica, hepatite B crônica e doença alcoólica do fígado,[40,41] também tem demonstrado ser altamente preditivo de fibrose avançada em pacientes DHGNA.[42] Outro índice, chamado SteatoTest (ST), foi desenvolvido como marcador não invasivo para esteatose. Poynard et al. estudaram esse índice, que combina os cinco componentes bioquímicos de FT com ALT, IMC, colesterol, triglicérides e glicose (ajustado para idade e sexo), em população que incluiu pacientes com hepatites crônicas C e B, doença hepática alcoólica e esteatose hepática. Utilizando ponto de corte de 0,3, ST foi encontrada para prever esteatose graus 2 a 4 com sensibilidade e especificidade de 90 e 54%, respectivamente.

Imagem

Embora nenhum método não invasivo de imagem seja capaz de distinguir esteatose simples de EHNA ou indicar grau de fibrose hepática, ultrassonografia (US), tomografia computadorizada (CT) e ressonância nuclear magnética (RNM) de abdome têm sido utilizadas como testes diagnósticos para DHGNA, pois são capazes de identificar com segurança esteatose de graus moderado a severo. Por ser disponível na maioria dos centros, apresentar baixo custo e ter sensibilidade semelhante aos demais, a US é o método mais utilizado, contudo, é um exame que depende da experiência do operador. Sua sensibilidade e especificidade na detecção do infiltrado gorduroso diminuem com o aumento do IMC, variando de 49 a 100% e de 75 a 95%, respectivamente. Já CT e RNM são métodos que independem do operador para o diagnóstico da DHGNA; no entanto, apresentam custo muito elevado. Um método inovador que vem despontando e que visa quantificar de modo mais preciso a infiltração gordurosa hepática é a espectroscopia por ressonância magnética,[43,44] porém, ainda não está disponível em todos os centros. Embora grandes avanços tenham sido conquistados com inúmeros métodos de imagem no diagnóstico da DHGNA, nenhum deles é suficientemente sensível para detectar inflamação e fibrose, conforme mencionado anteriormente, sendo, ainda, a biópsia hepática padrão-ouro para o diagnóstico da EHNA. Outro método que vem sendo utilizado com bastante frequência é a elastografia hepática por FibroScan® (FS). Tal técnica envolve a utilização de um transdutor colocado entre o espaço intercostal que mede a velocidade com a qual uma onda de cisalhamento transiente elástica viaja por meio do fígado.[45] Com o aumento da fibrose, o fígado endurece e o curso das ondas de cisalhamento aumenta a velocidade. Vários estudos têm demonstrado que o FS pode prever com segurança grau de fibrose em populações com hepatite crônica C.[45] Quando comparado ao FT e outros índices não invasivos, o FS foi pelo menos tão exato ou superior para predizer fibrose grave.[45] Apesar da facilidade do estudo e da demora de cerca de cinco minutos, existem problemas técnicos que podem dificultar o rastreio de alguns indivíduos. Estes incluem obesidade mórbida e pequenos espaços intercostais. Sonda recém-lançada permite medidas mais precisas em pacientes com IMC elevado e obesidade de tronco, além de melhorar a precisão diagnóstica em pacientes com DHGNA. Como alguns estudos têm sugerido, a melhor abordagem pode ser utilizar FS em conjunto com outros índices ou biomarcadores.

Biópsia hepática

A correlação clínico-patológica, com confirmação de esteatose pela biópsia hepática e exclusão de outras causas clínicas, por exemplo, consumo de álcool, tem sido considerada padrão-ouro para diagnóstico de DHGNA. No entanto, a ausência de terapia comprovadamente eficaz até o momento e os riscos de morbidade e mortalidade associados à biópsia, bem como a necessidade de realizar biópsia hepática para o diagnóstico, têm sido motivo de controvérsia na prática clínica. Contudo, considerando que os métodos de imagem e bioquímicos não conseguem diferenciar a esteatose simples da EHNA, a análise histológica do tecido hepático é o único meio que permite determinar com acurácia a severidade da lesão e estabelecer diagnóstico. Portanto, a decisão de propor a biópsia deve ser discutida e individualizada com cada paciente. Um número de achados clínicos associados à EHNA e à fibrose avançada em pacientes com DHGNA pode auxiliar na indicação de biópsia hepática, dentre os quais se destacam: idade acima de 45 anos, presença de obesidade ou de diabete e relação AST/ALT > 1.3.[5]

Em virtude da similaridade dos quadros histológicos da DHGNA e da DHA, eles não podem ser distinguidos por meio da biópsia hepática. As lesões mais comuns e frequentemente utilizadas para realização do diagnóstico de EHNA, são: esteatose macrovesicular, balonização dos hepatócitos, inflamação lobular, que na maior parte dos casos inclui linfócitos e neutrófilos, e fibrose perissinusoidal em zona 3. Outros achados coadjunvantes também frequentes são: vacuolização glicogênica nuclear, corpúsculos de Mallory e lipogranulomas. Apesar da similaridade entre as alterações, ao comparar DHGNA com DHA, pode-se notar que a inflamação lobular é mais leve na maioria dos casos, que a identificação de corpúsculos de Mallory é menos frequente e que estes, quando presentes, costumam ser pouco numerosos. Por outro lado, alguns achados observados em DHA não são vistos em DHGNA, como necrose hialina esclerosante, lesão veno-oclusiva e proliferação dutular exuberante.

Recentemente, o Nonalcoholic Steatohepatitis Clinical Research Network[46] publicou um sistema de graduação para DHGNA que tem sido bastante aceito na literatura. O sistema inclui escore de atividade, que varia de 0 a 8, com base na presença e na intensidade da esteatose, da balonização e da inflamação lobular. Um critério classificatório de estadiamento da fibrose, proposto previamente por Brunt et al.,[5] foi incorporado a esse sistema. Embora não tenha sido definido um limiar a partir do qual devesse ser feito o diagnóstico de EHNA, constatou-se que a maioria dos patologistas que compôs o painel o fez quando havia fibrose perissinusoidal ou quando o escore de atividade era igual ou maior que 5. Os detalhes do sistema estão expostos no Tabela 98.1. Em nosso meio, temos feito o diagnóstico de EHNA de acordo com critérios adotados pelo Clube de Patologia Hepática da Sociedade Brasileira de Patologia (Figura 98.4). De acordo com essa proposição, dentro do contexto clínico adequado, o diagnóstico é feito quando a biópsia hepática evidencia esteatose e fibrose perissinusoidal; na ausência de fibrose, a esteatose acompanhada de balonização, pelo menos moderada, dos hepatócitos também permite diagnóstico. Na prática, a maioria dos casos que se enquadram na segunda situação tem algum grau de inflamação lobular.

Uma vez o diagnóstico estabelecido, é essencial graduar atividade e fibrose; para isso, utiliza-se o sistema de graduação de Kleiner et al.[46]

Uma subdivisão da EHNA em dois subtipos histológicos tem sido proposta para o diagnóstico em crianças. O tipo 1 apresenta achados similares àqueles encontrados na doença do adulto, nos quais as alterações são predominantemente lobulares e a fibrose é inicialmente perissinusoidal em zona 3. No tipo 2, além da esteatose, ressalta-se a inflamação e a fibrose portal, sendo as alterações lobulares discretas ou ausentes.

Tabela 98.1 – Sistema de graduação proposto pelo Nonalcoholic Steatohepatitis Clinical Research Network

Variáveis	Escores*	Descrição
Esteatose	0	< 5% dos hepatócitos
	1	5-33% dos hepatócitos
	2	> 33 a 66% dos hepatócitos
	3	> 66% dos hepatócitos
Inflamação lobular	0	Sem focos de inflamação
	1	< 2 focos por campo microscópico de 200×
	2	2-4 focos por campo microscópico de 200×
	3	> 4 focos por campo microscópico de 200×
Balonização	0	Ausência de balonização
	1	Poucas células balonizadas
	2	Balonização proeminente ou muitas células balonizadas
Fibrose	0	Ausência de fibrose
	1a	Fibrose perissinusoidal leve em zona 3
	1b	Fibrose perissinusoidal moderada em zona 3
	1c	Fibrose portal/periportal
	2	Fibrose portal/periportal e perissinusoidal
	3	Fibrose com septos
	4	Cirrose

** O índice de atividade é gerado pela soma dos escores atribuídos a esteatose, inflamação lobular e balonização (de 0 a 8). A fibrose é estadiada à parte, segundo Brunt et al.[3]*
Fonte: Kleiner et al., 2005.[46]

TRATAMENTO

Não existe ainda terapia considerada efetiva para tratamento da DHGNA. Embora a dieta e as mudanças de estilo de vida sejam terapias de primeira linha, muitos pacientes não aderem a elas de forma eficaz em longo prazo.[47-51] A falta de aderência à dieta e às mudanças do estilo de vida tem sido demonstrada em pacientes com EHNA.[51] Por outro lado, parece cada vez menos provável que a dieta por si só seja capaz de controlar a epidemia de obesidade na população. Além disso, baixa aderência à atividade física, em média 20%, também é

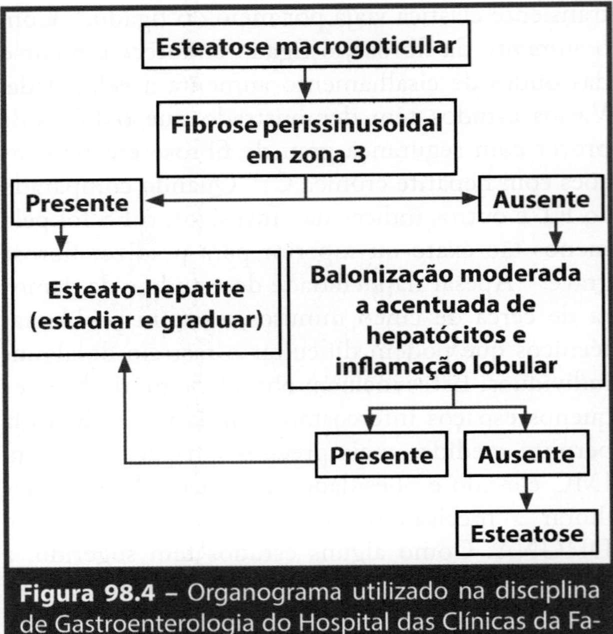

Figura 98.4 – Organograma utilizado na disciplina de Gastroenterologia do Hospital das Clínicas da Faculdade de Medicina da Universidade de São Paulo (HC-FMUSP) para diagnóstico de esteatose e esteato-hepatite.

a regra após dois anos de seguimento,[52,53] e muitos pacientes não podem manter atividade física por fadiga, artrose e doenças cardiovasculares. Assim, além da dieta e da atividade física preconizadas como tratamento inicial para DHGNA, recomendações gerais voltadas à melhora dos fatores de riscos metabólicos, como obesidade, DM tipo 2 e hipertrigliceridemia, bem como descontinuação de drogas hepatotóxicas e redução do consumo de álcool também devem ser preconizadas. Para pacientes com obesidade grave (IMC > 35 kg/m^2) e que têm EHNA, cirurgia bariátrica é uma opção a ser considerada, visto que, para a maioria desses pacientes, dieta e atividade física não são eficazes. Uma vez que perda de peso rápida pode piorar histologia hepática, cirurgias bariátricas que utilizam *bypass* jejunoileal devem ser evitadas, e gastroplastias ou bandas ajustáveis devem ser preferidas.

A terapia farmacológica pode ser utilizada em pacientes com EHNA e que têm risco para evoluir para formas mais graves. Ainda é questão em aberto quais pacientes com EHNA são elegíveis para terapia farmacológica específica. Pacientes com fibrose (Brunt fase 3) apresentam alto risco de progressão e, portanto, necessitam de terapias dirigidas ao fígado. Indiscutivelmente, pacientes em fases anteriores, mas com fatores de risco acumulados para fibrose hepática (diabete, idade acima de 50, hipertensão arterial ou RI grave) também poderiam ser candidatos a esses tratamentos. Por último, é importante que a abordagem integrada, combinando medidas farmacológicas e não farmacológicas, seja cuidadosamente planejada para avaliações futuras. Será importante para avaliar não apenas o efeito adicional de qualquer agente farmacológico sobre dieta e estilo de vida, mas também o melhor momento do seu início.[47]

A melhora da RI é um dos objetivos importantes no tratamento da EHNA e pode ser alcançada também com agentes farmacológicos (Figura 98.5). A correção da RI melhoraria a lesão hepática indiretamente por meio de redução necroinflamatória e inibição ou suspensão da progressão da fibrose. Infelizmente, alguns dos ensaios com moléculas sensibilizadoras de insulina disponíveis, como as glitazonas, demonstraram que, em alguns pacientes, a simples correção da RI não é suficiente para melhorar lesão hepática.[54] Estudos utilizando duas classes de drogas que melhoram a sensibilidade à insulina, as biguanidas (metformina) e as tiazolidinedionas (rosiglitazona e pioglitazona), têm demonstrado alguns resultados benéficos na redução da DHGNA e da EHNA, tanto em âmbito experimental como clínico, mas esses estudos não são bem controlados. As tiazolidinedionas são agonistas dos receptores nucleares PPAR-gama (*peroxisome proliferator activated receptor*) e atuam diminuindo a expressão de genes relacionados à inflamação e aumentando a expressão das adiponectinas, revertendo RI e reduzindo os estoques de gordura hepática em pacientes com DM tipo 2. Dados da literatura mostram que o uso de rosiglitazona ou de pioglitazona em pacientes com EHNA diminui as concentrações séricas das enzimas hepáticas e melhora o grau de esteatose e de inflamação no fígado desses pacientes. Entretanto, o real benefício e a segurança do uso dessas drogas em portadores de hepatopatia crônica não estão bem estabelecidos. O mecanismo de ação da metformina, uma droga anti-hiperglicemiante, ainda não está bem estabelecido. Vários estudos utilizando metformina em pacientes com EHNA evidenciaram perda de peso, diminuição da RI, melhora dos índices bioquímicos de lesão hepatocelular e significante melhora das alterações histopatológicas do fígado. Embora pareçam encorajadores, tais resultados necessitam ser reproduzidos em estudos maiores e bem controlados, antes que a metformina seja considerada tratamento seguro e efetivo para pacientes com DHGNA.

Uma abordagem alternativa, portanto, seria desenvolver drogas-alvo direcionadas especificamente à melhora da inflamação e da fibrose hepática, independentemente do bloqueio de qualquer efeito sobre a RI (Figura 98.5). Essas drogas anti-inflamatórias ou antifibróticas enquadram-se na categoria de hepatoprotetores (alguns dos quais estão listados no Quadro 98.1), que não necessariamente visam vias específicas de células do fígado, mas teriam a EHNA como uma das suas principais aplicações clínicas, dada a grande prevalência da doença.[47]

Uma variedade de agentes hepatoprotetores utilizados em outras doenças hepáticas tem sido avaliada em pacientes com DHGNA.

O ácido ursodeoxicólico (UDCA) tem propriedades anti-inflamatórias, imunológicas e antiapoptóticas, e é amplamente utilizado em doenças hepáticas colestáticas crônicas. No entanto, após resultados promissores de vários estudos-piloto, nos quais se observaram redução das aminotransferases e melhora histológica com redução da esteatose em pacientes com EHNA, estudo duplo-cego randomizado de dois anos mostrou que os resultados do tratamento com UDCA não foram significativamente melhores que os observados no grupo-controle.[55] Contudo, recentemente, estudo multicêntrico francês testou doses elevadas UDCA (28 a 35 mg/kg) em 126 pacientes rando-

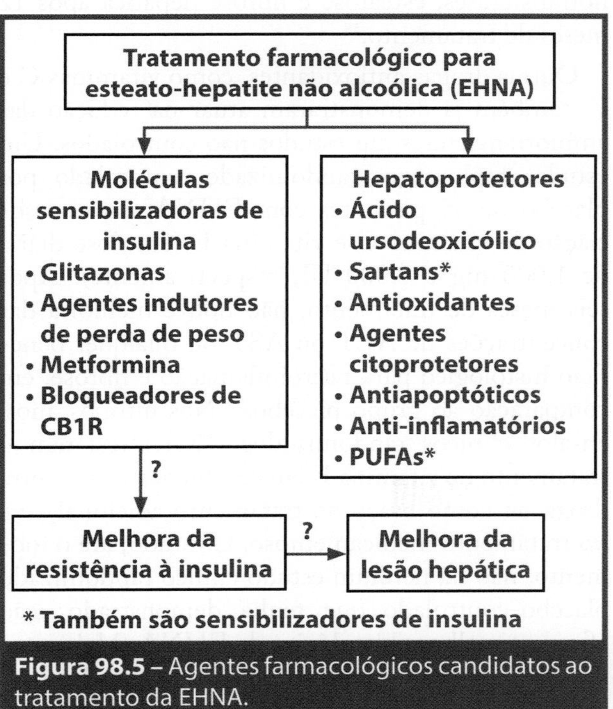

Figura 98.5 – Agentes farmacológicos candidatos ao tratamento da EHNA.

mizados para receber placebo ou UDCA por um ano. Os resultados confirmam significativa redução das concentrações de ALT e gamaglutamil-transferase (GGT) no grupo UDCA e redução no FT (BioPredictive, Paris, França). Também nesse mesmo estudo, surpreendentemente, houve melhora da glicemia, de HbA1c e de marcadores de RI (insulina sérica e níveis de HOMA) que eram independentes de variação de peso. Apesar da redução geral nas concentrações de ALT correlacionando-se com melhoria na necroinflamação, estudos maiores com desfechos histológicos são necessários para confirmar que, além da melhora bioquímica, o UDCA induz remissão histológica.

A betaína, doador metil que protege o fígado contra o acúmulo de lipídios, demonstrou induzir diminuição significativa nas concentrações das aminotransferases e melhora da esteatose, da inflamação e da fibrose hepática em estudo-piloto com 10 pacientes com EHNA.[56,57]

Estudo-piloto utilizando N-acetilcisteína (NAC), precursor da glutationa e importante antioxidante intracelular, demonstrou redução das concentrações das aminotransferases. Recentemente, estudo realizado pelo grupo de Doença Hepática Gordurosa Não Alcoólica do HC-FMUSP, avaliando o uso da NAC em 30 pacientes por um período de seis meses, não evidenciou benefício na redução das aminotransferases, tampouco na histologia hepática. Contudo, uso da NAC associada à metformina reduziu aminotransferases, esteatose e fibrose hepática após 12 meses de tratamento.[58]

Outras drogas antioxidantes, como vitaminas C e E, também já demonstraram atuar na redução das aminotransferases em estudos não controlados. Um estudo duplo-cego, randomizado, controlado por placebo de 45 pacientes com EHNA testou associação de vitamina C e vitamina E (em dose diária de 1.000 mg e 1.000 UI, respectivamente). Após seis meses de tratamento, não houve melhoria das concentrações de ALT ou AST ou qualquer benefício histológico para necroinflamação e fibrose, em comparação ao grupo placebo.[59] Nos últimos anos, ensaios clínicos randomizados (ECR) testaram o tratamento de vitamina E em combinação com outra droga ou como braço de tratamento adicional *versus* tratamento medicamentoso. Contudo, até o momento, não há nenhum estudo clínico randomizado placebo-controlado que tenha demonstrado ação eficaz na melhora histológica da EHNA. Mais estudos clínicos controlados deverão ser realizados para confirmar esses dados.

O papel protetor dos ácidos graxos polissaturados (PUFA) ômega-3 em pessoas com DHGNA também tem sido objeto de pesquisa. Dois ensaios clínicos pilotos avaliaram o efeito dos PUFAs. O primeiro é um estudo aberto não randomizado que avaliou o efeito de um ano de suplementação com PUFA n-3, na dose de 1.000 mg/dia em 42 pacientes com DHGNA *versus* 14 pacientes que recusaram tratamento e foram analisados como controles. Suplementação de PUFA diminuiu significativamente enzimas hepáticas (ALT, AST, GGT) e esteatose medida por ultrassonografia, em comparação aos controles.[60] O segundo é um estudo não controlado em 23 pacientes com EHNA que foram suplementados com 2.700 mg/dia de ácido eicosapentaenoico (EPA), um dos principais componentes do ômega-3, por 12 meses. Concentrações séricas de ALT reduziram significativamente. Sete dos 23 pacientes submetidos ao tratamento demonstraram, após biópsia hepática, melhoria da esteatose hepática e fibrose, da degeneração hidrópica e da inflamação lobular em 6 patientes.[61] Nos dois ensaios o peso corporal permaneceu inalterado. Estudo observacional também forneceu mais evidências de associação protetora. Estudo caso-controle, destinado a avaliar pacientes com EHNA que tinham padrão específico na dieta, em comparação à amostra de 856 controles, pareados por sexo e idade, ingestão significativamente maior de ácidos graxos n-6 ($p < .003$) e razão n-6/n-3 ($p < .001$) foi encontrada em pacientes com EHNA. Tais resultados sugerem que a qualidade e a combinação de ingestão de gordura podem ser mais relevantes que seu valor isolado e excessiva quantidade de ácidos graxos n-6 pode estar implicada na promoção de necroinflamação.[62] Dessa maneira, suplementação com ômega-3 pode ser terapia adjuvante atraente em pacientes com EHNA. Recentemente, o grupo de Doença Hepática Gordurosa Não Alcoólica do HC-FMUSP realizou estudo randomizado placebo-controlado com emprego de ômega-3, por 6 meses, e não conseguiu demonstrar melhora histológica no grupo tratado. Estudos futuros são necessários para avaliar a dose e o tipo de ômega-3 na EHNA.[63]

Finalmente, há necessidade imediata de desenvolvimento de terapia medicamentosa para EHNA e, nos Estados Unidos e na Europa, alguns *trials* clínicos estão em andamento nesse sentido. Os principais *trials* estão resumidos na Tabela 98.2.

Tabela 98.2 – Principais *clinical trials* com drogas terapêuticas em andamento ou com finalização recente

Agente	Descrição do estudo	Duração	Número de pacientes	População	Número dos *clinical trials*
EPA-E	600 mg *versus* 900 mg placebo oral	52 semanas	243	Não cirróticos	NCT01154985
Ácido obeticólico	25 mg *versus* placebo oral	72 semanas	280	Não cirróticos	NCT01265498
Simtuzumab (GS6624)	75 mg *versus* 120 mg *versus* placebo intravenoso	96 semanas	225	Cirrose	NCT016722866
Simtuzumab (GS6624)	200 mg *versus* 700 mg *versus* placebo	96 semanas	225	Fibrose avançada sem cirrose	NCT01672879
GFT 5005	80 mg *versus* 120 mg *versus* placebo	52 semanas	270	Não cirróticos	NCT01694849
Liraglutide	1,8 mg *versus* OD *versus* placebo	48 semanas	50	Diabéticos e não diabéticos	NCT012377119
Losartan	50 mg *versus* plabebo	2 anos	214	EHNA com fibrose	NCT01051219
Cenicriviroc	150 mg *versus* placebo	2 anos	252	EHNA com fibrose	NCT002217475
Arachmol	400 mg *versus* 600 mg *versus* placebo	1 ano	240	EHNA com pré-diabete ou diabete e obesidade visceral	NCT002279524

Fonte: ClinicalTrials.gov, *2016.*[64]

REFERÊNCIAS

1. Day CP, Saksena S. Non-alcoholic steatohepatitis: definitions and pathogenesis. J Gastroenterol Hepatol. 2002; 17(Suppl 3):S377-384.
2. Cave M, Deaciuc I, Mendez C, Song Z, Joshi-Barve S, Barve S et al. Nonalcoholic fatty liver disease: predisposing factors and the role of nutrition. J Nutr Biochem. 2007; 18(3):184-95.
3. Farrell GC, Larter CZ. Nonalcoholic fatty liver disease: from steatosis to cirrhosis. Hepatology. 2006; 43(2 Suppl 1):S99-S112.
4. Ludwig J, Viggiano TR, McGill DB, Oh BJ. Nonalcoholic steatohepatitis: mayo clinic experiences with a hitherto unnamed disease. Mayo Clin Proc. 1980; 55(7):434-8.
5. Brunt EM, Janney CG, Di Bisceglie AM, Neuschwander-Tetri BA, Bacon BR. Nonalcoholic steatohepatitis: a proposal for grading and staging the histological lesions. Am J Gastroenterol. 1999; 94(9):2467-74.
6. Youssef WI, Mccullough AJ. Steatohepatitis in obese individuals. Best Pract Res Clin Gastroenterol. 2002; 16(5):733-47.
7. Angelico F, Del Ben M, Conti R, Francioso S, Feole K, Fiorelli S et al. Insulin resistance, the metabolic syndrome, and nonalcoholic fatty liver disease. J Clin Endocrinol Metab. 2005; 90(3):1578-82.
8. Neuschwander-Tetri BA. Fatty liver and the metabolic syndrome. Curr Opin Gastroenterol. 2007; 23(2):193-8.
9. Lewis JR, Mohanty SR. Nonalcoholic fatty liver disease: a review and update. Dig Dis Sci. 2010; 55(3):560-78.
10. Yu AS, Keeffe EB. Elevated AST Or ALT to nonalcoholic fatty liver disease: accurate predictor of disease prevalence? Am J Gastroenterol. 2003; 98(5):955-6.
11. Zhou YJ, Li YY, Nie YQ, Ma JX, Lu LG, Shi SL et al. Prevalence of fatty liver disease and its risk factors in the population of South China. World J Gastroenterol. 2007; 13(47):6419-24.
12. Park SH, Jeon WK, Kim SH, Kim HJ, Park DI, Cho YK et al. Prevalence and risk factors of non-alcoholic fatty liver disease among Korean adults. J Gastroenterol Hepatol. 2006; 21(1 Pt 1):138-43.
13. Jimba S, Nakagami T, Takahashi M, Wakamatsu T, Hirota Y, Iwamoto Y et al. Prevalence of non-alcoholic fatty liver disease and its association with impaired glucose metabolism in Japanese adults. Diabet Med. 2005; 22(9):1141-5.
14. Neuschwander-Tetri BA, Caldwell SH. Nonalcoholic steatohepatitis: summary of an AASLD single topic conference. Hepatology. 2003; 37(5):1202-19.
15. Machado M, Marques-Vidal P, Cortez-Pinto H. Hepatic histology in obese patients undergoing bariatric surgery. J Hepatol. 2006; 45(4):600-6.
16. Byron D, Minuk GY. Clinical hepatology: profile of an urban, hospital-based practice. Hepatology. 1996; 24(4):813-15.
17. Nonomura A, Mizukami Y, Unoura M, Kobayashi K, Takeda Y, Takeda R. Clinicopathologic study of alcohol-like liver disease in non-alcoholics; non-alcoholic steatohepatitis and fibrosis. Gastroenterol Jpn. 1992; 27(4):521-8.

18. Scheen AJ, Luyckx FH. Nonalcoholic steatohepatitis and insulin resistance: interface between gastroenterologists and endocrinologists. Acta Clin Belg. 2003; 58(2):81-91.
19. Chitturi S, Abeygunasekera S, Farrell GC, Holmes-Walker J, Hui JM, Fung C et al. Nash and insulin resistance: insulin hypersecretion and specific association with the insulin resistance syndrome. Hepatology. 2002; 35(2):373-9.
20. McCullough AJ. Pathophysiology of nonalcoholic steatohepatitis. J Clin Gastroenterol. 2006; 40(Suppl 1):S17-29.
21. Farrell GC, George J, Hall PM, McCullough AJ. Fatty liver disease: nash and related disorders. Malden, Massachusetts: Blackwell Publishing, 2005.
22. Day CP, James OF. Steatohepatitis: a tale of two "hits"? Gastroenterology. 1998; 114(4):842-5.
23. Begriche K, Igoudjil A, Pessayre D, Fromenty B. Mitochondrial dysfunction in NASH: causes, consequences and possible means to prevent it. Mitochondrion. 2006; 6(1):1-28.
24. Jung UJ, Choi MS. Obesity and its metabolic complications: the role of adipokines and the relationship between obesity, inflammation, insulin resistance, dyslipidemia and nonalcoholic fatty liver disease. Int J Mol Sci. 2014; 15(4):6184-223.
25. Naik A, Košir R, Rozman D. Genomic aspects of NAFLD pathogenesis. Genomics. 2013; 102(2):84-95.
26. Duan XY, Zhang L, Fan JG, Qiao L. NAFLD Leads to liver cancer: do we have sufficient evidence? Cancer Lett. 2014; 345(2):230-4.
27. Assy N, Kaita K, Mymin D, Levy C, Rosser B, Minuk G. Fatty infiltration of liver in hyperlipidemic patients. Dig Dis Sci. 2000; 45(10):1929-34.
28. Sakugawa H, Nakayoshi T, Kobashigawa K, Yamashiro T, Maeshiro T, Miyagi S et al. Clinical usefulness of biochemical markers of liver fibrosis in patients with nonalcoholic fatty liver disease. World J Gastroenterol. 2005; 11(2):255-9.
29. Angulo P, Keach JC, Batts KP, Lindor KD. Independent predictors of liver fibrosis in patients with nonalcoholic steatohepatitis. Hepatology. 1999; 30(6):1356-62.
30. Charlton M, Angulo P, Chalasani N, Merriman R, Viker K, Charatcharoenwitthaya P et al. Low circulating levels of dehydroepiandrosterone in histologically advanced nonalcoholic fatty liver disease. Hepatology. 2008; 47(2):484-92.
31. Evans JI, Goldfine ID, Maddux BA, Grodsky GM. Oxidative stress and stress-activated signaling pathways: a unifying hypothesis of type 2 diabetes. Endocr Rev. 2002; 23(5):599-622.
32. Rabelo F, Oliveira CP, Faintuch J, Mazo DF, Lima VM, Stefano JT et al. Pro- and anti-inflammatory cytokines in steatosis and steatohepatitis. Obes Surg. 2010; 20(7):906-12.
33. Goel R, Boylan B, Gruman L, Newman PJ, North PE, Newman DK. The proinflammatory phenotype of PECAM-1-deficient mice results in atherogenic diet-induced steatohepatitis. Am J Physiol Gastrointest Liver Physiol. 2007; 293(6):G1205-14.
34. Wieckowska A, Zein NN, Yerian LM, Lopez AR, Mccullough AJ, Feldstein AE. In vivo assessment of liver cell apoptosis as a novel biomarker of disease severity in nonalcoholic fatty liver disease. Hepatology. 2006; 44(1):27-33.
35. Lin HZ, Yang SQ, Chuckaree C, Kuhajda F, Ronnet G, Diehl AM. Metformin reverses fatty liver disease in obese, leptin-deficient mice. Nat Med. 2000; 6(9):998-1003.
36. Sanyal AJ, Campbell-Sargent C, Mirshahi F, Rizzo WB, Contos MJ, Sterling RK et al. Nonalcoholic steatohepatitis: association of insulin resistance and mitochondrial abnormalities. Gastroenterology. 2001; 120(5):1183-92.
37. Feldstein AE, Canbay A, Angulo P, Taniai M, Burgart LJ, Lindor KD et al. Hepatocyte apoptosis and fas expression are prominent features of human nonalcoholic steatohepatitis. Gastroenterology. 2003; 125(2):437-43.
38. Feldstein AE, Canbay A, Guicciardi ME, Higuchi H, Bronk SF, Gores GJ. Diet associated hepatic steatosis sensitizes to fas mediated liver injury in mice. J Hepatol. 2003; 39(6):978-83.
39. Suzuki A, Angulo P, Lymp J, Li D, Satomura S, Lindor K. Hyaluronic acid, an accurate serum marker for severe hepatic fibrosis in patients with non-alcoholic fatty liver disease. Liver Int. 2005; 25(4):779-86.
40. Murawaki Y, Ikuta Y, Koda M, Kawasaki H. Serum type III procollagen peptide, type IV collagen 7s domain, central triple-helix of type IV collagen and tissue inhibitor of metalloproteinases in patients with chronic viral liver disease: relationship to liver histology. Hepatology. 1994; 20(4 Pt 1):780-7.
41. Rosenberg WM, Voelker M, Thiel R, Becka M, Burt A, Schuppan D et al. Serum markers detect the presence of liver fibrosis: a cohort study. Gastroenterology. 2004; 127(6):1704-13.
42. Ratziu V, Massard J, Charlotte F, Messous D, Imbert-Bismut F, Bonyhay L et al. Diagnostic value of biochemical markers (Fibrotest-FibroSURE) for the prediction of liver fibrosis in patients with non-alcoholic fatty liver disease. Bmc Gastroenterol. 2006; 6:6.
43. Chai JW, Lin YC, Chen JH, Wu CC, Lee CP, Chu WC et al. In vivo magnetic resonance (MR) study of fatty liver: importance of intracellular ultrastructural alteration for MR tissue parameters change. J Magn Reson Imaging. 2001; 14(1):35-41.
44. Van Beers BE, Materne R, Annet L, Hermoye L, Sempoux C, Peeters F et al. Capillarization of the sinusoids in liver fibrosis: noninvasive assessment with contrast-enhanced MRI in the rabbit. Magn Reson Med. 2003; 49(4):692-9.
45. Castéra L, Vergniol J, Foucher J, Le Bail B, Chanteloup E, Haaser M et al. Prospective comparison of transient elastography, fibrotest, APRI, and liver biopsy for the assessment of fibrosis in chronic hepatitis C. Gastroenterology. 2005; 128(2):343-50.
46. Kleiner DE, Brunt EM, Van Natta M, Contos MJ, Cummings OW et al. Design and validation of a histological scoring system for nonalcoholic fatty liver disease. Hepatology. 2005; 41(6):1313-21.
47. Ratziu V, Zelber-Sagi S. Pharmacologic therapy of non-alcoholic steatohepatitis. Clin Liver Dis. 2009; 13(4):667-88.
48. Brehm BJ, Seeley RJ, Daniels SR, D'Alessio DA. A randomized trial comparing a very low carbohydrate diet and a calorie-restricted low fat diet on body weight and cardiovascular risk factors in healthy women. J Clin Endocrinol Metab. 2003; 88(4):1617-23.

49. Foster GD, Wyatt HR, Hill JO, McGuckin BG, Brill C, Mohammed BS et al. A randomized trial of a low-carbohydrate diet for obesity. N Engl J Med. 2003; 348(21):2082-90.

50. Yancy WS, Olsen MK, Guyton JR, Bakst RP, Westman EC. A low-carbohydrate, ketogenic diet versus a low-fat diet to treat obesity and hyperlipidemia: a randomized, controlled trial. Ann Intern Med. 2004; 140(10):769-77.

51. Sacks FM, Bray GA, Carey VJ, Smith SR, Ryan DH, Anton SD et al. Comparison of weight-loss diets with different compositions of fat, protein, and carbohydrates. N Engl J Med. 2009; 360(9):859-73.

52. Erlichman J, Kerbey AL, James WP. Physical activity and its impact on health outcomes. Paper 2: prevention of unhealthy weight gain and obesity by physical activity: an analysis of the evidence. Obes Rev. 2002; 3(4):273-87.

53. Dunn AL, Marcus BH, Kampert JB, Garcia ME, Kohl HW, Blair SN. Comparison of lifestyle and structured interventions to increase physical activity and cardiorespiratory fitness: a randomized trial. Jama. 1999; 281(4):327-34.

54. Ratziu V, Giral P, Jacqueminet S, Charlotte F, Hartemann--Heurtier A, Serfaty L et al. Rosiglitazone for nonalcoholic steatohepatitis: one-year results of the randomized placebo-controlled Fatty Liver Improvement with Rosiglitazone Therapy (FLIRT) Trial. Gastroenterology. 2008; 135(1):100-10.

55. Kiyici M, Gulten M, Gurel S, Nak SG, Dolar E, Savci G et al. Ursodeoxycholic acid and atorvastatin in the treatment of nonalcoholic steatohepatitis. Can J Gastroenterol. 2003; 17(12):713-8.

56. Abdelmalek MF, Angulo P, Jorgensen RA, Sylvestre PB, Lindor KD. Betaine, a promising new agent for patients with nonalcoholic steatohepatitis: results of a pilot study. Am J Gastroenterol. 2001; 96(9):2711-7.

57. Kashi MR, Torres DM, Harrison SA. Current and emerging therapies in nonalcoholic fatty liver disease. Semin Liver Dis. 2008; 28(4):396-406.

58. Oliveira CP, Stefano JT, Siqueira ER, Silva LS, Campos Mazo DF, Lima VM et al. Combination of N-acetylcysteine and metformin improves histological steatosis and fibrosis in patients with non-alcoholic steatohepatitis. Hepatology Research. 2008; 38(2):159-65.

59. Harrison SA, Torgerson S, Hayashi P, Ward J, Schenker S. Vitamin E and vitamin C treatment improves fibrosis in patients with nonalcoholic steatohepatitis. Am J Gastroenterol. 2003; 98(11):2485-90.

60. Capanni M, Calella F, Biagini MR, Genise S, Raimondi L, Bedogni G et al. Prolonged n-3 polyunsaturated fatty acid supplementation ameliorates hepatic steatosis in patients with non-alcoholic fatty liver disease: a pilot study. Aliment Pharmacol Ther. 2006; 23(8):1143-51.

61. Tanaka N, Sano K, Horiuchi A, Tanaka E, Kiyosawa K, Aoyama T. Highly purified eicosapentaenoic acid treatment improves nonalcoholic steatohepatitis. J Clin Gastroenterol. 2008; 42(4):413-8.

62. Cortez-Pinto H, Jesus L, Barros H, Lopes C, Moura MC, Camilo ME. How different is the dietary pattern in non-alcoholic steatohepatitis patients? Clin Nutr. 2006; 25(5):816-23.

63. Nogueira MA, Oliveira CP, Ferreira Alves VA Stefano JT, Rodrigues LS, Torrinhas RS et al. Omega-3 polyunsaturated fatty acids in treating non-alcoholic steatohepatitis: a randomized, double-blind, placebo-controlled trial. Clin Nutr. 2015; pii: S0261-5614(15)00131-4.

64. ClinicalTrials.gov (homepage na internet). Rockville Pike, Bethesda: U.S. National Library of Medicine, 2016. Disponível em: www.clinicaltrials.gov; acessado em 20 de maio de 2016.

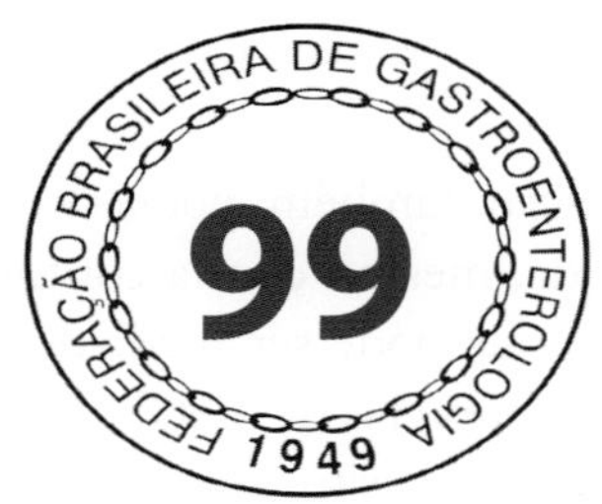

DOENÇA HEPÁTICA INDUZIDA POR DROGAS

Ana de Lôurdes Candolo Martinelli
Fernanda Fernandes Souza
Andreza Corrêa Teixeira

DEFINIÇÃO

A doença hepática induzida por droga (*drug-induced liver injury* – DILI) caracteriza-se por lesão hepática aguda ou crônica em indivíduos expostos a drogas, plantas medicinais e suplementos dietéticos na ausência de outras causas conhecidas de doença hepática, sendo diagnóstico de exclusão. Seu variado espectro de apresentação e a ausência de testes diagnósticos específicos fazem que o diagnóstico da DILI necessite de elevado grau de suspeição e, assim, permanece um desafio na gastroenterologia e na hepatologia. A possibilidade de DILI deve sempre ser considerada na presença de lesão hepática aguda ou crônica de causa desconhecida, sendo imprescindível, na história clínica, a pesquisa do uso de medicamentos, chás, plantas medicinais e suplementos alimentares.[1]

EPIDEMIOLOGIA

A DILI representa, aproximadamente, 13% dos casos de insuficiência hepática aguda grave nos Estados Unidos, e é reconhecida como principal razão da retirada de drogas, em diversas fases de desenvolvimento, pelas agências regulatórias.[2] Estudo recente, com base em população, mostrou incidência de DILI de 19,1 casos/100.000 pessoas.[3]

A DILI tem grande importância clínica, visto que pode causar lesões hepáticas graves e ser responsável por óbitos ou indicação de transplante de fígado. Nesse cenário, o acetaminofeno é a principal droga envolvida nos Estados Unidos e na Europa, seguido pelos antimicrobianos, pelos anti-inflamatórios não esteroides, pelas estatinas, pela isoniazida e pelas plantas/ervas medicinais.[2-7]

Em 2004, foi criado nos Estados Unidos o DILIN (*drug-induced liver injury network*) pelo National Institute of Health (NIH), com o objetivo de difundir conhecimento das causas, dos mecanismos e da evolução dos casos de DILI, particularmente daqueles de causa idiossincrásica.[5] Recentemente, o NIH e a National Library of Medicine disponibilizaram ferramenta gratuita, denominada LiverTox (*www.livertox.nih.gov*), que consiste em um banco de dados que provê informações sobre fenótipos da DILI, achados clínicos e laboratoriais, as quais são periodicamente atualizadas.[5] Ainda, foi criada rede multicêntrica multidisciplinar (SLATINDILI), envolvendo Espanha e países da América Latina, incluindo o Brasil, para identificar e caracterizar pacientes com hepatite tóxica (*www.slatindili.uma.es*).

PATOGÊNESE

Drogas e toxinas absorvidas pela circulação portal são captadas por transportadores presentes na membrana basolateral dos hepatócitos. Assim, o fígado remove produtos lipofílicos e os biotransforma em metabólitos solúveis em água, os quais são, então, excretados. Esse processo envolve citocromo P450 (fase 1), conjugação (fase 2) e transporte (fase 3). Os mecanismos envolvidos na DILI idiossincrática ainda não estão esclarecidos. Em humanos, polimorfismos de genes responsáveis pela codificação e pela regulação de peptídios participantes das fases 1, 2 e 3, incluindo os genes dos fatores de transcrição, podem modificar sua atividade e expressão, em resposta a fatores ambientais. Além disso, a indução ou inibição dessas diferentes vias, por drogas ou fatores ambientais, pode também influir na metabolização da droga. A intensidade da exposição à molécula tóxica, seja ela a própria droga ou seu metabólito reativo, é importante determinante de DILI. Após a exposição, a molécula tóxica induz algum tipo de estresse ou distúrbio funcional, sendo a mitocôndria considerada um dos principais alvos. Quando há perda suficiente do DNA mitocondrial ou modificação das proteínas de transporte de elétrons mitocondrial, o estresse oxidativo das espécies reativas de oxigênio suplanta a defesa antioxidante da mitocôndria, deixando-a mais vulnerável e permitindo liberação das espécies reativas de oxigênio que ativam as vias de morte celular, causando necrose e/ou apoptose.[8-10]

Fenômeno de adaptação também pode ocorrer quando a lesão é revertida, mesmo com a continuidade do uso da droga, o que pode ser mediado por várias respostas, nas diferentes vias de metabolização da droga ou de modulação do estresse. A resposta regenerativa pode exercer importante papel na adaptação, assim como na gravidade da DILI. Supõe-se que a incapacidade de reagir apropriadamente aos vários tipos de estresse poderia ser determinante da DILI idiossincrásica. Finalmente, a resposta imune inata pode promover ou inibir a extensão da inflamação e, assim, determinar a progressão e a gravidade da DILI.[8-10]

CLASSIFICAÇÃO

A DILI pode mimetizar qualquer tipo de lesão hepatobiliar aguda ou crônica. A classificação da DILI pode ser feita com base em três parâmetros (Quadro 99.1):

- testes bioquímicos de lesão hepática;
- mecanismo de toxicidade;
- histopatologia hepática.

Quadro 99.1 – Classificação da lesão hepática induzida por drogas

Critério	Classificação
Padrão bioquímico de lesão hepática	Hepatocelular – níveis séricos de alaninoaminotransferase (ALT) > 3 vezes o limite superior da normalidade (× LSN) e a razão R (ALT/LSN)/[fosfatase alcalina (FA)/LSN] ≥ 5; Colestática – FA > 3 × LSN e R ≤ 2; Mista – ALT > 3 × LSN e FA > 2 × LSN e, 2 < R <5
Mecanismo de toxicidade da droga	Intrínseca Idiossincrática ▪ Metabólica ▪ Imunomediada
Histopatologia hepática	Hepatite imunoalérgica Hepatite autoimune-símile Necrose hepática aguda Hepatite aguda viral-símile Insuficiência hepática aguda Hepatite colestática Colestase pura Esteatose hepática Síndrome de obstrução sinusoidal Hepatite crônica Regeneração nodular Cirrose Síndrome de desaparecimento de ductos biliares

Fonte: Fontana et al., 2010[1]; Chalasani et al., 2014[2]; Ghabril et al., 2010[6].

Classificação de acordo com o padrão de testes bioquímicos de lesão hepática

De acordo com o Council for International Organization of Medical Sciences (CIOMS), é possível distinguir três padrões de DILI, levando em consideração o padrão das enzimas hepáticas: hepatocelular, colestática ou mista[1,2,6] (Quadro 99.1).

A DILI com padrão hepatocelular acomete principalmente os jovens, e é mais comumente associada à insuficiência hepática aguda grave. A sobrevida sem transplante de fígado, nos casos graves, é baixa (aproximadamente 27%), exceto se a droga envolvida for o acetaminofeno.[11] Por outro lado, o padrão colestático é mais frequente em idades mais avançadas, e pode ser consequência de colestase canalicular ou lesão dutular. A colestase canalicular geralmente resulta da inibição do transporte de bilirrubina ou do sal biliar, e é referida como colestase pura. Já a lesão dutular, forma mais comum, pode mimetizar obstrução biliar ou apresentar curso mais prolongado, com icterícia e prurido. No padrão colestático, a mortalidade é menor que no padrão hepatocelular, embora possa evoluir para formas crônicas, com ductopenia e cirrose.[12-15]

Classificação de acordo com os mecanismos de hepatotoxicidade

Direta ou intrínseca

A forma intrínseca é induzida por drogas capazes de causar lesão hepática, quando ingeridas em grandes quantidades, é reprodutível e, frequentemente, tem curso previsível. O período entre a exposição à droga e a manifestação da hepatotoxicidade é curto (horas a poucos dias). Pode ocorrer como resultado da biotransformação da droga pelos hepatócitos, com participação de enzimas do citocromo P450, resultando em formação de intermediários tóxicos. A lesão hepática pode ser hepatocelular, colestática ou mista. A principal droga desse grupo é o acetoaminofeno, cuja lesão tem período de latência curto, é dose-dependente e representa a forma mais comumente observada de DILI.[10,13-16]

Idiossincrática (metabólica e imunomediada)

Sua ocorrência é rara, imprevisível, acomete apenas indivíduos suscetíveis, está menos relacionada à dose, não é reprodutível, pode se manifestar no período de 5 a 90 dias (às vezes, até 1 ano) após a exposição à droga, e é caracterizada por apresentação clínica mais variada (período de latência, apresentação e curso). Essa forma de DILI pode se manifestar como lesão hepatocelular, colestática ou mista. As principais drogas envolvidas nesse tipo de DILI são: amoxicilina/ácido clavulânico, anti-inflamatórios não esteroides e isoniazida. Mais de 10% de todas as causas de insuficiência hepática aguda ocorrem em virtude da hepatotoxicidade idiossincrática de drogas e plantas/ervas medicinais.

A reação idiossincrática pode ser dividida em reação metabólica e imunomediada. A reação metabólica pode estar relacionada à presença de polimorfismo genético específico, com formação de metabólito tóxico, presença de polimorfismo no gene da enzima envolvida na detoxicação da droga ou, ainda, à associação com determinados alelos HLA (*human leukocyte antigen*), ou mesmo à administração simultânea de drogas. O período de latência entre a exposição e a reação é mais longo (de 1 mês a 1 ano) que na reação imune. Por outro lado, a reação imunomediada é causada por hipersensibilidade a uma droga específica, e é frequentemente, decorrente da formação hepática de conjugados droga-proteína. A latência entre a exposição e a lesão geralmente é curta (1 a 6 semanas), com exceção das lesões causadas por nitrofurantoína, metildopa, diclofenaco e minociclina, que podem ter períodos de latência mais longos. Em outras situações, a DILI pode aparecer 3 a 4 semanas após a suspensão da droga, como nas lesões pela sulfonamida, eritromicina, amoxicilina/ácido clavulânico. Na DILI imunomediada, são observadas manifestações de hipersensibilidade, como febre, eosinofilia, linfocitose e infiltrado inflamatório no fígado, além de granulocitopenia, trombocitopenia, formação de autoanticorpos (antinúcleo e antimúsculo liso), anemia hemolítica, e em casos mais graves, síndrome de Stevens-Johnson e necrólise epidérmica tóxica. A reexposição à droga desencadeadora da reação causa nova lesão rapidamente, e deve ser evitada.[10,13-16]

Classificação de acordo com os achados de histopatologia hepática

Amplo espectro de lesões hepáticas pode ser encontrado na DILI (Quadro 99.1).[1,17] Determinadas drogas causam lesões hepáticas características, como colestase pura (esteroides androgênicos), hepatite colestática aguda (sulfonilureias), necrose hepática aguda (acetaminofeno), hepatite aguda viral-símile (isoniazida); hepatite imunoalérgica (sulfonamidas, antibióticos macrolídeos; anticonvulsivantes aromáticos), hepatite colestática (amoxicilina/ácido clavulânico), hepatite autoimune-símile (minociclina, nitrofurantoína, metildopa), obstrução sinusoidal (bussulfan), esteatose microvesicular (aspirina, tetraciclina), doença hepática gordurosa (amiodarona, ácido valproico, metotrexato), hepatite crônica (metildopa, hidralazina) e síndrome de desaparecimento dos ductos biliares (fenotiazinas, amoxicilina, ibuprofeno).[1,15,17,18]

FATORES DE RISCO PARA DILI

Os fatores de risco para DILI são complexos, podem ser múltiplos e inter-relacionados. Embora vários fatores de risco para DILI tenham sido descritos na literatura, particularmente fatores relacionados ao hospedeiro (idade, gênero, gestação, obesidade, diabete melito), fatores ambientais (tabagismo, alcoolismo), e relacionados a drogas (dose, metabolismo, reação cruzada, interação medicamentosa), não há evidência de que essas variáveis estejam implicadas em todos os tipos de DILI.[2,4,13,14]

A idade mais avançada constitui fator de risco para isoniazida, e indivíduos mais jovens estão mais suscetíveis à DILI por ácido valproico e ácido acetilsalicílico. Seria esperado que idosos apresentassem maior risco ou maior incidência de DILI, considerando que os fatores de absorção, distribuição, metabolismo e distribuição de drogas podem ser diferentes nessa faixa etária. Por outro lado, é preciso lembrar que os idosos são, geralmente, submetidos à consulta médica e à monitorização laboratorial com mais frequência, o que poderia resultar em mais diagnósticos de DILI nessa população. Do mesmo modo, o gênero feminino parece ser fator de risco em casos específicos de DILI, particularmente aqueles relacionados a nitrofurantoína, eritromicina, flucloxacilina, minociclina e isoniazida. Atualmente, não há dados suficientes para afirmar que o etilismo represente fator de risco para DILI idiossincrática. Contudo, o etilismo crônico pode aumentar o risco de DILI intrínseca, pelo uso concomitante de medicamentos em grande quantidade, tais como acetoaminofeno, ou aumentar o risco de fibrose/cirrose, em uso concomitante com metotrexato. A presença de doença hepática crônica subjacente, como hepatite viral B e C, parece exercer fator de risco para DILI induzida por antituberculostáticos e antirretrovirais.[2,4,13,14]

TOXICOGENÔMICO

Com o mapeamento do genoma humano, é possível o desenvolvimento de testes de *screening* capazes de predizer toxicidade de drogas específicas, permitindo individualização da terapia de acordo com a diversidade genética do paciente. É possível que produtos de genes interfiram na determinação da toxicidade e na detoxicação de determinada substância, ou ainda, sejam responsáveis por reações imunológicas.[12]

Polimorfismos genéticos do hospedeiro podem identificar indivíduos mais ou menos suscetíveis à DILI. Assim, polimorfismos no gene *CYP2E1* podem conferir menor sensibilidade aos efeitos tóxicos do acetaminofeno ou maior toxicidade à isoniazida. Ainda, polimorfismos na enzima N-acetiltransferase 2 (NAT-2) podem ser associados a maior risco de toxicidade pela isoniazida.[19]

Reações imunes hepatotóxicas podem estar associadas a algumas variantes HLA. Descreve-se associação entre a variante DRB1*1501 do HLA-2 e risco de hepatotoxicidade pela amoxicilina-ácido clavulânico, assim como de determinados alelos HLA (HLA-B*5701, HLA-DR7 e HLA-DQ3) com hipersensibilidade ao abacavir (inibidor nucleosídeo da transcriptase reversa).[15]

CRITÉRIOS DIAGNÓSTICOS

O diagnóstico de DILI deve ser sempre de exclusão de outras causas de lesão hepática. Deve-se considerar suscetibilidade individual e padrão de lesão provocada pela droga em questão. Desse modo, é importante analisar os seguintes aspectos: padrão de testes bioquímicos hepáticos, duração da latência entre exposição e aparecimento de manifestações clínicas, presença ou ausência de reação de hipersensibilidade imunomediada, curso da reação após a retirada da droga e constatação de relação temporal entre início do uso da droga e manifestações clínicas e/ou laboratoriais que indicam lesão hepática (Quadro 99.2).[14,16,20]

Ressalta-se a importância de fazer história clínica detalhada e que haja alto grau de suspeição para diagnóstico, ou seja, o médico deve estar sempre atento à possibilidade de DILI em todo paciente que se apresentar com suspeita de doença hepática de qualquer natureza. Adicionalmente, conhecimento das características específicas do tipo de lesão causada por determinada droga, mecanismos envolvidos, latência entre exposição e aparecimento das manifestações de toxicidade de cada droga são fundamentais para o diagnóstico correto. Geralmente, as manifestações ocorrem nos primeiros seis meses de exposição à droga.

Pacientes com DILI caracterizada por hepatite podem ser assintomáticos ou apresentar fadiga, dor no quadrante superior direito, icterícia ou sinais de insuficiência hepática. E, nos casos de colestase, a apresentação pode mimetizar obstrução biliar ou, o curso pode ser mais lento, com icterícia e prurido.

A abordagem diagnóstica específica deve ser direcionada de acordo com o padrão de apresentação la-

Quadro 99.2 – Critérios diagnósticos de doença hepática induzida por drogas (DILI)

Critérios
Exclusão de outras causas de lesão hepática
Pesquisa do padrão de lesão (assinatura) provocada pela droga em questão ▪ Considerar padrão de testes bioquímicos hepáticos ▪ Considerar período de latência entre exposição à droga e aparecimento de manifestações clínicas ▪ Considerar presença ou ausência de reação de hipersensibilidade ▪ Considerar curso da reação após retirada da droga
Suscetibilidade individual à DILI (considerar fatores de risco)
Relação temporal entre início do uso da droga e manifestações clínicas e/ou laboratoriais, indicando lesão hepática. O tempo é variável de acordo com o mecanismo de toxicidade: idiossincrasia [reação metabólica (1 mês a 1 ano após a exposição); reação imunomediada (1 a 6 semanas)] e, direta (horas a dias)

boratorial da lesão: hepatocelular, colestase ou mista. A definição do padrão da lesão hepática é ferramenta útil para diagnóstico diferencial; no entanto, ressalta-se que a mesma medicação pode apresentar perfis variados, tanto com relação aos exames laboratoriais como no que tange às características clínicas.

O curso clínico após a retirada da droga é variável. Na maioria das vezes, observam-se melhora clínica e normalização dos exames laboratoriais após a suspensão da droga. Em algumas ocasiões, pode-se observar piora dos exames laboratoriais durante semanas antes de haver melhora. De modo geral, a resolução do quadro colestático é mais lenta que a da hepatite, e pode demorar até 1 ano após a retirada da droga. Pacientes com lesão colestática ou mista apresentam maior chance de evolução para lesão crônica que aqueles com formas hepatocelulares.

Biópsia hepática não é obrigatória para o diagnóstico de DILI; entretanto, pode ajudar a confirmar a suspeita clínica de DILI, fornecer informações importantes sobre a gravidade da doença e, também, ajudar a excluir causas concorrentes de lesão hepática. Em geral, quando há persistência de níveis elevados de aminotransferases e/ou enzimas hepáticas canaliculares, a biópsia hepática deve ser indicada. Não há consenso de indicação da biópsia hepática, porém, sugere-se que esta deva ser considerada, caso não haja diminuição do pico de alanina aminotransferase em > 50% de 30 a 60 dias após o início, nos casos de DILI hepatocelular, ou se a fosfatase alcalina não tenha caído > 50% aos 180 dias, em casos de colestase.[20] Adicionalmente, DILI também pode evoluir para lesão crônica, incluindo síndrome de desaparecimento de ductos biliares e, se há essa suspeita clínica, a biópsia hepática é indicada para fins diagnósticos e prognósticos.[14,20]

Biomarcadores para DILI têm mostrado resultados promissores e, possivelmente, terão no futuro próximo papel importante na avaliação de causalidade dos casos de DILI.[12]

PROGNÓSTICO

Geralmente, a relação entre o grau de elevação das aminotransferases e a gravidade da lesão hepática é pobre. Entretanto, como regra geral, a lesão hepática é considerada significativa se os níveis séricos de aminotransferases (ALT) forem maiores que três vezes o limite superior da normalidade (LSN). Hepatotoxicidade grave é geralmente definida pelo encontro de níveis séricos de ALT > 10 × LSN e de bilirrubinas ≥ 3 mg/dL na ausência de obstrução biliar ou síndrome de Gilbert.[15,20]

A presença de icterícia (bilirrubinas ≥ 3mg/dL) sem obstrução biliar e associada à elevação de aminotransferases (*Hy's rule*) é sinal de mau prognóstico, sendo preditivo de taxas de mortalidade maiores que 10%. Na DILI hepatocelular, a elevação dos níveis séricos de bilirrubina é sinal de lesão hepática grave, morte celular e disfunção hepática. Assim, recomenda-se que o paciente seja encaminhado ao hepatologista, quando há elevação dos níveis séricos de bilirrubinas > 2 vezes o limite superior da normalidade.[15,20]

Somente pequena porcentagem dos casos de DILI evolui para insuficiência hepática aguda grave, porém, essa situação está associada à alta mortalidade, com sobrevida de apenas 20% na ausência de transplante de fígado. Assim, qualquer paciente admitido em unidade de emergência com icterícia, coagulopatia com ou sem alteração do estado mental deve ser submetido a rastreio rigoroso no que tange à investigação de DILI, com questionamento cuidadoso sobre uso recente de medicamentos, chás, ervas e qualquer composto contendo acetaminofeno, bem como propedêutica para excluir hepatites virais. Ressalta-se que esses pacientes são mais propensos a desenvolver ascite, infecção e disfunção renal, e a causa da morte, na ausência de transplante de fígado, é principalmente infecção sistêmica ou edema cerebral. Desse modo, esses casos devem ser identificados precocemente e imediatamente encaminhados a um centro de transplante de fígado.

Alguns casos de DILI também podem evoluir para formas crônicas, variando de 0 a 14%. Ainda, a lesão colestática crônica pode resultar em ductopenia e evoluir para cirrose. A não suspensão da droga após manifestação de hepatotoxicidade está associada a pior prognóstico.[15,20]

PREVENÇÃO

Discute-se o papel da monitoração dos níveis séricos das aminotransferases como forma de detectar precocemente a DILI e prevenir instalação de quadros mais graves. Existem prós e contras para esse tipo de abordagem. Por um lado, não há dados convincentes de que seja benéfico, não há consenso sobre o nível de corte da ALT para considerar risco, pode haver problemas com adesão dos pacientes, corre-se risco de suspensão prematura de droga que seria benéfica ao paciente, além do que, casos graves de DILI podem ocorrer a despeito da monitoração bioquímica. Por outro lado, recomenda-se monitoração periódica em casos de uso de drogas específicas em pacientes com risco conhecido de DILI. Por exemplo, recomenda-se monitorização periódica de ALT durante o uso de isoniazida isolada em pacientes maiores de 35 anos de idade ou durante qualquer esquema terapêutico que utilize associação de drogas que incluam isoniazida ou pirazinamida.[16,20]

No entanto, intervenção mais efetiva na prevenção de DILI é educação dos pacientes e familiares no que tange à alerta da possível existência desta, das interações medicamentosas e das possíveis manifestações clínicas, tais como *rash* cutâneo, dor abdominal, náuseas, vômitos e icterícia. No caso do acetaminofeno, recomenda-se aprimoramento das embalagens do medicamento, uso de formulação limitando o número de comprimidos por embalagem, bem como limite da dose da droga em preparações narcóticas. Os pacientes devem também ser alertados sobre o grande número de medicações que contêm acetaminofeno em sua formulação e são comercializadas com nomes diferentes e que, portanto, devem evitar o uso concomitante dos mesmos.

Adicionalmente, deve ser conhecido e evitado o emprego de drogas com reações de sensibilidade cruzadas. Assim, a história detalhada de reações a determinada droga deveria servir de alerta ao médico da possibilidade de reação cruzada potencial com outra droga estruturalmente semelhante. Exemplos de classes de drogas com essas características são: anticonvulsivantes aromáticos (fenitoína, fenobarbital e carbamazepina com taxas de reação cruzada em até 80%), inibidores da enzima conversora da angiotensina (captopril e enalapril), anti-inflamatórios não esteroides (naproxeno e fenoprofeno); eritromicina (estolato e etilsuccinato), fenotiazinas e antidepressivos tricíclicos (amineptina e clomipramina).[20]

O aumento da vigilância durante o desenvolvimento de drogas em fases pré-clínica e clínica e a futura identificação de biomarcadores diagnósticos e prognósticos constituem etapas a serem exploradas e desenvolvidas para reduzir incidência de DILI.

Finalmente, o desenvolvimento de biomarcadores é ferramenta promissora, seja na identificação precoce de casos de DILI com probabilidade de maior gravidade (como modificações de proteínas séricas ou metabólitos na urina e soro refletindo processo específico como disfunção mitocondrial, antes de a doença hepática se tornar aparente), seja como marcadores diagnósticos de DILI, o que permite distingui-la de outras causas de doença hepática (como conjugados de proteínas no soro identificados nos casos de hepatotoxicidade pelo acetaminofeno).[12,20]

TRATAMENTO

A descontinuação do agente agressor suspeito da hepatotoxicidade deve ser o primeiro passo. O tratamento, para a maioria das formas de DILI, está focado em cuidados de suporte e sintomáticos, exigindo rigoroso acompanhamento clínico-laboratorial. O paciente deve ser monitorado e, a qualquer sinal de insuficiência hepática, deve ser encaminhado a centros de referência que fazem transplante hepático.

Quando há DILI com componente autoimune, sugere-se uso de corticoide por curto período, 20 a 40 mg de prednisona ao dia como tratamento inicial, com desmane progressivo, durante seis meses, se houver normalização dos testes de avaliação hepática. Porém, alguns casos podem exigir tratamento mais longo ou, ainda, terapia de manutenção para prevenir recaídas. De modo semelhante, nos casos de hepatite induzida por drogas com componente alérgico e sem melhora após suspensão da droga, curso curto de corticoide pode ser justificado.[20,21]

O ácido ursodesoxicólico pode ser utilizado nos casos de DILI do tipo colestase, mas dados que apoiam sua eficácia terapêutica são limitados. Entretanto, como o ácido ursodesoxicólico é droga segura, o emprego de 13 a 15 mg/kg de peso em quadros colestáticos prolongados pode ser recomendado.[16,20]

A N-acetilcisteína (NAC) pode ser administrada no tratamento de pacientes adultos com DILI causada por acetaminofeno, particularmente com melhores resultados quando usada precocemente. Dados recentes sugerem que NAC diminui a taxa de mortalidade em pacientes com insuficiência hepática aguda grave, em especial, nos casos com graus I/II de encefalopatia hepática.[11] Pacientes que desenvolvem insuficiência hepática aguda grave devem ser incluídos em lista de transplante de fígado.[11,14]

LESÃO HEPÁTICA POR AGENTES ANTIBACTERIANOS

O uso de agentes antibacterianos é uma das causas mais frequentes de DILI, em virtude da alta taxa de exposição a esse tipo de droga, e é uma das principais causas de DILI por mecanismo idiossincrásico. No Quadro 99.3, estão listados alguns agentes antibacterianos e o tipo mais comum de lesão hepática provocada por eles.[15]

Frequentemente, lesão idiossincrásica causada por antibacterianos é leve, sendo observado ALT > 3 × LSN em cerca de 15% dos casos.

Exemplos de drogas de utilização frequente que podem causar lesões hepatocelulares são: isoniazida, cetoconazol, pirazinamida, rifampicina, tetraciclinas e trovofloxacina. Lesões mistas podem ser causadas por clindamicina, nitrofurantoína, sulfonamida, sulfametoxazol-trimetoprima. Lesões colestáticas podem ser causadas por amoxicilina-ácido clavulânico, eritromicina e terbinafina.[8,15]

AGENTES TUBERCULOSTÁTICOS

A hepatotoxicidade de drogas utilizadas no tratamento para tuberculose é frequente e geralmente grave. A hepatotoxicidade de uma droga específica é, em geral, difícil de identificar, uma vez que usualmente os regimes terapêuticos envolvem mais de uma droga.

- **Isoniazida**: mecanismo de lesão é por reação idiossincrásica (metabólito tóxico: hidrazina e seu derivado monoacetil), causando lesão hepática do tipo hepatocelular semelhante à hepatite viral aguda. Causa hepatotoxicidade clínica em 0,1 a 2% dos casos, e 10 a 20% desenvolvem elevação de aminotransferases, sem sinais ou sintomas de doença hepática. Isoniazida é o agente antimicrobiano mais comumente citado nas causas de DILI em todo o mundo, tanto em termos de número de casos como em relação à taxa de caso por exposição à droga. Pode ser causa de insuficiência hepática aguda e ser fatal.
- **Rifampicina:** mecanismo de lesão é por reação intrínseca ou idiossincrásica. Induz CYP450, e sua combinação com isoniazida aumenta sua toxicidade, assim como toxicidade da pirazinamida.
- **Pirazinamida:** mecanismo de lesão é intrínseco e idiossincrásico. Pode induzir necrose hepatocelular aguda relacionada à dose e hepatite granulomatosa.

Quadro 99.3 – Algumas drogas antibacterianas e tipo de lesão hepática

Antibacteriano	Lesão hepática
Isoniazida	Elevação de aminotransferases, necrose hepatocelular aguda, insuficiência hepática aguda, semelhante à hepatite viral aguda
Rifampicina	Necrose hepatocelular aguda
Pirazinamida	Necrose hepatocelular aguda Hepatite granulomatosa
Clindamicina	Hepatite colestática
Amoxicilina-ácido clavulânico	Colestase, hepatite, síndrome de desaparecimento dos ductos biliares, mas pode ser do tipo hepatocelular
Flucloxacilina, oxacilina	Hepatite colestática, síndrome de desaparecimento dos ductos biliares
Sulfonamidas	Colestase, necrose hepatocelular, hepatite crônica
Eritromicina, claritromicina, azitromicina	Hepatite colestática, síndrome de desaparecimento dos ductos biliares
Nitrofurantoína	Necrose hepatocelular, muitas vezes, assemelha-se à hepatite autoimune
Tetraciclina	Esteatose microvesicular
Minociclina	Hepatite autoimune
Quinolonas	Necrose hepatocelular, hepatite colestática

São fatores que aumentam o risco de DILI nos casos de tratamento para tuberculose: ingestão de álcool; uso de combinação que inclui isoniazida; ALT elevada; idade > 35 anos e < 5 anos; gravidez; transplante de fígado; HBeAg positivo; infecção pelo vírus da hepatite C; infecção pelo vírus da imunodeficiência humana, desnutrição e HLA-DQB1.

Tratamento da tuberculose (recomendações da American Thoracic Society):[22]

- **Forma latente:** monitorar ALT durante tratamento nas seguintes situações: história de abuso de álcool, uso concomitante de drogas hepatotóxicas, hepatites virais, doenças hepáticas ou ALT elevada antes do início da medicação, gravidez, história de hepatite induzida pela isoniazida e uso nos primeiros três meses pós-parto.
- **Forma aparente:** monitorar ALT durante tratamento nas mesmas situações descritas para a forma latente, além dos casos de HIV positivo. Recomenda-se interrupção ou modificação do tratamento nos casos de sintomas de hepatite ou icterícia e ALT > 3 × LSN ou em assintomáticos, quando ALT > 5 × LSN.

Recomenda-se considerar esquemas de tratamento diferenciados que consideram gravidade do comprometimento hepático nos casos de pacientes com cirrose.

Macrolídeos

- **Eritromicina, claritromicina e azitromicina:** podem causar hepatite colestática ou síndrome de desaparecimento dos ductos biliares em taxa de 3,6 casos/100.000. Mecanismos: intrínseco e idiossincrásico.

Lincosamídeos

- **Clindamicina:** geralmente causa DILI do tipo misto.

Betalactâmicos e inibidores de betalactamase

- **Amoxicilina-ácido clavulânico:** em alguns estudos, a associação de amoxilicilina-ácido clavulânico foi uma das principais causas de DILI. Pode-se observar lesão hepática tipo hepatocelular, colestática ou mista, com período de latência para aparecimento dos sintomas podendo variar de 3 a 90 dias. Além disso, há relatos de associação com síndrome ductopênica. Lesão hepática é frequentemente detectada após suspensão da droga. Um dos estudos relata taxa de icterícia após uso de amoxicilina-ácido clavulânico de 9,91/100.000.
- **Flucloxacilina:** icterícia após uso foi observada em 3,6/100.000.
- **Cefalosporina, sulbactam, tazobactam:** raros casos de hepatite colestática.
- **Piperacilina, cefalosporinas (ceftriaxona, cefuroxima, cefazolina e cefatoxima) e aztreonam:** há relatos de casos de DILI.

Quinolonas

- **Ciprofloxacino, levofloxacino, moxifloxacino:** alterações de enzimas hepáticas são relativamente comuns, mas raramente causam lesão hepática grave.

Sulfonamidas/pirimidinas

- **Sulfametozaxol + trimetoprina:** lesão tipo colestática, mas pode ser do tipo hepatocelular, frequentemente acompanhada de sinais e sintomas imunoalérgicos, tais como: febre, *rash* e eosinofilia.

Outros

- **Nitrofurantoína:** a forma aguda é rara, com lesão tipo hepatocelular, e curto período de latência (3-30 dias); a forma crônica é tipicamente hepatocelular, pode ser semelhante à hepatite autoimune idiopática, com período de latência prolongado (meses, anos).

LESÃO HEPÁTICA POR ANALGÉSICOS

- **Acetaminofeno:** é o exemplo clássico de lesão hepática por toxicidade direta. A lesão é causada pelo metabólito tóxico da droga, gerado por meio de sua metabolização pelo sistema do citocromo P450. Os estoques de glutationa reagem com o metabólito tóxico prevenindo lesão hepática. Quando os estoques de glutationa estão diminuídos, o metabólito tóxico se liga a proteínas celulares provocando morte celular. Ingestão regular de álcool e provavelmente jejum induzem CYP2E1 e depletam glutationa, situações que tornam a pessoa mais suscetível à lesão hepática por acetaminofeno.[8,11]

LESÃO HEPÁTICA POR ANTI-INFLAMATÓRIOS

Os anti-inflamatórios não esteroides (AINES) constituem uma das medicações mais utilizadas em todo o mundo e estão entre as drogas causadoras de DILI mais comuns.[2,12,21]

- **Sulindac:** um dos AINES mais comumente associados à DILI. O padrão de lesão hepática pode ser hepatite, colestase ou misto e achados de hipersensibilidade são comuns.
- **Nimesulida:** pode causar necrose centrolobular e em ponte. Há relatos de insuficiência hepática aguda.
- **Ibuprofeno:** relatos tanto de lesão hepatocelular como de colestase e síndrome ductopênica.
- **Aspirina:** associada a disfunção mitocondrial e aumento dos ácidos graxos no fígado que culminam em grave esteatose microvesicular (síndrome de Reye).
- **Outros AINES associados a relatos isolados de lesão hepática grave:** indometacina, naproxeno, piroxicam, meloxicam, etodolac e celecoxibe.

LESÃO HEPÁTICA POR AGENTES ANTIFATOR DE NECROSE TUMORAL ALFA (ANTITNF-ALFA)

Nos últimos anos, o uso dos agentes antiTNF-alfa tem se mostrado um grande avanço no tratamento de doenças inflamatórias, como artrite reumatoide, espondilite anquilosante, psoríase, doença de Crohn, e retocolite ulcerativa, entre outras. Por outro lado, também é relatada hepatotoxicidade associada a esses agentes. A apresentação mais comum é lesão tipo hepatocelular, com fenótipo autoimune, mas o padrão misto ou colestático também pode ser encontrado. De maneira geral, o prognóstico é bom após suspensão da droga, embora alguns pacientes possam ser beneficiados com emprego de corticoides.[21,23]

Em recente revisão da DILIN, foram descritos 34 casos de DILI presumivelmente por causa de terapia antiTNF-alfa (26 casos por infliximabe; 4 casos por etanercepte e 4 casos por adalimumabe). Apresentação clínica mais comum foi lesão tipo hepatocelular (R > 5 em 75% dos casos), ocorrendo em média 13 semanas após início da droga, mas 7 casos tiveram período de latência > 6 meses. Caraterísticas autoimunes foram comuns tanto pela positividade dos autoanticorpos (ANA e/ou antimúsculo liso) como pelos achados histológicos clássicos.[21,23]

LESÃO HEPÁTICA POR HIPOGLICEMIANTES ORAIS

- **Rosiglitazona e pioglitazona:** podem ser causas de lesão hepática e insuficiência hepática. Recomendam-se dosagens séricas de aminotransferases antes do início do uso dessas drogas e monitoração durante seu uso.[8]

LESÃO HEPÁTICA POR ANTILIPEMIANTES

- **Estatinas:** pode ser observado aumento das aminotransferases relacionado à dose. A lesão pode ser hepatocelular, colestática ou mista. Hepatotoxicidade é frequentemente assintomática e resolve com diminuição da dose ou suspensão da droga. Embora não haja claras evidências de que sejam causas de insuficiência hepática aguda, estima-se incidência de 2 em 1 milhão de pacientes tratados.[8]
- **Ezetimiba:** elevação discreta das aminotransferases foi observada em pacientes em uso de ezetimiba associado a estatinas.
- **Ácido nicotínico:** lesão hepatocelular e colestática é descrita. Aminotransferases retornam aos níveis normais com a retirada da droga. Casos de insuficiência hepática aguda são relatados.
- **Fibratos:** são descritos casos de colestase prolongada com uso de fenofibrato e raloxifeno e de hepatite colestática com gemfibrosil.

LESÃO HEPÁTICA POR DROGAS PSICOTRÓPICAS

Inibidores seletivos da recaptação da serotonina, inibidores da recaptação da serotonina-norepinefrina, antidepressivos tricíclicos e inibidores da monoaminoxidase: todos são potencialmente hepatotóxicos. Há relatos de vários casos de hepatotoxicidade pelo uso da paroxetina. Casos de lesão hepática grave são descritos com a utilização de nefazodona.[8]

LESÃO HEPÁTICA POR ANTIRRETROVIRAIS

- **HAART (*highly active antiretroviral therapy*):** esse esquema consiste na associação de nucleosídeos análogos inibidores da transcriptase reversa, não nucleosídeos análogos inibidores da transcriptase e inibidores de proteases. Hepatotoxicidade é comum com o uso do esquema HAART, observando-se elevação das aminotransferases no soro em até 30% dos usuários. Hepatotoxicidade é geralmente aguda, assintomática e autolimitada. Insuficiência hepática aguda é relatada com as três classes de drogas. São considerados fatores de risco para hepatotoxicidade: coinfecção com vírus das hepatites B ou C, doença hepática avançada e aminotransferases séricas elevadas antes de iniciar terapia HAART.[8]
- **Didanosina e estavudina:** são, dentre os nucleosídeos análogos inibidores de transcriptase reversa, os que mais comumente são associados

à hepatotoxicidade. Ambos podem raramente causar esteatose hepática e acidose lática, condição potencialmente fatal relacionada à toxicidade mitocondrial. Hipertensão portal possivelmente associada ao uso prolongado de didanosina é relatada, com melhora após suspensão desta.

- **Nevirapina (inibidor não nucleosídeo, inibidores de transcriptase reversa):** causa comum de hepatotoxicidade. Pode-se observar elevação de aminotransferases, sendo recomendada monitoração dos níveis dessa enzima nos primeiros 18 meses de tratamento. Lesão hepática pode se acompanhar de sinais de hipersensibilidade. Há relatos de insuficiência hepática.
- **Ritonavir e tipranavir (inibidores de protease):** podem causar hepatotoxicidade e insuficiência hepática aguda. Elevação das aminotransferases é comum (5 a 30% com ritonavir; 5 a 17% com tipranavir).

LESÃO HEPÁTICA POR ANTIFÚNGICOS

O uso de antifúngicos não é comumente associado à DILI. Cetoconazol é o antifúngico mais comum associado. Itraconazol, flucitosina, terbinafina são mais comumente associados à DILI que anfotericina B.[8]

TOXICIDADE POR PLANTAS MEDICINAIS E SUPLEMENTOS DIETÉTICOS

Prevalência

É bem estabelecido que plantas medicinais e suplementos dietéticos (sigla em inglês: HDS – *herbal and dietary supplements*) são causas de hepatotoxicidade. HDS são utilizados principalmente para melhorar sensação de bem-estar e aparência física. Dentre os mais implicados como causa de hepatotoxicidade estão os suplementos para fisiocultorismo (*body building*) e para perda de peso.[2,24]

A prevalência real de uso de plantas medicinais pela população é desconhecida. Embora a proporção de casos de hepatotoxicidade por HDS varie de acordo com a região geográfica no mundo, reconhece-se que sua frequência vem crescendo nos últimos anos. Nos EUA, HDS configuram segunda causa de DILI; 1 em cada 5 adultos relataram uso de pelo menos um produto contendo plantas e mais de 50% dos americanos referiram consumo de suplementos.[25]

Em levantamentos realizados na Europa e nos Estados Unidos, DHS são implicados como causa de hepatoxicidade em 2 a 11% dos casos de DILI e em 5 a 10% dos casos de insuficiência hepática aguda causada por drogas. A participação de HDS como causa de hepatotoxicidade é maior na Ásia que nos países ocidentais, com taxas descritas de 71 e 73% em estudos na Coreia e em Cingapura, respectivamente.[24]

Segurança

A regulação do uso dos HDS varia de país para país, mas, como regra geral, o controle não é rigoroso, como ocorre com medicamentos convencionais.

As plantas podem ser usadas em sua forma natural (raízes, folhas, sementes e chás); como constituinte de uma miscelânea de produtos (muitos dos quais são frequentemente desconhecidos, podendo conter adulterantes ou contaminantes prejudiciais à saúde como chumbo, mercúrio e arsênico, além de anti-inflamatórios não esteroidais e benzodiazepínicos) ou como medicamento fitoterápico.[24]

Os fitoterápicos são medicamentos cujo princípio ativo é obtido exclusivamente de drogas vegetais e são comercializados na forma de comprimidos, cápsulas ou líquidos, e sua aprovação para uso segue padrões de medicamentos em geral.[26]

Os produtos contendo plantas ou os suplementos dietéticos não controlados podem ter seu conteúdo e concentração variando de lote para lote e mesmo entre diferentes fabricantes. Adicionalmente, embora o produto químico possa ser padronizado, os outros constituintes em geral não o são, o que implica variação na biodisponibilidade e atividade farmacológica deles. Além do mais, nem todos os constituintes são especificados nos rótulos do produto.[24]

Nos Estados Unidos, os processos regulatórios dos HDS diferem dos utilizados para medicamentos convencionais e não são sujeitos aos mesmos processos rigorosos para testar eficácia e segurança. Naquele país, DHS são comercializados sem aprovação prévia do Food and Drug Administration (FDA), o qual, entretanto, monitora eventos adversos após comercialização do produto e, se este for considerado inseguro, alerta médicos e consumidores.[24]

Na Europa, desde 2004, o produto pode ser licenciado somente após longo período de observação, demonstrando segurança em seu uso e, desde 2011, a European Medical Agency (EMA) definiu que todos os produtos medicinais feitos de ervas, ainda não licenciados e com propriedades para tratar ou prevenir doenças em humanos ou que tenham ação farmacológica imunológica ou metabólica, devem ser comercializados como medicamentos. Os suplementos dietéticos estão sob supervisão da European Food Safety Authority (EFSA). Desde 2004, comitê composto por cientistas especializados em ervas medicinais foi criado pela EMA (Committee on Herbal Medicine Products – HMPC) com a função de criar biblioteca com todas as informações pertinentes relativas a composição, propriedades farmacológicas, indicação, contraindicação e segurança dos produtos medicinais feitos com plantas. No Reino Unido, um comitê foi estabelecido para alertar quanto à segurança, qualidade e eficácia de produtos de plantas elegíveis para registro.[24]

No Brasil, registro sanitário de suplementos dietéticos é feito na categoria de alimentos e não de medicamentos, o que os isenta dos processos mais rigorosos de controle e aprovação. Chás são incluídos na categoria de alimentos; plantas medicinais podem ser comercializadas em farmácias, desde que não sejam apresentadas indicações terapêuticas definidas, seja feito acondicionamento adequado e tenha declarada sua classificação botânica. A aprovação dos fitoterápicos segue as mesmas normas de medicamentos convencionais. Fitoterápicos industrializados devem ser registrados na Anvisa/Ministério da Saúde antes de ser comercializados. Por outro lado, farmácias de manipulação podem produzir medicamentos fitoterápicos, e estes não são registrados na Anvisa. Um fitoterápico pode ser manipulado se for prescrito em receita ou se sua fórmula constar na Farmacopeia Brasileira, no Formulário Nacional ou em obras equivalentes. Para acompanhamento dos medicamentos que já estão no mercado, a Anvisa tem um sistema de farmacovigilância consolidado, que detecta não apenas eventos adversos, mas também ineficácia de produtos.[26]

Ausência de controle rigoroso na produção, composição relativa aos diferentes constituintes e concentrações, além de presença de adulterantes ou contaminantes, em produtos contendo plantas medicinais ou em suplementos alimentares, dificulta a avaliação da casualidade entre lesão hepática e uso de HDS.

HDS associados à hepatotoxicidade

São HDS associados à toxicidade hepática: esteroides anabólicos androgênicos (*body building products*), suplementos nutricionais HerbaLife® (perda de peso), extrato de chá-verde (*Camellia sinensis:* perda de peso), kava kava (sedativo), germander (erva-cavalinha: perda de peso), chaparral (bronquite), Black Cohosh® (alívio dos sintomas da menopausa), ervas chinesas para perda de peso (p. ex., Ma-Huang®) e sedação (p. ex., skullcap), Hydroxycut® (perda de peso), alcaloides pirrolizidínicos (p. ex., chá de confrei), OxyElite Pro® (termogênico), ácido úsnico (perda de peso).[2,24,25]

Espectro clínico e diagnóstico

Manifestações clínicas iniciais podem ser inespecíficas (náuseas, mal-estar, dor abdominal), sendo mais tardios sinais específicos de lesão hepática (icterícia, prurido, encefalopatia hepática). Assim, é importante grande grau de suspeição para fazer diagnóstico precocemente. Vale ressaltar que o período de latência entre uso e aparecimento da lesão hepática pode ser longo.[2,24,25]

O padrão bioquímico das lesões pode ser hepatocelular, colestático e misto; entretanto, o padrão hepatocelular parece ser mais frequente.

Espectro da lesão inclui hepatite aguda ou crônica, necrose hepática zonal ou difusa, fibrose hepática, cirrose, esteatose microvesicular, hepatite colestática, lesão de ductos biliares, hepatite de células gigantes, doença veno-oclusiva e insuficiência hepática aguda fulminante. São exemplos de lesão hepática por HDS: hepatite colestática seguida de icterícia prolongada (*body-building products* contendo esteroides anabólicos androgênicos), lesão hepatocelular grave (chaparral, chá-verde, Black Cohosh®, ervas chinesas, Kava Kava) e síndrome de obstrução sinusoidal (confrei), entre outros.[2,24,25]

Tratamento

Orienta-se suspender imediatamente o agente causador e observar o paciente com cuidado, uma vez que o curso da lesão é imprevisível e pode ser grave.[2,24,25]

Medidas visando o esclarecimento da população sobre a falta de controle rigoroso da segurança do uso de HDS e potencialidade de agressão ao fígado deveriam ser adotadas para alertar indivíduos sobre riscos e aumentar a vigilância sobre toxicidade de HDS, em geral.[2,24,25]

REFERÊNCIAS

1. Fontana RJ, Seeff LB, Andrade RJ, Björnsson E, Day CP, Serrano J et al. Standardization of nomenclature and causality assessment in drug-induced liver injury: summary of a clinical research workshop. Hepatology. 2010; 52(2): 730-42.
2. Chalasani NP, Hayashi PH, Bonkovsky HL, Navarro VJ, Lee WM, Fontana RJ et al. ACG Clinical Guideline: the diagnosis and management of idiosyncratic drug-induced liver injury. Am J Gastroenterol. 2014; 109(7):950-66; quiz 67.
3. Björnsson ES, Bergmann OM, Björnsson HK, Kvaran RB, Olafsson S. Incidence, presentation, and outcomes in patients with drug-induced liver injury in the general population of Iceland. Gastroenterology. 2013; 144(7):1419-25, 1425.e1-3; quiz e19-20.

4. Bhamidimarri KR, Schiff E. Drug-induced cholestasis. Clin Liver Dis. 2013; 17(4):519-31, vii.
5. Fontana RJ, Watkins PB, Bonkovsky HL, Chalasani N, Davern T, Serrano J et al. Drug-Induced Liver Injury Network (DILIN) prospective study: rationale, design and conduct. Drug Saf. 2009; 32(1):55-68.
6. Ghabril M, Chalasani N, Björnsson E. Drug-induced liver injury: a clinical update. Curr Opin Gastroenterol. 2010; 26(3):222-6.
7. Larrey D. Epidemiology and individual susceptibility to adverse drug reactions affecting the liver. Semin Liver Dis. 2002; 22(2):145-55.
8. Pugh AJ, Barve AJ, Falkner K, Patel M, McClain CJ. Drug-induced hepatotoxicity or drug-induced liver injury. Clinics in Liver Disease. 2009; 13(2):277-94.
9. Russmann S, Kullak-Ublick GA, Grattagliano I. Current concepts of mechanisms in drug-induced hepatotoxicity. Curr Med Chem. 2009; 16(23):3041-53.
10. Zimmerman HJ. Drug-induced liver disease. Clin Liver Dis. 2000; 4(1):73-96, vi.
11. Fontana RJ. Acute liver failure including acetaminophen overdose. Med Clin North Am. 2008; 92(4):761-94.
12. Fontana RJ. Pathogenesis of idiosyncratic drug-induced liver injury and clinical perspectives. Gastroenterology. 2014; 146(4):914-28.e1.
13. Lee WM. Drug-induced hepatotoxicity. N Engl J Med. 2003; 349(5):474-85.
14. Leise MD, Poterucha JJ, Talwalkar JA. Drug-induced liver injury. Mayo Clin Proc. 2014; 89(1):95-106.
15. Leitner JM, Graninger W, Thalhammer F. Hepatotoxicity of antibacterials: pathomechanisms and clinical. Infection. 2010; 38(1):3-11.
16. Nathwani RA, Kaplowitz N. Drug hepatotoxicity. Clin Liver Dis. 2006; 10(2):207-17.
17. Kleiner DE, Chalasani NP, Lee WM, Fontana RJ, Bonkovsky HL, Watkins PB et al. Hepatic histological findings in suspected drug-induced liver injury: systematic evaluation and clinical associations. Hepatology. 2014; 59(2): 661-70.
18. Schenker S, Bay M. Drug disposition and hepatotoxicity in the elderly. J Clin Gastroenterol. 1994; 18(3):232-7.
19. Huang YS, Chern HD, Su WJ, Wu JC, Chang SC, Chiang CH et al. Cytochrome P450 2E1 genotype and the susceptibility to antituberculosis drug-induced hepatitis. Hepatology. 2003; 37(4):924-30.
20. Verma S, Kaplowitz N. Diagnosis, management and prevention of drug-induced liver injury. Gut. 2009; 58(11):1555-64.
21. de Lemos AS, Foureau DM, Jacobs C, Ahrens W, Russo MW, Bonkovsky HL. Drug-induced liver injury with autoimmune features. Semin Liver Dis. 2014; 34(2):194-204.
22. Saukkonen JJ, Cohn DL, Jasmer RM, Schenker S, Jereb JA, Nolan CM et al.; Antituberculosis Therapy Subcommittee. An official ATS Statement: hepatotoxicity of antitiberculosis therapy. Am J Respir Crit Care Med. 2006; 174:935-52.
23. Ghabril M, Bonkovsky HL, Kum C, Davern T, Hayashi PH, Kleiner DE et al. Liver injury from tumor necrosis factor-α antagonists: analysis of thirty-four cases. Clin Gastroenterol Hepatol. 2013; 11(5):558-64.e3.
24. Navarro VJ, Lucena MI. Hepatotoxicity induced by herbal and dietary supplements. Semin Liver Dis. 2014; 34(2):172-93.
25. Navarro VJ, Barnhart H, Bonkovsky HL, Davern T, Fontana RJ, Grant L et al. Liver injury from herbals and dietary supplements in the U.S. Drug-Induced Liver Injury Network. Hepatology. 2014; 60(4):1399-408.
26. Portal Anvisa Digital (homepage na internet). Medicamentos. Brasilia, DF: Anvisa. Disponível em: http://www.anvisa.gov.br; acessado em 06 de maio de 2016.

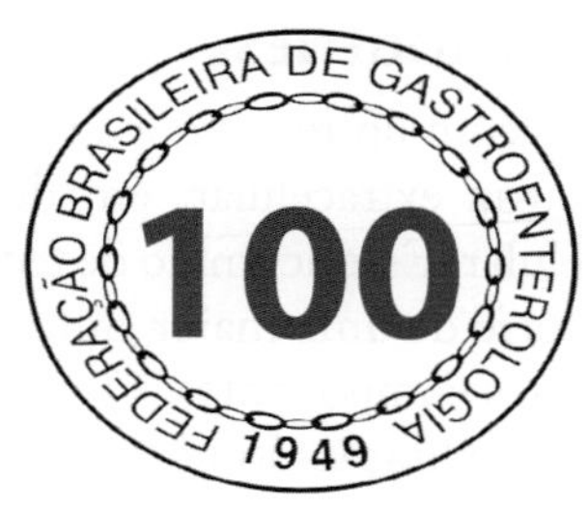

CIRROSE HEPÁTICA

Edison Roberto Parise
Ana Cláudia Oliveira
Maria Cristina Elias

INTRODUÇÃO

A cirrose representa a via final comum de uma lesão hepática crônica e persistente em indivíduo geneticamente predisposto e que, independentemente da etiologia, acarretará fibrose e formação nodular difusas, com consequente desorganização da arquitetura lobular e vascular do órgão.[1] Dessa maneira, a composição da matriz extracelular e a estrutura do fígado cirrótico são as mesmas, quer a lesão tenha sido causada por álcool, vírus, doença genética ou metabólica.

A doença apresenta distribuição global, independentemente de raça, idade e gênero. Levando em consideração estudos de autópsia, estima-se que a prevalência de cirrose fique entre 4,5 e 9,5%, o que poderia corresponder a cerca de 100 milhões de acometidos no mundo todo.[2,3] No entanto, existem acentuadas variações geográficas na incidência e prevalência, dependendo largamente da predominância dos fatores causais.

O impacto da doença hepática crônica e da cirrose na saúde pública tem sido mensurado a partir de registros de obituários. Em 2001, estimou-se que 771.000 pessoas morreram por cirrose no mundo todo, ocupando a 14ª principal causa de morte no mundo. Todavia, existe uma expectativa de progressão do número de casos ao longo dos anos, projetando-se que a cirrose poderá alcançar a 12ª posição até o ano de 2020.[4,5] No entanto, grande estudo analisando diferentes regiões do mundo demonstrou uma redução real dos casos de óbito por cirrose hepática, o que foi atribuído, em linhas gerais, a melhorias na abordagem das complicações, principalmente aquelas relacionadas à hipertensão portal (medicamentos mais potentes, tratamento endoscópico, colocação de TIPS pré-transplante), além de um melhor controle das condições causais, tais como redução global na prevalência e tratamentos mais efetivos das hepatites virais e modificações no hábito de consumir bebida alcoólica.[6]

A importância do fator genético no desenvolvimento da cirrose tem sido realçada nos últimos anos, explicando por que apenas cerca de 30% dos pacientes alcoolistas crônicos ou infectados cronicamente pelo vírus da hepatite C, por exemplo, evoluem para a cirrose.

ETIOLOGIA E CLASSIFICAÇÃO

Em decorrência dos avanços sorológicos e imuno-histoquímicos, a cirrose tem sido classificada de acordo com sua etiologia. A antiga classificação morfológica em micronodular e macronodular (de acordo com o tamanho dos nódulos de regeneração e com a distribuição do tecido fibroso), embora ainda empregada por alguns, não auxilia na compreensão etiopatogênica da doença. Os principais agentes etiológicos causadores da cirrose podem ser classificados como:

- **Metabólicos:** decorrentes de erros congênitos ou adquiridos do metabolismo e que acometem crianças ou adultos jovens, como na galactosemia, na tirosinemia, na doença de Wilson, ou pacientes de idade mais avançada, como na hemocromatose, deficiência de alfa 1-antitripsina e esteato-hepatite não alcoólica, entre outras.
- **Virais:** ocasionadas pelos vírus B (associado ou não ao vírus D ou Delta) ou C da hepatite.
- **Alcoólico:** principal agente etiológico entre pacientes adultos. Ocorre após período médio de 5 a 10 anos de ingestão de quantidade diária superior a 80 g de etanol para os homens e 60 g para as mulheres.
- **Induzida por fármacos:** como metotrexato, isoniazida, oxifenisatina e alfametildopa, entre outras.
- **Autoimune:** consequente à evolução da hepatite ou da colangiopatia autoimune, caracteristicamente afetando mulheres em idade jovem ou na pós-menopausa, com fenômenos autoimunes concomitantes. Atualmente, existem, pelo menos, três tipos de hepatite autoimune (HAI) bem caracterizados que podem ocasionar cirrose.
- **Biliares:** enquanto a cirrose biliar primária representa entidade clínica definida, a cirrose biliar secundária é o processo final de doenças crônicas que acometem a árvore biliar com colangites de repetição, como na colangite esclerosante e na obstrução das vias biliares.
- **Obstrução do fluxo venoso hepático:** causa anóxia congestiva do fígado, como ocorre na síndrome de Budd-Chiari, na doença veno-oclusiva e na pericardite constritiva.
- **Criptogênicas:** a despeito de todo o progresso na identificação etiológica das cirroses, em torno de 5 a 10% delas permanecem com a etiologia indeterminada em todo o mundo.

FISIOPATOGENIA

Os principais achados morfológicos da cirrose hepática incluem fibrose difusa, nódulos regenerativos, arquitetura lobular alterada e estabelecimento de derivações vasculares intra-hepáticas. Outras características relevantes são capilarização dos sinusoides e fibrose perissinusoidal, trombose vascular e lesões obliterativas no trato portal e veias hepáticas. Juntas, essas alterações são responsáveis pelo desenvolvimento de hipertensão portal e suas complicações.

FIBROSE HEPÁTICA E FIBROGÊNESE

A fibrose representa o acúmulo relativo e absoluto dos componentes da matriz extracelular, em detrimento do componente celular. Esse acúmulo de tecido conjuntivo no fígado decorre de uma maior síntese e/ou menor degradação desses componentes. Os mecanismos que determinam a reparação do tecido ou sua progressão para a fibrose são mediados pelas citocinas decorrentes da necrose e da inflamação local, liberadas pelos linfócitos e monócitos/macrófagos, que podem efetivamente estimular ou inibir a proliferação, a síntese proteica e a movimentação das células responsáveis pela síntese do tecido fibroso (fibrogênese) e de sua degradação (fibrólise). Dentre os fatores citados, encontram-se o TGF-beta 1 (fator transformador do crescimento), o TNF (fator de necrose tumoral), as interleucinas, a fibronectina, o fator de crescimento plaquetário, sendo que destes o TGF-beta 1 parece o principal mediador da fibrogênese. As células efetoras do processo são os miofibroblastos que regulam tanto a fibrogênese como a fibrólise. Esses miofibroblastos são originados primariamente pela ativação das células estreladas dos sinusoides ou dos fibroblastos portais, das células derivadas da medula óssea e também da transição epitelial mesenquimal.[7-9]

Além de sintetizar as proteínas da matriz extracelular, as células estreladas estão diretamente associadas à degradação da matriz. Essa fibrólise depende da ativação das enzimas metaloproteases, como as colagenases. A atividade dessas enzimas é regulada por um sistema em que a ação das substâncias ativadoras das prometaloproteases (como o inibidor da C1-esterase e o PAI-1 – inibidor da ativação do plasminogênio) é contrabalanceada pela ação de substâncias que poderiam inibir sua liberação ou bloquear diretamente sua atividade, como o TIMPs (inibidor tecidual das metaloproteases) e a alfa-2 macroglobulina. Metaloproteases e TIMPs seriam produzidas pelas células estreladas sob a regulação de citocinas inflamatórias[7] e também pelos macrófagos hepáticos, ou seja, as células de Kupffer, por intermédio da liberação de metaloproteases e citocinas anti-inflamatórias, principalmente a IL-10.[10,11]

Dessa maneira, no caso de uma lesão hepática crônica, a progressão para a fibrose hepática ou para a reparação do tecido dependerá do tipo de estímulo desencadeado pela lesão e da genética do indivíduo.[8]

Outros mecanismos fibrogênicos, além daquele mediado pelas citocinas, também podem ocorrer. Vários estudos têm concordado sobre o papel do sistema de estresse oxidativo (EOx) hepático e da reduzida produção do oxido nítrico (ON), potente agente vasodilatador, na circulação porto-esplênica. Ambos teriam participação direta no processo fibrogênico, bem como na disfunção endotelial hepática que acompanha a progressão da doença até o estabelecimento da cirrose e da hipertensão portal (HP).[12,13] A ativação do sistema de EOx resulta, em última instância, na produção de espécies reativas de oxigênio, que culminam com a destruição e necrose celular por meio da peroxidação lipídica. Os produtos dessa lipoperoxidação, (especialmente malonaldeído, 4-hidroxinoneal e SOD) apresentam elevado potencial fibrogênico, por meio da estimulação direta das células estreladas. A lipoperoxidação só ocorrerá na dependência de uma "falha" no sistema antioxidante hepático, representado principalmente pelo sistema da glutationa, além de licopenos, betacarotenos e vitaminas E e C, que atuariam como aceptores dos radicais livres, impedindo a lipoperoxidação. A redução na biodisponibilidade do ON está diretamente relacionada com a atividade aumentada desse sistema pró-oxidativo, uma vez que o ON que se liga ao superóxido dismutase (SOD) é capaz de modular a produção do peroxinitrito ($ONOO^-$), um potente agente oxidante com fundamental papel na lesão oxidativa hepática.[14,15] A participação dos radicais livres e da lipoperoxidação tem sido amplamente documentada na lesão hepática alcoólica, na hepatite crônica C, na doença hepática gordurosa não alcoólica, na hemocromatose primária, entre outras.[16]

Por outro lado, as alterações da matriz extracelular determinadas pela fibrose auxiliam a perpetuar o processo fibrótico. Os componentes da matriz extracelular, os colágenos, proteoglicanos e as glicoproteínas encontram-se em concentração elevada no tecido hepático, seja nos septos fibrosos, seja na fibrose intersticial, e podem interferir no processo fibrogênico, atuando como mediadores desse processo.

Outras áreas maiores do desenvolvimento no processo fibrogênico hepático incluem o papel da microbiota intestinal[17] e da hipóxia tecidual,[18] com o estabelecimento de um microambiente anaeróbico pró-inflamatório, além da influência das modificações epigenéticas na progressão da fibrose.[19] Estudos nessas áreas estão em desenvolvimento e podem contribuir com o melhor conhecimento da fisiopatogenia envolvida na progressão da hepatopatia para cirrose hepática, podendo refletir futuramente no tratamento específico desta.

MANIFESTAÇÕES CLÍNICAS E CLASSIFICAÇÃO

O diagnóstico da cirrose pode ser feito a partir das manifestações clínicas da doença, como icterícia, hemorragia digestiva e encefalopatia. Em alguns casos, ele é obtido em consequência do acompanhamento da doença de base (hepatite crônica viral, doença metabólica, alcoolismo etc.), mas, na maioria dos casos (cerca de 45%, em nossa casuística), o diagnóstico acaba sendo feito por exame clínico ou complementar solicitado em decorrência de sintoma não relacionado à hepatopatia. É o caso da elevação das aminotransferases séricas ou plaquetopenia, em exames rotineiros, do encontro de varizes esofágicas em endoscopia realizada para investigação dispéptica ou, ainda, do achado de sinais de hepatopatia em exame ultrassonográfico ou tomográfico, solicitados para investigação de outras lesões abdominais ou na propedêutica de dor abdominal. A julgar por alguns estudos de necrópsia, é possível que um contingente desconhecido desses pacientes possa ir a óbito sem que o diagnóstico tenha sido feito em vida.[2]

De acordo com as formas clínicas de apresentação, os pacientes cirróticos podem ser classificados em compensados ou descompensados (presença de ascite, encefalopatia e/ou icterícia) ou, ainda, por meio de critérios clínicos e laboratoriais. A Tabela 100.1 apresenta a classificação de Child-Turcotte, modificada por Pugh, que demonstra importante valor prognóstico, em termos de mortalidade dos portadores de cirrose.

A classificação denominada MELD tem sido considerada superior à de Child-Pugh e envolve os parâmetros bilirrubinas, creatinina e RNI do tempo de protrombina: (MELD = 0,957 + log (creatinina mg/ dL) + 0,378 × log (bilirrubinas mg/dL) + 1,120 × 10 g (RNI) + 0,643. O MELD isolado ou associado à concentração sérica de sódio plasmático é considerado o melhor preditor de sobrevida nesses pacientes e tem sido adotado mundialmente como critério de alocação de órgãos para transplante hepático.[20]

As complicações da doença hepática, especialmente o aparecimento de varizes esofágicas, ascite e hemorragia digestiva pelas varizes, apresentam importante impacto na sobrevida desses pacientes, como pode ser observado na Tabela 100.2.[21]

DIAGNÓSTICO

O diagnóstico da cirrose é, antes de tudo, anatomopatológico; por esse motivo, a forma mais correta de fazê-lo seria por meio da biópsia do fígado, com agulha. Entretanto, em decorrência das alterações da coagulação que esses pacientes apresentam e pelas alterações vasculares hepáticas e peri-hepáticas, há elevado risco de complicações desse procedimento. Em vários pacientes, por outro lado, as alterações encontradas ao exame físico (como hepatoesplenomegalia, com fígado nodular, sinais periféricos de insuficiência hepáti-

Tabela 100.1 – Classificação funcional de Child-Turcotte modificada por Pugh

Pontos	1	2	3
Bilirrubina (mg/dL)	< 2	2-3	> 3
Albumina (mg/L)	> 3,5	2,8 a 3,5	< 2,8
RNI	< 1,7	1,71 a 2,20	> 2,20
Ascite	Ausente	Controlada com medicação	Refratária
Encefalopatia	Ausente	Graus I e II	Graus III e IV

Child-Pugh A = escore 5 a 6;
Child-Pugh B = escore 7 a 9;
Child-Pugh C = escore > 9.

Tabela 100.2 – Sobrevida dos pacientes cirróticos de acordo com quatro estágios clínicos consecutivos

Estado clínico	Definição	Probabilidade cumulativa de sobrevida em um ano
Cirrose compensada		
Estágio 1	Sem varizes ou ascite	99%
Estágio 2	Varizes sem ascite	96,6%
Cirrose descompensada		
Estágio 3	Ascite ± varizes	80%
Estágio 4	Hemorragia varizes ± ascite	43%

Fonte: adaptada de D'Amico et al., 2006.[21]

ca) e/ou no exame de imagem (alteração da ecogenicidade e retração do parênquima com superfície nodular e os sinais de hipertensão portal) e exame endoscópico (varizes esofagogástricas) tornam a biópsia desnecessária e eticamente questionável. Nesses casos, apenas uma dúvida etiológica poderia justificar o emprego de uma biópsia por via laparoscópica ou transjugular.

Em função dos riscos da biópsia, vários marcadores não invasivos têm sido empregados no estudo dos pacientes hepatopatas, e é exatamente nos cirróticos que eles têm encontrado sua melhor aplicação.

MARCADORES NÃO INVASIVOS DE FIBROSE HEPÁTICA

Existem dois tipos básicos de marcador de fibrose:

- **Biomarcadores diretos:** aqueles envolvidos com a síntese e a degradação da matriz extracelular, como ácido hialurônico, pró-colágeno tipo III, metaloproteases etc.
- **Biomarcadores indiretos:** compostos por parâmetros não diretamente relacionados à matriz, mas que refletem as alterações bioquímicas da fibrose, como os níveis de AST, ALT, bilirrubinas, proteínas e contagem de plaquetas.

Utilizando vários modelos estatísticos e algoritmos matemáticos, esses parâmetros são selecionados, a partir de sua atuação na identificação, no estadiamento e na capacidade de graduação da fibrose hepática, podendo ser agrupados na forma de índices.

Entre os marcadores diretos, os mais utilizados no estudo da fibrose hepática são:

- colágenos: propeptídeo N-terminal do procolágeno tipo III (PIIINP) e o colágeno tipo IV;
- glicoproteínas: laminina e fibronectina;
- glicosaminoglicano; ácido hialurônico (AH);
- proteínas envolvidas na degradação da matriz (TIMPs e metaloproteinases).[22-30]

Esses marcadores não são utilizados na prática médica. Os melhores resultados foram obtidos com a determinação sérica do ácido hialurônico. Trata-se de um glicosaminoglicano sintetizado principalmente pela célula estrelada e degradado pelas células endoteliais dos sinusoides hepáticos. Essa especificidade hepática de seu metabolismo provavelmente explica os resultados obtidos. Com a lesão cirrótica e a colagenização dos sinusoides, sua depuração hepática pelas células endoteliais fica comprometida. Em indivíduos com infecção crônica pelo vírus e, sem estigmas de hepatopatia crônica, seguidos no serviço da Unifesp, obteve-se uma área sobre a cura (AUROC) de 0,908, com S = 91% e E = 81,5% na identificação de cirrose (F4).[27] Além disso, ele tem sido incorporado a vários índices e escores que mesclam marcadores diretos e indiretos, como o Fibrometer® e o Hepascore®.

A relação AST/ALT é um dos biomarcadores indiretos mais conhecidos na prática clínica, mostrando-se útil na identificação não invasiva de cirrose hepática, particularmente quando essa relação apresenta valores > 1.[31,32] Entretanto, além de poder ser influenciada pela ingestão de álcool,[33] essa determinação, apesar da alta especificidade, apresenta baixa sensibilidade. Em nossa casuística, menos de 40% dos cirróticos por hepatite C apresentavam essa alteração.[28]

Mais recentemente, a relação AST/ALT tem sido substituída pelo índice APRI, que associa AST e contagem de plaquetas – APRI = AST (limite superior da normalidade) × 100/contagem de plaquetas). Esse teste tem a vantagem de incluir somente dois testes laboratoriais, ser de fácil acesso e poder ser facilmente incorporado à prática médica "à beira do leito".[28,34] Tem sido estudado principalmente na hepatite crônica C, em que no estudo original de Wai et al. o APRI ≤ 0,5 tem um valor preditivo negativo (VPN) de 86%, e valores ≥ 1,5 apresentaram valor preditivo positivo (VPP) de 88%, na identificação de fibrose significativa.[34] Em revisão sistemática da literatura, Shaheen e Myers (2007) observaram que o desempenho desse valor de corte depende de sua aplicação em população com alta prevalência de fibrose avançada (≥ 50%). Uma segunda observação mostrou que o APRI apresenta ótima especificidade e baixa sensibilidade no diagnóstico de cirrose, principalmente para valores > 2,0 (E = 93% e S = 49%).[35]

O FIB4, um outro escore que combina os marcadores séricos AST, ALT e plaquetas em fórmula específica, foi originalmente avaliado em uma coorte de pacientes coinfectados com HIV/HCV e mostrou AUROC de 0,74 para predizer fibrose avançada (Ishak F4-6),[36] e posteriormente validado em uma coorte de monoinfectados HCV com AUROC de 0,85 na identificação de F3-4 de Metavir.[37] Recentemente, pôde-se confirmar esses achados no serviço da Unifesp, referência no atendimeno de portadores de hepatite C, onde a aplicação do APRI e do FIB4, como marcadores não invasivos de fibrose hepática, mostraram acurácia da ordem de 80% na identificação de cirrose (F4 Metavir). Nessa análise 82 e 77% dos pacientes foram corretamente classificados, e foi possível evitar a realização de biópsia hepática em 20 e 40% dos casos, respectivamente.[38]

O Fibrotest® é um biomarcador não invasivo que combina parâmetros séricos: haptoglobina, bilirrubinas, GGT, alfa-2 macroglobulina, apolipoproteína A1. Tem sido amplamente utilizado e validado, inicialmente, para hepatite e, mais recentemente, para outras doenças hepáticas. O cálculo desses parâmetros, no entanto, pode ser obtido apenas com licença do grupo francês que detém sua patente, dificultando seu emprego rotineiro. Segundo os idealizadores do Fibrotest®, ele apresenta elevada sensibilidade e especificidade para o diagnóstico de cirrose.[39]

Os testes respiratórios utilizando carbono marcado (^{13}C ou ^{14}C) são medidas quantitativas que permitem uma avaliação dinâmica da massa hepática funcional, por meio da mensuração da capacidade de metabolização e de eliminação de determinada substância exógena, quase exclusivamente metabolizada pelo fígado. A metacetina tem sido empregada com esse fim, e preferida às outras substâncias, dada sua rápida metabolização hepática e falta de toxidade conhecida nas doses habitualmente utilizadas. Sua especificidade hepática foi bem demonstrada em pacientes submetidos a transplante de fígado, nos quais praticamente não se observou metabolização da metacetina na fase do explante do órgão (fase anepática do transplante). O teste respiratório da metacetina (TRM), nas doenças hepáticas crônicas, tem se correlacionado com a fibrose do órgão, e encontrou-se acurácia diagnóstica de 0,853 e E = 77% e S = 81% na identificação de cirrose (F4) em portadores de hepatite C crônica.[40]

O elastograma usando o FibroScan® (Echosens, Paris, França) ou outras metodologias de "*shear wave*" é novo método não invasivo mecânico para avaliação de fibrose hepática pela medida da elasticidade do tecido. Quanto menor a elasticidade, ou seja, quanto mais firme o tecido, maior a velocidade de propagação da onda, expressa em kilopascal (kPa) ou metros/segundo. Portanto, essa velocidade de propagação da onda produzida está diretamente relacionada à elasticidade hepática. Quando comparada a testes-padrão e escores não invasivos, a elastografia teve o melhor desempenho no diagnóstico precoce de cirrose em pacientes com hepatite crônica C, evitando a biópsia hepática em 90% dos casos, contra 80% com o Fibrotest® e 70% com APRI.[41] Em metanálise realizada, o FibroScan® apresentou elevada acurácia diagnóstica para o diagnóstico de cirrose com S = 87% (95%

IC, 84 a 90%), E = 91% (95% IC, 89 a 92%).[42] Posteriormente, outros estudos confirmaram esses achados demonstrando a utilidade do marcador mecânico na identificação de cirrose hepática.[43,44] O uso do *Acoustic radiation force impulse* (ARFI) Siemens Acuson S2000™ (Siemens AG, Erlangen, Alemanha) tem sido proposto como uma alternativa à elastografia transitória pelo FibroScan®. Trata-se de uma modalidade de avaliação de fibrose hepática que utiliza o mesmo princípio de velocidade de propagação da onda através do tecido hepático, porém, no modo ultrassonográfico B, permitindo também a avaliação ultrassonográfica do fígado como um todo. Dessa maneira, pode-se escolher o ponto e a profundidade de avaliação, evitando artefatos pelo caminho, tais como vasos, nódulos ou outras estruturas. Nesse dispositivo a velocidade de propagação da onda é expressa em metros por segundos (m/seg). O ARFI apresentou AUROC > 90 com S = 0,88 (95% IC, 0,79 a 0,91) e E = 0,91 (95% IC, 0,86 a 0,94) na identificação de cirrose pelo vírus C, em metanálise recente. Além disso, o ARFI demonstrou-se superior à FS, particularmente nas limitações deste último, ou seja, em pacientes obesos, com espaço intercostal estreito e na presença de ascite.[45] Outros métodos que empregam o mesmo princípio de propagação de onda através do parênquima hepático vêm sendo desenvolvidos, mas ainda necessitam de validação e comprovação de sua utilidade com esse fim.

Na atualidade, observa-se uma tendência na utilização combinada e escalonada dos marcadores não invasivos na avaliação da fibrose hepática, e não isoladamente. A combinação de método mecânico como a elastografia hepática com biomarcador, como Fibrotest® ou APRI ou Fibrometer (ou ainda de dois biomarcadores como Fibrotest® e APRI), mostraram-se as melhores opções para avaliar os pacientes. Utilizada em algoritmo, a biópsia hepática pôde ser evitada em 67 a 77% dos pacientes, sendo indicada somente nos pacientes em que os testes eram discordantes. Houve discordância em apenas 10% dos casos na indicação de conduta expectante ou tratamento na comparação entre a combinação dos testes com os resultados da biópsia.[46-48]

Novos métodos de imagem acoplados à ressonância magnética (RM) estão em desenvolvimento no estudo da fibrose hepática, como a elastografia por RM e a RM por difusão. A elastografia por RM teria a vantagem de avaliar a elasticidade de todo o parênquima hepático, e não de apenas uma área do fígado, como com os outros métodos de elastografia.

TRATAMENTO GERAL DA CIRROSE

Sempre que possível, o tratamento deve ter como objetivo a erradicação do agente causal da cirrose. Nos últimos anos, têm surgido vários relatos de regressão da cirrose após tratamento da doença de base, especialmente nas hepatites virais e autoimunes,[49] desmistificando a ideia de irreversibilidade da cirrose hepática. Há muito tempo, sabe-se do potencial de reversibilidade da deposição do tecido fibroso no fígado, mas tinha-se como certo que, uma vez atingido o estágio de cirrose, essa fibrose seria irreversível. No início, esses achados foram atribuídos a erros de amostra da biópsia e eram reforçados pelo fato de vários outros pacientes persistirem cirróticos anos após a erradicação viral ou remissão da hepatite autoimune. Atualmente, entretanto, dado o volume de casos e relatos, não há mais dúvidas de que isso é real. Resta, porém, compreender até qual momento da cirrose a fibrose pode ser reversível. Não resta dúvida de que aqueles casos nos quais a cirrose é mais histológica que clínica representam o grande contingente dos pacientes em que a fibrose regride; em contrapartida, quando a cirrose já apresenta grande retração do órgão e hipertensão portal bem estabelecida, a possibilidade de regressão é bem menor, se existir. Esses dados sugerem que a desorganização estrutural do fígado e/ou a maturidade do colágeno depositado no órgão, podem estar relacionadas à irreversibilidade da lesão.

A despeito do grande número de medicamentos em estudos clínicos e experimentais, ainda não se dispõe de nenhuma droga antifibrogênica. Embora alguns estudos clínicos tivessem demonstrado melhora dos parâmetros bioquímicos e, talvez, da sobrevida de pacientes com cirrose em uso de colchicina, estudo de metanálise não conseguiu identificar qualquer efeito da droga sobre os parâmetros de sobrevida e melhora bioquímica.[50-53]

A administração de metionina sulfatada, um importante estimulador da síntese de glutationa, na doença hepática alcoólica por dois anos, em estudo multicêntrico, foi acompanhada de menor mortalidade e indicação de transplante em portadores de cirrose hepática Child A e B, quando comparados a um grupo semelhante que fez uso de placebo. Entretanto, estudos clínicos com lecitina poli-insaturada em pacientes com doença hepática alcoólica apresentaram resultados desapontadores, a despeito de todos os bons resultados observados em estudos experimentais com babuínos.

Os chamados "hepatoprotetores" não se mostraram capazes de alterar o curso da doença nem de deter a necrose hepatocelular, não estando, portanto, indicados.

Estudos recentes têm procurado estabelecer a participação dos bloqueadores de receptores tipo 1 da angiotensina II (ATI) em atenuar a fibrose hepática, particularmente em modelos animais. Estudos clínicos, ainda com casuísticas pequenas, observaram redução dos biomarcadores séricos de fibrose hepática com o uso regular de bloqueadores ATI,[54] e da expressão hepática de genes envolvidos na cascata fibrogênica em pacientes portadores de hepatite crônica C.[55] Entretanto, da mesma maneira, um estudo-piloto randomizado controlado com casuística pequena,[56] demonstrou redução dos marcadores de fibrose hepática em pacientes portadores de hepatopatia alcoólica compensada, por intermédio de avaliação histológica e marcadores diretos de fibrose. Estudos com amostragens maiores são esperados para que se acumulem evidências sobre a participação dessa classe de medicamentos na redução da fibrose hepática.

NUTRIÇÃO NA DOENÇA HEPÁTICA CRÔNICA

A destacada participação do fígado no metabolismo de hidratos de carbono, lipídios, proteínas, vitaminas e minerais pode afetar significativamente o estado nutricional e o equilíbrio orgânico quando da vigência de anormalidades na função hepática. Alterações no metabolismo energético e proteico em pacientes cirróticos, independentemente da etiologia, podem contribuir para a piora do estado nutricional. Intolerância à glicose, aumento da oxidação de lipídios e aminoácidos, resultam em perdas energéticas e, consequentemente, depleção nos depósitos de gordura e de proteínas.[57,58] Tanto o álcool quanto o vírus podem ocasionar hipermetabolismo, sendo que pacientes hipermetabólicos se apresentam mais frequentemente desnutridos quando comparados aos normometabólicos em terapias convencionais ou transplante hepático. A patogênese da desnutrição nos portadores de doença hepática crônica (DHC) é multifatorial, incluindo ingestão dietética inadequada, em virtude de anorexia e restrição alimentar, alteração na biossíntese de nutrientes, absorção intestinal comprometida, utilização inadequada de substratos, anormalidades no metabolismo de proteínas, carboidratos e lipídios e aumento no nível de citocinas pró-inflamatórias, resultando em estado hipercatabólico.[59] Todos esses fatores ocasionam alterações dos indicadores antropométricos, bioquímicos e clínicos, evidenciando importante comprometimento nutricional. A desnutrição está presente em 20% dos pacientes com doença hepática compensada e acima de 80% naqueles com cirrose descompensada. No serviço de referência no atendimento de portadores de hepatopatias crônicas da Unifesp pôde-se observar que mais de 70% dos pacientes atendidos pela primeira vez apresentam algum grau de desnutrição proteico-calórica (DPC), especialmente os pacientes com doença mais avançada (Tabela 100.3).[60]

A terapêutica nutricional é imprescindível para esses pacientes, contribuindo para uma melhor qualidade de vida e redução da taxa de complicações e mortalidade. A DPC associa-se geralmente à deficiência de vitaminas e minerais, sendo uma complicação comum da cirrose hepática, com impacto na morbidade e mortalidade dos pacientes.[57,58]

A acurácia do *status* nutricional torna-se muito difícil na DHC, em razão da retenção hídrica presente e dos efeitos da função hepática comprometida sobre a síntese de proteínas plasmáticas.[1,2] Esses fatores, além de dificultarem o diagnóstico nutricional, interferem na eficácia e na necessidade da intervenção nutricional.[59]

Medidas antropométricas, tais como a porcentagem de peso corporal ideal e o índice de massa cor-

Tabela 100.3 – Classificação do estado nutricional dos 300 pacientes cirróticos, de acordo com a função hepática, avaliada pela classificação de Child-Pugh

	Classificação Child-Pugh		
Estado nutricional	A (N = 52)	B (N = 170)	C (N = 78)
Eutrófico	53,8%	15,9%	5,1%
DPC leve	25,0%	31,8%	37,2%
DPC moderada	19,2%	44,7%	47,4%
DPC grave	2,0%	7,6%	10,3%

pórea (IMC), não são medidas precisas, em razão de retenção hídrica, edema e ascite, por subestimarem a gravidade da desnutrição e sua prevalência.[57,58,61] Deve-se mensurar a gordura subcutânea por meio das dobras cutâneas (triciptal, biciptal e subescapular) e da massa magra, por serem os indicadores que menos sofrem interferência da retenção hídrica.[57] O uso do dinamômetro ou da força do aperto de mão não dominante (FAM), utilizada na avaliação nutricional, embora com algumas contraindicações, mostra ser efetivo como medida da força muscular, marcador do *status* nutricional e preditor da descompensacão hepática.[58,61,62]

A avaliação multicompartimental baseia-se na observação das alterações presentes nos compartimentos corporais. Em hepatopatas, utilizam-se a bioimpedância elétrica (BIA) e o método absortímetro de dupla energia de RX (DEXA).[5] A BIA é um método seguro, barato, não invasivo e rápido para a determinação do compartimento de água corporal total. Em pacientes cirróticos com ascite ou retenção hídrica, seu uso é limitado, já que, por apresentarem alterações na distribuição da água intracelular e extracelular, os valores da BIA não são confiáveis.[57,58,61,62] O DEXA é utilizado para avaliar a gordura corporal e o conteúdo mineral do osso, a partir da emissão de RX em duas frequências diferentes. É considerado um bom método de avaliação. Sua limitação está, como na BIA, na não distinção entre água intracelular e extracelular, bem como no alto custo dos equipamentos, falta de disponibilidade e exposição à radiação que seu uso proporciona.[57,58,61,62]

Na tentativa de minimizar as alterações encontradas nos parâmetros antropométricos e bioquímicos de hepatopatas crônicos, a utilização de escores de DPC tem sido proposta em diversos estudos. Nesses escores, cada parâmetro analisado (peso, DCT, CB, CMB, albumina, contagem de linfócitos e ICA) é valorizado igualmente, permitindo a classificação do paciente em diferentes graus de desnutrição. Tais estudos têm considerado a análise dos parâmetros antropométricos um método confiável e seguro para a avaliação do estado nutricional em hepatopatas.[57,58,61,62]

As recomendações de energia e proteína dos pacientes com doença hepática variam em função do estado nutricional e do tipo de doença. De acordo com Consenso elaborado pela Sociedade Internacional de Encefalopatia Hepática e Metabolismo de Nitrogênio, em 2013,[63] a necessidade energética deve ser de 30 a 40 kcal/kg de peso ideal, proteínas de 1,2 a 1,5 g/kg de peso ideal e pequenas refeições distribuídas durante o dia, com atenção ao lanche noturno com carboidratos complexos, para minimizar a perda proteica. É preciso estimular dieta com alto teor de proteínas vegetais e lácteas, pois pesquisas evidenciam que essas fontes proteicas são mais toleradas que outras fontes, como a proteína da carne. Suplementação de aminoácidos essenciais de cadeia ramificada (AACR), que auxilia na retenção de nitrogênio nesses pacientes, também é sugerida no tratamento de pacientes cirróticos e com encefalopatia hepática.[8] Entretanto, metanálise de 11 estudos randomizados não mostrou benefícios na suplementação de AACR.[64]

Importante ressaltar que a restrição proteica não é recomendada, exceto por período curto de tempo na ocorrência de hemorragia gastrointestinal.[58] Mesmo pacientes com encefalopatia graus I e II respondem bem à administração de uma dieta com proteína animal (10 a 30 g/dia), e o restante, em proteína vegetal (rica em aminoácidos de cadeia ramificada), até atingir as necessidades proteicas. Na encefalopatia graus III ou IV é mais indicado o uso de nutrição enteral exclusiva com solução rica em aminoácidos de cadeia ramificada na proporção de 3:1 (aa ramificados/aa aromáticos). O emprego de solução intravenosa de aminoácidos ramificados está indicado apenas nos pacientes em que a nutrição enteral esteja contraindicada. Devem-se utilizar suplementos orais com soluções ricas em AACR ou com leite de soja em pacientes com encefalopatia crônica ou quando déficit nutricional a ser corrigido é mais intenso.[63]

Por outro lado, também é injustificável a restrição de gorduras na dieta. Além de não ter qualquer base científica, a exclusão da gordura da dieta tende a agravar ainda mais o déficit nutricional.

Com relação ao sódio, a restrição não deve ser inferior a 2.000 mg/dia, pois os alimentos são menos palatáveis, resultando em déficit calórico, agravando a desnutrição frequentemente presente nesse grupo de pacientes. Além do mais, restrição excessiva de sódio não adiciona eficácia ao tratamento com diuréticos, podendo resultar em maior incidência de insuficiência renal induzida por diurético e hiponatrenia. Restrição hídrica não deve ser implementada, exceto nos pacientes em que a concentração sérica de sódio for inferior a 120 mEq/L.[64,65]

Deficiência de vitaminas hidrossolúveis, em especial a tiamina, associa-se a sintomas neuropsiquiátricos. Observa-se também deficiência de vitaminas lipossolúveis, como as vitaminas A, D e E (portadores de doença hepática alcoólica) e K, sendo que da K é frequente em indivíduos com cirrose hepática descompensada.[58,59] O uso de suplementos vitamínicos pode ser justificável em pacientes com cirrose descompensada.[58]

Suplementação com probióticos (*Enterococcus faecium*) em cirróticos com encefalopatia mínima, graus I e II, foi tão efetiva quanto lactose na redução do nível de amônia e melhora no *status* mental.[57,58] Dos probióticos em estudo, os que têm se mostrado mais efetivos são os lactobacilos e as bifidobactérias.[64] De acordo com o Projeto Diretrizes,[57] suplementação de probióticos, prebióticos e simbióticos está indicada na prevenção e no tratamento da encefalopatia hepática.

Com relação aos minerais, o zinco e o manganês parecem ser importantes no tratamento. No caso do zinco, relatou-se sua deficiência em cirróticos, e parece que a suplementação reduziu o nível sérico de amônia. Com relação ao manganês, seu depósito tem sido detectado em muitos pacientes cirróticos por meio da ressonância magnética. Em vista disso, recomendam-se quelantes de manganês para aliviar os sintomas da encefalopatia hepática. Nos dois casos, há necessidade de estudos adicionais para adotar tais condutas. Entre essas novas perspectivas de tratamento, destaca-se a suplementação oral de L-ornitina-L-aspartato na redução dos níveis de amônia no sangue.[59,64]

Observa-se, também, que alterações nos níveis de cálcio, ferro e magnésio podem acarretar distúrbios neuropsiquiátricos, como alterações na personalidade, comportamento e redução da cognição na encefalopatia hepática, sendo importante monitorar o nível desses nutrientes.[58]

Estudos atuais em humanos e ratos têm reforçado os benefícios de alimentos com propriedades antioxidantes, por exemplo, vitaminas C, E, ácido fólico, polifenóis do chá-verde, chocolate amargo e uvas pretas na atenuação da inflamação, no estresse oxidativo e na promoção da biossíntese de óxido nítrico em cirróticos.[66] Pesquisas recentes têm mostrado benefícios no consumo regular de café (cafeína) em portadores de DHC, diminuindo a progressão da fibrose hepática e prevenindo cirrose e carcinoma hepatocelular.[67]

Até o momento, não há estudos que comprovem a importância da mudança de estilo de vida (MEV), incluindo atividade física, assim como suplementação de alimentos com propriedades antioxidantes no tratamento e na prevenção da cirrose hepática, mas, pelos dados apresentados, já é possível perceber que tais condutas serão importantes na qualidade de vida dessa população.

REFERÊNCIAS

1. Anthony PP, Ishak KG, Nayak NC, Poulsen HE, Scheuer PJ, Sobin LH. The morphology of cirrhosis. Recommendations on definition, nomenclature, and classification by a working group sponsored by the World Health Organization. J Clin Pathol. 1978; 31(5):395-414.
2. Graudal N, Leth P, Mårbjerg L, Galløe AM. Characteristics of cirrhosis undiagnosed during life: a compartive analysis of 73 undiagnosed cases and 149 diagnosed cases of cirrhosis, detected in 4929 consecutive autopsies. J Intern Med. 1991; 230(2):165-71.
3. Melato M, Sasso F, Zanconati F. Liver cirrhosis and liver cancer. A study of their relationship in 2563 autopsies. Zentralbl Pathol. 1993; 139(1):25-30.
4. Mathers C, Lopez AD. The burden of disease and mortality by condition: data, methods, and results for 2001. In: Lopez A, Mathers C, Ezzati M et al (eds.). Global burden of disease and risk factors. Washington (De): Oxford University Press and World Bank, 2006. p.45-93.
5. Murray CJ, Lopez AD. Alternative projections of mortality and disability by cause 1990-2020: Global Burden of Disease Study. Lancet. 1997; 349(9064):1498-504.
6. Bosetti C, Levi F, Lucchini F, Zatonski WA, Negri E, La Vecchia C. Worldwide mortality from cirrhosis: an update to 2002. J Hepatol. 2007; 46(5):827-39.
7. Friedman SL. Mechanisms of hepatic fibrogenesis. Gastroenterology. 2008; 134(6):1655-69.
8. Gressner AM, Weiskirchen R. Modern pathogenetic concepts of liver fibrosis suggest stellate cells and TGF-beta as major players and therapeutic targets. J Cell Mol Med. 2006; 10(1):76-99.
9. Wells RG. Cellular sources of extracellular matrix in hepatic fibrosis. Clin Liver Dis. 2008; 12(4):759-68.
10. Pellicoro A, Ramachandran P, Iredale JP, Fallowfield JA. Liver fibrosis and repair; imune regulation of wound healing in a solid organ. Nat Rev Immunol. 2014; 14(3):181-94.
11. Tacke F, Zimmermann HW. Macrophage heterogeneity in liver injury and fibrosis. J Hepatol. 2014; 60(5):1090-6.
12. Gracia-Sancho J, Laviña B, Rodrígues-Vilarrupla A, García-Calderó H, Fernández M, Bosch J et al. Increased oxidative stress in cirrhotic rat liver: a potential mechanism contributting to reduced nitric oxide bioavailability. Hepatology. 2008; 47(4):1248-56.
13. Squadrito GL, Pryor WA. Oxidative chemistry of nitric oxide: the roles of superoxide, peroxynitrite, and carbon dioxide. Free Radic Biol Med. 1998; 25(4-5):392-403.
14. Lee JH, Yang ES, Park JW. Inactivation of NADP+-dependente isocitrate dehydrogenase by peroxynitrite: Implications for cytotoxicity and alcohol-induced liver injury. J Biol Chem. 2003; 278(51):51360-71.
15. Ridnour LA, Thomas DD, Mancardi D, Espey MG, Miranda KM, Paolocci N et al. The chemistry of nitrosative stress induced by nitric oxide and reactive nitrogen oxide species. Putting perspective on stressful biological situations. Biol Chem. 2004; 385(1):1-10.
16. Lieber CS. Role of oxidative stress and antioxidant therapy in alcoholic and nonalcoholic liver diseases. Adv. Pharmacol. 1997; 38:601-28.

17. Schnabl B, Brenner DA. Interactions between the intestinal microbiome and liver diseases. Gastroenterology. 2014; 146(6):1513-24.

18. Novo E, Cannito S, Zamara E, Valfrè di Bonzo L, Caligiuri A, Cravanzola C et al. Vascular endotelial growth fator and angiopoietin-1 as hypoxia-dependent autocrine and paracrine factors stimulating migration and chemotaxia of activated human hepatic stellate cells. Am J Pathol. 2007; 170(6):1942-53.

19. Mann DA. Epigenetics in liver disease. Hepatology. 2014; 60(4):1418-25.

20. Londoño MC, Cárdenas A, Guevara M, Quintó L, Heras D, Navasa M et al. MELD score and serum sodium in the prediction of survival of patients with cirrhosis awaiting liver transplantation. Gut. 2007; 56(9):1283-90.

21. D'Amico G, Garcia-Tsao G, Pagliaro L. Natural history and prognostic indicators of survival in cirrhosis: a systematic review of 118 studies. J Hepatol. 2006; 44(1):217-31.

22. Teare JP, Sherman D, Greenfield SM, Simpson J, Bray G, Catterall AP et al. Comparison of serum procollagen III peptide concentrations and PGA index for assessment of hepatic fibrosis. Lancet. 1993; 342(8876):895-8.

23. Montalto G, Soresi M, Aragona F, Tripi S, Carroccio A, Anastasi G et al. Procollagen III and laminin in chronic viral hepatopathies. Presse Med. 1996; 25(2):59-62.

24. Trinchet JC, Hartmann DJ, Pateron D, Laarif M, Callard P, Ville G et al. Serum type I collagen and N-terminal peptide of type III procollagen in chronic hepatitis. Relationship to liver histology and conventional liver tests. J Hepatol. 1991; 12(2):139-44.

25. Hahn E, Wick G, Pencev D, Timpl R. Distribution of basement membrane proteins in normal and fibrotic human liver: collagen type IV, laminin, and fibronectin. Gut. 1980; 21(1):63-71.

26. Ueno T, Inuzuka S, Torimura T, Oohira H, Ko H, Obata K et al. Significance of serum type-IV collagen levels in various liver diseases. Measurement with a one-step sandwich enzyme immunoassay using monoclonal antibodies with specificity for pepsin-solubilized type-IV collagen. Scand J Gastroenterol. 1992; 27(6):513-20.

27. George DK, Ramm GA, Walker NI, Powell LW, Crawford DH. Elevated serum type IV collagen: a sensitive indicator of the presence of cirrhosis in haemochromatosis. J Hepatol. 1999; 31(1):47-52.

28. Parise ER, Oliveira AC, Figueiredo-Mendes C, Lanzoni V, Martins J, Nader H et al. Noninvasive serum markers in the diagnosis of structural liver damage in chronic hepatitis C virus infection Liver International. 2006; 26(9):1095-9.

29. Kropf I, Gressner AM, Tittor W. Logistic-regression model for assessing portal hypertension by measuring hyaluronic acid (hyaluronan) and laminin in serum. Clin Chem. 1991; 37(1):30-5.

30. Kondo M, Miszputen SJ, Leite-mor MM, Parise ER. The predictive value of serum laminin for the risk of variceal bleeding related to portal pressure levels. Hepatogastroenterology. 1995; 42(5):542-5.

31. Sheth SG, Flamm SL, Gordon FD, Chopra S. AST/ALT ratio predicts cirrhosis in patients with chronic hepatitis C virus infection. Am J Gastroenterol. 1998; 93(1):44-8.

32. Schalm SW. The diagnosis of cirrhosis: clinical relevance and methodology. J Hepatol. 1997; 27(6):1118-9.

33. Giannini E, Risso D, Testa R. Transportability and reproducibility of the AST/ALT ratio in chronic hepatitis C patients. Am J Gastroenterol. 2001; 96(3):918-9.

34. Wai CT, Greenson JK, Fontana RJ, Kalbfleisch JD, Marrero JA, Conjeevaram HS et al. A simple noninvasive index can predict both significant fibrosis and cirrhosis in patients with chronic hepatitis C. Hepatology. 2003; 38(2):518-26

35. Shaheen AA, Myer RP. Diagnostic accuracy of the aspartate aminotransferase-to-platelet ratio index for the prediction of hepatitis C-related fibrosis: a systemic review. Hepatology. 2007; 46(3):912-21.

36. Vallet-Pichard A, Mallet V, Nalpas B, Verkane V, Nalpas A, Dhalluin-Venier V et al. FIB4: an inexpensive and accurate marker of fibrosis in HCV infection: comparison with liver biopsy and Fibrotest. Hepatology. 2007; 46:32-6

37. Sola RK, Lissen E, Clumick L, Sola R, Correa MC. Development of a simple noninvasive index to predict significant fibrosis in patients with HIV/HCV coinfection. Hepatology. 2006; 43:1317-25

38. Oliveira AC, El-Bacha I, Vianna MV, Parise ER. Utility and limitations of APRI and FIB4 to predict staging in a cohort of nonselected outpatients with hepatitis C. Ann Hepatol. 2016; 15:326-32.

39. Poynard T, Morra R, Halfon P, Castera L, Ratziu V, Imbert--Bismut F et al. Meta-analyses of FibroTest® diagnostic value in chronic liver disease. BMC Gastroenterology. 2007; 7(40):1-11.

40. Oliveira AC, Reber M, Lanzoni V, Ferraz ML, Parise ER. Teste respiratório da 13C-metacetina na doença hepática crônica pelo vírus C. Arq Gastroenterol. 2006; 43(1):41-4.

41. Castera L, Bernard PH, Le Bail B. What is the best non-invasive method for early prediction of cirrhosis in chronic hepatitis C? Prospective comparison between Fibroscan and serum markers (abstract). Hepatology. 2007; 46:156A.

42. Talwalkar JA, Kurtz DM, Schoenleber SJ, West CP, Montori VM. Ultrasound-based transient elastography for the detection of hepatic fibrosis: systematic review and meta--analysis. Clin Gastroenterol Hepatol. 2007; 5(10):1214-20.

43. Friedrich-Rust M, Ong MF, Martens S, Sarrazin C, Bojunga J, Zeuzem S et al. Performance of transient elastography for the staging of liver fibrosis: a meta-analysis. Gastroenterology. 2008; 134(4):960-74.

44. Foucher J, Chanteloup E, Vergniol J, Castéra L, Le Bail B, Adhoute X et al. Diagnosis of cirrhosis by transient elastography (FibroScan): a prospective study. Gut. 2006; 55(3):403-8.

45. Bota S, Herkner H, Sporea I, Salzi P, Sirli R, Neghina AM et al. Meta-analysis: ARFI elastography versus transiente elastography versus transiente elastography for the evaluation of liver fibrosis. Liver Int. 2013; 33(8):1138-47.

46. Castéra L, Vergniol J, Foucher J, Le Bail, Chanteloup E, Haaser M et al. Prospective comparison of transient elastography, Fibrotest, APRI, and liver biopsy for the assessment of fibrosis in chronic hepatitis C. Gastroenterology. 2005; 128(2):343-50.

47. Sebastiani G. Non-invasive assessment of liver fibrosis in chronic liver diseases: implementation in clinical practice

and decisional algorithms. World J Gastroenterol. 2009; 15(18):2190-203.

48. Guidelines for the screening, care and treatment of persons with hepatitis C infection. World Health Organization; April 2014. Disponível em www.who.int; acessado em: 30 de março de 2016.

49. Friedman SL. Reversibility of hepatic fibrosis and cirrhosis. Is it all type? Nat Clin Pract Gastroenterol Hepatol. 2007; 4(5):236-7.

50. Rambaldi A, Gluud C. Colchicine for alcoholic and non--alcoholic liver fibrosis and cirrhosis. Cochrane Database Syst Rev. 2005;(2):CD002148.

51. Morgan TR, Weiss DG, Nemchausky B, Schiff ER, Anand B, Simon F et al. Colchicine treatment of alcoholic cirrhosis: a randomized, placebo-controlled clinical trial of patient survival. Gastroenterology. 2005; 128(4):882-90.

52. Lirussi F, Azzalini L, Orando S, Orlando R, Angelico F. Antioxidant supplements for non-alcoholic fatty liver disease and/or steatohepatitis. Cochrane Database Syst Rev. 2007; (1):CD004996.

53. Sanyal AJ, Chalasani N, Kowdley KV, McCullough A, Diehl AM, Bass NM et al. Pioglitazone, vitamin E, or placebo for nonalcoholic steatohepatitis. N Engl J Med. 2010; 362(18):1675-85.

54. Ueki M, Koda M, Shimizu T, Mitsuta A, Yamamoto T, Murawaki Y. Effect of an angiotensin II type 1 receptor blocker, candesartan on hepatic fibrosis in chronic hepatites C: a prospective study. Hepatogastroenterology. 2009; 56(93):1100-4.

55. Colmenero J, Bataller R, Sancho-Bru P, Domínguez M, Moreno M, Forns X et al. Effects of losartan on hepatic expression of nonphagocytic NADPH oxidase and fibrogenic genes in patients with chronic hepatites C. Am J Physiol Gastrointest Liver Physiol. 2009; 297(4):G726-34.

56. Kim MY, Cho MY, Baik SK, Jeong PH, Suk KT, Jang YO et al. Beneficial effects of candesartan, an angiotensin-blocking agent, on compensated alcoholic liver fibrosis - a randomized open-label controlled study. Liver Int. 2012; 32(6):977-87.

57. Jesus RP, Nunes AL, Magalhaes LP. Associação Médica Brasileira e Conselho Federal de Medicina. Projeto Diretrizes: Terapia nutricional nas doenças hepáticas crônicas e insuficiência hepática. 2011.

58. Amodio P, Bémeur C, Butterworth R, Cordoba J, Kato A, Montagnese S et al. The nutritional management of hepatic encephalopathy in patients with cirrhosis: ISHEN consensus. Hepatology. 2013; 58(1): 325-36.

59. Bémeur C, Butterworth RF. Reprint of: nutrition in the management of cirrhosis and its neurological complications. J Clin Exp Hepatol. 2015; 5(Suppl 1): S131-40.

60. Carvalho L, Parise ER. Evaluation of nutritional status of nonhospitalized patients with liver cirrhosis. Arq Gastroenterol. 2006; 43(4):269-74.

61. Ritter L, Gazzola J. Avaliação nutricional no paciente cirrótico: uma abordagem objetiva, subjetiva ou multicomportamental? Arq Gastroenterol. 2006; 43:66-70.

62. Toshikuni N, Arisawa T, Tsutsumi M. Nutrition ans exercice in the management of liver cirrhosis. World J Gastroenterol. 2014; 20(23): 7286-97.

63. Amodio P, Bemeur C, Butterworth R, Cordoba J, Kato A, Montagnese S et al. The nutritional management of hepatic encephalopaty in patients with cirrhosis: International Society for Hepatic Encephalopathy and Nitrogen Metabolism Consensus. Hepatology. 2013; 58:325-36.

64. Nusrat S, Khan MS, Fazili J, Madhoun MF. Cirrhosis and its complications: evidence based treatment. World J Gastroenterol. 2014; 20(18):5442-5460.

65. Parise ER, Ribeiro TCR, Carvalho L. Gastroenterologia. In: Miszputen SJ. Cirrose. 2.ed. Barueri: Manole, 2007. p.171;86.

66. Vairappan B. Endothelial dysfunction in cirrhosis: role of inflammation and oxidative stress. World J Hepatol. 2015; 7(3):443-59.

67. Feld JJ, Lavoie ÉG, Fausther M, Dranoff JA. I drink for my liver, Doc: emerging evidence that coffee prevents cirrhosis. F 1000 Research. 2015; 4:95.

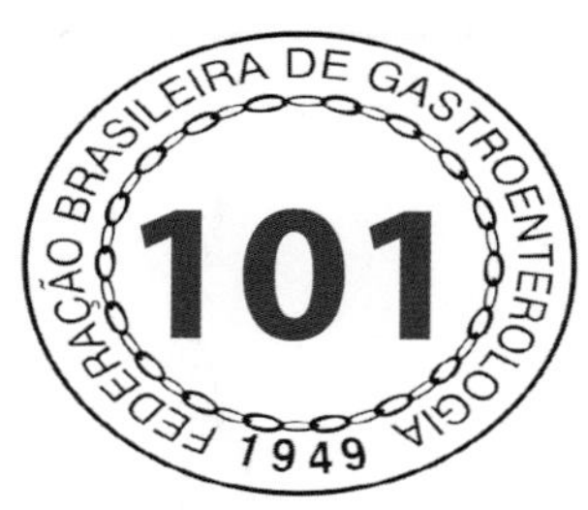

ESQUISTOSSOMOSE

André Castro Lyra
Mateus Pontes Fiuza

INTRODUÇÃO

A esquistossomose é uma doença infecciosa parasitária granulomatosa causada por espécies de *Schistosoma*, sendo que três principais infectam os seres humanos: *Schistosoma mansoni*, *Schistosoma haematobium* e *Schistosoma japonicum*. Três outras espécies de importância apenas em determinados locais também podem infectar o homem: *Schistosoma mekongi*, *Schistosoma intercalatum* e *Schistosoma guineensis*. Quanto ao *S. haematobium* e ao *S. mansoni*, ambos ocorrem na África e no Oriente Médio, ao passo que apenas o *S. mansoni* está presente nas Américas. O *S. japonicum* é localizado na Ásia, principalmente nas Filipinas e na China. O *S. mekongi, o S. intercalatum* e o *S. guineensis* têm importância local na região da bacia do rio Mekong (*S. mekongi*) e na África Ocidental e Central (*S. intercalatum* e *S. guineenses). Cada espécie tem seu hospedeiro, de modo que a sua distribuição é definida de acordo com o *habitat* dos respectivos caramujos. O *S. mansoni* e o *S. haematobium* necessitam dos caramujos de água-doce *Biomphalaria* e *Bulinus* como hospedeiro, respectivamente, ao passo que o *S. japonicum* utiliza o caramujo *Oncomelania* spp. *S. japonicum* e *S. mekongi* são zoonoses que também infectam uma ampla gama de hospedeiros mamíferos, incluindo cães, porcos e gado, o que dificulta muito o controle e os esforços para sua eliminação. Embora o *S. mansoni* possa infectar roedores e primatas não humanos, os seres humanos são considerados seu reservatório predominante de mamíferos.[1-3]

O *S. mansoni* é a espécie endêmica em regiões do Brasil, da Venezuela e do Caribe. Há uma estimativa de que 200 milhões de pessoas estão infectadas em 74 países, sendo que 120 milhões têm sintomas e 20 milhões têm doença severa.[1] No Brasil, o número de pessoas infectadas é de aproximadamente 6 a 10 milhões e 30 milhões estão expostas ao risco de infecção.[4,5] Em torno de 5 a 7% dos infectados desenvolvem a forma hepatoesplênica da doença.[5] Quando isso ocorre, cerca de 87,5% deles apresentarão varizes esofagianas, e a incidência de hemorragia digestiva nos acometidos pela forma hepatoesplênica varia de 11 a 25%.[6] A maioria dos infectados pelo *S. mansoni* nas áreas endêmicas do Brasil apresentam a forma assintomática da doença.[7]

A Figura 101.1 representa a distribuição global da esquistossomose.

A transmissão para o homem ocorre por meio do contato com água contaminada pelas cercárias (forma larval infectante do *S. mansoni*). A penetração cutânea das espécies de *Schistosoma* geralmente é assintomática, mas pode ocorrer dermatite pruriginosa em alguns casos.[8] Após a penetração, as cercárias perdem

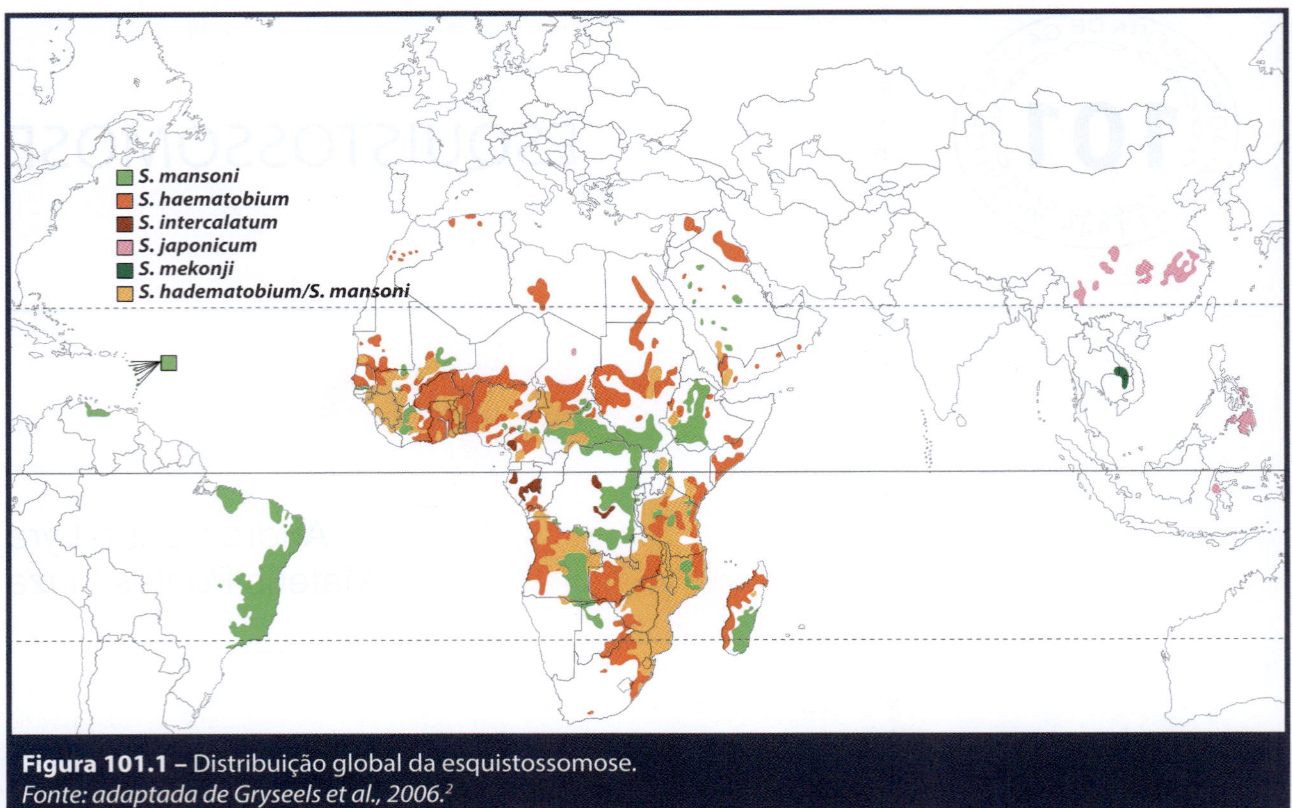

Figura 101.1 – Distribuição global da esquistossomose.
Fonte: adaptada de Gryseels et al., 2006.[2]

sua cauda bifurcada e, na forma de esquistossômulos, penetram os capilares e os vasos linfáticos. Após vários dias, o verme migra para o sistema venoso portal, onde sofre maturação e se acasala. Aos pares, então, migram para as veias mesentéricas superiores. A produção de ovos inicia-se de 4 a 6 semanas após a infecção e permanece, geralmente, por 3 a 10 anos (vida média do parasita adulto), embora em alguns casos o parasita possa permanecer até 40 anos nos seus hospedeiros humanos. Os ovos migram do lúmen vascular para os tecidos adjacentes, gerando uma resposta inflamatória local.[1,8] Muitos deles atravessam a mucosa intestinal e são eliminados nas fezes. O ciclo de vida completa-se quando os ovos eclodem, liberando os miracídios, que, por sua vez, infectam algumas espécies específicas de caramujos em água-doce (espécie *Biomphalaria*, no caso do *S. mansoni*); estes, infectados, liberarão cercárias na água (Figura 101.2).

PATOGÊNESE

A esquistossomose hepatoesplênica resulta da resposta imune do hospedeiro à presença dos ovos do *Schistosoma* e da reação granulomatosa desencadeada pelos antígenos que eles secretam. Esse processo inflamatório e granulomatoso pré-sinusoidal vai, progressivamente, sendo substituído por fibrose.[2,9] Há relatos de que esse processo pode, posteriormente, afetar os vasos pós-sinusoidais.[9] A intensidade e a duração da infecção determinam a quantidade de antígeno liberado e a gravidade da doença fibrótica obstrutiva crônica. O granuloma destrói o ovo, mas resulta em um depósito fibrótico nos tecidos do hospedeiro. A maioria dos granulomas desenvolve-se em sítios de acúmulo máximo dos ovos – intestino e fígado –, no caso do *S. mansoni*. No entanto, os granulomas periovulares têm sido encontrados em diversos tipos de tecidos, como pele, pulmões, cérebro, adrenais e músculo esquelético.[1] Estudos imunogenéticos sugerem que o polimorfismo genético do receptor do interferon-gama influi na gravidade da doença hepática, implicando uma predisposição genética.[9]

QUADRO CLÍNICO

A esquistossomose hepatoesplênica é mais prevalente em jovens (10 a 30 anos), apresentando um longo período de latência, o qual varia de 2 a 25 anos.[9] Formas graves da doença continuam a colocar em risco a vida dos pacientes.[6] A hepatomegalia reflete a presença da inflamação granulomatosa e ocorre precocemente na evolução na doença crônica. Depósitos de colágeno periportal resultam em obstrução pro-

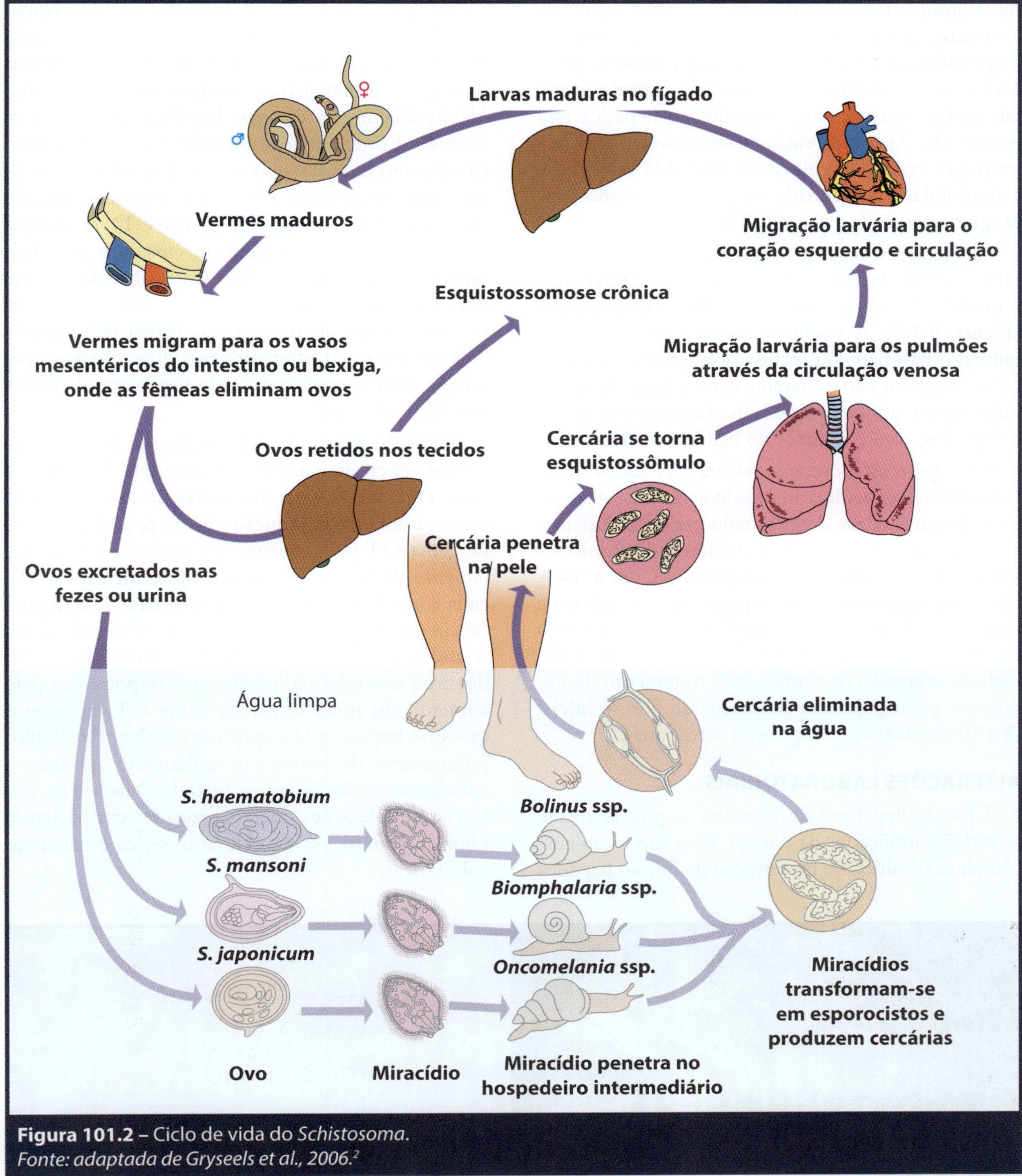

Figura 101.2 – Ciclo de vida do *Schistosoma*.
Fonte: adaptada de Gryseels et al., 2006.[2]

gressiva ao fluxo sanguíneo hepático, hipertensão portal e, finalmente, formação de varizes, sangramento por varizes e esplenomegalia.[1] A complicação mais grave da hipertensão portal esquistossomótica é a hemorragia varicosa, que ocorre em menos de 10% dos pacientes e cujos sítios principais são o esôfago inferior e a porção superior do estômago (cárdia e fundo). Excepcionalmente, ocorre sangramento de variz intra-abdominal peritoneal, do pedículo hepático ou periesplênico. Entretanto, há raros registros de hemorragia livre na cavidade abdominal ou de hematomas. Há evidências de que a magnitude do risco de sangramento nos não cirróticos é menor que nos cirróticos, quando comparados para o mesmo nível de pressão nas varizes. Isso indica que maiores pressões são, provavelmente, necessárias para a ruptura das varizes em pacientes cuja função hepática está preservada. Apesar dessas características clínicas, hemorragia varicosa significativa tem sido relatada, e a mortalidade relacionada ao primeiro episódio de sangramento pode alcançar 25%.[10]

As alterações hepáticas constituem as mais importantes manifestações da doença, sendo característico o quadro anatomopatológico da fibrose de Symmers (Figura 101.3). A doença é essencialmente mesenquimal e não parenquimatosa, a arquitetura dos lóbulos hepáticos não é alterada, não há hiperplasia nodular regenerativa e os sinusoides hepáticos não estão colapsados, como acontece no fígado cirrótico.[1,4]

Na esquistossomose, a gravidade das lesões fibróticas está relacionada à intensidade da deposição de ovos do parasita em determinado período.[4] Existem alguns relatos de regressão espontânea da esquistossomose na sua forma hepatoesplênica. Com a instituição da terapêutica para o parasita, mais casos de regressão da doença têm sido relatados. Em modelos experimentais em ratos, foi demonstrada possibilidade de regressão da fibrose após tratamento da parasitose, principalmente nos casos de fibrose inicial (8 a 10 semanas após exposição cercariana).[7]

ALTERAÇÕES LABORATORIAIS

A função hepatocelular encontra-se preservada até os estágios avançados da doença. Essa suposição amplamente admitida de preservação de função hepática até estágios mais tardios da esquistossomose é corroborada tanto pela evidência anatômica de preservação da arquitetura lobular quanto pela mínima frequência de ascite, encefalopatia e icterícia nesses pacientes. Habitualmente, as enzimas hepáticas encontram-se normais. Entretanto, em um estudo avaliando 25 pacientes com esquistossomose hepatoesplênica foi encontrada prevalência > 50% de algum grau de elevação de gamaglutamil-transferase (gama-GT), sendo que 38% desses indivíduos também cursavam com fosfatase alcalina elevada.[11] Não são conhecidos fatores que expliquem elevação sérica de enzimas indicadoras de colestase em alguns casos da forma hepatoesplênica da doença. Entretanto, essa alteração não teve relação com a carga parasitária nem com alterações ultrassonográficas.[4]

A relação existente entre índice de protrombina e nível sérico de gama-GT sugere que a enzima se eleva em formas mais avançadas da doença, e não como resultado de indução enzimática. A alteração da gama-GT pode, entretanto, preceder o estabelecimento da forma da doença clinicamente classificada como hepatoesplênica. Considerando a importância da esquistossomose em todo o mundo e em nosso meio, julga-se que são necessários novos estudos para entender os mecanismos responsáveis pelo aumento do nível sérico da gama-GT em alguns casos de hepatopatia esquistossomótica. Resultados preliminares de estudo em andamento apontam a colangioressonância como método sensível na detecção de alterações ductais presentes em pacientes esquistossomóticos, com elevação sérica de enzimas colestáticas.[4]

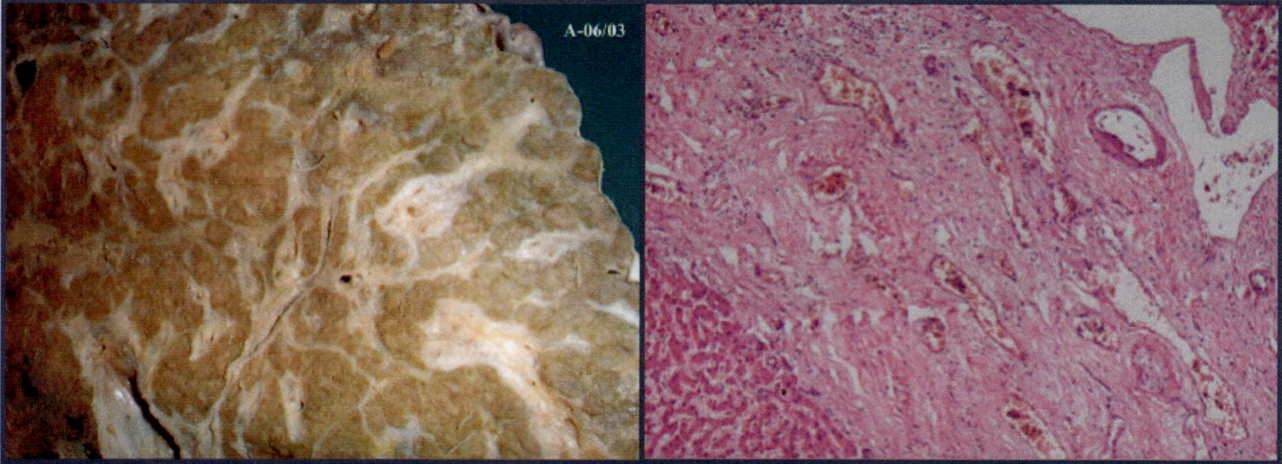

Figura 101.3 – Aspecto macroscópico da fibrose de Symmers e aspecto microscópico angiomatoide da fibrose portal esquistossomótica.
Fonte: imagens gentilmente cedidas pelo Prof. Luciano Espinheira Fonseca Jr.

É válido ressaltar que em pacientes com hipertensão portal, particularmente nos pacientes com obstrução da veia porta (hipertensão portal pré-hepática), é comum ocorrer anormalidades nos ductos biliares e na parede da vesícula biliar, a denominada biliopatia portal. A transformação cavernomatosa portal com compressão extrínseca do colédoco, formação de varizes coledococianas e lesão isquêmica dos ductos biliares têm sido implicados como causas dessas alterações morfológicas. Enquanto a maioria dos pacientes é assintomática, alguns se apresentam com elevação da fosfatase alcalina, dor abdominal, febre, icterícia e colangite. Coledocolitíase pode se desenvolver como complicação e manifesta-se como icterícia obstrutiva com ou sem colangite.[12,13] No entanto, há relatos de que a biliopatia portal não está restrita a pacientes com obstrução venosa portal extra-hepática. Ela também tem sido relatada em pacientes com hipertensão portal por outras causas, como cirrose hepática, hipertensão portal idiopática ou fibrose portal não cirrótica, embora, em menor frequência, ocorrendo em 81 a 100% dos pacientes com obstrução venosa portal extra-hepática, 0 a 33% nos pacientes cirróticos e 9 a 40% na hipertensão portal idiopática.[12,14] Seria interessante, portanto, especular a possibilidade da biliopatia portal ocorrer em pacientes com esquistossomose hepatoesplênica, embora sejam necessários estudos para avaliar este aspecto.

Hiperbilirrubinemia indireta tem sido associada à hemólise, principalmente relacionada à presença dos *shunts* vasculares, e a esplenomegalia seria apenas um fator contribuidor.[15]

Não há maiores anormalidades nas proteínas de coagulação; todavia, 25 a 50% dos pacientes apresentam plaquetopenia. Esse número eleva-se para aproximadamente 75% nas formas mais severas da doença (p. ex., quando há hemorragia digestiva).[5] As plaquetas apresentam diversos receptores destinados a muitos agonistas fisiológicos. Entre esses receptores, a glicoproteína IIb/IIIa (iGPIIb/IIIa) é a mais abundante na superfície plaquetária, servindo como parte interativa entre as plaquetas e entre estas e as proteínas subendoteliais. A esquistossomose, em sua fase avançada, resulta em plaquetopenia por retenção de plaquetas no baço, sendo a plaquetopenia um indicador da gravidade da doença, podendo predispor a sangramentos. Alguns autores relacionam valores mais baixos de plaquetas à ocorrência de hipertensão portal.[16,17] Marcadores para as glicoproteínas iGPIb e iGPIIb/IIIa da membrana plaquetária foram normais em estudo realizado em esquistossomóticos e estudos em cirróticos revelaram alterações na GPIb.[5,18] Esses resultados sugerem que não existem alterações na membrana plaquetária dos esquistossomóticos, reforçando a ideia de plaquetopenia secundária à retenção esplênica, e não ao seu sequestro e destruição pelo baço, mecanismo que parece ocorrer mais em cirróticos.[19] Alguns estudos sugerem haver retenção de plaquetas em espaços sinusoidais em pacientes com fibrose hepática.[20] O fator de Von Willebrand é uma grande proteína multimérica produzida por megacariócitos e células endoteliais que é secretada após estímulo. Ele liga-se ao complexo de glicoproteínas plaquetárias e favorece a adesão. Na esquistossomose são observados altos níveis de fator de von Willebrand, o que promove a estabilização dos microagregados de plaquetas e previne as manifestações clínicas da trombocitopenia, como petéquias, equimoses ou gengivorragia.[5] No entanto, esses mecanismos não são suficientes para prevenir sangramentos maiores, como os desencadeados por ruptura de varizes esofágicas, já que dependem de fatores mecânicos locais não relacionados a defeitos na hemostasia.

Embora na esquistossomose hepatoesplênica a função hepática seja considerada normal, é válido mencionar que, em um estudo que avaliou 25 pacientes esquistossomóticos e analisou testes de hemostasia nesses indivíduos que não apresentavam outras patologias hepáticas, foi demonstrado existir alargamento do tempo de protrombina, que essa alteração poderia ocorrer em estágios não avançados da doença e poderia ser atribuída à redução do *clearance* e capacidade de síntese proteica hepática, e não por coagulopatia de consumo.[11] Não foram evidenciadas, no entanto, alterações no nível de albumina sérica. Por outro lado, foi detectado também algum grau elevação da AST, ALT e fosfatase alcalina. Nesse estudo foram dosados níveis plasmáticos de protrombina, antitrombina, proteína C, transtiretina, sugerindo classificar os pacientes esquistossomóticos em quatro grupos correlacionando déficit de síntese ou *clearence* proteico (*bypass*) com coagulopatia crônica de consumo. Esse estudo tenta justificar algum grau de redução de síntese proteica por possíveis alterações ultraestruturais (microscopia eletrônica) observadas em alguns pacientes esquistossomóticos, como a capilarização de sinusoides (membrana basal no espaço de Disse), algo que é observado também em cirróticos. Outra possibilidade que justificaria a redução da síntese seria a teoria hepatocitária, na qual a função estaria prejudicada por uma redução volumétrica do órgão (redução do lobo direito hepático observada em esquistossomóticos), com hepatócitos normais, porém, em menor número (teoria não testada em esquistossomóticos).

Dois estudos publicados no Egito relataram elevação de marcadores laboratoriais da ativação da coagulação na esquistossomose.[21,22] Embora as mais recentes evidências confirmem a existência da coagulopatia de consumo, elas não explicam sua patogênese. A presença do *Schistosoma mansoni* na circulação do hospedeiro e/ou a hipertensão portal por si só poderiam estar implicadas.

É valido ressaltar que, em um estudo, 14 pacientes submetidos ao transplante de fígado apresentavam esquistossomose, sendo que 11 deles tinham como única etiologia a esquistossomose hepatoesplênica. O valor médio do MELD foi de 18,2 ± 5,6, e a média do escore de Child-Pugh foi 10,6 ± 1,2. Ascite foi relatada em 12 pacientes (86%), e encefalopatia, em apenas 4 pacientes (29%).[23]

De qualquer maneira, é importante mencionar que, ao ocorrer elevação das enzimas hepáticas e alteração das provas de função hepática em um paciente supostamente esquistossomótico, é necessário considerar a possibilidade de uma doença crônica parenquimatosa do fígado associada ao quadro, como hepatite C ou B, esteato-hepatite não alcoólica ou outras causas de cirrose hepática.

DIAGNÓSTICO

A detecção dos ovos do *Schistosoma* nas fezes é diagnóstico de esquistossomose. A eliminação de ovos pode variar muito, e mais de três amostras das fezes podem ser necessárias em alguns pacientes. Em pacientes com apresentação clínica típica, porém, apresentando amostra de fezes negativa, a biópsia da mucosa retal pode ser utilizada para o diagnóstico.[1] Esses são os procedimentos diagnósticos mais sensíveis disponíveis. O método rápido, simples e barato do Kato-Katz (esfregaço espesso de 40 a 50 mg de material fecal) é amplamente utilizado em estudos de campo e programas nacionais de controle para determinar a carga de ovos nas fezes. Diversos estudos de base populacional têm demonstrado que a carga média de ovos se correlaciona com a gravidade da doença; no entanto, geralmente é desnecessário quantificar a carga de ovos, a fim de prestar cuidados clínicos. A detecção de anticorpos é útil em algumas circunstâncias específicas, mas seu uso é limitado porque os anticorpos persistem após a cura parasitológica. É útil em estudos de campo para definir as regiões de baixa endemicidade, em que cada paciente tem baixa carga de ovos. Os testes sorológicos podem ser úteis para determinar se a infecção reapareceu em uma região após um aparente programa de erradicação bem-sucedido.[1] Detecção de vermes adultos circulantes e antígenos do ovo é uma técnica promissora que eventualmente pode vir a substituir os métodos tradicionais de diagnóstico.

Técnicas para a detecção de antígenos de parasitas têm sido desenvolvidos, mas testes quantitativos ainda não estão amplamente disponíveis comercialmente e têm custo elevado para serem utilizados como uma ferramenta de diagnóstico de rotina. Recentemente, um teste comercial foi desenvolvido, utilizando o antígeno CCA (*circulating cathodic antigen*) na urina, com boa sensibilidade.[24]

Testes moleculares por meio de reação em cadeia da polimerase (PCR) são testes diagnósticos qualitativos promissores, mas, até agora, em grande parte, continuaram a representar uma ferramenta científica. Os ensaios de PCR para fezes, urina e soro têm sido desenvolvidos para o diagnóstico de esquistossomose com aparente boa sensibilidade e especificidade.[25]

Evidência laboratorial adicional da esquistossomose pode mostrar eosinofilia em sangue periférico, anemia (por deficiência de ferro, anemia de doença crônica ou anemia macrocítica), hipoalbuminemia, níveis elevados de ureia e creatinina e hipergamaglobulinemia. Pode haver pancitopenia em alguns pacientes com esplenomegalia. A biópsia hepática pode ser necessária em alguns pacientes com coinfecção. O envolvimento hepático em pacientes com esquistossomose é frequentemente sugerido pela aparência característica do órgão nos exames de imagem abdominal.[1]

Diagnóstico por imagem

A fibrose periportal pode ser vista na ultrassonografia, tomografia computadorizada ou ressonância magnética, e é achado característico de esquistossomose. A ultrassonografia, em complemento ao exame clínico, é utilizada para detectar e quantificar a doença hepatoesplênica de acordo com os critérios da OMS.[26] Dentre os achados na ressonância magnética de abdome mais frequentes na esquistossomose hepatoesplênica, contribuindo para a diferenciação da cirrose hepática, estão fibrose periportal, heterogeneidade do parênquima hepático e presença de nódulos sideróticos esplênicos, sendo a fibrose periportal o achado de maior diferença estatística, principalmente quando em localização periférica.[27] Algumas alterações esplênicas também parecem auxiliar na diferenciação entre as duas doenças, como o diâmetro longitudinal do baço e o índice esplênico, sendo este > 1,197 cm^3 com sensibilidade de 94% e especificidade de 84% em determinar a presença de esquistossomose.[27] Para a avaliação de algumas variáveis, por exemplo, fibrose periportal, a ressonância magnética de abdome parece ser superior à ultrassonografia, em parte, pela menor discordância entre examinadores.[22] Pelo menos um estudo concluiu que ambas as técnicas de imagem são confiáveis para definir a presença de fibrose periportal, mas falharam na classificação de sua intensidade.[28]

É válido ressaltar que examinadores menos familiarizados com a esquistossomose hepatoesplênica podem apresentar dificuldade em diferenciar a fibrose periportal da fibrose associada à cirrose hepática. Nos casos em que há dúvida diagnóstica e o quadro clínico do paciente permitir, pode ser considerada a realização de biópsia hepática cirúrgica em cunha profunda.

ASSOCIAÇÃO A OUTRAS DOENÇAS

- **Neoplasias:** cada vez mais se estabelece a correlação entre agentes infecciosos e doenças linfoproliferativas, sobretudo vírus e bactérias, por meio da ativação de linfócitos. A associação de neoplasias malignas tanto epiteliais como, principalmente, linfoproliferativas, com esquistossomose hepatoesplênica é relatada na literatura como condição relativamente rara, na medida em que referências a essa associação se limitam a poucos relatos de casos.[6,29] Os primeiros foram registrados na Bahia, em 1969, mas desde então seu número é tão pequeno que se questiona a ocorrência dos dois processos patológicos em um só paciente. É questionável se seria apenas coincidência ou, de fato, haveria relação de causa-efeito. Em um estudo, foi relatada incidência de linfoma de 2,36% nos pacientes com esquistossomose hepatoesplênica.[6] Alguns autores relatam hipótese de associação da infecção com carcinoma hepatocelular; no entanto, essa relação não foi confirmada em outros estudos.[29] A relação entre esquistossomose e a presença de pólipos colônicos na infecção por *S. mansoni* e câncer de bexiga na infecção por *S. haematobium* parece estar bem estabelecida.[29]
- **Hepatite B:** essa associação é causa de piora da doença hepática esquistossomótica, principalmente quando a infecção viral se torna crônica. Essa associação é mais frequentemente encontrada na forma hepatoesplênica, nos pacientes que já apresentaram episódio de hemorragia digestiva, hemotransfundidos ou manipulados cirurgicamente.[15,30] A associação é mais frequente nas formas mais graves da esquistossomose mansoni, quando comparada à forma intestinal e à população em geral. A presença do AgHBs em pacientes com esquistossomose está frequentemente associada à ocorrência de teleangiectasias, icterícia e alteração de enzimas hepáticas. Acredita-se que a infecção pelo *Schistosoma* possa alterar a resposta do hospedeiro ao VHB, com alguns relatos de que esses pacientes também possam ter uma menor eficácia à vacinação contra o vírus da hepatite B.[15,30]
- **Enterobacteriose septicêmica prolongada:** um quadro clínico caracterizado principalmente por febre, hepatoesplenomegalia, dor abdominal, diarreia e perda de peso, que ocorre por causa da localização e da multiplicação de uma enterobactéria na superfície do trematódeo, assim como no lúmen cecal do helminto. Quadro geralmente de curso prolongado, já que a bactéria localizada no trematódeo se encontra menos suscetível à destruição pelo sistema imune do hospedeiro.[15]
- **Desnutrição:** alguns estudos demonstram relação entre a presença de complicações mais severas da doença com o grau de desnutrição do paciente.[15]
- **Abscesso hepático piogênico:** vários mecanismos patogênicos têm sido propostos para explicar a associação entre esquistossomose e abscesso hepático piogênico. Tem sido demonstrado que a bactéria se liga avidamente à fibronectina, laminina e ao colágeno tipo IV, que são abundantes durante os estágios mais ativos do granuloma. Além disso, a formação e a degradação da matriz extracelular e da laminina do granuloma crônico podem também estar implicadas na patogênese do abscesso.[31,32] Além de um mecanismo de adesão local, a resposta imune na infecção pelo *Schistosoma* pode ter um papel na patogênese dessa associação. A inibição da resposta imune Th1 observada após a deposição dos ovos pode afetar a resposta normal à presença da bactéria.[31,32] A maioria dos casos ocorre em crianças com esquistossomose aguda, e apresentam múltiplos abscessos. Há relatos de casos em pacientes adultos com a forma hepatoesplênica crônica e o abscesso único. A bactéria mais frequentemente encontrada é o *Staphylococcus aureus*.[31] É pequeno o número de casos relatados na literatura, mas deve-se atentar a essa associação em pacientes que moram ou são oriundos de área endêmica. No entanto,

em estudo retrospectivo com 78 pacientes com abscesso hepático no estado de Minas Gerais, foi identificada presença de ovos de *Schistosoma* no parasitológico de fezes de 65% desses pacientes, sendo que 37% dos 19 pacientes submetidos à biópsia hepática apresentavam histopatologia compatível com esquistossomose, resultados que demonstram alta prevalência de pacientes com abscesso hepático e esquistossomose mansônica.[32]

- **Vírus da imunodeficiência humana (HIV):** O HIV é a mais recente adição à lista de coinfecção viral com esquistossomose. Estudos mostraram que até 17% dos pacientes infectados pelo HIV da África subsaariana eram soropositivos para esquistossomose.[33] Foi demostrado que as mulheres e os homens com menor esquistossomose urinária estavam em um risco significativamente aumentado de aquisição e, posteriormente, de transmitir o HIV aos seus parceiros sexuais. A infecção por *S. haematobium* pode estar associada ao aumento do risco de transmissão do HIV, uma vez que os ovos podem induzir inflamação, conduzindo ao desenvolvimento de lesões ulcerativas do trato reprodutor feminino. Além disso, a esquistossomose pode interferir na resposta imune do hospedeiro, facilitar a replicação do HIV e aumentar a suscetibilidade à infecção por HIV. Existem três principais padrões clínicos de esquistossomose em tais casos, ou seja, gastrointestinal, divulgadas e neurológicas. Esquistossomose gastrointestinal é a mais comum e normalmente se apresenta com perda de peso, diarreia, dor abdominal e odinofagia.[33,34]

TRATAMENTO ANTIPARASITÁRIO

O praziquantel, um derivado da pirazinoisoquinolina, é o pilar do tratamento e uma parte crítica dos programas de controle comunitários. Desde a sua descoberta em meados da década de 1970, sua segurança e sua eficácia têm assegurado sua utilização em larga escala.[1] A ação precisa da droga nos vermes adultos é desconhecida. A terapia ideal requer de 2 a 3 doses de 20 mg/kg administradas 6 a 8 horas após as refeições. Programas de controle da infecção geralmente tratam os pacientes com dose única de 40 mg/kg. Reavaliação das fezes um mês após o tratamento está recomendada, a fim de avaliar a sua eficácia. Praziquantel promove cura de 60 a 90% dos pacientes e diminui substancialmente a carga parasitária e a produção de ovos nos indivíduos que não são curados. Pacientes que continuam apresentando ovos viáveis devem ser retratados com a mesma dose. O retratamento geralmente é eficaz. A fibrose hepática consequente à infecção pelo *Schistosoma* pode melhorar após um tratamento bem-sucedido se reinfecções forem evitadas.[1] A oxamniquina é a única alternativa ao praziquantel, mas tem disponibilidade limitada em outros países, embora seja facilmente encontrada no Brasil; atua seletivamente contra o *S. mansoni* e apresenta maiores efeitos colaterais quando comparada ao praziquantel (p. ex., tonturas, sonolência e convulsões). A resistência ao praziquantel pode estar surgindo após quase 20 anos de seu uso intensivo. Em regiões do Egito e do Quênia, onde houve exposição intensa ao praziquantel, existem relatos de infecções por *S. mansoni* não responsivas a múltiplos cursos de tratamento. Essa perda de eficácia do pranziquantel precisa ser mais bem avaliada, já que relatos convergem para pacientes submetidos a vários cursos de tratamento, durante períodos superiores a 10 anos, sem uma resistência comprovada a esse medicamento.

PREDITORES DE HEMORRAGIA DIGESTIVA VARICOSA

Um estudo transversal foi realizado para estabelecer indicadores de sangramento varicoso.[35] Foram estudados 40 pacientes com esquistossomose hepatoesplênica compensada, com varizes de esôfago, avaliando 4 variáveis endoscópicas, 9 ultrassonográficas e 5 parâmetros da ultrassonografia Doppler. Todos os parâmetros endoscópicos (tamanho das varizes, sinais da cor vermelha, varizes de fundo e gastropatia congestiva) e 2 ultrassonográficos (densidade/espessura periportal e diâmetro da veia porta) mostraram diferença estatisticamente significativa entre os grupos com e sem sangramento prévio, sendo os melhores parâmetros as combinações gastropatia hipertensiva portal e sinais da cor vermelha nas varizes esofágicas, seguidos do diâmetro da veia porta e do tamanho das varizes. Apesar da pequena amostra, os resultados mostraram que parâmetros endoscópicos e ultrassonográficos podem identificar pacientes de alto risco para apresentar sangramento varicoso.[35]

A literatura não determina um seguimento-padrão no pós-operatório de pacientes submetidos a procedimento de desvascularização esofagogástrica com esplenectomia por complicação de sangramento digestivo. Sabe-se que o procedimento cirúrgico não elimina completamente as varizes, apesar de reduzirem a pressão nas mesmas e, consequentemente, o risco de ressangramento.[36] Em um estudo que teve por objetivo identificar preditores de ressangramento por varizes e sua progressão utilizando ultrassonografia Doppler foi encontrada correlação entre a velocidade do fluxo sanguíneo portal (valor > 15,5 cm/s) e a progressão das varizes esofagogástricas e maior chance de ressangramento, sugerindo realização de programa de erradicação endoscópica apenas nestes casos, avaliando-se custo-risco-benefício do tratamento endoscópico.[36] A acurácia do ultrassom Doppler em diagnosticar alterações na velocidade do fluxo sanguíneo portal e a correlação do ultrassom com a presença ou ausência de varizes esofagogástricas podem resultar em um número menor de indicações endoscópicas.[36]

PROFILAXIA E TRATAMENTO DA HEMORRAGIA DIGESTIVA

Uso de betabloqueadores

Em contraste com a evidência demonstrada na cirrose hepática, em que um grande número de estudos controlados e randomizados e metanálises têm demonstrado que o uso de betabloqueadores não seletivos em pacientes com varizes de médio e grosso calibre tem custo-benefício em prevenir ruptura das mesmas, dados publicados sobre o efeito da terapia com betabloqueadores na hipertensão portal esquistossomótica são escassos e contraditórios.[10] Na esquistossomose, a profilaxia secundária do ressangramento com terapia farmacológica, endoscópica ou cirúrgica tem sido avaliada, mas a eficácia e a segurança da profilaxia primária com betabloqueadores são desconhecidas. Além disso, as doses necessárias para alcançar uma redução de 20 a 25% na frequência cardíaca basal foram relatadas como maiores que 400 mg/dia, com frequente betabloqueio transitório.[37] Além disso, as doses necessárias para alcançar uma redução de 20 a 25% na frequência cardíaca basal foram relatadas como maiores e com frequente betabloqueio transitório, quando comparadas às utilizadas em pacientes cirróticos. Por outro lado, estudos de coorte indicaram uma redução nas taxas de ressangramento e aumento na sobrevida nos pacientes tratados com propranolol, sem efeitos colaterais significativos.[38] Até então não foram realizados estudos abrangentes avaliando a eficácia do bloqueio beta-adrenérgico nos pacientes com esquistossomose hepatoesplênica que nunca sangraram.

Um estudo demonstrou que o propranolol reduz a pressão das varizes e a tensão de sua parede em pacientes com esquistossomose hepatoesplênica com varizes de esôfago de alto risco e sem história prévia de hemorragia digestiva, indicando efeito similar dos betabloqueadores em pacientes não cirróticos e cirróticos com hipertensão portal, parecendo ser a avaliação da tensão na parede um melhor preditor de ruptura das varizes que a pressão nestas.[10] Em contraste com estudo prévio, no qual altas doses foram necessárias para alcançar metaterapêutica, nesse estudo, doses médias de propranolol foram as mesmas relatadas em diferentes estudos com pacientes cirróticos (variando de 60 a 120 mg/dia).[10,37] Essas observações estão de acordo com um estudo farmacocinético prévio que mostrou uma biodisponibilidade elevada do propranolol nos pacientes com esquistossomose hepatoesplênica.[39]

Outra investigação avaliou os efeitos sobre a pressão das varizes esofágicas em pacientes com esquistossomose randomizando 40 pacientes para tratamento com propranolol isoladamente ou propranolol combinado com mononitrato de isossorbida. A dose do propranolol foi ajustada até que a frequência cardíaca de repouso tivesse sido reduzida em 25% do basal ou fosse inferior a 55 batimentos por minuto. No grupo da terapia combinada, após o propranolol ter sido administrado da mesma maneira previamente mencionada, a dose da isossorbida foi aumentada até 20 mg, VO, 2 vezes ao dia. A pressão das varizes foi medida utilizando uma técnica não invasiva com balão endoscópico antes e ao final do período de tratamento de 6 meses. Em ambos os grupos ocorreu redução significativa na pressão varicosa (grupo propranolol: de 24,15 ± 6,05 mmHg para 22,68 ± 5,70 mmHg, p = 0,001; grupo propranolol + isossorbida: de 25,69 ± 5,26 mmHg para 20,48 ± 5,43 mmHg; p < 0,001). A redução em percentual da pressão das varizes foi maior no grupo da terapia combinada em comparação ao grupo do propranolol isolado (15,93% ± 8,37% *vs.* 6,05% ± 3,67%, p = 0,01). Um paciente que fez terapia dupla e dois sujeitos do grupo que utilizaram apenas propranolol apresentaram sangramento das varizes esofágicas durante o acompanhamento. Três pacientes que fizeram uso do tratamento combinado apresentaram cefaleia e hipotensão. Não ocorreram efeitos colaterais no grupo do propranolol isolado.[40]

São necessários estudos adicionais controlados e randomizados, com um número maior de pacientes para confirmar os achados previamente descritos e para demonstrar efeitos em longo prazo na redução da frequência de episódios de sangramentos e na mortalidade com o uso do propranolol.[9] Por outro lado, na ausência desses estudos, e uma vez que há larga experiência no uso do propranolol em cirróticos, parece ser sensato e recomendável utilizar essa droga na profilaxia primária da hemorragia digestiva varicosa de pacientes esquistossomóticos.

Tratamento cirúrgico

O maior elemento de morbidade na esquistossomose hepatoesplênica é a hipertensão portal e suas complicações. Seu tratamento cirúrgico tem algumas peculiaridades quando comparado à hipertensão portal nos cirróticos, principalmente pelo fato de a função hepática se encontrar preservada.[41]

O tratamento e a prevenção do sangramento digestivo na esquistossomose hepatoesplênica incluem medidas clínicas, endoscópicas e cirúrgicas, mas nenhuma destas assegura o controle definitivo do sangramento.[42] O tratamento endoscópico com escleroterapia de varizes esofágicas, utilizado isoladamente, apresenta altos índices de falha na prevenção de novos sangramentos, mas tem papel fundamental na profilaxia da recidiva hemorrágica quando associada ao tratamento cirúrgico prévio.[43-46] Atualmente, graças a vantagens relacionadas à técnica endoscópica e ao menor número de complicações, opta-se pela ligadura elástica em comparação à escleroterapia das varizes esofágicas. Vários procedimentos cirúrgicos foram propostos para a profilaxia da recidiva hemorrágica, mas a desconexão ázigo-portal e esplenectomia é a técnica mais empregada no Brasil, apresentando bons resultados, principalmente quando associada à escleroterapia endoscópica no pós-operatório.[42] O procedimento de desvascularização esofagogástrica com esplenectomia tem demonstrado bons resultados no tratamento da hemorragia digestiva varicosa nos pacientes com hipertensão portal esquistossomótica, com uma taxa de ressangramento pós-cirurgia descrita na literatura variando entre 6 e 29%.[36]

Em um estudo randomizado e controlado comparando três diferentes cirurgias (*shunt* esplenorrenal proximal, *shunt* esplenorrenal distal e desvascularização esofagogástrica com esplenectomia), a desvascularização esofagogástrica com esplenectomia pareceu ser a melhor opção cirúrgica para a prevenção secundária de sangramento por varizes de esôfago na esquistossomose hepatoesplênica em virtude de sua baixa morbidade e mortalidade.[47] Nesse estudo, não houve evidência de encefalopatia em nenhum paciente submetido à desvascularização esofagogástrica com esplenectomia, e a taxa de ressangramento foi de 14% em longo prazo.[47] Essas conclusões também foram relatadas por outros autores. No entanto, alguns deles têm combinado a desvascularização esofagogástrica com esplenectomia com escleroterapia pós-operatória, para evitar ressangramento pelas varizes residuais.[45] O risco de ressangramento pelas varizes de esôfago após cirurgia da desvascularização esofagogástrica com esplenectomia varia na literatura de 14 a 27% e tem sido relatado ser maior em pacientes com esplenomegalia volumosa, fibrose periportal mais intensa que grau I e varizes de esôfago de maior calibre.[47-50]

A complicação mais frequente após a desconexão ázigo-portal e a esplenectomia em doentes com esquistossomose mansônica hepatoesplênica é a trombose da veia porta. Na maioria dos casos, a trombose é parcial e apresenta evolução benigna, com baixa morbidade, e não apresenta nenhum fator preditivo para sua ocorrência.[42] Apesar da alta incidência, a etiologia da trombose de veia porta permanece indeterminada, assim como a importância clínica e o curso natural dessa entidade.[42]

Portanto, ainda existem muitas questões não esclarecidas quanto à profilaxia primária e secundária de sangramento por varizes esofágicas na hipertensão portal esquistossomótica. Em vista desses fatos, torna-se razoável realizar a profilaxia secundária de ressangramento por varizes de esôfago na hipertensão portal esquistossomótica, de acordo com a experiência local do serviço e dos recursos disponíveis.

Transplante hepático

Embora o transplante de fígado habitualmente seja reservado aos casos de insuficiência hepática crônica em virtude da cirrose hepática de diversas etiologias, recentemente um estudo egípcio estudou os resultados em longo prazo de pacientes submetidos a transplante de fígado por causa da esquistossomose. Dentre 441 pacientes submetidos a transplante de fígado na instituição, 14 tinham como etiologia a esquistossomose hepatoesplênica. Três destes apresentavam outras causas associadas de hepatopatia, todavia, os demais 11 pacientes tinham a esquistossomose como única etiologia para a doença hepática. A sobrevida dos pacientes que foram submetidos ao transplante para esquistossomose foi comparada à de pacientes submetidos a transplante de outras doenças hepáticas. As curvas de sobrevida foram traçadas por meio do método de Kaplan-Meier e foram comparadas ao teste Log-Rank. Todos os 14 pacientes eram do sexo masculino, e a média de idade foi 56,8 ± 8,4 anos. O valor médio do MELD foi de 18,2 ± 5,6, e a média do escore de Child-Pugh foi 10,6 ± 1,2. Todos os pacientes apresentavam esplenomegalia; sangramento varicoso pré-transplante ocorreu em 7 pacientes (50%) e trombose da veia porta foi diagnosticada em 5 pacientes (36%). Ascite foi relatada em 12 pacientes (86%) e encefalopatia foi relatada em apenas 4 pacientes (29%). A sobrevida de 1 ano e 10 anos após o transplante foi 75% (não houve perda de acompanhamento). Os pacientes que realizaram transplante para outras causas apresentaram taxas de sobrevida de 86 e 76% em 1 e 10 anos após o transplante, respectivamente. Não houve diferença significativa de sobrevivência entre os dois grupos. Todos os pacientes que sobreviveram ao período pós-transplante imediato evoluíram com boa função do enxerto hepático e não apresentaram recidiva da esquistossomose.

TIPS (*shunt* portassistêmico intra-hepático transjugular)

Um relato de caso foi recentemente publicado do uso do TIPS em um paciente com esquistossomose hepatoesplênica. Tratou-se de um paciente de 19 anos, do sexo masculino, com hemorragia digestiva varicosa recorrente devida a esquistossomótico, refratária à terapia endoscópica. Os autores optaram pela colocação do TIPS, e em mais de três anos de observação o paciente evoluiu clinicamente bem, tendo cursado com um único episódio de encefalopatia hepática relacionada a um episódio agudo de gastroenterite viral. Não houve recidiva do sangramento por varizes esofágicas.[51] Portanto, esta pode vir a ser uma terapia promissora para a hemorragia digestiva varicosa em consequência da esquistossomose hepatoesplênica, todavia, são necessários estudos controlados ou pelo menos séries de casos com maior número de pacientes para melhor definição do assunto.

REFERÊNCIAS

1. Ross AG, Bartley PB, Sleigh AC, Olds GR, Li Y, Williams GM et al. Schistosomiasis. N Engl J Med. 2002; 346(16):1212-20.
2. Gryseels B, Polman J, Clerinx J, Kestens L. Human schistosomiasis. Lancet. 2006; 368(9541):1106-18.
3. Colley DG, Bustinduy AL, Secor WE, King CH. Human schistosomiasis. Lancet. 2014; 383(9936):2253-64. doi: 10.1016/S0140-6736(13)61949-2.
4. Amaral ACC, Aguiar LAK, Souza MRA, Toledo CF, Borges DR. Elevação da γ-glutamiltransferase sérica na hepatopatia esquistossomótica não se correlaciona com a carga parasitária e precede alterações ultra-sonográficas. Arq Gastroenterol. 2002;39(1):27-31.
5. Correia MCB, Domingues ALC, Lacerda HR, Santos EM, Machado CGF, Hora V et al. Platelet function and the von Willebrand factor antigen in the hepatosplenic form of schistosomiasis mansoni. Transactions of the Royal Society of Tropical Medicine and Hygiene. 2009; 103:1053-8.
6. Ferraz AAB, Sá VCT, Lopes EPA, Araújo Jr. JGC, Martins ACA, Ferraz EM. Linfomas em pacientes com a forma hepatoesplênica da esquistossomose mansônica. Arq Gastroenterol. 2006; 43(2):85-8.
7. Andrade ZA. Schistosomiasis and hepatic fibrosis regression. Acta Trop. 2008; 108(2-3):79-82.
8. Kibiki GS, Drenth JPH, Nagengast FM. Hepatoslenic schistosomiasis: a review. East African Medical Journal. 2004; 81(9):480-5.
9. Laosebikan AO, Thomson SR, Naidoo NM. Schistosomal portal hypertension. J Am Coll Surg. 2005; 200(5):795-806.
10. Farias AQ, Kassab F, Rocha EC, Santos Bomfim V, Vezozzo DC, Bittencourt PL et al. Propranolol reduces variceal pressure and wall tension in schistosomiasis presinusoidal portal hypertension. J Gastroenterol Hepatol. 2009; 24(12):1852-6.
11. Chandra R, Kapoor D, Tharakan A, Chaudhary A, Sarin SK. Portal biliopathy. J Gastroenterol Hepatol. 2001; 16(10):1086-92.
12. Dhiman RK, Behera A, Chawla YK, Dilawari JB, Suri S. Portal hypertensive biliopathy. Gut. 2007; 56(7):1001-08.
13. Le Roy B, Gelli M, Serji B, Memeo R, Vibert E. Portal biliopathy as a complication of extrahepatic portal hypertension: etiology, presentation and management. J Visc Surg. 2015; 152(3):161-6.
14. Camacho-Lobato L, Borges DR. Early liver dysfunction in schistosomiasis. J Hepatol. 1998; 29(2):233-40.
15. Strauss E. Hepatosplenic schistosomiasis: a model for the study of portal hypertension. Ann Hepatol. 2002; 1(1):6-11.
16. Maia MD, Lopes EP, Ferraz AA, Barros FM, Domingues AL, Ferraz EM et al. Evaluation of splenomegaly in the hepatosplenic form of mansonic schistosomiasis. Acta Trop. 2007; 101(3):183-86.
17. Souza MR, Toledo CF, Borges DR. Thrombocytemia as a predictor of portal hypertension in schistosomiasis. Dig Dis Sci. 2000; 45(10):1964-70.
18. Lisman T, Bongers TN, Adelmeijer J, Janssen HL, Maat MP, Groot PG et al. Elevated levels of von Willebrand factor in cirrhosis support platelet adhesion despite reduced functional capacity. Hepatology. 2006; 44(1):53-61.
19. Petroianu A, Oliveira AE, Alberti LR. "Hiperesplenismo" em hipertensão porta por esquistossomose mansônica. Rev Bras Hematol Hemoter. 2004; 26(3):195-201.
20. Nakamura M, Shibazaki M, Nitta Y, Endo Y. Translocation of platelets into Disse spaces and their entry into hepatocytes in response to liposaccharides, interleukin-1 and tumour necrosis factor: the role of Kupffer cells. J Hepatol. 1998; 28(6):991-9.
21. Omran SA, el-Bassiouni NE, Hussein NA, Akl MM, Hussein AT, Mohamed AA. Disseminated intravascular coagulation in endemic hepatosplenic schistosomiasis. Haemostasis. 1995; 25(5): 218-28.
22. el-Bassiouni NE, el-Bassiouny AE, el-Khayat HR, Akl MM, Omran SA. Hyperfibrinolysis in hepatosplenic schistosomiasis. J Clin Pathol. 1996; 49(12):990-3.
23. El Moghazy W, Kashkoush S, O'hali W, Abdallah K. Long-term outcome after liver transplantation for hepatic schistosomiasis: a single-center experience over 15 years. Liver Transpl. 2015; 21(1):96-100.
24. Colley DG, Binder S, Campbell C, King CH, Tchuem Tchuenté LA, N'Goran EK et al. A five-country evaluation of a point-of-care circulating cathodic antigen urine assay for the prevalence of *Schistosoma mansoni*. Am J Trop Med Hyg. 2013; 88(3):426-32.

25. Gomes LI, Enk MJ, Rabello A. Diagnosing schistosomiasis: where are we? Rev Soc Bras Med Trop. 2014; 47(1):3-11.
26. Berhe N, Geitung JT, Medhin G, Gundersen SG. Evaluation of WHO's ultrasonographic staging system of schistosomal periportal fibrosis in Ethiopia. Trop Med Int Health. 2006; 11(8):1286-94.
27. Bezerra AS, D'Ippolito G, Caldana RP, Leopoldino DD, Batista GR, Borges DR et al. Differentiating cirrhosis and chronic hepatosplenic schistosomiasis using MRI. AJR Am J Roentgenol. 2008; 190(3):W201-7.
28. Voieta I, Queiroz LC, Andrade LM, Silva LC, Fontes VF, Barbosa A Jr et al. Imaging techniques and histology in the evaluation of liver fibrosis in hepatosplenic schistosomiasis mansoni in Brazil: a comparative study. Mem Inst Oswaldo Cruz. 2010; 105(4):414-21.
29. Chieffi PP. Interrelationship between schistosomiasis and concomitant diseases. Mem Inst Oswaldo Cruz. 1992; 87(Suppl 4):291-96.
30. Lyra LG, Rebouças G, Andrade ZA. Hepatitis B surface antigen carrier state in hepatosplenic schistosomiasis. Gastroenterology. 1976:71(4):641-5.
31. Goldani LZ, Santos RP, Sugar AM. Pyogenic liver abscess in patients with schistosomiasis mansoni. Trans R Soc Trop Med Hyg. 2005; 99(12):932-6.
32. Teixeira R, Pfeilsticker FJ, Santa Cecília GD, Nobre V, Fonseca LP, Serufo JC et al. Schistosomiasis mansoni is associated with pyogenic liver abscesses in the state of Minas Gerais, Brazil. Mem Inst Oswaldo Cruz. 2001; 96(Suppl):143-6.
33. Barsoum RS, Esmat G, El-Baz T. Human schistosomiasis: clinical perspective: review. J Adv Res. 2013; 4(5):433-44.
34. Kjetland EF, Hegertun IE, Baay MF, Onsrud M, Ndhlovu PD, Taylor M. Genital schistosomiasis and its unacknowledged role on HIV transmission in the STD intervention studies. Int J STD AIDS. 2014; 25(10):705-15.
35. Martins RD, Szejnfeld J, Lima FG, Ferrari AP. Endoscopic, ultrasonographic, and US-Doppler parameters as indicators of variceal bleeding in patients with schistosomiasis. Digestive Diseases and Sciences. 2000; 45(5):1013-18.
36. Ferreira FG, Ribeiro MA, de Fátima Santos M, Assef JC, Szutan LA. Doppler ultrasound could predict varices progression and rebleeding after portal hypertension surgery: lessons from 146 EGDS and 10 years of follow-up. World J Surg. 2009; 33(10):2136-43.
37. Mies S, Neto OB, Beer A Jr, Baía CE, Alfieri F Jr, Pereira LM et al. Systemic and hepatic hemodynamics in hepatosplenic Manson's schistosomiasis with and without propranolol. Dig Dis Sci. 1997; 42(4):751-61.
38. el Tourabi H, el Amin AA, Shaheen M, Woda SA, Homeida M, Harron DW. Propranolol reduces mortality in patients with portal hypertension secondary to schistosomiasis. Ann Trop Med Parasitol. 1994; 88(5): 493-500.
39. Homeida MM, Ali HM, Arbab BM, Harron DW. Propranolol disposition in patients with hepatosplenic schistosomiasis. Br J Clin Pharmacol. 1987; 24(3):393-6.
40. Kong DR, Ma C, Wang M, Wang JG, Chen C, Zhang L et al. Effects of propranolol or propranolol plus isosorbide-5-mononitrate on variceal pressure in schistosomiasis. World J Gastroenterol. 2013; 19(26):4228-33.
41. Conceição MJ, Argento CA, Vieira OM, Takiya CM, Chagas VL. Surgical indication in schistosomiasis mansoni portal hypertension – follow up from 1985 to 2001. Mem Inst Oswaldo Cruz. 2002; 97(Suppl. 1):165-6.
42. Makdissi FF, Herman P, Machado MAC, Pugliese V, D'Albuquerque LAC, Saad WA. Trombose de veia porta após desconexão ázigo-portal e esplenectomia em pacientes esquistossomóticos. Qual a real importância? Arq Gastroenterol. 2009; 46(1):50-56.
43. al-Karawi MA, el-Sheikh Mohamed AR, Ahmed AMM, Shariq S, Yasawy MI. Longterm outcome of endoscopic sclerotherapy of variceal bleeding: comparative study between schistosomiasis and others. Hepatogastroenterology. 1996; 43(7):287-92.
44. Cordeiro F. Variceal sclerosis in schistosomotic patients: a 5-year follow-up study. Gastrointest Endosc. 1990; 36(5):475-8.
45. Ferraz AAB, Lopes EPA, Barros FMR, Sette MJA, Arruda SMB, Ferraz EM. Esplenectomia com ligadura da veia gástrica esquerda e desvascularização da grande curvatura do estômago no tratamento da esquistossomose hepatoesplênica: é necessária a escleroterapia endoscópica pós-operatória? Arq Gastroenterol. 2001; 38(2):84-8.
46. Pugliese V. Desconexão ázigo-portal e esplenectomia associadas à escleroterapia endoscópica no tratamento das varizes do esôfago na esquistossomose hepatoesplênica: avaliação de parâmetros clínicos, laboratoriais e hemodinâmicos portais [tese]. São Paulo: Faculdade de Medicina da Universidade de São Paulo, 1996.
47. Raia S, Silva LC, Gayotto LC, Forster SC, Fukushima J, Strauss E. Portal hypertension in schistosomiasis: a long-term follow-up of a randomized trial comparing three types of surgery. Hepatology. 1994; 20(2):398-403.
48. Ferraz AA, Bacelar TS, Silveira MJ, Coelho AR, Câmara-Neto RD, Araújo Júnior JG et al. Surgical treatment of schistosomal portal hypertension. Int Surg. 2001; 86(1):1-8.
49. Gawish Y, El-Hammadi HA, Kotb M, Awad AT, Anwar M. Devascularization procedure and DSRS: a controlled randomized trial on selected haemodynamic portal flow pattern in schistosomal portal hypertension with variceal bleeding. Int Surg. 2000; 85(4):325-30.
50. Eltoum IA, Taha TE, Saad AM, Suliman SM, Bennett JL, Nash TE, Homeida MM. Predictors of upper gastrointestinal bleeding in patients with schistosomal periportal fibrosis. Br J Surg. 1994; 81(7):996-9.
51. Richter J, Bode JG, Blondin D, Kircheis G, Kubitz R, Holtfreter MC et al. Severe liver fibrosis caused by Schistosoma mansoni: management and treatment with a transjugular intrahepatic portosystemic shunt. Lancet Infect Dis. 2015; 15(6):731-7.

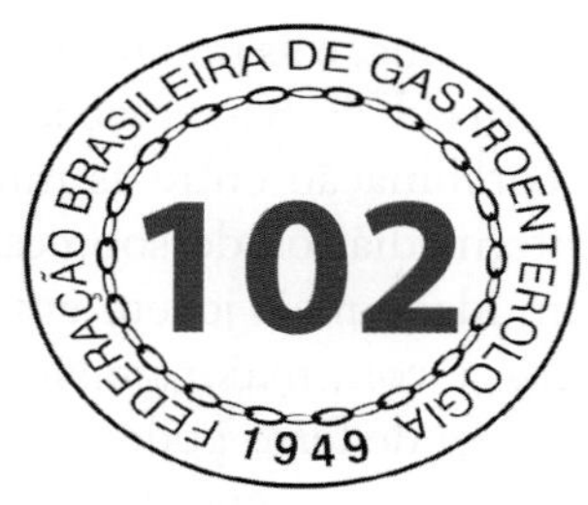

DOENÇAS METABÓLICAS DO FÍGADO

Andreia Silva Evangelista
Fabiana Cordeiro de Araújo
Eduardo Luiz Rachid Cançado

HEMOCROMATOSE HEREDITÁRIA

Introdução

A hemocromatose hereditária (HH) é uma doença sistêmica decorrente da sobrecarga de ferro, de natureza genética, em razão de mutações em genes que regulam o aporte de ferro ao organismo, o que gera influxo excessivo no plasma. Caracteriza-se pela elevação progressiva dos estoques de ferro, com saturação inicial do compartimento plasmático e, posteriormente, deposição tecidual e lesão de órgãos, como pâncreas, fígado, glândulas endócrinas, além de locais como pele e articulações. As manifestações resultantes que compõem o quadro clássico de HH são diabete melito, cirrose hepática, hipogonadismo, escurecimento de pele e artralgia. A síndrome clínica é tardia e responsável por morbidade e mortalidade e prejuízo à qualidade de vida dos pacientes. Caracteristicamente, a eritropoiese mantém-se preservada e há boa resposta à flebotomia, principal tratamento para remoção do ferro excedente.[1-3]

Histórico

Em 1889, von Recklinghausen relatou a impregnação de órgãos parenquimatosos por ferro em análises, *post mortem*, de pacientes com diabete melito, cirrose hepática e escurecimento de pele.[4] Em 1935, Sheldon sugeriu que a doença "hemocromatose" era resultante de transmissão hereditária, em padrão autossômico recessivo[5] e, em 1975, Simon et al.[6] ligaram a HH com o lócus HLA no cromossomo 6. Em 1996, Feder et al.[7] localizaram o gene *HFE*, no braço curto do cromossomo 6. Após essa revolucionária descoberta, avanços nas bases patogênicas da HH resultaram finalmente no reconhecimento da hepcidina como fator-chave na regulação do ferro e do seu gene, *HAMP*, como o verdadeiro "gene da hemocromatose".[8]

Fisiologia do metabolismo do ferro

Estima-se que o conteúdo corporal total de ferro de um adulto de 70 kg seja de 4 g, distribuídos nas hemácias (2,5 g), fígado (1 g), mioglobina e outras enzimas da cadeia respiratória (0,3 g) e cerca de 0,04 g ligado à transferrina circulante. O restante consiste em ferro não ligado à transferrina, altamente tóxico e, portanto, em condições normais, rapidamente removido da circulação.[9] Em condições normais, o ferro do organismo é proveniente da hemocaterese e da absorção intestinal, contudo, há excreção de apenas 1 a 2 mg ao dia, mediante renovação de enterócitos e, nas mulheres, também por perdas menstruais.[10]

Esse metabolismo é mantido por meio de complexas vias de integração entre proteínas regulatórias denominadas HFE, TfR2 (receptor 2 da transferrina), hemojuvelina, hepcidina e ferroportina, codificadas pelos genes *HFE, TfR2, HJV, HAMP* e *SLC40A1*, respectivamente, presentes em hepatócitos, macrófagos e enterócitos duodenais. A hepcidina, peptídio de 25 aminoácidos produzido principalmente nos hepatócitos, controla o influxo plasmático de ferro, mantendo de maneira eficaz a homeostase corporal.[8,11,12] Sua ação consiste em inibir a liberação de ferro para o plasma, induzindo degradação da ferroportina, molécula exportadora de ferro localizada em enterócitos e macrófagos.[12] O estímulo à produção de hepcidina pelo gene *HAMP* origina-se a partir da interação ferro-transferrina com complexos multiproteína localizados na membrana dos hepatócitos, compostos de proteínas morfogênicas ósseas (*bone morphogenetic proteins* – BMPs), receptores das BMPs, hemojuvelina (correceptor das BMPs) e proteínas auxiliares, HFE e TfR2.[13] Em resposta aos níveis sanguíneos de ferro, representados pela ligação ferro-transferrina, os receptores BMP deflagram uma cascata de transdução de sinal por meio do complexo SMAD (*small mothers against decapentaplegic*) que culmina em ativação do gene *HAMP*, com consequente produção da hepcidina. A hemojuvelina é um potente estímulo à síntese de hepcidina, pois amplifica a sinalização ao seu gene. Duas outras proteínas, *HFE* e *TfR2*, são necessárias para a sinalização do *status* de ferro no organismo para a hepcidina. A proteína HFE é similar às proteínas do complexo de histocompatibilidade classe I e interage com o receptor 1 da transferrina. Em resposta à ligação ao complexo ferro-transferrina, HFE e TfR2 deflagram uma segunda via de transdução de sinal, BMP5/SMAD1,5,8 e resultam também em produção de hepcidina.[13]

Fisiopatologia e classificação

Em todos os casos de HH em humanos, ocorre desregulação genética na via responsável pela monitorização do ferro circulante. Com a alteração nesse processo regulatório, o fígado não consegue perceber a elevação sanguínea do ferro e, por conseguinte, não produz quantidades suficientes de hepcidina para reduzir a sua absorção intestinal e reciclagem pelos macrófagos. A completa perda da hepcidina ocasiona sobrecarga férrica maciça, como observado quando ocorrem mutações nos genes da *HAMP* e *HJV*. O acúmulo de ferro ocorre nas primeiras décadas de vida, originando casos graves, cujo fenótipo é classificado como juvenil. Mutações no gene *HFE*, por sua vez, resultam em produção limitada, mas não ausente, de hepcidina. Nesses casos, o acúmulo de ferro é gradual, ocorre ao longo da vida, e as manifestações clínicas resultantes são tardias.[3-5,12] As mutações no gene *TfR2* ou, ainda, a combinação entre as mutações, causam quadros intermediários de sobrecarga de ferro, manifestados em idade mais jovem em relação aos quadros clássicos, e com maior gravidade. Em alguns casos, a sobrecarga de ferro pode ser causada por mutações localizadas no gene *SLC40A1*, com dois subtipos resultantes: no primeiro, há hipofunção da molécula ferroportina (perda de função), com acúmulo de ferro no sistema reticuloendotelial (SRE) e anemia; no segundo, há resistência à ação da hepcidina (ganho de função), com liberação espontânea e maciça de ferro para o plasma, independentemente dos níveis séricos, com fenótipo resultante semelhante às outras formas de HH.[13,14]

Epidemiologia

Os dados epidemiológicos sobre HH na literatura referem-se principalmente à forma mais comum, resultante de mutações no gene *HFE*. Essas mutações são originárias do norte da Europa, em caucasianos, população de ancestralidade nórdica ou celta, em que a doença ocorre na prevalência de 1:200.

As três mutações mais conhecidas desse gene são C282Y, H63D e S65C. Estima-se que a sua frequência alélica na população geral seja da ordem de 6,2, 14 e 0,5%, respectivamente.[15] Cerca de 80% dos caucasianos diagnosticados com HH apresentam homozigose para a mutação C282Y no gene *HFE*. A heterozigose composta C282Y/H63D ocorre em cerca de 3 a 5% dos casos. Estudos de prevalência, determinantes ambientais e genéticos em HH observaram que, ainda que os homozigotos para a mutação C282Y apresentem níveis séricos maiores de saturação de transferrina e ferritina, a morbidade associada à doença ocorre em apenas 10 a 30% dos casos.[15-17] Nos pacientes C282Y/H63D ou homozigotos H63D, a presença de fatores determinantes de sobrecarga de ferro deve ser cuidadosamente investigada.[2,15] A heterozigose simples para C282Y é encontrada em menos de 10% dos descendentes do norte da Europa e não está associada a quadros clínicos de HH.[16]

Quadro clínico

A forma clássica da HH, associada a mutações do gene *HFE*, é caracterizada por acúmulo lento e gradual de ferro. A ocorrência das mutações do gene *HFE* não é o único determinante para o desenvolvimento da doença.[13,14] A influência de fatores ambientais, como infecções, ingestão excessiva de ferro e politransfusões, contribui significativamente para a manifestação dos sintomas característicos. Apresenta-se na 5ª ou 6ª década de vida em homens (8:1) e mais tardiamente nas mulheres, em virtude de perdas menstruais. A elevação da saturação da transferrina é o primeiro sinal de sobrecarga férrica, fase geralmente assintomática. O aumento da ferritina ocorre posteriormente e é o marcador da sobrecarga tecidual de ferro. Nos graus intermediários de sobrecarga, surgem sintomas inespecíficos, como artralgia e fadiga. Na ausência de tratamento específico, há impregnação de órgãos resultando em diabete melito, osteoporose, escurecimento de pele, cirrose hepática, hipogonadismo hipogonadotrófico e cardiomiopatia. Nessas situações, a sobrecarga de ferro ultrapassa 30 a 40 g e os níveis de ferritina 1.000 mcg/dL.[16,17] A Tabela 102.1 resume as principais manifestações clínicas da HH, e a Tabela 102.2 apresenta os critérios clínicos e laboratoriais do estadiamento da HH.

As formas juvenis são raras e resultam das mutações nos genes *HAMP* ou *HJV*. Manifestam-se na 2ª ou 3ª décadas de vida e são decorrentes da liberação maciça de ferro na circulação, com exuberante elevação da ferritina e da saturação de transferrina. O coração e as glândulas endócrinas são preferencialmente acometidos, em virtude do maior número de mitocôndrias em suas células e da menor capacidade de antioxidação, quando comparados aos dos hepatócitos. O hipogonadismo e a cardiopatia na forma de insuficiência cardíaca e ou arritmias são características predominantes.[18,19]

Diagnóstico

A saturação da transferrina e os níveis de ferritina devem ser solicitados inicialmente. Enfatiza-se que a saturação da transferrina é o primeiro parâmetro bioquímico alterado na HH. A ferritina sérica pode estar elevada na ausência de sobrecarga de ferro em infecções e neoplasias, bem como em diversas outras condições. A Figura 102.1 ilustra o algoritmo diagnóstico diante de indivíduos com suspeita de HH.

Genotipagem e rastreamento populacional

Na presença de elevação da saturação da transferrina e dos níveis de ferritina, a genotipagem HFE está bem indicada. O diagnóstico de HH é estabelecido quando há homozigose C282Y ou heterozigose composta C282Y/H63D. Outros perfis não são suficientes para estabelecer o diagnóstico definitivo.

O rastreamento de mutações do gene *HFE* deve ser realizado em casos bem selecionados. Mesmo achados positivos devem ser interpretados com ressalvas, pela baixa penetrância das mutações na população. Além disso, a baixa disponibilidade do método na maioria dos centros, o alto custo e a pouca evidência acerca dos custos-benefícios ainda limitam seu uso. Recomenda-se, então, a utilização nas populações de alto risco, como familiares de primeiro grau de pacientes com HH ou nos casos de doença hepática inexplicada e sobrecarga de ferro. Em grupos selecionados, a genotipagem deve ser considerada, visto que alguns estudos têm demonstrado maior prevalência de mutações do gene *HFE*.[14,16,17] A Tabela 102.3 resume as principais indicações da genotipagem *HFE*.

Tabela 102.1 – Principais manifestações clínicas da forma clássica HH

Orgãos-alvo	Manifestações
Gerais	Fraqueza, letargia
Fígado	Hepatomegalia, alteração de aminotransferases Cirrose (15%) Carcinoma hepatocelular* (5 a 15% dos cirróticos)
Pele	Hiperpigmentação Locais comuns: áreas do pescoço, dobras, face e cicatrizes antigas
Pâncreas	Diabete melito (50 a 60%)
Gônadas	♂ Impotência/ ♀ Amenorreia (baixos níveis de testosterona, FSH e LH)
Tiroide	Hipotiroidismo
Coração	Anormalidades ECG, ICC, arritmias
Articulações	Artralgia Acomete preferencialmente as 2ª e 3ª articulações metacarpofalangianas e interfalangianas proximais: osteófitos, redução do espaço interarticular, esclerose e formações císticas

**O risco está elevado em 200 vezes. Indicado o rastreamento bianual com USG e alfafetoproteína.*

Tabela 102.2 – Estádios clínicos na forma clássica da hemocromatose hereditária

Estádio	Quadro clínico-laboratorial	Quantidade de ferro corpóreo total	Idade (anos)
0	Saturação de ferro e ferritina normais Assintomático	< 5 g	0 a 20
1	↑Saturação transferrina Assintomático	5 a 10	20 a 40
2	↑Saturação transferrina ↑Ferritina Assintomático	10 a 20	
3	↑Saturação transferina ↑Ferritina Letargia, fraqueza, artralgia Prejuízo à qualidade de vida	20 a 30	> 40
4	↑Saturação transferina ↑Ferritina Depósito sistêmico, complicações em órgãos-alvo Ferritina > 1 000 mcg/dL Morbidade e mortalidade elevadas	> 30 a 40	

Nota: estadiamento evolutivo na forma clássica da HH de acordo com a idade e o grau de ferro acumulado no organismo. A flebotomia está indicada a partir do estádio 2, isto é, em paciente com genótipo compatível e aumento dos níveis séricos da saturação de ferro e ferritina.
Fonte: Brissot e Bels, 2006[17]; Kanwar e Kowdley, 2013[18]; Salgia e Brown, 2015[22].

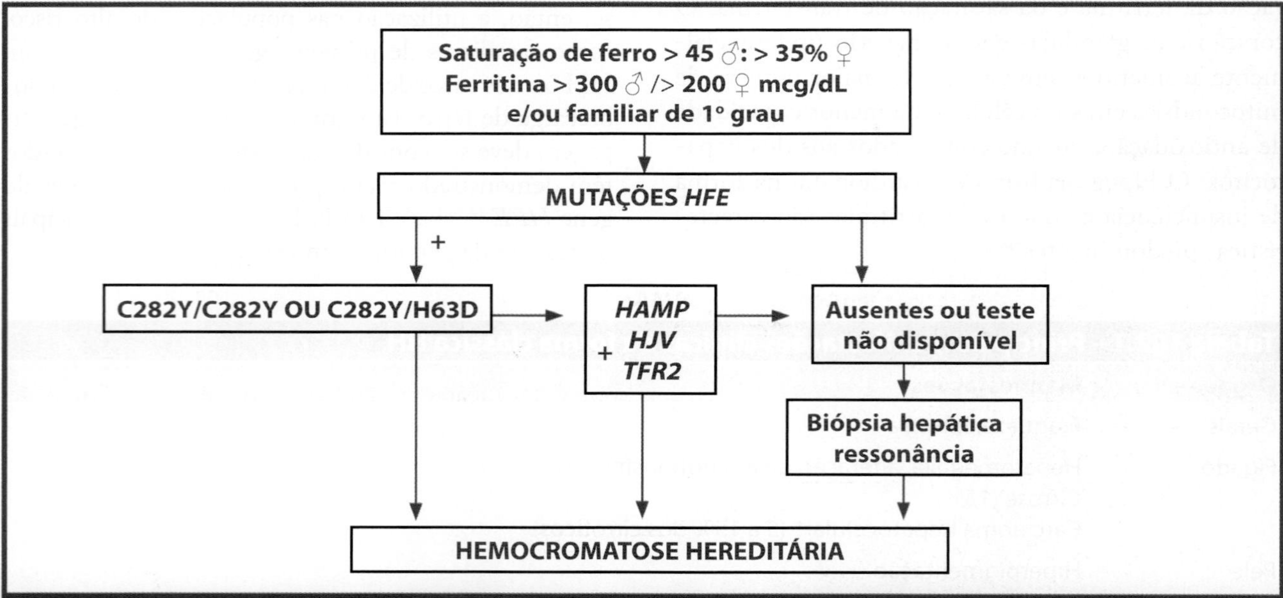

Figura 102.1 – Algoritmo diagnóstico. Os pacientes que apresentam aumento inexplicado da saturação de ferro e ferritina detectados a partir de exames de rotina ou na investigação de doença hepática e os parentes de primeiro grau de portador de HH devem ser submetidos ao teste genético. Aqueles cujo resultado é homozigoto para C282Y ou heterozigoto composto C282Y/H63D são diagnosticados como portadores de HH. Na ausência desses genótipos, as outras mutações nos genes *HAMP*, *HJV*, *TfR2* e *SLC40A1* devem ser pesquisadas, contudo, a sua disponibilidade ocorre apenas em centros de pesquisa. Assim, para o diagnóstico de HH, devem-se utilizar outros testes diagnósticos, como a biópsia hepática, que permite a quantificação e a visualização do padrão de distribuição do ferro no tecido hepático ou, ainda, a ressonância magnética, método que permite avaliar a sobrecarga de ferro em órgãos-alvo. A positividade por meio desses métodos, associada à exclusão de outras causas de sobrecarga de ferro na presença de quadro clínico compatível, corrobora o diagnóstico de HH.

Tabela 102.3 – Recomendações para realização da genotipagem HFE	
Genotipagem HFE	**Situações clínicas**
Recomendações definitivas	▪ Pacientes com doença hepática crônica e aumento da saturação de transferrina e dos níveis de ferritina ▪ Parentes em primeiro grau de portadores de hemocromatose
Recomendações devem ser consideradas	▪ Porfiria cutânea tardia ▪ Condrocalcinose ▪ Hepatocarcinoma ▪ Diabete tipo 1

Fonte: EASL, 2010[14]; Whitlock et al., 2006[16].

Biópsia hepática

A biópsia hepática é útil para avaliar presença de fibrose e seu estadiamento. Também permite excluir outras comorbidades, sobretudo naqueles casos em que a genotipagem HFE não é característica. É também indicada nos pacientes com idade acima de 40 anos, hepatomegalia, alteração de enzimas hepáticas e ferritina sérica superior a 1.000 mcg/dL. No tecido hepático, devem-se medir a concentração hepática de ferro (CHF) e o índice hepático de ferro (CHF dividido pela idade em anos), além de realizar o estudo anatomopatológico com a coloração azul da prússia (Perls).

A espectrofotometria de absorção atômica permite a quantificação da CHF (em mcmol/g de peso seco). O índice hepático de ferro, acima de 1,9 mcmol/g/ano de vida está presente em cerca de 90% dos casos que expressam o fenótipo completo, o que possibilita a exclusão de outras causas de sobrecarga de ferro, por exemplo, o álcool.[18]

Na HH, o ferro deposita-se preferencialmente em hepatócitos e células dutais e apenas nas fases avançadas há distribuição difusa por todo o parênquima hepático e deposição em células do sistema retículo endotelial.[4] Com a técnica de Perls, o achado clássico é a coloração mais intensa dos hepatócitos periportais, que se torna menos intensa à medida que se dirige às regiões centrolobulares.[19-21]

Ressonância magnética

A ressonância magnética (RM) tem sido proposta como método não invasivo e eficaz para detectar e quantificar a sobrecarga de ferro. O decréscimo da intensidade de sinal do parênquima dos órgãos nas sequências em T2 é inversamente proporcional ao grau de acúmulo do metal, o que permite conhecer a distribuição tridimensional do ferro e a quantificação da massa depositada. É útil para avaliar a sobrecarga férrica em locais como fígado, coração, pâncreas e hipófise, bem como o diagnóstico do acometimento do sistema reticuloendotelial, nos casos em que há acometimento esplênico.[22] A documentação isolada de sobrecarga de ferro por RM sem a documentação nos exames bioquímicos requer análise mais aprofundada das mutações e do estudo anatomopatológico antes de se definir o diagnóstico de hemocromatose.[21,22]

Tratamento

A terapia de escolha para os casos de HH é a flebotomia, por ser o método mais seguro, efetivo e econômico. É indicada nos casos com elevação da saturação de ferro e ferritina, para reduzir a saturação de transferrina e os níveis de ferritina para cerca de 50% e 50 mcg/dL, respectivamente. Consiste na retirada semanal de 300 a 500 mL de sangue (a sangria de 500 mL corresponde à retirada de aproximadamente 250 mg de ferro). A dosagem da hemoglobina, da ferritina sérica e da saturação de ferro deve ser feita após a remoção de 1 a 2 g de ferro, seguida da terapia de manutenção, após obtenção do alvo terapêutico, com intervalos a cada 2 ou 3 meses.[23] Em geral, a flebotomia é bem tolerada, porém, em alguns casos, há contraindicações, como a insuficiência cardíaca, cirrose descompensada ou a presença de anemia. Nesses casos, a alternativa é o emprego de quelantes de ferro, entre os quais os mais utilizados são desferoxamina, deferiprona e deferasirox, o último em fase de estudo para uso na HH. Nos casos graves, como insuficiência cardíaca descompensada, a associação de quelantes pode trazer benefícios, pela potencialização e rapidez em reduzir a quantidade de ferro no organismo.

O tratamento adequado promove melhora de sintomas e sinais, como fraqueza, fadiga, diminuição da hiperpigmentação cutânea, melhora da função cardíaca, diminuição das necessidades de insulina nos pacientes diabéticos, bem como exerce efeito protetor contra evolução para carcinoma hepatocelular.[2,13]

Mudanças na dieta não são necessárias, principalmente nos casos em tratamento. Pode-se recomendar a redução do aporte de dietas e suplementos de ferro, naqueles pacientes que têm o costume de utilizá-los. Recomenda-se a não utilização de suplementos de vitamina C, pois pode haver aumento ainda maior na absorção do ferro e consequente aumento da saturação da transferrina.[23]

DOENÇA DE WILSON

Introdução

A doença de Wilson (DW) tem seu nome atribuído ao neurologista Samuel Alexander Kinnier Wilson, que originalmente a descreveu, em 1912, como "degeneração lenticular progressiva: uma doença neurológica familiar, associada à cirrose hepática". Estudos posteriores elucidaram que a DW é um distúrbio autossômico recessivo da excreção do cobre, em virtude de mutações no gene *ATP7B*, resultando no acúmulo sistêmico desse metal, principalmente no fígado e no cérebro.[24-25]

Epidemiologia

A incidência estimada da DW é de um em 30.000 a 50.000 nascidos. A frequência de portadores de um alelo (heterozigoto) é 1:90. Contudo, esses valores são questionáveis e poderiam variar de acordo com diferentes populações, sendo que no Reino Unido um estudo populacional estimou a prevalência em 1 para 7.026 indivíduos.[26] No Brasil, em pacientes provenientes principalmente de Minas, Bahia e São Paulo, a mutação mais prevalente é a p.A1135Qfs*13 (30,8%). Esta também foi descrita em pacientes do centro e leste europeu; entretanto, os países mediterrâneos que exerceram importante influência na colonização brasileira não têm registros a respeito da p.A1135Qfs*13.[25]

Etiologia e fisiopatologia

O gene *ATP7B* codifica uma ATPase transportadora de cobre, denominada ATP7B. Na rede trans-Golgi dos hepatócitos, essa proteína participa do metabolismo do cobre por meio de dois mecanismos:

- incorporação do cobre à apoceruloplasmina, originando, assim, a holoceruloplasmina (proteína estável), que é liberada para o plasma.
- redistribuição do metal para o endossomo e lisossomo até a sua excreção biliar.[27]

Foram descritas mais de 500 mutações no gene *ATP7B*. A ATP7B deficiente não consegue excretar o cobre, ocasionando acúmulo tóxico do metal no hepatócito à agressão mitocondrial com alteração da oxidação lipídica, (provocando esteatose) e ao estresse oxidativo, resultando em dano celular, inflamação e fibrogênese. Quando o fígado excede a capacidade de armazenamento, o cobre é liberado, entra na circulação e é distribuído para outros tecidos. Como a apoceruloplasmina é estruturalmente instável e sofre degradação mais rápida, ocorre redução dos níveis séricos da holoceruloplasmina.

No cérebro, ainda não está bem esclarecido como o acúmulo do metal é lesivo, porém, a interação do cobre com proteínas forma complexos bioinorgânicos, com propriedade oxidante ou antioxidante, que poderiam alterar a função neuronal ou desencadear processo neurodegenerativo.[28]

Quadro clínico

A DW é caracterizada clinicamente por manifestações hepáticas, neurológicas e pela presença dos anéis de Kayser-Fleischer (KF) (depósito de cobre na membrana de Descemet); entretanto, por se tratar de uma doença sistêmica, pode apresentar quadro clínico diverso. Ocorre predominantemente entre 5 e 35 anos, porém, já foi descrita em pacientes septuagenários e crianças menores de 1 ano. A forma de apresentação hepática é mais precoce em relação às demais.[28] A Tabela 102.4 lista os principais achados clínicos relacionados à DW.

Diagnóstico

Os principais exames utilizados para o diagnóstico da DW são:

- **Ceruloplasmina sérica:** os pacientes com DW geralmente têm níveis inferiores a 20 mg/dL. Contudo, a concentração pode ser normal na vigência de processos inflamatórios, sob uso de estrógenos ou se o diagnóstico é realizado durante a gestação, situações em que os níveis de ceruloplasmina estão mais elevados. Valores reduzidos de ceruloplasmina são encontrados nos casos de cirrose descompensada, falência hepática aguda, aceruloplasminemia, desnutrição grave, enteropatia ou nefropatia perdedora de proteínas, síndrome de Menkes e em aproximadamente 20% dos indivíduos heterozigotos para o gene *ATP7B*.
- **Cobre sérico:** os níveis totais encontram-se reduzidos em razão de cada molécula de ceruloplasmina transportar seis átomos de cobre. Dessa maneira, normalmente os níveis séricos de cobre se correlacionam com os da ceruloplasmina. No entanto, os níveis de cobre livre são elevados, e é exatamente sob essa forma que é tóxico e se deposita em outros órgãos e é eliminado pela urina. Nas formas clínicas de insuficiência hepática aguda grave, seus níveis podem ser normais ou mesmo elevados em decorrência da liberação maciça dos hepatócitos. Nessa situação, pode ocorrer hemólise com teste de Coombs negativo. Não é possível na prática clínica mensurar os níveis de cobre livre,

Tabela 102.4 – Manifestações clínicas e formas de apresentação da DW	
Formas de apresentação	**Manifestações clínicas**
Hepática	▪ Assintomáticas com elevação de aminotransferases ▪ Hepatomegalia, esplenomegalia ▪ Hepatite fulminante ▪ Cirrose compensada ou descompensada ▪ Insuficiência hepática aguda grave
Neurológica	▪ Disartria ▪ Tremor ▪ Distonia rígida ▪ Síndrome rígido-acinética (semelhante à doença de Parkinson) ▪ Ataxia ▪ Alteração da marcha ▪ Disfagia ▪ Outras: cefaleia, convulsão, insônia
Oftalmológica	▪ Anéis de Kayser-Fleischer ▪ Catarata em girassol
Psiquiátrica	▪ Depressão ▪ Mudança na personalidade ▪ Neurose ▪ Psicose
Hematológica	▪ Anemia hemolítica com teste de Coombs negativo
Outras	▪ Renal: aminoacidúria, nefrolitíase ▪ Osteoarticular: artrite, osteoporose ▪ Cardiológica: arritmia, cardiomiopatia ▪ Endocrinológica: hipoparatireoidismo, infertilidade

sendo esse valor obtido indiretamente pela fórmula cobre total (em mcg%) menos 3,15 × nível de ceruloplasmina sérica (em mg%). Valores acima de 15 mcg% são considerados elevados, mas em pacientes não tratados costumam ser bem superiores.

- **Cobre urinário de 24 horas:** a cuprúria costuma ser maior que 100 mcg/24 horas. Outras patologias, como hepatite autoimune, hepatite crônica agudizada e heterozigotos, também podem cursar com níveis elevados. Para melhor definição, foi preconizado, inicialmente em crianças, o teste desafio com D-penicilamina, que consiste em administrar 1,0 g dessa medicação em duas tomadas, a cada 12 horas enquanto a diurese de 24 horas é coletada. O valor do cobre urinário, pós-teste, maior que 1.600 mcg/24 horas, diferenciaria a DW de outras hepatopatias em crianças. Em adultos, o valor discriminante de 1.057 mcg/24 horas apresentou sensibilidade e especificidade de 100 e 82,3%, respectivamente. Em heterozigotos, os valores podem ser superiores a 1.000 mcg/24 h, mas em nenhuma circunstância alcançaram cifras superiores a 1.600 mcg/24 horas.[29-31]
- **Quantificação do cobre hepático:** nos indivíduos sem a doença, a mensuração raramente excede 50 mcg/g de tecido hepático seco; os indivíduos com DW geralmente têm valores acima de 250 mcg/g. Embora seja considerado o melhor teste bioquímico, também se eleva em doenças colestáticas crônicas. Apresenta o inconveniente de o material para análise ser obtido por biópsia hepática.
- **Estudo de genotipagem:** é realizado por meio de sequenciamento genético. É particularmente útil nos casos de dúvida diagnóstica e rastreamento familiar. Em cerca de 20% dos pacientes observa-se apenas um alelo com mutação ou mesmo ausência de mutações.
- **Biópsia hepática:** poderá ser indicada para estadiamento da doença. Os achados histológicos mais frequentes são esteatose micro e macrovesicular, glicogenação nuclear e necrose hepatocelular focal. Em fase mais avançada, a cirrose pode ser identificada (geralmente macronodular), e a coloração do cobre tecidual pela rodanina torna-se mais sensível.
- **RM cerebral:** tem como a alteração mais frequente o hipersinal em T2, nos gânglios da base.

A diversidade das manifestações sistêmicas e ausência de um sinal patognomônico ou exame complementar definitivo representam desafios para o diagnóstico da doença, principalmente nas formas clínicas sem a presença dos anéis de KF ou nos casos assintomáticos. Diante dessas dificuldades no manuseio clínico, a Associação Americana para o Estudo do Fígado (AASLD),[30] assim como a Associação Europeia para o Estudo do Fígado (EASL)[32] propuseram diretrizes para diagnóstico e tratamento da DW. Um sistema de escore diagnóstico foi proposto pelo grupo Eurowilson,[33] contudo, apesar de factível, encontra-se ainda em fase de validação (Tabela 102.5).

Tabela 102.5 – Sistema de escore para diagnóstico de DW

Parâmetros	Pontos
Anel de Kayser-Fleischer (exame por lâmpada de fenda)	
Presente	2
Ausente	0
Sintomas neuropsiquiátricos sugestivos de DW (ou RM cerebral típica*)	
Presente	2
Ausente	0
Anemia hemolítica com teste de Coombs negativo	
Presente	1
Ausente	0
Testes laboratoriais	
Cobre urinário (na ausência de hepatite aguda)	
Normal	0
1 a 2 × LSN	1
> 2 × LSN	2
Normal, mas > 5 × LSN 1 dia após estímulo com 2 × 0,5 g de D-penicilamina***	2
Cobre (Cu) hepático quantitativo**	
Normal	–1
Até 5 × LSN	1
> 5 × LSN	2
Rodanina positiva nos hepatócitos (quando Cu quantitativo não for disponível)	
Ausente	0
Presente	1
Ceruloplasmina sérica (por nefelometria, normal > 20 mg/dL)****	
Normal	0
10 a 20	1
< 10	2
Análise de mutações	
Doença causada por mutações em ambos os cromossomos	4
Doença causada por mutação em um cromossomo	1
Nenhuma mutação detectada causadora de doença	0

Avaliação do Escore Diagnóstico de DW: 4 ou mais: diagnóstico de doença de Wilson altamente provável; 2 a 3: diagnóstico de doença de Wilson provável, fazer mais investigações; 0 a 1: diagnóstico de doença de Wilson improvável.
*Nota: o sistema foi proposto em 2003 pelo grupo europeu de estudos em DW e não foi ainda validado. *RM detalhada ou estudo de EEG são necessários somente se os sintomas neurológicos não puderem ser excluídos com certeza, por exame neurológico clínico. **Biópsia hepática não é mandatória para diagnóstico e avaliação de pacientes neurológicos. Estudo histopatológico do fígado é considerado importante para protocolos de pesquisa clínica. ***Aumentos acima de cinco vezes o valor normal são identificados em aproximadamente 84% de heterozigotos (pais de pacientes).[28] ****Podem ser empregados outros valores quando a ceruloplasmina for medida por ensaio de oxidase. LSN: Limite superior do normal.*
Fonte: Ferenci et al., 2003.[32]

Rastreamento familiar

O rastreamento em parentes de primeiro grau é feito com investigação clínica, dosagens de cobre sérico, ceruloplasmina, cobre urinário de 24 horas, pesquisa de anéis corneanos de Kayser-Fleischer com lâmpada de fenda, provas de função hepática, bilirrubinas, aminotransferases e albumina. O estudo de genotipagem pode ser realizado, quando disponível. Em crianças, o rastreamento deve ser feito a partir dos 3 anos.[30,33]

Tratamento

Dieta

Alimentos com alto teor de cobre, como feijão, castanhas, nozes, cogumelos, vísceras e chocolates devem ser evitados, ao menos no primeiro ano de tratamento. Contudo, a restrição dietética isoladamente é insuficiente para redução nos níveis de cobre, sendo fundamental a administração de agentes quelantes do metal (d-penicilamina, trientina) ou dos sais de zinco.[30]

Farmacológico

- D-penicilamina: foi o primeiro quelante oral utilizado na terapia da DW. Promove excreção urinária do cobre e induz síntese de metalotioneína, a qual se ligam átomos de cobre diminuindo sua toxicidade. É indicada em todos os casos da DW, principalmente na forma hepática.[34] A dose inicial é 250 a 500 mg/dia, aumentando-se 250 mg a cada 7 dias, até atingir 1 a 1,5 g/dia, dividida em 2 a 4 tomadas. Administra-se 1 hora antes das refeições. A dose de manutenção é de 750 a 1.000 mg/dia. Apesar de ser a medicação mais utilizada na DW, possivelmente em decorrência do preço e da disponibilidade nos serviços públicos de referência, apresenta o inconveniente dos efeitos adversos, entre os quais os mais frequentes são hipersensibilidade, piora neurológica, síndrome nefrótica e mielotoxicidade. Recomenda-se suplementação de piridoxina 25 mg/dia.
- O controle terapêutico inicialmente é mensal e passa a ser semestral após atingir o objetivo do tratamento, que consiste na melhora clínica e laboratorial do paciente. A rotina da reavaliação também inclui provas de função hepática e pesquisa de reações adversas com a análise dos seguintes exames: hemograma com plaquetas, RNI (razão normalizada internacional), albumina sérica, ureia, creatinina, urinálise I, aminotransferases e bilirrubinas. A cada seis meses, é realizada a mensuração do cobre sérico livre, devendo estar entre 5 e 15 mcg/dL, e cuprúria de 200 a 500 mcg/dia. Maiores valores indicam inadequada aderência ou necessidade de ajuste na posologia, e menores níveis de cuprúria sinalizam excesso de quelação ou irregularidade no tratamento ou na coleta de urina. O cobre sérico associado aos achados clínicos e aos testes de função hepática poderá elucidar essas circunstâncias. Com o tratamento, os anéis de Kayser-Fleischer desaparecem, porém mais tardiamente.[30,32]
- Trientina: é um quelante indicado nos pacientes intolerantes ou que tenham contraindicação a d-penicilamina. Pode causar deterioração neurológica, mas em menor importância que com a d-PA. Atua aumentando a excreção renal de cobre e ferro. Entre outros efeitos colaterais estão anemia sideroblástica, plaquetopenia e gastrite. A dose inicial é de 750 a 1.500 mg/dia, e a de manutenção, 750 a 1.000 mg/dia, dividida em 2 a 3 tomadas, uma hora antes das refeições. O controle terapêutico é o mesmo citado anteriormente.[30,32]
- Sais de zinco: são utilizados nos pacientes assintomáticos ou com a forma neurológica.[32,34] Bloqueiam a absorção intestinal do cobre e estimulam a síntese de metalotioneína intestinal e hepática. O efeito adverso mais frequente com a apresentação do sulfato de zinco é dispepsia, que pode ser minimizada com a formulação em acetato ou gluconato. A apresentação de 220 mg de sulfato ou 350 mg de gluconato ou 170 mg de acetato de zinco equivale a 50 mg de zinco elementar. A dose preconizada de zinco elementar é 150 mg/dia, dividida em três tomadas, uma hora antes das refeições. Como não são quelantes, o início de ação é mais lento, e a cuprúria de rotina deverá ser menor que 75 mcg/dia, no mais, o controle terapêutico é semelhante aos quelantes.[30,32]
- Tetratiomolibdato de amônio: droga em fase de estudos clínicos, ainda não disponível comercialmente. Atua ligando-se ao cobre no intestino, evitando a sua absorção, e na circulação, formando complexo que dificulta a captação celular do cobre. Parece ser particularmente seguro na forma neurológica.[32]

Transplante hepático

É procedimento reservado para casos de insuficiência hepática aguda grave ou de cirrose hepática descompensada, que não melhoraram com tratamento clínico. Na apresentação hepática da DW é considerado tratamento curativo; entretanto, na forma neurológica não está indicado, uma vez que o tratamento clínico é preferível. Não há qualquer indicação nos casos de sequelas neurológicas.[30]

Transplante de hepatócitos, terapia gênica e uso de metalotioneínas são promessas. Contudo, o diagnóstico precoce e a continuidade do tratamento são, até o momento, os elementos fundamentais no prognóstico desses pacientes.

DEFICIÊNCIA DE ALFA-1 ANTITRIPSINA

Introdução

A deficiência de alfa-l-antitripsina (DAAT) é uma doença metabólica de herança autossômica codominante (quando as contribuições de ambos os alelos são visíveis no fenótipo) causada pela mutação no gene *Serpina 1*, conhecido como *PI*. Caracteriza-se pela redução dos níveis séricos da alfa 1-antitripsina e maior predisposição para enfisema pulmonar precoce, hepatopatia e outras afecções menos prevalentes.[35]

Epidemiologia

A DAAT acomete todas as etnias; entretanto, é mais frequente nos indivíduos nascidos, e seus descendentes, no norte da Europa e na Península Ibérica. Calcula-se que, no mundo, 116 milhões de pessoas tenham pelo menos um alelo afetado (*PIMS* ou *PIMZ*) e 34 milhões apresentem comprometimento nos dois (PISS, PISZ ou PIZZ).[36] No Brasil, a prevalência estimada por interpolação IDW (*Inverse Distance Weighting*) dos alelos PI*S e PI*Z é 46,3 e 5,7, respectivamente por cada mil habitantes, estimando-se que mais de 900 mil indivíduos tenham os dois alelos afetados.[37] Nos Estados Unidos, acredita-se que apenas 5% dos pacientes com DAAT sejam diagnosticados, o que sugere que a doença seja mais frequente, mas pouco diagnosticada.[38]

Etiologia e fisiopatologia

A alfa-1 antitripsina (AAT) é uma glicoproteína inibidora de protease, produzida principalmente no fígado e, em menores proporções, nos macrófagos, enterócitos e células do epitélio brônquico. Pertence à superfamília das inibidoras de serinoproteases (serpinas). Os níveis séricos da AAT sobem em resposta a inflamação, infecção, tumores e em situações de elevação estrogênica, como puberdade, gravidez ou uso de contraceptivo. Embora a nomenclatura se deva à inibição da tripsina pancreática, a principal função da AAT é inativar a elastase neutrofílica, sendo fundamental para homeostase alveolar. Outras proteases, como proteinase 3, quimiotripsina, plasmina, plasminogênio, fator Xa, trombina e colagenase (cutânea e sinovial), também são inibidas pela AAT.[35,39]

Foram identificadas mais de 100 variantes alélicas do gene *PI*, e 34 relacionadas à deficiência de AAT.[38] O fenótipo PI é nomeado por letras segundo a velocidade de migração das proteínas variantes, com base na motilidade das moléculas em gradiente isoelétrico de pH. As mais rápidas são designadas de *A* a *L*; o alelo *M* é considerado normal, está presente em mais de 90% da população saudável e a sua proteína resultante tem velocidade de migração intermediária. As variantes alélicas *S* e *Z* são lentas e deficientes, porém, a variante *Z* tem a menor mobilidade, expressa apenas em 10 a 20% da AAT e, apesar de não ser a mutação mais prevalente, é a mais comumente associada à forma clássica da doença, sendo encontrada em 95% dos casos diagnosticados.[39-42] A Tabela 102.6 sumariza a relação de genótipo *PI* e dosagens séricas de AAT correspondentes.

Tabela 102.6 – Principais fenótipos e níveis séricos de AAT

Fenótipo	Nível sérico de AAT (mg/dL)
MM	103 a 200
SS	70 a 105
ZZ	10 a 40

Fonte: adaptada de Vidal et al., 2006.[41]

A fisiopatologia da DAAT ainda não está completamente esclarecida, porém, a lesão nos dois principais órgãos acometidos (fígado e pulmão) resulta de mecanismos distintos.

Doença hepática

A mutação do alelo *Z* altera o enovelamento da ATT, ocasionando polimerização espontânea da molécula e acúmulo no retículo endoplasmático dos hepatócitos e nas demais células secretoras de AAT. Isso ativará dispositivos de degradação, como proteossoma e autofagia; entretanto, quando eles são ineficazes, deflagra-se uma reação de estresse no retículo endoplasmático, resultando em processo inflamatório e lesão hepática.[43]

Doença pulmonar

A elastase neutrofílica é a principal enzima relacionada à patogênese do enfisema, pois degrada a elastina, agride diretamente a superfície celular e ataca proteínas séricas como complemento, imunoglobulinas e inibidores de proteases. Produz inflamação, destruição intersticial e diminuição da capacidade bactericida dos neutrófilos pulmonares. Nos indivíduos PIZZ, a molécula mutante de AAT além de ter baixo nível sérico, em virtude de seu acúmulo no hepatócito, é cinco vezes menos efetiva em neutralizar a elastase neutrofílica que a AAT normal. Nível sérico de AAT abaixo de 11 mcmol/L ou 55 mg/dL é relacionado a maior risco de enfisema. A associação com tabagismo ou infecções aumenta a oxidação da AAT, potencializa o efeito inflamatório e a destruição tecidual e ocasiona a instalação mais precoce do enfisema pulmonar.[35,44]

Quadro clínico

DAAT é a principal causa genética de transplante hepático em crianças.[43] Na infância, cerca de 10% dos portadores de DAAT têm hepatite neonatal e icterícia colestática, podendo se associar a prurido, distensão abdominal, hepatoesplenomegalia e baixo ganho ponderal. Nos adultos, prevalece quadro de hepatopatia crônica, com início da apresentação ocorrendo em média na quinta década de vida, e as manifestações clínicas variam desde quadros assintomáticos, com enzimas hepáticas alteradas, a cirróticos com hepatocarcinoma. A autópsia de adultos com genótipos PIZZ revela que aproximadamente 37% apresentam cirrose hepática.[45,46] A relação entre heterozigotos e aumento no risco de doenças hepáticas é controversa.[45]

A clássica apresentação pulmonar da DAAT é o enfisema, com predominância basilar, surgindo entre 25 e 40 anos de idade.[41] Manifesta-se com dispneia, tosse crônica e eventualmente broncoespasmo.[47] Estima-se que mais de 60% dos indivíduos PIZZ desenvolvam doença pulmonar obstrutiva crônica (DPOC).[42] Foram descritas associações com paniculite necrotizante, vasculites e aneurisma intracraniano.[45]

Diagnóstico

O diagnóstico de DAAT deve ser considerado diante das seguintes condições clínicas: hepatite neonatal, icterícia colestática na primeira infância, doença hepática de causa inexplicada em adultos, em pacientes com DPOC, com asma brônquica com obstrução irreversível do fluxo, paniculite necrosante e em familiares de primeiro grau de portadores de DAAT.[47] O teste diagnóstico de triagem dos casos suspeitos é a dosagem sérica da AAT por nefelometria. Caso os níveis estejam reduzidos, realiza-se fenotipagem por eletroforese de focalização isoelétrica ou estudo de genotipagem, que é considerado o exame-padrão de referência, apesar de os kits comerciais detectarem apenas as variantes S e Z.[41]

A biópsia hepática não é necessária para o diagnóstico, contudo, poderá colaborar para a avaliação da gravidade e na exclusão de outras doenças. Os glóbulos citoplasmáticos, reativos para a coloração PAS e resistentes à diastase, são achados histopatológicos característicos da doença, porém não patognomônicos.[46]

Tratamento

A vacinação contra hepatites A e B, pneumococo e *Influenza* deverá ser realizada. Em suspeita de infecção pulmonar, deve-se iniciar antibiótico precocemente. Nos pacientes com doença hepática, recomenda-se evitar excesso de peso, fumo e consumo de bebida alcoólica.

AAT purificada de plasma humano é indicada para portadores de DAAT com DPOC que apresentem níveis séricos < 11 mcmol/L (55 mg/dL) e nos casos com paniculite necrotizante. É administrada semanalmente, por infusão intravenosa. Os três produtos disponíveis nos Estados Unidos são prolastin, zemaira e aralast NP.[47]

O transplante hepático está indicado nos adultos com cirrose hepática descompensada ou hepatocarcinoma em estádio inicial. Crianças que apresentam icterícia por mais de seis semanas, altos níveis de aminotransferases, achados histológicos de proliferação de duto biliar grave e estádios avançados de fibrose hepática têm pior desfecho quando não transplantam. Já o transplante pulmonar tem sua indicação nas fases finais de DPOC. Nessas circunstâncias, deve ser analisada a necessidade de transplante hepático concomitante, pois o grau de lesão hepática pode ser desproporcional ao dos pulmões e vice-versa.

Recentemente, tem sido considerado o uso de drogas que aumentem a autofagia da proteína polimerizada e acumulada nos hepatócitos, que é mecanismo de lesão hepática. Com esse objetivo, a administração de carbamazepina foi utilizada experimentalmente.[48] Terapia gênica e transplante de hepatócitos são perspectivas futuras e visam melhorar a secreção de AAT.[43,44,49]

REFERÊNCIAS

1. Pietrangelo A. Hereditary hemochromatosis: a new look at an old disease. N Engl J Med. 2004; 350(23):2383-97.
2. Pietrangelo A. Hereditary hemochromatosis: pathogenesis, diagnosis and treatment. Gastroenterology. 2010; 139(2):393-408, 408.e-1-2.
3. Pietrangelo A. Hemochromatosis: an endocrine liver disease. Hepatology. 2007; 46(4):1291-301.
4. Batts KP. Iron overload syndromes and the liver. Mod Pathol. 2007; 20(Suppl 1):S31-9.
5. Bacon BR, Joseph H. Sheldon and hereditary hemochromatosis: historical highlights. J Lab Clin Med. 1989; 113:761-2.
6. Simon M, Pawlotsky Y, Bourel M, Fauchet R, Genetet B. Letter: Idiopathic hemochromatosis associated with HL-A3 tissular antigen. Nouv Presse Med. 1975; 10;4:1432.
7. Feder JN, Gnirke A, Thomas W, Tsuchihashi Z, Ruddy DA, Basava A et al. A novel MHC class I-like gene is mutated in patients with hereditary haemochromatosis. Nat Genet. 1996; 13(4):399-408.
8. Pigeon C, Ilyin G, Courselaud B, Leroyer P, Turlin B, Brissot P et al. A new mouse liver-specific gene, encoding a protein homologous to human antimicrobial peptide hepcidin, is overexpressed during iron overload. J Biol Chem. 2001; 276(11):7811-9.
9. Breuer W, Hershko C, Cabantchik ZI. The importance of non-transferrin bound iron in disorders of iron metabolism. Transfus Sci. 2000; 23:185-92.
10. Andrews NC. Disorders of iron metabolism. N Engl J Med. 1999; 341(26):1986-95.
11. Deugnier Y, Brissot P, Loréal O. Iron and the liver: update 2008. J Hepatol. 2008; 48(Suppl 1):S113-23.
12. Nemeth E, Tuttle MS, Powelson J, Vaughn MB, Donovan A, Ward DM et al. Hepcidin regulates cellular iron efflux by

binding to ferroportin and inducing its internalization. Science. 2004; 306(5704):2090-3.

13. Pietrangelo A. Genetics, genetic testing and management of hemochromatosis: 15 years since hepcidin. Gastroenterology. 2015; 149(5):1240-51.e.4.
14. De Domenico I, Ward DM, Musci G, Kaplan J. Iron overload due to mutations in ferroportin. Haematologica. 2006; 91(1):92-5.
15. European Association For The Study Of The Liver. EASL clinical practice guidelines for HFE hemochromatosis. J Hepatol. 2010; 53(1):3-22.
16. Adams PC, Reboussin DM, Barton JC, McLaren CE, Eckfeldt JH, McLaren GD et al. Hemochromatosis and iron-overload screening in a racially diverse population. N Engl J Med. 2005; 352(17):1769-78.
17. Whitlock EP, Garlitz BA, Harris EL, Beil TL, Smith PR. Screening for hereditary hemochromatosis: a systematic review for the U.S. Preventive Services Task Force. Ann of Intern Med. 2006; 145(3):209-23.
18. Brissot P, de Bels F. Current approaches to the management of hemochromatosis. Hematology. 2006; 36-41.
19. Kanwar P, Kowdley KV. Diagnosis and treatment of hereditary hemochromatosis: an update. Expert Rev Gastroenterol Hepatol. 2013; 7(8): 767.
20. Pietrangelo, A. Juvenile hemochromatosis. J Hepatol. 2006; 45:892-4.
21. Wood JC. Use of magnetic resonance imaging to monitor iron overload. Hematol Oncol Clin N Am. 2014; 28(4):747-64.
22. Gianesin B, Zefiro D, Musso M, Rosa A, Bruzzone C, Balocco M et al. Measurement of liver iron overload: noninvasive calibration of MRI-R2* by magnetic iron detector susceptometer. Magn Reson Med. 2012; 67:1782-6.
23. Salgia RJ, Brown K. Diagnosis and management of hereditary hemochromatosis. Clin Liver Dis. 2015; 19(1):187-98.
24. Wilson SAK. Progressive lenticular degeneration: a familial nervous disease associated with cirrhosis of the liver. Brain. 1912; 34:295-504.
25. Deguti MM, Genschel J, Cançado EL, Barbosa ER, Bochow B, Mucenic M et al. Wilson disease: novel mutations in the ATP7B gene and clinical correlation in Brazilian patients. Hum Mutat. 2004; 23(4):398.
26. Coffey AJ, Durkie M, Hague S, McLay K, Emmerson J, Lo C et al. A genetic study of Wilson's disease in the United Kingdom. Brain. 2013; 136(Pt 5):1476-87.
27. Ala A, Schilsky ML. Wilson disease: pathophysiology, diagnosis, treatment, and screening. Clin Liver Dis. 2004; 8(4):787-805, viii.
28. Ferenci P. Pathophysiology and clinical features of Wilson disease. Metab Brain Dis. 2004; 19(3-4):229-39.
29. Foruny JR, Boixeda D, López-Sanroman A, Vázquez-Sequeiros E, Villafruela M, Vázquez- Romero M et al. Usefulness of penicillamine-stimulated urinary copper excretion in the diagnosis of adult Wilson's disease. Scand J Gastroenterol. 2008; 43(5):597-603.
30. Roberts EA, Schilsky ML. American association for Study of Liver Diseases (AASLD). Diagnosis and treatment of Wilson disease: an update. Hepatology. 2008; 47(6):2089-111.
31. Vieira J, Oliveira PV, Juliano Y, Warde KR, Deguti MM, Barbosa ER et al. Urinary copper excretion before and after oral intake of d-penicillamine in parents of patients with Wilson's disease. Dig Liver Dis. 2012; 44(4):323-7.
32. European Association for the Study of the Liver. EASL Clinical Practice Guidelines: Wilson's disease. J Hepatol. 2012; 56(3):671-85.
33. Ferenci P, Caca K, Loudianos G, Mieli-Vergani G, Tanner S, Sternlieb I et al. Diagnosis and phenotypic classification of Wilson disease. Liver Int. 2003; 23(3):139-42.
34. Wiggelinkhuizen M, Tilanus ME, Bollen CW, Houwen RH. Systematic review: clinical efficacy of chelator agents and zinc in the initial treatment of Wilson disease. Aliment Pharmacol Ther. 2009; 29(9):947-58.
35. Stoller JK, Aboussouan LS. Alpha1-antitrypsin deficiency. Lancet. 2005; 365(9478):2225-36.
36. de Serres FJ. Worldwide racial and ethnic distribution of alpha1-antitrypsin deficiency: summary of an analysis of published genetic epidemiologic surveys. Chest. 2002; 122(5):1818-29.
37. de Serres FJ, Blanco I, Fernández-Bustillo E. Estimates of PI*S and PI*Z Alpha-1 antitrypsin deficiency alleles prevalence in the Caribbean and North, Central and South America. Monaldi Arch Chest Dis. 2009; 71(3):96-105.
38. Kaplan A, Cosentino L. Alpha1-antitrypsin deficiency. Can Fam Physician. 2010; 56(1):19-24.
39. Lisowska-Myjak B. AAT as a diagnostic tool. Clin Chim Acta. 2005; 352(1-2):1-13.
40. DeMeo DL, Silverman EK. Alpha1-antitrypsin deficiency. 2: genetic aspects of alpha(1)-antitrypsin deficiency: phenotypes and genetic modifiers of emphysema risk. Thorax. 2004; 59(3):259-64.
41. Kalsheker NA. Alpha1-antitrypsin deficiency: best clinical practice. J Clin Pathol. 2009; 62(10):865-9.
42. Vidal R, Blanco I, Casas F, Jardí R, Miravitlles M, Committee on the National Registry of individuals with alpha-1 antitryppsin deficiency. Guidelines for the diagnosis and management of alpha-l antitrypsin deficiency. Arch Bronconeumol. 2006; 42(12):645-59.
43. Perlmutter DH, Brodsky JL, Balistreri WF, Trapnell BC. Molecular pathogenesis of alpha-l antitrypsin deficiency-associated liver disease: a meeting review. Hepatology. 2007; 45(5):1313-23.
44. Gooptu B, Ekeowa UI, Lomas DA. Mechanisms of emphysema in alpha l-antitrypsin deficiency: molecular and cellular insights. Eur Resp J. 2009; 34(2):475-88.
45. Fairbanks KD, Tavill AS. Liver disease in alpha l-antitrypsin deficiency: a review. Am J Gastroenterol. 2008; 103(8):2136-41.
46. Teckman JH. Alpha l-antitrypsin deficiency in childhood. Semin Liver Dis. 2007; 27(3):274-81.
47. Silverman EK, Sandhaus RA. Clinical practice. Alpha l-antitrypsin deficiency. N Engl J Med. 2009; 360(26):2749-57.
48. Wang Y, Perlmutter DH. Targeting intracellular degradation pathways for treatment of liver disease caused by α1-antitrypsin deficiency. Pediatr Res. 2014; 75(1-2):133-9.
49. Sandhaus RA. Alpha l-Antitrypsin deficiency. 6: new and emerging treatments for alpha1-antitrypsin deficiency. Thorax. 2004; 59(10):904-9.

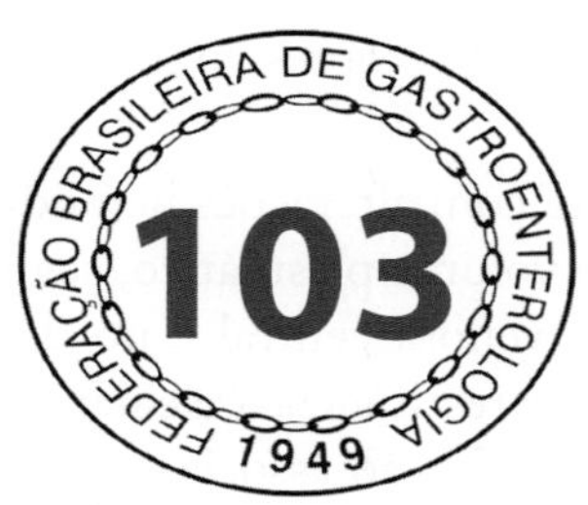

FÍGADO E GRAVIDEZ

Liana Codes
Paulo Lisboa Bittencourt

INTRODUÇÃO

Durante a gravidez, níveis séricos de estrógeno e progesterona aumentam progressivamente e alcançam valores máximos no terceiro trimestre. Essas alterações hormonais influenciam as funções de síntese, metabolismo e excreção do fígado. A identificação de alterações fisiológicas da gravidez é de grande importância para a diferenciação de doenças hepáticas próprias da gestação (Quadro 103.1). Gravidez pode, ainda, alterar a evolução de doenças hepáticas preexistentes. Assim, doenças hepáticas na gravidez podem ser classificadas em três categorias:[1]

- **Doenças hepáticas próprias da gravidez:** condições específicas da gravidez, que em geral têm resolução após parto.
- **Doenças hepáticas e de vias biliares de aparecimento concomitante com gravidez:** ou seja, condições que não são específicas da gravidez e que podem ou não ter história natural semelhante à apresentada por não gestantes.
- **Doenças hepáticas crônicas preexistentes que podem ser influenciadas pela gravidez:** embora gestação seja evento raro em portadoras de doenças crônicas parenquimatosas do fígado, pode eventualmente ocorrer em mulheres hepatopatas com função hepática relativamente preservada. Ocorrem habitualmente em doenças que acometem preferencialmente mulheres em idade reprodutiva, tais como: hepatites crônicas por vírus B e C, hepatite autoimune (HAI), doença de Wilson (DW) e colangite esclerosante primária (CEP).

Estima-se que 3% das gestações possam se associar a algum tipo de acometimento do fígado, seja por doenças próprias da gestação, doenças hepáticas concomitantes ou preexistentes.[2] A análise dos registros de alta em base de dados norte-americana revelou ser prevalência da esteatose hepática aguda da gravidez (EHAG) e colestase intra-hepática da gravidez (CIG) estimada em 7,18 casos por 1.000 hospitalizações associadas à gestação. Por outro lado, litíase do trato biliar, hepatite C, doenças colestáticas do fígado, hepatite B, síndrome HELLP (*hemolysis, elevated liver enzymes, low platelets*) e doença crônica do fígado relacionada ou não ao álcool tiveram prevalência estimada em, respectivamente, 4,65; 1,70; 1,67; 0,96; 0,95 e 0,30 casos por 1.000 hospitalizações associadas à gravidez.[3]

GRAVIDEZ NORMAL

Durante a gravidez, o fígado não sofre alterações clínicas. É possível observar em mulheres grávidas

Quadro 103.1 – Alterações hepáticas na gravidez

Doenças hepáticas relacionadas com a gravidez:
- hiperêmese gravídica
- colestase intra-hepática da gravidez (CIG)
- esteatose hepática aguda da gravidez (EHAG)

Doenças associadas à hipertensão arterial gestacional:
- pré-eclâmpsia
- eclâmpsia
- síndrome HELLP*

Doenças do fígado e das vias biliares que podem coincidir com gravidez:
- hepatites agudas virais: hepatites A-E, hepatite por herpes simples, citomegalovírus
- hepatites medicamentosas
- síndrome de Budd-Chiari
- colelitíase e coledocolitíase

Doenças do fígado e vias biliares preexistentes que podem ser influenciadas pela gestação:
- cirrose hepática
- hepatites virais crônicas
- hepatite autoimune
- doença de Wilson
- doenças colestáticas: cirrose biliar primária e colangite esclerosante primária
- transplante de fígado
- doença gordurosa não alcoólica do fígado
- litíase do trato biliar: colelitíase e coledocolitíase

** Síndrome HELLP: hemólise, elevação das enzimas hepáticas e plaquetopenia.*

angiomas estrelados e eritema palmar, achados provavelmente relacionados aos níveis séricos elevados de estrógeno. Em virtude do aumento do útero gravídico, existe dificuldade na palpação do rebordo hepático, ao exame físico no terceiro trimestre. Habitualmente, não há aumento do volume do fígado ou do baço, sendo hepatomegalia ou esplenomegalia achados patológicos.

Durante a gestação, surgem alterações hemodinâmicas com aumento do fluxo sanguíneo venoso portal, aumento do calibre da veia porta e de suas tributárias, além de redução do calibre das veias hepáticas. Assim, observa-se em aproximadamente ⅓ das grávidas sem doença hepática preexistente, transitória ocorrência de varizes de esôfago sem risco de sangramento digestivo associado. Por outro lado, sangramento digestivo pode ser observado com maior frequência em gestantes com hipertensão portal, principalmente durante o 2º e o 3º trimestres, quando o volume sanguíneo materno é alto e o útero gravídico aumenta a compressão sobre a veia cava inferior.

Gravidez normal cursa com alterações hemodinâmicas, com aumento do volume plasmático, seguido por elevação na pressão venosa central e no débito cardíaco com redução na resistência vascular sistêmica. Consequente hemodiluição associa-se à redução nos níveis das proteínas plasmáticas. Níveis de albumina sérica e bilirrubina caem progressivamente desde o primeiro trimestre.[4] Níveis de transaminases permanecem normais durante a gravidez. Pode-se observar elevação dos níveis de AST durante o trabalho de parto, o que pode ser justificado pelas contrações da musculatura uterina. Em geral, aumento dos valores de aminotransferases durante a gestação deve motivar investigação de hepatopatias. Níveis de fosfatase alcalina elevam-se progressivamente até o fim da gravidez e alcançam, em média, o dobro do limite normal. Esse aumento é consequência da produção de isoenzimas placentárias e ósseas. Na gestação, a fosfatase alcalina deixa de ser marcador diagnóstico adequado para doenças colestáticas. Gamaglutamiltranspeptidase (GGT) permanece normal ou levemente diminuída. Dosagem de ácidos biliares totais tem melhor especificidade para diagnóstico de colestase durante gravidez.

A alfafetoproteína produzida pelo fígado do feto alcança corrente sanguínea materna, aumentando seus níveis sanguíneos já a partir do segundo mês de gestação, alcançando valores de 100 a 300 ng/mL, por volta do oitavo mês. Esse aumento é mais importante em caso de gravidez gemelar.

Ceruloplasmina encontra-se elevada em virtude de estado de hiperestrogenemia. Observa-se também aumento nos níveis de colesterol e triglicérides.

Na gravidez, ocorre hipercortisolismo e estado de imunossupressão natural, ambos necessários para o desenvolvimento fetal. Essas alterações desaparecem após o parto, podendo interferir no curso de certas doenças, como hepatite autoimune (HAI), que tem risco de reativação no puerpério.

Durante gestação, existe estado de hipercoagulabilidade relacionado com o hiperestrogenismo, o que aumenta o risco de doenças vasculares hepáticas como síndrome de Budd-Chiari, particularmente em pacientes com trombofilia adquirida ou hereditária.

Se a grávida tiver necessidade de investigação com exame de imagem, ultrassom é método de escolha, mas ressonância magnética nuclear sem contraste pode ser feita com segurança, caso necessário.[5]

DOENÇAS HEPÁTICAS RELACIONADAS COM A GRAVIDEZ

Hiperêmese gravídica

Vômitos na gravidez são habitualmente moderados e bem tolerados. Ocorrem, na maioria dos casos, durante o primeiro trimestre gestacional e são observados em 70 a 80% das mulheres, sendo considerados fisiológicos e, portanto, benignos.

Em 0,2 a 2% dos casos, vômitos apresentam-se de forma incoercível, caracterizando doença particular do 1° trimestre gestacional: hiperêmese gravídica (HG). Sintomas da HG iniciam-se entre 8 e 12 semanas de amenorreia e são interrompidos, habitualmente, antes da 20ª semana gestacional.[6]

HG é diagnóstico de exclusão. Vômitos que se iniciam após 20 semanas de gestação não são relacionados à HG. São fatores de risco para essa condição: sobrepeso, doença trofoblástica, nuliparidade, gravidez gemelar e antecedentes de HG em gestações prévias.[7] Por outro lado, idade materna acima de 35 anos parece ser fator protetor para ocorrência desse evento.

Entre as manifestações clínicas, observam-se vômitos repetidos e prolongados, perda de peso superior a 5%, astenia, mialgia, anorexia, salivação e, às vezes, sinais de repercussão hemodinâmica, como taquicardia e hipotensão ortostática.

Vômitos persistentes podem resultar em lesões em tronco cerebral, com manifestações de encefalopatia de Wernicke, com movimentos oculares anormais, ataxia e confusão mental, provavelmente relacionadas à deficiência de vitamina B1.[8,9]

São achados laboratoriais: cetonúria, hiponatremia, hipocalemia com alcalose hipoclorêmica, sinais de hemoconcentração, como elevação do hematócrito e disfunção renal. Acidose metabólica é observada em casos graves.

Alterações compatíveis com hipertireoidismo são frequentes e transitórias, vistas em torno de 50% dos casos, desaparecendo no mesmo momento que a HG.

Elevações de amilase e lipase, em torno de 2 a 3 vezes o valor normal, podem ser detectadas, sendo também transitórias.

Alterações das enzimas hepáticas são vistas em 16 a 25% dos casos.[6] O achado mais frequente é elevação de aminotransferases, principalmente ALT, que pode alcançar 30 vezes o valor superior da normalidade. Em pequeno número de casos, observa-se icterícia, com colestase e elevação de bilirrubinas. Não são descritos casos de insuficiência hepática. Tais alterações no perfil hepático podem estar relacionadas à desnutrição e à esteatose hepática. São transitórias e desaparecem progressivamente com parada dos vômitos e realimentação da paciente.

A fisiopatologia da HG não está bem estabelecida. Fatores hormonais, mecânicos e psicossociais parecem estar associados.[10] Os tratamentos empregados são sintomáticos, com emprego de antieméticos clássicos, visando ao conforto da paciente.[7,11] Em casos mais graves, é justificada hospitalização com correção de distúrbios hidroeletrolíticos, reposição de tiamina e suporte nutricional enteral ou parenteral.[12]

Hiperêmese gravídica associada à perda ponderal está associada a maior risco de retardo no crescimento intrauterino e anomalias fetais.[13] Pacientes devem ser adequadamente monitoradas, e o tratamento, instituído precocemente, para garantir um bom prognóstico perinatal.

Colestase intra-hepática da gravidez

Colestase intra-hepática da gravidez (CIG) é condição reversível que se desenvolve durante o 2° ou o 3° trimestre e se resolve rapidamente após o parto. Sua prevalência varia de acordo com a região geográfica. Ela é mais prevalente em países escandinavos e na América do Sul, sobretudo Chile e Bolívia. Já na Europa, Estados Unidos e Canadá, a prevalência varia entre 0,1 e 1,5%.[14]

De maneira geral, ela é mais frequente em mulheres com idade gestacional aumentada, em multíparas, em gestações gemelares, em mulheres com história prévia de colestase após uso de anticoncepcional oral e em grávidas que fizeram uso de progesterona para prevenção de parto prematuro.[15]

A etiologia da CIG parece ser multifatorial. Ela está relacionada à diminuição no fluxo biliar, cuja causa exata não é bem estabelecida, mas acredita-se que fatores genéticos, hormonais e exógenos estejam implicados. Reconhecimento de casos familiares e alta incidência em determinados grupos étnicos sugerem presença de predisposição genética para CIG. O papel do estrógeno é bem estabelecido. Estudos em animais mostram que o estrógeno é colestático.[16] A relevância de fatores hormonais é também sugerida por argumentos clínicos, como o aparecimento da colestase no final da gravidez, época em que a produção do estrógeno é mais elevada. Mutações de genes que codificam proteínas envolvidas no transporte hepatobiliar estão associadas à CIG. Mutações heterozigotas no gene ABCB4, que codifica proteína transportadora MDR3, têm sido descritas em pacientes com CIG. Mutações nos genes ATP8B1, ABCB11 ou NRH1HA são menos frequentemente encontradas nestes pacientes. Tais mutações desencadeiam alterações funcionais e elevação de ácidos biliares na circulação.[15-17] Adicionalmente, variáveis ambientais podem modificar a expressão clínica da doença. Fatores dietéticos, tais como deficiência de selênio, têm sido descritos em alguns estudos.[10]

CIG manifesta-se frequentemente com prurido, a partir da segunda metade da gravidez. Prurido costuma ser generalizado, mas pode ser mais intenso em tronco, palmas e plantas e costuma ser pior à noite, gerando prejuízo do sono. Em 10 a 20% dos casos ocorre icterícia que surge entre 2 e 4 semanas após o início do prurido. Ocorrência de icterícia precedendo aparecimento do prurido fala contra diagnóstico de CIG. Ao exame físico, observam-se escoriações cutâneas relacionadas a prurido e icterícia em alguns casos; entretanto, não há correlação entre intensidade do prurido e gravidade da colestase. Não são observados sinais de insuficiência hepática, como encefalopatia ou distúrbio de coagulação. Febre pode estar relacionada à infecção urinária, presente na CIG em cerca de 30% dos casos.[18] Manifestações dermatológicas da gravidez devem ser descartadas, particularmente na presença de *rash* maculopapular ou lesões bolhosas.

Elevação de aminotransferases é vista em 95% dos casos, podendo alcançar valores acima de 10 a 20 vezes o normal, em até 40% das pacientes. Elevação importante de aminotransferases pode sugerir hepatite aguda viral, diagnóstico diferencial que deve ser afastado por meio de sorologias específicas. Gamaglutamiltransferase é normal ou moderadamente aumentada em cerca de 30% dos casos. Os níveis de fosfatase alcalina já se encontram fisiologicamente elevados na gravidez e não ajudam na avaliação diagnóstica da CIG. O tempo de protrombina é habitualmente normal, mas pode estar alargado se a colestase for prolongada. Níveis de bilirrubina raramente excedem 6 mg/dL. A atividade sérica da 5'-nucleotidase está aumentada, mas o teste de maior sensibilidade e especificidade para CIG é dosagem sérica dos níveis de ácidos biliares (particularmente, dosagem do ácido glicólico) acima de 10 mcmol/L. Dosagem sérica de ácidos biliares pode ter importância para prognóstico fetal, havendo correlação entre sofrimento fetal e níveis de ácidos biliares acima de 40 mcmol/L. Entretanto, vale ressaltar que dosagem sérica de ácidos biliares não é exame de rotina, não estando facilmente disponível em todos os centros. Exame ultrassonográfico do fígado materno é normal.[10]

Histologicamente, na CIG, observa-se colestase com depósitos de pigmentos biliares na região centrolobular. Inflamação e necrose costumam estar ausentes. Vale ressaltar que biópsia hepática fica indicada apenas em casos excepcionais, devendo ser evitada na gravidez.

Medidas terapêuticas para CIG incluem uso de vitamina K parenteral, se o tempo de protrombina for prolongado, para evitar hemorragia durante parto. Ácido ursodesoxicólico (AUDC) é o tratamento mais eficaz, devendo ser prescrito até o momento do parto, na dose de 10 a 15 mg/kg/dia. Quando comparado a placebo, o AUDC associa-se significativamente a melhora ou alívio do prurido, redução nos níveis de aminotransferases e sais biliares, menor morbimortalidade fetal com redução na redução na frequência de prematuridade. Seu uso não se associa a efeitos adversos para a mãe ou o feto.[10] Ao longo do acompanhamento, intensidade do prurido, bem como resposta ao tratamento, podem ser avaliados por meio da Escala Visual Analógica (EVA). Colestiramina, resina que aumenta excreção fecal de sais biliares, é menos eficaz que AUDC para alívio sintomático do prurido.[15]

O prognóstico materno durante gravidez e no período após parto é favorável. Colestase pode recidivar em gestações posteriores (60 a 70%). CIG não representa contraindicação formal para uso de contraceptivos orais após parto. Estes podem ser introduzidos após normalização de enzimas hepáticas, sendo que os exames bioquímicos hepáticos devem ser reavaliados após 3 e 6 meses da introdução dos anticoncepcionais.[15]

Com relação ao prognóstico fetal, as principais complicações são prematuridade, com índices variáveis em diferentes estudos, e morte intrauterina, evento raro, que ocorre em cerca de 1 a 2% dos casos, sendo mais frequentemente observada após 35 semanas de amenorreia. Não existe correlação entre níveis de aminotransferases na gestante e sofrimento fetal, mas, sim, com dosagem dos ácidos biliares. O mecanismo de sofrimento fetal agudo não é bem conhecido. Exames anatomopatológicos do feto mostraram sinais de anóxia aguda. Já avaliações morfológicas de placentas revelaram alterações de vilosidades terminais, redução de espaços intervilositários e hiperplasia citotrofoblástica, o que poderia explicar possível alteração na oxigenação fetal. Portanto, a CIG marca gestação de risco e justifica vigilância materna e fetal cuidadosas.[17]

A decisão de interrupção da gravidez deve ser tomada pela equipe obstétrica, avaliando-se cada caso individualmente. O risco de prematuridade deve ser pesado contra o risco de mortalidade intrauterina.

Em geral, gestação acima de 37 semanas e dosagem de ácidos biliares acima de 40 mcmol/L são pontos que favorecem a indução do trabalho de parto.[15]

A CIG não contraindica aleitamento materno. Os pacientes devem ser avaliadas no puerpério, observando-se resolução do prurido e normalização de enzimas hepáticas.

Esteatose hepática aguda da gravidez

Esteatose hepática aguda da gravidez (EHAG) é condição grave e rara que afeta apenas 0,01% das mulheres grávidas. Trata-se de doença específica da gestação, surgindo no terceiro trimestre. Embora mais frequente em primíparas, também pode ocorrer em multíparas, e em 20% dos casos a gravidez é gemelar. Casos de recidiva em gestações posteriores foram descritos. A doença não se inicia no pós-parto, mas, às vezes, o diagnóstico é dado de maneira retrospectiva nesse período.[19]

Sabe-se que esteatoses microvesiculares estão relacionadas a anomalias de funções mitocondriais.[20] Na EHAG, o fígado tem redução da capacidade de metabolizar ácidos graxos de cadeia longa. Existe forte associação entre EHAG e deficiência da enzima LCHAD (*long chain 3-hydroxyacyl-CoA dehydrogenase*), tanto na gestante quanto no feto. LCHAD faz parte de complexo de enzimas mitocondriais, e sua deficiência está relacionada à mutação G1528C. Deficiência de LCHAD fetal causa alterações na betaoxidação de ácidos gordurosos e no acúmulo de metabólitos tóxicos no fígado. Pode haver passagem desses metabólitos tóxicos do feto para a circulação materna. Além disso, fatores ambientais, por exemplo, deficiência de carnitina ou dieta rica em gorduras, podem facilitar o acúmulo de metabólitos tóxicos na circulação materna. Talvez hormônios sexuais, junto com fatores genéticos, possam ter papel no surgimento da EHAG.

Recém-nascidos (RN) com deficiência de LCHAD apresentam distúrbios metabólicos graves no primeiro ano de vida e têm risco de morte súbita. Assim, rastreamento de deficiência de LCHAD em recém-nascidos de mães com EHAG e aconselhamento genético familiar devem ser considerados após o parto. Recém-nascidos com deficiência de LCHAD podem ser tratados com modificações dietéticas que resultam em redução significativa de morbimortalidade.[21]

Os sintomas iniciais mais frequentes da EHAG são: cefaleia, náuseas e vômitos, além de dor abdominal, anorexia e icterícia (menos de 20% dos casos).

Em cerca de metade dos casos existem manifestações de toxemia: edema de membros inferiores e/ou hipertensão arterial e/ou proteinúria. Associação da EHAG com pré-eclâmpsia e síndrome HELLP é evento frequente com sobreposição dessas condições em até 50% dos casos.

Poliúria e polidipsia podem ser observadas pelo desenvolvimento de *diabetes insipidus*.[19]

Em 25% dos casos ocorre prurido, que pode resultar em diagnóstico equivocado de CIG.

Os pacientes podem evoluir com sinais de gravidade, como encefalopatia hepática, hemorragia digestiva ou hemorragia genital, desencadeadas por alterações da coagulação, além de ascite relacionada à hipertensão portal. A EHAG é uma das principais causas de insuficiência hepática aguda grave (IHAG) durante a gestação.

Casos de pancreatite aguda foram descritos. Insuficiência renal aguda é frequente.[5]

Aminotransferases podem estar aumentadas em até 10 vezes o limite superior da normalidade. Fosfatase alcalina também se eleva, mas não há valor diagnóstico desse exame em razão do aumento fisiológico observado na gravidez. Bilirrubinas estão moderadamente aumentadas. Há queda do tempo de protrombina, do fibrinogênio e do fator V. Distúrbios de coagulação são relacionados à insuficiência hepática ou à coagulação intravascular disseminada.

Hipoglicemia também é descrita, o que contribui para alterações neurológicas relatadas.

Trombocitopenia é frequente e pode ser a principal manifestação laboratorial. Assim, em casos de trombocitopenia durante o terceiro trimestre da gestação, o diagnóstico de EHAG deve ser considerado.

Ultrassonografia mostra fígado hiperecogênico em apenas 20% dos casos, ou seja, ultrassonografia normal é extremamente comum e não exclui de forma nenhuma essa possibilidade diagnóstica.

Biópsia hepática em geral não é indicada, ficando reservada para formas atípicas de apresentação. Via transjugular pode estar associada a menor risco de complicações. Histologicamente, não há modificação da arquitetura hepática, sendo sua principal característica esteatose microvesicular, predominantemente centrolobular. Trombos biliares são observados em 40% dos casos, e infiltrado inflamatório em 50% deles. Raros focos de necrose podem ser vistos, mas não ocorre necrose hepatocelular maciça, como na hepatite fulminante. Em geral, não há depósito de fibrina ao longo dos sinusoides hepáticos, e sua presença sugere associação com pré-eclâmpsia ou síndrome HELLP.

Os critérios diagnósticos de Swansea, comumente empregados para diagnóstico da EHAG, são resumidos no Quadro 103.2.[5]

Os principais diagnósticos diferenciais para IHAG no terceiro trimestre da gravidez compreendem EHAG, síndrome HELLP e hepatites virais de curso fulminante.

Graças aos avanços da medicina crítica, a mortalidade materna atualmente é inferior a 20%. A mortalidade fetal é estimada entre 9 e 23%.[10] As principais causas de óbito são infecção e hemorragia. A melhora na evolução da doença, observada mais recentemente, deve-se aos progressos no diagnóstico e à indicação relativamente precoce do parto. Se a gravidez é interrompida, prognósticos materno e fetal são favoráveis. EHAG deve ser considerada urgência obstétrica. Quando seu diagnóstico é feito, o término da gestação deve ser fortemente considerado.

Em geral, a maioria das pacientes melhora entre 1 e 4 semanas após o parto, embora alterações de enzimas hepáticas e hiperbilirrubinemia possam persistir por tempo mais prolongado. Não há risco de evolução para cronicidade. Transplante de fígado tem valor limitado por causa de perspectiva de recuperação da função hepática após parto. A possibilidade de transplante de fígado deve ser aventada para pacientes com evolução progressiva da insuficiência hepática alguns dias após a retirada do bebê.

Quadro 103.2 – Critérios diagnósticos de Swansea para esteatose hepática aguda da gravidez (EHAG)

Presença de seis ou mais critérios a seguir relacionados, na ausência de outra causa:

- vômitos
- dor abdominal
- poliúria ou polidipsia
- encefalopatia
- hiperbilirrubinemia (> 0,82 mg/dL)
- hipoglicemia (< 72 mg/dL)
- hiperuricemia (5,7 mg/dL)
- leucocitose (> 11 × 10^6/L)
- ascite ou esteatose à ultrassonografia
- elevação de AST ou ALT (> 42 UI/L)
- hiperamonemia (> 66 mcg/dL)
- disfunção renal (Cr > 1,7 mg/dL)
- coagulopatia (TP > 14 seg)
- biópsia hepática com esteatose microvesicular

Existem relatos de gestações subsequentes sem recidiva da EHAG, mas os pacientes devem ser avisadas da possibilidade de recorrência. Aconselhamento genético é importante, pois os defeitos genéticos são autossômicos recessivos, com chance elevada de recidiva em gravidezes seguintes.

DOENÇAS ASSOCIADAS À HIPERTENSÃO ARTERIAL GESTACIONAL

A pré-eclâmpsia (PE) é caracterizada pela tríade de hipertensão arterial, edema e proteinúria (≥ 300 mg proteínas em urina de 24 horas), ocorrendo em 5 a 10% das mulheres grávidas, no final do 2º trimestre ou no 3º trimestre da gravidez. PE grave é definida pela presença de elevações importantes da pressão arterial sistêmica com evidências de comprometimento orgânico. A eclâmpsia compreende todos os achados da pré-eclâmpsia e sintomas neurológicos (cefaleia, distúrbios visuais, convulsão ou coma).

Envolvimento hepático, embora infrequente, sinaliza PE grave com significativa morbidade e mortalidade materna e fetal. Manifestações hepáticas têm intensidade variada, ocorrendo nos dias que precedem ao parto ou no período pós-parto imediato.

Fatores de risco para PE e eclâmpsia incluem nuliparidade, extremos de idade materna, resistência à insulina, obesidade, infecções, história prévia de pré-eclâmpsia, síndrome do anticorpo antifosfolípida e mola hidatiforme.[21]

Na fisiopatogênia da PE/eclâmpsia parece haver estado pró-inflamatório e pró-coagulante com dano endotelial, permeabilidade vascular aumentada, resposta inflamatória sistêmica, dano de órgãos-alvo (cérebro, fígado, rim) e hipoperfusão.

Associação entre pré-eclâmpsia, anemia hemolítica, aumento de aminotransferases e trombocitopenia caracteriza síndrome HELLP (*hemolysis, elevated liver enzimes, low platelets*), observada em 5 a 10% dos casos de PE. Importante destacar que síndrome HELLP pode se desenvolver no período pós-parto em 20% dos casos.[5]

A síndrome HELLP é uma doença multissistêmica, com aumento de citocinas proinflamatórias, ativação plaquetária, vasoespasmos e dano endotelial. Há anemia hemolítica microangiopática associada à lesão endotelial, deposição de fibrina nos vasos sanguíneos, ativação e consumo de plaquetas, resultando em áreas difusas de hemorragia e necrose. No fígado, observam-se depósitos de fibrina nos sinusoides, inicialmente nas regiões periportais, e posterior envolvimento de todo o lóbulo hepático, resultando em formação de focos de necrose e hematomas intra-hepáticos, que podem complicar com ruptura e hemorragia peritoneal. Isquemia útero-placentária e defeitos na formação da placenta também foram descritos.[14]

Existem alguns casos de síndrome HELLP com sobreposição de EHAG, com defeitos na betaoxidação de ácidos graxos. Associação com deficiência de LCHAD foi descrita.[21] Mutação do fator V Leiden parece estar associada a risco aumentado para síndrome HELLP.[22]

O sintoma mais frequente é a dor abdominal. Epigastralgia aguda no final da gestação pode ser sinal sugestivo de síndrome HELLP, embora outras possibilidades devam ser afastadas, como colecistite, pancreatite aguda, doença péptica ou mesmo EHAG. Cerca de 40% das pacientes são assintomáticas. Mulheres podem apresentar apenas sinais inespecíficos, como ganho de peso, náuseas e vômitos.

A evolução pode ser agravada por insuficiência renal aguda, edema pulmonar, hemorragia cerebral e convulsões. IHAG é vista em casos extremos.[23,24] Na HELLP, bilirrubinas diretas permanecem praticamente normais. Bilirrubinas diretas elevadas no contexto de toxemia gravídica devem sugerir diagnóstico de esteatose hepática aguda da gravidez.

Os Quadros 103.3 e 103.4 mostram as classificações de Tennessee e Mississippi, empregadas na literatura para diagnóstico da síndrome HELLP.[22]

Quadro 103.3 – Critérios diagnósticos para síndrome HELLP, segundo a Classificação de Tennessee

Síndrome completa:
- plaquetas ≤ 100 × 10^9/L
- AST ≥ 70 UI/L
- LDH ≥ 600 UI/L

Síndrome incompleta:
- presença de 1 ou 2 dos critérios acima

Quadro 103.4 – Critérios diagnósticos para síndrome HELLP, segundo a Classificação de Mississipi

Classe 1:
- plaquetas ≤ 50 × 10^9/L
- AST ou ALT ≥ 70 UI/L
- LDH ≥ 600 UI/L

Classe 2:
- plaquetas < 100 × 10^9/L ou ≥ 50 × 10^9/L
- AST ou ALT ≥ 70 UI/L
- LDH ≥ 600 UI/L

Classe 3:
- plaquetas ≤ 150 × 10^9/L ≥ 100 × 10^9/L
- AST ou ALT ≥ 40 UI/L
- LDH ≥ 600 UI/L

Repouso e controle tensional são mandatórios para pacientes com síndrome HELLP. Pacientes com PE/HELLP devem receber sulfato de magnésio por via venosa, para prevenir complicações cerebrais. Parto deve ser considerado, se síndrome HELLP ocorre após 34 semanas de gestação; se há disfunção multiorgânica: coagulação intravascular disseminada, infarto ou hemorragia hepática, insuficiência renal; ou se há sinais de sofrimento fetal.

Há casos de infartos e hematomas intra-hepáticos. Infartos causam elevação significativa de aminotransferases. Às vezes, observa-se hematoma subcapsular, geralmente associado à ocorrência de dor intensa em hipocôndrio direito. Hematoma subcapsular pode se romper e resultar em hemoperitônio. Hematoma intra-hepático sem ruptura deve ser manejado de forma conservadora. Em caso de ruptura, intervenções por via radiológica podem ser tentadas, como ligadura de artéria hepática ou embolização arterial. Tratamento cirúrgico inclui ressecção do segmento hepático afetado.

Existem poucos relatos de casos de transplante de fígado em pacientes com síndrome HELLP.[25] Essas mulheres apresentaram encefalopatia, insuficiência renal, distúrbio de coagulação e insuficiência respiratória, chegando a alcançar escore MELD de 40 no momento do transplante, exemplificando gravidade da insuficiência hepatocelular.

Síndrome HELLP pode recidivar em gravidezes subsequentes e pode estar associada a complicações fetais, como retardo do crescimento intrauterino e prematuridade.

A Tabela 103.1 resume as principais características de hiperêmese gravídica, CIG, síndrome HELLP e EHAG.

INFLUÊNCIA DA GRAVIDEZ SOBRE OUTRAS DOENÇAS HEPATOBILIARES

Gravidez não é incomum em pacientes com doenças hepáticas preexistentes e, nesse contexto, ela deve ser considerada gravidez de risco, necessitando de acompanhamento multidisciplinar. A grande preocupação em gestantes com hepatopatia crônica é quanto ao efeito da hepatopatia de base ou de seu tratamento sobre o feto e o efeito da gestação na história natural da doença hepática

Tabela 103.1 – Principais características da hiperêmese gravídica (HG), colestase intra-hepática da gravidez (CIG), síndrome HELLP e esteatose aguda da gravidez (EHAG)

	HG	CIG	Síndrome HELLP	EHAG
Frequência	0,3%	0,1%	0,2 a 0,6%	0,005 a 0,01%
Trimestre	1°	2° ou 3°	3° ou pós-parto	3° ou pós-parto
História familiar	Ausente	Frequente	Ausente	Ocasional
Pré-eclâmpsia	Não	Não	Sim	50%
Achados típicos	Náuseas Vômitos	Prurido	Hemólise, alterações nas enzimas hepáticas e trombocitopenia	Sinais de insuficiência hepática
AST e/ou ALT (× valor normal)	0 a 20	0 a 20	2 a 20	2 a 50
Bilirrubinas (mg/dL)	0 a < 5	0 a 6	< 5	> 5
Exame ultrassonográfico do fígado materno	Normal	Normal	Infartos, hematomas	Esteatose
Mortalidade materna	0	0	1 a 25%	7 a 18%
Mortalidade fetal/perinatal	0	0,4 a 1,4%	11%	9 a 23%
Recorrência em gestações posteriores	30 a 50%	45 a 70%	4 a 19%	Rara se ausência da deficiência LCHAD

preexistente. Certos medicamentos não podem ser interrompidos durante a gravidez, como é o caso dos imunossupressores em portadoras de HAI ou em transplantadas de fígado. Já outras drogas estão formalmente contraindicadas na gestação, como é o caso da ribavirina (Quadro 103.5). Algumas doenças hepáticas que apresentam particularidades na sua evolução durante a gravidez serão esquematicamente abordadas a seguir.

Hepatites virais

As hepatites agudas virais representam 40% das causas de icterícia durante a gravidez.[10] Em geral, com exceção da hepatite E, elas não afetam o curso natural da gestação, e a gravidez também não modifica evolução da maioria das hepatites agudas virais.

A transmissão perinatal do vírus da hepatite A (VHA) é rara. Maior risco de complicações gestacionais como parto prematuro é visto se a hepatite A acontece na segunda metade da gravidez. Vacina contra o vírus A é segura e eficaz e pode ser administrada durante a gravidez.

Quadro 103.5 – Medicamentos utilizados em portadores de hepatopatias de acordo com níveis de segurança, segundo o Food and Drug Administration (FDA)

- Betabloqueadores não seletivos (Classe C)
- Lactulose (Classe B)
- Espironolactona (Classe C)
- Hidroclorotiazida (Classe B)
- Furosemida (Classe C)
- Ciprofloxacina (Classe C)
- Metronidazol (Classe B)
- Azatioprina (Classe D)
- Micofenolato mofetil (Classe D)

O vírus da hepatite E (VHE) é transmitido pela via oral/fecal. Hepatite aguda pelo VHE costuma ser autolimitada na maioria dos casos, mas VHE pode causar IHAG, sobretudo, quando a infecção pelo VHE ocorre no terceiro trimestre da gravidez.[26,27] Nestes casos, a mortalidade materna é alta, e o diagnóstico diferencial com outras condições específicas da gestação, que cursam com insuficiência hepática no terceiro trimestre, pode ser difícil.

Infecção pelo vírus herpes simples (VHS) é rara, mas também pode ocasionar quadro de IHAG, especialmente se a infecção ocorre no terceiro trimestre da gravidez. Os pacientes apresentam febre e elevação importante de aminotransferases, com lesões cutâneas típicas observadas em apenas 30%. O diagnóstico pode ser feito por meio do PCR para DNA-VHS. O tratamento é feito com aciclovir ou valaciclovir (drogas classe B) e deve ser instituído precocemente, pois ele reduz necessidade de transplante e/ou risco de óbito.[28] O risco de transmissão vertical é maior em mulheres com infecção primária no momento do parto.[27]

Infecção pelo vírus B, na ausência de profilaxia, pode ser transmitida da mãe para o recém-nascido, o que ocorre mais frequentemente durante o parto ou no período pós-natal. Transmissão intrauterina é rara.

Em caso de hepatite aguda pelo VHB contraída durante gestação, o risco de transmissão é pequeno se a hepatite acontecer no primeiro trimestre. É estimado em cerca de 20% se a hepatite ocorrer no segundo trimestre, e calculado em torno de 80%, se a hepatite ocorrer no terceiro trimestre.

A transmissão vertical da hepatite B pode ser prevenida com imunização passiva e ativa por meio do uso de gamaglobulina hiperimune (HBIG) e vacina para VHB em três doses (dentro dos primeiros 2 dias, 1 mês e 6 meses). A criança deve ter suas sorologias AgHBs e Anti-HBs avaliadas cerca de 2 meses após o término da vacinação para confirmar a imunidade.

Na ausência de profilaxia do recém-nascido, o risco de infecção crônica pelo VHB é elevado, variando entre 70 e 90% em recém-nascidos de mãe AgHBe positiva, e entre 10 e 40% em recém-nascidos de mãe AgHBe negativa.

Níveis de viremia materna elevados representam fator de risco para falha na profilaxia. Administração de tratamento antiviral no terceiro trimestre em mães com alta carga viral pode reduzir risco de transmissão vertical. Tenofovir pode ser dado com segurança (droga classe B) para mães com HBV-DNA > 7 $\log_{10}$ UI/mL. O tratamento deve ser iniciado entre 28 e 32 semanas de gestação e pode ser interrompido após o parto, caso o objetivo seja diminuir a incidência de transmissão vertical.[27]

No puerpério, níveis de cortisol plasmático retornam ao normal e há reconstituição da resposta imunológica materna, podendo haver exacerbação da doença na mãe, que vai apresentar elevação de ALT, que pode ser acompanhada da soroconversão espontânea do AgHBe.

Na hepatite crônica por vírus C, a gravidez frequentemente resulta em redução dos níveis de aminotransferases e em elevação da carga viral durante o 2º e o 3º trimestres.[29]

Risco de transmissão da infecção pelo vírus C da mãe para o recém-nascido é estimado em torno de 5%. Este pode ser aumentado, se a mãe tem alta carga viral ou coinfecção com vírus HIV. Infecção no RN deve ser confirmada com pesquisa do RNA-VHC por PCR. Anti-HCV transmitido de forma passiva para RN desaparece entre o 6º e o 12º mês de vida. Cerca de 60 a 80% das crianças infectadas evoluirão com cronicidade.

Aleitamento materno não é formalmente contraindicado em casos de hepatites B ou C.

Doenças hepáticas crônicas

A evolução da HAI é variável durante a gestação. Gravidez induz estado de imunossupressão fisiológica para acomodação do feto, observando-se desvio da resposta imune celular (Th1) para reposta humoral (Th2). Com isso, pode ocorrer melhora da atividade inflamatória na HAI durante gravidez, embora elevação de transaminases ou *flares* tenham também sido descritos.[21] Já no período de 4 a 6 semanas de pós-parto, observa-se exacerbação da doença, havendo necessidade de cuidadoso ajuste da terapia imunossupressora nessa fase.[30-32]

Não há consenso na literatura quanto ao uso de azatioprina durante gestação e lactação. Pode-se optar pela monoterapia com prednisona durante a gravidez, com suspensão da azatioprina durante esse período, já que ela é considerada droga classe D, com possibilidade de partos prematuros e malformação congênita em fetos expostos à substância.[31] No período pós-parto, é aconselhável aumentar a imunossupressão, com retorno da azatioprina, pelo risco de exacerbação da doença.

A gestação não parece alterar evolução da cirrose biliar primária ou colangite esclerosante primária.[33,34] Pode ocorrer piora do prurido associado a essas doenças durante a gestação. Ácidos biliares séricos idealmente devem ser monitorados. AUDC é seguro e bem tolerado.

Pacientes com doença de Wilson devem ser adequadamente tratados antes e durante a gestação. Quelantes de cobre como D-penicilamina ou trientina, assim como sais de zinco parecem ser seguros.

Doses de zinco não necessitam de ajustes durante gestação, sendo o zinco considerado tratamento de primeira linha para grávidas. Quelantes devem ser reduzidos especialmente no último trimestre da gestação, para permitir oferta adequada de cobre para feto, bem como boa cicatrização adequada em caso de parto cesariano. Recomenda-se redução da dose em 25 a 50% com monitorização bioquímica durante o período.[34]

Mulheres com doença hepática gordurosa não alcoólica têm risco aumentado de diabete gestacional e devem ter atenção em relação ao estilo de vida, mantendo medidas dietéticas e atividade física.

A gravidez não parece influenciar a evolução de hemangiomas ou da hiperplasia nodular focal, mas, por outro lado, pode desencadear aumento no volume do adenoma hepático. Acompanhamento com exames de imagem é necessário nesses casos.

Cerca de 15% dos casos de síndrome de Budd-Chiari apresentam-se, durante a gravidez, em mulheres com trombofilia hereditária ou adquirida. Anticoagulação deve ser considerada nesses casos.

Em cirróticas, prognóstico reservado tanto para a mãe como para o feto é observado em pacientes com MELD acima de 10. As principais complicações maternas relacionam-se à hipertensão portal, com risco de hemorragia digestiva varicosa, encefalopatia, ruptura de aneurisma de artéria esplênica, ascite. Para o feto, há risco de parto prematuro e retardo no crescimento intrauterino. Profilaxia primária de sangramento varicoso pode ser feita com ligadura elástica das varizes na 28º semana de gestação. Outra opção é o emprego de betabloqueadores não seletivos que, entretanto, podem causar atraso de crescimento fetal, hipoglicemia e bradicardia neonatal. O manejo do sangramento varicoso agudo não difere das mulheres não grávidas, mas o tratamento farmacológico tem risco teórico de induzir isquemia uterina.

Litíase biliar

Embora até 10% das pacientes grávidas desenvolvam cálculos biliares durante gestação, litíase biliar sintomática é observada em apenas 1,2% dos casos. O diagnóstico é baseado nos sintomas clínicos, nas alterações de enzimas hepáticas e por meio de ultrassonografia. Em caso de colestase obstrutiva por coledocolitíase, deve-se realizar colangiografia retrógrada endoscópica (CRE) terapêutica com papilotomia e remoção dos cálculos. Várias séries têm demonstrado segurança da CPRE na gravidez. O procedimento deve ser realizado por médicos bem treinados e obstetras devem ser consultados sobre sedação, apesar de propofol, fentanil e midazolam poderem ser utilizados em baixas doses. Ampicilina deve ser o antibiótico de escolha nesse grupo de pacientes.[35]

Transplante hepático

Sabe-se que doenças hepáticas avançadas alteram o funcionamento do eixo hipotálamo-hipófise-gônadas, afetando a função sexual dos pacientes. Estima-se que 60% das mulheres em lista de transplante hepático sofram de amenorreia e, por causa disso, no contexto da cirrose, ocorrência de gravidez é evento relativamente raro.

Transplante hepático é procedimento de sucesso, com estimativa de sobrevida em um ano superior a 85%, havendo melhora significativa na qualidade de vida dos pacientes submetidos a essa intervenção. Espera-se que receptores jovens tenham vida normal, incluindo recuperação da função sexual com possibilidade de gravidez. Após transplante bem-sucedido, a fertilidade é recuperada cerca de três meses depois da cirurgia.

A maioria dos centros transplantadores recomenda que a concepção seja adiada por pelo menos 12 meses após o transplante. Esse período é necessário para que haja estabilidade na função do enxerto e na terapia com imunossupressores. Além disso, infecções oportunistas são menos prováveis após esse intervalo.

Pacientes transplantadas grávidas devem ser acompanhadas em centros terciários, onde haja fácil acesso às equipes multidisciplinares, incluindo obstetras e médicos da equipe de transplantes que estejam habituados a lidar com possíveis complicações, como pré-eclâmpsia, diabete gestacional, rejeição celular aguda, entre outras. Frequência de rejeição aguda não parece ser alterada pela gravidez. A maioria dos autores relata que partos cesarianos seguem indicações-padrão mesmo nessa população de pacientes. Há relato de retardo de crescimento, prematuridade e recém-nascidos de baixo peso nesse grupo de pacientes. Ao engravidar, as mães transplantadas devem manter imunossupressão habitual com exceção do micofenolato mofetil, que deve ser suspenso por estar relacionado com complicações teratogênicas. O aleitamento materno não é encorajado pela maioria dos médicos, diante do receio de exposição neonatal aos imunossupressores.[25]

REFERÊNCIAS

1. Rezende L, Marques Filho E, Matte CA, Lyra JC. Complicações hepáticas na gravidez. In Bittencourt PL, Zollinger CC, Coelho HSM, Gonçalves LL (eds.). Manual de cuidados intensivos em hepatologia. Barueri: Manole, 2013. p.406-27.
2. Ch'ng CL, Morgan M, Hainsworth I, Kingham JG. Prospective study of liver dysfunction in pregnancy in Southwest Wales. Gut. 2002; 51(6):876-80.
3. Ellington SR, Flowers L, Legardy-Williams JK, Jamieson DJ, Kourtis AP. Recent trends in hepatic diseases during pregnancy in the United States, 2002-2010. Am J Obstet Gynecol. 2015; 212(4):524.e1-7.
4. Bacq Y, Zarka O, Bréchot JF, Mariotte N, Vol S, Tichet J, Weill J. Liver function tests in normal pregnant women and 103 matched controls. Hepatology. 1996; 23(5):1030-4.
5. Ryan JM, Heneghan MA. Pregnancy and the liver. Clinical Liver Disease. 2014; 4(3):51-4.
6. Morali GA, Braverman DZ. Abnormal liver enzymes and ketonuria in hyperemesis gravidarum: a retrospective of 80 patients. J Clin Gastroenterol. 1990; 12(3):303-5.
7. Tordjman G, Tmim Y. Hyperemesis gravidarum: une entité méconnue mais toujours d'actualité. Act Méd Int. Gastroenterol. 2002; 16:85-91.
8. Bergin PS, Harvey P. Wernicke's encephalopathy and central pontine myelinolysis associated with hyperemesis gravidarum. BMJ. 1992; 305(6852):517-8.
9. Perney P, Diaz D, Bauret P, Larrey D, Michel H. Ictère et vomissements gravidiques incoercibles. Gastroenterol Clin Biol. 1993; 17:8757.
10. Hay JE. Liver disease in pregnancy. Hepatology. 2008; 47(3):1067-76.
11. Berkovitch M, Elbirt D, Addis A, Faccini LS, Ornoy A. Fetal effects of metoclopramide therapy for nausea and vomiting of pregnancy. N Engl J Med. 2000; 343(6):445-6.
12. Mukunda BN. Lactic acidosis caused by thiamine deficiency in a pregnant alcoholic patient. Am J Med Sciences. 1999; 317:261-2.
13. Gross S, Librach C, Cecutti A. Maternal weight loss associated with hyperemesis gravidarum: a predictor of fetal outcome. Am J Obstet Gynecol. 1989; 160(4):906-9.
14. Ahmed K, Almashhrawi AA, Rahman RN, Hammoud GH, Ibdah JA. Liver diseases in pregnancy: diseases unique to pregnancy. W J Gastroenterol. 2013; 19:7639-76.
15. Bacq Y, Sentilhes L. Intrahepatic cholestasis of pregnancy: diagnosis and management. Clinical Liver Disease. 2014, 4(3):58-61.
16. Lammert F, Marschal HU, Glantz A, Matern S. Intrahepatic cholestasis of pregnancy: molecular pathogenesis, diagnosis and management. JHepatol. 2000; 33(6):1012-21.
17. Bacq Y, Gendrot C, Perrotin F, Chrétien S, Vie-Buret V, Brechot MC et al. ABCB4 gene mutations and single-nucleotide polymorphisms in women with intrahepatic cholestasis of pregnancy. J Med Genet. 2009; 46(10): 711-5.
18. Bacq Y, Sapey T. Cholestase intrahépatique gravidique. Gastroenterol Clin Biol. 1998; 22:705-13.
19. Bacq Y, Assor P, Gendrot C, Perrotin F, Scotto B, Andres C. Stéatose hépatique aiguë gravidique récidivante. Gastroenterol Clin Biol. 1997; 21:109-15.
20. Joshi D, James A, Quaglia A, Westbrook RH, Heneghan MA. Liver disease in pregnancy. Lancet. 2010; 375(9714):594-605.
21. Lee NM, Brady CW. Liver disease in pregnancy. W J Gastroentrol. 2009; 15(8):897-906.
22. Hammoud GM, Ibdah JA. Preeclampsia-induced liver disfunction, HELLP syndrome and acute fatty liver of pregnancy. Clinical Liver Disease. 2014; 4:69-73.
23. Pourrat O, Pierre F, Magnin G. Hellp syndrome: the ten commandments. Rev Med Interne. 2009; 30(1):58-64.
24. Weinstein L. Syndrome of hemolysis, elevated liver enzymes, and low platelet count: a severe consequence of hypertension in pregnancy. Am J Obstet Gynecol. 1982; 142(2):159-67.
25. Heneghan MA, Selzner M, Yoshida EM, Mullhaupt B. Pregnancy and sexual function in liver transplantation. J Hepatol. 2008; 49(4):507-19.
26. Sookoian S. Liver disease during pregnancy: acute viral hepatitis. Ann Hepatol. 2006; 5(3):231-6.
27. Kwon H, Lok AS. Viral hepatitis and pregnancy. Clinical Liver Disease. 2014; 4(3):55-7.
28. Ichai P, Afonso AMR, Sebagh M, Gonzalez ME, Codés L, Azoulay D et al. Herpes simples virus-associated acute liver failure: a difficult diagnosis with a poor prognosis. Liver Transpl. 2005; 11(12):1550-5.
29. Gervais A, Bacq Y, Bernuau J, Martinot M, Auperin A, Boyer N et al. Decrease in serum ALT and increase in serum HCV RNA during pregnancy in women with chronic hepatitis C. J Hepatol. 2000; 32(2):293-9.
30. Czaja AJ. Special clinical challenges in autoimmune hepatitis: the elderly, males, pregnancy, mild disease, fulminant onset, and nonwhite patients. Semin Liver Dis. 2009; 29(3):315-30.
31. Terrabuio DR, Abrantes-Lemos CP, Carrilho FJ, Cançado EL. Follow-up of pregnant women with autoimmune hepatitis: the disease behavior along with maternal and fetal outcomes. J Clin Gastroenterol. 2009; 43(4):350-6.
32. Heneghan MA, Norris S, O'Grady J, Harrison P, McFarlane I. Management outcome of pregnancy in autoimmune hepatitis. Gut. 2001; 48(1):97-102.
33. Jaczewska I, Olsson R, Hulcrantz R, Broomé U. Pregnancy in patients with primary sclerosing cholangitis. Liver. 1996; 16(5):326-30.
34. Esposti SD. Pregnancy in patients with advanced chronic liver disease. Clinical Liver Disease. 2014; 4(3):62-8.
35. European Association for the study of the liver. EASL Clinical Practice Guidelines: management of cholestatic liver diseases. J Hepat. 2009; 51(2):237-67.

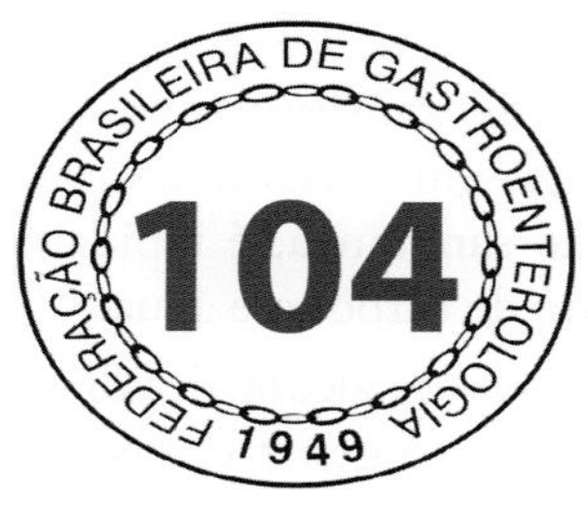

FÍGADO E ÁLCOOL

Edna Strauss

INTRODUÇÃO

No alcoolismo crônico, vários órgãos e sistemas do corpo humano sofrem alterações diversas. Queixas de náuseas e vômitos matinais são comuns quando há uso abusivo de álcool, podendo ou não estar associadas a processos pépticos, ao passo que anorexia e perda de peso, sugerindo doença digestiva, também são encontradas no alcoolismo. O álcool é carcinógeno, sendo que o consumo alcoólico está relacionado com câncer de boca, faringe, laringe e esôfago. Por outro lado, o câncer de fígado, relacionado com o alcoolismo, surge apenas nos pacientes que já desenvolveram cirrose.

O dano alcoólico produzido no fígado é reconhecido desde a Antiguidade, podendo afetar homens e mulheres, adultos e crianças, em diferentes áreas geográficas de todo o mundo. Durante algumas décadas, acreditou-se que o efeito nocivo do álcool sobre o fígado pudesse ser indireto, relacionado com distúrbios nutricionais associados, como as deficiências de colina e metionina.[1] Vários estudos, entretanto, na segunda metade do século XX, demonstraram de forma cabal e definitiva, por meio de análises epidemiológicas, clínicas e fundamentalmente experimentais, os efeitos lesivos diretos do etanol e seus metabólitos.[2]

Mais frequente no sexo masculino, o hábito de ingerir bebidas alcoólicas costuma se iniciar no período da adolescência. Embora o consumo alcoólico possa ser esporádico nos primeiros anos, é muito tênue o limite que separa o "bebedor social" do alcoolista crônico. Com o passar dos anos e a continuidade do hábito, a tendência natural é aumentar a quantidade, quer em volume propriamente dito, quer no uso de bebidas com maiores teores alcoólicos. Assim, sem perceber, o indivíduo ultrapassa o limiar do aceitável, ou tolerável pelo seu organismo, iniciando-se o processo de dano hepatocelular.

A evolução dos conhecimentos sobre os teores alcoólicos necessários ao desenvolvimento de lesão hepática mostrou de maneira definitiva que teores antigamente considerados "seguros" podem ser danosos. Ainda mais marcante tem sido a constatação de que indivíduos não dependentes do álcool, que o utilizam moderadamente, em geral às refeições, sem quaisquer transtornos psicológicos ou sociais, podem vir a desenvolver cirrose hepática, a mais grave das lesões do alcoolismo. Considerando a fórmula a seguir para o cálculo do teor de álcool puro nos diferentes tipos de bebidas, aceita-se, atualmente, que a ingestão média diária superior a 40 g para o homem e 20 g para a mulher é compatível com o desenvolvimento de doença hepática alcoólica.[3]

Em termos práticos, nas principais bebidas consumidas, sejam fermentadas, como vinhos e cervejas, ou diferentes destilados, sabe-se que um drinque corresponde a aproximadamente 20 g de etanol puro, de acordo com as medidas apresentadas a seguir (Tabela 104.1). Esses dados facilitam o cálculo aproximado de ingestão alcoólica, embora seja sempre possível utilizar a fórmula completa, com o cálculo exato do consumo alcoólico, a partir dos conhecimentos de volume e grau alcoólico das bebidas consumidas diariamente.

Fórmula para cálculo da ingestão diária de álcool, na qual k = 0,8:

$$\text{g/dia} = \frac{\text{Volume (mL)} \times \text{k (constante)} \times \text{grau da bebida}}{100}$$

Exemplo: 1 L de aguardente ao dia corresponde a 320 g de etanol:

$$\frac{1.000 \text{ mL} \times 0{,}8 \times 40^{\circ}}{100} = 320 \text{ g}$$

Embora o fígado seja o principal órgão a ser lesado por meio da ingestão excessiva e continuada de etanol, vários outros transtornos, tanto na área orgânica quanto mental e social, fazem da doença alcoólica um grave problema de saúde pública.

METABOLISMO DO ÁLCOOL

O álcool ingerido é rapidamente absorvido no trato digestivo e carreado ao fígado, onde deve sofrer processo de oxidação para ser eliminado como gás carbônico e água. Cerca de 2 a 10% da quantidade absorvida pode ser eliminada pelos pulmões e rins.[4]

São três as possíveis vias metabólicas percorridas pelo etanol para sua oxidação, a saber: (1) sistema da álcool-desidrogenase (ADH), situado no citosol; (2) sistema microssômico (MEOS – *microsomal etanol oxidizing system*) situado no retículo endoplasmático liso; e (3) sistema da catalase, situado nos peroxissomos. Sabe-se que, em humanos, mais de 80% do etanol ingerido é rotineiramente oxidado pelo sistema ADH, sendo que o sistema da catalase é utilizado muito eventualmente.

Qualquer que seja a via metabólica na oxidação do etanol absorvido, ele deve se transformar em aldeído acético e, posteriormente, em acetato. Esse acetato, lançado na circulação sanguínea, é rapidamente transformado em dióxido de carbono e água.[5]

Existem várias isoenzimas da álcool-desidrogenase (ADH) codificadas por oito genes e classificadas em seis classes. Os vários alelos distribuem-se de forma diversa, conforme os grupos raciais, por exemplo, a beta-1 predomina em brancos e negros, e a beta-2, em japoneses e chineses. Esse polimorfismo genético da ADH pode influir tanto no hábito de etilismo quanto nas potencialidades de desenvolvimento de doença hepática. Assim, a maior atividade oxidativa do alelo beta-2-beta-2, frequente nos orientais, ocasiona reações adversas intensas e precoces, que os faz se abster de etanol ou consumi-lo em menores quantidades.[6]

Além do fígado, outros órgãos contêm isoenzimas da ADH, porém, com baixa afinidade pelo etanol, exceto o estômago. Sabe-se que a concentração de álcool no sangue é menor após dose oral, quando comparada a doses semelhantes administradas por via intravenosa, sugerindo papel do estômago no metabolismo de primeira passagem do etanol. Essa pequena proteção contra os efeitos nocivos do etanol no fígado desaparece após gastrectomia, em mulheres jovens (< 50 anos), japoneses, gastrite crônica e uso de drogas como aspirina e bloqueadores H_2.[7]

O consumo crônico de etanol em humanos está associado à proliferação do retículo endoplasmático liso do fígado, local alternativo de oxidação do etanol. O sistema MEOS refere-se coletivamente aos cito cromos capazes de oxidação alcoólica, particularmente o P-450 2E1 (CYP 2E1). Ele passa a ter importância, em comparação ao sistema ADH, apenas quando a ingestão alcoólica se faz cronicamente e em maiores quantidades.

Outro sistema importante no metabolismo do etanol é o da aldeído-desidrogenase (ALDH), responsável pela detoxificação dos aldeídos, transformando o aldeído acético em acetato. De maneira se-

Tabela 104.1 – Concentração alcoólica (em g) de acordo com os principais tipos de bebidas consumidas no Brasil

Bebida alcoólica	Quantidade – "um drinque"	Conteúdo de etanol
Cerveja 4° a 8°	Lata (350 mL)	11,2 a 22,4 g
Vinho 11° a 13°	Taça (150 mL)	13,2 a 15,6 g
Cachaça/destilados 41° a 50°	Dose (50 mL)	16,4 a 20 g

melhante à ADH, existem várias formas moleculares de ALDH, sendo que o processo de oxidação se faz predominantemente na mitocôndria pela ALDH2, com duas variantes, a ALDH2-1, cataliticamente ativa, e a ALDH2-2, cuja atividade metabólica é praticamente nula. No Leste Asiático, esse perfil também predomina em mais de 50% da população, o que também é amplamente responsável pela intolerância ao álcool, e não somente o perfil da ADH.[8] Pessoas homozigotas para o alelo ALDH2-2, não podendo metabolizar o aldeído acético, desenvolvem sintomas desagradáveis como rubor facial, taquicardia e náuseas, em virtude de suas altas concentrações sanguíneas. A ALDH também é inibida pela droga dissulfiram, não recomendada, mas que já foi utilizada no tratamento de pacientes com alcoolismo.[7]

DANO HEPÁTICO CONSEQUENTE AO METABOLISMO DO ETANOL

No processo de oxidação do etanol há uma "sobra" de íons hidrogênio no citosol que altera a homeostase celular. Essa grande quantidade de equivalentes reduzidos resulta, por exemplo, em acidose com menor excreção renal de ácido úrico e hiperuricemia secundária.

Uma das manifestações mais importantes do uso excessivo de álcool é o fígado gorduroso, sendo a lipogênese um dos mecanismos encontrados pelo organismo humano para se desfazer do excesso de íons hidrogênio. A mitocôndria utiliza o hidrogênio como fonte de energia, em detrimento da oxidação dos ácidos graxos que se acumulam no hepatócito.

A intoxicação alcoólica aguda pode causar hipoglicemia, por bloqueio da gliconeogênese, principalmente quando os depósitos de glicogênio hepático estão diminuídos por desnutrição ou nas anormalidades do metabolismo dos hidratos de carbono, sempre relacionada com o jejum prolongado e com a quantidade de álcool ingerida.

Apesar dos eficientes mecanismos de detoxificação do etanol, o excesso de ingestão alcoólica produz acúmulo de aldeído acético ou acetaldeído no fígado. Esse metabólito é uma molécula quimicamente reativa que se liga de modo covalente com proteínas hepáticas, lipídios e ácido desoxirribonucleico (DNA), formando agregados solúveis e insolúveis, que prejudicam várias funções celulares. A união do acetaldeído com cisteína ou glutationa, causando sua depleção, impede a neutralização de radicais livres tóxicos e promove a lipoperoxidação.[9] Além disso, os agregados proteicos são capazes de formar neoantígenos e desenvolver lesão hepática imune mediada. A ativação de células estreladas, também conhecidas como células gordurosas ou células de Ito, promove o aumento de componentes da matriz extracelular e o surgimento de fibrose hepática. Como essas células se encontram no leito sinusoidal, na doença hepática alcoólica, o acúmulo de colágeno, particularmente dos tipos I e III, se faz no espaço perissinusoidal, nas zonas III e II do ácino de Rappaport.

O EIXO FÍGADO-INTESTINO NA DOENÇA HEPÁTICA ALCOÓLICA

Os mecanismos patogênicos para o desenvolvimento de doença hepática pelo álcool são complexos. Efeitos tóxicos diretos do álcool e seus metabólitos em vários tipos de células induzem o surgimento de radicais livres de oxigênio e propiciam o surgimento de diferentes substâncias pró-inflamatórias. Além desses, sabe-se atualmente que os lipopolissacárides (LPS), também conhecidos como endotoxinas, atuam na patogênese da DHA. A fonte de LPS é o intestino, cujo aumento de permeabilidade costuma ser induzido pelo próprio álcool.

Os intestinos são o *habitat* natural de bilhões de microrganismos, que normalmente permanecem em sua luz em virtude da barreira do epitélio mucoso, formando o microbioma intestinal. O alcoolismo crônico e também a cirrose hepática criam uma situação atualmente denominada disbiose, com modificações qualitativas e quantitativas dessa flora intestinal. Alterações da permeabilidade intestinal, além de dismotilidade associadas a essa disbiose, permitem a translocação bacteriana patológica.[10] Os LPS, que compõem a membrana externa de bactérias Gram-negativas, sendo liberados na multiplicação ou morte dos microrganismos, podem normalmente penetrar a mucosa intestinal, em quantidades mínimas, sendo eliminados pelo fígado, mantendo-se a homeostase. No entanto, está bem comprovada a possibilidade de translocação de bactérias da luz dos intestinos para a circulação sanguínea em diferentes situações clínicas.

Na disfunção hepática, ocorre o aumento da permeabilidade da mucosa intestinal com translocação bacteriana patológica. Simultaneamente, a capacidade de remoção de LPS pelo fígado diminui sensivelmente, principalmente na cirrose hepática. Os LPS são captados inicialmente por receptores das células de Kupffer e também em hepatócitos. Dentre eles, destaca-se o receptor *toll-like*, também conhecido como TLR4, o qual propicia a ativação de caminhos metabólicos com liberação de fatores de transcrição, como o fator nuclear kappa beta (NF-κβ), o qual é responsável pelo aumento da produção de citocinas inflamatórias. Além deste, outros caminhos metabólicos também têm sido descritos, todos eles tendo como fator iniciante o excesso de LPS e outros produtos da degradação de bactérias, principalmente em células de Kupffer.[11] Essa ativação das células de Kupffer é considerada atualmente fator central na patogênese da doença hepática produzida pelo álcool.[12]

PATOLOGIA HEPÁTICA NO ALCOOLISMO

A lesão hepática inicial e a mais frequentemente encontrada, quando há consumo agudo ou crônico de etanol, é a esteatose hepática. Sua patogênese, como visto anteriormente, está ligada aos processos bioquímicos de metabolização do etanol. Fundamentalmente, ocorre diminuição na degradação das gorduras, aumento de sua síntese e uma resposta lipoproteica inadequada no transporte da gordura para fora do fígado. Tanto a quantidade quanto o tipo de gorduras da dieta, como os ácidos graxos poli-insaturados, parecem ter importância para o grau de lesão. Na fase de esteatose, encontra-se grandes quantidades de lipídios neutros acumulados no interior dos hepatócitos, com distribuição inicial e preferencial na área centrolobular ou zona 3 de Rappaport. Classicamente, distinguem-se dois tipos de esteatose: a microgoticular e a macrogoticular. Esta última é mais frequente na DHA, podendo as gotas de gordura ser tão grandes, que deslocam o núcleo da célula para a periferia, próximo à membrana. Na atualidade, a intensidade da esteatose costuma ser avaliada semiquantitativamente em três graus,[13] conforme os porcentuais de hepatócitos com gotas de gordura. No grau I, 5 a 33% de hepatócitos contêm gordura, no grau II, 33 a 66%, e no grau III, > 66% de células estão acometidas. Na esteatose hepática, a estrutura lobular do fígado encontra-se inalterada, a fibrose é ausente ou, quando presente, de grau mínimo, restringe-se às veias centrais, não havendo processo inflamatório associado.

A hepatite alcoólica, diferentemente da esteatose, ocorre apenas em casos de etilismo crônico, embora possa ser resultante de uma exacerbação alcoólica recente. A patogênese é multifatorial, e entre os fatores envolvidos cita-se a anoxia, para explicar a predominância da lesão em área centrolobular do fígado, onde os teores de oxigênio são mais baixos. Também a produção de radicais livres durante a oxidação do etanol e do acetaldeído, assim como a formação de agregados proteicos insolúveis (aductos), produzem lesões da membrana hepatocelular. Além do papel central das endotoxinas, já comentado, com aumentos de TNF-alfa (fator de necrose tumoral), IL-6 (interleucina-6), IL-8 (interleucina-8) e várias citocinas, outros fatores são o desenvolvimento de lesão imunológica, com formação de neoantígenos, e linfócitos citotóxicos agredindo as células.[14]

A caracterização de hepatite alcoólica é feita preferencialmente pela análise histopatológica de espécime obtida por biópsia ou necrópsia, embora alguns dados clínicos e laboratoriais possam ser bastante sugestivos desse diagnóstico. Na hepatite alcoólica, ocorre fundamentalmente necrose e/ou degeneração balonizante dos hepatócitos com reação inflamatória, na qual predominam caracteristicamente os polimorfonucleares neutrófilos e presença de fibrose fina entre as células hepáticas. Os processos degenerativos do hepatócito podem ocasionar o surgimento de aglomerados intracelulares de substância hialina, também denominados corpúsculos de Mallory.[15] Assim como na esteatose, todo esse processo ocorre preferencialmente nas áreas centrolobulares, sendo importante o acometimento da veia central ou hepática, que também pode sofrer processo de esclerose hialina, com oclusão parcial ou total. A fibrose costuma se estender aos sinusoides, mostrando aspecto característico, particularmente na zona 3 de Rappaport.[16]

Como apenas 20% dos etilistas crônicos, com quantidade e tempo de etilismo semelhantes, desenvolvem cirrose, é possível afirmar que diferentes fatores, além desses, contribuem para essa evolução. Se for considerado o mesmo espaço de tempo, em média 20 a 40 anos de etilismo, sabe-se que, quanto maior a quantidade de etanol ingerido, maiores são as probabilidades de desenvolvimento de cirrose, podendo chegar a 50% dos casos.

O grande fator patogênico para o desenvolvimento de cirrose é, certamente, a progressão da fibrose. Recentemente, diversos estudos têm elucidado os complexos mecanismos da fibrogênese e, em menor proporção, da possível degradação da matriz extracelular, tanto por ação das colagenases quanto por outros mecanismos.[17] Na cirrose, assim como em outras doenças hepáticas, o dano celular e o processo inflamatório propiciam a evolução para regeneração celular e fibrose.

Na cirrose alcoólica, caracteristicamente, os nódulos de regeneração costumam ser pequenos (micronódulos) e a fibrose que os envolve não é extremamente densa. Nas fases finais da cirrose alcoólica, entretanto, principalmente quando o tempo de abstinência é longo, os dados histopatológicos sugestivos dessa etiologia desaparecem totalmente. Assim, apenas em fases "floridas" ou nas associações com hepatite alcoólica, é possível encontrar, em um mesmo fragmento de fígado, as três fases da DHA: esteatose, hepatite alcoólica e cirrose.

HISTÓRIA NATURAL DA DOENÇA HEPÁTICA ALCOÓLICA (DHA)

A maior parte dos indivíduos que faz uso do álcool acima dos teores relatados anteriormente deverá desenvolver esteatose hepática, etapa inicial da enfermidade. A esteatose alcoólica foi extensamente estudada em animais de experimentação,[14] mas sua real incidência em humanos é difícil de ser calculada. Embora o acúmulo de gordura nas células hepáticas indique alterações metabólicas acentuadas, estas não se traduzem em sintomas clínicos. Apenas a investigação ativa conduz ao diagnóstico.

As evidências histológicas de esteatose costumam desaparecer com 2 a 6 semanas de abstinência, dependendo de sua gravidade. A redução substancial de ingestão alcoólica, sem abstinência total, também é compatível com a regressão da esteatose. A persistência do abuso alcoólico é compatível tanto com a permanência da esteatose quanto com a sua evolução para hepatite alcoólica e cirrose. A degeneração gordurosa dos hepatócitos pode persistir, apesar da abstinência alcoólica, principalmente nos indivíduos obesos e/ou pré-diabéticos.[18]

Aceita-se que após 1 a 3 anos de ingestão alcoólica diária, em níveis acima dos aceitáveis, exista a possibilidade do surgimento de hepatite alcoólica, em fígado previamente com esteatose. As hepatites alcoólicas de manifestação clínica, entretanto, muito frequentemente ocorrem 1 ou 2 décadas após o início do consumo alcoólico, como exacerbação do processo inflamatório em fígado com cirrose já estabelecida.

O papel da hepatite alcoólica na história natural da DHA ainda é controverso. Inicialmente, aceitou-se que ela seria precursora da cirrose, uma etapa quase obrigatória para sua instalação. Vários estudos, entretanto, valorizam outros marcadores histológicos, que podem ou não estar presentes na hepatite alcoólica, como fibrose perissinusoidal, fibrose perivenular ou oclusão de veia terminal. É fundamental ressaltar que o surgimento tanto da hepatite alcoólica quanto de quaisquer dessas outras lesões anatomopatológicas, precursoras da cirrose hepática, pode não ser acompanhado de sintomatologia clínica. Novamente, nessa fase da história natural da DHA, a investigação ativa é indispensável para o diagnóstico do acometimento hepático. Em raras ocasiões, são observadas manifestações clínicas que, unidas aos dados epidemiológicos, podem sugerir DHA, e entre elas febre, icterícia ou dolorimento hepático na hepatite alcoólica ou o surgimento de ascite/hipertensão portal por oclusão de veias terminais, em fase pré-cirrótica.[19]

Pela carência de dados clínicos, o estudo da história natural da hepatite alcoólica necessita de repetidas biópsias hepáticas, sempre difíceis de serem obtidas. Alguns autores, procurando as causas de progressão ou involução da hepatite alcoólica, relacionaram-na com o sexo. Enquanto nas mulheres a progressão para a cirrose foi de 58,3%, independentemente da abstinência alcoólica, nos homens foi de apenas 14,3%, sempre relacionada com a continuidade do alcoolismo. Também a gravidade da lesão anatomopatológica, na hepatite alcoólica, parece ser um fator determinante de progressão para a cirrose. Nos graus leve e moderado não houve progressão, que foi sistemática nos graus mais acentuados.[20]

O desenvolvimento da cirrose alcoólica costuma ser lento e silencioso. Assim, mesmo com cirrose plenamente instalada, o paciente permanece assintomático e não procura auxílio médico. Apenas a investigação ativa é capaz de diagnosticar os casos compensados de cirrose alcoólica. O surgimento de sintoma clínico, ou descompensação, costuma ocorrer em ritmo de 10% ao ano.[21] Em um período de 10 anos, as probabilidades de desenvolver descompensação são de 58%.[21] Tanto nesses estudos quanto em nossa experiência brasileira, o surgimento de ascite é a primeira e a mais comum das descompensações da cirrose alcoólica.[22]

O desenvolvimento de carcinoma hepatocelular, mais frequente no sexo masculino, é um dos agravantes na história natural da cirrose alcoólica, podendo ocorrer em até 26% dos casos.[23] A regeneração hepatocelular, provavelmente associada à abstinência alcoólica, também tem sido referida como um dos fatores que propiciam o surgimento do carcinoma.

A sobrevida de cinco anos em pacientes com cirrose alcoólica, a partir de sua primeira descompensação, costuma ser de 30 a 40%, sendo adversamente influenciada pela continuidade do hábito alcoólico, falência hepatocelular, hipertensão portal ou hepatite alcoólica. Separando cirroses compensadas e descompensadas, a sobrevida de seis anos foi de 56% para o primeiro grupo e de 21% para o segundo. Cerca de 75% dos pacientes com cirrose alcoólica têm nessa doença hepática sua causa de óbito.[24]

DIAGNÓSTICO

A doença hepática alcoólica apresenta-se frequentemente com sintomas inespecíficos: cansaço, perda de peso ou dores abdominais. Grande porcentagem de casos é totalmente assintomática, sendo referida ao especialista após o encontro casual de hepatomegalia e/ou aumento de enzimas hepáticas. Sintomas específicos, como ascite, icterícia, hemorragia digestiva alta e/ou alterações de comportamento por encefalopatia hepática, indicam estágios mais avançados da doença, caracterizando a cirrose descompensada. O diagnóstico clínico da cirrose tem como base dados de história, exame clínico, exames complementares incluindo laboratório e imagem. A confirmação diagnóstica, principalmente nas etapas iniciais de esteatose, hepatite alcoólica ou mesmo na cirrose compensada, era feita apenas com o estudo anatomopatológico. Somente nos casos floridos de cirrose descompensada, com ascite volumosa e/ou severas alterações da coagulação sanguínea, prescindia-se da biópsia hepática. Atualmente, é possível fazer o diagnóstico seguro de esteatose por exame de imagem, que, aliado a dados epidemiológicos de etilismo e eventuais alterações enzimáticas, principalmente a elevação de GGT e/ou níveis de AST mais elevados que os de ALT, sugerem o etilismo como o fator etiológico da hepatopatia. A presença de fibrose hepática tem sido avaliada por marcadores indiretos, tanto com exames biológicos diretos, ligados à matriz extracelular[25] como os marcadores indiretos como o APRI e o FIB-4.[26,27] Além destes, outros tipos de métodos, de natureza mecânica, como a elastografia hepática transitória, mais conhecida como FibroScan®, possibilitam avaliar a fibrose hepática.[28] Embora desenvolvidos inicialmente para avaliação do grau de fibrose na hepatite C, foram extrapolados para outras hepatopatias, com diferentes níveis de corte, na interpretação dos graus de fibrose. Estudo recente comparando dados de biópsia hepática com aqueles do FibroScan® e outros marcadores indiretos mostraram uma acurácia muito boa, ao redor de 90% para o FibroScan® e níveis inferiores para diferentes biomarcadores em hepatopatia alcoólica. Neste estudo, o nível de corte para F3 foi de 10,3 kPa (quilopascais), e para F4, >18 kPa.[29]

HISTÓRIA CLÍNICA

A história de abuso alcoólico nem sempre é fácil de ser obtida. A tendência natural do paciente é minimizar o problema ou negar efetivamente o abuso do álcool, particularmente no sexo feminino. A técnica mais bem-sucedida é aquela que consiste em abordar a ingestão alcoólica como algo natural e questionar inicialmente tipos de bebidas preferidas, para em seguida tentar obter a quantidade correspondente. Em casos mais resistentes, somente após duas ou mais entrevistas, quando já está estabelecida uma boa relação médico-paciente, consegue-se uma avaliação confiável. Em outras ocasiões, entretanto, a procura de cuidados médicos deve-se ao problema alcoólico propriamente dito ou a sintomas a ele relacionados, sendo que a avaliação clínica específica detecta alterações hepáticas.

O diagnóstico de dependência alcoólica é importante tanto para a conduta terapêutica a ser adotada quanto para o prognóstico do paciente. Em nossa experiência clínica, o portador de DHA, que não é um verdadeiro dependente do álcool e se conscientiza dos malefícios que este está lhe causando, cessa imediatamente a ingestão alcoólica, com excelente evolução clínica. O dependente, por outro lado, necessita de tratamento específico para o alcoolismo, paralelamente à conduta para a DHA, já que sem abstinência não há sucesso terapêutico. A simples redução de dose ou o "beber moderado" até poderiam ser utilizados para o não dependente, mas frequentemente é o verdadeiro dependente quem o propõe (ou utiliza), com grandes probabilidades de recidivas e recaídas constantes. A dependência física e psíquica produzida pelo álcool pode ser tão intensa que, alguns pacientes, mesmo com icterícia, ascite e tendo sangrado por varizes de esôfago, continuam ingerindo bebidas alcoólicas, totalmente descrentes de seus efeitos deletérios.

Algumas padronizações de questionários foram propostas, com a intenção de avaliar dependência alcoólica. Naquele de uso psiquiátrico, bastante elaborado, existem dez questões pertinentes, ao passo que o CAGE,[30] por meio de quatro perguntas práticas e simples, procura chegar à definição de dependência, com boa sensibilidade. Comparando o uso dos dois questionários em 300 alcoolistas entrevistados em nosso hospital, encontramos positividade desses questionários em 81 e 87% dos casos, respectivamente, e concluímos que o questionário CAGE é o mais sensível, sendo o psiquiátrico mais específico.[31]

Além da história alcoólica, outros dados clínicos de anamnese devem ser rotineiramente investigados, em particular episódios de icterícia, edemas com aumento de volume abdominal e diminuição da diurese ou, ainda, os diferentes tipos de manifestações hemorrágicas, desde HDA até as frequentes gengivorragias ou petéquias e equimoses. Alterações de comportamento e até internações psiquiátricas podem estar associadas não somente ao etilismo propriamente dito, mas também à cirrose instalada e descompensada por encefalopatia. O passado de hepatite viral, transfusão sanguínea ou uso de qualquer medicamento, além de história familiar de doença hepática, orientam para doenças ou condições associadas.

O conceito de DHA como resultante de intoxicação pelo etanol é apenas parte de um problema maior envolvendo o estilo de vida do paciente, com riscos genéticos e ambientais, os quais estão na origem e na manutenção da doença alcoolismo.[32]

EXAME FÍSICO

Nos pacientes com DHA, o recente consumo alcoólico pode ser diagnosticado principalmente nos estágios de intoxicação alcoólica, tanto pelo odor alcoólico que eles exalam quanto por excitação, tremor e vermelhidão dos olhos. As anormalidades cutâneas do tipo aranhas vasculares e eritema palmar podem ser acompanhadas de baqueteamento dos dedos, contratura de Dupuytren e aumento das parótidas. Embora presentes em casos de cirrose não alcoólica, esses sinais são mais frequentes na DHA, sendo que eritema palmar e aranhas vasculares podem surgir no alcoolista, sem dano celular hepático.

A palpação do abdome é de fundamental importância no indivíduo alcoolista, pois pode sugerir comprometimento hepático mais acentuado. Quando há presença de ascite, eventualmente associada à circulação colateral, deve-se proceder à procura de fígado aumentado, assim como de esplenomegalia, ambos pelas manobras de rechaço. Nessas circunstâncias, a avaliação de consistência do fígado, elemento de grande valia para o estadiamento da doença, pode estar prejudicada. Na esteatose e na hepatite alcoólica, o fígado pode ser palpável, mas sua consistência estará próximo ao normal, enquanto na cirrose, em virtude da fibrose bem mais acentuada, a consistência costuma ser endurecida. A experiência clínica tem levado à suspeita de cirrose, mesmo em indivíduos totalmente assintomáticos, dadas as características da palpação hepática. Por outro lado, a não existência de hepatomegalia ou de hepatoesplenomegalia é possível, sendo relativamente comum, mesmo em casos avançados de cirrose alcoólica.

EXAMES COMPLEMENTARES

Exames laboratoriais são frequentemente utilizados para rastrear dano hepatocelular produzido pelo etanol. Quando o uso ou abuso do álcool é negado, existe a possibilidade de medir concentrações de etanol no ar expirado ou em fluidos orgânicos. Níveis de alcoolemia superiores a 100 mg/100 mL são indicativos de uso atual, ao passo que níveis superiores a 300 mg/100 mL são muito sugestivos de alcoolismo.[33] As alterações metabólicas e os efeitos tóxicos do etanol produzem distúrbios bioquímicos crônicos, que alteram diferentes provas funcionais hepáticas. Embora extremamente úteis no diagnóstico e acompanhamento da DHA, nenhum dos exames é capaz de fornecer subsídios para graduar ou diferenciar as várias etapas da doença: esteatose, hepatite alcoólica e cirrose compensada. A seguir, alguns dos principais testes laboratoriais utilizados na prática clínica.

Gamaglutamiltransferase (GGT)

O aumento de GGT é provavelmente a mais comum entre as alterações bioquímicas produzidas pela ingestão de etanol. A síntese dessa enzima de origem hepática é induzida pelo álcool, independentemente da presença de doença hepatocelular. Os aumentos de GGT são em média de 3 a 5 vezes o seu valor máximo normal, sendo que níveis elevados da enzima têm sido encontrados em até 90% dos grandes consumidores de bebidas alcoólicas.[34] Embora extremamente sensível, esse exame não é específico, ou seja, aumentos de GGT ocorrem também em doenças colestáticas ou quando há uso de diferentes medicamentos e, ainda, em várias doenças hepáticas não alcoólicas. Não há relação entre os níveis de GGT e a intensidade do alcoolismo, sendo que sua normalidade não exclui alcoolismo crônico. Na abstinência alcoólica, os níveis de GGT costumam regredir, mas podem fazê-lo de modo lentamente progressivo. Dependendo da fase mais inicial ou avançada da lesão hepática, pode ou não haver normalização de seus níveis. A recidiva de alcoolismo é facilmente detectada por novos aumentos de GGT.

Aspartato aminotransferase (AST)

Seus níveis, elevados em 45 a 70% dos casos de DHA, costumam variar de 1,1 até 5 vezes o valor máximo normal, não refletindo necessariamente gravidade do dano hepatocelular.[17,34] Como essa enzima está presente também em músculo esquelético e cardíaco, seu aumento pode refletir o dano alcoólico causado a esses músculos, e não necessariamente lesão hepatocelular. A AST mitocondrial (isoenzima) costuma se elevar mais que a citoplasmática em casos de alcoolismo.

A alanina aminotransferase (ALT), por outro lado, eleva-se menos que a AST, quando há ingestão alcoólica, associada ou não à doença hepática, podendo estar discretamente aumentada ou mesmo normal em DHA grave. A ALT é elevada em várias doenças hepáticas, de diferentes etiologias, geralmente em níveis superiores aos da AST. Assim, o índice AST/ALT tem sido apregoado como um bom marcador de etiologia alcoólica, em que índices maiores que 2 ocorrem em cerca de 70% dos casos de hepatite alcoólica ou cirrose alcoólica ativa, sendo também demonstrado que nas hepatites crônicas por vírus a relação AST-ALT é menor que 1.[35] Em tese, sob nossa orientação, comparamos grupos de cirróticos compensados de diferentes etiologias, encontrando relação AST-ALT de 1,29 para a etiologia alcoólica, estatisticamente diferente daquela obtida para o VHC (vírus da hepatite C) e a associação VHC + álcool, respectivamente, de 0,96 e 0,91.[36]

Outros exames laboratoriais

A ingestão alcoólica, pelas profundas alterações produzidas no metabolismo de gorduras, provoca aumento de concentração de lipídios séricos, bem como de triglicerídios. Embora presentes em 70 a 80% dos indivíduos em uso de álcool, esses níveis podem se normalizar após 3 a 7 dias de abstinência. Além disso, na DHA, tanto os níveis de lipídios quanto os de triglicerídios podem ser normais, limitando seu uso clínico como marcador de doença hepática ou mesmo de continuidade do uso do álcool.[37]

As alterações produzidas pelo álcool no metabolismo das proteínas costumam ser inespecíficas, por exemplo, os níveis de albumina, que são normais durante ingestão alcoólica acentuada, decrescendo apenas na cirrose hepática descompensada, porém, sem especificidade para etiologia alcoólica. Anormalidades qualitativas da transferrina sérica em indivíduos com abuso alcoólico crônico têm sido descritas há vários anos. Embora de determinação mais complexa, vários estudos têm demonstrado que a transferrina deficiente em carboidratos é excelente marcador de alcoolismo, particularmente útil nos casos com GGT normal,[38] sendo indicada, atualmente, para dúvidas diagnósticas em medicina forense.

De mais fácil acesso, a observação de macrocitose é relativamente comum em alcoolistas, independentemente da deficiência de folatos ou vitamina B_{12}, sendo atribuída a efeitos tóxicos diretos do etanol sobre os eritrócitos em desenvolvimento. Ela é verificada tanto na ausência quanto na presença de doença hepática, sendo mais frequente no sexo feminino que no masculino. A demora em reverter a alteração do volume corpuscular médio dos eritrócitos, entretanto, dificulta a sua utilização para monitorar abuso ou abstinência de álcool.

Outros marcadores de metabolismo hepático são importantes tanto para a compreensão quanto para a monitoração do dano celular álcool-induzido. Sabendo-se que o uso crônico de etanol induz a geração de radicais livres, com dano peroxidativo de diferentes membranas celulares, marcadores de peroxidação lipídica têm sido utilizados em trabalhos clínicos e experimentais.[39] Em nosso estudo clínico multicêntrico não publicado, avaliando níveis séricos de dois desses marcadores em alcoolistas com esteatose hepática, encontramos redução pós-abstinência tanto do 4-hidroxinonenal (4-HNE) quanto do F2-isoprostano (F2-IP), sendo que o 4-HNE conseguiu diferenciar o grupo placebo daquele tratado com uma mistura de aminoácidos, rica em colina e metionina. Dessa maneira, esses novos marcadores criam possibilidades de avaliar eventual eficácia de diferentes medicamentos na regressão do dano hepático álcool-induzido.

Exame de imagem

Os métodos de imagem, a saber, ultrassom (US), tomografia computadorizada (TC) e ressonância magnética (RM), são muito utilizados para avaliar a presença de esteatose. No entanto, a sugestão de infiltração gordurosa no fígado, por qualquer desses métodos, não define a etapa evolutiva da doença alcoólica. Além de ser difícil quantificar a esteatose hepática pelos métodos de imagem, sua reprodutibilidade ou monitoração evolutiva em exames subsequentes nem sempre é alcançada. A ultrassonografia de fácil acesso e baixo custo é pouco sensível, pois costuma revelar a presença de esteatose apenas nos casos em que mais de 20 ou 30% dos hepatócitos estejam acometidos. De modo semelhante ao que ocorre na doença hepática gordurosa não alcoólica, nenhum dos métodos de imagem é capaz de diferenciar os casos apenas com esteatose de outros com esteato-hepatite ou hepatite alcoólica.

Os métodos de imagem são interessantes em casos clinicamente compensados de cirrose, quando demonstram fígados retraídos, com bordas rombas, alterações grosseiras da textura hepática e/ou sinais de hipertensão portal. Esses dados, fortemente sugestivos de evolução para cirrose, podem, quando presentes de forma consistente, dispensar a realização de biópsia hepática.

Exames endoscópicos

Tanto a endoscopia digestiva alta (EDA) como a colonoscopia podem estar indicadas em pacientes com suspeita de alcoolismo crônico, desde que haja indícios de possível hipertensão portal. Na suspeita de hipertensão portal por cirrose de qualquer etiologia, o padrão-ouro para avaliação da presença de varizes esofágicas e potencial risco de hemorragia digestiva alta é certamente a EDA. Além de diagnosticar, estadiar o grau evolutivo de varizes esofagogástricas e eventualmente já fazer o tratamento adequado, esse exame também pode realizar o diagnóstico da gastropatia da hipertensão portal. Já a colonoscopia é solicitada raramente, pois não são frequentes os sangramentos pelas veias retais em casos de hipertensão portal.

Métodos indiretos de avaliar fibrose hepática

Nos últimos anos, cresceu o interesse em avaliar fibrose hepática por diferentes métodos não invasivos, dispensando a biópsia hepática. Além dos biomarcadores já mencionados, destaca-se a elastografia hepática transitória baseada na emissão de duas ondas, uma delas de ultrassom, também conhecida como FibroScan®, que avalia o grau de rigidez do parênquima hepático, parâmetro indireto da presença de fibrose. Inicialmente desenvolvido para avaliar pacientes com hepatite C crônica, seu uso tem sido estendido a outras doenças do fígado, incluindo a doença alcoólica.[40]

APRESENTAÇÃO CLÍNICO-LABORATORIAL DA DHA

Diante da inexistência de melhor classificação, tentar-se-á caracterizar, do ponto de vista clínico, as três fases detectáveis à anatomia patológica, a saber: esteatose, hepatite alcoólica e cirrose hepática, que correspondem a diferentes estágios evolutivos dos danos produzidos pelo álcool. É bom esclarecer, inicialmente, a grande sobreposição dessas diferentes lesões histopatológicas. Na fase cirrótica, podem coexistir esteatose e hepatite alcoólica, assim como na hepatite alcoólica sem cirrose existe sempre esteatose. Ao diagnosticar esteatose, entretanto, excluem-se as duas lesões evolutivas mais graves. Outro dado interessante é o fato de não haver relação estreita entre o quadro histopatológico e as manifestações clínicas. Embora raramente, o quadro de esteatose pode vir a ser grave, e o de cirrose alcoólica pode ser compatível com ausência de sintomas e longa sobrevida.

Esteatose hepática

O diagnóstico de esteatose hepática costuma ser um achado clínico em paciente assintomático. Por vezes, dolorimento no hipocôndrio direito ou sintomas digestivos inespecíficos acompanham-se de hepatomegalia e aumento de enzimas hepáticas. Muito raramente, a esteatose pode se associar com colestase acentuada ou, ainda, com hiperlipidemia e, mais raramente, com insuficiência hepatocelular.[41]

Na hepatomegalia da esteatose hepática, geralmente discreta, não há relação entre o tamanho do fígado e sintomas clínicos, sendo possível o achado de outros sinais físicos sugestivos de etilismo, como aranhas vasculares, eritema palmar etc. Alguns exames complementares merecem ser avaliados, como hemograma completo, enzimas hepáticas e lipídios séricos. Além da macrocitose, pode surgir discreta plaquetopenia, com aumentos de GGT e triglicerídios. A maior relação AST-ALT, ou o aumento isolado de AST pode fazer parte do quadro laboratorial. Quando a suspeita diagnóstica se iniciou com um exame de imagem, por exemplo, o ultrassom, mesmo na ausência de hepatomegalia ou estigmas físicos de alcoolismo, são interessantes o estudo laboratorial e seu acompanhamento, tanto no caso de abstinência quanto na persistência do consumo alcoólico.

Embora a realização de biópsia hepática seja útil para a confirmação diagnóstica, tem-se o cuidado de apenas indicá-la nas seguintes circunstâncias:

- persistência de enzimas alteradas após 3 a 6 meses de seguimento, com ou sem abstinência alcoólica;
- características palpatórias da hepatomegalia, como maior aumento de consistência do fígado, sugerindo presença de fibrose e/ou cirrose;
- alterações clínicas ou laboratoriais que levantem a hipótese de associação com hepatite alcoólica ou cirrose.

Em trabalhos científicos, com o consentimento informado do paciente, a realização de biópsia hepática permite o acompanhamento evolutivo da doença hepática alcoólica, desde suas fases iniciais, como a esteatose. Na prática clínica, entretanto, raramente se consegue acompanhar ou modificar a história natural dos pacientes que persistem no consumo alcoólico.

Hepatite alcoólica

A hepatite alcoólica tem quadro clínico extremamente variável, usualmente classificado como leve, moderado e grave. Nas formas histologicamente leves ou moderadas, pode haver sintomas inespecíficos em cerca de 60% dos casos, com icterícia em 10 a 15%. As queixas podem ser de: anorexia, fadiga ou dor epigástrica, e os achados de hepatomegalia, com aumentos de enzimas hepáticas. Pelo exposto, verifica-se que o diagnóstico diferencial com a simples presença de esteatose é impossível em bases clínicas. Nos casos de hepatite alcoólica grave, no entanto, os dados clínicos podem ser mais específicos, lembrando insuficiência hepatocelular, ou seja, icterícia, ascite, encefalopatia e hemorragias.

De modo geral, na hepatite alcoólica, os pacientes têm mais queixas que na simples esteatose e apresentam-se com aspecto mais enfermo. A anorexia pode ser intensa e, caracteristicamente, a hepatomegalia costuma ser dolorosa. Também é clássica a referência de uma exacerbação do consumo alcoólico, precedendo o início dos sintomas. Mesmo na ausência de cirrose, pode haver hipertensão portal e, tanto os sangramentos quanto a instalação de encefalopatia hepática, são indicativos de mau prognóstico.

Entre as alterações laboratoriais, além das enzimas hepáticas, da macrocitose, dos lipídios e do aumento de bilirrubinas, pode haver leucocitose acentuada por aumento dos polimorfonucleares, com desvio para formas jovens. É necessário descartar a presença de infecções, na presença ou ausência de febre, embora esse quadro laboratorial se explique apenas pela hepatite alcoólica.

Após a hospitalização, o paciente com hepatite alcoólica grave pode apresentar súbita e acentuada queda do estado geral, verificada também nos exames laboratoriais. A possível explicação para a deterioração do estado geral desses pacientes reside na retirada do álcool, fonte praticamente única de energia desses indivíduos antes da internação, com suas consequências nutricionais e metabólicas. A readaptação à dieta é dificultada por extrema anorexia associada a náuseas e outras manifestações digestivas.

Outro fator complicador na hepatite alcoólica grave é o surgimento de lesões, ao exame de imagem, que sugerem presença de "tumor"; ou mais frequentemente múltiplos tumores.[42] Essa aparência pseudotumoral costuma estar relacionada com intensa hiperplasia regenerativa focal, a qual pode se acompanhar de aumentos de alfafetoproteína sérica, dificultando ainda mais o diagnóstico diferencial com carcinoma hepatocelular.

Na evolução do quadro clínico da hepatite alcoólica grave, outra característica fundamental é a lenta reversão dos sintomas. Embora os maiores índices de mortalidade ocorram nos primeiros 30 a 60 dias após a internação, a recuperação do paciente costuma demorar cerca de 6 meses.[43]

Cirrose hepática

O diagnóstico da cirrose alcoólica, diferentemente das etapas anteriores, pode ser feito por meio de dados clínicos, bioquímicos e de imagem, sem necessidade da biópsia hepática. Isso costuma acontecer nas cirroses descompensadas, ao se apresentarem com ascite, hemorragia digestiva por varizes, icterícia ou encefalopatia hepática. Ajudam no diagnóstico a história de alcoolismo crônico, o exame físico do paciente, as alterações laboratoriais já citadas e características específicas dos exames de imagem, nem sempre presentes nas fases compensadas. No entanto, seria preferível chegar ao diagnóstico antes de qualquer uma dessas descompensações. Todo indivíduo com mais de 10 anos de alcoolismo crônico está em risco de desenvolver cirrose. Esse risco aumenta quando há outras doenças associadas, por exemplo, a concomitância com vírus das hepatites, tanto a hepatite C quanto a hepatite B, que cursam de maneira assintomática. Associações com outras doenças hepáticas, como excesso de ferro, deficiência de alfa-1 antitripsina ou mesmo síndrome metabólica, caracterizada por obesidade, diabete tipo 2, hipertensão arterial e alterações do metabolismo dos lipídios também contribuem para acelerar o desenvolvimento de cirrose hepática, quando associados a alcoolismo.

Em virtude de grande prevalência, a hepatite pelo vírus C (HVC) é a mais estudada dentre essas associações. Vários autores têm demonstrado que a associação de álcool com HVC acelera a progressão da fibrose hepática. O risco aumenta em 2 a 3 vezes nos indivíduos com HVC e álcool, quando comparados à HVC sem álcool. Enquanto a simples ingestão alcoólica > 80 g/dia aumenta o risco de desenvolvimento de carcinoma hepatocelular em 5 vezes, esse risco aumenta para 20 vezes quando a HVC se associa ao álcool.[44]

TRATAMENTO

Os cuidados terapêuticos na DHA passam necessariamente por condutas diversas, visando a abstinência alcoólica, essencial para o sucesso terapêutico. Nos pacientes sem dependência alcoólica, a simples conscientização do problema hepático pode resultar em abandono do hábito etílico. Para os dependentes, infelizmente a maioria dos casos, são necessárias atitudes de apoio tanto médica quanto familiar e social, havendo bons resultados com terapia específica ou grupos de apoio (p. ex., Alcoólicos Anônimos). Medicamentos, como naltrexona podem ser administrados para reduzir o *craving*, ou seja, o desejo incontrolável de consumir a droga. Ele só pode ser dado com o consentimento do paciente, que não pode ter utilizado ou estar tomando qualquer medicação opioide. A experiência da literatura, confirmada em nossos casos, é que a medicação é bem tolerada, mas não elimina totalmente a vontade de beber, funcionando como uma "muleta" ou suporte para os pacientes que estão motivados a se libertar do vício.[45] Diferentemente do dissulfiram, utilizado no passado sem o conhecimento do paciente, causando-lhe sérios efeitos colaterais, essa droga não pode ser administrada pelos familiares. Infelizmente, não são muitos os pacientes alcoolistas que se dispõem a utilizar essa ferramenta terapêutica. Novas drogas vêm sendo investigadas e testadas clinicamente para serem utilizadas em alcoolistas, com a finalidade de evitar o "*craving*", permitindo a abstinência. Além de avaliar eficácia, é fundamental controlar efeitos adversos conforme recente revisão do assunto.[46]

Para o tratamento específico, serão abordadas apenas algumas condutas em relação à esteatose e à hepatite alcoólica. Para esta última, em virtude de grande potencial de morbidade e mortalidade, alguns avanços foram feitos nas últimas décadas.

Esteatose hepática

Como não existem sintomas clínicos, sendo a morbidade e a mortalidade irrelevantes, a conduta mais aceita, quando do diagnóstico de esteatose hepática, é prescrever apenas a abstinência alcoólica, para solucionar o problema do alcoolismo, tentando evitar a progressão da doença. Nos casos raros de esteatose grave, podem ser encontrados sinais de descompensação hepática, com possibilidades de óbito. Como a esteatose advém de um distúrbio no metabolismo dos lipídios e alguns estudos experimentais indicam que os ácidos graxos que se acumulam no fígado são de origem dietética, preconiza-se uma dieta pobre em gorduras.[47] Está demonstrado que a abstinência é o melhor tratamento, e aguarda-se drogas eficazes que possam controlar a esteatose, tanto na doença alcoólica quanto na doença gordurosa hepática não alcoólica.[48]

Hepatite alcoólica

No tratamento da hepatite alcoólica, deve-se levar em consideração suas diferentes etapas clínicas. Formas leves ou mesmo moderadas de hepatite alcoólica diferem de sua forma grave, cujos índices de letalidade variam de 50 a 75% em 1 a 2 meses de evolução. A identificação desse subgrupo de pacientes graves tem sido feita pelo fator discriminante de Maddrey modificado (DF – *discriminant factor*),[49] o qual utiliza o tempo de protrombina em segundos e bilirrubinas totais em mmol/L na seguinte fórmula:

$$DF = 4{,}6 \times [\text{tempo de protrombina - controle (segundos)}] + \text{bilirrubina total (mmol/L)}] \div 17$$

O ponto de corte mais empregado é o 32, pois todos os pacientes que alcançam ou ultrapassam essa pontuação têm grande risco de óbito. Por outro lado, a sobrevida é > 90% nos pacientes com DF < 32.[50] Outros preditores de prognóstico, como o MELD e o escore de Glasgow, também têm sido utilizados com essa finalidade, fornecendo bons resultados.

Nas fases leve e moderada da hepatite alcoólica, a conduta é semelhante àquela descrita para a esteatose. Na hepatite alcoólica grave, entretanto, diferentes medicamentos foram testados. Embora nenhum deles seja universalmente aceito, por não estar demonstrada plena eficácia, vários têm se mostrado benéficos em algumas circunstâncias. Sempre que os mecanismos de ação das medicações em uso não entrarem em conflito, torna-se possível, inclusive, a associação entre elas.

Uma atitude terapêutica rotineira, qual seja a nutrição dos pacientes, adquire características especiais na hepatite alcoólica, particularmente nas suas formas moderada e grave. Assim, o tratamento nutricional passa a ter importância fundamental no prognóstico do paciente. Uma ingestão calórica alta e uma dieta bem balanceada fazem parte dos cuidados essenciais ao paciente. Como vários transtornos digestivos, principalmente anorexia, má digestão e má absorção, dificultam o tratamento nutricional, a via parenteral, com suas eventuais desvantagens, tem sido aventada. Também os suplementos hepáticos, em especial os aminoácidos de cadeia ramificada, podem ser empregados.[51]

Os corticosteroides adrenais têm sido utilizados desde a década de 1970, sendo que vários estudos mostraram eficácia significativa em relação a grupo-controle.[52] Seu uso justifica-se diante de anormalidades tóxicas, inflamatórias e imunológicas da hepatite alcoólica. Como essa terapia também é catabólica, favorecendo infecções e intolerância a carboidratos em indivíduos insulino-dependentes, deve-se administrá-la com muito cuidado a pacientes diabéticos ou pré-diabéticos. Até recentemente ela não estava indicada na concomitância de processos infecciosos, porém, estudos posteriores não demonstraram maior prevalência ou piora das infecções em pacientes utilizando corticoides, o que liberou essa conduta.[53] É fundamental recordar que, tanto na cirrose quanto na hepatite alcoólica grave, a infecção pode estar inaparente, devendo ser cuidadosamente investigada e tratada. As infecções comunitárias, quando da internação do paciente, ocorrem em porcentagens menores (25%), e quando tratadas e controladas não contraindicam o uso dos corticosteroides.[54] O esquema de corticoides aconselhado é de 40 a 60 mg/dia durante 2 a 4 semanas, seguidas de redução de dose. Algumas metanálises de diferentes estudos controlados sugerem que os maiores benefícios com esse tratamento são obtidos no subgrupo de pacientes com associação de hepatite alcoólica e encefalopatia hepática.[54]

Consideradas as eventuais desvantagens do uso de corticosteroides em virtude de seus efeitos colaterais e eventual falta de eficácia terapêutica, um grupo francês de cidade de Lille propôs um novo escore, aplicável durante o tratamento com corticosteroides. Esse grupo teve como embasamento a análise conjunta dos três estudos randomizados utilizando corticosteroides contra placebo, na qual foi verificado que a queda precoce dos níveis de bilirrubinas com sete dias de tratamento podia separar respondedores dos não respondedores aos corticosteroides.[50] Esse escore, além da diminuição dos níveis de bilirrubinas aos sete dias, utiliza idade, níveis séricos de albumina e presença ou ausência de insuficiência renal. Sua fórmula está na internet em: *www.lillemodel.com*. Pacientes com escore de Lille igual ou maior que 0,45 apresentam menor sobrevida aos seis meses de evolução, quando comparados àqueles com escore > 0,45 (24,4 ± 3,8% *versus* 85 ± 2,6%). Assim, esses dados sugerem que é possível suspender a utilização de prednisolona por falta de eficácia terapêutica, com o cálculo do escore de Lille após sete dias de tratamento. Em trabalho mais recente, Mathurin et al. utilizaram o escore de Lille para separar os tipos de resposta ao tratamento com corticoides em: completa – com escore de Lille < 0,16; resposta parcial com Lille entre 0,16 e 0,56 e respondedores nulos com Lille > 0,56.[55] Enquanto os respondedores completos podem usar apenas os corticoides, nos parciais há necessidade de outras drogas, para melhorar o tratamento. Os não respondedores constituem o grupo mais preocupante, para o qual existem indicações específicas de transplante hepático em alguns centros, com bons resultados,[56] mas não totalmente aceito pela maioria, principalmente por não ser possível a abstinência de seis meses, exigida em todos os outros casos.

A pentoxifilina, um inibidor não seletivo da fosfodiesterase, provoca diminuição de citocinas pró-inflamatórias, incluindo o TNF-alfa, e tem sido preconizada no tratamento da hepatite alcoólica grave. Pacientes com DF > 32 foram randomizados para tomar pentoxifilina 400 mg, VO, 3 vezes ao dia durante quatro semanas contra placebo, sendo obtidos melhores resultados de sobrevida em curto prazo nos tratados.[57] O benefício da pentoxifilina parece estar relacionado com o menor desenvolvimento de síndrome hepatorrenal nos pacientes tratados.

Estudo comparando pentoxifilina com placebo em pacientes com cirrose Child-Pugh C (n = 335) não demonstrou melhor sobrevida nos pacientes em uso do medicamento durante seis meses. No entanto, o surgimento de complicações foi significativamente menor no grupo tratado, e a análise estatística revelou que o uso da pentoxifilina foi o único fator independente que provocou esses menores índices de complicações.[58] Na comparação entre corticoides e pentoxifilina, esta última apresentou piores resultados em estudo controlado.[59] A associação dessas três atitudes terapêuticas (terapia nutricional, uso de corticosteroides e pentoxifilina) precisa, ainda, ser clinicamente testada em estudos controlados, embora seja teoricamente possível, já que apresentam diferentes mecanismos de ação. A associação de N-acetilcisteína com corticosteroides parece ter efeito sinérgico com melhora da sobrevida, principalmente por reduzir a prevalência de síndrome hepatorrenal e de infecções.[60]

Para finalizar, serão tecidas algumas considerações sobre o transplante hepático como tratamento definitivo e curativo para esses pacientes. Sabe-se que a evolução pós-transplante em termos de sobrevida é semelhante entre os alcoolistas e não alcoolistas. A grande dúvida é ética, em decorrência da enorme escassez de órgãos para transplante. Nos casos de hepatite alcoólica grave, com grandes índices de mortalidade em seis meses, não há tempo hábil para a necessária abstinência, exigida pela maioria dos centros de transplante, para qualquer paciente que venha a utilizar esse tratamento. Por outro lado, nos casos com cirrose descompensada que preencham os critérios para transplante e se submetam aos testes psicológicos e à abstinência recomendada, a troca do fígado cirrótico por um fígado novo pode ser realizada, com boa sobrevida e grande melhoria da qualidade de vida desses pacientes.[61]

REFERÊNCIAS

1. Best CH, Hartroft WS, Lucas CC, Ridout JH. Liver damage produced by feeding alcohol or sugar and its prevention by choline. Br Med J. 1949; 2:1002-1006, pl.
2. Lieber CS, Leo MA, Mak KM, DeCarli LM, Sato S. Choline fails to prevent liver fibrosis in ethanol-fed baboons but causes toxicity. Hepatology. 1985; 5(4):561-72.
3. Coates RA, Halliday ML, Rankin JG, Feinman SV, Fisher MM. Risk of fatty infiltration or cirrhosis of the liver in relation to ethanol consumption: a case-control study. Clin Invest Med. 1986; 9(1):26-32.

4. Lieber CS. Biochemical factors in alcoholic liver disease. Semin Liver Dis. 1993; 13(2):136-153.

5. Zakhari S. Overview: how is alcohol metabolized by the body? Alcohol Res Health. 2006; 29(4):245-54.

6. Bosron WF, Ehrig T, Li TK. Genetic factors in alcohol metabolism and alcoholism. Semin Liver Dis. 1993; 13(2):126-35.

7. Seitz HK, Egerer G, Simanowski UA, Waldherr R, Eckey R, Agarwal DP et al. Human gastric alcohol dehydrogenase activity: effect of age, sex, and alcoholism. Gut. 1993; 34(10):1433-7.

8. Yoshida A. Differences in the isozymes involved in alcohol metabolism between caucasians and orientals. Isozymes Curr Top Biol Med Res. 1983; 8:245-61.

9. Lieber CS. Role of oxidative stress and antioxidant therapy in alcoholic and nonalcoholic liver diseases. Adv Pharmacol. 1997; 38:601-28.

10. Hartmann P, Seebauer CT, Schnabl B. Alcoholic liver disease: the gut microbiome and liver cross talk. Alcohol Clin Exp Res. 2015; 39(5):763-75.

11. Mandrekar P, Szabo G. Signalling pathways in alcohol-induced liver inflammation. J Hepatol. 2009; 50(6):1258-66.

12. Szabo G, Bala S. Alcoholic liver disease and the gut-liver axis. World J Gastroenterol. 2010; 16(11):1321-9.

13. Kleiner DE, Brunt EM, Van Natta M, Behling C, Contos MJ, Cummings OW et al. Design and validation of a histological scoring system for nonalcoholic fatty liver disease. Hepatology. 2005; 41(6):1313-21.

14. Ramaiah S, Rivera C, Arteel G. Early-phase alcoholic liver disease: an update on animal models, pathology, and pathogenesis. Int J Toxicol. 2004; 23(4):217-31.

15. Schirmacher P, Dienes HP, Moll R. De novo expression of nonhepatocellular cytokeratins in Mallory body formation. Virchows Arch. 1998; 432(2):143-52.

16. Ishak KG, Zimmerman HJ, Ray MB. Alcoholic liver disease: pathologic, pathogenetic and clinical aspects. Alcohol Clin Exp Res. 1991; 15(1):45-66.

17. Mas VR, Fisher RA, Archer KJ, Maluf DG. Proteomics and liver fibrosis: identifying markers of fibrogenesis. Expert Rev Proteomics. 2009; 6(4):421-31.

18. Mantena SK, King AL, Andringa KK, Eccleston HB, Bailey SM. Mitochondrial dysfunction and oxidative stress in the pathogenesis of alcohol-and obesity-induced fatty liver diseases. Free Radic Biol Med. 2008; 44(7):1259-72.

19. Strauss E. Doença hepática alcoólica: diagnóstico e apresentação clínica. In: Gayotto LCC, Alves VAF (eds.). Doenças do fígado e vias biliares. v.2. São Paulo: Atheneu, 2001. p.689-98.

20. Marbet UA, Bianchi L, Meury U, Stalder GA. Long-term histological evaluation of the natural history and prognostic factors of alcoholic liver disease. J Hepatol. 1987; 4(3):364-72.

21. Ginés P, Quintero E, Arroyo V, Terés J, Bruguera M, Rimola A et al. Compensated cirrhosis: natural history and prognostic factors. Hepatology. 1987; 7(1):122-8.

22. Strauss E, Lacet CM, Maffei Jr RA, Cartapatti-Siva E, Fukushima J, Gayotto LCC. Etiologia e apresentação da cirrose hepática em São Paulo: análise de 200 casos. Gastroenterol Endoscopia Digestiva. 1988; 7(4):119-23.

23. Nahon P, Sutton A, Rufat P, Ziol M, Akouche H, Laguillier C et al. Myeloperoxidase and superoxide dismutase 2 polymorphisms comodulate the risk of hepatocellular carcinoma and death in alcoholic cirrhosis. Hepatology. 2009; 50(5):1484-93.

24. D'Amico G, Morabito A, Pagliaro L, Marubini E. Survival and prognostic indicators in compensated and decompensated cirrhosis. Dig Dis Sci. 1986; 31(5):468-75.

25. Rosenberg WM, Voelker M, Thiel R, Becka M, Burt A, Schuppan D et al. Serum markers detect the presence of liver fibrosis: a cohort study. Gastroenterology. 2004; 127(6):1704-13.

26. Wai CT, Greenson JK, Fontana RJ, Kalbfleisch JD, Marrero JA, Conjeevaram HS et al. A simple noninvasive index can predict both significant fibrosis and cirrhosis in patients with chronic hepatitis C. Hepatology. 2003; 38(2):518-526.

27. Vallet-Pichard A, Mallet V, Nalpas B, Verkarre V, Nalpas A, Dhalluin-Venier V et al. FIB-4: an inexpensive and accurate marker of fibrosis in HCV infection. comparison with liver biopsy and fibrotest. Hepatology. 2007; 46(1):32-6.

28. Kim SG, Kim YS, Jung SW, Kim HK, Jang JY, Moon JH et al. The usefulness of transient elastography to diagnose cirrhosis in patients with alcoholic liver disease. Korean J Hepatol. 2009; 15(1):42-51.

29. Fernandez M, Trépo E, Degré D, Gustot T, Verset L, Demetter P et al. Transient elastography using Fibroscan is the most reliable noninvasive method for the diagnosis of advanced fibrosis and cirrhosis in alcoholic liver disease. Eur J Gastroenterol Hepatol. 2015; 27(9):1074-9.

30. Canavan DI. Identifying the alcoholic patient in your patient. N J Med. 1986; 83(2):87-91.

31. Strauss E, Nemoto TC, Borges GT, Cunha AA, Freitas GC, Parrado MAAR. Questionário CAGE versus psiquiátrico na avaliação da dependência alcoólica. GED. 1998; 17:S76.

32. Tsukamoto H. Conceptual importance of identifying alcoholic liver disease as a lifestyle disease. J Gastroenterol. 2007; 42(8):603-9.

33. [No authors listed]. Criteria for the diagnosis of alcoholism. Ann Intern Med. 1972; 77(2):249-58.

34. Wu A, Slavin G, Levi AJ. Elevated serum gamma-glutamyl--transferase (transpeptidase) and histological liver damage in alcoholism. Am J Gastroenterol. 1976; 65(4):318-3.

35. Williams AL, Hoofnagle JH. Ratio of serum aspartate to alanine aminotransferase in chronic hepatitis. Relationship to cirrhosis. Gastroenterology. 1988; 95(3):734-9.

36. Caly WR. Avaliação nutricional e imunológica em pacientes cirróticos: estudo comparativo nas etiologias álcool, vírus da hepatite C e ambas [tese]. São Paulo: Universidade de São Paulo (FMUSP), 1998.

37. McIntyre N. Plasma lipids and lipoproteins in liver disease. Gut. 1978; 19(6):526-530.

38. Reynaud M, Hourcade F, Planche F, Albuisson E, Meunier MN, Planche R. Usefulness of carbohydrate-deficient transferrin in alcoholic patients with normal gamma-glutamyltranspeptidase. Alcohol Clin Exp Res. 1998; 22(3):615-8.

39. Aleynik SI, Leo MA, Aleynik MK, Lieber CS. Increased circulating products of lipid peroxidation in patients with alcoholic liver disease. Alcohol Clin Exp Res. 1998; 22(1):192-6.

40. Nguyen-Khac E, Chatelain D, Tramier B, Decrombecque C, Robert B, Joly JP et al. Assessment of asymptomatic liver fibrosis in alcoholic patients using fibroscan: prospective comparison with seven non-invasive laboratory tests. Aliment Pharmacol Ther. 2008; 28(10):1188-98.

41. Morgan MY, Sherlock S, Scheuer PJ. Acute cholestasis, hepatic failure, and fatty liver in the alcoholic. Scand J Gastroenterol. 1978; 13(3):299-303.

42. Kong K, Kelly JK, Lee SS. Pseudotumor appearance in chronic hepatitis. J Clin Gastroenterol. 1990; 12(4):437-40.

43. Mendenhall CL, Anderson S, Garcia-Pont P, Goldberg S, Kiernan T, Seeff LB et al. Short-term and long-term survival in patients with alcoholic hepatitis treated with oxandrolone and prednisolone. N Engl J Med. 1984; 311(23):1464-1470.

44. Mueller S, Millonig G, Seitz HK. Alcoholic liver disease and hepatitis C: a frequently underestimated combination. World J Gastroenterol. 2009;15(28):3462-71.

45. O'Malley SS, Krishnan-Sarin S, Farren C, O'Connor PG. Naltrexone-induced nausea in patients treated for alcohol dependence: clinical predictors and evidence for opioid-mediated effects. J Clin Psychopharmacol. 2000; 20(1):69-76.

46. Testino G, Leone S, Borro P. Treatment of alcohol dependence: recent progress and reduction of consumption. Minerva Med. 2014; 105(6):447-66.

47. Lieber CS, DeCarli LM. Quantitative relationship between amount of dietary fat and severity of alcoholic fatty liver. Am J Clin Nutr. 1970; 23(4):474-8.

48. Comar KM, Sterling RK. Review article: drug therapy for non-alcoholic fatty liver disease. Aliment Pharmacol Ther. 2006; 23(2):207-15.

49. Carithers RL Jr., Herlong HF, Diehl AM, Shaw EW, Combes B, Fallon HJ et al. Methylprednisolone therapy in patients with severe alcoholic hepatitis: a randomized multicenter trial. Ann Intern Med. 1989; 110(9):685-90.

50. Mathurin P, Mendenhall CL, Carithers RL Jr, Ramond MJ, Maddrey WC, Garstide P et al. Corticosteroids improve short-term survival in patients with severe alcoholic hepatitis (AH): individual data analysis of the last three randomized placebo controlled double blind trials of corticosteroids in severe AH. J Hepatol. 2002; 36(4):480-7.

51. Cabre E, Gonzalez-Huix F, Abad-Lacruz A, Esteve M, Acero D, Fernandez-Bañares F et al. Effect of total enteral nutrition on the short-term outcome of severely malnourished cirrhotics. A randomized controlled trial. Gastroenterology. 1990; 98(3):715-20.

52. Ramond MJ, Poynard T, Rueff B, Mathurin P, Théodore C, Chaput JC et al. A randomized trial of prednisolone in patients with severe alcoholic hepatitis. N Engl J Med. 1992; 326(8):507-12.

53. Louvet A, Wartel F, Castel H, Dharancy S, Hollebecque A, Canva-Delcambre V et al. Infection in patients with severe alcoholic hepatitis treated with steroids: early response to therapy is the key factor. Gastroenterology. 2009; 137(2):541-8.

54. Daures JP, Peray P, Bories P, Blanc P, Yousfi A, Michel H et al. Corticoid therapy in the treatment of acute alcoholic hepatitis. Results of a meta-analysis. Gastroenterol Clin Biol. 1991; 15(3):223-228.

55. Mathurin P, O'Grady J, Carithers RL, Phillips M, Louvet A, Mendenhall CL et al. Corticosteroids improve short-term survival in patients with severe alcoholic hepatitis: meta--analysis of individual patient data. Gut. 2011; 60(2):255-260.

56. Mathurin P, Moreno C, Samuel D, Dumortier J, Salleron J, Durand F et al. Early liver transplantation for severe alcoholic hepatitis. N Engl J Med. 2011; 365:1790-1800.

57. Akriviadis E, Botla R, Briggs W, Han S, Reynolds T, Shakil O. Pentoxifylline improves short-term survival in severe acute alcoholic hepatitis: a double-blind, placebo-controlled trial. Gastroenterology. 2000; 119(6):1637-48.

58. Lebrec D, Thabut D, Oberti F, Perarnau JM, Condat B, Barraud H et al. Pentoxifylline does not decrease short-term mortality but does reduce complications in patients with advanced cirrhosis. Gastroenterology. 2010; 138(5):1755-62.

59. Park SH, Kim DJ, Kim YS, Yim HJ, Tak WY, Lee HJ et al. Pentoxifylline vs. corticosteroid to treat severe alcoholic hepatitis: a randomised, non-inferiority, open trial. J Hepatol. 2014; 61(4):792-8.

60. Nguyen-Khac E, Thevenot T, Piquet MA, Benferhat S, Goria O, Chatelain D et al. Glucocorticoids plus N-acetylcysteine in severe alcoholic hepatitis. N Engl J Med. 2011; 365:1781-1789.

61. Gotardo DR, Strauss E, Teixeira MC, Machado MC. Liver transplantation and quality of life: relevance of a specific liver disease questionnaire. Liver Int. 2008; 28(1):99-106.

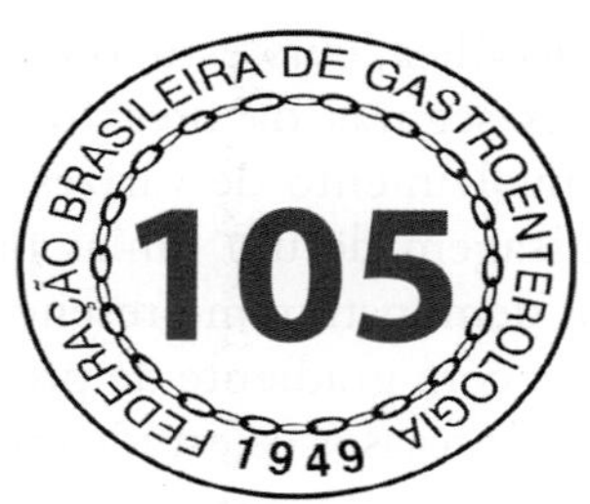

HIPERTENSÃO PORTAL

Edna Strauss

INTRODUÇÃO

A hipertensão portal (HP) é uma síndrome clínica caracterizada pelo aumento de pressão no sistema porta, com consequentes alterações hemodinâmicas esplâncnicas e sistêmicas, que originam as principais complicações das hepatopatias crônicas, tais como hemorragia digestiva alta, ascite e peritonite bacteriana espontânea síndrome hepatorrenal, encefalopatia hepática e síndrome hepatopulmonar. Todas essas complicações clínicas da HP relacionam-se fundamentalmente à formação de veias colaterais e à circulação hiperdinâmica em nível esplâncnico e sistêmico.[1]

Em termos fisiopatológicos, as consequências clínicas da circulação hiperdinâmica são fundamentalmente o aumento da volemia, o aumento do débito cardíaco e a queda da pressão arterial. Embora detectáveis nos estudos hemodinâmicos de qualquer tipo de hipertensão portal, apenas nas fases descompensadas ou terminais da cirrose, as manifestações clínicas da circulação hiperdinâmica tornam-se relevantes. Elas podem se agravar com o tempo ou surgir após episódios de hemorragia digestiva, infecções bacterianas ou uso de medicamentos, como os anti-inflamatórios não esteroides. As consequências mais temidas ou graves da circulação hiperdinâmica traduzem-se clinicamente pela síndrome hepatorrenal ou, então, pela síndrome hepatopulmonar, que deve ser diferenciada da hipertensão portopulmonar, menos frequente, porém, também associada à hipertensão portal.[2]

HEMORRAGIA DIGESTIVA ALTA VARICOSA: CONCEITOS E CONDUTA DIAGNÓSTICO-TERAPÊUTICA

A mais característica das complicações da HP é certamente a hemorragia digestiva alta varicosa (HDAV). Entre as possíveis localizações de veias colaterais unindo o sistema porta à circulação sistêmica, as mais importantes são as varizes gastroesofágicas. As colaterais na região retal podem resultar em varizes hemorroidárias, mas as possibilidades de sangramento são pequenas. O ligamento falciforme, que corresponde à veia umbilical obliterada, pode recanalizar ou surgirem veias paraumbelicais. A síndrome de Cruveilhier-Baumgarten consiste na conexão dessas veias com a circulação sistêmica, pelas veias da parede anterior do abdome, ao redor do umbigo. Além do fluxo hepatofugal, avaliado à ultrassonografia com Doppler, clinicamente, é possível auscultar um ruído nessa região ou visualizar varicosidades superficiais, conhecidas como *caput medusae*.

A prevalência de varizes é de cerca de 30% em pacientes com cirrose compensada e 60% naqueles com doença descompensada.[3] Os fatores preditivos de sangramento por varizes podem estar relacionados ao calibre das varizes, à tensão sanguínea nelas ou, ainda, à presença de sinais vermelhos na sua superfície, indicando fragilidade da parede, além da gravidade da doença hepática, avaliada pela classificação prognóstica de Child-Pugh. Outro parâmetro valorizado em vários estudos é o gradiente de pressão venosa entre a circulação portal e a sistêmica (GPVH), que se torna preditivo de HDAV quando igual ou superior a 12 mmHg[4] (Quadro 105.1).

Nos últimos 10 anos, cresceu a preocupação em evitar o uso de métodos invasivos para diagnóstico de hepatopatias e suas síndromes, como a hipertensão portal. Foram desenvolvidas diferentes técnicas que têm permitido uma abordagem mais racional, evitando procedimentos invasivos, por exemplo, a biópsia hepática, mas também a própria endoscopia digestiva alta. Assim, para a confirmação do diagnóstico de cirrose compensada, sem quaisquer sinais clínicos da doença, a elastografia hepática transitória firmou-se como método com boa acurácia, de ampla utilização em todo o mundo. Tradicionalmente, após esse diagnóstico deveria ser solicitada a endoscopia digestiva alta para avaliar presença ou não de varizes esofágicas, indicativas de hipertensão portal.

Trabalhos recentes sugerem que o rastreamento endoscópico na procura de varizes pode ser postergado em casos de cirrose compensada, quando o resultado do FibroScan® for inferior a 20 kpa associado à contagem de plaquetas superior a 150.000/mm³. Nos centros com acesso fácil ao FibroScan®, o acompanhamento deve ser anual, junto com exames laboratoriais. O aumento da fibrose (em kpa) ou a diminuição das plaquetas indicaria a realização do exame endoscópico.[5,6]

O episódio de hemorragia digestiva por HP apresenta um risco potencial de letalidade, que na última década teve queda de 43 para 14%, quando de melhorias na assistência geral multidisciplinar ao cirrótico. Em nosso meio, a HDAV constitui, ainda, uma das principais causas de mortalidade, não apenas nos cirróticos, mas também nos esquistossomóticos com hipertensão portal. Nos pacientes cirróticos de etiologia alcoólica, cujo estudo angiográfico permite aferições seguras da pressão portal, sabe-se que o desenvolvimento de varizes está condicionado à ultrapassagem de um limiar pressórico. Diversos estudos demonstraram presença de HDAV apenas nos casos com gradiente de pressão superior a 12 mmHg. São escassos os estudos sobre a história natural do sangramento por varizes esofágicas, mas há indícios de que 30% dos pacientes com varizes de médio calibre teriam possibilidade de vir a sangrar, anualmente.[4]

Quadro 105.1 – Fatores de risco independentes para hemorragia digestiva alta varicosa
Varizes grandes
Varizes com sinais vermelhos
Cirrose avançada (Child C)
GPVH ≥ 12 mmHg

O rastreamento e a vigilância de varizes esofágicas, bem como a detecção de varizes gástricas ou ectópicas, são feitos regularmente pela endoscopia digestiva alta. Por se tratar de um método invasivo, diferentes estudos têm procurado avaliar qual o melhor momento para fazer essa intervenção e quais os critérios para fazê-lo. Em diferentes consensos das sociedades de hepatologia e, principalmente, nas reuniões de especialistas da área, como a de Baveno, esses critérios são atualizados. Segundo a reunião de Baveno 6, realizada em 2015, o intervalo de tempo varia tanto com a presença e o tamanho das varizes como eventuais fatores de melhor ou pior prognóstico, como mostrado na Figura 105.1.[7] Na conduta a ser tomada, além do intervalo entre as endoscopias, já se acena para a medida terapêutica preconizada.

CUIDADOS TERAPÊUTICOS EMERGENCIAIS NA HEMORRAGIA DIGESTIVA ALTA VARICOSA

Os cuidados com o paciente durante e/ou logo após episódio hemorrágico devem ser realizados preferencialmente em unidades de terapia intensiva. A ressuscitação volêmica precisa ser criteriosa, mantendo-se a hipovolemia relativa, com níveis de PAS entre 90 e 100 mmHg e frequência cardíaca menor que 100 bpm. A proteção das vias aéreas é mandatória, particularmente naqueles pacientes com diminuição do nível de consciência e/ou hematêmese maciça.[8]

Os casos que venham a utilizar o balão de Sengstaken-Blakemore por hemorragia maciça com instabilidade hemodinâmica não responsiva a volume, certamente, precisam de proteção das vias aéreas. Esse tratamento emergencial deve ser considerado apenas como ponte para o tratamento definitivo, em no máximo 24 horas. Em termos de reposição sanguínea, deve-se ter como alvo níveis de hemoglobina entre 7 e 9 g/dL, dependendo da presença de comorbidades, de sangramento ativo, da idade e do estado hemodinâmico do paciente[4] (Quadro 105.2).

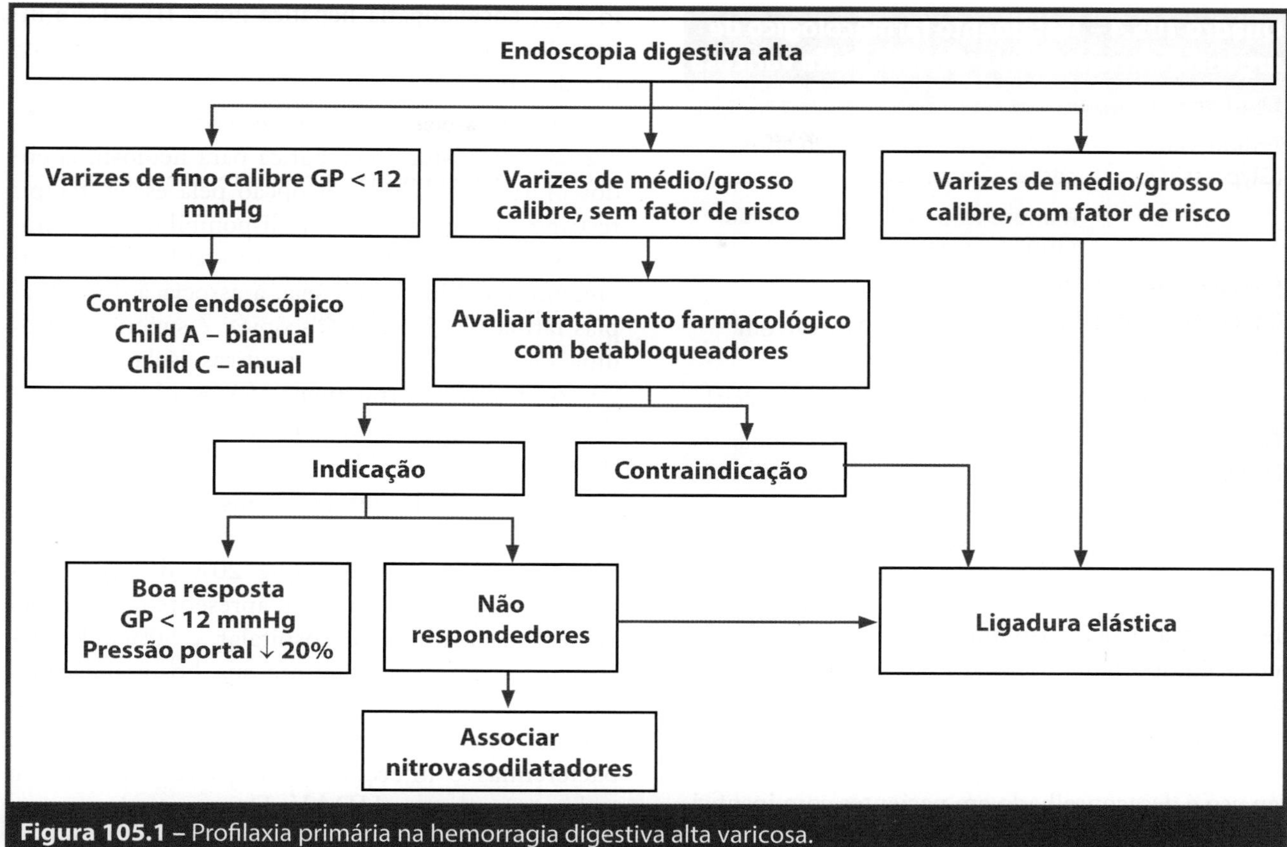

Figura 105.1 – Profilaxia primária na hemorragia digestiva alta varicosa.

Quadro 105.2 – Tratamento de urgência na hemorragia digestiva alta por varizes
Medidas gerais
Atendimento em Unidade de Terapia Intensiva
Reposição volêmica criteriosa → Hb entre 7 e 9 g/dL, dependendo de comorbidades, idade e estado hemodinâmico
Proteção de vias aéreas → mandatória ▪ diminuição do nível de consciência ▪ hemorragia maciça ▪ uso de balão esofágico
Rastrear e prevenir infecções bacterianas

Para estancar a hemorragia por varizes, dois grandes grupos de abordagens são possíveis. Em primeiro lugar, estão as atitudes que visam diminuir os níveis pressóricos no sistema portal, tanto pelo uso de drogas vasoativas como pelo desvio do fluxo portal hipertenso para a circulação sistêmica. A oclusão venosa, utilizada nos tratamentos endoscópicos, é a outra forma de estancar HDAV sem modificar os níveis pressóricos do sistema portal (Quadro 105.3).

Quadro 105.3 – Formas de estancar a hemorragia digestiva alta por varizes
Diminuir pressão e fluxo portais ▪ Vasoconstritores esplâncnicos → pressão ▪ Anastomoses/TIPS → desviam fluxo
Oclusão venosa ▪ Ligadura elástica das varizes ▪ Escleroterapia

Deve-se iniciar o emprego de vasoconstritores esplâncnicos o mais precocemente possível nos pacientes com HDAV, de preferência antes da realização de exame endoscópico. As drogas disponíveis para uso são: terlipressina, somatostatina e octreotide (Quadro 105.4). O uso da vasopressina, mesmo quando associado a nitratos, foi abolido em virtude de seus intensos e frequentes efeitos colaterais sistêmicos. A terlipressina é um análogo de ação prolongada da vasopressina com efeitos colaterais cardiovasculares de menor frequência e intensidade. Seu efeito consiste em reduzir a pressão portal, intravaricosa e do sistema ázigos, com duração aproximada de quatro horas. Daí o seu uso intermitente, em bolo

Quadro 105.4 – Tratamento farmacológico de urgência na hemorragia digestiva alta varicosa

Esquemas terapêuticos	
Terlipressina (Glypressin®)	1 a 2 mg IV 4/4 h até 48 h após cessar sangramento
	Manutenção → 1 mg IV 4/4h durante 2-5 dias
Somatostatina (Stilamin®)	250 mcg em *bolus*
	Manutenção → 250 mcg/h em infusão contínua
	Dobrar a dose → insucesso inicial
Octreotide (Sandostatin®)	50 mcg/h em infusão contínua/48 h
	Manutenção → *bolus* de 100 mcg/8 h (SC) até 5 dias

de 1 a 2 g a cada quatro horas. Entre os efeitos colaterais, é importante destacar as possibilidades de dor abdominal, angina *pectoris*, infarto agudo do miocárdio, bradicardia, isquemia de membros inferiores, isquemia mesentérica e hipertensão arterial. Assim, seu uso é desaconselhado em pacientes com insuficiência coronariana, insuficiência vascular periférica e hipertensão arterial não controlada. A terlipressina é o único vasoconstritor que mostrou melhora da sobrevida no controle da HDAV.[9]

A somatostatina também reduz significativamente a pressão portal, as pressões nas varizes e na veia ázigos. A rápida eliminação da droga exige que se inicie em bolo, seguida de infusão contínua na dose habitual de 250 mcg/kg/hora. Existe um estudo que sugere aumento da eficácia quando se administram 500 mcg/kg/hora.[10] O octreotide é um análogo da somatostatina que provoca redução transitória da pressão portal e previne a elevação pós-prandial da pressão portal.[11] Também pode ser iniciado em bolo de 50 a 100 mcg, seguido de infusão contínua de 20 a 50 mcg/hora. Os principais efeitos colaterais da somatostatina e seu análogo são dor abdominal, diarreia, hiperglicemia e cefaleia. Levando em consideração a eficácia, a tolerância, a segurança e o preço, o uso do vasoconstritor deve ser prolongado por cerca de cinco dias, visando evitar a recidiva hemorrágica, a qual é mais frequente durante esse período.[4]

A endoscopia digestiva alta deve ser realizada dentro das primeiras 12 horas de sangramento em todo paciente com HDAV. Durante a endoscopia diagnóstica e terapêutica, a proteção da via aérea é recomendada quando da presença de sangramento maciço, encefalopatia hepática graus III e IV e insuficiência respiratória, sendo, portanto, dispensável nos demais casos.

A ligadura elástica de varizes esofágicas (LEVE) é a melhor postura terapêutica para hemostasia endoscópica em HDAV. A opção pela escleroterapia restringe-se aos casos de indisponibilidade ou impossibilidade técnica de realização da LEVE. O tratamento combinado, ou seja, a associação das terapias farmacológica e endoscópica, é superior a cada uma das modalidades terapêuticas isoladamente,[12] sendo ideal que o tratamento farmacológico preceda o endoscópico e seja mantido após este último (Quadro 105.5).

As infecções bacterianas constituem causa frequente de morbidade e mortalidade em cirróticos com HDAV. Estima-se que 20% dos pacientes com sangramento varicoso apresentem infecções bacterianas à admissão hospitalar, e 50% deles desenvolvem infecções durante sua hospitalização.[13] Daí a necessidade de rastrear processos infecciosos, particularmente infecção de trato urinário, PBE, bacteremias e infecções do trato respiratório em todo paciente com HDAV. Dessa maneira, o rastreamento deve incluir pelo menos coleta de hemoculturas, punção de líquido ascítico, quando presente, com citologia diferencial e cultura (semeada em balão de hemocultura), sumário de urina e raio X de tórax. O emprego profilático de antibióticos é mandatório, pois reduz a frequência de eventos infecciosos e aumenta a sobrevida nos pacientes tratados, havendo redução de 58% no risco relativo de infecções e de 29% na mortalidade, segundo metanálise do grupo Cochrane.[14] Podem-se empregar quinolonas orais (norfloxacino 400 mg, 2 vezes/dia) ou cefalosporina de 3ª geração (ceftriaxona 1 g, IV/dia), sendo recomendado período de tratamen-

Quadro 105.5 – Medidas específicas na hemorragia digestiva alta por varizes

Esquemas terapêuticos	
Iniciar vasoconstritores esplâncnicos	Precocemente antes do exame endoscópico
Endoscopia digestiva alta	Nas primeiras 12 horas
Tratamento endoscópico	Preferencial LEVE (ligadura elástica) Escleroterapia na indisponibilidade ou impossibilidade técnica de ligadura

to de 7 dias. Pacientes com ascite e/ou desnutrição e/ou encefalopatia hepática e/ou bilirrubina > 3 g/dL devem ser tratados preferencialmente com ceftriaxona intravenosa.[15] Nas instituições hospitalares com alta prevalência de infecções bacterianas resistentes às quinolonas e nos pacientes em prévio uso profilático de quinolonas, o uso profilático das cefalosporinas também é preferencial durante HDA, principalmente nos cirróticos Child B e C.[7]

A HDAV é amplamente reconhecida como fator precipitante de encefalopatia hepática (EH) em cirróticos. O controle do sangramento, que elimina o fator precipitante, associado a medidas gerais de limpeza dos cólons, constitui a melhor medida para profilaxia de EH. Alguns estudos recentes têm demonstrado que tanto a lactulose como a rifaximina previnem a EH em cirróticos com sangramento digestivo,[16,17] embora o último encontro de Baveno (6) não faça ainda sua recomendação formal. Assim, com base nas evidências clínicas disponíveis, não se pode recomendar medicamento profilático, visando a prevenção de encefalopatia hepática em paciente com HDAV.[5]

O tipo mais frequente de insuficiência renal do cirrótico é a azotemia pré-renal, sem lesão glomerular ou tubular, desencadeada por hipoperfusão renal. Muitas vezes, esse tipo é induzido por hemorragia digestiva e por infecções bacterianas. A pronta restauração hemodinâmica pode reverter casos de hipoperfusão leve ou moderada. Casos mais graves podem evoluir para síndrome hepatorrenal ou necrose tubular aguda. Em estudo clássico, a prevalência de IR em pacientes com HDAV foi de 11%, com taxas muito altas de mortalidade (55%).[18] Expansão com coloides está indicada em casos de IR, mas deve ser feita com muito cuidado em HDAV, em virtude das possibilidades de rebote da pressão portal com ressangramento. Em pacientes com HDAV e falência renal aguda, não há dados suficientes para avaliar os benefícios do tratamento com terlipressina e albumina.[19] Diferentes causas de falência renal aguda, principalmente as pré-renais, devem ser afastadas e/ou corrigidas. Porém, empregados os critérios do Clube Internacional de Ascites para o diagnóstico de síndrome hepatorrenal, o uso de vasoconstritores e albumina está indicado.[20]

Outra fonte possível de HDA é a gastropatia da hipertensão portal (GHP), quando os achados endoscópicos podem ser sugestivos, como os aspectos em "mosaico" ou pontos em "cereja" no corpo e no antro gástrico. Achados histológicos de vasos dilatados na submucosa, assim como ectasia da mucosa, concomitantes a escassez ou ausência de sinais inflamatórios, podem ser confirmatórios de GHP. É importante, entretanto, fazer o diagnóstico diferencial com a ectasia vascular gástrica (EVG), que também provoca sangramentos digestivos, eventualmente em cirróticos, porém, sem relação com a hipertensão portal. A gastropatia da hipertensão portal grave, com manifestações clínicas de hemorragia aguda ou perdas sanguíneas crônicas, não responde ao clássico tratamento antiacidez das lesões pépticas. O controle da hipertensão portal, quer com betabloqueadores ou, ainda, derivações cirúrgicas que descomprimam o sistema porta, costuma controlar sangramentos devidos à gastropatia da hipertensão portal.[21]

A inserção de TIPS (do inglês, *transjugular intrahepatic portosystemic shunt*) deve ser considerada nos casos de GHP com dependência de transfusões sanguíneas, nos quais a terapia com BBNS (betabloqueadores não seletivos) esteja contraindicada ou tenha falhado.[7]

FALHA TERAPÊUTICA E OPÇÕES DE TRATAMENTO DE RESGATE

Como ficou bem evidente, o tratamento de primeira linha na HDAV é a combinação dos tratamentos endoscópico e farmacológico, a qual é superior a cada modalidade isoladamente, com eficácia de hemostasia em 80 a 90% dos casos. Portanto, cerca de 10 a 20% dos pacientes não respondem ao tratamento de primeira linha com persistência da HDA ou novas hemorragias.[22] Esse ressangramento nas primeiras 48 horas após o tratamento adequado costuma ser relacionado a alguns fatores tipo estigmas de sangramento recente nas varizes esofágicas, cirróticos classificados como Child-Pugh C, gradiente de pressão entre veia hepática e porta (GPVH) maior ou igual a 20 mmHg, presença de infecções ou trombose de veia porta. Segundo o consenso de Baveno, devem-se considerar falha terapêutica os sangramentos significativos que provocam queda da hemoglobina > 2 g/dL, necessidade de duas ou mais unidades de transfusão sanguínea em 24 horas, ou pulso > 100 bpm e pressão sistólica < 100 mmHg. Uma segunda abordagem endoscópica é frequentemente indicada, precedida ou não de tamponamento esofágico, para que se consiga estabilidade hemodinâmica. É fundamental reenfatizar que a colocação do balão é tratamento de ponte, transitório, para um segundo tratamento endoscópico ou tratamentos de resgate. Atualmente, alguns centros especializados dispõem de próteses esofágicas metálicas autoexpansivas, que têm se mostrado eficazes em estancar HDAV, sendo a opção mais segura nos sangramento refratários, enquanto se espera pelo tratamento definitivo.[23]

Os dois tipos de resgate possíveis são a colocação de TIPS ou o tratamento cirúrgico. A anastomose portossistêmica intra-hepática via transjugular – TIPS é um procedimento vascular invasivo, não cirúrgico, que consiste na criação de uma comunicação no interior do parênquima hepático, unindo o ramo da veia porta com o ramo da veia hepática, por meio de uma prótese vascular expansível, com a finalidade de descomprimir o sistema porta. O TIPS tem sido indicado como tratamento de resgate, após fracasso do tratamento de primeira linha. Entretanto, alguns autores advogam que, diante de pacientes com alto risco de persistência de sangramento, mencionados anteriormente, o TIPS deveria ser indicado precocemente, pois diminui tanto a morbidade como a mortalidade.[24] Existem algumas contraindicações à colocação do TIPS, como encefalopatia hepática, insuficiência cardíaca congestiva, hipertensão pulmonar grave ou infecções sistêmicas. Os efeitos tardios mais preocupantes após o TIPS são a encefalopatia e a disfunção da prótese, em virtude de sua estenose ou oclusão. O controle do calibre da prótese, para evitar encefalopatia e uso de novos modelos de prótese com revestimento interno, propicia menores taxas desses efeitos colaterais.[25]

O tratamento cirúrgico da hipertensão portal em suas diferentes modalidades técnicas, tanto na indicação de urgência como na eletiva, foi muito utilizado até o surgimento e a popularização dos tratamentos endoscópicos. Nos últimos anos, entretanto, os conhecimentos sobre o seguimento tardio do tratamento endoscópico propiciaram um renovado interesse no tratamento cirúrgico.

Vários estudos demonstram que a anastomose portocava terminolateral é eficaz no controle do sangramento e previne a recidiva hemorrágica em quase 100% dos casos. Além disso, não existem diferenças estatisticamente significantes quanto à sobrevida, quando se compara a anastomose portocava ao tratamento clínico, ou à anastomose mesocava. A principal complicação da anastomose portocava é a encefalopatia hepática, sendo difícil estabelecer fatores preditivos que permitam selecionar os pacientes com menores probabilidades de desenvolver encefalopatia.

A seleção da técnica cirúrgica a ser utilizada eletiva e principalmente na emergência é tarefa muito difícil. Para estancar sangramento ativo, as cirurgias de derivação como portocava ou esplenorrenal distal são as preferidas, apesar da possibilidade pós-operatória de encefalopatia.[26] Somente em centros de referência para o tratamento dessa doença são relatadas séries de anastomoses seletivas de urgência.

PROFILAXIA DA HEMORRAGIA DIGESTIVA ALTA VARICOSA

A profilaxia da HDAV pode ser pré-primária, primária ou secundária, também conhecida como tratamento eletivo, após um primeiro episódio de hemorragia. No conceito de profilaxia pré-primária, o objetivo seria evitar o surgimento ou o crescimento de varizes esofágicas. Existem alguns estudos randomizados sobre o tema, sendo que em nenhum deles foi possível comprovar que a utilização precoce do tratamento farmacológico com BBNS seja eficaz.[27]

Por outro lado, quando se avalia o impacto da profilaxia primária na progressão das varizes e na frequência do primeiro sangramento varicoso, o saldo é positivo. Vários estudos e metanálises comprovam os benefícios do uso de BBNS em pacientes com varizes de vários calibres. Existe diminuição significativa de incidência do primeiro sangramento.[28] Avaliando uma coorte de pacientes ao longo do tempo, chega-se à conclusão de que a profilaxia com BBNS tipo propranolol, reduz a mortalidade de pacientes cirróticos com varizes de qualquer tamanho, sem sangramentos prévios.[29]

Os betabloqueadores não seletivos, como propranolol, nadolol ou timolol, induzem a queda do débito cardíaco por sua ação beta-1 e promovem, ainda, vasoconstrição arteriolar esplâncnica, por sua ação beta-2, as quais provocam redução do fluxo venoso e da pressão portal. Porém, a diminuição de 25% no débito cardíaco (ação exclusiva beta-1) não é parâmetro suficiente para avaliar queda eficaz da pressão portal. Assim, as doses precisam ser aumentadas até níveis toleráveis, com frequência cardíaca não inferior a 50 bpm. Diferentemente do uso do propranolol em hipertensão arterial (3 a 4 tomadas ao dia), a metabolização mais lenta do cirrótico possibilita continuidade de eficácia nos intervalos de 12 em 12 horas. Apenas o nadolol com tempo de ação mais prolongado pode ser tomado uma vez ao dia. Quando do uso de propranolol, deve-se iniciar o tratamento com doses baixas de 20 a 40 mg/dia em duas tomadas. De acordo com a experiência adquirida ao longo de 20 anos pela equipe do Hospital Heliópolis na Clínica de Gastroenterologia, cirróticos por doença alcoólica necessitam em média de 120 mg de propranolol ao dia.

As contraindicações aos betabloqueadores não seletivos são: broncoespasmo, psicose, diabéticos insulino-dependentes, bloqueios da condução cardíaca, insuficiência aórtica ou bradicardia constitucional que impossibilite sua utilização. Como efeitos colaterais que impeçam aumento de dose ou levem o paciente à interrupção da droga (15% dos casos) estão: tonturas, cansaço e falta de ar, que podem ocorrer no início ou no aumento de doses e melhoram com sua redução. Além do grande percentual de pacientes excluídos por contraindicações aos betabloqueadores, a aderência de pacientes cirróticos, particularmente os alcoólatras, a tratamento diário e contínuo, tem se mostrado um grande problema (Quadro 105.6).

A ligadura elástica, particularmente por apresentar efeitos colaterais menos deletérios que a escleroterapia, tem sido utilizada como bom método para a profilaxia tanto primária como secundária de sangramento digestivo, principalmente nos casos com sinais de risco iminente de HDAV. A análise de vários ensaios clínicos controlados prospectivos, comparando BBNS à ligadura elástica de varizes em pacientes com alto risco de sangramento, demonstra resultados que favorecem ora o tratamento farmacológico, ora o endoscópico, sendo possível advogar o uso de um ou de outro. Nos consensos, o emprego de BBNS como procedimento clínico menos invasivo, continua sendo a primeira opção para o tratamento profilático, embora a utilização de ligadura elástica seja uma opção válida. Nos casos que apresentam sinais vermelhos em varizes de grande calibre, não existe qualquer dúvida de que seja melhor indicar LEVE de imediato, mas em pacientes com varizes menos calibrosas e sem outros fatores de risco, o tratamento medicamentoso é o preferido. Como as probabilidades de sangramento são bem menores em pacientes com varizes de pequeno calibre, não há consenso sobre a necessidade de BBNS, embora alguns estudos tenham demonstrado vantagens.[30]

Quadro 105.6 – Propranolol na profilaxia da HDAV

Vantagens	Manuseio fácil – VO
	Segurança da droga
	Ausência de intervenção
	Eficácia comprovada
Desvantagens	Aderência – uso contínuo
	Contraindicações
	Não respondedores

Recentemente, alguns autores levantaram a hipótese de ação deletéria do propranolol na sobrevida de pacientes cirróticos com ascite refratária.[31] Surgiu, então, a questão de suspender ou não o uso do propranolol quando de evolução para ascite refratária. Na última reunião do Baveno 6, em 2015, os mesmos especialistas concordaram que, confirmado o diagnóstico de ascite refratária,[32] os BBNS deveriam ser reduzidos ou descontinuados, em casos de: a) queda da pressão sistólica < 90 mmHg; b) hiponatremia (< 130 mEq/L) ou c) lesão renal aguda.[20] Como os diuréticos e os anti-inflamatórios não hormonais podem precipitar essas complicações, devem ser suspensos. Também nas complicações da cirrose, como a hemorragia digestiva e a peritonite bacteriana espontânea (PBE), os BBNS são temporariamente suspensos e reiniciados após normalização do quadro clínico. Não são conhecidas as consequências da interrupção definitiva do uso de BBNS. Porém, caso necessário, deve-se estudar a possiblidade de indicar TIPS, mesmo que a ascite refratária esteja respondendo às paracenteses de repetição.[7]

A profilaxia da primeira hemorragia por ruptura de varizes esofágicas em pacientes cirróticos tem como justificativa básica não apenas as altas taxas de mortalidade, mas também a morbidade inerente ao episódio hemorrágico. A escleroterapia, assim como os métodos utilizados em terapia de resgate, por exemplo os tratamentos cirúrgicos ou o TIPS, não estão indicados na profilaxia primária de HDAV, pois apresentam efeitos colaterais que suplantam eventuais efeitos benéficos.

Após um episódio hemorrágico, deve-se iniciar profilaxia secundária com BBNS a partir do sexto dia. Caso o paciente já estiver fazendo o tratamento medicamentoso, este precisa ser interrompido durante o episódio de HDAV, e reiniciado apenas no sexto dia, ultrapassados os cinco dias iniciais de maiores riscos de recidiva da hemorragia.

A melhor atitude terapêutica para profilaxia secundária de sangramento varicoso em cirróticos tem sido a combinação de LEVE com BBNS. O uso de BBNS deve ser ajustado à dose máxima tolerada, ou seja, àquela que não desencadeia efeitos colaterais no paciente. Os BBNS devem ser utilizados de forma contínua e ininterrupta, uma vez que a suspensão da droga pode induzir a aumento rebote da pressão portal com surgimento de hemorragia.

LEVE é atitude de primeira linha na profilaxia secundária do sangramento digestivo, mas de preferência não deve ser utilizada isoladamente. Como a ligadura elástica não consegue erradicar varizes finas, sua associação com escleroterapia tem sido apregoada por alguns autores, porém, sem demonstrar maior eficácia que a LEVE.

Várias drogas têm sido estudadas, nas quais se demonstra capacidade de baixar a pressão portal, sendo aventadas hipóteses de sua associação aos BBNS. Entretanto, o uso de medicamentos em cirróticos, muitas vezes, com função hepática e de outros órgãos seriamente comprometida, costuma causar efeitos colaterais indesejáveis. Entre esses medicamentos, um dos mais utilizados tem sido o mononitrato de isossorbida. Essa associação estaria indicada para os casos em que a queda da pressão portal é menor que 20% do valor basal. Na impossibilidade prática de contar com essas medidas para fazer uma indicação correta, torna-se difícil manusear esse medicamento, com efeitos circulatórios que podem comprometer a função renal.

Assim como no tratamento de urgência, as terapias de resgate para o caso de insucesso da associação entre BBNS e LEVE continuam sendo a colocação de TIPS ou o tratamento cirúrgico.

Uma das grandes vantagens do tratamento medicamentoso com BBNS é sua capacidade de diminuir a pressão portal e, assim, controlar outras complicações da hipertensão portal. Alguns estudos de coorte, com seguimento prolongado de pacientes em uso de BBNS comparando bons respondedores àqueles sem resposta adequada, demonstraram menores incidências de HDAV, ascite, peritonite bacteriana espontânea, encefalopatia hepática e síndrome hepatorrenal, além de aumento da sobrevida no grupo de bons respondedores ao BBNS.[29,33]

REFERÊNCIAS

1. Strauss E, Ribeiro MFGS. Considerações gerais, fisiopatologia e avaliação da hipertensão portal. In: Mattos AA, Dantas-Correa EB (eds.). Tratado de hepatologia. v.1. Rio de Janeiro: Rubio, 2010. p.439-64.
2. Porres-Aguilar M, Zuckerman MJ, Figueroa-Casas JB, Krowka MJ. Portopulmonary hypertension: state of the art. Ann Hepatol. 2008; 7(4):321-330.
3. D'Amico G. Natural history of cirrhosis. In: AASLD (ed.). Cirrhosis: current challenges and futures directions. San Francisco: AASLD, 2011. p.26-9.
4. Garcia-Tsao G, Bosch J. Management of varices and variceal hemorrhage in cirrhosis. N Engl J Med. 2010; 362(9):823-32.
5. Saad Y, Said M, Idris MO, Rabee A, Zakaria S. Liver stiffness measurement by fibroscan predicts the presence and size of esophageal varices in egyptian patients with HCV related liver cirrhosis. J Clin Diagn Res. 2013; 7(10):2253-7.
6. Schwabl P, Bucsics T, Soucek K, Mandorfer M, Bota S, Blacky A et al. Risk factors for development of spontaneous bacterial peritonitis and subsequent mortality in cirrhotic patients with ascites. Liver Int. 2015; 35(9):2121-8.
7. de Franchis R. Baveno VI Faculty. Expanding consensus in portal hypertension: report of the Baveno VI Consensus Workshop: stratifying risk and individualizing care for portal hypertension. J Hepatol. 2015; 63(3):743-52.
8. Bittencourt PL, Farias AQ, Strauss E, Mattos AA, Pannel of the 1st Brazilian Consensus of Variceal Bleeding, Brazilian Society of Hepatology. Variceal bleeding: consensus meeting report from the Brazilian Society of Hepatology. Arq Gastroenterol. 2010; 47(2):202-16.
9. Goulis J, Burroughs AK. Role of vasoactive drugs in the treatment of bleeding oesophageal varices. Digestion. 1999; 60(Suppl 3):25-34.
10. Moitinho E, Planas R, Bañares R, Albillos A, Ruiz-del-Arbol L, Gálvez C et al. Multicenter randomized controlled trial comparing different schedules of somatostatin in the treatment of acute variceal bleeding. J Hepatol. 2001; 35(6):712-8.
11. Escorsell A, Bandi JC, Andreu V, Moitinho E, Garcia-Pagan JC, Bosch J et al. Desensitization to the effects of intravenous octreotide in cirrhotic patients with portal hypertension. Gastroenterology. 2001; 120(1):161-9.
12. Gluud LL, Klingenberg S, Nikolova D, Gluud C. Banding ligation versus beta-blockers as primary prophylaxis in esophageal varices: systematic review of randomized trials. Am J Gastroenterol. 2007; 102(12):2842-8; quiz 2841, 2849.
13. Deschênes M, Villeneuve JP. Risk factors for the development of bacterial infections in hospitalized patients with cirrhosis. Am J Gastroenterol. 1999; 94(8):2193-7.
14. Soares-Weiser K, Brezis M, Tur-Kaspa R, Leibovici L. Antibiotic prophylaxis for cirrhotic patients with gastrointestinal bleeding. Cochrane Database Syst Rev. 2002; (2):CD002907.
15. Fernández J, Ruiz del Arbol L, Gómez C, Durandez R, Serradilla R, Guarner C et al. Norfloxacin vs ceftriaxone in the prophylaxis of infections in patients with advanced cirrhosis and hemorrhage. Gastroenterology. 2006; 131(4):1049-56; quiz 1285.
16. Wen J, Liu Q, Song J, Tong M, Peng L, Liang H. Lactulose is highly potential in prophylaxis of hepatic encephalopathy in patients with cirrhosis and upper gastrointestinal bleeding: results of a controlled randomized trial. Digestion. 2013; 87(2):132-8.
17. Maharshi S, Sharma BC, Srivastava S, Jindal A. Randomised controlled trial of lactulose versus rifaximin for prophylaxis of hepatic encephalopathy in patients with acute variceal bleed. Gut. 2015; 64(8):1341-2.
18. Cárdenas A, Ginès P, Uriz J, Bessa X, Salmerón JM, Mas A et al. Renal failure after upper gastrointestinal bleeding in cirrhosis: incidence, clinical course, predictive factors, and short-term prognosis. Hepatology. 2001; 34(4 Pt 1):671-6.

19. Krag A, Borup T, Moller S, Bendtsen F. Efficacy and safety of terlipressin in cirrhotic patients with variceal bleeding or hepatorenal syndrome. Adv Ther. 2008; 25(11):1105-40.

20. Angeli P, Ginès P, Wong F, Bernardi M, Boyer TD, Gerbes A et al. Diagnosis and management of acute kidney injury in patients with cirrhosis: revised consensus recommendations of the International Club of Ascites. J Hepatol. 2015; 62(4):968-74.

21. Pérez-Ayuso RM, Piqué JM, Bosch J, Panés J, González A, Pérez R et al. Propranolol in prevention of recurrent bleeding from severe portal hypertensive gastropathy in cirrhosis. Lancet. 1991; 337(8755):1431-4.

22. Fleischer D. Etiology and prevalence of severe persistent upper gastrointestinal bleeding. Gastroenterology. 1983; 84(3):538-43.

23. Zakaria MS, Hamza IM, Mohey MA, Hubamnn RG. The first Egyptian experience using new self-expandable metal stents in acute esophageal variceal bleeding: pilot study. Saudi J Gastroenterol. 2013; 19(4):177-81.

24. Monescillo A, Martínez-Lagares F, Ruiz-del-Arbol L, Sierra A, Guevara C, Jiménez E et al. Influence of portal hypertension and its early decompression by TIPS placement on the outcome of variceal bleeding. Hepatology. 2004; 40(4):793-801.

25. Colombato L. The role of transjugular intrahepatic portosystemic shunt (TIPS) in the management of portal hypertension. J Clin Gastroenterol. 2007; 41(Suppl 3):S344-51.

26. Henderson JM, Boyer TD, Kutner MH, Galloway JR, Rikkers LF, Jeffers LJ et al. Distal splenorenal shunt versus transjugular intrahepatic portal systematic shunt for variceal bleeding: a randomized trial. Gastroenterology. 2006; 130(6):1643-51.

27. Groszmann RJ, Garcia-Tsao G, Bosch J, Grace ND, Burroughs AK, Planas R et al. Beta-blockers to prevent gastroesophageal varices in patients with cirrhosis. N Engl J Med. 2005; 353(3):2254-61.

28. D'Amico G, Pagliaro L, Bosch J. The treatment of portal hypertension: a meta-analytic review. Hepatology. 1995; 22(1):332-54.

29. Abraldes JG, Tarantino I, Turnes J, Garcia-Pagan JC, Rodés J, Bosch J. Hemodynamic response to pharmacological treatment of portal hypertension and long-term prognosis of cirrhosis. Hepatology. 2003; 37(4):902-8.

30. Garcia-Tsao G, Sanyal AJ, Grace ND, Carey W, Practice Guidelines Committee of the American Association for the Study of Liver Diseases; Practice Parameters Committee of the American College of Gastroenterology. Prevention and management of gastroesophageal varices and variceal hemorrhage in cirrhosis. Hepatology. 2007; 46(3):922-38.

31. Sersté T, Melot C, Francoz C, Durand F, Rautou PE, Valla D et al. Deleterious effects of beta-blockers on survival in patients with cirrhosis and refractory ascites. Hepatology. 2010; 52(3):1017-22.

32. Moore KP, Wong F, Gines P, Bernardi M, Ochs A, Salerno F et al. The management of ascites in cirrhosis: report on the consensus conference of the International Ascites Club. Hepatology. 2003; 38(1):258-66.

33. Villanueva C, López-Balaguer JM, Aracil C, Kolle L, González B, Miñana J et al. Maintenance of hemodynamic response to treatment for portal hypertension and influence on complications of cirrhosis. J Hepatol. 2004; 40(5):757-65.

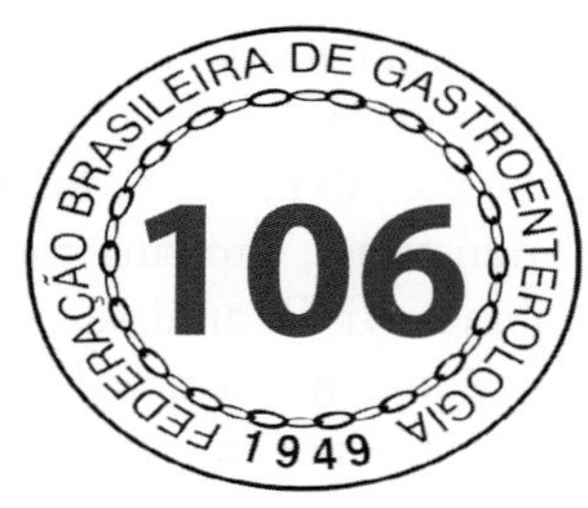

ASCITE E PERITONITE BACTERIANA ESPONTÂNEA

Wanda Regina Caly
Fabiola Rabelo
Daniel Ferraz de Campos Mazo

ASCITE

Introdução

A ascite é a mais frequente das complicações da cirrose hepática, diagnosticada em torno de 50% dos pacientes em um período de observação de dez anos. Além disso, é a complicação mais frequentemente responsável pela admissão hospitalar dos pacientes cirróticos.[1] Uma vez diagnosticada, a probabilidade de sobrevida em 1 ano é de 85%, e naqueles que não respondem à terapia diurética, em torno de 50%, em dois anos. Dessa maneira, em virtude do prognóstico ruim e do prejuízo na qualidade de vida, muitos pacientes são encaminhados para avaliação de transplante de fígado.[2,3] O aparecimento de ascite em paciente sabidamente cirrótico pode resultar da própria progressão da doença, de dano hepático adicional (uso de álcool, hepatite viral, quadros infecciosos etc.) ou mesmo do desenvolvimento de carcinoma hepatocelular.

Fisiopatologia da ascite

Dos mecanismos fisiopatológicos para a formação da ascite, a hipótese mais aceita é a da vasodilatação arterial periférica.[4] Nessa hipótese, a hipertensão portal resultaria em liberação de substâncias capazes de provocar vasodilatação arteriolar em região esplâncnica, que, por sua vez, induziria à redução do volume arterial efetivo e consequente ativação dos sistemas vasoconstritores, renina-angiotensina-aldosterona (SRAA) e sistema nervoso simpático (SNS) e, mais tardiamente, o hormônio antidiurético (ADH). Esses mecanismos seriam induzidos na tentativa de o organismo obter resposta compensatória, com maior retenção de sódio e de água e restabelecimento da homeostase. Entretanto, à medida que a doença avança, a vasodilatação arteriolar se torna mais acentuada, assim como a ativação dos sistemas de vasoconstrição, havendo retenção de sódio e água e formação de ascite e edemas. Esse mesmo mecanismo fisiopatológico ganha ainda maiores proporções nas fases mais tardias da doença, com a ativação extrema desses hormônios e dificuldade de excreção de água livre, surgindo a hiponatremia dilucional. Posteriormente, se a ativação do sistema neuro-humoral resultar em desequilíbrio, em nível renal, de substâncias vasodilatadoras e vasoconstritoras, poderá ocorrer desencadeamento da síndrome hepatorrenal.

Diagnóstico da ascite

A avaliação inicial do paciente com ascite deve incluir história clínica, exame físico, exames laboratoriais de sangue, urina, líquido ascítico (LA) e ultrassonografia abdominal, esta última para diagnóstico de pequenos volumes de ascite não detectados ao exame físico, assim como para estadiamento da doença e rastreamento de carcinoma hepatocelular.

Exame físico

É importante lembrar que a ascite representa evento tardio da doença hepática crônica, de maneira que o paciente provavelmente apresenta também ao exame físico estigmas de cirrose hepática. Ascite de pequeno volume (300 a 1.000 mL) pode ser detectada pelo toque retal, que mostra abaulamento do fundo de saco de Douglas, situação na qual ainda não é detectada pela propedêutica física do abdome em sua face anterior. A presença de abaulamento abdominal deve ser seguida da percussão dos flancos. Caso a quantidade de macicez seja maior que o usual, deve-se testar a presença de macicez móvel, que apresenta 83% de sensibilidade e 56% de especificidade na detecção de ascite. São necessários pelo menos 1,5 L de ascite para promover macicez em flancos. Caso esta não exista, o paciente tem menos de 10% de chance de ter ascite.[3] Somente com o aumento progressivo da quantidade de líquido livre, maior que 5 L, aproximadamente, é que o abdome se abaula e é possível a observação do "semicírculo de Skoda" e o "sinal do piparote". São frequentes também os achados de hérnias inguinais, umbilicais e cicatriciais, edema de membros inferiores e pobre estado nutricional, com consumo de massa muscular. Derrame pleural, geralmente à direita, pode estar presente, assim como indícios da circulação hiperdinâmica (baixa pressão arterial e taquicardia). Ascite em virtude de cardiomiopatia pode mimetizar aquela da cirrose alcoólica. Ajudam na diferenciação, a presença de distensão venosa jugular e o reflexo hepatojugular (na cardiomiopatia cirrótica) e a concentração sérica do peptídio natriurético atrial (BNP).[5]

Análise do líquido ascítico

Fornece importantes informações sobre causa da ascite, presença de infecção e hipertensão portal. Embora a cirrose seja a causa da formação da ascite na maioria dos pacientes, aproximadamente 15% dos casos têm outras causas, e cerca de 5% apresentam causa mista.[3]

No diagnóstico da ascite decorrente da cirrose hepática, devem-se analisar os exames bioquímicos do sangue e os realizados no LA, obtido por punção. Considera-se ideal a obtenção do material sérico e do LA ao mesmo tempo e dentro das primeiras 24 horas da internação do paciente.

Na análise bioquímica do sangue, devem-se solicitar exames que considerem o diagnóstico diferencial das ascites e que avaliem além da função hepática, a função renal, pancreática, tireoidiana e marcadores tumorais, no caso de essa hipótese ser também considerada. Assim, costumam-se solicitar nessa avaliação: hemograma, ureia, creatinina, sódio, potássio, AST, ALT, fosfatase alcalina, gamaglutamil-transferase, proteína total e frações, tempo de protrombina e INR, amilase, glicose, colesterol, triglicérides, desidrogenase lática (DHL), TSH, T4L e outros, se necessário, por exemplo, a dosagem do BNP sérico, na suspeita de ascite por insuficiência cardíaca congestiva,[5] e dos marcadores tumorais, alfafetoproteína, CA-19-9, CEA, na suspeita de carcinoma hepatocelular e carcinomatose peritoneal.

Os pacientes com ascite não devem ter os níveis séricos de CA-125 medidos, pois é um teste inespecífico, que frequentemente está elevado em pacientes com ascite e não auxilia no diagnóstico diferencial.[3]

Na análise bioquímica do LA, consideram-se exames essenciais: proteína total e albumina, glicose e DHL. Ressalta-se que são de importância fundamental as dosagens da proteína total no diagnóstico diferencial das ascites e o da albumina, no cálculo do gradiente de albumina soro-ascite (GASA), uma vez que esse valor tem elevada especificidade de correlação com a hipertensão portal, quando ≥ 1,1g/dL (Quadro 106.1).[6] Outros exames, auxiliadores no diagnóstico diferencial, poderão ser solicitados, por exemplo, marcadores tumorais para exclusão de ascite carcinomatosa e dosagem da amilase e da adenosina deaminase (ADA), nas hipóteses da presença de ascite pancreática e da decorrente da peritonite tuberculosa, respectivamente.

Na avaliação diagnóstica do LA, faz-se necessário também o exame bacteriológico, devendo-se enviar 10 mL de LA em frascos de hemoculturas para cultivo de bactérias aeróbias e anaeróbias. Além desses exames, a análise da leucometria do LA é de extrema importância, uma vez que é considerada o exame-padrão no diagnóstico da peritonite bacteriana espontânea,[1] outra importante complicação da cirrose

Quadro 106.1 – Diagnóstico diferencial da ascite de acordo com o GASA

Gradiente ≥ 1,1 g/dL (Hipertensão portal)	Gradiente < 1,1 g/dL
Cirrose	Carcinomatose peritoneal
Hepatite alcoólica	Peritonite tuberculosa
Ascite cardíaca	Ascite pancreática
Trombose de veia porta	Ascite biliar
Síndrome de Budd-Chiari	Síndrome nefrótica
Metástases hepáticas	Serosite

GASA: gradiente de albumina soro-ascite.

hepática, que será especificamente abordada mais adiante neste capítulo.

Tratamento da ascite

O principal objetivo do tratamento da ascite é atingir balanço negativo de sódio e de água, independentemente do esquema terapêutico utilizado. A restrição sódica na dieta (90 mmol/dia, equivalente a 2,0 g/dia) deve ser realizada em qualquer fase de tratamento, verificando-se que é capaz de resolver *per se* a ascite em 15% dos pacientes com melhor excreção de sódio urinário, normalmente acima de 50 mEq/L.

Considera-se resposta eficaz ao tratamento estipulado, aquele que resulte em perda de peso entre 300 e 500 g/dia, quando o paciente com ascite não apresentar edemas periféricos associados; quando estes estiverem presentes, espera-se perda de peso média entre 800 e 1.000 g/dia. Caso a perda de peso esteja inadequada, a excreção urinária de sódio em 24 horas pode trazer informações úteis. Pacientes com excreção de sódio > 78 mmol/dia e que não estejam perdendo peso estão consumindo mais sódio na dieta que o preconizado de 88 mmol/dia. Esses pacientes não devem ser rotulados como diurético-resistentes, e a dieta hipossódica deve ser enfatizada. Já aqueles que não estão perdendo peso e excretam < 78 mmol/dia de sódio na urina devem ter a dose de diuréticos aumentada (caso já estejam utilizando a medicação adequadamente). Uma amostra aleatória de urina com concentração de sódio maior que a de potássio (razão > 1) correlaciona-se com uma excreção urinária de sódio em 24 horas > 78 mmol/dia, com aproximadamente 90% de acurácia, sendo um teste mais fácil de realização pelo paciente.

Por outro lado, é conhecido o fato de 5 a 10% dos pacientes, apesar da terapia diurética instituída, não apresentarem mobilização satisfatória da ascite, seja por não responderem à dose máxima diurética ou por apresentarem disfunção renal enquanto utilizam doses diuréticas menores. Esse grupo de pacientes é considerado portador de ascite refratária e apresenta indicação de tratamentos alternativos, enquanto aguarda o transplante hepático, terapia definitiva.[6]

Outro ponto importante a ser considerado no tratamento é o fato de, em fases mais avançadas da doença, habitualmente surgir hiponatremia. Assim, a restrição de água na dieta, em média, 1 L/dia, deverá ser instituída apenas quando a dosagem de sódio sérico estiver abaixo de 130 mmol/L. Atualmente, outros agentes terapêuticos, os antagonistas dos receptores da vasopressina, conhecidos como agentes aquaréticos, que agem nos túbulos renais distais, mostraram-se capazes de excretar maiores volumes de água livre, não estando ainda disponíveis comercialmente no Brasil.[7]

O tratamento da ascite poderá ser feito tanto por esquema diurético progressivo, iniciado com apenas uma droga, como na associação de dois diuréticos, sendo o primeiro mais indicado nos casos do primeiro episódio de ascite, ao passo que o combinado é mais indicado para pacientes que já apresentaram descompensação prévia por ascite.

Vale ressaltar que, nos casos de ascite tensa, o tratamento deverá ser iniciado com paracentese volumosa, seguida de reposição por infusão de coloide, sendo a albumina EV, na dose de 8 a 10 g/L acima da retirada de 5 L, o tratamento mais adequado após paracenteses volumosas. A partir daí, inicia-se o tratamento com o esquema diurético convencional.[2] O Quadro 106.2 apresenta a conduta no tratamento da ascite não complicada.

Quadro 106.2 – Conduta no tratamento da ascite não complicada

Medidas gerais	Tratamento da doença de base (p. ex., álcool, hepatite B, hepatite autoimune)
	Evitar anti-inflamatórios não esteroidais (diminui efeito natriurético dos diuréticos)
	Avaliar inclusão em lista de transplante hepático
Tratamento específico	Dieta hipossódica: ▪ 2 g/dia (88 mEq/dia ou 5,2 g de sal dietético por dia) ▪ Evitar dieta hipossódica mais rigorosa (menos palatável e pode comprometer o estado nutricional)
	Diuréticos: ▪ espironolactona 100 mg + furosemida 40 mg (doses de início, VO) ou ▪ espironolactona 100 mg (dose de início, VO) em monoterapia
	Paracentese única de grande volume: ▪ indicada como terapia inicial na ascite tensa. Deve ser seguida de dieta hipossódica e terapia diurética. Reposição intravenosa de albumina se paracentese > 5 L (6 a 8 g por litro de ascite removida)

Fonte: Runyon, 2013[3]; Farias, 2014[5].

Esquema diurético progressivo

Nesse esquema, inicia-se o tratamento com apenas um diurético em doses progressivas, em geral, a espironolactona, mais indicada por agir em túbulos renais distais, inibindo a ação da aldosterona. Nessa opção, o início é feito com dosagens menores, de acordo com o volume da ascite, aumentando-se a dosagem para o dobro a cada quatro dias, de acordo com a resposta apresentada e chegando-se ao máximo de 400 mg/dia. Uma vez não obtida resposta, associa-se, em doses progressivas, a administração da furosemida, que, agindo na alça de Henle, ajuda a excretar o sódio absorvido nos túbulos proximais. Prescrita, inicialmente, em 40 mg/dia, sua dosagem é dobrada a cada 2 a 4 dias, na dependência da resposta diurética, podendo-se atingir a dose máxima de 160 mg/dia.

Esquema diurético combinado

Na opção do início dos dois diuréticos associadamente, observa-se o surgimento de efeitos adversos com maior frequência, assim como a necessidade de redução de doses, embora apresente a mesma eficácia do esquema anterior na resolução da ascite. Nesse esquema, inicia-se com a administração de espironolactona na dose de 100 mg/dia associada à furosemida na dose de 40 mg/dia, e a cada quatro dias, dobram-se as dosagens de ambos, até se atingir a dose máxima de espironolactona em 400 mg/dia e da furosemida em 160 mg/dia, de acordo com a resposta clínica-bioquímica apresentada pelo paciente.[8]

Cabe apontar para o fato de que os efeitos adversos mais comuns da terapia diurética, principalmente na administração associada de ambos os diuréticos, são o surgimento de disfunção renal, encefalopatia hepática, hipo ou hipercalemia, hiponatremia, cãibras e ginecomastia dolorosa.

No caso da presença de ginecomastia dolorosa, normalmente relacionada ao uso da espironolactona, pode-se substituí-la pela administração de amilorida, diurético que também atua nos túbulos distais, em dose de 5 a 10 mg/dia no tratamento das ascites leves a moderadas.[6]

Tratamento da ascite refratária

O tratamento da ascite refratária consiste em medidas alternativas para remoção do LA, uma vez que esses pacientes não apresentam resposta ao tratamento diurético. As alternativas terapêuticas são as paracenteses volumosas, o *shunt* portossistêmico intra-hepático por via transjugular (TIPS), o *shunt* peritoniovenoso e o transplante hepático.[1,9]

As paracenteses volumosas com reposição de albumina representam a terapia-padrão nas ascites refratárias, uma vez que se mostram eficazes e seguras.[9] A utilização de bomba implantada para a remoção automatizada de ascite a partir da cavidade peritoneal na bexiga e a eliminação na urina (*automated low flow pump system*) foi avaliada em estudo multicêntrico, em 41 pacientes com ascite refratária, com redução significante no número médio de paracentese volumosa.[10] Entretanto, questões de segurança e eficácia precisam ainda ser avaliadas com a utilização desse dispositivo.

Importante salientar que, após volumosas retiradas de LA, inicia-se uma disfunção circulatória, e após mais ou menos 12 horas do procedimento as mudanças hemodinâmicas resultam em diminuição do débito cardíaco e ativação do SRAA e do SNS, mais pronunciadamente que antes da paracentese. Essas alterações são assintomáticas e estão relacionadas a maior frequência de hiponatremia e disfunção renal, assim como a menor probabilidade de sobrevida. A principal medida para evitar o aparecimento da disfunção circulatória consiste na administração de coloide EV. Entre os vários expansores estudados, verificou-se que a infusão de albumina endovenosa, na dose de 8 a 10 g/L de LA retirado, acima de 5 L, reduz o surgimento da disfunção circulatória de 80% para 15 a 20%.[1] Outros agentes terapêuticos alternativos, com necessidade de maior número de estudos, apontados para evitar o aparecimento da disfunção circulatória, são: ultrafiltração extracorpórea e reinfusão EV ou intraperitoneal do LA e uso de vasoconstritores, como terlipressina, midodrine e noradrenalina.[9]

PERITONITE BACTERIANA ESPONTÂNEA

Introdução

A peritonite bacteriana espontânea (PBE) é uma das principais complicações infecciosas da cirrose hepática em fase avançada, ocorrendo de 8 a 30% entre os cirróticos hospitalizados com ascite, e mesmo atualmente, com os evidentes progressos no diagnóstico precoce e na terapêutica mais eficaz, ainda é responsável por uma taxa de mortalidade significativa, ao redor de 20%.[11] Entretanto, sua prevalência parece ser significativamente menor entre os pacientes cirróticos ambulatoriais que procuram o hospital para tratamento com paracenteses terapêuticas (3,5%); e nessas ocasiões, parece também ter uma evolução clínica mais favorável.

A PBE é caracterizada pela infecção do LA na ausência de qualquer foco primário de infecção intra-abdominal. Assim, devem ser excluídas causas potenciais de tratamento cirúrgico, como abscesso intraperitoneal, pancreatite aguda, colecistite, diverticulite etc.

A principal via de infecção do LA é a hematogênica. A presença de bacteremia em metade dos casos de PBE sugere que a bactéria chega à circulação sistêmica antes de infectar o LA. Atualmente, é consensual que o principal mecanismo patogênico para o desenvolvimento da PBE se faz a partir da translocação bacteriana, isto é, da passagem de bactéria da flora intestinal para os linfonodos mesentéricos e outros locais extraintestinais, e daí para a corrente sanguínea.[12]

Diagnóstico da PBE

A maioria dos pacientes com PBE apresenta sinais clínicos de irritação peritoneal, com dor à descompressão brusca do abdome, febre e alterações da motilidade gastrointestinal; algumas vezes, com presença de náuseas, vômitos, diarreia ou íleo. Podem surgir, entretanto, somente sinais relacionados à insuficiência hepática, como presença de encefalopatia hepática ou alteração da função renal, sinalizando a presença da PBE.[12] Em algumas ocasiões, os pacientes não apresentam qualquer sintoma ou sinal referente à presença da PBE. Em nossa casuística, 50% dos casos de PBE ocorreram sem sinais clínicos da infecção.[11] A PBE pode ainda se apresentar de forma fulminante, evoluindo para óbito, apesar de o diagnóstico ser prontamente realizado e medidas terapêuticas serem rapidamente aplicadas.

Considerando-se as diversas formas possíveis de apresentação clínica da PBE, recomenda-se que o LA seja puncionado rotineiramente para estudo propedêutico. Essa conduta é particularmente importante quando o paciente relata episódio de hemorragia digestiva alta nos últimos sete dias, evento reconhecido como fator preditivo de desenvolvimento de PBE e de outras infecções.

O diagnóstico laboratorial da PBE é realizado por meio da contagem de polimorfonucleares no LA, que deverá ser ≥ 250/mm^3 de LA, associado à cultura positiva, caracteristicamente monomicrobiana. Entretanto, acima de 60% dos casos com sinais clínicos de PBE e contagem de polimorfonucleares (PMN) > 250/mm^3 de LA a cultura se mantém negativa, apesar do uso de métodos de cultivo mais sensíveis, em frascos de hemocultura, inoculados ao lado do leito do paciente, logo após a paracentese. Nessa variante da PBE, conhecida como ascite neutrocítica cultura negativa, que apresenta evolução clínica similar à PBE clássica, cultura positiva, deve ser aplicada a mesma conduta terapêutica. Para o aumento da probabilidade de isolamento bacteriano, recomenda-se obter amostra de sangue concomitante para hemocultura.

Em algumas situações, o estudo do LA mostra contagem de PMN com < 250/mm^3 e isolamento bacteriano à cultura, variante conhecida como bacterascite. Nesse caso, somente nos pacientes que se apresentarem sintomáticos é que se recomenda o tratamento antibiótico. Como o resultado da leucometria do LA em muitos centros diagnósticos pode demorar horas ou até dias, recentemente, uma alternativa para obtenção de resultados mais rápidos foi realizada com a utilização de fitas de análise urinária, reagentes para esterase leucocitária. Entretanto, embora com resultados de alta sensibilidade e especificidade em alguns estudos, a recomendação é de que seja feita a validação local das fitas antes de sua utilização, além do fato de não ser considerado método que substitua a leucometria do LA, uma vez que alguns estudos mostraram elevada taxa de falso-negativos.[12]

Tratamento

Compreende o tratamento no episódio agudo, da prevenção da recorrência – profilaxia secundária e da profilaxia primária (Figura 106.1). Medidas terapêuticas ainda em discussão serão também abordadas.

Tratamento no episódio agudo

O tratamento antibiótico empírico deverá ser prontamente iniciado, uma vez que se tenha feito o diagnóstico clínico-laboratorial de PBE, mesmo antes de a cultura do LA ser liberada pelo laboratório.

A terapia antibiótica utilizada para o tratamento dessa infecção passou por várias modificações nas últimas duas décadas, embora a estratégia do tratamento sempre fosse a cobertura antibiótica particularmente das bactérias Gram-negativas (BGN), da família dos *Enterobacteriaceae* e dos *Streptococcus* spp., não enterococos, que são as bactérias mais frequentemente isoladas na PBE comunitária.[11]

A partir de 1985 e até os dias atuais, cefotaxima ou outra cefalosporina de 3ª geração foram consideradas antibióticos empíricos de primeira escolha no tratamento dos pacientes cirróticos com PBE, com eficácia aproximada em 90% dos casos. Recomenda-

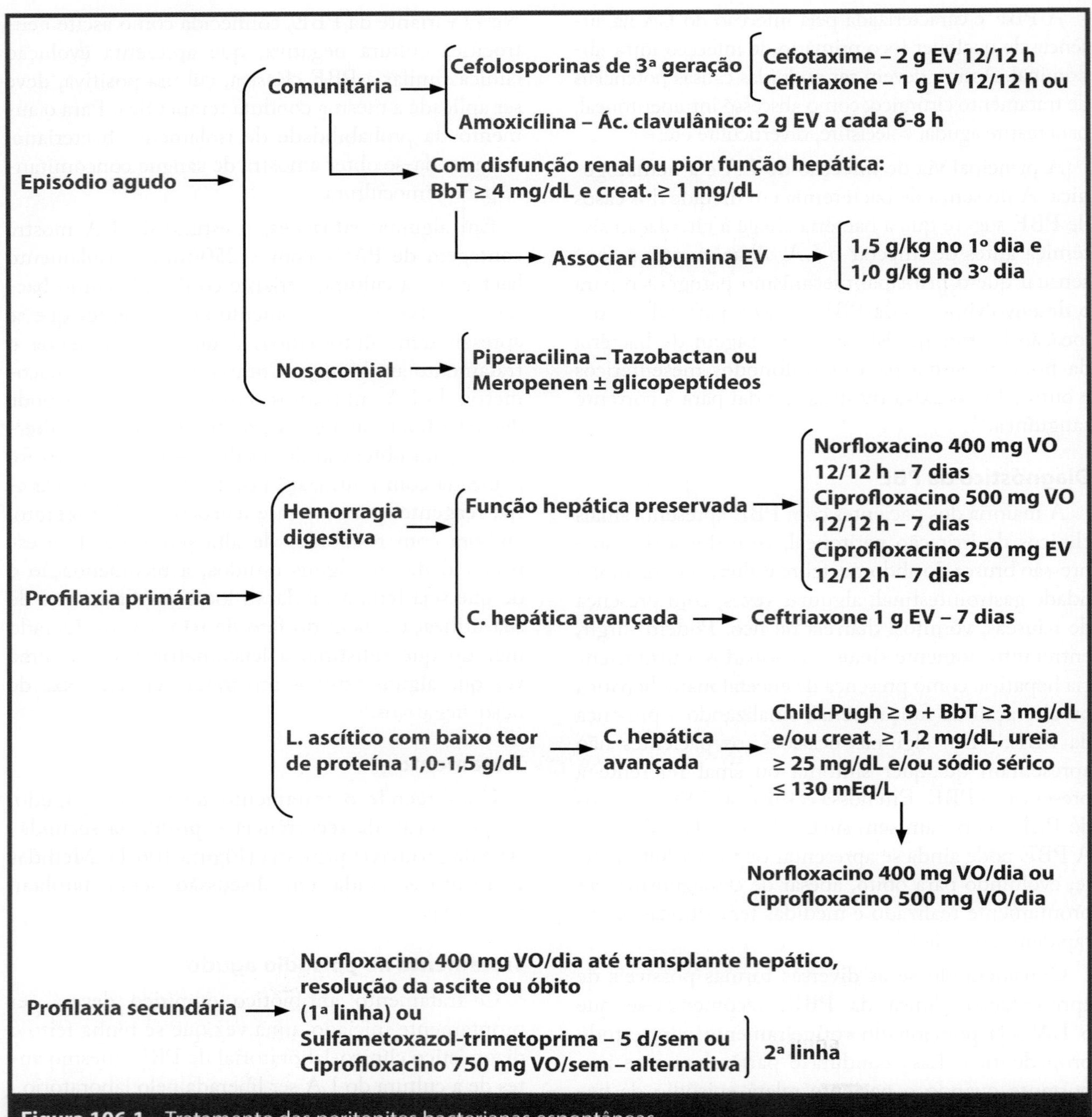

Figura 106.1 – Tratamento das peritonites bacterianas espontâneas.
Fonte: EASL, 2010[2]; Angeloni et al., 2008[14].

se o emprego da cefotaxima na dose mínima de 2 g, a cada 12 horas, por um período mínimo de 5 dias; para isso, leva-se em consideração a evolução clínica do paciente. A paracentese de controle após 48 horas do início do tratamento, embora opcional, pode auxiliar na avaliação da resposta ao antibiótico administrado, aguardando-se um decréscimo de 25% no total de PMN em relação ao número basal, pré-tratamento, nas evoluções satisfatórias.[12]

A possibilidade de tratamento eficaz da PBE por meio de administração de antibióticos por via oral foi outro importante motivo de investigação clínica.

Em trabalho clássico, randomizado e controlado foram avaliados cirróticos com PBE sem complicações, isto é: sem sinais de choque, encefalopatia graus II a IV, creatinina sérica > 3 mg/dL, sem hemorragia digestiva ou sinais de íleo. Foi avaliada a eficácia de ofloxacino via oral (VO), na dose de 400 mg a cada 12 horas *versus* cefotaxima 2 g endovenosa (EV) a cada 6 horas, de 4 a 14 dias. Os resultados mostraram eficácia semelhante entre os grupos estudados com 84 e 85% de resolução nos grupos ofloxacino e cefotaxima, respectivamente, e com taxa de sobrevida hospitalar em ambos os grupos, de 81%. A partir desses resultados, os investigadores sugeriram que um subgrupo de pacientes com PBE comunitária, em melhores condições clínicas e laboratoriais, poderia receber tratamento antibiótico por via oral. Assim, o uso do ofloxacino em pacientes com PBE não complicada tornou-se consensual.[12]

Pacientes com PBE frequentemente desenvolvem mudanças na função circulatória, com diminuição do volume sanguíneo arterial efetivo, associado a uma insuficiência renal em um terço dos casos.

Com a finalidade de controlar essas alterações circulatórias e evitar a insuficiência renal, foi realizado estudo prospectivo, controlado e randomizado para avaliar a eficácia da infusão de albumina endovenosa durante o tratamento da PBE. Os resultados levaram os pesquisadores a sugerir que os pacientes com PBE deveriam receber infusão de albumina EV associada ao tratamento antibiótico.

Atualmente, verifica-se que o grupo de pacientes que mais se beneficia dessa infusão associada à antibioticoterapia é o dos pacientes com PBE e nível sérico de bilirrubina total > 4 mg/dL; ureia > 30 mg/dL e/ou creatinina sérica > 1,0 mg/dL, não havendo necessidade dessa conduta em pacientes com PBE comunitária e sem complicações renais ou encefalopatia.[12,13]

Nos últimos anos, o tratamento estipulado como empírico para tratamento da PBE com cefalosporinas de 3ª geração tem mostrado baixa eficácia (26 a 41%) nas infecções nosocomiais, quando comparado aos episódios comunitários.[14] Mais recentemente, verificou-se que as infecções causadas por bactérias multirresistentes (MR) têm aumentado, sendo relatada em até 22% das PBE nosocomiais[12] e estão associadas a maior incidência de falha terapêutica, rápida piora da função hepática e aumento da mortalidade.[15,16] Essa mudança no perfil bacteriológico tem sido associada à emergência de infecções causadas por *Enterococcus faecium* e *Staphylococcus aureus* meticilino-resistentes e *Enterobacteriaceae* produtoras de betalactamase de espectro estendido (ESBL), que são resistentes aos antibióticos empíricos. Esse novo perfil de apresentação das PBE nosocomiais tem levado vários autores à sugestão de tratar tal tipo de infecção com piperacilina/tazobactam ou carbapenêmicos associados ou não à glicopeptídeo, na dependência do padrão epidemiológico de resistência local.[17,18] Assim, os fatores de risco apontados para o desenvolvimento de infecções por bactérias MR mais frequentes são: hospitalização nos últimos três meses, internação em unidade de terapia intensiva, tratamento prévio com antibiótico com betalactâmico, terapia profilática prolongada com norfloxacino e recente infecção por bactéria MR.[15,17]

Ressalta-se, ainda, o fato de atualmente se verificar que a resistência maior às cefalosporinas de 3ª geração aplica-se não somente às PBE comunitárias e às associadas aos sistemas de saúde, com taxas de 7,1% e 21,1%, respectivamente, podendo chegar a 40,9% nas infecções nosocomiais.[19] Considera-se de extrema importância o conhecimento desse novo perfil de apresentação bacteriológica das PBE, visto que as bactérias isoladas nas infecções nosocomiais têm resistência aos betalactâmicos em cerca de 33 a 78% dos casos, além do encontro de maior mortalidade nas PBE com bactérias MR que naquelas sensíveis às cefalosporinas de 3ª geração.[16] Dessa maneira, visto que atualmente as cefalosporinas de 3ª geração são resistentes ao tratamento de grande número de casos de PBE, seu uso parece ser mais apropriado somente nas PBE comunitárias.[14,20]

Tratamento profilático

A utilização dos antibióticos profiláticos em cirróticos está associada ao fato de o conhecimento das infecções bacterianas nesses pacientes ser, em sua maioria, decorrente dos bacilos Gram-negativos. Assim, a utilização dos não absorvíveis ou pouco absorvíveis por via oral eliminaria seletivamente os bacilos Gram-negativos da flora intestinal, com preservação de bactérias aeróbias e anaeróbias. Dentre os já utilizados com essa finalidade nos pacientes cirróticos, destacam-se a sulfametoxazol-trimetoprima, o ciprofloxacino e o norfloxacino; entretanto, o uso continuado do norfloxacino, o antibiótico mais amplamente usado, resultou em desenvolvimento de bactérias quinolona-resistentes na flora dos cirróticos.[18]

Profilaxia primária

Nesse grupo, incluem-se os pacientes com cirrose e alta incidência de PBE e outras infecções, como os pacientes admitidos com quadro de hemorragia digestiva e que nunca apresentaram episódio anterior de PBE. Aproximadamente 20% deles já se apresentam infectados à admissão, e 50% desenvolverão infecção durante a hospitalização. A profilaxia antibiótica nessas ocasiões tem sido recomendada pela Associação Europeia para o Estudo do Fígado (EASL).[2]

Metanálise, mais recentemente, avaliou cinco estudos que utilizaram tratamentos com antibióticos profiláticos administrados por via oral e/ou endovenosa, durante episódio de hemorragia digestiva, incluindo quinolonas: norfloxacino, ofloxacino ou ciprofloxacino. Os resultados mostraram não haver diferença entre a terapêutica oral ou EV em termos de eficácia, tendo sido verificada redução significativa na incidência de infecções, sem diagnóstico de PBE em 95% dos pacientes tratados *versus* 87% naqueles sem tratamento. Com base nesses resultados, recomenda-se a utilização preferencial de norfloxacino na dose de 400 mg, VO ou por sonda nasogástrica, a cada 12 horas, por período de 7 dias, em razão da facilidade de administração e do baixo custo da medicação.[12]

Outro grupo de pacientes no qual sempre foi discutível o benefício de administração profilática de antibióticos na prevenção de PBE é formado pelos cirróticos que apresentam LA com teor de proteína total < 1,0 g/dL. Metanálise incluindo sete estudos comparando a profilaxia primária *versus* placebo ou nenhum tratamento mostrou que o risco relativo para desenvolvimento de PBE e mortalidade foi menor nos pacientes que receberam antibiótico profilático que naqueles com placebo ou sem tratamento.[21] Mais recentemente, em estudo em que norfloxacino e placebo foram utilizados por período prolongado em pacientes com elevado risco de desenvolvimento de PBE, portadores de proteína no LA < 1,5 g/dL e outros fatores de maior gravidade, como escore de Child-Pugh ≥ 9, bilirrubina total elevada, disfunção renal e/ou presença de hiponatemia, o uso da quinolona diminuiu, de forma significativa, a probabilidade de desenvolvimento da PBE e aumentou a probabilidade de sobrevida em 3 e 12 meses.[12] Em outra metanálise mais recente, envolvendo três estudos, foi verificada a importância e a eficácia do uso de quinolonas na profilaxia primária de cirróticos com essas características, para prevenir o desenvolvimento da PBE e diminuir a taxa de mortalidade,[22] recomendação feita também pela EASL.[2]

Recorrência – profilaxia secundária

Os pacientes que já apresentaram episódio prévio de PBE têm probabilidade de recorrência em 1 ano de 69% e sobrevida média ao redor de 9 meses, beneficiando-se do tratamento profilático. Estudo clássico mostrou significativa redução de recorrência de PBE em 1 ano de evolução, de 68% no grupo placebo para 20% no grupo tratado com o uso da quinolona. Atualmente, adota-se a conduta do uso continuado de norfloxacino após um episódio prévio de PBE até que o paciente não apresente mais ascite, evolua para o óbito ou receba o transplante hepático, indicado formalmente após um episódio de PBE.[12]

O uso continuado do norfloxacino, o antibiótico mais amplamente utilizado na profilaxia primária e secundária, previne infecções causadas pelas BGN, mas não aquelas causadas por cocos Gram-positivos. Dessa maneira, estudos recentes nos últimos anos têm mostrado aumento do número de PBE causada por bactérias Gram-positivas na maioria resistentes à quinolona. A sulfametoxazol-trimetoprima não se mostra boa alternativa nas situações de resistência às quinolonas, uma vez que também há aumento da taxa de PBE causada por BGN resistentes à sulfa (44 a 72%), tornando-se, junto com as quinolonas de uso continuado, fator de risco para desenvolvimento de infecções por bactérias MR.

Desse modo, preconiza-se o uso profilático do norfloxacino apenas em pacientes com risco elevado de desenvolver PBE, por exemplo, naqueles com episódio prévio dessa infecção. Parece coerente a sua utilização nos pacientes que, além da dosagem de proteína total no LA < 1,0 g/dL, apresentarem dosagem de bilirrubina total sérica > 3,2 mg/dL e contagem plaquetária < 98.000/mm^3 de sangue. Nessas condições, foi verificada probabilidade de 55% de PBE em 1 ano de seguimento.[12]

Mais recentemente, alguns estudos têm relatado que a rifaximina, também antibiótico de largo espectro contra bactérias Gram-positivas e negativas do trato gastrointestinal, apresentou baixo risco de resistência bacteriana e resultou, no uso profilático de longa duração, em menor probabilidade de desenvolvimento de PBE, podendo se tornar alternativa promissora.[23]

Outras terapias profiláticas em discussão

Verificando-se que o tratamento prolongado com o uso de quinolonas e antibióticos alternativos tem ocasionado surgimento de bactérias a elas resistentes, outras medidas profiláticas estão sendo procuradas. Estudos experimentais têm demonstrado que supercrescimento bacteriano e translocação bacteriana podem ser reduzidos na dependência da aceleração do trânsito intestinal, seja com o uso de cisaprida ou propranolol. Tratamento com lactobacilos tem sido relatado para corrigir supercrescimento bacteriano potencialmente patogênico.[13] Novas pesquisas são necessárias para que essas opções terapêuticas sejam utilizadas na prática médica.

Outra classe de medicação estudada, relacionada ao desenvolvimento de infecções/PBE e que merece algum comentário foi a dos inibidores de bomba de prótons (IBP), amplamente empregados nos pacientes cirróticos. Metanálise mostrou que eles aumentam o risco de desenvolvimento de infecções bacterianas por aumentarem supercrescimento bacteriano no intestino delgado e permeabilidade intestinal.[24] Entretanto, estudo mais recente mostrou que, embora os IBP possam ser um fator contribuinte para desenvolvimento da PBE, o fator determinante ainda é o estágio da doença de base.[25] Dessa maneira, a prescrição desses medicamentos pode ser mantida para os cirróticos, sempre que bem indicada.

De acordo com os conhecimentos atuais, verifica-se a importância de encontrar tratamento profilático alternativo de longa duração, que evite desenvolvimento de resistência antibiótica e suas graves consequências.

REFERÊNCIAS

1. Runyon BA; AASLD Practice Guidelines Committee. Management of adult patients with ascites due to cirrhosis: an update. Hepatology. 2009; 49(6):2087-107.
2. European Association for the Study of the Liver. EASL clinical practice guidelines on the management of ascites, spontaneous bacterial peritonitis, and hepatorenal syndrome in cirrhosis. J Hepatol. 2010; 53(3):397-417.
3. Runyon BA; AASLD. Introduction to the revised American Association for the Study of Liver Diseases Practice Guideline management of adult patients with ascites due to cirrhosis 2012. Hepatology. 2013; 57(4):1651-3.
4. Schrier RW, Arroyo V, Bernardi M, Epstein M, Henriksen JH, Rodés J. Peripheral arterial vasodilation hypothesis: a proposal for the initiation of renal sodium and water retention in cirrhosis. Hepatology. 1988; 8(5):1151-7.
5. Farias AQ, Silvestre OM, Garcia-Tsao G, da Costa Seguro LF, de Campos Mazo DF, Bacal F et al. Serum B-type natriuretic peptide in the initial workup of patients with new onset ascites: a diagnostic accuracy study. Hepatology. 2014; 59(3):1043-51.
6. Moore KP, Wong F, Gines P, Bernardi M, Ochs A, Salerno F et al. The management of ascites in cirrhosis: report on the consensus conference of the International Ascites Club. Hepatology. 2003; 38(1): 258-66.
7. Ginès P, Cárdenas A. The management of ascites and hyponatremia in cirrhosis. Semin Liver Dis. 2008; 28(1):43-58.
8. Santos J, Planas R, Pardo A, Durández R, Cabré E, Morillas RM et al. Spironolactone alone or in combination with furosemide in the treatment of moderate ascites in nonazotemic cirrhosis. A randomized comparative study of efficacy and safety. J Hepatol. 2003; 39(2):187-92.
9. Senousy BE, Draganov PV. Evaluation and management of patients with refractory ascites. World J Gastroenterol. 2009; 15(1): 67-80.
10. Bellot P, Welker MW, Soriano G, von Schaewen M, Appenrodt B, Wiest R et al. Automated low flow pump system for the treatment of refractory ascites: a multi-center safety and efficacy study. J Hepatol. 2013; 58(5):922-7.
11. Caly WR, Strauss E. A prospective study of bacterial infections in patients with cirrhosis. J Hepatol. 1993; 18(3): 353-8.
12. Ghassemi S, Garcia-Tsao G. Prevention and treatment of infections in patients with cirrhosis. Best Pract Res Clin Gastroenterol. 2007; 21(1):77-93.
13. Tandon P, Garcia-Tsao G. Bacterial infections, sepsis, and multiorgan failure in cirrhosis. Semin Liver Dis. 2008; 28(1):26-42.
14. Angeloni S, Leboffe C, Parente A, Venditti M, Giordano A, Merli M et al. Efficacy of current guidelines for the treatment of spontaneous bacterial peritonitis in the clinical practice. World J Gastroenterol. 2008; 14(17):2757-62.
15. Umgelter A, Reindl W, Miedaner M, Schmid RM, Huber W. Failure of current antibiotic first-line regimens and mortality in hospitalized patients with spontaneous bacterial peritonitis. Infection. 2009; 37(1):2-8.
16. Cheong HS, Kang CI, Lee JA, Moon SY, Joung MK, Chung DR et al. Clinical significance and outcome of nosocomial acquisition of spontaneous bacterial peritonitis in patients with liver cirrhosis. Clin Infect Dis. 2009; 48(9):1230-6.
17. Acevedo J, Fernández J. New determinants of prognosis in bacterial infections in cirrhosis. World J Gastroenterol. 2014; 20(23):7252-9.
18. Pleguezuelo M, Benitez JM, Jurado J, Montero JL, De la Mata M. Diagnosis and management of bacterial infections in decompensated cirrhosis. World J Hepatol. 2013; 5(1):16-25.
19. Ariza X, Castellote J, Lora-Tamayo J, Girbau A, Salord S, Rota R et al. Risk factors for resistance to ceftriaxone and its impact on mortality in community, healthcare and nosocomial spontaneous bacterial peritonitis. J Hepatol. 2012; 56(4):825-32.
20. Fernández J, Gustot T. Management of bacterial infections in cirrhosis. J Hepatol. 2012; 56(Suppl 1):S1-12.
21. Cohen MJ, Sahar T, Benenson S, Elinav E, Brezis M, Soares-Weiser K. Antibiotic prophylaxis for spontaneous bacterial peritonitis in cirrhotic patients with ascites, without gastrointestinal bleeding. Cochrane Database Syst Rev. 2009; (2):CD004791.
22. Wiest R, Krag A, Gerbes A. Spontaneous bacterial peritonitis: recent guidelines and beyond. Gut. 2012; 61(2):297-310.
23. Kalambokis GN, Mouzaki A, Rodi M, Tsianos EV. Rifaximin for the prevention of spontaneous bacterial peritonitis. World J Gastroenterol. 2012; 18(14):1700-2.
24. Trikudanathan G, Israel J, Cappa J, O'Sullivan DM. Association between proton pump inhibitors and spontaneous bacterial peritonitis in cirrhotic patients: a systematic review and meta-analysis. Int J Clin Pract. 2011; 65(6):674-8.
25. van Vlerken LG, Huisman EJ, van Hoek B, Renooij W, de Rooij FW, Siersema PD et al. Bacterial infections in cirrhosis: role of proton pump inhibitors and intestinal permeability. Eur J Clin Invest. 2012; 42(7):760-7.

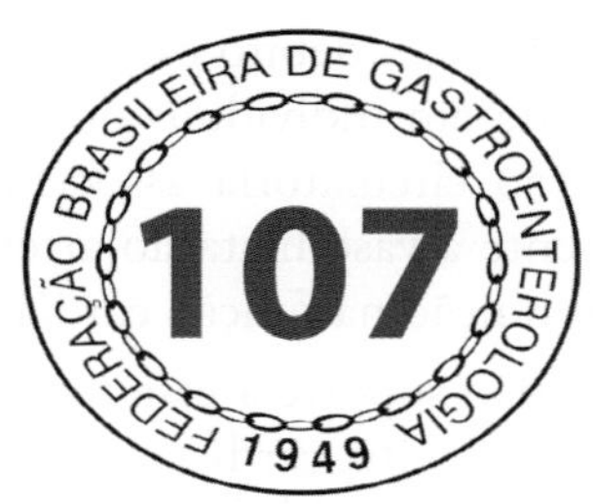

SÍNDROME HEPATORRENAL

Carlos Terra
Alexandre Saraiva Iachan
Gilberto de Almeida Silva Junior

INTRODUÇÃO

A síndrome hepatorrenal (SHR) é uma grave complicação de pacientes com cirrose, insuficiência hepática avançada e hipertensão portal que se traduz por progressiva perda da função renal, graves alterações na função circulatória, intensa estimulação dos sistemas vasoativos endógenos e ausência de lesões renais histológicas evidentes.[1,2] Ela também pode acometer pacientes com insuficiência hepática aguda.

A disfunção circulatória que a caracteriza é decorrente de intensa vasodilatação esplâncnica, que acarreta hipotensão arterial e consequente ativação dos sistemas vasoativos endógenos (sistema renina-angiotensina-aldosterona – SRAA –, sistema nervoso simpático – SNS – e hormônio antidiurético – HAD), resultando em vasoconstricção renal. Tais alterações vasculares resultam na redução da perfusão renal, com queda da taxa de filtração glomerular (TFG) e da capacidade renal de excretar sódio e água livre.[1] Dados recentes sugerem que o coração poderia desempenhar um papel na patogênese da SHR, a partir de uma resposta cardíaca inadequada a diferentes estímulos, o que proporcionaria um decréscimo adicional da perfusão renal.[3,4]

A incidência anual de SHR em pacientes com cirrose e ascite foi estimada em 8%.[2] Em virtude da natureza funcional da insuficiência renal, não há nenhum marcador diagnóstico específico para SHR, sendo necessária a exclusão de outras possíveis causas de insuficiência renal. A SHR é a complicação da cirrose associada a pior prognóstico e, por muitos anos, foi considerada evento terminal da doença hepática. Entretanto, com o recente surgimento de terapêuticas eficazes, tornou-se possível o restabelecimento da função renal, com melhora da sobrevida em curto prazo. Isso permite que um maior número de pacientes alcance o transplante hepático, considerado o tratamento de eleição para a doença hepática em estágio terminal.

PATOGENIA

Vasodilatação arterial periférica

A hipertensão portal na cirrose está associada à vasodilatação da circulação arterial esplâncnica, secundária à liberação local de diversas substâncias vasodilatadoras. Dentre elas, a mais estudada e, portanto, considerada a mais importante, é o óxido nítrico, sendo também descritas várias outras, como o peptídio relacionado ao gene da calcitonina, substância P, monóxido de carbono e canabinoides endógenos.

Em fase mais precoce da doença hepática, a diminuição da resistência vascular sistêmica é compensada pela instalação de uma circulação hiperdinâmica, o que significa aumento de frequência cardíaca. Entretanto, à medida que a doença hepática progride, há aumento paulatino da vasodilatação arterial, provocando um estado de hipovolemia arterial relativa. Em dado momento, mesmo a circulação hiperdinâmica passa a ser insuficiente para corrigir a hipotensão.[5]

Dessa maneira, ocorre ativação de barorreceptores de alta pressão (localizados no ventrículo esquerdo, seio carotídeo, arco aórtico e aparelho justa-glomerular), com consequente aumento de ativação do sistema renina-angiotensina-aldosterona (SRAA) e do sistema nervoso simpático (SNS). A resposta fisiológica a esses novos estímulos determina retenção de sódio e água com elevação da pressão arterial e formação de ascite.

O estímulo à secreção de hormônio antidiurético (HAD) é um evento fisiológico mais tardio no paciente cirrótico. Isso porque a hipovolemia primeiro determina ativação do SRAA e do SNS, e só posteriormente causa aumento na liberação de HAD. Quando isso ocorre, os pacientes apresentam acentuada redução da capacidade de excretar água livre, com retenção de água proporcionalmente maior que a retenção de sódio e, consequentemente, desenvolvimento de hiponatremia dilucional.

Nesse estágio da doença, o SRAA e o SNS também estão intensamente estimulados e a pressão arterial é criticamente dependente do efeito vasoconstrictor desses sistemas. Uma vez que a circulação arterial esplâncnica é resistente ao efeito desses vasoconstrictores endógenos, a manutenção da pressão arterial deve-se à vasoconstricção em outros territórios vasculares, tais como rins, músculo, pele e cérebro.[6] O estímulo homeostático do SRAA, do SNS e do hormônio antidiurético termina por acarretar uma intensa vasoconstricção renal, com marcada redução da sua perfusão e da TFG, com consequente retenção nitrogenada, caracterizando a SHR.

Disfunção cardíaca

A maioria dos estudos que avaliou a hemodinâmica sistêmica de pacientes com cirrose foi realizada em pacientes sem SHR, e seus achados foram estendidos a toda população cirrótica descompensada. Com base nesses dados, assumiu-se que a SHR ocorre no contexto de uma circulação hiperdinâmica, sendo a expressão extrema da vasodilatação arterial em decorrência da hipertensão portal.

Alguns estudos avaliaram a hemodinâmica cardiovascular em pacientes cirróticos com e sem SHR e os resultados demonstraram que o débito cardíaco nos portadores de SHR era significativamente menor quando comparado àquele de pacientes cirróticos sem SHR.[7,8] Em alguns casos, o débito cardíaco era até mesmo mais baixo que em indivíduos normais, sugerindo que a disfunção circulatória associada à SHR é devida não somente à vasodilatação arterial, mas também a uma diminuição na função cardíaca.

Dois recentes estudos dão suporte a essa teoria,[3,4] mostrando que um baixo débito cardíaco basal se associava ao desenvolvimento de SHR, mesmo na ausência de mudanças significativas da resistência vascular sistêmica.[3]

O mecanismo exato pelo qual ocorre a disfunção cardíaca não está totalmente estabelecido. Alguns relatos sugerem que possa haver diferentes comprometimentos da função cardíaca, desde alterações mensuráveis nas funções sistólica e diastólica, hipertrofia das câmaras cardíacas a redução da pré-carga, em razão da diminuição do retorno venoso cardíaco. Essa última hipótese é reforçada pelas baixas pressões de enchimento cardíaco encontradas nesses pacientes, fato que apontaria mais em direção a uma hipovolemia funcional que a uma cardiomiopatia propriamente dita[3] (Tabela 107.1).

Hemodinâmica regional

Pacientes com SHR apresentam fluxo sanguíneo braquial e femoral reduzidos, indicando um aumento da resistência no leito vascular arterial cutâneo e muscular. Além disso, também ocorre vasoconstricção cerebral, como evidenciado pelo aumento do índice de resistência na artéria cerebral média, ao Doppler. Esses três achados correlacionam-se diretamente com os níveis plasmáticos de renina nos pacientes com cirrose descompensada, ou seja, quanto maiores os níveis de renina plasmática, maior a resistência arterial desses órgãos.

De modo semelhante, em pacientes que desenvolvem PBE, a exacerbação da disfunção circulatória, expressada pela SHR, também está associada à elevação dos níveis de renina plasmática e noradrenalina, culminando em redução no fluxo sanguíneo hepático[4] e aumento na pressão portal.[3]

Em resumo, pode-se dizer que, na disfunção circulatória da SHR, além da vasoconstricção renal propriamente dita, ocorre também vasoconstricção de outros leitos, como fígado, cérebro, músculo e pele. Há, ainda, um aumento da resistência ao fluxo venoso portal, com elevação dos níveis da pressão portal.

Disfunção renal

Como dito anteriormente, a SHR desenvolve-se em fases avançadas da cirrose, quando há grave

Tabela 107.1 – Avaliação hemodinâmica basal em pacientes com cirrose que não desenvolveram SHR (grupo A) e basal e de seguimento em pacientes que desenvolveram SHR (grupo B) durante o seguimento

	Grupo A (n = 39)	Grupo B (n = 27)	
	Basal	Basal	Seguimento
Pressão de átrio direito (mmHg)	7 ± 2,5	7 ± 2,6	6 ± 2,2^
Pressão da artéria pulmonar (mmHg)	15 ± 4	14 ± 4	13 ± 3^^
Pressão capilar pulmonar (mmHg)	9 ± 3	9 ± 3	7,5 ± 2,5^^^^
Débito cardíaco (L/min)	7 ± 2	6 ± 1*	5 ± 1,5^^^
Atividade de renina plasmática (ng/mL.hr)	3 ± 2	10 ± 5***	17 ± 11^^^^
Aldosterona plasmática (ng/dL)	32 ± 31	130 ± 69**	202 ± 130^^^^
Noradrenalina plasmática (pg/mL)	221 ± 68	570 ± 240***	965 ± 500^^^^

**p < 0,01; **p < 0,005; ***p < 0,001 comparado com os valores basais do grupo A.*
^p < 0,5; ^^p < 0,01; ^^^p < 0,005; ^^^^p < 0,001 comparado com os valores basais do grupo B.
Fonte: adaptada de Ruiz del Arbol et al., 2005.[4]

disfunção circulatória caracterizada por hipotensão arterial, marcada ativação do SRAA, do SNS e do HAD, o que acarreta retenção renal de água e sódio e ascite de difícil controle.

Além disso, a excreção urinária de algumas substâncias vasodilatadoras, como prostaglandina E2, 6-keto prostaglandina F1a (um metabólito da prostaciclina) e calicreína está diminuída nos pacientes com SHR, o que é compatível com uma produção renal reduzida dessas substâncias.[9] Por outro lado, a hipoperfusão renal na SHR também pode ser intensificada pela liberação de substâncias vasoconstrictoras intrarrenais. Por exemplo, a isquemia renal estimula a síntese de angiotensina-II pelo aparelho justa-glomerular, a produção de adenosina que, além de ser um vasoconstrictor renal, potencializa o efeito vascular da angiotensina-II, e a síntese de endotelina. Outros vasoconstrictores intrarrenais que foram relacionados à SHR são os leucotrienos e o F2-isoprostano.

A SHR parece ser, portanto, consequência de um desequilíbrio entre a atividade dos sistemas vasoconstrictores sistêmicos e a produção renal de substâncias vasodilatadoras.

APRESENTAÇÃO CLÍNICA

A SHR pode ser dividida em dois tipos: a SHR tipo 1 é caracterizada por uma insuficiência renal grave e rapidamente progressiva, que é definida como um aumento de pelo menos 100% nos valores basais de creatinina em um prazo de tempo inferior a duas semanas. Embora a SHR tipo 1 possa ocorrer espontaneamente, com frequência ela se acompanha de um fator precipitante, como infecções bacterianas, hemorragia gastrointestinal, grandes procedimentos cirúrgicos ou hepatite aguda superposta à cirrose. A associação de SHR e peritonite bacteriana espontânea (PBE) já foi extensamente investigada, e aproximadamente 25% dos pacientes com PBE desenvolvem SHR do tipo 1, apesar de uma rápida resolução da infecção com antibióticos. A SHR do tipo 1 é a complicação da cirrose com pior prognóstico, com uma mediana de sobrevida após o início da insuficiência renal de somente duas semanas.[2]

A SHR do tipo 2 é caracterizada por uma diminuição moderada e constante da função renal, com sinais de insuficiência hepática e hipotensão arterial, embora em menor grau que em pacientes com SHR do tipo 1. A característica clínica dominante nesses pacientes é a ascite tensa que responde mal aos diuréticos, uma condição conhecida como ascite refratária. Os pacientes com SHR do tipo 2 são particularmente suscetíveis a desenvolver SHR do tipo 1. A sobrevida mediana dos pacientes com SHR do tipo 2 (6 meses) é significativamente pior que aquela de pacientes com cirrose e ascite sem insuficiência renal. Na Figura 107.1 a sobrevida dos dois tipos de SHR é comparada àquela de pacientes cirróticos com ascite sem SHR[10], e na Tabela 107.2 são demonstradas as principais diferenças entre a SHR tipo 1 e tipo 2.

DIAGNÓSTICO

Em dezembro de 2012, o Clube Internacional de Ascite organizou uma reunião para desenvolvimento de um consenso sobre injúria renal aguda (IRA)

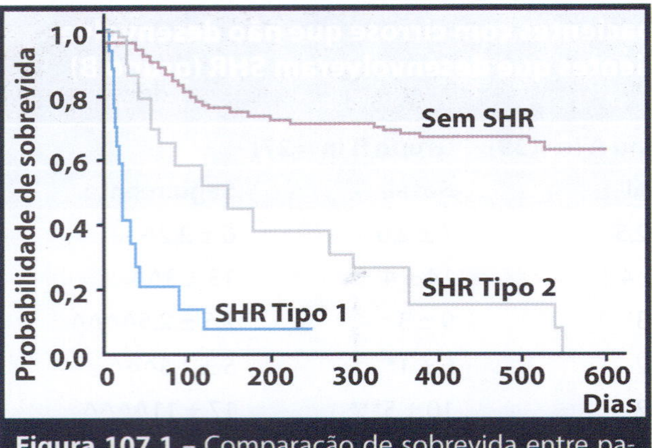

Figura 107.1 – Comparação de sobrevida entre pacientes com cirrose sem SHR e com SHR tipos 1 e 2. *Fonte: adaptada de Arroyo et al., 2007.*[10]

Tabela 107.2 – Principais diferenças entre SHR tipo 1 e tipo 2

	Tipo 1	Tipo 2
Insuficiência renal	Grave e progressiva	Moderada e estável
Contexto clínico	SHR Tipo 2	Cirrose sem azotemia
Início	Fator precipitante	Espontâneo
Consequência	Insuficiência hepatorrenal terminal	Ascite refratária
Sobrevida	Dias	Meses

em pacientes com cirrose.[11] A IRA é definida por uma queda abrupta na taxa de filtração glomerular. O principal marcador utilizado para estimar a taxa de filtração glomerular atualmente é a creatinina. Entretanto, esse marcador apresenta algumas limitações, especialmente nos paciente cirróticos, nos quais a creatinina tende a superestimar a função renal. Isso é explicado principalmente por três fatores: maior volume de distribuição no cirrótico (o que dilui a creatinina), aumento na secreção tubular de creatinina e produção diminuída de creatinina por causa de depleção muscular típica da cirrose. Sabe-se que muitos pacientes cirróticos com valores normais de creatinina já apresentam uma taxa de filtração glomerular consideravelmente reduzida (Figura 107.2).

Em virtude dos fatores supracitados associados à grande variabilidade de idade e peso corporal dos pacientes, o que influencia o cálculo da taxa de filtração glomerular, foram elaborados critérios para se definir e estadiar a injúria renal aguda em pacientes cirróticos. O valor absoluto de creatinina de 1,5 mg/dL

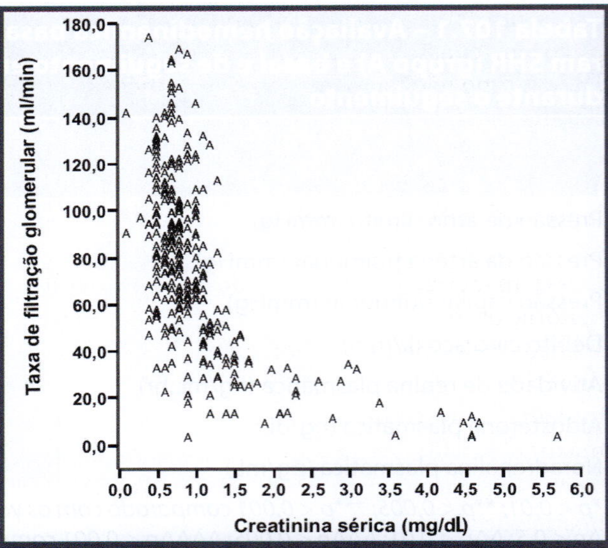

Figura 107.2 – Relação entre a taxa de filtração glomerular e a creatinina sérica em pacientes com cirrose. *Fonte: adaptada de Arroyo et al., 2007.*[10]

previamente utilizado foi substituído por um aumento da creatinina sérica de 0,3 mg/dL em 48 horas ou de 50% em relação ao valor basal, nos últimos sete dias (Tabela 107.3). O valor basal de creatinina é referente a uma dosagem sérica realizada nos últimos três meses (últimos sete dias sendo o ideal). Estudos recentes evidenciam que esses novos valores adotados se associam a uma maior taxa de transferência para a unidade de tratamento intensivo, maior duração da hospitalização e maior mortalidade aferida em 90 dias.[12-19] O valor previamente utilizado de 1,5 mg/dL como corte tinha alta especificidade para taxa de filtração glomerular reduzida (em geral, inferior a 30 mL/min), porém, é falho na detecção do início do processo de disfunção renal.

Tabela 107.3 – Novos critérios diagnósticos do Clube Internacional de Ascite para insuficiência renal aguda na cirrose

Estágio 1	Aumento da creatinina ≥ 0,3 mg/dL em valores absolutos ou entre 50 e 100% em relação ao valor basal
Estágio 2	Aumento da creatinina > 100% e até 200% em relação ao valor basal
Estágio 3	Aumento da creatinina > 200% em relação ao valor basal ou creatinina ≥ 4,0 mg/dL (sempre que houver um aumento absoluto ≥ 0,3 mg/dL em relação ao valor basal) ou necessidade de depuração extrarrenal

Os novos critérios para síndrome hepatorrenal estão em conssonância com os estabelecidos para IRA. Como não há marcadores específicos da SHR, seu diagnóstico é baseado na exclusão de outros tipos de insuficiência renal aguda (IRA)[20] (Figura 107.3). Se a IRA for secundária à depleção de volume, a função renal melhora rapidamente após a expansão volêmica, fato que não ocorre na SHR. Dessa maneira, mesmo quando não há nenhuma história de perdas fluidas, a função renal deve ser avaliada pelo menos 48 horas após a suspensão de diuréticos, com expansão volêmica com albumina humana na dose de 1 g/kg de peso corporal, em um máximo de 100 g/dia.

A presença de choque também impede o diagnóstico de síndrome hepatorrenal naquele momento, uma vez que por si só é uma causa de elevação das escórias nitrogenadas e pode ocasionar necrose tubular aguda. Outra causa de insuficiência renal em pacientes cirróticos é aquela desencadeada por substâncias nefrotóxicas (aminoglicosídeos, drogas anti-inflamatórios não esteroidais, contraste iodado, entre outras). Consequentemente, o tratamento com essas drogas nos dias que precedem o diagnóstico da insuficiência renal deve ser afastado. Finalmente, pacientes com cirrose podem desenvolver insuficiência renal por causa de doenças intrínsecas estruturais renais, como glomerulonefrites. Esses casos podem ser reconhecidos pela presença de um sedimento urinário anormal (proteinúria ou hematúria) e/ou alterações morfológicas renais à ultrassonografia. É importante atentar ao fato de que o diagnóstico de síndrome hepatorrenal pode ser feito no decorrer de uma infecção, desde que os critérios descritos sejam preenchidos.

Ainda de acordo com o consenso do Clube Internacional da Ascite, a disfunção renal aguda leve, caracterizada como estágio 1, tem uma abordagem inicial diferente dos estágios 2 e 3 (Figura 107.4). Isso foi elaborado em razão de uma preocupação com os efeitos colaterais do tratamento da síndrome hepatorrenal, em especial do uso de vasoconstrictores em quem apresenta somente discreta elevação da creatinina, mantendo valor abaixo de 1,5 mg/dL. Paciente com esses valores podem evoluir com melhora somente com manejo ambulatorial (tratamento de alguma infecção branda, diminuição de diuréticos etc.) e vigilância rigorosa. Em caso de persistência do discreto aumento das escórias nitrogenadas, a conduta seria individualizada e, em caso de piora, seria mandatória a retirada dos diuréticos e expansão volêmica com albumina.

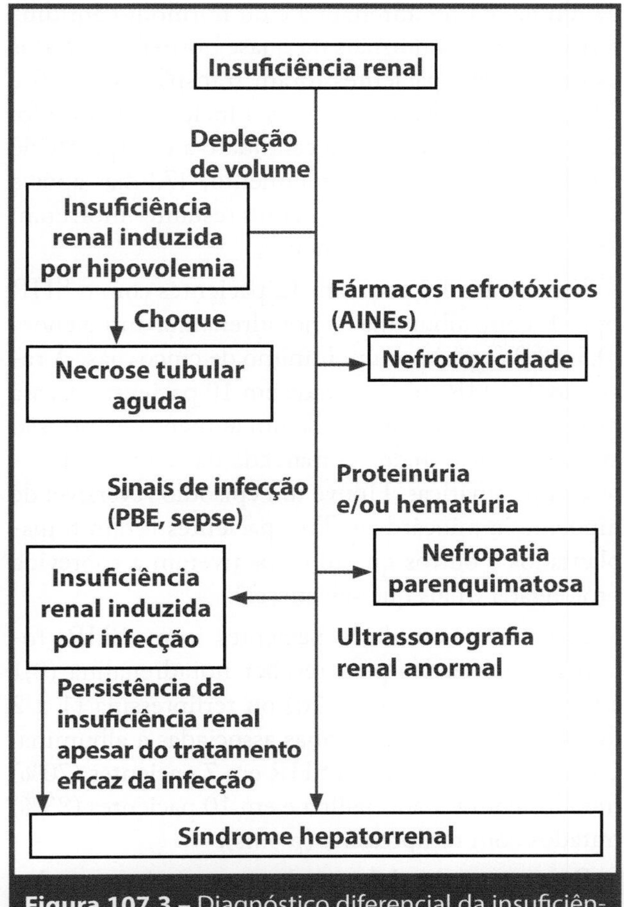

Figura 107.3 – Diagnóstico diferencial da insuficiência renal na cirrose.

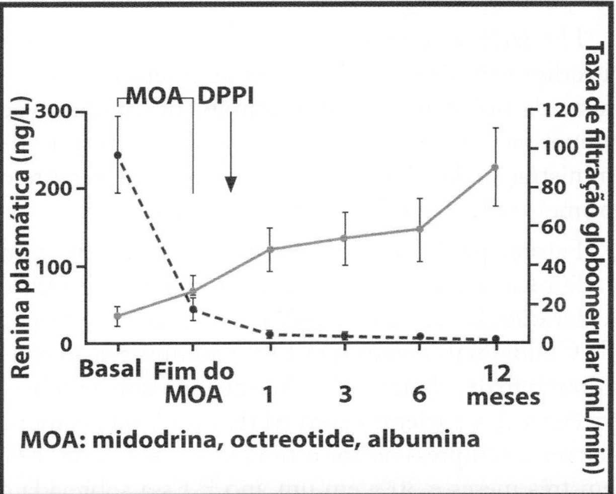

Figura 107.4 – Efeitos do tratamento sequencial com vasoconstritores + albumina e DPPI sobre a função circulatória e renal na SHR tipo 1 (cinco pacientes). *Fonte: adaptada de Wong et al., 2004.*[33]

TRATAMENTO DA SHR TIPO 1

Expansão volumétrica e vasoconstrictores

Com base no conhecimento de que a SHR ocorre em um contexto de uma grave disfunção circulatória e que esta depende, em grande parte, de uma intensa e progressiva vasodilatação do território esplâncnico,[5] o tratamento da SHR com vasoconstrictores foi proposto para reverter essa vasodilatação arterial esplâncnica.

A administração de terlipressina, um análogo da vasopressina (0,5 a 2 mg/4 a 6 h, intravenosa – IV), para tratamento da SHR induz resposta terapêutica completa, definida por uma redução da creatinina sérica para valores abaixo de 1,5 mg/dL, em 42 a 92% dos pacientes tratados.[21] A melhora da função renal nesses pacientes está associada a uma melhora da função circulatória expressa pela marcada supressão da renina e da noradrenalina plasmáticas e por significativo aumento na pressão arterial média. Em pacientes respondedores, observa-se imediata melhora da função circulatória, com elevação da pressão arterial e do volume urinário dentro das primeiras 24 horas de tratamento, ao passo que a redução da creatinina sérica ocorre após essa melhora hemodinâmica. Apesar de a creatinina sérica alcançar valores normais em até 50% dos pacientes tratados, a função renal costuma não retornar aos seus valores normais, assim como a TFG não costuma normalizar com o tratamento vasoconstrictor, mantendo-se entre 30 e 50 mL/min na maioria dos casos. Os estudos com terlipressina utilizaram a droga por no máximo 15 dias e, assim, não se sabe se a administração continuada de terlipressina após a creatinina haver alcançado o valor de 1,5 mg/dL poderia causar um maior aumento na TFG.

Há dados que indicam que a resposta terapêutica à terlipressina é significativamente inferior se administrada isoladamente, sem infusão concomitante de albumina.[22] Um esquema recomendado para a administração da albumina é 1 g/kg de peso durante o primeiro dia, seguido por 20 a 40 g/dia.

Fatores preditivos de resposta ao tratamento com terlipressina incluem os valores de bilirrubina sérica, a elevação da pressão arterial, a idade, uma pontuação de Child-Pugh menor que 13 e a administração concomitante de albumina.[22,23] A probabilidade de sobrevivência dos pacientes com SHR tipo 1 que responderam à terlipressina foi estimada em torno de 40% em três meses e 30% em um ano.[22] Essa sobrevida é comparável àquela relatada nos pacientes com a SHR tipo 2 e consideravelmente melhor que a observada em pacientes com SHR tipo 1 não tratados (Figura 107.1). Vale lembrar que, ao contrário do que ocorre com pacientes não tratados, uma proporção significativa dos pacientes com SHR tipo 1 tratados com terlipressina e albumina pode alcançar o transplante de fígado, a forma de tratamento considerada definitiva para esses pacientes.[22] Com respeito à recorrência da SHR, o tratamento é geralmente eficaz nos casos em que ela volta a ocorrer após boa resposta inicial. A incidência de efeitos colaterais isquêmicos que requeiram a suspensão da terlipressina é baixa (5 a 10%), embora tenha de se considerar que a maioria dos estudos realizados excluiu pacientes de alto risco, por exemplo, aqueles com doenças isquêmicas do coração ou com outros tipos de arteriopatia.

Catecolaminas também são eficazes para o tratamento da SHR. Midodrina (um agonista alfa-adrenérgico oral) foi utilizada por Angeli et al.[24] em associação com albumina IV e octreotide subcutâneo em cinco pacientes com SHR tipo 1. A dose de midodrina foi de 7,5 a 12,5 mg, a cada 8 horas. Os pacientes receberam o tratamento ao menos por 20 dias no hospital e continuaram posteriormente em suas residências. Houve uma significativa melhora na perfusão renal, na taxa de filtração glomerular e supressão da renina, da noradrenalina e do hormônio antidiurético aos níveis normais ou quase normais em todos os casos. Dois pacientes foram transplantados 20 e 64 dias, respectivamente, após a inclusão no estudo. Um paciente, que não era candidato a transplante de fígado, estava vivo sem tratamento, 472 dias após a alta hospitalar. Os dois pacientes restantes morreram 29 e 75 dias após o tratamento.

Duvoux et al.[25] trataram 12 pacientes com o SHR tipo 1 com albumina e noradrenalina intravenosa (0,5 a 3,0 mg/h) por um mínimo de cinco dias. A reversão da SHR foi observada em 10 pacientes, e essa resposta se acompanhava de um aumento na pressão arterial média e redução marcada da renina e aldosterona plasmáticas. Houve um episódio reversível de hipocinesia miocárdica. Três pacientes foram transplantados e outros quatro casos tiveram a sobrevida prolongada (mais que seis meses).

Em outro estudo,[26] pacientes com SHR foram randomizados para receber noradrenalina (0,1 a 0,7 mcg/kg/min) (n = 10) ou terlipressina (1 a 2 mg/4 horas) (n = 12), ambas associadas à albumina. Observou-se reversão da SHR em 7 pacientes (70%) tratados com noradrenalina e em 10 pacientes (83%) tratados com terlipressina (p = ns).

Recentemente, dois estudos prospectivos, randomizados e placebo-controlados sobre o tratamento da SHR com terlipressina foram realizados.[27,28] O estudo norte-americano[27] incluiu 56 pacientes em cada grupo (terlipressina + albumina e placebo + albumina) e confirmou os achados dos estudos pilotos anteriores, indicando que o tratamento com terlipressina é superior ao placebo em promover a melhora da função renal em pacientes com SHR. Nesse estudo, a reversão da SHR foi alcançada em 34% no grupo que recebeu terlipressina associada à albumina humana comparado a 12% no grupo que recebeu placebo mais albumina (p = 0,008). Com respeito à sobrevida de seis meses, ela foi de 43 e 38% nos grupos terlipressina e placebo, respectivamente (p = 0,8). Quando a sobrevida foi analisada segundo a resposta ao tratamento, os autores observaram que os pacientes que reverteram a SHR tiveram uma sobrevida significativamente melhor que os pacientes que não reverteram a SHR.

O estudo europeu[28] aleatorizou 46 pacientes com SHR para receberem terlipressina e albumina (n = 23) ou albumina isoladamente (n = 23). Nesse estudo, a melhora da função renal também foi significativamente mais frequente nos pacientes randomizados para tratamento com terlipressina e albumina quando comparados ao grupo tratado apenas com albumina (43 *versus* 9%, respectivamente; p = 0,01), e não houve diferenças estatisticamente significativas entre os dois grupos de tratamento, no que se refere à sobrevida de três meses (grupo terlipressina = 27% e grupo albumina = 19%, p = 0,7). Em concordância com o ensaio norte-americano, houve significativa diferença na sobrevida de três meses entre os que responderam ao tratamento e os que não responderam (58 *versus* 15%, respectivamente; p = 0,003). Portanto, os dois estudos supracitados são concordantes quanto ao tratamento com terlipressina ser eficaz em melhorar a função renal de pacientes com SHR e quanto ao fato de essa melhora estar relaciona à sobrevida. Entretanto, um número muito grande de pacientes seria necessário para demonstrar melhora da sobrevida quando comparados os dois grupos diretamente. Em razão do tamanho amostral necessário, é bastante improvável que um estudo com essa casuística seja realizado.

O conjunto dessas informações pode ser resumido da seguinte forma: 1) a SHR tipo 1 é reversível quando tratada com albumina IV e vasoconstrictores; 2) os dois componentes do tratamento são importantes, uma vez que a síndrome não reverte quando vasoconstrictores ou a albumina são administrados isoladamente; 3) há um intervalo de alguns dias entre a melhora da função circulatória e o aumento na TFG; 4) a reversão da SHR parece melhorar a sobrevida, e um significativo número de pacientes pode alcançar o transplante de fígado; 5) a maior parte dos estudos foi realizada com terlipressina, mas tanto noradrenalina como midodrina com octreotide são opções terapêuticas válidas.

Derivação portossistêmica percutânea intra-hepática (DPPI)

Uma vez que a hipertensão portal é o evento inicial da disfunção circulatória na cirrose, a diminuição da pressão portal por meio de anastomose portocava é uma abordagem racional para o tratamento da SHR. Entretanto, a aplicabilidade de procedimentos cirúrgicos de grande porte em pacientes com SHR é pequena. Com o desenvolvimento da DPPI, a redução da pressão portal pode ser alcançada com menor morbidade. Em diferentes estudos que avaliaram a DPPI no manejo da SHR tipo 1, a TFG melhorou significativamente dentro de 1 a 4 semanas após a DPPI e estabilizou-se depois disso.[29-32]

Em estudo que investigou especificamente os sistemas neuro-hormonais, a melhora da TFG e da creatinina sérica foi relacionada com uma marcada supressão dos níveis plasmáticos de renina e de hormônio antidiurético.[30] Nesses estudos, aproximadamente 40% dos pacientes seguidos apresentaram encefalopatia hepática *de novo* ou pioraram da encefalopatia hepática preexistente, sendo que em metade dos casos ela pode ser bem controlada com lactulose. Vale lembrar que os estudos publicados utilizaram a DPPI não recoberta.

As taxas de 1, 3 e 6 meses de sobrevida nos pacientes que não se submeteram a transplante de fígado precoce foram de 81, 59 e 44%, respectivamente.[29] Esses estudos sugerem fortemente que a DPPI é útil no tratamento da SHR-tipo 1.

Em estudo canadense, Wong et al.[33] colocaram DPPI em pacientes que responderam ao tratamento farmacológico (midodrina, octreotide e albumina) para SHR. Esse procedimento sequencial se associou-se à normalização na TFG na maioria dos casos (Figura 107.5). Se o efeito da DPPI na normalização da TFG se deveu à correção da vasodilatação arterial ou a um aumento na pré-carga cardíaca com melhora do desempenho ventricular ou a ambos, permanece por ser investigado.

Transplante hepático

Embora o transplante hepático seja a forma de tratar a SHR com maior potencial de impactar positivamente na sobrevida dos pacientes, uma vez que trata a doença de base, qual seja, a cirrose, um problema de difícil resolução, está relacionado a sua aplicabilidade. Em virtude da sobrevida extremamente curta dos pacientes

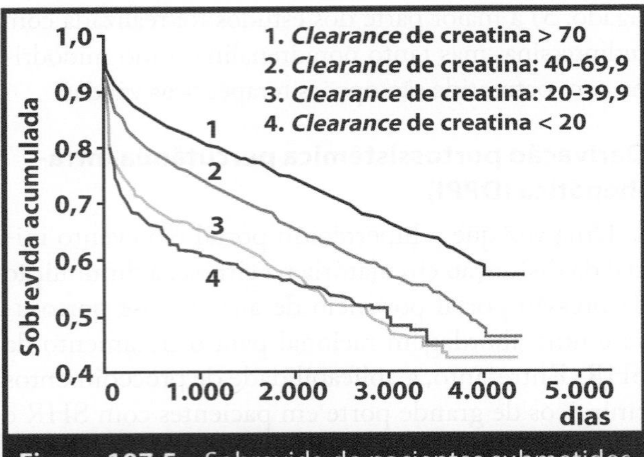

Figura 107.5 – Sobrevida de pacientes submetidos a transplante de fígado segundo a função renal pré-transplante
Fonte: adaptada de Nair et al., 2002.[22]

com SHR tipo 1, a maioria dos pacientes morre antes de realizar o transplante. A introdução da pontuação de MELD, que utiliza a creatinina como uma das variáveis integrantes de sua fórmula, como método de priorização do transplante pode minimizar esse problema, já que os pacientes com SHR estão situados geralmente nos primeiros lugares da lista de espera. O tratamento da SHR com vasoconstrictores, albumina e/ou DPPI pode aumentar a sobrevida em uma proporção significativa de pacientes e, consequentemente, o número dos pacientes que alcançam o transplante tende a ser maior.[34]

Molecular adsorbent recirculating system (MARS)

A diálise com albumina, um sistema que utiliza um fluido de diálise com alta concentração de albumina que é recirculado e perfundido em colunas de carvão ativado trocadora de ânions, foi reportada como capaz de melhorar a função renal e a sobrevida em séries pequenas de pacientes com SHR. Mitzner et al.,[35] em estudo controlado e prospectivo, compararam os efeitos do tratamento com MARS à terapia de suporte clássica à época (líquidos IV, dopamina e, se necessário, vasoconstrictores) a respeito da sobrevida de 1 mês em pacientes com SHR do tipo 1 e insuficiência hepática avançada. Treze pacientes foram incluídos, e uma significativa redução da bilirrubina e da creatinina séricas (p < 0,01) associada a um aumento nos níveis de sódio sérico e na atividade de protrombina foi observada no grupo tratado com MARS. A taxa de mortalidade no grupo-controle foi de 100% no dia 7, e no grupo tratado com MARS essa taxa foi de 62,5% no dia 7 e 75% no dia 30 (p < 0,01). Mais estudos são necessários para que essa terapia possa ser amplamente recomendada.

Hemodiálise

A hemodiálise é empregada frequentemente no manejo da SHR do tipo 1 em muitos centros, particularmente nos pacientes que são candidatos ao transplante de fígado, para impedir as complicações associadas à insuficiência renal e na tentativa de manter vivos os pacientes até o transplante. Entretanto, os efeitos benéficos desse procedimento nesse contexto não foram demonstrados de maneira convincente. As complicações relacionadas à hemodiálise nesses pacientes são comuns e incluem hipotensão arterial, sangramento e infecção.

TRATAMENTO DA SHR TIPO 2

Os trabalhos sobre o uso dos vasoconstrictores parenterais no tratamento de pacientes com SHR tipo 2 são limitados, com resultados que a princípio não justificam o emprego dessas drogas nessa condição. A sobrevida na SHR tipo 2 é relativamente prolongada, e muitos pacientes alcançam o transplante hepático.

PREVENÇÃO DA SHR

A administração de albumina associada ao tratamento antimicrobiano convencional para pacientes com PBE reduziu a incidência de SHR tipo 1 de 33% no grupo-controle para 10% no grupo que recebeu albumina.[36] Além disso, a mortalidade intra-hospitalar (10% no grupo albumina *versus* 29% no grupo-controle) e a mortalidade aos 3 meses (22% no grupo albumina *versus* 41% no grupo-controle) foram significativamente reduzidas. A dose de albumina proposta foi de 1,5 g/kg de peso IV no momento do diagnóstico da infecção seguida por 1 g/kg de peso no terceiro dia de tratamento.

Em outro estudo,[37] a administração de pentoxifilina, um inibidor do fator de necrose tumoral, na dose de 400 mg, 3 vezes ao dia aos pacientes com hepatite alcoólica aguda grave, reduziu a ocorrência de SHR (8% no grupo pentoxifilina *versus* 35% no grupo placebo) e a mortalidade intra-hospitalar (24% *versus* 46%, respectivamente).

Estudo realizado em pacientes cirróticos com alto risco de desenvolver PBE ou SHR (pacientes com proteína total no líquido de ascite inferior a 1,5 g/dL, escore de Child-Pugh ≥ 9 com bilirrubina ≥ 3 mg/dL ou com creatinina sérica ≥ 1,2 mg/dL, BUN ≥ 25 mg/dL ou sódio sérico ≤ 130 mEq/L) sugere que a profilaxia primária com norfloxacino tem grande impacto no curso clínico desses pacientes, com redução na probabilidade de ocorrência de PBE, SHR e com melhora na sobrevida de 3 meses e 1 ano.[38]

REFERÊNCIAS

1. Arroyo V, Terra C, Torre A, Ginès P. Hepatorenal syndrome in cirrhosis: clinical features, diagnosis, and management. In: Ginès P, Arroyo V, Rodés J, Schrier RW (eds.). Ascites and renal dysfunction in liver disease. Pathogenesis, diagnosis and treatment. 2.ed. Malden: Blackwell Publishing, 2005. p.341-359.
2. Ginès A, Escorsell A, Ginès P, Saló J, Jiménez W, Inglada L et al. Incidence, predictive factors, and prognosis of the hepatorenal-syndrome in cirrhosis with ascites. Gastroenterology. 1993; 105(1):229-36.
3. Ruiz-del-Arbol L, Urman J, Fernández J, González M, Navasa M, Monescillo A et al. Systemic, renal, and hepatic hemodynamic derangement in cirrhotic patients with spontaneous bacterial peritonitis. Hepatology. 2003; 38(5):1210-8.
4. Ruiz-del-Arbol L, Monescillo A, Arocena C, Valer P, Ginès P, Moreira V et al. Circulatory function and hepatorenal syndrome in cirrhosis. Hepatology. 2005; 42(2):439-47.
5. Schrier RW, Arroyo V, Bernardi M, Epstein M, Henriksen JH, Rodés J. Peripheral parterial vasodilation hypothesis: a proposal for the initiation of renal sodium and water-retention in cirrhosis. Hepatology. 1988; 8(5):1151-7.
6. Fernandez-Seara J, Prieto J, Quiroga J, Zozaya JM, Cobos MA, Rodriguez-Eire JL et al. Systemic and regional hemodynamics in patients with liver-cirrhosis and ascites with and without functional renal-failure. Gastroenterology. 1989; 97(5):1304-12.
7. Tristani FE, Cohn JN. Systemic and renal hemodynamics in oliguric hepatic failure: effect of volume expansion. J Clin Invest. 1967; 46(12):1894-1906.
8. Lebrec D, Kotelanski B, Cohn JN. Splanchnic hemodynamic factors in cirrhosis with refractory ascites. J Lab Clin Med. 1979; 93(2):301-9.
9. Rimola A, Ginés P, Arroyo V, Camps J, Pérez-Ayuso RM, Quintero E et al. Urinary-excretion of 6-keto-prostaglandin F1-alpha, thromboxane B-2 and prostaglandin-E2 in cirrhosis with ascites. Relationship to functional renal-failure (hepatorenal-syndrome). J Hepatol. 1986; 3(1):111-7.
10. Arroyo V, Terra C, Ginès P. Advances in the pathogenesis and treatment of type-1 and type-2 hepatorenal syndrome. J Hepatol. 2007; 46(5):935-46.
11. Angeli P, Ginès P, Wong F, Bernardi M, Boyer TD, Gerbes A et al. Diagnosis and management of acute kidney injury in patients with cirrhosis: revised consensus recommendations of the International Club of Ascites. J Hepatol. 2015; 64(4):968-4.
12. Belcher JM, Garcia-Tsao G, Sanyal AJ, Bhogal H, Lim JK, Ansari N et al. Association of AKI with mortality and complications in hospitalized patients with cirrhosis. Hepatology. 2013; 57:753-62.
13. Piano S, Rosi S, Maresio G, Fasolato S, Cavallin M, Romano A et al. Evaluation of the acute kidney injury network criteria in hospitalized patients with cirrhosis and ascites. J Hepatol. 2013; 59(3):482-9.
14. Fagundes C, Barreto R, Guevara M, Garcia E, Solà E, Rodríguez E et al. A modified acute kidney injury classification for diagnosis and risk stratification of impairment of kidney function in cirrhosis. J Hepatol. 2013; 59(3):474-81.
15. Tsien CD, Rabie R, Wong F. Acute kidney injury in decompensated cirrhosis. Gut. 2013; 62:131-7.
16. de Carvalho JR, Villela-Nogueira CA, Luiz RR, Guzzo PL, da Silva Rosa JM, Rocha E et al. Acute kidney injury network criteria as a predictor of hospital mortality in cirrhotic patients with ascites. J Clin Gastroenterol. 2012; 46:e21-6.
17. Wong F, O'Leary JG, Reddy KR, Patton H, Kamath PS, Fallon MB et al. New consensus definition of acute kidney injury accurately predicts 30-day mortality in patients with cirrhosis and infection. Gastroenterology. 2013; 145(6):1280-8.e1.
18. Altamirano J, Fagundes C, Dominguez M, García E, Michelena J, Cárdenas A et al. Acute kidney injury is an early predictor of mortality for patients with alcoholic hepatitis. Clin Gastroenterol Hepatol. 2012; 10(1):65-71.e3.
19. Angeli P, Rodríguez E, Piano S, Ariza X, Morando F, Solà E et al. Acute kidney injury and acute-on-chronic liver failure classifications in prognosis assessment of patients with acute decompensation of cirrhosis. Gut. 2015; 64(10):1616-22.
20. Ginès P, Guevara M, Arroyo V, Rodés J. Hepatorenal syndrome. Lancet. 2003; 362(9398):1819-27.
21. Gluud LL, Christensen K, Christensen E, Krag A. Systematic review of randomized trials on vasoconstrictor drugs for hepatorenal syndrome. Hepatology. 2010; 51(2):576-84.
22. Moreau R, Durand F, Poynard T, Duhamel C, Cervoni JP, Ichaï P et al. Terlipressin in patients with cirrhosis and type 1 hepatorenal syndrome: a retrospective multicenter study. Gastroenterology. 2002; 122(4):923-30.
23. Nazar A, Pereira GH, Guevara M, Martín-Llahi M, Pepin MN, Marinelli M et al. Predictors of response to therapy with terlipressin and albumin in patients with cirrhosis and type 1 hepatorenal syndrome. Hepatology. 2010; 51(1):219-26.
24. Angeli P, Volpin R, Gerunda G, Craighero R, Roner P, Merenda R et al. Reversal of type 1 hepatorenal syndrome with the administration of midodrine and octreotide. Hepatology. 1999; 29(6):1690-7.
25. Duvoux C, Zanditenas D, Hézode C, Chauvat A, Monin JL, Roudot-Thoraval F et al. Effects of noradrenalin and albumin in patients with type I hepatorenal syndrome: a pilot study. Hepatology. 2002; 36(2):374-80.
26. Alessandria C, Ottobrelli A, Debernardi-Venon W, Todros L, Cerenzia MT, Martini S et al. Noradrenalin vs terlipressin in patients with hepatorenal syndrome: a prospective, randomized, unblinded, pilot study. J Hepatol. 2007; 47(4):499-505.
27. Sanyal AJ, Boyer T, Garcia-Tsao G, Regenstein F, Rossaro L, Appenrodt B et al. A randomized, prospective, double-blind, placebo-controlled trial of terlipressin for type 1 hepatorenal syndrome. Gastroenterology. 2008 May; 134(5):1360-8.
28. Martín-Lhahí M, Pépin MN, Guevara M, Díaz F, Torre A, Monescillo A et al. Terlipressin and albumin vs albumin in patients with cirrhosis and hepatorenal syndrome: a randomized study. Gastroenterology. 2008 May; 134(5):1352-9.
29. Brensing K, Textor J, Perz J, Schiedermaier P, Raab P, Strunk H et al. Long term outcome after transjugular intrahepatic portosystemic stent-shunt in non-transplant cirrhotics with hepatorenal syndrome: a phase II study. Gut. 2000 Aug; 47(2):288-95.

30. Guevara M, Ginès P, Bandi JC, Gilabert R, Sort P, Jiménez W et al. Transjugular intrahepatic portosystemic shunt in hepatorenal syndrome: effects on renal function and vasoactive systems. Hepatology. 1998 Aug; 28(2):416-22.
31. Alam I, Bass NM, LaBerge JM, Ring EJ, Somberg KA. Treatment of hepatorenal-syndrome with the transjugular intrahepatic portosystemic shunt (TIPS). Gastroenterology. 1995 Apr; 108(4):A1024.
32. Ochs A, Rössle M, Haag K, Gerbes A, Morgenroth A, Deibert P et al. Tips for hepatorenal-syndrome. Hepatology. 1994 Oct; 20(4):A114.
33. Wong F, Pantea L, Sniderman K. Midodrine, octreotide, albumin, and TIPS in selected patients with cirrhosis and type 1 hepatorenal syndrome. Hepatology. 2004; 40(1):55-64.
34. Restuccia T, Ortega R, Guevara M, Ginès P, Alessandria C, Ozdogan O et al. Effects of treatment of hepatorenal syndrome before transplantation on posttransplantation outcome. A case-control study. J Hepatol. 2004; 40(1):140-6.
35. Mitzner SR, Stange J, Klammt S, Risler T, Erley CM, Bader BD et al. Improvement of hepatorenal syndrome with extracorporeal albumin dialysis MARS: results of a prospective, randomized, controlled clinical trial. Liver Transpl. 2000; 6(3):277-86.
36. Sort P, Navasa M, Arroyo V, Aldeguer X, Planas R, Arbol LR et al. Effect of intravenous albumin on renal impairment and mortality in patients with cirrhosis and spontaneous bacterial peritonitis. N Engl J Med. 1999; 341(6):403-9.
37. Akriviadis E, Botla R, Briggs W, Han S, Reynolds T, Shakil O. Pentoxifylline improves short-term survival in severe acute alcoholic hepatitis: a double-blind, placebo-controlled trial. Gastroenterology. 2000; 119(6):1637-48.
38. Fernández J, Navasa M, Planas R, Montoliu S, Monfort D, Soriano G et al. Primary prophylaxis of spontaneous bacterial peritonitis delays hepatorenal syndrome and improves survival in cirrhosis. Gastroenterology. 2007; 133(3):818-24.

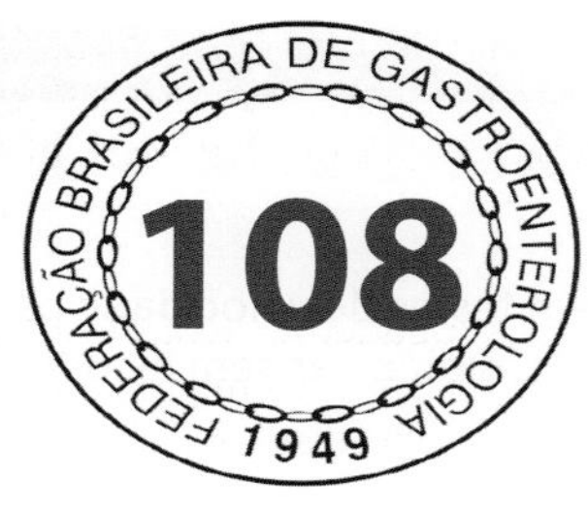

ENCEFALOPATIA HEPÁTICA

Elza Cotrim Soares
Jazon Romilson de Souza Almeida
Marlone Cunha da Silva
Marcello Imbrizi Rabello

INTRODUÇÃO

A encefalopatia hepática (EH) faz parte do espectro de manifestações psíquicas e neurológicas do paciente com doença hepática aguda ou crônica. Essas manifestações vão desde uma simples alteração do sono até coma hepático profundo, e são induzidas, principalmente, por causas metabólicas.

CLASSIFICAÇÃO DA ENCEFALOPATIA HEPÁTICA

A EH pode ser classificada de acordo com:

1. Doença de base.
2. Manifestações clínicas.
3. Frequência.
4. Existência de fatores precipitantes.

Recentemente tem se proposto uma quinta classificação de acordo com a existência ou não de insuficiência hepática aguda no cirrótico (*acute-on-chronic liver failure*). Tal classificação é sugerida pois acredita-se que nesse caso o mecanismo de ação, a forma de atuação e o impacto prognóstico possam ser distintos de outras formas de EH, porém, são necessários dados para sua melhor compreensão.[1,2]

Classificação da EH conforme a doença de base

A EH pode ser classificada em:

- **Tipo A:** resultante de insuficiência hepática aguda.
- **Tipo B:** resultante de complicação de *shunt* portossistêmico.
- **Tipo C:** resultante de cirrose hepática (CH).

O tipo A é associado a alterações da pressão intracraniana e ao risco de herniação cerebral, e suas manifestações clínicas podem diferir dos tipos B e C, que, por sua vez, são clinicamente similares.[1,2]

Classificação da EH conforme as manifestações clínicas

A EH pode ser dividida conforme a gravidade de suas manifestações clínicas. Embora essa divisão tenha sido proposta inicialmente para fins de pesquisa, tem sido instituída de forma frequente, visando regularizar a avaliação entre examinadores.

Vários critérios de pontuação para classificar a EH têm sido propostos. O critério de West Haven (CWH) é o mais utilizado na prática clínica. Alguns modelos, como a ISHEN (International Society for Hepatic Encephalopathy and Nitrogen Metabolism), propõem a simplificação do CWH (Tabela 108.1).[1,2]

Tabela 108.1 – Classificação e manifestações da encefalopatia hepática

CWH	ISHEN	Descrição
Sem alterações		Sem EH ou história de EH prévia
Mínima (EHM)	Pouco evidente	Alterações psicomotoras ou neuropsicológicas em testes de velocidade psicomotora/funções executoras ou alterações neurofisiológicas sem evidência clínica de doença mental
Grau I		Queda no nível de consciência Euforia ou ansiedade Déficit de atenção Dificuldade na execução de adição ou subtração Alterações do ciclo do sono
Grau II	Evidente	Letargia ou apatia Desorientação no tempo Mudança de personalidade Comportamento inadequado Dispraxia *Asterix*
Grau III		Sonolência ou semiestupor Responde aos estímulos Confuso Desorientação grosseira Comportamento bizarro
Grau IV		Coma

CHW: Critérios de West Haven; ISHEN: International Society for Hepatic Encephalopathy and Nitrogen Metabolism; EHM: encefalopatia hepática minima.

Classificação da EH conforme a frequência

Conforme a frequência em que ocorre a EH, ela pode ser classificada em:

- **Episódica:** quando os episódios de EH são raros e com menos de dois eventos anuais.
- **Recorrente:** quando as crises de EH ocorrem em intervalos pequenos, geralmente menores que seis meses.
- **Persistente:** quando existem alterações comportamentais contínuas, intercalando de sinais leves a alterações neurológicas evidentes.[1,2]

Classificação da EH de acordo com a existência de fatores precipitantes

Classifica-se a EH em ocasionada por fator precipitante ou não. Essa classificação tem maior importância na EH tipo 3, na qual um fator desencadeante é a principal causa do evento e o tratamento consiste na correção ou no controle do fator.

Na tentativa de diminuir o viés da subjetividade na avaliação da EH, esta pode ainda ser dividida em dois tipos: de alto e baixo graus.[1-3]

- **EH de alto grau:** pacientes incapazes de cooperar, que apresentam confusão, sonolência ou coma (EH III ou IV/CWH).
- **EH de baixo grau:** pacientes com CH que são colaborativos durante o exame. Esse grupo pertence necessariamente às categorias EHM (encefalopatia hepática mínima) e aos graus I e II/CWH.[4]

A importância dessa categorização consiste na sua possível utilização para a separação de dois grupos de pacientes com diferentes níveis de gravidade e, portanto, requer conduta diversa, inclusive com relação à necessidade de internação ou não.[1-3]

Os pacientes portadores de CH ou *shunt* com as manifestações neurológicas descritas na Tabela 108.1, na ausência de outras causas para tais manifestações, devem ser considerados portadores de EH.

FISIOPATOGENIA

As alterações neuropsíquicas da EH são, sobretudo, de origem metabólica, mas podem envolver atrofia e/ou edema cerebral. Apesar das constantes pesquisas realizadas para o conhecimento da EH, não se conhece, até o momento, o mecanismo exato de sua patogênese.[1,2]

Os fatores metabólicos que contribuem para o desenvolvimento de EH serão revistos neste tópico. O mais aceito é que substâncias nitrogenadas de origem intestinal afetariam adversamente a função cerebral, sendo a principal delas a amônia. Além disso, pode haver um papel da ativação excessiva de receptores gabaérgicos (GABA) com aumento de sua ação inibitória no sistema nervoso central.[1,2,5]

As alterações metabólicas capazes de deflagrar a EH não agem de forma isolada no dano à função cerebral. Em pacientes portadores de hepatopatia crônica, outras alterações concomitantes podem ocorrer de modo a alterar as funções neuropsíquicas. Estas incluem:

1. Redução da oferta de oxigênio, resultante de complicações como hemorragia gastrointestinal, sepse e liberação de citocinas inflamatórias.
2. Alterações funcionais e anatômicas do SNC como em etilistas, usuários de substâncias psicoativas, e pacientes com doença de Wilson.
3. Implantação de TIPS (*shunt* portossistêmico transjugular intra-hepático), que pode precipitar EH em cerca de 30% dos pacientes.
4. Eventos diversos, como administração de sedativos e distúrbios hidroeletrolíticos.[1,5,6]

AMÔNIA

A amônia é a principal neurotoxina caracterizada na precipitação da EH. Ela pode ser liberada a partir de vários órgãos, como intestino, rim e músculos, e concentra-se principalmente no sistema porta, tendo como fonte a amônia proveniente da ação da flora bacteriana colônica sobre produtos proteicos, bem como a resultante do metabolismo da glutamina no intestino delgado. Outra fonte de amônia pode ser a ureia metabolizada pelo *H. pylori* no estômago, embora o papel da bactéria na EH não seja claro. No indivíduo normal, a maior parte da amônia, em torno de 80 a 90%, é excretada por meio do metabolismo de primeira passagem hepática, sendo a excreção dessa substância reduzida na insuficiência hepática, quer seja aguda ou crônica (Figura 108.1).

Entre os argumentos a favor da participação da amônia nesse mecanismo, há o fato de a maior parte dos indivíduos que desenvolve EH apresentar circulação colateral portossistêmica associada à cirrose. Além do mais, cerca de 90% deles têm concentração sérica de amônia elevada, e a redução desses níveis está associada à melhora da EH. Apesar disso, há pouca correlação entre os níveis séricos arterial e venoso de amônia e a gravidade da EH.

A amônia interfere com a função cerebral em vários sítios e cada um dos quais pode contribuir para o desenvolvimento de encefalopatia. Além disso, outras toxinas como mercaptanos ou ácidos graxos de cadeia curta podem potencializar a toxicidade da amônia:

- **Alterações no transporte cerebral de aminoácidos:** a hiperamonemia pode elevar a absorção cerebral de aminoácidos neutros, aumentando a atividade da proteína transportadora de aminoácidos da barreira hematoencefálica. Tal efeito

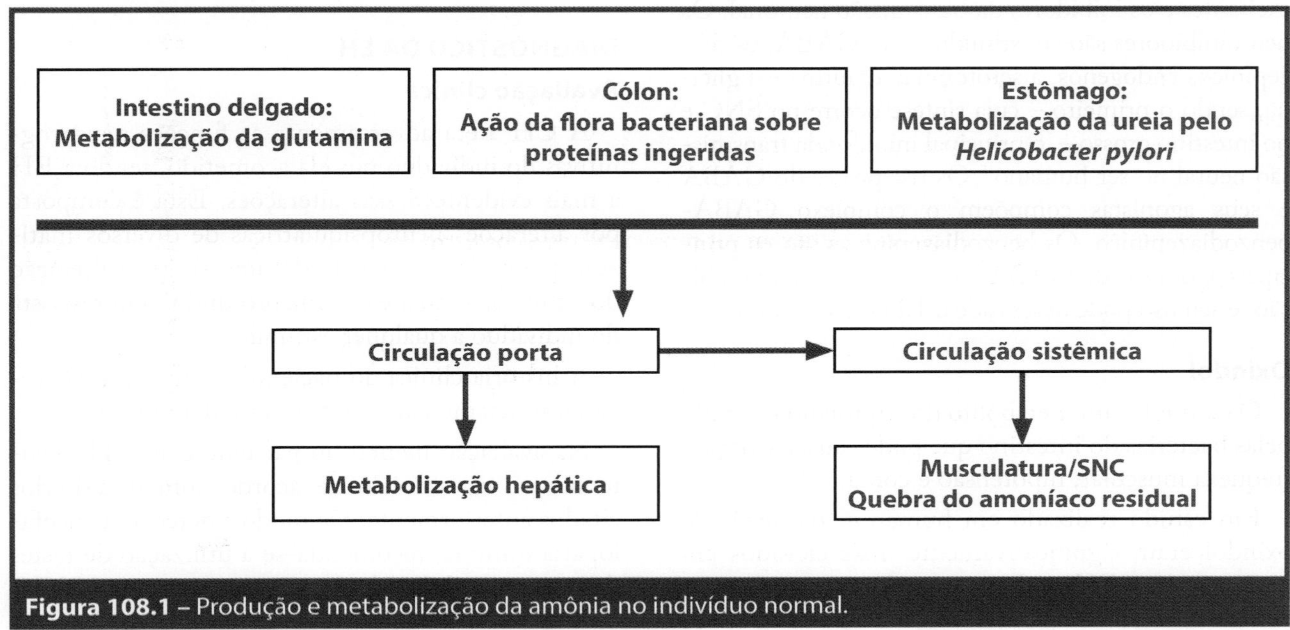

Figura 108.1 – Produção e metabolização da amônia no indivíduo normal.

é decorrente do metabolismo astrocitário na transformação de amônia em glutamina. A elevação subsequente da concentração cerebral de aminoácidos neutros, como tirosina, fenilalanina e triptofano, pode afetar a síntese de outros neurotransmissores, como dopamina, norepinefrina e serotonina.[1,7]

- **Aumento da osmolaridade intracelular dos astrócitos:** o edema cerebral tem sido observado principalmente na hiperamonemia aguda. Uma explicação possível é o aumento da osmolaridade intracelular resultante do metabolismo da amônia nos astrócitos com formação de glutamina.[7,8]
- **Vasodilatação:** pode contribuir para o aumento da pressão intracraniana e promoção de alterações psíquicas, principalmente na insuficiência hepática aguda. A amônia induz a liberação de glutamato que, em nível sérico, pode causar superestimulação de NMDA (N-metil-D-aspartato), o que desencadeia síntese de óxido nítrico, promovendo vasodilatação e, em alguns casos, edema cerebral.
- **Alteração da atividade elétrica neuronal:** a amônia afeta diretamente a atividade elétrica neuronal, inibindo a geração de potenciais pós-sinápticos tanto excitatórios quanto inibitórios.

Receptores do complexo GABA-benzodiazepínico (BZD)

Em condições normais, a neurotransmissão cerebral é regulada pela concentração no sistema nervoso central (SNC) de aminoácidos e seus precursores. Entre os aminoácidos neurotransmissores, há dois tipos: os excitantes e os inibidores da transmissão neuronal. Os neuroinibidores são constituídos pelo GABA, os diazepínicos endógenos, a serotonina, a taurina e a glicina, sendo o primeiro – cuja síntese ocorre no SNC e no intestino grosso –, o principal inibidor da transmissão neural no ser humano.[5] Os receptores do GABA e seus agonistas compõem o complexo GABA-benzodiazepínico. Os benzodiazepínicos são os principais agonistas do GABA, favorecendo a neuroinibição, e seu uso pode desencadear EH em cirróticos.

Oxindol

O oxindol é um metabólito do triptofano formado pelas bactérias do intestino que pode causar sedação, fraqueza muscular, hipotensão e coma.

Em estudo realizado em humanos, os níveis de oxindol eram significativamente mais elevados em pacientes com EH evidente e também em pacientes com cirrose em comparação aos controles. Em outro relato, os níveis de oxindol e de amônia aumentaram após a colocação de TIPS.[9]

Aminoácidos (AA) ramificados e falsos neurotransmissores

Elevação dos níveis séricos de AA aromáticos pode resultar em produção de falsos neurotransmissores (octopamina e feniletanolamida), tendo como consequência a inibição da transmissão nervosa central e a EH. Falsos neurotransmissores são relacionados às manifestações extrapiramidais como resultantes da inibição neural. No entanto, seu real papel na EH ainda é controverso.

Zinco

O zinco pode estar depletado em pacientes com CH. Esse metal, como substrato de enzimas do ciclo da ureia, pode concorrer para a diminuição do metabolismo da amônia.

A suplementação de zinco aumenta a atividade da ornitina transcarbamilase, aumentando a excreção dos íons amônia. Apesar disso, os dados sobre a suplementação de zinco na terapia da EH são conflitantes.

Manganês

Há acúmulo de manganês no núcleo basal em muitos pacientes com CH, com reversão após o transplante hepático. Ainda são poucos os estudos que correlacionam os níveis de manganês com o grau de EH, mas existem grandes semelhanças entre as manifestações clínicas de intoxicação por manganês e as manifestações extrapiramidais da EH.[1]

DIAGNÓSTICO DA EH

Avaliação clínica

A CH afeta adversamente as funções neurocognitivas do indivíduo por ela acometido, sendo a EH a mais evidente dessas alterações. Esta é composta por alterações neuropsiquiátricas de diversos matizes, que podem variar desde uma simples alteração do ritmo do sono até o coma profundo, sem resposta do indivíduo a qualquer estímulo.

A história clínica do paciente, na maioria das vezes, é suficiente para estabelecer o diagnóstico.

Na avaliação mental do paciente com CH, recomenda-se classificá-lo de acordo com os critérios citados anteriormente. De modo a detectar a encefalopatia mínima, recomenda-se a utilização de testes de maior sensibilidade diagnóstica, como o SONIC (*spectrum of neurocognitive impairment in cirrhosis*).[2,3]

A EHM nos pacientes com CH é caracterizada por avaliação neurológica normal e por leve disfunção cognitiva. Geralmente, não é observada pelo paciente, porém, é reconhecida pelos familiares, amigos e colegas de trabalho. Essas anormalidades incluem perda de memória, lentidão do raciocínio, falta de concentração, agitação e mudança na percepção visual. O estágio 0 da CWH superpõe pacientes com função cognitiva normal e EHM, já que são indivíduos que não apresentam sinais de EH franca. Para isso podem ser empregados, os testes neuropsicométricos e os neurofisiológicos.[10,11]

Exames complementares na EH

Alguns exames laboratoriais podem ser realizados durante a avaliação clínica desses pacientes com EH, como dosagem de amônia sérica, hemograma, perfil hepático, dosagem de eletrólitos séricos, urina I, urocultura e radiografia de tórax.

Tomografia computadorizada e ressonância magnética de crânio têm sido realizadas no diagnóstico diferencial e, também, para determinar presença e grau de edema cerebral, não sendo necessárias na rotina clínica.[1]

O diagnóstico diferencial da EH está exposto no Quadro 108.1.

Testes neuropsicométricos

Na avaliação neuropsicométrica para o diagnóstico da EHM pode ser utilizada uma bateria de testes do tipo papel-lápis, como: testes de conexão numérica, teste de símbolo digital, teste seriado marcado com pontos e teste de erros das linhas traçadas.[2,3,5] Esses testes têm sido validados na Alemanha, na Itália e na Espanha, apresentando sensibilidade de 96% e especificidade de 100%.

Testes neurofisiológicos

Englobam desde simples eletroencefalograma (EEG) até a mais sofisticada técnica de potencial evocado automatizado. A presença de "ondas trifásicas" no EEG é indicativa de EH. No entanto, a frequência e o espectro do EEG analisam apenas a atividade cortical, reduzindo, assim, sua concordância com a bateria de testes do tipo papel-lápis, que avalia o componente cortical e subcortical desses pacientes.[2,10,11]

Os potenciais evocados podem ser visual, auditivo e somatossensorial. Esses testes medem a latência entre o estímulo e a habilidade cerebral de resposta.[11] O potencial evocado auditivo requer cooperação ativa dos pacientes, fazendo que esse teste seja útil apenas na fase precoce da EH. Parece não haver diferença significativa entre esses testes e o EEG no diagnóstico de EHM.

O *Flicker Test* (teste da frequência luminosa crítica ou FLC) é um teste funcional do córtex cerebral que tem correlação direta com as anormalidades psicométricas, com indicação na avaliação de EHM. Mede a capacidade de resposta por um estímulo visual e independe de escolaridade ou nível cognitivo.

Mais recentemente, tem sido validado um aplicativo para *smartphone* ou *tablet* que realiza um teste capaz de avaliar o tempo de reação a um estímulo. Trata-se do "Stroop test", do aplicativo "Encephal" (vide *www.encephalapp.com*). É um método de fácil execução, consistindo na medição da velocidade de identificação correta de cores (estímulos) apresentadas na tela ligadas a símbolos ou palavras. O resultado final é apresentado no aplicativo.[12,13]

Quadro 108.1 – Diagnósticos diferenciais na EH

1. Encefalopatia metabólica: cetoacidose, hipoglicemia, azotemia, distúrbios de eletrólitos, narcose por dióxido de carbono, hipóxia
2. Encefalopatia tóxica: álcool, salicilatos, drogas psicoativas e intoxicação por metais pesados
3. Lesões intracranianas: hemorragia subaracnoide, subdural e intracerebral, infarto cerebral, tumor cerebral, abscesso cerebral, meningite, encefalite e epilepsia
4. Distúrbios neuropsiquiátricos

TRATAMENTO

Na avaliação dos pacientes cirróticos que se apresentam com EH, é de suma importância identificar e corrigir os fatores precipitantes, dentre os quais se destacam: hemorragia digestiva, constipação intestinal, uso de sedativo, ingestão excessiva de aminoácidos de cadeia aromática, distúrbios eletrolíticos e acidobásicos, infecções, paracenteses, ação de diuréticos, desidratação (diarreia e vômitos), alcalose metabólica, TIPS e deterioração aguda da função hepática.

Pacientes com EH grau IV devem ser internados em unidade de terapia intensiva.

As doses dos medicamentos estão expostas na Tabela 108.2.

Dieta

O suporte calórico nas EH graus I e II deve ser feito por meio de alimentação via oral de acordo com as necessidades calóricas requeridas. Deve-se suspender a dieta oral nos casos de sangramento digestivo ativo.

Tabela 108.2 – Tratamento da EH

	Dose diária	Intervalo	Nível de evidência	Efeitos colaterais
Lactulose	30 a 60 g, VO		B	Flatulência, hipernatremia
Lactitol	30 a 60 g, VO		B	Flatulência
Neomicina	500 a 1000 mg, VO	a cada 6 h	B	Nefrotoxicidade e ototoxicidade
Metronidazol	250 a 500 mg, VO	a cada 12 h	C	Distúrbios gastrointestinais e neurotoxicidade
Rifaximina	1.200 a 2.400 mg, VO	a cada 12 h	B	Boa tolerância
L-Ornitina – L-Aspartato (LOLA)	5 g	a cada 8 h ou a cada 6 h	B	Náuseas e vômitos

Nos pacientes com EH graus III e IV, deve-se introduzir uma sonda nasoenteral para alimentação, para reduzir o risco de broncoaspiração.

A restrição proteica vem sendo contestada por causa da falta de evidências clínicas e a possibilidade do agravamento da EH secundária à atrofia da musculatura periférica e, consequentemente, redução do metabolismo sistêmico da amônia. Nos pacientes com CH, há necessidade do aumento de aporte proteico para atingir um balanço nitrogenado adequado.[14] Estudos prospectivos demonstraram que a desnutrição severa e a diminuição do índice da massa corporal são fatores prognósticos independentes na sobrevida desses pacientes.[10] Outro estudo randomizado e controlado de dietas hipo e normoproteicas em pacientes cirróticos não revelou diferenças no curso da EH.[14]

Pode-se fazer a reposição de AA de cadeia ramificada (leucina, isoleucina e valina) visando a manutenção do trofismo muscular, sem a produção de falsos neurotransmissores, que seria precipitada pelos AA de cadeia aromática (fenilalanina, tirosina e triptofano).[15]

Modificação da microbiota intestinal e esvaziamento colônico

Medidas que modifiquem a microbiota intestinal visam aumentar a concentração colônica de bactérias não produtoras de amônia. Para isso, pode-se utilizar os recursos a seguir.

Laxativos osmóticos (dissacarídeos não absorvíveis)

Sua principal ação nessa condição clínica é diminuir substâncias amoniogênicas na luz do intestino, quer pela diminuição do pH colônico – por meio da formação de ácidos orgânicos pela fermentação bacteriana –, quer por mecanismo catártico, em decorrência de sua ação osmótica. Apesar do grande número de estudos avaliando sua eficácia na EH, há pouca evidência clínica apoiando seu uso, que é baseado, sobretudo, na experiência de serviços ou em ensaios com pequena casuística.

A lactulose pode ser administrada por via oral ou enteral em forma de xarope, na dose de 30 a 60 g/dia. Nos pacientes com risco de aspiração é utilizada na forma de enema com 300 mL, a cada duas horas até a melhora do nível de consciência.[1,16] A superdosagem de lactulose pode causar complicações, tais como aspiração, desidratação, irritação da região perianal, ou mesmo precipitar a EH7. Outros efeitos colaterais são desconforto abdominal, distensão gasosa e hipernatremia. A lactulose é a primeira escolha de tratamento em pacientes com EH episódica.[14]

O lactitol é também um dissacarídeo sintético, usado por via oral, na dose de 30 a 45 g/dia, sendo tão efetivo quanto a lactulose para o tratamento da EH, com a vantagem de apresentar menos efeitos colaterais.[1,18] Tanto a dose oral da lactulose como a do lactitol devem ser ajustadas para 2 ou 3 evacuações diárias.

Antibioticoterapia

Os antibióticos orais reduzem a produção de amônia pela diminuição intestinal das bactérias produtoras de urease. Os antibióticos mais utilizados são: neomicina, metronidazol e rifaximina.

A rifaximina é um antibiótico não absorvível, derivado da rifampicina, com amplo espectro contra as bactérias entéricas. Vários estudos com rifaximina no tratamento da EH têm mostrado efeitos equivalentes ou superiores e boa tolerabilidade quando comparado ao placebo, aos dissacarídeos e a outros antibióticos.[17]

É utilizado no tratamento da EH em vários países europeus. A rifaximina apresenta impacto satisfatório em termo de tolerância, redução da taxa de hospitalização quando comparada à lactulose. Sua apresentação é na forma de 200 mg, podendo ser empregada na dose de até 1.200 mg/dia por via oral.[1,19]

A neomicina é administrada no tratamento da EH aguda há muitos anos, apresentando bons resultados, porém, não existem estudos muito bem planejados que suportem o seu uso. Em quadros agudos, é utilizada na dose de 1 a 2 g por via oral, a cada 4 a 6 horas. Na EH crônica a dose de rotina é de 1 a 4 g/dia. Apesar de sua absorção sistêmica ser pequena, seu uso prolongado pode promover nefrotoxicidade e ototoxicidade.

A eficácia do metronidazol é semelhante à da neomicina. A dose oral é de 250 a 500 mg, a cada 12 horas. O uso prolongado pode causar neurotoxicidade e distúrbios gastrintestinais.[1]

Probióticos

O uso de probióticos como aditivo ou alternativa para a lactulose tem demonstrado redução nos níveis de amônia na EH. O primeiro estudo que avaliou o papel dos probióticos na EH foi realizado por Loguercio et al., comparando *Enterococcus faecium* SF68 à lactulose. Foram randomizados 48 pacientes para probiótico ou lactulose. No final do estudo, os pacientes tratados com *Enterococcus faecium* SF68 tinham reduzidos os níveis séricos de amônia e apresentavam melhora dos testes cognitivos, quando comparados à lactulose.[20]

Esvaziamento do cólon

Em pacientes com sangramento digestivo, o esvaziamento do cólon pode reduzir a produção de amônia a partir da microbiota.

L-ornitina – L-aspartato (LOLA)

A ornitina e o aspartato são importantes substratos na metabolização hepática e muscular da conversão da amônia em ureia e glutamina. Estudo de metanálise com um total de 212 pacientes, comparando LOLA a placebo ou lactulose, mostrou associação entre nível de amônia e melhora dos sintomas clínicos nos pacientes com EH que realizaram o tratamento com LOLA. Os efeitos colaterais mais frequentes foram náusea e vômitos. A infusão de LOLA em pacientes com EH persistente melhorou os níveis séricos de amônia pós-prandial e dos testes psicométricos. A suplementação oral de LOLA não é efetiva, mas tem sido utilizada na prática clínica. A apresentação oral pode ser em envelopes com 5 g cada, podendo ser empregado na dosagem de 5 a 10 g/dia. A dose endovenosa é de 5 g, a cada 8 ou 6 horas.[1]

Antagonista dos receptores benzodiazepínicos

O flumazenil é o antagonista benzodiazepínico utilizado principalmente em pacientes que tiveram o uso dessa substância como fator precipitante.

Zinco

A deficiência de zinco é comum nos pacientes cirróticos. Pode-se indicar sua suplementação, porém, não há evidência do seu real benefício.

Sistema de suporte hepático (*molecular adsorbent recirculating system* – MARS™)

Terapia ainda de difícil acesso no Brasil, podendo ter indicação em pacientes com EH grave e refratária. É um sistema de suporte hepático artificial para remover as toxinas sanguíneas, utilizando-se hemoadsorção e plasmaférese. Estudo multicêntrico realizado por Hassanein et al. em pacientes com EH tratados com MARS™ mostrou melhora da EH. Estudos mais abrangentes fazem-se necessários para determinar o verdadeiro papel do MARS™ no tratamento da EH nos pacientes com cirrose avançada.[21]

Embolização

O tratamento da EH nos pacientes cirróticos com *shunts* espontâneos submetidos à embolização por radiologia intervencionista apresentou bons resultados, com melhora dos sintomas neurológicos. Porém, em algumas situações, podem ocorrer complicações como a presença de ascite e sangramento digestivo pelo aumento da pressão portal e ruptura das varizes esofagianas.[22]

Transplante hepático

O transplante hepático (TH) é a única opção de tratamento da EH nos pacientes com CH que não melhoram com os tratamentos realizados, incluindo a embolização. Pode ser indicado em pacientes com insuficiência hepática e EH recorrente ou refratária.

Estudos prospectivos que avaliaram as funções neurológicas após o TH têm desafiado a noção de completa reversibilidade da EH. É possível que a EH cause algumas sequelas irreversíveis. Entretanto, existem muitos fatores que podem afetar a função cognitiva durante o seguimento pós-

-TH. Cuidados especiais devem ser tomados, para evitar neurotoxicidade dos medicamentos imunossupressores e tratar os fatores de risco vasculares, como diabete melito e hipertensão arterial. Os pacientes que tiveram vários episódios de EH antes do TH têm maiores possibilidades de desenvolver complicações neurológicas. O diagnóstico das alterações neurológicas no acompanhamento desses pacientes é um desafio.[23]

PREVENÇÃO DA ENCEFALOPATIA HEPÁTICA

Não existem dados científicos que suportem o uso da lactulose na manutenção da remissão após episódio agudo de EH nos pacientes com CH25. No entanto, na prática, a lactulose é largamente recomendada.[24, 25]

A EH persistente é uma complicação frequente em pacientes cirróticos com hipertensão portal que foram tratados com TIPS. Esses pacientes, rotineiramente, eram tratados com lactulose para prevenir a EH pós-procedimento. No entanto, um estudo demonstrou que nem a lactulose nem a rifaximina foram melhores que o placebo na prevenção da EH. Portanto, tratamento profilático com lactulose ou rifaximina não é recomendado na prevenção da EH pós-TIPS. É importante selecionar bem os pacientes com CH para colocação do TIPS, reduzindo os riscos de EH após o procedimento.[1,24,25]

REFERÊNCIAS

1. American Association for the Study of Liver Diseases; European Association for the Study of the Liver. Hepatic encephalopathy in chronic liver disease: 2014 practice guideline by the European Association for the Study of the Liver and the American Association for the Study of Liver Diseases. J Hepatol. 2014; 61(3):642-59.
2. Ferenci P, Lockwood A, Mullen K, Tarter R, Weissenborn K, Blei AT. Hepatic encephalopathy-definition, nomenclature, diagnosis, and quantification: final report of the working party at the 11th World Congress of Gastroenterology, Vienna, 1998. Hepatology. 2002; 35(3):716-21.
3. Rosa H. Encefalopatia hepática. In: Mattos AA, Dantas-Corrêa EB. Tratado de Hepatologia. Rio de Janeiro: Rubio, 2010. p.524-35.
4. Sharma P, Sharma BC, Sarin SK. Critical flicker frequency for diagnosis and assessment of recovery from minimal hepatic encephalopathy in patients with cirrhosis. Hepatobiliary Pancreat Dis Int. 2010; 9(1):27-32.
5. Strauss G, Hansen BA, Kirkegaard P, Rasmussen A, Hjortrup A, Larsen FS. Liver function, cerebral blood flow autoregulation, and hepatic encephalopathy in fulminant hepatic failure. Hepatology. 1997; 25(4):837-9.
6. Shawcross DL, Davies NA, Williams R, Jalan R. Systemic inflammatory response exacerbates the neuropsychological effects of induced hyperammonemia in cirrhosis. J Hepatol. 2004; 40(2):247-54.
7. James JH, Ziparo V, Jeppsson B, Fischer JE. Hyperammonaemia, plasma aminoacid imbalance, and blood-brain aminoacid transport: a unified theory of portal-systemic encephalopathy. Lancet. 1979; 2(8146):772-5.
8. Jover R, Rodrigo R, Felipo V, Insausti R, Sáez-Valero J, García-Ayllón MS et al. Brain edema and inflammatory activation in bile duct ligated rats with diet-induced hyperammonemia: a model of hepatic encephalopathy in cirrhosis. Hepatology. 2006; 43(6):1257-66.
9. Riggio O, Mannaioni G, Ridola L, Angeloni S, Merli M, Carlà V et al. Peripheral and splanchnic indole and oxindole levels in cirrhotic patients: a study on the pathophysiology of hepatic encephalopathy. Am J Gastroenterol. 2010; 105(6):1374-81.
10. Bajaj JS, Wade JB, Sanyal AJ. Spectrum of neurocognitive impairment in cirrhosis: implications for the assessment of hepatic encephalopathy. Hepatology. 2009; 50(6):2014-21.
11. Kullmann F, Hollerbach S, Holstege A, Schölmerich J. Subclinical hepatic encephalopathy: the diagnostic value of evoked potententials. J Hepatology. 1995; 22(1):101-10.
12. Bajaj JS, Thacker LR, Heuman DM, Fuchs M, Sterling RK, Sanyal AJ et al. The Stroop smartphone app is a short and valid method to screen for minimal hepatic encephalopathy. Hepatology. 2013; 58(3):1122-32.
13. Amodio P, Cordoba J. Smart applications for assessing minimal hepatic encephalopathy: novelty from the app revolution. Hepatology. 2013; 58(3):844-6.
14. Watanabe A, Sakai T, Sato S, Imai F, Ohto M, Arakawa Y et al. Clinical efficacy of lactulose in cirrhotic patients with and without subclinical hepatic encephalopathy. Hepatology. 1997; 26(6):1410-4.
15. Córdoba J, López-Hellin J, Planas M, Sabín P, Sanpedro F, Castro F et al. Normal protein diet for episodic hepatic encephalopathy: results of a randomized study. J Hepatol. 2004; 41(1):38-43
16. Gluud LL, Dam G, Borre M, Cordoba J, Marchersini G et al. Lactulose, rifaximin or branched chain amino acids for hepatic encephalopathy: what is the evidence? Metab Brain Dis. 2013; 28(2):221-5.
17. Patidar KR, Bajaj JS. Antibiotics for the treatment of hepatic encephalopathy. Metab Brain Dis. 2013; 28(2):307-12.
18. Bajaj JS, Sanyal AJ, Bell D, Gilles H, Heuman DM. Predictors of the recurrence of hepatic encephalopathy in lactulose-treated patients. Aliment Pharmacol Ther. 2010; 31:1012-7.
19. Scott LJ. Rifaximin: a review of its use in reducing recurrence of overt hepatic encephalopathy episodes. Drugs. 2014; 74(18):2153-60.
20. Loguercio C, Abbiati R, Rinaldi M, Romano A, Del Vecchio Blanco C, Coltorti M. Long-term effects of Enterococcus faecium SF68 versus lactusole in the treatment of patients with cirrhosis and grade 1-2 hepatic encephalopathy. J Hepatol. 1995; 23(1):39-46.
21. Hassanein TI, Tofteng F, Brown RS Jr, McGuire B, Lynch P, Metha R et al. Randomized controlled study of extracor-

poral albumin dyalisis for hepatic encephalopathy in advanced cirrhosis. Hepatology. 2007; 46(6):1853-62.

22. Laleman W, Simon-Talero M, Maleux G, Perez M, Ameloot K, Soriano G et al. Embolization of large spontaneous portosystemics shunt for refractory hepatic encephalopathy: a multi-center survey on safety and efficacy. Hepatology. 2013; 57(6):2448-57.
23. Martin P, DiMartini A, Feng S, Brown R Jr, Fallon M. Evaluation for liver transplantation in adults: 2013 practice guideline by the American Association for the Study of Liver Diseases and the American Society of Transplantation. Hepatology. 2014; 59(3):1144-65
24. Vilstrup H, Amodio P, Bajaj J, Cordoba J, Ferenci P, Mullen KD. Hepatic encephalopathy in chronic liver disease: 2014 Practice Guideline American Association for the Study of Liver Diseases and the European Association for the Study of the Liver. Hepatology. 2014; 60(2):715-35.
25. Leise MD, Poterucha JJ, Kamath PS, Kim WR. Management of hepatic encephalopathy in the hospital. Mayo Clin Proc. 2014; 89(2):241-53.

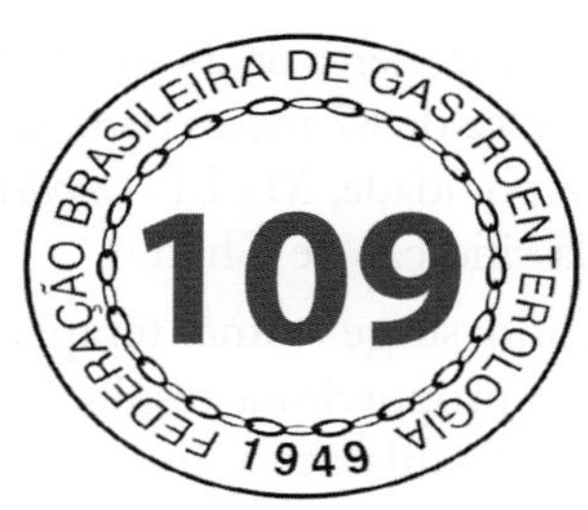

SÍNDROME HEPATOPULMONAR

Alex Vianey Callado França
Tereza Virgínia Nascimento

INTRODUÇÃO

A associação de doença hepática e pulmonar foi descrita pela primeira vez na literatura em 1884. Referia-se a uma mulher de 37 anos com cirrose, cianose e baqueteamento digital, então atribuídos à sífilis. Quase 100 anos depois (1977), Kennedy e Knudson[1] sugeriram a descrição do termo síndrome hepatopulmonar (SHP), quando descreveram a associação de dilatações vasculares intrapulmonares (DVIP) e grave hipoxemia, ambas na vigência de disfunção hepática.

A SHP é definida por uma tríade clínica envolvendo defeito da oxigenação arterial induzida por dilatações vasculares intrapulmonares associadas à disfunção hepática (geralmente na presença de hipertensão portal)[2-4] (Quadro 109.1). A existência de outras disfunções cardiopulmonares (derrame pleural, doença pulmonar obstrutiva crônica etc.) não exclui o diagnóstico dessa síndrome, mas torna-o um desafio constante na prática clínica. Em cerca de 20 a 30% dos pacientes com SHP há associação com outras doenças pulmonares.

A depender dos critérios diagnósticos utilizados, a prevalência média da SHP em pacientes com doença hepática pode variar de 5 a 32%.[5-10] Em nossa casuística, a prevalência da SHP em cirróticos candidatos a transplante de fígado foi de 16%.[11] Essa síndrome é predominantemente vista em indivíduos cirróticos de meia-idade, sem predominância de gênero. Porém, também pode ser diagnosticada em crianças, em portadores de hipertensão portal pré e pós-sinusoidal e em doença hepática aguda. A etiologia da doença hepática parece não estar relacionada ao aumento do risco de desenvolvimento da SHP.[12] A esquistossomose mansônica, na fase hepatoesplênica (EHE), pode estar associada à presença de SHP ou de DVIP sem SHP.[13,14] Em nossa experiência,[9] após avaliação de 40 pacientes com EHE, 17 apresentaram DVIP, dos quais 6 com SHP, ou seja, 15% do total de pacientes, cifra semelhante aos encontrados em portadores de cirrose hepática.

Quadro 109.1 – Critérios diagnósticos da síndrome hepatopulmonar
Doença hepática
ECC positivo para DVIP
$P(A-a)O_2$* ≥ 15 mmHg

*DVIP: dilatação vascular intrapulmonar; ECC: ecocardiografia com contraste; * Gradiente de pressão alveoloarterial de oxigênio.*
Fonte: adaptada de Rodríguez-Roisin et al., 2004.[3]

Um dos componentes da tríade são as anormalidades de trocas gasosas pulmonares caracterizadas pela diminuição da oxigenação arterial, podendo ser leve, moderada ou grave. O principal parâmetro para avaliar essa disfunção é o aumento do gradiente de pressão alveoloarterial de oxigênio ($P(A\text{-}a)O_2$) para valores ≥ 15 mmHg em pacientes com idade ≤ 64 anos avaliados no nível do mar e em respiração ambiente. A pressão arterial de oxigênio (PaO_2) em níveis inferiores a 80 mmHg também pode ser utilizada como critério diagnóstico de SHP. Para pacientes com idade superior a 64 anos, o valor de referência recomendado passa a ser ≥ 20 mmHg para $P(A\text{-}a)O_2$ e ≤ 70 mmHg para PaO_2.[3,4,10] Entretanto, o $P(A\text{-}a)O_2$ é o mais sensível parâmetro para detecção precoce da alteração gasosa, antes mesmo da queda dos níveis da PaO_2, já que compensa a alcalose respiratória, a hiperventilação e a redução dos níveis de CO_2 frequentes em pacientes cirróticos. Este é utilizado para graduar a severidade da doença (Quadro 109.2).

Outro componente da tríade são as DVIP, principais alterações estruturais da síndrome. Elas são identificadas quando o diâmetro capilar pulmonar é maior que 15 mcm. Dois métodos são utilizados para seu diagnóstico: a ecocardiografia com contraste (ECC) e a cintilografia pulmonar com macroagregado de albumina marcada com Tecnécio (^{99m}TcMAA), sendo a primeira de menor custo, mais prática e de fácil realização.

A importância de investigar e detectar a SHP em pacientes com disfunção hepática e/ou hipertensão portal deriva dos altos índices de mortalidade que, em parte, é relacionada à vasodilatação intrapulmonar. Dados científicos demonstraram mortalidade de 41% em até 2,5 anos após o diagnóstico da síndrome em pacientes com cirrose hepática.[15] Além disso, muitos pacientes com quadros mais avançados de SHP apresentam função hepática preservada Child A ou B, e esse grupo poderia evoluir com deterioração de sua qualidade de vida e diminuição da sobrevida com a progressão da síndrome. Em pacientes não candidatos a transplante de fígado, a presença de SHP parece estar relacionada a maior mortalidade. A sobrevida média é de cerca de 24 meses para pacientes com SHP e de cerca de 87 meses para os pacientes sem SHP pareados por idade, MELD (*model for end-stage liver disease*) e classificação de Child.[16]

Quadro 109.2 – Gravidade da SHP segundo níveis de PaO_2

Leve	PaO_2 ≥ 80 mmHg
Moderada	PaO_2 < 80 – ≥ 60 mmHg
Grave	PaO_2 < 60 – ≥ 50 mmHg
Muito grave	PaO_2 < 50 mmHg

Fonte: adaptada de Rodríguez-Roisin et al., 2004;[3] Rodríguez-Roisin e Krowka; 2008.[4]

O transplante de fígado surge como terapia de escolha para SHP, já que proporciona resolução ou melhora acentuada na vasodilatação intrapulmonar em mais de 80% dos pacientes transplantados, mesmo em quadros avançados.[17-19] Entretanto, significantes morbidade e mortalidade pós-operatórias ocorrem nesses indivíduos. Logo, a detecção precoce da SHP, antes do transplante, poderia implicar manejo mais adequado desses pacientes, tanto no que se refere ao momento do transplante quanto aos riscos de sua realização. E, finalmente, o reconhecimento de que a SHP possa coexistir com outras doenças cardiopulmonares, enfatiza a necessidade de identificar a contribuição da vasodilatação intrapulmonar nas alterações de trocas gasosas evidenciadas por um grupo específico de pacientes que apresentam comorbidades pulmonares.

FISIOPATOLOGIA E PATOGENIA

Considerável desarranjo estrutural da microcirculação pulmonar, representado pela disseminada vasodilatação pré e pós-capilar no leito vascular pulmonar próximo às áreas de trocas gasosas, é apontado como causa para a rápida passagem de sangue venoso misto para as veias pulmonares, desencadeando os distúrbios de trocas gasosas. Tais alterações anatômicas, associadas ao elevado débito cardíaco que resultam no aumento do fluxo e na diminuição do tempo de fluxo sanguíneo pulmonar, mas com manutenção da ventilação alveolar, ocasionam defeito da oxigenação arterial típico da SHP.[4,20]

No exame anatomopatológico pode-se também evidenciar vasodilatações pleurais, comunicações anatômicas arteriovenosas pulmonares, bem como anastomoses venosas portopulmonares.[21] O diâmetro normal dos capilares pulmonares é de aproximadamente 8 a 15 mcm, podendo chegar a 500 mcm nos pacientes com SHP.[22] O mecanismo da hipoxemia na SHP é representado por uma combinação de fatores: *shunt* intrapulmonar, desproporção ventilação/perfusão (VA/Q) em áreas com baixas relações VA/Q e desequilíbrio de difusão do oxigênio induzido por disseminada vasodilatação intrapulmonar, mesmo em parênquimas pulmonares normais.[23] Postula-se que baixas relações VA/Q (ventilação normal com excesso de perfusão) sejam mais frequentes quando a SHP é leve e, nos casos mais graves, a ocorrência dos *shunts* intrapulmonares anatômicos (perfusão sem ventilação), associada ao desequilíbrio de difusão do oxigênio, surgiriam como principais mecanismos. A limitação na difusão do oxigênio do gás alveolar para o capilar sanguíneo não é decorrente de espessamento da membrana alveolocapilar (comum nas doenças intersticiais pulmonares), mas, sim, de "defeito difusão-perfusão". Sugere-se que a combinação de leito vascular dilatado e alto débito cardíaco (geralmente observados na cirrose) aumente a distância a ser percorrida pelo oxigênio entre o alvéolo e a região central do capilar, reduzindo o tempo de trânsito do fluxo sanguíneo através da vasculatura pulmonar, bem como o tempo disponível para a difusão do oxigênio, com consequente decréscimo da oxigenação das hemácias.[5,24,25] Embora grandes avanços tenham sido alcançados, os reais mecanismos responsáveis pela hipoxemia na SHP ainda se constituem em desafio e, até o presente, não há explicações satisfatórias e definitivas sobre este. Da mesma maneira, a patogenia da vasodilatação intrapulmonar ainda permanece especulativa. Acredita-se haver perda do tônus vascular caracterizado por pobre ou ausente reatividade vascular à hipóxia. Desproporção entre substâncias vasoconstrictoras e vasodilatadoras em área pulmonar é uma hipótese aventada. Entretanto, a nenhuma substância, em particular, foi atribuída a causa da vasodilatação. Parece que a participação do aumento do débito cardíaco, em combinação com a desproporção entre substâncias vasoativas, tem papel importante. Um enorme espectro de potenciais vasodilatadores pulmonares tem sido identificado e investigado (Quadro 109.3).[26]

Quadro 109.3 – Potenciais mediadores da atividade vascular intrapulmonar

Vasodilatadores	Óxido nítrico
	Monóxido de carbono
	Fator natriurético atrial
	Neuroquinina A
	Peptídio intestinal vasoativo
	Substância P
	Fator ativador de plaquetas
	Glucagon
Vasoconstritores	Endotelina
	Tirosina
	Serotonina
	Prostaglandina F 2α
	Angiotensina I

Fonte: adaptada de Castro e Krowka, 1996.[26]

Os principais agentes vasodilatadores relacionados às dilatações vasculares intrapulmonares são o óxido nítrico (ON) e o monóxido de carbono (CO).

O ON é considerado potente vasodilatador pulmonar. Normalmente sintetizado no endotélio vascular pulmonar, afeta diretamente o músculo liso circunvizinho. Estudo experimental sugere que a produção elevada de ON induzida pelos macrófagos localizados no endotélio pulmonar está relacionada à progressão da SHP.[27] O mesmo parece atuar de forma mais nítida no estado circulatório hiperdinâmico que acompanha a doença hepática avançada. Há relatos de normalização de níveis elevados de ON exalados após transplante na SHP, sugerindo correlação entre os níveis de ON exalado e hipoxemia em pacientes com SHP.[23] No entanto, a resolução da SHP pós-transplante não é imediata e pode levar meses.[28] Esse fato sugere a ocorrência de remodelamento vascular em contraposição à simples resolução da vasodilatação combinada aos eventos relacionados à musculatura lisa.[29]

O CO também exerce efeitos vasoativos. Níveis elevados de carboxi-hemoglobina, marcador da produção de CO, foram encontrados em pacientes cirróticos com SHP. Em estudo experimental, a inibição à enzima hemeoxigenase, responsável pela geração de CO, diminui a vasodilatação intrapulmonar, melhorando a SHP em ratos cirróticos.[30]

Aumento dos níveis de endotelina-1 (ET-1) no fígado e plasma tem sido observado em modelos de cirrose experimental e em humanos.[31] Embora a administração aguda de ET-1 apresente potentes propriedades vasoconstritoras na vasculatura pulmonar, estudos com infusão crônica, por mais de duas semanas, demonstraram perda dos efeitos pulmonares vasoconstritores. Postula-se que na cirrose, o aumento crônico dos níveis plasmáticos de ET-1 resulta de maior dano hepático e não está associado à atividade vasoconstritiva mensurável.[31,32] Essas observações sugerem que os efeitos não vasoconstritivos da ET-1, incluindo a estimulação da atividade da sintetase de óxido nítrico (SON) e a elevação da expressão de peptídios vasoativos, possam predominar nessa situação. Entretanto, a despeito de níveis aumentados de ET-1 serem encontrados em pacientes cirróticos, não existem evidências que confirmem o mecanismo proposto de vasodilatação sustentada. Enfatize-se, ainda, que significante número de pacientes cirróticos desenvolve hipertensão pulmonar.

A produção de fator de necrose tumoral (TNF-alfa) pelos macrófagos e a translocação bacteriana têm sido relatados como fatores associados ao desenvolvimento de SHP experimental.[33,34] O uso de pentoxifilina, inibidor da produção de TNF-alfa, na prevenção de SHP experimental também sugere a ação do TNF-alfa na gênese das alterações pulmonares da SHP.[35]

A hipertensão portal está diretamente relacionada ao aumento da translocação bacteriana. Esta, por sua vez, estimula a liberação de mediadores vasoativos tais como TNF-alfa e ON, que ocasionam vasodilatação.[36,37] O acúmulo de monócitos decorrente da translocação parece estimular a angiogênese pulmonar.[34,36,37] Em estudo experimental,[38] a utilização de norfloxacino diminuiu o acúmulo intravascular pulmonar de macrófagos e normalizou os níveis da óxido nítrico sintetase induzível, suportando a hipótese de contribuição da translocação bacteriana na dilatação vascular pulmonar.

Apesar dos relatos isolados da possibilidade de predisposição genética ao desenvolvimento da SHP[39] por meio de polimorfismo em genes reguladores de angiogênese, até o momento, não há confirmação da influência genética na sua gênese.[36]

Mecanismos adicionais como o remodelamento vascular e a angiogênese têm sido sugeridos como parte da fisiopatologia da SHP. Em estudos experimentais, foi identificada ativação de vias de sinalização da angiogênese em ratos com SHP.[37]

Síndrome portopulmonar, caracterizada por vasoconstrição e remodelamento vascular pulmonar, pode coexistir ou suceder a SHP.[40]

MANIFESTAÇÕES CLÍNICAS

Parece não haver correlação entre o grau de disfunção hepática ou o grau de hipertensão portal e a presença de SHP ou de sua gravidade.[3,11,16,41] As características clínicas da SHP são bastante variadas, e nem todas são exclusivas dessa entidade nosológica. Acomete tanto adultos quanto crianças. Mais de 80% dos pacientes com a síndrome manifestam complicações da hepatopatia antes de apresentarem manifestações pulmonares,[15] embora existam situações em que os pacientes podem manifestar sintomas respiratórios por vários anos antes de apresentar queixas de doença hepática. A dispneia, que é o sintoma pulmonar mais frequente, geralmente é insidiosa e pode ser agravada pelo exercício. Entretanto, é sintoma não específico e pode ocorrer em pacientes cirróticos desnutridos, com anemia, ascite, derrame pleural ou edemas.[4,5] A platipneia e a ortodeóxia, definidas, respectivamente, por dispneia e dessaturação da oxigenação arterial induzidas pelo ortostatismo, podem estar presentes, sobretudo a ortodeóxia, que, embora não patognomônica, sugere o diagnóstico de SHP.[26] Para seu diagnóstico são considerados os seguintes critérios: queda de 5% ou 4 mmHg da PaO_2 na posição supina.[5,42] As hipóteses para a piora da dispneia na posição ereta são a diminuição do débito cardíaco, bem como o predomínio das DVIP nos terços inferiores dos pulmões que, por ação da gravidade, tornam-se mais perfundidas, além da menor ventilação nas bases pulmonares, comprometendo os mecanismos normais de oxigenação arterial.[31,42]

Não há sinais e sintomas patognomônicos da presença de SHP. Mas, dentre os achados de exame físico, pode-se detectar, com predominância, a presença de hipocratismo digital e cianose.[29,43] Embora o hipocratismo digital possa ser encontrado em pacientes sem a SHP, há relatos da correlação entre a sua presença e a existência de DVIP. As aranhas vasculares cutâneas são achados frequentes e têm sido associadas à presença da SHP. No exame físico do tórax, nenhuma particularidade é observada em relação à síndrome.[4,37] Em nossa casuística, nenhum dos fatores clinicodemográficos, tais como, idade, sexo, tabagismo, etiologia da cirrose, classificação de Child-Pugh, presença de ascite, hipocratismo digital, aranhas vasculares ou dispneia, teve relação com a maior frequência de SHP nos pacientes cirróticos.[8,14] Esse dado sugere que outros métodos de rastreamento, não clínicos, devam ser utilizados para o diagnóstico da SHP.

DIAGNÓSTICO

O diagnóstico da SHP é baseado na identificação dos três componentes da tríade e na exclusão de doença pulmonar responsável pelas alterações. Para isso, são utilizados parâmetros gasométricos (gasometria arterial), provas de função pulmonar (PFP), ecocardiograma com contraste (ECC), cintilografia pulmonar e, raramente, arteriografia pulmonar.

Parâmetros gasométricos

Um dos critérios para o diagnóstico da SHP é a presença de alterações da oxigenação arterial. A gasometria arterial obtida com o paciente em repouso pode evidenciar hipoxemia definida arbitrariamente por PaO_2 < 70 mmHg ou saturação de oxigênio ($SatO_2$) ≤ a 92%.[29] No entanto, a determinação do gradiente alveoloarterial de oxigênio ($P(A\text{-}a)O_2$), por levar em consideração também a determinação da $PaCO_2$ e permite, de forma mais acurada, avaliar as anormalidades da oxigenação arterial, visto que utilização isolada da PaO_2 pode subestimar o verdadeiro grau de hipoxemia, que pode estar mascarado por causa da hiperventilação e da circulação hiperdinâmica dos cirróticos.[3] No estudo de Lima et al.[11], quando comparado à PaO_2 e à DLCO, o $P(A\text{-}a)O_2$ mostrou-se melhor parâmetro para rastreamento da SHP em pacientes com cirrose hepática, com acurácia diagnóstica de 91%. A PaO_2 < 70 mm Hg esteve presente em apenas um paciente da casuística, mostrando a baixa sensibilidade desse parâmetro para o diagnóstico de SHP.

A $SatO_2$ também pode estar diminuída nos pacientes com SHP. A medida da saturação de O_2 por oxímetro de pulso é um exame simples, não invasivo, rápido, de baixo custo e pode predizer a presença e a severidade da SHP. Sensibilidade de 100% e especificidade de 88% para detectar PaO_2 < 60 mmHg foram obtidas com a utilização de oximetria de pulso, quando considerado o nível de corte de 96%. Quando considerado ≤ 94% de $SatO_2$, foram detectados todos os pacientes com PaO_2 < 60 mmHg.[44] Entretanto, doença leve e subclínica são subdiagnosticados por esse método. Nessa situação, a medida seriada da saturação de O_2 pode servir para avaliar a evolução da doença. Na casuística de Lima et al.,[11] pacientes com a síndrome apresentaram menor mediana de $SatO_2$ quando comparados àqueles sem SHP. Apesar da significância estatística, as medianas de $SatO_2$ foram normais em ambos os grupos. A $SatO_2$ normal não exclui a presença de SHP. A medida da oxigenação arterial deve ser utilizada para complementar a oximetria de pulso.[5]

O teste de suplementação com oxigênio a 100% auxilia na distinção entre SHP tipo I, com predomínio de dilatações pré-capilares difusas e resposta próxima ao normal da PaO_2 (> 300 mm Hg), após a administração de oxigênio a 100%, e tipo II, determinada pela presença de alterações semelhantes às malformações arteriovenosas (MAV), pior prognóstico e resposta inadequada à administração de oxigênio a 100%.[41,45-47] As DVIP não são necessariamente *shunts*, na verdadeira acepção da palavra, podendo responder à suplementação de oxigênio a 100%. Essa resposta parece aumentar com o incremento do débito cardíaco.[4] É recomendado que pacientes com respostas inferiores a 300 mmHg sejam submetidos à arteriografia, para determinar a presença do tipo II e, em casos selecionados, realizar terapêutica com embolização.

Como parâmetros gasométricos para o diagnóstico da SHP, utilizam-se a PaO_2 < 80 mmHg e o $PA\text{-}aO_2$ > 15 mmHg para pacientes com idade inferior a 64 anos e a PaO_2 < 70 mmHg e o $PA\text{-}aO_2$ > 20 mmHg para pacientes com idade superior a 64 anos.[4,5]

Avaliação funcional respiratória

Na SHP as medidas da capacidade vital forçada (CVF) e o volume expiratório forçado de primeiro segundo (VEF1), desde que se considerem pacientes sem outras doenças cardíacas ou pulmonares, são essencialmente normais. Não há, igualmente, alteração do volume residual. A medida da difusão de gases, em especial do monóxido de carbono (DLCO), pode se demonstrar reduzida.[15]

Apesar de estudos conflitantes,[6,47] os níveis séricos de DLCO não parecem ser bom marcador da SHP, visto que não há melhora dos níveis de DLCO após transplante, a despeito da melhora dos outros fatores gasométricos. As razões para a redução da DLCO não são claras em muitos casos, mas poderiam refletir sutis anormalidades alveolocapilares decorrentes dos efeitos da vasodilatação, do volume plasmático e da circulação hiperdinâmica, presentes em grande parte dos cirróticos com doença avançada.[3]

Dilatações vasculares intrapulmonares (DVIP)

A ecocardiografia com contraste (ECC), a cintilografia pulmonar com macroagregados de albumina marcados com tecnécio (^{99m}TcMAA) e a angiografia pulmonar são as modalidades diagnósticas utilizadas na detecção de DVIP.

Ecocardiografia com contraste (ECC)

A ECC é uma técnica sensível, não invasiva, prática, de baixo custo e considerada de escolha para detecção das DVIP, e tem sido proposta para o rastreamento da síndrome.[5] É mais sensível e menos invasiva que a cintilografia pulmonar na detecção de vasodilatação intrapulmonar. Nessa avaliação, solução salina agitada, utilizada como contraste, é injetada na circulação através da veia antecubital. As microbolhas resultantes desse processo apresentam diâmetro de 60 a 90 mcm, maiores, portanto, que o leito capilar normal (8 a 15 mcm), e serão visualizadas somente nas câmaras cardíacas direitas. Em condições normais, essas microbolhas são filtradas pelo leito capilar pulmonar e não aparecem no lado esquerdo do coração. Entretanto, com a perda da barreira anatômica consequente à presença de dilatação do leito vascular pulmonar (DVIP) ou de *shunt* intracardíaco, as microbolhas conseguem atingir as câmaras cardíacas esquerdas.[3,4,11,48] A aparição das microbolhas em cavidades cardíacas esquerdas antes do terceiro ciclo cardíaco sugere a presença de *shunt* intracardíaco. Já nas DVIP o teste é positivo quando a opacificação do átrio esquerdo ocorre entre 3 e 6 ciclos após o seu aparecimento nas câmaras cardíacas direitas. A ECC, no entanto, é incapaz de diferenciar dilatações pré-capilares, capilares, pleurais e comunicações arteriovenosas.[3,4,11,48] Autores advogam a realização da ECC em posição supina,[49] por aumentar o tamanho e o número das DVIP, e a ECC 3D.[50]

A ecocardiografia transesofágica com contraste pode aumentar a sensibilidade de detecção de vasodilatação intrapulmonar em relação à ecocardiografia transtorácica, já que é capaz de detectar bolhas nas artérias pulmonares.[48] Entretanto, é um método pouco utilizado, por ser invasivo, dispendioso e requerer sedação.[3] Em pacientes hipoxêmicos, não há estudos que mostrem superioridade da ecografia transesofágica em relação à transtorácica. Deve ser utilizada quando há suspeita de *shunts* intracardíacos não visualizados pela técnica convencional.[5]

A ECC positiva (indicativa de DVIP) pode estar presente em mais de 40% de pacientes cirróticos sem anormalidades de trocas gasosas,[11] sugerindo que leve vasodilatação intrapulmonar, insuficiente para alterar as trocas gasosas e causar SHP, é comum em cirróticos. A história natural da vasodilatação intrapulmonar nesses pacientes é desconhecida. Em curto espaço de tempo (2 anos) parece não evoluir.[51] Já em tempo mais prolongado (5 anos) observou-se redução dos níveis de PaO_2 a cada ano de seguimento.[16] A frequência de DVIP em cirróticos da nossa casuística foi de 45%.[8] Entretanto, 64% dos pacientes com DVIP não apresentavam alterações da oxigenação arterial, não preenchendo os critérios para o diagnóstico de SHP, mostrando a alta frequência de DVIP em cirróticos sem SHP. A positividade da ECC, em cirróticos, é achado bastante prevalente na literatura, com variação de 13 a 47%.[4,8] No entanto, a maioria deles não apresenta alterações de trocas gasosas.[26] Questiona-se se a positividade da ECC nos cirróticos com DVIP sem SHP poderia corresponder à expressão subclínica da SHP. Em razão da escassez de trabalhos prospectivos envolvendo esse grupo específico de pacientes, recomenda-se realização de gasometria arterial anual, de modo a determinar se com o tempo evoluirão com anormalidades de trocas gasosas.[51] Deve ser ressaltado que uma ECC positiva em paciente hipoxêmico com doença pulmonar concomitante não é suficiente para estabelecer o diagnóstico de SHP, porque tanto a vasodilatação intrapulmonar como o processo pulmonar de base podem ser responsáveis pelas anormalidades de trocas gasosas. Nessa situação, a cintilografia pulmonar pode auxiliar na diferenciação entre ambas.

Cintilografia pulmonar com ^{99}TcMAA

A maioria dos macroagregados de albumina tem diâmetro superior a 20 mcm (maiores, portanto, que o capilar normal) e deveriam ficar impactados na microcirculação intrapulmonar (8 a 15 mcm), permitindo a passagem de apenas 3 a 6% dos macroagregados. A detecção de imagens positivas (> 6%) na cintilografia pulmonar com ^{99}TcMAA sobre rins e cérebro sugere tanto DVIP quanto *shunt* intracardíaco. A grande vantagem desse método sobre a ECC é sua maior especificidade em identificar SHP na coexistência de doença pulmonar intrínseca.[52] Cintilografia positiva em paciente hipoxêmico, com cirrose associada ou não a anormalidades de prova de função pulmonar ou alteração da radiografia de tórax, sugere que significativa vasodilatação intrapulmonar está presente e, portanto, que a SHP está contribuindo com as alterações de trocas gasosas. Apesar do resultado negativo, não se exclui o diagnóstico de SHP. Entretanto, em paciente hipoxêmico com vasodilatação pulmonar e doença pulmonar intrínseca, pode-se sugerir que o papel da vasodilatação como causa da anormalidade de troca gasosa é menos importante.[3,52] A cintilografia pulmonar com ^{99}TcMAA pode ser utilizada para quantificar a fração de *shunt* e é útil na avaliação de seguimento e/ou resolução da doença, além de ser mais específica que a ECC no diagnóstico de SHP em pacientes com hipoxemia moderada a grave (PaO_2 < 60 mmHg), sobretudo nos casos associados a doenças cardiopulmonares. No trabalho de Lima et al.,[11] apenas 5% dos cirróticos apresentaram cintilografia pulmonar com ^{99}TcMAA positiva, todos com SHP, sugerindo que formas mais graves de SHP não são frequentes em nosso meio. Abrams et al.[52] demonstraram correlação entre fração de *shunt* determinada pela cintilografia tanto com PaO_2 quanto com $P(A\text{-}a)O_2$, sugerindo ser a cintilografia com ^{99}TcMAA um método capaz de avaliar quantitativamente a gravidade anatômica das DVIP. Em casos de diagnóstico diferencial com doenças crônicas do pulmão causadoras de hipoxemia, a positividade da cintilografia pulmonar com ^{99}TcMAA sugere a presença de SHP.

Arteriografia pulmonar

Trata-se de um método diagnóstico invasivo e, por isso, menos utilizado para detecção de DVIP. Apresenta baixa sensibilidade, razão pela qual se mostra pouco útil para rastreamento e identificação das alterações vasculares da SHP. Permite distinguir entre tipo I e tipo II de SHP. Deve ser utilizada em casos de hipoxemia severa (PaO_2 < 60 mmHg), má resposta ao uso de oxigênio a 100% (< 300 mmHg) ou quando há suspeita, pela tomografia computadorizada de tórax, da presença de comunicações arteriovenosas passíveis de embolização.[3,4]

Raios X e tomografia computadorizada de tórax

As radiografias de tórax fazem parte da investigação dos pacientes com SHP, pois funcionam como triagem para a presença de doenças parenquimatosas pulmonares e de grandes derrames pleurais que podem contribuir para a hipoxemia. No entanto, geralmente são normais, podendo ser observado padrão nodular reticular, principalmente nas bases pulmonares, sugestivo de doença intersticial. Esses achados são compatíveis com as DVIP, que ocorrem predominantemente nas bases dos pulmões.

A tomografia computadorizada do tórax pode evidenciar a presença de espessamento pleural, dilatação dos vasos pulmonares, além de servir para graduar a severidade das anormalidades gasosas em pacientes com SHP.[53] Todavia, esse método tem pouca utilidade no diagnóstico de DVIP ou SHP.

RASTREAMENTO

O rastreamento da SHP deve ser realizado em todo paciente com doença hepática candidato a transplante ou que se apresentar com dispneia. A oximetria de pulso deve ser o exame de escolha para o rastreamento da SHP em pacientes cirróticos, por ser um método de baixo custo e de fácil execução. Servirá para guiar a necessidade de coleta de sangue arterial para avaliar dados gasométricos ($P(A\text{-}a)O_2$ e PaO_2). Caso $P(A\text{-}a)O_2$ anormalmente elevado ($\geq$ 15 mmHg) e/ou PaO_2 < 80 mmHg, o paciente deverá ser submetido a ECC e PFP. ECC negativo exclui a presença de SHP. Já um teste positivo confirma seu diagnóstico. Caso $PaO_2 \geq 60$ e < 80 mmHg, colher gasometria uma vez ao ano, para acompanhar hipoxemia. Se houver piora dos sintomas respiratórios, deverá ser avaliada a indicação de transplante.[3-5]

Apesar de ainda não haver identificação de alterações genéticas relacionadas com a SHP, polimorfismos genéticos poderão ser úteis, no futuro, para identificar precocemente pacientes que desenvolverão SHP.

Tentando tornar mais claro o rastreamento, a investigação diagnóstica e a conduta terapêutica, Rodriguéz-Roisin et al.[3] propuseram uma sequência de procedimentos para SHP (Figura 109.1).

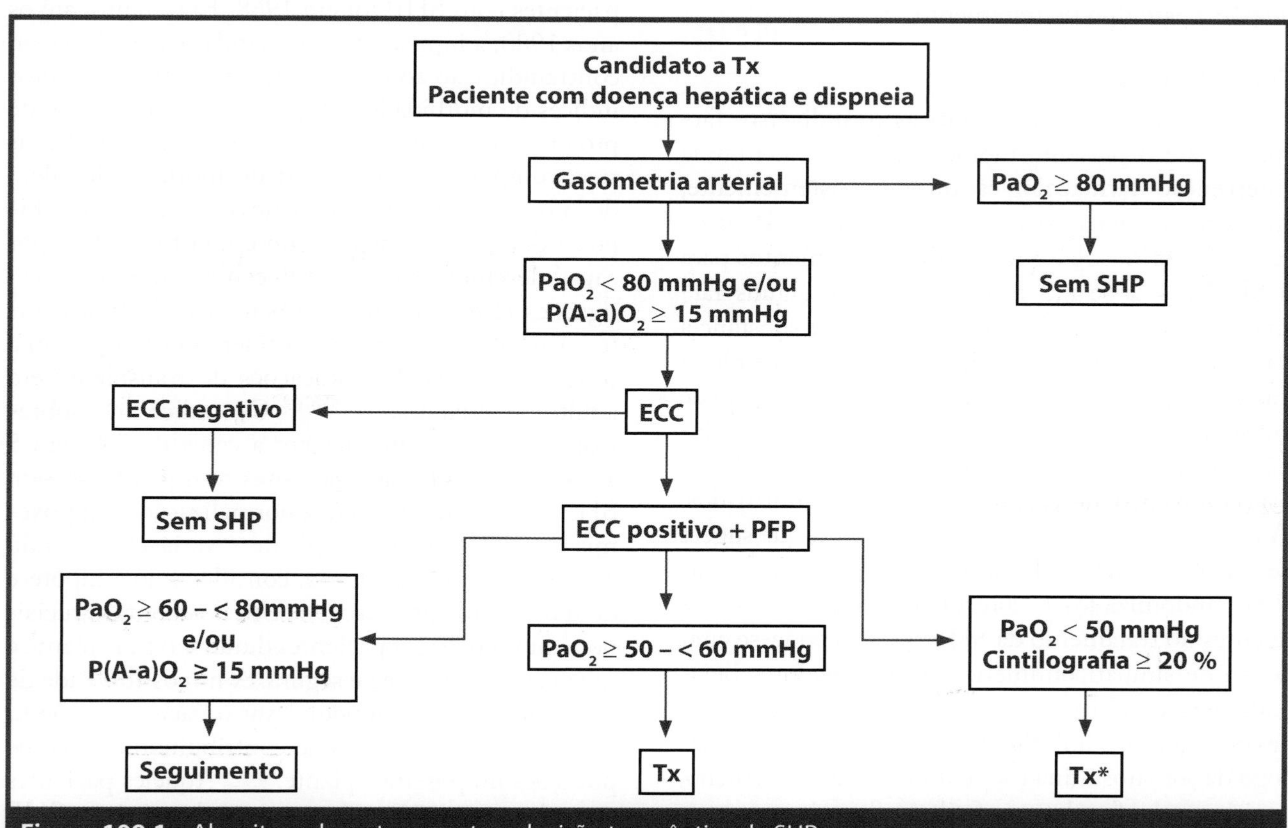

Figura 109.1 – Algoritmo de rastreamento e decisão terapêutica da SHP.
** Maior mortalidade pós-transplante.*
Fonte: adaptada de Rodríguez-Roisin et al., 2004.[3]

CLASSIFICAÇÃO DA SHP

Krowka e Cortese[54] propuseram uma classificação para SHP com base nos níveis de oxigenação arterial e nos achados angiográficos:

- **Tipo I:** pacientes com dilatações pré-capilares que apresentam resposta satisfatória à administração de oxigênio a 100% (PaO_2 > 400 mmHg). Em casos mais avançados, as dilatações podem assumir aspecto difuso com pior resposta à suplementação com oxigênio a 100%.
- **Tipo II:** pacientes com pequenas e localizadas vasodilatações, semelhantes às MAV, que apresentam pobre resposta ao oxigênio a 100%; sendo menos comum que o tipo I.

CONSIDERAÇÕES TERAPÊUTICAS

Para o tratamento dos sintomas secundários à hipoxemia, tem sido utilizada a suplementação com oxigênio a um fluxo baixo de 2 a 4 L/min, através de cateter nasal. Posteriormente, suplementação maior passa a ser necessária e, então, pode-se oferecê-la através de cânula transtraqueal. Entretanto, não há estudos que comprovem sua eficácia nem avaliação da tolerância, do custo-efetividade ou mesmo da adesão a esse tipo de tratamento.[3-5]

Farmacoterapia

Apesar das inúmeras tentativas com diversos fármacos, até o presente momento, não há nenhuma intervenção farmacológica que, consistentemente, melhore a oxigenação arterial e altere as DVIP associadas à SHP.[3-5] A utilização de medicamentos para a SHP baseia-se nas hipóteses de que alguns fármacos poderiam antagonizar o efeito de substância vasodilatadora pulmonar hipotética e/ou controlar a vasodilatação intrapulmonar com a administração de substâncias vasoconstritoras pulmonares. Com relação ao arsenal farmacológico, poucos relatos bem-sucedidos puderam ser reproduzidos e confirmados. À exceção de estudo com *Allium sativum*, que sugere seu benefício na melhora da SHP,[55] não há trabalhos randomizados e controlados avaliando outros agentes no tratamento da SHP. Desses pode-se citar o uso de simpaticomiméticos e bloqueadores beta-adrenérgicos, bismesilato de almitrina, bloqueadores estrogênicos, inibidores das prostaglandinas, análogo da somatostatina (octreotide); azul de metileno, aspirina, micofenolato mofetil, norfloxacina, paroxetina, pentoxifilina, inibidor da SON (L-NAME) e *Allium sativum*.[3-5].

Shunt portossistêmico intra-hepático transjugular (TIPS)

Partindo-se da premissa de que a hipertensão portal é um dos fatores relacionados à fisiopatogênese da SHP, o TIPS, por atuar diretamente no mecanismo de hipertensão portal, foi proposto como opção terapêutica. Apenas relatos de casos foram publicados até o momento, a maioria mostrando ineficácia do TIPS na normalização dos parâmetros gasométricos e na reversão das DVIP.[56-58] Sendo assim, não há dados científicos que suportem a indicação dessa técnica no tratamento da SHP.

Embolização arterial

Essa opção terapêutica aplica-se especialmente à SHP tipo II. Há descrição de que lesões discretas possam aparecer em um período de meses a anos após a embolização, sugerindo que a melhora da síndrome, com a utilização dessa abordagem, pode ser temporária.[3,5]

Transplante de fígado

Até o momento, o transplante de fígado é o único tratamento disponível para portadores de SHP.[5,59-60] A primeira descrição de sucesso de transplante em pacientes com SHP foi em 1968. Entretanto, até os anos 1980, a hipoxemia grave ainda se constituía em contraindicação ao transplante, em virtude dos altos índices de morbidade cirúrgica, com necessidade de prolongamento da ventilação mecânica e todas as suas complicações inerentes; de mortalidade; além de possíveis alterações hepáticas causadas pela hipóxia do fígado transplantado e infarto cerebral por causa de embolia gasosa.[3] Recentemente, as investigações têm confirmado o benefício do transplante na resolução da SHP considerando a hipoxemia progressiva uma das indicações de transplante em adultos e crianças.[19,47,59,61-63] Os índices de sobrevida pós-transplante chegam a cerca de 76% em 5 anos, semelhantes aos pacientes transplantados sem SHP.[16,59,60] O tempo para a normalização da hipoxemia arterial após o transplante é variável, podendo demorar até mais de 1 ano, considerando a hipótese de remodelamento vascular. Um dos pontos cruciais no manuseio desses pacientes durante o transplante é uma ventilação eficaz e segura. A impossibilidade de oxigenação adequada pode levar o paciente ao óbito de forma direta ou indireta, contribuindo com complicações no pós-transplante.[4,62,63] Aqueles pacientes com pior resposta à suplementação de oxigênio, SHP tipo II (PaO_2 < 150 mmHg), parecem comportar maior risco de mortalidade pós-transplante, ao contrário do tipo I, que teoricamente apresenta maior chance de resolução. Pacientes com grave hipoxemia (PaO_2 < 50 mmHg) têm maior risco de mortalidade pós-transplante (estimada em 30% com 90 dias de transplante).[50] Em uma tentativa de estratificar os pacientes com maior risco para o transplante, alguns parâmetros utilizados para determinar a gravidade da anormalidade de oxigenação devem ser levados em consideração: a mensuração da PaO_2 com O_2 inspirado a 100%, mas sobretudo, $PaO_2 \leq 50$ mmHg e a quantificação de *shunt* intrapulmonar ≥ 20% (normal < 6%) por meio da cintilografia pulmonar.[3,63] As principais causas de mortalidade pós-operatória associadas à SHP incluem hipoxemia refratária, falência multiorgânica, hemorragia intracerebral, sepses e trombose de veia porta. Embora o transplante tenha se tornado uma opção terapêutica para pacientes com SHP, há relatos na literatura da recorrência da síndrome no pós-transplante. No entanto, nesses casos, existe a associação da recrudescência da cirrose com o desenvolvimento da SHP. Considerando que os índices de sobrevida pós-transplante dos portadores de SHP parecem ser semelhantes aos sem a síndrome, o transplante parece ser a melhor conduta terapêutica em casos selecionados. A priorização dos pacientes portadores de SHP em lista de transplante deve ser discutida levando em consideração a gravidade da SHP e a sobrevida dos pacientes transplantados por outras indicações.

RECOMENDAÇÕES PARA SHP[3]

- Rastrear todos pacientes com doença hepática candidatos a transplante de fígado ou com queixa de dispneia com medidas da saturação de O_2 pela oximetria de pulso e/ou dos níveis gasométricos em sangue arterial.
- Ecocardiografia com microbolhas quando PaO_2 < 80 mmHg e/ou $P(A\text{-}a)O_2 \geq 15$ mmHg.
- Complementação diagnóstica com PFP, CT tórax e cintilografia pulmonar com ^{99}TcMAA, quando disponível.
- Tratamento sintomático com oxigenoterapia.
- Indicar transplante quando $PaO_2 \geq 50$ - < 60 mmHg, considerar risco-benefício do transplante quando PaO_2 < 50 mmHg.

REFERÊNCIAS

1. Kennedy TC, Knudson RJ. Exercise-aggravated hypoxemia and orthodeoxia in cirrhosis. Chest. 1977; 72(3):305-9.
2. Krowka MJ, Dickson ER, Cortese DA. Hepatopulmonary syndrome: clinical observations and lack of therapeutic response to somatostatin analogue. Chest. 1993; 104(2):515-21.
3. Rodríguez-Roisin R, Krowka MJ, Hervé P, Fallon MB, ERS Task Force Pulmonary-Hepatic Vascular Disorders (PHD) Scientific Committee. Pulmonary-Hepatic vascular disorders (PHD). Eur Respir J. 2004; 24(5):861-80.
4. Rodríguez-Roisin R, Krowka MJ. Hepatopulmonary syndrome: a liver-induced lung vascular disorder. N Engl J Med. 2008; 358(22):2378-87.
5. Lv Y, Fan D. Hepatopulmonary syndrome. Dig Dis Sci. 2015; 60(7):1914-23.
6. Martínez GP, Barberà JA, Visa J, Rimola A, Paré JC, Roca J et al. Hepatopulmonary syndrome in candidates for liver transplantation. J Hepatol. 2001; 34(5):651-7.
7. Stoller JK, Lange PA, Westveer M, Carey WD, Vogt D, Henderson M. Prevalence and reversibility of the hepatopulmonary syndrome after liver transplantation: the Cleveland Clinic experience. West J Med. 1995; 163(2):133-8.
8. Parolin MB, Coelho JCU, Puccinelli V, Schulz GJ, Souza AM, Barros JA. Prevalência da síndrome hepatopulmonar em candidatos a transplante hepático. Arq Gastroenterol. 2002; 39(1):11-6.
9. Lima SF. Dilatações vasculares intrapulmonares e síndrome hepatopulmonar na esquistossomose mansônica [dissertação]. Sergipe: Universidade Federal de Sergipe, 2012. p.67.
10. Schenk P, Fuhrmann V, Madl C, Funk G, Lehr S, Kandel O et al. Hepatopulmonary syndrome: prevalence and predictive value of various cut offs for arterial oxygenation and their clinical consequences. Gut. 2002; 51(6): 853-9.
11. Lima BL, França AV, Pazin-Filho A, Araújo WM, Martinez JA, Maciel BC et al. Frequency, clinical characteristics, and respiratory parameters of hepatopulmonary syndrome. Mayo Clin Proc. 2004; 79(1):42-8.
12. Babbs C, Warnes TW, Haboubi NY. Non-cirrhotic portal hypertension with hypoxaemia. Gut. 1998; 29:129-31.
13. Ferreira RC, Domingues AL, Markman Filho B, Veras FH, Batista LJ, Albuquerque Filho ES. Hepatopulmonary syndrome in patients with Schistosoma mansoni periportal fibrosis. Acta Trop. 2009; 111(2):119-24.
14. Lima B, Martinelli A, França AVC. Hepatopulmonary syndrome: pathogenesis, diagnosis and treatment. Arq Gastroenterol. 2004; 41(4):250-8.
15. Krowka MJ. Caveats concerning hepatopulmonary syndrome. J Hepatol. 2001; 34(5):756-8
16. Swanson KL, Wiesner RH, Krowka MJ. Natural history of hepatopulmonary syndrome: impact of liver transplantation. Hepatology. 2005; 41(5):1122-9.
17. Fallon MB, Krowka MJ, Brown RS, Trotter JF, Zacks S, Roberts KE et al. Impact of hepatopulmonary syndrome on quality of life and survival in liver transplant candidates. Gastroenterology. 2008; 135(4):1168-75.
18. Taillé C, Cadranel J, Bellocq A, Thabut G, Soubrane O, Durand F et al. Liver transplantation for hepatopulmonary syndrome: a ten-year experience in Paris, France. Transplantation. 2003; 75(9):1482-9.

19. Collisson EA, Nourmand H, Fraiman MH, Cooper CB, Bellamy PE, Farmer DG et al. Retrospective analysis of the results of liver transplantation for adults with severe hepatopulmonary syndrome. Liver Transpl. 2002; 8(10):925-31.
20. Katsuta Y, Honma H, Zhang XJ, Ohsuga M, Komeichi H, Shimizu S et al. Pulmonary blood transit time and impaired arterial oxygenation in patients with chronic liver disease. J Gastroenterol. 2005; 40(1):57-63.
21. Berthelot P, Walker JG, Sherlock S, Reid L. Arterial changes in the lungs in cirrhosis of the liver: lung spider nevi. N Engl J Med. 1966; 274(6):291-8.
22. Schraufnagel DE, Kay JM. Structural and pathologic changes in the lung vasculature in chronic liver disease. Clin Chest Med. 1996; 17(1):1-15.
23. Rodriguez-Roisin R, Roca J, Agusti AG, Mastai R, Wagner PD, Bosch J. Gas exchange and pulmonary vascular reactivity in patients with liver cirrhosis. Am Rev Respir Dis. 1987; 135(5):1085-92.
24. Krowka MJ. Hepatopulmonary syndrome: what are we learning from interventional radiology, liver transplantation, and other disorders? Gastroenterology. 1995; 109(3):1009-13.
25. Saunders KB, Fernando SS, Dalton HR, Joseph A. Spontaneous improvement in a patient with the hepatopulmonary syndrome assessed by serial exercise tests. Thorax. 1994; 49(7):725-7.
26. Castro M, Krowka MJ. Hepatopulmonary syndrome: a pulmonary vascular complication of liver disease. Clin Chest Med. 1996; 17(1):35-48.
27. Schroeder RA, Ewing CA, Sitzmann JV, Kuo PC. Pulmonary expression of iNOS and HO-1 protein is upregulated in a rat model of prehepatic portal hypertension. Dig Dis Sci. 2000; 45(12):2405-10.
28. Rolla G, Brussino L, Colagrande P, Scappaticci E, Morello M, Bergerone S et al. Exhaled nitric oxide and impaired oxigenation in cirrhotic patients before and after liver transplantation. Ann Intern Med. 1998; 129(5):375-8.
29. Philit F, Wiesendanger T, Gille D, Boillot O, Cordier JF. Late resolution of hepatopulmonary syndrome after liver transplantation. Respiration. 1997; 64(2):173-5.
30. Guo SB, Duan ZJ, Li Q, Sun XY. Effects of heme oxygenase-1 on pulmonary function and structure in rats with liver cirrhosis. Chin Med J (Engl). 2011; 124(6):918-22.
31. Asbert M, Gines A, Gines P, Jimenez W, Claria J, Salo J et al. Circulation levels of endothelin in cirrhosis. Gastroenterology. 1993; 104:1485-91.
32. Pinzani M, Milani S, DeFranco R, Grappone C, Caligiuri A, Gentilini A et al. Endothelin-1 is overexpressed in human cirrhotic liver and exerts multiple effects on activated hepatic stellate cells. Gastroenterology. 1996; 110(2):534-48.
33. Rabiller A, Nunes H, Lebrec D, Tazi KA, Wartski M, Dulmet E et al. Prevention of gram-negative translocation reduces the severity of hepatopulmonary syndrome. Am J Respir Crit Care Med. 2002; 166(4): 514-7.
34. Endres S, Fülle HJ, Sinha B, Stoll D, Dinarello CA, Gerzer R et al. Cyclic nucleotides differentially regulate the synthesis of tumour necrosis factor-alpha and interleukin-1 beta by human mononuclear cells. Immunology. 1991; 72(1):56-60.
35. Zhang J, Ling Y, Tang L, Luo B, Chacko BK, Patel RP et al. Pentoxifylline attenuation of experimental hepatopulmonary syndrome. J Appl Physiol (1985). 2007; 102(3):949-55.
36. Grace JA, Angus PW. Hepatopulmonary syndrome: update on recent advances in pathophysiology, investigation, and treatment. J Gastroenterol Hepatol. 2013; 28(2):213-9.
37. Zhang J, Luo B, Tang L, Wang Y, Stockard CR, Kadish I et al. Pulmonary angiogenesis in a rat model of hepatopulmonary syndrome. Gastroenterology. 2009; 136(3):1070-80.
38. Rabiller A, Nunes H, Lebrec D, Tazi KA, Wartski M, Dulmet E et al. Prevention of gram-negative translocation reduces the severity of hepatopulmo- nary syndrome. Am J Respir Crit Care Med. 2002; 166(4):514-7.
39. Roberts KE, Kawut SM, Krowka MJ, Brown RS Jr, Trotter JF, Shah V et al. Genetic risk factors for hepatopulmonary syndrome in patients with advanced liver disease. Gastroenterology. 2010; 139(1):130-9.e.24.
40. Ioachimescu OC, Mehta AC, Stoller JK. Hepatopulmonary syndrome following portopulmonary hypertension. Eur Respir J. 2007; 29(6):1277-80.
41. Krowka MJ, Wiseman GA, Burnett OL, Spivey JR, Therneau T, Porayko MK et al. Hepatopulmonary syndrome: a prospective study of relationships between severity of liver disease, PaO(2) response to 100% oxygen, and brain uptake after (99m)Tc MAA lung scanning. Chest. 2000; 118(3): 615-24.
42. Gómez FP, Martinez-Pallí G, Barberà JA, Roca J, Navasa M, Rodríguez-Roisin R. Gas exchange mechanism of orthodeoxia in hepatopulmonary syndrome. Hepatology. 2004; 40(3):660-6.
43. Cançado EL, Medeiros DM, Deguti MM, Santos MS, Mello ES, Vendramini MB et al. Celiac disease associated with nodular regenerative hyperplasia, pulmonary abnormalities, and IgA anticardiolipin antibodies. J Clin Gastroenterol. 2006; 40(2):135-9.
44. Arguedas MR, Singh H, Faulk DK, Fallon MB. Utility of pulse oximetry screening for hepatopulmonary syndrome. Clin Gastroenterol Hepatol. 2007; 5(6):749-54.
45. Krowka MJ. Pulmonary manifestations of chronic liver disease. Clin Pulm Med. 2000; 7:24-9.
46. Miller WF, Scacci R, Gast LR. Laboratory evaluation of pulmonary function. Philadelphia: JB Lippincott, 1987.
47. Battaglia SE, Pretto JJ, Irving LB, Jones RM, Angus PW. Resolution of pulmonary gas exchange abnormalities and intrapulmonary shunting following liver transplantation. Hepatology. 1997; 25(5):1228-32.
48. Aller R, Moya JL, Moreira V, Boixeda D, Cano A, Picher J et al. Diagnosis of hepatopulmonary syndrome with contrast transesophageal echocardiography: advantages over contrast transthoracic echocardiography. Dig Dis Sci. 1999; 44(6):1243-8.
49. Lenci I, Alvior A, Manzia TM, Toti L, Neuberger J, Steeds R. Saline contrast echocardiography in patients with hepatopulmonary syndrome awaiting liver transplantation. J Am Soc Echocardiogr. 2009; 22(1):89-94.
50. Gaber R, Ziada DH, Kotb NA, Abo El-Magd GH, Hamisa M. Detection of hepatopulmonary syndrome in patients with liver cirrhosis using 3D contrast echocardiography. Arab J Gastroenterol. 2012; 13(1):14-9.

51. França A, Lima B, Pazin Filho A, Araújo W, Martinez J, Maciel B et al. Evolution of intrapulmonary vascular dilatations in cirrhosis. Hepatology. 2004; 39(5):1454.
52. Abrams GA, Nanda NC, Dubovsky EV, Krowka MJ, Fallon MB. Use of macroaggregate albumin lung perfusion scan to diagnose hepatopulmonary syndrome: a new approach. Gastroenterology. 1998; 114(2):305-10.
53. Köksal D, Kaçar S, Köksal AS, Tüfekçioğlu O, Küçükay F, Okten S et al. Evaluation of intrapulmonary vascular dilatations with high-resolution computed thorax tomography in patients with hepatopulmonary syndrome. J Clin Gastroenterol. 2006; 40(1):77-83.
54. Krowka MJ, Cortese DA. Hepatopulmonary syndrome: an evolving perspective in the era of liver transplantation. Hepatology. 1990; 11(1):138-42.
55. De BK, Dutta D, Pal SK, Gangopadhyay S, Das Baksi S, Pani A. The role of garlic in hepatopulmonary syndrome: a randomized controlled trial. Can J Gastroenterol. 2010; 24(3):183-8.
56. Allgaier HP, Haag K, Ochs A, Hauenstein KH, Jeserich M, Krause T et al. Hepato-pulmonary syndrome: successful treatment by transjugular intrahepatic portosystemic stentshunt (TIPS). J Hepatol. 1995; 23:102-5.
57. Corley DA, Scharschmidt B, Bass N, Sonnemberg K, Gold W. Lack of efficacy of TIPS for hepatopulmonary syndrome. Gastroenterology. 1997; 113(2):728-30.
58. Lasch HM, Fried MW, Zacks SL, Odell P, Johnson MW, Gerber DA et al. Use of transjugular intrahepatic portosystemic shunt as a bridge to liver transplantation in a patient with severe hepatopulmonary syndrome. Liver Transpl. 2001; 7(2):147-9.
59. Iyer VN, Swanson KL, Cartin-Ceba R, Dierkhising RA, Rosen CB, Heimbach JK et al. Hepatopulmonary syndrome: favorable outcomes in the MELD exception era. Hepatology. 2013; 57(6):2427-35.
60. Saigal S, Choudhary N, Saraf N, Kotecha H, Kakodkar R, Mohanka R et al. Excellent outcome of living donor liver transplantation in patients with hepatopulmonary syndrome: a single centre experience. Clin Transplant. 2013; 27(2):530-4.
61. Gupta S, Castel H, Rao RV, Picard M, Lilly L, Faughnan ME et al. Improved survival after liver transplantation in patients with hepatopulmonary syndrome. Am J Transplant. 2010(2); 10:354-63.
62. Yi HM, Wang GS, Yi SH, Yang Y, Cai CJ, Chen GH. Prospective evaluation of postoperative outcome after liver transplantation in hepatopulmonary syndrome patients. Chin Med J (Engl). 2009; 122(21):2598-602.
63. Arguedas MR, Abrams GA, Krowka MJ, Fallon MB. Prospective evaluation of outcomes and predictors of mortality in patients with hepatopulmonary syndrome undergoing liver transplantation. Hepatology. 2003; 37(1):192-7.

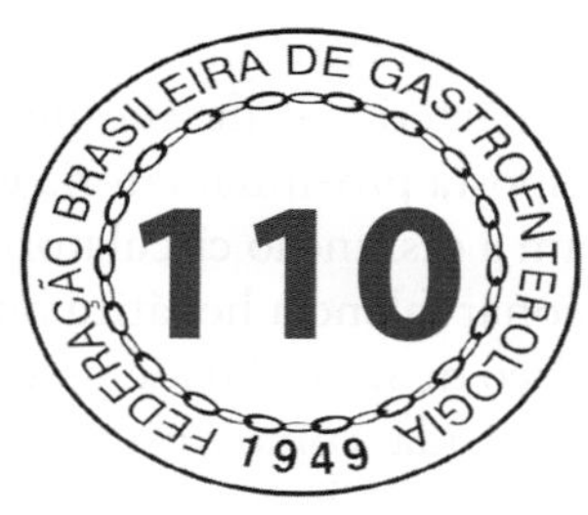

INFECÇÕES EM CIRRÓTICOS

Tiago Sevá-Pereira

INTRODUÇÃO

As infecções, particularmente as bacterianas, são uma complicação frequente e potencialmente grave nos pacientes com cirrose hepática. Durante a internação, cirróticos apresentam prevalência 3 a 4 vezes maior de infecção que a descrita para a população sem cirrose.[1-3]

Além de mais frequentes, as infecções são também mais graves na cirrose, com maior risco de sepse, choque séptico e morte que em pacientes sem doença hepática.[4,5] As infecções podem, ainda, desencadear outras complicações, como encefalopatia hepática e síndrome hepatorrenal, ou evoluir com disfunção de órgãos.

Mais recentemente, vem sendo descrito aumento progressivo de infecções por agentes multirresistentes (MR),[6,7] com impacto negativo na evolução das infecções, já que diminuem a eficácia dos tratamentos antibióticos empíricos recomendados.[3,8] Com isso, faz-se necessária uma revisão dos dados mais recentes relacionados aos aspectos clínicos, fatores de risco, tratamento e marcadores prognósticos das infecções na cirrose hepática.

ASPECTOS CLÍNICOS E FATORES DE RISCO PARA INFECÇÃO NA CIRROSE

As infecções bacterianas ocorrem em 25 a 47% dos pacientes com cirrose no momento da internação ou durante a hospitalização, prevalência esta muito maior que a descrita para a população sem cirrose.[1-4] As infecções mais frequentemente descritas nesses pacientes são peritonite bacteriana espontânea (PBE), infecções do trato urinário (ITU) e do trato respiratório,[1,2] e os fatores associados a maior risco de infecção são grau de insuficiência hepática, hemorragia digestiva varicosa, nível baixo de proteínas em líquido ascítico, peritonite bacteriana espontânea prévia e hospitalização.[3]

A elevada incidência de complicações infecciosas associadas à cirrose hepática é explicada pela coexistência de múltiplos fatores predisponentes, que incluem alterações na resposta imune, mudança da flora bacteriana intestinal e na permeabilidade da barreira mucosa, além de fatores iatrogênicos.[2] Sabe-se que há diminuição da resposta humoral inespecífica e da resposta celular, o que resulta em diminuição da capacidade de controlar infecções menores e, consequentemente, maior frequência de bacteremia. Adicionalmente, a capacidade de eliminação de microrganismos circulantes está comprometida pela existência de vasos colaterais portossistêmicos, que desviam o sangue do fígado e, portanto, possibilitam o escape das bactérias da fagocitose pelo sistema reticuloendotelial hepático, constituído pelas células de Kupffer e células endoteliais sinusoidais, cuja atividade está, por outro lado, diminuída na cirrose. Tudo isso favorece maior duração das bacteremias e o desenvolvimento de infecções por via hematogênica, como a PBE ou o empiema bacteriano espontâneo.

Vários estudos demonstraram que pacientes cirróticos têm, ainda, maior taxa de translocação bacteriana, fenômeno pelo qual organismos entéricos viáveis alcançam os gânglios linfáticos mesentéricos e a corrente sanguínea, sendo, assim, uma importante fonte de bacteremias.[9] Fatores associados a uma maior incidência de translocação bacteriana na cirrose são aumento da flora aeróbia Gram-negativa no jejuno e da permeabilidade intestinal. Fenômenos adicionais, como sepse ou choque hipovolêmico (eventos frequentes em cirróticos), acentuariam essas alterações. Por isso, os bacilos Gram-negativos de origem entérica são as bactérias responsáveis pela maior parte das infecções comunitárias e das PBEs.

Por outro lado, pacientes com cirrose hepática são hospitalizados repetidas vezes e submetidos a procedimentos invasivos, o que altera as barreiras defensivas naturais e favorece o desenvolvimento de infecções. Nesses casos de infecções hospitalares e relacionadas a procedimentos invasivos, há predominância de cocos Gram-positivos, o que ocorre também nas pneumonias e em pacientes com uso crônico de antibióticos profiláticos.[2]

CONSEQUÊNCIAS E FATORES PROGNÓSTICOS DAS INFECÇÕES NA CIRROSE

A associação de cirrose e infecção bacteriana traz consequências mais graves e maior mortalidade tanto em relação às infecções sem cirrose,[4] como aos pacientes cirróticos sem infecção.[10,11] Infecções estão entre as principais causas de piora clínica da cirrose, sendo que alguns dos pacientes têm apenas uma descompensação leve. Porém, até ⅓ deles pode evoluir com insuficiência renal aguda, disfunção cardíaca e encefalopatia hepática.[3,5] Da mesma maneira, as infecções bacterianas em pacientes com cirrose já se mostraram associadas a maior ocorrência de sepse, choque séptico, e maior mortalidade, que alcança taxa de até 20 a 30% nos casos.[5]

Um aspecto clínico conhecido na cirrose hepática é a disfunção circulatória sistêmica, caracterizada por vasodilatação esplâncnica e hipotensão arterial, com aumento compensatório do débito cardíaco e ativação de sistemas vasoconstrictores. Quanto maior a hipertensão portal e a insuficiência hepática, mais acentuada é a disfunção circulatória, que pode causar retenção de sódio e líquido, formação de ascite, e em casos mais avançados com hiponatremia e síndrome hepatorrenal.[12] Infecções bacterianas desencadeiam, nesses pacientes, uma resposta pró-inflamatória exacerbada, e assim acentuam a disfunção circulatória já existente, podendo ocasionar falência hepática ou de outros órgãos com alto risco de mortalidade precoce, situação atualmente conhecida como insuficiência hepática crônica agudizada (ACLF, do termo original *acute-on-chronic liver failure*).[5]

Com o objetivo de diminuir a disfunção circulatória relacionada a infecção, já foi demonstrado, há mais de 15 anos, que a adição de albumina ao tratamento antibiótico de pacientes com PBE sem choque reduz de maneira significativa a incidência de insuficiência renal e a mortalidade.[13,14] Por outro lado, a utilização de albumina em outras infecções não PBE não mostrou redução da mortalidade global, apesar de ter sido encontrado algum benefício após ajustes para outros fatores prognósticos,[15] devendo-se, portanto, aguardar novas evidências antes de recomendar o uso de albumina nessa situação.

INFECÇÕES POR AGENTES MULTIRRESISTENTES NA CIRROSE

Nos últimos anos, vem sendo descrito aumento progressivo de infecções por agentes multirresistentes (MR), tanto na população geral como em pacientes com cirrose.[7,8] Estudos europeus e norte-americanos têm demonstrado que 18 a 47% das infecções em cirróticos foram causadas por bactérias MR, e os fatores de risco encontrados foram: infecções nosocomiais, uso profilático de quinolonas, infecções prévias por bactérias MR e uso recente de cefalosporinas.[6,7] Nessa mesma população, vem sendo notada redução da eficácia dos tratamentos antibióticos empíricos usualmente recomendados, que chega a apenas 40% em infecções hospitalares, comparadas a 83% nas infecções comunitárias.[6] Adicionalmente, as infecções causadas por MR tiveram risco significativamente maior de evoluir com choque séptico e óbito em comparação às causadas por bactérias sensíveis.[6,7] Com base nesses dados, vários autores vêm propondo mudanças nas diretrizes internacionais, sugerindo indicação de antibióticos com ação contra bactérias MR em casos com fatores de risco conhecidos.[3,16]

PERITONITE BACTERIANA ESPONTÂNEA

Epidemiologia e patogenia

A PBE é a infecção mais característica do paciente com cirrose hepática. Ela é definida como uma infecção do líquido ascítico (LA) que ocorre na ausência de um foco séptico intra-abdominal.[12] Sua prevalência em cirróticos varia entre 7 e 30% durante uma internação, e os fatores predisponentes mais importantes para seu aparecimento são baixa concentração de proteína no LA (< 1 g/dL), insuficiência hepática grave (Child-Pugh C e níveis de bilirrubina total > 3,2 mg/dL) e, principalmente, presença de hemorragia digestiva alta (HDA).[1,2,12]

De acordo com a teoria mais aceita, o mecanismo pelo qual um paciente com cirrose e ascite desenvolve PBE é a colonização do LA após um episódio de bacteremia (Figura 110.1). Diferentes fatores, como supercrescimento bacteriano, alterações na barreira mucosa intestinal e diminuição da resposta imune, favoreceriam a translocação de bactérias viáveis, de origem entérica, para a corrente sanguínea. A disfunção do sistema reticuloendotelial diminuiria sua eliminação, permitindo que alcancem o LA.

A colonização e a infecção do LA dependem da eficácia dos mecanismos bactericidas locais. A atividade de opsonização e a capacidade bactericida do líquido se correlacionam diretamente com a concentração total de proteínas e, mais especificamente, com os níveis de imunoglobulinas, complemento e fibronectina. Diversos estudos demonstraram claramente que a concentração total de proteínas no LA, um parâmetro simples e de fácil aplicação, relaciona-se ao risco de desenvolver PBE. Pacientes com proteína no LA < 1 g/dL apresentam probabilidade de 20% de desenvolver PBE em um ano, em comparação a 2% nos pacientes com níveis maiores de proteína.[17]

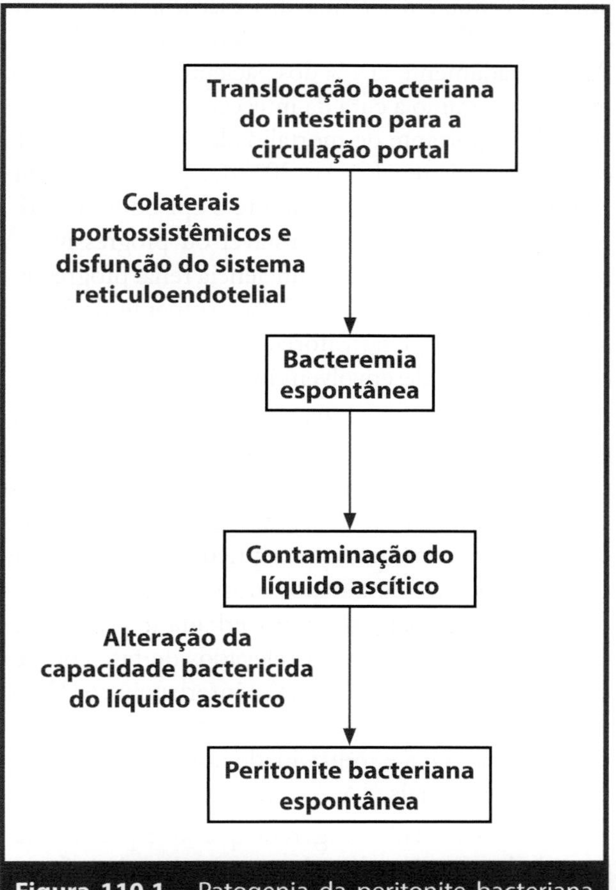

Figura 110.1 – Patogenia da peritonite bacteriana espontânea.

Os agentes causadores mais frequentes na PBE são as *Enterobacteriaceas* (Tabela 110.1). Entre 70 e 80% dos episódios de PBE com cultura positiva são causados por bacilos Gram-negativos. Cocos Gram-positivos, como *Streptococcus pneumoniae* e outros estreptococos não enterococos, de origem cutânea e respiratória, são responsáveis por outros 20 a 25% das PBEs. Nas infecções de origem hospitalar, a porcentagem de PBEs causadas por cocos Gram-positivos pode alcançar até 35%, provavelmente por causa de procedimentos invasivos diagnósticos e terapêuticos, além da utilização de sondas e cateteres.[2]

Tabela 110.1 – Microrganismos causadores da peritonite bacteriana espontânea

Cultura positiva	**39 a 67%**
Bacilos Gram-negativos	75 a 80%
E. coli	55 a 63%
Klebsiella sp.	4 a 9%
Outros	10 a 13%
Cocos Gram-positivos	20 a 25%
S. pneumoniae	2 a 15%
Outros estreptococos	9 a 13%
S. aureus	1 a 2%
Cultura negativa	**33 a 61%**

Diagnóstico

A evolução e o prognóstico do paciente com PBE dependem de um diagnóstico precoce, entre outros fatores. Os sinais e sintomas clínicos são variáveis e dependem principalmente do tempo de evolução do quadro. Em alguns casos, o paciente pode ser assintomático ou ter sinais clínicos de piora do quadro hepático, com encefalopatia hepática, piora da ascite, insuficiência renal ou diarreia. Em outros, pode haver sinais mais sugestivos de infecção abdominal, como febre, dor abdominal espontânea ou à palpação, descompressão brusca dolorosa e diminuição de ruídos hidroaéreos.

A investigação deve ser feita mediante realização de paracentese diagnóstica, sendo considerado diagnóstico de PBE a presença de neutrófilos no LA em número igual ou superior a 250/mm³ na ausência de foco séptico intra-abdominal evidente.[12]

A cultura de LA não é necessária para o início do tratamento, porém, pode ser importante em casos de má resposta ao tratamento empírico inicial. A PBE apresenta baixa porcentagem de culturas positivas, o que pode ser explicado pela baixa concentração de bactérias no LA e pelo fato de atualmente o diagnóstico ser precoce em grande parte dos casos. Por isso, deve-se utilizar o método de maior sensibilidade, que é a inoculação de LA em frasco de hemocultura feito à beira do leito, o que eleva as taxas de positividade para 40 a 80%, em comparação a 20 a 30% no método convencional, em frasco estéril.[18] Recomenda-se também a coleta de hemocultura antes do início do antibiótico, o que aumenta a chance de se identificar o agente causador.

A paracentese diagnóstica deve ser feita em todos os pacientes com cirrose hepática e ascite no momento da internação hospitalar, e, quando apresentarem HDA, febre, leucocitose, dor abdominal, encefalopatia hepática ou piora da função renal (Quadro 110.1).[12,18]

Quadro 110.1 – Indicações de paracentese diagnóstica em pacientes cirróticos com ascite

- Na internação hospitalar.
- Se houver sinais ou sintomas de infecção: febre, leucocitose, dor abdominal.
- Piora clínica do paciente: insuficiência renal, encefalopatia hepática, hemorragia digestiva.
- Primeiro episódio de ascite.

Situações em que se evidencia cultura positiva do LA, porém, sem elevação do número de neutrófilos, são chamadas bacterascites e têm evolução muito variável, podendo corresponder ao estágio inicial da PBE ou à colonização transitória do líquido. Nos casos assintomáticos, ao receber o resultado da cultura (geralmente 2 a 3 dias após a punção), deve-se repetir a paracentese e iniciar tratamento apenas se houver elevação do número de neutrófilos acima de 250/mm³ ou se a cultura se mantiver positiva.

O principal diagnóstico diferencial da PBE é a peritonite secundária. Achados de exames complementares, como radiografia simples de abdome (presença de pneumoperitônio), ultrassonografia abdominal (presença de coleções intra-abdominais), características bioquímicas do LA (proteínas > 1,5 g/dL; glicose < 50 mg/dL; LDH no LA > LDH sérico), infecção polimicrobiana pela cultura ou bacterioscopia pelo Gram, ou ausência de melhora na contagem de células polimorfonucleares no LA após 48 horas de tratamento, são todos dados que sugerem diagnóstico de peritonite secundária (Figura 110.2).[12,18]

Prognóstico

Nos últimos 20 anos, o prognóstico da PBE melhorou consideravelmente. As taxas de cura da infecção, que inicialmente eram de 25 a 50%, alcançam atualmente 90% dos casos.[19] Do mesmo modo, a taxa de sobrevida hospitalar, que até a década de 1970 era de 0 a 20%, passou a ser de 65 a 75% já na década de 1990.

Essa importante melhora no prognóstico da PBE deve-se a vários fatores: diagnóstico mais precoce, melhor controle das complicações do paciente cirrótico e uso de antibióticos mais eficazes e sem efeitos nefrotóxicos, por exemplo. Entretanto, deve-se destacar que, apesar de se obter a cura da infecção em uma porcentagem elevada dos casos, a mortalidade associada à PBE ainda é consideravelmente elevada. Aproximadamente ⅓ a ¼ dos pacientes morre mesmo tendo conseguido a cura da infecção, e o fator preditivo mais importante de mortalidade é o aparecimento de insuficiência renal.[10] Até 30% dos pacientes desenvolvem essa complicação durante o episódio de PBE, e ela pode ser transitória, estável ou progressiva. A mortalidade associada à insuficiência renal progressiva é de 100%, na estável é de 31% e somente de 5% na insuficiência renal transitória, semelhante à dos pacientes que não desenvolvem insuficiência renal (7%).

Outros fatores preditivos de mortalidade são local de aquisição da infecção (se intra-hospitalar, o prognóstico é pior), grau avançado de insuficiência hepática e existência de complicações relacionadas à peritonite, como choque séptico ou íleo paralítico. Estudos mais detalhados mostram que pacientes com resposta inflamatória exacerbada durante a infecção, estimada por níveis elevados de fator de necrose tumoral alfa (TNF-alfa) e interleucina 6 (IL-6) no plasma e no LA, apresentam maior incidência de insuficiência renal e mortalidade hospitalar em comparação aos demais.[20]

Todos esses dados sugerem que a resposta inflamatória local e sistêmica desencadeada pela infecção acentuaria a disfunção circulatória já existente nos pacientes com cirrose hepática e ascite, resultando em desenvolvimento da insuficiência renal e, com isso, comprometeria o prognóstico do paciente com PBE.[21] A prevenção da disfunção circulatória poderia, portanto, diminuir a incidência de disfunção renal e melhorar a sobrevida hospitalar desses pacientes.[13]

Finalmente, outro elemento importante a ser considerado é o prognóstico em longo prazo de pacientes que superaram um episódio de PBE. O desenvolvimento dessa complicação indica um comprometimento importante da função hepática e está associado a uma sobrevida muito baixa – cerca de 30% em 1 ano após o episódio de PBE e inferior a 20% após 3 anos.

Abordagem terapêutica

O algoritmo diagnóstico-terapêutico é apresentado na Figura 110.2. Considera-se a PBE uma complicação de diagnóstico e tratamento intra-hospitalar. Inicialmente, devem-se tomar medidas gerais de suporte, como o estabelecimento de vias intravenosas, hidratação e compensação hemodinâmica. Por outro lado, pelo risco de insuficiência renal associado à PBE, deve-se evitar a administração de fármacos potencialmente nefrotóxicos (anti-inflamatórios não esteroides, aminoglicosídeos e diuréticos) e realização de paracenteses evacuadoras volumosas, que poderiam acentuar a disfunção circulatória já presente nesses pacientes.

Tratamento empírico com antibiótico

Deve-se iniciar tratamento antibiótico empírico imediatamente após o diagnóstico da PBE, mesmo que não se conheça o agente causador. Por isso, o antibiótico escolhido deve ser efetivo contra as bactérias mais frequentemente associadas a essa infecção.

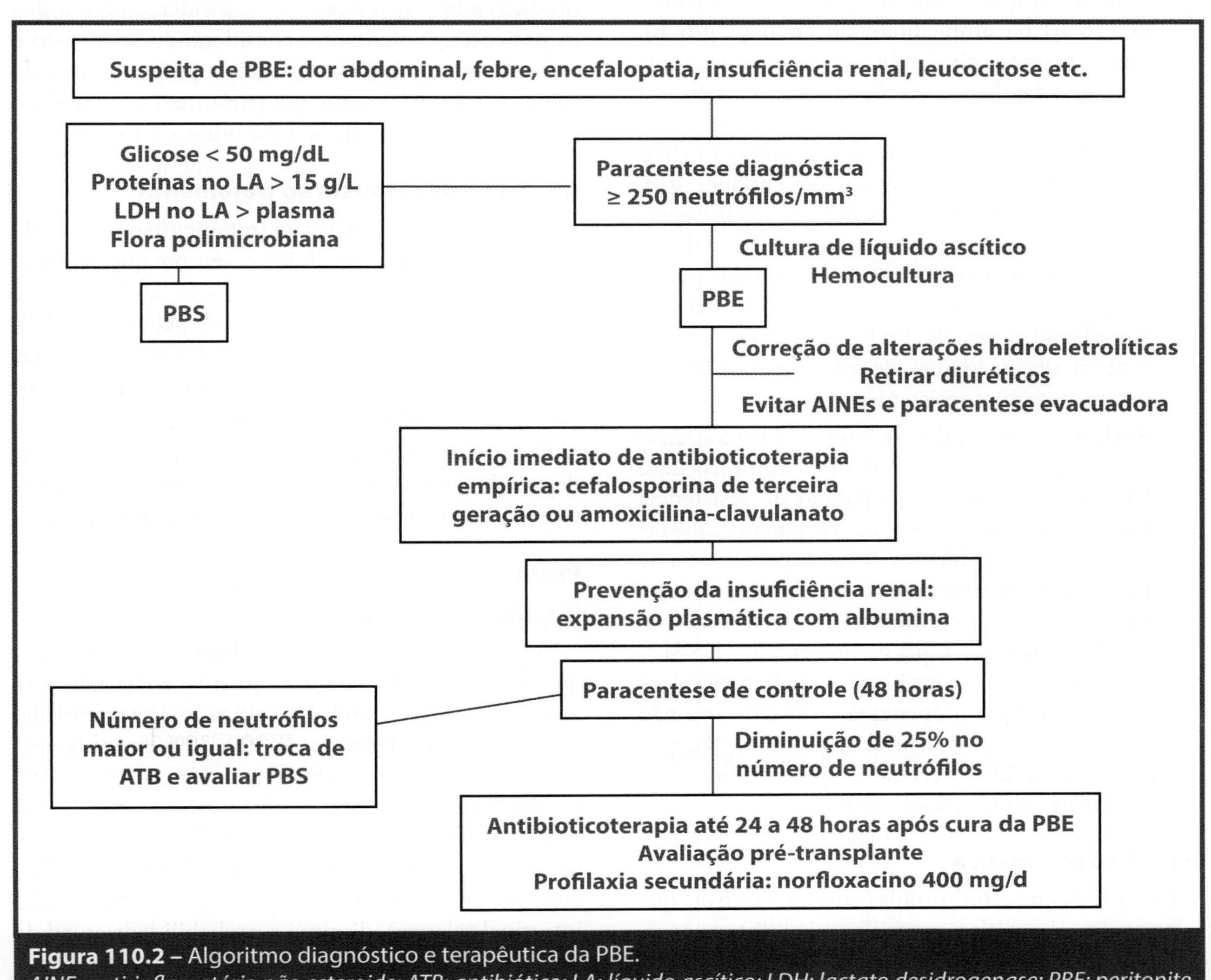

Figura 110.2 – Algoritmo diagnóstico e terapêutica da PBE.
AINE: anti-inflamatório não esteroide; ATB: antibiótico; LA: líquido ascítico; LDH: lactato desidrogenase; PBE: peritonite bacteriana espontânea; PBS: peritonite bacteriana secundária.

Como já discutido anteriormente, a presença cada vez mais comum de bactérias resistentes a antibióticos, principalmente nas infecções intra-hospitalares, tem feito que algumas diretrizes internacionais venham sendo mudadas, sugerindo indicação de antibióticos com ação contra bactérias MR em casos de maior risco.[3,16] Por esse motivo, a seguir estão as indicações, conforme o local de aquisição da infecção:

- **PBE comunitária:** cefalosporinas de 3ª geração são consideradas os antibióticos empíricos de escolha no tratamento da PBE de origem comunitária, por cobrirem grande parte dos agentes responsáveis e não terem efeitos adversos relevantes. As drogas recomendadas são: cefotaxima na dose de 2 g/12 h ou ceftriaxona na dose de 1 a 2 g/24 h, sendo a taxa de resolução habitualmente acima de 90%.[18,19] Outras alternativas terapêuticas consideradas adequadas como tratamento empírico são: amoxicilina-clavulanato (1 g/6 h) ou ampicilina-sulbactam (3 g/6 h), com espectro antimicrobiano semelhante, apresentando também taxa de resolução superior a 90%. As quinolonas (ofloxacino ou ciprofloxacino) foram testadas com boa eficácia em PBE sem complicação (ausência de choque, íleo, HDA, encefalopatia hepática ou insuficiência renal).[22] No entanto, seu uso não é aconselhável em pacientes que já estejam recebendo quinolonas para descontaminação intestinal seletiva (profilaxia) antes da PBE, já que estes apresentam alta incidência de infecções por bacilos Gram-negativos resistentes a quinolonas.
- **PBE intra-hospitalar:** segundo último consenso europeu,[3] a opção de antibiótico empírico deve levar em consideração o padrão de resistência bacteriana local, e sugere uso de piperacilina-tazobactam em ambientes de baixa prevalência de bactérias multirresistentes. Em locais com alta prevalência de enterobactérias produtoras de betalactamase de espectro estendido (ESBL), deve-se optar por antibióticos carbapenêmicos (meropenem ou imipenem), associados ou não a glicopeptídios (vancomicina ou teicoplanina), conforme prevalência de *Staphylococcus aureus* resistentes a meticilina e enterococos.

Expansão plasmática

Em 1999, um estudo multicêntrico mostrou que a expansão plasmática com albumina intravenosa, concomitante ao tratamento antibiótico, previne a deterioração da função renal e melhora a sobrevida de pacientes com PBE.[13] Naquele estudo, a associação de albumina na dose de 1,5 e 1 g/kg de peso corporal no 1º e 3º dias de tratamento com cefotaxima resultou em diminuição da incidência de insuficiência renal (10 *versus* 33%) e melhor sobrevida hospitalar (90 *versus* 71%). Esses benefícios são decorrentes de uma melhora na função cardíaca e da diminuição do grau de vasodilatação arterial com o uso da albumina, além de uma ação na redução dos níveis de citocinas inflamatórias.[23] Tais benefícios não foram encontrados em estudos testando outros expansores plasmáticos, como o amido hidroxietílico.[24]

Aparentemente, os pacientes mais beneficiados pela adição de albumina são os que apresentam, ao diagnóstico, pior função hepática (bilirrubina plasmática > 4 mg/dL e atividade de protrombina < 60%) e pior função renal.[13] Consensos e revisões atuais sobre o tratamento da PBE sugerem que o uso de albumina como terapia associada ao tratamento antibiótico é benéfico e deve ser considerado em todos os pacientes. No entanto, considerando-se o custo e os riscos associados, essa estratégia pode ser limitada ao uso preferencialmente nos pacientes com alto risco (bilirrubina > 4 mg/dL ou creatinina > 1 mg/dL).[12,18]

Avaliação de resposta ao tratamento

A avaliação de resposta ao tratamento deve ser feita com base no quadro clínico e, sempre que possível, com paracentese de controle após 48 a 72 horas de tratamento. Se não houver queda de pelo menos 25% no número de neutrófilos no LA, deve-se considerar mudança de antibiótico baseada na cultura ou por empirismo, quando a cultura for negativa.[12]

O tratamento deve ser mantido até 24 a 48 horas depois da cura da infecção, confirmada por paracentese (250 neutrófilos/mm³), por no mínimo 5 dias.[19]

Profilaxia

Profilaxia secundária

A profilaxia de uma infecção bacteriana é indicada quando o risco de seu aparecimento é elevado, e se a infecção causa grandes morbidade e mortalidade. A PBE tem mortalidade de 10 a 30% em cada episódio, com probabilidade de recorrência de até 70% e sobrevida de apenas 30 a 50% em um ano.[12,13] O uso profilático de antibióticos, diminuindo a população bacteriana e eliminando seletivamente os bacilos Gram-negativos aeróbios (descontaminação intestinal seletiva), diminui a probabilidade anual de recidiva de 70 para 20% e, por isso, deve ser utilizado de maneira contínua em todos os pacientes após resolução de um episódio de PBE.[25] Tal profilaxia é comumente feita com norfloxacino 400 mg/dia, mas também podem ser empregadas outras quinolonas (como ciprofloxacino ou ofloxacino) ou sulfametoxazol-trimetoprima (Tabela 110.2).

Profilaxia em pacientes cirróticos com hemorragia digestiva

A incidência de infecções bacterianas durante ou imediatamente após episódio de HDA oscila entre 30 e 60%, e vários estudos mostraram que a descontaminação intestinal seletiva reduz esse risco a aproximadamente 15%. Além disso, há evidências de que essa conduta melhore a sobrevida nesse grupo. Por isso, os consensos internacionais e brasileiro consideram o uso de antibiótico como parte do tratamento para o paciente com cirrose e hemorragia digestiva.[26,27]

A profilaxia recomendada habitualmente é com norfloxacino na dose de 400 mg/12 h, via oral (VO) ou por sonda, durante 7 dias; porém, outros antibióticos sistêmicos (ciprofloxacina, ofloxacina, amoxacilina-clavulanato ou ceftriaxona) também podem ser utilizados.[18,26] Nesse sentido, há estudos mostrando que uso de ceftriaxona endovenoso durante a internação por HDA se mostra até mais eficaz que a profilaxia-padrão para prevenção de infecção, porém, sem alteração na mortalidade hospitalar.[28]

É importante lembrar que até 20% dos pacientes com HDA já apresentam infecção bacteriana na internação. Assim, deve-se sempre excluir o diagnóstico de PBE ou de outras infecções antes de se iniciar a profilaxia.

Profilaxia primária

Um terceiro grupo de risco para desenvolvimento de PBE é o de pacientes com cirrose e ascite com concentração de proteínas totais no LA inferior a 1 a 1,5 g/dL. Nesse grupo, a probabilidade anual de apresentar PBE oscila entre 20 e 40%. Pacientes com concentrações maiores de proteína têm risco mínimo de desenvolver PBE e, por isso, não requerem profilaxia.

A administração profilática de norfloxacino na dose de 400 mg/dia foi demonstrada como eficaz na prevenção da PBE durante internação hospitalar nesse grupo de pacientes, reduzindo significativamente sua incidência. No entanto, estudos iniciais que avaliaram a profilaxia em longo prazo para esses pacientes foram inconclusivos, mostrando, em geral, diminuição da incidência de PBE, porém, sem alteração na mortalidade.

Mais recentemente, um estudo randomizado e controlado mostrou que o uso de norfloxacino profilático na dose de 400 mg/dia em pacientes de maior risco (proteína no LA < 1,5 g/dL, Child-Pugh > 9 pontos com bilirrubina > 3 mg/dL, creatinina ≥ 1,2 mg/dL ou Na ≤ 130 mEq/L) reduziu a incidência anual de PBE (61% no grupo-controle para 7% no grupo tratado) e de síndrome hepatorrenal (41 para 28%), além de melhorar a sobrevida em 3 meses de 48 para 60%.[29] Esses dados sugerem que a profilaxia primária nesse grupo selecionado de pacientes deva ser considerada.

Avaliação para transplante hepático

A sobrevida estimada após episódio de PBE é 30% em 1 ano e 20% após 3 anos. Considerando que a sobrevida média após o transplante de fígado seja superior a 75% ao ano, todo paciente deve ser avaliado para transplante após resolução do episódio de PBE.

Tabela 110.2 – Indicações de profilaxia da PBE em pacientes cirróticos

Indicação	Duração	Antibiótico
Após episódio de PBE (profilaxia secundária)	Indefinidamente na presença de ascite ou até o transplante	Norfloxacino 400 mg/dia TMP-SMX 160 a 800 mg/dia
HDA	7 dias	Norfloxacino 400 mg/12 h (VO) Ciprofloxacino 500 mg/12 h (VO) Ciprofloxacino 400 mg/12 h (EV) Ceftriaxona 1 g/dia (IV)
Baixa concentração de proteínas no LA (≤ 1 g/dL)	Durante hospitalização (sem consenso) Indefinidamente em pacientes de risco (sem consenso)	Norfloxacino 400 mg/dia

IV: intravenoso; HDA: hemorragia digestiva alta; LA: líquido ascítico; PBE: peritonite bacteriana espontânea; TMP-SMX: trimetoprima + sulfametoxazol; VO: via oral.

EMPIEMA BACTERIANO ESPONTÂNEO

A infecção de um hidrotórax preexistente (ou ascite torácica), também chamada empiema bacteriano espontâneo, é muito menos frequente que a PBE, porém, tem prevalência pouco conhecida. O diagnóstico é feito por toracocentese e análise do líquido pleural, e os critérios diagnósticos habitualmente usados são: cultura positiva associada à contagem de neutrófilos em número igual ou superior a 250/mm³ ou, se cultura negativa, presença de neutrófilos no LA em número igual ou superior a 500/mm³, na ausência de pneumonia em exame radiológico.[30] Os agentes bacterianos causadores são predominantemente enterobactérias (*E. coli* e *K. pneumoniae*), à semelhança da PBE, e por isso deve receber tratamento similar, com antibioticoterapia empírica.[12] A drenagem de tórax não está indicada nessa situação, e poderia causar complicações hemodinâmicas e renais. O uso de albumina no empiema bacteriano espontâneo não foi adequadamente estudado, portanto, não pode ser recomendado.

INFECÇÕES DO TRATO URINÁRIO

As ITUs são, junto com a PBE, as infecções bacterianas mais frequentes associadas à cirrose hepática.[1,2] Vários fatores de risco para seu desenvolvimento já foram descritos, por exemplo, sondagem vesical e sexo feminino, como ocorre na população geral, e a presença de ascite tensa, possivelmente por ocasionar um esvaziamento vesical incompleto. A febre é o sintoma mais frequente nos casos sintomáticos; no entanto, os casos oligo ou assintomáticos são mais comuns. A bacteriúria isolada é achado habitual em pacientes cirróticos, principalmente em associação a outros focos infecciosos.

A maior parte das ITUs em cirróticos são causadas por bacilos Gram-negativos; no entanto, cocos Gram-positivos, principalmente enterococos, são responsáveis por cerca de 40% das ITUs intra-hospitalares, fundamentalmente em pacientes submetidos à sondagem vesical. Por isso, deve-se sempre realizar urocultura e hemocultura para identificar o agente responsável e determinar antibiograma.

Os antibióticos classicamente recomendados para o tratamento das ITU não complicadas têm sido as quinolonas (norfloxacino, ofloxacino, ciprofloxacino) ou sulfametoxazol-trimetoprima, por alcançarem concentrações altas na urina e terem espectro antimicrobiano adequado. No entanto, estudos mais recentes têm descrito incidência mais alta de infecções por agentes resistentes a quinolonas e sulfametoxazol-trimetoprima, tanto em pacientes submetidos à descontaminação intestinal seletiva (92% dos bacilos Gram-negativos resistentes) como em cirróticos sem descontaminação (33% dos bacilos Gram-negativos resistentes).[2] Sendo assim, pacientes com sinais de complicação ou sepse, devem receber cefalosporinas de 3ª geração ou amoxicilina-clavulanato.[3]

Como já descrito para outras infecções, por causa de maior risco de infecções multirresistentes em infecções adquiridas durante a internação, pacientes com ITU hospitalares devem ser avaliados para receber piperacilina-tazobactam ou antibióticos carbapenêmicos (meropenem ou imipenem), associados ou não a glicopeptídios (vancomicina ou teicoplanina), conforme a prevalência de enterobactérias ESBL, *Staphylococcus aureus* resistentes a meticilina e enterococos.

INFECÇÕES RESPIRATÓRIAS

As infecções respiratórias comunitárias são complicações comuns em pacientes cirróticos, especialmente em usuários ativos de bebidas alcoólicas. A maior parte delas é causada por *Streptococcus pneumoniae*; no entanto, uma porção significativa tem como agente outros microrganismos, como *Haemophilus influenzae* ou bacilos Gram-negativos (*Klebsiella pneumoniae*), que estão normalmente presentes no trato respiratório superior e, em menor número, *Mycoplasma pneumoniae* e *Legionella* sp. Todos esses agentes devem ser considerados no momento de escolher o antibiótico adequado para o tratamento, que pode ser feito com amoxicilina-clavulanato ou cefalosporina de 3ª geração (cefotaxima ou ceftriaxona) associado a um antibiótico macrolídeo ou a quinolona de amplo espectro (levofloxacino ou moxifloxacino).[3]

As pneumonias adquiridas no ambiente hospitalar, por outro lado, costumam ter como agentes causadores bacilos Gram-negativos e *Staphylococcus*.[2] A entubação orotraqueal, o tamponamento esofágico com balão e a encefalopatia hepática são os fatores claramente relacionados às infecções respiratórias em cirróticos, e pacientes internados em unidades de terapia intensiva e submetidos à ventilação mecânica têm probabilidade mais elevada de infecções por *Pseudomonas* spp. e *Staphylococcus aureus* meticilina-resistente. Embora seja importante tentar identificar o agente infeccioso para a definição do antibiótico, o tratamento empírico incluindo piperacilina-tazobactan ou meropenem/ceftazidime associado à quinolona é uma boa estratégia terapêutica, à qual se pode adicionar um glicopeptídio (vancomicina ou teicoplanina) em casos de maior risco de *Staphylococcus aureus* meticilina-resistente.[3]

INFECÇÕES DE TECIDOS MOLES

As infecções de tecidos moles não são infecções infrequentes no paciente com cirrose, porém, são pouco estudadas e, muitas vezes, são consideradas pouco graves. Há evidências, no entanto, de que essas infecções podem trazer complicações clínicas relevantes para na vigência da cirrose, com chance de insuficiência renal em até 21% (*versus* 5,4% em pacientes sem infecção), sendo que metade delas pode ser persistente mesmo com resolução do quadro infeccioso.[11] Diferentemente dos pacientes sem cirrose, em que habitualmente essas infecções são causadas por cocos Gram-positivos, nos cirróticos existe uma porcentagem considerável de infecções de pele e subcutâneas causadas por bacilos Gram-negativos.[2,16] Por isso, o tratamento sugerido em cirrose é com amoxacilina-clavulanato ou com a associação de ceftriaxone com oxacilina para infecções de tecidos moles adquiridas na comunidade, e antibiótico carbapenêmico ou ceftazidima associados à oxacilina ou vancomicina nas infecções hospitalares.[3,16]

SEPSE

A sepse é um processo patológico complexo causado por uma resposta inflamatória acentuada do hospedeiro a uma infecção. Como definição, considera-se sepse quando há um quadro clínico de síndrome da resposta inflamatória sistêmica (do inglês, *systemic inflammatory response syndrome* – SIRS), secundário à infecção comprovada ou suspeita. Os critérios de definição e gravidade da sepse estão detalhados na Tabela 110.3.

Pacientes com cirrose têm maior risco de desenvolver sepse, sepse grave e choque séptico, em virtude de alta incidência de infecções bacterianas e maior liberação de citocinas pró-inflamatórias em resposta às infecções, quando comparados a pacientes sem cirrose. Algumas características basais da cirrose podem, no entanto, dificultar seu diagnóstico, pois pacientes cirróticos frequentemente apresentam leucopenia secundária ao hiperesplenismo, já que têm frequência cardíaca basal elevada por causa de estado de circulação hiperdinâmica, e podem apresentar hiperventilação associada à encefalopatia hepática ou à restrição por ascite tensa.[31]

A presença de sepse é um fator prognóstico importante, independentemente do foco infeccioso inicial. A mortalidade intra-hospitalar do choque séptico em cirrótico é maior que em outros pacientes, e chega a 70%.[31] Vários estudos prévios mostraram que, entre as infecções, a PBE teria maior associação com disfunção hemodinâmica e renal, porém, um estudo publicado em 2005 mostrou que o desenvolvimento de insuficiência renal é também muito frequente em cirróticos com sepse não relacionadas à PBE (27 *versus* 8% em cirróticos sem infecção).[32] A presença de sepse também está associada a maior incidência e pior controle da HDA, e maior taxa de ressangramento, aparentemente por aumento da pressão sinusoidal e piora da coagulopatia e inibição da agregação plaquetária.[33]

Pacientes sem cirrose que desenvolvem choque séptico frequentemente têm insuficiência adrenal, que se associa a redução na resposta a agentes adrenérgicos e a um pior prognóstico. Estudos não controlados sugerem que a presença de sepse em pacientes cirróticos está associada a taxas mais altas de insuficiência adrenal (51 a 68%), fato que, por sua

Tabela 110.3 – Definições de sepse e graus de severidade

Síndrome da resposta inflamatória sistêmica (SIRS)	Presença de dois ou mais critérios a seguir: ▪ alteração de temperatura (> 38°C ou < 36°C) ▪ frequência respiratória aumentada (> 20/min) ou hiperventilação ($PaCO_2$ < 32 mmHg) ▪ taquicardia (> 90/min) ▪ alteração da contagem de leucócitos (> 12.000/mm³ ou < 4.000/mm³, ou presença de formas imaturas > 10%)
Sepse	▪ SIRS associada à infecção suspeita ou confirmada
Sepse grave	▪ sepse resultando em insuficiência aguda de órgãos, hipoperfusão ou hipotensão
Choque séptico	▪ sepse grave com hipotensão refratária à expansão do volume plasmático, com necessidade de drogas vasoconstritoras

vez, eleva a mortalidade nesses pacientes.[33] A administração de corticoide nos pacientes com esse diagnóstico pode melhorar a resolução do choque séptico e elevar sobrevida hospitalar.[33] Não há, no entanto, dados suficientes para uma orientação definitiva a esse respeito.

CONSIDERAÇÕES FINAIS

As infecções bacterianas são complicações muito frequentes em pacientes com cirrose hepática, afetando sua morbidade e mortalidade. Deve-se investigar a presença de infecção, principalmente PBE, em todos os pacientes com cirrose e ascite no momento da hospitalização, ou que apresentem hemorragia digestiva ou outra complicação clínica.

As alterações hemodinâmicas já presentes na cirrose pioram quando há desenvolvimento de infecção, podendo progredir para insuficiência renal, sepse e choque séptico.

O diagnóstico rápido e o início do tratamento antibiótico podem prevenir o aparecimento de complicações e reduzir a mortalidade. Em casos de PBE, o tratamento inicial é empírico com antibiótico, devendo-se associar expansão plasmática com albumina, sobretudo em pacientes com sinais de risco. Após a resolução do episódio de PBE, todo paciente deve receber profilaxia antibiótica e ser avaliado para transplante de fígado.

Por fim, deve-se ter em mente a recente mudança na epidemiologia das infecções, com maior frequência de infecções multirresistentes, o que resulta em falha do tratamento habitual e mais complicações para o paciente. Com isso, a estratégia terapêutica deve ser revisada de acordo com os fatores de risco identificados e com a epidemiologia local de cada serviço.

REFERÊNCIAS

1. Caly WR, Strauss E. A prospective study of bacterial infections in patients with cirrhosis. J Hepatol. 1993 Jul 1; 18(3):353-8.
2. Fernández J, Navasa M, Gómez J, Colmenero J, Vila J, Arroyo V et al. Bacterial infections in cirrhosis: epidemiological changes with invasive procedures and norfloxacin prophylaxis. Hepatology. 2002; 35(1):140-8.
3. Jalan R, Fernandez J, Wiest R, Schnabl B, Moreau R, Angeli P et al. Bacterial infections in cirrhosis. a position statement based on the EASL Special Conference 2013. J Hepatol. 2014; 60(6): 1310-24.
4. Foreman MG, Mannino DM, Moss M. Cirrhosis as a risk factor for sepsis and death: analysis of the National Hospital Discharge Survey. Chest. 2003 Sep; 124(3):1016-20.
5. Moreau R, Jalan R, Ginès P, Pavesi M, Angeli P, Córdoba J et al. Acute-on-chronic liver failure is a distinct syndrome that develops in patients with acute decompensation of cirrhosis. Gastroenterology. 2013; 144(7):1426-37.
6. Fernández J, Acevedo J, Castro M, Garcia O, de Lope CR, Roca D et al. Prevalence and risk factors of infections by multiresistant bacteria in cirrhosis: a prospective study. Hepatology. 2012; 55(5):1551-61.
7. Tandon P, DeLisle A, Topal JE, Garcia-Tsao G. High prevalence of antibiotic-resistant bacterial infections among patients with cirrhosis at a US Liver Center. Clin Gastroenterol Hepatol. 2012 Nov; 10(11):1291-8.
8. Acevedo J, Silva A, Prado V, Fernández J. The new epidemiology of nosocomial bacterial infections in cirrhosis: therapeutical implications. Hepatol Int. 2013; 7:72-79.
9. Cirera I, Bauer TM, Navasa M, Vila J, Grande L, Taurá P et al. Bacterial translocation of enteric organisms in patients with cirrhosis. J Hepatol. 2001 Jan; 34(1):32-7.
10. Follo A, Llovet JM, Navasa M, Planas R, Forns X, Francitorra A et al. Renal impairment after spontaneous bacterial peritonitis in cirrhosis: incidence, clinical course, predictive factors and prognosis. Hepatology. 1994 Dec; 20(6):1495-501.
11. Pereira G, Guevara M, Fagundes C, Solá E, Rodríguez E, Fernandez J et al. Renal failure and hyponatremia in patients with cirrhosis and skin and soft tissue infection. A retrospective study. J Hepatol. 2012; 56(5):1040-6.
12. European Association for the Study of the Liver. EASL clinical practice guidelines on the management of ascites, spontaneous bacterial peritonitis, and hepatorenal syndrome in cirrhosis. J Hepatol. 2010; 53(3):397-417.
13. Sort P, Navasa M, Arroyo V, Aldeguer X, Planas R, Ruiz-del-Arbol L et al. Effect of intravenous albumin on renal impairment and mortality in patients with cirrhosis and spontaneous bacterial peritonitis. N Engl J Med. 1999 Aug 5; 341(6):403-9.
14. Salerno F, Navickis RJ, Wilkes MM. Albumin infusion improves outcomes of patients with spontaneous bacterial peritonitis: a meta-analysis of randomized trials. Clin Gastroenterol Hepatol. 2013; 11(2):123-30.e1.
15. Guevara M, Terra C, Nazar A, Solà E, Fernández J, Pavesi M et al. Albumin for bacterial infections other than spontaneous bacterial peritonitis in cirrhosis: a randomized, controlled study. J Hepatol. 2012; 57(4):759-65.
16. Fernández J, Gustot T. Management of bacterial infections in cirrhosis. J Hepatol. 2012; 56 Suppl 1:S1-12.
17. Llach J, Rimola A, Navasa M, Ginès P, Salmerón JM, Ginès A et al. Incidence and predictive factors of first episode of spontaneous bacterial peritonitis in cirrhosis with ascites: relevance of ascitic fluid protein concentration. Hepatology. 1992 Sep; 16(3):724-7.
18. Runyon BA, AASLD Practice Guidelines Committee. Management of adult patients with ascites due to cirrhosis: an update. Hepatology. 2009; 49(6):2087-107.
19. França A, Giordano HM, Sevá-Pereira T, Soares EC. Five days of ceftriaxone to treat spontaneous bacterial peritonitis in cirrhotic patients. J Gastroenterol. 2002; 37(2):119-22.
20. Seva-Pereira T, Fernández J, Navasa M. Peritoneal response to infection in spontaneous bacterial peritonitis. Clinical implications. In: R M-O, A A, C G-M (eds.). Immunology and the liver:

cytokines. Madrid: Asociación Liver Hígado de Investigación Científica, 2002. p. 217-22.

21. Ruiz-del-Arbol L, Urman J, Fernández J, González M, Navasa M, Monescillo A et al. Systemic, renal, and hepatic hemodynamic derangement in cirrhotic patients with spontaneous bacterial peritonitis. Hepatology. 2003 Nov; 38(5):1210-8.
22. Ghassemi S, Garcia-Tsao G. Prevention and treatment of infections in patients with cirrhosis. Best Pract Res Clin Gastroenterol. 2007; 21(1):77-93.
23. Chen TA, Tsao YC, Chen A, Lo GH, Lin CK, Yu HC et al. Effect of intravenous albumin on endotoxin removal, cytokines, and nitric oxide production in patients with cirrhosis and spontaneous bacterial peritonitis. Scand J Gastroenterol. 2009; 44(5):619-25.
24. Fernández J, Monteagudo J, Bargallo X, Jiménez W, Bosch J, Arroyo V et al. A randomized unblinded pilot study comparing albumin versus hydroxyethyl starch in spontaneous bacterial peritonitis. Hepatology. 2005 Sep 1; 42(3):627-34.
25. Ginès P, Rimola A, Planas R, Vargas V, Marco F, Almela M et al. Norfloxacin prevents spontaneous bacterial peritonitis recurrence in cirrhosis: results of a double-blind, placebo-controlled trial. Hepatology. 1990 Oct; 12(4 Pt 1):716-24.
26. de Franchis R, Baveno VI Faculty. Expanding consensus in portal hypertension: Report of the Baveno VI Consensus Workshop: Stratifying risk and individualizing care for portal hypertension. J Hepatol. 2015; 63(3):743-52.
27. Bittencourt PL, Farias AQ, Strauss E, Mattos AA, Pannel of the 1st Brazilian Consensus of Variceal Bleeding Brazilian Society of Hepatology. Variceal bleeding: consensus meeting report from the Brazilian Society of Hepatology. Arq Gastroenterol. 2010; 47(2):202-16.
28. Fernández J, Ruiz-del-Arbol L, Gómez C, Durandez R, Serradilla R, Guarner C et al. Norfloxacin vs ceftriaxone in the prophylaxis of infections in patients with advanced cirrhosis and hemorrhage. Gastroenterology. 2006 Oct 1; 131(4):1049-56; quiz 1285.
29. Fernández J, Navasa M, Planas R, Montoliu S, Monfort D, Soriano G et al. Primary prophylaxis of spontaneous bacterial peritonitis delays hepatorenal syndrome and improves survival in cirrhosis. Gastroenterology. 2007 Sep 1; 133(3):818-24.
30. Tu CY, Chen CH. Spontaneous bacterial empyema. Curr Opin Pulm Med. 2012 Jul; 18(4):355-8.
31. Terra C, Guevara M, Torre A, Gilabert R, Fernández J, Martín-Llahí M et al. Renal failure in patients with cirrhosis and sepsis unrelated to spontaneous bacterial peritonitis: value of MELD score. Gastroenterology. 2005 Dec 1; 129(6):1944-53.
32. Fernández J, Escorsell A, Zabalza M, Felipe V, Navasa M, Mas A et al. Adrenal insufficiency in patients with cirrhosis and septic shock: effect of treatment with hydrocortisone on survival. Hepatology. 2006 Nov 1; 44(5):1288-95.
33. Gustot T, Durand F, Lebrec D, Vincent JL, Moreau R. Severe sepsis in cirrhosis. Hepatology. 2009; 50(6):2022-33.

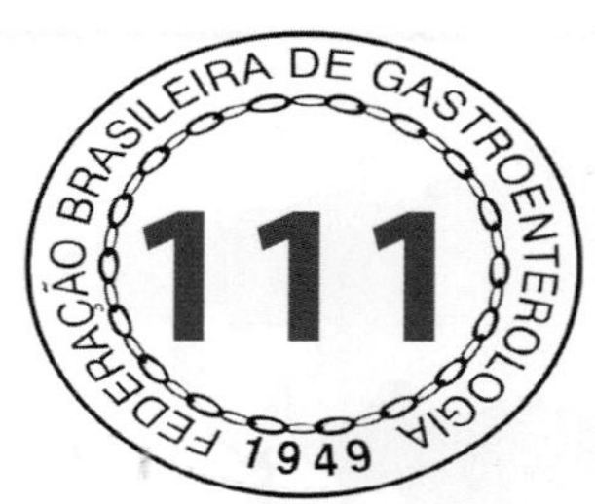

TUMORES PRIMÁRIOS DO FÍGADO

Aline Lopes Chagas
Luciana Oba O. Kikuchi
Flair José Carrilho
Denise Cerqueira Paranaguá-Vezozzo
Regiane Saraiva S. M. Alencar

INTRODUÇÃO

Os tumores malignos primários do fígado correspondem à quinta causa de câncer e à terceira causa de morte por câncer no mundo. O carcinoma hepatocelular (CHC) corresponde a 85 a 90% das neoplasias primárias do fígado. A incidência global estimada é de 500 mil a 1 milhão de casos novos de CHC por ano, ocasionando 600 mil mortes por ano, em todo o mundo.[1] Hoje, o CHC é a complicação mais frequente e a principal causa de óbito em pacientes com cirrose hepática compensada.[2]

EPIDEMIOLOGIA

O carcinoma hepatocelular caracteriza-se, do ponto de vista epidemiológico, por grande variabilidade geográfica, com distribuição mundial bastante heterogênea, o que provavelmente está relacionado com fatores etiológicos, como hepatites B (VHB) e C (VHC) e exposição à aflatoxina B1. Na África Subsaariana e no Leste da Ásia, concentram-se a maioria dos casos (> 80%), sendo consideradas áreas de alta incidência (Figura 111.1).[3]

Nas últimas décadas, tem-se observado declínio nas taxas de incidência nessas regiões consideradas de alto risco, provavelmente relacionado com a vacinação para hepatite B e menor exposição à aflatoxina B1. Do contrário, nas áreas consideradas de baixo risco, como América do Norte, Norte da Europa e América do Sul, tem-se observado aumento progressivo da incidência, que parece estar relacionado com a alta prevalência de VHC e doença hepática gordurosa não alcoólica (DHGNA) nessas áreas.[3] O Brasil é considerado um país de baixa incidência de CHC. Estudo realizado em nosso serviço (HCFMUSP) mostrou uma incidência anual de 3,5% de CHC em pacientes cirróticos; entretanto, tem-se observado nos últimos anos aumento progressivo desses índices (Figura 111.2).[4]

Estudos recentes na Europa e nos Estados Unidos demonstram aumento da mortalidade por CHC, ao passo que a mortalidade por cirrose hepática diminuiu ou permaneceu estável. Isso parece decorrer do melhor manejo das outras complicações da cirrose, como ascite, peritonite bacteriana espontânea e hemorragia digestiva alta. Nos Estados Unidos, o CHC é a causa de morte por câncer que apresenta crescimento mais rápido, com aumento de 80% da incidência anual nas últimas duas décadas.[3] Hoje, o CHC corresponde à complicação mais frequente e principal causa de óbito nos pacientes com cirrose hepática compensada.[3]

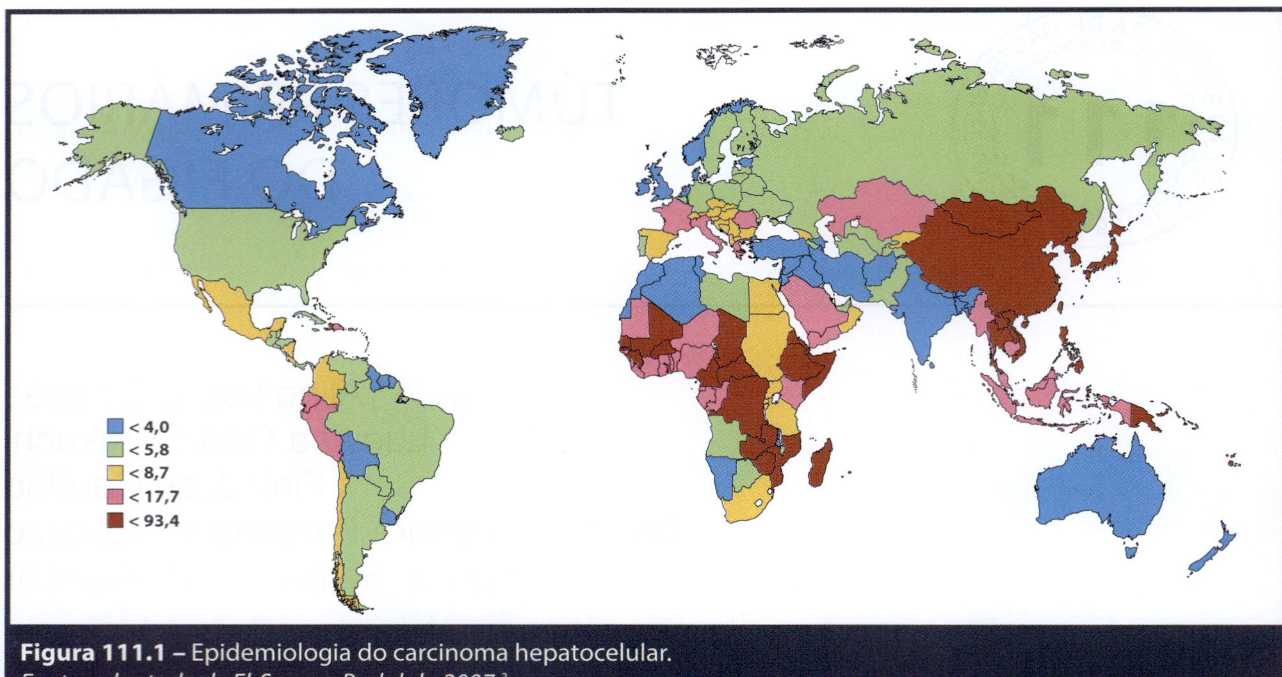

Figura 111.1 – Epidemiologia do carcinoma hepatocelular.
Fonte: adaptada de El-Serag e Rudolph, 2007.[3]

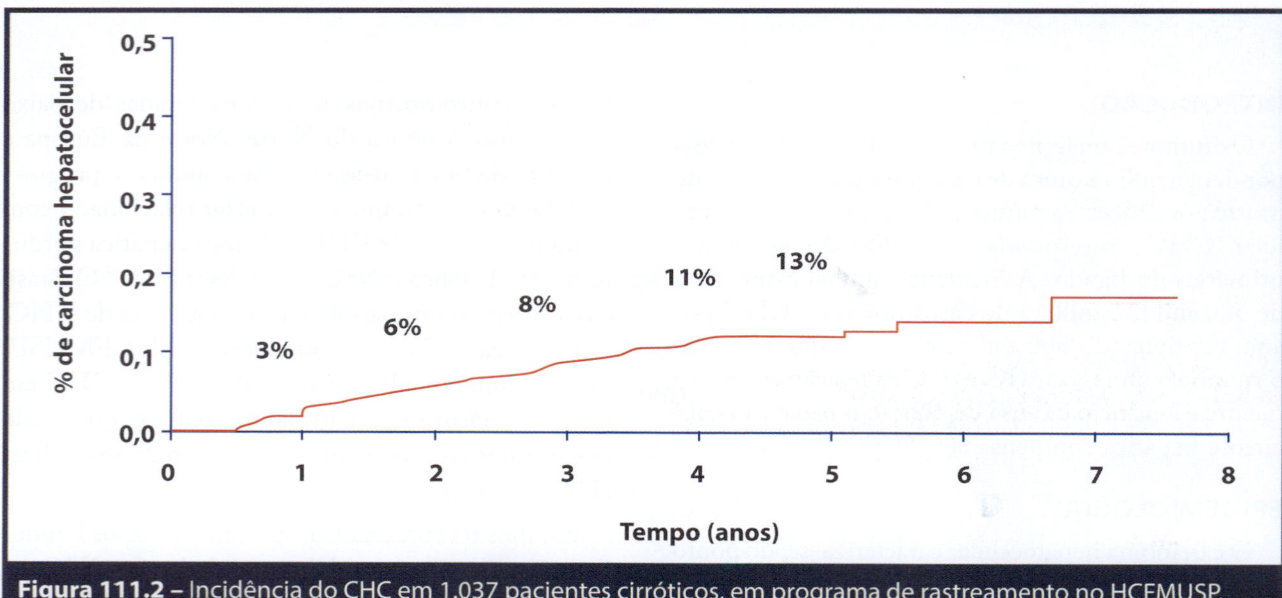

Figura 111.2 – Incidência do CHC em 1.037 pacientes cirróticos, em programa de rastreamento no HCFMUSP.
Fonte: adaptada de Paranaguá-Vezozzo et al., 2014.[4]

FATORES DE RISCO

O carcinoma hepatocelular caracteriza-se pela associação com diversos fatores de risco, entre eles fatores demográficos, hepatites crônicas virais, toxinas e fatores metabólicos, como DM e obesidade. A cirrose hepática corresponde ao principal fator de risco relacionado ao CHC.[5] Veja resumidamente os fatores de risco do carcinoma hepatocelular no Quadro 111.1.

Fatores de risco demográficos

Em todo o mundo, o risco de CHC é 2 a 4 vezes maior nos homens que nas mulheres, com 71% dos casos acontecendo em homens. A maior predisposição no sexo masculino parece estar relacionada à maior exposição a outros fatores de risco para o CHC, como VHC, VHB, álcool e tabagismo. Alguns estudos têm tentado demonstrar influência dos hormônios andrógenos (p. ex., testosterona)

Quadro 111.1 – Fatores de risco do carcinoma hepatocelular

- Idade > 50 anos
- Sexo masculino
- Cirrose hepática
- Hepatite C
- Hepatite B
- Álcool
- Doença gordurosa não alcoólica
- Hemocromatose
- Aflatoxina B1
- Diabete melito
- Obesidade

com maior risco de CHC, mas ainda é assunto controverso.[3]

A incidência do CHC aumenta com a idade, sendo o pico de prevalência com 65 anos. Nas duas últimas décadas, nos Estados Unidos e em alguns países da Europa, tem-se observado tendência a acometimento de pacientes em faixas etárias mais jovens. Com relação à influência da raça como fator de risco, as taxas de incidência do CHC variam entre pacientes de diferentes etnias, morando na mesma região. Nos Estados Unidos, o risco de CHC em asiáticos é duas vezes maior que nos africanos, e nestes duas vezes maior que nos caucasianos.[3] Essa diferença na prevalência relacionada à etnia certamente reflete as diferentes formas de aquisição dos fatores etiológicos, como infecção por VHB e VHC, apesar de fatores genéticos e exposição a outros fatores de risco também poder exercer papel relevante.

Cirrose hepática

A cirrose é o principal fator de risco para desenvolvimento do carcinoma hepatocelular, independente da etiologia. Está presente em 70 a 90% dos casos de CHC. As hepatites C e B correspondem às principais etiologias associadas à cirrose.[5] No Brasil, em estudo multicêntrico nacional que incluiu 1.405 pacientes com diagnóstico de CHC de 29 centros de todo o país, 98% dos pacientes com CHC apresentavam cirrose hepática.[6]

Hepatite C

A hepatite C é principal fator de risco para CHC no nosso meio. Atualmente, existem 170 milhões de pessoas infectadas pelo VHC no mundo. A infecção crônica pelo VHC aumenta o risco de CHC em 17 vezes.[7] No Hospital das Clínicas da Faculdade de Medicina da USP (HCFMUSP), em pacientes cirróticos com CHC, o vírus C foi a etiologia mais associada, correspondendo a 65% dos casos (Figura 111.3). No Estudo Multicêntrico Nacional de CHC, 54% dos pacientes apresentavam Hepatite C.[6]

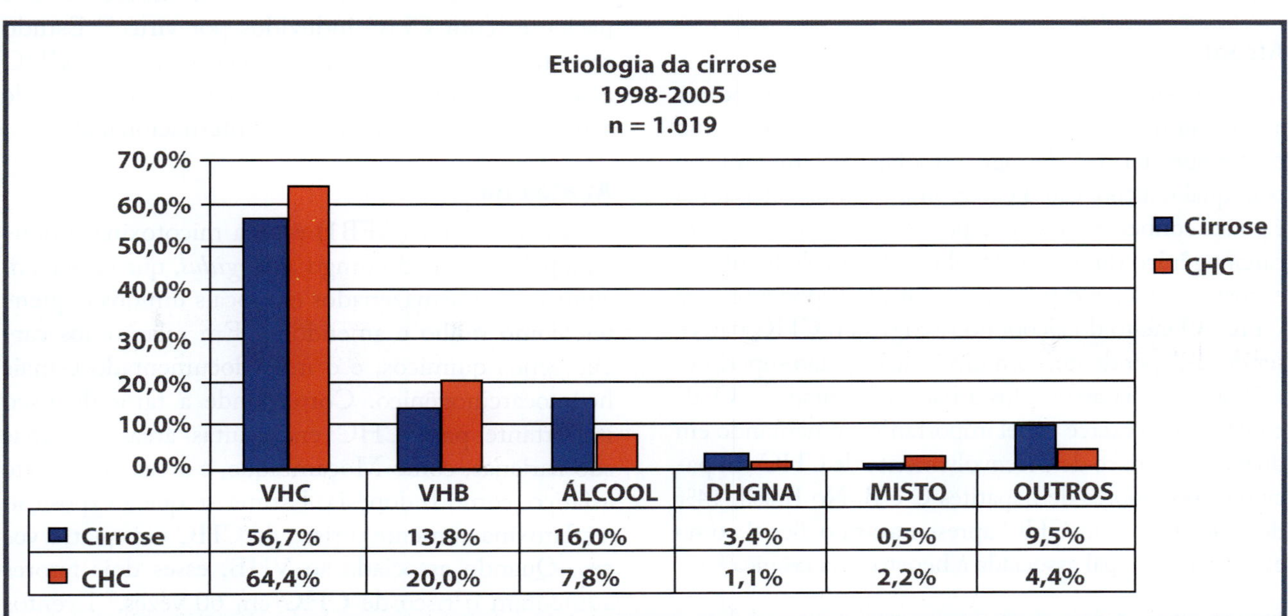

	VHC	VHB	ÁLCOOL	DHGNA	MISTO	OUTROS
Cirrose	56,7%	13,8%	16,0%	3,4%	0,5%	9,5%
CHC	64,4%	20,0%	7,8%	1,1%	2,2%	4,4%

Figura 111.3 – Análise de 1.019 pacientes cirróticos submetidos a rastreamento no período entre 1998 e 2005, no HCFMUSP. Observou-se que o VHC foi a etiologia mais frequente nos pacientes com cirrose e naqueles que desenvolveram CHC.
Fonte: adaptada de Paranaguá-Vezozzo et al., 2014.[4]

A maioria dos casos de CHC em pacientes com hepatite C acontece associada à cirrose hepática.

Alguns fatores estão associados a maior risco de CHC em pacientes com VHC, como sexo masculino, idade superior a 55 anos, doença hepática avançada (manifestações periféricas, aumento de bilirrubina e plaquetopenia), presença de comorbidades como sobrecarga de ferro, plaquetopenia), diabete melito, etilismo e coinfecção VHB e/ou HIV.[7]

Hepatite B

Hepatite B é a causa mais frequente de CHC no mundo. Existem atualmente 350 milhões de pessoas infectadas pelo VHB, o que corresponde a 5% da população mundial.[7] No Estudo Multicêntrico Nacional, o VHB correspondeu a 16% dos casos.[6]

Nos portadores crônicos, o risco de desenvolver CHC é 5 a 15 vezes maior que na população geral. A idade de aquisição do VHB tem papel importante no desenvolvimento da cirrose e do CHC, com risco aumentado nos pacientes que adquirem o vírus ao nascer ou na infância. Nos pacientes com VHB, 70 a 90% dos tumores acontecem em cirróticos. Entretanto, o CHC pode surgir também em pacientes com hepatite B não cirróticos. O VHB é considerado vírus carcinogênico, pois o DNA do vírus integra-se no genoma do hospedeiro. Além disso, uma das proteínas virais (HBx) também parece exercer papel importante na hepatocarcinogênese.[8]

Álcool

A exposição crônica ao álcool parece estar associada a risco aumentado a várias neoplasias malignas, como orofaringe, faringe, laringe e esôfago. O mecanismo pelo qual o álcool causa carcinoma hepatocelular ainda é pouco conhecido. Existem poucas evidências do efeito carcinogênico direto do álcool e o desenvolvimento da cirrose hepática é o principal fator predisponente para CHC. O efeito do álcool no risco para o CHC parece ser dose-dependente, com níveis de ingestão superiores a 50 a 70 g/dia associados a risco aumentado.[3,7] O álcool também exerce papel importante, aumentando em duas vezes o risco de desenvolvimento de CHC em pacientes portadores de hepatites C e B. No Brasil, 14% dos pacientes com CHC apresentavam o álcool como etiologia principal associada à hepatopatia crônica.[6]

Doença hepática gordurosa não alcoólica (DHGNA)

A DHGNA é, nos dias atuais, causa bem estabelecida de cirrose hepática, podendo evoluir com carcinoma hepatocelular. No Brasil, 3% dos casos de CHC avaliados no Estudo Multicêntrico Nacional foram associados à DHGNA.[6]

O CHC, em geral, desenvolve-se nas fases avançadas da doença em que os marcadores histológicos de esteato-hepatite estão ausentes. Observou-se que a maioria dos pacientes com CHC associados à cirrose criptogênica apresentava fatores de risco para síndrome metabólica, como HAS, DM, obesidade, entre outros.[3] CH criptogênica corresponde a cerca de 13% dos casos de CHC. A obesidade é fator de risco independente para desenvolvimento de CHC, aumentando o risco em 1,5 a 4 vezes.[3,9]

O diabete melito está presente em 20 a 30% dos pacientes com cirrose hepática. Também representa fator de risco independente para desenvolvimento do CHC e aumenta o risco para esse tipo de tumor em pacientes portadores de outras hepatopatias crônicas, como VHC, VHB e álcool.[10]

No HCFMUSP, entre 394 pacientes com CHC diagnosticados durante período de oito anos, sete foram identificados com CHC na presença de DHGNA confirmada por biopsia. Cirrose estava presente em 6 de 7 pacientes, mas foi identificado um paciente com CHC bem diferenciado no contexto de DHGNA sem cirrose (fibrose estágio 1).[11] Algumas evidências sugerem que patogênese molecular, quadro clínico e prognóstico dos pacientes com CHC relacionados à DHGNA podem ser diferentes dos pacientes com CHC induzidos por vírus.[12] Estudo recente observou que, na maioria dos casos de CHC associados à DHGNA o tratamento é aplicável de acordo com as recomendações internacionais.[13]

Aflatoxina

Aflatoxina B1 (AFB1) é uma micotoxina produzida pela espécie do fungo *Aspergillus*, que cresce em alguns grãos armazenados em locais úmidos e quentes, como milho e amendoim. Em relação aos carcinógenos químicos, é o mais documentado e mais hepatocarcinogênico. Corresponde a fator de risco importante para CHC em muitas áreas africanas subsaarianas, como Moçambique, e áreas do sudeste asiático, como Indonésia. Estima-se que a exposição à aflatoxina aumente o risco de CHC em quatro vezes. Quando associada ao VHB, esses dois fatores aumentam o risco de CHC em 60 vezes.[3] Eventos moleculares associados ao CHC parecem não ser os mesmos das infecções virais, estando relacionados a alterações genéticas e mutações (como a mutação no gene p53) desencadeadas pela exposição a essa toxina.

Outros

Pacientes portadores de cirrose hepática secundária à hemocromatose hereditária apresentam risco elevado de carcinoma hepatocelular. O risco relativo nesse grupo é em torno de 20 vezes maior que a população geral.[7]

A incidência do CHC em pacientes com cirrose biliar primária estágio 4 é a mesma de pacientes cirróticos pelo VHC. Para cirrose hepática secundária à deficiência de alfa-1-antitripsina ou hepatite autoimune, não há dados de estudos de coorte que relatem a incidência do CHC.

Exposição a hormônios esteroides exógenos pode aumentar risco de adenoma e CHC. Vários estudos casos-controle conduzidos em áreas não endêmicas para VHC e VHB revelaram correlação positiva entre uso de anticoncepcional oral e CHC.[14] A associação entre tabaco e CHC é biologicamente plausível. Entretanto, não existem evidências epidemiológicas para um papel patogenético do tabaco no CHC.

HEPATOCARCINOGÊNESE

Nos pacientes com hepatopatia crônica, inflamação contínua dos hepatócitos e regeneração celular, com consequente progressão para cirrose, parece resultar em danos cromossomais que provavelmente iniciam a hepatocarcinogênese.

Estudos recentes sugerem que a carcinogênese do CHC ocorre em múltiplas etapas, envolvendo número variável de alterações genéticas e epigenéticas que ocasionam transformação maligna do hepatócito.[8]

Inflamação crônica e regeneração celular, com aumento do *turnover* celular, podem causar várias alterações genéticas envolvidas na hepatocarcinogênese: inativação de genes supressores tumorais, ativação de oncógenes, rearranjos cromossomais, entre outros. Surgem, então, focos de hepatócitos com alterações fenotípicas que podem evoluir como focos displásicos, nódulos displásicos e, por fim, carcinoma hepatocelular.[5] A Figura 111.4 demonstra algumas das vias envolvidas na hepatocarcinogênese.[15]

QUADRO CLÍNICO

O carcinoma hepatocelular apresenta uma característica única entre os pacientes portadores de neoplasias malignas. A maioria dos pacientes com esse tipo de

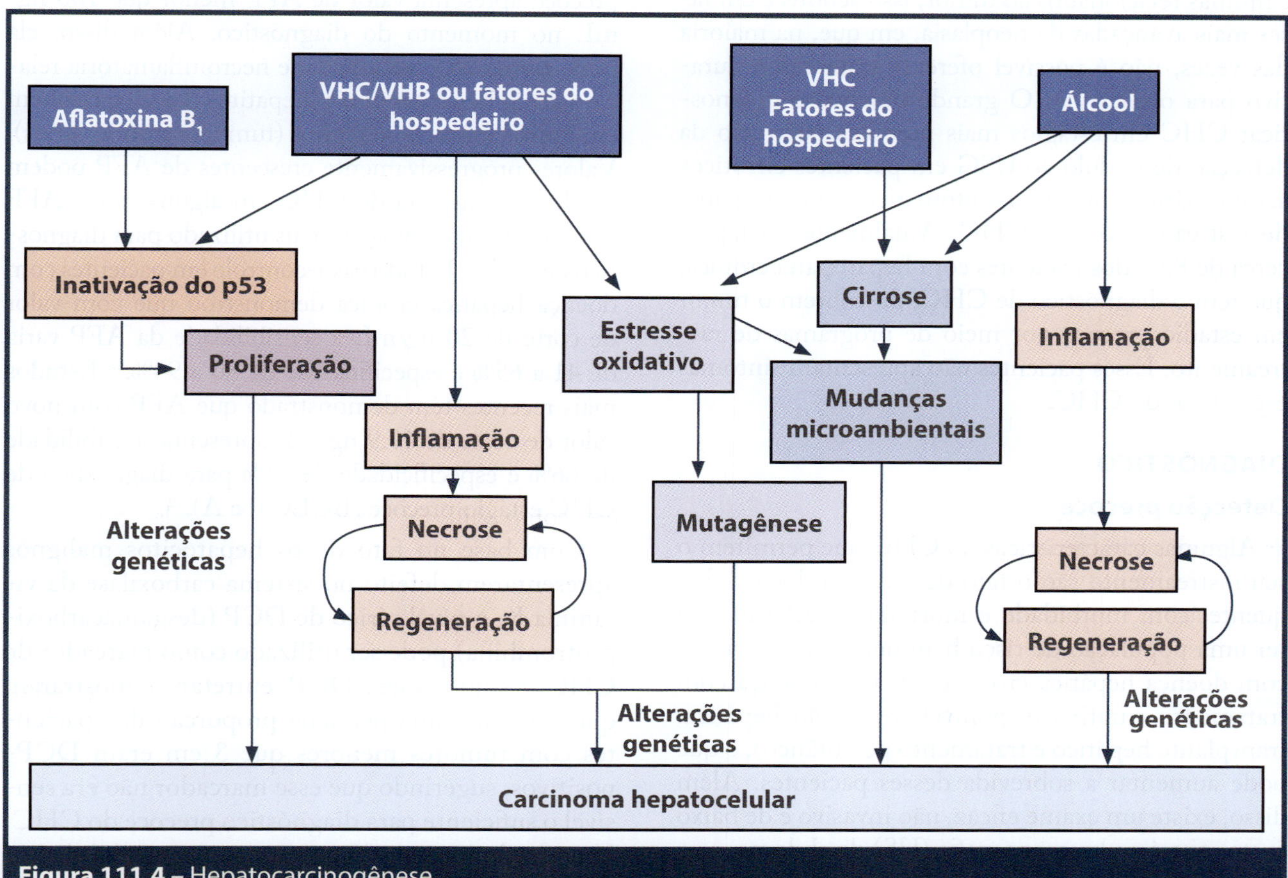

Figura 111.4 – Hepatocarcinogênese.
Fonte: Thorgeirsson e Grisham, 2002.[15]

tumor apresenta cirrose hepática, assim, lidamos com duas doenças: o tumor e a cirrose. O quadro clínico do paciente não está associado apenas às características e ao estadiamento do tumor, mas também à função hepática e aos sintomas relacionados à hepatopatia.

Uma das formas de apresentação clínica do CHC é um quadro de descompensação da cirrose, com ascite, icterícia, encefalopatia, trombose de veia porta, PBE ou outras complicações. Assim, em todo paciente com cirrose hepática antes compensada e que evoluiu, sem motivo aparente, com alguma das complicações da cirrose, deve-se sempre afastar possibilidade de CHC. Outras formas de apresentação clínica do CHC são dor abdominal, massa abdominal palpável, sintomas constitucionais (anorexia, perda ponderal, astenia) e ascite hemorrágica.

Algumas das complicações do carcinoma hepatocelular são abdome agudo hemorrágico, por rompimento do tumor para cavidade peritoneal, metástases extra-hepáticas (ossos, pulmões, adrenal, peritônio), trombose tumoral de ramos portais e, como já descrito, descompensação da cirrose.

Em geral, quando o paciente com CHC apresenta sintomas relacionados ao tumor, isso acontece em fases mais avançadas da neoplasia, em que, na maioria das vezes, não é possível oferecer tratamento curativo para o paciente. O grande objetivo é diagnosticar CHC em estágios mais precoces por meio da detecção de nódulo ao USG em pacientes cirróticos assintomáticos ou oligossintomáticos em programa de rastreamento para CHC. Atualmente no Japão, cerca de 80% dos pacientes com hepatopatia crônica, que tem o diagnóstico de CHC, descobrem o tumor em estádio precoce por meio de programas de rastreamento. Esses pacientes não apresentam sintomas específicos do CHC.

DIAGNÓSTICO

Detecção precoce

Algumas características do CHC que permitem o seu rastreamento são o fato de ser uma doença frequente, com morbidade e mortalidade relevantes e ter uma população de risco bem definida – paciente com doença hepática crônica.[16] É uma doença com tratamento curativo disponível (ressecção hepática, transplante hepático e tratamento percutâneo), o que pode aumentar a sobrevida desses pacientes. Além disso, existe um exame eficaz, não invasivo e de baixo custo, que é a ultrassonografia (US) de abdome.

O intervalo de seis meses para rastreamento, adotado pela maioria dos serviços, baseia-se no tempo de duplicação do tumor, em torno de 180 dias (variando de 1 a 20 meses).

A importância do rastreamento pode ser bem demonstrada em um estudo controlado randomizado realizado na China que comparou grupo *screening* (US e AFP) *versus* grupo não *screening*, demonstrando redução de 37% na mortalidade dos pacientes de *screening*.[17]

O programa de rastreamento dos pacientes com cirrose hepática está bem estabelecido no HCFMUSP. Em 2014, os resultados de dez anos desse programa foram publicados e a incidência anual de CHC em pacientes cirróticos foi de 3,5%. Nos últimos anos, entretanto, foi observado aumento progressivo desses índices. Cerca de 79% dos pacientes foram detectados com tumor em estádio precoce, dentro dos critérios de Milão, e puderam receber tratamento potencialmente curativo.[4]

Marcadores tumorais

Na maioria dos estudos sobre marcadores tumorais e CHC, recomenda-se que alfafetoproteína (AFP) não seja utilizada isoladamente como ferramenta de rastreamento. A maioria dos pacientes com CHC precoce apresenta valor de AFP menor que 100 ng/mL no momento do diagnóstico. Além disso, ela pode aumentar com atividade necroinflamatória relacionada às hepatites virais (hepatites B e C) e também em outros tumores malignos (tumores embrionários). Valores progressivamente crescentes de AFP podem auxiliar na suspeita de CHC em alguns casos. AFP tem sido teste sorológico mais utilizado para diagnóstico de CHC. Estudo caso-controle em pacientes com doença hepática crônica demonstrou que com valor de corte de 20 ng/mL a sensibilidade da AFP varia de 41 a 65% e especificidade de 80 a 94%.[18] Estudos mais recentes têm demonstrado que AFP com novo valor de corte de 10,9 ng/mL apresenta sensibilidade de 66% e especificidade de 81% para diagnóstico de CHC estágio precoce (BCLC 0 e A).[19]

Com base no fato de os hepatócitos malignos apresentarem defeito no sistema carboxilase da vitamina K, o nível sérico de DCP (desgamacarboxiprotrombina) pode ser utilizado como marcador de CHC. Estudos sobre DCP, entretanto, mostraram que somente uma pequena proporção dos pacientes com tumores menores que 3 cm eram DCP-positivos, sugerindo que esse marcador não era sensível o suficiente para diagnóstico precoce do CHC. Um estudo recente,[19] que comparou sensibilidade e especificidade da AFP, DCP e L-AFP (fração da lecitina ligada à AFP) no diagnóstico do CHC precoce, mostrou que o desempenho da DCP é significativamente afetado pela etiologia da hepatopatia. Para diagnóstico do CHC precoce, a L-AFP não é recomendada, pois é necessária elevação da AFP total, limitando sua eficácia. Estudos têm sido conduzidos com o objetivo de detectar outros marcadores que possam apresentar melhor sensibilidade e especificidade que a AFP.

Métodos de imagem

Ultrassonografia de abdome

A ultrassonografia (US) de abdome encaixa-se bem no perfil de exame de rastreamento. É barata, acessível, fácil, rápida de realizar e com boa sensibilidade, porém é um exame operador-dependente. De maneira geral, um nódulo hepático visto à US de um paciente cirrótico deve ser considerado suspeito para uma lesão pré-neoplásica ou CHC. Aspecto sonográfico é inespecífico, mas alguns padrões são mais característicos: anel ou halo hipoecoide, que corresponde à cápsula do tumor, padrão mosaico, usualmente apresenta associação com invasão portal, biliar ou veia hepática, associação com vários nódulos de diferentes padrões e tamanhos (Figura 111.5). Deve-se chamar a atenção para o típico padrão nódulo intranódulo frequentemente detectado nas várias modalidades de diagnóstico por imagem. Em particular, trata-se de tumor bem distinto com componente gorduroso contendo foco menos diferenciado sem gordura, o que se traduz à US como nódulo hipoecoide dentro de tumor hiperecoide e, de modo gradual, a área hiperecoide é completamente substituída pela área hipoecoide.

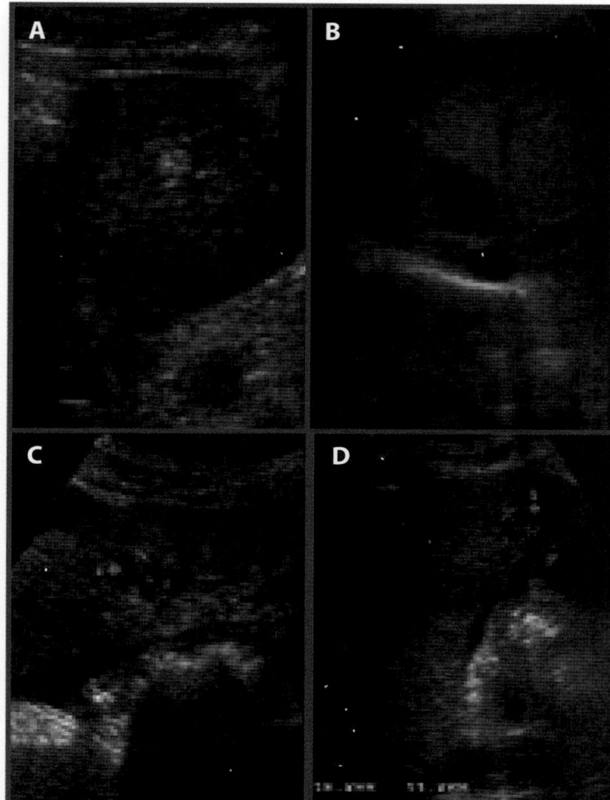

Figura 111.5 – Aspecto ultrassonográfico do CHC. (A) Nódulo hiperecoide. (B) Nódulo intranódulo. (C e D) Nódulos hipoecoides.

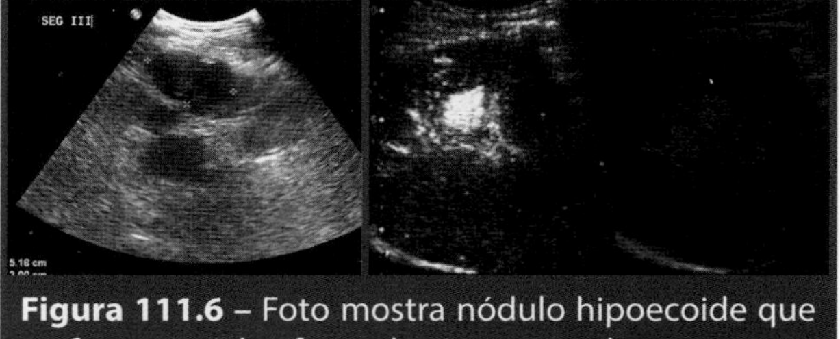

Figura 111.6 – Foto mostra nódulo hipoecoide que na fase arterial sofre realce intenso pelo contraste – característico de CHC.

Ultrassonografia com contraste

O desenvolvimento e o aprimoramento de novas gerações de contrastes melhoraram a prática clínica da US. O contraste de microbolhas (medem até 7 micra e podem atravessar leitos capilares) foi desenvolvido com moléculas de açúcar e cobertura de lipídio, aumentando estabilidade das bolhas. Atualmente, o realce do contraste fornece alta qualidade em tempo real e caracterização da vascularização dos nódulos em pacientes cirróticos (Figura 111.6).

Em lesões que medem entre 10 e 15 mm, o diagnóstico diferencial entre CHC pequeno, nódulo regenerativo ou mesmo nódulo displásico é muito difícil pelos métodos convencionais, inclusive biópsia hepática. Recente trabalho do grupo do Hospital Clinic de Barcelona validou a diretriz do CHC para nódulos menores que 20 mm em pacientes cirróticos, utilizando US, US com contraste (US-CE com contraste SonoVueTM), RNM e biópsia por agulha fina e se demonstrou que o CHC pode ser seguramente diagnosticado por meio de US e US-CE e/ou US e RNM. Utilizando somente US, encontraram-se casos falso-positivos em uma minoria de casos que se beneficiaram quando associados à RNM e/ou US-CE. A ausência do aumento da vascularização arterial não afastou CHC e se indicou biópsia, porém, 32% foram falso-negativos.[20]

Nas recomendações mais recentes da Associação Europeia para estudo do Fígado (EASL), USG com contraste foi retirado do fluxograma para diagnóstico dos casos de CHC por causa da possibilidade de falso-positivos e de colangiocarcinoma achado ao US-CE semelhante ao CHC.[21] Entretanto, US-CE ainda representa uma ferramenta importante para diagnóstico do CHC em pacientes com contraindicação a outros métodos de imagem ou associado a TC e RM nos casos de dúvida diagnóstica. Deve-se lembrar ainda que, para casos em que haja contraindicações à biópsia, o uso de US-CE é sempre boa alternativa. Outra vantagem da US-CE é a possibilidade de ser utilizada em pacientes com disfunção renal. As principais contraindicações são pacientes com *shunt* cardíaco prévio ao tratamento de litotripsia extracorpórea e portadores de doença pulmonar obstrutiva crônica.

Tomografia computadorizada

O diagnóstico de CHC baseia-se na demonstração da hipervascularização do nódulo na fase arterial e no clareamento nas fases portal e de equilíbrio (Figura 111.7). Esses achados estão relacionados à alteração no suprimento sanguíneo que se torna predominantemente arterial durante passos da hepatocarcinogênese.[22] Em nódulos maiores que 2 cm, esse achado em paciente cirrótico é suficiente para definir diagnóstico do CHC.[21-23] Para pacientes não cirróticos, recomenda-se realização da biópsia hepática tanto da lesão hepática focal quanto do parênquima não tumoral.

Ressonância nuclear magnética

A ressonância nuclear magnética (RNM) também se baseia no comportamento vascular do CHC para auxiliar no diagnóstico e por isso os resultados entre esses dois métodos são semelhantes. Entretanto, a RNM tem vantagens adicionais: não é irradiativa e o gadolínio não tem os mesmos riscos que o iodo, por exemplo, de choque anafilático. Porém, a utilização de contraste como o gadolínio em pacientes que apresentam doença renal em estágio moderado/grave (*clearance* de creatinina < 60 mL/min/1,73 m^2), especialmente naqueles que necessitam de diálise, pode desenvolver fibrose nefrogênica sistêmica.[24]

O protocolo usual da RNM requer várias sequências. Imagens em T2 são importantes para caracterização de lesão cística ou hemangioma. A subtração da gordura também auxilia no diagnóstico do CHC. Entretanto, característica conclusiva de CHC à RNM é presença de nódulo com hipervascularização após injeção do contraste (fase arterial) e clareamento (*washout*) nas fases portal ou equilíbrio (Figura 111.8).

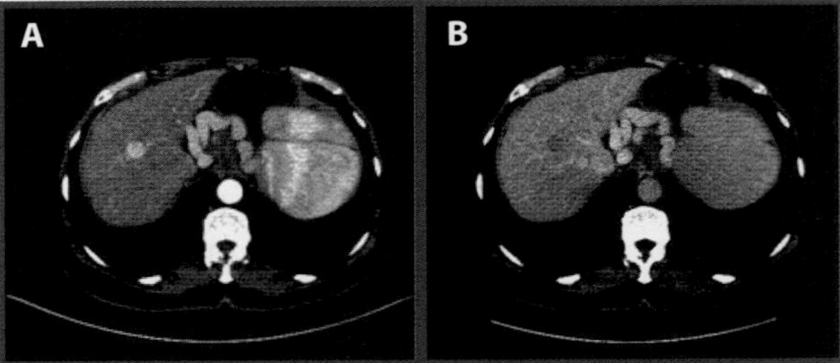

Figura 111.7 – Aspecto tomográfico típico do CHC. (A) Nódulo medindo cerca de 2 cm com hipervascularização na fase arterial. (B) Na fase de equilíbrio, nódulo apresenta clareamento (*washout*).

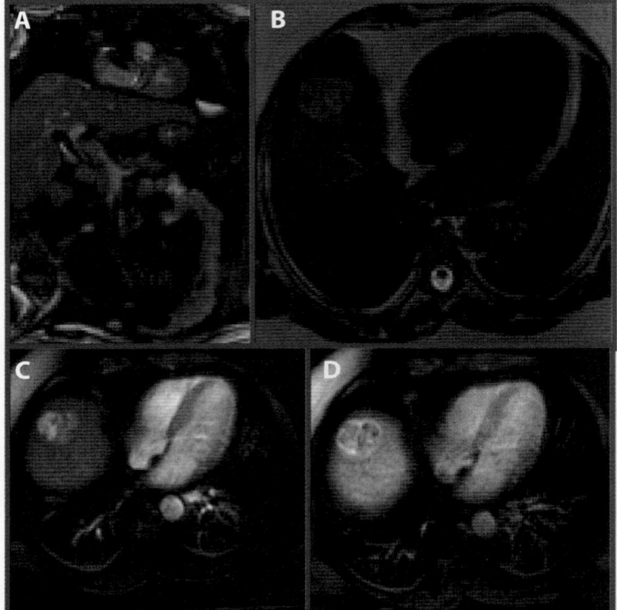

Figura 111.8 – RNM – Caracterização do CHC à RNM. (A) Corte sagital mostrando nódulo de 4 cm em SVIII do fígado. (B) Sequência em T2 nódulo com discreto hipersinal. (C) Fase arterial mostrando hipervascularização do nódulo. (D) Fase de equilíbrio mostrando clareamento (*washout*) da lesão.

HISTOLOGIA

Biópsia hepática

Biópsia hepática para diagnóstico do CHC é recomendada nos casos em que métodos de imagem não conseguem estabelecer diagnóstico (p. ex., nódulos hipovascularizados ou nódulos hipervascularizados sem *washout*). Vale lembrar que o risco de disseminação no trajeto da agulha na biópsia hepática está relacionado ao tamanho da lesão. Portanto, para nódulos menores que 2 cm, esse risco é pequeno. Com relação ao risco de sangramento, trabalhos mostram que este é semelhante ao da biópsia hepática de fígados cirróticos.[25]

Macroscopia

O CHC pode ser classificado do ponto de vista macroscópico em:

- **Nodular:** responsável por cerca de 75% dos CHC. Geralmente, coexiste com cirrose hepática.
- **Maciço:** mais comum entre pacientes jovens, na ausência de cirrose.
- **Difuso:** mais raro, e grande parte do fígado é infiltrada homogeneamente por pequenos nódulos hepáticos que são difíceis de distinguir dos nódulos regenerativos da cirrose hepática.[26]

O CHC pequeno (< 2 cm) pode ser classificado em dois tipos nodulares: distinto e indistinto. O tipo nodular indistinto mede em torno de 11 mm de diâmetro, podendo ser hipo ou hiperecoide à US, com margens mal definidas. Após ressecção, é difícil diferenciá-lo do parênquima não tumoral. Eles são considerados os menores CHC clinicamente detectados. No tipo nodular distinto, após ressecção da lesão, observa-se nódulo bem delimitado com cápsula fibrosa fina, que mede em torno de 16 mm[27] (Figura 111.9).

Microscopia

O crescimento do CHC pequeno está associado ao processo de desdiferenciação das células tumorais e é conhecido por apresentar padrões histológicos variados. É classificado em bem diferenciado, moderadamente diferenciado, pobremente diferenciado e indiferenciado.[27]

O nódulo neoplásico menor que 10 mm é composto de tecido tumoral uniformemente bem diferenciado, com exceção de alguns casos aberrantes; enquanto 40% dos nódulos entre 20 e 30 mm de diâmetro consistem de células tumorais com diferentes graus de diferenciação.

Dentro desses nódulos, os tecidos moderados ou pobremente diferenciados geralmente se localizam no centro, e os bem diferenciados localizam-se fora. O caso mais típico é a apresentação nódulo intranódulo, em que tecido moderadamente ou pobremente diferenciado sem alteração gordurosa está circundado por tecido bem diferenciado com esteatose e há limite nítido entre eles[27] (Figuras 111.10 e 111.11).

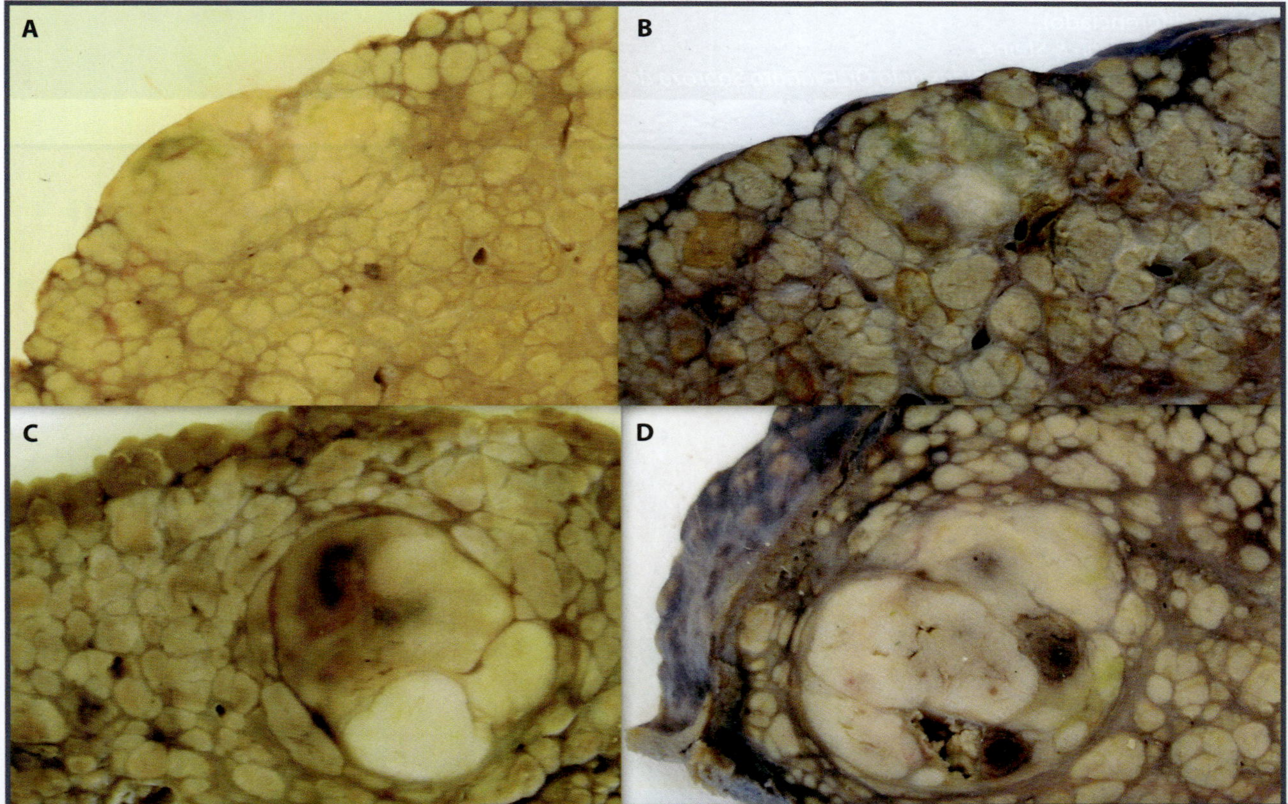

Figura 111.9 – Aspecto macroscópico do CHC pequeno. A e B: CHC pequeno com margens indistintas. C e D: CHC pequeno nodular com margens distintas.
Fonte: fotos gentilmente cedidas pelo Dr. Evandro Sobroza de Mello.

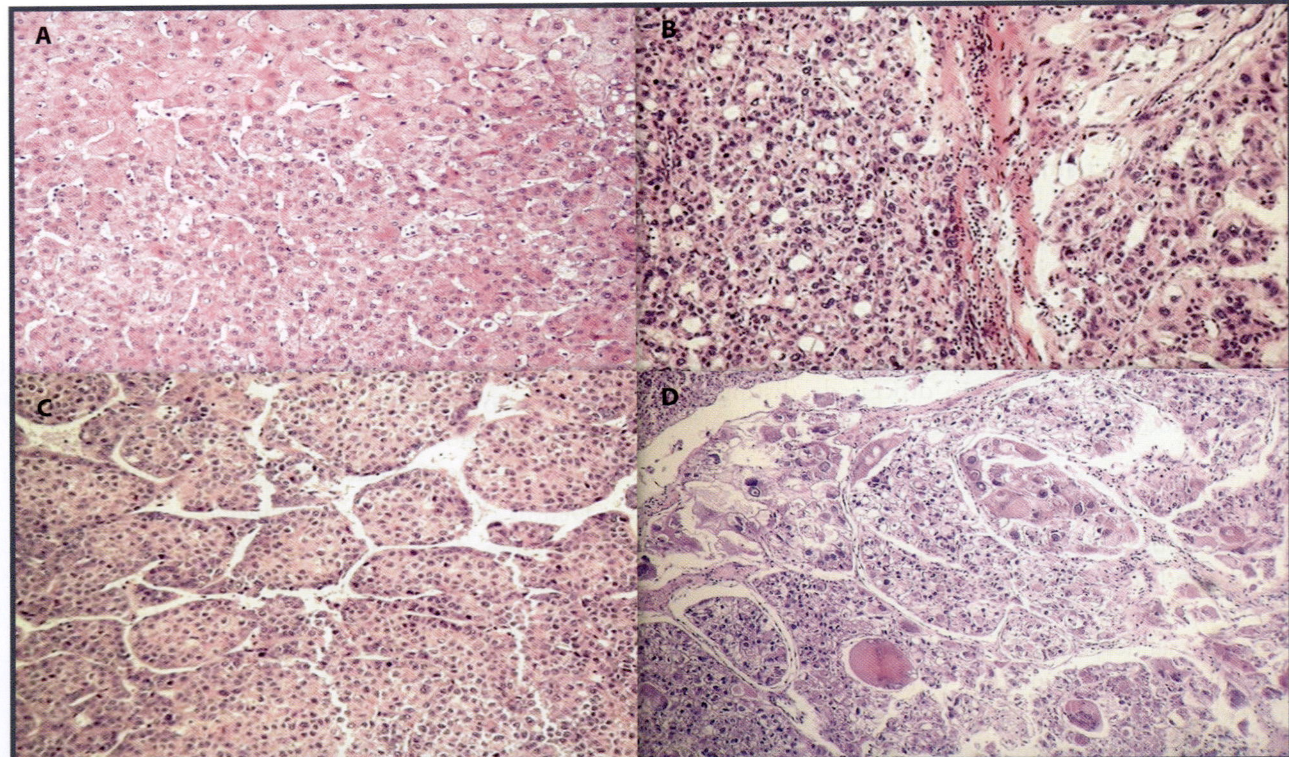

Figura 111.10 – Graduação histológica do carcinoma hepatocelular. A – grau 1 de E-S* (bem diferenciado), B – grau 2 de E-S (bem a moderadamente diferenciado), C – grau 3 de E-S (moderadamente diferenciado), D – grau 4 de E-S (pouco diferenciado).
** E-S – Edmondson & Steiner.*
Fonte: fotos gentilmente cedidas pelo Dr. Evandro Sobroza de Mello.

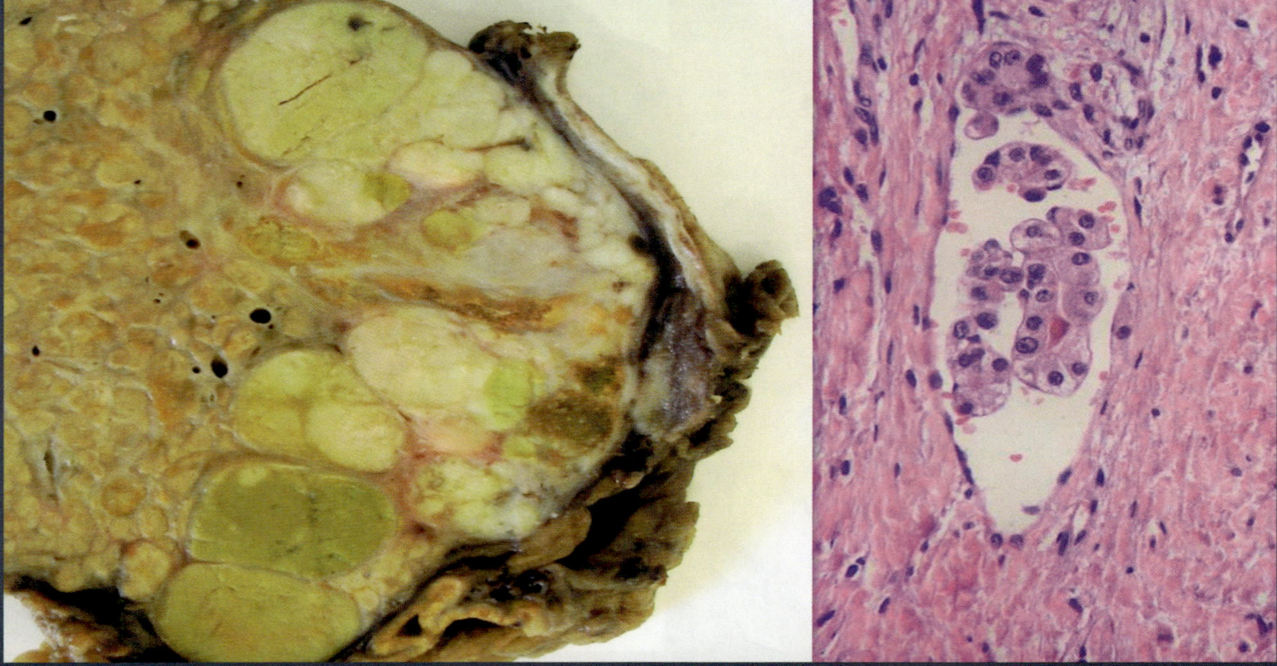

Figura 111.11 – Macro e microscopia: carcinoma hepatocelular grande ocupando grande parte do lobo direito. À direita, foco de invasão vascular microscopicamente evidenciado.
Fonte: fotos gentilmente cedidas pelo Dr. Evandro Sobroza de Mello.

Caso o paciente seja cirrótico e um nódulo hepático for detectado, o diagnóstico de CHC deve ser descartado. Em nódulos menores que 1 cm, o diagnóstico de CHC é infrequente, e é praticamente impossível fazer um diagnóstico preciso com as técnicas disponíveis (a biópsia pode errar o alvo, e o padrão vascular, geralmente, não está presente nesta fase). Quando o nódulo excede 1 cm, o diagnóstico pode ser estabelecido por biópsia ou por exame de imagem no contexto de cirrose hepática. O diagnóstico radiológico de CHC baseia-se na demonstração da hipervascularização do nódulo na fase arterial e no clareamento nas fases portal e de equilíbrio.[23] Esses achados estão relacionados à alteração no suprimento sanguíneo, que se torna predominantemente arterial durante os passos da hepatocarcinogênese.[28] O valor dos critérios não invasivos para diagnóstico de CHC foi confirmado prospectivamente.[20,29] Biópsia hepática para diagnóstico do CHC é recomendada nos casos em que métodos de imagem não conseguem estabelecer o diagnóstico (p. ex., nódulos hipovascularizados ou nódulos hipervascularizados sem *washout*). Para pacientes sem cirrose hepática ou evidência de hepatopatia crônica, biópsia hepática é recomendada para diagnóstico do CHC.[23]

A Figura 111.12 representa recomendações para investigação de nódulo hepático no paciente cirrótico.[21] Nos pacientes com:

- **Nódulos menores que 1 cm:** recomenda-se diminuir intervalo de rastreamento, realizando US a cada 3 ou 4 meses. Caso a lesão aumente de tamanho, recomenda-se prosseguir de acordo com o tamanho da lesão. Se a lesão permanecer estável por 18 a 24 meses, volta-se ao protocolo anterior (6 a 12 meses). Vale ressaltar que, na maioria das lesões com menos de 1 cm, não se confirma CHC no seu seguimento.
- **Nódulos maiores que 1 cm:** recomenda-se realizar estudo de imagem dinâmico, podendo ser tomografia computadorizada ou ressonância magnética. Diagnóstico de CHC pode ser estabelecido nos casos da presença de padrão vascular típico para CHC. Define-se como padrão típico: realce da lesão na fase arterial seguido pelo clareamento nas fases portal e de equilíbrio.

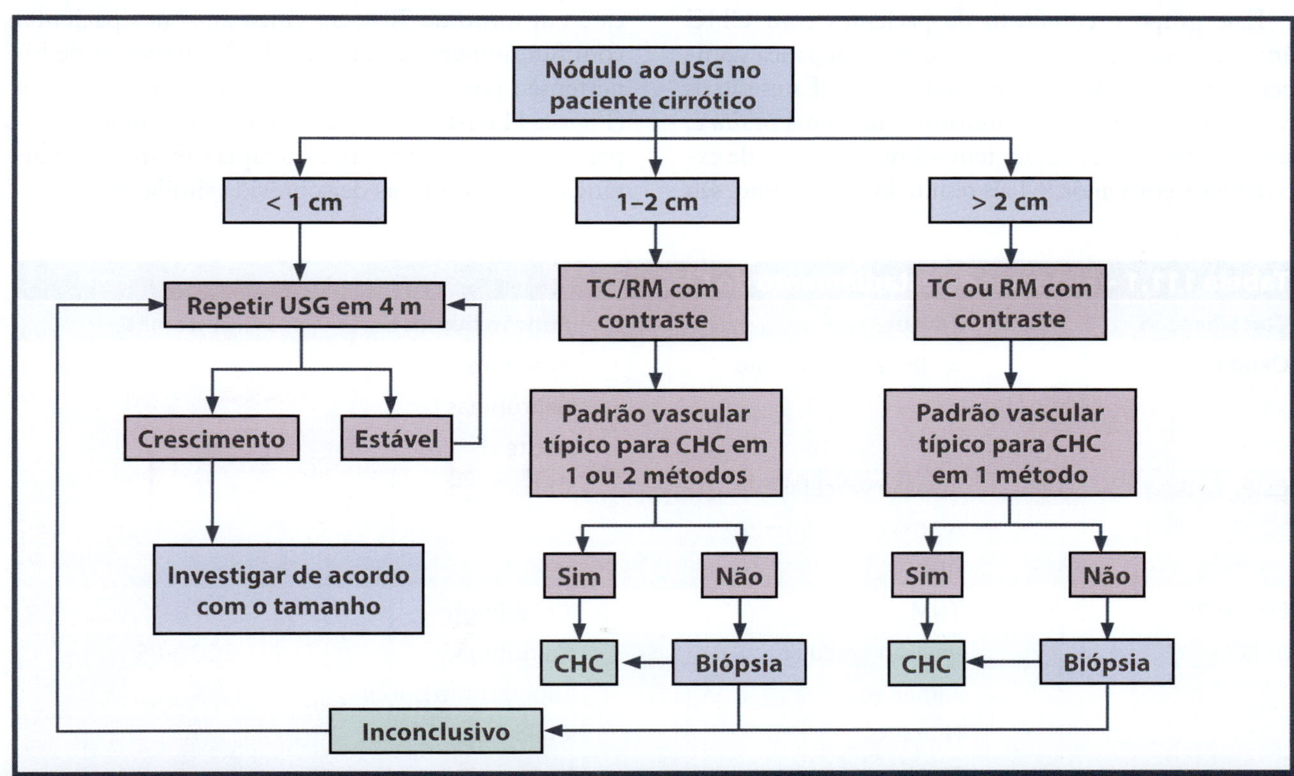

Figura 111.12 – Algoritmo para avaliação de nódulo hepático em paciente com cirrose hepática.
Fonte: modificada de European Association for the Study of Liver e European Organisation for Research and Treatment of Cancer, 2012.[21]

- **Nódulos entre 1 e 2 cm:** o diagnóstico pode ser feito de forma não invasiva, caso achado de padrão vascular típico seja coincidente em dois exames de imagem dinâmicos. Nas lesões que não apresentam padrão de vascularização típico para CHC, recomenda-se realização da biópsia hepática.[21]

TRATAMENTO

Ao considerar o tratamento dos pacientes com CHC, a função hepática deve ser muito bem avaliada.[30] Ao contrário das outras neoplasias malignas, o sistema de estadiamento, que inclui somente variáveis tumorais (número, tamanho, invasão vascular e disseminação extra-hepática), pode não refletir o real prognóstico do paciente. Não há consenso na literatura sobre qual o melhor sistema de estadiamento para os pacientes com CHC, mas a Tabela 111.1 mostra que, na maioria deles, tanto as variáveis tumorais quanto a função hepática são consideradas. No serviço do HCFMUSP, é adotada a classificação do grupo Barcelona Clinic Liver Cancer (BCLC), que, além de estadiar o paciente, também orienta quanto à terapêutica mais apropriada (Figura 111.13).[31]

CHC muito precoce

Esse grupo é composto de pacientes com CHC único menor ou igual a 2 cm, cirrose hepática compensada e ausência de hipertensão portal. Estes são os casos que podem ser denominados carcinoma *in situ* e, se submetidos à ressecção, têm sobrevida que pode exceder 95% em 5 anos.[32] Tais resultados, entretanto, são obtidos nos casos em que a invasão microvascular e os nódulos satélites estão ausentes. Análise da peça cirúrgica, portanto, seria necessária para correta classificação dos tumores menores ou iguais a 2 cm. Estudos de coorte indicam que a sobrevida dos pacientes tratados por ablação é semelhante à de pacientes ressecados. Por causa da função hepática preservada e do baixo risco de recorrência, tais pacientes não necessitam ser encaminhados para transplante. Na última atualização do BCLC, nos pacientes com CHC único menor que 2 cm e não candidatos ao transplante hepático, a ablação é indicada como primeira opção de tratamento.[31] Diante desse cenário, a eficácia da ablação é próxima a 100% e a sobrevida é quase idêntica à ressecção.

CHC precoce

Esse grupo compreende pacientes com CHC único menor ou igual a 5 cm ou com até três nódulos medindo até 3 cm. São incluídos pacientes com função hepática relativamente preservada, classificados como Child-Pugh A ou B. Não há nenhum estudo randomizado controlado que compare modalidades terapêuticas disponíveis (transplante, ressecção e ablação) para pacientes com CHC precoce. A sobrevida para pacientes submetidos à ressecção hepática é em torno de 70% em cinco anos nos pacientes com função hepática preservada. Na presença de hipertensão portal, essa sobrevida pode cair para 50% (Figura 111.14).[33,34] Alguns pequenos estudos comparando a ressecção com as terapias ablativas percutâneas mostram taxas de sobrevida similares.

Tabela 111.1 – Sistemas de estadiamento do CHC

Classificação	Tumor	Função hepática	Sintomas
Okuda	> 50% envolvimento	Albumina	-
		Bilirrubinas	
		Ascite	
CLIP	Invasão vascular	Child-Pugh	-
	> 50% envolvimento		
	AFP		
Escore JIS	TNM	Child-Pugh	-
BCLC	Invasão vascular	Bilirrubina	ECOG-PS
	Tamanho	Hipertensão portal	
	Número	Child-Pugh	
	Metástases		

AFP: alfafetoproteína; BCLC: Barcelona Clinic Liver Cancer group; CLIP: The Cancer of the Liver Italian Program Investigators; ECOG-PS: Eastern Cooperative Oncology Group Performance Status; JIS: Japan Integrated Staging; TNM: Tumor--Node-Metastasis.

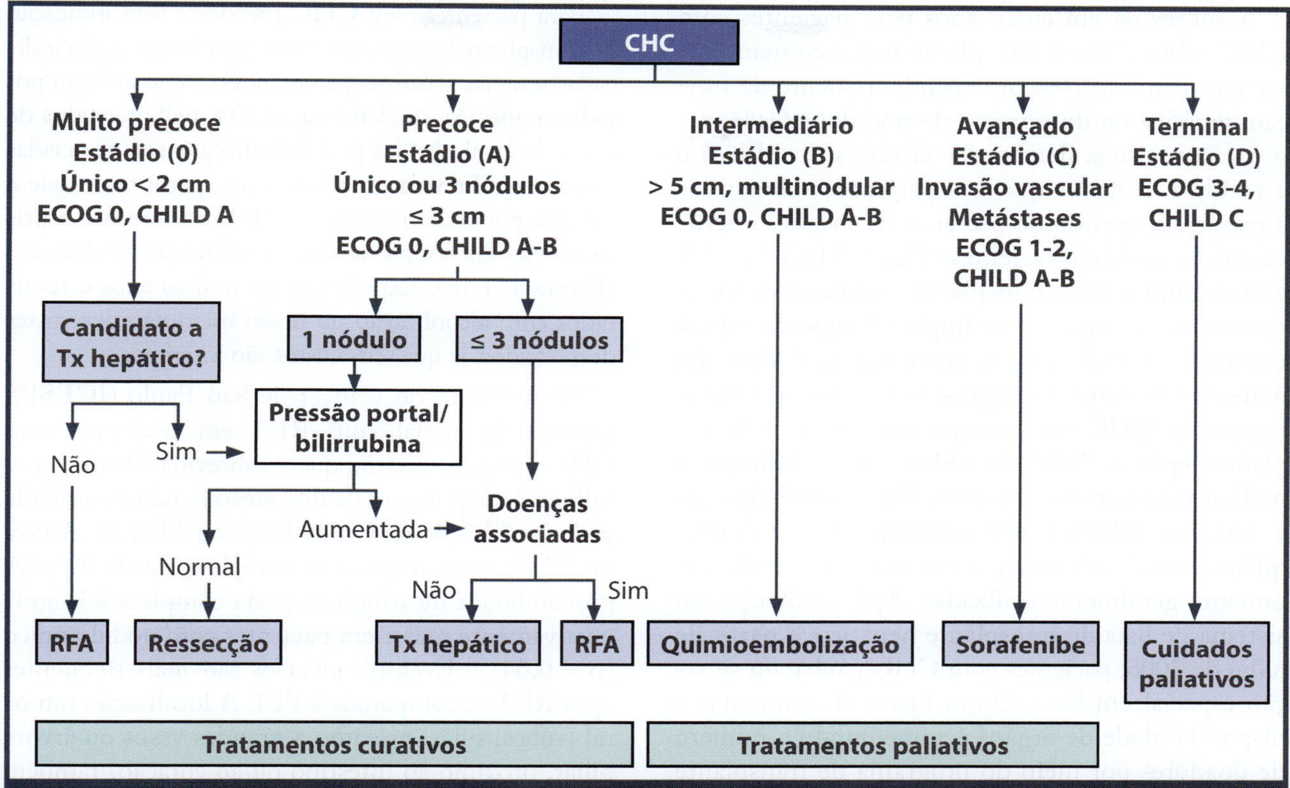

Figura 111.13 – Sistema de estadiamento do grupo BCLC.
Fonte: modificada Forner et al., 2012.[31]

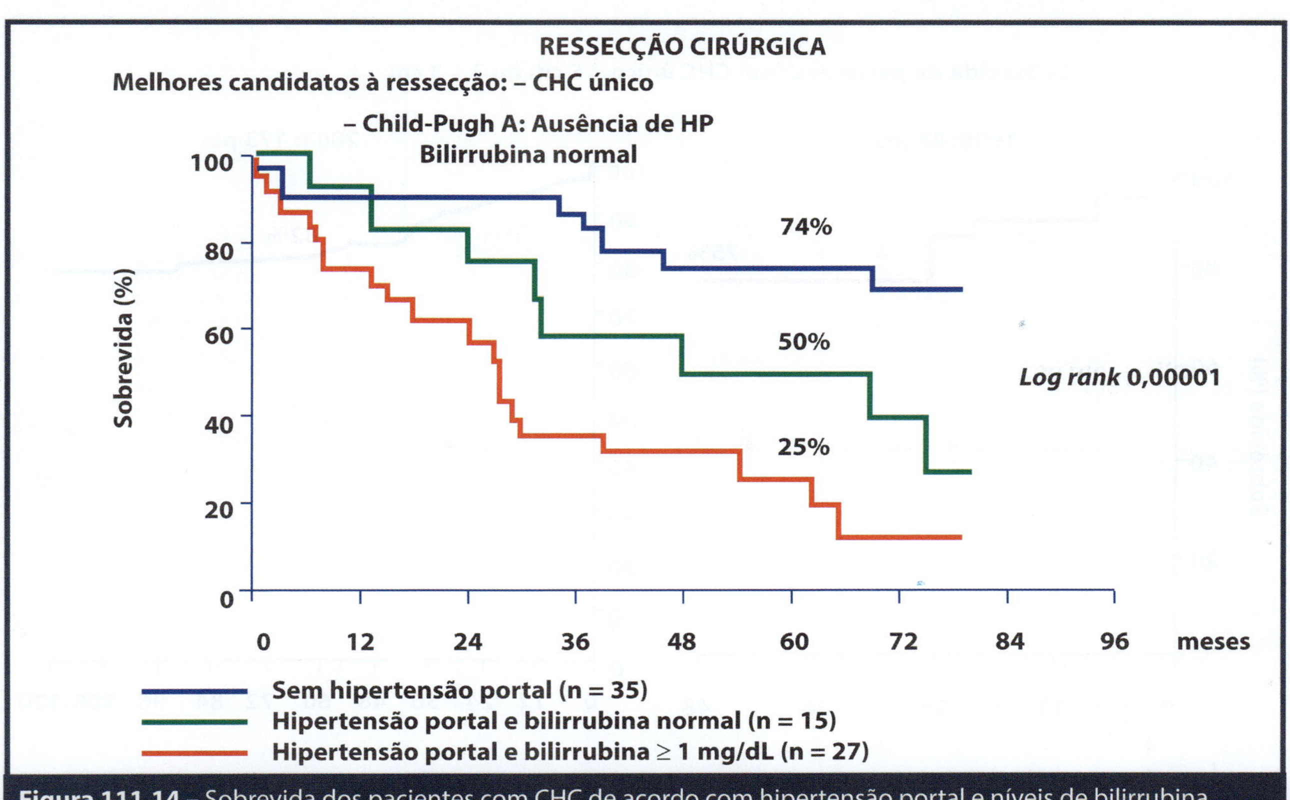

Figura 111.14 – Sobrevida dos pacientes com CHC de acordo com hipertensão portal e níveis de bilirrubina.
Fonte: Llovet et al., 1999.[34]

A sobrevida em cinco anos para pacientes com CHC submetidos a transplante hepático mantém-se em torno de 70%, independentemente da função hepática ou do número de nódulos (desde que o paciente esteja dentro dos critérios de Milão) e a recidiva é menor que nos pacientes submetidos à ressecção, mesmo na presença de invasão microvascular ou nódulos satélites (Figura 111.15).[35,36] A grande limitação do transplante hepático é o número restrito de órgãos, que implica tempo de espera que pode contraindicar o procedimento. Uma das maneiras de evitar a progressão tumoral é o tratamento do CHC nos pacientes em lista de transplante hepático. Não há estudos comparando qual a melhor terapia nesse contexto. Quimioembolização e terapias ablativas percutâneas, como radiofrequência ou alcoolização, são as modalidades de tratamento geralmente utilizadas. Após mudanças no sistema de lista de transplante hepático, a partir de julho de 2006, pacientes com CHC ganharam situação especial em lista. Outra forma de aumentar a disponibilidade de órgãos é aumentando o número de doadores por meio do programa de transplante intervivos e de campanhas de conscientização da população sobre doação de órgãos.

Para pacientes com CHC precoce e sem indicação de transplante hepático ou ressecção cirúrgica, são indicadas terapias ablativas percutâneas, como ablação por radiofrequência ou alcoolização. As melhores taxas de controle local obtidas pela radiofrequência, associadas a melhor sobrevida em cinco anos, permitiram que a ablação por radiofrequência (RFA) se tornasse a primeira escolha nos pacientes com indicação de ablação[37] (Figura 111.16). Experiência de muitos anos e resultados com alcoolização no nosso meio não devem ser desprezados, já que seus custos são inferiores.

No Instituto do Câncer de São Paulo (ICESP), experiência inicial com RFA em pacientes com CHC precoce mostrou que a sobrevida é fortemente influenciada por grau de disfunção hepática, avaliada pela classificação de Child-Pugh ou MELD. A taxa inicial de necrose tumoral completa foi de 90%. A probabilidade de atingir resposta completa foi significativamente maior em pacientes com nódulo único ($p = 0,04$).[38] Eventos adversos são mais frequentes após RFA se comparada à PEI. A localização tumoral (subcapsular, próximo a grandes vasos ou árvore biliar, próximo ao intestino ou ao coração) também limita o emprego da RFA em alguns casos.[39] Novas técnicas ablativas, como micro-ondas e eletropora-

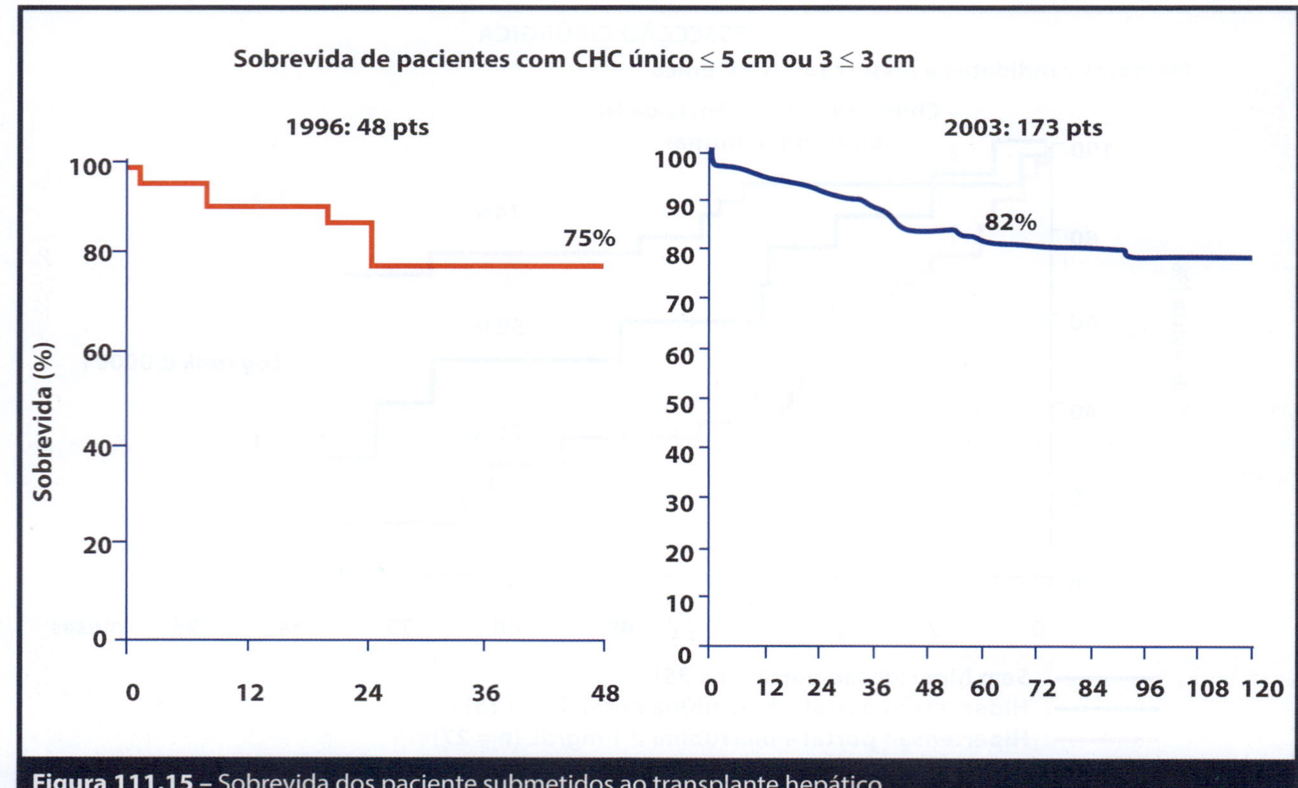

Figura 111.15 – Sobrevida dos paciente submetidos ao transplante hepático.
Fonte: Llovet et al., 2005;[35] Mazzaferro et al., 1996.[36]

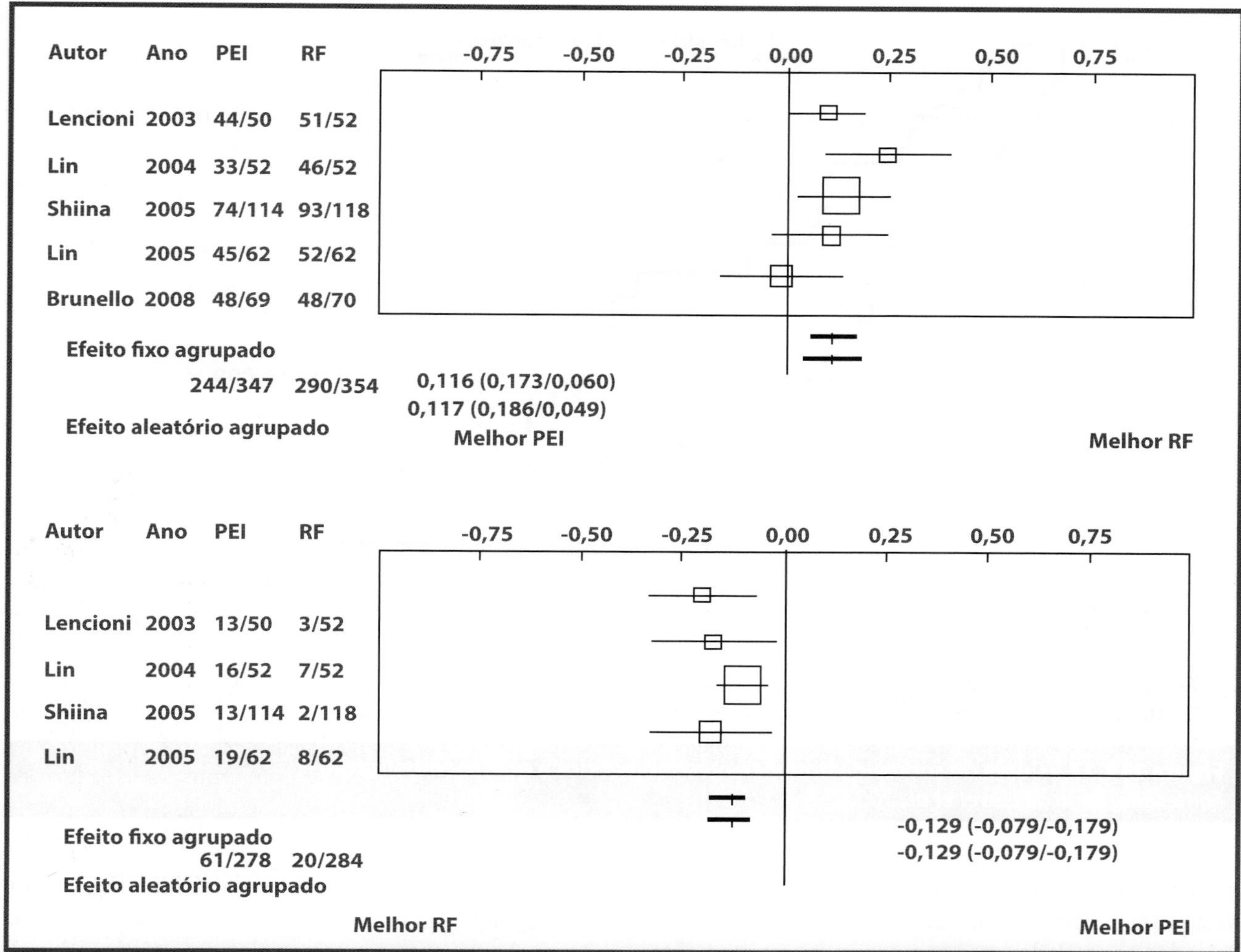

Figura 111.16 – Metanálise comparando sobrevida e recorrência local após terapias ablativas percutâneas. *Fonte: Orlando A et al., 2009.*[37]

ção, surgiram como opção de tratamento para CHC, mas seu uso é limitado a alguns centros.[40]

CHC intermediário

Este grupo é formado por pacientes com CHC único maior que 5 cm e aqueles com doença multifocal que não apresentam invasão vascular ou metástase extra-hepática. Nesses casos, a função hepática também deve estar relativamente preservada (Child-Pugh A ou B). O tratamento de escolha é a quimioembolização, de acordo com estudos randomizados controlados e metanálises.[41,42] A quimioembolização oferece taxa de resposta superior a 50%, o que se traduz em progressão tumoral mais lenta e melhora na sobrevida (Figura 111.17).[43]

Infelizmente, após o tratamento inicial, o tumor adquire nova vascularização e a doença pode progredir e, mesmo com a realização de novas sessões, a capacidade de manter o tumor sob controle torna-se difícil. Na tentativa de aumentar a eficácia do tratamento, elevando a exposição do tumor à quimioterapia, novas partículas carregadas foram desenvolvidas. Esses agentes (*drug-eluting beads*) permitem a obstrução dos vasos tumorais calibrados e liberação mais lenta e contínua do quimioterápico.[44,45]

A radioembolização é definida como infusão de substâncias radioativas utilizando microesferas que contenham ítrio-90 (Y90) ou agentes similares na artéria hepática. Atualmente, a técnica de radioembolização mais popular utiliza microesferas cobertas com Y90, um isótopo que emite radiação beta. Em virtude da hipervascularização do CHC, microesferas injetadas via intra-arterial atingem a área do tumor e emitem alta energia com baixa penetração ao tumor. Resultados apresentados até o momento parecem ser promissores para pacientes com CHC.[46,47] Estudos iniciais mostram segurança e eficácia com esse tipo de

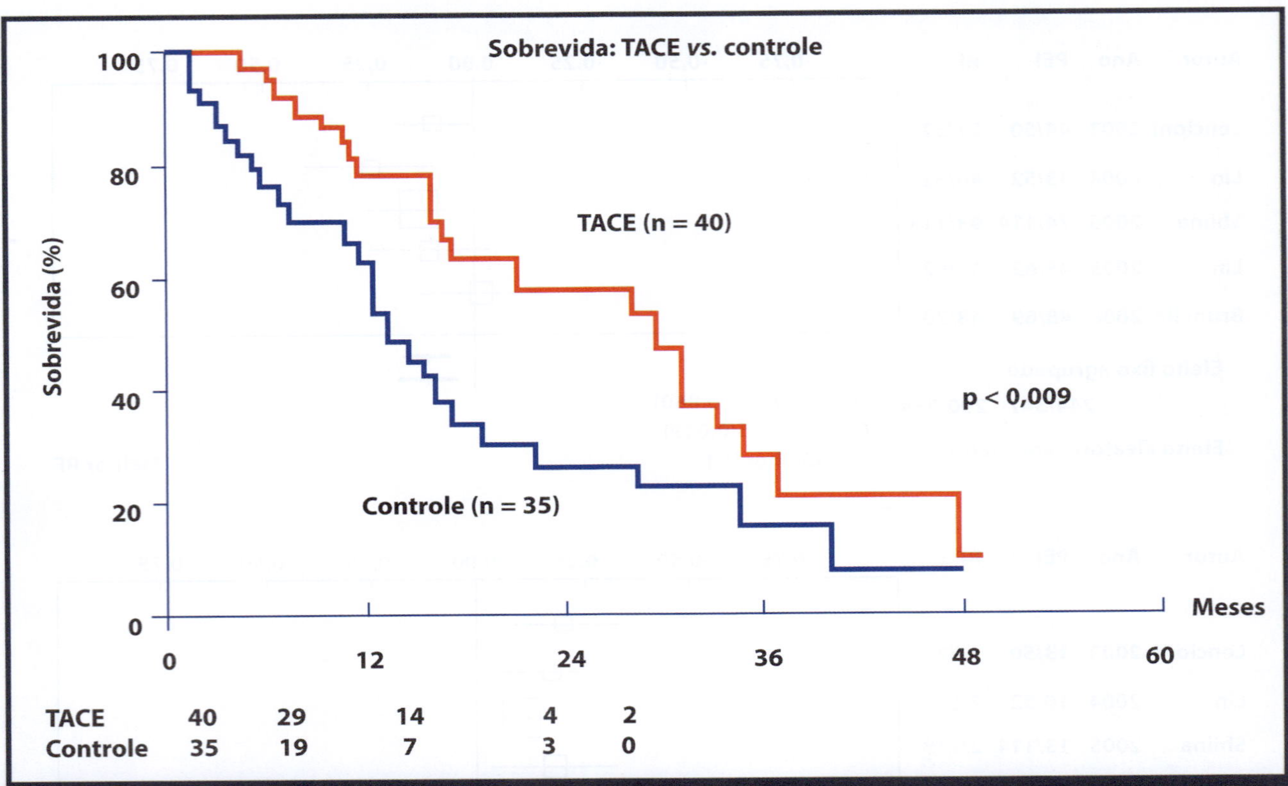

Figura 111.17 – Curva de sobrevida dos pacientes submetidos à quimioembolização.
Fonte: adaptada de Llovet et al., 2002.[43]

radioterapia, inclusive em pacientes com trombose de veia porta.[48] Entretanto, a ausência de estudos randomizados controlados que comparem esse tratamento a outras modalidades de tratamento já estabelecidas dificulta definição do seu papel na prática clínica.

Recentemente, o avanço tecnológico relacionado à radioterapia tem possibilitado o tratamento de lesões focais irressecáveis com doses ablativas de radiação. Tal modalidade de radioterapia é conhecida como radioterapia estereotática corpórea (SBRT – *stereotactic body radiation therapy*).[49,50] Diversos grupos têm estudado o papel da SBRT no tratamento do CHC. Revisão sistemática de ensaios clínicos prospectivos de SBRT para tratamento de lesões primárias ou secundárias do fígado avaliou 15 estudos com 158 pacientes com lesões primárias e 341 pacientes com metástases. O controle local em um ano variou de 50 a 100%, com sobrevida de 33 a 100%.[51] Estudo-piloto sobre segurança e eficácia da radioterapia em pacientes que apresentam tumor viável após TACE (*transarterial chemoembolization*) está sendo conduzido no ICESP.[52]

CHC avançado

A presença de invasão vascular ou metástase extra-hepática confere menor sobrevida aos pacientes com função hepática ainda preservada (Child-Pugh A ou B). Qualquer grau de invasão vascular (segmentar ou tronco) apresenta o mesmo valor prognóstico. A quimioterapia sistêmica não mostrou eficácia em esquemas de uma ou várias drogas. Toxicidade associada a essas medicações resultou em pior qualidade de vida e, muitas vezes, queda na sobrevida.

Estudos sobre hepatocarcinogênese identificaram a angiogênese como um dos principais alvos no tratamento do CHC. Ele é um tumor altamente vascularizado, e marcadores de vascularização, como concentrações de VEGF (*vascular endothelial growth factor*), correlacionaram-se à sobrevida. Várias terapias moleculares estão em pesquisa e, por enquanto, o único tratamento para o CHC avançado que mostrou aumento da sobrevida foi o tonsilato de sorafenibe, inibidor da tirosina quinase oral que bloqueia a via Raf/MEK/ERK e os receptores para VEGF 2 e PDGFRB (*platelet derived growth factor receptor beta*). O sorafenibe para o tratamento do CHC avançado foi avaliado no estudo SHARP, um estudo multicêntrico, fase III, randomizado, controlado, comparado a placebo.[53] A sobrevida mediana dos pacientes que receberam sorafenibe foi de 10,7 meses *versus* 7,9 meses naqueles que receberam placebo (HR 0,69; IC 95% 0,55 a 0,87; $p < 0,001$) (Figura 111.18).

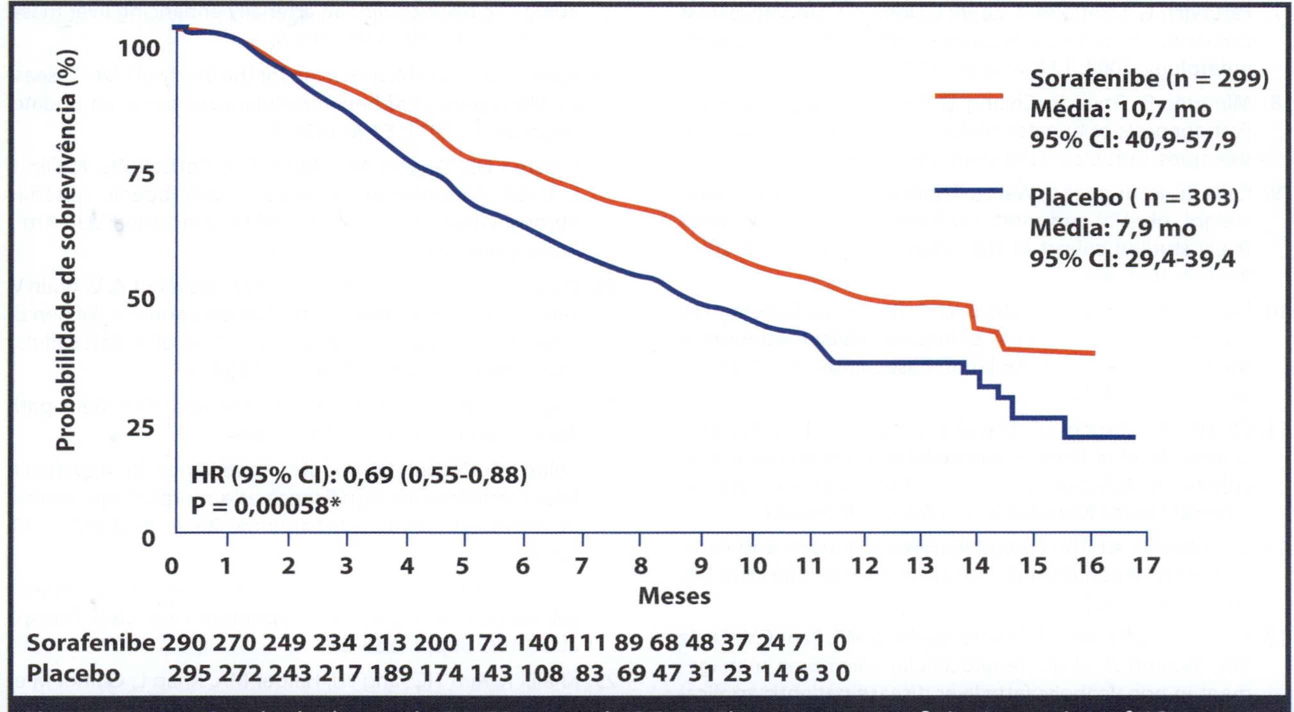

Figura 111.18 – Resultado do estudo SHARP. Limiar de O'Brien Fleming para significância estatística foi P = 0,0077. *Fonte: Llovet et al., 2008.*[53]

A melhora na sobrevida esteve relacionada à progressão tumoral mais lenta. Os mesmos achados foram vistos em estudo randomizado controlado conduzido nos países orientais.[54] Portanto, o sorafenibe é o tratamento de escolha para pacientes com CHC avançado.

CHC terminal

Esse grupo inclui pacientes com disfunção hepática grave (Child-Pugh C), que não são candidatos ao transplante hepático, e pacientes com condição física muito deteriorada, definida como ECOG-PST (*eastern cooperative oncology group – performance status*) maior que 2. Nesses casos, nenhuma terapia específica para tumor é indicada, e o paciente deve receber a melhor terapia de apoio (cuidados paliativos).

CONCLUSÃO

Nas últimas décadas, muitos avanços foram conquistados na área da epidemiologia, do diagnóstico e do tratamento do carcinoma hepatocelular. O conhecimento dos passos relacionados à hepatocarcinogênese e a identificação do grupo de pacientes com maior risco para desenvolvimento desse tumor justificaram a realização de um amplo programa de rastreamento para detecção precoce. A descoberta de novos biomarcadores que permitam estimar risco de câncer e sua detecção em estágio pré-clínico é necessária. O diagnóstico precoce desse tipo de tumor permite grandes avanços em relação ao tratamento. E, atualmente, dispõe-se de tratamento para CHC do estádio precoce ao avançado.

REFERÊNCIAS

1. Parkin DM, Bray F, Ferlay J, Pisani P. Global cancer statistics, 2002. CA Cancer J Clin. 2005; 55(2):74-108.
2. Sangiovanni A, Prati GM, Fasani P, Ronchi G, Romeo R, Manini M et al. The natural history of compensated cirrhosis due to hepatites C virus: a 17-year cohort study of 214 patients. Hepatology. 2006; 43(6):1303-10.
3. El-Serag HB, Rudolph KL. Hepatocellular carcinoma: epidemiology and molecular carcinogenesis. Gastroenterology. 2007; 132(7):2557-76.
4. Paranaguá-Vezozzo DC, Ono SK, Alvarado-Mora MV, Farias AQ, Cunha-Silva M, França JI et al. Epidemiology of HCC in Brazil: incidence and risk factors in a ten-year cohort. Ann Hepatol. 2014; 13(4):386-93.
5. Okuda H. Hepatocellular carcinoma development in cirrhosis. Best Pract Res Clin Gastroenterol. 2007; 21(1): 161-3.
6. Carrilho FJ, Kikuchi L, Branco F, Gonçalves CS, Mattos AA, Brazilian HCC Study Group. Clinical and epidemiological aspects of hepatocellular carcinoma in Brazil. Clinics. 2010; 65(12):1285-90.

7. Fattovich G, Stroffolini T, Zagni I, Donato F. Hepatocellular carcinoma in cirrhosis: incidence and risk factors. Gastroenterology. 2004; 127(5 Suppl 1):S35-50.
8. Mínguez B, Tovar V, Chiang D, Villanueva A, Llovet JM. Pathogenesis of hepatocellular carcinoma and molecular therapies. Curr Opin Gastroenterol. 2009; 25:186-94.
9. Calle EE, Rodriguez C, Walker-Thurmond K, Thun MJ. Overweight, obesity and mortality from cancer in a prospectively studied cohort of U.S. adults. N Engl J Med. 2003; 348(17):1625-38.
10. Davila JA, Morgan RO, Shaib Y, McGlynn KA, El-Serag HB. Diabetes increases the risk of hepatocellular carcinoma in the United States: a population based case control study. Gut. 2005; 54(4):533-9.
11. Chagas AL, Kikuchi LO, Oliveira CP, Vezozzo DC, Mello ES, Oliveira AC et al. Does hepatocellular carcinoma in non-alcoholic steatohepatitis exist in cirrhotic and non-cirrhotic patients? Braz J Med Biol Res. 2009; 42(10):958-62.
12. McCullough AJ. The clinical features, diagnosis and natural history of nonalcoholic fatty liver disease. Clin Liver Dis. 2004; 8(3):521-33, viii.
13. Kikuchi L, Oliveira CP, Alvares-da-Silva MR, Tani CM, Diniz MA, Stefano JT et al. Hepatocellular carcinoma management in nonalcoholic fatty liver disease patients: applicability of the BCLC staging system. Am J Clin Oncol. 2014 Sep 29. [Epub ahead of print].
14. Nagasue N, Kohno H. Hepatocellular carcinoma and sex hormones. HPB Surg. 1992; 6(1):1-6.
15. Thorgeirsson SS, Grisham JW. Molecular pathogenesis of human hepatocellular carcinoma. Nat Genet. 2002 Aug;31(4):339-46.
16. Bruix J, Sherman M, Llovet JM, Beaugrand M, Lencioni R, Burroughs AK et al. Clinical management of hepatocellular carcinoma. Conclusions of the Barcelona-2000 EASL conference. European Association for the Study of the Liver. J Hepatology. 2001; 35(3):421-30.
17. Zhang BH, Yang BH, Tang ZY. Randomized controlled trial of screening for hepatocellular carcinoma. J Cancer Res. Clin Oncol. 2004; 130(7):417-22.
18. Trevisani F, D'Intino PE, Morselli-Labate AM, Mazzella G, Accogli E, Caraceni P et al. Serum alpha-fetoprotein for diagnosis of hepatocellular carcinoma in patients with chronic liver disease: influence of HBsAg and anti-HCV status. J Hepatol. 2001; 34(4):570-5.
19. Marrero JA, Feng Z, Wang Y, Nguyen MH, Befeler AS, Roberts LR et al. Alfa-fetoprotein, des-gamma carboxyprothrombin, and lecitin-bound alfa-fetoprotein in early hepatocellular carcinoma. Gastroenterol. 2009; 137(1):110-8.
20. Forner A, Vilana R, Ayuso C, Bianchi L, Solé M, Ayuso JR et al. Diagnosis of hepatic nodules 20 mm or smaller in cirrhosis. Prospective validation of the noninvasive diagnostic: criteria for hepatocellular carcinoma. Hepatology. 2008; 47(1):97-104.
21. European Association for the Study of Liver, European Organisation for Research and Treatment of Cancer. EASL-EORTC – clinical practical guidelines: management of hepatocellular carcinoma. J Hepatol. 2012; 56(4): 908-43.
22. Marrero JA, Hussain HK, Nghiem HV, Umar R, Fontana RJ, Lok AS. Improving the prediction of hepatocellular carcinoma in cirrhotics with an arterially enhancing liver mass. Liver Transpl. 2005; 11(3):281-9.
23. Bruix J, Sherman M, American for the Study of Liver Diseases. Management of hepatocellular carcinoma: an update. Hepatology. 2011; 53(3):1020-2.
24. Broome DR, Girguis MS, Baron PW, Cottrell AC, Kjellin I, Kirk GA. Gadodiamide-associated nephrogenic systemic fibrosis: why radiologists should be concerned. AJR Am J Roentgenol. 2007; 188(2):586-92.
25. Durand F, Regimbeau JM, Belghiti J, Sauvanet A, Vilgrain V, Terris B et al. Assessment of the benefits and risks of percutaneous biopsy before surgical resection of hepatocellular carcinoma. J Hepatol. 2001; 35(2):254-8.
26. Eggel H. Über das primare carcinon der leber. Beitr path Anat u z allg path. 1901; 30:506-604.
27. Kojiro M. 'Nodule-in-nodule' appearance in hepatocellular carcinoma: its significance as a morphologic marker of dedifferentiation. Intervirology. 2004; 47(3-5):179-83. Review.
28. Kojiro M. Focus on dysplastic nodules and early hepatocellular carcinoma: an Eastern point of view. Liver Transpl. 2004; 10(2 Suppl 1):S3-8.
29. Khalili K, Kim TK, Jang HJ, Haider MA, Khan L, Guindi M et al. Optimization of imaging diagnosis of 1-2 cm hepatocellular carcinoma: an analysis of diagnostic performance and resource utilization. J Hepatol. 2011; 54(4):723-8.
30. Bruix J, Sherman M, Practice Guidelines Committee, American Association for the Study of Liver Diseases. Management of hepatocellular carcinoma. Hepatology. 2005; 42(5):1208-36.
31. Forner A, Llovet JM, Bruix J. Hepatocellular carcinoma. Lancet. 2012; 379(9822):1245-55.
32. Forner A, Reig ME, de Lope CR, Bruix J. Current strategy for staging and treatment: the BCLC update and future prospects. Semin Liver Dis. 2010; 30(1):61-74. Epub 2010 Feb 19.
33. Bruix J, Castells A, Bosch J, Feu F, Fuster J, Garcia-Pagan JC et al. Surgical resection of hepatocellular carcinoma in cirrhotic patients: prognostic value of preoperative portal pressure. Gastroenterology. 1996; 111(4): 1018-22.
34. Llovet JM, Fuster J, Bruix J. Intention-to-treat analysis of surgical treatment for early hepatocellular carcinoma: resection versus transplantation. Hepatology. 1999 Dec; 30(6):1434-40.
35. Llovet JM, Schwartz M, Mazzaferro V. Resection and liver transplantation for hepatocellular carcinoma. Semin Liver Dis. 2005; 25(2):181-200.
36. Mazzaferro V, Regalia E, Doci R, Andreola S, Pulvirenti A, Bozzetti F et al. Liver transplantation for the treatment of small hepatocellular carcinomas in patients with cirrhosis. N Engl J Med. 1996; 334(11):693-9.
37. Orlando A, Leandro G, Olivo M, Andriulli A, Cottone M. Radiofrequency thermal ablation vs. percutaneous ethanol injection for small hepatocellular carcinoma in cirrhosis: meta-analysis of randomized controlled trials. Am J Gastroenterol. 2009; 104(2):514-24. Epub 2009 Jan 13.
38. Kikuchi L, Menezes M, Chagas AL, Tani CM, Alencar RS, Diniz MA et al. Percutaneous radiofrequency ablation for

early hepatocellular carcinoma: risk factors for survival. World J Gastroenterol. 2014; 20(6):1585-93.

39. Shiina S, Tateishi R, Arano T, Uchino K, Enooku K, Nakagawa H et al. Radiofrequency ablation for hepatocellular carcinoma: 10-year outcome and prognostic factors. Am J Gastroenterol. 2012; 107(4):569-77.
40. De Lope CR, Tremosini S, Forner A, Reig M, Bruix J. Management of HCC. J Hepatol. 2012; 56(Suppl 1):S75–87.
41. Bruix J, Sala M, Llovet JM. Chemoembolization for hepatocellular carcinoma. Gastroenterology. 2004; 127(5 Suppl 1): S179-88.
42. Varela M, Real MI, Burrel M, Forner A, Sala M, Brunet M et al. Chemoembolization of hepatocellular carcinoma with drug eluting beads: efficacy and doxorubicin pharmacokinetics. J Hepatol. 2007; 46(3):474-81.
43. Llovet JM, Real MI, Montaña X, Planas R, Coll S, Aponte J et al. Arterial embolisation or chemoembolisation versus symptomatic treatment in patients with unresectable hepatocellular carcinoma: a randomised controlled trial. Lancet. 2002 May 18; 359(9319):1734-9.
44. Malagari K, Pomoni M, Kelekis A, Pomoni A, Dourakis S, Spyridopoulos T et al. Prospective randomized comparison of chemoembolization with doxorubicin-eluting beads and bland embolization with BeadBlock for hepatocellular carcinoma. Cardiovasc Intervent Radiol. 2010; 33(3):541-51.
45. Queiroz NSF, Kikuchi L, Bezerra ROF, Alencar RSSM, Chagas AL, Tani CM et al. Use of initial modified RECIST tumor response evaluation criteria for predicting survival in patients with hepatocellular carcinoma undergoing transarterial chemoembolization with drug-eluting beads. Proceedings of the International Liver Cancer Association 6th Annual Conference; 2012 Sept 14-16; Berlin, Germany.
46. Salem R, Lewandowski RJ, Mulcahy MF, Riaz A, Ryu RK, Ibrahim S et al. Radioembolization for hepatocellular carcinoma using Yttrium-90 microspheres: a comprehensive report of long-term outcomes. Gastroenterology. 2010; 138(1):52-64.
47. Sangro B, Carpanese L, Cianni R, Golfieri R, Gasparini D, Ezziddin S et al. Survival after yttrium-90 resin microsphere radioembolization of hepatocellular carcinoma across Barcelona clinic liver cancer stages: a European evaluation. Hepatology. 2011; 54(3):868-78.
48. Kulik LM, Carr BI, Mulcahy MF, Lewandowski RJ, Atassi B, Ryu RK et al. Safety and efficacy of 90Y radiotherapy for hepatocellular carcinoma with and without portal vein thrombosis. Hepatology. 2008; 47(1):71-81.
49. Seong J. Challenge and hope in radiotherapy of hepatocellular carcinoma. Yonsei Med J. 2009; 50(5):601-12.
50. Lee IJ, Seong J. The optimal selection of radiotherapy treatment for hepatocellular carcinoma. Gut Liver. 2012; 6(2):139-48.
51. Tao C, Yang LX. Improved radiotherapy for primary and secondary liver cancer: stereotactic body radiation therapy. Anticancer Res. 2012; 32(2):649-55.
52. Chen AT, Kikuchi LO. SBRT for hepatocellular carcinoma patients with partial response to TACE [Internet]. 2014. Disponível em: https://clinicaltrials.gov/ct2/show/NCT02221778; acessado em: 07 de fevereiro de 2016.
53. Llovet JM, Ricci S, Mazzaferro V, Hilgard P, Gane E, Blanc JF et al. Sorafenib in advanced hepatocellular carcinoma. N Engl J Med. 2008; 359(4):378-90.
54. Cheng AL, Kang YK, Chen Z, Tsao CJ, Qin S, Kim JS et al. Efficacy and safety of sorafenib in patients in the Asia-Pacific region with advanced hepatocellular carcinoma: a phase III randomised, double-blind, placebo-controlled trial. Lancet Oncol. 2009; 10(1):25-34.

SEÇÃO XIII

TRANSPLANTE HEPÁTICO

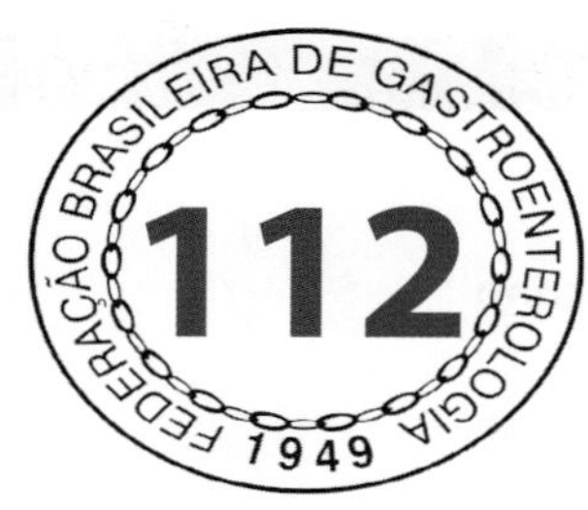

QUANDO INDICAR TRANSPLANTE HEPÁTICO

Alberto Queiroz Farias
Luciana Lofego Gonçalves

INTRODUÇÃO

O transplante hepático ortotópico (THO) representa uma modalidade de tratamento eficaz para várias doenças do fígado, agudas ou crônicas. Ao longo das últimas décadas, consideráveis avanços técnicos possibilitaram que o transplante se tornasse um procedimento de rotina. Destacam-se como avanços a melhoria da técnica operatória, o surgimento de drogas imunossupressoras eficazes e o aperfeiçoamento dos critérios de seleção de candidatos e dos cuidados pós-operatórios.

Segundo dados da Associação Brasileira de Transplante de Órgãos,[1] o Brasil é o segundo país em número absoluto de transplantes hepáticos realizados. Entretanto, quando se analisam os dados em relação ao número de transplantes por milhão de habitantes (pmp), o Brasil passa ao 25° lugar, com 9 transplantes por milhão, atrás de países como Espanha (23,2 pmp) e Estados Unidos (19,9 pmp). A necessidade estimada brasileira é de cerca de 4.700 transplantes de fígado por ano, porém, são realizados cerca de 1.700 procedimentos anuais, contribuindo para a mortalidade elevada em lista de espera. Esses números indicam claramente a necessidade do estabelecimento de critérios objetivos para seleção de candidatos, uma vez que a escassez de órgãos doados é uma preocupação no Brasil e no mundo.

PRINCIPAIS INDICAÇÕES

Doenças hepáticas parenquimatosas, neoplásicas e vasculares podem ser tratadas com THO. As hepatites virais, em fase cirrótica, representam a principal indicação de THO no Brasil e em todo o mundo. No Serviço de Transplante e Cirurgia do Fígado da Universidade de São Paulo, aproximadamente ⅓ do total de pacientes na lista de espera apresenta infecção crônica pelos vírus das hepatites B ou C, seguidos por doença alcóolica do fígado e esteato-hepatite não alcóolica. No Quadro 112.1, estão apresentadas as doenças que mais frequentemente causam indicação de THO em pacientes adultos.[2]

AVALIAÇÃO DA GRAVIDADE DA CIRROSE

A história evolutiva de uma doença hepática é a principal informação que orienta a determinação do momento ideal para indicar o THO. Existem vários escores para avaliação de prognóstico em Hepatologia. Os mais populares são a classificação de Child-Pugh[3] e o sistema MELD[4] (*model for end-stage liver disease*). Há instrumentos específicos para determinadas doenças, como cirrose biliar e colangite esclerosante primárias, porém, na prática, tais índices, pelo fato de incorporarem um número limitado de variáveis, não se mostraram superiores a uma avaliação clínica bem conduzida. De modo

Quadro 112.1 – Principais indicações de THO em adultos

▪ Cirrose por hepatites virais B, C e D	▪ Hepatite fulminante
▪ Cirrose alcoólica	▪ Carcinoma hepatocelular*
▪ Cirrose por esteato-hepatite	▪ Metástases hepáticas de tumor neuroendócrino
▪ Cirrose biliar primária	▪ Doença de Caroli
▪ Colangite esclerosante primária	▪ Polineuropatia amiloidótica familiar portuguesa
▪ Cirrose biliar secundária	▪ Deficiência de alfa-1 antitripsina
▪ Cirrose criptogênica	▪ Hiperoxalúria primária
▪ Hepatite autoimune	▪ Glicogenoses
▪ Doença de Wilson	▪ Outras doenças metabólicas: protoporfiria, hipercolesterolemia familiar
▪ Hemocromatose	▪ Síndrome de Budd-Chiari

** Critérios de Milão: paciente cirrótico com nódulo único ≤ 5 cm de diâmetro ou até três nódulos ≤ 3 cm de diâmetro cada. Ausência de trombose neoplásica do sistema portal.*
Fonte: Mazzaferro et al., 1996.[2]

geral, indica-se o THO quando se considera que a expectativa de sobrevida em um ano do paciente é menor ou igual a 90%.[5]

- **Classificação de Child-Pugh:**[3] em que pesem suas conhecidas limitações, que incluem número reduzido de variáveis, a classificação de Child-Pugh tem sido utilizada em todo o mundo como índice prognóstico de pacientes com cirrose. Trata-se de um sistema de escores simples, que utiliza variáveis laboratoriais disponíveis em qualquer hospital e parâmetros clínicos facilmente reconhecidos (Tabela 112.1). Dentre os pacientes classificados como Child-Pugh C (com escore > 10 pontos), mais de um terço não sobreviverá por mais de um ano. Dentre os pacientes Child-Pugh B (7 a 9 pontos), a sobrevida em cinco anos está em torno de 80%, em contraste com a sobrevida acima de 90% estimada para pacientes Child-Pugh A (5 a 6 pontos).[6,7] Assim, pacientes com cirrose que atingirem pontuação maior ou igual a 7 na classificação de Child-Pugh devem ser avaliados para THO, independentemente da presença de complicações clínicas.[5]
- **MELD/PELD:** o sistema MELD,[4] cuja fórmula está apresentada no Quadro 112.2, é utilizado no Brasil e em muitos países para inscrever e determinar a posição do paciente na lista de espera por THO. Para pacientes pediátricos (até 12 anos de idade), utiliza-se a variante PELD (*pediatric end-stage liver disease*). O escore de MELD mínimo de 11 pontos é atualmente exigido para inscrição na lista de transplante.[8] Entretanto, pacientes com pontuação inferior e complicações da cirrose poderão ter sua inscrição aceita mediante justificativa apresentada à Secretaria Estadual de Saúde. A posição do paciente na lista de espera é dinâmica, em função do valor do escore MELD, devendo a pontuação obtida ser atualizada com periodicidade predeterminada, segundo o valor obtido.

COMPLICAÇÕES DA CIRROSE

Pacientes que evoluem com hemorragia varicosa de repetição, ascite refratária, prurido refratário, encefalopatia hepática, fadiga intensa, colangite aguda recorrente, peritonite bacteriana espontânea, carcinoma hepatocelular e síndromes hepatorrenal

Tabela 112.1 – Classificação de Child-Pugh

Parâmetro	1	2	3
Encefalopatia hepática	Ausente	Grau 1 a 2	Grau 3 a 4
Ascite	Ausente	Leve	Moderada
Bilirrubina total (mg/dL)	1 a 2	2 a 3	> 3
Albumina (g/dL)	> 3,5	2,8 a 3,5	< 2,8
RNI	< 1,7	1,7-2,3	> 2,3
Na cirrose biliar primária: bilirrubina (mg/dL)	1 a 4	4 a 10	> 10

Child-Pugh A: 5 a 6 pontos; Child-Pugh B: 7 a 9 pontos; Child-Pugh C: > 10 pontos.

Quadro 112. 2 – Fórmula para cálculo do MELD/PELD

- MELD = 0,957 × $\log_e$ (creatinina mg/dL) + 0,378 × $\log_e$ (bilirrubina mg/dL) + 1,120 × $\log_e$ (RNI) + 0,643 × 10
- PELD = 0,480 × $\log_e$ (bilirrubina mg/dL) + 1,857 × $\log_e$ (RNI) - 0,687 × $\log_e$ (albumina mg/dL) + 0,436 (se o paciente tiver até 24 meses de vida) + 0,667 (se o paciente tiver déficit de crescimento < 2) × 10
- No Brasil, segundo Portaria n. 2.600/2009, do Ministério da Saúde, para ajustamento do PELD para harmonização com o MELD: multiplicar por 3 e arredondar para valor inteiro

- Registrar valor máximo de 4 mg/dL para creatinina
- Se hemodiálise > 2 vezes/semana, considerar o valor máximo da creatinina (4 mg/dL)
- Repetir exames laboratoriais para atualizar o escore, conforme pontuação inicial:
  - MELD de 11 a 18: a cada 3 meses
  - MELD de 19 a 25: a cada 30 dias
  - MELD > 25: a cada 7 dias
  - PELD até 5: a cada 12 meses
  - PELD de 6 a 10: a cada 3 meses
  - PELD de 11 a 14: a cada 30 dias
  - PELD > 14: a cada 7 dias

e hepatopulmonar preenchem os critérios mínimos internacionais de indicação para THO.

INDICAÇÃO DE TRANSPLANTE NA HEPATITE AGUDA GRAVE (FULMINANTE)

Segundo Portaria n. 2.600 do Ministério da Saúde,[8] THO está indicado nos casos de hepatite aguda grave, definida como o desenvolvimento de encefalopatia até oito semanas após o início de icterícia em pacientes sem doença hepática conhecida preexistente, que preencham critérios de indicação de transplante do King's College[9] ou Clichy,[10] apresentados no Quadro 112.3.

AVALIAÇÃO DA POSSIBILIDADE DE TRATAMENTO CLÍNICO

Várias doenças hepáticas apresentam tratamentos específicos que devem ser considerados enquanto se avalia o paciente para THO. Alguns exemplos incluem o uso de quelantes de cobre na doença de Wilson, de imunossupressores nos casos de hepatite autoimune e de análogos de nucleosídeos em pacientes com infecção pelo vírus da hepatite B e de antivirais orais para hepatite crônica C. O THO somente deve ser considerado quando não há alternativa de terapia eficaz.

INSCRIÇÃO DO RECEPTOR NA LISTA

Processo de inscrição

O candidato a transplante com doador falecido deve estar inscrito na Central de Transplantes da Secretaria Estadual de Saúde. Para THO, exige-se apenas compatibilidade sanguínea do sistema ABO e peso, não sendo necessária a determinação de HLA ou a pesquisa de anticorpos contra HLA (por *cross-match* ou PRA/painel-percentual de anticorpos reativos). Receptores de transplante intervivos (a criança recebe o lobo esquerdo e o adulto, geralmente, o lobo direito do doador vivo) também devem estar inscritos, pois, em caso de insucesso, podem se beneficiar dos critérios de priorização para retransplante de urgência. Não existe limite de idade para transplantar, porém,

Quadro 112.3 – THO na hepatite fulminante

Critérios do King's College (Londres)[9]

Pacientes sem intoxicação por paracetamol
- RNI > 6,5, independente do grau de encefalopatia hepática (EH)
- Ou três das seguintes variáveis:
  - Etiologia da HF: criptogênica ou drogas
  - Idade: < 10 anos ou > 40 anos
  - Duração da icterícia: > 1 semana antes da encefalopatia
  - Bilirrubina sérica: > 17,5 mg/dL
  - RNI > 3,5

Pacientes com intoxicação por paracetamol
- pH arterial < 7,3, independente do grau de encefalopatia hepática.
- RNI > 6,5 e creatinina sérica > 3,4 mg/dL em pacientes com EH graus III ou IV

Critérios de Clichy (Paris)[10]

Pacientes com EH graus II ou IV e uma das condições a seguir:
- Fator V < 30% em paciente acima de 30 anos de idade
- Fator V < 20% em paciente abaixo de 30 anos de idade

pacientes idosos necessitam de avaliação clínica pré-operatória mais rigorosa.

De acordo com as normas legais brasileiras,[8] a solicitação de prioridade para THO ocorre somente nas situações apresentadas no Quadro 112.4. Nas demais situações, a oferta de órgãos é realizada segundo a posição na lista de espera, determinada pelo escore MELD.

Quadro 112.4 – Critérios de priorização para THO no Brasil

- Insuficiência hepática aguda grave (hepatite fulminante)
- Não funcionamento primário do enxerto notificado em até 7 dias após a data do THO
- Trombose de artéria hepática notificada em até 7 dias após a data do THO
- Pacientes anepáticos por trauma

Fonte: MS, 2009.[8]

Situações especiais na lista de espera

O Brasil adota, desde 2006, o critério de gravidade de estado clínico do paciente, aferido pelo escore MELD, para alocação de fígados de doadores falecidos para o THO, porém, é reconhecida a existência de situações especiais, que geram bonificação de pontos em relação ao MELD calculado.[8]

Pacientes adultos

Para as situações relacionadas a seguir, o valor mínimo do MELD será 20. Caso o paciente não seja transplantado em três meses, sua pontuação passa automaticamente para MELD 24; e em seis meses, para MELD 29.

- Carcinoma hepatocelular maior ou igual a 2 cm, dentro dos critérios de Milão[2] e com diagnóstico baseado nos critérios de Barcelona[11] (tumor único menor que 5 cm ou até três nódulos, menores que 3 cm, sem comprometimento vascular em paciente Child-Pugh A ou B) sem indicação de ressecção.
- Polineuropatia amiloidótica familiar graus I, II e III.
- Síndrome hepatopulmonar: PaO_2 menor que 60 mmHg em ar ambiente.
- Hemangioma gigante irressecável, hemangiomatose ou doença policística, com síndrome compartimental.
- Carcinoma fibrolamelar irressecável, sem doença extra-hepática.
- Hemangioendotelioma epitelioide primário de fígado irressecável, sem doença extra-hepática.
- Adenomatose múltipla, bilobar, extensa e irressecável.
- Doenças metabólicas com indicação de transplante: fibrose cística, glicogenose tipos I e IV, oxalose primária.

Pacientes pediátricos

Para as situações relacionadas a seguir, o valor mínimo de PELD ajustado será 30. Caso o paciente não seja transplantado em 30 dias, sua pontuação passa automaticamente para PELD 35 ajustado.

- Tumor neuroendócrino metastático, irressecável, com tumor primário já retirado e sem doença extra-hepática detectável.
- Carcinoma hepatocelular maior ou igual a 2 cm, dentro dos critérios de Milão,[2] com diagnóstico baseado nos critérios de Barcelona[11] e sem indicação de ressecção.
- Hepatoblastoma.
- Síndrome hepatopulmonar: PaO_2 menor que 60 mmHg em ar ambiente.
- Hemangioma gigante, hemangiomatose e doença policística com síndrome compartimental.
- Carcinoma fibrolamelar irressecável e sem doença extra-hepática.
- Hemangioendotelioma epitelioide primário de fígado irressecável de sem doença extra-hepática.
- Adenomatose múltipla, bilobar, extensa e irressecável.
- Doenças metabólicas com indicação de transplante: fibrose cística, glicogenose tipos I e IV, doença policística, oxalose primária, síndrome de Crigler-Najjar, doenças relacionadas ao ciclo da ureia, acidemia orgânica, tirosinemia tipo I, hipercolesterolemia familiar, hemocromatose neonatal, infantil e juvenil, defeito de oxidação de ácidos graxos, doença do xarope de bordo na urina.

AVALIAÇÃO DO RECEPTOR

Exames e avaliações

Uma etapa importante é determinar se o candidato apresenta condições de ser submetido à operação. Essa última fase de avaliação pré-operatória do receptor, geralmente é finalizada no centro transplantador, mediante protocolos de avaliação bem estabelecidos. Entretanto, nada impede que o paciente seja encaminhado pelo seu médico com os exames já realizados ou que o médico inicial participe desse processo.

Na maior parte dos centros de transplante, a avaliação consiste em:[12]

- História clínica e exame físico: visa identificar as complicações da doença hepática e as comorbidades.
- Exames laboratoriais: além dos exames hematológicos e bioquímicos de rotina, são solicitados exames para a determinação da etiologia da doença hepática (se não estiverem disponíveis ou previamente realizados), bem como exames para determinação dos escores de Child-Pugh e de MELD.
- Sorologias: para determinar o *status* prévio ou atual em relação a infecção por hepatite A, B, C, citomegalovírus, herpes-vírus, Epstein-Barr, toxoplasmose, sífilis, doença de Chagas, HTLV I/II e HIV.
- Avaliação cardiopulmonar: radiografia de tórax, eletrocardiograma, ecocardiograma (solicitar especificamente a estimativa de pressão de artéria pulmonar e injeção de microbolhas, para pesquisar hipertensão pulmonar e síndrome hepatopulmonar, respectivamente) e espirometria. Pacientes selecionados são adicionalmente avaliados com ecocardiografia com estresse farmacológico com dobutamina ou cintilografia miocárdica. Pacientes com estresse farmacológico positivo devem ser submetidos a cateterismo cardíaco para confirmação. Muitos centros indicam coronariografia em pacientes de alto risco e procedimentos de revascularização miocárdica antes do THO. O cateterismo cardíaco direito deve ser realizado quando a ecocardiografia indicar aumento de pressão de artéria pulmonar.
- Avaliação psicológica e/ou psiquiátrica e/ou social.
- Avaliação ginecológica, quando pertinente.
- Avaliação do banco de sangue ou imuno-hematológica.
- Exames de imagem abdominal: visam, fundamentalmente, avaliar as condições do sistema venoso portal (trombose e sua extensão), condições e variações anatômicas arteriais e presença de carcinoma hepatocelular.

CONTRAINDICAÇÕES

As contraindicações absolutas ao transplante estão ligadas à presença de condições que modificam desfavoravelmente o curso da operação ou a evolução pós-operatória. Embora possam variar entre os diferentes centros transplantadores, as contraindicações refletem também a incapacidade do paciente e/ou dos seus familiares de entenderem a natureza do procedimento e de seguir rigorosamente as prescrições de drogas imunossupressoras ou, ainda, a presença de doenças extra-hepáticas graves. São exemplos: presença de infecção sistêmica não controlada, síndrome da imunodeficiência adquirida (infecção pelo HIV com contagem de CD4 normal não constitui contraindicação), uso ativo de álcool e/ou drogas ilícitas, lesão cerebral grave irreversível e presença de malignidade extra-hepática (exceto carcinoma basocelular e espinocelular).

As contraindicações relativas referem-se à presença de condições que podem afetar adversamente o resultado do transplante. As mais importantes são: extremos de idade, dificuldades anatômicas, como trombose da veia porta, cirurgias abdominais prévias, principalmente envolvendo o fígado ou vias biliares, bem como doença pulmonar, cardíaca ou renal graves.

REFERÊNCIAS

1. Associação Brasileira de Transplantes de Órgãos. Registro Brasileiro de Transplantes. 2014; XX(4).
2. Mazzaferro V, Regalia E, Doci R, Andreola S, Pulvirenti A, Bozzetti F et al. Liver transplantation for the treatment of small hepatocelular carcinomas in patients with cirrhosis. N Engl J Med. 1996; 334:693-9.
3. Pugh RNH, Murray-Lyon IM, Dawson JL, Pietroni MC, Williams R. Transection of the esophagus for bleeding oesophageal varices. Br J Surg. 1973; 60(8):646-8.
4. Biggins SW, Bambha K. MELD-based liver allocation: who is underserved? Semin Liver Dis. 2006; 26(3):211-20.
5. Lucey MR, Brown KA, Everson GT, Fung JJ, Gish R, Keeffe EB et al. Minimal criteria for placement of adults on the liver transplant waiting list: a report of a national conference organized by the American Society of Transplant Physicians and the American Association for the Study of Liver Diseases. Liver Transpl and Surg. 1997; 3(6):628-37.
6. Propst A, Propst T, Sangerl G, Ofner D, Judmaier G, Vogel W. Prognosis and life expectancy in chronic liver disease. Dig Dis Sci. 1995; 40(8):1805-15.
7. Oellerich M, Burdelski M, Lautz HU, Binder L, Pichmayr R. Predictors of one-year pretransplant survival in patients with cirrhosis. Hepatology. 1991; 14(6):1029-34.
8. Brasil. Ministério da Saúde. Portaria GM n. 2.600, de 21 de outubro de 2009. Disponível em: http://portalsaude.

saude.gov.br/transplantes/legislacao; acessado em: 14 de fevereiro de 2016.

9. O'Grady JG, Alexander GJ, Hayllar KM, Williams R. Early indications of prognosis in fulminant hepatic failure. Gastroenterology. 1989; 97(2):439-45.
10. Bernuau J, Rueff B, Benhamou JP. Fulminant and subfulminant liver failure: definition and causes. Semin Liver Dis. 1986; 6(2):97-106.
11. Cillo U, Vitale A, Grigoletto F, Farinati F, Brolese A, Zanus G et al. Prospective validation of the Barcelona Clinic Liver Cancer staging system. J Hepatol. 2006; 44(4):723-31.
12. Martin P, DiMartini A, Feng S, Brown R Jr, Fallon M. Evaluation for liver transplantation in adults: 2013 practice guideline by the American Association for the Study of Liver Diseases and the American Society of Transplantation. Hepatology. 2014; 59(3):1144-65.

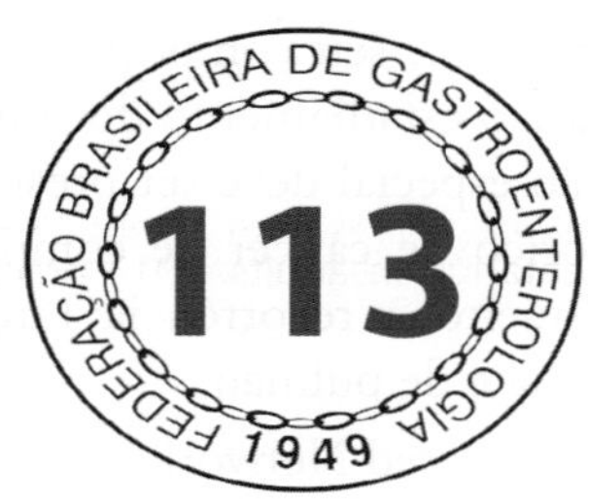

TRANSPLANTE DE FÍGADO: ASPECTOS CIRÚRGICOS

Eduardo Antunes da Fonseca
Eduardo Carone Filho *(in memoriam)*
Paulo Chapchap
João Seda Neto

INTRODUÇÃO

Em 1967, Starzl et al. realizaram o primeiro transplante de fígado em humanos com sobrevida prolongada. Tratava-se de uma criança portadora de carcinoma hepatocelular que faleceu por carcinomatose 13 meses após a cirurgia.[1] Durante os 15 anos seguintes, muitos centros em diferentes partes do mundo tentaram, sem sucesso, realizar o procedimento. Somente os grupos liderados por Starzl, em Denver, nos Estados Unidos, e por Calne, em Cambridge, na Inglaterra, mantiveram programas clínicos em caráter experimental. Esse cenário mudou radicalmente a partir do início dos anos 1980, com a introdução de novas drogas imunossupressoras, aliada ao desenvolvimento cirúrgico e anestésico, e do melhor conhecimento da fisiologia e patologia do transplante de fígado.[2,3] Desde então, e até os dias atuais, houve vertiginoso crescimento das indicações do transplante de fígado e, consequentemente, aumento das listas de espera, não acompanhado por um número proporcional de doadores.

Com a finalidade de combater a mortalidade de pacientes no período pré-transplante, desenvolveram-se diferentes estratégias, como a implantação de sistemas mais efetivos de captação de órgãos, a utilização racional de doadores não ideais (doadores com critério estendido) e técnicas cirúrgicas, visando aumentar a disponibilidade dos enxertos hepáticos, como a bipartição do fígado (*split*) e o transplante intervivos.

SELEÇÃO DE DOADORES

A seleção do doador é fundamental para o resultado do transplante de fígado. Seu principal objetivo é identificar doadores cujos órgãos apresentem alta probabilidade de funcionar após a implantação no receptor, diferenciando-os daqueles com menor chance de sucesso.

Os critérios de avaliação do doador incluem idade, peso/altura e história clínica pregressa, com particular atenção ao uso de drogas, principalmente o álcool, além de infecções, doenças hepáticas e doenças malignas. São também importantes na avaliação, a causa de óbito do doador, o tempo de internação, e os exames evolutivos da função hepática. O estado clínico e o manejo do doador, especialmente em relação aos aspectos metabólicos, hemodinâmicos e pulmonares, devem também ser cuidadosamente observados.

Doadores com idade acima de 60 anos, tempo de isquemia prolongado (acima de 12 horas), esteatose hepática de diferentes graus, hipotensão e uso de drogas vasoativas em altas doses são os fatores mais conhecidos que, isoladamente ou em conjunto, podem resultar em disfunção ou no não funcionamento primário do enxerto hepático após o implante.[4]

Diversas publicações definem o doador "ideal" como aquele com idade de até 50 anos, estável do ponto de vista respiratório, hemodinâmico e metabólico, sem sinais de infecção sistêmica, com tempo de internação em UTI de até cinco dias, com enzimas hepáticas de até três vezes o valor normal e com necessidade de baixa dose de vasopressor para a manutenção hemodinâmica.[5] No entanto, a escassez de doadores falecidos e o aumento progressivo das indicações de transplante impuseram a necessidade do uso de doadores fora das características supracitadas. Nos últimos anos, difundiu-se universalmente a prática da utilização de doadores com critérios estendidos, anteriormente denominados doadores marginais. De fato, inúmeras publicações ao longo do tempo demonstraram que a utilização criteriosa dos doadores com critérios estendidos pode proporcionar resultados satisfatórios.[5-7]

É importante ressaltar que a seleção do doador deve ser individualizada, levando em consideração um conjunto de fatores, entre os quais destaca-se, também, a análise das características do receptor. De maneira geral, receptores mais críticos, idosos ou aqueles com maior gravidade da doença hepática crônica – pontuação elevada do MELD (*model for end-stage liver disease*) ou complicações relacionadas à insuficiência hepática terminal, por exemplo, insuficiência renal ou síndrome hepatorrenal, devem receber fígados de melhor qualidade.

CONTRAINDICAÇÕES ABSOLUTAS PARA A DOAÇÃO

Agentes infecciosos transmissíveis que podem colocar em risco a vida ou causar doenças graves ao receptor são considerados contraindicações absolutas para a doação. As mais importantes são a infecção pelo vírus HIV, além de infecções invasivas ou disseminadas por outros vírus, como o HTLV, micobactérias, fungos e infecções sistêmicas e não controladas, por bactérias multirresistentes.

A presença de tumores extracranianos com potencial de disseminação é considerada contraindicação à doação. Entretanto, tumores de baixo grau, como câncer de pele, carcinoma *in situ* uterino e tumores cerebrais primários, sem evidência de metástases extracranianas, não excluem a doação de órgãos sólidos.[8,9]

Doadores de órgãos com doença maligna não ativa, ou seja, com história pregressa de tumor previamente tratado, não são obrigatoriamente descartados. Nesses casos, devem ser considerados: o tempo de sobrevivência livre de doença após o tratamento do câncer (maior que 5 anos), seu comportamento biológico, sua histologia e o estadiamento do tumor ao diagnóstico.[10] Atenção especial deve ser prestada aos doadores com histórico de câncer de comportamento imprevisível, sujeito à recorrência tardia, como os tumores de mama e de pulmão.

Segundo publicação da United Network of Organ Sharing (UNOS), não foi observada transmissão de tumores em 1.276 transplantes realizados com órgãos provenientes de doadores com história pregressa de câncer, dentro das condições anteriormente descritas.[11] É importante ressaltar que, durante a captação de órgãos de doadores com história de doença maligna, deve-se realizar uma avaliação sistemática à procura de possíveis sítios de tumores. É evidente que a utilização de tais doadores deve ser formalmente discutida e plenamente aceita pelos receptores, por meio de sua inclusão no termo de consentimento pós-informado.

Doadores com critério estendido

A aceitação universal do transplante de fígado como modalidade terapêutica propiciou aumento das suas indicações e crescimento significativo das listas de espera em todo o mundo.[12] Entretanto, tal desenvolvimento não foi acompanhado por um volume correspondente de doadores falecidos, gerando crescente mortalidade de receptores no período pré-transplante.[12] Para atender à demanda das listas de espera, os critérios de seleção dos doadores de fígado sofreram contínuas modificações, tendo como objetivo a utilização de doadores dentro de parâmetros menos rígidos. Embora os órgãos de doadores com critério expandido não sejam considerados ideais, eles são, sem dúvida, uma alternativa válida para combater a escassez de órgãos e a mortalidade em lista de espera.

Idade

A utilização de doadores com idade acima de 60 anos tem sido objeto de vários estudos e controvérsias. Seu uso, no entanto, é cada vez mais frequente, sendo hoje considerado um recurso importante para atendimento dos pacientes em lista de transplante.[13-16] Ao mesmo tempo, deve-se ressaltar a redução do número de doadores de causa traumática, decorrente da menor prevalência atual dos acidentes de trânsito (utilização obrigatória do cinto de segurança e capacete), havendo, atualmente, um aumento do número de doadores resultantes de condições cerebrovasculares, como acidente vascular cerebral e, portanto, desviando naturalmente o conjunto de doadores para uma população mais idosa.

Por outro lado, doadores idosos têm maior incidência de doenças arteriais e parenquimatosas. A presença de lesões como placas calcificadas na artéria hepática, pode causar complicações técnicas de alto risco para o receptor.[15] A associação de doador idoso com esteatose moderada ou severa pode comprometer o funcionamento do enxerto hepático.[17] Doadores idosos apresentam, ainda, maior incidência de tumores malignos desconhecidos em diferentes órgãos, como cólon, rins e próstata. Assim, durante a cirurgia do doador com idade avançada, o cirurgião deve proceder à inspeção meticulosa do campo cirúrgico tanto para avaliação dos vasos quanto para pesquisa de doenças malignas.[18]

Alguns estudos demonstram que a utilização de doadores acima de 60 anos, para receptores portadores de hepatite C, proporciona resultados inferiores.[19-22] Assim, essa combinação deve ser, em princípio, evitada. Estudos recentes demonstram que a utilização de enxertos provenientes de doadores idosos (acima de 75 anos), e sem outros fatores de risco, não determina impacto desfavorável na sobrevida do receptor e do enxerto, a despeito do maior número de complicações biliares nos receptores transplantados com estes.[23]

Esteatose

A infiltração gordurosa do fígado é dividida em: macrovesicular, quando um grande vacúolo lipídico desaloja o núcleo do hepatócito; e microvesicular, quando o citoplasma do hepatócito é ocupado por várias pequenas vesículas de gordura. A disfunção do enxerto hepático é provocada pela esteatose macrovesicular, não ocorrendo disfunção do fígado transplantado, mesmo na presença de microesteatose acentuada, que é reversível.[24,25] A avaliação do grau de esteatose é baseada na porcentagem de hepatócitos com inclusões citoplasmáticas de gordura. Enxertos com esteatose acima de 60% estão associados a um alto índice de disfunção primária e não devem ser utilizados.[26] Enxertos com esteatose moderada (30 a 60%) podem ser utilizados com resultados semelhantes em relação aos fígados normais, desde que não existam fatores de risco adicionais tanto no doador quanto no receptor.[17,26] Fígados com esteatose leve (abaixo de 30%) não apresentam maior índice de complicações em relação aos enxertos sem infiltração gordurosa.[27]

Recente revisão sistemática avaliou o impacto da esteatose nos resultados do transplante hepático, em curto e longo prazos. A ocorrência de disfunção ou não funcionamento primário do enxerto foi maior naqueles que apresentavam grau de esteatose acima de 60%, ao passo que a esteatose moderada (até 30%) esteve relacionada a menor sobrevida do enxerto em longo prazo.[28]

Infecções bacterianas e fúngicas

Infecções bacterianas ou fúngicas estão presentes em cerca de 60% dos doadores de órgãos, afetando principalmente o trato urinário e o respiratório, de modo que 15% apresentam pneumonia e 10% têm hemocultura positiva, e dessa maneira a transmissão de algumas infecções, resultando em perda do enxerto ou mesmo óbito do receptor, é conhecida na literatura.[7] No entanto, o tratamento com antibióticos específicos, tanto para o doador quanto para o receptor, possibilita a prevenção dessas complicações.[29-31]

Infecções pelos vírus C (VHC) e vírus B (VHB)

O transplante com enxertos de doadores VHC-positivos em receptores VHC-positivos não apresenta maior índice de morbidade ou mortalidade em relação aos receptores VHC-positivos que receberam enxertos de doadores VHC-negativos. Além disso, não se observou diferença na sobrevida de enxertos e pacientes, ou na incidência, tempo ou severidade da recorrência do VHC entre os diferentes receptores.[32,33] Assim, não existe contraindicação para o uso de doadores VHC-positivos em receptores VHC-positivos. Uma biópsia deve ser sempre realizada, uma vez que somente órgãos com mínima inflamação ou fibrose devem ser utilizados.[33,34]

Órgãos de doadores com antígeno de superfície negativo para hepatite B (Ag-HBs$^-$) e anticorpo antinúcleo positivo (anti-HBc$^+$) podem transmitir a infecção para receptores hepatite B negativos. O risco de transmissão do vírus B é significativamente reduzido para os receptores com anticorpos antiantígeno de superfície preexistentes (anti-HBs$^+$) ou antinúcleo positivos (anti-HBc$^+$). O transplante com doadores Ag-HBs$^-$ e anti-HBc$^+$ não afeta a sobrevida de receptores portadores de cirrose relacionada ao VHB e que recebem terapia antiviral com imunoglobulina anti-VHB e lamivudina.[35,36]

Doadores em parada cardiocirculatória e máquina de perfusão

A crescente desproporção entre o número de candidatos inscritos e o número de doadores disponíveis, e consequente aumento da mortalidade em lista de espera, determinou na comunidade transplantadora mudança nos critérios de aceitação de doadores de fígado, recentemente. Por exemplo, nos três últimos anos, 42% dos enxertos utilizados no Reino Unido são provenientes de doadores com parada cardiocirculatória – DCD (*donation after circulatory death*).[37]

Estudos recentes demonstram curvas superponíveis na sobrevida de pacientes, quando se comparam enxertos provenientes de doadores com e sem parada cardiocirculatória.[38-41] No entanto, o transplante com enxertos provenientes de DCD está associado à maior incidência de complicações biliares não anastomóticas – NAS (*non anastomotic stricture*), também conhecidas como colangiopatia isquêmica[42-45], determinando maior taxa de retransplante e menor qualidade de vida nessa população.[46,47]

Como manter esse objetivo (aumento do *pool* de doadores) sem comprometer os resultados do transplante? A utilização de máquina de perfusão *ex situ* de enxertos provenientes de DCD tem demonstrado resultados promissores na prevenção de complicações pós-operatórias e disfunção de enxertos, eventos estes relacionados principalmente à alta prevalência de complicações biliares nestes enxertos.[48]

ASPECTOS TÉCNICOS DA CIRURGIA DO DOADOR

A cirurgia do doador é fundamental para o bom resultado do transplante hepático. O cirurgião responsável deve ter conhecimento técnico e experiência para avaliação e retirada do enxerto em conjunto com outros órgãos, geralmente, em integração com outras equipes.

A incisão utilizada vai do manúbrio do esterno até o púbis. As cavidades torácica e abdominal são abertas, e os órgãos, expostos com auxílio de afastadores. Após a abertura da cavidade abdominal, o fígado é avaliado, considerando-se sua cor, textura, perfusão e tamanho. O fígado pode apresentar sinais de hipoperfusão ou congestão, em virtude da falta ou sobrecarga de volume, respectivamente. Tais alterações podem ser corrigidas pela terapia apropriada por meio da interação entre o cirurgião e o anestesista, observando-se seus efeitos durante a preparação para a extração.

Uma vez mobilizado o fígado, após a secção dos seus ligamentos, procede-se à cuidadosa avaliação de possíveis variações anatômicas das artérias hepáticas. A inspeção do ligamento gastro-hepático permite a identificação da artéria hepática esquerda proveniente da artéria gástrica esquerda, que pode ocorrer em 15 a 20% dos casos.[49,50] Por meio da palpação do aspecto posterior do hilo hepático, pode-se identificar uma artéria direita proveniente da artéria mesentérica superior, que é encontrada em cerca de 10 a 17% dos doadores.[50]

A cirurgia do doador pode ser feita por diferentes técnicas, dependendo da sua estabilidade clínica e da necessidade de retirada conjunta de outros órgãos. Inicia-se o procedimento pela dissecção da aorta logo acima da bifurcação das artérias ilíacas, seguida da individualização da veia mesentérica inferior. Em seguida, realiza-se a mobilização medial completa do cólon ascendente e do duodeno, expondo-se o rim direito, as veias renais, a veia cava inferior e a aorta abdominal, até o encontro da artéria mesentérica superior. Em seguida, o cólon esquerdo é mobilizado para exposição do rim esquerdo. O ducto biliar é individualizado e seccionado junto ao duodeno. Uma pequena incisão é realizada no fundo da vesícula para instilação de soro fisiológico e remoção da bile, a fim de evitar a autólise do epitélio biliar durante o período de preservação. A última etapa antes da perfusão é a dissecção da aorta supradiafragmática. Nesse ponto, heparina sódica na dose de 300 UI/kg é administrada por via intravenosa, seguindo-se a inserção de cateteres para perfusão portal através da veia mesentérica inferior e do sistema arterial pela aorta. Inicia-se a perfusão concomitante ao pinçamento da aorta supradiafragmática e a secção da face anterior da veia cava junto ao átrio direito para drenagem do sangue e descompressão do fígado (Figura 113.1).

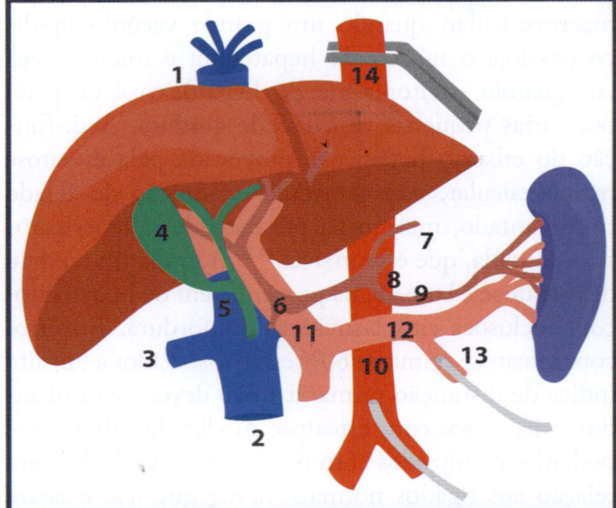

Figura 113.1 – Preparo para perfusão e retirada do fígado de doador falecido. 1 – Veia cava supra-hepática; 2 – Veia cava infra-hepática; 3 – Veia renal direita; 4 – Vesícula biliar; 5 – Colédoco; 6 – Artéria hepática; 7 – Artéria gástrica esquerda; 8 – Tronco celíaco; 9 – Artéria esplênica; 10 – Aorta; 11 – Veia porta; 12 – Veia esplênica; 13 – Veia mesentérica inferior; 14 – Aorta supradiafragmática.

Atualmente, são utilizadas para a preservação do fígado, com resultados equivalentes, as soluções da Universidade de Wisconsin (Viaspan®), a solução de histidina, triptofano e cetoglutarato (HTK - Custodiol®) e a solução Celsior®.

Uma vez terminada a perfusão, inicia-se a extração do fígado, completando-se a secção da veia cava e a secção do aspecto posterior do diafragma ao redor do lobo direito. Em seguida, o hilo hepático é novamente exposto, sendo a artéria gastroduodenal identificada e seccionada. Progride-se proximalmente na dissecção da artéria hepática comum até o encontro da artéria esplênica e da artéria gástrica esquerda, que são ligadas e seccionadas na sua porção mais distal. A dissecção continua em direção ao tronco celíaco até o encontro da aorta, que é exposta no sentido cranial. Na presença de artéria hepática esquerda anômala ou acessória, o pequeno omento é separado do estômago e mantido junto com o enxerto. Não havendo captação conjunta do pâncreas, a veia porta é dissecada, além da confluência das veias esplênica e mesentérica superior, que são divididas nesse nível. No caso de captação conjunta do pâncreas, a divisão é feita logo acima da veia coronária, proporcionando comprimento adequado para os dois órgãos. A dissecção progride através do tecido fibroso do hilo e o denso tecido neural do plexo celíaco, expondo a parede anterior da aorta entre o tronco celíaco e a artéria mesentérica superior. Na ausência de artéria hepática direita (ramo da artéria mesentérica superior à aortotomia), a dissecção é feita entre o tronco celíaco e a artéria mesentérica superior, retirando-se um retalho de aorta contendo somente o tronco celíaco (Figura 113.2 A). Já na presença de artéria hepática direita (ramo da artéria mesentérica superior à aortotomia anterior), é feita logo abaixo da artéria mesentérica superior, retirando-se um retalho de aorta contendo o tronco celíaco e a artéria mesentérica superior (Figura 113.2 B). Em seguida, a veia cava infra-hepática é seccionada acima das veias renais e a extração completada após a secção dos ligamentos peritoneais e diafragmáticos remanescentes. Terminada a remoção, o fígado é colocado em um saco plástico estéril e armazenado em solução de preservação a 4°C. Após a captação dos rins, as artérias e veias ilíacas são retiradas e armazenadas em solução de preservação. Esses vasos podem ser utilizados como enxertos vasculares na cirurgia do receptor.

Na eventualidade de um doador hemodinamicamente instável, a técnica de retirada é modificada com a finalidade de reduzir o tempo de isquemia quente. Adota-se a seguinte sequência: heparinização, introdução de cateter de perfusão na aorta abdominal, pinçamento da aorta torácica, secção da veia cava para descompressão e perfusão. Em seguida, a veia mesentérica inferior é canulada para a perfusão portal. A retirada do fígado é realizada durante a perfusão, da maneira descrita anteriormente.

PREPARO DO FÍGADO NA CIRURGIA DE BANCO

Durante o preparo para o implante, o enxerto é mantido imerso na solução de preservação. São avaliadas possíveis lesões decorrentes da retirada, a anatomia vascular e os métodos para eventual reconstrução arterial. Inicialmente, a musculatura do diafragma e o tecido fibroso em volta da veia cava supra-hepática são removidos e as veias frênicas direitas e esquerdas, identificadas e ligadas. O restante da glândula adrenal direita é separado da veia cava inferior, e a veia adrenal, ligada. A veia porta é exposta e todo o tecido fibroganglionar ao seu redor é removido até a altura da artéria gastroduodenal. Pequenos ramos portais são identificados e ligados. A artéria do enxerto é cuidadosamente dissecada a partir do tronco celíaco até a altura da artéria gastroduodenal. Ao final, a solução de preservação é infundida pela veia cava, pela veia porta e pelo tronco celíaco para identificação e ligadura dos respectivos ramos vasculares.

Sempre que possível, as variações arteriais devem ser reconhecidas *in situ*, durante a captação do fígado. No entanto, a avaliação definitiva é feita durante a preparação do enxerto na cirurgia de banco. As variações anatômicas podem ser simples ou complexas. Em cada situação, deve ser encontrada a melhor solução, a fim de garantir o influxo arterial para o enxerto hepático. A variação mais comum é a artéria hepática esquerda, proveniente da artéria gástrica esquerda, encontrada em 15 a 20% dos casos.[49,50] Nessa situação, a artéria gástrica esquerda deve ser preservada, cuidadosamente dissecada e ligada após a emergência da artéria hepática esquerda. Esta, por sua vez, é preservada em seu curso por meio do ligamento gastro-hepático em direção ao fígado (Figura 113.3 A). A artéria hepática direita proveniente da artéria mesentérica superior é encontrada em 10 a 17% dos casos[50] (Figura 113.3 B). Dependendo do calibre, posição e comprimento dos vasos, o ramo arterial direito anômalo ou acessório pode ser anastomosado com a artéria gastroduodenal (Figura 113.3 C) ou com a artéria esplênica (Figura 113.3 D), empregando-se o tronco celíaco para influxo arterial.

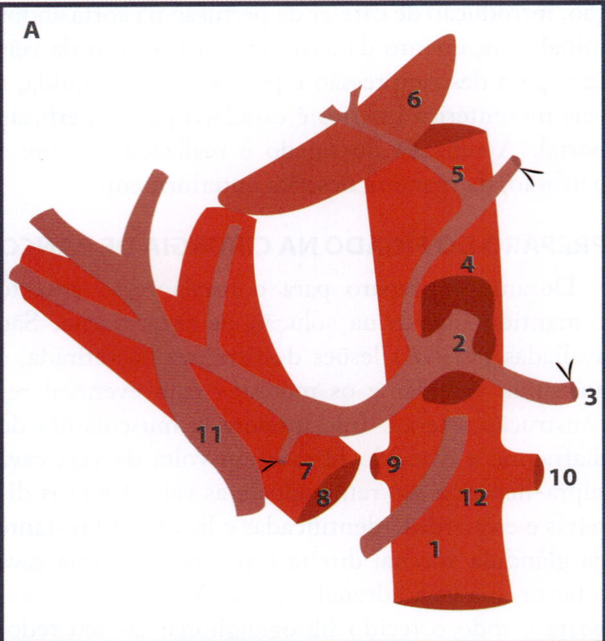

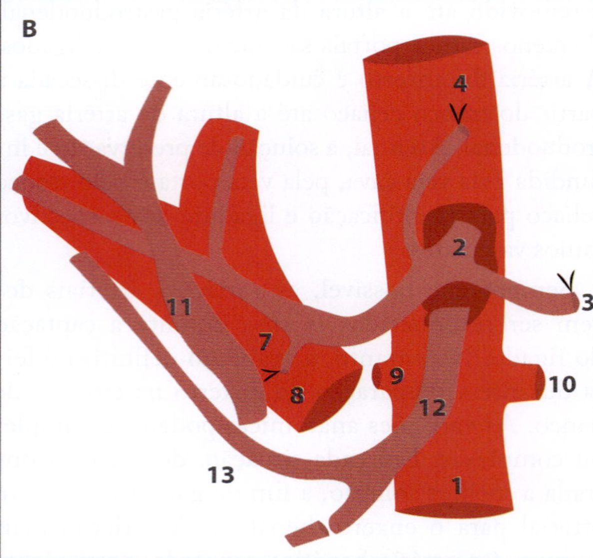

Figura 113.2 – A) Detalhe da aortotomia (linha pontilhada) entre o tronco celíaco (2) e a artéria mesentérica superior (12). Presença de artéria hepática esquerda (5), ramo da artéria gástrica esquerda (4). B) Na presença de ramo direito da artéria mesentérica superior (13), a aortotomia (linha pontilhada) é feita entre a artéria mesentérica superior (12) e as artérias renais (9 e 10). 1 – Aorta; 2 – Tronco celíaco; 3 – Artéria esplênica; 4 – Artéria gástrica esquerda; 5 – Artéria hepática esquerda (ramo da artéria gástrica esquerda); 6 – Lobo caudado; 7 – Artéria gastroduodenal; 8 – Coto da veia porta; 9 – Artéria renal direita; 10 – Artéria renal esquerda; 11 – Colédoco; 12 – Artéria mesentérica superior; 13 – Artéria hepática direita (ramo da artéria mesentérica superior)

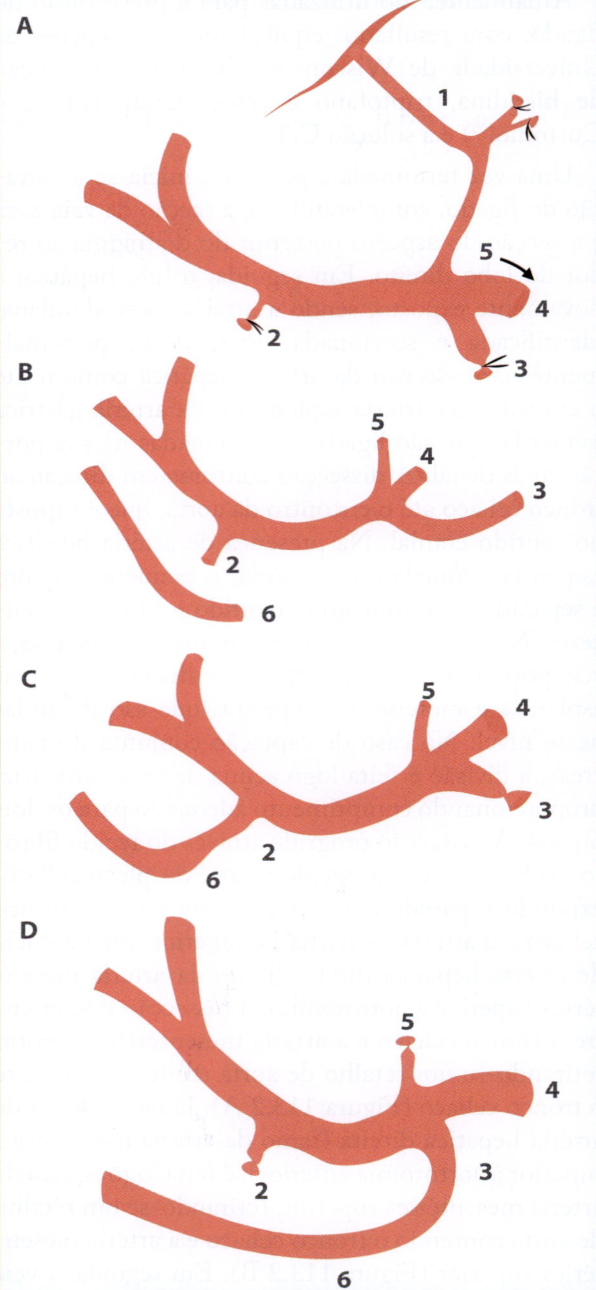

Figura 113.3 – Tipos de reconstrução arterial na cirurgia de banco. A) Presença de artéria hepática esquerda, ramo da gástrica esquerda. A artéria gástrica esquerda é seccionada após a emergência da artéria hepática esquerda. B) Presença de artéria hepática direita, ramo da artéria mesentérica superior. C) Reconstrução arterial entre artéria hepática direita e artéria gastroduodenal. D) Reconstrução arterial entre artéria hepática direita e artéria esplênica. 1 – Artéria hepática esquerda (ramo da artéria gástrica esquerda); 2 – Artéria gastroduodenal; 3 – Artéria esplênica; 4 – Tronco celíaco; 5 – Artéria gástrica esquerda; 6 – Artéria hepática direita, ramo da artéria mesentérica superior.

ASPECTOS TÉCNICOS DA CIRURGIA DO RECEPTOR

Hepatectomia total

A hepatectomia do receptor pode ser feita pela técnica clássica em que a veia cava é retirada junto com o explante hepático ou pela técnica conhecida como *piggyback*,[51] na qual a veia cava nativa é mantida no receptor. A técnica utilizada pelos autores deste capítulo é a da preservação da veia cava sem *bypass* venovenoso.

A incisão utilizada é a subcostal bilateral com extensão pela linha média, conhecida como incisão em Mercedes (Figura 113.4 A). Após a abertura da parede, procede-se à secção do ligamento redondo e do ligamento falciforme para a colocação do afastador de costelas e exposição do fígado. A secção do ligamento falciforme é completada em direção à veia cava, seguida da liberação do ligamento triangular esquerdo (Figura 113.4 B). O segmento lateral esquerdo é mobilizado para a direita, expondo o ligamento gastro-hepático, que é seccionado desde a porção medial do hilo hepático, até a face medial da veia hepática esquerda. Quando presente, a artéria hepática esquerda, ramo da artéria gástrica esquerda, é seccionada nesse momento. A seguir, mobiliza-se o fígado para a esquerda, expondo-se o ligamento triangular direito que é seccionado em toda extensão até o encontro da veia cava retro-hepática (Figura 113.4 C).

Após a liberação dos seus ligamentos, o fígado é mobilizado para exposição e dissecção do hilo hepático (Figura 113.5). Esta é iniciada pela secção do seu folheto peritoneal anterior. Nos casos sem cirurgia biliar prévia, procede-se à ligadura e secção do ducto cístico, seguida da ligadura e secção do ducto hepático comum, a fim de obter comprimento suficiente para reconstrução biliar. A dissecção arterial deve ser feita de maneira cuidadosa, sem pinçamento ou tração, de modo a evitar lesão traumática de sua parede ou dissecção da camada íntima. A artéria hepática é dividida logo acima da sua bifurcação e dissecada em direção ao tronco celíaco, isolando a artéria gastroduodenal que, em geral, não é seccionada nesse momento. A liberação da artéria é feita em extensão suficiente para possibilitar a reconstrução arterial. A veia porta é liberada em direção ao duodeno-pâncreas, removendo-se o tecido fibroganglionar ao seu redor. Por vezes, veias pancreáticas dorsais, tributárias da veia porta, são divididas para aumentar o seu comprimento.

A incidência de trombose da veia porta, em pacientes submetidos ao transplante de fígado, varia de 2,1 a 26% em diferentes casuísticas.[52-54] A presença e a extensão da trombose portal devem ser reconheci-

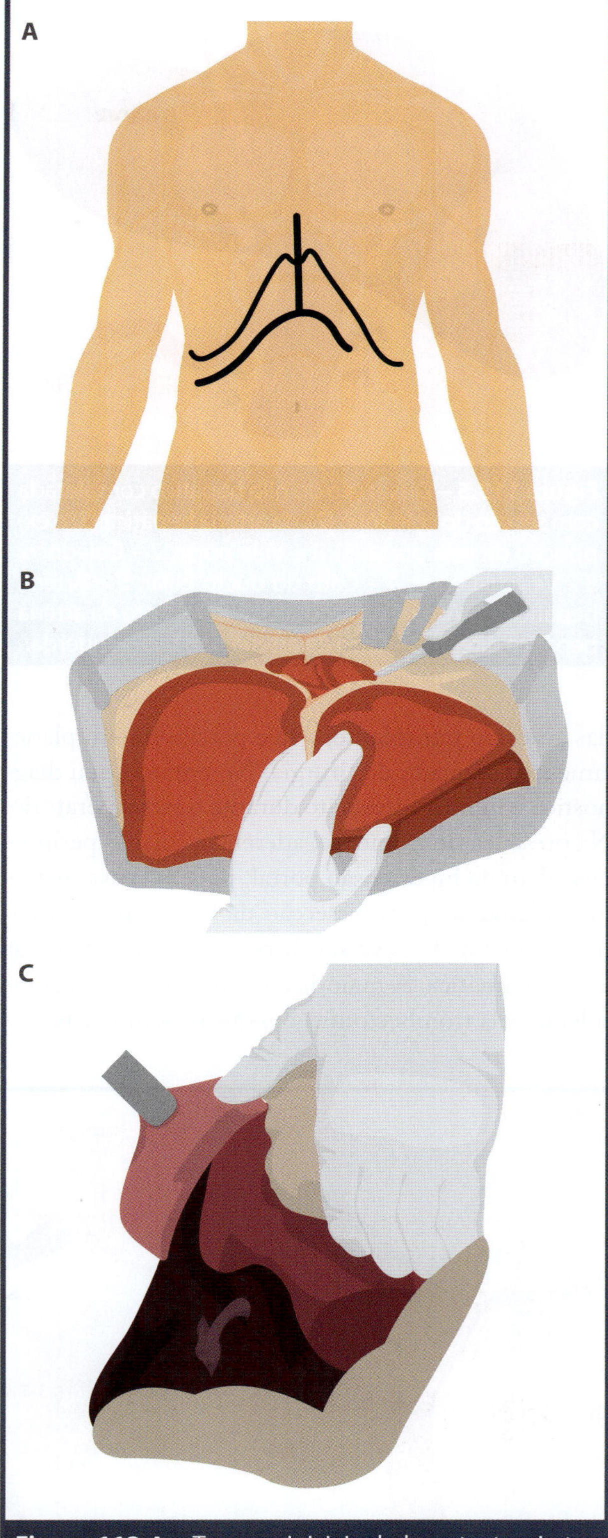

Figura 113.4 – Tempos iniciais da hepatectomia total. A) Incisão subcostal bilateral com prolongamento medial (Mercedes). B) Incisão do ligamento triangular esquerdo para mobilização do segmento lateral. C) Mobilização do lobo direito pela secção do ligamento triangular direito em direção à veia hepática direita.

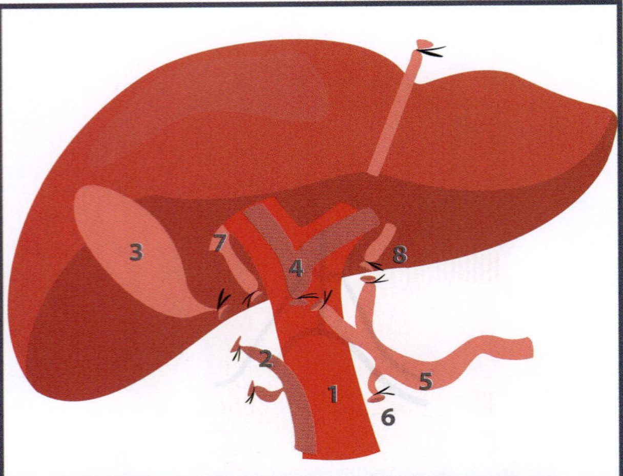

Figura 113.5 – Dissecção do hilo hepático completada com secção do colédoco (2), da artéria hepática (5) e exposição da veia porta (1). 1 – Veia porta; 2 – Colédoco; 3 – Vesícula biliar; 4 – Coto do ducto biliar; 5 – Artéria hepática; 6 – Artéria gastroduodenal; 7 – Coto da artéria hepática direita; 8 – Coto da artéria hepática esquerda.

das antes do transplante, o que possibilita um planejamento adequado da cirurgia. No entanto, seu diagnóstico é muitas vezes feito durante o intraoperatório. Na presença de trombose, aderências firmes periportais, além da hipertensão portal, podem causar extrema dificuldade para dissecção da veia e, portanto, o máximo cuidado deve ser dispensado para evitar sua lesão traumática. A maioria das situações pode ser resolvida pela trombectomia, em que o trombo é removido através da veia porta, até a confluência das veias esplênica e mesentérica superior, quando necessário[44] (Figura 113.6 A). Se a trombectomia não for factível ou se a trombose for além da junção esplenomesentérica, utiliza-se um enxerto de veia ilíaca do doador interposto entre a veia mesentérica superior e a veia porta do doador[54-58] (Figura 113.6 B). Se a veia mesentérica superior não for adequada, outras alternativas para revascularização portal, como a veia gástrica esquerda ou a veia gastroepiploica, podem ser utilizadas.[57-61] Alguns pacientes desenvolvem trombose universal do sistema portal, tornando impossível sua reconstrução anatômica. Nesses casos, pode-se utilizar a veia cava para influxo portal por meio da técnica da hemitransposição cavoportal, em que a veia cava inferior é interrompida e sua parte proximal anastomosada com a veia porta do doador[49,62-64] (Figura 113.6 C). Outra possibilidade, utilizada recentemente é a transposição renoportal, em que a revascularização do enxerto hepático é realizada pela veia renal esquerda. No entanto, a maioria dos pacientes evolui desfavoravelmente em virtude da persistência de hipertensão portal, ascite e edema.[59] Recentemente, o transplante multivisceral tem sido considerado uma alternativa para esses casos.[65-67]

A última etapa da hepatectomia é a separação do fígado da veia cava (Figura 113.7). As veias retro-hepáticas menores são seccionadas entre ligaduras de fio de algodão, ao passo que as maiores são tratadas com suturas vasculares. A separação prossegue no sentido cranial até o encontro da veia hepática

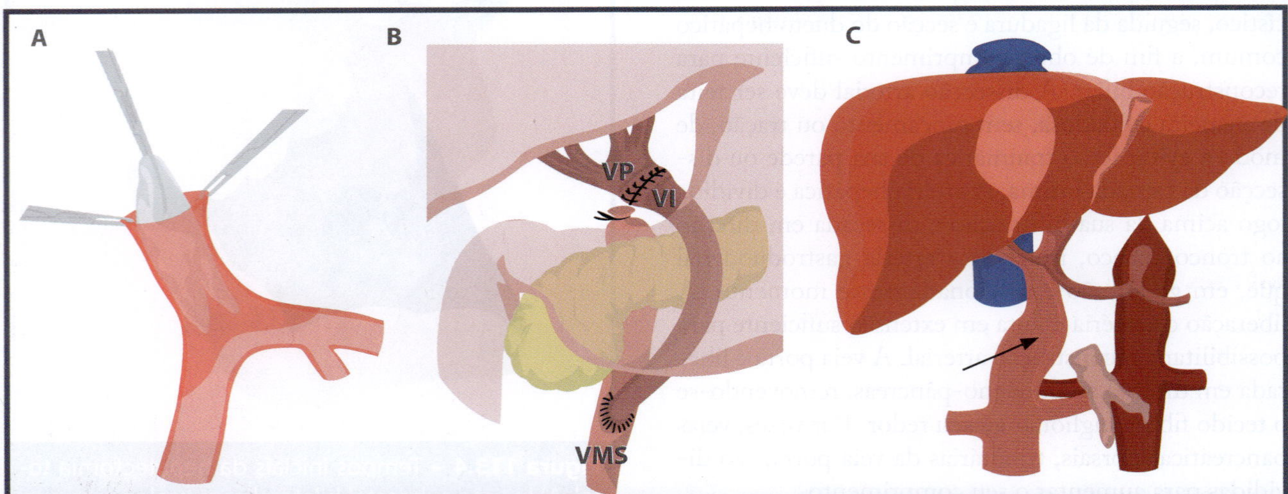

Figura 113.6 – A) Técnica de trombectomia utilizada na veia porta.[52] B) Enxerto de veia ilíaca (VI) do doador interposto entre a veia mesentérica superior (VMS) e a veia porta do enxerto (VP), passando por via retropilórica.[78] C) Hemitransposição cavoportal.[84] A perfusão portal do enxerto é feita com sangue da veia cava (seta), em virtude da trombose difusa do sistema porta.

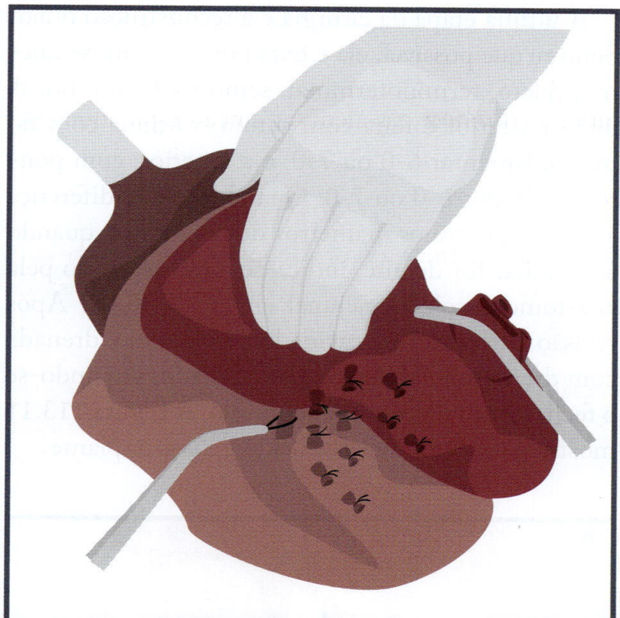

Figura 113.7 – Separação do fígado da veia cava (VCI) através de ligaduras das veias retro-hepáticas, em direção à veia hepática direita (VHD).

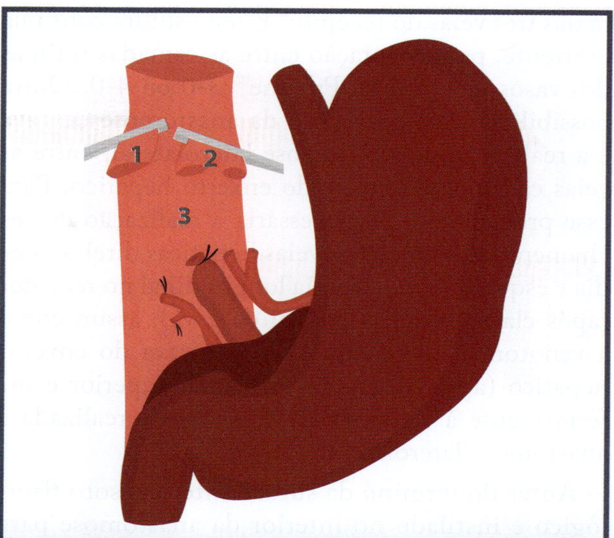

Figura 113.8 – Hepatectomia total completada. 1 – Veia hepática direita pinçada; 2 – Veias hepáticas média e esquerda pinçadas; 3 – Veia cava inferior.

direita. Nesse ponto, são feitas ligadura e secção da veia porta, seguindo-se pinçamento e secção da veia hepática direita. Completa-se a hepatectomia total após ligadura das veias retro-hepáticas remanescentes e pinçamento e secção do tronco das veias média e esquerda (Figura 113.8). Em alguns casos, a dissecção retro-hepática é extremamente difícil quando há presença de aderências, ou quando o lobo caudado envolve por completo a veia cava. Nesses pacientes, a hepatectomia pode ser completada sob exclusão vascular total. As porções supra e infra-hepáticas da veia cava são ocluídas, e o fígado, removido, seccionando-se as veias retro-hepáticas junto ao parênquima. Em seguida, é feita hemostasia dos vasos seccionados da veia cava. As veias hepáticas são seccionadas e o fígado é retirado.

IMPLANTE DO FÍGADO

Retirado o fígado, as três veias hepáticas são pinçadas em conjunto, incluindo parte da face anterior da veia cava (Figura 113.9 A). As pontes entre as três veias são abertas de maneira a formar um único óstio para a realização da anastomose (Figura 113.9 B).

É importante que o diâmetro da veia do receptor seja maior que o da veia do doador, para que haja bom escoamento do fluxo sanguíneo. Inicia-se o implante do enxerto por meio da anastomose entre a veia cava do doador e o óstio formado pela abertu-

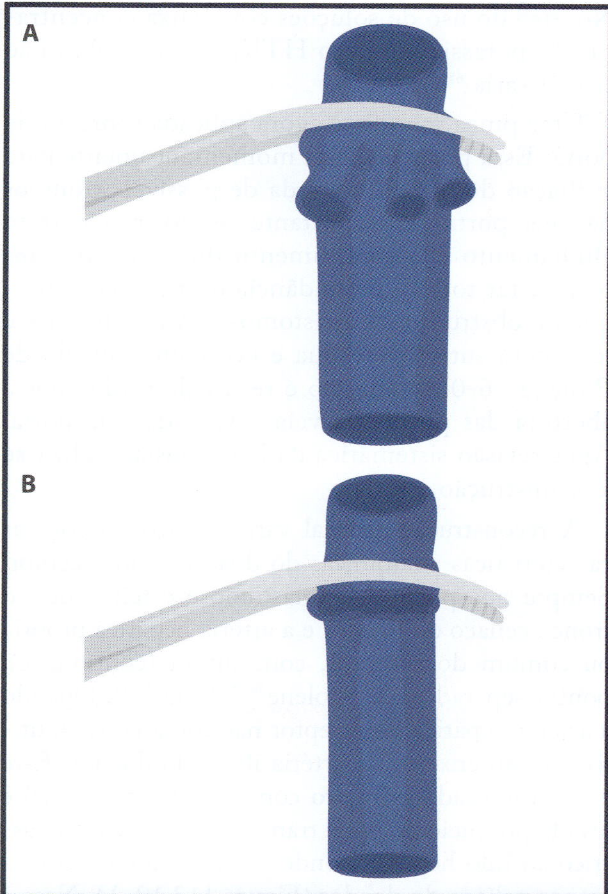

Figura 113.9 – Preparo das veias do receptor para implante. As três veias são pinçadas em conjunto (A) e intercomunicadas, formando um óstio único para a anastomose (B).

ra das três veias do receptor. É feita sutura contínua evertente, para coaptação entre as camadas íntimas dos vasos, com fio de Prolene® 3-0 ou 4-0. Outra possibilidade na confecção da anastomose de cava é a realização de anastomose laterolateral, entre as veias cava do receptor e do enxerto hepático. Para esse procedimento é necessária a realização do fechamento dos cotos das veias hepáticas direita, média e esquerda e venotomia longitudinal no receptor (após clampeamento parcial da cava), assim como a venotomia longitudinal na veia cava do enxerto hepático (após sutura da veia cava, superior e inferiormente à venotomia). Após isso é realizada a anastomose laterolateral.

Antes do término da sutura anterior, soro fisiológico é instilado no interior da anastomose para remoção de ar e prevenção de embolia gasosa. No caso do uso da solução de preservação UW, soro fisiológico e 25 g de albumina são instilados por via portal, para remoção do ar e da alta concentração de potássio causada pela solução de preservação. No caso do uso de soluções com baixa concentração de potássio, como o HTK, essa manobra não é necessária.[68]

Uma pinça vascular é agora aplicada sobre a veia porta. Essa pinça é aberta momentaneamente para avaliação do fluxo e retirada de possíveis trombos na veia porta. É importante observar o correto alinhamento e o comprimento dos vasos portais, para evitar torção, redundância ou tração e consequente obstrução da anastomose. A anastomose é feita com sutura contínua e evertente com fio de Prolene® 6-0. O enxerto é revascularizado após a abertura das pinças da veia cava e da veia porta. Após revisão sistemática da hemostasia, realiza-se a reconstrução arterial.

A reconstrução arterial varia de acordo com as características anatômicas do doador e do receptor. Sempre que possível, a anastomose é feita entre o tronco celíaco do doador e a artéria hepática própria ou comum do receptor, com sutura (contínua ou pontos separados) de Prolene® 7-0 ou 8-0. Quando a artéria hepática do receptor não for adequada, utiliza-se um enxerto de artéria ilíaca do doador. Este é anastomosado primeiro com a aorta infrarrenal e levado por meio do túnel transmesocólico e retrogástrico ao hilo hepático, onde é anastomosado com o tronco celíaco do doador (Figura 113.10 A). Nesses casos, pode-se também utilizar a artéria esplênica do receptor. Ela é dissecada em toda a extensão e rodada em direção ao hilo, onde é anastomosada com o tronco celíaco do doador (Figura 113.10 B).

A última etapa da cirurgia é a reconstrução biliar. Sempre que possível, ela é feita por anastomose ducto a ducto, terminoterminal, sem molde interno. A linha posterior é feita com sutura contínua com fio monofilamentar 6-0 ou 7-0, e a anterior, com pontos separados 6-0 ou 7-0. Quando houver diferença acentuada entre os diâmetros dos ductos ou quando a via biliar for doente, indica-se a reconstrução pela anastomose coledocojejunal em Y de Roux. Após revisão sistemática, a cavidade abdominal é drenada com dreno tubular em sistema fechado, seguindo-se o fechamento da parede abdominal. A Figura 113.11 mostra o aspecto final do fígado após o implante.

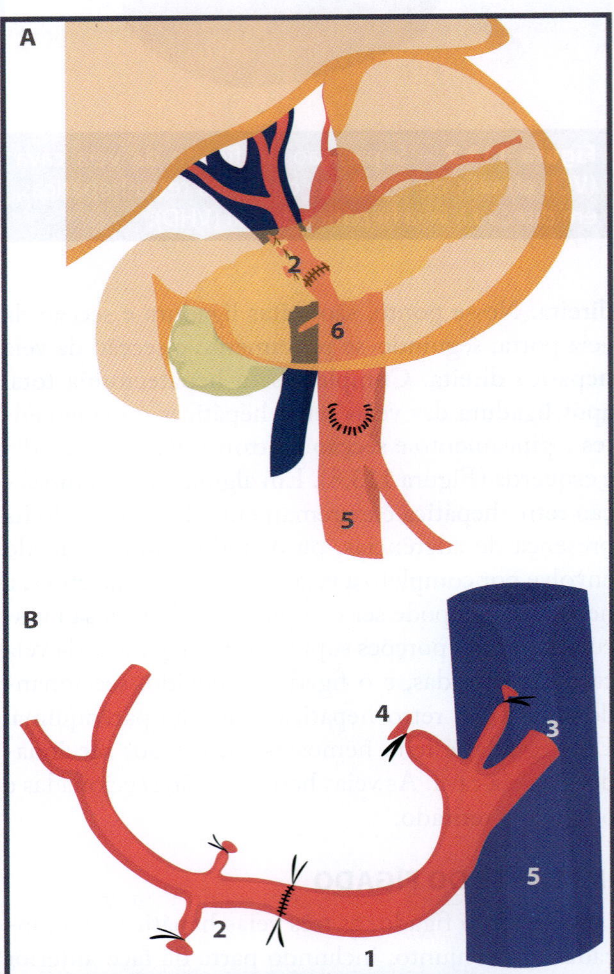

Figura 113.10 – A) Reconstrução arterial com enxerto interposto de artéria ilíaca entre a aorta infrarrenal e o tronco celíaco do doador por via retrogástrica. B) Reconstrução arterial com artéria esplênica do receptor, rodada em direção ao tronco celíaco. 1 – Artéria esplênica; 2 – Tronco celíaco do doador; 3 – Tronco celíaco do receptor; 4 – Artéria hepática do receptor; 5 – Aorta, 6 – Enxerto de artéria ilíaca do doador.

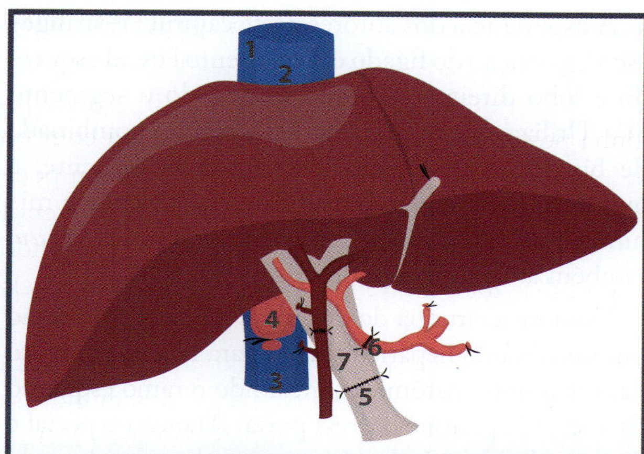

Figura 113.11 – Aspecto final do implante do enxerto hepático pela técnica de *piggyback*. 1 – Cava supra-hepática do receptor; 2 – Cava supra-hepática do doador; 3 – Cava infra-hepática do receptor; 4 – Cava infra-hepática do doador; 5 – Anastomose portal; 6 – Anastomose arterial; 7 – Anastomose biliar ducto/ducto.

TRANSPLANTE COM FÍGADO BIPARTIDO (*SPLIT LIVER TRANSPLANTATION*)

Essa técnica permite que um fígado de um doador falecido seja dividido em dois enxertos para dois receptores diferentes. Seu objetivo inicial foi aumentar o número de enxertos hepáticos para a população pediátrica, sem reduzir o número de transplantes em adultos. Os primeiros casos foram descritos em 1988, por Pichlmayr et al., na Alemanha,[69] e Bismuth et al., na França.[70]

Embora bastante complexa do ponto de vista técnico e logístico, quando aplicada de forma correta e por equipes experientes, a técnica da bipartição hepática proporciona resultados semelhantes aos do método convencional.[71-75]

A bipartição do fígado pode ser feita de duas maneiras. Na técnica *ex situ,* o fígado é retirado do doador falecido e a divisão é feita durante a cirurgia de banco. Na técnica *in situ,* o fígado é totalmente dividido no doador durante a captação de múltiplos órgãos. A técnica *in situ,* tem como vantagens o reconhecimento mais fácil das estruturas vasculares e biliares e, o mais importante, elimina o tempo de isquemia e o aquecimento do fígado durante a cirurgia de banco. Por outro lado, ela aumenta significativamente o tempo de captação, podendo pôr em risco a estabilidade do doador de múltiplos órgãos, interferindo negativamente com as outras equipes. A análise da literatura mostra resultados semelhantes entre as duas técnicas, sendo os fatores mais importantes a aplicação adequada do método e a experiência das equipes.[57-61] Visando usufruir dos aspectos positivos de cada método, são descritas a técnica combinada, *in situ* mais *ex situ*,[76] utilizadas rotineiramente.

Política de alocação de fígados: o PELD modificado

Para o desenvolvimento da bipartição hepática, é necessária uma política adequada de alocação de órgãos. Em 2002, foi introduzido nos Estados Unidos o sistema de pontuação MELD (*Model of End-stage Liver Disease*) para adultos e PELD (*Pediatric End-stage Liver Disease*) para crianças, com o objetivo de classificar pacientes e distribuir órgãos de acordo com a gravidade. Em 2006, quando da introdução no Brasil do sistema de alocação MELD/PELD, foi introduzido o PELD modificado, em que o PELD calculado é multiplicado por três, sendo esse o valor final para inclusão das crianças de até 12 anos na lista de espera. Assim, as crianças passaram a figurar nas primeiras colocações da lista de espera, gerando efeitos positivos, como o aumento significativo dos transplantes pediátricos com doadores falecidos e um grande impulso na utilização da bipartição hepática, uma vez que os melhores doadores são oferecidos para as crianças. No estado de São Paulo, onde se concentra o maior número de serviços especializados em transplante pediátrico, no período pós-PELD, houve um aumento de 62% dos transplantes pediátricos com doadores falecidos. Observou-se também que o emprego da técnica de bipartição sofreu um aumento da ordem de seis vezes e que o tempo médio de espera em lista foi reduzido de 20,8 para 2,7 meses ($p < 0,01$).[77]

Seleção do doador

A seleção do doador para a realização da bipartição hepática deve ser feita dentro de critérios rigorosos.[78] Em princípio, o limite superior de idade não deve ultrapassar os 50 anos. O doador deve apresentar estabilidade hemodinâmica, sem necessidade de altas doses de drogas vasoativas, os valores das enzimas hepáticas AST e ALT não devem ultrapassar três vezes os valores normais, o valor limite para o sódio sérico é de 160 mEq/L e o tempo máximo de internação em UTI é de cinco dias. Os fígados esteatóticos devem ser, em princípio, descartados.

Seleção do receptor

A seleção do receptor influi de forma significativa na sobrevida dos pacientes submetidos ao transplante com enxertos parciais. De fato, as séries iniciais com a bipartição incluíam grande proporção de pacientes de alto risco, causando impacto negativo nos resultados.[79] A fórmula para o sucesso do transplante com enxerto parcial inclui o estado clínico do paciente, o volume do fígado proporcionado pelo doador em relação ao peso do receptor, fatores do doador, supramencionados, e fatores técnicos relacionados ao procedimento cirúrgico. Portanto, pacientes adultos com doença crônica avançada, bem como os portadores de hepatite fulminante, devem ser judiciosamente avaliados para a utilização de enxerto parcial proveniente da bipartição. Na população pediátrica, esse problema é amenizado, pois, na maioria das vezes, os receptores são pequenos, pesando menos de 25 kg. Nesses casos, a quantidade de fígado obtida com o segmento lateral esquerdo costuma ser suficiente.

Técnica de bipartição hepática

A bipartição hepática pode gerar enxertos de diferentes tamanhos de acordo com o plano de secção do fígado (Figura 113.12). A separação, quando feita no plano logo à direita do ligamento falciforme, produz um enxerto formado pelos segmentos II e III (segmento lateral esquerdo), utilizado para crianças abaixo de 25 kg, e outro formado pelos segmentos I, IV, V, VI, VII e VIII (lobo direito estendido), apropriado para receptores adultos. A divisão, quando feita no plano entre as veias média e direita, produz um enxerto formado pelos segmentos I, II, III e IV (lobo esquerdo) e outro formado pelos segmentos V, VI, VII e VIII (lobo direito). Essa divisão permite o transplante para dois adultos de menor tamanho.

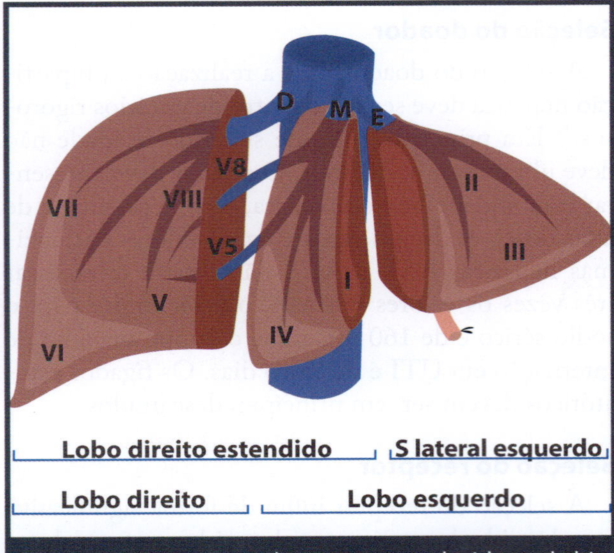

Figura 113.12 – Tipos de enxertos produzidos pela bipartição hepática de acordo com o plano de separação.

A experiência dos autores deste capítulo restringe-se à bipartição do fígado em segmento lateral esquerdo e lobo direito estendido (incluindo o segmento IV). Utiliza-se, rotineiramente, a técnica combinada de bipartição do fígado, descrita anteriormente, e que tem como objetivo usufruir as vantagens e minimizar as dificuldades das técnicas *in situ* e *ex situ*, também anteriormente descritas.[76]

Durante a cirurgia do doador, é realizada dissecção mínima do hilo hepático apenas para reconhecimento das estruturas anatômicas, incluindo o ramo esquerdo da artéria hepática e da veia porta. Atenção especial é dispensada à artéria hepática esquerda, considerando seu calibre, comprimento, possíveis variações anatômicas, além da sua relação com a artéria hepática direita. A veia hepática esquerda é parcialmente dissecada, e a linha de secção do parênquima, demarcada com bisturi elétrico, cerca de meio centímetro à direita do ligamento falciforme. Em seguida, a extração do fígado é feita da maneira usual (Figura 113.13).

A separação do fígado na cirurgia de banco é facilitada pelo reconhecimento prévio das estruturas do hilo. No serviço dos autores, sempre se utiliza a técnica microcirúrgica para reconstrução arterial no receptor pediátrico. Com isso, é possível, na maio-

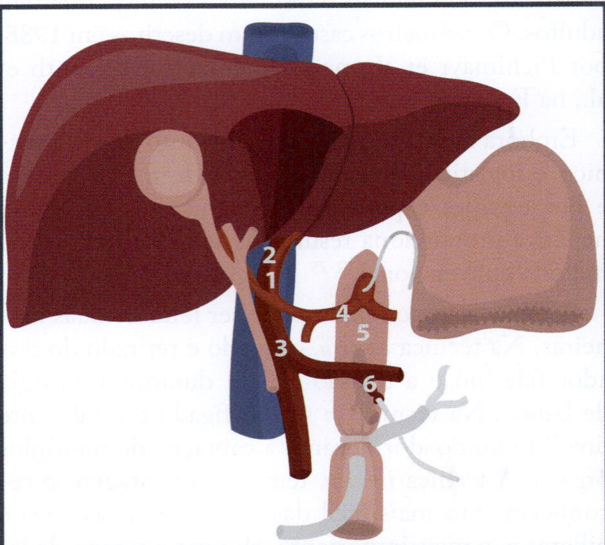

Figura 113.13 – Técnica combinada de bipartição hepática. Antes da extração, realiza-se uma dissecção parcial das estruturas do hilo. Em casos estáveis, pode-se iniciar a separação do parênquima. A retirada do fígado é feita de forma convencional.[11] 1 – Artéria hepática esquerda; 2 – Ramo esquerdo da veia porta; 3 – Veia porta; 4 – Artéria hepática comum; 5 – Aorta; 6 – Veia mesentérica inferior.

ria das vezes, fazer a divisão de maneira a preservar o tronco celíaco para o fígado direito, deixando somente a artéria hepática esquerda para o segmento lateral. A veia porta esquerda é seccionada logo acima da sua emergência do tronco portal, que é deixado para o fígado direito. A veia hepática esquerda é facilmente isolada e separada da veia cava. A secção do parênquima é feita com bisturi ultrassônico. Os vasos pequenos são cauterizados com bisturi bipolar, e os vasos maiores, bem como os ductos biliares, são ligados ou suturados. Invariavelmente, ramos portais e arteriais do segmento IV são interrompidos durante esse tipo de divisão, podendo ocasionar complicações isquêmicas no período pós-transplante. A separação do parênquima é completada após o encontro da via biliar, cujo ponto de secção no ducto hepático esquerdo é determinado com o auxílio da colangiografia. O ducto biliar principal é sempre mantido junto com o lobo direito. A Figura 113.14 mostra o aspecto final da bipartição do fígado.

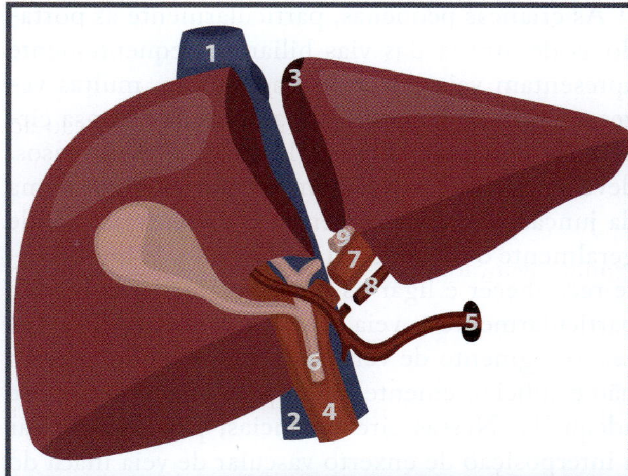

Figura 113.14 – Aspecto final da separação *ex situ* do fígado, para uma criança (segmentos II + III) e um adulto (segmentos I + IV + V + VI + VII + VIII). 1 – Veia cava supra-hepática; 2 – Veia cava infra-hepática; 3 – Óstio da veia hepática esquerda; 4 – Veia porta; 5 – Tronco celíaco; 6 – Colédoco; 7 – Ramo esquerdo da veia porta; 8 – Artéria hepática esquerda; 9 – ducto biliar esquerdo.

Técnica de implante

Na maioria das vezes, a implantação do lobo direito estendido é feita de maneira semelhante à do transplante convencional, uma vez que são preservadas as veias cavas, o tronco portal, o tronco celíaco e o ducto biliar principal (Figura 113.14).

A hepatectomia do receptor pediátrico é obrigatoriamente feita com a técnica de preservação da veia cava (ver Figura 113.8). Uma pinça vascular é aplicada nas três veias do receptor, incluindo parte da face anterior da veia cava (ver Figura 113.9 A). As três veias hepáticas são intercomunicadas, formando um óstio único para anastomose com a veia do enxerto (ver Figura 113.9 B). O diâmetro das veias do receptor deve ser maior que o diâmetro da veia hepática do enxerto. Caso contrário, realiza-se a exclusão vascular total e amplia-se a veia do receptor por meio de incisão longitudinal sobre a face anterior da veia cava (Figura 113.15). A anastomose é feita por sutura contínua e evertente entre a veia hepática esquerda do enxerto, e a veia do receptor, com fio de Prolene® 5-0 ou 6-0.

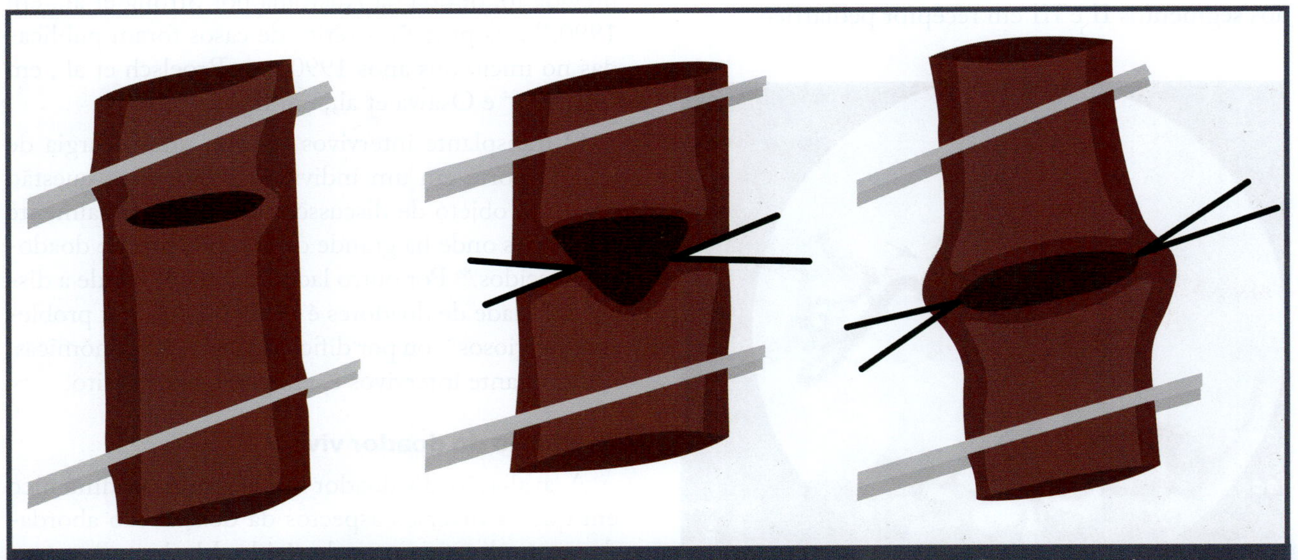

Figura 113.15 – Ampliação do diâmetro da veia por meio de abertura longitudinal na face anterior da veia cava.

As crianças pequenas, particularmente as portadoras de atresia das vias biliares, frequentemente apresentam veia porta de fino calibre, muitas vezes, com fluxo hepatofugal, através de extensa circulação colateral (Figura 113.16). Nesses casos, deve-se realizar a anastomose portal logo acima da junção das veias esplênica e mesentérica, onde geralmente o fluxo portal é adequado. É importante reconhecer e ligar os vasos colaterais da região, particularmente a veia gástrica esquerda. Por vezes, o segmento de veia porta esquerda do enxerto não é suficientemente longo para uma anastomose adequada. Nessas circunstâncias, pode-se utilizar a interposição de enxerto vascular de veia ilíaca do doador falecido ou da veia jugular interna do receptor. Outra opção eficiente é a implantação mais baixa do fígado na veia cava, permitindo a anastomose direta e sem tensão entre a veia porta do doador e do receptor.

Um aspecto importante da técnica utilizada pelos autores, no implante do receptor pediátrico, é a microcirurgia para reconstrução arterial, descrita originalmente para o transplante intervivos.[80,81] Ela permite maior flexibilidade para a bipartição, uma vez que possibilita a realização de anastomoses em vasos de fino calibre, deixando o tronco celíaco para o fígado direito, o que estimula a aceitação da bipartição pela equipe do receptor adulto. A técnica microcirúrgica permite, ainda, a reconstrução de mais de uma artéria, quando necessário. A anastomose é feita com pontos separados de mononylon 9-0 ou 10-0. Em todos os casos, a reconstrução biliar é feita por anastomose hepatojejunal em Y de Roux. A Figura 113.17 mostra o aspecto final do implante dos segmentos II e III em receptor pediátrico.

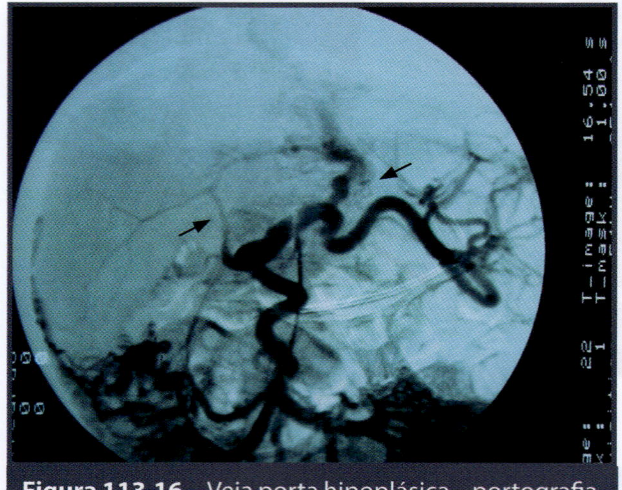

Figura 113.16 – Veia porta hipoplásica – portografia.

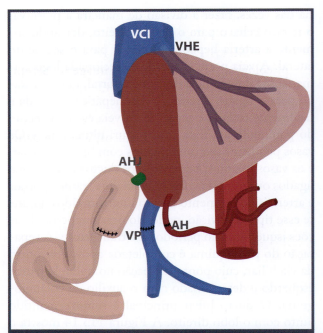

Figura 113.17 – Aspecto final do implante dos segmentos II + III em receptor pediátrico. VCI: veia cava inferior; VHE: veia hepática esquerda; VP: veia porta; AH: artéria hepática; AHJ: anastomose hepatojejunal.

TRANSPLANTE DE FÍGADO INTERVIVOS

No transplante intervivos, uma parte do fígado de um doador sadio é utilizada como enxerto para transplante. Essa técnica foi inicialmente desenvolvida para pacientes pediátricos com insuficiência hepática e posteriormente aplicada em adultos.

O primeiro transplante intervivos foi realizado no Brasil por Raia et al., em 1988.[82] A primeira sobrevida foi obtida na Austrália por Strong et al., em 1990,[83] e as primeiras séries de casos foram publicadas no início dos anos 1990, por Broelsch et al., em Chicago[84] e Osawa et al., em Kyoto.[85]

O transplante intervivos envolve uma cirurgia de grande porte em um indivíduo sadio. Essa questão tem sido objeto de discussões éticas, principalmente nos países onde há grande disponibilidade de doadores falecidos.[86] Por outro lado, nas regiões onde a disponibilidade de doadores é pequena, seja por problemas religiosos[87] ou por dificuldades socioeconômicas, o transplante intervivos é, em geral, mais aceito.

Avaliação do doador vivo

A avaliação do doador é um processo dinâmico em que os diversos aspectos da doação são abordados segundo um protocolo rígido. Idealmente, a avaliação é feita em fases sequenciais, permitindo um tempo suficiente para que o candidato reflita sobre a decisão de ser um doador.

Os candidatos são submetidos a avaliação clínica, psicológica, laboratorial e de imagem. Sempre que necessário, são solicitadas consultas com profissionais de outras especialidades. Por meio do consentimento pós-informado, os doadores recebem informações sobre detalhes técnicos, além de dados sobre mortalidade e complicações da cirurgia. As contraindicações mais comuns para a doação são: incompatibilidade ABO, idade acima de 50 anos, doenças crônicas, obesidade, alterações da anatomia ou da função hepática, distúrbios psicológicos ou psiquiátricos e incapacidade de compreender o procedimento.

Tipos de enxertos

Para garantir as necessidades metabólicas do receptor no pós-transplante, o volume do enxerto implantado deve ser ≥ 1% do peso do receptor. Outros fatores que podem comprometer o funcionamento do enxerto parcial são a drenagem venosa incompleta, principalmente no lobo direito,[88] e a presença de hipertensão portal com valores acima de 20 mmHg após o implante.[89,90] Como veremos adiante, diferentes estratégias podem ser utilizadas para garantir a drenagem venosa, sobretudo nos enxertos de lobo direito, e para a modulação da pressão portal. Outro aspecto fundamental diz respeito à condição clínica do receptor. Em princípio, pacientes adultos com hepatopatia avançada e com complicações, como a síndrome hepatorrenal, não são bons candidatos ao transplante intervivos.[91]

Para as crianças com peso de até 25 kg, o segmento lateral esquerdo é suficiente. Nesses casos, realiza-se somente a ultrassonografia com Doppler para avaliação do parênquima e da anatomia vascular do doador. Nos pacientes de maior peso, incluindo as crianças maiores e os adultos, realiza-se a angiotomografia ou a angiorressonância hepática para avaliação detalhada da anatomia das veias hepáticas, dos ramos portais, dos ramos arteriais e para cálculo da volumetria hepática. Nos casos de doadores do lobo direito, realiza-se a colangiorressonância para a avaliação da via biliar direita, pois é comum o encontro de variações anatômicas que podem contraindicar o procedimento (Figura 113.18).

No cálculo da volumetria hepática, é importante observar o volume do remanescente hepático, cujo valor mínimo aceito é de 30% em relação ao volume total do fígado.[92,93]

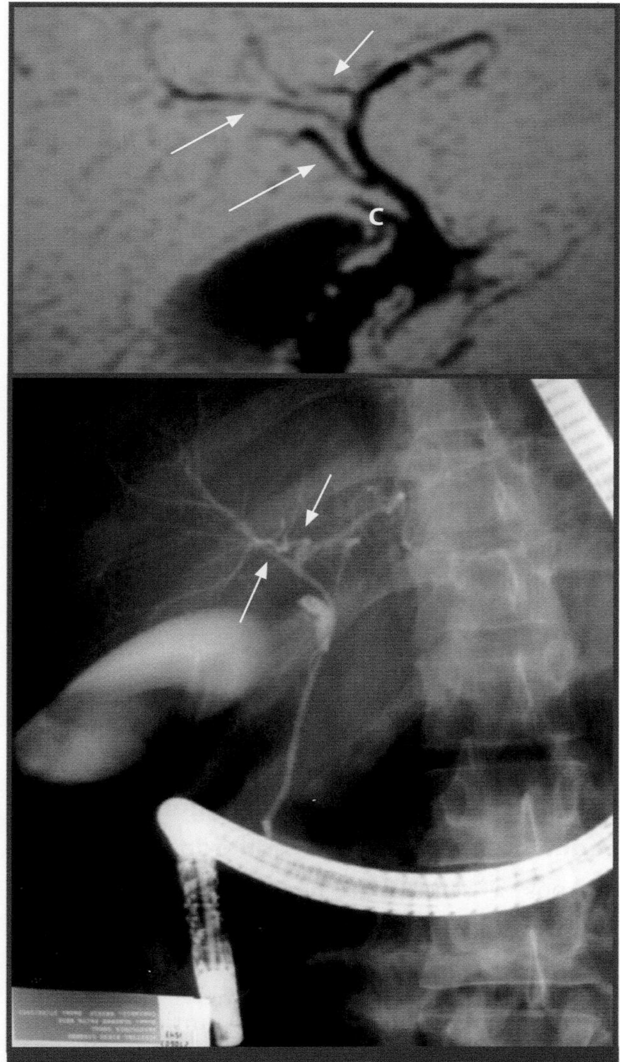

Figura 113.18 – Colangiografia doador.[2] (C) ducto cístico – setas demonstram a presença de múltiplas vias biliares à direita.

Aspectos técnicos da cirurgia do doador vivo

Utiliza-se sempre uma incisão combinada em J, que é feita desde o apêndice xifoide, até meio caminho em direção à cicatriz umbilical, estendendo-se, a partir desse ponto, em direção ao flanco direito (Figura 113.19).

A secção do parênquima é sempre feita com bisturi ultrassônico, e a hemostasia, com bisturi bipolar. Em todos os casos, o enxerto é retirado e perfundido na bandeja com solução de preservação HTK®, pelo ramo portal. A solução de preservação é também instilada pela via biliar e pela artéria do enxerto. Quando necessárias, as reconstruções vasculares ou biliares são realizadas nesse tempo.

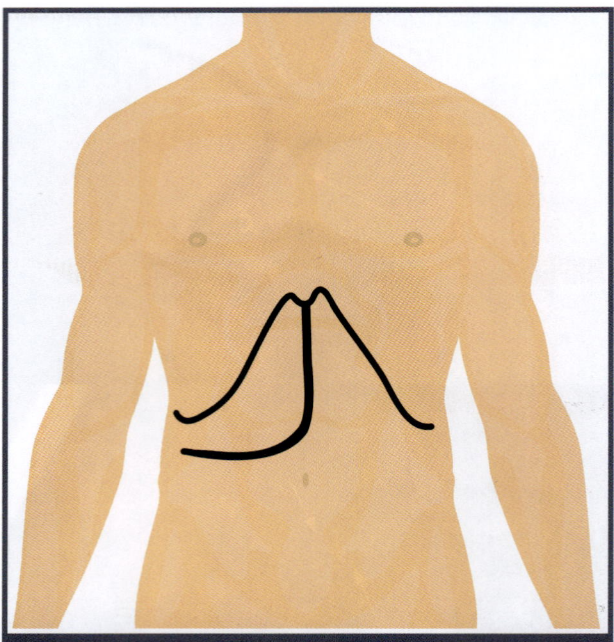

Figura 113.19 – Incisão em J que vai desde o manúbrio do esterno até o meio do caminho da cicatriz umbilical, seguindo, a partir daí, em direção ao flanco direito.

Enxertos de fígado esquerdo (Figura 113.20)

Segmentectomia lateral esquerda (II+III)

Após a secção do ligamento triangular esquerdo, a veia hepática esquerda é identificada. Mobilizam-se os segmentos II + III para a direita, procedendo-se à secção do ligamento gastro-hepático junto ao ducto de Arantius, em direção cranial. Quando presente, a artéria hepática esquerda, ramo da artéria gástrica esquerda, deve ser preservada e, se necessário, implantada no receptor (Figura 113.21 A). Inicia-se a dissecção do hilo pela individualização da artéria hepática esquerda e do ramo esquerdo da veia porta. A linha de secção é feita logo à direita do ligamento falciforme. A separação do parênquima segue até o encontro da via biliar esquerda, cujo ponto de secção é determinado pela colangiografia intraoperatória, através do ducto cístico. Após a secção do ducto biliar esquerdo, a separação do parênquima é completada, tendo como última etapa a individualização da veia hepática esquerda.

Lobectomia esquerda (II + III + IV)

Com relação ao procedimento anterior, são incluídos o segmento IV e a veia hepática média (Figura 113.20). A mobilização do fígado e a dissecção do hilo são semelhantes às descritas para os segmentos II + III. Em alguns casos, a artéria do segmento

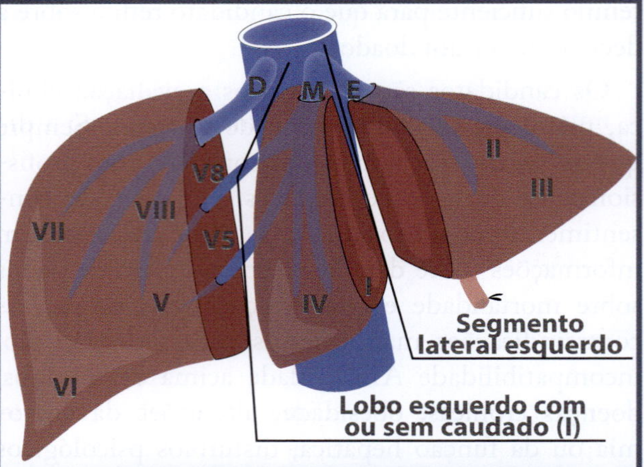

Figura 113.20 – Tipos de enxertos obtidos a partir do fígado esquerdo: segmento lateral esquerdo (II + III); lobo esquerdo (II + III + IV); lobo esquerdo mais caudado (I + II + III + IV).

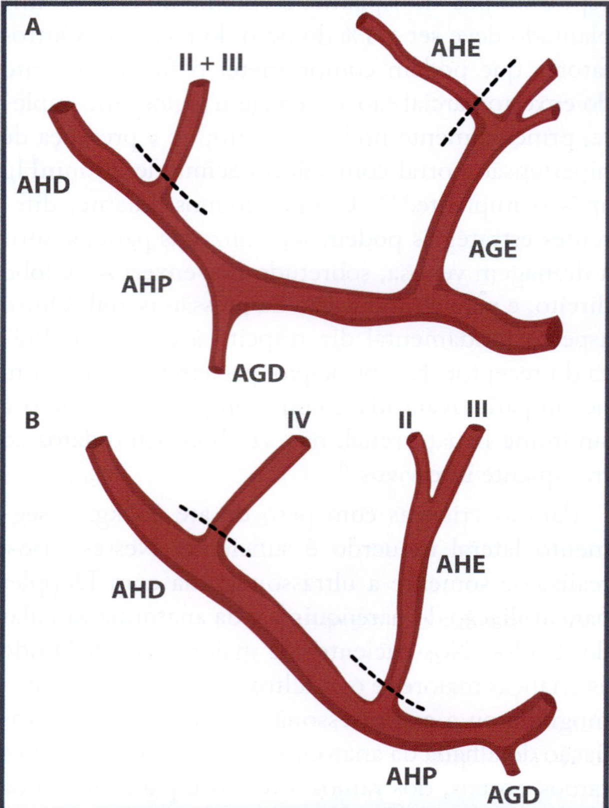

Figura 113.21 – A) A artéria hepática esquerda, ramo da artéria gástrica esquerda, deve ser mantida tanto nos enxertos dos segmentos II + III quanto nos enxertos do lobo esquerdo. B) A artéria do segmento IV, ramo da artéria hepática direita, deve ser mantida nos enxertos do lobo esquerdo. As linhas tracejadas mostram o nível de secção das artérias. AHE: artéria hepática esquerda; AGE: artéria gástrica esquerda; AHD: artéria hepática direita; AHP: artéria hepática própria; AGD: artéria gastroduodenal.

IV é proveniente da artéria hepática direita (Figura 113.21 B). Nessa situação, ela deve ser mantida com o enxerto e, se necessário, implantada no receptor. A linha de secção do parênquima é feita logo à direita da veia hepática média, em direção ao leito da vesícula.

Lobectomia esquerda com lobo caudado (I + II + III + IV)

A inclusão do lobo caudado esquerdo aumenta em cerca de 10% o volume do enxerto de lobo esquerdo.[94] Nesse procedimento, o lobo caudado é separado da veia cava por meio da ligadura das veias retro-hepáticas. A secção do parênquima é feita em um plano vertical em direção à veia cava. A divisão é feita com o auxílio de uma fita colocada entre a veia cava e a face posterior do fígado, para suspensão deste, técnica conhecida como *hanging maneuver*.[95]

Enxertos de fígado direito (Figura 113.22)

Lobectomia direita (V + VI + VII + VIII)

O primeiro passo é a mobilização do lobo direito por meio da secção do ligamento triangular direito. Os ramos venosos retro-hepáticos são seccionados, e a veia hepática direita, individualizada. As veias retro-hepáticas maiores que 5 mm são preservadas para posterior implante no receptor. Os ramos direitos da artéria hepática e da veia porta são individualizados. Para evitar a isquemia da via biliar remanescente do doador, a dissecção proximal da artéria direita não deve se estender além do nível correspondente à face lateral do ducto colédoco.[96] A linha de secção do parênquima é feita medialmente à veia hepática direita, em direção ao leito da vesícula (Figura 113.22).

A drenagem dos segmentos anteriores, V e VIII, é frequentemente feita por veias de largo calibre, tributárias da veia hepática média (Figura 113.22). Durante a secção do parênquima, essas veias, quando maiores que 5 mm, devem ser preservadas para implante no receptor, por meio de interposição de enxertos vasculares (artéria ou veia ilíaca) de doador falecido.

A colangiografia intraoperatória é feita em diferentes ângulos para o reconhecimento da anatomia da via biliar direita. Esta é frequentemente dupla ou apresenta um ducto único bastante curto (Figura 113.23). Nesses casos, a dissecção deve ser extremamente cuidadosa, para evitar a lesão traumática do ducto comum ou da via biliar esquerda.

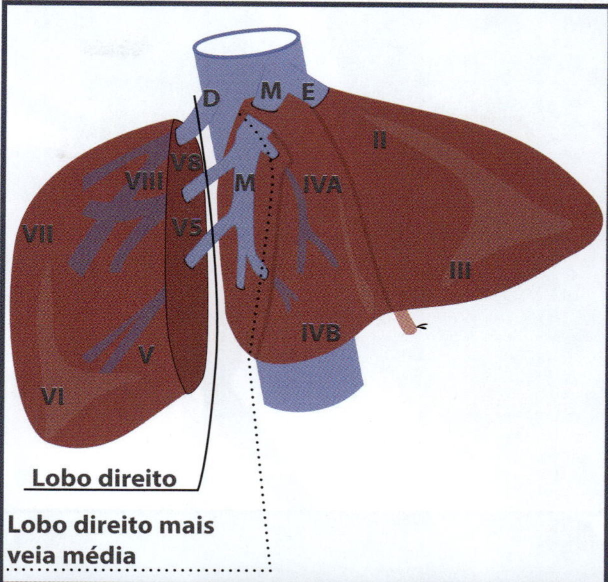

Figura 113.22 – Tipos de enxertos do fígado direito. A linha cheia mostra o plano de secção na lobectomia direita. A linha pontilhada mostra o plano de dissecção para inclusão da veia média. A veia média é esculpida e separada do segmento IV, que por sua vez permanece integralmente com o remanescente hepático. Na lobectomia direita sem inclusão da veia média, as veias dos segmentos anteriores (V5 e V8), quando maiores que 5 mm, devem ser preservadas para implante. Na lobectomia direita, com inclusão da veia média, deve-se preservar a veia do segmento IV A, para garantir a drenagem do segmento IV.

Uma vez seccionada a via biliar, utiliza-se a manobra da suspensão do fígado,[95] prosseguindo-se na dissecção em direção à veia cava, até a separação completa do enxerto. Na presença de via biliar dupla, os ductos podem ou não ser aproximados – ductoplastia – para formação de um ducto único durante a cirurgia de banco.

Lobectomia direita com inclusão da veia média

Fan et al.[88] demonstraram a importância da drenagem dos segmentos anteriores, V e VIII, no transplante com enxerto de lobo direito. Reconhecendo que, na maioria das vezes, a drenagem desses segmentos é feita por veias tributárias da veia hepática média, esses autores propuseram a sua inclusão para garantir a drenagem venosa completa do lobo direito.[88] Para tanto, é necessária cuidadosa avaliação pré-operatória da anatomia da veia média, bem como da drenagem venosa do segmento IV remanescente, para o doador. Muitas vezes, é possível incluir a veia média, ou ramos dela, sem comprometer a drena-

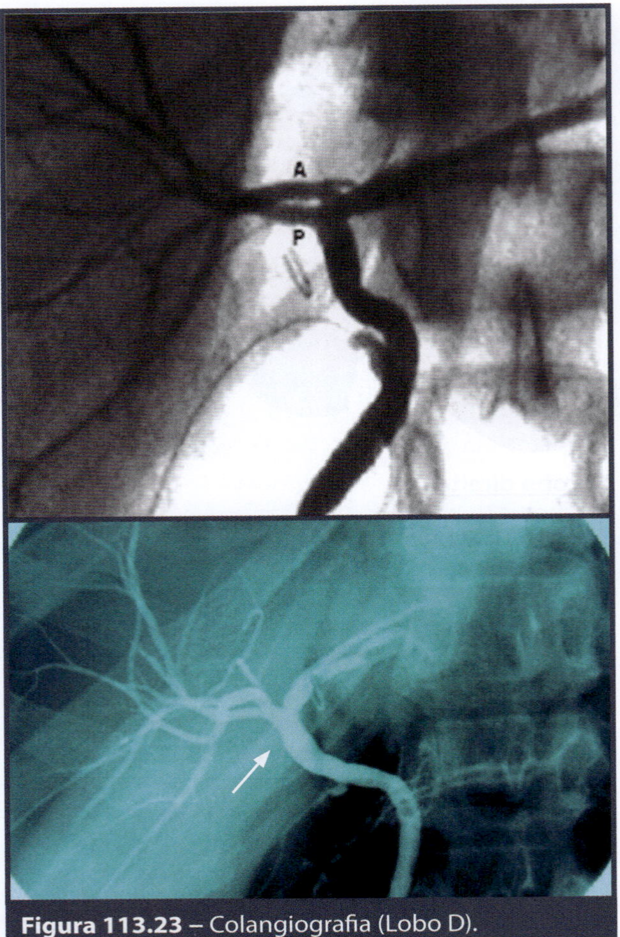

Figura 113.23 – Colangiografia (Lobo D).

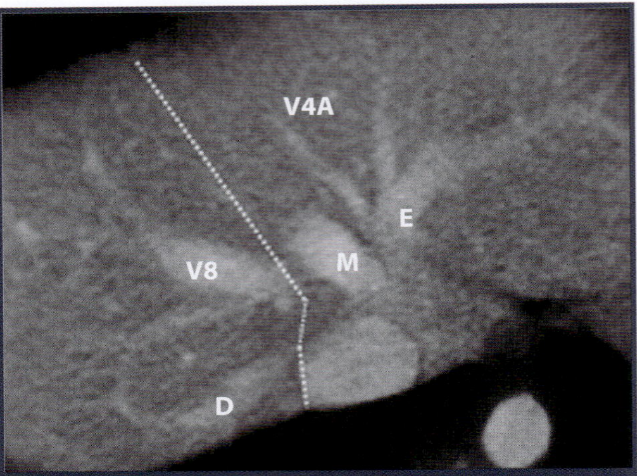

Figura 113.24 – Angio CT – veias hepáticas. D: Veia hepática direita; M: Veia hepática média; E: Veia hepática esquerda; V8: Veia de drenagem do segmento VIII; V4A: Veia de drenagem do segmento IV.

gem do segmento IV.[97] A linha de secção é a mesma da lobectomia direita convencional. Durante a divisão do parênquima, a veia média é separada do segmento IV até o encontro da veia do segmento IV A (parte superior do segmento IV), que é preservada. Geralmente, a veia do segmento IV A é suficiente para drenagem adequada de todo o segmento IV (ver Figura 113.22). Em outras situações, a veia do segmento IV A drena para a veia hepática à esquerda (Figura 113.24).

A seguir, a veia média e a veia direita são seccionadas para a retirada do enxerto. Na cirurgia de banco, a veia hepática direita e a veia média são unidas, formando um óstio comum para implantação na veia cava do receptor.[98]

Cirurgia do receptor

Na abordagem do hilo hepático, os ramos arteriais e portais são dissecados e seccionados na altura da borda hepática, para obter maior comprimento dos vasos. Quando se planeja utilizar o ducto colédoco para reconstrução biliar, este deve ser seccionado acima da bifurcação dos hepáticos e a sua vascularização deve ser preservada, evitando-se a dissecção extensa da artéria hepática direita. Nos casos previamente submetidos à quimioembolização, a parede das artérias costuma estar comprometida, obrigando a uma dissecção proximal mais extensa. As outras fases da hepatectomia são feitas de maneira semelhante à descrita anteriormente, tanto para adultos quanto para crianças.

Implante do segmento lateral esquerdo e do lobo esquerdo

O implante do enxerto dos segmentos II e III é feito como já descrito na técnica de bipartição hepática (ver Figura 113.17). Com relação ao implante do enxerto de lobo esquerdo, a única diferença é que a anastomose da veia cava é feita com as veias média e esquerda do doador.

Nas crianças muito pequenas, o enxerto pode sofrer distúrbios de perfusão em virtude do baixo influxo sanguíneo em relação ao tamanho do fígado do doador, situação denominada *large for size syndrome*.[99,100] Alguns autores preconizam a utilização de enxerto monossegmentar, quando a relação entre o peso do enxerto e o peso do receptor for maior que 4%.[99,100] Segundo experiência dos autores deste capítulo, essa técnica é raramente utilizada com essa finalidade, mesmo em casos com maiores desproporções entre peso do enxerto e peso do receptor.[81]

É preciso ponderar aspectos técnicos quando da ocorrência de um enxerto que supere a relação de 4% do peso do receptor. O primeiro aspecto nesta discussão é o calibre e o fluxo da veia porta, no receptor. A associação de enxerto grande com veia porta hipoplásica (e de baixo fluxo) pode determinar disfunção do enxerto, por hipofluxo. Outra associação desfavorável é a ocorrência de síndrome compartimental, por compressão da parede abdominal em receptores com pouca cavidade e enxertos grandes. Nessa situação, deve-se proceder à redução do enxerto e/ou optar por não fechamento da cavidade abdominal. A realização do Doppler intraoperatório pode auxiliar na decisão.

No transplante de fígado intervivos, os enxertos podem ter mais de uma artéria (ver Figura 113.21). Nesses casos, procede-se à anastomose da artéria principal. Havendo refluxo pulsátil pelo coto das outras artérias, não é necessário realizar outras anastomoses. Caso contrário, ou quando as artérias forem muito finas, preconiza-se a realização das outras anastomoses pelo maior risco de trombose. Essas manobras são enormemente facilitadas pela utilização da técnica microcirúrgica.

Na maioria das crianças, a reconstrução biliar é feita por anastomose hepatojejunal em Y de Roux, uma vez que a principal indicação do transplante é a atresia de vias biliares. Nos outros casos, sempre que possível, realiza-se a reconstrução biliar ducto a ducto.

Implante do lobo direito

Os princípios fundamentais para o sucesso do transplante intervivos com lobo direito são o volume adequado do enxerto em relação ao peso do receptor (≥ 1%), a drenagem venosa completa do fígado e a modulação da pressão portal para evitar o hiperfluxo sobre o enxerto.

Áreas do fígado sem drenagem venosa sofrem disfunção secundária à isquemia por congestão. Portanto, recomenda-se sempre a implantação das veias maiores que 5 mm de diâmetro.[101]

Nos casos de lobo direito sem inclusão da veia média, após completar a hepatectomia total, a veia hepática direita é ocluída com uma pinça de Satinsky, incluindo uma porção da face anterior da veia cava. A anastomose é feita entre as veias hepáticas direitas do doador e do receptor. As veias hepáticas posteriores maiores que 5 mm são implantadas diretamente sobre a veia cava. As veias dos segmentos V e VIII são implantadas na veia cava, utilizando-se enxertos vasculares (Figuras 113.25 A, B e C).

Nos casos de lobo direito com inclusão da veia média, a hepatectomia é completada sob exclusão vascular total. A veia hepática direita é exposta e ampliada nos sentidos longitudinal e transversal, formando uma abertura triangular que é anastomosada ao óstio formado pela junção das veias direita e média do doador, realizada durante a cirurgia de banco (Figuras 113.26 A, B, C e D).

A anastomose portal é feita entre a veia porta do receptor e o ramo portal direito do doador. Quando

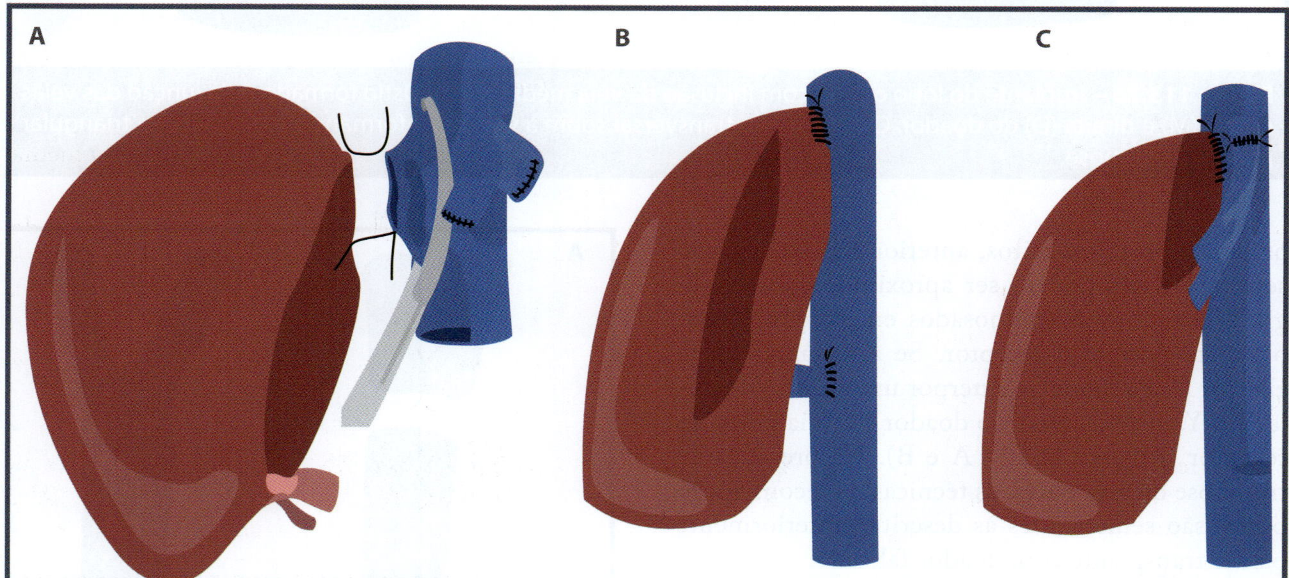

Figura 113.25 – Implante do lobo direito. A) Anastomose entre as veias hepáticas direitas do doador e do receptor (VHD). B) Implantação de veia hepática posterior diretamente na veia cava (VHP). C) Implantação das veias dos segmentos V e VIII com enxerto vascular.

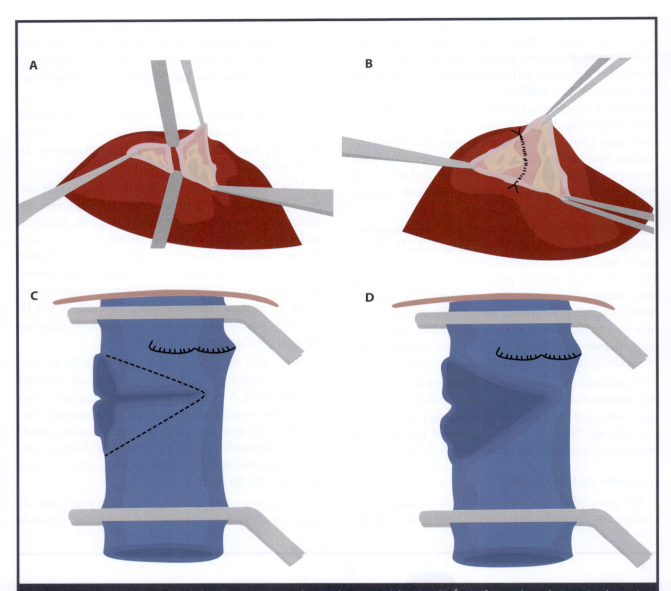

Figura 113.26 – Implante do lobo direito com inclusão da veia média. A e B) Óstio formado pela junção das veias média (M) e direita (D) do doador. C e D) Incisão transversal sobre a veia cava, formando uma abertura triangular para a anastomose.

os ramos portais direitos, anterior e posterior, são separados, eles podem ser aproximados na cirurgia de banco e anastomosados em conjunto com o tronco portal do receptor. Se a distância entre eles for longa, pode-se interpor um enxerto vascular em Y entre as veias do doador e a veia porta do receptor (Figuras 113.27 A e B). Na presença de trombose da veia porta, as técnicas de reconstrução portal são semelhantes às descritas anteriormente para o transplante com doador falecido.

A reconstrução arterial é feita por técnica microcirúrgica. Na presença de duas artérias, utiliza-se a mesma estratégia descrita para o implante do lobo esquerdo.

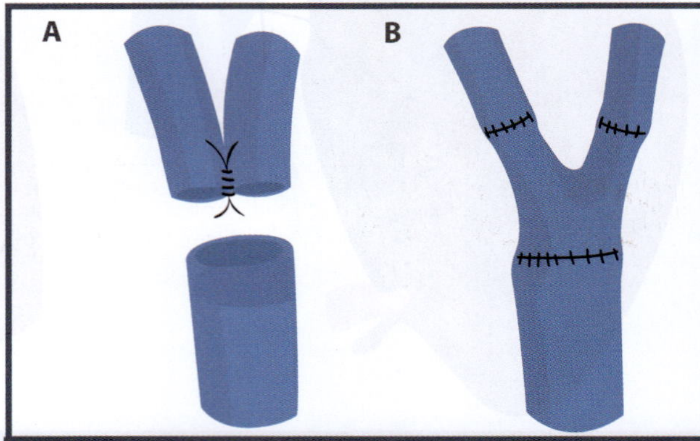

Figura 113.27 – A) Aproximação dos ramos portais direitos para anastomose com a veia porta do receptor. B) Interposição de enxerto vascular em Y.

Completada a revascularização, realiza-se a medida da pressão portal, por meio de sonda introduzida pela veia mesentérica inferior. Valores de pressão portal superiores a 20 mmHg podem resultar em hiperfluxo e causar disfunção do enxerto.[89,90,102] Nesses casos, diferentes estratégias, como ligadura da artéria esplênica, esplenectomia ou derivação portossistêmica, são bastante efetivas, possibilitando o uso de enxertos de até 0,8% do peso do receptor.[103-105] A embolização pós-operatória da artéria esplênica pode ser também utilizada com sucesso.[106]

Alguns autores publicaram recentemente resultados favoráveis com a utilização de enxertos de até 0,7% do peso do receptor, sem modulação da hipertensão portal no receptor, porém, com enxertos bem drenados e seleção adequada de candidatos.[107]

Sempre que possível, a reconstrução biliar é feita por meio de anastomose ducto a ducto, que pode ser elaborada de diferentes maneiras (Figuras 113.28 A, B, C e D). Para isso, é necessária a preparação adequada dos ductos biliares do receptor e do doador, como já mencionado. Quando a aproximação entre os ductos não for possível, utiliza-se a anastomose hepatojejunal em Y de Roux, que pode ser simples, dupla (Figura 113.28 E) ou combinada a uma anastomose ducto a ducto (Figura 113.28 F). A anastomose biliar é feita sem o uso de molde interno.

Em todos os casos, antes do fechamento da parede, realiza-se a drenagem da cavidade abdominal com dreno tubular em sistema fechado, junto à superfície de corte do enxerto hepático.

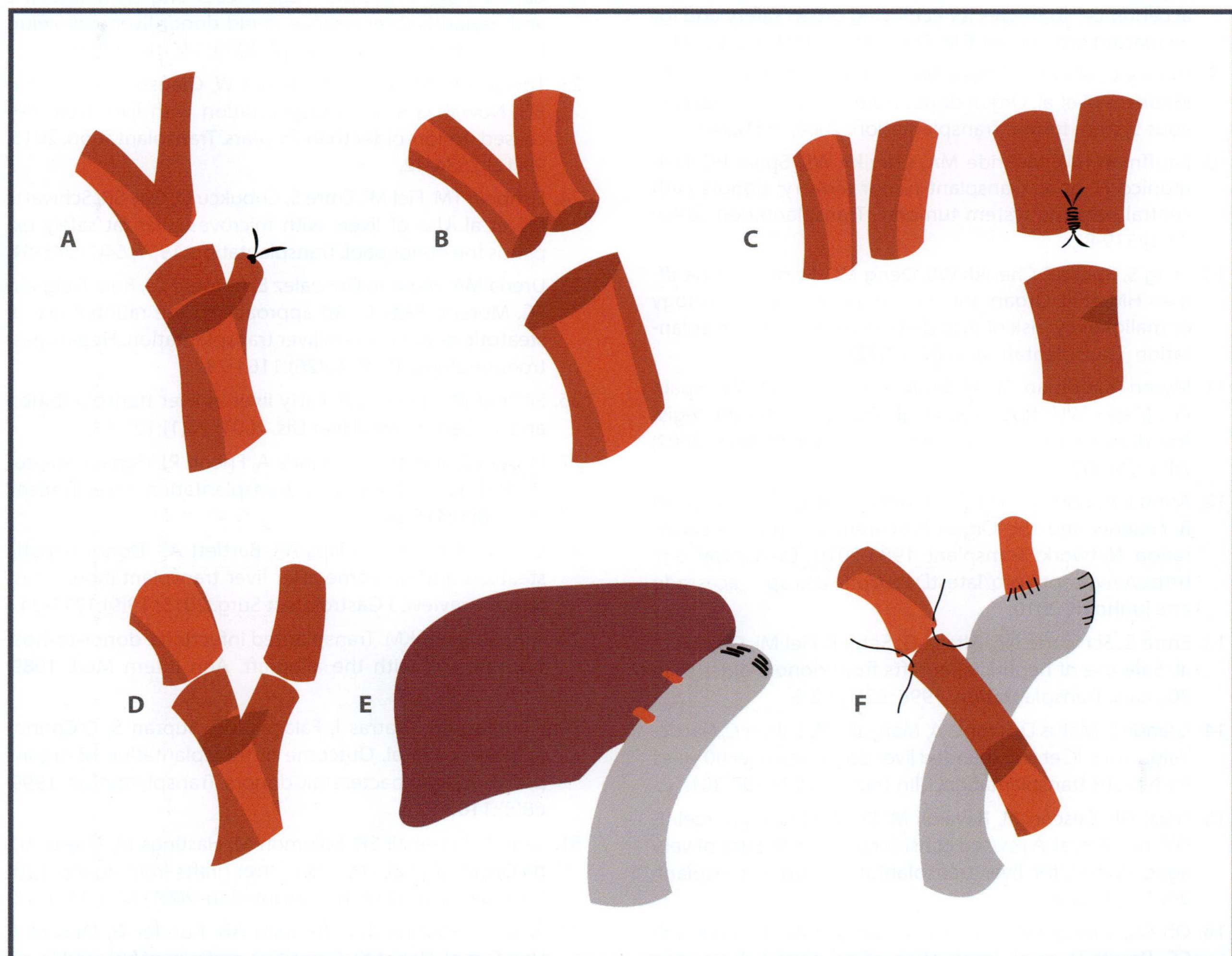

Figura 113.28 – Tipos de reconstrução biliar no transplante intervivos com lobo direito. A) Ducto a ducto simples. B) Ducto a ducto em cano de espingarda. C) Ducto a ducto após junção na cirurgia de banco. D) Ducto a ducto dupla. E) Hepatojejunal em Y de Roux. F) Combinada ducto a ducto mais hepatojejunal.

REFERÊNCIAS

1. Starzl TE, Groth CG, Brettschneider L, Penn I, Fulginiti VA, Moon JB et al. Orthotopic homotransplantation of the human liver. Ann Surg. 1968; 168(3):392-415.
2. [No authors listed]. National Institutes of Health Consensus Development Conference Statement: Liver Transplantation, June 20-23, 1983. Hepatology. 1984; 4(1 Suppl):107S-110S.
3. Starzl TE, Iwatsuki S, Van Thiel DH, Gartner JC, Zitelli BJ, Malatack JJ et al. Evolution of liver transplantation. Hepatology. 1982; 2(5):614-36.
4. Busuttil RW, Tanaka K. The utility of marginal donors in liver transplantation. Liver Transpl. 2003; 9(7):651-63.
5. Loinaz C, González EM. Marginal donors in liver transplantation. Hepatogastroenterology. 2000; 47(31):256-63.
6. Cuende N, Grande L, Sanjuan F, Cuervas-Mons V. Liver transplant with organs from elderly donors: spanish experience with more than 300 liver donors over 70 years of age. Transplantation. 2002; 73:1360.
7. Lopez-Navidad A, Caballero F. Extended criteria for organ acceptance. strategies for achieving organ safety and for increasing organ pool. Clin Transplant. 2003; 17:308-24.
8. Dentry O, Honoré P, Hans MF, Delbouille MH, Jacquet N, Meurisse M et al. Organ donors with primary central nervous system tumor. Transplantation. 2000; 70(1):244-8.
9. Kauffman HM, McBride MA, Cherikh WS, Spain PC, Delmonico FL et al. Transplant tumor registry: donors with central nervous system tumors1. Transplantation. 2002; 73(4):579-82.
10. Feng S, Buell JF, Cherikh WS, Deng MC, Hanto DW, Kauffman HM et al. Organ donors with positive viral serology or malignancy: risk of disease transmission by transplantation. Transplantation. 2002; 74(12):1657-63.
11. Myron Kauffman H, McBride MA, Cherikh WS, Spain PC, Marks WH, Roza AM et al. Transplant tumor registry: donor related malignancies. Transplantation. 2002; 74(3):358-62.
12. Annual Report of the US Scientific Registry of Transplant Recipients and the Organ Procurement and Transplantation Network: Transplant 1989-2010. Disponível em: http://www.optn.org/latestData/rptData.asp; acessado em: junho de 2010.
13. Emre S, Schwartz NE, Altaca G, Sethi P, Fiel MI, Guy SR et al. Safe use of hepatic allografts from donors older than 70 years. Transplantation. 1996; 62(1):62-5.
14. Grande L, Matus D, Rimola A, Manyalic M, Cabrer C, García-Valdecasas JC et al. Expanded liver donor age over 60 years for hepatic transplantation. Clin Transpl. 1998:297-301.
15. Grazi GL, Cescon M, Ravaioli M, Ercolani G, Pierangeli F, D'Errico A et al. A revised consideration on the use of very aged donors for liver transplantation. Am J Transplant. 2001; 1(1):61-8.
16. Oh CK, Sanfey HA, Pelletier SJ, Sawyer RG, McCullough CS, Pruett TL et al. Implication of advanced donor age on the outcome of liver transplantation. Clin Transplant. 2000; 14(4 Pt 2):386-90.
17. Verran D, Kusyk T, Painter D, Fisher J, Koorey D, Strasser S et al. Clinical experience gained from the use of 120 steatotic donor livers for orthotopic liver transplantation. Liver Transpl. 2003; 9(5):500-5.
18. Lipshutz GS, Baster-Lowe LA, Nguyen T, Jones KD, Ascher NL, Feng S et al. Death from donor-transmitted malignancy despite emergency liver retransplantation. Liver Transpl. 2003; 9(10):1102-7.
19. Mutimer DJ, Gunson B, Chen J, Berenguer J, Neuhaus P, Castaing D et al. Impact of donor age and year of transplantation on graft and patient survival following liver transplantation for hepatitis C virus. Transplantation. 2006; 81(1):7-14.
20. Petridis I, Gruttadauria S, Nadalin S, Viganò J, di Francesco F, Pietrosi G et al. Liver transplantation using donors older than 80 years: a single-center experience. Transplant Proc. 2008; 40(6):1976-8.
21. Rayhill SC, Wu YM, Katz DA, Voigt MD, Labrecque DR, Kirby PA et al. Older donor livers show early severe histological activity, fibrosis, and graft failure after liver transplantation for hepatitis C. Transplantation. 2007; 84(3):331-9.
22. Setzner M, Kashfi A, Setzner N, McCluskey S, Greig PD, Cattral MS et al. Recipient age affects long-term outcome and hepatitis C recurrence in old donor livers following transplantation. Liver Transpl. 2009; 15(10):1288-95.
23. Thorsen T, Aandahl EM, Bennet W, Olausson M, Ericzon BG, Nowak G et al. Transplantation with liver from deceased donors older than 75 years. Transplantation. 2015; 99(12):2534-42.
24. Fishbein TM, Fiel MI, Emre S, Cubukcu O, Guy SR, Schwartz ME et al. Use of livers with microvesicular fat safely expands the donor pool. Transplantation. 1997; 64(2):248-51.
25. Urena MA, Moreno Gonzalez E, Romero CJ, Ruiz-Delgado FC, Moreno Sanz C. An approach to the rational use of steatotic donor livers in liver transplantation. Hepatogastroenterology. 1999; 46(26):1164-73.
26. Selzner M, Clavien PA. Fatty liver in liver transplantation and surgery. Semin Liver Dis. 2001; 21(1):105-13.
27. Imber CJ, St Peter SD, Handa A, Friend PJ. Hepatic steatosis and its relationship to transplantation. Liver Transpl. 2002; 8(5):415-23.
28. Chu MJ, Dare AJ, Phillips AR, Bartlett AS. Donor hepatic steatosis and outcome after liver transplantation: a systematic review. J Gastrointest Surg. 2015; 19(9):1713-24.
29. Gottesdiener KM. Transplanted infections: donor-to-host transmission with the allograft. Ann Intern Med. 1989; 110(12):1001-16.
30. Freeman RB, Giatras I, Falagas ME, Supran S, O'Connor K, Bradley J et al. Outcome of transplantation of organs procured from bacteremic donors. Transplantation. 1999; 68(8):1107-11.
31. Satoi S, Bramhall SR, Solomon M, Hastings M, Mayer AD, de Goyet JV et al. The use of liver grafts from donors with bacterial meningitis. Transplantation. 2001; 72(6):1108-13.
32. Saab S, Ghobrial RM, Ibrahim AB, Kunder G, Durazo F, Han S et al. Hepatitis C positive grafts may be used in orthotopic liver transplantation: a matched analysis. Am J Transplant. 2003; 3(9):1167-72.
33. Velidedeoglu E, Desai NM, Campos L, Olthoff KM, Shaked A, Nunes F et al. The outcome of liver grafts procured

from hepatitis C-positive donors. Transplantation. 2002; 73(4):582-7.

34. Arenas JI, Vargas HE, Rakela J. The use of hepatitis C-infected grafts in liver transplantation. Liver Transpl. 2003; 9(11):S48-51.

35. Dodson SF, Bonham CA, Geller DA, Cacciarelli TV, Rakela J, Fung JJ et al. Prevention of de novo hepatitis B infection in recipients of hepatic allografts from anti-HBc positive donors. Transplantation. 1999; 68(7):1058-61.

36. Yu AS, Vierling JM, Colquhoun SD, Arnaout WS, Chan CK, Khanafshar E et al. Transmission of hepatitis B infection from hepatitis B core antibody-positive liver allografts is prevented by lamivudine therapy. Liver Transpl. 2001; 7(6):513-7.

37. NHS blood and Transplant. Organ donation and transplantation activity report 2012/2013. Disponível em: http://www.organdonation.nhs.uk/statistics/transplant_activity_report/current_activity_reports/UKT/activity_report_2012_2013.pdf; acessado em: 04 de outubro de 2014.

38. Morrissey PE, Monaco N. Donation after circulatory death: current pratices, ongoing challenges, and potential improvements. Transplantation. 2014; 97(3):258-64.

39. Dubbeld J, Hoekstra H, Farid W, Ringers J, Porte RJ, Metselaar HJ et al. Similar liver transplantation survival with selected cardiac death donors and brain death donors. Br J Surg. 2010; 97(4):744-53.

40. Reich DJ, Hong JC. Current status of donation after cardiac death liver transplantation. Curr Opin Organ Transplant. 2010; 15(3):316-21.

41. Mateo R, Cho Y, Singh G, Stapfer M, Donovan J, Kahn J et al. Risk factors for graft survival after liver transplantation from donation after cardiac death donors: an analysis of OPTN/UNOS data. Am J Transplant. 2006; 6(4):791-6.

42. Foley DP, Fernandez LA, Leverson G, Anderson MA, Mezrich J, Sollinger HW et al. Biliary complications after liver transplantation from donation after cardiac death donors: an analysis of risk factors and long-term outcomes from a single center. Ann Surg. 2011; 253:817-25.

43. Abt P, Crawford M, Deasi N, Markmann J, Olthoff K, Shaked A. Liver transplantation from controlled non-heart-beating donors: an increased incidence of biliary complications. Transplantation. 2003; 75(10):1659-63.

44. Gastaca M. Biliary complications after orthotopic liver transplantation: a review of incidence and risk factors. Transplant Proc. 2012; 44(6):1545-49.

45. Jay CL, Lyukesemburg V, Ladner DP, Wang E, Caicedo JC, Holl JL et al. Ischemic cholangiopathy after controlled donation after cardiac death liver transplantation: a meta-analysis. Ann Surg. 2011; 253:259-64.

46. Sharma S, Gurakar A, Jabbour N. Biliary strictures following liver transplantation: past, present and preventive strategies. Liver Transpl. 2008; 14(6):759-69.

47. Duffy JP, Kao K, Ko CY, Farmer DG, McDiarmid SV, Hong JC et al. Long term patient outcome and quality of life after liver transplantation: analysis of 20-year survivors. Ann Surg. 2010; 252(4):652-61.

48. Weeder PD, van Rijn R, Porte RJ. Machine perfusion in liver transplantation as a tool to prevent non-anastomotic biliary strictures: rationale, current evidence and future directions. J Hepatol. 2015; 63(1):265-75.

49. Hiatt J, Gabbay J, Busuttil RW. Surgical anatomy of the hepatic artery in 1000 cases. Ann Surg. 1994; 220(1):50-2.

50. Todo S, Makowka L, Tzakis AG, Marsh JW Jr, Karrer FM, Armany M et al. Hepatic artery in liver transplantation. Transplant Proc. 1987; 19(1 Pt 3):2406-11.

51. Tzakis A, Todo S, Starzl TE. Orthotopic liver transplantation with preservation of the inferior vena cava. Ann Surg. 1989; 210(5):649-52.

52. Brancatelli G, Federle MP, Pealer K, Geller DA. Portal venous thrombosis or sclerosis in liver transplantation candidates: preoperative CT findings and correlation with surgical procedure. Radiology. 2001; 220(2):321-8.

53. Dumortier J, Czyglik O, Poncet G, Blanchet MC, Boucaud C, Henry L et al. Eversion thrombectomy for portal vein thrombosis during liver transplantation. Am J Transplant. 2002; 2(10):934-8.

54. Gayowski TJ, Marino IR, Doyle HR, Echeverri L, Mieles L, Todo S et al. A high incidence of portal vein thrombosis in veterans undergoing liver transplantation. J Surg Res. 1996; 60(2):333-8.

55. Langnas AN, Marujo WC, Stratta RJ, Wood RP, Ranjan D, Ozaki C et al. A selective approach to preexisting portal vein thrombosis in patients undergoing liver transplantation. Am J Surg. 1992; 163(1):132-6.

56. Manzanet G, Sanjuán F, Orbis P, López R, Moya A, Juan M et al. Liver transplantation in patients with portal vein thrombosis. Liver Transpl. 2001; 7(2):125-31.

57. Yerdel MA, Gunson B, Mirza D, Karayalçin K, Olliff S, Buckels J et al. Portal vein thrombosis in adults undergoing liver transplantation: risk factors, screening, management, and outcome. Transplantation. 2000; 69(9):1873-81.

58. Molmenti EP, Roodhouse TW, Molmenti H, Jaiswal K, Jung G, Marubashi S et al. Thrombendvenectomy for organized portal vein thrombosis at the time of liver transplantation. Ann Surg. 2002; 235(2):292-6.

59. Kirsch JP, Howard TK, Klintmalm GB, Husberg BS, Goldstein RM et al. Problematic vascular reconstruction in liver transplantation. Part II. Portovenous conduits. Surgery. 1990; 107(5):544-8.

60. Lerut J, Tzakis AG, Bron K, Gordon RD, Iwatsuki S, Esquivel CO et al. Complications of venous reconstruction in human orthotopic liver transplantation. Ann Surg. 1987; 205(4):404-14.

61. Stieber AC, Zetti G, Todo S, Tzakis AG, Fung JJ, Marino I et al. The spectrum of portal vein thrombosis in liver transplantation. Ann Surg. 1991; 213(3):199-206.

62. Davidson BR, Gibson M, Dick R, Burroughs A, Rolles K et al. Incidence, risk factors, management, and outcome of portal vein abnormalities at orthotopic liver transplantation. Transplantation. 1994; 57(8):1174-7.

63. Tzakis AG, Kirkegaard P, Pinna AD, Jovine E, Misiakos EP, Maziotti A et al. Liver transplantation with cavoportal hemitransposition in the presence of diffuse portal vein thrombosis. Transplantation. 1998; 65(5):619-24.

64. Gerunda GE, Merenda R, Neri D, Angeli P, Barbazza F, Valmasoni M et al. Cavoportal hemitransposition: a successful way to overcome the problem of total portosple-

nomesenteric thrombosis in liver transplantation. Liver Transpl. 2002; 8(1):72-5.

65. Pinna AD, Nery J, Kato T, Levi D, Nishida S, Tzakis AG et al. Liver transplant with portocaval hemitransposition: experience at the University of Miami. Transplant Proc. 2001; 33(1-2):1329-30.
66. Florman SS, Fishbein TM, Schiano T, Letizia A, Fennelly E, DeSancho M. Multivisceral transplantation for portal hypertension and diffuse mesenteric thrombosis caused by protein C deficiency. Transplantation. 2002; 74(3):406-7.
67. Vianna R, Giovanardi RO, Fridell JA, Tector AJ. Multivisceral transplantation for diffuse portomesenteric thrombosis in a patient with life-threatening esophagogastroduodenal bleeding. Transplantation. 2005; 80(4):534-5.
68. Chan SC, Liu CL, Lo CM, Fan ST. Applicability of histidine-tryptophan-ketoglutarate solution in right lobe adult-to-adult live donor liver transplantation. Liver Transpl. 2004; 10(11):1415-21.
69. Pichlmayr R, Ringe B, Gubernatis G, Hauss J, Bunzendahl H et al. Transplantation of one donor liver to 2 recipients (splitting transplantation): a new method for further development of segmental liver transplantation. Langenbecks Arch Chir. 1988; 373(2):127-30.
70. Bismuth H, Morino M, Castaing D, Gillon MC, Descorps Declere A, Saliba F et al. Emergency orthotopic liver transplantation in two patients using one donor liver. Br J Surg. 1989; 76(7):722-4.
71. Azoulay D, Astarcioglu I, Bismuth H, Castaing D, Majno P, Adam R et al. Split-liver transplantation. the Paul Brouse policy. Ann Surg. 1996; 224(6):737-46.
72. Deshpande RR, Bowles MJ, Vilca-Melandez H, Srinivasan P, Girlanda R, Dhawan A et al. Results of split liver transplantation in children. Ann Surg. 2002; 236(2):248-53.
73. Rela M, Vougas V, Muiesan P, Vilca-Melendez H, Smyrniotis V, Gibbs P et al. Split liver transplantation. King's College Hospital experience. Ann Surg. 1998; 227(2):282-8.
74. Reyes J, Gerber D, Maziaregos GV, Casavilla A, Sindhi R, Bueno J et al. Split-liver transplantation: a comparison of ex-vivo and in situ techniques. J Pediatr Surg. 2000; 35(2):283-9.
75. Rogiers X, Malagó M, Gawad K, Kuhlencordt R, Fröschle G, Sturm E et al. One year experience with extended application and modified techniques of split liver transplantation. Transplantation. 1996; 61(7):1059-61.
76. Carone E, Chapchap P, Pugliese V, Porta G, Miura I, Parise ER et al. Combined technique for splitting liver grafts. Transplantation. 1999; 68(1):162-3.
77. Neto JS, Carone E, Pugliese RP, Fonseca EA, Porta G, Miura I et al. Modified pediatric end-stage liver disease scoring system and pediatric liver transplantation in Brazil. Liver Transpl. 2010; 16(4):426-30.
78. Busuttil RW, Goss JA. Split liver transplantation. Ann Surg. 1999; 229(3):313-21.
79. de Ville de Goyet J. Split liver transplantation in Europe, 1988 to 1993. Transplantation. 1995; 59(10):1371-6.
80. Carone E, Chapchap P, Porta G, Miura I, Pugliese V, Ayoub A et al. Transplante hepático com doador vivo familiar. J Pediatr (Rio J). 1998; 74:99-106.
81. Neto JS, Carone E, Pugliese V, Salzedas A, Fonseca EA, Teng H et al. Living donor liver transplantation for children in Brazil weighing less than 10 kilograms. Liver Transpl. 2007; 13(8):1153-8.
82. Raia S, Nery JR, Mies S. Liver transplantation from live donors. Lancet. 1989; 2(8661):497.
83. Strong RW, Lynch SV, Ong TH, Matsunami H, Koido Y, Balderson GA. Successful liver transplantation from a living donor to her son. N Engl J Med. 1990; 322(21):1505-7.
84. Broelsch CE, Emond JC, Whitington PF, Thistlethwaite JR, Baker AL, Lichtor JL et al. Application of reduced-size liver transplants as split grafts, auxiliary orthotopic grafts, and living related segmental transplants. Ann Surg. 1990; 212(3):368-75.
85. Ozawa K, Uemoto S, Tanaka K, Kumada K, Yamaoka Y, Kobayashi N et al. An appraisal of pediatric liver transplantation from living relatives. Initial clinical experiences in 20 pediatric liver transplantations from living relatives as donors. Ann Surg. 1992; 216(5):547-53.
86. Surman OS. The ethics of partial-liver donation. N Engl J Med. 2002; 346(14):1038.
87. de Villa VH, Lo CM, Chen CL. Ethics and rationale of living-donor liver transplantation in Asia. Transplantation. 2003; 75(3 Suppl):S2-5.
88. Fan ST, Lo CM, Liu CL, Wang WX, Wong J. Safety and necessity of including the middle hepatic vein in the right lobe graft in adult-to-adult live donor liver transplantation. Ann Surg. 2003; 238(1):137-48.
89. Ito T, Kiuchi T, Yamamoto H, Oike F, Ogura Y, Fujimoto Y et al. Changes in portal venous pressure in the early phase after living donor liver transplantation: pathogenesis and clinical implications. Transplantation. 2003; 75(8):1313-7.
90. Yagi S, Iida T, Hori T, Taniguchi K, Yamamoto C, Yamagiwa K et al. Optimal portal venous circulation for liver graft function after living-donor liver transplantation. Transplantation. 2006; 81(3):373-8.
91. Testa G, Malagó M, Nadalin S, Hertl M, Lang H, Frilling A et al. Right-liver living donor transplantation for decompensated end-stage liver disease. Liver Transpl. 2002; 8(4):340-6.
92. Fan ST, Lo CM, Liu CL, Yong BH, Chan JK, Ng IO. Safety of donors in live donor liver transplantation using right lobe grafts. Arch Surg. 2000; 135(3):336-40.
93. Ibrahim S, Chen CL, Wang CC, Wang SH, Lin CC, Liu YW et al. Small remnant liver volume after right lobe living donor hepatectomy. Surgery. 2006; 140(5):749-55.
94. Kokudo N, Sugawara Y, Kaneko J, Imamura H, Sano K, Makuuchi M. Reconstruction of isolated caudate portal vein in left liver graft. Liver Transpl. 2004; 10(9):1163-5.
95. Belghiti J, Guevara OA, Noun R, Saldinger PF, Kianmanesh R. Liver hanging maneuver: a safe approach to right hepatectomy without liver mobilization. J Am Coll Surg. 2001; 193(1):109-11.
96. Lo CM, Fan ST, Liu CL, Wei WI, Lo RJ, Lai CL et al. Adult-to-adult living donor liver transplantation using extended right lobe grafts. Ann Surg. 1997; 226(3):261-9; discussion 269-70.
97. Chan SC, Lo CM, Liu CL, Wong Y, Fan ST, Wong J. Tailoring donor hepatectomy per segment 4 venous drainage in

right lobe live donor liver transplantation. Liver Transpl. 2004; 10(6):755-62.

98. Liu CL, Zhao Y, Lo CM, Fan ST. Hepatic venoplasty in right lobe live donor liver transplantation. Liver Transpl. 2003; 9(12):1265-72.

99. Enne M, Pacheco-Moreira L, Balbi E, Cerqueira A, Santalucia G, Martinho JM. Liver transplantation with monosegments. Technical aspects and outcome: a meta-analysis. Liver Transpl. 2005; 11(5):564-9.

100. Ogawa K, Kasahara M, Sakamoto S, Ito T, Taira K, Oike F et al. Living donor liver transplantation with reduced monosegments for neonates and small infants. Transplantation. 2007; 83(10):1337-40.

101. Ghobrial RM, Hsieh CB, Lerner S, Winters S, Nissen N, Dawson S et al. Technical challenges of hepatic venous outflow reconstruction in right lobe adult living donor liver transplantation. Liver Transpl. 2001; 7(6):551-5.

102. Lo CM, Liu CL, Fan ST. Portal hyperperfusion injury as the cause of primary non-function in a small-for-size liver graft-successful treatment with splenic artery ligation. Liver Transpl. 2003; 9(6):626-8.

103. Sato Y, Yamamoto S, Oya H, Nakatsuka H, Tsukahara A, Kobayashi T et al. Splenectomy for reduction of excessive portal hypertension after adult living-related donor liver transplantation. Hepatogastroenterology. 2002; 49(48):1652-5.

104. Shimada M, Ijichi H, Yonemura Y, Harada N, Shiotani S, Ninomiya M et al. The impact of splenectomy or splenic artery ligation on the outcome of a living donor adult liver transplantation using a left lobe graft. Hepatogastroenterology. 2004; 51(57):625-9.

105. Yamada T, Tanaka K, Uryuhara K, Ito K, Takada Y, Uemoto S. Selective hemi-portocaval shunt based on portal vein pressure for small-for-size graft in adult living donor liver transplantation. Am J Transplant. 2008; 8(4):847-53.

106. Quintini C, Hirose K, Hashimoto K, Diago T, Aucejo F, Eghtesad B et al. "Splenic artery steal syndrome" is a misnomer: the cause is portal hyperperfusion, not arterial siphon. Liver Transpl. 2008; 14(3):374-9.

107. Lee SD, Kim SH, Kim YK, Lee SA, Park SJ. Graft-to-recipient weight ratio lower to 0.7% is safe without portal pressure modulation in right-lobe living donor liver transplantation with favorable conditions. Hepatobiliary Pancreat Dis Int. 2014; 13(1):18-24.

SEÇÃO XIV

DOENÇAS FUNCIONAIS DO APARELHO DIGESTIVO

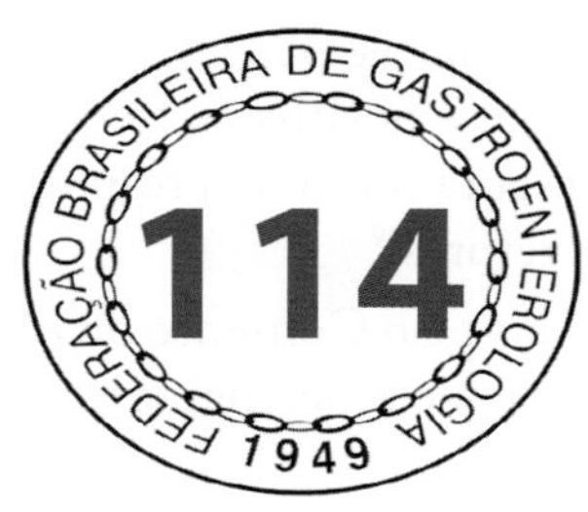

DISTÚRBIOS FUNCIONAIS DO ESÔFAGO

Maria do Carmo Friche Passos

INTRODUÇÃO

Os distúrbios funcionais do esôfago são caracterizados por sintomas crônicos, tipicamente associados à doença esofágica, porém, sem que sejam identificadas quaisquer alterações anatômicas ou motoras no esôfago que possam justificar o quadro clínico.[1,2] Os quatro sintomas mais frequentemente referidos por esses pacientes são pirose, dor torácica, disfagia e *globus*.[2]

A despeito do enorme avanço na propedêutica esofágica nos últimos anos, especialmente com a disponibilidade da endoscopia digestiva, manometria, pHmetria e impedanciometria, uma anamnese detalhada continua sendo a base para o diagnóstico das doenças funcionais do esôfago.[2] É importante verificar também hábitos alimentares, assim como o consumo de álcool e cigarro. Somente após esta avaliação inicial será possível definir quais os exames deverão ser realizados e o tratamento mais indicado.

O Consenso de Roma III definiu os distúrbios funcionais esofagianos, distinguindo-os em quatro síndromes como mostra a Quadro 114.1.[3] A endoscopia digestiva alta, a pHmetria prolongada e os testes que avaliam a motilidade esofágica como a manometria (de preferência de alta resolução) não apresentam alterações nos pacientes potencialmente portadores de distúrbios funcionais do esôfago.

Quadro 114.1 – Distúrbios funcionais esofágicos
1. Pirose funcional (deve haver evidências de que não existe refluxo)
2. Dor torácica funcional de provável origem esofagiana
3. Disfagia funcional
4. *Globus*

Fonte: Galmiche et al., 2006.[3]

Existem alguns critérios considerados imprescindíveis para o diagnóstico das síndromes funcionais do esôfago:[1-4]

- É essencial a exclusão de alterações estruturais ou metabólicas potencialmente capazes de provocar a sintomatologia.
- Os sintomas devem estar presentes durante os últimos 3 meses e devem ter iniciado, no mínimo, 6 meses antes.
- A doença do refluxo gastroesofágico (DRGE) deve ser excluída (pHmetria e teste terapêutico).
- Uma desordem motora específica, com base histopatológica conhecida (como, por exemplo, acalasia e esclerodermia), não é a causa primária do sintoma.

A fisiopatologia das síndromes funcionais do esôfago ainda é muito pouco compreendida, sendo objeto de várias pesquisas nos últimos anos. Alterações sensoriais e motoras do esôfago, além de anormalidades na decodificação central têm sido observadas em todas essas síndromes[1,3] (Tabela 114.1). Acredita-se, atualmente, que uma combinação de fatores fisiológicos e psicossociais possivelmente sejam responsáveis pelo aparecimento dos sintomas.[5]

PIROSE FUNCIONAL

A presença de pirose na ausência de DRGE é o critério essencial para o diagnóstico dessa síndrome funcional.[6] A pirose é relatada em 20 a 40% da população ocidental, contudo a pirose funcional ocorre em menos de 10% desses indivíduos.[6,7] Ainda assim, é considerada a desordem funcional esofágica mais prevalente.[8] É mais frequente em mulheres jovens que, com frequência, apresentam concomitantemente outros distúrbios funcionais gastrointestinais.[6-8]

Os pacientes portadores de pirose funcional se comportam de modo muito semelhante ao dos pacientes portadores da DRGE em relação à apresentação clínica, achados manométricos, impacto na qualidade de vida e história natural.[6,8] Observa-se, entretanto, uma resposta pobre à terapia com antissecretores nos casos de pirose funcional,[3] assim como uma pHmetria esofagiana prolongada com exposição ácida normal e índice de sintomas negativo.[4,6-8] Nos casos de doença do refluxo endoscopicamente negativa, a pHmetria pode ser normal, porém, o índice de sintomas é positivo e, frequentemente, os pacientes apresentam um boa resposta ao tratamento com antissecretores.[9]

Os critérios estabelecidos pelo Consenso de Roma III para o diagnóstico da pirose funcional são os descritos no Quadro 114.2.[3]

Embora a etiopatogênese dessa síndrome permaneça desconhecida, tem sido observada hipersensibilidade esofágica em parcela significativa dos pacientes.[5,9-11]

O primeiro passo na avaliação clínica é esclarecer a natureza dos sintomas, tentando estabelecer ou excluir o diagnóstico de refluxo gastroesofágico.[3,6,8] A endoscopia normal, sem evidências de esofagite, não é suficiente para o diagnóstico, sobretudo naqueles pacientes avaliados durante a terapia antissecretora ou logo após a suspensão dessa medicação.[8,10] A biópsia endoscópica do esôfago evidenciando esofagite microscópica exclui o diagnóstico de pirose funcional.[7] Por meio da pHmetria esofagiana de 24 horas é possível avaliar a presença de exposição ácida anormal no esôfago, além da determinação da presença de sintomas. A impedâncio-pHmetria é um novo método que permite avaliar o movimento retrógrado do material refluído, caracterizar sua natureza física (líquido, gasoso ou misto) e química (ácido, não ácido e levemente ácido). Dessa forma, é possível determinar se ocorre refluxo, se ele é líquido, gasoso ou misto e se é ácido ou não ácido.

Tabela 114.1 – Distúrbios funcionais do esôfago: fatores fisiológicos associados

Anormalidade	Pirose	Dor torácica	Disfagia	*Globus*
Motora	–	+	–	–
Sensorial	+	+	+	+
Decodificação central	+?	+	–	–

(+) Presente; (–) Ausente; (+?) Controverso.
Fonte: adaptado de Galmiche e Stephenson, 2004.[1]

Quadro 114.2 – Critérios diagnósticos para pirose funcional

Devem ser incluídos todos os itens a seguir*
Queimação retroesternal, desconforto ou dor
Ausência de evidências de que a DRGE é a causa do sintoma (pHmetria esofagiana de 24 horas e prova terapêutica)
Ausência de desordem motora específica, com base histopatológica conhecida

** Sintomas iniciados há no mínimo 6 meses, presentes nos últimos 3 meses.*
Fonte: Galmiche et al., 2006.[3]

Esses exames se tornam fundamentais para a definição do diagnóstico, principalmente para os pacientes com endoscopia normal e para aqueles cujos sintomas persistem apesar da terapia antissecretora.[9] A resposta favorável a uma prova terapêutica com altas doses de inibidores da bomba de prótons (IBP) não é específica, mas, o contrário, a não resposta a essas drogas provavelmente tem alto valor preditivo negativo para DRGE[9-12]. O diagnóstico de esofagite eosinofílica também deve ser considerado e biópsias esofágicas devem ser realizadas na suspeita clínica.[4,9,13] Provas motoras, especialmente a manometria deve ser realizada para exclusão de acalasia ou mesmo espasmo esofagiano difuso.[4,6,7] Se todos esses exames forem normais, o diagnóstico de pirose funcional pode ser estabelecido.[3,6,9] A Figura 114.1 propõe um algoritmo para avaliação clínica e diagnóstico dos pacientes com sintoma de pirose.

O tratamento da pirose funcional é bastante empírico, existindo poucos estudos que demonstram que os medicamentos sejam realmente eficazes. A resposta às habituais medidas antirrefluxo é, em geral, desapontadora, embora existam alguns relatos de que parcela dos pacientes melhoram com a perda de peso e a redução do consumo de alimentos gordurosos.[4] O tratamento com os antissecretores não apresenta resultados favoráveis.[3,6-11,13]

Tem sido demonstrado que a pirose funcional pode responder à psicoterapia ou a baixas doses de antidepressivos, especialmente aos antidepressivos tricíclicos,[12,13] medicações usualmente utilizadas também para outros distúrbios funcionais digestivos.[3] Poucos estudos empregaram imipramina e amitriptilina nesse grupo de pacientes e alguns resultados foram bastante favoráveis.[9] Ostovaneh et al. demonstraram a superioridade da fluoxetina em relação ao omeprazol na melhora dos sintomas em pacientes com queixa de pirose, com endoscopia e pHmetria normais.[14] Viazis et al. observaram que o citalopram foi superior ao placebo em pacientes com esôfago hipersensível.[15]

Alguns autores demonstraram que o tegaserode, um serotoninérgico, agonista parcial do 5HT4, utilizado para o tratamento de pacientes com constipação intestinal e síndrome do intestino irritável, foi eficaz no alívio da pirose.[16] Esse medicamento, no entanto, é de prescrição restrita devido aos seus efeitos adversos cardiovasculares.

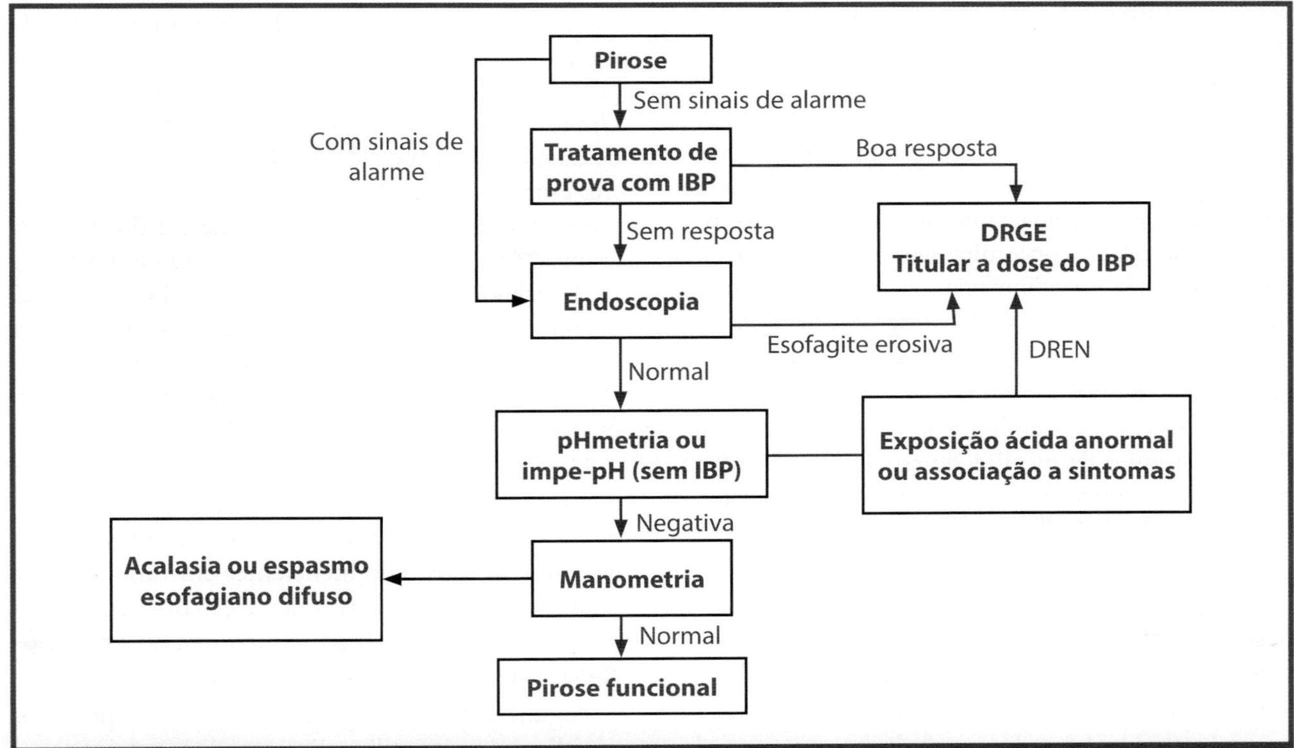

Figura 114.1 – Avaliação clínica da pirose.
DRGE: doença do refluxo gastroesofágico; DREN: doença do refluxo endoscopicamente negativa; IBP: inibidor da bomba de prótons; Impe-pH: impedâncio-pHmetria esofagiana.
Fonte: adaptada de Kumar e Katz, 2013.[4]

Outros medicamentos que atuam no relaxamento transitório do esfíncter esofágico inferior, como o baclofen, vêm sendo testados nos últimos anos em inúmeros ensaios clínicos, mas os resultados são bastante controversos.[6,9,13]

Vários agentes farmacológicos, teoricamente capazes de modular a dor esofágica e alterar a percepção do desconforto, vêm sendo utilizados mais recentemente em pequenos ensaios clínicos.[4,13] Dentre esses fármacos, destacam-se: antagonistas da adenosina (teofilina), novos agonistas e antagonistas serotoninérgicos, análogos da somatostatina (octreotídeo) e antiepilépticos (pregalina, gabapentina).[13] Para o conhecimento da real eficácia desses medicamentos para o alívio da pirose e da dor torácica de origem esofagiana são necessários novos estudos envolvendo um grande número de pacientes.

DOR TORÁCICA FUNCIONAL DE PROVÁVEL ORIGEM ESOFAGIANA

A dor torácica funcional do esôfago é caracterizada por episódios inexplicáveis de dor ou desconforto em aperto, pressão ou peso na região anterior do tórax, de origem visceral e que, com muita frequência, é confundida com a dor coronariana (angina) e com outros distúrbios do esôfago que também podem provocar dor torácica como a DRGE e a acalasia.[17]

O quadro mais característico é, em geral, o relato de dor localizada na região retroesternal, sem irradiação, que piora com a ingestão de alguns alimentos e de bebidas em temperaturas extremas.[3,4,17-19] A dor geralmente tem duração prolongada e intensidade variável, e o paciente pode relatar concomitantemente pirose, regurgitação, disfagia ou odinofagia, reforçando a hipótese mais provável de dor torácica de origem esofágica.[18]

Os distúrbios psiquiátricos como ansiedade, depressão e somatização, são relevantes nesses pacientes.[4] Alterações da decodificação central, da sensibilidade visceral e da motilidade esofágica (desordens espásticas esofágicas e/ou contração muscular sustentada) têm sido observadas em uma considerável parcela dos pacientes com dor torácica funcional.[3,5,17-20]

No Quadro 114.3 são apresentados os critérios diagnósticos para a dor torácica de presumível origem esofagiana, estabelecidos pelo Consenso de Roma III.[3]

O passo inicial e mais importante na avaliação desses pacientes é excluir a doença cardíaca como causa da dor torácica.[17,19] Sabe-se que até 30% das arteriografias coronárias realizadas em pacientes com suspeita de doença coronariana são normais.[3] Da mesma forma, a identificação de DRGE é essencial para o diagnóstico e o tratamento adequado.[19] Alguns estudos demonstram que até 40% dos pacientes com dor torácica são portadores de DRGE.[19] A exclusão de doença do refluxo não deve ser feita apenas com a endoscopia, pois a esofagite é encontrada em menos de 20% dos pacientes com refluxo e dor torácica.[20] Segundo um Consenso de DRGE recente, a endoscopia digestiva mostrando esofagite nos graus B a D na Classificação de Los Angeles justificaria o sintoma de dor torácica como manifestação de refluxo e o tratamento com antissecretores deve ser iniciado nesses casos.[21] A pH-metria esofagiana é o exame de maior sensibilidade para o diagnóstico[17] como mostrado na Figura 114.2. Um teste terapêutico com IBP pode ser feito nos casos de dúvida do diagnóstico de DRGE.[17-19] A manometria esofágica tem valor bastante limitado na avaliação de pacientes cujo único sintoma é a dor torácica crônica,[3,4] mas estudos da motilidade são importantes para exclusão dos distúrbios motores do esôfago. O diagnóstico de esofagite eosinofílica também deve ser considerado nos casos de dor torácica não cardíaca.[13] A Figura 114.2 sugere um algoritmo para a avaliação da dor torácica de origem não cardiogênica.

Quadro 114.3 – Critérios diagnósticos para a dor torácica de provável origem esofágica

Devem ser incluídos todos os itens a seguir*
Dor ou desconforto na região torácica (retroesternal) caracterizada em aperto, pressão ou peso (não em queimação)
Ausência de evidências de que a DRGE é a causa do sintoma
Ausência de desordem motora específica, com base histopatológica conhecida

** Sintomas iniciados há no mínimo 6 meses, presentes nos últimos 3 meses.*
Fonte: Galmiche et al., 2006.[3]

Uma vez excluídos os diagnósticos de doença cardíaca e DRGE as opções terapêuticas para a dor torácica são bastante limitadas.[13] Os relaxantes musculares têm se mostrado ineficientes em vários ensaios clínicos.[3] Da mesma forma, a injeção de toxina botulínica no esfíncter esofagiano inferior e no corpo esofágico não tem apresentado resultados animadores.[17]

Alguns estudos empregando os antidepressivos tricíclicos (amitriptilina, imipramina e trazodona) e os serotoninérgicos (fluoxetina, paroxetina, venlafaxina, citalopram, sertralina), demonstraram que esses fármacos são capazes de reduzir o limiar da dor de forma significativa.[13] Contudo, os estudos nessa

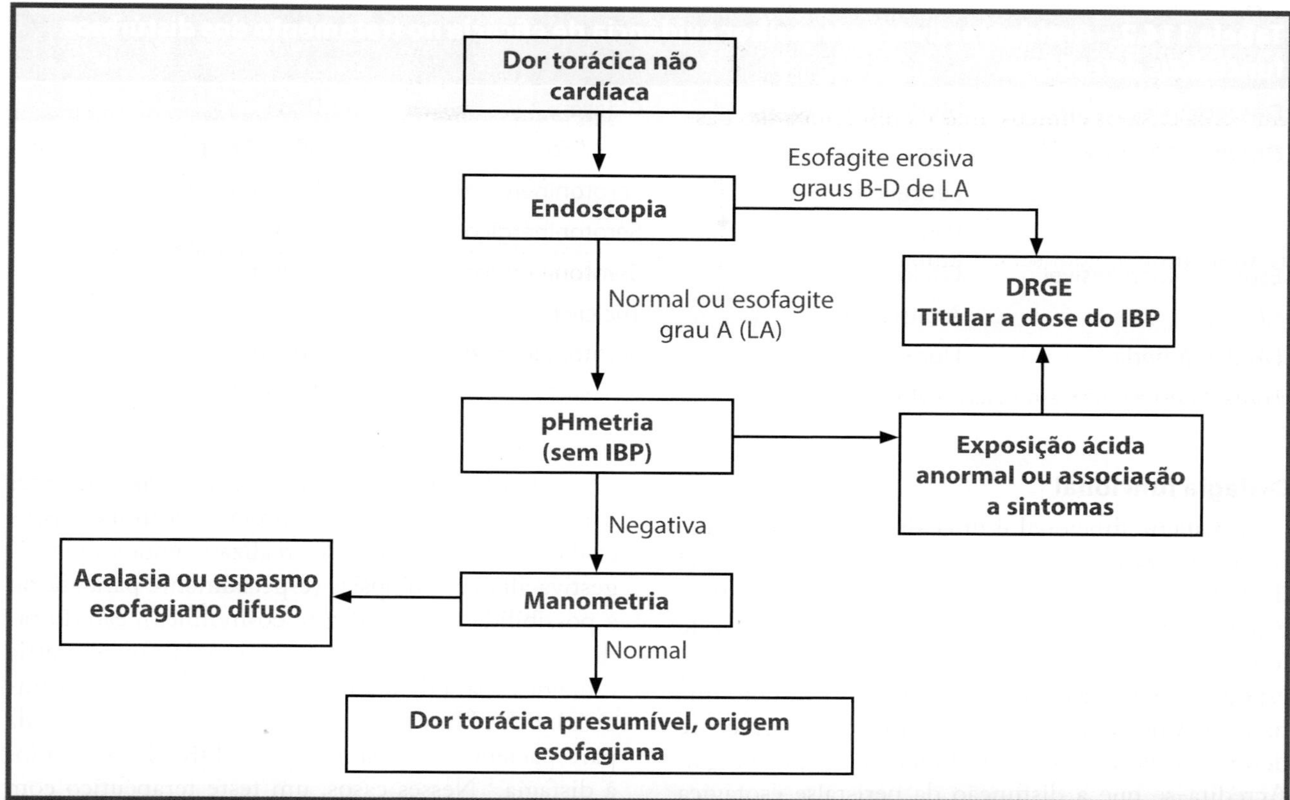

Figura 114.2 – Avaliação clínica da dor torácica não cardíaca.
DRGE: doença do refluxo gastroesofágico; IBP: inibidor da bomba de prótons; LA: Classificação de Los Angeles.
Fonte: adaptada de Kumar e Katz, 2013.[4]

área são bastante heterogêneos e utilizam diferentes formas de avaliação da dor torácica, o que dificulta conclusões definitivas sobre a real eficácia dessa classe de medicamentos.[17,19]

Em um estudo randomizado e aberto, Park et al. demonstraram que a combinação de rabeprazol (40 mg/dia) com uma dose baixa de amitriptilina (10 mg/noite) foi mais eficaz para o tratamento da dor torácica de origem esofagiana do que o emprego isolado do antissecretor.[22]

Cannon et al. acompanharam 60 pacientes com dor torácica não cardíaca e observaram que a imipramina foi significativamente mais eficaz que a clonidina e o placebo no alívio da dor torácica.[23]

Lee et al.[24] realizaram um estudo controlado comparando o efeito da venlafaxina e do placebo durante quatro semanas em pacientes com dor torácica de presumível origem esofagiana. Foi observado alívio dos sintomas em 52% dos pacientes que receberam o antidepressivo e em 4% do grupo placebo. Contudo, os efeitos colaterais foram bem mais frequentes no grupo que recebeu o antidepressivo, particularmente os distúrbios do sono. Alguns ensaios clínicos empregando paroxetina e sertralina encontraram resultados semelhantes.[25-26] A Tabela 114.2 apresenta os antidepressivos com melhores evidências de eficácia nos diversos distúrbios esofágicos.[27]

Revisão sistemática recentemente publicada incluiu 15 trabalhos randomizados e controlados, evidenciando que os antidepressivos são eficazes e superiores ao placebo, sendo capazes de reduzir a dor torácica em 18 a 67% dos casos.[28]

Em um estudo randomizado, controlado e duplo-cego, Rao et al. avaliaram a eficácia da teofilina (oral e venosa) no alívio da dor torácica de origem esofágica.[29] Os autores observaram melhora do sintoma em 58% dos pacientes que receberam teofilina e em 6% daqueles que receberam placebo, sugerindo ser essa uma opção terapêutica interessante a ser investigada nesse grupo de pacientes.

Alguns autores encontraram bons resultados com a terapia comportamental e hipnose.[4,13] Também existem relatos da eficácia da terapia de *biofeedback* no alívio da dor torácica de origem esofagiana.[30]

Tabela 114.2 – Antidepressivos com melhor evidência de eficácia no tratamento dos distúrbios funcionais do esôfago

Desordem esofágica	Medicação	Classe	Dose
Dor torácica funcional	Imipramina	Tricíclico	25 a 50 mg
	Sertralina	Serotoninérgico	50 a 200 mg
	Venlafaxina	Serotoninérgico	75 mg
Esôfago hipersensível	Citalopram	Serotoninérgico	20 mg
Globus	Amitriptilina	Tricíclico	25 mg
DRGE refratária	Fluoxetina	Serotoninérgico	20 mg

Fonte: Maradey-Romero e Fass, 2015.[27]

Disfagia funcional

A disfagia funcional é uma síndrome clínica que se caracteriza pela sensação de um trânsito anormal do bolo alimentar através do corpo esofágico. Para estabelecer o diagnóstico é necessária a exclusão de lesões estruturais, DRGE e de desordens motoras específicas cuja base histopatológica é bem determinada.[3,4] A disfagia funcional é a menos prevalecente dentre todas as desordens funcionais do esôfago.[3] Acredita-se que a disfunção da peristalse esofágica possa ser responsável pelo sintoma em um subgrupo de pacientes.[31] Exames radiológicos realizados nesses pacientes demonstraram velocidade rápida de propagação acompanhada de retardo do clareamento do *barium* e presença de ondas ineficientes.[1]

Os critérios para o diagnóstico da disfagia funcional estão descritos no Quadro 114.4 e seguem a recomendação do Consenso Roma III.[3]

Estudos de indução experimental de estresse agudo sugerem que fatores centrais podem precipitar anormalidades motoras potencialmente capazes de provocar disfagia, como, por exemplo, velocidade rápida das contrações esofágicas, que resultariam em retardo do clareamento do conteúdo esofágico e alterações na sensibilidade visceral.[1,31] Achados manométricos e radiológicos demonstraram essas alterações motoras em situação de estresse.[1]

A abordagem clínica desse grupo de pacientes consiste na exclusão de desordens estruturais associadas à disfagia. Deve ser realizada endoscopia digestiva alta com biópsias (especialmente para afastar a possibilidade de esofagite eosinofílica), estudo radiológico do esôfago com fluoroscopia e manometria esofágica (para detecção de acalasia em estágios iniciais).[3,4] A pHmetria esofágica somente está indicada para pacientes com sintomas de DRGE associados à disfagia.[3] Nesses casos, um teste terapêutico com IBP em doses altas também deve ser realizado.[13]

O tratamento dos pacientes com disfagia funcional se baseia na adoção de medidas gerais que se constituem em orientação nutricional e cuidados durante as refeições.[3] O paciente deve ser orientado a fazer suas refeições com bastante calma, mastigando muito bem os alimentos e evitando aqueles mais secos e sólidos.[13] É fundamental reconhecer os fatores precipitantes e agravantes da disfagia.[4] Possíveis anormalidades psicológicas devem ser identificadas, e uma parcela dos pacientes responde muito bem ao tratamento psicoterápico. Os antidepressivos tricíclicos e inibidores da recaptação da serotonina em doses baixas podem ser úteis.[27,28] Alguns autores indicam a dilatação empírica nos casos refratários,[4,13] o que também é bastante discutível na literatura. As drogas relaxantes da musculatura lisa e a injeção de

Quadro 114.4 – Critérios diagnósticos para a disfagia funcional

Devem ser incluídos todos os itens a seguir*
Sensação de alimentos sólidos e/ou líquidos retidos de algum modo na sua passagem da boca para o estômago ou passagem anormal pelo esôfago dos alimentos sólidos e/ou líquidos
Ausência de evidências de que a DRGE é a causa do sintoma
Ausência de desordem motora específica, com base histopatológica conhecida

** Sintomas iniciados há no mínimo 6 meses, presentes nos últimos 3 meses.*
Fonte: Galmiche et al., 2006.[3]

toxina botulínica estão indicadas para os pacientes com evidentes desordens espásticas do esôfago.[3]

Globus

Globus é uma sensação de constrição ou aperto na garganta com dificuldade para a deglutição, que o paciente refere como uma "bola na garganta".[32] O sintoma não é doloroso, comumente é episódico e melhora com a alimentação, não se associando à disfagia ou à odinofagia.[1,3] Deglutições repetidas e apressadas podem agravar o sintoma. A sensação de *globus* é bastante frequente, podendo ocorrer igualmente em ambos os sexos e é muito raro antes dos 20 anos de idade.[2,3] O quadro não se relaciona com lesões estruturais, DRGE ou desordens motoras específicas, não existindo qualquer relação com alterações anatômicas.[3] Tem sido relatado que eventos estressantes precedem o início dos sintomas e os fatores psicológicos podem ser cofatores na exacerbação do quadro ou mesmo participar na gênese dessa síndrome.[31] Os critérios diagnósticos propostos pelo Consenso de Roma III são descritos no Quadro 114.5.[3]

A história clínica típica e a ausência de disfagia são fundamentais para o diagnóstico.[1] Deve ser solicitada avaliação otorrinolaringológica e a propedêutica deve ser ampliada naqueles pacientes com disfagia, odinofagia, perda de peso e outros sinais de alarme.[3] Quando coexistem sintomas de refluxo está indicada a realização de pHmetria ou um teste terapêutico com IBP.[33]

Não existe tratamento específico e que seja eficaz para esses pacientes. É muito importante a orientação quanto ao diagnóstico. Observações clínicas sugerem que mais de 75% dos pacientes persistem sintomáticos após três anos de acompanhamento.[32] Tem sido indicado tratamento de prova com doses maiores de antissecretores na possibilidade de ser uma manifestação atípica da DRGE (refluxo laringofaríngeo).[33]

O uso de antidepressivos não foi devidamente avaliado nessa síndrome, embora existam evidências isoladas de sua eficácia.[27] Trinta e quatro pacientes com diagnóstico de *globus,* de acordo com os critérios de Roma III, foram randomizados e tratados com pantoprazol 40 mg ou amitriptilina 25 mg durante quatro semanas. Os autores observaram significativa melhora do sintoma no grupo que recebeu o antidepressivo tricíclico.[34]

Kirch et al. selecionaram pacientes com diagnóstico de *globus* e que não responderam ao tratamento com inibidores da bomba de prótons e observaram resposta favorável com o emprego de gabapentina em 66% deles.[35]

Um grupo japonês observou melhora do sintoma ao empregar uma medicação natural (*rikkunshito*) já utilizada no tratamento de outros distúrbios funcionais digestivos.[36] Esse estudo-piloto incluiu um número muito pequeno de pacientes, e os resultados são iniciais. Esse fármaco parece atuar na motilidade digestiva, além de estimular a secreção de grelina.

Tem sido descrito alguns resultados favoráveis com o tratamento psicoterápico especialmente com a terapia cognitivo comportamental, hipnose e técnicas de relaxamento.[1,3,4,13] O sintoma também pode melhorar com a intervenção das diversas técnicas fonoaudiológicas.[4,13]

Quadro 114.5 – Critérios diagnósticos para *globus*
Devem ser incluídos todos os itens a seguir*
Sensação não dolorosa de constrição ou aperto na garganta com dificuldade para a deglutição, "bola na garganta"
Ocorrência do sintoma entre as refeições
Ausência de evidências de que a DRGE é a causa do sintoma
Ausência de desordem motora específica, com base histopatológica conhecida

** Sintomas iniciados há no mínimo 6 meses, presentes nos últimos 3 meses.*
Fonte: Galmiche et al., 2006.[3]

REFERÊNCIAS

1. Galmiche JP, Stephenson K. Functional esophageal disorders. Eur J Gastroenterol Hepatol. 2004; 16:819-21.
2. Kahrilas PJ, Smout AJ. Esophageal disorders. Am J Gastroenterol. 2010; 105:747-56.
3. Galmiche JP, Clouse RE, Bálint A, Cook IJ, Kahrilas PJ, Paterson WG et al. Functional esophageal disorders. Gastroenterology. 2006; 130:1459-65.
4. Kumar AR, Katz PO. Functional esophageal disorders: a review of diagnosis and management. Expert Rev Gastroenterol Hepatol. 2013; 7:453-61.
5. Camilleri M, Coulie B, Tack JF. Visceral hypersensitivity: facts, speculations, and challenges. Gut. 2001; 48:125-31.
6. Fass R. Functional heartburn: what it is and how to treat it. Gastrointest Endosc Clin N Am. 2009; 19:23-33.
7. Fry LC, Mönkemuller K, Malfertheiner P. Functional heartburn, non erosive reflux disease, and reflux esophagitis are all distinct conditions – a debate: con. Curr Treat Options Gastroenterol. 2007; 10:305-11.

8. Fass R, Sifrim D. Management of heartburn not responding to proton pump inhibitors. Gut. 2009; 58:295-309.
9. Surdea Blaga T, Dumitrascu D, Galmiche JP, Bruley des Varannes S. Functional heartburn: clinical characteristics and outcome. Eur J Gastroenterol Hepatol. 2013; 25:282-90.
10. Hershcovici T, Fass R. GERD: are functional heartburn and functional dyspepsia one disorder? Nat Rev Gastroenterol Hepatol. 2010; 7:71-2.
11. Hershcovici T, Zimmerman J. Functional heartburn vs nonerosive reflux disease: similarities and differences. Aliment Pharmacol Ther 2008; 27:1103-9.
12. Zerbib F, Bruley des Varannes S, Simon M, Galmiche JP. Functional heartburn: definition and management strategies. Curr Gastroenterol Rep. 2012; 14:181-8.
13. Amarasinghe G, Sifrim D. Functional esophageal disorders: pharmacological options. Drugs. 2014; 74:1335-44.
14. Ostovaneh MR, Saeidi B, Hajifathalian K, Farrokhi-Khajeh-Pasha Y, Fotouhi A, Mirbagheri SS et al. Comparing omeprazole with fluoxetine for treatment of patients with heartburn and normal endoscopy who failed once daily proton pump inhibitors: double-blind placebo-controlled trial. Neurogastroenterol Motil. 2014; 26:670-8.
15. Viazis N, Keyoglou A, Kanellopoulos AK, Karamanolis G, Vlachogiannakos J, Triantafyllou K et al. Selective serotonin reuptake inhibitors for the treatment of hypersensitive esophagus: a randomized, double-blind, placebo-controlled study. Am J Gastroenterol. 2012; 107:1662-7.
16. Rodriguez-Stanley S, Zubaidi S, Proskin HM, Kralstein JR, Shetzline MA, Miner PB Jr. Effect of tegaserod on esophageal pain threshold, regurgitation, and symptom relief in patients with functional heartburn and mechanical sensitivity. Clin Gastroenterol Hepatol. 2006; 4:442-50.
17. Eslick GD, Jones MP, Talley NJ. Non-cardiac chest pain: prevalence, risk factors, impact and consulting – a population-based study. Aliment Pharmacol Ther. 2003; 17:1115-24.
18. Fass R, Achem SR. Noncardiac chest pain: epidemiology, natural course and pathogenesis. J Neurogastroenterol Motil. 2011; 17:110-23.
19. Williams JF, Sontag SJ, Schnell T, Leya J. Non-cardiac chest pain: the long-term natural history and comparison with gastroesophageal reflux disease. Am J Gastroenterol. 2009; 104:2145-52.
20. Tougas G, Spaziani R, Hollerbach S, Djuric V, Pang C, Upton AR et al. Cardiac autonomic function and oesophageal acid sensitivity in patients with non-cardiac chest pain. Gut. 2001; 49:706-12.
21. Katz PO, Gerson LB, Vela MF. Guidelines for the diagnosis and management of gastroesophageal reflux disease. Am J Gastroenterol. 2013; 108:308-28.
22. Park SW, Lee H, Lee HJ, Park JC, Shin SK, Lee SK et al. Low-dose amitriptyline combined with proton pump inhibitor for functional chest pain. World J Gastroenterol. 2013; 19:4958-65.
23. Cannon RO, Quyyumi AA, Mincemoyer R, Stine AM, Gracely RH, Smith WB et al. Imipramine in patients with chest pain despite normal coronary angiograms. N Eng J Med. 1994; 330:1411-7.
24. Lee H, Kim JH, Min BH, Lee JH, Son HJ, Kim JJ et al. Efficacy of venlafaxine for symptomatic relief in young adult patients with functional chest pain: a randomized, double-blind, placebo-controlled crossover trial. Am J Gastroenterol. 2010; 105:1504-12.
25. Doraiswamy PM, Varia I, Hellegers C, Wagner HR, Clary GL, Beyer JL et al. A randomized controlled trial of paroxetine for noncardiac chest pain. Psychopharmacol Bull. 2006; 39:15-24.
26. Broekaert D, Fischler B, Sifrim D, Janssens J, Tack J. Influence of citalopram, a selective serotonin reuptake inhibitor, on oesophageal hypersensitivity: a double-blind, placebo-controlled study. Aliment Pharmacol Ther. 2006; 23:365-70.
27. Maradey-Romero C, Fass R. Antidepressants for functional esophageal disorders: evidence- or eminence-based medicine? Clin Gastroenterol Hepatol. 2015; 13:260-2.
28. Weijenborg PW, de Schepper HS, Smout AJ, Bredenoord AJ. Effects of antidepressants in patients with functional esophageal disorders or gastroesophageal reflux disease: a systematic review. Clin Gastroenterol Hepatol. 2015; 13:251-9.
29. Rao SS, Mudipalli RS, Mujica V, Utech CL, Zhao X, Conklin JL. An open-label trial of theophylline for functional chest pain. Dig Dis Sci. 2002; 47:2763-8.
30. Shapiro M, Shanani R, Taback H, Abramowich D, Scapa E, Broide E. Functional chest pain responds to biofeedback treatment but functional heartburn does not: what is the difference? Eur J Gastroenterol Hepatol. 2012; 24:708-14.
31. Adler DG, Romero Y. Primary esophageal motility disorders. Mayo Clin Proc. 2001; 76:195-200.
32. Smout AJ. Advances in esophageal motor disorders. Curr Opin Gastroenterol. 2008; 24:485-9.
33. Lee BE, Kim GH. Globus pharyngeus: a review of its etiology, diagnosis and treatment. World J Gastroenterol. 2012; 18:2462-71.
34. You LQ, Liu J, Jia L, Jiang SM, Wang GQ. Effect of low-dose amitriptyline on globus pharyngeus and its side effects. World J Gastroenterol. 2013; 19:7455-60.
35. Kirch S, Gegg R, Johns MM, Rubin AD. Globus pharyngeus: effectiveness of treatment with proton pump inhibitors and gabapentin. Ann Otol Rhinol Laryngol. 2013; 122:492-5.
36. Tokashiki R, Okamoto I, Funato N, Suzuki M. Rikkunshito improves globus sensation in patients with proton-pump inhibitor-refractory laryngopharyngeal reflux. World J Gastroenterol. 2013; 19:5118-24.

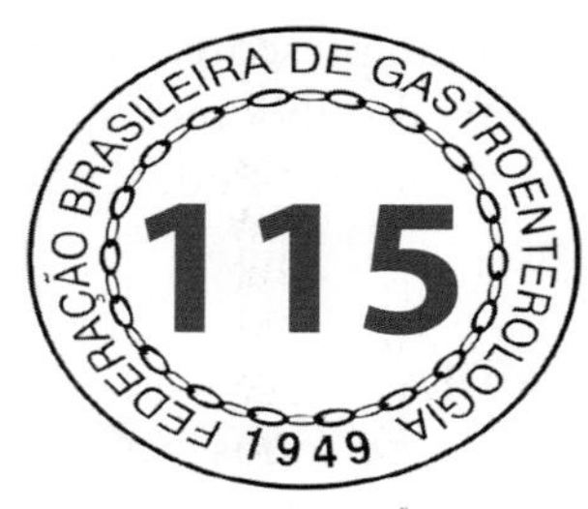

DISPEPSIA FUNCIONAL

Maria do Carmo Friche Passos
Ana Flávia Passos Ramos

INTRODUÇÃO

A dispepsia consiste em um grupo heterogêneo de sintomas persistentes ou recorrentes, localizados na região superior do abdome (epigástrio).[1,2] Os sintomas dispépticos podem estar associados a uma doença digestiva específica (p. ex., úlcera péptica, neoplasia gástrica, parasitoses intestinais, dentre outras), classificada como orgânica. Contudo, a maioria dos pacientes com queixas dispépticas crônicas que se submetem a investigações laboratoriais, endoscópicas e ultrassonográficas não apresenta qualquer alteração que justifique os sintomas – são, portanto, considerados portadores de dispepsia funcional, um dos distúrbios gastrointestinais funcionais mais frequentes da prática clínica.[1-3]

Relata-se que cerca de 20 a 40% da população geral apresenta alguma queixa dispéptica (as cifras mais altas correspondem a estudos que incluíram também o sintoma de pirose);[4,5] entretanto, somente 30% desses indivíduos procuram assistência médica. A dispepsia constitui a causa de 3 a 5% das consultas ambulatoriais de clínica geral, em um centro de atenção primária, e de 20 a 40% das consultas em gastroenterologia.[5] Os sintomas dispépticos podem surgir em qualquer idade e são mais prevalentes no sexo feminino.[5,6] A intensidade da dor e/ou do desconforto e a ansiedade (incluindo o medo de doenças mais graves) constituem os principais motivos de procura ao clínico e ao gastroenterologista.

CONCEITO

Nos últimos anos, um grupo internacional de especialistas tem sugerido critérios mais objetivos para o diagnóstico e a classificação dos distúrbios funcionais gastrointestinais (Critérios de Roma), trazendo grandes avanços no entendimento das síndromes funcionais como a dispepsia funcional (DF). Porém, vários aspectos ainda precisam ser esclarecidos, especialmente aqueles que se relacionam à sua etiopatogenia.

O comitê de especialistas do último Consenso de Roma define a DF como uma síndrome clínica caracterizada pela presença de sintomas dispépticos recorrentes e crônicos, na ausência de lesões estruturais ou metabólicas subjacentes, capazes de justificar o quadro clínico.[7] Entretanto, algumas anormalidades estruturais sutis têm sido associadas a essa síndrome (p. ex., gastrite crônica resultante da infecção pelo *Helicobacter pylori*, dismotilidade, microinflamação e eosinofilia gastroduodenal). Assim, a definição atual da DF deve ser reavaliada pelo próximo Consenso de Roma a ser publicado em 2016.

A DF é considerada um problema sanitário e socioeconômico de grande relevância, tanto por sua alta prevalência como por seu caráter crônico e ausência de tratamento satisfatório.[4-6] Além disso, a despeito de sua evolução benigna, a sintomatologia recidivante afeta de forma significativa a qualidade de vida dos pacientes, o que reflete diretamente em suas relações pessoais, sociais e laborais.[1,2,5]

CRITÉRIOS DIAGNÓSTICOS E CLASSIFICAÇÃO

Critérios diagnósticos de acordo com o Consenso de Roma III

De acordo com o Consenso de Roma III, os seguintes critérios são necessários para o diagnóstico de DF:[7]

- Haver queixas dispépticas durante os últimos três meses e que se iniciaram, no mínimo, há seis meses.
- É fundamental a presença de um ou mais dos seguintes sintomas:
  - empachamento pós-prandial;
  - saciedade precoce;
  - dor epigástrica;
  - queimação epigástrica.
- Ausência de lesões estruturais (incluindo a realização de endoscopia digestiva alta) que possam justificar os sintomas.

Para uma melhor orientação propedêutica e terapêutica, esse consenso sugere que os pacientes com DF sejam classificados em duas síndromes, de acordo com o sintoma principal:

- Síndrome do desconforto pós-prandial: predominam os sintomas de empachamento pós-prandial e/ou saciedade precoce, que tenha ocorrido várias vezes por semana nos últimos três meses.
- Síndrome da dor epigástrica: predomina dor ou queimação epigástrica, moderada a intensa, intermitente, ocorrendo, no mínimo, uma vez por semana, nos últimos três meses.

Os critérios específicos para a classificação desses pacientes foram estabelecidos pelo Consenso de Roma III,[7,8] como descrito a seguir.

Síndrome do desconforto pós-prandial

É fundamental a presença de pelo menos um dos critérios a seguir:

- Empachamento pós-prandial, que ocorre, necessariamente, após refeições habituais, que tenha ocorrido várias vezes por semana nos últimos três meses;
- Saciedade precoce, o que impossibilita o término normal das refeições, que tenha ocorrido várias vezes por semana nos últimos três meses.

Outros sintomas que, quando presentes, reforçam o diagnóstico são: distensão do abdome superior, náuseas pós-prandial e eructações. Pode coexistir síndrome da dor epigástrica.

Síndrome da dor epigástrica

É fundamental a presença de todos os critérios a seguir:

- Dor ou queimação localizada no epigástrio, pelo menos moderada, e que tenha ocorrido, no mínimo, uma vez por semana, nos últimos três meses.
- Dor intermitente, não generalizada ou localizada em outras regiões do abdome ou tórax.
- Dor não aliviada pela defecação ou eliminação de flatos.
- As características da dor não preenchem critérios para o diagnóstico dos distúrbios funcionais da vesícula biliar ou esfíncter de Oddi.

Outros sintomas que, quando presentes, reforçam o diagnóstico:

- A dor pode ter características de queimação, mas sem irradiação retroesternal (excluindo pirose).
- A dor é usualmente induzida ou aliviada pela alimentação, podendo, porém, ocorrer em jejum.
- A síndrome do desconforto pós-prandial pode coexistir.

Vários estudos populacionais avaliaram a prevalência da síndrome do desconforto pós-prandial (SDPP) e da síndrome da dor epigástrica (SDE) na população geral de diferentes regiões do mundo. Zagari et al. realizaram um estudo em duas comunidades italianas (n = 1.033 indivíduos) e encontraram uma prevalência de 11% de DF, sendo que 67,5% preenchiam critérios para o diagnóstico da SDPP, 48,2% para a SDE e 15,8% apresentavam sobreposição das duas síndromes.[9] Outro estudo, realizado em comunidades do norte da Suécia, evidenciou uma prevalência de DF de 15,7%. A SDPP estava presente em 12,2%, a SDE em 5,2% e a sobreposição das duas síndromes em apenas 1,7% da população investigada.[10] Por fim, um inquérito populacional realizado na região de Minnesota, nos Estados Unidos, demonstrou uma prevalência de dispepsia de 15%, sendo que 51% dos sintomáticos relatavam dor epigástrica e 47% desconforto pós-prandial.[11] A Figura 115.1 mostra esses resultados.

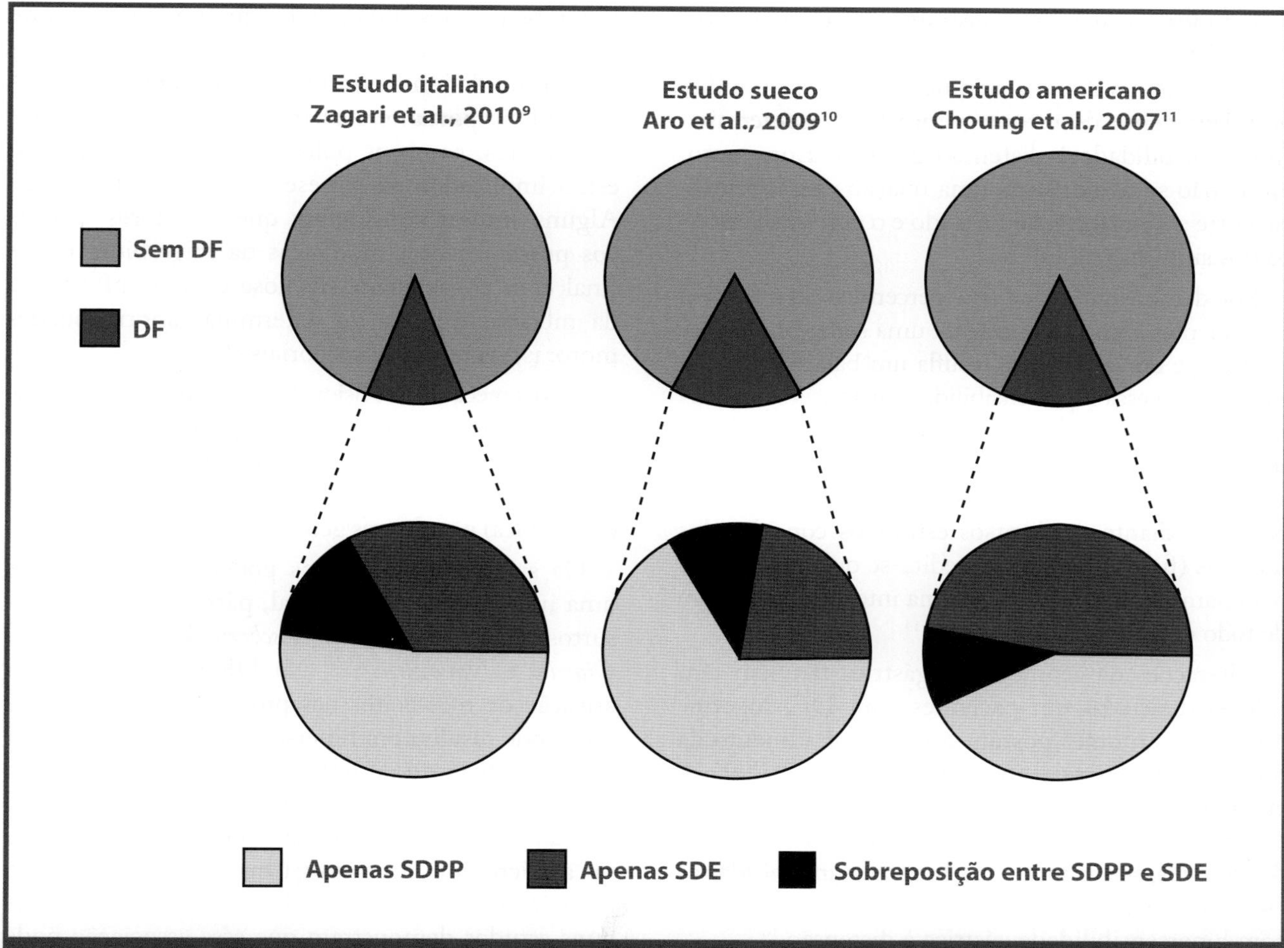

Figura 115.1 – Prevalência de dispepsia funcional (DF), síndrome do desconforto pós-prandial (SDPP), síndrome da dor epigástrica (SDE) e da sobreposição dessas síndromes em três estudos populacionais de diferentes regiões do mundo.
Fonte: adaptada de Tack e Talley, 2013.[8]

É importante salientar também a frequente sobreposição dos sintomas dispépticos com sintomas da doença do refluxo gastroesofágico (DRGE) e da síndrome do intestino irritável (SII). Vários autores demonstraram que a pirose, sintoma característico do refluxo, é uma queixa muito comum dos pacientes com DF.[12,13] O Comitê Roma III recomenda que, na presença concomitante de pirose e de outros sintomas típicos do refluxo, mesmo com endoscopia digestiva normal, o diagnóstico da doença do refluxo deve ser considerado.[7,8] Por outro lado, a simples presença de pirose não exclui o diagnóstico de DF, especialmente nos casos em que os sintomas dispépticos persistem a despeito de uma adequada supressão ácida.[2,7] Da mesma forma, até 30% dos pacientes dispépticos funcionais apresenta também sintomas compatíveis com a SII, ou seja, são portadores dos dois distúrbios funcionais.[13]

FISIOPATOLOGIA

A fisiopatologia da DF permanece desconhecida. Contudo os conhecimentos nesta área evoluíram muito nos últimos anos.[14] Vários fatores etiopatogênicos têm sido considerados, como a hipersecreção ácida, a dismotilidade gastroduodenal, a hipersensibilidade visceral, a alteração da acomodação gástrica, a gastrite associada ao *Helicobacter pylori,* além dos fatores psicossociais. Acredita-se que a fisiopatologia seja multifatorial, ou seja, uma combinação desses fatores parece ser responsável pelo quadro clínico.[2-4,7,15] Entretanto, o real papel de cada um deles no desencadeamento da sintomatologia dispéptica crônica permanece controversa.

Estudos recentes demonstram que a acidez gástrica afeta a motilidade e a sensibilidade gastroduodenal.[14,15] Além disso, a acidificação duodenal induz ao relaxamento do estômago proximal e determina hipersensibilidade à distensão gástrica. Entretanto, ainda não se demonstrou uma relação causal primária entre a hipersecreção de ácido e o desenvolvimento dos sintomas na DF.[7]

Foi demonstrado que um percentual significativo de pacientes com DF apresenta uma sensação de desconforto e dor quando se insufla um balão dentro do estômago, e essa hipersensibilidade se exacerba durante a infusão de lipídios intraduodenais.[14] Esses dados sugerem a possibilidade de uma percepção visceral anormal capaz de induzir respostas exageradas nesses pacientes diante de diversos estímulos considerados normais (fisiológicos).[2,15] Acredita-se que os sintomas poderiam surgir pela disfunção na integração ao longo de todo o eixo cérebro-intestino.[14]

Alterações da acomodação gástrica também têm sido evidenciadas em pacientes com DF, sugerindo que os sintomas possam ocorrer por aumento da pressão intragástrica após uma refeição.[2-4,15] Tack et al. evidenciaram alterações do relaxamento do estômago proximal em aproximadamente 40% dos dispépticos, sendo também observada uma nítida relação com o sintoma de saciedade precoce, mas não com hipersensibilidade gástrica à distensão.[16]

O papel da infecção pelo *H. pylori* na DF permanece bastante controvertido,[7,8] mas os resultados de metanálises recentes sugerem um pequeno benefício com a erradicação da bactéria em pacientes infeccionados.[17,18]

Alguns estudos revelam alta incidência de neuroses, ansiedade, depressão, alterações do humor e tensão emocional entre os dispépticos quando comparados com voluntários assintomáticos, mas as diferenças absolutas não são muito significativas, o que sugere que tais fatores são de limitada relevância clínica.[2-4,7] Tem sido questionada também a possibilidade de ocorrer eventos estressantes de vida, precedendo os sintomas (p. ex., a separação dos pais, a perda de familiares ou o abuso sexual na infância).[7,8]

Pacientes com DF frequentemente associam piora dos seus sintomas relacionados à ingestão de determinados alimentos. É possível que os alimentos possam agir sobre mecanorreceptores no trato gastrointestinal superior, assim como estimular a secreção de ácido.[2,3,8] Além disso, os lipídios podem induzir a liberação de peptídeos como colecistocinina com efeitos na fisiologia gastrointestinal.[19] Existe também a possibilidade de que um subgrupo de dispépticos funcionais possa apresentar alergia ou hipersensibilidade a determinadas substâncias alimentares.[3] É importante avaliar se outros componentes alimentares, como os polissacarídeos fermentáveis, estão implicados na gênese dos sintomas da DF. Alguns autores consideram que os fatores dietéticos possam causar mudanças da microbiota intestinal com consequente disbiose e microinflamação da mucosa, capazes de determinar anormalidades motoras, secretoras e sensoriais.[19]

Novos mecanismos fisiopatológicos têm sido propostos mais recentemente, como a dispepsia pós-infecciosa (sintomas surgem após episódio de gastroenterite), presença de inflamação crônica no duodeno (infiltração eosinofílica) e os fatores genéticos.[15]

Os sintomas dispépticos podem se iniciar após uma infecção gastrointestinal, particularmente após surtos de *Salmonella* spp., *Escherichia coli*, *C. jejuni*, *Giardia* e *Novovírus*.[3,8,20] Na DF pós-infecciosa, a ativação de mastócitos nas proximidades de neurônios pode resultar em hipersensibilidade visceral por meio da liberação de potentes mediadores induzida por essas células, incluindo a histamina e a triptase.[20,21] Postula-se que a infecção gastrointestinal pode alterar a microbiota do trato gastrointestinal superior e induzir inflamação crônica leve e inespecífica.[21] Alguns estudos demonstram que essa associação pode ser ainda mais forte do que é para a síndrome do intestino irritável (SII) e os sintomas podem persistir por pelo menos oito anos. Uma metanálise recentemente publicada demonstra que, em média, 9,55% dos indivíduos que apresentam quadro de gastroenterite aguda desenvolvem DF.[22]

Alguns pesquisadores têm observado que a presença de eosinofilia gástrica e duodenal é capaz de provocar dismotilidade gastroduodenal e alteração do relaxamento gástrico por meio da liberação de citocinas e substâncias neuroativas.[3,4,8] Alguns estudos demonstram associação de eosinofilia duodenal e DF pós-infecciosa.[21]

Fatores genéticos vêm sendo bastante estudados nos últimos anos. Alguns genótipos são associados a alterações da motilidade digestiva e hipersensibilidade visceral.[23] O GN beta-3, por exemplo, foi encontrado em um subgrupo de pacientes com DF e este pode ser um caminho promissor para o entendimento da síndrome.[24]

Tabagismo, etilismo e o uso de anti-inflamatórios não esteroides (AINEs) não são considerados fatores etiológicos de DF.[3,4,7] Contudo, muitos pacientes apresentam maior probabilidade de desenvolver sintomas quando tratados com AINEs e quando excedem no consumo de bebida alcoólica e cigarro.

DIAGNÓSTICO

O diagnóstico é fundamentalmente clínico e baseia-se nos Critérios Roma III já descritos. Não é necessário realizar uma propedêutica extensa, especialmente em pacientes com sintomas típicos e que não apresentam sinais de alarme (emagrecimento, vômitos recorrentes, disfagia progressiva, presença de sangramento, icterícia).[7,8] É essencial realizar história clínica e exame físico detalhados, uma vez que a anamnese é o grande subsídio do médico para o diagnóstico, a seleção dos pacientes a serem investigados e a escolha da terapêutica adequada. A presença de sinais e sintomas de alarme implica a continuidade da propedêutica.[3,4] Dessa forma, os exames complementares devem ser realizados de forma individualizada e, em alguns casos, pode ser realizado um teste terapêutico antes de se iniciar a propedêutica.

O conhecimento dos Critérios de Roma III associado a uma atitude positiva de considerar o diagnóstico precocemente (diagnóstico de inclusão) pode levar o médico a conduzir o atendimento do paciente de uma maneira mais custo-eficiente do ponto de vista de procedimentos diagnósticos.

A endoscopia digestiva deve ser realizada durante um período sintomático e, preferencialmente, sem terapia antissecretora.[2-4] As biopsias devem ser feitas rotineiramente durante o procedimento endoscópico, visando, também, a detectar o *H. pylori.*

Em pacientes jovens e sem sinais de alarme, testes não invasivos para pesquisa do *H. pylori* (teste respiratório, antígeno fecal ou sorologia), quando disponíveis, podem ser solicitados e, nos casos positivos, recomenda-se realizar o tratamento de erradicação do microrganismo (estratégia testar e tratar).[25] Nesses casos, o exame endoscópico somente é indicado para aqueles que persistirem sintomáticos após o tratamento de erradicação.[3,8]

Os exames parasitológicos de fezes devem ser solicitados de forma seriada (no mínimo três amostras) e é fundamental a realização das técnicas de concentração das larvas (Baermann modificado por Moraes e suas variações) e o exame direto das fezes, especialmente para a pesquisa de giardíase e estrongiloidíase.[26]

A ultrassonografia deve ser feita quando houver suspeita de doença pancreática, hepática ou de via biliar.[7] Testes para avaliação do tempo de esvaziamento gástrico podem ser realizados por meio da cintilografia, do teste respiratório com ácido octanoico ou da ultrassonografia e estão indicados na hipótese de existir um importante distúrbio do esvaziamento gástrico ou mesmo gastroparesia.[8] Estudos recentes demonstraram que menos de 30% dos pacientes dispépticos funcionais apresentam retardo do esvaziamento gástrico, quando se considera exclusivamente pacientes com DF subgrupo SDDP.[15] Da mesma forma, o eletrogastrograma e o barostato gástrico têm sido de utilidade prática limitada na avaliação desses pacientes.

Recomenda-se, ainda, realizar testes para excluir doença celíaca e intolerâncias alimentares (principalmente lactose e frutose) nos casos em que houver suspeita clínica.[2,4] É também essencial avaliar a presença de cofatores psicológicos, ambientais e dietéticos e o uso de medicamentos que possam ocasionar ou agravar a sintomatologia dispéptica.

TRATAMENTO

O tratamento da DF ainda representa um dos grandes desafios para o gastroenterologista e, até o momento, não existe uma terapêutica que seja realmente eficaz. O principal objetivo do médico ao tratar pacientes dispépticos funcionais continua sendo o alívio dos sintomas (dor epigástrica e/ou do desconforto pós-prandial) e a melhora da qualidade de vida. Novos e recentes conhecimentos fisiopatológicos nessa área trazem expectativas muito favoráveis nas pesquisas de novos fármacos capazes de atuar sobre a motilidade gastroduodenal (exercendo um efeito procinético), a hipersensibilidade visceral (reduzindo o limiar de sensibilidade), a microbiota e a inflamação da mucosa. Entretanto, ainda é bastante escasso o arsenal terapêutico para esse enorme grupo de pacientes.

Um dos pontos mais importantes para o sucesso do tratamento é o estabelecimento de uma boa relação médico-paciente.[2-4] O médico deve adotar uma postura confiante e otimista, inspirando segurança e demonstrando interesse para compreender as queixas do paciente. É importante esclarecer ao paciente que os sintomas decorrem de uma desordem funcional do aparelho digestivo, o que não caracteriza nenhuma doença grave ou risco de morte.

Medidas gerais

Uma parcela considerável dos pacientes obtém alívio dos seus sintomas com simples mudanças em seu estilo de vida e com a adoção de hábitos salutares em seu cotidiano, como uma alimentação adequada e atividade física regular.[3]

Embora alguns pacientes relacionem a piora dos seus sintomas com a ingestão de determinados alimentos, nenhuma dieta específica está indicada. Os alimentos que agravam o quadro obviamente devem ser evitados. Intolerâncias específicas (p. ex., ao glúten, à lactose e à frutose) devem ser consideradas e, se confirmadas, orientações dietéticas específicas estão indicadas.[4,27] A queixa de empachamento pós-prandial habitualmente melhora com a redução de alimentos gordurosos, enquanto a saciedade precoce pode ser aliviada com o fracionamento das refeições.[7,8]

Os fatores psicológicos devem ser sempre abordados, e é essencial esclarecer ao paciente a possível correlação dos seus sintomas com ansiedade, depressão e estresse.[2] O tratamento psicoterápico tem se mostrado eficaz em um subgrupo de pacientes.[3]

Tratamento medicamentoso

O tratamento medicamentoso tem como principal objetivo aliviar o sintoma predominante, e a estratégia terapêutica depende basicamente da natureza e da intensidade dos sintomas, do grau do comprometimento funcional e dos fatores psicossociais envolvidos.

Vários medicamentos são utilizados para o tratamento dos pacientes dispépticos crônicos, destacando-se: antissecretores, procinéticos, antibióticos para erradicação do *H. pylori* e antidepressivos[2-4,7] (Quadro 115.1). É necessário também enfatizar que a resposta ao placebo é muito alta na maioria dos ensaios clínicos que envolve pacientes com DF (25 a 60%).[7,28]

Os antissecretores são drogas seguras e se constituem na medicação clássica para a DF do tipo síndrome da dor epigástrica. Tanto os bloqueadores H_2 (BH_2) como os inibidores da bomba de prótons (IBP) podem ser prescritos e recomendados como terapêutica de primeira linha para esse subgrupo de pacientes.[28,29] Devem ser utilizados na dose padrão, uma vez ao dia.[3,7] Demonstra-se que a prescrição de doses mais elevadas não aumenta a resposta terapêutica em pacientes dispépticos funcionais.[28]

A última metanálise de Cochrane demonstrou que os BH_2 e IBP foram mais eficazes que o placebo para o tratamento da DF, com NNT (número necessário para tratar) de 7 e 10, respectivamente.[30] Análises de subgrupos de dispépticos mostram que os IBPs são bastante eficazes nos pacientes com queixa de dor epigástrica, especialmente naqueles que apresentam também o sintoma de pirose (DRGE), mas não no grupo de pacientes com sintomas apenas de desconforto pós-prandial.[3,4,7,8]

Os procinéticos mostram-se superiores ao placebo em vários ensaios clínicos, e estão indicados sobretudo para os pacientes portadores da síndrome do desconforto pós-prandial.[7] Esses medicamentos (metoclopramida, domperidona, bromoprida, motilíneos derivados da eritromicina, dentre outros) são potencialmente capazes de melhorar alguns parâmetros da motilidade gastroduodenal ao aumentar o tônus gástrico, a motilidade antral e, principalmente, a coordenação antroduodenal.[7,16,31]

A metanálise Cochrane baseou-se em 24 trabalhos controlados e randomizados que empregaram procinéticos, demonstrando que esses medicamentos são eficazes para DF com um NNT de 6.[30] Estudos iniciais empregando o itopride, procinético antagonista da dopamina, demonstraram ser esta droga bastante eficaz na DF; entretanto, estudos subsequentes não conseguiram replicar esses achados.[31] Esse procinético não está disponível em nosso meio.

Medicamentos capazes de relaxar o fundo gástrico, como os agonistas da 5-hidroxitriptamina (sumatriptano e buspirona), têm se mostrado bastante eficazes. Alguns ensaios clínicos demonstraram que esses fármacos são superiores ao placebo e aliviam, especialmente, o sintoma de saciedade precoce.[28,29]

Quadro 115.1 – Tratamento farmacológico na dispepsia funcional

Tratamento de primeira linha	Tratamento para casos refratários (eficácia incerta)	Novos fármacos promissores
Inibidores da bomba de prótons Bloqueadores H_2 Procinéticos Tratamento anti *H. pylori*	Antidepressivos (tricíclicos e serotoninérgicos) Agonistas dos receptores 5-HT4 Tratamento psicoterápico Acupuntura Chás e ervas naturais (chinesas) Pré-bióticos e probióticos	Antagonistas dos receptores da colecistocinina Agonistas opioides Acotiamida Mosaprida Camicinal Novos agonistas da serotonina Derivados da grelina

Vários estudos evidenciaram que a erradicação do *H. pylori* é superior ao placebo no alívio dos sintomas da DF, e metanálises recentes demonstram que a erradicação da bactéria resulta em um ganho terapêutico que varia de 4 a 14%.[17,18] Baseando-se nesses dados, os especialistas do consenso Roma III[7] e de Maastricht IV[32] (Consenso Europeu do *H. pylori*) recomendam que essa bactéria seja pesquisada e, se presente, erradicada nos dispépticos funcionais. Essa também foi a decisão do III Consenso Brasileiro do *H. pylori*,[33] com a justificativa de que o tratamento com antibióticos beneficia um subgrupo de pacientes dispépticos, tendo a vantagem de reduzir, em longo prazo, o risco de uma evolução para úlcera péptica ou neoplasia gástrica. O esquema terapêutico de erradicação do *H. pylori* na DF não difere do esquema tradicional e se constitui na associação de IBP na dose-padrão, claritromicina (500 mg) e amoxicilina (1 g) duas vezes ao dia durante sete dias.[32,33]

Uma opção a ser considerada para os pacientes que não respondem ao tratamento clássico é o emprego dos antidepressivos tricíclicos (amitriptilina, nortriptilina e imipramina) e de inibidores da captação de serotonina (fluoxetina, sertralina, escitalopram, entre outros).[29] Esses medicamentos parecem ser úteis por apresentarem uma ação analgésica central, sendo capazes de bloquear a transmissão da dor do trato gastrointestinal para o cérebro.[2] Recomenda-se iniciar com doses baixas e, caso a resposta clínica seja satisfatória, o tratamento deverá ser mantido, no mínimo, por três a seis meses.[2] Um estudo mostrou resultados satisfatórios com o emprego da mirtazapina em pacientes dispépticos e com baixo peso.[28] Talley et al. conduziram um ensaio clínico multicêntrico, randomizado, duplo-cego, placebo-controlado, em que empregaram placebo, amitriptilina 50 mg ou escitalopram 10 mg em pacientes com DF (Critérios de Roma II).[34] No total, 292 indivíduos foram incluídos, 75% eram mulheres, 70% portadores de DF tipo SDPP e 30% DF tipo SDE. Os autores observaram um alívio significativo dos sintomas dispépticos em 53%, 40% e 38% dos pacientes que receberam amitriptilina, placebo e escitalopram, respectivamente. Os melhores resultados foram observados nos pacientes com DF e dor epigástrica (SDE). De fato, estudos de metanálise recentes demonstram que os tricíclicos são superiores aos inibidores da captação de serotonina no alívio dos sintomas da DF.[35]

As chamadas terapias complementares ou alternativas (ervas chinesas, japonesas e indianas, acupuntura) e/ou o tratamento psicológico (hipnose, psicoterapia e terapia cognitiva comportamental) têm sido muito utilizadas por um grupo de pesquisadores e devem ser consideradas para pacientes que não respondem ao tratamento farmacológico.[35-38] Vários estudos têm demonstrado resultados animadores com esse tipo de abordagem no tratamento da DF. É necessário ressaltar, no entanto, que a maioria dos trabalhos que utilizaram esse tipo de intervenção terapêutica não apresenta desenho metodológico adequado, o que dificulta conclusões definitivas sobre a sua real eficácia. Embora vários estudos indiquem a superioridade da acupuntura sobre a terapia tradicional para os pacientes com DF, a última revisão de Cochrane não encontrou resultados tão consistentes.[39]

Recentes estudos demonstram também melhora dos sintomas com a utilização de pré-bióticos e probióticos, mas resultados em longo prazo ainda são aguardados.[28,29,40]

Terapias futuras

Os novos conhecimentos da fisiopatologia da DF têm conduzido ao desenvolvimento de novas drogas, mas a maioria ainda em fase de pesquisa pré-clínica.[35,40] As principais drogas em investigação são os novos procinéticos, agentes serotoninérgicos, receptores opioides e analgésicos viscerais.[2,35] A asimadolina, um agonista kappa opioide, demonstrou ser eficaz em reduzir a plenitude pós-prandial e a saciedade precoce em voluntários saudáveis, mas esses achados não foram reproduzidos em pacientes com DF após oito semanas de acompanhamento.[41]

Novos procinéticos, capazes de atuar tanto na motilidade digestiva como no relaxamento do fundo gástrico, são aguardados para a nossa prática diária.[41] Entre essas drogas estão: mosaprida, acotiamida, camicinal (GS962040), derivadas da motilina e da grelina, as quais têm se mostrado eficazes em laboratórios de pesquisas e ensaios clínicos iniciais.[35,40,42]

Alguns estudos demonstram que a grelina é capaz de interferir com a motilidade gástrica em modelos animais e, em humanos, acelera o esvaziamento gástrico, atuando também no relaxamento do estômago proximal (acomodação).[40] Alguns derivados da grelina como RM-131 (relamorelina) apresentam potência procinética até cem vezes superior à formulação original e são substâncias bastante promissoras.[43]

Outras drogas em experimentação são capazes de atuar nos receptores do sistema nervoso aferente, como os antagonistas purinoceptor e antagonistas dos receptores N-metil-D-aspartato (dextrometorfano, ketamina e memantina) potencialmente capazes de reduzir a dor visceral em resposta à distensão em animais de experimentação.[35,40] Receptores capazes de modular a mucosa gastroduodenal e a função do músculo liso, como a capsaicina, que é um potente agonista, apresentam grande potencial terapêutico.[40] Além destes, receptores do canal de sódio, antagonistas da colecistocinina (loxiglumida, dexloxiglumida), antagonistas NK1 e NK3 e receptores da somatostatina são avaliados em diversos centros de pesquisa.[35,40] Também estão em desenvolvimento drogas capazes de prevenir a sensibilização central, como os antagonistas do receptor 1 PGA-2 (EP-1).[40] Estudo duplo-cego, randomizado e controlado demonstrou significativa superioridade do citrato de tandospirona (agonista 5-HT1A) em relação ao placebo no alívio dos sintomas em pacientes dispépticos funcionais.[44]

CONSIDERAÇÕES FINAIS

O tratamento medicamentoso clássico para os pacientes com DF tem o objetivo de aliviar o sintoma predominante e, infelizmente, ainda não temos um tratamento ideal e curativo. Para os dispépticos não infectados tem sido recomendado iniciar com antissecretores (IBP ou bloqueadores H_2) ou procinéticos. Se o *H. pylori* estiver presente, está indicada a terapia de erradicação. Caso a resposta clínica seja insatisfatória e os sintomas persistam, os antidepressivos podem ser prescritos. Nos casos refratários, terapias psicológicas, hipnose, acupuntura, ervas chinesas e probióticos podem ser tentados, embora os resultados de estudos controlados nessa área sejam bastante controversos. A Figura 115.2 sintetiza a abordagem mais atual no tratamento da DF.

As pesquisas em busca de novas opções medicamentosas para a DF está em constante crescimento e é possível que, em breve, inúmeras novidades terapêuticas estejam disponíveis para o controle mais adequado dos sintomas dispépticos, especialmente para o grupo dos pacientes com quadro crônico e refratário ao tratamento convencional.

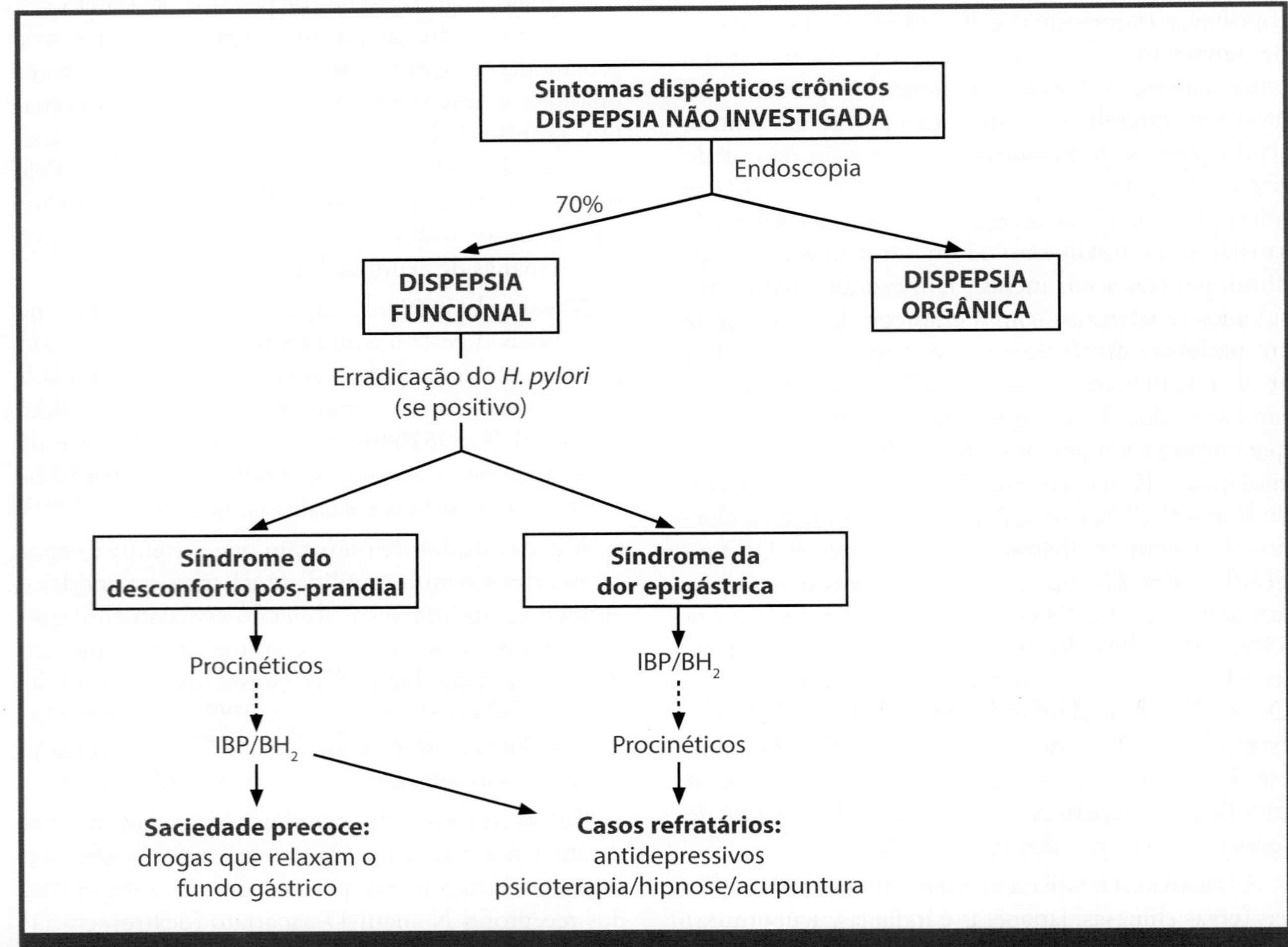

Figura 115.2 – Algoritmo do tratamento da dispepsia funcional (DF).
IBP: inibidores da bomba de prótons; BH_2: bloqueadores H_2.
Fonte: adaptada de Vanheel e Tack, 2014.[28]

REFERÊNCIAS

1. Talley NJ, Choung RS. Whither dyspepsia? A historical perspective of functional dyspepsia, and concepts of pathogenesis and therapy in 2009. J Gastroenterol Hepatol. 2009; 3:20-8.
2. Overland MK. Dyspepsia. Med Clin North Am. 2014; 98:549-64.
3. Ford AC, Moayyedi P. Dyspepsia. Curr Opin Gastroenterol. 2013; 29:662-8.
4. Moayyedi P. Dyspepsia. Curr Opin Gastroenterol. 2012; 28:602-7.
5. El-Serag HB, Talley NJ. Systemic review: The prevalence and clinical course of functional dyspepsia. Aliment Pharmacol Ther. 2004; 19:643-54.
6. Flier SN, Rose S. Is functional dyspepsia of particular concern in women? A review of gender differences in epidemiology, pathophysiologic mechanisms, clinical presentation, and management. Am J Gastroenterol. 2006; 101:S644-53.
7. Tack J, Talley NJ, Camilleri M, Holtmann G, Hu P, Malagelada JR et al. Functional gastroduodenal disorders. Gastroenterology. 2006; 130:1466-79.
8. Tack J, Talley NJ. Functional dyspepsia – symptoms, definitions and validity of the Rome III Criteria. Nat Rev Gastroenterol Hepatol. 2013; 10:134-41.
9. Zagari RM, Law GR, Fuccio L, Cennamo V, Gilthorpe MS, Forman D et al. Epidemiology of functional dyspepsia and subgroups in the Italian general population: an endoscopic study. Gastroenterology. 2010; 138:1302-11.
10. Aro P, Talley NJ, Ronkainen J, Storskrubb T, Vieth M, Johansson SE et al. Anxiety is associated with uninvestigated and functional dyspepsia (Rome III Criteria) in a Swedish population-based study. Gastroenterology. 2009; 137:94-100.
11. Choung RS, Locke GR 3rd, Zinsmeister AR, Schleck CD, Talley NJ. Epidemiology of slow and fast colonic transit using a scale of stool form in a community. Aliment Pharmacol Ther. 2007; 26:1043-50.
12. Yarandi SS, Christie J. Functional dyspepsia in review: pathophysiology and challenges in the diagnosis and management due to coexisting gastroesophageal reflux disease and irritable bowel syndrome. Gastroenterol Res Pract. 2013; 2013:351086.
13. Xiao YL, Peng S, Tao J, Wang AJ, Lin JK, Hu PJ et al. Prevalence and symptom pattern of pathologic esophageal acid reflux in patients with functional dyspepsia based on the Rome III Criteria. Am J Gastroenterol. 2010; 105:2626-31.
14. Camilleri M. Functional dyspepsia: mechanisms of symptom generation and appropriate management of patients. Gastroenterol Clin North Am. 2007; 36:649-64.
15. Carbone F, Tack J. Gastroduodenal mechanisms underlying functional gastric disorders. Dig Dis. 2014; 32:222-9.
16. Tack J, Masaoka T, Janssen P. Functional dyspepsia. Curr Opin Gastroenterol. 2011; 27:549-57.
17. Moayyedi P, Soo S, Deeks JJ, Delaney B, Harris A, Innes M et al. Eradication of Helicobacter pylori for non-ulcer dyspepsia. Cochrane Database Syst Rev. 2011; (2):CD002096.
18. Zhao B, Zhao J, Cheng WF, Shi WJ, Liu W, Pan XL et al. Efficacy of Helicobacter pylori eradication therapy on functional dyspepsia: a meta-analysis of randomized controlled studies with 12-month follow-up. J Clin Gastroenterol. 2014; 48:241-7.
19. Farré R, Tack J. Food and symptom generation in functional gastrointestinal disorders: physiological aspects. Am J Gastroenterol. 2013; 108:698-706.
20. Ford AC, Thabane M, Collins SM, Moayyedi P, Garg AX, Clark WF et al. Prevalence of uninvestigated dyspepsia 8 years after a large waterborne outbreak of bacterial dysentery: a cohort study. Gastroenterology. 2010; 138:1727-36.
21. Pike BL, Porter CK, Sorrell TJ, Riddle MS. Acute gastroenteritis and the risk of functional dyspepsia: a systematic review and meta-analysis. Am J Gastroenterol. 2013; 108:1558-63.
22. Futagami S, Itoh T, Sakamoto C. Systematic review with meta-analysis: post-infectious functional dyspepsia. Aliment Pharmacol Ther. 2015; 41:177-88.
23. Kourikou A, Karamanolis GP, Dimitriadis GD, Triantafyllou K. Gene polymorphisms associated with functional dyspepsia. World J Gastroenterol. 2015; 21:7672-82.
24. van Lelyveld N, Linde JT, Schipper M, Samsom M. Candidate genotypes associated with functional dyspepsia. Neurogastroenterol Motil. 2008; 20:767-73.
25. Gisbert JP, Calvet X. Helicobacter Pylori "test-and-treat" strategy for management of dyspepsia: a comprehensive review. Clin Transl Gastroenterol. 2013; 4:e32-47.
26. Organização Mundial da Saúde. Schistosomiase et géo-helminthiases: prevétion et lutte. Genève: OMS: Série de Informes Técnicos. 2004; 912:1-68.
27. Petrarca L, Nenna R, Mastrogiorgio G, Florio M, Brighi M, Pontone S. Dyspepsia and celiac disease: prevalence, diagnostic tools and therapy. World J Methodol. 2014; 4:189-96.
28. Vanheel H, Tack J. Therapeutic options for functional dyspepsia. Dig Dis. 2014; 32:230-4.
29. Chen SL. A review of drug therapy for functional dyspepsia. J Dig Dis. 2013 Dec; 14:623-5.
30. Moayyedi P, Shelly S, Deeks J Delaney B, Innes M, Forman D. Pharmacological interventions for non-ulcer dyspepsia. Cochrane Database Syst Rev. 2011; (2):CD001960.
31. Quigley EM. Prokinetics in the Management of Functional Gastrointestinal Disorders. J Neurogastroenterol Motil. 2015; 21:330-6.
32. Malfertheiner P, Megraud F, O'Morain CA, Atherton J, Axon AT, Bazzoli F et al. Management of Helicobacter pylori infection – The Maastricht IV/ Florence Consensus Report. Gut. 2012; 61(5):646-64.
33. Coelho LG, Maguinilk I, Zaterka S, Parente JM, Passos, MCF, Moraes-Filho JP. 3rd Brazilian Consensus on Helicobacter pylori. Arq Gastroenterol. 2013; 50:81-96.
34. Talley NJ, Locke GR, Saito YA, Almazar AE, Bouras EP, Howden CW et al. Effect of amitriptyline and escitalopram on functional dyspepsia: a multicenter, randomized controlled study. Gastroenterology. 2015; 149:340-9.
35. Camilleri M, Stanghellini V. Current management strategies and emerging treatments for functional dyspepsia. Nat Rev Gastroenterol Hepatol. 2013; 10:187-94.
36. Han G, Ko SJ, Park JW, Kim J, Yeo I, Lee H et al. Acupuncture for functional dyspepsia: study protocol for a two-center, randomized controlled trial. Trials. 2014; 15:89.

37. Tillisch K. Complementary and alternative medicine for functional gastrointestinal disorders. Gut. 2006; 55:593-6.

38. Suzuki H, Inadomi JM, Hibi T. Japanese herbal medicine in functional gastrointestinal disorders. Neurogastroenterol Motil. 2009; 21:688-96.

39. Lan L, Zeng F, Liu GJ, Ying L, Wu X, Liu M et al. Acupuncture for functional dyspepsia. Cochrane Database Syst Rev. 2014; 10:CD008487.

40. Zala AV, Walker MM, Talley NJ. Emerging drugs for functional dyspepsia. Expert Opin Emerg Drugs. 2015; 20:221-33.

41. Talley NJ, Choung RS, Camilleri M, Dierkhising RA, Zinsmeister AR. Asimadoline, a kappa-opioid agonist, and satiation in functional dyspepsia. Aliment Pharmacol Ther. 2008; 27:1122-31.

42. Altan E, Masaoka T, Farré R, Tack J. Acotiamide, a novel gastroprokinetic for the treatment of patients with functional dyspepsia. Expert Rev Gastroenterol Hepatol. 2012; 6:533-44.

43. Cheung CK, Wu JC. Role of ghrelin in the pathophysiology of gastrointestinal disease. Gut Liver. 2013; 7:505-12.

44. Miwa H, Nagahara A, Tominaga K, Yokoyama T, Sawada Y, Inoue K et al. Efficacy of the 5-HT1A agonist tandospirone citrate in improving symptoms of patients with functional dyspepsia: a randomized controlled trial. Am J Gastroenterol. 2009; 104:2779-87.

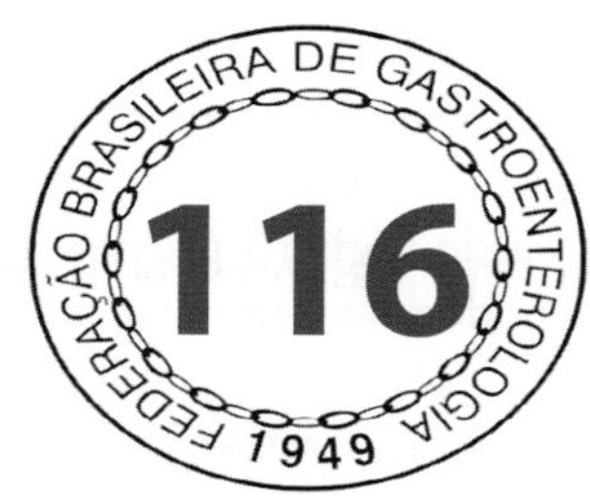

SÍNDROME DO INTESTINO IRRITÁVEL

Sender Jankiel Miszputen

INTRODUÇÃO

A síndrome do intestino irritável (SII) é uma entidade clínica que está incluída no grupo dos distúrbios funcionais digestivos crônicos e recorrentes, os quais se caracterizam por alterações motoras, da sensibilidade e das secreções dos diferentes segmentos do canal alimentar, e que não raramente comprometem mais de uma das suas vísceras ao mesmo tempo. A despeito de diferenças de localização e do padrão dos sintomas, esses distúrbios guardam entre si alguma semelhança quanto ao seu comportamento motor e sensitivo e sua relação com o sistema nervoso central. Partindo do princípio de que se originam exclusivamente na inadequação daquelas funções, explica-se a ausência de anormalidades estruturais e bioquímicas em todos os procedimentos complementares, laboratoriais e de imagem disponíveis até o momento para investigação diagnóstica. Todavia, alguns aspectos fisiopatológicos relacionados com a SII, atualmente em discussão pelos especialistas, podem, no futuro, permitir melhor compreensão dos eventos responsáveis por suas manifestações e modificar a atual classificação da síndrome. Ela deixaria de ser decorrente de erros funcionais, passando para a categoria de doença orgânica, de natureza bioquímica, cujo início estaria relacionado com prévia exposição do intestino a agentes agressores que viessem a interferir com sua integridade celular e metabólica, particularmente, no que diz respeito à sua resposta imunológica. De toda forma, a etiologia da SII permanece incerta em razão da provável complexidade dos mecanismos envolvidos com seu aparecimento e persistência. Além do mais, aceita-se a hipótese de que tal disfunção seja multideterminada, com variações individuais, influenciadas por aspectos culturais, psicossociais, alimentares, ou mesmo relacionados ao estilo de vida, ao comportamento das células inflamatórias pós-infecções intestinais, à disfunção primária do sistema nervoso central[1] e, possivelmente, a aspectos genéticos, pela constatação de um risco aumentado entre aparentados de até terceiro grau.[2] Nas últimas décadas, cresceu o interesse na pesquisa da síndrome em virtude do significativo percentual de indivíduos acometidos e do impacto que causa na sua qualidade de vida, além dos custos diretos e indiretos que representa aos sistemas de saúde, os quais são decorrentes das altas taxas de consultas médicas e prescrições, dos índices de absenteísmo dos indivíduos às suas atividades, dos repetidos exames complementares e de procedimentos cirúrgicos, nem sempre bem indicados.[3]

EPIDEMIOLOGIA

Os distúrbios funcionais intestinais respondem por um grande número de atendimentos médicos, tanto entre generalistas como entre os especialistas da área gastroenterológica. A SII é reconhecidamente uma das síndromes de maior prevalência, muito variável, segundo dados da Organização Mundial de Gastroenterologia,[4] e é descrita em todo o mundo; atinge homens e mulheres de qualquer faixa etária, sem distinção racial. No Ocidente, considera-se mais frequente em mulheres, mais comumente naquelas abaixo dos 45 anos. A variabilidade observada nos estudos populacionais publicados pode ser justificada em razão de diferentes métodos de coleta dos dados aplicados na sua mensuração ou, ainda, influenciada por características regionais da amostra avaliada, relacionadas a hábitos alimentares e de vida e da cultura.

Todavia, os índices de prevalência muito provavelmente são subestimados, pois a maior parte da população com SII não procura assistência médica por se adaptar bem às suas manifestações. Apresentações leves ou recorrências ocasionais respondem por esse comportamento dos doentes. Isso significa que apenas uma parte deles é atendida e, na maioria dos casos, por não especialistas, o que soma maior imprecisão para sua acurácia.

A incidência também tem seu cálculo comprometido quando se analisam levantamentos populacionais em curto intervalo temporal. Muitos doentes têm longos períodos de remissão, e há aqueles que só procuram assistência quando seus sintomas passam a interferir com sua qualidade de vida, fato que tende a ocorrer após evolução prolongada. O caráter flutuante das queixas acrescenta maior dificuldade por não discriminar os novos doentes daqueles que apresentam recorrência do quadro clínico, especialmente se o estudo não for realizado em longo prazo. Em um grupo de mais de 3.500 indivíduos, 15% desenvolveram SII, durante um período de dez anos seguidos de acordo com a publicação de Ford et al.[5] Nessa pesquisa, o gênero feminino também foi predominante. Pode-se estimar, de acordo com esse e outros trabalhos, que a incidência da síndrome se situa em torno de 1,5% ao ano. Isso significa que, a cada ano, aproximadamente 90 milhões de novos casos, em todo o mundo, poderão receber esse diagnóstico.

FISIOPATOLOGIA

A fisiopatologia da SII não se encontra completamente esclarecida. Contudo, atualmente, admite-se que esse distúrbio multifatorial seja consequente a anormalidades no eixo cérebro-intestino com alterações em diferentes níveis do sistema nervoso central e entérico ou das suas interações – como é o caso da liberação de substâncias com atividade neuroendócrina, que responderiam pelos mecanismos responsáveis pelas disfunções motoras, sensitivas e de secreção, que representam a base dos sintomas.[6] Os sinais originados no intestino, mesmo os de menor intensidade, têm uma área de registro pré-frontal e hipotalâmico maior nesses doentes, que nos indivíduos sadios, observada em ressonância magnética funcional. Como consequência, a resposta eferente do SNC retorna às vísceras abdominais com maior intensidade. Essa dupla via comunicante entre os dois sistemas é executada inconscientemente.

Outros fatores têm sido pesquisados para explicar a fisiopatologia da síndrome e estão intimamente associados à disfunção neurológica. Algumas evidências sugerem que um subgrupo desses doentes apresenta inflamação de baixo grau na parede intestinal e comprometimento da função imunológica do intestino, o que levaria a um desempenho inadequado dos nervos que compõem o sistema nervoso entérico. O mesmo ocorreria em razão de mudanças da microbiota, que podem ter impacto no sistema imunológico intestinal, afetando a função neuroimune da víscera. O componente psicossocial finalizaria o conjunto dos mecanismos fisiopatológicos, por meio da participação de substâncias químicas, particularmente o hormônio liberador de corticotropina.[7]

A interação entre o sistema nervoso central e o entérico tem um importante papel na regulação das funções intestinais de motilidade, percepção de dor, fluxo sanguíneo e secreções e função imunológica, moduladas por sua inervação intrínseca e extrínseca. Esta última inclui ramos do sistema nervoso autonômico, anatômica e funcionalmente integrado com o eixo cérebro-intestino e responsável pela homeostase intestinal. O sistema parassimpático reconhecidamente estimula as ações motoras da musculatura lisa e da secreção, cabendo ao simpático a inibição dessas atividades.

Percepção aumentada ocorre nos pacientes com SII em todo o trato gastrointestinal, estendendo-se para outras vísceras da cavidade abdominal. Essa hipersensibilidade acaba reduzindo seu limiar para dor ou desconforto no abdome, uma das principais queixas clínicas, ao lado do reconhecimento de eventos de natureza fisiológica, como sensação dos movimentos e maior audição dos ruídos intestinais. Certamente, o eixo intestino-cérebro desregulado responde por essa hipervigilância e da modulação dos sinais aferentes viscerais.

Do ponto de vista neuroendócrino, ressalte-se o papel dos neurotransmissores, considerados envolvidos na fisiopatologia da SII. A serotonina, (5-hidroxitriptamina), recebeu maior atenção por sua mediação nas respostas da secreção, modulação do peristaltismo e das funções viscerais aferentes. Cerca de 80% do total desse neuromodulador encontra-se estocado no trato digestivo, 95% dessa quantidade nas células neuroendócrinas intestinais, e 5%, nos neurônios entéricos. É liberado das células enterocromafins e mastócitos, a partir de estímulos mecânicos ou inflamatórios, atingindo a inervação intrínseca e extrínseca por via transepitelial. Em situações de estresse, os fatores liberadores de corticotropina e tireotrofina, produzidos no cérebro, degranulam mastócitos, promovendo o extravasamento de serotonina, o que provoca maior contração cólica. Outras substâncias químicas, igualmente relacionadas à atividade do sistema nervoso entérico, poderiam também responder pelas anormalidades da movimentação e sensibilidade descritas para a síndrome. Estão classificados de acordo com sua estrutura bioquímica em aminas (acetilcolina, norepinefrina, histamina), peptídios (substância P, colecistocinina, encafalinas, peptídio intestinal vasoativo etc.), purinas (ATP, ADP, adenosina etc.) e óxido nítrico. Esses mediadores participam nas diferentes rotas aferentes e também nos neurônios das vias eferentes, ou ambos, mas ainda esperam por melhor definição e aceitação sobre seus papéis nessa complexa cadeia fisiopatológica da SII.

Impactos emocionais parecem ser um importante cofator para o desencadeamento dos sintomas da síndrome. O hormônio liberador de corticotropina (CRH) é vital na resposta ao estresse, ativando o eixo hipotálamo-pituitária-adrenal, como reação a fatores estressores físicos e psicológicos. Esse fato resulta no aumento dos níveis do hormônio adrenocorticotrópico e do cortisol nos pacientes, quando comparados aos de indivíduos sadios.[8] Tanto as manifestações motoras quanto, principalmente, as relacionadas com a hipersensibilidade podem ser devidas à ação do CRH, após sua ligação com receptores, presentes em neurônios entéricos e na mucosa da parede do intestino.

Na prática clínica, reconhece-se que, embora, sintomas gastrointestinais, seguindo traumas emocionais, possam se manifestar em qualquer indivíduo, os doentes que apresentam a SII são mais propensos a desenvolvê-los. Comorbidades psiquiátricas também são mais comuns entre eles e acabam sendo motivo para interferir na forma evolutiva da disfunção. Experiências vividas na infância, como comportamentos familiares diante de doenças, perdas afetivas e história de abuso físico ou sexual, podem influenciar na formação do seu perfil psicológico, na habilidade para lidar com momentos marcantes da sua vida emocional, na sociabilidade e na suscetibilidade para estímulos estressantes.[9]

A hipótese que nos últimos anos tem sido discutida para justificar as mudanças motoras e sensoriais refere-se à participação do sistema imunológico da mucosa intestinal, que, uma vez ativado, seria o gatilho, na fisiopatologia da SII secundária à inflamação, a partir de uma agressão de microrganismos patogênicos, talvez da própria microbiota comensal ou decorrente da ação de antígenos alimentares. Efetivamente uma parcela dos doentes sem sintomas prévios relata o aparecimento ou prolongamento das suas queixas, após um quadro diarreico agudo, bacteriano ou viral. São considerados fatores predisponentes para a chamada SII pós-infecciosa (SII-PI), além da duração longa, sexo feminino, estado psicológico, tabagismo, marcadores de inflamação da mucosa intestinal e toxicidade do patógeno.[10] Fatores genéticos, relacionados a genes envolvidos na produção de citocinas pró-inflamatórias e das interações neuroimunes, produzidas por maior número de células enterocromafins, de células inflamatórias na lâmina própria e ações neuroendócrinas liberadoras de serotonina manteriam a síntese de neuromoduladores e o aumento da permeabilidade do epitélio intestinal, independentemente do término do estímulo infeccioso que os originou.[11]

Um segundo cenário envolvendo a atividade imunológica intestinal e a SII é a descrição da alta prevalência de sintomas da síndrome em doentes com doença inflamatória intestinal em remissão. Seriam fases evolutivas de uma única doença?

Recentemente, tem havido um crescente interesse em conhecer o papel das mudanças qualitativas e quantitativas da flora bacteriana intestinal nas doenças digestivas. Sua interação com fatores relacionados ao hospedeiro (idade, dieta, trânsito intestinal, genética, utilização de medicamentos) parece também ter importância no desenvolvimento de distúrbios funcionais.

Fisiologicamente, a microbiota intestinal comensal tem uma relação de benefícios mútuos com o hospedeiro, da qual resultam a manutenção da normalidade da função imunológica da mucosa, tanto a inata, pela expressão de receptores de reconhecimento de produtos bacterianos e produção de defensinas, quanto a adquirida, responsável pela inflamação estritamente fisiológica.[12] Cabe a ela também a regulação da expressão das proteínas das junções firmes, garantindo a integridade da barreira epitelial e da produção de muco. A quebra desse equilíbrio, resultando em uma instabilidade do ecossistema intestinal, cria suscetibilidade para o aparecimento de doenças ou disfunções, por facilitar a translocação de bactérias para o meio interno e promover a resposta imunoinflamatória.

A SII é uma das condições que pode estar relacionada com alterações da microbiota (disbiose).[13,14] Evidências corroboram essa hipótese: em doentes com intestino irritável a microflora e a produção de gases no cólon – particularmente o hidrogênio – pela fermentação de produtos não digeridos diferem dos achados em indivíduos sadios e produzem, além do meteorismo, anormalidade motora intestinal;[15] os sintomas de sobrecrescimento descritos na SII são semelhantes aos de outras etiologias, e sua manipulação terapêutica, com antimicrobianos ou probióticos, contribui igualmente para melhora sintomática;[16] a síndrome pode se iniciar após infecção gastroentérica, e já se demonstrou que a suplementação com *Lactobacilos*, nesses doentes, associa-se com a diminuição dos sintomas relacionados à produção de gás, e seria devida à inibição da colonização e menor aderência de bactérias patogênicas aos enterócitos, aumento na secreção de defensinas e diminuição da síntese de citocinas pró-inflamatórias.[17]

Os mastócitos da mucosa intestinal, que contêm numerosos grânulos ricos em substâncias como histamina, são importantes na defesa contra patógenos. A maioria dos estudos confirma um aumento deles no intestino delgado e no cólon de indivíduos com SII. Quando ativados, secretam uma complexa mistura de mediadores inflamatórios – histamina, serotonina, prostaglandinas, proteases, citocinas, que modulam a atividade neural intestinal. Encontram-se, tecidualmente, muito próximos de terminações nervosas da mucosa cólica,[18] o que facilita sua ação sobre elas.

A barreira epitelial também apresenta alterações nas junções firmes dos enterócitos, segundo estudos moleculares,[19] aumentando sua permeabilidade. A facilitação do acesso ao meio interno do conteúdo luminal promove uma resposta inflamatória, modulando as funções sensorial e motora.

Estudos em camundongos demonstraram haver uma comunicação entre a flora comensal e o sistema nervoso central, por meio dos mecanismos neuroendócrinos, neuroimunes e dos sistemas nervosos, autonômico e entérico; alterações de comportamento, como o estresse, são capazes de mudar a composição da microflora bacteriana enterocólica, que estaria, portanto, associada com maior vulnerabilidade do intestino para os estímulos inflamatórios, em razão de translocação bacteriana excessiva.[20] No sentido contrário, modificações da microbiota também interfeririam no comportamento dos animais, uma vez que os *germ-free* comportam-se de maneira diferente dos colonizados.[21,22]

DIAGNÓSTICO

O diagnóstico da SII é essencialmente clínico, pela inexistência de anormalidades físicas, achados laboratoriais, radiológicos e endoscópicos indicativos de doença orgânica. Essa condição obrigou os especialistas a estabelecerem critérios que caracterizassem as queixas mais frequentes, no sentido de oferecer segurança para definir a hipótese, tanto no atendimento individualizado quanto da sua aplicação em estudos populacionais e protocolos de pesquisa, para que o diagnóstico fosse apenas baseado em sintomas, e não mais admitido como de exclusão, após exaustiva investigação por métodos complementares, o que ocorria até então. Os critérios, desde os de Manning et al. até a última edição dos de Roma III, foram aperfeiçoados, com algumas mudanças introduzidas a cada revisão, considerando resultados de estudos publicados com grandes grupos de doentes e metodologia adequada.

Com a intenção de criarem certa homogeneidade para o diagnóstico clínico da síndrome, Manning et al.,[23] estabeleceram um questionário com 15 possíveis sintomas e sinais, aplicado a um grupo de 109 doentes, não selecionados, referidos aos gastroenterologistas por queixa de dor abdominal, ou mudança de hábitos intestinais ou ambos (Quadro 116.1).

Quadro 116.1 – Sintomas gastrointestinais inicialmente analisados por Manning et al.[23]

- Sensação de distensão abdominal
- Distensão visível
- Alívio da dor com a evacuação
- Fezes moles ou líquidas junto com o início da dor
- Evacuações mais frequentes junto com o início da dor
- Presença de muco
- Sensação de evacuação incompleta
- Evacuação antecedendo o desjejum
- Evacuações noturnas
- Urgência defecatória
- Piora da dor após a evacuação
- Cessação da dor após eliminação de gases
- Mais de duas evacuações entre as refeições
- Fezes endurecidas junto com o início da dor
- Evacuações menos frequentes junto com o início da dor

Acompanhados por até 24 meses, 32 casos foram considerados doentes funcionais pela não ocorrência de doença orgânica durante todo o período. Seis sintomas/sinais foram significativamente mais frequentes nos doentes com SII:

- dor abdominal aliviada pela evacuação;
- distensão abdominal referida ou visível;
- maior frequência de evacuações;
- fezes inconsistentes a partir do início do quadro doloroso;
- muco;
- sensação de evacuação incompleta.

Esses sintomas acabaram por se tornar a base para os chamados Critérios de Manning. Quanto maior seu número na história clínica, maior seria a possibilidade do acerto diagnóstico.

Para efeito de comparações, tabulamos os Critérios de Roma III (Quadro 116.2),[24] atualmente utilizados para o diagnóstico clínico da SII, em que são observadas as mudanças ocorridas em relação à primeira tentativa de agrupar esses doentes por seus sintomas.

Na prática, essa contabilidade é irrelevante, pois o doente com SII procura atendimento médico em tempo superior ao referido por Roma III, com alterações do ritmo intestinal também de maior duração e frequência do que o mínimo estabelecido por aqueles critérios, encaixando-se em alguma das classificações por eles propostas. Assim, as histórias clínicas identificam queixas crônicas, com períodos de remissão variáveis, cada vez menores com o decorrer da evolução, mas guardando as mesmas características das fases iniciais. Assim, a única diferença relatada pelos doentes diz respeito à frequência com que os sintomas se manifestam.

Quadro 116.2 – Critérios de Roma III
Desconforto ou dor abdominal, pelo menos em 3 dias/mês nos últimos 3 meses, com início, pelo menos há 6 meses
▪ Aliviada com a evacuação ▪ Início associado com mudança na frequência das evacuações ▪ Início associado com mudança na forma/aparência das fezes
Itens que reforçam o diagnóstico
▪ Frequência alterada (> que 3 ×/dia ou < que 3 ×/sem) ▪ Formato anormal das fezes (cíbalos/endurecidas ou moles/líquidas) ▪ Anormalidade na passagem das fezes (esforço, urgência ou sensação de evacuação incompleta) ▪ Eliminação de muco ▪ Meteorismo ou sensação de distensão abdominal

Diagnóstico clínico

Afora a questão tempo e seguindo-se os demais Critérios de Roma é possível, apenas com os dados da anamnese, suspeitar de que se trate de um doente com SII. As queixas principais são representadas por dor ou desconforto abdominal que se aliviam com a eliminação do conteúdo colorretal, fezes ou gases. Para um número menor de doentes esse sintoma persiste ou se intensifica após a evacuação A dor pode não ter localização definida e ser variável (desde difusa ou na metade inferior do abdome ou, preferencialmente, no quadrante inferior esquerdo). Essa sensibilidade é acompanhada de mudança do hábito intestinal, inicialmente ocasional e, progressivamente, mais frequente até se tornar constante. As evacuações variam conforme o modelo da disfunção.

O tipo diarreico é caracterizado por evacuações múltiplas, fragmentadas, que se iniciam já pela manhã, em geral após o desjejum, de volume fecal pequeno. A primeira evacuação é consistente, mas as seguintes têm fezes amolecidas ou líquidas, podendo conter muco sem sangue, precedidas de dor ou desconforto abdominal, que se alivia com a exoneração, até o próximo estímulo para evacuar. O intervalo entre as evacuações é curto, e o reflexo retal requer atendimento de urgência, sob risco de não haver controle esfincteriano. Dessa forma podem se suceder várias dejeções em pouco tempo, próximas umas às outras, criando ao doente insegurança para iniciar suas atividades, até que ele próprio tenha a sensação de ter evacuado todo o necessário. Essa situação poderá se repetir após cada refeição, com as mesmas características – de urgência e evacuação explosiva, ou seja, no primeiro esforço, ocorrer a aparente saída de todo o bolo fecal. Um dado importante que transparece no histórico do doente é que, por mais incômodo que seja seu dia, não é acordado durante a noite por qualquer sintoma. O modelo diarreico da SII, por suas características é extremamente limitante para o doente, e interfere de maneira importante na sua qualidade de vida, principalmente se o doente relacionar sua piora com determinados alimentos, o que o faz adotar um cardápio restritivo. A classificação de Roma III considera como tipo diarreico da síndrome aquele em que essas anormalidades fecais citadas se apresentam em 25% ou mais das evacuações e com fezes endurecidas em menos de 25% delas, pressupondo-se que haverá dias normais intercalados com dias de irregularidade evacuatória.

No extremo oposto, a forma constipada da síndrome acompanha-se de evacuações dificultosas, mesmo que diárias, com bolo fecal de calibre reduzido, endurecido e de pequena quantidade (cíbalos), persistindo a sensação de eliminação incompleta. Requerem esforço, e mesmo que o reflexo da evacuação ocorra repetidamente, o esvaziamento não é satisfatório. Se não há os mesmos inconvenientes do formato diarreico, por seu lado, deixa o doente desconfortado, até com dor abdominal, por distensão evidente ou a impressão de plenitude. Obedecendo à classificação dos critérios, essa condição também deverá estar presente em 25% ou mais das evacuações, com percentual menor que esse para fezes moles ou líquidas, igualmente, alternando dias de funcionamento intestinal normal.

O terceiro modelo, conhecido como alternante ou misto, embute os dois anteriormente descritos, ora diarreico, ora constipado, em 25% ou mais das evacuações, para cada um deles. Novamente, existe a possibilidade de ritmo intestinal e aspecto das fezes normais.

Os critérios de Roma III ainda identificam um tipo para a síndrome referido como não subclassificado, para caracterizar os casos de funcionamento intestinal irregular, que não consegue se enquadrar nos três clássicos modelos anteriores.

Como já comentado, uma parcela de doentes, sem histórico intestinal, desenvolve a síndrome do tipo diarreica após um quadro típico de gastroenterocolite aguda, imediatamente depois ou decorrido algum tempo após esse evento. Essa provável etiologia da disfunção deve ser investigada durante a anamnese.

É indispensável toda atenção médica ao diagnóstico das disfunções digestivas, no sentido de encontrar detalhes que possam significar fatores de risco para o doente. Os chamados sinais de alarme não devem estar presentes e serão questionados, caso não sejam informados espontaneamente. São eles:

- perda de peso;
- anorexia;
- enterorragia;
- sangue oculto nas fezes já investigado;
- febre;
- impactação fecal;
- diarreia grave;
- história familiar de doença inflamatória intestinal;
- câncer colorretal.[25]

Consideram-se suspeitos também os indivíduos que iniciam seus sintomas a partir dos 50 anos de idade. Evidentemente, a referência da presença desses sinais, sintomas ou antecedentes não exclui, em princípio, a existência de um distúrbio funcional. Restrições dietéticas voluntárias, por exemplo, provocam perda de peso e podem anemiar; sangramentos também ocorrem em decorrência de lesões orificiais, mas são um alerta para possível investigação, que será uma conduta de bom senso.

O exame clínico não apresenta qualquer evidência de comprometimento geral, perda de peso ou sinais de carências. Todos os sistemas mostram-se semiologicamente normais e, à propedêutica abdominal, não há aumentos viscerais ou massas palpáveis. Timpanismo de maior grau pode estar presente e, geralmente, a palpação profunda tende a ser dolorosa, difusa ou dos segmentos cólicos em particular, especialmente os segmentos do cólon esquerdo. Nenhuma alteração é observada na ausculta. Deve-se incluir inspeção anal e toque retal, que, em geral, se apresenta com maior sensibilidade.

Diagnóstico complementar

A investigação complementar, como dito, é desnecessária, desde que a hipótese tenha sido bem fundamentada nos critérios clínicos e na ausência de sinais ou sintomas de alarme. Em alguns doentes, entretanto, dúvidas exigirão alguma pesquisa, que deverá ser sempre individualizada, com base nos sintomas predominantes. Um mínimo de exames laboratoriais poderá auxiliar no diagnóstico diferencial, incluindo-se dosagem de hemoglobina, proteína C-reativa, albumina, T_4 e TSH. Nas fezes, especialmente nos casos com diarreia, além do protoparasitológico, sugere-se sua cultura para microrganismos que evoluem cronicamente, como *Yersinia enterocolitica* e *Campylobacter jejuni*, pesquisa de leucócitos, gorduras e sangue oculto. Atualmente, tem-se dado preferência à dosagem da calprotectina fecal, um marcador sensível quando se suspeita de doença inflamatória intestinal. Tal prática permite diferenciar o quadro diarreico entre funcional e orgânico.[26]

No caso de a anamnese identificar possível relação das queixas com a ingestão de leite e derivados ou cereais à base de trigo, centeio, cevada ou aveia, essas intolerâncias requerem testes específicos para sua confirmação. Para a intolerância à lactose, recomenda-se a prova com sobrecarga desse açúcar e medida do H_2 no ar expirado. Na impossibilidade da sua realização, as medidas sanguíneas de glicose, após ingestão do açúcar, servem de parâmetro para o diagnóstico da sua má absorção e intolerância. Da mesma forma, a presença no soro de anticorpos antiendomísio, frações IgA e IgG, e antitransglutaminase IgA permite a hipótese de doença celíaca, que deverá ser ratificada pela biópsia endoscópica do bulbo duodenal e da segunda porção do duodeno, para avaliação da atrofia vilositária. Indivíduos sensíveis ao glúten,[27] não celíacos reconhecidos pelos métodos clássicos de sua investigação, apresentam alguns sintomas que lembram o intestino irritável.

Queixa de gases, resistente aos tratamentos, pode estar relacionada ao sobrecrescimento bacteriano, que atinge parcela significativa desses doentes. O teste de sobrecarga com lactulose demonstra, nesses casos, picos precoces de H_2 no ar expirado, o que confirma o diagnóstico, norteando a abordagem terapêutica para essa contaminação. Da mesma forma, a continuidade da investigação por procedimentos de imagem será decidida a cada caso. Alguns têm caráter invasivo e merecem prévia análise sobre seu benefício. Colonografia por tomografia computadorizada, colonoscopia, enterografia por tomografia *multislice* ou ressonância magnética e enteroscopia são recursos, por vezes, indispensáveis. O início dos sintomas em indivíduos acima dos 50 anos impõe, de rotina, exames de laboratório e de imagem para diagnóstico diferencial com doença orgânica.

Diagnóstico diferencial

Várias doenças digestivas e de outros sistemas podem se acompanhar de sintomas semelhantes à SII. Em áreas com elevado índice de parasitoses, este é o primeiro diagnóstico a ser diferenciado, em habitantes locais permanentes ou que as tenham visitado. Relembrar que infecções bacterianas gastroentéricas também costumam ocorrer com maior frequência nessas regiões. Entretanto, disfunções tireoidianas, doenças inflamatórias, tumores neuroendócrinos, intolerâncias alimentares e, mais raramente, neoplasia de cólon e síndrome da má absorção devem fazer parte das hipóteses diferenciais, nos doentes com predominância de diarreia. Obviamente, particularidades da história clínica e achados físicos anormais possibilitam caracterizar diagnósticos de natureza orgânica e sua investigação dirigida para aquele mais provável.

A hipolactasia tem manifestações semelhantes às do intestino irritável modelo diarreico, com cólicas intestinais, meteorismo e múltiplas evacuações, o mesmo ocorrendo com a intolerância ao glúten. É preciso comentar que nem todos os celíacos, entretanto, têm na diarreia seu sintoma principal, mas apresentam importante meteorismo e flatulência. Detalhes da anamnese são relevantes para reconhecer a associação do quadro clínico com aqueles alimentos e deve ser explorada, se não informada espontaneamente.

Perdas de peso exigem rigoroso inquérito alimentar para averiguação de mudanças do cardápio habitual. Inapetência e consequente redução da ingestão não fazem parte da evolução natural da SII, exceção feita a uma seleção voluntária do doente, para minimizar eventuais pioras dos seus sintomas com determinados alimentos. Síndromes disabsortivas ou outras doenças caquetizantes, neoplásicas, inflamatórias ou isquêmicas farão parte do diagnóstico diferencial nessa situação, com recomendação para sua pesquisa. É válido investigar, mesmo quando a evolução, com o tratamento, não atender às expectativas de melhora em vez de aguardar respostas favoráveis no longo prazo.

O idoso apresenta maior risco para síndromes isquêmicas e, muitas vezes, tem dificuldade para expor seus sintomas. Essas condições diferentes requerem maior atenção do médico no acompanhamento dos gerontes em cuja faixa etária a disfunção intestinal é pouco prevalente.

No histórico, é recomendado averiguar se o início das queixas não coincidiu com a utilização de algum tratamento medicamentoso. Antidepressivos, tricíclicos ou inibidores da recaptação da serotonina, anti-inflamatórios e bloqueadores de canais de cálcio são algumas drogas capazes de modificar o comportamento da evacuação e das características das fezes.

TRATAMENTO

Além do tratamento medicamentoso, o sucesso terapêutico na condução dos casos de SII vai depender de uma boa relação entre o doente e o médico. É preciso ouvir suas queixas, em geral detalhadas, sabendo filtrar as informações importantes e dando total atenção aos temores que os afligem, como não ter havido qualquer anormalidade nos seus exames, o que, leigamente, pode significar uma doença oculta. Da mesma forma encontram-se desorientados quanto ao futuro da saúde e o risco que correm de desenvolver tumores intestinais. Deve-se esclarecer ao doente que a síndrome efetivamente não é diagnosticada por alterações em qualquer dos procedimentos complementares e que sua situação não favorece maior incidência de neoplasias. Por outro lado, é preciso informá-lo que, independentemente da melhora em resposta ao tratamento, a recorrência dos sintomas vai acontecer, pois se trata de uma condição disfuncional para a qual não há, até o momento, qualquer expectativa de cura.

Uma atitude receptiva e encorajadora pode trazer uma repercussão na evolução clínica desses casos. Nesse sentido, é interessante envolver os pacientes nas medidas terapêuticas como um todo, o que lhes cria uma responsabilidade altamente positiva para sua relação com o médico. A sugestão é que o doente construa um diário, com anotações dos eventuais gatilhos para seus sintomas, sejam de origem alimentar ou não, os quais serão analisados, em conjunto, na visita seguinte. Recomenda-se estudar com o doente a disponibilidade em aumentar seus períodos de lazer, uma tarefa nem sempre fácil de executar, explicando a importância que representa para alívio de suas tensões, um fator medicamente reconhecido na gênese de suas queixas. Nunca é demais insistir que a síndrome não é exclusivamente ligada a impactos emocionais e que há a participação de vários fatores, nem todos bem definidos.

Dieta

Muitos doentes identificam que determinados alimentos ou bebidas pioram seus sintomas. Do ponto de vista fisiopatológico não há verdadeiramente uma relação clara para essa constatação, desde que não se trate de intolerância à lactose ou ao glúten. Porém, alimentos gordurosos têm efeito laxativo fisiológico pelo estímulo à colecistocinina. Nos doentes com SII eles podem exacerbar a diarreia de quem já tende a essa alteração do ritmo intestinal. A utilização de certos cereais, verduras e leguminosas (brócolis, beterraba, couve-flor, repolho, couve e todos os grãos), frutas (maçã, pera, pêssego), produtos dietéticos e líquidos gaseificados, propensos à produção natural de gases, intensificará a queixa de meteorismo, muito comum entre eles. Por essas razões, ainda que o médico, com base nos aspectos patogênicos da síndrome, possa não concordar com as restrições alimentares referidas pelo doente, é de bom senso que, nas primeiras abordagens, não se contraponha a elas, até para reforçar uma boa relação, retomando o assunto no momento adequado. À medida que se sucedem os encontros, a confiança adquirida será o grande argumento para reorganizar seus cardápios, respeitando sempre preferências pessoais.

Nos últimos anos, a questão dietética recebeu especial atenção, tanto por parte de gastroenterologistas quanto profissionais da área de nutrição por um crescente reconhecimento da sua relação com alguns sintomas dos doentes com SII. Embora não devam ser aceitos como causa, certos alimentos podem despertar ou acentuar queixas de meteorismo, dor abdominal e alterações da motilidade.[28] São representados, principalmente, por carboidratos de cadeia curta, incompletamente digeridos ou absorvidos, como lactose, frutose, oligossacarídeos, galacto-oligossacarídeos e os poliois (açúcar-álcool), sorbitol e manitol, no conjunto conhecidos pelo termo FODMAP (*fermentable oligosacharides, disacharides, monosacharides and polyols*). É preciso considerar que nem todos os doentes terão seus sintomas desencadeados por esses compostos, mas apenas aqueles maus absorvedores.[29] Os açúcares referidos promovem, por sua osmolaridade, aumento no volume de água no intestino delgado e do seu trânsito, sendo rapidamente fermentados pela microbiota, com maior produção de gás no cólon.[30] Estudos clínicos com doentes com SII comprovaram sua melhora sintomática quando submetidos à dieta restritiva em FODMAP.[31,32]

Medicamentos

O tratamento farmacológico deverá se restringir aos períodos sintomáticos mais incômodos, considerando o tipo, a frequência e a intensidade dos sintomas e qualidade de vida do doente. Poderá ser suspenso durante as fases de remissão. Uma das principais críticas da literatura relacionada com a terapêutica da síndrome refere-se aos resultados obtidos com os diferentes esquemas medicamentosos, habitualmente utilizados. Os protocolos nem sempre seguem o padrão do rigor científico, por incluírem um número pequeno de casos, ou não se submeterem à randomização nem comparação com placebo. Entretanto, a prática clínica mostra sua utilidade, seja por efeito real das drogas, seja atuando como placebo.

A terapêutica propõe-se a corrigir as alterações da motricidade intestinal e da hipersensibilidade visceral. Vários grupos de drogas encontram-se disponíveis, classificadas segundo seus mecanismos de ação, central ou periférica, permitindo assim, intervir em diferentes áreas do eixo cérebro-intestino (Quadro 116.3).

Em relação à sensibilidade, para alívio da dor, recomenda-se algum dos antiespasmódicos/anticolinérgicos ou bloqueadores de canais de cálcio, por sua ação relaxante da musculatura lisa intestinal, exceção da loperamida, que não atua sobre esse sintoma. Por essa propriedade são utilizados:

- nos quadros diarreicos, pois diminuem a motricidade;
- nos quadros constipados, pois diminuem a espasticidade;
- nos quadros alternados associados aos aumentadores do bolo fecal (*psyllium*, plantago, policarbofila cálcica).

Quadro 116.3 – Grupos de drogas segundo seus mecanismos de ação

Modelo diarreico – antiespasmódicos/anticolinérgicos
▪ Loperamida ▪ Codeína, atropina, hioscina, diciclomina, elixir paregórico, propantelina ▪ Mebeverina ▪ Brometo de pinavério ▪ Brometo de otilonio ▪ Hortelã-pimenta ▪ Amitriptilina e similares
Redutores do teor de água fecal
▪ Fibras dietéticas ▪ *Psyllium*, plantago, policarbofila cálcica ▪ Colistiramina
Modelo constipado – pró-cinéticos
▪ Domperidona, bromoprida ▪ Prucaloprida ▪ Trimebutina ▪ Tegaserode
Laxativos
▪ Fibras dietéticas ▪ *Psyllium*, plantago, policarbofila cálcica ▪ Lactulose, polietileno glicol ▪ Emolientes (óleos minerais, docusatos) ▪ Irritantes
Modelo alternante: de acordo com o predomínio de um dos modelos

Os antidepressivos tricíclicos também são importantes miorrelaxantes, mas não devem ser prescritos para a forma constipada da SII. Seu emprego pode, ainda mais, contribuir para o controle dos doentes que associam comorbidades psiquiátricas e não tenham apresentado boa resposta ao esquema clássico de antiespasmódicos e fibras. Ansiolíticos fazem parte da abordagem medicamentosa da SII e são dirigidos para os casos nos quais a relação dos sintomas digestivos e estados de tensão seja muito evidente.

Antimicrobianos têm sido propostos no tratamento do meteorismo, por vezes a queixa mais incômoda dos doentes com SII. Quando há condições para confirmar o sobrecrescimento bacteriano, que em boa parte dos casos é responsável por essa associação com as alterações motoras e sensitivas intestinais, esquema com metronidazol ou ciprofloxacina, por um período mínimo de 10 dias, tem mostrado resultados muito bons.

Os probióticos constituem um novo grupo de produtos que vêm ganhando espaço na terapêutica da SII. Como alimentos funcionais, sua intenção é, de um lado, recompor qualitativamente a composição da microbiota intestinal, a qual tem mostrado evidências de sua alteração nos indivíduos afetados pela síndrome e, de outro, combater quantitativamente o sobrecrescimento bacteriano. Estudos ainda modestos, em termos do número de doentes avaliados, concluem pela eficácia desses preparados na melhora dos sintomas tanto motores quanto da sensibilidade visceral.[33]

REFERÊNCIAS

1. Mearin F, Perelló A, Balboa A. Irritable bowel syndrome and inflammatory bowel disease: is there a connection? Gastroenterol Hepatol. 2009; 32(5):364-72.
2. Waehrens R, Ohlsson H, Sundquist J, Sundquist K, Zöller B. Risk of irritable bowel syndrome in first-degree, second-degree and third-degree relatives of affected individuals: a nationwide family study in Sweden. Gut. 2015; 64(2):215-21.
3. Canavan C, West J, Card T. Review article: the economic impact of the irritable bowel syndrome. Aliment Pharmacol Ther. 2014; 40(9):1023-34.
4. World Gastroenterology Organization. Global Guideline. Irritable Bowel Syndrome, 2015. Available from: http://www.worldgastroenterology.org/guidelines/global-guidelines/irritable-bowel-syndrome-ibs/irritable-bowel-syndrome-ibs-english; acessado em: 14 de abril de 2016.
5. Ford AC, Forman D, Bailay AC, Axon AT, Moayyedi P. Irritable bowel syndrome: a 10-yr natural history of symptoms and factors that influence consultation behavior. Am J Gastroenterol. 2008; 103:1229-39.
6. Ohman L, Simrén M. Pathogenesis of IBS: role of inflammation, immunity and neuroimmune interactions. Nat Rev Gastroenterol Hepatol. 2010; 7(3):163-73.
7. Buckley MM, O'Mahony SM, O'Malley D. Convergence of neuro-endocrine-immune pathways in the pathophysiology of irritable bowel syndrome. World J Gastroenterol. 2014; 20(27):8846-58.
8. Chen J, Winston JH, Sarna SK. Neurological and cellular regulation of visceral hypersensitivity induced by chronic stress and colonic inflammation in rats. Neuroscience. 2013; 248:469-78.
9. Elenbruch S, Rosenberger C, Enck P, Forsting M, Schedlowski M, Gizewski ER. Affective disturbances modulate the neural processing of visceral pain stimuli in irritable bowel syndrome: an fMRI study. Gut. 2010; 59:489-95.
10. Mearin F. Postinfectious functional gastrointestinal disorders. J Clin Gastroenterol. 2011; 45(Suppl):S102-5.
11. Villani AC, Lemire M, Thabane M, Belisle A, Geneau G, Garg AX et al. Genetic risk factors for post-infectious irritable bowel syndrome following a waterborne outbreak of gastroenteritis. Gastroenterology. 2010; 138(4):1502-13.

12. Chow J, Lee SM, Shen Y, Khosravi A, Mazmanian SK. Host-bacterial symbiosis in health and disease. Adv Immunol. 2010; 107:243-74.
13. Bennet SM, Ohman L, Simren M. Gut microbiota as potential orchestrators of irritable bowel syndrome. Gut Liver. 2015; 9(3):318-31.
14. Ghoshal UC, Shukla R, Ghoshal U, Gwee KA, Ng SC, Quigley EM. The gut microbiota and irritable bowel syndrome: friend or foe? Int J Inflamm. 2012; 2012:151085. doi: 10.1155/2012/151085.
15. Lee BJ, Bak YT. Irritable bowel syndrome, gut microbiota and probiotics. J Neurogastroenterol Motil. 2011; 17(3):252-66.
16. Quigley EM. Therapies aimed de gut microbiota and inflammation: antibiotics, prebiotics, probiotics, symbiotics, anti-inflammatory therapies. Gastroenterol Clin North Am. 2011; 40:207-22.
17. Spiller R. Probiotics: an ideal anti-inflammatory treatment for IBS? Gastroenterolgy. 2005; 128:783-5.
18. Hughes PA, Zola H, Penttila IA, Blackshaw LA, Andrews JM, Krumbiegel D. Immune activation in irritable bowel syndrome: can neuroimmune interactions explain symptoms? Am J Gastroenterol. 2013; 108(7):1066-74.
19. Martínez C, Vicario M, Ramos L, Lobo B, Mosquera JL, Alonso C. The jejunum of diarrhea-predominant irritable bowel syndrome shows molecular alterations in the tight junction signaling pathway that are associated with mucosal pathobiology and clinical manifestations. Am J Gastroenterol. 2012; 107(5):736-46.
20. Bailey MT, Dowd SE, Galley JD, Hufnagle AR, Allen RG, Lyte M. Exposure to a social stressor alters the structure of the intestinal microbiota: implications for stressor-induced immunomodulation. Brain Behav Immun. 2011; 25(3):397-407.
21. Cryan JF, Dinan TG. Mind-altering microorganisms: the impact of the gut microbiota on brain and behaviour. Nat Rev Neurosci. 2012; 13(10):701-12.
22. Collins SM, Bercik P. The relationship between intestinal microbiota and the central nervous system in normal gastrointestinal function and disease. Gastroenterology. 2009; 136(6):2003-14.
23. Manning AP, Thompson WG, Heaton KW, Morris AF. Towards positive diagnosis of the irritable bowel syndrome. BMJ. 1978; 2:653-4.
24. Longstreth GF, Thompson WG, Chey WD, Houghton LA, Mearin F, Spiller RC. Functional bowel disorders. Gastroenterology. 2006; 130:1480-91.
25. Chey WD, Kurlander J, Eswaran S. Irritable bowel syndrome: a clinical review. JAMA. 2015; 313(9):949-58.
26. Däbritz J, Musci J, Foell D. Diagnostic utility of faecal biomarkers in patients with irritable bowel syndrome. World J Gastroenterol. 2014; 20(2):363-75.
27. Molina-Infante J, Santolaria S, Sanders DS, Fernández-Bañares F. Systematic review: noncoeliac gluten sensitivity. Aliment Pharmacol Ther. 2015; 41(9):807-20.
28. Bohn L, Storsrud S, Tornblom H, Bengtsson U, Simrén M. Self-reported food-related gastrointestinal symptoms in ibs are common and associated with more severe symptoms and reduced quality of life. Am J Gastroenterol. 2013; 108:634-41.
29. Barrett JS, Gibson PR. Fermentable oligosaccharides, disaccharides, monosaccharides and polyols (FODMAPs) and nonallergic food intolerance: FODMAPs or food chemicals? Therap Adv Gastroenterol. 2012; 5(4):261-8.
30. Staudacher HM, Irving PM, Lomer MC, Whelan K. Mechanisms and efficacy of dietary FODMAP restriction in IBS. Nat Rev Gastroenterol Hepatol. 2014; 11(4):256-66.
31. Halmos EP, Power VA, Shepherd SJ, Shepherd SJ, Gibson PR, Muir JG. A Diet low in FODMAPs reduces symptoms of irritable bowel syndrome. Gastroenterology. 2014; 146:67-75.
32. Hayes PA, Fraher MH, Quigley EMM. Irritable Bowel Syndrome: the role of food in pathogenesis and management. Gastroenterology & Hepatology. 2014; 10(3):164-74.
33. Didari T, Mozaffari S, Nikfar S, Abdollahi M. Effectiveness of probiotics in irritable bowel syndrome: Updated systematic review with meta-analysis. World J Gastroenterol. 2015; 21(10):3072-84.

SEÇÃO XV

MICROBIOTA, PROBIÓTICOS, PRÉ-BIÓTICOS E PÓS-BIÓTICOS

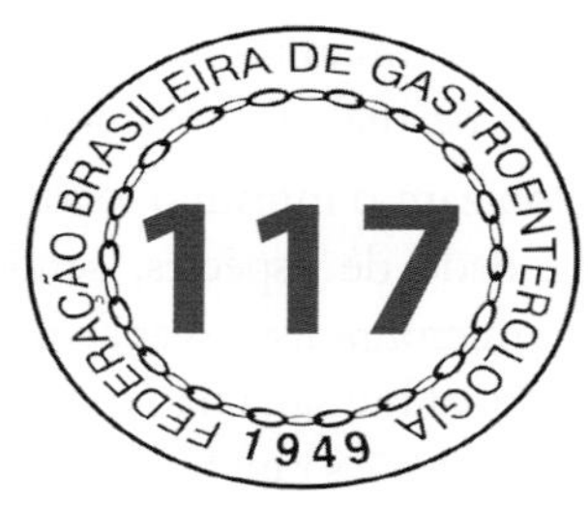

CONCEITO, MECANISMO DE AÇÃO E SEGURANÇA

Décio Chinzon
Aedra Kapitzky Dias
Schlioma Zaterka

INTRODUÇÃO

O reconhecimento da relação entre o equilíbrio intestinal e as doenças humanas data desde Hipócrates (460-370 a.C.), definindo que: "Todas as doenças se iniciam no intestino". Em 1907, no livro *O prolongamento da vida*, Élie Metchnikoff, considerado o pai do conceito moderno dos probióticos, atribuiu a vida longa de búlgaros ao hábito de consumir derivados fermentados do leite. Metchnikoff sugeria que nem todas as bactérias eram nocivas, e a substituição da "flora pútrida", por meio do enriquecimento da microbiota com bactérias capazes de fermentar glicose com baixa atividade proteolítica, como as lactobactérias, poderia ser benéfica no tratamento.

O termo probiótico foi utilizado pela primeira vez em 1954, por Ferdinand Vergin, no artigo *Anti-und Probiotika*,[1] em que ele descreve os efeitos adversos dos antibióticos e de outros antimicrobianos na microflora intestinal, em contraposição a outras bactérias que mostraram ser benéficas e a que ele se refere como *"probiotika"*.

Nos últimos anos, introduziu-se o conceito de "normobiose" para caracterizar a microbiota normal do intestino, em que os microrganismos benéficos à saúde do homem predominassem sobre aqueles com potencial patogênico. De maneira oposta, o termo "disbiose" é utilizado para representar a microbiota intestinal em desequilíbrio, com predomínio de cepas de microrganismos maléficos, ambiente este propenso ao adoecimento do homem.[2] Os probióticos são definidos, segundo a Food and Agriculture Organization (FAO) e a World Health Organization (WHO), como microrganismos vivos que, quando ingeridos em quantidades satisfatórias, conferem benefício à saúde do hospedeiro. Ainda que atual, o conceito de probiótico da FAO e da WHO, observação de Rachmilewitz et al., mostra que microrganismos probióticos mortos e mesmo DNAs bacterianos podem ser benéficos à saúde.[3] Os pré-bióticos são alimentos não digeríveis com efeitos benéficos ao consumidor, pelo estímulo seletivo ao crescimento e/ou atividade de determinadas bactérias intestinais, tanto *in vitro* como *in vivo*.[4]

Atualmente, esses produtos são utilizados em alimentos, em suplemento dietético, como componente ativo de determinados medicamentos e em formulações tópicas, as últimas ainda não aprovadas para comercialização. Os probióticos podem resistir à passagem pelo ácido gástrico e biliar, podendo proliferar no trato gastrointestinal, ainda que não necessitem sobreviver à digestão para exercer seu efeito benéfico. Estudos mais recentes avaliam a interação de probióticos e pré-bióticos com o sistema imune. Existem atualmente diversas aplicações clínicas ao seu uso, entretanto, a demonstração de evidência científica de seu benefício ainda é prejudicada pela variabilidade na fabricação e a correta identificação dos componentes formulados, principalmente no que tange aos produtos alimentícios.

MICROBIOMA

A mucosa intestinal humana é composta por lâmina própria, muscular da mucosa, submucosa e células epiteliais, e é colonizada por 10^{14} microrganismos que ajudam a compor a microbiota humana.[5] Estima-se que esses microrganismos codifiquem 3 a 4 milhões de genes, aproximadamente 150 vezes mais que o genoma humano. Esse genoma microbiano possibilita à microbiota desenvolver atividades metabólicas diversas, que não são codificadas pelo genoma humano, e causam benefícios ao hospedeiro: extração de energia e de nutrientes dos alimentos, biossíntese de vitaminas, transformação do ácido biliar, estímulo ao sistema imune inato e adaptativo, manutenção da integridade epitelial, proteção contra a colonização de bactérias patogênicas e metabolismo de drogas.[6] Alterações na composição da microbiota intestinal de forma desfavorável ao hospedeiro (disbiose) são atualmente associadas a diversas doenças, por exemplo, doença inflamatória intestinal, infecção por *Clostridium difficile*, diabete e obesidade.

Bactérias comensais colonizam o intestino logo após o nascimento, com diversidade de espécies, sendo a maioria delas composta por microrganismos anaeróbios. A composição da flora intestinal humana não é estática; difere nas crianças, com modificações rápidas, chegando à estabilidade semelhante à observada na idade adulta após um ano de idade e após a introdução de alimentos sólidos na dieta; tem peculiaridades nos diferentes órgãos do trato gastrointestinal, na dependência da motilidade intestinal, valor de pH, secreções do hospedeiro e presença da válvula ileocecal; é influenciada pelo uso de antibióticos, estresse, maus hábitos alimentares, estilo de vida.[7] A distribuição das bactérias difere pela localização, com menor densidade no estômago e no duodeno – em virtude da presença do ácido clorídrico e das enzimas pancreáticas –, com aumento progressivo nas localizações mais distais, alcançando valores máximos no intestino grosso – composto por 99,99% de microrganismos anaeróbios[7] (Figura 117.1).

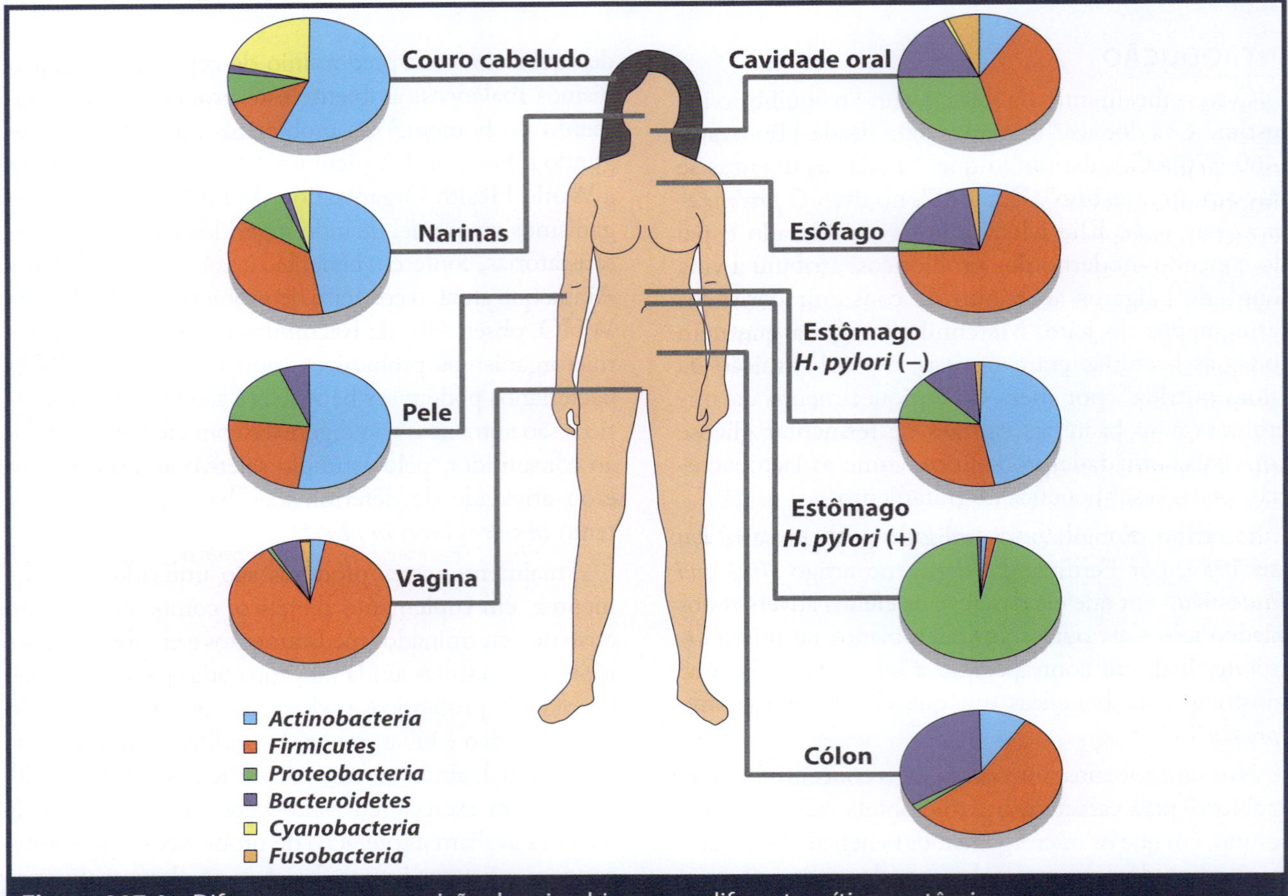

Figura 117.1 – Diferenças na composição do microbioma em diferentes sítios anatômicos.
Fonte: adaptada de Cho e Blaser, 2012.[7]

As principais famílias de bactérias presentes no intestino são: *Firmicutes, Bacteroidetes, Actinobacteria, Proteobacteria, Verrucomicrobia* e *Fusobacteria*.[2] Elas exercem papel importante no sistema imune local e na manutenção da função normal. O esclarecimento da relação da composição da flora bacteriana intestinal com o bem-estar (saúde) é um passo importante para estabelecer como e quando utilizar os probióticos como ferramenta eficaz para prevenir ou tratar diferentes tipos de doenças.

O intestino resiste às bactérias patogênicas através de duas barreiras:[8] a mecânica, composta pela camada epitelial e pelo muco, e a imune, composta pelos linfócitos: intraepiteliais, macrófagos, neutrófilos, celular T *natural-killers*, placas de Peyer e linfonodos mesentéricos, que, em conjunto, é denominado tecido linfoide associado à mucosa (GALT), além das imunoglobulinas. As bactérias comensais e os probióticos têm a função de promover a integridade dessas barreiras, competindo com as bactérias patogênicas não apenas pelos nutrientes e pelos locais de adesão à superfície da mucosa, mas também pela produção de endotoxina e alteração do pH intraluminal. Somente algumas bactérias são capazes de sobreviver no nicho da camada de muco, por causa de sistemas de adaptação, como a produção de enzimas que podem degradar o muco, e algumas delas estimulam a produção desse muco pela síntese de lipopolissacarídeos e ácidos graxos de cadeia curta.[9] Considerações importantes devem ser feitas em relação à barreira epitelial, composta por enterócitos absortivos, células caliciformes, células de Paneth, células enterecromafins, entre outras. As células de Paneth desempenham papel-chave na interação entre microbiota e hospedeiro, pois são capazes de produzir e secretar proteínas e peptídeos antimicrobianos agonistas dos "*Toll-like receptors*", receptor que reconhece a estrutura característica de bactérias e vírus, agindo na defesa do intestino contra danos, até mesmo desempenhando papel na deflagração de resposta imune.[8] Em relação ao GALT, a microbiota desempenha efeito modulador nesse sistema, aumentando a funcionalidade da imunidade inata e alterando a ação dos linfócitos T reguladores (Treg).[8]

As bactérias intestinais auxiliam o hospedeiro de outras maneiras, por exemplo, regulando a motilidade intestinal, a absorção de minerais, a produção de vitaminas, agindo na inativação de toxinas e metabolização de bile e esteroides. Mais um exemplo: a bactéria *Oxalobacter formigenes*, da família das *Burkholderiales*, tem a função de regular a homeostase do ácido oxálico e prevenir a formação de cálculos renais.

A colonização intestinal é influenciada por diversos fatores, conforme dito anteriormente, sendo que a dieta tem papel importante nessa composição desde os primeiros anos de vida.[10] Crianças alimentadas com leite materno têm altos níveis de *Bifidobacteria* spp., ao passo que aquelas que utilizam fórmulas lácteas têm níveis altos de *Bacteroides* spp., *Clostridium coccoides* e *Lactobacillus* spp. Elementos dietéticos como polifenóis, fibras e carboidratos têm a habilidade de modificar o equilíbrio das bactérias intestinais, assim como o ferro adquirido pelo consumo de carne vermelha.

PROBIÓTICOS

Principais probióticos

Algumas propriedades de um microrganismo são essenciais para que ele seja considerado probiótico:

- É preciso que ele esteja em perfeitas condições ao atingir o local de sua ação (em geral, o intestino); para tanto, ele deve ter condições de superar obstáculos como a acidez gástrica, as enzimas pancreáticas e a bile.
- Deve provar ser benéfico para o hospedeiro;
- Sua ingestão não deve resultar em qualquer tipo de risco para o hospedeiro.
- Deve manter suas características durante o processo de fabricação, conservando suas propriedades na matriz onde for incorporada.

Os microrganismos utilizados como probióticos representam diferentes tipos de bactérias, leveduras ou fungos:[11]

- **Bactérias**: (i) *Lactobacillus*: *acidophilus, sporogenes, plantarum, rhamnosus, delbrueckii, reuteri, fermentum, lactis, cellobiosus, brevis, casei, farciminis, paracasei, gasseri, crispatus*; (ii) *Bifidobacterium*: *bifidum, infantis, adolescentis, longum, thermophilum, breve, lactis, animalis*; (iii) *Streptococcus*: *lactis, cremoris, salivarius, intermedius, thermophilus, diacetylactis*; (iv) *Leuconostoc mesenteroides*; (v) *Pediococcus*; (vi) *Propionibacterium*; (vii) *Bacillus*; (viii) *Enterococcus*; (ix) *Enterococcus faecium*.
- **Leveduras e fungos**: *Saccharomyces cerevisiae, Saccharomyces bourlardii, Aspergillus niger, Aspergillus oryzue, Candida pintolopesii.*

Os probióticos devem ser definidos por gênero, espécie e cepa. A maioria dos microrganismos utilizada na prática clínica são espécies pertencentes a três gêneros: *Lactobacillus, Bifidobacterium* e

Saccharomyces.[6] Os *Lactobacilli* e *Bifidobacteria* são bactérias que compõem a flora intestinal normal, em baixas concentrações, e podem ser encontradas em outras mucosas humanas, como a vaginal e a oral, respectivamente. Essas espécies realizam a fermentação de carboidratos transformando-os em ácido láctico e causam inibição do crescimento de bactérias patogênicas. Além disso, o piruvato produzido por essa fermentação é utilizado por bactérias anaeróbias para produção de ácidos graxos de cadeia curta.

Mecanismo de ação

Desconhece-se o exato mecanismo (ou mecanismos) pelo qual o probiótico exerce efeito benéfico no organismo. Uma das primeiras ações relatadas foi o efeito de barreira, também chamado de resistência à colonização, mecanismo pelo qual o probiótico impede ou limita a colonização de bactérias patogênicas de diferentes maneiras:[12]

- produção de bactericinas inibitórias;
- metabolização dos ácidos graxos de cadeia curta com resultante queda do pH intraluminal, pouco propício ao desenvolvimento bacteriano;
- produção de biosurfactantes que apresentam ação bactericida;
- competição ou inibição dos locais de adesão das bactérias patogênicas (Figura 117.2).

Outra possível ação dos probióticos seria melhorando a função barreira da mucosa intestinal.[8] Esta depende das junções firmes intercelulares, da presença de células de Paneth (responsáveis pela produção de peptídios antimicrobianos, como as defensinas e as lisozimas) e da produção de muco. Este último age como uma camada protetora, impedindo o contato de bactérias ou suas toxinas com a superfície da mucosa. Assim, os probióticos podem agir como estimulante da produção de muco, na liberação de defensinas e fortalecendo as junções firmes intercelulares.

Outro modo pelo qual o probiótico exerce sua ação seria a modulação do sistema imunológico.[8] Mais de 70% das células imunes localizam-se no intestino, a maioria no delgado. Os probióticos podem estimular as células imunes localizadas na lâmina própria de diferentes maneiras. Os efeitos podem ser locais (estímulo de IgA secretório) ou sistêmicos. Eles podem atuar por meio de suas estruturas próprias (DNA, peptidoglicano, lipopolissacarídio, flagelina) ou de seus metabólitos (ácidos graxos de cadeia curta). O resultado final é a ativação das células T regulatórias e a diferenciação dos linfócitos T *helper*.

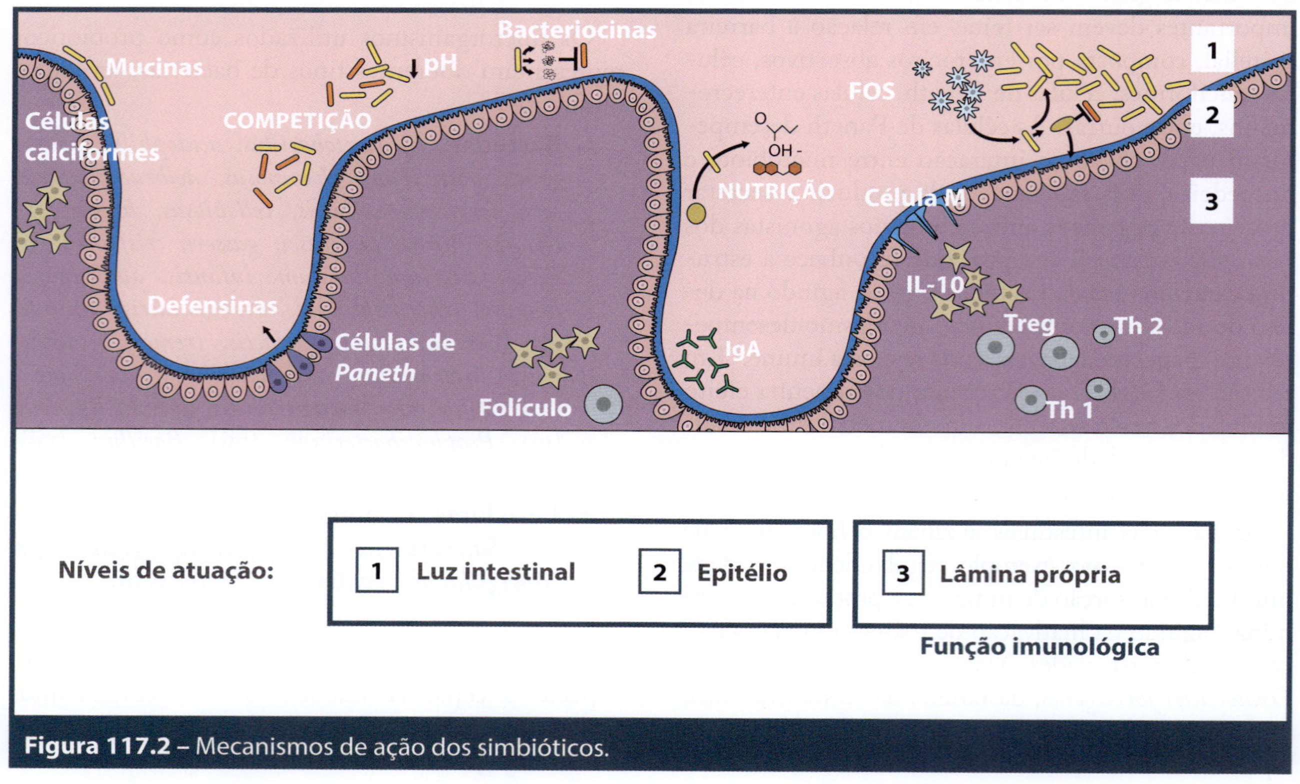

Figura 117.2 – Mecanismos de ação dos simbióticos.

Além dessas funções de defesa e combate às infecções, demonstrou-se, também, que os probióticos exercem efeito anti-inflamatório, pela ativação de NF-κB e IL-8, melhorando a dor visceral em pacientes com síndrome do intestino irritável, por meio da ativação de opioides e de receptores canabinoides.[8]

Uso clínico dos probióticos

Os probióticos foram desenvolvidos para exercer ação fisiológica em diferentes partes do corpo, além do trato gastrointestinal, por exemplo:

- função de prevenção de infecção no trato reprodutor e urogenital;
- indução de resposta imune para controlar infecções cutâneas;
- proteção contra infecções do trato respiratório.

Vale salientar que nem todos os probióticos são benéficos em todas as situações clínicas; sendo assim, é importante a seleção cuidadosa de um organismo específico para determinado resultado clínico desejado. Atualmente, enfrenta-se dificuldade nos estudos clínicos relacionados aos probióticos, em razão de inadequada identificação das cepas, além da falta de consenso entre a aplicação de um único microrganismo ou a combinação deles, mesmo entre os especialistas no assunto. Postula-se que os microrganismos poderiam ter comportamento diferente, quando administrados em conjunto, em comparação ao seu uso isolado, prejudicando a avaliação do seu mecanismo de ação.

A literatura indica o uso clínico dos probióticos em diversas situações, como: prevenção de câncer colorretal, tratamento da intolerância à lactose, proteção contra infecção por *Helicobacter pylori*, melhora do colesterol e níveis pressóricos, melhora da imunidade e prevenção de infecções, prevenção de diarreia decorrente do uso de antibióticos, tratamento de síndrome do intestino irritável, entre outros.

Forma de administração

A principal forma de administração é por via oral, sendo a dose em número de unidades formadoras de colônias (UFC) na forma de cápsulas, tabletes ou sachês. A dose ótima não é conhecida, podendo variar de probiótico para probiótico e, para um mesmo probiótico, variar de acordo com a finalidade a que se destinar. Alguns estudos clínicos sugerem ser a dose terapêutica mínima diária de 10^6 a 10^9 UFC.[13] Lactobacilos, bifidobactérias, lactococcis e leveduras são classificados na categoria de organismos "Geralmente Considerados Seguros" (do inglês, GRAS – *Generally Regarded As Safe*).[14] Há também a apresentação em forma de produtos alimentícios, vendidos livremente nos supermercados, sendo o iogurte o principal produto carreador, ou como suplementos alimentares.

Efeitos adversos e contraindicações

De modo geral, os probióticos são considerados seguros, entretanto, alguns estudos demonstraram que eles podem ser deletérios em populações específicas.[6] Por exemplo, foram relatados casos de bacteremia, sepse e meningite no seu uso em populações pediátricas com síndrome do intestino curto e cateter venoso central, já que esses pacientes têm maior risco de translocação de organismo, como cepas viáveis de bactérias e fungos que poderiam ser utilizadas nas formulações. Outro estudo demonstrou aumento da mortalidade em pacientes com pancreatite aguda grave com administração intraduodenal, sem evidência de redução do risco infeccioso relacionado à utilização. Entretanto, ainda é necessário determinar quando os pacientes poderiam estar em risco de desenvolver complicações sérias relacionadas ao emprego de microrganismos viáveis em altas concentrações.

PRÉ-BIÓTICOS

Principais pré-bióticos

Pré-bióticos são definidos como alimentos não digeríveis, que apresentam efeitos benéficos ao consumidor pelo estímulo seletivo ao crescimento e/ou atividade de determinadas bactérias intestinais. Posteriormente, essa definição se refinou, caracterizando-os como ingrediente de fermentação seletiva pelas bactérias colônicas, que permite alterações específicas tanto na atividade quanto na composição da microflora intestinal, conferindo benefícios clínicos ao hospedeiro.[15]

A maioria dos estudos científicos (em humanos e experimentais) dos benefícios dos pré-bióticos utilizou ingredientes ou suplementos alimentares pertencentes a dois grupos químicos distintos: frutanos derivados de inulina (ITF) e galacto-oligossacarídeos (GOS), e os alvos bacterianos usualmente são as bifidobactérias e os lactobacilos, pois elas estão associadas a benefício clínico relacionado aos pré-bióticos.[15] Já os grupos bacterianos pertencentes a *Bacteroides* e *Clostridia* são deletérios, já que promovem a fermentação proteolítica que resulta em metabólitos tóxicos.[16]

É importante entender que todos os pré-bióticos são fibras; entretanto, nem todas as fibras são pré-bióticas. A classificação de um ingrediente alimentar como pré-biótico requer demonstração científica das seguintes características:[17]

- resistir a acidez gástrica, hidrólise por enzimas de mamíferos e absorção pelo trato gastrointestinal alto;
- sofrer fermentação pela microflora intestinal;
- estimular seletivamente o crescimento e/ou atividade de bactérias intestinais com potenciais efeitos benéficos.

Sendo assim, as fibras alimentares podem ter atividades pré-bióticas, quando se enquadram nos critérios supracitados (Quadro 117.1).

Mecanismos de ação

O mecanismo de ação mais importante dos pré-bióticos é sua fermentação no cólon, com consequente alteração na microflora, servindo, ainda, de substrato energético e gerando a produção de diversos compostos químicos, em especial, alguns ácidos graxos de cadeia curta, como acetato, proprionato e butirato, que apresentam atividade antimicrobiana por redução do pH intraluminal, além de outros benefícios imunológicos locais e sistêmicos.[15] O butirato é considerado nutriente-chave que determina atividade metabólica e multiplicação dos colonócitos, entre outros efeitos também sistêmicos. As bifidobactérias e os lactobacilos produzem, ainda, lactato e acetato, que podem contribuir para os efeitos benéficos dos pré-bióticos.

Quadro 117.1 – Fibras solúveis pré-bióticas
Fruto-oligossacarídeos, galacto-oligossacarídeos, inulina
Ações
▪ Estimulam o crescimento de bactérias benéficas no cólon – efeito bifidogênico ▪ Aumento da biomassa bacteriana (aumento do bolo fecal) ▪ Melhora a função de barreira (integridade da mucosa epitelial) – aumento do pH do cólon – produzem ácidos graxos de cadeia curta (ácido butírico) – energia para os colonócitos – fontes: alcachofra, aspargo, alho-poró, cebola, tomate, chicória, banana, trigo, centeio, cevada etc.

Fonte: modificado de Gibson e Roberfroid, 1995.[18]

Uso clínico dos pré-bióticos e forma de administração

É descrito benefício clínico relacionado aos pré-bióticos em diversos aspectos, como reduzindo a prevalência e a duração de diarreias infeciosas e, associadas ao uso de antibióticos, controle de inflamação e sintomas na doença inflamatória intestinal, prevenção de câncer de cólon, entre outros.

Os pré-bióticos ocorrem naturalmente nos seguintes alimentos: alho-poró, aspargo, chicória, alho, cebola, trigo, aveia e soja, com dietas de baixo teor calórico (1 a 2 kcal/g). Alguns pré-bióticos são carboidratos de pior digestão, com possível prejuízo à tolerância gastrointestinal quando consumidos em grandes quantidades, a inulina, por exemplo, ao passo que outros podem ser consumidos em grandes quantidades sem prejuízo, como a dextrina e a polidextrose.[17]

SIMBIÓTICOS

Simbióticos são definidos pela associação de um pré-biótico com um probiótico, proporcionando ação sinérgica e potencializada.

REFERÊNCIAS

1. Vergin F. Anti-und Probiotika. Hippocrates. 1954; 25:116-9.
2. LeBlanc AM, LeBlanc JG. Effect of probiotic administration on the intestinal microbiota, current knowledge and potential applications. World J Gastroenterol. 2014; 20(44):16518-28.
3. Rachmilewitz D, Karmeli F, Takabayashi K, Raz E. Amelioration of experimental colitis by probiotics is due to the immunostimulatory effect of its DNA. Gastroenterol. 2002; 122(1):T1004.
4. Bindels LB, Delzenne NM, Cani PD, Walter J. Towards a more comprehensive concept for prebiotics. Nat Rev Gastroenterol Hepatol. 2015; 12(5):303-10.
5. Zhang YJ, Li S, Gan RY, Zhou T, Xu DP, Li HB. Impacts of gut bacteria on human health and diseases. Int J Mol Sci. 2015; 16(4):7493-519.
6. Mizock BA. Probiotics. Dis Mon. 2015; 61(7):259-90.
7. Cho I, Blaser MJ. The human microbiome: at the interface of health and disease. Nat Rev Genet. 2012; 13(4):260-70.
8. Giorgetti G, Brandimarte G, Fabiocchi F, Ricci S, Flamini P, Sandri G et al. Interactions between Innate Immunity, Microbiota, and Probiotics. J Immunol Res. 2015; 2015:501361.
9. Bermon S, Petriz B, Kajėnienė A, Prestes J, Castell L, Franco OL. The microbiota: an exercise immunology perspective. Exerc Immunol Rev. 2015; 21:70-9.
10. Gareau MG, Sherman PM, Walker WA. Probiotics and the gut microbiota in intestinal health and disease. Nat Rev Gastroenterol Hepatol. 2010; 7(9):503-14.

11. Amara AA, Shibl A. Role of probiotics in health improvement, infection control and disease treatment and management. Saudi Pharm J. 2015; 23(2):107-14.

12. Butel MJ. Probiotics, gut microbiota and health. Med Mal Infect. 2014; 44(1):1-8.

13. PharmacoEconomics & Outcomes News. Recommendations for the use of probiotics have been released following the Advances in Clinical Use of Probiotics [workshop]. 2008. 559; 5, Guideline.

14. Vandenplas Y, Huys G, Daube G. Probiotics: an update. J Pediatr (Rio J). 2015; 91(1):6-21.

15. Roberfroid M, Gibson GR, Hoyles L, McCartney AL, Rastall R, Rowland I et al. Prebiotic effects: metabolic and health benefits. Br J Nutr. 2010; 104(Suppl 2):S1-63.

16. Macfarlane S, Macfarlane GT, Cummings JH. Review article: prebiotics in the gastrointestinal tract. Aliment Pharmacol Ther. 2006; 24(5):701-14.

17. Slavin J. Fiber and prebiotics: mechanisms and health benefits. Nutrients. 2013; 5(4):1417-35.

18. Gibson GR, Roberfroid MB. Dietary modulation of the human colonic microbiota: introducing the concept of prebiotics. J Nutr. 1995 Jun; 125(6):1401-12.

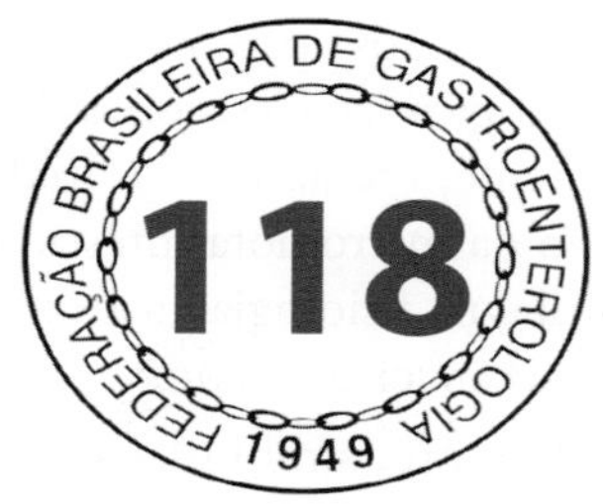

PAPEL DOS PROBIÓTICOS NO TRATAMENTO DAS DOENÇAS GASTROINTESTINAIS

Ricardo Correa Barbuti

INTRODUÇÃO

A medicina nos últimos anos tem passado por grandes mudanças, levando pesquisadores, médicos, nutricionistas, biólogos e farmacêuticos a buscar novas fronteiras que envolvam a prática de alimentação saudável, possibilitando que as doenças sejam prevenidas.

O tubo digestório é, sem dúvida, o meio pelo qual nosso organismo entra em contato de maneira mais completa com o meio externo, expondo-se, portanto, a uma variedade enorme de agentes infecciosos, sejam bactérias, fungos, vírus ou arqueias. Estes, em razão de sua atividade metabólica intensa, têm sido considerados, em conjunto, um verdadeiro órgão extra em nosso organismo.[1] Tais microrganismos podem ser divididos em três tipos: comensais, patobiontes e simbiontes. A convivência com eles é possível graças à participação de nosso sistema imunológico. Esse regime de harmonia é conhecido como eubiose, e está diretamente associado ao que chamamos de saúde. Havendo desiquilíbrio, surge a disbiose, que pode estar diretamente relacionada ao surgimento de várias afecções e sintomas intestinais e extraintestinais.[2]

A Organização Mundial da Saúde (OMS) define probióticos como organismos vivos que, em quantidades adequadas, promovem bem-estar à saúde.[3]

A influência benéfica dos probióticos sobre a microbiota intestinal humana inclui funções estruturais, metabólicas, protetoras e imunológicas. Assim, os probióticos deslocam os patógenos, competem por espaço, ocupam seus receptores, produzem substâncias com poder bactericida, como as bacteriocinas, mantêm a função estrutural de mucosa por meio de estímulos para produção adequada de muco e IgA, além de promover manutenção da eficácia dos *tigth junctions.* Essa microbiota pode, ainda, secretar substâncias benéficas para nosso organismo, como ácido fólico e vitamina B12. Os probióticos promovem, por meio de fermentação de fibras ingeridas, produção de ácidos graxos de cadeia curta (butirato, propionato, lactato), que baixam o pH colônico, dificultando multiplicação de cepas patobiontes, mantendo a integridade e a trofia da mucosa e, ao serem absorvidos, interferem de maneira positiva no metabolismo, por exemplo, da glicose e do colesterol. Esses antígenos bacterianos, chegando ao intestino, são reconhecidos por células dendríticas ou células M (apresentadoras de antígenos), por meio dos chamados *pattern recognition receptors* (PRR), como os *toll like* (TR) e os receptores NOD, que determinam qual tipo de resposta imunológica sistêmica nosso organismo terá (Th1, Th2, Th17 etc.).[4,5]

Uma bactéria ou um produto que contenha bactérias não é considerado probiótico, até que tenha sido estudada sua eficácia *in vitro* e *in vivo* e, o que é mais importante, que sua segurança seja confirmada. É mister que se ressalte a necessidade da presença de cepas probióticas vivas e em quantidades adequadas no local de ação (intestino). Vários fatores podem interferir na ação de probióticos, passando pelo modo como o microrganismo foi cultivado, multiplicado e conservado até a necessária confirmação da resistência aos efeitos bactericidas de HCl, pepsina, enzimas pancreáticas e sais biliares, garantindo a chegada das cepas no seu local de ação vivas e em números adequados, que normalmente são de 10^9 a 10^{10} UFC/mL.[6,7]

O íleo terminal e o cólon parecem ser, respectivamente, os locais de preferência para colonização intestinal dos lactobacilos e das bifidobactérias. Entretanto, deve ser salientado que o efeito de uma bactéria é específico para cada cepa, não podendo ser extrapolado, inclusive para outras cepas da mesma espécie.[1]

Probióticos apresentam também diferenças entre si quanto à resistência ao ácido, à bile e à sua habilidade para colonização da mucosa colônica. A estabilidade dos probióticos comercialmente disponíveis está na dependência de manufaturamento sob as melhores condições possíveis, com armazenamento e empacotamento realizados de maneira extremamente cuidadosa. O não seguimento de protocolos estabelecidos nos seus mínimos detalhes pode fazer que os microrganismos percam sua viabilidade.[8]

Os benefícios à saúde do hospedeiro atribuídos à ingestão de culturas probióticas que mais se destacam são: estabilização da microbiota intestinal após uso de antibióticos, promoção da resistência gastrointestinal à colonização por patógenos, diminuição da população de patógenos por meio da produção de ácidos acético e lático, de bacteriocinas e de outros compostos antimicrobianos, promoção da digestão da lactose em indivíduos intolerantes, estimulação e modulação do sistema imune, alívio da constipação, aumento da absorção de minerais e produção de vitaminas. Embora ainda não comprovados, outros efeitos atribuídos a essas culturas são diminuição do risco de câncer de cólon e de doença cardiovascular, redução da atividade metabólica do *Helicobacter pylori*, controle da colite induzida por rotavírus e por *Clostridium difficile*. Destaca-se, ainda, sua utilização nas doenças inflamatórias gastrointestinais, como intestino irritável, dispepsia funcional, diarreia, constipação funcionais, entre outras.[9]

Alguns efeitos atribuídos aos pré-bióticos são modulação de funções fisiológicas chaves, como absorção de cálcio e, possivelmente, metabolismo lipídico, modulação da composição da microbiota intestinal, a qual exerce papel primordial na fisiologia gastrointestinal, e redução do risco de câncer de cólon.[6,9]

Assim, teoricamente, pré, pro, simbióticos e mesmo posbióticos podem ser utilizados em qualquer afecção na qual a microbiota estiver desiquilibrada, o que pode se apresentar por meio de variedade grande de sintomas e sinais, além de síndromes. A grande dificuldade, entretanto, está na comprovação de que determinada cepa apresenta efeito benéfico em patologias específicas, já que elas são inúmeras, faltando trabalhos de qualidade científica suficiente para que seja possível recomendar determinado microrganismo. Outro fato de relevância é a existência de vários estudos com associação de várias cepas ou simbióticos. É mister que se diga que não necessariamente o uso de várias cepas em conjunto é melhor que cepas isoladas, já que pode ocorrer competição por nutrientes entre elas e mesmo competição por receptores, de tal modo que, quando "juntamos" várias cepas, é possível que elas percam seu efeito benéfico (cepas associadas precisam ser estudadas sempre em conjunto). No caso de simbióticos, sabe-se que, para cada probiótico, existe um pré-biótico ideal, podendo inclusive ser medido e nomeado índice pré-biótico tanto *in vitro* quanto *in vivo*. Outros fatores a se considerar são variabilidade de resultados com uma mesma cepa em diferentes indivíduos, inclusive em um único. Primeiro, estudos com probióticos, por exemplo, em leite fermentado, não necessariamente são replicados quando a matriz é um iogurte ou germes liofilizados. A resposta pode variar de acordo com medicação concomitante, tipo de dieta, temperatura ambiente, doenças associadas etc. Além disso, para efeito ideal, esses microrganismos precisam se ligar a PRR específicos. Estes, por sua vez, têm sua expressão geneticamente determinada, de tal modo que, se um probiótico se liga a um receptor tipo TR2 e o indivíduo estudado não expressa esse receptor, o probiótico não exerce seu efeito da mesma maneira.[8]

DIARREIA AGUDA

Essa situação clínica talvez seja uma das mais bem estudadas, especialmente em crianças. De maneira geral, pode-se afirmar que a suplementação com probióticos reduz o tempo de diarreia em cerca de 24 horas, reduz necessidade de internação, vômitos, dias de febre, uso de antibióticos e mesmo absenteísmo de pais e filhos, podendo, ainda, ser utilizados como profilaxia em populações de alto risco de diarreia infecciosa.[10-12] As evidências em adultos não são tão fortes, porém, a suplementação nesse grupo também parece ser benéfica. São poucas as cepas que comprovadamente têm efeito nessa situação, destacando-se: *Lactobacillus rhamnosus GG, Saccharomyces boulardii* e *Lactobacillus reuteri DSM17938.*[11,13] Revisão latino-americana recente recomenda as seguintes cepas nas situações clínicas a seguir: prevenção de diarreia aguda (*Bifidobacterium lactis, Lactobacillus rhamnosus GG, Lactobacillus reuteri DSM17938*), prevenção de diarreia hospitalar (*Bifidobacterium lactis Bb12, Bifidobacterium bifidum, Lactobacillus rhamnosus GG* e *Saccharomyces boulardii*), diarreia associada a antibióticos (*Lactobacillus rhamnosus GG, Saccharomyces boulardii, Lactobacillus reuteri DSM17938*), prevenção de diarreia associada a antibióticos (*Lactobacillus rhamnosus GG, Saccharomyces boulardii*) e prevenção da diarreia do viajante (*Saccharomyces boulardii*).[11] Esses resultados puderam ser corroborados por outros artigos recentes de revisão.[14,15]

Para os médicos norte-americanos, a prevenção da diarreia associada a antibióticos tem sido a principal indicação para suplementação com probióticos.[16]

CONSTIPAÇÃO INTESTINAL

Essa é outra situação clínica na qual, comprovadamente, existe disbiose. Recente metanálise realizada pelo American College of Gastroenterology pôde selecionar três estudos conduzidos de maneira adequada em adultos, com N de 245 pacientes constipados crônicos funcionais.[17-20] Dois desses protocolos mostraram efeito benéfico da suplementação probiótica, o que envolveu 110 pacientes, embora os resultados não tenham sido estatisticamente significantes, destacando-se, assim, *Lactobacillus casei shirota* e *Bifidobacterium lactis* (DN-173010).[18,19] Recente diretriz italiana reforça a falta de trabalhos bem conduzidos nessa situação clínica.[21]

INTESTINO IRRITÁVEL

O intestino irritável vem sendo cada vez mais associado à presença de disbiose, ressaltando-se, principalmente na sua forma diarreica, associação com supercrescimento bacteriano de intestino delgado. Alterações motoras com redução da densidade de células de Cajal e até presença de autoanticorpos também são algumas variáveis que reforçam a provável eficácia da suplementação com probióticos nesta situação clínica. A mais recente metanálise chegou à conclusão de que suplementação com lactobacilos está associada à melhora significativa dos sintomas desse grupo de pacientes, sem efeitos adversos associados. Ressalta, porém, a necessidade de mais estudos. De 67 artigos analisados, somente 6 foram incluídos.[22] Foram destacadas as seguintes cepas: *Lactobacillus rhamnosus GG, Lactobacillus acidophilus-SDC 2012, 2013* e *Lactobacillus plantarum 299v* (DSM9843).[23-28] Ainda recente, há uma revisão sistemática de Didari et al. que envolveu 1.793 pacientes e chegou à conclusão de que suplementação com determinadas cepas probióticas está relacionada a melhora da dor e do "*score*" de intensidade de sintomas em pacientes com intestino irritável.[29] De 11.748 artigos analisados, 15 foram selecionados, alguns com várias cepas associadas, destacando-se novamente algumas cepas isoladas: *Lactobacillus plantarum 299v, E. Coli (Nissle 1917), L. casei rhamnosus (LCR 35), B. Lactis CNCMI-2494, Bifidobacterium lactis DN-173010, Bacillus coagulans GBI-306086, Lactobacillus plantarum MF1298, Lactobacillus rhamnosus GG, Saccharomyces boulardii* e *VSL#3.*

Uma cepa bem testada em cólica do recém-nascido, outra doença funcional, no seu tratamento e prevenção, é o *Lactobacillus reuteri DSM17938*, com resultados bastante convincentes nesta situação clínica.[11,30]

INTOLERÂNCIA À LACTOSE

Essa patologia apresenta grande prevalência em nosso meio, sendo especialmente frequente em algumas etnias.[31] Os probióticos, especificamente, do gênero *Lactobacillus,* têm a característica de poder produzir betagalactosidase (lactase), podendo seu consumo diário estar relacionado à diminuição do quadro de intolerância a este dissacarídeo.[32-35]

SUPERCRESCIMENTO BACTERIANO

Essa síndrome está frequentemente associada a quadros de intestino irritável, principalmente em sua forma diarreica. Entretanto, não é incomum pacientes apresentarem essa síndrome isoladamente, com queixas envolvendo distensão e desconforto abdominais, flatulência excessiva, diarreia crônica e até mesmo má absorção. Pode ser secundária a afecções bem definidas, uso de inibidores da bomba de prótons, medicamentos que interfiram na motilidade ou imunidade intestinal, deficiência de IgA e/ou IgG, etc. A maioria dos pacientes apresenta alterações motoras de delgado que favorecem o supercrescimento.[36] O uso de probióticos tem como objetivo corrigir a disbiose presente, alterando sensibilidade e motilidades intestinais, para reduzir a necessidade do uso de antibióticos. Dispõe-se, porém, de poucos estudos nesse tópico, normalmente pequenos e com diferentes cepas. Os probióticos com destaque aqui são os mesmos utilizados no intestino irritável.[36-38]

DOENÇA INFLAMATÓRIA INTESTINAL

Aqui já é conhecida a diferença da microbiota encontrada nos pacientes com Crohn e retocolite ulcerativa, quando comparados a indivíduos saudáveis. Especial interesse tem se voltado para um gênero e espécie, o *Faecalibacterium prausnitzii*, que claramente está diminuído no caso de doença intestinal inflamatória. Entretanto, são poucas as evidências que comprovam o efeito benéfico de suplementação probiótica. Especialmente no Crohn, as evidências são ainda menores. Com relação à retocolite, uma combinação probiótica com 8 cepas (VSL#3) tem se mostrado promissora, não somente na retocolite em si, como também na bolsite, que se segue à protocolectomia, embora com N estudado bastante limitado.[39] Ainda é possível destacar outras cepas que, no entanto, necessitam de maior investigação: *Saccharomyces boulardii*, *Lactobacillus rhamnosus GG*, *Lactobacillus acidophilus johnsonii La 1*, *Escherichia coli Nissle 1917* e *Bifidobacterium longum*.[40]

ERRADICAÇÃO DO *HELICOBACTER PYLORI*

A erradicação do *Helicobacter pylori* (Hp) é realizada com uso de dois ou mais antibióticos, induzindo grande desequilíbrio da microbiota. A suplementação com probióticos tem sido feita para reduzir os efeitos colaterais secundários ao uso de antibióticos e microbianos, ou ainda, na tentativa de aumentar o índice de erradicação. Em nosso meio, em virtude dos baixos índices de resistência primária à claritromicina e grande resistência aos imidazólicos, ainda o esquema com claritomicina, amoxicilina e IBP é de escolha e com resultados bastante bons, que se aproximam de 90% nos ensaios clínicos.[41-43] Essa percentagem de erradicação tem se mantido estável nos últimos anos.[44] Assim, necessita-se de um N bem avantajado para que se possa confirmar melhor erradicação com adição de uma cepa probiótica. A cepa ideal deve atuar como imunomoduladora, produzir substâncias bactericidas, como as bacteriocinas, ou que interfiram na fisiologia do Hp, por exemplo, na atividade da urease, essencial à sobrevivência desse microrganismo. Poucos artigos estão disponíveis no Brasil. Nosso grupo conduziu dois protocolos, um deles utilizando combinação probiótica mais esquema antibiótico de forma prospectiva, duplo-cego e placebo controlada com resultados negativos no que concerne à erradicação ou mesmo redução de efeitos adversos.[45] Em outro protocolo, estudou-se combinação de *Bifidobacterium lactis B420* e *Streptococcus thermophilus* TA040 isoladamente, na tentativa de erradicar a bactéria, também sem sucesso.[46] A literatura internacional tem mostrado resultados interessantes no que concerne ao aumento de erradicação e redução de efeitos adversos, desatacando-se algumas cepas, como *Saccharomyces boulardii, Lactobacillus acidophilus LB*, *Lactobacillus casei* DN-114001, *Lactobacillus reuteri* ATCC 55730 + *Lactobacillus reuteri* SD2112 e *Lactobacillus rhamnosus* GG.[47,48]

REFERÊNCIAS

1. Dobrogosz WJ, Peacock TJ, Hassan HM. Evolution of the probiotic concept from conception to validation and acceptance in medical science. Adv Appl Microbiol. 2010; 72:1-41.
2. Butel MJ. Probiotics, gut microbiota and health. Med Mal Infect. 2014; 44(1):1-8.
3. FAO/WHO. Report on joint FAO/WHO expert consultation on evaluation of health and nutritional properties of probiotics in food including powder milk with live lactic acid bacteria. Córdoba, Argentina: FAO/WHO, 2001.
4. O'Hara AM, Shanahan F. The gut flora as a forgotten organ. EMBO Rep. 2006; 7(7):688-93.
5. Dongarrà ML, Rizzello V, Muccio L, Fries W, Cascio A, Bonaccorsi I et al. Mucosal immunology and probiotics. Curr Allergy Asthma Rep. 2013; 13(1):19-26.
6. Simrén M, Barbara G, Flint HJ, Spiegel BM, Spiller RC, Vanner S et al. Intestinal microbiota in functional bowel disorders: a Rome foundation report. Gut. 2013; 62(1):159-76.
7. Jirillo E, Jirillo F, Magrone T. Healthy effects exerted by prebiotics, probiotics, and symbiotics with special reference to their impact on the immune system. Int J Vitam Nutr Res. 2012; 82(3):200-8.
8. Sanders ME, Klaenhammer TR, Ouwehand AC, Pot B, Johansen E, Heimbach JT et al. Effects of genetic, processing, or product formulation changes on efficacy and safety of probiotics. Ann N Y Acad Sci. 2014; 1309(1):1-18.
9. Vitetta L, Briskey D, Alford H, Hall S, Coulson S. Probiotics, prebiotics and the gastrointestinal tract in health and disease. Inflammopharmacology. 2014; 22(3):135-54.
10. Salari P, Nikfar S, Abdollahi M. A meta-analysis and systematic review on the effect of probiotics in acute diarrhea. Inflamm Allergy Drug Targets. 2012; 11(1):3-14.
11. Cruchet S, Furnes R, Maruy A, Hebel E, Palacios J, Medina F et al. The use of probiotics in pediatric gastroenterology: a Review of the literature and recommendations by Latin-American Experts. Paediatr Drugs. 2015; 17(3):199-216.
12. Gutierrez-Castrellon P, Lopez-Velazquez G, Diaz-Garcia L, Jimenez-Gutierrez C, Mancilla-Ramirez J, Estevez-Jimenez J et al. Diarrhea in preschool children and Lactobacillus reuteri: a randomized controlled trial. Pediatrics. 2014; 133(4):e904-9.
13. Szajewska H, Guarino A, Hojsak I, Indrio F, Kolacek S, Shamir R et al. Use of probiotics for management of acute gastroenteritis: a position paper by the ESPGHAN Working

Group for Probiotics and Prebiotics. J Pediatr Gastroenterol Nutr. 2014; 58(4):531-9.

14. Issa I, Moucari R. Probiotics for antibiotic-associated diarrhea: do we have a verdict? World J Gastroenterol. 2014; 20(47):17788-95.
15. Szajewska H, Kołodziej M. Systematic review with meta-analysis: Saccharomyces boulardii in the prevention of antibiotic-associated diarrhoea. Aliment Pharmacol Ther. 2015; 42(7):793-801.
16. Williams MD, Ha CY, Ciorba MA. Probiotics as therapy in gastroenterology: a study of physician opinions and recommendations. J Clin Gastroenterol. 2010; 44(9):631-6.
17. Yang YX, He M, Hu G, Wei J, Pages P, Yang XH et al. Effect of a fermented milk containing Bifidobacterium lactis DN-173010 on Chinese constipated women. World J Gastroenterol. 2008; 14(40):6237-43.
18. Sakai T, Makino H, Ishikawa E, Oishi K, Kushiro A. Fermented milk containing Lactobacillus casei strain Shirota reduces incidence of hard or lumpy stools in healthy population. Int J Food Sci Nutr. 2011; 62(4):423-30.
19. Koebnick C, Wagner I, Leitzmann P, Stern U, Zunft HJ. Probiotic beverage containing Lactobacillus casei Shirota improves gastrointestinal symptoms in patients with chronic constipation. Can J Gastroenterol. 2003; 17(11):655-9.
20. Ford AC, Moayyedi P, Lacy BE, Lembo AJ, Saito YA, Schiller LR et al. American College of Gastroenterology monograph on the management of irritable bowel syndrome and chronic idiopathic constipation. Am J Gastroenterol. 2014; 109(Suppl 1):S2-26; quiz S27.
21. Bove A, Bellini M, Battaglia E, Bocchini R, Gambaccini D, Bove V et al. Consensus statement AIGO/SICCR: diagnosis and treatment of chronic constipation and obstructed defecation (part II: treatment). World J Gastroenterol. 2012; 18(36):4994-5013.
22. Tiequn B, Guanqun C, Shuo Z. Therapeutic effects of Lactobacillus in treating irritable bowel syndrome: a meta-analysis. Intern Med. 2015; 54(3):243-9.
23. Francavilla R, Miniello V, Magistà AM, De Canio A, Bucci N, Gagliardi F et al. A randomized controlled trial of Lactobacillus GG in children with functional abdominal pain. Pediatrics. 2010; 126(6):e1445-52.
24. Bauserman M, Michail S. The use of Lactobacillus GG in irritable bowel syndrome in children: a double-blind randomized control trial. J Pediatr. 2005; 147(2):197-201.
25. Gawrońska A, Dziechciarz P, Horvath A, Szajewska H. A randomized double-blind placebo-controlled trial of Lactobacillus GG for abdominal pain disorders in children. Aliment Pharmacol Ther. 2007; 25(2):177-84.
26. Zeng J, Li YQ, Zuo XL, Zhen YB, Yang J, Liu CH. Clinical trial: effect of active lactic acid bacteria on mucosal barrier function in patients with diarrhoea-predominant irritable bowel syndrome. Aliment Pharmacol Ther. 2008; 28(8):994-1002.
27. Sinn DH, Song JH, Kim HJ, Lee JH, Son HJ, Chang DK et al. Therapeutic effect of Lactobacillus acidophilus-SDC 2012, 2013 in patients with irritable bowel syndrome. Dig Dis Sci. 2008; 53(10):2714-8.
28. Ducrotté P, Sawant P, Jayanthi V. Clinical trial: Lactobacillus plantarum 299v (DSM 9843) improves symptoms of irritable bowel syndrome. World J Gastroenterol. 2012; 18(30):4012-8.
29. Didari T, Mozaffari S, Nikfar S, Abdollahi M. Effectiveness of probiotics in irritable bowel syndrome: Updated systematic review with meta-analysis. World J Gastroenterol. 2015; 21(10):3072-84.
30. Szajewska H, Urbańska M, Chmielewska A, Weizman Z, Shamir R. Meta-analysis: Lactobacillus reuteri strain DSM 17938 (and the original strain ATCC 55730) for treating acute gastroenteritis in children. Benef Microbes. 2014; 5(3):285-93.
31. Mattar R, de Campos Mazo DF, Carrilho FJ. Lactose intolerance: diagnosis, genetic, and clinical factors. Clin Exp Gastroenterol. 2012; 5:113-21.
32. Shiby VK, Mishra HN. Fermented milks and milk products as functional foods: a review. Crit Rev Food Sci Nutr. 2013; 53(5):482-96.
33. Saltzman JR, Russell RM, Golner B, Barakat S, Dallal GE, Goldin BR. A randomized trial of Lactobacillus acidophilus BG2FO4 to treat lactose intolerance. Am J Clin Nutr. 1999; 69(1):140-6.
34. Ojetti V, Gigante G, Gabrielli M, Ainora ME, Mannocci A, Lauritano EC et al. The effect of oral supplementation with Lactobacillus reuteri or tilactase in lactose intolerant patients: randomized trial. Eur Rev Med Pharmacol Sci. 2010; 14(3):163-70.
35. Kim HS, Gilliland SE. Lactobacillus acidophilus as a dietary adjunct for milk to aid lactose digestion in humans. J Dairy Sci. 1983; 66(5):959-66.
36. Grace E, Shaw C, Whelan K, Andreyev HJ. Review article: small intestinal bacterial overgrowth-prevalence, clinical features, current and developing diagnostic tests, and treatment. Aliment Pharmacol Ther. 2013; 38(7):674-88.
37. Dahlqvist G, Piessevaux H. Irritable bowel syndrome: the role of the intestinal microbiota, pathogenesis and therapeutic targets. Acta Gastroenterol Belg. 2011; 74(3):375-80.
38. Quigley EM. Small intestinal bacterial overgrowth: what it is and what it is not. Curr Opin Gastroenterol. 2014; 30(2):141-6.
39. Mimura T, Rizzello F, Helwig U, Poggioli G, Schreiber S, Talbot IC et al. Once daily high dose probiotic therapy (VSL#3) for maintaining remission in recurrent or refractory pouchitis. Gut. 2004; 53(1):108-14.
40. Wasilewski A, Zielińska M, Storr M, Fichna J. Beneficial Effects of Probiotics, Prebiotics, Synbiotics, and Psychobiotics in Inflammatory Bowel Disease. Inflamm Bowel Dis. 2015; 21(7):1674-82.
41. Eisig JN, Navarro-Rodriguez T, Barbuti RC, Silva FM, Moraes-Filho JP, Zaterka S. Current prevalence of Helicobacter pylori resistance to clarithromycin, metronidazole, amoxycillin, tetracycline and levofloxacin in Brazil. Gastroenterology. 2009; 136(5):A342-A3.
42. Felga G, Silva FM, Barbuti RC, Navarro-Rodriguez T, Zaterka S, Eisig JN. Clarithromycin-based triple therapy for Helicobacter pylori treatment in peptic ulcer patients. J Infect Dev Ctries. 2010; 4(11):712-6.
43. Eisig JN, Silva FM, Barbuti RC, Navarro-Rodriguez T, Moraes-Filho JP, Pedrazzoli Jr J. Helicobacter pylori antibi-

otic resistance in Brazil: clarithromycin is still a good option. Arq Gastroenterol. 2011; 48(4):261-4.

44. Eisig JN, Navarro-Rodriguez T, Teixeira AC, Silva FM, Mattar R, Chinzon D et al. Standard triple therapy versus sequential therapy in Helicobacter pylori eradication: a double-blind, randomized, and controlled trial. Gastroenterol Res Pract. 2015; 2015:818043.
45. Navarro-Rodriguez T, Silva FM, Barbuti RC, Mattar R, Moraes-Filho JP, de Oliveira MN et al. Association of a probiotic to a Helicobacter pylori eradication regimen does not increase efficacy or decreases the adverse effects of the treatment: a prospective, randomized, double-blind, placebo-controlled study. BMC Gastroenterol. 2013; 13:56.
46. Barbuti RC, Oliveira MN, Perina NP, Haro C, Bosch P, Bogsan CS et al. Bifidobacterium lactis fermented milk was not effective for Helicobacter pylori eradication: a prospective, randomized, double-blind, controlled study. International Journal of Biological, Bimolecular, Agricultural, Food and Biotechnolgical Engineering. 2015; 9(3):252-5.
47. Emara MH, Elhawari SA, Yousef S, Radwan MI, Abdel-Aziz HR. Emerging Role of Probiotics in the Management of Helicobacter Pylori Infection: Histopathologic Perspectives. Helicobacter. 2016; 21(1):3-10.
48. Pacifico L, Osborn JF, Bonci E, Romaggioli S, Baldini R, Chiesa C. Probiotics for the treatment of Helicobacter pylori infection in children. World J Gastroenterol. 2014; 20(3):673-83.

SEÇÃO XVI

NUTRIÇÃO EM GASTROENTEROLOGIA

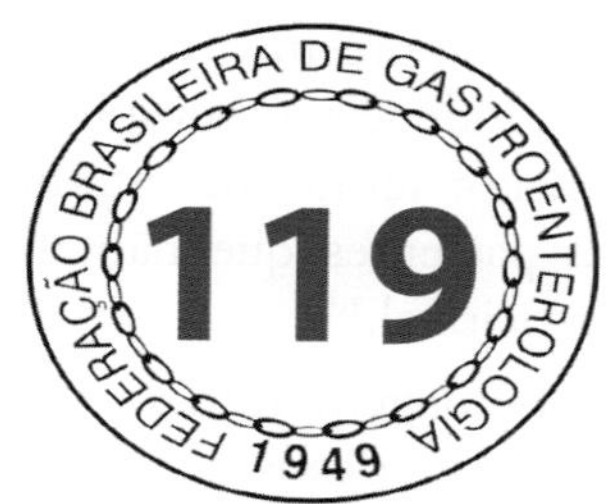

TRIAGEM, AVALIAÇÃO NUTRICIONAL E DESNUTRIÇÃO

Dan Linetzky Waitzberg
Priscila Garla
Ricardo Alexandre Garib

INTRODUÇÃO

Em gastroenterologia, assim como em outras disciplinas do conhecimento médico, é muito importante considerar uma atitude holística perante o paciente. Essa atitude compreende, ao lado do entendimento dos distúrbios que acometem o aparelho digestório, a observação de variáveis que podem interferir na evolução clínica e, quando levadas devidamente em conta, contribuir para a melhora do quadro clínico e porvir do paciente. Este é o caso do estado nutricional. O cuidado nutricional do paciente gastroenterológico deve ser parte integral da atenção médica. É fundamental diagnosticar precocemente as alterações do estado nutricional, para possibilitar o desenho de um plano terapêutico nutricional com o objetivo de reduzir o desgaste orgânico e propiciar condições metabólicas e nutricionais que amparem os cuidados médicos para a recuperação do paciente.

Nesse sentido, o presente capítulo busca introduzir, de forma geral, os princípios da abordagem nutricional do paciente crítico, iniciando pelo seu rastreamento e avaliação nutricional para culminar no planejamento nutricional.

O propósito da presente seção é, de maneira sumária, apresentar ao leitor os princípios que norteiam a terapia nutricional oral, enteral e parenteral na prática clínica com ênfase em gastroenterologia.

TRIAGEM, AVALIAÇÃO NUTRICIONAL E DESNUTRIÇÃO

Estabelecer a condição do estado nutricional e sua gravidade é o primeiro passo para definir o planejamento nutricional de um paciente.[1]

No Brasil, em hospitais públicos, a prevalência da desnutrição energético-proteica ocorre em torno de 50% dos doentes hospitalizados, com graves consequências sobre a sua morbidade e a mortalidade.[2] No entanto, o conhecimento da equipe de saúde a respeito do estado nutricional dos pacientes é pequeno.[2,3]

A prática rotineira de triagem e avaliação nutricional representa os primeiros passos para o planejamento da terapia nutricional, com a finalidade de tratar os distúrbios nutricionais do paciente hospitalizado ou ambulatorial.[1]

Triagem ou rastreamento nutricional

Entende-se por triagem nutricional o processo para identificar um indivíduo desnutrido ou em risco de desnutrição. O intuito da triagem é determinar se uma avaliação nutricional detalhada está indicada.[1]

Atualmente, os instrumentos para a identificação de pacientes com risco de desnutrição são denominados instrumentos de triagem nutricional. Existem várias ferramentas para medir o risco nutricional, salientando-se NRS-2002, Miniavaliação Nutricional e MUST, entre outras. A medida do risco nutricional inclui procedimentos fáceis, de baixo custo e rápida aplicação por qualquer profissional de saúde.[4,5]

Um instrumento de triagem nutricional não necessita estabelecer o diagnóstico nutricional, nem a gravidade da desnutrição, mas deve apontar o risco nutricional de desenvolver desfechos negativos durante a avaliação clínica. A avaliação do estado nutricional mais detalhada é necessária para a identificação precoce dos pacientes que possam necessitar de intervenção nutricional.[1,4-8]

No Hospital das Clínicas da Faculdade de Medicina da Universidade de São Paulo (HC-FMUSP), realizou-se triagem nutricional em 700 pacientes em até 48 horas após a admissão hospitalar. Identificou-se que 29,9% deles se encontravam em risco nutricional. Este, por sua vez, associou-se significativamente à piora do desfecho na evolução clínica, como maior morbidade e mortalidade e tempo de internação hospitalar mais prolongado quando comparado aos pacientes sem risco nutricional presente.[9]

Em artigo publicado no ano de 2015, a aplicação de triagem nutricional pela ferramenta NRS-2002 no pré-operatório de pacientes eletivos com câncer esofágico foi efetiva na detecção de pacientes com risco nutricional no pré-operatório. Nesse grupo de pacientes, a terapia nutricional pré-instituída foi associada com a redução da incidência de complicações pós-operatórias e com menor tempo de internação hospitalar, comparada a pacientes que não foram submetidos à triagem nutricional.[10]

De modo a facilitar a abordagem nutricional desses doentes, a Sociedade Americana de Nutrição Parenteral e Enteral (Aspen) propõe um algoritmo de triagem, avaliação e planejamento nutricional na admissão hospitalar (Figura 119.1).[11]

Avaliação nutricional

A avaliação do estado nutricional (AN) é realizada após a identificação do paciente em risco nutricional. Ela permite estabelecer o grau de desnutrição do doente e projetar o plano terapêutico nutricional visando a recuperação e/ou a manutenção do estado de saúde. Quando realizada periodicamente, permite monitorar a evolução do estado nutricional.[5-8,11]

AN pode ser realizada por meio de métodos objetivos antropométricos, composição corpórea, exame físico, exames bioquímicos e funcionais e medida de consumo alimentar e método subjetivo, como é a avaliação subjetiva global. AN deve ser feita no momento da admissão hospitalar do paciente, e recomenda-se repetir periodicamente durante sua internação, conforme a necessidade.[11] O diagnós-

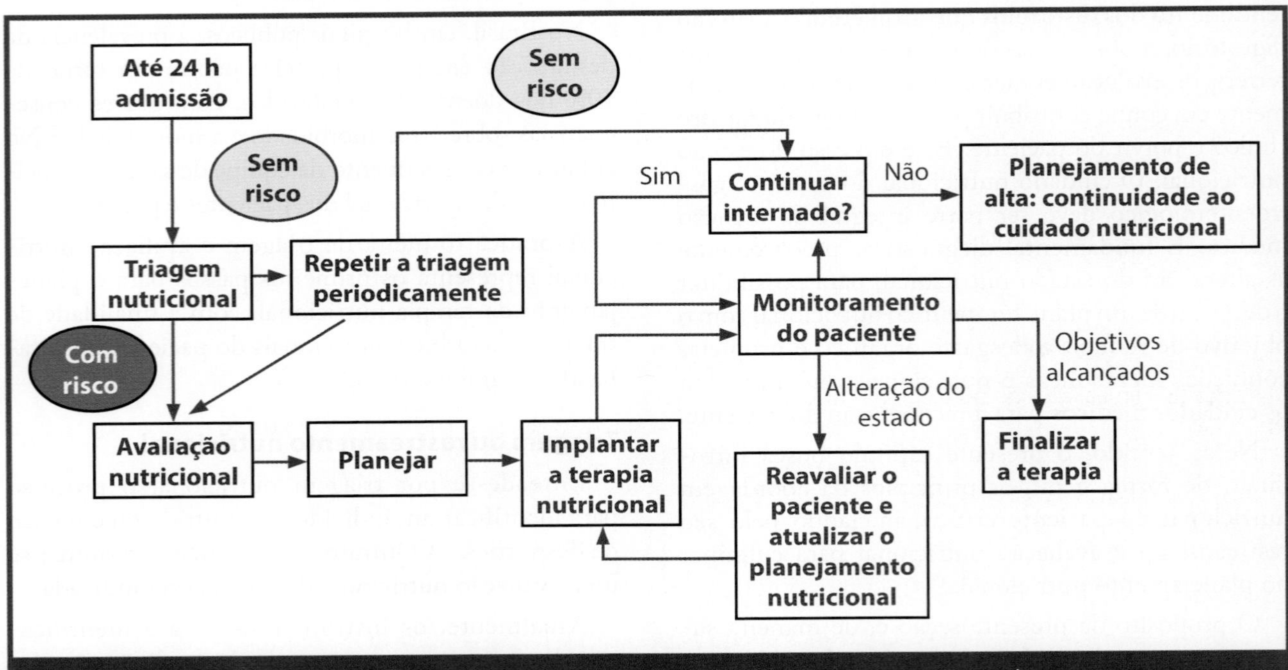

Figura 119.1 – Algoritmo do fluxograma de triagem, avaliação e planejamento nutricional.
Fonte: adaptada de Wang et al., 2015.[11]

tico precoce dos distúrbios nutricionais e o início da terapia nutricional o mais breve possível podem influenciar favoravelmente na evolução clínica do paciente.[11-14]

A importância da triagem e avaliação nutricional é reconhecida pelo Ministério da Saúde do Brasil, que tornou obrigatória a implantação de protocolos para pacientes internados pelo SUS como condicionante para remuneração de terapia nutricional enteral e parenteral em hospitais da rede pública.[14-16]

Cabe ao profissional nutricionista realizar triagem e avaliação do estado nutricional do paciente, com base em protocolo pré-estabelecido, de forma a identificar o risco ou a deficiência nutricional e também garantir o registro no prontuário do paciente, datados e assinados pelo profissional responsável pelo atendimento.[11,12]

A Sociedade Brasileira de Nutrição Parenteral e Enteral (SBNPE) publicou as Diretrizes Brasileiras para Terapia Nutricional (Diten) com o objetivo de normatizar e promover a uniformização das práticas de terapia nutricional em triagem e avaliação nutricional conforme o grau de recomendação e a aplicabilidade na prática clínica, descritos na Tabela 119.1.[17]

Tabela 119.1 – Diretrizes Brasileiras de Terapia Nutricional e Grau de Recomendação (Diten-SBNPE) sobre triagem e avaliação nutricional

Assunto	Diretrizes	Grau de recomendação
A triagem nutricional deve ser realizada no paciente hospitalizado?	A triagem nutricional deve ser realizada em até 72 horas da admissão hospitalar, para identificar o risco nutricional	B
Que método utilizar na triagem?	O NRS 2002 é o método mais indicado no paciente adulto hospitalizado na população brasileira	A
Qual método de triagem deve ser indicado para os idosos hospitalizados?	A Mini Avaliação Nutricional (MAN) apresenta sensibilidade, especificidade e acurácia na identificação de risco nutricional em idosos	A
Qual a indicação do uso da avaliação subjetiva global (ASG)?	ASG é considerada eficiente para avaliação do estado nutricional, com boa reprodutibilidade e capacidade de prever complicações relacionadas à desnutrição	A
Exame físico nutricional: qual seu papel?	Exame físico faz parte da avaliação nutricional, e sua função é auxiliar no diagnóstico nutricional junto às demais ferramentas de avaliação nutricional	A
História dietética: qual método é recomendado?	Não existem métodos de história dietética validados para uso em população hospitalizada	C
Quais as principais medidas antropométricas recomendadas para a avaliação nutricional?	O peso corporal	B
	A medida direta ou indireta da estatura/comprimento.	C
	O índice de massa corporal (IMC)	B
	As circunferências e as dobras cutâneas	C
Quando indicar a bioimpedância elétrica (BIA) na avaliação do estado nutricional?	A BIA é indicada na avaliação da composição corporal de indivíduos com IMC entre 16 e 34 kg/m^2 que possam ser pesados e com estado de hidratação normal, com o uso de equações validadas para esta população	C
Exames laboratoriais: o que usar na prática clínica?	A albumina sérica é preditor de morbimortalidade e não de desnutrição	A
	Balanço nitrogenado não é considerado bom método de avaliação por causa de suas limitações	C
	Contagem total de linfócitos pode ser um indicador útil de risco de complicações infecciosas em idosos, mas não é considerado bom método de avaliação nutricional	A

Fonte: SBNPE – Diten, 2010.[18]

Desnutrição

A desnutrição continua sendo um dos maiores problemas de saúde pública nos países em desenvolvimento.[2,3,15,16]

Pode ser definida como "estado de nutrição em que deficiência, excesso ou desequilíbrio de energia, proteína e outros nutrientes causam efeitos adversos no organismo (tamanho, forma, composição) com consequências clínicas e funcionais".[11]

Atualmente, inclui-se a presença de estado inflamatório como componente importante da definição de desnutrição, classificando-se em desnutrição isolada (anorexia nervosa), desnutrição com inflamação moderada (diabete melito e câncer) e desnutrição com inflamação aguda (trauma e infecção grave).[18]

É fundamental identificar a desnutrição no ambiente hospitalar, para evitar ou minimizar sua repercussão na evolução dos enfermos, pois a desnutrição hospitalar está associada ao desenvolvimento de complicações notadamente infecciosas, maior tempo de internação e aumento da mortalidade.[18] Em 2011, a ESPEN publicou os resultados do programa *Nutrition Day*, no qual foram nutricionalmente avaliados por um dia cerca de 100 mil adultos em mais de 30 países, e concluiu que a ingestão dietética diminuída durante a internação é fator de risco independente para aumento da mortalidade.

No Brasil, segundo dados da Pesquisa de Orçamentos Familiares (POF), a população adulta brasileira apresenta 4% de desnutrição, sendo esse valor compatível com dados internacionais, pois valores entre 3 e 5% são aceitáveis em populações não expostas a deficiências nutricionais. Índices superiores a 5% classificam a população como exposta a risco de desnutrição.[19]

Epidemiologia de desnutrição hospitalar

A prevalência da desnutrição em pacientes hospitalizados tem sido amplamente documentada nas últimas três décadas e pode ocorrer em 19 a 80% dos casos, na dependência do país e grupo de pacientes estudados.[2,3,19,20]

Pacientes hospitalizados em estado nutricional depauperado apresentam elevados riscos de desenvolver maiores taxas de complicações e mortalidade e representam custos aumentados para a instituição e sociedade. Quanto maior for o período de permanência hospitalar, maior será o risco de agravar a desnutrição, criando num ciclo vicioso com prejuízo ao enfermo.[2,3,19,20]

O doente internado sofre mudanças em seu metabolismo decorrentes da própria doença e do tratamento que esta requer. Essa situação pode implicar redução da ingestão alimentar ou mesmo jejum, com impacto nas necessidades energéticas e proteicas e no metabolismo intermediário, caracterizando desequilíbrio metabólico.[20,21]

Com a progressiva deterioração nutricional, as funções cardíaca, respiratória, intestinal, renal e imunológica podem estar acometidas e, consequentemente, os riscos de complicações, principalmente as infecciosas, encontram-se aumentados.[20,21]

No Brasil, de 15 a 40% dos pacientes são internados já sofrendo de desnutrição, em parte por causa da doença de base, das precárias condições socioeconômicas e do sistema de saúde pouco equipado para atendê-los precocemente. Por outro lado, inadequada triagem, avaliação e intervenção nutricional na admissão do paciente têm contribuído para o agravamento do estado nutricional durante a hospitalização.[2,3]

A SBNPE promoveu e realizou o Inquérito Brasileiro de Avaliação Nutricional Hospitalar (Ibranutri), estudo epidemiológico e transversal, que avaliou o estado nutricional de 4.000 pacientes internados na rede pública hospitalar de 12 estados brasileiros e o Distrito Federal entre maio e novembro de 1996. Detectou-se prevalência de 48% de desnutridos, sendo 12,6% desnutridos graves e 35,5% desnutridos moderados. É importante ressaltar que 81,2% dos pacientes avaliados não tinham qualquer referência ao estado nutricional em seu prontuário médico. O percentual de desnutrição modificou-se em relação ao tempo de internação dos pacientes, de sorte que os doentes avaliados nas primeiras 48 horas da admissão hospitalar tiveram 31,8% de desnutrição. A permanência por 15 dias internados faz essa cifra dobrar para 61%. Os pacientes desnutridos permaneceram por mais tempo internados comparados aos nutridos (mediana: 9 dias *versus* 6 dias, respectivamente).[2,3]

Em 2003, a Federação Latino-Americana de Nutrição Parenteral e Enteral (Felanpe) organizou o Estudo Latino-Americano de Nutrição (Elan), realizado em 13 países da América Latina, incluindo o Brasil.[22] Em 9.348 pacientes hospitalizados observou-se prevalência de desnutrição de 50,2%.

Apesar de amplamente reconhecida pela sua prevalência e consequências prejudiciais, o diagnóstico e o tratamento da desnutrição hospitalar ainda são negligenciados. Ainda existe, em boa parte dos hospitais do Brasil, a desvalorização do estado nutricional dos doentes, havendo poucos planos e metas para a identificação e a correção do problema. Em parte, essa situação se deve à falta de consciência da equipe de saúde sobre a importância do estado nutricional, dos diferentes tipos de desnutrição e sua relação com a evolução clínica do doente.[22]

É fundamental identificar a desnutrição no ambiente hospitalar para evitar ou minimizar sua repercussão na evolução dos enfermos, pois a desnutrição hospitalar está associada ao desenvolvimento de complicações notadamente infecciosas, maior tempo de internação e aumento da mortalidade.[2,3,22]

Desnutrição primária e secundária

A desnutrição hospitalar pode ser uma conjugação da desnutrição primária consequente do baixo nível socioeconômico, que dificulta a aquisição de aporte proteico-calórico adequado, em associação à desnutrição secundária, causada pela própria condição clínica do paciente, como câncer, infecção ou doenças crônicas incluindo as inflamatórias.[23] O Ibranutri mostrou que 31,8% dos pacientes avaliados nas primeiras 48 horas de internação já vieram desnutridos de suas casas e ambiente.[2,3] Utilizando a mesma metodologia, isto é, a aplicação da ferramenta avaliação subjetiva global em 2008, no HC-FMUSP identificou-se, no momento da admissão hospitalar, 39,9% de desnutrição moderada e grave. Não houve, portanto, modificação na taxa de desnutrição de admissão hospitalar nos últimos 12 anos, o que confere importância maior à triagem e à avaliação nutricional de rotina.[9]

Se triagem ou avaliação nutricional não forem feitas no momento da admissão hospitalar e durante a internação, os pacientes correm o risco de desnutrir ao longo do tempo de internação, e os que já estavam desnutridos podem agravar ainda mais seu quadro, com graves repercussões para sua avaliação clínica.[2,3,11]

Desnutrição terciária

À medida que aumenta o tempo de internação, também aumentam os riscos de desnutrição.[22]

O aumento é multifatorial, incluindo fatores causais da desnutrição no momento da admissão, maior consumo de reservas energéticas e nutricionais do enfermo em resposta a tratamentos mais agressivos (cirurgia, radioterapia e quimioterapia), e eventuais perdas por distúrbios digestivos (náuseas, vômitos, íleo paralítico, diarreia).[2,9,22]

Assume também grande importância na etiologia da desnutrição hospitalar o aspecto "iatrogênico", ocasionado pelo longo período de jejum a que o paciente é submetido, pela intolerância à alimentação hospitalar, falta de apetite e aspectos fisiológicos ligados à doença e à hospitalização, como o jejum obrigatório para preparo de exames diagnósticos e períodos pré e pós-operatório.[19]

Estudos demonstram que a desnutrição promove perda de 25 a 50% de massa muscular e peso de órgãos, sendo o cérebro preferencialmente preservado.[23-27] De acordo com Krieger (1921)[28], a perda de peso corporal, principalmente acompanhada da perda de massa muscular, em seres humanos, de 40% durante o jejum agudo e de 50% em situações de semijejum são letais. O jejum aumenta a resistência à insulina e provoca balanço nitrogenado negativo, prejudicando a função muscular. A reserva de gordura corporal pode ser quase completamente perdida na região subcutânea ou visceral. A composição da perda de peso corporal durante a privação alimentar varia de acordo com a adiposidade inicial.[23-28]

Em condições de jejum e restrição energética não complicada por estresse, ocorre adaptação fisiológica comum de diminuição no gasto energético de repouso. Como a demanda energética diminui, há menor mobilização de substratos, em especial de proteínas. Há depleção de gordura corporal, aumento da concentração plasmática de ácidos graxos livres e aumento da oxidação lipídica. A demanda energética do organismo passa a ser suprimida pelas gorduras mobilizadas do compartimento adiposo. Uma fração energética provém da gliconeogênese de proteínas estruturais e garante o suprimento parcial de glicose para o cérebro, os nervos e as hemácias. As fibras rápidas são obrigadas a se adaptar para utilizar os ácidos graxos como fonte energética.[27-30]

Alterações endócrinas na desnutrição não complicada

Na desnutrição, o organismo sofre diversas alterações hormonais que afetam a capacidade física e as ações necessárias ao funcionamento natural do corpo humano.[30]

A insulina, por estar reduzida na desnutrição, deixa de agir sobre a síntese proteica e muscular, além de reduzir a lipogênese e o crescimento.[30] O hormônio de crescimento (GH) está com atividade aumentada, diferente do que ocorre com a insulina, somatomedina e gonadotrofinas, implicando aumento de síntese de proteínas viscerais e lipólise, redução de síntese de ureia e captação de glicose pelos tecidos.[30]

A somatomedina, por sua vez, encontra-se com atividade diminuída e aumenta a produção do GH, diminuindo a lipólise e a síntese proteica muscular, de colágeno e de cartilagens.[30]

Em princípio, as catecolaminas estão em sua condição normal, no entanto, podem aumentar e acarretar aumento da lipólise e glicogenólise.[30] Os glicocorticoides encontram-se na mesma situação das catecolaminas, podendo ou não estar aumentados. Eles podem aumentar o catabolismo proteico muscular, a lipólise, a gliconeogênese e o *turnover* das proteínas viscerais; e reduzir as ações do GH referentes às somatomedinas. Por sua vez, o eixo renina-aldosterona aumenta a retenção sódica e hídrica, provocando edema.[30]

Alterações hematológicas

Na desnutrição proteico-calórica é comum a diminuição das concentrações de hemoglobina e hemácias, relacionadas a menor necessidade de oxigênio dos tecidos. Assim, a redução de massa corpórea magra e a menor atividade física dos pacientes desnutridos resultam em menor demanda de oxigênio. A baixa ingestão de aminoácidos ocasiona diminuição da atividade hematopoiética. Se as quantidades de ferro, ácido fólico e vitamina B_{12} forem insuficientes para a recuperação hematopoiética poderá ocorrer anemia funcional grave e hipóxia tecidual.[31]

Alterações cardiovascular e renal

O coração e o rim perdem massa progressivamente durante a evolução da desnutrição. Essas perdas são, geralmente, proporcionais à depleção da massa corpórea magra, de modo que as proporções massa cardíaca/massa corpórea magra e massa renal/massa corpórea magra permaneçam normais. Ocorre, então, diminuição do débito cardíaco, do volume sistólico e da pressão arterial. A circulação central tem prioridade sobre a circulação periférica. Os reflexos cardiovasculares são alterados, ocasionando hipotensão postural e diminuição do retorno venoso.[32]

O fluxo sanguíneo renal e a taxa de filtração glomerular podem ser reduzidos como consequência da diminuição do débito cardíaco, porém, o clareamento de água e a capacidade para concentrar e acidificar a urina parece estar inalterados.[32,33]

Embora essas alterações na estrutura e na função cardíaca e renal sejam apropriadas para a reduzida massa magra do organismo e para o estado hipometabólico, podem se tornar desvantagens importantes durante a depleção nutricional intensa, a infecção aguda ou outras circunstâncias que necessitem de aumentos rápidos no rendimento cardíaco, na taxa metabólica e na excreção urinária de solutos.[32,33]

Alteração do sistema respiratório

A desnutrição pode provocar atrofia da musculatura acessória e do diafragma, pois estes são catabolizados para preencher as necessidades energéticas do organismo. Isso compromete a troca gasosa e a força dos músculos respiratórios, o que diminui a resposta neurogênica ventilatória à hipóxia e à hipercapnia. Com isso, ocorre diminuição da força inspiratória, capacidade vital, capacidade residual funcional e da oxigenação.[33]

Em consequência dessas alterações, há diminuição do desempenho respiratório ao esforço, ocorrência de insuficiência respiratória aguda, dificuldade de interromper o uso de ventilação mecânica e maior suscetibilidade a infecções pulmonares.[32,33]

Alterações nas funções do aparelho digestivo

Na desnutrição, o trato gastrointestinal e o pâncreas atrofiam.[30] Há diminuição da produção de secreções gástrica, pancreática e biliar, com concentrações normais ou baixas de enzimas e de ácidos biliares conjugados. Em decorrência da consequente hipocloridria, hipomotilidade intestinal e deficiências imunológicas (diminuição de IgA secretora), ocorre supercrescimento bacteriano no intestino delgado alto, em especial de bactérias anaeróbicas facultativas. Essas bactérias convertem os ácidos biliares conjugados em desconjugados ou livres, impedindo a formação de micelas mistas e, com isso, dificultam a absorção de gorduras.[30] Pode-se acrescentar que a desnutrição está associada ao aumento da permeabilidade intestinal, o que compromete a barreira intestinal.[30]

A proliferação bacteriana e o comprometimento das funções pancreáticas e biliar, associados às alterações do intestino delgado, como diminuição da altura das vilosidades, hipomotilidade intestinal e diminuição das enzimas na borda em escova, resultam na má absorção de lipídios e dissacarídeos e na intolerância à lactose, e, como consequência, o paciente apresenta diarreia. Esta, por sua vez, agrava a desnutrição, formando um círculo vicioso.[30]

Alterações do sistema imune

Na vigência da desnutrição, ocorre atrofia dos tecidos linfáticos. As principais alterações observadas na desnutrição proteico-calórica grave parecem envolver os linfócitos T e o sistema complemento.[18] Ocorre redução no número de linfócitos T auxiliares pela diminuição da atividade da IL-1, redução da razão T4/T8 e da produção de linfocinas e monocinas.[18,34]

Na desnutrição proteico-calórica grave há diminuição da atividade da IL-1. Tal fato, além das alterações imunológicas já descritas, pode contribuir para a leucopenia e para a falta de manifestação das reações habituais para infecções, como a febre. Por outro lado, os níveis séricos de fator de necrose tumoral (TNF) são elevados, associando-se à anorexia, degradação muscular e alteração do metabolismo dos lipídios pela inibição da lipase lipoproteica tecidual.[18,34]

As consequências das alterações do sistema imune para o enfermo desnutrido são maior morbimortalidade, risco aumentado de infecções por microrganismos oportunistas, como bactérias Gram-negativas, cândida e herpes simples.[34]

Alteração da cicatrização de feridas

O processo de cicatrização é complexo e dinâmico e envolve hemostasia, inflamação, proliferação celular e remodelamento, com o objetivo de restaurar a continuidade anatômica e funcional. Ele depende do fornecimento adequado de oxigênio, energia, síntese de proteínas e diversas reações enzimáticas que envolvem vitaminas e minerais.[35-37]

A desnutrição é fator de risco para o retardo da cicatrização e o desenvolvimento de diferentes lesões, entre elas as úlceras por pressão, por causa do prejuízo na regeneração tissular, da resposta inflamatória e da função imunológica.[36] É importante integrar o cuidado nutricional junto aos demais cuidados da ferida para facilitar o processo de cicatrização, reduzir o risco de infecções, o tempo de internação e os custos no âmbito hospitalar.[36]

Nutrientes desenvolvem papel crucial para o adequado processo de cicatrização.[38,39] As vitaminas e minerais são cofatores essenciais para as reações fisiológicas celulares e para o metabolismo de macronutrientes. Suas quantidades devem ser adequadas para garantir a normalidade de funções celulares em estados distintos. A deficiência desses micronutrientes pode dificultar a cicatrização, pois atuam como cofatores, participando de todas as fases da síntese de colágeno, conforme descritos na Tabela 119.2.

Alteração da composição corpórea

As alterações fisiológicas encontradas na desnutrição proteico-calórica moderada/grave estão associadas à perda de proteína corporal total. Esses pacientes apresentam como consequência maiores índices de complicações pós-operatórias e tempo de internação.[40]

Em estudo investigativo, análise de autópsias em indivíduos desnutridos mostraram que alguns órgãos perdem massa proporcionalmente à massa corpórea total, com exceção do cérebro. Existe variação individual, mas de modo geral a pele, o músculo e o fígado perdem mais que o coração.[30,41]

Evolução clínica

Quando o suprimento calórico-proteico para os tecidos e células não puder mais ser mantido, ocorre grave descompensação da função orgânica (rim, coração, fígado e intestino) com acidose, coma e morte. Esses eventos podem ocorrer em poucas horas.[30] A descompensação metabólica, em virtude da desnutrição proteica grave, pode incluir diátese hemorrágica e icterícia, uma vez que o fígado não é capaz de produzir fatores de coagulação e proteínas de transporte.[30]

As causas mais comuns de morte são edema pulmonar com broncopneumonia, sepse, gastroenterite e desequilíbrios hidroeletrolíticos.[30]

CONSIDERAÇÕES FINAIS

A prevalência de desnutrição é alta no âmbito hospitalar e necessita de atenção especial por parte dos profissionais de saúde responsáveis pelo cuidado e a assistência ao paciente. Para tanto, técnicas de triagem e avaliação nutricional devem ser rotineiramente aplicadas no momento da admissão hospitalar e durante a permanência do doente.

A desnutrição é fator de risco significativo para o desenvolvimento de complicações, aumento da taxa de mortalidade e tempo de internação total, além de acarretar custos financeiros aumentados para o sistema de saúde público e privado.

A desnutrição deve ser diagnosticada e tratada precocemente, a fim de evitar consequências deletérias ao tratamento clínico, cirúrgico e estado geral do doente, além de elevação de custos hospitalares, aumento do tempo de internação e maiores riscos de complicações.

Tabela 119.2 – Papel dos nutrientes no processo de cicatrização

Nutrientes	Papel na cicatrização
Proteínas	Síntese de colágeno, proliferação de fibroblastos, revascularização, imunidade e formação de linfócitos
Arginina	Intensificação nas funções mediadas pelas células T, precursora da prolina e hidroxiprolina, aumento na secreção de hormônio de crescimento
Carboidratos	Fonte de energia para fibroblastos e leucócitos
Lipídeos	Fosfolipídios da membrana celular, síntese de prostaglandinas
Vitamina A	Cofator da síntese de colágeno, aumento da regeneração tecidual aumentando a síntese de glicoproteínas, imunidade
Tiamina (vitamina B_1) e riboflavina (vitamina B_2)	Cofatores da síntese de colágeno
Piridoxina (vitamina B_6)	Coenzima na ativação de síntese de proteínas
Cobalamina (vitamina B_{12})	Coenzima na ativação de síntese de DNA e proteínas
Vitamina C	Hidroxilação da prolina e lisina na síntese de colágeno, melhora da ação de leucócitos, proteção dos tecidos ao estresse oxidativo, acelera regeneração tecidual
Vitamina D	Síntese de proteínas estruturais incluindo o colágeno tipo 1
Vitamina E	Síntese de fatores de coagulação, cicatrização de feridas
Vitamina K	Propriedades antioxidantes que promovem a integridade da membrana celular
Cálcio	Ação de colagenases nos processos de degradação e remodelação do colágeno
Ferro	Hidroxilação da prolina e lisina na síntese de colágeno e transporte de oxigênio ao local da ferida
Manganês	Hidroxilação de colágeno
Magnésio	Cofator de enzimas envolvidas na síntese de proteínas para formação de colágeno
Selênio	Redução de hidroperóxidos com proteção da membrana lipídica
Zinco	Cofator de diversas enzimas que promovem síntese proteica, regeneração celular e formação de colágeno, cofator da enzima polimerase para síntese de RNA e DNA

Fonte: Patel, 2005[38]; Yanagisawa, 2008[39].

REFERÊNCIAS

1. American Society for Parenteral and Enteral Nutrition (Aspen) Board of Directors and Clinical Practice Committee. Definition of terms, style, and conventions used in Aspen. Board of Directors – approved documents. American Society for Parenteral and Enteral Nutrition. 2010. Disponível em: http://www.nutritioncare.org/Library.aspx; acessado em: 8 de julho de 2010.
2. Waitzberg DL, Caiaffa WT, Correia MI. Hospital malnutrition: the Brazilian national survey (Ibranutri): a study of 4,000 patients. Nutrition. 2001; 17(7-8):573-80.
3. Waitzberg DL, Caiaffa WT, Correia MITD. Inquérito Brasileiro de Avaliação Nutricional Hospitalar (Ibranutri). Rev Bras Nutr Clin. 1999; 14(2):124-34. Errata em Rev Bras Nutr Clin. 1999; 14(3):169.
4. Dudrick SJ. Early developments and clinical applications of total parenteral nutrition. JPEN J Parenter Enteral Nutr. 2003; 27:291-9.
5. American Society for Parenteral and Enteral Nutrition (Aspen). Definition of terms used in ASPEN guidelines and standards. ASPEN board of directors. Nutr Clin Pract. 1995;1-3.
6. Kondrup J, Allison SP, Elia M, Vellas B, Plauth M. Educational and Clinical Practice Committee, European Society of Parenteral and Enteral Nutrition (Espen). Espen guidelines for nutrition screening 2002. Clin Nutr. 2003; 415-21.
7. Nutrition Screening Initiative. Nutrition interventions manual for professionals caring for older americans: project of the American Academy of Family Physicians, The American Dietetic Association, and National Council on Aging. Washington, DC, 1994.

8. Smith LC, Mullen JL. Nutritional assessment and indications for nutritional support. Surg Clin North Am. 1991; 449-57.
9. Jeejeebhoy KN. Nutritional assessment. Gastroenterol Clin North Am. 1998; 347-69.
10. Raslan M, Gonzalez MC, Torrinhas RS, Ravacci GR, Pereira JC, Waitzberg DL. Complementarity of Subjective Global Assessment (SGA) and Nutritional Risk Screening 2002 (NRS 2002) for predicting poor clinical outcomes in hospitalized patients. Clin Nutr. 2011; 30(1):49-53.
11. Wang JY, Hong X, Chen GH, Li QC, Liu ZM. Clinical application of the fast track surgery model based on preoperative nutritional risk screening in patients with esophageal cancer. Asia Pac J Clin Nutr. 2015; 24(2):206-11.
12. Mueller C, Compher C, Ellen DM; American Society for Parenteral and Enteral Nutrition (Aspen) Board of Directors. Aspen clinical guidelines: Nutrition screening, assessment, and intervention in adults. JPEN J Parenter Enteral Nutr. 2011; 35(1):16-24.
13. Waitzberg DL. Dias, MCG. Guia básico de terapia nutricional – manual de boas práticas. São Paulo: Atheneu, 2005.
14. World Health Organization (WHO). Physical status: the use and interpretation of anthropometry. Report of a WHO expert committee. Geneva: WHO, 1995.
15. Steven BH, Baunmgartner RN, Pan S. Avaliação nutricional da desnutrição por métodos antropométricos. In: Shills ME, Oslon JÁ, Shike M, Ross AC. Tratado de nutrição moderna na saúde e na doença. 9.ed. Barueri: Manole, 2003.
16. Brasil, Ministério da Saúde. Portaria n. 272 MS/SVS de 8 de abril de 1998. Nutrição Parenteral. Disponível em: http://portal.anvisa.gov.br/wps/wcm/connect/d5fa69004745761c8411d43fbc4c6735/PORTARIA_272_1988.pdf?MOD=AJPERES; acessado em: 17 de abril de 2016.
17. Brasil, Sociedade Brasileira de Nutrição Parenteral e Eteral. Portaria SAS n. 131 de 8 de março de 2005. Terapia Nutricional. Disponível em: http://www.sbnpe.com.br/sbnpe/portarias-e-resolucoes/60-portaria-n-135-de-08-de-marco-de-2005; acessado em: 17 de abril de 2016.
18. Sociedade Brasileira de Nutrição Parenteral e Enteral (SBNPE–Diten). Diretrizes Brasileiras de Terapia Nutricional. 2010. Disponível: http://www.sbnpe.com.br/diten_temas.php; acessado em: 10 de abril de 2010.
19. Jensen GL, Mirtallo J, Compher C, Dhaliwal R, Forbes A, Grijalba RF et al. International Consensus Guideline Committee. Adult starvation and disease-related malnutrition: a proposal for etiology-based diagnosis in the clinical practice setting from the International Consensus Guideline Committee. JPEN J Parenter Enteral Nutr. 2010; 34(2):156-9.
20. Waitzberg DL, Gama-Rodrigues J, Correia MITD. Desnutrição hospitalar no Brasil. In: Waitzberg DL. Nutrição oral, enteral e parenteral na prática clínica. 3.ed. São Paulo: Atheneu, 2000. p.385-97.
21. Green CJ. Existence, causes and consequences of disease-related malnutrition in the hospital and the community, and clinical and financial benefits of nutritional intervention. Clin Nutr. 1999; 18(S):3-28.
22. Carvalho EB, Sales TRA. Avaliação nutricional: a base da escolha terapêutica. In: Carvalho EB. Manual de suporte nutricional. Rio de Janeiro: Medsi, 1992. p.21-39.
23. Correia MITD, Campos ACL. Prevalence of Hospital Malnutrition in Latin America: The Multicenter Elan Study. Nutrition. 2003; 19:823-5.
24. Weinsier RL, Hunker EM, Krumdieck CL, Butterworth CE. Hospital malnutrition: a prospective evaluation of general medical patients during the course of hospitalization. Am J Clin Nutr. 1979; 32:418-26.
25. Adapted by the Committee of Ministers on 12 November 2003 at the 860th meeting of the Ministers' Deputies. Resolution on food and nutritional care in hospitals. Disponível em: https://wcd.coe.int/ViewDoc.jsp?id=85747; acessado em: 17 de abril de 2016.
26. Waitzberg DL, Ravacci G, Raslan M. Desnutrición hospitalar. Nutr Hosp. 2011;26(2):254-64.
27. Boschini RP, Garcia Júnior JR. Regulação da expressão gênica das UCP2 e UCP3 pela restrição energética, jejum e exercício físico. Rev Nutr. 2005; 18(6):753-64.
28. Krieger M. Ueber die Atrophie der menschlichen Organe bei Inanition. Z Angew Anat Konstitutionsl, 1921. p.87.
29. Berger MM, Chioléro RL. Hypocaloric feeding: pros and cons. Curr Opin Crit Care. 2007; 13(2):180-6.
30. Mizock BA. Metabolic derangements in sepsis and septic shock. Crit Care Clin. 2000; 16(2):319-337.
31. Waitzberg DL, Rodrigues JG, Gama AH, Faintuch J. Desnutrição. In: Nutrição Enteral e Parenteral na Prática Clínica. 2.ed. Rio de Janeiro: Atheneu, 1995.
32. Matarese LE. Nutrition support handbook. Cleveland: The Cleveland Clinic Foundation, 1997.
33. Kamimura MA. Avaliação nutricional. In: Cuppari L. Guia de Nutrição: nutrição clínica no adulto. Barueri: Manole, 2002. p.89-127.
34. Heyward VH, Stolarczyk LM. Avaliação da composição corporal aplicada. Barueri: Manole, 2000.
35. Walton C, Lees B, Crook D, Godsland IF, Stevenson JC. Relationships between insulin metabolism, serum lipid profile, body fat distribution and blood pressure in healthy men. Atherosclerosis. 1995; 118(1):35-43.
36. von Eyben FE, Mouritsen E, Holm J, Montvilas P, Dimcevski G, Suciu G et al. Intra-abdominal obesity and metabolic risk factors: a study of young adults. Int J Obes 2003; 27(8):941-9.
37. Campos AC, Groth A, Branco AB. Assessment and nutritional aspects of wound healing. Current Opinion in Clinical Nutrition and Metabolic Care. 2008; 11:281-8.
38. Patel GK. The role of nutrition in the management of lower extremity wounds. Int J Low Extrem Wounds. 2005; 4(1):12-22.
39. Yanagisawa H. Zinc deficiency and clinical practice: validity of zinc preparations. Yakugaku Zasshi. 2008; 128(3):333-9.
40. Fernandez-Madrid F, Prasad AS, Oberleas D. Effect of zinc deficiency on nucleic acids, collagen, and noncollagenous protein of the connective tissue. J Lab Clin Med. 1973; 82(6):951-61.
41. Baxter YC, Waitzberg DL, Peres G. Métodos não convencionais; estudo dietético e medida da qualidade de vida. In: Waitzberg DL. Nutrição oral, enteral e parenteral na prática clínica. 3.ed. São Paulo: Atheneu, 2000. p.305-19.

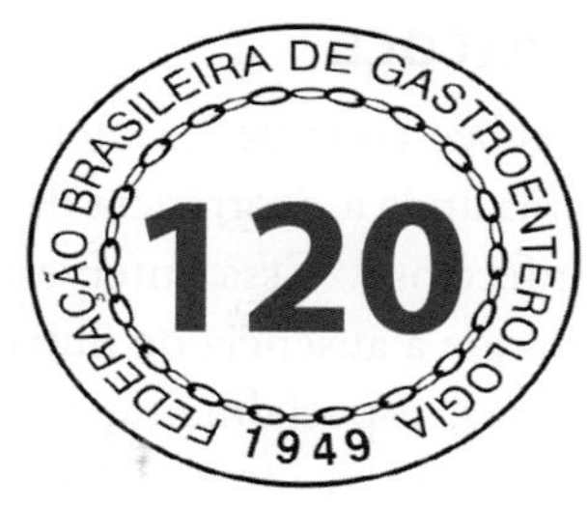

TERAPIA DE NUTRIÇÃO ENTERAL

Dan Linetzky Waitzberg
Priscila Garla
Ricardo Alexandre Garib

Entende-se por terapia nutricional enteral (TNE) um conjunto de procedimentos terapêuticos empregados para manutenção ou recuperação do estado nutricional por meio da nutrição enteral.[1]

Entre as possíveis definições de nutrição enteral (NE), uma das mais abrangentes foi proposta pelo regulamento técnico para a terapia de nutrição enteral – Resolução RDC n. 63, de 6/7/2000, da Agência Nacional de Vigilância Sanitária (Anvisa):

> Alimento para fins especiais, com ingestão controlada de nutrientes, na forma isolada ou combinada, de composição definida ou estimada, especialmente formulada e elaborada para uso por sondas ou via oral, industrializada ou não, utilizada exclusiva ou parcialmente para substituir ou complementar a alimentação oral em pacientes desnutridos ou não, conforme suas necessidades nutricionais, em regime hospitalar, ambulatorial ou domiciliar, visando à síntese ou manutenção dos tecidos, órgãos ou sistemas. (Brasil, 2000, p. 3)[2]

INDICAÇÕES DA TNE

Incluem-se, nas indicações da TNE, as situações em que o trato digestório estiver total ou parcialmente funcional e, quando a ingestão oral for insuficiente para atingir dois a três terços das necessidades nutricionais diárias e na condição de desnutrição.[1] A TNE deverá ser instituída quando for verificada a necessidade de utilizá-la por pelo menos 5 a 7 dias. As principais indicações para o uso da TNE estão relacionadas no Quadro 120.1.

Quadro 120.1 – Indicações da TNE conforme Sociedade Europeia de Nutrição Clínica e Metabólica

Neurológica/Psiquiátrica	Gastrointestinal
Neoplasias	Pancreatite Doenças inflamatórias intestinais
Trauma	Síndrome do intestino curto
Inflamação	Doenças inflamatórias neonatais
Doenças desmielinizantes	Má absorção
Depressão grave	Preparo intestinal pré-operatório
Anorexia nervosa	Fístulas digestivas
Orofaríngea/Esofageal	**Miscelânea**
Inflamação	Queimaduras
Trauma	Quimioterapia
Neoplasias	Radioterapia

As contraindicações da TNE são, na maioria das vezes, relativas ou temporárias.[1] Algumas das contraindicações mais frequentes estão no Quadro 120.2.

Quadro 120.2 – Contraindicações da TNE conforme a Sociedade Europeia de Nutrição Clínica e Metabólica

Contraindicações	Razões e condições
Doença terminal	Complicações superam benefícios
Obstrução intestinal	Ausência de trânsito intestinal total ou parcial
Sangramento gastrointestinal	Requer intervenção armada
Vômitos	Facilitam migração da sonda
Diarreia	Avaliar causa
Fístulas intestinais	Jejunal e alto débito
Isquemias gastrintestinais	Sepse, disfunção múltipla de órgãos, instabilidade cardiopulmonar
Íleo paralítico	Peritonites, hemorragia intraperitoneal, perfuração intestinal, hiperglicemia grave
Inflamação do TGI	Enterites graves, pancreatite aguda grave

NUTRIÇÃO ENTERAL PRECOCE

O conceito de NE precoce consiste na oferta de TN nas primeiras 48 horas após a ocorrência de um evento traumático ou infeccioso. Essa intervenção justifica-se na medida em que a ausência de nutrientes no trato gastrointestinal, especialmente no intestino, está associada à hipotrofia intestinal maior, favorecendo quebra da barreira imunológica, permeabilidade e possível translocação microbiana, resultando, eventualmente, no aparecimento de complicações infecciosas e aumento na taxa de mortalidade.

Sob o ponto de vista metabólico, o uso de NE precoce pode evitar a secreção excessiva de hormônios catabólicos, ao reduzir o aumento do cortisol e do glucagon séricos. Além disso, mantém o estado nutricional, evitando a perda de peso corpóreo e massa muscular e reduz o balanço nitrogenado negativo. Porém, a presença de íleo paralítico, distensão abdominal, náuseas e vômitos pode dificultar a escolha dos potenciais candidatos a se beneficiar da NE precoce.[3]

SELEÇÃO DA VIA DE ACESSO ENTERAL

A seleção das vias de acesso enteral pode ser identificada na Figura 120.1.

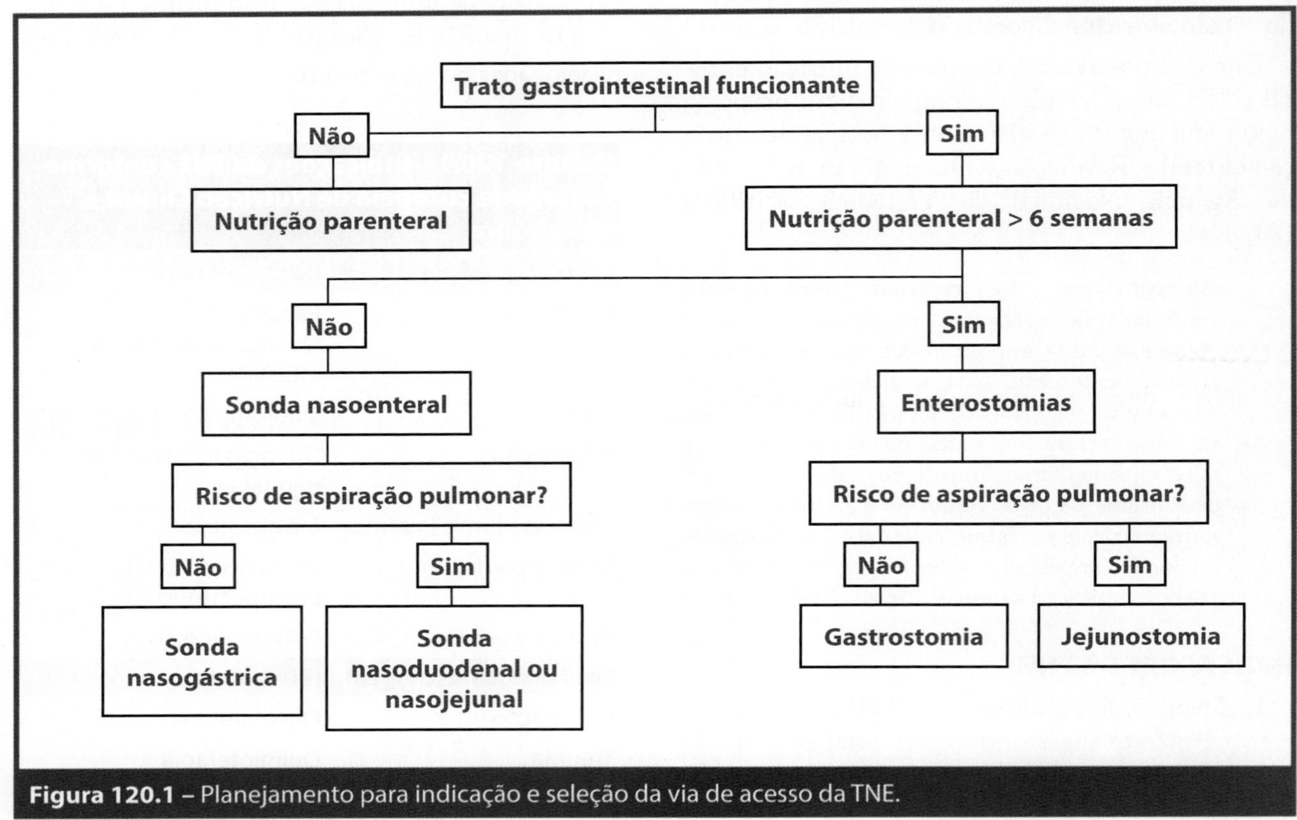

Figura 120.1 – Planejamento para indicação e seleção da via de acesso da TNE.

TEMPO DE ADMINISTRAÇÃO DA NUTRIÇÃO ENTERAL

Após a indicação da TNE como via de alimentação, deve ser estimado o tempo pelo qual a terapia será necessária para, então, proceder à escolha da melhor via de acesso. Particularmente, para o paciente cirúrgico, a estimativa deve compreender o tempo de nutrição pré e pós-operatória, ou perioperatória (ambas). Ainda não se sabe com certeza qual o tempo ideal para nutrir o paciente nos períodos pré e pós-operatório. Pelo menos dez dias de NE pré-operatória associam-se à melhora do estado nutricional em casos de desnutrição moderada. No entanto, pacientes com desnutrição grave, associada a outras comorbidades clínicas, poderão necessitar de maior prazo, particularmente os portadores de doenças benignas.[4]

A TNE de curto prazo (inferior a seis semanas) é realizada utilizando sondas nasoenterais (em posições gástrica, duodenal ou jejunal). O emprego de sondas nasoenterais por períodos prolongados está associado no Quadro 120.3. Para TNE de longo prazo (mais que seis semanas), preferem-se estomias de nutrição gástrica ou jejunal.[4,5]

Após a escolha de sonda nasoenteral ou estomia, deve-se decidir se a extremidade distal da sonda permanecerá em posição gástrica ou intestinal. O acesso gástrico pode ser obtido com sonda nasogástrica ou gastrostomia, e o pós-pilórico, por meio de sonda nasojejunal, jejunostomia ou gastrojejunostomia. Alguns critérios utilizados para determinar o posicionamento da sonda nasoenteral (SNE) incluem velocidade de esvaziamento gástrico, gastroparesia, uso de medicamentos inibidores de motilidade gástrica e digestiva e risco de aspiração pulmonar.[6,7]

MÉTODOS DE ADMINISTRAÇÃO

A NE pode ser administrada de maneira intermitente ou contínua.[8,9]

Quadro 120.3 – Complicações da sondagem nasoenteral prolongada

- Migração da sonda, principalmente para esôfago
- Aspiração pulmonar da dieta
- Lesão da mucosa gastrointestinal
- Infecções de vias aéreas e trato respiratório superior
- Estenose esofágica
- Paralisia de pregas vocais

Dose e velocidade de administração

Quando a sonda nasoenteral está posicionada no estômago, a preocupação quanto à dose e à velocidade de infusão passa a ter importância secundária, em virtude dos mecanismos de adaptação do estômago. A administração gástrica intermitente pode ser iniciada com o volume de 60 mL, em sua concentração total, e progredir até 250 mL, a cada 4 horas, respeitando a tolerância e o objetivo nutricional. Quando a infusão for contínua, deve-se administrar, inicialmente, dieta na concentração total, começando com 10 a 40 mL/hora, com aumentos de 10 a 20 mL, a cada 8 a 12 horas, conforme tolerância.

A aspiração de resíduo gástrico é útil para avaliar o esvaziamento gastrointestinal e evitar o risco de regurgitação e aspiração pulmonar. O procedimento de verificação do conteúdo residual gástrico é feito após a injeção de 3 a 5 mL de ar, com seringa grande (50 mL). Na presença de resíduos maiores que 200 mL, com o uso de sonda nasoenteral, ou maiores que 100 mL com gastrostomia, associada a desconforto ou distensão abdominal, deve-se interromper a administração de NE e investigar o paciente clínica e radiologicamente.[10,11]

Apesar das vantagens fisiológicas e práticas da alimentação gástrica intermitente, em determinadas situações, a forma contínua de infusão gástrica pode reduzir o risco de distensão gástrica, de diarreia e de aspiração pulmonar. Quando a sonda é locada em região pós-pilórica (duodeno ou jejuno), a atenção deve ser aumentada, pois o rápido gotejamento pode ocasionar cólicas e diarreia, com diminuição do aproveitamento nutricional e prejuízo ao paciente. Com a técnica de infusão duodenal contínua, a dose e a velocidade a serem empregadas correspondem às mesmas descritas para o posicionamento intragástrico, com a diferença de que a concentração da dieta deve ser iso ou hipotônica. Com o método intermitente, a velocidade de gotejamento não deve ultrapassar 60 mL/hora.

Deve-se ter em mente que há dificuldade em evitar o refluxo gastroesofágico, mesmo com a extremidade da sonda posicionada no jejuno, em virtude do deslocamento acidental das sondas e seu retorno para o estômago. Tosse, vômitos e alterações da motilidade gástrica também predispõem a um maior risco de refluxo. Recomenda-se conferir repetidas vezes o local da extremidade da sonda e escolher o melhor método de administração, de acordo com as necessidades nutricionais e a doença do paciente.[12,13]

SELEÇÃO DE DIETAS ENTERAIS

Após identificar qual paciente é candidato à terapia nutricional, o próximo passo é elaborar um plano dietoterápico. A avaliação da capacidade digestiva e absortiva do paciente deve ser monitorada para, então, selecionar a fórmula enteral.[14]

As formulações enterais podem ser: nutricionalmente completas – quando oferecidas na quantidade recomendada, para serem utilizadas como única fonte de nutrição ou como complemento a pacientes com ingestão oral normal; ou nutricionalmente incompletas – para serem empregadas somente como suplemento, e não como fonte exclusiva de nutrição.

Complementos orais para fins especiais, conhecidos como suplementos, são líquidos, mas também podem estar comercialmente disponíveis em forma de pó, sobremesas ou barras. Existem diversas formulações enterais à base de alimentos *in natura*, de alimentos industrializados ou à base de ambos. Para conhecer as formulações enterais disponíveis no Brasil, acesse *www.nutritotal.com.br*.

FÓRMULA ENTERAL *VERSUS* VIA E TIPO DE ADMINISTRAÇÃO DE DIETAS

A escolha da via de administração da dieta enteral, bem como do tipo de infusão a ser adotado, vão influenciar na escolha da formulação. Isso implica a determinação dos horários de administração da dieta, do volume a ser infundido, da velocidade de infusão e do tipo de administração – se contínua ou intermitente –, se gotejamento gravitacional, por bomba de infusão ou em bolo.[14]

O posicionamento gástrico de uma sonda enteral oferece maior flexibilidade quanto ao volume total a ser infundido em cada horário de administração de dieta, como também confere maior liberdade quanto às variáveis osmolalidade e método de infusão da fórmula. Pode-se optar por dietas iso-osmolares e até pelas hiperosmolares. Quanto ao volume, em cada horário, podem-se adotar volumes maiores, dependendo da capacidade da câmara gástrica, havendo casos em que é administrado e tolerado até um litro por vez. Nas gastrostomias de nutrição com sondas calibrosas, a administração da dieta poderá ser realizada em bolo, por meio de funil plástico, ou também com o auxílio de seringa. Também é possível decidir pela administração contínua por bomba de infusão, se as condições clínicas do enfermo assim exigirem, quando se prefere usar equipos próprios especiais, que devem ser diferentes dos usados para infusão intravenosa, evitando o procedimento de injetar NE na veia.[15]

Para o posicionamento pós-pilórico, as dietas utilizadas devem ser, preferencialmente, iso-osmolares ou levemente hiperosmolares. Se o método escolhido para a infusão da dieta for o intermitente, o volume a ser infundido não poderá ser muito elevado, variando entre 200 e 300 mL em cada horário (infusão de duas horas), embora existam casos de tolerância de até 500 mL/horário.

A técnica de gotejamento costuma ser mais indicada, se comparada à técnica em bolo, por ser associada a menor número de intercorrências digestivas (distensão abdominal, vômitos e diarreias). Entretanto, em nutrição enteral domiciliar, o método em bolo pode ser utilizado, dada a sua praticidade, desde que o tempo para administração da dieta enteral seja bem lento.[16]

O monitoramento da variável *tempo* para administração das dietas é importante no controle das complicações digestivas. A administração de dietas nas porções pós-pilóricas do trato gastrointestinal deverá acontecer lentamente, em especial nas fases iniciais da NE. Adota-se como padrão a administração de 60 gotas/minuto, podendo progredir para até 120 gotas/minuto, conforme a adaptação do paciente ao tratamento nutricional.

FONTE E COMPLEXIDADE DOS NUTRIENTES NAS FÓRMULAS ENTERAIS

Os nutrientes que compõem uma alimentação via enteral são, em geral, os mesmos constituintes de uma dieta normal, consumida por via oral. Em situações clínicas específicas, pode haver exigências quanto à modificação nos tipos de nutrientes utilizados, relativas à quantidade e/ou forma com que eles devem se apresentar. Nesses casos, a terapia nutricional torna-se mais especializada.

Essas adaptações envolvem desde simples alterações na fonte de nutrientes utilizados até modificações físico-químicas e estruturais. As formulações específicas para uso enteral podem veicular diferentes fontes de carboidratos, lípides e proteínas, e estes podem se apresentar em sua estrutura íntegra ou hidrolisada, total ou parcialmente.[14-16]

Carboidratos nas formulações enterais

Os carboidratos (CHO) são os nutrientes responsáveis por fornecer energia na ordem de 40 a 60% do valor calórico total da dieta enteral. Aparecem nas formas mono, di, oligo e polissacarídios. As principais fontes de CHO nas formulações incluem: frutose, glicose, sacarose, maltodextrina e amido de milho.

Os oligossacarídeos, cada vez mais utilizados nas dietas enterais, apresentam como vantagem o fato de serem mais eficientemente digeridos e absorvidos pelo trato gastrointestinal, mesmo em condições de síndromes de má absorção, além de interferirem menos nos valores de osmolalidade da solução, quando comparados aos carboidratos em forma de moléculas simples (glicose).[15-17]

A lactose é um carboidrato raramente presente nas formulações enterais lácteas. Dietas com lactose podem ser utilizadas quando sua administração for feita no estômago, particularmente em pacientes que não apresentam intolerância à lactose.

A deficiência de lactase pode ocasionar diarreia, desconforto pós-prandial, flatulência excessiva, distensão e dor abdominal. A produção de lactase é prejudicada na vigência de um déficit nutricional importante, com diminuição significativa de sua produção nas bordas em escova das microvilosidades intestinais. Os produtos com características lácteas são, geralmente, utilizados como suplementos nutricionais orais e raramente compõem a TNE.

Proteínas e fontes proteicas nas formulações enterais

As proteínas, em geral, correspondem a 14 a 20% do valor calórico total da formulação enteral. Entretanto, sua presença não está vinculada ao fornecimento de calorias, mas, sim, ao fato de proverem aminoácidos, com o fim de promover retenção nitrogenada e consequente aumento na massa proteica. Para que essa função ocorra eficientemente, torna-se imprescindível o suprimento adequado de energia, do qual surge a relação "calorias não proteicas para cada grama de nitrogênio". Em condições clínicas, o balanço nitrogenado positivo pode ser obtido com relação de 150 calorias não proteicas para cada grama de nitrogênio (150:1), variando de 110 a 180:1. Nas formulações de nutrição enteral, predominam proteína de soja e caserna, e, em menor escala, lactoalbumina, gema de ovo e soro de leite.[14]

As dietas enterais podem conter proteínas intactas (poliméricas), parcialmente hidrolisadas (oligoméricas) ou na forma de aminoácidos cristalinos (elementar).

Lípides e fontes lipídicas nas formulações enterais

Os lípides são os nutrientes de maior densidade calórica (9 cal/g). Em geral, correspondem a 30 a 35% do valor calórico total da formulação enteral padrão, com exceção das dietas enterais hiperlipídicas. Os ácidos graxos geralmente oferecidos em nutrição enteral provêm de óleos vegetais purificados, entre eles: óleos de soja e girassol, predominantemente ricos em ácidos graxos ômega 6 (ω-6). Os óleos de cártamo, canola e oliva são compostos também por ácidos graxos polinsaturados ômega 3 (ω-3) e ômega 9 (ω-9) do tipo monoinsaturado, como é o ácido graxo (oleico).

Algumas dietas enterais têm 20% ou mais do total de energia como ácidos graxos monoinsaturados. Os ácidos graxos de cadeia média são provenientes dos óleos de coco ou de babaçu, ou em forma pura industrializada. Recentemente, dietas enterais especializadas para uso em pacientes críticos e com graves distúrbios respiratórios têm sido enriquecidas com ácidos graxos poli-insaturados do tipo ω-3, provenientes dos óleos de peixe e de linhaça.[18]

Os lípides necessitam de um complexo digestivo para sua absorção e, portanto, sua prescrição deve considerar a capacidade digestória de cada paciente, especialmente no caso de indicação de fórmulas enterais hiperlipídicas que têm mais de 40% do total de energia derivado de lipídios.[18]

Vitaminas e minerais nas formulações enterais

O fornecimento de vitaminas e minerais varia com as necessidades específicas do paciente e sua doença de base.[19] A maioria das dietas enterais disponíveis no mercado nacional é adequada quanto ao fornecimento de vitaminas e de minerais, quando fornecida na quantidade indicada pelo fabricante, ao atingir as cotas de calorias e de macronutrientes sugeridas pelo RDA. Algumas formulações, quando especializadas e muito específicas para determinada situação clínica, como as desenvolvidas para insuficiência renal, são insuficientes em algumas vitaminas e minerais.

No planejamento dietético, deve-se prever a necessidade ou não de suplementação. Caso o uso de dietas enterais incompletas em vitaminas e minerais seja prolongado, deve-se indicar algum tipo de complementação de micronutrientes.[20]

Em pacientes portadores de síndromes de má absorção, deve-se atentar à possível deficiência das vitaminas lipossolúveis (A, D, E, K) e adicioná-las tão logo se verifique ingestão aquém das cotas recomendadas.[20,21]

Não existem, ainda, recomendações específicas de vitaminas e minerais para pacientes críticos. Entretanto, sabe-se que, nessa condição, as necessidades de nutrientes antioxidantes estão aumentadas em decorrência do estresse oxidativo. Portanto, recomenda-se suplementar as vitaminas A, C e E, zinco e selênio.

CATEGORIZAÇÃO DAS DIETAS ENTERAIS E FORMA DE APRESENTAÇÃO

As dietas enterais também podem ser classificadas de acordo com sua forma de preparo. Existem dietas preparadas a partir de ingredientes naturais, de forma artesanal, constituindo as chamadas dietas caseiras. As dietas industrializadas são quimicamente definidas e têm rigoroso controle de quantidade e qualidade, particularmente microbiana. A Figura 120.2 apresenta essa classificação das dietas enterais.

INDICAÇÃO E FÓRMULAS ENTERAIS PADRÃO

Visam suprir os requerimentos nutricionais de pacientes com necessidades ou condições mórbidas específicas, de modo a manter ou melhorar o estado nutricional destes.

A maioria das fórmulas-padrão contém proteínas intactas, lipídios na forma de triglicérides de cadeia longa (TCL), fibras e, também, quantidades irrelevantes de glúten e de lactose. Caso contrário, a presença de glúten ou de lactose deve estar claramente descrita na embalagem do produto.

FÓRMULAS ENTERAIS ESPECIALIZADAS

Formulações especializadas incluem em sua composição quantidades de macro e micronutrientes adaptados às necessidades de doenças específicas e/ou desordens digestivas ou metabólicas. Além de otimizar o estado nutricional do paciente, visam atuar mais ativamente em seu tratamento clínico, por exemplo, controlando a glicemia.

FÓRMULAS ENTERAIS IMUNOMODULADORAS

Formulações enterais imunomoduladoras contêm maior concentração de substratos, com atividade capaz de modular (aumentar ou atenuar) o processo inflamatório e as funções imunológicas.

COMPLICAÇÕES EM NUTRIÇÃO ENTERAL

A alimentação por via nasoenteral ou por estomia não é isenta de complicações que, uma vez conhecidas, podem ser prevenidas ou tratadas monitorando-se os pacientes de maneira adequada. As complicações da TNE podem ser classificadas em anormalidades gastrointestinais, mecânicas, metabólicas, infecciosas, respiratórias e psicológicas.[22]

Dentre as complicações gastrointestinais, salienta-se a diarreia diagnosticada por três ou mais evacuações líquidas ao dia. É fundamental buscar a causa da diarreia em vigência da TNE e afastar outras etiologias potenciais, como gastroenterocolites infecciosas e/ou inflamatórias. A realização da anamnese especializada é útil para obter o diagnóstico diferencial de diarreia.[23,24]

As complicações metabólicas em TNE são menos frequentes do que se observa em terapia de nutrição parenteral (TNP), especialmente quando se utilizam formulações poliméricas. No entanto, o uso exclusivo de dietas elementares, particularmente em pacientes com jejum oral, pode estar acompanhado das mesmas complicações metabólicas da NP. O aporte adequado de água, oferecido entre os intervalos das dietas, e sua complementação adquirem papel importante na prevenção da desidratação e hiper-hidratação. As principais complicações mecânicas relacionadas à sonda nasoenteral variam segundo o tipo de sonda empregada e sua posição.

A pneumonia aspirativa é considerada a complicação de maior gravidade em TNE. Pode ocorrer por oferta exagerada de dieta, retardo do esvaziamento gástrico e íleo paralítico.[25]

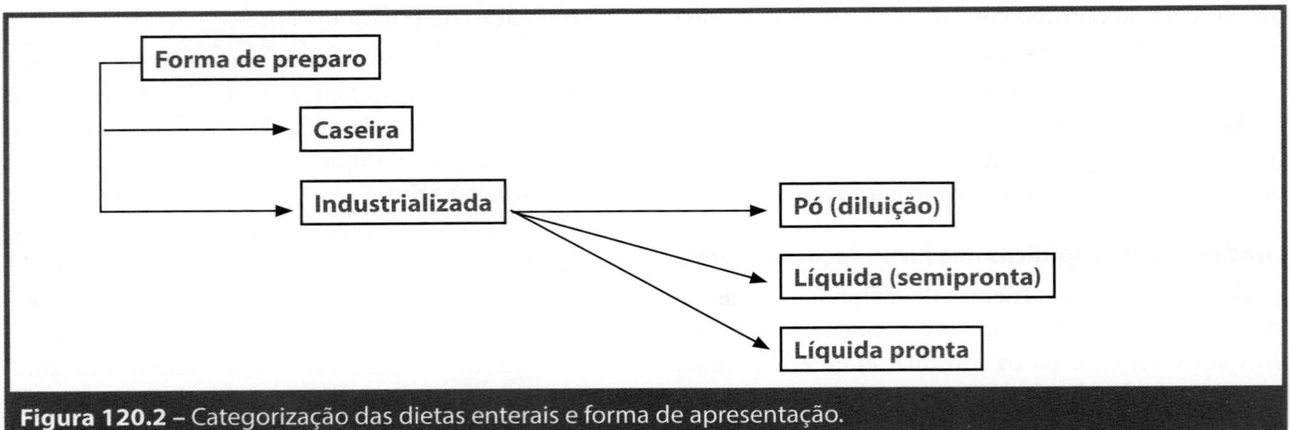

Figura 120.2 – Categorização das dietas enterais e forma de apresentação.

A aspiração da sonda enteral antes da administração de cada dieta é realizada para verificar o conteúdo gástrico que, quando acima de 200 mL, pode favorecer o refluxo do conteúdo do estômago ao esôfago e, por meio deste, às vias respiratórias. Deve-se considerar que o enfermo neurológico pode apresentar deficiência nos mecanismos reflexos de proteção ao vômito.[25,26]

IMUNONUTRIÇÃO

A imunonutrição é uma intervenção nutricional que explora a atividade particular, de diversos nutrientes, de atenuar a inflamação e modular o sistema imune.[27,28] Existem várias indicações clínicas em que se verificaram os benefícios das dietas imunomoduladoras. No entanto, a imunonutrição não deve ser indicada para todos os pacientes. Excluem-se: pacientes que podem retomar à alimentação oral dentro de cinco dias; pacientes admitidos em UTI apenas para monitoração; pacientes com obstrução intestinal distal; pacientes com instabilidade hemodinâmica; e pacientes com hemorragia do trato gastrointestinal superior.[25,29]

A imunonutrição tampouco deve ser administrada no pós-operatório de pacientes nutridos sem risco de complicações. No entanto, podem existir benefícios da utilização pré-operatória da imunonutrição em candidatos a cirurgias gastrointestinais de grande porte, mesmo em pacientes nutridos.[25-31]

As vantagens das fórmulas enterais imunomoduladoras, quando comparadas às fórmulas enterais poliméricas padrão, incluem: redução na taxa de complicações, particularmente infecciosas, e redução no tempo de internação, embora não modifiquem a mortalidade.[30,31] Entre os nutrientes com atividade imunomoduladora, encontramos ácidos graxos ω-3, arginina, glutamina, nucleotídeos e antioxidantes.

CONSIDERAÇÕES FINAIS

Os nutrientes são mais efetivamente metabolizados e utilizados quando administrados pela via enteral do que pela parenteral. Considerando que porções de trato gastrointestinal e do fígado processam o nutriente antes de atingir a circulação sistêmica, a via enteral é muito eficaz em auxiliar a homeostasia do *pool* de aminoácidos, bem como a massa muscular. É conduta internacionalmente aceita que quando o intestino está funcionante e pode ser utilizado, este deve ser a via de preferência para a terapia nutricional.[1,3-6]

REFERÊNCIAS

1. Howard P, Jonkers-Schuitema C, Furniss L, Kyle U, Muehlebach S, Odlund-Olin A et al. Managing the patient journey through enteral nutritional care. Clin Nutr. 2006; 25(2):187-95.
2. Brasil. Anvisa – Agência Nacional de Vigilância Sanitária. Resolução da Diretoria Colegiada – RCD n. 63, de 6 de julho de 2000. Disponível em: http://portal.anvisa.gov.br/wps/wcm/connect/61e1d380474597399f7bdf3fbc4c6735/RCD+N%C2%B0+63-2000.pdf?MOD=AJPERES; acessado em: 10 de fevereiro de 2016.
3. Marik PE, Zaloga GP. Early enteral nutrition in acutely ill patients: a systematic review. Crit Care Med. 2001; 29(12):2264-70.
4. Waitzberg DL, Plopper C, Terra RM. Access routes for nutritional therapy. World J Surg. 2000; 24(12):1468-76.
5. Gopalan S, Khanna S. Enteral nutrition delivery technique. Curr Opin Clin Nutr Metab Care. 2003; 6(3):313-7.
6. Prittie J, Barton L. Route of nutrient delivery. Clin Tech Small Anim Pract. 2004; 19(1):6-8.
7. Neumann DA, DeLegge MH. Gastric versus small-bowel tube feeding in the intensive care unit: a prospective comparison of efficacy. Crit Care Med. 2002; 30(7):1436-8.
8. Forlaw L, Chernaff R, Guenter P. Enteral delivery systems. In: Rombeau JL, Caldwell MD (eds.). Clinical nutrition. Philadelphia: Saunders, 1990.
9. Jacobs S, Chang RW, Lee B, Bartlett FW. Continuous enteral feeding: a major cause of pneumonia among ventilated intensive care unit patients. JPEN J Parenter Enteral Nutr. 1990; 14(4):353-6.
10. Booth CM, Heyland DK, Paterson WG. Gastrointestinal promotility drugs in the critical care setting: a systematic review of the evidence. Crit Care Med. 2002; 30(7):1429-35.
11. Heitkemper ME, Martin DL, Hansen BC, Hanson R, Vanderburg V. Rate and volume of intermittent enteral feeding. JPEN J Parenter Enteral Nutr. 1981; 5(2):125-9.
12. Tejada Artigas A, Bello Dronda S, Chacón Vallés E, Muñoz Marco J, Villuendas Usón MC, Figueras P et al. Risk factors for nosocomial pneumonia in critically ill trauma patients in critically ill trauma patients. Crit Care Med. 2001; 29(2):304-9.
13. Heyland DK, Paterson WG. Fluid restriction for postoperative patients? Lancet. 2002; 359(9320):1792-3.
14. Baxter YC, Waitzberg DL, Gama-Rodrigues JJ, Pinotti HW. Critérios de decisão na seleção de dietas enterais. In: Dan L. Waitzberg (org.). Nutrição enteral e parenteral na prática clínica. São Paulo: Atheneu, 1990. p.659-76.
15. Matarese LE, Gottschilich MM (eds.). Contemporary nutrition support practice: a clinical guide. Philadelphia: WB Saunders, 1998.
16. Atkinson M, Worthley LI. Nutrition in the critically ill patient: part I. Essential physiology and pathophysiology. Crit Care Resusc. 2003; 5(2):109-20.
17. Krishnan JA, Parce PB, Martinez A, Diette GB, Brower RG. Caloric intake in medical ICU patients: consistency of care with guidelines and relationship to clinical outcomes. Chest. 2003; 124(1):297-305.

18. Waitzberg DL, Torrinhas RS, Jacintho TM. New parenteral lipid emulsions for clinical use. JPEN. J Parenter Enteral Nutr. 2006; 30(4):351-67.
19. Okada A, Takagi Y, Nezu R, Sando K, Shenkin A. Trace element metabolism in parenteral and enteral nutrition. Nutrition. 1995; 11(1 Suppl):106-13.
20. Berger MM, Eggimann P, Heyland DK, Chioléro RL, Revelly JP, Day A et al. Reduction of nosocomial pneumonia after major burns by trace element supplementation: aggregation of two randomised trials. Crit Care. 2006; 10(6):R153.
21. Heyland DK, Dhaliwal R, Suchner U, Berger MM. Antioxidant nutrients: a systematic review of trace elements and vitamins in the critically ill patient. Intensive Care Med. 2005; 31(3):327-37.
22. Cabré E, Gassull MA. Complications of enteral feeding. Nutrition. 1993; 9(1):1-9.
23. Wiesen P, Van Gossum A, Preiser JC. Diarrhoea in the critically ill. Curr Opin Crit Care. 2006; 12(2):149-54.
24. McErlean A, Kelly O, Bergin S, Patchett SE, Murray FE. The importance of microbiological investigations, medications and artificial feeding in diarrhea evaluation. Ir J Med Sci. 2005; 174(1):21-5.
25. Baskin WN. Acute complications associated with bedside placement of feeding tubes. Nutr Clin Pract. 2006; 21(1):40-55.
26. Marshall A, West S. Nutritional intake in the critically ill: improving practice through research. Aust Crit Care. 2004; 17(1):6-8,10-5.
27. O'Callaghan G, Beale RJ. The role of immune-enhancing diets in the management of perioperative patients. Crit Care Resusc. 2003; 5(4):277-83.
28. Montejo JC, Zarazaga A, López-Martínez J, Urrútia G, Roqué M, Blesa AL et al. Immunonutrition in the intensive care unit. A systematic review and consensus statement. Clin Nutr. 2003; 22(3):221-33.
29. Heyland DK. Immunonutrition in the critically ill patient: putting the cart before the horse? Nutr Clin Pract. 2002; 17(5):267-72.
30. Beale RJ, Bryg DJ, Bihari DJ. Immunonutrition in the critically ill: a systematic review of clinical outcome. Crit Care Med. 1999; 27(12):2799-805.
31. Heyland DK, Drover J. Does immunonutrition make an impact? It depends on the analysis. Crit Care Med. 2000; 28(3):906-7.

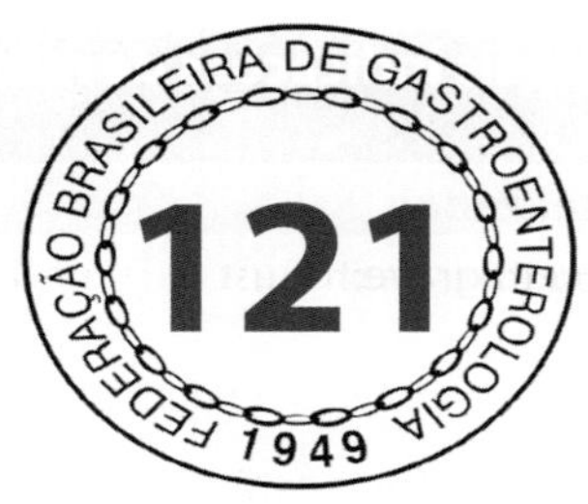

NUTRIÇÃO PARENTERAL

Dan Linetzky Waitzberg
Priscila Garla
Ricardo Alexandre Garib

INTRODUÇÃO

De acordo com a Portaria n. 272, de 8 de abril de 1998, da Agência Nacional de Vigilância Sanitária (Anvisa),[1] a terapia de nutrição parenteral (NP) é o conjunto de procedimentos terapêuticos para manutenção ou recuperação do estado nutricional do paciente por meio de nutrição parenteral – solução ou emulsão, composta basicamente de carboidratos, aminoácidos, lipídios, vitaminas e minerais, estéril e apirogênica, acondicionada em recipiente de vidro ou plástico, destinada à administração intravenosa em pacientes desnutridos ou não, em regime hospitalar, ambulatorial ou domiciliar, visando a síntese ou manutenção dos tecidos, órgãos ou sistemas.

O uso de TNP na prática clínica teve início em 1968, após Dudrick et al. comprovarem a segurança e a eficácia da administração prolongada de solução parenteral contendo glicose a 50% e aminoácidos a 10%, combinada com minerais, vitaminas e micronutrientes na obtenção de crescimento e ganho de peso corpóreo, experimentalmente em crianças e adultos.[2]

Verificou-se que a infusão parenteral de soluções concentradas de glicose pode causar hiperglicemia, particularmente em pacientes mais graves, e estar associada a eventos adversos, como imunossupressão e aumento de complicações infecciosas.[2-4] Nesse sentido, as calorias fornecidas pela glicose foram substituídas, em parte, pela adição de emulsões lipídicas parenterais.

A oferta parenteral de gorduras consiste na infusão de emulsões lipídicas (EL) em associação com glicose e aminoácidos, constituindo solução de nutrição parenteral (NP) 3 em 1 (3:1).[5] Essa formulação nutricional foi adotada em muitos países, e atualmente pode ser considerada um procedimento-padrão na prática clínica.

INDICAÇÃO

A TNP deve ser administrada especificamente em pacientes com desnutrição ou risco de desnutrição, e com contraindicação absoluta para alimentação pelo trato gastrointestinal. Pode ser oferecida, ainda, em associação com NE ou alimentação por via oral (VO) a pacientes impossibilitados de receber todo o aporte energético-proteico por via digestiva. Como fonte alimentar única, a NP precisa conter todos os macro e micronutrientes necessários para garantir a homeostase do paciente.[5,6]

A TNP pode ser ministrada em pacientes em regime hospitalar, ambulatorial ou domiciliar, visando à síntese ou manutenção dos tecidos, órgãos e sistemas.[7-9] Sua indicação deve considerar aspectos científicos e éticos. A NP não deve, por exemplo, ser administrada a pacientes oncológicos terminais, quando não houver perspectiva clara de melhora da sobrevida ou redução do sofrimento.[10-13]

Pacientes cirúrgicos com desnutrição grave e sem condições de receber nutrição oral ou enteral também podem se beneficiar da TNP. De acordo com a diretriz atual da Sociedade Americana de Nutrição Enteral e Parenteral (Aspen) e da Sociedade Europeia de Nutrição Clínica e Metabólica (Espen), em cirurgias gastrointestinais de grande porte, está indicado o uso de NP no pré-operatório pelo período de 7 a 10 dias, que continua no período pós-operatório até que a ingestão alimentar adequada seja alcançada pelo paciente.[5,6]

Para pacientes com indicação de NP por longos períodos e sem necessidade de hospitalização, recomenda-se a NP domiciliar (NPD), utilizada em conjunto com nutrição enteral, sempre que possível, com o objetivo de manter o trofismo intestinal.[10,14,15] A indicação de NPD tem aumentado em todo o mundo, como alternativa para melhorar a qualidade de vida de pacientes com insuficiência ou falência intestinal, mas implica treinamento adequado de familiares e cuidadores para o correto manuseio da NP e equipamentos.[5,8] Esses cuidados devem ser tomados para evitar complicações que podem ocorrer com a NPD, como infecção oriunda do cateter venoso central, anormalidades metabólicas, disfunção de órgãos, dentre outras.[5,9,16]

No Quadro 121.1 são apresentadas as principais indicações de TNP, conforme a diretriz de ASPEN 2009 e, no Quadro 121.2, as indicações consideradas absolutas, as relativas e as contraindicações do método de TNP.

Quadro 121.1 – Principais indicações de nutrição parenteral

A. Em pacientes hospitalizados	
Síndrome do intestino curto grave	
Fístulas gastrointestinais	
Pacientes cirúrgicos	
Pacientes queimados e críticos (que estão em unidade de terapia intensiva)	
Câncer	
Doença inflamatória intestinal disabsortiva	
Pancreatite aguda ou crônica em que a NE não possa ser administrada	
B. Em pacientes domiciliares	
Doença inflamatória intestinal	Doença vascular mesentérica
Câncer não terminal	Fístula pancreática
Disfunção da motilidade	Doença celíaca
Isquemia ou obstrução intestinais	Hiperêmese gravídica
Enterite causada por radiação	Enteropatia; aids

TRATAMENTO

Planejamento nutricional

A NP deve suprir as necessidades energético-proteicas e fornecer os nutrientes essenciais em quantidades adequadas para a manutenção da vida, crescimento celular e tecidual, que podem variar conforme o estado nutricional, doença, condição metabólica e duração da terapia nutricional.[6,10,17] Durante o planejamento da terapia nutricional pa-

Quadro 121.2 – Indicações absolutas, relativas e contraindicações para a prescrição de NP

Indicações absolutas	Impossibilidade de acesso enteral por obstrução gastrointestinal ou íleo prolongado
	Impossibilidade de absorver nutrientes pelo trato GI por: ▪ ressecção intestinal maciça – fase inicial ▪ síndrome do intestino curto grave ▪ doença inflamatória intestinal ativa (com necessidade de repouso intestinal de 5 a 7 dias)
	Transplante de medula óssea
Indicações relativas	Sangramento gastrointestinal com necessidade de repouso GI prolongado
	Mucosite ou anorexia grave por quimioterapia, radioterapia ou transplante de medula óssea
	Cirurgias extensas com previsão de íleo prolongado por mais de 5 a 7 dias
	Diarreia grave por má absorção
	Pancreatite grave necessitando de repouso intestinal por mais de cinco dias
Contraindicações	Pacientes em condições terminais quando não houver melhora de sobrevida ou de sofrimento
	Instabilidade hemodinâmica

Fonte: adaptado de Waitzberg e Dias, 2005.[7]

renteral deve-se, portanto, calcular as necessidades energéticas e nutricionais de forma individual, de acordo com a condição clínica do paciente. Com base no gasto energético total, é possível estimar a necessidade energética diária do paciente, que varia de acordo com diversos fatores: idade, sexo, peso, altura, atividade física, composição corporal e tipo de doença.[18-20]

A ASPEN recomenda a oferta, para pacientes adultos, de 20 a 35 kcal/kg/dia, que são distribuídas em carboidratos, proteínas e gorduras. Observe na Tabela 121.1 a recomendação da oferta de macronutrientes em solução de NP para adultos sem insuficiência orgânica.

O planejamento da NP encerra-se com a adequação dos micronutrientes. Vitaminas, oligoelementos e eletrólitos para infusão parenteral em adultos são oferecidos com base nas recomendações oferecidas pelas *Dietary Reference Intakes* (DRIs), e aceitos como ponto de referência para encontrar a estimativa individual do paciente, como se vê na Tabela 121.2.[21-25]

Cabe ressaltar que as DRIs constituem faixas de recomendação de micronutrientes formuladas a partir das necessidades da população saudável. Pacientes com doenças específicas podem necessitar de quantidades aumentadas de determinados micronutrientes para cicatrização, recuperação tecidual e combate à produção de radicais livres.[21-23]

Paralelamente, não se pode ignorar o fato de que os nutrientes nela presentes se encontram dissolvidos em água e que, portanto, a TNP também pode influenciar na hidratação do paciente. Considerando-se que algumas condições clínicas podem aumentar (p. ex., febre, queimadura, diarreia) ou diminuir (p. ex., falhas renais e cardiovasculares e desordens respiratórias) a necessidade de água, faz parte do planejamento da TNP atenção ao fornecimento de quantidade hídrica adequada à condição metabólica do paciente.[24,25]

Fórmulas-padrão e especiais de NP

Fórmulas de NP podem ser contidas em bolsas compostas por farmácia especializada de manipulação com a adição de distintos substratos, compondo uma formulação individualizada, ou apresentada em formulações predeterminadas nos sistemas de nutrição parenteral, pronta para uso. Este último sistema visa diminuir o risco de infecção, por oferecer os nutrientes por uma mesma via de acesso, e limita a manipulação do sistema parenteral.

Para auxiliar na formulação da TNP, encontram-se atualmente disponíveis para a prática clínica algumas fórmulas-padrão de NP, compostas, na maioria, por

Tabela 121.1 – Recomendação de oferta de macronutrientes para indivíduos adultos sem insuficiência orgânica

Proteínas	10 a 35% do total calórico calculado (0,8 a 1 g/kg/dia para manutenção e 1,2 a 2 g/kg/dia para pacientes catabólicos)
Carboidratos	45 a 65% do total calórico calculado (máximo de 7 g/kg/dia)
Lipídios	25 a 35% do total calórico calculado (máximo de 2,5 g/kg/dia no paciente estável e máximo de 1 g/kg/dia no paciente crítico). Para prevenir a deficiência de ácidos graxos essenciais, recomenda-se o uso entre 1 e 2% do valor calórico total (VCT) de ácido graxo ω-6 (ácido linoleico) e 0,5% do VCT de ácido graxo ω-3 (ácido α-linolênico)

Fonte: Richards et al., 1997.[9]

Tabela 121.2 – Doses diárias de eletrólitos recomendadas para infusão parenteral de adultos saudáveis

Eletrólito	Recomendações/dia
Sódio	1 a 2 mEq/kg
Potássio	1 a 2 mEq/kg
Cloreto	Necessário para manter o equilíbrio acidobásico com acetato
Cálcio	5 a 7,5 mEq/kg
Magnésio	4 a 10 mEq/kg
Fósforo	20 a 40 mEq/kg

Fonte: adaptada de ASPEN, 2009.[5]

aminoácidos, glicose, lipídios e eletrólitos. Existem, ainda, formulações especiais para condições mórbidas que impliquem alterações metabólicas do paciente, como insuficiência hepática (dieta rica em aminoácidos de cadeia ramificada) e insuficiência renal (maior quantidade de aminoácidos essenciais e histidina). Essas fórmulas de nutrição parenteral industrializadas denominam-se "prontas para uso". Efetivamente, basta romper um tabique para que as soluções de glicose e aminoácido se combinem com a emulsão lipídica e formem uma mistura física estável de nutrição parenteral.

Diferentes fórmulas de emulsões lipídicas (ELs) também estão disponíveis (10, 20 ou 30%) como fontes de gordura em terapia nutricional parenteral. As ELs podem ser infundidas sozinhas ou associadas a aminoácidos e glicose (sistema 3:1), como fonte de energia de alta densidade e ácidos graxos essenciais. As diferentes emulsões lipídicas disponíveis distinguem-se entre si pelo tipo e quantidade de ácidos graxos presentes em sua composição. Suas formulações baseiam-se na propriedade que certos ácidos graxos essenciais (ácidos graxos poli-insaturados – AGPI – ômega-6 e ômega-3) têm de influenciar funções imunes e inflamatórias.

As primeiras ELs disponíveis para uso rotineiro na prática clínica, muito ricas em ácidos graxos ômega-6, poderiam influenciar negativamente nas funções imunes, e seu uso exclusivo em pacientes particularmente com comprometimento da resposta imune e inflamatória deve ser evitado. Essas observações foram associadas com um excesso de AGPI ômega-6 e baixa quantidade de AGPI ômega-3 encontrados nessas ELs à base de óleo de soja ou milho, além do aumento de estresse oxidativo relacionado com AGPI, altamente suscetíveis à peroxidação lipídica por conterem duas ou mais duplas ligações.

Na tentativa de reduzir a quantidade de AGPI ômega-6 na EL parenteral, desenvolveram-se novas fórmulas com adição de triglicérides de cadeia média (TCM), provenientes de óleo de coco ou de óleo de oliva (rico em ácidos graxos monoinsaturados – Mufa – ômega-9). TCM e Mufa não participam na síntese de eicosanoides e oferecem menor impacto sobre funções imunes. Além disso, TCM apresentam perfil metabólico favorável, já que prescindem da carnitina para atravessar a membrana mitocondrial.

A suplementação da nutrição parenteral com ácidos graxos ômega-3 em maior quantidade foi possibilitada pelo desenvolvimento de EL pura de óleo de peixe. Sua oferta geralmente se dá em associação com EL à base de óleo de soja ou EL à base de mistura de óleo de soja e TCM na proporção de 1:6.

A disponibilidade de diferentes fórmulas de EL viabiliza o planejamento nutricional com base em aspectos nutricionais e energéticos das ELs, e também em características bioquímicas, metabólicas e imunomoduladoras. No entanto, independentemente de sua fórmula, todas as ELs contêm emulsificante, geralmente obtido da clara de ovo ou da soja, associado à formação de partículas instáveis, os lipossomos, que podem induzir à produção de lipoproteína X e, consequentemente, quadros de colestase. Geralmente, o conteúdo de lipossomo é maior nas EL com menor porcentagem de óleo.[26]

Vias de acesso parenteral

A NP pode ser ministrada por via central e periférica. Diferentes fatores são essenciais para escolher a seleção da via de acesso da NP ideal para o paciente e encontram-se descritos na Tabela 121.3.[27-29]

Acesso venoso periférico

A NP por via periférica é infundida por veias com baixo fluxo sanguíneo, como as da mão e do braço. Assim, as soluções devem ser de baixa osmolaridade (até 900 mOsm/L) e, portanto, acabam por fornecer

Tabela 121.3 – Principais fatores que auxiliam na seleção da via de acesso da TNP

	Via periférica	Via central
Necessidades nutricionais	Fornece menor aporte calórico-proteico, por limitar a infusão de soluções de baixa osmolaridade (até 900 mOsm/L)	Fornece maior aporte calórico-proteico por permitir infusão de soluções de alta osmolaridade
Duração da oferta da NP	Curtos períodos (até 7 dias)	Longos períodos
Condição vascular do paciente	Viabilidade de veias periféricas nas mãos e braços	Viabilidade das veias subclávia, jugular interna ou, raramente, femoral
Peso do paciente	Possibilita infusão em pacientes com menos de 45 kg	Para pacientes acima de 45 kg

Fonte: adaptada de Szeszycki e Benjamin, 2005.[27]

menor aporte calórico-proteico em relação às soluções infundidas por acesso venoso central.[19]

O desenvolvimento de flebite pode ser observado durante a infusão de nutrição parenteral por veia periférica. São fatores que podem contribuir para o desenvolvimento dessa complicação: alta osmolaridade da solução, pH elevado, infusão por longo período utilizando mesmo local, velocidade de infusão elevada, material e tipo de cateter e condição da veia.[29]

Acesso venoso central

Opta-se pela via central quando é necessário administrar todos os nutrientes por via parenteral, em soluções de grande volume e por tempo prolongado. A NP de acesso central compreende infusão de NP em veia de alto fluxo sanguíneo, por meio do acesso às veias jugulares e subclávias internas, para atingir veia cava superior e átrio direito.[28,29]

As soluções infundidas pelo acesso venoso central podem ser de alta osmolaridade (acima de 900 mOsm/L), e o tempo de infusão costuma ser maior que sete dias, chegando a ter longa duração, dependendo do tipo e da técnica de inserção do cateter venoso utilizado. A via de acesso central pode ser indicada para pacientes com transplante de medula óssea, quimioterapia, hemodiálise, transfusão sanguínea, entre outros.[28]

O primeiro ponto a ser observado para acesso venoso central é a seleção do cateter. Cateteres de acesso venoso central não são apenas vias de passagem passivas; eles podem estimular respostas do paciente e de microrganismos endógenos, influenciando no desenvolvimento de flebite, inflamação e infecção.

Atualmente, a punção percutânea de menor risco é possível pela disponibilidade de cateter central de inserção periférica *(peripherally inserted central catheter* – PICC). Constitui um cateter de fino calibre, inserido, geralmente, nas veias periféricas do braço (basílica e cefálica), que tem sua extremidade distal posicionada em uma veia central (subclávia). Com o PICC, em geral, a NP é oferta da por curto período.[29]

Existe, ainda, a opção de utilizar a inserção de cateter semi-implantável ou totalmente implantável, comumente empregado para a prática da terapia nutricional parenteral por longo período. Essa inserção, realizada por técnica cirúrgica, permite o acesso direto à veia cefálica, entre outras veias, e inclui a realização de um túnel subcutâneo.[5,28,30] O cateter totalmente implantável, ou *port-a-cath,* é implantado de forma inteiramente oculta, debaixo da pele do paciente, e conta com um reservatório no tecido subcutâneo, o qual é acessado por meio de punção com agulha transcutânea. São poucas as indicações do *port-a-cath* para nutrição parenteral, em virtude do risco de infecções ao manter uma comunicação contínua entre a pele e a corrente sanguínea.

Após a seleção do cateter venoso central, deve-se escolher o local de sua instalação para o acesso da nutrição parenteral. Infecções e complicações mecânicas relacionadas ao cateter podem ocorrer após a instalação do cateter venoso central (CVC).[31]

Cateteres instalados em veia jugular interna são associados com maior taxa de formação local de hematoma, lesão arterial e infecção associada a cateter venoso do que a veia subclávia. Cateteres em veia subclávia, por sua vez, estão associados com maior risco de pneumotórax durante sua inserção, em relação à veia jugular.[32-34]

Métodos de infusão

A NP nunca deve ser administrada de emergência. Antes de receber a NP, o paciente precisa estar hemodinamicamente estável, com boa perfusão e bem oxigenado, com pH dentro dos limites de normalidade.[6,35]

A infusão da NP é de responsabilidade da equipe de enfermagem, que deve ser treinada, permanecer sempre atenta às recomendações médicas e seguir protocolos de boas práticas de higiene para garantir uma infusão correta e segura.[36]

MONITORAMENTO

De acordo com recomendações da Portaria n. 272, de 8 de abril de 1998, que regulamenta os requisitos mínimos para o uso da nutrição parenteral, todos os pacientes sob TNP devem ser controlados quanto à eficácia do tratamento, efeitos adversos e modificações clínicas que possam influenciar na qualidade da dieta. Por isso, realizam-se testes laboratoriais que fornecerão dados objetivos e de grande importância para a identificação de alterações nutricionais.[19,37] Em algumas ocasiões, podem ocorrer complicações metabólicas que estão relacionadas com a infusão da dieta, como síndrome da realimentação, hiperglicemia e hipertrigliceridemia.

Pacientes submetidos a jejum parcial prolongado, cujo organismo tenha se adaptado ao uso de ácidos graxos livres e corpos cetônicos como fontes de energia, apresentam maior risco de desenvolverem a síndrome de realimentação. A rápida reintrodução de grandes quantidades de carboidrato pode resultar em anormalidades metabólicas, que incluem hipofosfatemia, hipocalemia e hipomagnesemia.

O monitoramento frequente de fosfato, magnésio, potássio e glicose plasmática é essencial quando a NP é iniciada, como se vê na Tabela 121.4. Pacientes com diabete preexistente ou estresse fisiológico significativo também podem desenvolver hiperglicemia após o início da NP. A hiperglicemia está associada à redução de funções imunes e ao aumento de complicações infecciosas e, portanto, são recomendáveis a monitoração e o controle da glicose sanguínea durante a NP.[38]

Além do monitoramento das complicações metabólicas relacionadas com a NP, o risco de desenvolvimento de infecções do cateter deve ser monitorado. O controle de sintomas comuns à infecção, como alterações locais, leucocitose, febre e hiperglicemia, pode auxiliar a reconhecer precocemente um episódio de infecções ligadas ao CVC.[5]

NOVOS NUTRIENTES EM NUTRIÇÃO PARENTERAL

Imunofármacos na nutrição parenteral

Controlar a intensidade da resposta inflamatória cirúrgica e no paciente crítico pode auxiliar na recuperação do enfermo. Com esse objetivo, novos substratos nutricionais foram introduzidos nas fórmulas para NP em maior quantidade. Esses nutrientes contam com a propriedade de modular favoravelmente os sistemas imunológico e inflamatório em diversas condições clínicas.[39-41]

Os AGPI ômega-3 (em particular o ácido eicosapentaenoico – EPA e o docosaexaenoico – DHA) são incorporados na membrana celular, influenciam sua fluidez, estrutura e a função de diferentes receptores, transportadores, enzimas e canais iônicos.[22,40]

Ácidos EPA e DHA, incorporados nos fosfolípides de membranas celulares, participam diretamente da resposta inflamatória, servindo como substrato na síntese de eicosanoides com menor potencial inflamatório do que os provenientes do metabolismo de AGPI ômega-6.[25,30]

A capacidade dos AGPI ômega-3 de competir com AGPI ômega-6 na produção de eicosanoides, via lipo-oxigenase ou ciclo-oxigenase, é a razão principal de sua propriedade anti-inflamatória, mas a inibição da síntese de citocinas pró-inflamatórias também está associada ao uso desses ácidos graxos.[24,25,39,42]

Em pacientes críticos, a oferta de NP enriquecida com óleo de peixe resultou, ainda, em menor tempo de internação hospitalar e em unidade de terapia intensiva, menor uso de antibióticos e redução da mortalidade.[43] Atualmente, preconiza-se o uso de emulsão lipídica de óleo de peixe a 10%, no máximo como 15% do valor total de gordura infundida e sempre diluída na emulsão lipídica de maior volume.

Tabela 121.4 – Testes laboratoriais para identificação de alterações metabólicas em pacientes estáveis em uso de NP

Exames	Controle	Observação
Eletrólitos (Na, K, Cl, N_2, CO_2, Mg, Ca, E, BUN, Cr)	Semanal 1 a 2 vezes	Na 1ª semana após a introdução de NP, devem ser controlados 3 vezes por semana
Glicose	Semanal 1 a 2 vezes	Na 1ª semana após a introdução de NP, deve ser controlada diariamente
Peso	Semanal 2 a 3 vezes	No início, deve ser controlado diariamente
TGP (transaminase glutâmico-pirúvica), TGO (transaminase giutâmico-oxalacética), fosfatase alcalina, bilirrubina total	Mensal	Após a introdução de NP, deve ser conhecido o valor basal e iniciar o controle no 1° dia
Proteína visceral transferrina ou pré-albumina	Semanal	
Triglicérides plasmáticas	Semanal	
Balanço nitrogenado		Conforme a necessidade
Balanço hídrico	Diário 12/12 horas	

Fonte: Waitzberg e Dias, 2005.[36]

Glutamina

A glutamina é um aminoácido que desempenha papel fundamental em diversas etapas do metabolismo humano, como no transporte de nitrogênio e na síntese proteica, além de servir como fonte energética para células de rápida proliferação, como enterócitos e células imunes.[44,45]

Em condições de trauma, cirurgia de grande porte ou sepse, a síntese endógena da glutamina pode ser insuficiente para suprir as necessidades orgânicas. Essa insuficiência de glutamina reduz a capacidade imunológica de pacientes críticos, resultando no aumento do índice de infecções, tempo de hospitalização e mortalidade. Por isso, nessas situações, a glutamina é considerada condicionalmente essencial, e sua suplementação torna-se necessária.[45]

A suplementação de glutamina pode ser feita por via parenteral em doses de 0,3 a 0,5 g/kg de peso corpóreo, porém, essas doses podem variar de acordo com a condição e a necessidade individual do paciente. Em virtude da baixa solubilidade em água da glutamina, seu uso parenteral se dá geralmente na forma de dipeptídeo, em que a glutamina é associada com outro aminoácido, como a alanina ou a glicina.

Arginina

A arginina, tal como a glutamina, é um aminoácido condicionalmente essencial, pois, em condições saudáveis, o organismo humano é capaz de sintetizá-lo nos rins a partir da citrulina (outro aminoácido), que, por sua vez, é proveniente do metabolismo da glutamina no intestino.

A utilização da arginina pode ocorrer por diferentes vias. A arginina pode ser utilizada na produção de proteína corpórea ou servir de substrato para a síntese de ureia e, indiretamente, também desempenhar um papel importante no crescimento e na diferenciação celular, por meio da síntese de ornitina. Em uma terceira via, a arginina é convertida em óxido nítrico (NO) que, além de ser um importante neurotransmissor, tem ação citotóxica, auxiliando na destruição de microrganismos, parasitas e células tumorais.

CONSIDERAÇÕES FINAIS

A solução de NP deve fornecer todos os nutrientes essenciais em quantidades adequadas para garantir a manutenção da vida e o crescimento celular e tecidual. As necessidades energético-proteicas, de vitaminas e oligoelementos, podem variar conforme faixa etária, estado nutricional, doença, condição metabólica e duração da terapia nutricional, dentre outros. É importante calcular as necessidades energéticas e nutricionais de forma individual, de acordo com a condição clínica do paciente.

O desenvolvimento de soluções parenterais com nutrientes com propriedades imunomoduladoras, como os ácidos graxos ômega-3, arginina e glutamina, traz perspectivas estimulantes para o emprego de TNP, não só para recuperar o estado nutricional do paciente, mas também para auxiliar no tratamento de sua condição clínica.

A farmaconutrição parenteral pode modular favoravelmente as respostas imune e inflamatória e contribuir para menores incidências de infecção e tempo de internação hospitalar, além de melhorar taxas de morbidade e mortalidade e gerar economia com gastos com antibióticos, por exemplo. No entanto, novos estudos devem ser conduzidos para que essas observações sejam comprovadas.

REFERÊNCIAS

1. Brasil, Ministério da Saúde. Portaria n. 272 ms/snvs de 8 de abril de 1998. Nutrição Parenteral. Disponível em: http://portal.anvisa.gov.br/wps/wcm/connect/d5fa69004745761c8411d43fbc4c6735/PORTARIA_272_1988.pdf?MOD=AJPERES; acessado em: 17 de abril de 2016.
2. Dudrick SJ. Early developments and clinical applications of total parenteral nutrition. J Parenter Enteral Nutr. 2003; 27:291-9.
3. Bozzetti F, Gavazzi C, Miceli R, Rossi N, Mariani L, Cozzaglio L et al. Perioperative total parenteral nutrition in malnourished, gastrointestinal cancer patients: a randomized, clinical trial. J Parenter Enteral Nutr. 2000; 24:7-14.
4. Butler SO, Btaiche IF, Alaniz. Relationship between hyperglycemia and infection in critically ill patients. Pharmacotherapy. 2005; 25:963-76.
5. ASPEN Board of Directors and Clinical Task Force. Guidelines for the use of parenteral in gastroenterology. Clin Nutr. 2009.
6. Braga M et al. ESPEN Guidelines on Parenteral Nutrition: Surgery, Clinical Nutrition. 2009.
7. Waitzberg DL, Dias MCG. Guia básico de terapia nutricional manual de boas práticas. São Paulo: Atheneu, 2005. p.85-6.
8. Steiger E; HPEN Working Group. Consensus statements regarding optimal management of home parenteral nutrition (HPN) access. J Parenter Enteral Nutr. 2006; 30(1 Suppl):S94-5.
9. Richards DM, Deeks n, Sheldon TA, Shaffer JL. Home parenteral nutrition: a systematic review. Health Technol Assess. 1997; 1(I):I-III, 1-59.
10. Waitzberg DL, Júnior PEP, Cecconello L. Indicação, formulação e monitorização em nutrição parenteral total central e periférica. In: Waitzberg DL. Nutrição oral, enteral e parenteral na prática clínica. 3.ed. São Paulo: Atheneu, 2000. p.735-51.
11. Ziegler TR. Molecular mechanisms of intestinal injury, repair, and growth. In: Rombeau JL, Takala J. Gut dysfunction in critical illness. Berlin: Springer-Verlag, 1996. p.25-52.

12. Jeejeebhoy KN. Total parenteral nutrition: potion or poison? Am J Clin Nutr. 2001; 74(2):160-3.
13. Goonetilleke KS, Siriwardena AK. Systematic review of perioperative nutritional supplementation in patients undergoing pancreaticoduodenectomy. JOP 2006; 7(1):5-13.
14. Marik PE, Zaloga GP. Meta-analysis of parenteral nutrition versus enteral nutrition in patients with acute pancreatitis. BMJ. 2004; 328(7453):1407-12.
15. Avesani CM. Necessidades e recomendações de energia. In: Cuppari L. Guias de medicina ambulatorial e hospitalar Unifesp - Escola Paulista de Medicina. Barueri: Manole; 2002. p.27-46.
16. Matarese LE. Indirect calorimetry: technical aspects. J Am Diet Assoe. 1997; 97(10 Suppl 2):SI54-S160.
17. Harris JA, Benedict FG. A biometric study of basal metabolism in man. Washington DC. Carnegie Institute of Washington, Publication n. 297, 1919.
18. Justino SR, Waitzberg DL. Gasto energético. In: Waitzberg DL. Nutrição oral, enteral e parenteral na prática clínica. 3.ed. São Paulo: Atheneu, 2000. p.326-42.
19. Brito S, Dreyer E. Terapia nutricional: condutas do nutricionista. Grupo de Apoio Nutricional Equipe Multiprofissional de Terapia Nutricional EMTN – HC (Hospital das Clínicas). Disponível em: http://www.nutritotal.com.br/publicacoes/files/139-manual%20nutricionista%20TN.pdf; acessado em: 21 de dezembro de 2006.
20. Christensen ML. Parenteral nutritions. In: Cresci G. Nutrition support for the critically ill patients. New York: Taylor & Francis, 2005. p.279-302.
21. Rode HN, Szamel M, Schneider S, Resch K. Phospholipid metabolism of stimulated lymphocytes: preferential incorporation of polyunsaturated fatty acids into plasma membrane phospholipid upon stimulation with concanavalin A. Biochim Biophys Acta. 1982; 688:66-74.
22. Das UN. COX-2 inhibitors and metabolism of essential fatty acids. Med Sci Monit. 2005 Jul;11(7):RA233-7.
23. Chapkin RS, Davidson LA, Ly L, Weeks BR, Lupton JR, McMurray DN. Immunomodulatory effects of (n-3) fatty acids: Putative link to inflammation and colon cancer. J Nutr. 2007; 137(1):200S-204S.
24. Hayashi N, Tashiro T, Yamamori H, Takagi K, Morishima Y, Otsubo Y et al. Effects of intravenous omega-3 and omega-6 fat emulsion on cytokine production and delayed type hypersensitivity in burned rats receiving total parenteral nutrition. J Parenter Enteral Nutr. 1998; 22(6):363-7.
25. Waitzberg DL, Torrinhas RS, Jacintho TM. New parenteral lipid emulsions for clinical use. JPEN J Parenter Enteral Nutr. 2006; 30(4):351-67.
26. Mirtallo J, Canada T, Johnson D, Kumpf V, Petersen C, Sacks G et al. Task force for the revision of safe practices for parenteral nutrition. Safe practices for parenteral nutrition. J Parenter Enteral Nutr. 2004; 28(6):S39-70.
27. Szeszycki EE, Benjamin S. Complications of parenteral nutrition. Parenteral nutrition access for the critically ill. In: Cresci G. Nutrition support for the critically ill patient guide to practice. Boca Raton: CRC Press, 2005. p.303-19.
28. DeLegge MH, Borak G, Moore N. Central venous access in the home parenteral nutrition population-you PICC. J Parenter Enteral Nutr. 2005; 29(6):425-8.
29. Júnior PEP, Waitzberg DL, Rodrigues JJG, Pinotti HW. Vias de acesso em nutrição parenteral total. In: Waitzberg Di. Nutrição oral, enteral e parenteral na prática clínica. 3.ed. São Paulo: Atheneu, 2000. p.753-70.
30. Cardi JG, West JH, Stavropoulos SW. Internal jugular and upper extremity central venous access in interventional radiology: Is a post-procedure chest radiograph necessary? Am J Roentgenol. 2000; 174:363-6.
31. Mermel LA. Prevention of intravascular catheter-related infections. Ann Intern Med. 2000; 132:391-402.
32. Raad II, Hohn DC, Gilbreath BJ, Suleiman N, Hill LA, Bruso PA et al. Prevention of central venous catheter-related infections by using maximal sterile barrier precautions during insertion. Infect Control Hosp Epidemiol. 1994; 15:231-8.
33. Maki DG, Ringer M, Alvarado CJ. Prospective randomized trial of povidone iodine, alcohol, and chlorhexidine for prevention of infection associated with central venous and arterial catheters. Lancet. 1991; 338:339-43.
34. Button VLSN. Dispositivos de Infusão. Manual de terapia nutricional do hospital das clínicas da Unicamp. Departamento de Engenharia Biomédica – Faculdade de Engenharia Elétrica e Computação – Unicamp. Disponível em: http://wwvdee.unicamp.br/deb/vera/bombadeinfusao.pdf; acessado em: 21 de dezembro de 2006.
35. Bottoni A, Oliveira GPC, Ferrini MT, Waitzberg DJ. Avaliação nutricional: exames laboratoriais. In: Waitzberg Di. Nutrição oral, enteral e parenteral na prática clínica. 3.ed. São Paulo: Atheneu, 2000. p.279-94.
36. Waitzberg DL, Dias MCG. Guia Básico de terapia nutricional. In: Waitzberg DL, Dias MCG. Manual de boas práticas. São Paulo: Atheneu, 2005. p.137-9.
37. Calder PC, Grimble RF. Polyunsaturated fatty acids, inflammation and immunity. Eur J Clintr. 2002; 56(Suppl 13):S14-S19.
38. Mayer K, Gokorsch S, Fegbeutel C, Hattar K, Rosseau S, Walmrath D et al. Parenteral nutrition with fish oil modulates cytokine response in patients with sepsis. Am J Respir Crit Care Med. 2003; 167:1321-8.
39. Mayer K, Fegbeutel C, Hattar K, Sibelius U, Krämer HJ, Heuer KU et al. Omega-3 vs. omega-6 lipid emulsions exert differential influence on neutrophils in septic shock patients: impact on plasma fatty acids and lipid mediator generation. Intensive Care Med. 2003; 29:1472-81.
40. Mayser P, Mrowietz U, Arenberger P, Bartak P, Buchvald J, Christophers E et al. Omega-3 fatty acid-based lipid infusion in patients with chronic plaque psoriasis: results of a double-blind, randomized, placebo-controlled, multicenter trial. J Am Acad Dermatol. 1998; 38:539-47.
41. Heller AR, Rossler S, Litz RJ, Stehr SN, Heller SC, Koch R, Koch T. Omega-3 fatty acids improve the diagnosis-related clinical outcome. Crit Care Med. 2006; 34(4):972-9.
42. Mechelotte P, Hasselmann M, Cynober L, Allaouchiche B, Coeffier M, Hecketsweiler B et al. L-alanyl-L-glutamine dipeptide-supplemented total parenteral nutrition reduces infectious complications and glucose intolerance in critically ill patients: the French controlled, randomized, double-blind, multicenter study. Crit Care Med. 2006; 34(3):598-604.

43. Novak F, Heyland DK, Avenell A, Drover JW, Su X. Glutamine supplementation in serious illness: a systematic review of the evidence. Crit Care Med. 2002; 30(9):2022-9.

44. Riffiths RD, Allen KD, Andrews FJ, Jones C. Infection, multiple organ failure, and survival in the intensive care unit: influence of glutamine-supplemented parenteral nutrition on acquired infection. Nutrition. 2002; 18(7-8):546-52.

45. Zheng YM, Li F, Zhang MM, Wu XT. Glutamine dipeptide for parenteral nutrition in abdominal surgery: a meta-analysis of randomized controlled trials. World J Gastroenterol. 2006; 12(46):7537-41.

SEÇÃO XVII

TÓPICOS ENVOLVENDO MÚLTIPLOS ÓRGÃOS

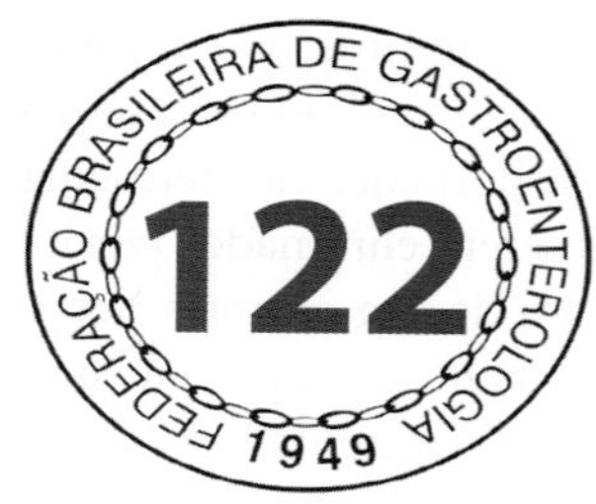

PARASITOSES

James Ramalho Marinho
Fábio Ramalho Tavares Marinho

INTRODUÇÃO

Neste capítulo, faremos uma revisão objetiva dos principais parasitas que acometem o organismo humano, abordando apenas as parasitoses intestinais, ou enteroparasitoses, que são decorrentes da presença de helmintos ou protozoários no sistema digestório do hospedeiro, podendo, em alguns casos, migrar para localizações anômalas.

Apesar dos grandes avanços tecnológicos e da melhoria dos índices de desenvolvimento humano da população mundial, ainda há números alarmantes de indivíduos infectados por parasitas intestinais, o que constitui uma das causas de infecções mais prevalentes no mundo. Estima-se que quase a metade da população mundial, cerca de 3,5 bilhões de pessoas, esteja infectada por pelo menos um parasita.[1] Essa prevalência está intimamente associada às condições socioeconômicas em diversos países. Vários são os fatores que estão envolvidos nessa ocorrência, entre os quais se destacam a baixa qualidade da água consumida, os aglomerados populacionais em condições precárias de habitação, as migrações, a proliferação e falta de combate aos vetores, o insuficiente nível de educação sanitária, a deficiência de destinação de dejetos humanos e o inadequado controle de qualidade dos alimentos.[1,2] Esses fatores têm contribuído para a prevalência das infecções por geo-helmintos permanecer em números similares nos últimos 50 anos, sendo que a maioria dos indivíduos acometidos é coinfectada.[3] No Brasil, por existirem todas essas condições predisponentes em diversas regiões, as infecções causadas por parasitas intestinais ainda assumem relevante importância epidemiológica. Por ser um país de desigualdades sociais, encontra-se dentro de um mesmo Estado da Federação cidades com prevalências diversas das parasitoses.

Em contraponto à elevada prevalência, apenas uma pequena parte dos infectados apresentará sintomatologia correspondente à sua infecção parasitária. O número de sintomáticos é estimado em 450 milhões de indivíduos (12,8% dos infectados).[1] Admite-se que o estado imunológico e nutricional do hospedeiro, a carga parasitária, as comorbidades e o multiparasitismo estejam entre os fatores que influenciam o aparecimento ou não dos sintomas correspondentes. Em geral, é pequena a ocorrência de manifestações graves dessas afecções, porém, a ausência de sintomas no curso de uma infecção não referenda um caso de boa evolução. Um exemplo é a esquistossomose mansônica, que apresenta graves formas crônicas sem doença inicial aparente na grande maioria dos casos. Vale ressaltar que, apesar da pequena ocorrência de sintomas, é relevante a associação entre a má nutrição e o parasitismo intestinal no prejuízo do desenvolvimento dos indivíduos, em especial na função cognitiva e no desempenho escolar das crianças.[1,3]

O advento da síndrome da imunodeficiência adquirida (aids) propiciou, em decorrência de sua atuação preferencial sobre o sistema imunológico, a oportunidade de várias espécies de protozoários assumirem relevante importância como causadores de doenças, tais como *Microsporidia* e *Cryptosporidium*, ou um incremento do potencial patogênico de alguns parasitas, entre eles *Giardia lamblia* e *Strongyloides stercoralis*.[4-6]

Estudos mais recentes procuram esclarecer as possíveis relações entre a ocorrência das helmintíases intestinais e a evolução de várias afecções, como doenças atópicas, doenças inflamatórias intestinais e infecção pelo *Helicobacter pylori*, como será visto ao longo deste capítulo.

CLASSIFICAÇÃO DOS PARASITAS INTESTINAIS

São diversas as classificações utilizadas para os enteroparasitas. Entretanto, serão apresentadas apenas as mais aplicáveis rotineiramente:

- **De acordo com o número de células:**
  - helmintos (pluricelulares);
  - protozoários (unicelulares).
- **De acordo com as características morfológicas:**
  - nematelmintos (vermes cilíndricos);
  - platelmintos (vermes chatos);
  - cestódeos (vermes segmentados, em forma de fita);
  - trematódeos (vermes não segmentados).
- **De acordo com o ciclo evolutivo:**
  - geo-helmintos (sem hospedeiro intermediário);
  - bio-helmintos (necessitam de hospedeiro intermediário).

Definem-se como geo-helmintos os parasitas que desenvolvem parte do seu ciclo vital no solo, sem a necessidade de participação de hospedeiros intermediários. Já os bio-helmintos, após serem eliminados por indivíduos infectados, necessitam de um ou mais hospedeiros intermediários para concluir o seu ciclo evolutivo e atingir o estágio infectante. Dentre os bio-helmintos, o ciclo vital do *Hymenolepis nana* tem a particularidade de desenvolver o estágio larvário e o de verme adulto no mesmo hospedeiro (ciclo monoxênico), sem a necessidade de hospedeiro intermediário, além do ciclo heteroxênico, com hospedeiro intermediário.

Várias considerações do ponto de vista prático são resultantes do entendimento dessas classificações: grupo de drogas distinto na terapêutica, complexidade da profilaxia dos bio-helmintos, formas de infecção, características epidemiológicas, entre outras. Nos Quadros 122.1 e 122.2 estão exemplificadas as espécies de parasitas de acordo com as classificações.

EPIDEMIOLOGIA

As enteroparasitoses são afecções frequentes em várias regiões do mundo. Correspondem a um relevante problema de saúde pública em diversos países, inclusive no Brasil. Anteriormente de localização mais prevalente nas áreas rurais, as geo-helmintíases foram se deslocando para as periferias das grandes cidades com a migração da população, na ilusória procura de melhor qualidade de vida.

Segundo dados estimados, apenas as geo-helmintíases atingem mais de dois bilhões de pessoas em todo o mundo, usualmente coinfectadas.[3] Como consequência, um elevado número de anos saudáveis de vida é perdido devido à incapacidade ou mortalidade prematura na população (DAYLs), no curso evolutivo dessas afecções.[3] Os dados relativos às infecções por geo-helmintos estão sumarizados na Tabela 122.1.[3]

Quadro 122.1 – Espécies de parasitas de acordo com o número de células e características morfológicas

Protozoários	Helmintos Nematelmintos	Helmintos Platelmintos
Entamoeba histolytica	*Ancylostoma duodenale*	*Hymenolepis nana*
Giardia lamblia	*Ascaris lumbricoides*	*Taenia solium*
Balantidium coli	*Enterobius vermicularis*	*Taenia saginata*
Isospora belli	*Necator americanus*	*Diphyllobotrium latum*
Microsporidia	*Strongyloides stercoralis*	*Diphylidium caninum*
Cryptosporidium parvum	*Trichuris trichiura*	*Schistosoma mansoni*
Blastocystis hominis		
Sarcocystis spp.		
Dientamoeba fragilis		
Ciclospora cayetanensis		

Quadro 122.2 – Espécies de parasitas de acordo com o ciclo evolutivo

Geo-helmintos	Bio-helmintos
Ancylostoma duodenale	*Hymenolepis nana*
Ascaris lumbricoides	*Taenia solium*
Enterobius vermicularis	*Taenia saginata*
Necator americanus	*Schistosoma mansoni*
Strongyloides stercoralis	*Fasciola hepatica*
Trichuris trichiura	*Echinococcus granulosus*

Tabela 122.1 – Número global estimado das infecções por geo-helmintos incapacidade e mortalidade relacionadas

Helminto	Infecções (milhões)	DALYs* (milhões)	Mortalidade/ano (mil)
Ascaris lumbicoides	807-1.221	1,8-10,5	60.000
Ancilostomídeos	576-740	1,5-22,1	65.000
Trichuris trichiura	604-795	1,8-6,4	10.000

**DALYs: soma dos anos saudáveis de vida perdidos devido à incapacidade ou mortalidade prematura na população.*

Com relação à esquistossomose, o número de infectados em todo o mundo é estimado em 200 milhões de indivíduos, havendo cerca de 200 mil óbitos/ano apenas no continente africano. Esses índices revelam a amplitude do problema e a necessidade urgente da adoção de medidas preventivas eficazes para a erradicação dessas afecções, tendo em vista que o simples tratamento, sem mudanças das condições higienossanitárias, não modifica a sua prevalência.[2]

No Brasil, os dados são muito precários. O grande e último trabalho de pesquisa que procurou mapear a prevalência das helmintíases em todo o território nacional data de 1988, feito por Campos et al., que mostrou a prevalência de 56,5% de *A. lumbricoides*, 51,1% de *T. trichiura*, 10,8% de ancilostomídeos e 4,9% de *S. mansoni*. Do total da prevalência nacional, um percentual de 51% dos infectados era de poliparasitados.

A transmissão da grande maioria dos parasitas intestinais ocorre por ingestão de água ou alimentos infectados por ovos ou cistos, principalmente ao ingerir frutas e verduras sem a devida higienização. Deve-se ressaltar a ocorrência de transmissão por meio de vetores, especialmente moscas e baratas, que contaminam alimentos por intermédio de suas patas. Outra forma possível de contaminação é a ingestão ou aspiração de "poeira" com ovos de parasitas, que pode acontecer na infecção por *Enterobius vermicularis*, quando à noite a fêmea faz a postura de ovos na região perianal, podendo estes ficar alocados nas roupas de cama e contaminar outras pessoas com a corriqueira manobra de sacudir os lençóis, pela manhã, na arrumação do quarto.

Alguns parasitas têm como modo de infecção do hospedeiro a penetração de sua larva infectante através da pele íntegra, fato observado nas infecções por ancilostomídeos,[7] *Strongyloides stercoralis*[1] (geo-helmintos) e *Schistosoma mansoni*[1] (bio-helminto).

Parasitoses como estrongiloidíase,[1] enterobíase[8] e teníase apresentam outras formas de contaminação além das descritas anteriormente. Seu ciclo vital pode se completar no próprio hospedeiro, caracterizando a autoinfecção, que pode ser:

- **Externa (autoexoinfecção):** quando a penetração da larva filarioide ocorre nas regiões anal e perianal que ficaram contaminadas com fezes ou por meio do ato de coçar o ânus e levar a mão à boca.
- **Interna (autoendoinfecção):** quando a penetração da larva filarioide ocorre ainda na luz intestinal, através da mucosa intestinal. Essa forma não é habitual, podendo ser observada em alguns casos. Na enterobíase, essa possibilidade é muito discutível. Em hospedeiros imunocomprometidos, infectados pelo *S. stercoralis*, pode haver autoinfecção ilimitada, levando a quadros graves de disseminação da parasitose, com elevada letalidade, principalmente em decorrência de sepse por bactérias Gram-negativas de origem entérica.
- **Sexual:** verificada na estrongiloidíase, enterobíase, amebíase e giardíase, especialmente em homossexuais masculinos.[7]

Uma forma rara de transmissão ocorre na himenolepíase, na qual a ingestão acidental de pulgas infectadas pelo homem pode provocar a infecção.

ASPECTOS CLÍNICOS

As parasitoses intestinais, como já referido anteriormente, são frequentemente assintomáticas ou oligossintomáticas, em especial tricocefalíase, giardíase e amebíase. Os sintomas, quando presentes, geralmente não são capazes de identificar o agente envolvido, dada a superposição das queixas entre os diversos parasitas e as inúmeras afecções que acometem o tubo digestório. É evidente que, no Brasil, com a diversidade de condições socioeconômicas existentes e a elevada prevalência de parasitoses, deve-se atentar a essa possibilidade, quando há referência de queixas digestivas. Entretanto, é importante ressaltar que a identificação de um parasita em um indivíduo sintomático pode não refletir o seu diagnóstico, mas, sim, um "achado" ao exame de fezes. Na prática, um paciente de avançada faixa etária que refira uma alteração do hábito intestinal e apresente exame de fezes com *E. histolytica* pode ter sua sintomatologia causada por uma neoplasia de cólon, e não pela amebíase. Deve-se ter o bom senso da acurácia para melhor interpretação desses casos.

Os sintomas inespecíficos mais referidos dessas afecções são: anorexia, náuseas, vômitos, desconforto abdominal, tenesmo, plenitude, flatulência, distensão abdominal, perda de peso e alteração do hábito intestinal, sendo a diarreia a queixa mais frequente. Períodos de constipação são muito frequentes na colite amebiana não disentérica, que é o quadro mais frequentemente sintomático das formas intestinais da amebíase. Muitas crianças que apresentam irritabilidade, insônia e ranger dos dentes à noite (bruxismo) têm, popularmente, em muitas regiões do país, essas queixas atribuídas à existência de parasitoses, porém, faltam evidências científicas que ratifiquem essa "sabedoria popular". Na verdade, tais queixas podem estar relacionadas com o desconforto abdominal provocado pela presença dos parasitas.

Apesar da escassez de sintomas, a ocorrência de alguns sinais clínicos pode direcionar para o diagnóstico de um ou um grupo de parasitas como a possível causa do quadro referido pelo paciente. De maneira sucinta, serão relacionadas as ocorrências mais encontradas na prática médica diária, lembrando que a possibilidade de uma parasitose é sempre suspeição, devendo, portanto, ser confirmada por meio dos métodos convenientes.

Febre

Não é uma queixa referida habitualmente na clínica das parasitoses. Entretanto, quando ocorre, a possibilidade de falha ou demora no diagnóstico pelo médico assistente é, lamentavelmente, uma constatação frequente. Em algumas delas, a febre tem uma importância significativa para a suspeição diagnóstica, como na esquistossomose aguda, em que o paciente pode evoluir por até 90 dias com quadro de febre elevada (febre de Katayama), sendo uma das causas de febre de etiologia obscura. Está presente, ainda, na estrongiloidíase disseminada e nos quadros de abscesso amebiano.[7]

Anemia

O achado de anemia, principalmente microcítica e hipocrômica, característica da carência de ferro, é muito frequente nos indivíduos parasitados que, em sua maioria, também já são desnutridos em razão da baixa condição econômica e têm essa ocorrência agravada pelo parasitismo. A ancilostomíase é a principal responsável pelos quadros de anemia mais acentuados.[7] A estimativa é que cada *A. duodenale* adulto cause uma perda diária de 0,1 a 0,25 mL de sangue,[3,7] que contém o oxigênio necessário para o seu metabolismo. Em relação ao *N. americanus*, a perda estimada é de 0,01 a 0,06 mL. Na tricocefalíase, em geral, a anemia é discreta, porém, nas infestações intensas pode haver enterorragia.[3] Muitas crianças anêmicas apresentam como característica a perversão do apetite, inclusive a geofagia.

Suboclusão, oclusão intestinal e perfuração intestinal

Esses quadros representam complicações relevantes da ascaridíase, são mais observados em crianças, e ocorrem pela movimentação de vários parasitas no intestino delgado, chegando ao ponto de promover um enovelamento entre eles, geralmente próximo à válvula ileocecal.[3] Apresenta-se como um quadro de dor e distensão abdominal, vômitos, parada de eliminação de flatos e fezes. Em algumas oportunidades, visualiza-se eliminação de vermes adultos pelo vômito[3]. Ao exame físico, pode-se palpar tumoração de consistência mais amolecida no quadrante inferior direito do abdome. Deve-se ter em mente essa possibilidade diagnóstica diante de uma oclusão intestinal, visto que, nesses casos, a conduta terapêutica inicial deverá ser sempre clínica. Obstruções podem ocorrer também na estrongiloidíase. A perfuração intestinal ocorre mais raramente na ascaridíase.

Prolapso retal

Apesar de ser geralmente assintomática, a tricocefalíase pode cursar com uma complicação, mais evidente em crianças com desnutrição proteico-calórica, que é o prolapso retal.[3] Admite-se que a infestação maciça possa levar a uma hipotonia muscular e ao relaxamento esfincteriano. A redução manual do prolapso e o posterior tratamento da parasitose, geralmente, corrigem o problema, sem recidivas.[1]

Síndrome de má absorção

Diante da investigação de uma síndrome disabsortiva, a possibilidade de uma enteroparasitose não deve ser inicialmente descartada. A giardíase é a principal causadora desses quadros, provavelmente por sua característica de aderência à mucosa intestinal, formando um verdadeiro atapetamento, impedindo a absorção de nutrientes.[1,6] A ocorrência de reações inflamatórias variadas e as lesões das microvilosidades podem induzir, inclusive, à redução da lactase.[6] Em consequência disso, é possível observar um quadro persistente de diarreia, esteatorreia, flatulência, náuseas, perda de peso, hipoalbuminemia, edemas e deficiência de vitaminas A, D, E, K, B_{12}, ferro e ácido fólico.[1,6,7] A ascaridíase pode determinar temporária intolerância à lactose.[3]

A estrongiloidíase pode evoluir para uma má absorção em razão das alterações promovidas nas vilosidades intestinais, podendo chegar a uma verdadeira tunelização do delgado, com graves prejuízos absortivos, sangramentos e até perfuração intestinal. Mais raramente, há relatos de má absorção provocados por ancilostomíase, especialmente em crianças.

Pruridos anal e vaginal

O prurido anal é o clássico sinal clínico da presença da infecção por *Enterobius vermicularis*. Sua ocorrência é devida à migração da fêmea da luz do cólon para a região anal/perianal, onde vai fazer a ovopostura, que ocorre principalmente à noite.[6] A eclosão dos ovos provoca irritação da pele local, e o consequente prurido faz que haja ainda maior estimulação histamínica. A ovoposição próximo à vulva ou a migração do parasita podem determinar prurido vulvovaginal. É de grande relevância a lembrança dessa ocorrência, especialmente ao deparar com leucorreias em crianças pequenas, sem vida sexual ativa. Muitas vezes, é dado o diagnóstico de vulvovaginite bacteriana ou micótica, porém, o quadro pode ter sido iniciado por uma enterobíase que foi seguida por uma infecção secundária. Esses quadros podem progredir para salpingites, ooforites e até peritonites.[6,8]

Dermatite

Alguns pacientes que se infectam com parasitas, cuja porta de entrada ocorre por penetração na pele, podem apresentar prurido no local e/ou erupções papulovesiculares provocadas por reação de hipersensibilidade,[7] sofrendo, com frequência, infecção bacteriana secundária. No caso dos ancilostomídeos, pode-se identificar a migração da larva no tecido subcutâneo, o que caracteriza a dermatite serpiginosa, conhecida como larva *migrans* cutânea, especialmente nos membros. A penetração da cercária na pele, após contato com água contaminada, quando da infecção pelo *Schistosoma mansoni*, provoca um quadro chamado de dermatite cercariana, muitas vezes não referido pelos pacientes. A estrongiloidíase pode apresentar um quadro de urticária no local de penetração da larva ou um quadro denominado "larva *currens*", que é um *rash* serpiginoso, migratório, que acomete mais as regiões lombar, glútea, períneo e coxas.

Icterícia

Em virtude de seu enorme poder de mobilidade, o *Ascaris lumbricoides* pode penetrar o colédoco, através da papila duodenal, promovendo um quadro de colestase extra-hepática que pode evoluir para colangite aguda, abscesso hepático e pancreatite aguda.[3,6] Diante de um quadro de icterícia colestática, especialmente em mulheres adultas, em nosso meio, deve-se considerar a obstrução do colédoco por *Ascaris* no diagnóstico diferencial de coledocolitíase.

Manifestações pulmonares

Vários helmintos apresentam no seu ciclo vital passagem de larvas através do sistema respiratório do hospedeiro, com a migração destas dos capilares pulmonares para os alvéolos, tais como *A. lumbricoides*, *A. duodenale*, *N. americanus*, *S. stercoralis* e *S. mansoni*. Essa ocorrência promove uma irritação local que se apresenta como um quadro clínico conhecido por síndrome de Löeffler.[1] Os sintomas incluem tosse inicialmente seca com posterior secreção mucoide, que pode conter eosinófilos, febre, dispneia, dor no peito de leve intensidade e ausculta pulmonar com presença de sibilos e/ou estertores.[1,3] Esses pacientes apresentam importante eosinofilia no sangue periférico, especialmente nos casos de esquistossomose aguda. Por ser confundida com as pneumonias virais, que têm aspecto radiológico semelhante, deve-se atentar ao diagnóstico diferencial.[6]

Manifestações neurológicas

A infecção por *T. solium* pode ocorrer por meio da ingestão de alimentos contaminados por ovos viáveis, resultando em um quadro denominado cisticercose. Essa condição pode determinar o desenvolvimento do cisticerco no cérebro, causando manifestações clínicas como cefaleia, síndromes de hipertensão craniana e crises convulsivas, chamadas neurocisticercoses.[5] Deve ser lembrada no diagnóstico diferencial da epilepsia, em adultos que não apresentavam convulsões quando mais jovens.[1,5] Mais raramente, encontra-se a forma psíquica da afecção.

Hepatoesplenomegalia

Quase a totalidade das enteroparasitoses evolui sem hepatoesplenomegalia, à exceção da esquistossomose mansônica, seja na sua forma aguda ou crônica, hepatoesplênica, Na doença aguda, a hepatomegalia é global, comumente dolorosa, com esplenomegalia discreta. Na forma hepatoesplênica, observa-se hepatomegalia mais à custa do lobo esquerdo, indolor e presença de esplenomegalia de variados volumes, de acordo com o tempo de evolução.

Abscesso hepático

Entende-se por abscesso o acúmulo de pus em um tecido, formando uma cavidade delimitada por uma membrana de tecido inflamatório. Entretanto, apesar da ausência de pus no seu interior, a necrose coliquativa hepática, provocada pela presença de trofozoítos da *E. histolytica* no fígado, ainda recebe o nome de abscesso amebiano hepático. Em geral, é único e localiza-se no lobo direito em mais de 60% dos casos, predominando no sexo masculino.[6] A tríade sintomática clássica compreende febre, dor no quadrante superior direito do abdome e hepatomegalia. Calafrios e perda de peso são queixas comuns. Nesses abscessos, a ocorrência de icterícia não é frequente.

A migração do *A. lumbricoides* para a via biliar pode provocar, como complicação, um quadro de abscesso hepático.[3] Nesses casos, a presença de icterícia é usual.

Epigastralgia

O *S. stercoralis*, por ter como habitat o duodeno e jejuno proximal, pode promover alterações na mucosa que determinem queixas clínicas tipo epigastralgia em queimação. Muitas vezes, simula um quadro de doença ulcerosa péptica, especialmente em adultos.[1] Esse sintoma também pode ser referido nos casos de ancilostomíase.[1]

PARASITOSES INTESTINAIS E IMUNOMODULAÇÃO

Como já descrito anteriormente, as infecções por helmintos apresentam elevada prevalência nos países em desenvolvimento. Em paralelo, nos países desenvolvidos, onde a ocorrência de enteroparasitoses é baixa, diversos estudos têm demonstrado que a ausência de helmintíases seria um fator predisponente para o aumento do número de casos de algumas afecções imunomediadas, tais como algumas doenças atópicas e as doenças inflamatórias intestinais. Essa relação foi chamada de *hygiene hypothesis*, com base nas evidências da inversa correlação entre a incidência de doenças imunomediadas e a exposição a infecções helmínticas, bacterianas e virais.[9-11]

Com base no perfil da produção de citocinas, o sistema imunológico humano apresenta três tipos de resposta, em relação aos linfócitos T: resposta mediada pelos linfócitos T auxiliares (*helper*) do tipo 1 (Th1), resposta mediada pelos linfócitos T auxiliares (*helper*) do tipo 2 (Th2) e a mais nova linhagem de linfócitos T, os linfócitos Th17. Os linfócitos Th1 produzem citocinas, como o IFN-gama e as interleucinas (IL) IL-12 e IL-2. Dentre as citocinas produzidas pelos linfócitos Th2, estão: IL-4, IL-5, IL-9, IL-10 e IL-13. Os linfócitos Th17 produzem a IL-17, uma citocina pró-inflamatória. A resposta imune do hospedeiro às infecções parasitárias está relacionada, classicamente, com os linfócitos T *helper* do tipo Th2 e com as células T supressivas, as chamadas células reguladoras T (Tregs).[9-12] Nas parasitoses, a IL-4 age induzindo os linfócitos B a produzir imunoglobulinas E (IgE) e G (IgG1 e IgG4) e a IL-5 atrai e ativa os eosinófilos, o que explica a elevação dos níveis séricos de IgE e a ocorrência de eosinofilia no curso evolutivo dessas afecções.[9,12]

Fundamentadas nessas evidências imunológicas e no conceito da *hygiene hypothesis*, várias pesquisas têm sido desenvolvidas com o objetivo de avaliar a possível correlação parasitoses-doenças imunológicas, na busca de melhor conhecimento dessa inter-relação e das possíveis implicações terapêuticas dessas descobertas.

PARASITOSES E ALERGIA

A prevalência dos quadros alérgicos vem aumentando nos países desenvolvidos nas últimas décadas.[9,10] A despeito da predisposição genética, estudos epidemiológicos têm mostrado que a mudança dos padrões de exposição a agentes infecciosos na infância representa um fator primordial para mudança de comportamento epidemiológico. Apesar de aceita como envolvida nesse processo, a hipótese de higiene tem seus fundamentos imunológicos ainda controversos.[9,10] Admite-se que a diminuição da produção de citocinas Th1 polarizadas e a ativação reduzida das células Tregs são os principais mecanismos envolvidos nesse processo.[10] Na infecção pelo *S. mansoni*, que determina uma produção elevada de IL-10, os sintomas respiratórios e os testes cutâneos são positivos em menor frequência que nos não infectados,[9] fato observado também com alguns geo-helmintos, como o *A. lumbricoides*. De acordo com os dados atuais, pode-se afirmar que as helmintíases estão inversamente associadas à positividade dos testes cutâneos de alergia e que o tratamento anti-helmíntico dos indivíduos infectados resulta em aumento da reatividade atópica cutânea.[9]

PARASITOSES E DOENÇA INFLAMATÓRIA INTESTINAL

Do mesmo modo que nas doenças atópicas, a incidência das doenças inflamatórias intestinais (DII) tem uma correlação inversa com a exposição às helmintíases. Cerca de 1 a 2 milhões de indivíduos, nos Estados Unidos, são portadores de doença de Crohn (DC) ou colite ulcerativa (CU).[11] A resposta Th2 polarizada produzida pelas infecções helmínticas pode atenuar alguns dos efeitos lesivos derivados da resposta inflamatória mediada por linfócitos Th1, prevenindo algumas doenças autoimunes Th1 mediadas, como as DII, no hospedeiro.[11-13] À luz desses conhecimentos, alguns pesquisadores têm tentado uma terapêutica para as DII com a utilização de parasitas a fim de avaliar a eficácia. A utilização, por via oral, de ovos de *Trichuris suis*, agente da tricocefalíase suína, que é geneticamente similar ao *T. trichiura*, no tratamento da DC e da CU, mostrou-se bem tolerada, segura e eficaz, resultando em melhora clínica dos pacientes.[13] No entanto, existem estudos recentes que mostram evidências revelando efeitos exacerbantes de helmintos na colite bacteriana, assim como na colite não infecciosa, em modelos animais.[12] Ensaios clínicos com maior número de casos, randomizados, serão necessários para a confirmação desses resultados preliminares.

PARASITOSES E INFECÇÃO PELO *HELICOBACTER PYLORI*

A infecção pelo *Helicobacter pylori* acomete cerca de 50% da população mundial. Nas regiões de baixa condição socioeconômica, que são áreas de elevada prevalência, a contaminação acontece nos primeiros anos de vida.[14,15] Os fatores ambientais predisponentes para a aquisição do *H. pylori* são semelhantes aos das parasitoses. Um estudo realizado em crianças colombianas das cidades de Pasto e Tumaco[14] revelou que, em ambas as cidades, o índice de soropositividade para o *H. pylori* foi de 95%, sendo as de Tumaco mais infectadas com helmintos, com níveis de IgE mais elevados e altos títulos de IgG1 Th2 associado. A cidade de Pasto apresenta maior incidência de câncer gástrico associado ao *H. pylori*. Os autores sugerem que as helmintíases intestinais em crianças promovem resposta Th2 polarizada e podem reduzir o risco de câncer gástrico nesses indivíduos na vida adulta.[14] Outro estudo, com crianças e adultos mexicanos, mostra a associação entre infecção parasitária e a prevalência do *H. pylori*, relacionando com a idade.[15] Nas crianças, a prevalência do *H. pylori* não foi diferente entre os parasitados e não parasitados, porém, os adultos com parasitoses tinham uma significativa baixa prevalência do *H. pylori* em relação aos não parasitados. Em adultos, os níveis de IgE foram mais elevados nos *H. pylori* positivos e, quanto maior o número de parasitas, menor a prevalência do *H. pylori*.[15]

DIAGNÓSTICO

Como em toda investigação diagnóstica, os aspectos clínicos devem ser bem avaliados para a normatização da necessidade e sequência de exames complementares a serem solicitados para cada caso. Apesar da similaridade dos sintomas, a observação dos achados comentados no tópico "Aspectos clínicos" deste capítulo auxilia na sua elucidação. Para o diagnóstico definitivo das enteroparasitoses, o método de escolha é a coproscopia, representada pelos vários métodos dos exames parasitológicos de fezes. Estes, ainda hoje, são eficazes, de baixo custo e aplicáveis em qualquer região do planeta.

Deve-se suspeitar e investigar a ocorrência de parasitoses em:

- indivíduos com sintomas gastrointestinais persistentes;
- indivíduos com anemia ferropriva e/ou eosinofilia importante;
- indivíduos imunodeprimidos ou que necessitem de terapia imunossupressora.

Não é raro o paciente relatar que eliminou um parasita ou até trazer para a consulta o espécime eliminado, em geral, o *A. lumbricoides*, quando da eliminação por vômito.

Do ponto de vista epidemiológico, o relato de contato recente com água de rios, lagos, lagoas e bicas tem relevância quando há suspeita clínica de esquistossomose aguda.

A seguir, serão apresentadas as diversas opções de investigação das parasitoses.

Hemograma

Pode revelar a presença de anemia microcítica e hipocrômica, característica das infecções por ancilóstomos e tricocéfalos.[3] A leucocitose é comum na esquistossomose aguda. Eosinofilia é frequente nas parasitoses, atingindo níveis muito elevados na ocorrência de esquistossomose aguda, estrongiloidíase, ancilostomíase e ascaridíase.[1,7] Nós, os autores deste capítulo, já evidenciamos casos de esquistossomose aguda com mais de 40 mil leucócitos e 77% de eosinófilos no sangue periférico (dados não publicados).

Exame parasitológico de fezes (EPF)

Diante da enorme variedade de tipos de exames parasitológicos, busca-se direcionar a escolha do método a ser solicitado de acordo com as suspeitas etiológicas. Se estiver em uma situação que permita o rápido encaminhamento do material colhido a um laboratório, deve-se optar pelo método de exame direto a fresco, colhendo-se, no mínimo, três amostras para melhorar a acurácia. Não havendo essa possibilidade, opta-se por métodos de preservação como o MIF (mertiolate-iodo-formaldeído), formalina a 10%, PVA (álcool polivinílico) ou SAF (acetato de sódio-ácido acético-formalina). Os métodos de coloração, tricromo de Gomori, hematoxilina férrica ou lugol podem aumentar a sensibilidade diagnóstica. Serão apresentados os métodos mais comumente utilizados com as suas melhores indicações:

- **Método de Hoffmann-Pons-Janer:** *A. lumbricoides* (ovos inférteis), *T. trichiura* e *S. mansoni*.
- **Método de Lutz:** *A. lumbricoides* (ovos inférteis), *S. mansoni*.
- **Método de Faust:** *A. lumbricoides*, ancilostomídeos, *T. trichiura*, *G. lamblia*, *E. histolytica*.
- **Método de Baermann-Moraes:** *S. stercoralis*.
- **Método de Willis:** *H. nana*, ancilostomídeos, *T. trichiura*, *A. lumbricoides* (ovos férteis).
- **Método de Kato-Katz:** *S. mansoni*, ancilostomídeos.
- **Método de Graham (exame da fita gomada ou *swab* anal):** é o exame de escolha quando a suspeita recai sobre o *E. vermicularis*. Pela manhã, aplica-se uma fita adesiva na região anal e perianal do paciente, de preferência ao acordar, ainda na cama. Outros métodos não têm indicação na suspeita de enterobíase, em razão dos resultados falso-negativos.
- **Método de tamisação das fezes:** *Taenia* spp.

Pesquisa de antígenos nas fezes

Exame introduzido nos últimos anos no arsenal diagnóstico das parasitoses. Apesar de elevadas sensibilidade e especificidade, tem como desvantagem o elevado custo e a reduzida disponibilidade em nosso meio. São utilizados os métodos ELISA e imunofluorescência indireta (IFI), e podem ser usados para o diagnóstico da giardíase, amebíase, teníase e criptosporidiose.[7] Mais recentemente, a aplicação da biologia molecular por meio da técnica de PCR tem sido utilizada para detecção de ácido nucleico dos parasitas, principalmente *G. lamblia*.[16,17]

Testes sorológicos

A aplicação prática dos testes sorológicos permanece discutível, pelo fato de sua positividade nem sempre representar infecção atual pelo parasita avaliado. São exames de elevado custo e reduzida disponibilidade, tendo indicação na esquistossomose, estrongiloidíase e amebíase,[7] utilizando métodos de ELISA, hemaglutinação indireta (HAI), IFI, contraimunoeletroforese (CIE), entre outros.[17]

Exames endoscópicos

A endoscopia digestiva alta e baixa e a cápsula endoscópica, incidentalmente podem visualizar parasitas durante a realização dos procedimentos. A endoscopia digestiva alta com biópsias duodenais e jejunais tem indicação na suspeita de estrongiloidíase e giardíase,[6,7] especialmente em quadros inconclusivos de síndrome de má absorção. A duodenoscopia, com ou sem a realização de colangiopancreatografia, pode diagnosticar a presença de *A. lumbricoides* no interior do colédoco, por visualização de parte do parasita ainda na papila duodenal ou totalmente no seu interior, por meio da injeção de contraste. O método oferece, ainda, a possibilidade terapêutica de retirada do parasita, especialmente quando a penetração total não se completou. A retossigmoidoscopia tem indicação para pesquisa de ovos de *S. mansoni* por meio da biópsia de válvula retal, ao passo que a colonoscopia pode ser útil em casos selecionados de amebíase intestinal e no diagnóstico do ameboma.

Exames radiológicos e de imagem

Radiografia do tórax

Nos pacientes que apresentam a síndrome de Löeffler, o achado radiológico mais característico é de um infiltrado pulmonar intersticial, sem condensações parenquimatosas, similar às pneumonias virais. Em casos graves, podem assumir aspecto miliar.

Trânsito intestinal

O estudo da morfologia das alças do intestino delgado, com aspectos de atrofia e/ou irregularidade da mucosa, e a redução das pregas mucosas, com aspecto de tunelização na presença de diarreia crônica, são sugestivos de infecção por *G. lamblia* e *S. stercoralis*.[6]

Ultrassonografia, tomografia computadorizada (TC) e ressonância nuclear magnética

Não são métodos rotineiros na investigação das parasitoses, porém, têm grande indicação no estudo do fígado quando há suspeita de abscesso amebiano hepático e na avaliação dos pacientes com esquistossomose mansônica. Na neurocisticercose, a TC ou a ressonância magnética do crânio estão indicadas.[5]

TRATAMENTO

Apesar de os indivíduos infectados por parasitas intestinais, na grande maioria dos casos, não apresentarem achados clínicos, a detecção de ovos, larvas, cistos ou trofozoítos em algum método propedêutico nos autoriza a promover a terapêutica correspondente. Da mesma forma, pode-se instituir uma prova terapêutica orientada pela sintomatologia, em pacientes com sintomas compatíveis com determinada parasitose e com EPF negativo. Vale salientar que quando se faz referência à amebíase, estamos nos referindo à *Entamoeba histolytica*, que é a única espécie patogênica entre as amebas e, portanto, a única que requer tratamento.

De uma maneira geral, deve-se orientar a terapêutica seguindo algumas considerações relevantes para racionalizar sua utilização:

- Considerando que a maioria dos pacientes são poliparasitados, deve-se optar por drogas que sejam polivalentes ou iniciar a terapêutica visando à erradicação das espécies com maior poder de migração, como o *A. lumbricoides* e *S. stercoralis*.[1]
- Nos casos de oxiuríase (enterobíase), diante da acentuada possibilidade de contaminação dos demais residentes do domicílio, pode-se ampliar o tratamento para todos, independentemente da presença de sintomas. Dependendo das condições de habitação e higiene do infectado, pode-se adotar essa medida para seus familiares, em casos de outras parasitoses.
- Durante a gestação, deve-se evitar o uso de drogas antiparasitárias, particularmente no curso do 1° trimestre.[18,19] Apesar de não serem totalmente seguras, nos casos de indicação absoluta, as opções seriam os sais de piperazina, niclosamidas, pamoato de pirvínio e a paromomicina (não disponível no Brasil), se possível, a partir do 2° trimestre.
- Uma segunda tomada da medicação fica restrita para os casos de helmintíases com estágio larvar ou na impossibilidade de realização de controle de cura.
- Orientar o paciente sobre as formas de transmissão e medidas preventivas contra a reinfecção.
- Observar sempre a idade mínima estabelecida para o uso das diversas drogas. Algumas não são indicadas para crianças abaixo de 1 ano (nitazoxanida), 2 anos (mebendazol, tiabendazol, albendazol, cambendazol, levamisol) e 4 anos (praziquantel, ivermectina).

Além da terapêutica específica antiparasitária deve-se ter especial atenção à correção das anormalidades clínicas apresentadas pelos pacientes, como diarreia, desidratação e anemia. Reidratação oral e/ou venosa e suplementação de ferro, vitamina B_{12} e ácido fólico podem ser necessárias.[3]

Atualmente, o arsenal terapêutico disponível para tratar as parasitoses é bastante amplo, com drogas eficazes, de curso terapêutico curto, com poucos efeitos colaterais significativos e, a maioria, de baixo custo. Alguns casos de resistência aos antiparasitários têm sido descritos em vários países, sendo o *T. trichiura* com os piores índices de cura.

Não é raro o médico ser solicitado pelos pacientes a prescrever uma medicação que "dissolva os vermes" para que não ocorra um possível trauma na visualização da eliminação do parasita, principalmente o *A. lumbricoides*. Conhecendo-se os mecanismos de ação das drogas antiparasitárias, sabe-se que se o hospedeiro alberga em seu organismo *Ascaris* ou tênia adultos, o parasita será eliminado no seu tamanho natural, haja vista que as drogas provocam a morte por paralisia do verme ou inibem o metabolismo da glicose, não necessariamente, dissolvendo-o. Para outros, a ausência da observação do parasita após o tratamento, é considerada como falha da medicação. Entretanto, a maioria dos parasitas eliminados é microscópica, impossível de identificar a olho nu. Nada como uma boa orientação do profissional assistente para solucionar as dúvidas dos seus pacientes, inclusive sobre os possíveis efeitos colaterais da medicação prescrita.

Na Tabela 122.2 são apresentados os medicamentos disponíveis atualmente no Brasil para o tratamento das parasitoses e seus espectros de ação. A furazolidona, no momento, está com a produção suspensa pelo fabricante, sem previsão de retorno da sua comercialização no país.

Relacionadas as múltiplas opções farmacológicas para o tratamento das parasitoses, serão apresentados de uma forma objetiva, os esquemas terapêuticos mais utilizados na prática médica diária (Tabela 122.3). Convém observar que as doses de uma mesma medicação podem ser diferentes, dependendo do parasita a ser tratado e do quadro clínico apresentado pelo paciente.

Além desses esquemas terapêuticos, pode-se, ainda, utilizar o mais recente fármaco introduzido com essa finalidade, a nitazoxanida. No Brasil, está licenciado para o tratamento de todas as enteroparasitoses, exceto o *Schistosoma mansoni*.[20] Uma vez que a dosagem desse medicamento é a mesma para qualquer parasitose, optou-se por citá-la separadamente:

- **Nitazoxanida:**
  - crianças: 7,5 mg/kg, a cada 12 horas, por 3 dias;
  - adultos: 500 mg, a cada 12 horas, por 3 dias.

Tabela 122.2 – Espectro de ação dos medicamentos antiparasitários

Medicamento	Espectro de ação
Albendazol	*A. lumbricoides, A. duodenale, N. americanus, T. trichiura, E. vermicularis, S. stercoralis, G. lamblia, T. solium, T. saginata, Microsporidia* e cisticercose
Cambendazol	*S. stercoralis*
Etofamida	*E. histolytica* (formas intestinais)
Furazolidona	*G. lamblia*
Ivermectina	*A. lumbricoides, T. trichiura, S. stercoralis, E. vermicularis*
Levamisol	*A. lumbricoides*
Mebendazol	*A. lumbricoides, A. duodenale, N. americanus, T. trichiura, E. vermicularis, S. stercoralis, T. solium, T. saginata*
Metronidazol	*E. histolytica, G. lamblia*
Mentha crispa	*E. histolytica, G. lamblia*
Nitazoxanida	*A. lumbricoides, A. duodenale, T. trichiura, E. vermicularis, S. stercoralis, G. lamblia, E. histolytica, T. solium, T. saginata, H. nana, B. coli, C. parvum*
Niclosamida	*T. solium, T. saginata, H. nana*
Nimorazol	*G. lamblia*
Oxamniquine	*S. mansoni*
Piperazina	*A. lumbricoides, E. vermicularis*
Praziquantel	*T. solium, T. saginata, H. nana, S. mansoni*
Pamoato de pirantel	*A. lumbricaides, A. duodenale, N. americanus*
Pamoato de oxipirantel	*T. trichiura*
Pamoato de pirvínio	*E. vermicularis*
Secnidazol	*E. histolytica, G. lamblia*
Teclozam	*E. histolytica* (formas intestinais)
Tinidazol	*E. histolytica, G. lamblia*
Tiabendazol	*S. stercoralis, E. vermicularis*

Apesar de geralmente serem bem tolerados, é importante salientar a possível ocorrência de efeitos colaterais com o uso de antiparasitários, especialmente, nitazoxanida, tiabendazol, furazolidona e metronidazol. Náuseas, vômitos, epigastralgia e diarreia são frequentes.

Diante da ocorrência de resistência dos parasitas às diversas drogas antiparasitárias disponíveis atualmente, vários estudos estão em andamento para o desenvolvimento de novas medicações. Estirpes de *S. mansoni* com menor sensibilidade ao praziquantel, possibilitando desenvolvimento de resistência, foram

Tabela 122.3 – Parasitoses e esquemas terapêuticos

Ascaridíase	Levamisol: 150 mg em adultos e 80 mg em crianças, dose única Albendazol: 400 mg, dose única Mebendazol: 500 mg, dose única ou 100 mg, 2 vezes/dia, por três dias Ivermectina: 200 mcg/kg, dose única Pamoato de pirantel: 10 mg/kg, em dose única Piperazina: 100 mg/kg/dia via SNG, na obstrução intestinal
Ancilostomíase	Albendazol: 400 mg, dose única Mebendazol: 500 mg, dose única ou 100 mg, 2 vezes/dia, por 3 dias Pamoato de pirantel: 10 mg/kg/dia, durante 3 dias ou 20 mg/kg, dose única
Tricofelíase	Albendazol: 400 mg, dose única Mebendazol: 500 mg, dose única ou 100 mg, 2 vezes/dia, por 3 dias Ivermectina: 200 mcg/kg, dose única Pamoato de oxipirantel: 6 a 8 mg/kg, dose única
Oxiuríase (enterobíase)	Albendazol: 400 mg, dose única Mebendazol: 500 mg, dose única ou 100 mg, duas vezes/dia, por 3 dias Ivermectina: 200 mcg/kg, dose única Pamoato de pirvínio: 10 mg/kg, dose única
Estrongiloidíase	Ivermectina: 200 mcg/kg, dose única Albendazol: 400 mg/dia, 1 vez/dia, por 3 dias Cambendazol: 5 mg/kg, dose única Tiabendazol: 50 mg/kg, dose única ou 25 mg/kg/dia, por 7 dias
Teníase	Praziquantel: 10 mg/kg, dose única (máximo 600 mg) Niclosamida: 2 g/dia, dose única em adultos e 1 g/dia, dose única em crianças Albendazol: 400 mg/dia, 1 vez/dia, por 3 dias Mebendazol: 200 mg/dia, 2 vezes/dia, 3 a 5 dias
Himenolepíase	Praziquantel: 25 mg/kg, dose única Niclosamida: 2 g/dia, dose única em adultos e 1 g/dia, dose única em crianças
Esquistossomose mansônica	Praziquantel: 40 a 60 mg/kg, adultos e 50 a 70 mg/kg, crianças, dose única Oxamniquine: 12,5 a 15 mg/kg, adultos e 20 mg/kg, crianças, dose única
Giardíase	Metronidazol: a) crianças: 15 a 25 mg/kg/dia, 2 vezes/dia, por 5 a 7 dias b) adultos: 250 mg, 2 vezes/dia, por 5 a 7 dias Secnidazol: a) crianças: 30 mg/kg/dia, dose única b) adultos: 2 g/dia, dose única Albendazol: 400 mg/dia, 1 vez/dia, durante 5 dias Nimorazol: 500 mg, 2 vezes/dia, durante 2 dias Furazolidona: 5 a 7 mg/kg/dia, 2 vezes/dia, por 7 dias *Mentha crispa*: a) crianças: 5 mL (<2 anos) e 10 mL (2 a 12 anos) 2 vezes/dia, por 3 dias b) adultos: 1 comprimido, 2 vezes/dia, por 3 dias

(Continua)

Tabela 122.3 – Parasitoses e esquemas terapêuticos (*Continuação*)	
Amebíase	Metronidazol: a) crianças: 35 mg/kg/dia, 3 vezes/dia, por 7 a 10 dias b) adultos: 500 a 750 mg, 3 vezes/dia, por 7 a 10 dias No abscesso hepático: IV, 15 mg/kg, inicial e 7,5 mg/kg a cada 6 h durante 10 dias Secnidazol: a) crianças: 30 mg/kg/dia, dose única (máximo 2 g) b) adultos: 2 g/dia, dose única Teclozam: a) crianças: 15 mg/kg/dia, 2 vezes/dia, por 5 dias b) adultos: 500 mg, em 3 doses, em 1 dia (24 h) Tinidazol: a) crianças: 50 mg/kg/dia, por 2 dias b) adultos: 2 g/dia, 1 vez/dia, por 2 dias Etofamida: 500 mg, 2 vezes/dia, por 3 dias

identificadas em alguns países africanos.[21] Pesquisa com a trioxaquina PA1259 evidenciou eficácia *in vitro* contra todos os estágios do esquistossomo, além de efeito sinérgico ao praziquantel nos testes *in vivo* em camundongos.[21] Outro estudo avaliou a administração de praziquantel em partículas sólidas lipídicas, que apresentou, *in vitro*, maior eficácia na erradicação dos parasitas, assim como menor absorção intestinal e menor ocorrência de efeitos adversos.[22] Em relação à terapêutica da giardíase, um trabalho avaliou o uso de bacteriocinas de *Lactobacillus acidophilus*, constatando redução da densidade parasitária e desorganização da arquitetura celular do parasita nos testes *in vivo* e *in vitro*.[23]

PROFILAXIA

Como a ocorrência das parasitoses intestinais está intimamente ligada às condições socioeconômicas da população, as medidas profiláticas necessárias são amplas, e algumas de custo elevado, para que se atinja o objetivo de erradicá-las ou, pelo menos, reduzir o número de infecções a taxas suportáveis. Um programa de profilaxia de parasitoses envolve vontade política e grandes investimentos nos setores de infraestrutura, como saneamento e fornecimento de água de boa qualidade para o consumo humano. A ausência de instrução adequada sobre educação sanitária nas escolas agrava o quadro sombrio. Entretanto, não basta ensinar medidas corretas de higiene se os indivíduos não têm como praticá-las em suas moradias. No Brasil, um país de contrastes, observa-se realidades distintas nas suas diversas regiões, com cidades quase totalmente saneadas e outras com redes de esgoto que não chegam a 2% das residências.[2] Na prática, isso se reflete nos elevados índices de reinfecção dos habitantes das diversas localidades onde as redes de abastecimento de água e esgotamento sanitário são deficientes. Há exemplo da ineficiência da terapêutica para uma erradicação duradoura das parasitoses, por meio do que foi observado no município de Barra de Santo Antônio, Alagoas, cidade com apenas 1,2% dos domicílios atendidos por rede de esgoto. Dos indivíduos incluídos no estudo, 92% tinham parasitoses quando da sua inclusão e, ao serem reavaliados após seis meses de tratamento, apresentaram índice de positividade de 91,4%, o que leva à conclusão de que, mantidas as condições sociais, o tratamento dos parasitados não modifica a prevalência dessas afecções.[2]

Assim, a profilaxia deverá ser calcada em uma política de saúde eficaz, mudando a realidade de pobreza, precariedade de habitação, ausência de rede de água e esgotos nas residências, que atingem parcela relevante da população brasileira, aliada a uma boa educação sanitária que possa ser posta em prática. Para o controle da esquistossomose, além das medidas descritas, são necessárias obras de engenharia sanitária e o combate do caramujo, seu hospedeiro intermediário, por meio de moluscocidas ou controle biológico. Em zonas endêmicas de esquistossomose, é recomendável evitar contato com coleções de água.

Cabe também ressaltar que devem ser evitadas práticas sexuais que apresentem risco de contato oral-fecal.[6]

A Organização Mundial da Saúde recomenda a utilização precoce e regular de quimioprofilaxia contra as parasitoses para a diminuição da ocorrência, extensão, severidade e consequências tardias dessas afecções, considerando que, em certas condições epidemiológicas, contribui para a redução sustentada da transmissão.[19] A esquistossomose, ascaridíase, ancilostomíase e tricocefalíase são as helmintíases consideradas elegíveis para essa estratégia.[19] As drogas recomendadas para a quimioprevenção são:

- **Esquistossomose:** praziquantel, 40 mg/kg, dose única, 1 ou 2 vezes/ano, se baixo ou elevado risco de contaminação, respectivamente.
- **Geo-helmintos:** albendazol, 400 mg, dose única ou mebendazol, 500 mg, dose única, 1 ou 2 vezes/ano, se baixo ou elevado risco de contaminação, respectivamente.

Um grupo de indivíduos merece atenção especial em relação à profilaxia das parasitoses, visando a evitar disseminações e complicações, principalmente nas infecções inaparentes pelo *Strongyloides stercoralis* e *Entamoeba histolytica*. São os pacientes imunodeprimidos, seja em decorrência de infecção pelo vírus HIV ou em portadores de neoplasias, como também aqueles que serão submetidos à terapia com imunossupressores, corticosteroides em elevadas doses ou por longo período, tais como portadores de artrite reumatoide, lúpus e DII.[4,6,7,24,25]

As perspectivas, em um futuro próximo, estão voltadas para a possibilidade de imunização ativa contra as parasitoses, cujas pesquisas mais avançadas envolvem ancilostomídeos, *Schistosoma*, teníase e amebíase. Em relação à esquistossomose, nos últimos anos, vários antígenos que poderão ser utilizados em vacinas foram identificados e testados em modelos animais, com resultados variados.[26] No Brasil, a FioCruz está desenvolvendo uma vacina humana contra a esquistossomose, baseada no antígeno Sm14, atualmente em fase 2, com bons resultados quanto à imunogenicidade e à segurança em testes clínicos na fase 1.[27] Na ancilostomíase, as pesquisas são baseadas na possibilidade de desenvolver vacinas de tecnologia recombinante, atualmente empregadas com sucesso em imunização de animais em laboratório, que possam ser eficazes em humanos.[28] Recentemente foi concluída com sucesso a Fase 1 dos testes de uma vacina contra ancilostomídeos, utilizando o antígeno Na-GST-1, de *Necator americanus*. Foram vacinados 104 adultos saudáveis em Belo Horizonte e Americaninhas, Minas Gerais, sendo a vacina bem tolerada e não ocorreram eventos adversos graves.[29] Uma vacina de peptídeos sintéticos contra a teníase suína já está sendo testada, com resultados preliminares revelando uma proteção efetiva dos suínos vacinados.[30]

Quanto à amebíase, as vacinas utilizando formas nativas e recombinantes contra Gal-lectina do parasita apresentam os resultados mais promissores na proteção da doença intestinal e do abscesso hepático amebiano em testes em animais, porém, são necessários estudos de validação em humanos.[31]

Pesquisas estão avançadas na seleção de antígenos contra o *Ascaris lumbricoides* e o *Trichuris trichiura*, objetivando, no futuro, uma possível vacina tetravalente que inclua dois antígenos de ancilostomídios (Na-GST-1/Na-APR-1) e os de *Ascaris* e *Trichuris*.[32]

REFERÊNCIAS

1. Castiñeiras TMPP, Martins FSV. Infecções por helmintos e enteroprotozoários. Centro de Informação em Saúde para Viajantes-Cives, 2000-2003. Disponível em: www.cives.ufrj.br/informes/helmintos; acessado em: 6 de julho de 2015.
2. Fontes G, Oliveira KKL, Oliveira AKL, Rocha EMM. Influência do tratamento específico na prevalência de enteroparasitoses e esquistossomose mansônica em escolares do município de Barra de Santo Antônio, AL. Rev Soc Bras Med Trop. 2003; 36(5):625-8.
3. Ojha SC, Jaide C, Jinawath N, Rotjanapan P, Baral P. Geohelminths: public health significance. J Infect Dev Ctries. 2014; 8(1):5-16.
4. Feitosa G, Bandeira AC, Sampaio DP, Badaró R, Brites C. High prevalence of giardiasis and strongyloidiasis among HIV-infected patients in Bahia, Brazil. Braz J Infect Dis. 2001; 5(6):339-44.
5. Christie JD, Garcia LS. Emerging parasitic infections. Clin Lab Med. 2004; 24(3):737-72.
6. Bagi MEAE, Sammak BM, Mohamed AE, Karawi MAA, Shahed MA, Thagafi MAA. Gastrointestinal parasite infestation. Eur Radiol. 2004; 14(3):E116-31.
7. Kucik CJ, Martin GL, Sortor BV. Common intestinal parasites. Am Fam Physician. 2004; 69(5):1161-8.
8. Tandan T, Pollard AJ, Money DM, Scheifele DW. Pelvic inflammatory disease associated with Enterobius vermicularis. Arch Dis Child. 2002; 86:439-40.
9. Ponte EY, Rizzo JA, Cruz AA. Inter-relação entre asma, atopia e infecções helmínticas. J Bras Pneumol. 2007; 33(3):335-42.
10. Romagnani S. The increased prevalence of allergy and the hygiene hypothesis: missing immune deviation, reduced immune suppression, or both? Immunology. 2004; 112(3):352-63.
11. Weinstock JV, Elliott DE. Helminths and the IBD hygiene hypothesis. Inflamm Bowel Dis. 2009; 15(1):128-33.

12. Wang LJ, Cao Y, Shi HN. Helminth infections and intestinal inflammation. World J Gastroenterol. 2008; 14(33):5125-32.

13. Summers RW, Elliott DE, Urban Jr JF, Thompson R, Weinstock JV. Trichuris suis therapy in Crohn's disease. Gut. 2005; 54(1): 87-90.

14. Whary MT, Sundina N, Bravo LE, Correa P, Quinones F, Caro F et al. Intestinal helminthiasis in colombian children promotes a Th2 response to Helicobacter pylori: possible implications for gastric carcinogenesis. Cancer Epidemiol Biomarkers Prev. 2005; 14(6):1464-9.

15. Torres J, Perez GP, Ximenez C, Mufioz L, Camorlinga-Ponce M, Ramos F et al. The association of intestinal parasitosis and H. pylori infection in children and adults from a mexican community with high prevalence of parasitosis. Helicobacter. 2003; 8(3):179-85.

16. Allan JC, Wilkins PP, Tsang VC, Craig PS. Immunodiagnostic tools for taeniasis. Acta Tropica. 2003; 87(1):87-93.

17. Chiodini PL. New diagnostics in parasitology. Infect Dis Clin N Am. 2005; 19(1):267-70.

18. Haider BA, Humayun Q, Bhutta ZA. Effect of administration of antihelminthics for soil transmitted helminths during pregnancy. Cochrane Database of Systematic Reviews, Issue 2, Art. N.: CD005547. 2009; DOI: 10.1002/14651858.

19. Crompton DWT. Preventive chemotherapy in human helminthiasis: coordinated use of anthelminthic drugs in control interventions: a manual for health professionals and programme managers. Geneve: World Health Organization, 2006.

20. Fox LAM, Saravolatz LD. Nitazoxanide: a new thiazolide antiparasitic agent. Clin Infect Dis. 2005; 40(8):1173-80.

21. Portela J, Boissier J, Gourbal B, Pradines V, Collière V, Coslédan F et al. Antischistosomal activity of trioxaquines: in vivo efficacy and mechanism of action on Schistosoma mansoni. PLoS Negl Trop Dis. 2012; 6(2):e1474.

22. de Souza AL, Andreani T, de Oliveira RN, Kiill CP, dos Santos FK, Allegretti SM et al. In vitro evaluation of permeation, toxicity and effect of praziquantel-loaded solid lipid nanoparticles against Schistosoma mansoni as a strategy to improve efficacy of the schistosomiasis treatment. Int J Pharm. 2014; 463(1):31-7.

23. Amer EI, Mossallam SF, Mahrous H. Therapeutic enhancement of newly derived bacteriocin against Giardia lamblia. Exp Parasitol. 2014; 146:52-63.

24. Dwivedi KK, Prasad G, Saini S, Mahajan S, Lal S, Baveja UK. Enteric opportunistic parasites among HIV infected individuals: associated risk factors and immune status. Jap J Infect Dis. 2007; 60:76-81.

25. Hanaoka N, Higuchi K, Tanabe S, Sasaki T, Ishido K, Ae T et al. Fulminant amoebic colitis during chemotherapy for advanced gastric cancer. World J Gastroenterol. 2009; 15(27):3445-7.

26. McManus DP, Loukas A. Current status of vaccines for schistosomiasis. Clin Microbiol Rev. 2008; 21(1):225-42.

27. FioCruz [homepage na internet]. Disponível em: www.agencia.fiocruz.br; acessado em: 14 de junho de 2015.

28. Hotez PJ, Zhan B, Bethony JM, Loukas A, Williamson A, Goud GN et al. Progress in the development of a recombinant vaccine for human hookworm disease: the human hookworm vaccine initiative. Int J Parasitol. 2003; 33(11):1245-58.

29. Sabin Vaccine Institute. Human Hookworm Vaccine. Disponível em: www.sabin.org/programs/vaccine-development/human-hookworm-vaccine; acessado em: 28 de março de 2016.

30. Sciutto E, Morales J, Martínez JJ, Toledo A, Villalobos MN, Cruz-Revilla C et al. Further evaluation of the synthetic peptide vaccine S3Pvac against Taenia solium cysticercosis in pigs in an endemic town of Mexico. Parasitology. 2006; 134(1):129-33.

31. Quach J, St-Pierre J, Chadee K. The future for vaccine development against Entamoeba histolytica. Hum Vaccin Immunother. 2014; 10(6):1514-21.

32. Zhan B, Beaumier CM, Briggs N, Jones KM, Keegan BP, Bottazzi ME, Hotez PJ. Advancing a multivalent 'Pan-anthelmintic' vaccine against soil-transmitted nematode infections. Expert Rev Vaccines. 2014 Mar; 13(3):321-31.

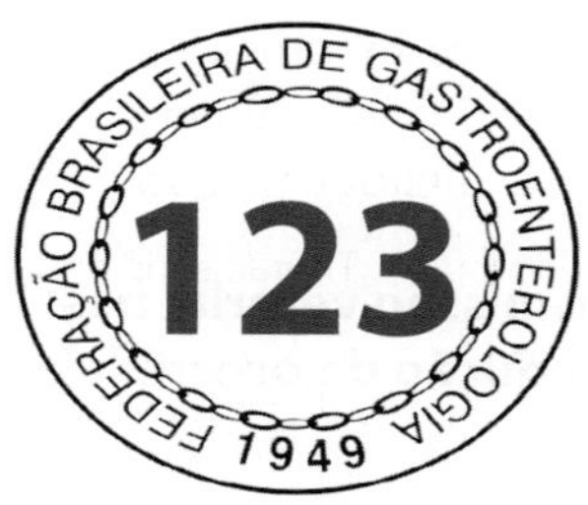

DOENÇA DE CHAGAS

Ulysses Garzella Meneghelli

INTRODUÇÃO

A doença de Chagas, produzida pela infecção pelo *Trypanosoma cruzi*, apresenta uma fase aguda que dura cerca de 30 a 60 dias e é seguida por uma longa fase crônica. Ela pode determinar grave comprometimento do coração e/ou de órgãos do tubo digestivo, principalmente do esôfago e do cólon. Na grande maioria dos casos, a doença é diagnosticada em sua fase crônica.

DA CONTAMINAÇÃO AO DIAGNÓSTICO SOROLÓGICO

O homem contamina-se com a intermediação de um inseto hematófago, vulgarmente conhecido como "barbeiro". O parasito encontra-se nas fezes do inseto transmissor, as quais são eliminadas sobre a pele do hospedeiro no ato da hematofagia. Encontrando solução de continuidade na pele ou através da conjuntiva, o parasito invade o organismo. Além da forma de transmissão vetorial da doença, descrita desde quando foi descoberta, são bem conhecidas as contaminações acidentais em laboratório, por transfusão de sangue e derivados, pelo leite materno, por transplantes de órgãos e através da placenta.[1] Recentemente, registrou-se a ocorrência de microepidemias da forma aguda da doença devidas à ingestão oral de sucos frescos de frutas (açaí, bacaba) ou de caldo de cana contendo fezes recentes do inseto transmissor ou ele próprio triturado.

A fase aguda, eventualmente, pode ser grave ou mesmo fatal, mas pode ser frustra, inaparente ou confundida com outras doenças e, frequentemente, passa despercebida. As manifestações que são descritas na fase aguda incluem febre, taquicardia não relacionada com a hipertermia, linfadenopatia, esplenomegalia e edema, às vezes de consistência elástica, linfocitose e alterações no ECG.[1] A fase crônica da doença é caracterizada pela ocorrência de manifestações digestivas e/ou cardíacas ou por ser revelável, exclusivamente, pela positividade do exame sorológico.[1] Esta última é a forma indeterminada ou latente, durante a qual, de maneira progressiva com o tempo, podem surgir as principais e mais comuns expressões da doença.[2] A predominância de manifestações do comprometimento cardíaco (arritmias, distúrbios da condução do impulso nervoso, cardiomegalia, insuficiência cardíaca, morte súbita) ou do tubo digestivo (disfagia e megaesôfago, constipação intestinal e megacólon) constitui a base para o reconhecimento das formas cardíaca[3] e digestiva[4] da doença. Este capítulo será restrito às manifestações digestivas da doença. A identificação da dilatação das vísceras digestivas é dada pelos respectivos exames radiológicos (Figura 123.1).

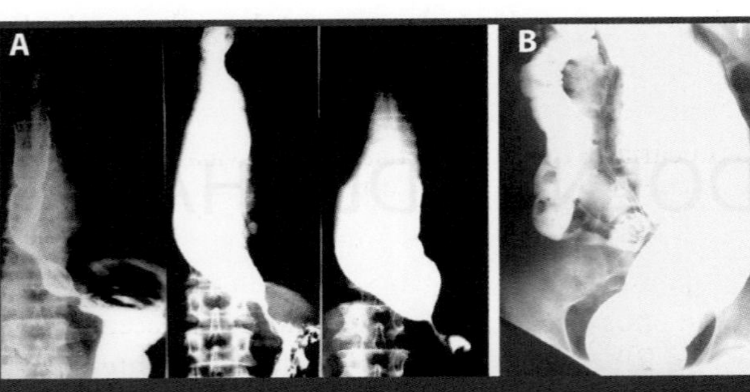

Figura 123.1 – Radiografias contrastadas de esôfago (A) e de cólon (B) de pacientes chagásicos. No esôfago podem ser vistas imagens revelando contrações síncronas em diferentes alturas do órgão e sua dilatação (megaesôfago). O cólon apresenta-se consideravelmente dilatado (megacólon).

Pode ocorrer que, além de dilatados, tanto o esôfago quanto os cólons se alonguem, constituindo o dolicomegaesôfago e o dolicomegacólon, respectivamente. É menor a ocorrência de manifestações megálicas em outros segmentos do tubo digestivo, como o megaduodeno, o megajejuno e o megaíleo. A prevalência da esofagopatia, calculada a partir de sete estudos epidemiológicos, é, em média, de 8,8% dos pacientes chagásicos, sendo 5,8% com a forma anectásica e 3% com a forma ectásica; a associação entre esofagopatia e megacólon é de 42%.[5]

O diagnóstico etiológico pode ser feito pela demonstração do parasito no sangue ou em outros tecidos orgânicos, ou por meio de um dos seguintes testes sorológicos: imunofluorescência indireta, hemaglutinação indireta e imunoenzimático (ELISA).[5]

Segundo o Consenso Brasileiro em Doença de Chagas publicado em 2005, a tradicional reação de Guerreiro e Machado (reação de fixação de complemento), por não satisfazer os padrões atualmente exigidos, dada sua baixa sensibilidade e baixa reprodutibilidade, deve ser abandonada.[6] Além da importância nos estudos epidemiológicos e clínicos, esse fato deve ser muito considerado, particularmente na detecção de doadores de sangue contaminados e no diagnóstico da doença em grávidas. O teste de hemaglutinação indireta e, principalmente, o de imunofluorescência e o de ELISA são os mais recomendados.

RECENTES MUDANÇAS NOS CONHECIMENTOS SOBRE A DOENÇA

Ao longo do século XX, foram identificados milhares de casos de megaesôfago e megacólon, particularmente nas zonas rurais de regiões centrais do Brasil, embora a doença tenha sido registrada em grande parte do território nacional. Recentemente, entretanto, surgiram algumas importantes modificações nos conhecimentos sobre a doença, principalmente em sua epidemiologia, que serão detalhadas a seguir.

A interrupção da transmissão vetorial nas áreas endêmicas e a redução da ocorrência dos "megas" digestivos

Desde meados do século XX foram desenvolvidos efetivos programas de erradicação do inseto transmissor por meio de inseticidas, o que, ao lado de melhoria nas condições da vida rural em muitas áreas do país, da migração de populações rurais para as cidades e do controle dos doadores nos bancos de sangue conseguiu-se reduzir efetivamente a ocorrência da doença. Resultado da política sanitária bem-sucedida, em 2006, a OPAS certificou a eliminação da transmissão da doença pelo *Triatoma infestans* (barbeiro) no Brasil.[7] Dias[8] referiu que a prevalência da sorologia para a doença de Chagas na população brasileira em geral, entre 1981 e 1985, era de 4,5%, mas entre 1993 e 1995, em jovens de 7 a 14 anos de idade, essa prevalência reduziu-se para 0,2%. Com a finalidade de verificar se, como consequência da redução da transmissão vetorial da doença, teria ocorrido uma queda na prevalência do megaesôfago e do megacólon chagásicos, foram feitos dois levantamentos dos casos dessas "patias" que se internaram no Hospital das Clínicas da Faculdade de Medicina de Ribeirão Preto, seja para tratamento ou para realizar exames funcionais, em dois períodos sucessivos no último quartil do século XX: um deles de 1979 a 1990[9] e outro de 1991 a 2000[10] (Tabela 123.1). No primeiro, em um universo de 496 casos foram registrados 279 de megaesôfago (isolado ou em associação com megacólon e/ou com a cardiopatia chagásica), perfazendo 23,3 casos/ano, e 346 de megacólon (isolado ou em associação ao megaesôfago ou com a cardiopatia chagásica) ou, em média, 34,6 casos/ano. No segundo, o número de casos com megaesôfago reduziu-se para 114 (11,4 casos/ano) e o de megacólon para 113 (11,3 casos/ano). Portanto, entre um e outro estudo ocorreu uma redução do número de internações de 48,9% para o grupo com megaesôfago e de 32,7% para o grupo com megacólon. É bem provável que outros fatores tenham sido responsáveis por essa redução, mas é admissível que o efetivo declínio da ocorrência da transmissão da doença também deve ser considerado. Reconhece-se, entretanto, que novos casos da doença não deixaram de existir no país, e, por isso, naquelas áreas onde a doença era endêmica, ou seja, nos estados (definidos por suas respectivas siglas), de AL, BA, CE, GO, MA, MG, MS, MT, PB, PE, PI, RN, RS, SE, SP e TO, além do DF, as atenções agora dirigem-se ao ressurgimento de transmissores vetoriais e ao tratamento dos portadores crônicos (cerca de 2 a 3 milhões de casos no Brasil). Mais recentemente, Dias indicou que a redução da ocorrência da doença é, também, dada por: desaparecimento dos casos agudos, progressivo decréscimo da sorologia positiva anti-*T. cruzi* na população de baixa idade e pela redução da infecção em mulheres férteis e em doadores de sangue.[8]

A principal forma de transmissão na atualidade

Segundo o Consenso Brasileiro em Doença de Chagas (2005), no atual estágio de controle vetorial e transfusional, a transmissão vertical passa a ser o principal mecanismo de transmissão do *T. cruzi* no Brasil,[6] ou seja, a transmissão congênita.

Nova área de risco e com particularidades

A Amazônia Legal (AC, AM, AP, RO, RR, PA, partes de TO, MA e MT), antes excluída da área de risco para a doença de Chagas, está presentemente recebendo atenções epidemiológicas especiais. Como nessa área não há colonização domiciliar do vetor, a transmissão da doença tem algumas particularidades: transmissão oral, transmissão vetorial extradomiciliar e domiciliar ou peridomiciliar sem colonização do vetor.[6] As atenções, então, são voltadas à detecção precoce de casos agudos e de surtos, ao reconhecimento e combate de agentes transmissores ali existentes e, também, à contaminação de alimentos, pois grande parte dos casos observados foram infectados por via oral.[8]

Geriatrização

Verifica-se também na Tabela 123.1[9-14] que nos estudos efetuados em Ribeirão Preto, em comparação aos de autores de épocas anteriores, também em áreas endêmicas, quando ainda não se tinham desenvolvidos efetivos programas de erradicação do inseto transmissor, em que as condições da vida rural ainda eram muito precárias e quando apenas se iniciava a migração das populações rurais para as cidades, assistiu-se a uma inversão do predomínio nos grupos etários dos pacientes. Enquanto nos mais antigos predominavam pacientes com menos de 30 anos de idade, nos mais recentes, feitos em Ribeirão Preto, a maioria dos pacientes, tanto com megaesôfago como com megacólon, estava com 60 anos de idade ou mais. Além disso, no levantamento feito em 1991 em que foram identificados 496 casos de megaesôfago e/ou megacólon, nenhum deles tinha menos de 20 anos de idade e, ao longo do período de estudo (1979 a 1990), houve aumento progressivo da mediana das idades dos pacientes.[10] Em estudo semelhante, abrangendo pacientes observados de janeiro de 1998 a dezembro de 2010, Souza et al.[15] observaram que a maioria (85,5%) de 939 pacientes do Brasil central com megaesôfago e sorologia positiva tinha idade superior a 40 anos, enquanto uma minoria (4,2%) tinha menos de 31 anos de idade; comparativamente aos dados de 1975, 1994 e 1995, do mesmo grupo de investigadores, houve um deslocamento da curva etária para idades mais avançadas. Evidencia-se, pois, nas últimas décadas, uma mudança no perfil etário dos chagásicos com predomínio em etapas tardias da vida, caracterizando um contingente remanescente de pacientes com megaesôfago e/ou megacólon, acompanhado de baixa ocorrência nos grupos etários mais jovens, agora mais protegidos da infecção, revelada pela baixa ocorrência de "megas".[9,10] A atual proteção que os jovens têm constitui forte evidência da redução da ocorrência da doença de Chagas. Por outro lado, a geriatrização significa que, atualmente, a maioria dos

Tabela 123.1 – Ocorrência do megaesôfago e do megacólon chagásicos em zonas endêmicas da doença, segundo levantamentos efetuados em diferentes épocas no decorrer do século XX

Diagnóstico	Ano	N.	Idade no diagnóstico (%)		Autores
			< 30 anos	> 60 anos	
Megaesôfago	1939	626	51,3	1,7	Etzel[11]
	1968	780	62,9	7,7	Rezende[12]
	1991	279	2,5	28	Meneghelli et al.[9]
	2001	114	5,3	59,7	Meneghelli et al.[10]
Megacólon	1950	116	31	3,5	Freitas[13]
	1976	622	17,3	10,8	Rezende[14]
	1991	346	1,7	33,5	Meneghelli et al.[9]
	2001	113	2,6	70,8	Meneghelli et al.[10]

Fonte: Meneghelli e Rodrigues, 2001.[10]

pacientes chagásicos com "megas" digestivos que se apresenta ao médico, além dos problemas inerentes à doença parasitária, acumula, também, aquelas comuns do envelhecimento, ou seja, doenças geriátricas que deverão ser muito consideradas, particularmente se cirurgia for indicada. Alves et al.[16], em 2009, estudando 90 pacientes chagásicos com mais de 60 anos de idade verificaram que as 10 comorbidades mais frequentes foram: hipertensão arterial sistêmica (56,7%), osteoporose (23,5%), osteoartrite (21,1%), dislipidemia (20,0%), doença cardíaca isquêmica (10%), diabete melito (10%), dispepsia (10%), insuficiência cardíaca (7,78%), hipotireoidismo (7,78%) e depressão (6,7%). Certamente, a doença associada tende a agravar o quadro clínico geral do chagásico idoso e é indispensável que seja levada em conta pelo médico.

Globalização

Nas últimas décadas, o movimento migratório de expressivos contingentes populacionais dos países latino-americanos, onde a doença é (ou foi) endêmica, para áreas não endêmicas, levou consigo a infecção pelo *T. cruzi*. Atualmente, as melhores estimativas indicam que nos Estados Unidos o número de pessoas contaminadas seja superior a 300 mil; na Europa esse número alcança 80 mil e cerca de 10 mil em outros países como Austrália, Canadá e Japão.[17] Assim, a doença de Chagas, curiosamente, enquanto se extingue no Brasil, torna-se uma doença emergente nas áreas não endêmicas, possibilitando a transmissão para nativos locais por meio de doadores de sangue, doadores de órgãos para transplantes e grávidas para os filhos que estão gerando. Assim, a doença torna-se preocupante para todo o mundo.

Reagudização

Tem sido observado que pacientes com a fase crônica da doença de Chagas e que venham a apresentar imunodepressão por infecção (aids) ou pela ação de drogas imunodepressoras (em doenças hematológicas, transplantes de órgãos etc.) podem desenvolver uma reativação da infecção pelo *T. cruzi*, a qual pode ser grave, principalmente por causa de meningoencefalite e/ou miocardite agudas. Esse fato levou Prata[1] a considerar esta como uma terceira fase da doença: a fase de reativação, além da aguda e da crônica.

PATOGÊNESE: A LESÃO FUNDAMENTAL E SUAS CONSEQUÊNCIAS

Os achados histopatológicos nas paredes do tubo digestivo de pacientes com a moléstia de Chagas, em sua fase crônica, incluem:

- redução ou até completo desaparecimento dos neurônios do plexo nervoso intramural, o sistema nervoso entérico (SNE);
- redução da densidade das células de Cajal (megacólon);
- processo inflamatório linfomono-histiocitário;
- presença do parasito nas paredes dos órgãos digestivos.[18]
- hipertrofia e hiperplasia da camada muscular.

Nesse quadro histopatológico, está o elemento básico da patogênese do comprometimento do tubo digestivo pela moléstia de Chagas: a desnervação da complexa rede de neurônios intramurais, que se dispõe desde o esôfago até o reto: o SNE. Essa desnervação estabelece-se desde a fase aguda da doença e costuma ser generalizada em sua distribuição, mas não necessariamente homogênea em sua intensidade nos diferentes órgãos comprometidos, e pode atingir mais de 90% dos neurônios nas vísceras dilatadas.[19]

É necessário lembrar que o SNE participa da regulação da atividade motora do tubo digestivo, realizando fenômenos reflexos e ações integradas de diferentes tipos, adequadas às funções específicas do esôfago, do estômago, do intestino delgado, do intestino grosso e da vesícula biliar. Tendo sofrido lesão em seu SNE, duas consequências são previstas para o órgão digestivo atingido pela moléstia de Chagas: suas atividades motoras estarão desorganizadas e seu tratamento, seja clínico ou cirúrgico, será tão somente sintomático.

As disfunções podem se manifestar por sintomas bem definidos, como a disfagia ou a constipação, traduzindo, respectivamente, dificuldade de trânsito através do esôfago e do intestino grosso. Todavia, podem ser assintomáticas, sendo reveláveis apenas por meio de testes funcionais especiais. As disfunções motoras do órgão comprometido constituem a etapa inicial do processo patogênico que leva ao estabelecimento das dilatações ou "megas".

Considerando que a desnervação intramural ocorre de forma não sistematizada em sua intensidade, nem sempre ocorre a manifestação megálica ou sintomática em dois ou mais segmentos do tubo digestivo. Também não há, regularmente, uma inexorável evolução das formas anectásicas da doença para as formas megálicas. Admite-se que a dilatação ocorra quando, além da intensa desnervação, outros fenômenos atuam, por exemplo, a presença de material sólido no segmento desnervado.[19] Por outro lado, em seu demorado processo de evolução, a desnervação causada pela doença pode somar-se à natural desnervação do SNE imposta pelo envelhecimento. Dessa forma, não é estranho que um paciente possa iniciar uma manifestação do envolvimento de seu tubo digestivo pela moléstia de Chagas ao atingir idade avançada, muitos anos depois de ter sido contaminado.

A desnervação inicia-se na fase aguda da doença e prolonga-se durante a fase crônica. O mecanismo pelo qual a infecção pelo *T. cruzi* produz a desnervação do SNE ainda não é plenamente conhecido, mas admite-se a participação da imunidade celular[5] e a persistência do parasito no organismo ao longo dos anos atuando como indutoras do processo inflamatório crônico e da destruição de neurônios.[18] A sequência de eventos que levam à dilatação das vísceras ocas está resumida no Quadro 123.1.

Quadro 123.1 – Eventos que levam à formação dos "megas" digestivos chagásicos

Presença do parasito nas fibras musculares do órgão (a carga parasitária é maior na fase aguda)
↓
Processo inflamatório próximo dos neurônios do SNE (células K, linfócitos citotóxicos, macrófagos)
↓
Desnervação intramural (SNE)
↓
Distúrbios motores (esfíncteres e propulsão)
↓
Estase do conteúdo (alimentos, fezes)
↓
Distensão das fibras musculares → hipertrofia e hiperplasia musculares
↓
"Mega"

ESOFAGOPATIA

Clínica e diagnóstico

A suspeita de comprometimento do esôfago surge com a queixa de disfagia. Em geral, trata-se de pessoa procedente de zona rural ou de pequenos povoados de áreas onde a doença de Chagas é ou foi endêmica. Na atualidade, quase invariavelmente, são indivíduos acima de 30 ou 40 anos, remanescentes da época em que ainda ocorria a transmissão vetorial da doença.

A duração da disfagia é, em geral, contada em anos ou muitos meses, diferentemente do que ocorre com as neoplasias do esôfago, por exemplo. A instalação do sintoma é gradual ou intermitente e precede a dilatação do órgão. Em geral, são os alimentos secos e frios que primeiro provocam a dificuldade para engolir, exigindo a ingestão de goles de água para que a deglutição se complete. Dependendo do estado emocional do paciente, a disfagia poderá incomodá-lo mais ou menos. A intensidade do sintoma pode progredir, a ponto de até os líquidos serem ingeridos com dificuldade, ou manter-se mais ou menos estável durante muitos anos. Ilustrando essa afirmativa, um grupo de pacientes chagásicos com disfagia e discreta dilatação do órgão mostrou mínima evolução para piora do sintoma e dos quadros radiológico e manométrico da doença em um período de até 14 anos (média de 7 anos).[20] Quando a doença evolui para a formação de megaesôfago, a disfagia pode ser minimizada, visto o esôfago se transformar de órgão de transporte em órgão de retenção. A dor à deglutição (odinofagia), o soluço e a regurgitação são sintomas que podem acompanhar ou, eventualmente, preceder a disfagia. Não raramente, observam-se dilatação das parótidas e hipersalivação.

O exame radiológico é indispensável para a confirmação do diagnóstico e para afastar outras doenças esofágicas que se manifestam por sintomas semelhantes. Ele evidencia o retardo no esvaziamento, a incoordenação motora, revelada pela presença de ondas terciárias (síncronas), e a dilatação do órgão (Figura 123.1).

O estudo radiológico também é base para classificações do estádio da esofagopatia chagásica, úteis para indicações de terapêutica, para comparações entre pacientes e para a avaliação da evolução da doença em um mesmo paciente. Rezende[5] refere que há três classificações vigentes da esofagopatia chagásica: a de Mascarenhas et al. (1958) que a classifica em graus (I a IV), a dele própria (1960) que distingue quatro grupos (I a IV) e a de Pinotti (1991) que reconhece o megaesôfago incipiente, o não avançado e o avançado. Há algumas correspondências entre essas classificações: a esofagopatia de grau I corresponde à do grupo I e ao "megaesôfago" incipiente; o mesmo se diz do megaesôfago grau IV, do grupo IV e do avançado; igualmente, os megaesôfagos de graus II e III, ou dos grupos II e III, correspondem ao estádio não avançado.

A manometria do esôfago não é essencial para o diagnóstico, mas o aprimora pela detecção das falhas totais ou parciais da abertura da cárdia durante a deglutição, pela medida da pressão basal do esfíncter inferior do esôfago, em geral normal ou baixa, e pelo registro de ondas não peristálticas no corpo do órgão. As características manométricas fundamentais da esofagopatia chagásica são mostradas na Figura 123.2.

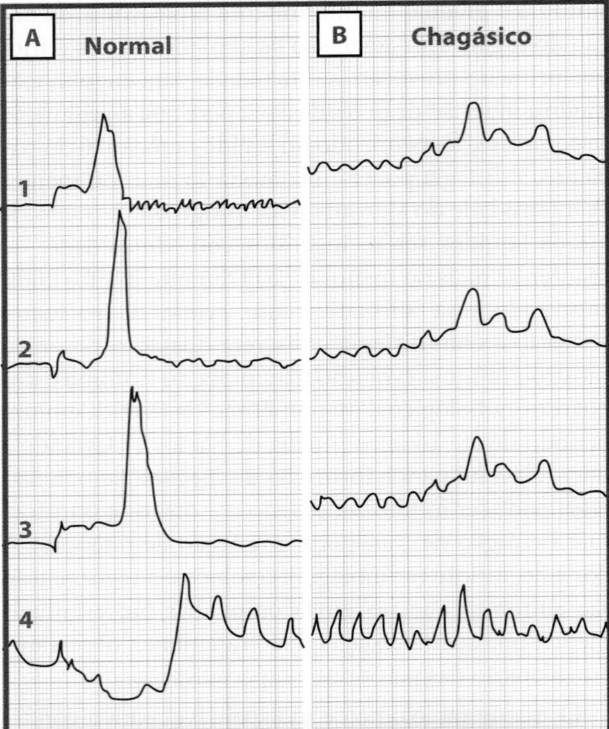

Figura 123.2 – Registros comparativos da atividade motora do esôfago de pessoa normal (A) e de paciente com esofagopatia chagásica (B), após deglutição de 5 mL de água. Os traçados são registros de ondas de pressão obtidas em sondas posicionadas em três diferentes alturas do corpo do órgão (as três superiores) e uma em seu esfíncter inferior (traçado inferior). Na pessoa normal, verificam-se o assincronismo das ondas de pressão no corpo, indicativo de peristalse, e a queda de pressão na sonda inferior, indicando abertura do esfíncter. No paciente com esofagopatia chagásica, observa-se sincronismo das ondas no corpo do esôfago, significando perda do peristaltismo e manutenção da pressão registrada na sonda inferior e denunciando falha de abertura (acalasia).

O quadro manométrico da esofagopatia chagásica é muito semelhante ao da acalásia idiopática. Esta última possibilidade é sugerida pela negatividade de reações sorológicas para a moléstia de Chagas, pela ausência de outras manifestações dessa doença (cardíacas, megacólon) e, em muitos casos, pela presença de pressões esfincterianas elevadas.

O exame endoscópico é considerado indispensável na complementação diagnóstica da esofagopatia chagásica, a fim de avaliar o estado da mucosa do esôfago, com vistas ao tratamento cirúrgico ou por dilatação, e para a detecção do carcinoma do esôfago, cuja incidência no megaesôfago é, em média, de 2,3%.[5] Serve, ainda, como auxiliar no diagnóstico diferencial com as esofagopatias de caráter estrutural.

TRATAMENTO

Modalidades e indicações

Quando os sintomas são bem tolerados, podem ser adotadas medidas exclusivamente clínicas. Essa opção pode ser consolidada se o paciente for idoso ou apresentar riscos para medidas terapêuticas agressivas. Deve-se levar em conta que a evolução do megaesôfago incipiente para graus mais avançados da doença pode ser extremamente lenta, ou mesmo não ocorrer. Isso permite seguimento por longo tempo, de forma que a decisão para uma medida terapêutica mais agressiva, como a dilatação ou a cirurgia, possa ser tomada sem açodamento, refletida e desejada pelo paciente, que sempre deve estar ciente das limitações e dos efeitos indesejáveis que podem suceder. As medidas terapêuticas de caráter clínico são aplicáveis a pacientes com esofagopatia até o grupo II, a pacientes com megaesôfagos mais avançados, enquanto aguardam terapêutica cirúrgica, e a pacientes sintomáticos já submetidos a outras formas de tratamento.

Por outro lado, a disfagia e a odinofagia podem representar intenso sofrimento para o paciente, exigindo medidas que efetivamente facilitem a passagem dos alimentos para o estômago. Para esses casos, dois tipos de procedimentos terapêuticos são preconizados: a dilatação ou a intervenção cirúrgica sobre a cárdia. A dilatação pode ser indicada para os megaesôfagos dos grupos I, II e III como opção primária, como uma alternativa para pacientes aos quais o procedimento cirúrgico ofereça riscos (cardíacos, idosos etc.) ou como medida preliminar, a fim de facilitar a passagem da sonda de nutrição enteral com a finalidade de renutrir os pacientes, com vistas a procedimento cirúrgico subsequente. Incluem-se, entre as contraindicações para a dilatação, a presença de divertículos esofágicos, aneurisma aórtico junto à cárdia, hérnia hiatal e perfuração esofágica prévia. Para os grandes megaesôfagos e dolicomegaesôfagos, pode ser indicada a esofagectomia. Como regra, recomenda-se que sempre deve ser procurada a alternativa que ofereça baixos índices de morbidade e de mortalidade, efetiva e prolongada remissão da disfagia e melhor qualidade de vida para o paciente.

Tratamento clínico

Inicialmente, o paciente deve ser esclarecido e tranquilizado quanto à natureza, à evolução, ao prognóstico e às possibilidades terapêuticas de sua doença. Como a tensão emocional agrava a disfagia, ansiolíticos podem ser prescritos. Muitos pacientes apresentam-se com muita ansiedade por temerem a presença da cardiopatia chagásica e, por isso, sempre deverão ser orientados e tranquilizados a esse respeito.

O paciente deve ser instruído a comer devagar, ingerir preferencialmente alimentos pastosos ou líquidos e, no caso dos sólidos, mastigá-los bem; a ingestão de sólidos mal triturados pode até provocar obstrução aguda do esôfago. Torna-se, pois, conveniente uma boa dentadura, natural ou artificial. Substâncias irritantes da mucosa, particularmente pimentas e álcool, devem ser evitadas. A última ingestão do dia deve ocorrer pelo menos duas horas antes de o paciente se deitar, uma vez que a posição supina facilita a regurgitação, com possibilidade de aspiração para as vias aéreas.

O dinitrato de isossorbitol, que provoca redução na pressão do esfíncter inferior do esôfago por cerca de 60 minutos, aplicado na dose de 5 mg por via sublingual, cinco minutos antes da refeição, mostra-se eficaz no controle da disfagia.[21] Essa droga tem a cefaleia como efeito colateral importante; nessa circunstância, o emprego de metade da dose pode ser satisfatório. A experiência atual com a terapêutica com o dinitrato de isossorbitol na esofagopatia chagásica limita-se à sua aplicação por apenas algumas semanas ou poucos meses, desconhecendo-se seu efeito em longo prazo.

O tratamento com a toxina botulínica pode ser entendido como de caráter clínico. Essa substância atua bloqueando a liberação pré-sináptica da acetilcolina. Consiste na injeção intraesfincteriana de 100 U da toxina em cada um dos quatro quadrantes do esfíncter inferior do esôfago, por meio de endoscopia. O procedimento é simples, sem maiores riscos e contraindicações, e mostra-se clinicamente efetivo.[22] Apesar disso, apresenta como desvantagem o fato de a melhora sintomática ter curta duração, necessitando de repetidas aplicações. Por enquanto, a aplicação da toxina botulínica deve ser reservada a casos selecionados, particularmente quando o esôfago ainda não está dilatado.

Tratamento por dilatação

A finalidade do método é franquear a junção esofagogástrica ao alimento ingerido mediante a dilatação do esfíncter inferior do esôfago por meio de sondas especiais dotadas de balão que, posicionado na transição esofagogástrica, possa ser distendido com ar (balões pneumáticos) ou água (balões hidrostáticos), sob controle endoscópico e com monitoração das pressões no interior do sistema. A dilatação com balões pneumáticos modernos, tipo Rigiflex®, por exemplo, é a mais utilizada em nosso meio, fazendo-se o procedimento em ambulatório. A principal indicação da dilatação é dirigida para o megaesôfago grau I ou, no máximo, II. Como alternativa ao tratamento cirúrgico, tem sido utilizada para megaesôfago de grávidas, idosos, pacientes com comorbidades de risco e como ponte para o tratamento cirúrgico, para melhorar o aporte de nutrientes à zona de absorção em pacientes desnutridos. Tem indicação, também, para os casos em que tenha ocorrido retorno da disfagia após cardiomiotomia prévia, desde que seja afastada a presença de estenose do esôfago por doença do refluxo.[23]

Com respeito à disfagia, os resultados imediatos são bons. Em pacientes acompanhados por alguns anos, após uma ou mais dilatações, registra-se melhora clínica em 45% dos casos,[5] e há estudo que mostra que a dilatação tem resultados comparáveis aos da cardiomiotomia com fundoplicatura.[24] As complicações imediatas são a ruptura do esôfago distal, que ocorre em cerca de 2 a 5% dos casos,[5] e a perfuração do esôfago pela própria sonda. Uma complicação em longo prazo decorre da ruptura de uma das barreiras que impedem o refluxo gastroesofágico, determinando esofagite de refluxo. É particularmente importante considerar que o paciente não apresente peristalse efetiva para depurar o esôfago distal do ácido refluído. Apesar dos bons resultados apregoados da dilatação, atualmente, há franca tendência à opção cirúrgica no tratamento do megaesôfago chagásico.

Tratamento cirúrgico

A terapêutica cirúrgica do megaesôfago visa suprimir a disfagia, de maneira duradoura, com mínimos índices de morbidade e de mortalidade.

Três tipos de intervenções cirúrgicas são utilizáveis para o tratamento do megaesôfago:

1. cardiomiotomias associadas a procedimento antirrefluxo;
2. cardioplastias;
3. ressecções.

Podem ser realizadas por via aberta ou por laparoscopia. Dentro desses tipos de operações, há uma multiplicidade de métodos cirúrgicos. A escolha do tipo de operação a ser empregado depende do preparo do cirurgião, da avaliação das condições clínicas de cada paciente, do estádio de evolução do megaesôfago, da presença de doenças associadas e do insucesso de operações prévias. Infelizmente, poucas são as publicações a respeito dos resultados tardios dos diferentes métodos cirúrgicos que têm sido empregados. Mais informações e o detalhamento técnico dos vários procedimentos podem ser encontrados nas publicações de Cecconello et al.[25] e de Rezende e Moreira.[5]

Cardiomiotomia associada à esofagofundogastroplicatura

Consiste na secção da musculatura do esôfago terminal e na construção de um sistema antirrefluxo gastroesofágico. Tem indicação para o megaesôfago de graus ou grupos I e II, incipiente ou não avançado, e até mesmo para o megaesôfago não avançado, grau ou grupo III.

Técnica muito difundida, bem-aceita, em voga há mais de 30 anos, é a cardiomiotomia com esofagofundoplicatura, introduzida por Pinotti et al. em 1974. A análise de 301 pacientes, operados por essa técnica, constatou ausência de disfagia e de refluxo em 86%, disfagia ocasional em 11,3% e disfagia persistente ou pirose em 2,6%; 95% dos pacientes haviam ganhado peso.[25] Além dos bons resultados, o baixo índice de intercorrências operatórias e de complicações pós-operatórias imediatas e mortalidade quase nula recomendam esse método cirúrgico.

Cardioplastias

As cardioplastias, particularmente por causa dos baixos índices de complicações pós-operatórias, representam uma alternativa à ressecção esofágica no tratamento do megaesôfago avançado ou quando outras técnicas falharam. A operação de Thal-Hatafuku, que inclui um procedimento antirrefluxo na operação de Thal, tem sido preferida. Embora considerada uma técnica que traz bons resultados terapêuticos, em avaliação feita em média aproximada de cinco anos após a cirurgia, mostrou-se que apenas 25% dos pacientes permaneciam assintomáticos e com índices elevados de disfagia, pirose, regurgitação/vômitos e dor retroesternal.[26]

Outra técnica procura resolver a disfagia com a cardioplastia à Gröndahl e redução da acidez gástrica mediante uma gastrectomia distal com reconstrução do trânsito em Y-de-Roux para evitar o refluxo biliopancreático. São referidos resultados muito bons com essa operação.[27] Por outro lado, essa técnica tem sido criticada em razão de mutilar o estômago, que não é a causa da disfagia, deixando o esôfago, eventualmente, com ectasia grau IV e estase alimentar.

Ressecções

No megaesôfago avançado (grau ou grupo IV), quando o órgão está transformado em um grande saco atônico, está indicada sua remoção subtotal ou parcial. Também é indicada no megaesôfago em que há associação com carcinoma e em pacientes em que a operação anterior sobre a cárdia tenha fracassado.

Para evitar a toracotomia para a remoção do esôfago, Pinotti, em 1977, desenvolveu a técnica da esofagectomia subtotal, via cervicoabdominal, com esofagogastroplastia cervical.[25] Nesse tipo de cirurgia, foram registrados: mortalidade de 3,1%, fístula da anastomose em 9,2%, derrame pleural em 19,7% e broncopneumonia em 8% dos operados. O seguimento de longo prazo (3 a 24 anos, média de 7 anos) mostrou a presença de regurgitação em 36,2%, disfagia leve (por subestenose da anastomose, tratadas por dilatação endoscópica) em 6,1%, pirose em 47%, esofagite em 68,7%, epitélio de Barrett no coto esofágico em 27,7% e recuperação ponderal em 79,5% dos pacientes. Apesar de todas essas complicações, é considerada menos agressiva do que as cirurgias que envolvem toracotomia e, além de resolver o problema da disfagia, melhora o estado nutricional do paciente.[25]

COLOPATIA

Clínica e diagnóstico

Embora todo o intestino grosso sofra o processo de desnervação de maneira mais ou menos homogênea, a dilatação acontece, na grande maioria dos casos, no reto e no sigmoide. Além de dilatar o segmento intestinal, pode se alongar (dolicomegacólon). O megacólon pode ser definido quando o retossigmoide mostra diâmetro maior do que 6 cm em radiografia padrão anteroposterior,[5] mas comumente é a simples avaliação da imagem do órgão feita por radiologista experiente que dá o diagnóstico. O sintoma principal é a constipação intestinal crônica. Estabelecida lentamente, ela pode chegar a um ponto em que o número de dias em que o paciente fica sem evacuar permanece mais ou menos estacionário. Entretanto, em outros casos, a constipação intestinal, ao longo dos anos, vai se tornando progressivamente mais persistente e mais rebelde às medidas evacuatórias. Não é raro o paciente passar várias semanas e, por incrível que pareça, até meses sem evacuar, existindo possibilidade de evacuação somente com auxílio de laxantes e lavagens intestinais.

A constipação intestinal é acompanhada, frequentemente, de meteorismo. À inspeção, o abdome pode se mostrar assimétrico em consequência de abaulamento provocado pelo cólon dilatado e desenhado em alto relevo na parede abdominal, muitas vezes com lento movimento visível. A comprovação radiográfica da ectasia de alças cólicas, mais frequentemente do sigmoide e/ou do reto, e a positividade de exames sorológicos para a doença de Chagas concluem o diagnóstico (ver Figura 123.1).

O megacólon chagásico pode ter as seguintes complicações: fecaloma, volvo do sigmoide, colite isquêmica e perfuração. O fecaloma caracteriza-se por constipação crônica, com evidências clínicas de obstrução. Pode ser detectada massa abdominal palpável com o sinal de Gersuny. A massa fecal compactada pode ou não ser perceptível pelo toque retal, dependendo da altura em que se forma. A radiografia simples do abdome pode mostrar aspecto mosqueado característico. O volvo é a torção da alça sigmoide. Caracteriza-se pelo quadro de obstrução intestinal, parada de eliminação de gases, dor em cólica, distensão abdominal localizada e o aspecto típico de alça sigmoide distendida e fechada em suas extremidades, em forma de chouriço, observada em chapas radiográficas. Se houver necrose, a dor em cólica transforma-se em contínua, surgem sinais de peritonismo, a distensão passa a ser simétrica e deteriora-se o estado geral do paciente. A colite isquêmica manifesta-se por evacuações diarreicas, habitualmente sanguinolentas, dor abdominal, queda do estado geral e hipoproteinemia. A perfuração ocorre em úlcera de estase fecal ou por ruptura de alça torcida. O quadro é de peritonite fecal generalizada e toxemia grave.

O diagnóstico diferencial do megacólon deve ser feito com hipotireoidismo, diabete melito, hiperparatireoidismo, doença de Parkinson, esclerose múltipla e lesões de medula espinal.

TRATAMENTO

Há uma tendência a considerar que o megacólon comporta apenas o tratamento cirúrgico. Entretanto, a verificação de que cerca de 25% dos pacientes mantêm frequência de evacuações que se situa dentro da normalidade[5] indica que esse contingente é composto por pacientes que zelam pelo seu funcionamento intestinal e que, por isso, o tratamento clínico pode ser efetivo.

Tratamento clínico

Está indicado enquanto o paciente responde favoravelmente às medidas adotadas. Apesar de, nas últimas décadas, milhares de pacientes com megacólon chagásico terem sido operados utilizando-se das mais variadas técnicas, não há estudo comparativo entre os resultados do tratamento cirúrgico e os de um tratamento clínico bem orientado. A decisão de adotar uma conduta clínica tem sido ditada pela experiência obtida com a observação não sistematizada de muitos casos e por certas verificações objetivas. Cunha-Melo, cirurgião de larga experiência, refere que: "Os pacientes portadores de megacólon chagásico na sua maioria convivem com a afecção sem necessidade de cirurgia".[28] Deve ser levado em conta que a constipação intestinal é de instalação lenta ou permanece estabilizada por muitos anos.

A partir dessas considerações, e sabendo que o tratamento cirúrgico não é totalmente satisfatório nem isento de riscos, conclui-se que é de bom senso, inicialmente, introduzir o tratamento clínico para o megacólon chagásico, mesmo que tenha ocorrido fecaloma, devendo-se seguir o paciente periodicamente, por tempo indeterminado. A indicação cirúrgica, se necessária, será feita no momento mais adequado.

Considerando as dificuldades que os pacientes das camadas mais pobres da população brasileira têm para se beneficiar dos serviços públicos de saúde e que a maioria dos pacientes com megacólon vive muito longe de hospitais preparados para realizar a operação necessária, é preciso que os médicos das pequenas cidades das regiões endêmicas saibam que pode ser feito um tratamento clínico para a doença, pelo menos por algum tempo. O tratamento clínico também está indicado para os pacientes com alto risco para procedimentos cirúrgicos ou anestésicos, e também deve ser dado aos pacientes já operados. Admite-se que as medidas tomadas para o tratamento da constipação poderiam ter a vantagem de prevenir a dilatação do cólon no paciente chagásico. Isso nunca foi provado, mas não é destituído de lógica.

O princípio do tratamento clínico é procurar manter a frequente emissão de fezes para evitar a formação de bolo fecal endurecido no intestino terminal. Com esse objetivo, são usados laxantes ou lavagens intestinais e adotadas medidas higienodietéticas e comportamentais.[29]

É justificável que, ao prescrever o uso de laxativos para o paciente com megacólon chagásico, se tenha em mente os respectivos mecanismos de ação e seus efeitos colaterais, considerando que atuarão em órgão com acentuada desnervação, que seu uso será prolongado ou repetitivo e que é frequente a concomitância de doença esofágica. Como regra, o paciente sob tratamento laxativo deve ser orientado ao uso da menor dose efetiva e na menor frequência possível de tomadas.

Os laxativos formadores de bolo fecal são polímeros de polissacarídeos vegetais (p. ex., fibras ou farelo de trigo), ou produtos sintéticos não degradáveis no trato digestivo alto. Retêm água e, pelo aumento do volume do conteúdo dos cólons, estimulam a peristalse e a evacuação. Essas substâncias costumam ser úteis apenas para pacientes em que a dinâmica da defecação está preservada. Se não forem acompanhados de boa ingestão hídrica, esses laxativos podem causar fecaloma. Não há, portanto, justificativa para serem prescritos aos pacientes com megacólon, além de serem contraindicados na presença de fecaloma.

Os laxativos estimulantes têm mecanismos de ação complexos, mas basicamente agem aumentando a secreção de água e eletrólitos pela mucosa e estimulando a motilidade intestinal com a interveniência do SNE. Incluem-se nessa categoria os derivados antraquinônicos, como o sene, o óleo de rícino e os derivados do difenilmetano, como o bisacodil, o picossulfato de sódio e a cáscara sagrada. Se, por um lado, há suspeitas de que seu uso crônico cause lesões neuronais, por outro, pela dependência da via nervosa para sua ação completa, esses laxativos não teriam indicação para o megacólon chagásico.

Os laxativos osmóticos agem produzindo acúmulo de água no intestino delgado por efeito osmótico, determinando a chegada de quantidades aumentadas de líquido no intestino grosso. Incluem-se nessa categoria os laxativos salinos, os açúcares não absorvíveis e o polietilenoglicol. Laxativos salinos, como o sulfato de magnésio, o hidróxido de magnésio e o fosfato de sódio, são de uso eventual ou de curta duração, uma vez que podem provocar, respectivamente, hipermagnesemia e hiperfosfatemia em pacientes com insuficiência renal. A lactulose é um dissacarídeo não absorvível no intestino delgado, mas é fermentada no intestino grosso, formando ácidos graxos de cadeia curta, osmoticamente ativos, e gases. Com o ajuste criterioso da dose e a avaliação do desconforto provocado pelo acúmulo de gases, pode ser uma alternativa para a constipação do chagásico, podendo ser utilizado por períodos prolongados. O macrogol 3350 é um polietilenoglicol que tem efeito catártico osmótico e não sofre ação bacteriana, não desenvolvendo, destarte, formação apreciável de gases. Pode ser uma opção interessante para a constipação no megacólon chagásico.

Os agentes lubrificantes ou emolientes atuam diretamente no bolo fecal, promovendo seu amolecimento. O lubrificante mais utilizado é o óleo mineral administrado por via oral, o qual altera as características das fezes pela sua emulsificação no interior da massa fecal. Além disso, forma uma camada oleosa na mucosa do reto, provendo lubrificação para a passagem do bolo fecal. Uma colher de sopa por via oral é a dose básica, mas esta poderá ser aumentada. Ao prescrever óleo mineral ao paciente com disfagia, deve-se atentar para o fato de que a aspiração do medicamento pode causar pneumonia lipoídica; ele deverá ser instruído a ingerir o remédio em pequenos goles e a não tomar o medicamento antes de se deitar, a fim de evitar a longa permanência do óleo mineral no interior do megaesôfago, reduzindo a probabilidade de regurgitação clinostática e aspiração. O melhor a fazer é ingerir a dose recomendada durante o período em que o paciente se mantém em pé, distante pelo menos duas horas da ingestão de alimentos e da hora de dormir. O tratamento prolongado pode acarretar prejuízos à absorção intestinal de lipídios e vitaminas lipossolúveis, razão pela qual deve ser utilizado na menor dose e no menor número possível de dias por semana.

Óleo mineral, em forma de enema de retenção (glicerina 100 mL + água fervida 900 mL) ou de supositórios (supositórios de glicerina) pode ser um recurso adicional para o tratamento da constipação produzida pelo megacólon chagásico, principalmente o primeiro, aplicado de forma eventual ou com certa frequência, alternando-se com a medicação dada por via oral.

O tratamento clínico também comporta medidas higienodietéticas e comportamentais, que incluem abundante hidratação, principalmente para o homem do campo que, frequentemente, pratica trabalho árduo, sob sol forte. Recomenda-se ao paciente que faça idas regulares e diárias ao vaso sanitário, onde fará concentração mental e esforço necessário para a tentativa de evacuação. É importante que o paciente seja instruído a não utilizar qualquer tipo de instrumento para promover o esvaziamento do reto. Alguns alimentos que têm efeito obstipante são desaconselhados, como goiaba, jabuticaba, banana e maçã, além de outros que o paciente possa ter percebido por experiência própria.

Algumas drogas têm a constipação como efeito colateral e, por isso, devem ser evitadas, tanto quanto possível, no paciente com a colopatia chagásica. Dentre elas, mencionam-se: opioides, diuréticos, antidepressivos, anti-histamínicos, antiespasmódicos, anticonvulsivantes e antiácidos à base de alumínio. O sulfato de bário, comumente usado como contraste em radiografias do tubo digestivo, pode agravar a constipação intestinal e até mesmo provocar a formação de fecalomas baritados; seu uso em pacientes com a forma digestiva da moléstia de Chagas (p. ex., radiografia de esôfago) deve ser seguido de medidas purgativas eficazes.

O tratamento clínico é completado ao dar ao paciente o pleno esclarecimento sobre sua doença e ao fazer o seguimento periódico para avaliação dos resultados das medidas terapêuticas adotadas, ocasião em que deverão ser fornecidas instruções adicionais sobre as medidas comportamentais e realizados ajustes na terapêutica laxativa. Além disso, inclui o reconhecimento dos casos refratários ao tratamento conservador e a identificação de complicações.

Tratamento cirúrgico

Até hoje, não se encontrou uma técnica ideal, isenta de complicações e que impeça a recidiva do sintoma para solucionar a constipação intestinal do paciente chagásico. À exceção de situações em que o tratamento cirúrgico é impositivo, como na obstrução e na perfuração, a indicação para o tratamento cirúrgico do megacólon chagásico não complicado não deixa de ser um assunto controverso entre os proctologistas. Além das indicações citadas, outra que não deixa dúvidas é aquela feita para o paciente absolutamente refratário ao tratamento conservador e, ainda, para aqueles que têm reincidência de volvos.

Algumas das técnicas operatórias empregadas no tratamento do megacólon chagásico são indicadas no Quadro 123.2.

Quadro 123.2 – Procedimentos cirúrgicos adotados para o tratamento do megacólon chagásico

1. Cirurgias por via abdominal:
   - sigmoidectomia
   - hemicolectomia esquerda
   - retossigmoidectomia com anastomose manual
   - colectomia total
2. Cirurgias por via abdominoperineal (operações de abaixamento):
   - retossigmoidectomia abdominoperineal com anastomose colorretal retardada (operação de Cutait)
   - retossigmoidectomia abdominoperineal com anastomose coloanal retardada (operação de Simonsen)
   - retossigmoidectomia abdominoperineal com anastomose colorretal posterior retardada (operação de Duhamel-Haddad)
3. Cirurgias por via abdominoperineal com anastomoses mecânicas:
   - retossigmoidectomia com anastomose mecânica terminoterminal
   - retossigmoidectomia com anastomose mecânica terminolateral

Fonte: Cutait e Silva, 2005.[30]

As técnicas cirúrgicas que têm sido mais aceitas para o tratamento do megacólon chagásico são as de abaixamento, particularmente as operações de Duhamel-Haddad e a introduzida por Cutait. O método laparoscópico de tratamento do megacólon chagásico é exequível e já praticado por alguns cirurgiões no Brasil; a técnica que tem sido adotada é do tipo Duhamel-Haddad, com anastomose colorretal mecânica, feita em um só tempo e com retirada da peça cirúrgica mediante incisão no quadrante inferior esquerdo. A descrição dos passos técnicos de diversas modalidades operatórias que podem ser utilizadas para o tratamento do megacólon chagásico pode ser encontrada na publicação de Cutait e Silva.[30]

Muito embora cirurgiões das últimas décadas tenham reunido séries de até centenas de casos operados por uma ou mais técnicas, protocolos preparados para comparar diferentes técnicas destinadas ao tratamento cirúrgico do megacólon chagásico, pelo mesmo grupo cirúrgico e na mesma época, são escassos ou muito antigos na literatura sobre o assunto. Além disso, não há estudo de acompanhamento prolongado (de pelo menos 10 anos depois da operação) de um significativo número de pacientes operados para identificar em qual das técnicas aplicadas resulta a menor proporção de recidivas da doença.

É muito importante para o sucesso de uma intervenção cirúrgica para o tratamento do megacólon chagásico que o paciente esteja bem preparado para o porte do ato a que vai se submeter. Com respeito a esse último item, lembra-se que, atualmente, a maioria dos pacientes portadores da doença está com mais de 50 ou 60 anos de idade e, frequentemente, com outras doenças associadas. Se o risco cirúrgico for alto, e a indicação cirúrgica, imperativa, deve-se considerar uma operação mais simples, evitando-se as ressecções abdominoperineais.

Deve-se ter em mente que a evolução natural da colopatia chagásica é lenta. Isso permite que a indicação de uma terapêutica agressiva seja feita apenas depois de paciente e médico estarem convencidos de que as medidas clínicas não estão sendo satisfatórias, depois dos esclarecimentos ao paciente sobre o real alcance e as limitações do tratamento cirúrgico e de seu expresso desejo de ser operado.

As complicações do tratamento cirúrgico são: deiscência das anastomoses (em 5% dos casos), necrose do cólon abaixado, infecção pélvica e estenose da anastomose, sendo a primeira delas a mais temida.[29] As técnicas que incluem dissecção ampla do reto para a obtenção de anastomoses colorretais baixas podem ocasionar distúrbios da potência sexual e incontinência anal. Essas complicações são pouco frequentes quando utilizada boa técnica operatória, mas, quando presentes, trazem graves prejuízos à qualidade de vida do paciente. De modo geral, pode-se afirmar que as operações com abaixamento são as que têm mais complicações, embora de baixa frequência e mortalidade mais alta (3 a 5%), mas são as mais eficazes.

Tratamento das complicações

Fecaloma

Quando o fecaloma é acessível ao toque retal, pode-se tentar seu desmanche por meio de repetidas lavagens intestinais com água fervida e glicerina (na proporção de 9:1), com o cuidado de não infundir grandes volumes (máximo de 3 L/dia), a fim de evitar intoxicação hídrica. Outra opção é o gotejamento lento e contínuo de água fervida morna ou soro fisiológico através de sonda retal posicionada junto ao fecaloma. Quando este é muito duro, o que acontece na maioria dos casos, o tratamento é o esvaziamento digital, com bloqueio anestésico peridural ou raquianestesia. Se o fecaloma não é acessível ao toque retal, indica-se gotejamento (30 a 40 gotas/min) com água fervida morna ou solução fisiológica (máximo de 3 L/dia), através de sonda localizada o mais próximo possível do fecaloma. Após cada evacuação, a sonda deve ser reinstalada, e o procedimento, continuado por vários dias.[31]

Volvo

Se não houver necrose, o tratamento é realizado com o emprego de um retossigmoidoscópio que auxiliará na introdução de uma sonda do tipo Levine ou de Nelaton na alça torcida, a fim de descomprimi-la. O paciente deverá permanecer com a sonda na luz da alça durante 12 a 24 horas, pois, por vezes, embora se consiga seu esvaziamento, não há reversão da torção. Segue-se a preparação para o procedimento cirúrgico. Se o objetivo não for alcançado, o paciente deverá ser submetido à laparotomia de urgência para a distorção da alça volvida. Há quem associe a distorção cirúrgica com transversostomia provisória, para evitar nova torção e para permitir boa limpeza mecânica do cólon, como preparo para a operação eletiva que deve ser realizada dentro de poucos dias. Se houver necrose, indicam-se laparotomia, a operação de Hartmann e, passado o episódio agudo, a operação definitiva.[31]

Colite isquêmica

Se as manifestações forem de pouca intensidade, indica-se o tratamento clínico: repouso alimentar, hidratação parenteral, antibióticos e acompanhamento atento. Para os pacientes com grau mais significativo de isquemia ou com o comprometimento de um longo segmento cólico, indicam-se, na fase aguda, derivação do trânsito intestinal e, posteriormente, ressecção do segmento afetado. Os pacientes que conseguem superar a fase aguda sem anemia, hipoproteinemia e edema poderão ser submetidos a uma operação seletiva visando à ressecção de um segmento que veio a se estenosar, dispensando-se colostomia prévia. Nos pacientes em que a isquemia atinge máxima expressão, desencadeando a forma gangrenosa da doença, após instituição de antibioticoterapia apropriada, impõe-se a abordagem cirúrgica de urgência com ressecção do segmento afetado, exteriorização do cólon proximal e, se possível, do distal.[31]

Perfuração

Trata-se de uma situação de extrema gravidade, que exige intervenção cirúrgica imediata, lavagem exaustiva da cavidade peritoneal, colostomia, eventualmente com a operação de Hartmann, e potente antibioticoterapia.[31]

GASTROPATIA E ENTEROPATIA

O comprometimento do estômago e do intestino delgado pela moléstia de Chagas, em sua fase crônica, é pouco frequente, mas não desprovido de significado clínico. Os interessados poderão recorrer às referências que versam sobre a gastropatia[32] e a enteropatia[33] chagásicas.

INVESTIGAÇÕES ADICIONAIS

Dada a possível associação com as manifestações digestivas da doença de Chagas, é importante que a investigação da cardiopatia e também do estado nutricional complementem a investigação clínica dos pacientes com a esôfago e a colopatia.

TRATAMENTO ETIOLÓGICO

O nifurtimox e o benzonidazol são as drogas que há décadas têm sido utilizadas no tratamento etiológico da fase aguda da doença. Como há evidências de que na fase crônica ainda há um parasitismo residual ativo, tem sido sugerido que o tratamento etiológico possa, também, ser indicado na fase crônica indeterminada. Entretanto, os frequentes efeitos tóxicos e a insatisfatória eficácia daquelas drogas não têm encorajado seu emprego na fase crônica, aguardando-se o estudo de novos medicamentos que tenham efeitos mais favoráveis.[34]

DIAGNÓSTICO E TRATAMENTO DA DOENÇA DE CHAGAS CONGÊNITA

A principal forma de transmissão da doença de Chagas na atualidade é a vertical.[6] As gestantes com a doença de Chagas devem ser acompanhadas durante toda a gestação, sendo contraindicado, nessa fase, o tratamento etiológico. Todas as crianças delas nascidas devem ser consideradas, em princípio, como vítimas da transmissão vertical da doença. A maioria das crianças com a doença congênita é assintomática, mas elas podem apresentar prematuridade, baixo peso e hepatoesplenomegalia. O diagnóstico deve ser feito pela demonstração do parasito no sangue do recém-nascido ou pela presença de anticorpos anti-*T. cruzi* no sangue circulante entre o 6° e o 9° mês de vida, quando os transmitidos pela mãe já tiverem desaparecido. A constatação do diagnóstico implica na pronta adoção do tratamento etiológico que tem boa eficácia nessas circunstâncias.[6]

REFERÊNCIAS

1. Prata A. Clinical and epidemiological aspects of Chagas disease. Lancet Infect Dis. 2001; 1:92-100.
2. Castro C, Prata A, Macedo V. Estudo clínico durante 13 anos de 190 chagásicos crônicos de Mambaí, Goiás, Brasil. Rev Soc Brasil Med Trop. 2001; 34:309-18.
3. Chagas C. Nova entidade mórbida do homem. Mem Inst Oswaldo Cruz. 1911; III(Fasc. II):3-59.
4. Rezende JM. Forma digestiva da moléstia de Chagas. Rev Goiana Med. 1959; 5:193-227.
5. Rezende JM, Moreira H. Forma digestiva da doença de Chagas. In: Castro LP, Vaz Coelho LG, eds. Gastroenterologia. v. 1. Rio de Janeiro: Medsi, 2004. p. 325-92.
6. Brasil. Ministério da Saúde: Consenso Brasileiro em Doença de Chagas (Por um grupo de especialistas). Rev Soc Brasil Med Trop. 2005; 38(Supl III):1-29.
7. Ferreira ILM, Tabosa e Silva TP. Eliminação da transmissão da doença de Chagas pelo *T. infestans* no Brasil: um fato histórico. (Carta ao Editor) Rev Soc Brasil Med Trop. 2006; 39(5):507-9.
8. Dias JCP. Doença de Chagas no século XXI. Conferência realizada no Centro de Pesquisas René Rachou (Fiocruz), 2014.
9. Meneghelli UG, Ejima FH, Rosa e Silva L. Evidências do declínio da ocorrência do megaesôfago e do megacólon chagásicos: estudo epidemiológico no Hospital das Clínicas de Ribeirão Preto. Rev Med Ribeirão Preto. 1991; 24:218-24.
10. Meneghelli UG, Rodrigues CM. Indicativos do declínio da ocorrência do megaesôfago e do megacólon chagásicos. Estudo epidemiológico no Hospital das Clínicas da Faculdade de Medicina de Ribeirão Preto, USP. In: II Congresso Paulista de Doenças Digestivas. GED. 2001; 20(Supl):S2.
11. Etzel E. Distribuição geográfica do megaesôfago-megacólon. Estado atual da teoria etiológica da avitaminose B1. Rev Assoc Paul Med. 1939; 15:103-58.
12. Rezende JM. Manifestações digestivas da moléstia de Chagas. In: Cançado JR, ed. Doença de Chagas. Belo Horizonte: Imprensa Oficial do Estado de Minas Gerais, 1968. p. 442-89.
13. Freitas Jr SV. Megacólo e megaesôfago no Brasil central. Res Clin Científica. 1950; 19:411-24.
14. Rezende JM, Moreira H. Megacólo chagásico. In: Porto JAF, ed. Clínica das doenças intestinais. Rio de Janeiro: Atheneu, 1976. p.451-74.
15. Souza DH, Vaz MG, Fonseca CR, Luquetti A, Rezende Filho J, Oliveira AC. Current epidemiological profile of Chagasic megaesophagus in Central Brazil. Rev Soc Brasil Med Trop. 2013; 46(3):316-21.
16. Alves RMA, Thomaz RP, Almeida EA, Wanderley JS, Guariento E. Chagas' disease and ageing: the coexistence of other chronic diseases with Chagas' disease in elderly patients. Rev Soc Brasil Med Trop 2009; 42(6):622-8.
17. Bonney KM. Chagas disease in the 21st century: a public heatlth sucess or an emerging threat? Parasit. 2014; 21:11.
18. Silveira ABM, Arantes RME, Vago AR, Lemos EM, Adad SJ, Correa-Oliveira R et al. Comparative study of the presenceof *Trypanosoma cruzi* kDNA, inflammation and denervation in chagasic patients with and without megaesophagus.Parasitology. 2005; 131:627-34.
19. Koeberle F. Chagas' disease and Chagas' syndromes. The pathology of american trypanosomiasis. Adv Parasitol. 1968; 6:63-116.
20. Meneghelli UG, Peria FM, Darezzo FMR, Almeida FH, Rodrigues CM, Aprile LR et al. Clinical, radiographic, and manometric evolution of esophageal involvement by Chagas' disease. Dysphagia. 2005; 20:40-5.
21. Ferreira-Filho LP, Patto RJ, Troncon LEA, Oliveira RB. Use of sorbide dinitrate for the symptomatic treatment of patients with Chagas' disease achalasia. Brazilian J Med Biol Res. 1991; 24:1093-8.
22. Brant C, Moraes-Filho JP, Siqueira E, Nasi A, Libera E, Morais M et al. Intrasphincteric botulinum toxin injection in the treatment of chagasic achalasia. Dis Esophagus. 2003; 16:33-8.
23. Moura EGH, Maluf Filho F, Sakai P, Ishioka S et al. Dilatação pneumática da cárdia em portadores de megaesôfago chagásico. GED. 1991; 10:83-7.
24. Felix V, Cecconello I, Zilbernstein B, Moraes-Filho JP, Pinotti HW, Carvalho E. Achalasia: a prospective results of dilatation and miotomy. Hepatogastroenterology. 1998; 45:97-108.

25. Cecconello I, Rocha JRM, Gama-Rodrigues J et al. Megaesôfago chagásico. In: Coelho JCU (ed.). Aparelho digestivo: clínica e cirurgia. 3.ed. São Paulo: Atheneu, 2005. p.346-59.
26. Ferraz AAB, Nóbrega Júnior BG, Mathias CA, Bacelar TS, Lima FE, Ferraz EM. Late results on the surgical treatment of chagasic megaesophagus with the Thal-Hatafuku procedure. J Am Col Surg. 2001; 193:493-8.
27. Doria OBS. Tratamento cirúrgico do megaesôfago: operação de Serra Doria. Rev Goiana Med. 1973; 19:185-93.
28. Cunha-Melo JR, Martins P. Megacólon: abordagem cirúrgica. In: Castro LP, Savassi Rocha PR, Sales Cunha A (eds.). Tópicos em Gastroenterologia 2: Gastroenterologia tropical – Doença de Chagas. Rio de Janeiro: Medsi, 1991. p. 277-84.
29. Meneghelli UG. Megacólon (megacólon chagásico). In: Galvão-Alves J, Dani R (eds.). Terapêutica em gastroenterologia. Rio de Janeiro: Guanabara-Koogan, 2005. p. 246-52.
30. Cutait R, Silva JH. Megacólon chagásico. In: Coelho JCU (ed.). Aparelho digestivo: clínica e cirurgia. 3.ed. São Paulo: Atheneu, 2005. p.916-25.
31. Meneghelli UG, Ceneviva R, Guimarães AS. Doença de Chagas e aparelho digestivo. In: Ramos OL, Rothschild HA (eds.). Atualização terapêutica. 17.ed. São Paulo: Artes Médicas, 1995. p.242-7.
32. Oliveira RB, Troncon LEA. Gastropatia. In: Castro LP, Savassi Rocha PR, Sales Cunha A (eds.). Tópicos em gastroenterologia 2: Gastroenterologia tropical – Doença de Chagas. Rio de Janeiro: Medsi, 1991. p.213-27.
33. Meneghelli UG. Chagasic enteropathy. Rev Soc Brasil Med Trop. 2004; 37:252-60.
34. Urbina JA. Chemotherapy of Chagas disease: relevance, current limitations and new approaches. Acta Trop. 2010; 115(1-2):55-68.

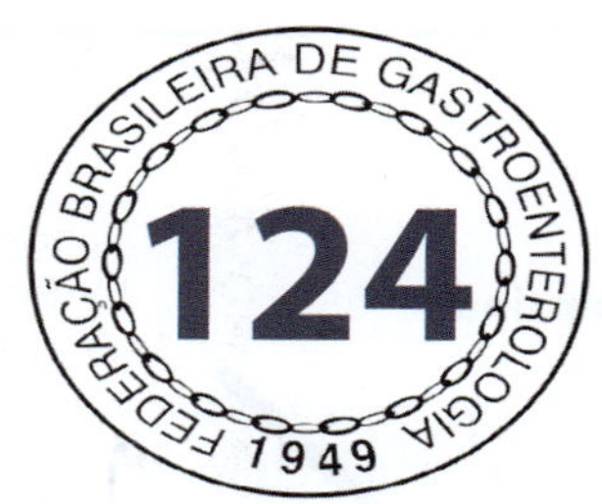

ANTI-INFLAMATÓRIOS NÃO ESTEROIDES E O APARELHO DIGESTIVO

Décio Chinzon
Natalia Sousa Freitas Queiroz

ASPECTOS GERAIS DOS EFEITOS COLATERAIS DOS AINES E AAS

Os anti-inflamatórios não esteroides (AINEs) são populares em razão de sua eficácia como analgésicos, antipiréticos e agentes anti-inflamatórios. O ácido acetilsalicílico (AAS) também é utilizado como antitrombótico. Um dos aspectos mais importantes relacionados com o uso desses agentes está no potencial de causar efeitos colaterais de consideráveis morbidade e mortalidade no aparelho digestório, principalmente no estômago e no duodeno.

Embora a incidência de efeitos colaterais pelo uso desses medicamentos seja relativamente baixa, entre 1 e 4% ao ano,[1,2] o alto índice de utilização desses fármacos faz que o número de indivíduos afetados pelo problema seja altamente significativo. Dados de 2010 revelam que 12,8% dos adultos nos Estados Unidos fazem uso de AINE pelo menos 3 vezes por semana durante três meses, o que representa um aumento de mais de 40% em comparação com os resultados de uma pesquisa semelhante em 2005.[3]

O risco relativo global de complicações gastroduodenais é 3 a 7 vezes maior nos usuários de AINEs, quando comparados com pacientes-controle.[4] A utilização de AAS, mesmo em doses baixas como as utilizadas na prevenção de fenômenos tromboembólicos, aumenta o risco de hemorragia entre 2 e 4 vezes.[5]

É importante ressaltar que cerca de 50% das lesões observadas em endoscopias de controle ocorrem sem que o paciente tenha qualquer tipo de sintoma e que um só comprimido é suficiente para causar lesão.[6]

Além disso, todo o tubo digestivo pode sofrer a ação lesiva dos AINEs. Ainda que o estômago e o duodeno tenham sido os órgãos mais estudados, o esôfago, o delgado e o cólon são vítimas das complicações decorrentes do mecanismo de ação anti-inflamatória desses fármacos.

MECANISMOS DE DEFESA DA MUCOSA

A mucosa gastroduodenal apresenta um complexo mecanismo de defesa, o qual é mediado por prostaglandinas (PG). Essas substâncias são importantes na manutenção do fluxo sanguíneo da mucosa, que auxilia na manutenção da vitalidade e capacidade de replicação das células da mucosa gástrica, na produção de muco, fosfolipídios e bicarbonato, elementos que, em conjunto, formam a chamada barreira mucosa gástrica, o principal mecanismo de defesa contra os diversos fatores agressivos que podem atuar sobre a mucosa gastroduodenal (Figura 124.1).

É sabido que certas prostaglandinas reduzem a secreção ácida gástrica; entretanto, a hipocloridria

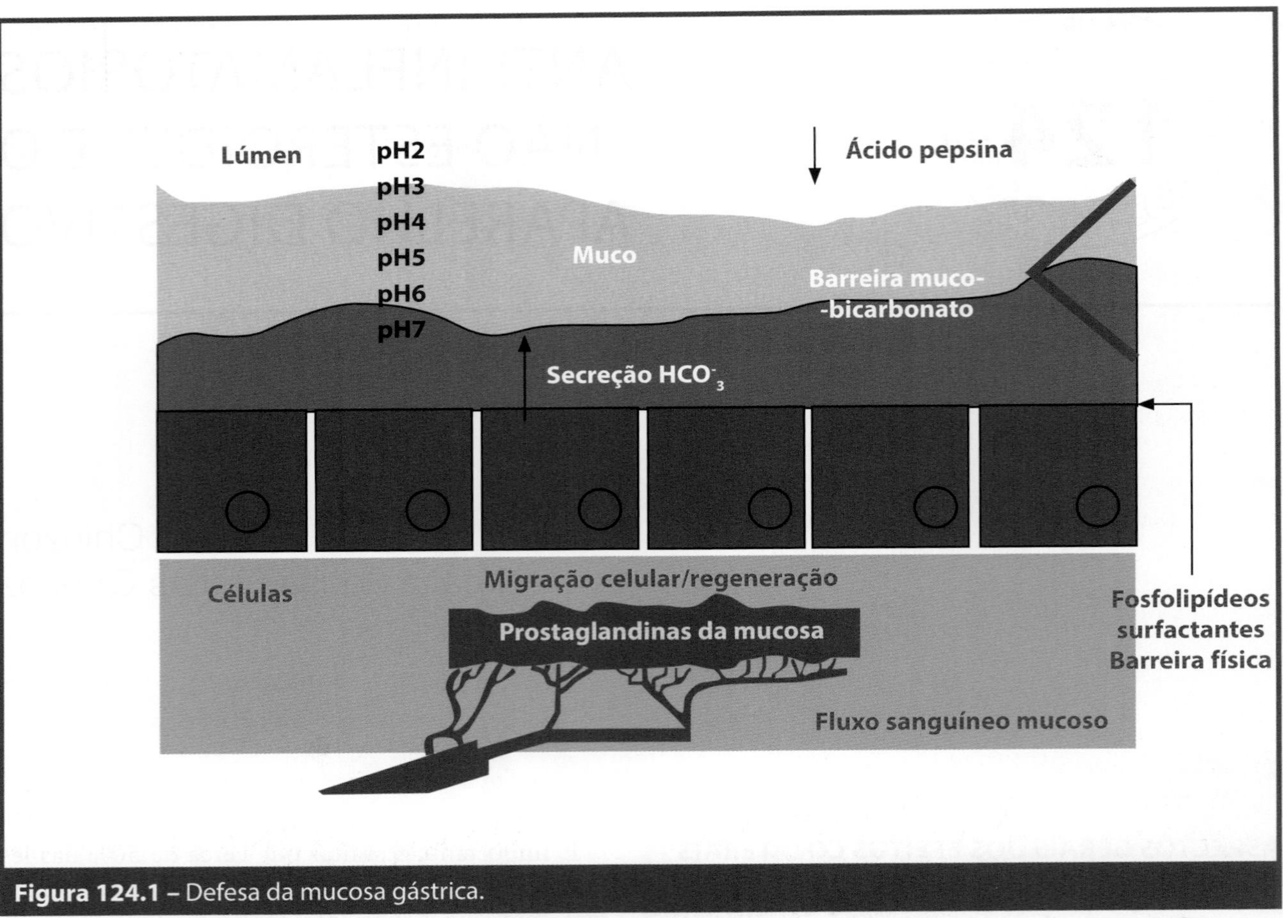

Figura 124.1 – Defesa da mucosa gástrica.

não explica totalmente a proteção mucosa proporcionada por esses agentes. Em animais, por exemplo, doses de prostaglandinas insuficientes para inibição da secreção ácida gástrica protegem profundamente contra a lesão gástrica induzida por AAS, pelo álcool e por outros irritantes gástricos.[7] Esse efeito não antissecretor tem sido referido como "citoproteção". Alguns efeitos citoprotetores conhecidos das prostaglandinas incluem:

- estimulação da secreção de mucina pelas células epiteliais;
- estimulação da secreção de bicarbonato pelas células epiteliais;
- estimulação da secreção de fosfolipídios pelas células epiteliais;
- aumento do fluxo sanguíneo da mucosa e de fornecimento de oxigênio às células epiteliais por meio da vasodilatação local;
- aumento da migração de células epiteliais para a superfície luminal (restituição);
- estímulo à proliferação das células epiteliais.

Os dois primeiros mecanismos, o estímulo da secreção de mucina e de bicarbonato, contribuem para a formação de uma camada de água alcalina sobre a superfície da mucosa gástrica, o que retarda a difusão da pepsina e do ácido do lúmen para a mucosa. As lesões gástrica e duodenal induzidas por ácido e pepsina ocorrem quando as funções de proteção estão comprometidas em consequência da deficiência de prostaglandinas mediada pelos AINEs ou, experimentalmente, por meio de anticorpos contra PGs. Esse dano pode, eventualmente, provocar a formação de úlcera gástrica ou duodenal, com ou sem complicações graves (perfuração, hemorragia, obstrução).

Pesquisas recentes evidenciam, ainda, que as funções protetoras das prostaglandinas podem ser causadas por outros mediadores – em particular, o óxido nítrico gasoso e o sulfureto de hidrogênio.[8] Uma melhor compreensão dos mecanismos por meio dos quais o estômago é capaz de resistir a danos na presença de irritantes luminais ajuda a impulsionar o desenvolvimento de fármacos anti-inflamatórios seguros e terapias para acelerar e melhorar a qualidade de cicatrização da úlcera.

MECANISMO DE AÇÃO DOS ANTI-INFLAMATÓRIOS E DO AAS

A ciclo-oxigenase (COX), enzima limitante na síntese de PGs, converte o ácido araquidônico, derivado dos fosfolipídios de membrana, em PGG2 e em PGH2. Em seguida, a mucosa gastrointestinal procede à conversão do PGH2 em vários prostanoides, como as prostaglandinas e o tromboxano A2.

Existem pelo menos duas formas de COX no organismo, COX-1 e COX-2.[9] COX-1 é uma enzima constitutiva, com uma taxa relativamente estável de expressão na maioria das células do corpo. Em contraste, a COX-2 é expressa em muitas células, somente quando polissacarídeos bacterianos, citocinas pró-inflamatórias – como TNF ou IL-1B – ou fatores de crescimento induzem à sua expressão.[6]

A mucosa gastrointestinal utiliza constitutivamente a COX-1 para produzir prostaglandinas.[9] Muitos AINES bloqueiam a COX-1 e a COX-2 de forma semelhante, ou seja, não são seletivos e, portanto, podem prejudicar a produção de PGs já em baixas concentrações. São exemplos o ibuprofeno, a indometacina e o naproxeno. As drogas que inibem seletivamente a COX-2 têm menos efeitos supressivos sobre a síntese de PGs. Exemplos incluem celecoxibe e etoricoxibe. Como resultado, os inibidores seletivos de COX-2 parecem preservar a proteção mucosa mediada pelas prostaglandinas.[10] No entanto, os inibidores da COX-2 seletivos podem, ainda, bloquear a COX-1 em doses clinicamente recomendadas e, portanto, também têm o potencial para bloquear a COX-1 e causar danos à mucosa gastrointestinal. Assim, a maior ou menor seletividade dos AINES em relação à COX-1 ou à COX-2 vai determinar seu potencial de lesão no tubo digestivo[11] (Tabela 124.1).

Vale ressaltar que existem dúvidas acerca da importância dos diferenciais de inibição da COX-1 e COX-2 na determinação dos efeitos gastrointestinais dos AINEs, pois já foi demonstrado que muitos efeitos gastrointestinais e cardiovasculares variam entre os pacientes. Não foram estabelecidos dados suficientes para justificar diferenças de rotulagem entre AINEs nos Estados Unidos.[12]

MECANISMOS DAS LESÕES GASTROINTESTINAIS

Os anti-inflamatórios e o AAS lesam a mucosa gástrica por meio de dois mecanismos básicos e independentes:[13]

Tabela 124.1 – Seletividade de alguns AINEs em relação à COX-1 e à COX-2

Seletividade	Medicamento
Altamente COX-1	AAS Cetoprofeno Indometacina Piroxicam
Levemente COX-1	Ibuprofeno Naproxeno Diclofenaco
Levemente COX-2	Nimesulida Nabumetona Meloxicam
Altamente COX-2 específico	Celecoxibe Rofecoxibe Etoricoxibe

- **Sistêmico:** parece ser o mecanismo de primordial importância na patogênese das úlceras sintomáticas.[14] Após serem ingeridos e absorvidos, os anti-inflamatórios e AAS inibem a ciclo-oxigenase, enzima precursora da síntese das prostaglandinas. Como referido, as prostaglandinas são fundamentais na preservação dos mecanismos de defesa. Sua inibição acarreta significativa alteração na composição do muco, além da diminuição do fluxo sanguíneo e dos mecanismos de replicação celular. Assim, a inibição das prostaglandinas pelos AINEs enfraquece a barreira mucosa gástrica como um todo, tornando-a suscetível à lesão secundária do ácido e da pepsina. O mecanismo sistêmico de lesão é o mais importante e ocorre em cerca de 80% dos casos. Mesmo a administração intravenosa ou intramuscular de AAS ou AINEs pode causar úlceras gástricas e duodenais (Figura 124.2).
- **Tópico:** mais frequente com o uso de AAS, decorre do contato direto do medicamento com a mucosa gástrica. Por serem ácidos fracos, na presença do pH baixo do estômago, os AINEs e o AAS mantêm-se na forma não ionizada e são lipossolúveis. Dessa forma, são capazes de se difundir para o interior das células da mucosa gástrica e, uma vez em seu interior, esses medicamentos ionizam-se em seu conteúdo alcalino, ficando, desse modo, aprisionados no interior da célula. O acúmulo dessas substâncias é tóxico e causa lesão e morte celular. O efeito tópico está mais relacionado com os achados endoscópicos de erosões (Figura 124.3).

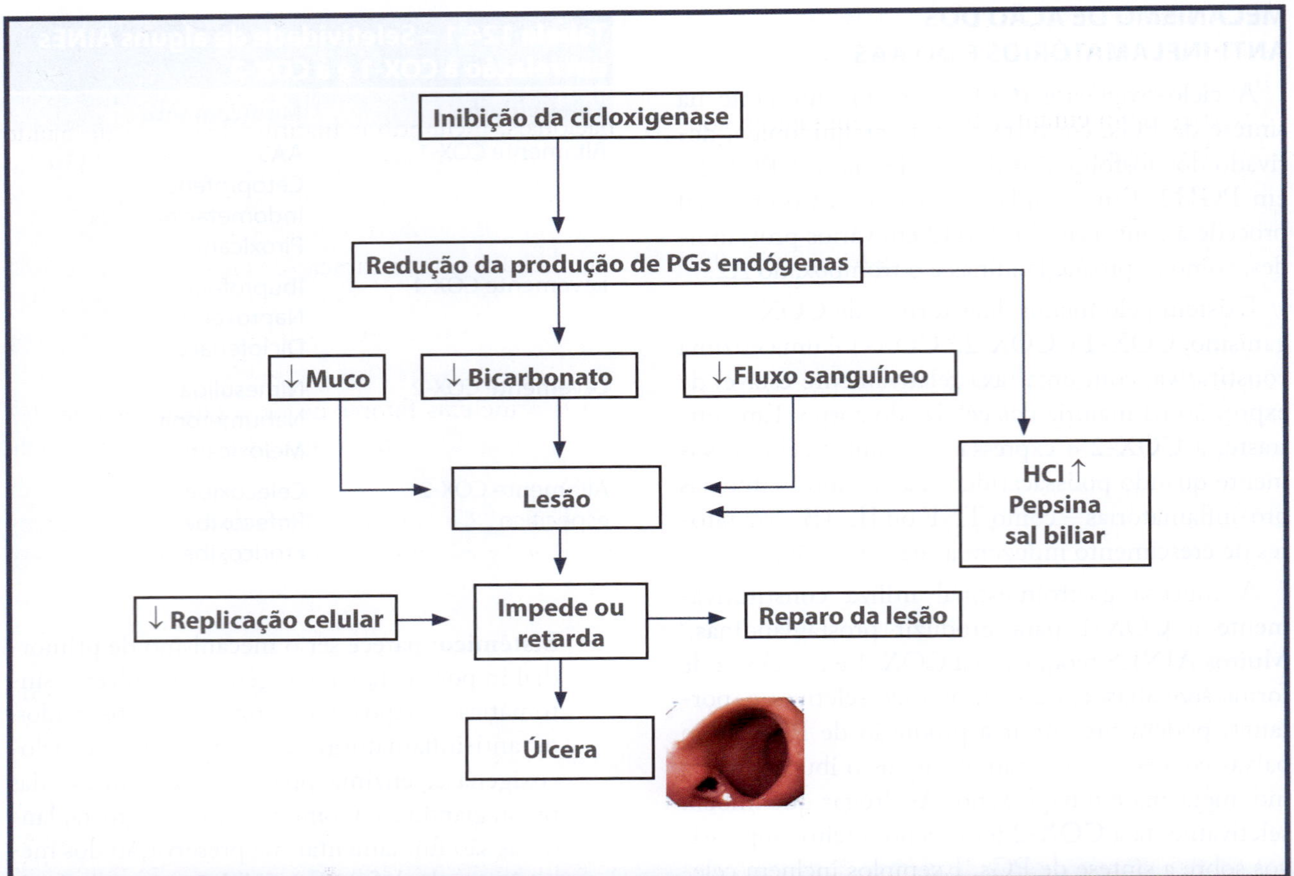

Inibição da cicloxigenase
Redução da produção de PGs endógenas
↓ Muco
↓ Bicarbonato
↓ Fluxo sanguíneo
HCl ↑
Pepsina
sal biliar
Lesão
↓ Replicação celular
Impede ou retarda
Reparo da lesão
Úlcera

Figura 124.2 – AINEs/AAS – Fisiopatologia das lesões sistêmaticas AINEs/AAS-dependentes.

pH ácido
AAS/AINEs
Desionização
Atravessam a membrana celular
pH neutro da célula
Libera H+
Ficam negativamente carregados
Sequestrados no interior da célula
Lesão celular (petéquias/erosões)

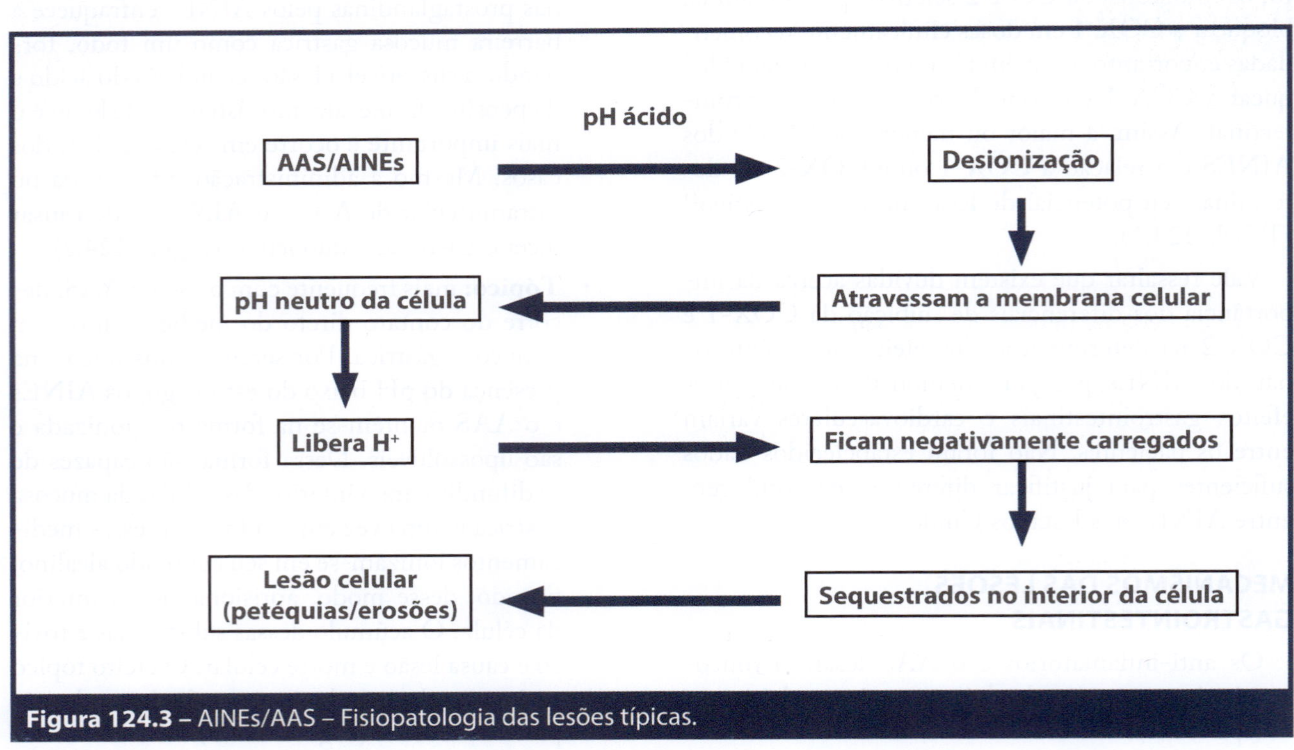

Figura 124.3 – AINEs/AAS – Fisiopatologia das lesões típicas.

Os efeitos agudos dos AINEs na mucosa gástrica podem ser observados horas após a ingesta do comprimido, exteriorizando-se por meio de erosões e hemorragia. No entanto, com a administração contínua desses agentes, ocorrem mecanismos de adaptação, como o aumento da replicação celular e do fluxo sanguíneo, contrabalançando os efeitos nocivos dos AINEs. Esse mecanismo é chamado de proteção adaptativa. COX-1, COX-2 e vários fatores de crescimento, como TGF-beta e TGF-alfa, aparentemente participam desse processo adaptativo.[15] É sugerido que os AINEs interferem em fatores de crescimento e outros mediadores responsáveis pela restituição e proteção adaptativa, contribuindo para sua maior toxicidade.

Em contraste com os efeitos agudos dos AINEs sobre o trato gastrointestinal, há alguma evidência de que o uso de AINEs podem reduzir os riscos de cânceres gastrointestinais, incluindo gástrico, pancreático e colorretal. No entanto, são necessários mais estudos para caracterizar melhor esses efeitos potencialmente protetores.[16]

FATORES DE RISCO RELACIONADOS COM AS LESÕES GASTROINTESTINAIS

O risco para o desenvolvimento de hemorragia gastrointestinal ou perfuração causada por uma úlcera péptica induzida por AINEs tem sido avaliado em vários estudos.[17,18] Um fator determinante é a duração da terapia. É pouco provável que a administração de AINEs por um curto período, isto é, menos de uma semana, em pessoas saudáveis, resulte em qualquer toxicidade gastroduodenal significativa. Já a terapia de longa duração está associada com um risco aumentado de desenvolver complicações, sendo as complicações gastroduodenais mais comuns nos primeiros três meses após o início da terapia. Por outro lado, já foi demonstrado que o risco de acometimento do trato gastrointestinal baixo, representado por uma queda na hemoglobina > 2 g/dL, é mais ou menos constante ao longo do tempo.[19]

Além da duração da exposição, uma série de outros fatores está associada com um risco aumentado de toxicidade gastroduodenal e complicações relacionadas com o uso de AINEs. Estes incluem o aumento da idade, maior dose de AINEs, história prévia de toxicidade gastroduodenal, antecedente de úlcera péptica, infecção por *H. pylori* e uso concomitante de glicocorticoides e anticoagulantes. Provavelmente, também estão envolvidos: uso de bisfosfonatos e inibidores seletivos da recaptação da serotonina (ISRS).[20-22]

Como as complicações gastrointestinais associadas ao uso de AINEs podem ocorrer a qualquer momento após a exposição, várias sociedades internacionais, incluindo o Instituto Nacional de Saúde e Assistência Excellence (Nice), no Reino Unido, o Colégio Americano de Gastroenterologia e o Colégio Norte-americano de Reumatologia (ACR), recomendam a identificação de fatores de risco e profilaxia, independentemente da presença ou ausência de sintomas em pacientes com moderado a alto risco de complicações gastrointestinais.[23,24]

Os principais fatores de risco envolvidos nas lesões gastrointestinais estão evidenciados na Tabela 124.2.

Com relação à dose, o risco de toxicidade parece ser maior com doses acima das habitualmente prescritas.[25] Entretanto, a toxicidade gastroduodenal pode se desenvolver mesmo com o uso de pequenas doses de AAS, como as utilizadas em pacientes coronariopatas, pois essas doses estão associadas a uma diminuição significativa na concentração de prostaglandinas na mucosa gástrica.[5]

O risco de toxicidade pode não ser uniforme entre os AINEs. Desse modo, os anti-inflamatórios apresentam, comparativamente entre si, riscos potenciais diferentes de lesar a mucosa gástrica, conforme observado na Tabela 124.3.

Tabela 124.2 – Fatores de risco nas lesões gastroduodenais por AINEs

Fator	Risco relativo
Idade > 60 anos	5,52
História prévia de úlcera	4,76
Associação de corticosteroides	4,40
Doses elevadas e associações	3,90 a 8,0
H. pylori	2,0

Tabela 124.3 – Risco relativo de lesão gastroduodenal de alguns AINEs

Medicamento	Risco relativo
Piroxicam	11,12
Indometacina	4,69
AAS	3,38
Naproxeno	2,84
Ibuprofeno	2,27
COX-2	0,4-0,6

A predisposição genética causada pelo polimorfismo do citocromo P-450 2C9 pode retardar o metabolismo de vários AINEs, com uma duração prolongada da droga que aumenta o efeito "ulcerogênico".[25] Ainda não foi determinado se essas variações podem ser utilizadas para modificar o cuidado individual de pacientes.

QUADRO CLÍNICO

As lesões induzidas por AINEs podem acometer praticamente todo o trato digestório. No trato gastrointestinal alto, os sintomas associados ao uso de AINEs são inespecíficos e, quando ocorrem, incluem dor epigástrica, sensação de plenitude gástrica, fome matinal, borborigmo, halitose, vômitos e cefaleia.

No esôfago, a esofagite é a mais frequente das lesões induzidas por AINEs, sendo observada em mais de 60% dos indivíduos. A persistência do processo inflamatório com os ciclos de cura e recidiva pode ocasionar subestenose ou mesmo estenose. Em pessoas idosas, nas quais mais frequentemente podem ocorrer subestenoses discretas, a observação de úlcera por impactação de comprimido não é uma raridade.

As úlceras gastroduodenais e suas complicações (hemorragia e perfuração) são as lesões de maior gravidade. Embora a prevalência das úlceras gastroduodenais aumente com a severidade dos sintomas, não existe uma correlação precisa entre sintomas e achados endoscópicos.[26] Os sintomas variam consideravelmente entre os indivíduos, devendo-se ressaltar que os sintomas podem ocorrer na ausência de lesões e, frequentemente, pacientes assintomáticos exteriorizam quadro de hemorragia e/ou perfuração (Quadro 124.1).

Cerca de 41 a 50% dos pacientes com lesões endoscópicas induzidas por AINEs são assintomáticos, e 21 a 50% dos pacientes com queixas gastroenterológicas não têm lesão endoscópica. Por esse motivo, a presença de sintomas não pode ser utilizadas para monitorar a ocorrência de efeitos adversos sérios durante o uso de AINEs. Mesmo na presença de úlceras gástricas extensas, cerca de 50% dos pacientes não apresentam sintomas. Hemorragia severa ou perfuração podem ocorrer sem sintomas prévios.[27]

Quadro 124.1 – Principais sintomas digestivos secundários ao uso de AINEs

- Pirose
- Epigastralgia
- Náusea
- Vômitos
- Cólicas abdominais

No intestino delgado e no cólon, é provável que a maioria das lesões induzidas por AINEs seja subclínica e passe despercebida. Quando presentes, os sinais e sintomas são inespecíficos e podem incluir anemia por deficiência de ferro e/ou franco sangramento de úlceras, anemia, hipoalbuminemia, ou má absorção decorrente de enteropatia; obstrução intestinal por estenoses ou diafragmas intestinais, colite cursando com diarreia aquosa ou sanguinolenta e até mesmo abdome agudo perfurativo. Praticamente todas as classes de AINEs que bloqueiam tanto a COX-1 quanto a COX-2 têm sido implicadas. No entanto, ainda não é sabido se a segurança relativa aos inibidores COX-2 seletivos na lesão gastroduodenal também pode ser observada nos intestinos delgado e grosso.

Uma lesão quase patognomônica dos AINEs é o diafragma intestinal. Provavelmente, trata-se de reação cicatricial secundária à lesão ulcerativa. Essas lesões são finas, concêntricas, geralmente múltiplas, localizadas, principalmente em meados do intestino, mas também têm sido descritas no íleo e no cólon.[28] Eles caracterizam-se histologicamente por fibrose submucosa com epitélio sobrejacente normal. A borda do diafragma pode estar ulcerada e a mucosa entre os diafragmas é normal.

DIAGNÓSTICO DAS LESÕES DO TRATO DIGESTÓRIO SUPERIOR

A endoscopia é o método diagnóstico mais sensível para detecção da lesão aguda da mucosa gástrica (LAMG). Esta compreende o aparecimento de hemorragia subepitelial, erosões hemorrágicas, eritema da mucosa e úlceras. As lesões agudas são frequentemente múltiplas, principalmente as associadas ao estresse. As úlceras costumam ser superficiais, com bordos intensamente hiperemiados, bem definidos e abruptos. Diferem das úlceras pépticas por não apresentarem indícios de deformidade ou convergência de pregas, pela intensidade do processo inflamatório periférico e pela rapidez com que cicatrizam, quando da remissão da condição de base.[29]

As úlceras de estresse são mais frequentes no fundo gástrico, embora também possam ocorrer no esôfago e no duodeno. Da mesma forma, as úlceras gástricas induzidas por AINEs são mais frequentes que as duodenais (14,8% *versus* 10,2%), mas a maioria (72%) situa-se no antro. Ulcerações antrais e pré-pilóricas múltiplas são típicas, mas a úlcera induzida pelos AINEs pode ser indistinta da decorrente da infecção pelo *Helicobacter pylori* ou do câncer gástrico. Dessa forma, mesmo durante o uso de AINEs, a possibilidade de malignidade deve ser investigada, por meio de biópsia, até a completa cicatrização.

A gastropatia induzida pelo uso crônico de AINEs promove alterações endoscópicas inespecíficas do ponto de vista etiológico, não se diferenciando de outros agentes agressores, como a infecção pelo *Helicobacter pylori*. Do ponto de vista histológico, entretanto, esta última geralmente é acompanhada de infiltração neutrofílica do epitélio e presença de folículos linfoides na mucosa. Podem ocorrer atrofia das glândulas gástricas e metaplasia intestinal. A ingestão de AINEs, por outro lado, pode gerar o aparecimento de hiperplasia e tortuosidade foveolar, congestão capilar, hemorragia microscópica, edema de lâmina própria com pobreza de infiltrado inflamatório e, ocasionalmente, hipertrofia da muscular da mucosa.[30]

Existe uma correlação pouco precisa entre os achados endoscópicos e histológicos. Entre pacientes com endoscopia considerada normal, cerca de 2,5% apresentam gastrite, ao passo que cerca de 27% daqueles com sinais endoscópicos sugestivos de gastrite apresentam biópsia normal. Por esse motivo, a Organização Mundial de Endoscopia Digestiva recomenda que o termo "gastrite" seja limitado aos casos confirmados histologicamente.

EXPERIÊNCIA BRASILEIRA

Em estudo envolvendo 10 diferentes centros brasileiros, foram observadas características demográficas, clínicas e endoscópicas de pacientes que procuraram unidades de emergências por quadro de dor abdominal e que realizaram endoscopia digestiva.[31] Observou-se uma prevalência de 41,2% de lesões induzidas por AINEs/AAS. Essa população era predominantemente do sexo feminino e com idade média de 54,1 anos. A dor epigástrica foi o sintoma clínico mais frequente (57%), seguido por melena (47%) e hematêmese (31%). Cerca de 60% dos pacientes referiram que seus sintomas se iniciaram em até 24 horas da ingestão do medicamento. A prevalência de úlcera gástrica foi maior que a da úlcera duodenal (56,6 *versus* 28,9%), e observou-se a associação das duas doenças em 14,5% dos pacientes estudados. Um achado interessante foi que, embora a prevalência de úlcera gástrica tenha sido maior, observou-se uma maior prevalência de sangramento nos pacientes portadores de úlcera duodenal (57,9% *versus* 44,8% $p < 0,05$).

Em um segundo estudo envolvendo 655 pacientes, realizado em ambiente ambulatorial, observou-se uma prevalência de 14,5% de lesões induzidas por AINEs, sendo estas mais frequentes em indivíduos com idade média de 43,5 anos, sexo feminino, caucasianos, que referiram dor epigástrica como o sintoma mais frequente (82,1%). Os principais achados endoscópicos podem ser vistos na Tabela 124.4.[32]

AINES E *H. PYLORI*

Vários são os mecanismos de agressão do *H. pylori* à mucosa gástrica, dentre eles a alteração na fisiologia da secreção ácida e o processo inflamatório mediado por neutrófilos causado pela presença da bactéria junto à mucosa gástrica. Outro fenômeno observado é a interferência no fator de agregação endotelial, com facilitação da agregação de leucócitos, formação de trombos brancos e comprometimento da circulação da mucosa. Finalmente, observa-se diminuição da capacidade de defesa da mucosa gastroduodenal, decorrente da diminuição das prostaglandinas endógenas.[33]

Os AINEs e o *Helicobacter pylori* constituem as principais etiologias da úlcera gastroduodenal e são fatores de risco independentes para o desenvolvimento da úlcera gastroduodenal. No entanto, quando em conjunto, atuam de maneira sinérgica. A presença da infecção pelo *H. pylori* aumenta em 3,5 vezes o risco de desenvolvimento de lesões ulceradas, quando comparada a indivíduos que fazem uso de AINEs e não estão infectados pela bactéria.[34]

A erradicação do *H. pylori* reduz o risco de úlceras gastroduodenais complicadas e não complicadas em pacientes em uso de AAS em dose baixa ou AINEs. Dessa forma, tendo como base o último consenso para manejo da infecção por *H. pylori* – Maastricht IV, as seguintes recomendações são sugeridas em pacientes que utilizarão AINEs:[35]

- A erradicação do *H. pylori* é benéfica antes do início do tratamento com AINEs e é obrigatória em pacientes com antecedente de úlcera péptica.

Tabela 124.4 – Achados endoscópicos secundários ao uso de AINEs/AAS

Achados endoscópicos	N	%
Normal	8	8,4
Esofagite erosiva	17	17,8
Gastrite enantemática	41	43,1
Gastrite erosiva	38	40
Úlcera gástrica	6	6,3
Úlcera duodenal	5	5,2
Duodenite erosiva	11	11,6
Sangramento	5	5,2

- A erradicação do *H. pylori* por si só não reduz a incidência de úlceras gastroduodenais em pacientes que já recebem tratamento com AINEs em longo prazo. Esses casos exigem tratamento de longo prazo com IBP, bem como o tratamento de erradicação.
- Testes diagnósticos para *H. pylori* devem ser realizados em usuários crônicos de AAS com história prévia de úlcera gastroduodenal. A incidência em longo prazo de sangramento por úlcera péptica é baixa nesses pacientes após a erradicação, mesmo na ausência de tratamento gastroprotetor.

TRATAMENTO E PREVENÇÃO DAS LESÕES GASTRODUODENAIS INDUZIDAS POR AINES

De modo geral, existem duas classes de medicamentos que comprovadamente exercem tanto um efeito terapêutico quanto de prevenção das lesões: os inibidores de bomba de prótons (IBPs) e o misoprostol. Os antagonistas de receptor de histamina 2 (ranitidina, famotidina) evidenciaram efeito protetor apenas em altas doses.[36]

Os IBPs mostraram excelentes índices de cicatrização nas úlceras gastroduodenais induzidas por AINEs, bem como em sua utilização profilática, em pacientes que fazem uso crônico desses medicamentos quando comparados ao placebo, sendo recomendados rotineiramente, nesses casos, nas doses padronizadas para o tratamento da úlcera péptica. Os estudos clínicos envolvendo IBPs têm sugerido que eles são mais bem tolerados, mas têm eficácia ligeiramente menor em relação ao misoprostol em dose integral, isto é, 200 microgramas, 4 vezes ao dia.[37]

O risco de lesão induzida por AINEs pode ser diminuído com o uso concomitante do misoprostol, um análogo da prostaglandina E, utilizado com o intuito de contrabalancear os efeitos inibitórios sobre as prostaglandinas dos AINEs. Já foi demonstrado que a administração conjunta do misoprostol reduziu os efeitos colaterais dos AINEs em até 40%.[38] Uma combinação terapêutica em único comprimido do diclofenaco sódico com misoprostol demonstrou-se terapia eficaz e custo-efetiva em recente estudo holandês.[39] Vale ressaltar que a formulação em um único comprimido pode melhorar a adesão do paciente, com consequente redução do risco de eventos gastrointestinais.

A introdução dos novos AINEs, altamente específicos para COX-2, mudou totalmente o espectro da abordagem desses pacientes. Os diversos trabalhos mostram índices significativamente inferiores de lesões digestivas, observadas no grupo que utilizou os AINEs COX-2 específicos, quando comparados a outros anti-inflamatórios não COX-2 específicos, sendo esses índices semelhantes ao grupo placebo. Esses aspectos foram demonstrados tanto em curto prazo quanto em longo prazo (um ano).[40] Entretanto, alguns (e talvez todos) os inibidores da COX-2 têm sido associados com um risco aumentado de eventos cardiovasculares. Como resultado, o uso desses medicamentos diminuiu acentuadamente e alguns já não estão disponíveis.

Outras estratégias para redução do risco de eventos adversos com AINEs incluem: formulações de revestimento entérico, AINEs tópicos e AINEs de baixa dosagem.

Em 2008, um consenso relativo às estratégias de prevenção em pacientes medicados com agentes antiplaquetários foi publicado conjuntamente pelo American College of Cardiology Foundation, a American Heart Association e o American College of Gastroenterology.[41] As recomendações sugerem que os fatores de risco para complicações gastrointestinais devam ser avaliados em todos os pacientes que necessitem de terapia antiplaquetária.

- Pacientes com um histórico de DUP, complicada ou não, devem fazer um teste para infecção pelo *H. pylori* e tratamento, se necessário.
- Pacientes com um histórico de DUP, complicada ou não, com história de hemorragia digestiva alta prévia, que recebem a terapia antiplaquetária dupla ou com uso concomitante de anticoagulantes, devem ser tratados com um IBP.
- Pacientes sem os fatores de risco anteriormente citados, mas que tenham outros fatores de risco para complicações gastrointestinais, como idade superior a 60 anos, uso de corticosteroides, dispepsia ou sintomas de doença do refluxo, também devem ser tratados com IBP.

Esse consenso foi atualizado em 2010, com enfoque principal na terapia com tienopiridinas (clopidogrel) e a possível influência da terapia com IBPs na eficácia clínica dos antiplaquetários, uma vez que estudos de farmacocinética sugerem que o uso concomitante de clopidogrel e omeprazol reduz os efeitos antiplaquetários do clopidogrel. No entanto, não foi estabelecido se essa influência do IBP se reflita em efeitos cardiovasculares clinicamente significantes.[42]

Em 2009, o American College of Gastroenterology publicou orientações adicionais de forma independente.[43] Essas orientações estratificaram os pacientes em risco alto, moderado ou baixo de complicações gastrointestinais relacionadas com os AINEs, com base no número de fatores de risco positivos que eles têm (Tabela 124.5). Pacientes de alto risco foram definidos como tendo uma história de úlcera complicada anteriormente (especialmente recente) ou aqueles com dois ou mais outros fatores de risco. Pacientes de baixo risco não têm fatores de risco, ao passo que os pacientes de risco moderado têm de 1 a 2 fatores.

As orientações também abordaram o risco cardiovascular. Pacientes de alto risco cardiovascular foram arbitrariamente definidos como aqueles em que o AAS em baixa dose era necessário. Essa diretriz recomenda cinco estratégias diferentes, dependendo do risco de complicações gastrointestinais combinado ao perfil de risco cardiovascular:

- Pacientes com alto risco de complicações gastrointestinais e alto risco cardiovascular não devem receber AINEs, incluindo inibidores COX-2.
- Pacientes com alto risco de complicações gastrointestinais e baixo risco cardiovascular devem receber um inibidor de COX-2, em combinação com um IBP ou misoprostol.
- Pacientes com moderado risco de complicações gastrointestinais e baixo risco cardiovascular devem receber um inibidor de COX-2 sozinho ou um AINE convencional, associado a um IBP ou misoprostol.
- Pacientes com moderado risco de complicações gastrointestinais e alto risco cardiovascular devem receber naproxeno (em virtude de sua suposta propriedade cardioprotetora), associado a um IBP ou misoprostol. Essa mesma estratégia é apoiada em pacientes de baixo risco de complicações gastrointestinais e alto risco cardiovascular.
- Pacientes com baixo risco de complicações gastrointestinais e baixo risco cardiovascular podem receber um AINE convencional sozinho, embora seja recomendado um AINE menos "ulcerogênico" e na menor dose eficaz.

AINES E INTESTINO

Nos últimos anos, tornou-se claro que os AINEs podem lesar tanto o intestino delgado quanto o cólon, e que a magnitude desse dano pode ser maior do que a gastropatia associada aos AINEs. Embora reconhecida, essa situação clínica era pouco explorada em razão de muitas vezes ser assintomática, e os métodos de exploração do intestino delgado, indiretos ou mais invasivos. Recentemente, com a introdução da cápsula endoscópica e da enteroscopia, o real potencial de dano dos AINEs em todo o tubo digestivo pode ser efetivamente avaliado.[44]

MECANISMOS DE DANO INTESTINAL POR ANTI-INFLAMATÓRIOS ESTEROIDES

O exato mecanismo pelo qual os AINEs agridem a mucosa intestinal ainda não é completamente compreendido. É de nosso conhecimento que a toxicidade GI superior dos AINEs é mediada por uma ação direta não dependente de prostaglandina e, sobretudo, pela inibição sistêmica da ciclo-oxigenase (COX)-1, com consequente redução no efeito protetor das prostaglandinas na mucosa, necessários para uma manutenção eficaz dos mecanismos de defesa. O mecanismo patogênico que causa alterações inflamatórias no trato gastrointestinal distal é bem menos conhecido nesse momento. Embora a inibição da prostaglandina na mucosa após o uso de AINEs ocorra em todas as partes do tubo digestivo, existem diferenças significativas entre as porções distal e proximal do trato digestório proximal. Desse modo, acredita-se que outros fatores de patogenicidade possam aumentar o dano.

Um dos mecanismos propostos é de que a droga induza mudanças no metabolismo de eicosanoides locais, além de um efeito tóxico tópico da droga. Esses efeitos teriam como consequência um comprometimento da integridade das células da mucosa, que se traduz em aumento da permeabilidade epitelial.[45,46] O aumento da permeabilidade intestinal permite a exposição da mucosa a toxinas e outros agentes agressores contidos no lúmen intestinal, como bactérias e seus produtos de degradação, além de ácidos biliares e o suco pancreático. O resultado é a ocorrência de um processo inflamatório que varia em intensidade, produzindo erosões e úlceras.

Tabela 124.5 – Risco gastrointestinal

	Baixo	Moderado	Alto
Baixo risco cardiovascular	AINE (menor dose/ulcerogênico)	AINE + IBP COX-2	COX-2 + IBP
Alto risco cardiovascular	Naproxeno + IBP	Naproxeno + IBP	Evitar AINE COX-2

LESÕES INDUZIDAS POR AINES NO TRATO DIGESTÓRIO INFERIOR

A prevalência de lesões por AINEs, associadas no trato digestório inferior, incluindo aquelas com manifestações clínicas e subclínicas, excede as observadas no trato GI superior e inclui um grande espectro de lesões, como pode ser visto na Tabela 124.6.

Inflamação e permeabilidade intestinais

A lesão da mucosa intestinal é muito frequente, ocorrendo em cerca de 60 a 70% dos pacientes que tomam AINEs. As duas alterações mais frequentes são a presença de aumento da permeabilidade intestinal e a inflamação da mucosa. O aumento da permeabilidade intestinal pode ser visto 12 horas após a ingestão do medicamento. O processo é rapidamente revertido em 12 horas, mas pode levar mais tempo com o uso contínuo. A administração de prostaglandinas reduz ou elimina o dano inicial, mas esse efeito é rapidamente superado pela circulação êntero-hepática dos AINEs.[47] O aumento da permeabilidade intestinal não é observado com todos os AINEs, porque aqueles que não sofrem recirculação êntero-hepática não podem ter esse efeito.

Os estudos de curto prazo com os inibidores seletivos da COX-2 têm demonstrado que esses agentes não aumentam a permeabilidade intestinal, sugerindo que a inibição de ambas as COX seja um requisito para provocar danos ao intestino delgado.

Sugere-se que o processo inflamatório se instala seguindo o aumento da permeabilidade intestinal. Diferentes estudos têm demonstrado o aumento da calprotectina fecal (uma proteína citosólica não degradada pelos neutrófilos) em pacientes com artrite reumatoide ou osteoartrite que utilizam AINEs.[48] Esses testes têm mostrado que a inflamação intestinal está presente em 60 a 70% dos pacientes que tomam AINEs e que, uma vez estabelecida, ela pode ser detectada em 1 a 3 anos após a suspensão da medicação. Um aumento inicial da permeabilidade do intestino delgado é um pré-requisito para o desenvolvimento posterior de inflamação do intestino delgado que está associado ao sangramento e à perda de proteínas, frequentemente assintomáticos.

Tabela 124.6 – Principais efeitos adversos dos AINEs no trato GI inferior

Efeito adverso	Frequência (%)
Aumento da permeabilidade intestinal	44 a 70
Inflamação	60 a 70
Sangramento/anemia	30
Má absorção	40 a 70
Perda de proteína	10
Úlcera	30 a 40

Anemia e sangramento

Advoga-se que a lesão assintomática do trato digestório inferior provoque sangramento oculto, causando queda dos níveis de hemoglobina. Em uma revisão sistemática, incluindo 1.162 indivíduos em 47 ensaios realizados, constatou-se que a maioria dos pacientes que utilizam AINEs ou baixa dose (325 mg) de AAS apresenta aumento na média de perda de sangue fecal de 1 a 2 mL/d em relação ao exame de base.[49] O recente estudo Condor demonstrou que menos pacientes tratados com o inibidor seletivo de COX-2 celecoxibe apresentaram reduções na hemoglobina ou abandonaram o estudo em virtude de eventos adversos gastrointestinais em comparação com aqueles tratados com diclofenaco e omeprazol.[19]

Enteropatia perdedora de proteína

Pacientes que utilizam AINEs podem apresentar enteropatia perdedora de proteínas, que pode resultar em hipoalbuminemia. Alguns estudos têm mostrado uma perda de proteínas marcadas com Cromo 51 em pacientes que utilizam AINEs por longo prazo, ao nível do íleo, demonstrando a presença de enteropatia perdedora de proteínas. A hipoalbumina é encontrada em cerca de 10% dos pacientes hospitalizados com artrite reumatoide. AINEs não costumam causar má absorção quando administrados em curto prazo, mas a má absorção de D-xilose foi documentada em pacientes sob tratamento prolongado com AINEs. Alguns estudos sugerem que de 40 a 70% dos pacientes em uso de AINEs podem ter algum grau de má absorção intestinal.[50]

AINEs COX-2 seletivos são mais seguros do que AINEs tradicionais para o trato GI inferior. A falta de dano intestinal com esse tipo de agentes, observada em alguns animais, foi confirmada em estudo pré-clínico e em estudos clínicos em humanos. Em curto prazo, esses agentes não aumentam a permeabilidade da mucosa e exibem uma redução de 50% dos efeitos colaterais no trato GI inferior em comparação com AINEs tradicionais.

Estudos com cápsula endoscópica realizados em indivíduos normais demonstraram que os agentes COX-2 seletivos apresentam resultados superiores à associação de AINEs e inibidores de bomba de prótons (IBP) na prevenção de ocorrência de lesões no intestino delgado.[44]

DIAGNÓSTICO

Para o intestino delgado e o cólon, achados de cápsula endoscópica, enteroscopia de duplo balão e colonoscopia podem apoiar o diagnóstico da lesão induzida por AINEs, pelo achado de erosões, úlceras ou colite, somadas à história de ingestão de AINEs. O diagnóstico diferencial deve incluir, assim, etiologias infecciosas (p. ex.: *Campylobacter*, *Yersinia*, citomegalovírus, tuberculose), doenças inflamatórias intestinais, isquemia, enterite de radiação, vasculites e outras drogas. No entanto, o diagnóstico correto pode, geralmente, ser feito em conjunto com uma boa história e biópsias endoscópicas. Além disso, à exceção dos diafragmas, as demais lesões devem melhorar ou se resolver completamente com a retirada da droga.

É importante salientar que, mesmo com a suspensão do AINE, as lesões podem estar presentes, acompanhadas ou não de sintomas, por mais de seis meses.

PREVENÇÃO E TRATAMENTO DA ENTEROPATIA INDUZIDA POR AINES

A associação entre AINEs tradicionais e IBP não apresenta os mesmos resultados positivos na proteção da lesão intestinal causada pelos AINEs. Em contraste, esse efeito benéfico tem sido observado pela substituição do AINE tradicional pelo AINE COX-2 seletivo. A sulfassalazina já foi sugerida como opção terapêutica na enteropatia induzida por AINEs, em razão da semelhança fisiopatológica dessa condição com a doença inflamatória intestinal. Foi demonstrado que essa droga reduziu significativamente a inflamação intestinal e a perda de sangue.[51]

Vários estudos têm sugerido que as bactérias intraluminais desempenham um papel significativo na patogênese da lesão intestinal induzida por AINEs e que a translocação de enterobactérias na mucosa representa o primeiro passo que põe em marcha uma série de eventos que culminam em lesões intestinais. Investigações experimentais e clínicas indicam que, em curto prazo, os agentes antibacterianos podem reduzir ou suprimir a enteropatia por AINEs por meio de um efeito na redução da permeabilidade intestinal.[37,52]

REFERÊNCIAS

1. Silverstein FE, Faich G, Goldstein JL, Simon LS, Pincus T, Whelton A et al. Gastrointestinal toxicity with celecoxib vs nonsteroidal anti-inflammatory drugs for osteoarthritis and rheumatoid arthritis: the CLASS study: A randomized controlled trial. Celecoxib Long-term Arthritis Safety Study. JAMA. 2000; 284(10):1247-55. Disponível em: www.ncbi.nlm.nih.gov/pubmed/10979111; acessado em: 21 de julho de 2015.
2. Laine L, Bombardier C, Hawkey CJ, Davis B, Shapiro D, Brett C et al. Stratifying the risk of NSAID-related upper gastrointestinal clinical events: results of a double-blind outcomes study in patients with rheumatoid arthritis. Gastroenterology. 2002; 123(4):1006-12. Disponível em: www.ncbi.nlm.nih.gov/pubmed/12360461; acessado em: 20 de julho de 2015.
3. Zhou Y, Boudreau DM, Freedman AN. Trends in the use of aspirin and nonsteroidal anti-inflammatory drugs in the general U.S. population. Pharmacoepidemiol Drug Saf. 2014; 23(1):43-50.
4. Singh G. Gastrointestinal complications of prescription and over-the-counter nonsteroidal anti-inflammatory drugs: a view from the ARAMIS database. Arthritis, Rheumatism, and Aging Medical Information System. Am J Ther. 2000; 7(2):115-21. Disponível em: www.ncbi.nlm.nih.gov/pubmed/11319579; acessado em: 20 de julho de 2015.
5. Lanas A, Hirschowitz BI. Toxicity of NSAIDs in the stomach and duodenum. Eur J Gastroenterol Hepatol. 1999; 11:375-81.
6. Wolfe MM, Lichtenstein DR, Singh G. Gastrointestinal toxicity of nonsteroidal antiinflammatory drugs. N Engl J Med. 2000; 340:1888-99.
7. Robert A, Nezamis JE, Lancaster C, Hanchar AJ. Cytoprotection by prostaglandins in rats. Prevention of gastric necrosis produced by alcohol, HCl, NaOH, hypertonic NaCl, and thermal injury. Gastroenterology. 1979; 77(3):433-43. Disponível em: www.ncbi.nlm.nih.gov/pubmed/456839; acessado em 21 de julho de 2015.
8. Wallace JL. Prostaglandins, NSAIDs, and gastric mucosal protection: why doesn't the stomach digest itself? Physiol Rev. 2008; 88(4):1547-65.
9. Flower RJ. The development of COX2 inhibitors. Nat Rev Drug Discov. 2003; 2:179-91.
10. Blot WJ, McLaughlin JK. Over the counter non-steroidal anti-inflammatory drugs and risk of gastrointestinal bleeding. J Epidemiol Biostat. 2000; 5:137-42. Disponível em: www.ncbi.nlm.nih.gov/pubmed/10890286; acessado em: 21 de julho de 2015.
11. Reuter BK, Davies NM, Wallace JL. Nonsteroidal anti-inflammatory drug enteropathy in rats: role of permeability, bacteria, and enterohepatic circulation. Gastroenterology. 1997; 112:109-17.
12. Bruno A, Tacconelli S, Patrignani P. Variability in the response to non-steroidal anti-inflammatory drugs: mechanisms and perspectives. Basic Clin Pharmacol Toxicol. 2014; 114(1):56-63.
13. Scheiman J, Isenberg J. Agents used in the prevention and treatment of nonsteroidal anti-inflammatory drug-associated symptoms and ulcers. Am J Med. 1998; 105:32S-38S.
14. Van Oijen MGH, Dieleman JP, Laheij RJF, Sturkenboom MCJM, Jansen JBMJ, Verheugt FWA. Peptic ulcerations are related to systemic rather than local effects of low-dose aspirin. Clin Gastroenterol Hepatol. 2008; 6:309-13.
15. Kato K, Chen MC, Nguyen M, Lehmann FS, Podolsky DK, Soll AH. Effects of growth factors and trefoil peptides on

migration and replication in primary oxyntic cultures. Am J Physiol. 1999; 276:G1105-G1116.

16. Sørensen HT, Friis S, Nørgård B, Mellemkjaer L, Elot WJ, McLaughlin JK et al. Risk of cancer in a large cohort of non-aspirin NSAID users: a population-based study. Br J Cancer. 2003; 88(11):1687-92.
17. Hernández-Díaz S, Rodríguez LA. Association between nonsteroidal anti-inflammatory drugs and upper gastrointestinal tract bleeding/perforation: an overview of epidemiologic studies published in the 1990s. Arch Intern Med. 2000; 160:2093-9.
18. Curfman GD, Morrissey S, Drazen JM. Expression of concern: Bombardier et al. Comparison of upper gastrointestinal toxicity of rofecoxib and naproxen in patients with rheumatoid arthritis. N Engl J Med. 2000; 343:1520-8. N Engl J Med. 2005; 353:2813-4.
19. Goldstein JL, Chan FKL, Lanas A, Wilcox CM, Peura D, Sands GH et al. Haemoglobin decreases in NSAID users over time: An analysis of two large outcome trials. Aliment Pharmacol Ther. 2011; 34:808-16.
20. Physicians' Health Study. Final Report on the Aspirin Component of the Ongoing Physicians' Health Study. N Engl J Med. 1989; 321:129-35.
21. Savage RL, Moller PW, Ballantyne CL, Wells JE. Variation in the risk of peptic ulcer complications with nonsteroidal antiinflammatory drug therapy. Arthritis Rheum. 1993; 36:84-90.
22. Dall M, Schaffalitzky de Muckadell OB, Lassen AT, Hansen JM, Hallas J. An association between selective serotonin reuptake inhibitor use and serious upper gastrointestinal bleeding. Clin Gastroenterol Hepatol. 2009; 7:1314-21.
23. Conaghan PG, Dickson J, Grant RL. Care and management of osteoarthritis in adults: summary of NICE guidance. BMJ. 2008; 336:502-3.
24. Singh J a, Furst DE, Bharat A, Curtis JR, Kavanaugh AF, Kremer JM et al. 2012 update of the 2008 American College of Rheumatology recommendations for the use of disease-modifying antirheumatic drugs and biologic agents in the treatment of rheumatoid arthritis. Arthritis Care Res (Hoboken). 2012; 64:625-39.
25. Pilotto A, Seripa D, Franceschi M, Scarcelli C, Colaizzo D, Grandone E et al. Genetic susceptibility to nonsteroidal anti-inflammatory drug-related gastroduodenal bleeding: role of cytochrome P450 2C9 polymorphisms. Gastroenterology. 2007; 133:465-71.
26. Aabakken L. Clinical symptoms, endoscopic findings and histologic features of gastroduodenal non-steroidal anti-inflammatory drugs lesions. Ital J Gastroenterol Hepatol. 1999; 31(Suppl 1):S19-S22.
27. Sostres C, Gargallo CJ, Lanas A. Nonsteroidal anti-inflammatory drugs and upper and lower gastrointestinal mucosal damage. Arthritis Res Ther. 2013; 15(Suppl 3):S3.
28. Matsuhashi N, Yamada A, Hiraishi M, Konishi T, Minota S, Saito T et al. Multiple strictures of the small intestine after long-term nonsteroidal anti-inflammatory drug therapy. The Am J of Gastroenterol. 1992; 87:1183-6.
29. Caruso I, Bianchi Porro G. Gastroscopic evaluation of anti-inflammatory agents. Br Med J. 1980; 280:75-78.
30. Cheatum DE, Arvanitakis C, Gumpel M, Stead H, Geis GS. An endoscopic study of gastroduodenal lesions induced by nonsteroidal anti-inflammatory drugs. Clin Ther. 1999; 21:992-1003.
31. Chinzon D, Maguinick I ZS. Prevalence of NSAIDs/ASA ulcers in patients attended at emergency units. Am J Gastroenterol. 2000; 95:24-50.
32. Chinzon D, Kiburd BIE. Prevalência e aspectos clínicos de pacientes com lesões endoscópicas produzidas por AINES. An da VI Sem do Aparel Dig. 2002.
33. Chan FK, To K, Wu JC, Yung MY, Leung WK, Kwok T et al. Eradication of Helicobacter pylori and risk of peptic ulcers in patients starting long-term treatment with non-steroidal anti-inflammatory drugs: a randomised trial. Lancet. 2002; 359:9-13.
34. Huang JQ, Sridhar S, Hunt RH. Role of Helicobacter pylori infection and non-steroidal anti-inflammatory drugs in peptic-ulcer disease: a meta-analysis. Lancet. 2002; 359:14-22.
35. Malfertheiner P, Megraud F, O'Morain C, Atherton J, Axon AT, Bazzoli F et al. Management of Helicobacter pylori infection: the Maastricht IV/Florence Consensus Report. Gut. 2012; 61(5):646-64.
36. Laine L, Kivitz AJ, Bello AE, Grahn AY, Schiff MH, Taha AS. Double-blind randomized trials of single-tablet ibuprofen/high-dose famotidine vs. ibuprofen alone for reduction of gastric and duodenal ulcers. Am J Gastroenterol. 2012; 107:379-86.
37. Hooper L, Brown TJ, Elliott R, Payne K, Roberts C, Symmons D. The effectiveness of five strategies for the prevention of gastrointestinal toxicity induced by non-steroidal anti-inflammatory drugs: systematic review. BMJ. 2004; 329:948.
38. Silverstein FE, Graham DY, Senior JR, Davies HW, Struthers BJ, Bittman RM et al. Misoprostol reduces serious gastrointestinal complications in patients with rheumatoid arthritis receiving nonsteroidal anti-inflammatory drugs. A Randomized, Double-Blind, Placebo-Controlled Trial. Ann Intern Med. 1995; 123(4):241-9.
39. Al MJ, Maniadakis N, Grijseels EWM, Janssen M. Costs and effects of various analgesic treatments for patients with rheumatoid arthritis and osteoarthritis in the Netherlands. Value Health. 2008; 11:589-99.
40. Emery P, Zeidler H, Kvien TK, Guslandi M, Naudin R, Stead H et al. Celecoxib versus diclofenac in long-term management of rheumatoid arthritis: randomised double-blind comparison. Lancet. 1999; 354:2106-11.
41. Bhatt DL, Scheiman J, Abraham NS, Antman EM, Chan FK, Furberg CD et al. ACCF/ACG/AHA 2008 expert consensus document on reducing the gastrointestinal risks of antiplatelet therapy and NSAID use. Am J Gastroenterol. 2008; 103(11):2890-907.
42. Abraham NS, Hlatky MA, Antman EM, Bhatt DL, Bjorkman DJ, Clark CB et al. ACCF/ACG/AHA 2010 Expert Consensus Document on the concomitant use of proton pump inhibitors and thienopyridines: a focused update of the ACCF/ACG/AHA 2008 expert consensus document on reducing the gastrointestinal risks of antiplatelet therapy and NSAID. Circulation. 2010; 122(24):2619-33.

43. Lanza FL, Chan FKL, Quigley EMM. Guidelines for prevention of NSAID-related ulcer complications. Am J Gastroenterol. 2009; 104:728-38.

44. Goldstein JL, Eisen GM, Lewis B, Gralnek IM, Zlotnick S, Fort JG. Video capsule endoscopy to prospectively assess small bowel injury with celecoxib, naproxen plus omeprazole, and placebo. Clin Gastroenterol Hepatol. 2005; 3:133-41.

45. Laine L, Smith R, Min K, Chen C, Dubois RW. Systematic review: the lower gastrointestinal adverse effects of nonsteroidal anti-inflammatory drugs. Aliment Pharmacol Ther. 2006; 24:751-67.

46. Bjarnason I, Fehilly B, Smethurst P, Menzies IS, Levi AJ. Importance of local versus systemic effects of non-steroidal anti-inflammatory drugs in increasing small intestinal permeability in man. Gut. 1991; 32:275-77.

47. Whittle BJR. Mechanisms underlying intestinal injury induced by anti-inflammatory COX inhibitors. Eur J Pharmacol. 2004; 500:427-39.

48. Tibble JA, Sigthorsson G, Foster R, Scott D, Fagerhol MK, Roseth A et al. High prevalence of NSAID enteropathy as shown by a simple faecal test. Gut. 1999; 45(3):362-6.

49. Moore RA, Derry S, McQuay HJ. Faecal blood loss with aspirin, nonsteroidal anti-inflammatory drugs and cyclo-oxygenase-2 selective inhibitors: systematic review of randomized trials using autologous chromium-labelled erythrocytes. Arthritis Res Ther. 2008; 10:R7.

50. Lanas A, Panés J, Piqué JM. Clinical implications of COX-1 and/or COX-2 inhibition for the distal gastrointestinal tract. Curr Pharm Des. 2003; 9:2253-66.

51. Hayllar J, Smith T, Macpherson A, Price AB, Gumpel M, Bjarnason I. Nonsteroidal antiinflammatory drug-induced small intestinal inflammation and blood loss: effects of sulfasalazine and other disease-modifying antirheumatic drugs. Arthritis Rheum. 1994; 37:1146-50.

52. Leite AZ, Sipahi AM, Damião AO, Coelho AM, Garcez AT, Machado MC et al. Protective effect of metronidazole on uncoupling mitochondrial oxidative phosphorylation induced by NSAID: a new mechanism. Gut. 2001; 48:163-7.

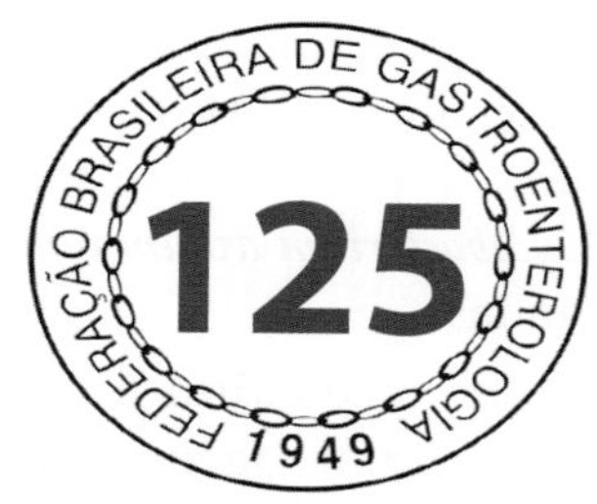

MANIFESTAÇÕES DIGESTIVAS DA SÍNDROME DE IMUNODEFICIÊNCIA ADQUIRIDA (AIDS)

Marco Rodrigo Zambrano Nunez
Ethel Zimberg Chehter
César Lazzarotto

INTRODUÇÃO

O vírus da imunodeficiência humana (HIV) era desconhecido até o início dos anos 1980, mas desde então milhões de pessoas foram infectadas, em uma pandemia mundial. O resultado da infecção pelo HIV é a destruição lenta e progressiva do sistema imune, gerando a síndrome da imunodeficiência adquirida (aids). Em 1983, foi isolado o vírus da imunodeficiência humana (HIV 1 e 2) – um retrovírus RNA, do gênero *Lentivirus*, com tropismo pelos linfócitos T CD4 positivo, gerando uma infecção crônica, lesão do sistema imune e, como consequência, infecções oportunistas e neoplasias como o sarcoma de Kaposi.[1]

EPIDEMIOLOGIA

Embora as taxas de HIV/aids tenham aumentado rapidamente nos anos 1980, alcançando pico nas últimas décadas até 2005 e se estabilizando desde então, para logo ir diminuindo. E existe ainda um grande número de portadores do vírus HIV que desenvolverão aids, estendendo essa pandemia pelo século XXI. Estima-se que se forem utilizados os programas de prevenção e com a utilização de novos medicamentos, segundo a UNAids (United Nations Aids), 28 milhões de infecções poderão ser evitadas entre 2015 e 2030.

Segundo a UNAids, em seu relatório de 2013, existe no mundo 35 milhões de pessoas vivendo com HIV, sendo 31,8 milhões de adultos, 16 milhões de mulheres e 3,2 milhões de crianças menores de 15 anos. Ainda nesse relatório no ano de 2013 são totalizados 2,1 milhões de novos casos, com 1,9 milhão de adultos e 240 mil crianças abaixo de 15 anos e um total de 1,5 milhão de mortes por aids. Hoje, segundo a UNAids, observa-se um declínio de 38% do número total de pacientes infectados e de aproximadamente 35% das mortes relacionadas com a doença quando comparadas à década passada e até o ano de 2013.[2]

O Brasil registrou, desde o início da epidemia de aids até junho de 2014, 757.042 casos. Nos últimos cinco anos, tem registrado uma média de 39,7 mil casos de aids. A taxa de detecção de aids no Brasil tem apresentado estabilização nos últimos 10 anos, com uma média de 20,5 casos por cada 100 mil habitantes.

Dados do Ministério da Saúde do Brasil mostram que, após a introdução da política de acesso universal ao tratamento antirretroviral (Tarv) que combina drogas com diferentes formas de ação *highly active antiretroviral therapy* (HAART), observou-se uma importante redução nas taxas de mortalidade estabilizando-se em 5,7 óbitos por cada 100 mil habitantes.[3]

TRATO GASTROINTESTINAL E AIDS NA ERA TARV

O trato gastrointestinal (TGI) é o segundo sítio mais comum para infecções oportunistas e neoplasias associadas com a aids. Estima-se que 50 a 90% dos pacientes apresentem manifestações gastroenterológicas, e estas se tornam mais frequentes conforme o grau de imunodepressão.

Antes do uso da Tarv, o TGI foi um dos maiores sítios de manifestação da infecção pelo HIV, pois afeta, particularmente, o sistema imune/linfoide amplamente presente nas mucosas, o que torna o TGI um alvo frequente de infecções oportunistas, assim como a doenças HIV-relacionadas. Ainda hoje, as infecções oportunistas são as afecções do trato gastrointestinal mais frequentemente encontradas na aids, destacando-se as afecções esofágicas, enterocolites, doenças do trato biliar e pâncreas, e permanece como a principal causa de morbidade e mortalidade em pacientes infectados pelo HIV.[4,5]

Revisões relacionadas com o aparelho digestivo mostraram que, em pacientes em tratamento com Tarv submetidos à endoscopia digestiva, o número de infecções oportunistas teve uma redução de 69% para 13%, observando-se, consequentemente, um aumento de exames normais de 31 para 87%. O uso da Tarv certamente gerou uma diminuição do número de infecções oportunistas, porém, observa-se que aproximadamente 9% dos pacientes com esse tipo de terapia ainda apresentam infecções oportunistas. Estudo feito em centro de referência para tratamento de pacientes HIV-positivos no Brasil mostra que após a introdução da Tarv, em pacientes que apresentavam sintomas dispépticos como dor abdominal, náuseas, vômitos e plenitude pós-prandial, foram observadas infecções oportunistas em apenas 1,6% dos pacientes e parasitas não oportunistas em 0,4%.[6-9]

No entanto, as infecções oportunistas ainda ocorrem, especialmente quando do diagnóstico tardio da doença, em pacientes com baixa adesão ao tratamento, cepas de HIV resistentes, tratamento descontínuo, tendo como fator principal os efeitos colaterais intensos da Tarv, como náuseas, vômitos e diarreia. Então, mesmo com a terapêutica antiviral eficaz, o efeito das afecções do TGI ainda causa grande impacto em pacientes infectados pelo HIV.[4]

Hoje verifica-se na era Tarv, diferentes formas de manifestações clínicas nesse tipo de população, observando-se:

- Redução das infecções oportunistas. A contagem de CD4 > 200 cél/mm³ favorece infecções por bactérias comuns, e outras doenças não oportunistas; a contagem de CD4 < 100 cél/mm³ favorece infecções por citomegalovírus (CMV), fungos, *Mycobacterium avium complex* e protozoários incomuns.
- Pode ser observada a reconstituição imunológica (Sirs) para alguns agentes como *Cryptosporidium parvum* e *Enterocytozoon bieneusi*, resultando em cura completa.
- Os sintomas em pacientes em uso de Tarv estão associados principalmente aos efeitos colaterais das drogas, e podem apresentar várias complicações durante o tratamento, as quais incluem principalmente lesões hepáticas, alterações metabólicas, infecções, exacerbações de doenças hepáticas e interações com outras drogas (IBP contraindicado com atazanavir e indinavir)

Houve um incremento do número de pacientes com a infecção pelo *H. pylori*, úlcera gastroduodenal, sintomas e alterações associadas com a doença do refluxo gastroesofágico, complicações das hepatites B e C como outros tipos de neoplasias do trato gastrointestinal e do fígado.[7,9-13]

Aids e trato gastrointestinal

O comprometimento do TGI pode ocorrer por diferentes causas:

- infecções oportunistas e não oportunistas;
- neoplasias (sarcoma de Kaposi, linfomas);
- lesões intraepiteliais escamosas anorretais (ASIL);
- efeitos relacionados com o HIV;
- medicamentos.

A exuberante presença de tecido linfoide no TGI faz deste um potencial reservatório para o HIV, sendo também um importante local onde o vírus induz imunodeficiência. Alterações na função das células T citotóxicas e nas células B, como a diminuição da secreção de imunoglobulina IgA2, predispõem a infecções por vírus, fungos bactérias e protozoários.

Geralmente, 36 meses após a infecção pelo HIV, os pacientes apresentam sintomas gastrointestinais, como diarreia, disfagia, anorexia e emagrecimento. Nota-se, ainda, uma correlação entre o grau de imunodepressão, os sintomas gastroenterológicos e a sobrevida. No entanto, em pacientes tratados com Tarv, a frequência de envolvimento gastrointestinal com infecções oportunistas está consideravelmente diminuída.

Na aids não existe quadro clínico patognomônico de nenhum agente. Encontram-se múltiplos agentes em diferentes órgãos, mas nem todas as síndromes podem estar associadas ao HIV. Achados frequentes, como disfagia, náusea, vômitos, dor abdominal, emagrecimento e diarreia, nem sempre estão associados à patologia infecciosa ou neoplásica, o que torna complexa a avaliação desses pacientes. A seguir estão descritas as principais manifestações clínicas.[1,4]

AIDS E OS ÓRGÃOS

Esôfago

A infecção pelo HIV é ainda hoje o mais importante fator de risco para a presença de infecções esofágicas. Sintomas como disfagia ou odinofagia são observados com uma frequência entre 21 e 50% dos pacientes, e podem surgir em qualquer fase da infecção, inclusive na seroconversão. Nos pacientes infectados pelo HIV a seroconversão pode ser sintomática, caracterizando-se por febre, mialgias, *rash* maculopapular, anorexia, náuseas e vômitos, além de odinofagia ou disfagia. Já na aids os sintomas esofágicos podem estar relacionados com o HIV ou com outros agentes infecciosos, como fungos, vírus, micobactérias e protozoários observados em pacientes com linfócitos CD4 < 200 cél/mm^3. As recorrências ou a persistência de infecções por *Candida albicans* na era Tarv têm diminuído, e a sua presença é considerada um indicativo de falha na terapia.

O comprometimento esofágico por infecções em pacientes imunodeprimidos tem grande importância, visto este ser um órgão que garante a nutrição, a hidratação e a administração de medicamentos, sendo importantes o diagnóstico e o tratamento precoces. Os agentes etiológicos mais frequentes estão descritos no Quadro 125.1. É preciso considerar que lesões na mucosa por uso de medicações com doxiciclina, anti-inflamatórios não esteroides, suplementos de potássio etc., também podem ser causas de sintomas esofágicos nessa população.[4,14]

Quadro 125.1 – Infecções esofágicas relatadas na literatura em pacientes infectados pelo HIV/aids

Fungos
Candida albicans *Torulopsis glabrata* *Pneumocystis jiroveci (carinii)* *Aspergillus sp* *Mucormicose* *Exophiala jeanselmei* *Histoplasma capsulatum*
Vírus
Citomegalovirus *Herpes simplex* vírus *Epstein-Barr* vírus HIV
Bactérias
Mycobacterium tuberculosis *Mycobacterium avium intracellulare* Outros: cocos Gram-positivos
Protozoários
Cryptosporidium *Leishmania* sp *Trypanosoma cruzi*

Fonte: Zambrano e Chehter, 2014.[14]

Fungos

Em estudos anteriores à utilização de antifúngicos potentes a incidência de candidíase esofágica situava-se entre 1 e 8% de todos os pacientes submetidos à endoscopia, em 4 a 5% das autópsias e 20% dos pacientes com patologias hematológicas.

A *Candida albicans* é o agente mais frequentemente identificado na patologia esofágica, ocorrendo em 42 a 79% dos pacientes infectados pelo HIV. A esofagite por *Candida* ainda é o quadro inicial mais frequente em pacientes com aids e é condição definidora de doença em 15% desses pacientes. Os sintomas mais observados são disfagia ou odinofagia em 63% dos casos, além de náuseas e vômitos em 37%. Estudos evidenciam uma correlação entre a infecção fúngica na orofaringe com a presença de sintomas esofágicos e os achados endoscópicos compatíveis. Essa correlação tem uma sensibilidade de 50 a 100% e especificidade de 40 a 95%. Cabe ressaltar que a candidíase esofágica com sintomas não exclui a possibilidade de associação com outros agentes e, em contrapartida, a ausência de candidíase oral não exclui a presença da infecção fúngica no esôfago e, eventualmente, são relatados casos de infecção fúngica em pacientes assintomáticos.

O exame endoscópico é o mais sensível e específico no diagnóstico de candidíase esofágica. O aspecto macroscópico da infecção pela *Candida* é patognomônico: a endoscopia revela presença de placas branco amareladas (nacaradas) aderidas sobre a mucosa esofágica, local indicado para a realização de biópsias ou escovados para citologia, histologia e culturas, sendo a endoscopia uma importante arma no diagnóstico e a avaliação da infecção (Figura 125.1).

No diagnóstico histológico da *Candida*, as biópsias podem ser processadas para colorações específicas, dentre elas os corantes pela prata, PAS (ácido periódico de Schiff) e o Gram. As culturas em meio de Sabouraud têm mostrado uma sensibilidade de até 80%.

No entanto, apesar de inúmeros recursos, o diagnóstico histológico da infecção pela *Candida* fica em torno de 50 a 64%. Essa baixa positividade pode ser explicada por vários fatores:

- nas infecções leves com baixo grau de invasão o fungo pode ser eliminado durante o processamento da biópsia;
- número de fragmentos insuficiente;
- erro na coleta.

O escovado do esôfago também pode ser considerado uma boa técnica para confirmação da infecção pela *Candida albicans*, provavelmente pela preservação das hifas e pseudo-hifas nos escovados. Existem outras técnicas não endoscópicas para a realização do escovado esofágico. A coleta do material é realizada por meio de sondas nasogástricas e tem demonstrado uma elevada sensibilidade (até 96%) e especificidade (87 a 100%).

Além da *Candida albicans*, há relatos de casos de infecção esofágica por outros fungos, tais como

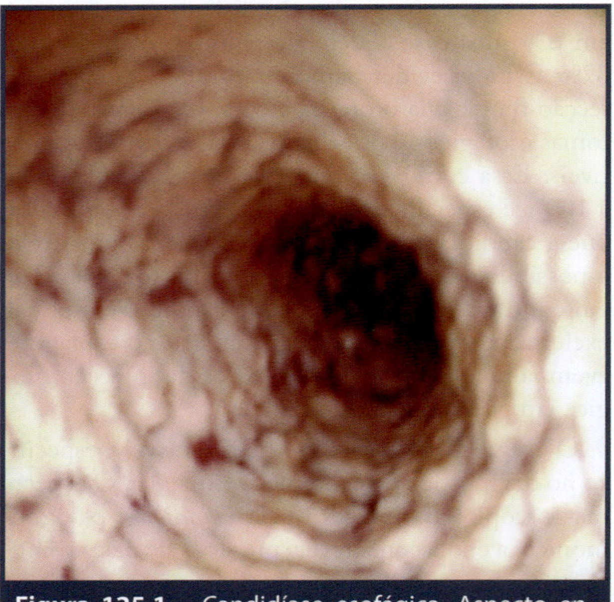

Figura 125.1 – Candidíase esofágica. Aspecto endoscópico.

Torulopsis glabrata em úlceras esofágicas, pelo *Aspergillus* sp em pacientes com disfagia e odinofagia, em que o aspecto endoscópico se assemelha sobremaneira ao da *Candida albicans*. Dentre outros casos raros, destacaram-se também a mucormicose, a infecção pela *Exophiala jeanselme* e a blastomicose como parte do comprometimento esofágico secundário à doença linfonodal adjacente.

A infecção pelo *Histoplasma capsulatum* acomete especialmente o trato respiratório e o mediastino, podendo comprometer também o esôfago, tanto por via direta quanto por via hematogênica. Na forma disseminada da doença, a endoscopia revela no esôfago lesões nodulares e umbelicadas com aspecto submucoso de 3 a 8 mm.

A infecção pelo *Pneumocystis jiroveci (carinii)* ao nível esofágico foi descrita em pacientes que cursam com infecção disseminada desse patógeno, e o respectivo exame endoscópico revela a presença de um exsudato com ulceração superficial.[14-17]

Vírus

Citomegalovírus (CMV)

Essa infecção pode ocorrer tanto em indivíduos imunocompetentes como em pacientes imunodeprimidos (transplantados, quimioterapia e em corticoterapia) e principalmente em pacientes infectados pelo HIV, em que haveria então uma reativação da primoinfecção. Nesse caso, o risco de infecção pelo CMV fica muito aumentado, especialmente quando os níveis dos linfócitos T CD4+ estão abaixo de 100 cél/mm^3.

A patogênese da lesão pelo CMV envolve processos de inflamação, necrose e lesões do endotélio vascular com alterações isquêmicas. CMV infecta fibroblastos e células endoteliais que estão localizadas na base das úlceras esofágicas, e não no epitélio escamoso. Portanto, a biópsia deve ser realizada no centro da cratera da úlcera.

A histologia caracteriza-se por grandes células subepiteliais com inclusões intranucleares características ("olho de coruja"); com halo ao redor do núcleo e pequenas inclusões citoplasmáticas. Além do HE, a técnica de imuno-histoquímica ou da hibridização *in situ* pode colaborar para o diagnóstico.

Das infecções virais na aids, o CMV é o principal agente. Os sintomas mais comuns são a disfagia e a odinofagia, presentes em 59% dos casos, seguidos por náuseas e vômitos (42%), dor abdominal, perda de peso, febre ou diarreia. A infecção pelo CMV pode coexistir com outros agentes, destacando-se a *Candida albicans* ou o *Herpes simplex* vírus (HSV).

As principais características endoscópicas da infecção pelo CMV correspondem a úlceras. Essas úlceras podem ser múltiplas, com tamanho variando desde 1 cm (43%) até maiores que 3 cm (gigantes), podendo se estender até 10 a 15 cm de comprimento (Figura 125.2). Quanto à localização, geralmente são observadas no terço médio e distal do esôfago. A profundidade varia desde rasa, intermediária, profunda e, mais raramente, apresentam-se sob a forma de erosões, massa de aspecto polipoide ou tumoral. As úlceras podem se unir na submucosa sob a forma de pontes. Após o tratamento medicamentoso (Ganciclovir) as úlceras podem evoluir com estenoses fibróticas, podendo ser tratadas com dilatação endoscópica. Outras características endoscópicas menos frequentemente observadas na infecção pelo CMV são mucosa com enantema ou erosões com bordas geográficas serpiginosas e elevadas.

Herpes simplex vírus (HSV)

Nos pacientes infectados pelo HIV, a incidência de infecção esofágica pelo HSV tipo 1 é de 2 a 6%, com alguns relatos de até 23,5%.

As principais manifestações clínicas da infecção pelo HSV são: disfagia e odinofagia (85%), dor torácica (68%) e febre (44%). Também foram descritos náuseas e vômitos em 15% dos casos, associados à lesão oral em 29%, além de relatos de casos de hemorragia digestiva 5,3%.

Ao exame endoscópico as lesões esofágicas pelo HSV estão localizadas no terço médio distal (50%), podendo ser encontradas em outros setores ou eventualmente podendo ser difusas (32%). Inicialmente, a infecção viral apresenta-se como vesículas, medindo de 1 a 3 mm, localizadas principalmente no terço médio e distal do esôfago, podendo haver descamação com formação de pequenas úlceras de 1 a 3 mm. Essas vesículas são frágeis e raramente são vistas ao exame endoscópico.

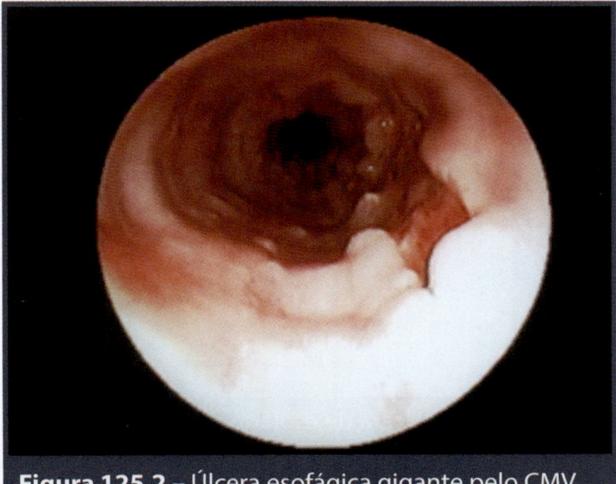

Figura 125.2 – Úlcera esofágica gigante pelo CMV.

Na infecção esofágica pelo HSV são também encontradas úlceras em 79% dos casos e são descritas como superficiais ou estelares com fundo enantematoso e edema (Figura 125.3). Existem também algumas formas especiais de úlceras com aspecto semelhante ao de um vulcão. Eventualmente, são observadas as presenças de pseudomembranas lembrando a candidíase esofágica. As úlceras herpéticas podem evoluir com estenoses e/ou fístulas. As margens das úlceras do epitélio escamoso devem ser biopsiadas ou pode ser realizado um escovado para a citologia. As amostras podem ser processadas para o exame histológico, onde podem ser identificadas as inclusões de tipo A de Cowdry, além das técnicas de imuno-histoquímica ou culturas.

Epstein-Barr vírus (EBV)

A descrição do acometimento esofágico pelo EBV foi feita em cinco pacientes com história de disfagia, dor torácica e perda de peso. Ao exame endoscópico foi constatada a presença de úlceras localizadas no terço médio do esôfago, que eram profundas e lineares.[14,18,19]

Vírus da imunodeficiência humana (HIV)

Algumas lesões da mucosa esofágica têm sido relacionadas com o vírus da imunodeficiência humana (HIV). Assim, após duas semanas da exposição ao vírus, os pacientes apresentam sintomas relacionados com a seroconversão: febre, mialgias, *rash* cutâneo

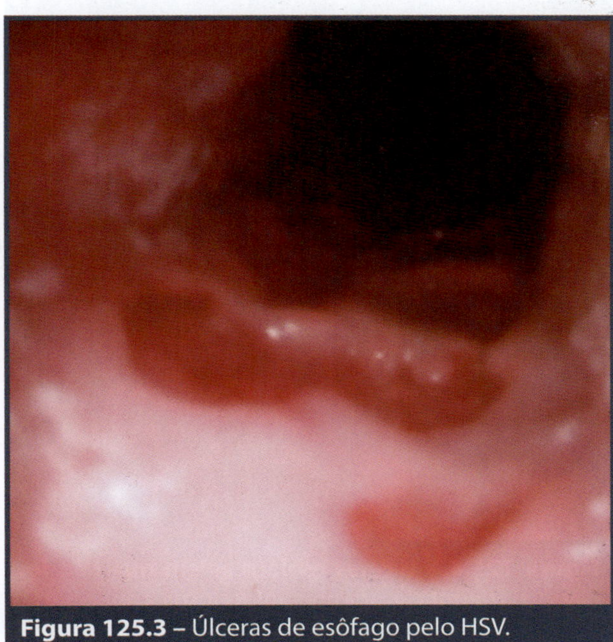

Figura 125.3 – Úlceras de esôfago pelo HSV.

maculopapular, anorexia, náuseas, diarreia e podem apresentar odinofagia ou disfagia. Nessa ocasião, quando avaliados por exames de endoscopia digestiva alta, são observadas pequenas ulcerações com bordas com enentema, medindo de 0,3 a 1,5 cm, com formas ovais ou arredondadas, com margens bem delimitadas podendo se localizar em todo o esôfago ou somente no terço médio. A mucosa entre as úlceras é normal.

A etiopatogenia desses achados parece estar relacionada com o HIV, especialmente à liberação de citocinas. O HIV foi isolado das margens dessas úlceras, e especula-se quanto ao vírus ser o fator etiológico

Outro achado em pacientes com aids são as denominadas úlceras idiopáticas (aftoides), as quais são definidas quando, por diferentes métodos diagnósticos, tanto histológico quanto de culturas, não é possível identificar qualquer agente infeccioso.

Pacientes HIV-positivos com úlceras aftoides na orofaringe podem apresentar lesões esofágicas. Essas úlceras têm tamanho entre 1 e 2 cm, podendo atingir 7 a 15 cm, com bordas bem definidas, e caracteristicamente não apresentam enantema ou edema, têm localização preferencial no terço médio do esôfago podendo ser únicas e, às vezes, múltiplas (Figura 125.4). Algumas úlceras podem complicar com a formação de fístulas traqueoesofágicas e estenoses. Especula-se que o próprio HIV pode ter relação com essas úlceras aftoides.

O HIV poderia estimular a expressão de citocinas com aumento de interleucina-6 (IL-6), interleucina-1 (IL-1), metabólitos do ácido araquidônico e fator de necrose tumoral-alfa (TNF-alfa). A resposta dos pacientes tratados com imunomoduladores, como a talidomida ou corticoides, evidenciaria o envolvimento dessas citocinas. A presença do fenômeno de apoptose (morte celular programada) poderia também estar envolvida.[1,4,20]

Infecções por micobactérias

O número de casos de infecção pelo *Mycobacterium tuberculosis* tem aumentado sobremaneira nos países subdesenvolvidos. Observa-se que entre 10 e 15% dos pacientes HIV-negativos apresentam manifestações extrapulmonares da tuberculose, e ocorre em aproximadamente 50% dos pacientes com aids.

Na aids, a tuberculose é uma reativação da infecção primária. A infecção esofágica é um caso raro. Clinicamente, pode cursar com disfagia, perda de peso, febre, dor torácica, tosse, pneumonias aspirativas como consequência de fístulas traqueoesofágicas e mais raramente apresentam hematêmese. A maioria dos casos é resultado da extensão da infecção desde os nódulos linfáticos mediastinais, hilares ou de focos pulmonares para o esôfago. Ao exame de endoscopia são descritas úlceras de esôfago médio com fundo necrótico (Figura 125.5), podendo simular neoplasia, compressão extrínseca e até a presença

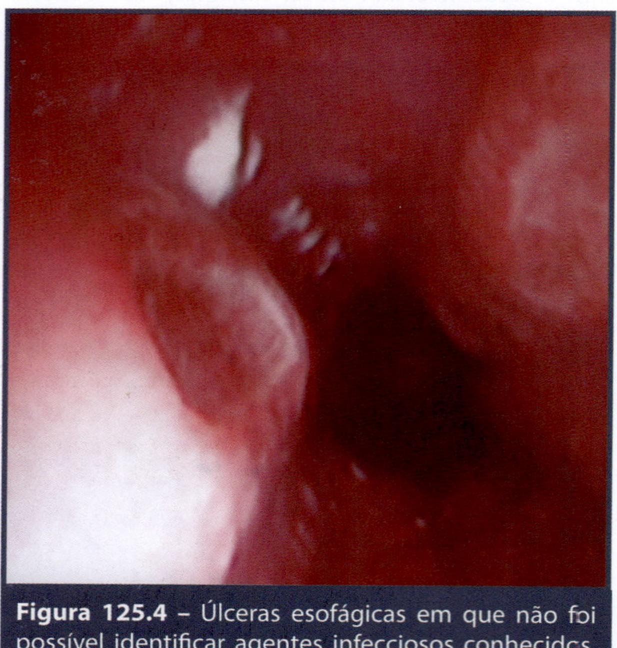

Figura 125.4 – Úlceras esofágicas em que não foi possível identificar agentes infecciosos conhecidos, atribuída ao HIV.

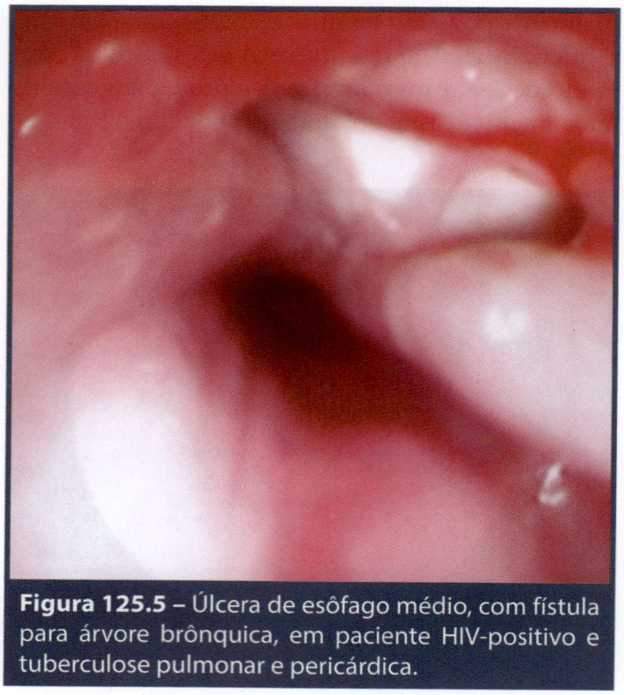

Figura 125.5 – Úlcera de esôfago médio, com fístula para árvore brônquica, em paciente HIV-positivo e tuberculose pulmonar e pericárdica.

de fístulas, que são confirmadas por exame radiológico contrastado, em que é possível a visualização de trajetos fistulosos (Figura 125.6).

Há descrições de casos em que a infecção pelo *Mycobaterium avium-intracellulare* foi isolada de úlceras e um caso com presença de esofagite difusa.[5,14]

Outras bactérias

As infecções bacterianas esofágicas são definidas quando os exames histológicos demonstram a invasão bacteriana da mucosa esofágica ou em áreas mais profundas, com ausência de outros agentes, como fungos, vírus, neoplasias ou cirurgia prévia de esôfago.

Esse tipo de infecção foi descrito em pacientes imunodeprimidos (anemia aplástica, leucemia ou neoplasias sólidas), cursando com neutropenia intensa. Os agentes infecciosos isolados são frequentemente Gram-positivos: *Streptococcus viridans*, *Stafilococcus aureus*, *Stafilococcus epidermidis* e *Bacillus* espécies. O exame macroscópico demonstra a presença de pseudomembranas, úlceras redondas, lineares, placas e eritema.

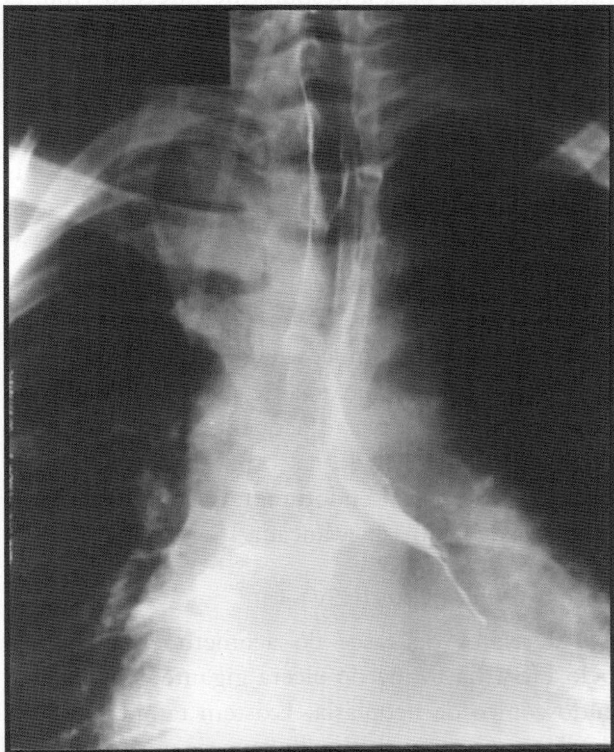

Figura 125.6 – Radiografia contrastada do esôfago com fístula de esôfago para árvore brônquica secundária à tuberculose pulmonar em paciente com aids.

A descrição de infecções bacterianas esofágicas na aids aparece como um episódio raro. A infecção associada a CMV e *Actinomyces* foi descrita em pacientes que melhoraram após tratamento com penicilina G.

A infecção por nocardia foi evidenciada em pacientes com salmonelose que apresentavam disfagia. Ao exame endoscópico foi evidenciada a presença de uma úlcera elíptica, que melhorou após o tratamento com doxiciclina.

Infecções por protozoários

As infecções por protozoários são muito raras e são descritas apenas como casos isolados. A infecção pelo *Cryptosporidium* sp. é frequente em pacientes com aids que cursam com diarreia crônica. A infecção esofágica foi descrita em uma criança, que apresentava disfagia e vômitos, cuja endoscopia revelou áreas de inflamação no terço distal da mucosa esofágica.

A infecção pela *Leishmania* sp foi referida em pacientes HIV-positivos com clínica de odinofagia e disfagia, em que foi visualizada, ao exame endoscópico, mucosa com enantema e extensas ulcerações lineares no terço distal e o duodeno e estômago foram endoscopicamente normais.

Existe relatado um caso de reativação da infecção por *Trypanosoma cruzi* em um paciente com aids. Este apresentou evidência de uma miosite aguda em estômago e esôfago.[14]

O Quadro 125.2 mostra as principais características das lesões ulcerativas do esôfago.

Estômago

As infecções gástricas em pacientes com HIV/aids são incomuns. Sua incidência exata é difícil de ser determinada. Infecções bacterianas, virais, fúngicas e por protozoários já foram reportadas, no entanto, são dependentes do grau de imunossupressão. O *Helicobacter pylori,* presente em 90% dos pacientes imunocompetentes com gastrite crônica ativa, é também bastante comum em pacientes com CD4 maior que 200 cél/mm^3, porém, infrequente em pacientes com aids. Já em pacientes com aids e CD4 < 200 cél/mm^3, observa-se ulcerações e inflamação gástrica, geralmente secundária à infecção por CMV ou *Cryptosporidium parvum*. Outras infecções gástricas relatadas em HIV/aids são causadas por *Toxoplasma gondii*, *Leishmania donovani*, *Mycobacterium avium-intracellulare complex* (MAI) e *Cryptococcus neoformans*.

Além disso, é possível encontrar neoplasias como sarcoma de Kaposi, usualmente assintomático, asso-

Quadro 125.2 – Características das lesões ulcerativas esofágicas

Tipo	Sintomas e sinais	Achados endoscópicos	Outros exames
Candida	Placas orais, disfagia	Placas, ulcerações	Escovado, biópsia + AP
Herpes simplex	Úlceras orais, disfagia, odinofagiador torácica, febre	Vesículas, bolhas, pequenas úlceras	Cultura viral, biópsia + AP
CMV	Odinofagia, disfagia	Ulceração em mucosa normal, úlceras gigantes	Biópsia + AP
HIV	Úlceras orais odinofagia, dor torácica	Úlceras únicas ou múltiplas em mucosa normal	Biópsia + AP
Bactérias	Febre, bacteremia	Úlceras únicas ou múltiplas em mucosa normal	Biópsia + AP cultura
TBC	Febre, perda peso, tosse, disfagia	Mucosa friável, eritema, úlceras/ massas/fístulas	Biópsia + AP Ziehl-Nielsen
DRGE	Pirose, queimação, retroesternal	Lesão mucosa superficial confluente ou não	
Pílulas	Disfagia, odinofagia	Lesão em $^{1}/_{3}$ médio esôfago, pequenas úlceras únicas ou múltiplas	

AP: anatomopatológico; TBC: tuberculose; DRGE: doença do refluxo gastroesofágico.

ciado a lesões cutâneas, que pode causar dor abdominal, obstrução e sangramento em lesões grandes. O linfoma não Hodgkin apresenta-se com sintomas, como dor abdominal e emagrecimento, e pode complicar com obstrução ou sangramento.

Alguns aspectos são conhecidos da fisiopatologia do HIV no estômago: normo ou hipossecreção gástrica; retardo do esvaziamento gástrico; diminuição da imunidade local; aumento da proliferação bacteriana e suas consequências nas infecções entéricas.

Clinicamente, as infecções gástricas podem cursar assintomáticas ou com características inespecíficas, como dispepsia, náuseas, vômitos, diarreia, febre, dor abdominal e perda de peso. Existem poucos estudos na literatura, porém, ficou demonstrada a dificuldade na correlação clínico-endoscópica. No entanto, alguns sintomas podem indicar seus agentes, assim, dor abdominal severa e febre são mais encontradas na infecção do CMV e na toxoplasmose; diarreia profusa e aquosa sugestiva de envolvimento delgado lembra a infecção por *Cryptosporidium*, ou *Mycobacterium avium-intracellulare*, assim como a síndrome pilórica pode sugerir alguma complicação desses agentes.[21]

Infecções virais

Citomegalovírus (CMV)

No acometimento gástrico pelo CMV, os pacientes podem apresentar história de epigastralgia, vômitos ou hemorragia digestiva. O diagnóstico é feito mediante a realização do exame de endoscopia digestiva alta, e são feitas biópsias para estudo de histopatologia para a pesquisa de infecção viral. A histologia caracteriza-se por grandes células subepiteliais com inclusões intranucleares, com halo ao redor do núcleo e pequenas inclusões citoplasmáticas. Além da coloração pela hematoxilina eosina (HE), a técnica de imuno-histoquímica ou de hibridização *in situ* pode colaborar para o diagnóstico (Figura 125.7).

As formas de apresentação da infecção do acometimento gástrico pelo CMV são variadas, tendo sido observadas tanto em mucosa endoscopicamente normal quanto na presença de erosões e úlceras, sendo estas últimas múltiplas e pequenas, serpiginosas ou gigantes (Figura 125.8), na forma de massa submucosa, com aspecto pseudotumoral ou até com características de neoplasia avançada.

Herpes simplex vírus (HSV)

Há relatos de casos do acometimento gástrico pelo HSV na forma de úlcera gigante com aspecto endoscópico da neoplasia. Existem também relatos de diagnóstico por cultura de mucosa normal ao exame endoscópico e com inflamação crônica ao exame histopatológico.[14] Na presença de lesão ulcerada as biópsias devem ser dirigidas às bordas da lesão.

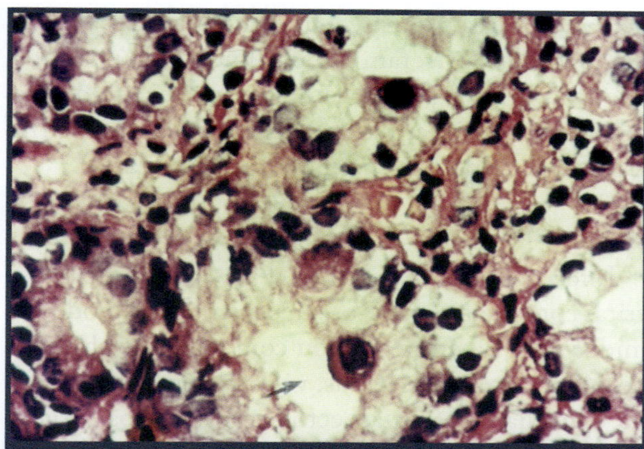

Figura 125.7 – Biópsia gástrica e coloração H-E, evidenciando inclusão intranuclear de citomegalovírus.

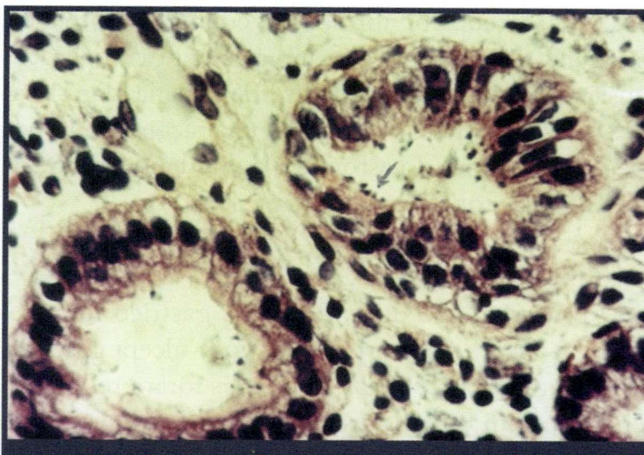

Figura 125.9 – Biópsia gástrica e coloração H-E, revelando infecção pelo *Cryptosporidium* sp.

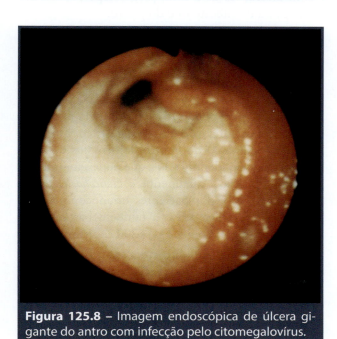

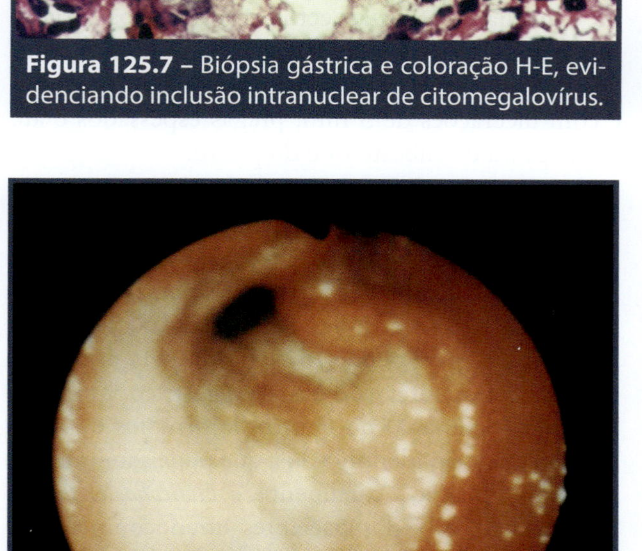

Figura 125.8 – Imagem endoscópica de úlcera gigante do antro com infecção pelo citomegalovírus.

Infecções por protozoários

Cryptosporidium sp.

Em pacientes com linfócitos T CD4 positivo menor que 200 cél/mm³, a infecção desse protozoário é comum.[14] Esse parasita infecta o cólon, o intestino delgado e, ocasionalmente, o trato biliar. Primariamente, acomete os enterócitos do intestino delgado, e as infecções gástricas estão sempre associadas com envolvimento duodenal. O diagnóstico é feito pela identificação de oocistos (4 a 6 mm) nas fezes, quando corado pelo álcool ácido resistente (BAAR) ou por biópsia (Figura 125.9).

Estudos em pacientes com história de diarreia crônica e infecção intestinal por *Cryptosporidium* sp. têm infecção gástrica entre 23 e 40% dos casos. Existem diversos relatos de casos do acometimento do estômago em pacientes com história de diarreia, náuseas, vômitos persistentes e epigastralgia ou com sintomas inespecíficos. A severidade dos sintomas é correlacionada com os baixos níveis de CD4, e após o aumento de CD4 ocorre a resolução dos sintomas. Em exames radiológicos com bário e tomografia computadorizada observam-se perda da distensibilidade, rigidez e espessamento das paredes do antro, que podem lembrar a linite plástica.

Exames de endoscopia digestiva alta em pacientes com aids descrevem a infecção desse protozoário na presença de mucosa normal, marcado enantema com subestenose pilórica, erosões, ulcerações, hipertrofia de pregas e perda da distensibilidade das paredes do estômago, não se observando correlação entre os achados endoscópicos e o exame histológico.

Toxoplasma gondii

A infecção é o resultado de uma imunodepressão intensa, com CD4 abaixo de 50 cél/mm³, com a reativação da infecção primária, o que usualmente ocorre no sistema nervoso central.

Pacientes com aids e infecção gástrica por esse protozoário podem apresentar clínica de anorexia, epigastralgia, vômitos e febre ou sintomas inespecíficos. Na radiologia contrastada, ficou evidente estenose do antro, ao passo que os exames endoscópicos revelaram desde mucosa norma e pregas hipertróficas até úlceras profundas serpiginosas.

Schistosoma mansoni

Há relatos de casos em que os autores reportam a presença da infecção gástrica em paciente que, ao exame endoscópico, apresentou edema, enantema e petéquias na mucosa. Em um paciente com hipertensão portal com clínica de hemorragia digestiva, na endoscopia foram descritas ulcerações de lesões pseudopolipoides do estômago e duodeno, como em um paciente com úcera gástrica.

Leishmania donovani

O primeiro caso de *L. donovani* gástrico foi relatado em 1992, em um paciente com úlcera gástrica. Desde então, vários casos adicionais foram relatados, sendo que em 90% houve envolvimento duodenal, e em 75%, envolvimento do estômago. A média CD4 foi de 37 cél/mm^3, e os principais sintomas foram diarreia, disfagia e dor abdominal, com lifadenopatia e hepatoesplenomegalia. Ao exame endoscópico, observaram-se desde mucosa normal até úlceras entre 2 e 3 cm com bordas com enantema.

Infecções por micobactérias

Observa-se que entre 10 e 15% dos pacientes HIV-negativos têm manifestações extrapulmonares, que ocorrem em aproximadamente 50% dos pacientes com aids. A infecção gástrica foi observada em 0,6% das necrópsias em pacientes com tuberculose. Os sintomas são inespecíficos e incluem dor abdominal, náuseas e vômitos, hemorragia digestiva, febre e perda de peso. Os pacientes podem complicar com obstrução gástrica (61%) e hemorragia digestiva (26%).

Existem descrições de casos de úlceras, lesões ulceradas com aspecto neoplásico, lesões elevadas com ulceração que sugere lesão de submucosa, pregas infiltrados com ulcerações, massas, úlceras complicadas com perfuração, de fístulas entre linfonodos abdominais e antro gástrico, e obstrução gástrica relacionadas com a infecção.

A infecção pelo *Mycobacterium avium-intracellulare* (MAI) é observada em pacientes com aids e geralmente se apresenta como infecção disseminada em pacientes com clínica de febre, sudorese noturna e perda de peso; menos frequentemente há dor abdominal, diarreia e anemia. A infecção gástrica por esse agente não parece ser frequente, em revisão de 55 casos na literatura, apenas 2% apresentavam a infecção nesse local. São descritos poucos casos de ulcerações e gastrites onde a micobactéria foi isolada.

Infecções por fungos

As infecções por *Cryptococcus neoformans*, *Aspergillus* e *Candida albicans* são descritas como relatos de casos. Na infecção por *Pneumocystis jirovecci* (*carinii*), os casos de infecção extrapulmonar acometendo o TGI ocorreram principalmente em pacientes que realizaram a profilaxia de pneumonia com pentamidina inalatória, resultando em casos de gastrite erosiva ou de nódulos com ulcerações lineares.[5,21]

Outras infecções

Infecções por *Strongyloides stercoralis* têm sido descritas como relato de casos em pacientes imunodeprimidos com hiperinfecção ou com aids, com história de dor abdominal, náuseas, vômitos, emagrecimento ou com diarreia. Os aspectos endoscópicos variam, observando-se em mucosa com aspecto normal, com enentema, petequias, em mucosa com aspecto friável e com ulcerações de 3 mm, pregas espessados e até como causa de subestenose do piloro.

Helicobacter pylori

Vários estudos em pacientes com aids demonstram uma baixa prevalência de *Helicobacter pylori* em relação a grupos-controle. Essa baixa incidência de *Helicobacter pylori* pode ser explicada pela utilização de antibióticos, alterações do meio gástrico (pH, proliferação bacteriana) ou fatores decorrentes da imunodepressão não identificados, que poderiam interferir com a infecção. Atualmente, o *Helicobacter pylori*, presente em 90% dos pacientes imunocompetentes com gastrite crônica ativa, é também bastante comum em pacientes com CD4 > 200 cél/mm^3.

São relatados na literatura raros casos de *Treponema pallidum*, *Bartonella henselae*, *Bartonella quintana* e gastrite flegmonosa – esta última com evolução extremamente desfavorável, com índices de mortalidade em torno de 60%.[21,22]

Manifestações entéricas

A diarreia é o sintoma mais frequente em pacientes com aids. Nos países desenvolvidos, a diarreia é descrita em 30 a 70% dos casos. No entanto, nos países subdesenvolvidos essa incidência atinge 90%. Para os pacientes com LT CD4 < 50 cél/mm^3, a diarreia aparece em 49% dos casos dentro de um ano e em 96% ao final do terceiro ano de doença.

A diarreia, por piorar as condições nutricionais destes pacientes, é um importante fator de aumento da morbidade e mortalidade, diminuindo a resposta à terapia antirretroviral e, consequentemente, a qualidade de vida, além de incrementar os custos nos cuidados desses pacientes. A diarreia constitui, portanto, um fator preditivo negativo, independente na sobrevida desses pacientes.

Desde a introdução do HAART, observou-se um marcado aumento na sobrevida dos pacientes infectados pelo HIV, tendo resultado em queda da incidência de infecções oportunistas.

A diarreia nos pacientes HIV-positivos pode ser decorrente de:

- Agentes infecciosos oportunistas e não oportunistas.
- Uso de antirretrovirais (ddI, ddC, 3TC, ABC, delavirdine, saquinavir, ritonavir, indinavir, nelfinavir, amprenavir, ABT388).
- Neoplasias (linfomas e sarcoma de Kaposi).
- Relacionados com o HIV propriamente dito.
- Alterações funcionais e morfológicas como hipossecreção gástrica e consequente supercrescimento bacteriano, diminuição da área da superfície da mucosa.
- Disfunção ileal.
- Translocação bacteriana.
- Mediadores inflamatórios e endotoxinas secretoras.
- Alterações motoras (autonômicas e relacionadas com a motilidade do delgado).
- insuficiência pancreática.[1]

O agente patogênico pode ser identificado em 50 a 85% dos casos. Os agentes etiológicos mais encontrados estão relacionados no Quadro 125.3.

Na prática clínica, o principal objetivo da investigação diagnóstica em pacientes HIV-positivos com diarreia crônica é detectar agentes patogênicos. Sugere-se uma abordagem gradual (Quadro 125.4). Desde a introdução do HAART, com consequente queda do número de infecções oportunistas, foi observado um incremento de causas não infecciosas de diarreia (de 32% em 1995 para 70% em 1997). A incidência de infecção não oportunista por *Clostridium difficile* teve aumento durante a era HAART. Atualmente, a principal causa de diarreia não infecciosa (45%) está relacionada com o uso de antirretrovirais, principalmente, os inibidores da protease.

Quadro 125.4 – Algoritmo para diagnóstico da etiologia das diarreias em pacientes HIV--positivos

Etapa 1

- História detalhada (elucidar o início da diarreia com a utilização de inibidores da protease, pesquisa de viagens, dieta e medicamentos)
- Exame físico completo
- Localizar o sítio da diarreia (alta ou baixa)

Etapa 2 (laboratorial)

- Três amostras de fezes frescas com pesquisa para ovos e parasitas pelos métodos diretos e concentrados, coloração tricrômica especial, Giemsa, BAAR e iodina
- Cultura para bactérias
- Pesquisa da toxina do *Clostridium difficile*
- Pesquisa de leucócitos nas fezes
- Hemocultura para pesquisa de salmonelose e MAI
- Caso o passo 2 não revele o agente, segue-se para o passo 3

Etapa 3 (endoscopia)

- Colonoscopia com ileoscopia (biópsias para CMV, *Cryptosporidium*, *Microsporidio* MAI, ameba e cultura para adenovírus herpes, CMV e reações de imuno-histoquímica.
- Endoscopia alta: biópsia de duodeno e aspirado de suco duodenal (pesquisa de *Giardia*, *Cryptosporidium*, CMV e MAI; cultura para micobactérias)

Etapa 4

- Microscopia eletrônica
- Pesquisa de adenovírus, microsporidia

Quadro 125.3 – Etiologia da diarreia infecciosa em pacientes infectados pelo HIV

Protozoários	Vírus	Bactérias	Fungos	Micobactérias
▪ *Cryptosporidium* ▪ *Microsporidium* ▪ *Isospora belli* ▪ *Cyclospora* ▪ *Giardia lamblia* ▪ *Entamoeba histolytica* ▪ *Blastocistis hominis*	▪ Citomegalovírus ▪ Adenovírus ▪ *Herpes simplex* ▪ HIV ? ▪ Rotavírus ▪ Norovírus	▪ *Mycobacterium avium complex* ▪ *Salmonella* sp. ▪ *Shigella* sp. ▪ *Campylobacter* sp. ▪ *E. coli aderente* ▪ *Clostridium difficile*	▪ *Histoplasma capsulatum* ▪ *Candida* sp. ▪ *Pneumocistis jiroveci (carinii)*	▪ *Mycobacterium tuberculosis*

Nas diarreias agudas as infecções por vírus (rotavírus, norovírus) e por bactérias devem ser consideradas, e os princípios de tratamento são iguais aos dos pacientes HIV-negativos. Em pacientes com linfócitos CD4+ < 200 cél/mm poderiam ser indicados antibióticos após testes de sensibilidade ou em casos mais severos ou com sinais de septicemia podem ser indicados antibióticos profiláticos como ciprofloxacino.[1,19,23-25]

Nas diretrizes sobre o exame da endoscopia no manejo dos pacientes com diarreia sugere-se que a utilização da endoscopia digestiva nesse tipo de população pode contribuir para definir o fator etiológico.[8-10,26] Os pacientes que mais se beneficiaram do diagnóstico de infecções pelo exame de endoscopia digestiva foram os que apresentam emagrecimento (77%), febre (55%) e aqueles com imunodepressão severa com contagem de linfócitos CD4 < 100 a 200 cél/mm³.

Para o diagnóstico, a colonoscopia com ileoscopia e a realização de biópsias na mucosa são superiores à retossigmoidoscopia, uma vez que infecções por CMV (34%), *Mycobacterium tuberculosis* e os linfomas (75%) causam lesões mais frequentemente no cólon direito.[27-29]

As diferentes infecções que acometem o TGI têm variadas formas de apresentação endoscópica, mas muitas vezes não provocam lesões na mucosa. Portanto, é necessário associar ao exame endoscópico a realização de biópsias tanto das lesões como da mucosa endoscopicamente normal, pois são os achados de histologia muitas vezes associada a imuno-histoquímica e culturas que vão orientar o diagnóstico definitivo.[19,23,24]

Os agentes infecciosos que mais frequentemente causam diarreia nos pacientes HIV-positivos estão descritos a seguir.

Cryptosporidium sp.

Estudos prospectivos nos países tropicais mostram esse parasita como causa de diarreia em pacientes imunocompetentes em até 6% dos casos. Esse parasita em pacientes com aids é frequentemente diagnosticado, e é responsável por diarreia em 3 a 22% dos pacientes nos Estados Unidos e por 50% dos casos de diarreia nos países de terceiro mundo.

O parasita infecta o cólon, o intestino delgado e ocasionalmente o trato biliar, provocando diarreia aquosa, volumosa, com dor abdominal, náuseas, vômitos, flatulência e perda de peso acentuada, porém, cursa afebril. A síndrome de má absorção é frequente, com alteração do teste da D-xilose e intolerância à lactose.[24]

São descritas várias formas clínicas descritas em pacientes HIV-positivos:

- Assintomática (4%).
- Sintomática com resolução espontânea dentro de dois meses (28%).
- Crônica (60%) persistente por mais de dois meses.
- Fulminante (8%), refratária à terapia e caracterizada por perda de 20 ou mais litros de líquido ao dia. Geralmente é observada em pacientes com contagem de linfócitos CD4 inferior a 50 cél/mm³.

A infecção ocorre mais comumente em pacientes com contagem de linfócitos CD4 inferior a 100 cél/mm³. O diagnóstico é feito pela identificação de oocistos (4 a 6 mm) nas fezes quando coradas pelo álcool ácido resistente (BAAR) ou por biópsias da mucosa intestinal (Figura 125.10). O estudo das biópsias de íleo e as de cólon apresentam sensibilidade de 91% e 60%, respectivamente, para o diagnóstico dessa infecção. As alterações anatomopatológicas observadas no duodeno e íleo vão desde mucosa normal, atrofia das vilosidades intestinais com hiperplasia de criptas, até perda das enzimas do bordo em escova. Na maioria dos casos (90%) a colonoscopia é normal. Raramente são observados enantema ou úlceras na mucosa (Figura 125.11).[23,24]

Microsporidium

É o agente etiológico de diarreias em 1,5% de 737 amostras de pacientes HIV-positivos nos Estados Unidos e entre 1,7 e 33% em outros países. Pode se manifestar como uma infecção disseminada, porém,

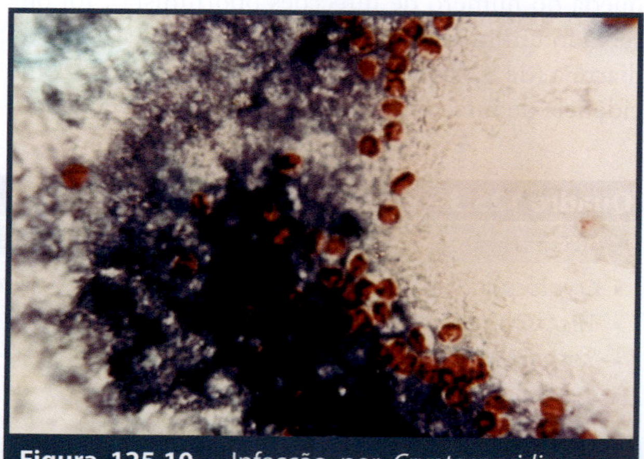

Figura 125.10 – Infecção por *Cryptosporidium* sp. Exame de fezes pelo método de Kinyoun.

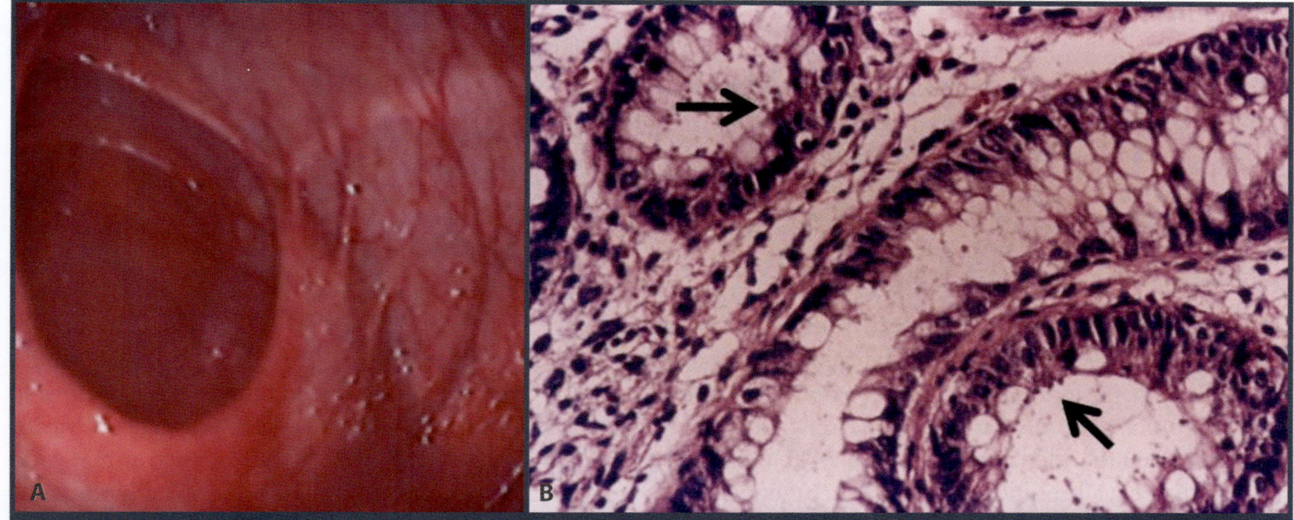

Figura 125.11 – Infecção por *Cryptosporidium* sp. na mucosa de ceco (A), histologia do cólon (H&E 40×) (B).

mais frequentemente provoca diarreia crônica, com emagrecimento e síndrome de má absorção, apesar da preservação do apetite e da ausência de febre.

As espécies *E. bieneusi* e *S. intestinalis* são encontradas em macrófagos da lâmina própria, com provável disseminação por via portal para os rins. Endoscopicamente, a mucosa intestinal pode ser normal ou apresentar enantema difuso. O diagnóstico pode ser feito pelo estudo histológico de biópsias da mucosa do delgado, corando-se pelo Giemsa e Brown-Brenn ou pela microscopia eletrônica (Figura 125.12). Biópsias de íleo durante a colonoscopia permitem o diagnóstico dessa infecção com grande sensibilidade, evitando-se, assim, a necessidade da realização de biópsias do delgado por endoscopia digestiva alta.[19,24]

Isospora belli

A isosporíase é causa de diarreia principalmente nos pacientes com aids em 1 a 3% dos casos nos Estados Unidos, sendo que nos países em desenvolvimento ocorre em 15 a 19% dos casos. O quadro clínico é semelhante ao da criptosporidiose, porém tem curso febril. O diagnóstico é estabelecido pela detecção de cistos ovais nas fezes (20 a 30 mm × 10 a 20 mm) pelo método de BAAR modificado por Kinyoun.[23,24] Laboratorialmente, encontra-se esteatorreia e eosinofilia sérica.[19]

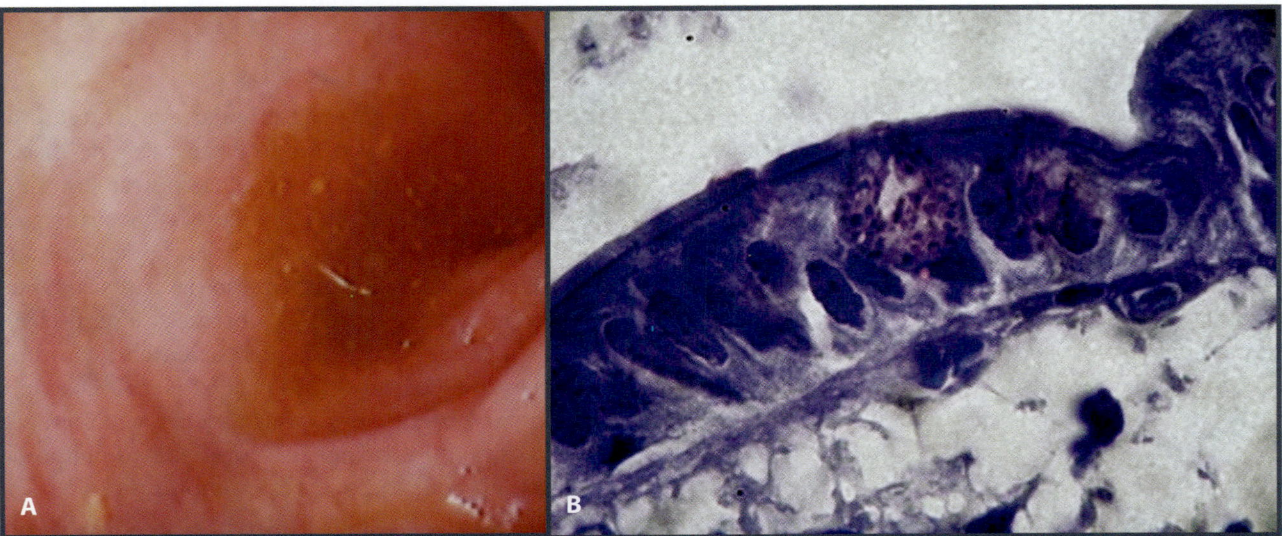

Figura 125.12 – Infecção por microsporídio e imagem da ileoscopia (A); histologia do íleo (Giemsa 1.000×) (B). *Fonte: cortesia da Dra. Irene Souza.*

Ciclospora

Este pequeno protozoário de 8 a 20 mm pode ser identificado somente pela microscopia eletrônica. Em pacientes imunocompetentes causa diarreia autolimitada, sendo que nos pacientes HIV-positivos provoca diarreia crônica, semelhante aos quadros causados pelos protozoários já descritos.[24]

Entamoeba histolytica

Trata-se de um parasita que tem predileção por infectar o cólon e uma causa de diarreia nos países tropicais. Em pacientes HIV-positivos em algumas regiões tropicais são uma causa de diarreia aguda ou crônica e tem sido identificada em até 14%. Nos casos sem diarreia a presença do parasita acomete entre 0,6 e 2,4% dos pacientes.

As manifestações clínicas das formas leves incluem diarreia, e em alguns pacientes – tanto adultos como crianças – podem apresentar formas invasivas da infecção com diarreia, sangramento, aumento da dor abdominal e febre, que acontece nos casos mais severos. O diagnóstico pode ser feito por microscopia, detecção do antígeno fecal ou nas biópsias de pacientes submetidos a exames de colonoscopia.[19,23]

Vírus

Citomegalovírus

Os pacientes geralmente apresentam contagem de linfócitos CD4 < 150 cél/mm^3, sendo mais frequente nos estágios avançados da doença (CD4 < 50 cél/mm^3). Manifesta-se clinicamente por diarreia aquosa (70 a 80%), febre (80%), emagrecimento (89%), dor abdominal (50 a 64%) e enterorragia (9 a 23%). São descritos casos de obstrução intestinal, perfuração, fístulas e megacólon tóxico.

Ao exame endoscópico, podem-se observar diferentes formas de apresentação, como mucosa colônica normal (4 a 25%), colite com hemorragia subepitelial (20%) ou associada a úlceras que lembrem a retocolite ulcerativa (39%) e úlceras isoladas (38%) no cólon ou íleo que, às vezes, apresentam pontes de mucosa com destruição da válvula ileocecal, lembrando a doença de Crohn (Figura 125.13). Foram descritas, ainda, pseudomembranas na mucosa colônica que lembram a colite pseudomembranosa por *Clostridium difficile,* além de lesões com aspecto pseudotumoral.

Biópsias devem ser realizadas tanto na mucosa normal quanto na mucosa inflamada, e as úlceras devem ser biopsiadas nas bordas e, principalmente, na base, onde são evidenciadas as células endoteliais. O estudo histológico com coloração pela hematoxilina-eosina (H & E) pode evidenciar inclusões virais intranucleares. A infecção também pode ser identificada por imuno-histoquímica.[19,23]

Adenovírus

Esse vírus foi isolado por cultura e identificado por microscopia eletrônica em tecidos com infiltrado inflamatório crônico de pacientes com aids que apresentavam diarreia crônica, aquosa, sem muco ou sangue e emagrecimento. Está relacionado com a causa de diarreia crônica entre 0 e 27% dos casos.

O aspecto endoscópico colônico pode ser normal ou apresentar áreas elevadas de enantema com vários milímetros de diâmetro. O diagnóstico é realizado pelo exame histológico das biópsias obtidas por colonoscopia com coloração de H & E, em que se observam inclusões nucleares que envolvem o núcleo das células epiteliais superficiais, especialmente as células caliciformes (Figura 125.14).[23,24]

Herpes simplex vírus

O *herpes simplex* vírus usualmente causa lesões perianais ou proctite. São observadas úlceras crônicas que provocam dor anorretal, tenesmo, constipação e linfadenopatia inguinal. Quando acomete o reto e o sigmoide distal pode causar diarreia.

O exame retossigmoidoscópico pode revelar pequenas vesículas que evoluem para erosões e até úlceras difusas. O diagnóstico é feito pelo estudo histológico das biópsias obtidas principalmente das bordas das úlceras com a identificação das inclusões intranucleares (Cowdry tipo A) em células multinucleadas epiteliais.[19,24]

Fungos

Histoplasmose

Os fungos raramente causam diarreia. Entretanto, em áreas endêmicas do fungo e em casos de histoplasmose disseminada, é possível encontrar sintomas gastrointestinais em 10% dos casos. Os principais sintomas são diarreia, perda de peso, febre e dor abdominal (56 a 65%). Também são descritos casos de enterorragia e melena (20%), obstrução e perfuração intestinal (2%). Na maioria dos pacientes o comprometimento é colônico (80%).[24,25] Na colonoscopia podem ser observadas úlceras, edema, enantema e múltiplos nódulos na mucosa com aspecto polipoide ou tumoral, bem como lesões estenosantes

O diagnóstico é feito pelo estudo histológico das biópsias de cólon com coloração de Giemsa que demonstra organismos leveduriformes intracelulares.[23-25,27-29]

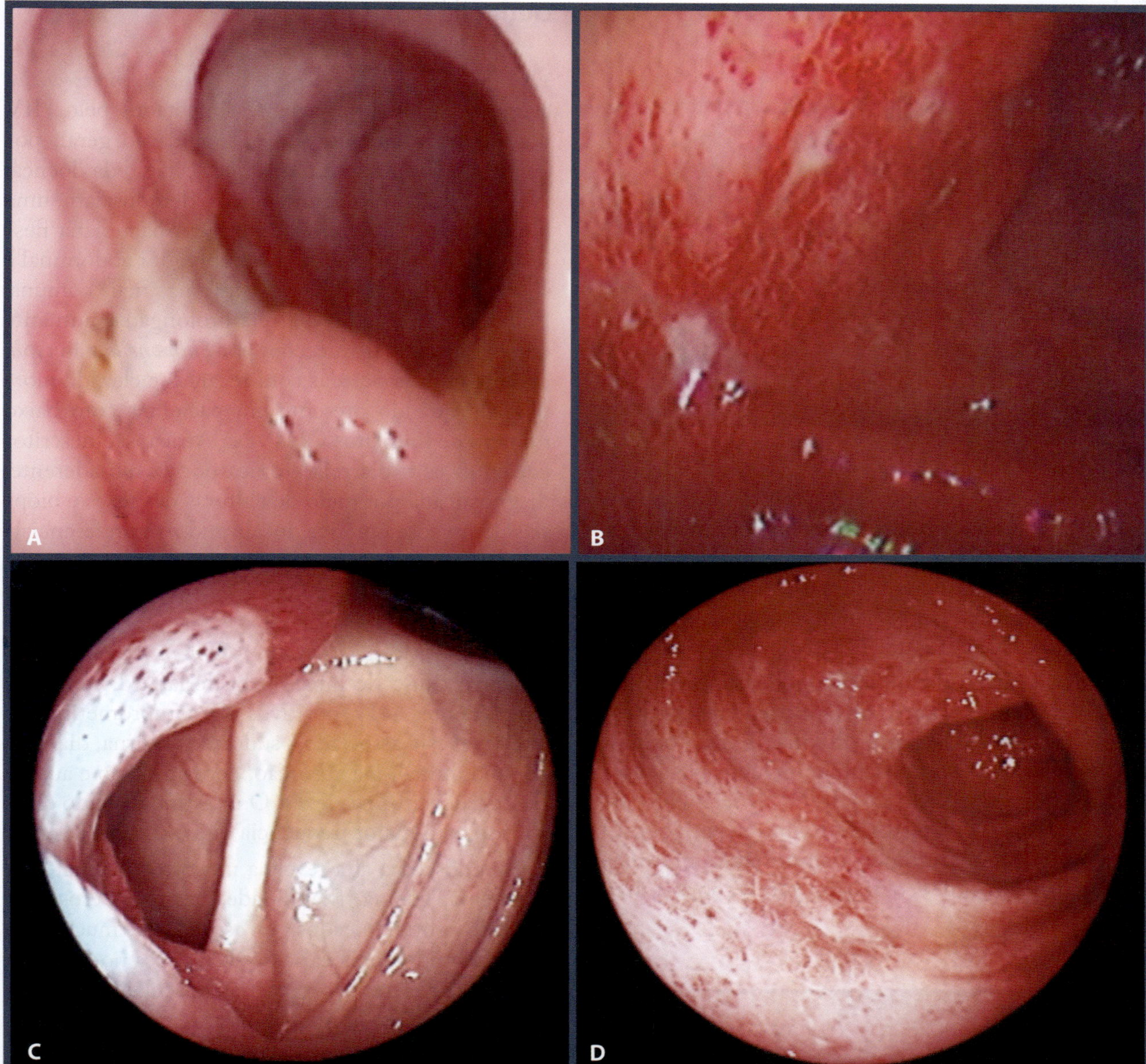

Figura 125.13 – Infecção por citomegalovirus, úlcera de cólon e ausência de alterações inflamatórias (A); úlceras e hemorragia subepitelial (B); úlcera na válvula íleocecal (C); e íleo (D).

Infecções bacterianas

Clostridium difficile

Com a ampla utilização de antibióticos observa-se um aumento no número de pacientes com infecção por *Clostridium difficile*, podendo ser encontrada em grupos de risco, como nos pacientes hospitalizados e residentes em casas de internação. Nos pacientes HIV-positivos atualmente é a principal causa de diarreia de origem bacteriana, e o risco dessa infecção aumenta conforme o grau de imunodepressão.

A sintomatologia é variável, podendo ocorrer diarreia com fezes aquosas até colite pseudomembranosa com sangramento e dor abdominal. Muitas vezes, o curso clínico é mais grave e prolongado, ocorrendo várias recidivas.

Os achados endoscópicos nas formas moderadas ou leves são inespecíficos com a mucosa colônica, que pode ser normal, apresentando enantema, friabilidade e aspecto granular. Nos casos mais graves observam-se hemorragia e presença de pequenas membranas de fibrina branco-amareladas recobrindo a mucosa intestinal, e a mucosa entre as placas

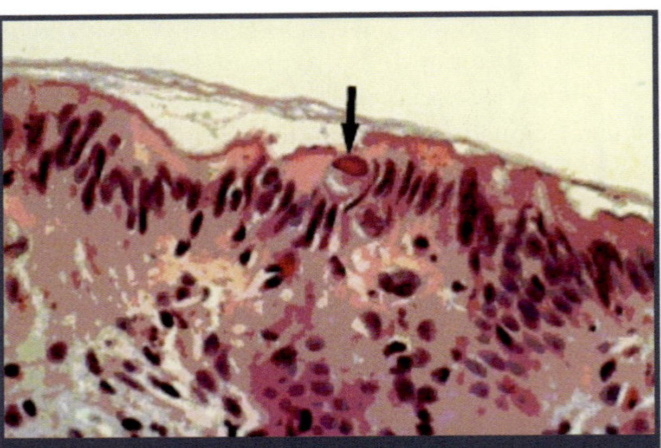

Figura 125.14 – Adenovírus: inclusões nucleares nas células caliciformes (H & E 400×).

pode ser normal ou com hiperemia e edema. Nos casos mais severos, pode-se observar confluência das placas e desnudamento da mucosa. O comprometimento distal é mais frequente, e as lesões do cólon proximal, respeitando-se o reto, são observadas em até 10% dos casos (Figura 125.15).

O diagnóstico da infecção pode ser realizado principalmente por meio de cultura de fezes e pesquisa de toxinas (A enterotoxina, B citotoxina). As indicações da endoscopia incluem pacientes com suspeita de infecção por *C. difficile* (suspeita de infecção com testes de toxina negativos). O exame anatomopatológico demonstra a presença de tampão fibrinoleucocitário, que recobre a área ulcerada.[30,31]

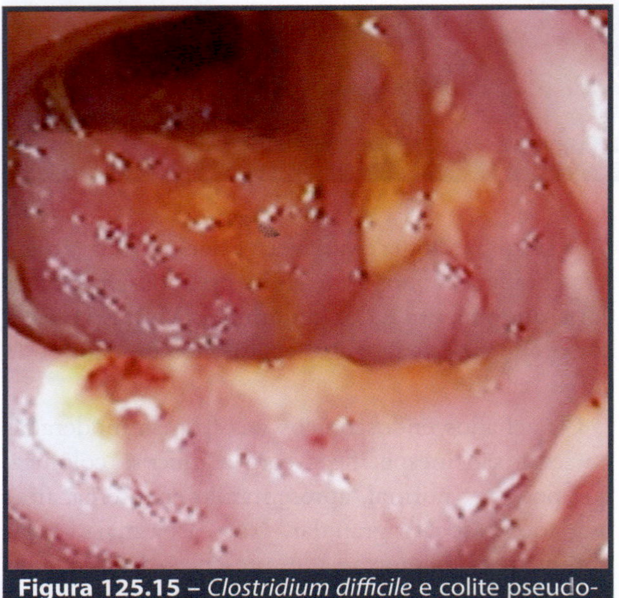

Figura 125.15 – *Clostridium difficile* e colite pseudomembranosa (aspecto endoscópico).

Outras infecções bacterianas

Salmonela typhimurium e *enteritidis*, *Shigella flexneri*, *Campylobacter jejuni* e *Yersinia enterocolitica* causam diarreia em pacientes infectados pelo HIV mais frequentemente que na população geral, podendo se manifestar em qualquer estágio da doença. Novos estudos epidemiológicos demonstram uma diminuição das diarreias de origem bacteriana nesses pacientes. Diarreia aguda, febre, dor abdominal e síndrome disentérica são os sintomas mais comuns. Podem evoluir como diarreia prolongada, flutuante ou recidivante. As infecções por *Salmonella* não *typhi* podem estar associadas com recaídas e elevada mortalidade quando presente em pacientes com baixo número de linfócitos $CD4^+$. Na África, são descritos pacientes com diarreia crônica por *E. coli* aderente, diagnosticada por meio de culturas das fezes e biópsias de mucosa entérica, localizando-se preferencialmente em ceco e cólon direito.

Micobacteriose

O MAI (*Mycobacterium avium-intracelulare*) é a principal causa de infecção bacteriana disseminada em pacientes HIV-positivos. O comprometimento intestinal está associado a sudorese noturna, diarreia, dor abdominal, má absorção, perda de peso e ausência de leucócitos nas fezes. O intestino delgado é envolvido com maior frequência que o cólon.

A endoscopia alta revela a mucosa duodenal com enantema, edema, friabilidade, pequenas erosões e nódulos esbranquiçados. O aspecto da mucosa na retossigmoidoscopia varia desde mucosa normal, podendo ocorrer perda do padrão vascular, até a presença de úlceras de reto. À microscopia ótica, esses microrganismos são visualizados na lâmina própria dos macrófagos pela coloração de ácido periódico de Schiff (PAS).[19]

A infecção pelo *Mycobacterium tuberculosis* é observada principalmente em países em desenvolvimento. Os principais sintomas de GI são dor abdominal (85%), perda de peso (50 a 75%), febre (35 a 50%) e diarreia (20%). Foram descritos, também, casos de hemorragia digestiva, perfuração e fístulas intestinais.

As principais localizações das lesões intestinais são na região ileocecal, jejunoíleo e cólon, respectivamente. As lesões podem se apresentar de forma segmentar em duas ou mais localizações (44%).

Os achados endoscópicos são variáveis, podendo ser evidenciadas úlceras (70%), geralmente orientadas de forma transversal, muitas vezes com pontes de mucosa, nódulos, colites que podem lembrar a retocolite ulcerativa ou massas (Figura 125.16). A válvula ileocecal pode estar deformada e estenosada, com úlceras, lesões polipoides, nódulos e mucosa de aspecto calcetado. O diagnóstico diferencial é realizado com a doença de Crohn, em que a presença de lesões no reto, úlceras longitudinais, úlceras aftosas e calcetamento da mucosa são mais frequentes.

O diagnóstico pode ser confirmado pelo estudo histológico das biópsias de mucosa obtidas pela colonoscopia, em que podem ser encontrados granulomas em até 54% dos casos, sendo 40% não caseificados. Em 48% dos casos, observam-se granulomas confluentes. Os bacilos estão presentes em apenas 5% dos casos.[23,24]

Diarreia e úlceras idiopáticas (enteropatia da aids)

Em 15 a 50% dos casos de diarreia crônica em pacientes HIV-positivos o agente etiológico não é isolado, mesmo quando exaustivamente procurado. O quadro clínico é denominado, então, enteropatia relacionada com o HIV. Clinicamente é caracterizado por diarreia de intensidade variável, má absorção e emagrecimento.

Alguns pacientes apresentam úlceras no TGI, principalmente localizadas na região retal, onde não é possível determinar a sua etiologia mesmo utilizando diferentes métodos de diagnóstico. Desde a introdução do HAART, observou-se que um número de pacientes com sintomas como dor abdominal, flatulência e diarreia melhoram nas primeiras semanas após a terapia ARV. Esse tipo de terapia na primeira semana diminui de forma importante a presença de HIV na mucosa retal, e sugere que o HIV pode estar relacionado com a patologia. Uma reconstituição imunológica melhora esse tipo de manifestação intestinal.

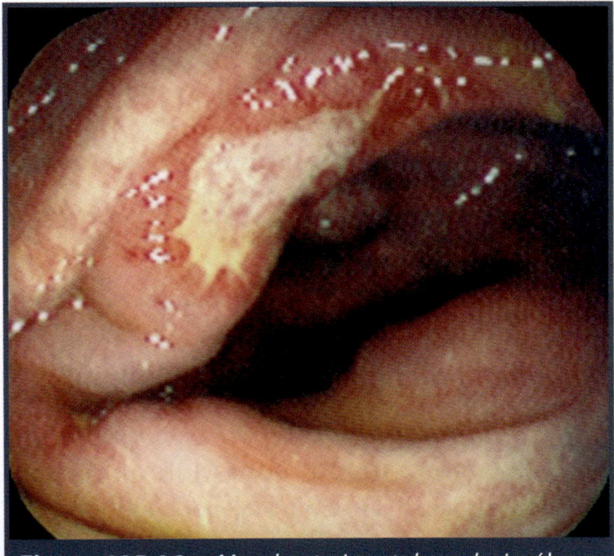

Figura 125.16 – *Mycobacterium tuberculosis*: úlcera de ceco.

Existem algumas teorias propostas:

- Disfunção autonômica (diminuição do número de fibras autonômicas nas vilosidades).
- Anormalidades da motilidade intestinal (alteração do complexo motor migratório).
- Supercrescimento bacteriano; translocação bacteriana que pode causar alterações inflamatórias no intestino e ativação do sistema imune.
- Relacionado com o HIV propriamente dito, com células infectadas pelo HIV com disfunção celular – o dano pode ser causado diretamente ou mediado pela liberação de citocinas; pode causar deficiência de fatores tróficos; alterações das junções do epitélio intestinal, alterando a barreira mucosa.
- Outras disfunções, como deficiência de enzimas do bordo em escova e baixa atividade da lactase.[1]

Pâncreas

O comprometimento pancreático pode ou não estar relacionado com a aids. No envolvimento pancreático de causas não relacionadas com a aids constam alcoolismo, pancreatite biliar, hiperlipemia, hipercalcemia, trauma, medicamentos, neoplasia e outras, tais como na população em geral.

No comprometimento relacionado com a aids, encontram-se etiologias relativas à imunossupressão, desnutrição e medicamentos utilizados para o tratamento e/ou complicações da doença, além das neoplasias. No Quadro 125.5 estão as causas mais frequentes de síndromes pancreáticas.

O envolvimento pancreático na aids é pouco citado na literatura (700 casos), e sua incidência varia entre 11 e 65%, podendo estar subestimado, visto existir a infecção pancreática assintomática.

Pancreatite aguda

A pancreatite aguda está estimada em 5% dos pacientes hospitalizados. Os achados clínicos são semelhantes aos de todas as pancreatites: dor abdominal, náuseas, vômitos, hiperamilasemia e hiperlipasemia, e em alguns casos mais graves ocorrem desidratação, palidez e choque. Nos pacientes infectados com

Quadro 125.5 – Síndromes pancreáticas associadas à aids

Pancreatite aguda
Citomegalovírus, *Toxoplasma gondii, Cryptococcus neoformans, Candida, Mycobacterium tuberculosis, Mycobacterium avium intracellulare, Cryptosporidium*
Medicamentos
Pentamidina, dideoxinosine, dideoxicitidine, zidovudina, zalcitabina, estavudine, ritonavir, sulfametoxazol-trimetoprim (?), octeotride (?), paramomicina (?), stibogluconato de sódio(?)
Abscesso pancreático
M. tuberculosis, M. avium intracellulare, Aspergillus, Pneumocistis jiroveci (carinii)
Hiperglicemia
Pentamidina, dideoxinosine, acetato de megestrol
Hipoglicemia
Pentamidina, dideoxinosine, sarcoma de Kaposi
Infecção pancreática sem disfunção
Citomegalovírus, *C. neoformans, M. avium intracellulare, P. jiroveci (carinii), T. gondii, Histoplasma capsulatum*, antígeno p24 do HIV

HIV, há uma maior tendência a febre, diarreia, hepatomegalia, leucopenia, anemia e hipoalbuminemia. A causa mais comum de pancreatite aguda é a medicamentosa (50%), em especial a dideoxinosine, a pentamidina e o ritonavir.

O diagnóstico diferencial da pancreatite aguda no paciente com HIV engloba as causas relacionadas e não relacionadas com o HIV.

- **Não relacionadas com o HIV:**
  - alcoolismo;
  - colelitíase;
  - hiperlipidemia;
  - hipercalcemia;
  - trauma;
  - medicamentos – ácido valproico, asparaginase, azatioprina, furosemide, 6-Mercaptopurina, estrógenos, sulindac, tetraciclinas, tiazídicos.
- **Relacionadas com o HIV:**
  - medicamentos: pentamidina, dideoxinosine, dideoxicitidine, zidovudina, zalcitabina, estavudine, ritonavir, sulfametoxazol-trimetoprim (?), octeotride (?), paramomicina (?), stibogluconato de sódio(?);
  - infecções oportunistas: citomegalovírus, *Toxoplasma gondii, Cryptococcus neoformans, Candida, Mycobacterium tuberculosis, Mycobacterium avium-intracellulare, Cryptosporidium.*

A pancreatite aguda na infecção pelo HIV deve ser avaliada e tratada como de costume. O diagnóstico é feito por meio dos quadros clínico, laboratorial (amilase, lipase) e radiológico (ultrassonografia e tomografia). No entanto, a evolução e o prognóstico tendem a ser piores, especialmente quando existe uma comorbidade.

Os critérios prognósticos clássicos, como o de Ranson ou Glasgow, não podem ser utilizados em pacientes com HIV, visto que, como a contagem de leucócitos é um critério, os índices seriam falseados pela leucopenia dos pacientes com aids. Dessa forma, o critério prognóstico utilizado é o de APACHE II.

ETIOLOGIA

Infecções oportunistas

Citomegalovírus

As inclusões virais pancreáticas ocorrem com a viremia disseminada. São descritos 44 casos de citomegalovírus pancreático. O quadro clínico inclui dor abdominal, náusea, vômitos, caquexia, sinal da descompressão brusca presente e ruídos hidroaéreos diminuídos. Laboratorialmente, encontra-se CD4 baixo, hiperamilasemia, elevação das aminotransferases e aumento da fosfatase alcalina. Radiologicamente, tanto a ultrassonografia quanto a tomografia abdominal revelam um pâncreas normal ou discretamente alargado. O citomegalovírus também pode afetar a árvore biliar, resultando na colangiopatia da aids.

O diagnóstico é feito por histologia, cultura viral de biópsia pancreática ou aspirativa.

Micobactérias

- **Tuberculose:** na aids, as manifestações extrapulmonares da tuberculose são muito frequentes. São descritos 12 casos de abscesso pancreático pela micobactéria tuberculosa. Os granulomas, geralmente, são malformados.
- **MAI:** outros 10 casos de MAI foram descritos em patologia disseminada, podendo estar associados à hiperamilasemia, e o diagnóstico é feito por aspiração e encaminhado para cultura e histologia.

Fungos

- **Criptococose:** existem 12 casos de criptococose pancreática em doença disseminada, sem expressão clínica (Figura 125.17). Foram descritos um caso de candidíase e outro de aspergilose pancreática.

Protozoários

- **Toxoplasmose:** 17 casos de envolvimento pancreático são descritos, porém o diagnóstico é dado de autópsia.
- **Pneumocistose:** existem relatos de oito casos de pneumocistose pancreática, todos assintomáticos, e o diagnóstico realizado apenas na autópsia.
- **Criptosporídio:** quatro casos de pancreatite aguda foram atribuídos ao agente. Nesses casos, existe uma grande elevação dos níveis séricos de fosfatase alcalina.
- **Microsporídio:** em quatro casos foi responsável pela colangiopatia da aids.
- **Leishmania:** há um caso de pancreatite aguda relacionada com protozoário.

Medicamentos

Fatores de risco para a pancreatite induzida por drogas são: pancreatite prévia, uso prolongado das medicações pancreatotóxicas e estádio avançado da infecção pelo HIV.

- **ARV:** estão descritos alguns casos de pancreatite aguda induzida pelos antivirais, em especial os inibidores nucleosídeos da transcriptase reversa, como zidovudine, didanosídeo e estavudine.
- **Pentamidina:** existem 27 casos de pancreatite aguda relacionada ao uso de pentamidina sistêmica. Acredita-se que a lesão é direta à célula acinar e pode ser imunomodulada; pode causar lesão direta da célula beta. Esta ocorre 6 a 21 dias após o uso do medicamento e pode alterar o metabolismo dos hidratos de carbono, ocasionando hipo ou hiperglicemia. A toxicidade pode piorar com a insuficiência renal. Os achados clínicos, laboratoriais e radiológicos são de pancreatite aguda clássica. Apenas dois casos de sugestivos de pancreatite aguda por sulfametoxazol-trimetoprim são conhecidos.
- **DDI:** aproximadamente 2% dos pacientes em uso de DDI apresentam pancreatite. A droga pode causar com hiperamilasemia isolada.
- **Octeotride:** é um análogo da somatostatina e utilizado no tratamento da diarreia refratária, foi descrito como provável causa de dois casos de pancreatite aguda.

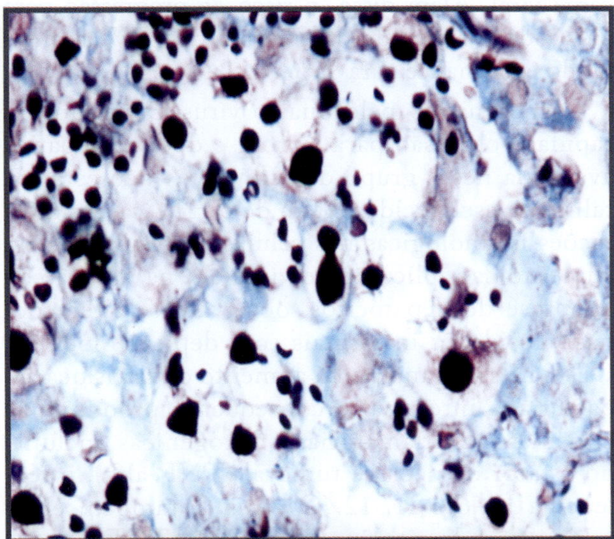

Figura 125.17 – Aspecto histológico da criptococose pancretática em paciente com aids (Grucott 40×). *Fonte: cortesia de EZ Cheter e MIS Duarte.*

A falta de estudos sistematizados sobre a real incidência de infecção pancreática na aids resultou na execução de 109 autópsias consecutivas em pacientes falecidos por aids em São Paulo. Identificados por colorações específicas, foram encontrados: micobactérias em 9 casos (8%); fungos em 5 (5%); bactéria em 4 (4%); e protozoários em 1 (1%). A reação de imuno-histoquímica revelou: *Mycobacterium* sp. em 24 casos (22%); antígeno p24 do HIV em 24 (22%); toxoplasma em 14 (13%); citomegalovírus em 10 (9%); *Pneumocistis jiroveci (carinii)* em 10 (9%); e mais de um agente em 15 casos (15%). Documentou-se também o primeiro caso de *Leishmania* no pâncreas. Observaram-se também alterações inespecíficas em até 90% dos casos, incluindo atrofia acinar, diminuição dos grânulos de zimogênio, anormalidades nucleares acinares e esteatose parenquimatosa, sugerindo alterações nutricionais (Figura 125.18).

Ressalta-se que a pancreatite crônica não foi correlacionada ao HIV nem a infecções oportunistas, estando mais frequentemente associada ao uso crônico de etanol.[32-36]

AIDS E FÍGADO

Após o advento da terapia antirretroviral e o consequente aumento da sobrevida dos infectados

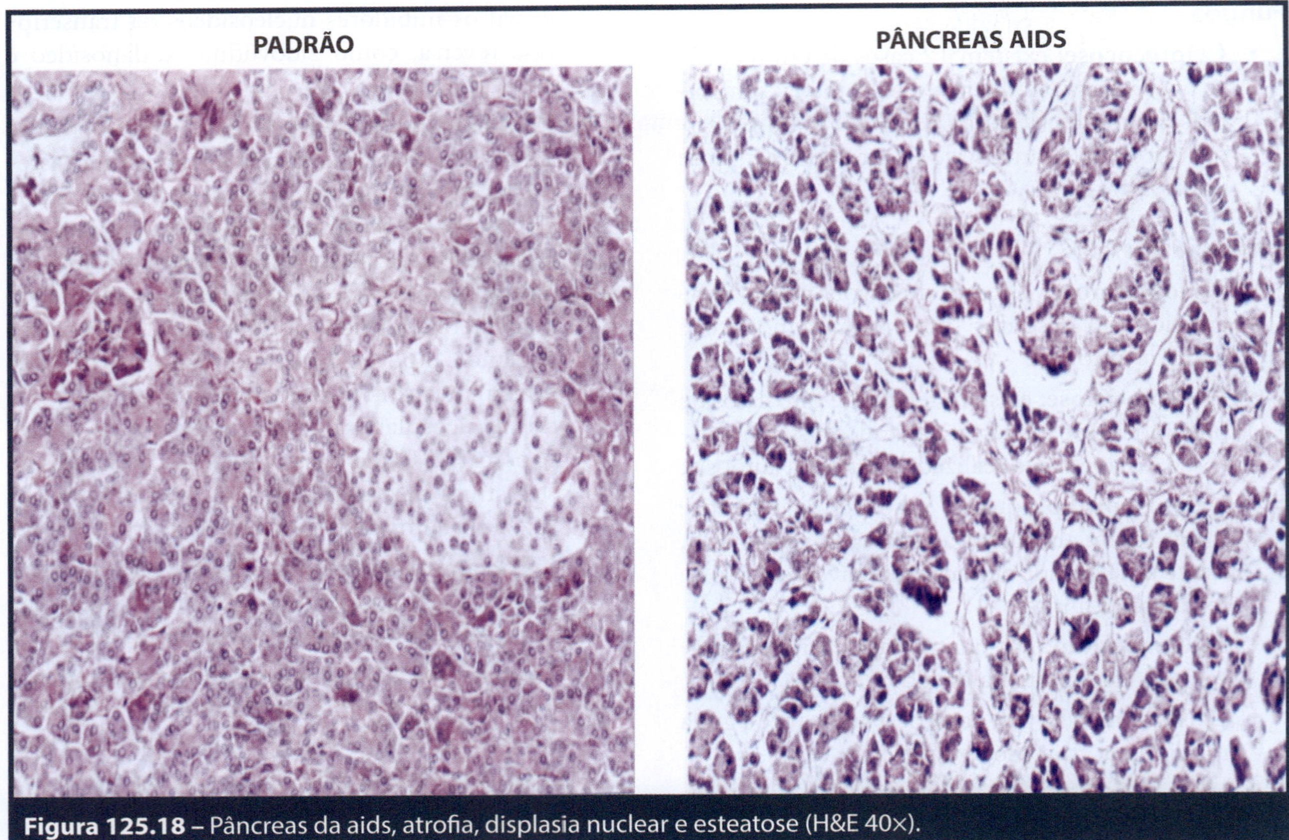

Figura 125.18 – Pâncreas da aids, atrofia, displasia nuclear e esteatose (H&E 40×).

com o vírus da imunodeficiência humana (HIV), as doenças hepáticas têm se tornado uma importante morbidade e a segunda causa de mortalidade nesse grupo de pacientes. Além disso, elevação das enzimas hepáticas é frequentemente observada nos pacientes com HIV e ocorre em aproximadamente 40 a 60% dos infectados em terapia com antirretroviral, mesmo na ausência de hepatite viral. Em contrapartida, com a melhora do manejo terapêutico desses indivíduos, as infecções oportunistas envolvendo o fígado são raramente vistas na atualidade. Entre as principais doenças hepáticas nos pacientes com HIV, incluem-se hepatites crônicas pelos vírus B e C, esteato-hepatite não alcoólica (Nash), lesão hepática induzida por drogas (Dili) e doença hepática alcoólica (Quadro 125.6).

Coinfecção HIV/vírus da hepatite C

Haja vista a similaridade dos meios de transmissão, a coinfecção do vírus C e HIV é comum, estando presente em aproximadamente 10% dos pacientes que se infectaram após relações sexuais e em mais de 80% dos indivíduos infectados por uso de drogas endovenosas. Com o declínio da mortalidade por aids em consequência do aprimoramento do tratamento, a doença hepática crônica pelo vírus C tornou-se a principal causa de morte nesse grupo de indivíduos.

A presença do vírus do HIV altera a história natural da infecção pelo vírus C, gerando aumento da carga viral. Além disso, o risco de progressão para cronicidade é elevado na presença do HIV, aumentando essa chance para 95%.

O mecanismo pelo qual o vírus C promove a rápida progressão para fibrose e doença hepática avançada nesse grupo de indivíduos não está totalmente esclarecido. Além de o HIV causar alterações imunológicas nas células T, resultando no aumento da replicação do vírus C e na indução de apoptose de hepatócitos, observam-se alterações nas vilosidades intestinais com depleção local de CD4. Dessa maneira, há aumento da translocação bacteriana intestinal e consequente produção de citocinas proinflamatórias e fibrogênicas, incluindo o fator de necrose tumoral (TNF-alfa), interleucina IL-6 e IL-12. O vírus C também eleva a liberação da citocina fibrogênica TGF-beta-1, que tem papel importante na imunopatogênese da coinfecção por meio de vários mecanismos estimulatórios.

Quadro 125.6 – Diagnóstico diferencial de doenças hepáticas nos portadores de HIV

Doença hepática parenquimatosa	Doença biliar
Hepatites virais	**Colangiopatia relacionada com a aids**
Hepatite C Hepatite B e B+D Hepatite A e E Citomegalovírus Epstein-Baar vírus Varicela-zóster Herpes vírus 6	*Cryptosporidium* sp. Citomegalovírus *Microsporidium* *Cyclospora cayetanensis* *Mycobacterium avium intracellulare* *Histoplasma capsulatum*
Infecção oportunista	**Colecistite acalculosa**
Micobacterioses Criptococose Microsporidiose *Pneumocistis jirovecii* Histoplasmose Angiomatose bacilar	*Cryptosporidium* sp. Citomegalovírus *Isospora* sp. *Microsporidium*
Doença hepática gorgurosa não alcoólica	**Síndrome da ductopenia biliar**
Esteato-hepatite não alcoólica	
Toxicidade medicamentosa	
Doença hepática alcoólica	
Drogas ilícitas	
Cocaína Metilenodioximetanfetamina (*ecstasy*)	
Neoplasias	
Linfoma Sarcoma de Kaposi Carcinoma hepatocelular	
Hiperplasia nodular regenerativa	
Hipertensão portal não cirrótica	

Todos os pacientes com HIV devem ser rastreados para infecção do vírus C por meio da pesquisa do anti-HCV (ELISA). Resultados falso-negativos podem ocorrer nos pacientes com contagem de CD4 < 100. Na presença do anti-HCV positivo, a infecção deve ser confirmada pelo RNA viral. Todos os pacientes com coinfecção necessitam de estadiamento da doença pelo método invasivo (biópsia hepática) ou não invasivo, como a elastografia hepática transitória.

Em razão do aumento da mortalidade com o vírus C nos pacientes com HIV, a maioria dos pacientes deve ser tratada. O tratamento da coinfecção HIV/HCV baseia-se nos princípios semelhantes ao tratamento da monoinfecção do vírus C. Há alguns anos, o tratamento padrão incluía a associação do interferon alfa peguilado e ribavirina. No entanto, o campo terapêutico está ampliando rapidamente, e várias medicações orais, livres de interferon, estarão disponíveis brevemente para o tratamento da hepatite C crônica, independentemente da coinfecção pelo HIV.

Coinfecção HIV/vírus da hepatite B (VHB)

No mundo todo, estima-se que 2 a 4 milhões de pessoas estejam coinfectadas pelos vírus B e HIV. O vírus HIV interfere negativamente na história natural do vírus B e está associado ao aumento da replicação e da carga viral do vírus B. Consequentemente, a progressão da fibrose é acelerada, elevando o risco de evolução para cirrose hepática e hepatocarcinoma. Além disso, os indivíduos com HIV são 3 a 6 vezes mais propensos a desenvolver hepatite B crônica após exposição aguda do que indivíduos sem infecção pelo HIV. Entretanto, a hepatite B crônica parece não ter impacto significativo na história natural ou no resultado do tratamento do HIV.

Todos os pacientes infectados pelo HIV devem ser rastreados para VHB por meio da pesquisa do antígeno de superfície (HBsAg), anti-HBs e anti-HBc IgG. Os indivíduos sem imunidade ao HBV devem ser vacinados, no entanto, a resposta à vacinação é pobre, especialmente nos doentes com contagem de células CD4 < 200 cél/mm³. A presença de anti-HBc isolado é mais comum na infecção pelo HIV do que na população em geral.

Uma infecção oculta pelo HBV, definida como HBV-DNA positivo na ausência do HBsAg, também tem sido descrita em indivíduos infectados pelo HIV. As implicações clínicas do anti-HBc isolado e da infeção oculta ainda não estão claras, mas a reativação da infecção inativa ou oculta do VHB e soroconversão reversa (ressurgimento do HBsAg e HBV-DNA nos pacientes com evidência de infecção previamente resolvida) têm sido relatadas em infectados pelo HIV, especialmente naqueles com contagem de células CD4 < 200 cél/mm³.

O acompanhamento clínico deve ser iniciado em centros especializados com equipe multidisciplinar. O principal objetivo da terapia do VHB nos coinfectados é prevenir as complicações da doença hepática crônica avançada por meio da supressão sustentada da replicação do VHB. Em virtude da integração do DNA do vírus B no material nuclear do hospedeiro, a terapia em longo prazo é normalmente necessária. Na maioria dos casos, o tratamento da coinfecção é iniciado concomitantemente. No entanto, a terapia do vírus B deve ser considerada para todos os indivíduos coinfectados, independentemente da necessidade da medicação para o HIV.

Três agentes anti-VHB têm atividade antirretroviral potente e também são aprovados para o tratamento do HIV: tenofovir (TDF), emtricitabina (FTC) e lamivudina (3TC). O entecavir parece ter fraca atividade antirretroviral. O regime preferencial é TDF em combinação com FTC ou 3TC (que também atuará como nucleosídeo inibidor da transcriptase reversa) junto com um terceiro agente, como efavirenz (EFV) ou raltegravir.

Doença hepática gordurosa não alcoólica (DHGNA)

Estima-se que a prevalência de esteato-hepatite não alcoólica (Nash) na população geral é de cerca de 3 a 5%. Haja vista essa elevada incidência, a cirrose hepática decorrente dessa afecção pode se tornar a causa mais comum de transplante hepático no futuro. Há poucos estudos na literatura que analisaram a prevalência de DHGNA e Nash nos indivíduos infectados pelo HIV. A maioria dos dados sobre a prevalência da esteatose resulta de estudos de pacientes coinfectados com VHC/HIV. A prevalência da esteatose nos coinfectados VHC/HIV é significativa (entre 40 e 75%), ao passo que a prevalência de DHGNA na população com HIV sem comorbidades, como a hepatite viral, é ligeiramente inferior, em torno de 31%. Assim como nos pacientes HIV-negativos portadores de DHGNA, é importante reconhecer que os infectados pelo HIV também têm risco elevado de incidentes cardiovasculares e desenvolvimento de doença hepática avançada, como a cirrose e o hepatocarcinoma.

A DHGNA está relacionada à síndrome metabólica, e os fatores de risco, como obesidade, hipertensão arterial sistêmica, resistência insulínica, dislipidemia e diabete melito são frequentes, mesmo nos pacientes com HIV. No entanto, esses indivíduos têm fatores de risco adicionais. Terapia antirretroviral é um fator de risco independente para o desenvolvimento de DHGNA. O próprio vírus HIV está associado à piora da tolerância à glicose e da resistência insulínica, além de o genótipo 3 do vírus C estar diretamente relacionado à DHGNA. Por fim, o aumento da permeabilidade intestinal e a consequente elevação da translocação bacteriana provocam a produção de citocinas pró-inflamatórias, acelerando a progressão DHGNA/Nash.

Até o momento, não há estudos que tenham avaliado intervenções terapêuticas para o Nash nos pacientes infectados com HIV. Se o diagnóstico de esteatose hepática for estabelecido, uma estratégia conservadora de controle dos fatores de risco modificáveis (obesidade, hipertensão arterial sistêmica, dislipidemia, resistência insulínica) poderia ser benéfica. No entanto, ainda não há confirmação dessa hipótese nos pacientes com HIV. Além disso, terapia com vitamina E ou pioglitazona que, por sua vez, já teve demonstração de resultados positivos nos pacientes com Nash, necessita de estudos adicionais para validar esse efeito nos pacientes com HIV.

Lesão hepática induzida por drogas (DILI)

A toxicidade hepática relacionada ao tratamento antirretroviral tem sido bem documentada e ocorre em cerca de 40 a 60% dos pacientes, principalmente com os regimes terapêuticos mais antigos. Estudos retrospectivos mostram que até 10% das pessoas em Tarv apresentam hepatotoxicidade grave (níveis séricos de transaminases > 10 vezes o limite superior da normalidade).

A hepatotoxicidade tem consequências significativas na evolução clínica dos indivíduos com HIV. Inicialmente, essa morbidade está associada à substituição medicamentosa ou à descontinuação da Tarv, podendo acarretar aumento de infecção oportunista e da mortalidade. Em segundo lugar, foi mostrado um aumento nos custos financeiros do serviço de saúde.

A apresentação clínica dessa afecção pode variar desde elevação assintomática de transaminases até falência hepática grave e morte. Há quatro mecanismos fisiopatológicos principais de lesão hepática associada aos antirretrovirais: reações de hipersensibilidade, toxicidade direta do fármaco e/ou do seu metabólito, toxicidade mitocondrial e síndrome inflamatória da reconstituição imune (SIR). A SIR é caracterizada pela piora paradoxal de doenças infecciosas preexistentes em razão da rápida restauração do sistema imunológico.

Os inibidores de transcriptase reversa análogos de nucleosídeos (ITRN) são associados à toxicidade mitocondrial, em função da sua capacidade de inibir a DNA polimerase gama. Estavudina, didanosina e zidovudina são os medicamentos mais frequentemente implicados na esteatose hepática e na acidose lática após semanas ou meses do início da Tarv. O uso prolongado de didanosina tem sido associado à doença hepática criptogênica e, recentemente, à hipertensão portal não cirrótica e às varizes de esôfago.

Os inibidores de transcriptase reversa não análogos de nucleosídeos (ITRNN) podem causar hepatotoxicidade por reação de hipersensibilidade ou por toxicidade direta dos medicamentos. A nevirapina é o ITRNN mais associado à hepatotoxicidade, na maioria das vezes, por hipersensibilidade. O efavirenz também pode causar hepatotoxicidade por ação direta.

A hepatotoxicidade associada aos inibidores de protease (IP) geralmente ocorre após semanas ou meses do início da medicação. A dose baixa de ritonavir, utilizada para reforço farmacocinético em conjunto com outros IP, não parece aumentar o risco de hepatotoxicidade. Em comparação com ITRNN e IP, ITRN tem mostrado maior incidência de acidose lática e hepatotoxicidade. A presença de infecção crônica pelo HBV e/ou HCV é um importante fator de risco para o surgimento de DILI. A coinfecção pelo HCV dobra o risco de hepatotoxicidade grave naqueles pacientes que iniciaram Tarv.

Frequentemente, pacientes infectados pelo HIV utilizam vários medicamentos não antirretrovirais, os quais podem ter efeitos hepáticos adversos (Quadro 125.7). Sempre que possível, deve-se evitar associação de medicações hepatotóxicas ao esquema Tarv.

O diagnóstico de Dili é de exclusão. A suspeita diagnóstica deve ser considerada quando houver relação entre o achado clínico/laboratorial de lesão hepática e o início da terapia com a droga, além da recuperação após a descontinuação. Elevação dos níveis de ALT superiores à AST e da fosfatase alcalina é observada. IP como o indinavir e atazanavir estão associados à hiperbilirrubinemia indireta semelhante à síndrome de Gilbert e não necessitam ser interrompidas.

Pacientes com quadro de hepatite sintomática devem prontamente descontinuar a terapia medicamentosa, pois a manutenção da Tarv está associada a pio-

Quadro 125.7 – Medicamentos com potencial hepatotoxicidade prescritos para portadores de HIV

Medicamento	Padrão de dano hepático
Antifúngicos	
Cetoconazol, fluconazol, anfotericina B	Hepatocelular
Antibióticos	
Ciprofloxacino	Hepatocelular
Azitromicina, dapsona, sulfametoxazol-trimetoprina	Hepatocelular, colestático ou misto
Tuberculostáticos	
Isoniazida, rifampicina, pirazinamida	Hepatocelular
Etambutol	Colestático
Antivirais	
Ganciclovir, aciclovir	Hepatocelular
Esteroides androgênicos/anabolizantes	
Testosterona, nandrolona, oxandrolona	Colestático, tumores hepáticos, peliose hepática

res resultados. Medicações que elevam ALT ou AST a níveis séricos superiores a 10 vezes o limite superior da normalidade devem ser interrompidas mesmo se o paciente permanecer assintomático. Nas reações de hipersensibilidade, como febre e exantema, a droga também deve ser interrompida imediatamente. Além disso, a readministração pode ser fatal.

Hipertensão portal não cirrótica (HPNC) e hiperplasia nodular regenerativa

A hipertensão portal não cirrótica (HPNC) é uma condição rara, porém, grave. O diagnóstico de HPNC é de exclusão e é caracterizado pela presença de hipertensão portal na ausência de hepatite viral crônica, DHGNA ou outras causas de hipertensão portal. Não há um achado diagnóstico específico na biópsia do fígado, mas a hiperplasia nodular regenerativa tem sido observada.

Apesar de a etiologia ainda ser pouco clara, estudos têm observado uma associação com os ITRN mais antigos, como didanosina (ddl) e estavudina, demonstrando que a exposição cumulativa de ddl pode resultar em HPNC. O manejo clínico é suportivo e a substituição do ddl antes do desenvolvimento da hipertensão portal desacelera a evolução do quadro, além de resultar na melhora clínica e no declínio dos níveis de ALT.

Colangiopatia relacionada com a aids

A colangiopatia da aids é uma causa não fatal de hepatite nos pacientes com HIV. Atualmente, a sua incidência está em declínio, graças ao uso de Tarv. A patogênese ainda é incerta. Estudos têm associado essa afecção a infecções oportunistas, como *Cryptosporidium*, CMV, *Microsporidium*, *Giardia*, *Mycobacterium avium* (MAC), *Cyclospora cayetanensis* e até mesmo *Isospora*, sugerindo que essa colangiopatia é uma colangite esclerosante infecciosa. Comumente, é observada nos pacientes com contagem de CD4 < 100 cél/mm^3.

O quadro clínico inclui dor abdominal no quadrante superior direito, náuseas, diarreia crônica, emagrecimento, febre e icterícia. A análise bioquímica pode revelar leucocitose, elevação leve a moderada da fosfatase alcalina e gamaglutamil transferase (GGT) e transaminases pouco elevadas. O exame padrão-ouro para o diagnóstico é a colangiopancreatografia retrógrada endoscópica (CPRE). No entanto, outros testes de imagem podem sugerir essa afecção, como a ultrassonografia ou a ressonância magnética das vias biliares.

O tratamento preconizado é a CPRE, com esfincterotomia na estenose de papila e dilatação pneumática ou passagem de *stents* nas estenoses das vias biliares. Esse procedimento alivia os sintomas dos pacientes, porém, não tem qualquer influência sobre a mortalidade. A terapia fundamental é o início da Tarv, que tem efeito positivo na sobrevida desses pacientes.

Infecções oportunistas

As infecções oportunistas mais comuns que acometem o fígado são as micobactérias, fungos, *Pneumocystis jiroveci*, Epstein-Barr vírus (EBV), citomegalovírus (CMV), *herpes simplex* (HSV), sarcoma de Kaposi e angiomatose bacilar. Nos pacientes com aids e em vigência de Tarv, as infecções oportunistas têm se tornado cada vez menos frequentes. O tratamento deve ser dirigido para o agente infeccioso.

Micobactérias

Antes da Tarv, as micobactérias (tuberculose e MAC) foram os principais agentes infecciosos observados na biópsia hepática dos pacientes com HIV. O quadro clínico inclui sinais e sintomas sistêmicos e inespecíficos, como febre, emagrecimento, perda de peso, diarreia e icterícia.

Exames de imagem podem evidenciar lesão hepática focal ou hepatoesplenomegalia. A confirmação do acometimento hepático da tuberculose é feita por meio da biópsia hepática, que revela a presença de granulomas. Nos casos de MAC, a biópsia hepática mostra obstrução microscópica de pequenos ductos biliares, semelhante à colangiopatia da aids.

A terapia com Tarv é de extrema importância. Para a tuberculose, o tratamento adjuvante com esquema RIPE (rifampicina, isoniazida, pirazinamida, etambutol) é necessário. Nos casos de infecção pelo MAC, terapia adjuvante com macrolídeos é indicada, até que haja uma resposta das células CD4 com a Tarv.

Infecções fúngicas

As infecções fúngicas que mais acometem o fígado são a criptococose, a histoplasmose, a coccidioidomicose e a candidíase. O envolvimento hepático nas doenças fúngicas disseminadas está presente naqueles pacientes com contagem baixa de CD4. Além da Tarv, o rápido início de medicação antifúngica específica auxilia na redução da mortalidade.

Infecção pelo *Pneumocystis jirovecii*

O fígado é um sítio extrapulmonar comum na doença disseminada pelo *Pneumocystis jirovecii*.

Envolvimento hepático tem sido relatado naqueles pacientes que recebem profilaxia com pentamidina na forma de aerosol. O quadro clínico assemelha-se ao da hepatite aguda. Na ultrassonografia do abdome podem ser observados focos hipoecoicos ou ecogênicas representando calcificações. A tomografia computadorizada pode revelar lesões hipodensas ou calcificações. O tratamento específico consiste na administração de antibióticos sistêmicos, como sulfametoxazol/trimetoprim, pentamidina ou dapsona.

Citomegalovírus (CMV)

A citomegalovirose é uma infecção oportunista muito comum nos pacientes com HIV, especialmente naqueles com imunossupressão grave. A maioria das infecções ocorre em decorrência da reativação de uma infecção latente. Geralmente, o acometimento hepático é clinicamente silencioso, porém, doença grave pode ocorrer nas formas disseminadas da doença. Sorologia e cultura são as principais ferramentas diagnósticas. Ultrassonografia pode mostrar lesões hepáticas ecogênicas, e o achado de lesões múltiplas hipoatenuantes pode ser evidenciado pela tomografia computadorizada. O tratamento consiste no emprego de agentes antivirais como o ganciclovir.

Sarcoma de Kaposi

A incidência do sarcoma de Kaposi também está em declínio após a introdução da Tarv. Dor abdominal e hepatomegalia estão presentes nos casos com acometimento hepático. A ultrassonografia pode evidenciar múltiplas bandas periportais hiperecogênicas e nódulos. O diagnóstico é confirmado pela biópsia hepática e o tratamento consiste no uso de Tarv, em particular, com o emprego de ritonavir que tem efeito antiangiogênico.

Angiomatose bacilar

A angiomatose bacilar é uma doença sistêmica de manifestação mucocutânea caracterizada por lesões angioproliferativas causadas pela *Bartonella henselae* e pela *Bartonella quintana*. A maioria dos pacientes acometidos já tem aids avançada e contagem de CD4 < 200 cél/mm^3. Linfadenopatias, dor abdominal e lesões disseminadas na pele, fígado e em outros órgãos sólidos fazem parte do quadro clínico.

A peliose hepática bacilar, caracterizada pela dilatação vascular e pela presença de cistos hemorrágicos pode ser observada nesses pacientes. O diagnóstico é confirmado pela biópsia de lesões cutâneas que revelam a presença da *Bartonella* na coloração com prata, como a Warthin-Starry. O tratamento consiste no emprego de Tarv e antibióticos para 4 a 6 meses. A doença é fatal se não tratada precocemente.[37-43]

NEOPLASIAS

Desde a introdução do HAART, observa-se uma modificação nas causas de mortalidade em pacientes com aids, principalmente nos países desenvolvidos, sendo as neoplasias malignas atualmente a principal causa de morte (28%), principalmente as neoplasias relacionadas ao HIV, como o linfoma não Hodgkin, o sarcoma de Kaposi (associados a importante imunodepressão) e o carcinoma cervical. Outros tumores sólidos (observados principalmente em pacientes do sexo masculino, tabagistas, idosos e com elevados níveis de células T CD4 não relacionados à aids também estão contribuindo para o aumento da taxa de mortalidade, como os tumores respiratórios, hepatocarcinomas, tumores digestivos e tumores do canal anal. Linfomas de Hodgkin, leucemias e mielomas também foram descritos nesses pacientes.

Trabalhos sobre as neoplasias do aparelho digestivo mostram também um aumento. Em um estudo envolvendo 600 mil pacientes HIV-positivos foi observado um aumento na incidência do câncer gástrico e do câncer de esôfago quando comparados à população geral (1,44 e 1,69%, respectivamente), relacionados, ao que tudo indica, à longa sobrevida dos pacientes e, principalmente, a hábitos como tabagismo e etilismo – mais comuns nessa população.

Um aumento do número de pacientes com hepatocarcinoma tem sido relacionado à alta incidência de hepatite C nessa população e à longa sobrevida dos pacientes com terapia ARV. Em um estudo com 615 mil pacientes, comparando os pacientes HIV-positivos a população geral observou-se uma incidência de 3,8%.

Em uma série de casos em pacientes HIV-positivos são descritos adenocarcinomas de cólon em pacientes com média de idade de 43 anos, localizados principalmente no cólon direito e apresentando-se com estadiamento avançado. A expectativa de vida nos pacientes HIV-positivos tem aumentado nos últimos anos. Novas evidências apontam para um crescimento na prevalência de lesões neoplásicas do cólon distal, como os adenomas e adenocarcinomas, quando comparados a grupos-controle. Além da utilidade no diagnóstico de infecção, a colonoscopia vem se tornando necessária também para o diagnóstico preventivo de neoplasia colorretal nos pacientes HIV-positivos na era do HAART.[10-13]

Linfomas

É descrita a associação entre linfomas não Hodgkin e aids, sendo atualmente a principal causa de morte por neoplasias em pacientes HIV-positivos em países desenvolvidos. Geralmente, são tumores com fenótipos de células B; na maioria com subtipos histológicos de grau intermediário e alto grau, com alta propensão para o acometimento extranodal, incluindo o trato gastrointestinal, que é acometido em até 34% dos casos.

No TGI, localiza-se principalmente no intestino. Esse tumor causa variados sintomas, como dor abdominal, diarreia, massas, obstrução ou perfuração intestinal e hemorragia digestiva. O diagnóstico é feito por endoscopia e biópsias, em que se podem observar diferentes tipos de achados endoscópicos, como áreas de mucosa com aspecto irregular ou nodular, ulcerações superficiais, lesões elevadas com ulceração central ou massas tumorais (Figura 125.19).[1]

Sarcoma de Kaposi

É diagnosticado em pacientes com aids, particularmente em homossexuais. Trata-se de uma neoplasia vascular multicêntrica, caracterizada histologicamente por proliferação endotelial, extravasamento de hemácias, proliferação de fibroblastos com células clivadas e infiltrado inflamatório composto por linfócitos e neutrófilos.

A principal localização é cutâneo-oral (95%). As lesões viscerais estão presentes no TGI em 48% dos pacientes. Na maioria das vezes, o curso clínico é assintomático, porém, pode evoluir com obstrução intestinal, intussuscepção, perfuração, diarreia ou hemorragia digestiva.

Atualmente, observa-se uma mortalidade de até 4% dos pacientes com essa neoplasia.

Ao exame de endoscopia, as lesões são nodulares, planas, violáceas, ou polipoides, variando entre 5 e 20 mm, podendo apresentar depressão central (Figura 125.20). O diagnóstico histológico obtido de biópsias da lesão é feito em apenas 60%, por ser, em sua maioria, uma lesão submucosa.[1,44]

Lesões intraepiteliais escamosas anorretais (ASIL)

Pacientes com aids podem ser acometidos por lesões intraepiteliais escamosas anorretais que podem progredir para carcinomas invasivos.

Displasia de células escamosas anorretais, carcinoma e condiloma acuminado têm alta incidência (7%) em pacientes homossexuais do sexo masculino, que são infectados com o vírus HIV.

O tratamento com HAART aumenta as taxas de sobrevida dos pacientes, mas aumenta também o risco de câncer anal, sem correlação com essa terapia.

Mulheres infectadas com o vírus HIV estão mais predispostas à infecção anal por HPV, o que aumenta a propensão de anormalidades citológicas da mucosa anorretal. O quadro clínico de pacientes com neoplasia intraepitelial anal pode incluir dor, prurido, sangramento e tenesmo.

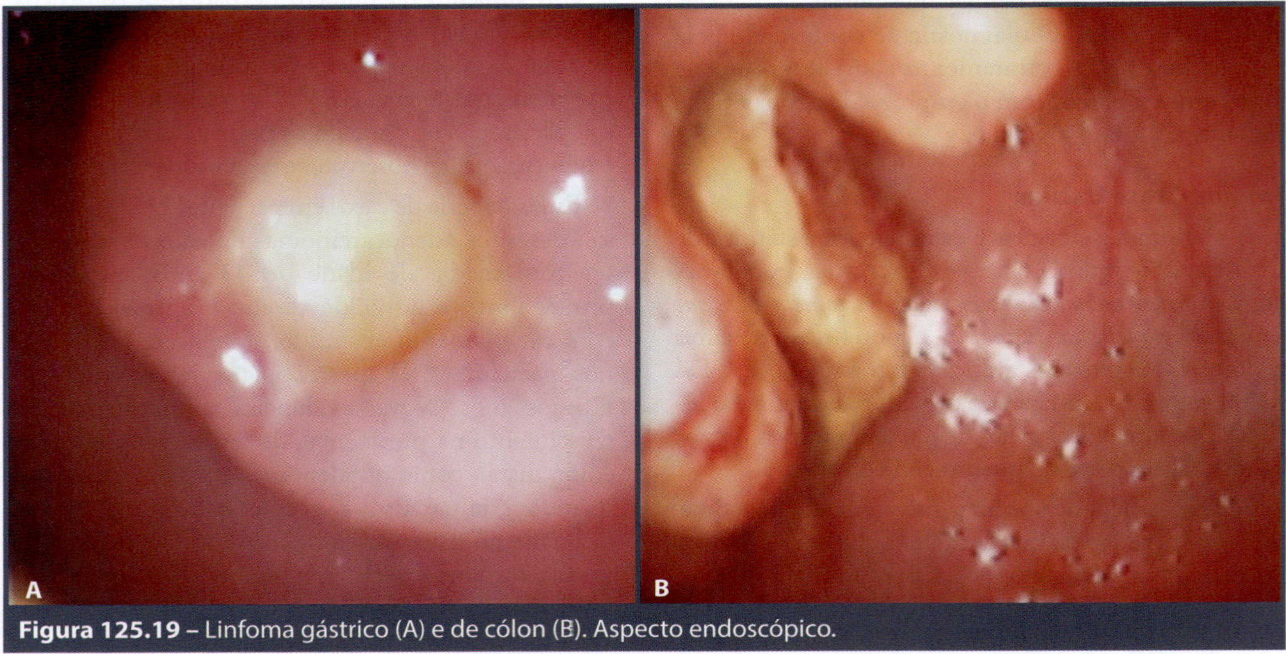

Figura 125.19 – Linfoma gástrico (A) e de cólon (B). Aspecto endoscópico.

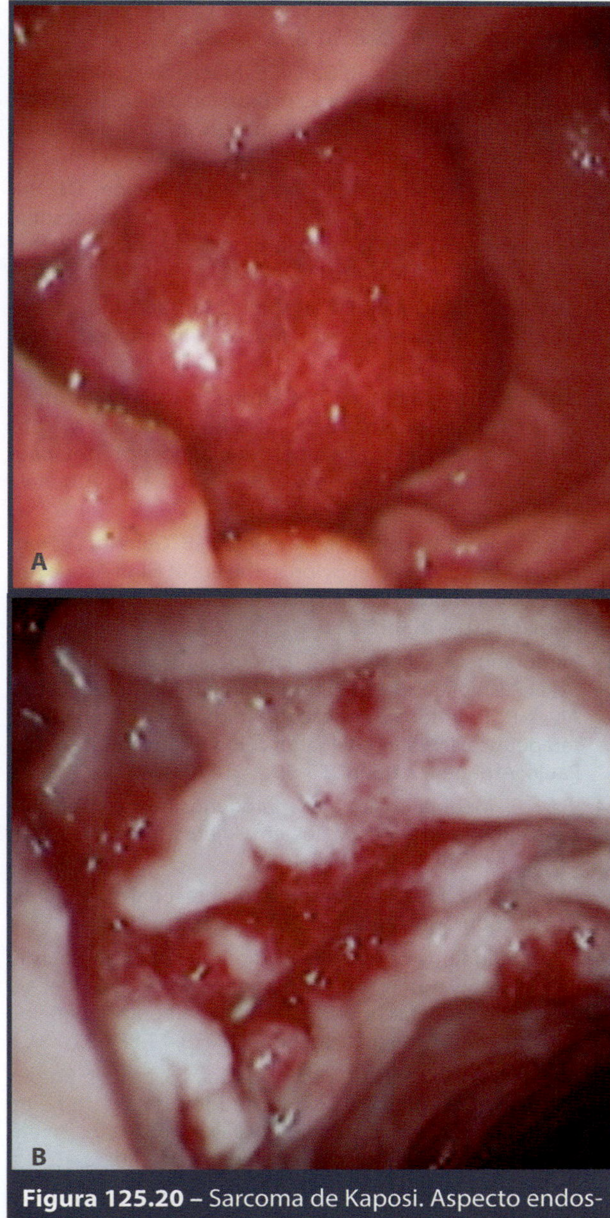

Figura 125.20 – Sarcoma de Kaposi. Aspecto endoscópico de lesão gástrica (A) e duodenal (B).

O risco para o carcinoma de canal anal de células escamosas está aumentando em pacientes HIV-positivos, principalmente em homossexuais, sendo também uma das causas de mortalidade nesses pacientes, o que obriga a sua pesquisa principalmente nos pacientes que apresentam fissuras e úlceras do canal anal.

A expectativa de vida nos pacientes HIV-positivos tem aumentado nos últimos anos. Novas evidências apontam para um aumento na prevalência de lesões neoplásicas do cólon distal, como os adenomas e adenocarcinomas, quando comparados a grupos-controle. Além da utilidade no diagnóstico de infecção, a retossigmoidoscopia vem se tornando necessária, também, para o diagnóstico preventivo de neoplasia colorretal nos pacientes HIV-positivos na era do HAART.[1]

Tratamento das infecções em pacientes com aids

O tratamento dos principais agentes relacionados com infecções esofágicas e intestinais está descrito no Quadro 125.8.[25,45]

Quadro 125.8 – Tratamento dos principais agentes infecciosos do esôfago e intestino

Vírus	
Citomegalovírus	Ganciclovir 5mg/kg EV 2 vezes/2 a 4 semanas Valganciclovir 900 mg VO Aciclovir 400 mg VO 5 vezes/10 a 14 dias
Herpes simplex	5 mg/kg EV 3 vezes/10 a 14 dias
	Valaciclovir 1 g VO 1 vez/7 a 10 dias
Fungos	
Candida sp. Oral Esofagiana	Fluconazol 50 a 100 mg VO 1 vez/7 a 14 dias
Protozoários	
Criptosporídio	Nitazoxanidina 500 mg a 1 g VO 2 vezes/14 dias a 12 semanas
Microsporídio	Albendazol 400 a 800 mg VO 2 vezes/21 dias
Isospora belli	Sulfametoxazol 800 mg VO 2 vezes/7 dias + Trimetoprim 160 mg
Cyclospora	Sulfametoxazol 1.600 mg VO 2 vezes/10 dias + Trimetoprim 320 mg
Giardia l.	Metronidazol 400 mg VO 3 vezes/7 dias Tinidazol 500 mg VO 2 vezes/7 dias
Bactérias	
Clostridium difficile	Metronidazol 400 mg VO 3 vezes/10 dias Vancomicina 125 mg VO 4 vezes/ 7 a 10 dias
M. avium	Claritromicina 500 mg a 1g VO 2 vezes contínuo + Etambutol 15 mg/kg/dia
M. tuberculosis	Isoniazida 300 mg VO 4 vezes/> 6 meses + Rifampicina 600 mg + Etambutol 15 a 25 mg/kg + Pirazinamida 15 a 25 mg/kg

REFERÊNCIAS

1. Klatt EC. Pathology of Aids. Version 25. Mercer University School of Medicine Savannah. 2014.
2. UNAids. Epidemiology slides from 2014 Gap report. Disponível em: www.unaids.org; acessado em: 01 de maio de 2016.
3. Departamento de DST, Aids e Hepatites Virais. Disponível em: www.aids.gov.br/publicação/2014/boletim; acessado em: 01 de maio de 2016.
4. Chehter EZ, Zambrano M. Manifestações digestivas da síndrome da imunodeficiência adquirida. In: Mincis M. Gastroenterologia & hepatologia. São Paulo: Lemos, 2008. p.1173-205.
5. Zambrano M, Chehter EZ, Werneck-Silva AL. Esofagites infecciosas. In SOBED. Endoscopia Diagnóstica e Terapêutica. Rio de Janeiro: Revinter, 2005. p.160-6.
6. Mönkemuller KE, Lazenby AJ, Lee DH, Loudon R, Wilcox CM. Occurrence of gastrointestinal opportunistic disorders in Aids despite the use of highly active antiretroviral therapy. Dig Dis Sci. 2005; 50:230-4.
7. Nkuize M, De Wit S, Muls V, Arvanitakis M, Buset M. Upper gastrointestinal endoscopic findings in the era of highly active antiretroviral therapy. HIV Med. 2010; 11(6):412-7.
8. Werneck-Silva AL, Prado IB. Gastroduodenal opportunistic infections and dyspepsia in HIV-infected patients in the era of Highly active antiretroviral therapy. J Gastroenterol Hepatol. 2009; 24:145-9.
9. Wilcox CM, Saag MS. Gastrointestinal complications of HIV infection: changing priorities in the HAART era. Gut. 2008; 57:861-70.
10. Persson EC, Shields MS, Dawsey SM. Increase risk of stomach and esophageal malignances in people with Aids. Gastroenterol. 2012; 143:943-50.
11. Chapman C, Aboulafia DM, Dezube BJ, Pantanowitz L. Humann imunodefiency vírus-associated adenocarcinoma of the colon: clinicopathologic findings and outcome. Clin Colorectal Cancer. 2009; 8:215-9.
12. Sahasrabuddehe VV, Shiels MS, McGlynn KA, Engels EA. The risk of hepatocellular carcinoma among individuals with acquired immunodeficiency syndrome in the United Sates. Cancer. 2012; 118:6226.
13. Reekie J, Kosa C, Ensig F, Monforte Ad, Wiercinska-Drapalo A, Domingo P et al. Relationship between current level of immunodefiency and non-acquired immunodefiency syndrome-definig malignancies. Cancer. 2010; 116:5306-315.
14. Zambrano M, Chehter EZ. Esofagite infecciosa. In: Sakai P, Ishika S, Maluf-Filho F, Moura E, Martins B. Tratado de endoscopia digestiva diagnóstica e terapêutica: esôfago. V. I. 3.ed. São Paulo: Atheneu, 2014. p.247-56.
15. Wilcox CM. Overview of infectious esophagitis. Gastroenterol & Hepatol. 2013; 9:517-9.
16. Werneck-Silva AL, Prado I. Role of upper endoscopy in diagnosing opportunistic infections in human immunodeficiency virus-infected patients. World J Gastroenterol. 2009; 15:1050-6.
17. Nishimura S, Nagata N, Shimbo T, Asayama N, Akiyama J, Ohmagari N et al. Factors associated with esophageal candidiasis and its endoscopic severity in the era of antiretroviral therapy. PLoS One. 2013; 8(3):e58217.
18. Brunaldi M, Rezende R, Garcia S, Machado A, Módena J, Zucoloto S. Esophageal ulcer in Brazilian patients with HIV: prevalence, and comparative analysis among diagnostic methods. Aids Patient Care and Stds. 2010; 24:311-6.
19. Bhaijee F, Subramony Ch, Shou-Jiang T, Pepper DJ. Human immunodeficiency virus-associated gastrointestinal disease: common endoscopic biopsy diagnoses. Pathol Research Int Article ID. 2011; 247923.
20. Brenchley JM, Douek DC. HIV infection and the gastrointestinal immune system. Mucosal Imunology. 2008; 1(1):23-30.
21. Zambrano M, Chehter EZ. Gastrites e duodenite infecciosa. In: Sakai P, Ishioka S, Maluf-Filho F, Moura E, Martins B. Tratado de endoscopia digestiva diagnóstica e terapêutica: estômago e duodeno. v.2. 3.ed. São Paulo: Atheneu, 2014. p.257-373.
22. Chehter EZ, Catapani WR, Margeotto FB, Germini D, Henriques AC. Helicobacter pylori in the era of High Active Antiretroviral Therapy (HAART): a review. JMS Gastroenterol Hepatol. 2014; 2(3):1026.
23. Zambrano M, Chehter EZ. Enterocolitis Infecciosas. In: Sakai P, Ishioka S, Maluf-Filho F, Moura E, Martins B, Arruda Alves P. Tratado de endoscopia digestiva diagnóstica e terapêutica: intestino delgado, cólon e reto. v.4. 2.ed. São Paulo: Atheneu, 2015. p.253-65.
24. Vizzi E, Medina I. Agentes patógenos reponsables de trastornos gastrointestinales em sujetos infectados com HIV. Invest Clin. 2013; 54:90-108.
25. Beeching NJ, Joes R, Gazzard. Gastrointestinal opportunistic infections. HIV Medicine. 2011; 12(Suppl 2):43-54.
26. ASGE Standards of Practice Committee, Shen B, Khan K, Ikenberry SO, Anderson MA, Banerjee S. ASGE Guideline. The role of endoscopy in the management of patients with diarrhea. Gastrointest Endosc. 2010; 71:887-92.
27. Averbach M, Cutat R, Corrêa P, Duarte MIS, Leite K, Borges JLA. Afecções colorretais em portadores da Síndrome da Imunodeficiência Adquirida e suas manifestações endoscópicas. Arq Gastroentrol. 1998; 35:104-109.
28. Kearney DJ, Steurerwald M, Koch J, Cello JP. A prospective study of endoscopy in HIV- associated diarrhea. Am J Gastroenterol. 1999; 94:596-602.
29. Orenstein JM, Dieterich DT. The histopatology of 103 consecutive colonoscopy biopsies from 82 symptomatic patients with Acquired Immunodeficiency Syndrome. Arch Path Lab Med. 2001; 125:1042-6.
30. Dupont L. Diagnosis and management of clostridium difficile infection. Clin Gastroenterol Hepatol. 2013; 11:1216-23.
31. Oldfield IV E, Oldfield III E, Johnson D. Clinical update for the diagnosis and treatment of Clostridium difficile infection. World J Gastrointest Pharmacol Ther. 2014; 5:1-26.
32. Debi U, Ravisankar V, Prasad K, Sinha SK, Sharma AK. Abdominal tuberculosis of the gastrointestinal tract: revisted. World J Gastroenterol. 2014; 20:14831-40.
33. Chehter EZ, Longo MA, Laudanna AA, Duarte MIS. Involvement of the pâncreas in Aids: a prospective study of 109 post-mortens. Aids. 2000; 14:1879-86.

34. Chehter EZ, Duarte MIS, Takakura CFH, Longo MA, Laudanna AA. Ultrastructural study of pancreas in Aids. Pancreas. 2003; 26(2):153-9.
35. Barbosa AG, Chehter EZ, Bacci MR, Mader AA, Fonseca FLA. Aids and the pancreas in the HAART era: a cross sectional study. Intl Arch of Medicine. 2013; 6:28.
36. Oliveira NM, Ferreira FAY, Yonamine RY, Chehter EZ. Antiretroviral drugs and acute pancreatitis: is there any association? A literature review. Einstein. 2014; 12(1):112-9.
37. Acharya C, Dharel N, Sterling RK. Chronic liver disease in the human immunodeficiency virus patient. Clin Liver Dis. 2015; 19:1-22.
38. Crum-Cianflone N, Collins G, Medina S, Asher D, Campin R, Bavaro M et al. Prevalence and factors associated with liver enzyme abnormalities among HIV- infected persons. Clin Gastroenterol Hepatol. 2010; 8(2):183-91.
39. Puoti M, Moioli MC, Travi G, Rossotti R. The burden of liver disease in human immunodeficiency virus-infected patients. Semin Liver Dis. 2012; 32:103-13.
40. Crane M, Iser D, Lewin SR. Human immunodeficiency virus infection ande the liver. World J Hepatol. 2012; 4(3):91-8.
41. Price JC, Thio CL. Liver disease in the HIV-infected individual. Clin Gastroenterol Hepatol. 2010; 8(12):1002-12.
42. Soriano V, Barreiro P, Sherman KE. The changing epidemiology of liver disease in HIV patients. Aids Rev. 2013; 15:25-31.
43. Price JC, Seaberg EC, Latanish R et al. Risk factors for fatty liver in the multicenter Aids cohort study. Am J Gastroenterol. 2014; 109(5):695-704.
44. Nagata N, Shimbo T, Yazaki H, Asayama N, Akiyama J, Teruya K et al. Predictive clinical factors in the diagnosis of gastrointestinal Kaposi's sarcoma and its endoscopic severity. PLoS ONE. 2012; 7(11):e46967.
45. Thoden J, Potthoff A, Bogner J, Bockmeyer N, Brockmeyer NH, Esser S, Grabmeier-Pfistershammer K et al. Therapy and prophylaxis of opportunistic infections in HIV-infected patients: a guideline by the German and Austrian Aids societies. Infection. 2013; 41:S91-S115.

ÍNDICE REMISSIVO

A

B

C

D

E

F

G

H

I

J

K

L

M

N

O

Q

R

S

T

U

V

W

X

Y

Z

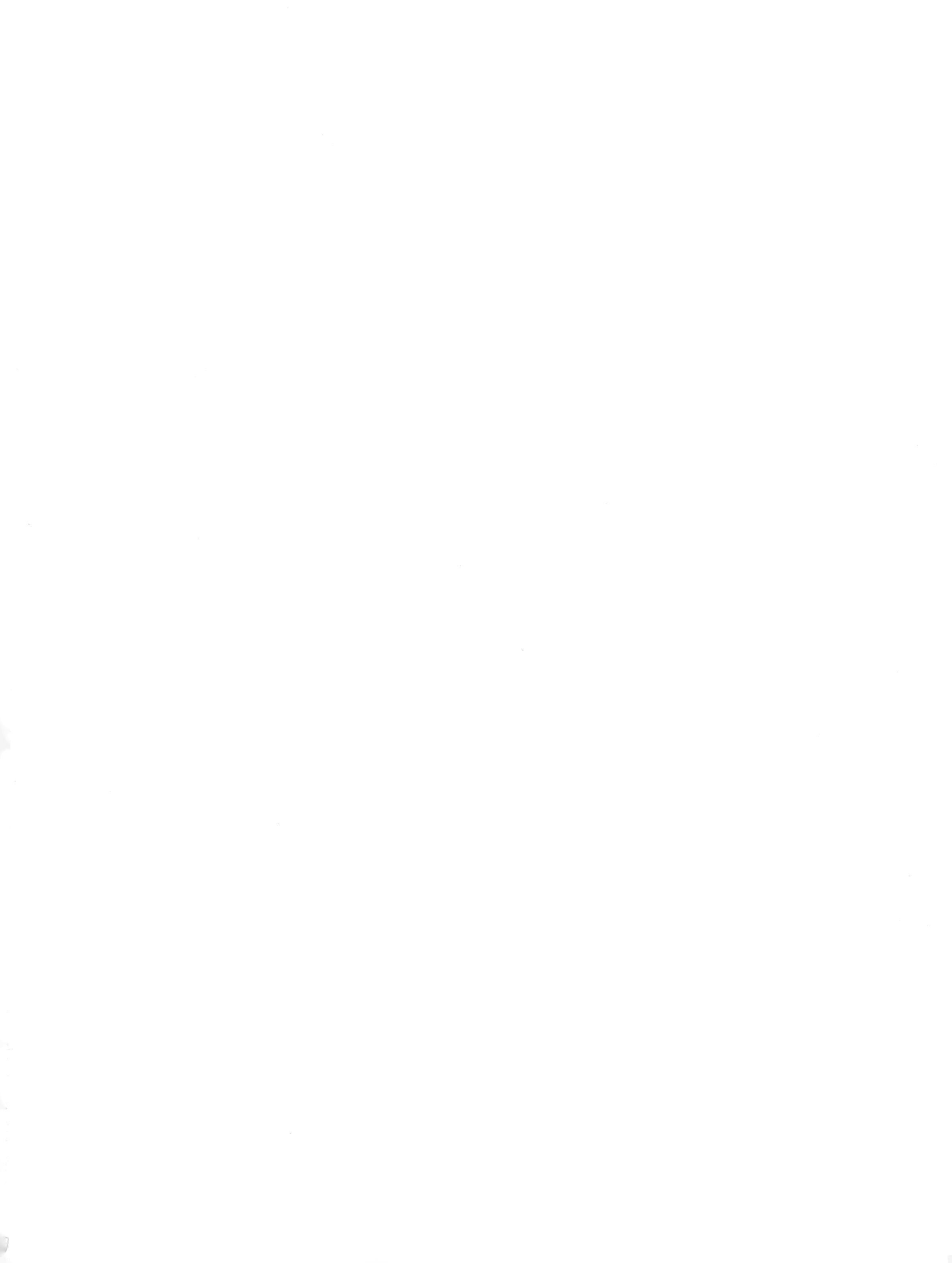